Springer-Lehrbuch

Meiner Frau Monika,
meinen Töchtern Nicola und Stefanie,
den Schwiegersöhnen Karsten und York und
unseren Enkeln Cornelius, Mats, Mara, Jasper und Frederik
gewidmet.

Werner Hacke

Werner Hacke
(Hrsg.)

Neurologie

Begründet von Klaus Poeck †

14., überarbeitete Auflage

Mit 705, zum Teil farbigen Abbildungen

Unter Mitarbeit von Wolfgang Wick, Stefan Schwab, Peter Ringleb und Martin Bendszus

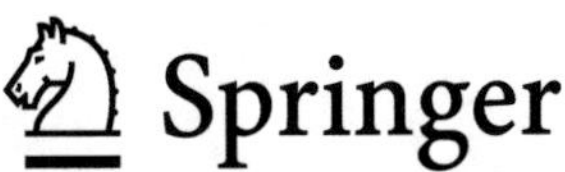

Werner Hacke
Heidelberg, Deutschland

Ergänzendes Material finden Sie unter http://extras.springer.com
Bitte im entsprechenden Feld die ISBN eingeben.

ISBN 978-3-662-46891-3 978-3-662-46892-0 (eBook)
DOI 10.1007/978-3-662-46892-0

Die Deutsche Nationalbibliothek verzeichnet diese Publikation in der Deutschen Nationalbibliografie; detaillierte bibliografische Daten sind im Internet über http://dnb.d-nb.de abrufbar.

Umschlaggestaltung: deblik Berlin
Fotonachweis Umschlag: © adimas/fotolia.com

Gedruckt auf säurefreiem und chlorfrei gebleichtem Papier

Springer-Verlag ist Teil der Fachverlagsgruppe Springer Science+Business Media
www.springer.com

Vorwort

Fast 5 Jahre sind seit der 13. Auflage dieses Lehrbuchs vergangen, Jahre, in denen sich viel verändert hat. Dies betrifft nicht nur die weitere Wissensexplosion in der Medizin und besonders auch in der Neurologie. Nein, auch die Art und Weise, wie wir lernen und lesen ist einem dramatischen Wandel unterworfen. Die Bedeutung der Bücher geht zurück und die der elektronischen Medien steigt rasant. Aber trotz Wikipedia und Internet, der Wert eines Lehrbuchs, das man jetzt natürlich auch elektronisch mit sich führen kann, bleibt erhalten. Natürlich können die allerneuesten Entwicklungen nicht immer schon wiedergegeben sein, aber der Leser wird sich wundern, wie nahe an den letzten wichtigen Veröffentlichungen die einzelnen Kapitel sind.

Auch meine berufliche Perspektive hat sich verändert: Pünktlich zum Start der Vorbereitungen für diese 14. Auflage habe ich im Herbst 2014 nach 27 Jahren den Lehrstuhl für Neurologie und mein Amt als ärztlicher Direktor der Neurologischen Klinik Heidelberg verlassen und bin auf eine Seniorprofessur für Neurologie berufen worden, die mir mehr Zeit für die Beschäftigung mit der neuen Auflage gegeben hat.

Ich hatte schon bei der letzten Auflage eingeräumt, dass es vermessen ist, zu glauben, das ganze Gebiet der modernen Neurologie als alleiniger Autor kompetent bearbeiten zu können. Ich hatte mich schon damals auf die Hilfe meiner Freunde und Mitarbeiter verlassen, und ich wurde nicht enttäuscht. Aber ein weiteres Mal wollte ich einen solchen »Alleingang« nicht mehr wagen. Inzwischen ist unser Fach so komplex geworden, dass wir nicht einmal an den großen Universitätskliniken Spezialisten für alle Subdomänen der Neurologie haben.

Deshalb habe ich in dieser 14. Auflage drei große konzeptionelle Änderungen vorgenommen. Ich werde von 4 Mitarbeitern und zukünftigen Mitherausgebern tatkräftig unterstützt. Es sind dies mein Nachfolger als Direktor der Neurologischen Klinik Heidelberg, Prof. Dr. Wolfgang Wick, Herr Prof. Dr. Dr. h.c. Stefan Schwab, Direktor der Neurologischen Universitätsklinik Erlangen, der vor langer Zeit leitender Oberarzt der Heidelberger Neurologie war, Herr Professor Dr. Peter Ringleb, der gerade auf eine neue W3-Professur für vaskuläre Neurologie in Heidelberg berufen wurde und Herr Prof Dr. Martin Bendszus, Direktor der Abteilung Neuroradiologie an der Neurologischen Klinik der Universität Heidelberg.

Die einzelnen Kapitel werden nicht nur von aktuellen oder früheren Mitarbeitern der Neurologie Heidelberg bearbeitet, sondern wir haben für einige wichtige Teilbereiche der Neurologie, die in Heidelberg (oder Erlangen) noch nicht optimal abgebildet sind, Verstärkung aus anderen Universitäten eingeladen, die in vielen Kapiteln einen erheblichen Qualitätszuwachs bewirkt haben. Trotzdem werden Sie feststellen, dass das Buch gut lesbar geblieben ist, ein einheitlicher Schreibstil beibehalten wurde und die überarbeiteten Kapitel in vielen Fällen auf Gliederung und Inhalt der letzten Auflage aufbauen. Schließlich haben wir einige neue Kapitel hinzugefügt, die als krankheitsübergreifende Querschnittskapitel konzipiert sind und wichtige, auch organisatorische Bereiche der Neurologie wie Intensivmedizin, neurologische Geriatrie, Palliativmedizin, Neurogenetik, Neuroimmunologie und Neurologische Rehabilitation umfassen.

Ich habe es als Student und Assistent sehr genossen, mit dem »Poeck« ein Buch zu haben, das stilistisch aus einer Feder stammte. Man musste sich nicht mit jedem Kapitel auf den Stil des oder der Autoren neu einstellen. Das habe ich versucht in den letzten Auflagen beizubehalten, und ich glaube, dass dies gelungen ist. Ein durchgängiges didaktisches Konzept mit klarer Binnenstruktur ist erkennbar, der Stil ist in den Kapiteln vergleichbar und Wiederholungen, Redundanzen oder gar Widersprüche konnten durch konsequentes Editieren verhindert werden.

Die Beteiligung vieler aktueller und früherer Mitarbeiter der Neurologischen Klinik Heidelberg und Erlangen, aber auch von Kollegen und Freunden aus den Nachbardisziplinen im Neurozentrum Heidelberg hat sich bewährt. Neben den Kapiteln, an denen die zukünftigen Mitherausgeber beteiligt sind, sind die Beiträge von Andreas Unterberg, Karl Kiening, Carla Jung, Berk Orakcioglu, Oliver Sakowitz, Klaus Zweckberger (alle Neurochirurgie), Norbert Weidner und Andreas Hug (Paraplegologie), Tobias Brandt und Markus Bertram (Neurorehabilitation), Markus Möhlenbruch, Mirko Pham und Stefan Hähnel (Neuroradiologie), Hanns-Martin Lorenz (Rheumatologie) und Jürgen Debus (Strahlentherapie) Ausdruck unserer Heidelberger Interdisziplinarität.

Die aktuellen und früheren Mitarbeiter und Oberärzte der Neurologie Heidelberg, Brigitte Wildemann, Uta Meyding-Lamade (jetzt Frankfurt), Roland Veltkamp (jetzt London), Peter Schellinger (jetzt Minden), Brigitte Storch-Hagenlocher, Thorsten Steiner (jetzt Frankfurt), Johanna Mair-Walter, Caspar Grond-Ginsbach, Markus Weiler, Alexander Gutschalk, Thorsten Lenhard, Simon Nagel, Michael Platten, Julian Bösel, Silvia Schönenberger, Timolaos Rizos,

Antje Wick, Ricarda Diem, Frank Winkler, Klaus Hess, Joanna Stolzenburg, Regina Menzel, Armin Grau (jetzt Ludwigshafen) und Volker Schuchardt (jetzt Lahr) haben ihre spezielle Expertise in die jeweiligen Kapitel eingebracht.

Aus Erlangen stammen Beiträge von Hajo Hamer, Max-Josef Hilz, Martin Köhrmann, Rolf Schröder und Rudolf Andre Kley.

Importiert haben wir das hochkarätige Fachwissen von Michael Strupp (München), Martin Dichgans (München), Michael Fetter (Langensteinbach), Inga Zerr (Göttingen), Daniela Berg (Tübingen), Katrin Bürk (Marburg), Hans-Peter Hartung und Bernd Kieseier (Düsseldorf), Jörg Schulz (Aachen), Albert Ludolph (Ulm), Tobias Freilinger (Tübingen), Martin Grond (Siegen), Walter Maetzler (Tübingen), Raymond Voltz (Köln) und Heidrun Golla (Köln).

Beiträge meiner emeritierten Kollegen Stefan Kunze (Neurochirurgie), Hans-Michael Meinck (Neurologie), Klaus Sartor und Hermann Zeumer (Neuroradiologie) zu den früheren Ausgaben sind immer noch in Teilen des Textes und der Abbildungen zu finden.

Ansonsten finden sich die wesentlichen Änderungen innerhalb der einzelnen Kapitel, die zum Teil eine neue Binnengliederung erfahren haben.

Die Beiträge werden weiterhin mit Facharztwissen erweitert und durch Exkurse erläutert. Wesentliche Elemente aus aktuellen Leitlinien wurden konsequent eingefügt.

Wir sind bei dem Konzept, das Buch, nicht nur für Studenten, sondern auch für Assistenten und Fachärzte attraktiv zu machen, geblieben. Ich hoffe, dass es gelungen ist, den Text gut lesbar zu machen, obwohl das Gebiet so komplex geworden ist. Mein Ziel war, den Text ohne Exkurse und Facharztwissen verständlich und informativ zu schreiben und die genannten Ergänzungen zur Vertiefung anzubieten. Die Fallbeschreibungen, die von den Lesern sehr positiv angenommen werden, sind beibehalten und ergänzt worden.

Mein Dank gilt den Mitarbeitern des Springer-Verlags, namentlich Corinna Pracht und Axel Treiber, die es akzeptiert haben, dass aus der nächsten Auflage eine etwas umfangreichere Version geworden ist, die nicht im gleichen Seitenumfang realisiert werden konnte. Die Kooperation mit den Mitarbeitern von der Fotosatz-Service Köhler GmbH, namentlich Herrn Reinhold Schöberl und Herrn Peter Grumbach war exzeptionell und ermöglichte noch Aktualisierungen in letzter Minute.

Hier ist also die 14. Auflage des Lehrbuchs für Neurologie, das von Klaus Poeck 1966, vor fast 50 Jahren, begründet und von mir seit 1998 fortgeführt wurde. Es vertritt noch immer die Aachener und Heidelberger Schule einer modernen, interdisziplinär angelegten, therapeutisch hochaktiven und der klinischen Forschung zugewandten neurologischen Medizin, die die Art, wie Neurologie heute aufgefasst und praktiziert wird, nicht nur national, sondern auch international nachhaltig beeinflusst hat.

Hilfreiche Arbeitsmaterialien und Unterlagen finden Sie unter ► http://extras.springer.com (bitte dort die ISBN des Buches eingeben: 978-3-662-46891-3).

Werner Hacke
Heidelberg, im Frühjahr 2015

Der Herausgeber

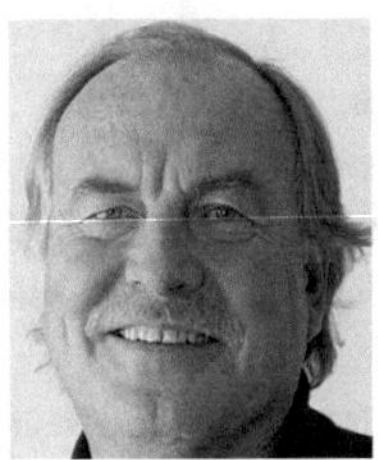

Prof. Dr. med. Werner Hacke

geboren 1948 in Duisburg. Studium der Psychologie und Medizin an der RWTH Aachen. Diplompsychologe 1972, Facharztausbildung in Neurologie an der Universitätsklinik Aachen und Bern, in Psychiatrie in Gangelt. Habilitation 1983. 1986–1987 Forschungsaufenthalt an der Scripps Clinic in La Jolla, Kalifornien. Von 1987–2014 Ordinarius für Neurologie und Direktor der Neurologischen Universitätsklinik Heidelberg. Dekan der Medizinischen Fakultät 1989–1991 und 1993–1994 Dekan der Fakultät klinische Medizin und Gesamtdekan. Schwerpunkte im Bereich Schlaganfall und neurologische Intensivmedizin. Leiter zahlreicher internationaler Studien zu Schlaganfallprävention und -therapie. Über 350 Originalpublikationen und Reviews in Internationalen Zeitschriften mit einem h-Index von 108 (Google Scholar) bzw. 98 (ISI Web of Science) und über 40.000 Zitaten einer der meist zitierten Neurologen weltweit. Autor vieler Bücher zu Neurologie, Schlaganfall und Intensivmedizin. Gründungspräsident und Ehrenpräsident der European Stroke Organisation (ESO). Past-Präsident und Ehrenmitglied der Deutschen Gesellschaft für Neurologie (DGN), der Deutschen Schlaganfallgesellschaft (DSG) und der Deutschen Interdisziplinären Vereinigung für Intensivmedizin (DIVI). Mitglied der Heidelberger Akademie der Wissenschaften. Ehrendoktorat der Medizinischen Hochschule Tiflis, Georgien. Ehrenprofessur der Universidad dos Andes, Santiago de Chile und der Universität Tiflis, Georgien. Ehrenmitglied der russischen, amerikanischen (ANA) und französischen Neurologischen Gesellschaften. Seit 2014 Seniorprofessor für Neurologie der Medizinischen Fakultät Heidelberg.

Die Mitarbeiter

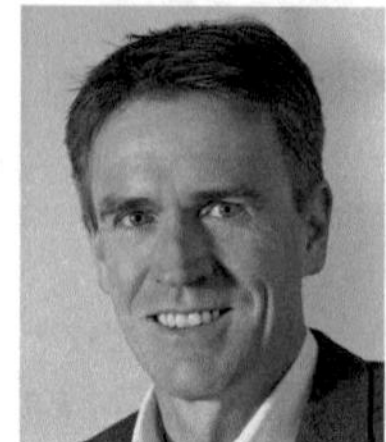

Prof. Dr. med. Wolfgang Wick
geboren 1970, ist Professor für Neurologie mit Schwerpunkt Neuroonkologie an der Universität Heidelberg. 2007 wurde er nach Facharztausbildung, Habilitation und ärztl. Tätigkeit an der Universitätsklinik für Neurologie in Tübingen zum Professor für Neuroonkologie nach Heidelberg berufen. Er war bis 2014 Leiter der Abteilung Neuroonkologie in der Kopfklinik und am Nationalen Zentrum für Tumorerkrankungen. Zudem ist er Abteilungsleiter am DKFZ. Nach Zusammenlegung der Abteilungen Neurologie und Neuroonkologie leitet er nach Emeritierung von Prof. Hacke die Neurologische Klinik. Seine Arbeitsschwerpunkte liegen im Bereich der translationalen und klinischen Neuroonkologie. Er ist neben der Entwicklung von therapierelevanten Biomarkern und Studien zur Therapieverbesserung vor allem an der grundlegenden Biologie von Gliomen und den Mechanismen der Therapieresistenz interessiert. Neben der Tätigkeit in Heidelberg ist er Sprecher nationaler und internationaler Forschungsverbünde im Bereich der Neuroonkologie. Pubmed zeigt mehr als 250 Artikel in z. T. höchstrangigen Zeitschriften und Scopus eine h-Index >50. Für seine Arbeiten wurde er 2015 mit dem translationalen Teil des Deutschen Krebspreises ausgezeichnet. Wolfgang Wick ist mit der Neurologin Antje Wick verheiratet und Vater zweier Kinder. Mehr mit Blick auf den Spaß als die Gesundheit ist er ambitioniertes Mitglied der Lauf- und Triathlonteams der Kopfklinik und Dauerkartenbesitzer bei der TSG Hoffenheim.

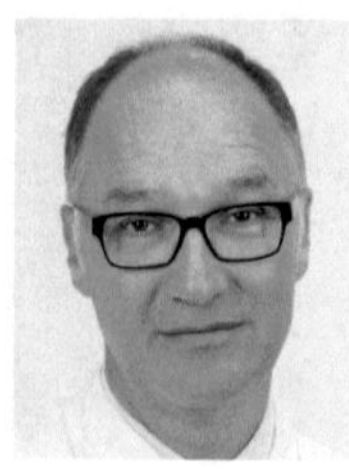

Prof. Dr. med. Dr. h.c. Stefan Schwab
geboren 1961, ist Direktor der Neurologischen Klinik des Universitätsklinikums Erlangen. Seine Ausbildung hat er zunächst an der Neurologischen Klinik der Universität Würzburg und am Institut für Neuropathologie der Universität Aachen begonnen. Es folgten verschiedene Auslandsaufenthalte, unter anderem an der Johns Hopkins University in Baltimore, USA. Ab 1992 war er an der Neurologischen Klinik der Universität Heidelberg tätig, bis 2005 als leitender Oberarzt. Er ist ein internationaler Experte für akute Schlaganfallbehandlung und Neurologische Intensivmedizin. Er beschäftigt sich besonders mit der weiteren Verbesserung der therapeutischen Möglichkeiten des akuten Schlaganfalls. Sein besonderes Augenmerk gilt dabei Untersuchungen zur Neuroregeneration und Stammzelltherapie nach Schlaganfall. Prof. Schwab war mehrmals Präsident der Deutschen Gesellschaft für Neurointensivmedizin (DGNI) und ist Präsident elect der Deutschen Interdisziplinären Vereinigung für Intensiv- und Notfallmedizin (DIVI). Für seine wissenschaftlichen Leistungen hat er zahlreiche nationale und internationale Preise erhalten, u. a. den Wallenberg-Preis der Deutschen Gesellschaft für Neurologie, den Mertens-Preis oder die Willis-Lecture der Spanischen neurologischen Gesellschaft. Sein Publikationsverzeichnis umfasst mehr als 400 Originalarbeiten, zahlreiche Übersichtsarbeiten und Buchbeiträge. Er hat mehrere Bücher zum Thema neurologische Intensivmedizin herausgegeben.

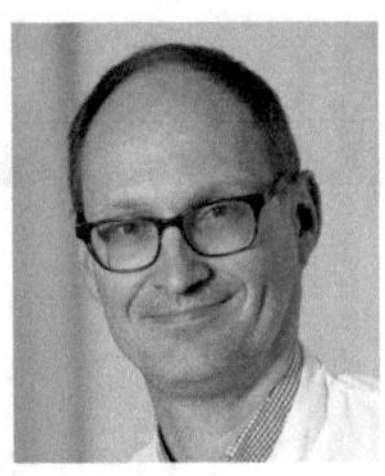

Prof. Dr. med. Dipl. Inf. (FH) Peter Arthur Ringleb

geboren 1965, studierte Medizin an der Justus-Liebig-Universität und Informatik an der Fachhochschule in Gießen. Ab 1993 war er zunächst Arzt im Praktikum, später wissenschaftlicher Assistent an der Neurologischen Universitätsklinik Heidelberg bei Herrn Prof. Dr. W. Hacke. Nach Anerkennung als Facharzt für Neurologie wurde er dort 2003 Oberarzt. Im Herbst 2014 wurde auf die Professur für Vaskuläre Neurologie der Ruprecht-Karls-Universität berufen und übernahm die Leitung der gleichnamigen Sektion in der dortigen neurologischen Klinik.

Die wesentlichen wissenschaftlichen Schwerpunkte sind neue Verfahren in der Akutbehandlung des Schlaganfalls, Ultraschalldiagnostik, Risiko und Effektivität der stentgeschützten Angioplastie extra- und intranieller Stenosen sowie die Planung, Koordination und Durchführung klinischer Studien.

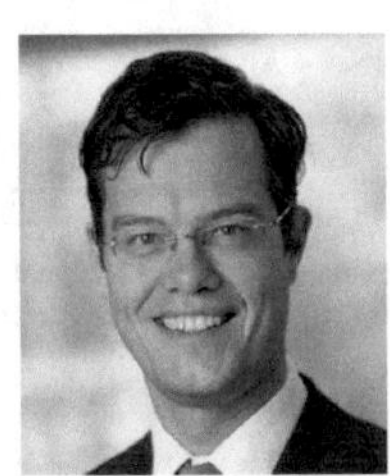

Prof. Dr. med. Martin Bendszus

geboren 1968, ist Ärztlicher Direktor der Abteilung für Neuroradiologie der Universität Heidelberg. Seine wissenschaftlichen Schwerpunkte liegen in innovativen bildgebenden Verfahren in der Neuroonkologie, Neuroimmunologie sowie bei neurovaskulären Erkrankungen. Mit der Magnetresonanz-Neurographie hat er einen neuen bildgebenden Ansatz in der Diagnostik von Erkrankungen des peripheren Nervensystems geprägt. Darüber hinaus ist ein weiterer Schwerpunkt in der vaskulären Neurologie, insbesondere der interventionellen Behandlung zerebrovaskulärer Erkrankungen. Für seine wissenschaftlichen Arbeiten wurde Prof. Bendszus mit verschiedenen nationalen wie internationalen Preisen ausgezeichnet, wie dem Kurt-Decker-Preis, Röntgen-Preis, Coolidge-Award, Lucien-Appel-Award, sowie dem Hermann-Holthusen-Ring der Deutschen Röntgengesellschaft.

Neurologie

Einleitung: thematischer Einstieg ins Kapitel

Leitlinien oder Empfehlungen: verbindliche Information nach den Leitlinien der DGN

Exkurs: interessantes Hintergrundwissen zum besseren Verständnis

3

Der Nobelpreis für Medizin wurde im Jahr 1978 an den englischen Physiker Hounsfield, Mitarbeiter von EMI, und seinen südafrikanischen Kollegen Cormack verliehen. Sie erhielten ihn für eine richtungsweisende Neuerung: Sie hatten die Computertomographie erfunden, indem sie von Computern eine zweidimensionale Bilddarstellung aus vielen einzelnen, um jeweils wenige Winkelgrade verschobenen Röntgenstrahlabschwächungen errechnen ließen. Die ersten Bilder waren noch sehr grob, trotzdem konnte man Knochen, Hirnsubstanz und Ventrikel in einzelnen transversalen Schichten identifizieren. Dies war ein Quantensprung in der medizinischen Diagnostik. Weitere dramatische Verbesserungen bei der intravitalen Diagnostik von pathologischen Veränderungen in Hirn und Rückenmark ergaben sich durch die Kernspintomographie und die nuklearmedizinischen computertomographischen Methoden (vor allem PET).

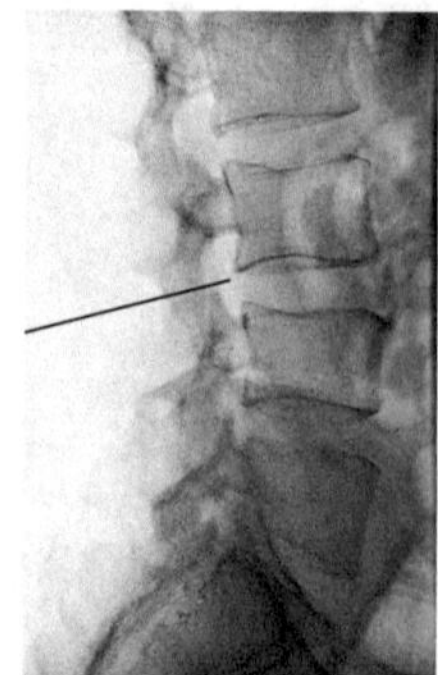

Abb. 3.1 Seitliche Röntgenaufnahme der Lendenwirbelsäule mit lumbaler Punktionsnadel in situ bei L_3/L_4. (O. Jansen, Kiel)

3.1 Liquordiagnostik

3.1.1 Liquorpunktion

Die Untersuchung des Liquor cerebrospinalis ist für die Diagnose einer großen Zahl von Krankheiten unerlässlich. Der Liquor wird routinemäßig durch Lumbalpunktion (LP) aus dem Subarachnoidalraum entnommen (Abb. 3.1). Es wird immer gleichzeitig Blut abgenommen für die vollständige Proteindiagnostik, Blutzucker- und Laktatbestimmung. Bei Verdacht auf eine Meningitis wird auch eine Blutkultur abgenommen.

Liquordruckmessung

Die Messung des Liquordrucks wird bei der Lumbalpunktion mit Hilfe eines Steigrohrs beim entspannt liegenden Patienten ausgeführt. Ängstliche Erregung mit Anspannung der Bauchmuskeln oder forciertes Atmen erhöhen den Liquordruck über eine venöse Abflussbehinderung und damit Steigerung des intrakraniellen Drucks sofort. Es tritt mit einer Latenz von 1–2 Tagen mit heftigen Kopfschmerzen, Übelkeit, Ohrensausen und Ohnmachtsneigung auf, die beim Aufstehen zunehmen und sich im Liegen bessern. Es wird auf Liquorverlust durch den Stichkanal zurückgeführt und lässt sich durch Benutzung spezieller Punktionsnadeln oft, aber nicht immer verhindern. Das postpunktionelle Syndrom kann tagelang anhalten und ist, obschon harmlos und immer reversibel, oft extrem unangenehm und quälend. Entgegen landläufiger Meinung sind es nicht immer zarte, etwas asthenisch wirkende Personen, die dieses Syndrom entwickeln.

Leitlinien Durchführung der Lumbalpunktion*

- Die Entnahme des Liquors setzt das Einverständnis des einwilligungsfähigen Patienten voraus.
- Die Punktion muss durch Ärzte durchgeführt werden, die über entsprechende Erfahrung verfügen oder unter der Aufsicht eines Erfahrenen erfolgen.
- Die Öffnung der Punktionsnadel sollte so eingestellt werden, dass sie parallel zur Verlaufsrichtung der Durafasern liegt (B).
- Für die Auswahl der Punktionsnadel können keine verbindlichen Empfehlungen gegeben werden, da widersprüchliche Untersuchungsergebnisse zu den Vorteilen der verschiedenen Nadeln vorliegen bzw. keine Studien unter definierten Bedingungen durchgeführt worden sind.
- Nadeln geringeren Durchmessers führen seltener zu postpunktionellen Kopfschmerzen (A).
- Atraumatische Nadeln reduzieren signifikant die Wahrscheinlichkeit postpunktioneller Kopfschmerzen (A).

* Leitlinien der DGN 2005 und 2008 (www.dgn.org/leitlinien.html

Exkurs

Prinzip des MEG

Aufgrund der funktionellen Organisation der Hirnrinde in vertikale, zur Oberfläche senkrecht angeordnete Kolumnen entstehen bei Aktivierung einer Hirnregion intrazelluläre Dipolströme gleicher Raumrichtung. Da jeder elektrische Strom mit einem Magnetfeld einhergeht, führt dies außerhalb des Kopfes zu einer positiven Überlagerung der extrem kleinen Magnetfelder, die von jeder aktiven Nervenzelle ausgehen. Die externe Magnetfeldverteilung sieht so aus, als ob sie von einem äquivalenten Dipolvektor im Zentrum der aktivierten Hirnregion ausgehen würde. Trotz dieses Summationseffekts liegt die Größenordnung dieser Magnetfelder nur im femto-Tesla-Bereich (10^{-15} T, ca. ein Hundertmillionstel des Erdmagnetfeldes). Daher sind extrem rauscharme supraleitende Detektoren erforderlich (SQUIDs; *superconducting quantum inference devices*), die ein quantenmechanisches Phänomen nutzen, um die mit den Hirnströmen einhergehenden Magnetfelder verlustfrei zu erfassen. Zur besseren Unterdrückung externer Störquellen, z.B. Stromleitungen, Maschinen, Verkehr, werden spezielle Spulenanordnungen (Gradiometer) sowie hochwertige magnetische Abschirmkammern verwendet.

Facharztbox

Polyphasie und Potentialdauer

Da das Nervenaktionspotential zu diesen Fasern eine weitere Laufstrecke hat als zu den Fasern, die vorher zu der mE gehörten, ist die Potentialdauer verlängert. Teilweise treten kleine Satellitenpotentiale auf (Pfeil in . Abb. 3.4c), die von angekoppelten Muskel-Fasern herrühren. Auch nimmt die Amplitude der PmE zu, da zu der mE jetzt mehr Muskelfasern gehören als vor dem Sprouting. Da die größer gewordene überlebende mE die neuen motorischen Fasern nicht ganz zeitgleich innerviert, wie die bisher zu der mE gehörenden wird das PmE polyphasisch.

Bei Myopathien sterben einzelne Muskelfasern ab. Da die Anzahl der Neurone gleich bleibt, gehören zu jeder mE weniger Muskelfasern. Folglich werden die PmE kleiner (▶ Abb. 3.4b). Die Myopathie führt meist zu Veränderung der Muskelmembran mit unterschiedlicher Erregbarkeit. Dies bedingt die unterschiedliche Ausbreitung einer Depolarisation in den Muskelzellen, was zu Polyphasie führt. Da die Fasern pro mE verringert sind, ist die Potentialdauer meist verkürzt.

Facharzt-Box: vertiefte Spezialwissen für (angehende) Fachärzte

Tabelle 3.1. Myopathie vs. Neuropathie

Art der Schädigung	Spontanaktiviät	PmE	Interferenzmuster
Neurogene	Fibrillationen, PSWs, bizarre hochfrequente Entladungsserien	verlängerte Potentialdauer, polyphasisch, großamplitudig	gelichtet, großamplitudig
Myogen	spärlich Fibrillationen, PSWs, Sonderform: myotone Entladungsserien	kurz bis normale Potentialdauer, polyphasisch, kleinamplitudig	»früh dicht«, kleinamplitudig

3.1.2 Elektroneurographie (ENG)

Elektroneurographie ist die Messung der motorischen und sensiblen Nervenleitgeschwindigkeit.

Der Pseudotumor cerebri ist eine häufig verkannte, chronische und ätiologisch weitgehend unklare Erkrankung, bei der Kopfschmerzen und Sehstörungen im Vordergrund stehen. Übergewichtige Frauen sind am häufigsten betroffen. Eine hormonelle Ursache wird vermutet. Die gutartige Hirndrucksteigerung kann durch Optikusschädigung zur Blindheit führen.

Der Fall

Eine etwa 30-jährige Frau wird in die Notaufnahme gebracht, weil sie seit einigen Tagen unter zunehmenden Kopfschmerzen leidet. Die Kopfschmerzen hätten über die letzten Tage massiv zugenommen. Sie sei müde, antriebsarm und phlegmatisch geworden. In der vergangenen Nacht haben sich dann unwillkürliche, zuckende Bewegungen im linken Arm eingestellt, der seither nicht mehr richtig bewegt werden könne. Bei der neurologischen Untersuchung ist die Patientin apathisch, deutlich schmerzgeplagt und hat eine mittelgradige schlaff wirkende Parese des linken Arms. Die Pyramidenbahnzeichen sind beidseits positiv, es liegen Stauungspapillen vor.

Der Fall: schärft den Blick für die Klinik

Merke: das Wichtigste auf den Punkt gebracht

In Kürze

Liquordiagnostik

Liquorpunktion (LP). Entnahme des Liquors aus Subarachnoidalraum unter sterilen Bedingungen im Sitzen oder Liegen bei max. Rückenkrümmung. **Punktionsstelle:** Im Schnitt der Wirbelsäule zwischen oberen Rand der Beckenschaufeln. Liquordruckmessung (in »Millimeter Wassersäule«, mm H_2O) mittels Steigrohr beim entspannt liegenden Patienten. **Untersuchung des Liquors:** Zahl und Art der Liquorzellen, Eiweißgehalt, Liquorzucker, Eiweißsubgruppen, intrathekale Immunglobulinproduktion, Erregerdiagnostik. **Postpunktionelles Liquorunterdrucksyndrom:** Nach 1–2 Tagen heftige Kopfschmerzen, Übelkeit, Ohrensausen und Ohnmachtsneigung bedingt durch Liquorverlust durch den Stichkanal. **Therapie:** Infusion von Elektrolytlösung, einfache Analgetika, Antiemetika, Bettruhe.

Neurophysiologische Methoden

Elektromyographie (EMG). Untersuchung der elektrischen Aktivität der Muskulatur. **Indikationen:** Differenzierung zwischen neurogener und myogener Muskelatrophie, neurogener Parese, Inaktivitätsatrophie, mechanischer Behinderung, psychogener Lähmung, schmerzreflektorischer Ruhigstellung.
Untersuchung des Muskels: Muskel wird mehrfach sondiert und nach Kriterien beurteilt (Ruheaktivität, max. Willküraktivität, eindrucksgemäße Beschreibung der Potenziale einer motorischen Einheit bei geringer Willküraktivität).
Veränderung der Muskelaktivität: Pathologische Spontanaktivität: Fibrillationen, positive scharfe Wellen, myotone Entladung, Faszikulationen; **Neurogene Läsion:** Zerstörung motorischer Einheiten verursacht Lichtung des Aktivitätsmusters, degenerierte Muskelfasern reagieren überempfindlich auf Acetylcholin, spontane Entladungen.

In Kürze: die Quintessenz eines jeden Kapitels in Lernübersichten

Inhaltsverzeichnis

VII Traumatische Schädigungen des Zentralnervensystems und seiner Hüllen

VIII Metabolische und toxische Schädigungen des Nervensystems

IX Krankheiten des peripheren Nervensystems und der Muskulatur

X Andere neurologische Störungen

Autorenverzeichnis

Bendszus, Martin, Prof. Dr.
Abteilung Neuroradiologie
Neurologische Univ.-Klinik
Im Neuenheimer Feld 400
69120 Heidelberg

Berg, Daniela, Prof. Dr.
Hertie-Institut für klinische Hirnforschung
Zentrum für Neurologie
Abt. Neurodegeneration
Hoppe-Seyler-Str. 3
72076 Tübingen

Bertram, Markus, Dr.
Schmiederkliniken
Speyererhof 1
69117 Heidelberg

Bösel, Julian, Dr.
Neurologische Univ.-Klinik
Im Neuenheimer Feld 400
69120 Heidelberg

Brandt, Tobias, PD Dr.
Schmiederkliniken
Speyererhof 1
69117 Heidelberg

Bürk, Katrin, Prof. Dr.
Universitätsklinikum Marburg
Neurologische Klinik
Baldingerstr. 8
35043 Marburg

Debus, Jürgen, Prof. Dr. Dr.
Abteilung Strahlentherapie
Radiologiesche Univ.-Klinik
Im Neuenheimer Feld 400
69120 Heidelberg

Dichgans, Martin, Prof. Dr.
Klinikum der Universität München
Institut für Schlaganfall- und Demenzforschung
Heiglhofstr. 55
81377 München

Diem, Ricarda, Prof. Dr.
Abteilung Neuroonkologie
Neurologische Univ.-Klinik
Im Neuenheimer Feld 400
69120 Heidelberg

Fetter , Michael, Prof. Dr.
SRH Klinikum Karlsbad-Langensteinbach gGmbH
Zentrum für Neurologie und Frührehabilitation
Guttmannstraße 1
76307 Karlsbad

Freilinger, Tobias, PD Dr.
Universitätsklinikum Tübingen
Abt. Neurologie mit Schwerpunkt Epileptologie
Hoppe-Seyler-Str. 3
72076 Tübingen

Gutschalk, Alexander, Prof. Dr.
Neurologische Univ.-Klinik
Im Neuenheimer Feld 400
69120 Heidelberg

Grau, Armin, Prof. Dr.
Klinikum der Stadt Ludwigshafen am Rhein gGmbH
Bremserstr. 79
67063 Ludwigshafen

Golla, Heidrun, Dr.
Klinikum der Universitätsklinik Köln
Zentrum für Palliativmedizin
Kerpener Straße 62
50937 Köln

Grond, Martin, Prof. Dr.
Kreisklinikum Siegen gGmbH
Klinik für Neurologie
Weidenauerstr. 76
57076 Siegen

Hacke, Werner, Prof. Dr. Dr. h.c.
Neurologische Univ.-Klinik
Im Neuenheimer Feld 400
69120 Heidelberg

Hähnel, Stefan, Prof. Dr.
Abteilung Neuroradiologie
Neurologische Univ.-Klinik
Im Neuenheimer Feld 400
69120 Heidelberg

Hamer, Hajo, Prof. Dr.
Universitätsklinikum Erlangen
Klinik für Neurologie
Schwabachanlage 6
91054 Erlangen

Hartung, Hans-Peter, Prof. Dr.
Heinrich-Heine-Universität
Neurologische Klinik
Moorenstraße 5
40225 Düsseldorf

Heß, Klaus, Dr.
Neurologische Univ.-Klinik
Im Neuenheimer Feld 400
69120 Heidelberg

Hilz, Max-Josef, Prof. Dr.
Universitätsklinikum Erlangen
Klinik für Neurologie
Schwabachanlage 6
91054 Erlangen

Hug, Andreas, Dr.
Abteilung Paraplegologie
Orthopädische Univ.-Klinik
Schlierbacher Landstraße 200a
69118 Heidelberg

Jung, Carla, PD Dr.
Neurochirurg. Univ.-Klinik
Im Neuenheimer Feld 400
69120 Heidelberg

Kiening, Karl L., Prof. Dr.
Neurochirurg. Univ.-Klinik
Im Neuenheimer Feld 400
69120 Heidelberg

Kieseier, Bernd, Prof. Dr.
Heinrich-Heine-Universität
Neurologische Klinik
Moorenstraße 5
40225 Düsseldorf

Kley, Rudolf Andre, Prof. Dr.
Neurologische Univ.-Klinik
Klinische und Experimentelle Myologie
Bürkle-de-la-Camp-Platz 1
44789 Bochum

Köhrmann, Martin, PD Dr.
Universitätsklinikum Erlangen
Klinik für Neurologie
Schwabachanlage 6
91054 Erlangen

Lenhard, Thorsten, Dr.
Neurologische Univ.-Klinik
Im Neuenheimer Feld 400
69120 Heidelberg

Lorenz, Hanns-Martin, Prof. Dr.
Medizinische Univ.-Klinik
Rheumaambulanz
Im Neuenheimer Feld 410
69120 Heidelberg

Ludolph, Albert C., Prof. Dr.
Universitätsklinikum Ulm
Neurologische Klinik
Oberer Eselsberg 45
89081 Ulm

Mair-Walter, Johanna, Dr.
Neurologische Univ.-Klinik
Im Neuenheimer Feld 400
69120 Heidelberg

Maetzler, Walter, PD Dr.
Universitätsklinikum Tübingen
Geriatrisches Zentrum
Hoppe-Seyler-Straße 3
72076, Tübingen

Menzel, Regina, Dipl. Soz.päd.
Universitätsklinikum Heidelberg
Sozialdienst
Im Neuenheimer Feld 400
69120 Heidelberg

Meyding-Lamadé, Uta, Prof. Dr.
Krankenhaus Nordwest
Neurologische Klinik
Steinbacher Hohl 2–26
60488 Frankfurt

Möhlenbruch, Markus, Dr.
Abteilung Neuroradiologie
Neurologische Univ.-Klinik
Im Neuenheimer Feld 400
69120 Heidelberg

Nagel, Simon, PD Dr.
Neurologische Univ.-Klinik
Im Neuenheimer Feld 400
69120 Heidelberg

Orakcioglu, Berk, Dr.
Neurochirurg. Univ.-Klinik
Im Neuenheimer Feld 400
69120 Heidelberg

Pham, Mirko, Dr.
Abteilung Neuroradiologie
Neurologische Univ.-Klinik
Im Neuenheimer Feld 400
69120 Heidelberg

Platten, Michael, Prof. Dr.
Abteilung Neuroonkologie
Neurologische Univ.-Klinik
Im Neuenheimer Feld 400
69120 Heidelberg

Ringleb, Peter, Prof. Dr.
Neurologische Univ.-Klinik
Im Neuenheimer Feld 400
69120 Heidelberg

Rizos, Timolaos, PD Dr.
Neurologische Univ.-Klinik
Im Neuenheimer Feld 400
69120 Heidelberg

Sakowitz, Oliver, Prof. Dr.
Neurochirurg. Univ.-Klinik
Im Neuenheimer Feld 400
69120 Heidelberg

Schellinger, Peter, Prof. Dr.
Johannes Wesling Klinikum Minden
Neurologischen Klinik und Geriatrie
Hans-Nolte-Str.1
32429 Minden

Schönenberger, Silvia, Dr.
Neurologische Univ.-Klinik
Im Neuenheimer Feld 400
69120 Heidelberg

Schröder, Rolf, Prof. Dr.
Universitätsklinikum Erlangen
Institut für Neuropathologie
Schwabachanlage 6
91054 Erlangen

Schuchardt, Volker, Prof. Dr.
Ortenau Klinikum Lahr-Ettenheim
Neurologische Klinik
Klostenstr. 19
77933 Lahr

Schulz, Jörg B., Prof. Dr.
RWTH Aachen
Neurologische Klinik
Pauwelsstraße 30
52074 Aachen

Schwab, Stefan, Prof. Dr.
Universitätsklinikum Erlangen
Klinik für Neurologie
Schwabachanlage 6
91054 Erlangen

Steiner, Thorsten, Prof. Dr.
Klinikum Frankfurt Höchst
Klinik für Neurologie
Gotenstraße 6–8
65929 Frankfurt

Stolzenburg, Joanna
Neurologische Univ.-Klinik
Im Neuenheimer Feld 400
69120 Heidelberg

Storch-Hagenlocher, Brigitte, Dr.
GRN-Klinik Sinsheim
Klinik für Neurologie
Alte Waibstadter Straße 2
74889 Sinsheim

Strupp, Michael, Prof. Dr. Dr.
LMU München
Neurologische Univ.-Klinik
Marchioninistraße 15
81377 München

Unterberg, Andreas, Prof. Dr.
Neurochirurg. Univ.-Klinik
Im Neuenheimer Feld 400
69120 Heidelberg

Veltkamp, Roland, Prof. Dr.
Neurologische Univ.-Klinik
Im Neuenheimer Feld 400
69120 Heidelberg

Voltz, Raymond, Prof. Dr.
Klinikum der Universitätsklinik Köln
Zentrum für Palliativmedizin
Kerpener Straße 62
50937 Köln

Weidner, Norbert, Prof. Dr.
Abteilung Paraplegologie
Orthopägische Univ.-Klinik
Schlierbacher Landstraße 200a
69118 Heidelberg

Weiler, Markus, Dr.
Neurologische Univ.-Klinik
Im Neuenheimer Feld 400
69120 Heidelberg

Wick, Antje, Dr.
Abteilung Neuroonkologie
Neurologische Univ.-Klinik
Im Neuenheimer Feld 400
69120 Heidelberg

Wick, Wolfgang, Prof. Dr.
Abteilung Neuroonkologie
Neurologische Univ.-Klinik
Im Neuenheimer Feld 400
69120 Heidelberg

Wildemann, Brigitte, Prof. Dr.
Neurologische Univ.-Klinik
Im Neuenheimer Feld 400
69120 Heidelberg

Winkler , Frank, Prof. Dr.
Abteilung Neuroonkologie
Neurologische Univ.-Klinik
Im Neuenheimer Feld 400
69120 Heidelberg

Zerr, Inga, Prof. Dr.
Universitätsklinikum Göttingen
Neurologische Klinik
Robert-Koch-Straße 40
37075 Göttingen

Zweckberger, Klaus, Dr.
Neurochirurg. Univ.-Klinik
Im Neuenheimer Feld 400
69120 Heidelberg

Neurologische Untersuchung und Diagnostik

Die neurologische Untersuchung und die wichtigsten Syndrome

Ricarda Diem, Werner Hacke, Stefan Schwab, Thorsten Steiner und Michael Strupp

W. Hacke (Hrsg.), *Neurologie*,
DOI 10.1007/978-3-662-46892-0_1,

Einleitung

Die exakte neurologische Untersuchung birgt den Schlüssel für den vermuteten Ort der Läsion(en): Auf keinem anderen Gebiet der Medizin kommt es so sehr darauf an, dass der Untersucher die topographische Anatomie und die Neurophysiologie beherrscht, um dann aus der Zusammenschau einzelner Symptome und Befunde auf den Ort der Läsion zu schließen.

1.1 Historische Entwicklung

Thorsten Steiner und Ricarda Diem

Die Neurologie befasst sich mit den organischen Krankheiten des Gehirns, des Rückenmarks, der peripheren Nerven und der Muskulatur. Sie hat sich in den angelsächsischen Ländern aus der Inneren Medizin, in Mitteleuropa überwiegend aus der Psychiatrie entwickelt. Gegen Ende des 19. Jahrhunderts und zu Beginn des 20. Jahrhunderts wurde der Grundstein zum Verständnis der funktionellen und topographischen Gliederung des Nervensystems gelegt. Die Entwicklung der Symptome, die Verlaufsbeobachtung der Krankheiten und schließlich das Ergebnis der Obduktion führten zur Verknüpfung von neurologischen Symptomen und Syndromen mit Läsionen in Gehirn, Rückenmark, Nerv oder Muskel. Bedeutende Neuropsychiater dieser Zeit waren gleichzeitig Pathologen, z. B. Alzheimer und Binswanger.

Viele Zeichen und Befunde, aber auch viele damals beschriebene Krankheiten sind mit den Eigennamen der Erstbeschreiber verknüpft. Eines der bekanntesten Zeichen ist der Babinski-Reflex (auch Babinski-Phänomen oder -Zeichen genannt, ◘ Abb. 1.1). Er wurde im Jahre 1896 von dem französischen Neurologen Joseph Babinski beschrieben. Dieser hatte – übrigens nicht als Erster – entdeckt, dass bei Patienten mit einer zentralen Lähmung einer Körperhälfte beim Bestreichen der ipsilateralen Fußsohle die große Zehe reflektorisch dorsal extendiert wurde, während sich die übrigen Zehen leicht spreizten. Auf der gesunden Körperhälfte bewegen sich dagegen alle Zehen plantarwärts. Später beschrieb eine Reihe anderer Neurologen die gleiche Bewegungssynergie bei unterschiedlichen Reizen: der englische Arzt Gordon bei kräftigem Kneten der Wadenmuskulatur oder der deutsche Neurologe Oppenheim bei festem Bestreichen der Tibiakante.

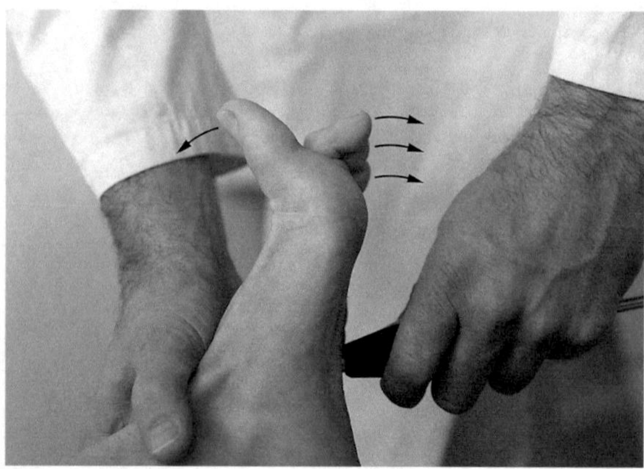

◘ Abb. 1.1 Positiver Babinski-Reflex mit dorsaler Extension der linken Großzehe und Flexion und Spreizung der übrigen Zehen

Im Jahre 1893 beschrieb der deutsche Neurologe Wallenberg bei einem Patienten eine sehr auffällige Symptomatik: Beginnend mit heftigem Schwindel war der Patient plötzlich heiser geworden, sprach undeutlich, hatte eine Fallneigung zur linken Seite, einen spontanen Nystagmus nach links, und die linke Lidspalte sowie die linke Pupille waren verengt. Bei der Inspektion des Rachens hing das Gaumensegel auf der linken Seite nach unten. Der Patient hatte keine Lähmung, aber eine Ataxie des linken Armes mit Dysmetrie und Zieltremor; seine Berührungssensibilität war intakt, und auch die Reflexe waren seitengleich. Auf der rechten Körperhälfte, unter Aussparung des Gesichts, hatte er für Temperatur und Schmerz keine Empfindung mehr.

Wallenberg schloss aus dieser Kombination auf eine kleine Läsion in der linken dorsolateralen Medulla oblongata. Er veröffentlichte den Fallbericht und postulierte eine Thrombose der linken A. cerebelli inferior posterior. Der Patient verstarb 5 Jahre später an einem zweiten Schlaganfall, und in der Autopsie konnte Wallenberg nachweisen, dass seine topographische Diagnose korrekt war. In dem betroffenen kleinen Areal in der dorsolateralen Medulla oblongata liegen in enger Nachbarschaft der untere Kleinhirnstiel (→ Hemiataxie), die Vestibulariskerne (→ Nystagmus und Schwindel) die zentrale Sympathikusbahn (→ Miose und Ptose), der Vagus- und der Glossopharyngeuskern (→ Heiserkeit und hängendes Gaumensegel) und die spinothalamische Bahn von der Gegenseite (→ dissoziierte Empfindungsstörung).

Später fand man heraus, dass dieses Syndrom gar nicht so selten war und dass es neben dem klassischen Syndrom auch noch Varianten gibt, in denen die Kerngebiete des Nn. hypoglossus, facialis oder der Trigeminus eingeschlossen sind. Wenn jedoch eine Halbseitenlähmung (der Gegenseite, da die Pyramidenbahn an dieser Stelle noch nicht gekreuzt hat) vorliegt, dann kann das Syndrom nicht allein von der dorsolateralen Medulla oblongata stammen, sondern muss auch weiter ventral gelegene Anteile des verlängerten Marks erfassen.

1.2 Anamnese und allgemeine Untersuchung

Thorsten Steiner und Ricarda Diem

Es mag abgedroschen klingen, aber es stimmt: Die Anamnese ist immer noch der wichtigste Teil der Untersuchung eines Patienten, auch in der Neurologie. Sie erlaubt die Formulierung von Arbeitsdiagnosen, die danach mit der körperlichen Untersuchung überprüft und ggf. modifiziert werden. Die diagnostische Bestätigung und artdiagnostische Einordnung erfolgt schließlich durch technische Zusatzuntersuchungen oder Laborbefunde. Die bildgebende und sonstige apparative Diagnostik bringt nur in seltenen Fällen völlig unerwartete

Befunde, die ein komplettes Umdenken begründen. Schließlich bleiben immer zwischen 5 und 10% der Fälle übrig, bei denen trotz vollständiger Anamnese, körperlicher Untersuchung sowie apparativer und laborchemischer Zusatzdiagnostik die Diagnose (zunächst) unklar bleibt.

Die Anamnese beruht auf der Schilderung des Erlebens des Patienten und ist damit immer subjektiv. Subjektiv sind auch die Einschätzungen des Schweregrads der Beschwerden und in vielen Fällen auch die persönlichen Ideen zur Kausalität. Diese subjektive Schilderung ist überaus wichtig. Nachfragen des Untersuchers dienen dazu, objektive Aspekte in die Schilderung zu bringen.

Es lohnt sich, die Anamnese mit einer offenen Fragestellung zu beginnen:

- »Was kann ich für Sie tun?«,
- »Wie kann ich Ihnen helfen?« oder
- »Was führt Sie zu uns?«.

Danach soll der Patient frei berichten, manchmal unterbrochen von gezielten Fragen oder auch von der hin und wieder notwendigen »Abkürzung« sehr ausführlicher Schilderungen aus der weit zurückliegenden persönlichen Vergangenheit. Nach einer Weile wird es notwendig, einengende Fragen zu stellen, um Präzisierungen zu bitten, Zeiträume genauer beschreiben zu lassen und auch zu fragen, wann und bei wem man mit diesen Symptomen schon gewesen ist. Es ist überraschend, wie viele Patienten nicht daran denken, darauf hinzuweisen, dass sie wegen der gleichen Beschwerden schon mehrere Male ambulant oder stationär untersucht wurden. Andere Patienten tun dies ganz bewusst, weil sie sich dadurch erhoffen, dass der neue Untersucher nicht durch frühere Daten voreingenommen ist. Hieraus kann man dann oft ableiten, dass sie mit der vorherigen Interpretation nicht besonders zufrieden gewesen sind.

Kerndaten aus der Anamnese sind:

- Beginn der Symptome,
- Dauer der Symptome,
- Ab-/Verlauf der Symptome,
- Schweregrad der Symptome,
- tageszeitliche Bindung,
- auslösende Faktoren.

Gerade bei Schmerzen sind Beginn, Frequenz, Intensität und Schmerzcharakteristik (▶ Kap. 16) besonders wichtig. Das Auftreten ähnlicher Symptome in der Familie, Risikofaktoren in der Familie, Todesursachen oder Erkrankungen von Eltern und Geschwistern, eigene aktuell oder früher eingenommene Medikamente, Risikofaktoren und Risikoverhalten müssen erfragt werden. Immer sollte man auch nach dem äußeren Lebensgang, der persönlichen und beruflichen Situation und der Lebensweise des Kranken fragen.

Es gibt ganze Lehrbücher, die sich mit der Kunst der Anamnese befassen. Die Anamnese ist auch nicht etwas, was einzigartig für die Neurologie wäre. Allerdings, wie oben ausgeführt, kann sie von besonderer Bedeutung sein, da häufig schon die Richtung des weiteren Prozederes von der Anamnese entscheidend geprägt wird.

1.2.1 Symptome und Syndrome

Die körperliche Untersuchung wird einzelne klinische Befunde zeigen, die man im Gesamtbefund dokumentiert. Regelhafte Kombinationen von einzelnen klinischen Zeichen (Symptomen) nennen wir Syndrome. Ihre Kenntnis ermöglicht eine Hypothese über die Lokalisation von Krankheitsherden im peripheren und zentralen Nervensystem. Nur in manchen Fällen lässt sich aus einem Syndrom eine Krankheitsdiagnose ableiten. Schließlich geben die Syndrome einen Einblick in die funktionelle Organisation des Nervensystems.

Kerngebiete und Faserverbindungen des ZNS, periphere motorische Endigungen oder sensible Rezeptoren und zentral-nervöse Strukturen sind zu Funktionssystemen zusammengeschlossen, von denen viele nach dem Prinzip des Regelkreises arbeiten. Störungen eines solchen Funktionskreises an verschiedenen Stellen führen zu ähnlichen Symptomen. Andererseits führen viele Krankheitsprozesse zur Läsion mehrerer Systeme. Die Lokaldiagnose muss aus der Kombination von Symptomen und ihrer topographischen Verteilung erschlossen werden.

1.2.2 Neurologische Untersuchung

Die neurologische Untersuchung außerhalb einer Notfallsituation (▶ Kap. 2) muss immer vollständig sein. Es ist sehr zu empfehlen, sich hierbei an eine bestimmte Reihenfolge zu halten, um keinen Untersuchungsschritt zu übergehen. Die folgende Sequenz hat sich bewährt:

- Inspektion des Körpers,
- Untersuchung des Kopfes,
- Hirnnerven,
- Kraftentfaltung,
- Reflexe,
- Bewegungskoordination,
- Sensibilität,
- Stand und Gang,
- vegetative Funktionen,
- psychischer Befund,
- symptomorientierte internistische Untersuchung,
- fakultativ: neuropsychologische Untersuchung.

Allerdings ist es manchmal sinnvoll, zunächst die Untersuchung auf den Bereich zu zentrieren, in dem die Beschwerden angegeben werden. Manchem Patienten ist es schwer zu vermitteln, warum der Neurologe mit dem Augenhintergrund beginnt, wenn das Problem in das Bein ausstrahlende Rückenschmerzen sind. Anschließend gehört aber in jedem Fall die vollständige neurologische Untersuchung dazu. Man kann nicht einzelne Untersuchungsschritte als weniger wichtig abtun oder vielleicht überspringen. Oft sind es die nicht geprüften Funktionen, die zu richtungsweisenden Untersuchungen oder sogar zur richtigen Diagnose geführt hätten.

1.2.3 Inspektion und Untersuchung des Kopfes

Inspektion

Bei der Inspektion des bis auf die Unterwäsche entkleideten Patienten achtet man vor allem auf die Körperhaltung, die oft schon eine Lähmung verrät. Man achtet auf unwillkürliche Bewegungen, auf Asymmetrien im Körperbau und in der Körperhaltung, auf Muskelatrophien und offensichtliche Fehlbildungen, d. h. Abweichungen vom normalen Bild des Körperbaus. Schließlich gehört, auch wenn dies heute oft als nicht »politisch korrekt« eingeschätzt wird, der Eindruck vom hygienischen Zustand, vom Zustand der Kleidung, von bestimmten Auffälligkeiten wie Narben, Amputationen, Tattoos oder Piercings zur Beschreibung des initialen Bildes, das natürlich auch fehlleiten kann.

Untersuchung des Kopfes und der HWS

Bei der Inspektion ist zunächst auf eine Kopffehlhaltung zu achten. Diese findet sich z. B. bei einer Trochlearisparese mit einer Verkippung zur nicht-betroffenen Seite (zum Merken: »Beugung zur gesunden Seite«) oder als Komponente der sog. »ocular tilt reaction« (s. u.), beim Tortikollis oder bei Kopfwendungen im Falle von ipsilateralen Ischämien der Großhirnrinde oder kontraversiv bei Hirrnstammläsionen.

Die aktive und passive Beweglichkeit des Kopfes wird durch Neigung nach vorn und rückwärts sowie durch Drehung nach beiden Seiten geprüft. Eine **Einschränkung der Beweglichkeit** kann viele Ursachen haben:

- Parese der Hals- und Nackenmuskeln,
- Rigor der Nackenmuskulatur, z. B. beim Parkinson-Syndrom,
- Arthrose der HWS (Schmerzen und reflektorische Muskelverspannungen).

Die vermeintliche Einschränkung der Beweglichkeit ist auch ein häufiges psychogenes Symptom. In diesem Fall führt der Patient die aktiven Bewegungen unvollständig oder gar nicht aus und setzt passiven Bewegungen aktiven muskulären Widerstand entgegen. Beim Ent- und Bekleiden sowie im Gespräch oder bei Ablenkungsmanövern wird dann der Kopf normal bewegt. Diese Einschränkung der Halsbeweglichkeit darf nicht mit **Nackensteife (Meningismus)** verwechselt werden, bei der es sich um eine schmerzreflektorische Muskelanspannung bei Reizung der Meningen oder Tumoren der hinteren Schädelgrube handelt.

Schmerzhaftigkeit der Nervenaustrittspunkte (NAP) des Trigeminus und der Okzipitalnerven (einzeln prüfen!) liegt nur vor, wenn die Nervenaustrittspunkte isoliert empfindlich sind und nicht auch ihre weitere Umgebung. Druckschmerz der NAP findet man bei z. B. intrakranieller Drucksteigerung und Meningitis – in beiden Fällen durch Reizung der vom Trigeminus versorgten Meningen – bei Trigeminusneuralgie und Nebenhöhlen- bzw. Kieferaffektionen.

Bei Verdacht auf eine Karotis-Sinus-cavernosus-Fistel, bei der der Patient selbst über ein pulssynchrones Geräusch »hinter dem Auge« klagt, werden Auge und Temporalregion mit dem Stethoskop auf ein Gefäßgeräusch auskultiert.

1.3 Hirnnerven I: N. olfactorius, N. opticus und okulomotorische Hirnnerven (▫ Abb. 1.2)

Michael Strupp, Thorsten Steiner und Ricarda Diem

1.3.1 Nervus olfactorius (N. I)

Untersuchung

Man hält ein Fläschchen mit einem aromatischen Geruchsstoff dicht unter eine Nasenöffnung, während man die andere Nasenöffnung leicht zudrückt. Die Untersuchung erfolgt bei geschlossenen Augen auf jeder Seite gesondert. Der Patient soll die Geruchsprobe identifizieren. Zur Erleichterung kann man ihm eine Auswahl möglichst unterschiedlicher Stoffe

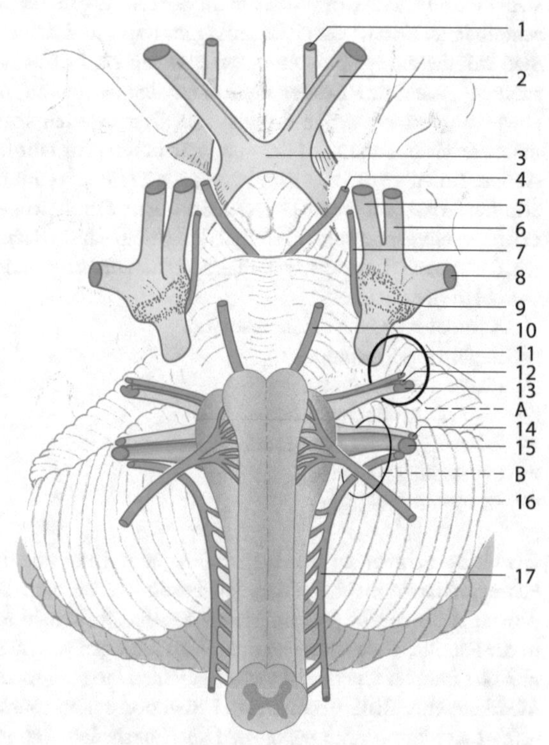

▫ **Abb. 1.2 Mediale Hirnbasis mit Hirnnerven und wichtigsten Hirnnervensyndromen.** *1* Tractus olfactorius; *2* N. opticus; *3* Chiasma opticum; *4* N. oculomotorius; *5* N. ophthalmicus; *6* N. maxillaris; *7* N. trochlearis; *8* N. mandibularis; *9* Ganglion trigeminale (Gasseri); *10* N. abducens; *11* N. facialis; *12* N. intermedius; *13* N. vestibulocochlearis; *14* N. glossopharyngeus; *15* N. vagus; *16* N. hypoglossus; *17* N. accessorius; *A* Kleinhirn-Brückenwinkel-Syndrom; *B* Syndrom der hinteren Hirnnervengruppe (Garcin)

Exkurs

Geruchswahrnehmung, Geschmackswahrnehmung und Trigeminusreizstoffe

Ausbleiben der Reaktion auch auf trigeminusreizende Stoffe. Dies ist eine häufig beobachtete psychogene Verhaltensweise. Wenn der Patient eine Geruchswahrnehmung verneint, wiederholt man die Prüfung mit einem Stoff, der eine Geschmackskomponente wie z. B. Chloroform (süßlicher Geschmack) hat und auch die sensiblen Rezeptoren des N. trigeminus in der Nasenschleimhaut reizt, z. B. Ammoniak, Eisessig, was der Patient aber als Geruch wahrnimmt. Gibt der Patient unter Tränen an nichts zu riechen, darf die Zuverlässigkeit seiner Angabe bezweifelt werden.

In diesen Fällen fragt man den Patienten, ob er den Geschmack von Speisen oder Getränken wahrnehmen und unterscheiden könne. Diese synästhetische Leistung ist an einen intakten Geruchssinn gebunden. Die Geschmacksrezeptoren können nur die fünf Grundqualitäten sauer, bitter, salzig, süß und umami vermitteln. Nach doppelseitigem Ausfall der Geruchswahrnehmung ist eine differenzierte Geschmackswahrnehmung nicht mehr möglich, und die Patienten geben an, dass alle Speisen gleich indifferent, »pappig« schmeckten. Ist der synästhetische Geschmack erhalten, kann das Geruchsvermögen nicht völlig ausgefallen sein.

nennen, unter denen sich die geprüfte Substanz befindet. Aromatische Stoffe reizen nur den Olfaktorius.

Anosmie

Einseitige Anosmie beruht meist auf Krankheiten oder abnormen Verhältnissen in der oberen Nasenmuschel. Auch bei doppelseitiger Anosmie muss zunächst eine rhinologische Ursache ausgeschlossen werden. Neurologisch entsteht die Anosmie durch Schädigung der Fila olfactoria, des Bulbus oder Tractus olfactorius am Boden der vorderen Schädelgrube, die traumatisch, durch Medikamente oder durch Virusinfekte entstehen (sog. **Grippeanosmie**) kann. Anosmie kann erstes oder einziges Symptom eines frontobasalen Hirntumors sein. Beim M. Parkinson gilt eine Einschränkung der Geruchswahrnehmung als Frühsymptom.

Informationen zum Ausbleiben der Reaktion auf Trigeminusreizstoffe ▶ Exkurs: Geruchswahrnehmung und Trigeminusreizstoffe.

1.3.2 Nervus opticus (N. II) und visuelles System

Anatomische Grundlagen

Sehbahn (◻ Abb. 1.3) Die dritten Neurone der Retina schließen sich zum N. opticus zusammen. Im Chiasma opticum findet eine teilweise Kreuzung der Fasern statt, in der jeweils die Fasern aus den nasalen Retinahälften zur Gegenseite geleitet werden, die der temporalen Retinahälften aber auf der ursprünglichen Seite verbleiben. Hierdurch werden die Fasern, die Signale aus beiden linken oder beiden rechten Gesichtsfeldern leiten, retrochiasmal zusammengefasst. Die Fasern der korrespondierenden Netzhauthälften verlaufen dann im Tractus opticus zum Corpus geniculatum laterale.

Auf diesem Wege zweigen pupillomotorische Fasern zur Prätektalregion (Mittelhirnhaube) und andere Fasern zur oberen Vierhügelregion ab. Die Bahnen, die vor dem Corpus geniculatum laterale zu der Vierhügelregion abzweigen, vermitteln optische Bewegungsreize, die dort in visuomotorische Reflexe eingebaut werden. Diese Reflexe können bei kortikaler Blindheit (s. u.) erhalten bleiben. Über das Corpus geniculatum laterale verläuft die Sehstrahlung (Radiatio optica) zur Sehrinde, der Area striata des Okzipitallappens. Die Anfangsstrecke der Sehstrahlung zieht unmittelbar hinter dem rückwärtigen Abschnitt der inneren Kapsel mit den thalamokortikalen und kortikospinalen Bahnen vorbei, wo diese Strukturen gemeinsam lädiert werden können.

Sehrinde Die Sehrinde liegt vorwiegend an der Innenfläche des Okzipitalpols, oberhalb und unterhalb der quer verlaufenden Fissura calcarina. Sie dehnt sich beiderseits auch gering zur Konvexität aus. Innerhalb der Sehrinde ist die Makula am Okzipitalpol repräsentiert. Der Teil oberhalb der Kalkarina repräsentiert den gegenseitigen unteren Gesichtsfeldquadranten, der Teil unterhalb den oberen. Diese Verteilung kommt durch eine Rotation der Sehstrahlung zustande. Benachbarte Retinaorte werden auch im Corpus geniculatum laterale und im Kortex benachbart abgebildet. Aufgrund der hohen Rezeptorendichte ist die Makula, der Ort des schärfsten Sehens, kortikal vergrößert, die Netzhautperipherie dagegen verkleinert repräsentiert. Um die Area striata liegen optische Assoziationsfelder und das optomotorische Feld, das die Folgebewegungen der Bulbi steuert.

Die Blutversorgung der Sehbahn erfolgt durch Äste der A. ophthalmica (Retina und Sehnerv), im proximalen Abschnitt des Tr. opticus durch die A. chorioidea anterior aus der A. carotis interna, im mittleren Teil des Traktus durch Äste der A. cerebri media, danach durch Äste aus der proximalen A. cerebri posterior (zum Corpus geniculatum laterale) und durch die A. cerebri posterior (Sehrinde und Assoziationsrinde).

Untersuchung

Sehkraft Kursorische Prüfung durch Lesen feiner Druckschrift, bei Bedarf mit Lesebrille. Bei schwerem Visusverfall stellt man fest, ob Fingerzählen noch möglich ist, Lichtschein wahrgenommen wird und dessen Richtung angegeben werden kann (Projektion). Semiobjektive Prüfung der Sehkraft ist möglich durch die ggf. monokuläre Prüfung des optokinetischen Nystagmus oder die Fixationssuppression des vestibulookulären Reflexes (▶ Abschn. 1.4).

Gesichtsfeldprüfung Gröbere Gesichtsfelddefekte lassen sich auch ohne apparative Perimetrie feststellen. Bereits Anamnese und Verhalten geben wichtige Hinweise. Der Ausfall

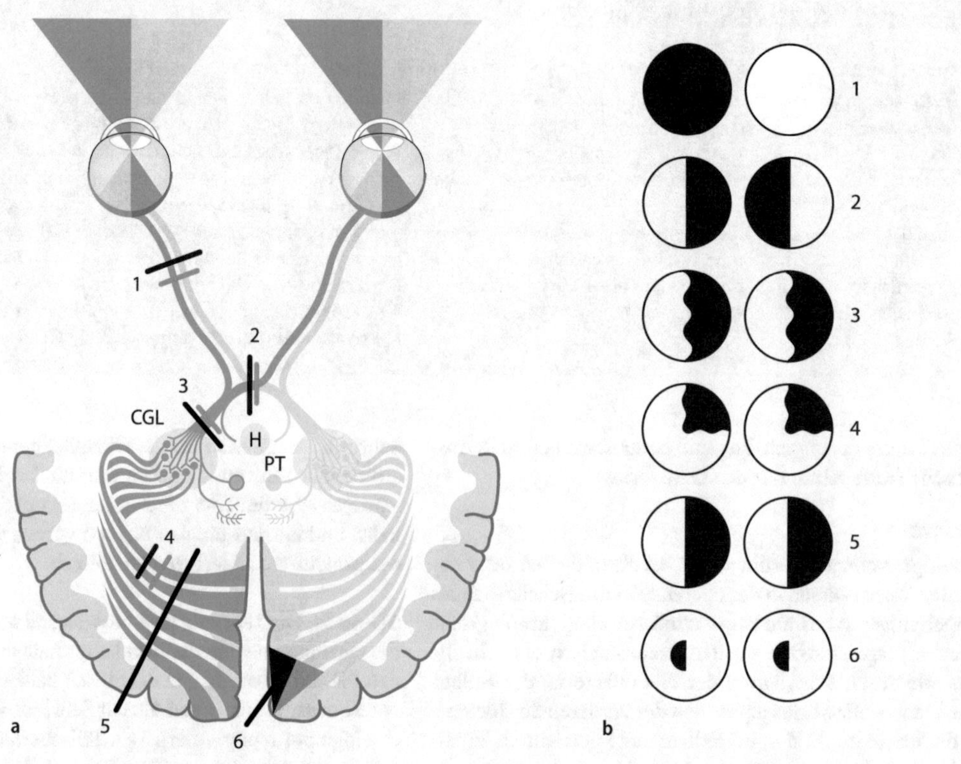

▫ Abb. 1.3a,b Sehbahn. a Schema der Sehbahn im Gehirn des Menschen. *CGL* Corpus geniculatum laterale; *H* Hypothalamus; *PT* Prätektum. **b** Gesichtsfelddefekte bei verschieden lokalisierten Läsionen. *1* Amaurose links; *2* bitemporale Hemianopsie; *3* homonyme Hemianopsie nach rechts; *4* obere homonyme Quadrantenanopsie nach rechts; *5* homonyme Hemianopsie nach rechts; *6* zentrale homonyme Hemianopsie nach links. (Nach Schmidt u. Thews 1995)

eines Gesichtsfelds wird als **Hemianopsie**, der eines Quadranten des Gesichtsfelds als **Quadrantenanopsie** bezeichnet. Hemianopische Patienten berichten oft, dass sie in der letzten Zeit häufiger gegen einen Türpfosten liefen oder mit der einen Seite des Wagens Hindernisse streiften, die sie nicht bemerkt hatten. Bei der Visite sehen sie nicht, wenn man von der Seite des Gesichtsfeldausfalls an ihr Bett tritt und ihnen die Hand reicht.

Fingerperimetrie Der Patient fixiert den vor ihm stehenden Arzt, der beide Hände seitlich so ausgestreckt hält, dass sie sich in einer Ebene zwischen ihm und dem Kranken befinden. Dieser soll angeben, auf welcher Seite sich die Finger des Untersuchers bewegen. Der Bewegungsreiz wird abwechselnd rechts, links und simultan, bei Bedarf auch getrennt in den oberen und unteren Quadranten gegeben. Feinere Gesichtsfeldstörungen zeigen sich oft erst bei beidseitig-simultaner Stimulation. Das eigene Gesichtsfeld dient dem Arzt zur Kontrolle (▫ Abb. 1.4).

Beim Schreiben benutzen hemianopische Kranke häufig nur eine Hälfte des Bogens, und beim Lesen beachten sie nur die Spalten im gesunden Gesichtsfeld. In schweren Fällen führen sie von einer Zeichnung nur die Hälfte aus, die dem gesunden Gesichtsfeld entspricht. Bei bewusstseinsgetrübten Patienten lösen Drohgebärden im hemianopischen Gesichtsfeld keine Abwehrreaktion aus.

Spiegelung des Augenhintergrunds Man achtet v. a. auf den Zustand der Optikuspapille (Stauungspapille, Optikusatrophie, temporale Abblassung u. Ä.) und der Gefäße. Die wichtigsten Ursachen für Stauungspapille, Optikusneuritis und Optikusatrophie sind in ▫ Tab. 1.1 zusammengestellt.

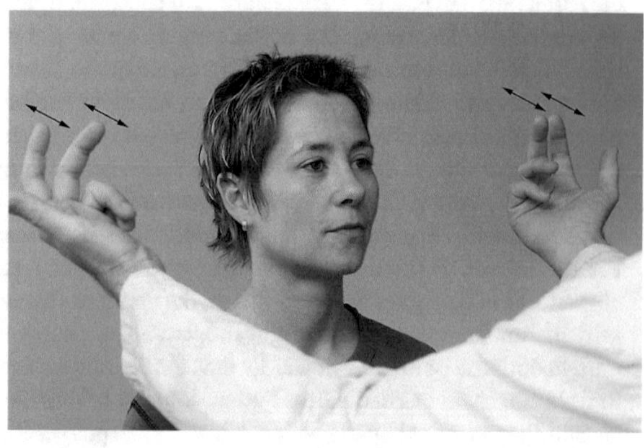

▫ Abb. 1.4 Fingerperimetrie. Einzelheiten ► Text

Tab. 1.1 Ursachen von Stauungspapille, Optikusneuritis und Optikusatrophie

Erkrankung	Ursachen
Stauungspapille	Intrakranielle Tumoren Andere raumfordernde intrazerebrale Prozesse, z. B. Hämatome Sinusthrombose Pseudotumor cerebri Hydrozephalus Renaler Hochdruck Polyzythämie Urämie Eklampsie Selten: Polyneuritis, Rückenmarkstumor Einseitig: orbitale Krankheitsprozesse
Optikusneuritis	Meist multiple Sklerose
Optikusatrophie	Lokaler Druck (Tumor, Aneurysma) Zustand nach Optikusneuritis Glaukom Schädelbasisbruch Diabetes Hereditäre Ataxien Leukodystrophie (meist Kinder) Lebersche juvenile Optikusatrophie (hereditär, männliches Geschlecht) Intoxikation (Methylalkohol, Blei, CO, Chinin) Vitamin-B_{12}-Resorptionsstörung (früher irrtümlich: Tabak-Alkohol-Amblyopie) Exzessive Myopie Basale Arachnopathie

Symptome

Hemianopsie und Quadrantenanopsie Die klinische Differenzierung zwischen Schädigungen des Tr. opticus, der Sehstrahlung oder der Sehrinde kann sich auf folgende Überlegungen stützen: Im Tr. opticus, im Corpus geniculatum laterale und im Anfangsteil der Sehstrahlung verlaufen die Fasern dicht gebündelt. Schon eine recht umschriebene Läsion führt daher leicht zur kompletten Hemianopsie. Der rindennahe Anteil der Sehstrahlung und die Repräsentation in der Sehrinde sind dagegen weit aufgefächert. Deshalb führen Läsionen in diesen Gebieten häufiger zu umschriebenen Gesichtsfelddefekten: zu Quadrantenanopsien oder, wenn nur der Okzipitalpol betroffen ist, zu homonymen hemianopischen Skotomen. Homonym bedeutet in diesem Zusammenhang, dass gleichnamige Gesichtsfelder (nach links, nach rechts) betroffen sind. Dies bedeutet andererseits, dass bei einer Hemianopsie nach links das temporale Gesichtsfeld des linken Auges und das nasale Gesichtsfeld des rechten Auges betroffen sind.

Ein neurophysiologisch interessantes Phänomen sind visuelle Wahrnehmungen trotz vorhandener Sehstörung, sog. **Pseudo-Halluzinationen** (Einfüllphänomene oder auch Charles-Bonnet-Syndrom), z. B. im hemianopischen Gesichtsfeld. Sie sind komplexer als einfache Blitze oder Zickzacklinien und treten als Objekte, menschen- oder tierähnliche Figuren auf. Sie werden den Phänomenen zugezählt, die man auf Eigentätigkeit von Sinnesfeldern bei Ausfall von Afferenzen zurückführt. Man nimmt an, dass die Zellen des visuellen Assoziationskortex spontan entladen, nachdem sie von dem normalerweise vorhandenen afferenten Zufluss aus der primären Sehrinde abgetrennt sind. Wesentliches Kennzeichen von Pseudo-Halluzinationen ist, dass sich die Patienten von der Echtheit der Wahrnehmungen distanzieren können.

Schädigungen der Sehleitung haben **Visus-** oder **Gesichtsfeldausfälle** zur Folge, deren Typ lokaldiagnostische Bedeutung hat (Abb. 1.3b):

- Sehstörungen, die nur ein Auge betreffen und nicht auf eine Augenkrankheit zurückzuführen sind, zeigen eine prächiasmatische Läsion im gleichseitigen **N. opticus** an (Abb. 1.3, *1*).
- **Bitemporale (= heteronyme) Gesichtsfeldausfälle** beruhen auf der Schädigung der zentralen Anteile des Chiasmas, wie sie z. B. durch einen Hypophysentumor, aber auch durch gerichteten Hirndruck am Boden des 3. Ventrikels zustande kommt (v, *2*).
- Die **binasale Hemianopsie**, die eine doppelseitige Schädigung der lateralen Anteile des Chiasmas anzeigt, kommt extrem selten vor: bei supraselläten Tumoren, die beiderseits den N. opticus gegen die Karotiden drängen, bei arteriosklerotischer Elongation beider Karotiden und bei der Arachnopathia opticochiasmatica.
- **Homonyme Gesichtsfeldausfälle** sind für Läsionen hinter dem Chiasma charakteristisch. Sie können sektorenförmig, als Quadrantenanopsie oder als Hemianopsie auftreten (Abb. 1.3, *3–6*). Die häufigsten Ursachen sind Gefäßinsulte, Blutungen oder Hirntumoren.

1.3.3 Die Augenmuskelnerven: N. oculomotorius (N. III), N. trochlearis (N. IV), N. abducens (N. VI)

Anatomische Grundlagen

Der **N. oculomotorius (III)** versorgt mit somatischen Fasern die Mm. levator palpebrae superior, rectus superior, rectus inferior, rectus medialis und obliquus inferior. Mit parasympathischen Fasern innerviert er den M. ciliaris, dessen Kontraktion bei Akkomodation die Linse erschlaffen lässt, und den M. sphincter pupillae. Diese Nervenfasern entstammen einem Kerngebiet, das in der Mittelhirnhaube in Höhe der vorderen Vierhügel, ventral vom Aquädukt gelegen ist. Abb. 1.5 zeigt die topographische Gliederung des Kerngebiets für den N. oculomotorius. Die beiden Mm. levator palpebrae superiores werden aus einer unpaaren Zellgruppe innerviert. Eine Läsion dieses Subnukleus führt also zur bilateralen somatomotorischen Ptose. Die anderen Subnuklei sind paarig angelegt, ihre Läsion führt zu gleichseitigen N.-III-Störungen. Die parasympathischen Westphal-Edinger-

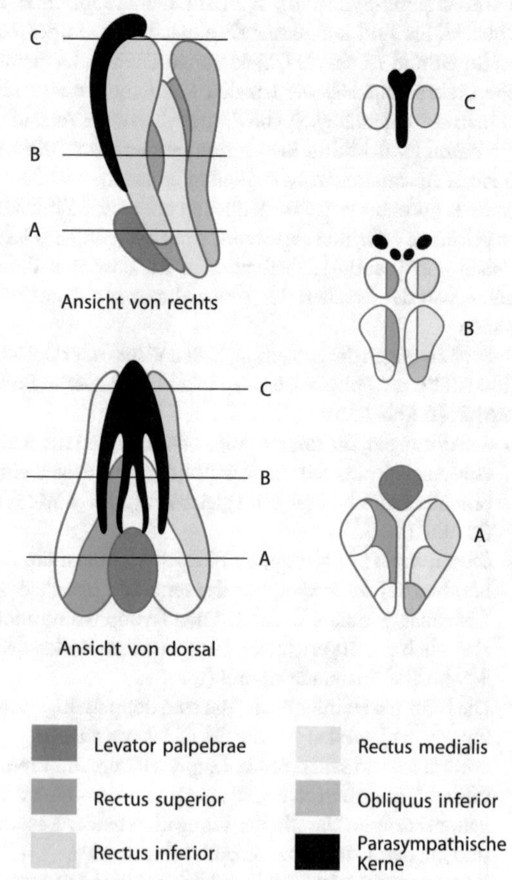

Abb. 1.5 Kernkomplex des N. oculomotorius. Der gemeinsame Ursprungskern für beide Mm. levator palpebrae sup. liegt am dorsokaudalen Ende dieses Kernkomplexes. Die Kerngebiete für alle anderen extraokulären Muskeln erstrecken sich von rostral nach kaudal über den größeren Teil der Länge des Kernkomplexes. Eine umschriebene Läsion auf dem Niveau des Schnittes A kann zu einer isolierten doppelseitigen Ptose führen. (Nach Meyenberg 1970)

Kerne sind rostral gelegen. Von hier ziehen autonome Fasern zum M. sphincter pupillae und zum M. ciliaris. Die mit der Akkommodation fest verknüpften Konvergenzbewegungen werden durch bilaterale Innervation der Subnuklei für den M. rectus medialis in Gang gesetzt.

Der Kern des **N. trochlearis** (IV) liegt in der Mittelhirnhaube, etwas kaudal vom Okulomotoriuskern, unter den hinteren Vierhügeln. Er verlässt den Hirnstamm dorsal und kreuzt als einziger Hirnnerv dorsal des Adquädukts auf die Gegenseite. Dann zieht er um den Hirnschenkel nach ventral zur Schädelbasis, wo er, wie die Nn. oculomotorius und abducens, in der Wand des Sinus cavernosus zur Fissura orbitalis superior läuft. Er versorgt den M. obliquus superior. Wegen der Kreuzung des Nervenverlaufs gibt es zwei Läsionstypen: bei nukleärer oder faszikulärer Läsion eine kontralaterale Trochlearislähmung, bei Läsion nach der Kreuzung oder im peripheren Verlauf eine ipsilaterale Lähmung.

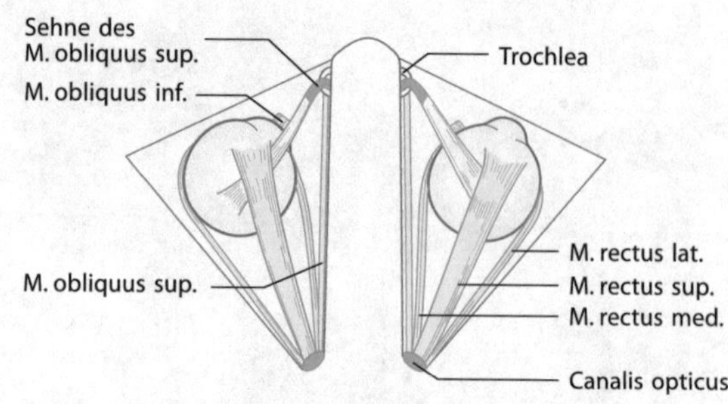

Abb. 1.6 Schematische Darstellung der äußeren Augenmuskeln. (Nach Rucker 1963)

Der Kern des **N. abducens** (VI) liegt in der Brücke, dicht unter dem Boden des IV. Ventrikels. Der N. abducens innerviert den M. rectus lateralis.

An den Augen setzen jeweils sechs äußere Augenmuskeln an, die zu drei Antagonistenpaaren zusammengefasst sind: zwei Seitwärtswender (Mm. rectus medialis und lateralis), zwei Heber (Mm. rectus superior und obliquus inferior) und zwei Senker (Mm. rectus inferior und obliquus superior) (Abb. 1.6).

Rectus superior und inferior haben gleichzeitig eine leicht adduzierende, d. h. einwärtswendende Wirkung, die sich aus dem Winkel zwischen den Achsen der Orbita und des Bulbus erklärt. In Adduktionsstellung sind sie reine Heber und Senker.

Die Wirkung der Obliqui wird dadurch verständlich, dass beide Muskeln ihren funktionellen oder anatomischen Ursprung am vorderen Rande der Orbita haben und an der hinteren Fläche der Bulbi ansetzen. Anders als die Rektusmuskeln treten sie von vorn an die Hinterfläche des Bulbus heran. Der Obliquus superior hebt also in Adduktion den hinteren Sektor des Bulbus und senkt dadurch den vorderen um eine transversale Achse, während der Obliquus inferior von der Unterfläche des Bulbus in analoger Weise das Auge hebt. Da beide Muskeln außerdem, von innen kommend, auf der äußeren Hälfte des Bulbus ansetzen, müssen sie in Abduktion bei Kontraktion den hinteren Pol des Auges nach innen ziehen, also die Kornea abduzieren. In Adduktionsstellung sind beide reine Heber und Senker. Schließlich rollen die Obliqui durch ihren schrägen Verlauf den Bulbus um eine sagittale Achse nach nasal (M. obliquus superior) bzw. temporal (M. obliquus inferior). Die Wirkung der Augenmuskeln wird durch das Schema in Abb. 1.7 deutlich. Die äußeren Augenmuskeln werden vom III., IV. und VI. Hirnnerven innerviert. Der M. ciliaris und M. sphincter pupillae bilden die sog. inneren Augenmuskeln. Sie werden von parasympathischen Phasern des III. Hirnnerven innerviert.

Untersuchung

Bei der Inspektion des Patienten ist auf **Kopffehlhaltungen** (z. B. bei Augenmuskelparesen oder bestimmten vestibulären Störungen im Rahmen einer sog. »ocular tilt reaction«, s. u.) zu achten. Bei der Inspektion der Augen sollte man auf deren

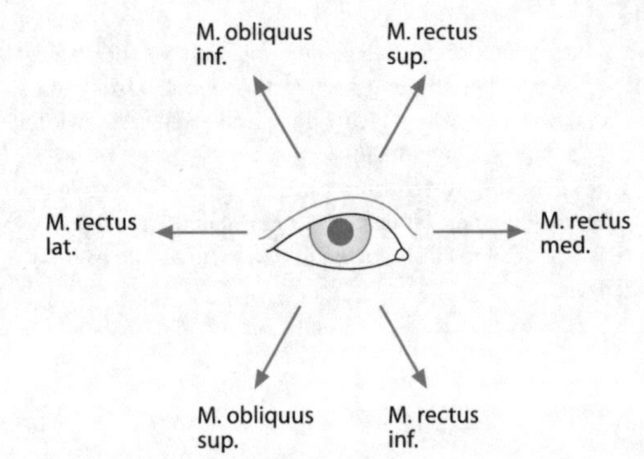

Abb. 1.7 Schematische Darstellung der Hauptwirk(kenn)richtungen der einzelnen Augenmuskeln des rechten Auges. (Nach Brandt u. Büchele 1983)

Stellung beim Geradeausblick und beim einseitigen und alternierenden Abdecktest achten: Parallelstand oder horizontale/vertikale Fehlstellung, i. S. eines latenten Schielens (»Phorie«) oder manifesten Schielens (»Tropie«).

Danach sollte man die **Augenstellung** in den acht Hauptblickrichtungen mit der Frage nach Positionsdefiziten eines (z. B. bei Augenmuskelparesen) oder beider Augen (z. B. bei supranukleärer Blickparese) untersuchen; dabei kann man gleichzeitig einen sog. **Blickhaltedefekt** in Form eines Blickrichtungsnystagmus (schlägt in Richtung der Blickrichtung) erkennen. Ein weit verbreitetes klinisches Problem stellt die Untersuchung auf einen sog. Endstellnystagmus dar. Dabei ist zu beachten, dass die Endstellposition, die Augenposition ist, bei der der Patient das Ziel gerade noch mit beiden Augen fixiert. Der Endstellnystagmus ist pathologisch, wenn er mehr als 10–20 Sekunden anhält (sog. unerschöpflicher Endstellnystagmus) oder deutlich asymmetrisch ist.

Bei der Untersuchung der langsamen **Augenfolgebewegungen** prüft man, ob diese glatt oder sakkadiert sind (letzteres spricht für zentrale Okulomotorikstörung oder Intoxikation). Dazu beginnt man zunächst mit langsamen Bewegungen des Blickziels und erhöht die Geschwindigkeit. Eine vertikal nach unten etwas sakkadierte Blickfolge findet sich bei den meisten Menschen schon physiologischerweise. Die sog. visuelle Fixationssuppression des vestibulo-okulären Reflexes (Patient fixiert ein Blickziel, das sich mit der gleichen Winkelgeschwindigkeit wie der Kopf bewegt) ist ebenfalls ein wichtiger Test für das Blickfolgesystem und typischerweise bei zentralen Läsionen im Bereich von Hirnstamm oder Kleinhirn gestört.

Bei den schnellen **Blickzielbewegungen** (Sakkaden) ist deren Geschwindigkeit und Zielgenauigkeit zu beurteilen sowie die Frage, ob sich beide Augen parallel bewegen (▶ internukleäre Blickparese). Hypometrische Sakkaden finden sich bei Hirnstammläsionen oder neurodegenerativen Erkrankungen, hypermetrische Sakkaden z. B. als Zeichen einer zerebellären Störung. Ein klinisch wichtiges Beispiel für eine Störung der Sakkaden und für Blickparesen und Differenzialdiagnose zum idiopathischen Parkinson-Syndrom ist die progressive supranukleäre Blickparese (PSP): hier findet sich meist zunächst eine Verlangsamung der vertikalen, dann der horizontalen Sakkaden. Diese Einschränkung der Augenbewegungen lässt sich durch den vestibulo-okulären Reflex (Testung mittels Halmagyi-Kopfimpulstest) überwinden, weil dieser nicht über die supranukleären Blickzentren verläuft.

Mit der Optokinetiktrommel lassen sich durch Auslösung des **optokinetischen Nystagmus** (OKN) sowohl die langsamen als auch schnellen Augenbewegungen untersuchen. Dies stellt eine einfache und sehr hilfreiche Untersuchungsmethode z. B. bei Patienten mit Vigilanzminderung, unzureichender Mitarbeit und bei Kindern dar. Wichtig: ein horizontal und vertikal intakter OKN spricht für eine intakte Hirnstammfunktion.

Lidspalten Die Lidspalten sind normalerweise seitengleich und mittelweit. Die Erweiterung einer Lidspalte findet sich beim Exophthalmus und bei Parese des M. orbicularis oculi (N. facialis). Der einseitige Exophthalmus lässt sich gut erkennen, wenn man beiderseits einen Holzspatel bei geschlossenen Augen auf den Bulbus legt und die Position der beiden Spatel vergleicht. Eine Verengung der Lidspalte kommt durch Kontraktur des M. orbicularis oculi nach peripherer Fazialisparese oder durch Ptose des Oberlids zustande.

Ptose Sie beruht entweder auf Lähmung des willkürlichen Lidhebers, des M. levator palpebrae superioris (N. oculomotorius) oder des sympathisch innervierten M. tarsalis (beim Horner-Syndrom; ▶ Abschn. 1.4). Die isolierte Ptose beim Horner-Syndrom bildet sich nach lokaler Gabe von Phenylephrin-Tropfen zurück. Eine Ptose kann ein führendes Symptom einer okulären Myasthenie sein.

Augenbewegungen Patienten mit frischer Augenmuskellähmung kneifen oft ein Auge zu, um die Doppelbilder zu vermeiden. Auch die kompensatorische Schiefhaltung des Kopfes gibt wichtige Aufschlüsse. Man untersucht bei gerade gehaltenem Kopf Folgebewegungen und Blickeinstellbewegungen (sakkadische Bewegungen) beider Augen. **Folgebewegungen** werden dadurch ausgelöst, dass man den gestreckten Finger oder eine Taschenlampe in den Hauptblickrichtungen (nach oben und unten, rechts und links sowie in die beiden schrägen Richtungen) gleichmäßig langsam hin und her bewegt. **Blickeinstellbewegungen** werden geprüft, indem der Patient bei unbewegtem Kopf die beiden rechts und links seitlich gehaltenen Zeigefinger des Untersuchers abwechselnd fixieren soll. Man prüft die Blicksprünge mit kleinem und großem Fingerabstand.

Strabismus ▶ Exkurs.

Symptome bei Lähmungen der okulomotorischen Hirnnerven

Die Okulomotoriuslähmung, die Trochlearislähmung und die Abduzensparese sind in ▶ Kap. 31 im Detail besprochen.

Exkurs

Strabismus

Strabismus concomitans (angeborenes Begleitschielen). Das binokuläre Sehen ist gestört. Oft besteht eine sekundäre Amblyopie auf dem schielenden Auge. Doppelbilder werden unterdrückt. Der Schielwinkel bleibt bei allen Augenbewegungen gleich.

Strabismus paralyticus (erworbenes Lähmungsschielen). Es besteht keine Amblyopie, deshalb sieht der Patient Doppelbilder, die beim Blick in die Aktionsrichtung des gelähmten Muskels stärker auseinander rücken. Gleichzeitig nimmt der Schielwinkel zu. Voraussetzung ist, dass der Patient mit dem gesunden Auge fixiert und dass die Lähmung noch nicht so lange besteht, dass das Doppelbild unterdrückt wird. Beim Abdecken verschwindet immer das äußere Doppelbild.

Latentes Schielen (Heterophorie). Eso- oder Exophorie liegen dann vor, wenn eines der beiden Augen, nachdem man es abgedeckt hat, eine Einstellbewegung macht, sobald es freigegeben wird.

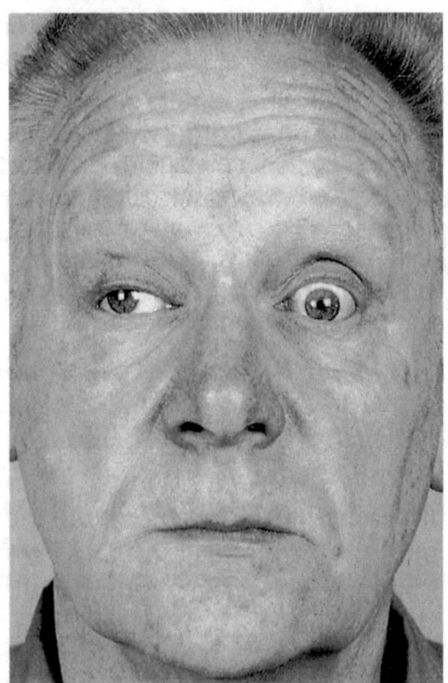

Abb. 1.8 Subtotale äußere Okulomotoriusparese rechts bei einem 63-jährigen Mann mit retroorbitaler granulomatöser Entzündung (Tolosa-Hunt-Syndrom). Man erkennt die Ptose und das Abweichen des Bulbus nach außen bei isokoren Pupillen

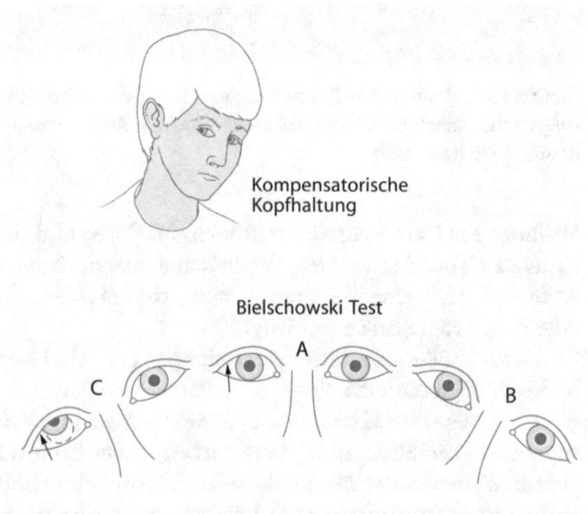

Abb. 1.9 Kompensatorische Kopfhaltung mit Drehung und Neigung nach links bei einer Trochlearisparese rechts. Diese Kopfhaltung (*B, unten*) verhindert die Doppelbilder, während bei normaler aufrechter Kopfhaltung (*A*) sowie bei Kopfneigung in Richtung des betroffenen Auges (*C*, Bielschowski-Test) die vertikale Divergenzstellung durch Schwäche des M. obliquus superior zu unangenehmen vertikalen Doppelbildern führt. (Nach Brandt u. Büchele 1983)

Bei der kompletten (äußeren und inneren) **Okulomotoriuslähmung** hängt das Augenlid, der Bulbus ist nach außen und etwas nach unten abgewichen, da nur noch die Funktionen des N. abducens (Abduktion) und des N. trochlearis (Senkung und Abduktion) erhalten sind. Die Pupille ist mydriatisch und lichtstarr, die Akkomodation der Linse ist aufgehoben (Abb. 1.8).

Bei Lähmung des **N. trochlearis** kommt es nur zu einer geringen Fehlstellung. Durch Fortfall der Senkerfunktion des Muskels steht der betroffene Bulbus in Primärposition eine Spur höher als der gesunde. Auffällig ist, dass der Patient den Kopf zur gesunden Seite neigt und dreht, um die ausgefallene einwärtsrollende Funktion des Muskels auszugleichen. Es bestehen schräg stehende Doppelbilder, die beim Blick nach unten zunehmen (z. B. beim Hinabgehen einer Treppe; Abb. 1.9).

Die Lähmung des **Abduzens** ist leicht zu erkennen. Das Auge ist nach innen abgewichen (Abb. 1.10). Der Patient klagt über horizontal nebeneinander stehende, gerade Dop-

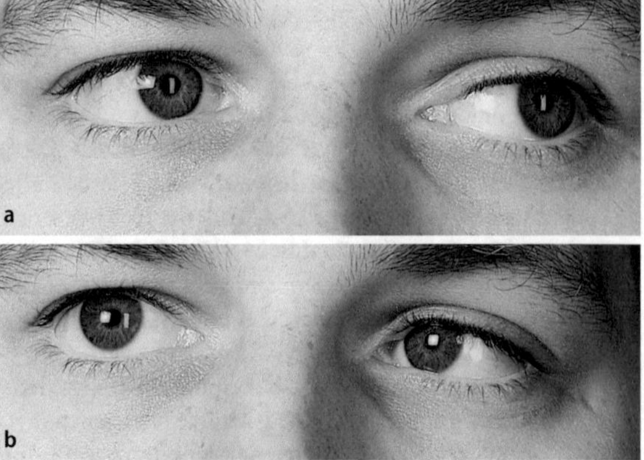

Abb. 1.10a,b Rechtsseitige Abduzensparese. a Blickbewegung nach links mit konjugierter Stellung der Bulbi, **b** Beim Blick nach rechts kann das rechte Auge nicht abduzieren und bleibt nahezu in Mittelstellung

Tab. 1.2 Syndrome mit Beteiligung okulomotorischer Hirnnerven*

Syndromname	Symptome	Ätiologie
Syndrom der Orbitaspitze	Paresen Nn. III, IV, VI, Sensibilitätsstörung V_1, Pupillenstörung, Schmerzen, Optikusatrophie	Orbitaspitzentumoren, selten Infektionen
Fissura-orbitalis-superior-Syndrom (Keilbeinflügelsyndrom)	Paresen Nn. III, IV, VI, Sensibilitätsstörung V_1, Schmerzen, Exophthalmus	Meningeome, Orbitatumoren
Sinus-cavernosus-Syndrom	Paresen Nn. III, IV, VI, Sensibilitätsstörung V_1, injizierte Konjunktiven, Exophthalmus	Thrombose (septisch, aseptisch) (▶ Kap. 7), Sinus-cavernosus-Fistel (▶ Kap. 7)
Tolosa-Hunt-Syndrom	Schmerzhafte Paresen aller Augenmuskeln plus V_1	Granulomatöse Entzündung des Sinus cavernosus
Wernicke-Enzephalopathie (▶ Kap. 30)	Wechselnd ausgeprägte supranukleäre Okulomotorikstörung, psychische Auffälligkeiten, Ataxie	Vitamin-B_1-Mangel
Fisher-Syndrom	Nystagmus, unterschiedlich ausgeprägte Paresen der Nn. II, IV und VI, Ataxie, Arreflexie	Variante des immunologisch bedingten Guillain-Barré-Syndroms (▶ Kap. 32)
Gradenigo-Syndrom	Abduzens- und Fazialisparese, Sensibilitätsstörung V_1	Mastoid- oder Felsenbeinerkrankung
Moebius-Syndrom	Doppelseitige Abduzens- und Fazialisparese, Zungenatrophie	Anlagestörung von Fazialis- und Abduzenskernen, seltener Hypoglossuskern

* Schlaganfallsyndrome mit Beteiligung von okulomotorischen Nerven sind in ▶ Kap. 5, Tab. 5.5 aufgeführt)

pelbilder. Um diese auszuschalten, dreht er den Kopf in Richtung des gelähmten Muskels und wendet den Blick in die Gegenrichtung. Beim Versuch, zur gelähmten Seite zu blicken, bleibt der betroffene Bulbus deutlich erkennbar zurück. In schweren Fällen kann er nicht einmal zur Mittellinie geführt werden. Dabei rücken die Doppelbilder auseinander.

Tab. 1.2 gibt eine Übersicht über eine Reihe charakteristischer Syndrome, die durch die Beteiligung okulomotorischer Nerven gekennzeichnet sind.

1.4 Okulomotorik, Nystagmus und Pupillenfunktion

Michael Strupp, Thorsten Steiner und Ricarda Diem

Wir unterbrechen hier die Besprechung der Hirnnerven, um die Blickmotorik, den Nystagmus und die Pupillomotorik detailliert zu behandeln. Es bietet sich an, dies im Anschluss an die okulomotorischen Hirnnerven zu tun, da diese mit allen drei Funktionsbereichen eng verbunden sind. Den Störungen der Okulomotorik können verschiedene Lähmungstypen zu Grunde liegen, die das komplexe Bild der Schädigungstypen erklären.

Topographisch-anatomisch lassen sich Augenbewegungsstörungen einteilen in:

Periphere Formen betreffen die sechs äußeren und/oder zwei inneren Augenmuskeln oder den Nervus oculomotorius, trochlearis oder abducens. Patienten mit peripheren Augenbewegungsstörungen klagen meist über Doppelbilder, die sich in Zugrichtung des paretischen Muskels/Nervs verstärken, können aber auch nur unscharfes oder undeutliches Sehen angeben. Periphere Augenbewegungsstörungen betreffen in der Regel nur ein Auge (wichtige Ausnahmen: Myasthenia gravis und chronisch progressive externe Ophthalmoplegie).

Zentrale Formen betreffen in der Regel beide Augen. Diese sind Ausdruck von Funktionsstörungen von Hirnstamm, Kleinhirn oder selten anderen übergeordneten Zentren. Patienten mit zentralen Augenbewegungsstörungen können ebenso wie diejenigen mit peripheren Störungen über unscharfes oder verschwommenes Sehen berichten. Patienten können aber auch ihre Okulomotorikstörungen kaum oder gar nicht wahrnehmen, wie z. B. bei der Progressiven Supranukleären Blickparese. Art und Ausmaß der subjektiven Beeinträchtigung hängen auch davon ab, wie akut sich die Störungen entwickeln.

Zentrale Augenbewegungsstörungen entstehen durch:
- **Faszikuläre Läsionen**, d. h. Schädigungen des (kurzen) Anteils der einzelnen Augenmuskelnerven innerhalb des Hirnstamms (selten; imponiert klinisch wie eine periphere Läsion, geht aber meist mit anderen zentralen Okulomotorikstörungen einher).
- **Nukleäre Läsionen**, d. h. Schädigungen des Nucleus oculomotorius (aufgrund der anatomischen Nähe sind praktisch immer beide Kerngebiete betroffen), trochlearis oder abducens.
- **Supranukleäre Läsionen** durch Schädigung okulomotorischer Bahnsysteme (z. B. des medialen Längsbündels (MLF) bei der internukleären Ophthalmoplegie (INO)) oder supranukleärer Kerngebiete wie z. B. der paramedianen pontinen Formatio reticularis (PPRF) oder des rostralen interstitiellen Nukleus des MLF (riMLF).

Supranukleäre Okulomotorikstörungen betreffen in der Regel beide Augen, z. B. in Form einer Blickparese, Sakkadenverlangsamung, sakkadierten Blickfolge oder eines Blickhaltedefekts (s. u.), weil die – wie der Name es besagt – den Hirnnervenkernen übergeordneten Strukturen betroffen sind. Häufig sind Augenbewegungsstörungen mit anderen neurologischen Defiziten assoziiert, so dass die »Schnittmenge« der neurologischen Befunde sowohl eine Einordnung der Höhe der Läsion im Bereich des Hirnstamms als auch der Seite erlaubt

- **Zerebelläre Störungen** vorwiegend durch Schädigung des sog. Vestibulozerebellum, wichtig für Blickfolgebewegungen, Blickhaltefunktion und Sakkaden (Details in Tab. 1.2).

1.4.1 Blickmotorik

Vertiefende Informationen zu den Grundlagen der Blickmotorik siehe ▶ Exkurs: Verschaltung der Blickmotorik: Anatomische und funktionelle Grundlagen sowie ▶ Facharztbox: Organisation der Augenbewegungen.

Einteilung der Augenbewegungen

Augenbewegungen werden eingeteilt in:

- **Blickfolgebewegungen:** konjugierte, langsame Augenbewegungen, die einem bewegten Objekt folgen und die Fixation des Objekts sichern.
- **Fixation:** Aktive Unterdrückung von Augenbewegungen
- **Sakkaden:** Dies sind schnelle Blicksprünge von einem Fixationspunkt zum anderen.
- **Vergenzbewegungen:** d. h. Bewegungen, bei den denen sich die Augenachsen nicht parallel bewegen.
- **Vestibulo-okulärer Reflex**
- **Optokinetischer Reflex:** bestehend aus der langsamen Blickfolge und einer Rückstellsakkade.

Optisch ausgelöste Blickfolgebewegungen werden von Sakkaden (Blicksprüngen) unterschieden.

Optokinetischer und vestibulo-okulärer Reflex

Optokinetische Reflexe sind langsame Augenfolgebewegungen und Rückstellsakkaden zur Stabilisierung der visuellen Information bei sich bewegenden Objekten. Sie werden durch optische und vestibuläre Reize ausgelöst.

Optokinetischer Nystagmus Der optokinetische Nystagmus ist durch eine rhythmische Abfolge von gleitenden Augenfolgebewegungen und Rückstellsakkaden gekennzeichnet. Er ist horizontal und vertikal auslösbar. Die Augenfolgebewegungen werden durch die sich bewegenden Sehobjekte ausgelöst. Die Rückstellsakkade erfolgt, wenn das Sehobjekt droht, das Gesichtsfeld zu verlassen. Somit lässt sich mit diesem einfachen Test sowohl das Blickfolgesystem als auch das sakkadische System horizontal und vertikal untersuchen. Diese Untersuchung ist bei Patienten, die nicht ausreichend kooperieren oder Vigilanz gemindert sind, sowie bei Kindern von besonderer Bedeutung. Man sollte auf Asymmetrien achten z. B. vertikal schlechter als horizontal (Hinweis auf eine supranukleäre Blickparese durch Mittelhirnläsion), Dissoziation zwischen beiden Augen (Adduktionseinschränkung bei der internukleären Ophthalmoplegie) sowie Richtungsumkehr (kongenitaler Nystagmus).

Vestibulo-okulärer Reflex (VOR) Die wichtigste funktionelle Struktur des vestibulären Systems ist der vestibulo-okuläre Reflex (VOR). Der VOR hat drei Hauptarbeitsebenen: horizontale Kopfrotation um die vertikale Achse, Kopfreklination und -beugung um die horizontale binaurale Achse und seitliche Kopfneigung um die horizontale Sehachse. Diese drei Ebenen repräsentieren den dreidimensionalen Raum zur räumlichen Orientierung, Eigenbewegungswahrnehmung, Blickstabilisation und Haltungsregulation. Das neuronale

Exkurs

Verschaltung der Blickmotorik: Anatomische und funktionelle Grundlagen

Koordinierte Bewegungen beider Augen in den drei Hauptrichtungen (horizontal, vertikal, rotatorisch) werden in der mesenzephalen (MRF, vertikale und torsionale Blicksteuerung) und der präpontinen retikulären Formation (PPRF, horizontale Blicksteuerung) des Hirnstamms gesteuert. Diese sind untereinander und mit den Augenmuskelkernen verbunden. Die Blickzentren werden willkürlich (Areae 8, 19), reflektorisch und auch durch vestibuläre, auditive, somatosensible und zerebelläre Afferenzen aktiviert (Abb. 1.11). So wird z. B. die Blickstabilisierung bei Fixation und gleichzeitiger Eigenbewegung des Kopfes durch reflektorische Augenbewegungen (vestibulookulärer Reflex, s. u.) gewährleistet. Die Organisation der Generierung von schnellen Augenbewegungen in der horizontalen und vertikalen Ebene ist in Abb. 1.12 schematisch dargestellt.

Die okulomotorischen Kerne beider Seiten sind durch das mittlere Längsbündel (»medial longitudinal fascicle«, MLF) miteinander verbunden und zu einer funktionellen Einheit zusammengeschlossen, die nach Blickrichtungen organisiert ist. Wenn die Augen auf ein Objekt fixiert sind, bewegen sie sich kaum.

Dies garantiert eine einwandfreie, scharfe Aufnahme der visuellen Information über den Retinaanteil mit der höchsten Rezeptordichte, die Makula. Bei Fixationswechsel kommt es zu kurzen, schnellen und konjugierten Augenrucken (Sakkaden), durch die die Augen auf das neue Objekt eingestellt werden. Ein sich langsam bewegendes Objekt wird dagegen durch gleitende Augenbewegungen, die vom okzipitalen Augenfeld (Area 19) reflektorisch gesteuert werden, verfolgt. Dadurch wird das Zentrum des Objekts im fovealen Blickfeld, also im Bereich des schärfsten Sehens gehalten wird. Wird die Bewegung des Fixationsobjekts schneller, werden Korrektursakkaden (und Kopfbewegungen) eingesetzt, um das Objekt verfolgen zu können.

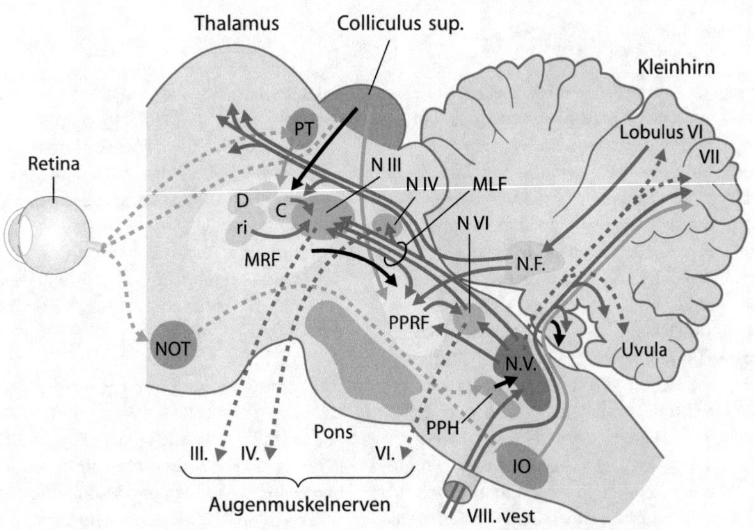

Abb. 1.11 Schema der blickmotorischen Zentren des Hirnstamms und der Augenmuskelkerne nebst ihren wichtigsten neuronalen Verbindungen. Bewegungsspezifische Ganglienzellen der Retina senden Axone zum Kern des optischen Trakts (NOT), dessen Zellen einerseits Axone zur unteren Olive (IO, von dort Kletterfasern ins Kleinhirn), andererseits zum N. praepositus hypoglossi (PPH) und den Vestibulariskernen (N. V) schicken. Letztere sind überwiegend durch Axone im Fasciculus longitudinalis medialis (MLF) direkt mit den Augenmuskelkernen (N III, N IV, N VI) und mit den Blickzentren der mesenzephalen (MRF, vertikale und torsionale Blicksteuerung) und der paramedianen pontinen retikulären Formation (PPRF, horizontale Blicksteuerung) verbunden. Die Neurone der Blickzentren koordinieren für die verschiedenen Blickprogramme die Aktivität der Motoneurone in den Augenmuskelkernen. Die Blickzentren erhalten retinale Signale über das Prätektum (PT, Steuerung von Vergenzbewegungen) und die Colliculi superiores (vertikale und horizontale Sakkadensteuerung). MRF und PRF integrieren (über nicht eingezeichnete Verbindungen) Signale aus den kortikalen visuellen Regionen und dem frontalen Augenfeld sowie aus den Kleinhirnkernen (z. B. N. F., Ncl. fastigii). Der rostrale interstitielle Kern (*ri*) der MRF kontrolliert torsionale Blickbewegungen. (Nach Schmidt u. Thews 1995)

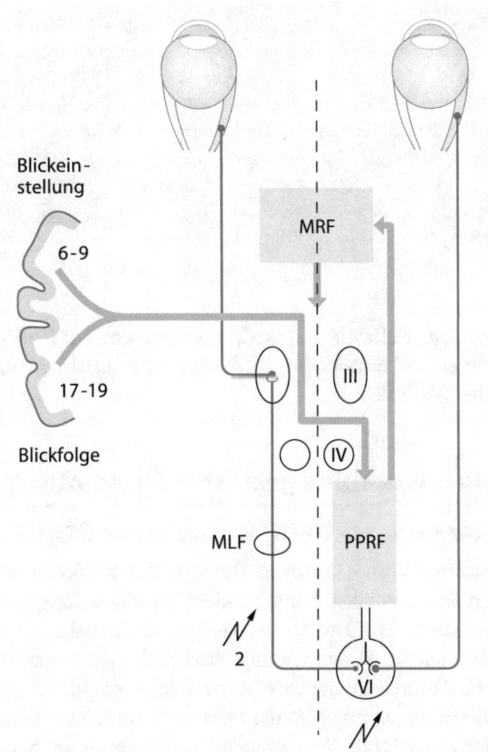

Abb. 1.12 Schematische Darstellung der wichtigsten supranukleären und nukleären Strukturen für die Steuerung willkürlicher Blickbewegungen über die paramediane pontine Formatio reticularis (PPRF). Der kortikale Willkürimpuls gelangt nach Kreuzung im Mittelhirn zur PPRF, von wo die Weiterleitung über den Abduzenskern einerseits zum ipsilateralen M. rectus lateralis, andererseits nach Kreuzung über den Fasciculus longitudinalis medialis und den kontralateralen N. oculomotorius zum M. rectus medialis erfolgt. Eine Läsion der PPRF oder des Abduzenskerns führt deshalb zu einer ipsiversiven Blickparese (*1*). Die internukleäre Ophthalmoplegie wird durch eine Läsion des Fasciculus longitudinalis medialis (MLF, *2*) ausgelöst, wobei die klinisch feststellbare Adduktionshemmung der Seite der Läsion entspricht. (Nach Brandt u. Büchele 1983)

Facharztbox

Organisation der Augenbewegungen

Alle Augenbewegungen dienen dazu, das Blickziel auf der Macula stabil zu halten und damit Scheinbewegungen der Umgebung (Oszillopsien) und Unscharfsehen zu vermeiden.

Die **Sakkaden** stellen die Fovea willkürlich oder reflektorisch auf die Sehobjekte ein. Sie starten mit einer kurzen Latenz von 200 ms und – als ballistischer Vorgang – mit einer so hohen Winkelgeschwindigkeit (von bis zu 700°/s), dass sie nicht fortlaufend geregelt und nicht unterbrochen oder korrigiert werden können. Verfehlt die Sakkade das Ziel, wird die Bulbusstellung mit einer Latenz von 80–250 ms durch kurze Korrektursakkaden nachjustiert. Für diese präzisen Bewegungen sind motorische Einheiten mit hoher Entladungsfrequenz im Hirnstamm notwendig (sog. Burst-Neurone). Die **Amplitude der Sakkaden** wird, nach dem Ausmaß der Verlagerung des Bildes auf der Retina, als Feedforward-Effekt in einem Regelkreis zwischen Retina, Augenmuskelrezeptoren, Kleinhirn und zerebellofugalen Projektionen zu den Augenmuskelkernen vorausberechnet. Die Präzision dieser Regelung zeigt sich darin, dass die Augenmuskelkerne die einzigen motorischen Kerne sind, die direkte zerebellofugale Projektionen empfangen. Grobe Störungen in diesem Regelkreis kommen bei zerebellären Läsionen als Sakkadenhyper- oder hypometrie vor, die der zerebellären Dysmetrie der Extremitäten entspricht. Mit anderen Worten: das Kleinhirn (okulomotorischer Vermis und Nucleus fastigii) ist für die Zielgenauigkeit der Sakkaden verantwortlich. Die **raschen Augenbewegungen** werden von den **frontalen und parietalen Augenfeldern** initiiert und in einem neuronalen Apparat im **Hirnstamm** generiert und zwar für horizontale Sakkaden in der paramedianen pontinen Formatio reticularis (PPRF) und für vertikale Sakkaden im Rostralen interstitiellen Nucleus des MLF (riMLF) (■ Abb. 1.12).

Folgebewegungen werden reflektorisch durch bewegte Sehobjekte mit einer Latenz von etwa 80 ms ausgelöst und sind glatt bis zu einer Winkelgeschwindigkeit von etwa 100°/s.

Der Begriff **sakkadierte Folgebewegungen** bezeichnet eine Störung der langsamen Folgebewegungen, die durch kurze interponierte Aufholsakkaden, manchmal auf den beiden Augen asynchron, ausgeglichen wird. Die Störung liegt also in den zu langsamen Folgebewegungen und zeigt meist eine Störung der Funktion des Kleinhirns (Flocculus/Paraflocculus) an. Eine **Sakkadenstörung** (verlangsamte, hypo-, hypermetrische oder dyskonjugierte Sakkden) liegt dagegen vor, wenn die schnellen Zielbewegungen nicht korrekt durchgeführt werden können, Störungen im Mittelhirn (z. B. bei der progressiven supranukleären Lähmung, ▶ Kap. 24), in der Brücke, im Kleinhirn oder bei der INO.

Störungen der Augen in der sog. Rollebene finden sich z. B. bei der »ocular tilt reaction« (s. u.) oder bei Obliquus-superior-Parese (Trochlearislähmung). ■ Tab. 1.3 stellt einige Syndrome zusammen, bei denen eine Zyklorotation eines Bulbus oder beider Bulbi vorkommt.

Horizontale Sakkaden werden von der PPRF in der Brückenhaube generiert. Die PPRF liegt ventral vom Abduzenskern sowie ventral und lateral vom MLF in der Brückenhaube. Von der PPRF werden Impulse für horizontale ispilaterale Blickbewegungen zu Interneuronen und Motoneuronen im Gebiet des Abduzenskerns auf der gleichen Seite vermittelt. Die Interneurone innerhalb des Abduzenskerns projizieren zu dem Teil des Okulomotoriuskerns, der für den kontralateralen M. rectus medialis zuständig ist, und zwar über den MLF. Ein Kommando für schnelle, seitliche konjugierte Augenbewegungen führt also zu einer horizontalen Sakkade mit Aktivierung eines M. rectus lateralis und eines M. rectus medialis.

Vertikale Sakkaden werden im rostralen interstitiellen Nukleus des MLF (riMLF) in der Mittelhirnhaube generiert.

Aus den paravisuellen Feldern des **Okzipitallappens** verlaufen optomotorische Bahnen in der Sehstrahlung **kortikofugal,** d. h. entgegengerichtet zum Verlauf der visuellen Afferenzen, teils durch das Pulvinar thalami zur Prätektalregion, teils durch den hinteren Schenkel der inneren Kapsel zum Hirnstamm. Eine Läsion dieser Bahnen führt zum Ausfall der **visuellen Folgebewegungen** zur Gegenseite und damit auch des optokinetischen Nystagmus (s. u.).

Der größere Anteil aller kortikoretikulären optomotorischen Bahnen kreuzt auf dem Niveau der Hirnnervenkerne. Daneben gibt es aber auch ungekreuzte Faserzüge. Auf der Aktivität dieser ipsilateralen Projektionen beruht die gute Rückbildung von Blickparesen nach kortikalen und subkortikalen Läsionen, im Gegensatz zur pontinen Blicklähmung.

Netzwerk der horizontalen und vertikalen Bogengänge sowie der Otolithen verbindet die extraokulären Augenmuskeln entsprechend ihrer jeweiligen Hauptzugrichtung mit den horizontalen, anterioren und posterioren Bogengängen derselben Raumebene. Die Bogengangspaare fungieren als Drehbeschleunigungsmesser, die Otolithen fungieren als Schwerkraft- und Linearbeschleunigungsmesser. Die Funktion des VOR lässt sich mit dem sog. Kopfimpulstest nach Halmagyi-Curthoys untersuchen. Zur Prüfung des horizontalen VOR hält man den Kopf des Patienten zwischen beiden Händen, bittet diesen, ein Ziel zu fixieren, und führt schnelle horizontale Kopfdrehungen von ca. 20–30° nach rechts und links durch: beim Gesunden führen diese Kopfrotationen zu raschen entgegen gesetzten kompensatorischen Augenbewegungen mit derselben Winkelgeschwindigkeit wie die Kopfbewegungen. Bei einem Labyrinthausfall muss der Patient eine sog. Refixationssakkade machen, um das Ziel wieder fixieren zu können; dies ist das klinische Zeichen eines Defizits des VOR.

1.4.2 Syndrome gestörter Blickmotorik

Internukleäre Ophthalmoplegie (INO)

Ursachen und Symptome Die INO kommt durch eine Läsion des medialen Längsbündels (medialer longitudinaler Faszikulus, MLF) zustande, das den Abducenskern mit dem kontralateralen Okulomotoriuskern verbindet, um konjugierte horizontale Augenbewegungen zu ermöglichen. Bei der INO kann das Auge auf der Seite der Läsion beim Seitwärtsblick weniger oder langsamer adduziert werden, d. h. z. B. bei einer rechtsseitigen INO bleibt also das rechte Auge beim

Blick nach links zurück. Gleichzeitig tritt für die Dauer der Seitwärtsbewegung ein dissoziierter Nystagmus auf, der auf dem abduzierten Auge stärker ist. Die INO findet sich häufig bei Patienten mit MS (▶ Kap. 23) und bei älteren Patienten mit lakunären Hirnstamminfarkten (▶ Kap. 5). Sie kann wegen der paramedianen Lage der MLF doppelseitig vorkommen, insbesondere bei MS. Bei größeren Läsionen die zusätzlich die paramediane pontine Formatio reticularis (PPRF) betreffen, kommt es zu einem sog. Eineinhalbsyndrom (s. u.), z. B. bei rechtsseitiger Schädigung mit einer horizontalen Blickparese nach rechts und rechtsseitigen INO.

Untersuchung Der sensitivste Test für die Diagnose einer INO ist die Prüfung der horizontalen Sakkaden. Bei einer INO bewegen sich die Bulbi beim Seitwärtsblick nicht konjugiert: die Adduktion ist auf der betroffenen Seite eingeschränkt. Die Konvergenzbewegung beider Bulbi ist dagegen erhalten. Daraus und aus dem Fehlen einer Divergenzstellung beim Geradeausblick folgt, dass der periphere Nerv zum M. rectus medialis intakt ist, also z. B. keine partielle Okulomotoriuslähmung vorliegt (◻ Abb. 1.13). Im Rahmen komplexer Okulomotorikstörungen z. B. bei Mittelhirnläsionen kann die INO mit Upbeat-Nystagmus oder einem isolierten vertikalen Blickrichtungsnystagmus einhergehen. Die meisten Patienten mit einer akuten INO haben auch eine »ocular tilt reaction« (s. u.).

Wichtige Ursachen zentraler Augenbewegungsstörungen sind multiple Sklerose (▶ Kap. 23) Hirnstamminfarkte (▶ Kap. 5) und die Wernicke-Enzephalopathie (▶ Kap. 30).

Horizontale Blickparesen

Diese sind auf eine Störung im System der willkürlichen und visuell-reflektorischen horizontalen gerichteten Blickbewegungen zurückzuführen (◻ Abb. 1.14). Die Schädigung kann die Stirnhirnkonvexität, die frontopontine Bahn – meist in der inneren Kapsel –, die optomotorische Bahn aus dem Okzipitallappen oder aber die blickregulierenden Strukturen in der PPRF selbst betreffen. Die kortikale und die subkortikale Läsion unterscheiden sich in ihrer Symptomatik von der pontinen Blickparese.

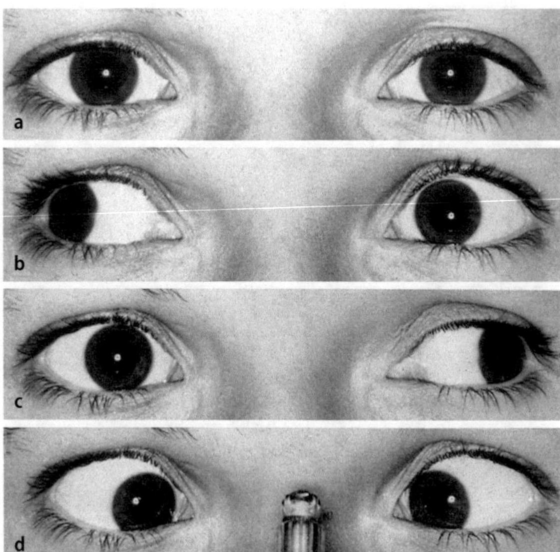

◻ **Abb. 1.13a–d Doppelseitige internukleäre Ophthalmoplegie.** **a** Beim Geradeausblick achsgerechte Stellung beider Augen, **b** Beim Blick nach rechts fehlende Adduktion des linken Auges, **c** Beim Blick nach links fehlende Adduktion des rechten Auges, **d** Erhaltene Konvergenzreaktion. (Nach Kaufmann 1988)

Kortikale und subkortikale Läsion Hier kommt es nicht nur zur Lähmung der Blickbewegung, sondern das intakte kontralaterale Augenfeld gewinnt in der tonischen Halteinnervation der Bulbi das Übergewicht. Der Patient hat deshalb nicht nur eine Blicklähmung zur Gegenseite, sondern die Bulbi und meist auch der Kopf sind zur Seite des Herdes »hinübergezogen« (»déviation conjuguée«): »Der Kranke blickt seinen Herd an«. Durch vestibuläre Reize, z. B. Kaltspülung auf der betroffenen Seite, lassen sich die Bulbi übrigens in Richtung der Blicklähmung »hinüberziehen«, da die PPRF intakt ist. Die kortikale oder subkortikale Blickparese und -deviation ist meist von Halbseitensymptomen, besonders Hemianopie und halbseitiger Vernachlässigung (Neglect, ▶ Kap. 2.6) begleitet,

◻ **Tab. 1.3** Okulomotorische Syndrome mit Achsabweichung und Zyklorotation

Bezeichnung	Läsionsort	Symptome
Skew Deviation	Peripher (Otolithen, N. VIII) Zentral (kaudaler Hirnstamm)	Kontralaterales Auge oberhalb, ipsilaterales Auge unterhalb der Horizontale, ipsilaterales Auge ggf. lateral rotiert
	Zentral (mes-, dienzephal)	Ipsilaterales Auge oberhalb, kontralateral unterhalb der Horizontale
Ocular-tilt-Reaktion	Kaudaler Hirnstamm	Wie Skew, dazu Neigung des Kopfes zur Herdseite
Schaukelnystagmus	Dienzephal-mesenzephal (Zona incerta)	Innenrotation bei Aufwärts-, Außenrotation bei Abwärtsbewegung
Nystagmus retractorius	Dienzephal-mesenzephal	Innenrotation beider Augen bei Konvergenz und Retraktion
Obliquus-superior-Myokymien	Kerngebiet und proximaler Teil des N. trochlearis	Unilaterale Salven von Innenrotationen
Vestibulärer Nystagmus	Labyrinth, Vestibulariskern	Inkonstant rotatorische Komponente

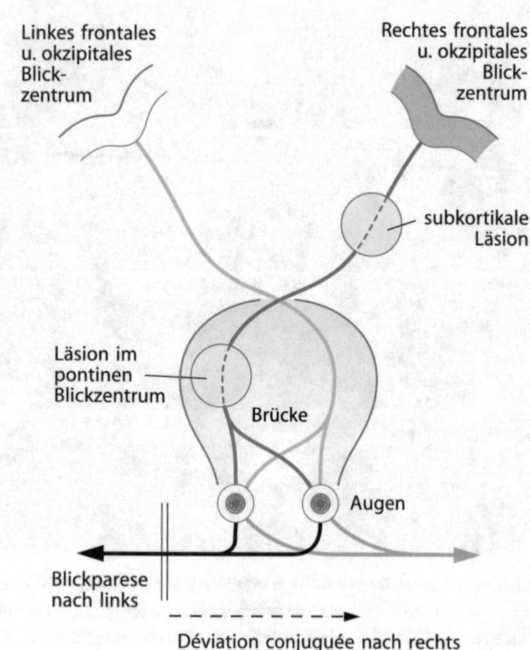

Abb. 1.14 Blickparese und Déviation conjugée. Dargestellt sind zwei Läsionen, eine subkortikale und eine pontine, die eine Blickparese nach links und konjugierte Abweichung der Bulbi nach rechts hervorrufen. (Nach Bing 1953)

die die Lokaldiagnose erleichtern, während Augenmuskellähmungen und Pupillenstörungen in der Regel nicht bestehen. Sie bildet sich meist innerhalb weniger Tage zurück.

Führt eine Läsion im frontalen Augenfeld zu Reizsymptomen anstatt zu Ausfallserscheinungen, z. B. bei epileptischen Adversivanfällen (▶ Kap. 14), so werden Bulbi (und Kopf) zur Gegenseite gezogen (»Der Kranke schaut vom Herd weg«).

Pontine Läsion Die pontinen Zentren der PPRF wenden die Augen physiologischerweise zur gleichen Seite. Bei pontiner Läsion besteht also eine Sakkadenparese zur Seite der Läsion. Wenn überhaupt eine Déviation conjuguée vorliegt, ist sie vom Herd weggerichtet. Weitere **Charakteristika der pontinen Blickparese** sind:

- die geringere Tendenz zur Rückbildung, weil der Generator für die seitlichen Blickbewegungen zerstört ist;
- häufig begleitende nukleare Augenbewegungs- und Pupillenstörungen, da die Kerngebiete bei den engen anatomischen Verhältnissen oft mitgeschädigt werden, sowie
- pyramidale und zerebelläre Symptome bei Läsion im Brückenfuß. Eine Lähmung der horizontalen Blickbewegungen nach beiden Richtungen beruht immer auf einem Brückenherd. Über »ocular bobbing«, das die horizontale Blickparese begleiten kann, ▶ Abschn. 1.3.

Vertikale Blickparese

Die vertikale Blickparese betrifft hauptsächlich die Hebung, seltener allein (Steele-Richardson-Olszewski-Syndrom) oder zusätzlich die zusammen mit der Senkung der Bulbi. Das Syndrom zeigt eine bilaterale Läsion in der Mittelhirnhaube an. Hier gibt es für beide vertikalen Blickrichtungen zwei getrennte Regulationszentren, von denen das für die Aufwärtsbewegung weiter kaudal liegt. Die Parese betrifft in der Regel die spontanen und die Führungsbewegungen. Oft ist initial die reflektorisch von den Bogengängen ausgelöste Hebung der Bulbi erhalten, wenn der Patient ein feststehendes Objekt fixiert und der Untersucher dabei seinen Kopf passiv nach vorn neigt. Dies wird als **Puppenkopfphänomen** bezeichnet. Auch die Hebung der Bulbi bei Augenschluss ist nicht paretisch. Leichtere Grade von Blickparese stellt man oft erst dann fest, wenn man den Patienten etwa 1 min in die geforderte Richtung blicken lässt. Die Bulbi weichen dann langsam in die Mittelstellung zurück.

Konvergenzparese

Wenn eine Mittelhirnläsion den unpaaren Medialkern des Okulomotorius schädigt, tritt eine Konvergenzparese auf. Diese ist ein geläufiges Frühsymptom beim Parkinson-Syndrom. Im Frühstadium zeigt sie sich als Konvergenzschwäche. Bei Annäherung eines Objekts weicht das nichtdominante Auge nach kurzem Konvergenzimpuls ab und fixiert nicht mehr. Dabei tritt eine Verengung beider Pupillen ein.

Der Konvergenzspasmus tritt willkürlich beim Konvergieren oder als Mitbewegung bei vertikaler Blickparese auf, wenn die Patienten versuchen, nach oben zu schauen.

Weitere okulomotorische Syndrome werden in der ▶ Facharztbox: Besondere okulomotorische Syndrome mit lokalisatorischer Bedeutung besprochen.

1.4.3 Nystagmus

Die Bezeichnung Nystagmus kommt aus dem Griechischen: »nystázein«, was nicken, schlafen, im Sinne von »in den Schlaf nicken« bedeutet. Unter einem Nystagmus versteht man rhythmische, meist willkürlich nicht kontrollierbare Augenbewegungen, die in der Regel aus einer langsamen (ursächlichen pathologischen) Augendrift und einer schnellen zentralen kompensatorischen Rückstellbewegung (Sakkade) bestehen; die Richtung wird aber nach der schnellen Phase angegeben, da sich diese besser erkennen lässt.

Untersuchung

Die wichtigen Untersuchungsverfahren bei Patienten mit Verdacht auf Nystagmus sind wie folgt:

- In der sog. Primärstellung, d. h. beim Blick geradeaus mit der Frage nach einem Fixations- oder Spontannystagmus. Ein Fixationsnystagmus wird durch Fixation nicht wesentlich unterdrückt, nimmt dabei häufig sogar zu und beruht auf einer zentralen Störung, meist im Hirnstamm oder Kleinhirn. Der Spontannystagmus bei peripheren vestibulären Störungen wird typischerweise

Facharztbox

Besondere okulomotorische Syndrome mit lokalisatorischer Bedeutung

Prätektalsyndrom. Das Syndrom weist folgende Symptome auf:
- Konvergenzretraktionsnystagmus
- Nystagmus retractorius
- vertikale Blickparese mit Aufhebung des vertikalen optokinetischen Nystagmus nach oben
- weite, oft anisokore, schlecht auf Licht reagierende Pupillen
- Lidretraktion und Lidzittern

Die praktische Bedeutung des Syndroms liegt in seiner Ortsspezifität: sie zeigt eine Mittelhirnläsion an Ätiologisch haben die Patienten eine Mittelhirninfarkt/-blutung, Tumor oder Hydrozephalus.

Eineinhalb-Syndrom. Das »Eineinhalb-Syndrom« besteht aus einer konjugierten horizontalen Blickparese in einer Richtung infolge Läsion der PPRF und einer Lähmung der Adduktion eines Auges beim Blick in die andere horizontale Richtung infolge einer zusätzlichen INO (Läsion der MLF). Ein Auge kann also weder zur einen noch zur anderen Seite aus der Mittellinie geführt werden, das andere kann nur abduziert werden. Wie bei der reinen INO treten während dieser Abduktionsbewegung nystaktische Zuckungen auf. Das Syndrom beruht auf einer einseitigen Läsion in der dorsalen unteren Brückenhaube.

Parinaud-Syndrom. Die vertikale Blickparese nach oben ist nicht selten mit einer Konvergenzlähmung (s. u.) kombiniert. Nur dann sprechen wir vom Parinaud-Syndrom. Wegen der Nähe des Okulomotoriuskerngebiets findet man dabei oft auch eine einseitige Mydriasis, eine abgeschwächte oder aufgehobene Lichtreaktion der Pupille und einen Nystagmus.

Ocular-tilt-reaction. Die sog. »ocular tilt reaction« (OTR) besteht aus eine Kopfneigung, Augenverrollung, vertikalen Fehlstellung (sog. »skew deviation« oder vertikale Divergenz, d. h. ein Auge steht tiefer als das andere) und einer Auslenkung der subjektiven visuellen Vertikalen (SVV) jeweils zur betroffenen Seite. Die Bestimmung der SVV ist ein empfindlicher Test für akute Störungen des peripheren oder zentralen vestibulären Systems und lässt sich mit dem sog. Eimertest einfach durchführen. Die OTR beruht auf einer Störung gravizeptiver Bahnen. Bei peripheren und unteren Hirnstammläsionen ist diese ipsiversiv zur Seite der Läsion, bei mittleren und oberen Hirnstammläsionen kontraversiv. Schließlich findet sich die skew deviation/vertikale Divergenz nur bei zentralen Läsionen.

(Progressive) supranukleäre Blicklähmung (PSP). Die supranukleäre Blicklähmung ist ein Leitsymptom des in ▶ Kap. 24 besprochenen Steele-Richardson-Olszewski-Syndroms, einer Multisystematrophie. Die supranukleäre Blicklähmung beginnt mit einer Verlangsamung, später dem Verlust der Blicksakkaden. Dann tritt auch eine Verzögerung der Folgebewegungen, zunächst nach vertikal, später auch horizontal hinzu. Die vestibulo-okulären Reflexe bleiben erhalten. Insgesamt wirken die Augenbewegungen sehr langsam und verzögert, in Spätstadien sind die Bulbi unbeweglich und folgen passiv der Bewegung des Kopfes. Neben den Veränderungen der Blickmotorik treten Rigor der Muskulatur, Dysarthrie, unsicherer, kleinschrittiger Gang und Fallneigung nach hinten hinzu. Eine wichtige – und behandelbare – Differenzialdiagnose zur PSP ist Niemann-Pick Typ C.

durch Fixation unterdrückt und ist oft horizontal und torsionell; die Unterdrückung setzt eine intakte Funktion von Hirnstamm und Kleinhirn voraus. Rein horizontaler, rein vertikaler oder rein torsioneller Nystagmus hat in der Regel eine zentrale Ursache.

- Im Seit-, Auf- und Abblick mit der Frage nach einem Blickrichtungsnystagmus oder Verstärkung/Abnahme der Intensität eines Fixations- oder Spontannystagmus. Typischerweise kommt es zur Zunahme beim Blick in die Richtung der schnellen Phase des Nystagmus. Ein horizontaler Blickrichtungsnystagmus kann eine strukturelle Läsion im Bereich des Hirnstamms oder Kleinhirns (Vestibulariskerngebiet oder Nucleus praepositus hypoglossi, Flocculus, d. h. des neuronalen Integrators) anzeigen. Einen vertikalen Blickrichtungsnystagmus beobachtet man bei Läsionen des Mesenzephalons unter Einschluss des Nucleus interstitialis Cajal.
- Mit Frenzelbrille oder der M-Brille. Diese reduzieren die visuelle Fixationssuppression, so dass ein Spontannystagmus sichtbar wird. Alle Patienten mit v. a. Spontannystagmus sollten deshalb mit der Frenzelbrille oder der M-Brille untersucht werden. Die typische Schlagrichtung eines peripheren vestibulären Spontannystagmus z. B. bei der akuten Neuritis vestibularis ist horizontal-rotierend zur nicht-betroffenen Seite. Die Untersuchung eines Auges mit dem Ophthalmoskop, während das zweite Auge abgedeckt ist, stellt eine weitere sensitive Methode zur Aufdeckung eines Nystagmus dar.
- Durch Seitlagerung des Patienten mit der Frage nach einem peripheren Lagerungsnystagmus (bei der häufigsten Schwindelform, dem benignen peripheren paroxysmalen Lagerungsschwindel (BPPV)) oder dem seltenen zentralen Lagenystagmus. Ein Lagerungsnystagmus tritt beim und kurz nach der Lageänderung auf, ein Lagenystagmus hält nach der Lageänderung länger an. Das klinisch wichtigste Unterscheidungskriterium zwischen einem BPPV und zentralem Lagenystagmus ist, dass beim BPPV die Richtung des Nystagmus der Ebene des durch die frei im Bogengang beweglichen Otokonien erregten oder gehemmten meist hinteren Bogengangs entspricht. Beim zentralen Lagenystagmus lässt sich der Nystagmus in verschiedenen Kopfpositionen in ähnlicher Weise auslösen.
- Mit Kopfschütteltest (30-mal den Kopf mit geschlossenen Augen hin- und herdrehen und anschließend die Augen unter der Frenzelbrille beobachten) mit der Frage nach einem Kopfschüttelnystagmus. Dieser zeigt meist eine sog. latente vestibuläre Tonusimbalance bei peripherem vestibulärem Defizit an.
- Nach Seitblick für 60 Sekunden und Blicksprung zur Primärstellung hin mit der Frage nach einem Reboundnystagmus als Zeichen einer zerebellären Störung.

1.4.4 Physiologische Nystagmusformen

Auch der physiologische Nystagmus kann manchmal zu Schwindel, Oszillopsien (s. o.) und Übelkeit führen.

Optokinetischer Nystagmus

Beim optokinetischen Nystagmus handelt es sich um einen optischen Orientierungsvorgang. Er ermöglicht das Fixieren von bewegten Objekten, z. B. beim Blick aus einem fahrenden Zug. Pathologisch ist seine Abschwächung oder sein Fehlen. Bei einer Schädigung der optomotorischen Fasern, die vom Okzipitallappens zum Hirnstamm zieht, ist sowohl die reflektorische (kontraversive) Folgebewegung der Bulbi als auch die rasche (ipsiversive) Rückstellsakkade abgeschwächt.

1.4.5 Pathologischer Nystagmus

Man unterscheidet den **angeborenen/kongenitalen** und den **erworbenen** Nystagmus. Die Unterscheidung hat praktische Bedeutung, weil der angeborene Nystagmus zwar nicht normal ist, aber nicht unbedingt auf einem Krankheitsprozess beruht.

Die zugrunde liegende Schädigungen sind entweder im peripheren vestibulären System (Labyrinth, N. vestibularis) oder in zentralen Strukturen im Hirnstamm oder Kleinhirn lokalisiert. Begleitender Schwindel entsteht dann, wenn eine Diskordanz (Mismatch) zwischen vestibulären, visuellen und somatosensiblen Informationen vorliegt (▶ Kap. 17).

Kongenitaler/infantiler Fixationsnystagmus

Der kongenitale/infantile Nystagmus entwickelt sich in vielen Fällen erst in den ersten Lebensmonaten. Ein Teil der Fälle ist familiär. Diese häufige Form eines Nystagmus ist durch die folgenden Merkmale charakterisiert: Fixationsnystagmus, d. h. keine Abnahme der Intensität während der Fixation, sondern häufig Zunahme; meist rein horizontal schlagend; variable Schlagform; Änderung der Intensität in Abhängigkeit von der Blickrichtung; häufig findet sich eine Nullposition, die nicht mit dem Blick geradeaus übereinstimmt, so dass die Patienten eine kompensatorische Kopfhaltung einnehmen, um Blickrichtung und Nullposition in Übereinstimmung zu bringen. Bei der Untersuchung mit der Optokinetik-Trommel findet man häufig eine Umkehrung der Richtung bzw. bei vertikaler Optokinetikstimulation tritt ein diagonaler Nystagmus auf. Die meisten Fälle sind idiopathisch. Es findet sich aber auch eine Assoziation mit Albinismus und Erkrankungen der Retina bzw. Farbsehstörungen. Trotz des teilweise sehr ausgeprägten Nystagmus leiden die Patienten meistens nicht unter Oszillopsien, auch weil deren Bewegungssehen reduziert ist. Da bei den Patienten meist keine Oszillopsien auftreten, ist eine medikamentöse Therapie in der Regel nicht notwendig.

Blickrichtungsnystagmus

Der Blickrichtungsnystagmus (BRN) tritt erst bei Abweichung der Augen von der Mittellinie auf. Seine rasche Phase schlägt stets in die jeweilige Blickrichtung.

Der BRN ist nicht in jedem Falle pathologisch. Bei etwa 60% aller Menschen tritt er als seitengleicher, erschöpflicher Endstellnystagmus auf, der nach etwa 10 s abklingt. Ein pathologischer BRN zeigt ein Blickhaltedefizit an durch eine Störung des sog. **neuronalen Integrators**. Meist findet sich ein BRN in alle Richtungen: allseitiger BRN; dieser beruht auf einer Funktionsstörung des von Kleinhirn (Flocculus/Paraflocculus) und/oder Vestibulariskernen. Häufige Ursachen sind Antikonvulsiva, Alkohol und degenerative Kleinhirnerkrankungen oder MS. Tritt der BRN nur vertikal auf, liegt die Störung im Bereich des interstitiellen Nucleus Cajal (INC). Eine isolierte horizontale Störung findet sich bei einer Läsion des Nucleus präpositus hypoglossi (NPH).

Weitere pathologische Nystagmusformen und »sakkadische Intrusionen und Oszillationen«

Die beiden häufigsten zentralen Nystagmusformen sind der Downbeat- und Upbeatnystagmus. Es handelt sich dabei jeweils um Fixationsnystagmen, die anders als der periphere vestibuläre Spontannystagmus durch visuelle Fixation nicht oder kaum unterdrückt werden, teilweise dadurch sogar verstärkt werden.

Downbeat-Nystagmus Der Downbeat-Nystagmus (DBN) – oder besser das DBN-Syndrom, weil mit anderen Augenbewegungsstörungen assoziiert – ist die häufigste Form eines erworbenen persistierenden Nystagmus. Es handelt sich um einen Fixationsnystagmus, der in Primärposition nach unten schlägt und sich meist bei Seitwärts- und Abblick sowie in Bauchlage verstärkt. Der Nystagmus führt häufig zu Oszillopsien und manifestiert sich in mehr als 80% der Patienten mit einer Stand- und Gangunsicherheit und bei 40% mit vertikalen Oszillopsien. Der DBN beruht meist auf einer beidseitigen Schädigung des zerebellären Flocculus mit assoziierten Störungen der vertikalen langsamen Blickfolge. Ursachen sind degenerative Kleinhirnerkrankungen, zerebelläre Ischämie oder Arnold-Chiari-Malformation sowie in Einzelfällen beidseitige paramediane Läsionen in der Medulla oblongata. Durch Störung im Bereich des Flocculus kommt es einer verminderten Freisetzung von Gamma-Aminobuttersäure (GABA) und damit einer Disinhibition vestibulärer Kerngebiete.

Upbeat-Nystagmus Der Upbeat-Nystagmus (UBN) ist seltener als der DBN und ebenfalls ein Fixationsnystagmus. In Primärposition schlägt er nach oben. Die Oszillopsien sind beim UBN wegen der meist größeren Amplitude sehr störend und Visus beeinträchtigend, die Symptomatik ist in der Regel aber nur vorübergehend. Pathologisch-anatomisch finden sich einerseits meist akute paramediane Läsionen in Medulla oblongata oder Mesencephalon. Ätiologisch stehen bilaterale Läsionen bei MS, Hirnstammischämie oder -tumor, Wernicke-Enzephalopathie, Kleinhirndegeneration und Intoxikationen im Vordergrund.

Fixationspendelnystagmus Der Fixationspendelnystagmus kann horizontale, vertikale und torsionelle Komponenten haben, die Amplitude ist sehr variabel, zum Teil sind die

Exkurs

Okuläre Hyperkinesen

Blickdysmetrie. Bei Blicksprüngen (Sakkaden) werden die Augen nicht glatt und zielsicher auf das Sehziel geführt, sondern überschießend (hypermetrisch) daran vorbei, so dass eine Korrektur durch einige rasche Hin- und Herbewegungen notwendig ist, bevor die korrekte Fixation erreicht wird. Die Dysmetrie kommt auch als Hypometrie vor und erfordert dann Korrekturrucke in der ursprünglichen Sakkadenrichtung.

Blickmyoklonien. Für dieses Symptom hat sich der Name Opsoklonus eingebürgert, obwohl okulärer Myoklonus deskriptiv sicher besser ist. Die Blickmyoklonien sind spontane, meist in Salven auftretende, unregelmäßige, schnelle (etwa 3–13/s) konjugierte Hin- und Herbewegungen der Bulbi in alle Blickrichtungen. Pathophysiologisch scheint eine Enthemmung von Sakkadenbewegungen zugrunde zu liegen. Eng verwandt hiermit ist der **okulopalatine Myoklonus**, bei dem neben einem (meist vertikalen) Nystagmus synchrone, schnelle Myoklonien des weichen Gaumens auftreten, die den Patienten durch unangenehme, knackende Geräusche stören. Auch der M. stapedius soll in manchen Fällen mitbeteiligt sein.

Ocular bobbing. Beim »ocular bobbing« bewegen sich die Augen rasch und ruckartig abwärts (engl. to bob, auf- und abbewegen), bleiben in dieser exzentrischen Position bis zu 10 s und gleiten danach langsam zur Mittelstellung zurück. Es tritt oft zusammen mit horizontaler Blickparese auf. Man findet es bei schweren Schädigungen der Brücke und des pontomedullären Übergangs, meist bei Ponsblutungen, Tumoren, ausgedehnten Infarkten (Basilaristhrombose), bei Kompression der Brücke durch raumfordernde Prozesse, besonders Kleinhirnblutungen, und auch bei der zentralen pontinen Myelinolyse (▶ Kap. 29). Entsprechend zeigt es eine sehr schlechte Prognose an.

Augenbewegungen nicht konjugiert. Der erworbene Fixationspendelnystagmus findet sich am häufigsten bei Patienten mit Multipler Sklerose und ist dann mit anderen zentralen Okulomotorikstörungen wie INO oder Upbeatnystagmus assoziiert. Er tritt aber auch in Zusammenhang mit dem okulo-palatalen Tremor auf. Hier kommt es zu teilweise mit dem Nystagmus synchronisierten Bewegungen der Gaumenmuskulatur. In der MRT zeigt sich in diesen Fällen häufig eine Pseudohypertrophie der unteren Olive. Als Ursache wird eine Unterbrechung der Bahnen zwischen dem Nucleus dentatus und der kontra-lateralen, inferioren Olive im Bereich des Tractus tegmentalis centralis angenommen.

Periodisch alternierender Nystagmus Es handelt sich um einen horizontal schlagenden Nystagmus, der seine Richtung alle 60–180 Sekunden wechselt. Die betroffenen Patienten klagen über Oszillopsien. Ätiologisch sind Läsionen im Bereich von Nodulus und Uvula nachgewiesen worden

Nicht-konjugierter oder dissoziierter Nystagmus Die meisten Formen sind konjugiert, d. h. beide Augen bewegen sich parallel in jeweils dieselbe Richtung. Ein dissoziierter Nystagmus findet sich bei der Internukleären Ophthalmoplegie im Seitblick oder bei Augenmuskellähmungen. Auch beim See-saw-Nystagmus und Konvergenz-Retraktionsnystagmus treten diskonjungierte Augenbewegungen auf; letzterer beruht auf einer Läsion der Commissura posterior oder beidseitigen Schädigung des rostralen interstitiellen medialen Längsbündels (riLMF). Eine häufig übersehende Form eines nicht konjugierten Nystagmus ist die Obliquus-superior Myokymie, die sich klinisch als monokuläre Oszillopsien mit monokulärem vertikalem und rotierendem Nystagmus manifestiert. Ursache ist – analog zur Trigeminusneuralgie und Vestibularisparoxysmie – ein Gefäßnervkontakt.

»Sakkadische Intrusionen und Oszillationen« Daneben gibt es sog. sakkadische Intrusionen und Oszillationen, die auf unwillkürlichen Sakkaden beruhen. Dazu gehören »square wave jerks« (sakkadische Gegenrucke), »ocular flutter« (rein horizontale Sakkaden) und Opsoklonus (horizontale und vertikale Sakkaden); letztere finden sich bei paraneoplastischen Syndromen mit Kleinhirnbeteiligung.

Vertiefende Informationen zu okulären Hyperkinesien ▶ Exkurs.

1.4.6 Pupillomotorik und Akkommodation

Vertiefende Informationen zur Anatomie der Pupilleninnervation ▶ Exkurs.

Pupillenweite und -reaktion

Die Pupillen sind normalerweise bei mittlerer Beleuchtung etwa seitengleich, mittelweit und rund. Eine doppelseitige leichte Erweiterung wird bei allen Formen des gesteigerten Sympathikotonus beobachtet. Im Alter sind die Pupillen durch Rigidität der Iris enger. Seitendifferenzen im Durchmesser der Pupillen werden als **Anisokorie** bezeichnet. Sie ist nicht immer pathologisch, sondern kommt auch bei Gesunden vor.

Untersuchung Die Pupillen sollen sich auf einseitigen Lichteinfall und während einer Konvergenzbewegung mit Naheinstellung (Synergie zwischen den beiden parasympathisch innervierten Muskeln M. sphincter pupillae und M. ciliaris) prompt, ausgiebig und beidseitig verengen. Man prüft

- die **direkte** Lichtreaktion jeder Pupille durch plötzliche Belichtung mit einer von seitwärts angenäherten Taschenlampe (◘ Abb. 1.15),
- die **konsensuelle** Lichtreaktion bei Belichtung der gegenseitigen Pupille,
- die Verengung beider Pupillen bei **Konvergenzbewegung**: Der Patient soll den Zeigefinger des Untersuchers fixieren, der sich in der Mittellinie des Kopfes aus etwa 1 m Abstand rasch auf etwa 10 cm nähert. Dabei muss es auch zur Naheinstellung der Linse (Akkommodation) kommen.

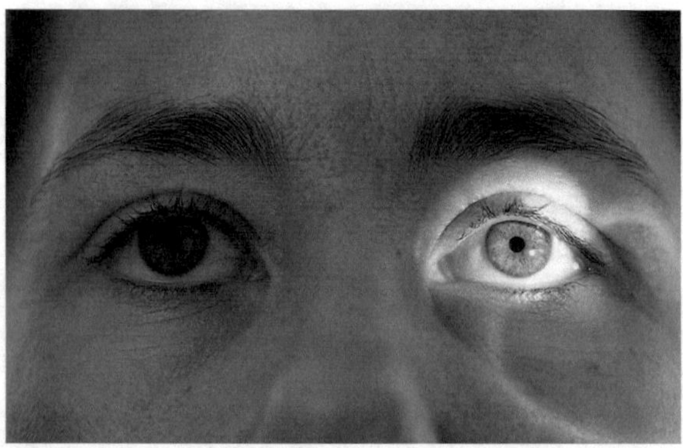

Abb. 1.15 Direkter Pupillenreflex bei Beleuchtung des linken Auges. Die konsensuelle Antwort der rechten Pupille kann durch die Belichtungsverhältnisse nicht erkannt werden

Einseitige Erweiterung (Mydriasis) kann folgende Ursachen haben:

- Lähmung der parasympathischen Innervation des M. sphincter pupillae (N. oculomotorius), dabei ist die Pupille nicht maximal erweitert;
- Reizung der sympathischen Fasern für den M. dilatator pupillae, hierbei maximale Erweiterung, auch Lichtstarre (Ursache: einseitige Anwendung von Mydriatika);
- Einklemmung bei hemisphärischer Raumforderung (► Kap. 2);
- krankhafte Veränderung im Ganglion ciliare, z. B. bei Pupillotonie, Adie-Syndrom (► Kap 18).

Verengung der Pupille (Miosis) findet sich ein- oder doppelseitig bei:

- Sympathikuslähmung (Horner-Syndrom),
- Pilocarpin-Therapie des Glaukoms,
- Drogen (Opiate, Heroin) und Einwirkung anderer Medikamente (► Kap. 30),
- Iritis,
- Robertson-Phänomen bei Lues des Nervensystems (► Kap. 18).

Entrundung der Pupillen zeigt eine krankhafte Veränderung an der Iris oder eine rostrale Mittelhirnläsion an. Sie beruht dann auf einer unterschiedlichen Innervation der einzelnen Sektoren des M. sphincter pupillae durch die autonomen Fasern des III. Hirnnerven.

Syndrome mit Störung des Pupillenreflexes

Amaurotische Pupillenstarre Die pupillosensorischen Fasern in den Sehnerven sind unterbrochen: Belichtung des blinden (amaurotischen) Auges (griech. amaurein, verdunkeln) löst weder die direkte (gleichseitige) noch die konsensuelle (gegenseitige) Lichtreaktion aus. Dagegen ist die durch Belichtung des gesunden Auges konsensuelle Verengung der Pupille auf dem amaurotischen Auge auslösbar, da der zentrale Anteil, die Faserkreuzung und der efferente Schenkel des Reflexbogens intakt sind. Auch die Konvergenzreaktion bleibt erhalten. Die amaurotische Pupille ist bei gleichmäßiger Beleuchtung nicht weiter als die gesunde, weil die konsensuelle Lichtreaktion eine Mittelstellung der Pupille herbeiführt. Bei bilateralen Läsionen ist der Patient blind, und die direkten und konsensuellen Pupillenreflexe sind erloschen.

Absolute Pupillenstarre Die parasympathische Efferenz zu einem Auge ist gestört. Die ipsilaterale Pupille reagiert weder direkt noch indirekt auf Lichteinfall oder bei Konvergenz. Dagegen ist der konsensuelle Reflex auf dem anderen Auge erhalten. Mögliche Ursachen: traumatische Schädigung des Auges, innere oder gemischte Okulomotoriuslähmung oder eine Mittelhirnläsion, die den efferenten Schenkel des Reflexbogens unterbricht. Eine beidseitige absolute Starre der weiten Pupillen kommt auch toxisch zustande, durch Parasympathikuslähmung (Belladonna-Alkaloide, ► Kap. 30, Botulismus, ► Kap. 32) oder Sympathikusreizung (Kokain und Weckamine).

Reflektorische Pupillenstarre Direkte und konsensuelle Lichtreaktion sind, meist auf beiden Augen, erloschen. Im frühen Stadium sind sie zunächst unergiebig und träge. Die Konvergenzreaktion ist dagegen intakt, oft sogar besonders ausgiebig. Häufig sind die Pupillen anisokor und entrundet. Die Ursache ist eine Unterbrechung des pupillomotorischen Reflexbogens zwischen der prätektalen Region und dem Westphal-Edinger-Kern, vergleichbar der Unterbrechung des Muskeleigenreflexes bei der Tabes dorsalis. Da die Konvergenzreaktion auf anderen Bahnen verläuft, ist sie nicht gestört. Die Entrundung der Pupillen, die oft mit Atrophie der Iris verbunden ist, wird auf eine unterschiedlich schwere Störung in der Innervation der einzelnen Segmente des M. sphincter pupillae zurückgeführt.

Robertson-Pupille Sie ist charakterisiert durch reflektorische Pupillenstarre mit Miosis bei erhaltener Konvergenzreaktion. Sie ist für die Neurolues pathognomonisch. Die Ursache der Miosis ist nicht bekannt. Manche Autoren führen sie auf eine präganglionäre Läsion sympathischer Fasern zurück. Die Robertson-Pupille erweitert sich nur unvollständig und verzögert auf Mydriatika und verengt sich auch auf Miotika nur langsam. Sie reagiert nicht auf 0,5%ige Carbachol-Lösung, da – im Gegensatz zur Pupillotonie (s. u.) – keine Denervierungsüberempfindlichkeit des M. sphincter pupillae vorliegt (Tab. 1.4).

Pupillenstörung bei erhöhtem Hirndruck Pupillenstörungen sind Zeichen einer drohenden Einklemmung (► Kap. 2, ► Kap. 11 und Tab. 1.5) bei raumfordernden hemisphärischen Läsionen. Wenn die raumfordernde Läsion in einer Hemisphäre liegt, kommt es zunächst neben der progressiven Bewusstseinstrübung zur Verzögerung und Verlangsamung, später zum Verlust des Lichtreflexes und zur Erweiterung der ipsilateralen Pupille (Abb. 1.17), bedingt durch Zug und Dehnung des N. oculomotorius über den Klivus. Die Dehnung entsteht dadurch, dass der Hirnstamm horizontal zur Gegenseite verschoben wird. Erst danach kommt es auch zur

Tab. 1.4 Differenzierung der drei wichtigsten Pupillenstörungen

Robertson-Pupille	Tonische Pupille	Paralytische Pupille (HN III)
Miotisch, gewöhnlich doppelseitig	Gewöhnlich mäßige Mydriasis, zunächst einseitig	Mydriatisch, oft einseitig
Keine direkte oder konsensuelle Reaktion auf Lichteinfall, prompte Verengung bei Konvergenz	Sehr verzögerte Reaktion auf Licht, die auch fehlen kann, verzögerte Reaktion bei Konvergenz	Keine Reaktion auf Lichteinfall oder Konvergenz
Keine Erweiterung im Dunkeln	Verzögerte Erweiterung im Dunkeln	Keine Erweiterung im Dunkeln
Unvollständige Erweiterung auf Atropin, Kokain und Adrenalin, Carbachol 0,5% ohne Wirkung	Prompte Erweiterung auf Mydriatika, prompte Verengerung auf Miotika. Verengung schon auf 0,5% Carbachol infolge Denervierungsüberempfindlichkeit	Prompte Verengung auf Miotika, Reaktion auf Carbachol variabel

Exkurs

Anatomie der Pupilleninnervation (Abb. 1.16)

Die Pupille wird vom vegetativen Nervensystem innerviert. Die parasympathische Innervation erfolgt über den N. oculomotorius, dessen präganglionäre vegetative Fasern im Ggl. ciliare auf die postganglionären umschalten. Diese innervieren den M. sphincter pupillae und den M. ciliaris. Überwiegen des Parasympathikotonus führt zur Pupillenverengung (Miosis). Die sympathische Innervation ist komplizierter: Der Sympathikus innerviert den M. dilatator pupillae. Überwiegen des Sympathikotonus dilatiert die Pupille (Mydriasis), sein Ausfall führt zur Miosis. Die zentrale Sympathikusbahn verläuft ipsilateral vom Hypothalamus über den Hirnstamm bis zum sympathischen Centrum ciliospinale (Segmente C8–Th2) im Rückenmark. Dort wird auf die präganglionären cholinergen Fasern des R. communicans albus umgeschaltet, der bis zum Grenzstrang reicht. Im Grenzstrang erfolgt die Umschaltung auf die postganglionären adrenergen Fasern, die mit der A. carotis interna nach intrakraniell laufen, durch das Ggl. ciliare ziehen, ohne dort umzuschalten, und schließlich ihre Zielmuskeln, den M. dilatator pupillae und den M. tarsalis, einen vegetativ innervierten Lidheber (Lähmung führt zur Ptose), innervieren.

Pupillenreflex

Der Reflexbogen für den Lichtreflex der Pupillen nimmt folgenden Verlauf: Nach Beleuchten eines Auges werden die Impulse von der Retina auf den N. opticus geleitet. Dort verlaufen außer den Fasern, die visuelle Informationen vermitteln, spezielle pupillosensorische Fasern, die im Chiasma zur Hälfte auf die andere Seite kreuzen. Sie ziehen dann mit beiden Tr. optici weiter, zweigen aber vor dem Corpus geniculatum laterale zur prätektalen Region des Mittelhirns ab. Nach synaptischer Umschaltung ziehen sie zu beiden parasympathischen Westphal-Edinger-Kernen des Okulomotorius. Über die nicht-gekreuzten Fasern kommt der direkte Reflex der belichteten, über die gekreuzten Anteile der konsensuelle Reflex der nicht-belichteten Pupille zustande. Vom Westphal-Edinger-Kern verläuft ein weiteres Neuron beiderseits zum parasympathischen Ganglion ciliare, das hinter dem Augapfel zwischen M. rectus lateralis und Sehnerv im Fettgewebe der Orbita liegt. Die postganglionären Fasern innervieren als kurze Ziliarnerven den M. sphincter pupillae der Iris, der aus 70–80 Segmenten besteht, die einzeln durch Endaufzweigungen des Nerven versorgt werden.

Konvergenzreaktion der Pupillen

Diese kommt nicht reflektorisch zustande, sondern ist Teil einer Synergie, die den optischen Apparat auf scharfes Nahsehen einstellt. Die Verengung der Pupille wird unter physiologischen Verhältnissen durch den Impuls zur Konvergenz ausgelöst. Dieser Impuls aktiviert ein »Konvergenzzentrum« im Mittelhirn, zu dem der kleinzellige Medialkern (Perlia) des Okulomotorius gehört. Von diesem aus wird folgende Synergie gesteuert: Innervation der beiden Mm. rectus medialis konvergiert die Bulbi, Innervation beider Mm. sphincter pupillae verkleinert die Blende des optischen Apparats, wodurch das Bild schärfer wird; Innervation der Mm. ciliares lässt die Linsen erschlaffen, was ihre optische Brechkraft erhöht. Die Fasern für die parasympathische Innervation der Mm. ciliares entstammen vermutlich ebenfalls dem Westphal-Edinger-Kern und schalten, wie die pupillomotorischen Fasern, im Ganglion ciliare synaptisch um. Auf der Grundlage dieser Modellvorstellung lassen sich die wichtigsten Störungen der Pupillenreaktionen leicht verstehen.

Erweiterung der kontralateralen Pupille durch direkte Kompression des kontralateralen peripheren N. oculomotorius, später auch durch Druckschädigung der okulomotorischen Kerngebiete.

Pupillotonie Die Klinik der Pupillotonie und des Adie-Syndroms sind in ► Kap. 18 besprochen. Die Pupillotonie (Tab. 1.4) beginnt fast immer einseitig, später wird auch das zweite Auge ergriffen. Die befallene Pupille ist etwas weiter als normal, aber nicht stark mydriatisch. Sie reagiert so träge, »tonisch«, dass man erst nach längerem Aufenthalt in der Dunkelkammer eine Erweiterung und nach langer Dauerbelichtung eine Verengung feststellen kann. Die Naheinstellungsreaktion ist ebenfalls tonisch verzögert, aber dann ausgiebig. Allerdings ist die Untersuchung unangenehm, da schon das Beibehalten der Konvergenz über mehrere Sekunden Kopfschmerzen auslöst. Auch die Akkommodation ist oft erschwert und verzögert (Akkomodotonie).

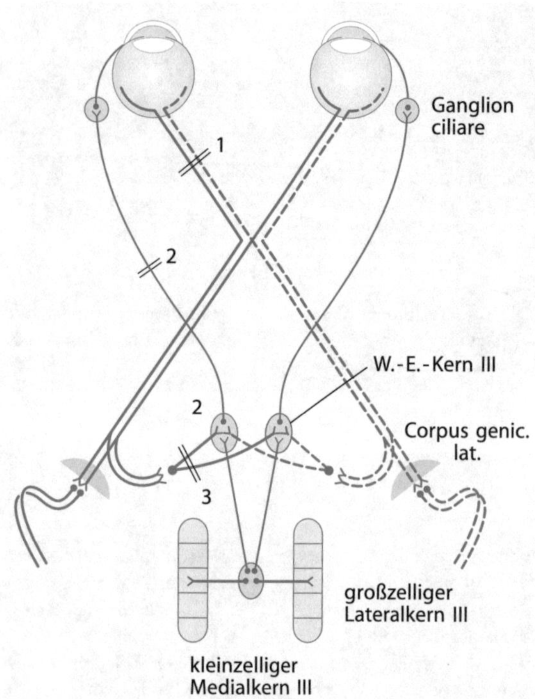

Abb. 1.16 Bahnen für Pupillenreaktionen und Akkommodation. Die sympathische Pupilleninnervation und die Bahnen, auf denen der kleinzellige Medialkern III Impulse vom Frontalhirn und Okzipitalhirn erhält, sind nicht dargestellt. Die somatotopische Gliederung im großzelligen Lateralkern III ist nur angedeutet. Läsion in *1* amaurotische Pupillenstarre; Läsion in *2* absolute Pupillenstarre; Läsion in *3* reflektorische Pupillenstarre

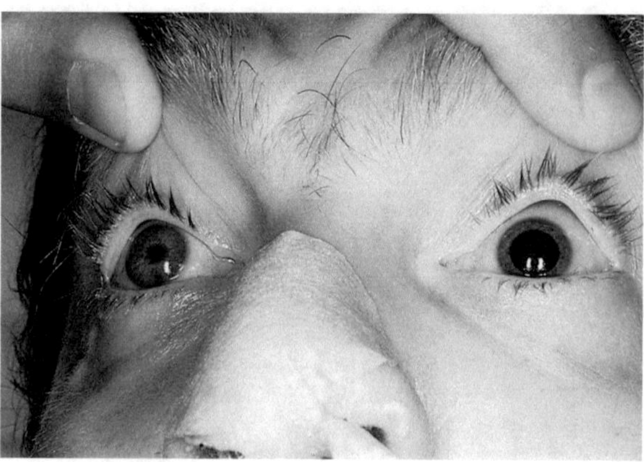

Abb. 1.17 Maximal weite, nicht auf Licht reagierende linke Pupille bei mittelweiter, noch auf Licht reagierender rechter Pupille. Ursache: große, intrazerebrale raumfordernde Massenblutung in der linken Hemisphäre

Die Unterscheidung von der absoluten Pupillenstarre ist durch eine pharmakologische Prüfung leicht möglich: Bei Pupillotonie führt Einträufeln der cholinergischen Substanz Carbachol (0,5%) in den Bindehautsack zur maximalen Verengung, Atropin zur Erweiterung der Pupille. Beim Gesunden bleibt Carbachol in dieser Konzentration ohne Wirkung (Abb. 1.18). Mydriatika, wie Kokainhydrochlorid (2–4%), Atropin (1–3%) und Adrenalin (1:1000) dilatieren die Pupille prompt. Zur raschen Orientierung ist das Verhalten der Robertson-Pupille, der tonischen und der paralytischen Pupille in Tab. 1.4 zusammengestellt.

Horner-Syndrom

Symptomatik Das Horner-Syndrom ist durch Verengung der Pupille (Miosis) und Verengung der Lidspalte (Ptosis) gekennzeichnet. Die Pupillenreaktionen sind erhalten, die Dunkelerweiterung auf der betroffenen Seite jedoch verzögert. Entgegen der ursprünglichen Definition gehört der Enophthalmus nicht zum Horner-Syndrom. Das Horner-Syndrom beruht auf einer Funktionsstörung in der sympathischen Innervation der Pupille und des sympathisch innervierten Lidmuskels (M. tarsalis superior und inferior, Abb. 1.19). Je nach Lokalisation der ursächlichen Läsion kann eine Schweißstörung hinzutreten.

Man unterscheidet ein zentrales, ein präganglionäres und ein postganglionäres Horner-Syndrom:

- Das **zentrale** Horner-Syndrom kommt durch Schädigung der ungekreuzt verlaufenden zentralen sympathischen Bahnen auf ihrem Verlauf vom Hypothalamus durch Mittelhirn, Formatio reticularis pontis und Medulla oblongata bis zum Centrum ciliospinale im Seitenhorn des Rücken-

Tab. 1.5 Pupillenstörungen bei Bewusstseinstrübung

Ort der Läsion	Art der Pupillenstörung	Ursache
Bilaterale dienzephale Läsion	Meist enge Pupillen mit erhaltener Lichtreaktion	Relative Minderung des Sympathikotonus
Einklemmung bei globalem Hirnödem	Bilateral weite, areaktive Pupillen	Bilaterale N.-III-Läsion
Einklemmung bei unilateraler raumfordernder hemisphärischer Läsion	Zuerst Mydriasis ipsilateral, später auch kontralateral	Ipsilaterale N.-III-Dehnung, später kontralateraler Druck
Primäre mesenzephale Läsion	Bilateral weite areaktive Pupillen	Bilaterale N.-III-Kern-Läsion
Primäre pontine Schädigung	Bilateral enge, reaktive Pupillen	Läsion zentrale Sympathikusbahn
Hirntod	Mittelweite, areaktive Pupillen	

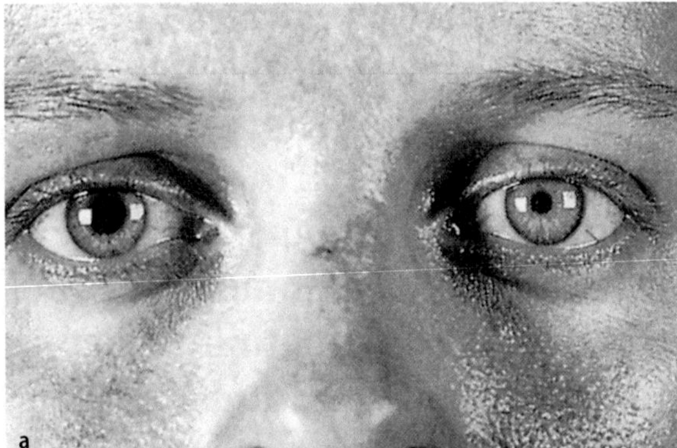

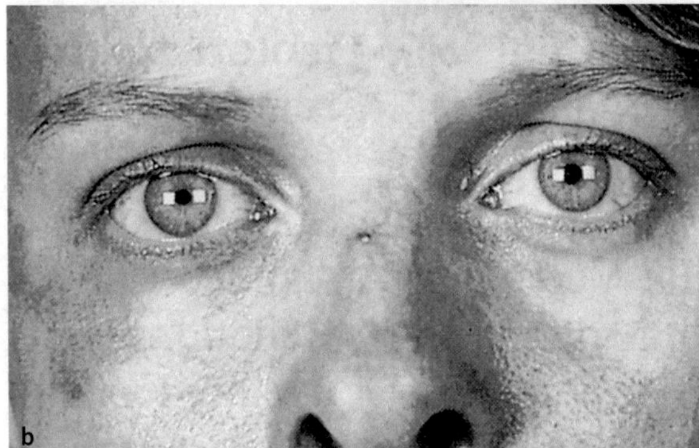

Abb. 1.18a,b Pupillotonie. a Mittelgradige Erweiterung der rechten Pupille, **b** Eine Stunde nach Applikation von Carbachol deutliche Miosis. (Mit freundlicher Genehmigung von A. Ferbert, Kassel)

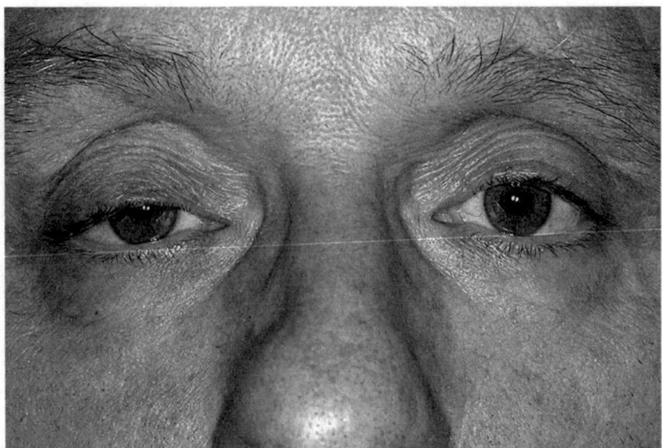

Abb. 1.19 Horner-Syndrom rechts. Verengung der rechten Pupille und Ptose. Ursache: Karotisdissektion rechts

marks auf der Höhe C_8 bis Th_2 zustande. Ein zentrales Horner-Syndrom ist immer von gleichseitiger Schweißstörung an Kopf, Hals und oberem Rumpf begleitet.

- Das **präganglionäre** Horner-Syndrom entsteht bei Läsion der Fasern zwischen Centrum ciliospinale des Rückenmarks und Ggl. cervicale superius des Grenzstrangs. Wurzelläsionen C_8 bis Th_2 proximal vom Ggl. stellatum des Grenzstrangs führen zum Horner-Syndrom ohne Anhidrose, weil die sudorisekretorischen Fasern das Rückenmark erst ab Th_3 verlassen.
- Das **postganglionäre** Horner-Syndrom beruht auf einer Läsion des Ggl. cervicale superius oder der postganglionären sympathischen Fasern. Dabei besteht ebenfalls eine ipsilaterale Schweißstörung im Gesicht und am Hals.

Diagnostik Pharmakologische Tests (Tab. 1.6) können eine aufwändige Diagnostik mit bildgebenden und elektrophysiologischen Verfahren ersparen. Die Differenzierung zwischen physiologischer Anisokorie und Horner-Syndrom erfolgt im Kokain-Test: Die physiologische Anisokorie hat keine Lidzeichen (s. o.) und bleibt nach Kokain unverändert. Eine Zuordnung des Lokalisationsortes bei Horner-Syndrom ist allerdings mit Kokain nicht möglich. Die Differenzierung zwischen dem zentralen oder präganglionären und dem postganglionären Horner-Syndrom kann mit Tyramin- oder Hydroxyamphetamin-Augentropfen getroffen werden. Bei postganglionärer Läsion wird kein Noradrenalin freigesetzt. Daher bleibt die Mydriasis nach Einträufeln indirekter Sympathomimetika in den Bindehautsack aus.

1.5 Hirnnerven II: Nervus trigeminus und die kaudalen Hirnnerven

Thorsten Steiner und Ricarda Diem

1.5.1 Nervus trigeminus (N. V)

Anatomie

Sensibel versorgt der Trigeminus die Haut des Gesichts, die Augen und die Schleimhaut von Nase, Mund, Gaumen und Nebenhöhlen, die Zähne und supratentoriell die Dura mater

Tab. 1.6 Pharmakologische Prüfung bei Horner-Syndrom. (Nach Alexandridis, Heidelberg)

	Normal	Horner, zentral oder präganglionär	Horner postganglionär
Kokain	Mydriasis (ca. 2 mm)	Keine Mydriasis (<0,5 mm)	Keine Mydriasis (<0,5 mm)
Hydroxyamphetamin 1% Tyramin 2% Pholedrin 5%	Mydriasis (ca. 2 mm)	Mydriasis (ca. 2 mm)	Keine Mydriasis (<0,5 mm)

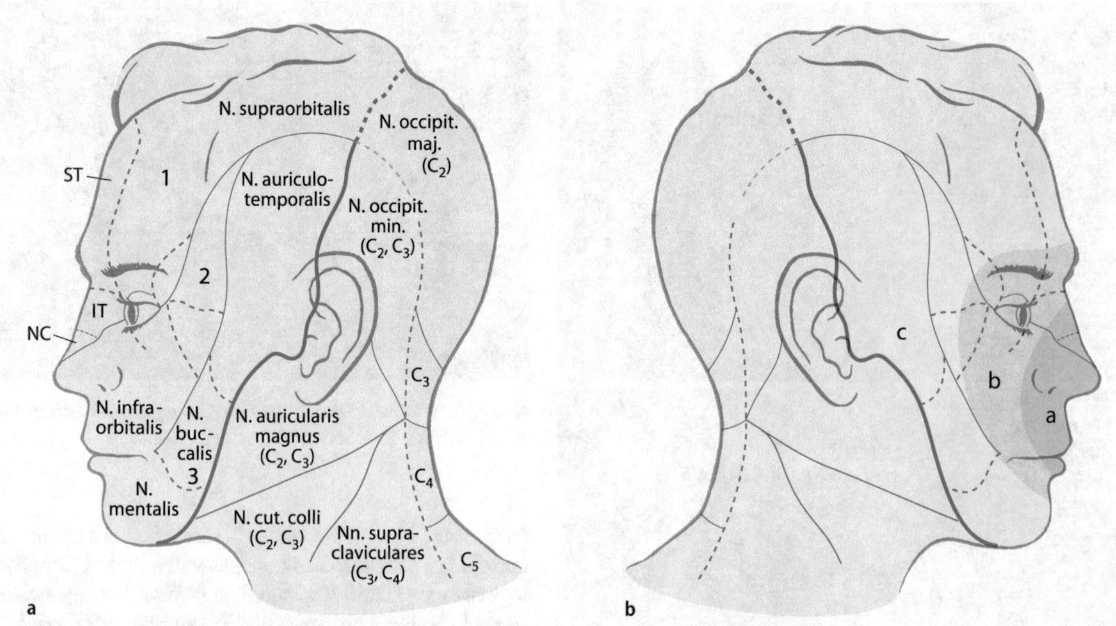

Abb. 1.20a,b a Die periphere sensible Versorgung des Kopfes. Die *blaue Linie* (durchgezogen und auf dem Scheitel unterbrochen) markiert die Grenze zwischen dem Versorgungsgebiet des N. trigeminus und dem der benachbarten Hautnerven. *1, 2* und *3* zeigen das Gebiet der drei Trigeminusäste an, deren einzelne Verzweigungen bezeichnet sind. *ST* N. supratrochlearis; *IT* N. infratrochlearis; *NC* N. nasociliaris (nach Walton 1977). **b Die zentrale sensible Versorgung des Kopfes.** Zwiebelschalenförmige Anordnung der Innervationsbezirke: Segmentareal *a* entspricht dem oberen, *b* dem mittleren, *c* dem unteren Teil des Nucleus tractus spinalis V in Medulla oblongata und oberem Spinalmark. Merkhilfe: oral (Mundregion) oral/oben (auf die Kernsäule des Trigeminus bezogen)

des Gehirns. Für die topographische Organisation sind einige Besonderheiten zu berücksichtigen:

- Berührungsreize werden vorwiegend im Nucl. sensorius principalis in der Brücke, Schmerz- und Temperaturreize dagegen vorwiegend im Nucl. tractus spinalis Nn. trigemini (Substantia gelatinosa Rolandi) in der Brücke, der Medulla oblongata und den oberen Zervikalsegmenten synaptisch umgeschaltet.
- Gefühlsstörungen, die auf Läsion der peripheren Trigeminusäste oder des Ggl. Gasseri beruhen, sind anders begrenzt als solche nach Läsion des spinalen Trigeminuskerns. Die Anordnung der peripheren und zentralen Innervation des Gesichts zeigt Abb. 1.20. Die klassische »zwiebelschalenförmige« Anordnung einer zentralen Gefühlsstörung findet man jedoch nur selten. Häufig vermutet man zu Unrecht eine Hirnstammläsion, während tatsächlich eine kortikale oder subkortikale Läsion die Gefühlsstörung im Gesicht hervorruft.
- Tierexperimentelle und humanpathologische Daten zeigen, dass rostrale Läsionen in der absteigenden Kernsäule isoliert die intra- und periorale Gefühlswahrnehmung beeinträchtigen, während die Sensibilität des Gesichtes erhalten bleibt. Der Ort der Läsion lässt sich deshalb auch nach der Qualität der Gefühlsstörung bestimmen. Bei Herden in der bulbären Kernsäule des Trigeminus haben manche Kranke spontan oder nach taktiler Reizung Kälteparaesthesien.

Mit **motorischen Fasern**, die im 3. Ast verlaufen, innerviert der Trigeminus vor allem die Kaumuskeln: M. masseter und M. temporalis für den Kieferschluss, Mm. pterygoideus lateralis et medialis für die Öffnung der Kiefer. Bei Atrophie des Temporalis und des Masseter sind die Schläfengrube und die Region über dem aufsteigenden Ast der Mandibula eingesunken. Die Vertiefung der Schläfengrube bei alten Menschen beruht auf Inaktivitätsatrophie des M. temporalis nach Verlust der Zähne.

Untersuchung

Motorische Innervation durch den N. trigeminus Während der Patient kräftig die Zähne aufeinander beißt, palpiert man die Anspannung der Masseteren und der Temporalmuskeln. Eine höhergradige einseitige Lähmung ist dabei deutlich zu fühlen. Der Kieferschluss wird erst bei doppelseitiger Parese überwindbar. Bei völliger Lähmung der Kaumuskulatur ist der Unterkiefer so weit abgesunken, dass der Mund offen steht. Eine einseitige Parese der Mm. pterygoidei zeigt sich darin, dass der Unterkiefer beim Öffnen des Mundes gegen Widerstand zur gelähmten Seite abweicht. Manchmal sieht man die Bewegung deutlicher, mit der er beim Mundschluss von lateral wieder zur Mittelstellung zurückkehrt. Diese Abweichung erklärt sich daraus, dass der M. pterygoideus lateralis nicht nur ein Senker, sondern auch ein Adduktor des Unterkiefers ist. Die Adduktionswirkung beider Muskeln hebt sich normalerweise bei der Öffnungsbewegung auf, so dass der Unterkiefer vertikal gesenkt

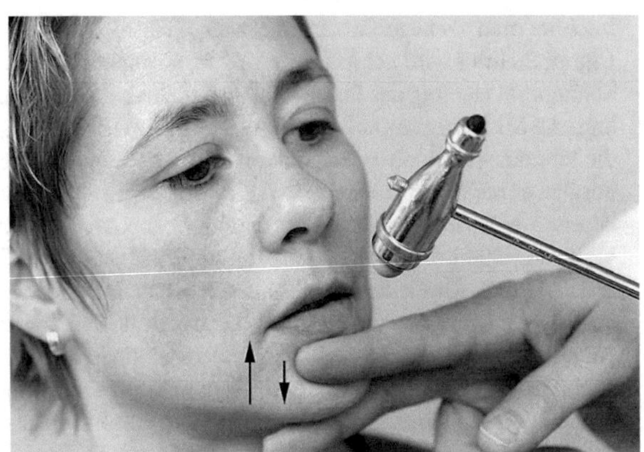

◻ **Abb. 1.21 Masseterreflex.** Einzelheiten ▶ Text

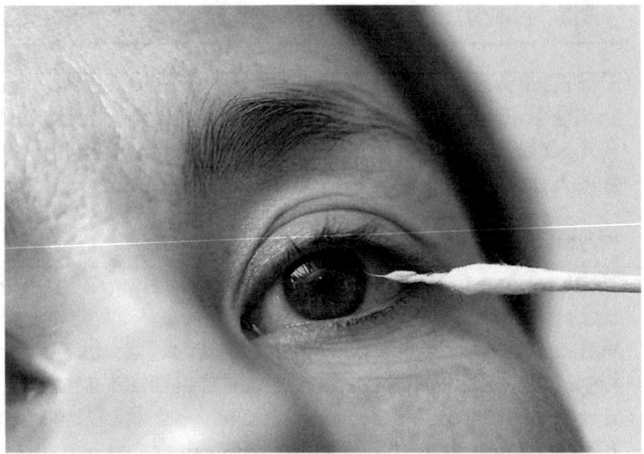

◻ **Abb. 1.22 Auslösung des Kornealreflexes.** Einzelheiten ▶ Text

wird. Fällt aber der nach innen gerichtete Gegenzug auf einer Seite fort, zieht der kontralaterale M. pterygoideus lateralis den Unterkiefer beim Öffnen zur gelähmten Seite hinüber.

Masseterreflex Der Masseterreflex ist der einzige kraniale monosynaptische Reflex. Sein Reflexzentrum erstreckt sich von der Brücke ins Mittelhirn. Während der Patient die Masseteren leicht erschlaffen lässt, legt man den Zeigefinger quer über die Protuberantia mentalis des Unterkiefers und führt einen federnden Schlag mit dem Reflexhammer auf den Finger aus. Der Reizerfolg besteht in einem kurzen Anheben des Unterkiefers. Die Untersuchung verlangt eine gewisse Übung (◻ Abb. 1.21). Seine pathologische Steigerung, die bis zum **Masseterklonus** gehen kann, zeigt eine doppelseitige supranukleäre Läsion der kortikopontinen Fasern zum motorischen Trigeminuskern an. Sie kommt beim Status lacunaris des Hirnstamms (▶ Kap. 5) und bei bulbärer amyotrophischer Lateralsklerose vor. Bei doppelseitiger peripherer motorischer Trigeminuslähmung ist der Reflex erloschen.

Sensible Innervation durch den N. trigeminus Die Sensibilität des Gesichts wird im Seitenvergleich geprüft. Wenn sich dabei eine Gefühlsstörung findet, untersucht man auch die Sensibilität der Nasen- und Mundschleimhaut.

Kornealreflex Durch Berührung der Kornea mit einem feinen **Wattetupfer** löst man den Kornealreflex aus, eine reflektorische Kontraktion des M. orbicularis oculi (N. VII; ◻ Abb. 1.22). Der Nadelkopf ist für die Untersuchung des Reflexes nicht geeignet, da er die Kornea verletzen kann. Der oligosynaptische Reflexbogen wird im Hirnstamm geschlossen. Abschwächung oder Ausfall des Reflexes beruht entweder auf einer Unterbrechung im afferenten Schenkel (Läsion im 1. Trigeminusast oder im spinalen Trigeminuskern) oder im efferenten Schenkel des Reflexbogens (Läsion des N. facialis, Lähmung des M. orbicularis oculi). Die Unterscheidung ist leicht zu treffen, wenn man den Patienten nach der Stärke der sensiblen Empfindung auf der Kornea fragt und/oder die Kraft des Lidschlusses prüft. Der Kornealreflex kann allerdings auch bei hemisphärischen Läsionen in der Frühphase kontralateral abgeschwächt, aber nicht ausgefallen sein. Im tiefen Koma ist der Kornealreflex doppelseitig erloschen (▶ Kap. 2.14).

Geschmackswahrnehmung ▶ Exkurs.

Exkurs

Geschmacksempfindung

Die Geschmackswahrnehmung ist eine gemeinsame Leistung von N. trigeminus, N. facialis und N. glossopharyngeus.

Anatomie. Die Leitung der Geschmacksempfindung nimmt einen recht komplizierten Weg: Reize auf den vorderen zwei Dritteln der Zunge werden zunächst mit dem N. lingualis (N. V3) zentripetal geleitet, laufen dann über die Chorda tympani zum N. facialis, mit diesem bis zum Ganglion geniculi im Felsenbein, von hier über den N. intermedius zur Brücke und werden von dort zum Nucl. solitarius in der Medulla oblongata geleitet. Das 2. sensorische Neuron steigt zum ventromedialen Kernkomplex des Thalamus auf, das 3. Neuron projiziert zur Inselrinde. Die afferente Leitung von Geschmacksreizen auf dem hinteren Drittel der Zunge wird vom N. glossopharyngeus (N. IX) zum Nucl. solitarius vermittelt.

Untersuchung. Man tupft Lösungen, die den fünf Geschmacksgrundqualitäten (sauer, salzig, bitter, süß, cremig-fettig [umami]) entsprechen, auf den vorderen und hinteren Abschnitt jeder Zungenhälfte. Für die jüngst entdeckte fünfte Qualität, cremig-fettig, gibt es keine einfache Lösung. Sie ist auch nicht auf bestimmte Zungenabschnitte lokalisiert, sonder ubiqitär auf der Zunge und auch im Rachen und Gaumen repräsentiert. Die Zunge muss bei der Geschmacksprüfung dabei herausgestreckt bleiben, damit die Proben nicht mit den Rezeptoren auf der anderen Seite oder im Rachen in Berührung kommen. Deshalb darf der Patient auch nicht sprachlich antworten, sondern zeigt auf ein Blatt Papier, auf dem die vier Geschmacksqualitäten vermerkt sind. Zwischen zwei Proben muss der Untersuchte sich jeweils kräftig den Mund spülen, um die Reste des Geschmacksstoffs zu entfernen.

1.5.2 Nervus facialis (N. VII)

Der Nerv versorgt alle mimischen Muskeln und das Platysma, in der Paukenhöhle den M. stapedius und, von den oberen Zungenbeinmuskeln, den M. stylohyoideus und den hinteren Bauch des M. digastricus.

Anatomie

Der periphere Verlauf ist in ▶ Kap. 31 beschrieben. Zum N. facialis gehört auch ein sensibler Anteil, der im N. intermedius verläuft und dessen Ggl. geniculi im Knie des Canalis Falloppii liegt. Diese sensiblen Fasern versorgen ein variables Hautareal medial und lateral an der Ohrmuschel, manchmal auch dahinter, sowie einen Streifen in der Länge des Meatus acusticus internus und einen Teil der Fossa tympani. Die sensiblen Intermediusfasern leiten hauptsächlich Schmerzreize. Sie enden wahrscheinlich im Trigeminuskern. Weiter gehören zum N. intermedius sensorische Fasern für die Geschmackswahrnehmung auf den vorderen zwei Dritteln der Zunge.

Präganglionäre viszerale Fasern mit sekretorischer Funktion verlaufen efferent im N. intermedius zur Gl. submandibularis und sublingualis (über das Ggl. submandibulare) und zur Gl. lacrimalis (über das Ggl. sphenopalatinum). Die neurologisch interessierenden Abschnitte dieser Nervenanteile sind in ◘ Abb. 31.2 dargestellt.

Untersuchung

Einer unmittelbaren Prüfung sind nur die Gesichtsmuskeln zugänglich. Bei der Inspektion achtet man auf Unterschiede in der Weite der Lidspalten, auf Asymmetrien in der Furchung der Stirn, Asymmetrie der Nasolabialfalten, Schiefstehen des Mundes und einseitige Einziehung des Lippenrots, die eine Platysmaschwäche anzeigt. Der Zungengrund steht auf der Seite der Fazialisparese etwas tiefer.

Man lässt den Patienten folgende Bewegungen ausführen: Stirnrunzeln, Augen fest schließen, auch gegen Widerstand durch zwei Finger, Naserümpfen, Mund breitziehen, spitzen, vorstülpen und fest schließen, Backen, auch einzeln abwechselnd, aufblasen und pfeifen (◘ Abb. 1.23). Beim Herausstrecken der Zunge vergleicht man die Weite der Lippenkulisse auf beiden Seiten. Wenn der M. orbicularis oculi gelähmt ist, kann das Auge nicht geschlossen werden. Dies bezeichnet man als Lagophthalmus (Lagos = Hase). Infolge des Lagophthalmus wird bei Aufforderung zum Augenschluss die konjugierte Hebung des Bulbus sichtbar, die dabei als physiologische Mitbewegung auftritt. Pupille und Iris werden durch die Wendung nach oben hinter dem paretischen Oberlid verborgen, es bleibt nur noch das »Weiße« des Auges auf der gelähmten Seite sichtbar (**Bell-Phänomen**). ◘ Abb. 31.1 zeigt im Vergleich eine periphere Fazialislähmung und eine zentrale faziale Parese. Klinik der Fazialisparesen ▶ Kap. 31.

Die Funktion des M. stapedius, der das ovale Fenster der Paukenhöhle durch die Steigbügelplatte verschließt, lässt sich anamnestisch und während der Untersuchung einfach überprüfen: Bei Stapediusparese besteht abnorme Empfindlichkeit des Gehörs, besonders für tiefe Töne (Hyperakusis).

1.5.3 Nervus vestibulocochlearis (N. VIII)

Die beiden Anteile des VIII. Hirnnervens leiten die sensorischen Impulse aus dem Corti-Organ der Schnecke (N. cochlearis) und die Afferenzen aus den Sinneszellen der drei Bogengänge, des Utriculus und Sacculus (N. vestibularis).

Untersuchung der Hörorgane

Anamnestisch fragt man den Patienten nach Hörminderung, und Ohrgeräuschen. Die klinische Untersuchung des Hörvermögens beschränkt sich meist auf die binaurale und monaurale Prüfung des Hörvermögens für Umgangs- und Flüstersprache aus wechselnder Entfernung. Man kann auch die Stimmgabel, die man für die Testung des Vibrationsempfindens einsetzt, für die Testung des Hörvermögers im niedrigen Frequenzbereich verwenden (hilfreich bei Verdacht auf Morbus Menière). Mit der üblichen Untersuchung, ob der Patient feines Uhrenticken wahrnimmt, stellt man nur das Hörvermögen für höhere Frequenzen fest, das bei Schallempfindungsschwerhörigkeit (Innenohrschwerhörigkeit) herabgesetzt ist.

Zwei einfache Versuche mit der Stimmgabel helfen bei der Zuordnung einer Hörstörung

- **Rinne-Versuch**: Vergleich der Knochenleitung (Stimmgabel auf dem Warzenfortsatz) mit der Luftleitung (Stimmgabel vor dem äußeren Ohr). Normalerweise

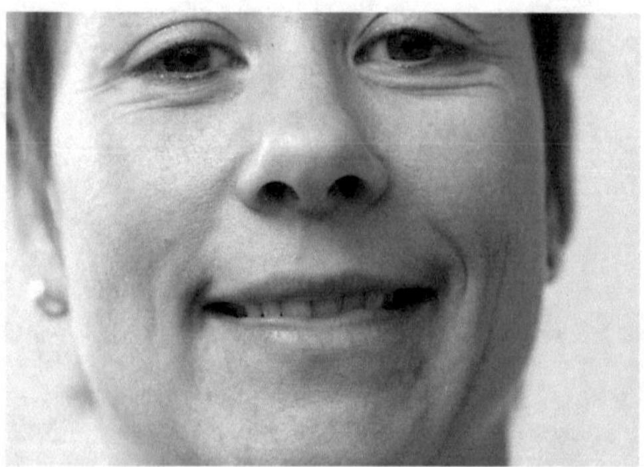

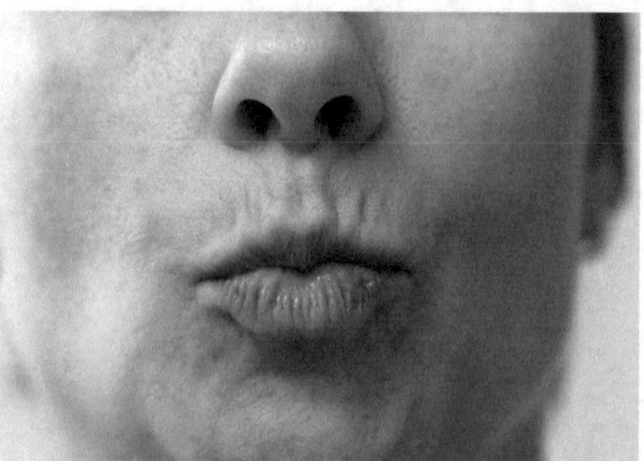

◘ **Abb. 1.23 Fazialisprüfung.** Einzelheiten ▶ Text

wird die Luftleitung etwa 30 s länger gehört als die Knochenleitung (Rinne-Versuch »positiv«). Der »negative Rinne-Versuch«, d. h. Verkürzung der Luftleitung, zeigt eine Schallleitungs-, d. h. Mittelohrschwerhörigkeit an.
- Im **Weber-Versuch** wird die auf den Scheitel gesetzte Stimmgabel vom Gesunden auf beiden Ohren gleich gut gehört. Wenn ein Patient Hörminderung auf einem Ohr angibt, kann der Weber-Versuch »lateralisiert« sein. Lateralisierung zur schlechter hörenden Seite bedeutet Schallleitungsschwerhörigkeit, zur gesunden Seite Schallempfindungsschwerhörigkeit.

Durch die Spiegeluntersuchung stellt man für die neurologische Diagnostik vor allem Trommelfelldefekte, Otitis media, die Bläschen des Zoster oticus oder nach Schädeltraumen mit Felsenbeinfraktur gelegentlich Blut und/oder Liquor im äußeren Gehörgang fest. Weitere Untersuchungen gehören in das Gebiet des Ohrenarztes, wenn auch der Neurologe mit den Prinzipien und den wichtigsten Befunden der Audiometrie vertraut sein sollte. Dasselbe gilt für die Untersuchung des vestibulären Systems. Neurologisch wichtige Angaben finden sich im ► Abschn. 1.3, Nystagmus, und im ► Kap. 17, Schwindel.

Untersuchung des vestibulären Systems

Obligat für die körperliche Untersuchung von Patienten mit Schwindel sind:
- Kopfimpulstest nach Halmagyi-Curthoys mit der Frage nach einem ein- oder beidseitigen Funktionsdefizit des vestibulo-okulären Reflexes (VOR) oder wenn möglich, Video-Kopfimpulstest (Video-HIT), der der klinischen Untersuchung deutlich überlegen ist.
- Untersuchung mittels der Frenzel- oder der M-Brille mit der Frage nach einem Spontannystagmus.
- Lagerungsmanöver mit der Frage nach einem gutartigen Lagerungsschwindel oder einem zentralen Lagerungs-/ Lagenystagmus
- Untersuchung der Augenbewegungen mit der Frage nach zentralen Okulomotorikstörungen, die häufig auch eine genaue topograpisch anatomische Diagnose erlaubt
- Untersuchung auf das Vorliegen einer »ocular tilt reaction« (insbesondere einer vertikalen Divergenz und einer Auslenkung der subjektiven visuellen Vertikalen [SVV])
- Testung des Hörvermögens (wichtig für die Diagnose eines Morbus Menière), s. o.
- Untersuchung des Stand- und Gehvermögens mit offenen und geschlossenen Augen, insbesondere mit der Frage nach sensorischen Defiziten

1.5.4 Nervus glossopharyngeus (N. IX)

Der IX. Hirnnerv ist vor allem ein sensibel-sensorischer Nerv. Sensibel versorgt er den obersten Teil des Pharynx und das Mittelohr, sensorisch leitet er die Geschmacksempfindungen vom hinteren Zungendrittel und vom Gaumen. Die motorische Innervation für den M. stylopharyngeus kann klinisch vernachlässigt werden.

Untersuchung

Mit einem Tupfer prüft man die Berührungsempfindung an Gaumen und Rachen, mit dem Spatel löst man die reflektorische Hebung des Gaumensegels und den Würgreflex aus. Beidseitige Hypästhesie oder Anästhesie und Fehlen dieser Fremdreflexe müssen mit Vorsicht verwertet werden, da sie auch auf psychogener Hemmung beruhen können. Der Gaumensegelreflex fehlt einseitig bei der Läsion des N. IX und/ oder X. Die Geschmacksprüfung für das hintere Drittel der Zunge wurde bereits besprochen.

1.5.5 Nervus vagus (N. X)

Er versorgt motorisch das Gaumensegel, die Kehlkopfmuskeln sowie die Atem- und die oberen Speisewege, sensibel den äußeren Gehörgang, Larynx, Trachea, den unteren Schlund, Speiseröhre und Magen sowie autonom das Herz und bestimmte Gefäße.

Untersuchung

Das Gaumensegel hängt bei Läsion des N. vagus einseitig oder doppelseitig und hebt sich bei Phonation oder Auslösung des Würgreflex nicht oder nur mangelhaft. Dabei wird das Zäpfchen zur gesunden Seite hinübergezogen. Auch die hintere Rachenwand wird bei spontaner und reflektorischer Innervation zur gesunden Seite verzogen, was man am besten an der Raphe sieht (»signe de rideau«: Kulissenphänomen). Bei Gaumensegellähmung berichtet der Patient über Regurgitation von Flüssigkeiten aus der Nase, seine Stimme ist nasal und das Husten erschwert.

Die Epiglottisparese führt zum »Verschlucken in die falsche Kehle«, die Glottisparese zur Heiserkeit oder Dyspnoe. Die nähere Untersuchung muss der HNO-Arzt endoskopisch vornehmen. Eine partielle Schlucklähmung stellt man am besten bei der Röntgendurchleuchtung mit Breischluck fest. Die distale, einseitige Lähmung des N. recurrens, eines Endastes des N. vagus, führt zur einseitigen Stimmbandlähmung mit Heiserkeit.

1.5.6 Nervus accessorius (N. XI)

Er innerviert die Mm. sternocleidomastoideus und trapezius. Anteile des Trapezius werden auch aus den Zervikalsegmenten C3–C4 mitversorgt (► Kap. 31).

Untersuchung

Man untersucht die Funktion der beiden Mm. sternocleidomastoidei isoliert und simultan. Der Patient wird zunächst aufgefordert, den Kopf gegen Widerstand zur Seite zu wenden. Man beobachtet und palpiert dabei das Hervortreten des angespannten M. sternocleidomastoideus auf der Gegenseite der Bewegungsrichtung. Die Kraft beider Sternokleidomuskeln gemeinsam prüft man durch Senken des Kopfes gegen Widerstand am Kinn. Danach palpiert man den oberen Trapeziusrand und fordert den Patienten auf, die Schulter gegen Widerstand emporzuziehen. Klinik der Akzessoriusparese ► Kap. 31.2. Bei mageren Personen ist eine Atrophie des M. sternocleidomastoideus gut zu erkennen, eine Trapeziuslähmung zeigt sich durch tiefere Ausbuchtung der Hals-Nacken-Linie und Absinken der Schulter nach vorn. Der gleichseitige Arm erscheint dadurch länger. Die Skapula steht schräg, mit dem Angulus lateralis seitlich und tiefer.

1.5.7 Nervus hypoglossus (N. XII)

Dieser Nerv innerviert die Zungenmuskeln.

Anatomie

Die von den kaudalen Hirnnerven (X, XI, XII) versorgten Muskeln haben eine bilaterale kortikale Innervation, so können zentrale Lähmungen bis zu einem gewissen Grade kompensiert werden.

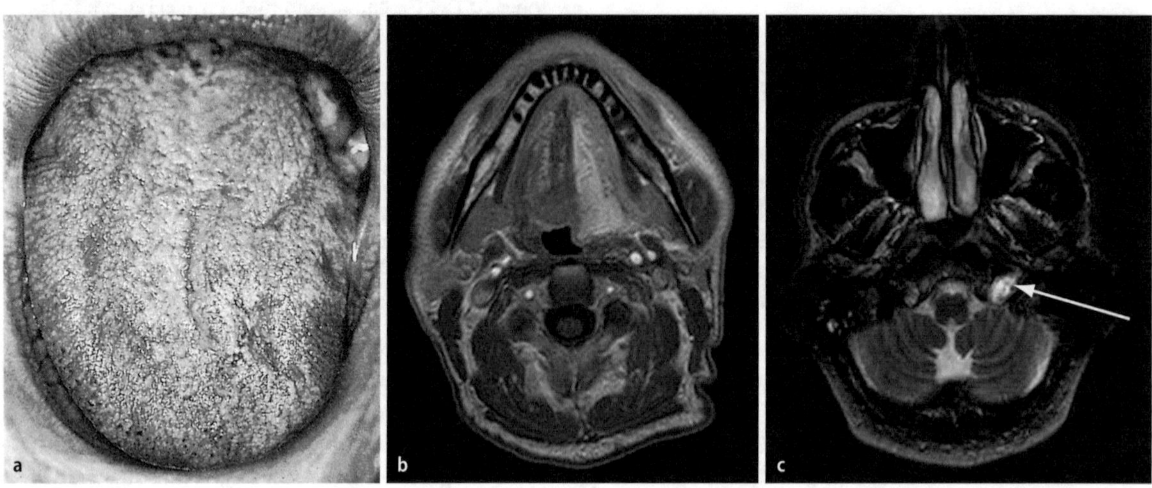

Abb. 1.24 Hypoglossusparese. a Atrophe linke Zungenhälfte. **b** Zungenatrophie im MRT. **c** Hypoglossusneurinom im MRT (*Pfeil*)

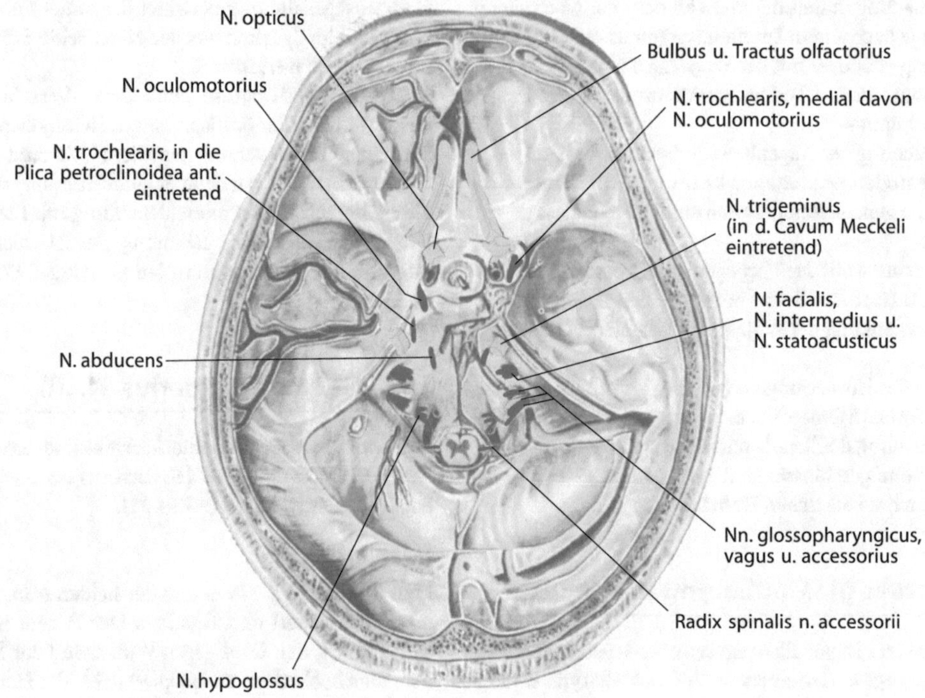

Abb. 1.25 Schädelbasis mit Hirnnerven

Untersuchung

Der Patient soll die Zunge gerade herausstrecken und dann rasch hin- und herbewegen. Er soll Ober- und Unterlippe einzeln belecken und mit der Zunge schnalzende Bewegungen ausführen.

Die Hypoglossuslähmung führt, einseitig oder doppelseitig, zur Atrophie der Zunge, die dann dünner, schlaff und walnussschalenartig gerunzelt ist (◘ Abb. 1.24). Bei chronischer, peripherer Lähmung und auch bei Schädigung des Hypoglossuskerns zeigt sie faszikuläre Zuckungen (sie sieht aus »wie ein Sack mit Regenwürmern«). Die doppelseitig gelähmte Zunge kann nicht mehr bewegt werden.

Bei einseitiger Lähmung liegt sie zur gesunden Seite verlagert im Mund und weicht beim Herausstrecken im Bogen zur kranken Seite ab. Dies beruht darauf, dass der Zungenstrecker (M. genioglossus) der gesunden Seite die Zunge zur kranken Seite hinüberschiebt. Das Sprechen ist mühsam, besonders für Linguale (l, r) und Dentale (d, t, n, s). Die Patienten beißen sich auf die Zunge. Sie verlieren Speichel aus dem Mund. Beim Liegen auf dem Rücken sammelt sich der Speichel im vorderen Teil des Mundes und läuft beim Bücken heraus. Speisen geraten unter die Zunge und müssen mit dem Finger herausgeholt werden.

Das isolierte Abweichen der Zunge ohne Atrophie darf nur mit Zurückhaltung als pathologisches Symptom verwertet werden, da Asymmetrien hier, wie auch bei der Innervation der mimischen Muskulatur, als physiologische Varianten häufig sind. Eine meist vorübergehende, ipsilaterale Hypoglossuslähmung wird manchmal als Folge einer Druck- oder Zugläsion nach Thrombendarteriektomie der A. carotis interna beobachtet. Doppelseitige zentrale Zungenlähmungen kommen meist gemeinsam mit einer supranukleären Parese der übrigen kaudalen motorischen Hirnnerven vor.

1.5.8 Schädelbasissyndrome

Diese Symptomkombinationen haben keinen physiologischen, sondern nur einen lokalisatorischen Zusammenhang. Sie zeigen also nicht die Läsion eines Funktionssystems, sondern, und zwar mit großer Zuverlässigkeit, den **Ort einer Schädigung** (Entzündung, primärer oder metastatischer Tumor) an der Basis des Schädels oder des Gehirns an. Zur Illustration wird auf ◘ Abb. 1.2 und ◘ Abb. 1.25 verwiesen. Der ▶ Exkurs: Schädelbasissyndrome ist weniger zum Lernen als zum Nachschlagen gedacht.

Exkurs

Schädelbasissyndrome

Syndrom der Olfaktoriusrinne. Neurologisch: erst einseitige, dann doppelseitige Anosmie.
Psychopathologisch: Stirnhirnsyndrom, das manchmal durch euphorische Verstimmung und Enthemmung des Antriebs, bei den meisten Patienten durch Mangel an psychomotorischer Initiative und emotionalem Ausdruck gekennzeichnet ist.
Ursache: Meist frontobasales Meningeom der Olfaktoriusrinne (▶ Kap. 11).

Keilbeinflügelsyndrom. Halbseitiger Kopfschmerz temporal oder in der Augenhöhle. Nichtpulsierender Exophthalmus. Lähmung der Hirnnerven, die durch die Fissura orbitalis superior ziehen [Nn. oculomotorius (III), trochlearis (IV), abducens (VI), Trigeminus 1].
Ursachen: laterale oder mediale Keilbeinflügelmeningeome. Einzelheiten und Pathogenese ▶ Kap. 11.

Kennedy-Syndrom. Ipsilaterale Optikusatrophie, kontralaterale Stauungspapille.
Ursache: oft mediales Keilbeinmeningeom.

Syndrom der Orbitaspitze. Primäre Optikusatrophie, komplette oder partielle Lähmung aller drei Augenbewegungsnerven (Nn. oculomotorius, trochlearis und abducens) sowie Gefühlsstörung im 1. Trigeminusast. Der 2. Trigeminusast verlässt die Schädelbasis durch das Foramen rotundum zur Fossa pterygopalatina, der 3. Ast tritt durch das Foramen ovale zur Fossa infratemporalis aus. Sie bleiben deshalb bei Prozessen der Orbitaspitze frei.
Ursachen: Entzündungen und Tumoren, die die Fissura orbitalis superior und das Foramen opticum ergreifen.

Syndrom des Sinus cavernosus. Alle drei Augenbewegungsnerven (III, IV, VI) und der N. supraorbitalis (Trigeminus 1) laufen durch die Wand des Sinus cavernosus. Sind mehrere dieser Nerven lädiert, ohne dass der N. opticus betroffen ist, muss der Prozess parasellär im Sinus cavernosus liegen.
Ursachen: Meningeome und infraklinoidale Aneurysmen (▶ Kap. 9). Die Sinus-cavernosus-Fistel ist in Kap. 27.4 beschrieben.

Syndrom der Felsenbeinspitze (Gradenigo-Syndrom). Einseitige Lähmung von N. trigeminus (V), abducens (VI) und facialis (VII).
Ursachen: fast immer eine vom Innenohr durchgebrochene oder fortgeleitete Eiterung, seltener Metastase.

Kleinhirnbrückenwinkelsyndrom. Reizsymptome, später Ausfälle der Nn. acusticus und vestibularis (VIII), Reizsymptome (Dauerschmerzen), später Ausfall im Gebiet des N. trigeminus (alle drei Äste). Meist gleichseitige periphere Fazialislähmung, selten allein oder dabei Spasmus facialis, Lähmung des N. abducens (VI). Vestibulärer, später Blickrichtungsnystagmus. Ipsilaterale Kleinhirnataxie.
Ursachen: fast immer Neurinome des N. vestibularis (▶ Kap. 11), selten Meningeome oder Granulome.

Syndrom des Foramen jugulare. Schmerzen und Gefühlsstörung im Versorgungsbereich des N. glossopharyngeus (IX), besonders vom Typ der Glossopharyngeusneuralgie (▶ Kap. 16). Lähmungen des gesamten motorischen N. vagus (X), also auch des Gaumensegels und der Schlundmuskulatur, nicht nur Rekurrensparese. Lähmung des N. accessorius (XI).
Ursachen: Glomustumoren und Schädelbasismetastasen.

Syndrom der Kondylen und des zervikookzipitalen Übergangs. Ausfälle der Nn. glossopharyngeus (IX), vagus (X), accessorius (XI) und hypoglossus (XII), oft bilateral, in Kombination mit Strangsymptomen des Rückenmarks: zentrale Parese und Missempfindungen in den Armen und Händen.
Ursachen: Metastasen und Fehlbildungen des okzipitozervikalen Übergangs (▶ Kap. 35).

Halbbasissyndrom (Garcin-Syndrom). Einseitige Lähmung des motorischen und sensiblen N. trigeminus (V), der Nn. facialis (VII), statoacusticus (VIII), glossopharyngeus (IX), vagus (X), accessorius (XI) und hypoglossus (XII).
Ursachen: destruierende Knochenprozesse der Schädelbasis, z. B. Epipharynxtumoren.

1.6 Reflexe

Thorsten Steiner und Ricarda Diem

1.6.1 Eigenreflexe

Der auslösende Reiz für einen Eigenreflex ist eine brüske Dehnung des Muskels mit Aktivierung der Muskelspindeln, Reizerfolg ist eine Kontraktion desselben Muskels. Reizort und Erfolgsorgan sind also gleich. Dieser Reflexbogen ist monosynaptisch (▶ Exkurs: Der Eigenreflex im Detail). Klinische Bezeichnungen wie Radiusperiostreflex oder Achillessehnenreflex sind physiologisch unkorrekt, sie sind aber fest eingeführt und haben den Vorzug kurzer Formeln (z. B. RPR, ASR).

Eigenreflexe ermüden bei wiederholter Prüfung nicht. Die Lebhaftigkeit der sichtbaren Reflexzuckung lässt sich durch Mitinnervation des untersuchten Muskels oder durch das Jendrassik-Manöver verstärken oder erst auslösen. Dabei soll der Patient auf Aufforderung die Zähne aufeinander beißen (für die Prüfung der Eigenreflexe an den Armen), die verschränkten Hände auseinanderziehen (bei Reflexprüfung der Beine) oder – einfacher – einer dritten Person die Hand drücken. Ohne dass man diese Bahnungsversuche unternommen hat, darf man einen Reflex nicht für erloschen erklären. Andererseits kann eine bewusste oder unbewusste Verspannung der Muskulatur Reflexdifferenzen vortäuschen. Eigenreflexe müssen also wiederholt im Seitenvergleich und in größtmöglicher Entspannung untersucht werden.

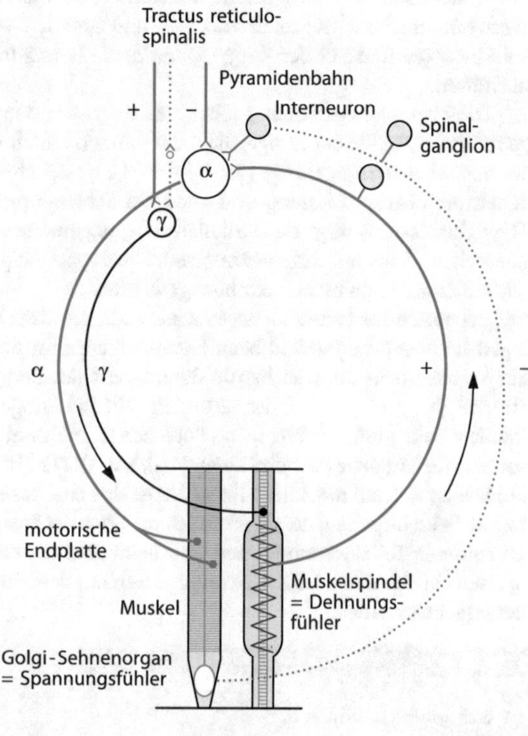

Abb. 1.26 Spinaler Regelkreis der Motorik

Exkurs

Der Eigenreflexbogen im Detail

Muskelspindeln. Die Muskelspindeln enthalten ringspiralige Rezeptoren, die bei Dehnung des Muskels aktiviert werden. Ihre Afferenzen erreichen über Ia-Fasern im monosynaptischen Reflexbogen die agonistische Vorderhornzelle, die daraufhin Impulse zu diesem Muskel sendet. Die Muskelkontraktion wirkt der Dehnung entgegen, die die Spindeln aktiviert hatte. Umgekehrt entlastet eine starke Kontraktion des Muskels die Muskelspindeln, was ihre Afferenzen zum agonistischen Muskel vermindert, der daraufhin erschlafft. Spindeln stellen also Fühler für Längenänderung dar. Sie bahnen motorische Impulse, durch die die Länge des Muskels auf einen bestimmten Wert eingestellt wird. Diese Funktion hat große Bedeutung für den Haltetonus in der Stützmotorik. Hier soll erwähnt werden, dass die Ia-Fasern auch synaptisch hemmende Verbindungen zu den antagonistischen Motoneuronen haben (reziproke Hemmung). Dadurch wird die Kontraktion der agonistischen Muskeln unterstützt.

Golgi-Sehnenapparat. Die Golgi-Sehnenorgane sind Spannungsfühler. Bei Kontraktion des Muskels wird das Sehnenorgan gedehnt. Seine Iβ-Afferenzen wirken über Interneurone nach Art einer negativen Rückkoppelung hemmend und damit erregungsbegrenzend auf die Vorderhornzellen des gleichen Muskels und seiner Synergisten. Sie wirken außerdem aktivierend auf antagonistische Motoneurone. Iβ-Afferenzen wirken ferner auch auf Motoneurone, deren Muskeln an anderen Gelenken angreifen. Die Sehnenorgane verhindern eine übermäßig starke Kontraktion, die zu einer Verletzung des Muskels führen könnte. Entsprechend dieser Notfallfunktion haben sie eine hohe Erregungsschwelle.

γ-Efferenz. Die Empfindlichkeit der Muskelspindeln auf Dehnung und damit die von ihnen ausgehenden afferenten Impulse werden durch ein efferentes System gesteuert. Außer den α-Zellen gibt es im Vorderhorn auch kleinere, sog. γ-Zellen. Von diesen ziehen dünne γ-Fasern mit den peripheren Nerven zum Muskel und innervieren die intrafusalen Fasern der Muskelspindeln. Je nach Aktivität der γ-Zellen werden die Spindeln durch vermehrte oder verminderte Innervation der intrafusalen Fasern auf stärkere oder geringere Dehnungsempfindlichkeit eingestellt. Die Muskelspindeln können also durch Dehnung des Muskels und durch intrafusale Kontraktion aktiviert werden. Die Tätigkeit der γ-Zellen wird fördernd und hemmend über retikulospinale Bahnen beeinflusst. Fehlende γ-Impulse setzen das Eigenreflexniveau stark herab. Durch vermehrte γ-Efferenz kann ein niedriges Reflexniveau angehoben werden.

Kontrolle des Eigenreflexes. Physiologisch stehen die Eigenreflexe unter dem Einfluss hemmender Bahnen, die aus der Formatio reticularis mit den Pyramidenbahnen zum Vorderhorn laufen. Eine Funktionsstörung in diesen absteigenden Bahnen führt klinisch zur Steigerung der Eigenreflexe. Eine periphere oder segmentale Läsion führt dagegen zum Ausfall oder zur Abschwächung eines korrespondierenden Eigenreflexes.

Der Reflexbogen für den Eigenreflex ist ein Regelkreis, der in ◘ Abb. 1.26 schematisch dargestellt ist. Von den α-Zellen des Vorderhorns laufen zentrifugale Impulse über die rasch leitenden α-Fasern des peripheren Nerven zur motorischen Endplatte und lösen dort eine Muskelkontraktion aus. Im Muskel und am Sehnenansatz finden sich zwei Arten von Rezeptoren, deren Afferenzen die phasische und tonische Aktivität der Vorderhornzellen beeinflussen: die Muskelspindeln und die Golgi-Sehnenorgane.

1.6.2 Fremdreflexe

Der auslösende Reiz für einen Fremdreflex ist meist die Stimulation taktiler Rezeptoren in der Haut, Erfolgsorgan ist die darunter liegende oder benachbarte Muskulatur. Der Reflexbogen ist **polysynaptisch**, er bezieht im Rückenmark mehrere Segmente ein. Die Lebhaftigkeit der Fremdreflexe steht in Beziehung zur Stärke des Reizes. Bei wiederholter Auslösung ermüden sie durch Habituation.

Die Fremdreflexe stehen unter dem fördernden Einfluss der deszendierenden motorischen Bahnen. Ihre einseitige Abschwächung, raschere Ermüdbarkeit oder ihr Ausfall ist ein sehr feiner Indikator für eine Funktionsstörung der motorischen Bahnen, kann aber auch durch die periphere Unterbrechung des Reflexbogens verursacht sein. Die Segmenthöhe der besprochenen Eigen- und Fremdreflexe ergibt sich aus ◘ Tab. 1.7.

1.6.3 Reflexuntersuchung

Voraussetzung für eine korrekte Untersuchung der Eigenreflexe ist, dass der Arm oder das Bein in eine Mittelstellung gebracht wird, die dem Muskel eine reflektorische Verkürzung gestattet: Der Trizepssehnenreflex kann z. B. nicht am gestreckten, der Bizepssehnenreflex nicht am maximal gebeugten, aber auch nicht am völlig gestreckten Arm ausgelöst werden. Der Patient muss entspannen. Ängstliche Anspannung der Muskulatur verhindert die Reflexzuckung und täuscht Areflexie vor. Der Reflexhammer soll nicht krampfhaft gehalten, gleichsam als Verlängerung des Arms, auf die Sehne oder den Knochen geführt oder gar gedrückt werden, sondern aus lockerem Handgelenk mit seiner eigenen Schwere auf den Reizort fallen. Der Schlag darf nicht auf den Muskel selbst treffen. Dort löst man keinen Reflex aus, sondern nur eine mechanisch bedingte Muskelkontraktion.

Reflexsteigerung

Die Eigenreflexe sind individuell unterschiedlich stark auslösbar. Die absolute Lebhaftigkeit der Reflexe und selbst eine symmetrische Verbreiterung der »reflexogenen Zone« lässt keinen diagnostischen Schluss zu. Um eine Reflexsteigerung zu beurteilen, vergleicht man die Reflexe der beiden Körperseiten miteinander, die Reflexe der Beine mit denen der Arme und alle spinalen Eigenreflexe mit dem Masseterreflex. Eine Funktionsstörung absteigender motorischer Bahnen zeigen nur solche Reflexe an, die im Vergleich zu anderen, schwächer auslösbaren Reflexen gesteigert sind.

Klonus

Ein Klonus ist eine Folge von Eigenreflexen, die durch anhaltende Dehnung des betreffenden Muskels unterhalten wird. Wir unterscheiden den erschöpflichen und den unerschöpflichen Klonus. Bei fortbestehendem Stimulus sistiert der erschöpfliche Klonus nach wenigen, in der Amplitude geringer werdenden Schlägen, während der unerschöpfliche Klonus über längere Zeit bestehen bleibt. Ein erschöpflicher Klonus ist nur pathologisch verwertbar, wenn er seitendifferent ist.

1.6.4 Untersuchung der Eigenreflexe

Armeigenreflexe

- **Bizepssehnenreflex (BSR):** Der Untersucher schlägt nicht direkt auf die Bizepssehne, sondern auf seinen darauf liegenden Zeigefinger. Dies begünstigt die Auslösbarkeit des Reflexes und gestattet, den Reizerfolg auch zu tasten. Der Reflexbogen verläuft afferent und efferent über den N. musculocutaneus und wird im Wesentlichen auf Höhe des Segments C6 (C5) verschaltet (◘ Abb. 1.27).
- **Radiusperiostreflex (RPR; Brachioradialisreflex):** Der Schlag wird auf das distale Drittel des Radius gegeben. Wenn Unterarm und Hand sich in einer Mittelstellung zwischen Pro- und Supination befinden, kann

◘ **Tab. 1.7** Segmenthöhe der wichtigsten Eigen- und Fremdreflexe

Reflex	Lokalisation	Reflex	Lokalisation
Bizeps-sehnenreflex	C_5–C_6	Unterer BHR	Th_{11}–Th_{12}
Radiusperiostreflex	C_5–C_6	Cremasterreflex	L_1–L_2
Trizepssehnenreflex	C_6–C_7	Patellarsehnenreflex	L_2–L_4
Pronatorreflex	C_6–C_7	Achillessehnenreflex	L_5–S_2
Oberer BHR	Th_8–Th_9	Fußsohlenreflex	S_1–S_2

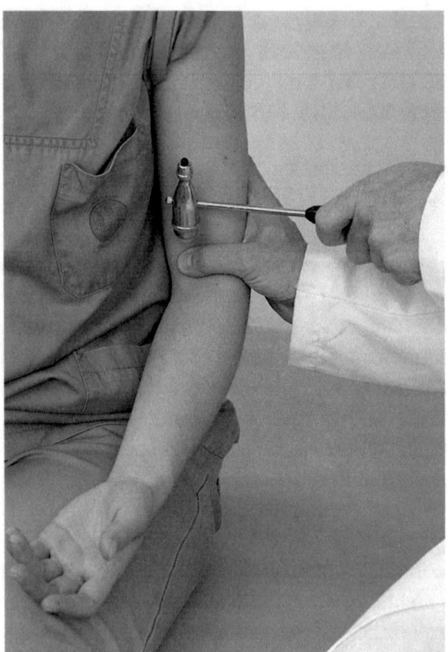

■ **Abb. 1.27 Auslösung des BSR.** Einzelheiten ▶ Text

man die Kontraktion des M. biceps verhindern und nur die Antwort im M. brachioradialis beobachten. Dies ist u. a. für die Lokaldiagnose bei Radialislähmung nützlich. Der Reflex wird über den N. radialis vermittelt und im Wesentlichen im Segment C6 verschaltet (■ Abb. 1.28a).

- **Trizepssehnenreflex (TSR):** Der Schlag soll dicht über dem Olekranon auf die Sehne, nicht höher auf den Muskelbauch, treffen. Einige vorausgehende passive Beuge- und Streckbewegungen lockern den Muskel. Afferenz und Efferenz liegen im Radialis, verschaltet wird der TSR überwiegend im Segment C7 (■ Abb. 1.29).
- **Pronatorreflex (PrR):** Bei gebeugtem Ellenbogen hält der Patient den Unterarm locker in Mittelstellung zwischen Pro- und Supination. Der Hammer führt waagerecht von innen nach außen einen leichten Schlag gegen den Processus styloideus radii. Die Reflexantwort ist eine kurze Pronationsbewegung (■ Abb. 1.28b). Der Reflex läuft über den N. medianus und ist bei proximaler Schädigung des Nerven oder der Wurzeln C6 oder C7 erloschen. Verschaltet wird der Reflex überwiegend im Segment C7. Da der Patient in der beschriebenen Mittelstellung kaum verspannen kann, eignet sich der PrR besonders gut zum Seitenvergleich der Reflexstärke. Bei sehr lebhafter Reflextätigkeit tritt nach Auslösung des RPR und des PrR eine kurze Beugebewegung der Finger **(Fingerbeugereflex)** und manchmal auch der Hand ein. Dies ist nur bei eindeutiger Asymmetrie pathologisch.
- **Fingerflexorenreflex:** Der Untersucher führt mit seinen Fingern 2–5 von volar eine rasche, schnellende Bewegung gegen die Kuppen der leicht gebeugten Finger 2–5 des Patienten aus, die sich daraufhin reflektorisch wieder beugen. Hierbei wird gelegentlich das Trömmer-Zeichen ausgelöst. Dabei breitet sich der Reflex in die Daumenbeuger aus. Auch dies ist nur bei ausgeprägter Asymmetrie pathologisch.
- **Knipsreflex:** Bei gleicher Handstellung des Patienten legt der Untersucher seine Fingerkuppen 2 und 3 von volar gegen die Fingerkuppen 3 und 4 des Patienten und gleitet in einer kurzen, schnellenden Bewegung mit der Daumenkuppe von proximal nach distal über einen der beiden Fingernägel. Der Reizerfolg ist in beiden Fällen eine kurze Beugebewegung aller Finger einschließlich des Daumens.

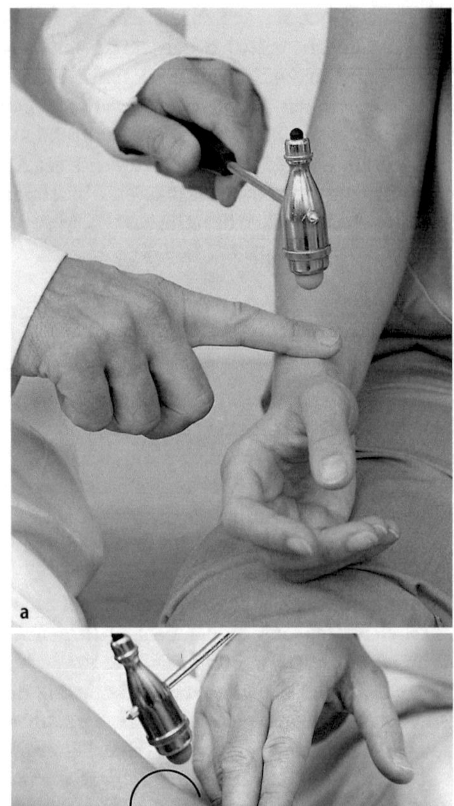

■ **Abb. 1.28a,b a Auslösung des Radiusperiostreflexes (Brachioradialisreflexes). b Auslösung des Pronatorreflexes.** Einzelheiten ▶ Text

Entgegen einer weit verbreiteten Meinung sind Knipsreflex und Trömmer-Zeichen keine pathologischen Reflexe. Sie sind Eigenreflexe der Fingerbeuger und zeigen nicht mehr an als eine lebhafte Reflexerregbarkeit, die durchaus normal sein kann. Pathologisch verwertbar sind sie, wie alle Eigenreflexe, nur bei eindeutigen Seitendifferenzen.

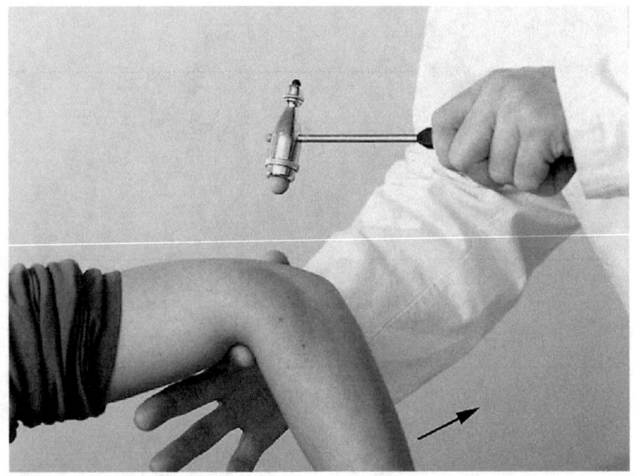

Abb. 1.29 **Auslösung des Trizepssehnenreflexes.** Einzelheiten ► Text

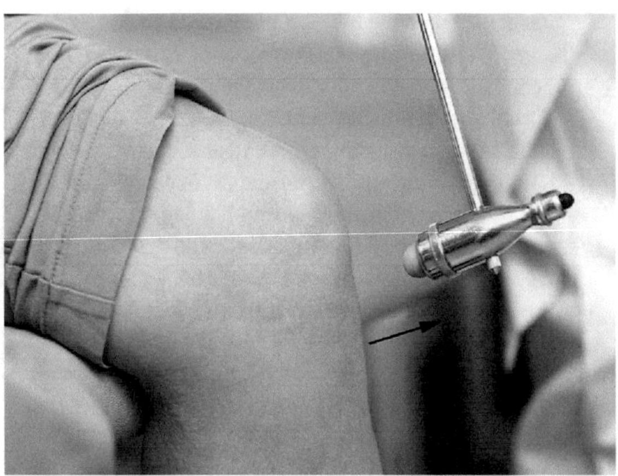

Abb. 1.30 **Auslösung des Patellarsehnenreflexes.** Einzelheiten ► Text

Untersuchung der Rumpfreflexe

Die meisten Reflexe, die am Rumpf ausgelöst werden können, sind Fremdreflexe. Lediglich der **Bauchdeckenreflex** hat als Eigenreflex eine gewisse klinische Bedeutung. Er wird durch Schlag des Reflexhammers auf den Zeigefinger des Untersuchers, der den Ansatz des M. rectus abdominis unter dem Rippenbogen vorspannt, ausgelöst.

Beineigenreflexe

- **Patellarsehnenreflex (PSR):** Der Reflex wird im Liegen bei leicht gebeugtem Knie oder im Sitzen bei frei hängendem Unterschenkel durch einen Schlag auf die Patellarsehne ausgelöst (Abb. 1.30). Bei lebhaften Reflexen kann man den Schlag auch auf den Zeigefinger geben, den man auf den oberen Patellarand legt. Der Reizerfolg ist eine Kontraktion des M. quadriceps femoris mit oder ohne Bewegungseffekt. Beim liegenden Patienten ist es zweckmäßig, das Bein in der Kniekehle durch den freien Arm des Untersuchers leicht anzuheben. Ist der Reflex sehr schwach oder scheint er zu fehlen, wiederholt man die Prüfung bei Mitinnervation durch das Jendrassik-Manöver. Der PSR wird über den N. femoralis vermittelt und im Wesentlichen im Segment L4 verschaltet. Der **Patellarklonus** wird ausgelöst, indem die Patella von oben mit den ersten beiden Fingern gefasst und brüsk nach distal geschoben wird. Solange der Klonus andauert, übt man den Druck weiter aus.
- Bei leicht gebeugtem Knie lässt sich oft durch Schlag auf die Sehne des **M. biceps femoris** am lateralen Knie ein Beugereflex im Kniegelenk auslösen. Der Reflex wird über den N. ischiadicus vermittelt und im Segment L5 verschaltet.
- **Adduktorenreflex:** Er wird durch seitlichen Schlag knapp oberhalb der Innenseite des Kniegelenks auf die Sehnen der Adduktorengruppe ausgelöst. Die wichtige gekreuzte Reflexantwort (beidseitige Anspannung des Adduktoren nach einseitiger Reflexauslösung) zeigt eine »Pyramidenbahnschädigung« an. Der Reflex läuft über den N. obturatorius und wird überwiegend in L4/L5 verschaltet.
- Der **Achillessehnenreflex (ASR)** wird am liegenden Patienten geprüft. Man sollte dabei nicht das gestreckte Bein am Fuß in die Höhe heben, weil man sonst leicht den Fuß festhält und die Reflexzuckung unterbindet. Besser legt man das zu untersuchende Bein schräg über den anderen Unterschenkel des Patienten (Abb. 1.31). Man kann den Reflex auch beim entspannt knienden Patienten auslösen, dann darf der Fuß aber nicht aufliegen. Eine weitere Möglichkeit, den ASR im Liegen auszulösen, besteht darin, dass man von unten gegen den Fußballen des Patienten schlägt. Der Untersucher sollte dabei gegen den Handrücken seiner den Fußballen des Patienten gelegten Hand schlagen. Bei erhaltenem ASR führt der Fuß eine Abwärtsbewegung durch. Fehlt der ASR, ist oft die Achillessehne weicher, da sie geringer vorgespannt ist. Der Reflex läuft über den N. tibialis und das Segment S1 (Gedächtnishilfe: Achille**S1**). Der **Fußklonus** wird ausgelöst, indem der Fuß, am besten bei

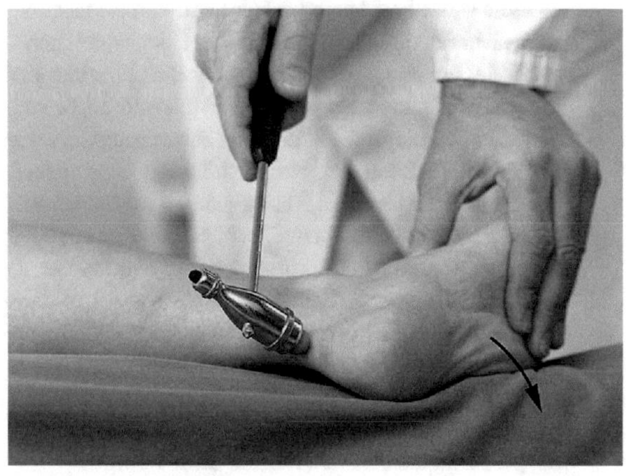

Abb. 1.31 **Auslösung des Achillessehnenreflexes.** Einzelheiten ► Text

leicht gebeugtem Knie, von plantar her ruckartig in analoger Weise nach dorsal bewegt wird. Ein unerschöpflicher Klonus ist in aller Regel pathologisch.

- **Tibialis-posterior-Reflex:** Dieser Reflex ist nicht bei allen Menschen auslösbar. Wenn er ausgelöst werden kann, gibt er eine gute Information über die Funktion des N. peroneus profundus und des Segments L5. Er wird durch einen Schlag auf die Sehne des Tibialis posterior hinter dem Malleolus medialis bei leicht proniertem und außenrotiertem Fußgelenk ausgelöst.

1.6.5 Untersuchung von Fremdreflexen

Obere Extremität

Diagnostisch zuverlässige Fremdreflexe an der oberen Extremität existieren nicht.

- **Mayer-Grundgelenkreflex:** Druck auf die Grundphalanx des 5. und 4. Fingers bis zur maximalen Beugung löst eine tonische Adduktion des Daumens aus. Der Reflex ist inkonstant, deshalb darf nur ein einseitiges Fehlen als Zeichen einer Pyramidenbahnschädigung verwertet werden.
- Das **Wartenberg-Zeichen** ist kein Reflex, sondern eine pathologische Mitbewegung: Wenn man mit den Fingern 2–5 an den gleichnamigen Fingern des Patienten ein leichtes »Fingerhakeln« ausführt, beugt und adduziert sich bei Läsion der zentralen absteigenden motorischen Bahnen auch der Daumen. Das Zeichen ist inkonstant und nicht zuverlässig. Es ist oft auch beim Gesunden doppelseitig positiv. Verwertbar ist nur ein Seitenunterschied.

Rumpf und Becken

- Am Rumpf prüfen wir die **Bauchhautreflexe** (BHR) auf beiden Seiten in drei Etagen, die etwa den Segmenten Th9, Th10 und Th11 entsprechen. Sie werden ausgelöst, indem man mit einem Holzstäbchen rasch und energisch von der lateralen Bauchwand bis zur Mittellinie fährt. Der Reizerfolg ist eine Kontraktion der Bauchmuskeln, die in dem betreffenden Segment am stärksten ist, oft aber die ganze Bauchwand ergreift und den Nabel zur Seite zieht (◘ Abb. 1.32). Bei schlaffen oder fettreichen Bauchdecken und in der Nähe großer Bauchnarben sind die BHR nur schwach oder gar nicht auszulösen, ohne dass dies pathologische Bedeutung haben muss.
- Fehlen der BHR bei straffen Bauchdecken zeigt meist eine Funktionsstörung der absteigenden motorischen Bahnen an. Asymmetrische Erschöpfbarkeit der BHR bei rasch wiederholter Auslösung ist auf eine solche Funktionsstörung verdächtig, beweist sie aber nur dann, wenn sie sich einseitig findet und gleichseitig die Eigenreflexe im Vergleich zur Gegenseite gesteigert sind. Fehlende oder sehr rasch erschöpfliche BHR sind ein häufiges Symptom bei multipler Sklerose, jedoch darf man die Diagnose nicht allein auf diese Befunde gründen. Die Bauchhautreflexe haben auch Bedeutung für die Höhendiagnose von Rückenmarksläsionen.

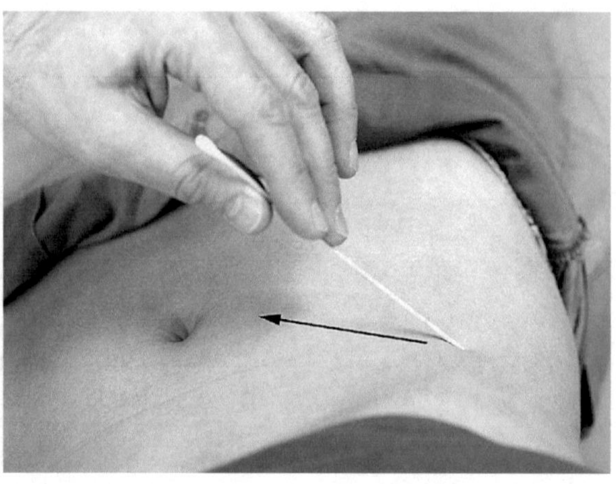

◘ **Abb. 1.32 Auslösung des Bauchhautreflexes mit einem Wattestäbchen.** Der Reflex kann von lateral oder von der Mitte ausgelöst werden. Er wird stets in drei Etagen ausgelöst

- **Cremasterreflex:** Die Prüfung der Cremasterreflexe beim Mann erfolgt durch Bestreichen der Haut proximal an der Innenseite des Oberschenkels und führt zur Kontraktion des M. cremaster, der aus dem M. transversus abdominis abgezweigt ist. Segmental verläuft der Reflex über L1–L2, die Efferenz geht über den N. genitalis aus dem N. genitofemoralis, der mit dem Samenstrang durch den Leistenkanal zieht.
- Der **Analreflex** (Segment S3–S5) wird am seitwärts liegenden Patienten untersucht, der die Beine in Hüfte und Knie gebeugt hat. Man bestreicht rechts und links die perianale Region mit dem Holzstiel eines Wattetupfers. Der Reflexerfolg ist eine Kontraktion des Schließmuskels. Nur einseitiges Fehlen des Reflexes ist verwertbar, da er inkonstant ist.

Untere Extremität

Pathologische Reflexe als sicheres Zeichen für eine Funktionsstörung in zentralen absteigenden motorischen Bahnen sind vor allem die Reflexe der Babinski-Gruppe.

Babinski-Reflex (► Facharztbox: Varianten des Babinski-Reflex): Beim Gesunden löst das Bestreichen des äußeren Randes der Fußsohle eine tonische Plantarbewegung der Zehen aus. Bei Funktionsstörung der absteigenden motorischen Bahnen führt derselbe Reiz zu einer tonischen Dorsalbewegung der großen Zehe (positiver Babinski). Diese ist oft von einer spreizenden Plantarbewegung der übrigen Zehen begleitet (»**Fächerphänomen**«), die aber isoliert keine pathologische Bedeutung hat: Entscheidend ist die Dorsalbewegung (Hyperextension) der ersten Zehe (◘ Abb. 1.1).

Bei leichter, zentraler motorischer Funktionsstörung findet man, gleichsam als Übergang zwischen dem normalen Fußsohlenreflex und dem Babinski, eine »stumme Sohle«: Bestreichen des äußeren Fußrandes bleibt ohne jegliche Reizantwort. Die stumme Sohle ist nur dann pathologisch verwertbar, wenn auf der Gegenseite ein physiologischer Fußsohlenreflex auslösbar ist.

Facharztbox

Varianten des Babinski-Reflexes

Es gibt eine Reihe von Varianten in der Auslösung der tonischen Dorsalbewegung der ersten Zehe. Man muss sie kennen und routinemäßig anwenden, da es viele Fälle gibt, bei denen die pathologische Hyperextension der Großzehe nicht auf die klassische Weise nach **Babinski**, sondern nur durch eine dieser Varianten zu erhalten ist. Der Grund dafür ist noch unbekannt.

Nützlich bei empfindlichen Patienten ist die Auslösung des Reflexes nach **Chaddock** durch Bestreichen des äußeren Fußrückens.

Den **Oppenheim-Reflex** löst man durch festes Streichen über die Tibiakante von proximal nach distal aus.

Der **Gordon-Reflex** wird durch festes Kneten der Wadenmuskulatur ausgelöst.

Das **Strümpell-Zeichen** ist kein Reflex, sondern eine pathologische Mitbewegung. Der Untersucher übt einen kräftigen Druck auf das Knie aus, während der Patient versucht, das Bein im Knie zu beugen. Dabei kommt statt der physiologischen Flexion zur Dorsalbewegung der Großzehe wie bei den Reflexen der Babinski-Gruppe.

Bei der Auslösung dieser pathologischen Reflexe muss die Reizung u. U. mehrmals wiederholt (»summiert«) werden. Wenn man nur einmal flüchtig über die Fußsohle gestrichen hat, kann man nicht behaupten, der Babinski sei negativ. Die Reaktion der großen Zehe muss tonisch sein und so lange andauern, wie der Reiz ausgeübt wird. Ein flüchtiges Auf und Ab der Zehen bei empfindlichen Patienten ist nicht verwertbar.

1.6.6 Instinktbewegungen und reflektorisch motorische Schablonen

Definition Instinktbewegungen sind angeborene Verhaltensweisen, die im Tierreich für Arten, Gattungen oder höhere systematische Einheiten genauso charakteristisch sind wie morphologische Merkmale. Auch beim Menschen gehört eine große Zahl von Instinktbewegungen zur angeborenen motorischen Ausstattung. Sie lassen sich beim Neugeborenen und Säugling regelmäßig in reiner Form nachweisen. Mit der Reifung des Zentralnervensystems werden sie in komplexere reflektorische und Willkürbewegungen eingegliedert. Beim Abbau der Leistungen des Gehirns durch Krankheitsprozesse der verschiedensten Art können diese Bewegungen oder Radikale davon als motorische Schablonen wieder freigesetzt werden. Je nach dem Schweregrad des Abbaus, d. h. nach der Senkung des zerebralen Organisationsniveaus, treten sie reflektorisch oder automatisch auf.

Die **reflektorischen Formen** sind unspezifisch auslösbar, laufen formstarr in stets gleicher Weise ab und sind nicht ermüdbar. In schweren Fällen kann der Kranke sie willentlich nicht unterdrücken.

Die **automatischen Formen** bedürfen prinzipiell keiner afferenten Anregung, wenn ihre Abläufe auch zusätzlich durch verschiedenartige Stimuli in Gang gesetzt werden können.

Handgreifen

Hand- und Fußgreifreflexe der verschiedensten Art sind beim Neugeborenen und Säugling regelmäßig nachzuweisen. Zusammen mit den Mundgreifreflexen dienen sie der Nahrungsaufnahme und dem Festhalten an der Mutter. Sie sind unspezifisch auslösbar.

Symptomatik Streckt man die gebeugten Finger des Patienten ruckartig mit den Fingerspitzen der eigenen Hand, möglichst unter gleichzeitiger Ablenkung im Gespräch, kommt es zu einer reflektorischen Beugebewegung nach Art des Hakelns. In analoger Weise kann die ruckartige passive Streckung des gebeugten Arms ein Gegenhalten oder sogar aktive Beugung im Ellenbogen auslösen.

In schweren Fällen ziehen sich die Kranken durch eine kombinierte Bewegung von Hakeln und Beugung des Arms an der festgehaltenen Hand des Untersuchers aus dem Liegen zum Sitzen empor. Dies geschieht reflektorisch und nicht als intendierte Handlung. Berührungsreize der Handfläche können eine Schließbewegung der Hand auslösen. Diese ist oft von einem propriozeptiven Festhalten gefolgt, das dem **Bulldog-Reflex** (s. u.) analog ist und häufig ebenfalls solche Stärke hat, dass man den Kranken mit dem Reizobjekt aus seiner Stellung ziehen kann.

Ursachen Diese Handgreifreflexe sind ein Zeichen allgemeiner Hirnschädigung (Hirndruck oder ausgedehnter Abbauprozess). Im Gegensatz zu experimentellen Befunden an Primaten findet sich beim Menschen keine positive Korrelation speziell zwischen Frontalhirnprozessen und Auslösbarkeit dieser Reflexe. Sie sind vielmehr bei beliebig lokalisierter Hirnschädigung auszulösen, sofern diese einen bestimmten Schweregrad erreicht hat. Nach spastischer Hemiplegie erlischt die optisch und taktil auslösbare Greifreaktion, die propriozeptive bleibt erhalten.

Klüver-Bucy-Syndrom ▶ Exkurs.

Orales Greifen (Bewegungen der Nahrungsaufnahme)

Automatische Bewegungen Bei schlafenden Säuglingen kann man eine automatische Saugbewegung mit Öffnung und Schließung des Mundes beobachten. Ähnliche Automatismen mit einer Frequenz von 2–3/s treten in Serien, spontan und reflektorisch im Zustand der Dezerebration auf. Der stärkste auslösende Reiz ist, je nach dem Typ der Dezerebrationshaltung, die Streckung der gebeugten oder die Beugung der gestreckten Arme. Die Serien lassen sich auch durch sensible Stimuli an der perioralen Hautpartie und auf dem Thorax auslösen.

Oft kann man am Einsetzen dieser Automatismen die beginnende Dezerebration erkennen, bevor noch die Extremitäten die typische Haltung (▶ Kap. 2) zeigen und sich die Bewusstseinslage nennenswert verändert. Dies ist ein wichtiges Symptom zur Frühdiagnose einer drohenden Einklemmung des Hirnstamms bei raumfordernden Prozessen aller Art.

Reflektorisches orales Greifen Bei Neugeborenen und Säuglingen löst die Berührung der Mundgegend einen oralen Greifreflex aus. Etwa im 4. Monat tritt auf Bewegung der Lippen eine Art Beißbewegung auf, die sich beim Herausziehen des Objekts verstärkt. Erst mit der Reifung des zusammenhängenden Sehens erfolgt das Mundgreifen auch auf optische Reize.

In gleicher Weise lassen sich Mundgreifreflexe bei Patienten mit zerebralen Krankheitsprozessen auslösen.

- **Optisch:** Annäherung oder Entfernung eines beliebigen Gegenstands im Blickfeld des Kranken wird mit einem Öffnen des Mundes, bei schweren Krankheitsfällen mit einer schnappenden Greifbewegung des Mundes beantwortet.
- **Taktil:** Berührung der Lippen, der perioralen Region, aber auch der seitlichen Gesichtshaut löst, je nach der Schwere der Läsion, ein leichtes Öffnen des Mundes, orales Greifen oder gar Ansaugen des Gegenstands aus.
- **Propriozeptiv:** Der mit dem Mund erfasste Gegenstand wird beißend zwischen Ober- und Unterkiefer festgehalten. In dem Maße, in dem der Untersucher einen Druck auf den Unterkiefer ausübt oder versucht, das Objekt aus dem Munde herauszuziehen, verstärkt sich der Kieferschluss (**Bulldog-Reflex**; ◘ Abb. 1.33). In schweren Fällen kann man den Kranken an dem Reizgegenstand, auf dem er sich festgebissen hat, von der Unterlage emporziehen.

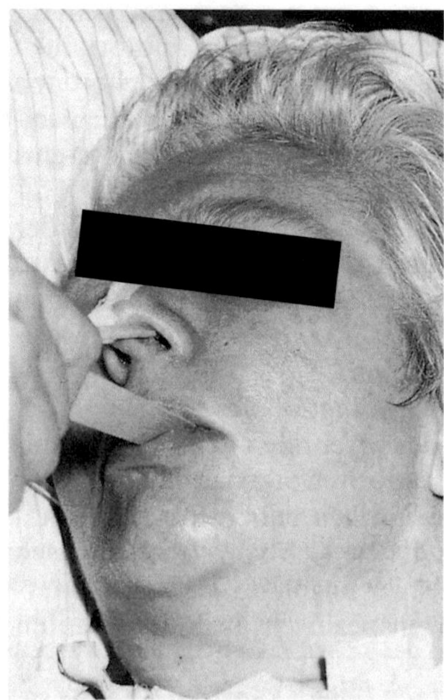

◘ Abb. 1.33 Taktil ausgelöster oraler Greifreflex bei einer 51-jährigen Patientin mit bilateraler Basalganglienblutung

Diese Reaktionen sind prinzipiell vom Aufforderungscharakter des Objekts unabhängig. Sie erfolgen mit der Zwangsläufigkeit eines Reflexes auch dann, wenn das Reizobjekt ein gefährlicher Gegenstand ist, etwa eine Messerklinge. Dies gilt auch für die oben besprochenen Handgreifreflexe.

Ursachen Das orale Greifen ist fast immer dann auslösbar, wenn auch Handgreifreflexe zu erhalten sind. Es zeigt eine schwere Allgemeinschädigung des Gehirns an.

Exkurs

Klüver-Bucy-Syndrom

Definition. Primatenjunge und menschliche Säuglinge durchlaufen ein Entwicklungsstadium, in dem sie beliebige Gegenstände in ihrem Blickfeld ergreifen und in den Mund stecken. Klüver und Bucy haben gezeigt, dass bei Makaken doppelseitige Abtragung des medialen Temporallappens zu einem Syndrom führt, das durch folgende Symptome gekennzeichnet ist:

- Unfähigkeit, die Bedeutung von belebten und unbelebten Objekten aufgrund optischer Kriterien zu erkennen;
- die Tiere stecken alle möglichen Gegenstände, die ihnen erreichbar sind, in den Mund. Unmittelbar nach der Operation fressen die Affen, die natürlicherweise Pflanzenfresser sind, alle Arten von Fleisch und Fisch;
- starke Ablenkbarkeit durch jeden neuen optischen Reiz;
- Verminderung der affektiven Reaktionen, so dass sich die sonst sehr schwierigen Tiere völlig zahm verhalten;
- einige Wochen nach dem Eingriff kommt es zu einer deutlichen Steigerung der sexuellen Aktivität.

Symptome beim Menschen. Eine ähnliche Symptomkombination wird auch beim Menschen nach doppelseitiger Zerstörung medialer Temporallappengebiete beobachtet: Diese kann durch ischämische Insulte, hirnatrophische Prozesse (z. B. Pick-Krankheit) und nach überstandener Herpes-simplex-Enzephalitis eintreten.

Das führende Symptom ist eine exzessive orale Tendenz, die sich darin äußert, dass die Kranken wahllos beliebige, auch unessbare oder gefährliche Gegenstände mit der Hand ergreifen und in den Mund stecken. Diese Bewegungsfolgen können unermüdbar und so dranghaft ablaufen, dass die Kranken fixiert werden müssen.

Neben diesen reflektorischen Essbewegungen bestehen eine erhebliche affektive Indifferenz und eine Antriebsminderung. Manche Patienten sind in ihrem sexuellen Verhalten stark enthemmt, was den Ablauf der Arbeit auf einer Station oder im Pflegeheim stark beeinträchtigen kann.

Ein sehr wichtiges Symptom ist die Unfähigkeit, neue Gedächtnisinhalte so aufzunehmen und zu verarbeiten (Überführung vom Arbeits- ins Langzeitgedächtnis), dass sie bei Bedarf abgerufen werden können. Sie ist mit rascher Ablenkbarkeit durch jeden neuen Außenreiz kombiniert.

Der **Palmomentalreflex** darf nicht mit oralen Greifreflexen verwechselt werden. Der Stimulus besteht in einem Bestreichen des Daumenballens von proximal nach distal, am besten mit einer Nadelspitze. Der Reflexerfolg ist eine Kontraktion des ipsilateralen M. depressor angulis oris. Erscheinungsbildlich sowie ontogenetisch handelt es sich nicht um einen Greifreflex, sondern um einen Teil des generalisierten Beuge- und Schutzreflexes. Lokalisatorische Bedeutung hat der Palmomentalreflex nicht, er zeigt lediglich eine organische Hirnschädigung von fortgeschrittenem Schweregrad an.

1.7 Motorik und Lähmungen

Thorsten Steiner und Ricarda Diem

Wir unterscheiden periphere und zentrale Lähmungen. Zu den psychogenen Lähmungen ▶ Exkurs.

1.7.1 Untersuchung

Für die Untersuchung auf das Vorliegen einer peripheren oder zentralen Lähmung werden nacheinander Trophik, Tonus, Reflexe und Funktion der Extremitätenmuskulatur, die grobe Kraft und die Feinbeweglichkeit geprüft. Man achtet zunächst auf

- abnorme Haltung und Lage der Gliedmaßen,
- Vernachlässigung einer Seite bei willkürlichen, unwillkürlichen und Ausdrucksbewegungen und
- unwillkürliche Bewegungen (extrapyramidale Hyperkinesen, Bewegungsunruhe der Muskulatur).

Bei der Inspektion der Muskeltrophik sind oft schon umschriebene Atrophien sichtbar. In leichter Form kann man sie durch Palpieren des ruhenden Muskels feststellen. Muskelatrophien sind typisch für periphere Nervenschädigung. Sie kommen aber auch bei Muskeldystrophie, Kachexie, Inaktivität und in geringem Ausmaß bei der Erschlaffung des Gewebes im Alter vor. Zur Abgrenzung dienen vor allem das Auftreten von faszikulären Zuckungen, der Ausfall der entsprechenen Eigenreflexe und die elektromyographische Untersuchung.

Tab. 1.8 Kraftgrade

Grad	Kraft
0	Keinerlei Muskelaktivität
1	Sichtbare Muskelkontraktion ohne Bewegungseffekt
2	Bewegungseffekt unter Ausschaltung der Schwerkraft
3	Bewegungen auch gegen die Schwerkraft möglich
4	Bewegungen gegen mäßigen Widerstand möglich
5	Normale Muskelkraft

Der Muskeltonus wird als muskulärer Widerstand gegen passive Beuge- und Streckbewegungen der Extremitäten geprüft. Der Patient muss dabei soweit wie möglich entspannen. Bei dieser Gelegenheit überzeugt man sich auch von der freien Beweglichkeit der Gelenke und achtet auf artikuläre Bewegungshemmungen und Schmerzäußerungen.

Die grobe Kraft wird systematisch für die wichtigsten Bewegungen der Extremitäten (z. B. Heben und Senken, Beugen und Strecken, Händedruck, Fingerhakeln), des Rumpfes sowie einzelner Muskelgruppen untersucht. Zur Quantifizierung dabei gefundener Paresen unterscheidet man verschiedene Kraftgrade (Tab. 1.8).

Halteversuche Folgende Halteversuche sind zu unterscheiden:

- Beim **Armhalteversuch** hält der Patient bei geschlossenen Augen beide Arme gestreckt in Supinationsstellung vor sich hin. Bei zentraler Parese wird der betroffene Arm langsam proniert, oft auch gleichzeitig im Ellenbogengelenk gebeugt (»verkürzt«) und sinkt etwas ab.
- Beim **Beinhalteversuch** hält der Patient in Rückenlage die im Hüft- und Kniegelenk rechtwinklig gebeugten Beine hoch (Mingazzini-Stellung). Einfacher ist die Untersuchung in Bauchlage. Dabei werden die Unterschenkel durch Beugung im Knie im stumpfen Winkel, also nicht bis zur Senkrechten emporgehoben (Barré-Stellung). Leichtere Grade einseitiger Lähmung sind durch Schwanken und vorzeitiges Absinken zu erkennen.

Exkurs

Psychogene Lähmungen

Zentrale oder periphere Lähmungen zeigen sich nicht nur durch Minderung der groben Kraft, sondern auch durch Atrophien, Tonusdifferenzen und Reflexstörungen.
Bleibt die geforderte Innervation aus, ohne dass sich diese begleitenden Symptome finden, ist die Ursache fast immer eine psychogene Minderinnervation. Diese ist an folgenden Kriterien zu erkennen:

- Der Patient macht keinen Versuch, die verlangte Bewegung auszuführen, oder
- er führt, oft recht demonstrativ, eine Fehlinnervation mit kräftiger Anspannung anderer Muskelgruppen aus oder
- er innerviert gleichzeitig Agonisten und Antagonisten, wobei die betroffenen Gelenke funktionell versteifen;
- er hebt den Arm gegen die Schwerkraft mehrere Zentimeter hoch, zeigt dabei mimisch maximale Anstrengung und lässt ihn dann auf die Unterlage fallen.

Man muss jedoch berücksichtigen, dass eine leichte organische Lähmung psychogen ausgeweitet sein kann.

Funktionsprüfung einzelner Kennmuskeln Bei Verdacht auf eine periphere Parese werden alle Funktionen der Muskeln, die von dem (oder den) betroffenen Nerven oder der Wurzel versorgt werden, isoliert geprüft.

Untersuchung rascher Folgebewegungen Der Patient soll die Finger beider Hände rasch wie zum Klavierspielen oder Schreibmaschineschreiben bewegen, einen Finger nach dem anderen auf den Daumen setzen und bei leicht emporgehaltener Hand alternierende Drehbewegungen ausführen, so als ob er eine Glühlampe einschrauben wollte. Sehr nützlich ist auch die Aufgabe, die vorgehaltenen Hände alternierend und entgegengesetzt zu pronieren und zu supinieren oder so in die Hände zu klatschen, dass abwechselnd die rechte oder linke Hand die obere ist.

Im Sitzen lässt man den Patienten rasch mit beiden Beinen pendeln und achtet darauf, ob die Bewegungen flüssig und taktmäßig ausgeführt werden. An den Füßen prüft man das Zehenspiel und lässt, nach Möglichkeit bei frei getragenem Bein, den Fuß kreiseln. Auch prüft man alternierende Tipp-Kick-Bewegungen und das »Schreiben« von Zahlen mit den Füßen. Die Einschränkung der schnellen Folgebewegungen wird als Dysdiadochokinese bezeichnet. Bei zentraler Parese treten statt der versuchten differenzierten Bewegungen Masseninnervationen in weiter proximalen Muskelgruppen oder im ganzen Arm oder Bein auf.

1.7.2 Periphere Lähmung

Anatomie und Physiologie

Die periphere oder schlaffe Lähmung beruht auf einer Läsion im peripheren motorischen Neuron oder im Muskel selbst. Das periphere motorische Neuron hat seine Nervenzelle im Vorderhorn des Rückenmarks (α-Motoneuron). Der Neurit verläuft über Vorderwurzel, Spinalnerv, Plexus und peripheren Nerv zum zugehörigen Muskel, den er über die motorische Endplatte innerviert. Vertiefende Informationen ▶ Exkurs: Motorische Einheit.

Symptome der peripheren Lähmung

Die Unterbrechung des peripheren motorischen Neurons an irgendeiner Stelle zwischen der Vorderhornzelle und den Endaufzweigungen der Neuriten, der neuromuskulären Übertragung und der Muskeln führt zur **schlaffen Lähmung**, die durch folgende Kriterien charakterisiert ist:

- Die grobe Kraft ist vermindert **(Parese)** oder aufgehoben **(Paralyse, Plegie)**. Die Verteilung der Lähmungen entspricht dem Versorgungsmuster peripherer Nerven bzw. Nervenwurzeln.
- Die Muskelfasern werden rasch **atrophisch**, weil sie durch die Unterbrechung der motorischen Fasern nicht mehr stimuliert werden.
- Der Muskeltonus ist herabgesetzt **(Hypotonie)**, weil der efferente Schenkel des tonusregulierenden Reflexbogens unterbrochen ist.
- Die **Eigenreflexe** sind abgeschwächt bis erloschen. Die Arreflexie entwickelt sich meist frühzeitig, weil die Reflexe über dickere, rasch leitende Fasern laufen, die besonders vulnerabel sind. Gelegentlich bleibt die Arreflexie das einzige Symptom einer peripheren Lähmung.
- Anders als bei zentralen Lähmungen tritt eine Beeinträchtigung der Feinmotorik erst bei hochgradigen (Kraftgrade <3/5) Paresen.
- **Pathologische Reflexe** treten nicht auf.

Elektromyographisch und elektroneurographisch stellen sich die Zeichen einer Funktionsstörung im peripheren Nerven sofort und die einer Denervierung der Muskulatur etwa nach 2 Wochen ein.

Lokalisation der peripheren Lähmung

Aus der Verteilung der Paresen (und dem Nachweis oder dem Fehlen von begleitenden sensiblen Symptomen) lässt sich die Lokalisation der Läsion im peripheren Nervensystem ableiten.

Motoneuron Wenn die Lähmung rein motorisch ist und ihre Verteilung der segmentalen Innervation der Muskeln entspricht, ist eine Schädigung der Vorderhornzellen oder der Vorderwurzeln anzunehmen. Im Vorderhorn findet sich eine somatotopische Gliederung: dorsolateral sind die distalen Muskeln der Extremitäten, ventromedial die proximalen Muskeln repräsentiert. Die Nervenfasern zu den Flexoren verlassen den inneren Anteil, die Nervenfasern zu den Extensoren den äußeren Anteil des Vorderhorns.

Plexusschädigungen Sie führen zu gemischten, motorisch-sensiblen Lähmungen an einer Extremität. Ihre Verteilung entspricht der Anordnung der Faszikel in den Plexus.

Exkurs

Motorische Einheit

Funktionell wird das periphere motorische Neuron mit den angeschlossenen Muskelfasern als motorische Einheit bezeichnet. Die Größe dieser Einheiten variiert erheblich. Präzise Steuerung von Bewegungen wird durch kleine, hochfrequent feuernde, motorische Einheiten erreicht, Kraft und Ausdauer durch große und langsam entladende. An den feingesteuerten Augenmuskeln gehören dazu nur wenige (2–10) Muskelfasern, die mit hoher Frequenz (ca. 100/s) entladen, am besonders kräftigen M. gastrocnemius sind es etwa 1800 Fasern pro motorischer Einheit mit sehr langsamer (ca. 5–30/s) Entladungsfrequenz. Kleine, hochfrequent entladende motorische Einheiten sind besonders empfindlich gegen Störungen der neuromuskulären Überleitung. Deshalb werden die Augenmuskeln bei der Myasthenie früher als andere Muskeln gelähmt.

Peripherer Nerv Sind die motorischen und sensiblen Ausfälle auf das Versorgungsgebiet eines Nerven beschränkt, liegt eine umschriebene periphere Nervenläsion vor. Einzelheiten ▶ Kap. 31.

Kombinierte Lähmungen mehrerer Nerven Diese kommen in drei Formen vor:

- Polyneuropathischer Typ: Paresen und Sensibilitätsstörungen gehen über das Versorgungsgebiet eines einzelnen Nerven hinaus. Die Verteilung der Symptome zeigt, dass mehrere, meist benachbarte Nerven der Extremitäten befallen sind. Die Funktionsstörungen müssen nicht alle Muskeln oder Hautareale betreffen, die von den erkrankten Nerven versorgt werden. Meist sind die Ausfälle annähernd symmetrisch, distal oder proximal betont.
- Polyneuroradikulitischer Typ: Die periphere Lähmung der Motorik und Sensibilität ergreift nicht nur die Nerven der Extremitäten, sondern auch die Nervenwurzeln am Rumpf, so dass die Symptomatik einer Querschnittslähmung ähnlich wird. Klinik ▶ Kap. 32.
- Mononeuritis multiplex: Erkrankung mehrerer einzelner Nerven, die nicht benachbart sein müssen.

1.7.3 Zentrale Lähmung

Anatomie

Unter dem Oberbegriff »Pyramidenbahn« werden in der Neurologie die Projektionsfasern zusammengefasst, die in kraniokaudaler Richtung durch die Pyramiden der Medulla oblongata zum Rückenmark verlaufen (Tr. corticospinalis) (▶ Exkurs: Entwicklung der Pyramidenbahn und Organisation der zentralen Motorik). Zu diesem System müssen auch die kortikopontinen und kortikobulbären Bahnen gerechnet werden, die auf die Kerne der motorischen Hirnnerven projizieren. Nur 50% der efferenten Neurone aus dem Motorkortex enden im Rückenmark. Viele Axone steuern direkt oder durch Kollateralen supraspinale Strukturen an wie das Corpus striatum, sensible und motorische Kerne des Thalamus, den Nucl. ruber, Brückenkerne, die Formatio reticularis des Hirnstamms, die sensiblen Hinterstrangkerne in der Medulla oblongata sowie die Kerne des N. trigeminus. Die efferenten Projektionen des Motorkortex bestehen also aus Subsystemen, die unterschiedliche Ursprünge und unterschiedliche Projektionsziele haben.

Die sog. Pyramidenbahn schließt die Efferenzen vom primären motorischen (Area 4), vom prämotorischen Kortex (Area 6) von der »supplementär motorischen Area« und von verschiedenen sensiblen und Assoziationsarealen ein, die dorsal von der Zentralfurche liegen (◻ Abb. 1.34).

Funktionelle Organisation der motorischen Rinde

Die Repräsentation im Motorkortex und speziell im Gyrus praecentralis ist nicht nach den absoluten Größenverhältnissen der einzelnen Körperregionen, sondern nach ihrer funktionellen Bedeutung angeordnet: Die Felder für die differenzierten Gesichts- und Handbewegungen haben eine weit größere Ausdehnung als etwa das Feld für die Fußbewegungen. Der Rumpf ist nur ganz gering vertreten. Dabei ist das generelle Organisationsprinzip im Kortex, die multiple Repräsentation, auch in der Area 4 nachzuweisen: Zwei oder mehr Cluster von Neuronen können auf denselben Motoneuronpool im Rückenmark projizieren, und diese Cluster müssen nicht benachbart liegen. Umgekehrt kann derselbe

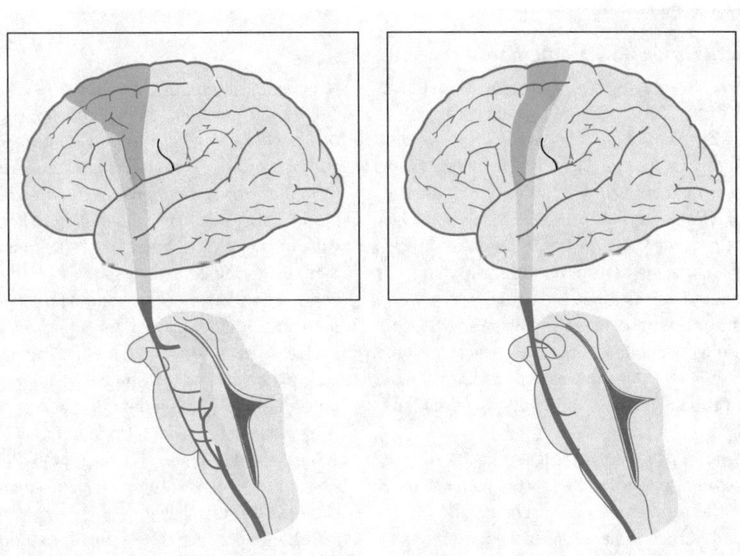

◻ **Abb. 1.34 Schematische Darstellung der wichtigsten motorischen kortikofugalen Projektionen.** *Links* ist eine prämotorisch-retikulospinale Bahn eingezeichnet, *rechts* die kortikospinale (pyramidale) Projektion aus der Area 4 und der supplementär motorischen Area. (Nach Freund 1984)

Exkurs

Entwicklung der Pyramidenbahn und Organisation der zentralen Motorik

Phylogenetisch findet sich eine Pyramidenbahn erst bei Säugetieren und die Funktionsstörung nach Pyramidenbahnläsion ist umso schwerer, je höher das Tier in der entwicklungsgeschichtlichen Rangordnung steht.

Ontogenetisch ist die Pyramidenbahn bei der Geburt noch nicht reif. Die Reifung ist erst mit dem 2. Lebensjahr abgeschlossen. Ein Vergleich der undifferenzierten Massenbewegungen des Säuglings mit den Leistungen der Feinmotorik beim gesunden Erwachsenen gibt eine erste Vorstellung von der Bedeutung des Pyramidenbahnsystems.

Die **Organisation** der motorischen Efferenzen zum Hirnstamm und Rückenmark ist in ◼ Abb. 1.34 schematisch vereinfacht dargestellt. Die Efferenzen zu den Basalganglien sind weggelassen.

Das kortikospinale pyramidale System projiziert bevorzugt auf die distale, das prämotorisch-retikulospinale System auf axiale und auf proximale Muskeln. Die kortikospinalen Projektionen sind vorwiegend einseitig und gekreuzt organisiert, während die prämotorisch-retikulospinale Bahn bilateral ist.

Axiale und in geringerem Maße auch proximale Muskeln empfangen also steuernde Impulse durch eine direkte kortikospinale und eine indirekte prämotorische retikulospinale Bahn. Erstere hat eine geringe, Letztere eine große ipsilaterale Komponente. Die axialen und proximalen Muskeln werden also von beiden Systemen und von beiden Hirnhälften innerviert. Dagegen empfangen die distalen Extremitätenmuskeln ihre Afferenz nur von den kortikospinalen Projektionen, die im primären motorischen Kortex der Gegenseite entspringen.

Diese Organisation macht es verständlich, warum sich die axialen und proximalen Muskeln nach Hemisphärenschädigung leichter erholen, während sie nach Hirnstammschädigung lange paretisch bleiben.

Zellcluster in Area 4 auf mehrere Motoneuronen-Gruppen projizieren.

Vertiefende Informationen zum Motorkortex ▶ Exkurs: Plastizität im Motorkortex und supplementmotorischer Kortex.

Das Organisationsprinzip ist also nicht die Innervation einzelner Muskeln, sondern die Bewegung als Ganzes. Während die kortikospinalen Bahnen auf motorische Vorderhornzellen projizieren, die die distalen Muskeln der Extremitäten, und hier besonders die Beuger, innervieren, projizieren rubro-, vestibulo- und retikulospinale Bahnen zu Vorderhornzellen, die für die Rumpf- und Gürtelmuskeln, also für die proximale Stützmotorik zuständig sind. Nach umschriebenen Läsionen in der motorischen Rinde kommt es, anders als nach Schädigungen des peripheren motorischen Neurons, nicht zur Lähmung einzelner Muskeln, sondern zu einer Beeinträchtigung der Steuerung feiner Bewegungen.

Steuerung von Bewegungen

Die Rolle des motorischen Kortex in der Organisation von Bewegungen ist in ◼ Abb. 1.35 zu erkennen. In dieser Darstellung wird die enge Verknüpfung von Sensorik und Motorik ebenso deutlich wie der Einfluss des Kleinhirns und der Basalganglien, die den Motorkortex über den Thalamus

Exkurs

Plastizität im Motorkortex und supplementmotorischer Kortex

Die Repräsentation der Bewegungen in der motorischen Rinde, wie sie schematisch durch ◼ Abb. 1.34 dargestellt wird, ist nicht so starr wie die Zuordnung der Innervation im peripheren Nervensystem. Entfernt man bei Makaken das Handfeld, das man durch elektrische Reizung identifiziert hatte, kommt es nur für kurze Zeit zu einer Bewegungsstörung. Die Tiere sind bald wieder in der Lage, die gelähmte Hand mit der früheren Geschicklichkeit zu gebrauchen, und ein Kontrollversuch zeigt dann, dass jetzt Handbewegungen durch elektrische Reizung in der Nachbarschaft des abgetragenen Handfelds auszulösen sind. Auch beim Menschen kann wiederholte elektrische Reizung derselben Rindenstelle zu verschiedenartigen Bewegungen führen. Der Bewegungserfolg ist zudem von der Position der Gliedmaßen abhängig.

Neben dem primär-motorischen Kortex existiert noch in der Tiefe der Fissura interhemispherica, etwas rostral vom primären motorischen Kortex, das supplementmotorische Areal. In ihm werden Handlungsentwürfe und Handlungsbereitschaft gesteuert. Zusammen mit dem prämotorischen Kortex wird die Abfolge von komplexen zusammengesetzten Bewegungsprogrammen von hier gesteuert.

Mit elektrophysiologischen Methoden ist es gelungen, vor Einsetzen einer Willkürbewegung ein langsam ansteigendes, oberflächennegatives Hirnpotenzial abzuleiten. Es tritt bilateral auf, ist frontal stärker als okzipital ausgeprägt und hat sein Maximum vor einseitigen Bewegungen über der kontralateralen Präzentralregion. Man sieht in diesem Potenzial ein Korrelat willkürlicher Aktionsbereitschaft (»**Bereitschaftspotenzial**«), d. h. von zerebralen Prozessen, die einer intendierten Bewegung vorangehen. Die meisten Neurone der Pyramidenbahn verändern ihre Entladungsfrequenz schon vor einer Bewegung. Es gibt auch eine Voreinstellung der Muskelspannung, die einer Willkürkontraktion vorangeht, und bei bedingten Reflexen kann man frühzeitige Reaktionen des γ-Systems auf den bedingenden Reiz nachweisen. Schließlich findet man im Elektromyogramm in Muskeln, mit denen eine bestimmte Bewegung ausgeführt werden soll, bei Ableitung mit Nadelelektroden eine sog. **Voraktivität**. Ihr Ausmaß steht unter experimentellen Bedingungen in Beziehung zu der erwarteten Belastung des Muskels.

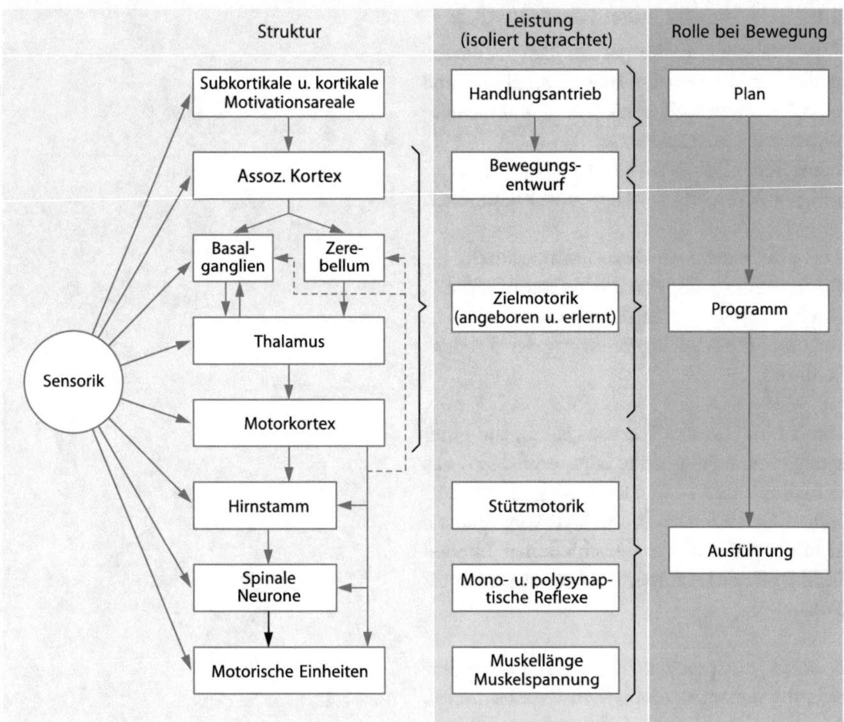

Abb. 1.35 Motorisches System im Überblick. Die wichtigsten Strukturen und ihre Hauptverbindungen sind in der linken Säule angeordnet. Der Einfachheit halber wurden alle sensorischen Zuflüsse ganz *links* zusammengefasst. Die *mittlere Säule* betont die bei isolierter Betrachtungsweise herausragenden Leistungen der einzelnen Abschnitte des motorischen Systems, die *rechte* gibt die Rolle bei der Initiierung und Durchführung einer Bewegung wieder. Auf die parallele Position der Stammganglien und des Kleinhirns und die Einordnung des Motorkortex am Übergang zwischen Programm und Ausführung wird hingewiesen. (Nach Schmidt u. Thews 1980)

ansteuern. Die Generierung von willkürlichen Bewegungen erfolgt unter dem Einfluss von zentral generierten (»open loop«) Programmen, von internen Rückmeldungen, insbesondere über das Kleinhirn und die Basalganglien, sowie von externen Rückmeldungen über periphere sensible Rezeptoren (»closed loop«). Pyramidenbahnneurone können aber auch afferente Impulse auf jeder spinalen oder subkortikalen Relaisstation beeinflussen, wodurch das ZNS möglicherweise die Muster der sensiblen Rückmeldungen »auswählt«.

Symptome zentraler Lähmungen

Die zentrale Lähmung ist durch folgende Symptome charakterisiert und von der peripheren abgegrenzt:

- Ausgeprägte Beeinträchtigung oder Verlust der Feinmotorik und Auftreten von Massenbewegungen bis in proximale Gliedmaßenabschnitte beim Versuch, differenzierte Bewegungen auszuführen. Diese Bewegungsstörung ist das Kardinalsymptom der zentralen Lähmung.
- Minderung der groben Kraft: Das Verteilungsmuster der Parese ist regional bis halb- bzw. beidseitig. Bei regional umschriebenen zentralen Paresen sind antagonistische Muskelfunktionen annähernd gleichmäßig betroffen. Die Schwäche kann verhältnismäßig gering oder durch Spastik partiell kompensiert sein. Nicht wenige Patienten können auf einem spastisch-gelähmten Bein gehen und mit einem spastischen Arm eine schwere Last tragen. Die Tonuserhöhung erhält den betroffenen Gliedmaßen ihre Stütz- und Haltefunktion.
- Spastische Tonuserhöhung: Diese betrifft an den Armen mehr die Beuger, an den Beinen meist die Strecker. Die Tonuserhöhung entwickelt sich in den meisten Fällen erst Tage bis Wochen nach der Schädigung.
- Keine neurogene Muskelatrophie, da das periphere Neuron intakt und der axonale Transport muskeltrophischer Substanzen erhalten bleibt.
- Die Eigenreflexe sind, u. U. bis zum Klonus, gesteigert, die physiologischen Fremdreflexe abgeschwächt, und es sind pathologische Fremdreflexe auszulösen.
- Die elektrische Erregbarkeit bleibt qualitativ unverändert, da das periphere Neuron intakt ist.

> **Kriterien der zentralen Lähmung: Beeinträchtigung der Feinmotorik, Massenbewegungen, keine Atrophie, spastische Tonuserhöhung, Reflexsteigerung, auch Kloni, pathologische Reflexe.**

Topographische Lokalisation und Phänomenologie der zentralen Lähmungen

Aus den oben beschriebenen anatomischen Unterschieden zwischen den kortikospinalen und den rubro-, vestibulo- und retikulospinalen Projektionen erklären sich zwei unterschiedliche Lähmungstypen bei zentraler Parese:

- Während Hemisphärenläsionen zu distal betonten Paresen mit Beeinträchtigung der Fein- und Zielmotorik führen,
- überwiegen bei umschriebenen Hirnstammläsionen Funktionsstörungen der parapyramidalen Bahnen, die zu proximalen Paresen mit Beeinträchtigung der Haltungsfunktion und oft nur geringer Störung der distalen Feinmotorik führen.

Der Ort der Läsion im zentralen Nervensystem, die einer zentralen Bewegungsstörung zugrunde liegt, ergibt sich aus der Verteilung der Lähmungen an den Extremitäten. Zur groben topographischen Orientierung lassen sich verschiedene Lähmungstypen unterscheiden, die verschiedenen Ebenen zwischen der Großhirnrinde und dem Rückenmark entsprechen (◻ Abb. 1.36).

Kortikale Monoparese Entsprechend der weit auseinandergezogenen Anordnung der somatotopischen Repräsentation im Gyrus praecentralis führen kortikale Läsionen zu Monoparesen, d. h. zu zentralen Bewegungsstörungen nur eines Körperglieds oder sogar nur seines distalen Abschnitts. Je nach der Lokalisation des Herds mehr zur Mantelkante oder mehr zum Operculum hin betrifft die Lähmung das Bein, den Arm bzw. die Hand oder die Gesichts- und Sprechmuskulatur. Ist der Herd nur auf die Area 4 beschränkt, sind die Paresen schlaff. Manchmal wirkt die Lähmung wie eine Radialislähmung (zentrale Fallhand). Es sind aber bei gezielter Untersuchung immer auch Paresen der Daumen- und Fingerbeugung, -abduktion und -adduktion nachweisbar. Sind auch die davor liegenden präzentralen Felder betroffen oder erstreckt sich der Herd mehr in die Tiefe, entwickelt sich nach kurzer Zeit eine Spastizität. Oft ist auch die an entsprechender Stelle im Gyrus postcentralis repräsentierte Sensibilität gestört.

Kapsuläre Hemiparese Auf ihrem Weg zum Rückenmark bündeln sich die Pyramidenbahnen in der Corona radiata und verlaufen eng benachbart in der inneren Kapsel, die vom Thalamus und Nucl. caudatus auf der einen und vom Putamen und Pallidum auf der anderen Seite begrenzt wird (◻ Abb. 1.37, ► Exkurs: Organisation der inneren Kapsel). An dieser Stelle können alle Pyramidenfasern einer Körperhälfte durch einen kleinen Herd geschädigt werden. Die innere Kapsel enthält aber nicht nur die Pyramidenbahn, sondern auch kortikostriäre, kortikothalamische, kortikorubrale, kortikoolliväre und kortikoretikuläre Bahnen. Vaskuläre Läsionen in der inneren Kapsel sind sehr häufig, da die Aa. lenticulostriatae fast im rechten Winkel aus dem zuführenden Mediastamm abgehen und daher ein bevorzugter Sitz von atheromatösen Veränderungen oder von embolischen Verschlüssen sind.

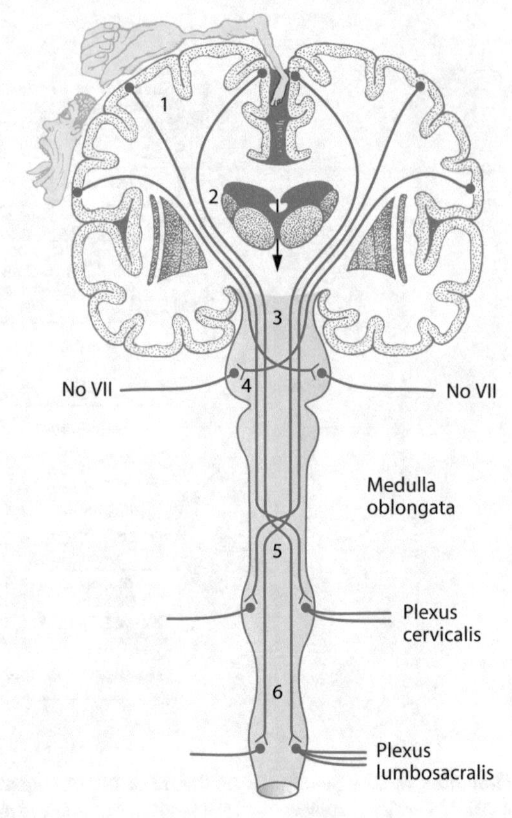

◻ **Abb. 1.36 Lokalisatorische Bedeutung unterschiedlicher Typen der zentralen Lähmung.** *1* kortikale Monoparese; *2* kapsuläre Hemiparese; *3* Dezerebration; *4* Hemiparese und gekreuzte Hirnnervensyndrome bei Hirnstammläsion (nur Fazialiskern und -nerv eingezeichnet); *5* Tetraparese bei hoher Halsmarkläsion; *6* Paraparese bei Brustmarkläsion

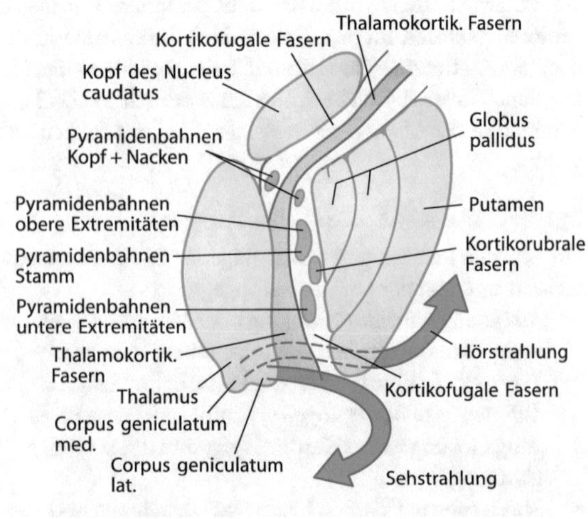

◻ **Abb. 1.37 Hauptbestandteile der Capsula interna.** Absteigende Fawsern im weißen Feld. Aufsteigende Fasern im grauen Feld der Capsula interna. (Nach Williams u. Warwick)

Exkurs

Organisation der inneren Kapsel

Die Projektionsbahnen in der inneren Kapsel haben noch eine gewisse somatotopische Anordnung, entsprechend den Rindengebieten, aus denen sie stammen (◘ Abb. 1.37). Im hinteren Abschnitt der Kapsel verlaufen die sensiblen Projektionsbahnen aus dem Lemniscus medialis zentripetal zum Thalamus. Den sensiblen Bahnen sind der Anfang der Sehstrahlung und die zentrale Hörbahn unmittelbar benachbart. Bei ausgedehnten kapsulären Läsionen ist die motorische Hemiplegie von halbseitiger Gefühlsstörung (Hemihypästhesie) und Hemianopsie begleitet.

Die Läsion der absteigenden motorischen Bahnen in der inneren Kapsel führt zum Syndrom der spastischen Hemiplegie (Halbseitenlähmung). Dabei haben die Gliedmaßen eine charakteristische Haltung, die sich aus der Pathophysiologie der Spastik leicht ableiten lässt. Der Arm ist adduziert und im Ellenbogen gebeugt. Hand und Unterarm sind proniert, die Finger gebeugt und fest eingeschlagen. Im Bein herrscht Streckspastik vor. Durch Erhöhung des Extensorentonus entsteht eine Spitzfußstellung, so dass das Bein gleichsam zu lang wird. Darauf beruht die Gangstörung nach Art der Zirkumduktion (Wernicke-Mann-Gangbild): Der Kranke kann das »zu lang gewordene« Bein nicht mehr gerade, sondern nur noch in einem nach auswärts gerichteten Bogen nach vorn führen. Im Unterschied dazu wird der Spitzfuß bei Peronäuslähmung (▶ Kap. 31) durch verstärktes Anheben des Fußes ausgeglichen. In leichteren Fällen sind lediglich die Mitbewegungen im paretischen Arm vermindert, und das Bein wird nachgezogen.

Tetraparese und gekreuzte Syndrome bei Hirnstammläsionen In der Pyramidenbahnkreuzung, im Pedunculus cerebri und im Brückenfuß, liegen die Pyramidenbahnen aus beiden Großhirnhemisphären eng benachbart. Hier ist noch eine somatotopische Gliederung nachzuweisen. Die kortikospinalen Fasern für die unteren Extremitäten liegen in der Brücke lateral ventral.

Dieser Bezirk ist über die zirkumferenten Brückengefäße aus der A. basilaris besonders zu bilateralen ischämischen Durchblutungsstörungen disponiert. Dabei kommt es zu einer zentralen Tetraparese, die gewöhnlich in den Beinen stärker als in den Armen ausgeprägt ist. Die engen topographischen Beziehungen zu anderen Kerngebieten und Bahnen im Hirnstamm bringen es mit sich, dass diese Lähmungen meist nicht isoliert auftreten, sondern von **Symptomen der Hirnstammhaube** begleitet sind (paramediane Hirnstammarterien):

- Pupillenstörungen,
- vertikale (Mittelhirn) oder horizontale (Brücke) Blickparese,
- Augenmuskellähmungen,
- zentraler Nystagmus mit optokinetischer Störung,
- Wachheitsstörung und, bei Läsion der pontozerebellären Bahnen,
- Ataxie.

Bei **Läsionen des Brückenfußes** (unilaterale paramediane Ponsläsion oder komplette Ponsläsion) kommen aber auch rein motorische Hemi- oder Paraparesen vor.

Betrifft die Läsion den Hirnstamm nur halbseitig, kommt es zu **gekreuzten Symptomenkomplexen**, von denen die klinisch wichtigen in Tabelle 5.5 zusammengestellt sind. Dabei treten jeweils auf der Seite des Herdes Hirnnervenausfälle, oft auch Hemiataxie, auf der Gegenseite eine zentrale Hemiparese auf. Häufiger als diese »reinen« Syndrome sind Kombinationen mit Lähmungen anderer Hirnnerven, halbseitigen sensiblen Störungen und Hemiataxie. Das führende Symptom für die Höhendiagnose ist die Hirnnervenlähmung.

> **Halbseitige Läsionen im Hirnstamm führen zu ipsilateralen Hirnnervenausfällen und kontralateraler zentraler Hemiparese – sog. »gekreuzten« Hirnstammsyndromen.**

Tetraparese bei hoher Halsmarkläsion Herde im oberen Halsmark, über dem Segment C5, können ebenfalls zu einer zentralen Lähmung aller vier Extremitäten führen. Sie unterscheidet sich von der Tetraparese bei Hirnstammschädigung durch die Begleitsymptome: Bei Halsmarkläsionen findet sich in aller Regel eine querschnittsförmige Sensibilitätsstörung und eine Entleerungsstörung von Blase und Mastdarm (s. u.). Hirnnervenlähmungen liegen nicht vor, auch ist die Bewusstseinslage des Patienten bei unkomplizierten Fällen nicht verändert.

Paraparese bei Brustmarkläsion Ist das Rückenmark unterhalb der zervikalen Segmente geschädigt, aus denen der Plexus brachialis entspringt, kommt es zu einer **zentralen Paraparese** beider Beine, die meist von einer querschnittsförmigen Sensibilitätsstörung und oft auch von Blasen- und Mastdarmstörungen begleitet ist (über Querschnittslähmungen ▶ Abschn. 1.13).

1.8 Basalgangliensyndrome

Thorsten Steiner und Ricarda Diem

1.8.1 Anatomische Grundlagen

Als Basalganglien bezeichnen wir folgende subkortikale Kerngebiete:

- **Nucl. caudatus** und **Putamen**, die durch Faserbahnen der Capsula interna getrennt sind, sich aber in Bau und Funktion ihrer Nervenzellen gleichen und deshalb als **Corpus striatum** zusammengefasst werden,

- **Globus pallidus**, der sich aus einer Pars interna und einer Pars externa mit unterschiedlichen Funktionen zusammensetzt und der in der Klinik aus topographischen Gründen mit dem benachbarten **Putamen** als **Linsenkern** (Nucl. lentiformis) zusammengefasst wird, obwohl sich beide Kerne phylogenetisch und in ihrer Funktion sehr unterscheiden,
- ferner den **Nucl. subthalamicus** (Corpus Luysii) des Zwischenhirns und
- im Mittelhirn die **Substantia nigra**, in der die Pars compacta und die Pars reticulata unterschiedliche Funktionen haben.

Die Basalganglien sind als ein System, das vor allem motorische Informationen aus der Hirnrinde bearbeitet, in eine kortikothalamokortikale neuronale Schleife eingeschaltet. Sie beeinflussen parallel die Aktivität frontaler Kortexareale (◘ Abb. 23.1). Vertiefende Informationen zu den Basalganglien ▶ Exkurs: Übertragung und Bearbeitung von Signalen.

1.8.2 Phänomenologie

Störungen in der Stammganglienfunktion führen einerseits zu überschießender Motorik (hyperkinetische Bewegungen) und andererseits zu hypokinetischen motorischen Syndromen.

Hypokinetische Bewegungsstörungen entstehen vor allem bei Degeneration der dopaminergen Neurone in der Substantia nigra, pars compacta. Als Folge werden aktivierende Projektionen reduziert und primär hemmende Neurone disinhibiert. Dadurch wird die tonisch-inhibitorische Aktivität dieser Kerne verstärkt. Bradykinese und Akinese werden durch Verstärkung hemmender Signale zum motorischen Kortex erklärt.

Hyperkinetische Bewegungsstörungen enstehen durch Veränderungen der Signalübertragung vor allem bei Läsionen im Corpus striatum oder im Nucl. subthalamicus. Hierdurch wird die hemmende Aktivität der Kerne vermindert.

Bewegungsstörungen wie Faszikulieren und Myokymie siehe ▶ Exkurs: Die wichtigsten Formen der Bewegungsunruhe.

Exkurs

Übertragung und Bearbeitung von Signalen in den Basalganglien

Verschaltung der Basalganglien (◘ Abb. 23.1). Der wichtigste Eingang in das System der Basalganglien ist das Corpus striatum. Fast alle Informationen entstammen der Hirnrinde, und zwar in erster Linie motorischen, aber auch sensibel/sensorischen, limbischen und Assoziationsfeldern. Sie haben aktivierende Funktion. Hier werden nur die motorischen Projektionen besprochen. Nichtmotorische Informationen, die z. B. in affektive, motivationale oder kognitive Prozesse eingeschaltet sind, spielen neben den motorischen eine wichtige Rolle (s. u., Symptomatik des Parkinson-Syndroms), ihre Mechanismen sind aber im Einzelnen noch nicht definiert.
Die **Ausgangsprojektionen** entstammen dem Globus pallidus, pars interna und der Substantia nigra, pars reticulata. Diese Signale haben eine tonisch inhibitorische Aktivität auf den ventrolateralen Thalamus. Der Transmitter ist GABA. Die Thalamuskerne projizieren mit aktivierender Funktion zur motorischen und präfrontalen Hirnrinde und be-einflussen so deren absteigende Aktivität.
Innerhalb des Systems der Basalganglien gibt es einen direkten und einen indirekten Weg für die parallele Übertragung und Bearbeitung von Signalen aus dem Striatum zu den beiden Ausgangskernen. Der direkte Weg ist GABAerg, wirkt also hemmend auf die Ausgangskerne. Der indirekte Weg verläuft über den Globus pallidus, pars externa (GABA) zum Nucl. subthalamicus (GABA) und von dort aktivierend (Glutamat) zu den Ausgangskernen. Störungen im funktionellen Gleichgewicht zwischen diesen beiden Wegen führen zur Verminderung oder Verstärkung der tonisch-inhibitorischen Aktivität der Ausgangskerne. Die Aktivität der beiden Wege wird in einer internen Schleife kontrolliert, die vom Corpus striatum zur Substantia nigra, pars compacta (GABA) und von dort zurück ins Striatum verläuft (Dopamin). Die komplexe interne Verschaltung innerhalb des Systems der Basalganglien ermöglicht es, dass die Ausgangskerne des Systems durch Verstärkung oder Verminderung der tonischen Inhibition der Thalamuskerne die thalamokortikale Aktivität vermindern oder (Hemmung der Hemmung) verstärken und damit die Aktivität in den absteigenden motorischen Projektionen der Hirnrinde modulieren.

Exkurs

Die wichtigsten Formen der Bewegungsunruhe

Faszikulieren: kurze, phasische, in der Regel gut sichtbare Kontraktionen in wechselnden Muskelfaserbündeln. Faszikulieren kann bei jeder Krankheit auftreten, die zur Degeneration des peripheren motorischen Neurons führt. Das Faszikulieren ist aber nur dann pathologisch verwertbar, wenn sich weiteren krankhaften neurologischen Befunde (Atrophie, Parese, Reflexabschwächung oder Reflexausfall) oder Denervierungszeichen im EMG finden. Es gibt auch ein harmloses Faszikulieren ohne diese Begleiterscheinungen. Patienten, die nur wegen einer isolierten Bewegungsunruhe der Muskulatur zum Arzt gehen, sind oft Hypochonder und häufig Ärzte oder Medizinstudenten. Viele Menschen nehmen die muskuläre Unruhe gewöhnlich nicht ernst.
Myokymie (Muskelwogen): kurze, tetanische Kontraktionen in wechselnden Gruppen von Muskelfasern eines Muskels. Myokymien haben in der Regel keine pathologische Bedeutung (Ausnahme: hemifaziale Myokymie, ▶ Kap. 31.1, Spasmus hemifacialis).
Myoklonien sind in Kap. 1.9 besprochen.

1.8.3 Parkinson-Syndrom

Symptome Leitsymptome sind:

- **Bradykinese** (Hypokinese) mit Verarmung an Spontan- und Mitbewegungen, wie Mitschwingen der Arme beim Gehen, Gestik und Mimik (Hypomimie) und kleinschrittiger schlurfender Gang.
- **Rigor** ist eine Erhöhung des Muskeltonus. Bei der Untersuchung spürt man einen wächsernen Widerstand gegen passive Bewegungen zeigt. Die rigorartige Tonuserhörung lässt sich auch durch den Pendeltest nachweisen, wenn der betroffene Arm beim alternierend passiven Vor- und Rückwärtsbewegen der Schultern geringere Exkursionen zeigt.
- Bei passiven Bewegungen tritt das sog. **Zahnradphänomen** auf. Die Muskelspannung gibt unter einer passiven Bewegung nicht gleichmäßig, sondern in einer Serie von kleinen Rucken nach, als ob das Gelenk aus einem groben Zahnrad bestünde.
- Der **Tremor** tritt als Ruhezittern in der Frequenz von 4–6/s zunächst meist an den Händen, seltener den Füßen auf.
- Die Störung haltungsregulierender Reflexe (posturale Instabilität) zeigt sich, wenn der Patient im Gehen plötzlich stehen bleiben will oder wenn man ihm von vorne, hinten oder von der Seite einen leichten Stoß versetzt **(Pro-, Retro- und Lateropulsion)**.

Die Klinik des Parkinson-Syndroms ist in ▶ Kap. 24.1 besprochen.

1.8.4 Choreatisches Syndrom

Symptome **Hyperkinesien:** Die choreatische Bewegungsstörung (griech. choreia, Tanz) besteht in raschen, flüchtigen, nicht synergistisch zusammengefassten Kontraktionen einzelner Muskeln oder Muskelgruppen mit ausgeprägtem Bewegungseffekt.

- Die Zuckungen laufen bereits in der Ruhe in ständiger Wiederholung ab. Sie verstärken sich bei intendierten Bewegungen und bei affektiver Erregung.
- Zunächst sind distale Gliedabschnitte stärker als proximale betroffen. Später ist die Bewegungsunruhe regellos verteilt und wechselt ihre Lokalisation ständig.
- Auch in den mimischen Muskeln treten grimassierende Zuckungen auf. Der Muskeltonus ist herabgesetzt. Dies begünstigt das schleudernde Ausfahren der Hyperkinesen.

Die Klinik der choreatischen Syndrome ist in ▶ Kap. 24.2 besprochen.

Untersuchung Bei der Untersuchung kann man neben den beschriebenen Störungen eine Reihe von weiteren motorischen Symptomen finden: Das Sprechen ist monoton und schlecht artikuliert, der Gang ist unsicher, mit gesteigerten Mitbewegungen und die Ausdrucksbewegungen sind sehr lebhaft. Häufig sind die Patienten nicht in der Lage, die Zunge mehrere Sekunden herausgestreckt zu lassen, weil sie durch unwillkürliche Impulse immer wieder in den Mund zurückgezogen wird (Zeichen der »**Chamäleonzunge**«). Löst man bei diesen Kranken den Patellarsehnenreflex aus, erschlafft der M. quadriceps nicht sofort nach der Reflexzuckung und der Unterschenkel verharrt einige Sekunden in gestreckter Stellung und sinkt dann erst träge in die Ausgangsstellung zurück (**Gordon-Kniephänomen**).

1.8.5 Ballismus

Zu den Hyperkinesen wird auch der Ballismus, eine in proximalen Gliedabschnitten lokalisierte Bewegungsstörung gerechnet (griech. ballein, werfen).

Die unwillkürlichen Bewegungen setzen plötzlich ein, laufen rasch, aber nicht so blitzartig ab wie bei der Chorea und sind schleudernd, weit ausfahrend. Die Hyperkinesen sind vorwiegend im Schulter- und Beckengürtel lokalisiert. Durch das plötzliche Einschießen motorischer Impulse in größere, proximale Muskelgruppen werden die Gliedmaßen vom Rumpf fort, aber auch an den Kopf und Rumpf herangeschleudert. Die ballistischen Bewegungen laufen im Wachzustand in ständig wechselnder Form und Lokalisation ununterbrochen ab. Im Gesicht tritt häufig ein Grimassieren auf, oft auch pathologisches Lachen und Weinen. Die Hyperkinesen werden durch Aufmerksamkeitszuwendung, psychische Erregung jeder Art, plötzliche Sinnesreize und den Versuch zu intendierten Bewegungen gebahnt.

1.8.6 Dystonien

Dystonien sind durch langsame, unwillkürliche Bewegungen, Tonussteigerung sowie abnorme Gliedmaßen-, Kopf- oder Rumpfhaltung charakterisiert. Ablauf und Lokalisation dieser Hyperkinesen sind stereotyp. Sie folgen einander aber nicht ständig. Durch Zuwendung der Aufmerksamkeit, affektive Erregung, Bewegungsintentionen, aber auch passive Bewegungen, werden sie verstärkt. Im Schlaf und in der Narkose lassen sie nach. Die Klinik der Dystonien ist in ▶ Kap. 24.4 beschrieben. Wir unterscheiden die generalisierte von der fokalen Dystonie.

Fokale Dystonie

- Der **Blepharospasmus** ist eine fokale Dystonie mit intermittierendem oder anhaltendem Schließen beider Augen. Sie wird häufig als psychogen verkannt.
- Die **laryngeale** oder **spasmodische Dysphonie** tritt bei Innervation zum Sprechen auf. Sie äußert sich als angestrengtes, gepresst oder wie erstickt klingendes Sprechen mit Unterbrechung in der Stimmführung (spastische Form) oder Versiegen der Phonation (flüsternde Form).
- Bei der **oromandibulären Dystonie** kommt es zu tonischen Hyperkinesen von Kiefer, Zunge und mimischer Muskulatur der unteren Gesichtshälfte. Sie sind oft mit

Blepharospasmus, manchmal auch mit spasmodischer Dysphonie kombiniert. Diese komplexe Form wird als **Meige-Syndrom** (▶ Kap. 24.4) bezeichnet.

Segmentale Dystonie

- Bei der **segmentalen zervikalen Dystonie** wird der Kopf in unregelmäßiger Folge anfangs nur einige Male am Tag, später häufiger, langsam zu einer Seite gedreht. Gleichzeitig neigt er sich, gewöhnlich zur Gegenseite, während sich die gleichseitige Schulter anhebt. Der Kopf verharrt wenige Sekunden in der Seitwärtsendstellung, dann kehrt er langsam in die gerade Ruhelage zurück, und die Schulter lockert sich wieder. Die zervikale Dystonie kommt, oft in Kombination,
- als **Antecollis** mit Nackenbeugung,
- als **Retrocollis** mit Nackenstreckung und
- als **Laterocollis** mit Neigung des Kopfes zu einer Schulter vor.

An der Bewegungsstörung sind vor allem der kontralaterale M. sternocleidomastoideus und die ipsilateralen Mm. splenius capitis und trapezius beteiligt. In diesen Muskeln entwickelt sich bald eine deutliche Hypertrophie.

Generalisierte Dystonie

Hier sind die Drehbewegungen auf den Rumpf und die Extremitäten ausgebreitet. Das Gesicht verzieht sich in langsamen Kontraktionswellen zu gequält anmutendem Grimassieren. An Händen und Füßen laufen oft athetotische Hyperkinesen (s. dort) ab. Die einzelnen Abschnitte des Rumpfes können gegensinnig zueinander gedreht werden.

Die Wendebewegung ist durch Gegenspannung der antagonistischen Muskeln kaum unterdrückbar. Auch von einem Außenstehenden kann der Kopf nicht völlig fixiert werden. Dagegen gelingt es vielen Patienten, mit bestimmten Hilfsgriffen, bei denen sie keine besondere Kraft einsetzen müssen, die dystonische Hyperkinese abzuschwächen oder zu unterbinden: Sie legen hierzu die Hand oder auch nur die Fingerspitzen leicht ans Kinn oder in den Nacken (»geste antagonistique«). Sehr bemerkenswert ist, dass dieser Hilfsgriff auch wirksam wird, wenn die Hand auf der Seite ans Kinn gelegt wird, von der sich der Kopf fortwendet. Die Drehbewegung lässt meist auch dann nach, wenn die Kranken sich mit dem Rücken im Sitzen an eine Stuhllehne oder im Stehen an eine Wand anlehnen. Dagegen pflegt sie sich zu verstärken, wenn die Patienten in einem freien Raum gehen oder stehen. Eine befriedigende Erklärung dieser Phänomene ist noch nicht möglich.

1.8.7 Athetose

Die athetotische Bewegungsstörung (griech. áthetos, ohne feste Stellung) besteht in unwillkürlichen, langsamen, trägen, »wurmförmigen« Hyperkinesen vor allem in den distalen Extremitätenabschnitten:

- Hände und Finger, Füße und Zehen nehmen dabei in unaufhörlichem Ablauf ständig wechselnde, bizarre Stellungen ein, die willkürlich nicht nachzuahmen sind. Bei näherer Untersuchung sieht man, dass Agonisten und Antagonisten gleichzeitig angespannt werden.
- Kopf und Rumpf werden manchmal torsionsdyston gedreht.
- Im Gesicht kommt es zu trägen, ständig wechselnden, bizarren, grimassierenden mimischen Bewegungen.
- Das Sprechen ist nur ganz mangelhaft artikuliert, und die athetotischen Impulse verhindern eine Koordination der Sprech- und Atemmuskeln.

1.9 Tremor

Thorsten Steiner und Ricarda Diem

1.9.1 Definition und Physiologie

Jeder willkürlichen oder unwillkürlichen Halteinnervation liegt eine meist nicht erkennbare oszillierende Muskelaktivität zugrunde. Wenn diese rhythmische, physiologische Oszillation von 8–12 Hz beim Halten sichtbar wird, spricht man von Tremor, d. h. Zittern. Tremor ist ein Teil des normalen Bewegungsrepertoires und eine Voraussetzung für die Durchführung von schnellen Folgebewegungen oder synchronisierten Haltebewegungen. Jede Muskelbewegung wird durch rhythmische Entladungen motorischer Einheiten erzeugt, die bei niedriger Entladungsfrequenz noch kein volles Interferenzmuster erreichen. Die rhythmische Modulation der Bewegungen kommt durch zentrale Rhythmusgeber (Schrittmacher) zustande.

Physiologisch ist die Amplitude der oszillierenden Aktivität nur sehr gering, klinisch kaum zu beobachten, wenn nicht besondere Verstärkungsmechanismen – meist emotionale Erregung – hinzutreten. Am besten ist sie im EMG bei leichter Innervation zu erkennen. Interessant ist, dass die obere Tremorfrequenz des zentralen Schrittmachers, die bei etwa 12–14 Hz liegt, auch die obere Grenze der maximalen Frequenz willkürlicher Folgebewegungen darstellt. Nicht jeder sichtbare Tremor ist demnach krankhaft. Ein physiologischer Tremor wird pathologisch, wenn seine Amplitude ein behinderndes Ausmaß erreicht.

Zur Beschreibung des Tremors achtet man darauf, unter welchen Aktivierungsbedingungen der Tremor entsteht: Tritt er in Ruhe, bei isometrischen Haltefunktionen oder bei Zielbewegungen auf? Nimmt er während der willkürlichen Bewegung an Amplitude zu? Wie ist die Tremorfrequenz (langsam, mittelschnell, schnell) und in welchen Körperregionen (Arm, Hand, Kopf) tritt der Tremor besonders deutlich auf?

1.9.2 Verstärkter physiologischer Tremor

Dass unter besonderen emotionalen Bedingungen Hände und Beine (»weiche Knie«) zu zittern beginnen, hat wohl jeder Leser schon am eigenen Leib erfahren. Besondere Freude,

Wut, Ärger, Angst, das Erleben eines Unfalls, viele andere Bedingungen, bei denen es zu einer verstärkten sympathischen Aktivität kommt, verstärken den physiologischen Tremor. Sichtbar wird der Tremor in Ruhe, bei Halte- und dynamischen Bewegungen. Oft schlägt der Tremor auch auf die Stimme, die zittrig, leiser und ein wenig heiser wird. **Pathophysiologisch** entsteht die Enthemmung des physiologischen Tremors über eine vermehrte Aktivierung des zentralen Schrittmachers, der die 8–12 Hz Grundfrequenz bestimmt.

1.9.3 Essenzieller Tremor

Die Frequenz des essenziellen Tremors ist etwas langsamer als die des physiologischen Tremors. In Ruhe tritt der essenzielle Tremor üblicherweise nicht auf. Charakteristisch ist ein frequenter Haltetremor, der sich bei Zielbewegungen verstärken kann (◘ Abb. 1.38). Als **pathophysiologische** Grundlage für den essenziellen Tremor nimmt man einen zusätzlichen zentralen Schrittmacher mit etwas geringerer Frequenz an.

1.9.4 Parkinson-Tremor

Auf diese Tremorform wurde schon bei der Besprechung der Basalgangliensyndrome (► Kap. 1.7) hingewiesen. Typischerweise ist der Parkinson-Tremor ein **Ruhetremor** (◘ Abb. 1.39), der sich bei Emotionen verstärkt, im Schlaf sistiert, bei Bewegungsintention nachlässt bzw. vorübergehend unterdrückt oder auf eine nicht bewegte Extremität überspringt. **Pathophysiologisch** nimmt man einen Schrittmacher im oberen Hirnstamm oder Thalamus an, der die 4- bis 6-Hz-Frequenz des Parkinson-Ruhetremors triggert.

1.9.5 Zerebellärer Tremor

Die zerebellären Syndrome, darunter auch der Tremor, werden in ► Abschn. 1.10 besprochen. Die Frequenz dieser Bewegungsstörung ist sehr niedrig, die Amplitude extrem variabel und auf das Ziel hin zunehmend (Zieltremor, fälschlich auch »Intentionstremor« genannt). Dieser Tremor kann, wenn er stark ausgeprägt ist, eine Hand funktionell unbrauchbar machen.

Pathophysiologisch liegt diesem Syndrom eine Desynchronisation der Abstimmung von Agonisten- und Antagonistenmuskulatur zugrunde, eine typische zerebelläre Funktionsstörung. Die Bremsinnervation durch den Antagonisten ist verspätet und überschießend, und hierauf reagiert der Agonist mit einer erneut verspäteten und noch weiter überschießenden Aktivierung. Bei paläozerebellären Störungen kann ein Vorwärts-rückwärts-Tremor mit niedriger Frequenz im Stehen gefunden werden.

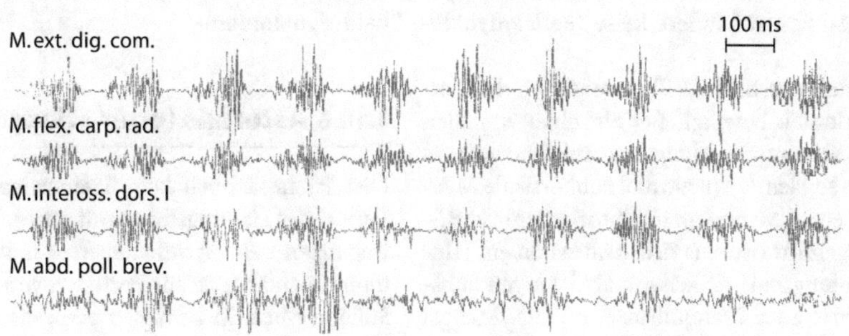

◘ **Abb. 1.38 EMG beim essenziellen Tremor.** Synchroner Tremor mit einer Frequenz von etwa 8/s. (Mit freundlicher Genehmigung von A. Ferbert, Kassel)

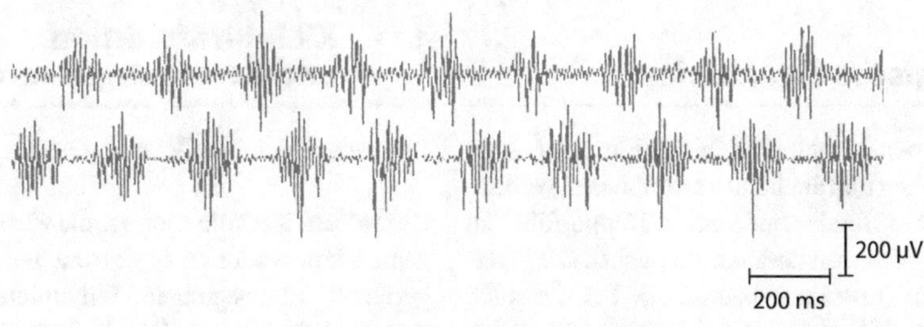

◘ **Abb. 1.39 Tremor bei M. Parkinson.** Synchrone EMG-Ableitung aus Extensoren (*oben*) und Flexoren (*unten*) der rechten Hand. Man erkennt einen Antagonistentremor von 4,5–5/s. Agonist und Antagonist kontrahieren sich zeitlich versetzt. (Mit freundlicher Genehmigung von A. Ferbert, Kassel)

1.10 Myoklonien

Thorsten Steiner und Ricarda Diem

1.10.1 Definition und Pathophysiologie

Als Myoklonien bezeichnet man kurze, blitzartige Kontraktionen von Muskelfasern, ganzen Muskeln oder Gruppen von Muskeln. Entsprechend kommen sie mit oder ohne Bewegungseffekt vor. Es bestehen fließende Übergänge zum Faszikulieren auf der einen Seite, zum Tremor und auch zu epileptischen Anfällen auf der anderen Seite. Myoklonien können intermittierend oder aber kontinuierlich über Stunden, Tage, selbst Wochen vorhanden sein. Sie können auf jedem Niveau des motorischen Systems, Hirnrinde, Marklager der Hemisphären, Basalganglien, Hirnstamm, Kleinhirn und Rückenmark, ausgelöst werden. Eine Schrittmacherrolle für Myoklonien sollen Läsionen des sog. **Guillain-Mollaret-Dreiecks** spielen, das durch Faserverbindungen zwischen Nucl. ruber, unterer Olive (ipsilateral) und dem kontralateralen Nucl. dentatus des Kleinhirns sowie zurück zum kontralateralen Nucl. ruber gebildet wird.

Oft bestehen Abgrenzungsschwierigkeiten zu epileptischen Muskelzuckungen. Myoklonien können in Häufigkeit und Ausprägung erheblich variieren: Das Spektrum reicht von seltenen, kaum merkbaren Zuckungen einzelner Muskeln bis zu nahezu kontinuierlicher Myoklonusaktivität des ganzen Körpers. Sie können spontan, bei Bewegungen **(Aktionsmyoklonus)** oder als Reaktion auf äußere Reize **(Reflexmyoklonus)** auftreten.

Biochemisch sind verschiedene Transmitter an der Entstehung von Myoklonien beteiligt. Bei einzelnen spinalen Myoklonusformen scheint ein Mangel an inhibitorischem Glycin eine Rolle zu spielen, kortikale und subkortikale Myoklonien werden auf einen Mangel an inhibitorischem GABA-Transmitter zurückgeführt (woraus sich auch schon ein Hinweis auf die Behandlungsmöglichkeit mit GABAergen Substanzen, z. B. Valproat oder Tranquilizern, ergibt). Mangel an Serotonin kann ebenso zu Myoklonien führen wie sein Überschuss, z. B. bei Myoklonien bei Psychopharmaka- und L-Dopa-Behandlung. Serotoninmangel spielt beim postanoxischen Tremor (**Lance-Adams-Syndrom**) eine wichtige Rolle.

1.10.2 Physiologische Myoklonien

Beim Gesunden können Myoklonien in der Einschlaf- oder Aufwachphase entstehen und auch mit Traumphasen verbunden sein (Trauminhalt: Herabsteigen einer Treppe führt zu plötzlicher Beinbewegung, von der man aufwacht). Die plötzliche Schreckreaktion (»zusammenzucken«), bei der auch Gegenstände zu Boden fallen können, gehört ebenfalls zu den physiologischen Myoklonien.

1.10.3 Essenzielle Myoklonien

Gehäuft auftretende Myoklonien, die nicht Ausdruck einer anderen zugrunde liegenden ZNS- oder Stoffwechselkrankheit sind, nennt man primäre oder essenzielle Myoklonien.

1.10.4 Epilepsien mit Myoklonien

Streng genommen sind auch alle Muskelzuckungen bei epileptischen Anfällen Myoklonien. Daher könnte man Epilepsien mit motorischen Symptomen zu den Epilepsien mit Myoklonus rechnen. Wir haben im Kapitel der Epilepsien (▶ Kap. 14) diese Einteilung nicht verfolgt, sondern uns an die Klassifikation gehalten, die international für Epilepsien gebräuchlich ist.

1.10.5 Symptomatische Myoklonien

Sie kommen bei metabolischen Störungen (Leber, Niere), exogenen Intoxikationen, posthypoxischer Hirnschädigung (hier besonders als Aktionsmyoklonus), diffusen oder multilokulär chronisch-entzündlichen Krankheiten des Gehirns, z. B. subakute sklerosierende Panenzephalitis und Creutzfeldt-Jakob-Krankheit, vor.

Einige Typen sind von pathologischen Potenzialen im Elektroenzephalogramm (EEG) begleitet (**kortikale** Entstehung), andere spiegeln sich nicht im EEG wider **(subkortikale Myoklonien)**.

1.10.6 Asterixis (oder »flapping tremor«)

Dies ist tatsächlich kein Tremor, sondern ein ruckartiger Verlust des Haltungstonus mit unregelmäßigen Korrekturbewegungen beim Armhalteversuch. Während der Haltungstonus nachlässt, ist für Perioden von 50–200 ms elektrische Stille in Muskeln zu registrieren, die normalerweise tonisch aktiv sind. Abhängig von der Schwere der Krankheit, beginnt die Asterixis an den Fingern, ergreift auch die Handgelenke und mehr proximal auch die Ellenbogen- und Schultergelenke.

1.11 Kleinhirnfunktion und Bewegungskoordination

Thorsten Steiner und Ricarda Diem

Definition Koordination ist die Zusammenfassung von einzelnen Innervationen zu geordneten, fein dosierten oder zielgerichteten Bewegungen. Wir unterscheiden die Koordination der Feinmotorik (Hände, Lippen, Zunge), der Zielmotorik (Arme, Beine), der Rumpfmotorik (Stand, Gang) und der Augenbewegungen. Die Koordination kann durch Funktionsstörungen (Lähmungen, Funktionsstörungen in den Stamm-

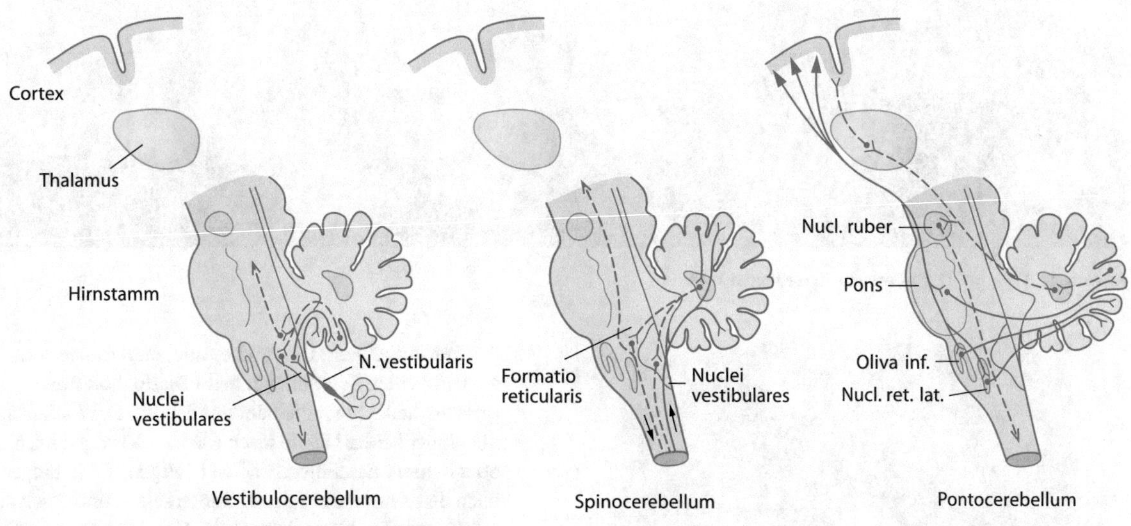

Abb. 1.40 Die drei Diagramme zeigen, dass die drei funktionell unterschiedenen Abschnitte des Kleinhirns durch ihre efferenten Projektionen in erster Linie die Abschnitte des Zentralnervensystems beeinflussen, aus denen sie hauptsächlich Afferenzen erhalten. Durchgezogene Linien sind Afferenzen, gestrichelte Efferenzen. (Aus Dichgans 1984)

ganglien oder im Cerebellum, Ausfall der Tiefensensibilität) beeinträchtigt sein. Wir besprechen sie hier zusammen mit den Kleinhirnsyndromen.

1.11.1 Funktionelle Anatomie

- **Archicerebellum:** Wegen seiner Verbindungen zum Gleichgewichtsorgan wird es auch Vestibulocerebellum genannt. Es ist schon bei Fischen nachweisbar, die keine Extremitäten haben. Anatomisch besteht es aus dem Lobulus flocculonodularis. Seine funktionelle Bedeutung ist die Regulation der Augen- und Kopfbewegungen.
- **Palaeocerebellum:** Wegen seiner Verbindungen zum Rückenmark wird es auch Spinocerebellum genannt. Es spielt bei Vögeln eine große funktionelle Rolle. Anatomisch besteht es aus dem Oberwurm und dem vorderen Teil der Kleinhirnhemisphären (Lobus anterior). Es hat große funktionelle Bedeutung für die proximalen Extremitätenmuskeln, speziell in der Regulation von Gelenkposition und der Bewegung von Gelenken.
- **Neocerebellum:** Den größten Teil des Kleinhirns, nämlich die Kleinhirnhemisphären, belegt das Neocerebellum. Es ist erst bei Menschenaffen nachzuweisen. Es wird auch Pontocerebellum genannt, weil der größte Teil seiner Faserverbindungen über die Brücke zum Großhirn verläuft. Es vermittelt schnelle, zielmotorische Bewegungen der Hände und Beine. Die pontozerebellären Bahnen enthalten 20-mal mehr Fasern als der Tr. corticospinalis.

Die vielfältigen Faserverbindungen des Kleinhirns mit den anderen Abschnitten des Zentralnervensystem (ZNS) verlaufen über die drei Kleinhirnstiele, die den drei Hauptabschnitten des Hirnstamms entsprechen:

- Im **Corpus restiforme** (Strickkörper) verlaufen Verbindungen von der und zur Medulla oblongata.
- Im **Brachium pontis** verlaufen vorwiegend Bahnen aus den Brückenkernen.
- Im **Brachium conjunctivum** verlaufen vorwiegend gekreuzte Verbindungen zum Nucl. ruber und Thalamus.

Abb. 1.40 lässt deutlich das Organisationsprinzip von **Rückmeldekreisen** erkennen, in denen die Regelung der Motorik vollzogen wird.

1.11.2 Untersuchung

Für die klinische Orientierung werden folgende Prüfungen ausgeführt:

- Beim **Finger-Nase-Versuch** (FNV) führt der Patient die Spitze des Zeigefingers erst bei offenen, dann bei geschlossenen Augen in weit ausholender Bewegung, ohne den Ellenbogen aufzustützen, zur Nasenspitze (Abb. 1.41). Beim **Finger-Finger-Versuch** sollen in entsprechender Weise die Zeigefingerspitzen beider Hände zur Berührung gebracht werden.
- Beim **Knie-Hacken-Versuch** (KHV) setzt der Patient im Liegen die Ferse des einen Fußes in weitem Bogen auf das Knie des anderen Beines und führt sie dann auf dem Schienbein flüssig nach distal. Sehr nützlich ist eine wiederholte Ausführung der Zielbewegungen (Abb. 1.42). Bei beiden Tests achtet man auf die Zielsicherheit und Flüssigkeit der Bewegungen und auf **Zieltremor**.

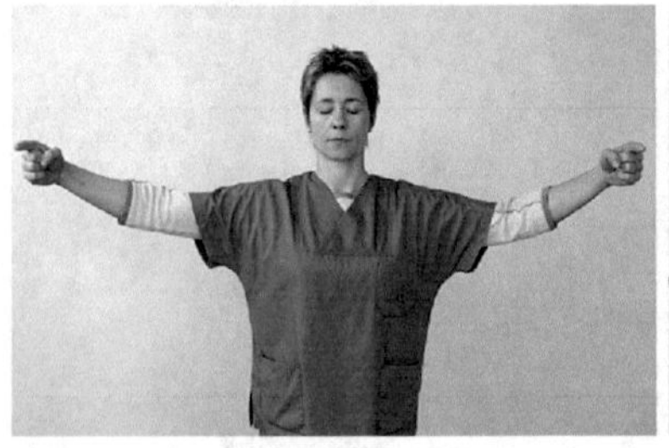
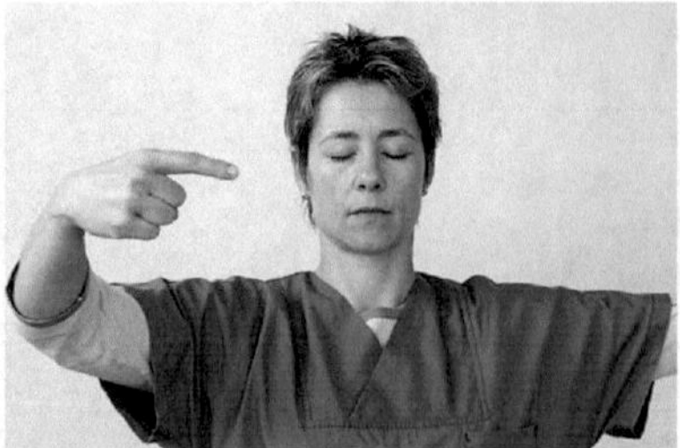
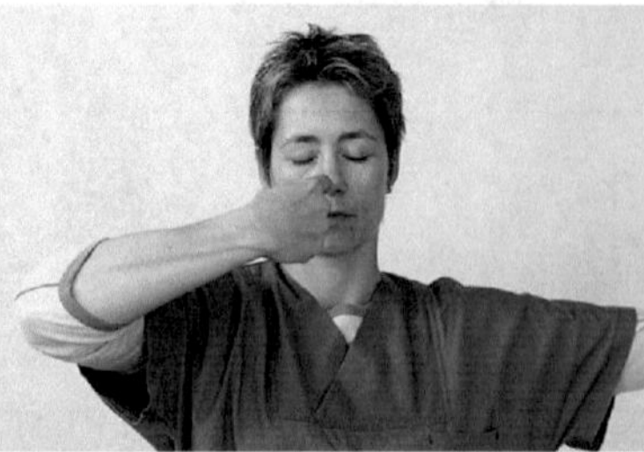

Abb. 1.41 Finger-Nase-Versuch. Einzelheiten ▶ Text

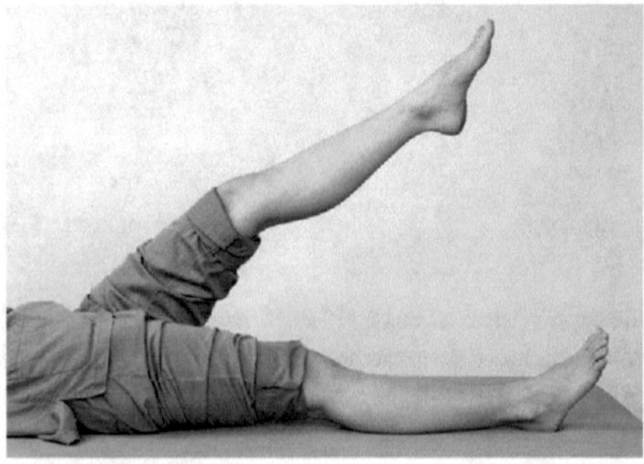
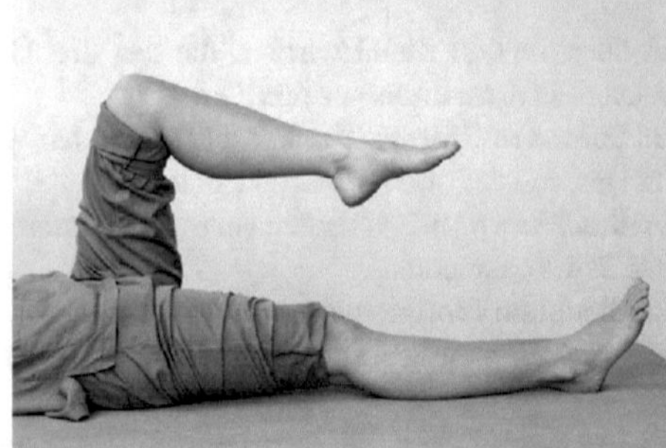
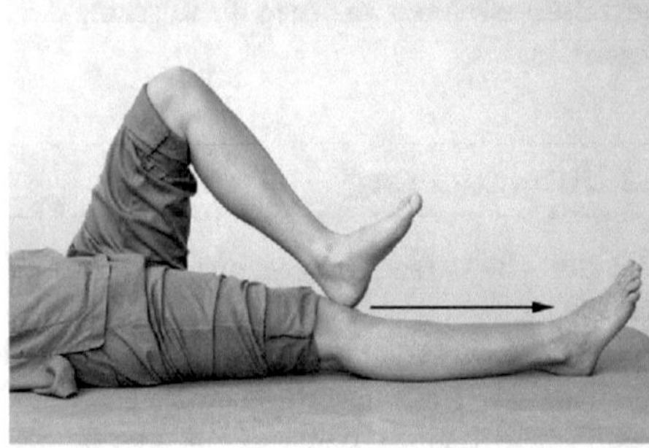
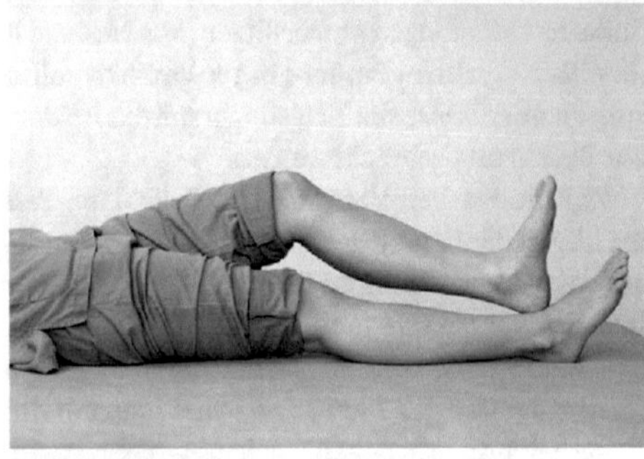

Abb. 1.42 Knie-Hacken-Versuch. Einzelheiten ▶ Text

- **Feinbeweglichkeit:** Die rasche Aufeinanderfolge von alternierenden Bewegungen heißt **Diadochokinese** (griech. diádochos, aufeinander folgend). Der Patient soll die Finger beider Hände rasch wie zum Klavierspielen oder Schreibmaschineschreiben bewegen, einen Finger nach dem anderen auf den Daumen setzen und rasch alternierende Drehbewegungen der Hand auf einer Unterlage ausführen (Diadochokinese). Sehr nützlich ist auch die Aufgabe, die vorgehaltenen Hände alternierend und entgegengesetzt zu pronieren und zu supinieren oder so in die Hände zu klatschen, dass abwechselnd die rechte oder linke Hand die obere ist. Im Sitzen lässt man den Patienten rasch mit beiden Beinen pendeln und achtet darauf, ob die Bewegungen flüssig und taktmäßig ausgeführt werden. An den Füßen lässt man eine rasch alternierende Drehbewegung (»Zigarettenkippe austreten«) ausführen. Auch prüft man alternierende Tipp-Kick-Bewegungen und das »Schreiben« von Zahlen mit den Füßen.
- Der **Barany-Zeigeversuch** wird mit jeder Hand einzeln ausgeführt. Der Patient hält bei offenen Augen den Arm gerade nach oben und senkt ihn dann langsam so weit nach vorn, dass sein vorgestreckter Zeigefinger unmittelbar gegenüber dem des Untersuchers steht. Anschließend führt er dieselbe Bewegung wiederholt bei geschlossenen Augen aus. Bei einseitiger vestibulärer oder zerebellärer Funktionsstörung weicht der Arm zur kranken Seite ab.
- **Sitzstabilität:** Im Sitzen mit geschlossenen Augen, die Arme geradeaus gestreckt, kann der Gesunde ruhig und unbeweglich verharren. Tritt dabei ein Schwanken des ganzen Körpers nach den Seiten oder nach vorn und hinten auf, oft von einem Abweichen der Arme begleitet, liegt eine **Rumpfataxie** vor. In schweren Fällen kann der Kranke schon mit offenen Augen nicht gerade sitzen.
- **Rebound:** In der gleichen Stellung prüfen wir das Rebound-(Rückstoß-)Phänomen. Bei geschlossenen Augen drückt der Patient den nach vorne gestreckten Arm kräftig nach oben, während der Untersucher diesem Druck Widerstand leistet. Lässt der Gegendruck plötzlich nach, führt der Arm zunächst eine Bewegung nach oben aus, die der Gesunde aber schon nach wenigen Zentimetern durch automatische Innervation der Antagonisten abfängt. Dadurch kommt es zu einem kurzen Rückstoß nach unten, bevor der Arm wieder in die Ausgangsstellung zurückkehrt. Pathologisch ist das Fehlen dieser Korrekturbewegung. Bei zerebellärer Asynergie ist die

automatische Verschiebung der Innervation von den Agonisten (Heber) auf die Antagonisten (Senker) unmöglich, so dass der befreite Arm ausfahrend nach oben schlägt **(fehlender Rebound)**.

- Der **Romberg-Versuch** ist ein Vergleich der Standsicherheit bei offenen und geschlossenen Augen. Er dient vor allem zur Unterscheidung der spinalen – oder besser sensiblen – von der zerebellären Ataxie.
- Beim **Unterberger-Tretversuch** soll der Patient mit geschlossenen Augen 0,5–1 min lang auf der Stelle treten. Bei einseitiger vestibulärer oder zerebellärer Störung tritt eine »rosettenartige« Drehung zur kranken Seite auf. Das Ergebnis ist aber nur dann verwertbar, wenn es sich wenigstens dreimal reproduzieren lässt. Während des Versuchs sind sämtliche Geräusche oder Berührungen zu vermeiden, damit eine eventuelle Abweichung nicht nach dem akustischen oder taktilen Signal korrigiert wird.
- **Untersuchung des Gehens:** Die Gangstrecke soll wenigstens 10–15 Schritte lang sein, sonst hat die Untersuchung wenig Wert. Der Patient geht barfuß, zuerst mit offenen, dann mit geschlossenen Augen. Man achtet vor allem auf die Flüssigkeit der Bewegungen, die Mitbewegungen der Arme, normal schmale oder pathologisch breite Führung der Beine, Seitenabweichung, Schwanken oder Taumeln. Psychogenes Schwanken wird von den Patienten meist im letzten Augenblick selbst aufgefangen, oder die Patienten lassen sich auf eine Sitzgelegenheit gleiten, die sie in der Nähe wissen. Man soll das Gehen auch unter erschwerten Bedingungen prüfen, z. B. als Seiltänzergang oder Einbeinhüpfen. Bei jeder Funktionsstörung von Cerebellum oder Stammganglien soll der Patient eine **Schriftprobe** geben und, am besten ohne Auflegen der Hand, mehrere parallele Linien waagerecht und senkrecht, konzentrische Kreise und eine Spirale zeichnen. Bei zerebellären Störungen werden diese Zeichnungen verzerrt.
- Untersuchung auf Blickstabilisierung, Nystagmus und Sakkadentest (▶ Abschn. 1.3).

1.11.3 Syndrome mit Koordinationsstörungen (zerebelläre Syndrome)

Die wichtigsten Funktionen des Kleinhirns sind:

- Steuerung und Korrektur der stützmotorischen Anteile von Haltung und Bewegung,
- Kurskorrektur langsamer, zielmotorischer Bewegungen und ihre Koordination mit der Stützmotorik,
- reibungslose Durchführung der vom Großhirn »entworfenen« schnellen Zielmotorik,
- Stabilisierung der Blickmotorik auf ein Blickziel (vestibulookulärer Reflex).

1.11.4 Symptome der Funktionsstörungen des Kleinhirns

Zerebelläre Ataxie Dies ist ein Oberbegriff für verschiedenartige Störungen der Gleichgewichtsregulation und der Bewegungskoordination (▶ Exkurs: Zerebelläre vs. spinale Ataxie).

Bei der **Rumpfataxie** ist der Kranke nicht imstande, gerade sitzen zu bleiben, sondern hat eine Fallneigung nach rückwärts oder zu einer Seite (lokalisatorische Bedeutung zusammenfassend weiter unten).

Die grobe **Standataxie** mit unsystematischem oder systematischem Schwanken zeigt sich manchmal schon beim Stehen in normaler Fußstellung. Bei leichterer Ataxie tritt die Unsicherheit erst ein, wenn der Patient die Romberg-Stellung einnimmt, bei der sich die Füße parallel berühren. Auch die Richtung des Schwankens kann von diagnostischer Bedeutung sein: Bei Funktionsstörungen des Paläocerebellums, insbesondere des Kleinhirnvorderlappens, schwankt der Patient im Romberg-Versuch nach vorwärts und rückwärts, bei Funktionsstörungen im Archicerebellum schwankt er bereits vor dem Augenschluss bei Einnahme der Romberg-Stellung in beliebige Richtungen. Beim Gehen weicht er zu einer Seite ab oder gerät ins Taumeln **(Gangataxie)**. Der Seiltänzergang ist nicht möglich. Die Schrittführung ist breitbeinig.

Exkurs

Zerebelläre vs. spinale Ataxie

Die zerebelläre muss von der spinalen Ataxie bei Hinterstrangerkrankungen des Rückenmarks oder bei peripherer Nervenschädigung unterschieden werden. Man kann sich die Charakteristika der beiden Formen durch folgende Überlegung einfach ableiten: Die Regulierung der Motorik, die ganz überwiegend unbewusst erfolgt, ist davon abhängig, dass fortgesetzt, z. B. beim Gehen in unebenem Gelände, Informationen über die relative Lage der Körperabschnitte zueinander und die Beziehung des Körpers zum Außenraum verarbeitet werden. Die sensiblen Informationen stammen vor allem aus der sog. Tiefensensibilität. Bei einer krankhaften Störung der Tiefensensibilität fällt die propriozeptive sensible Kontrolle der Motorik aus. Deshalb erfolgen die Zielbewegungen unangepasst, ausfahrend und überschießend, d. h. ataktisch. Es wäre deshalb sinnvoller, von **»sensibler Ataxie«** zu sprechen, zumal diese Unsicherheit auch bei Läsionen der medialen Schleife, des Thalamus oder des Gyrus postcentralis auftritt. Da die **spinale Ataxie** auf einer Sensibilitätsstörung beruht, ist es möglich, den Ausfall der Kontrolle durch die Tiefensensibilität durch eine andere sensorische Qualität, die optische Kontrolle, partiell zu ersetzen. Der sensibel Ataktische wird also sicherer gehen, solange er seine Füße fortgesetzt im Auge behalten kann. Ist auch die optische Kontrolle ausgeschaltet, etwa durch Augenschluss oder Dunkelheit, wird die Ataxie manifest. Sie ist vor allem eine lokomotorische Ataxie, weil bei Bewegungen die sensible Steuerung der Motorik besonders beansprucht wird. Ursache der **zerebellären Ataxie** dagegen ist eine zentrale Störung in der Koordination der Motorik und der Regulation des Gleichgewichts. Sie ist oft bereits in Ruhe vorhanden. Da die sensiblen Afferenzen intakt sind, wird sie durch Einsatz der optischen Kontrolle nicht wesentlich verbessert.

Weitere typische Symptome der Kleinhirnataxie sind: Ansteigen des ausgestreckten Arms beim Halteversuch, fehlender Rebound, Lateralisation beim Barany-Zeigeversuch, Schwierigkeit beim Klopfen eines Rhythmus. Die Schrift ist ausfahrend, oft verwackelt (Makrographie).

Dysmetrie Zielbewegungen nennen wir dysmetrisch, wenn sie ein falsches Ausmaß haben. Meist sind die Bewegungsimpulse überschießend, so dass die Gliedmaßenenden über das Ziel hinaus geführt werden **(Hypermetrie)**. Der Bewegungsablauf ist dabei nicht flüssig, sondern verwackelt, weil die dosierte Steuerung der Innervation gestört ist und gleichzeitig ein Zieltremor auftritt. Die Ataxie der Extremitäten betrifft stets mehr die Beine als die Arme. Dies erklärt sich daraus, dass der größere Teil der spinozerebellären Bahnen aus dem Lenden- und unteren Brustmark kommt, weil beim Menschen die Beine weit mehr als die Arme an der Erhaltung des Gleichgewichts beteiligt sind. Die **Blickdysmetrie** wurde bei der Okulomotorik besprochen.

Zieltremor Dies ist ein Aktionstremor, der bei Annäherung an das Ziel an Amplitude zunimmt. Er tritt mit niedriger Frequenz (3–4/s) bei jeder willkürlichen Bewegung als unregelmäßiges Zittern auf, das sich kurz vor Erreichen des Ziels zu einem so groben Wackeln steigern kann, dass das Ziel verfehlt wird oder der Patient sich sogar verletzt. Der Crescendo-Charakter des Zieltremors ist bei der Prüfung der Zeigeversuche besonders deutlich zu erkennen. Die häufig benutzte Bezeichnung »**Intentionstremor**« ist fehlleitend, da der Tremor nicht bei der Intention der Bewegung, sondern bei der Annäherung an das Bewegungsziel entsteht bzw. zunimmt, deshalb der Begriff »Zieltremor«.

Skandierendes Sprechen Als Skandieren bezeichnet man das Sprechen, wenn es durch eine zerebelläre Koordinationsstörung nicht flüssig und in natürlicher Weise moduliert, sondern langsam, mühsam und abgehackt-stockend abläuft, wobei jede einzelne Silbe betont wird. Dabei ist auch die Stimmgebung und manchmal die Sprechatmung beeinträchtigt, da der Tremor auch Atem- und Kehlkopfmuskeln erfassen kann. Eine andere Form zerebellärer Sprechstörung äußert sich in »verwaschener« Artikulation.

Dysdiadochokinese Die zerebelläre Koordinationsstörung macht sich auch als Erschwerung der Feinbeweglichkeit bemerkbar (Dysdiadochokinese). Eine Beeinträchtigung differenzierter Bewegungen ist aber auch das Charakteristikum der zentralen Bewegungsstörung und kommt ebenfalls durch extrapyramidale Hyper- und Akinese zustande. Die Unterscheidung zwischen diesen drei Formen ist leicht, wenn man auf die begleitenden Symptome achtet: die Mitbewegungen und Masseninnervationen bei der zentralen Lähmung und die allgemeine Hyper- oder Akinese bei extrapyramidalen Syndromen.

Reduzierter Muskeltonus Auf der Seite der Kleinhirnläsion ist der Muskeltonus abgeschwächt (Kleinhirnhypotonie). Die Tonusdifferenz lässt sich besonders gut im Stehen durch das **Schulterschütteln** prüfen: Man fasst den Patienten mit beiden Händen an den Schultern und dreht seinen Rumpf rasch abwechselnd nach beiden Seiten. Wenn er die Arme locker herabhängen lässt, sind die passiven Exkursionen des Arms auf der Seite der Läsion weiter ausfahrend. Paresen gehören nicht zum zerebellären Syndrom, obwohl die Schwierigkeiten beim Koordinieren der Motorik den Eindruck der Schwäche machen kann.

Okulomotorische Symptome Wichtige okulomotorische Symptome bei Kleinhirnerkrankungen, im wesentlichen des Archicerebellums sind: Nystagmus, sakkadierte Blickfolge und fehlende Unterdrückung des vestibulookulären Reflexes (► Exkurs: Zerebelläre Okulomotorikstörungen und deren Untersuchung).

Eine sehr charakteristische Symptomkombination ist die nach dem großen französischen Neurologen benannte **Charcot-Trias**, die aus Nystagmus, Intentionstremor und skandierendem Sprechen besteht. Sie kommt oft, aber keineswegs ausschließlich, bei multipler Sklerose vor.

Vertiefende Informationen zu Kleinhirnsymptomen ► Facharztbox: Lokalisatorische Bedeutung der Kleinhirnsymptome.

1.12 Sensibilität

Thorsten Steiner und Ricarda Diem

Sensible Informationen dienen nicht nur der Wahrnehmung von Sinnesreizen, sondern auch der Regulierung der Motorik. Sie beeinflussen die vegetative Innervation und können tief greifende Veränderungen des psychischen Befindens bewir-

Exkurs

Zerebelläre Okulomotorikstörungen und deren Untersuchung

Wichtige okulomotorische und vestibuläre Zentren im Kleinhirn sind Flocculus/Paraflocculus, Nodulus/Uvula, Vermis und Nucleus fastigii. Läsionen führen bei der klinischen Untersuchung zu gut erkennbaren Störungen. Zum Beispiel sind Schädigungen von Flocculus/Paraflocculus gekennzeichnet durch eine sakkadierte Blickfolge, Downbeat-Nystagmus, Rebound-Nystagmus und Störung der Fixationssuppression des vestibulo-okulären Reflexes. (Der Patient soll dazu die Arme vorwärts strecken und die nebeneinander gelegten Daumen fixieren. Man dreht dann seinen ganzen Körper einschließlich des Kopfes nach rechts und links (■ Abb. 1.43). Dabei sollte kein Nystagmus auftreten. Ist dies doch der Fall, so ist die Unterdrückung des VOR durch Fixation mangelhaft.) Paraneoplastische Erkrankungen des Kleinhirns, die verschiedene Regionen beeinträchtigen, führen zu sog. »ocular flutter« (rasche irreguläre horizontale Sakkaden) oder einem Opsoklonus (rasche irreguläre Sakkaden in alle Richtungen).

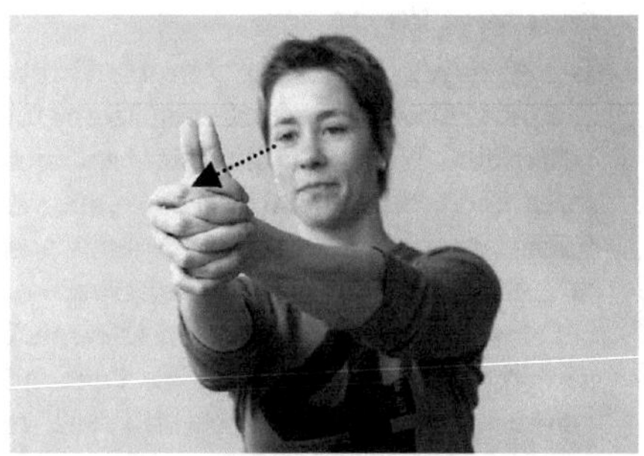
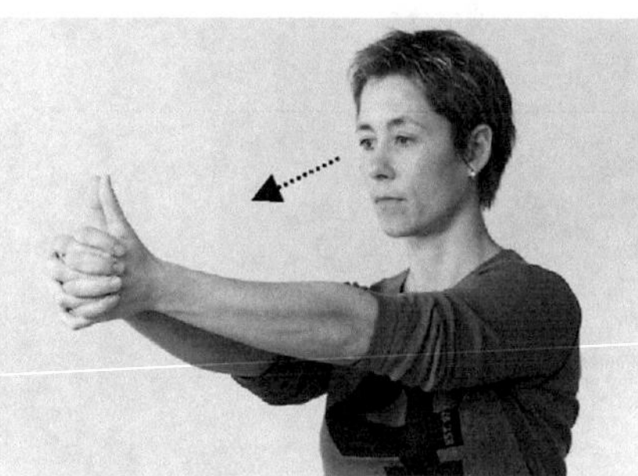

Abb. 1.43 Fixationssuppression (Test auf Blickstabikisierung). Der Patient fixiert die Daumen bei ausgestreckten Armen und dreht dann Kopf und Körper simultan zur Seite. Die Augen bleiben dabei in der Mittelstellung fixiert. Die Fixation unterdrückt so den okulozephalen Reflex

Facharztbox

Lokalisatorische Bedeutung der Kleinhirnsymptome

Archicerebellum. Die Patienten haben eine Stand-, Gang- und Rumpfataxie in alle Richtungen. Die Körperhaltung wird visuell nicht stabilisiert, d. h., schon bei Einnahme der Romberg-Position mit offenen Augen gerät der Patient ins Schwanken. Viele Patienten fallen bereits im Sitzen um. Extremitätenataxie besteht nicht. Die Blickfolge ist sakkadiert, Blicksprünge sind dysmetrisch. Der vestibulookuläre Reflex wird durch Fixation nicht unterdrückt. Das Sprechen ist dysarthrophonisch.

Palaeocerebellum. Die Patienten haben eine Stand- und Gangataxie mit Schwanken nach vorwärts und rückwärts. Mit offenen Augen ist die Stabilisierung des Rumpfes noch möglich, mit geschlossenen Augen ist sie schlecht. Die Patienten fallen, im Gegensatz zu solchen mit Läsion des Archicerebellum, nicht um. Beim Knie-Hacken-Versuch tritt ein seitliches Wackeln mit einer Frequenz von 3/s auf, während die Finger-Nase-Versuche sicher sind. Das Sprechen ist skandierend.

Neocerebellum. Die Extremitätenbewegungen sind dysmetrisch und v. a. hypermetrisch. Dies ist bei den Zeigeversuchen leicht nachzuweisen. Die Blickbewegungen sind pathologisch sakkadiert. Die Patienten haben auch einen Blickrichtungsnystagmus in alle Richtungen. Es besteht Dysarthrophonie und Dysdiadochokinese. Der Intentionstremor ist seitwärts gerichtet. Bei akuten Schädigungen besteht muskuläre Hypotonie. Diese lässt sich durch Absinken der Hände bei den Halteversuchen nachweisen.

ken. Alle sensiblen Leistungen sind in weit stärkerem Maße als motorische von subjektiven Faktoren wie Einstellung, Aufmerksamkeit oder Stimmung abhängig. Entsprechend ist die Verknüpfung der Funktionskreise im sensiblen System noch komplexer als im motorischen.

1.12.1 Anatomische und psychophysiologische Grundlagen

Afferente sensible Fasern und spinale Weiterleitung

Ein Teil dieser Fasern ist an Rezeptoren in der Haut, in den Muskeln, den Sehnen und Gelenken angeschlossen, andere enden frei in der Haut und im Periost. Die Neuriten fügen sich zu den peripheren Nerven zusammen, die meist gemischte Nerven sind, und erreichen über die Hinterwurzeln das Rückenmark. Hier gliedern sie sich nach vier verschiedenen Typen auf:

- **Kurze Hinterwurzelfasern** (Reflexkollateralen) schließen sich im Reflexbogen für die Eigen- und Fremdreflexe monosynaptisch oder polysynaptisch an die motorischen Vorderhornzellen an und schalten im Hinterhorn synaptisch um. Das zweite Neuron kreuzt auf der Eintrittsebene oder ein bis zwei Segmente darüber in der vorderen Kommissur und zieht im kontralateralen Vorderseitenstrang als **Tr. spinothalamicus** nach rostral. In Höhe der Medulla oblongata schließt sich diese Bahn der medialen Schleife an. Die synaptische Umschaltung im Thalamus geschieht in anderen Kernen als denen der Hinterstrangbahnen. Das dritte Neuron erreicht über die innere Kapsel ebenfalls die Hirnrinde.
- **Mittlere Hinterwurzelfasern** schalten in der Clarke-Säule an der Basis des Hinterhorns um. Das zweite Neuron steigt, vorwiegend gleichseitig, als Tr. spinocerebellaris dorsalis und ventralis durch den hinteren und vorderen Kleinhirnstiel zum Cerebellum auf.
- **Lange Hinterwurzelfasern** steigen, ohne synaptische Umschaltung, im gleichseitigen **Hinterstrang (Tr. spinobulbaris)** zu den sensiblen Hinterstrangkernen in der Medulla oblongata auf. Im Halsmark sind ein medial gelegener **Fasciculus gracilis** (Goll-Strang) und ein lateraler **Fasciculus cuneatus** (Burdach) geschieden, denen jeweils der Kern gleichen Namens entspricht. Das zweite Neuron zieht durch die Schleifenkreuzung in der Medulla oblongata als **mediale Schleife** (lemniscus medialis) zu den sensiblen Kernen des Thalamus.

Hier beginnt das dritte Neuron, das durch den hinteren Schenkel der inneren Kapsel zu den sensiblen Projektionsfeldern in der hinteren Zentralwindung verläuft (Abb. 1.44). Auf jeder Station lässt sich eine differenzierte somatotopische Gliederung nachweisen, die im Gyrus postcentralis etwa dem Homunculus der vorderen Zentralwindung entspricht.

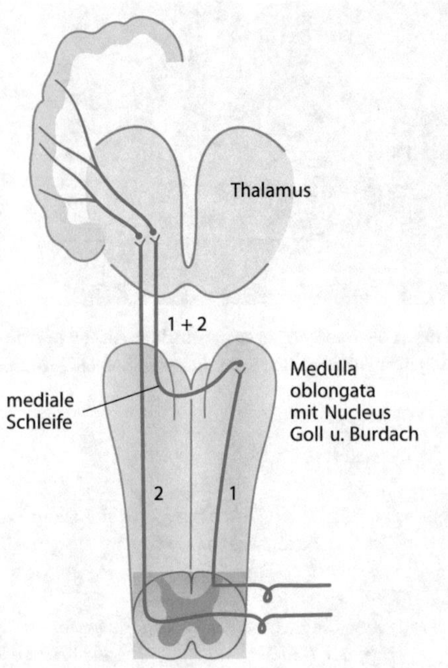

Abb. 1.44 Verlauf der sensiblen Bahnen im Rückenmark. *1* Hinterstrangfasern; *2* Tractus spinothalamicus

Sensible Einheiten

Die rezeptiven Felder der »sensiblen Einheiten« (= Rezeptoren plus angeschlossene Nervenfasern) überlappen sich sehr ausgedehnt. Natürliche Stimuli reizen immer mehrere Rezeptoren und erregen mehrere Fasern, die vermutlich nicht nur fördernde, sondern auch hemmende Wirkung haben. Die Stimuli setzen einen Verarbeitungsprozess in Gang, bei dem auf verschiedenen Stationen des afferenten Systems Erregungen gebahnt, gehemmt, modifiziert und mit anderen Erregungen verrechnet werden, wobei sich das Erregungsmuster fortgesetzt verändert.

Zentrale Repräsentation

Nach Umschaltung in den thalamischen Projektionskernen erreichen die sensiblen Impulse die sensible Rinde. Die Repräsentation der Körperregionen erfolgt wie im motorischen System in einem Homunculus, der Bedeutung, nicht physische Größe der Region abbildet (Abb. 1.45). Der motorische und der sensible Homunculus sind ähnlich, aber nicht identisch konfiguriert. Im sensiblen Repräsentationskortex kommt es auch zur plastischen Ausweitung oder Verminderung von Repräsentanzen, z. B. nach sensiblen Ausfällen oder bei chronischem Schmerz (s. u.).

Vertiefende Informationen zur Wahrnehmung von Sinnesreizen ► Facharztbox: Sensible Wahrnehmung.

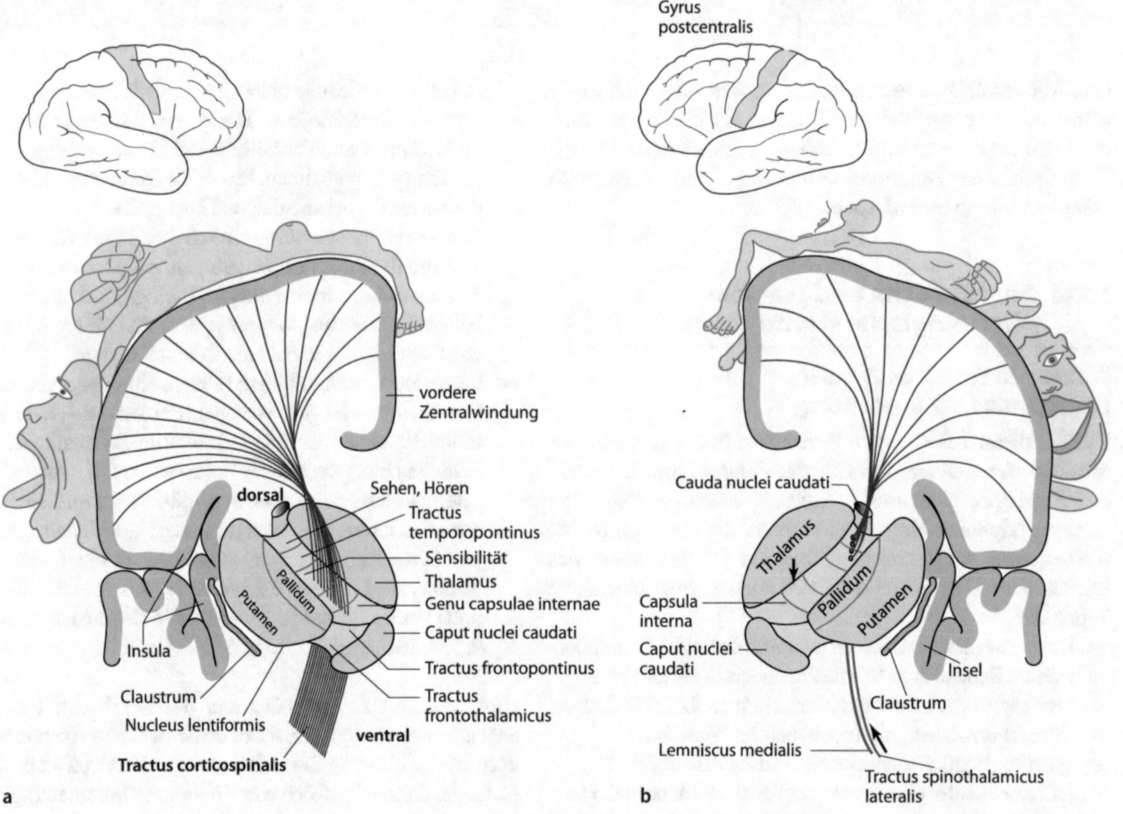

Abb. 1.45a,b a Motorische Repräsentation und Bahnen. **b** Sensible Repräsentation und Bahnen

Facharztbox

Sensible Wahrnehmung

Dieses sehr einfache Schema muss auch für den klinischen Gebrauch noch etwas ergänzt werden: Die langen sensiblen Bahnen, vor allem der **Tr. spinothalamicus,** geben kollaterale Fasern zum Eigenapparat des Rückenmarks und zur Formatio reticularis der Medulla oblongata und der Brücke ab. Von hier laufen Verbindungen zu unspezifischen Kernen des **Thalamus** und zum Höhlengrau des Stammhirns. Über den Thalamus wird ein Teil der kollateralen Impulse zu den **Basalganglien** geleitet. Auf diesen Wegen können durch sensible Impulse das unspezifische System des Hirnstamms, vegetative Regulationsstätten und motorische Steuerungsstellen so aktiviert werden, dass das Zentralnervensystem zur Reaktion auf sensible Reize bereit ist.
In physiologischen Experimenten sind auch zentrifugale fördernde und hemmende Einflüsse von der **Formatio reticularis des Mittelhirns** auf die Synapsen der afferenten sensiblen Leitungssysteme nachgewiesen worden. Diese sind wahrscheinlich Glieder eines Rückkopplungssystems, in dem der Zufluss sensibler Signale selektiv gedrosselt oder gebahnt wird.
Bereits aus diesen wenigen Anmerkungen ergibt sich, dass die Funktion des afferenten sensiblen Systems nicht in dem simplen Denkschema **Reiz – Erregungsleitung – Empfindung** zu erfassen ist. Es ist nicht etwa so, dass jedem physikalischen Reiz eine notwendig zugeordnete Empfindung entspräche (Theorie des »psychophysischen Isomorphismus«), sondern die Qualität einer Empfindung ist von Aufmerksamkeit, Erwartung, affektiver Situation, Bedeutungsgehalt des Stimulus und vor allem von **Erfahrungen** abhängig. So zeigen, um nur ein Beispiel zu nennen, Tiere, die in den ersten Lebensmonaten ohne Kontakt mit Schmerzreizen aufgezogen werden, auch auf Nadelstiche, Verbrennungen oder harte Stöße keine Schmerzreaktionen. Andererseits wird Schmerz bei depressiver Verstimmung stärker als sonst und selbst ohne »objektiv schmerzhaften« Stimulus erlebt.

1.12.2 Anamnese und Untersuchung

Anamnestisch fragt man nach Sensibilitätsstörungen, Missempfindungen, Schmerzen und deren Lokalisation. Man lässt sich Art, zeitlichen Ablauf und die Gelegenheiten schildern, unter denen die Schmerzen auftreten.

Sensibilitätsprüfung

Wenn die Anamnese keine Hinweise auf eine Sensibilitätsstörung gegeben hat, verschafft man sich zunächst durch Bestreichen größerer Hautbezirke an den Extremitäten und am Rumpf im Seitenvergleich einen ersten Überblick. Die Begrenzung der Sensibilitätsstörung wird von beiden Richtungen, aus dem gestörten Bezirk und vom Gesunden her, festgelegt und in ein Schema eingetragen. Die Verteilung der peripheren und segmentalen Innervationsbereiche zeigt ◘ Abb. 1.46. Bei der Routineuntersuchung werden folgende Qualitäten geprüft:

- **Berührungsempfindung:** Der Reiz besteht in einer leichten Berührung der Haut mit der Fingerspitze oder mit einem Wattetupfer. Der Patient soll angeben, ob er eine Berührungswahrnehmung hat (◘ Abb. 1.47a).
- **Lokalisationsvermögen:** Der Patient soll den Ort der Reizung bezeichnen.
- **Unterscheidung von spitz und stumpf und Schmerzempfindung:** Wir berühren in unregelmäßiger Reihenfolge die Haut mit dem scharfen oder stumpfen Ende eines abgebrochenen Holzstäbchen (◘ Abb. 1.47). Der Patient soll angeben, ob er einen spitzen oder stumpfen Reiz empfindet und ob der spitze schmerzhaft ist.
- **Temperaturempfindung:** Die Temperaturempfindung prüft man z. B. mit zwei Reagenzgläsern, von denen das eine warmes, das andere kühles Wasser enthält. Die Reihenfolge muss wieder regellos variiert werden. Es ist nützlich, dabei nicht nur zu fragen, ob die Temperaturen überhaupt wahrgenommen werden, sondern auch, ob die Empfindung an verschiedenen Körperstellen gleich intensiv ist.
- **Erkennen geführter Bewegungen:** Die Prüfung wird zunächst distal an den Interphalangealgelenken der Zehen und Finger vorgenommen. Nur wenn sich eine Störung zeigt, werden auch größere, proximale Gelenke geprüft. Der untersuchte Finger oder die Zehe wird seitlich mit Daumen und Zeigefinger geführt, weil der Patient sonst aus dem Druck von dorsal oder volar die Richtung der Bewegung erschließen kann. Der Patient soll jeweils die Richtung nennen.
- **Erkennen auf die Haut geschriebener Zahlen:** Mit der Spitze des Zeigefingers oder dem stumpfen Ende der Nadel schreiben wir so, dass sie von kranial zu »lesen« sind, Zahlen auf die Haut des Rumpfes, der proximalen und der distalen Gliedmaßenabschnitte, die der Patient erkennen soll. Kann er das nicht, sollte er wenigstens den Unterschied zwischen Kreis und Kreuz angeben können.
- **Untersuchung der Vibrationsempfindung mit einer Stimmgabel:** Die Stimmgabel hat skalierte Schwingungsdämpfer, an denen wir die Schwingungsamplitude ablesen können. Man setzt die Stimmgabel auf markante Knochenpunkte (Schultergelenk, Ellenbogen, distaler Abschnitt des Radius, Dornfortsätze, Darmbeinkamm, Kniescheibe, Schienbein und Großzehe). Der Patient hat die Augen geschlossen. Er gibt an, bis zu welchem Augenblick er das Vibrieren verspürt, d. h. objektiv, bis zu welcher Amplitude er die rasch aufeinander folgenden Schwingungsreize noch auflösen kann (◘ Abb. 1.48). Eine Verminderung der Vibrationsempfindung, d. h. Auflösungsvermögen nur für Schwingungsreize größerer Amplitude, ist nur zu verwerten, wenn die Angaben konstant sind und die Vibration an anderen Körperstellen besser empfunden wird. Das Vibrationsempfinden wird durch Läsionen oberhalb des Thalamus nicht beeinflusst.

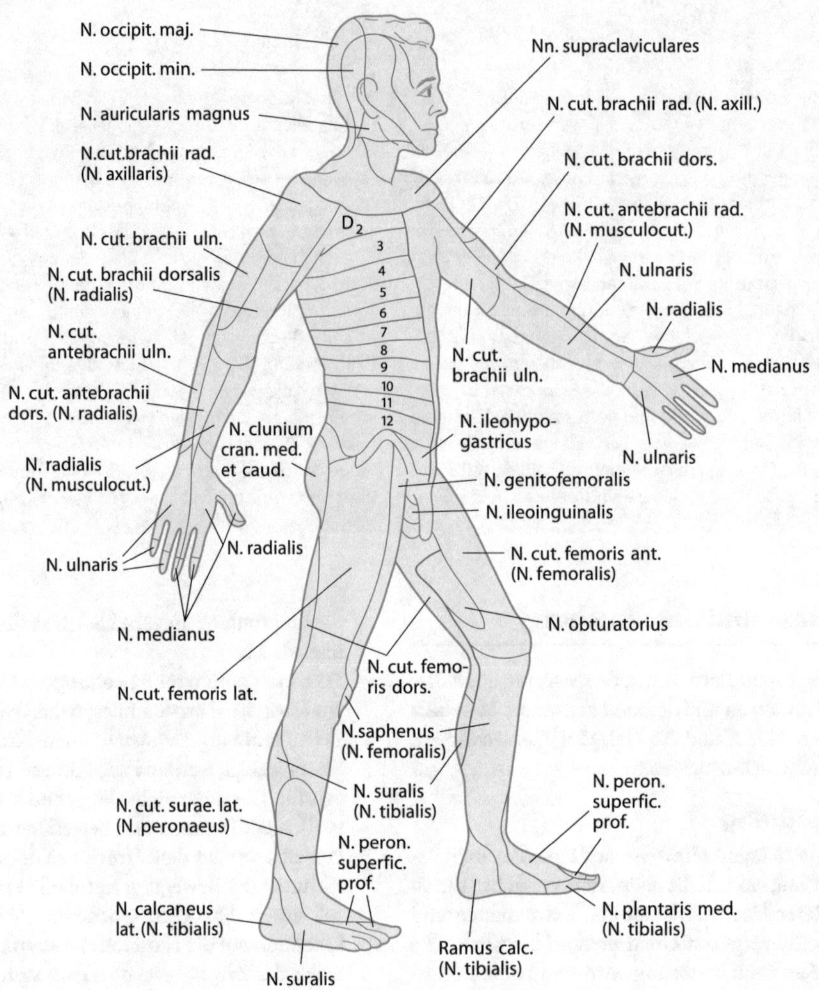

Abb. 1.46a–c Schema der segmentalen sensiblen Innervation. a Seitenansicht

- **Diskriminierung simultaner Berührungsreize:** Man berührt in unregelmäßigem Wechsel die eine oder andere Seite oder beidseits. Bei zentralen Sensibilitätsstörungen werden auf der betroffenen Seite Einzelreize oft noch erkannt, während die Berührung bei beidseitiger Reizung nur auf der gesunden Seite wahrgenommen wird (Extinktion).
- **Tasterkennen (Stereognosie):** Bei Sensibilitätsstörungen an der Hand kann die Fähigkeit beeinträchtigt sein, Gegenstände taktil zu erkennen. Infolge der Sensibilitätsstörung ist auch die Motorik des Tastens ungeschickt.

Untersuchung auf Nervendehnungsschmerz: Zur Sensibilitätsprüfung gehört auch die Prüfung auf Nervendehnungsschmerz.

- **Versuch nach Lasègue:** Das gestreckte Bein wird passiv angehoben. Liegt eine lumbosakrale Wurzelreizung oder eine Meningitis vor, wird die Bewegung unter Schmerzäußerung reflektorisch gehemmt.
- **Umgekehrter Lasègue:** In Bauchlage wird das Bein des Patienten passiv im Knie gebeugt und in der Hüfte überstreckt. Bei Wurzelreizung L3 und L4 äußert der Patient Schmerzen und hebt die Hüfte auf der betroffenen Seite hoch, um der Dehnung der Wurzel zu entgehen.
- **Kernig-Versuch:** Das in der Hüfte und im Knie gebeugte Bein wird im Knie gestreckt. Die Reaktion ist analog dem Lasègue.
- **Versuch nach Brudzinski:** Neigt man den Kopf des Patienten kräftig nach vorn, beugt er die Beine, um die Dehnung der lumbosakralen Wurzeln zu entlasten.
- **Lhermitte-Zeichen (Nackenbeugezeichen):** Bei chronischer Reizung des Rückenmarks oder der Rückenmarkhäute im zervikalen Abschnitt ist das Nackenbeugezeichen nach Lhermitte positiv. Bei starker Neigung des Kopfes nach vorn verspürt der Patient kribbelnde Missempfindungen in beiden Schultern oder den Rücken hinunter. Das Zeichen ist bei multipler Sklerose häufig positiv (► Kap. 23).

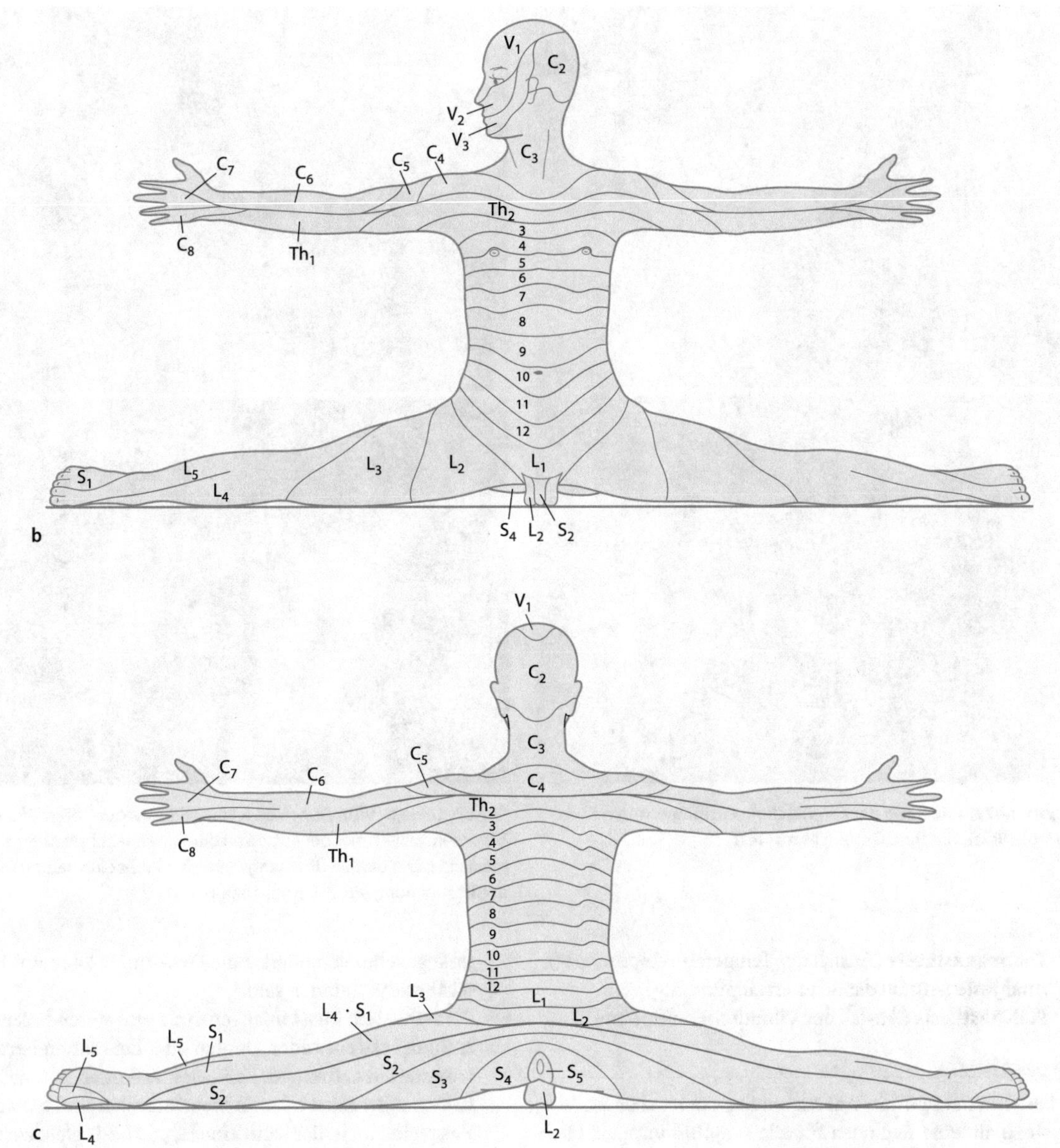

Abb. 1.46a–c (Fortsetzung) **b, c** Die Extremitäten sind zum besseren Verständnis in der Richtung des embryonalen Wachstums angeordnet

Fehlerquellen

Die Sensibilitätsprüfungen sind von der subjketiven Wahrnehmung des Patienten geprägt und haben viele Fehlerquellen, die man erst bei einiger Erfahrung richtig beurteilen kann: Einfach strukturierte oder kognitiv beeinträchtigte Menschen verstehen die Aufgaben oft erst nach einigen Versuchen und geben bei alternativer Fragestellung regelmäßig abwechselnde Antworten, ohne auf die Qualität des Reizes zu achten. Durch reines Raten kann man bei alternativen Prüfungen auf 50% Treffer kommen. Die Untersuchung der Sensibilität ist besonders leicht durch psychogene Tendenzen, von der unbewussten Aggravation bis zur Simulation, störbar.

1.12.3 Sensible Reizsymptome

Sensible Reizsymptome treten als Schmerzen oder Missempfindungen (Parästhesien) auf (s. u.).

Nomenklatur der Sensibilitätsstörungen

Verminderung der sensiblen Wahrnehmung:

Anästhesie

Alle sensiblen Afferenzen sind ausgefallen, der Patient empfindet nichts in der betroffenen Region. Die Anästhesie kann sich auch auf einzelne sensible Modalitäten beziehen: Dann spricht man von:

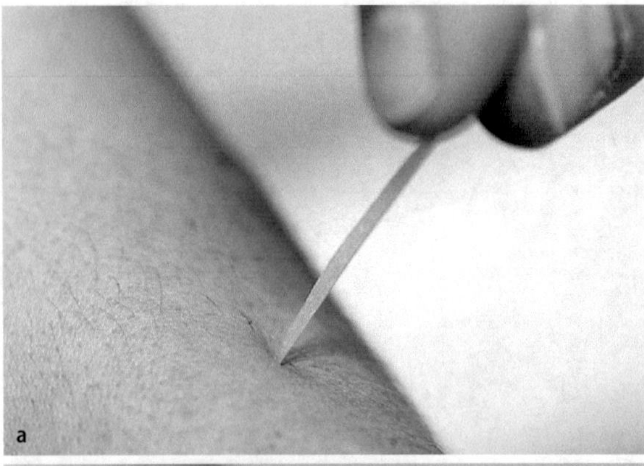

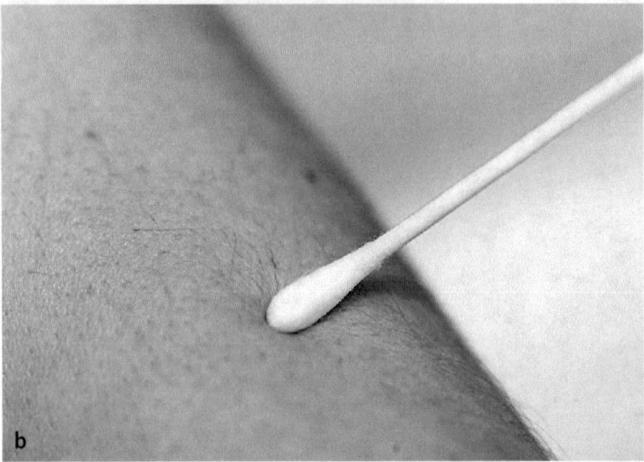

Abb. 1.47a,b Testung der Oberflächensensibilität durch Spitz-Stumpf-Diskrimination. Einzelheiten ► Text

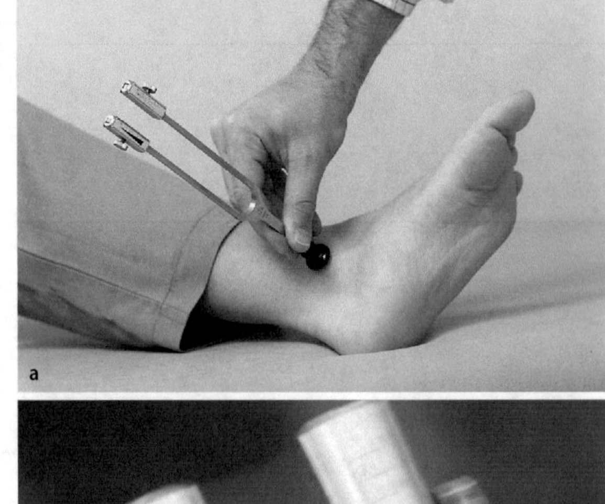

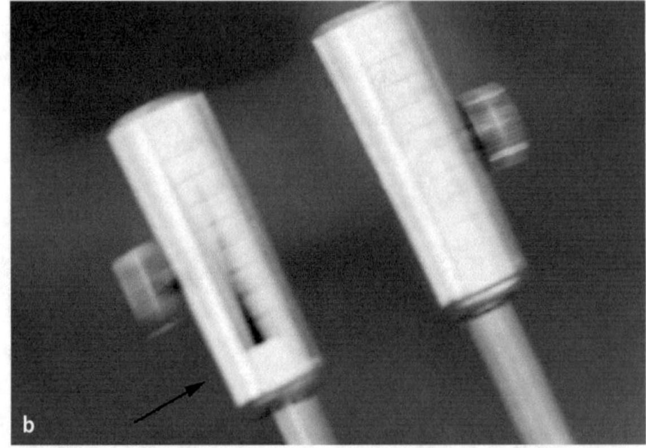

Abb. 1.48a,b Vibrationstest. a Vibrationstest zur Überprüfung der Tiefensensibilität, hier bei Aufsetzen der Stimmgabel am Malleolus medialis. **b** Der dunkle Übergangsbereich erlaubt eine halbquanitative Bestimmung (*Pfeil*). Einzelheiten ► Text

- **Thermanästhesie** (Ausfall der Temperaturempfindung),
- **Analgesie** (Ausfall der Schmerzempfindung),
- **Pallanästhesie** (Ausfall der Vibrationsempfindung).

Hypästhesie

Es besteht eine sensible Wahrnehmung, sie ist aber im Vergleich zu anderen Regionen für alle Empfindungsqualitäten abgeschwächt. Auch die Hypästhesie kann modalitätsbezogen sein, dann spricht man von:

- **Thermhypästhesie** (Abschwächung der Temperaturempfindung),
- **Hypalgesie** (Abschwächung der Schmerzempfindung),
- **Pallhypästhesie** (Abschwächung der Vibrationsempfindung).

Dissoziierte Sensibilitätsstörung

Nur bestimmte sensible Qualitäten in einem Dermatom oder einer Extremität sind gestört, andere aber unverändert erhalten sind. Beispiel: isolierter Ausfall der Schmerz- und Temperaturempfindung bei erhaltener Berührungsempfindung.

Qualitative Veränderung der sensiblen Wahrnehmung:

- **Dysästhesie:** Eine sensible Wahrnehmung ist vorhanden, aber gegenüber der Empfindung beim Gesunden unangenehm verändert. Eine Dysästhesie kann mit Hypästhesie verbunden sein.
- **Parästhesien:** Meist unangenehme und störende sensible Eindrücke entweder spontan oder bei sanften Berührungsreizen auftretend. Kribbelparästhesien, schmerzhafte Parästhesien oder Kälteparästhesien sind typische Beispiele. Auch hier kann eine Hypästhesie gleichzeitig bestehen.

Steigerung der sensiblen Wahrnehmung:

- **Hyperpathie (Allodynie):** Berührungsreize werden als unangenehm und schmerzhaft empfunden.
- **Hyperalgesie:** gesteigerte Schmerzempfindung.

Psychogene Sensibilitätsstörungen: ► Facharztbox. Weitere vertiefende Informationen zu den Sensibilitätsstörungen ► Facharztbox: Lokaliatorische Bedeutung der Sensibilitätsstörungen.

Parästhesien und Dysästhesie

Parästhesien werden als Kribbeln (wie Brennnesseln, wie »Ameisenlaufen«), Brennen oder taubes, eingeschlafenes Gefühl (»wie nach einer Spritze beim Zahnarzt«) empfunden. Je nach ihrer Ätiologie sind sie umschrieben, meist im Versor-

Facharztbox

Psychogene Sensibilitätsstörungen

Typische Verhaltensweisen sind:

Psychogene Analgesie selbst bei stärksten Schmerzreizen. Sie ist nicht von einer Beeinträchtigung der Temperaturempfindung und von trophischen Störungen begleitet, die man oft bei organisch bedingter Analgesie findet. Die übrigen Qualitäten der Sensibilität sind oft normal.

Unempfindlichkeit für alle Qualitäten. Sie hat häufig eine Verteilung, die der subjektiven Gliederordnung oder gar der Begrenzung von Kleidungsstücken (Ärmel, Hose) entspricht und ist oft in der Mittellinie scharf begrenzt. Die psychogene Anästhesie ist ebenfalls leicht am Fehlen vasomotorischer und trophischer Störungen zu erkennen. Sie findet sich häufig bei Kranken, die eine leichte Lähmung mit oder ohne Sensibilitätsstörung haben oder hatten. Der naiv erlebende Mensch macht keinen Unterschied zwischen Bewegen und Empfinden. Bei Lähmung klagt er oft, die Hand sei taub, und er habe kein Gefühl, bei Sensibilitätsstörung erlebt er eine Verminderung der Kraft.

Geführte Bewegungen und auf die Haut geschriebene Zahlen werden falsch angegeben, z. B. beim Schreiben der (eckigen) »Sieben« wird eine »Sechs« angegeben. Wenn danach eine »Sechs« auf die Haut geschrieben wird, wird jetzt eine »Fünf« oder wieder die »Sieben« genannt. Gibt der Patient aber stets die Gegenrichtung einer geführten Bewegung an oder nennt er regelmäßig die nächsthöhere oder nächstniedere Zahl, so ist die Empfindung gut erhalten.

Diagnose. Bei Verdacht auf psychogene Symptombildung sind Gegenproben (durch Hantieren oder Gehen) und die Zeigerversuche (s. o.) nützlich. Dabei ist leicht zu erkennen, ob tatsächlich eine sensible Ataxie oder eine Behinderung der Motorik besteht, die bei schwerer Sensibilitätsstörung nie ausbleibt. So prüft man beispielsweise bei einem Patienten, der starkes Schwanken beim Rombergversuch demonstriert, das Lesen von Zahlen auf dem Rücken. Bei der Konzentration auf diese schwierige diskriminative Leistung nimmt dann das Schwanken deutlich ab.

gungsgebiet einzelner Nerven oder handschuh- und strumpfförmig, an den Gliedmaßenenden lokalisiert. Ähnlich wie Spontanschmerzen beruhen Missempfindungen auf Übererregbarkeit peripherer, sensibler Rezeptoren und Nervenfasern oder zentripetaler Bahnen, unter anderem der Hinterstränge. Ein Reizzustand im Tr. spinothalamicus oder dem analogen Tr. spinalis N. V äußert sich gelegentlich in Kälteparästhesien. **Dysästhesie** ist eine qualitative Veränderung der Empfindung von sensiblen Reizen. Kälte wird z. B. als Schmerz, Berührung als Kribbeln empfunden.

Nervenschmerzen (Neuralgie)

Lassen sich die Schmerzen einzelnen peripheren Nerven, Nervenplexus oder Wurzeln zuordnen, sprechen wir von Neuralgie. Der neuralgische Schmerz ist nicht ständig vorhanden, sondern tritt wellenförmig oder attackenweise auf. Er wird als »hell«, reißend, ziehend, auch brennend empfunden und bleibt meist auf das betroffene sensible Versorgungsareal begrenzt. Außer den spontanen bestehen auch Druck- oder Dehnungsschmerzen der entsprechenden Nerven, nicht selten auch eine umschriebene Hypästhesie (s. u.). In umschriebenen peripheren oder segmentalen Versorgungsgebieten können Überempfindlichkeit für Berührungsreize (Hyperästhesie), für Temperaturreize (Thermhyperästhesie) oder für Schmerzen (Hyperalgesie) auftreten.

Hyperpathie und Kausalgie

Als **Allodynie (Hyperpathie)** (griech. pathos, Leiden) bezeichnet man das Phänomen, dass schon leichte Berührungsreize einen äußerst unangenehmen, oft brennenden Schmerz auslösen. Dieser setzt mit einer Latenz von wenigen Sekunden ein, verstärkt sich nach Aussetzen des Reizes noch und breitet sich auf benachbarte Hautareale aus. Eine Hyperpathie wird nach partiellen peripheren Nervenverletzungen, bei Hinterstrangläsion und bei Thalamusherden beobachtet. In dem betroffenen Gebiet ist die Berührungsempfindung herabgesetzt.

Kausalgie (griech. kausis, Brennen; griech. algos, Schmerz) ist ein dumpf-brennender, schlecht abgrenzbarer, kaum erträglicher Schmerz, der schon in Ruhe besteht, aber mit Hyperpathie und Dysästhesie verbunden ist, d. h. sich nach leichten, sensiblen, aber auch sensorischen Reizen, bei affektiver Erregung oder bei Bewegungen verstärkt. Kausalgie tritt meist im Versorgungsgebiet der Nn. medianus und tibialis auf, die besonders viele vegetative Fasern enthalten. Entsprechend ist sie mit trophischen Veränderungen der Haut und Durchblutungsstörungen verbunden, die sich oft auf die ganze betroffene Extremität ausbreiten. Viele Patienten geben Erleichterung nach Befeuchten der Hand oder des Fußes an.

Stumpfschmerz und Phantomschmerzen

Manche Amputierte haben neuralgische, andere kausalgieähnliche Schmerzen im Amputationsstumpf. Sie sind besonders bei Wetterwechsel oder Bewegungen vorhanden. Die Haut des Stumpfes ist schon gegen leichte Berührung überempfindlich.

Die meisten Amputierten haben längere Zeit nach der Amputation die lebhafte Empfindung, das fehlende Körperglied sei noch vorhanden. Sie können dieses Phantomglied oft frei und differenziert bewegen und erleben sogar Berührungsreize daran, wenn das Phantom mit einem Hindernis in Kontakt kommt oder wenn eine andere Person es »anfasst«. Häufig, aber keineswegs immer, blasst das Phantom im Laufe der Jahre ab, während es sich gleichzeitig verkürzt, bis es ganz im Stumpf verschwindet (»telescoping«). Phantome werden auch bei angeborenem Gliedmaßenmangel beobachtet. Sie können also nicht dadurch erklärt werden, dass dem ZNS nach Amputation weiter sensible Reize aus dem Stumpf zufließen. Phantome sind Ausdruck einer Übererregbarkeit der sensomotorischen Repräsentation der amputierten Körperglieder. In den Phantomen können hartnäckige und sehr quälende Schmerzen erlebt werden. Dabei wird das Phantomglied fast immer als in einer verkrampften Stellung versteift erlebt.

1

Facharztbox

Lokalisatorische Bedeutung der Sensibilitätsstörungen

Läsionen sensibler Nerven. Bei kompletten Läsionen besteht Anästhesie für alle Qualitäten im Territorium des betroffenen Nervens. Inkomplette Läsionen betreffen die verschiedenen Qualitäten unterschiedlich; Hypästhesie, Dysästhesie und Neuralgie können die Folge sein.

Läsionen gemischter peripherer Nerven. Gemischte periphere Nerven haben sensible, motorische und vegetative Anteile und Funktionen. Meist bestehen nebeneinander Reiz- und Ausfallsymptome sowie trophische Störungen, die auf das Versorgungsgebiet des betroffenen Nerven begrenzt sind. Der Patient hat Parästhesien und spontane Schmerzen, der Nerv ist empfindlich auf Dehnung und Druck. Die Sensibilität ist für alle Qualitäten etwa gleichmäßig herabgesetzt oder aufgehoben. Der zugehörige Eigenreflex ist erloschen, der Muskeltonus ist schlaff. Häufig besteht gleichzeitig eine periphere Lähmung. Es gibt aber auch eine rein sensible Neuropathie. An der Haut und an den Nägeln treten trophische Störungen auf, Erwärmung zeigt eine Lähmung der Gefäßinnervation (Vasodilatation) an. Im Gebiet der Sensibilitätsstörung ist die Schweißsekretion herabgesetzt oder aufgehoben.

Plexusschädigungen. Die Sensibilitätsstörungen und Anhidrose betreffen mehrere Nerventerritorien, die sich aus der anatomischen Zuordnung im Plexus ergeben (▶ Kap. 31).

Spinale Wurzeln. Reizsymptome treten als segmentale, d. h. an den Gliedmaßen streifenförmige, am Rumpf gürtelförmige Schmerzen auf, die bei Dehnung der Wurzeln durch Bewegungen und Erhöhung des spinalen Drucks (Husten, Pressen, Niesen) zunehmen. In den betroffenen Segmenten können Hyperästhesie und Hyperalgesie bestehen. Diese Reizsymptome sind schwer von pseudoradikulären subjektiven Beschwerden bei wurzelnahen Knochen-, Gelenk- oder Weichteilerkrankungen zu unterscheiden. Ausfallsymptome zeigen sich als segmentale (= radikuläre) Hypästhesie, in der Regel für alle Qualitäten. Oft besteht Hyperpathie. Die Störung der sog. Tiefensensibilität führt zu sensibler Ataxie, die Unterbrechung des monosynaptischen Reflexbogens zu Hypotonie und Areflexie der Muskulatur.

Hinterstränge. Reizsymptome äußern sich als ipsilaterale Parästhesien. Bei Ausfall dieser phylogenetisch jüngsten unter den afferenten Bahnen ist die Berührungsempfindung herabgesetzt. Die Lokalisation von taktilen Stimuli ist nur ungenau möglich (**Allästhesie** = falsche Lokalisation), die Diskrimination von zwei gleichzeitig gegebenen oder sukzessiven Reizen ist beeinträchtigt, die Vibrationsempfindung verkürzt bis aufgehoben. Auf die Haut geschriebene Zahlen und geführte Bewegungen können nicht mehr erkannt werden. Das Tasterkennen ist gestört. Bei Prüfung der Zeigeversuche, des Romberg-Versuchs, von Stand und Gang zeigt sich eine sensible Ataxie, die Feinmotorik ist in den betroffenen Extremitäten beeinträchtigt. Schmerz- und Temperaturempfindung sind dagegen erhalten. Der Muskeltonus ist nicht herabgesetzt, und die Eigenreflexe sind nicht abgeschwächt. Innerhalb der Hinterstrangbahn besteht eine somatotope Repräsentation. Dies gilt auch für die anderen aufsteigenden Rückenmarksbahnen.

Spinothalamische Bahnen. Kontralateral tritt eine sog. **dissoziierte Sensibilitätsstörung** auf, d. h., Schmerz- und Temperaturempfindung sind vermindert oder aufgehoben. Die Berührungsempfindung ist dagegen kaum gestört. Gelegentlich ist eine der beiden Qualitäten stärker als die andere betroffen. Die Patienten empfinden Schmerz- und Temperaturreize nur als Berührung. Sie können dabei aber, da die Hinterstränge intakt sind, die Flächenausdehnung des Reizes gut erkennen und deshalb das spitze und stumpfe Ende der Nadel manchmal nach der Größe des Stimulus unterscheiden.

Spinozerebellare Bahnen. Eine isolierte Schädigung kommt praktisch nicht vor. Die Bahnen sind aber häufig bei Rückenmarksläsion mitgeschädigt. Das einzige sichere Symptom ist die Hypotonie der Muskulatur.

Hirnstamm. Rein sensible Hirnstammsymptome sind äußerst selten, da bei der engen Nachbarschaft von Hirnnervenkernen und motorischen Projektionsbahnen Hirnstammherde fast immer zu den kombinierten, häufig gekreuzten Syndromen führen. Allerdings kommt auch im Hirnstamm eine dissoziierte Sensibilitätsstörung vor, was durch die Lokalisation der Kreuzung der Hinterstrangbahn in der unteren Medulla oblongata zustande kommt.

Mittelhirn und Thalamus. In Mittelhirn und Thalamus ist die Sensibilität kontralateral repräsentiert, d. h. alle Bahnen haben gekreuzt. Allerdings besteht hier eine somatotope und auch qualitative Repräsentation. Der Thalamus enthält Kerne mit sehr unterschiedlicher Funktion: solche mit subkortikalen Verbindungen, sensible Projektionskerne und Assoziationskerne. Die erste und dritte Gruppe gehören zum unspezifischen System, die zweite Gruppe empfängt spezifische Bahnen und projiziert sie in die entsprechenden Regionen der Großhirnrinde.

Die Projektionskerne empfangen Fasern aus dem Lemniscus medialis (Projektionen der Hinterstrangbahn), dem Tr. spinothalamicus, den Basalganglien und aus dem Kleinhirn.

Sensible Projektionsfelder der Hirnrinde. Die halbseitige Verteilung ist oft nur auf ein Körperglied beschränkt. Geführte Bewegungen werden schlecht erkannt, im Gegensatz zur (fast) intakten Vibrationsempfindung. Es bestehen Störungen in der zeitlichen Diskrimination, manchmal Allästhesie. Durch die sensible Störung ist die Feinmotorik erheblich beeinträchtigt (Dysdiadochokinese). Schmerzen treten nicht auf.

Oberflächensensibilität

Klinisch werden Störungen der Empfindung exterozeptiver, d. h. von außen auf die Haut treffender Stimuli als Störungen der Oberflächensensibilität zusammengefasst. Wenn jede sensible Wahrnehmung erloschen ist, spricht man von **Anästhesie**. Hypästhesien können die Berührungsempfindung (**taktile Hypästhesie**), die Temperaturempfindung (**Thermhypästhesie** oder **-anästhesie**) oder die Verminderung oder Aufhebung der Schmerzempfindung (**Hypalgesie, Analgesie**) betreffen.

Vertiefende Informationen zur zentralen Repräsentation bei chronischen Schmerzen ▶ Exkurs.

Tiefensensibilität

Kann der Patient dagegen die Richtung geführter Bewegungen nicht mehr angeben und ist er beim Stehen in Romberg-Stellung und bei Zielbewegungen ohne Augenkontrolle sensibel ataktisch, spricht man von einer Störung der propriozeptiven oder Tiefensensibilität.

Wenn die Lagewahrnehmung erloschen ist, führt der Patient häufig mit den Fingern und Zehen, solange er sie nicht unter optischer Kontrolle hat, langsame, unwillkürliche Beuge- und Streckbewegungen aus. Diese haben nur eine oberflächliche Ähnlichkeit mit extrapyramidalen Hyperkine-

Exkurs

Chronischer Schmerz und zentrale Repräsentation

Ein umschriebener Schmerz wird nicht immer in der Peripherie ausgelöst und nach zentral geleitet, sondern kann auch zentral »entstehen« und dann aufgrund der somatotopischen Gliederung des zentralen Systems umschrieben in die Peripherie projiziert werden. Studien mit der funktionellen Kernspintomographie haben gezeigt, dass die Repräsentation der betroffenen Gliedmaßen in der Hirnrinde bei chronischen Schmerzen vergrößert wird. Dies kann als ein Korrelat der Chronifizierung von Schmerzen ohne entsprechende fortbestehende periphere Läsion verstanden werden. Der Befund illustriert die Problematik der Behandlung des chronischen Schmerzes und erklärt, warum dieser nicht auf die üblichen Analgetika anspricht. Dies muss auch berücksichtigt werden, wenn man beim Versagen einer medikamentösen Schmerztherapie chirurgische Maßnahmen zur Unterbrechung der Schmerzleitung erwägt.

Facharztbox

Thalamussyndrom

Das klassische Thalamussyndrom entsteht durch Infarkte im Territorium der A. thalamostriata oder A. thalamogeniculata oder durch Thalamusblutungen und hat folgende Symptome auf der Gegenseite:

- Rasch vorübergehende **Hemiparese** mit Hypotonie der Muskulatur und nur geringen oder fehlenden Reflexstörungen. Die zentrale faziale Parese betrifft nur die willkürlichen, nicht die emotionalen mimischen Bewegungen.
- Herabsetzung der Empfindung, besonders für die sog. **Tiefensensibilität**. Auch die zeitliche und räumliche Diskrimination von taktilen Reizen ist beeinträchtigt (s. o.). Sofern die Berührungsempfindung betroffen ist, kann das Gesicht ausgespart bleiben, weil die Trigeminusafferenzen eine eigene thalamische Repräsentation haben.
- Spontane und auf leichte Berührung einsetzende Schmerzen, die als brennend, stechend, schlecht lokalisierbar und in ihrer Intensität als äußerst unangenehm beschrieben werden (**Hyperpathie**).
- Unwillkürliche **Bewegungsunruhe**, die an Choreoathetose erinnert, und Ataxie bei Zielbewegungen. Beides beruht auf der erwähnten Störung der Lagewahrnehmung.
- **»Thalamushand«**, die besonders beim Versuch deutlich wird, die Hand zu strecken und die Finger zu spreizen. Die Finger sind im Grundgelenk gebeugt und in den Interphalangealgelenken überstreckt. Sie zeigen eine Bewegungsunruhe. Wenn man die Hand auf eine feste Unterlage legt, gleicht sich die Fehlstellung aus, und die unwillkürlichen Bewegungen setzen aus, weil jetzt die sensible Korrektur nicht mehr beansprucht wird.
- **Homonyme Hemianopsie.**

sien. Das Phänomen beruht darauf, dass der tonische Fluss von zentrifugalen Erregungen seiner propriozeptiven Kontrolle beraubt ist. Der Ausfall dieser Kontrolle erklärt auch die Dysdiadochokinese bei Störungen der »Tiefensensibilität«.

Störungen der Tiefensensibilität kommen auch beim sog. Thalamussyndrom vor (▶ Facharztbox).

1.13 Vegetative Funktionen

Thorsten Steiner und Ricarda Diem

1.13.1 Aufbau des vegetativen Nervensystems

Das vegetative Nervensystem innerviert die glatte Muskulatur, das Herz und die endokrinen Organe. Das vegetative Nervensystem unterliegt keiner bewussten Steuerung, kann aber durch zentrale Vorgänge unbewusst beeinflusst werden. Vegetatives und somatisches Nervensystem sind komplementär. Ihre Steuerzentren in Hirnstamm und Zwischenhirn sind eng miteinander verknüpft. Das periphere vegetative Nervensystem besteht aus Sympathikus und Parasympathikus. Die Innervierung der einzelnen Organe durch diese beiden Anteile des Nervensystems geht aus ◘ Abb. 1.49 hervor. Diese Abbildung zeigt auch, dass der Parasympathikus zwei Zentren, ein medulläres und ein sakrales hat, während der Sympathikus aus dem thorakalen Rückenmark (Nucleus intermediolateralis) entspringt. Vertiefende Informationen zum vegetativen Nervensystem siehe ▶ Exkurs: Funktionelle Anatomie des vegetativen Nervensystems.

1.13.2 Vegetative Diagnostik

Die Prüfung der vegetativen Funktionen beschränkt sich bei der Routineuntersuchung darauf, dass man den Patienten präzise nach Störungen der Stuhl- und Urinentleerung (Retention, Inkontinenz, verstärkter Entleerungsdrang), Männer nach Erektionsstörungen und Ejakulationsproblemen befragt.

Komplexe Sensibilitätsstörungen

Eine Beeinträchtigung im Erkennen auf die Haut geschriebener Zahlen, in der Diskrimination von Sukzessivreizen (zeitliches Auflösungsvermögen) und im Erkennen beidseitssimultaner taktiler Stimuli oder räumlicher Gegenstände lässt sich nicht in dieses simplifizierende Schema von Oberflächen- und Tiefensensibilität einordnen, da mehrere sensible Qualitäten und kognitive Funktionen in diese Leistungen eingehen.

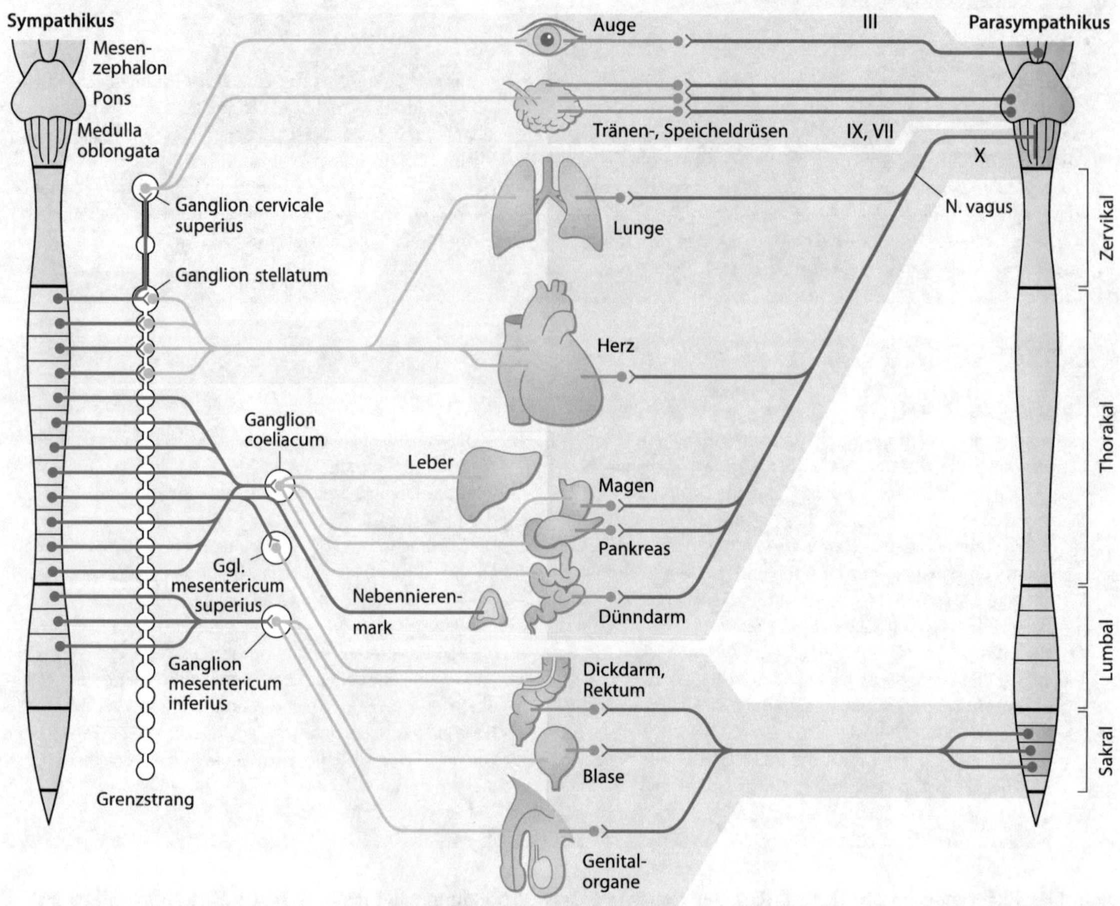

Abb. 1.49 Aufbau des peripheren vegetativen Nervensystems. *Fette Linien:* präganglionäre Axone; am Ende *blasse Linien*: postganglionäre Axone. Die sympathische Innervation von Gefäßen, Schweißdrüsen und der Mm. arrectores pilorum ist nicht aufgeführt. (Adaptiert nach Schmidt u. Thews 1995)

Exkurs

Funktionelle Anatomie des vegetativen Nervensystems

Beiden Anteilen des vegetativen Nervensystems ist gemeinsam, dass sie einen zentralen (1. Neuron, z. B. zentrale Sympathikusbahn, Vaguskern und -fasern), einen präganglionären (2. Neuron) und postganglionären (3. Neuron) Anteil haben. Der Übergang vom präganglionären auf den postganglionären Anteil ist in beiden Systemen cholinerg (nikotinartige cholinerge Wirkung), während die Übertragung vom postganglionären Neuron auf die Effektoren im Sympathikus adrenerg und im Parasympathikus cholinerg (muskarinartige Wirkung) ist (Abb. 1.50). **Anatomisch** liegen die Zellen des präganglionären Neurons des **Sympathikus** im Brust- und oberen Lendenmark. Sie verlassen das Rückenmark mit den Vorderwurzeln und erreichen als Rr. communicantes albi die postganglionären Neurone im paravertebralen Grenzstrang. Dieser befindet sich beidseits neben der Wirbelsäule und erstreckt sich von der Schädelbasis bis nach lumbosakral. Aus den Grenzstrangganglien ziehen die postganglionären sympathischen Fasern zu den sensomotorischen Nervenplexus, deren Verlauf sie folgen. In einigen Fällen bilden sie auch eigene periphere Nerven aus, die dann ihre Zielorgane erreichen.

Die Zellkörper des **Parasympathikus** liegen im Hirnstamm (Vaguskerngebiet) und im Sakralmark. Die präganglionären parasympathischen Fasern verlassen Hirnstamm und Sakralmark und ziehen zu ihren Erfolgsorganen. Die präganglionäre parasympathische Versorgung der Organe des Brustraums und des Bauchraums erfolgt über den N. vagus. Parasympathische Fasern zu den Beckenorganen stammen aus dem Sakralmark. Die parasympathischen Ganglien, in denen dann die Umschaltung von prä- auf postsynaptische Fasern erfolgt, liegen in der Nähe der Erfolgsorgane oder in den Erfolgsorganen selbst (intramurale Ganglien).

Die **Funktion** der beiden Anteile des peripheren vegetativen Nervensystems ist gegensätzlich:

- Am **Herzen** sorgt der Parasympathikus für eine Abnahme der Herzfrequenz, der Sympathikus für eine Zunahme von Herzfrequenz und Kontraktionskraft.
- An der **Pupille** führt Reizung des Sympathikus zur Kontraktion des M. dilatator pupillae (Mydriasis) und Parasympathikusreizung zur Kontraktion des M. sphincter pupillae und damit zur Miosis. Daher entsteht bei Ausfall des Sympathikus ein relatives Überwiegen des Parasympathikus und eine Miosis.
- An der **Harnblase** aktiviert der Parasympathikus den M. detrusor vesicae, der Sympathikus die interne Sphinktermuskulatur. Für die Miktion ist daher die Synergie von Parasympathikusaktivierung und Sympathikusinaktivierung erforderlich.
- Bei den Blutgefäßen sind die Verhältnisse etwas anders: An den peripheren Arterien hat der Parasympathikus praktisch keine Einflussnahme, dagegen ist hier die Unterscheidung zwischen sympathischen Alpha- und Betarezeptoren von besonderer Bedeutung: Aktivierung der Alpha-1-Rezeptoren führt zur Vasokonstriktion in Haut, Muskulatur und am Herzen, Stimulation der Beta-2-Rezeptoren zur Vasodilatation. Weitere Details der Physiologie des vegetativen (autonomen) Nervensystems müssen den Lehrbüchern der Physiologie entnommen werden.

Untersuchungen bei Störungen der Trophik

Nägel, Haare, Haut und Gelenke können bei vegetativen Innervationsstörungen trophische Läsionen aufweisen. So wachsen die Fingernägel und Haare im betroffenen Gebiet langsamer und schlechter, und an den Nägeln können quer verlaufende Störungen im Nagelaufbau beobachtet werden. An der Haut zeigt sich eine Abflachung der Oberhautstruktur, das Unterhautfettgewebe wird reduziert, die Haut insgesamt glatt und glänzend. Verletzungen der Haut heilen schlechter, Ulzera können entstehen. Die Gelenke und angrenzenden Knochen können demineralisieren und arthrotisch werden.

Untersuchungen bei Störungen des Schwitzens

Diese werden den Patienten meist nur bewusst, wenn eine Hyperhidrose (= vermehrtes Schwitzen) vorliegt. Bei einer Anhidrose ist die Haut warm und trocken, oft schuppig und gerötet. Gleichzeitig ist das reflektorische Aufstellen der Haare (Piloarrektion) nach Bestreichen der Haut gestört.

Wenn Störungen der Schweißsekretion in umschriebenen Körperregionen nachgewiesen werden sollen, ist das einfache Beobachten und Betasten der Haut nicht zuverlässig genug. Der Ninhydrintest (▶ Facharztbox) erlaubt eine objektive Erfassung von umschriebenen Störungen des Schwitzens.

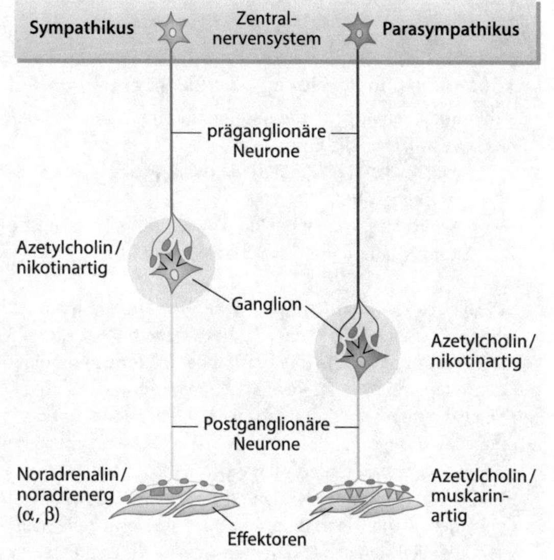

Abb. 1.50 Überträgerstoffe und die entsprechenden Rezeptoren im peripheren Sympathikus und Parasympathikus. (Nach Schmidt u. Thews 1995)

Facharztbox

Ninhydrintest

Hände und Füße, aber auch das Gesicht, werden besser mit dem Ninhydrintest untersucht, der Störungen der spontanen Schweißsekretion im Versorgungsgebiet peripherer Nerven (Abb. 1.51) oder des zervikalen Grenzstrangs an der Stirn zuverlässig nachweist. Da die sympathischen Fasern zu den Schweißdrüsen der Hände und Füße erst vom Plexus brachialis und lumbosacralis an mit den peripheren Nerven verlaufen, erlauben Einschränkung oder Ausfall der Schweißsekretion in einem umschriebenen Areal eine periphere Nervenschädigung von einer Wurzelläsion zu unterscheiden. Ninhydrin färbt bestimmte Aminosäuren im menschlichen Schweiß violett an. So kann man anhidrotische Bezirke von solchen mit normaler Schweißsekretion gut unterscheiden.

Zur Durchführung des Versuchs drückt der Patient beide Handflächen, beide Fußsohlen, die Fußrücken (in Bauchlage) oder die Stirn auf je einen normalen Bogen Schreibmaschinenpapier. Der Papierbogen wird dann mit einer Lösung von 1% Ninhydrin in Aceton getränkt, die unmittelbar vor der Untersuchung mit einigen Tropfen Eisessig versetzt worden ist. Im Anschluss an die Befeuchtung wird der Bogen 2–3 min lang bei 110°C im Heißluftsterilisator erwärmt.

Vom thermoregulatorischen muss das pharmakologisch – z. B. durch **Pilocarpin** – ausgelöste Schwitzen getrennt werden. Bei dieser Prüfung werden ausschließlich die Störungen erfasst, die durch Grenzstrangläsionen oder weiter distal liegende periphere Nervenläsionen entstanden sind. Es wird durch s.c.-Injektion von 0,01 g Pilocarpin (= 1 ml einer 1%igen Pilocarpinlösung) provoziert. Pilocarpin greift direkt an den postganglionären Fasern zu den Schweißdrüsen an.

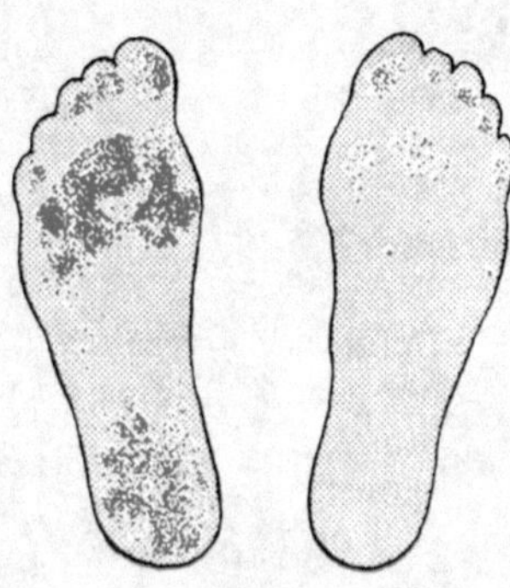

■ **Abb. 1.51 Hyp- bis Anhidrose der rechten Fußsohle durch lymphogranulomatöse Infiltration des rechten lumbalen Grenzstrangs.** (Nach Schliack u. Schiffter 1971)

1.13.3 Blasenfunktionsstörungen

Die neurologisch bedingten Blasenfunktionsstörungen sind bei Rückenmarkkrankheiten besonders häufig. Sie können auch bei Krankheiten des Gehirns (z. B. Demenz, Parkinson, Hydrocephalus communicans) und bei Polyneuropathien auftreten.

Störungen der Blasenentleerung bei neurologischen Krankheiten

Anatomie und Physiologie der Blasenentleerung ▶ Exkurs.

Schockblase Bei akuten Querschnittsverletzungen oder anderen Krankheiten des Zentralnervensystems kommt es neben der Paralyse aller glatten und quergestreiften Muskeln und Areflexie auch zu einer Wandlähmung der Blase (Schock-

Exkurs

Anatomie und Physiologie der Blasenentleerung

Im muskulären Apparat des unteren Harntrakts unterscheiden wir zwei **funktionelle Einheiten:**

- die Blase, deren glatte Muskulatur als M. detrusor vesicae bezeichnet wird,
- das Verschlusssystem der Blase mit Blasenhals, Harnröhrenmuskulatur und muskulärem Beckenboden.

Die Blase hat eine parasympathische, eine sympathische und eine somatische (willkürmotorische) Innervation (■ Abb. 1.52). Die **parasympathische Innervation** des M. detrusor erfolgt über parasympathische Efferenzen (1, 2), deren zentrale Ganglien den (somatischen) Vorderhornzellen des N. pudendus eng benachbart sind und die aus dem 2.–4. Sakralsegment stammen. Als **N. pelvicus** ziehen die präganglionären parasympathischen Neurone zum Plexus pelvicus, von wo sie zur Blasenwand gelangen. **Präganglionäre sympathische Efferenzen** (4) entspringen den spinalen Segmenten Th_{11}–L_2, durchlaufen den Grenzstrang und bilden dann den **N. hypogastricus.** Von diesem ziehen Äste zum N. pelvicus und bilden mit diesem den Plexus pelvicus (Ggl. hypogastricum). **Postganglionäre sympathische Fasern** innervieren vor allem die Blasenhalsregion. Postganglionärer Neurotransmitter der parasympathischen Nerven ist Acetylcholin, das an muskarinergen Rezeptoren angreift, die vorzugsweise im Bereich des Blasenkörpers liegen. Der postganglionäre Transmitter der sympathischen Nerven ist Noradrenalin, das α- und β-adrenerge Rezeptoren stimuliert. β-adrenerge Rezeptoren liegen überwiegend im Bereich des Blasendoms und bewirken eine geringe Erschlaffung der Blasenwand, während α-Rezeptoren überwiegend im Trigonum, im Blasenhals und in der Prostata lokalisiert sind und dort eine Kontraktion hervorrufen.
Der quer gestreifte äußere Harnröhrensphinkter (M. sphincter urethrae externus) und die Beckenbodenmuskulatur werden vom somatischen **N. pudendus** (3) versorgt.
Sensible Innervierung. Sensible Impulse stammen aus Dehnungs- und Schmerzreizen der Blase und werden sowohl über den N. pelvicus als auch über den N. hypogastricus geleitet. Auch der N. pudendus hat afferente Funktionen und leitet Signale aus der Harnröhre, die das Gefühl für Harnfluss vermitteln, sowie propriozeptive Impulse aus der Beckenbodenmuskulatur.

Der normale Miktionsvorgang. Nach urodynamischen, elektrophysiologischen und neuropharmakologischen Untersuchungen wird heute folgende Auffassung über die **neurale Kontrolle** von Blasenfüllung und -entleerung vertreten:

- In der Füllungsphase muss der intravesikale Druck niedrig sein, damit ein ungehinderter Urinabfluss aus den Nieren erfolgt. Dies wird bis zum Erreichen des ersten Harndrangs durch die viskoelastischen Eigenschaften des Detrusors gewährleistet, dessen Zellen bis auf das Vierfache ihrer ursprünglichen Länge gedehnt werden können. An der Verhinderung einer Detrusorkontraktion bis zum Erreichen der maximalen Blasenkapazität sind dann verschiedene Ebenen des Nervensystems beteiligt.
- Von den Hemisphären (Gyrus frontalis superior und Basalganglien) wird sowohl bewusst als auch unbewusst das **pontine Miktionszentrum** der Formatio reticularis kontrolliert. In der **Peripherie** beeinflusst die zunehmende Stimulierung von Dehnungsrezeptoren sakrale Interneurone und bewirkt damit eine rückläufige Hemmung der Detrusormotoneurone. Außerdem führen sympathische, afferente Signale zu einer Zunahme präganglionärer sympathischer Aktivität, die eine Entspannung des Detrusors bewirkt. Der sympathische Aktivitätsanstieg führt gleichzeitig zu einem Verschluss des Blasenhalses und gewährleistet mit tonischer Aktivität des externen Sphinkters Kontinenz in der Füllungsphase.
- Wenn die Blase voll ist, wird ein spinobulbospinaler Reflex, der unter Kontrolle des Großhirns steht, geschaltet. Absteigende spinale Bahnen, die ihren Ursprung im Kortex, aber auch in der Medulla haben, lassen die quer gestreifte Beckenbodenmuskulatur erschlaffen. Dies ermöglicht eine koordinierte Blasenentleerung mit Detrusortonusanstieg durch zunehmende parasympathische Aktivität und rung des sympathischen Systems mit aktiver Öffnung des Blasenhalses.
- Die restharnfreie Miktion wird dann durch das **sakrale Miktionszentrum** geregelt.
- Jeder Gesunde kann die Miktion willkürlich unterbrechen. Hierbei werden, ausgehend vom Lobulus paracentralis, Impulse über die Pyramidenbahn auf den Nucl. pudendus geschaltet und die periurethrale Schließmuskulatur über den N. pudendus aktiviert.

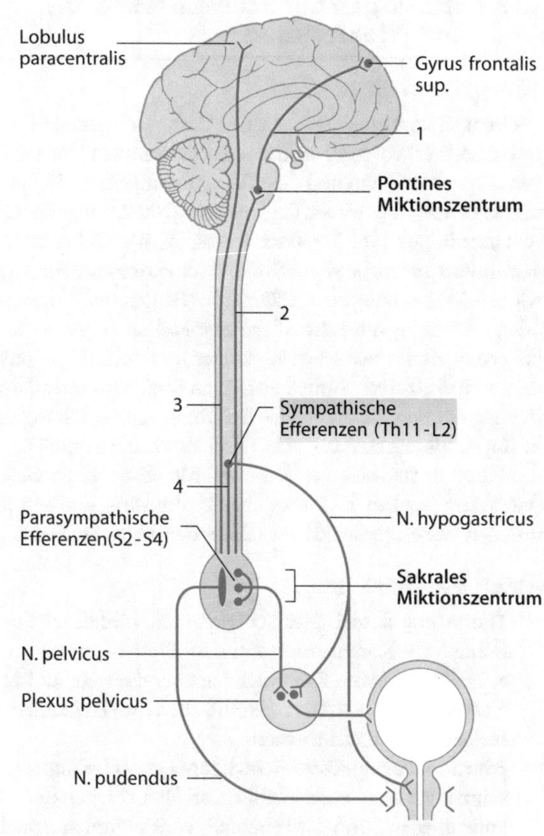

Abb. 1.52 Zentrale und periphere Innervation der Blase. Erläuterungen s. Text. (Nach Möbius et al. 1990)

blase). Da der Reflexbogen für die Reaktion der Harnblasenwand auf Dehnungsreize unterbrochen ist, tritt mit zunehmender Füllung eine Überdehnung der Wandmuskulatur ein. Wenn der Blasendruck den Harnröhrenverschlussdruck überschreitet, resultiert Inkontinenz **(Überlaufblase)**. Aus dieser schlaffen Blase des akuten Stadiums können zwei Formen von Blasenfunktionsstörungen entstehen: die hyperaktive und die hypoaktive Blase **(Detrusorhyper- und -hyporeflexie)**. Beide Schädigungsformen können wieder in eine normoaktive Blase ausheilen. Der Heilungsverlauf kann aber auch in jeder der beiden Phasen zum Stillstand kommen oder in eine Blasenstarre mit irreversiblem Defekt der Blasenfunktion **(Detrusor-Akontraktilität)** einmünden.

Detrusor-Sphinkter-Dyssynergie Nach Schädigung der auf- und absteigenden Bahnen im Rückenmark unterhalb des pontinen und oberhalb des sakralen Miktionszentrums (also oberhalb von Th_{12}) kommt es, insbesondere nach traumatischen Querschnittsläsionen, zu einer Blasenfunktionsstörung, die als Detrusor-Sphinkter-Dyssynergie bezeichnet wird. Sie stellt auch bei Patienten mit fortgeschrittener multipler Sklerose die häufigste Blasendysfunktion dar und ist eine Kombination aus Detrusorhyperreflexie mit einer unzureichenden Erschlaffung (Spastik) des äußeren Schließmuskels. Auf Dehnungsreize kommt es bereits bei niedrigem Füllungsvolumen zu ungehemmten Detrusorkontraktionen **(Reflexblase)**. Da der externe Blasensphinkter dabei nicht relaxiert oder sich sogar unwillkürlich anspannt, resultieren erhöhte Restharnmengen mit der Gefahr rezidivierender Harnwegsinfekte und einer fortschreitenden Nierenparenchymschädigung. Dass sensible Reize aller Art bei diesen Patienten unwillkürliche (reflektorische) Miktionen auslösen, macht man sich therapeutisch zunutze. So kann ein Teil der Patienten, die häufig weder Harndrang noch Gefühl für den Harnabgang haben, durch intermittierendes suprapubisches Beklopfen die Blase fast restharnfrei entleeren (sog. **balancierte Reflexblase**).

Autonome Blase Sitzt die Läsion in Höhe des sakralen Miktionszentrums oder darunter (tiefe Kauda- oder Konusläsion), entsteht eine schlaffe Blasenlähmung (Detrusorareflexie). Intakt gebliebene Ganglienzellen in der Blasenwand können bei einem bestimmten Füllungszustand in seltenen Fällen schwache Detrusorkontraktionen auslösen (sog. **autonome Blase**). Eine ausreichende Blasenentleerung ist hierdurch aber nicht gewährleistet. Wie bei der Detrusor-Sphinkter-Dyssynergiearreflexie, resultiert ein stark erhöhter Restharn bei großer Blasenkapazität.

Läsionen des Sakralmarks oder der tieferen Sakralwurzeln führen außerdem zu einer elektromyographisch nachweisbaren Denervierung der quer gestreiften Sphinkter- und Beckenbodenmuskulatur.

Frontale Blasenstörung Läsionen des frontalen Blasenzentrums beeinflussen vor allem die Unterdrückung des Miktionsreflexes. So erklären sich die Pollakisurie und die Dranginkontinenz bei Parkinson-Syndrom und Normaldruck-Hydrozephalus.

Therapieansätze

Man unterscheidet **3 Gruppen von Pharmaka**:

- Pharmaka mit anticholinerger oder direkter hemmender Wirkung auf die Blasenmuskulatur,
- Pharmaka mit cholinerger Wirkung auf die Blasenmuskulatur und
- Pharmaka mit hemmender Wirkung auf die α-Rezeptoren.

Eine direkt hemmende Wirkung auf die Blasenmuskulatur hat vor allem Oxybutynin (Dridase), eine tertiäre Aminosäure, die mit Erfolg bei ungehemmten Detrusorkontraktionen mit Pollakisurie und Dranginkontinenz eingesetzt wird. Parasympathomimetika, z. B. Carbachol (Doryl), haben ihre Indikation, wie α-Rezeptorenblocker, überwiegend in der Behandlung einer postoperativen Blasenschwäche. Bei oraler Gabe sind sie unwirksam und zur Langzeitbehandlung einer Detrusorhyporeflexie oder -arreflexie nicht geeignet.

Therapie der Wahl bleibt bei allen neurogenen Blasenentleerungsstörungen mit erhöhtem Restharn der intermittierende Katheterismus, der bereits im Stadium der Schockblase angewandt und, wenn möglich, vom Patienten im weiteren Verlauf in eigener Regie (Selbstkatheterismus) durchgeführt werden sollte.

1.13.4 Sexualfunktionsstörungen

Bei Störungen der Sexualfunktion ist das Zusammenspiel zentraler (limbischer), spinaler und peripherer Vorgänge besonders bedeutsam. Störungen der Erektion und Ejakulation werden oft nicht spontan angegeben und müssen speziell erfragt werden. Sexualfunktionsstörungen bei der Frau werden auch auf Befragen deutlich seltener berichtet. Hypersexualität kommt bei manchen degenerativen Hirnkrankheiten (M. Pick, ▶ Kap. 26) oder bei bilateralen Temporallappenläsionen vor. Viel häufiger ist die Abschwächung der Sexualfunktion. Psychisch bedingte Störungen sind häufig.

Erektionsstörungen

Sie können somatisch und psychisch bedingt sein. Eine einfache Unterscheidung ist möglich, wenn unbewusste, nächtliche Erektionen (Erektion im Schlaf 3- bis 4-mal pro Nacht, Gesamtdauer bis über 30 min) auftreten, eine Erektion bei Sexualkontakt jedoch ausbleibt.

Eng mit Störungen der Sexualfunktionen verbunden sind Störungen des Sexualtriebs (Libidoverlust), die ebenfalls oft eine psychische Ursache haben. Lumbalmark-, Kauda- und Konusläsionen führen beim Mann zur erektilen Impotenz und zusätzlich zum Verlust der Ejakulationsfähigkeit. Beide Funktionen unterliegen komplexen sympathischen und parasympathischen Innervationen, die hier nicht im Einzelnen besprochen werden.

Nach Querschnittslähmung können Erektion und Ejakulation reflektorisch ablaufen. Besonders häufig sind Erektionsstörungen bei diabetischer Polyneuropathie, vermutlich als Folge einer Neuropathie auch autonomer Nervenfasern oder der diabetischen Vaskulopathie. Zur Abklärung erektiler Funktionsstörungen empfiehlt sich die Konsultation bei einem Andrologen.

1.13.5 Störungen der Schweißsekretion und Piloarrektion

Temperaturregulation

Die Temperaturregulation wird hypothalamisch gesteuert. Hier ist ein Sollwert vorgegeben, der unter bestimmten Umständen verstellt werden kann und dann Veränderungen der Temperatur hervorruft, z. B. Fieber. Gesteuert wird die Temperatur afferent über Impulse von Temperaturrezeptoren und efferent über ganz unterschiedliche vegetative und somatomotorische Wege, wie z. B. Weitstellung der Gefäße in der Peripherie, Stimulation oder Hemmung von Schweißdrüsensekretion (▶ Exkurs Funktionelle Anatomie der Schweißsekretion), motorische Impulse, die zu Muskelzittern führen. So dienen Schüttelfrost und Engstellung der peripheren Gefäße der Temperaturerhöhung und bedingen hierdurch das Fieber (sind also keine Komplikation des Fiebers), Schwitzen und warme, rote Haut durch Gefäßerweiterung senken das Fieber über Verdunstung und den vermehrten Wärmeaustausch der stärker durchbluteten Haut.

Arten des Schwitzens

- **Thermoregulatorisches Schwitzen:** Es wird durch Erhöhung der Körper- und damit der Bluttemperatur ausgelöst und vom Zwischenhirn über das sympathische Nervensystem gesteuert. Handflächen und Fußsohlen bleiben dabei meist trocken.
- **Emotional ausgelöstes Schwitzen:** Es tritt besonders, wenn auch nicht ausschließlich, an Handflächen und Fußsohlen auf und wird ebenfalls vom zentralen Anteil des sympathischen Nervensystems ausgelöst.
- **Pharmakologisch ausgelöstes Schwitzen:** Es wird durch s.c.-Injektion von Pilocarpin provoziert.

Störungen der Schweißsekretion

Läsionen des zentralen sympathischen Systems führen zum Ausfall des thermoregulatorischen Schwitzens, während das pharmakologisch ausgelöste erhalten bleibt. Läsionen des peripheren sympathischen Systems lassen alle Formen der Schweißsekretion erlöschen.

Exkurs

Funktionelle Anatomie der Schweißsekretion

Die Schweißsekretion ist eine cholinerge Funktion, obwohl sie über das sympathische Nervensystem vermittelt wird. Aus dem Hypothalamus, der Einflüsse von der Hirnrinde, speziell vom limbischen System, erhält, verläuft eine absteigende hypothalamoretikuläre Bahn über die Formatio reticularis zum Rückenmark. Sie kreuzt bereits in der Höhe des Subthalamus. Im Rückenmark findet sich die spinale vegetative Repräsentation in den Seitenhörnern der Segmente C_8 bis L_2, wo die zentrale sympathische Bahn synaptisch umschaltet.

Für die Innervation der Schweißdrüsen und der Piloarrektoren des ganzen Körpers, einschließlich des Gesichts, verlassen die sympathischen Fasern das Rückenmark als Rr. communicantes albi mit den somatischen Vorderwurzeln in Höhe der Segmente Th_3 bis L_2, werden im Grenzstrang auf das periphere sympathische Neuron umgeschaltet und erreichen dann als R. communicans griseus den peripheren Nerven, dem sie folgen. Daraus folgt, dass jede einzelne sympathische Wurzel mehrere somatische Segmente versorgt. Der Grenzstrang übt dabei eine Verteilerfunktion aus. Die Organisation der radikulären sympathischen Innervation im Unterschied zu der differenzierter gegliederten segmentalen somatischen Innervation zeigt ■ Abb. 1.53. Die sudorimotorische Innervation für das Gesicht stammt aus den Segmenten Th2–3, verläuft danach über die Wurzel Th3, den Halsgrenzstrang und das sympathische Geflecht der A. carotis und gesellt sich dann den peripheren Trigeminusästen zu. In der Körperperipherie laufen die sympathischen Nerven mit den somatischen, deshalb stimmt die periphere sympathische mit der somatischen Innervation überein.

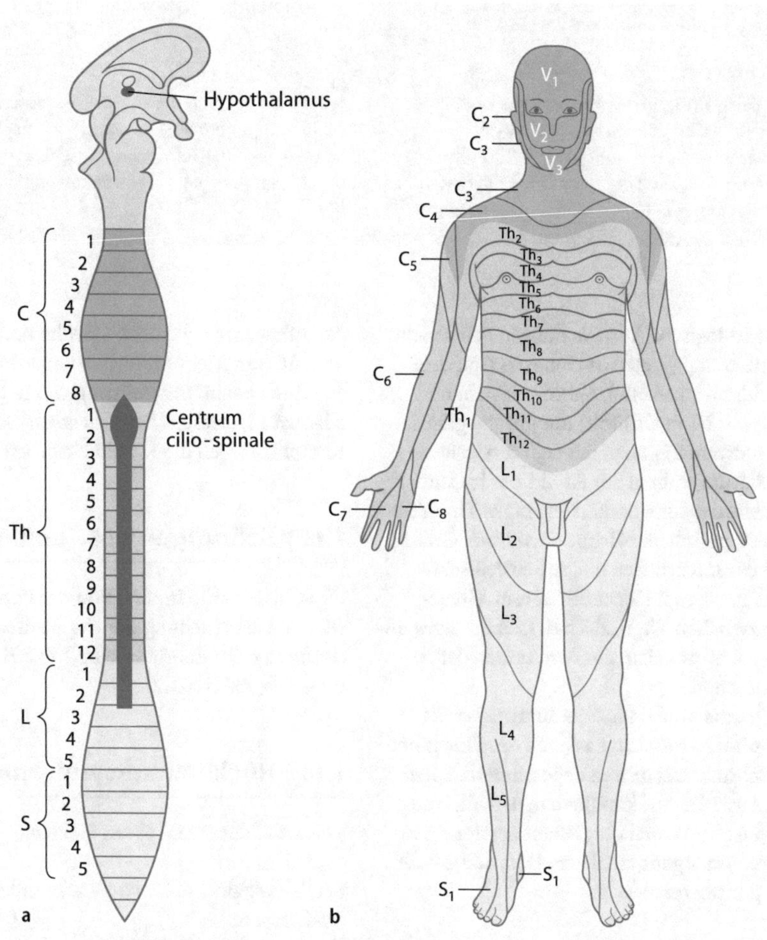

Abb. 1.53a,b Repräsentation des Sympathikus. a Spinale Segmente mit Einzeichnung der spinalen vegetativen Repräsentation. (Nach Schliack 1969). **b** Sensible Dermatome und darauf projizierte schematische Darstellung der metameren Gliederung der vegetativen Efferenzen am Beispiel der Schweißdrüseninnervation. (Aus Mumenthaler u. Schliack 1965). *Dunkelblau:* Versorgung aus $Th_{2/3}$ bis Th_4; *blau:* Versorgung aus Th_5 bis Th_7; *hellblau:* Versorgung aus Th_8 bis $L_{2/3}$

Zentrale Schweißsekretionsstörungen Läsionen der **zentralen sympathischen Bahnen** vom Zwischenhirn bis zum Rückenmark haben, wenn sie einseitig sind, eine halbseitige, ipsilaterale Beeinträchtigung des thermoregulatorischen Schwitzens in den abhängigen Körperpartien zur Folge. Dies ist z. B. beim Wallenberg-Syndrom der Fall, aber auch bei Querschnittsläsionen des Rückenmarks oberhalb von L2.

Das pharmakologisch ausgelöste Schwitzen bleibt dagegen in der Körperperipherie erhalten und kann manchmal sogar gesteigert sein. Kontralateral bzw. oberhalb der Läsion kann eine spontane kompensatorische Hyperhidrose beobachtet werden. Da die efferenten sympathischen Fasern für die Sudorimotorik des ganzen Körpers erst ab Th3 das Rückenmark verlassen, heben komplette Querschnittsläsionen in Th_3 oder darüber das thermoregulatorische Schwitzen am ganzen Körper auf.

Gustatorisches Schwitzen ▶ Exkurs: Geschmacksschwitzen.

Periphere Läsionen

- **Schädigungen einzelner Spinalwurzeln:** Schädigungen einzelner Spinalwurzeln bleiben wegen der großen Überlappung der vegetativen Innervation ohne Schweißsekretionsstörung. Da die sudorisekretorischen Fasern das Rückenmark erst ab Th3, also unterhalb des Abgangs der pupillomotorischen Fasern (C_8–Th_2) verlassen, bleibt ein Horner-Syndrom durch Läsion der präganglionären sympathischen Fasern oft ohne Schweißstörung. Anhidrose ohne Horner-Syndrom beruht auf einer Läsion unterhalb des Ggl. stellatum. Ohne Schweißstörung bleiben auch Syndrome von Seiten der Wurzeln C_4–C_8, weil diese Wurzeln keine sudorisekretorischen Fasern führen. Das Gleiche gilt für Läsionen unterhalb von L_3. Eine Lähmung der **Cauda equina** führt nicht zu Anhidrose der Beine und Füße (Begründung s. o.).
- **Grenzstrangläsionen:** Bei Grenzstrangläsionen findet man Schwitzstörungen in den abhängigen Körperregio-

Exkurs

Geschmacksschwitzen

Ein interessantes Reizsymptom des Sympathikus ist das sog. Geschmacksschwitzen. Schon beim Gesunden tritt beim Essen besonders würziger oder heißer Speisen ein diffuses Schwitzen auf, besonders im Gesicht. Das Schwitzen kann durch Atropin unterdrückt werden. Unter pathologischen Umständen löst jeder Geschmacksreiz, selbst Trinken von Wasser oder »Leerschlucken« innerhalb weniger Sekunden einen umschriebenen Schweißausbruch im Versorgungsgebiet des N. aurikulotemporalis aus, der nach Aussetzen des Stimulus sofort wieder aufhört.

nen. Andere neurologische Ausfälle müssen dabei nicht vorliegen. Grenzstrangläsionen in Höhe des **Ggl. cervicale superius** führen zur Anhidrose von Gesicht und Hals (Nachweis mit Ninhydrintest) mit postganglionärem Horner-Syndrom. Läsionen des Ggl. cervicale inferius **(Ggl. stellatum)** führen zur Anhidrose bis zum Versorgungsgebiet des somatischen Segments Th_2 mit präganglionärem, peripheren Horner-Syndrom. Grenzstrangläsionen darunter führen nur zu Schweißsekretionsstörungen, nicht zum Horner-Syndrom. Grenzstrangläsionen zwischen Th_2 und Th_7 lassen die Schweißsekretion im Gesicht, am Hals, am Arm und in der Achselhöhle erlöschen.
- **Läsionen des Plexus brachialis oder lumbosacralis sowie der peripheren Nerven:** Läsionen des Plexus brachialis oder lumbosacralis führen neben motorischen und sensiblen Ausfällen zur kompletten, d. h. thermoregulatorischen und pharmakologischen Anhidrose in den betroffenen Versorgungsgebieten. Dasselbe gilt für Schädigungen peripherer Nerven.

1.13.6 Störungen der Herzkreislaufregulation und der Atmung

Herzrhythmus und Blutdruck sind zentral gesteuert. In der pontomedullären Formatio reticularis werden der Blutdruck und der periphere Gefäßwiderstand reguliert. Sympathische und parasympathische Bahnen aus dem Hirnstamm und aus dem Kerngebiet des N. vagus steuern die Herztätigkeit. Übergeordnete Zentren sind der Hypothalamus und der insuläre Kortex. Deutlich werden diese Zusammenhänge, wenn man die vegetativen Entgleisungen beim erhöhten Hirndruck (Pulsverlangsamung, Blutdruckanstieg) und die Herzrhythmusstörungen (und EKG-Veränderungen) nach Subarachnoidalblutungen, Hirninfarkten oder Hirnblutungen betrachtet.

Noch wichtiger ist die Steuerung der Atemtätigkeit, die – obwohl willkürmotorisch kontrollierbar – eng mit der vegetativen Regulation des Herzens verbunden ist (z. B. respiratorische Arrhythmie). Das pontine respiratorische Zentrum mit alternierend-rhythmisch feuernden Steuerneuronen für Inspiration und Exspiration wird durch übergeordnete kortikale, aber auch vegetative und limbische Zentren kontrolliert und in seiner Tätigkeit moduliert. Beispiele sind die Steuerung von In- und Exspiration beim Sprechen oder die Erhöhung der Atemfrequenz bei Angst, Unruhe und Aufregung. Pathologische Atemmuster werden in ▶ Kap. 2.14 detailliert beschrieben.

Zusammen mit Störungen im Elektrolythaushalt (inadäquate Diurese, Natriumverlust) können diese kardialen Komplikationen die Krankheitsprognose beeinträchtigen.

1.13.7 Störungen der Pupillomotorik

Obwohl auch die Innervation der Pupille vegetativ ist, haben wir die Untersuchung der Pupillenfunktion mit der Besprechung der Okulomotorik und der Hirnnerven zusammengefasst (▶ Abschn. 1.2).

1.14 Rückenmarksyndrome

Thorsten Steiner und Ricarda Diem

Bei der Lokaldiagnose von Rückenmarkprozessen stellen sich zwei Fragen:
- Welcher Teil des Rückenmarks ist im **Querschnitt** geschädigt?
- Auf welcher Höhe ist es in seiner **Längsausdehnung** betroffen?

1.14.1 Anatomie des Rückenmarks

Das Grundprinzip des Bauplans des Rückenmarks ist auf jeder Höhe gleich: die zentrale »Schmetterlingsfigur« der grauen Substanz, um die sich die äußere Zone der weißen Substanz legt. Im Rückenmarksgrau unterscheiden wir die Zellkomplexe des motorischen Vorderhorns und des sensiblen Hinterhorns, im Brustmark ist durch vegetative Ganglienzellen auch ein Seitenhorn ausgebildet. Vorder- und Hinterhörner beider Seiten sind durch Kommissurenfasern miteinander verbunden, die den Zentralkanal umgeben.

Die markhaltigen Fasern der weißen Substanz sind in zwei große Stranggebiete unterteilt: die Hinterstränge und die Vorderseitenstränge. Die wichtigsten Bahnen sind in den vorangegangenen Kapiteln bereits besprochen. ◻ Abb. 1.54 gibt noch einmal eine zusammenfassende Darstellung.

Aus diesen anatomischen Verhältnissen lassen sich vier verschiedene Formen einer Querschnittsschädigung des Rü-

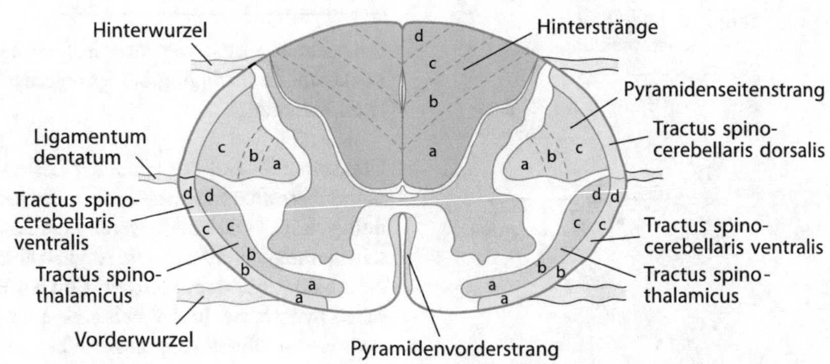

Abb. 1.54 Rückenmarksquerschnitt in Höhe des Halsmarks. Darstellung der somatotopischen Anordnung der spinalen Projektionsbahnen auf zervikaler Höhe

ckenmarks ableiten: Querschnittslähmung, Brown-Séquard-Syndrom, zentrale Rückenmarkschädigung, Hinterstrangläsion und Konus-Kauda-Syndrom.

1.14.2 Querschnittlähmung

Als Querschnittlähmung bezeichnen wir ein Syndrom, bei dem alle Strukturen des Rückenmarks auf einer Höhe geschädigt sind. Bei kompletter Querschnittlähmung ist die zentrale Steuerung aller Funktionen des Rückenmarks unterhalb der Läsion aufgehoben, bei inkompletter ist sie teilweise erhalten.

Symptomatik Klinisch findet man bei der kompletten Querschnittläsion eine doppelseitige zentrale Lähmung mit einer Sensibilitätsstörung für alle Qualitäten und vegetativen Störungen (Harn- und Stuhlverhaltung). Bei Herden im oberen Brustmark kann es durch Lähmung der zentralen parasympathischen Fasern für den Splanchnikus zum paralytischen Ileus kommen. In den Hautbezirken unterhalb der Läsion ist das spontane Schwitzen aufgehoben (thermoregulatorische Anhidrosis). Das Querschnittsyndrom hat gewöhnlich eine deutliche obere Grenze, die die segmentale Höhe der Läsion anzeigt (Näheres s. u.). Darüber findet man häufig als Reizsymptom eine hyperalgetische Zone, die ein oder zwei Segmente breit ist.

Setzt eine Querschnittlähmung plötzlich ein, etwa durch Zusammenbruch eines Wirbels oder akute Mangeldurchblutung des Rückenmarks, kommt es zum **spinalen Schock**. Dabei ist die motorische Lähmung komplett, der Muskeltonus schlaff, die Eigenreflexe sind erloschen. Das Syndrom gestattet keine Schlüsse auf die Ursache und Schwere der Rückenmarkschädigung oder die Prognose. Erst wenn die Lähmung über Wochen komplett und im Tonus schlaff bleibt, sind die Aussichten für eine Restitution besonders ungünstig. In der Mehrzahl der Fälle wird die Parese nach dem Initialstadium allmählich spastisch.

Entwickelt sich das Querschnittsyndrom langsam, ist die spastische Lähmung von Anfang an die Regel. Bei längerem Bestehen einer Querschnittlähmung, manchmal allerdings auch sehr früh, bilden sich spinalen Automatismen aus, die jedoch nicht im strengen Sinne des Wortes automatisch, d. h. von Afferenzen unabhängig sind, sondern durch sensible und vegetative Reize reflektorisch ausgelöst werden (▶ Exkurs: Spinale Automatismen). An den Beinen wechseln Streck- und Beugesynergien, die bei längerem Bestehen der Querschnittslähmung immer komplexer werden. An den Armen überwiegen Beugesynergien. Die Automatismen sind umso lebhafter, je höher die Läsion sitzt. Während der unwillkürlichen Beinbewegungen kann es auch dann zum Urinabgang kommen, wenn eine Retentio urinae für die intendierte Blasenentleerung besteht.

Exkurs

Spinale Automatismen

Bei vollständiger und auch bei partieller Querschnittlähmung des Rückenmarks werden Querverbindungen zwischen sensiblen oder autonomen und motorischen Bahnen beider Seiten aktiviert. Exterozeptive Stimuli, z. B. Berührungen, Lagewechsel der Gliedmaßen, aber auch enterozeptive Reize (Blasenfüllung) unterhalb der Läsion lösen über diese Verbindungen Beugesynergien oder gekreuzte Beuge- und Strecksynergien, manchmal auch automatische Laufbewegungen der Beine aus. Diese spinalen Automatismen werden leicht mit Willkürbewegungen verwechselt. Tatsächlich entstehen sie rein reflektorisch. Deshalb ist ihre Bezeichnung als Automatismen nicht korrekt. Sie sind als Rückschritt auf phylogenetisch und ontogenetisch frühe Bewegungsformen aufzufassen, die im Rückenmark organisiert sind, beim Menschen im Laufe der Zerebralisation aber unterdrückt wurden.

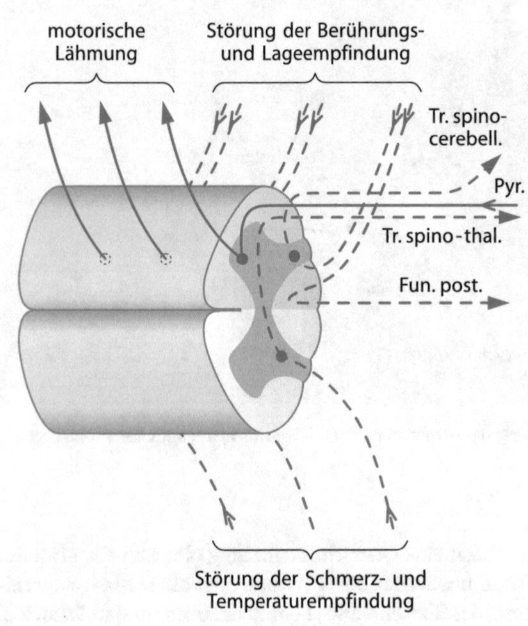

Abb. 1.55 Schema zur Erläuterung des Brown-Séquard-Halbseitensyndroms des Rückenmarks

1.14.3 Brown-Séquard-Syndrom

Das Syndrom entsteht durch eine halbseitige Rückenmarkschädigung. Die anatomischen Grundlagen sind in Abb. 1.55 erläutert.

Symptomatik Auf der Seite der Läsion kommt es durch Unterbrechung des Pyramidenseitenstrangs zu einer **ipsilateralen zentralen Parese**. Die **Tiefensensibilität** ist ebenfalls ipsilateral gestört, weil die Hinterstrangfasern der gleichen Seite betroffen sind. Schließlich sind auch die vasokonstriktorischen Fasern ipsilateral beeinträchtigt, die ungekreuzt im Seitenhorn des Brustmarks über den Grenzstrang in die Peripherie ziehen.

Kontralateral ist die **Schmerz- und Temperaturempfindung** gestört (dissoziierte Sensibilitätsstörung), weil die spinothalamischen Fasern nach ihrer Kreuzung in der vorderen Kommissur lädiert sind. Bei genauer Untersuchung kann man im Bezirk der halbseitigen, dissoziierten Sensibilitätsstörung auch eine Herabsetzung der Berührungsempfindung feststellen, die darauf beruht, dass der Tr. spinothalamicus an der Vermittlung von Berührungsreizen mitbeteiligt ist.

Höhe und Schwere der neurologischen Ausfälle auf beiden Seiten des Körpers sind oft nicht ganz kongruent: Die Grenze der motorischen Ausfälle liegt gewöhnlich etwas höher als die der sensiblen. Beiderseits findet sich nach oben eine hyperalgetische Übergangszone. Blase und Darm sind nicht gelähmt.

1.14.4 Zentrale Rückenmarkschädigung

Sehr charakteristisch ist auch die Symptomatik der zentralen Rückenmarkschädigung bei Syringomyelie und intramedullären Tumoren.

Symptomatik Auf der Höhe der Läsion sind beide Vorderhörner betroffen was zu einer atrophischen (**peripheren**) **Lähmung** führt. Gleichzeitig werden die Fasern des Pyramidenseitenstrangs geschädigt. Die Folge ist eine **zentrale Lähmung** unterhalb der Läsion. Frühzeitig, oft vor Einsetzen der spastischen Symptome, bildet sich eine querschnittsförmige dissoziierte Gefühlsstörung aus. Sie beruht auf Unterbrechung der spinothalamischen Fasern in der vorderen Kommissur und im Tr. spinothalamicus. Die Hinterstränge sind meist nur gering betroffen, deshalb sind die Berührungs- und Tiefensensibilität besser oder völlig erhalten.

Dagegen treten bald vegetative, trophische Störungen ein, da das Seitenhorn regelmäßig geschädigt ist. Gefühlsstörungen und Lähmungen sind oft an den Armen und den oberen Rumpfpartien stärker als in den tieferen Segmenten ausgeprägt. Dies erklärt sich aus der exzentrischen Lokalisation der langen Bahnen, die weiter unten erläutert wird.

1.14.5 Hinterstrangläsion

Das Syndrom einer Hinterstrangläsion des Rückenmarks ist bereits bei den Sensibilitätsstörungen besprochen (► Abschn. 0).

1.14.6 Höhenlokalisation der Rückenmarkschädigung

Die Höhenlokalisation einer Rückenmarkschädigung wird in Relation zum knöchernen Achsenskelett und der segmentalen Anordnung des Rückenmarks definiert. Diese variieren im Lumbal- und Sakralmark um mehrere knöcherne Segmente. Das heißt, eine knöcherne Läsion bei Th_{12} kann schon Konus- und Kaudastrukturen betreffen (Abb. 1.56). Die Höhenlokalisation ist leicht, wenn eine scharf begrenzte, vollständige Querschnittslähmung vorliegt. Sind die Funktionsstörungen aber geringer ausgeprägt, kann man die Lokaldiagnose erst nach genauer Analyse der motorischen und sensiblen Symptome stellen.

Dabei hat die vergleichende Untersuchung der Reflexe eine besonders große Bedeutung. Strangsymptome können dagegen wegen der exzentrischen Lokalisation der langen Bahnen leicht zu Fehldiagnosen verleiten. In allen aufsteigenden und absteigenden Tractus legen sich die Fasern für die höheren Segmente jeweils in Lamellen von innen her denen für die tieferen Segmente an, so dass diese zur Rückenmarkperipherie abgedrängt werden. Dadurch entsteht eine somatotopische Gliederung, bei der jeweils die Fasern für die Arme innen, die für die Beine außen verlaufen (Abb. 1.57). Schädigungen, die das Rückenmark von extramedullär treffen, werden deshalb zunächst zu Funktionsstörungen in den

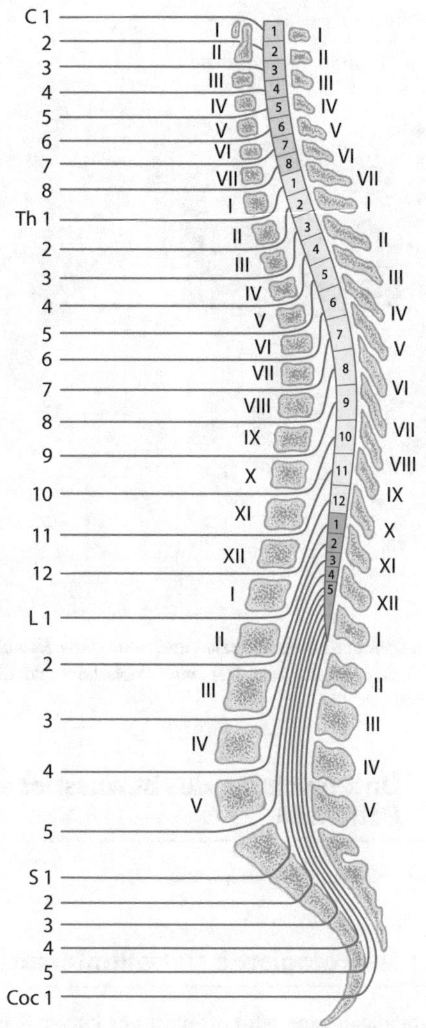

Abb. 1.56 Topographische Beziehungen der Rückenmarksegmente und -wurzeln zur Wirbelsäule. Beachte: Die Wurzel C_1 ist nur motorisch. Aus ihr entsteht der N. suboccipitalis für die Innervation der langen Halsmuskeln. Das oberste sensible Segment ist C_2

Fasern für die tieferen Segmente führen. Beim Syndrom der zentralen Rückenmarkschädigung dagegen werden zuerst die Bahnen der höheren Segmente lädiert, während die der tieferen zunächst verschont bleiben.

Halsmarkläsion

- **Schädigung oberhalb von C_4:** Bei dieser Lokalisation sind die Arme bis zu ihrer proximalen Schultermuskulatur zentral gelähmt. Wie bei jeder zentralen Lähmung, überwiegt an den Armen der Beugetonus, so dass sie adduziert und im Ellenbogen gebeugt gehalten werden. Die Finger sind zur Faust geschlossen. Öffnung der Hand und Streckung des Arms sind nicht möglich. Es besteht eine zentrale Parese der Atmung.
- **Schädigung bei Segment C_4:** Ist das Segment C_4 betroffen, besteht eine **Phrenikuslähmung** mit Hochstand und paradoxer passiver Atembeweglichkeit des Zwerchfells. Eine doppelseitige Phrenikusparese führt zu schwerer Ateminsuffizienz mit Aktvierung der auxilliären Atemmuskeln wie Platysma und Schultergürtelmuskeln. Sie ist, namentlich bei plötzlichem Einsetzen, lebensgefährlich.
- **Schädigung des Vorderhorns (oder der Vorderwurzeln):** Hier kommt es zu peripheren Lähmungen, die bei Läsionen des mittleren Halsmarks im Schultergürtel und den proximalen Armmuskeln, bei Befall des unteren Halsmarks in den kleinen Handmuskeln lokalisiert sind.
- **Läsionen unterhalb von C_4** betreffen dann die Funktion der Armmuskeln segmentabhängig, d. h. bei einer Läsion in Höhe C_6 können die Schultermuskulatur und der Biceps brachii, partiell auch der Brachioradialis innerviert werden, während die Handgelenksfunktion, die Fingerbeuger und -strecker und auch die Streckung im Ellenbogengelenk gelähmt bleiben. Befindet sich die Lähmung unterhalb C_7, sind Handgelenk- und Fingerstrecker gelähmt, nicht aber die Ellenbogenbeuger und -strecker.

Für eine Halsmarkläsion ist die hohe Querschnittlähmung mit Tetraparese (Lähmung der Arme und der Beine) charakteristisch. Je nach der Lokalisation im Querschnitt kann allerdings auch nur eine zentrale Beinlähmung bestehen.

Brustmarkläsion

Charakteristisch ist die zentrale Paraparese der Beine, während die Arme nicht gelähmt sind. In leichteren Fällen sind nur die Eigenreflexe der Beine gegenüber denen an den Armen gesteigert.

Je nach dem Sitz des Prozesses im oberen, mittleren oder unteren Brustmark werden auch die Thorax-, Rücken- und Bauchmuskeln gelähmt. Dies ist daran zu erkennen, dass die thorakalen Atmungsexkursionen und der Hustenstoß schwach sind und die Bauchdecken seitlich ausladen. Wenn auch der M. iliopsoas betroffen ist, kann der Patient sich nicht mehr aus dem Liegen aufrichten. Bei Läsion in den Segmenten Th_7–Th_{12} sind oft die Bauchhautreflexe in der oberen Etage noch auslösbar, während sie in der mittleren und unteren oder in der unteren allein fehlen. Die Sensibilitätsstörung hat eine strumpfhosenförmige Anordnung.

Für Brustmarkläsionen ist die zentrale Paraparese (Lähmung der Beine) charakteristisch.

Lumbalmark-, Kauda- und Konusläsion

Schwere Schädigungen des Rückenmarks unterhalb von LWK_1 führen zu einer peripheren Lähmung der Beine. Zentrale Paraparesen zeigen fast immer Brustmarkläsionen an.

Die Unterscheidung zwischen einer Schädigung der unteren Cauda equina und des Conus medullaris sowie die exakte Höhenlokalisation können sehr schwierig sein, da die Kauda-

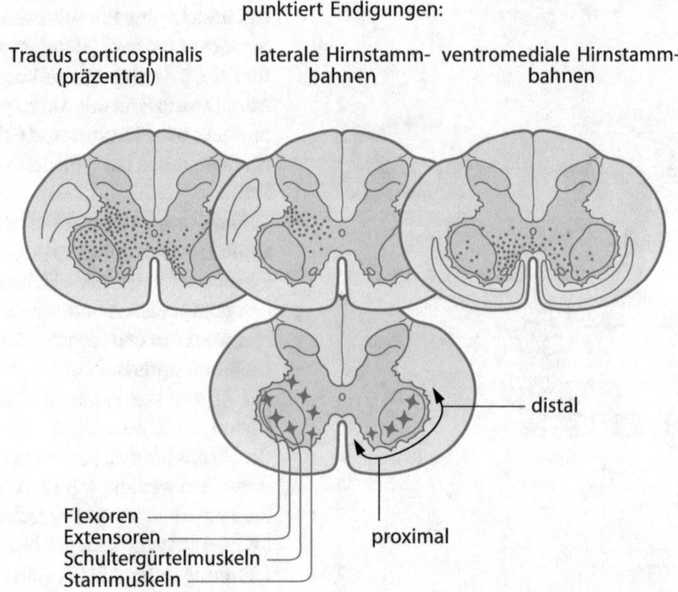

Abb. 1.57 Oben schematische Darstellung des Verteilungsmusters der absteigenden kortikospinalen und rubro- bzw. retikulospinalen motorischen Bahnen im Rückenmark (Zervikalmark, Rhesusaffe; Versuche von Lawrence u. Kuypers). Der *untere Querschnitt* zeigt die Somatotopie der motoneuronalen Kerngebiete für proximale und distale Muskelgruppen

fasern dicht gebündelt entlang dem Konus verlaufen und beide Strukturen häufig zusammen lädiert werden.

Kaudasyndrom

Das **vollständige Kaudasyndrom** ist durch folgende Symptomkombination charakterisiert:

- periphere Lähmung beider Beine, die etwas asymmetrisch sein kann,
- »reithosenartige« Gefühlsstörung für alle Qualitäten in den Lumbal- und Sakralsegmenten mit Schmerzen in diesem Bereich,
- Unmöglichkeit der spontanen Blasen- und Mastdarmentleerung sowie
- Bleibender Ausfall aller Reflexe in den abhängigen Partien.
- Impotentia coeundi.

Die Höhendiagnose wird durch MRT oder Myelo-CT gestellt.

Läsion des Conus medullaris

Bei den sehr seltenen isolierten Läsionen des Conus medullaris kommt es zu einem sehr charakteristischen Syndrom. Da die sakralen Regulationsstellen für die Blasen- und Darmentleerung unterbrochen sind, bestehen Stuhl- und Urininkontinenz. Der Analreflex fehlt immer. Der M. sphincter ani klafft und kontrahiert sich nicht reflektorisch bei der rektalen Untersuchung. Lähmungen und Reflexstörungen an den Beinen sind bei Lokalisation der Schädigung unterhalb von S_2 nicht zu erwarten. Die Sensibilität ist in den perianalen Segmenten S_{3-5} beeinträchtigt.

1.15 Untersuchung des bewusstlosen Patienten

Werner Hacke und Stefan Schwab

1.15.1 Neurologische Notfalluntersuchung

Bei Notfallpatienten wird oft nach nur kurzer Beobachtung und orientierender körperlicher Untersuchung die Behandlung lebensbedrohender Funktionsstörungen von Atmung und Kreislauf erforderlich. Zuverlässige Kenntnisse in Diagnostik und Therapie der Vitalstörungen sind daher eine Voraussetzung für die Behandlung neurologischer Notfälle.

Leitsymptome neurologischer Notfälle sind:

- akute oder intermittierende Lähmungen,
- Nackensteifigkeit und perakute Kopfschmerzen,
- akute oder subakute Querschnittslähmung,
- fokale oder generalisierte epileptische Anfälle und
- akute Bewusstseinsstörung.

Solange ein Patient wach und kooperativ ist, unterscheidet sich die neurologische Notfalluntersuchung kaum von der üblichen neurologischen Untersuchung. Wenn es sich aber beispielsweise um einen Patienten mit akuter Hemiparese handelt und die Möglichkeit einer frühen Thrombolyse besteht, wird man keine Zeit damit verlieren, das Vibrationsempfinden an den Beinen zu testen. Wenn man eine schwere Hemiparese sieht, ist es in der Notfallsituation nicht wichtig, wie die Reflexe sind. Bei einer distalen Armparese ist dagegen die genaue Analyse der Muskelfunktionen im Seitenvergleich und eine detaillierte Prüfung der Sensibilität erforderlich. Trotzdem kann man nicht einzelne Untersuchungsschritte als weniger wichtig abtun. Die fehlenden Teile der Untersuchung müssen dann nach Einleitung der Therapie nachgeholt werden. Oft sind es die nicht geprüften Reaktionen, die gefehlt haben, um die richtige Diagnose zu stellen und die notwendigen weiterführenden Untersuchungen zu veranlassen.

1.15.2 Untersuchung eines bewusstlosen Patienten

Die neurologische Untersuchung eines bewusstlosen Patienten ist in vielen Punkten von der eines bewusstseinsklaren und kooperativen Patienten zu unterscheiden. Ziel der Notfalluntersuchung ist nicht ein kompletter neurologischer Status. Manche Untersuchungen, z. B. die ausführliche Prüfung verschiedener Modalitäten der Sensibilität, können bei bewusstlosen Patienten nicht durchgeführt werden, andere sind in der Akutsituation belanglos und halten nur auf:

- Die Vibrationsgabel und das Nadelrad bleiben in der Tasche.
- Es interessiert nicht, ob die Bauchhautreflexe langsam oder schnell erlöschen.
- Man kann wertvolle Zeit mit dem Versuch der Spiegelung des Augenhintergrunds vergeuden. Der Augenhintergrund sollte nur von sehr erfahrenen Neurologen gespiegelt werden, die die Papille ohne Pupillenerweiterung einstellen und beurteilen können, was bei unruhigen, bewusstseinsgetrübten Patienten gar nicht so einfach ist.
- Unter keinen Umständen dürfen die Pupillen weitgetropft werden, denn Weite und Reaktion der Pupillen müssen ohne pharmakologische Einwirkung dokumentiert werden und haben beim Bewusstlosen eine viel größere diagnostische Aussagekraft als der Augenhintergrund.

1.15.3 Anamnese und Inspektion

Anamnese Falls Angehörige anwesend sind, fragt man nach den **Umständen des Notfalls**, und ob

- die Bewusstlosigkeit abrupt oder langsam progredient aufgetreten ist,
- vorher eine Lähmung aufgefallen ist,
- der Patient über Kopfschmerzen geklagt hat oder
- schon vorher andere Krankheitszeichen wie Fieber gehabt hat,
- er kürzlich operiert wurde,
- ein Kopftrauma hatte,
- unter Anfällen, hohem Blutdruck oder Diabetes mellitus leidet,
- Alkohol- oder Drogenprobleme hat,
- regelmäßig Medikamente einnehmen muss oder
- in psychiatrischer Behandlung war.

Initial kann man von den Beobachtern die genauesten Angaben über die Vorgeschichte erhalten – je größer die zeitliche Distanz wird, desto unpräziser werden die Berichte. Manchmal haben die Patienten, noch bevor sie bewusstlos wurden, erste Symptome ihrer Erkrankung mitteilen können (z. B. vernichtenden Kopfschmerz bei der schwer verlaufenden aneurysmatischen Subarachnoidalblutung, beginnende Lähmung bei Hirnblutung oder infarkt, aufsteigende Übelkeit vor einem sekundär generalisierten epileptischen Anfall).

Inspektion Die Beobachtung des Patienten gibt sehr viele wertvolle Hinweise. Man schaut nach Wunden, Abschürfungen und anderen Verletzungszeichen. Ist der Patient kachektisch? Wirkt er gepflegt oder ist er verwahrlost? Finden sich Einstichstellen an den Armen, den Beinen, unter der Zunge? Auch die Umgebung und die Erscheinung der Angehörigen kann Hinweise bieten. Alkoholflaschen, Fixerutensilien, eine heruntergekommene Wohnung, ein alkoholisierter Angehöriger lenken den Verdacht in Richtung auf eine Intoxikation oder eine traumatische Ursache.

Man achtet darauf, ob der Patient blutigen Speichel im Mundwinkel hat, auf Bissverletzungen der Zunge oder der Wangenschleimhaut, ob er eingenässt hat – beides kommt nach generalisierten epileptischen Anfällen häufig vor. Riecht der Atem des Patienten hepatisch, urämisch, ketotisch, nach Alkohol? Wie ist die Hautfarbe: ikterisch-gelb, aschfahl wie im Schock, zyanotisch, rosig wie bei CO-Intoxikation? Findet man kleine Hauthämorrhagien wie bei Sepsis oder Endokarditis, haben sich Hautblasen gebildet, die man bei Barbituratintoxikationen häufig sieht?

Die **Lage des Körpers** gibt wichtige Hinweise. Wenn der Patient entspannt »wie im Schlaf« liegt, ist die Bewusstlosigkeit oft nicht sehr tief. Dies gilt auch, wenn er gähnt oder schluckt. Bei den meisten Bewusstlosen sind die Augen und der Mund geschlossen; offene, unbewegte Augen und ein offener Mund mit geringem Massetertonus deuten auf eine tiefe Bewusstlosigkeit hin. Findet sich eine kontinuierliche Kopfwendung, vielleicht mit Blickwendung?

Wendung des Kopfes und der Augen, asymmetrische Beugung und Streckung der Arme und Beine zeigen meist eine Hemisphärenschädigung an. Werden die Extremitäten seitengleich bewegt? Schon bei der Inspektion kann man eine Hemiparese erkennen. Die Extremitäten der gelähmten Körperhälfte liegen schlaff auf der Unterlage, das Bein ist nach außen rotiert, keine aktive Bewegung ist sichtbar, während auf der gesunden Körperhälfte Arme und Beine ungezielt bewegt werden. Rhythmische Bewegungen einer Extremität, einer Körperhälfte oder des ganzen Körpers sind Hinweise auf fortbestehende epileptische Anfälle.

Die **Dezerebrationshaltung** ist leicht zu erkennen: Die Arme sind adduziert und gebeugt oder proniert und überstreckt, die Beine symmetrisch überstreckt. Opisthotonus (Rückwärtsneigung des Kopfes) und Überstreckung von Rumpf und Extremitäten sowie spontane oder durch sensible Reize ausgelöste Streckkrämpfe kommen bei akuter Mittelhirnschädigung vor. Als Ursache kommen infrage: Einbruch einer Hemisphärenblutung in das Ventrikelsystem, Einklemmung des Hirnstamms im Tentoriumschlitz bei raumfordernden intrakraniellen Prozessen oder direkte Schädigung des Mittelhirns (z. B. Trauma, Hirnstammblutung).

1.15.4 Praktischer Ablauf der Untersuchung eines Bewusstlosen

Die Notfalluntersuchung eines Bewusstlosen kann in 2–3 min durchgeführt werden, ist einfach zu dokumentieren und muss im weiteren Verlauf mehrfach wiederholt werden, wobei man sich dann auf Symptome konzentriert, die sich mit Wahrscheinlichkeit verändern werden, wenn sich der Zustand des Patienten ändert. Ein Beispiel: Wenn der rechte Arm vollständig gelähmt ist und das rechte Bein noch Restaktivität zeigt, so wird bei einer weiteren Verschlechterung des Zustands des Patienten die Funktion des Beins weiter schlechter werden, die des Arms kann sich nicht mehr verschlechtern.

Bei der **neurologischen Notfalluntersuchung** konzentriert man sich auf die folgenden Funktionen und Symptome:

- Beurteilung der Bewusstseinslage und Einschätzung der Bewusstseinsstörung,
- Atmung und Atemtyp,
- spontane und reflektorische Augenbewegungen,
- Pupillenweite und -reaktion,
- Nackensteifigkeit,
- Vorhandensein von Schutzreflexen
- Muskeltonus und spontane Bewegungen.

Die einzelnen Schritte der Untersuchung sind in der ▶ Facharztbox: Detaillierter Ablauf der Untersuchung eines Bewusstlosen aufgeführt. Zur Definition der einzelnen Stadien der Bewusstlosigkeit ▶ Kap. 2.14.

1.15.5 Notfallbehandlung

Bei der Erstversorgung eines bewusstlosen Patienten arbeitet man unter Zeitdruck. Oft gehen Befunderhebung und erste therapeutische Reaktionen Hand in Hand. ◘ Tabelle 1.10 gibt eine Übersicht über einige wichtige Aspekte der Notfallbehandlung, zu denen die Stabilisierung von Atmung und Kreislauf, die Volumensubstitution und der Säure-Basen-Ausgleich zählen, weiterhin Gabe von Antiarrhythmika, Bilanzierung von Elektrolyten und frühzeitige Sicherung eines zentralen Venenzugangs, Hypoglykämiebehandlung, Senkung des Hirndrucks und die Behandlung von Krampfanfällen. Problematisch ist manchmal die Blutdrucksenkung (▶ Kap. 5).

1.15.6 Weiterführende Diagnostik

Die apparative Notfalldiagnostik bei Bewusstlosen zielt darauf ab, die häufigsten Ursachen der akuten Bewusstlosigkeit aus neurologischer Sicht, also Blutungen, Traumen, metabolische Störungen, hypoxische Störungen oder Krampfanfälle, wahrscheinlich zu machen oder auszuschließen. Es muss sichergestellt sein, dass die geplante diagnostische Maßnahme auch beim Notfallpatienten suffizient ausgeführt werden kann, ohne dass wertvolle Zeit dadurch vergeht, und ohne dass man mit apparativen Unzulänglichkeiten kämpfen muss. Insgesamt muss eine **diagnostische Ökonomie** angestrebt werden, bei der mit möglichst wenigen, aber qualitativ guten und aussagekräftigen diagnostischen Methoden und einem geringen zeitlichen Aufwand eine größtmögliche diagnostische Sicherheit erreicht wird. Überlegungen der finanziellen Ökonomie müssen hier hintanstehen. Jede Diagnostik muss unterbrochen werden, wenn Störungen von Vitalfunktionen auftreten.

Auch wenn schon die klinische Symptomatik zuverlässige Hinweise auf die Ursache einer akuten Bewusstlosigkeit geben kann, und einige Befundkonstellationen geradezu typisch für eine bestimmte Ätiologie sind, müssen bei allen Patienten mit Bewusstlosigkeit eine Reihe von neurologisch-apparativen Zusatzuntersuchungen vorgenommen werden (▶ Kap. 3):

- Konventionelle Röntgenaufnahmen haben keinen Platz in der Diagnostik.
- **Computertomographie** mit CT-Angiographie.
- Heute können auch **MR-Untersuchungen** (MRT, MRA) bei Notfallpatienten durchgeführt werden, da die Untersuchungszeiten immer kürzer werden und Beatmung sowie Kreislaufmonitoring möglich sind;
- **Dopplersonographie** (Frage: Gefäßverschluss oder -stenose als Quelle einer Embolie?);
- **EEG** (Schwere der Allgemeinveränderung? Zeichen einer Intoxikation? Herdbefund? Ein normales EEG schließt ein Koma nicht aus: sog. Alpha-Koma, vor allem bei Läsionen der Brücken- und Mittelhirnhaube, das EEG ist dann aber »areaktiv«);
- eine **Lumbalpunktion** bei einem Bewusstlosen wird nur nach vorheriger CT vorgenommen.

Facharztbox

Detaillierter Ablauf der Untersuchung eines Bewusstlosen

Reaktivität. Nähert man sich dem Patienten, wird man ihn zunächst laut ansprechen und beobachten, ob er daraufhin die Augen öffnet und sich zuwendet. Geschieht dies nicht, appliziert man taktile Reize und danach schmerzhafte Reize im Gesicht und am Rumpf, z. B. in der vorderen Achselfalte. Die Reaktion des Patienten auf die Schmerzreize wird registriert: Öffnet er die Augen? Wendet er das Gesicht zu oder ab? Grimassiert er? Macht er eine verbale Unmutsäußerung? Kommt es zu gezielten oder ungezielten Abwehrbewegungen, Beuge- oder Strecksynergismen?

Selbst starke Schmerzreize, z. B. Nadelstiche, rufen beim tief Bewusstlosen höchstens ungerichtete Abwehrbewegungen hervor oder bleiben ohne Reaktion.

Falls er die Augen öffnet und sich zuwendet, versucht man, verbalen Kontakt aufzunehmen: Antwortet er adäquat oder unzusammenhängend?

Okulomotorik, Pupillen und okulozephaler Reflex. Danach werden mit Daumen und Zeigefinger beide Oberlider hochgezogen. Manchmal wehrt sich der Patient dagegen und hält die Augen aktiv geschlossen. Bei Bewusstlosigkeit wird dem Augenöffnen kein Widerstand entgegengesetzt.

Von großer diagnostischer Bedeutung ist die Stellung der Bulbi bei bewusstlosen Patienten. Divergenz und spontane Pendelbewegungen zeigen eine funktionelle oder anatomische Hirnstammschädigung in der Brückenmittelhirnregion an. Konjugierte Abweichung der Bulbi zur Seite lässt auf einen Herd im Stirnhirn (Abweichung zur Seite des Herdes) oder in der Brücke (Abweichung zur Gegenseite) schließen (Erklärung ▶ Abschn. 1.3). Spontane Vertikalbewegungen sind ein ungünstiges Zeichen, »ocular bobbing«, ▶ Kap. 1.3.

Bei Tageslicht ist das Öffnen der Lider der adäquate Reiz für den **Pupillenreflex**. Abwechselndes einseitiges Abdecken der geöffneten Bulbi ermöglicht die Beurteilung der konsensuellen Reaktion. Wichtige Hinweise auf die Lokalisation einer Schädigung gibt die Pupillenweite: Läsionen im Subthalamus verursachen ipsilateral eine mäßige Miosis von etwa 2–3 mm Pupillendurchmesser. Subtotale Mittelhirnschädigungen führen ipsilateral zu einer sehr starken Mydriasis (etwa 7–10 mm Durchmesser), schwere Mittelhirnschädigungen sind an einer mäßigen Mydriasis (4–6 mm) und schlechten Lichtreaktionen zu erkennen. Läsionen in der Brückenhaube führen durch Unterbrechung der absteigenden sympathischen Fasern zu einer bilateralen maximalen Miosis (1 mm). **Anisokorie** kommt daneben bei Läsionen des N. oculomotorius vor. Enge, seitengleiche und noch etwas auf Licht reagierende Pupillen sind prognostisch günstiger als weite, lichtstarre.

Schnelles und brüskes Nach-vorne-Bewegen des Kopfes dient zur Beurteilung des **vertikalen VOR**. Bei der Testung des **horizontalen VOR** wird der Kopf des Patienten horizontal rasch und ausgiebig in eine Richtung bewegt und die reflektorischen Bewegungen der Bulbi beobachtet. Danach folgt die Bewegung in die andere horizontale Richtung. Bei leichter Bewusstseinsstörung ist der VOR normal ausgeprägt, er nimmt bei zunehmendem Koma ab und kann im tiefen Koma ganz fehlen.

Nackensteifigkeit. Man prüft das Vorliegen von Nackensteifigkeit durch passives Bewegen des Kopfes nach vorn, bis das Kinn an das Sternum geneigt ist, und nach seitwärts. Bei Nackensteifigkeit findet man einen erhöhten muskulären Widerstand gegen diese passiven Bewegungen, der manchmal nicht überwunden werden kann. Dann sind der Kopf und Rumpf oft primär überstreckt. Im tiefen Koma dagegen kann die Nackensteifigkeit bei generalisiertem Tonusverlust wegfallen! Die wichtigsten Ursachen für Nackensteifigkeit sind Subarachnoidalblutung, Meningitis oder Tumor der hinteren Schädelgrube.

Andere Hirnnervenfunktionen und Hirnstammreflexe. Den **Kornealreflex** überprüft man durch Berühren der Kornea mit einem kleinen Mulltupfer von lateral. Je nach der Schwere des Zustands kann der Kornealreflex erloschen sein. Leichtes, nach oben geführtes Berühren der Wimpern führt bei psychogener Bewusstseinstrübung zu einem verstärkten Lidschluss.

Bewusstlose Patienten mit einer zentralen **Gesichtslähmung** atmen auf der Seite der Lähmung »blasend« aus. Auf der betroffenen Seite sinkt das passiv gehobene Oberlid langsamer ab, die Lidspalte bleibt durch die Orbikularislähmung oft etwas geöffnet. Der Mundwinkel hängt herab, die Wange ist schlaffer, bei der Ausatmung werden Speichelbläschen durch den leicht geöffneten Mundwinkel geblasen.

Manchmal ist die Kaumuskulatur aber so stark angespannt (Trismus), dass der Mund nicht oder nur mit vorsichtig eingeführten Hilfsmitteln geöffnet werden kann. Wenn der Mund sanft und ohne Widerstand geöffnet werden kann, beurteilt man die Lage der Zunge im Mund und führt die Inspektion des Rachens aus. Wir verzichten meist auf die Auslösung des **Würgereflexes**, da bei erhöhtem Hirndruck dieser Reflex enthemmt sein kann und es zum Erbrechen mit Gefahr der Aspiration kommen kann. Bei der Inspektion von Mund und Rachen achtet man auch auf alte, narbige Veränderungen der Zunge. Je nach der Schwere des Zustandes können im Koma Fremdreflexe, wie z. B. der Kornealreflex oder der Würgereflex erloschen sein.

Motorik. Am Ende der Untersuchung wendet man sich den **Extremitäten** zu. Die Sensibilitätsprüfung muss sich darauf beschränken, die Reaktion auf Schmerzreize zu beobachten. Eine Koordinationsprüfung ist nicht möglich. Der Tonus von Armen und Beinen wird durch bilaterale, abwechselnde, nichtrhythmische Bewegungen überprüft. Die Muskeldehnungsreflexe können untersucht werden, um Ausgangswerte für den weiteren Verlauf zu haben. Im Koma kann sich der Reflexstatus sehr schnell ändern, dies gilt auch für Reflexe der Babinski-Gruppe. Im tiefen Koma fehlen die Eigenreflexe, und der Muskeltonus wird schlaff.

Zeichen akuter **Halbseitenlähmung,** die man auch ohne Mitarbeit des Patienten feststellen kann, sind:

- Die gelähmten Gliedmaßen liegen durch Tonusverlust breiter, wie ausgeflossen auf der Unterlage (»breites Bein«), sie sind schwerer und fallen rascher und schlaffer auf die Unterlage zurück, nachdem man sie angehoben hat.
- Spontane und schmerzreflektorisch ausgelöste Bewegungen sind auf der gelähmten Seite schwächer.

In Kürze

Inspektion des Körpers und Untersuchung des Kopfes
Kerndaten der Anamnese. Beginn, Dauer, Schweregrad der Symptome, Tageszeit, Auslöser.
Untersuchung. Hyperkinesien, Asymmetrien im Körperbau, Muskelatrophien, Kopfschmerzen, Bewegungseinschränkungen, psychogene Symptome, Druckschmerz der Nervenaustrittspunkte.

Untersuchung auf Störungen der 12 Hirnnerven
N. olfactorius (N. I). Symptome: Ein- oder doppelseitige Anosmie als erstes oder einziges Symptom eines frontobasalen Hirntumors. **Untersuchung:** Geruchsproben.
N. opticus (N. II). Symptome: Visus- oder Gesichtsfeldausfälle. **Untersuchung:** Fingerzählen, Lesen, Wahrnehmung des Lichtes; Spiegelung des Augenhintergrundes, Fingerperimetrie.
Pupillomotorik. Symptome: Amaurotische Pupillenstarre ohne Lichtreaktion; absolute P. ohne direkte oder indirekte Reaktion auf Lichteinfall; reflektorische P. ohne direkte und konsensuelle Lichtreaktion. **Untersuchung:** Direkte Lichtreaktion durch plötzliche Belichtung, konsensuelle durch Belichtung der gegenseitigen Pupille, Pupillenverengung bei Konvergenzbewegung.
N. oculomotorius (N. III), N. trochlearis (N. IV), N. abducens (N. VI). Symptome: Nach außen gerichteter Bulbus, herabhängendes Augenlid (N. III); schräg stehende Doppelbilder, Kopfneigung zur gesunden Seite (N. IV); Augenabweichen nach innen, horizontal nebeneinanderstehende, gerade Doppelbilder (N. VI). **Untersuchung:** U. a. Verfolgen des Zeigefingers mit Blicken.
N. trigeminus (N. V). Symptome: Ein- oder doppelseitige Kaumuskulaturlähmung. **Untersuchung:** Anspannen der Kiefermuskulatur, Sensibilitätsprüfung, Masseterreflex, Kornealreflex.
N. facialis (N. VII). Symptome: Unterschiedliche Lidspaltenweite, Asymmetrien der Stirnfurchung und Nasolabialfalten, Schiefstehen des Mundes. **Untersuchung:** Stirnrunzeln, Zukneifen der Augen, Naserümpfen, Lächeln, Lippenspitzen.
N. statoacusticus (N. VIII). Symptome: Hörminderung, Ohrgeräusche, systematischer Schwindel mit Übelkeit, Otitis media, Trommelfelldefekte. **Untersuchung:** Spiegeluntersuchung, binaurale oder monaurale Prüfung des Hörvermögens für Umgangs- und Flüstersprache, Untersuchung mit Frenzelbrille: Nystagmusformen (Spontan, Lagerung, Lage, Kopfschütteln).
N. glossopharyngeus (N. IX). Symptome: Fehlen des Gaumensegel- und Würgereflexes. **Untersuchung:** Berührungsempfindung am Gaumen und Rachen mit Tupfer oder Spatel.
N. vagus (N. X). Symptome: Ein- oder doppelseitiges Hängen des Gaumensegels, fehlender oder mangelhafter Rachenreflex. **Untersuchung:** Willkürliches Schlucken, Beobachten des Kehlkopfes. Röntgendurchleuchtung mit Breischluck, Video-Schluckuntersuchung.
N. accessorius (N. XI). Symptome: Atrophie des M. sternocleidomastoideus, Absinken der Schulter nach vorn. **Untersuchung:** Kopfbeugung gegen Widerstand, Armhebung über die Horizontale.
N. hypoglossus (N. XII). Symptome: Periphere Lähmung, faszikuläre Zuckungen der Zunge. **Untersuchung:** Herausstrecken, rasches Hin- und Herbewegen der Zunge.

Zentrale Störungen der Okulomotorik
Blickmotorik. Symptome: u. a. horizontale Blickparese: kortikale, subkortikale oder pontine Läsion; Internukleäre Ophthalmoplegie (INO): ein- oder doppelseitige Läsion des medialen Längsbündels; Lähmung parapontiner retikulärer Formation; vertikale Blickparese: bilaterale Läsion in Mittelhirnhaube; Sakkadenhypermetrie und/oder sakkadierte Blickfolgebewegung: zerebelläre Läsion. **Untersuchung:** Abwechselndes Fixieren des Zeigefingers bei Festhalten des Kopfes zur Interferenzvermeidung zwischen Augen- und Kopfbewegung.
Nystagmus. Symptome: Sehstörungen, unscharfe Wahrnehmung von sich scheinbar oszillierend bewegenden, jedoch stillstehenden Objekten. **Untersuchung:** u. a. Frenzelbrille, Beobachtung auf Spontannystagmus bei offenen Augen, Lagerungsnystagmus nach raschem Hinlegen oder Aufrichten, Blickrichtungsnystagmus bei spontaner Blickbewegung. **Formen: Physiologischer Nystagmus:** Fixation bleibt trotz Veränderungen der Körperlage oder Objektbewegung bestehen. **Pathologischer Nystagmus:** Angeborener N. mit kontinuierlicher Bewegungsunruhe; akuter, vestibulärer, richtungsbestimmter N. mit Schwindel, Übelkeit, Ohrensausen, Hörminderung; Blickrichtungs-N. mit unsystematischem Schwindel.

Reflexuntersuchungen
Eigenreflexe. Muskelzuckung, durch Muskeldehnung mit Aktivierung der Muskelspindeln ausgelöst, kein Ermüden bei Wiederholung. **Formen:** Armeigenreflexe wie Bizeps- und Trizepssehnen-, Pronator-, Knips-, Fingerflexorenreflex; Bauchdeckenreflex; Beineigenreflex wie Partellasehenreflex.
Fremdreflexe. Muskelzuckung, durch Stimulation taktiler Rezeptoren in der Haut ausgelöst, Ermüden durch Habituation. **Formen:** Keine diagnostisch zuverlässigen Fremdreflexe an oberer Extremität Bauchhaut-, Cremaster-, Analreflex, pathologische Reflexe der unteren Extremität (Babinski-Gruppe)

Untersuchung auf motorische Störungen
Lähmungen. Ausfall in der Kraft der Muskelinnervation.
Periphere Lähmung: Durch Läsion im peripheren motorischen Neuron oder im Muskel selbst. **Symptome:** Parese oder Paralyse, meist mit nervalem oder radikulärem Verteilungsmuster, Atrophie der betroffenen Muskeln, Hypotonie, abgeschwächte oder erloschene Eigenreflexe, keine pathologischen Reflexe.
Zentrale Lähmung: Betroffen sind ganze Regionen ohne nervale oder radikuläre Prädilektion. **Symptome:** Beeinträchtigung der Feinmotorik, Massenbewegungen, keine Atrophie, spastische Tonuserhöhung, Reflexsteigerung, Kloni, pathologische Reflexe.

Basalgangliensyndrome
Parkinson-Syndrom. Hypokinese, Hypomimie, kleinschrittiger schlurfender Gang, Rigor, »Zahnradphänomen«, Tremor.
Choreatisches Syndrom. Hyperkinesen mit raschen, flüchtigen Kontraktionen einzelner Muskeln oder Muskelgruppen mit ausgeprägtem Bewegungseffekt.
Ballismus. Unwillkürliche ausfahrende Bewegungen meist im Schulter- und Beckengürtel.
Dystonien. Kontraktionswellen im Gesicht, Drehbewegung von Rumpf und proximalen Extremitätenabschnitten bei **generalisierter Dystonie**. Blepharospasmus, laryngeale oder spasmodische Dysphonie (angestrengtes Sprechen, Versiegen der Phonation), oromandibuläre Dystonie (tonische Hyperkinesen von Kiefer, Zunge und Mimik des Untergesichts), segmentale zervi-

kale Dystonie (Drehung des Kopfes in unregelmäßiger Folge) bei **fokaler Dystonie.**

Athetose. Unwillkürliche Hyperkinesen distaler Extremitätenabschnitte und des Gesichts, mangelhafte Artikulation, fehlende Koordination der Sprech- und Atemmuskeln.

Tremor. Unwillkürliche, rhythmische, Kontraktion eines Körperteils.

Myoklonien. Blitzartige Kontraktionen von Muskeln, Muskelgruppen oder des ganzen Körpers mit oder ohne Bewegungseffekt.

Untersuchung auf zerebelläre Störungen der Bewegungskoordination

Informationen zu geordneten, fein dosierten oder zielgerichteten Bewegungen (Fein-, Ziel- und Rumpfmotorik) werden vom Kleinhirn nicht mehr verarbeitet (Kleinhirnataxie) oder gelangen nicht mehr ins Kleinhirn (afferente oder sensible Ataxie). **Symptome:** Dysmetrie, Zieltremor, skandierendes Sprechen, Dysdiadochokinese, okulomotorische Symptome. **Untersuchung:** u. a. Versuch zur Feinbeweglichkeit, Finger-Nase-, Finger-Finger-, Knie-Hacken-, Imitationsversuch.

Untersuchung auf Störungen der Sensibilität

Dient der Wahrnehmung von Sinnesreizen und Regulierung der Motorik. **Symptome:** Hypästhesie, Anästhesie, Analgesie, Allodynie, Neuralgie, Parästhesien, Dysästhesie, Hyperpathie, Kausalgie, Stumpf-, Phantomschmerz bei Amputationen. **Untersuchung:** Berührungs-, Schmerz- und Temperaturempfindung, Vibrationsempfindung, Lokalisationsvermögen.

Untersuchung auf vegetative Fehlfunktionen

Symptome: Störungen der Blasenentleerung, Herzkreislaufregulation, Atmung, Schweißsekretion, Sexualfunktion.

Untersuchung auf Rückenmarksyndrome

Querschnittlähmung. Doppelseitige zentrale Lähmung mit Sensibilitätsstörung für alle Qualitäten und vegetativen Störungen.

Brown-Séquard-Syndrom. Halbseitige Rückenmarkschädigung mit mit gleichseitiger zentraler Parese und beidseitiger dissoziierter Sensibilitätsstörung.

Zentrale Rückenmarkschädigung. Periphere Lähmung in Höhe der Läsion und zentrale Lähmung unterhalb der Läsion.

Höhenlokalisation einer Rückenmarkschädigung. Halsmarkläsion; Brustmarkläsion, Lumbalmark-, Kaudo- und Konusläsion; Kaudasyndrom, Läsion des Conus medullaris.

Untersuchung des Bewusstlosen

Neurologische Notfalluntersuchung: Behandlung lebensbedrohender Funktionsstörungen von Atmung und Kreislauf. **Symptome:** Akute oder intermittierende Lähmungen, Nackensteifigkeit, perakute Kopfschmerzen, akute oder subakute Querschnittslähmung, fokale oder generalisierte epileptische Anfälle, akute Bewusstseinsstörung. **Notfallbehandlung:** Stabilisierung von Atmung und Kreislauf, Volumensubstitution, Säure-Basen-Ausgleich. **Weiterführende Diagnostik:** CT mit CTA, MRT/MRA, Dopplersonographie, EEG, Lumbalpunktion.

Weiterführende Literatur

Bähr M, Frotscher M (2009) Duus' Neurologisch-topische Diagnostik, 9. Aufl. Thieme, Stuttgart New York

Bassetti CL, Mumenthaler M (2012) Neurologische Differentialdiagnostik, 6. Aufl. Thieme, Stuttgart New York

Brandt T, Diener HC, Gerloff C (2012) Therapie und Verlauf neurologischer Erkrankungen, 6. Aufl. Kohlhammer, Stuttgart

Brandt T, Dieterich M, Strupp M (2012) Vertigo, Leutsymprom Schwindel, 32. Auflage. Springer, Berlin Heidelberg New York

Hacke W, Hanley DF, Einhäupl KM et al. (1994) Neurocritical care. Springer, Berlin Heidelberg New York

Kadmon M, Nikendei C, Simon A, Huwendiek S, Nagelmann L, Hudalla H, Luebbert J, Pjontek R, Riedmaier P, Scheibe F, Steiner T (2010) Die Heidelberger Standarduntersuchung. HeiCuMed, Heidelberg

Leigh RJ, Zee DS (2006) The neurology of eye movements, 4rd ed. Oxford University Press, New York

Mumenthaler M, Mattle H (2008) Neurologie, 12. Aufl. Thieme, Stuttgart New York

Mumenthaler M, Stöhr M, Müller-Vahl H (2007) Läsionen peripherer Nerven und radikuläre Syndrome, 9. Aufl. Thieme. Stuttgart New York

Schwab S, Schellinger P, Werner C, Unterberger A, Hacke W (2010) Neurointensiv. Springer Berlin Heidelberg New York

Schwartzman RJ (2006) Neurologic Examination. Blackwell, Philadelphia

Strupp M, Dieterich M, Brandt T 2013) Periphere und zentrale vestibuläre Schwindelformen: Therapie und Verlauf. Dtsch Ärztebl 110: 505–16

Urban PP (2006) Erkrankungen des Hirnstamms. Schattauer, Stuttgart New York

Wallesch Claus- Werner, Förstel Hans (2005) Demenzen. Thieme, Stuttgart New York

Zierz S, Jerusalem F (2003) Muskelerkrankungen, 3. Aufl. Thieme, Stuttgart New York

Neuropsychologische Syndrome und Störungen des Bewusstseins

Werner Hacke, Klaus Heß, Johanna Mair und Joanna Stolzenburg

W. Hacke (Hrsg.), *Neurologie*,
DOI 10.1007/978-3-662-46892-0_2, © Springer-Verlag Berlin Heidelberg 2016

Einleitung

Hirnschädigungen führen nicht nur zu Lähmungen oder Gesichtsfelddefekten, sondern können auch psychische Beeinträchtigungen zur Folge haben. Im Gehirn werden Funktionen wie Sprachvermögen, verbales sowie figurales Gedächtnis, die Ausführung zweckmäßiger Handlungen, visuelle und akustische Wahrnehmungen sowie räumliche Orientierung organisiert, um nur die Wichtigsten zu nennen. Neuropsychologische Syndrome, also die Störungen dieser Funktionen, werden empirisch mit Läsionen in umschriebenen Regionen des Assoziationskortex und seiner Verbindungsbahnen in Beziehung gebracht. Die Prinzipien der Netzwerkorganisation und der multiplen Repräsentation erlauben jedoch keine festen lokalisatorischen Zuordnungen.

Der neuropsychologische und der psychische Befund gehören zur neurologischen Untersuchung, auch wenn sich viele Patienten dagegen wehren und vehement ablehnen, dass eine Beschreibung des psychischen Befunds in den neurologischen Befund eingeht. Sie fühlen sich hierdurch psychiatrisiert, und verlangen, dass sowohl der Befund aus dem Arztbericht als auch die Untersuchungsleistung aus der Rechnung entfernt wird. Nicht selten ist dieses Phänomen bei Akademikern und auch bei Ärzten zu finden – ein Zeichen dafür, dass der Weg zum unbefangenem Umgehen mit der psychischen Symptomen noch weit ist.

Das Gehirn ist unzweifelhaft der Ort, in dem psychische Leistungen generiert werden. Bei organischen Erkrankungen des Gehirns können auch psychische und neuropsychologische Funktionen gestört sein. Dazu kommt, dass neurologische Symptome wie Schmerzen, Lähmungen, Anfälle, Gangstörungen und viele andere mehr auch Gegenstand einer psychogenen Syndrombildung sein können. Umso wichtiger ist die objektive Erhebung des neuropsychologischen sowie psychischen Befunds.

Der Fall

Im Jahr 1848 erlitt der Bauarbeiter Phineas Gage im Alter von 25 Jahren einen schweren Arbeitsunfall. Bei Sprengarbeiten bohrte sich der Eisenstab, mit dem das Sprengpulver in die Bohrung gestopft wurde, quer durch seinen Kopf. Er trat an seiner linken Wange ein, durchbohrte die Schädelbasis und den rechten Frontallappen und trat rechts frontal wieder aus. Phineas Gage verlor nicht einmal das Bewusstsein und wurde sitzend in einer Kutsche wegtransportiert. Der Eisenstab wurde entfernt, der Patient erholte sich erstaunlich gut und wurde nach zwei Monaten als geheilt entlassen. Er konnte sprechen, hören, hatte keine Lähmungen und keine Störungen der Feinmotorik, nicht einmal Koordinationsstörungen. Aber er war nicht mehr Phineas Gage: Aus einem freundlichen, unterhaltsamen, selbstbewussten und immer rücksichtsvollen jungen Mann war eine unkontrollierte, aggressive und überall aneckende Person geworden. Seine verbalen Äußerungen waren einsilbig, unfreundlich, vulgär, obszön und beleidigend. Seine gesamte Persönlichkeit kontrastierte scharf mit seinem ehemaligen Wesen. Was war geschehen? Die Verletzung hatte Bereiche des Gehirns zerstört, in denen offensichtlich Verhaltensweisen repräsentiert sind, die unsere Persönlichkeit ausmachen.

2.1 Psychologischer Befund

Johanna Mair und Werner Hacke

Der psychologische Befund wird oft vernachlässigt. Viele Untersucher geben nur eine farblose Reihe von Kriterien an, nach denen alle Patienten gleich erscheinen: Sie konstatieren, dass der Patient bewusstseinsklar und voll orientiert ist, keine formalen oder inhaltlichen Denkstörungen aufweist (die bei neurologischen Krankheiten ohnehin kaum zu erwarten sind) und dass keine »Werkzeugstörungen« vorgelegen haben.

Stattdessen sollte man zuerst versuchen, das Verhalten des Patienten (spontan, im Gespräch und während der Untersuchung) so anschaulich zu beschreiben, dass sich jeder, der die Krankengeschichte liest, einen eigenen Eindruck bilden kann. Danach geht man auf die wichtigsten geistig-seelischen Kategorien ein, auf die man in der Exploration und während der neurologischen Untersuchung geachtet hat: Bewusstsein, Orientiertheit, spontaner Antrieb, Anregbarkeit, Stimmung, affektive Resonanz, den mimischen, gestischen und sprachlichen Ausdruck sowie schließlich Aufmerksamkeit, Konzentration, begriffliche Schärfe des Denkens und Merkfähigkeit.

Leider hat es sich eingebürgert, anstelle anschaulicher Beschreibungen des Verhaltens schablonenhafte Begriffe wie »Durchgangssyndrom« oder »hirnorganisches Psychosyndrom« (kurioserweise abgekürzt zu HOPS, man beachte zudem die semantische Akrobatik: das Gehirn ist also organisch, wie überraschend!) zu verwenden, und zwar ohne weitere Charakterisierung.

Solch blasse Kategorien, die den falschen Eindruck erwecken, dass organische Hirnschädigungen jeder Art und Lokalisation ein einheitliches Syndrom von psychiatrisch-neuropsychologischen Veränderungen zur Folge haben, sind wenig anschaulich und suggerieren einen Informationsgehalt, den sie nicht haben. Nur am Rande sei bemerkt, dass mit dem Terminus »Durchgangssyndrom« oft auch psychische Veränderungen belegt werden, die bleibende Defektzustände sind. Bei vielen Krankheitszuständen wird dieser Begriff vorschnell und oberflächlich angewendet, und eine Beschreibung im oben skizzierten Sinne wäre vorzuziehen. Im Übrigen unterstellt der Begriff eine Zielrichtung, vielleicht sogar in Richtung Normalisierung, die oft nicht eintritt. Erst wenn das »Durchgangssyndrom« beendet ist, weiß man definitiv, dass es eines war. Wer dennoch den Begriff des Durchgangssyndroms verwendet, sollte dieses durch ein beschreibendes Eigenschaftswort, etwa »aspontan« oder »delirant«, charakterisieren.

2.2 Neuropsychologischer Befund

Johanna Mair und Werner Hacke

2.2.1 Neuropsychologische Leistungen

Jeder kennt ältere Menschen, deren Gedächtnisfunktionen gelitten haben. Sie suchen »ständig« Gegenstände des täglichen Gebrauchs, behalten nicht, was man ihnen sagt und reden immer wieder von längst vergangenen Ereignissen. Andere finden sich in der gewohnten Umgebung nicht mehr zurecht, wieder andere können ihren Tagesablauf nicht mehr organisieren.

Etwa 30% der Menschen, die einen Schlaganfall überleben, können nicht mehr korrekt und manchmal überhaupt nicht mehr verständlich sprechen und auch gesprochene oder geschriebene Sprache nicht mehr verstehen. Solche Menschen werden leicht für verwirrt oder »abgebaut« gehalten, selbst wenn ihre Fähigkeit zum Erfassen sozialer Situationen und zum logischen Denken, d. h. zum Schlussfolgern, erhalten ist.

Die Bezeichnung **neuropsychologische Syndrome** zeigt, dass hier kognitive Leistungen oder Teilleistungen gestört sind, die normalerweise in den Bereich der Neuropsychologie gehören. Die Neuropsychologie ist ein interdisziplinäres Teilgebiet der Psychologie und der Neurowissenschaften. Sie müssen deshalb auch beim neurologischen Patienten mit neuropsychologischen Testverfahren oder mit den Methoden der experimentellen Psychologie untersucht werden.

An geeignete neuropsychologische Untersuchungsmethoden sind folgende Anforderungen zu stellen:

- Sie sollen die zu untersuchende Leistung auch tatsächlich prüfen (Validität).
- Sie müssen unter standardisierten Bedingungen angewandt und ausgewertet werden (Objektivität).
- Die Ergebnisse sollen verlässlich (Reliabilität) und, wo immer möglich, quantifizierbar sein.

Sie sollen sensitiv Veränderungen während des Krankheitsverlaufs abbilden, um prognostisch valide Aussagen für die Therapie oder entsprechende Reha-Maßnahmen treffen zu können.

2.2.2 Neuropsychologische Untersuchung

Bei jedem Verdacht auf eine Hirnschädigung sollte eine orientierende neuropsychologische Untersuchung zur Erfassung und Objektivierung kognitiver und affektiver Funktionen vorgenommen werden.

Hierzu gehört die Überprüfung intellektueller Leistungen, der Gedächtnis- und Exekutivfunktionen, der Aggravation und Simulation sowie die Erfassung spezifischer neuropsychologischer Funktionen z. B. der Aphasie, die Untersuchung von Lesen und Schreiben sowie die Prüfung der Praxie.

Nachdem sichergestellt ist, dass der Bewusstheitszustand, das Wahrnehmungsvermögen und die Compliance des Patienten eine neuropsychologische Testung zulassen, wird eine Testbatterie zusammengestellt, deren Bereiche in Tab. 2.1 zusammengefasst sind (► Exkurse »Intelligenztests« und »Persönlichkeitstests«).

Exkurs

Intelligenztests

Der Intelligenzquotient (IQ) als Kenngröße intellektuellen Leistungsvermögens wird anhand von Intelligenztests ermittelt, deren Ergebnisse mittels alters- und bildungskorrigierten Normen ausgewertet werden. Es wird davon ausgegangen, dass Leistungsunterschiede in den Testungen Unterschiede innerhalb der kognitiven Leistungsfähigkeit im Alltag abbilden. Der IQ der Durchschnittsbevölkerung liegt gemäß der Gauss'schen Normalverteilung in ca. 68% innerhalb einer Standardabweichung über oder unter dem Mittelwert von 100 Punkten (d. h. zwischen 85 und 115). Von diesem Bereich abweichende Werte werden bei Abweichungen nach unten als unter-, bei Abweichungen nach oben als überdurchschnittlich bezeichnet. Ab einem IQ unter 70 (–2 SD) wird von Debilität oder Intelligenzminderung/geistigen Behinderung gesprochen. Diesbezüglich zu berücksichtigen bleiben jedoch nach der Theorie der multiplen Intelligenzen die Gefahr der Missinterpretation erhobener IQ-Werte. So müssen je nach Intelligenz (z. B. sprachlich-linguistische Intelligenz, logisch-mathematische Intelligenz, bildlich-räumliche Intelligenz etc.) Abweichungen von mehr als zwei SD nicht zwingend auffällig und somit pathologisch sein.

Zuverlässige Befunde über die intellektuelle Leistungsfähigkeit kann man nur in einer psychometrischen Untersuchung mit standardisierten Testverfahren, wie dem Wechsler-Intelligenztest für Erwachsene (WIE, 2006), dem Leistungsprüfsystem 2 (LPS-2 2013 bzw. LPS 50+ 1993) oder dem Intelligenz-Struktur-Test 2000 R (IST 2000 R 2007) gewinnen. In diesen, wie auch in anderen Intelligenztests, wird eine Reihe von Partialleistungen untersucht:

- das reine Erfahrungs- und Bildungswissen,
- das Verständnis für soziale Situationen,
- das abstrahierende Denken, geprüft an der Bildung von Oberbegriffen,
- das logische Denken und Schlussfolgern, geprüft über das Herstellen der richtigen Reihenfolge von Bildern, die bestimmte Szenen anschaulich darstellen,
- das Analysieren und Umstrukturieren visueller Muster (Mosaiktest, Figuren nach Art eines Puzzle zusammenlegen),
- die verbale Ausdrucksfähigkeit und die Gewandtheit im Umgang mit sprachlichen Begriffen, geprüft über den Wortschatz,
- die Rechenfertigkeit,
- die unmittelbare Merkspanne, das Arbeitsgedächtnis und
- die visuo-motorische Geschwindigkeit, geprüft z. B. in einem Untertest, in dem unter Zeitbegrenzung festgelegte Symbole für Zahlen eingesetzt werden müssen.

Die Leistungen der Versuchspersonen in den verschiedenen Untertests werden dann aber zu einem Gesamtergebnis zusammengefasst, das man den Intelligenzquotienten nennt. Seine Punktzahl ist ein globales Maß für die intellektuelle Allgemeinbefähigung eines Menschen.

Tab. 2.1 Gängige Testverfahren und die Zuordnung zu den jeweiligen Teilleistungen

Domäne	Teilleistung		Neuropsychologische Testverfahren
Intelligenz			Intelligenz-Basis-Funktionen (aus dem Wiener Testsystem WTS 2012): – Intelligenz-Struktur-Batterie (INSBAT) – Intelligenz-Struktur-Batterie-Kurzform (INSSV)
Aufmerksamkeit	Wahrnehmung und Funktionen		Wahrnehmungs- und Aufmerksamkeitsfunktionen (aus WTS 2012)
	Aufmerksamkeits-intensität	Alertness	Testbatterie zur Aufmerksamkeitsprüfung (TAP); computergestützt
			Wahrnehmungs- und Aufmerksamkeitsfunktionen (aus WTS 2012)
		Daueraufmerksamkeit und Vigilanz	Testbatterie zur Aufmerksamkeitsprüfung (TAP), computergestützt
			d2-Test Aufmerksamkeits-Belastungstest (2002)
			WTS: – Arbeitsleistungsserie (ALS) – Daueraufmerksamkeit (DAUF) – Vigilanz (VIGIL) – Wahrnehmungs- und Aufmerksamkeitsfunktionen
	Reaktionsfähigkeit	Belastbarkeit, reaktiv	WTS: Determinationstest (DT)
		Einfach	WTS: Reaktionstest (RT)
		Komplex	WTS: Bewegungs-Detektions-Test (MDT)
	Räumliche Aufmerksamkeit		Trail-Making-Test (TMT-L) (Langensteinbacher Version, 2002)
			Testbatterie zur Aufmerksamkeitsprüfung (TAP); computergestützt
			Wahrnehmungs- und Aufmerksamkeitsfunktionen (aus WTS 2012)
	Selektivität der Aufmerksamkeit	Geteilte Aufmerksamkeit	Testbatterie zur Aufmerksamkeitsprüfung (TAP); computergestützt
			Wahrnehmungs- und Aufmerksamkeitsfunktionen (aus WTS 2012)
		Selektive Aufmerksamkeit	Testbatterie zur Aufmerksamkeitsprüfung (TAP); computergestützt
			In WTS 2012: – Cognition – Determinationstest (DT) – Differenzielle Aufmerksamkeitstest – Komplexer Konzentrationstest – Wahrnehmungs- und Aufmerksamkeitsfunktionen
		Fokussierte Aufmerksamkeit	Testbatterie zur Aufmerksamkeitsprüfung (TAP); computergestützt
			In WST 2012: – Signal-Detection (SIGNAL); – Wahrnehmungs- und Aufmerksamkeitsfunktionen (WAFA)
Gedächtnis	Allgemein		Wechsler Memory Scale (WMS-IV 2012)
			Rivermead Behavioural Memory Test-3 (RBMT-3 2000)
			Lern- und Gedächtnistest (LGT-3 1974)
			Diagnosticum für Cerebrale Schädigungen (DCS 2001)
			Zahlen-Verbindungs-Test (ZVT 1987)
	Kurzzeit-/Arbeitsgedächtnis (exekutiven Funktionen)	Räumlich	Corsi-Block-Tapping-Test (1997)
			Benton-Test (2009)
		Figural	Rey-Osterrieth Complex-Figure (ROCF 1944)
			N-Back nonverbal (NBN in WTS 2012)
		Verbal	Verbaler Lern- & Merkfähigkeitstest (VLMT 2001)
			In WTS 2012: – N-Back verbal (NBV) – Zahlennachsprechen (ZN)

Tab. 2.1 (Fortsetzung)

Domäne	Teilleistung		Neuropsychologische Testverfahren
Gedächtnis	Explizites Langzeitgedächtnis	Figural	Rey-Osterrieth Complex-Figure (ROCF 1944)
			In WTS 2012: – Figuraler Gedächtnistest (FGT) – Nonverbaler Lerntest (NLVT), – Visueller Gedächtnistest (VISGED)
		Figural und verbal	In WTS 2012: Fortlaufende visuelle Wiedererkennungsaufgabe (FVW)
		Gesichter	In WTS 2012: Face Naming Association (FNA)
		Verbal	In WTS 2012: – California Verbal Learning Test (CLVT); – Verbaler Gedächtnistest (VERGED); Verbaler Lerntest (VLT)
	Inzidentelles Gedächtnis		In WTS 2012: Inzidentelle Gedächtnisstärke (IGS)
Exekutive Funktionen	Visuo-Konstruktion		In WTS 2012: Free Response Matrices (FRM)
			Leistungsprüfsystem (LPS 1983); LPS-K (Kurzfassung)
			LPS-50+ (ab 50 Jahre), LPS-50+-K (1993)
			Intelligenz-Struktur-Test (IST-2000 R 2007)
			Wechsler-Intelligenztest für Erwachsene (WIE 2006)
			Wortschatztest (WST 2005)
	Interferenz		In WTS 2012: Interferenztest nach Stroop (STROOP)
			Behavioural Assessment of the Dysexecutive Syndrom (BADS 1996)
	Figurale Flüssigkeit		In WTS 2012: 5-Point Test, Langensteinbacher Version (5-Punkte-Test nach Regard/5-POINT)
			Ruff Figural Fluency Test (RFFT 2004)
	Wortflüssigkeit		Regensburger Wortflüssigkeitstest (RWT 2001)
	Kognitive Flexibilität		In WTS 2012: Trail-Making-Test, Langensteinbacher Version (TMT-L)
	Perseveration		Wisconsin Card Sorting Test (WCST 1993)
			In WTS 2012: Perseverationstest (PERSV)
	Planungsfähigkeit		In WTS 2012: – Tower of London, Freiburger Version (TOL-F) – Plan-a-Day Test (PAD)
	Response-Inhibition		In WTS 2012: Response Inhibition (INHIB)
			Behavioural Assessment of the Dysexecutive Syndrom (BADS 1996)
	Task Switching		Trail-Making-Test/TMT (Langensteinbacher Version 2002)
			In WTS 2012: Task Switching (SWITCH)
Exekutive Funktionen	Numerische/Rechenfähigkeit		In WTS 2012: Adaptiver Test zur Erfassung der Numerischen Flexibilität (ANF)
	Logisch-schlussfolgerndes Denken		In WTS 2012: – Adaptiver Matrizentest (AMT) – Raven's Advanced Progressive Matrices (APM) – Raven's Coloured Progressive Matrices (CPM) – Formlogik/Induktives Denken (FOLO) – Free Response Matrices (FRM) – Raven's Standard Progressive Matrices (SPM) – Raven's Standard Progressive Matrices Plus (SPMPLS)

Tab. 2.1 (Fortsetzung)

Domäne	Teilleistung		Neuropsychologische Testverfahren
Verbale Fähigkeiten	Aphasie		Aachener Aphasie-Test (AAT 1983)
	Lexikalische Wortflüssigkeit		Subtest Tiere, Lebensmittel etc. aus Regensburger Wortflüssigkeits-Test (RWT 2001)
	Phonematische Wortflüssigkeit		Subtest FAS aus Regensburger Wortflüssigkeits-Test (RWT 2001)
	Leseverständnis		In WTS 2012: – Leseverständnistest (LEVE) – Lexikon-Wissen-Test (LEWITE)
Wahrnehmung	Alertness		In WTS 2012: Wahrnehmungs- und Aufmerksamkeitsfunktionen: Alertness (WAFA)
			Test-Set COBAT
	Objekt- und Raumwahrnehmung		Visual, Object and Space-Battery (VOSP 1991)
	Neglect-Phänomene		Neglect-Test (NET 1997)
			Balloons-Test (1989)
			Extinktions-Test
	Raumvorstellung: Visualisierung/ Orientierung		In WTS 2012: Räumliches Vorstellungsvermögen (2D)
	Raumvorstellung: Mentale Rotation		In WTS 2012: – Räumliches Orientierungsvermögen (3D) – Raumvorstellungsdiagnostikum: Adaptiver Dreidimensionaler Würfeltest (A3DW) – Pilot's Spatial Test (PST)
	Farbwahrnehmung		Ishihara's Test for Colour Deficiency (1995)
			Farnsworth-Munsell 100-Hue Test (2013)
Sonstige	Intellektuelle Leistungsfähigkeit		In WTS 2012: Free Response Matrice (FRM) aus Wiener Testsystem
			Leistungsprüfsystem (LPS 1983); LPS-K (Kurzfassung)
			LPS-50+ (ab 50 Jahre), LPS-50+-K (1993)
			Intelligenz-Struktur-Test (IST-2000 R 2007)
			Wechsler-Intelligenztest für Erwachsene (WIE 2006)
			Wortschatztest (WTS 2005)
	Augen-Hand-Koordination	Zweidimensionale	In WTS 2012: – Zweihand-Koordination (2HAND) – Doppellabyrinth (B19)
		Dreidimensional	Sensomotorische Koordination (SMK in WTS 2012)
	Feinmotorik		In WTS 2012: Motorische Leistungsserie (MLS)
Screening-verfahren	Demenz		Mini-Mental State Examination-2 (MMSE-2 2010)
			Montreal Cognitive Assessment (MoCa)
			Test zur Früherkennung von Demenzen mit Depressionsabgrenzung (TFDD)
	Abklärung des kognitiven Status		In WTS 2012: Test-Set Kognitive Basistestung (COGBAT)
			Neuropsychological Impairment Scale (NIS 1994)
	Gedächtnis/Aufmerksamkeit		Kurztest zur Erfassung von Gedächtnis- und Aufmerksamkeits-störungen (SKT, 2007)
	Apraxie		Kölner Apraxie-Screening (KAS 2013)

2

Exkurs

Persönlichkeitstests

Zu den am häufigsten verwendeten psychologischen Tests gehören Persönlichkeitsfragebögen wie das Minnesota Multiphasic Personality Inventory-2 (MMPI-2 2000) oder das Freiburger Persönlichkeitsinventar (FPI-R 2008), welche die individuelle Ausprägung grundlegender und relativ überdauernder Eigenschaften erfassen und wertvolle Informationen über die Affektivität und die Facetten der Persönlichkeit, bzw. der Charakterstruktur liefern können. Persönlichkeitsfragebögen sind Selbstbeurteilungen oder Selbstberichte und bilden somit eine grundsätzlich andere Datenebene als die objektiv messbare Leistung in Intelligenz- oder Leistungstest, welche Hauptbestandteil der neuropsychologischen Diagnostik sind. Weitere häufig verwandte Testverfahren sind unter anderen das Inventar Klinischer Persönlichkeitsakzentuierungen (IKP 2006), das Persönlichkeits-Stil- und Störungs-Inventar (PSSI 2009), das NEO-Persönlichkeitsinventar nach Costa und McCrae (NEO-PI-R 2004) oder das NEO-Fünf-Faktoren-Inventar (NEO-FFI 2008). Neben der klinischen Anwendung finden Fragebögen wie das Verhaltens- und Erlebensinventar (VEI 2013) oder der Fragebogen zur Erfassung von Ressourcen und Selbstmanagementfähigkeiten (FERUS 2007), als auch der Fragebogen zur Analyse Motivationaler Schemata (FAMOS 2002) Anwendung in psychologischen Beratungsstellen oder der betrieblichen Gesundheitsförderung.

2.3 Gedächtnis

Johanna Mair und Werner Hacke

2.3.1 Einteilung der Gedächtnisfunktionen

Man kann Gedächtnis als Prozess und als Struktur auffassen. Im **Prozessmodell** der Informationsverarbeitung unterscheiden wir

- Aufnahme (Enkodierung),
- Konsolidierung (Speicherung) und
- Abruf (Erinnern) von Informationen.

Im **Strukturmodell** des Gedächtnisses kennen wir

- das Kurzzeitgedächtnis (Arbeitsgedächtnis) und
- das Langzeitgedächtnis (Altgedächtnis).

Im Langzeitgedächtnis wird das deklarative vom nondeklarativen unterschieden. Das episodische Gedächtnis (autobiographisches Wissen) und das semantische Gedächtnis (Faktenwissen) sind Teile des deklarativen Gedächtnisses. Das perzeptuelle (visuelle und auditive Wortform, Objektform) und das prozedurale Gedächtnis (Konditionierung, assoziatives Wissen, motorische und kognitive Fertigkeiten) sind Teile des nondeklarativen Gedächtnisses. Die verschiedenen Anteile des Gedächtnisses können einzeln oder kombiniert geschädigt sein (◘ Abb. 2.1).

Lokalisation Das Arbeitsgedächtnis ist in Anteilen des Frontal- und Parietallappens lokalisiert. Das Langzeitgedächtnis ist komplexer organisiert: Das limbische System (Enkodierung und Konsolidierung) und die Papez-Schleife (beinhaltet u. a. die Mamillarkörper, die Hippokampusformationen, Fornices, anteriore Thalamuskerne); der mediale Temporallappen und der Frontallappen (Abruf) sind beteiligt.

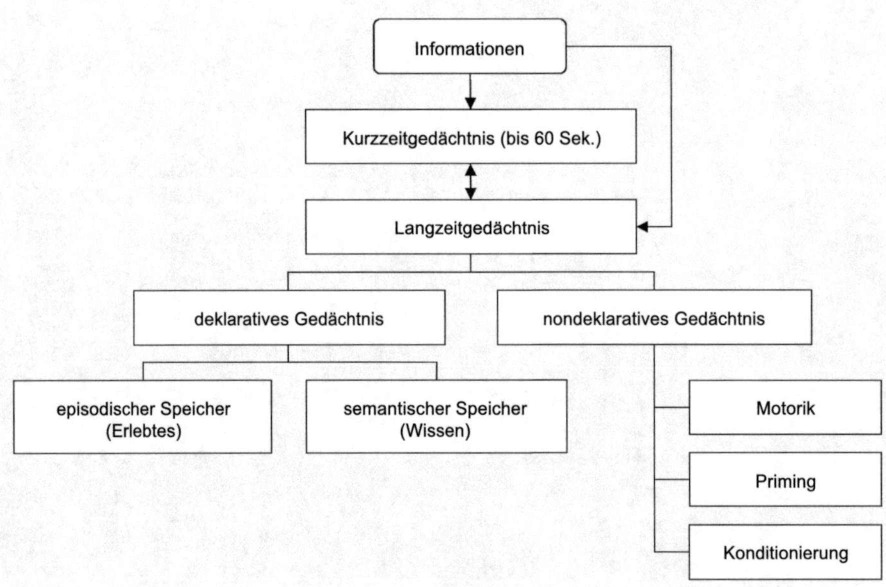

◘ **Abb. 2.1 Strukturmodell Gedächtnis**

2.4 Gedächtnisstörungen und Syndrome von Amnesie

Johanna Mair und Werner Hacke

Definition Gedächtnisstörung ist ein allgemeiner Begriff. Er umfasst alle Störungen der Informationsaufnahme (Enkodierung), der Speicherung (Konsolidierung) und des Abrufs (Erinnern), wobei jeder dieser Prozesse selektiv gestört sein kann. Der Begriff »Gedächtnisstörung« an sich sagt nichts über die Schwere der Störung aus, es kann eine leichte als auch eine schwere Beeinträchtigung sein. Nicht alle Gedächtnisinhalte sind gleichermaßen betroffen; in der Regel sind jünger zurückliegende Inhalte nicht, ältere hingegen besser abrufbar.

Das Arbeitsgedächtnis ist in Anteilen des Frontal- und Parietallappens lokalisiert. Das Langzeitgedächtnis ist komplexer organisiert: Das limbische System (Enkodierung und Konsolidierung) und die Papez-Schleife (beinhaltet u. a. die Mamillarkörper, die Hippokampusformationen, Fornices, anteriore Thalamuskerne), der mediale Temporallappen und der Frontallappen (Abruf) sind beteiligt.

2.4.1 Amnesie

Unter den Begriff Amnesie versteht man eine schwere globale, meist isolierte Störung des Lernens und Behaltens. Die Prozesse der Aufmerksamkeit sowie Sprach- und Intelligenzfunktionen sind in der Regel erhalten. Am häufigsten tritt die Amnesie posttraumatisch auf. Dies kann auch ohne Bewusstlosigkeit geschehen. Umgekehrt besteht für die Zeit einer Bewusstlosigkeit, oft auch noch für die Phase der Reorientierung immer eine Amnesie. Die transiente globale Amnesie (amnestische Episode) ist in Kap. 26 besprochen. Bei funktionellen Störungen kann auch eine Amnesie ein Leitsymptom sein.

Anterograde Amnesie

Dies ist die häufigste Form der Gedächtnisstörung. Eine prospektive Speicherung von neuen Gedächtnisinhalten ist erschwert bzw. unmöglich. Neue Inhalte können nicht enkodiert und gespeichert werden. Somit ist auch der Abruf von Informationen gestört. Speziell betroffen ist das Langzeitgedächtnis: Ein Funktionieren im »Jetzt« ist noch möglich – das Arbeitsgedächtnis arbeitet noch.

Retrograde Amnesie

Bei der retrograden Amnesie können alle Ereignisse, die der Patient in einer kürzeren oder längeren Zeit vor einer akuten Hirnschädigung registriert hatte, nicht mehr abgerufen werden. Diese Form der Amnesie wird am häufigsten nach Hirntrauma beobachtet. Ihre Dauer kann einige Sekunden oder Minuten, aber auch Stunden, Tage und selbst Wochen betragen. Es besteht keine feste Beziehung zwischen der Zeitdauer der Erinnerungslücke und der Schwere des Hirntraumas. Die retrograde Amnesie kann sich teilweise wieder aufhellen. Eine gewisse Gedächtnislücke bleibt aber auf Dauer bestehen. Episodische Informationen werden umso eher vergessen, je näher sie dem Zeitpunkt der Schädigung sind. Deshalb erinnern sich demente Patienten häufig an Kindheits- oder Jugenderlebnisse noch recht gut. Retrograde Amnesien kommen eigentlich nie ohne einen Anteil von anterograder Amnesie vor; bei isolierten retrograden Amnesien besteht der Verdacht einer funktionellen Genese.

Globale Amnesie

Bei dieser schwersten Form der Amnesie sind Gedächtnisinhalte, die sich vor dem Krankheitsfall bis zu einer Zeit von Jahren oder Jahrzehnten ereignet haben, nicht mehr verfügbar. Gleichzeitig besteht eine Unfähigkeit, neue Inhalte abzuspeichern, also eine Unfähigkeit zu lernen. Im Gegensatz zum deklarativen ist das prozedurale Gedächtnis erhalten. Die Patienten finden sich also auf ihrer Straße nicht mehr zurecht, weil sie diese nicht mehr erkennen. Im Gegensatz dazu sind sie aber in der Lage einen Pkw zu fahren. Die Gedächtnis- und Lernstörung ist irreversibel. Behandlungsversuche mit sog. Gedächtnistraining haben keinen Erfolg gebracht.

2.5 Störungen der Aufmerksamkeit

Johanna Mair und Werner Hacke

Störungen spezifischer Formen der Aufmerksamkeit gehören zu den häufigsten Symptomen nach Hirnschädigungen, was vielfältige Einschränkungen im Alltag zur Folge hat. Bei der Aufmerksamkeit handelt es sich um keine einheitliche Funktion, es handelt sich um mehrere teilspezifische Funktionen, durch die unsere Wahrnehmung und unser Verhalten, aber auch unsere Denkprozesse gesteuert werden.

Neuroanatomische, elektrophysiologische, neurochemische tierexperimentelle Studien sowie Daten aus dem Bereich des Neuroimagings lassen auf separierbare Bereiche der Aufmerksamkeit schließen:
- Alertness,
- Orientierung,
- geteilte Aufmerksamkeit sowie
- exekutive Aufmerksamkeit.

Formen und Funktionen der Aufmerksamkeit Man unterscheidet:
- **Ungerichtete Aufmerksamkeit** oder allgemeine Reaktionsbereitschaft und Wachheit (Alertness): Dies beschreibt die kognitive Reaktionsgeschwindigkeit, die von der tonischen und phasischen Wachheit abhängig ist. Die tonische Wachheit beschreibt den physiologischen Zustand des Organismus und das andauernde Aktivierungsniveau, das z. B. von der Tageszeit abhängig ist, während die phasische Wachheit durch eine plötzliche Zunahme von Aufmerksamkeit zum Beispiel bei Alarm- oder Orientierungsreaktion (»arousal reaction«) oder Anhebung des Aktivierungstonus und stärkerer Fokussierung der sensorischen Rezeptoren auf den Reiz gekennzeichnet ist.

Facharztbox

Leitungsstörungen

Assoziationsfelder sind durch Kommissurenfasern miteinander verbunden. Die neokortikalen Kommissurenfasern, die hier interessieren, verlaufen über den Balken. Den vorderen und mittleren Anteil des Balkens bilden vor allem die Verbindungen zwischen beiden sensomotorischen Rindenfeldern sowie zwischen der rechten Temporoparietalregion und der Sprachregion. Im hinteren Balkenanteil verlaufen vor allem Fasern, die die visuellen Assoziationsfelder miteinander verbinden. Leitungsstörungen durch Unterbrechung des Kommissurensystems kommen nicht nur bei Läsion des Balkens selbst zustande, sondern auch bei subkortikaler Schädigung der benachbarten Marksubstanz (◻ Abb. 2.2).

Das sehr spezielle Gebiet der Leitungsstörungen wird hier nicht im Detail erörtert, sondern es werden einige charakteristische Beispiele gegeben, um das Prinzip zu erläutern. Ausgangspunkt sind zwei Beobachtungen aus Tierexperimenten und am Menschen.

Tierexperiment. Unterbricht man beim Versuchstier alle neokortikalen Kommissurensysteme und zusätzlich die Sehnervenkreuzung im Chiasma opticum, so sind die beiden Hemisphären anatomisch voneinander isoliert (**»Split-brain«-Präparation**). Die absteigenden und aufsteigenden Verbindungen zum Hirnstamm und über die Projektionsbahnen zum und vom Rückenmark bleiben dagegen erhalten. Da die Projektionsbahnen fast ausschließlich gekreuzt verlaufen, bleiben die afferenten sensiblen und sensorischen Meldungen praktisch auf die kontralaterale Hirnhemisphäre beschränkt. Das Gleiche gilt für die efferenten Impulse aus den motorischen Rindengebieten, die nur den gegenseitigen Extremitäten zufließen. Wenn man mit einem solchen Versuchstier bedingte Reflexe, z. B. auf der Grundlage optischer Reize, trainiert und dabei ein Auge abdeckt, so ist das Erlernen der bedingten Reflexe an die Hemisphäre gebunden, die dem anderen, freien Auge entspricht. Die Hemisphäre, die infolge einer Abdeckung des Auges beim Lernvorgang keine Informationen erhalten hat (das Chiasma opticum war durchschnitten!), hat an dem Lernvorgang nicht teilgenommen und kann auch später nicht mehr davon profitieren. Mit derartigen Versuchen ist nachgewiesen, dass Informationen, die Lernvorgängen zugrunde liegen, über das Kommissurensystem des NeoKortex von einer Hemisphäre zur anderen geleitet werden.

»Split-Brain«-Operation beim Menschen. Ähnliche Befunde sind bei Patienten erhoben worden, die wegen therapieresistenter Epilepsie einer »Split-Brain«-Operation unterzogen worden waren. Bei diesem Eingriff wurden der Balken und andere Kommissurenverbindungen durchtrennt, um die Ausbreitung der epileptischen Erregung von einer Hirnhälfte zur anderen zu unterbinden. Die experimentell-psychologische Untersuchung dieser Patienten hat verständlicherweise nicht vollständig kongruente Ergebnisse gebracht, weil die prämorbide Organisation des Gehirns und die Lokalisation und Ausdehnung des Eingriffs am Menschen, zumal am Hirnkranken, nicht so genau bekannt sind wie im Tierversuch. Übereinstimmend fand man aber Folgendes:

- Die sprachliche Identifizierung von Objekten war nur dann möglich, wenn der sensible oder sensorische Reiz der linken, sprachdominanten Hemisphäre zugeflossen war.
- Gingen die Meldungen dagegen in die rechte Hemisphäre, war der Patient nicht imstande, ein Reizobjekt zu benennen oder dessen Namen auszuwählen. Manche Patienten konnten noch nicht einmal sprachlich angeben, ob sie etwas wahrgenommen hatten.
- Im Gegensatz zu diesem Versagen waren innerhalb der rechten Hemisphäre komplexe Auswahl- und Zuordnungsleistungen möglich, sofern das Sprachvermögen dabei nicht beansprucht wurde.

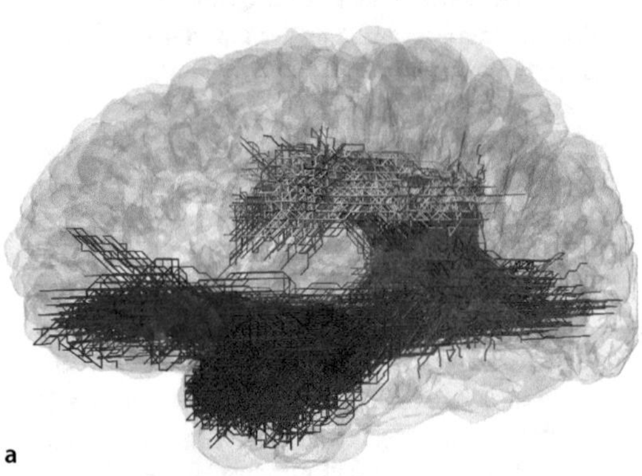

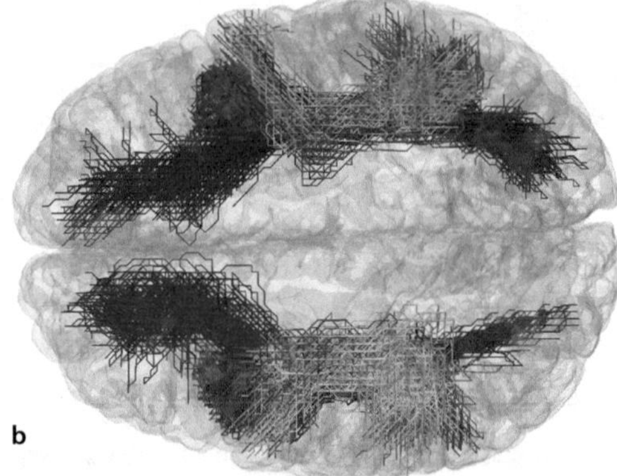

◻ **Abb. 2.2a,b** Darstellung der wichtigsten großen subkortikalen Verbindungsbahnen (Faszikel) im Diffusionstensor-Traktographie (s. o.) (Mit freundlicher Genehmigung von B. Cramer und A. Rupp, Heidelberg)

- Bei der **gerichteten** oder **selektiven Aufmerksamkeit** wird der Aufmerksamkeitsfocus bewusst gesetzt (zielgesteuerte Wahl).
- **Daueraufmerksamkeit** oder **Vigilanz** beschreibt die längerfristige Aufmerksamkeit bei niedriger Reizfrequenz und monotoner Reizsituation (z. B. lange Autofahrten auf monotonen Autobahnstrecken) bei hoher Reizfrequenz (z. B. Fließbandarbeit, Autofahren bei Gegenverkehr).
- **Geteilte Aufmerksamkeit** (distributive Aufmerksamkeit) bestimmt die kognitive Flexibilität die es ermöglicht, sich mit verschiedenen Aufgaben oder Reize mit unterschiedlichen Sinnesmodalitäten zu beschäftigen.

Lokalisation Die verschiedenen Komponenten der Aufmerksamkeit sind in drei Netzwerken repräsentiert. Sie umfassen den Hirnstamm (Anteile der Formatio reticularis), den Thalamus (Nucleus reticularis), das Cingulum sowie frontale und parietale Areale. PET-Studien zeigen bei Aufgaben zur Alertness eine vorwiegend rechtshemisphärische Aktivierung; bei der selektiven Aufmerksamkeit spielen linkshemisphärisch gelegene Areale eine größere Rolle.

2.6 Räumliche Störungen

Johanna Mair und Werner Hacke

Zur räumlichen Wahrnehmung sind so grundlegende Fähigkeiten wie das Schätzen von Winkeln und Linien, Abständen, die Anordnung von Objekten zueinander sowie die Perspektive von entscheidender Bedeutung. Störungen können einzelne oder mehrere dieser Fähigkeiten betreffen. Dementsprechend gibt es eine Reihe unterschiedlicher Störungsbilder. Eine mögliche Zusammenfassung dieser Störungsbilder zu zwei Gruppen ist die Unterscheidung in **konstruktive** (das eigenhändige Schaffen, die Synthese betreffend) und **perzeptive** (das Wahrnehmen, die Analyse betreffend) Störungen. Konstruktive und räumliche Störungen treten vorwiegend nach parietalen Läsionen der nicht sprachdominanten Hemisphäre auf.

2.6.1 Räumlich-konstruktive Störung

Definition Die räumlich-konstruktive Störung verhindert gestaltende Handlungen, die unter visueller Kontrolle ausgeführt werden, ohne dass eine Parese oder eine Apraxie vorliegen.

Symptome Patienten mit solchen Störungen versagen bei Aufgaben, die das Zusammenfügen von einzelnen Elementen zu einem räumlichen Gebilde verlangen. Diese Patienten haben Schwierigkeiten bei zeichnerischen und konstruierenden Tätigkeiten, also beim freien Zeichnen oder Abzeichnen sowie beim Zusammenbauen einzelner Teile zu zwei- oder dreidimensionalen Figuren. Bei der täglichen Arbeit fällt beispielsweise ein Techniker dadurch auf, dass er schon bei einfachen Planzeichnungen oder beim Zusammensetzen von Maschinenteilen versagt. In schweren Fällen kommt es auch zu Störungen beim Schreiben. Diese sind nicht sprachabhängig, sondern sind Folge der Unfähigkeit, die einzelnen graphischen Elemente räumlich zu kombinieren.

Untersuchung Bei Verdacht auf derartige Störungen fordert man den Patienten auf, zeichnerisch frei geläufige Gegenstände wie Haus, Uhr oder Würfel darzustellen. Wegen der schon prämorbid sehr unterschiedlichen Zeichenfertigkeit ist der Wert dieser Prüfung begrenzt, und es kommt deshalb auch bei der Beurteilung nicht auf die Eleganz der Ausführung an, sondern vielmehr auf die korrekte räumliche Zuordnung der einzelnen Teile zueinander. Besser eignet sich das zeichnerische Kopieren einfacher geometrischer Figuren und Aufgaben, die nach Vorlage das Zusammenfügen von Stäbchen oder Bauklötzen zu bestimmten Mustern wie Stern, Raute oder Pyramide verlangen. Derartige Leistungen können auch von gänzlich ungeübten Patienten erwartet werden.

Eine objektivere Leistungsbewertung ist möglich, wenn standardisierte Testverfahren angewandt werden, die eine klar definierte Auswertetechnik vorschreiben und einen Normvergleich der Ergebnisse erlauben. Solche Tests sind z. B. der Complex-Figure-Test nach Rey, der Mosaik-Test aus dem Hamburg-Wechsler-Intelligenztest oder der Visual-Orientation-Test nach Hooper. ◘ Abb. 2.3 zeigt einige Beispiele von einem 58-jährigen

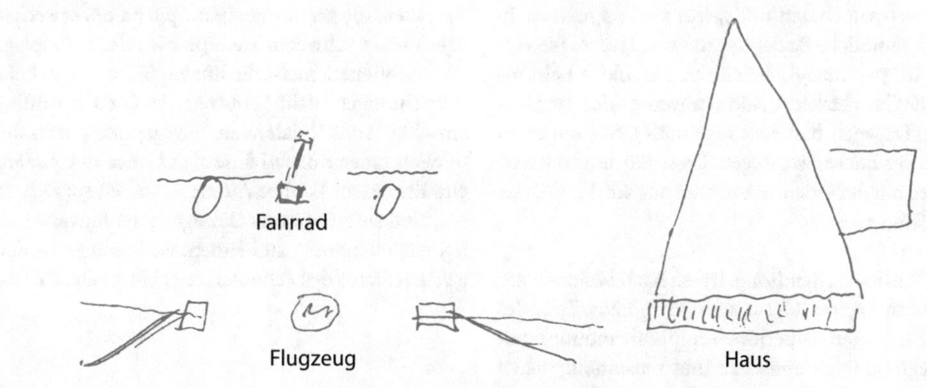

◘ **Abb. 2.3 Zeichnungen eines Patienten mit konstruktiver Apraxie**

Bankangestellten mit Alzheimer-Krankheit. Man sieht, dass die Bauelemente der Gegenstände in der Zeichnung vorhanden sind, aber ihre Zusammenfügung grob misslungen ist.

2.6.2 Räumlich-perzeptive Störung (räumliche Orientierungsstörung)

Definition Auf der rezeptiven Seite entspricht der räumlich-konstruktiven Störung ein Syndrom, das als Störung der optisch-räumlichen Orientierung bezeichnet wird. Diese Patienten haben Probleme mit dem Einschätzen der Vertikalen und Horizontalen, wenn sie einen Raum unterteilen (beispielsweise die Hälfte eines Ganges markieren) oder die Position von Gegenständen im Verhältnis zueinander angeben sollen.

Symptome Die Patienten finden sich im Raum nicht mehr zurecht, auch wenn ihnen die Umgebung vertraut ist: Sie verlaufen sich in ihrem Dorf oder Stadtviertel, weil sie nicht wissen, welche Richtung sie einschlagen und welchen Weg sie verfolgen sollen. Sie finden ihr Haus, ihr Zimmer und im Krankenhaus ihr Bett nicht wieder. Häufig haben sie Schwierigkeiten beim Ankleiden, offenbar, weil sie die räumliche Struktur der Kleidungsstücke nicht erfassen und diese nicht zu ihrem Körper in Beziehung setzen können.

Die Störung betrifft nicht nur die visuelle Orientierung in einer konkreten Situation, sondern auch die optisch-räumliche Vorstellung: Die Patienten können räumliche Zusammenhänge, etwa den Verlauf einer ihnen bekannten Straße, nicht beschreiben, und sie sind auch nicht zu den oben besprochenen konstruktiven Leistungen fähig, die eine Gestaltung nach einem vorgestellten optischen Plan verlangen. Die Kranken können keine Entfernungen schätzen und sich nicht an einer einfachen Planskizze orientieren. Oft sind sie nicht in der Lage, die Uhrzeit nach der Stellung der Zeiger abzulesen. Häufig bereitet es ihnen Schwierigkeiten, sich am eigenen Körper zu orientieren, besonders wenn die Unterscheidung zwischen rechten und linken Körperteilen verlangt wird.

Lesen und Schreiben sind dadurch erschwert, dass die Patienten die Zeile verlieren und die Ordnung von Buchstaben und Wörtern nicht verfolgen oder nicht einhalten können. Bei den Kranken ist die Fähigkeit gestört, die räumliche Ordnung von Objekten wahrzunehmen und selbst praktische oder in der Vorstellung räumliche Beziehungen herzustellen. Sie versagen deshalb bei psychologischen Tests, die solche Leistungen fordern. Die Gesichtsfelder sind nur wenig oder gar nicht eingeschränkt. Dagegen bestehen regelmäßig Störungen in der Regulation der Blickbewegungen. Diese Störungen treten zwar zusammen mit der Orientierungsstörung auf, können sie aber nicht erklären.

Lokalisation Die beiden Syndrome treten nach Läsionen der inferior-parietalen Region (Gyrus supramarginalis, Teile des Gyrus angularis, hintere superiore Temporalwindung) auf, in der die Integration von optischen und sensomotorischen Prozessen stattfindet. Die Herde sind häufiger in der rechten als in der linken Hemisphäre lokalisiert.

2.7 Halbseitige Vernachlässigung (Neglect)

Johanna Mair und Werner Hacke

Definition Neglect ist der englische Terminus für halbseitige Vernachlässigung. Ohne dass eine Beeinträchtigung des Wachbewusstseins oder der Orientiertheit vorliegt, können bei diesen Kranken isoliert oder in Kombination **(supramodaler Neglect)** motorische, sensible, akustische und visuelle Reize vernachlässigt werden. Ein Erklärungsmodell für die Entstehung der halbseitigen Vernachlässigung definiert den Neglect als Folge einer Störung der Aufmerksamkeit. Die halbseitig gerichtete Aufmerksamkeit ist in einem Funktionskreis organisiert, dessen wichtigste Relaisstation der rechte Parietallappen ist.

Untersuchung Bei doppelt simultaner Stimulation (sensibel, akustisch oder visuell) wird der Stimulus in der linken Körperhälfte nicht wahrgenommen, er wird vom Reiz in der rechten Körperhälfte »gelöscht«. Dieses Phänomen bezeichnet man als **Extinktion**. Zuvor muss allerdings sichergestellt worden sein, dass der entsprechende Reiz bei einseitiger Vorgabe in der linken Körperhälfte wahrgenommen wird.

Darüber hinaus existieren ausführliche neuropsychologische Testbatterien wie z. B. der Neglect-Test (NET, auch Behavioral Inattention Test, BIT, genannt).

Lokalisation Die klassische Region, deren Läsion halbseitige Vernachlässigung hervorruft, ist der Lobulus parietalis inferior der nicht sprachdominanten, also gewöhnlich der rechten Hemisphäre. Andere Läsionsorte können in den Basalganglien (Putamen und (seltener) Nucleus caudatus), im Thalamus (Pulvinar, Intralaminarkerne), im anterioren Gyrus cinguli oder im dorsolateralen Frontalhirn und im frontalen Augenfeld jeweils in der rechten Hemisphäre liegen.

2.7.1 Motorischer Neglect

Hier werden die Extremitäten einer Körperhälfte nur auf spezielle Anforderung voll bewegt, nicht dagegen spontan. Die Patienten, die fast immer bettlägerig sind, erwecken den Eindruck einer schweren Hemiparese oder Hemiplegie, weil sie die betroffenen, meist die linken, Gliedmaßen bei spontanen Verrichtungen nicht benutzen. Auch nach Aufforderung zu einseitigen oder bilateralen Bewegungen setzen sie die Extremitäten einer Körperhälfte nicht oder nur äußerst zögernd ein. Erst wenn sie ihre Aufmerksamkeit speziell darauf richten, sind sie zu besserer Beweglichkeit imstande. Es ist wichtig, das Phänomen zu kennen, weil man sonst den neurologischen Status des Patienten zu schlecht einschätzt.

2.7.2 Sensibler Neglect

Die Kranken nehmen bei bilateraler taktiler Stimulation korrespondierender Körperareale einen der beiden Stimuli, gewöhnlich den linken, nicht wahr, obwohl sie ihn bei einseitiger Stimulierung registrieren. Die Patienten fallen dadurch auf, dass sie z. B. nicht spüren, dass sie auf einer Hand sitzen oder die Finger in den Speichen des Rollstuhls haben. Wie beim motorischen Neglect müssen sie gezielt ihre Aufmerksamkeit auf die Körperhälfte richten, um sensible Reize wahrzunehmen.

2.7.3 Visueller Neglect

Spricht man im klinischen Alltag von Neglect, ist meist die visuelle Vernachlässigung gemeint. Auf visuelle Stimuli im linken Außenraum reagiert der Patient aktiv nicht. Das kann dazu führen, dass er z. B. seinen Teller nur halb leer isst oder die Klingel am linken Bettrand nicht findet. In so genannten Such- oder Durchstreichaufgaben bearbeiten diese Patienten nur die rechte Hälfte des Blattes. Beim Lesen lassen sie oft den Anfang der Zeile oder des Wortes weg. Bei doppelt simultaner Stimulation beider Gesichtsfeldhälften wird der Stimulus im linken Gesichtsfeld nicht wahrgenommen, obwohl jedes Gesichtsfeld, wenn es getrennt geprüft wird, funktionstüchtig ist. Auf visuelle Stimuli im linken Außenraum reagiert der Patient aktiv nicht. Selbst die Reaktion auf linksseitige akustische Stimuli kann ausbleiben. Untersuchungsverfahren schließen, wie geschildert, die bilateral simultane taktile oder visuelle Stimulation ein. Lässt man den Patienten Striche markieren, die auf ein großes Blatt Papier gezeichnet sind, so markiert er die Striche auf der linken Seite des Blattes nicht oder weniger häufig. ◘ Abb. 2.4 zeigt typische Zeichnungen.

2.7.4 Multimodaler Neglect

Beim multimodalen Neglect nehmen die Patienten alle Arten von Ereignissen in der linken Hälfte ihrer Umwelt nicht wahr und wenden sich auch nicht dorthin, selbst wenn man sie mit lebhafter Gestik anspricht und gleichzeitig berührt.

2.8 Anosognosie

Johanna Mair und Werner Hacke

Als Anosognosie (griech. »a-noso-gnosie«, Nichterkennen eines krankhaften Zustands) bezeichnet man das neuropsychologische Phänomen, dass ein Kranker die Minderung oder Aufhebung einer Funktion oder Leistung nicht beachtet oder nicht wahrnehmen kann. Die Anosognosie kann sich auf Blindheit, homonyme Hemianopsie, Taubheit, Halbseitenlähmung, auf eine durchgemachte Operation oder die Tatsache der Krankheit überhaupt erstrecken. Anosognosie tritt vor allem nach großen Läsionen im rückwärtigen Anteil der nicht sprachdominanten Hirnhälfte auf.

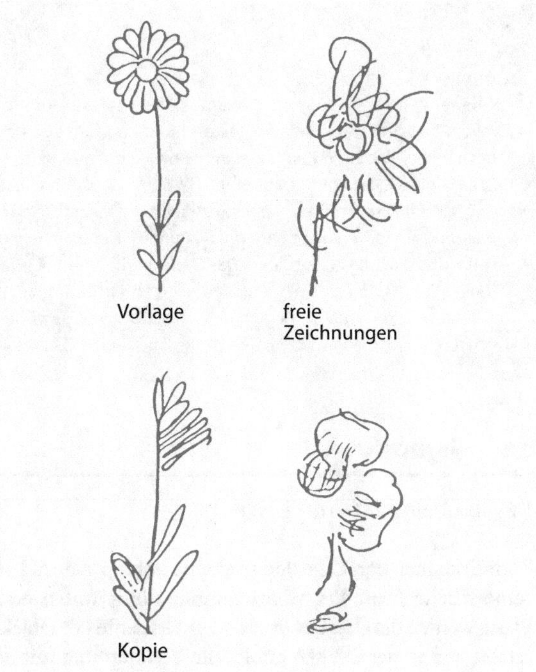

◘ Abb. 2.4 Vernachlässigung einer (hier der linken) Raumhälfte beim Abzeichnen oder freien Zeichnen einer Blume. (Aus Poeck 1989)

Symptome Die Patienten verhalten sich so, als sei die krankhafte Störung nicht vorhanden. Versucht man, sie damit zu konfrontieren, so geben sie ausweichende oder rationalisierende Antworten: Sie können den (objektiv gelähmten) Arm bewegen (dabei bewegen sie den anderen, gesunden); sie könnten schon aufstehen, aber der Doktor hat es nicht erlaubt oder sie haben die Pantoffeln nicht am Bett bzw. sind gerade nach einem Spaziergang etwas abgespannt; sie sehen schon gut, aber es ist im Zimmer so dunkel, sie haben die Brille nicht zur Hand, man sieht im Alter eben nicht mehr so gut.

Manchmal verschieben sie auch den Defekt auf einen anderen Körperbereich oder auf andere Personen: Gelähmte Kranke klagen über Verdauungsbeschwerden, am Kopf Operierte über Rückenschmerzen, andere erkundigen sich nach der Gesundheit des Arztes. Können die Patienten ihr Defizit zwar benennen, verhalten sich aber indifferent ihrer Erkrankung gegenüber, spricht man von Anosodiaphorie. In schweren Fällen lehnen die Patienten die vorliegende oder überhaupt jegliche krankhafte Störung ab und schreiben selbst ihre gelähmten Körperglieder einer anderen, imaginären Person zu, die krank neben ihnen liegen. Dies soll nicht mit der psychodynamischen Krankheitsverleugnung (»denial of illness«) verwechselt werden, bei der es sich nicht um eine organisch begründbare Störung handelt.

Facharztbox

Reine Alexie

Eine sehr interessante Symptomkombination ist das Syndrom reine Alexie mit Farbbenennungsstörungen und Hemianopsie nach rechts. Die Patienten haben nur eine leichte oder gar keine Aphasie. Sie können spontan schreiben, aber das selbst Geschriebene nicht lesen. Sie können auch nicht abschreiben. Während sie Farben nicht benennen können, sind sie in der Lage, Farbmuster richtig zu sortieren. Das Syndrom kommt bei Infarkten im Versorgungsgebiet der linken A. cerebri posterior zustande. Dabei ist die linke Sehregion lädiert, gleichzeitig gewöhnlich auch das Splenium des Balkens. Die linksseitige Okzipitallappenschädigung hat eine homonyme Hemianopsie nach rechts zur Folge. Die Patienten sind also für ihr Sehen auf die linke Gesichtsfeldhälfte, d. h. auf die rechte Sehrinde angewiesen. Wenn optische Eindrücke mit sprachlichen Begriffen zusammengebracht werden sollen, müssen Signale aus der rechten Sehregion über die paravisuellen Assoziationsfelder und über das Splenium des Balkens zur Sprachregion geleitet werden. Das ist aber nicht mehr möglich, da das Splenium selbst oder seine Verbindungen mit den angrenzenden Teilen der linken Hemisphäre unterbrochen sind.

2.9 Agnosie

Johanna Mair und Werner Hacke

Zum Erkennen von Objekten sind eine **perzeptive** und eine **semantische** Phase der Wahrnehmung nötig. In der ersten Phase werden die charakterisierenden Elemente des Objektes erfasst und in der zweiten erfolgt die Verknüpfung mit dem semantischen Gedächtnis.

Nicht nur die ideomotorische Apraxie, sondern auch die visuellen Agnosien werden als Leitungsstörungen erklärt. Agnosien sind Störungen des Erkennens, die nicht durch Beeinträchtigung der elementaren Wahrnehmung oder Aphasie erklärbar sind. Je nach Ort der Diskonnektion unterscheidet man zwischen einer **aperzeptiven** (Störung der ersten Phase) oder einer **assoziativen** (Störung der zweiten Phase) **Agnosie**.

Symptome Patienten mit aperzeptiver Agnosie nehmen Teile eines Objektes wahr, können sie aber nicht zu einem Ganzen zusammenfügen (z. B. benennen sie ein Vorhängeschloss als »etwas mit einem U«). Bei der assoziativen Agnosie belegen die Patienten die Objekte mit falschen Begriffen und können auch den Gebrauch eines Gegenstandes nicht erklären, da der Pfad zum semantischen Wissen gestört ist. Die Patienten haben außerhalb der Untersuchungssituation kaum oder gar keine Schwierigkeiten im Umgang mit den Objekten. Sie können z. B. ein Glas Wasser nicht sprachlich identifizieren, sind aber in der Lage, wenn sie durstig sind, aus einem Glas Wasser zu trinken.

2.10 Exekutive Funktionen

Johanna Mair und Werner Hacke

Exekutive Funktionen sind Regulations- und Kontrollmechanismen, die zielorientiertes und angepasstes Verhalten ermöglichen. An den Exekutivfunktionen sind beteiligt:

- das Arbeitsgedächtnis, unterteilt in verbales und visuo-spatiales Arbeitsgedächtnis,
- die Inhibitionskontrolle mit kognitiver Inhibition, selektiver/fokussierte Aufmerksamkeit,
- die Impulskontrolle und
- die kognitive Flexibilität.

2.10.1 Übergeordnete exekutive Funktionen

Planen und Handeln Dies erstreckt sich auf die Zielgerichtetheit und den Entwurf einer Handlung, besonders in ihrer zeitlichen Dimension. Pläne müssen anhand von Alternativen veränderbar sein, und es muss eine Rückkopplung vom Handeln auf das Planen stattfinden.

Problemlösen Die Auswahl von Strategien, die Anwendung geeigneter Operationen und die Bewertung von Ergebnissen sind hier eingeschlossen. Hierzu gehört auch das Schlussfolgern aus bekannten oder unterstellten Fakten und Konstellationen.

Konzeptbildung Diese stellt Beziehungen zwischen Objekten im weitesten Sinne und deren Eigenschaften her.

2.10.2 Störungen der Exekutivfunktionen

Dysexekutives Syndrom Kognitive Defizite, die die Steuerung und Kontrolle von Handlungen und Verhalten betreffen, werden neuropsychologisch oft unter dem Begriff des »dysexekutiven Syndroms« zusammengefasst.

Störung der Impulskontrolle Ähnlich wie in der Psychiatrie kann man Verhaltensänderungen grundlegend in Plus- und Minussyndrome unterscheiden. Der initial beschriebene Phineas Gage z. B. hatte wohl eher Ersteres mit Störung der Impulskontrolle und distanzlos-dissozialen Verhaltensweisen. Für das Minussyndrom kennzeichnend sind Apathie und affektive Indifferenz. Beide Syndrome sind nicht selten gleichzeitig vorhanden, z. B. eine ausgeprägte Apathie mit aggressiven Ausbrüchen.

Weitere Symptome Typische Verhaltensänderungen nach frontalen Läsionen sind das so genannte »Imitation Behavior« und das »Utilization Behavior«. Bei Ersterem imitiert der

Patient z. B. Gestik und Mimik des Gesprächspartners. Bei Letzterem hantiert er ohne klare Absicht mit Gegenständen in seiner Nähe. Beide Verhaltensweisen werden als Folge einer fehlenden Hemmung (Kontrolle) von motorischem Verhalten durch frontale Areale verstanden.

2.11 Demenzsyndrome

Johanna Mair und Werner Hacke

Im täglichen Sprachgebrauch wird unter Demenz eine globale Minderung der Intelligenzfunktionen verstanden. Demenz wird beschrieben als Einbuße an kognitiven Funktionen, die dazu führt, dass der Betroffene den Anforderungen des täglichen Lebens nicht mehr gewachsen ist. Eine Bewusstseinsstörung liegt nicht vor. Viele Autoren beziehen emotionale Störungen in die Beschreibung ein. Ein fortschreitender Verlauf gehört nicht mehr zur Definition. Bei Demenzen kommt es zur Störung verschiedener neuropsychologischer Funktionen. Ausführlich werden Demenzkrankheiten und ihre Syndrome in ▶ Kap. 26 besprochen.

2.12 Aphasien

Joanna Stolzenburg und Werner Hacke

Definition Aphasien sind Störungen im kommunikativen Gebrauch der Sprache, die nach abgeschlossenem Spracherwerb und in Folge einer umschriebenen Hirnschädigung auftreten. Betroffen sind in unterschiedlicher Weise alle Bereiche des sprachlichen Regelsystems (Phonologie, Lexikon, Semantik, Morphologie, Syntax) in allen sprachlichen Modalitäten (Sprechen, Verstehen, Lesen und Schreiben).

Klassifikation Aphasien werden nach den 4 Standardsyndromen der globalen, Wernicke-, Broca- und amnestischen Aphasie klassifiziert. Außerdem gibt es die Nichtstandard-Syndrome der Leitungs- und der transkortikalen Aphasien.

Abzugrenzen sind Aphasien als zentrale Sprachstörungen von den Sprechstörungen: der Dysarthrophonie (Beeinträchtigung der Sprechmotorik, ▶ Exkurs) und der Sprechapraxie (Störungen in der Planung/Programmierung von Sprechbewegungen, ▶ Exkurs).

Exkurs

Dysarthrophonie und Sprechapraxie

Dysarthrophonien sind neuromuskuläre Sprechstörungen, bedingt durch Schädigung neuronaler Strukturen des zentralen oder peripheren Nervensystems, die an der Steuerung von Atem-, Stimm-, und Artikulationsbewegungen beteiligt sind. Es kommt zu Störungen der Lautbildung, Stimmgebung, Atmung und Prosodie (Sprechmelodie und Sprechtempo), und kann zu einer erheblichen Beeinträchtigung der kommunikativen Fähigkeiten führen.
Dysarthrophonien können zum einen nach Lokalisation und zum anderen nach Symptomen eingeteilt werden.
Klassifizierung der Dysarthrie-Syndrome nach Lokalisation der Schädigung:

- Kortikale Dysarthrie/Hemishärendysarthrie (einseitig, prämotorischer und motorischer Kortex, absteigende motorische Bahnen)
- Extrapyramidale Dysarthrie (Basalganglien-Thalamus-motorischer Kortex)
- Zerebelläre Dysarthrie (Kleinhirn)
- Pseudobulbäre Dysarthrie (beidseitige Schädigung der Verbindung Hirnstamm–Kortex/Stammganglien)
- Bulbäre Dysarthrie (Hirnstamm)

Klassifizierung der Dysarthrie-Syndrome nach Symptomen:

- Gemischte Dysarthrie (hypo- und hyperton)
- Hypertone Dysarthrie
- Rigid-hypokinetische Dysarthrie
- Ataktische Dysarthrie
- Hypotone/schlaffe Dysarthrie

Dysarthrophonien können isoliert oder auch in Verbindung mit einer nichtflüssigen Aphasie auftreten.
Im Unterschied zu einer Dysarthrophonie kommt es bei einer **Sprechapraxie** zu Störungen der Lautbildung mit phonetisch-phonologischen Fehlern (Lautentstellungen und phonematische Paraphasien), einem inkonstanten Fehlermuster, artikulatorischen Such-und Ersatzbewegungen, vielen Fehlversuchen, wiederholten Selbstkorrekturen, starker Sprechanstrengung und prosodischen Störungen (verlangsamter Redefluss, skandierende Sprechweise). Im Gegensatz zur Aphasie und Dysarthrophonie sind »Inseln störungsfreien Sprechens« beobachtbar. Betroffen ist also die verbal expressive Sprache. Häufig sind sie jedoch mit einer nichtflüssigen Aphasie assoziiert, sodass eine Abgrenzung aufgrund ähnlicher Symptome schwerfällt.
Hilfreich bei der diagnostischen Einschätzung und Abgrenzung gegen Aphasie und Dysarthrophonie kann die Zehn-Punkte-Checkliste sein, die die bei Sprechapraxie häufigen Kriterien benennt. Die Wahrscheinlichkeit einer Sprechapraxie steigt mit der Anzahl der vorhandenen Kriterien. Sprechapraxien treten typischerweise nach unilateralen Läsionen der sprachdominanten Hemisphäre auf. Insbesondere die perisylvische Sprachregion, das Broca-Areal, der primär-motorische Gesichtskortex und die vordere Insel werden als Lokalisationsorte diskutiert.

Diagnostik Der wichtigste Teil der Untersuchung ist die genaue Beobachtung des **spontanen Sprachverhaltens**. Man lässt den Patienten möglichst frei und ohne störende Unterbrechung berichten, beispielsweise über die Entwicklung der Krankheit und gegenwärtige Beschwerden, berufliche Tätigkeit, Lebensgeschichte. Der Untersucher soll sich dabei so weit wie möglich zurückhalten und nur so viele Fragen stellen oder kurze Bemerkungen machen, wie nötig sind, um den Patienten am Reden zu halten. Man achtet dabei auf:

- Sprach- und Sprechanstrengung,
- Flüssigkeit des Sprechens,
- Sprechmelodie,
- Artikulation,
- lautliche Entstellung von Wörtern (phonematische Paraphasien),
- falsche Wortwahl (semantische Paraphasien),
- Wortneubildungen (Neologismen),
- Umschreibungen anstelle eines gesuchten Wortes,
- die syntaktische Struktur der Sätze,
- das Sprachverständnis und
- die Reaktion des Patienten auf seine eventuellen sprachlichen Minderleistungen.

Aus dem spontanen Sprechen ergeben sich oft schon wichtige Aufschlüsse für die Beurteilung der einzelnen sprachlichen Minderleistungen, die später durch spezielle Tests gezielt untersucht werden.

Sprachtests: Für die genauere Diagnostik wird die Spontansprache wie auch die Sprachproduktion in der Testsituation (s. u.) dokumentiert. Für die Klassifizierung und die Feststellung des Schweregrads der Aphasie verwendet man verschiedene Aufgabentypen, die unterschiedliche **Sprachleistungen** prüfen:

- Nachsprechen von Lauten, Wörtern und kurzen Sätzen,
- Benennen und Beschreiben von gezeigten Abbildungen,
- Verständnis für Namen von Objekten und für Sätze, geprüft mit Auswahlaufgaben und
- Schriftsprache.

Ein linguistisch aufgebauter, psychometrisch zuverlässiger Test für Patienten nach Schlaganfall ist beispielsweise der Aachener Aphasie-Test (AAT), dessen Ergebnisse auch als Grundlage der logopädischen Therapie von Aphasien dienen.

Klassifikation Die übliche Syndromklassifikation der Aphasien bezieht sich auf Sprachstörungen vaskulärer Ursache in der subakuten und chronischen Erkrankungsphase (ab ca. 6 Wochen nach dem Ereignis). In der Akutphase ist eine Klassifikation nicht möglich. Hier beschränkt man sich auf die Beschreibung der Symptome und – Flüssigkeit in Abhängigkeit von der Spontansprache – auf eine Einteilung in »flüssige« oder »nichtflüssige« Aphasien.

Bei Aphasien anderer Ätiologie wie Hirntumoren, entzündlichen Erkrankungen des Gehirns, Hirnabbauprozesse und Hypoxie ist eine Zuordnung zu einem Syndrom aufgrund stark fluktuierender Symptomatik ebenfalls schwer möglich.

2.12.1 Broca-Aphasie

Die Broca-Aphasie ist gekennzeichnet durch einen stark gestörten Satzbau (Agrammatismus), Sprachanstrengung, verringerte Sprechgeschwindigkeit und phonematische Paraphasien (lautliche Veränderung eines Wortes durch Auslassung, Ersetzung, Umstellung oder Hinzufügung eines Lautes (▶ Exkurs: Transkript bei Broca-Aphasie). Das Zielwort bleibt erkennbar, z. B. Gruke statt Gurke; Mörter statt Wörter.) Das Sprachverständnis ist leicht bis mittelschwer gestört, häufig orientieren sich die Patienten an sog. Schlüsselwörtern (Substantive, Verben). Die Patienten haben ein stark ausgeprägtes Störungsbewusstsein, d. h. die Patienten bemerken ihre Defizite und leiden sehr darunter.

Spontansprache Die Patienten sprechen spontan nicht oder fast nicht. Die Satzstruktur ist stark vereinfacht und beschränkt sich in der Regel auf 1- bis 3-Wort-Sätze, die die Patienten nach Aufforderung zögernd, mühsam nach Worten ringend, in abgehackter Betonung und mit oftmals undeutlicher Artikulation hervorbringen. Die Struktur dieser Sätze ist auf einzelne, kommunikativ wichtige Substantive, Verben und Adjektive reduziert, während Artikel, Konjunktionen, Präpositionen und Pronomina sowie auch die Deklinations- und Konjugationsformen fortfallen (**Agrammatismus** oder **Telegrammstil**).

Die Wörter sind oft durch **phonematische Paraphasien** verändert, bei denen einzelne Laute oder Silben ausgelassen, umgestellt oder entstellt werden: z. B. Meksel statt Messer, Zezember statt Dezember, Geschwindkeit, Beilstift, Tatschentuch.

Die Broca-Aphasie ist häufig begleitet von einer Dysarthrophonie, Sprechapraxie (▶ Facharztbox: Aphasie versus Sprechapraxie) und ideomotorischer Apraxie (▶ Abschn. 2.13).

Exkurs

Transskript bei Broca-Aphasie

Untersucher: Wie hat das denn angefangen mit Ihrer Krankheit?
Patient: Meine Frau und ich ... schwimmen ... und war Bade ... un ... eh ... eh ... eh ... Ba ... de ... un ... ah ... nein.
Untersucher: Doch, stimmt ... Bade ... un ...
Patient: Nein.
Untersucher: Badeunfall.
Patient: Unfall ja ... nicht ... und zwar ... meine ... Frau und ich eh ... eh ... eh ... Badeanstalt ... und dann schwimmen ... einmalig ... nicht ... eh ... eh ... eh ... prima ... eh ... eh ... Wasser ... nicht ... und dann eh ... eh ... eh ... dann ... eh ... Beterbrett ... und zwar runtergesprungen ... untata ... getaucht ... und dann eh ... eh ... Wasser auch ... eh ... eh ... eh ... und dann eh ... eh ... ich auf einmal weg ... weg ... also ... bewusstlos.

Facharztbox

Aphasie versus Sprechapraxie

Häufig sind Aphasien mit vielen phonematischen Paraphasien mit einer Sprechapraxie assoziiert. Dies erschwert die Differenzierung der beiden Störungsbilder. Auffällig für die Sprechapraxie sind jedoch die vielen fehlerhaften phonetischen Realisierungen eines Lautes vor allem am Wortanfang, das verlangsamte, silbische Sprechen und das artikulatorische Suchverhalten.

Sprachverständnis Regelmäßig findet man auch Störungen im Sprachverständnis in unterschiedlicher, aber fast immer leichter Ausprägung. Diese beeinträchtigen die Kommunikation aber nicht erheblich. Das Sprachverständnis ist, vor allem für Sachverhalte, die syntaktisch komplex vermittelt werden, eingeschränkt.

Gelegentlich deckt erst die standardisierte Aphasieprüfung Sprachverständnisstörungen auf, die in der Exploration nicht zu erkennen waren.

Schreiben und Lesen Beim Schreiben kommt es zu agrammatischen Vereinfachungen der Sätze und vielen phonematischen Paragraphien.

Das Lesesinnverständnis ist ähnlich wie das auditive Sprachverständnis beeinträchtigt, d. h. je komplexer die Satzstruktur, bzw. der Text, desto wahrscheinlicher sind Verständnisprobleme.

Broca-Aphasie: Sprachanstrengung, Telegrammstil, Agrammatismus, phonematische Paraphasien, aber oft kommunikativ relativ gut erhaltenes, obwohl auf Satzebene leicht bis mittelgradig eingeschränktes, Sprachverständnis.

2.12.2 Wernicke-Aphasie

Spontansprache Die Spontansprache der Patienten ist gut artikuliert und von normaler Prosodie (Sprachmelodie und -rhythmus). Phrasenlänge und Sprechgeschwindigkeit entsprechen der Normalsprache. Die Rede ist durch reichliche Paraphasien entstellt, die die Patienten meist nicht zu verbessern suchen. Bei manchen Patienten überwiegen phonematische (die Lautstruktur betreffend), bei anderen semantische (den Bedeutungsgehalt betreffend) Paraphasien. Dies sind Fehlbenennungen, die meist aus dem Bedeutungsfeld des Zielworts stammen, aber auch grob davon abweichen können. Die paraphasischen Entstellungen können zu Neologismen führen, d. h. zu Wörtern, die wegen ihrer phonematischen oder semantischen Struktur nicht zum Wortschatz der jeweiligen Sprache gehören.

Der Satzbau ist aufgrund von fehlerhafter Kombination und Stellung von Wörtern, Satzabbrüchen, Satzverschränkungen und Satzteilverdopplungen gestört. Außerdem kommt es häufig zum Gebrauch falscher Funktionswörter und Flexionsformen. Die Störungen des Satzbaus und der Grammatik werden unter dem Begriff Paragrammatismus zusammengefasst (► Exkurs: Transkripte bei Wernicke-Aphasie).

Exkurs

Transkripte bei Wernicke-Aphasie

1. Wernicke-Aphasie mit vorwiegend semantischen Paraphasien:
Untersucher: Sie waren doch Polizist, haben Sie mal einen festgenommen?
Patient: Na ja … das ist so … wenn Sie einen treffen draußen abends … das ist ja … und der Mann wird jetzt versucht … als wenn er irgend was festgestellen hat ungefähr … ehe sich macht ich … ich kann aber noch nicht amtlich … jetzt muss er sein Beweis nachweisen … den hat er nicht … also ist er fest … und wird erst sicher gestellt festgemacht … der wird erst festgestellt werden und dann wird festgestellt was sich dort vorgetragen hat … nicht … erst dann … ist ein Beweis mit seinen Papier dass er nachweisen kann … ich kann ihm aber nicht nachweisen … wird aber bloß festgestellt vorläufig … aber er kann laufen.
2. Wernicke-Aphasie mit überwiegend phonematischen Paraphasien:
Untersucher: Können Sie mich eigentlich verstehen?
Patient: Ich brauch unbedingt die Helfen des Seren … ah … das mir die Möglichkeit gibt der Intolationen zu verarbeitnen und anzuweitnen … die ich ohne … z. B. mit geschlognen Augnen gar nich mehr benutzen könnte. Da wird also das gleich … das gleich … äh … exkult … verschiedn.
3. Wernicke-Aphasie mit phonematischem Jargon:
Untersucher: Was haben Sie denn an diesem Wochenende gemacht, Herr P.?
Patient: Jeden Tag … Kegenabende … fringe … der Menschen reden … nicht … dann fringe … in … in Tage in Menschen … und immer Papa immer wergen.
Untersucher: Gehen Sie manchmal auch schwimmen?
Patient: Ja ich … als einschmal war ich geh ich aber die kommersch wegen … kommt es langsam … kommer … da bin ich … no als Menschen kommer jetzt menscher mensch … und ich werde dann wieder komm …
4. Wernicke-Aphasie mit semantischem Jargon:
Der Patient soll eine Kneifzange benennen: »Kann man halt zurechtlegen irgendwie, wie man will, irgendwie drehen, Sie meinen doch, wenn da ein Steck dran ist, das Besteck, halt, halt die Uhr kann man da vielleicht abmachen, könnte man auch, weiß nich, was da noch dabei dran, muss abschalten, nich, kann es aber auch so machen und irgendwie als was anderes dazu, vielleicht irgendwie was anbringen muss, irgendwie vielleicht was Innenverbindung und dann wieder dick machen, oder so was.«

Sprachverständnis Das Sprachverständnis ist erheblich beeinträchtigt: Die Patienten erfassen die Rede ihres Gesprächspartners nur ganz ungefähr und können beim Benennen von Objekten, das ihnen grob misslingt, aus einer angebotenen Auswahl von Bezeichnungen nicht die zutreffende erkennen. Formal bleibt dabei der dialogische Austausch von Rede und Gegenrede (sog. Sprecherwechsel) erhalten.

Schreiben und Lesen Schreiben und Lesen sind ähnlich wie das Sprechen und das auditive Sprachverständnis gestört. Es kommt zu Paragraphien, Paralexien und Perseverationen. Ebenso sind mündliches und schriftliches Rechnen stark beeinträchtigt. Mechanisches Kopieren ohne Verstehen des Geschriebenen und Aufsagen automatisierter Reihen gelingt oft gut, jedenfalls besser als die übrigen Sprachleistungen. Ein Störungsbewusstsein fehlt häufig, d. h. die Patienten bemerken nicht, dass sie keine sinnvolle Sprachproduktion mehr haben.

Wernicke-Aphasie: Reichliche, unkontrollierte Sprachproduktion, semantische Paraphasien, Paragrammatismus und schwere Störung im Sprachverständnis.

2.12.3 Jargon-Aphasie

Von Jargon-Aphasie spricht man, wenn die Rede durch Paraphasien und Neologismen so entstellt ist, dass sie über weite Strecken nicht mehr verständlich ist. Dabei können wiederum phonematische Entstellungen oder semantische Paraphasien überwiegen.

2.12.4 Globale Aphasie

Bei der globalen Aphasie sind alle expressiven und rezeptiven sprachlichen Funktionen erheblich und etwa gleich schwer beeinträchtigt.

Spontansprache Im akuten Stadium machen Patienten mit globaler Aphasie kaum einen Versuch, spontan sprachlich oder mimisch und gestisch mit der Umgebung kommunikativen Kontakt aufzunehmen. Auf Ansprache wenden sie sich zu, verstehen aber nur einfachste Aufforderungen und Fragen, die man zudem so stellen muss, dass die Reaktion trotz Apraxie und Hemiparese noch zu beurteilen ist. Ihre sprachlichen Reaktionen sind, wenn die Patienten überhaupt sprechen, kaum verständlich. Sie bestehen aus schlecht artikulierten und mit großer Sprachanstrengung und mangelhafter Prosodie hervorgebrachten, stereotyp wiederholten Wortfragmenten (▶ Exkurs: Transkript bei globaler Aphasie). Beurteilung aller sprachlicher Funktionen nicht möglich. Häufig beschränkt sich die Untersuchung auf das Nachsprechen oder Mitsprechen von Reihenfolgen (Monate, Zahlen, Wochentage) oder Grußformeln, da dies oftmals einzige Möglichkeit ist, sprachliche Äußerungen des Patienten zu stimulieren.

Fortlaufende Sprachautomatismen Das Leitsymptom der globalen Aphasie ist dadurch gekennzeichnet, dass die Patienten ohne Sprechanstrengung, mit erhaltener Prosodie und Artikulation unwillkürlich und unkontrolliert immer wieder dieselben sprachlichen Äußerungen produzieren, die aus aneinandergereihten sinnlosen Lautfolgen, Wörtern oder Satzfragmenten bestehen (»tatatatata«). Sie werden als fortlaufende Sprachautomatismen oder »recurring utterances« bezeichnet.

Sprachverständnis Das auditive Sprachverständnis ist sehr schwer gestört, lediglich bei einfachen Aufforderungen und Fragen kann ein situatives Sprachverständnis im Kontext vorhanden sein.

Schreiben und Lesen Das Schreiben und Lesen ist ähnlich wie die Spontansprache gestört. Spontanschreiben und Diktatschreiben sind nicht möglich, der Patient produziert lediglich eine Abfolge von Buchstaben. Auch das Lesesinnverständnis ist schwer gestört.

Globale Aphasie: Schwergradige Störung von Sprachproduktion und Sprachverständnis, Sprach- und Sprechanstrengung, stockender Sprechfluss, Sprachautomatismen, Stereotypien (in der Sprechsituation adäquat eingesetzte Floskeln), Perseverationen, z. T. Neologismen, manchmal ist gar keine Sprachäußerung oder Kommunikation möglich.

Exkurs

Transkript bei globaler Aphasie

Die Form der Kommunikation mit einem schwer gestörten globalen Aphasiker illustriert folgendes Beispiel:

Untersucher: Seit wann sind Sie denn schon bei uns hier?
Patient: … wa … pa
Untersucher: Sind Sie heute erst gekommen?
Patient: ja … ja … ja
Untersucher: Wohnen Sie in Aachen?
Patient: wa … wa
Untersucher: Wo wohnen Sie denn da in Aachen?
Patient: … ich … wa … pompe
Untersucher: Jetzt erzählen Sie mir mal, was Sie für Beschwerden haben.
Patient: ja … wa … pompe
Untersucher: Sprechen Sie mal schön deutlich … schön laut und deutlich.
Patient: schön … schön … schön
Untersucher: Haben Sie eine Familie?
Patient: Familie … ja
Untersucher: Wie viele Kinder haben Sie?
Patient: zwei … zwei … zw
Untersucher: Und wie alt sind Ihre Kinder?
Patient: zwei Mädchen und ein … ein Männchen.

2.12.5 Amnestische Aphasie

Patienten mit amnestischer Aphasie haben als herausragendes Symptom Wortfindungsstörungen, die den ansonsten gut erhaltenen Sprachfluss ins Stocken bringen können. Sie werden meist durch Ersatzstrategien kompensiert. Das Sprachverständnis und der Satzaufbau sind gering gestört, die Kommunikationsfähigkeit ist gut erhalten. Vereinzelt kommt es zu phonematischen und semantischen Paraphasien.

Spontansprache Bei leichteren Formen können die Patienten eine Unterhaltung flüssig, sinnvoll und in syntaktisch korrekten Sätzen führen. Man bemerkt aber bald, dass sie sich auffällig unpräzise ausdrücken und die genaue Bezeichnung für Objekte und Tatbestände durch Umschreibungen und allgemeine, schablonenhafte Redensarten ersetzen. Auf die Frage nach seinem Beruf erwiderte ein Schäfer z. B.: »Ich bin so durch die Gegend gelaufen«, auf die Frage nach dem Wohnort sagte eine Patientin: »Wo die Großstadt ist, da wohne ich noch immer«, eine andere: »Da, wo ich eben immer arbeiten tu«. Auf die Frage nach den Beschwerden hört man oft die vage Antwort: »Ach, es geht eben doch nicht so ganz«.

In schweren Fällen haben die Patienten eine zögernde Sprechweise. Sie ergreifen kaum spontan das Wort, antworten auf Fragen nur in kurzen Sätzen und führen das Gespräch nicht aktiv weiter. Häufig kommt es zu Satzabbrüchen, und die Patienten nehmen auch gestische Darstellungen zu Hilfe. Phonematische Paraphasien werden lediglich vereinzelt produziert. Insgesamt wirkt die Rede der Patienten in ihrer sprachlichen Form verhältnismäßig intakt, sie fällt jedoch durch ihren geringen Informationsgehalt auf (▶ Exkurs: Transkript bei amnestischer Aphasie).

Wortfindungsstörung Bei näherer Prüfung findet man eine Störung des Benennens, die sich auf Hauptwörter, Eigenschaftswörter und Tätigkeitswörter erstreckt (Wortfindungsstörung). Die gesuchten Wörter werden entweder gar nicht gefunden, durch ein Füllwort ersetzt (»das Dings da«) oder durch charakterisierende Umschreibungen ersetzt. Manche Patienten nennen nur die übergeordnete Kategorie: Buch statt Notizbuch, Tier statt Hund, andere beschreiben den Gebrauch oder die besondere Eigenschaft des Gegenstandes: Gürtel = zum die Hose zu halten; Bleistift = zum Schreiben; Taschenlampe = da macht man Licht mit. Der Patient ist im Wortfeld, tastet sich aber mühevoll und oft erfolglos an das gesuchte Wort heran.

In der spontanen Beschreibung kann ein Wort, das in der Untersuchungssituation nicht reproduziert wurde, plötzlich zur Verfügung stehen: Ein Patient, der seine Brille nicht zu benennen wusste, kann einige Minuten später, bei der Prüfung des Lesens, erklären, jetzt müsse er erst seine Brille aufsetzen.

Bietet man den Patienten bei der Prüfung eine Auswahl von Benennungen an, sind sie in der Lage, prompt die zutreffende herauszufinden, allerdings mit einer gewissen subjektiven Unsicherheit: Kugelschreiber, oder …?

Sprachverständnis Im Hinblick auf das Sprachverständnis sind Patienten mit amnestischer Aphasie im Gespräch unauffällig.

Schreiben und Lesen Die Schriftsprache ist ähnlich beeinträchtigt wie das Sprechen, das Lesesinnverständnis meist gut erhalten.

2.12.6 Differenzierung der vier Aphasietypen

Die verschiedenen Formen von Aphasie werden in ◘ Tab. 2.2 differenziert.

Die Beschreibung der aphasischen Syndrome bezieht sich auf Störungen, die ca. 4–6 Wochen nach dem Ereignis diagnostiziert werden. Aufgrund der stark fluktuierenden Symptomatik ist in den ersten Wochen keine Klassifizierung möglich (▶ Facharztbox: Akute Aphasien).

Alle sich klinisch unterscheidenden Formen der Aphasie haben eine Reihe von Eigenschaften gemeinsam: Immer ist

Exkurs

Transkript bei amnestischer Aphasie

Untersucher: Frau J., können Sie mir mal sagen, wo Sie geboren sind, wie Sie aufgewachsen sind, was der Vater von Beruf gemacht hat.
Patientin: Mein Vater ist … eh … vermisst … 1942 … und meine Mutter ist … wir sind im Dorf aufgewachsen … ja sonst … was soll man machen … groß … gr … drei Kinder … sind wir … und an und für sich … ganz gut aufgewachsen … sehr gut … trotz meinem Vater … dass der … mein Großmutter war … wir sind alle zusammengelebt.
Untersucher: Hatten Sie noch Geschwister?
Patientin: Ja … hatt ich … zwei … hatt ich doch gesagt.
Untersucher: Und was für eine Schule haben Sie dann besucht?
Patientin: Ich bin nur die … Volksschule be … eh … wie soll man sagen … normale Volksschule … und dann bin ich … eh … (hustet) … auf gute Leistung wie man das drüben sagt bei d' … eh … bei der DDR drüben … ja bin ich noch auf … (stöhnt) … Institut für Lehrerbildung … so jetzt weiß ich das … Lehrerbildung und nun hab ich … nachher Kinder … eh Kindergarten gemacht … das heißt … Kindergarten nicht … bis jetzt in … diesem Jahr … hab ich jetzt … Volksschule … Kindergarten hätt ich beinah gesagt (flüstert) nee nicht … (laut) nein Kindergarten … nicht … Kinderheim … Kinderheim hab ich gemacht … Ja … Kinderheim hab ich gemacht.
Untersucher: Was haben Sie denn da gemacht in dem Kinderheim?
Patient: Nur … Kinder … garten … eh … Kinder … Kindergarten … wie soll ich sagen … Kindergarten geleitet … also wie man sagt … Kindergarten nicht … also Kinder … Kindergruppen geleitet.

Tab. 2.2 Klassifikation und Leitsymptome der aphasischen Syndrome

	Amnestische Aphasie	Wernicke-Aphasie	Broca-Aphasie	Globale Aphasie
Sprachproduktion	Meist flüssig	Flüssig	Erheblich verlangsamt	Spärlich bis 0, auch Sprachautomatismen
Artikulation	Meist nicht gestört	Meist nicht gestört	Oft dysarthrophonisch	Meist dysarthrophonisch
Prosodie (Sprachmelodie, -rhythmus)	Meist gut erhalten	Meist gut erhalten	Oft nivelliert, auch skandierend	Oft nivelliert, bei Automatismen meist gut erhalten
Satzbau	Kaum gestört	Paragrammatismus (Verdopelungen und Verschränkungen von Sätzen und Satzteilen)	Agrammatismus (nur einfache Satzstrukturen, Fehlen von Funktionswörtern)	Nur Einzelwörter, Floskeln, Sprachautomatismen
Wortwahl	Ersatzstrategien bei Wortfindungsstörungen, einige semantische Paraphasien	Viele semantische Paraphasien, oft grob vom Zielwort abweichend, semantische Neologismen; in der stärksten Form semantischer Jargon	Relativ eng begrenztes Vokabular, kaum semantische Paraphasien	Äußerst begrenztes Vokabular, grob abweichende semantische Paraphasien
Lautstruktur	Einige phonematische Paraphasien	Viele phonematische Paraphasien bis zu Neologismen, auch phonematischer Jargon	Viele phonematische Paraphasien	Sehr viele phonematische Paraphasien und Neologismen
Verstehen	Leicht gestört	Stark gestört	Leicht gestört	Stark gestört

Facharztbox

Akute Aphasien

Die im Kapitel Aphasie beschriebenen Aphasiesyndrome sind erst 4–6 Wochen nach dem auslösenden Ereignis, einem Schlaganfall, einer Hirnblutung oder einem Schädel-Hirn-Trauma klassifizierbar. Für die Akutphase ist ein instabiles Störungsbild charakteristisch, das sich täglich, oder, im Verlauf, auch stündlich verändern kann und eine große Bandbreite an fluktuierenden sprachlichen Symptomen – Mutismus, repetitive Symptome wie Echolalien, Perseverationen, Stereotypien und Sprachautomatismen, Neologismen und Jargon, syntaktische Symptome – aufweist. Zudem ist die Entwicklung der akuten vaskulären Aphasie abhängig von verschiedenen klinischen, pathophysiologischen (Diaschisis; Reperfusion der Penumbra; entzündliche Reaktion der Penumbra; Schädigung durch Ödem und Hämorrhagie) und neuropsychologischen Einflussfaktoren. Die Patienten zeigen in der Akutphase häufig Vigilanz- und Aufmerksamkeitsstörungen, reduzierte Gedächtnisleistungen, visuelle und auditive Wahrnehmungsstörungen und sind nur eingeschränkt belastbar. Deshalb werden Aphasien in der Akutphase unter anderem nach Flüssigkeit der Sprachproduktion in flüssige und nichtflüssige (weniger als 60 Silben pro Minute) Aphasien unterschieden und man beschränkt sich auf die Beschreibung der für diese Phase typischen Symptome.

Für die Akutphase stehen eine Reihe von Screeningtests zur Verfügung, von denen hier der Aachener Aphasie-Bedside-Test, das Bielefelder Aphasie-Screening (BIAS) und die Aphasie-Check-Liste (ACL) genannt seien.

die Aussagesprache, z. B. die Fähigkeit, einen Bericht zu geben, ein Objekt oder einen Tatbestand zu benennen, stärker betroffen als die emotionale Sprache und die präformierten automatisierten Sprachäußerungen und sozialen Floskeln. Die Ausprägung der aphasischen Sprachstörungen ist sehr von der affektiven Verfassung, von der Antriebs- und Bewusstseinslage abhängig, daher kann beim selben Patienten die Schwere der sprachlichen Minderleistungen in wechselnden Situationen ganz unterschiedlich sein.

Über die Differenzierung nach Aphasietypen hinweg ist eine Einteilung nach Schweregraden für Verlaufsuntersuchungen, für die Planung der Sprachtherapie und für die Beurteilung der Rehabilitation nützlich (Tab. 2.3).

Zur Aphasie bei Polyglotten ► Exkurs.

2.12.7 Lokalisation

Lateralisierung

Beim erwachsenen Rechtshänder sind Läsionen in der linken Fronto-Temporo-Parietalregion regelmäßig von aphasischen Störungen gefolgt. Die Sprachfähigkeit ist bei ihm also an die

■ **Tab. 2.3** Kommunikationsskala nach Goodglass und Kaplan zur Feststellung des Schweregrades bei Aphasie

Grad	Aphasie
0	Keine verständliche Sprachäußerung und kein Sprachverständnis
1	Kommunikation nur durch fragmentarische Äußerungen; der Hörer muss den Sinn des Gesagten erschließen, erfragen und erraten. Der Umfang an Informationen, die ausgetauscht werden können, ist begrenzt, und der Gesprächspartner trägt die Hauptlast der Kommunikation
2	Eine Unterhaltung über vertraute Themen ist mit Hilfe des Gesprächspartners möglich. Häufig gelingt es nicht, den jeweiligen Gedanken zu übermitteln, jedoch tragen Patienten und Gesprächspartner etwa gleich viel zur Kommunikation bei
3	Der Patient kann sich fast über alle Alltagsprobleme ohne oder mit nur geringer Unterstützung unterhalten, jedoch erschweren Beeinträchtigungen des Sprechens oder des Verstehens ein Gespräch über bestimmte Themen oder machen es unmöglich
4	Die Flüssigkeit der Sprachproduktion ist deutlich vermindert oder das Verständnis ist deutlich eingeschränkt. Jedoch liegt keine nennenswerte inhaltliche oder formale Beeinträchtigung des Sprechens vor
5	Kaum wahrnehmbare Schwierigkeiten beim Sprechen. Der Patient kann subjektive Schwierigkeiten haben, die der Gesprächspartner nicht bemerkt

Exkurs

Aphasie bei Polyglotten

Mehrsprachige Patienten sind meist nach Art und Ausmaß der Aphasie in jeder Sprache gleich betroffen. Bei manchen Patienten wird die früher erlernte Sprache geringer als eine später erlernte von der Aphasie beeinträchtigt, und zwar auch dann, wenn sie schon lange nicht mehr die Umgangssprache war. Bei Auswanderern kann man beobachten, dass die kaum noch benutzte Muttersprache relativ gut erhalten bleibt, während die längst gewohnte Landessprache durch die Aphasie erheblich gestört ist. Von dieser Regel gibt es aber Ausnahmen. So kann beispielsweise eine Sprache besser verfügbar bleiben, die für den Patienten eine größere lebensgeschichtliche Bedeutung hat.

Intaktheit der Hemisphäre gebunden, die die Bewegungen der bevorzugten Hand steuert. Diese wird als **sprachdominant** bezeichnet.

Die linksseitige Sprachdominanz ist zwar angeboren, sie wird aber erst in den ersten Lebensjahren manifest. Zunächst sind beide Hemisphären zur Übernahme der Fähigkeiten, die dem Gebrauch der Sprache zugrunde liegen, gleichermaßen befähigt. Deshalb kann ein Kind nach linksseitiger, schwerer Hirnschädigung in den ersten Lebensjahren eine normale Sprachentwicklung nehmen. Diese Möglichkeit zur Verlagerung der Sprachdominanz vermindert sich aber rasch in den frühen Kindheitsjahren und ist mit Erreichen der Pubertät nicht mehr gegeben.

Bei 5–6% der Menschen entwickelt sich eine Bevorzugung der linken Hand. Linkshändigkeit ist aber nicht das Spiegelbild von Rechtshändigkeit. Viele Linkshänder führen eine Reihe von Kraft- und Geschicklichkeitsleistungen doch mit der rechten Hand aus, so dass wir sie als Beidhänder (**Ambidexter**) bezeichnen. Zudem ist die Seitenbevorzugung nicht auf die Hand beschränkt: Jeder Mensch bevorzugt auch ein Bein, ein Auge und ein Ohr. Diese Seitenbevorzugung ist nicht konsistent, oft sind z. B. Hand, Fuß und Auge der einen und das Ohr der anderen Seite bevorzugt. Linkshänder haben meist keine durchgängig ausgebildete Lateralisierung.

Dieser unvollständig ausgeprägten Seitenbevorzugung in der Händigkeit entspricht eine unvollständige Ausbildung der Sprachdominanz. Bei mehr als der Hälfte der Linkshänder ist nicht etwa die kontralaterale rechte, sondern ebenfalls die linke Hemisphäre für die sprachlichen Leistungen führend. Bei den übrigen hat sich keine eindeutige Dominanz entwickelt, und die Sprachfähigkeiten, aber auch andere Leistungen, die sonst von der dominanten Hemisphäre bestimmt werden, sind bilateral repräsentiert.

Dies hat klinisch zur Folge, dass sich beim Linkshänder eine Aphasie nach linksseitiger Hirnschädigung gewöhnlich rascher und besser zurückbildet als beim Rechtshänder, da bei ihm die gesunde Hemisphäre bis zu einem gewissen Grade die gestörten Funktionen übernehmen kann. Nur bei einem sehr kleinen Prozentsatz der Linkshänder sind die Sprachfunktionen exklusiv rechtsseitig lokalisiert.

Die Sprachdominanz lässt sich mit dem **Na-Amytal-Test (Wada-Test)** feststellen. Injiziert man 125 mg der Substanz in die A. carotis der sprachdominanten Hemisphäre, so tritt ein vorübergehender Verlust des expressiven Sprachvermögens auf.

Lokalisation der Sprachregion

Innerhalb der sprachdominanten Hemisphäre lässt sich eine Region abgrenzen, deren Läsion mit Regelmäßigkeit zu Sprachstörungen führt und die man deshalb als **Sprachregion** (»Sprachzentrum«) bezeichnet. Sie erstreckt sich von der Gegend des frontalen Operkulum über die obere Konvexität des

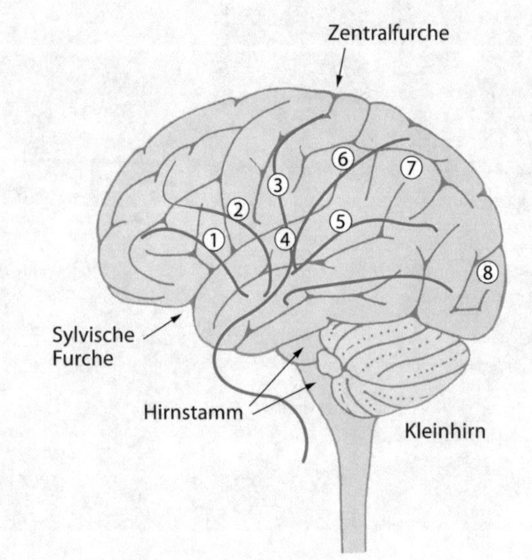

Abb. 2.5 Sprachrelevante Regionen im menschlichen Gehirn. *1* Broca-Area; *2* motorische Gesichtsregion; *3* somatosensorische Gesichtsregion; *4* Hörfelder; *5* Wernicke-Area; *6* Gyrus supramarginalis; *7* Gyrus angularis; *8* visuelle Assoziationsregion; *blau* Äste der A. cerebri media. (Mit freundlicher Genehmigung von W. Huber, Aachen)

Schläfenlappens bis zur temporoparietalen Übergangszone (Abb. 2.5). Nach pathologisch-anatomischen Untersuchungen, Befunden aus bildgebenden Verfahren sowie aus Stoffwechseluntersuchungen und Messungen der regionalen Hirndurchblutung sind folgende klinisch-lokalisatorische Zuordnungen möglich:

- **Broca-Aphasie** tritt bei prärolandischen Läsionen, d. h. bei Herden im frontalen Anteil der Sprachregion auf (Versorgungsgebiet der A. praecentralis).
- **Wernicke-Aphasie** wird bei retrorolandischen Läsionen im Versorgungsgebiet der A. temporalis posterior beobachtet.
- **Amnestische Aphasie** kommt durch temporoparietale Läsionen zustande. Sie ist bei Hirntumoren und Schläfenlappenabszessen sowie bei zerebralen Abbauprozessen besonders häufig.
- **Globale Aphasie** zeigt eine Funktionsstörung im gesamten Versorgungsgebiet der A. cerebri media an.

2.12.8 Therapie

In der logopädischen Aphasietherapie werden verschiedene, vom Krankheitsstadium abhängige, **Behandlungsphasen** unterschieden:

- die Aktivierungsphase,
- die störungsspezifische Übungsphase und
- die Konsolidierungsphase.

Die **Aktivierungsphase** dient der Unterstützung spontaner Rückbildungsprozesse, es werden stimulierende und deblockierende Methoden zur Reaktivierung sprachlicher Fähigkeiten angewendet. Pathologische sprachliche Symptome wie z. B. Perseverationen, Automatismen, Echolalien und Jargon sollen gehemmt, bzw. verhindert werden. Es schließt sich eine **störungsspezifische Übungsphase** an, die sich an den individuellen sprachlichen Beeinträchtigungen und Ressourcen des Patienten orientiert. In der **Konsolidierungsphase** soll die Übertragung der gebesserten sprachlichen Kompetenzen in den Alltag stattfinden und somit eine Verbesserung der sozialen und kommunikativen Teilhabe (z. B. Gruppentherapie) erreicht werden.

Folgende Therapieansätze werden eingesetzt:

- stimulierend/deblockierend,
- körpereigene Kommunikation (z. B. Mimik, Gestik und Gebärden),
- sprachsystematisch,
- prozess-, strategie-, modellorientiert,
- kommunikativ-pragmatisch,
- hilfsmittelgestützte Kommunikation (z. B. Kommunikationsgeräte mit Sprachausgabe).

Die Schwerpunkt- und Zielsetzung ist immer abhängig von der aktuellen Symptomatik und den individuellen Bedürfnissen des Patienten.

Besonders gute Ergebnisse zeigte eine hochfrequente Intervalltherapie über einen Zeitraum von etwa 3 Monaten mit mindestens 9 Therapiestunden pro Woche. Wichtig ist auch zu wissen, dass sich sprachliche Verbesserungen lange nach dem Ereignis und Beginn der Aphasie erzielen lassen.

2.13 Apraxien

Klaus Heß

Definition Die Apraxie bezeichnet eine Klasse von Störungen der Bewegung der Gliedmaßen (**Gliedmaßenapraxie**) oder von Mund- und Gesichtsbewegungen (**bukkofaziale Apraxie**), die nicht auf elementare motorische oder sensorische Einschränkungen oder andersartige kognitive Defizite (z. B. Aufmerksamkeitsdefizite) zurückzuführen sind. Die Störung ist charakterisiert durch Fehlhandlungen (**Parapraxien**) bei der Ausführung einfacher oder komplexer Bewegungen mit und ohne Objektgebrauch, wobei das grundlegende Wissen über die Bewegung in der Regel erhalten ist (Ausnahme ist die konzeptuelle Apraxie), so dass die betroffenen Patienten imstande sind, die Bewegungen, die sie selbst nicht vollführen können, bei anderen als richtig oder falsch zu erkennen. Die Apraxie ist zumeist Folge größerer Läsionen der linken sprachdominanten Hemisphäre und tritt daher in vielen Fällen gemeinsam mit einer Sprachstörung (Aphasie) auf, ohne mit dieser funktionell in Beziehung zu stehen. Im Gegensatz zu rein motorischen Störungen sind trotz einseitiger Schädigung beide Körperseiten gleichermaßen beeinträchtigt, wobei die Apraxie der kontraläsionalen Seite durch zusätzliche motorische Defizite (z. B. eine Hemiparese) maskiert sein kann.

Traditionell unterscheidet man bei den Gliedmaßenapraxien die **ideomotorische** und die **ideatorische Apraxie**, wobei nicht alle Autoren dieser Einteilung folgen und vor allem die ideatorische Apraxie in der Literatur unterschiedlich definiert wird. Dies erklärt sich daraus, dass man – wie bei anderen komplexen Störungen auch – bei genauerer Betrachtung eine Vielzahl von Unterformen findet, da die korrekte Ausführung von Bewegungen von der Intaktheit vieler kognitiver Subprozesse abhängt. Für die klinische Praxis ist eine grobe Unterteilung der apraktischen Störungsvarianten jedoch weiterhin nützlich. Die **bukkofaziale Apraxie** ist der ideomotorischen Apraxie ähnlich, basiert aber auf einem anderen Schädigungsmuster des Gehirns.

Wie bei den umschriebenen neuropsychologischen Syndromen gilt, dass diese Störung nur dann diagnostiziert werden kann, wenn nicht eine andere Funktionsstörung wie schwere Beeinträchtigung der Tiefensensibilität, Bewusstseinstrübung oder fortgeschrittene Demenz, vorliegt, die das Symptom erklären kann.

Funktionelle Grundlagen der Apraxien Die richtige sequenzielle Anordnung motorischer Elemente zu einer Bewegung hängt von der Intaktheit des linken motorischen Assoziationskortex ab. Die linke Hemisphäre ist also dominant nicht nur für die Sprache, sondern auch für das Handeln. Bei rechtsseitiger Sprachdominanz führt rechtsseitige Hirnschädigung zur Apraxie. Der linke motorische Assoziationskortex empfängt über den Fasciculus arcuatus (◘ Abb. 2.2) Zuflüsse aus der Sprachregion und dem linken visuellen Assoziationskortex. Vom linken motorischen Assoziationskortex werden Informationen für die auszuführende Bewegung einmal zum linken primären motorischen Kortex und außerdem über die Kommissurenfasern des vorderen Balkens zum motorischen Assoziationskortex der rechten Hemisphäre und von dort zum rechten primären motorischen Kortex geleitet. Diese schematische Vorstellung erlaubt es, die Manifestationen der ideomotorischen Apraxie zu einer anatomischen Läsion in Beziehung zu setzen und so zu erklären.

2.13.1 Ideomotorische Apraxie

Die ideomotorische Apraxie ist die häufigste Form der Apraxie. Leitsymptom sind **Parapraxien**, d. h. Fehler im Ablauf von Bewegungselementen. Parapraxien treten bei gezielter Prüfung wesentlich deutlicher zu Tage als im spontanen Verhalten, so dass leichte Ausprägungen der ideomotorischen Apraxie die Patienten im Alltag nicht immer beeinträchtigen. Die ideomotorische Apraxie ist bei etwa 50% der linkshemisphärischen Schlaganfälle im Akutstadium nachweisbar. Sie kann auch bei anderen Formen der Hirnschädigung wie Tumoren, bei der kortikobasalen Degeneration und bei Demenzen im fortgeschrittenen Stadium beobachtet werden.

Untersuchung Bei der Prüfung auf ideomotorische Apraxie wird die Ausführung der Aufgaben nicht nur nach verbaler Aufforderung, sondern auch imitatorisch geprüft. Wenn man nur verbal prüft, läuft man Gefahr, Fehler aufgrund einer Sprachverständnisstörung irrtümlich für apraktisch zu halten. Man prüft beide Hände getrennt, bei rechtsseitiger Lähmung die linke Hand allein. Bimanuelle Bewegungen wie klatschen bringen keine zusätzliche diagnostische Information. Die Untersuchung erstreckt sich auf folgende Bewegungskategorien:

- **Ausdrucksbewegungen**, z. B. drohen, winken, militärisch grüßen, lange Nase machen, die Hand wie zum Schwure heben.
- **Gebrauch von imaginären Objekten**, z. B. hämmern, sägen, rauchen, Schnaps kippen, Zähne putzen, sich kämmen.
- **Bedeutungslose Bewegungen**, z. B. Handrücken an die Stirn legen, Handfläche auf die Schulter legen, mit Daumen und Zeigefinger einen Kreis formen, ausgestreckte Hand diagonal durch die Luft führen. Bedeutungslose Bewegungen werden nur imitatorisch ausgeführt, weil das Verstehen der Anweisung für die meist aphasischen Patienten zu schwierig ist. Für die klinische Diagnostik ist die Prüfung mit realen Objekten entbehrlich.

Mittlerweile existieren auch standardisierte und normierte Apraxietests, im deutschsprachigen Raum z. B. das schnell durchzuführende **Kölner Apraxie-Screening (KAS)**, welches in zwei Subtests den pantomimische Gebrauch von auf Photos dargestellten Objekten sowie das Imitieren von Gesten prüft.

Symptome Um einen Patienten als apraktisch zu charakterisieren, genügt es nicht, dass er die Bewegungsfolgen lediglich ungeschickt, verlangsamt oder verzögert ausführt. Entscheidend ist das Auftreten von **Parapraxien**, d. h. das Auftreten von fehlerhaften Elementen in einer Bewegungsfolge. Typische Fehler sind:

- **Auslassung bzw. fragmentarische Ausführung:** Wesentliche Elemente der Bewegung werden ausgelassen bzw. die Bewegung wird vorzeitig abgebrochen.
- **Substitution:** komplette, aber falsche motorische Reaktion, d. h. die Anlage der Bewegung ist im Groben erhalten, die Ausführung ist aber nicht voll ausdifferenziert. Zum Beispiel wird ein Patient, der militärisch grüßen soll, die Hand zum Kopf führen, aber sie dann vage tastend an die Schläfe legen.
- **Überschussbewegungen:** zusätzliche motorische Aktionen oder Geräusche.
- **Perseveration:** Sehr häufig entstehen Fehler dadurch, dass Elemente vorangegangener Bewegungen in den motorischen Ablauf eingehen. Dadurch kann z. B. eine richtige Bewegung mit falscher Haltung ausgeführt werden: Ein Patient, der eben eine drohende Bewegung ausgeführt hat, legt beim Gruß die zur Faust geschlossene Hand an die Schläfe. Oder es wird eine falsche Bewegung bei richtiger Stellung ausgeführt: Ein Patient, der gerade »den Vogel« gezeigt hat, führt beim »lange Nase machen« den ausgestreckten Zeigefinger anstelle der gespreizten Hand wiederholt zur Nasenspitze.

Wenn die Perseveration so stark ist, dass der Patient auf wechselnde Stimuli stets mit der gleichen, in sich korrekten Bewegung antwortet, kann man die Diagnose einer Apraxie nicht stellen. Die Gliedmaßenapraxie wird üblicherweise nur für Arme und Hände geprüft. Man findet sie aber auch bei entsprechenden Bewegungen der Beine (Beinapraxie), z. B. beim Kicken, ein Kreuz in die Luft zeichnen.

Lokalisation Die ideomotorische Apraxie entsteht bei Läsionen der **sprachdominanten Hemisphäre** (◻ Abb. 2.2): der Wernicke-Region, des linken Parietallappens subkortikaler Bezirke unter dem Operkulum, des parietalen Fasciculus arcuatus, des motorischen Assoziationskortex und der Kommissurenfasern, die den linken mit dem rechten motorischen Assoziationskortex verbinden.

2.13.2 Ideatorische Apraxie (sequenzielle Apraxie/konzeptuelle Apraxie)

Definition Ursprünglich bezeichnete man jede Form einer Störung des komplexeren Objektgebrauchs als ideatorische Apraxie. Mittlerweile wird eine Störung bei der Ausführung von komplexen Handlungsabfolgen mit Objekten (**sequenzielle Apraxie**) von einem Fehlen des handlungsbezogenen Wissens beim Gebrauch einzelner Objekte (**konzeptuelle Apraxie**) unterschieden. Diese Apraxievarianten sind seltener als die ideomotorische Form. Anders als diese zeigen sie sich jedoch auch im spontanen Verhalten. Die Patienten werden daher oft irrtümlich für verwirrt oder dement gehalten (»… kann noch nicht mehr einmal mit Messer und Gabel essen«).

Symptome Die **sequenzielle Apraxie** zeigt sich darin, dass der Patient gewohnte Handlungsfolgen wie Kaffeekochen oder ein Geschenk einpacken nicht mehr ausführen kann, obwohl ihm die hierfür notwendigen einzelnen Bewegungsabläufe möglich sind. Der Patient weiß, was er tun soll. Er hat ein vages Gefühl, dass er die Handlungen falsch ausführt und unterbricht sie immer wieder. Er kann sich aber selbst nicht korrigieren und auch dann die Handlung nicht korrekt ausführen, wenn ihm dies vom Untersucher demonstriert wird. Eine häufige Fehlerart ist die Perseveration, also die unangebrachte Wiederholung von Bewegungen oder Handlungsschritten. Die elementare Motorik, die Sensibilität und die Bewegungskoordination sind erhalten. Zu beachten ist, dass eine Störung komplexer Handlungen auch durch andere kognitive Defizite wie Aufmerksamkeitsstörungen und Arbeitsgedächtnisdefizite hervorgerufen werden kann.

Der Begriff **konzeptuelle Apraxie** bezeichnet einen Verlust des semantischen Wissens über den Gebrauch eines Objekts. Die Patienten wissen nicht mehr, **was** sie mit einem Gegenstand (z. B. einem Kamm) machen sollen. Gibt man ihnen eine bestimmte Aufgabe (z. B. Zähneputzen) und legt ihnen verschiedene Gebrauchsgegenstände zur Auswahl vor, kann es passieren, dass sie statt der Zahnbürste andere, funktionell unpassende Objekte zu benutzen versuchen.

Untersuchung Die Untersuchung wird am besten mit Hilfe konkreter Objekte durchgeführt. Zur Testung der sequenziellen Apraxie kann man dem Patienten z. B. ein Blatt Papier, einen Stift und einen Briefumschlag vorlegen und ihn auffordern, so zu tun, als würde er einen Brief schreiben. Die konzeptuelle Apraxie kann man durch die Demonstration des Gebrauchs von Alltagsgegenständen oder durch die oben erwähnten Auswahlaufgaben feststellen.

Lokalisation Die **sequenzielle Apraxie** kann isoliert bei frontalen Läsionen beobachtet werden. Die **konzeptuelle Apraxie** findet sich dagegen gehäuft bei Schädigungen im Bereich des parieto-temporo-okzipitalen Übergangs. Vermutet wird, ähnlich wie bei der assoziativen visuellen Agnosie, eine Beeinträchtigung des ventralen Wegs der visuellen Informationsverarbeitung der linken Hemisphäre, der visuelle Informationen aus dem Okzipitallappen mit dem semantischen Wissen über Objekte und deren Gebrauch im Temporallappen verknüpft (sog. »Wie«- und »Was«-Systeme).

2.13.3 Bukkofaziale Apraxie

Bei der bukkofazialen Apraxie ist die Ausführung von Mund- und Gesichtsbewegungen gestört. Diese Form der Apraxie wird bei etwa 80% aller Patienten mit Aphasie beobachtet, und zwar besonders dann, wenn die Sprachproduktion durch phonematische Paraphasien gekennzeichnet ist. Sie geht häufig mit einer Sprechapraxie einher.

Untersuchung Die Untersuchung erfolgt durch Imitation von Mund- und Gesichtsbewegungen. Typische Aufgaben sind pfeifen, mit der Zunge schnalzen, schmatzen oder die Nase rümpfen. Auch hier stützt sich die Diagnose auf das Auftreten von Parapraxien, d. h. Fehler im Bewegungsablauf. Zu beobachten ist meist ein vergebliches Suchen nach dem richtigen Bewegungsmuster, oft begleitet von unwillkürlichen Geräuschen oder Lauten.

Lokalisation Im Unterschied zur ideomotorischen Apraxie ist bei der bukkofazialen Apraxie der inferiore Parietallappen nicht involviert, sondern man findet sie bei insulären, prämotorischen und subkortikalen Hirnschädigungen. Entsprechend können beide Apraxieformen unabhängig voneinander auftreten. Interessanterweise kann eine Störung der Imitation von emotionalen Gesichtsausdrücken (z. B. Trauer oder Wut) gleichermaßen nach links- wie rechtshemisphärischen Schädigungen nachgewiesen werden.

Weitere seltene Apraxieformen werden in der ► Facharztbox besprochen.

Facharztbox

Seltene andere Apraxieformen

Gliedkinetische Apraxie. Die gliedkinetische Apraxie ist gekennzeichnet durch einen Verlust der der Finger- und Handgeschicklichkeit. Einzelne Finger können nicht selektiv innerviert werden, so dass es den Patienten schwer fällt, Gegenstände mit den Fingern zu manipulieren. Dieses Feinmotorikdefizit wird zu den Apraxien gezählt, da es meist mit einer Läsion prämotorischer Areale einhergeht und bei linkshemispärischen Läsionen bilateral auftritt, wobei im Unterschied zur ideomotorischen Apraxie die rechte Seite deutlich stärker betroffen ist. Die gliedkinetische Apraxie nimmt somit eine Mittelstellung zwischen der durch parietale Funktionsstörungen gekennzeichneten ideomotorischen Apraxie und reinen motorischen Defiziten aufgrund Schädigungen des motorischen Kortex ein.

Sympathische Dyspraxie. Wenn eine linksseitige Hemisphärenläsion sich nach oberhalb der inneren Kapsel erstreckt, liegt neben der rechtsseitigen zentralen Hemiparese oder Hemiplegie eine sympathische Dyspraxie der linken Hand vor, weil die Kommissurenfasern zum rechten motorischen Assoziationskortex im Anfang ihres Verlaufs unterbrochen sind. Der Patient kann dann mit der nicht gelähmten linken Hand Folgebewegungen oder Bewegungssequenzen nicht ausführen, ist also in doppeltem Maße beeinträchtigt.

Linksseitige ideomotorische Apraxie (Balkenapraxie). Eine Läsion der Kommissurenfasern allein, namentlich im vorderen Drittel des Balkens, hat lediglich eine linksseitige ideomotorische Apraxie zur Folge. Die rechtsseitigen Gliedmaßen bleiben in ihrer elementaren Beweglichkeit und Praxie unbeeinträchtigt, weil ihre motorischen Projektions- und Assoziationssysteme intakt sind.

Rechtshemisphärische Apraxien. Bestimmte apraktische Phänomene können auch Folge rechtshemispärischer Läsionen sein, selbst wenn eine linkshemisphärische Sprachdominanz besteht. Beispielsweise kann eine Apraxie für Fingerstellungen sowohl nach rechts- wie linkshemispärischen Läsionen beobachtet werden. Erklärt wird dies dadurch, dass das Imitieren von Fingerstellungen eine komplexe visuelle Analyse der rechten Hemisphäre erfordert, die nicht durch semantisches Wissen der linken Hemisphäre ersetzt werden kann.

2.14 Störungen von Affekt und Antrieb

Werner Hacke und Johanna Mair

2.14.1 Antriebsstörung

Störungen des Antriebs kommen bei verschiedensten neurologischen und psychiatrischen Krankheiten vor. Eine **Antriebshemmung** führt zu der Unfähigkeit, intendierte Handlungen durchzuführen. Eine Herabsenkung des spontanen Antriebs wird auch als **Antriebsmangel** bezeichnet. Bei depressiven Syndromen findet man nicht selten eine Antriebsverarmung, die sich durch eine verminderte Aktivität in Dingen des täglichen Lebens bemerkbar macht. Auf der anderen Seite gibt es Antriebssteigerungen bis hin zu **Antriebsenthemmung**, bei der Aktionen, auch sozial unerwünschte, ungehemmt durchdringen und manchmal sogar zu juristisch relevanten Verhalten führen.

In der Psychiatrie ist die Antriebssteigerung in der bipolaren Psychose sehr typisch, bei neurologischen Störungen sind bifrontale basale Läsionen nicht selten mit einer Antriebssteigerung verbunden. Das Stirnhirn ist bei Antriebsstörungen zentral involviert, sowohl bei Antriebslosigkeit als auch bei Antriebssteigerung. Meist sind Impulskontrolle, emotionale Regulation, Steuerung der Aufmerksamkeit und die Planung von Handlungen mit Betroffenen mit beeinträchtigt. All diese Funktionen werden auch als exekutive Funktionen (▶ Abschn. 2.10) bezeichnet.

Die Maximalvariante einer Antriebsminderung ist der **akinetische Mutismus**, bei dem Patienten wach sind, aber sich weder bewegen, noch zu sprachlichen Leistungen in der Lage sind. Syndrome mit einer Verminderung des Antriebs sind meist oberen Frontalhirnregionen zuzuschreiben, während frontobasale Läsionen sich hauptsächlich durch Störungen des Affekts und der Kritikfähigkeit auszeichnen.

2.14.2 Pathologisches Lachen und Weinen

Bei zerebralen Krankheitsprozessen tritt gelegentlich ein unaufhaltsames Lachen und Weinen auf, das der Situation nicht angemessen ist und das die Patienten nicht unterdrücken oder unterbrechen können. In der neuropsychiatrischen Literatur spricht man oft von »Zwangslachen«, »Zwangsweinen« oder gar von »Zwangsaffekten«. Diese Bezeichnungen geben ein falsches Bild von der inneren Verfassung der Patienten. Von Zwangsphänomenen sprechen wir heute bei solchen Handlungen, die psychologisch determiniert sind und bei denen der Versuch, die Handlung zu unterdrücken, Angst hervorruft. Davon kann beim pathologischen Lachen und Weinen keine Rede sein. Es handelt sich vielmehr um neurologisch bedingte Enthemmungsphänomene von angeborenen Ausdrucksbewegungen, die man den motorischen Schablonen, z. B. dem pathologischen Hand- und Mundgreifen, an die Seite stellen muss.

Symptome Das pathologische Lachen und Weinen lässt keine dynamische Beziehung zu einem adäquaten Anlass erkennen. Es läuft vielmehr spontan oder nach Einwirkung variabler, unspezifischer Stimuli (Ansprechen, Essen reichen, die Bettdecke aufschlagen) in der Art eines Automatismus oder einer Stereotypie formstarr und wiederholbar ab.

Pathologisches Lachen und Weinen enthält alle Bewegungskomponenten der natürlichen Ausdrucksbewegungen:

Mimik, Atmung, Vokalisation und vasomotorisch-sekretorische Innervation. Die Bewegung setzt jeweils ohne Übergang stoßartig, stufenweise und krampfhaft ein, sie ist nach Ausmaß und Dauer überschießend und kann im Ablauf weder gesteuert noch aufgehalten werden. Die mimische Bewegung kann in einem Ablauf vom Lachen zum Weinen oder in umgekehrter Richtung umschlagen.

Die Automatismen des Affektausdrucks werden nicht von einer gleichgerichteten affektiven Bewegung getragen. Im Gegenteil suchen die Kranken sich meist gegen den als fremd und beherrschend erlebten enthemmten Bewegungsablauf zu wehren. Nur manchmal entsteht im Laufe der Bewegung eine gewisse affektive Beteiligung.

Ursachen Pathologisches Weinen und Lachen kommt bei zentralen Bewegungsstörungen, z. B. Bulbärparalyse, Pseudobulbärparalyse, Chorea oder Athetose, vor. Meist finden sich Läsionen in der inneren Kapsel und den Basalganglien, seltener im Thalamus. Es wird auch als epileptisches Anfallssymptom beobachtet.

2.14.3 Enthemmung des sexuellen und aggressiven Verhaltens

Tumoren, Blutungen und enzephalitische Herde in basalen Anteilen des Temporallappens, im Mittelhirn und Hypothalamus, d. h. in Strukturen, die man als limbisches System zusammenfasst (lat. »limbus«, Rand, Saum), können zu pathologischen Veränderungen des sexuellen und aggressiven Verhaltens führen, die denen sehr ähnlich sind, die man nach entsprechenden Läsionen im Tierexperiment hervorrufen kann. Es kommt zu dranghaften sexuellen Handlungen oder iktalen sexuellen Empfindungen.

Etwas häufiger sind hemmungslose Wutausbrüche, die spontan oder auf geringfügige unspezifische und keineswegs bedrohliche Stimuli einsetzen. Unter Brüllen und Zähnefletschen zerreißen und zerbeißen die Kranken beliebige Gegenstände, die ihnen gerade erreichbar sind, und greifen auch andere Menschen an. Eigenaggressives Verhalten kommt ebenfalls vor.

2.15 Bewusstseinsstörungen

Werner Hacke

Einteilung Wir unterscheiden zunächst quantitative und qualitative Bewusstseinsstörungen. **Quantitative Bewusstseinsstörungen** beschreiben Einschränkungen des Wachbewusstseins und der Reaktionsfähigkeit. **Qualitative Bewusstseinsstörungen** sind Störungen des inhaltlichen Bewusstseins oder der Bewusstheit. Als anatomisches Substrat für die verschiedenen Formen der Bewusstheitsstörungen gilt das limbische System, das Teile des Zwischenhirns mit entwicklungsgeschichtlich alten Großhirnanteilen (Hippokampus, Inselrinde, Gyrus cinguli) verknüpft.

2.15.1 Quantitative Bewusstseinsstörungen

Das Spektrum reicht von der leichten **Bewusstseinstrübung** bis zur tiefen **Bewusstlosigkeit**, dem Koma (▶ Exkurs: Bewusstlosigkeit und künstliches Koma). Auch im Koma unterscheidet man verschiedene Ausprägungen. Entscheidend für die Klassifikation der Bewusstseinsstörung ist die beste Reaktionsmöglichkeit auf Außenreize. Diese Reize können akustisch, visuell und somatosensibel sein. Öffnet der Patient, auf welchen Reiz auch immer, die Augen, so ist er nicht komatös, sondern bewusstseinsgetrübt oder -eingeschränkt, auch wenn er dann nicht kooperativ ist bzw. nicht gezielt reagiert. Im Koma werden die **Reaktionen auf Schmerzreize** zum entscheidenden Untersuchungsbefund.

Begriffe wie Somnolenz, Sopor, Koma, Verwirrtheit oder apallisches Syndrom werden vielerorts sehr unterschiedlich verstanden und benutzt. Dabei ist die Unterscheidung, ob ein Patient nur erheblich bewusstseinsgetrübt oder schon komatös ist, gerade für den Informationsaustausch zwischen den überweisenden Ärzten und den konsiliarisch zugezogenen Neurologen sehr wichtig, da sie wertvolle Informationen über den Verlauf der Krankheit nach der Erstuntersuchung beinhaltet. Die folgenden operationalen Definitionen erleichtern diese Kommunikation sehr. Sie zwingen auch zu einem bewussten und korrekten Einsatz medizinischer Terminologie.

Somnolenz Der bewusstseinsgetrübte Patient ist zwar schläfrig oder kann in einem schlafähnlichen Zustand sein, auf Anrufen oder kräftiges Berühren öffnet er jedoch die Augen. Man kann kurzfristig Kontakt mit ihm aufnehmen, und wenn neurologische Herdsymptome (Aphasie, Lähmung) dies nicht verhindern, kann der Patient einfache Aufforderungen befolgen. Er kann dann auch kurze Angaben zur Vorgeschichte machen. Häufig dämmert der Patient danach wieder ein und muss durch neue Außenreize wieder geweckt werden. Dieser Zustand wird Somnolenz genannt. In der englischsprachigen Literatur werden hierfür synonym die Begriffe »drowsiness« oder »impaired consciousness« benutzt.

Sopor Wenn der Patient nur mit ganz erheblichen, schon schmerzhaften Reizen kurz geweckt werden kann und dann immer wieder, auch bei Fortbestehen oder Wiederholung dieser Reize hinwegdämmert, so bezeichnet man diesen Zustand als Sopor. Im Sopor wird also immer wieder ein neues, höheres Reizniveau verlangt, um den Patienten noch zur Zuwendung oder Reaktion zu veranlassen. Der Begriff Sopor ist nur im deutschen Sprachraum verbreitet. Den Begriff »stuporous (Adj.)« oder »Stupor«, mit dem im angelsächsischen Schrifttum diesen Grad der Bewusstseinsstörung bezeichnet wird, birgt, wenn man ihn im Deutschen anwendet, die Gefahr der Verwechslung mit dem psychiatrischen Begriff »Stupor«, der keineswegs eine Störung des Bewusstseins bezeichnet.

Bewusstlosigkeit (Koma)

Im Koma ist der Patient nicht mehr erweckbar. Die Augen sind fast immer geschlossen. Die Tiefe des Komas wird durch 4 Variablen definiert:

- die beste motorische Reaktion auf Anrufen oder Schmerzreize,
- den Muskeltonus,
- die Funktion von Hirnstammreflexen einschließlich der Okulomotorik und der Beurteilung von Pupillenform und Pupillenreaktion,
- die Beurteilung der Spontanatmung.

Das Koma wird in 4 Stadien eingeteilt. Die Komastadien I und II werden als leichtes, die Stadien III und IV als schweres Koma bezeichnet (◘ Tab. 2.4). In der Traumatologie und der Neurochirurgie hat sich die Glasgow-Coma-Skala zur Klassifizierung der Tiefe einer Bewusstseinsstörung durchgesetzt (► Kap. 27). Sie wurde für die Beurteilung von Patienten mit Schädelhirntrauma entwickelt und dort besprochen. Sie berücksichtigt Wachheit, Motorik und Sprache und ist auch für Komata anderer Ursache anwendbar.

Leichtes Koma. Im **Komastadium I** reagiert der Patient auf Schmerzreize mit gezielten Abwehrbewegungen in nichtparetischen Extremitäten. Bei Patienten, deren Koma nicht durch supratentoriell raumfordernde Läsionen mit beginnender Einklemmung, sondern durch primäre Hirnstammerkrankungen ausgelöst wurde, kann durch den Ort der strukturellen Läsion schon früh eine schwere Störung der Okulomotorik oder auch der Atmung eintreten.

Asymmetrische Paresen oder andere neurologische Herdsymptome sollten nicht für die Klassifikation der Komatiefe herangezogen werden. Ihr Einfluss auf die Reaktionsmöglichkeiten des Patienten muss jedoch bedacht werden: Wenn ein bewusstloser Patient auf Schmerzreize einen Arm nicht bewegt, den anderen jedoch zielgerecht zur Schmerzabwehr einsetzt, so wird die bessere Reaktionsmöglichkeit für die Klassifikation der Komatiefe genutzt. Gleichzeitig kann die fehlende Schmerzreaktion als Zeichen einer zentralen Parese interpretiert werden.

Im **Komastadium II** sind die Abwehrbewegungen ungerichtet oder zeigen sich als grobe Massenbewegung auf der Seite des Schmerzreizes, selten auch auf der Gegenseite. Die Bulbi divergieren in diesem Stadium meist, und es zeigen sich erste Pupillenstörungen.

Erst wenn die übergeordnete Reaktion auf Außenreize, vornehmlich Schmerzreize, ausgefallen ist, gewinnt die Beurteilung der zephalen Reflexe, des Muskeltonus und der Spontanatmung für die Klassifikation des Komas an Bedeutung.

Tiefes Koma. Der Übergang von ungerichteten Abwehrbewegungen zu einseitigen oder bilateralen Beuge- und Strecksynergien leitet über zum **Komastadium III**. Beuge- oder Streckkrämpfe sind bei den kraniokaudal fortschreitenden traumatischen Komaformen lokalisatorisch zu verwerten. Streck-/Beugesynergien werden in höheren Hirnstammstrukturen ausgelöst als die generalisierten Streckbewegungen, die oft mit Krampfanfällen verwechselt werden. Der Muskeltonus ist in diesem Komastadium meist erhöht, und man kann spontane Pyramidenbahnzeichen beobachten.

Im **Komastadium IV** finden sich auf Schmerzreize nur noch inkonstante Streckbewegungen, die schließlich völlig fehlen. Der Muskeltonus wird schlaff, die zephalen Reflexe fallen in kraniokaudaler Reihenfolge aus. Die Spontanatmung ist noch erhalten, das Atemmuster aber fast immer pathologisch. Die Pupillen werden weit und reaktionslos. Das Koma Grad IV zeigt einen so schweren Grad der Hirnschädigung an, dass es trotz tagelanger Intensivtherapie gewöhnlich nicht überlebt wird. Diese tiefe Komaform leitet über zum **dissoziierten Hirntod** (► Kap. 2.7).

◘ **Tab. 2.4** Klassifikation und Leitsymptome der Störungen des Wachbewusstseins. (Adaptiert nach Hacke 1988)

Bewusstseinstrübung	Bewusstlosigkeit (Koma)	
Schläfriger bis schlafähnlicher Zustand	Patient ist nicht erweckbar, die Augen sind meist geschlossen	
Augen werden spontan oder auf Anruf und/oder leichte Schmerzreize geöffnet	Reaktionsmöglichkeit auf Schmerzreize, Schutzreflexe, Tonus und Spontanatmung definieren die Komatiefe:	
Einfache Aufforderungen können befolgt werden (Somnolenz)	**Leichtes Koma**	**Tiefes Koma**
Tiefschlafähnlicher Zustand, der nur mit erheblichen Außenreizen, die zu kurzem Erwachen führen, unterbrochen werden kann (Sopor)	**Koma I:** auf Schmerzreize gezielte Abwehrbewegungen in nichtparetischen Extremitäten, keine Pupillenstörungen, Bulbi konjugiert, okulozephaler Reflex deutlich positiv **Koma II:** auf Schmerzreize konstant ungezielte Abwehrbewegungen, Anisokorie möglich, Lichtreaktion erhalten	**Koma III:** auf Schmerzreize inkonstante, ungezielte Bewegungen, evtl. Streck- und Beugesynergien, erhöhter Muskeltonus, zephale Reflexe +/– erhalten, okulozephaler Reflex pathologisch, vestibulo-okuläre Reflexe pathologisch, Pupillen variabel, eher eng, Anisokorie möglich, Lichtreaktion +/– **Koma IV:** keine Schmerzreaktion, evtl. seltenes spontanes Strecken, Pupillen weit und reaktionslos, zephale Reflexe fallen kraniokaudal aus

Exkurs

Bewusstlosigkeit oder künstliches Koma

Der Begriff »Bewusstlosigkeit« wird oft falsch benutzt und viele Ärzte sind sich über die Definitionen der verschiedenen Arten der Bewusstseinsstörungen nicht im Klaren.

In Fernsehen und Presse werden medizinische Begriffe ausufernd und nur ganz selten einigermaßen adäquat benutzt. Ein Beispiel hierfür ist das »künstliche Koma«. Es gibt keinen Bericht mehr über einen mehr oder weniger schwer verletzten Patienten, der auf eine Intensivstation gebracht wurde und dann nicht ins künstliche Koma versetzt worden sein soll. Was versteht man eigentlich hierunter?

Der Begriff stammt ursprünglich aus einer Zeit, in der man tatsächlich versucht hat, Schwerverletzte, die noch bei Bewusstsein waren, in Narkose zu versetzen. Neben der Überlegung, den Patienten durch die Analgosedierung Schmerz und Stress zu nehmen, war hiermit auch die Hoffnung verbunden, dass mit bestimmten Maßnahmen ein Schutz des Gehirns erreicht werden könnte. Man versuchte beispielsweise, diese Patienten in ein Barbituratkoma zu bringen und so neuroprotektiv zu behandeln.

Von Notärzten werden nicht selten Patienten schon bei leichten Schädeltraumen oder nach epileptischen Anfällen intubiert, so dass sie, obwohl gar keine Bewusstlosigkeit vorlag, auf die Intensivstation gebracht werden. Dort haben die Intensivärzte dann oft lange mit den Komplikationen der offensichtlich schwer gefallenen Intubation zu kämpfen. Euphemistisch bezeichnete man diese medizinisch falsche Verhaltensweise dann als therapeutische Maßnahme. In einem solchen Zustand, nämlich einer ausgedehnten Narkose, können Patienten Tage und Wochen gehalten werden, doch ein solches Vorgehen ist nicht immer harmlos: Komplikationen wie Infektionen, Druckgeschwüre, Organversagen, Kreislaufdysregulation oder Gerinnungsstörungen kommen häufig vor, und nicht jeder überlebt diesen unnötigen Intensivstationsaufenthalt.

»Künstliches Koma« ist zu einem falschen »Qualitätsmarker« geworden: Richtig schwer kann ein Fall nicht gewesen sein und besonders gut kann eine Intensivstation nicht sein, wenn man nicht künstlichen Koma als Behandlung anbietet und so wird jede Sedierung zur besseren Beatmung als künstliches Koma bezeichnet.

Entwicklung der fortschreitenden Bewusstseinsstörung bei transtentorieller Herniation.

Nach den beschriebenen Kriterien Wachheitsgrad, Reaktionsfähigkeit auf äußere Reize, Okulomotorik und Körperhaltung lassen sich verschiedene Syndrome abgrenzen, die es erlauben, mit einfacher klinischer Untersuchung das Niveau der Funktionsstörung im Hirnstamm auf Mittelhirn- und Bulbärhirnebene zu bestimmen. Diese Syndrome wurden bei schweren Traumen des Gehirns, seltener auch bei Blutungen und Sinusthrombosen beobachtet. Sie reflektieren zum Teil die Mechanismen der transtentoriellen Einklemmung, wie sie in ▶ Kap. 11 beschrieben werden.

Transtentorielle Herniation Zu Beginn ist der Patient benommen, er reagiert auf äußere Reize nur verzögert. Die Körperhaltung ist noch normal. Spontane Massen- und Wälzbewegungen werden häufig als allgemeine psychomotorische Unruhe verkannt. Auf Schmerzreize führt der Patient gerichtete Abwehrbewegungen aus. Die Pupillen sind seitengleich und mittelweit, die Lichtreaktion ist normal. Die Bulbi stehen orthograd und führen konjugierte, schwimmende Seitwärtsbewegungen aus. Der vestibulookuläre Reflex ist nicht auslösbar, da der Patient noch fixiert.

Mittelhirnsyndrom Mit weiterer oberer Hirnstammschädigung wird der Patient somnolent. Er reagiert nur noch schwach auf äußere Reize. Die Arme führen noch spontane Massenbewegungen aus, während die Beine bereits in Streckstellung liegen. Auf Schmerzreize nimmt die Streckstellung zu, während die Arme ungerichtete Abwehrbewegungen ausführen. Die Eigenreflexe sind lebhaft gesteigert, pathologische Reflexe werden auslösbar. Die Pupillen sind untermittelweit, seitengleich und reagieren nur verzögert auf Licht. Die Stellung der Bulbi wechselt zwischen Divergenz und Konvergenz, die Bulbusbewegungen sind nicht mehr konjugiert. Der vestibulokuläre Reflex ist jetzt nachweisbar. Atmung und Puls sind beschleunigt, während der Blutdruck normal ist.

Danach wird der Patient bewusstlos und reagiert nur noch auf Schmerzreize. Die Körperhaltung zeigt jetzt das Beuge-/Streckmuster, das sich auf Schmerzreize noch verstärkt. Der Muskeltonus ist erhöht. Die Reflexe sind sehr lebhaft, pathologische Reflexe sind deutlich auslösbar. Die Pupillen sind eng, die Lichtreaktion ist nur träge. Der Kornealreflex ist noch erhalten. Die Bulbi divergieren, sie führen keine spontane Zuwendung mehr aus. Der okulozephale Reflex ist sehr deutlich. Die Atmung hat sich beschleunigt, rhythmisiert und kann den Cheyne-Stokes-Atemtyp aufweisen (◘ Tab. 2.5, ◘ Abb. 2.6).

Dieser Zustand wird auch als unteres Mittelhirnsyndrom bezeichnet, womit der Ort der sekundär geschädigten Hirnstammanteile beschrieben wird. Da die Druckentwicklung oft einseitig ist, kommt es auch zu asymmetrischen Bildern. Dann wird zunächst die Pupille kontralateral zur Läsion erweitert (Zug auf den N III durch Seitwärtsverlagerung des Hirnstamms, kontralaterale Streck- und Beugesynergien), danach wird die zweite Pupille weit und die Beuge/Streck-Schablone symmetrisch.

Vegetativ bestehen Maschinenatmung, Tachykardie, Blutdruckerhöhung und gesteigerte Schweißsekretion, d. h., die vegetativen Funktionen reagieren übermäßig.

Bulbärhirnsyndrom Beim Übergang auf die nächste funktionelle Ebene des Hirnstamms, das Bulbärhirn (Bulbärhirnsyndrom) lässt die Streckstellung der Arme wieder nach, der Muskeltonus nimmt ab. Wenn in diesem Stadium die Streckkrämpfe nachlassen, darf man daraus nicht auf eine Besserung schließen.

Das Vollbild des Bulbärhirnsyndroms ist durch tiefe Bewusstlosigkeit ohne Spontan- oder reaktive Motorik, schlaffen

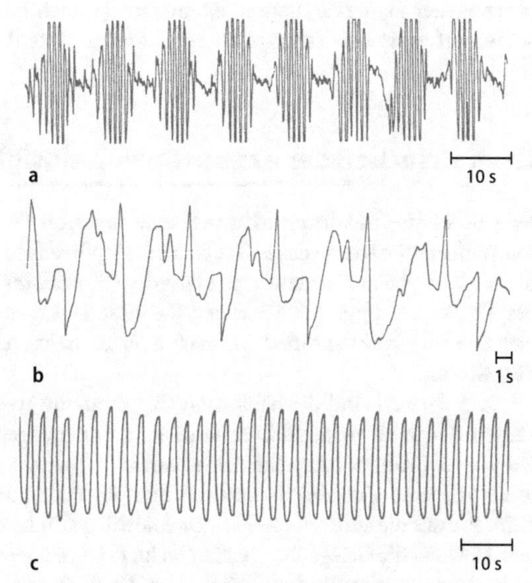

Abb. 2.6 Schematische Darstellung verschiedener Atemregulationsstörungen. Die einzelnen Atemtypen sind in Tab. 2.6 besprochen. (Adaptiert nach Brandt; in Kunze 1992)

Muskeltonus, maximal weite und reaktionslose Pupillen, fehlenden Kornealreflex und okulozephalen Reflex gekennzeichnet. Die Bulbi stehen in Divergenz und bewegen sich nicht mehr spontan. Es tritt Atemstillstand ein, die Pulsfrequenz verlangsamt sich, der Blutdruck sinkt ab bei leicht erhöhter oder normaler Körpertemperatur. Der Weg zum dissoziierten Hirntod ist nicht mehr weit.

In der nicht so häufigen Rückbildung treten die beschriebenen Phasen gewöhnlich in umgekehrter Reihenfolge auf, bis die Großhirnfunktionen wieder in Tätigkeit sind und die Kranken wieder eine Beziehung zur Umwelt aufnehmen.

2.15.2 Qualitative Bewusstseinsstörungen (Störungen der Bewusstheit)

Patienten mit Störungen der Bewusstheit, des qualitativen Bewusstseins, sind nicht bewusstlos. Ihr Bewusstsein ist jedoch verändert. Daneben können Wahrnehmung, Reizverarbeitung und Orientierung gestört sein. Manchmal treten Störungen der Merkfähigkeit und des Antriebs hinzu.

Tab. 2.5 Charakteristische Symptome bei verschiedenen Ursachen der Bewusstlosigkeit. (Adaptiert nach Hacke 1988)

Primär infratentorielle Läsionen	Meist akuter Komabeginn mit fokalen Hirnstammfunktionsstörungen Überwiegend bilaterale Ausfälle, nur geringe Asymmetrie Primäre Hirnnervenläsionen Spontane Strecksynergismen, bilaterale Myoklonien Keine klassischen Stadien der Komaklassifikation Ungewöhnliche Atemtypen und frühe Kreislaufregulationsstörungen
Supratentorielle raumfordernde Läsionen mit beginnender transtentorieller Einklemmung	Beginn mit halbseitigen neurologischen Ausfällen Subakuter bis akuter Komabeginn Kraniokaudale Veränderung der Funktionsstörung »Klassische« Atemtypen
Metabolisches Koma	Vorangehende Verwirrtheit oder Verlangsamung Langsame Entwicklung des Komas Häufige bilaterale motorische Reiz- und Ausfallserscheinungen (Tremor, Myoklonien, generalisierte und fokale Anfälle) keine Hirnnervensymptome
Koma nach Kreislaufversagen oder Hypoxämie	Akuter Beginn, symmetrische, meist schlaffe motorische Störungen Zuordnung der Syndrome zu definierten Hirnstammebenen Kraniokaudale Verschlechterung, die sich bei Stabilisierung des Zustands wieder nach kranial hin verbessern kann »Klassische« Atemtypen, Myoklonien
Postparoxysmale Bewusstseinsstörung	Blutiger Speichel, Einnässen, Zungenbiss Tiefe, forcierte Atmung, motorische Unruhe Postparoxysmale Parese, die sich langsam zurückbildet Fortbestehende fokale Anfälle
Psychogene »Bewusstseinsstörung« (besser Reaktionslosigkeit)	Augenlider und Mund aktiv geschlossen Augenschluss nach leichtem Berühren der Wimpern Okulozephaler Reflex unterdrückt Vestibulookuläre Reflexe erhalten Keine pathologischen Reflexe bei wechselndem Muskeltonus Oft vollständig unterdrückte Schmerzreizreaktionen

Verwirrtheit und Delir

Der Begriff **Verwirrtheit** beschreibt eine akute, subakute oder chronisch-progredient auftretende Denkstörung, die von einer Bewusstheitsstörung begleitet sein kann. Die Patienten sind wach oder leicht erweckbar. Charakteristisch ist spontan oder reaktiv inadäquates Verhalten bei verschiedenen Gelegenheiten. Die Umgebung und die Personen, die sich mit dem Patienten beschäftigen, werden verkannt. Die Orientierung zu Ort, Zeit und selten auch zur eigenen Person (Lebensalter) kann gestört sein. Bei subakuten und chronischen Verwirrtheitszuständen erkennt man den Übergang zur Demenz mit langsam fortschreitender Desorganisation verschiedener Funktionen wie Affektivität, Antrieb und Gedächtnis. Das **Delir** ist gekennzeichnet durch ängstliche psychomotorische Unruhe, Übererregbarkeit, Desorientiertheit, Halluzinationen und Suggestibilität.

Psychogene Bewusstseinsstörungen

Hierbei handelt es sich nicht um eine echte Bewusstlosigkeit, sondern um eine psychogen bedingte Reaktionsunterdrückung. Die Augenlider und der Mund sind oft aktiv geschlossen, beim Berühren der Wimpern bzw. beim Öffnen der Augen wird aktiver Widerstand entgegengesetzt. Der okulozephale Reflex ist unterdrückt. Trotz wechselndem Muskeltonus finden sich keine pathologischen Reflexe. Die Atmung wechselt zwischen Hyperventilation und Apnoe. Überstreckte Kopf- und Körperhaltung erinnern an einen Meningismus. Kombiniert mit der typischen Pfötchenstellung der Hände findet sich diese Haltung bei psychogener Hyperventilation. Schmerzreaktionen können selbst auf starke Schmerzreize reaktionslos unterdrückt werden.

2.15.3 Ursachen der akuten Bewusstlosigkeit

Jede Bewusstseinsstörung ist durch eine funktionelle oder morphologische Läsion des aufsteigenden, aktivierenden Teils der mesenzephalen Formatio reticularis des Hirnstamms oder der Thalami bedingt. Die Ursachen für diese Läsionen sind vielfältig und können direkt (primär) oder indirekt (sekundär) wirken.

In ◘ Tab. 2.5 sind die häufigsten Ursachen, die zu einer akuten Bewusstlosigkeit führen können, zusammengestellt. Jede dieser Gruppen zeigt eine Reihe charakteristischer Symptome, die eine Zuordnung ermöglichen. Hiermit können Hinweise auf die sinnvolle weitere Diagnostik gefunden werden. Hat man die Gelegenheit, Patienten im Koma längere Zeit zu beobachten, so geben zusätzlich auch die Veränderungen der Einzelsymptome Hinweise auf Läsionstyp und Läsionsort (▶ Exkurs: Atemstörungen sowie ▶ Exkurs: Vegetative Regulationsstörungen im Koma).

Primäre und sekundäre Bewusstlosigkeit

Zur **primären Bewusstlosigkeit** kommt es bei einer lokalen Läsion von Hirnstamm und Zwischenhirn, z. B. durch eine Hirnstammblutung, eine Basilaristhrombose oder eine Hirnstammkontusion.

Exkurs

Atemstörungen (◘ Abb. 2.6, ◘ Tab. 2.6)

Die **Maschinenatmung** ist eine neurogene Hyperventilation, die bei Schädigungen des pontomesenzephalen Übergangs auftritt und durch die funktionelle Abkopplung des Atemzentrums von allen modifizierenden höheren Zentren gekennzeichnet ist.

Die **ataktische Atmung** ist eine Funktionsstörung des medullären Schrittmacherzentrums mit irregulären, unterschiedlich langen und tiefen Atemzügen, zum Teil mit längeren Atempausen.

Die **Cheyne-Stokes-Atmung** tritt häufig bei metabolischen Schädigungen des Hirnstamms, aber auch bei primären Hirnstammläsionen auf. Sie ist durch die rhythmische Ab- und Zunahme der Atemexkursion, verbunden mit unterschiedlich langen Atempausen, gekennzeichnet. Die Atempausen sind wahrscheinlich durch einen verminderten Atemantrieb bedingt. Hierdurch kommt es zur CO_2-Erhöhung, die dann wieder eine Enthemmung der inspiratorischen Neurone bewirkt, die zu der Hyperventilation in der Crescendo-Phase der Cheyne-Stokes-Atmung führt.

Exkurs

Vegetative Regulationsstörungen im Koma

Temperaturregulationsstörungen. Bei hypothalamusnahen Läsionen, bei Ventrikeltamponade, bei akuter transtentorieller Einklemmung und beim Hydrocephalus communicans oder occlusus finden sich Störungen der Temperaturregulation, die als zentrale Hyperthermie bezeichnet werden. Beim Fortschreiten der Komatiefe und beim Übergang in den Hirntod kommt es zur stufenweisen, manchmal abrupten Temperaturabnahme. Die Diagnose der zentralen Hyperthermie wird wahrscheinlich zu häufig gestellt. Meist ist sie assoziiert mit einer gleichzeitigen arteriellen Hypertonie und Tachykardie. Die Hypertonie ist als wichtiges Differenzialkriterium gegen eine Sepsis aufzufassen.

Kreislaufstörungen. Auch Pulsfrequenz und Blutdruck können in verschiedenen Komastadien unterschiedlich fehlgesteuert sein. Bei erhöhtem Hirndruck können die Pulsfrequenz und auch der Blutdruck erhöht sein (Cushing-Reflex). Hierdurch kommt es zu den befürchteten, das Hirnödem noch verstärkenden Hirndruckspitzen. Tachyarrhythmien und Extrasystolen sind nicht ungewöhnlich. Erst im tiefen Koma kommt es zur reflektorischen Bradykardie, viel früher kann der Blutdruck abfallen.

Tab. 2.6 Zentrale Atemstörungen

Cheyne-Stokes-Atmung	Dieser Atemtyp ist durch wellenförmige Ab- und Zunahme von Atemfrequenz und Atemtiefe gekennzeichnet. Man findet ihn bei metabolischen Komaformen, bei raumfordernden supratentoriellen Läsionen und bei primären Hirnstammläsionen (Abb. 2.6a)
Ataktische Atmung	Atemrhythmus und -frequenz sind sehr unregelmäßig, In- und Exspirationsphasen sind schlecht koordiniert. Die Rezeptorfunktionen sind ungestört. Dieser Atemtyp kommt bei primären infratentoriellen Läsionen und Intoxikationen vor (Abb. 2.6b)
Maschinenatmung	Sie ist durch eine regelmäßige, tiefe Hyperventilation gekennzeichnet. Ursache ist die Entkoppelung des medullären Atemzentrums von den dienzephalen Reglern. Diesen Atmungstyp findet man bei akuter, transtentorieller Einklemmung und primären mesenzephalen Läsionen (Abb. 2.6c)
Posthyperventilatorische Apnoe (Gruppenatmung)	Bei manchen Patienten mit zentralen Atemstörungen kommt es zu längeren Pausen nach einer spontanen Hyperventilation. Diese Pausen können bis zu 30 Sekunden anhalten. Sie sind durch eine abnorme Empfindlichkeit der CO_2-Rezeptoren auf ein erniedrigtes $paCO_2$ bedingt
Zentrale Rezeptorenstörung	Atemstörungen mit normalem Atemrhythmus und normaler Atemtiefe, jedoch gestörten zentralen CO_2-Rezeptoren führen zu Hyper- und Hypokapnie. Sie werden nur durch regelmäßige Blutgasanalysen festgestellt

Die **sekundäre Bewusstlosigkeit** kann durch neurologische und nichtneurologische Auslöser verursacht werden. **Neurologische Ursachen** sind hemisphärische, supratentorielle Läsionen (Trauma, Blutung, Infarkt, Tumor, Abszess, Enzephalitis), die, wenn sie raumfordernd sind, durch die Einklemmung (s. o.) bei intrakranieller Druckerhöhung eine sekundäre Schädigung des Hirnstamms verursachen können.

Nichtneurologische Ursachen des Komas sind alle Erkrankungen, die über eine Minderperfusion, eine Hypoxie oder eine meolisch-toxische Störung zur Hirnstammfunktionsstörung führen. Bei Patienten, die nach Herz-Kreislauf-Stillstand und Reanimation bewusstlos bleiben, ist die Bewusstlosigkeit also durch die sekundäre Funktionsstörung des Hirnstamms begründet und muss nicht durch eine neurologische Grunderkrankung erklärt werden.

2.16 Dezerebrationssyndrome

Werner Hacke

Definition Unter Dezerebration versteht man eine funktionelle Abkopplung des Hirnstamms vom gesamten Hirnmantel. Als Grundlage können entweder ausgedehnte bilaterale Schädigungen im Marklager der Großhirnhemisphären oder Läsionen im Hirnstamm selbst vorliegen.

Ursachen Die häufigsten Ursachen sind schweres Hirntrauma (▶ Kap. 27), Enzephalitis (▶ Kap. 18 und 19), Blutungen (▶ Kap. 6), Hypoxie, z. B. bei vorübergehendem Herzstillstand oder Narkosezwischenfall und Thrombose der A. basilaris (▶ Kap. 5).

Symptome Die Arme sind entweder in einer Beugehaltung fixiert oder innenrotiert und gestreckt, die Beine sind immer in Streckstellung (Abb. 2.7). Spontan oder nach sensiblen oder sensorischen Reizen können sich die Beuge- und Streckmuster als tonischer Anfall für Sekunden bis Minuten verstärken (Beuge- oder Streckkrämpfe).

Regelmäßig haben die Patienten Störungen der Pupillen- oder Augenmotorik: Fakultativ beobachtet man Miosis oder einseitige bzw. doppelseitige Mydriasis mit eingeschränkter

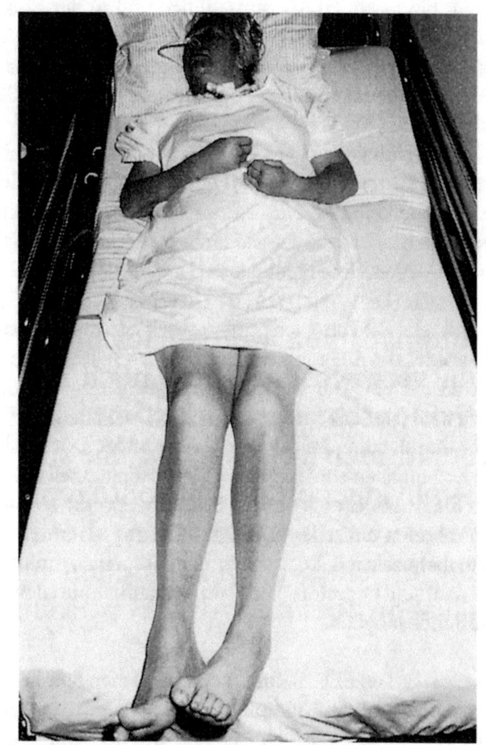

Abb. 2.7 Dezerebrationshaltung. 51-jährige Patientin mit Zustand nach alter Basalganglienblutung rechts und frischer Basalganglienblutung links. Spontane Atmung

oder aufgehobener Lichtreaktion, Divergenz- oder Konvergenzstellung der Bulbi, konjugierte oder unkoordinierte horizontale, seltener vertikale oder gar diagonale Pendelbewegungen der Augen.

Eine Störung des Wachbewusstseins fehlt selten. Sie beruht auf Beeinträchtigung des retikulären Aktivierungssystems im Hirnstamm. Je nach der Lokalisation und dem Verlaufsstadium besteht ein tiefes Koma mit geschlossenen Augen, Sopor mit schwacher Reaktionsfähigkeit auf äußere Reize oder ein apallisches Syndrom (s. u.).

2.16.1 Apallisches Syndrom (persistierender vegetativer Zustand)

Definition Ein apallisches Syndrom (apallisches Syndrom von a-pallium = ohne Hirnmantel) kann entstehen, wenn eine sehr schwere Hirnschädigung überlebt wird. Das Mittelhirnsyndrom kann bei irreparablen Läsionen in ein chronisches apallisches Syndrom, übergehen, das monatelang und in Ausnahmefällen selbst über Jahre bestehen bleibt. Als apallisches Syndrom bezeichnet man einen Zustand, in dem Patienten wach zu sein scheinen, jedoch nicht fähig sind, mit der Umwelt Kontakt aufzunehmen. Im angloamerikanischen Schrifttum nennt man das Syndrom »persistent vegetative state« (persistierender vegetativer Zustand). Diese Bezeichnung betont die Diskrepanz zwischen erhaltenen vegetativen Funktionen und verlorenen kognitiven Möglichkeiten. Bei Laien, Hilfsorganisationen und in der Presse hat sich das in die Irre führende Oxymoron »Wachkoma« eingebürgert. Er suggeriert Wachheit im Sinne von Bewusstheit und damit die Hoffnung auf eine bessere Prognose, die aber nicht besteht.

Neuropathologisch findet man sehr unterschiedliche Befunde. Normale Kortexstrukturen können ebenso gefunden werden wie laminare Nekrosen, Gliose, Nervenzellverluste, kleine Blutungen und ausgedehnte bilaterale Schädigungen des Marklagers, des Hypothalamus und der Basalganglien.

Symptome Die Patienten öffnen nach längerer Bewusstlosigkeit wieder die Augen und der Schlaf-Wach-Rhythmus stellt sich wieder ein. Der Blick geht ins Leere. Auf sensorische Reize wird der Blick nicht zugewendet. Die Patienten fixieren nicht und nehmen keinen Blick- oder anderen Kontakt auf. Die Extremitäten sind in generalisierter Beugestellung fixiert oder die Arme gebeugt und die Beine überstreckt, so dass sich Kontrakturen einstellen. Der Muskeltonus ist erhöht, Pyramidenbahnzeichen können vorhanden sein. Atmung und Kreislauf sind ungestört. Die Nahrungsaufnahme ist nur über eine Sonde möglich.

Diagnostik Die EEG-Befunde im apallischen Syndrom sind unspezifisch, auch Nulllinien-EEGs werden beschrieben. rCBF-Messungen sollen eine mäßige Minderung der gesamten Hirndurchblutung zeigen.

Nach langanhaltender Hypoxie findet man in CT und MRT charakteristische Befunde: In den Hemisphären sind Rinden- und Markgrenze aufgehoben und die Stammganglien strukturell nicht mehr abgrenzbar, manchmal im CT deutlich hypodens. Dagegen wirken die Anatomie und das Signalverhalten in Hirnstamm und Kleinhirn normal.

Leider ist die Prognose des apallischen Syndroms, wenn es wie oben beschrieben definiert wird, trotz gegenteiliger Behauptungen, sehr schlecht, was das Wiedererlangen des Bewusstseins oder gar eine völlige Wiederherstellung angeht. Die Berichte von Erwachen aus monatelangem Koma oder aus dem apallischen Syndrom, die immer wieder die Presse erreichen, betreffen in aller Regel Patienten, die nicht apallisch waren. Hiermit werden aber falsche Hoffnungen bei den Angehörigen solcher Patienten geweckt, die sich natürlich an jede Hoffnung klammern. Patienten mit apallischem Syndrom können bei entsprechender Pflege und Versorgung viele Jahre überleben, was einen immensen persönlichen und finanziellen Aufwand bedeutet.

Es liegt in der Verantwortung des Intensivmediziners, frühzeitig die Prognose des Patienten mit schwerster Hirnschädigung zu erfassen und seine intensivmedizinischen Bemühungen bei aussichtsloser Situation zu reduzieren. So wird das apallische Syndrom, das eigentlich, wie auch der dissoziierte Hirntod (▶ Abschn. 2.17), ein intensivmedizinisches Artefakt ist, seltener entstehen. Ganz vermieden werden kann es nicht.

2.16.2 Andere schwere Hirnstammsyndrome ohne Verlust der Wachheit

Akinetischer Mutismus

Diese Patienten zeigen keine spontane Motorik und geben auch keine verbalen Äußerungen von sich. Sie wirken wach. Nur selten findet sich eine Tonuserhöhung oder die Beugehaltung des apallischen Syndroms. Die Pyramidenbahnen scheinen daher intakt. Auch diese Patienten haben einen Schlaf-Wach-Rhythmus.

Ursachen Ursachen des akinetischen Mutismus sind dienzephale, von dorsal her wirkende raumfordernde Läsionen in Höhe des 3. Ventrikels. Das Syndrom wurde jedoch auch bei bilateralen subkortikalen hemisphärischen Läsionen (Grenzzoneninfarkte, ausgedehnte Demyelinisierung (SSPE ▶ Kap. 19; CO-Vergiftung), beim Hydrocephalus communicans und bei großen bilateralen Läsionen in den Basalganglien und der oberen Frontallappen beschrieben.

Das Syndrom beschreibt einen vegetativen Zustand mit nur geringerer Schädigung der Pyramidenbahn und unterscheidet sich dadurch vom apallischen Syndrom, mit dem es eng verwandt ist.

Locked-in-Syndrom (de-efferenzierter Zustand)

Bei diesem Syndrom liegt eine ausgedehnte supranukleäre, also oberhalb der Hirnnervenkernen gelegene Schädigung der Pyramidenbahn und der extrapyramidalen Bahnen vor. Es resultiert eine vollständige Lähmung aller Extremitäten

(Tetraparalyse) und nahezu aller motorischer Hirnnerven. Die Patienten müssen künstlich beatmet werden. Das Bewusstsein ist erhalten. Die Patienten sind wach und nehmen ihre Umgebung wahr.

In manchen Fällen bleibt die Möglichkeit willkürlicher vertikaler Augenbewegungen und des Lidschlusses erhalten. Diese Restmotorik wird zur letzten kodierbaren Kommunikationsform, wenn die vertikalen Augenbewegungen und der Lidschluss mit »Ja« und »Nein« belegt werden. So kann der Kontakt mit dem Patienten aufrechterhalten werden.

Ursachen Dem Locked-in-Syndrom liegen primäre Hirnstammerkrankungen wie Basilaristhrombose, Hirnstammblutungen oder Hirnstammkontusionen zugrunde. Manchmal können auch Erkrankungen der peripheren Nerven, z. B. beim Guillain-Barré-Syndrom mit vollständiger Beteiligung der motorischen Hirnnerven, ein Locked-in-Syndrom vortäuschen (Panparalyse). Beim Locked-in-Syndrom ist die Formatio reticularis mit ihrem aktivierenden aufsteigenden Anteil intakt. Sie liegt dorsal von den zerstörten efferenten motorischen Bahnen. Dorsal verlaufende Teile des hinteren Längsbündels, das die Okulomotorik regelt, können ebenfalls funktionsfähig bleiben und die vertikalen Augenbewegungen steuern.

Diagnostik Elektrophysiologische Methoden können die erhaltene Perzeption objektivieren: Sowohl die kortikale Verarbeitung somatosensibler Reize (SEP, ▶ Kap. 3.2) als auch die Verarbeitung akustischer Reize (AEP, mittlerer Latenz) können nachgewiesen werden. Die Patienten können sich nicht sprachlich oder motorisch äußern (daher die Bezeichnung »de-efferentierter Zustand«).

Prognose Die Unterscheidung dieses Syndroms vom apallischen Syndrom und vom akinetischen Mutismus ist aus zwei Gründen wichtig: Auch ein Patient, der sich nicht mehr bewegen kann und bewusstlos wirkt, kann, wenn ein Locked-in-Syndrom vorliegt, seine Umgebung und Schmerzen wahrnehmen und auch Kommentare und Bemerkungen, die achtlos gemacht werden, verstehen. Die oben beschriebene Möglichkeit der Kommunikation muss ebenfalls bekannt sein. Ob man sie wahrnimmt, ist weniger eine medizinische als eine menschliche Frage. In der Literatur wird über einige Überlebende berichtet, deren Krankheitsgeschichte in literarischer und filmischer Form dargestellt wurde. Trotzdem überleben nur wenige Patienten ein Locked-in-Syndrom und werden rehabilitiert. Wir sedieren daher Patienten mit einem Locked-in-Syndrom – mit deren Zustimmung – immer tief, um sie die sicherlich quälende Eingeschlossenheit in ihre irreversible Paralyse nicht erleben zu lassen.

2.17 Dissoziierter Hirntod

Werner Hacke

Definition und Problematik Das Syndrom des dissoziierten Hirntods wird nach schwersten primären Hirnschäden wie Traumen, Hirn- oder Subarachnoidalblutungen, Enzephalitis, aber auch nach vorübergehendem Herzstillstand oder bei anderen schweren sekundären, metabolischen zerebralen Krankheitsprozessen beobachtet. Es ist definiert als vollständiger, irreversibler Funktionsausfall des Gehirns, im Unterschied zum irreversiblen Herzstillstand, dem Herz-Kreislauf-Tod.

Der Hirntod ist ein intensivmedizinisches Artefakt: Vor Einführung der assistierten Beatmung konnte er nicht entstehen, da die Schädigung des Atemzentrums zum zentralen Atemstillstand führt und Minuten vor dem Hirntod, der Herz-Kreislauf-Tod als vermeintlich »natürlicher« Tod eintritt. Andererseits war aber schon immer auch der Tod des Gehirns, auch wenn er nicht spezifisch geprüft wurde, zentraler Teil des Todes des Menschen, da das Gehirn nur wenige Minuten des Kreislaufstillstands überlebt. Mit Hilfe der Intensivmedizin ist es jetzt möglich, den Restorganismus nach dem Hirntod in Funktion zu halten.

Bei der Diagnose des dissoziierten Hirntodes geht es nicht um eine prognostische Stellungnahme, sondern um die Feststellung des Ist-Zustands, also um die Frage, ob ein irreversibler totaler Funktionsverlust jetzt bereits vorliegt. Bei vielen Patienten kann die Prognose absolut infaust sein, und man weiß, dass sie die nächsten Stunden nicht überleben werden, trotzdem liegen noch nicht die Zeichen des Hirntods vor.

Die sehr emotional geführte öffentliche Diskussion hat bei Patienten und Angehörigen zu Verunsicherung, Angst und Misstrauen geführt. Die Angst, für tot erklärt zu werden, obwohl der Körper noch lebt, reflektiert die atavistische Furcht des Menschen vor dem »lebendig Begrabensein« und wird durch diese Diskussion, nur auf anderer Ebene, erneut verbalisiert.

Bei keiner anderen Feststellung des Todes sind so klare Richtlinien und Untersuchungsvorschriften vorhanden wie bei der Diagnose des Hirntods. Die Angst vor der zu frühen Feststellung des Hirntods, die möglicherweise sogar durch den Wunsch nach der Gewinnung von Organen für eine Transplantation entstehen kann, ist bei korrekter Einhaltung der verbindlichen Regeln völlig unbegründet. Die den Hirntod feststellenden Ärzte müssen vom Transplantationsteam unabhängig sein. Im Übrigen stellt sich das Problem der Diagnose des dissoziierten Hirntods viel häufiger ohne die Frage nach einer Organspende, es wird aber in der Öffentlichkeit nur in diesem Zusammenhang diskutiert.

Klinische diagnostische Kriterien Voraussetzung für die Diagnose des zerebralen Todes sind folgende klinische Kriterien:

- Koma,
- Lichtstarre beider Pupillen, die ohne Mydriatikum wenigstens mittelweit, meist maximal weit sind,

- Fehlen des Kornealreflexes,
- Fehlen von Reaktionen auf Schmerzreize im Versorgungsgebiet des N. trigeminus,
- Fehlen des pharyngealen Trachealreflexes,
- Fehlen des vestibulookulären Reflexes und
- Ausfall der Spontanatmung.

Diese Kriterien müssen von zwei unabhängigen Untersuchern festgestellt werden und einer der beiden muss in der Intensivmedizin schwerer Hirnerkrankungen erfahren, also Neurologe oder Neurochirurg sein. Bestehen beim Erwachsenen mit schwerer, primärer Hirnschädigung diese klinischen Kriterien länger als 12 h, so kann die Diagnose des Hirntods gestellt werden. Bei sekundärer Hirnschädigung (z. B. nach Herzstillstand und später Reanimation, metabolischem oder endokrinem Koma) erhöht sich die Beobachtungsdauer auf 72 h.

Die klinische Diagnose des Hirntods darf bei fortbestehender Intoxikation oder neuromuskulärer Blockade, bei fortbestehender Hypothermie und Behandlung mit sedierenden Medikamenten, z. B. Barbituraten, auch nach 72 h nicht gestellt werden.

Technische Zusatzuntersuchungen haben den Sinn, die Beobachtungszeit zu verkürzen. Sie beweisen den Hirntod nicht alleine, sondern sind nur ein weiteres Glied in der diagnostischen Kette.

EEG Die Diagnose des Hirntods darf bei Erwachsenen mit primärer Hirnschädigung schneller gestellt werden, wenn nach der ersten Feststellung der oben genannten Kriterien ein mindestens 30 min langes artefaktfreies EEG nach den Richtlinien der Deutschen EEG-Gesellschaft abgeleitet wird und wenn dieses EEG keine aus dem Gehirn generierte bioelektrische Aktivität mehr zeigt (sog. Nulllinien-EEG). Diese Aussage gilt wieder nur für Patienten mit primärer Hirnschädigung oder schwerer sekundärer Hirnschädigung mit den oben angeführten Einschränkungen. Das EEG allein beweist den zerebralen Tod nicht, da es z. B. bei schweren Vergiftungen oder Erfrierungen über längere Zeit isoelektrisch sein kann, ohne dass die Funktionsstörung des Gehirns irreversibel ist. Das EEG **muss** durchgeführt werden, wenn eine primär infratentorielle Hirnläsion, z. B. Basilaristhrombose oder Hirnstammblutung, vorliegt. In diesen Fällen können die klinischen Zeichen des Hirntods sämtlich durch die lokale Läsion bedingt sein (»**Hirnstammtod**«). Mit dem EEG wird dann der Funktionsverlust des Großhirns bewiesen.

Invasive Angiographie (DSA) Der zuverlässigste Nachweis für die Feststellung des Hirntods wäre die Dokumentation des intrazerebralen Perfusionsstillstands, wie er am besten mit Hilfe der Angiographie nachgewiesen werden könnte. Diese Untersuchung darf aber nur dann ausgeführt werden, wenn sie der Suche nach der Ursache der zerebralen Funktionsstörung dient und die Möglichkeit einer therapeutischen Konsequenz besteht, nicht aber für die Diagnosestellung des dissoziierten Hirntods selbst, da nicht ausgeschlossen werden kann, dass durch die Angiographie ein zusätzlicher, wenn auch nur minimaler Schaden entstehen könnte. Da heute eine Angiographie zur Diagnose der Grundkrankheit praktisch nicht mehr notwendig ist – CT und MRT, CTA und MRA, Labor und Liquor beweisen praktisch immer die zugrunde liegende Diagnose – ist die klassische invasive Angiographie in der Hirntoddiagnostik nicht mehr von Bedeutung. Wird der zerebrale Zirkulationsstillstand durch CTA, MRA oder PET nachgewiesen, erhärtet dies auch die Diagnose des Hirntodes.

Evozierte Potenziale Dagegen gehören inzwischen der Ausfall der Wellen II–V der frühen akustischen Hirnstammpotenziale nur bei primärer supratentorieller Läsion – und der Verlust der kortikalen somatosensibel evozierten Potenziale bei erhaltenen spinalen Potenzialen zu den offiziell anerkannten, die Beobachtungszeit verkürzenden Methoden für die Diagnose des Hirntods.

Dopplersonographie Der zerebrale Zirkulationsstillstand kann mit der Dopplersonographie durch transkranielle Beschallung der Hirnbasisarterien und Untersuchung der extrakraniellen hirnversorgenden Arterien von einem in dieser Methode speziell erfahrenen Untersucher bewiesen werden.

Die Dokumentation des Hirntods erfolgt von zwei vom Transplantationsteam unabhängigen, in der neurologischen Intensivmedizin erfahrenen Untersuchern auf einem Formblatt, das auf jeder Intensivstation vorhanden sein sollte.

Apnoeprüfung ▶ Exkurs.

Exkurs

Apnoeprüfung

Die Apnoeprüfung erfolgt beim intubierten und beatmeteten Patienten nach 20-minütiger Hypoventilation mit 100% O_2 und unter intratrachealer Insufflation mit 6 l O_2/min und Blutgasmonitoring bis ein pCO_2 von über 60 mmHg erreicht ist. Dann wird die Beatmung unterbrochen, durch die Insufflation von 100% O_2 wird die Oxygenierung des Blutes aufrecht erhalten. Wenn dieser pCO_2-Reiz keine auch noch so geringe Atemexkursion, die man am Monitor beobachten kann, bewirkt, ist die Apnoe, das heißt der Ausfall des Atemantriebs und der Spontanatmung als Funktion des kaudalen Hirnstamms, bewiesen und ein weiteres Element des Hirntodsyndroms bewiesen. Wir führen die Apnoeprüfung nur durch, wenn die anderen Kriterien bereits erfüllt sind.

In Kürze

Befunderhebung

Psychischer Befund. Beschreibung des Verhaltens des Patienten, der geistig-seelischen Kategorien wie Bewusstsein, Orientiertheit, spontaner Antrieb, Stimmung, Konzentration.
Neuropsychologischer Befund. Prüfung von Intelligenz, Aphasie, Lesen und Schreiben, Aufmerksamkeits- und Gedächtnisleistungen, Apraxie, optisch-räumliche Vorstellung, konstruktive Leistung, optisches Erkennen, exekutive Funktionen.

Neuropsychologische Syndrome

Gedächtnis und Amnesie. Unfähigkeit auf Gedächtnisinhalte zurückzugreifen und neue zu speichern, vor allem Langzeitgedächtnis betroffen.
Räumlich Störungen. Bei **räumlich-konstruktiver Apraxie** können einzelne Elemente nicht mehr zu einem räumlichen Gebilde zusammengefügt werden. **Räumliche-topographische Störung** betrifft die Orientierung im Raum. **Ursache:** Läsionen der inferior-parietalen Region.
Neglect. Halbseitige Vernachlässigung motorischer, sensibler, akustischer und visueller Reize. **Ursache:** u. a. Läsion des Lobulus parietalis inferior der nicht sprachdominanten Hemisphäre.
Anosognosie. Funktionsminderung oder -aufhebung, Leistung wird nicht wahrgenommen oder beachtet. **Ursache:** Läsionen im rückwärtigen Anteil der nicht sprachdominanten Hirnhälfte. Unterbrechung der Verbindungen zwischen kortikalen Projektions- oder Assoziationsfeldern.
Störungen der Planung und Kontrolle von Handlungen und Verhalten. Fehlende Hemmung von motorischen Verhalten durch frontale Areale wie »imitation behavior« oder »utilization behavior«.
Demenz. Störung neuropsychologischer Funktionen (Gedächtnis, Sprache, Planung von Handlung und Verhalten), psychomotorische Störungen, Persönlichkeitsveränderungen, keine Bewusstseinsstörung.
Aphasie. Störung im kommunikativen Sprachgebrauch. Aussagesprache stärker betroffen als emotionale Sprache, Ausprägung abhängig von affektiver Verfassung, Antriebs- und Bewusstseinslage. **Therapie:** Strukturierende und deblockierende Methoden.
Broca-Aphasie. Starke Sprachanstrengung und Agrammatismus, gutes Sprachverständnis und meist erhaltenes Störungsbewusstsein, oft artikulatorische Sprechstörung (Dysarthrophonie).
Ursache: Prärolandische Läsion, Versorgungsgebiet der Sprache ist betroffen. **Wernicke-Aphasie.** Gut erhaltener Sprachfluss, stark gestörtes Sprachverständnis, eingeschränkte Kommunikation, fehlendes Störungsbewusstsein. **Ursache:** Retrorolandische Läsion. **Globale Aphasie.** Expressive und rezeptive sprachliche Funktionen beeinträchtigt. **Ursache:** Funktionsstörung im gesamten Versorgungsgebiet. **Amnestische Aphasie:** Wortfindungsstörungen, Kommunikationsfähigkeit, Sprachfluss und Sprachverständnis erhalten. **Ursache:** Temporo-parietale Läsion.
Apraxie. Störung in sequenzieller Anordnung von Bewegungen zu Bewegungsfolgen. **Ideomotorische Apraxie:** Auftreten fehlerhafter Elemente in Bewegungsfolgen. **Ursache:** u. a. Läsionen der Wernicke-Region, subkortikaler Bezirke unter dem Operculum. **Ideatorische Apraxie:** Beeinträchtigung in der konzeptuellen Organisation von Handlungsfolgen. Elementare Motorik, Sensibilität und Bewegungskoordination sind erhalten. **Ursache:** Läsion in der temporo-parietalen Region der sprachdominanten Hemisphäre.

Bewusstseinsstörungen

Qualitative Bewusstseinsstörung. Störungen der Wahrnehmung, Reizverarbeitung und Orientierung oder der Bewusstheit ohne Bewusstlosigkeit. **Formen: Verwirrtheit:** akute, subakute oder chronisch-progredient auftretende Denkstörung, fehlende Orientierung zu Ort, Zeit und Person; **Delir:** Übererregbarkeit, Desorientiertheit, ängstliche psychosomatische Unruhe, Halluzination und Suggestibilität.
Quantitative Bewusstseinsstörung. Einschränkung des Wachbewusstseins oder der Reaktionsfähigkeit auf Außenreize. **Formen: Bewusstseinstrübung:** Patient ist schläfrig, öffnet kaum die Augen, kann einfache Aufforderungen nicht befolgen (Somnolenz) oder benötigt höheres Reizniveau, um zu reagieren (Sopor); **Bewusstlosigkeit** geht mit Koma einher, Patient ist nicht mehr erweckbar. **Ursache: Akute Bewusstlosigkeit** durch funktionelle oder morphologische Läsionen des aufsteigenden, aktivierenden Teils der mesenzephalen Formatio reticularis des Hirnstamms oder der Thalami. **Primäre Bewusstlosigkeit** durch Hirnstammblutung, **sekundäre Bewusstlosigkeit** durch neurologische (Trauma, Blutung, Insult, Tumor, Abszess, Enzephalitis) oder nicht-neurologische Auslöser (Minderperfusion, Hypoxie oder metabolisch-toxische Störung führen zur Hirnstammfunktionsstörung). Psychogene Bewusstseinsstörung als nicht echte Bewusstlosigkeit durch psychogen bedingte Reaktionslosigkeit (Hyperventilation).

Dezerebrationssyndrome

Funktionelle Abkoppelung des Hirnstamms vom gesamten Hirnmantel, u. a. durch schweres Hirntrauma, Enzephalitis, Blutung, Sauerstoffmangelschädigung. **Symptome:** Erhöhung des Muskeltonus und Wachbewusstseins, Störungen der Pupillen- und Augenmotorik. **Appallisches Syndrom.** Patient wirkt wach, kann aber mit Umwelt keinen Kontakt aufnehmen (persistierender vegetativer Zustand), wacht selten wieder auf. **Ursache:** Überleben einer schweren Hirnschädigung. **Akinetischer Mutismus.** Spontane Motorik und verbale Äußerungen fehlen. **Ursache:** Dienzephale, von dorsal her wirkende raumfordernde Läsionen in Höhe des 3. Ventrikels. **Locked-in-Syndrom.** Vollständige Lähmung aller Extremitäten (Tetraparalyse) und nahezu aller motorischer Hirnnerven, Beatmung notwendig, Bewusstsein ist erhalten. **Ursache:** Primäre Hirnstammerkrankungen wie Basilaristhrombose, Hirnstammblutungen oder -kontusionen.

Dissoziierter Hirntod

Vollständiger, irreversibler Funktionsausfall des Gehirns. **Ursache:** Schwerste primäre Hirnschäden, vorübergehender Herzstillstand oder schwere, sekundäre, metabolische zerebrale Krankheitsprozesse. **Klinische diagnostische Kriterien:** Koma, Lichtstarre beider Pupillen, Fehlen von Reaktionen auf Schmerzreize im Versorgungsgebiet des N. trigeminus, Fehlen des paraphyngealen Trachealreflexes, des vestibulo-okulären Reflexes und des Kornealreflex, Ausfall der Spontanatmung. Kriterien müssen >12 h bei schwerer, primärer Hirnschädigung, 72 h bei sekundärer Hirnschädigung, 24 h bei Kindern erfüllt sein. **Ergänzende technische Methoden:** EEG (Nulllinie), CTA oder MRA, SEP, BAEP, Dopplersonographie.

Weiterführende Literatur

Aichert I, Staiger A (2010) Sprechapraxie. In: Blanken G, Ziegler W (Hrsg.) Klinische Linguistik und Phonetik. Hochschulverlag, Aachen Mainz, S. 231–256

Bartsch T, Falkai P (2013) Gedächtnisstörungen: Diagnostik und Rehabilitation. Springer, Berlin Heidelberg New York

Corbetta M, Shulman GL (2002) Control of goal-directed and stimulus-driven attention in the brain. Nat Rev Neurosci 3(3):201–15

Corbetta M, Shulman GL (2011) Spatial neglect and attention networks. Annu Rev Neurosci 34:569–99

Diamond A (2013) Executive functions. Ann Rev Psychol 64:135–68

Dronkers J (2004) Brain areas involved in speech production. Brain 127(7):1461–2

Hartje W, Poeck K (2002) Klinische Neuropsychologie, 5. Auflage. Thieme, Stuttgart New York

Henke K (2010) A model for memory systems based on processing modes rather than consciousness. Nat Rev Neurosci 11:523–32

Hillis AE, Work M, Barker PB et al. (2004) Re-examining the brain regions crucial for orchestrating speech articulation. Brain 127: 479–1487

Huber W, Poeck K, Springer L (2006) Klinik und Rehabilitation der Aphasie. Thieme, Stuttgart New York

Karnath HO (2014) Klinische Neuropsychologie – kognitive Neurologie. Thieme, Stuttgart New York

Lauer N, Birner-Janusch B (2010) Sprechapraxie im Kindes- und Erwachsenenalter. Thieme, Stuttgart New York

Liepold M, Ziegler W, Brendel B (2003) Hierarchische Wortlisten. Ein Nachsprechtest für die Sprechapraxiediagnostik. Borgmann, Dortmund

Nobis-Bosch R, Rubi-Fessen I, Biniek R, Springer L (2013) Diagnostik und Therapie der akuten Aphasie. Thieme, Stuttgart New York

Ogar J, Slama H, Dronkers N, Amici S, Gorno-Tempini ML (2005) Apraxia of Speech: An overview. Neurocase 11(6):427–32

Petersen SE, Posner (2012) The attention system of the human brain: 20 years after. MI Annu Rev Neurosci 35:73–89

Prosiegel M, Paulig M, Klinische Hirnanatomie. Pflaum, München, 2002

Raz A, Buhle J (2006) Typologies of attentional networks. Nat Rev Neurosci 7(5):367–79

Trupe LA, Varma DD, Gomez Y, Race D, Leigh R, Hillis AE, Gottesman RF (2013) Chronic apraxia of speech and Broca's area. Stroke 44(3):740–4

Wambaugh JL, Duffy JR, McNeil MR et al. (2006) Treatment guidelines for acquired apraxia of speech: A synthesis and evaluation of the evidence. J Med Speech-Lang Pathol 1 : 15–33

Ziegler W (2010) Sprechapraxie: Konzepte und Kontroversen. Aphasie und verwandte Gebiete 25: 9–26

Ziegler W (2010) Sprechapraxie: Symptome und Erklärungen. Sprache – Stimme – Gehör 34: 122–127

Ziegler W, Aichert I, Staiger A (2012) Apraxia of Speech: Concepts and Controversies. Journal of Speech, Language, and Hearing Research 55: 1485–1501

Apparative und laborchemische Diagnostik

Martin Bendszus, Alexander Gutschalk, Thorsten Lenhard, Simon Nagel, Brigitte Storch-Hagenlocher, Markus Weiler, Brigitte Wildemann und Peter Ringleb

W. Hacke (Hrsg.), *Neurologie*,
DOI 10.1007/978-3-662-46892-0_3, © Springer-Verlag Berlin Heidelberg 2016

Einleitung

Der Nobelpreis für Medizin wurde im Jahr 1978 an den englischen Physiker Hounsfield, Mitarbeiter von EMI, und seinen südafrikanischen Kollegen Cormack verliehen. Sie erhielten ihn für eine richtungsweisende diagnostische Neuerung: Sie hatten Ende der sechziger Jahre die Computertomographie erfunden, indem sie von Computern eine zweidimensionale Bilddarstellung aus vielen einzelnen, um jeweils wenige Winkelgrade verschobenen Röntgenstrahlabschwächungen errechnen ließen. EMI schwamm damals im Geld. Es war der Musikverlag und Plattenproduzent der Beatles und konnte sich so leisten, Dr. Hounsfields Grundlagenforschung zu fördern. Die ersten Bilder waren noch sehr grob, trotzdem konnte man Knochen, Hirnsubstanz und Ventrikel in einzelnen transversalen Schichten identifizieren. Dies war ein Quantensprung in der medizinischen Diagnostik. Weitere dramatische Verbesserungen bei der intravitalen Diagnostik von pathologischen Veränderungen in Hirn und Rückenmark ergaben sich durch die Kernspintomographie und die nuklearmedizinischen computertomographischen Methoden (vor allem PET).

Alle technischen Untersuchungsverfahren haben ihren Wert jedoch nur dann, wenn sie gezielt und nicht nur als blinde Suchmethode eingesetzt werden. Manchmal hat man den Eindruck, dass technische Untersuchungen an Stelle einer gründlichen körperlichen Untersuchung angefordert werden. Bevor man eine Untersuchung anordnet, soll man sich im Klaren sein, welche Befunde man erwarten kann bzw. welche Läsion man finden oder ausschließen will. So ist z. B. bei einer zentralen Beinlähmung ein CT des lumbalen Spinalkanals aus anatomischen Gründen nicht sinnvoll. Invasive Untersuchungen müssen mit besonderer Sorgfalt eingesetzt werden.

Die Darstellung der Untersuchungsmethoden wird sich auf die Beschreibung von Prinzip, technischer Durchführung und Leistungsfähigkeit der Methoden, auf Indikationen und ggf. Kontraindikationen beschränken. Die Befunde, die bei den einzelnen Krankheiten zu erheben sind, werden in den entsprechenden Kapiteln besprochen.

3.1 Liquordiagnostik

Brigitte Wildemann und Brigitte Storch-Hagenlocher

3.1.1 Liquorpunktion

Die Untersuchung des Liquor cerebrospinalis (Liquor; »cerebrospinal fluid«, CSF) ist für die Diagnose einer großen Zahl von Krankheiten unerlässlich. Der Liquor wird routinemäßig durch Lumbalpunktion (LP) aus dem Subarachnoidalraum entnommen (◻ Abb. 3.1). Es wird immer gleichzeitig Blut abgenommen für die vollständige Proteindiagnostik, Blutzucker- und Laktatbestimmung. Bei Verdacht auf eine Meningitis werden auch (aerob und anaerob) Blutkulturen abgenommen.

Lumbalpunktion (LP)

Die LP wird unter sterilen Bedingungen (Desinfektion, steriles Abdecken der Umgebung, sterile Handschuhe, Einmal-LP-Nadeln) im Sitzen oder Liegen vorgenommen. Eine Lokalanästhesie ist meist entbehrlich, zumal sie den Eingriff verlängert. Die Punktionsnadel wird zwischen den Dornfortsätzen des 3. und 4. Lendenwirbelkörpers (LWK) oder des 4. und 5. LWK, d. h. unterhalb des Conus medullaris des Sakralmarks eingeführt. Dies ist nur möglich, wenn der Patient den Rücken maximal krümmt, so dass die Dornfortsätze leicht entfaltet werden. Die Punktionsstelle liegt etwa im Schnitt der Wirbelsäule mit einer gedachten Linie zwischen dem oberen Rand beider Beckenschaufeln. Bei Deformitäten der Wirbelsäule kann die Lumbalpunktion unmöglich sein.

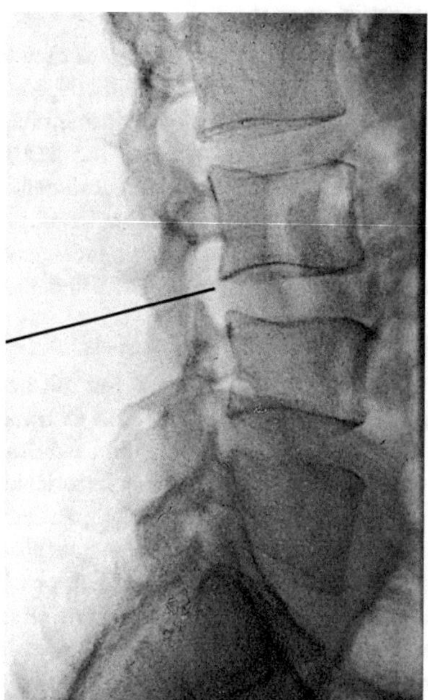

◻ Abb. 3.1 Seitliche Röntgenaufnahme der Lendenwirbelsäule mit lumbaler Punktionsnadel in situ bei L_3/L_4

Nach der Punktion bleibt der Patient 24 h überwiegend flach im Bett liegen, obwohl das Einhalten einer mehrstündigen Bettruhe keine effektive Prophylaxe von postpunktionellen Kopfschmerzen ist. Sinnvoll ist dagegen ausreichende Flüssigkeitszufuhr und die Vermeidung von körperlichen Anstrengungen für 2–3 Tage nach der LP. Das Einbringen eines Blutpatches in den Punktionskanal kann die Dauer und Intensität postpunktioneller Kopfschmerzen reduzieren.

Die LP ist bei intrakranieller Drucksteigerung dadurch gefährlich, dass die plötzliche Druckentlastung eine Einklemmung des Hirnstamms im Tentoriumschlitz oder Hinterhauptsloch auslösen kann (▶ Kap. 11.2). Ihr muss deshalb in der Regel eine Computertomographie des Gehirns vorangehen. Die Spiegelung des Augenhintergrunds, die vor der CT-Ära gefordert wurde, reicht nicht aus, da große raumfordernde Läsionen auch ohne Stauungspapille vorkommen. Kontraindikationen für eine LP sind außerdem das Vorliegen einer Blutungsneigung sowie Entzündungen der Haut oder Muskulatur im Bereich der Punktionsstelle.

Eine **Subokzipitalpunktion** erfolgt nur noch in Ausnahmefällen. **Ventrikulären Liquor** gewinnt man, wenn aus therapeutischen Gründen ein Ventrikelkatheter gelegt worden ist.

Liquordruckmessung

Die Messung des Liquordrucks wird bei der Lumbalpunktion mit Hilfe eines Steigrohrs beim entspannt liegenden Patienten ausgeführt. Ängstliche Erregung mit Anspannung der Bauchmuskeln oder forciertes Atmen erhöhen den Liquordruck über eine venöse Abflussbehinderung und damit Steigerung des intrakraniellen Drucks sofort. Der Liquordruck wird in »Millimeter Wassersäule« (mmH_2O) gemessen. Werte bis 200 sind normal, bis 250 grenzwertig, über 250 pathologisch.

Postpunktionelles Liquorunterdruckssyndrom

Es tritt mit einer Latenz von 1–2 Tagen mit heftigen Kopfschmerzen, Übelkeit, Ohrensausen und Ohnmachtsneigung auf, die beim Aufstehen zunehmen und sich im Liegen bessern. Es wird auf Liquorverlust durch den Stichkanal zurückgeführt und lässt sich durch Benutzung spezieller Punktionsnadeln oft, aber nicht immer verhindern. Das postpunktionelle Syndrom kann tagelang anhalten und ist, obschon harmlos und immer reversibel, oft extrem unangenehm und quälend. Entgegen landläufiger Meinung sind es nicht immer zarte, etwas asthenisch wirkende Personen, die dieses Syndrom entwickeln. Dieses Syndrom ist (besser: war) der Grund, warum die LP bei Laien (und manchen Ärzten) als ein so eingreifendes und angstmachendes Ereignis galt. Die wesentlichsten Prädiktoren für die Entwicklung postpunktioneller Kopfschmerzen und damit für die Prophylaxe sind der Durchmesser und der Typ der verwendeten Punktionsnadel. Nadeln geringeren Durchmessers (≥25 Gauge) führen seltener zu postpunktionellen Kopfschmerzen als Nadeln größeren Durchmessers (≤20 Gauge). Bei Verwendung einer traumatischen Nadel sollte der Schliff der Nadel parallel zu den Durafasern laufen, um diese nicht zu durchtrennen, sondern auseinander zu drängen. Atraumatische Nadeln reduzieren das Risiko des Auftretens postpunktioneller Kopfschmerzen signifikant, man erkauft dies aber mit einer schlechteren Führung der Nadel, besonders bei adipösen Patienten oder älteren Menschen. Manchmal muss man dann doch auf die klassischen starren LP-Nadeln zurückgreifen. Zur Therapie ▶ Kap. 27.

Leitlinien Durchführung der Lumbalpunktion*

- Die Entnahme des Liquors setzt das Einverständnis des einwilligungsfähigen Patienten voraus. Außerhalb der Akutsituation sollte aus formaljuristischen Gründen die Aufklärung des Patienten 24 h vor der Punktion erfolgen.
- Die Punktion muss durch Ärzte durchgeführt werden, die über entsprechende Erfahrung verfügen oder unter der Aufsicht eines Erfahrenen erfolgen.
- Die Öffnung der Punktionsnadel sollte so eingestellt werden, dass sie parallel zur Verlaufsrichtung der Durafasern liegt.
- Für die Auswahl der Punktionsnadel können keine verbindlichen Empfehlungen gegeben werden, da widersprüchliche Untersuchungsergebnisse zu den Vorteilen der verschiedenen Nadeln vorliegen bzw. keine Studien unter definierten Bedingungen durchgeführt worden sind.
- Nadeln geringeren Durchmessers führen seltener zu postpunktionellen Kopfschmerzen.
- Atraumatische Nadeln sind mit einer geringeren Inzidenz postpunktioneller Kopfschmerzen verknüpft.

* Leitlinien der DGN 2012 (www.dgn.org/leitlinien.html)

3.1.2 Untersuchung des Liquors

In der **Basisuntersuchung** des Liquors bestimmt man

- die Zahl und Art der Liquorzellen,
- die Glukose- und Laktatkonzentration
- den Gehalt an Eiweiß und
- die Eiweißsubgruppen (Liquorproteinprofil).

Bei speziellen Fragestellungen kommt noch eine Vielzahl anderer Untersuchungsmethoden zur Anwendung: Dazu gehören die Analyse infektionsspezifischer Immunglobuline, molekularbiologische Methoden (z. B. Polymerasekettenreaktion, PCR) zum Erregernachweis und die Untersuchung auf Tumormarker. Für die meisten Parameter und für alle Proteinuntersuchungen ist der Vergleich mit den Werten im Serum wichtig. Daher wird immer gleichzeitig eine Blutentnahme durchgeführt. Die entsprechenden Parameter werden in Liquor und Serum bestimmt.

Liquorstatus (Basisuntersuchungen)

Aspekt Der normale Liquor ist wasserklar. Verfärbungen beruhen auf Beimischung pathologischer Bestandteile: Bei Zellvermehrung über rund 800/µl wird er trübe, etwa ab 3000/µl wird er durch segmentkernige Zellen eitrig. Gelbfärbung (Xanthochromie) beruht auf Beimischung von Blutfarbstoff nach Zerfall von Erythrozyten im Liquor oder auf starker Eiweißvermehrung. Bei schwerem Ikterus mit Bilirubinwerten über 15 mg/dl tritt Bilirubin in solcher Menge in den Liquor über, dass er ebenfalls ikterisch verfärbt ist. Ist der Eiweißgehalt des Liquors sehr hoch, kann der Liquor in der Nadel oder im Reagenzglas gerinnen.

Die Unterscheidung einer blutigen Punktion von einem primär blutigen Liquor ist manchmal schwierig. Die sog. **Dreigläserprobe** kann helfen. Wenn die Punktion artifiziell blutig war, nimmt der Blutanteil beim Abtropfen des Liquors kontinuierlich ab. Im dritten Liquorröhrchen ist dann deutlich weniger Blut zu erkennen. Bei einer primären Blutung in den Liquorraum ist dagegen der Blutanteil in den drei Röhrchen immer gleich. Der Nachweis von Xanthochromie hilft nur, wenn die initiale Blutung länger als 6 h vor der Lumbalpunktion stattgefunden hat. Durch die sofortige Zentrifugation des Liquors kann man oft die artifizielle blutige Punktion vom blutigen Liquor unterscheiden: Bei der artifiziell blutigen Punktion ist der Überstand stets klar, nach primärer Blutung oft schon xanthochrom.

Liquorzellzahl Die normale Zellzahl beträgt bis 5 Zellen/µl (Lymphozyten und Monozyten). Vermehrung über diesen Wert oder der Nachweis von neutrophilen Granulozyten, eosinophilen Granulozyten, Plasmazellen und Tumorzellen ist pathologisch. Auch Tumorzellen können im Liquor nachgewiesen werden. Eine normale Gesamtzellzahl schließt die Anwesenheit pathologischer Zellen nicht aus.

Eine Vermehrung der Zellzahl im Liquor wird als **Pleozytose** bezeichnet. Meist gibt man dazu an, welche Zellfraktion erhöht ist (z. B. »lymphozytäre Pleozytose«). Auch wenn der Liquor artifiziell blutig ist, kann man durch Vergleich mit der

Zellverteilung im Blutbild noch Hinweise auf eine Vermehrung der weißen Blutkörperchen im Liquor bekommen. Als Faustregel kann gelten, dass pro 700 Erythrozyten ein Leukozyt abzuziehen ist, um annäherungsweise den wahren Leukozytenanteil im Liquor zu bestimmen.

Bei bakterieller Meningitis können mehrere 10.000 Granulozyten pro µl Liquor gefunden werden. Eosinophile Zellen findet man bei manchen Pilz-, Wurm- und Protozoeninfektionen sowie bei der tuberkulösen Meningitis. Lymphozyten sind vermehrt bei viralen Infektionen (▶ Kap. 19) und im subakuten Stadium bakterieller Infektionen.

Eiweißgehalt Der normale Eiweißgehalt des lumbalen Liquors bei Erwachsenen beträgt 200–500 mg/l. Der Eiweißgehalt ist von der Funktion der Blut-Liquor-Schranke abhängig, die Moleküle in Abhängigkeit von ihrem Molekulargewicht passieren lässt bzw. zurückhält. Er wird außerdem durch die Liquorflussgeschwindigkeit beeinflusst. So finden sich bei intakter Blut-Liquor-Schranke keine hochmolekularen Eiweißmoleküle im Liquor und Albumine treten nur in geringem Maße durch die Blut-Liquor-Schranke. Zellen können praktisch nicht übertreten, deshalb ist der normale Liquor zellarm. Wenn die Blut-Liquor-Schranke geschädigt oder der Liquorfluss verlangsamt ist, können größere Moleküle leichter passieren. Der Eiweißgehalt des Liquors wird höher, große Eiweißmoleküle können übertreten, und Albumine sind in höherer Konzentration vorhanden. Der Vergleich der Albuminkonzentrationen in Serum und Liquor wird als Maß für die Schrankenfunktion genutzt (◘ Abb. 3.2). Die Schrankenfunktion ist altersabhängig, die Werte hier beziehen sich auf Erwachsene. Andererseits kann man, wenn bestimmte großmolekulare Substanzen wie Immunglobuline in hoher Konzentration im Liquor nachzuweisen sind, aber keine relative Albuminerhöhung – und damit keine Schrankenstörung – gefunden wird, darauf schließen, dass die pathologischen Moleküle innerhalb der Blut-Liquor-Schranke gebildet wurden, und somit einen Immunprozess innerhalb des Nervensystems beweisen.

Immunglobuline Zum Nachweis von erregerbedingten entzündlichen Krankheiten des ZNS werden alle 3 Immunglobulinklassen (IgA, IgG, IgM) im Serum und Liquor bestimmt. Deren Konzentration im Liquor wird von 3 Faktoren beeinflusst:

- Konzentration im Serum (Anstieg im Serum führt zu einem Anstieg auch im Liquor),
- Permeabilität der Blut-Liquor-Schranke und
- lokale Immunglobulinproduktion im Zentralnervensystem.

Eine **lokale (= autochthone = intrathekale) Ig-Vermehrung** im Liquor als Folge einer eigenständigen Produktion im ZNS wird durch den Liquor-Serum-Quotienten für das entsprechende Immunglobulin, bezogen auf den Liquor-Serum-Quotienten für Albumin, nachgewiesen. Diese Berechnung lässt sich besonders anschaulich in dem Schema nach Reiber (◘ Abb. 3.2) ablesen.

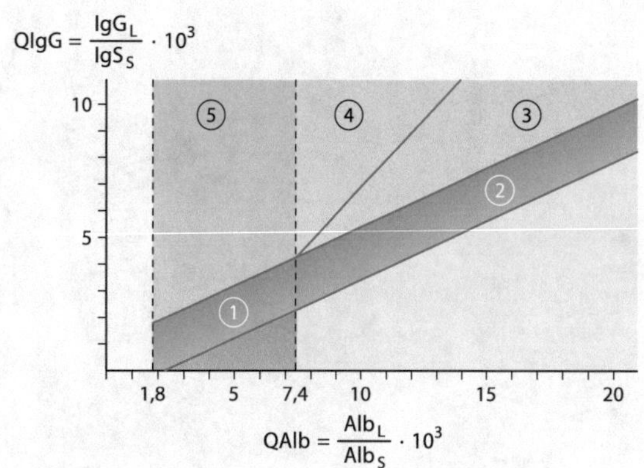

◘ Abb. 3.2 Graphische Darstellung der Liquorproteinprofile. I Konzentrationsquotient für IgG (Liquor/Serum); A Konzentrationsquotient für Albumin (Liquor/Serum); *1* Normalbereich = 9; 2 Standardabweichungen; *2* Blut-Liquor-Schrankenstörung mit erhaltener Filterfunktion für große Serumproteine (z. B. bei Tumoren, nach Insulten); *3* Schrankenstörung mit gesteigerter Durchlässigkeit für große Serumproteine in den Liquor (z. B. intrazerebrale Blutung, SAB); *4* Schrankenstörung wie bei 2 mit zusätzlicher autochthoner IgG-Produktion (z. B. Enzephalitis, luische Vaskulitis); *5* isolierte autochthone IgG-Produktion ohne Schrankendefekt (z. B. MS). Die Normwerte für die Quotienten beziehen sich auf den lumbalen Liquor. Die Ventrikelwerte liegen um den Faktor 0,4, die des zisternalen Liquors um den Faktor 0,65 niedriger (V-QAlb = 0,4 × QAlb, z-QAlb = 0,65 × QAlb). (Adaptiert nach Reiber 1980; aus Hacke 1986)

Liquorzucker und Liquorlaktat Die Bestimmung des Liquorzuckers ist bei bakterieller und Virusmeningitis/-enzephalitis sowie bei Tumorkrankheiten von Bedeutung. Da der Zucker rasch reduziert wird, muss er wenige Stunden nach der Punktion bestimmt werden. Normalwert: Zucker 2,7–4,1 mmol/l, also etwa die Hälfte des Serumwerts. Der Liquorzucker sinkt bei akuten bakteriellen Infektionen stark ab, da er von vielen Erregern (und auch von manchen sehr stoffwechselaktiven Zellen) verbraucht wird. Bei Zuckerreduktion ist der Laktatwert erhöht. Der Laktatwert bleibt auch unter Behandlung, wenn sich der Liquorzucker schon normalisiert hat, länger erhöht. Der Laktatwert ist außerdem auch ohne Kenntnis des parallel gemessenen Serumwerts diagnostisch verwertbar. Der Normalwert für Laktat ist ≤2,1 mmol/l.

Spezialuntersuchungen des Liquors

Oligoklonale Banden (OKB) Mit Hilfe der isoelektrischen Fokussierung werden oligoklonale IgG-Fraktionen nachgewiesen (◘ Abb. 3.3). Oligoklonale Banden (OKB) zeigen hochsensitiv das Vorliegen einer intrathekalen IgG-Synthese an und werden bei vielen chronisch entzündlichen Krankheiten (z. B. chronische Meningitis oder Enzephalitis, Borreliose, Aids, Lues), autoimmunologischen Krankheiten (z. B. Multiple Sklerose) und manchen Tumorkrankheiten gefunden. Auch hier ist die parallele Untersuchung im Serum erforderlich um systemische von lokalen Entzündungen abzugrenzen.

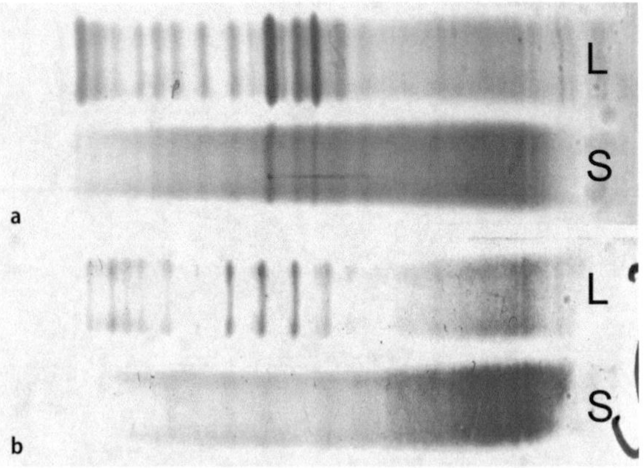

◻ **Abb. 3.3a,b Oligoklonale Banden. a** Oligoklonale Banden im Liquor und zusätzlich identische Banden im Serum (Bandenmuster Typ III), **b** Oligoklonale Banden ausschließlich im Liquor (Bandenmuster Typ II). Die Trennung der Liquor- (*L*) und Serumproteine (*S*) erfolgt mittels isoelektrischer Fokussierung auf einem modifizierten Agarosegel. Über eine Immunfixation mit Peroxidase markiertem Anti-IgG werden die oligoklonalen IgG-Banden visualisiert. (Mit freundlicher Genehmigung von B. Storch-Hagenlocher, Heidelberg)

Mikrobiologische und molekularbiologische Untersuchungen Der Nachweis von Bakterien und die Untersuchung auf Pilze gelingt durch Färbung, Kultur, Komplementbindungsreaktionen und Neutralisationstests. Untersuchungen auf Antikörper gegen Viren mit dem Enzyme-linked-immunosorbent-Assay (ELISA) werden im Vergleich zu entsprechenden Antikörpertitern im Serum dargestellt (Auswertung analog zum Reiber-Schema: autochthone Produktion von virusspezifischen Antikörpern). Dies gilt auch für Seroreaktionen auf Borrelien und Treponema pallidum in Liquor und Serum.

Für immer mehr Erreger lässt sich heute mit Hilfe der Polymerasekettenreaktion (»polymerase chain reaction«, PCR, ▶ Abschn. 3.7) erregerspezifisches Genommaterial im Liquor nachweisen. Diese Untersuchung ist heute ein Routineverfahren bei zahlreichen Virusinfektionen (durch Herpes-simplex-, Varizella-Zoster-, Zytomegalie- und JC-Viren) (▶ Kap. 18 und 19) sowie auch bei Verdacht auf auf tuberkulöse Meningitis. Der HIV-Nachweis im Liquor mittels PCR bei bekannter HIV-Infektion hat dagegen eine geringe diagnostische Bedeutung, da sich auch bei asymptomatischer Infektion des Nervensystmes HIV-Genom im Liquor nachweisen lässt.

Zytologische Untersuchungen Die normale zytologische Beurteilung erfolgt in einer einfachen Zellfärbung (May-Grünwald-Giemsa), lediglich zur Subklassifizierung von Tumorzellen und lymphoproliferativen Neoplasien sind immunzytochemische Färbungen hilfreich. Qualitative Untersuchung des Liquorzellbildes, besonders auf Plasma- und eosinophile Zellen, Nachweis von Tumorzellen einschließlich Spezialfärbungen (▶ Kap. 11.3), aktivierte Lymphozyten und Klassifikation von Lymphozytensubpopulationen gehören hierzu, aber auch Hämosiderophagen und Hämatoidinablagerungen, die sich noch Wochen nach einer Blutung in den Subarachnoidalraum nachweisen lassen.

Weitere Untersuchungen Tumormarker wie das karzinoembryonale Antigen (CEA) oder das β_2-Mikroglobulin, Entzündungsmarker (ACE-Konzentration bei M. Boeck) oder spezielle neuronale Enzyme (neuronenspezifische Enolase (NSE), Amyloid β1–42 (Abeta-42), Tau- und Phospho-Tau-Protein und 14-3-3-Protein) als Marker des neuronalen Zelluntergangs können bei entsprechender Fragestellung im Liquor bestimmt werden (▶ Kap. 26.1).

3.2 Neurophysiologische Methoden

Markus Weiler und Alexander Gutschalk

3.2.1 Elektromyographie

Die Elektromyographie (EMG) ist die Untersuchung der elektrischen Aktivität in der Skelettmuskulatur. Die **Indikation zum EMG** wird bei folgenden Fragen gestellt:

- Differenzierung von neurogener und myogener Muskelatrophie
- Differenzierung zwischen neurogener Parese, Inaktivitätsatrophie, mechanischer Behinderung (Gelenk, Sehnenriss), psychogener Lähmung und schmerzreflektorischer Ruhigstellung,
- Untersuchung der Ausdehnung bzw. Generalisierung von neurogenen Veränderungen, d. h. Beteiligung von klinisch unauffälligen Muskelgruppen und
- Beurteilung der Reinnervierung nach neurogener Läsion.

Methodik

Der Muskel ist funktionell aus motorischen Einheiten aufgebaut. Dies sind Muskelfasern, die von einem motorischen Nerven und seinem Axon innerviert werden (◻ Abb. 3.4). Wenn die Vorderhornzelle im Rückenmark »feuert«, wandert das Nervenaktionspotenzial zu den motorischen Endplatten und wird dort über den Transmitter Acetylcholin auf die Muskelfasern dieser motorischen Einheit übertragen. Hierdurch kommt es zu einer Permeabilitätsänderung der Na/K-Kanäle mit einer Depolarisation der Membran aller Muskelfasern, die von dem entsprechenden Axon innerviert werden, und die motorischen Einheiten kontrahieren sich. Die sich ausbreitende Depolarisation verursacht eine messbare Potenzialschwankung, das Potenzial einer motorischen Einheit (PmE).

Bei der Elektromyographie untersucht man den Muskel mit konzentrischen Nadelelektroden (Elektroden, deren differenter Pol, ein dünner Platindraht, in der Mitte, bis auf die Spitze isoliert ist; er ist umgeben von einer Stahlhülle als indifferentem Pol). Es werden die Potenzialschwankungen abgeleitet, die durch die Aktivierung einer oder mehrerer motorischer Einheiten erzeugt werden. Die Potenzialschwankungen, die man über die konzentrische Nadelelektrode ableitet, werden verstärkt und am Bildschirm sichtbar gemacht; gleichzeitig ist eine akustische Kontrolle über einen eingebauten Lautsprecher möglich. Eine Registrierungs- und Speichermöglichkeit ist für die Dokumentation der Befunde unerlässlich. Eine Speicherfunktion des Bildschirms ist ebenfalls notwendig, da

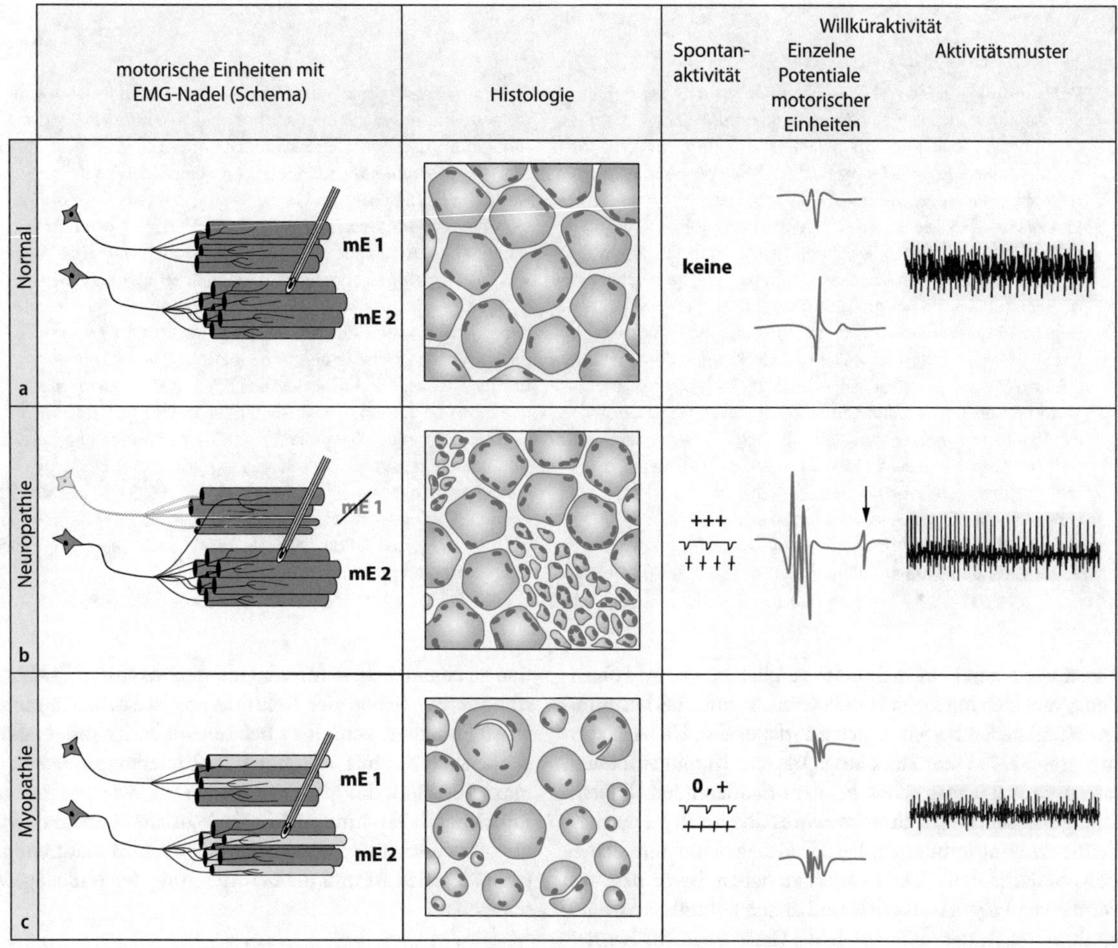

Abb. 3.4a–c Morphologische und elektromyographische Charakteristika des Normalmuskels bei Myopathie und neurogener Muskelatrophie. *Links:* Schematische Darstellung der Innervation von Muskeln durch zwei motorische Einheiten, *Mitte:* schematische Darstellung des histologischen Befundes, *Rechts:* Elektromyogramm. I. Spontanaktivität. II. Potenziale und Einheiten; III. maximales Interferenzmuster. **a** Normalfall: Beide motorischen Einheiten sind intakt und versorgen ihre zugeordneten Muskelfasern. Histologisch normale polygonale Muskelfasern von gleichem Kaliber. Im EMG keine Spontanentladung, bi- bis triphasische PmE und dichtes, interferentes Aktivitätsmuster bei maximaler Willkürinnervation. **b** Neurogene Muskelatrophie: Eine motorische Einheit ist ganz ausgefallen. Zwei ihrer Muskelfasern sind von dem gesunden Neuron kollateral innerviert. Histologisch feldförmig gruppierte Atrophie einzelner Muskelfasern bei normaler Histologie der verbleibenden Muskelfasern. Vermehrung randständiger Kerne. EMG: pathologische Spontanaktivität in Form von positiven scharfen Wellen und Fibrillationen. Die PmE sind polyphasisch, amplitudenerhöht und verlängert. Bei maximaler Innervation werden hochamplitudige PmE mit hoher Frequenz rekrutiert, das Aktivitätsmuster ist von hoher Amplitude, aber gelichtet. **c** Myopathie: In beiden Einheiten sind einzelne Muskelfasern ausgefallen. Histologisch: numerische Atrophie mit Kalibervariation, Abrundung des Querschnitts, zentralen Kernen und Spaltbildung. EMG: i. Allg. keine Spontanaktivität, diese kann aber bei Myositis oder schnell verlaufender Muskeldystrophie vorkommen. Die PmE sind niederamplitudig, polyphasisch und im Vergleich zur Norm verkürzt. Das Aktivitätsmuster wird bereits bei nur mäßiger Kraftentfaltung früh dicht. Die Amplitude ist niedrig. (Mit freundlicher Genehmigung von M. Krause, Sydney)

Form und Dauer von Potenzialen nur am stehenden Bild mit ausreichender Sicherheit beurteilt werden können.

Beim EMG wird eine Reihe von Muskeln, deren Auswahl sich nach der klinischen Fragestellung richtet, mehrfach sondiert und nach folgenden Kriterien beurteilt:

- Ruheaktivität (elektrische Stille oder pathologische Spontanaktivität),
- maximale Willküraktivität (dicht oder gelichtet, bis zu Einzeloszillationen),
- Beschreibung der PmE bei geringer Willküraktivität.

Vertiefende Informationen zu speziellen EMG-Analysen ▶ Facharztbox.

Exakte Nadelelektromyographie

Bei bestimmten Fragestellungen wird die exakte Nadelelektromyographie mit quantitativer Analyse der PmE durchgeführt. Hierbei werden pro Muskel mindestens 20 sicher reproduzierte und durch exakten Beginn und exaktes Ende definierte Potenziale gespeichert und nach den Kriterien Amplitude und Potenzialdauer und Phasenzahl analysiert. Die

3

Facharztbox

Spezielle EMG-Analysen

Willison-Analyse. Die Willison-Analyse untersucht das Verhältnis von Amplitude/Umkehrpunkt pro Umkehrpunkt/Zeit und erfasst damit bei kräftiger Innervation die Größe der PmE im Verhältnis zur Dichtigkeit des Interferenzmusters. Hohe Werte sprechen für neurogene Prozesse, niedrige für Myopathien.

Einzelfaser-EMG. Die Einzelfaser-Elektromyographie (single fiber EMG, SFEMG) ist eine sehr empfindliche Methode zum Nachweis einer neuromuskulären Überleitungsstörung und wird daher gelegentlich zur Myasthenie-Abklärung eingesetzt, wenn die konventionelle Stimulations-EMG keinen pathologischen Befund ergibt. Die SFEMG wird mittels spezieller Nadelelektroden durchgeführt. Leichte Fälle zeigen sich an einem erhöhten neuromuskulären »Jitter« (Intervallschwankungen zwischen Potenzialkomponenten zweier einzelner aktiver Muskelfasern innerhalb des Auffangradius der SFEMG-Nadel), schwere Fälle an einem zusätzlichen intermittierenden Ausfall von Einzelfaserpotenzialen (»Blocking«) als Hinweis auf einen partiellen neuromuskulären Block.

Makro-EMG. Das selten eingesetzte Makro-EMG gestattet über einen besonders großen Auffangradius der hierbei eingesetzten Elektrodenverschaltung einen »globaleren« Überblick über eine gesamte motorische Einheit als dies die konventionelle EMG mittels konzentrischer Nadelelektroden vermag.

EMG bei zentralnervösen Störungen. Hierunter wird die Anwendung des EMG bei der Untersuchung zentraler Bewegungsstörungen verstanden. Mit meist mehrkanaligen (polygraphischen) Ableitungen mit Oberflächenelektroden wird die Aktivität von Muskelgruppen abgeleitet, in denen pathologische Bewegungen zu erkennen sind. Myoklonien, Dystonien und verschiedene Tremorformen können hiermit charakterisiert werden. Über die wissenschaftliche Bedeutung hinaus ist das EMG hilfreich bei der Auswahl von besonders betroffenen Muskeln für die Injektion von Botulinumtoxin in der Behandlung der Dystonien (► Kap. 23.4), in der Klassifikation von Tremorformen und bei der Untersuchung psychogener Bewegungsstörungen. Bei Myoklonien kann mit gemeinsamer Analyse von EMG und EEG unter Verwendung bestimmter elektronischer Mittelungsverfahren (»back-averaging«) auf die kortikale oder subkortikale Entstehung der Myoklonien rückgeschlossen werden.

Daten werden mit Normalwerten verglichen. Die im Folgenden gemachten Aussagen über Potenzialformen bei bestimmten Krankheiten beziehen sich auf die exakte Nadelelektromyographie. Bei sehr stark ausgeprägtem Krankheitsbefund lassen sie sich jedoch schon bei der orientierenden Untersuchung erfassen. Dennoch sollte man es sich zur Regel machen, beim Screening mindestens bei 3 Nadellagen mehrere sichere polyphasische PmE dokumentiert zu haben, bevor man von vermehrter Polyphasie spricht und diesen Befund als pathologisch wertet. Andernfalls besteht die Gefahr, dass die Beurteilung eines durchlaufenden Potenzials durch die Fragestellung beeinflusst wird. Es müssen mindestens 3–5 Nadellagen pro Muskel (2–3 Einstiche und Verschieben der Nadel nach Einstich) abgeleitet werden.

Verschiedene Hersteller bieten rechnergestützte EMG-Systeme an, bei denen die Potenzialanalyse automatisch durchgeführt wird, an. Hierdurch soll die Gefahr der subjektiv gefärbten Interpretation der Potenziale motorischer Einheiten verringert wird. Die bisher erhältlichen Programme können aber die Untersuchung durch einen erfahrenen Auswerter noch nicht ersetzen.

Normales EMG

Bei völliger Entspannung finden im gesunden Muskel keine Depolarisationen statt, und EMG-Signale werden nicht registriert. Lediglich beim Einstechen der Nadelelektrode kommt es zu 2–3 kurzen Entladungen (Einstich- oder Verletzungsaktivität). Die Potenziale motorischer Einheiten haben 2–4 Phasen, sie werden mit einer normalen Entladungsfrequenz (5–8/s) rekrutiert. Zuerst erscheinen niedrigamplitudige Potenziale entsprechend kleiner motorischer Einheiten, bei zunehmender Kraftentwicklung treten mehr und höheramplitudige Potenziale hinzu, die sich bei maximaler Innervation zu einem dichten Muster (Interferenzmuster; ◘ Abb. 3.4) summieren. Neben der Rekrutierung zusätzlicher motorischer Einheiten kommt es bei zunehmender Innervationsstärke auch zu einer Erhöhung der Entladungsfrequenz (bis max. 18–20/s). Endplattenrauschen ist, wie die normale Einstichaktivität, eine nichtpathologische Spontanaktivität, die vermutlich Folge der Verstärkung von Miniaturendplattenpotenzialen ist und die bei Änderung der Nadellage verschwindet.

Pathologische Spontanaktivität

Fibrillationen und positive scharfe Wellen Zur pathologischen Spontanaktivität gehören Fibrillationspotenziale und positive scharfe Wellen (PSW). Beide haben einen positiven Abgang (definitionsgemäß nach unten), sind meist niedrigamplitudig (etwa 100 µV) und kurz (etwa 5 ms). Ihre ausgeprägt regelmäßige Entladungsfolge und ihre Form lassen sie von anderen Wellen (wie Endplattenspikes und Willkürpotenzialen, s. u.) unterscheiden. Bei Denervierung tritt diese pathologische Spontanaktivität etwa 10–14 Tage nach Durchtrennung des Nerven auf und nimmt über Monate zu, um dann über Jahre hinweg wieder abzunehmen. Bei Myopathien ist die Spontanaktivität seltener als bei Neuropathien und meist geringer ausgeprägt. Fibrillationen und PSW sind mit dem bloßen Auge nicht am Muskel zu sehen.

Myotone Entladungen Bei bestimmten Muskelerkrankungen (Na/K-Kanalkrankheiten, wie Myotonia dystrophica Curschmann Steinert) finden sich im entspannten Muskel spontane, myotone Entladungsserien. Diese Entladungsserien bestehen meist aus hochfrequenten Fibrillationspotenzialen, die amplituden- und frequenzmoduliert sind. Diese Entladungsserien klingen wie ein aufheulendes Motorrad. Myotone Entladungsserien sind die einzige Spontanaktivität, die spezi-

Tab. 3.1 Myopathie versus Neuropathie

Art der Schädigung	Spontanaktivität	PmE	Interferenzmuster
Neurogen	Fibrillationen PSW, bizarre hochfrequente Entladungsserien	Verlängerte Potenzialdauer, polyphasisch, großamplitudig	Gelichtet, großamplitudig
Myogen	Spärlich Fibrillationen PSW, Sonderform: myotone Entladungsserien	Kurz bis normale Potenzialdauer, polyphasisch, kleinamplitudig	»Früh dicht«, kleinamplitudig

fisch für eine bestimmte Erkrankungsklasse (Myotonien) ist. Davon manchmal schwer abgrenzbar sind bizarre, zumeist hoch-, bisweilen auch niederfrequente **komplexe repetitive Entladungsserien**. Diese sind wesentlich frequenzstabiler (akustisch: Tonhöhe) und weisen meist auch eine gleich bleibende Amplitude (akustisch: Lautstärke) auf. Sie können aus komplexen Sequenzen von Einzelfaserpotenzialen zusammengesetzt sein, mit einer inkompletten Kopplung dieser Komplexe, die wie ein stotternder Motor akustisch imponiert. Diese Entladungsserien sind meist viel länger als die myotonen und enden oft abrupt. Komplexe repetitive Entladungsserien sind nicht spezifisch und treten vor allem bei chronisch neurogenen Schäden auf.

Faszikulationen Bei der chronischen Denervierung finden sich häufig auch Faszikulationen. Das sind hochamplitudige, meist polyphasische PmE, die irregulär auftreten und klinisch als ein Zucken einzelner Muskelfaserbündel mit dem bloßen Auge zu sehen sind. Faszikulationen finden sich jedoch in geringem Umfang auch beim Gesunden, z. B. nach intensiver sportlicher Betätigung.

Pathologische Potenziale motorischer Einheiten

Bei leichter Willkürinnervation kann man die PmE beurteilen. Hierbei wird vor allem die Potenzialdauer und Anzahl der Phasen, wie auch die Amplitudengröße berücksichtigt. Normale PmE haben zwischen 2 und 4 Phasen und eine für den jeweiligen Muskel typische mittlere Potenzialdauer. In jedem gesunden Muskel können jedoch einige Potenziale gefunden werden, die eine vom Mittelwert abweichende Potenzialdauer haben und eine vermehrte Phasenzahl aufweisen (Polyphasie = mehr als 4 Phasen). Die Aussage über Potenzialdauer (um 10 ms) und Phasenzahl ist also eine statistische und exakt nur mit Hilfe einer genauen Potenzialanalyse möglich, mit der auch die Normalwerte gewonnen wurden. Für die Praxis bedeutet dies, dass einige wenige polyphasische Potenziale auch ohne krankhafte Bedeutung in jedem normalen Muskel gefunden werden können.

Bei der exakten EMG-Untersuchung wird die Potenzialdauer und Phasenzahl von mindestens 20 verschiedenen PmE statistisch ausgewertet und mit alterskorrelierten Normwerten verglichen. Da ein Muskel nicht gleichmäßig erkrankt, sondern meist nur einzelne Muskelfasern betroffen sind (Abb. 3.4), ist es notwendig, den Muskel mit der Nadel an vielen verschiedenen Stellen zu sondieren. Wenn ein motorisches Axon oder die entsprechende motorische Vorderhornzelle geschädigt ist, sind die dazugehörigen Muskelfasern nicht mehr innerviert. Intakte Vorderhornzellen bilden Axonkollateralen und sprossen zu den nicht mehr innervierten Muskelfasern.

Neurogene oder myogene Läsion?

Für die in der Klinik wichtige Differenzierung von neurogenen und myogenen Veränderungen kann man folgende Kriterien nennen (Tab. 3.1).

- Bei **neurogenen Schädigungen** gehen ganze motorische Einheiten zugrunde. Hieraus resultiert eine Lichtung des Aktivitätsmusters. Die denervierten Muskelfasern reagieren überempfindlich auf Acetylcholin und zeigen spontane Entladungen (Fibrillationen, positive scharfe Wellen). Von erhalten gebliebenen PmE sprossen terminale Axonverzweigungen aus und koppeln denervierte Muskelfasern an noch intakte PmE an (Sprouting, Abb. 3.4b). Hieraus resultiert eine Vergrößerung des Territoriums und damit der Amplitude der verbliebenen motorischen Einheit, eine Verlängerung der Potenzialdauer und eine Desynchronisierung der Potenzialanteile (Polyphasie). Das Aktivitätsmuster ist entsprechend dem Ausfall von motorischen Einheiten gelichtet.
- Bei einer **myogenen Schädigungen** gehen dagegen Muskelfasern diffus, ohne Bindung an motorische Einheiten zugrunde. Die Zahl der zu einer PmE gehörenden Muskelfasern wird geringer und damit ihr Territorium kleiner. Die Amplituden der PmE werden deshalb niedrig und kürzer, können desynchronisieren und daher polyphasisch werden. Die Zahl der motorischen Einheiten bleibt jedoch lange konstant. Infolgedessen bleiben die maximalen Aktivitätsmuster dicht, sie werden sogar früher dicht als es der Kraftentwicklung entspricht (vorzeitig dichtes Interferenzmuster). Fibrillationspotenziale können auftreten. Ihre Anwesenheit spricht nicht gegen eine Myopathie.

Trotz dieser anschaulichen Regeln (Tab. 3.1) kann im Einzelfall die Differenzierung zwischen neurogen und myogen sehr schwierig sein.

In Abb. 3.4c sind exemplarisch die Potenziale motorischer Einheiten aus einem normalen Muskel, einem durch Myopathie veränderten Muskel und aus einem Muskel mit neurogener Läsion dargestellt. Als Faustregel kann man sich merken,

- dass bei chronischen neurogenen Läsionen die PmE polyphasisch, vergrößert und verlängert sind,
- während bei primären Muskelkrankheiten die PmE verkürzt, erniedrigt und polyphasisch werden.

Pathologisches Aktivitätsmuster bei maximaler Willküraktivität

Im gesunden Muskel werden bei maximaler Willküraktivität so viele PmE rekrutiert, das eine Grundlinie auf dem Oszillografen nicht mehr zu erkennen ist (dichtes Interferenzmuster).

- Bei **peripheren Nervenkrankheiten** kommt es zum Ausfall einzelner motorischer Einheiten und zu Lücken im Aktivitätsmuster (gelichtetes Aktivitätsmuster). Diese Lichtung kann bis auf nur noch ganz wenige erhaltene, hochamplitudige PmE fortschreiten. Gleichzeitig steigt aber die Entladungsfrequenz der verbleibenden motorischen Einheiten stark an: Die Folge ist ein Muster mit hochfrequenter Rekrutierung nur einzelner PmE bei kräftiger Innervation (hochfrequente Einzeloszillationen). Bei kompletter Nervenläsion ist keine Willküraktivität mehr möglich. Die Lichtung des Aktivitätsmusters ist sofort nach der Schädigung zu finden.
- Bei **Muskelkrankheiten** findet man dagegen eine sehr frühe kompensatorische Aktivierung aller erhaltenen motorischen Einheiten bei geringer Kraft (vorzeitige Rekrutierung). Das Muster kann daher früh dicht werden, die Amplitude der PmE ist jedoch verhältnismäßig niedrig. Beispiele für die Änderungen der Aktivitätsmuster finden sich ebenfalls in ◻ Abb. 3.4.

3.2.2 Elektroneurographie (ENG)

Die Elektroneurographie untersucht die Leitfunktion der motorischen und sensiblen Fasern eines peripheren Nerven nach elektrischer Stimulation.

Prinzip Die Bestimmung der neurographischen Parameter erfolgt mit dem gleichen Gerät, das auch zum EMG eingesetzt wird. Die Nervenleitgeschwindigkeiten (NLG) sind für verschiedene motorische und sensible Nerven, sogar für einzelne Abschnitte eines Nerven, sehr unterschiedlich und darüber hinaus temperaturabhängig (1–2 m/s pro °C) und altersabhängig, so dass ihre Beurteilung nur mit Hilfe von Normalwerttabellen möglich ist. Die Benutzung von Normalwerttabellen setzt eine konsequente Vereinheitlichung der Untersuchungsbedingungen voraus.

Krankhafte **Veränderungen der Markscheiden** beeinflussen die NLG besonders stark, und zwar stets in Richtung einer Reduktion. Wenn die Markscheiden der am schnellsten leitenden Fasern betroffen sind, kann die NLG-Reduktion extrem sein. **Primär axonale Schädigungen** dagegen haben oft zunächst keine oder nur eine geringe Änderung der NLG zur Folge. Die Amplitude des abgeleiteten Antwortpotenzials wird jedoch sehr niedrig.

Methoden Nach einem überschwelligen Reiz wird in Nervenfasern ein fortgeleitetes Aktionspotenzial ausgelöst. Dieses Potenzial wird vom Reizort aus nach beiden Seiten weitergeleitet: orthodrom, d. h. in Richtung der physiologischen Leitung des betreffenden Nerven, und antidrom, d. h. entgegengesetzt. Bei markhaltigen Nervenfasern erfolgt die Erregungsleitung saltatorisch. Je dicker die Markscheidenumhüllung ist und je größer der Internodienabstand (Abstand zwischen zwei Ranvier-Schnürringen), desto höher ist die NLG. Mit den üblichen Elektroneurographien bestimmt man die NLG der am schnellsten leitenden Fasern des stimulierten Nerven.

- **Motorische Elektroneurographie:** Hierbei wird ein Nerv an mehreren Stellen supramaximal stimuliert, und die motorische Antwort, das Muskelsummenaktionspotenzial (MSAP), wird in einem distalen Muskel mit Oberflächenelektroden (selten mit Nadelelektroden) abgeleitet (◻ Abb. 3.5). Die Differenz der Latenzen vom Reiz bis zum MSAP wird in Relation zur Entfernung zwischen den Reizstellen gesetzt. Hierdurch kann die Nervenleitgeschwindigkeit (NLG; gemessen in m/s) errechnet werden. Gesucht wird speziell nach umschriebenen Leitungsverzögerungen, die auf eine fokale Schädigung hinweisen können. In manchen Fällen kommt auch der distalen Latenz (Überleitungszeit vom distalen Stimulationsort zum Muskel, dmL; gemessen in ms) diagnostische Bedeutung zu. Auch hierfür gibt es Referenzwerte. Form und Amplitude (gemessen in mV) des MSAP werden ebenfalls beurteilt, da bei leichten axonalen Läsionen die maximalen Leitgeschwindigkeiten normal bleiben können. Eine Verbreiterung und Aufsplitterung des MSAP kann auf eine erhöhte Dispersion der NLG im Faserspektrum hinweisen.
- **Stimulationselektromyographie (Überprüfung der Funktion der motorischen Endplatte):** Bei Störungen der Übertragungsfunktion der motorischen Endplatte wird eine Modifikation der motorischen ENG, die Frequenzbelastung der motorischen Endplatte, ausgeführt. Hierbei wird der motorische Nerv frequent (3–20 Hz) supramaximal gereizt und die Amplitude der hierdurch erzeugten MSAP fortlaufend registriert. Bei einer Myasthenie (► Kap. 34) oder einem paraneoplastischen myasthenen Syndrom (► Kap. 13, dort auch Abbildung) findet man typische Veränderungen in den Amplituden der MSAP.
- **Sensibel-antidrome Elektroneurographie:** Bei der sensibel-antidromen ENG wird die antidrome Erregungsausbreitung in sensiblen Nerven ausgenutzt. Man reizt einen Nerven und leitet distal von Fingern oder Zehen mit Oberflächenelektroden das hierdurch ausgelöste sensible Nervenaktionspotenzial (SNAP) eines Digitalnerven ab. Da keine synaptische Übertragung zwischengeschaltet ist, kann man bereits aus einem Messwert (dsL) und der Distanz die sensibel-antidrome NLG berechnen (Geschwindigkeit = Weg/Zeit). Die sensibel-antidrome Technik ist eine gute Screening-Methode, die ohne großen Aufwand vorgenommen werden kann.

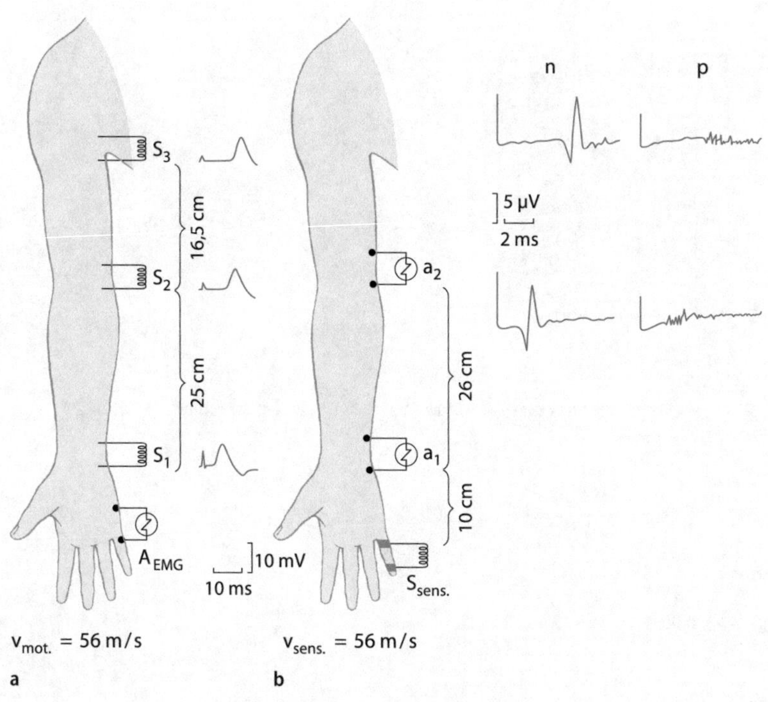

Abb. 3.5a,b Messung der motorischen (a) und sensiblen (b) Erregungsleitungsgeschwindigkeit am N. ulnaris. S_{1-3} Stimulationsorte; a_1, a_2 Ableitungsorte. Die Kurvenausschnitte zeigen jeweils den Reizeinbruch und die mit unterschiedlicher Latenz einsetzende Reizantwort. n normales sensibel orthodromes Potenzial; p pathologisches sensibel orthodromes Potenzial bei distaler Ulnarisläsion. (Adaptiert nach Mumenthaler u. Schliack 1965)

- **Sensibel-orthodrome Elektroneurographie:** Die sensibel-orthodrome ENG ist aufwändiger, führt aber zu Ergebnissen von höherer Aussagekraft. Elektrisch gereizt werden die sensiblen Nerven, z. B. eines Fingers. Die Ableitung des hierdurch ausgelösten SNAP erfolgt in der Regel mit unipolaren Nadelelektroden transkutan in der Nähe des Nervenstamms. Der Einsatz der orthodromen Technik ist besonders bei Polyneuropathien und Engpasssyndromen von Interesse.

Klinische Anwendung Mit Hilfe der Elektroneurographie lassen sich die verschiedenen Störungen der Nervenleitung (motorisch und/oder sensibel) objektivieren und lokalisieren. So führen Läsionen der Markscheiden (lokal oder generalisiert) zu einer Verminderung der NLG, während axonale Läsionen zunächst geringe NLG-Veränderungen hervorrufen, jedoch die Amplituden der motorischen und/oder sensiblen Antwortpotenziale reduzieren.

Eine fokale Störung der Erregungsfortleitung an einem Nerven, beispielsweise infolge einer Druckläsion, kann am Ort der Schädigung elektroneurographisch einen sogenannten Leitungsblock verursachen: Stimuliert man einen derart geschädigten Nerven elektrisch distal und proximal des Läsionsorts, resultiert hieraus eine Amplitudenreduktion (exakter: Reduktion der Fläche unter der Kurve) des Antwortpotenzials bei proximaler Stimulation im Vergleich zum Stimulationsort distal der Läsion. Bei Vorliegen eines kompletten (vollständigen) Leitungsblocks kann bei Elektrostimulation proximal der Schädigungsstelle kein Antwortpotenzial mehr ausgelöst werden, während dieses bei distaler Stimulation regelrecht erhältlich ist. Außer bei akuten Nervendruckschädigungen findet man Leitungsblöcke in der Regel auch bei entzündlich-demyelinisierenden Prozessen, v. a. der multifokalen motorischen Neuropathie (MMN; ► Kap. 32.6), oder der hereditären Neuropathie mit Neigung zu Druckparesen (HNPP; ► Kap. 32.5).

3.2.3 Reflexuntersuchungen

Orbicularis-oculi-Reflex (Blinkreflex)

Prinzip Dies ist die Messung des elektrisch ausgelöste »Augenschlussreflex«.

Ableitung im Zweikanalbetrieb mit Oberflächenelektroden von beiden Mm. orbiculares oculi, elektrische Reizung des N. trigeminus am Foramen supraorbitale. Als Antwort registriert man eine ipsilaterale, synchronisierte, frühe Reflexkomponente (R1), die oligosynaptisch ist und eine bilaterale, desynchronisierte, späte, polysynaptische Komponente (R2, R2'; ■ Abb. 3.6).

Anwendung Der Blinkreflex hat seinen Platz in der Diagnostik von Läsionen der Nn. trigeminus und facialis, bei Hirnstammläsionen und bei der elektrophysiologischen Diagnostik der multiplen Sklerose.

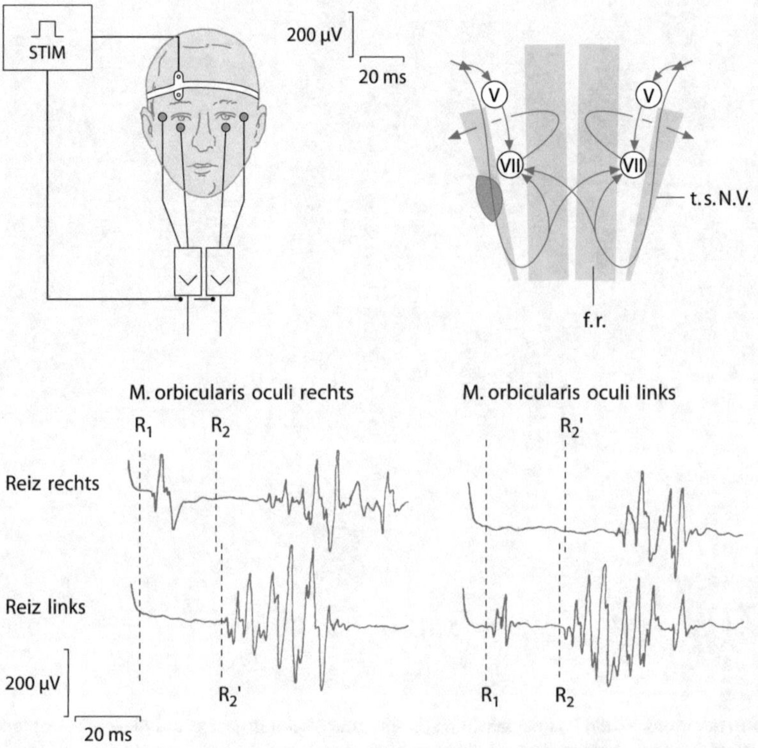

Abb. 3.6 Elektrisch ausgelöster Orbicularis-oculi-Reflex. Oben links ist die schematische Untersuchungsanordnung des Blinkreflexes, oben rechts eine Darstellung des Reflexbogens und unten die bilaterale Ableitung des Blinkreflexes bei Reiz auf der rechten Seite wiedergegeben. *t.s.N.V.* Tractus spinalis N. trigemini; *f.r.* Formatio reticularis. Die R_2'-Komponente wird durch die kreuzenden Bahnen vermittelt. Die vertikalen, unterbrochenen Linien markieren die Normwertgrenzen für die einzelnen Reflexkomponenten. Bei Auslösung des Reflexes rechts erkennt man eine Verspätung der R_2- und R_2'-Komponenten (obere Registrierungen), während bei Auslösung links (untere Registrierungen) die Latenzen aller ipsi- und kontralateralen Reflexkomponenten im Normbereich liegen. Dieses Störungsmuster weist auf eine laterale pontomedulläre Läsion (spinaler Trigeminuskern rechts) hin (grauer Bezirk in der anatomischen Skizze). (Adaptiert nach Stöhr 1980 u. Hacke 1983)

Masseterreflex und Kieferöffnungsreflex

Prinzip Der **Masseterreflex** wird mit Nadel- oder Oberflächenelektroden abgeleitet. Die Reflexauslösung erfolgt so wie bei der klinischen Untersuchung. Eine elektronische Schaltung ermöglicht es, dass die Reflexauslösung durch den Hammer die Dokumentation auf dem Bildschirm auslöst.

Der **Kieferöffnungsreflex**, ein Schutzreflex, der klinisch durch Unterbrechung der Muskelaktivität in der Kaumuskulatur nach sensibler Reizung der Zunge, der Lippen oder Wangenschleimhaut charakterisiert ist, wird nach sensibler Stimulation des Lippenrots bei gleichzeitiger Ableitung der Muskelaktivität der willkürlich aktivierten Masseteren untersucht. Die Reflexantwort ist das Sistieren der Aktivität in den Muskeln (→ Kieferöffnung).

Anwendung Der Masseterreflex ist als ergänzende Untersuchung bei der Frage nach peripheren oder zentralen Trigeminusläsionen von Bedeutung. Der Kieferöffnungsreflex wird bei Verdacht auf Hirnstammläsionen untersucht. Beim Tetanus ist dieser Reflex durch Dauerinnervation aufgehoben.

H-Reflex und F-Welle

Prinzip Der **H-Reflex** (Hoffmann-Reflex) ist ein elektrisch ausgelöster Eigenreflex. Die Afferenz läuft orthodrom über die Ia-Afferenzen über die Hinterwurzeln zum Rückenmark, wird auf die motorischen Vorderhornzelle verschaltet und die Efferenz läuft über die Vorderwurzeln und motorische Nervenfasern zum Muskel. Der H-Reflex ist beim Erwachsenen ohne Vorspannung am leichtesten von der Wadenmuskulatur auszulösen. Er entspricht dann dem Achillessehnenreflex. Er wird durch relativ geringe Reizstärken ausgelöst, die zu schwach sind, um über direkte Reizung der motorischen Fasern schon eine Muskelantwort auszulösen.

Im Gegensatz dazu ist bei der Untersuchung der **F-Wellen** eine stark überschwellige Reizung erforderlich. Die F-Welle wird nicht über die Hinterwurzel, sondern durch antidrome Aktivierung der Motoneurone über die Vorderwurzel zum Rückenmark ausgelöst. Es kommt zu einer Art Spiegelentladung an der motorischen Vorderhornzelle, die sich nach dem antidromen Stimulus efferent entlädt. Die F-Welle lässt sich konstant von verschiedenen Bein- und Hand-(Arm-)Muskeln ableiten.

Facharztbox

Weitere Reflexuntersuchungen

Long-loop-Reflex (LLR). Mechanisch gesteuerte, abrupte Bewegungen der Finger oder die elektrische Reizung sensibler oder gemischter Nerven am Arm führen zu einer in den Handmuskeln registrierbaren, transkortikal verschalteten Reflexantwort. Diese Reflexantwort ist erst durch Summierung gleichgerichteter Signale sicher registrierbar. Darüber hinaus muss der Handmuskel, über dem abgeleitet wird, gering angespannt werden. Bei vollständiger Entspannung ist die Reflexantwort nicht zu erhalten. Dieser LLR (so genannt wegen der supraspinalen Verschaltung) ist verändert bei Läsionen des Hinterstrang-Lemniskus-Systems, des sensomotorischen Kortex und der Pyramidenbahn. Wegen dieses langen Reflexbogens werden bei einer multiplen Sklerose häufig pathologische Veränderungen gefunden. Darüber hinaus wurden typische Veränderungen bei myoklonischen Erkrankungen beschrieben. Im Krankheitsverlauf einer Chorea Huntington fällt der Reflex sehr früh aus.

Bulbokavernosusreflex und Analreflex. Nach elektrischer Stimulation des N. pudendus am Penisschaft wird mit EMG-Nadelelektroden im M. bulbocavernosus beidseitig eine Reflexantwort registriert. Diese zeigt eine frühe und eine späte Komponente. Die Latenz der ersten Komponente wird herangezogen als Maß für eine intakte Leitung im spinalen Reflexbogen. Pathologische Veränderungen können bei peripheren, spinalen und weiter zentralen Läsionen gefunden werden. Die selten angewandte Untersuchung kann dazu beitragen, neurogene erektile Dysfunktionen von psychogen verursachten Störungen zu trennen. Überschwellige elektrische Stimulation der vom N. pudendus versorgten Regionen bei Mann und Frau führen zur reflektorischen Anspannung des M. sphincter ani externus, die mit Oberflächen- und Nadelelektroden abgeleitet werden kann. Diese objektive Untersuchung des Analreflexes ist von Bedeutung bei der Analyse von Sphinkterfunktionsstörungen und wird bei der Abklärung von Multisystematrophien (▶ Kap. 25) eingesetzt.

Urodynamographie. Dies ist eine kombinierte klinisch-apparative Diagnostik, bei der verschiedene Aspekte der Harnentleerung simultan registriert und ausgewertet werden. Blasenentleerungsdruck, Flussdynamik, Sphinkterdruck und Elektromyogramm der Beckenboden- und Blasenmuskulatur werden untersucht. Oft werden auch noch der Bulbocavernosus-Reflex, der Sphinkter-ani-Reflex oder Pudendus-evozierte Potenziale untersucht. Wie die Diagnostik der erektilen Impotenz, werden diese Untersuchungen meist in spezialisierten urodynamischen Labors an urologischen Kliniken durchgeführt. Der Neurologe wird aber häufig um seinen Beitrag zur Frage einer zentralen Mitbeteiligung bei einer solchen Störung gebeten.

Reflexpolygraphie. Hierbei werden Mehrkanalableitungen von Körperstammmuskeln nach elektrischer oder taktiler Reizung und bei Spontanbewegungen untersucht. Die Methode ist von Interesse bei seltenen Störungen reflektorischer spinaler oder zerebraler Übererregbarkeit (▶ Kap. 24.5, Stiff-person-Syndrom) und wird nur in spezialisierten Zentren durchgeführt.

Galvanischer Hautreflex (»sympathetic skin response«, SSR). Dieser Reflex ist Vielen als Teil der Lügendetektormethodik bekannt. Er beruht darauf, dass eine emotional bedingte (→ limbisches System), unbewusste, leichte Vermehrung der Schweißsekretion zu einer Veränderung des elektrischen Hautwiderstands führt (mehr Feuchtigkeit = geringerer Widerstand), die mit einer einfachen Versuchsanordnung gemessen werden kann. Auch nach Schmerzreizen kommt es mit Latenz von wenigen Sekunden zu einer nicht nur auf die gereizte Extremität beschränkten Änderung des Hautwiderstands. Das Verfahren kann für den Läsionsnachweis peripherer Nervenläsionen mit herangezogen werden.

Anwendung Beide Methoden haben praktische Bedeutung bei der Diagnose von entzündlichen, proximalen Nervenläsionen, bei denen der H-Reflex ausfällt und die F-Wellen rarefiziert und zeitlich dispers werden. Ihre Bedeutung für die Diagnostik mechanischer Nervenwurzelschäden durch Bandscheibenvorfälle oder Tumoren ist gering, zumal die meisten F-Wellen über mehrere Wurzeln vermittelt werden.

Weitere Reflexuntersuchungen ▶ Facharztbox.

3.2.4 Transkranielle Magnetstimulation (TMS)

Mit dieser Methode kann schmerzlos die Impulsleitung im Tractus corticospinalis und im peripheren Nerven sowie in bestimmten motorischen Hirnnerven gemessen werden. Kontraindikationen sind bekannte Epilepsie und Metallimplantate in Kopfnähe.

Methodik Eine Magnetspule wird über dem Stimulationsort auf dem Kopf platziert (◘ Abb. 3.7). Der Ort wird für Messungen in der »Pyramidenbahn« für Arm und Hand über dem Vertex, für Bein und Fuß einige Zentimeter davor gewählt. Durch einen kurzen Stromimpuls wird im Zentrum der Spule ein Magnetfeld von bis zu 3 Tesla erzeugt. Dieses induziert wiederum einen Stromfluss im Motorkortex und löst hier Aktionspotenziale aus. Diese laufen durch den gesamten Tractus corticospinalis, werden im Vorderhorn verschaltet und laufen von dort über den peripheren motorischen Nerv bis zu den Muskeln. Gemessen werden Latenz und Amplitude der hierdurch evozierten motorischen Antwortpotenziale, die mit Oberflächenelektroden über Arm- oder Beinmuskeln abgeleitet werden. Mit der kortikalen Stimulation bestimmt man die gesamt-motorische Latenz (gmL). Man kann auch durch Positionierung der Spule über der Wirbelsäule die motorischen Nervenwurzeln erregen und damit die periphere Leitzeit (peripher-motorische Latenz, pmL) bestimmen. Die angenäherte zentral-motorische Latenz (zmL) ergibt sich aus der Differenz von gmL und dmL. Vorinnervation eines Muskels verkürzt die Latenz und erhöht die Amplitude des Antwortpotenzials.

Anwendung Bei der multiplen Sklerose ist eine Verlängerung der zmL ein charakteristischer Befund der auf eine Lä-

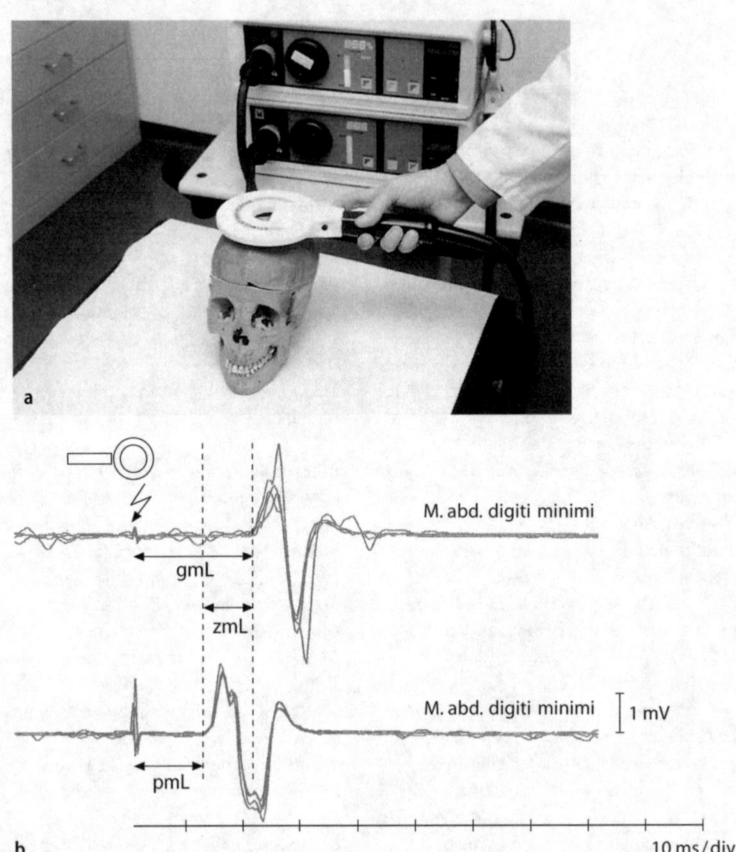

Abb. 3.7a,b Transkranielle Magnetstimulation. Stimulationsspule über dem Vertex. **a** Position der Stimulationssonde über dem Vertex, **b** Ableitung der Potenziale nach transkranieller magnetischer Stimulation. *Oben:* gesamt-motorische Latenz (*gmL*) bei Reizung über dem Kortex und Ableitung am Hypothenar; *unten:* peripher-motorische Latenz (*pmL*) bei Reizung über Dornfortsatz HW_7). Rechnerisch ergibt sich aus der Differenz der beiden Latenzen die zentral-motorische Latenz (*zmL*)

sion des Tractus corticospinalis hinweist. Mitunter lässt sich auch bei der amyotrophen Lateralsklerose eine zmL-Verlängerung nachweisen, eine normale zmL schließt aber eine Beteiligung des ersten Motoneurons nicht aus. Eine erhöhte kortikale Schwellenreizstärke, die Verminderung der Antwortamplitude oder eine Potenzialdispersion können ebenfalls Hinweis auf eine Schädigung sein, sind aber weniger scharfe Kriterien als Latenzverlängerungen. Psychogene Lähmungen können dann identifiziert werden, wenn sie klinisch massiv erscheinen und die Werte bei der Magnetstimulation normal sind.

Bei der peripheren Nervenleitung ist die konventionelle elektrische Stimulation der magnetischen Stimulation überlegen, da sie fokaler reizt. Lediglich an Orten, an denen der Nerv sehr tief liegt und der elektrischen Stimulation schwer zugänglich ist, kommt die Magnetstimulation zur Anwendung (z. B. Plexus cervicobrachialis, N. ischiadicus im proximalen Abschnitt).

3.2.5 Evozierte Potenziale (EP)

Prinzip Die Veränderungen der elektroenzephalographischen (EEG-)Kurve, die als Reaktion auf wiederholte sensorische Reize entstehen, werden durch reizgekoppelte elektronische Mittelung (»averaging«) aus dem zufällig verteilten EEG-Grundsignal herausgehoben (▫ Abb. 3.8). Die Ableitung erfolgt mit Oberflächenelektroden von der Kopfhaut, wobei die differente Elektrode über dem Potenzialmaximum (okzipital bei VEP, kontralateral-parietal bei SEP) platziert wird. Aus dem Spektrum der möglichen Reaktionspotenziale haben die evozierten Potenziale

- nach visueller Stimulation (VEP),
- nach somatosensibler Stimulation peripherer Nerven (SEP) und
- die frühen Potenzialveränderungen nach akustischer Stimulation (BAEP)

einen festen Platz in der neurophysiologischen Diagnostik gewonnen.

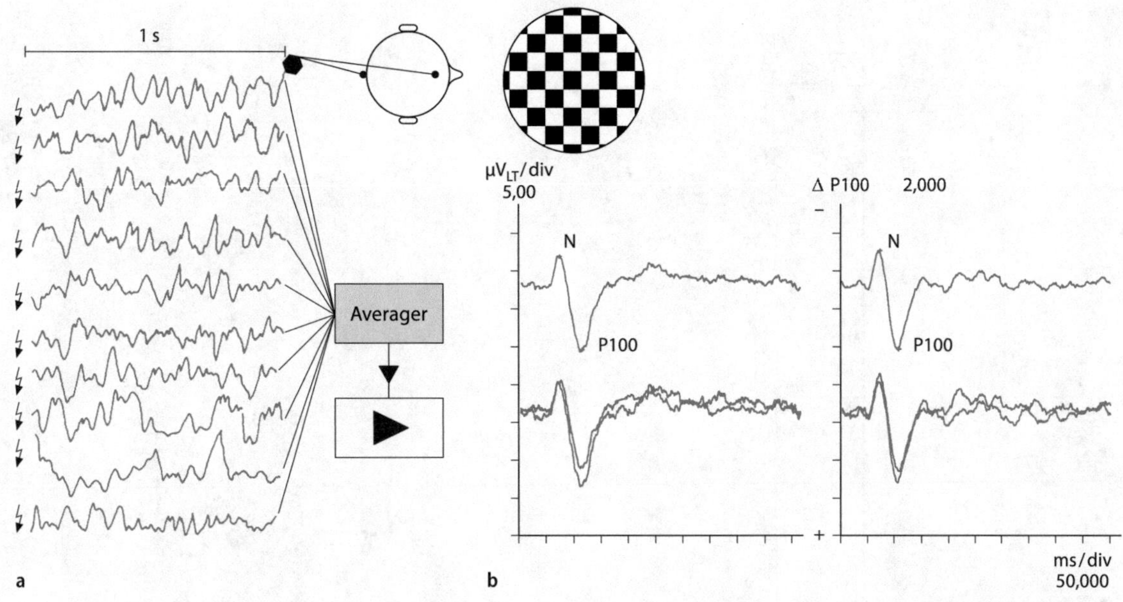

Abb. 3.8a,b a Registrierung der visuellen Reaktionspotenziale nach Stimulation mit Schachbrettmuster. Durch elektronische Mittelung einer Anzahl einzelner EEG-Abschnitte *(links)* wird die reizabhängige Spannungsänderung im EEG herausgehoben *(rechts)* (Aus Vogel 1981), **b Visuell evozierte Potenziale (TV-Stimulation) im Seitenvergleich.** Untere Zeilen 2 reproduzierte Einzeldurchgänge; obere Zeilen summiertes Potenzial. (Aus Hacke 1986)

Die Potenziale werden durch Form, Amplitude und vor allem Latenz der prägnanten positiven und negativen Potenzialanteile charakterisiert, die nach Polarität (P oder N) und mittlerer Latenz (in ms) in einem Normalkollektiv bezeichnet werden. Für die frühen akustischen Potenziale gilt eine andere Nomenklatur.

Experimentell werden evozierte Potenziale in den kognitiven Neurowissenschaften mit weit komplexeren Reizen evoziert und von multiplen Elektroden über dem ganzen Kopf abgeleitet (vgl. funktionelles MRT, ► Abschn. 3.3, MEG, ► Abschn. 3.2, und PET, ► Abschn. 3.3). Potenziale wie die P300 hängen dabei nicht nur vom verwendeten Reiz, sondern auch von Aufmerksamkeit und Reaktion des Probanden ab und werden als ereigniskorrelierte Potenziale (ERP) bezeichnet. Hierzu gehört das Bereitschaftspotenzial, eine Welle langsamer Hirnaktivität, die Willkürbewegungen vorausgeht.

Visuell evozierte Potenziale (VEP)

Methodik Als Reiz werden Lichtblitze und Schachbrettmuster mit Kontrastumkehr verwendet. Der entscheidende diagnostische Parameter ist die Latenz einer sehr deutlichen positiven Auslenkung nach 100 ms (P100). Bei Gesunden lässt sich diese Welle oft schon nach wenigen Durchgängen identifizieren. In der Regel reichen 64–128 Durchgänge aus, um ein VEP darzustellen. Für die Dokumentation wird aber gefordert, dass das Potenzial mindestens einmal in gleicher Qualität reproduziert wird (■ Abb. 3.8). Die VEP können auch gesichtsfeldabhängig und mit unterschiedlichen Mustergrößen bei nicht kooperationsfähigen Patienten zur annähernden Bestimmung der Sehschärfe eingesetzt werden.

Anwendung Ihre überragende Bedeutung haben die VEP in der Diagnostik der multiplen Sklerose (MS). So ist das VEP bei der akuten Retrobulbärneuritis abgeschwächt oder ausgefallen und später im Verlauf deutlich latenzverzögert. Die VEP finden auch Interesse in der Diagnostik vaskulärer und degenerativer Läsionen der Sehnerven und der Sehbahnen. Mit der Standardtechnik lassen sich allerdings nur Aussagen über das makulopapilläre Bündel des N. opticus machen.

Somatosensibel evozierte Potenziale (SEP)

Methodik In der klinischen Diagnostik werden die SEP durch elektrische Stimulation der Nervenstämme und durch Mittelung von ca. 200 Durchgängen bei Ableitung über dem kontralateralen sensiblen Projektionsgebiet registriert. Für die klinische Beurteilung werden nur die ersten positiven und negativen Auslenkungen gemessen (■ Abb. 3.9), die im primären somatosensorischen Kortex generiert werden. SEP können auch über dem Armplexus und über der Wirbelsäule abgeleitet werden. Damit ist eine fraktionierte Untersuchung der gesamten somatosensorischen Bahn möglich. In der üblichen Konfiguration werden vor allem der Beitrag schnell leitender epikritscher und propriozeptiver Fasern und die Bahnen der Hinterstränge untersucht. Aussagen sind über den Vergleich mit Normalwerten der Latenzen und im Seitenvergleich möglich. SEP sollten immer im Seitenvergleich beurteilt werden.

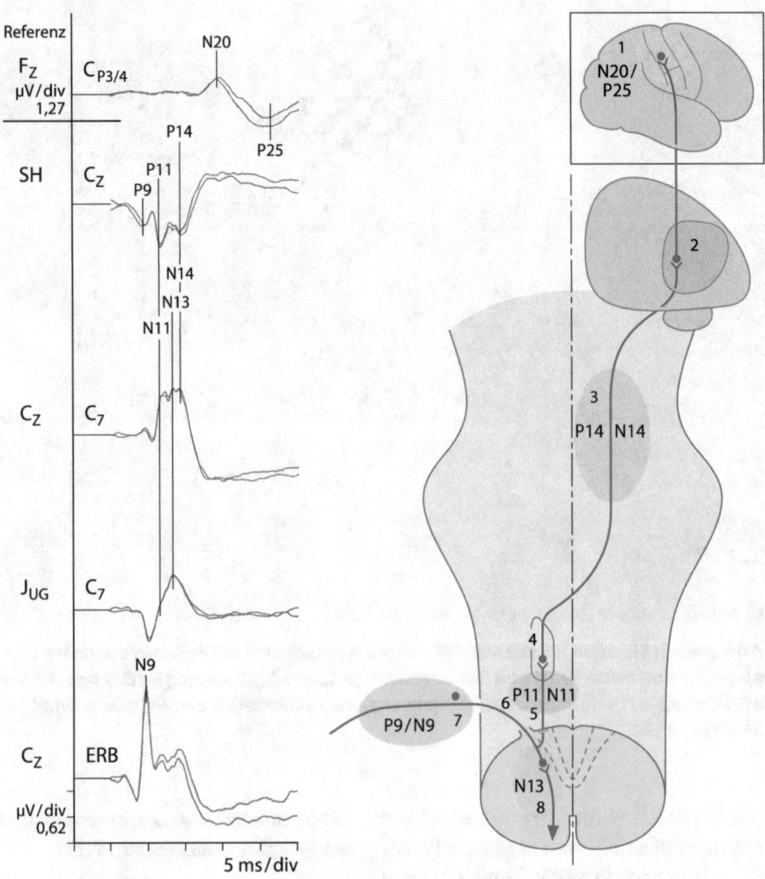

■ **Abb. 3.9 Somatosensibel evozierte Potenziale nach Stimulation des N. medianus.** Ableitungen über dem zum Reiz kontralateralen Handfeld ($C_{P3/4}$) mit einer Referenz bei Fz, vom Vertex (Cz) zur reizkontralateralen Schulter (SH), von HWK 7 (C_7 zum Vertex bzw. zum vorderen Hals (Jug Fossa jugularis) und vom Erb-Punkt (Fossa supraclavicularis) zum Vertex. Anatomische Zeichnung: *1* Gyrus postcentralis; *2* Thalamus, Nucl. ventralis posterolateralis; *3* Lemniscus medialis; *4* Nucl. cuneatus; *5* Fasciculus cuneatus; *6* Radix dorsalis nervi spinalis; *7* Ganglion spinale; *8* spinale Interneurone. (Mit freundlicher Genehmigung von H. Buchner, Recklinghausen)

Anwendung Zum Nachweis einer Leitungsverzögerung in den Hintersträngen (sowie im Lemniscus medialis und der thalamokortikalen Projektion) bei der MS, der funikulären Myelose, oder bei zervikalen Myelopathien. Bei unklaren Sensibilitätsstörungen oder dem Verdacht auf psychogene Gefühlsstörungen sollte die Aussagekraft des SEP nicht überschätzt werden, solange keine Anästhesie vorliegt. Andere Anwendungsgebiete sind die intraoperative Überwachung, z. B. bei Operationen am Rückenmark oder an der A. carotis. Ein beidseitig ausgefallenes kortikales Medianus-SEP 24–72 h nach hypoxischem Hirnschaden oder in den ersten Tagen nach Schädel-Hirn-Trauma ist mit einer sehr ungünstigen Prognose für das Wiedererlangen des Bewusstseins verbunden.

Frühe akustische Hirnstammpotenziale (FAHP)

Synonym »Brainstem auditory evoked potentials« (BAEP).

Methodik Für die neurologischen Untersuchungen wird durch Klicklaute (alternierender Sog und Druck) ein Ohr akustisch gereizt, das andere wird durch Rauschen vertäubt. Über Elektroden (Mastoid, Vertex) werden Änderungen des elektrischen Feldes im Frequenzspektrum von z. B. 100–3000 Hz registriert. Es müssen bei Normalhörenden zwischen 1000 und 2000 Reizerfolge gemittelt werden. Man erhält ein relativ charakteristisches Kurvenbild mit 5 nachweisbaren Wellen in den ersten 5–6 ms nach Reizbeginn, die in verschiedenen Stationen vom Hörnerven bis zum Mittelhirn entspringen und mit den römischen Ziffern I–V belegt werden (■ Abb. 3.10). Neben den Latenzen der einzelnen Spitzen ist auch der Abstand zwischen Welle III und V als Hirnstammlaufzeit von diagnostischem Interesse.

Anwendung Einsatz finden die BAEP in der Diagnostik vieler entzündlicher, vaskulärer, traumatischer und neoplastischer Hirnstammläsionen, bei der Überwachung von Operationen in der hinteren Schädelgrube und bei der objektiven Audiometrie (»brainstem evoked response audiometry«, BERA). Beim Vestibularisschwannom findet sich eine charak-

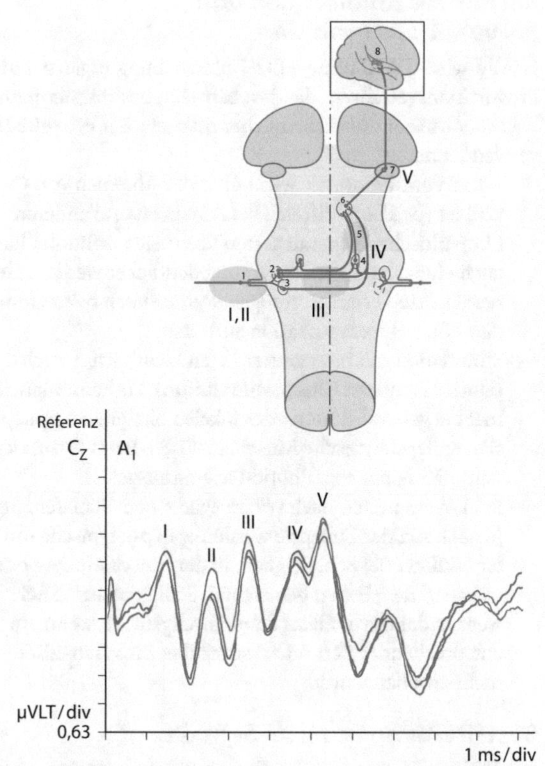

■ Abb. 3.10 Frühe akustisch evozierte Potenziale, Stimulation mit Klick, Ableitung vom Mastoid (A_1, ipsilateral zum Reiz) zum Vertex. Anatomische Zeichnung: *1* N. cochlearis; *2* Nucl. cochlearis dorsalis; *3* Nucl. cochlearis ventralis; *4* Corpus trapezoideum; *5* Lemniscus lateralis; *6* Colliculus inf.; *7* Corpus geniculatum med.; *8* Gyri temporales transversi. Die lateinischen Ziffern I–V bezeichnen die Wellen. Deren Generatoren sind in der anatomischen Zeichnung ebenfalls lateinisch mit I–V bezeichnet. (Mit freundlicher Genehmigung von H. Buchner, Recklinghausen)

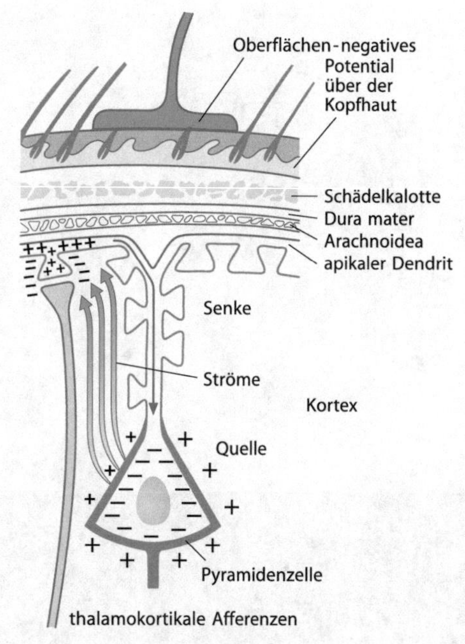

■ Abb. 3.11 Entstehung des EEG. Oberflächennegative langsame Hirnpotenziale werden durch Polarisation des Kortex erzeugt, indem thalamische Afferenzen die apikalen Dendriten von Pyramidenneuronen aktivieren. Die extrazellulären Ströme erzeugen auf der Kopfhaut messbare Potenziale. (Adaptiert nach Birbaumer u. Schmidt 1996)

teristische Verzögerung zwischen Welle I und III (und allen Folgewellen). Mittelschnelle (MAEP) und späte akustisch evozierte Potenziale (LAEP) werden im Hörkortex generiert. Sie werden z. T. in der Audiologie für die objektive Audiometrie verwendet.

3.2.6 Elektroenzephalographie (EEG)

Methodik

Die Elektroenzephalographie ist die Registrierung der bioelektrischen Aktivität des Gehirns. Die Quellen des spontanen EEG sind überwiegend postsynaptische Potenziale an den Pyramidenzellen des Kortex (■ Abb. 3.11). Wenn diese in größeren Verbänden synchronisiert sind, entstehen Potenzialschwankungen die von der Kopfhaut abgeleitet werden können. Die standardisierte Anordnung der Elektroden erfolgt nach dem sog. 10–20 System (■ Abb. 3.12a). Für Routine-EEG werden etwa 20 Elektroden verwendet, für spezielle Fragestellungen kann die Zahl deutlich höher liegen. Die Elektroden werden mit einem Verstärker verbunden (■ Abb. 3.12b), der als Differenzverstärker die Potenzialschwankungen zwischen zwei Elektroden abgreift. Meistens werden alle Elektroden gegen eine Referenzelektrode in der Mittellinie verschaltet. Um eine möglichst Artefakt arme Ableitung zu ermöglichen muss beim Anbringen der Elektroden ein möglichst geringer Elektrodenwiderstand erreicht werden. Bei den heute üblichen digitalen EEG-Geräten wird das analoge Signal nach der Verstärkung digitalisiert. Es ist dann möglich, das EEG nicht nur in der aufgezeichneten Anordnung auszuwerten, sondern andere Verschaltungen (sog. Montagen) können nachträglich berechnet werden (▶ Facharztbox: EEG-Montagen, Potenzialtopographie und Quellenlokalisation).

Die Darstellung des EEG erfolgt traditionell so, dass negative Potenziale nach oben und positive nach unten dargestellt werden. Bei Routine-EEG erfolgt eine Aufzeichnung über etwa 20 min, bei bestimmten Fragestellungen auch länger. Viele modere EEG-System können gleichzeitig mit dem EEG eine Videospur aufzeichnen, um das Verhalten des Patienten und insbesondere Anfälle synchron mit dem EEG zu dokumentieren. Dies spielt insbesondere für das EEG-Monitoring bei komplizierten Epilepsien eine Rolle, wo Video-EEG über viele Stunden bis zu Tagen, speziell auch in der Nacht, aufgezeichnet werden können.

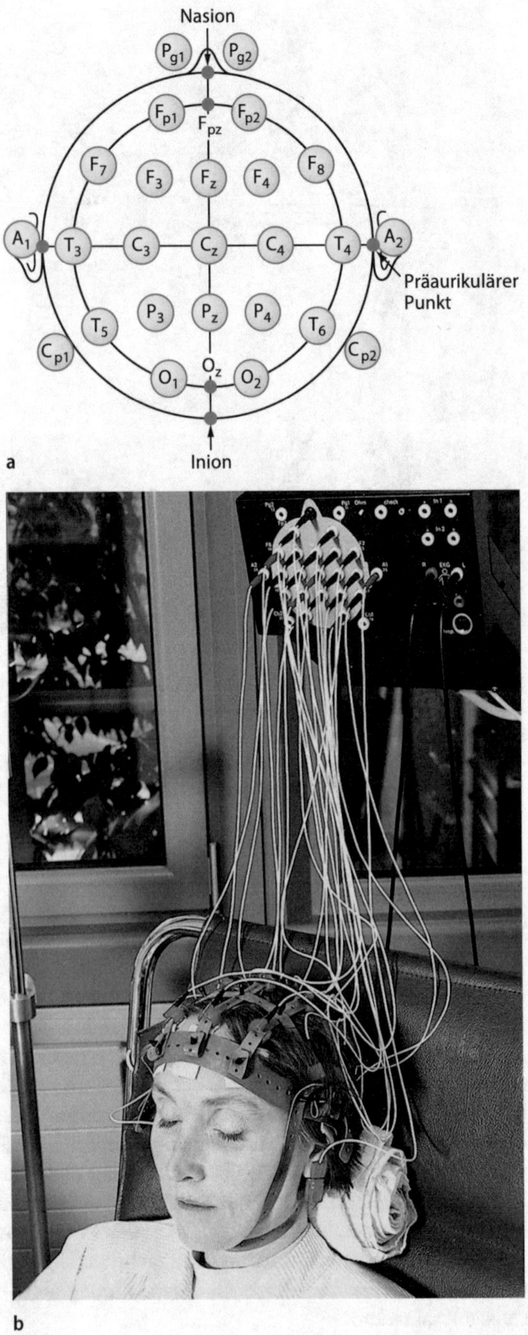

Nasion
P_{g1} P_{g2}
F_{p1} F_{pz} F_{p2}
F_7 F_3 F_z F_4 F_8
A_1 T_3 C_3 C_z C_4 T_4 A_2
Präaurikulärer Punkt
T_5 P_3 P_z P_4 T_6
C_{p1} C_{p2}
O_1 O_z O_2
Inion

a

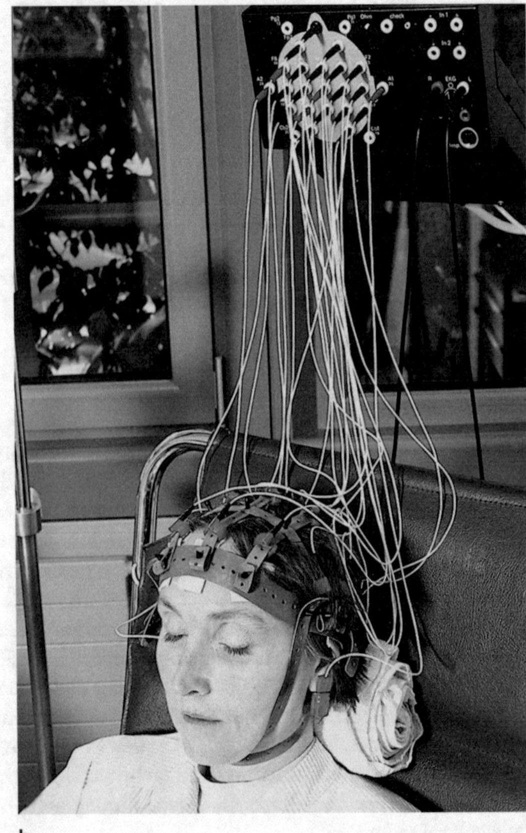

b

▪ Abb. 3.12a,b EEG-Elektroden-Platzierung. **a** EEG-Elektrodenschema nach internationaler Konvention (10–20-System), Schemazeichnung. **b** EEG-Haube nach dem 10–20-System mit Verbindung der Elektroden zum EEG-Vorverstärker

Besondere Ableitungen und Provokationsverfahren

Häufig wird die Routine-EEG-Untersuchung ergänzt durch Provokationsverfahren, die das Auftreten bestimmter pathologischer Muster wahrscheinlicher machen. Zur **Provokation** verwendet man:

- **Hyperventilation.** Sie wirkt über das Abatmen von CO_2 und ist vor allem hilfreich bei Absencen und anderen idiopathischen generalisierten Epilepsien. Mitunter kann auch eine fokale Verlangsamung deutlicher werden. Generalisierte Verlangsamungen können auch beim Gesunden unter Hyperventilation auftreten.
- Stimulation mit intermittierenden Lichtblitzen wechselnder Frequenz (**Photostimulation**). Sie kann manchmal bei generalisierten oder fokalen okzipitalen Epilepsien epilepsietypische Muster auslösen. Beim Gesunden wird häufig das sog. Photic-Driving ausgelöst.
- **Schlaf**, am besten nach vorangegangenem Schlafentzug. Je nach Art der Epilepsie werden epilepsietypische Muster häufiger bei Schläfrigkeit, in der Einschlafphase oder während dem Schlaf beobachtet. Schlafentzugs-EEG werden daher vor allem dann durchgeführt, wenn ein entsprechender Befund erwartet aber im Wach-EEG nicht erhoben wurde.

Beschreibung des EEG-Signals

Die Wellen, die von der Kopfhaut registriert werden, unterscheiden sich nach Frequenz, Amplitude, Form, Verteilung (Topographie) und Häufigkeit (Ausprägung) (▪ Abb. 3.14). Rhythmische EEG-Aktivität wird je nach Frequenz in eines von vier **Frequenzbändern** eingeordnet:

- **α-Band** (8–13 Hz),
- **β-Band** (14–30 Hz),
- **ϑ-Band** (4–7 Hz) und
- **δ-Band** (1–3Hz).

▪ Abb. 3.13a–d Abhängigkeit der Potenzialverteilung von der Quellenkonfiguration. Die EEG-Topographie hängt nicht nur vom Ort sondern auch von der Ausrichtung einer Stromquelle ab. **a** Oberflächlich gelegene radiale Quellen – hier ein Beispiel im Gyrus temporalis superior – erzeugen ein Potenzial-Minimum (oder Maximum) über dem Aktivierten Kortexareal im EEG (*blau*). **b** In einer weit verbreiteten Montage mit vier Längsreihen (der sog. »doppelten Banane«) findet man das Minimum der EEG-Verteilung anhand der Phasenumkehr über T4 (*blauer Kasten*). **c** In der referenziellen Montage gegen Cz findet sich entsprechend ein Amplitudenmaximum bei T4. **d** Wenn eine Stromquelle nur etwas weiter medial liegt – hier auf der Oberfläche des Temporallappens – hat sie eine überwiegend tangential zur Kopfoberfläche gerichtete Orientierung. In diesem Fall liegen Minimum (*blau*) und Maximum (*rot*) weiter entfernt von der Quelle. Die Quelle selbst liegt zwischen Maximum und Minimum, ungefähr dort wo das Potenzial Null beträgt. Solche dipolaren Quellenkonfigurationen werden vor allem von kleinen, sulkal gelegenen Quellen generiert und sind z. B. auch typisch für evozierte Potenziale ▶

Facharztbox

EEG-Montagen, Potenzialtopographie und Quellenlokalisation

Eine Montage ist eine festgelegte Anordnung von Elektrodenverschaltungen die zur Darstellung des EEG benutzt wird. Historisch entsprach die Montage der Verschaltung, mit der das Signal vom Verstärker aufgezeichnet und dann direkt auf das Papier geschrieben wurde. Entsprechend wurden die Montagen während der Aufzeichnung umgeschaltet. Heute wird das EEG meistens mit nur einer Montage aufgezeichnet und andere Montagen können mittels einfacher Subtraktion und Addition für alle aufgezeichneten Elektrodenpositionen berechnet werden. Virtuelle Montagen mit abweichenden Elektrodenpositionen können darüber hinaus mit verschiedenen Interpolationsmethoden berechnet werden.
Klassische Montagen unterscheiden zwischen

- referenziellen Montagen, bei denen alle Elektroden gegen die gleiche Referenzelektrode angezeigt werden, und
- bipolaren Montagen.

Bei bipolaren Montagen wird jeweils die Potenzialdifferenz zwischen zwei nebeneinander liegenden Elektroden angezeigt. Diese werden dann in Längsreihen (von vorne nach hinten) oder in Querreihen (von links nach rechts) angeordnet. Schließlich gibt es Ansätze die Montage referenzfrei zu machen. Bei der Average-Referenz-Montage wird z. B. der Mittelwert aus allen Positionen von jeder Elektrodenposition abgezogen. Das Maximum eines Potenzialfeldes kann damit direkt an der jeweiligen Elektrodenposition abgelesen werden. Das Ergebnis der Average-Referenz hängt aber von der Anzahl und Anordnung der Elektroden ab und konvergiert erst mit einer ausreichend großen und weit um den Kopf verteilten Anordnung. Daher soll die Average-Referenz-Montage bei klinischen Fragestellungen zusammen mit anderen Montagen verwendet werden.
Um mit den klassischen Montagen Maxima oder Minima einer Potenzialverteilung zu finden, macht man sich verschiedene Lokalisationsregeln für bipolare und referenzielle Montagen zunutze (◻ Abb. 3.13): Bei einer Längs- oder Querreihe liegt das Potenzialmaximum an der Elektrode, bei der die Polarität des Signals sich umkehrt, wenn sie gegen die zwei benachbarten Elektroden verschaltet wird (Phasenumkehr). Wenn es mehr als eine Phasenumkehr gibt liegt das Maximum (Minimum) dort wo man das größere Signal in der referenziellen Ableitung sieht. Wenn das Maximum (Minimum) am Rand der Elektrodenabdeckung liegt erkennt man dies in referenziellen Montagen (z. B. mit Referenz Cz oder ipsilateralem Ohr). Moderne EEG-Systeme stellen die Topgraphie eines ausgewählten EEG-Ablaufs auf Knopfdruck auch direkt als Potenzialkarte dar (◻ Abb. 3.13a,d).
Für alle Stromquellen kann eine dipolare Konfiguration mit einem positiven und negativen Pol angenommen werden. Wenn die Quelle überwiegend radial ausgerichtet ist (◻ Abb. 3.13a-c) findet sich ein Maximum direkt über der Quelle. Der Gegenpol liegt auf der anderen Seite und ist wegen der größeren Entfernung bei oberflächlichen kortikalen Quellen meist deutlich schwächer ausgeprägt. Bei tangential ausgerichteten Quellen liegen die ähnlich großen Maxima und Minima der Potenzialverteilung oft weit von der Quelle entfernt (◻ Abb. 3.13d). Umso größer und weiter ausgedehnt eine Quelle ist, desto mehr nähert sich ihre Topographie einer radialen Quellenkonfiguration an, da sich die Ströme mit tangentialer Ausrichtung gegenseitig auslöschen.
In diesem Fall darf man näherungsweise die Quelle des Signals unter dem Maximum vermuten.
Eine genauere Quellenlokalisation ist mit physikalischen Kopfmodellen möglich, mit denen berechnet werden kann, welche Feldverteilung eine Stromquelle im Gehirn auf der Kopfhaut erzeugt. Die umgekehrte Berechnung, also die Lokalisation einer neuronalen Quelle basierend auf dem von der Kopfhaut abgeleiteten EEG, ist dagegen nicht eindeutig möglich (sog. inverses Problem) und kann nur mit verschiedenen Voranahmen gelöst werden, z. B. einer Eingrenzung auf einen Generator im Kortex. Die Genauigkeit der Methoden zur Quellenanalyse kann erhöht werden, wenn anatomische MRT-Daten vorliegen. In der neurokognitiven Forschung sind diese Methoden bereits fest etabliert, während die klinische Nutzung bislang kaum verbreitet ist.

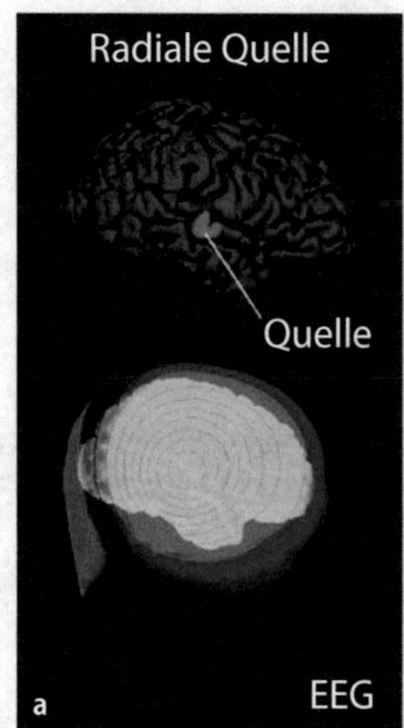

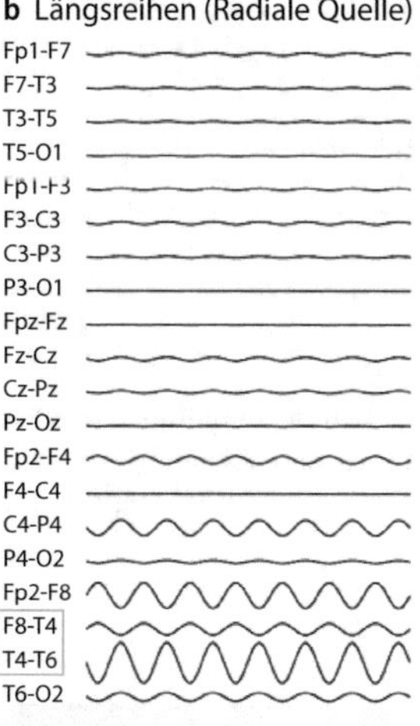

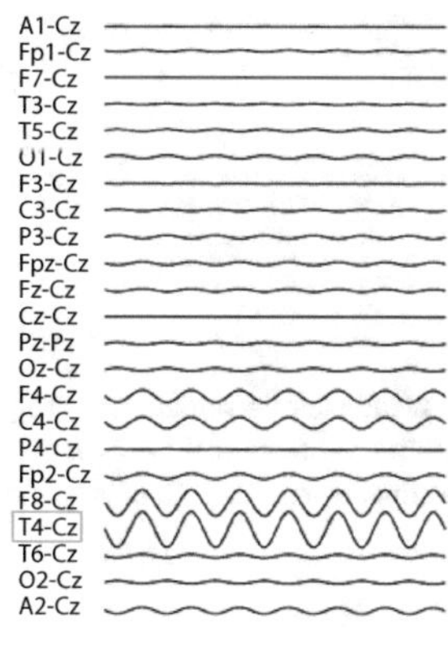

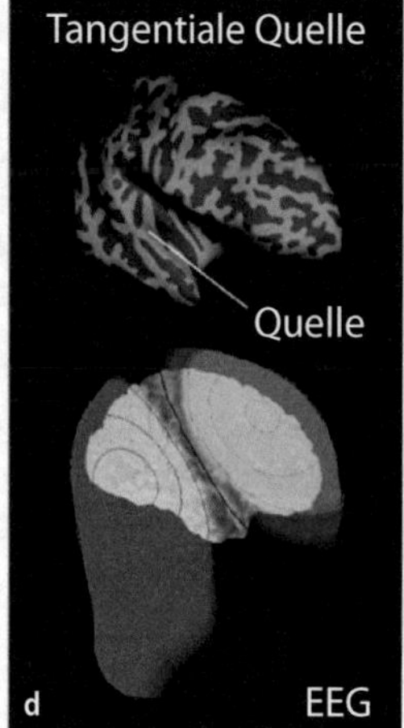

◻ **Abb. 3.13a–d:** Erläuterungen siehe Facharztbox

3

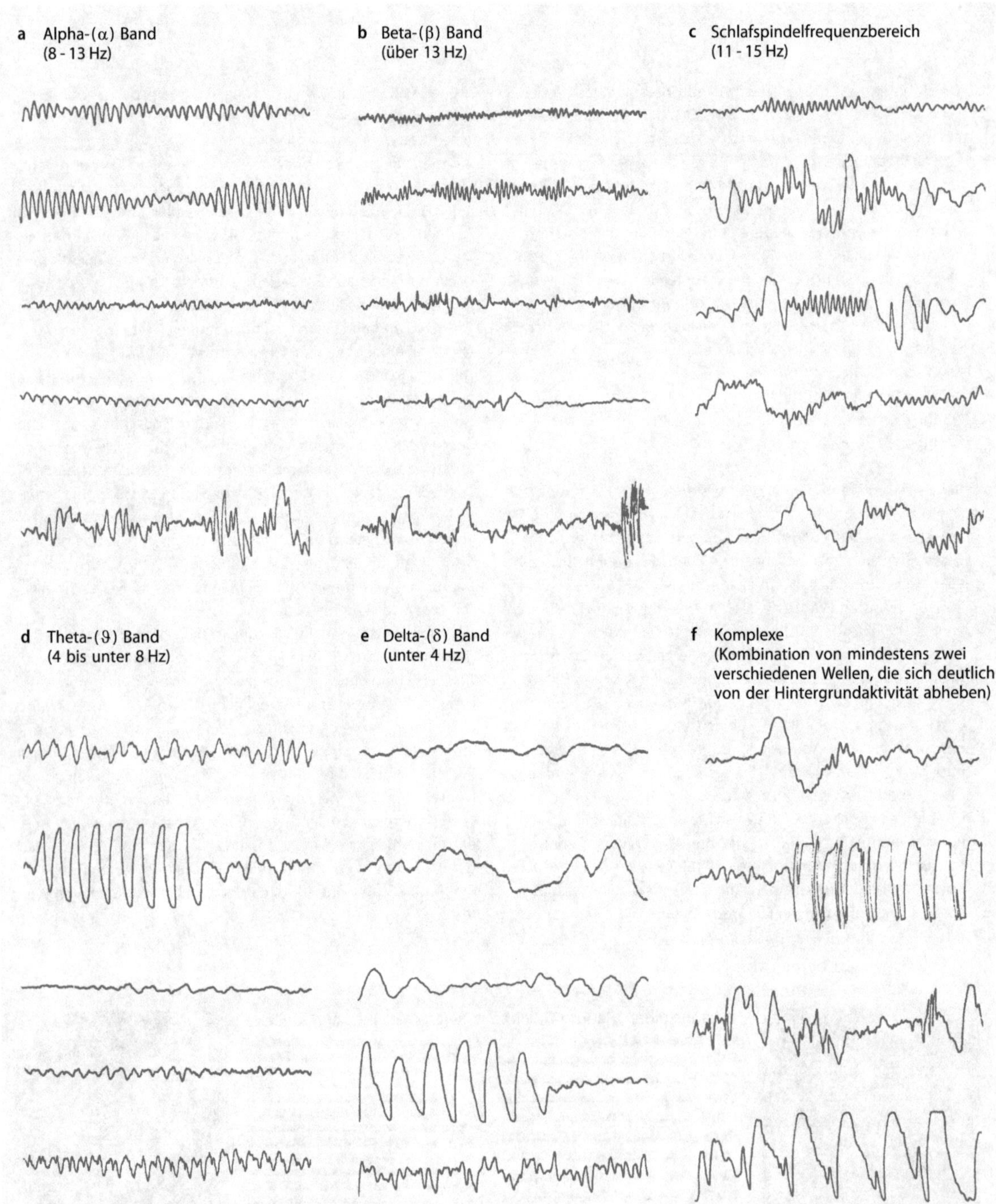

Abb. 3.14a–f Beispiele von EEG-Wellen der verschiedenen Frequenzbänder, Amplituden und Formen. Es ist jeweils ein Ausschnitt von ca. 3,3 s dargestellt. Die Amplitudenhöhen können nicht zwischen den einzelnen Abbildungen verglichen werden, da sie mit unterschiedlichen Verstärkungsfaktoren aufgezeichnet wurden. Für Details ▶ Text. (Adaptiert nach Birbaumer u. Schmidt 1996)

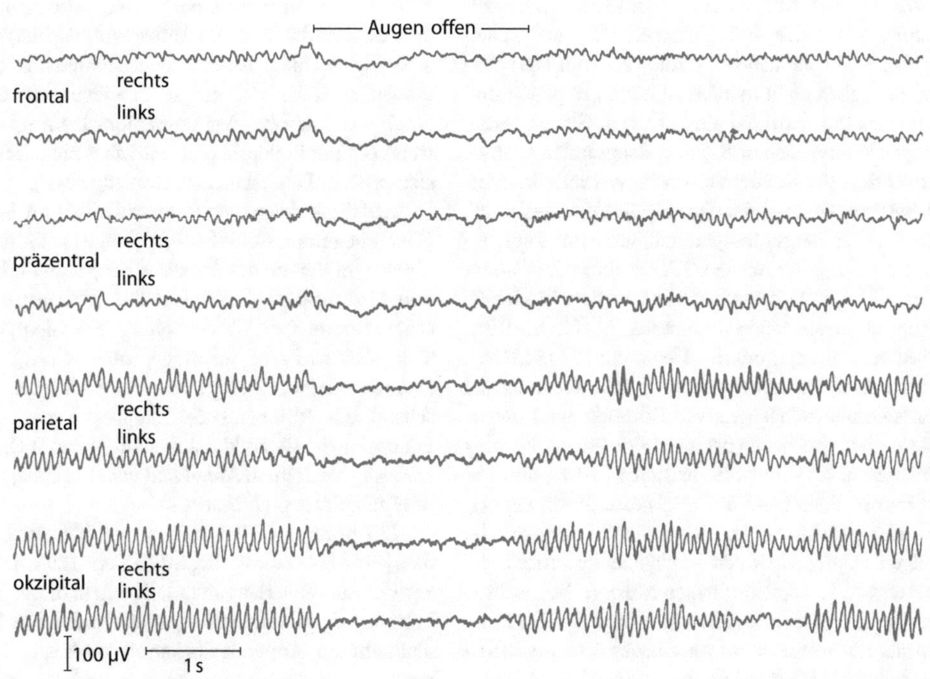

Abb. 3.15 Normales EEG mit α-Blockade beim Augenöffnen. (Adaptiert nach Jung 1953)

Außerdem kann das EEG verschiedene Formen charakteristischer Komplexe und Muster enthalten (Abb. 3.14f), auf die unten näher eingegangen wird.

Normales EEG

Das EEG des gesunden Erwachsenen wird in der Ruhe bei geschlossenen Augen vom α-Grundrhythmus beherrscht, der okzipital am stärksten ausgeprägt ist. Beim Augenöffnen, nach Sinnesreizen oder bei geistiger Tätigkeit wird der α-Rhythmus supprimiert. Diesen bereits von Hans Berger beschriebenen Vorgang nennt man **α-Blockierung** oder **Arousal-Reaktion**. Er gehört zur Charakteristik des normalen EEG (Abb. 3.15). Mitunter wird gleichzeitig auch eine Zunahme frontaler β-Aktivität beobachtet. Physiologische Aktivität im α-Band findet sich auch in der Zentralregion. Dieser sog. µ-Rhythmus wird durch Bewegungen oder Berührung der Hände unterdrückt.

Normvarianten sind EEG-Kurven mit anderer Grundaktivität, aber identischem Arousal-Effekt. Zu ihnen zählen das β-EEG und die ϑ-3–5/s-Grundrhythmusvariante. Diffus verteilte, niederamplitudige Thetaaktivität kann darüber hinaus vor allem im jüngeren Erwachsenenalter normal sein. Bei älteren Patienten werden gelegentlich auftretende Theta- und Deltawellen über der (linken) Temporalregion als normal bewertet. Medikamente können das EEG massiv verändern: Unregelmäßige Kurven, Blockade oder Verlangsamung der Grundaktivität und medikamentös bedingte Einlagerungen von β-Wellen sind häufige Befunde. Viele Medikamente, besonders Psychopharmaka, verändern das Kurvenbild. Dies muss bei der Deutung des EEG berücksichtigt werden und nicht zuletzt deshalb erfordert die Bewertung des EEG einige Erfahrung.

Im **Kindes- und Jugendalter** ist das EEG langsamer und unregelmäßiger als beim Erwachsenen. Der α-Rhythmus setzt erst allmählich nach dem 3. Lebensjahr ein. Das EEG »reift« erst jenseits der Pubertät zu dem Kurvenbild, das später während des ganzen Lebens für das Individuum charakteristisch ist. Auch im Jugendalter kann in den Alpharhythmus noch Deltaaktivität eingelagert sein (okzipitales Delta in der Jugend).

Pathologisches EEG

Fokale Veränderungen Umschriebene Hirnläsionen können zu einer fokalen oder regionalen Verlangsamung des EEG führen. Es können rhythmische Verlangsamungen auftreten, oder irreguläre Theta- und Deltaaktivität. Dabei sind vor allem durchgehend auftretende fokale Verlangsamungen als pathologisch zu werten. Paroxysmale Verlangsamungen können auch mit fokalen Läsionen assoziiert sein, sind aber mitunter schwer von normvarianten Verlangsamungen abgrenzbar. Auch die einseitige Suppression des EEG, vor allem des α-Rhythmus, wird als fokale Veränderung bewertet, wenn der Amplitudenunterschied mehr als 50% beträgt. Schwere einseitige Hirnfunktionsstörungen können zum Auftreten periodischer lateralisierter epileptiformer Entladungen (Discharges, PLEDs) führen. PLEDs treten häufig zusammen mit Anfällen auf, werden selbst aber meist nicht als Anfallsmuster interpretiert.

Generalisierte Veränderungen Als generalisiert (oder diffus) bezeichnet man EEG-Veränderungen mit einer weiten Verteilung über beide Hemisphären. Auch generalisierte Veränderungen sind aber nicht in allen Ableitungen gleich und häufig ist die Amplitude frontal am höchsten. Generalisierte Veränderungen können sich in einem verlangsamten Grundrhythmus spiegeln, oder sie können sich als weit verteilte, häufig frontal betonte Theta- oder Deltawellen manifestieren. Intermittierende Verlangsamungen müssen von Vigilanzschwankungen abgegrenzt werden. Hierzu muss der Patient während der Ableitung mitunter aktiviert werden. Ein häufiges Muster bei ansonsten wenig veränderten EEG ist die frontale intermittierende rhythmische Deltaaktivität (FIRDA). Vor allem bei metabolischen Enzephalopathien, aber auch bei fortgeschrittenen neurodegenerativen Erkrankungen, treten triphasische Wellen – bei denen der zweite, positive Ausschlag am prominentesten ist – in periodischen Mustern auf. Bei schwersten Hirnschäden kann das EEG generalisiert supprimiert sein, oder gleichförmige, nicht reagible rhythmische Aktivität zeigen. Häufig wird auch durchgehende periodische Aktivität bestehend aus epileptiformen Mustern beobachtet. Patienten mit solchen generalisierten periodischen EEG Mustern sind praktisch immer bewusstseinsgestört und haben schwere generalisierte Hirnfunktionsstörungen.

Epilepsietypische Potenziale Als epilepsietypische Potenziale werden spitze Wellen negativer Polarität bezeichnet, die sich deutlich aus der Grundaktivität herausheben oder diese unterbrechen. Hierzu gehören Spikes (<80 ms), Polyspikes, Sharpwaves (80–200 ms) und ihre charakteristischen Kombinationen mit langsameren Wellenformen (z. B. Spike-Wave-Komplexe). Wie bei anderen EEG-Mustern ist eine wichtige Zusatzinformation ob epilepsietypische Potenziale mit generalisierter oder fokaler Topographie auftreten.

In beiden Fällen unterscheidet man interiktale Aktivität, vor allem einzelne Spikes oder Sharpwaves die zwischen Anfällen und ohne Verhaltenskorrelat auftreten, von Anfalls- oder iktaler Aktivität. Das Auftreten epilepsietypischer Potenziale ist bei einem Patienten der anfallsartige Störungen hat ein wichtiger Hinweis auf deren epileptische Genese. (Auch eine interiktale fokale Verlangsamung kann ein wichtiger Hinweis bei einer Epilepsie sein, wird aber nicht unter den epilepsietypischen Potenzialen zusammengefasst).

Anfälle können sich unterschiedlich im EEG darstellen. Häufig beginnen sie als hochfrequente rhythmische Aktivität, die sich im Verlauf des Anfalls verlangsamt und dabei an Amplitude zunimmt. Andere Anfälle bestehen aus der rhythmischen, isomorphen Wiederholung epilepsietpypischer Potenziale über mehrere Sekunden (oder länger). Verschiedene Formen »kleiner« Anfälle sind nur nach ihrem charakteristischen EEG-Muster (z. B. 3-Hz-Spike-Wave bei der Absencen-Epilepsie) richtig zu klassifizieren (▶ Kap. 14). Ein normales EEG während einem Anfall schließt eine Epilepsie als Ursache des Ereignisses praktisch aus.

Ein normales EEG im Intervall beweist dagegen nicht, dass keine Epilepsie vorliegt, da bei etwa 30% der Anfallskranken der Kurvenverlauf unauffällig ist. In diesen Fällen wiederholt man die Ableitung mehrmals, auch unter Provokationsmaßnahmen. Andererseits kann grundsätzlich jedes Gehirn, wenn es nur stark genug provoziert oder geschädigt ist, epilepsietypische Potenziale produzieren. Findet man also im EEG epilepsietypische Potenziale, z. B. unter der Einnahme von Neuroleptika, darf man nicht allein daraufhin die Diagnose einer Epilepsie stellen.

Anwendung

Die größte Bedeutung hat das EEG in der Diagnostik und therapeutischen Kontrolle der Epilepsie. Darüber hinaus ist das EEG wichtig für die Differenzialdiagnose und Verlaufsbeurteilung von Bewusstseinsstörungen und Koma, vor allem auf der Intensivstation, und für die Beurteilung diffuser Hirnschädigungen bei Enzephalitis, Stoffwechselkrankheiten oder

Exkurs

EEG im Schlaf

Der Schlaf modifiziert das EEG: Beim **Einschlafen** verlangsamt sich das EEG. Man unterscheidet verschiedene Schlafstadien von unterschiedlicher Tiefe, die während der Nacht 3- bis 5-mal zyklisch durchlaufen werden. Sie werden als Stadien 1–4 beschrieben: Zunehmender Schlaftiefe entspricht eine Verlangsamung bis zu sehr langsamen, synchronen δ-Wellen. Über die Nacht nimmt dabei der Anteil der tiefen Schlafstadien ab. Als spezifische Graphoelemente treten im Stadium 1 die sog. Vertexwellen auf. Im Stadium 2 werden Schlafspindeln und K-Komplexe beobachtet. Jeder EEG-Zyklus endet mit einem Stadium, in dem das Kurvenbild von flachen, raschen und unregelmäßigen Wellen beherrscht wird. Währenddessen ist die Weckschwelle stark erhöht, der Schlaf ist also – in augenscheinlichem Gegensatz zum EEG-Muster, zum Blutdruck (erhöht) und zur Hirndurchblutung (vermehrt) – besonders tief. Man spricht deshalb vom **paradoxen Schlaf.** Der Muskeltonus ist gleichzeitig stark herabgesetzt, im Gesicht und an den Gliedmaßen treten myoklonische Zuckungen auf. In diesem Stadium führen die Augen rasche, horizontale und vertikale Bewegungen mit einer Frequenz von 5–10/s aus, weshalb man den paradoxen auch als **REM-Schlaf** (REM, »rapid eye movement«) bezeichnet. Vorwiegend im REM-Schlaf treten die strukturierten Träume auf. Die Dauer der REM-Phasen nimmt im Verlauf des Nachtschlafes von etwa 20 min auf etwa 35 min zu. Der REM-Schlaf macht beim Erwachsenen im mittleren Lebensalter etwa 20% des Nachtschlafes aus. Neugeborene und Säuglinge haben mehr REM-Schlaf als Erwachsene.

Bei Schlafstörungen, schlafassoziierten Atmungsstörungen (Schlafapnoesyndrom, ▶ Kap. 15.2) und anderen neuro-psychiatrischen Erkrankungen kann der Anteil und Ablauf der Schlafphasen verändert sein. Die Ableitung des EEG ist daher Teil der polygraphischen Messung im **Schlaflabor.** Hier werden zusätzlich zum EEG noch Herz-Kreislauf-Parameter, Atmungskurven, Elektrookulogramm und EMG aufgezeichnet.

Intoxikationen. Weitere Anwendungen sind die Diagnostik von Schlafstörungen und die Unterstützung bei der Feststellung des Hirntodes.

3.2.7 Magnetenzephalogramm (MEG)

Methodik Das MEG ist ein Pendant des EEG, bei dem vorwiegend die durch Primärströme in kortikalen Pyramidenzellen ausgelösten Magnetfelder gemessen werden. Dies erfordert einen deutlich höheren Aufwand als die Messung des EEG, da die Magnetfelder im Bereich von fT (10^{-18} T) liegen und nur mit supraleitenden Spulen in aufwändig magnetisch abgeschirmten Räumen gemessen werden können. Aus geometrischen Gründen sieht das MEG vor allem eine Projektion der tangential zur Kopfoberfläche orientierten Quellen, während radiale Quellen – die das spontane EEG dominieren – viel geringer zum MEG-Signal beitragen. Vorteil des MEG gegenüber dem EEG ist, dass die Modellierung der zugrundeliegenden Quellen präziser möglich ist, da die (nicht konstante und schwer zu bestimmende) Leitfähigkeit des Schädels in der Berechnung vernachlässigt werden kann. Auch ist das MEG für manche Quellenkonfigurationen empfindlicher als das EEG, vor allem für kleine sulkal gelegene Quellen. Aufgrund des hohen Aufwandes wird das MEG bislang vor allem für die Forschung in den kognitiven Neurowissenschaften eingesetzt.

Anwendung In spezialisierten Zentren wird das MEG (z. T. noch experimentell) zur Lokalisation epilepsietypischer Aktivität im Rahmen der prächirurgischen Diagnostik verwendet. Ziel ist es dabei, die Elektroden für invasive Ableitungen besser zu platzieren oder sogar ganz auf invasive Ableitungen verzichten zu können.

3.2.8 Intrakranielles EEG (iEEG)

Methodik Die Ableitung des EEG kann auch mit speziellen Elektrodengrids direkt auf dem Kortex (Elektrokortikographie, ECoG) oder mit stereotaktischen Tiefenelektroden erfolgen. Neben der hohen Lokalisationssicherheit (in Kombination mit Schnittbildgebung) ermöglichen diese Techniken ein höheres Signal-Rausch-Verhältnis als das Skalp-EEG. Mitunter können auch hochfrequente Entladungen im Gamma (30–80 Hz) und High-Gamma-Band (80–250 Hz) untersucht werden, die im Oberflächen EEG nicht direkt zugänglich sind.

Anwendung Da das iEEG mit einem neurochirurgischen Eingriff verbunden ist, wird es ausschließlich in der prächirurgischen Epilepsiediagnostik verwendet, um den Beginn von Anfällen und damit das zu entfernende Hirngewebe mit höchstmöglicher Sicherheit identifizieren zu können. Die Platzierung der Elektroden erfolgt dabei individuell unter Berücksichtigung aller vorhandenen nicht-invasiv erhobenen Befunde.

3.2.9 Elektrookulographie (EOG)

Elektrokulographie ist die elektrische Registrierung von Augenbewegungen wie dem spontanen und des durch Provokation ausgelösten Nystagmus.

Diese Methode gestattet eine genauere Analyse von Augenbewegungen und **Nystagmus** als die unmittelbare Beobachtung und gestattet die Untersuchung von Bulbusbewegungen auch bei geschlossenen Augen. Dabei werden Phänomene sichtbar, die bei offenen Augen nicht nachweisbar sind. Mit Hilfe der EOG ist die Bestimmung der Sakkadengeschwindigkeit möglich.

Prinzip Die Augen sind ein elektrischer Dipol, bei dem die Kornea positiv, die Retina negativ ist. Augenbewegungen bewirken eine Veränderung im elektrischen Feld, das durch je zwei Elektroden abgeleitet wird: über den beiden äußeren Augenwinkeln für horizontale, ober- und unterhalb eines Auges für vertikale Bulbusbewegungen.

Untersuchungsgang Man untersucht nacheinander auf Spontannystagmus mit offenen und geschlossenen Augen, Nystagmus bei willkürlichen Blickbewegungen, Führungsbewegungen, optokinetischen Nystagmus (Projektion rotierender Muster auf einen halbkreisförmigen Schirm) sowie labyrinthären Nystagmus nach Drehreizen und Kalorisation.

3.3 Neuroradiologische Untersuchungen

Martin Bendszus

3.3.1 Konventionelle Röntgenaufnahmen

Konventionelle Röntgenaufnahmen haben in der Neurologie praktisch keine Relevanz mehr.

Übersichtsaufnahmen des Schädels Die knöchernen Strukturen der Schädelbasis und insbesondere auch das Felsenbein können heute wesentlich besser und überlagerungsfrei mit der Computertomographie dargestellt werden.

Röntgenaufnahmen der Wirbelsäule Diese gehörten zu den Routinemethoden in der Diagnostik von degenerativen und entzündlichen Wirbelprozessen. Die drei Abschnitte der Wirbelsäule wurden im sagittalen und lateralen Strahlengang aufgenommen und die Foramina intervertebralia der HWS können durch zusätzliche Schrägaufnahmen dargestellt werden. Einen gewissen Stellenwert neben den Schnittbildverfahren MRT und CT haben lediglich Funktionsaufnahmen, welche Instabilitäten darstellen können. Auch diese Nativaufnahmen werden heute durch spinale Computertomographie ersetzt.

3.3.2 Computertomographie (CT)

Prinzip Röntgenstrahlen werden beim Durchdringen von Gewebe abgeschwächt. Der Grad der Abschwächung hängt von der Dichte des Gewebes ab. Im Gegensatz zur konventionellen Röntgentechnik werden die geschwächten Röntgenstrahlen aber nicht zur Filmschwärzung benutzt, sondern mit Hilfe spezieller Detektoren gemessen. Durch verfeinerte Messtechnik und Datenverarbeitung der Messwerte kann ein Bild aufgebaut werden, welches eine wesentlich feinere Differenzierung der Gewebsdichte ermöglicht als das konventionelle Röntgenbild. Der Rechner ordnet die Messwerte in einer Bildmatrix, in der die verschiedenen Schwächungswerte in Graustufen bildlich dargestellt werden (Hounsfield-Einheiten). Im Schichtverfahren werden die interessierenden anatomischen Abschnitte des jeweiligen Organs (Schädel, Gehirn, Wirbelsäule, Rückenmark) in variabel wählbarer Schichtdicke untersucht und abgebildet.

Methodik Man kann die Untersuchung als Nativ-Scan und nach intravenöser Gabe eines jodhaltigen Kontrastmittels durchführen. Das Kontrastmittel reichert sich besonders stark in abnormen Gefäßen (Gefäßmissbildungen, Tumorgefäße), in hyperämischen Bereichen (Randzone von Infarkten) oder aber auch jenseits einer gestörten Blut-Hirn-Schranke (z. B. in entzündlich verändertem Gewebe oder in Tumoren) an und verändert dort den Bildkontrast durch die resultierende Strahlenabschwächung. Die Dokumentation der Abbildungen erfolgt mittels Laserkamera auf Film oder auf digitalen Speichermedien.

Kraniale Computertomographie

Mit der Computertomographie ist es möglich, anatomisch präzise sämtliche intrakranielle Strukturen wie graue und weiße Substanz, Liquorräume, Plexus chorioideus sowie deren pathologische Veränderungen durch Hirntumoren, Hirnödem, Kontusionsherde, Infarkte sowie Blutungen darzustellen. Insbesondere in der **Notfalldiagnostik** bei intrakraniellen Blutungen (obwohl diese mittels MRT im frühen Stadium auch sicher dargestellt werden) ist das CT noch immer in den meisten Kliniken die Methode der Wahl. Dies gilt auch für die Akutdiagnostik von Schädel-Hirn-Traumen (Kontusionsblutungen, sub- und epidurale Hämatome) und Hirninfarkten. ◻ Abb. 3.16 zeigt den Vergleich morphologischer Darstellungen ausgewählter Hirnschnitte in CT, Magnetresonanztomographie (s. u.) und im anatomischen Präparat.

Die Strahlenbelastung der Standarduntersuchung ist wesentlich geringer als bei vergleichbaren invasiven neuroradiologischen Untersuchungsmethoden (zerebrale Angiographie und Intervention). Die Augenlinse ist im Kopfbereich das strahlenempfindlichste Organ (Katarakt) und sollte aus dem Strahlengang ausgeblendet werden.

Nach internationaler Konvention werden CT und MRT-Abbildungen so dargestellt, dass sich rechts die linke Gehirnhälfte befindet und links die rechte.

Spiral-CT

Die Einführung ultraschneller Scanner und insbesondere die Entwicklung der Spiral-CT erweitern das Indikationsspektrum der CT erheblich. Dieses Verfahren beruht darauf, dass innerhalb eines definierten Untersuchungsvolumens nicht jede Schicht einzeln unter Röntgenstrahlung generiert wird, sondern rechnerisch aus einem Datenvolumen berechnet wird. Der Patient wird mit dem Untersuchungstisch kontinuierlich in eine Richtung bewegt, während gleichzeitig die Röntgenröhre rotiert, so dass effektiv eine spiralig ausgerichtete Röntgendurchstrahlung resultiert. Es handelt sich also nicht um ein Schichtaufnahme-, sondern vom Prinzip her um ein Volumenaufnahmeverfahren. Die Auflösung und die Geschwindigkeit sind abhängig von der Zahl der Detektorreihen (aktuell bis 512-Zeiler). Die Spiral-CT ermöglicht durch die digitale Nachbearbeitung der gewonnenen Daten die anatomisch exakte dreidimensionale Darstellung des knöchernen Schädels und der Wirbelsäule.

Perfusions-CT

Bei der Perfusions-CT wird nach einem intravenösen Bolus von Kontrastmittel repetetiv eine 2D-Schicht oder ein Volumen abgetastet und die Anflutung des Kontrastmittels im Hinrparenchym erfaßt. Aus diesen Daten lassen sich dann mit einer speziellen Auswertesoftware der zerebrale Blutfluss (CBF), das zerebrale Blutvolumen (CBV) sowie die Anflutungsgeschwindigkeit (»time to peak«, TTP) berechnen. Diese Parameter sind insbesondere beim akuten Schlaganfall (▶ Kap. 5.3) relevant.

CT-Angiographie

Mit der CT-Angiographie, einem weiteren Ergebnis der Entwicklung der Spiral-CT, ist eine Methode verfügbar, die die Darstellung extra- und intrakranieller Gefäße (▶ Kap. 5) ermöglicht (▶ Exkurs: Methodik der CT-Angiographie). Die CT-Angiographie der zerebralen Gefäße in Spiral-CT-Technik liefert heute eine so gute Darstellung, dass sie in vielen Fällen eine Alternative zur konventionellen intraarteriellen Angiographie ist (Abbildungen ▶ Kap 5).

Spinale Computertomographie und Myelo-CT

Auch für die spinale Diagnostik ist die CT gut geeignet. Hier stellt sie vor allem die knöchernen Strukturen und die Bandscheiben gut dar, während die Weichteilauflösung des Rückenmarkseingeschränkt ist. Demzufolge ist die Hauptindikation für spinale CT-Untersuchungen die degenerative Erkrankung der Wirbelsäule (Bandscheibenvorfälle, spinale Stenose) sowie das Trauma der Wirbelsäule. Bei Beteiligung des Myelons (Tumoren, Ischämie, Trauma) sollte für eine adäquate Diagnostik des Myelons eine MRT erfolgen.

Mit dem Myelo-CT lässt sich nach intrathekaler Gabe von Kontrastmittel (KM) die Beziehung von Bandscheiben und Rückenmark bzw. Nervenwurzeln gut erkennen. Eine vorherige exakte klinisch-neurologische Vordiagnostik ist zur exakten Höhenlokalisation notwendig.

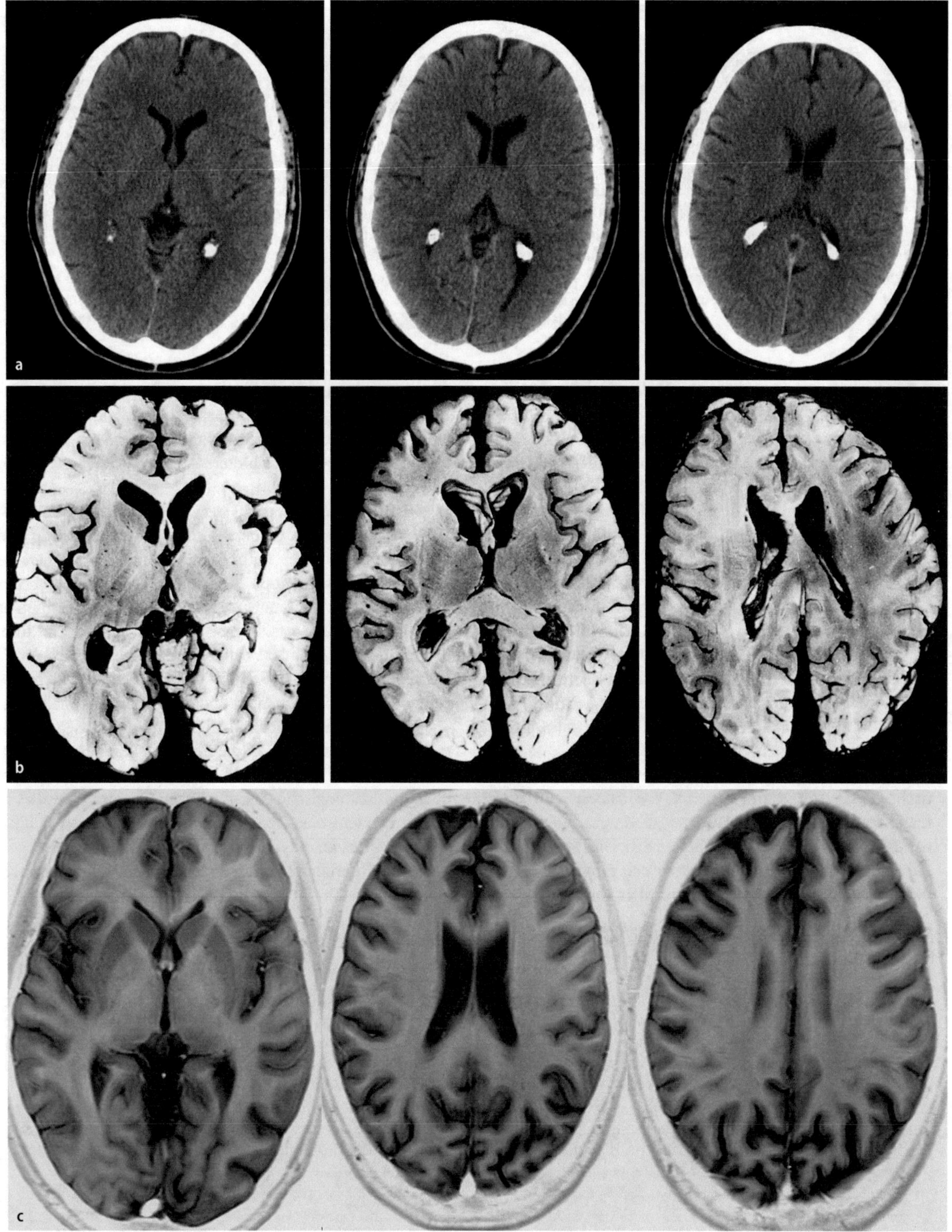

Abb. 3.16a–c Vergleich CT (a), Anatomie (b) und MRT (c)

Exkurs

Methodik der CT-Angiographie

Je nach Fragestellung wird ein definiertes Untersuchungsvolumen (z. B. der Circulus arteriosus Willisii oder die Karotisbifurkation) in Spiraltechnik dargestellt. Unmittelbar vor dem Untersuchungsbeginn wird eine definierte Kontrastmittelmenge (100–150 ml nichtionisches jodhaltiges KM) intravenös maschinell injiziert. Nach der ersten Lungenpassage des Mittels werden die Arterien kontrastiert. Spezielle Nachverarbeitungstechniken erlauben eine dreidimensionale Rekonstruktion der Gefäße und die (zumindest teilweise) Subtraktion des benachbarten Knochens. Analog zu den in der Magnetresonanzangiographie verwendeten Nachverarbeitungsprogrammen gibt es hierzu eine sog. »Maximum-Intensity-Projektion« (MIP), einen Rechenalgorithmus, der die Gefäße in Abhängigkeit von ihrer KM-Dichte darstellt.

Die Vorteile dieser Technik sind neben der fehlenden Invasivität die bessere dreidimensionale räumliche Darstellung. Damit können z. B. bei Aneurysmen die Größe des Aneurysmahalses und die anatomische Beziehung zum Trägergefäß oder die Morphologie einer verkalkten Karotisbifurkation besser eingeschätzt werden. Vor einer Kontrastmittelapplikation sollten Schilddrüsen und Nierenfunktionsparameter bekannt sein. Auch allergische Reaktionen können vorkommen, wenngleich sie auch selten vorkommen.

3.3.3 Magnetresonanztomographie (MRT)

Prinzip Die Magnetresonanztomographie beruht auf dem Prinzip, dass alle Atomkerne mit einer ungeraden Nukleonenzahl ein magnetisches Moment aufweisen. Für bildgebende Verfahren in lebenden Organismen lässt sich diese Eigenschaft am Wasserstoffatomkern besonders günstig ausnutzen.

Der Patient wird im Gerät einem ständig vorhandenen statischen Magnetfeld ausgesetzt, das die Wasserstoffatomkerne parallel zum Magnetfeld in Nord-Süd-Richtung ausrichtet. Die Untersuchung erfolgt durch die Einstrahlung von Hochfrequenzimpulsen (sog. Gradienten), die unterschiedliche Energiezustände der Wasserstoffatomkerne bewirken. Nach Abschalten wird die eingestrahlte Energie wieder abgegeben und trägt damit zur Bildgebung bei. Charakteristische Normalbefunde gibt ◘ Abb. 3.17.

Durch Überlagerung von Gradientenfeldern über das statische Feld in den 3 Raumebenen X, Y, Z kann man Ortsinformationen erhalten, da die Anregungsbedingungen nur in einer definierten Schicht hergestellt werden. Dies bedeutet, dass die Schichtbilder in jeder Raumrichtung ohne Umlagerung des Patienten erzeugt werden können. Die von Knochenartefakten weitgehend freie Darstellung der MR-Tomographie machen diese besonders geeignet für die Abbildung anatomischer und pathologischer Strukturen an der Basis der mittleren Schädelgrube, in der hinteren Schädelgrube und im Spinalkanal.

Immer wieder werden zu viele falsch-positive Befunde bei Signalveränderungen erhoben, die entweder vieldeutig oder ohne pathologische Bedeutung sind. Auch das Erkennen von Artefakten verlangt große Erfahrung. Weitgehend unbeeinflusst bleibt die MR-Tomographie durch die bei der Computertomographie häufig artefaktgebenden knöchernen Strukturen der Schädelbasis oder der Wirbel. Die MRT liefert einen der CT weit überlegenen Weichteilkontrast, z. B. bei der Differenzierung von Bandscheiben und Bandstrukturen im Spinalkanal.

Die T1- und T2-Eigenschaften der Gewebe begünstigen zwar die kontrastreiche, bildhafte Darstellung anatomischer Strukturen, reichen aber nicht aus, um verlässliche Aussagen über die histologische Zusammensetzung des Gewebes zu treffen. Verschiedene chemische Substanzen lassen sich mit der Magnetresonanzspektroskopie (s. u.) differenzieren.

Einen Überblick über die verschiedenen MRT-Sequenzen gibt der ► Exkurs.

Exkurs

MRT-Sequenzen

Methodisch unterscheidet man verschiedene Verfahren zur Bildgebung, z. B. die Spin-Echo- und Gradienten-Echotechnik, neuerdings auch die Turbo-Spin-Echotechnik und das Echo-Planar-Imaging. Letztere erlauben eine enorm schnelle Durchführung der Untersuchung, so dass man pro Bild weniger als eine Sekunde an Aufnahmezeit benötigt. Im Vergleich dazu liegen die Untersuchungszeiten beim klassischen Spin-Echo pro Bild im Bereich von 30 Sekunden bis zu Minuten. Die Grauwertverteilung, mit der sich anatomische Strukturen im MR-tomographischen Bild darstellen lassen, hängt davon ab, ob mittels der Aufnahmeparameter eine Abbildung mehr der T1- oder mehr der T2-Eigenschaften des Gewebes gewählt wurde. In einem T1-betonten Bild stellen sich signalarme Bereiche mit langer T1-Zeit dunkel dar, während sich im T2-betonten Bild signalreiche Bezirke mit langer T2-Zeit hell darstellen. Krankhafte Veränderungen im Gewebe beeinflussen das T1- bzw. das T2-Verhalten oder auch beide Eigenschaften der Wasserstoffkerne.

Für die Durchführung dreidimensionaler Untersuchungen, von MRT-Angiographien und für funktionelle Untersuchungen sind diese schnellen Sequenzen unbedingte Voraussetzung. Bei der Bilderstellung unterscheidet man in Abhängigkeit von den gewählten Untersuchungsparametern grundsätzlich zwischen sog. T1-, T2- und protonendichtegewichteten Bildern, die je nach Fragestellung eingesetzt werden. Die T1-gewichteten Darstellungen geben die beste anatomische Darstellung und können mit Kontrastmittelgabe kombiniert werden (◘ Abb. 3.18).

Sequenzen, die die Diffusion von Wasser darstellen (diffusionsgewichtetes MR [DWMR oder DWI]) und solche, die Rückschluss auf die regionale Hirndurchblutung zulassen (Perfusions-MR), haben schon jetzt einen festen Platz in der MR-Diagnostik gewonnen (◘ Abb. 3.19).

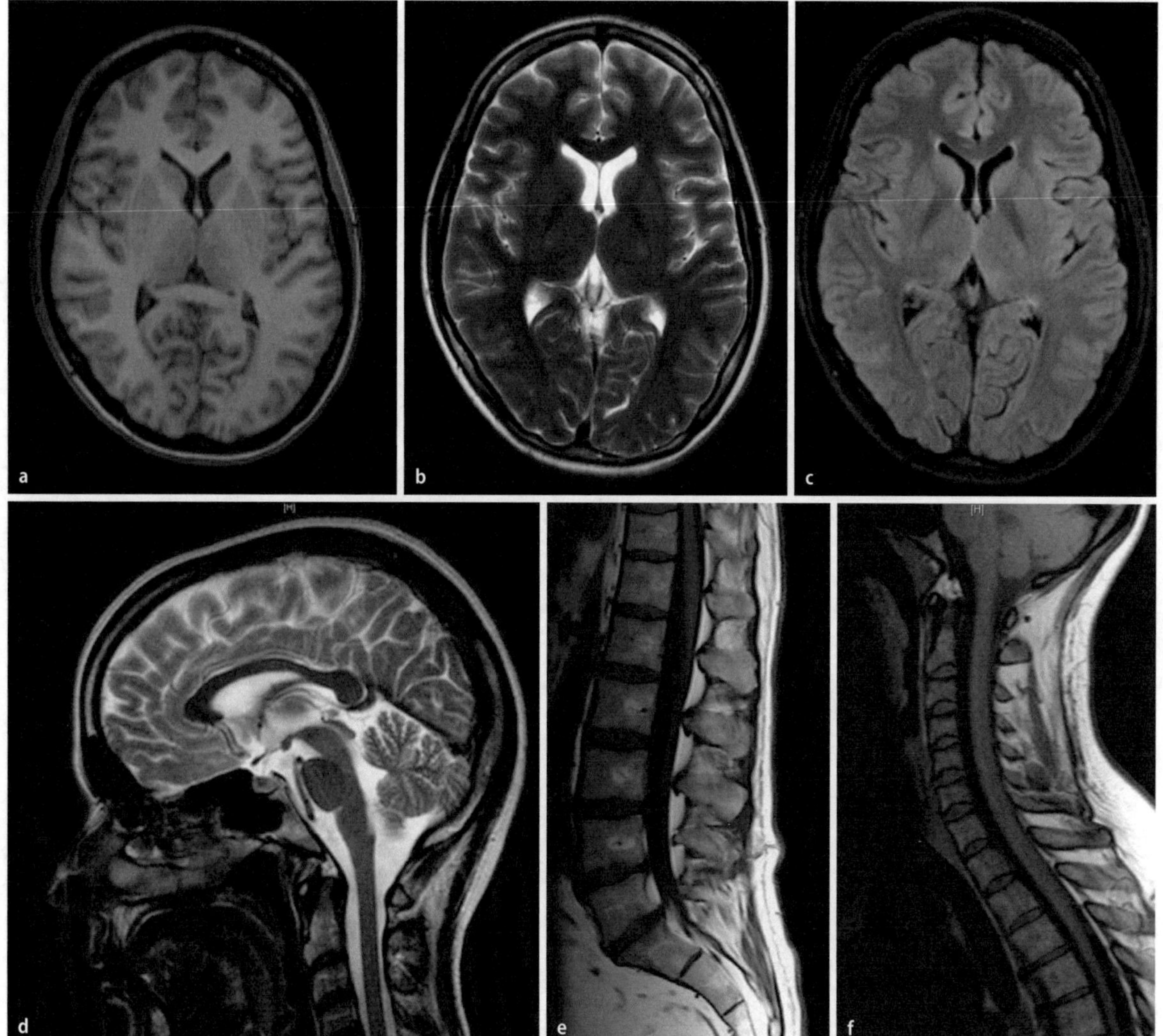

Abb. 3.17a–f Beispielhafte MRT-Sequenzen (Normalbefunde). a T1 axial Gehirn; Schichtführung auf Stammganglienniveau. **b** T2 axial Gehirn, gleiche Schichtebene. **c** FLAIR axial Gehirn, Schichtebene auf Seitenventrikelniveau. **d** T2 Gehirn sagittal, Schichtführung Mittellinie. **e** T1 sagittal lumbale Wirbelsäule. **f** T1 sagittal zervikale Wirbelsäule

Diffusionsgewichtetes MR

Prinzip Diffusionsgewichtetes Imaging (DWI) wird durch die Ergänzung von sog. Diffusionsgradienten in Spin-Echo-Sequenzen erzeugt. Hierbei wird die Bewegung von Wasser im Extrazellulärraum abgebildet (Braun-Molekularbewegung). Nähere Informationen zur Diffusions-MR ▶ Facharztbox.

Perfusions-MR

Prinzip Ein intravenöser Bolus eines paramagnetischen Kontrastmittels wird in kurzer Zeit in die Blutbahn gegeben. Die Kontrastmittelpassage führt zu einer messbaren Signalveränderung des Gewebes während der Boluspassage, welche ein Maß für die Durchblutung ist. DWI und PMR werden neben Forschungsfragen in der klinischen Routine vor allem für neurovaskuläre, zunehmend aber auch für neuroonkologische (Malignitätsgrad von Tumoren) Fragestellungen eingesetzt. Nähere Informationen zur Perfusions-MR ▶ Facharztbox

Magnetresonanzangiographie (MRA)

Prinzip Die MRA wird vom technisch-physikalischen Prinzip her in zwei verschiedenen Formen durchgeführt (▶ Exkurs: MR-Angiographie): entweder flusskodiert (als sog. Time-of-flight-Angiographie (TOF) oder als Phasenkontrastangiographie) oder kontrastmittelverstärkt, wobei es bei beiden Verfahren die Möglichkeit gibt, entweder sog. 2D- oder 3D-Sequenzen zu verwenden und über eine spezielle Rekonstruktions-Software eine räumliche Darstellung des Gefäßbaums zu erstellen. Der Nachteil dieser virtuellen, algorithmischen Nachbearbeitung ist der Informationsverlust des Bildinhalts von bis zu 30% im Vergleich zu den ursprünglichen Datensätzen.

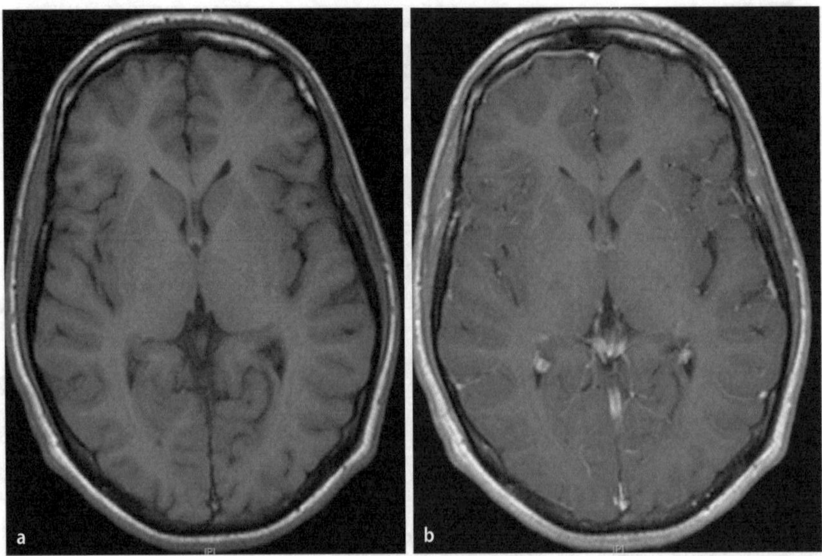

Abb. 3.18a,b MRT T1 Sequenz ohne (a) und mit (b) Kontrastverstärkung (Gadolinium GTPA). Auf dieser axialen Schicht durch die Stammganglienebene eines normalen Gehirns erkennt man die KM-Anreicherung im Ventrikelplexus und den Hirnvenen und Sinus

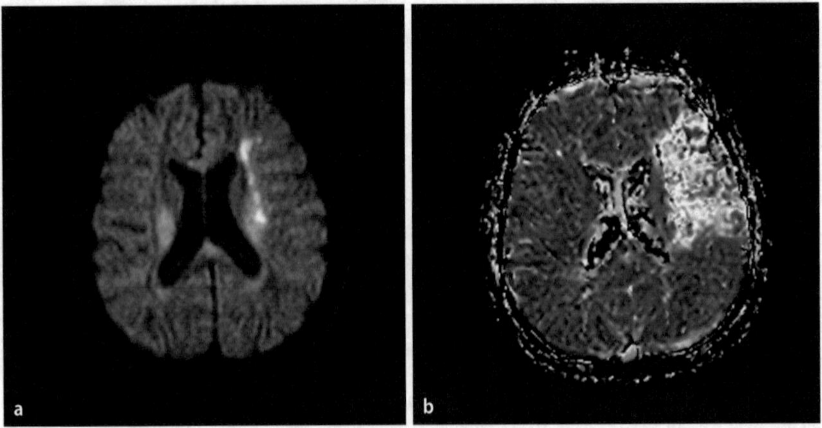

Abb. 3.19a,b Mismatch zwischen diffusionsgewichteter Sequenz und Perfusions-MR (Mean transit time (MTT) Paradigma). Während die Diffusionseinschränkung (**a**) helles Signal linke Hemisphäre (a) auf ein sehr kleines Areal paraventrikulär beschränkt ist, das schon zu diesem Zeitpunkt infarziert ist, findet man ein ausgedehntes, tiefes Perfusionsdefizit (**b**) über dem mittleren MCA-Territorium. Die Differenz zwischen beiden Sequenzen gilt als MR-tomographisches Korrelat zur Penumbra (▶ Kap. 5), die bei erfolgreicher Reperfusion nicht infarziert

Facharztbox

Diffusions-MR

Prinzip. In der Zelle ist die Diffusion durch das Zytoskelett, die Zellorganellen und letztlich auch durch die Zellmembran begrenzt. Das Bildsignal hängt somit von der Anzahl der Wassermoleküle und der Weite des extrazellulären Diffusionsraums ab. Je stärker die Diffusionswichtung ist, desto größer ist der Kontrast zwischen Gewebe mit normaler Diffusion und Gewebe mit eingeschränkter Diffusion. Beim zytotoxischen Ödem kommt es zu einer Verlagerung der Wassermoleküle nach intrazellulär, und der verbleibende Extrazellularraum wird durch die Zellschwellung enger. Synergistisch führen diese beiden Phänomene zu einer deutlichen Reduktion der Diffusionskapazität von Protonen, was in der DWI abgebildet wird. Die Messung der Diffusion mit unterschiedlichen Diffusionsgewichtungen (b-Werten) ermöglicht die Quantifizierung der Diffusion als sog. apparenter Diffusionskoeffizient (ADC, »apparent diffusion coefficient«). Unmittelbar mit Entstehung des zytotoxischen Ödems (also z. B. wenige Minuten nach Schlaganfallbeginn) sinkt der ADC.

Facharztbox

Perfusions-MR

Prinzip. Entgegen des üblichen Einsatzes von Gadolinium als T1-zeitverkürzender Substanz wird bei der Perfusionsmessung (PMR) der T2*-Effekt des Kontrastmittels zur Bildgebung genutzt. Dieser Effekt verursacht eine deutliche Signalminderung bei Passage des Kontrastmittels. Danach erreicht das Gewebe weitgehend wieder die initiale Signalstärke. Das KM wird mit einer hohen Flussrate (z. B. 5 ml/s) intravenös appliziert. Bei einer Perfusionsmessung wird das Gewebe repetitiv vor, während und nach der Kontrastmittelpassage in einem definierten Zeitintervall gemessen. Verwendet man die heute üblichen Geräte, so kann man 12 Bildschichten mit 1,2 s Repetition oder 20 Bildschichten mit 1,8 s Repetition aufnehmen. Das Integral der Boluskurve entspricht in Annäherung dem lokalen zerebralen Blutvolumen. Eine absolute Messung des regionalen Blutflusses ist jedoch nicht möglich, die Berechnung erfolgt jeweils relativ zu anderen Hirnarealen.

Exkurs

MR-Angiographie

Time-of-flight-Angiographie. Der Vorteil der TOF-Methode ist die rasche und einfache Darstellung des schnellen arteriellen Flusses. Sie beruht darauf, dass in ein bestimmtes Gewebsvolumen, das von einem Gefäß durchkreuzt wird, ständig frische, ungesättigte Protonen einströmen, deren Signal zur Bildgebung verwendet wird. Daraus ergeben sich aber auch Probleme, da bei sehr langsamen Flussgeschwindigkeiten und bei turbulenten Stenosen zahlreiche Artefaktmöglichkeiten bestehen (◻ Abb. 3.20).

Phasenkontrastangiographie. Demgegenüber sind die Phasenkontrastverfahren, die auf der Phasendifferenz bewegter und stationärer Protonen beruhen, sowohl gut geeignet, langsamen Fluss darzustellen als auch quantitative Flussgeschwindigkeitsmessungen durchzuführen. Beide Verfahren werden, je nach Fragestellung, ergänzend zueinander eingesetzt. Beide Verfahren benötigen kein Kontrastmittel.

Kontrastmittelangiographie. Hierbei wird die Angiographie mit MR-Kontrastmittel, vergleichbar der CTA, durchgeführt.

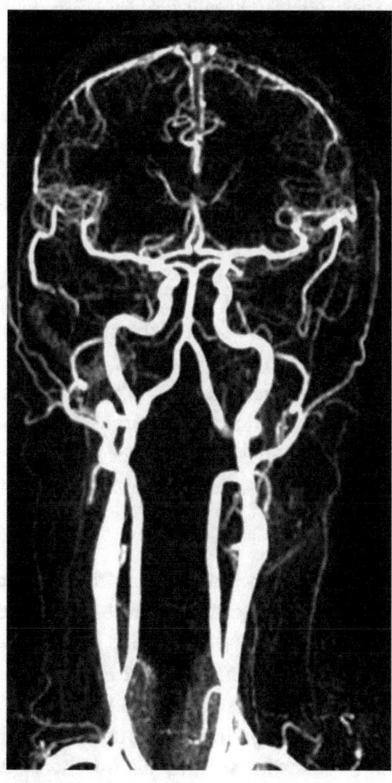

◻ Abb. 3.20 MR-Angiographie Aortenbogen, extra- und intrakranielle Arterien

Anwendung Die MRA bietet die Möglichkeit, auf nichtinvasivem Weg die extra- und intrakraniellen hirnversorgenden Arterien darzustellen. Grundsätzlich sollte immer berücksichtigt werden, dass sie eine funktionelle Methode ist, die Flussphänomene darstellt, aber nicht die Gefäßmorphologie oder -anatomie abbildet. Darin unterscheidet sie sich grundsätzlich von der klassischen Angiographie und beinhaltet diagnostische Fehlerquellen. Die Interpretation einer MRA erfordert die genaue Kenntnis der technischen Parameter, der physikalischen Abläufe und der zu erwartenden und möglichen Artefakte sowie Fehlermöglichkeiten, nicht zuletzt auch der Grenzen der Methode. Andernfalls können Interpretationsfehler zur falschen Diagnose führen. Zudem ist die räumliche Auflösung der verfügbaren Sequenzen zurzeit noch deutlich schlechter als die einer modernen DSA (s. u.), so dass eine differenzierte Diagnostik der kleinen intrakraniellen Gefäße, z. B. bei der Fragestellung Vaskulitis, nicht möglich ist. Die MRA ist gegenwärtig nicht immer in der Lage, die intraarterielle Angiographie zu ersetzen.

Funktionelle Magnetresonanztomographie

Prinzip Die funktionelle Magnetresonanztomographie ist ein Verfahren, das sich die lokal vermehrte Sauerstoffextraktion im venösen Blut aktivierter Hirnareale zunutze macht. Die globalen und fokalen Aktivitäten des Gehirns sind von regional unterschiedlichen Veränderungen der Oxygenierung, des Blutflusses und des Blutvolumens begleitet (◻ Abb. 3.21).

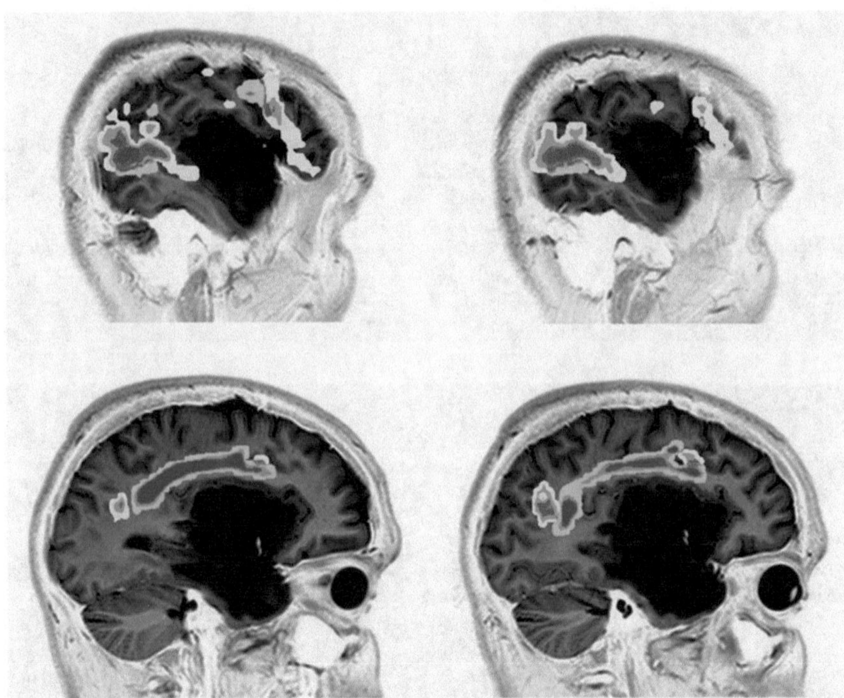

Abb. 3.21 Funktionelles Mapping und Traktographie bei einem rechtshändigen Patienten mit einem links temporoinsulär gelegenen, niedrigradigem Astrozytom zur Operationsplanung. Sprachaktivierungen in gelb-rot, Wernicke- und Broca-Region verbindender Fasciculus arcuatus in hellblau-blau (die Farbgradienten repräsentieren die Aktivierungs- bzw. Faserverlaufswahrscheinlichkeiten; A.J. Bartsch, Heidelberg)

Stellenwert Derzeit wird die Methode überwiegend bei wissenschaftlichen Fragestellungen eingesetzt und weiterentwickelt. Absehbar sind jedoch vielfältige klinische Einsatzmöglichkeiten im neuropsychologischen und neurologischen Bereich, innerhalb der neurochirurgischen prä- und postoperativen Diagnostik sowie bei psychiatrischen und pharmakologischen Fragestellungen. Vertiefende Informationen zur funktionellen MRT ▶ Exkurs: Funktionelles Mapping und Traktographie).

Kontraindikationen und Komplikationen der MRT

- Bestimmte Typen mechanischer Herzklappen, Herzschrittmacher, manche Aneurysmaclips, Metallfremdkörper im Gewebe (z. B. Granatsplitter) machen eine MRT unmöglich.
- Menschen mit Klaustrophobie empfinden den Aufenthalt in der engen Untersuchungsröhre als unerträglich. Hier ist mit der Entwicklung sog. offener MR-Systeme ein Ausweg geschaffen worden. Offene MR-Systeme haben allerdings den Nachteil niedriger Feldstärken und damit einer geringeren Ortsauflösung bei längeren Messzeiten.
- Eine Kontrastmittelallergie auf paramagnetische Substanzen ist wesentlich seltener als nach Applikation jodhaltiger Kontrastmittel. Eine seltene, aber schwerwiegende Komplikation gadoliniumhaltiger Kontrastmittel ist eine systemische nephrogene Fibrose, die vor allem bei Patienten mit schwerer Niereninsuffizienz vorkommt. Daher ist eine Kontrastmittelapplikation bei eingeschränkter Nierenfunktion (GFR <30 ml) relativ kontraindiziert.

MR-Spektroskopie

Die MR-Spektroskopie ist ein nicht-invasives Verfahren, mit dem biochemische Informationen über das untersuchte Gewebe gewonnen werden können. Während man in der MR-Bildgebung ausschließlich Signale von Protonen misst, die an Wasser bzw. Fett binden, wird bei der MR-Spektroskopie das Signal von Metaboliten, wie z. B. Cholin, Kreatin oder N-Acetylaspartat, erfasst.

Prinzip Bei der MR-Spektroskopie wird ein definiertes Volumen (Voxel) selektiv angeregt, so dass bei der Datenauslese auf eine Ortskodierung verzichtet werden kann. Aus dem gemessenen Signal kann man mittels einer Fourier-Transformation die spektrale Zusammensetzung des Signals in Abhängigkeit von der Resonanzfrequenz bestimmen. Diese Resonanzfrequenz hängt wiederum von der chemischen Umgebung der Protonen ab; daher weisen Protonen, die in unterschiedliche Moleküle eingebunden sind, unterschiedliche Resonanzfrequenzen auf.

Eine gute spektrale Auflösung kann nur erreicht werden, wenn das Magnetfeld homogen ist. Daher ist für die MR-

Exkurs

Funktionelles Mapping und Traktographie

Für **wissenschaftliche und zunehmend klinische Zwecke** lassen sich der intrinsische T2(*)-Kontrast des paramagnetischen Desoxyhämoglobins oder perfusionsgewichtete Aufnahmen zur **funktionellen MRT (fMRT)** und multidirektionale Diffusionswichtungen für **Traktographien** nutzen. Anhand dieser Epiphänomene neuronaler Aktivierungen und der Myelinisierung intakter Faserbahnen können inzwischen sowohl Hirnaktivierungen der grauen Substanz als auch zentrale Projektions-, Kommissuren- und Assoziationstrakte der weißen Substanz verfolgt werden. Diese Verfahren ermöglichen unter anderem, im Rahmen der Planung und intraoperativen Neuronavigation bei neurochirurgischen Eingriffen motorische und spracheloquente Hirnareale zu berücksichtigen und zu schonen oder vor kochleären Implantationen die Integrität des auditorischen Systems zu prüfen.

Das **funktionelle Mapping** stützt sich dabei auf die sog. funktionelle Hyperämie, welche neuronale Aktivierungen begleitet und bereits 1890 von Roy und Sherrington postuliert wurde. Im Rahmen des gesteigerten Sauerstoffverbrauchs vermehrt aktiver Hirngebiete kommt es zunächst zu einer lokal erhöhten Sauerstoffextraktion, die sich in T2(*)-sensitiven MRT-Sequenzen durch die verminderte Konzentration des diamagnetischen Oxy- und die erhöhte Konzentration des paramagnetischen, signalreduzierend wirkenden Desoxyhämoglobins in einem initialen Signalabfall ausdrückt (»initial dip«). Dieser ist allerdings kaum messbar. Die zerebrale Autoregulation führt in der Folge zum verstärkten Einstrom sauerstoffgesättigten Blutes, also einer lokalen Oxyhämoglobinerhöhung, und damit einem verzögert einsetzenden Anstieg des »blood oxygenation level dependent« (kurz **BOLD**-) Signals. Alternativ kann mit »arterial spin labeling« (**ASL**) die zugrunde liegende Mehrdurchblutung detektiert werden. Da die Signalunterschiede in beiden Fällen gering und in der Größenordnung des physiologischen Rauschens sind, müssen die Daten gezielt vorverarbeitet und dann kompetent statistisch ausgewertet werden. Geeignete Stimulationsparadigmen (angefangen von einfachsten audiovisuellen Reizungen über motorische bis hin zu komplexen neuropsychologischen Aufgaben) oder auch die Ruheaktivität des menschlichen Gehirns sorgen für die zeitlichen Signalschwankungen, welche dann örtlich zugeordnet werden (»Mapping«).

Die **anatomische Konnektivität** zwischen miteinander verbundenen Hirnregionen ist dagegen dadurch zugänglich, dass die Diffusion entlang der Nervenfaserbahnen erleichtert, senkrecht zu den zentral von Oligodendroglia myelinisierten Axonen aber erschwert ist. Wie beim fMRT ist jedoch eine komplexe Datenverarbeitung erforderlich, um z. B. auch bei sich kreuzenden Fasern oder das MRT-Signal störenden Läsionen die Vorzugsrichtungen der Diffusion weiterzuverfolgen und Faserverbindungen zu isolieren (**Diffusion-Tensor-Imaging, Traktographie**) (◘ Abb. 3.21, ◘ Abb. 3.22). Beide Verfahren sind trotz ihres nur interdisziplinär zu realisierenden Mess- und Datenverarbeitungsaufwands gegenüber z. B. nuklearmedizinischen Verfahren oder dem WADA-Test so attraktiv, da sie nichtinvasiv und präoperativ erfolgen, ohne eine radioaktive Strahlenexposition auskommen und im Prinzip beliebig oft wiederholbar sind.

Spektroskopie immer eine Homogenisierung (Shim) des Magnetfelds im untersuchten Voxel erforderlich. Außerdem muss das Signal der Wasserprotonen durch spezielle Hochfrequenzpulse unterdrückt werden, da sonst die in deutlich geringerer Konzentration vorliegenden Metabolite nicht erfasst werden können. Nach einer aufwändigen Datennachverarbeitung (Filter, Phasenkorrektur, Baseline-Korrektur) kann aus den Spektren Aufschluss über die Konzentration der unterschiedlichen Metabolite im untersuchten Gewebe, insbesondere bei Hirntumoren gewonnen werden (◘ Abb. 3.23 und ◘ Abb. 11.3).

Eine Erweiterung der hier beschriebenen Single-Voxel-Spektroscopy (SVS), bei der das untersuchte Volumenelement a priori festgelegt werden muss, stellt das **Chemical-Shift-**

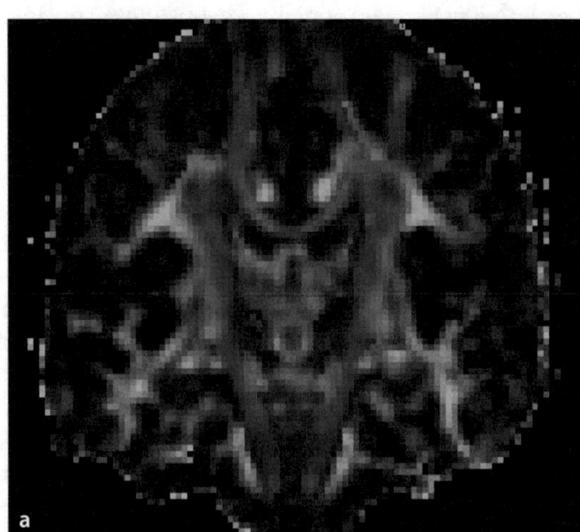

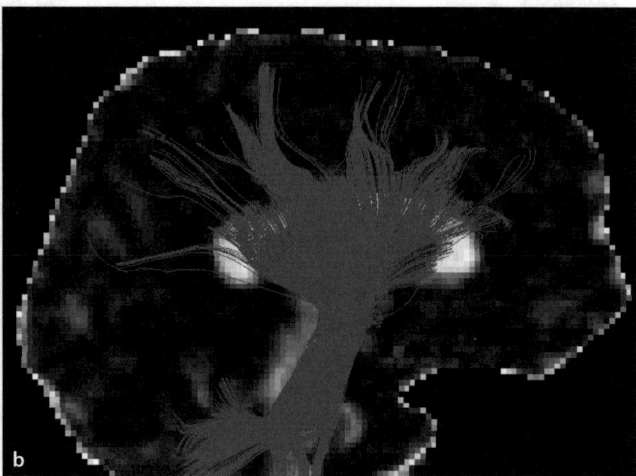

◘ **Abb. 3.22a,b** **a** Richtungs-abhängige Farbdarstellung der Diffusion in koronarer Darstellung und **b** spezifische Traktographie der Pyramidenbahn in sagittaler Darstellung (Pyramidenbahn jeweils in blau) (Mit freundlicher Genehmigung von C. Herweh, Heidelberg)

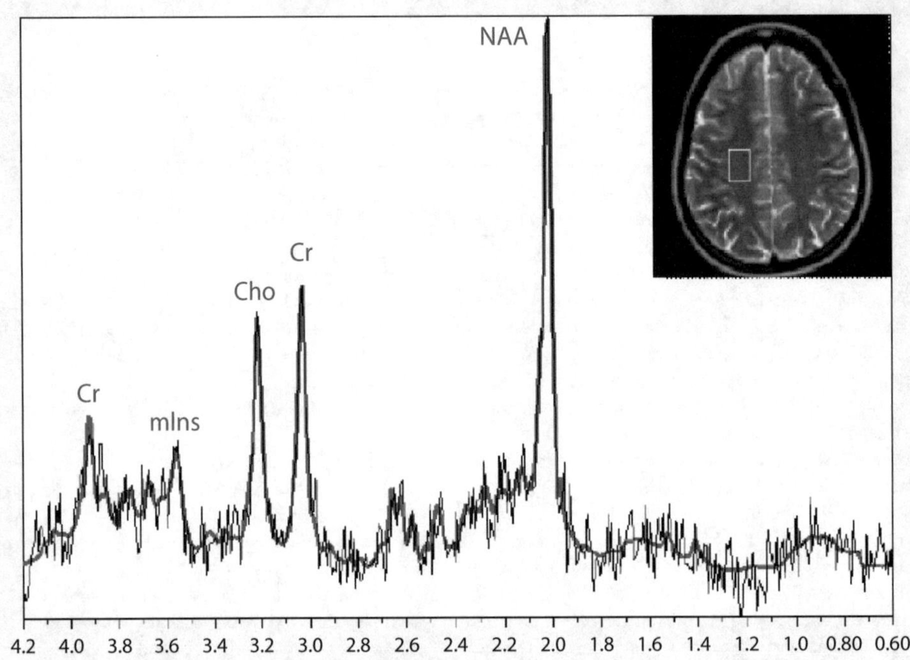

Abb. 3.23 MR-Spektrum aus dem Centrum semiovale eines gesunden Probanden. Darstellung von Myoinositol (*mIns*), Cholin (*Cho*), Kreatin (*Cr*) und N-Acetylaspartat (*NAA*)

Imaging (CSI) dar. Hierbei werden die Spektren nicht nur in einem Voxel, sondern in einer zweidimensionalen oder dreidimensionalen Anordnung mehrerer Voxel bestimmt. Aus den Spektren lassen sich ortsaufgelöste Karten der Metabolitenkonzentration berechnen.

Neben Protonen (1H-Spektroskopie) können auch andere Kerne zur MR-Spektroskopie verwendet werden, z. B. 31-Phosphor oder 23-Natrium. Für solche Untersuchungen muss der MR-Tomograph jedoch mit zusätzlichen Hardware-Komponenten (Breitbandverstärker, Hochfrequenzspulen) ausgestattet werden.

3.3.4 Nuklearmedizinische Untersuchungen

Emissions-Computertomographie (ECT): SPECT und PET

Prinzip Die Emissions-Computertomographie ist die rechnergestützte, schichtweise Abbildung der Radioaktivitätsverteilung in Organen nach Injektion von radioaktiven Tracern. Man unterscheidet die Positronenemissionstomographie (PET) und die Single-Photon-ECT (SPECT). Kurzlebige Positronenemitter (z. B. $C^{15}O_2$) müssen in einem lokalen Zyklotron hergestellt werden. Die PET ist deshalb bisher auf einzelne Zentren beschränkt. Das Verfahren erbringt sehr präzise Werte für regionale Hirndurchblutung, Glukosestoffwechsel oder über die Rezeptorenverteilung, z. B. der Dopaminrezeptoren beim M. Parkinson.

Methodik Bei der SPECT werden Radionuklide wie ^{99m}Tc, ^{123}J oder ^{133}Xenon verwendet. Neben ^{123}Jod-Amphetamin spielt zurzeit ^{99m}Tc-Hexamethylpropylenaminoxim (HMPAO) als flussanzeigendes Radiopharmazeutikum die größte Rolle. Registriert wird mit einer rotierenden Gammakamera oder mit Multidetektorsystemen. Hiermit wird die Verteilung von Radiopharmazeutika in Abhängigkeit von der regionalen Perfusion und/oder Organfunktion schichtweise wiedergegeben. Die Methode kann auch mit der Xenon-Inhalationsmethode kombiniert werden, wobei nur bei diesem SPECT-Verfahren die Bilder die regionale Hirndurchblutung in ml/100 g/min vermitteln. Mit den übrigen Substanzen ist die Beurteilung als normal oder pathologisch bisher nur über den Seitenvergleich möglich.

Indikationen Die für die Neurologie wichtigste Bedeutung hat die SPECT heute bei der Diagnostik von Tumoren, extrapyramidal-motorischen Krankheiten und Multisystematrophien (Abb. 3.24). Auch zur Aufdeckung von funktionellen Gewebsveränderungen bei fokal bedingten Epilepsien kann die Methode einen Beitrag liefern. Dagegen ist die Rolle der SPECT bei vaskulären Krankheiten in den Hintergrund getreten.

PET-Untersuchungen sind vor allem bei wissenschaftlichen Fragestellungen von Bedeutung. Klinisch setzt man das PET bei der Diagnostik von Demenzen und, als Ganzkörper-PET, bei der Suche nach Tumoren, die sich der Standarddiagnostik entziehen, ein.

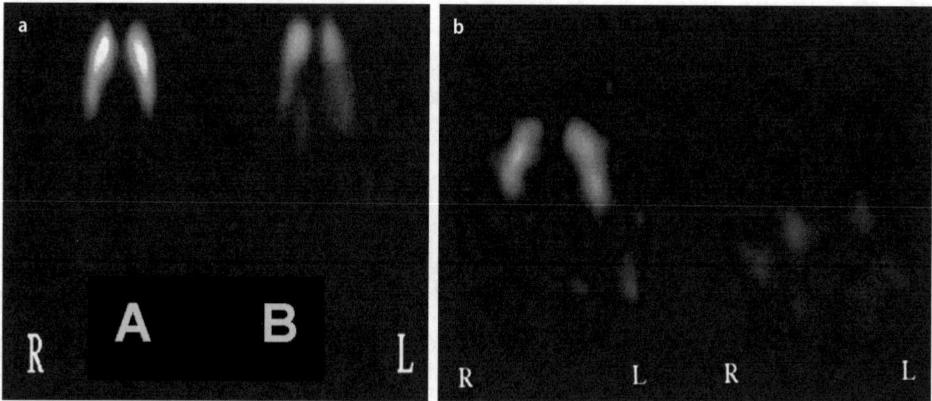

Abb. 3.24 a **DATSCAN.** Normale Anreicherung des Tracers am Dopamintransporter im Striatum (*links*) bei Normalperson; deutliche Abnahme der Aktivität bei idiopathischem Parkinson-Syndrom (*rechts*). **b IBZM-SPECT.** Hochregulierte Dopamin-Rezeptordichte bei IPS (*links*), verminderte Dopaminrezeptormarkierung bei MSA. (Aus Gerlach et al. 2003)

3.3.5 Digitale Subtraktionsangiographie (DSA)

Die zerebrale Angiographie ist die Röntgendarstellung des zerebralen Gefäßsystems nach selektiver, intraarterieller Injektion eines jodhaltigen Kontrastmittels in wässriger Lösung.

Prinzip Beginnend mit der Injektion wird jeweils eine Serie von digitalen Röntgenbildern aufgenommen, die nacheinander den Durchfluss des Kontrastmittels in den arteriellen, kapillären und venösen Phasen zeigen. Man fertigt Serien im sagittalen und im seitlichen Strahlengang an. Für bestimmte Fragestellungen verwendet man Spezialprojektionen.

Methodik Die intraarterielle Angiographie wird als digitale Subtraktionsangiographie (DSA) durchgeführt. Mit Hilfe eines Computers wird ein Leerbild von dem Füllungsbild einer angiographischen Aufnahme subtrahiert. Dadurch wird der Gefäßkontrast so angehoben, dass man mit sehr viel geringerer Kontrastmittelkonzentration ausgezeichnete Darstellungen auch kleiner Gefäße gewinnt. Eine zuverlässige Darstellung der intrazerebralen Gefäße ist nur durch selektive, intraarterielle Angiographietechniken möglich. Durch die heute verfügbaren leistungsstarken Angiographieanlagen ist auch eine dreidimensionale Darstellung der Gefäße möglich (▶ Kap. 9, Subarachnoidalblutung).

Durchführung Nach Lokalanästhesie und Punktion der A. femoralis in der Leistenbeuge wird ein spezieller Angiographiekatheter unter Röntgendurchleuchtungskontrolle über die Aorta und den Aortenbogen in die hirnversorgenden Arterien eingebracht. Diese Technik erlaubt die Darstellung aller zerebralen Gefäße nach nur einer Arterienpunktion.

- **Karotisangiographie:** Durch die Kontrastmittelinjektion werden die A. carotis interna und ihre großen Äste, A. cerebri anterior und media, sowie deren Aufzweigungen dargestellt. In etwa 10% geht die A. cerebri posterior direkt aus der A. carotis interna ab (sog. embryonaler Abgangstyp). Oft füllt sie sich von der A. carotis interna aus über die A. communicans posterior. In der venösen Phase zeigen sich die oberflächlichen und die tiefen Hirnvenen und Sinus. Die Gefäßdarstellung erfasst also die Hirnanteile, die über dem Tentorium cerebelli liegen: Großhirnhemisphären, Stammganglien und Mittelhirn (Abb. 3.25).
- **Vertebralisangiographie:** Im Arteriogramm stellen sich beide Aa. vertebrales, die unpaare A. basilaris, die drei Paare der Zerebellararterien, und in der Regel ihre Endaufzweigungen, die beiden Aa. cerebri posteriores, dar. In der venösen Phase sind der rückwärtige Abschnitt des Sinus sagittalis superior, die inneren Hirnvenen sowie Sinus rectus und transversus zu sehen. Durch die Vertebralisangiographie werden vor allem der Raum der hinteren Schädelgrube, Kleinhirn, Medulla oblongata und Brücke, zum kleineren Teil auch das Mittelhirn und der basale Okzipitallappen erfasst (Abb. 3.26).

Typische Befunde sind:

- Stenosierende Gefäßprozesse und Gefäßverschlüsse zeigen sich als Lumeneinengung, Abbrüche oder fehlende Darstellung von Arterien.
- Aus der Verlagerung von Gefäßen und aus gefäßfreien Räumen kann auf die Lokalisation von Hirntumoren oder Hirnblutungen geschlossen werden.
- Durch charakteristische Anfärbung, pathologische Gefäße und arteriovenöse Kurzschlüsse mit beschleunigter Kreislaufzeit werden bei einigen Hirntumoren auch artdiagnostische Hinweise gewonnen, z. B. bei Meningeomen, Metastasen und Glioblastomen.
- Gefäßmissbildungen (sackförmige Aneurysmen, arteriovenöse Angiome und Fisteln) sind meist sehr deutlich zu sehen. Die exakte Darstellung ihrer Gefäßversorgung in mehreren Ebenen ist die Voraussetzung für die weitere Behandlungsplanung.

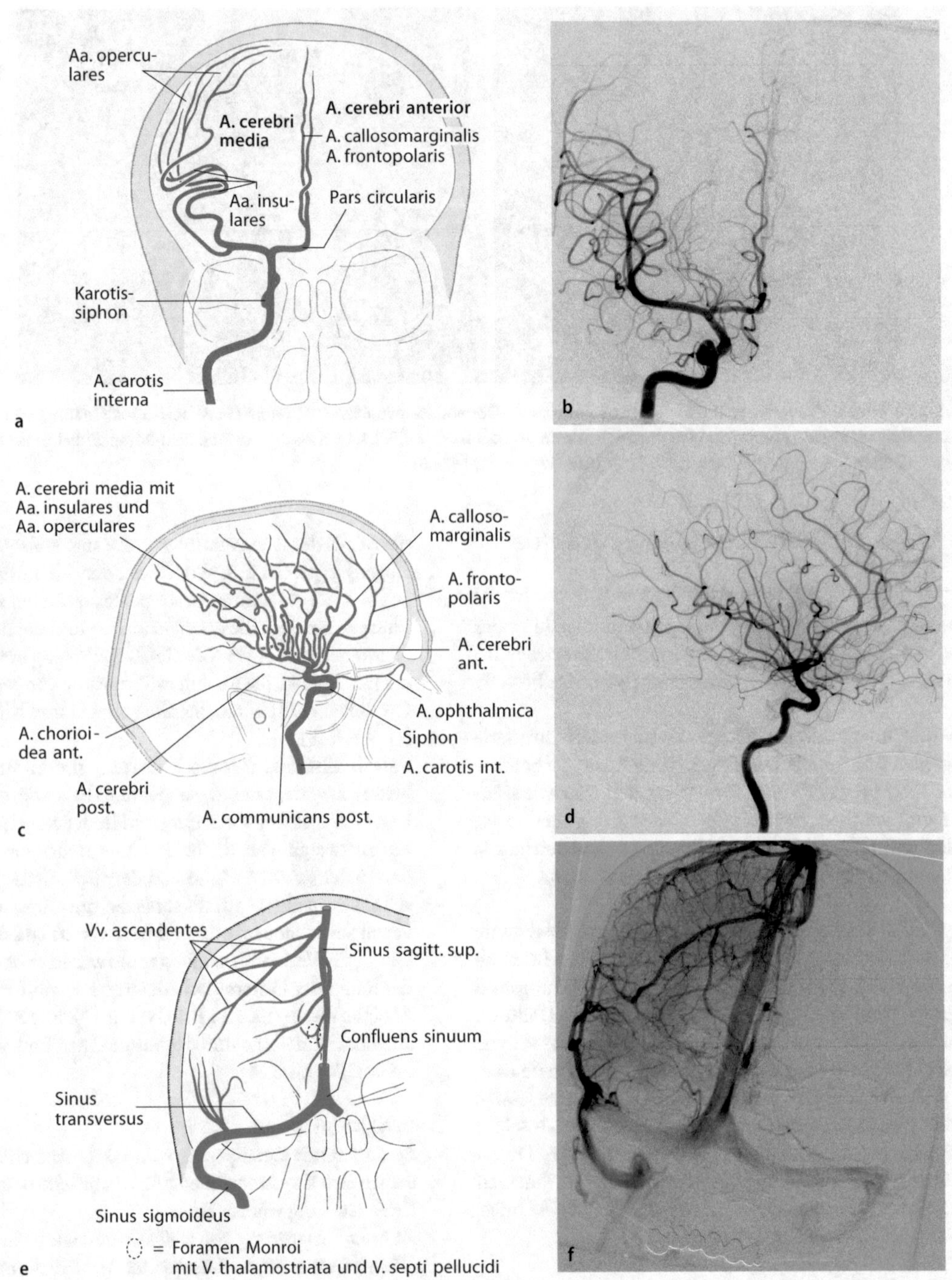

Abb. 3.25a–f Normales Karotisangiogramm, jeweils links schematische Zeichnung und rechts entsprechende digitale Subtraktionsangiographie (DSA). a,b Sagittaler Strahlengang, arterielle Phase. **c,d** Seitlicher Strahlengang, arterielle Phase. **e,f** Sagittaler Strahlengang, venöse Phase

Komplikationen Kontrastmittelallergien sind heute selten. Das Schlaganfallrisiko wird in der Literatur je nach Erfahrung des Untersuchers mit 0,1–1% angegeben. Es beruht auf der Möglichkeit einer Ablösung von arteriosklerotischen Plaques oder der Bildung von Thromben im oder am Katheter mit nachfolgender Embolie und ischämischem Infarkt.

Interventionelle Angiographie

Neben der rein diagnostischen selektiven Angiographie mit Sondierung der Halsschlagadern ist auch die **superselektive** Angiographie möglich. Diese wird bei neuroradiologischen Interventionen, z. B. bei der mechanischen Rekanalisation oder der Embolisation von Gefäßmissbildungen (► Kap. 5, 8

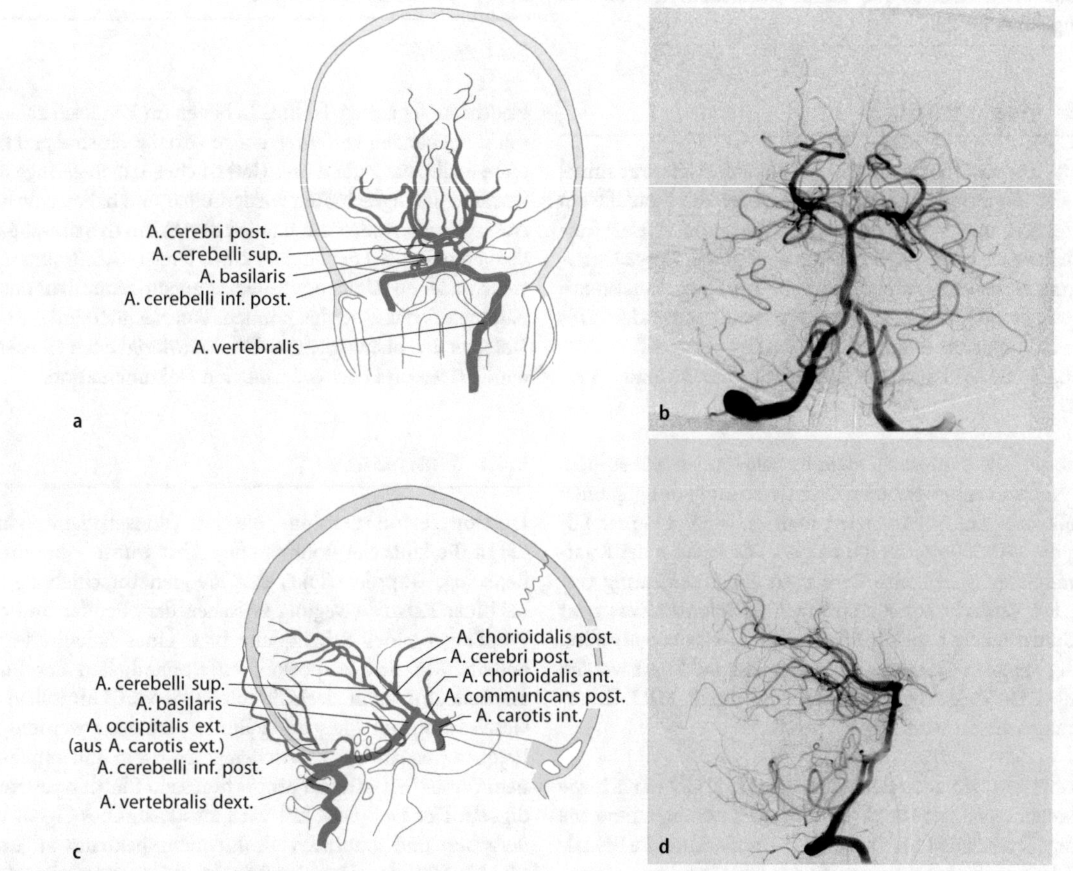

Abb. 3.26 Normales Vertebralisangiogramm, jeweils links schematische Zeichnung und rechts digitale Subtraktionsangiographie (DSA). a,b Sagittaler Strahlengang, arterielle Phase. **c,d** Seitlicher Strahlengang, arterielle Phase

und 9), eingesetzt. Sie ermöglicht die gezielte Sondierung auch kleiner intrazerebraler Arterien (z. B. Endäste der A. cerebri media). Dabei werden sog. Koaxialkatheter eingesetzt, die aus einem etwas dickeren Führungskatheter und einem darin liegenden Mikrokatheter bestehen. Der Führungskatheter wird in die entsprechende Halsschlagader eingebracht (z. B. A. carotis interna), der Mikrokatheter wird daraufhin durch den Führungskatheter in die zerebrale Zirkulation manövriert. Behandlungsmöglichkeiten sind:

- mechanische Rekanalisation (Thrombektomie) bei Hauptstammverschlüssen (▶ Kap. 5),
- Stentgestützte Angioplastie extra- oder intrakranieller Stenose (▶ Kap. 5),
- endovaskuläre Ausschaltung zerebraler Aneurysmen (▶ Kap. 9),
- invasive Behandlung von Vasospasmen (z. B. nach Subarachnoidalblutungen ▶ Kap. 9),
- Verschluss zerebraler und spinaler arteriovenöser Fisteln und Angiome (▶ Kap. 8),
- präoperative Embolisation von Tumoren und die
- palliative, lokale, intraarterielle Chemotherapie maligner Tumoren.

Spinale Angiographie

Neben der zerebralen Angiographie ist heute auch die selektive und superselektive spinale Angiographie möglich. Sie wird ebenfalls über einen Leistenzugang in Lokalanästhesie durchgeführt. Mit speziell geformten Kathetern werden die einzelnen, paarig angelegten Interkostal- und Lumbalarterien sondiert und mit kleinen Kontrastmitteldosen, die per Hand appliziert werden, in DSA-Technik dargestellt. In der Regel ist so die Darstellung der rückenmarkversorgenden Arterien (A. spinalis anterior und Aa. spinales posterolaterales) möglich.

Indikationen Spinale Gefäßmissbildungen (Angiome und AV-Fisteln), präoperative Darstellung von Rückenmark- und Wirbeltumoren. Auch hier besteht die Möglichkeit der superselektiven und der interventionellen Therapie (z. B. Angiomembolisation).

Risiken und Komplikationen Die spinale Angiographie hat ein Risiko der spinalen Ischämie mit einer bleibenden Querschnittslähmung. Sie erfordert eine entsprechende Qualifikation und Erfahrung des Neuroradiologen und sollte nur in spezialisierten Zentren mit hoher Untersuchungsfrequenz durchgeführt werden.

3.3.6 Myelographie

Prinzip Durch Einbringung von jodhaltigen Kontrastmittel wird der Liquorraum um das Myelon bzw. die Kaudafasern kontrastiert und somit eine hochauflösende artefaktfreie Darstellung dieses Kompartiments ermöglicht. Diese Untersuchung ist von besonderer Relevanz bei Spinalkanalstenosen präoperativ, insbesondere nach vorhergehenden OPs sowie bei unklaren Befunden in der CT oder MRT. Bei der Myelographie wird auch der Liquor entnommen und untersucht.

Methodik Die modernen, nichtdissoziierenden wasserlöslichen Kontrastmittel gestatten eine Darstellung des gesamten Spinalkanals. Lumbal appliziert man ca. 6–12 ml einer Lösung, die 170–300 mg/ml Jod enthält. Die Passage des Kontrastmittels im Spinalkanal wird unter Durchleuchtung verfolgt. Bei Verdacht auf einen raumfordernden Prozess oder eine Spinalstenose kann die Myelographie, wie oben erwähnt, mit der spinalen Computertomographie kombiniert werden **(Myelo-CT)**. Viele Myelographien sind durch MRT-Untersuchungen ersetzt worden.

Indikationen Trotz der Bedeutung der MRT gibt es nach wie vor Indikationen zur Durchführung einer Myelographie wie der enge Spinalkanal bzw. die primäre und sekundäre Spinalkanalstenose, die Arachnopathie oder der Wurzelausriss nach zervikalen Traumen (z. B. Motorradunfällen; DD: Plexusschädigung). Insbesondere vor Operationen kann eine Myelographie erforderlich sein, um unklare Befunde in der CT oder MRT abzuklären. Dies ist besonders häufig bei Rezidivoperationen der Fall.

3.3.7 Ventrikulographie

Prinzip Bei der Ventrikulographie wird ein wasserlösliches, jodhaltiges Kontrastmittel über einen Shunt oder eine Ventrikeldrainage in das Ventrikelsystem gegeben und seine Ausbreitung mit der Computertomographie überprüft. Heute wird die Ventrikulographie meist durch liquorflusssensitive MRT-Sequenzen ersetzt.

Indikationen Überprüfung der Durchgängigkeit von Aquädukt und der Foramina Luschkae und Magendii, Shuntkontrolle in der Neurochirurgie.

3.4 Neurosonologie

Peter Ringleb

Neurosonologischen Techniken bieten im Vergleich zu anderen bildgebenden Verfahren einige Vorteile. Sie sind praktisch ohne Risiko für Patient und Untersucher, haben geringe Kosten, sind uneingeschränkt wiederholbar und haben eine hohe Aussagekraft. Außerdem handelt es sich um dynamische Untersuchungen, bei denen über einen längeren Zeitraum unter verschiedenen Umgebungsbedingungen hämodynamische Parameter erfasst werden können. Von Nachteil sind die hohe Untersucherabhängigkeit und die Schwierigkeiten einer standardisierten und nachvollziehbaren Dokumentation.

3.4.1 Methodik

Die **Dopplersonographie** – die erste Ultraschallanwendung, die in die klinische Routine eingeführt wurde – beruht auf dem sog. **Dopplereffekt**, der Frequenzverschiebung, die bei einer Relativbewegung zwischen dem Sender und dem Empfänger einer Schallquelle bzw. eines Schallreflektors auftritt. Mit den korpuskulären Bestandteilen des Blutes als Reflektor kann deshalb mit Hilfe von Ultraschall die Geschwindigkeit fließenden Blutes gemessen werden. Die Frequenzverschiebung zwischen gesendetem und empfangenem Ultraschall ist linear proportional zur Blutflussgeschwindigkeit. Der Doppler-Shift wird als akustisches Signal wiedergeben und graphisch als Frequenzspektrum angezeigt (◘ Abb. 3.27). Das Doppler-Signal enthält verschiedene Strömungsanteile, da es aus einem Volumen von mehreren Millimetern Durchmesser abgeleitet wird, wodurch z. B. Turbulenzen erkennbar sind.

Für die **extrakranielle Dopplersonographie (ECD)** wird meist der **Continuous-wave-Doppler (cw-Doppler)** eingesetzt. Hierbei wird von einem Kristall kontinuierlich eine Ul-

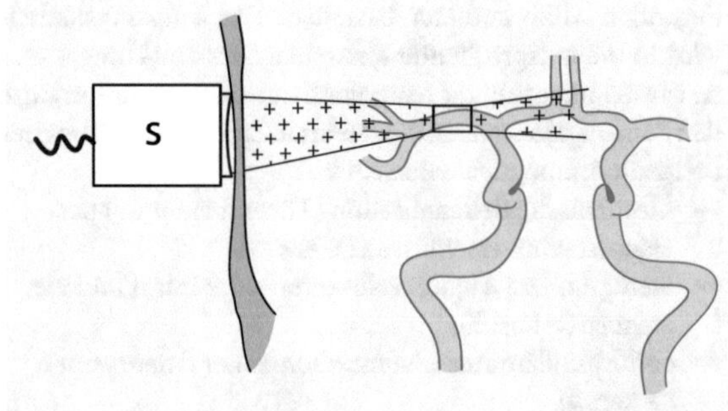

◘ **Abb. 3.27 B-Bild einer regelrechten Karotisbifurkation** mit den Dopplerspektren der einzelnen Gefäßsegmente aus der cw-Dopplersonographie (4-MHz-Sonde). In der Ausschnittsvergrößerung ist die Messung der Intima-Media-Dicke (zwischen den beiden hellgrünen Linien, *Pfeil*) demonstriert (*ACC* A. carotis communis; *ACI* A. carotis interna; *ACE* A. carotis externa). (Mit freundlicher Genehmigung von P. Ringleb, Heidelberg)

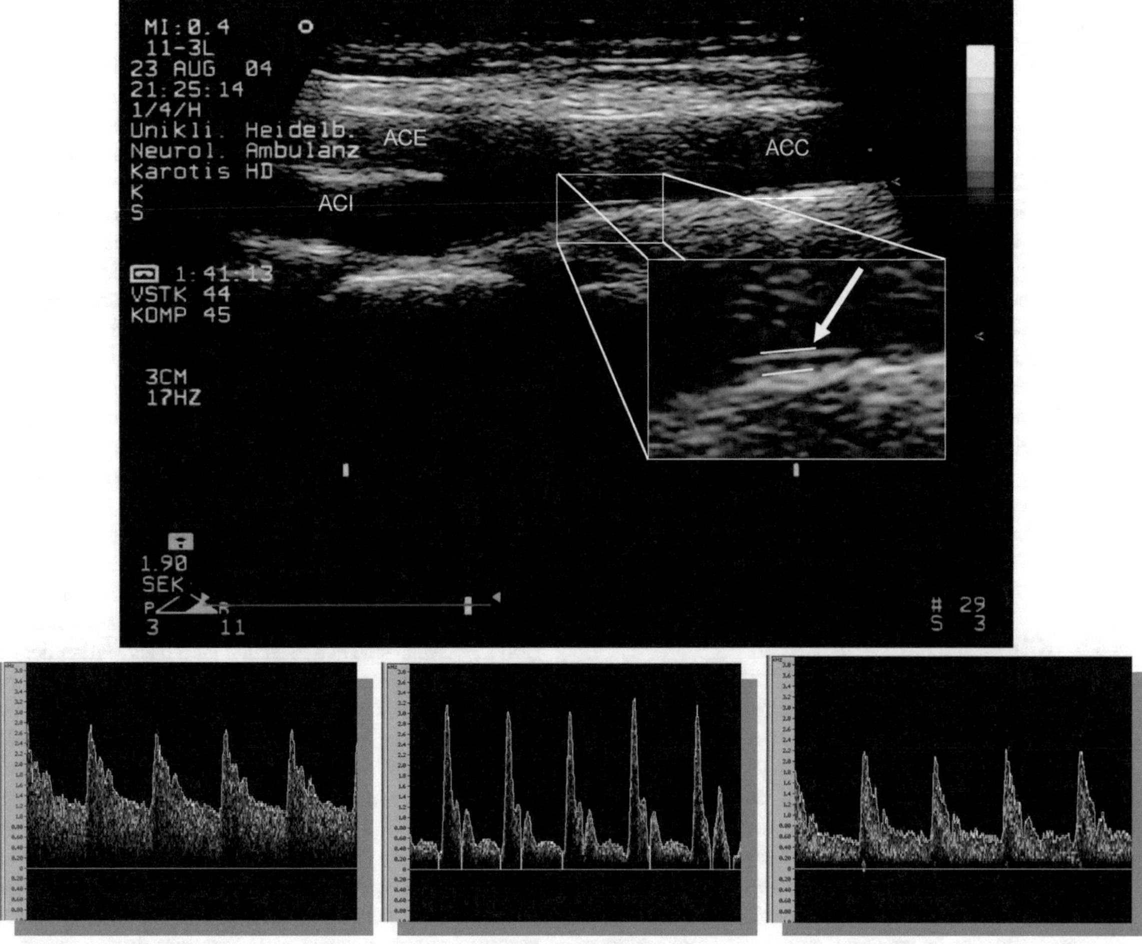

■ **Abb. 3.28 Schematische Darstellung der transkraniellen Dopplersonographie.** Die Ultraschallsonde (*S*) ist auf dem Ultraschallfenster der Temporalschuppe platziert. Der fokussierte Schallstrahl ist koaxial zum Hauptstamm der A. cerebri media gerichtet. Aufgrund der gepulsten Dopplertechnik kann die aus dem Echo erhältliche Information auf ein kleines Messvolumen (»sample volume«) beschränkt werden. Mit Hilfe einer besonderen elektronischen Schaltung kann dieses Messvolumen schrittweise entlang der Gefäßachse verschoben werden. Dadurch lassen sich die Flusssignale und ihre Veränderungen den verschiedenen Arterienabschnitten topodiagnostisch zuordnen. (Adaptiert nach Ringelstein et al. 1985)

traschallwelle erzeugt und von einem zweiten Kristall registriert. Hauptnachteil dieser Technik ist, dass sich Signale verschiedener Gefäße überlagern können, weil keine Tiefendifferenzierung möglich ist. Mit der ECD werden neurosonologisch die periophthalmischen Äste, die A. carotis communis, die A. carotis interna und externa, die A. subclavia sowie die A. vertebralis in ihrem V1- und V3-Segment untersucht. Die transkranielle Dopplersonographie (TCD) wird technisch als sog. **Pulsed-wave-Doppler (pw-Doppler)** realisiert. Hierbei sendet ein Kristall einen kurzen Ultraschallimpuls aus, um nach einer definierten Pause das Echo zu registrieren, wodurch die Möglichkeit besteht, die Untersuchungstiefe festzulegen. Durch Anwendung niedriger Ultraschallfrequenzen (1,5–2,0 MHz) und im Vergleich zur extrakraniellen Dopplersonographie höherer Schallenergien ist es möglich, die Schallabsorption an der Schädelkalotte zu überwinden. Voraussetzung ist, dass ein geeignetes Schallfenster vorliegt, was besonders bei älteren Frauen schwierig sein kann. Die gebräuchlichsten Schallfenster sind temporal für die Untersuchung des Karotissiphon, der A. cerebri media, A. cerebri anterior und A. cerebri posterior (■ Abb. 3.28) bzw. nuchal das Foramen magnum zur Beurteilung der distalen Vertebralisabschnitte und der A. basilaris. Die Zuordnung zu den einzelnen Gefäßen gelingt in der TCD durch die Untersuchungsstelle, die Flussrichtung und die Ableittiefe.

Duplexgeräte stellen die Kombination der zweidimensionalen sonographischen Echtzeitdarstellung (sog. B-Mode) mit einem Dopplerteil in einer Geräteschallkopfeinheit dar. Bei der farbkodierten Duplexsonographie, die den heute gebräuchlichen Standard darstellt, wird ein Dopplersignal farbig kodiert in das Schwarz-Weiß-Bild eingeblendet. Untersucht werden können alle extrakraniellen hirnversorgenden Gefäße. Die farbkodierte Darstellung hat beim schnellen Aufsuchen und Differenzieren der Gefäße wesentliche Vorteile gegenüber der Dopplersonographie. Ein weiterer Vorteil der Duplexsonographie ist die Möglichkeit der winkelkorrigierten Flussgeschwindigkeitsmessung, was die Reliabilität erhöht. Die in der Neurologie eingesetzten modernen Duplexgeräte bieten zumeist auch die Möglichkeit der Untersuchung intrakranieller Strukturen (»transcranial color coded Duplex«, TCCD). Bei transtemporaler Beschallung lassen sich bei entsprechend gutem Schallfenster verschiedene Hirnstrukturen auch morphologisch beurteilen. Die wichtigsten Ebenen in axialer Schichtführung sind dabei die mesenzephale Schnittebene, bei der das Mittelhirn inkl. seiner Kerne beurteilt werden kann, und die dienzephale Schnittebene, die den III. Ventrikel erkennen lässt. Die Lage und Weite dieses Ventrikels eignen sich zur Beurteilung von lokalen Hirndruckerhöhungen mit Massenverlagerung. Das gleiche Schallfenster dient bei der farbkodierten Duplexsonographie der Beurteilung der großen Hirnbasisarterien. Durch das nuchale Schallfenster sind die distalen Vertebralissegmente (V4) und die A. basilaris – zumindest im proximalen Abschnitt – untersuchbar.

3.4.2 Klinische Anwendungen

Klinisch werden die neurosonologischen Techniken in der vaskulären Neurologie zum Erkennen pathologischer Gefäßstrukturen und Strömungsveränderungen verwendet (▶ Exkurs: Diagnostische Möglichkeiten in der Neurosonologie). Durch die Kombination extra- und intrakranieller Verfahren ist es möglich – und notwendig – umfassende Informationen über Physiologie und Pathologie der zerebralen Blutversorgung zu erhalten. Durch den Vorteil der Kombination visueller und akustischer Information hat sich die Duplexsonographie in den letzten Jahren zur Methode der Wahl bei der Beurteilung der hirnversorgenden Gefäße entwickelt. Dennoch darf sie nicht als isoliertes Verfahren gesehen werden, manche Fragestellungen sind oft nur in Kombination mit der »konventionellen« Dopplersonographie in erfahrener Hand zu klären.

Eine Domäne der neurosonologischen Techniken ist die Darstellung **extrakranieller arteriosklerotischer Veränderungen** und dadurch bedingter Stenosierungen, die am häufigsten an der Karotisbifurkation und in proximalen Vertebralisabschnitten zu finden sind. Mit der Dopplersonographie können Stenosen der Karotiden, die das Lumen um mehr als 20–40% einengen, mit hoher Sensitivität und Spezifität lokalisiert und eingeschätzt werden. Anhand folgender Parameter gelingt eine Einteilung der Obstruktionen in Schweregradgruppen: Zunahme der systolischen und/oder diastolischen Strömungsgeschwindigkeit, qualitative Audiosignalveränderungen (Turbulenzen), Abnahme der pulsatilen Amplitudenmodulation, Veränderung des Dopplersignals proximal oder distal der Obstruktion, fehlendes Dopplersignal. Durch indirekte Hinweise sind auch distale, nicht direkt beschallbare Strömungshindernisse (z. B. Karotissiphonstenosen) erfassbar. Zu diesen indirekten Hinweisen gehören der Nachweis von Kollateralkreisläufen (z. B. Rekrutierung der Ophthalmica-Kollaterale, Cross-Flow über die A. comm. ant.), die Reduktion diastolischer Spektralanteile in proximalen Gefäßabschnitten, das Vorhandensein poststenotischer Turbulenzen, und die Reduktion der systolischen Anstiegssteilheit distal der Läsion.

B-Bild- und Duplexverfahren ermöglichen, bereits Anfangsstadien der Arteriosklerose zu erfassen. Die Darstellung der A. carotis communis im Längsschnitt ist von wesentlicher Bedeutung bei der Beurteilung der sog. **Intima-Media-Dicke (IMT)**. Diese hat sich in den letzten Jahren als Marker der subklinischen Arteriosklerose etabliert und zeigt eine lineare Korrelation mit der kardiovaskulären Morbidität. Eine IMT von über 1 mm gilt in der Regel als pathologisch. Außerdem ist es mit dieser Technik möglich, verschiedene Arten und Ausprägungen von Plaques zu differenzieren. Veränderungen in der Plaquemorphologie, z. B. durch Einblutungen oder Ablösung von Thromben, können erkannt werden. Die klinische Relevanz in Bezug auf differenzialtherapeutische Überlegungen unterschiedlicher Plaquemorphologien wird derzeit noch wissenschaftlich evaluiert, erste Hinweise deuten darauf hin, dass echoarme Plaques und solche mit morphologischer Veränderung im Zeitverlauf mit einem erhöhten Schlaganfallrisiko assoziiert sind.

Die **intrakraniellen Verfahren** werden in der klinischen Routine unter anderem zum Nachweis intrakranieller Gefäßstenosen, zur Untersuchung auf Vasospasmen nach Subarachnoidalblutungen und zur Bestimmung des zerebralen Kreislaufstillstandes angewandt. Außerdem sind sie die Grundlage bei einer Reihe funktioneller Untersuchungstechniken (s. u.). Auch hier gilt, dass im Vergleich zur konventionellen TCD die

Exkurs

Diagnostische Möglichkeiten in der Neurosonologie

Mit den neurosonologischen Methoden können nichtinvasiv und beliebig oft wiederholbar stenosierende Läsionen und funktionelle Veränderungen an den extra- und intrakraniellen Hirnarterien beobachtet und dokumentiert werden. Die wichtigsten **Anwendungsgebiete** sind:

- Erkennen extra- und intrakranieller Gefäßstenosen oder -verschlüsse,
- Darstellung von Kollateralkreisläufen,
- Erkennen von Vasospasmen nach Subarachnoidalblutung oder Meningitis,
- Untersuchung der Vasomotorenreserve,
- Erfassung kardialer Rechts-Links-Shunts (offenes Foramen ovale),
- Detektion von Emboliesignalen in der Langzeitableitung,
- Diagnose von Fisteln,
- Erfassung intrakranieller Zirkulationsstörungen bei Hirndrucksteigerung,
- Nachweis des zerebralen Kreislaufstillstandes (Hirntoddiagnostik),
- Untersuchung peripherer Nerven und der Muskulatur.

Lokalisation intrakranieller Stenosen mit der TCCD mit höherer Zuverlässigkeit gelingt. Auch die definitive Diagnose von Gefäßverschlüssen ist valider, ebenso die Bestimmung von Kollateralkreisläufen. Eine spezielle Anwendung der TCCD ist die Untersuchung der großen venösen intrakraniellen Blutleiter. Hierbei gibt es jedoch eine Reihe anatomischer und technischer Probleme, so dass nicht damit zu rechnen ist, dass diese Technik die neuroradiologischen Diagnosemöglichkeiten ersetzen wird.

Arten der Stenosequantifizierung Traditionell werden Gefäßstenosen, vor allem Karotisstenosen, nach unterschiedlichen Graduierungssystemen beurteilt. In einer nordamerikanischen Studie wurde der Stenosedurchmesser mit dem poststenotischen Normaldurchmesser der A. carotis interna verglichen (sog. distales Stenosemaß oder NASCET-Methode). In einer europäischen Studie wurde hingegen der Stenosedurchmesser zum – oft gemutmaßten – Durchmesser der A. carotis interna in Höhe der Stenose ins Verhältnis gesetzt (sog. lokales Stenosemaß oder ECST-Methode). Beide Stenosemaße unterscheiden sich zum Teil erheblich, so entspricht einer ca. 70% Stenose nach ECST in etwa einer 50%igen Stenose nach NASCET. Im Jahr 2013 wurde in der S3-Leitlinie »Karotisstenose« empfohlen, Karotisstenosen nur noch nach NASCET zu graduieren, was auch in diesem Buch erfolgt.

3.4.3 Ultraschallkontrastmittel

Ultraschallkontrastmittel kommen bei schlechten Schallbedingungen sowohl bei extra-, vor allem aber bei intrakraniellen Untersuchungen zur Anwendung, insbesondere bei der transkraniellen Duplexsonographie. Alle heute verwendeten Ultraschallkontrastmittel bestehen aus mikroskopisch kleinen Gasbläschen, die von unterschiedlichen Substanzen stabilisiert werden. Die Ultraschallkontrastmittel führen zu einer um den Faktor 1000 höheren Rückstreuung des Ultraschalls und damit zu einer Verbesserung des Signal-Rausch-Verhältnisses und zu besseren Bildern.

3.4.4 Funktionelle Untersuchungen

Mit neurosonologischen Techniken können wegen der Möglichkeit der langfristigen Anwendung eine Reihe funktioneller Fragestellungen geklärt werden. Dazu gehören z. B. die Untersuchung der **zentralen Vasomotorenreserve** bei hochgradigen extrakraniellen Stenosen nach CO_2-Atmung, die Detektion von Mikroemboliesignalen, die Untersuchung auf autonome Regulationsstörungen bei Kipptischuntersuchungen und die Untersuchung auf einen kardialen **Rechts-links-Shunt** mittels nichtlungengängiger Kontrastmittel. Als kostengünstiges Kontrastmittel kann hierfür ein suspendiertes Luft-Kochsalz-Blut-Gemisch verwendet werden (weswegen diese Untersuchung auch Bubble-Test heißt), das intravenös injiziert wird. Normalerweise werden die Luftbläschen pulmonal eliminiert. Bei Vorhandensein eines Rechts-Links-Shunts, z. B. eines persistierenden offenen Foramen ovale (PFO), gelangen die Luftbläschen über diesen Shunt in das arterielle Gefäßsystem und erreichen als (ungefährlicher) Schauer nach ca. 10 s die A. cerebri media, wo sie aufgrund einer typischen Signalcharakteristik im TCD identifiziert und quantifiziert werden können. Das Phänomen kann spontan oder erst nach einem Valsalva-Versuch auftreten. Das Verfahren kann auch bei beatmeten Patienten unkompliziert angewendet werden. Die Korrelation mit der transösophagealen Echokardiographie zum Nachweis eines PFO ist hoch (über 95%).

3.4.5 Untersuchung des peripheren Nervensystems und der Muskulatur

Durch die Entwicklung hochfrequenter Ultraschallsonden und die Weiterentwicklung der Ultraschallgeräte wurde die valide Untersuchung des peripheren Nervensystems und der Muskulatur möglich. Die peripheren Nerven des Armes und des Beines können an vielen Stellen mittels Ultraschall dargestellt werden. Vor allem bei Engpasssyndromen wie dem Karpaltunnelsyndrom des N. medianus oder dem Ulnarisrinnensyndrom ist die Sonographie zu der klinischen und elektrophysiologischen Untersuchung komplementär, kann in Ergänzung zur gebräuchlicheren elektrophysiologischen Diagnostik aber auch ätiologische Hinweise liefern. Bei der Beurteilung der Muskulatur wird auf Lage, Form, Größe und Echogenität geachtet. Vor allem zur Dokumentation von Muskelatrophie oder -hypertrophie und zur Erfassung pathologischer Bewegungsmuster, z. B. Faszikulationen, ist die Myosonographie gut geeignet. Dies gilt auch zur Auswahl geeigneter Muskelstellen für therapeutische Botulinumtoxininjektionen.

3.5 Biopsien, spezielle Laboruntersuchungen und molekulargenetische Untersuchungen

Thorsten Lenhard und Simon Nagel

3.5.1 Muskelbiopsie

Die Gewebeprobe wird nach Möglichkeit aus einem Muskel entnommen, der klinisch leicht- bis mittelgradig betroffen ist. Die Auswahl der Biopsiestelle erfolgt heutzutage am besten mit Hilfe der MRT, alternativ mit Ultraschall. Hiermit lassen sich krankhaft veränderte Areale am besten identifizieren, denn Myopathien zeigen oft ein fleckiges Verteilungsmuster. Die Muskelbiopsie soll nicht aus kürzlich elektromyographisch untersuchten Muskeln entnommen werden (Verletzungsfolgen, kleine Blutungen), stattdessen aus dem entsprechenden Muskel aus der Gegenseite, wenn ein generalisiertes Problem wie eine Myopathie vorliegt. Am zugänglichsten sind der M. vastus lateralis an der unteren Extremität und der M. biceps und M. deltoideus an der oberen Extremität.

Methodik Bei der Entnahme der Biopsien, in der Regel unter Lokalanästhesie, sind eine sorgfältige chirurgische Technik mit Vermeiden von Quetschungen, eine fachgerechte Präsentation des Gewebes, und die sofortige Einbettung in geeignete Medien (z. B. NaCl für Nativproben, 10% Formalin für Paraffin Schnitte, Glutaraldehyd für Elektronenmikroskopie, Einfrieren in flüssigem Stickstoff für molekularbiologische Untersuchungen) nach Absprache mit dem Neuropathologen wichtig. Meist wird ein Teil des Muskels leicht gedehnt (nicht gestreckt) längs und ein anderer Teil quer zur Faserrichtung auf einem Holzträger oder einer Korkplatte orientiert.

Das Spektrum der muskelhistologischen Diagnostik umfasst je nach Fragestellung die normale, **lichtmikroskopische** Morphologie, spezielle Enzymuntersuchungen, den Nachweis von immunologischen Markern (z. B. für Dystrophin bei Muskeldystrophie), **molekulargenetische** Analysen und die **elektronenmikroskopische** Untersuchung, die nicht routinemäßig, sondern nur bei bestimmten Fragestellungen nach vorheriger Absprache mit dem Neuropathologen durchgeführt wird. In der **Lichtmikroskopie** werden die Muskelfasern nach Form, Größe, entzündlichen Veränderungen bzw. zellulären Infiltraten und Ersatz von Muskel durch Fett und Bindegewebe untersucht. **Histochemische Untersuchungen** mit Spezialfärbungen ermöglichen die Typisierung der Muskelfasern aufgrund ihrer unterschiedlichen Enzymzusammensetzung (weiße, langsam kontrahierende oder rote, schnell kontrahierende Fasern) und ermöglichen Aussagen über metabolische Störungen in der Muskulatur. Neben der Standartfärbung Hämatoxylin-Eosin (HE) wird die z. B. Gomori-Trichrom-Färbung zum Nachweis von Ragged-red-Fasern, die PAS-Reaktion bei Verdacht auf Glykogenspeichererkrankungen oder die Kongo-Rot-Färbung zum Amyloidnachweis angewandt. Weiterhin können auch **molekularbiologische Untersuchungen** durchgeführt werden, wie z. B. die DNA-Analyse bei Verdacht auf Mitochondriopathien.

Indikationen Im Wesentlichen erhält man aus der Muskelbiopsie eine Differenzierung zwischen neurogener und myogener bzw. myositischer Schädigung der Muskulatur und die semiquantitative (histochemische) Darstellung genetischer, metabolischer und immunologischer Störungsmuster. Im neurogen geschädigten Muskel findet man feldförmig gruppierte Muskelfaseratrophien, manchmal auch schon in Muskeln, die klinisch noch nicht in einen generalisierten Krankheitsprozess einbezogen sind (z. B. bei der amyotrophischen Lateralsklerose). Wenn eine Myositis vorliegt, können entzündliche zelluläre Infiltrate, meist um die kleinen Gefäße innerhalb der Muskulatur gelegen, gefunden werden, manchmal auch Ablagerungen von Immunglobulinen und Immunkomplexen. Bei nichtentzündlichen myopathischen Veränderungen findet man z. B. Unregelmäßigkeiten der Muskelfasern und Strukturanomalien, disseminierte Nekrosen und Untergänge einzelner Muskelfasern, z. T. mit vermehrter bindegewebiger Einlagerung oder unregelmäßige Färbemuster muskulärer Enzyme.

3.5.2 Nervenbiopsie

Am häufigsten wird der sensible und autonome N. suralis lateralis, der nur ein kleines Versorgungsgebiet am Fuß hinter dem Malleolus lateralis hat, entnommen. Er ist bei generalisierten Neuropathien repräsentativ, kann aber bei rein motorischen Neuropathien elektrophysiologisch und neuropathologisch unauffällig sein. Die Biopsie dieses Nerven bietet sich auch deshalb an, weil man korrespondierende neurophysiologische Untersuchungen mit gut etablierten Referenzwerten aus der sensiblen Neurographie des N. suralis hat, weil er leicht zugänglich ist und der Eingriff kosmetisch unkompliziert ist. In ausgesuchten Fällen von generalisierter motorischer Neuropathie kann der Endast des N. musculocutaneus ohne die Gefahr einer funktionellen Einbuße biopsiert werden. Zur Diagnostik von überwiegend autonomen Neuropathien werden häufig auch Hautstanzbiopsien durchgeführt. Hier können jedoch nur die kleinen autonomen Nervenfasern untersucht werden.

Methodik Es wird ein ca. 5 cm langer Nervenabschnitt entnommen, wobei Quetschungen und Dehnungen zu vermeiden sind. In einem kleinen Hautareal verbleibt eine Anästhesie. Sehr selten kann es zur Ausbildung einer hartnäckigen Neuralgie im Versorgungsgebiet des inkomplett entfernten oder ligierten N. suralis kommen. Über diese Möglichkeit muss der Patient aufgeklärt werden. Das Biopsat wird in Kochsalz und Glutaraldehyd eingelegt, eine Formalinfixierung ist ungeeignet. Der Nerv wird anschließend licht- und elektronenmikroskopisch untersucht, auch biochemische, immunologische und molekulargenetische Untersuchungen sind möglich.

Indikationen Die Biopsie ist besonders bei entzündlichen Erkrankungen des Nervensystems im Rahmen von Vaskulitiden und Kollagenosen, z. B. der Panarteriitis nodosa oder bei Gammopathien und bei Amyloidose angezeigt. Bei Verdacht auf Leukodystrophie oder auf hereditäre motorisch-sensible Neuropathie empfehlen sich heute gezielte laborchemische oder molekulargenetische Untersuchungen (▶ Kap. 32).

3.5.3 Hirnbiopsie und Biopsie der Meningen

Computertomographisch und magnetresonanztomographisch gesteuerte Biopsiemethoden haben es ermöglicht, mit hoher Zielgenauigkeit minimal-traumatisch Gewebeproben aus den Hirnhäuten, den Hemisphären, dem Hirnstamm, sogar aus dem Rückenmark zu entnehmen, um eine histologische Untersuchung durchzuführen.

Indikationen Die Biopsie ist indiziert bei Hirntumoren, die nach Lage und Größe nicht komplett operabel zu sein scheinen und bei denen man eine histologische Diagnose vor Einleitung einer Strahlentherapie oder einer Chemotherapie herbeiführen möchte, sowie bei unklaren, nicht sicher tumorösen Veränderungen im Gehirn, z. B. bei atypischen Entzündungsherden, Lymphomen, selten bei degenerativen Prozessen. In aller Regel sollte bei jeder behandlungsbedürftigen tumorösen Veränderung des ZNS eine histologische Sicherung angestrebt werden. Zunehmend sind auch molekulargenetische Veränderungen von Tumoren relevant für die Therapie (▶ Kap. 11).

Biopsien der Hirnhäute werden beim Verdacht auf eine Vaskulitis des zentralen Nervensystems durchgeführt. Hier hat sich die Leptomeninxbiopsie der Hirnbiopsie als überlegen erwiesen. Nicht vergessen sollte man, dass beim Verdacht auf eine systemische Vaskulitis mit Beteiligung des Nervensystems auch ein anderes betroffenes, besser zugängliches, Organ biopsiert werden sollte. Ggf. kann auch eine Muskelbiopsie durchgeführt werden, da hier nicht selten entzündliche Veränderungen in den kleinen Gefäßen der Muskulatur gefunden werden können.

3.5.4 Andere Biopsien

Die Biopsie der A. temporalis wird bei Verdacht auf eine Riesenzellarteriitis (▶ Kap. 5) in der Regel vom Augenarzt oder Kieferchirurgen durchgeführt. Rektumbiopsien, Dünndarmbiopsien und Hautbiopsien – gemeinsam mit Internisten und Chirurgen – sind bei besonderen Fragestellungen, z. B. Amyloidose oder M. Whipple, indiziert.

3.6 Spezielle Laboruntersuchungen

Thorsten Lenhard und Simon Nagel

3.6.1 Muskelbelastungstests

Muskelbelastungstests dienen der Diagnostik von metabolischen Myopathien.

Fahrradergometrie

Hier werden zwei Verfahren angewendet. Bei der **Fahrradergometrie-Minimalbelastung** (bei geringer Wattzahl) wird vor, unter und nach Belastung Laktat und Pyruvat bestimmt und der Laktat-Pyruvat-(L/P-)Quotient (norm <20). errechnet. Optional kann es sinnvoll sein zusätzlich die Kreatinkinase, die Aldolase und Myoglobin zu bestimmen. Ein pathologischer L/P-Quotient durch verfrühten oder abnorm hohen Laktatanstieg ist ein Hinweis auf eine Störung der Atmungskette wie bei Mitochondriopathien.

Eine **fahrradspiroergometrische Leistungsdiagnostik** (stufenweise Steigerung der Leistung/Wattzahl) erfasst die Atmungskettenfunktion Anhand von Sauerstoffaufnahme und CO_2-Abatmung in Bezug zum Laktatanstieg, zur erbrachten Leistung und kardiozirkulatorischen Funktionen. Sie dient ebenfalls der Diagnostik von mitochondrialen Funktionsstörungen und ermöglicht zusätzlich die Abgrenzung zu einem »untrainierten« Trainingszustand.

Laktat-Ischämietest (LAER-(»lactate-ammonia-exercise-ratio«)-Test)

Hierbei wird Laktat und Ammoniak bei einem standardisierten Handgriptest unter Ischämie in Ruhe, Belastung und in der Post-Belastungsphase gemessen und der Laktat/Ammoniak-Anstieg in Bezug zur mittleren Kraft beurteilt. Der Test prüft die anaerobe Glykogenolyse und Glykolyse unter Muskelarbeit. Ein fehlender Laktatanstieg ist hinweisend auf eine Glykogenose und ein fehlender Ammoniakanstieg ist hinweisend auf einen Myoadenylat-Deaminase-Mangel. Die Methode ist in ▶ Kap. 34 genauer beschrieben.

3.6.2 Hypothalamisch-hypophysäre Hormondiagnostik

Die hypothalamischen bzw. hypophysären Regelkreise können bei Krankheiten des Zwischenhirns, der Hypophyse und der knöchernen und bindegewebigen Umgebung dieser Strukturen gestört werden. Es kann zur Hormonüberproduktion oder zur Unterbrechung von Regelkreisen mit Hormonausfall kommen (▶ Hypophysenadenome, Kap. 11). Klinisch ist eine Unterscheidung zwischen **hypophysärer** und **hypothalamischer** Störung oft schwer möglich. Die Diagnostik der hypothalamisch-hypophysären Achse wird gemeinsam mit endokrinologischen Kollegen durchgeführt.

Die **Hormonbasisdiagnostik** sollte bei Verdacht schon vom Neurologen veranlasst werden. Sie umfasst die Bestimmung der Schilddrüsenhormone T_3, T_4 und TSH, von Prolaktin und des Kortison-Tagesprofils. Darüber hinausgehende Untersuchungen richten sich nach dem vermuteten Ausfall oder der vermuteten Überproduktion der Hormone. In diesen Fällen können Untersuchungen des Wachstumshormons, von ACTH, den Gonadotropinen (LH und FSH), Sexualhormonen (Progesteron, Östradiol, Testosteron), ADH und viele andere, zum Teil nach spezifischer Stimulation, durchgeführt werden.

Prolaktin ist unmittelbar nach einem Grand-mal-Anfall im Serum deutlich erhöht und kann bei anamnestischer Unsicherheit helfen, einen vorausgegangenen epileptischen Anfall zu identifizieren. Es sind aber diagnostische Fallstricke zu beachten. Medikamente (z. B. Neuroleptika, Metoclopramid) können Prolaktin dauerhaft erhöhen. Im Zweifelsfall muss eine zweizeitige Prolaktinbestimmung erfolgen. Prolaktin hat eine sehr kurze Halbwertszeit (ca. ½ h) und muss nach einem epileptischen Anfall schnell fallen. Dies bedeutet aber auch, dass bereits nach wenigen Stunden nach einem fraglichen Anfall das Prolaktin schon wieder normwertig sein kann. Außerdem ist bei konvulsiven Synkopen das Prolaktin auch leichtgradig erhöht.

3.6.3 Neuronale Marker

Neuronenspezifische Enolase (NSE)

Die NSE ist ein Enzym, das beim Untergang von Neuronen freigesetzt wird (Neurotoxizitätsmarker). Die Aktivität der

NSE im Serum korreliert mit dem Ausmaß des Neuronenuntergangs. Besonders bei Verdacht auf einen hypoxischen Hirnschaden hat die Bestimmung der NSE eine diagnostische und prognostische Wertigkeit. Deutlich erhöhte Werte (>30 ng/l) innerhalb der ersten 72 h nach einem Ereignis (z. B. Reanimation bei kardiozirkulatorischer Stillstand) bei bewusstlosen Patienten sprechen für eine schlechte Prognose. Zu beachten ist, dass bei jeder größeren Schädigung des Gehirns, wie z. B. auch bei Hirnblutungen oder einem ischämischen Schlaganfall die NSE im Serum ansteigt. Zur Labordiagnostik bei Demenzen ▶ Kap. 26.1.

Antineuronale Antikörper

Antineuronale paraneoplastische Antikörper sind von besonderem Interesse beim Verdacht auf paraneoplastische Krankheiten und sind daher in ▶ Kap. 13 besprochen.

Andere Antikörper

Autoantikörper (AAK) spielen bei der Diagnostik von Autoimmunerkrankungen eine wichtige Rolle. Man unterscheidet pathophysiologisch relevante und spezifisch bzw. kausal wirksame Antikörper, wie z. B. Antikörper gegen Acetylcholinrezeptoren (ACHR-AAK bei Myasthenia gravis, ▶ Kap. 34) von AAK die relativ gehäuft bei bestimmten Autoimmunerkrankungen auftreten, deren spezifische Bedeutung aber unklar ist (z. B. Rheumafaktoren bei rheumatoider Arthritis). AAK-Titer können als Verlaufsparameter und Marker für das Ansprechen auf eine immunmodulatorische Therapie verwendet werden (z. B. ACHR-AAK bei Myasthenie, GAD-AAK bei Stiff-person-Syndrom oder GAD-assoziierter Zerebellitis).

Weitere Antikörper sind bei den immunvermittelten Enzephalitiden besprochen.

Tumormarker

Diese sind im ▶ Kap. 11 (◘ Tab. 11.2) besprochen.

3.7 Molekulargenetische Methoden

Thorsten Lenhard und Simon Nagel

In immer rascherer Folge werden die genetischen Grundlagen neurologischer Krankheiten identifiziert (◘ Tab. 3.2). In der klinischen Diagnostik wird der **direkte** vom **indirekten Gennachweis** unterschieden. Ist das pathogene Gen bekannt, ist eine direkte DNA-Diagnostik auch bei einzelnen Erkrankten möglich. Bei bekannter Lokalisation des mutierten Gens, aber unbekanntem molekularen Defekt, ist nur ein indirekter Nachweis möglich. Dabei macht man sich die gemeinsame Vererbung des mutierten Gens mit benachbarten bekannten Genmarkern (darunter Restriktionslängenpolymorphismen und Triplet-Wiederholungen) zunutze. Der so definierte Genotyp wird erkrankten und gesunden Familienmitgliedern zugeordnet **(Linkage).** Damit ist die indirekte Diagnostik nur in Familien mit bereits sicher Betroffenen und nicht bei einzelnen Erkrankten anwendbar.

Seit Mitte der 1980er Jahre das Humane-Genom-Projekt ins Leben gerufen wurde (http://www.ngfn.de/de/verstehen_der_menschlichen_erbsubstanz.html), wurden in immer schnellerer Abfolge neue genetische Defekte von Erkrankungen beschrieben und zugleich die nötige molekulargenetische Methodik verfeinert, automatisiert und immer kostengünstiger realisiert (Next generation-Sequencing). Dies hat dazu geführt, dass heutzutage die Sequenzierung eines vollständigen, individuellen Genoms unter 5000 € angeboten wird. Mit der reinen Sequenzierung eines individuellen Genoms ist aber noch nicht viel geholfen. So müsste die so entstandenen Datenflut erst noch auf relevante Gendefekte analysiert werden, was bislang noch nicht praktikabel ist. Viel bedeutender ist, dass mit Hilfe der neuen Technologien die Möglichkeit besteht, in Zukunft die Ursachen der weitaus häufigeren, multigenetisch bedingten Erkrankungen zu identifizieren aber auch Unterschiede in der Wirksamkeit von Medikamenten zu verstehen.

Molekulargenetische Untersuchung der DNA Zur Diagnostik hereditärer Erkrankungen kommen unterschiedliche genetische Verfahren je nach Fragestellung zur Anwendung:
- klassische Chromosomenuntersuchung und Karyotypisierung (Aneuploidie, wie z. B. beim Down-Syndrom),
- Microarray-Techniken zum Nachweis kleiner aber multipler genomischer Veränderungen (kleine Deletionen oder Insertionen, Single-Nukleotid-Polymorphismus; z. B. Fragile-X-Syndrom oder Autismus),
- molekular-zytogenetische Untersuchung mittels Fluoreszenz-in-situ-Hybridisierung (FISH). Sie dient zum chromosomalen Lokalisationsnachweis bei auffälligen Microarray-Befunden oder zum Nachweis balancierter Chromosomenveränderungen bei Familienangehörigen; außerdem zum Nachweis von chromosomalen Veränderungen in den sog. Subtelomerregionen (z. B. Retardierungssyndromen),
- Gezielte PCR-basierte Sequenzierung von Genen oder Genabschnitten (Exone) (z. B. Chorea Huntington) oder auch Multi-Gen-Panel-Analyse (z. B. Epilepsie-, hereditäre Polyneuropathie- oder Muskeldystrophie-Panels).

Als Quelle der zu untersuchenden genomischen DNA dienen in der Regel Leukozyten aus Vollblut (Heparin oder EDTA), in der Pränataldiagnostik auch aus Chorionzotten, neuerdings auch zirkulierende fetale DNA aus maternalem Blut oder DNA aus zuvor angelegten Fibroblastenkulturen einer Hautbiopsie.

Mehr Informationen zur genetischen Diagnostik finden sich in den ▶ Kap. 4 und 39 sowie in der ▶ Facharztbox: Molekularbiologische Methoden in der Diagnostik.

Tab. 3.2 Bekannte Gene wichtiger neurologischer Erkrankungen (Auswahl)

	Chr	Gen	Kodiertes Protein	Erbgang	Mutationstyp
Alzheimer-Erkrankung	14	PSEN1	Presenilin 1	Dominant	Punktmutationen
	21	APP	Amyloid-beta-Peptid	Dominant	Punktmutationen, große Duplikationen die das ganze Gen umfassen
	1	PSEN2	Presenilin 2	Dominant	Punktmutationen
Amyotrophe Lateralsklerose	21	SOD1	Superoxid-Dismutase 1	Dominant	Punktmutationen
CADASIL	19	NOTCH3	»Notch homolog 3« (Drosophila)	Dominant	Punktmutationen
Chorea Huntington	4	HD	Huntingtin	Dominant	Trinukleotid-Expansion
Muskeldystrophie Duchenne-Becker	X	DMD	Dystrophin	Geschlechtsgebunden	Deletionen in ca. 60% der Patienten, Punktmutationen
Dopa-responsive Dystonie	14	GCH1	GTP-Cyclohydrolase 1	Dominant	Punktmutationen, Deletionen, Splice-Mutationen
Primäre Torsionsdystonie		DYT1	TorsinA	Dominant	GAG-Deletion in Exon 5
Emery-Dreifuss-Muskeldystrophy	1	LMNA	Lamin A/C	Dominant	Vor allem Punktmutationen
	X	EMD	Emerin	Geschlechtsgebunden	Punktmutationen, Deletionen, Splice-Mutationen
Fazioskapulohumarale Muskelatrophie	4	FRG1	Nicht kodierende DNA-Sequenz	Dominant	Reduzierte Anzahl D4Z4 repeats
Familiäre hemiplegische Migräne	19	CACNA1A	Alpha-Untereinheit des spannungsabhängigen Kalziumkanals Typ P/Q	Dominant	Punktmutationen
	1	ATP1A2	ATPase, »Na^+/K^+-transporting, α2 (+) polypeptide«	Dominant	Punktmutationen
Friedreich-Ataxie	9	FXN	Frataxin	Rezessiv	Trinukleotid-Expansion, selten Punktmutationen
Gliedergürtelmuskeldystrophie	2	DYSF	Dysferlin	Rezessiv	Vor allem Punktmutationen und kleine Deletionen
	3	CAV3	Caveolin 3	Dominant oder rezessiv	Punktmutationen
	9	FKTN	Fukutin	Rezessiv	Punktmutationen
Frontotemporale Demenz	17	MAPT	»Microtubule-associated«-Protein Tau«	Dominant	Punktmutationen, Splice-Mutationen
	17	GRN	Granulin	Dominant	Vor allem Deletionen, Punktmutationen, und Splice-Mutationen
Parkinson-Erkrankung	6	PARK2	Parkin	Rezessiv	Deletionen, Duplikationen, Punktmutationen
	1	PINK1	»PTEN-induced«-Kinase 1«	Rezessiv	Punktmutationen
	12	LRRK2	»Leucine-rich repeat«-Kinase 2	Dominant	Punktmutationen
Spinozerebelläre Ataxien u. a.:					
– SCA1	6	ATXN1	Ataxin 1	Dominant	Trinukleotid-Expansion
– SCA2	12	ATXN2	Ataxin 2	Dominant	Trinukleotid-Expansion

Tab. 3.2 (Fortsetzung)

	Chr	Gen	Kodiertes Protein	Erbgang	Mutationstyp
– SCA3 (Machado-Joseph-Erkrankung)	14	ATXN3	Ataxin 3	Dominant	Trinukleotid-Expansion
– SCA7	3	ATXN7	Ataxin 7	Dominant	Trinukleotid-Expansion
Myotone Muskeldystrophie	19	DMPK1	Dystrophia-myotonica-Proteinkinase	Dominant	Trinukleotid-Expansion
Proximale myotone Myopathie	3	CNBP	»CCHC-type zinc finger«, »nucleic-acid-binding-Protein	Dominant	Tetranukleotid-Expansion
HMSN IA (Charcot-Marie-Tooth-Erkrankung)	17	PMP22	»Peripheral myelin protein 22«	Dominant	Punktmutationen, große Duplikationen die das ganze Gen umfassen
HMSN III (Dejerine-Sottas-Syndrom)	17	PMP22	»Peripheral myelin protein 22«	Dominant oder rezessiv	Punktmutationen
Myoklone Epilepsie	2	SCN1A	Alpha-Untereinheit des spannungsabhängigen Natriumkanals Typ I	Dominant	Vor allem Punktmutationen und kleine Deletionen

Detaillierte und kontinuierlich ergänzte Zusammenstellung im Internet bei:
http://www.ncbi.nlm.nih.gov/sites/GeneTests/?db=GeneTests
http://www.orpha.net/consor/cgi-bin/index.php

Facharztbox

Molekularbiologische Methoden in der Diagnostik

Polymerasekettenreaktion (PCR). Dier PCR hat diagnostische Bedeutung bei der Erregerdiagnostik (z. B. Herpesviren, pan-bakterielle PCR) und der molekulargenetischen Diagnostik hereditärer Erkrankungen. Das gesuchte DNA-Fragment wird heutzutage durch genetisch manipulierte DNA-Polymerase mit hochgenauer Polymerisations- und Fehlerkorrekturrate, sog. High-Fidelity-Polymerasen (ursprünglich abstammend von thermophilen bakteriellen DNA-Polymerasen) mit Hilfe von komplementären Oligonukleotiden, die am 5'- und 3'OH-Ende des gewünschten DNA-Fragments als Primer paaren und die POL-Reaktion initiieren, amplifiziert. Nach elektrophoretischer Auftrennung werden die DNA-Fragmente aufgereinigt und heutzutage mittels Nextgeneration-Sequenzierautomaten sequenziert.

Southern-Hybridisierung. PCR-DNA-Produkte oder genomische DNA werden zunächst mir Restriktionsenzymen verdaut, und die resultierenden Restriktionsfragmente werden elektrophoretisch aufgetrennt. Markierte DNA-Sonden binden an komplementäre DNA-Abschnitte und werden durch Autoradiographie oder mittels Fluoreszenz sichtbar gemacht. Diese Methode hat heute in der Diagnostik von hereditären Erkrankungen kaum noch Bedeutung.

Fluoreszenz-in-situ-Hybridisierung (FISH). FISH ist eine molekular-zytogenetische Methode zur chromosomalen Zuordnungsanalyse von Mikrodeletionen oder -duplikationen. Die Methode basiert auf der Hybridisierung von Fluorochrom-gekoppelten DNA-Sonden an komplementäre DNA-Sequenzen innerhalb von Chromosomenpräparaten (Metaphase), in Zellen oder an Gewebeschnitten (Meta- oder Interphase). Dadurch können die Veränderungen auf Ebene der Chromosomen im Fluoreszenzmikroskop sichtbar gemacht werden.

In Kürze

Liquordiagnostik

Liquorpunktion (LP). Entnahme des Liquors aus Subarachnoidalraum unter sterilen Bedingungen im Sitzen oder Liegen bei max. Rückenkrümmung. Punktionsstelle: Im Schnitt der Wirbelsäule zwischen oberen Rand der Beckenschaufeln. Liquordruckmessung (in »Millimeter Wassersäule«, mmH_2O) mittels Steigrohr beim entspannt liegenden Patienten. **Untersuchung des Liquors:** Zahl und Art der Liquorzellen, Eiweißgehalt, Liquorzucker, Eiweißsubgruppen, intrathekale Immunglobulinproduktion, Erregerdiagnostik. **Postpunktionelles Liquorunterdrucksyndrom:** Nach 1–2 Tagen heftige Kopfschmerzen, Übelkeit, Ohrensausen und Ohnmachtsneigung bedingt durch Liquorverlust durch den Stichkanal. Therapie: Infusion von Elektrolytlösung, einfache Analgetika, Antiemetika, Bettruhe.

Neurophysiologische Methoden

Elektromyographie (EMG). Untersuchung der elektrischen Aktivität der Muskulatur. **Indikationen:** Differenzierung zwischen neurogener und myogener Muskelatrophie, neurogener Parese, Inaktivitätsatrophie, mechanischer Behinderung, psychogener Lähmung, schmerzreflektorischer Ruhigstellung.

Untersuchung des Muskels: Muskel wird mehrfach sondiert und nach Kriterien beurteilt (Ruheaktivität, maximale Willküraktivität, eindrucksgemäße Beschreibung der Potenziale einer motorischen Einheit bei geringer Willküraktivität).
Veränderung der Muskelaktivität: Pathologische Spontanaktivität: Fibrillationen, positive scharfe Wellen, myotone Entladung, Faszikulationen; **Neurogene Läsion:** Zerstörung motorischer Einheiten verursacht Lichtung des Aktivitätsmusters, degenerierte Muskelfasern reagieren überempfindlich auf Acetylcholin, spontane Entladungen; **myopathische Läsion:** Diffuse Muskelfaserzerstörung bei max. dichtem Aktivitätsmuster; **pathologisches Aktivitätsmuster bei maximaler Willküraktivität:** Muskelkrankheiten, periphere Nervenkrankheiten.
Elektroneurographie (ENG). Objektivierung und Lokalisierung verschiedener Störungen der Nervenleitung (motorisch und/oder sensibel). Untersuchung: Supramaximale Stimulierung des Nervs an mehreren Stellen, motorische Antwort wird im distalen Muskel mit Oberflächenelektroden abgeleitet.

Reflexuntersuchungen
Orbicularis-oculi-Reflex (Blinkreflex): Zur Diagnostik von Läsionen des N. facialis, bei Hirnstammläsionen, im Koma und bei elektrophysiologischer Diagnostik der MS.
Masseterreflex: Ergänzende Untersuchung bei peripheren oder zentralen Trigeminusläsionen.
Kieferöffnungsreflex: Bei Verdacht auf Hirnstammläsionen.
H-Reflex und F-Welle: Bei Diagnose von entzündlichen, proximalen Nervenläsionen.
Transkranielle Magnetstimulation (TKMS). Schmerzlose Messung der Leitfähigkeit im Tractus corticospinali, im peripheren Nerven und in bestimmten motorischen Hirnnerven u. a. bei MS, amyotrophischer Lateralsklerose und psychogenen Lähmungen.

Evozierte Potenziale (EP)
Visuell evozierte Potenziale (VEP): Diagnostik der MS, vaskulärer und degenerativer Läsionen der Sehnerven und Sehbahnen.
Somatosensibel evozierte Potenziale (SEP): MS-Diagnostik, bei unklaren Sensibilitäts- und psychogenen Gefühlsstörungen.
Frühe akustische Hirnstammpotenziale (FAHP): Diagnostik entzündlicher, vaskulärer, traumatischer und neoplastischer Hirnstammläsionen.
Elektroenzephalographie (EEG). Registrierung der bioelektrischen Aktivität des Gehirns, v. a. für Diagnostik der Epilepsie, diffuser Hirnschädigungen und in Differenzialdiagnose.
Elektronystagmographie. Elektrische Registrierung der Augenbewegungen des spontanen und des durch Provokation ausgelösten Nystagmus.

Neuroradiologische Untersuchungen
Konventionelle Röntgenaufnahmen. In der Neurologie kaum noch von Bedeutung.
Computertomographie (CT). Anatomisch genaue Darstellung intrakranieller Strukturen (graue und weiße Substanz des Hirngewebes, Liquorräume, Plexus chorioideus, Hirnödem). **Spiral-CT:** Volumenaufnahmeverfahren durch spiralig aufgerichtete Röntgenstrahlung. **CT-Angiographie:** Darstellung extra- und intrakranieller Gefäße. **Spinal-CT:** Darstellung lateraler und mediolateraler lumbaler Bandscheibenvorfälle.
Magnetresonanztomographie (MRT). Darstellung von Weichteilkontrasten. **Magnetresonanzangiographie (MRA):** Räumliche Darstellung der extra- und intrakraniellen hirnversorgenden Arterien.
Nuklearmedizinische Untersuchungen. Emissions-Computertomographie (ECT): Rechnergestützte, schichtweise Abbildung der Radioaktivitätsverteilung in Organen nach Injektion von radioaktiven Tracern. Diagnostik von Tumoren, extrapyramidalmotorischen Krankheiten und Multisystematrophien.
Kontrastuntersuchungen. Ventrikulographie: Überprüfung der Durchgängigkeit von Aquädukt und Foraminae Luschkae und Magendii, Shuntkontrolle in der Neurochirurgie. **Digitale Subtraktionsangiographie (DSA):** Röntgendarstellung des zerebralen Gefäßsystems für Diagnostik von Hirntumoren oder -blutungen, Gefäßmissbildungen, Sinusthrombose.
Myelographie: Feststellung eines raumfordernden spinalen Prozesses.

Ultraschalluntersuchungen
Extrakranielle Dopplersonographie (ECD). Erkennen pathologische Strömungsgeschwindigkeiten und -richtungen in periorbitalen Arterien und an Halsgefäßen.
Transkranielle Dopplersonographie (TCD). Nachweis intrakranieller Gefäßstenosen, Untersuchung auf Vasospasmen nach Subarachnoidalblutung, Bestimmung des zerebralen Kreislaufstillstandes.
Extrakranielle Duplexsonographie. Beurteilung der hirnversorgenden Gefäße.
Ultraschallkontrastmittel. Führen zu einer um den Faktor 1000 höheren Rückstreuung des Ultraschalls und damit zur Verbesserung des Signal-Rausch-Verhältnisses und der Bilder.
Funktionelle Untersuchung. U. a. Untersuchung der zentralen Vasomotorenreserve bei hochgradigen extrakraniellen Stenosen nach CO_2-Atmung, Detektion von Mikroemboliesignalen.

Biopsien
Muskelbiopsie. Differenzierung zwischen neurogener und myogener bzw. myositischer Schädigung der Muskulatur und semiquantitative Darstellung genetischer, metabolischer und immunologischer Störungsmuster.
Nervenbiopsie. Ausschließlich Biopsie des rein sensiblen N. suralis lateralis. Bei entzündlichen Erkrankungen des Nervensystems im Rahmen von Kollagenosen.
Hirnbiopsie und Biopsie der Meningen. Bei unklarem Hirntumor und Veränderung im Gehirn.

Spezielle Laboruntersuchungen
Laktat- und Ischämietest, Hypothalmisch-hypophysäre Hormondiagnostik, neuronale Marker.

Molekulargenetische Methoden
Direkter und indirekter Gennachweis durch Leukozyten und lymphoblastoide Zelllinien aus Vollblut oder Fibroblastenkulturen aus Hautbiopsien.

Weiterführende Literatur

Zu Kap. 3.1

Wildemann B, Oschmann P, Reiber H (2006) Neurologische Labordiagnostik, Referenzreihe Neurologie. Thieme, Stuttgart New York

Zu Kap. 3.2

Bischoff C, Dengler R, Hopf HC (2014) EMG NLG: Elektromyografie – Nervenleitungsuntersuchungen, 3. Auflage. Thieme, Stuttgart New York

Bischoff C, Schulte-Mattler W (2011) Das EMG-Buch, 3. Auflage. Thieme, Stuttgart New York

Bischoff C, Straube A (2014) Leitlinien Klinische Neurophysiologie. Kohlhammer, Stuttgart

Buchner H (2014) Praxisbuch Evozierte Potenziale: Grundlagen, Befundung, Beurteilung und differenzialdiagnostische Abgrenzung. Thieme, Stuttgart New York

Dumitru D, Amato AA, Zwarts M (2002) Electrodiagnostic Medicine. 2nd ed. Hanley & Belfus

Ebersole JS, Husain AM, Nordli DR Jr (2014) Current practice of clinical electroencephalography, 4th ed. Wolters Kluwer, Amsterdam

Müller-Vahl H, Mumenthaler M, Stöhr M, Tegenthoff M (2014) Läsionen peripherer Nerven und radikuläre Syndrome, 10. Auflage. Thieme, Stuttgart New York

Preston DC, Shapiro BE (2012) Electromyography and Neuromuscular Disorders: Clinical-Electrophysiologic Correlations, 3rd ed. Saunders, Philadelphia

Rubin DI (2014) Clinical Electromyography, An Issue of Neurologic Clinics. Volume 30, Issue 2, p405-780, 2012, Saunders, Philadelphia

Stöhr M, Pfister R (2014) Klinische Elektromyographie und -Neurographie – Lehrbuch und Atlas, 6. Auflage. Kohlhammer, Stuttgart

Supek S, Aine CJ (2014) Magnetoencephalography: From signals to dynamic cortical networks. Springer, Berlin Heidelberg New York

Vogel P (2011) Kursbuch Klinische Neurophysiologie. 3. Auflage. Thieme, Stuttgart New York

Zu Kap. 3.3

Forsting M, Jansen O (2014) MRT des Zentralnervensystems. Thieme, Stuttgart New York

Linn J, Wiesmann M, Brückmann H (2011) Atlas klinische Neuroradiologie des Gehirns. Springer, Berlin Heidelberg New York

Osborn A (2013) Brain Imaging, Pathology, and Anatomy. Amirsys, Salt Lake City

Osborn A, Salzman K, Barkovich J (2010) Diagnostic Imaging Brain. Amirsys, Salt Lake City

Ross J, Moore K (2010) Diagnostic Imaging Spine. Amirsys, Salt Lake City

Wiesmann M, Linn J, Brückmann H (2014) Atlas klinische Neuroradiologie Wirbelsäule und Spinalkanal. Springer, Berlin Heidelberg New York

Zu Kap. 3.5 bis 3.7

Berardo A, DiMauro S, Hirano M (2010) A diagnostic algorithm for metabolic myopathies. Curr Neurol Neurosci Rep 10:118–26

Bird TD (2010) Approaches to the patient with neurogenetic disease. Clin Lab Med 30:785–93

O'Ferrall EK, Sinnreich M (2009) The role of muscle biopsy in the age of genetic testing. Curr Opin Neurol 22:543–53

Genetische und molekulare Grundlagen neurologischer Krankheiten

Werner Hacke und Martin Dichgans

W. Hacke (Hrsg.), *Neurologie*,
DOI 10.1007/978-3-662-46892-0_4, © Springer-Verlag Berlin Heidelberg 2016

Einleitung

Einige der häufigsten und schwerwiegendsten chronischen Krankheiten des Menschen betreffen das Gehirn und das Nervensystem (z. B. Schlaganfall, Demenzen, M. Parkinson, Epilepsien, Multiple Sklerose und Kopfschmerzen). Damit gehören sie, wenn sie organisch bedingt sind, in das Gebiet der Neurologie. Aufgrund der Altersentwicklung gilt die Neurologie bei Gesundheitspolitikern und Kostenträgern als einer der wenigen Bereiche der Medizin, in der auf Grund der zunehmenden Lebenserwartung trotz stabiler Bevölkerungszahl mit einer Ausweitung der stationären und ambulanten Versorgungskapazitäten zu rechnen ist.

Das Spektrum neurologischer Krankheiten ist breit und ihre Ursachen sind vielfältig. Dies ist nicht überraschend, wenn man bedenkt, dass wir es alleine im Gehirn mit einem System von vielen Milliarden neuronalen Zellen – viel entscheidender aber noch vieler Billionen synaptischer Verbindungen, die die Zellen über dendritische und axonale Verbindungen verknüpfen – zu tun haben. Zwischen 30 und 50% des kodierenden menschlichen Genoms beziehen sich auf das Nervensystem.

Das Gehirn ist durch den knöchernen Schädel, die Hirnhäute und den Liquorraum vor traumatischen und dazu noch durch die Bluthirnschranke funktionell vor vielen systemischen Einflüssen besonders geschützt. Selbst für das menschliche Immunsystem – dem einzigen System, das in seiner Komplexität an das Nervensystem heranreicht – ist die Blut-Hirn-Schranke ein beachtliches Hindernis, dafür übernimmt aber das Gehirn selbst mit residenten Immunzellen spezielle und ungewöhnliche Aufgaben. Dabei ist das Gehirn das am besten durchblutete Organ, mit einem auf Redundanz und Ausweichmöglichkeiten angelegten Gefäßsystem und einer primären Luxusperfusion, die in körperlicher Ruhe bis zu einem Drittel des Herz-Minuten-Volumens erhält.

Wie kaum ein anderes Fach hat die Neurologie von den Fortschritten in der (bildgebenden) Diagnostik und im molekularen Verständnis der Krankheitsentstehung profitiert. Die Hoffnung, dass mehr Grundlagenforschung auch in therapeutische Optionen umgesetzt werden könnte, hat sich dagegen nicht so schnell wie erhofft erfüllt. Dennoch haben sich auf der Basis grundlagewissenschaftlicher Erkenntnisse in den letzten Jahren vielfach neue therapeutische Optionen ergeben – z. B. bei der Multiplen Sklerose. Erste Versuche, Erkenntnisse der Stammzellforschung und Gentherapie auf den Menschen zu übertragen, haben die Herausforderungen gerade in Bezug auf spezifische Nebenwirkungen im Zentralnervensystem deutlich gemacht und sich daher bislang noch nicht etabliert. Auch die vielfältigen Ansätze, eine spezifisch neuroprotektive Therapie bei Erkrankungen wie Alzheimer, Parkinson oder auch Schlaganfall einzusetzen, haben sich bislang in kontrollierten Studien nicht als wirkungsvoll erwiesen.

Dennoch hat sich in der Neurologie vieles getan, was pathophysiologisches Verständnis, Diagnostik und neue Therapien anbelangt, und oft auch dort, wo man es nicht erwartet hatte. In diesem Kapitel sollen einige naturwissenschaftliche Grundlagen für die Entstehung neurologischer Krankheiten besprochen werden. Für die Neurogenetik ist mit ► Kap. 39 ein besonderer Schwerpunkt gesetzt worden.

4.1 Genetische Grundlagen neurologischer Krankheiten

Die Genetik ist nicht nur für das Verständnis seltener neurologischer Erbkrankheiten wichtig, sondern auch für die Analyse von Volkskrankheiten (Schlaganfall, Alzheimer-Demenz, Multiple Sklerose), bei denen erbliche Faktoren neben den modifizierbaren Risikofaktoren ebenfalls eine Rolle spielen.

Aufgrund der Komplexität des Genoms gibt es viele störungsanfällige Bereiche (und Abläufe), und die krankmachenden Mechanismen sind sehr breit gefächert. In manchen Fällen liegen genetisch determinierte Fehlfunktionen vor, aber nur relativ selten sind es eindeutige **monogenetische** Kausalitäten. Bei diesen sind z. B. durch Mutationen einzelne Elemente gestört, durch die es zu unverwechselbaren Phänotypen kommt. Beispiele sind die Duchenne-Muskeldystrophie oder die Chorea Huntington. Typisch für diese monogenetischen Erkrankungen ist ihr familiäres Auftreten mit dominantem, rezessivem oder geschlechtsgebundenem Erbgang.

Viel häufiger sind **polygenetische** Muster und genetische Präpositionen, die das Auftreten von Krankheiten erleichtern, aber nicht kausal hierfür verantwortlich sein müssen. Beispiele hierfür sind die Multiple Sklerose und der Schlaganfall. Diese Erkrankungen treten meistens nicht familiär auf, aber Verwandte von Betroffenen können ein erhöhtes Risiko tragen. Eine Trennung des Einflusses solcher Risikoallele oder Risikogene von prädisponierenden Umweltfaktoren ist häufig schwierig.

Manchmal helfen seltene **familiäre**, und damit genetisch klar determinierte Varianten, die Pathophysiologie besser zu verstehen, so bei der ALS und bei anderen degenerativen Krankheiten (wie z. B. Alzheimer-Demenz oder Parkinson-Syndrom). Dennoch sind die ungleich häufigeren **sporadischen** Formen viel komplexer und auch unvorhersehbarer als die selteneren familiären Varianten. Manche Mutationen sind letal, d. h. die Mutation betrifft ein so wichtiges System, dass der Wegfall eines Proteins, die Fehlfunktion eines Ionenkanals oder das Fehlen eines Signalweges in der Embryonalentwicklung nicht überlebt werden kann. Andere Mutationen sind mit dem Leben vereinbar, bringen allerdings massive Störungen in einem oder mehreren Systemen mit sich, die die Funktion des Organismus massiv beeinträchtigen und die Lebenserwartung erheblich einschränken können. Manchmal gehen diese so weit, dass der Tod durch die Krankheit selbst oder ihre Komplikationen schon im Kindes- oder Jugendalter eintritt. Beispiele hierfür sind Muskeldystrophien und seltene Epilepsiesyndrome.

In genetisch veränderten Mäusen konnten die Effekte vieler Mutationen experimentell untersucht werden. Hierdurch hat man viel über die Funktionen der Systeme und den Einfluss von Punktmutationen oder Deletionen gelernt. Diese Mausmodelle eignen sich auch zur Entwicklung neuer Therapieansätze. Gentherapien für neurologische Krankheiten mit dem Ziel, solche Gendefekte zu korrigieren, stehen noch immer ganz am Anfang.

Alles in allem gibt es sehr viele genetisch determinierte neurologische Funktionsstörungen, von denen die monogenetischen Varianten eher seltene Krankheiten sind, während die polygenetisch mitbestimmten Krankheiten zum Teil zu den häufigsten Erkrankungen überhaupt gehören. Weitere Details zur Neurogenetik sind in ▶ Kap. 39 zu finden.

Aus der Vielzahl der genetisch determinierten Krankheiten besprechen wir in den nächsten Abschnitt die **Proteinaggregationskrankheiten**, ein pathophysiologisches Prinzip, dass durch Mutationen in den die Proteinsynthese und -faltung steuernden Genen zur Anreicherung und Akkumulation von kranken Proteinen führt und bei einer wachsenden Zahl von unterschiedlichen neurologischen Krankheiten als krankmachend identifiziert wurde, sowie die **Kanalkrankheiten**, die auf der Fehlsteuerung von lebenswichtigen Ionenkanälen beruhen. Auch Krankheiten, die auf der **Störung der Atmungskette** beruhen, sind durch Mutationen im mitochondrialen Genom erklärbar.

4.2 Dysfunktionelle Proteine

Viele Gene kodieren für Proteine, die als Strukturproteine u. a. in Membranen, Organellen und Organen, Rezeptoren, und Kanälen benötigt werden, oder für Enzyme und Signalmoleküle wie z. B. Neurotransmitter. Die Mutationen können Veränderungen in einem einzelnen Basenpaar des Gens sein (Punktmutationen) oder durch größere Strukturveränderungen im Chromosom verursacht werden (z. B. Deletionen oder Insertionen). Eine besondere Klasse von Mutationen bilden die sog. »**Triplet-Repeat-Vermehrungen**«, die vor allem durch einige neurologische Erkrankungen bekannt wurden. Sie führen, wenn sie im kodierenden Bereich liegen, zur Produktion pathologischer Proteine, die zur Aggregation (Beispiel Huntingtin) neigen. Andere Trinukleotid-Expansions Mutationen liegen nicht im kodierenden Bereich und führen – wie bei Patienten mit Fragiles-X-Syndrom – zu einer Inaktivierung des betreffenden Gentranskripts. Über die Zahl der abnormen Repeats wird häufig auch das Erkrankungsalter (mit jeder Generation mehr Repeats, mehr Repeats desto früherer Krankheitsbeginn [Antizipation]), die Erkrankungsgeschwindigkeit und -ausprägung beeinflusst.

4.2.1 Funktionsgestörte Proteine

Ein Gen, das für ein bestimmtes Protein kodiert, mutiert und das Genprodukt ist ein mehr oder weniger funktionsgestörtes Protein. Das Ausmaß der Dysfunktion erstreckt sich über ein weites Spektrum zwischen leichter Funktionseinbuße über schwere Dysfunktion bis zur Letalmutation.

Die pathologischen Proteine werden oft nach der Krankheit, in deren Pathogenese sie eingebunden sind, bezeichnet, z. B. Huntingtin, Ataxin, Dystrophin. Die dazu gehörenden Gene oft ebenfalls entsprechend abgekürzt (z. B. SCA1-Gen für spinozerebelläre Ataxie 1).

So entsteht zum Beispiel die **progressive Muskeldystrophie** aufgrund des funktionsgestörten Proteins Dystrophin. Sie kann als Beispiel für die Bandbreite der Beeinträchtigungen dienen: Sie reichen von den geringen, oft im Alltag nicht merklichen Funktionseinbußen bei Konduktorinnen über die deutliche Behinderung mit geringer Einschränkung der Lebenserwartung bei der rezessiven Form der Becker-Muskeldystrophie bis zu der schwersten Behinderung bei der dominanten Duchenne'schen Muskeldystrophie. In allen Fällen wird vom Dystrophin-Gen ein funktionsgestörtes Protein der Muskelfasermembran, das Dystrophin, kodiert. Das »gesunde« Dystrophin verbindet intrazellulär Aktin und β-Dystroglykan, das über die Muskelmembran mit dem extrazellulären α-Dystroglykan in Verbindung steht (Dystrophin-Glykoproteinkomplex) und stabilisiert so die Muskelmembran. Liegt das veränderte, pathologische Protein vor, so führt dies zur Ruptur des Sarkolemms und zu fortschreitendem Muskelverlust.

4.2.2 Störungen der Proteinfaltung und pathologische Proteinaggregation

Schon seit der Beschreibung der Neuropathologie der **Alzheimer-Krankheit** ist bekannt, dass Störungen der Proteinfaltung und pathologische Proteinaggregation eine Rolle in der Entstehung neurologischer Krankheiten spielen können (◘ Abb. 4.1). Senile Plaques, das sind Akkumulationen von Amyloid, und die Alzheimer-Fibrillen waren schon in den Zeichnungen des Erstbeschreibers zu sehen und galten in bestimmter Verteilung als pathognomonisch. Es blieb aber für Generationen – und bis heute – unklar, ob dies eine kausale oder begleitende Pathologie ist. Inzwischen weiß man, dass bei familiären Alzheimer-Fällen Mutationen zur vermehrten Bildung eines β-Amyloid führt, das 42 anstelle von 40 Aminosäuren und dadurch eine größere Neigung zur Bildung pathologischer Aggregate hat und sich auch bei sporadischen Alzheimer-Patienten findet. Da man annimmt, dass diese Aggregate neurotoxisch sind und den neurodegenerativen Prozess der Alzheimer-Krankheit begründen, werden aktuell passive Immunisierungen gegen β-Amyloid klinisch getestet.

Im Übrigen finden sich Alzheimer-Plaques in variablem Umfang auch bei kognitiv gesunden alten Menschen und es mehren sich die Anzeichen, dass vaskuläre Risikofaktoren und chronische Durchblutungsstörungen eine wichtige Rolle für Zeitpunkt und Ausprägung der Demenz vom Alzheimer-Typ haben.

Weitere Mutationen, die pathologische Proteinaggregationen verursachen, finden sich bei

- **familiären Parkinson-Syndromen** (α-Synuklein, Parkin und Ubiqitin),
- **sporadischen Parkinson-Syndromen** (Lewy-Körperchen, eosinophile cytoplasmatische Einschlüsse von α-Synuclein und Neurofilamenten, die sich auch bei der Lewy-body-Demenz finden),
- bei **frontotemporalen Demenzen** (neurofibrilläre Tangles aus pathologisch gespaltenem tau-Protein, TDP-43, FUS),

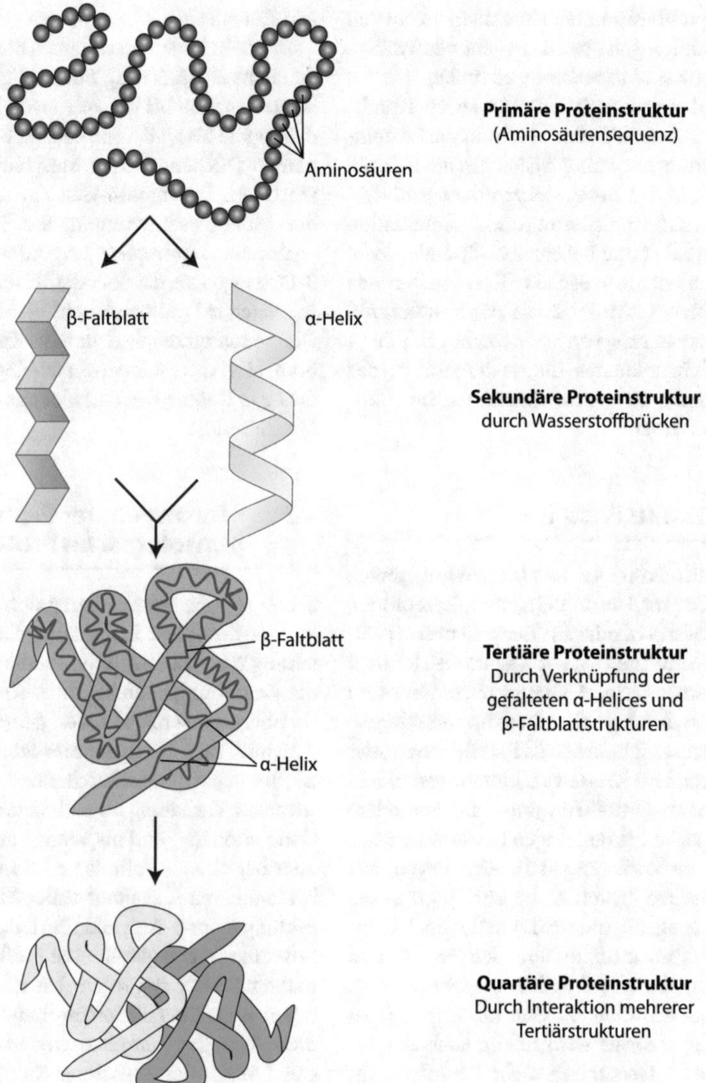

Abb. 4.1 Proteinstrukturen

- **ALS** (intrazelluläre Aggregation von Superdismutase-Molekülen, TDP-43, FUS) und
- **Chorea Huntington** (vermehrte Produktion von pathologischen Huntingtin, das in intrazellulären Einschlüssen aggregiert).

Auch unter physiologischen Bedingungen kommt es immer wieder zur Aggregation von Proteinen, allerdings sind die Proteosomen in der Zelle in der Lage, diese Aggregate wieder abzubauen. Gelingt dies nicht drohen Zellschäden, die zur Apoptose führen können. Die Korrelation zwischen Ausmaß der Aggregate und neuronalem Tod oder Ausmaß der klinischen Symptome ist nicht sehr stark, wie schon bei den Amyloidplaques erwähnt.

4.2.3 Prionproteine

Eine besondere Rolle kommt der Proteinfaltung und Akkumulation bei Prionkrankheiten zu. Physiologisch kommen zelluläre Prionproteine (cPP) im Hirngewebe vor, wo sie für die Neurogenese und die endogene Bekämpfung freier Radikale wichtig sein sollen (Abb. 4.2). Auch hier hat das Studium seltener, erblicher Prionkrankheiten (**familiäre Creutzfeld-Jakob-Krankheit**), der verwandten bovinen spongiformen Enzephalopathie (BSE, sog. Rinderwahnsinn) und der neuen Variante der Creutzfeldt-Jakob-Krankheit (nvCJD) das Wissen um Proteinfaltung weit vorangebracht. Der Prozess ist so bemerkenswert, dass man den Begriff der infektiösen Proteine eingeführt hat. Prionproteine kommen in einer be-

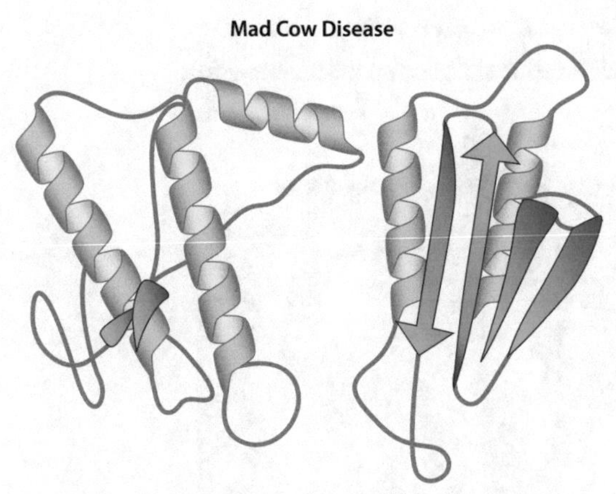

Abb. 4.2 Normales und pathologisches Prionprotein beim Rind. Im normalen Prionprotein finden sich ausgedehnte korkenzieherartige α-Helices (*links*). Diese werden in abgeflachte Beta-Gruppen konvertiert, die das krankmachende Prionprotein repräsentieren (*rechts*). (Adaptiert nach Wille et al. 2002)

stimmten Faltungsstruktur physiologisch vor. Physiologische (d. h. normale oder apathogene) Prionen (PrP^C) haben zu 43% die Struktur von α-Helices. Die pathogenen Formen (PrP^{Sc}) jedoch bestehen nur zu 30% aus α-Helices, zu 43% bestehen sie aus β-Faltblattstrukturen. Beide unterscheiden sich aber nicht in ihrer Aminosäurensequenz und somit gibt es auch keine Mutation auf dem kodierenden Gen. Wenn nun ein pathologisch gefaltetes Protein (mehr β-Faltblattstrukturen) hinzukommt, induziert dieses auf bislang unbekannte Weise die Umstrukturierung des gesunden Proteins in die pathologische Faltung. Wie in einem Dominoeffekt nehmen immer mehr Prionproteine die pathologische Quartärstruktur an und akkumulieren. Pathogene Prionen gelangen exogen durch kontaminierte Nahrung in den Körper (z. B. bei BSE, Kuru, wohl auch bei der nvCJD), endogen entstehen sie entweder genetisch, z. B. bei der familiären Variante der Creutzfeldt-Jakob-Krankheit, wenn das PRNP-Gen, das für PrP^C kodiert, mutiert oder spontan bei der sporadischen Creutzfeldt-Jakob-Krankheit, wenn sich PrP^C-Moleküle zufällig in PrP^{Sc} umfalten und so den Dominoeffekt auslösen.

4.3 Ionenkanäle und Kanalkrankheiten

Für die Funktion des Nervensystems und der Muskulatur ist die Aufrechterhaltung des Ruhepotenzials der Nervenzellen und die Möglichkeit, auf Reize mit Aktionspotenzialen zu reagieren, entscheidend. Dies geschieht, wie wir aus der Neurophysiologie wissen, über Ionenströme, die über Ionenkanäle geleitet werden. Die meisten Kanäle sind auf den Transport bestimmter Ionen spezialisiert. Die Steuerung dieser Kanäle ist komplex. Manche werden durch die Membranspannung (»voltage gated«), andere durch Transmittersubstanzen (»ligand-gated«), Neurotrophine oder intrazelluläre Signalwege aktiviert.

Kanäle sind Teile der Zellmembranen und werden durch transmembrane Proteine, die sich aus 4–5 Kanalunterheiten zusammensetzen, gebildet. In diesen Kanaluntereinheiten liegen die Angriffspunkte für die Störungen der Kanäle durch Mutationen in den für die Untereinheiten kodierenden Genen. Immer mehr Störungen werden bekannt, die für bestimmte, eher seltene neurologische Kanalkrankheiten)verantwortlich sind. Sowohl das ZNS als auch die Muskulatur können betroffen sein.

Zu den **Kanalopathien** zählen

- die familiäre hemiplegische Migräne,
- die episodischen Ataxien,
- einige idiopathische Epilepsien,
- die dyskaliämischen Lähmungen und
- einige Formen der Myotonien.

Es darf damit gerechnet werden, dass noch weitere, bislang ätiologisch ungeklärte neurologische Störungen als Kanalkrankheiten identifiziert werden, vielleicht auch Punktmutationen in »sub-unit«-kodierenden Genen, die für die Empfindlichkeit mancher Menschen eine Migräne, posttraumatische Epilepsien oder auch Vasospasmen oder kardiale Arrhythmien zu bekommen, verantwortlich sein können.

Auch bei den hereditären Epilepsien sind Mutationen in den Genen, die für Untereinheiten der Natrium- und Kaliumkanäle kodieren entdeckt worden. Diese veränderten Untereinheiten sind für die erhöhte Erregbarkeit durch veränderte Steuerung der Kanäle verantwortlich, was letztendlich zu einer repetitiven, synchronisierten überschüssigen Entladung der Neurone und damit zum epileptischen Anfall führt.

Die Störungen bei manchen Kanalkrankheiten sind nicht immer dauerhaft vorhanden, sondern sie treten in den meisten Krankheiten episodisch auf. Was letztendlich darüber entscheidet, wann die jeweilige »Episode« pathologischer Aktivität entsteht, ist in den meisten Fällen unklar. Auch die Bindung der dyskaliämischen episodischen Lähmungen an den Glukosestoffwechsel ist nicht kausal verstanden.

Es gibt auch nicht-genetisch determinierte Störungen der Kanalfunktion, z. B. beim antikörpervermittelten paraneoplastischen Stiff-person-Syndrom. Nebenbei ist dies ein Beispiel dafür, dass es viele biologische Prozesse gibt, die sowohl durch genetische Veränderungen (Mutationen) als auch durch Umwelteinflüsse gestört sein können.

4.4 Störungen der Atmungskette und des Zellmetabolismus

Ohne eine ausreichende Durchblutung und Versorgung mit Sauerstoff, Glukose und Aminosäuren kann das Nervensystem nicht funktionieren. Die Energiegewinnung folgt Regeln, wie sie auch für andere Organsysteme gelten, allerdings mit gewissen Abweichungen. Der Energiestoffwechsels in neuronalen und glialen Zellen läuft über die Atmungskette und nacheinander stattfindende biochemische Redoxreaktionen.

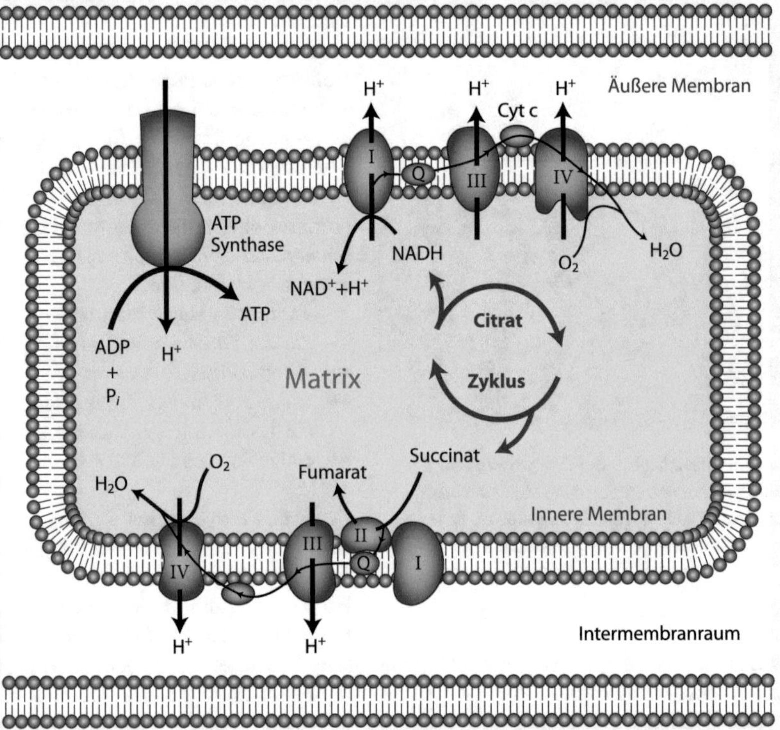

■ **Abb. 4.3 Atmungskette**

Wichtig ist allerdings, dass die Nervenzellen fast ausschließlich Glukose und in bescheidenem Umfang Laktat, nicht aber Aminosäuren oder Fette verstoffwechseln können. Die Elektronentransportkette ist in der Membran des Mitochondriums lokalisiert (■ Abb. 4.3). Da die Atmungskettenkomplexe aus zahlreichen Untereinheiten zusammengesetzt sind, für die zum Teil mitochondriale (rein maternale), zum Teil aber auch nukleäre DNA kodiert, sind sowohl X-chromosomale oder autosomal-rezessive aber auch rein maternale Erbgänge möglich.

Störungen der Atmungskette kommen bei Mutationen in den entsprechenden Atmungskettenenzymen bei genetisch bedingten **Mitochondriopathien** vor und führen zu charakteristischen neurologischen Syndromen, die durch metabolische Auffälligkeiten und durch strukturelle Veränderungen des Gehirns und der Muskulatur gekennzeichnet sind. Charakteristisch ist die hohe interzelluläre Variabilität in den betroffenen Organen und damit verbunden die hohe Phänotypenvariabilität.

Die Mitochondrien haben in erster Linie die Funktion, durch Fettsäureverbrennung, Abbau von Acetyl-CoA sowie oxidative Phosphorylierung in der Atmungskette energiereiches ATP für die Zellen zur Verfügung zu stellen. Sind sie aufgrund von fehlenden oder veränderten Strukturproteinen der Fettsäureoxidation, des Citratzyklus oder der Atmungskette dysfunktionell, hat dies aufgrund einer mangelhaften Verfügbarkeit von Energie Auswirkungen auf den gesamten Stoffwechsel der Zelle, da alle energieverbrauchenden Schritte gebremst werden.

Störungen können die Pyruvat-Oxidation als zentrales Element der Glukoseverbrennung, den Citratzyklus, die Atmungskette und den Fettstoffwechsel (nur in der Muskulatur) betreffen. Das Spektrum der mitochondrialen Krankheiten wird in den entsprechenden Kapiteln zu den Mitochondriopathien und der metabolischen Muskelkrankheiten besprochen.

4.5 Myelin und Störungen der Myelinisierung

Myelin umgibt Axone in zahlreichen Schichten und ermöglicht damit die schnelle Erregungsausbreitung über langstreckige Neuriten, bei denen die Erregung über das isolierende Myelin von Schnürring zu Schnürring »springt«. Das Myelin wird von Zellen um die Axone gewickelt, im Zentralnervensystem von Oligodendrozyten und im peripheren Nervensystem von Schwann-Zellen. Je dicker die Wicklung und damit die Markscheide, desto schneller ist die Erregungsleitung (■ Abb. 4.4).

Eine ganze Reihe von genetisch bedingten Störungen betreffen die Myelinisierung. Es gibt Mutationen von Genen für Schlüsselproteine des Myelins wie basisches Myelinprotein oder für Bestandteile des peripheren Myelins, das sich che-

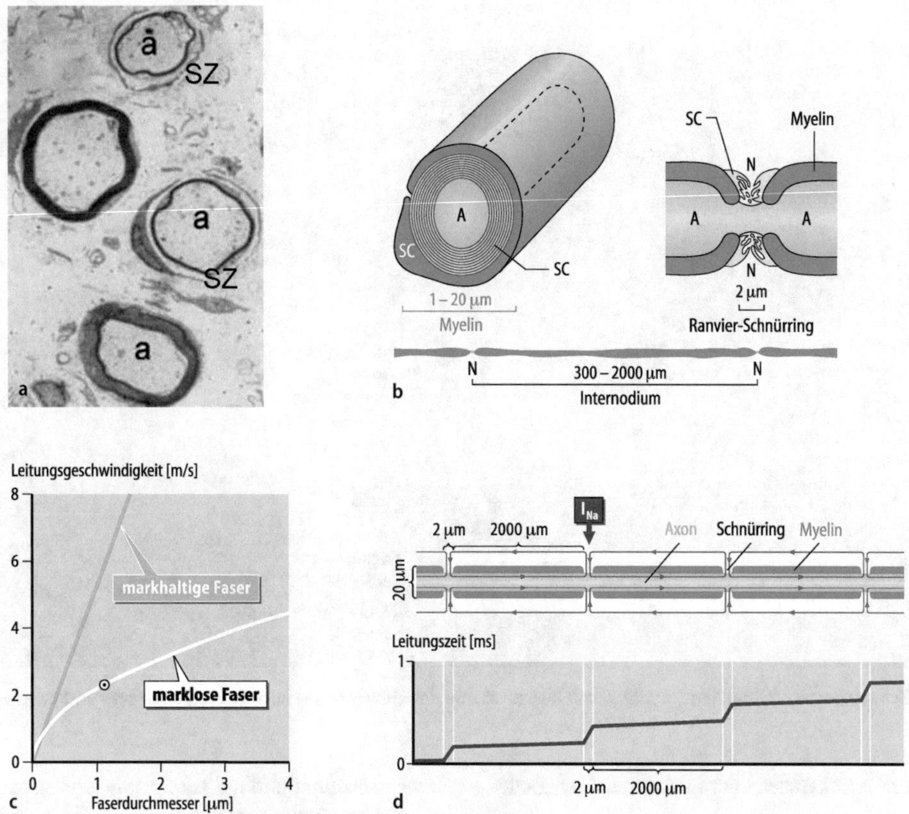

Abb. 4.4a–d Leitung im myelinisierten Axon. a Myelisiertes Axon (*a* Axon, *SZ* Schwann-Zelle, *MS* Myelinscheide). **b** Myelisierung des Axons (*A*) durch Umwicklung mit Schwann-Zell (*SC*)-Membranen. Der Bereich des Schnürrings (*N*) ist ebenfalls durch eine komplex gestaltete Schwann-Zelle fast bedeckt. **c** Leitungsgeschwindigkeit einer markhaltigen und einer marklosen Faser in Abhängigkeit vom Faserdurchmesser. **d** Schema einer markhaltigen Nervenfaser (Faser relativ zur Länge 20-mal zu dick). Na fließt bei Erregung nur an den Schnürringen ein, die Depolarisation pflanzt sich elektrisch zwischen den Schnürringen fort. Fast die ganze Leitungszeit wird an den kurzen Schnürringen verbraucht

misch vom zentralnervösen unterscheidet. Mutationen können genetische Krankheiten der Myelinisierung des peripheren Nerven (hereditäre Neuropathien, z. B. Charcot Marie Tooth) und der Myelinisierung des ZNS (Leukodystrophien) verursachen.

Myelin ist mit einer Reihe seiner Bestandteile (basisches Myelinprotein, myelin-oligodendrozytäres Glykoprotein bei MS und Myelin-Ganglioside) antigen und Ziel für autoimmunologische Krankheiten sowohl im zentralen wie peripheren Nervensystem (MS, Guillain-Barré-Syndrom und andere immunologische Neuropathien, z. B. GM1 bei multifokaler motorischer Neuropathie). Schließlich kann Myelin auch exogen toxisch (Diabetes, Alkohol, ionisierende Strahlen) geschädigt werden und direkt in infektiöse Prozesse einbezogen sein (Lepra, PML).

4.6 Signalwege und ihre Störungen

Die Funktion des Nervensystems, der Sinnesorgane und der Muskulatur ist nur möglich über ein extrem komplexes und vielschichtiges System von Signalwegen. Das Basiselement dieser Signalwege sind die elementaren intrazellulären Steuervorgänge von Gentranskription zur Proteinsynthese, die sich prinzipiell nicht von den Vorgängen anderer somatischer Zellen unterscheiden (vergleiche auch endogene Apoptose). Daneben gibt es hochspezifische intrazelluläre Signalkaskaden in Neuronen, die im Wesentlichen zur Verarbeitung und Weiterleitung ankommender externer Reize dienen. Die multiplen Interaktionen zwischen den Zellen, sei es zwischen Neuronen, zwischen Neuronen und Gliazellen, zwischen Endothel und Gliazellen und zwischen glialen Strukturen sind für das Nervensystem charakteristisch.

Diese Interaktion kann auf viele Arten entstehen:

- Die klassische **synaptische Übertragung**, bei der elektrische Impulse in chemische (Transmitter-)Signale umgewandelt werden und postsynaptisch zur Öff-

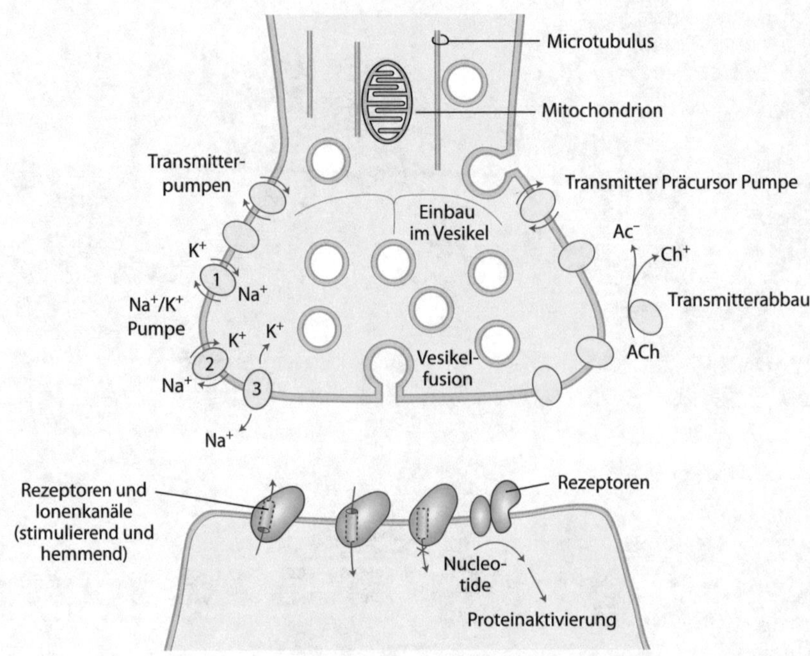

Abb. 4.5 Schematischer Aufbau einer Synapse mit Beschreibung der einzelnen Komponenten in den prä- und postsynaptischen Bereichen

nung von Ionenkanälen oder intrazellulären Signalen führt,

- die direkte **elektrische Übertragung über »gap-junctions«**, die ebenfalls zur Öffnung von Kanälen und Poren führt, über die Metaboliten und Ionen direkt von einer Zelle in die andere passieren können und
- über **Zytokine** und **Wachstumsfaktoren**, die die Ausdifferenzierung und Migration von Progenitorzellen und ganzer Zellensemble ermöglichen oder aber Wachstum und Proliferation verhindern können.

»Gap-junctions« dienen der Signalübertragung zwischen glialen Zellen. Sie helfen neben speziellen Transportmechanismen, wie zum Beispiel Glutamattransportern bei der Entfernung von Exzitotoxinen aus dem Extrazellulärraum, die unter pathologischen Bedingungen zu sich langsam ausbreitenden Wellen von Depolarisationen führen (»spreading depression«) und für den epileptischen »march of convulsion«, die Migräne mit Aura, oder Peri-Infarktdepolarisationen verantwortlich zu sein scheinen.

4.6.1 Transmitter und Synapsen

Die Signalübertragung mit Hilfe von Transmittersubstanzen an Synapsen ist der dominierende und am besten verstandene Signalweg im Nervensystem und von Nerv zu Muskel. Neurotransmitter werden in der präsynaptischen Region gebildet und in Vesikeln gespeichert. Beim Eintreffen eines elektrischen Signals werden die Vesikel zum synaptischen Spalt bewegt, eröffnet und die Transmittersubstanzen in den schmalen subsynaptischen Spalt entlassen. Dort binden sie an spezifische Rezeptoren der postsynaptischen Membran. Durch dieses Andocken kommt es zu einer Konformitätsänderung der Rezeptoren, die eine Reihe von intrazellulären und transmembranösen Prozessen auslösen kann, auf die noch später eingegangen wird (Abb. 4.5).

Die Transmittersubstanzen unterliegen nach dem Andocken an die Rezeptoren ebenfalls einer Transformationsänderung, durch die sie von den Rezeptoren gelöst werden und aktiv in die präsynaptische Struktur wieder aufgenommen werden können. Andere Wege der Elimination der Transmitter sind spezifische Inaktivierungsprozesse oder die einfache Wegdiffusion aus dem synaptischen Spalt.

Die verschiedenen klassischen Transmitter können exzitatorisch und inhibitorisch wirken, d. h., dass in einem Fall die Aktivierung des Rezeptors zu einer Erregung des Neurons, während im anderen Fall diese Aktivierung zur Inhibition der Zelle führt. Inhibitionsvorgänge sind im Nervensystem besonders wichtig, ein Versagen oder schon eine Schwächung der inhibitorischen Funktionen führt zu Syndromen erhöhter Erregbarkeit wie der Epilepsien, Spastik, Hyperekplexie oder Stiff-person-Syndromen.

Klassische Neurotransmitter und ihre wesentlichen Funktionssysteme sind:

- **Acetylcholin:** Die cholinergen aktivierenden Synapsen finden sich bei der synaptischen Übertragung von Motoneuronen auf den Muskel (Störung: Myasthenie), im ZNS im basalen cholinergen System (Mangel findet sich beim der Alzheimerkrankheit), im vegetativen Nerven-

system präganglionär und im parasympathischen Nervensystem postganglionär sowie in striatalen Interneuronen.
- **Noradrenalin:** Aktivierende noradrenerge Synapsen sind im limbischen System und vom Locus coeruleus ausgehend (Mangel führt zu Depression oder Angststörungen) sowie postganglionär im sympathischen vegetativen System zu finden.
- **Serotonin:** Auch das serotoninerge System ist aktivierend. Ein wichtiger Schaltkreis betrifft die ausgedehnten Projektionen von den Raphekernen zum Großhirn, deren Störung ebenfalls zu Depressionen führt. Andere Projektionswege sind in der Migräne und auch bei der Schmerzleitung betroffen.
- **Dopamin:** Das aktivierende dopaminerge System ist im nigrostriatalen Schaltkreis bei der Steuerung der Motorik (Ausfall: Parkinson-Syndrom) und im limbischen System (Belohnungssystem) aktiv.
- **Glutamat:** Diese stark exzitatorische Transmittersubstanz ist im ZNS weit verbreitet und physiologisch im Pyramidenbahnsystem aktiv. Sie wird von vielen Neuronen bei Schädigung freigesetzt und ist damit zentraler Teil der pathologischen Exzitotoxizität.
- **Glycin:** Dies ist die wesentliche inhibitorische Transmittersubstanz im Rückenmark. Verminderte Glycinpräsenz führt zu Syndromen erhöhter spinaler Erregbarkeit wie Spastizität, spinalen Myoklonien und Hyperekplexie.
- **GABA:** Dies ist der wichtigste inhibitorische Transmitter im Gehirn. Er findet sich speziell in Interneuronen und begrenzt die Erregungsausbreitung. Ihr Fehlen erleichtert die Ausbreitung epileptischer Aktivität oder der unkontrollierten Muskelaktivität beim Tetanus (fehlende Freisetzung aus den Renshaw-Zellen).

Der Prozess der synaptischen Übertragung kann an vielen Stellen gestört werden und dadurch zu neurologischen Syndromen führen.
- **Verminderte Bereitstellung der Transmittersubstanz:** Dies kommt bei Synthesestörung (z. B. GABA-Synthesestörung durch Antikörper gegen die Glutaminsäuredecarboxylase beim Stiff-person-Syndrom) oder bei primärer Degeneration der transmitterproduzierenden dopaminergen Zellen in der Substantia nigra und verminderter Funktion des nigrostriatalen Pfades (Parkinson-Syndrom) vor.
- **Störung der Ausschüttung der Transmittersubstanz:** Beim Lambert-Eaton-Syndrom treten Antikörper gegen präsynaptische Ca^{2+}-Kanäle auf, die die Freisetzung von Acetylcholin behindern. Beim Botulismus wird die Freisetzung durch das Botulinumtoxin gehemmt.
- **Störungen der Kopplung des Transmitters an den Rezeptor:** Dies kann zum Beispiel durch gegen den Rezeptor gerichtete Antikörper geschehen. Diese Situation findet sich paradigmatisch bei den Acetylcholin-Rezeptor-Antikörpern bei der Myasthenia gravis. Strychnin verhindert das Andocken von Glycin an spinale Rezeptoren, die einen Chloridkanal steuern, und führt dadurch zu den Krämpfen bei der Strychninvergiftung. Aber auch genetisch bedingte Störungen in der Konfiguration des Rezeptors kommen vor (cholinerg: konnatale Myasthenie; glycinerg: Hyperekplexie).
- **Störung des Abbaus der Transmitters:** Dies findet man bei iatrogener Überdosierung von Cholinesterasehemmstoffen, der sog. cholinergen Krise.

4.6.2 Rezeptoren

Kommen wir zurück zu der Stelle, an der der Transmitter mit dem Rezeptor koppelt und die Konformationsänderung des Rezeptors stattfindet (◘ Abb. 4.6a,b). Diese Aktivierung kann zwei Reaktionen in der Empfängerzelle hervorrufen:
- Einmal kommt es zur Öffnung von Ionenkanälen mit der Folge eines veränderten Einstroms von Ionen in die Zelle. Dies ist ein sehr schneller Vorgang, der sofort zu einer Änderung der Spannungscharakteristik der Zelle führt. Die Ionenkanäle bestehen jeweils aus mehreren Subeinheiten, deren Struktur und Funktion durch Mutationen verändert werden können.
- Der andere Effekt der Rezeptorerregung führt zu einer Interaktion mit Membran- und Transmembranmolekülen, die hierdurch ebenfalls eine Konformationsänderung erfahren (◘ Abb. 4.6c), mit intra- oder extrazellulären Molekülen koppeln und hierdurch Enzyme, Proteasen und Kinasen sowie die Gentranskription aktivieren.

Paradigmatisch kann die cholinerge, an die G-Protein-vermittelte Aktivierung und Steuerung von enzymatischen Kaskaden, gelten (◘ Abb. 4.6d). Ein weiteres Beispiel ist bei der exogenen Apoptose gegeben, die später besprochen wird. Diese Prozesse spielen eine wesentliche Rolle beim Denken, Lernen, Gedächtnis und Adaption. Vermutlich sind auch Aspekte der neuronalen Differenzierung und der Synaptogenese über diesen Mechanismus zu verstehen.

4.6.3 Neurotrophe Faktoren und andere Signalwege

Außer den klassischen Transmittersubstanzen können auch eine Reihe von Zytokinen und Neuropeptiden die neuronale Aktivität modulieren. Diese Substanzen werden vom Zellsoma, zum Teil auch von Gliazellen oder Immunzellen sekretiert. Dies ist eine eher unspezifische Aktivierung, die von der reinen Zell-zu-Zell-Aktivierung abweicht. Auch retrograde Signalwege, die von postsynaptisch nach präsynaptisch modifizierende Signale senden, existieren. Einfache Moleküle wie NO oder CO können diesen Signalweg benutzen.

Neurotrophine sind komplex agierende Moleküle, die multiple Funktionen haben. Neben ihrer Rolle in der Steuerung von Zellwachstum und der Differenzierung von neuronalen Stammzellen, sichern sie das Überleben von Neuronen, wirken anti-apoptotisch, und sind zum Teil als Neuromodu-

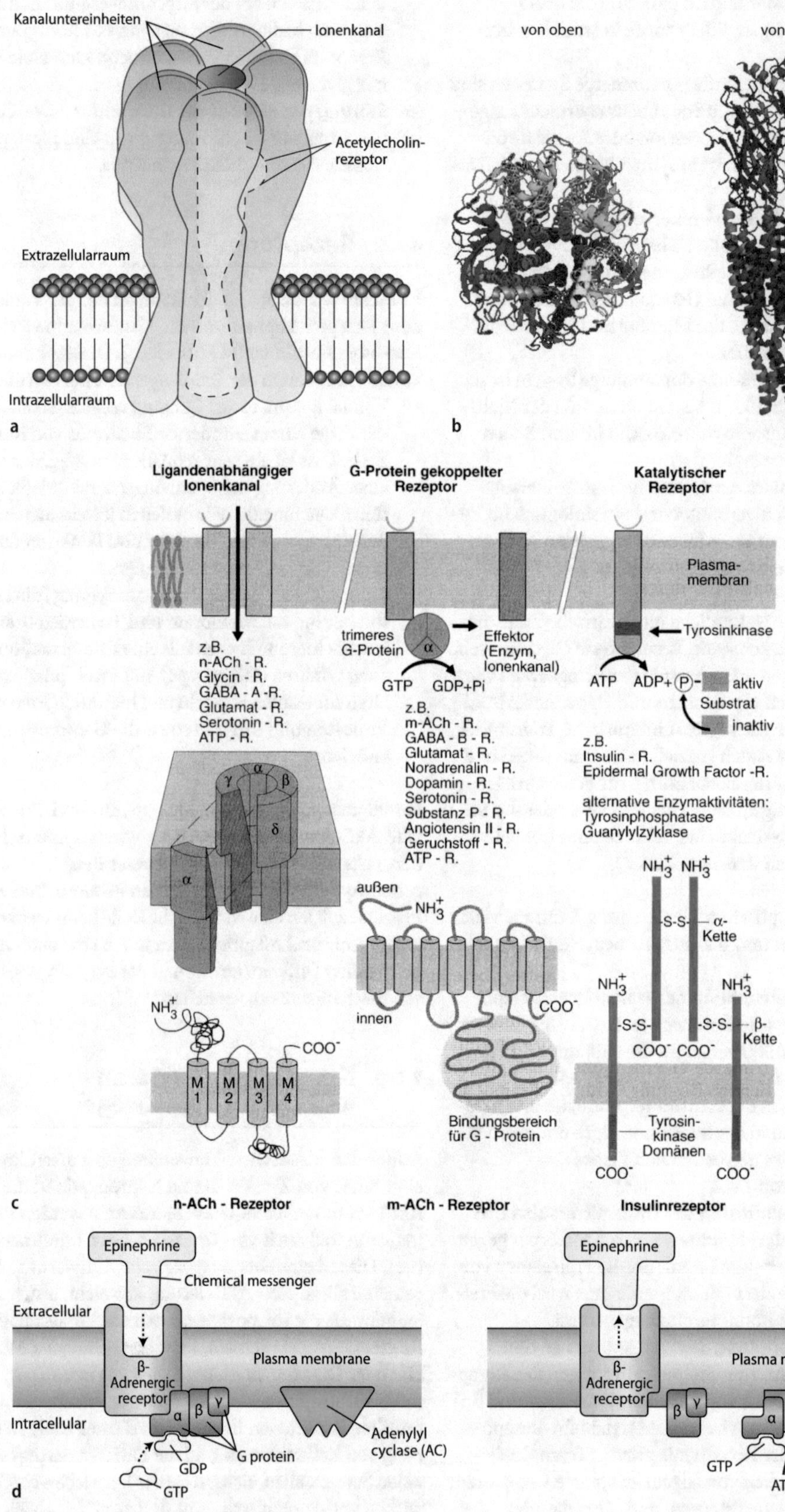

Kanaluntereinheiten
Ionenkanal
Acetylecholin-rezeptor
Extrazellularraum
Intrazellularraum
a

von oben
von der Seite
b

Ligandenabhängiger Ionenkanal
z.B.
n-ACh - R.
Glycin - R.
GABA - A -R.
Glutamat - R.
Serotonin - R.
ATP - R.

α γ β δ α

NH$_3^+$
COO$^-$
M 1 M 2 M 3 M 4

G-Protein gekoppelter Rezeptor
trimeres G-Protein
α
Effektor (Enzym, Ionenkanal)
GTP GDP+Pi
z.B.
m-ACh - R.
GABA - B - R.
Glutamat - R.
Noradrenalin - R.
Dopamin - R.
Serotonin - R.
Substanz P - R.
Angiotensin II - R.
Geruchstoff - R.
ATP - R.

außen
NH$_3^+$
innen
COO$^-$
Bindungsbereich für G - Protein

Katalytischer Rezeptor
Plasma-membran
Tyrosinkinase
ATP ADP+(P)- aktiv
Substrat
inaktiv
z.B.
Insulin - R.
Epidermal Growth Factor -R.
alternative Enzymaktivitäten:
Tyrosinphosphatase
Guanylylzyklase

NH$_3^+$ NH$_3^+$
-S-S- α-Kette
NH$_3^+$ NH$_3^+$
-S-S- -S-S- β-Kette
COO$^-$ COO$^-$
Tyrosin-kinase Domänen
COO$^-$ COO$^-$

c **n-ACh - Rezeptor** **m-ACh - Rezeptor** **Insulinrezeptor**

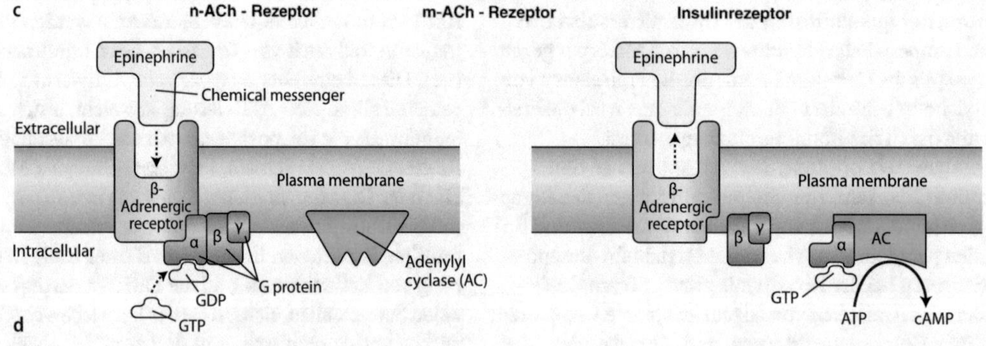

d

◄ ◘ **Abb. 4.6 Rezeptoren. a** Nikotinerger cholinerger Rezeptor. Er besteht aus 5 Untereinheiten und ist ein Ionenkanal mit zentralem Nikotinrezeptor. **b** Nikotinrezeptor in dreidimensionaler molekularer Darstellung mit verschiedenen Untereinheiten in Top- und Frontansicht. **c** Typen membranständiger Rezeptoren und ihrer Membrantopographie. Beim Zitterrochen und beim Säugetierembryo beträgt die Zusammensetzung der Untereinheiten des peripheren nikotinischen Acetylcholinrezeptors (n-ACH-R) α2, β, γ, δ. Beim adulten Säuger ist die γ-Untereinheit dagegen durch eine funktionell leicht unterschiedliche ε-Untereinheit ersetzt: α2, β, ε, δ. Die katalytische Aktivität der katalytischen Rezeptoren liegt auf der zytoplasmatischen Domäne. Sie wird durch Bindung des Liganden aktiviert. Je nach Rezeptor kann es sich um eine Tyrosinkinase, Tyrosinphosphatase oder eine Guanylylzyklase handeln. **d** Der Rezeptor ist ein β-adrenergischer Rezeptor, der mit einem G-Protein gekoppelt ist, das stimulierend auf den Effektor, die Adenylzyklase wirkt. Nach Stimulation produziert die Adenylzyklase CAMP aus ATP

latoren aktiv und möglicherweise auch in Lernen und Gedächtnis involviert. Klassische Neurotrophine sind der »nerve growth factor« (NGF), der »glial derived growth factor« (GDGF) und der »brain derived neurotrophic factor« (BDNF). Aber auch systemische Zytokine wie der »granulozyte colony stimulating factor« (G-CSF), Interleukin-6, oder Fibroblasten-Wachstumsfaktoren haben neurotrophe Wirkungen im ZNS. Sie werden bei primär neurodegenerativen Krankheiten wie ALS oder Parkinson und beim Schlaganfall, sowohl akut als auch in der Rehabilitation in klinischen Studien getestet.

4.7 Die neurovaskuläre Einheit

Die Funktion von Neuronen und glialen Zellen, ist eng mit der Funktionalität versorgender Mikrogefäße verknüpft. Die enge Verbindung zwischen Neuron, Gliazelle, Gefäßendothel und Perizyten bzw. glatten Gefäßmuskelzellen sichert eine Bedarfsgesteuerte Bereitstellung von Sauerstoff, Aminosäuren und Glukose. Auch das extrazelluläre Milieu, das einen direkten Einfluss auf die Empfindlichkeit und die Reaktionsmöglichkeit der Neurone hat, wird durch diese Einheit definiert. Störungen der Durchblutung und des Sauerstoffgehalts, Veränderungen des Endothels und seiner Funktion, Veränderungen in den »gap-junctions« und metabolische systemische Störungen sind verantwortlich für viele Funktionsstörungen des ZNS, z. B. der chronischen Ischämie, die degenerative Erkrankungen akzelerieren kann, oder metabolische Enzephalopathien. Andererseits ermöglicht die enge Interaktion zwischen Gefäßen und Neuronen, dass die Durchblutung an die neuronale Aktivität angepasst werden kann. Bei der funktionellen Kernspintomographie wird die Durchblutung als Maß für die neuronale Aktivität dargestellt.

4.8 Zelltod

4.8.1 Zellnekrose

Fokale oder globale Hypoxie und Hypoglykämie sind die stärksten und am schnellsten wirksamen exogenen Noxen, die zur Nekrose von Neuronen und ganzen Hirnarealen führen. Globale Hypoxie tritt beim Herz-Kreislauf-Stillstand, fokale Ischämie beim Schlaganfall und globale Hypoglykämie beim hypoglykämen Schock auf.

Auf zellulärer Ebene wird die Zellnekrose durch eine vermehrte Erregung der ohnehin schon durch Hypoxie geschädigten Zellen vorangetrieben, ein Vorgang, der als Exitotoxizität bezeichnet wird.

Exzitotoxizität Die Exzitotoxizität beschreibt eine Kaskade von extra- und intrazellulären Prozessen, die durch vermehrte extrazelluläre Konzentrationen an exzitatorischen Neurotransmittern initiiert wird. Eine zentrale Rolle spielt in der Entstehung der postischämischen Exzitotoxizität (diese ist am besten in Tiermodellen des Schlaganfalls erforscht) der NMDA-Rezeptor. Durch seine Stimulation kommt es zu übermäßigem Einstrom von Kalziumionen in die Zellen und die Mitochondrien. Dies führt zu einer Störung des Zellstoffwechsels mit Bildung toxischer freier Radikale, verstärkter proteolytischer Aktivität und Störung der Proteinsynthese über eine radikal-vermittelte DNS-Schädigung. Experimentell lassen sich die Folgen der Ischämie durch NMDA-Rezeptor-Antagonisten minimieren. Leider sind entsprechende Substanzen aber in klinischen Studien wegen ihrer Toxizität gescheitert. Eine zentrale Rolle spielt die NO-Synthetase, die für die Generation freier Radikale verantwortlich ist. Tierexperimentell haben Mäuse, die für NO-Synthase oder die Ribopolymerase defizient sind, eine höhere Toleranz für Ischämie.

4.8.2 Apoptose

Dieser Begriff wird zur Beschreibung des programmierten Zelltodes benutzt. Man spricht auch von Suizid-Sequenzen, die in jeder Zelle vorprogrammiert sind und durch geeignete Signale angeregt werden können. **Programmierter Zelltod** setzt schon in der Embryonalentwicklung ein, wenn überzählige oder fehlgesteuerte Neurone über Signalpfade zum Zelltod gesteuert werden (◘ Abb. 4.7). Bis zum Erreichen der endgültigen Verschaltung von Hirnarealen und Nervenzellen werden die meisten aller gebildeten Neurone noch in der Embryonalperiode wieder eliminiert. Bei der Abwehr von Infektionen können Signale der immunologischen Zellen das Programm starten. Auch bei massiven Schädigungen des Genoms und in der endogenen Bekämpfung von Tumorentwicklung spielen Apoptosesignale eine wichtige Rolle.

Offensichtlich spielen apoptotische Mechanismen bei vielen degenerativen neurologischen Krankheiten eine Rolle, z. B. bei Morbus Alzheimer, Chorea Huntington, Morbus Par-

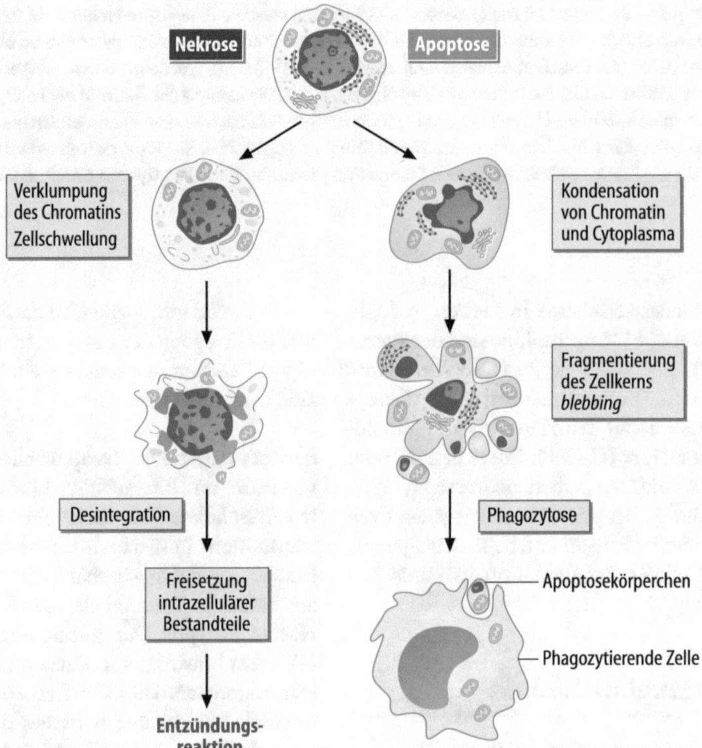

Abb. 4.7 Zelluläre Vorgänge bei Apoptose und Nekrose

kinson oder ALS, offen bleibt aber, ob dies kausal oder ein Epiphenomen ist. In all diesen Beispielen findet man DNA-Fragmentierung und andere Charakteristika der Apoptose. Bei der Werdnig-Hoffmann'schen infantilen spinalen Muskelatrophie ist der Beweis einer kausalen Verknüpfung bereits geführt: Hier finden sich Mutationen in mehreren Genen, die für Apoptosemechanismen kodieren.

Bei dem apoptotischen Zelluntergang werden proteolytische Aktivitäten in der Zelle selbst angestoßen und die DNA wird fragmentiert, die Zelle schrumpft und geht ohne eine inflammatorische Komponente unter. Die Mitochondrien spielen bei der Initiierung der Apoptose eine wichtige Rolle. Sie produzieren u. a. den Apoptose initiierenden Faktor (AIF). Apoptose kann auch durch exzitotoxische Signale angeregt werden, obwohl exzitotoxische Signale eher Nekrosen auslösen. Ein Energiemangel liegt, im Gegensatz zur Nekrose, nicht vor. Oft ist es eine Zelle im Verbund, die dem Suizidprogramm unterliegt, während alle anderen Zellen unbeeinflusst weiterleben.

Dies unterscheidet die Apoptose von der Nekrose, bei der die Zellen über vermehrte Wassereinlagerung anschwellen, ihre Zellmembran zerstört wird, ein lokaler Entzündungsprozesse entsteht und immer viele benachbarte Zellen gemeinsam untergehen.

Steuerung der Apoptose Man unterscheidet die exogen initiierte und die endogene Apoptose. Bei der exogenen Auslösung binden Zytokine wie Tumornekrosefaktor an Rezeptoren, die eine »death domain« besitzen und durch deren Aktivierung und Konfigurationsänderung eine komplexe Sequenz von Schritten initiiert wird, die letztlich die Caspase-Kaskade triggert, in der Caspasen 8 und 9 mit einem aktivierenden Feedbackmechanismus eine zentrale Rolle spielen.

Bei der endogenen Apoptose werden durch verschiedene Signale Cytochrom C oder andere pro-apoptotischen Botenstoffe aus dem mitochondrialen Intermembranraum in das Zytoplasma freigesetzt und Transkriptionsfaktoren aktiviert. Auch hier steht die Caspase-Kaskade am Ende der Aktivierung.

Gegenwärtig wird die Apoptose bei der Krebsentstehung und bei Autoimmunerkrankungen erforscht. Ein Ziel der Krebsforschung ist es, kontrollierte Apoptose bei entarteten Zellen auszulösen. Andererseits können Gliomzellen über ein Oberflächenprotein, den Fas-Liganden, Apoptose auslösen.

In Kürze

Die Identifikation der genetischen Grundlagen von monogen und komplex vererbten neurologischen Erkrankungen hat das Verständnis dieser Krankheitsbilder revolutioniert. Klinische Klassifikationen sind genetischen und mechanistischen Klassifikationssystemen gewichen. Neben verbesserten Möglichkeiten in der Diagnostik, der Prognose von Krankheitsverläufen und der (humangenetischen) Beratung ergeben sich an verschiedenen Stellen auch neue rational geleitete Ansatzpunkte für die Entwicklung neuer Therapien. In einigen Fällen ist dies bereits erfolgreich umgesetzt. Bei den neurodegenerativen Erkrankungen stehen in der Regel **pathologisch gefaltete Proteine** und deren Ablagerung in spezifischen Hirnregionen im Zentrum des Krankheitsgeschehens. Bei episodisch auftretenden Erkrankungen (Migräne, Epilepsien, periodische Lähmungen etc.) spielen **Ionenkanäle** eine herausragende Bedeutung. **Mitochondriale Erkrankungen** werden durch eine Vielzahl von Stoffwechseldefekten hervorgerufen, häufig beruhend auf Mutationen in mitochondrial oder nukleär kodierten Genen. Gemeinsame Endstrecke vieler neurodegenerative Erkrankungen ist der **programmierte Zelltod**. Die dem programmierten Zelltod zugrundeliegenden molekularen Prozesse sind teilweise aufgeklärt. Auch hier bieten sich mögliche Ansatzpunkte für eine kausale Therapie.

Weiterführende Literatur

Ferrari MD, Klever RR, Terwindt GM, Ayata C, van den Maagdenberg AM (2015) Migraine pathophysiology: lessons from mouse models and human genetics. Lancet Neurol 14(1):65–80

Glass CK, Sajko K, Winner B, Marchetto MC, Gage FH (2010) Mechanisms Underlying Inflammation in Neurodegeneration. Cell 140: 918–934

Hawkins BT, Davis TP (2005) The blood-brain barrier/neurovascular unit in health and disease. Pharmacol Rev 57(2):173–85

Staley K (2015) Molecular mechanisms of epilepsy. Nat Neurosci 18(3):367–372

Vaskuläre Krankheiten des zentralen Nervensystems

Zerebrale Durchblutungsstörungen: Ischämische Infarkte

Peter Ringleb, Roland Veltkamp, Stefan Schwab, Martin Bendszus und Werner Hacke

Die Originalversion dieses Kapitels wurde revidiert. Ein Erratum ist verfügbar unter
► DOI 10.1007/978-3-662-46892-0_43

W. Hacke (Hrsg.), *Neurologie*,
DOI 10.1007/978-3-662-46892-0_5,

Einleitung

Der Schlaganfall ist eine der häufigsten und volkswirtschaftlich eine der teuersten Krankheiten. Schlaganfälle sind heute in den meisten Ländern häufiger als Herzinfarkte. Dennoch ist der Kenntnisstand über den Schlaganfall viel geringer ausgeprägt als für andere, zum Teil deutlich seltenere Krankheiten. Entsprechend bescheiden sind auch die Aufmerksamkeit der Öffentlichkeit und die Präsenz in den Medien.

Jeder Schlaganfall ist ein Notfall, wurde aber in der Vergangenheit nicht immer als solcher behandelt. In allgemeinen und internistischen Notaufnahmen hatte der Schlaganfallpatient – verglichen mit Herzinfarkt, Trauma, akutem Abdomen, einem epileptischen Anfall oder einer akuten Psychose – oft eine niedrigere Priorität. Es waren eben die alten, multimorbiden Menschen, die jetzt obendrein noch einen Schlaganfall bekamen. Seitdem wirksame Akuttherapien zur Verfügung stehen, wird der akute Schlaganfallpatient mit höherer Priorität versorgt. Der Schlaganfall ist in großen neurologischen Kliniken die häufigste Krankheit. Bis zu 50% aller stationär behandelten Patienten in diesen Kliniken haben eine vaskuläre Krankheit des Nervensystems.

Wie in kaum einem anderen Gebiet der modernen Medizin haben Fortschritte in Diagnostik und Therapie eine grundlegende Änderung der Versorgungsstruktur bewirkt: Patienten kommen schneller in die Klinik, werden notfallmäßig diagnostiziert und auf modernen Schlaganfallstationen behandelt. Es gibt wirksame Medikamente, und die Prognose ist viel besser als noch vor 10 Jahren.

Besonders erfreulich ist, dass dieser Paradigmenwechsel in Deutschland, aber auch in Österreich wie in keiner anderen Region der Welt, nahezu flächendeckend umgesetzt werden konnte: Über 250 Stroke Units in Deutschland beweisen dies. Es gibt kaum einen Bereich in der klinischen Medizin, der international so stark von deutschen Spezialisten geprägt wird.

5.1 Vorbemerkungen

Peter Ringleb, Roland Veltkamp und Werner Hacke

Schlaganfälle sind eine der häufigsten Krankheiten weltweit, die führende Ursache dauernder Invalidität und, medizinökonomisch betrachtet, in westlichen Industrieländern unter den teuersten Krankheiten. Weltweit steht der Schlaganfall, hinter den Infektionskrankheiten, aber noch vor Krebserkrankungen und anderen Herz-Kreislauf-Krankheiten an zweiter Stelle der Todesstatistiken. In China, Indien, Russland und Brasilien ist er die häufigste Todesursache. Die meisten Schlaganfälle sind ischämische Infarkte, die auf Durchblutungsstörungen in umschriebenen Gefäßterritorien des Gehirns zurückzuführen sind. Sie liegen bei 80% der Patienten dem Schlaganfall zugrunde.

In Deutschland erleiden ungefähr 250.000 Einwohner pro Jahr einen Schlaganfall. Rund 700.000 Menschen in Deutschland leben mit den Folgen eines Schlaganfalls. Etwa 10–15% der Patienten sterben innerhalb der ersten 4 Wochen. Von den Überlebenden wird nur etwa ein Drittel so gut wiederhergestellt, dass sie ohne Einschränkungen wie vor dem Schlaganfall leben können. Ein weiteres Drittel wird zwar wieder so weit selbständig, dass einfache tägliche Dinge verrichtet werden können, die Patienten sind aber durch Lähmungen oder andere Symptome behindert, nicht mehr berufsfähig und müssen im täglichen Leben viele Einschränkungen akzeptieren. Das letzte Drittel der überlebenden Patienten bleibt dauerhaft teilweise oder vollständig pflegebedürftig.

Wie beim Herzinfarkt ist auch die Inzidenz (Zahl der Neuerkrankungen) des Schlaganfalls in den letzten Jahren kaum gestiegen, und das trotz der steigenden Lebenserwartung der Bevölkerung und dem explosionsartigen Anstieg mancher Risikofaktoren. Vermutlich führte das verbesserte Gesundheitsbewusstsein und präventive Maßnahmen großer Teile der Bevölkerung zu dieser Entwicklung. Trotzdem werden Risikofaktoren für Gefäßerkrankungen wie Hypertonie, Rauchen, Diabetes und Hypercholesterinämie sowie Bewegungsmangel, die eigentlich gut beeinflussbar wären, in weiten Kreisen der Bevölkerung nicht ausreichend erkannt oder behandelt. Sie nehmen z. T. sogar wieder zu, wie die Zahl der Raucher unter Jugendlichen und bei Frauen zeigt. Man muss angesichts der Zunahme von Übergewicht und früh auftretendem Typ-2-Diabetes mit einer deutlichen Zunahme der Schlaganfälle auch bei jüngeren Menschen rechnen.

Neue Möglichkeiten der primären und sekundären Prävention sowie der Akutbehandlung bei Schlaganfällen stellen jetzt und für die Zukunft eine der wesentlichen Aufgaben des allgemeinmedizinisch, internistisch oder neurologisch tätigen Arztes dar.

Hinzu kommt, dass eine weitere Folge der Schlaganfälle, die vaskuläre Demenz, in der Vergangenheit in ihrer Bedeutung deutlich unterschätzt wurde. Kognitive Störungen im Alter wurden mit der Alzheimer'schen Krankheit gleichgesetzt. Heute nimmt man an, dass mindestens ein Drittel aller Demenzen auf multiple Infarkte zurückzuführen sind und darüber hinaus auch bei der Alzheimer-Demenz vaskuläre Kofaktoren für Ausbruch und Schwere des Syndroms mitverantwortlich sind.

Für die Akutbehandlung ist es entscheidend, den Schlaganfall als Notfall zu akzeptieren. Diese Erkenntnis ist noch nicht weit genug in das Bewusstsein der Bevölkerung, aber auch vieler Ärzte, gedrungen. Was für den Herzinfarkt heute Standard ist, muss auch für den Hirninfarkt eingeführt werden: Das Hirn ist noch empfindlicher für Sauerstoffmangel als das Herz: Zeit ist Gehirn.

Der Fall

Der Notarzt wird zu einer 65-jährigen Frau gerufen, die beim Frühstück eine plötzliche Lähmung der linken Körperhälfte, besonders der Hand und des Arms, erlitten hat. Beim Eintreffen des Notarztes ist die Patientin wach, wirkt etwas verlangsamt, hat eine hochgradige Lähmung auf der linken Körperhälfte und kann die Hand gar nicht mehr bewegen. Sie hat zusätzlich einen Gesichtsfeldausfall nach links. Der Blutdruck beträgt 210/120 mmHg. Ein hoher Blutdruck ist lange bekannt und wird mit Antihypertensiva behandelt. Der Puls ist arrhythmisch, Vorhofflimmern soll schon seit Jahren vorliegen, wurde jedoch nicht behandelt. Die Patientin ist Diabetikerin.

5.2 Anatomie und Pathophysiologie der Gefäßversorgung des Gehirns

Peter Ringleb, Roland Veltkamp und Werner Hacke

5.2.1 Anatomie

Vier Arterien versorgen das Gehirn mit Blut: die beiden Karotiden und die beiden Vertebralarterien. Obwohl diese vier Gefäße über Anastomosen miteinander verknüpft sind, ist eine Einteilung in ein vorderes (Karotis-Media-Anterior) und ein hinteres (Vertebralis-Basilaris-Posterior) Versorgungsgebiet zweckmäßig (◘ Abb. 5.1). Aus praktischen Gründen wird die A. carotis interna (ICA) in verschiedene Abschnitte unterteilt (◘ Abb. 5.2). Die vier Hauptarterien werden über den Circulus arteriosus Willisii miteinander an der Schädelbasis verbunden (◘ Abb. 5.3a). In ◘ Abb. 5.3b–d sind einige Varianten des Circulus arteriosus Willisii dargestellt (▸ Facharztbox: Einzelheiten der Anatomie der extra- und intrakraniellen Gefäße).

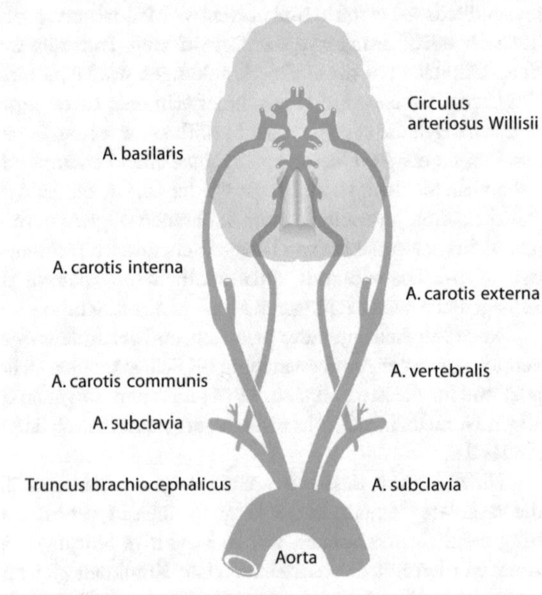

◘ **Abb. 5.1 Schematische Darstellung von Aortenbogen und Hauptarterienstämmen des Gehirns.** (Adaptiert nach Dorndorf 1983)

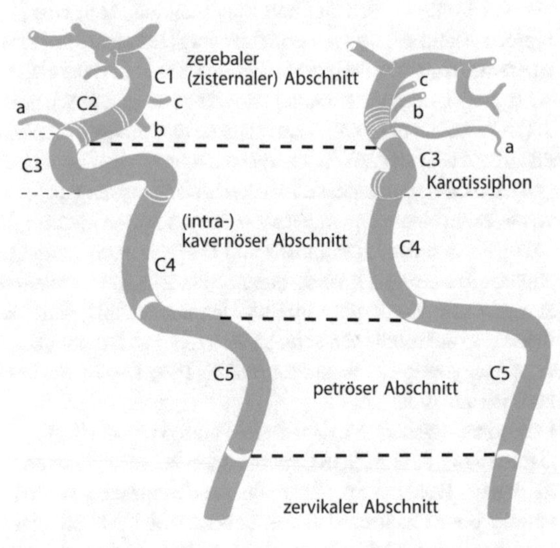

◘ **Abb. 5.2 Die Abschnitte der A. carotis interna in seitlicher und antero-posteriorer Ansicht.** *a* A. ophthalmica, *b* A. communicans posterior; *c* A. chorioidea anterior. (Adaptiert nach Huber 1979)

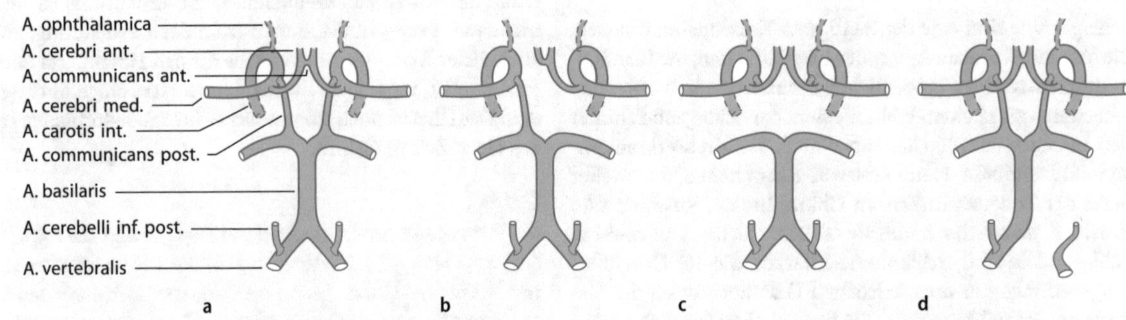

◘ **Abb. 5.3a–d Variationen des Circulus arteriosus Willisii. a** Normale Konfiguration, **b** Fehlendes A1-Segment auf der linken Seite, die beiden Aa. cerebri anteriores werden von rechts versorgt. Zusätzlich fehlende A. communicans posterior rechts. Die A. carotis interna versorgt ohne Kollateralen vom Circulus arteriosus Willisii die Media und beide Anteriores. **c** Komplette Dissoziation von vorderer und hinterer Zirkulation durch Aplasie beider Aa. communicantes posteriores, **d** Direkt in der A. cerebelli inferior posterior endende A. vertebralis auf der rechten Seite

Facharztbox

Einzelheiten der Anatomie der extra- und intrakraniellen Gefäße

Vorbemerkung:
Die eingeführten Abkürzungen richten sich nach der englischen Terminologie, deshalb wird z. B. die A. carotis interna als ICA (»internal carotid artery«) und nicht als ACI abgekürzt.
Man mag dies bedauern, international führen deutsche Abkürzungen aber eher zur Verwirrung.

Extrakranielle Gefäße*. Die rechte A. carotis communis (CCA) entsteht aus der Teilung des Truncus brachiocephalicus in die A. subclavia und die A. carotis communis. Links geht die CCA direkt aus dem Aortenbogen ab. Die Vertebralarterien stammen zumeist aus den Aa. subclaviae. Varianten des Abgangs der großen, hirnversorgenden Gefäße aus dem Aortenbogen sind nicht selten: Die linke CCA kann aus dem rechten Truncus brachiocephalicus hervorgehen, die Aa. vertebrales können einseitig oder doppelseitig direkt aus dem Aortenbogen entspringen.
Die CCA teilt sich etwa in Höhe des Schildknorpels in die Aa. carotis interna (ICA) und externa (ECA) auf. Die Karotisbifurkation ist besonders häufig von arteriosklerotischen Plaques und Stenosen betroffen. Die ICA läuft dann ohne Aufzweigung bis zum Canalis caroticus in der Schädelbasis.
Die beiden Vertebralarterien (VA) verlaufen durch die Foramina transversaria der oberen sechs Halswirbelkörper, umrunden den lateralen Teil des Atlas (Atlasschleife) und treten durch das Foramen occipitale magnum in die hintere Schädelgrube ein. Oft ist eine (meist die linke) Vertebralarterie kaliberstärker angelegt, manchmal ist eine Vertebralis stark hypoplastisch oder fehlt ganz.

Intrakranielle Gefäße*. Vordere Zirkulation: Karotis-Media-Anterior-Territorium: Nach Austritt aus dem Canalis caroticus tritt die ICA in den Sinus cavernosus (intrakavernöser Abschnitt) ein. Im Sinus cavernosus bildet die ICA eine Schleife, Karotissiphon genannt (■ Abb. 5.4). Aus dem Karotissiphon entspringt die A. ophthalmica. Über diese werden wesentliche Anastomosen zu Ästen der A. carotis externa (ECA) gebildet. Danach zweigt die A. communicans posterior (Pcom) ab. Sie verläuft ziemlich gerade nach okzipital und stellt die Verbindung zur A. cerebri posterior (PCA) her. Auch die A. chorioidea anterior, die u. a. wesentliche Teile der zentralen Sehbahn, des limbischen Systems, der Basalganglien und des hinteren Kapselschenkels versorgt, entspringt meistens aus dem Karotissiphon. Sie geht eine enge Verbindung mit Ästen ihrer aus der hinteren Zirkulation stammenden Zwillingsarterie, der A. chorioidea posterior, ein.
Am Karotis-T teilt sich die ICA in ihre beiden Endäste, die A. cerebri media (MCA) und die A. cerebri anterior (ACA). Die MCA stellt ihrem Kaliber nach die eigentliche Fortsetzung der ACI dar. Sie verläuft nach lateral in Richtung Sylvische Fissur, der sie dann folgt. In ihrem proximalen, horizontal gerichteten Abschnitt entspringen der MCA mehrere penetrierende Arterien, die als Endarterien praktisch nicht kollateralisiert und als Aa. lenticulostriatae zusammengefasst werden (■ Abb. 5.5). Große Teile der Basalganglien, der inneren Kapsel und des paraventrikulären Marklagers werden von diesen Arterien versorgt, während Hypothalamus und große Teile des Thalamus ihr Blut aus vergleichbaren Ästen der A. communicans posterior erhalten. Auch aus der ACA entspringen einige weiter rostral gelegene zentrale Gefäße, von denen die Heubner-Arterie einen besonders langen intrazerebralen Verlauf nimmt und zum Caput des Nucleus caudatus zieht. Die beiden ACA sind durch die A. communicans anterior (Acom) verbunden. Diese Verbindung unterliegt auch einer Reihe von Variationen und ist, wie wir im Kapitel über die aneurysmatischen Subarachnoidalblutungen (▶ Kap. 9) ausführen werden, eine der häufigsten Lokalisationen für Aneurysmen. Nicht selten finden sich erhebliche individuelle Variationen in der Anatomie der ACA, v. a. bedingt durch Normabweichungen der A. communicans: anterior. Manchmal stammen beide Aa. pericallosae aus einem Anteriorsegment, während der andere horizontale Anteriorabschnitt hypoplastisch ist oder fehlt. Eine solche Konstellation kann bei extrakraniellen Stenosen zu bilateralen Infarkten führen und differenzialdiagnostische Schwierigkeiten bereiten.

Hintere Zirkulation: Vertebralis-Basilaris-Posterior-Territorium: Vor dem Zusammenschluss der beiden Aa. vertebrales (VA) zur A. basilaris (BA) am Übergang von Medulla oblongata zur Brücke geben beide VA Äste für die A. spinalis anterior und die beiden Aa. cerebelli posteriores inferiores (PICA) ab. Diese im intrakraniellen Segment der VA entspringenden Arterien versorgen die lateralen und dorsalen Kleinhirnhemisphären und die Kleinhirnkerne. Einige Äste versorgen den Hirnstamm von ventral (paramediane Äste), ein Ast erreicht die Medulla oblongata in ihrem dorsolateralen Anteil (»Wallenberg-Arterie«, ▶ Abschn. 5.6). Dieser Ast kann direkt aus der BA, aus dem intrakraniellen Teil der VA oder aus der PICA abgehen. Auch im intrakraniellen Segment der VA gibt es Normvarianten: So kann z. B. eine VA in einer PICA enden, ohne einen Zusammenfluss mit der anderen VA zu bilden. Von der BA gehen in variabler Höhe, auch im Seitenvergleich, die Aa. cerebelli inferiores anteriores (AICA) ab, die den ventralen Anteil der Kleinhirnrinde, einen Teil des Kleinhirnmarklagers und die Kleinhirnkerne versorgen. Auch die AICA gibt kleine Seitenäste für die Medulla oblongata und die Brücke ab. Von der AICA zweigt meist die A. labyrinthi (auditiva) ab. Die BA gibt danach eine Reihe von direkten Ästen zum Hirnstamm (Rami ad pontem) ab, die dort kleine Territorien versorgen. Die nächsten großen Äste sind die oberen Kleinhirnarterien (Aa. cerebellares superiores, SUCA). Sie entspringen knapp unterhalb der Basilarisspitze. Von ihnen werden dorsorostrale Anteile des Kleinhirns, die oberen Kleinhirnstiele und ventrale Anteile des Mittelhirns und der Brücke versorgt. Schließlich teilt sich die BA in die beiden PCA auf. In dieser Region entspringen u. a. die Aa. chorioideae posteriores und die Aa. communicantes posteriores (Pcom), die die Verbindung zum Karotisstromgebiet herstellen.
Aus der Pcom und dem proximalen Anteil der PCA entspringen eine Reihe von perforierenden Ästen, die u. a. den Hypothalamus und den Thalamus versorgen (Aa. thalamoperforantes posteriores) und mit einzelnen Ästen auch an der Blutversorgung der hinteren inneren Kapsel teilnehmen (Aa. thalamogeniculatae). Die PCA entsteht phylogenetisch aus dem Karotisstromgebiet, ist aber bei Primaten meist dem Vertebralis-Basilaris-Gebiet zuzuordnen. Übrig bleibt dann die Pcom, die in Kaliber und Ausprägung sehr stark variiert. Manchmal ist sie einseitig nicht angelegt. In anderen, seltenen Fällen entspringen beide Posteriores direkt aus der ICA, ohne eine Verbindung zur BA zu haben (sog. embryonaler Abgang der PCA).

Funktionelle Einteilung der Hirnarterien: Die Hirnarterien werden in **Zirkumferenzarterien** und in **perforierende Arterien** eingeteilt. Diese Einteilung ist im Hirnstamm besonders gut zu er-

kennen (◘ Abb. 5.6). Die Zirkumferenzarterien entspringen aus dem Circulus arteriosus und aus der Vertebralis/Basilaris und verlaufen auf der Hirnoberfläche (Pia-Arterien) über die laterale und vordere Konvexität bis zur Haubenregion. Auf ihrem Weg geben sie kleine Äste in nahegelegene Kortexabschnitte ab.
In der Sylvischen Fissur teilt sich die MCA etwa in Höhe der Inselrinde in ihre verschiedenen Endäste, die nach frontal, parietal und temporal verlaufen. Sie gehen mit Ästen aus den ACA und ACP ausgedehnte, leptomeningeale Anastomosen (Heubnersche leptomeningeale Anastomosen) ein. Hieraus resultieren Grenzzonen, auf die noch im Detail eingegangen wird.

Aus den proximalen intrakraniellen Gefäßen, aus dem Circulus arteriosus Willisii und den basalen Abschnitten der langen Zirkumferenzarterien entspringen die paramedianen, perforierenden Äste. Diese sehr dünnen Gefäße verlassen die Stammarterien fast rechtwinklig, streben sofort nach intrazerebral und haben im Verhältnis zu ihrem Gefäßlumen einen sehr langen, intrazerebralen Verlauf. Sie gehen kaum Anastomosen ein und sind funktionelle Endarterien, die in den Hemisphären die subkortikalen Kerngebiete und große Anteile des Marklagers versorgen.

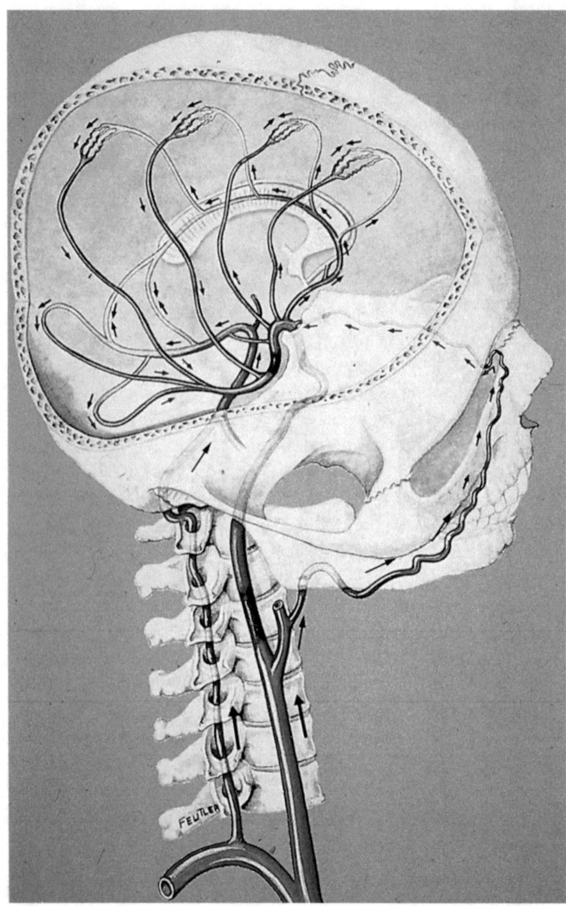

◘ Abb. 5.4 Schematische Darstellung verschiedener Anastomosen der arteriellen Versorgung des Gehirns. Dargestellt sind die A. carotis externa–A. ophthalmica-Kollaterale und die leptomeningealen Kollateralen zwischen Aa. cerebri media, posterior und anterior sowie der Circulus arteriosus Willisii

5.2.2 Pathophysiologie der Ischämie: Energiegewinnung und Durchblutung

Sauerstoffbedarf

Obwohl das Hirn nur 2% des Körpergewichts ausmacht, erhält es in körperlicher Ruhe ca. 15% (etwa 1,2 l) des Herzminutenvolumens und verbraucht dann etwa 20% des gesamten O_2-Bedarfs des Körpers (ca. 3,35 ml Sauerstoff pro 100 g Hirngewebe und Minute).

Der Energiebedarf des Gehirns ist im Schlaf und bei geistiger Aktivität gleich. Nur im Status epilepticus ist er auf etwa das Doppelte gesteigert. Hauptenergielieferant für das Gehirn ist Glukose, die unter physiologischen Bedingungen zu über 95% oxidativ zu CO_2 und H_2O metabolisiert und zu 5% anaerob zu Pyruvat abgebaut wird. Es besteht ein empfindliches Gleichgewicht zwischen O_2-Versorgung und Nährstoffzufuhr (Glukose), da das Gehirn nur kurzfristig den anaeroben Stoffwechselweg gehen kann, der zu deutlich geringerer Energieausbeute und zur Anhäufung von Laktat als Endprodukt führt (◘ Abb. 5.7).

Struktur- und Funktionsstoffwechsel

Die Unterbrechung der Substratzufuhr hat ein rasches Erlöschen der Gehirnfunktionen zur Folge, da das Gehirnparenchym fast keine Sauerstoff- oder Glukosevorräte besitzt. Nach 60 s findet man in der grauen Substanz des Gehirns keinen molekularen Sauerstoff mehr; nach 3–4 min ist die freie Glukose verbraucht. Schon wenige Sekunden nach vollständiger Unterbrechung des Blutstroms treten EEG-Veränderungen auf. Nach 10–12 s tritt Bewusstlosigkeit ein und nach 4–5 min kommt es zu den ersten Nekrosen von Ganglienzellen. Einen Herzstillstand von 8–10 min Dauer kann das Gehirn nicht überleben. Auch bei Hypoglykämie unter 2,3 mmol/l Glukose im arteriellen Blut treten Bewusstseinsstörungen auf. Die extreme Abhängigkeit von ununterbrochener Substratzufuhr (und Abtransport von Metaboliten) verlangt, dass die Hirndurchblutung in sehr engen Grenzen konstant gehalten wird.

Zerebrale Durchblutung

Perfusionsdruck Der zerebrale Blutfluss (CBF, »cerebral blood flow«) hängt von der Herzleistung, dem arteriellen Mitteldruck, dem peripheren Gefäßwiderstand und dem intra-

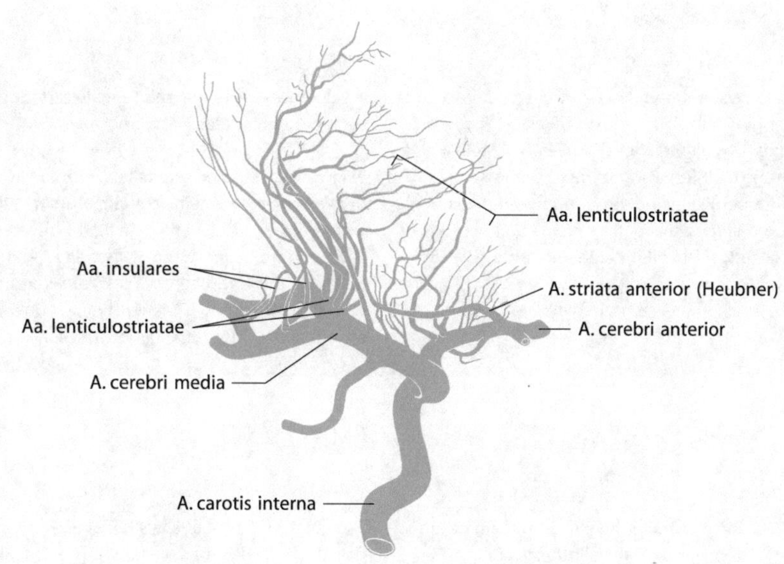

Abb. 5.5 Intrakranielle Aufteilung der Karotis interna in Aa. cerebri media und anterior (Karotis-T) und basale, zentrale Arterien. (Adaptiert nach Huber 1979)

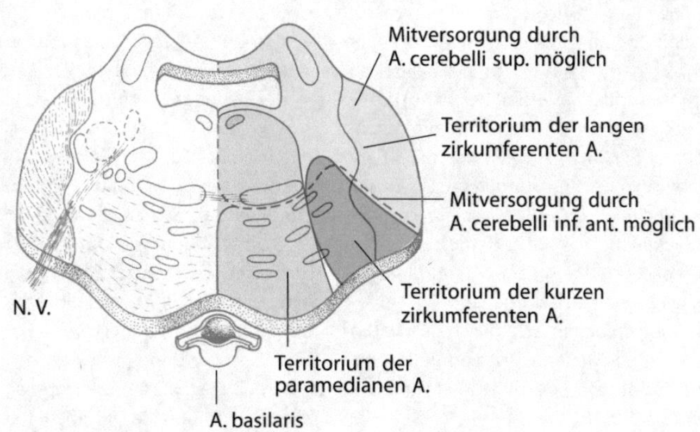

Abb. 5.6 Gefäßversorgung des Hirnstamms auf dem Niveau der Brücke. Es sind die Versorgungsgebiete der paramedianen, der kurzen und der langen zirkumferenten Äste aus der A. basilaris sowie der A. cerebelli inferior anterior und A. cerebelli superior angegeben. Man sieht, dass die paramedianen und die kurzen, zirkumferenten Äste vorwiegend den Brückenfuß, die übrigen Arterien vorwiegend die Brückenhaube versorgen

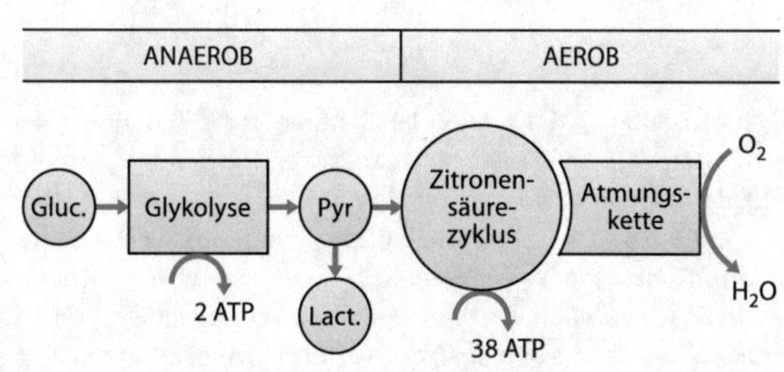

Abb. 5.7 Anaerobe Glukoseverwertung in der Glykolyse und oxidative Umsetzung von Glukose in der Atmungskette. ATP Adenosintriphosphat; *Gluc* Glukose; *Lact* Laktat; *Pyr* Pyruvat. (Aus Hacke 1991)

kraniellen Druck ab. Wenn der intrakranielle Druck ansteigt, wird der CBF bei gleichbleibendem Blutdruck geringer. Der CBF entspricht dem Quotienten von Perfusionsdruck und Gefäßwiderstand. Über den Gefäßwiderstand kann der CBF beeinflusst werden.

Zerebraler Perfusionsdruck (CPP) =
mittlerer arterieller Druck (maP)
– intrazerebraler Druck (ICP)

Zerebraler Blutfluss (CBF) =
Perfusionsdruck/Gefäßwiderstand

Exkurs

Kollateralen

Für das ätiologische Verständnis der ischämischen Infarkte ist die Kollateralversorgung ein entscheidender Faktor. Physiologische Anastomosen von extrakraniellen Gefäßen stellen eine zusätzliche Sicherung der Blutversorgung des Gehirns dar. Die Gefäße der Hirnoberfläche und der Hirnrinde sind keine Endarterien, sondern durch Gefäßnetze miteinander verbunden (▣ Abb. 5.4). Die **wichtigsten kollateralen Versorgungswege** sind:

- physiologische Anastomosen zwischen extra- und intrakraniellen Gefäßen,
- der basale Arterienkreis (Circulus arteriosus Willisii) und
- leptomeningeale Anastomosen.

Bei intaktem basalen arteriellen Netzwerk (Circ. art. Willisii) kann der Verschluss in einem, manchmal auch mehreren zuführenden extrakraniellen Gefäßen lange toleriert werden. Das leptomeningeale Anastomosensystem zwischen ACA und MCA (parasagittale Grenzzone), zwischen Media-, Posterior- und Anteriorstromgebiet (parietookzipitale Grenzzone) und über den Kleinhirnhemisphären unterliegt starken individuellen Variationen.

Facharztbox

Hirndurchblutung, Autoregulation und Penumbra

Zerebraler Blutfluss und Ischämieschwelle. Bei einem gesunden Erwachsenen beträgt der zerebrale Blutfluss (CBF) ca. 60–80 ml pro 100 g Hirngewebe und Minute. Der CBF ist sehr auf Sicherheit ausgelegt, denn erst wenn er auf ca. 1/3 bis 1/4 des Ausgangswerts (etwa 20 ml/100 g/min) sinkt, kommt es zu neurologischen Funktionsstörungen.

Regulation der Hirndurchblutung. Die Hirndurchblutung ist in einem breiten physiologischen Bereich, etwa zwischen arteriellen Mitteldruckwerten von 50–150 mmHg, durch die Autoregulation blutdruckunabhängig. Steigerung des Blutdrucks bei Belastung oder aus anderen Gründen, oder ein Abfall bei orthostatischer Dysregulation, starke Zunahme des Herzminutenvolumens bei körperlicher Anstrengung oder kurzfristige Abnahme, z. B. bei Extrasystolen, verändern beim Gefäßgesunden die Durchblutungsgröße des Gehirns nicht. Steigt der systemische Blutdruck an, kontrahieren sich die Hirngefäße, bei sinkendem Druck erweitern sie sich, und halten dadurch die Hirndurchblutung konstant. Dieser Mechanismus wird **Bayliss-Effekt** genannt.

Außerhalb der genannten Grenzen und in ischämisch geschädigtem Gewebe und seiner Umgebung geht die Autoregulation verloren, und die Durchblutung folgt passiv den Blutdruckveränderungen.

Die oben genannten Blutdruckwerte gelten unter der Voraussetzung eines normalen $paCO_2$. Eine Zunahme des $paCO_2$ führt zur Vasodilatation, die Abnahme des $paCO_2$ zur Vasokonstriktion. Diese Regulation findet in einem $paCO_2$-Bereich von 25 mmHg bis etwa 60 mmHg statt. Jenseits eines $paCO_2$ von 60 mmHg nimmt die Hirndurchblutung nicht mehr zu, die Vasodilatation ist dann maximal. Die Relation zwischen Hirndurchblutung und $paCO_2$-Konzentration kann in dem genannten Bereich als linear angenommen werden. Bei Erhöhung des $paCO_2$ um 1 mmHg resultiert eine 4%ige Zunahme der Durchblutung (▣ Abb. 5.8).

Die CO_2-Regulation ist blutdruckabhängig. Bei chronisch erhöhtem Blutdruck sind die Grenzen (nach oben) verschoben. Unter physiologischen Bedingungen ist die Durchblutung des Gehirns eng an den metabolischen Bedarf des Gewebes gekoppelt. Da die funktionelle Aktivierung des Gehirns mit einer Zunahme der metabolischen Aktivität verbunden ist, sind Hirnfunktion und regionale Hirndurchblutung gekoppelt.

Penumbra. Das ischämische Areal, in dem der CBF unterhalb die Funktions- aber noch oberhalb der Infarktschwelle abgefallen ist, wird auch als Penumbra, als ischämischer Halbschatten, bezeichnet. Dies ist das Hirnareal, das vital gefährdet und funktionsgestört ist, aber bei zeitiger Therapie gerettet werden kann. Wie ausgedehnt die Penumbra im Einzelfall ist, kann nur über (zeitaufwändige und komplizierte) Untersuchungen wie PET, Diffusions- und Perfusions-MRT oder Perfusions-CT abgeschätzt werden. Bestimmt wird die Größe der Penumbra von

- dem Ausmaß der regionalen CBF-Minderung,
- dem Ort des Gefäßverschlusses,
- dem Status der Kollateralen sowie
- der Dauer des Perfusionsdefizits.

Versagen des Funktionsstoffwechsels. Wenn die Durchblutung in einem Gehirnabschnitt unter die Ischämieschwelle sinkt, kommt es bald zu einem Versagen des Funktionsstoffwechsels. Auch die Ionenpumpen funktionieren nicht mehr ausreichend. Das Membranpotenzial bricht zusammen, Kaliumionen strömen in den Extrazellulärraum, während Natrium- und Kalziumionen intrazellulär angereichert werden. Hierdurch wird die Zelloberfläche negativ, und die elektrische Erregbarkeit der Membranen erlischt. Zunächst ist diese Depolarisierung der Zellmembran reversibel. Dauert sie länger an, treten auch strukturelle Schäden auf (▣ Abb. 5.9).

Aufgrund des Sauerstoffmangels fällt die Energiegewinnung durch den Zitronensäurezyklus aus, die anaerobe Glykolyse tritt ein und führt zur Azidose. Diese ist auch für die Entstehung des initialen ischämischen Hirnödems, das durch Zellschwellung entsteht, mitverantwortlich. Das Hirnödem führt zur Druckerhöhung und damit zur weiteren Minderung des lokalen CBF. Es folgt eine Kaskade von metabolischen Schritten, die schließlich zur strukturellen Schädigung der Zelle führen.

Exzitotoxizität. In den letzten Jahrzehnten ist die Bedeutung der terminalen Freisetzung von exzitatorischen Transmittern, wie z. B. dem Glutamat, erkannt worden (▶ Kap. 4.8). Diese werden in unphysiologisch hoher Konzentration freigesetzt und öffnen Kalziumkanäle, was zu intrazellulärer Anreicherung von Kalzium führt. Die Produktion von freien Radikalen, Leukotrienen, von NO-Synthetase und NO (▣ Abb. 5.10) führt zu einer frühen zusätzlichen Schädigung der ohnehin gefährdeten Zellen.

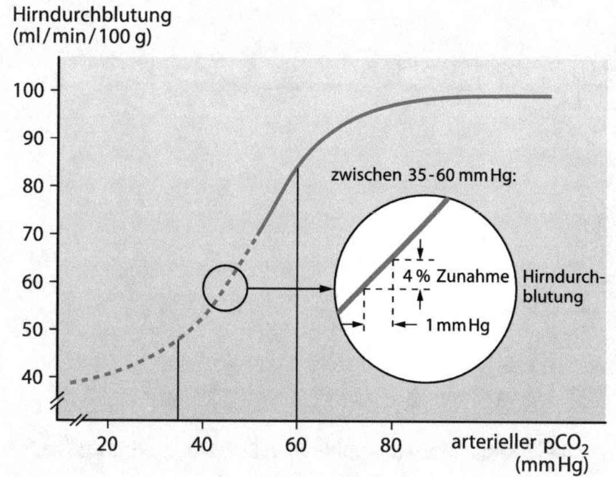

Abb. 5.8 CO_2-Reaktivität der Hirndurchblutung: Im Bereich zwischen 25 mmHg und 60 mmHg besteht eine lineare Abhängigkeit zwischen $paCO_2$ und Hirndurchblutung, die sich in 4%iger Zunahme pro mmHg ausdrückt. (Aus Hacke 1991)

Regulation der zerebralen Durchblutung Die Sicherheit der zerebralen Durchblutung wird durch mehrfache Schutzmechanismen gewährleistet. Hierzu zählen

- die physiologische Perfusion weit oberhalb der Infarktschwelle,
- das Kollateralensystem (Circulus arteriosus Willisii) und die leptomeningealen Kollateralen (s. o. sowie ▶ Exkurs: Kollateralen) sowie
- die Autoregulation (▶ Facharztbox Hirndurchblutung, Autoregulation und Penumbra). Als Autoregulation bezeichnet man die Anpassung des Gefäßwiderstands/der Gefäßweite an den systemischen Blutdruck. Hierdurch bleibt die Hirndurchblutung weitgehend vom arteriellen Blutdruck unabhängig.

Ischämieschwelle, Infarktschwelle und Penumbra Wie alle anderen lebenden Zellen, haben Hirnzellen einen **Strukturstoffwechsel**, der für die Aufrechterhaltung der Zellstrukturen unbedingt notwendig ist. Wird dieser Stoffwechselumsatz nicht erreicht, treten irreversible Schäden der Zelle auf, und die Zelle stirbt. Für die neuronale Funktion muss die Zelle darüber hinaus die Energie bereitstellen, die für die aktiven Tätigkeiten benötigt werden **(Funktionsstoffwechsel)**. Die neuronale Funktion wird bei Unterschreiten einer kritischen Durchblutungsgröße, die man **Funktionsschwelle** nennt, zunächst reversibel eingestellt. Bei weiterem Verlust der Energie wird auch die Aufrechterhaltung des Ionengleichgewichts, der Gradienten für Kalium, Natrium und Kalzium gefährdet und es kommt zur Schädigung der zellulären Integrität (**Infarktschwelle**).

Verschiedene Hirnregionen und auch verschiedene Zellarten haben unterschiedliche Ischämieschwellenwerte. So ist der Hirnstamm etwas weniger empfindlich als das Großhirn und die Hirnrinde etwas empfindlicher als das Marklager.

Vertiefende Information zur zerebralen Durchblutung ▶ Facharztbox: Hirndurchblutung, Autoregulation und Penumbra.

Bei Unterschreitung der **Infarktschwelle** kann die zelluläre Integrität der Hirnzelle nicht aufrechterhalten werden, die Zelle stirbt. Neben der absoluten Höhe der Restdurchblutung und des Sauerstoff- bzw. Glukoseanteils im Blut entscheidet auch die Dauer einer bestimmten Perfusionsbehinderung darüber, ob nur eine Ischämie (Funktionsstörung) oder ein Infarkt (Gewebszerstörung) auftritt (Abb. 5.9 und Abb. 5.10). Das bedeutet, dass eine Durchblutung, die eigentlich noch knapp über der Infarktschwelle liegt, nach einiger Zeit nicht mehr ausreicht, um die Zellen intakt zu halten: Es kommt zum Infarkt. Eine längere Zeit andauernde grenzwertige Minderperfusion kann auch späte Veränderungen im Gewebe hervorrufen, die nicht einer typischen Infarzierung entsprechen. Oft sind dann nur Neurone, nicht aber Gliazellen

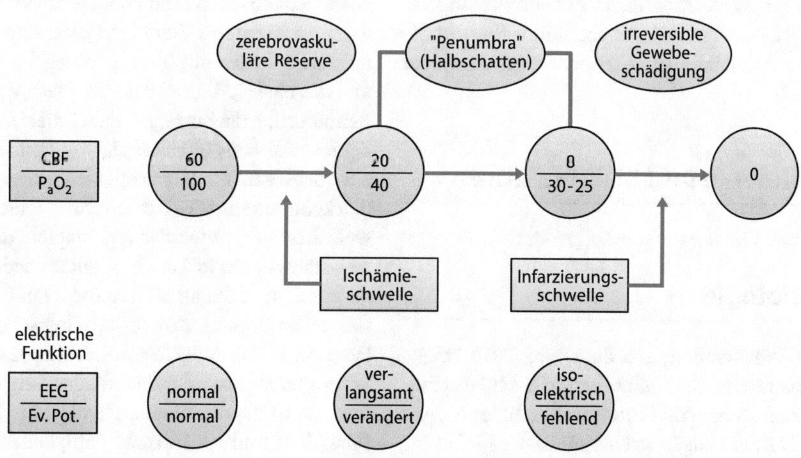

Abb. 5.9 Schwellen für die zerebrale Mangelperfusion (Funktions- und Infarktschwelle) und die kritische Oxygenierung mit Darstellung der assoziierten EEG- und EP-Veränderungen sowie der Membranfunktionsstörungen, die der Gewebsschädigung zugrunde liegen. (Aus Hacke 1991)

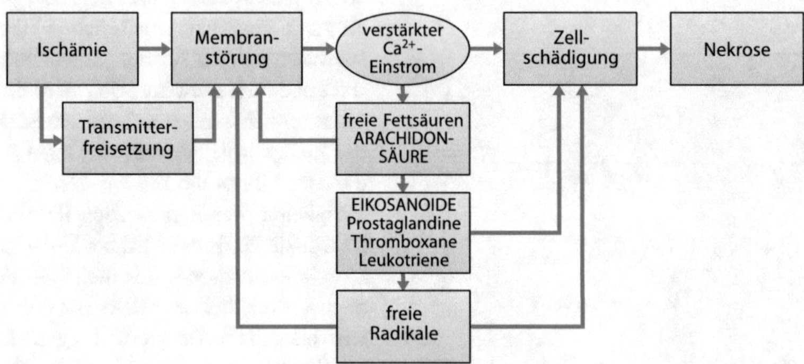

Abb. 5.10 Die Kaskade der Reaktionen im Ablauf einer ischämischen Schädigung, die zur metabolischen Entgleisung führt (Abb. 5.9). (Aus Hacke 1991)

betroffen: Man spricht vom »verzögerten neuronalen Tod« (»delayed neuronal death«).

In der Umgebung des Infarktkerns befindet sich Hirngewebe, dessen CBF zwischen Infarkt- und Ischämieschwelle liegt und das gefährdet und funktionsgestört ist, aber bei zeitiger Therapie gerettet werden könnte. Es wird als **Penumbra** (Halbschatten) bezeichnet Die Penumbra ist kein stabiles Gewebeareal, sondern stark fluktuierend. Je länger eine kritische Minderzirkulation besteht, desto eher wird potenziell rettbares Gewebe doch infarziert.

Dieser Zone kommt für rekanalisierende Therapien eine besondere Bedeutung zu. Die Penumbra ist ein dynamisches Konzept. Neben dem Ausmaß der Reduktion des CBF ist auch die Dauer einer Ischämie für das Überleben des ischämischen Hirngewebes von Bedeutung: Eine Durchblutungsminderung auf 15 ml/100 g/min würde nach den obigen Regeln einer reversiblen Funktionsstörung entsprechen. Wenn diese Störung über längere Zeit anhält, kann es auch bei zunächst ausreichend erscheinenden Durchblutungswerten zur Infarzierung kommen. Eine frühe Rekanalisation, die manchmal, aber leider zu selten, auch spontan vorkommen kann (immerhin etwa 20% in den ersten 12 h), rettet das Gewebe und verbessert die Prognose, da die Funktion bei ausreichender Perfusion wieder aufgenommen wird.

5.3 Epidemiologie und Risikofaktoren

Peter Ringleb, Roland Veltkamp und Werner Hacke

5.3.1 Epidemiologie

Daten aus Baden-Württemberg aus dem Jahr 2013 zeigen über 40.000 dokumentierte, stationär behandelte Schlaganfallpatienten bei einer Einwohnerzahl von etwa 10 Millionen, was eine noch höhere Inzidenz suggeriert als die in der Einleitung erwähnte Inzidenz von 250/100.000 Einwohnern und Jahr. Davon entfallen etwa 80–85% auf ischämische Infarkte und transitorisch ischämische Attacken (TIA), die restlichen 15–20% auf intrazerebrale Blutungen, Subarachnoidalblutungen und Sinusthrombosen, die in den folgenden Kapiteln besprochen werden. Die Prävalenz von Personen, die mit den Folgen eines Schlaganfalls leben, beträgt etwa 700.000 Einwohner in Deutschland. Es gibt gravierende Unterschiede in der Inzidenz weltweit. Besonders im früheren Ostblock werden Inzidenzen von 500 oder mehr Schlaganfällen pro 100.000 Einwohnern berichtet, während die Inzidenz im Mittelmeerraum niedriger ist. Männer erkranken in allen Altersgruppen häufiger an Schlaganfällen, mit Ausnahme bei den über 85-Jährigen, bei denen Frauen aufgrund ihrer längeren Lebenserwartung überwiegen.

Allgemeine Prognose nach Schlaganfall

Art des Schlaganfalls (Ischämie oder Blutung), Schwere des Infarkts und Begleiterkrankungen spielen für die Prognose eine entscheidende Rolle. Die Prognose erklärt auch die volkswirtschaftliche Bedeutung. Hierbei hilft eine Faustregel, die natürlich nicht präzise ist, aber die Größenordnungen prägnant veranschaulicht: In der Vergangenheit, d. h. bis vor etwa 10 Jahren, konnte man eine 25%-Regel postulieren. Diese besagte, dass etwa ein Viertel der Patienten nach der Diagnose eines ischämischen Infarkts innerhalb von 3 Monaten sterben würde, ein weiteres Viertel mit einer schwere Behinderung bei teilweiser oder vollständiger Pflegebedürftigkeit überleben und das nächste Viertel der Patienten zwar eine neurologische Behinderung davontragen, dabei aber in weiten Bereichen des täglichen Lebens unabhängig von Hilfe sein würde. Nur 25% aller Schlaganfallopfer erreichten einen Zustand, der äußerlich keine erkennbare Behinderung zeigen würde, wobei doch viele dieser Patienten darüber klagten, dass sie nicht die Leistungsfähigkeit und Lebensqualität wiedererlangt hätten, wie sie vor dem Schlaganfall bestand. Dies betrifft vor allem kognitive Funktionen, neuropsychologische Leistungen wie Belastbarkeit, Ausdauer, Konzentrationsfähigkeit, die Bewältigung mehrerer parallel ablaufender Aufgaben (»multitasking«) und, wenn die dominante Hemisphäre betroffen war, Wortflüssigkeit und lexikalische Fähigkeiten. (Zur Prognose bei intrazerebralen Blutungen und Subarachnoidalblutungen ► Kap 6 und 9).

Heute hat sich die Prognose durch Therapie und Rehabilitation eindeutig verbessert, speziell wenn man von der

Facharztbox

Risikoabschätzung bei Vorhofflimmern und nach TIA

In den letzten Jahren haben zwei prognostische Scores in den klinischen Alltag Einzug gehalten, die eine Risikoabschätzung für weitere Schlaganfälle erlauben:
Der **CHADS2-Score** wurde entwickelt, um Risikogruppen unter den Patienten mit idiopathischem Vorhofflimmern zu charakterisieren und zwischenzeitlich durch den um einige Faktoren erweiterten **CHA$_2$DS$_2$-VASC-Score** abgelöst. Kardiomyopathie (**C**), Hypertonus (**H**), Alter 65–75 Jahre (**A**) und Diabetes (**D**), andere vaskuläre Erkrankungen wie Herzinfarkt, pAVK, Aortenplaques (**V**) und Frauen (**Sc**) erhalten je einen Punkt, Alter über 75 Jahre (**A$_2$**) ein früherer Schlaganfall (**S$_2$**) je 2 Punkte. Punktwerte dieser Skala können somit zwischen 0 und 9 liegen. Bereits bei einem CHA$_2$DS$_2$-VASC Score von 2 wird bei einem jährlichen Schlaganfallrisiko von 2,2% eine orale Antikoagulation mit einem Vitamin-K-Antagonisten oder direkten oralen Antikoagulanz empfohlen. Deswegen sind diese Scores in der Sekundärprävention nach Vorhofflimmer-bedingtem Schlaganfall zur Bestimmung der Antikoagulationsnotwendigkeit eigentlich entbehrlich, da der Punkt »früherer Schlaganfall« immer mit 2 Punkten bewertet wird, haben alle diese Patienten eine Antikoagulationsindikation (s. u.)!
Auch für Patienten, die eine transitorisch ischämische Attacke (TIA) erlitten haben, gibt es einen prognostischen Score, den **ABCD2-Score**. Er erfasst Alter über 60 Jahre (A, 1 Punkt), Blutdruck bei der Erstuntersuchung über 140/90 mmHg (B, 1 Punkt), klinische (C) Symptome (wie halbseitige Muskelschwäche 2 Punkte oder Sprachstörungen ohne Schwäche 1 Punkt) und schließlich die Dauer (D) der Symptome (60 min oder länger: 2 Punkte, 10–50 min: 1 Punkt). Maximal sind also 6 Punkte auf dem ABCD2-Score möglich. Wenn der ABCD2-Score über 2 liegt, besteht ein hohes Schlaganfallrisiko in den nächsten 30 Tagen.

Altersgruppe der unter 80-Jährigen ausgeht. Die Sterblichkeit ist auf 10–15% reduziert worden, auch der Anteil der Schwerbehinderten ist leicht gesunken (ca. 20%). Der Anteil der leicht Behinderten ist in etwa gleich geblieben und etwa 40% der Betroffenen erreichen eine gute Überlebensqualität mit den oben gemachten Einschränkungen. Diese Verschiebung finden wir auch bei den älteren Patienten, wenn gleich ausgehend von einer schlechteren Gesamtprognose: Ein Patient jenseits der 80, mit Vorerkrankungen und einem sehr schweren Schlaganfall hat zwar eine viel höhere Frühmortalität, und seine Rehabilitationschancen sind geringer, aber insgesamt auch besser geworden.

Zur Beurteilung des Therapieerfolgs ▶ Exkurs: Messung des Behandlungserfolgs nach Schlaganfall.

Rezidive

Wenn ein Mensch einen Schlaganfall erlitten und überlebt hat, bedeutet dies ein erhöhtes Risiko dafür, weitere Schlaganfälle zu erleiden (▶ Facharztbox: Risikoabschätzung bei Vorhofflimmern und nach TIA). Auch hier gilt, dass die Statistik nicht ohne weiteres auf den Einzelfall übertragbar ist: Je nach Ursache des Schlaganfalls und abhängig davon, wie die Sekundärprophylaxe durchgeführt wird und Risikofaktoren kontrolliert werden können, gelten andere Werte. Aber auch hier hilft eine einfache, didaktische Regel (die natürlich keine arithmetische Gültigkeit in Bezug auf die letzten epidemiologischen Daten hat): Das Risiko, nach einem ischämischen Schlaganfall jeder Ursache oder jedes Schweregrades, in den nächsten 3 Jahren einen weiteren Infarkt zu erleiden, liegt ohne Behandlung bei 12–15%. Etwa 4% der Rezidive entstehen in den ersten 14 Tagen nach dem Ereignis, dies ist also die gefährlichste Zeit. Weitere 4–5% ereignen sich bis zu Ende des ersten Jahres, und die verbleibenden 5–6% treten danach auf. Bestimmte Infarktursachen wie kardiale Embolien bei Vorhofflimmern (s. u.) haben deutlich höhere Rezidivraten, andere liegen weit niedriger, z. B. Infarkte nach Dissektionen (s. u.) oder Rezidive nach Amaurosis-fugax-Attacken (s. u.).

Exkurs

Messung des Behandlungserfolgs nach Schlaganfall

Die Ebenen, auf denen die Überlebensqualität nach einem Schlaganfall analysiert werden kann sind komplex und können sehr detailliert sein. Neurologische Ausfälle, neuropsychologische und psychische Folgen, die Einbuße besonderer früherer Fähigkeiten in musischen, intellektuellen oder sportlichen Bereichen, aber auch einfache Dinge wie das Bewältigen einfacher Kulturtechniken und täglicher Anforderungen (ADL, »activities of daily living«) sind bei der Beurteilung des individuellen Schicksals von Bedeutung. Diese detaillierte Beurteilung verbietet sich natürlich in großen epidemiologischen Erfassungen oder bei der Beurteilung der Behandlungserfolge in großen klinischen Studien.
Die **modifizierte Rankin-Skala (mRS)** (▶ Anhang) ist eine sehr einfache Skala zur Erfassung des Grades der Behinderung nach einem Schlaganfall ist. Sie wird heute häufig als Endpunkt bei klinischen Behandlungsstudien eingesetzt und von den Zulassungsbehörden verlangt. Die Skala ist nicht metrisch. Sie hat 7 Punktwerte, von 0 (völlig symptomfrei) bis 6 (tot), dazwischen liegen die verschiedenen Stufen einer Behinderung.
In klinischen Studien wird die Beurteilung des Therapieerfolgs mit Hilfe des mRS noch dadurch vereinfacht, dass eine Dichotomisierung vorgenommen wird. Häufig wird der Ausgang in Patienten ohne Behinderung (mRS 0 und 1) bzw. mit Behinderung im Alltag oder Tod (mRS 2–6) eingeteilt: In anderen Studien wird eine Einteilung in mRS 0–2 (unabhängig) versus 3–6 (abhängig von Unterstützung oder tot) vorgenommen. Auf diesen Graduierungen des Behandlungserfolgs basieren die Ergebnisse der großen Akutbehandlungsstudien.

5.3.2 Risikofaktoren

Es ist nicht überraschend, dass die Risikofaktoren, die das Auftreten eines Schlaganfalls begünstigen, weitgehend mit den Risikofaktoren für kardiovaskuläre Erkrankungen übereinstimmen (▣ Tab. 5.1). Als spezielle Risiken für ischämische Infarkte treten kardiologische Krankheiten, die mit einem erhöhten Embolierisiko verbunden sind, hinzu: höhergradige Rhythmusstörungen (Lown IVb, Sick-sinus-Syndrom), Klappenfehler und Klappenersatz, Vorhofseptumdefekte, abgelaufene Myokardinfarkte, Kardiomyopathien und vor allem, als einer der gefährlichsten Risikofaktoren überhaupt, das Vorhofflimmern (»atrial fibrillation«, AF). Man kann die Risikofaktoren in modifizierbare und nichtmodifizierbare einteilen.

Nichtmodifizierbare Risikofaktoren

Nichtmodifizierbare Risikofaktoren sind **Alter**, **Geschlecht** und die **genetische Disposition** zu kardio- und zerebrovaskulären Krankheiten: Schlaganfälle werden mit zunehmendem Alter immer häufiger, Männer erleiden häufiger Schlaganfälle als Frauen, und es ist unzweifelhaft, dass selbst bei gut kontrollierten Risikofaktoren bestimmte Patienten aus genetischer Disposition heraus einen Schlaganfall erleiden, während andere Patienten mit dem gleichen Risikoprofil nicht erkranken.

Modifizierbare Risikofaktoren

Bluthochdruck Dies ist der wichtigste und auch der am besten zu beeinflussende Risikofaktor. Arterieller Hypertonus erhöht das relative Risiko, einen Schlaganfall (ischämisch und hämorrhagisch) zu erleiden, um das 4- bis 5-fache. Ein Anstieg des systolischen Blutdrucks um 10 mmHg erhöht das Schlaganfallrisiko um 10%. Weiterhin besteht ein eindeutiger Anstieg des Schlaganfallrisikos mit steigendem diastolischen Blutdruck. Bedenkt man die Prävalenz des Bluthochdrucks in der Bevölkerung, so wird die Bedeutung der Hypertonie für die Schlaganfallentstehung klar.

Vorhofflimmern Das Hirninfarktrisiko erhöht sich bei unbehandeltem, nichtrheumatischem Vorhofflimmern auf das 5- bis 16-fache, allerdings ist die Prävalenz des Vorhofflimmerns geringer als die des Hypertonus (Bevölkerungsprävalenz 1–2%). Besonders häufig führt Vorhofflimmern zu Hirnembolien, wenn komplizierende Faktoren wie koronare Herzkrankheit, Hypertonus, Herzinsuffizienz mit Vorhofdilatation, linksventrikuläre Dysfunktion oder Diabetes mellitus hinzukommen (CHA_2DS_2-VASC-Score, ► Exkurs).

Offenes Foramen ovale (PFO) Die kausale Bedeutung eines PFO für Schlaganfälle bei jungen Patienten wird kontrovers diskutiert. Ein persistierendes offenes Foramen ovale findet man viel häufiger bei jüngeren Patienten, bei denen ein Schlaganfall ohne andere ätiologische Erklärung vorliegt. Andererseits ist ein PFO auch bei Gesunden mit einer Prävalenz von 20–25% nicht selten. Daher ist fraglich, ob man es als Risikofaktor bezeichnen darf. Unstrittig ist, dass paradoxe Embolien aus dem venösen System über ein PFO zu einem Schlaganfall führen können. Fraglich ist nur, wie häufig dieser Mechanismus zutrifft. Häufiger scheinen lokale Thrombenbildungen in der Region um das PFO zu sein, besonders bei gleichzeitigem Vorhofseptumaneurysma. Einige Studien weisen darauf hin, dass ein PFO nur zusammen mit anderen Pathologien des Vorhofseptums ein hohes Risiko für embolische Infarkte bedeutet. Ein besonderes Risiko liegt wahrscheinlich

▣ **Tab. 5.1** Risikofaktoren für ischämische Insulte

Risikofaktor	Relatives Risiko (x-fach)	Prävalenz in der Bevölkerung [%]
Alter	Verdopplung pro Dekade nach 55. Lebensjahr	Alle
Geschlecht	24–30% höheres Risiko bei Männern	Alle Männer
Genetische Disposition	1,9-fach höher bei Verwandten ersten Grades	
Arterielle Hypertonie	3–5	25–40
Herzkrankheit (nicht spezifiziert)	2–4	10–20
Idiopathisches Vorhofflimmern	6–16	5
Diabetes mellitus	2–3	4–8
Alkoholmissbrauch	1–4	30–40
Hyperlipidämie	1–3	6–40
Zigarettenrauchen	2–4	20–40
Bewegungsmangel	2	20–40
Karotisstenose – asymptomatische – symptomatische	 2 3–6	 3 2

nur vor, wenn das PFO mit einem Vorhofseptumaneurysma (ASA), Auslenkung >10 mm, assoziiert ist. Dann muss man von einer 4-Jahres-Rezidivrate von 16% ausgehen. Ohne ASA beträgt das Rezidivrisiko etwa 3% auf 4 Jahre.

PFO sind überzufällig assoziiert mit
- Vorhofseptumaneurysmen,
- Migräne,
- Absolute Arrhythmie mit Vorhofflimmern und
- prothrombotischen Faktoren wie Prothrombinmutationen oder Faktor-V-Mangel.

Andere kardiale Krankheiten (◻ Tab. 5.2) Mit relativ hohem Schlaganfallrisiko verbunden sind der akute Myokardinfarkt, besonders der Vorderwandinfarkt, Aortenstenosen, künstliche mechanische Herzklappen, linksventrikuläre Hypertrophie (2,5-fach), Kardiomyopathie mit hypokinetischem linken Ventrikel und Vorhof- oder Ventrikelthromben. Weniger starke und zum Teil nicht endgültig gesicherte kardiale Risikofaktoren sind der Mitralklappenprolaps, die Mitralklappenstenose ohne Vorhofflimmern und ein weniger als 6 Monate zurückliegender Herzinfarkt.

Symptomatische Karotisstenose Eine Karotisstenose, die schon früher zu einer zerebralen Durchblutungsstörung geführt hat (sog. symptomatische Karotisstenose), ist ein weiterer wesentlicher Risikofaktor. Abhängig vom quantitativen Ausmaß der Stenose, Geschlecht und Symptomatik erleiden bis zu 20% der Patienten im ersten Jahr ein Rezidiv. Asymptomatische Karotisstenosen haben ein viel niedrigeres Risiko von 1–2%/Jahr.

Fettstoffwechselstörung Die Rolle von erhöhtem Cholesterin, erniedrigtem High-density-Lipoprotein (HDL) und erhöhten Low-density-Lipoproteinen (LDL) sowie erhöhten Triglyzeriden im Serum als Risikofaktor für den Schlaganfall ist nicht so bedeutend wie für den Myokardinfarkt. Ein Cholesterinwert von mehr als 240 mg/dl ist aber sicher ein Risikofaktor für den ischämischen Insult. Alternativ kann ein LDL-Cholesterin über 160 mg/dl als Risiko angesehen werden.

Gerinnungsstörungen Erhöhte Anti-Kardiolipin-Antikörper oder Störungen im Gerinnungssystem (z. B. Protein-C- oder Protein-S-Mangel, Heterozygotie für Faktor V (Leiden) und Resistenz gegen aktiviertes Protein C) können einen Risikofaktor für Schlaganfälle darstellen, besonders für venöse (Sinus-)Trombosen.

Generalisisierte Arteriosklerose und thrombogener Aortenbogen Beide stellen einen Risikoindikator für embolische Schlaganfälle dar. Aufgrund komplexer, temporär retrograder Strömungsverhältnisse in der Aorta descends können auch Plaques distal der linken A. subclavia ursächlich für Hirninfarkte sein.

Diabetes Bei Diabetes mellitus besteht ein eindeutiger Zusammenhang zwischen der Dauer und Ausprägung des Diabetes und dem Auftreten von Schlaganfällen.

◻ **Tab. 5.2** Kardiale Emboliequellen

Häufige Ursachen	Seltenere und nicht endgültig gesicherte Ursachen
Idiopathisches Vorhofflimmern	Nicht bakterielle Endokarditis
Sick-sinus-Syndrom	Myxom
Akuter Myokardinfarkt	Mitralklappenprolaps
Linksventrikuläres Aneurysma	Andere Arrhythmien
Kardiomyopathie	Länger zurückliegender Herzklappenersatz
Herzklappenkrankheit	Mitralringverkalkung
Offenes Foramen ovale (PFO) mit Vorhofseptumaneurysma	PFO ohne Begleiterkrankung
Infektiöse Endokarditis	

Rauchen Es besteht ein klarer Zusammenhang zwischen Dauer und Menge des Zigarettenkonsums und dem Auftreten von Schlaganfällen sowie anderer vaskulärer Komplikationen, besonders der peripheren arteriellen Verschlusskrankheit.

Infektionen, sCRP Vorbestehende und interkurrente Infektionen sind ebenfalls unabhängige Risikofaktoren. Erhöhtes sCRP-Werte (sensitives C-reaktives Protein, nicht das im Standardlabor bestimmte CRP), ist, wie beim Myokardinfarkt, auch für den ischämischen Schlaganfall ein Risikofaktor.

Hyperhomozysteinämie Ihre Bedeutung ist noch immer in der Diskussion. Möglicherweise besteht eine Beziehung zur Aktivierung von arteriosklerotischen Läsionen. Allerdings war in einer großen Sekundärpräventionsstudie Vitamin- und Folsäuresubstitution zur Beeinflussung der Homozysteinspiegel nicht effektiv in der Verminderung des Schlaganfallrisikos.

Alkohol Interessant ist, dass geringe Alkoholmengen einen eher protektiven Effekt fur das Auftreten von Schlaganfällen haben. Höhere Mengen Alkohol verursachen jedoch hohen Blutdruck, und hier ist dann eine Beziehung zur Häufigkeit von Schlaganfällen unausweichlich. Ein linearer Bezug besteht auch zwischen der Alkoholmenge und dem Auftreten von Subarachnoidalblutungen oder Hirnblutungen.

Übergewicht In Kombination sind Übergewicht und Bewegungsmangel ein oft unterschätzter Risikofaktor. Daneben erleichtern sie auch das Entstehen von Hypertonus und Diabetes.

Migräne mit Aura (▶ Kap. 16) Sie ist ein geringer Risikofaktor für Hirninfarkte.

Orale Kontrazeptiva Nur in Kombination mit Übergewicht und Rauchen führen diese bei Frauen zu einem leicht erhöhten Schlaganfallrisiko. Die postmenstruelle Hormonsubstitution ist nach der Women's Health Study mit einem erhöhten Risiko für Schlaganfälle und Herzinfarkte, aber auch von Mammakarzinomen, verbunden.

Andere exogen Risiken Kortisonbehandlung geht mit einem erhöhten Schlaganfallrisiko einher. Verschiedene Drogen (Crack, Kokain, synthetische Drogen) können ischämische Infarkte und akute Vaskulitiden hervorrufen. Noch häufiger sind Hirnblutungen mit aktuellem Drogenkonsum verbunden.

5.4 Ätiologie und Pathogenese ischämischer Infarkte

Peter Ringleb, Roland Veltkamp und Werner Hacke

5.4.1 Arteriosklerose und Stenosen der hirnversorgenden Arterien

Arteriosklerotische Veränderungen der extra- und intrakraniellen Hirnarterien entstehen durch das Zusammenspiel verschiedenster Risikofaktoren (▶ Facharztbox: Arteriosklerotische Plaques und hämodynamische Infarkte). Störungen des Cholesterinmetabolismus und endotheliale Schädigungen scheinen die Ausprägung der Arteriosklerose zu bestimmen. Die Arteriosklerose nimmt mit dem Alter zu und ist bei Männern häufiger als bei Frauen.

Lokalisation Arteriosklerose tritt aufgrund strömungsmechanischer Faktoren besonders häufig an der Karotisbifurkation auf. Ebenfalls betroffen sind die Vertebralisabgänge, die distale VA im intraduralen Segment, die mittlere BA und der Karotissiphon. Seltener sind direkte arteriosklerotische Veränderungen an anderen intrakraniellen Gefäßen, z. B. im proximalen Segment der ACM oder am der ACP.

Endstrominfarkte ereignen sich im Ausbreitungsgebiet der langen, nicht kollateralisierten Markarterien, da sich erst dort der kritische Perfusionsabfall bemerkbar macht.

Grenzzoneninfarkte entstehen im Grenzgebiet zwischen dem Versorgungsgebiet zweier oder mehrerer Hirnarterien und werden auch als Wasserscheideninfarkte bezeichnet.

Pathophysiologie Unterschreitet der Blutdruck die kritischen Schwellen, kommt es zu fluktuierenden Funktionsstörungen und später zum Infarkt. Wenn Kollateralen in Funktion treten, können hochgradige Stenosen und Verschlüsse der großen, hirnzuführenden Gefäße toleriert werden. Nicht selten sind mehrere hirnversorgende Arterien kritisch eingeengt. Manchmal hat man Patienten vor sich, bei denen beide ICA verschlossen sind und eine Vertebralarterie stenosiert ist, deren gesamte zerebrale Blutversorgung also von einer Vertebralarterie und den Ophthalmikakollateralen abhängt. Tandemstenosen sind aufeinanderfolgende Stenosen an einem Gefäß, z. B. an der Karotisgabel und im Karotissiphon. Über die hämodynamische Wirksamkeit entscheidet die höhergradige der beiden Stenosen.

In der hinteren Zirkulation ist die mittlere A. basilaris eine Prädilektionsstelle für Arteriosklerose. Auch hier kann ein Verschluss weitgehend asymptomatisch toleriert werden, wenn eine gute Kollateralisierung über das zerebelläre leptomeningeale Netzwerk und retrograd aus dem Karotisterritorium erfolgt (embryonaler Versorgungstyp, s. o.). Andererseits tendieren hochgradige Stenosen der A. basilaris zur zusätzlichen Thrombose und können dann unter dem Bild eines akuten Basilarisverschlusses lebensbedrohliche Symptome verursachen.

Einteilung der Stenosen Oft führt die Arteriosklerose zu Gefäßverengungen, sog. Stenosen. Man unterteilt Stenosen, je nachdem, ob sie schon einmal neurologische Symptome

Facharztbox

Arteriosklerotische Plaques und hämodynamische Infarkte

Die **Morphologie** der arteriosklerotischen Plaques ist vielfältig: Glattbegrenzte, epithelialisierte und kalzifizierte Einengungen des Gefäßlumens sind ebenso möglich wie breite, exulzerierte, in ihrer Oberfläche zerklüftete und durch appositionelle Thromben zusätzlich aufgelockerte Plaques. Einblutungen, Blutungsresorption, Thrombose, lokale Entzündung, zusätzliche Lipidablagerungen und Verkalkungen sowie fibröse Umwandlungen können die Morphologie der Plaques mitbestimmen. Ulzerative Veränderungen an den Plaques sind häufig die Ursache von Embolien, die durch den turbulenten Blutfluss in dieser Region losgelöst werden und in die Gehirnzirkulation gelangen. Eine **Plaqueruptur** kann zur akuten Thrombose und damit zum Gefäßverschluss oder zur Embolie führen.

Während Ultraschalltechniken die **Plaquemorphologie** nur näherungsweise darstellen, gibt es gute Hinweise, dass MR-Techniken, mit noch größerem Aufwand auch PET-Untersuchungen, nicht-invasiv solche Plaquecharakteristika sichtbar machen können. Die klinische Relevanz dieser Befunde wird derzeit in prospektiven Studien untersucht und ist demnach noch nicht abschließend geklärt.

Hämodynamisch bedingte Infarkte werden in Endstrominfarkte und in Grenzzoneninfarkte (s. o.) eingeteilt. Sie entstehen bei erheblicher Drosselung des Perfusionsdrucks mit Druckverlust in der Gefäßperipherie oder im Zentrum eines von außen kollateralisierten Hirnbezirks. Unter normalen Bedingungen werden erst Stenosen ab 70%^{NASCET} hämodynamisch wirksam. Dies ändert sich, wenn mehrere Gefäße betroffen sind, mehrere Stenosen hintereinander geschaltet sind (Tandem-Stenosen) oder wenn starke Anämie, systemische Hypotonie, Schock, verzögerte Reanimation oder veränderte rheologische Parameter des Blutes hinzukommen. Insgesamt ist dieser Pathomechanismus deutlich seltener relevant als arterio-arterielle Embolien (ca. 1:10).

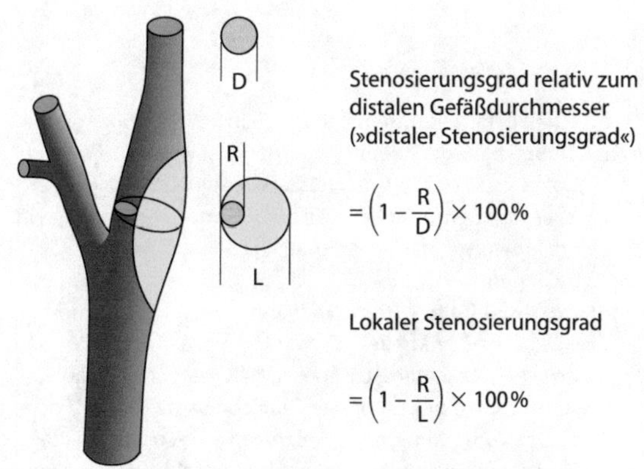

Abb. 5.11 Berechnung des lokalen Stenosierungsgrades und des Stenosierungsgrades relativ zum distalen Gefäßdurchmesser (distaler Stenosierungsgrad)

verursacht haben oder nicht, in **symptomatische** Stenosen und **asymptomatische** Stenosen. Der Stenosegrad gibt die Lumeneinengung als Prozentwert an. Verwirrung ist allerdings dadurch entstanden, dass zwei große Behandlungsstudien unterschiedliche angiographische Definitionen eingeführt haben, die gravierende Unterschiede zeigten; eine 70%ige Stenose nach NASCET, der nordamerikanischen Karotisoperationsstudie entspricht einer etwa 85%igen Stenose nach Europäischer Karotisstudie (ECST). Zwischenzeitlich herrscht Konsens, dass Stenosen nach NASCET graduiert werden sollten (Abb. 5.11).

Eine grobe Einteilung der Stenosegrade in

- niedriggradig (<40%^{NASCET}),
- mittelgradig (40–60% ^{NASCET}),
- hochgradig (70-80% ^{NASCET}),
- höchstgradig (>80% ^{NASCET}),
- und filiform (>90% ^{NASCET}).

ist klinisch praktikabel. Wenn an der Karotisbifurkation der Abgang der ICA mit mehr als 70% Lumeneinengung betroffen ist, kann die Stenose hämodynamisch relevant werden. Die Stenose kann sich über das Stadium einer Pseudookklusion, bei der nur noch ein minimaler Restfluss in einem von Thromben nahezu ausgefüllten, distalen Karotissegment zu finden ist, zum Verschluss entwickeln.

> **Stenosen der hirnversorgenden Gefäße können hämodynamisch bedingte Infarkte auslösen, wesentlich häufiger aber sind sie Quelle arterio-arterieller Embolien**

Eine Sonderform der Arteriosklerose ist die **dilatative Arteriopathie.** Die betroffenen Gefäße, meist die BA, oft die intrakranielle ICA, seltener die MCA, können stark erweitert (fusiformes Aneurysma) und elongiert sein. Der Blutfluss sinkt in den Gefäßen, und die Thromboseneigung steigt. Manchmal wird das Gefäß so groß, dass es die umgebenden Hirnstrukturen komprimieren kann. An der BA wird diese Arteriosklerose vom dilatativem Typ auch als **Megadolichobasilaris** bezeichnet.

5.4.2 Lokale arterielle Thrombosen

Arteriosklerose an den großen Hirnbasisgefäßen wie der intrakraniellen Karotis, der MCA und der Basilaris kann neben der stenotischen Einengung der Gefäße auch zu lokalen Thrombosen führen. Es gibt also hämodynamische und embolische Mechanismen bei diesen Lokalisationen. Vermutlich kommen für die Entstehung solcher Läsionen noch andere Faktoren wie die genetische Prädisposition (Arteriosklerose dieser Gefäße ist bei Asiaten und Afroamerikanern häufiger), Infektionen und eine gesteigerte Thromboseneigung ins Spiel.

5.4.3 Embolien

Embolien können aus dem Herzen (kardiale Embolie), aus den hirnzuführenden Arterien (Aorta, Karotis, Vertebralarterien) oder den intrakraniellen Arterien (Karotissiphon, intrakranielle VA, BA) stammen. Sie können in ihrer Zusammensetzung sehr heterogen sein: Es gibt frische (paradoxe) venöse Embolien, frische arterielle Plättchenthromben, die von arteriosklerotischen Plaques losgelöst werden können, und organisierte, z. T. verkalkte oder cholesterinreiche Embolien. Embolische Infarkte führen zu typischen Territorialinfarkten (s. u.). Kleine Embolien können aber auch Infarkte von Lakunengröße verursachen, wenn sie penetrierende Arterien verschließen.

Die häufigste Ursache eines Hirninfarkts ist der embolische Verschluss einer zerebralen Arterie. Er liegt etwa 40% aller Schlaganfälle zugrunde.

Vertiefende Informationen zu den Emboliequellen ▶ Facharztbox.

5.4.4 Intrazerebrale Arteriolosklerose (Mikroangiopathie)

Alter, arterielle Hypertonie und andere Risikofaktoren wie Diabetes mellitus und Hypercholesterinämie verursachen arteriosklerotische Veränderungen der kleinen intrazerebralen Gefäße (sog. **Mikroatherome**), die zunächst elongiert werden. Danach kommt es zu einer **Lipohyalinose** genannten Verdickung der Gefäßwand. Das Lumen wird hierdurch eingeengt. Lipidreiche Makrophagen können einwandern. Wanddefekte und kleine Wandaneurysmen, die Ursache hypertensiver Basalganglienblutungen sein können, bilden sich aus.

Lakunäre Infarkte

Diese Veränderungen betreffen nahezu ausschließlich die von basal penetrierenden, lentikulostriären Arterien und Rami ad pontem. Die Okklusion der kleinen Gefäße führt durch arteriosklerotischen Verschluss oder zusätzliche Thrombose zu subkortikalen, kleinen Infarkten, sog. **Lakunen**. In der Maximalvariante kommt es zum Status Lacunaris und zur ischämischen Demyelinisierung des Marklagers (SAE, ▶ Abschn. 5.6).

Facharztbox

Emboliequellen

- **Arterio-arterielle Embolien**
  - **Embolien von der Karotisbifurkation:** Arteriosklerotische Stenosen jeder Ausprägung an der Karotisgabel tragen ein Embolierisiko, das von Plaquemorphologie und Stenosegrad abhängt. Beim Verschluss eines Gefäßes kommt es nicht selten zur akuten periokklusionellen Embolie, die die klinischen Symptome beim symptomatischen Gefäßverschluss auslöst. Deshalb muss beim Verdacht auf einen akuten Gefäßverschluss eines extrakraniellen Gefäßes immer überprüft werden, ob nicht gleichzeitig eine supraokklusionelle Embolie in eine intrazerebrale Arterie stattgefunden hat. Embolien von intrakraniellen Stenosen der ICA oder ihrer Äste sind selten. In der hinteren Zirkulation sind Embolien von intrakraniellen Vertebralistenosen in die Basilaris, die Zerebellararterien und in die A. cerebri posterior nicht ungewöhnlich.
  - **Embolien aus der Aorta:** Die aszendierende Aorta ist ebenfalls ein häufiger Ausgangspunkt von arterioarteriellen Embolien, da sie besonders stark von arteriosklerotischen Veränderungen, die sich auch auf die Abgänge der großen hirnversorgenden Arterien erstrecken können, betroffen ist. Selbst aus der deszendierenden Aorta können über turbulente Flussanteile arterio-arterielle Embolien in die hirnversorgenden Arterien, vor allem der linken Seite, gelangen.
- **Kardiale Embolien:** Herzkrankheiten wie Vorhofflimmern, Herzklappenkrankheiten, der akute Myokardinfarkt, die koronare Herzkrankheit, Herzinsuffizienz oder ventrikuläre Hyperthrophie prädisponieren zu Schlaganfällen (◘ Tab. 5.2). Das Vorhofflimmern ist mit einem hohen Schlaganfallrisiko verbunden, wenn komplizierende Faktoren wie Herzinsuffizienz oder koronare Herzkrankheit hinzutreten. Das unkomplizierte idiopathische Vorhofflimmern bei jungen Menschen stellt ein viel geringeres Risiko dar. Der akute Myokardinfarkt führt häufig zu einem zusätzlichen Schlaganfall, besonders wenn ventrikuläre Thromben entstehen. Vorhof- oder Ventrikelthromben und ulzerierte Aortenklappen sind häufige Emboliequellen.

Amyloidangiopathie

Auch die deszendierenden kortikalen Arterien, die von den leptomeningealen Gefäßen abgehen, können pathologisch verändert sein. Hier findet sich meist eine Verdickung der Gefäßwand mit Amyloidablagerungen. Sie lassen sich mit Kongorot anfärben (deshalb auch »kongophile Angiopathie«). Wandveränderungen führen zu Fragmentierung und Verlust der Tunica elastica interna. Mikroaneurysmen können sich ausbilden und prädisponieren zu Blutungen. Eine Kombination mit einer subkortikalen arteriosklerotischen Enzephalopathie (SAE, ► Abschn. 5.6) und entzündliche Varianten im Sinne einer Vaskulitis sind möglich.

Genetisch bedingte Erkrankungen der kleinen Gefäße

Mit dem **CADASIL-Syndrom** gibt es eine familiäre, genetisch determinierte Krankheit der kleinen Gefäße (► Abschn. 5.10).

Beim **Morbus Fabry** (Fabry-Syndrom oder Fabry-Anderson-Krankheit genannt, ► Kap 29.8) führt eine X-chromosomale Mutation der α-Galactosidase A zu einer Störung des Glycosphingolipid-Stoffwechsels mit einer Anreicherung von Globotriaosylceramid (Gb3). Gb3 sammelt sich vor allem in den Endothelzellen an und führt zu einer Multisystemerkrankung inkl. schmerzhafter Neuropathien und lakunären Hirninfarkten. Bedeutsam ist, dass mit der seit 2001 zur Verfügung stehenden Enzymersatztherapie eine kausale Behandlungsmöglichkeit besteht, weswegen der Frühdiagnose eine zentrale Rolle zukommt.

5.4.5 Dissektionen

Pathogenese Pathogenetisch liegt Dissektionen eine Einblutung in die Gefäßwand zugrunde. Diese kann unter der Intima, aber auch in der Media oder unter der Adventitia liegen. Bei der subintimalen Dissektion kann eine erhebliche Lumeneinengung bis hin zum Verschluss des Gefäßes resultieren. Bei subadventitialer Dissektion kann hingegen eine Dilatation des Gefäßes mit Pseudoaneurysmabildung entstehen. Bei etwa der Hälfte der Patienten lässt sich ein vorhergehendes, mehr oder weniger schweres Trauma als Ursache der Dissektion feststellen. Hierzu gehören direkte Schlag-, Schuss-, Stichverletzungen, Hyperextension des Halses, chiropraktische Manöver, Operationen, Gurtverletzungen bei Autounfällen und vieles andere mehr. Bei der anderen Hälfte der Patienten findet man jedoch keine traumatische Ursache und muss nach anderen prädisponierenden Faktoren suchen. Eine angeborene Störung des Aufbaus der Gefäßwand (fibromuskuläre Dysplasie, Ehlers-Danlos-Syndrom, Marfan-Syndrom) wird bei manchen Patienten gefunden. Auch scheinen spontane Dissektionen oft im Zusammenhang mit Infektionen aufzutreten (◘ Tab. 5.3; ► Facharztbox: Seltenere Ätiologien ischämischer Infarkte). In vielen Fällen lässt sich jedoch keine direkte Erklärung finden.

Lokalisation Besonders häufig finden sich Dissektionen unterhalb der Schädelbasis, aber auch im petrösen Segment und selten im Karotissiphon. Die Vertebralarterien sind vor allem in ihren distalen Anteilen (an der Atlasschleife, am Duradurchtritt im intrakraniellen Segment und am Übergang V1/V2 [Eintritt in die Querfortsätze]) betroffen (► Abschn. 5.6). Dissektionen der intrakraniellen Arterien sind viel seltener.

■ **Tab. 5.3** Seltene Ursachen von ischämischen Insulten

Direkt traumatisch	Bedingt traumatisch	Fraglich traumatisch/spontan (ca. 50%)
Arterielle Dissektion		
Auto/Motorradunfall	Sportaktivitäten	Husten, Niesen
(Selten HWS-Distorsion)	(Ohne direktes Trauma)	Zähneputzen
Chiropraktische Manöver	Basketball, Ringen, Tennis, Ski, Fußball u. v. m.	Überkopf-Arbeit
Mundhöhlenverletzung		
Schütteltrauma (Kindesmisshandlung)	Starke Kopfwendung (Militär, Autofahren)	
Schlägerei (Karate)	Headbanging	
Hämatologische Ursachen		
Faktormangel	AT III Protein C; APC-Resistenz Protein S Plasminogen Plasminogenaktivator	
Faktorenüberexpression	Faktor V Faktor VIII	
Überproduktion von Plasmaproteinen	Paraproteinämien Kryoglobulinämie Hyperfibrinogenämie	
Zelluläre Störungen	Hämoglobinopathien Plättchenhyperaggregation Polyzythämie Thrombozythämie Leukämie	
Immunologische prothrombotische Syndrome	Thrombotisch/thrombozytopenische Purpura TTP (Moschcowitz) Heparininduzierte Thrombozytopenie Antiphospholipid-Antikörpersyndrom Tumorassoziierte Koagulopathien	
Entzündliche, immunologische und ätiologisch ungeklärte Ursache von Schlaganfällen		
Infektiöse Vaskulitis	Bakteriell: Treponemen (Lues, Borreliose), Tuberkulose Pilze: Mukormykose, Aspergillose Viral: Herpes zoster, Zytomegalie Parasiten: Zystizerkose	
Sekundäre Vaskulitiden	Riesenzellarteriitis Takayasu-Syndrom Arteriitis temporalis Isolierte Vaskulitis des ZNS Nekrotisierende Vaskulitis Panarteriitis nodosa Allergische Angiitis Systemischer Lupus Hypersensitivitätsvaskulitis Wegener-Granulomatose Sklerodermie Sarkoidose Mitochondriopathien Hyperhomozysteinämie Sneddon Syndrom	
Unspezifische Angiopathien	Fibromuskuläre Dysplasie Spontane Dissektion Moya-Moya-Syndrom Angiopathie nach Bestrahlung	
Genetische Ursachen (wenn nicht anderweitig erwähnt)	Bindegewebsstörungen (Marfan-Syndrom, Ehlers-Danlos-Syndrom) CADASIL/CARASIL Mitochondriopathien (z. B. MELAS)	

Facharztbox

Seltenere Ätiologien ischämischer Infarkte

Koagulopathien. Schlaganfällen können Faktoren, die mit einer erhöhten Gerinnungsbereitschaft des Blutes einhergehen, zugrunde liegen (◘ Tab. 5.3). Bei jüngeren Patienten, die keine arteriosklerotischen Risikofaktoren haben, sollte man daher nach Gerinnungsstörungen wie AT-III-Mangel, Protein-C-Mangel und Protein-S-Mangel suchen. Allen ist gemeinsam, dass sie etwas häufiger Thrombosen im venösen System verursachen, arterielle Gefäßverschlüsse sind jedoch bei allen beschrieben.
In letzter Zeit wird der Resistenz gegen aktiviertes Protein C (APC-Resistenz) und Anti-Kardiolipin-Antikörpern eine große Bedeutung zugeschrieben. Seltene Krankheiten wie die thrombotische thrombozytopenische Purpura und die disseminierte intravasale Gerinnung können zu Schlaganfällen führen. Unter Heparinbehandlung kann es zur heparininduzierten Thrombozytopenie kommen, die auch zu thrombotischen Verschlüssen von Hirngefäßen führen kann.
Immunologische Mechanismen. Immunmechanismen führen zu Vaskulitiden der Hirngefäße und konsekutiv auch zu Hirninfarkten. Spezifische Antikörper, zirkulierende Immunkomplexe und Endotoxine können die Gefäßwand direkt schädigen und Vasospasmen oder Thrombosen verursachen. Immunologische Mediatoren sind auch die Ursache von umschriebenen vaskulitischen Veränderungen bei bakteriellen oder viralen Infektionen. Hier können auch granulomatöse, direkt entzündliche Arteriitiden (z. B. bei Lues, Tbc, Pilzinfektionen) auftreten.

Immunkomplexvermittelte Erkrankungen sind
- die Panarteriitis nodosa (PAN),
- der systemische Lupus erythematodes (SLE) und die Wegener-Granulomatose,
- die Takayasu-Arteriitis und die allergische Angiitis (Churg-Strauss) (◘ Tab. 5.3).

Immunmechanismen werden auch bei der Entstehung von Schlaganfällen (ischämischen Infarkten und Blutungen) bei Drogenabusus (Heroin, Kokain, Crack, Ecstasy) diskutiert.

5.5 Einteilung der zerebralen Ischämien

Peter Ringleb, Roland Veltkamp und Werner Hacke

5.5.1 Einteilung nach Schweregrad und zeitlichem Verlauf

Zerebrale Ischämien mit völliger oder weitgehender Rückbildung der Symptome (flüchtige Ischämien)

Die Terminologie flüchtiger Durchblutungsstörungen ist im Wandel. Der WHO-definierte Begriff der transitorisch-ischämische Attacke (TIA) mit Spontanremission der neurologischen Symptome innerhalb von 24 h wurde zwischenzeitlich vielerorts von einer moderneren Definition abgelöst: Eine vorübergehende neurologische Störung verursacht durch eine fokale Hirn-, Rückenmarks- oder retinale Ischämie ohne Infarktnachweis. Verschiedene Studien zeigten, dass die meisten flüchtigen Symptome, die länger als 30 min andauern, zu vor allem mit der sensitiven Diffusions-MRT nachweisbaren Läsionen im Gehirn führen. Auch ist das Schlaganfallrezidivrisiko nach einer flüchtigen Symptomatik und nach einem kompletten Infarkt innerhalb der ersten 30 Tage identisch, wenn bei einer TIA in der Bildgebung (CT, MR-DWI) bereits Ischämiezonen demarkiert sind. Der Übergang von der TIA zum Infarkt mit völliger oder weitgehender Rückbildung der Symptome ist also fließend. Die meisten Empfehlungen zur Diagnostik und Therapie von TIA sind jedoch unabhängig von der verwendeten Definition. Das Konzept der sich schnell vollständig zurückbildenden Durchblutungsstörung bleibt weiterhin wichtig: Der flüchtigen, voll reversiblen Attacke können in engem zeitlichem Zusammenhang neue, schwerere und nicht mehr reversible Ausfälle folgen. Die TIA ist und bleibt ein wichtiges Warnsignal. Entgegen einer immer noch weit verbreiteten Meinung rechtfertigt eine rasche klinische Besserung oder eine nur gering anhaltende oder fluktuierende Funktionsstörung nicht eine abwartende Haltung. Im Gegenteil, diese flüchtigen Ischämien sollten Anlass sein, prophylaktisch unmittelbar nach einer behandelbaren Ursache zu fahnden. Wird dies versäumt, droht den Patienten Invalidität oder Tod nach einem vollendeten Infarkt.

Zerebrale Ischämien mit bleibenden Ausfallserscheinungen (vollendeter Infarkt, Infarkt mit bleibenden Symptomen)

Kennzeichen des vollendeten Infarkts sind persistierende neurologische Ausfälle. Sind nur leichte neurologische Ausfälle zu finden, spricht man von einem vollendeten Infarkt mit leichtem oder mäßigem Defizit (»minor stroke«). Ein vollendeter Infarkt mit erheblichem Defizit zeigt sich z. B. mit einer schweren Aphasie, einer fortbestehenden Hemianopsie und einer hochgradigen Hemiparese oder Hemiplegie. Nicht selten sind kompletten Infarkten mit ausgedehnten Funktionsstörungen flüchtige Attacken oder vollendete Infarkte mit leichtem Defizit im gleichen Strombahngebiet vorausgegangen. Eine Einteilung des Schweregrades von Hirninfarkten anhand etablierter klinischer Scores ist sinnvoll. Für den akuten Hirninfarkt ist hierfür die National Institute of Health Stroke Scale (NIH-SS) verbreitet (▶ Anhang).

Der progrediente Infarkt

Der seltene progrediente Infarkt stellt diagnostisch und therapeutisch ein besonderes Problem dar. Über Stunden (im hinteren Kreislauf auch über Tage) nehmen die Ausfälle an Schwere und Ausmaß immer mehr zu. Verlaufsformen mit fluktuierender Symptomatik, mit Remissionen (Crescendo-TIA) und mit kontinuierlicher fortschreitender Verschlechterung der neurologischen Ausfälle sind möglich und kommen vor allem bei Infarkten in der Capsula interna und der Brücke vor.

5.5.2 Einteilung nach der Infarktmorphologie

Morphologische Befunde in CT und MRT enthalten Hinweise auf den Entstehungsmechanismus des ischämischen Infarkts. Ganz wesentlich ist die Unterscheidung, ob es sich um Läsionen handelt, die auf den Verschluss

- penetrierender, kleiner intrazerebraler Arterien (Mikroangiopathie) oder
- großer pialer oder extrakranieller Arterien (Makroangiopathie) zurückzuführen sind (◘ Abb. 5.12 und ◘ Abb. 5.13; ◘ Tab. 5.4). Weiterhin geben die morphologischen Befunde Hinweise auf die Infarktursache, z. B. auf eine Embolie.

Territorialinfarkte Sie entstehen durch embolischen oder lokal thrombotischen Verschluss von großen und mittelgroßen Hirnoberflächenarterien. Sie sind oft keilförmig auf das Versorgungsgebiet (Territorium) der betroffenen Arterie beschränkt (◘ Abb. 5.12e und ◘ Abb. 5.13e). Bei partieller Kollateralisierung des Randbezirks eines solchen Territorialinfarkts entstehen zentrale Infarkte. Die Okklusion der Aa. lenticulostriatae am Abgang des Gefäßbündels aus der A. cerebri media führt zu einem ausgedehnten Basalganglieninfarkt, der eine Sonderform eines Territorialinfarkts darstellt (◘ Abb. 5.12f).

Embolien stammen vom Herzen, aus der Aorta ascendens und von arteriosklerotischen Plaques.

Lokale Thrombosen der Hirngefäße sind bei Vaskulitis, Arteriosklerose und Koagulopathien zu finden, sie sind in der vorderen Zirkulation selten, spielen aber in der hinteren Zirkulation eine größere Rolle.

Hämodynamische Infarkte Hier unterscheiden wir **Endstrominfarkte** (im distalen Ausbreitungsgebiet der penetrierenden Arterien, »letzte Wiesen«) und **Grenzzoneninfarkte** zwischen den Versorgungsgebieten von zwei oder drei großen Gefäßen (◘ Abb. 5.12c,d). Ihnen liegen immer hochgradige, hämodynamisch wirksame Stenosen (oder Verschlüsse) der extrakraniellen Gefäße (Karotisgabel, Vertebralisabgang, distale Vertebralis) oder der intrakraniellen großen Arterien

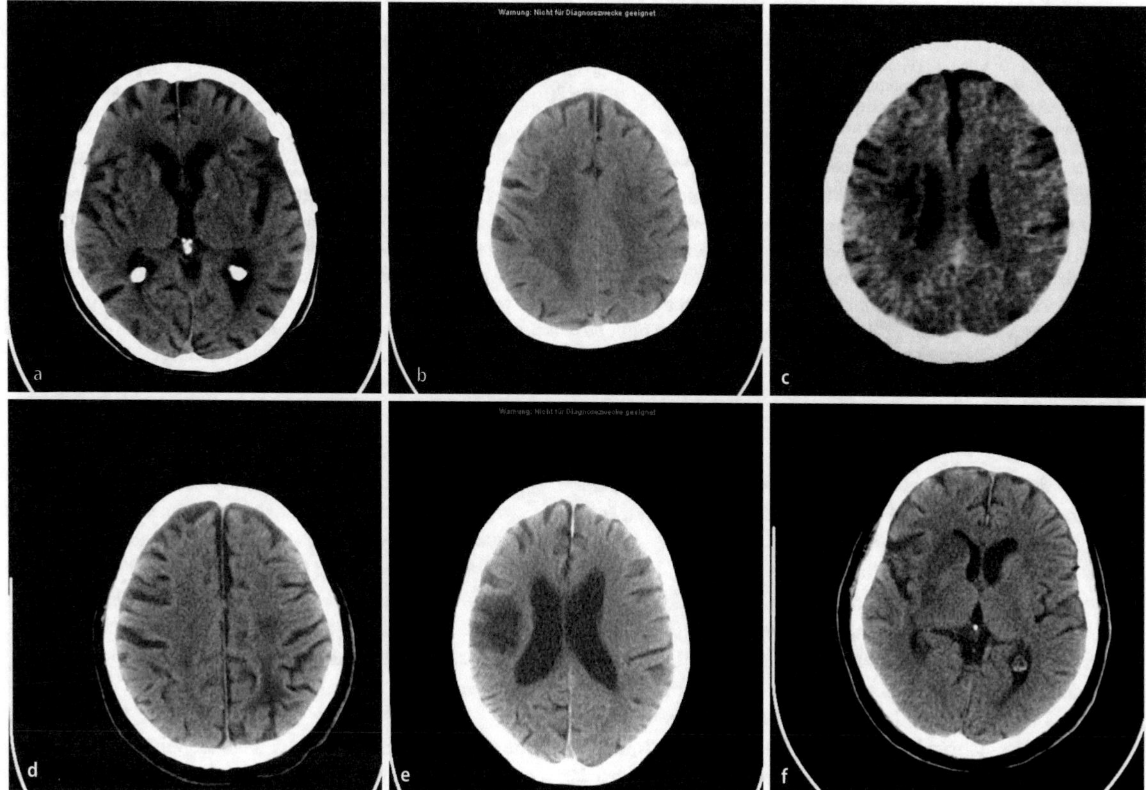

◘ **Abb. 5.12a–f Charakteristische Beispiele für die verschiedenen Formen der mikro- und makroangiopathischen Infarkte.** **a** Status lacunaris bei zerebraler Mikroangiopathie mit bilateralen Lakunen in den Stammganglien. **b** Diffuse Dichteminderung des Marklagers mit einzelnen eingelagerten paraventrikulären Lakunen (subkortikale arteriosklerotische Enzephalopathie, M. Binswanger). **c** Subkortikal-paraventrikuläre Läsion (Endstrominfarkt). **d** Extraterritoral gelegene subkortikale Läsion im Grenzzonengebiet zwischen Anterior- und Mediaversorgungsgebiet rechts (Grenzzoneninfarkt). **e** Territorialinfarkt der mittleren Mediaastgruppe. **f** Typischer Infarkt im Versorgungsgebiet der Aa. lenticulostriatae. Die Beispiele sind so ausgewählt, dass jede der Läsionen (Ausnahme **d**) eine gleichartige klinische Symptomatik, nämlich eine zentrale, brachiofazial betonte Hemiparese rechts hervorrufen könnte. Durch die Kombination aus Klinik und zeitlicher Entwicklung des Schlaganfalls allein könnte kein sicherer Rückschluss auf die zugrunde liegende Angiopathie erfolgen

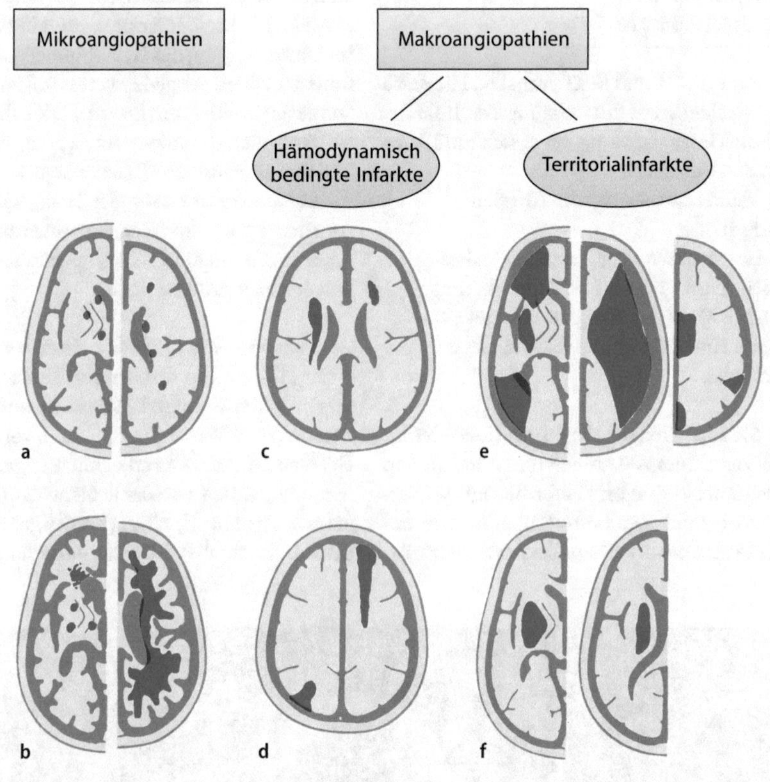

◘ **Abb. 5.13a–f Schematische Darstellung der verschiedenen ischämischen Läsionsmuster im Großhirn entsprechend der Anordnung in ◘ Abb. 5.11.** **a** Multiple lakunäre Infarkte an den Prädilektionsstellen, **b** Typischer Befund bei subkortikaler arteriosklerotischer Enzephalopathie (M. Binswanger) mit lakunären Infarkten an den Prädilektionsstellen und diffuser, periventrikulär betonter Dichteminderung der weißen Substanz. **c** Unterschiedlich große Endstrominfarkte (»letzte Wiesen«) an typischer Stelle, streng subkortikal. **d** Vorderer und hinterer Grenzzoneninfarkt mit kombinierter kortikaler und subkortikaler Läsion. Nachweis in den apikalen Schichten. **e** Unterschiedlich große Territorialinfarkte der vorderen, mittleren und hinteren Mediaastgruppe (links), des gesamten Mediaterritoriums (Mitte) sowie des Anterior- und Posteriorgebiets (rechts). Ein sehr kleiner kortikaler Territorialinfarkt eines peripheren Mediaastes ist ebenfalls abgebildet. **f** So genannter »ausgedehnter Linsenkerninfarkt«. Das Territorium der Aa. lenticulostriatae ist in allen Schnittebenen betroffen (nach Ringelstein, 1985)

(Karotissiphon, proximale ACM, BA) zugrunde. Neben der arteriosklerotischen Ätiologie kommen auch Dissektionen der Arterien infrage.

Mikroangiopathien Als Mikroangiopathie bezeichnet man eine durch Mikroatherome, Lipohyalinose und fibrinoide Nekrose gekennzeichnete Wandveränderung der kleinen Gefäße. Sie führt zu isolierten oder multiplen Thrombosen der kleinen, dünnen, tief in das Hirngewebe penetrierenden Arterien. Dem entspricht das Muster der **lakunären Infarkte** (◘ Abb. 5.12a,b und ◘ Abb. 5.13a,b). Sie sind meist Ausdruck einer »Systemkrankheit« der kleinen Hirngefäße. Einzelne oder einseitig betonte Infarkte von Lakunengröße (<1 cm^3) können selten einmal auch durch Embolien bedingt sein. Meist ist die Mikroangiopathie durch Hypertonie, oft auch begleitet von einem jahrelangen Diabetes, verursacht.

Natürlich gibt es auch Übergangsformen der einzelnen Infarktmuster und Patienten, bei denen sich Infarkte unterschiedlicher Ätiologie ereignet haben.

> **Makroangiopathien können thrombembolisch bedingt oder hämodynamisch entstanden sein. Als Emboliequellen kommen das Herz, die aufsteigende Aorta und die hirnversorgenden Arterien in Frage. Mikroangiopathien entstehen durch eine meist durch Hypertonie hervorgerufene Veränderung der Wand der kleinen, intrazerebralen Endarterien (Mikroatherome und Lipohyalinose).**

Eine spezielle Entität, erst in den letzten Jahren definiert, sind »**embolic stroke of undetermined source**« (ESUS). Hierbei handelt es sich um Infarkte mit in der Bildgebung embolischem Muster, für die trotz vollständiger Suche (s. u.) keine Ursache gefunden werden konnte. Es wird vermutet, dass einer Vielzahl dieser Infarkte ein – noch – nicht detektiertes Vorhofflimmern zugrunde liegt. Der Begriff ESUS ersetzt die alte Bezeichnung »kryptogener Schlaganfall«.

Tab. 5.4 Ätiopathogenetische Einteilung der Infarkte

Infarktmuster	Ätiologie	Risikofaktoren
Mikroangiopathie		
Einzelne lakunäre Infarkte	1. Lipohyalinose	*1. Hypertonus* *2. Diabetes*
	2. Arterioarterielle Embolie	*1. Hypertonus* *2. Diabetes* *3. Hypercholesterinämie*
	3. Kardiale Embolie	*1. Vorhofflimmern* *2. Andere kardiale Quellen*
Multiple lakunäre Infarkte	1. Lipohyalinose	1. Hypertonus
	2. Kardiale Embolie	*1. Vorhofflimmern* *2. Andere kardiale Quellen*
Subkortikale arteriosklerotische Enzephalopathie	1. Lipohyalinose	**1. Hypertonus** 2. Diabetes
Makroangiopathie		
Territorialinfarkt	**1. Kardiale Embolie**	**1. Vorhofflimmern** **2. Andere Quellen**
	2. Arterioarterielle Embolie *1. Karotisstenose* *2. Aortenarteriosklerose*	**Hypertonus** **Diabetes** **Hypercholesterinämie**
	3. Dissektion	**1. Trauma** *2. Infektion*
	4. Lokale Thrombosen	*1. Gerinnungsstörung* *2. Lokale Arteriosklerose* *3. Vaskulitis* *4. Drogen*
Hämodynamisch induzierte Infarkte	**1. Extrakranielle Stenosen** *2. Intrakranielle Stenosen* *3. Dissektion*	**1. Hypertonus,** *Diabetes* *2. Hypercholesterinämie* *3. Trauma*

Gliederung von Ätiologie und Risikofaktoren nach Häufigkeitsrangfolge (1.–3.) und Bedeutung (**fett hervorgehoben** = sehr häufig und wichtig; *kursiv hervorgehoben* = eher selten).

5.6 Klinik und Gefäßsyndrome

Peter Ringleb, Roland Veltkamp und Werner Hacke

5.6.1 Zerebrale Ischämien in der vorderen Zirkulation

Territorium der A. carotis interna

Arteriosklerose am Abgang der ICA führt häufig zu hemisphärischen Ischämien mit kontralateralen Halbseitensymptomen. Wegen der guten Kollateralisierung führt ein Karotisverschluss meist nur zu Symptomen des Mediaterritoriums. Ein proximaler Verschluss der ICA kann wegen der oft ausreichenden Kollateralisierung symptomfrei toleriert werden. Der – meist akut auftretende – distale Karotisverschluss (Karotis-T-Verschluss) führt dagegen zu ausgedehnten Hirninfarkten mit schwersten neurologischen Ausfällen (maligner Infarkt).

A. ophthalmica

Die Amaurosis-fugax-Attacke ist ein sich meist vertikal, von oben nach unten ausdehnender Visusverlust auf einem Auge »wie ein sich senkender Vorhang«, der innerhalb von Minuten wieder verschwindet (Abb. 5.14). Rezidive sind häufig. Ursache: meist embolischer, kurzdauernder Verschluss der Zentralarterie (Emboliequelle: Karotisbifurkation, selten kardial).

A. cerebri media

Das **Mediasyndrom** mit armbetonter Hemiparese, Hemihypästhesie und Dysarthrie bzw. Aphasie ist die häufigste klinische Manifestation eines Schlaganfalls.

Es treten sensible, motorische oder sensomotorische, kontralaterale Halbseitensymptome, Störungen der Sprechmotorik, neuropsychologische Syndrome wie Aphasien oder Apraxien, Lese- oder Rechenstörungen auf. Den Mediateil-

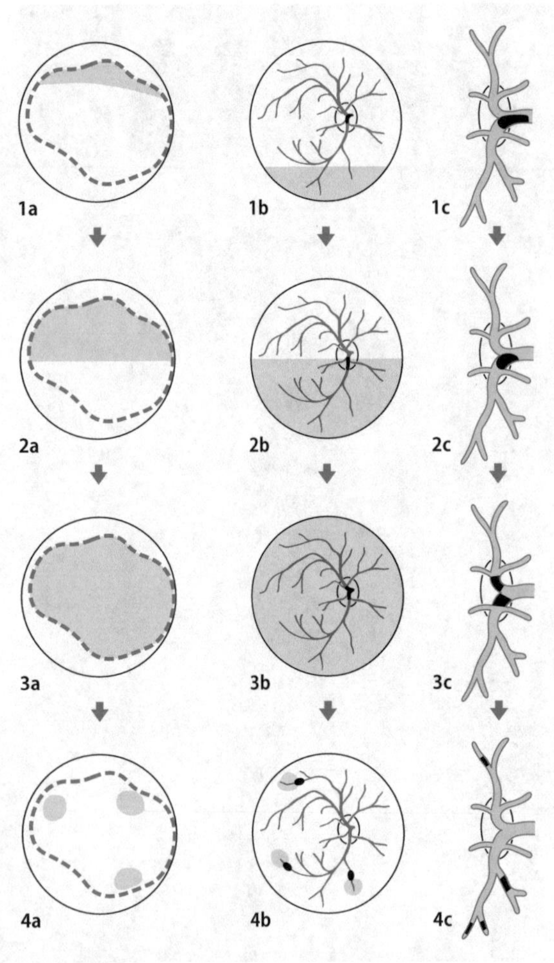

Abb. 5.14a–c Synoptische Darstellung (a) der Dynamik von Gesichtsfeldveränderungen, (b) von retinalen Ischämieterritorien und (c) Gefäßprozessen in den Retinaarterien bei Amaurosis-fugax-Attacken. Mit wechselnder Lokalisation des Gefäßverschlusses (1–4) ändert sich auch die Symptomatologie entsprechend dem Ischämieterritorium

infarkten liegen überwiegend embolische oder lokal atheromatös-thrombotische Läsionen zugrunde. Im CT findet man entsprechend dem verschlossenen MCA-Ast subkortikal-kortikale territoriale Infarkte. Bei sehr kleinen Infarkten kann die Läsion auf den Kortex beschränkt sein und sich nur im MRT oder bei Gabe von Kontrastmittel im CT zeigen.

Bei subkortikalen Ischämien, wie dem ausgedehnten Linsenkerninfarkt, steht eine Hemiparese, manchmal mit früher Tonuserhöhung, im Vordergrund. Nicht selten sind auch Sensibilitätsstörungen und, wenn die zentrale Sehbahn betroffen ist, eine Gesichtsfeldeinschränkung. Auch bei subkortikalen Infarkten treten in der Frühphase oft neuropsychologische Symptome auf: So wird eine initiale, globale oder nicht-flüssige Aphasie beim linksseitigen Linsenkerninfarkt beobachtet. Dies führt man auf eine durch den Basalganglieninfarkt ausgelöste funktionelle Hemmung benachbarter kortikaler Areale zurück. Die Funktionsstörung lässt sich mit der PET als vorübergehende Minderperfusion und Drosselung von Stoffwechselvorgängen in dieser Region nachweisen.

Hämodynamische Infarkte machen sich mit einer fluktuierenden kontralateralen Lähmung bemerkbar, bei der man manchmal eine Abhängigkeit vom systemischen Blutdruck feststellen kann.

A. cerebri anterior

Die ACA ist selten (<5%) isoliert von Infarkten betroffen. Eine distal betonte Parese des kontralateralen Beins, manchmal auch Hüfte und Schulter erfassend, steht im Vordergrund. Bei Schädigung der supplementär-motorischen Region können auch Hand und Gesicht betroffen sein. Sensibilitätsstörungen sind selten, Apraxie kommt bei einseitigen Infarkten vor. Andere neuropsychologische Störungen sind nur bei bilateralen Infarkten im Anteriorstromgebiet bemerkbar (vorderes Diskonnektionssyndrom, Antriebs- und Orientierungsstörung).

Bilaterale Anteriorinfarkte Diese kommen zustande, wenn beide ACA gemeinsam aus einer ICA stammen (einseitige A1-Hypoplasie) und embolisch, thrombotisch oder durch Spasmen nach Subarachnoidalblutung verschlossen werden. Iatrogene Anteriorinfarkte kommen relativ häufig nach Clipping von Aneurysmen der Acom vor; neben der doppelseitigen motorischen Symptomatik resultiert eine schwere Antriebsstörung.

5.6.2 Zerebrale Ischämien in der hinteren Zirkulation

A. vertebralis

Die A. vertebralis ist in ihrem proximalen Abschnitt, am Abgang aus der A. subclavia, oft von Arteriosklerose betroffen. Nur bei beidseitiger hochgradiger Stenosierung oder ausgeprägter kontralateralter Hypoplasie kommen hämodynamische Ischämien der hinteren Zirkulation (Schwindel, Nystagmus, Doppelbilder, Tonusverlust) vor. Die Arteriosklerose betrifft auch die distalen, intrakraniellen Vertebralisabschnitte und kann zu einem Hirnstamminfarkt, zu einem Kleinhirninfarkt und zu embolischen Verschlüssen der distalen BA bzw. der ACP führen. Wenn die gegenseitige VA gesund ist, wird ein Vertebralisverschluss oft asymptomatisch toleriert.

A. cerebelli inferior posterior

Die PICA versorgt etwa 2/3 des ipsilateralen Kleinhirns. Bei Verschlüssen kommt es zum Kleinhirnhemisphäreninfarkt mit ipsilateraler Ataxie, rotierendem Spontannystagmus, Dysmetrie, ausgeprägter Zeigeataxie und Rebound-Phänomen. Bei ausgedehnten Kleinhirnhemisphäreninfarkten kann es zur lebensbedrohlichen Kleinhirnschwellung mit Kompression des Ventrikelsystems, Hydrozephalus und druckbedingten zusätzlichen Hirnstammfunktionsstörungen kommen. Frühsymptome sind quantitative oder qualitative Veränderungen der Bewusstseinslage, Schluckauf, Erbrechen, Doppelbilder durch Abduzenslähmung und in der Schnittbildgebung

◘ Tab. 5.5 Häufige Hirnstamm- und Kleinhirnsyndrome

Bezeichnung	Lokalisation	Symptome (Gefäßterritorium)	
		Ipsilateral	Kontralateral
Mittelhirnsyndrome			
Oberes Rubersyndrom	Nucleus ruber	Okulomotoriusparese, evtl. Blickparese	Hemiataxie, Hyperkinese
Unteres Rubersyndrom	Nucleus ruber	Okulomotoriusparese	Hemiataxie, Hemiparese, Intentionstremor,
Weber-Syndrom	Mittelhirnfuß	Okulomotoriusparese	Hemiparese
Nothnagel-Syndrom	Vierhügelregion	Okulomotoriusparese	Hemiataxie
Brückensyndrome			
Paramedianer Pons-Infarkt	Ventrale Brücke		Hemiparese
Medulläre Syndrome			
Wallenberg-Syndrom (► Facharztbox)	Dorsolaterale Medulla oblongata	Zentrales Horner-Syndrom, Nn. IX und X-Läsion-Hemiataxie, Nystagmus sensibler N.-V-Ausfall	Dissoziierte Sensibilitätsstörung am Stamm und Extremitäten
Kleinhirnsyndrome			
Syndrom der oberen Kleinhirnarterie	A. cerebelli sup.	Hemiataxie, Horner-Syndrom	Dissoziierte Sensibilitätsstörung
Syndrom der unteren vorderen Kleinhirnarterie	A. cerebelli inf. ant.	Variabel: Hemiataxie, N-VIII-Ausfall, N-VII-Parese, Nystagmus, Opsoklonus	
Syndrom der hinteren unteren Kleinhirnarterie	A. cerebelli inf. post.	Hemiataxie, Dysmetrie, Lateropulsion, Dysdiadochokinese, Nystagmus, Heiserkeit, Dysphagie	Dissoziierte Sensibilitätsstörung
Basilarissyndrome			
Basilarisspitzensyndrom	Basilarisverschluss auf Mittelhirnniveau	Symptome meist bilateral: Okulomotorikstörungen, Hemianopsie, kortikale Blindheit, Pupillenstörungen, Mittelhirnsyndrome, Parinaud-Syndrom, Verwirrtheit, Gedächtnisstörung (durch Thalamusbeteiligung), Tetraparese	
Syndrom der mittleren A. basilaris	Pontomedulläre Basilaris	Hemiparese, Tetraparese, Nystagmus, Locked-in-Syndrom, Hörstörung	
Kaudales vertebrobasiläres Syndrom	Intradurale Vertebralis uni- oder Bilateral, kaudale Basilaris	Wallenberg-Syndrom, bilaterale Nn.-IX-XII-Lähmungen, Dys-, Anarthrie, Schluckstörung, Ataxie, Nystagmus, Atemlähmung, Koma	

die Erweiterung der Temporalhörner sowie die Kompression des vierten Ventrikels.

A. basilaris

Verschlüsse der aus der BA entstammenden großen und kleinen Arterien führen zu vielfältigen Symptomen, abhängig vom jeweiligen Hirnstammbezirk. Die Symptome, die bei Durchblutungsstörungen des Hirnstamms entstehen, sind charakterisiert durch bilaterale und gekreuzte klinische Symptome. Dabei können ipsilateral Hirnnervenlähmungen und kontralateral Symptome der langen Bahnen auftreten (◘ Tab. 5.5). Die Blickmotorik kann bei ausgedehnten Hirnstamminfarkten stark beeinträchtigt sein. Ein- oder doppelseitige horizontale Blickparesen, ein- oder doppelseitige internukleäre Ophthalmoplegie, Abduzensparese, nukleäre oder infranukleäre Okulomotoriusparese und die Kombination von horizontaler Blickparese und internukleärer Ophthalmoplegie (Eineinhalb-Syndrom) können auftreten. Die vertikale Okulomotorik ist seltener betroffen.

Kleinhirninfarkte führen oft zu einer Ocular-tilt-Reaktion mit Kopfschiefhaltung zur geschädigten Seite und Achsabweichung der Augen (»skew deviation«).

Die Symptomatik des Verschlusses der **A. cerebelli inferior anterior** ist uncharakteristisch, da auch das von ihr versorgte Territorium sehr variabel ist. Zeigeataxie, horizontaler Nystagmus zur Gegenseite, ipsilaterales Horner-Syndrom und

Facharztbox

Wallenberg-Syndrom

In etwa 50% der Fälle geht aus der PICA eine Arterie hervor, die den dorsolateralen Teil der Medulla oblongata versorgt. In anderen Fällen entspringt diese Arterie direkt der VA oder der proximalen BA. Der embolische oder lokal thrombotische Verschluss dieses kleinen Gefäßes führt zum Wallenberg-Syndrom. In seiner klassischen Konstellation ist es relativ selten, Varianten sind jedoch häufig. Symptome: kontralateral am Körper dissoziierte Sensibilitätsstörung für Temperatur und Schmerz, ipsilateral Horner-Syndrom, dissoziierte Sensibilitätsstörung im Gesicht, Paresen der Hirnnerven IX und X sowie Hemiataxie. Fakultativ Dysphagie, Dysarthrophonie, Doppelbilder (bei Abduzenskernläsion), Schwindel und Nystagmus, zum Teil vertikal, zum Teil horizontal mit rotierender Komponente. Eine Hemiparese oder Pyramidenbahnzeichen gehören nicht zu diesem Syndrom.

eine kontralaterale (dissoziierte) Sensibilitätsstörung wurden beschrieben. Der Verschluss der **oberen Zerebellararterien** führt zum Kleinhirnwurminfarkt mit Störung von Stand und Gang, aber nur gering ausgeprägter Ataxie. Nystagmus ist selten.

Basilaristhrombose

Der akute Verschluss der A. basilaris hat eine besonders schlechte Prognose. Sie kann in verschiedenen Abschnitten verschlossen sein. Die unterschiedlichen Lokalisationen unterscheiden sich in den klinischen Symptomen und der Ätiologie des Verschlusses.

Kaudale vertebrobasiläre Thrombose Meist arteriosklerotisch bedingt, kommt es bei dieser Thrombose zu ausgedehnten, oft bilateralen Funktionsstörungen mit Ausfall der kaudalen Hirnnerven, sensibler Bahnen, schwerer Ataxie und Hemi- oder Tetraparese. Initial sind die Patienten nicht bewusstlos.

Ein- oder doppelseitige Kleinhirninfarkte können hinzutreten. Die Thrombose kann sich weiter über den Zusammenfluss der beiden VA in die mittlere BA ausdehnen. Auch Embolien von hier in die Basilarisspitze kommen vor.

Syndrom der mittleren Basilaris Hier ist eine Tetraplegie durch bilaterale pontine Infarkte charakteristisch. Das in ▶ Kap. 2.16 beschriebene Locked-in-Syndrom kann auftreten. Ursache ist meist eine hochgradige Arteriosklerose mit zusätzlicher Thrombose und Verschluss der perforierenden Arterien. Diese beiden Verschlussformen neigen nach erfolgreicher Rekanalisierung zur Re-Okklusion, ein Problem, das man gut von den Koronararterien kennt, das aber sonst bei Verschlüssen der Hirngefäße (wegen der häufigen embolischen Genese) kaum vorkommt.

Asymptomatische und mild symptomatische Stenosen der mittleren Basilaris kommen vor und haben eine deutlich bessere Prognose. Dann handelt es sich um eine eher gutartige Arteriosklerose ohne komplizierende Ruptur mit akutem thrombotischen Verschluss.

Verschluss der Basilarisspitze Dieser ist meist embolisch bedingt (Basilarisspitzenembolie). Die Patienten werden oft früh bewusstlos, haben Okulomotorik- und Pupillenstörungen sowie Sehstörungen (Hemianopsie oder kortikale Blindheit). Fast immer sind die beiden PCA und die thalamoperforierenden Arterien betroffen. Beim Basilarisverschluss über mehrere Segmente treten die Symptome kombiniert auf.

> **Der akute Verschluss der A. basilaris ist lebensbedrohlich. Unbehandelt liegt die Sterblichkeit bei 80%.**

A. cerebri posterior

Aus dem proximalen Anteil der PCA entspringen einige Arterien (A. choroidea posterior, Aa. thalamoperforantes anterior und posterior) die Thalamus, Corpus geniculatum laterale und obere Hirnstammanteile versorgen. Verschlüsse dieser Arterien führen bei Thalamusinfarkten zu vielfältigen Symptomen mit Apathie, Desorientiertheit, Aspontaneität, homonymer Hemianopsie zur Gegenseite, Hemineglect, Hemiataxie sowie Gedächtnisstörungen, Blickparesen und Okulomotorikstörungen. Bei Posteriorteilinfarkten kann, wenn obere Anteile betroffen sind, auch eine Quadrantenanopsie nach unten entstehen.

Bilaterale Posteriorverschlüsse

Wenn beide PCA betroffen sind, resultiert eine **kortikale Blindheit**. Letztere ist deshalb von Bedeutung, weil viele Patienten sie nicht bemerken (Anosognosie) und verwirrt wirken. Die klinische Symptomatik ist relativ typisch: Unbewusst orientieren sich die Patienten an der Richtung des gesprochenen Wortes und »schauen durch den Untersucher hindurch«. Sie sehen die ausgestreckte Hand nicht, finden sie aber mit Suchbewegungen. Konfabulationen und Halluzinationen können vorkommen. Das Syndrom ist gelegentlich eine vorübergehende Komplikation nach Angiographien, speziell kardialen Angiographien mit hoher Kontrastmittelmenge.

Subclavian-Steal-Syndrom

▶ Facharztbox.

5.6.3 Klinische Besonderheiten bei Dissektionen

Allgemeine Symptome Das Spektrum der Symptome ist breit. Es reicht von monosymptomatischen Schmerzen im vorderen Halsdreieck (Differenzialdiagnose Karotidodynie, ▶ Kap. 16.5) über ein ipsilaterales Horner-Syndrom (Läsion des Halssympathikus in der Umgebung der ICA), kaudale Hirnnervenläsionen, vor allem von Nn. VIII und X bis hin zu

Facharztbox

Subclavian-Steal-Syndrom

Es kann bei Stenosen bzw. Verschlüssen der A. subclavia proximal vom Abgang der A. vertebralis oder des Truncus brachiocephalicus auftreten. Da die A. subclavia nicht mehr genügend Blut erhält, kehrt sich der Blutstrom in der betreffenden A. vertebralis um. Über diese Strömungsumkehr wird der ipsilaterale Arm versorgt (◻ Abb. 5.15a,b). Die verminderte Blutversorgung löst während der Muskelarbeit im betroffenen Arm Schmerzen aus. Das Anzapfen des Basilariskreislaufs reicht dabei nicht immer für die O_2-Versorgung des Arms aus, so dass dieser rasch ermüdet.

Immer besteht eine Blutdruckdifferenz zwischen beiden Armen. Oft ist der betroffene Arm pulslos. Nur selten kommt es zu fluktuierenden hämodynamischen Hirnstammsymptomen (Schwindel, Nystagmus, Doppelbilder, kurze Bewusstlosigkeit bei angestrengter Armarbeit). Die Diagnose ist bei rezidivierender, belastungsabhängiger Brachialgie, besonders nach Überkopfarbeit, einseitiger Pulsabschwächung und einer Blutdruckdifferenz über 25 mmHg systolisch klinisch sehr wahrscheinlich und wird mit Neurosonographie und Angiographie bestätigt.

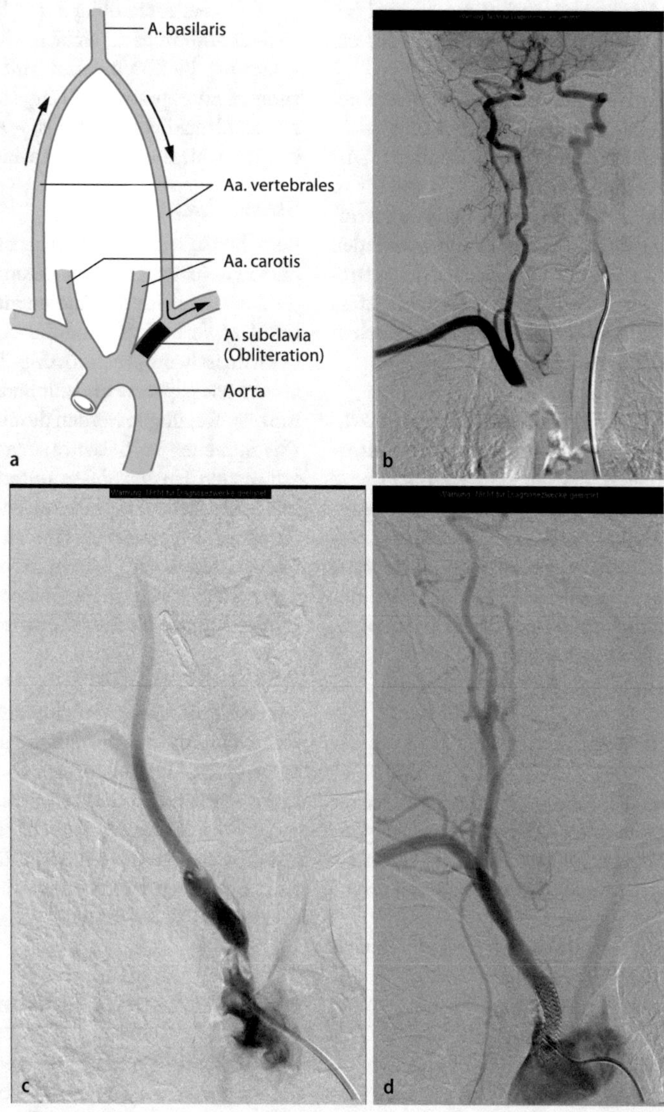

◻ **Abb. 5.15a–d Subklavia-Anzapf-Syndrom. a** Schematische Darstellung der Fluss- und Kollateralverhältnisse bei proximaler Subklaviastenose (links) und Subklavia-Anzapf-Syndrom. **b-d** Subclavian-Steal-Syndrom bei Stenose des rechten T. brachiocephalicus mit Füllung der rechten A. vertebralis und A. subclavia bei Injektion in die linke A. vertebralis (**b**). Nach Beseitigung der Stenose durch einen Stent (**c**) kommt es zu einem anterograden Fluss in die rechte A. vertebralis (**d**)

den Fernsymptomen eines sekundären ischämischen Infarkts in Folge von Embolien und (seltener) hämodynamischer Dekompensation.

Dissektionen können zu hämodynamisch bedingten Infarkten (selten) und zu embolischen Infarkten (häufig) führen. Oft heilen sie ohne Restsymptome aus, sie können aber auch zum permanenten Verschluss führen. Emboliegefährdet sind Patienten, bei denen die Dissektion über lange Zeit mit deutlicher Gefäßinnenwandunregelmäßigkeit oder Pseudoaneurysmen bestehen bleibt.

Karotisdissektion Bei traumatischen und spontanen Karotisdissektionen finden sich oft lokale Symptome (Horner-Syndrom, Hypoglossusparese), die durch das Gefäßhämatom druckbedingt entstehen. Die Symptomatik kann hierauf beschränkt bleiben. Fast immer werden Schmerzen an der betroffenen Halsseite berichtet.

Bei etwa der Hälfte der Patienten treten Symptome eines Mediainfarkts auf. Der Schweregrad ist variabel und reicht von TIA bis zum kompletten, raumfordernden Infarkt. Dissektionen können auch mehrere Gefäße betreffen; bei bis zu 15% der Patienten sind simultan mehrere Hirngefäße betroffen, in Einzelfällen können auch alle vier hirnversorgenden Arterien betroffen sein. Dissektion können wiederholt auftreten, wobei dasselbe Gefäß nur sehr selten mehrfach betroffen wird. Die Angaben zum Rezidivrisiko schwanken zwischen 1%/Jahr und 2% im ersten Quartal.

Vertebralisdissektion Vertebralisdissektionen im intrakraniellen Segment können eine Subarachnoidalblutung verursachen. Häufiger ist aber auch hier der schwere lokalisierte Nackenkopfschmerz (ipsilateral zur Dissektion) sowie Symptome, die denen eines embolischen Kleinhirnarterien-, Posterior- oder Basilarisverschlusses entsprechen. Die Symptome können auch nur flüchtig sein. Bilaterale Dissektionen der Vertebralarterien sind nicht selten Ursache des tödlichen Ausgangs von schweren Verkehrsunfällen.

5.6.4 Lakunäre Infarkte

Lakunäre Läsionen treten als Folge mikroangiopathischer Veränderungen der perforierenden Arterien (Rami ad pontem, Thalamusarterien, Basalganglienarterien) auf. Wenn die Brücke betroffen ist, können rein motorische Halbseitensyndrome entstehen.

Es gibt einige relativ typische **lakunäre Symptome und Syndrome** wie

- die rein motorische Hemisymptomatik,
- die rein sensible Halbseitensymptomatik,
- die ataktische Hemiparese oder
- das Dysarthria-clumsy-hand-Syndrom.

Dennoch sollte man lakunäre Infarkte nur diagnostizieren, wenn sich der Verdacht in CT oder MRT bestätigt.

5.6.5 Multiinfarktsyndrome

Subkortikale arteriosklerotische Enzephalopathie (SAE)

Die SAE (M. Binswanger) ist pathologisch-anatomisch durch viele lakunäre Infarkte in Stammganglien und Hirnstamm in Kombination mit einer vakuolären Demyelinisierung des Marklagers beider Hemisphären mit diffuser periventrikulärer Dichteminderung im CT gekennzeichnet.

Neuropathologische Untersuchungen sprechen dafür, dass die großen, konfluierenden Entmarkungen im Marklager über eine Hyalinisierung der Arteriolen ischämisch bedingt sind. Die Abnahme des Perfusionsdrucks wird für die ischämischen Läsionen verantwortlich gemacht.

Oft, aber nicht obligat und häufig erst bei mehrjährigem Verlauf kommt es zu einer intellektuellen und affektiven Nivellierung in Kombination mit neuropsychologischen Störungen. Eine apraktische Gangstörung (Differenzialdiagnose: Normaldruckhydrozephalus; ▶ Kap. 26.6) ist häufig. Die SAE ist die wichtigste Form der vaskulären Demenz.

Status lacunaris

Beim Status lacunaris des Hirnstamms liegen multiple, lakunäre Erweichungen im mittleren und unteren Hirnstamm vor, die die Bahnen für die unteren motorischen Hirnnerven lädieren. Der Verlauf ist schubweise. Neurologisch kommt es zur dysarthrischen Sprechstörung, Heiserkeit, Zungenlähmung, Gaumensegelparese und zur Steigerung des Masseterreflexes. Einzelbewegungen werden durch Massenbewegungen ersetzt. Das Sprechen ist heiser, mangelhaft artikuliert, häufig von schwachen Hustenstößen unterbrochen. Die Patienten verschlucken sich häufig. Dieses Syndrom wird auch Pseudobulbärparalyse genannt (▶ Kap. 33.4) Charakteristisch ist auch das Auftreten von pathologischem Lachen und Weinen. Bei den Patienten mit diesen Symptomen findet man computertomographisch die morphologischen Kriterien der SAE.

Amyloidangiopathie

Die zerebrale Amyloidangiopathie ist mehr durch kortexnahe kleine Blutungen (Mikroblutungen), und manchmal katastrophale große Lobärblutungen als durch kortikale Infarkte gekennzeichnet. Die Gefäße werden durch die Ablagerung von β-Amyloid (▶ Kap. 26.2) geschädigt. Dennoch kann die Manifestation schwer von einer Multiinfarktdemenz getrennt werden. Ischämien treten zudem bei der seltenen β-Amyloid-assoziierten Vaskulitis auf.

5.6.6 Vaskulitische Infarkte

Eine Vaskulitis im Zentralnervensystems kann Ausdruck einer systemischen Autoimmunkrankheit (häufig) und einer isolierten erregerbedingten (Lues, Borreliose, Tuberkulose) oder anderen autoimmunen Erkrankung im ZNS (selten) sein. Häufig betroffen sind die PCA, ACA und MCA, meist multilokulär.

5.7 Apparative Diagnostik

Peter Ringleb, Roland Veltkamp und Werner Hacke

Apparative Voraussetzungen Diagnostik und Therapie der zerebrovaskulären Krankheiten verlangen heute gezielte und qualitativ hochwertige apparative Diagnostik. Zu den **Mindestvoraussetzungen** gehören:

- ein 24 h pro Tag verfügbares und sachkundig betreutes Computertomographiegerät (CT),
- eine kompetente Ultraschalldiagnostik,
- ein normal ausgestattetes biochemisches Labor (einschließlich Liquordiagnostik),
- internistisch/anästhesiologische Konsiliarversorgung und
- eine neurochirurgische Abteilung in der Nähe.

Wünschenswert sind ein Magnetresonanztomographiegerät und die Möglichkeit der Angiographie als konventionelle digitale Subtraktionsangiographie und die MR- oder CT-Angiographie. Die einzelnen diagnostischen Methoden sind in ► Kap. 3 dieses Buches detailliert besprochen worden. Hier geben wir nur Hinweise zum Ablauf und Zeitpunkt der Untersuchungen und auf besondere Befunde und Techniken, die für Schlaganfallpatienten relevant sind.

5.7.1 Computertomographie (CT)

Auch wenn andere moderne Bildgebungstechniken eine umfassendere und sensitivere Diagnostik bei akuten Schlaganfällen erlauben, ist die CT aufgrund ihrer Verbreitung nach wie vor die wichtigste diagnostische Maßnahme beim Schlaganfall, insbesondere innerhalb der ersten 4,5 h.

Die CT ermöglicht die Diagnose intrakranieller Blutungen und häufig auch den Nachweis früher ischämischer Läsionen. Aussagen über Ort, Art, Alter und Ausdehnung des Infarkts, die Identifikation früher Infarktzeichen bei schweren, schlecht kollateralisierten Ischämien, den Nachweis älterer Infarktnarben und die Abgrenzung von anderen pathologischen intrakraniellen Befunden sind möglich (► Facharztbox: Zeitliche Entwicklung der Infarkte im CT).

CT-Angiographie Heute kombiniert man meist die CT mit der kontrastmittelgestützten CT-Angiographie (CTA, ► Kap. 3.3), mit der die Darstellung kleinerer Gefäßstrukturen (bis 2 mm) und der leptomeningealen Kollateralisierung gelingt. ◘ Abb. 5.20 zeigt die CTA eines proximalen Mediaverschlusses der linken A. cerebri media in 3D-Rekonstruktion vor und nach Lysetherapie. Der Hauptvorteil für die Akutbehandlung des Schlaganfalls liegt in der Geschwindigkeit der Untersuchung, der geringen Invasivität und der Möglichkeit der flexiblen, dreidimensionalen Darstellung aus beliebigen Blickwinkeln. Diese Technik kann auch indirekte Aussagen über Kollateralisierung und Perfusionsausfall liefern.

Perfusions-CT (PCT) Während der Passage eines Kontrastmittelbolus können dynamische CT-Bilder erfasst werden, aus denen funktionelle Parameterbilder des zerebralen Blutvolumens (CBV), zerebralen Blutflusses (CBF) oder der Zeit

---

Facharztbox

Zeitliche Entwicklung der Infarkte im CT

Für die Akutdiagnostik sind die Informationen, die sich aus der zeitlichen Entwicklung der Infarkte ergeben, von größter Bedeutung.

In den ersten Stunden. In Abhängigkeit vom Ort des Gefäßverschlusses und dem Grad der Kollateralen können frühe Infarktzeichen bei Territorialinfarkten schon in den ersten 2–6 h nach Symptombeginn gefunden werden. Frühe Infarktzeichen (◘ Abb. 5.16) sind:

- Thrombuskontrast im betroffenen Gefäß (hyperdenses Mediazeichen, ◘ Abb. 5.16a). Hierbei handelt es sich genau genommen nicht um ein Infarktzeichen, sondern den CT-Nachweis eines Thrombus in einer Hirnarterie,
- frühe Hypodensität (◘ Abb. 5.16b)
- Verlust der Differenzierung von grauer und weißer Substanz auf Basalganglien- oder Kortexniveau (◘ Abb. 5.16c).

Die frühen Infarktzeichen können sehr umschrieben oder ausgedehnt, z. B. auf das ganze Mediaterritorium bezogen sein. Das Erkennen ausgedehnter früher Infarktzeichen ist wichtig, da solche Patienten nicht mit thrombolytischer Therapie behandelt werden sollten.

Nach Stunden bis Tagen. In den folgenden Stunden und Tagen demarkiert sich dann der Infarktbezirk. Er wird zunehmend dichtegemindert und lässt die genaue anatomische Lokalisation klarer erkennen. Größere Infarkte können durch Ödementwicklung anschwellen und einen raumfordernden Effekt haben (◘ Abb. 5.17). Kompression der Liquorräume bei einem raumfordernden Kleinhirninfarkt kann zum okklusiven Hydrozephalus führen (◘ Abb. 5.18). ◘ Abb. 5.19 zeigt einen einige Tage alten kompletten Mediainfarkt.

Nach mehreren Tagen. Nach einigen Tagen können die Infarkte durch Schädigung der Blut-Hirn-Schranke Röntgenkontrastmittel aufnehmen. Es gibt jedoch, außer bei der CT-Angiographie, keinen Grund, beim ischämischen Infarkt Kontrastmittel zu geben.

Fogging-Phase. Wenn der Infarkt etwa 10–18 Tage zurückliegt, führen Reparationsvorgänge im Infarktbezirk möglicherweise zu Dichteveränderungen, die den Infarkt verbergen können (Fogging-Effekt; »fog« = Nebel).

Nach Wochen. Erst danach, ab der 3. bis 4. Woche, demarkiert sich die definitive Infarktnarbe. Nach transitorisch-ischämischen Attacken sind bei etwa 1/3 der Patienten asymptomatische Infarktläsionen, z. T. kortikal, z. T. subkortikal zu erkennen. Dieses Phänomen ist bei der MRT noch häufiger.

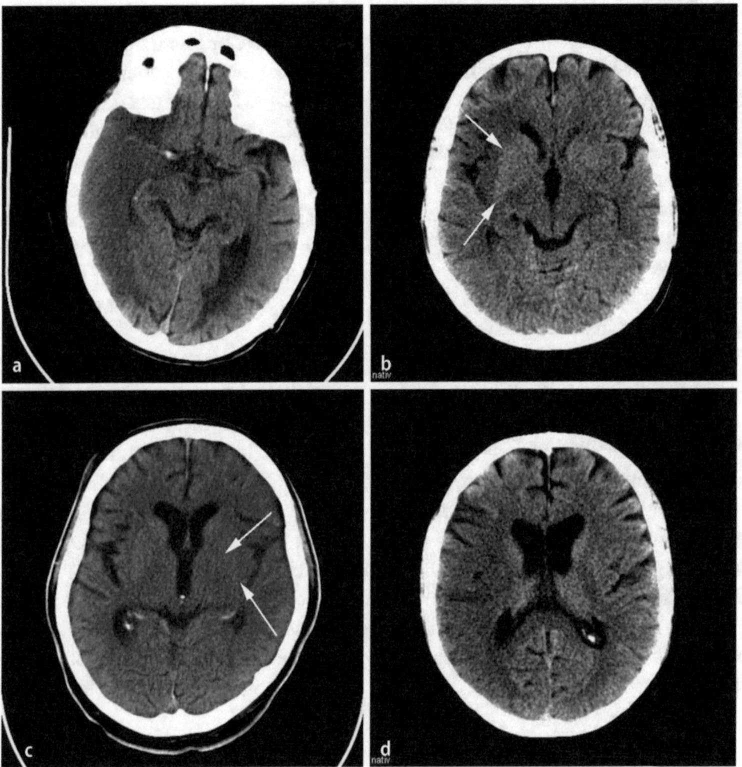

Abb. 5.16a–d Frühe Infarktzeichen im CT. a Kompletter Mediainfarkt re. mit hyperdensem Thrombus in der proximalen A. cerebri media. **b** Frühe kortikale Ischämiezeichen rechts in der Insel sowie im frontalen Operculum (Pfeile). **c** Stammganglieninfarkt links mit verwaschenem Linsenkern und N. caudatus links (Pfeile). **d** Ausgedehnte frühe Infarktzeichen mit fehlender Differenzierbarkeit von Kortex und weißer Hirnsubstanz im rechten Mediastromgebiet

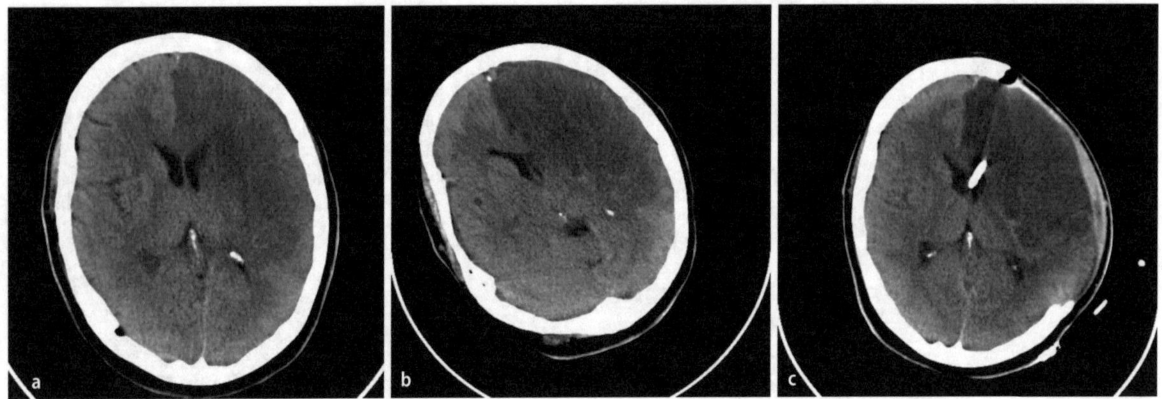

Abb. 5.17a–c Progrediente Ödementwicklung bei einem ischämischen Infarkt. Zwischen den beiden CT (**a,b**) liegen 36 h. Man sieht schon initial die erhebliche raumfordernde Wirkung des Infarkts, die von der ersten zur zweiten Untersuchung noch massiv zunimmt. Der Seitenventrikel ist komprimiert, es liegt eine deutliche Mittellinienverlagerung vor. **c** Nach Dekompression geht der raumfordernde Effekt auf die Mittelstrukturen zurück, die Ausdehnung erfolgt nach außen

zum Kontrastmittelpeak (TTP) generiert werden können (Abb. 5.21). Von der Perfusionstechnik her ist das PCT der PWI ebenbürtig, von Nachteil ist die der CT und CTA folgende zusätzliche Strahlenbelastung. Mit den CT-Scannern der neuen Generation (bis zu 256-Zeiler und mehr) werden Qualität und Geschwindigkeit der Darstellung immer besser. Wie bei der CTA wird auch bei der PCT jodhaltiges Kontrastmittel verwendet. In der Akutsituation müssen zwischen Nutzen und Risiko einer KM-Gabe abgeschätzt werden.

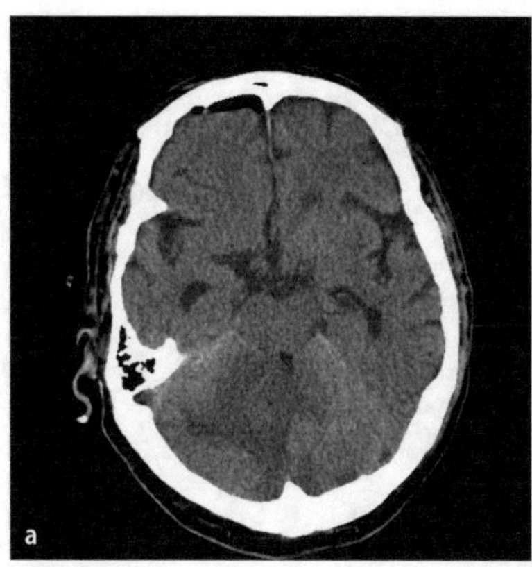

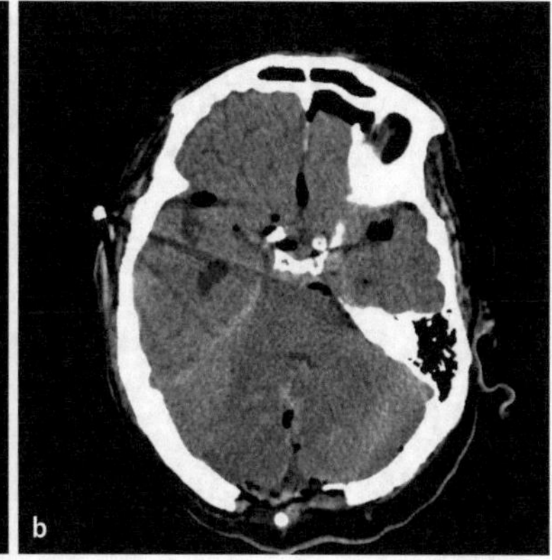

◘ Abb. 5.18a,b Raumfordernder Kleinhirninfarkt. a Infarkt der A. cerebelli inferior posterior rechts mit Kompression des Hirnstamms, Verlegung des Aquädukts und Erweiterung der Temporalhörner als Ausdruck der zunehmenden Liquorabflussstörung (Hydrocephalus occlusus) **b** Nach dekompressiver Operation ist die raumfordernde Wirkung weniger ausgeprägt, der 4. Ventrikel wieder entfaltet und die Erweiterung der Temporalhörner reversibel

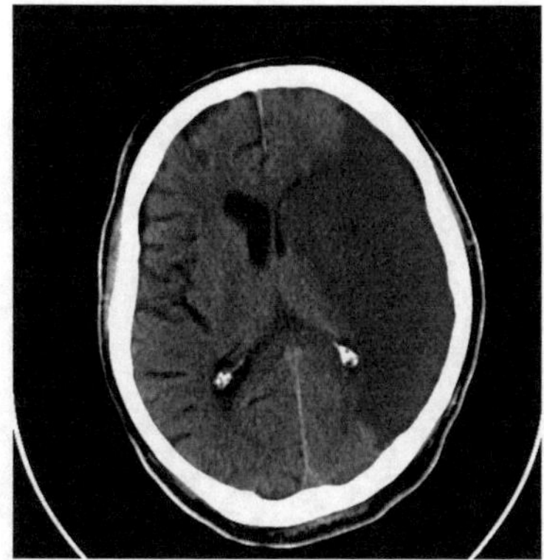

◘ Abb. 5.19 Kompletter Mediainfarkt, etwa drei Tage alt mit schon deutlicher Raumforderung und Verlagerung der Mittellinie

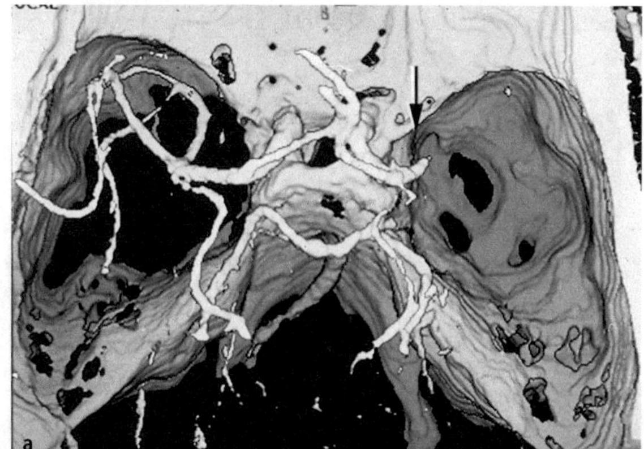

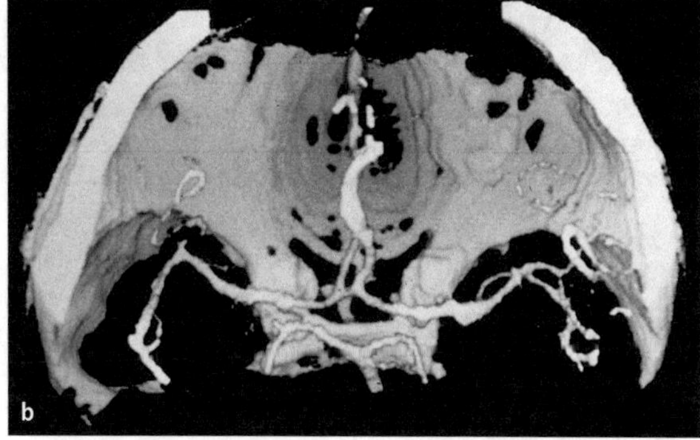

◘ Abb. 5.20a,b CT-Angiographie. a 3D-rekonstruierte CT-Angiographie eines proximalen A.-cerebri-media-Verschlusses auf der linken Seite. Man erkennt den Abbruch des Gefäßes (*Pfeil*). **b** Nach thrombolytischer Therapie Reperfusion des verschlossenen Gefäßes. (Mit freundlicher Genehmigung von R. von Kummer, Dresden)

Infarktmuster Einzelne Infarktmuster sind typisch für eine bestimmte Ätiologie:

- Der komplette, meist raumfordernde Mediainfarkt (◘ Abb. 5.17, ◘ Abb. 5.19) mit Beteiligung der Basalganglien kommt nur beim embolischen, nichtkollateralisierten Verschluss der distalen ICA (Karotis-T) oder der proximalen Media vor.
- Sitzt der Mediaverschluss hinter dem Abgang der lentikulären Gefäße, entsteht der Mediainfarkt unter Aussparung der Basalganglien.
- Der isolierte Basalganglieninfarkt ist charakteristisch für die embolische oder arteriosklerotische Verlegung der Abgänge der lentikulostriären Gefäße bei guter leptomeningealer Anastomosierung (◘ Abb. 5.12f).
- Doppelseitige Posteriorinfarkte (◘ Abb. 5.22c) sind fast immer Folge einer Embolie in die Basilarisspitze, bei der es auch zu doppelseitigen Thalamusinfarkten und Infarkten im Mittelhirn kommen kann (◘ Abb. 5.22b).
- Kleinhirninfarkt (◘ Abb. 5.18) und Infarkte im Hirnstamm sind charakteristisch für den intrakraniellen Vertebralisverschluss (◘ Abb. 5.23, hier wegen besserer Auflösung im MRT dargestellt).
- Multiple Lakunen und ischämische Dichteminderung im Marklager (◘ Abb. 5.13b) kommen bei hypertensiver (SAE) oder genetisch bedingter Mikroangiopathie vor.

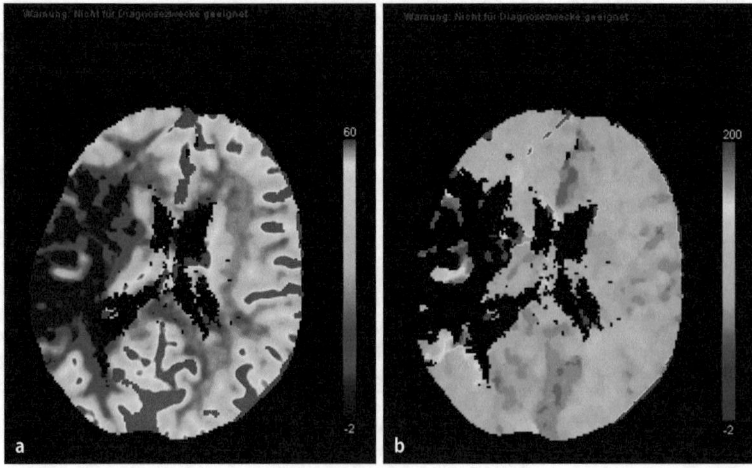

Abb. 5.21a,b CT-Perfusion. Darstellung von Blutvolumen (**a**) und »time to peak« (**b**) bei Karotisverschluss rechts. Im zentralen Mediastromgebiet rechts ist das zerebrale Blutvolumen (**a**, *violett*) in den zentralen Anteilen des Mediastromgebiets deutlich erniedrigt, als Ausdruck einer Perfusionsstörung im gesamten Karotisstromgebiet rechts kommt es zu einem deutlich verzögerten Anfluten des Kontrastmittels im Anterior- und Mediastromgebiet rechts (*grün*)

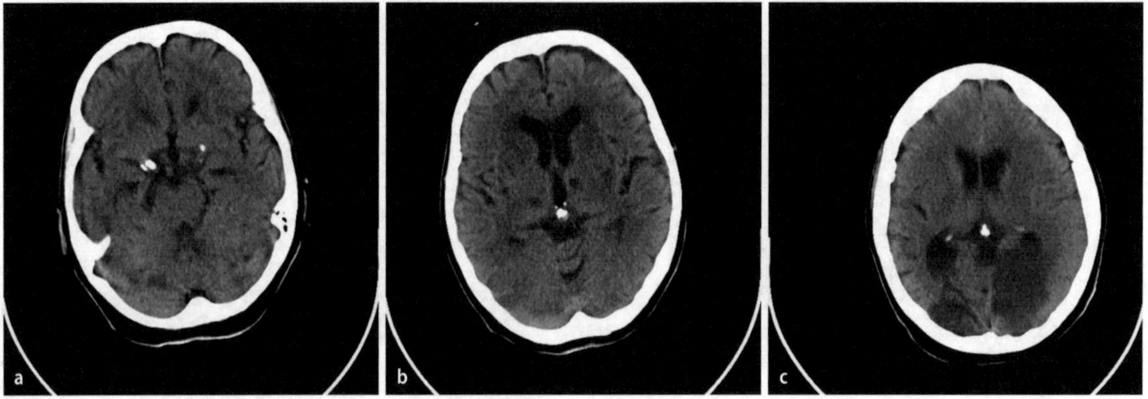

Abb. 5.22a–c Läsionsmuster nach Basilarisembolie. a Bilaterale, multilokuläre Kleinhirninfarkte durch passageren Verschluss verschiedener Kleinhirnarterien. **b** Bilaterale posteriore Thalamusinfarkte durch Verschluss (auch meist passager) der perforierenden Arterien zum Thalamus aus der Basilarisspitze und den proximalen PCA. **c** Bilaterale, ausgedehnte Posteriorinfarkte durch Verschluss beider PCA

Der Schlaganfallpatient wird nach allgemeinmedizinischer Stabilisierung und Notfallversorgung praktisch immer zuerst computertomographisch, manchmal auch mit der MRT untersucht. Nur bei wenig bedrohlichem klinischem Bild kann die neurosonologische Untersuchung am Anfang der diagnostischen Kette stehen.

5.7.2 Magnetresonanztomographie (MRT)

Die MRT ist der CT in den meisten Fällen überlegen, allerdings bedeutet dies nicht, dass man sie auch immer unbedingt einsetzen muss. Bei subakuten ischämischen Läsionen in der vorderen Zirkulation ist die CT ausreichend aussagekräftig. Dies wird anders, wenn es sich um Hirnstamminfarkte handelt (Abb. 5.23). Hier ist das Auflösungsvermögen der MRT wegen geringerer Artefaktanfälligkeit besser. Trotzdem muss nicht jeder Patient mit einem typischen klinischen Zeichen eines Hirnstamminfarkts und fehlendem CT-Befund noch mit der MRT untersucht werden. Auch aus Kostengründen sollte sie in der Akutsituation auf unklare Fälle, in denen vom Ergebnis der Untersuchung therapeutische Konsequenzen zu erwarten sind, bei unklarem Zeitfenster und bei Ischämien in der hinteren Zirkulation, beschränkt bleiben. Des Weiteren sollte man nicht vergessen, dass es immer noch viele Patienten gibt, die aus verschiedenen Gründen nicht im MR untersucht werden können. Herzschrittmacher, Phobien, Metallimplantate unklaren Alters und Materials oder vitale Überwachungsnotwendigkeit bei Schwerstkranken sind Beispiele hierfür.

Blutanteile verändern zeit- und stoffwechselabhängig ihr Signal in verschiedenen MR-Sequenzen, was eine zeitliche

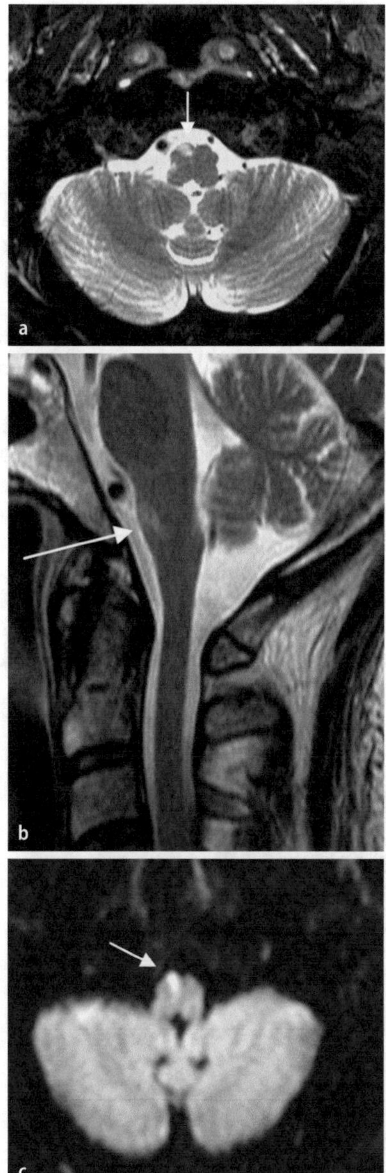

Abb. 5.23a–c MR-Darstellung eines kleinen medullären Infarkts In axialer (a), sagittaler (b) T2- und in der diffusionsgewichteten Darstellung (c). Die Infarktläsion ist mit Pfeilen gekennzeichnet

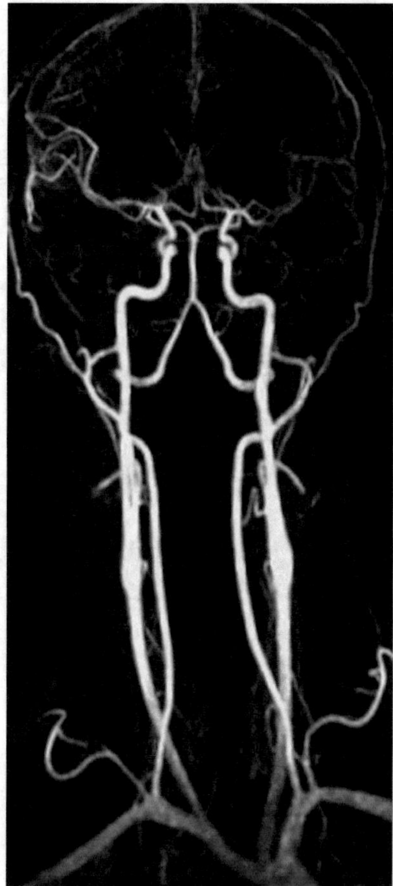

Abb. 5.24 MRA. Time-of-flight-Angiographie vom Aortenbogen und den hirnversorgenden Gefäßen einschließlich des Circulus arteriosus Willisii. Normalbefund

Einordnung von Blutungen erlaubt. Entgegen früherer Annahmen ist die CT der MRT bei akuten Blutungen nicht überlegen, bei Einsatz blutsensitiver Sequenzen (T2*, SWI) ist die Sensitivität der MRT sogar deutlich – manchmal verwirrend – höher.

MR-Angiographie Die MR-Angiographie (MRA) beruht auf einer weiteren Analyse der Flusssignale und gibt exzellente Darstellungen der extra- und intrakraniellen Gefäße (Abb. 5.24 und Abb. 5.25). Zwar werden der Stenosegrade eher überschätzt, und hochgradige Stenosen können als Verschlüsse erscheinen, dennoch ist die MRA eine schonende, nicht invasive Methode bei Patienten, denen man eine konventionelle Angiographie (noch) nicht zumuten will. Sie eignet sich auch für die Suche nach größeren Aneurysmen oder bei Verdacht auf Sinusvenenthrombose (**MR-Venogramm**). In Abhängigkeit der Fragestellung werden verschiedene MRA-Techniken angewandt, am häufigsten wird die ToF-MRA (**Time-of-flight-Angiographie**) verwendet. Noch besser in der Auflösung ist die **kontrastunterstützte Phasenkontrast-MRA** (CE-MRA).

Diffusions-MRT und Perfusions-MRT Diese Sequenzen (Abb. 5.26) können früh ischämische Areale sichtbar machen und möglicherweise auch Penumbra und definitiven Infarkt unterscheiden helfen. Bislang sind sie nur an großen Zentren Routinemethoden. Diffusionsgewichtete Sequenzen (DWI) und Perfusions-MR (PMR) und PWI stellen schließlich annäherungsweise den Infarktkern (DWI) und das minderdurchblutete Hirnareal (PMR) dar. Innerhalb der ersten 6–12 h nach Schlaganfallbeginn ist bei mehr als 80% der Patienten das auf PMR-Bildern gestörte Hirnareal größer als das

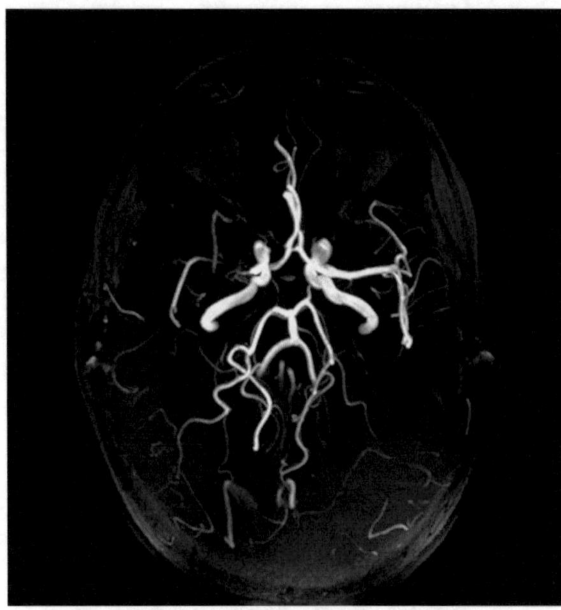

Abb. 5.25 Intrakranielle MRA. Time-of-flight-MR-Angiographie: MCA-Verschluss rechts

Areal auf DWI-Bildern. Das PMR-, aber nicht DWI-gestörte Hirnareal entspricht näherungsweise MR-morphologisch der ischämischen Penumbra (▶ Box im ▶ Abschn. 5.2). Der »MR«-Terminus für die Penumbra ist »PWI/DWI-Mismatch«.Durch ein optimiertes Protokoll und neue Hochfeldtomographen liegt die Untersuchungsdauer bereits deutlich unter 15 min. In dieser Zeit werden eine konventionelle morphologische Untersuchung, eine MR-Angiographie sowie Perfusions- und Diffusions-MRT-Darstellungen durchgeführt. Hat man mit dem Schlaganfall-MRT einen Schlaganfall derart charakterisiert, kann man in spezialisierten Zentren auch außerhalb rigider Zeitfenster Patienten mit einer potenziell rettbaren Penumbra identifizieren und behandeln, die sonst keiner weiteren Therapie zugänglich gewesen wären.

Bisher steht der Nachweis aus randomisierten Studien aus, dass die Anwendung von MRT-Techniken und die darauf basierende Selektion von Patienten für systemische oder lokale Therapiemaßnahmen das klinische Outcome verbessern hilft. So plausibel diese Theorie ist, in klinischen Studien ist die generelle Gültigkeit noch nicht bewiesen worden. Zwar hatte man in Pilotstudien (DIAS, DEDAS) eine Korrelation zwischen Mismatch und Lyseerfolg im späteren Zeitfenster (bis 9 h) gefunden, dieses Ergebnis konnte aber

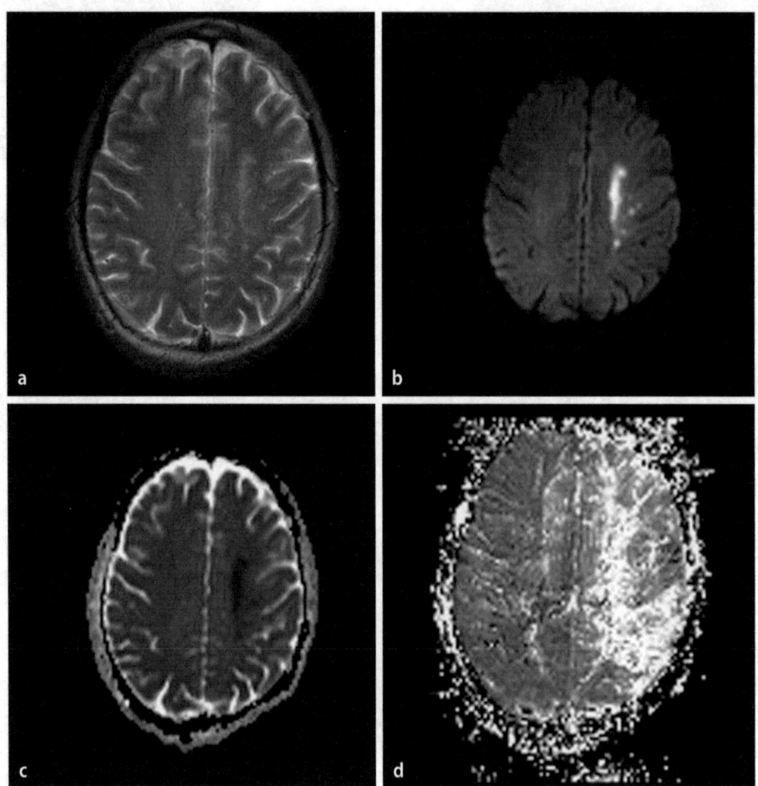

Abb. 5.26a–d Perfusions- und diffusionsgewichtete MRT. a Im T2-gewichteten Bild Nachweis einer perlschnurartig angeordneten Hyperintensität im frontoparietalen Marklager links als frühes Ischämiezeichen. **b** Im diffusionsgewichteten Bild kommt es in diesem Bereich zu einer Diffusionsrestriktion als Ausdruck eines zytotoxischen Ödems. **c** Das Ödem stellt sich auf den ADC-Bildern hypointens, d. h. dunklen Signalwerten dar. **d** Deutlich über dieses Areal hinaus geht die Perfusionsstörung in der perfusionsgewichteten MRT, welche das komplette Mediastromgebiet auf der linken Seite betrifft

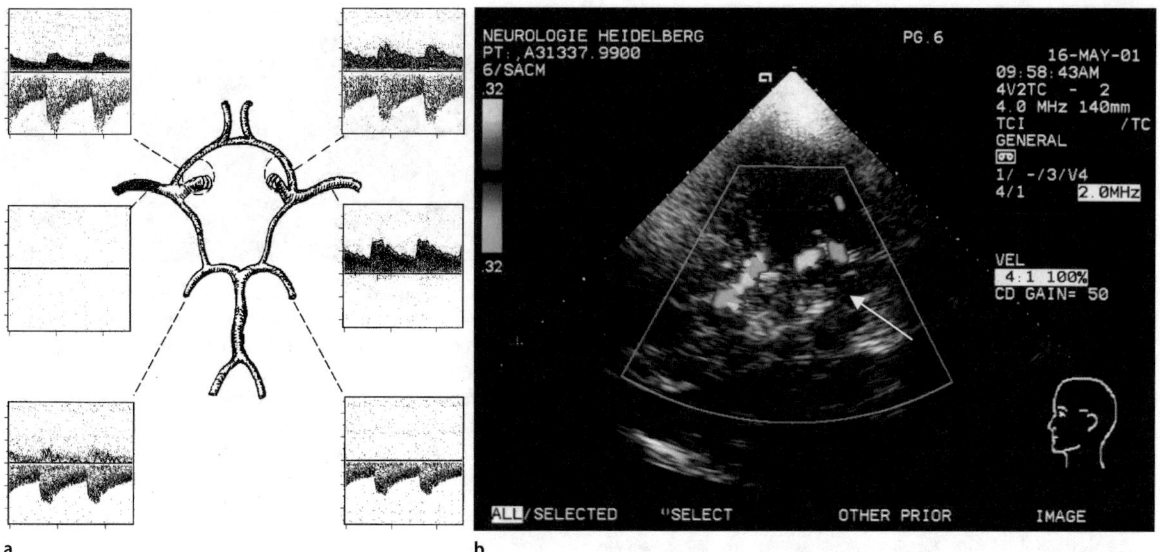

Abb. 5.27a,b Vaskuläre Ultraschalldiagnostik. **a** Transkranielle Dopplersonographie bei akutem Verschluss der linken A. cerebri media: Fehlendes Strömungssignal der linken A. cerebri media (ACM links) bei 50 mm Untersuchungstiefe. Die Darstellung der A. cerebri anterior (ACA links, Ausschlag nach oben) und A. cerebri posterior links (ACP links, Ausschlag nach oben) zeigt, dass das knöcherne Schallfenster gut ist. Man beachte die höhere Strömungsgeschwindigkeit der A. cerebri anterior und A. cerebri posterior links (Ausschlag nach unten) im Vergleich zu rechts als Hinweis auf einen leptomeningealen Kollateralkreislauf. **b** Duplexsonographische Darstellung eines Verschlusses der A. cerebri media links (*Pfeil*). Ein insuffizientes Schallfenster ist aufgrund der guten und regelrechten Darstellung der A. cerebri anterior und A. cerebri posterior ausgeschlossen

in den größeren DIAS-II- und DIAS-III-Studien nicht wiederholt werden. Zurzeit werden weitere Studien durchgeführt, in denen die Wertigkeit der MRT-basierten Lyse weiter evaluiert wird.

5.7.3 Ultraschall

Die Methoden der vaskulären Ultraschalldiagnostik sind in ► Kap. 3.4 detailliert dargestellt. Entsprechend dieser methodischen Gegebenheiten sind neurosonologische Verfahren hervorragend zur diagnostischen Abklärung in allen Phasen zerebrovaskulärer Erkrankungen geeignet. Hierfür ist allerdings notwendig, dass die Ultraschalldiagnostik schnell und zuverlässig rund um die Uhr mit hoher Expertise verfügbar ist. Wir besprechen hier den Einsatz der Ultraschalltechniken in Abhängigkeit vom Zeitpunkt der Untersuchungen.

Akutphase

In der Initialphase nach Beginn eines Hirninfarkts, in der es um unverzüglich durchzuführende therapeutische Maßnahmen geht, können neurosonologische Verfahren helfen, die primäre Frage nach dem Vorliegen eines intrakraniellen Gefäßverschlusses zu klären. Der **transkranielle Dopplersonographie** (TCD) und die **transkranielle Farbduplexsonographie** (TCCD) haben eine über 90%ige Sensitivität beim Nachweis intrakranieller Verschlüsse gezeigt. Dopplerkriterien, die für einen Verschluss der MCA sprechen, sind ein umschrieben fehlendes Signal trotz guter technischer Untersuchungsbedingungen, Reduktion der Strömungsgeschwindigkeit in zuführenden Gefäßabschnitten und ggf. Nachweis von Kollateralen (◻ Abb. 5.27a). Der dopplersonographische Nachweis distal gelegener MCA-Astverschlüsse (M2- oder M3-Abschnitt) ist problematischer; dafür sprechen eine im Seitenvergleich niedrigere Strömungsgeschwindigkeit in der proximalen MCA, ein fehlendes Signal im distalen Gefäßverlauf, und die Zunahme der Strömungsgeschwindigkeit in der A. cerebri anterior oder posterior. Schneller und zuverlässiger als mit der TCD können Verschlüsse der MCA mittels TCCD diagnostiziert werden, da man das B-Bild zur Orientierung verwenden und man die MCA in der Sylvischen Fissur aufsuchen kann (◻ Abb. 5.27b). Schwieriger ist der dopplersonographische Nachweis von Verschlüssen im vertebrobasilären Stromgebiet, hier liegt für den TCD die Sensitivität zum Nachweis eines Verschlusses der BA bei nur 60%. Im vertebrobasilären Bereich hat die CT-Angiographie eine deutlich höhere Sensitivität als die TCD und sollte hier bevorzugt werden; systematische Studien zur diagnostischen Wertigkeit der TCCD in der vertebrobasilären Strombahn in der Perakutphase stehen noch aus.

Im Vergleich zu den neuroradiologischen Verfahren haben die neurosonologischen Verfahren den Vorteil der höheren Verfügbarkeit und der Durchführbarkeit auch bei unruhigen Patienten, allerdings bei höheren Anforderungen an die persönliche Expertise des Untersuchers, oft höherer Untersuchungszeit und größeren Problemen mit der Befunddokumentation. Wegen der zunehmenden Verbreitung moderner CT-Scanner mit der Möglichkeit zur CTA hat die Bedeutung

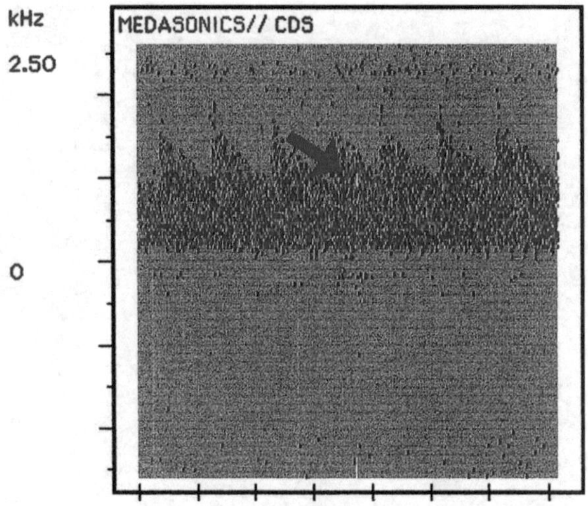

◘ Abb. 5.28 Emboliedetektion durch TCD. »High intensity transient signal« (*Pfeil* »HITS«) im Doppler-Frequenzspektrum als Zeichen einer klinisch stummen Mikroembolie aus einer kurz zuvor symptomatischer Karotisstenose. Das Emboliesignal liegt innerhalb des normalen Strömungsspektrums und hebt sich durch seine höhere Signalintensität sichtbar und deutlich hörbar davon ab. (Mit freundlicher Genehmigung von R. Winter, Heidelberg)

der neurosonologischen Verfahren in der Akutsituation in den letzten Jahren eher abgenommen.

Postakutphase

Die Anwendungsgebiete der neurosonologischen Verfahren in der Postakutphase liegen vor allem in der Überprüfung des Risikos und der Effektivität akuttherapeutischer und sekundärprophylaktischer Maßnahmen. TCD und TCCD sind sehr gut zur Überprüfung einer Rekanalisation oder Reokklusion geeignet, wegen der beliebigen Wiederholbarkeit dieser Untersuchungen besser als andere angiographische Verfahren. Mittels transkranieller Monitoringsysteme besteht die Möglichkeit einer semiautomatischen Detektion asymptomatisch zirkulierender Mikroembolien (◘ Abb. 5.28). Während die klinische Relevanz solcher asymptomatischer Mikroembolien noch nicht gänzlich geklärt ist, konnte gezeigt werden, dass die Anzahl der Emboliesignale nach der Operation einer symptomatischen Karotisstenose reduziert ist. Auch wurde eine deutliche Abnahme solcher Embolieartefakte nach Beginn einer suffizienten Thrombozytenaggregationshemmertherapie beschrieben.

Eine andere wesentliche in der Postakutphase zu klärende Frage ist die ätiologische Einordnung der Schlaganfallursache, da hiervon – auch früh zu treffende – sekundärprophylaktische Entscheidungen abhängig sind.

Extra-/intrakranielle Gefäßveränderungen Neurosonologische Verfahren können klare diagnostische Aussagen über das Vorliegen extra- oder intrakranieller Gefäßstenosen oder -verschlüsse liefern. Über das Stenoseausmaß hinaus können Informationen über die Beschaffenheit des zumeist arterio-

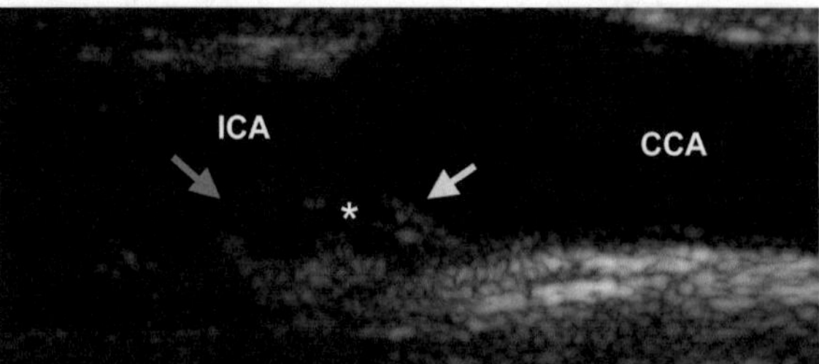

◘ Abb. 5.29 Plaquestruktur im B-Bild. Hochauflösender B-mode-Scan (13 MHz dynamic range linear transducer) einer heterogenen Plaque (Pfeile) der Karotisbifurkation (*CCA* A. carotis communis, *ICA* A. carotis interna). Die fibröse Grenzschicht zeigt proximal (*weißer Pfeil*) ein stärkeres Echo als distal (*grauer Pfeil*). Die Plaque zeigt eine weiche Oberfläche, die in das Lumen reicht. Unter der Plaqueoberfläche zeigt sich ein echoarmer Bezirk (*), der Lipideinlagerungen entspricht. (Mit freundlicher Genehmigung von S. Meairs, Mannheim)

sklerotischen Materials, seine Binnen- und Oberflächenstruktur gewonnen werden (◘ Abb. 5.29). Zum Nachweis eines kompletten Karotisverschlusses ist die Duplexsonographie unerlässlich. Außergewöhnliche Gefäßverläufe und subtotale Stenosen können in der Dopplersonographie als Verschluss fehlinterpretiert werden, die mittels der morphologischen Verfahren als solche rasch zu erkennen sind. Im extrakraniellen Duplex können auch flottierende Thromben dargestellt werden. Auch intrakranielle Stenosen sind unter der Einschränkung der Schallpenetration der Evaluation mit neurosonologischen Verfahren gut zugänglich. Die transkranielle Farbduplexsonographie hat im Vergleich zum TCD den Vorteil der leichteren Differenzierbarkeit einzelner Gefäßsegmente und der winkelkorrigierten Flussmessung. Bei ähnlich hoher Nachweissensitivität kann sie besser zwischen distalem Karotissiphon- und proximalen Mediastenosen sowie zwischen Mediaast- und distalen Mediahauptstammstenosen differenzieren.

Emboliequellen Als neurosonologisches Verfahren zur ätiologischen Einordnung ischämischer Schlaganfälle steht die TCD zur Detektion kardialer und pulmonaler Rechts-links-Shunts zur Verfügung (sog. **»PFO-Test«**). Ein positiver Befund ist in ◘ Abb. 5.30 dargestellt. Die Korrelation mit der transösophagealen Echokardiographie (TEE) ist hoch, möglicherweise erhöht die simultane oder additive Anwendung beider Verfahren die Sensitivität.

5.7.4 Angiographie

Die Angiographie (► Kap. 3.3) sollte in selektiver, digitaler Subtraktionstechnik (DSA) ausgeführt werden. Die alleinige Aortenbogendarstellung, die retrograde Brachialisangiographie oder gar eine venöse DSA sind obsolet.

Indikationen zur Angiographie:

- vor oder bei interventionellen Eingriffen, einschließlich lokaler Thrombolyse

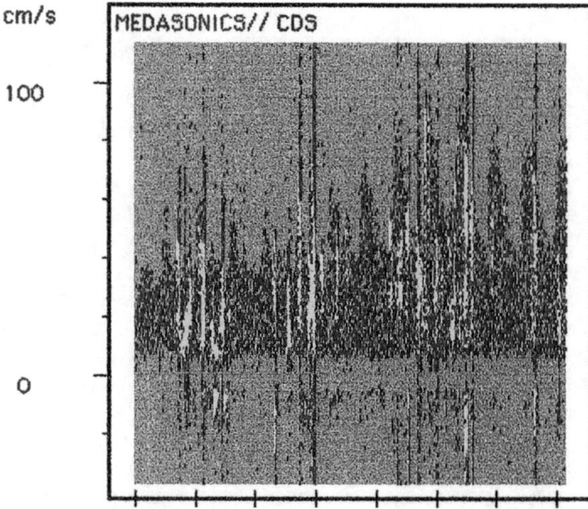

◻ Abb. 5.30 Indirekter Nachweis eines offenen Foramen ovale durch TCD. Nach Übertritt eines kubital injizierten Ultraschallkontrastmittels vom rechten in den linken Vorhof über ein offenes Foramen ovale unter Valsalva-Pressmanöver werden Schauer von Gasbläschen in der MCA registriert. Aufgrund der sehr starken Schallreflektion durch Gasbläschen übersteuern die im Frequenz-Zeit-Spektrum dargestellten Emboliesignale das Ultraschallgerät. (Mit freundlicher Genehmigung von R. Winter, Heidelberg)

- Verdacht auf Pseudoaneurysma nach Dissektion,
- intrakranielle Gefäßstenosen,
- Verdacht auf Pseudookklusion,
- Verdacht auf Vaskulitis.

5.7.5 Kardiologische Diagnostik

Immer sind die klinische Auskultation des Herzens, häufige Blutdruckmessungen und ein EKG Teil der Aufnahmeroutine. Eine RR-Langzeitmessung und ein 24-h-EKG zur Aufdeckung von intermittierenden Rhythmusstörungen werden häufig durchgeführt und sind Standard auf Stroke Units. Längerfristige EKG-Ableitungen – zum Teil mittels implantierter Sensoren über Monate – und eine automatisierte Auswertung der Monitoring-Daten sind einer einmaligen 24-h-Langzeit-EKG Ableitung oder gar einem einfachen 12-Kanal-EKG in der Detektionsrate von Vorhofflimmern überlegen.

Das transthorakale Echokardiogramm (TTE) ist einfach und nicht invasiv durchführbar, liegt aber in seiner Empfindlichkeit besonders bei atrialen Pathologien deutlich hinter der transösophagealen Echokardiographie (TEE) zurück. Für diese sollte aber eine besondere Indikation gestellt werden und der Verdacht auf eine kardiale Emboliequelle nach Ausschluss anderer Ätiologien schon dringend sein. Deutliche Vorteile weist die TEE im Nachweis von intrakardialen Thromben, von Septumveränderungen (PFO, Vorhofseptumaneurysma, ◻ Abb. 5.31) und beim Nachweis arteriosklerotischer Veränderungen des Aortenbogens auf. Je früher die TEE nach einem Schlaganfall durchgeführt wird, desto höher ist die Wahrscheinlichkeit eine Emboliequelle zu finden.

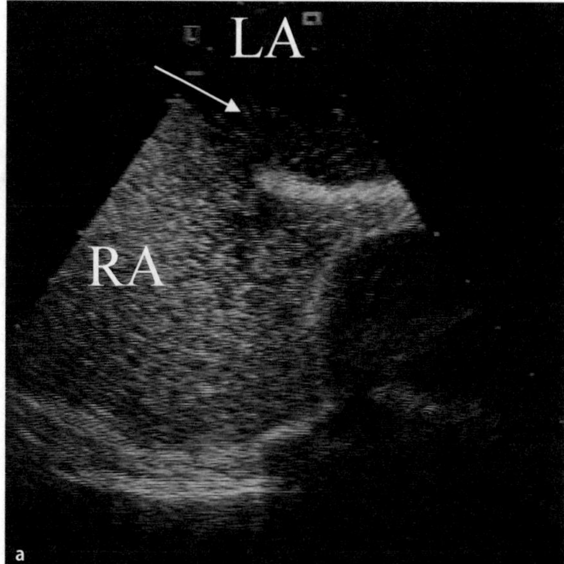

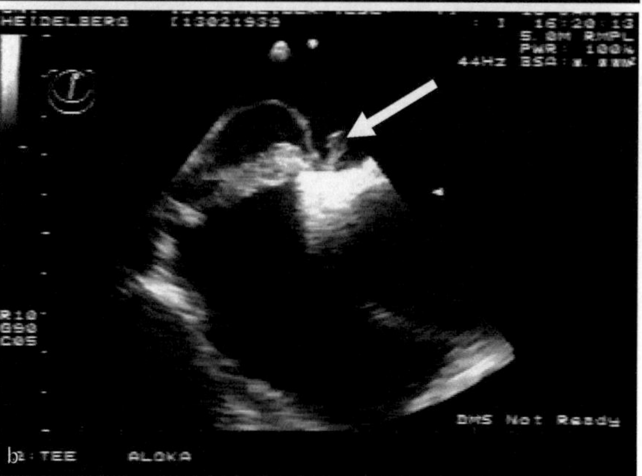

◻ Abb. 5.31a,b Kontrastmittelübertritt bei offenem Foramen ovale mit Septumaneurysma. a TEE mit KM. Bubble-Übertritt durch kleines PFO mit Vorhofseptumaneurysma (Pfeil). (Mit freundlicher Genehmigung von S. Bährle-Szabo, Heidelberg). **b** TEE mit Thrombus in situ, der durch das offene Foramen in den linken Vorhof ragt (*Pfeil*). (Mit freundlicher Genehmigung von D. Mereles, Heidelberg)

Eine kardiologische und angiologische Untersuchung ist vor geplanter Karotisoperation wegen der häufigen Komorbidität (Atherothrombose als Systemkrankheit) notwendig. Hier bietet sich additiv die Messung des ABI an (Ankle-Brachial-Index: systolischer RR am Knöchel/systolischer RR am Oberarm; normal ca. 1,0 und pathologisch <0,9. Je kleiner der ABI, desto ausgeprägter ist die pAVK).

> **Die große ätiologische Bedeutung kardialer Embolien macht, besonders bei jüngeren Schlaganfallpatienten ohne wesentliche andere Risikofaktoren, eine konsequente kardiologische Diagnostik erforderlich (▶ Exkurs: Interaktionen zwischen Hirn und Herz).**

Exkurs

Interaktionen zwischen Hirn und Herz

Die Folgen schwerer Hirnverletzungen und Schlaganfälle auf die Herzfunktion ist schon lange bekannt, aber erst in letzter Zeit ist klar geworden, wie häufig und vielfältig diese sein können.

EKG-Veränderungen. Bei über der Hälfte aller Schlaganfallpatienten können sekundäre EKG-Veränderungen gefunden werden. Sie treten am häufigsten nach SAB auf, gefolgt von Blutungen und zuletzt bei Ischämien, bei denen noch die Frage der wechselseitigen Kausalität hinzukommt. Zu diesen Veränderungen gehören ST-Senkungen, QT-Verlängerungen und Arrhythmien sowie ein Phänomen, das im amerikanischen Schrifttum als »cerebral T-waves« bezeichnet wird.

Laborwerte. 10% aller ischämischen Schlaganfälle zeigen Troponin-Erhöhungen (sekundäre »contraction body necrosis«) und erhöhte Katecholaminspiegel, besonders nach Läsionen in der rechten Inselrinde. Hiergegen helfen Betablocker, ACE-Hemmer und Diazepam.

Tako-Tsubo-Myopathie (Broken-heart-Syndrom, ◻ Abb. 5.32). An gebrochenem Herzen sterben, geht das? Was der Volksmund beschrieb, hat offensichtlich einen ernsten biologischen Hintergrund. Man kann vor Schreck sterben, man kann nach massiven körperlichen, seelischen oder organischen-zerebralen Belastungen eine stressbezogene Kardiomyopathie bekommen, die ein ganz charakteristisches morphologisches Substrat im linken Ventrikel hat: Die klappennahen Anteile sind maximal kontrahiert, die apikalen Strukturen dilatiert und kommen gegen den erhöhten Auswurfwiderstand nicht mehr an. Das Bild des Herzens erinnert an das Gerät, das japanische Fischer beim Fang von Tintenfischen verwenden: einen bauchigen, oben konisch verengten Korb, aus dem die Tintenfische nicht mehr herauskommen. Eine Reduktion der Ejektionsrate auf 10% kommt vor. Die Koronarien sind in der Regel frei. Stresshormone sind massiv erhöht. Die Symptome der Stress-Kardiomyopathie gleichen denen eines Myokardinfarktes mit plötzlich beginnende heftige und Luftnot. Negative T-Wellen werden gefunden.

Bei fast allen Patienten geht den Symptomen ein emotional belastendes Ereignis, der Tod eines Angehörigen, eine Naturkatastrophe, ein heftiger Streit oder die Diagnose einer schweren Erkrankung, aber selten auch erfreuliche Überraschungen voraus. Auch nach schweren Infarkten, Blutungen, Schädelhirntraumen oder SAB ist das Syndrom beobachtet worden. Obwohl die Veränderungen in der Regel reversibel sind und die Herzfunktion nach einigen Wochen wieder normal sein kann, ist dies keine grundsätzlich benigne Situation: Auch Todesfälle kommen vor. Im weitesten Sinne gehört auch der »Voodootod« in diesen Zusammenhang. Der »Zauber«, der von Voodoopriestern verhängt wurde, wird durch den Glauben des Opfers wirksam, die in überschießender Angst erkranken und letztlich auch sterben können.

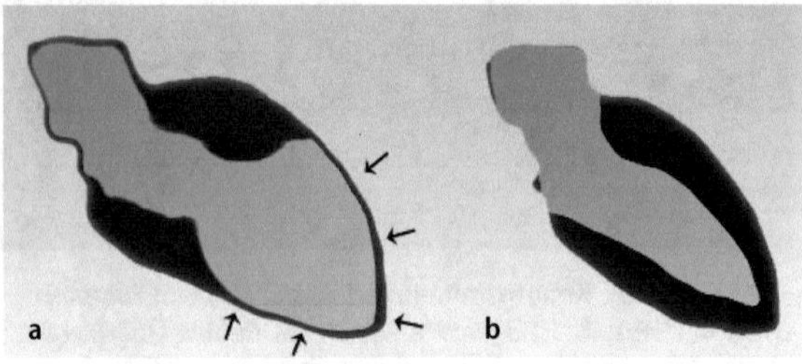

◻ **Abb. 5.32 Tako-Tsubo-Syndrom.** Schematische Darstellung der pathologischen Kontrfaktion klappennah (*A*) im Vergleich zur normalen Kontraktion (*B*)

5.7.6 Labordiagnostik

Die Labordiagnostik dient der Aufdeckung allgemeiner Risikofaktoren für Arteriosklerose, der Überprüfung anderer Organfunktionen in der Akutbehandlung des Schlaganfalls und dem Nachweis seltener Schlaganfallätiologien (Vaskulitis, Koagulopathie usw.). Die klinischen Laboruntersuchungen sind in ◻ Tab. 5.6 zusammengestellt. Die Liquordiagnostik ist nur bei Verdacht auf Vaskulitis sinnvoll.

5.7.7 Biopsien

Gefäß- und Muskelbiopsien werden bei Verdacht auf Vaskulitis durchgeführt. Hautbiopsien sind bei jungen Patienten mit spontanen Gefäßdissektionen und bei Verdacht auf CADASIL, eine genetisch bedingte Mikroangiopathie (► Abschn. 5.10), oder Mitochondriopathien (MELAS, ► Kap. 29.7) nützlich, werden aber zunehmend von der genetischen Diagnose der Notch-3-Mutation abgelöst.

Der Fall (Fortsetzung)

Es ist klar, dass die Patientin einen Schlaganfall erlitten hat. Ob eine Blutung oder ein Infarkt vorliegt, ist an der Symptomatik nicht zu erkennen. Der hohe Blutdruck könnte für eine Blutung sprechen, aber auch nach ischämischem Infarkt sind hohe Blutdruckwerte nicht ungewöhnlich. Idiopathisches Vorhofflimmern hat ein hohes embolisches Hirninfarktrisiko. Es bleiben also drei Differenzialdiagnosen:

- die intrakranielle Blutung,
- die kardiale Embolie,
- die arterioarterielle Embolie von einer Karotisstenose.

Die Patientin wird innerhalb von 2 h ins Krankenhaus gebracht, und nach initialer Stabilisierung wird ein CT durchgeführt, das keine Blutung und nur geringe frühe Infarktzeichen in den Stammganglien zeigt.

Es liegt also keine Blutung vor. Dagegen finden wir Zeichen einer frühen ischämischen Läsion in den lateralen Basalganglien. Die CT-Angiographie zeigt einen Verschluss im M1-Segment der rechten MCA.

■ Tab. 5.6 Klinische Laboruntersuchungen bei Patienten mit zerebralen Ischämien

I	II	III	IV
Unbedingt notwendige Basisinformation (Praxis, Notambulanz)	Klinische Aufnahmeroutine[a]	Laboruntersuchung bei speziellen Fragestellungen	Bei Verdacht auf Vaskulitis
Blutsenkungsgeschwindigkeit (BSG), Blutbild (Hb, Thrombozyten, Erythrozytenzahl, Hämatokrit, Leukozyten), Kreatinin, Glukose, Wünschenswert ferner Na^+, K^+, Quick, PTT, Fibrinogen	Differenzialblutbild Harnstoff, Kreatinin Natrium, Kalium SGOT, SGPT, AP, GLDH, γ-GT, CK Glukose HbA_{1c} Quick, PTT Gesamteiweiß, Elektrophorese, Harnsäure Cholesterin, Triglyzeride[b]	Zusätzliche Gerinnungsuntersuchung wie Fibrinogen, Protein C, Protein S, AT III, Fibrinogen-Spaltprodukte, APC-Resistenz Thrombozytenfunktionstest Lupus-Antikoagulans, Kardiolipin-AK Blutkulturen, spezifische Entzündungsparameter wie Lues-, HIV-Serologie Lipidelektrophorese, HDL, LDL, VLDL, Apolipoproteine Blutzuckertagesprofil OGT TSH CDT Genetische Untersuchungen wie Prothrombin-Genmutation, Faktor-V-Leiden-Mutation, Notch3-Muation bei v. a. CADASIL	Protein-Elektrophorese C3, C4 CRP ANA ANCA ds-DNA Rheumafaktoren Liquorstatus Liquorimmunologie, Borrelien-Serologie

[a] Die klinische Aufnahmeroutine ist von Klinik zu Klinik unterschiedlich; hier ist eine Laborroutine für Patienten auf Schlaganfallstationen dargestellt. Eine Reihe der Untersuchungen (Harnstoff, Kreatinin, T3, T4) dient auch der Patientensicherheit für den Fall geplanter Kontrastmitteluntersuchungen.
[b] Nur bei Nüchternabnahme sinnvoll.

Leitlinien Diagnostik des Schlaganfalls*

- Eine rasche körperliche Untersuchung ist neben der Erhebung von Basisdaten aus der Labordiagnostik Grundlage einer akuten Schlaganfallbehandlung (**A**).
- Bei eindeutigen Symptomen eines akuten Schlaganfalls innerhalb der ersten 3 h nach Symptombeginn muss eine zerebrale Bildgebung durchgeführt werden, um den Patienten mit einem ischämischen Schlaganfall bei fehlenden Kontraindikationen einer systemischen Thrombolyse mit Alteplase zuführen zu können (**A**). Dieser Blutungsausschluss gelingt durch CT oder MRT rasch und sicher (**A**).
- Die MRT stellt ischämische Läsionen besser und früher dar als die CCT und kann ischämische Risikokonstellationen regelhaft abbilden (**B**) – und zeigt akute intrakranielle Blutungen mit der gleichen Sensitivität (**A**), chronische intrakranielle Blutungen (sog. »microbleeds«) sogar mit einer besseren Sensitivität an (**B**).
- Diffusions- und perfusionsgewichtete MRT-Aufnahmen sowie eine intrakranielle MR-Angiographie können zusätzliche Informationen zur Risiko-Nutzen-Abschätzung einer revaskularisierenden Therapie liefern (**B**).
- Bei klinischen Zeichen einer Basilaristhrombose oder -embolie sollte zu der Schnittbildgebung eine CT- oder MR-Angiographie vorliegen, um entscheiden zu können, ob im Rahmen eines individuellen Heilversuches eine intraarterielle oder systemische intravenöse Thrombolyse in einem Zeitfenster von bis zu 12 h durchgeführt werden kann (**B**).
- Bei Patienten mit vorübergehenden neurologischen Defiziten, nur gering ausgeprägten neurologischen Beeinträchtigungen oder bei einer raschen spontanen Rückbildung der neurologischen Symptome ist ebenso wie bei Patienten mit manifesten neurologischen Defiziten eine sofortige und vollständige diagnostische Klärung notwendig (**B**).
- Bei klinischem Verdacht auf eine subarachnoidale Blutung und unauffälliger zerebraler Bildgebung muss zum endgültigen Ausschluss einer SAB eine Lumbalpunktion durchgeführt werden (**A**).
- Eine Thrombose zerebraler Venen und Sinus kann mittels CTV oder MRV dargestellt werden. Erstere lässt sich mit nur geringem zeitlichem Mehraufwand im Anschluss an eine native CT durchführen, letztere liefert auch eine sensitivere Parenchymdarstellung und kann die Akuität der Erkrankung näher beschreiben (**B**).
- Zur Erstbehandlung, Vermeidung von frühen Sekundärkomplikationen (Fieber, Infektionen, Blutdruck und Blutzuckerentgleisungen) und zur Prognoseeinschätzung ist ein optimales Management des Patienten beginnend mit dem Zeitpunkt der Information über ein mögliches Schlaganfallereignis erforderlich, am besten im Rahmen einer Stroke Unit mit intensivem Monitoring des klinisch-neurologischen Status, der Kreislaufparameter, der

Körpertemperatur, des Blutzuckers und der infektionsrelevanten Laborparameter (**A**).
- Die extra- und transkranielle Doppler- und Duplexsonographie sind schnelle, am Patientenbett durchführbare und zum Monitoring geeignete nichtinvasive Methoden, die viele ätiologische und prognostische Zusatzinformationen über den individuell aktiven Gefäßprozess erbringen. In Kombination mit den Daten aus der zerebralen Schnittbildgebung ergibt sich damit eine bessere ätiologische Klärung und prognostische Einschätzung (**A**).

* gekürzt nach den Leitlinien der DGN 2012 (www.dgn.org/leitlinien.html)

5.8 Therapie

Werner Hacke, Stefan Schwab und Martin Bendszus

5.8.1 Schlaganfall als Notfall

Präklinische Versorgung

Der Schlaganfall ist, wie der Herzinfarkt oder die Lungenembolie, ein medizinischer Notfall. In der präklinischen Phase ist eine sichere Differenzierung zwischen den einzelnen Schlaganfallsubtypen nicht möglich. Immer noch erhält eine große Zahl der Schlaganfallpatienten keine adäquate Therapie, weil sie nicht rasch genug das Krankenhaus erreichen. Beim Verdacht auf einen Schlaganfall jeden Schweregrades soll der Rettungsdienst, bei schweren Schlaganfall mit Bewusstseinsstörung der Notarzt gerufen werden.

Die erfolgreiche Versorgung des akuten Schlaganfalls beruht auf einer **viergliedrigen Kette**:
- rasches Erkennen von und Reagieren auf die Schlaganfallsymptome (Angehörige, Patienten, Hausärzte),
- umgehende Information der Rettungsdienste (Leitstellen),
- bevorzugter Transport in ein für die Behandlung von Schlaganfällen ausgewiesenes Krankenhaus mit Voranmeldung am Zielkrankenhaus,
- rasche und zielgerichtete Behandlung auf einer Schlaganfallstation (Stroke Unit).

Dies setzt eine verbesserte Information über die Symptome und richtiges Verhalten beim »Schlaganfall« für Betroffene und Angehörige, für Rettungsdienste und Aufnahmestationen, die Einbindung der Hausärzte und Notärzte in ein Akutversorgungssystem, verbesserte Transportwege in Kliniken, in denen adäquate Diagnostik und Therapie durchgeführt werden kann und Beschleunigung und Standardisierung der Abläufe in Notambulanz und Klinik voraus. Es ist immer eine Bildgebung notwendig, um zwischen Blutung und Infarkt zu differenzieren. Deswegen muss ein Schlaganfallpatient in eine Klinik mit strukturierter Schlaganfallversorgung eingeliefert werden, wo diese Diagnostik an 24 h/Tag an allen 7 Wochentagen (24/7) durchgeführt werden kann.

Stroke Units

In den Kliniken ist eine spezielle Organisation für die Behandlung von Schlaganfällen notwendig. Sinnvoll sind Schlaganfallspezialstationen (sog. Stroke Units), auf denen mit der Diagnostik und Therapie von Schlaganfällen besonders vertraute Neurologen, Internisten, Krankenschwestern, Logopäden und Krankengymnasten (Stroke Team) zusammenarbeiten und eine standardisierte Behandlung der Patienten durchführen. Die Behandlung auf einer Stroke Unit führt nachweislich und signifikant.
- zu einer Verkürzung der Behandlungsdauer,
- zu einer beschleunigten Übernahme in Rehabilitationseinrichtungen,
- zu einem geringeren Anteil an dauerhaft pflegebedürftigen oder abhängigen Patienten und
- zu einer Senkung der Mortalität.

Ziel aller Sofortmaßnahmen bei Schlaganfallpatienten ist es, eine Stabilisierung und Normalisierung allgemeiner Körperfunktionen (Herz-Kreislauf-, Lungenfunktionen, Flüssigkeitshaushalt, metabolische Parameter) herbeizuführen und den Patienten in eine Klinik zu bringen, in der Diagnostik und spezielle Therapie durchgeführt werden können. Bei inkompletten, leichteren Schlaganfällen kann eine rechtzeitige Therapie und Prophylaxe die Entwicklung eines viel schwereren Schlaganfalls verhindern.

Inzwischen verfügen wir in Deutschland über ein gut ausgebautes system von Schlaganfallstationen unterschiedlicher Größe und Spezialisierung. Kleinere, regionale Stroke Units sind mit großen vernetzt, auch über teleneurologische Anbindung, so dass über Verlegungen, spezielle Therapiemaßnahmen und besondere Fragestellungen diskutiert werden kann. Verlegungen für invasive Therapien (s. u.) werden dabei nicht selten schon unter einer in dem peripheren Haus initiierte Lysetherapie (s. u.) durchgeführt.

Leitlinien zur Schlaganfallversorgung*
- Schlaganfallpatienten sollten in Schlaganfallstationen behandelt werden, um Tod und Behinderung zu minimieren. Vermeintliche Schlaganfallpatienten sollen ohne Verzögerung in ein Zentrum transportiert werden, das eine Stroke Unit oder zumindest eine strukturierte Schlaganfallversorgung aufweist (A).
- Der Schlaganfall ist als medizinischer Notfall anzusehen und erfordert das für Notfälle erforderliche Versorgungs-und Behandlungsnetzwerk sowie öffentliche Aufklärung (**A**).
- Bei Auftreten eines Schlaganfalls ist unverzüglich der medizinische Notfalldienst zu verständigen und eine Einweisung in ein qualifiziertes Zentrum zu veranlassen (**A**).
- Das Schlaganfallrisiko nach einer TIA kann durch eine strukturierte frühe Diagnostik und sofortige Einleitung einer sekundärgerechten Sekundärprävention signifikant gesenkt werden (**A**).

* Leitlinien der DGN 2012 (www.dgn.org/leitlinien.html)

5.8.2 Allgemeine Therapie

Oxygenierung

Störungen der Atmung sind in den ersten Stunden nach einem Schlaganfall, gleich welcher Genese, selten. Nur Patienten mit ausgedehnten, hemisphärischen oder vertebrobasilären Infarkten, großen Hirnblutungen, schweren Subarachnoidalblu-

Tab. 5.7 Empfohlene antihypertensive Therapie bei akutem ischämischem Schlaganfall (Leitlinien der DGN 2012)

Umstand	Therapie
Systolischer Blutdruck 180–220 mmHg und/oder diastolischer Blutdruck 105–120 mmHg	Keine Therapie
Systolischer Blutdruck ≥220 mmHg und/oder diastolischer Blutdruck 120–140 mmHg	Urapidil 10–50 mg i.v., anschließend 4–8 mg/h i.v.* Captopril 6,25–12,5 mg p.o./i.m. Clonidin 0,15–0,3 mg i.v./s.c. Dihydralazin 5 mg i.v. plus Metoprolol 10 mg
Diastolischer Blutdruck ≥140 mmHg	Nitroglycerin 5 mg i.v., gefolgt von 1–4 mg/h i.v. Natriumnitroprussid 1–2 mg

* Bei Patienten mit instabilem Blutdruck können alternierend Urapidil und Arterenol verwendet werden

Tab. 5.8 Charakteristika verschiedener Antihypertensiva in der Behandlung des akuten Schlaganfalls

	Dosis	Wirkeintritt	Wirkdauer	Nebenwirkungen
Parenterale Substanzen				
α_1-Rezeptorenblocker Urapidil	25-(50) mg Perfusor: 9–30 mg/h	2–5 min	HWZ: 3 h	Bradykardie, Übelkeit
Beta-Blocker Metoprolol	1 mg/min (maximal 20 mg) Kombination Perfusor: Dihydralazin (1,5–7,5 mg/h)	2–5 min	HWZ: 3–6 h	Bradykardie, AV-Block, Bronchospasmus
Clonidin	0,15–0,3 mg Perfusor: 9–45 µg/h	5–10 min	HWZ: 6–10 h	Initiale Hypertension, Sedierung, Bradykardie
Vasodilatatoren Nitroprussid	0,25–10 µg/min × kg KG	sofort	2 min	Hirndruckerhöhung, Zyanidvergiftung, Thiocyanatvergiftung (Kombi: Nathiosulfat)
Alpha-/Betablocker Labetalol*	20–80 mg i.v.-Bolus	5–10 min	3–5 h	Erbrechen, Hypotension, Übelkeit, Schwindel
Orale Medikamente				
ACE-Hemmer Captopril	6,5–50 mg sublingual	15–30 min	4–6 h	Verminderter CBF, Sedierung, orthostatische Hypotonie
Zentrale Sympatholytika Clonidin	0,2 mg initial	0,5–2 h	6–8 h	Erhebliche Hypotension, besonders zusammen mit Diuretika, Bradykardie

* International in Richtlinien erste Wahl, in Deutschland nur über internationale Apotheke erhältlich

tungen oder schlaganfallassoziierten Krampfanfällen sind primär ateminsuffizient oder haben frühzeitig eine reduzierte Vigilanz und damit ein erhöhtes Aspirationsrisiko. Eine ausreichende Oxygenierung des Blutes ist entscheidend. Patienten mit akutem mittelschweren bis schweren Schlaganfall erhalten sofort Sauerstoff über eine Nasensonde (2–4 l/min).

Blutdruckbehandlung

In den ersten Stunden nach dem Schlaganfall haben ca. 70% der Patienten einen erhöhten arteriellen Blutdruck von 170/100 mmHg und mehr. Da der zerebrale Blutfluss direkt vom arteriellen Mitteldruck abhängig ist, führt eine Senkung des arteriellen Mitteldrucks zu einer Reduktion des lokalen zerebralen Blutflusses im Infarktareal und in der Penumbra. Dieser Effekt ist besonders ausgeprägt bei älteren Patienten mit vorbestehender Hypertonie.

- Beim ischämischen Infarkt sollen erhöhte Blutdruckwerte nur dann gesenkt werden, wenn sie Werte von 220/110 mmHg bei wiederholten Messungen überschreiten oder eine Thrombolysetherapie durchgeführt werden soll (Tab. 5.7). Tab. 5.8 stellt oral und parenteral zu gebende Antihypertensiva zusammen.
- Kalziumantagonisten wie Nitrendipin (Bayotensin acut) können in der Akutphase bei dramatisch erhöhtem RR

eingesetzt werden. Der systolische Blutdruck sollte nicht unter 150–160 mmHg liegen.
- Besonders kritisch ist die Blutdruckeinstellung bei hämodynamisch induzierten Infarkten, bei denen man unter Umständen auch eine Anhebung des Blutdrucks mit hyperonkotischen Infusionen oder Medikamenten vornehmen muss.

Vorsicht beim Senken des erhöhten Blutdrucks bei Schlaganfallpatienten! Nur bei Blutungen ist eine frühe RR-Senkung sinnvoll, bei Ischämien kann die Blutdrucksenkung gefährlich sein. Man kann initial RR-Werte von systolisch bis 220 mmHg tolerieren. Fieber und erhöhte Blutglukosewerte müssen konsequent gesenkt werden!

5

Blutzuckerkontrolle

Sowohl Hypoglykämie als auch Hyperglykämie können ungünstige Auswirkungen auf die Überlebensfähigkeit der Neurone haben. Wir bevorzugen einen Blutglukosespiegel nicht über 150 mg/dl.
- Werte über 200 mg/dl werden mit subkutaner, seltener intravenöser Gabe von Alt-Insulin behandelt.
- Bei Hypoglykämie (Glukose-stix bei der Erstuntersuchung) sofort 10%ige Glukoseinfusion. Ansonsten werden keine glukosehaltigen Infusionen in den ersten Tagen nach Schlaganfall gegeben.

Infektbehandlung und Fiebersenkung

Erhöhte Hirntemperaturen machen das Nervengewebe besonders empfindlich gegen ischämische Prozesse und vergrößern den ischämischen Schaden. Dementsprechend ist eine konsequente Fiebersenkung durch physikalische Kühlung und Antipyretika und schon beim Verdacht auf eine Infektion eine gezielte Antibiose indiziert. Viele Patienten mit zerebrovaskulären Krankheiten kommen mit einem vorbestehenden Infekt zur Aufnahme oder haben in der Akutphase erbrochen und/oder aspiriert und sind dadurch infektgefährdet. Eine prophylaktische antibiotische Therapie ist dagegen nicht effektiv.

Thromboseprophylaxe

Schlaganfallpatienten mit höhergradigen Lähmungen haben ein deutlich erhöhtes Thrombose- und Lungenembolierisiko.
- Die Gabe niedermolekularer Heparine (Certoparin oder Enoxaparin) ist der subkutanen Heparingabe zur Thromboseprophylaxe überlegen. Angewendet werden 2000–5000 IE Anti-Xa-Aktivität s.c..
- Zusätzlich wird eine frühe intensive Krankengymnastik zur Thromboseprophylaxe angewandt.
- Kompressionsstrümpfe und mechanische, pneumatische Kompressionssysteme haben keinen oder nur einen geringen zusätzlichen Effekt auf die Verhinderung von Beinvenenthrombosen

Leitlinien Allgemeine Therapie des Schlaganfalls*
- Neurologischer Status und die Vitalfunktionen sollen überwacht werden (**A**).
- Bei Patienten mit schweren Schlaganfällen sind die Atemwege freizuhalten und eine zusätzliche Qxygenierung ist anzustreben (**B**).
- Hypertensive Blutdruckwerte bei Patienten mit Schlaganfällen sollten in der Akutphase nicht behandelt werden, solange keine kritischen Blutdruckgrenzen überschritten werden (**B**).
- Der Blutdruck sollte in den ersten Tagen nach dem Schlaganfall im leicht hypertensiven Bereich gehalten werden. In Abhängigkeit von der Schlaganfallursache kann mit einer Blutdrucknormalisierung nach wenigen Tagen begonnen werden (**B**).
- Zu vermeiden ist der Einsatz von Nifedipin, Nimodipin und aller Maßnahmen, die zu einem drastischen RR-Abfall führen (**B**).
- Eine arterielle Hypotonie sollte vermieden und durch die Gabe geeigneter Flüssigkeiten und/oder Katecholaminen (außer Dopamin) behandelt werden (**B**).
- Regelmäßige Blutzuckerkontrollen sind zu empfehlen, Serumglukosespiegel von z. B. >200 mg/dl sollten mit Insulingaben behandelt werden (**B**).
- Die Körpertemperatur sollte regelmäßig kontrolliert und Erhöhungen über 37,5°C sollten behandelt werden (**C**).
- Der Elektrolytstatus sollte regelmäßig kontrolliert und ausgeglichen werden (**C**).

* Leitlinien der DGN 2012 (www.dgn.org/leitlinien.html) sowie Guidelines der Europäischen Schlaganfall-Organisation (ESO) 2012

5.8.3 Perfusionsverbessernde (rekanalisierende) Therapie

Die rekanalisierende Therapie verschlossener Gefäße verbessert die Prognose des Patienten verbessert. Man unterscheidet:
- systemische (intravenöse)Thrombolyse mit einem Plasminogenaktivator, meist mit rekombinantem Gewebsplasminogenaktivator (rtPA: »recombinant tissue plasminogen activator«),
- Intra-arterielle Rekanalisation mit Thrombolytika (heute selten) oder Rekanalisationsinstrumenten (Devices, Stent-Retriever) (▶ Exkurs: Wie sich unser klinisches Wissen durch Studienergebnisse verändert).

Systemische Thrombolyse

Zeitfenster Es gibt bei der Lysetherapie ein enges Zeitfenster. Zugelassen ist die Behandlung in einem 4,5-h-Zeitfenster. Entscheidend für den klinischen Erfolg der Lyse ist neben der Rekanalisierung die Qualität der Kollateralversorgung über leptomeningeale Anastomosen. Mit Hilfe moderner MRT- und CT-Verfahren können möglicherweise Patienten identifiziert werden, die auch später als 4,5 h nach Symptombeginn von einer Rekanalisation profitieren könnten. Allerdings ist die Wirksamkeit der Therapie am höchsten, wenn sie in den ersten 90 min eingesetzt wird. Je früher behandelt wird, desto größer ist für den Patienten der Behandlungseffekt. Deshalb bedeutet die Verlängerung des Zeitfensters auf 4,5 h keineswegs, dass man sich bei der Behandlung der Schlaganfallpatienten jetzt mehr Zeit lassen kann.

Exkurs

Wie sich unser klinisches Wissen durch Studienergebnisse verändert

Einer der Gründe dafür, dass es Neuauflagen von klinischen Lehrbüchern gibt, ist neben Neuerungen in der Diagnostik und Ätiologie die Tatsache, dass immer wieder neue Studienergebnisse publiziert werden, die Aussagen der letzten Auflage und die Leitlinien verändern. Das ist sehr deutlich in dem Kapitel zur Therapie des Hirninfarktes zu erkennen.

In der vorletzten Auflage war die Empfehlung zur Thrombolyse noch auf das 3-h-Zeitfenster beschränkt und es wurde von der Möglichkeit, dieses auf 4,5 h zu verlängern, gesprochen. Dies ist mittlerweile klinische Realität: ECASS 3, eine europäische Studie, hat das 4,5-h-Zeitfenster zweifelsfrei bewiesen. Inzwischen wurde auch gesichert, das die endovaskuläre Thrombektomie hocheffektiv ist, ein Verfahren, das vor 5 Jahren noch als experimentell galt.

Bewiesen ist inzwischen auch die Wirksamkeit und klinische Bedeutung der Dekompressionsoperation beim malignen Mediainfarkt. Die deutsche DESTINY-Studie und die gemeinsame Analyse mit 2 weiteren Studien aus Holland und Frankreich haben dies bewiesen. Das Resultat hat Eingang in die Europäischen Leitlinien (höchste Empfehlungsstärke) gefunden. Gleiches gilt für die DESTINY-II-Studie, die den Nutzen der Dekompressionsoperation bei Patienten älter als 60 Jahre untersucht hat.

- Die Dosierung von 0,9 mg rtPA/kg KG ist in den ersten 4,5 h effektiv und sicher. Die Zahl der Patienten, die ihren Schlaganfall ohne oder mit nur minimalen Restsymptomen überleben, steigt um etwa 15% an.
- In den ersten 90 min nach Symptombeginn ist die Chance einer geringen Behinderung 2,8-mal höher als gegenüber Plazebo, in den zweiten 90 min noch 1,5-mal höher und zwischen 180 und 270 min noch 1,4-mal höher.
- Nach den aktuellen Studiendaten besteht für die CT-basierte systemische Lyse mit rtPA nach mehr als 4,5 h kein nachweisbarer Nutzen mehr und das Risiko symptomatischer intrakranieller Blutungen steigt an.
- Häufig werden auch diffusions- und perfusionsgewichtete MR-Untersuchungen, zusammen mit der MR-Angiographie, zur Auswahl von Patienten für eine Lysetherapie eingesetzt.
- Patienten mit einem PWI/DWI-Mismatch können auch jenseits dieses Zeitfensters in einem ähnlichen Ausmaß wie <4,5 h von einer Lysetherapie profitieren (vergl. Abschnitt diffusions- und perfusionsgewichtetes MRT). Entsprechende beweisende Studien stehen allerdings noch aus.
- Voraussetzung für die Durchführung einer Lyse ist ein eingespieltes interdisziplinäres Team von Neurologen (Klinik, Notfallambulanz, Doppler, Intensivstation) und Neuroradiologen (CT, CT-Angiographie, CT-Perfusion oder vorzugsweise MRT, Katheterangiographie) in 24-h-Bereitschaft.
- Die korrekte Interpretation der frühen CT zur Vermeidung von Blutungskomplikationen spielt die entscheidende Rolle. CT-Angiographien sind für die Indikation zur endovaskulären Therapie unabdingbar.

Kontraindikationen Die Lysetherapie ist kontraindiziert, wenn in der Bildgebung eine Blutung diagnostiziert wurde. Ein schweres neurologisches Defizit mit Bewusstseinstrübung, fixierter Kopf- und Blickwendung und Hemiplegie ist wie auch das Vorliegen ausgedehnter Infarktfrühzeichen in der CCT (► Kap. 5.6) eine relative Kontraindikation, da ein erhöhtes Risiko sekundärer Einblutungen besteht. Hingegen ist ein vermeintlich nur leichtes Defizit keine Kontraindikation gegen die Lysetherapie. Viele Patienten die aus solchen Gründen nicht lysiert worden sind, verlassen mit einer bleibenden Behinderung das Krankenhaus. Darüber hinaus gelten alle anderen Kontraindikationen gegen eine Lyse, wie sie von der Behandlung des Herzinfarktes oder der Lungenembolie bekannt sind.

Mechanische Rekanalisation (Thrombektomie)

Inzwischen werden zunehmend mechanische Systeme zur Rekanalisierung eingesetzt. Die mechanische Rekanalisation hat zum Ziel, den okklusiven Thrombus endovaskulär zu entfernen um die Hirnperfusion schnell und möglichst vollständig wieder herzustellen. Die Systeme der ersten Generation (MERCI-Retriever, Penumbra) ermöglichten zwar eine Rekanalisation der Gefäßhauptstämme in über der Hälfte der Patienten, allerdings war dies nicht von einem wesentlichen Benefit im Outcome begleitet. Seit 2009 werden für die mechanische Rekanalisation sog. **Stent-Retriever** eingesetzt (◘ Abb. 5.33). Hierbei handelt es sich um stentartige Systeme, die fest auf ein Drahtsystem montiert sind. Sie werden über einen Mikrokatheter eingebracht und im Thrombus eröffnet, wo sie einen Flusskanal schaffen und somit eine unmittelbare Reperfusion herbeiführen. Um den Thrombus dann komplett zu extrahieren wird dann das System unter Aspiration retrahiert, womit in den meisten Fällen eine vollständige Rekanalisation herbeigeführt werden kann.

In der jüngsten Zeit wurden mehrere randomisierte Studien (MR-CLEAN, ESCAPE, EXTEND-IA und SWIFTPRIME) veröffentlicht, die neben einer sehr hohen Rekanalisationsrate mit Stent-Retrievern (bis zu 70% vollständige Rekanalisation) auch eine eindrucksvolle, statistisch signifikante Verbesserung des Behandlungsergebnisses nach 3 Monaten zeigen konnten. Bis zu 60–70% der behandelten Patienten können nach der Behandlung einen unabhängigen Zustand (mRS 0–2) erreichen, was angesichts des initialen Schweregrades des Schlaganfalls (im Mittel 17 Punkte auf der NIH-Stroke Scale) ein außerordentlich gutes Ergebnis ist. Dies kann allerdings nur bei Auswahl besonders geeigneter Patienten, die noch keinen großen Infarktkern, einen mit CTA nachgewiesenen Verschluss der großen, proximalen hirnversorgenden Gefäße

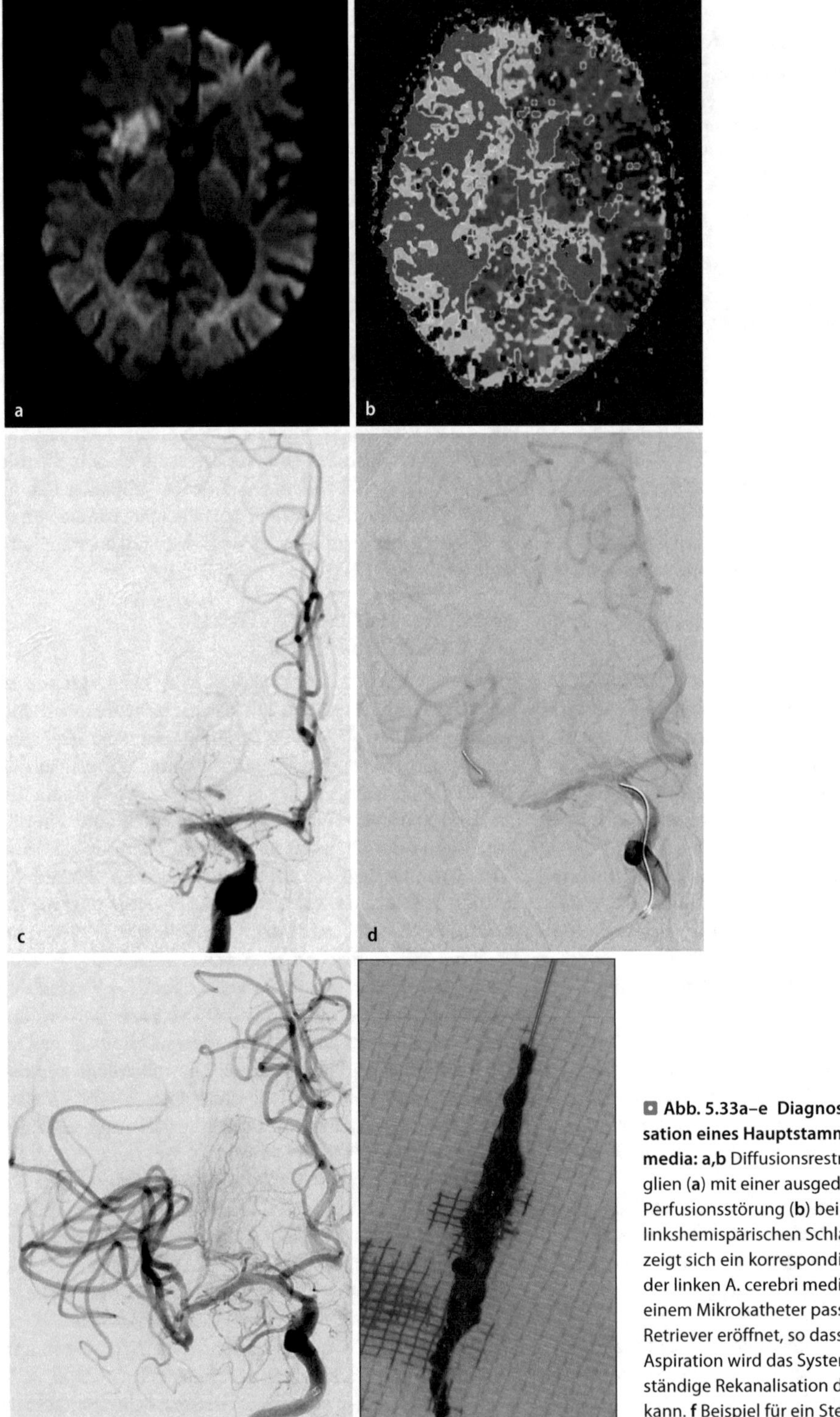

Abb. 5.33a–e Diagnostik und mechanische Rekanalisation eines Hauptstammverschlusses der A. cerebri media: a,b Diffusionsrestriktion in den linken Stammganglien (**a**) mit einer ausgedehnten linkshemisphärischen Perfusionsstörung (**b**) bei einer Patientin 3 h nach einem linkshemispärischen Schlaganfall. **c** In der Angiographie zeigt sich ein korrespondierender Hauptstammverschluss der linken A. cerebri media. **d** Der Verschluss wird mit einem Mikrokatheter passiert und im Thrombus ein Stent-Retriever eröffnet, so dass ein Flusskanal entsteht. **e** Unter Aspiration wird das System retrahiert so dass eine vollständige Rekanalisation des Gefäßes erreicht werden kann. **f** Beispiel für ein Stent-Retriever-System mit geborgenem Thrombus

(terminale Carotis interna und proximale A. cerebri media (M1) haben, erreicht werden. In einigen Studien fand man sogar eine signifikant niedrigere Mortalität bei mit Stent-Retrievern behandelten Patienten, verglichen mit der nur mit rtPA behandelten Kontrollgruppe. Alle bisherigen Daten deuten darauf hin, dass die mechanische Rekanalisation mit Stent-Retrievern sicher ist und keine höhere Blutungsrate aufweist als Kontrollgruppen ohne endovaskuläre Behandlung.

Diese Aussage gilt für die Behandlung von Patienten mit mittelschweren bis schweren Schlaganfällen mit Stentretrievern, nachgewiesenen Verschlüssen der terminalen ICA und des M1-Segments der MCA, abgeschlossener Therapie innerhalb von 6 h, Vorbehandlung mit Plasminogenaktivator und Ausschluss von Patienten mit bereits großen Infarktkern. Die Therapie ist auch sinnvoll bei Patienten, bei denen eine intravenöse Lyse kontraindiziert oder nicht möglich ist (wirksame Antikoagulation, frische Operation). Man kann heute davon ausgehen, dass ca. 20% der Patienten, die für eine Lysetherapie in Frage kommen, proximale Gefäßverschlüsse haben und für die mechanische Rekanalisation in Kombination mit intravenöser Lyse in spezialisierten Zentren geeignet sind. Damit möglichst viele Patienten in Zukunft von der Thrombektomie profitieren, gilt es, entsprechende neurovaskuläre Zentren mit interventioneller Neuroradiologie und neurologischer Intensivmedizin in Deutschland aufzubauen und regionale Zuweisungsstrukturen weiter zu optimieren. Für andere, in der Entwicklung befindliche endovaskuläre Behandlungsinstrumente muss der Nachweis einer vergleichbaren Wirksamkeit noch geführt werden. Entsprechende Studien werden erwartet.

Neben der mechanischen Entfernung des Thrombus kann auch die dauerhafte Implantation eines Stents erforderlich sein, z. B. um eine zugrunde liegende arteriosklerotische Stenose zu beseitigen oder um überhaupt Zugang zum Verschluss bei einer vorgeschalteten Stenose zu erhalten. In diesen Fällen ist eine peri- und postprozedurale Antiaggregation sinnvoll.

Thrombozytenaggregationshemmer

Aspirin (100–300 mg), in den ersten 48 h nach dem Infarkt gegeben, führt über eine Reduktion früher Rezidive zu einer minimalen, aber statistisch signifikanten Verbesserung des Behandlungsergebnisses nach Schlaganfall.

Leitlinien Thrombolyse*

- Die intravenöse Behandlung mit rtPa wird innerhalb eines 4,5-h-Fensters zur Behandlung ischämischer Hirninfarkte an in dieser Therapie erfahrenen Zentren empfohlen (0,9 mg/kg KG; Maximum von 90 mg, 10% der Gesamtdosis als Bolus, die restlichen 90% im Anschluss als Infusion über 60 Minuten) (**A**).
- Eine sog. Metaanalyse aller randomisierten Thrombolysestudien zeigte einen Nutzen der Behandlung über einen weiten Bereich von Schlaganfallschweregraden und unabhängig vom Alter der Patienten.
- Mit geringerem Behandlungseffekt ist die intravenöse Lysebehandlung wahrscheinlich auch jenseits des 4,5-h-Zeitfensters wirksam. Eine Patientenauswahl mit multimodaler Bildgebung (Schlaganfall-MRT oder CT mit Perfusions-CT und CT-A) kann die Entscheidung für eine Lyse erleichtern.
- Die intraarterielle Behandlung der akuten Verschlüsse der intrakraniellen A. carotis interna, der proximalen A. cerebri media und der A. basilaris durch mechanische Thrombusextraktion führt zu einer signifikanten Verbesserung der Rekanalisationsrate und kann als individueller Heilversuch durchgeführt werden (**B**). Die klinische Überlegenheit dieser Intervention gegenüber der Standardtherapie ist inzwischen bewiesen und kann in dafür geeigneten Schlaganfallzentren durchgeführt werden.
- Bei Diagnose von proximalen Gefäßverschlüssen in einem kleineren Krankenhaus ohne Interventionsmöglichkeit, kann ein »Bridging-Konzept« verfolgt werden. Nach Beginn der intravenösen Thrombolyse erfolgt die Notfall-Verlegung in ein Zentrum mit endovaskulärer Therapiemöglichkeit. Allerdings hat sich auch dieser Therapieansatz bisher nicht als überlegen erwiesen.

* modifiziert nach den Leitlinien der DGN 2012, die Studien zu den Stenttrievern sind in der Leitlinie von 2012 noch nicht berücksichtigt, werden aber in einer Aktualisierung der Leitlinien eingeschlossen.

5.8.4 Spezielle intensivmedizinische Maßnahmen

Einige Unterformen der schweren zerebrovaskulären Krankheiten, wie beispielsweise der »maligne« Mediainfarkt bei Verschluss der distalen A. carotis interna, die Basilaristhrombose, große spontane Hirnblutungen, die Ponsblutung oder die Subarachnoidalblutung im Stadium V (▶ Kap. 9) haben eine Mortalität von mehr als 80%. Eine der vorrangigen Aufgaben in der Akutbehandlung der Schlaganfallpatienten liegt in der Unterscheidung von Patienten, die rasche, intensivmedizinische Behandlung benötigen, und solchen, die weniger aggressiv behandelt werden können. Faktoren wie vorbestehendes schweres neurologisches Defizit, bekannte lebenslimitierende Erkrankung, hohes Alter oder der Wille des Patienten können im Einzelfall gegen eine maximale intensivmedizinische Therapie sprechen.

Behandlung des erhöhten intrakraniellen Drucks

Bei großen Infarkten ist der erhöhte intrazerebrale Druck das größte Problem. Wenn man den intrakraniellen Druck (ICP) invasiv überwacht (epidurale oder intraparenchymatöse Sonde), kann man manchmal Druckwerte von über 30 mmHg messen. Sedierung und Schmerzfreiheit sind die Basis jeder ICP-Therapie.

Zur konservativen Behandlung des intrakraniellen Drucks ▶ Facharztbox sowie ▶ Exkurs: Hypothermie.

Dekompressionsoperation

Der raumfordernde Hemisphäreninfarkt, der sog. **maligne Mediainfarkt** bei Verschluss der A. carotis interna oder der proximalen A. cerebri media, hat selbst unter maximaler konservativer Therapie eine hohe Mortalität von über 80%. Die osteoklastische Hemikraniektomie ist eine lebensrettende Maßnahme. Nach aktueller Studienlage wird bei der Behandlung von Patienten unter 60 Jahren entgegen früherer Befürchtungen die Anzahl schwerst Pflegebedürftiger nicht erhöht. Es nimmt aber die Zahl der Patienten zu, die mit einem

Facharztbox

Konservative Behandlung des intrakraniellen Drucks

Osmotherapie erfolgt mit niedermolekularen, hypertonen Lösungen, wie Glycerol, Mannitol oder 7% NaCl. Unter der Voraussetzung einer intakten Blut-Hirn-Schranke entziehen diese Substanzen dem Gehirn aufgrund eines osmotischen Gradienten Wasser. Glycerol kann entweder intravenös (125 ml oder 250 ml einer 10%igen Lösung über 12 h 4-mal täglich) oder oral (50 ml einer 80%-Lösung 4-mal täglich) gegeben werden. Die Wirkung tritt rasch ein. Volumenüberbelastung, Hämolyse und Elektrolytentgleisung sind häufige Nebenwirkungen der Glycerol-Therapie. Mannitol 20% (125 ml alle 4–6 h) ist ein osmotisches Diuretikum mit rascherem Wirkungseintritt. Es ist die Therapie der Wahl bei Patienten mit raumfordernden Hemisphäreninfarkten. Elektrolytentgleisung, Niereninsuffizienz und Hypovolämie sind bekannte Komplikationen. Wie Glycerol, verliert auch Mannitol seine Wirksamkeit nach wenigen Tagen. Man sollte die Osmolarität und die Elektrolyte regelmäßig überwachen. Kontraindikationen für eine solche Therapie sind höhergradige Herzinsuffienz oder ein Lungenödem.

Hyperventilation: Senkung des arteriellen $PaCO_2$ auf 30 mmHg führt zur Abnahme des intrakraniellen Drucks um 25–30%. Aufgrund der Kompensation der Liquoralkalose nimmt die Wirkung der Hyperventilation nach Stunden ab. Hohe postexspiratorische Druckwerte sollten bei der Beatmung wegen ihrer potenziell ICP-steigernden Wirkung vermieden werden. Zu aggressive Hyperventilation senkt zwar den ICP, führt aber zur Verstärkung der Ischämie! Hyperventilation wird heute üblicherweise nur mit einem Ziel-$PaCO_2$ von 35 mmHg kurzfristig eingesetzt.

Trispuffer: Tris-Hydroxy-Methyl-Aminomethan (THAM) ist eine Pufferlösung, die den intrakraniellen Druck über eine alkaloseinduzierte Vasokonstriktion senkt. Sie muss über einen zentralen Venenkatheter gegeben werden. Die Blutgase müssen stündlich kontrolliert werden, der Basenüberschuss sollte +10 mmol nicht überschreiten.

Barbiturate: Die intravenöse Gabe von Barbituraten, z. B. Thiopental bis zu einer Tagesmaximaldosis von 100 mg/kg KG, senkt ebenfalls den ICP durch Verminderung des intrakraniellen Blutvolumens, kann aber zur unerwünschten Senkung des systemischen Blutdrucks führen und ist infektionsfördernd.

Die **Hypothermiebehandlung** (33 °C Hirntemperatur) ist experimentell und auf wenige Zentren beschränkt. Bei sehr großen, raumfordernden Infarkten kann eine Senkung der Hirntemperatur die Ödementwicklung begrenzen.

Exkurs

Hypothermie

Die Kühlung des Gehirns auf eine Temperatur von etwa 33 °C hat einen erheblichen neuroprotektiven Effekt, der aus tierexperimentellen Studien und aus 2 großen Studien bei Patienten nach hypoxischem Herzstillstand bekannt ist. Die Datenlage bei Hirninfarkten (und beim Neurotrauma) ist noch nicht überzeugend. Zumindest weiß man, dass eine systemische Kühlung bei Infarktpatienten durchgeführt werden kann, dies allerdings auch Risiken wie Pneumonien, Sepsis und Gerinnungsstörungen birgt. Verglichen mit der Dekompressionsoperation beim malignen Mediainfarkt ist der Effekt der Hypothermie auf die Überlebensrate geringer, was vor allem auf die erneute Steigerung des Hirndrucks nach Wiedererwärmung zurückzuführen ist. Die **Hypothermiebehandlung** (33 °C Hirntemperatur) ist bisher noch experimentell und auf spezialisierte Zentren beschränkt.

Ob die kurzzeitige leichte Hypothermie (35 °C) ohne Intubation bei mittelschweren Infarkten oder Blutungen neuroprotektiv wirkt, ist Gegenstand aktueller Studien (EUROHYP).

Rankin-Score von 4 oder besser (s. o.) überleben. Welche Hemisphäre betroffen ist, spielt dabei keine Rolle. Die Therapie muss allerdings früh, innerhalb der ersten 48 h und sicher vor dem Auftreten von Einklemmungszeichen (Herniation, ▶ Kap. 11) durchgeführt werden. Die Therapie sollte vermutlich noch früher als 48 h nach Beginn der Symptomatik, in der Regel in den ersten 24 h durchgeführt werden. Warten, bis die ICP-Werte ansteigen, ist nicht sinnvoll. Auch darf man nicht warten, bis massive Raumforderungszeichen im CT nachweisbar sind. Wenn bereits irreversible Herniationszeichen vorliegen, kommt diese Operation immer zu spät. Rechtzeitig durchgeführt, lässt sich die Mortalität von 80% auf etwa 20% senken. Diese Ergebnisse gelten in ähnlicher Form auch für Patienten über 60 Jahre, auch wenn die Überlebensqualität in der Rankin-Skala generell etwas schlechter ist als bei jüngeren Patienten.

◻ Abb. 5.34 zeigt, welchen immensen raumschaffenden Effekt eine großzügige Entlastungstrepanation hat. Es ist leicht vorstellbar, dass eine solche Schwellung der Hemisphäre ohne Entlastungstrepanation unbeeinflussbar zur Herniation und zum Hirntod geführt hätte.

Auch bei raumfordernden **Kleinhirninfarkten** kann eine chirurgische Intervention indiziert sein, wenn das ischämische Hirnödem zu einem Verschlusshydrozephalus oder zur Hirnstammkompression führt. Die Entlastungstrepanation der hinteren Schädelgrube ist der alleinigen Ventrikulostomie (Ventrikelkatheter zum Ablassen des aufstauenden Liquors) überlegen. Neben der engmaschigen klinischen Kontrolle und wiederholten CT-Kontrollen liefert die Messung evozierter Potenziale wichtige Informationen über den richtigen Zeitpunkt der Entlastungsoperation (◻ Abb. 5.18).

Hypertensive Volumentherapie

Die hypervolämisch-hypertensive Hämodilution wurde für die Behandlung des Vasospasmus nach Subarachnoidalblutung entwickelt und wird jetzt auch bei ischämischen Infarkten, hervorgerufen durch hämodynamisch relevante extra- oder intrakranielle Stenosen, eingesetzt. Plasmaexpander

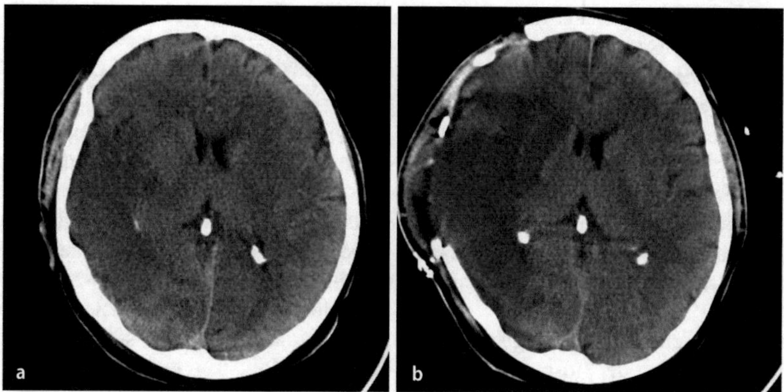

Abb. 5.34a,b Maligner Mediainfarkt vor (a) und nach Trepanation (b). Der raumfordernde Effekt richtet sich nicht auf die Mittellinienstrukturen, sondern nach außen

werden bis zu einem zentralen Venendruck von 8 mmHg und einem systolischen Blutdruck von 180 mmHg infundiert. Zusätzlich können Vasokonstriktoren zur Erhöhung des arteriellen Mitteldrucks angewandt werden. Eine invasive Überwachung der kardialen Funktion kann notwendig werden (PiCCO-Monitoring).

5.8.5 Krankengymnastik, Logopädie und Rehabilitation

Die medizinische Therapie wäre weit weniger wirksam, wenn sie nicht mit einer ständigen und kompetenten krankengymnastischen, ergotherapeutischen und logopädischen Behandlung verbunden wäre.

Krankengymnastik

Sie ist in vielfacher Hinsicht wertvoll und wirksam: Krankengymnastik hilft bei der Thrombose- und Pneumonieprophylaxe (Atemtherapie) und erlaubt die frühe Aktivierung von Restfunktionen. Nicht hoch genug bewertet werden kann die Motivationshilfe durch frühes krankengymnastisches Training.

Physiotherapeuten haben in der Regel ein besseres Gefühl für die erhaltenen und wieder zu etablierenden neurologischen Funktionen als Ärzte, nicht zuletzt deshalb, weil sie sich täglich und zeitlich viel intensiver um den funktionellen Status der Schlaganfallpatienten bemühen. Sekundäre Schäden, wie Gelenkkontrakturen und Gliedmaßenfehlstellungen können verhindert werden. Bestimmte krankengymnastische Techniken erlauben eine kurz- und mittelfristige Beeinflussung der Spastik. Spezielle Lagerungs- und Aktivierungstechniken beugen der Spastikentwicklung vor. Auf einer Schlaganfallstation sind Krankengymnasen und integraler Bestandteil des Teams und gleichberechtigte Partner.

Logopädie

Gleiches gilt für die Logopädie, deren Rolle in Aktivierung, Motivation und Wiedererlernen von Sprachinhalten derjenigen der Krankengymnastik vergleichbar ist. Therapie von Sprechstörungen ist ein weiterer wesentlicher Bestandteil der Logopädie. Auch Logopäden haben oft eine bessere Einsicht in erhaltenes Sprachverständnis und wieder beginnende Sprachproduktion, da sie sich bei ihren täglichen Sitzungen um die Sprache weit intensiver kümmern können als die Ärzte bei ihrer Visite. Ein wesentlicher Teil ihrer Aufgaben in der Frühphase nach Schlaganfall ist die Diagnostik und Therapie der häufig vorhandenen Schluckstörungen, die oft Ursache von Aspirationspneumonien sind.

Ergotherapie

In Rehabilitationskliniken und auf Schlaganfallstationen mancher Akutkliniken kommt noch die Ergotherapie als dritte Säule der Frührehabilitation hinzu.

Rehabilitation

Die Rehabilitation des Schlaganfallpatienten (▶ Kap. 41) beginnt am Erkrankungstag. Die Akuttherapie kann nur in den ersten Stunden, vielleicht den ersten 24 h durchgeführt werden. Die medizinische Behandlung von Komplikationen ist meist nach der ersten Woche beendet. Schon in dieser Zeit ist es notwendig, mit kombinierter Krankengymnastik, logopädischer und medizinischer Behandlung den Rehabilitationsprozess einzuleiten.

Wünschenswert ist, den Patienten, sobald es sein klinischer Zustand zulässt, in eine Frührehabilitationseinrichtung zu verlegen. Dies kann unter Umständen schon wenige Tage nach dem Schlaganfall möglich sein. Dort sollten krankengymnastische, ergotherapeutische und logopädische Maßnahmen noch stärker als in der Akutklinik eingesetzt werden.

Spezielle Rehabilitationsansätze zur neuropsychologischen Rehabilitation bei kognitiven Störungen, zur neurolinguistischen Rehabilitation bei schweren aphasischen Sprachstörungen und zur gezielten Förderung der Beweglichkeit bei Hemiplegien oder Kleinhirnfunktionsstörungen werden noch zu wenig angeboten. Schließlich sind auch Einleitung und Fortführung von Sekundärprophylaxe (▶ Kap. 5.8) und Gesundheitserziehung wesentliche Punkte, die in der Rehabilitation berücksichtigt werden müssen.

Die Rehabilitationsforschung beschäftigt sich darüber hinaus auch mit der Entwicklung von Techniken und Substanzen, die Regeneration und Plastizität des Gehirns (Übernahme von Funktionen durch andere Hirnabschnitte) erleichtern sollen sowie mit der Erprobung und Applikation von mechanischen (Prothesen, Gehhilfen) und kybernetischen Hilfsmitteln (Kommunikationshilfen, Neuroprothesen). Mit funktionsangepassten Trainingsrobotern wurden zuletzt gute Reha-Erfolge erzielt, dies ist jedoch noch Gegenstand intensiver Forschung. Neuronale Wachstumsfaktoren könnten in Zukunft eine Rolle spielen.

Besonders bemerkenswert sind die Ergebnisse, die, manchmal noch nach Jahren, mit der **»forced-use«-motorischen Rehabilitation** erreicht werden. Hierbei werden die Patienten gewissermaßen gezwungen, den partiell gelähmten Arm kontinuierlich einzusetzen und zu trainieren, weil der gesunde Arm durch Verbände zeitweise nicht brauchbar ist. Diese Methode zeigt übrigens auch im Tierexperiment eine erhebliche Trainingseffizienz und eine Veränderung der kortikalen Repräsentation der trainierten Funktion.

Der Fall (Fortsetzung)

Die Patientin wird thrombolytisch behandelt und in die Angiographie gebracht. Dort erfolgt die Thrombusextraktion mit einem Sten-Retriever innerhalb von 4 Stunden. Der Blutdruck wird kontinuierlich überwacht und auf Werte um 160 mmHg eingestellt. Im Verlaufs-CT zeichnet sich ein kleinerer hinterer Basalganglieninfarkt ab. Im transösophagealen Echo wurde ein Vorhofthrombus entdeckt. Die Patientin erholt sich sehr gut und wurde nach knapp einer Woche mit nur noch geringer Halbseitenschwäche in eine Rehabilitationsklinik verlegt.
Aber wie soll die medikamentöse Weiterbehandlung aussehen?

5.9 Prävention

Roland Veltkamp und Peter Ringleb

Da Patienten mit zerebrovaskulären Krankheiten oft auch in anderen Regionen des Körpers arterielle Verschlusskrankheiten haben, beugen die meisten präventiven Maßnahmen auch dem Myokardinfarkt und der peripheren arteriellen Durchblutungsstörung vor.

- **Primärprävention:** Durch Behandlung der bekannten Risikofaktoren soll ein Schlaganfall verhindert werden. Die Primärprävention ist immer eine Dauertherapie. Sie zielt darauf ab, vaskuläre Risikofaktoren und potenzielle kardiale Emboliequellen zu kontrollieren.
- **Sekundärprävention:** Diese umfasst alle Maßnahmen zur Verhinderung eines Schlaganfalls, nachdem zuvor bereits ein flüchtiger, leichter oder auch schwerer Hirninfarkt abgelaufen ist.

> **Primärprävention soll den Schlaganfall beim Gesunden verhindern. Sekundärprävention soll ein weiteres vaskuläres Ereignis verhindern, nachdem der Patient schon eine zerebrale Ischämie erlitten hat.**

5.9.1 Primärprävention

Behandlung von Risikofaktoren und medikamentöse Primärprävention

Hypertonie Die arterielle Hypertonie stellt den bedeutendsten Risikofaktor für einen ischämischen Schlaganfall dar. Eine konsequente antihypertensive Behandlung führt zu einer Reduktion der Schlaganfallshäufigkeit um 40%. Selbst einfache Maßnahmen, wie die Reduktion der Salzaufnahme mit der Nahrung, verbunden mit Gewichtsabnahme, vermehrter körperlicher Bewegung, am besten Ausdauersport, und Alkoholreduktion, können den systolischen Blutdruck deutlich und nachhaltig senken und führen zu einer entsprechenden Reduktion des Schlaganfallrisikos. Antihypertensiva können das metabolische Profil nachteilig verändern, z. B. Betablocker oder Thiazid-Diuretika. Dies sollte bei der Auswahl des Antihypertensivums berücksichtigt werden und ggf. engmaschig kontrolliert werden.

Blutfettspiegel Die präventive Wirkung für eine Senkung der Blutfettspiegel ist inzwischen bewiesen, vor allem in Bezug auf die kardiovaskuläre Morbidität.

Rauchen Beim Zigarettenrauchen kann man davon ausgehen, dass ein früherer Raucher, der beispielsweise 20 oder mehr Zigaretten pro Tag geraucht hat, nach etwa 5–7 Jahren Abstinenz wieder das Infarktrisiko eines Nichtrauchers hat.

Vorhofflimmern Für das nicht-rheumatische (nicht-valvuläre) Vorhofflimmern ist die prophylaktische Wirksamkeit der oralen Antikoagulation sehr gut belegt. Unbehandelt beträgt das jährliche Hirninfarktrisiko bei Vorhofflimmern in Abhängigkeit begleitender Risikofaktoren 3–15%.

- Unter Dauerantikoagulation mit Vitamin-K-Antagonisten (VKA) kann dieses Risiko um 60–80% gesenkt werden. Bei Einstellung auf einen VKA muss die Blutgerinnung mindestens einmal monatlich überprüft und die Dosierung gegebenenfalls angepasst werden (Ziel-INR 2–3). Allerdings werden nur etwa 60% der Patienten, die nach Leitlinienempfehlung antikoaguliert werden sollten, wirklich behandelt, und wiederum nur die Hälfte erreicht dauerhaft die Ziel-INR. Es ist immer wieder erschreckend, wie viele Patienten mit lange bekanntem, idiopathischem Vorhofflimmern, die mit einem schweren Schlaganfall in die Klinik kommen, keine prophylaktische Behandlung erhalten hatten.
- Direkte neue orale Antikoagulanzien (dOAK wie der Thrombin-Inhibitor Dabigatran und Faktor-Xa-Inhibitoren wie Rivaroxaban, Apixaban, Edoxaban beugen mindestens so effektiv wie VKA Schlaganfällen bei Vorhofflimmern vor. Sie haben aber durchgehend ein wesentlich geringeres Risiko intrakranieller Blutungen, eine der gefürchtetsten Komplikation der Langzeitantikoagulation.
- Thrombozytenaggregationshemmer sind wesentlich weniger wirksam als Antikoagulantien und das Risiko schwerer Blutungen entspricht dem unter Therapie mit

dOAK. In aktuellen Leitlinien gibt es daher keine Empfehlungen mehr für eine alleinige Schlaganfallprophylaxe mit ASS bei Vorhofflimmern.

Invasive Primärprävention

Asymptomatische Karotisstenosen, die zufällig entdeckt werden, haben ein Hirninfarktrisiko von etwa 1–3% pro Jahr. Deshalb haben Neurologen bisher angesichts einer periinterventionellen Morbidität und Mortalität der Karotisoperation von bis zu 3% empfohlen, asymptomatische Stenosen nicht grundsätzlich zu sanieren.

Operation einer asymptomatischen Karotisstenose In den 1990er Jahren wurde durch zwei randomisierte Vergleichsstudien (ACAS, ACST) gezeigt, dass die Operation asymptomatischer Karotisstenosen (»carotid endarterectomy«, CEA) bei ausgewählten Patienten sinnvoll sein kann. Dies setzt voraus, dass sie an einem Zentrum durchgeführt wird, an dem nachweislich ein niedriges perioperatives Risiko besteht und die Patienten eine Lebenserwartung von wenigstens 5 Jahren haben. Männer mit besonders ausgeprägten Risikofaktoren profitierten in diesen Studien deutlich mehr als Frauen.

Karotisstenting Karotisstenosen können auch durch endovaskuläre Techniken (Stent-Implantation, Carotid artery stenting, CAS) beseitigt werden. Technisch machbar bedeutet aber nicht immer sinnvoll. Die Wirksamkeit im Vergleich zur Karotisdesobliteration sollte zunächst wissenschaftlich bewiesen werden, bevor man diese Methode allgemein empfiehlt. In einer amerikanischen randomisierten Studie wurden 1.181 Patienten mit asymptomatischer Karotisstenose entweder mit CEA oder CAS behandelt. Für den kombinierten Endpunkt Schlaganfall, Herzinfarkt oder Tod innerhalb von 30 Tagen nach der Intervention gab es zwar mit 3,5% im CAS und 3.6% im CEA-Arm keinen Unterschied. Für den »klassischen« Endpunkt »Schlaganfall und Tod innerhalb von 30 Tagen« gab es in der CAS-Gruppe allerdings eine um 88-Relativprozente höhere Ereignisrate als in der CEA-Gruppe, wegen der geringen Fallzahl war dieser Unterschied nicht statistisch signifikant. Dennoch werden Karotisstents schon jetzt vielerorts kritiklos eingesetzt; in Deutschland wurden in 2013 den Daten der gesetzlich verpflichteten Qualitätssicherung zufolge 2.452 Patienten mit asymptomatischer Karotisstenose gestentet. Dies ist ein eklatantes Beispiel für wissenschaftlich fragwürdiges und mitunter verantwortungsloses Handeln in der Medizin. Ähnliches gilt für die unbewiesene Aussage, dass Stenting mit sog. Protektionssystemen dem einfachen Stenting überlegen ist.

Dabei ist auch nicht sicher, ob eine Intervention asymptomatischer Karotisstenosen im 21. Jahrhundert in einem medizinisch hochentwickelten Land überhaupt notwendig ist. Es gibt gute Hinweise, dass das Schlaganfallrisiko bei asymptomatischer Karotisstenose in den letzten Jahren durch bessere Risikofaktorenmodifikation deutlich abgenommen hat, manche Gruppen gehen nur noch von einem jährlichen Risiko von weniger als 1% aus. Die Frage, ob eine moderne konservative medikamentöse und Risikofaktoren-modifizierende Therapie der invasiven Behandlung (CEA oder CAS) gleichwertig ist, sollte in der auf fast 8 Jahre angelegten SPACE2-Studie beantwortet werden. Ethisch korrekt wäre es gewesen, wenn bis zum Vorliegen der Studienergebnisse, alle geeigneten Patienten mit asymptomatischer Stenose nur im Rahmen dieser Studie behandelt worden wären. Dass dies nicht der Fall war, wird aus den oben zitierten Zahlen zum Karotisstenting deutlich, nach 5 Jahren und gerade einmal 500 randomisierten Patienten musste die Studie wegen fehlender Bereitschaft der meisten Zentren, Patienten zu randomisieren, abgebrochen werden. Daher bleibt die Entscheidung für oder gegen eine prophylaktische Intervention an der Halsschlagader ungelöst. Bei rascher Progredienz des Stenosegrades, beim Nachweis klinisch »stummer« Infarkte im CT/MRT, bei Männern mit ausgeprägtem Risikofaktorprofil oder wenn die gegenseitige ICA schon verschlossen ist, raten wir derzeit zu einer Intervention auch bei asymptomatischer Stenose.

> **Die Indikationsstellung zur invasiven Therapie einer asymptomatischen Karotisstenose sollte grundsätzlich nur interdisziplinär unter Beteiligung eines Neurologen erfolgen.**

Leitlinienempfehlungen Primärprävention – Risikofaktoren*

- Zur Primärprävention des Schlaganfalls gehört ein »gesunder Lebensstil« mit mindestens 30 min Sport dreimal pro Woche und einer obst- und gemüsereichen bzw. mediterranen Kost (A). Kardiovaskuläre Risikofaktoren (Blutdruck, Blutzucker, Fettstoffwechselstörung) sollten regelmäßig kontrolliert und dann behandelt werden (**B**).
- Patienten mit arterieller Hypertonie (RR systolisch >140 mmHg, diastolisch >90 mmHg; Diabetiker: RR systolisch >130 mmHg, diastolisch >85 mmHg) sollten mit Diät (DASH-Diät, kochsalzarme Kost), Ausdauersport und/oder Antihypertensiva behandelt werden (A). Hierbei ist der präventive Effekt der Antihypertensiva umso ausgeprägter, je stärker der Blutdruck reduziert wird (**A**). Die einzelnen Antihypertensiva unterscheiden sich nur geringfügig in ihrer schlaganfallpräventiven Wirkung (**A**). Alphablocker sind weniger wirksam als andere Antihypertensiva (**B**).
- Raucher sollen den Nikotinkonsum einstellen. In ihrer Wirksamkeit belegt sind pharmakologische (Nikotinpflaster, Nikotinkaugummi, selektive Serotoninwiederaufnahme-Hemmer oder Buproprion) oder nicht pharmakologische Hilfen (Verhaltenstherapie, Gruppenarbeit) (**B**).
- Patienten mit einer koronaren Herzerkrankung oder Zustand nach Herzinfarkt und einem LDL >100 mg/dl sollen mit einem Statin behandelt werden (**A**). Bei Personen ohne KHK und keinem oder einem vaskulären Risikofaktor soll ein Statin gegeben werden bei LDL-Werten >160 mg/dl, bei mittlerem Risiko und LDL >130 mg/dl und >100 mg/dl und mehreren vaskulären Risikofaktoren. Die Datenlage ist am besten für Simvastatin, Pravastatin und Atorvastatin.
- Diabetiker sollen mit Diät, regelmäßiger Bewegung, Antidiabetika und bei Bedarf mit Insulin behandelt werden (**B**). Normoglykämische Werte sollten angestrebt werden. Bei Diabetikern ist die Bedeutung der antihypertensiven Behandlung mit ACE-Hemmern oder Sartanen und der Gabe von Statinen bezüglich der Schlaganfallprävention von besonderer Bedeutung (**B**).
- Die Behandlung der Hyperhomozysteinämie mit Vitamin B_6, B_{12} und Folsäure ist in der Sekundärprävention des Schlaganfalls nicht wirksam (**B**).

- Eine Hormonsubstitution nach der Menopause ist in der Sekundärprävention des Schlaganfalls nicht wirksam (**B**).
- Patienten mit persistierendem oder paroxysmalem Vorhofflimmern und begleitenden vaskulären Risikofaktoren (Hypertonie, koronare Herzerkrankung, Herzinsuffizienz, Alter über 75 Jahre) sollen oral antikoaguliert werden mit einer Ziel-INR von 2,0–3,0 (**A**). Bei der seltenen sog. »lone atrial fibrillation«, d. h. Vorhofflimmern, Alter unter 65 Jahren und fehlenden vaskulären Risikofaktoren ist keine Antikoagulation oder Thrombozytenfunktionshemmung notwendig. Bei Patienten ohne vaskuläre Risikofaktoren im Alter über 65 Jahren und Vorhofflimmern wird Acetylsalicylsäure (100–300 mg) empfohlen.
- Die Kombination einer oralen Antikoagulation mit Thrombozytenfunktionshemmern bei Patienten mit Vorhofflimmern und stabiler koronarer Herzkrankheit sollte vermieden werden, da es hierbei zu vermehrten Blutungskomplikationen ohne Reduktion vaskulärer Ereignisse kommt (**B**).
- Ein asymptomatisches offenes Foramen ovale (PFO) mit oder ohne Vorhofseptumaneurysma (ASA) ist nicht behandlungsbedürftig (**A**).

Thrombozytenfunktionshemmer*
- Acetylsalicylsäure ist in der Primärprävention des Schlaganfalls bei Männern nicht wirksam (**A**). Bei Frauen mit vaskulären Risikofaktoren im Alter >45 Jahre werden Schlaganfälle, aber nicht Myokardanfälle verhindert (**B**). Die Risikoreduktion ist gering und Nutzen und Risiko müssen sorgfältig gegeneinander abgewogen werden.
- Die Operation einer asymptomatischen Karotisstenose mit einem Stenosegrad von >60% nach doppler- oder duplexsonographischen Kriterien reduziert signifikant das Schlaganfallrisiko. Dies gilt aber nur, wenn die kombinierte Mortalität und Morbidität des Eingriffs innerhalb von 30 Tagen unter 3% liegen (**A**). Die Lebenserwartung sollte >5 Jahre sein. Männer profitieren von dem Eingriff mehr als Frauen. Leitlinien der DGN 2012 (www.dgn.org/leitlinien.html)

5.9.2 Sekundärprävention

Modifikation von Risikofaktoren

Die im Abschnitt »Primärprävention« beschriebene Notwendigkeit der Optimierung von Risikofaktoren gilt erst recht für die Sekundärprävention. Neben medikamentösen Behandlungsansätzen sind hierfür auch oft Verhaltensänderungen seitens der Patienten und deren Angehörigen nötig.

Medikamentöse Sekundärprävention

Thrombozytenaggregationshemmer

Acetylsalicylsäure (ASS) Nach TIA oder Schlaganfall senkt der Thrombozytenaggregationshemmer Acetylsalicylsäure (ASS) das Re-Infarktrisiko um ca. 20% (relative Risikoreduktion, oder in absoluten Zahlen zum Beispiel von 5 auf 4%). Lange Zeit war die optimale Dosis einer ASS-Therapie umstritten. Während in Nordamerika Dosen über 900 mg favorisiert wurden, war in Europa in der Regel eine Dosis zwischen 100–300 mg als ausreichend angesehen worden. Verschiedene Metaanalysen fanden keinen Unterschied zwischen den verschiedenen Dosisbereichen.

In verschiedenen Leitlinien wurde festgelegt, dass jegliche Dosis zwischen 50 und 325 mg ASS empfohlen werden kann. Wichtig ist hierbei, dass die subjektiven gastrointestinalen Nebenwirkungen (wie Übelkeit, Dyspepsie etc.) dosisabhängig sind, während die schweren Nebenwirkungen, wie Blutungen und Ulzera, über alle Dosisbereiche von ASS relativ ähnlich sind.

Inzwischen hat sich in Deutschland – wie den meisten europäischen Ländern – eine Therapie mit 100 mg ASS pro Tag durchgesetzt.

Clopidogrel (z. B. Plavix, Iscover) Diese Substanz, die die Thrombozytenfunktion über eine Blockade des ADP-Rezeptors blockiert, ist prophylaktisch etwas besser wirksam als ASS. Sie wird bei ASS-Unverträglichkeit und bei Hochrisikopatienten eingesetzt. Dosierung: 75 mg täglich.

Clopidogrel senkte in der CAPRIE-Studie an fast 20.000 Patienten einen kombinierten Endpunkt von Schlaganfall (Ischämie und Blutung), Herzinfarkt und vaskulärem Tod im Vergleich zu 325 mg ASS relativ um 8,7%. Die drei Patientenuntergruppen der Studie (Herzinfarkt, Schlaganfall und periphere Verschlusskrankheit) profitierten unterschiedlich. Clopidogrel-behandelte Patienten mit pAVK und nach ischämischem Hirninfarkt haben eine stärkere Risikoreduktion verglichen mit der Herzinfarktgruppe. Allerdings handelt es sich hierbei um Analysen, die post-hoc durchgeführt wurden und beispielsweise für eine Zulassung nicht statthaft wären. Dennoch, diese Analysen sind der Grund, warum Clopidogrel für gesetzlich Versicherte derzeit in Deutschland nur bei gleichzeitiger symptomatischer pAVK oder nachgewiesener ASS-Unverträglichkeit erstattungsfähig ist. Die Sicherheit von Clopidogrel ist gegenüber ASS sehr gut. Patienten mit erhöhtem Risiko für vaskuläre Ereignisse, z. B. mit insulinpflichtigem Diabetes mellitus oder gehäuften vaskulären Risikofaktoren, profitieren stärker von der Gabe von Clopidogrel als von ASS.

Die neueren Plättchenhemmer (Prasugrel, Ticagrelor) wurden nicht speziell in Schlaganfallkohorten untersucht. Aus kardiologischen Studien kann abgeleitet werden, dass sie – insbesondere in der Sekundärprävention – mit einem höheren Hirnblutungsrisiko als ASS assoziiert sind.

Vertiefende Informationen zu Kombinationstherapien ▶ Exkurs.

Orale Antikoagulanzien

Orale Antikoagulanzien sind in der Sekundärprävention nach Infarkten und TIA bei Vorhofflimmern ebenso wirksam wie in der Primärprävention. Da das Risiko eines Schlaganfalls bei Vorhofflimmern bei Patienten mit stattgehabtem Schlaganfall aber mindestens um ein Vierfaches höher ist, ist die absolute Risikoreduktion durch die Antikoagulation in der Sekundärprävention bei Vorhofflimmern deutlich höher. Während in der Sekundärprävention bei Vorhofflimmern nur 16 Patienten für ein Jahr mit einem Antikoagulans behandelt werden müssen, um einen Schlaganfall zu verhindern, sind dies 72 in der Primärprävention. Wie in der Primärprävention werden Antikoagulanzien aber zu selten gegeben.

Ob VKA (z. B. Marcumar) bei anderen kardialen Emboliequellen prophylaktisch wirksam sind, ist nicht bewiesen.

Exkurs

Kombinationstherapien

Die Kombination von 50 mg ASS mit 400 mg Dipyridamol (Aggrenox) ist der ASS-Monotherapie deutlich überlegen. Die relative Risikoreduktion gegenüber Placebo beträgt fast 40%, gegenüber ASS 50 mg etwa 18%. Auch dieses Medikament ist in Deutschland für gesetzlich Versicherte allerdings nicht mehr erstattungsfähig.
Die Kombination von ASS mit Clopidogrel, die nach akuten kardiovaskulären Erkrankungen der Monotherapie mit ASS überlegen ist, hat bei Patienten nach stattgehabtem Hirninfarkt eine ungünstige Nutzen-Risiko-Relation (MATCH-Studie).
Die Ergebnisse einer weiteren großen Präventionsstudie, in der die Kombination ASS-Clopidogrel gegen ASS alleine getestet wurde (CHARISMA), zeigten keine Überlegenheit der Kombination. Patienten mit klinisch manifester Atherothrombose scheinen von der Kombinationstherapie einen geringen, jedoch signifikanten Nutzen zu haben. Andererseits war die Sterblichkeit aufgrund kardiovaskulärer Ereignisse in der Kombinationsgruppe signifikant erhöht gegenüber ASS alleine.
Aus der PROFESS-Studie ist bekannt, dass Clopidogrel und die Kombination von ASS und Dipyramidol prophylaktisch gleich wirksam sind. Es bestand ein geringer Sicherheitsvorteil für Clopidogrel.
Patienten mit kürzlich symptomatischer intrakranieller Stenose profitieren von einer konsequenten konservativen Therapie, die auch eine duale Plättchenhemmung mit ASS und Clopidogrel für 6 Monate umfasst, mehr als von der additiven Applikation eines intrakraniellen Stent-Systems (Wingspan).
In der randomisierten, doppel-blinden CHANCE-Studie mit 5.170 Patienten aus China, die innerhalb von 24 h nach TIA oder leichtem Schlaganfall mit entweder ASS oder für 21 Tage vorübergehend mit ASS plus Clopidogrel und danach mit Clopidogrel behandelt worden waren, war das Schlaganfallrezidivrisiko nach 90 Tagen in der initial dual behandelten Gruppe relativ um 38% niedriger (8,2% vs. 11,7%).
Nach den derzeit vorliegenden Daten sollte in der Sekundärprävention nach Schlaganfall bei Nicht-Asiaten eine duale Plättchenhemmung nur bei besonderen Risikokonstellationen (z. B. symptomatische intrakranielle Stenose, nach endovaskulären Eingriffen) vorgenommen und zeitlich befristet werden. Es zählt zu den Pflichten des indizierenden Arztes, dafür Sorge zu tragen, dass Indikation und Dauer einer dualen antithrombotischen Therapie regelmäßig überprüft werden.

Bei Infarkten ohne Emboliequellennachweis ist die Antikoagulation mit Marcumar der Gabe von ASS oder der Kombination von ASS und Dipyridamol zur Rezidivvermeidung nicht überlegen, sie birgt aber ein höheres Blutungsrisiko. Antikoagulanzien sind bei intrakraniellen Stenosen der Gabe von ASS nicht überlegen.

Wir geben orale Antikoagulanzien für einige Monate nach Dissektionen hirnversorgender Arterien mit Hirninfarkt. Eine Überlegenheit von Antikoagulanzien gegenüber Thrombozytenaggregationshemmern ist aber bislang nie gezeigt worden.

Die Therapie der Sinus und Hirnvenenthrombosen mit Antikoagulanzien für einen Zeitraum von 3–12 Monaten wird auf der Basis von zwei kleinen randomisierten Studien empfohlen.

Lipidsenker

Nach einem Schlaganfall senken HMG-COA-Reduktasehemmer (= Statine) das vaskuläre Risiko. Ein systematisches Review mit 8.832 Patienten ermittelte eine relative Risikoreduktion für den Schlaganfall (alle Subtypen) von 12% (hazard ratio 0,88; 95%CI 0,78–0,99). Die Reduktion des Schlaganfallrisikos verhält sich proportional zur Senkung des LDL-Cholesterins und ist unabhängig von der Höhe des Baseline LDL-Cholesterins nachweisbar. Bei Patienten mit einem akuten Hirninfarkt, die bereits mit einem Statin vorbehandelt sind, sollte die Statingabe fortgeführt werden, da auch ein nur kurzzeitiges Absetzen das Risiko erhöht, einen weiteren Schlaganfall zu erleiden.

Zu den Kosten der medikamentösen Sekundärprävention ► Exkurs.

Exkurs

Kosten der medikamentösen Sekundärprävention

Die **Tageskosten** unterscheiden sich bei den unterschiedlichen Therapien zum Teil erheblich. ASS 100 kostet 0,02 € am Tag. Dipyridamol/ASS (Aggrenox) kostet etwa 1,85 € am Tag (und ist derzeit von den gesetzlichen Krankenkassen nicht erstattungsfähig), Clopidogrel kostet als Originalsubstanz (Plavix, Iscover) etwa 2,73 € am Tag, als Generikum 1,61 €/Tag. Auch Marcumar bzw. Warfarin ist mit 0,20 € pro Tag relativ günstig, allerdings muss man hier noch die notwendigen Blutabnahmen zum INR-Monitoring bzw.evtl. die Selbsttestgeräte hinzurechnen. Die neueren direkten oralen Antikoagulantien kosten – ohne Berücksichtigung evtl. Rabattverträge – zwischen 2,83 € und 3,28 € pro Tag.
Wenn man dann noch die Kosten von Statinen und modernen Antihypertensiva, ggf. auch noch von oralen Antidiabetika hinzurechnet, kommt man in der Sekundärprävention, wenn sie nach den Ansätzen der evidenzbasierten Medizin geht, auf beachtliche Behandlungskosten.
Dennoch geht die Rechnung auf: Die Folgekosten der Schlaganfälle und Herzinfarkte, die verhindert werden, wiegen die Kosten auf, allerdings werden diese anderen Budgets wie der Rentenversicherung, der Arbeitslosenversorgung und den Steueraufkommen gutgeschrieben, und nicht denen, die die Kosten aufbringen, nämlich den Krankenkassen.

Invasive Sekundärprävention

Karotis-Thrombendarteriektomie (CEA)

Symptomatische Karotisstenosen von mindestens 70%^{NASCET} stellen eine sinnvolle Operationsindikation dar. Stenosen zwischen 50 und 70%^{NASCET} sollten operiert werden, wenn weitere Risikofaktoren bestehen und wenn das Operationsrisiko am Ort niedrig ist (unter 6% perioperativer Morbidität und Mortalität). Männer profitieren mehr von der Operation als Frauen.

Besonders effektiv ist die CEA, wenn sie in den ersten 1–2 Wochen nach der Ischämie durchgeführt wird, vorausgesetzt, dass es keine sekundäre Einblutung gegeben hat und der Infarkt nicht sehr ausgedehnt ist.

Patienten mit niedriggradigen Stenosen (unter 50%^{NASCET}) sollten nur in Ausnahmefällen operiert werden.

Interventionell neuroradiologische Maßnahmen Die perkutane, transluminale Angioplastie mit Einbringung von Stents in Stenosen der hirnversorgenden Gefäße (»carotid artery stenting«, CAS; ◻ Abb. 5.35a) wurde als Alternative zum operativen Ansatz in mehreren großen Vergleichsstudien geprüft. Die Ergebnisse der in Deutschland und Österreich durchgeführten SPACE-Studie (Akronym für: Stent Protected Angioplasty versus Carotis-Endarterectomy), zeigten ein ähnliches, aber statistisch nicht identisches Risiko für periprozedurale Schlaganfälle und Todesfälle (6,6% vs. 7,4%). In der postprozeduralen Beobachtungsphase ereigneten sich in beiden Behandlungsgruppen etwa 1% ipsilaterale Hirninfarkte pro Jahr. Jedoch kam es in der endovaskulär behandelten Gruppe zu signifikant mehr Restenosen. Subgruppenauswertungen zeigten fast identische Risiken für Männer und ein erhöhtes Risiko für Patienten über 68 Jahre. Inzwischen sind drei weitere Vergleichsstudien Stent gegen Operation bei (überwiegend) symptomatischen Patienten veröffentlicht worden: Zwei Studien zeigten eine signifikante und deutliche Unterlegenheit von Stents (mit Protektionssystemen) gegenüber der Operation (EVA-3S aus Frankreich und ICSS aus Großbritannien). Die Studie aus den USA (CREST) ergab ähnliche Ergebnisse wie SPACE, wurde aber von den Autoren – wegen der Integration kardialer Ereignisse in den Endpunkt

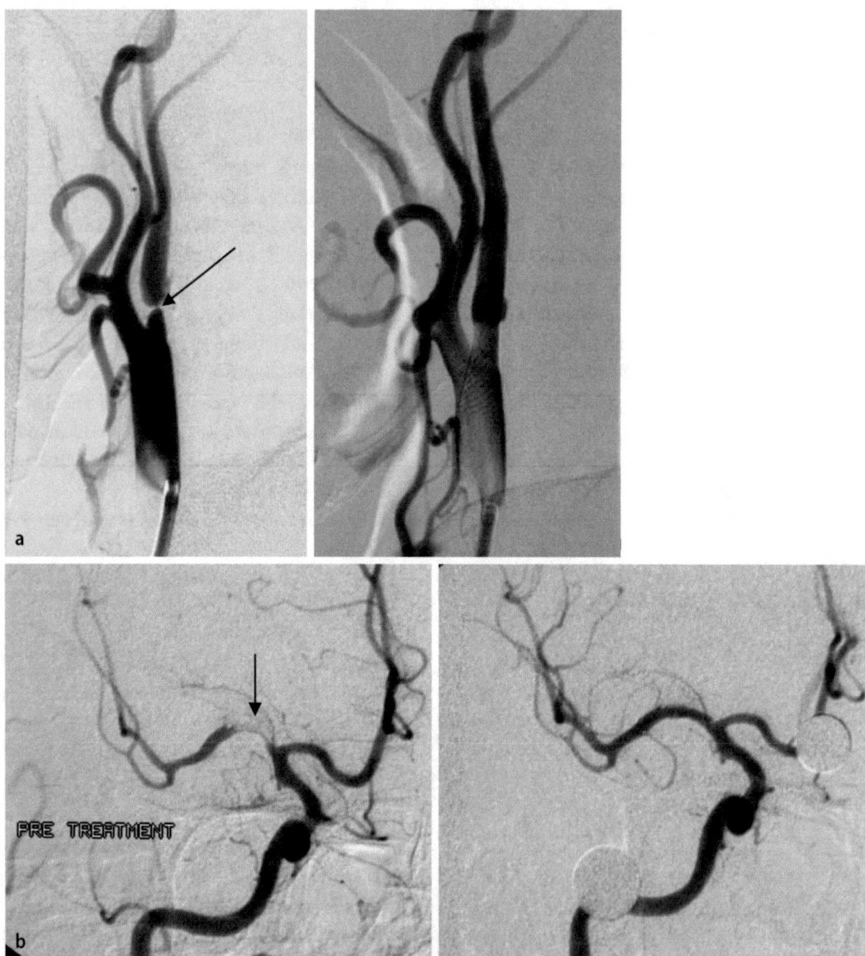

◻ **Abb. 5.35a,b Stentversorgung. a** Karotisstenose (oben) und Mediastenose (unten) vor (links) und nach (rechts) vor und nach Stentversorgung. **b** MCA-Stenose vor und nach Stentversorgung

– etwas anders interpretiert. In der gemeinsamen Metaanalyse ist die Operation dem Stent hochsignifikant überlegen (RR 0,65; 95%CI 0,51–0,83). Dieser Unterschied war im Wesentlichen vom Patientenalter abhängig; bei Patienten unter 70 Jahren zeigt sich das Stenting der Operation äquivalent, über 70 Jahren wegen erhöhten Risikos unterlegen. Protektions-Devices bringen keinen Vorteil und sind mit mehr embolischen Läsionen im MRT verbunden.

Indikation zur Stentbehandlung Die deutsche S3-Leitlinie Karotisstenose sieht die Indikation zur Stentangioplastie von symptomatischen Karotisstenosen bei Patienten mit erhöhtem Operationsrisiko (weit distale Stenosen, kontralaterale Okklusion, radiogene Stenose, postoperative Restenose) oder chirurgisch nicht erreichbaren Stenosen. Bei jüngeren Patienten bieten wir dieses Verfahren als gleichwertige Alternative an.

Die Indikation sollte interdisziplinär gestellt werden, das periinterventionelle Risiko sollte neurologisch kontrolliert werden und unterhalb der für die CEA geforderten 6% liegen.

Andere Gefäßterritorien (proximale Vertebralarterien, intrakranielle Gefäße) werden in individuell begründeten Fällen interventionell neuroradiologisch behandelt. Die größten Erfahrungen hat man mit der Dilatation von Subklaviastenosen (◘ Abb. 5.15) und proximalen Vertebralisstenosen bei gegenseitigem Vertebralisverschluss.

Indikationen zur Karotisoperation bei symptomatischen Karotisstenosen

- Der ischämische Hirninfarkt sollte nicht länger als ein halbes Jahr zurückliegen.
- Die Karotisstenose muss mit hinreichender Sicherheit die Ursache des Infarkts sein.
- Die Stenosegrad soll 50%^{NASCET} oder mehr betragen.
- Das neurologische Defizit darf nicht zu ausgeprägt sein.
- Die Operation sollte nur in einem Zentrum mit hoher Operationsfrequenz und niedriger, neurologisch kontrollierter perioperativer Komplikationsrate durchgeführt werden (höchstens perioperative Morbidität und Mortalität von 6%, da anderenfalls kein Vorteil der TEA über die konservative Behandlung mehr besteht).

Der Fall (Fortsetzung)

Schon während der Rehabilitation wird die Patientin mit einem direkten oralen Antikoagulanz behandelt. Auch wenn nicht entschieden werden kann, ob die Symptomatik von einer Embolie bei Vorhofflimmern oder von der Karotisstenose verursacht wurde, ist die Antikoagulation in jedem Fall sinnvoll. Die Diabetesbehandlung wurde intensiviert, die Patientin erhält jetzt Insulin. Der Blutdruck ist mit einer Kombination aus einem ACE-Hemmer und einem Diuretikum gut eingestellt. Die erhöhten Blutfette wurden mit einem Statin normalisiert. Jetzt wird die Patientin nach erfolgreicher Rehabilitation mit der Frage, ob die Karotisstenose behandelt werden soll, wieder vorgestellt.
Soll man oder soll man nicht?
Wir haben uns mit der Patientin für die Operation entschieden.

◘ Tab. 5.9 Optimale konservative Therapie bei Patienten mit asymptomatischer Karotisstenose

Risikofaktor	Ziel
Rauchen	Beendigung
Nüchtern Gesamtcholesterin	<200 mg/dl
LDL-Cholesterin	<100 mg/dl; wenn Hochrisiko <70 mg/dl
HDL-Cholesterin	≥40 mg/dl
Triglyzeride	<150 mg/dl
Körperliche Inaktivität	Mindestens 30–45 min körperliche Aktivität 3–5 mal pro Woche
Übergewicht (BMI 25–27,5)	Gewichtsabnahme bis BMI <25
Übergewicht (BMI >27,5)	10% Gewichtsabnahme
Blutdruck	<140/95 mmHg
Diabetes	HbA_{1c} <7%

Leitlinien Sekundärprävention des Schlaganfalls

Risikofaktoren (Auswahl)*

- Die konsequente Behandlung einer arteriellen Hypertonie reduziert das Schlaganfallrisiko (**A**). Die Kombination von Perindopril plus Indapamid (Diuretikum) ist signifikant wirksamer als Placebo, und Eprosartan ist signifikant wirksamer als der Kalzium-Antagonist Nitrendipin. Ramipril reduziert bei Patienten nach Schlaganfall vaskuläre Endpunkte, aber nicht das Schlaganfallrisiko.
- Die Behandlung des Diabetes mellitus reduziert das Schlaganfallrisiko (**C**), wobei dies aber in prospektiven Studien bisher nicht gut untersucht ist.
- Bei Patienten mit fokaler zerebraler Ischämie und KHK sollten unabhängig vom Ausgangswert des LDL-Cholesterins Statine eingesetzt werden (**A**). Zielwerte für das LDL-Cholesterin sollten zwischen 70 und 100 mg/dl liegen. Bei Patienten mit ischämischen TIA/Schlaganfällen (mod. Rankin <3) ohne koronare Herzkrankheit mit LDL-Cholesterin-Werten zwischen 100 und 190 mg/dl sind 80 mg Atorvastatin pro Tag zur Reduktion eines Rezidivs und der kardiovaskulären Morbidität wirksam (**A**). Wahrscheinlich ist aber die Senkung des LDL-Cholesterins wichtiger als der Einsatz eines bestimmten Statins (**C**). Es wird deshalb empfohlen, den LDL-Cholesterin-Wert mit einem Statin auf unter 100 mg/dl zu senken. Der Nutzen dieser Behandlung ist am deutlichsten, wenn eine Reduktion des Ausgangs-LDL-Cholesterin-Werts von ≥50% erreicht wird. Bei Patienten mit hämorrhagischem Schlaganfall sollte eine Prophylaxe mit Atorvastatin nur in Ausnahmefällen (z. B. aus kardiovaskulärer Indikation) erfolgen (**B**).
- Bei Patienten mit fokaler zerebraler Ischämie ohne KHK kann Simvastatin (40 mg) gegeben werden. Damit wird aber überwiegend das allgemeine vaskuläre Risiko gemindert (**B**). Wahrscheinlich sind auch die anderen Statine wirksam (**C**).

Antithrombotische Therapie

- Patienten nach einem ischämischen Insult sollen ASS erhalten zur Sekundärprävention (**A**). Alternativ sollte die Kombination aus ASS und retardiertem Dipyramidol (**B**) oder Clopidogrel (**B**) zur Sekundärprävention verabreicht werden.

- Die Kombination von ASS mit Clopidogrel soll bei Patienten nach ischämischen Insult nicht zur langfristigen Sekundärprävention eingesetzt werden. Dies betrifft nicht Patienten nach ischämischen Insult, die eine zusätzliche Indikation wie akutes Koronarsyndrom oder koronare Stentimplantation haben (A).
- Patienten mit ischämischem Insult oder transienter ischämischer Attacke mit Vorhofflimmern sollen eine orale Antikoagulation erhalten (**A**).
- Die neuen Antikoagulantien (d. h. Dabigatrain, Rivaroxaban, Apixaban und Edoxaban) stellen eine Alternative zu den Vitamin-K-Antagonisten dar und sollten aufgrund des günstigeren Nutzen/Risiko Profils zur Anwendung kommen (**B**).

5

Empfehlungen Operation oder Stenting bei Karotisstenosen*
- Zur Diagnosesicherung der Karotisstenose sind neurosonologische Verfahren, MR- oder CT- Angiographie ausreichend (**A**).
- Eine DSA ist in der Regel nicht erforderlich (**B**).
- Eine CEA wird für Patienten mit 70–99% Stenose nach TIA oder nicht behinderndem Schlaganfall empfohlen (**A**).
- Eine CEA soll auch bei Patienten mit einer symptomatischen Stenose von 50-69% erwogen werden. Männer mit kürzlich zurückliegenden hemisphäralen (AF, TIA, stroke mRS <3) Symptomen profitierten am ehesten (**A**).
- Die CEA ist bei normalem Operationsrisiko die Methode der Wahl bei der Behandlung der symptomatischen Karotisstenose (**A**).
- CAS sollte bei symptomatischen Patienten mit hohem chirurgischem Operationsrisiko als eine Alternative zur CEA in Betracht gezogen werden (**B**).
- CAS kann bei symptomatischen Patienten in Zentren mit dokumentierter Schlaganfallrate/Letalität von <6% als eine Alternative zur CEA erwogen werden (**C**).
- Die Stentbehandlung kann in folgenden Situationen Vorteile gegenüber der Operation bringen, wenn sie in einem erfahrenen Zentrum unter Einhaltung der Qualitätskriterien durchgeführt wird: Restenosen nach CEA, radiogene Stenosen, hochzervikale Stenosen, Tandemstenosen mit höhergradiger intracranieller Stenose, Tandemstenosen mit höhergradiger intrathorakaler Stenose, kontralaterale Parese des N. laryngeus recurrens (GCP).
- Bei der Entscheidung über die Behandlungsmodalität sind patientenspezifische Faktoren wie Alter und anatomische Gegebenheiten sowie die persönlichen Präferenzen des Patienten zu berücksichtigen. Voraussetzung hierfür ist eine den Bedürfnissen des Patienten gerechte Aufklärung (GCP).

* Gekürzt und modifiziert nach den Leitlinien der DGN 2008 und 2012 (www.dgn.org/leitlinien.html)

5.10 Seltene Schlaganfallursachen und ihre Therapie

Peter Ringleb, Roland Veltkamp und Werner Hacke

Hier werden eine Reihe seltener Schlaganfallursachen und die Ischämien bei Gefäßentzündungen (Vaskulitis) vorgestellt. Ihnen ist gemeinsam, dass oft junge Patienten betroffen sind (Ausnahme: die Riesenzellarteriitis), dass sie insgesamt selten auftreten und häufig übersehen werden. Allerdings besteht im Falle der Vaskulitiden die Gefahr, dass die Diagnose zu häufig gestellt wird: Die MR-Angiographie übertreibt oft das Ausmaß vermeintlicher Gefäßengstellungen oder überzeichnet Strömungsunregelmäßigkeiten als Stenosen. Die Diagnose einer Vaskulitis darf nicht nur auf der Basis der bildgebenden Diagnostik gestellt werden.

5.10.1 Vaskulitische Infarkte

Die diagnostischen Kriterien für zerebrale Vaskulitis sind in ■ Tab. 5.10 (nach den Definitionen der American College of Rheumatology, ACR) zusammengestellt.

Riesenzellarteriitis (Arteriitis cranialis)

Die Arteriitis cranialis ist eine systemische, nektrotisierende Vaskulitis, die v. a. Äste der A. carotis externa und die A. ophthalmica betrifft. Sie ist im 7. und 8. Lebensjahrzehnt häufig und oft mit einer Polymyalgie verbunden. Symptome sind Kopfschmerzen und, allgemeine Ermüdung. Die Patienten haben fast immer eine hohe Blutsenkungsgeschwindigkeit oder ein massiv erhöhtes CRP. Ein- oder, sehr selten, doppelseitige Erblindung tritt in 10–20% der unbehandelten Fälle auf. Selten sind hemisphärische Schlaganfälle im Posterior- oder Mediaterritorium.

Diagnostik Sie kann mit einer **Temporalarterienbiopsie** gesichert werden. Bei ausreichend großem Präparat ist die Biopsie auch in den ersten Tagen nach Kortisonbehandlung noch positiv, die Therapie muss also nicht wegen einer geplanten Biopsie verzögert werden. Die Duplexsonographie der Temporalarterie zeigt meist typische Veränderungen, die als Halo bezeichnet werden. Bei typischem Halo kann auf die Durchführung einer Biopsie im Regelfall verzichtet werden. Ein negativer sonographischer Befund führt jedoch nicht zum Ausschluss des Vorliegens einer Arteriitis, so dass eine Biopsie bei bestehendem klinischem Verdacht weiterhin indiziert bleibt.

Therapie Man behandelt mit Methylprednisolon, zunächst 80–100 mg i.v. über mehrere Tage, langsam oral ausschleichend unter BSG-Kontrolle bis zu einer Erhaltungsdosis von ca. 8 mg jeden 2. Tag. Unter Therapie bilden sich alle Symptome schnell zurück. Dies gilt ausdrücklich nicht für eine fortgeschrittene, länger bestehende Sehstörung. Azathioprin oder andere Immunsuppressiva sind nicht wirksam.

Takayasu-Arteriitis

Sie ist eine seltene Riesenzellarteriitis, die die Abgänge der hirnversorgenden Gefäße am Aortenbogen betrifft. Es kommt zu hämodynamisch und auch embolisch ausgelösten Symptomen in verschiedenen Gefäßterritorien (»pulseless disease«). Dabei entwickeln sich erst verschiedene Kollateralen, die aber bei fortschreitendem Prozess insuffizient werden. Frauen sind häufiger betroffen. Die Therapie ist schwierig, Immunsuppression zunächst mit Cortison, dann Cyclophosphamid oder Methotrexat hilft in Einzelfällen. Manchmal wird eine Aortenbogenplastik eingesetzt, eine Operation mit hohem Risiko.

Isolierte Vaskulitis des ZNS

Die isolierte Vaskulitis des ZNS ist eine lokale, vermutlich immunologisch bedingte Entzündung der kleinen und mittel-

Tab. 5.10 Diagnostische Kriterien bei zerebraler Vaskulitis

Vaskulitis-Typ	Kriterien nach ACR	Sensitivität (Se) Spezifität (Sp)
Riesenzellarteriitis	Alter>50 neue Kopfschmerzen Abnorme Temporalarterien (Druckdolenz, abgeschwächter Puls) BSG >50 in der 1. Stunde Entzündliche Histologie in der Temporalisbiopsie	Bei 3 von 5 Kriterien: – Se: 93% – Sp: 91%
Takayasu-Arteriitis	Patient bei Erstmanifestation der Krankheit <50 Jahre Claudicatio der Extremitäten Verminderter Brachialarterienpuls Blutdruckdifferenz >10 mmHg zwischen beiden Armen Geräusch über der A. subclavia oder Aorta Auffälligkeiten in der Arteriographie	Bei 3 von 6 Kriterien – Se: 90% – Sp: 98%
Polyarteriitis nodosa	Gewichtsverlust >4 kg seit Krankheitsbeginn Livedo reticularis Unerklärter Hodenschmerz oder Schwellung Myalgie, Schweregefühl in den Beinen Mononeuritis oder Polyneuropathie Diastolische Blutdruckerhöhung >90 mmHg Serum-Kreatininerhöhung >1,5 mg/dl Hepatitis-Virusnachweis im Serum Pathologisches Arteriogramm (Aneurysmata, Verschlüsse) Typische Histologie	Bei 3 von 10 Kriterien – Se: 82% – Sp: 86%
Wegener-Granulomatose	Entzündung in Nase oder Mund (ulzerierend/hämorrhagisch) Infiltration der Lunge im Röntgen-Thorax (Rundherde, Kavernen, »fixe« Infiltrationen) Nephritisches Urinsediment (Erythrozyturie (>5 Erythrozyten/Gesichtsfeld), Erythrozyten-Zylinder) Histologisch granulomatöse Entzündung (in der Gefäßwand,peri- und extravaskulär)	
Churg-Strauss-Syndrom	Asthma bronchiale Eosinophilie (>10% im Differenzialblutbild) Allergie Mono-/Polyneuropathie Lungeninfiltration Paranasale Sinusauffälligkeit Histologisch: Blutgefäß mit extravaskulärer Eosinophilie	Bei 4 von 7 Kriterien – Se: 99% – Sp: 88%
Behçet-Syndrom**	Rezidierende orale Ulzerationen (3-mal in 12 Monaten plus zwei der folgenden Symptome: – Rezidivierende genitale Ulzerationen – Augenläsionen (Uveitis, retinale Vaskulitis, Glaskörperinfiltration) – Positiver Pathergietest	– Se: 91% – Sp: 96%
Isolierte Vaskulitis des ZNS***	Klinische Symptome einer multifokalen oder diffusen ZNS-Erkrankung mit rezidivierendem oder progredientem Verlauf Zerebrale Angiographie, Liquor und/oder MRT mit Befund,der die Diagnose einer Vaskulitis unterstützt Ausschluss einer zugrunde liegenden systemischen Infektion oder Entzundung Histologischer Nachweis einer leptomeningealen oder parenchymatösen Vaskulitis und Ausschluss einer Infektion, Neoplasie oder anderen primären Gefäßerkrankung	3 von 4 Kriterien sollen erfüllt sein Wegen der Seltenheit keine Spezifitäts- und Sensitivitätsangaben
Systemischer Lupus erythematodes	Haut und Schleimhautveränderungen Arthritiden Nieren- und Lungenbeteiligung Selten: Karditis Neurologische Symptome (Enzephalitis, vaskulitische Infarkte) und Polyneuropathie	Keine Angabe
Sjögren-Syndrom	Sicca-Symptomatik PNP Hirnnervenbeteiligung Enzephalopathie	Keine Angabe

* modifiziert nach den Leitlinien der DGN, 2008 (www.dgn.org/leitlinien.html)
** Kriterien nach der International Study Group for Behçet's Disease 1990
*** Kriterien nach Moore 1989

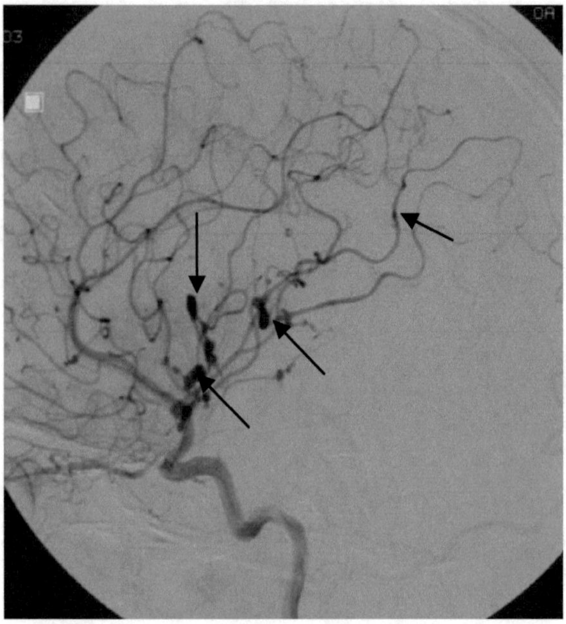

◘ **Abb. 5.36 Angiographie bei Vaskulitis.** Kaliberunregelmäßige Gefäße *(Pfeil)* lösen sich ab mit unregelmäßigen, z. T. kettenförmig angeordneten Gefäßerweiterungen *(Pfeil)*

großen Gefäße des Gehirns. Chorioidale und leptomeningeale Gefäße sind ebenfalls betroffen. Histologisch finden sich mononukleäre Infiltrate, eine endotheliale Proliferation und Veränderungen der Gefäßwand bis hin zu Nekrosen.

Symptome Kopfschmerzen und enzephalopathische Symptome mit Persönlichkeitsänderung, Verhaltensstörungen, kognitiven Schwierigkeiten und Gedächtnisstörungen stehen im Vordergrund. Daneben können multiple, meist leichtere neurologische Herdsymptome gefunden werden. Auch die Hirnnerven können beteiligt sein.

Diagnostik Es finden sich keine systemischen Entzündungszeichen, alle Blutwerte und serologischen Bluttests sind normal. Auch im **Liquor** findet sich oft ein Normalbefund, manchmal eine leichte, unspezifische Pleozytose mit Eiweißanstieg. **CT** und **MRT** können multiple ischämische Läsionen in der weißen Substanz zeigen, die aber unspezifisch sind. Die **Angiographie** ist häufig normal, im positiven Fall sieht man segmentale Stenosen oder Erweiterungen in den kleineren Gefäßen. Selbst dann ist die Diagnose noch nicht gesichert. Die Diagnose kann endgültig nur durch **leptomeningeale Biopsie** gesichert werden, und selbst diese bleibt leider oft negativ. Nicht selten bleibt die isolierte Vaskulitis des ZNS eine Verdachtsdiagnose (◘ Abb. 5.36).

Therapie Man beginnt mit Methylprednisolon 12 mg/kg KG über 1 Woche, anschließend ausschleichend, und Cyclophosphamid 1 g alle 4 Wochen i.v. Das Syndrom spricht oft gut auf diese Therapie an, neigt jedoch zu Rückfällen.

M. Behçet

Diese in Mitteleuropa bisher seltene Krankheit betrifft in fast der Hälfte der Fälle auch die Gehirngefäße, meist die Venen, und soll deshalb etwas detaillierter besprochen werden, weil die Inzidenz unter Einwohnern, die aus dem östlichen Mittelmeerraum stammen, deutlich höher ist als in Mitteleuropa. Klinisch macht sich das typische Syndrom mit dermatologischen Erscheinungen wie aphthöser Stomatitis, genitalen Ulzerationen und Augensymptomen (Iridozyklitis, Konjunktivitis, Augenvenenthrombose) bemerkbar. Arthralgien, periphere Venenthrombosen und ein Erythema nodosum werden beobachtet.

Symptome und Diagnostik Das Spektrum der neurologischen Symptome ist breit und schwankt von Somnolenz und kognitiven Auffälligkeiten bis zu Hirnnervenläsionen und fokalen zentralen Symptomen (Hemiparese oder Hemianopsie). auch Sinusthrombosen mit erhöhtem intrazerebralem Druck und meningoenzephalitische Symptome sind möglich- Der **Liquor** ist in der Regel leicht entzündlich verändert (chronische, überwiegend lymphozytäre Pleozytose), im **MRT** findet man Befunde wie bei zerebralen Venenthrombosen.

Therapie Die Behandlung besteht in Steroiden, initial 12 mg/kg KG i.v., langsam ausschleichend, kombiniert mit Azathioprin.

Sneddon-Syndrom

Das Sneddon-Syndrom ist charakterisiert durch das dermatologische Bild einer Livedo racemosa mit rezidivierenden Hirninfarkten. Die fast immer weiblichen und meist jüngeren Patienten haben oft ausgedehnte Infarkte. Die Pathogenese ist unklar. Oft finden sich auch intrazerebrale Blutungen und sog. »microbleeds«. Im Weiteren können epileptische Anfälle auftreten.

Diagnostik Laborchemisch findet sich oft eine Thrombopenie oder eine Dysfibrinogenämie als Zeichen der Entzündung. Die Pathogenese ist unklar, interessanterweise lassen sich in einigen Fällen auch Cardiolipin-Antikörper nachweisen. Hautgefäße zeigen eine Proliferation glatter Muskelzellen und thrombotische Gefäßverschlüsse ohne Entzündungszeichen. Man nimmt an, dass dies auch für die Hirngefäße gilt.

Therapie Eine Therapie der Grunderkrankung steht im Vordergrund, so könnten TNF α-Antikörper erfolgsversprechend sein. Bisher haben sich keine klaren Vorteile für eine der prophylaktischen Therapien gezeigt. Aufgrund der Seltenheit der Erkrankung sollte über die Therapie individuell entschieden werden.

Andere Vaskulitisformen

Die Hirngefäße können bei verschiedenen idiopathischen Vaskulitiden (Panarteriitis nodosa [PAN; ▶ Kap. 32], Churg-Strauss-Syndrom, Wegener-Granulomatose, Sarkoidose) und bei sekundären Vaskulitiden infolge von Infektionen, z. B. durch Pilze, Viren, Bakterien (Lues, Borreliose, Tuberkulose), betroffen sein. Verschiedene Toxine und Medikamente können eine Hypersensitivitätsvaskulitis verursachen. Allen ist gemeinsam, dass das Zentralnervensystem einer von vielen und sicher nicht der häufigste Manifestationsort dieser Krankheiten ist, weshalb sie an dieser Stelle auch nicht gesondert besprochen werden. Auf die Beta-Amyloid assoziierte Vaskulitis wurde schon hingewiesen.

Die Diagnose erfolgt rheumatologisch/immunologisch (Panarteriitis, Wegener-Granulomatose) oder durch Nachweis der Grundkrankheit (Liquor). Mit zunehmender Verbreitung seltenerer infektiöser Ursachen (Protozoen, Pilze) mit und ohne Immunsuppression und bei der erneuten Zunahme von Tuberkulose und Treponemeninfektionen muss man bei unklarer vaskulitischer Symptomatik auch an solche Ursachen denken.

5.10.2 Fettembolie

Pathophysiologie Eine Fettembolie kann bei polytraumatisierten Patienten mit multiplen Frakturen sowie nach Versorgung von solchen Frakturen mit Marknagel auftreten. Die Hauptursache der Fettembolie sieht man im traumatischen Schock, der über verschiedene Mechanismen (Ersatz des verlorenen Blutvolumens durch fettreiche Lymphe aus dem Ductus thoracicus? Lipaseaktivierung durch Katecholamine?) zu einer Vermehrung der wasserunlöslichen Neutralfette im Blut führt. Das freie Fett entstammt also nicht nur aus dem verletzten Knochen, sondern auch aus dem Blutfett. Es resultiert eine Verstopfung der Kapillaren in Lunge, Gehirn, Niere und vielen anderen Organen durch grob disperse Fetttröpfchen. Dieser Vorgang wird durch die im Schock vorliegende Hypovolämie und die verlangsamte Mikrozirkulation stark begünstigt. Im Gehirn findet man eine sog. Purpura cerebri, d. h., die Hemisphären sind von flohstichartigen Blutungen übersät. Die Blutungen sind von multiplen, kleinen Erweichungsherden umgeben.

Symptome und Verlauf Die klinischen Erscheinungen werden 4–6 h oder auch erst 12 Tage nach dem Trauma manifest. Sie können sich in den ersten Tagen wiederholen, sodass die Symptomatik sich schubweise verstärkt. Akute psychische Störungen beherrschen oft das Bild. Meist besteht ein delirantes Syndrom mit Bewusstseinsstörung bis zum Koma, Desorientiertheit und psychomotorischer Unruhe. Neurologisch findet man häufig bilaterale pathologische Reflexe, Herdsymptome der Großhirnhemisphären, in schweren Fällen treten Streckkrämpfe auf.

Internistisch äußert sich die pulmonale Fettembolie in Dyspnoe, Beklemmungsgefühl mit stechenden Brustschmerzen, in Husten, Hämoptoe und Zyanose, der renale Schock in Oligurie bis Anurie. Die Körpertemperatur ist meist erhöht, ebenso kompensatorisch die Pulsfrequenz.

Am Augenhintergrund findet man multiple kleine Blutungsherde und weißlich glänzende, um die Makula angeordnete Flecken infolge Fettembolie der Netzhautkapillaren. Nach einigen Tagen treten subkonjunktivale Blutungen und Blutungen in der Haut und den Weichteilen der oberen Körperhälfte auf.

Diagnostik Im Frühstadium kann die Diagnose schwierig sein. Wenn der Patient gleichzeitig ein Kopftrauma erlitten hat, ist die Differenzialdiagnose zur Kontusionspsychose oder zum traumatischen epi- oder frühen subduralen Hämatom zu stellen. Die Analgosedierung der häufig intubierten, polytraumatisierten Patienten erschwert die Diagnose weiter.

Im **CT** findet man zunächst nur eine leichte Hirnschwellung, erst später können sich multiple kleine ischämische Läsionen überwiegend subkortikal, abzeichnen. Die **MR**-Bildgebung hat in der frühzeitigen Diagnostik große Vorteile gegenüber der CT, da sie auch kleine Läsionen frühzeitig, v. a. in der DWI, darstellt. Gleichzeitig können blutsensitive Sequenzen Aufschluss über Mikroblutungen im Rahmen der Fettembolie geben. Es empfehlen sich serielle Untersuchungen, um den Verlauf und das Ausmaß der Schädigung darzustellen.

Wichtige internistische Zusatzbefunde sind: fleckige Verschattungen auf dem Thoraxröntgenbild und Zeichen der akuten Rechtsherzbelastung im EKG. Im Blut, Urin und Liquor lassen sich Fetttröpfchen nachweisen.

Therapie Die intensivmedizinische Behandlung umfasst die Schockbekämpfung mit Volumenersatz. Man gibt den Proteinasehemmer Trasylol (1 Mio. IE/Tag) und Cholinphospholipide (z. B. Lipostabil). Kontrollierte Hypothermie senkt den zerebralen Stoffwechsel, der durch den schweren O_2-Mangel besonders gefährdet ist.

5.10.3 Luftembolie

Pathophysiologie Die zerebrale Luftembolie ist selten. Sie kommt bei Operationen am offenen Herzen, im Thorax oder am Hals, manchmal auch bei zentral liegenden Venenkathetern vor. Bei Abtreibungsversuchen dringt gelegentlich Luft in die Venen des Uterus ein. Häufig geschieht dies erst dann, wenn die Frau nach dem Eingriff aufsteht. Auch ohne offenes Foramen ovale (PFO) gelangt Luft durch die Lunge in den Hirnkreislauf. Durch Verstopfung einer Vielzahl von kleinen Arterien kommt es zu multiplen ischämischen Erweichungen (◘ Abb. 5.37). Im Gegensatz zur Fettembolie ist die Luftembolie ein einmaliges Ereignis und wiederholt sich nicht in Schüben.

Symptome und Verlauf Die Symptome können sich auf akuten Schwindel, Tachykardie oder einen Zustand von Verwirrtheit beschränken, der nach wenigen Minuten wieder abklingt. In schweren Fällen tritt eine Bewusstseinstrübung mit Krämpfen und bilateralen oder multiplen neurologischen Herdsymptomen auf. Pupillenstörungen und Augenmuskellähmungen sind häufig.

Der Verlauf ist nicht einheitlich. Foudroyante Luftembolien führen in Minuten unter epileptischen Anfällen zum Tode. Wird der erste Tag überlebt, ist die Prognose quoad vi-

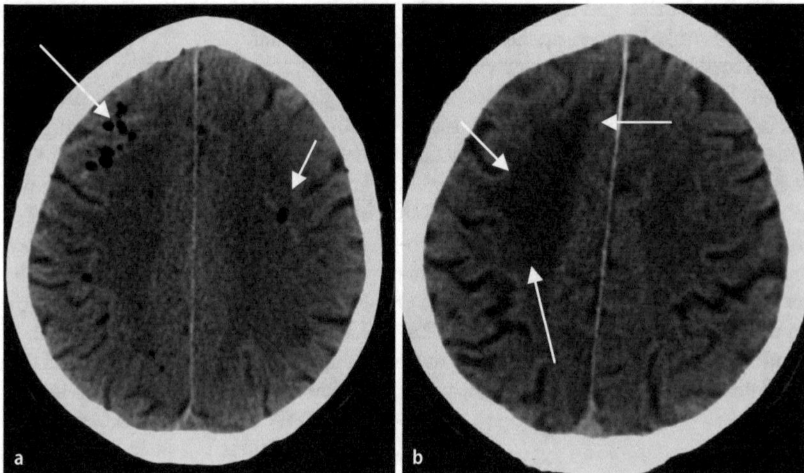

Abb. 5.37a,b Luftembolie. a Akute, multiple Luftembolien (nach Herzoperation), die als kleine, runde Dichteminderungen an der Mark-Rindengrenze zu sehen sind, **b** Nach einigen Tagen Resorption der Luft und Ausbildung eines überwiegend im rechten vorderen Marklager erkennbaren ischämischen Ödems. (Mit freundlicher Genehmigung von S. Hähnel, Heidelberg)

tam gut, nicht selten bleiben aber neurologische Herdsymptome und eine Wesensänderung zurück.

Therapie Die Therapie besteht in der hyperbaren Sauerstofftherapie in einer Druckkammer.

Caisson-Krankheit

Ein Sonderfall der Luftembolie ist die Caisson-Krankheit. Wenn Taucher plötzlich aus großer Tiefe an die Oberfläche geholt werden, aber auch wenn am Tag eines Tauchgangs ein Flug angetreten wird, setzt die akute Herabsetzung des Luftdrucks Stickstoff in kleinen Bläschen frei. Wie bei der Luftembolie kommt es zur akuten, diffusen Mangeldurchblutung. Sie äußert sich als akute Atemnot und Zyanose. Der Patient kann im Schock zu Tode kommen. Wird der Schock überlebt, treten psychomotorische Unruhe, Bewusstseinstrübung und multiple neurologische Herdsymptome auf. Besonders charakteristisch sind Rückenmarksymptome in allen Abstufungen von der leichten Paraparese bis zur Querschnittslähmung, begleitet von Funktionsstörungen im N. vestibulocochlearis.

In einer TCD/MRT-Studie konnte bei asymptomatischen Tauchern, die ein PFO hatten, eine erhöhte Zahl von (asymptomatischen) vermutlich ischämischen Signalveränderungen im Hirnparenchym nachgewiesen werden.

5.10.4 Septisch-embolische Herdenzephalitis

Pathophysiologie Die infektiöse Endokarditis wird durch multiple, septische Embolien kompliziert. Die meisten dieser Embolien gehen in das Gehirn und führen dort zu ischämischen Infarkten, Mikroabszessen und sekundären Einblutungen. Streptokokken und Staphylokokken sind die wichtigsten Erreger. Neben der akuten Endokarditis können auch infizierte künstliche Herzklappen Quelle der septischen Embolien sein. Ferner kommen sie bei drogenabhängigen und immunsupprimierten Patienten, nach Zentralvenenkatether oder chronischen Infektionen vor.

Symptome Die Patienten sind schwer krank und meist febril. Die neurologischen Symptome sind wie bei ischämischen Infarkten anderer Ätiologie. Die Diagnose wird klinisch (Systolikum über Aorten- oder Mitralklappe, Embolien in der Konjunktiva und im Nagelbett), echokardiographisch (TEE), durch entzündlichen Liquor und mit wiederholten Blutkulturen, die aber negativ sein können, gestellt. Im CT und im MRT findet man multiple intrakranielle Läsionen, die als kleine Infarkte, Mikroabszesse oder kleine sekundäre Blutungen erscheinen. Mykotische Aneurysmen der Hirnarterien prädisponieren zur Subarachnoidalblutung.

Therapie Bei Nativklappen sollte eine blinde Antibiose mit Ampicillin 12–24 g/Tag i.v. verteilt auf 3–6 Einzeldosen (ED) pro Tag, Gentamicin 3 mg/kg/Tag i.v. in 3 ED sowie Cefotaxim 6 g/Tag i.v. in 3 ED oder Ceftriaxon 2 g/Tag i.v. in 1 ED erfolgen. Bei Kunstklappen sollte die Antibiose mit Vancomycin 2 g/Tag in 2–3 ED, Gentamicin 3 mg/kg/Tag i.v. in 3 ED sowie Rifampizin 900 g/Tag i.v. in 3 ED erfolgen. Einer kalkulierten Antibiose sollte selbstverständlich nach Erregeridentifizierung der Vorzug gegeben werden.

Umstritten ist die Gabe von Heparin. Einerseits könnte Heparin das Risiko weiterer Embolien verhindern, andererseits aber bei einer Krankheit mit sehr hoher spontaner Blutungsneigung das Blutungsrisiko erhöhen. Wir verzichten meist auf eine PTT-wirksame Heparingabe. Ungeklärt ist auch die Frage, ob und wann Patienten mit septischer Herdenzephalitis kardiochirurgisch behandelt werden sollen. Während viele Kardiochirurgen je nach Klappenfunktion zurückhaltend sind, sehen wir aufgrund des großen Risikos weiterer Embolien eine frühzeitige Operationsindikation. Allerdings ist das Operationsrisiko und dabei insbesondere die Gefahr einer Hirnblutung unter der intraoperativ notwendigen Antikoagulation bei gleichzeitig bestehenden intrakraniellen Infarkten erhöht. Die Mortalitätsrate bei Patienten, die subarachnoidal aus mykotischen Aneurysmen bluten oder eine Begleitmeningitis entwickeln mit ausgedehnten territorialen Infarkten und Abszessbildung, liegt bei 80%.

5.10.5 Moya-Moya-Syndrom

Dies ist eine in China und Japan häufige, in USA und Mitteleuropa seltene, vermutlich immunologisch vermittelte (Reaktion auf Leptospireninfektion?), z. T. auch genetisch angelegte Krankheit, die durch fortschreitende Stenosierungen und Verschlüsse der distalen Interna und des vorderen Anteils des Circulus arteriosus Willisii gekennzeichnet ist. Es bildet sich ein Netzwerk von abnormen Kollateralen, die angiographisch ein »wolkenartiges« Aussehen haben (jap. Moya-Moya, kleine Wolke; ◻ Abb. 5.38). Klinisch haben die meist jungen Patienten rezidivierende ischämische Symptome. Der Verlauf ist stark variabel und nicht vorhersehbar. Behandelt wird mit Thrombozytenaggregationshemmern, manchmal auch Kortison. Operationen (extrakraniell-intrakranieller [EC-IC]-Bypass, Enzephalomyosynangiose, Omentum-Transplantation), von erfahrener Hand ausgeführt, können eine effektive Infarktprophylaxe darstellen. Häufig sind sie beidseitig notwendig.

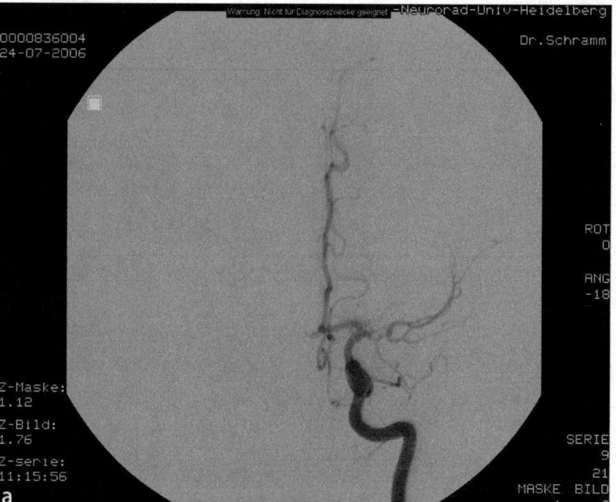

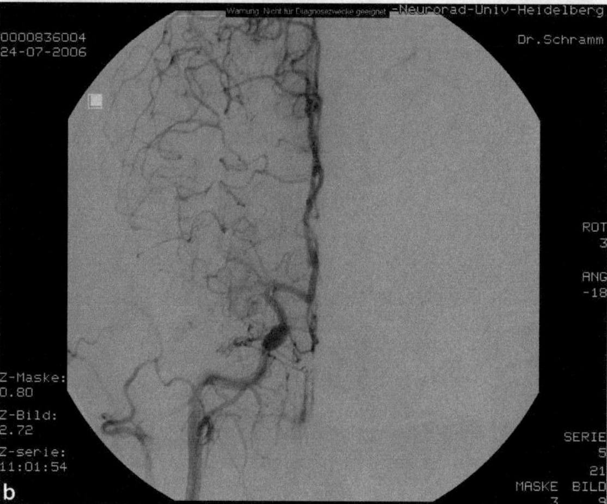

◻ **Abb. 5.38a,b Moya-Moya Erkrankung. a** Mediastenose auf der linken Seite mit beginnendem Kollateralnetz an der Schädelbasis. **b** Fortgeschrittener Befund auf der rechten Seite mit Verschluss der A. cerebri media rechts sowie deutlich ausgeprägtem Kollateralnetzwerk

5.10.6 CADASIL

CADASIL (zerebrale autosomal-dominante Arteriopathie mit subkortikalen Infarkten und Leukenzephalopathie) ist eine autosomal-dominant vererbte Erkrankung der kleinen Gefäße und äußert sich mit rezidivierenden Schlaganfällen. Sie kann bis zur Pseudobulbärparalyse oder Multiinfarktdemenz voranschreiten.

Symptome und Diagnostik Mutationen im auf Chromosom 19 lokalisierten Notch3-Gens sind für diese Krankheit verantwortlich. Eine Variante mit familiärer hemiplegischer Migräne mit Lokalisation auf dem gleichen Gen ist beschrieben.

Die Patienten sind meist jünger und haben im CT oder MRT eine progrediente Leukenzephalopathie, multiple subkortikale Infarkte und im Verlauf auch eine deutliche Hirnatrophie, ohne dass die üblichen vaskulären Risikofaktoren vorliegen (◻ Abb. 5.39). Besonders auffallend – aber nicht in allen Fällen vorhanden – ist die Beteiligung der Temporallappen an der Pathologie. Manche Patienten werden erst durch eine Demenz auffällig. Viele jüngere Patienten haben eine Migräne mit Aura und die genannten CT-/MRT-Veränderungen. Im Verlauf treten meist epileptische Anfälle, neuropsychologische und neuropsychiatrische Auffälligkeiten zu Tage.

In der Hautbiopsie lassen sich elektronenmikroskopisch typische Veränderungen finden. Da es sich um eine generalisierte Erkrankung handelt, können viele Organsysteme (u. a. Nerven, Muskeln, Retina etc.) betroffen sein, u. a. zeigen sich auch an der Retina CADASIL-typische Veränderungen. Die Diagnose wird aktuell genetisch gestellt. Hierbei ist auf eine fachlich kompetente Aufklärung unter Beteiligung eines Humangenetikers zu achten, da es für diese Erkrankung keine Heilungsaussichten gibt und viele der Patienten jüngere Kinder haben.

Inzwischen werden immer mehr genetisch differente Varianten erblicher Mikroangiopathien beschrieben.

5.10.7 Migräne-assozierter Schlaganfall

Patienten (meist Patientinnen) mit Migräne mit Aura erleiden gelegentlich Schlaganfälle, besonders wenn gleichzeitig orale Antikonzeptiva genommen werden und ein Nikotinabusus vorliegt. Der Pathomechanismus hierfür ist nicht endgültig geklärt. Auch im »normalen« Migräneanfall selbst kommt es

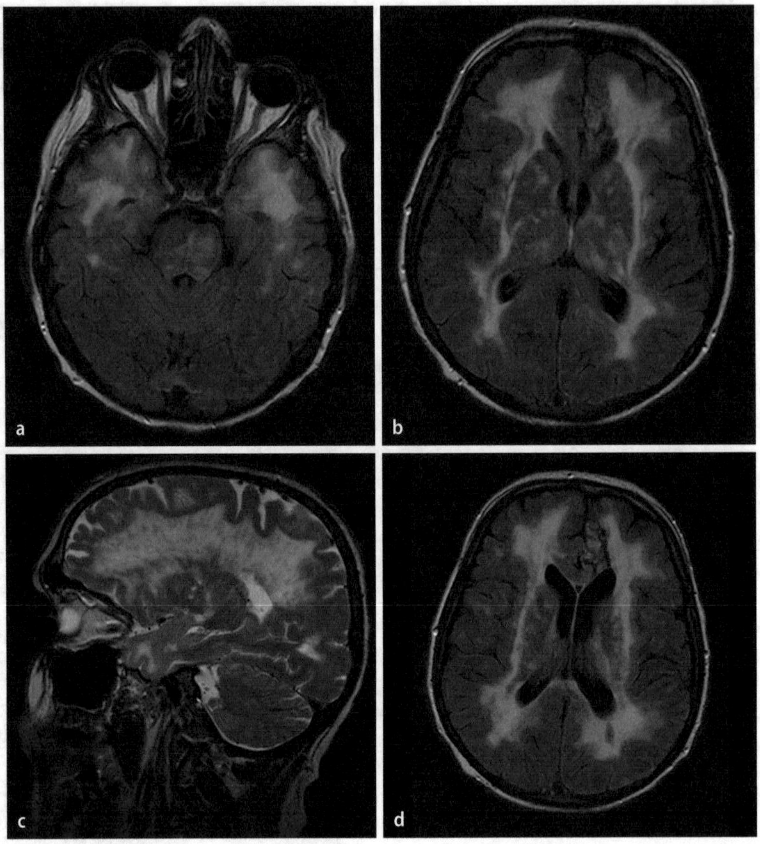

Abb. 5.39a–d **CADASIL.** Ausgedehnte subkortikale Läsionen mit temporopolarer und paraventrikulärer Betonung

zu einer Verminderung des zerebralen Blutflusses, der bei Aurasymptomatik auch die Funktionsschwelle unterschreiten kann. Er erreicht aber praktisch nie die Infarktschwelle. Im Migräneanfall sind hämostaseologische Veränderungen beschrieben worden (Erhöhung von thrombozytenaggregationsfördernden Substanzen wie Thromboxan, Plättchenfaktor 4). Auch die Einnahme vasoaktiver Substanzen (Triptane, Ergotamine) mag eine Bedeutung haben.

5.10.8 Hypertensive Krise

Bei Blutdruckwerten über 120 mmHg diastolisch (systolisch dabei häufig um 240 mmHg oder darüber) können Störungen der Gehirnfunktion auftreten, die einen Schlaganfall imitieren.

Pathophysiologie Die krisenhafte Blutdrucksteigerung führt zum Versagen der Autoregulation der Hirngefäße mit verstärkter Durchlässigkeit der Basalmembran der Gefäßwände (englisch plastisch als »Breakthrough-Phänomen« bezeichnet), konsekutivem Hirnödem und perivaskulären, kleinen Blutungen.

Symptome Die Patienten bekommen sehr heftige Kopfschmerzen, nicht selten fokale oder generalisierte epileptische Anfälle und zerebrale Herdsymptome, die von Bewusstseinstrübung begleitet sein können. Typische Herdsymptome sind im Karotisterritorium Hemiparese und Aphasie, im vertebrobasilären Territorium kortikale Blindheit oder Hemianopsie. Am Augenhintergrund erkennt man das Bild der sog. angiospastischen Retinopathie, gelegentlich auch ein Papillenödem.

Diagnostik Im EEG besteht eine diffuse Verlangsamung der Aktivität. Im zerebralen Computertomogramm und im MRT findet man weder die Zeichen der Massenblutung noch gefäßabhängige Bezirke verminderter Dichte, sondern Zeichen der Hirnschwellung und selten kleine Blutungen in umschriebenen Rindengebieten. Häufig sind biokzipitale subkortikale Signalveränderungen (PRES, ▶ Kap. 23.3) zu finden, die folgenlos ausheilen können.

Therapie Man gibt sofort Nitrendipin sublingual, oder Urapidil (12,5–50 mg) langsam i.v., zudem eventuell Furosemid 20 mg i.v. und zusätzlich zur Sedierung Lorazepam oder Diazepam. Der Blutdruck wird in engen Abständen gemessen und anschließend mit intravenösen Antihypertensiva, in Absprache mit dem Internisten, kontrolliert.

In Kürze

Gefäßversorgung des Gehirns
Ischämische Infarkte werden begleitet von Reduktion des Blutflusses im Gehirn mit nachfolgendem **Sauerstoffmangel**. Unterschreiten der für Hirngewebsstrukturen variablen Schwelle stört **Funktionsstoffwechsel** der Neurone, **Strukturstoffwechsel** bleibt bestehen. Weiteres Absinken des **zerebralen Blutflusses** führt zum Zusammenbruch des Strukturstoffwechsels, zum Absterben der Zellen und zum Infarkt.

Epidemiologie und Risikofaktoren
Inzidenz. 150–200/100.000 Einwohner/Jahr; 80–85% ischämische Infarkte, 15–20% Sinusthrombosen, intrazerebrale und Subarachnoidalblutungen. 10–15% Mortalität.
Risikofaktoren. Nicht modifizierbare Risikofaktoren wie Alter, Geschlecht, genetische Disposition zu kardio- und zerebrovaskulären Krankheiten; **modifizierbare Risikofaktoren** wie Hypertonie, Vorhofflimmern, Fettstoffwechselkrankheiten, Diabetes, Rauchen, Alkohol.

Ischämische Infarkte
Arteriosklerose und Stenosen. Durch Störungen des Cholesterinmetabolismus und endotheliale Schädigungen. Arteriosklerose führt zu Stenosen hirnversorgender Gefäße, die hämodynamisch bedingte Infarkte oder Embolien auslösen.
Lokale arterielle Thrombosen. Durch Arteriosklerose an den großen Hirnbasisgefäßen.
Embolien. Verschluss einer zerebralen Arterie; Ursache für 40% aller Hirninfarkte, stammen aus dem Herzen, den hirnzuführenden (Aorta, Karotis, Vertebralarterien) oder intrakraniellen Arterien (Karotissiphon, intrakranielle Vertebralis, Basilaris).
Intrazerebrale Arteriolosklerose. Durch Alter, Hochdruck, Diabetes oder Hypercholesterinämie entsteht Verdickung der Gefäßwand, die durch arteriosklerotischen Verschluss oder zusätzliche Thrombose zu subkortikalen, kleinen Infarkten führt.
Lakunäre Infarkte. Motorische Halbseitensyndrome durch mikroangiopathische Veränderungen der perforierenden Arterien.
Dissektion. Einblutung in Gefäßwand (spontan oder traumatisch) mit ipsilatealem Hornersyndrom und Schmerzen im vorderen Halsdreieck.

Einteilung der zerebralen Ischämien
Nach Schweregrad. Völlige oder weitgehende Rückbildung der Symptome **(flüchtige Ischämie)** oder bleibende neurologische Ausfallerscheinungen (**vollendeter Infarkt**).
Nach Infarktmorphologie. Durch Hypertonie bedingte Veränderung der kleinen, intrazerebralen Endarterienwand (**Mikroangiographie**) oder thrombembolisch bzw. hämodynamisch verursacht **(Makroangiographie).**

Klinik und Gefäßsyndrome
Zerebrale Ischämien in der vorderen Zirkulation. A. carotis interna: Hemisphärische Ischämien mit flüchtigen kontralateralen Halbseitensymptomen wie ausgedehnter Visusverlust auf einem Auge. **A. cerebri media:** Sensible, motorische, kontralaterale Halbseitensymptome, Störungen der Blick- und Sprechmotorik, neuropsychologische Syndrome. **A. cerebri anterior:** Parese des kontralateralen Beins, der Hüfte und Schulter, Antriebs- und Orientierungsstörungen.
Zerebrale Ischämien in der hinteren Zirkulation. A. vertebralis: Schwindel, Nystagmus, Doppelbilder, Tonusverlust bei beidseitiger hochgradiger Stenosierung. **A. cerebelli inferior posterior:** Frühsymptome sind u. a. Schluckauf, Erbrechen, Doppelbilder durch Abduzenslähmung. **A. basilaris:** Symptomatik uncharakteristisch, u. a. Zeigeataxie, horizontaler Nystagmus zur Gegenseite, ipsilaterales Horner-Syndrom. **Basilaristhrombose:** Ausgedehnte, oft bilaterale Funktionsstörungen. Mortalität ohne Behandlung: 80%. **A. cerebri posterior:** Apathie, Desorientiertheit, Aspontaneität, homonyme Hemianopsie zur Gegenseite, Hemineglect, Hemiataxie, Gedächtnisstörungen.
Multiinfarktsyndrome. Intellektuelle, affektive Nivellierung mit neuropsychologischen Störungen bei subkortikaler arteriosklerotischer Enzephalopathie. Dysarthrische Sprechstörung, apraktische Gangstörung, Heiserkeit, pathologisches Lachen und Weinen mit schubweisem Verlauf bei Status lacunaris.

Apparative Diagnostik
CT: Differenzierung zwischen intrazerebraler Blutung und ischämischer Läsion, Aussagen über Ort, Art, Alter und Ausdehnung des Infarkts. **MRT** bei Hirnstamminfarkten; MRA bei Verdacht auf Sinusthrombose oder bei Suche nach größeren Aneurysmen; Perfusions- und Diffusions-MRT: Erkennen früher ischämischer Areale. **Ultraschall:** Diagnostische Abklärung zerebrovaskulärer Erkrankungen; Akutphase: Erkennen eines intrakraniellen Gefäßverschlusses; Postakutphase: Ätiologische Einordnung der Schlaganfallursache wie Emboliequelle, extrakranielle Gefäßveränderungen. **Angiographie:** U. a. vor oder bei interventionellen Eingriffen, bei intrakraniellen Gefäßstenosen, bei Verdacht auf Pseudoaneurysma nach Dissektion oder Vaskulitis. **Kardiologische Diagnostik:** Transthorakales Echokardiogramm (TTE) oder transösophageale Echokardiographie (TEE). **Labordiagnostik:** Aufdeckung allgemeiner Risikofaktoren für Arteriosklerose, Überprüfung anderer Organfunktionen, Nachweis seltener Schlaganfallätiologien.
Biopsien: Gefäß- und Muskelbiopsien bei Verdacht auf Vaskulitis, Hautbiopsie bei Verdacht auf genetisch bedingte Mikroangiopathie.

Therapie
Notfalltherapie: Stabilisierung und Normalisierung allgemeiner Körperfunktionen wie Herz-Kreislauf, Lungenfunktion, Flüssigkeitshaushalt, metabolische Parameter. **Allgemeine Therapie:** Oxygenierung, Blutzucker- und Blutdruckkontrolle, Infektbehandlung, Thromboseprophylaxe. **Perfusionsverbessernde Therapie (Thrombolyse):** Zurzeit einzige gesichert wirksame Behandlungsmethode. Ausschluss: Blutung und großer, früher Infarkt. **Spezielle intensivmedizinische Maßnahmen:** Behandlung des erhöhten intrazerebralen Druckes durch Osmotherapie, Hyperventilation, Barbiturate; Dekompressionsoperation bei malignem Mediainfarkt und raumfordernden Kleinhirninfarkt. **Weitere Maßnahmen:** Logopädie, Rehabilitation, Krankengymnastik

Prävention
Primärprävention. Verhinderung des Schlaganfalls beim Gesunden durch Behandlung der Risikofaktoren. Operative Primärprävention z. B. bei höhergradiger Stenose oder rascher Progredienz der Stenose.
Sekundärprävention. Verhinderung eines weiteren vaskulären Ereignisses durch Verhaltensänderung und Medikation; Chirurgische Sekundärprävention z. B. bei Karotisstenose.

Seltene Schlaganfallursachen
Vaskulitische Infarkte (wie M. Behçet, Riesenzellarteriitis), seltene vaskuläre Krankheiten des ZNS (wie Fett- und Luftembolie, CADASIL, Moya-Moya, Migräne-assoziierter Schlaganfall, hypertensive Krise) und andere.

Weiterführende Literatur

Albers GW, Caplan LR, Easton JD, Fayad PB, Mohr JP, Saver JL, Sherman DG (2002) Transient ischemic attack – proposal for a new definition. The New England journal of medicine 347:1713–1716

Debette S, Grond-Ginsbach C, Bodenant M, Kloss M, Engelter S, Metso T, Pezzini A, Brandt T, Caso V, Touze E, Metso A, Canaple S, Abboud S, Giacalone G, Lyrer P, Del Zotto E, Giroud M, Samson Y, Dallongeville J, Tatlisumak T, Leys D, Martin JJ (2011)Cervical Artery Dissection Ischemic Stroke Patients G. Differential features of carotid and vertebral artery dissections: the CADISP study. Neurology 77:1174–118

ESO-Karolinska Stroke Update 2014 in collaboration with ESMINT and ESNR. Consensus statement on mechanical thrombectomy in acute ischemic stroke. http://2014.strokeupdate.org/consensus-statement-mechanical-thrombectomy-acute-ischemic-stroke

Ghiso J, Frangione B (2001) Cerebral amyloidosis, amyloid angiopathy, and their relationship to stroke and dementia. Journal of Alzheimer's disease 3:65–73

Gumbinger C, Reuter B, Wiethölter H, Bruder I, Rode S, Drewitz E, Habscheid W, Daffertshofer M, Diehm C, Neumaier S, Kern R, Ringleb PA, Hacke W, Hennerici MG (2013) A Consecutive and Prospective Stroke Database Covers the State of Baden-Wuerttemberg with 10.8 Million Inhabitants in Germany. Neuroepidemiology 41:161–168

Hacke W, Kaste M, Bluhmki E et al (2008) Thrombolysis with Alteplase 3–4.5 Hours after acute ischemic stroke. N Engl J Med 359: 1317–1329

Hacke W, Diener HC (2015) Mechanische Thrombektomie beim ischämischen Schlaganfall. Nervenarzt. DOI 10.1007/s00115-015-4319-4

Hart RG, Diener HC, Coutts SB, Easton JD, Granger CB, O'Donnell MJ, Sacco RL, Connolly SJ (2014) Cryptogenic Stroke EIWG. Embolic strokes of undetermined source: the case for a new clinical construct. Lancet Neurol 13:429–438

Johnston SC, Rothwell PM, Nguyen-Huynh MN, Giles MF, Elkins JS, Bernstein AL, Sidney S (2007) Validation and refinement of scores to predict very early stroke risk after transient ischaemic attack. Lancet 369:283–292

Rothwell PM, Slattery J, Warlow CP (1996) A systematic review of the risks of stroke and death due to endarterectomy for symptomatic carotid stenosis. Stroke 27:260–265

Schonewille WJ, Wijman CA, Michel P, Rueckert CM, Weimar C, Mattle HP, Engelter ST, Tanne D, Muir KW, Molina CA, Thijs V, Audebert H, Pfefferkorn T, Szabo K, Lindsberg PJ, de Freitas G, Kappelle LJ, Algra A (2009) Treatment and outcomes of acute basilar artery occlusion in the Basilar Artery International Cooperation Study (BASICS): a prospective registry study. Lancet Neurol 8:724–730

Vahedi K, Hofmeijer J, Juettler E et al (2007) Early decompressive surgery in malignant infarction of the middle cerebral artery: a pooled analysis of three randomised controlled trials. Lancet Neurol 6:215–222

5

Spontane intrazerebrale Blutungen

Julian Bösel, Berk Orakcioglu und Thorsten Steiner

W. Hacke (Hrsg.), *Neurologie*,
DOI 10.1007/978-3-662-46892-0_6,

6

Einleitung

Die drei Herren in ◘ Abb. 6.1 sollten Sie noch aus Ihrem Geschichtsunterricht kennen. Richtig, es sind Churchill, Roosevelt und Stalin bei der Jalta-Konferenz. Roosevelt und Stalin haben, abgesehen davon, dass sie zu den Siegern des 2. Weltkriegs gehören, noch etwas gemeinsam: Alle starben beide kurze Zeit später an einer spontanen intrazerebralen Blutung, d. h. einer nicht traumatisch bedingten Blutung in das Hirnparenchym. Churchill war zu dieser Zeit zudem schon durch viele kleine Schlaganfälle bei zerebraler Mikroangiopathie (► Kap. 5) dement.

Die drei Politiker, die über die Zukunft der Welt entschieden, litten also alle an einer fortgeschrittenen vaskulären Krankheit des Gehirns. Man darf sich fragen, inwieweit dies die Welt in der zweiten Hälfte des 20. Jahrhunderts geprägt hat. Vielleicht wäre es auch interessant zu wissen, bei wie vielen unserer heutigen Entscheidungsträger diese Konstellation vorliegt – oder: besser nicht.

Diesen Gedanken will man nicht unbedingt weiter verfolgen. Die häufigste Ursache der spontanen intrazerebralen Blutung ist der Bluthochdruck. Die Symptomatik entwickelt sich, wie bei zerebralen Durchblutungsstörungen, meist rasch (»Schlaganfall«). Spontane intrazerebrale Blutungen sind für etwa 10–15% aller Schlaganfälle verantwortlich. Aus der Symptomatik lässt sich nur selten darauf schließen, ob eine Blutung oder Durchblutungsstörung zugrunde liegt. Dies ist jedoch für die Therapie von entscheidender Bedeutung. Zur Klärung sind bildgebende Verfahren (primär CT) erforderlich; diese geben oft auch Hinweise auf die Ursache einer Blutung.

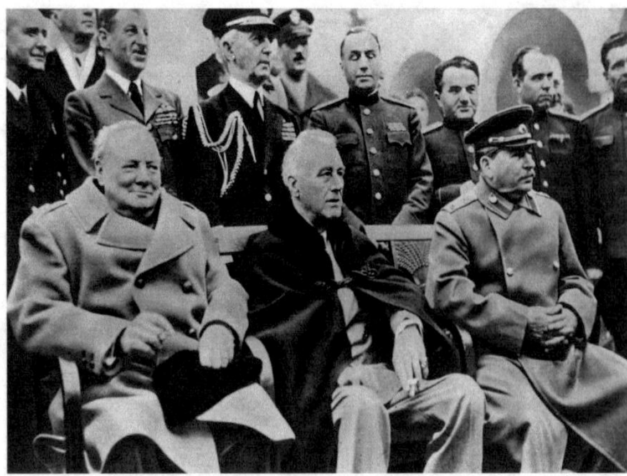

◘ **Abb. 6.1 Roosevelt, Churchill und Stalin bei der Konferenz von Jalta.** (Bildquelle: DHM Berlin, F60/13.11)

6.1 Vorbemerkungen

Definition Als spontane intrazerebrale Blutungen (ICB) bezeichnet man Blutungen in das Hirnparenchym, die meist mit einem Hypertonus assoziiert sind und für die sich keine strukturelle Ursache findet (◘ Tab. 6.1). Die Einteilung der Blutungen kann nach verschiedenen Gesichtspunkten erfolgen, die Ätiologie, Lage und Schweregrad berücksichtigen. In Abhängigkeit von der Lage der spontanen intrazerebralen Blutung unterscheidet man Stammganglien-, Lobär-, Kleinhirn-, und Hirnstammblutungen, außerdem reine intraventrikuläre Blutungen und intrazerebrale Blutungen mit Ausdehnung in den Subarachnoidalraum oder die Ventrikel. Häufig gibt die Lage der Blutung schon einen Hinweis auf die zugrunde liegende Ätiologie: So sind Stammganglienblutungen meist hypertensiv, Lobärblutungen bei älteren Patienten meist die Folge eine Amyloidangiopathie (s. u.), während sie bei jüngeren Patienten als »atypisch« gelegene Blutungen oft auf eine Gefäßmissbildung oder eine Tumorblutung deuten. Weitere Risikofaktoren und Ursachen für spontane intrazerebrale Blutungen ► Facharztbox.

Epidemiologie Spontane ICB machen 15% aller Schlaganfälle aus. Männer sind etwas häufiger betroffen. Die Häufigkeit spontaner ICB nimmt im höheren Lebensalter zu. Es gibt deutliche ethnische Unterschiede der Krankheitsinzidenz: Die jährliche Inzidenz beträgt 15–20 Fälle pro 100.000 Einwohner bei der weißen Bevölkerung in Europa und Nordamerika. Dagegen ist die Inzidenz bei der afroamerikanischen und bei der hispanischen US-Bevölkerung 35/100.000 und bei Ostasiaten sogar (z. B. Japan) 60/100.000.

◘ **Tab. 6.1** Andere, nicht hypertensive Ursachen der intrazerebralen Blutungen

Gefäßkrankheiten	Amyloidangiopathie, Amyloidose, Arteriitis, Dissektion, Aneurysma, arteriovenöse Gefäßmalfomationen
Blutkrankheiten und Gerinnungsstörungen	Antikoagulanzien, Aspirin und andere Thrombozytenfunktionshemmer, thrombolytische Therapie, DIC, Hämophilie, Leukämie, Sichelzellanämie, Thrombozytopenie, Anti-Kardiolipinantikörper
Intoxikationen	Alkohol, Amphetamine, Kohlenmonoxid, Kokain, Crack, Ecstasy, Adrenalin, Monoaminooxidasehemmer, Sympatikomimetika
Trauma[a]	Schädelhirntrauma, epileptischer Anfall, Strangulation
Tumoren	Melanom- und Karzinommetastasen, Ependymome, Meningeosis
Venenthrombose	Hormonelle Schwankungen, Schwangerschaft, Eklampsie, Kontrazeptiva

[a] Gelten nicht als spontane Blutungen und sind hier nur der Vollständigkeit halber aufgeführt.
DIC disseminierte intravasale Gerinnung (C für coagulation).

Facharztbox

Weitere Risikofaktoren und Ursachen für spontane ICB

Erkrankungen des Herzens und des blutbildenden Systems, Gerinnungsstörungen. Bei infektiöser Endokarditis, Leukämie, Thrombozytopenien (z. B. thrombotisch-thrombozytopenischer Purpura) und disseminierter intravasaler Gerinnung finden sich disseminierte kleine Hirnblutungen.

Kardiale Erkrankungen. (Außer solchen, die einer Antikoagulation bedürfen, s. o.) und ihre Risikofaktoren Diabetes, Hypercholesterinämie und Zigarettenrauchen sind keine wesentlichen Risikofaktoren der ICB. Dagegen werden sehr niedrige Cholesterinwerte (unter 150 Gesamtcholesterin) als Risikofaktor für ICB angesehen, die das Blutungsrisiko in etwa verdoppeln. Ob dabei das niedrige Cholesterin selbst am Erkrankungsmechanismus beteiligt ist, oder nur andere Faktoren reflektiert, ist nach wie vor unklar.

Hirnvenen- und Sinusthrombosen. Diese können durch venöse Stauung eine ICB auslösen (▶ Kap. 7).

Alkoholkonsum. Ausgeprägter Alkoholkonsum erhöht das Risiko, eine ICB zu erleiden um das 5- bis 6-fache.

Drogen- und Medikamentennebenwirkungen. Crack, Kokain und Amphetamine verursachen intrazerebrale Blutungen durch hypertensive Krisen oder (Hypersensitivitäts-) Vaskulitis. Dieser Mechanismus kann auch die Ursache von Blutungen nach Einnahme von Schmerzmitteln oder Antibiotika sein.

Intoxikationen mit den oben genannten Substanzen sowie mit MAO-Hemmern, Sympathikomimetika, Alkoholintoxikation oder Kohlenmonoxid können ICB auslösen.

Tumorblutungen. Metastasen von Melanomen und hyperephroiden Nierenkarzinomen sowie hochmaligne primäre Hirntumoren (apoplektisches Gliom) bluten relativ häufig. Bei atypischer Blutungslage sind daher mehrere MRT-Kontrolluntersuchungen (z. B. nach 3 und nach 8 Wochen) erforderlich.

Eklampsie. Intrazerebrale Blutungen unter Eklampsie führen in einem Drittel der Fälle zum Tode der Mutter.

6.2 Ätiologie, Pathogenese und Pathophysiologie

6.2.1 Ätiologie

Hoher Blutdruck ist der wichtigste Risikofaktor für die spontane ICB. Man findet ihn bei etwa 70% der Patienten. Weitere Risikofaktoren sind männliches Geschlecht, genetische Faktoren (Hirnblutungen sind bei Asiaten und Menschen afrikanischer Herkunft häufiger), Alkoholexzesse, Drogenkonsum und Rauchen. Zu weiteren Risikofaktoren und Ursachen für spontane ICB ▶ Facharztbox und ◻ Tab. 6.1.

Andere wesentliche Ursachen sind die Amyloidangiopathie und Gefäßmissbildungen. Es lassen sich anhand der wichtigsten Risikofaktoren und Ursachen folgende Ätiologien spontaner ICBs unterscheiden:

- hypertensive (Massen-, d. h. massive) Blutung,
- Blutung durch Amyloidangiopathie,
- Blutung aus Gefäßmissbildungen (▶ Kap. 8),
- Blutung unter Antikoagulanzien oder thrombolytischer Therapie.

6.2.2 Pathogenese und Pathophysiologie

Hypertensive (Massen-)Blutung Die hypertensiven Blutungen finden bevorzugt in Hirnabschnitten statt, die von perforierenden Hirnarterien versorgt werden. Die Wand der lentikulostriären und paramedianen Arterien ist dünner als die Wand von kortikalen Arterien gleichen Durchmessers. Der Druck in den perforierenden Arterien ist durch ihren direkten Abgang von den großen Piaarterien im Verhältnis zu ihrem Durchmesser relativ hoch. Chronischer Hypertonus führt zu Veränderungen der Wand der dünnen, perforierenden Arterien in Form der fibrinoiden Nekrose. Degenerative Veränderungen der Gefäßwand führen zur Lipohyalinose, bei der es subintimal zur Fettablagerung und zur Ausbildung von Mikroaneurysmen kommt. Zusätzliche Anstiege des systolischen Blutdrucks, die bei eingeschränkter Vasoreaktivität nicht mehr kompensiert werden können, führen dann zur Rhexisblutung. Diese pathogenetischen Faktoren begründen auch die typische Lokalisation hypertensiver Blutungen in den Basalganglien (ca. 40%; ◻ Abb. 6.2a,b), dem subkortikalen Marklager (25%; ◻ Abb. 6.2e), dem Thalamus (20%; ◻ Abb. 6.2c), dem Zerebellum (10%; ◻ Abb. 6.2g,h) und dem Pons (5%; ◻ Abb. 6.2i).

Blutung bei Amyloidangiopathie Die Amyloid- oder kongophile Angiopathie ist Folge der Ablagerung von Amyloid in der Media und Adventitia mittelgroßer Arterien im Kortex. Die Wandveränderungen disponieren zu rezidivierenden Lappenhämatomen. Amyloidablagerungen nehmen mit steigendem Lebensalter zu (▶ Kap. 26.1). Lobärhämatome bei Patienten über 75 Jahre sind praktisch immer Folge einer Amyloidangiopathie. Bei manchen Patienten mit Lobärhämatomen wird über ein vorangegangenes leichteres (»Bagatell-«) Kopftrauma berichtet. Viele Patienten mit Blutung bei Amyloidangiopathie hatten vorher schon asymptomatische Mikroblutungen erlitten. Von der Amyloidangiopathie abgegrenzt wird die sehr seltene Amyloidangiopathie-assoziierte Vaskulitis, bei der neben den oben genannten für die Amyloidangiopathie typischen Blutungen und Mikroblutungen auch kleine ischämische Infarkte auftreten. Die Erkrankungen kann bei vergleichsweise jüngeren (<60 Jahre) Patienten auftreten, sich durch kognitive Einschränkungen, Kopfschmerzen, Halluzinationen und epileptische Anfälle bemerkbar machen und wird per MRT und letztlich leptomenigeale und intraparenchymatöse Hirnbiopsie (neben Amyloidangiopathie-typischen Veränderungen auch ischämische Schäden und Entzündungszellen in den Gefäßwänden) nachgewiesen.

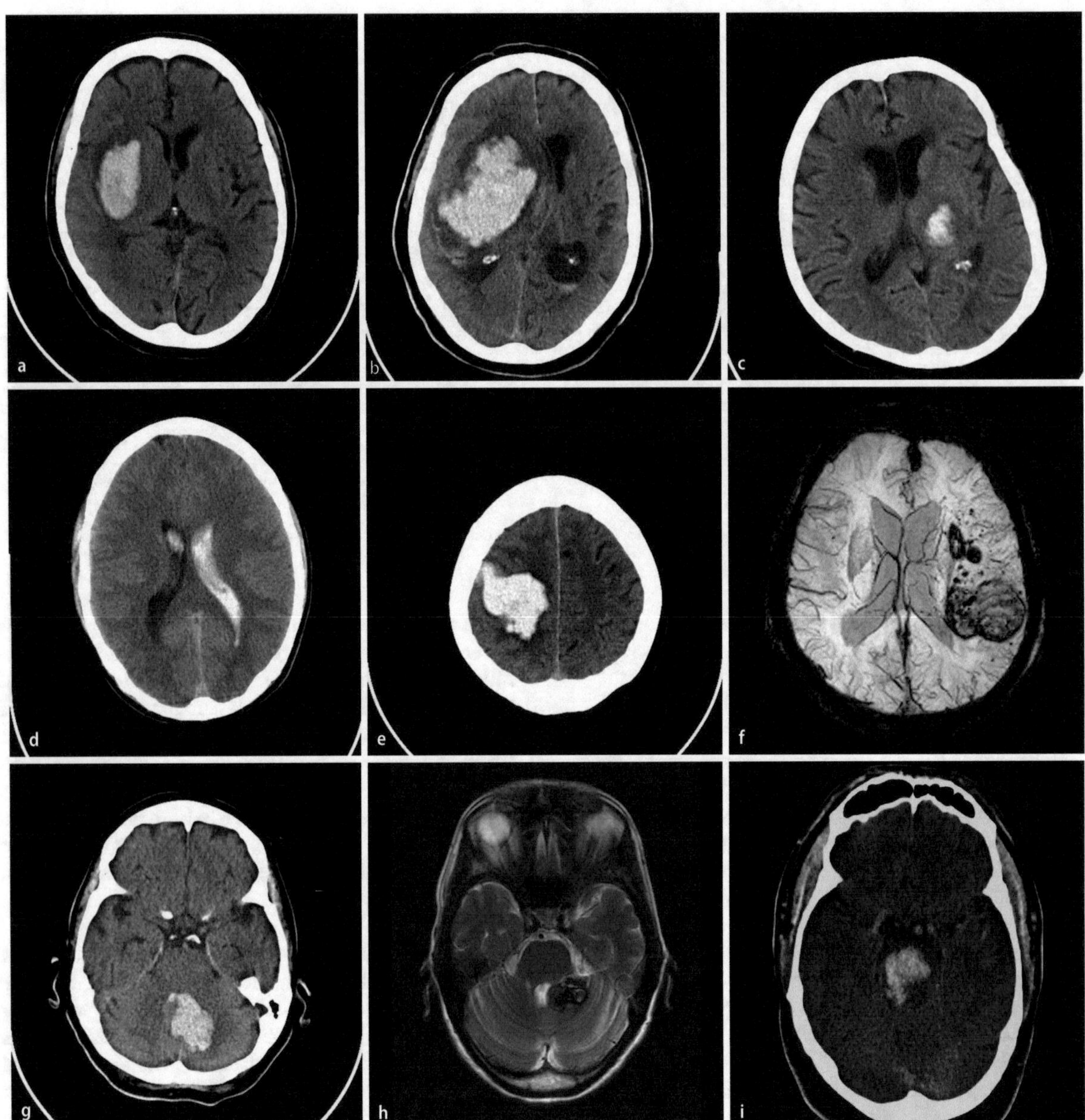

Abb. 6.2a–i Verschiedene Typen spontaner intrakranieller Blutungen in CT und MRT. **a** Kleine, laterale Stammganglienblutung rechts ohne raumfordernde Wirkung. **b** Außerordentlich große Stammganglienmassenblutung mit Ventrikeleinbruch, Kompression des Foramen Monroi und massiver, raumfordernder Läsion. **c** Mäßig große Thalamusblutung links bei Mikroangiopathie. **d** Intraventrikuläre Blutung links, möglicherweise aus einer kleinen Kaudatuskopfblutung hervorgegangen. **e** Mittelgroße Lobärblutung rechts parietookzipital. **f** Große, raumfordernde, inhomogene Lobärblutung rechts frontoparietal mit umgebendem Randödem. Zusätzlich noch eine kleinere, subkortikale Blutung rechts frontal. Dieser Befund ist charakteristisch für das Vorliegen einer kongophilen Angiopathie (MRT). **g,h** Computertomographische und kernspintomographische Darstellung einer Kavernomblutung. Im MRT zeigen sich deutlich die unterschiedlichen Signalcharakteristika, die durch die verschiedenen Abbaustufen des Hämoglobin bedingt sind. **i** ausgedehnte Mittelhirnblutung

Blutung bei Gefäßmissbildungen Folgende Gefäßmissbildungen können einer intrazerebralen Blutung zugrunde liegen:

- arteriovenöse Malformationen (AVM, ▶ Kap. 8.1),
- arterielle Aneurysmen,
- Durafisteln und,
- Kavernome.

AVM bluten mit einer Häufigkeit von ca. 2% pro Jahr. Die Blutungshäufigkeit hängt von der Größe der AVM, ihrer Lage und der venösen Drainage ab. Intrazerebrale Blutungen aus Aneurysmen sind praktisch immer Rezidivblutungen, denen eine typische Subarachnoidalblutung (▶ Kap. 9) vorausgegangen ist. Die Blutung liegt meist etwas atypisch basal, in der Nähe der großen Piaarterien.

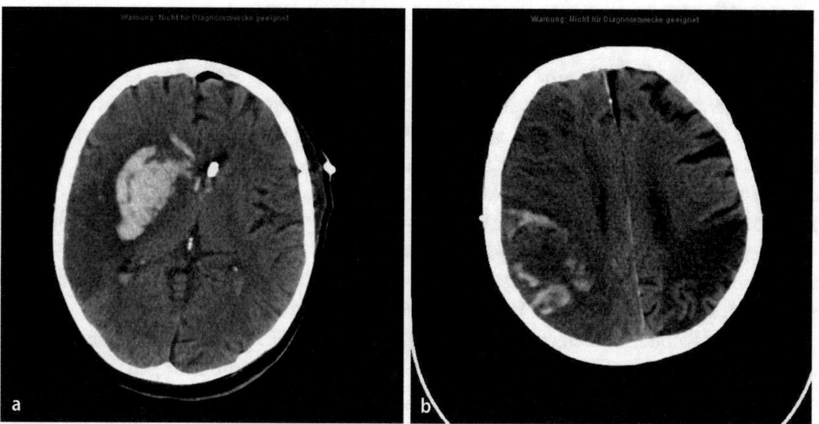

◻ **Abb. 6.3a,b Hämorrhagische Infarzierung (HI, a) und sekundäre parenchymatöse Hämorrhagie (PH b).** Die HI zeigt lediglich eine diskontinuierliche Hyperdensität in Teilen des Infarktbezirks und führt zu keiner klinischen Verschlechterung. Dagegen nimmt die PH gut die Hälfte des Infarktbezirks ein und hat einen raumfordernden Effekt

Antikoagulanzien und Thrombolytika Zwischen 5 und 10% aller ICB treten unter **Heparin-** oder **Marcumar-Therapie** auf. Antikoagulation mit Marcumar ist mit einem 0,5–1%igen zerebralen Blutungsrisiko pro Jahr assoziiert; nur bei etwa der Hälfte dieser Patienten ist Marcumar überdosiert. Patienten, die wegen kardialer Embolien mit Marcumar behandelt wurden, erleiden häufiger einen embolischen ischämischen Infarkt als eine Hirnblutung. Antikoagulation nach akutem ischämischem Infarkt hat ein etwa 4%iges Risiko einer spontanen ICB pro Jahr. Das Risiko einer intrakraniellen Blutung unter neuen oralen Antikoagulanzien (NOAC) ist etwa halb so groß wie unter dem Vitamin-K-Antagonisten Warfarin.

Die **thrombolytische Therapie** und die **interventionelle Therapie (PCI)** mit multiplen Eingriffen in das Gerinnungssystem beim Herzinfarkt sind mit dem Risiko einer symptomatischen ICB von 0,5–2% (je nach Dosis und Substanz) verbunden. Die thrombolytische Therapie bei zerebralen Ischämien führt in Abhängigkeit von Dosis, Zeit und Infarktgröße in bis zu 6% der Fälle zu einer symptomatischen ICB.

Die ICB unter Antikoagulation und Thrombolyse wird eingeteilt in die harmlose hämorrhagische Infarzierung, die nach embolischen Hirninfarkten auch spontan (in ca. 50–70% der Fälle) auftritt (◻ Abb. 6.3 links und die ausgedehnte, fast immer mit klinischer Verschlechterung verbundene parenchymatöse Hämorrhagie (symptomatische ICB, ◻ Abb. 6.3 rechts).

> **Hypertonus und Amyloidangiopathie sind die häufigsten Ursachen spontaner ICB. Bei jüngeren Patienten spielen Gefäßmissbildungen eine wichtige Rolle.**

6.3 Symptome

Die klinischen Symptome bei spontaner ICB sind denen der zerebralen Ischämie sehr ähnlich. Sie hängen von **Lokalisation** und **Ausdehnung der Blutung** ab. Da die Ausdehnung des Hämatoms jedoch meist nicht exakt mit einem Gefäßterritorium deckungsgleich ist, lassen sich die fokal-neurologischen Symptome einer ICB mitunter nicht so gut mit Gefäßterritorien korrelieren wie bei ischämischen Schlaganfällen. Noch häufiger als bei ischämischen Infarkten beginnen die klinischen Symptome bei ICB abrupt oder entwickeln sich innerhalb weniger Minuten. Kopfschmerz, Erbrechen, Halbseitenlähmung, fokale Anfälle und frühe Bewusstseinsstörung sind bei großen Blutungen typisch. Blutungen, die eine flüchtige Symptomatik haben oder innerhalb von Stunden asymptomatisch werden, sind eine Rarität. Auch Prodromi sind sehr selten.

Bei vielen ICB findet man die folgenden Symptome:

- fokale Ausfälle (typisch für die jeweilige Blutungsstelle und -größe), z. B. Hemiplegie mit Kopf und Blickwendung bei großer Stammganglienblutung oder okulomotorische Störungen mit »skew deviation« bei mesenzephaler ICB,
- Symptome des erhöhten intrakraniellen Druckes z. B. Kopfschmerzen, Übelkeit, Schluckauf, Erbrechen,
- Bewusstseinsstörungen als Ausdruck der schweren intrakraniellen Drucksteigerung oder von Hirnstammblutungen (Somnolenz-Sopor-Koma).

Vegetative Störungen wie EKG-Veränderungen, Katecholaminausschüttung und Herz-Kreislauf-Störungen sind häufig beschrieben und können im Einzelfall einen Myokardinfarkt mit ST-Senkung, CK-Anstieg und Arrhythmien imitieren. Bei speziellen Blutungstypen können weitere charakteristische Symptome hinzutreten.

6.3.1 Lobärblutung

Hochgradige Hemiparese, Aphasie, Hemianopsie, Sensibilitätsstörungen, fokale Anfälle und unruhige Verwirrtheit sind häufig. Patienten mit Lobärblutungen sind meist älter als 65 Jahre; häufig liegt dann eine Amyloidangiopathie zugrunde (◻ Abb. 6.2f). Bei jüngeren Patienten liegen den Lobärblutungen häufig eine AVM, eine Durafistel, eine Sinusthrombose, eine Gerinnungsstörung oder ein Tumor zugrunde.

6.3.2 Stammganglienblutung

Bei dieser meist hypertensiven Blutung sind Hemiparese, Kopfschmerzen und Erbrechen typische Initialsymptome. Blickwendung zur Seite der betroffenen Hemisphäre und homonyme Gesichtsfeldausfälle sind häufig. Blutungen in der dominanten Hemisphäre verursachen trotz der subkortikalen Lage initial eine globale Aphasie. Basalganglienblutungen können medial, in direktem Bezug zur inneren Kapsel, lateral (Capsula externa) oder sehr weit lateral (Capsula extrema) liegen. Auch die Größe kann stark variieren. Es kommen kleine Blutungen von nur wenigen Kubikmillimetern Volumen vor, die flüchtige, TIA-ähnliche Symptome verursachen, mittelgroße (<50 cm^3, ◘ Abb. 6.2a) und große Blutungen (>50 cm^3, ◘ Abb. 6.2b) vor. Tiefliegende und große Blutungen können in die Ventrikel einzubrechen. Große Basalganglienblutungen führen zu Koma, Herniation und Hirntod (▶ Kap. 11).

6.3.3 Thalamusblutung

Alle Patienten haben kontralaterale Sensibilitätsstörungen, viele sind bewusstseinsgestört, hemiparetisch und weisen Pyramidenbahnzeichen auf. Die meist hypertensiven Blutungen (Mikroangiopathie, ◘ Abb. 6.2c) führen zur vertikalen Blickparese, oft mit Blickdeviation nach unten bei kleinen, aber reaktiven Pupillen. Die vertikale Blickparese entsteht durch Läsion der Kerne in der Nachbarschaft der hinteren Kommissur und der Periaquäduktregion (Nucleus interstitialis). Ventrikeleinbruch ist bei größeren Thalamusblutungen häufig. Die miotischen, auf Licht reagierenden Pupillen sind Folge einer Sympathikusläsion.

6.3.4 Kleinhirnblutung

Sie ist meist Folge eines Hypertonus, seltener eines Kavernoms, und entsteht meist in der Region des Nucleus dentatus. Von hier erstreckt sie sich in die Kleinhirnhemisphäre und nach ventral über den mittleren Kleinhirnstiel zum Hirnstamm (◘ Abb. 6.2g, h). Die klinischen Symptome beginnen mit Ataxie, Schwindel und Nystagmus. Je größer das Hämatom, desto stärker die Kompression von Hirnstamm und 4. Ventrikel mit konsekutivem Liquoraufstau und nachfolgender Bewusstlosigkeit. Die Beteiligung des Hirnstamms zeigt sich durch Pupillenstörung, Blicklähmung, Hemiparese und doppelseitige Pyramidenbahnzeichen.

6.3.5 Hirnstammblutung (Brücken- und Mittelhirnblutung)

Diese meist durch Hypertonus oder, besonders bei jungen Patienten, Gefäßmissbildung bedingte Blutung manifestiert sich mit tiefem Koma, Streck- und Beugesynergismen, Pupillenstörungen und gestörtem okulozephalen Reflex, Atemstörung und Tetraplegie. Ausgedehnte Hirnstammblutungen haben eine sehr schlechte Prognose (◘ Abb. 6.2i). Kleinere Blutungen können klinisch wie Hirnstamminfarkte imponieren und haben eine gute Prognose. Bei im Vergleich zum Blutungsausmaß geringem neurologischem Defizit liegt meist ein Kavernom des Hirnstamms zugrunde.

6.3.6 Intraventrikuläre Blutung

Die Seitenventrikel und der 3. und 4. Ventrikel können bei Thalamusblutungen, medial gelegenen Basalganglienblutungen und Hirnstammblutungen Blut enthalten (◘ Abb. 6.2d). Bei Hirnstammblutungen findet die Blutung primär Anschluss an den 4. Ventrikel und kann dann in den 3. Ventrikel aufsteigen. Selten (bei juvenilem Diabetes, Koagulopathien oder kleinen, subependymalen Gefäßmissbildungen) kommt es auch zu reinen intraventrikulären Blutungen, bei denen die Patienten keine fokalen Störungen haben und lediglich über Kopfschmerzen, Benommenheit sowie Nackensteifigkeit klagen. Die Gefahr dieser ventrikulären Blutung liegt im Verstopfen des Aquädukts und der Entwicklung eines Stauungshydrozephalus. Eine Blutungsausdehung in die Ventrikel ist ein klarer Prognose-verschlechternder Faktor, der die Mortalität, Morbidität und die Krankenhausliegezeit steigert.

6.3.7 Multilokuläre Blutungen

Multiple ICB werden vor allem bei der Amyloidangiopathie, Sinusvenenthrombosen, Gerinnungsstörungen, mykotischen Aneurysmen und Vaskulitis gefunden.

6.4 Diagnostik

Klinisch sind spontane ICB nicht sicher von ischämischen Infarkten zu unterscheiden. Eine ICB kann nur mit CT oder MRT sicher diagnostiziert werden.

6.4.1 Computertomographie

Die CT ist die noch am weitesten verbreitete Methode für die schnelle Beurteilung einer ICB. Sie erfasst Lage und Ausdehnung der Blutung, die sich als Zone erhöhter Dichte, entsprechend dem Hämoglobingehalt des ausgetretenen Blutes, darstellt. Sehr früh untersuchte Blutungen können noch isodens wirken, machen sich dann aber schon durch die raumfordernde Wirkung bemerkbar. Oft erkennt man bei sehr frischen Blutungen innerhalb des Hämatoms Regionen unterschiedlicher Dichte, was auf unterschiedlich alte Blutanteile in verschiedenen Phasen der Gerinnung hindeutet.

Etwa 40% der großen spontanen ICB dehnen sich in den ersten 12–24 h noch weiter aus; dies kann durch Nachblutung oder kontinuierliches Weiterbluten bedingt sein. Daher ist spätestens am Folgetag eine CT-Kontrolluntersuchung erfor-

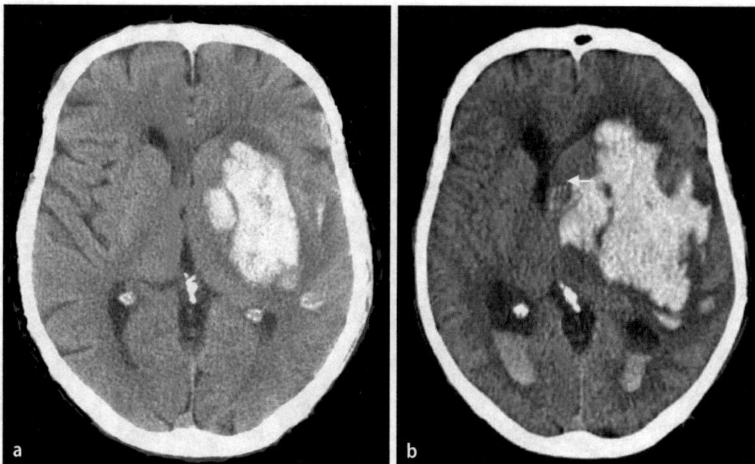

Abb. 6.4a,b Blutungsausdehnung. Linksseitige, ausgedehnte Stammganglienblutung 3 h (**a**) und 24 h (**b**) nach Symptombeginn. Klinisch machte sich die massive Blutungszunahme mit Ventrikeleinbruch, Aufstau und Verlagerung der Mittellinie (*Pfeil*) durch eine Zunahme der Bewusstseinsstörung bemerkbar

derlich. Die Größenzunahme zwischen Erst- und Kontrolluntersuchung kann erheblich sein, oft beträgt sie mehr als 30% (Abb. 6.4) (▶ Facharztbox: Berechnung des Blutungsvolumens: die ABC/2-Methode). Wird die Untersuchung mit Kontrastmittel durchgeführt, kann man weitere wichtige Informationen erhalten. Innerhalb der Blutung kann in manchen Fällen ein umschriebener Kontrastmittelaustritt gefunden werden. Dies wird als »spot-sign« bezeichnet. Es bedeutet, dass es in dieser Region weiterhin aktiv blutet und mit einer Ausweitung der Blutung zu rechnen ist. Die CT-Angiographie andererseits kann schon Hinweise auf eine mögliche Blutungsquelle geben. Die verbleibenden Defekte nach einer Blutung in einer langzeitlichen CT-Nachkontrolle sind oft überraschend klein und in der Regel schlitzförmig.

6.4.2 Magnetresonanztomographie

Die MRT ist sehr empfindlich in der Aufdeckung von Blutungen (▶ Facharztbox: Darstellung von Blutungen im MRT). Sie kann bei entsprechenden sensitiven Sequenzen mittlerweile als gleichwertig zur CT in der Frühdiagnostik der ICB angesehen werden. Eigentlich wäre sie die Methode der Wahl, allerdings sprechen Preis, Verfügbarkeit und die Tatsache, dass

Facharztbox

Berechnung des Blutungsvolumens: die ABC/2-Methode

Entscheidungen für oder gegen eine Operation und auch Aussagen zu Verlauf und Prognose einer ICB hängen neben Alter und Multimorbidität v. a. vom Blutungsvolumen ab.
Eine einfache Rechnung ergibt eine ungefähre und verlässliche Einschätzung des Volumens. Die Formel A × B × C/2 rührt von der Annahme eines elliptoiden Blutungsvolumens her und lässt sich auf jedes Nativ-CT anwenden. Dabei ist A der größte Durchmesser des auf einer axialen CT-Schicht darstellbaren Hämatoms, B der größte Durchmesser senkrecht zu A und C die Ausdehnung kaudal nach rostral (also die Anzahl der CT-Schichten × Schichtdicke). Die Strecken werden in cm gemessen. Eine Blutung, die eine Ausdehnung von 5 cm × 3 cm × 3 cm hat, würde anhand dieser Formel auf ein Volumen von 22,5 ml geschätzt. Bei Antikoagulations-assoziierten oder mehrzeitigen Blutungen ist die Formel ABC/2 weniger präzise.

Facharztbox

Darstellung von Blutungen im MRT

In Abhängigkeit von den Umbauprozessen im Blutextravasat entsteht eine charakteristische zeitliche Abfolge von Signalveränderungen im MRT (Abb. 6.5), die hier im Detail nicht besprochen werden soll, aber eine Einschätzung des Alters der Blutung möglich macht. Mit besonders empfindlichen MR-Sequenzen (sog. T2*-Sequenzen) lassen eisenhaltige Blutabbauprodukte nach langer Zeit selbst kleine Blutungsnarben erkennen. Solche oft asymptomatisch gebliebenen Mikroblutungen (Abb. 6.6) sind prognostisch wichtige Zeichen bei Patienten mit fortgeschrittener Mikroangiopathie, da sie ein erhöhtes Blutungsrisiko anzeigen. Der Nachweis von Mikroblutungen wird bei atypisch (= lobär) liegenden Blutungen als weiterer Hinweis auf Amyloidangiopathie gesehen.

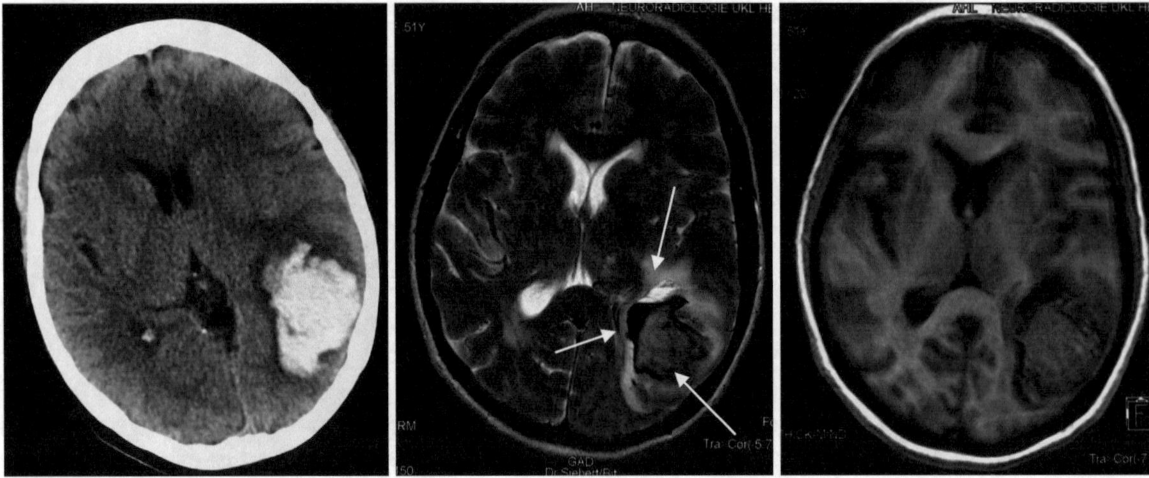

■ **Abb. 6.5 Blutung im CT und MR.** Atypisch gelegene links parietookzipitale intrazerebrale Blutung bei einem 74-jährigen Mann ohne wesentliche Risikofaktoren. Dargestellt sind das initiale CT und die MRT vom nächsten Tag in T2- und T1-Sequenzen. Nur gering ausgeprägte begleitende Mikroangiopathie (Thalamuslakune rechts). Man beachte die unterschiedliche Darstellung der verschiedenen Blutabbauprodukte (► Text) im MRT

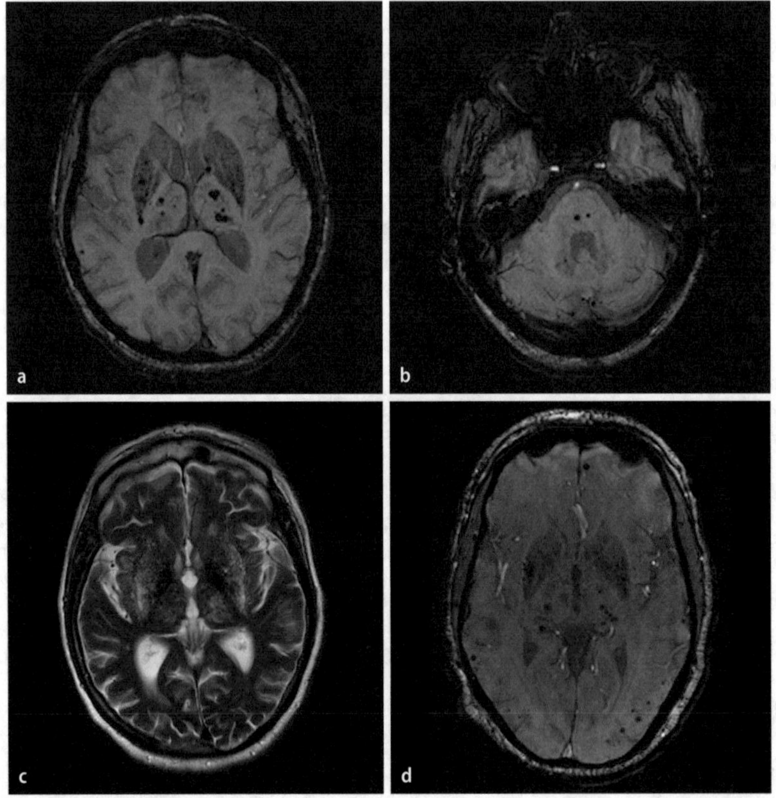

■ **Abb. 6.6a–d Mikroblutungen (Microbleeds).** Mikroblutungen als schwarze Signalauslöschungen im T2*-gewichteten MRT bei einem Patienten mit ausgeprägter Mikroangiopathie

manche der Patienten zu instabil sind, um eine MRT in der Akutphase zu tolerieren, dagegen. In vielen Schlaganfallzentren werden allerdings auch heute schon bei einer großen Zahl von Patienten MRT-Untersuchungen in Ergänzung zur CT durchgeführt. Bei Verdacht auf eine Blutungsassoziation mit Tumor, Hirnvenen-/Sinusthrombose oder manchen Gefäßmissbildungen sind MRT-Untersuchungen, ggf. auch Kontrollen im Verlauf nach Resorption des Hämatoms indiziert.

Die **MR-Angiographie** kann, wie die CTA, einen ersten Eindruck über zugrunde liegende Gefäßanomalien geben.

6.4.3 Digitale Subtraktionsangiographie

Die selektive, intraarterielle DSA ist im akuten Stadium nur indiziert, wenn ausgedehnte subarachnoidale Blutanteile oder eine atypische Lage der Blutung an ein Aneurysma oder eine arteriovenöse Gefäßmissbildung denken lassen. Auch bei jüngeren Patienten und Patienten ohne wesentliche Bluthochdruckanamnese zum Ausschluss seltener Ursachen der ICB (z. B. Vaskulitis) und beim Verdacht auf eine Durafistel ist die DSA sinnvoll.

6.4.4 Labordiagnostik

Sie umfasst routinemäßig Gerinnungsanalyse, rotes und weißes Blutbild. Bei jüngeren Patienten sollte ein Drogen-Screening durchgeführt werden. Eine Liquorpunktion ist nicht indiziert, außer bei atypischen Blutungen mit Verdacht auf eine Meningeose (Melanom) oder eine Vaskulitis. Dopplersonographie, elektrophysiologische oder nuklearmedizinische Untersuchungen sind in der Akutphase nicht hilfreich.

6.5 Therapie

6.5.1 Konservative Therapie

Viele Patienten mit Hirnblutung müssen intensivmedizinisch behandelt werden. Bei manchen Patienten sind Ausmaß und Lage der Blutung oder die medizinische Ausgangsposition jedoch so infaust, dass man den Angehörigen vorschlägt, auf eine Therapie zu verzichten oder bei Vorliegen einer entsprechenden Patientenverfügung dem Willen des Patienten, nicht in einer aussichtslosen Situation behandelt zu werden, folgt.

Behandlung der Blutungsausdehnung

Fast 40% der Patienten mit einer ICB erleben eine Nachblutung innerhalb von 24 h nach Auftreten der ersten Symptome. In einer multizentrischen Studie konnte die Rate der Nachblutungen durch die intravenöse Gabe von **rekombinantem Faktor VIIa** (rFVIIa) signifikant um 50% gesenkt werden. Durch die Therapie wurde auch das funktionelle Ergebnis positiv beeinflusst. Die Nachfolgestudie bestätigte den hämostatischen Effekt auf die Nachblutung. Allerdings führte dies nicht zu einer Verbesserung des klinischen Befundes. Deshalb ist das Medikament für diese Indikation nicht zugelassen. Der zweite, bisher stärker untersuchte Ansatz zur Eindämmung der Blutungsausdehnung ist die frühe und aggressive Senkung des Blutdrucks. Zwei kleinere und eine größere randomisierte Studien haben gezeigt, dass dies prinzipiell erreichbar ist. Der klinische Vorteil einer solchen Blutdrucksenkung konnte bisher noch nicht zweifelsfrei gezeigt werden (s. u.).

Ventrikeldrainage und intraventrikuläre Lyse

Bei **zunehmender Ventrikelerweiterung** oder **ausgedehnter intraventrikulärer Blutung** wird eine Ventrikeldrainage gelegt. Hierbei kann auch ein Thrombolytikum (rt-PA) intraventrikulär appliziert werden (◘ Abb. 6.7). Neue Methoden, wie die endoskopische oder stereotaktische Entfernung der Blutgerinnsels, u. U. verbunden mit lokaler intraparenchymatöser Applikation von Thrombolytika zur Verflüssigung der geronnenen Blutmassen, lassen erwarten, dass sich neue Strategien bei der Indikationsstellung zur operativen Entfernung von ICB entwickeln werden.

Allgemeine intensivmedizinische Therapie

Beatmung Stark bewusstseinsgestörte und komatöse Patienten mit Verlust der Schutzreflexe und respiratorischer Insuffizienz werden intubiert und beatmet. Bei der Intubation muss eine reflektorische Blutdruckerhöhung vermieden werden, da sie eine Nachblutung oder Blutungsausdehnung verursachen kann. Man gibt daher ausreichend wirksame Analgetika und Sedativa und sorgt für Blutdruckstabilität. Bei schwerer ICB kann im Verlauf eine Tracheotomie notwendig werden. Diese Maßnahme, auch sehr früh im Krankheitsverlauf, ist bei ICB-Patienten machbar und sicher.

Behandlung des erhöhten intrazerebralen Drucks Beatmung (s. o.), Analgosedierung, auf den zerebralen Perfusionsdruck (CPP) adjustierte Hoch- und Geradelagerung des Kopfes und Osmotherapie stellen die Basistherapie dar (► Therapie des erhöhten intrakraniellen Drucks im ► Kap. 5 und 37). Eine dauerhafte Osmotherapie kann zu einer Anreicherung der osmotischen Substanz in der Blutung und so zur Wasseraufnahme und weiteren Ausdehnung des geschädigten Bezirks führen. Mannitol oder hypertones NaCl sollten daher pulsatil und nur vorübergehend, idealerweise unter Monitoring des intrakraniellen Drucks (ICP), eingesetzt werden. Es wird empfohlen, die Osmotherapie mit Diuretika (Furosemid) zu kombinieren (weitere Details ► Kap. 5). Steroide sollten bei Blutungen nicht eingesetzt werden.

Blutdrucksenkende Therapie Im Gegensatz zum ischämischen Infarkt (► Kap. 5) müssen bei einer spontanen ICB deutlich erhöhte Blutdruckwerte gesenkt werden, denn fortbestehender hoher Blutdruck kann zur Blutungsausdehnung führen. Frühere Bedenken, dass um das Hämatom eine ischämische Penumbra wie beim ischämischen Infarkt existiert, für die eine Blutdrucksenkung ungünstig wäre, ließen sich in jüngeren Studien nicht eindeutig bestätigen. Am häufigsten werden Urapidil, Clonidin und Betablocker eingesetzt

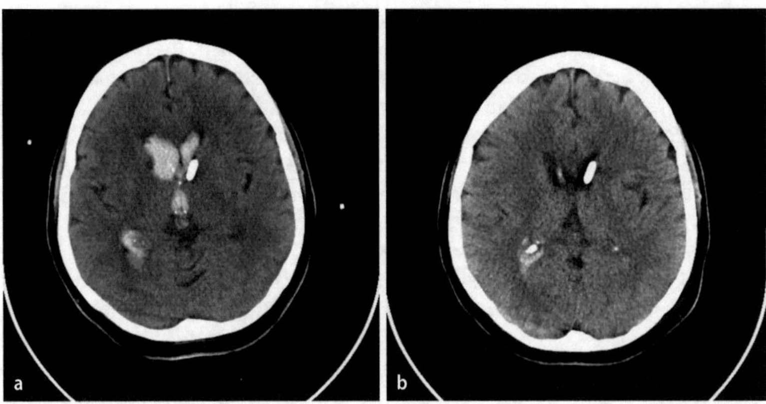

Abb. 6.7a,b **Intraventrikuläre Lyse.** Ausgedehnte rein intraventikuläre Blutung vor **(a)** und 36 h nach Instillation von 4 mg rtPA **(b)**. Das ventrikuläre Blut ist nahezu vollständig verschwunden. Spontan sieht man diese Besserung frühestens nach 5–7 Tagen

(Tab. 5.7). In der bisher einzigen größeren randomisierten Phase III-Studie, INTERACT2, wurde die aggressive, frühe Blutdrucksenkung auf systolisch <140 mmHg mit einer Standardtherapie verglichen. Die Studie zeigte, dass dieses Vorgehen zwar sicher, aber nicht mit klaren Vorteilen im klinischen Langzeitergebnis verbunden war. Immerhin zeigte sich ein Trend zur Verbesserung in mehreren Patientensubgruppen. Da die Studienpatienten überwiegend aus Asien stammten und ein Großteil das angestrebte Blutdruckziel nicht erreicht hatte, ist die Übertragbarkeit der Studienergebnisse etwas eingeschränkt. Dennoch kann man bei intrazerebralen Blutungen, im Gegensatz zu ischämischen Infarkten, vermutlich früh mit einer aggressiven Blutdrucksenkung beginnen.

Therapie epileptischer Anfälle Manifeste epileptische Anfälle müssen mit intravenös schnell aufdosierbaren Antikonvulsiva (z. B. Phenytoin, Valproat, Levetiracetam, Lacosamid) behandelt werden. Bei großen lobären Blutungen schlagen manche Autoren eine prophylaktische Gabe von Antikonvulsiva vor.

Weitere Maßnahmen Hyperglykämien sollen vermieden werden. Zur Behandlung von Patienten mit Gerinnungsstörungen ▶ Exkurs. Patienten mit großen Blutungen neigen zu Hypermetabolismus und brauchen eine adäquate enterale oder parenterale Ernährung. Zur Stressulkusprophylaxe dienen Analgosedierung, gemischt parenteral-enterale Ernährung und Protonenpumpenhemmer. Wir geben niedermolekulare Heparine (▶ Kap. 5) zur Thromboseprophylaxe. Auch die Anwendung von intermittierenden pneumatischen Kompressionssystemen ist denkbar.

6.5.2 Chirurgische Therapie

Offene Evakuation

Die chirurgische Entfernung intrazerebraler Blutmassen scheint eine logische Therapie zu sein. Das morphologische Ergebnis ist oft beeindruckend (Abb. 6.8). Die Annahme, dass die Entlastung des Hämatoms zu einer Reduktion der perihaemorrhagischen Sekundärschäden führt, konnte in 2

Exkurs

Behandlung von Patienten mit Gerinnungsstörungen oder unter Antikoagulanzientherapie

- Marcumar, andere Antikoagulanzien, Heparin oder Thrombolytika absetzen!
- Bei Marcumarblutungen gibt man Prothrombinkomplexkonzentrat (PPSB) oder Fresh-Frozen-Plasma (FFP) und immer Vitamin K (30 mg/d). Welche der beiden Optionen die bessere ist, um schnell eine Normalisierung der INR zu erzielen, wird zur Zeit in einer klinischen Studie (INCH) untersucht.
- Für Patienten, die eine Blutung unter neuen oralen Antikoagulanzien erlitten haben, werden gegenwärtig verschiedene Antidota in klinischen Studien getestet, stehen aber noch nicht im klinischen Alltag zur Verfügung. Expertengruppen empfehlen deshalb Therapieversuche mit PPSB, rFVIIa oder aktivierten Prothrombin-Komplex.
- Patienten mit heparinbedingten Blutungen erhalten Protaminsulfat. 1–1,5 ml Protaminsulfat inaktivieren 1.000 Einheiten des Heparins, das innerhalb der vergangen 4 h gegeben wurde.
- Ob die Gabe von ε-Aminocapronsäure und Kryopräzipitaten bei thrombolyseassoziierten Blutungen sinnvoll ist, ist unklar.
- Blutungen bei Hämophilie werden durch Substitution des fehlenden Gerinnungsfaktors behandelt.
- Plättchendysfunktion bei Leukämie oder aplastischer Anämie wird durch Plättchentransfusion behandelt.
- Bei thrombotisch-thrombozytopenischer Purpura behandelt man mit Fresh-frozen-Plasma, Immunsuppressiva und Kortison, manchmal auch mit Plasmaaustausch. Die Therapie ist besonders schwierig, da Thrombosen und Blutungen gemeinsam vorkommen.

Exkurs

Behandlung von Patienten mit intraventrikulärer Blutung

- Bei Liquoraufstau sollten 1–2 extraventrikuläre Drainagen (EVD) in die Seitenventrikelvorderhörner gelegt werden.
- Der Abbau des Ventrikelhämatoms kann durch die intravenöse Gabe des Fibrinolytikums »recombinant tissue-type plasmin activator« (rtPA) beschleunigt werden.
- Die Verabreichung von dreimal täglich 1 mg rtPA unter sterilen Kautelen erscheint machbar und sicher. Ob diese intraventrikuläre Thrombolyse auch zu klinischen Vorteilen führt, ist Gegenstand laufender Untersuchungen.
- Die Anlage einer lumbalen Drainage (LD) nach Feststellung einer Kommunikation zwischen supra- und infratentoriellen Liquorräumen kann zu einer Verkürzung des zeitlichen Bedarfs an EVD führen.

großen prospektiv, multizentrisch, randomisierten Studien (STICH I und II) im klinischen Ergebnis nicht bestätigt werden. Bei STICH I wurden alle Formen der parenchymatösen Blutung untersucht. Ein chirurgischer Behandlungsvorteil konnte nicht gezeigt werden. In Subgruppenanalysen wurden Effekte bei oberflächlichen Blutungen bei frühzeitigen chirurgischen Interventionen gesehen. STICH II konnte diese Ergebnisse nicht bestätigen, sondern fand chirurgische Behandlungsvorteile nur bei der Subgruppe von Patienten mit einer oberflächlichen großen Blutung und einer GCS von 9–12. Inwiefern die Verwendung moderner Operationshilfen wie z. B. die Neuronavigation oder minimal-invasive Operationstechniken Vorteile hinsichtlich der Vermeidung vom zugangsbedingter Morbidität mit sich bringen, bleibt Gegenstand von Studien.

Stereotaktische und endoskopische Blutungsentfernung

Die chirurgischen Optionen bei der ICB wurden um minimalinvasive Techniken und die dekompressive Hemikraniektomie erweitert. Die **minimal-invasiven Techniken** kommen in der Regel mit Bohrlochtrepanationen aus, um daraufhin direkt endoskopisch oder infolge einer stereotaktisch geführten Katheteranlage rt-PA-basiert das Hämatomvolumen zu reduzieren. Diese Techniken ermöglichen insbesondere bei antikoagulierten Patienten ein chirurgisches Vorgehen, da die Wundfläche gering ist. Bei endoskopischen Eingriffen kann frühzeitig eine sehr effektive Hämatomreduktion unter direkter Visualisierung erfolgen (◘ Abb. 6.9). Beide minimal-invasiven Operationen haben in retrospektiven Serien Behandlungsvorteile gezeigt, die sich vor allem auf die Verringerung der Mortalität beziehen. In der prospektiven Studie MISTIE III wird derzeit geprüft, ob das funktionelle Ergebnis bei diesem schwer betroffenen Patientenkollektiv verbessert werden kann. Zur Behandlung von Patienten mit intraventrikulärer Blutung ► Exkurs.

Dekompressive Hemikraniektomie

Die dekompressive Hemikraniektomie ist eine Operationsmethode, die zur Behandlung vielfältig ausgelöster ICP-Erhöhungen eingesetzt wird. In Analogie zur Dekompressionsoperation beim malignen Mediainfarkt (► Kap. 37) wird diskutiert, ob dies bei ausgedehnten Blutungen auch eine Therapiealternative sein könnte. Sie zielt vor allem auf die Senkung des durch die Blutung gesteigerten ICP ab, weniger auf eine Verringerung der sekundären perihämorrhagischen Schäden. Die Wundflächen sind relativ groß. Dies birgt insbesondere bei antikoagulierten Patienten chirurgisches Komplikationspotenzial. Erste inhomogene retrospektive Fallserien und kleinere Fall-Kontroll-Studien konnten chirurgische Behand-

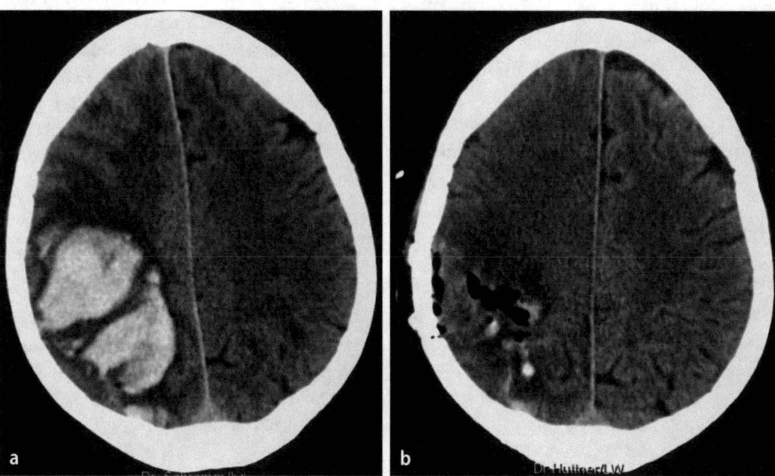

◘ **Abb. 6.8a,b Große, frische Lobärblutung vor (a) und (b) neurochirurgischer Blutungsentfernung.** Man sieht einige kleine Lufteinschlüsse im OP-Gebiet, die Blutung ist weitgehend entfernt. (Mit freundlicher Genehmigung von A. Unterberg, Heidelberg)

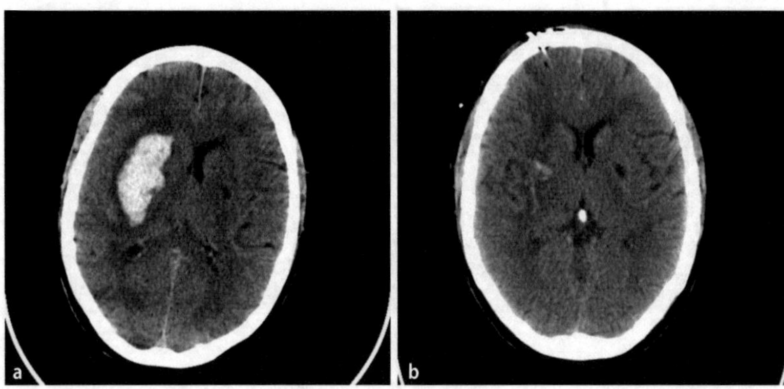

Abb. 6.9a,b Endoskopische Blutungsentfernung. a Präoperative rechtseitige hypertensive ICB (Putamen) nach Blutungsprogression bei einer 52-jährigen Frau mit kontinuierlicher Bewusstseinseintrübung. **b** Postoperative CT-Kontrolle nach endoskopischer Blutungsevakuation

lungsvorteile zeigen (v. a. niedrigere Mortalität). Eine randomisierte Studie (SWITCH) zu diesem Therapiekonzept ist in Vorbereitung. Insgesamt ist die Therapie der ICB immer noch sehr unbefriedigend:

- Es gibt bis heute keine klaren Richtlinien, wann ein Patient mit einer intrakraniellen Blutung eine Hämatomevakuation erhalten soll.
- Sicher ist, dass Patienten mit kleinen Hämatomen (<20 ml) meist ohne Operation eine gute Prognose haben.
- Bei Patienten, die schon bei Aufnahme komatös sind, wird in der Regel von einer Hämatomausräumung abgesehen.
- Dasselbe gilt vielerorts für Patienten mit großen linkshirnigen Blutungen.
- Patienten mit Kleinhirnblutung mit einem Durchmesser >3 cm, die zu einer Hirnstammkompression führen, sollten operiert werden.
- Patienten mit mittelgroßen Hämatomen und mittelschwerer klinischer Symptomatik profitieren möglicherweise von einer Operation, vor allem wenn sie eine zunehmende Bewusstseinstrübung entwickeln und/oder im CT eine zunehmende raumfordernde Wirkung mit Mittellinienverschiebung nachzuweisen ist.
- Die ultrafrühe Operation führt allerdings zu inakzeptablen Raten an Nachblutungen.
- Solitäre Hirnstamm- und Thalamusblutungen werden in der Regel nicht operiert, außer wenn ihnen Kavernome zugrundeliegen.

Die Entscheidung über operative oder konservative Therapie treffen daher weiterhin Neurochirurgen und Neurologen gemeinsam. Entscheidungshilfen sind Alter, Bewusstseinslage und Begleiterkrankungen des Patienten, Größe und Lage der Blutung (► Exkurs: Operationsindikationen bei spontaner ICB) und der mutmaßliche Wille des Patienten.

Leitlinien Behandlung intrazerebraler Blutungen*

- Die Akut-Behandlung von ICB sollte in neurologisch-neurochirurgisch spezialisierten Therapie-Einrichtungen erfolgen (Qualität der Evidenz **III**, Stärke der Empfehlung **B**).
- Es erscheint plausibel, den erhöhten Blutdruck bei einer ICB zu senken. Bei Patienten mit akuter ICB kann eine Senkung des systolischen Blutdrucks unter 140 mmHg zu einer Senkung der Blutvolumenzunahme führen. Ein Nutzen ist bisher nicht nachgewiesen worden (**Ib, 0**).
- Bei erwachsenen Patienten mit akuter spontaner ICB wird die Gabe hämostatischer Medikamente gegenwärtig nicht empfohlen (**Ia, A**).
- Eine Hämatomevakuation kann im individuellen Fall eines Patienten mit spontaner supratentorieller ICB in Erwägung gezogen werden (**Ib, 0**).
- Eine Hämatomevakuation kann bei Patienten mit zerebellärer ICB mit einem Durchmesser >3 cm oder einem Volumen >20 cm^3 erwogen werden, wenn initial eine schwere klinische Ausprägung besteht oder wenn sich eine sekundäre klinische Verschlechterung ereignet (**IV, GCP**)
- Die Anlage einer externen Ventrikeldrainage (EVD) kann bei klinischem oder neuroradiologischem Hinweis auf einen Hydrozephalus erwogen (**IV, GCP**).

Exkurs

Operationsindikationen bei spontaner ICB

Hirnstamm- und Thalamusblutungen werden nur operativ entfernt, wenn sie durch Kavernome bedingt sind.

Basalganglienblutungen. Eine Operation (Hämatomevakuation) sollte dann bei Patienten mit oberflächlich gelegener (<1 cm subkortikal) Lappenblutung, bisher ohne begleitende Ventrikelblutung, in Erwägung gezogen werden, wenn eine klinische Verschlechterung beobachtet wird (ausgehend von einem GCS vor der Verschlechterung von >10). Ob unter ähnlichen (klinischen) Gesichtspunkten bei Verfügbarkeit minimal-invasiver Evakuationsmethoden auch die Indikation zur Operation einer Basalganglienblutung gestellt werden sollten, bleibt eine individuelle Therapieentscheidung.

Kleinhirnblutungen mit einem Durchmesser von mehr als 3–4 cm werden operativ entfernt. Kleinere Hämatome werden operiert, wenn Zeichen der Hirnstammbeeinträchtigung auftreten.

- Zum Stellenwert der Messung des intrakraniellen Drucks (ICP) bei ICB liegen keine Daten aus prospektiven randomisierten Studien vor. Bei Patienten mit Schädel-Hirn-Trauma wird ein ICP von 20 mmHg als Schwellenwert für die Indikation hirndrucksenkender Maßnahmen empfohlen. Aufgrund dieser indirekten Hinweise kann bei akuter ICB ein ICP von 20 mmHg als Schwellenwert für Interventionen im individuellen Fall gewählt werden (**IV, GCP**).
- Prospektive Daten zur Wirkung spezifischer hirndrucksender Maßnahmen bei ICB liegen nicht vor. Im individuellen Fall können folgende Maßnahmen erwogen werden (**IV, GCP**):
  - Oberkörperhochlagerung ggf. in Abhängigkeit vom zerebralen Perfusionsdruck (CPP)
  - EVD-Anlage bei drohendem Hydrozephalus oder klinischen oder neuroradiologischen Zeichen der Hirnstammkompression
  - osmotische Therapie mit:
    - Glycerol (500 ml 10%)
    - Mannitol: Tag 1–5: 100 ml (20%), 6× tägl., Tag 6: 100 ml 3× tägl., Tag 7: 100 ml 2× tägl.
    - Hyper-HAES (3%, Natrium-Zielwert: 145–155 mmol/l bzw. Osmolalität 310–320 mOsmol/kg)
  - kurzfristige Hyperventilation (pCO_2 >32 mmHg)
  - Analgosedierung
  - Hypothermie
  - Hämatomevakuation mit/ohne Kraniotomie
- Die Fiebersenkung kann erwogen werden. Für diese Empfehlung sprechen allerdings nur indirekte Hinweise bei Patienten mit ICB (**IV, GCP**).
- Zur Prophylaxe von thrombembolischen Komplikationen sollte entweder eine Kombination von elastischen Strümpfen und intermittierender pneumatischer Kompression durchgeführt werden oder die Gabe von niedermolekularem Heparin erfolgen (**IIb, B**).
- Die prophylaktische Gabe von Antiepileptika wird nicht empfohlen, da eine Verbesserung des funktionellen Ergebnisses oder Verringerung der Letalität nach 30 und 90 Tagen bisher in prospektiven randomisierten Studien nicht nachgewiesen werden konnte (**Ib, B**).
- Es gibt keine Evidenz, die die Gabe von Dexamethason bei ICB-Patienten unterstützt (**Ib, A**).
- Als Sekundärprophylaxe wird eine strikte Blutdrucksenkung empfohlen. Zielblutdruckwerte sind <140/90 mmHg bzw. <130/80 mmHg bei Patienten mit Diabetes oder bei Hochrisiko-Patienten (nach den Empfehlungen der European Society of Hypertension [ESH] und der European Society of Cardiology [ESC]; Mancia et al. 2007) (**IIb, B**).

* Leitlinien der DGN 2012 (www.dgn.org/leitlinien.html)

6.5.3 Rehabilitative Maßnahmen

Wesentlich sind Krankengymnastik, Logopädie, Ergotherapie (► Kap. 5.7) und die Behandlung der Risikofaktoren. Sie unterscheiden sich nicht von denen nach ischämischen Infarkten.

6.5.4 Prognose

Verglichen mit dem Hirninfarkt ist die Prognose der intrazerebralen Blutung schlechter. Die durchschnittliche Mortalität der ICB liegt bei 30–50%, ist aber stark abhängig von Ausdehnung und Lokalisation der Blutung und dem Alter des Patienten. Je größer das Blutvolumen, desto schlechter ist die Prognose (Grenzwerte bei supratentoriellen Hämatomen >50 ml Volumen, bei infratentoriellen Hämatomen >20 ml Volumen). Überschreitet die Blutmenge 100 ml, liegt die Mortalität bei über 90%. Frühes Koma, zentral gelegene Blutungen (Hirnstamm, Thalamus) und der Einbruch von Blut in das Ventrikelsystem oder in den Subarachnoidalraum zeigen ebenfalls eine ungünstige Prognose an.

Die Langzeitprognose ist insgesamt als ungünstig anzusehen. So leben nach 3 Jahren nur noch 35% der Patienten und von diesen nur die Hälfte ohne Behinderungen des täglichen Lebens, d. h. nur ca. 15–20% aller Blutungspatienten überleben ohne wesentliche bleibende Behinderung.

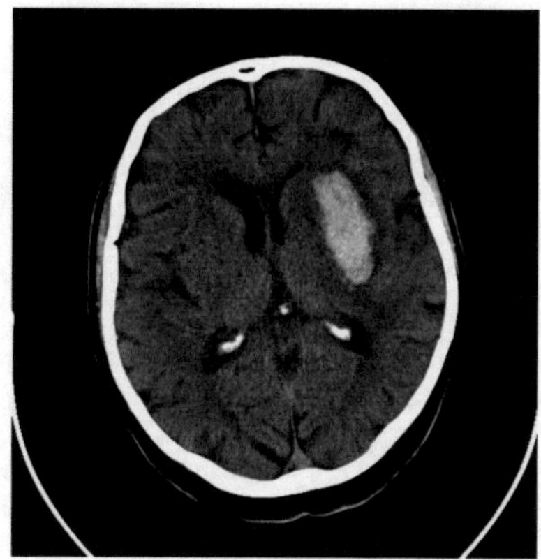

Abb. 6.10 Computertomogramm einer typischen hypertensiven Basalganglienmassenblutung links

Der Fall

Eine 85 Jahre alte Patientin wird aus dem Altenheim in die Klinik gebracht. Ihre Betreuerin berichtet, dass die Patientin schon mehrere Schlaganfälle gehabt habe, aber immer noch einigermaßen selbständig gewesen sei. Am frühen Nachmittag habe man sie bewusstlos auf dem Boden liegend aufgefunden. In der nächsten halben Stunde sei sie etwas wacher geworden, habe aber nicht sprechen können. Sie habe die rechte Körperhälfte deutlich weniger bewegt als die linke. Bei der neurologischen Untersuchung finden sich eine mittelgradige, am Arm hochgradige Hemiparese rechts, eine Hemianopsie nach rechts und ein Status fokaler Anfälle mit ständigen Zuckungen des rechten Arms. Die Patientin ist global aphasisch, nimmt keinen Kontakt auf, wirkt dabei aber wach. Der Blutdruck beträgt 210/115 mmHg, der Puls ist arrhythmisch. Das EKG zeigt eine absolute Arrhythmie. Das CT (Abb. 6.10) zeigt eine mittelgroße Basalganglienblutung links; außerdem finden sich multiple Lakunen und eine Demyelinisierung des Marklagers, d. h. Zeichen einer Mikroangiopathie. Aufgrund des Alters und der zerebralen Vorschädigung wurde auf eine Operation verzichtet. Die Parese bildete sich nur wenig, die Aphasie deutlich zurück.

6

In Kürze

Spontane intrazerebrale Blutungen (ICB) – allgemein
Definition: Nicht traumatisch bedingte Blutungen in das Hirnparenchym.
Inzidenz: 15–20/100.000 Einwohner/Jahr, Ursache für 15% aller Schlaganfälle.
Risikofaktoren: Hypertonie, Amyloidangiopathie und Gefäßmissbildungen.
Formen: Hypertensive (Massen-)Blutung in von perforierenden Hirnarterien versorgten Hirnabschnitten; Blutung bei Amyloidangiopathie: durch Ablagerung von Amyloid in der Media und Adventitia mittelgroßer Arterien im Kortex; Blutungen bei Gefäßmissbildungen: Blutungshäufigkeit abhängig von Größe, Lage und Drainage der arteriovenösen Missbildung; Antikoagulanzien und Thrombolytika: harmlose hämorrhagische Infarzierung oder ausgedehnte parenchymatöse Hämorrhagie.

Symptome der intrazerebralen Blutungen
Abhängig von Blutungslokalisation und -ausdehnung, abrupter oder langsamer Beginn. **Lobärblutung:** Hochgradige Hemiparese, Aphasie, Sensibilitätsstörungen, fokale Anfälle bei Patienten >65 Jahre; **Basalganglienblutung:** Kopfschmerz, Erbrechen als Initialsymptome, Koma, Herniation, Hirntod bei großen Blutungen; **Thalamusblutung:** Hemiparese, kontralaterale Sensibilitäts- und Bewusstseinsstörung; **Kleinhirnblutung:** Ataxie, Schwindel, Nystagmus, Bewusstlosigkeit; **Hirnstammblutung:** Koma, Streck-, Beugesynergien, Tetraplegie, Pupillenstörungen; **intraventrikuläre Blutung:** Gefahr des Stauungshydrozephalus; **multilokuläre Blutung:** Bei Gerinnungsstörung, Sinusvenenthrombose.

Diagnostik
CT: Darstellung der Blutungslage und -ausdehnung als Zone erhöhter Dichte. Größenzunahme innerhalb 24 h: bis 40%; **MRT:** Aufdeckung von Blutungsursachen; **Angiographie:** Bei Verdacht auf früh operables Aneurysma, arteriovenöse Gefäßmissbildung, jüngeren Patienten, Patienten ohne Hochdruckanamnese; **Labordiagnostik:** Gerinnungsanalyse.

Therapie
Konservative Therapie: Behandlung der Blutungsausdehnung: Senkung der Nachblutungsrate; Ventrikeldrainage und intraventrikuläre Lyse; Allgemeine Intensivtherapie wie künstliche Beatmung, Behandlung des erhöhten intrazerebralen Druckes, Senkung des Blutdruckes.
Chirurgische Therapie: Entfernung intrazerebraler Blutmasse durch offene Evakuation oder stereotaktische und endoskopische Blutungsentfernung. Abhängig u. a. von Bewusstseinslage, Blutungsgröße und -lage, Alter.
Rehabilitative Maßnahmen: Krankengymnastik, Logopädie, Ergotherapie.
Prognose: Mortalität: 30–50%, abhängig von Alter, Blutungsausdehnung, -lokalisation.

Weiterführende Literatur

Anderson CS, Heeley E, Huang Y, Wang J, Stapf C, Delcourt C, Lindley R, Robinson T, Lavados P, Neal B, Hata J, Arima H, Parsons M, Li Y, Heritier S, Li Q, Woodward M, Simes RJ, Davis SM, Chalmers J (2013) Rapid blood-pressure lowering in patients with acute intracerebral hemorrhage. N Engl J Med 368: 2355–2365

Mendelow AD, Gregson BA, Fernandes HM, Murray GD, Teasdale GM, Hope DT, Karimi A, Shaw MD, Barer DH (2005) Early surgery versus initial conservative treatment in patients with spontaneous supratentorial intracerebral haematomas in the International Surgical Trial in Intracerebral Haemorrhage (STICH): a randomised trial. Lancet 365: 387–397

Mendelow AD, Gregson BA, Rowan EN, Murray GD, Gholkar A, Mitchell PM (2013) Early surgery versus initial conservative treatment in patients with spontaneous supratentorial lobar intracerebral haematomas (STICH II): a randomised trial. Lancet 382: 397–408

Steiner T, Bösel J (2010) Options to restrict hematoma expansion after spontaneous intracerebral hemorrhage. Stroke 41: 402–409

Hirnvenen- und -sinusthrombosen

Simon Nagel und Silvia Schönenberger

W. Hacke (Hrsg.), *Neurologie*,
DOI 10.1007/978-3-662-46892-0_7, © Springer-Verlag Berlin Heidelberg 2016

Einleitung

Bei der aseptischen Hirnsinus- und Hirnvenenthrombose kommt es zum Verschluss einzelner zerebraler Venen oder zerebraler Sinus. In besonders schweren und prognostisch ungünstigen Fällen können sämtliche Sinus thrombosiert sein. Bei den Venenthrombosen ist der Abfluss des Blutes aus dem Gehirn beeinträchtigt: Kopfschmerzen, psychomotorische Verlangsamung und Bewusstseinstrübung durch steigenden intrakraniellen Druck sowie neurologische Herdsymptome und epileptische Anfälle durch ein fokales zerebrales Ödem oder Stauungsblutungen sind die Folge.
Neben Kopfschmerzen sind fokal eingeleitete und sekundär generalisierte Anfälle besonders häufige Symptome. Das subakute, vielfältige und breite klinische Erscheinungsbild erschwert und verzögert oftmals die Diagnosestellung und führt so nicht selten zu einem verspäteten Beginn der Behandlung. Zu spät behandelt, kann dies zu einem unbeherrschbaren Anstieg des intrakraniellen Drucks führen, sodass die Patienten im schlimmsten Fall durch zerebrale Herniation versterben.
Die Sinus- und Hirnvenenthrombose (SVT) betrifft die intrazerebralen Venen, die großen venösen Blutleiter in den Hirnhäuten (Sinus) oder beide Gefäßabschnitte. Thrombosen der duralen Sinus und der zerebralen (Brücken-)Venen treten häufig gemeinsam auf. Die Sinusthrombose kann unter Einnahme oraler Kontrazeptiva entstehen.

Der Fall

Eine 24-jährige, bisher gesunde Patientin wird in die Notaufnahme gebracht, weil sie seit 2 Tagen unter heftigen Kopfschmerzen leidet. Die Kopfschmerzen hätten an Intensität stetig zugenommen. Zusätzlich sei am Morgen des Aufnahmetages eine Sprachstörung aufgetreten. Zudem sei sie müde, antriebsarm und phlegmatisch geworden. In der neurologischen Untersuchung wirkt die Patientin deutlich schmerzgeplagt, psychomotorisch verlangsamt und hat Zeichen einer globalen Aphasie. Die Pyramidenbahnzeichen sind beidseits positiv und funduskopisch werden Stauungspapillen beschrieben. Als regelmäßige Vormedikation besteht die Einnahme oraler Kontrazeptiva. Vorerkrankungen seien keine bekannt.

7.1 Epidemiologie

Aus ätiologischen Gründen ist es sinnvoll, zwischen septischen und aseptischen Sinusthrombosen (◻ Tab. 7.1) zu unterscheiden. Die exakte Häufigkeit von SVT ist unbekannt. Früher nahm man an, dass solche venösen Thrombosen sehr selten seien. Heute schätzt man, dass etwa 1–2% aller Schlaganfallpatienten unter venösen Durchblutungsstörungen leiden. Die Zahl der Neuerkrankungen pro Jahr liegt etwa bei 3–5/1Mio. Einwohner. Die tatsächliche Inzidenz der SVT ist wahrscheinlich höher, da auf Grund des variablen klinischen Erscheinungsbildes der Erkrankung vermutlich manche Sinusthrombosen mit isolierten Kopfschmerzen nicht erfasst werden. Frauen sind im Verhältnis 3:1 häufiger als Männer von Sinus- und Hirnvenenthrombosen betroffen. Das mittlere Erkrankungsalter liegt mit 35–40 Jahren unter dem der arteriellen Ischämien, mutmaßlich nicht zuletzt durch den höheren Anteil von Frauen im gebärfähigen Alter.

◻ **Tab. 7.1** Ätiologie der Sinus- und Hirnvenenthrombosen

Septische Sinusthrombosen	Aseptische Sinusthrombosen	
Lokale HNO-Infektionen	Hormonell: – Peripartal (20% der Frauen mit SVT) – Orale Kontrazeptiva – Gestagentherapie, Steroide	
Lokale, intrakraniale Abszesse oder Empyeme	Maligne Tumoren Nikotinabusus	
Meningitis	Bluterkrankungen	
Sepsis	Polyzythämie Sichelzellanämie	
Posttraumatisch	Thrombozythämie	
Postoperativ	Leukämie	
Endokarditis	Koagulopathien	AT_3-Mangel APC-Resistenz/Faktor-V-Mangel Prothrombin-Genmutation (G20210A) Antiphospholipid-Antikörpersyndrom Protein-C-Mangel Protein-S-Mangel Hyperhomozysteinämie MTHFR-Genmutation
	Disseminierte, intravasale Gerinnung (DIC)	
	Heparininduzierte Thrombozytopenie	
	Behandlung mit Erythropoetin	
	Dehydratation	
	Marasmus	
	Lokale Thrombose der V. jugularis interna	
	Medikamente (Steroide, Anabolika, Chemotherapeutika)	
	M. Behçet, Sarkoidose Lupus erythematodes Sjögren-Syndrom	

Generell gilt die Prognose einer SVT als günstig. Die Mortalität liegt im Langzeitverlauf bei 10% und bei etwa 5% in der Akutphase. 3–4% aller SVT nehmen einen schwerwiegenden, deshalb auch als maligne bezeichneten Krankheitsverlauf. Über drei Viertel der Patienten erholen sich vollständig. An residuellen Symptomen leiden etwa 10% unter persistierenden Kopfschmerzen, 5–10% behalten eine symptomatische

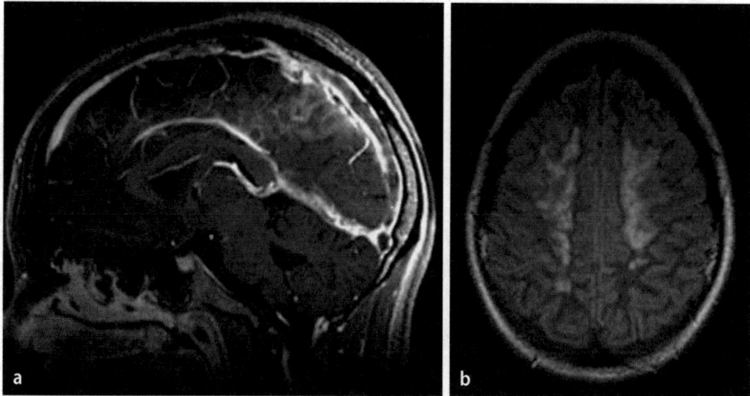

Abb. 7.1a,b **Sinusthrombose.** a MRA T1 mit Kontrastmittel zeigt ausgedehnte thrombotische Veränderungen im Sinus sagitalis superior, im Confluence sinuum und im Sinus rectus. b Ausgedehnte bilaterale Stauungsinfarkte im MRT (flair)

Epilepsie und in unter 2–4% der Fälle kommt es zu einem Rezidiv. Etwa 20% der Patienten müssen intensivmedizinisch behandelt werden.

Die Prognose ist weniger günstig bei:

- älteren Patienten,
- Männern,
- ausgeprägter Bewusstseinsstörung (Koma),
- Vorliegen von Paresen,
- bei der Thrombose der inneren Hirnvenen und
- wenn es zu Stauungsblutungen gekommen ist.

Prognostisch günstige Faktoren sind hingegen:

- Monosymptomatische Erkrankungen mit isolierten Kopfschmerzen und
- Geschlechtsspezifische Risikofaktoren (orale Kontrazeption, Schwangerschaft, Wochenbett)

7.2 Anatomie und Pathophysiologie

Anatomie Die zerebralen Venen drainieren in die duralen Sinus. Man unterscheidet oberflächliche und tiefe zerebrale Venen. Die zerebralen Venen haben keine Venenklappen und bilden ausgedehnte Anastomosennetze. Die Blockade in einem oder mehreren Gefäßen kann durch Kollateralen kompensiert werden. Dabei kommt es zum retrograden Fluss in anderen Gefäßen und zur Drainage des venösen Blutes über frontobasale venöse Kanäle, sog. Emissarien. Die venösen Territorien sind aufgrund der ausgiebigen Kollateralisierung viel variabler als die Gefäßterritorien im arteriellen System.

Pathophysiologie Die Blockade des venösen Abflusses durch die Thrombose führt zu einer umschriebenen Vermehrung des lokalen Blutvolumens, Behinderung des Blutabflusses und einer Erhöhung des intrakapillären Drucks mit lokalem Austritt von Blut in das Hirnparenchym. Solche Stauungsblutungen finden sich v. a. in den Territorien der Brückenvenen. Letztendlich resultiert trotz Zunahme des Blutvolumens eine Ischämie. Am häufigsten sind der Sinus transversus/Sinus sigmoideus, gefolgt von dem Sinus sagittalis superior, von einer Thrombose betroffen (Abb. 7.1). In mehr als 50% der Fälle sind mehrere Hirnvenensysteme oder Sinus beteiligt und in knapp 15% treten SVT bilateral auf. Eine gefährliche Komplikation ist ein rasch progredienter Anstieg des intrakraniellen Drucks, bei der fokal-neurologische Defizite häufig fehlen, der aber mit einer globalen, ischämischen Schädigung des Hirns einhergeht und schließlich zur zerebralen Herniation im Tentoriumsschlitz führen kann.

Während die ischämischen Mechanismen auf zellulärer Ebene vermutlich mit denen der arteriellen zerebralen Ischämie vergleichbar sind – wenn auch die Infarktschwelle erst viel später unterschritten wird – ist die Ödementwicklung bei Venenthrombosen anders als bei arteriellen Ischämien. Das Problem stellt hier nicht die zytotoxische Ödementwicklung in einem minderperfundierten Areal, sondern die vasogene Ödementwicklung in einem hyperämisch abflussgestörten Areal dar.

7.3 Ätiologie

Sinusthrombosen haben ein breites ätiologisches Spektrum. Aus grundsätzlichen Erwägungen ist es sinnvoll zwischen septischen und aseptischen Sinusthrombosen zu unterscheiden. Aseptische Sinusthrombosen sind viel häufiger. Nicht selten findet man keine spezielle Ursache. Von besonderer Bedeutung sind hormonelle Faktoren bei Frauen. Mehr als die Hälfte aller Frauen mit SVT bekommen diese während oder nach der Schwangerschaft, unter Einnahme von oralen Kontrazeptiva oder bei Gestagentherapie.

7.3.1 Aseptische Sinusthrombosen

Die häufigsten Ursachen sind in Tab. 7.1 aufgeführt. Hormonelle Gründe wie bei der Schwangerschafts- und Wochenbett-assoziierten SVT sind besonders wichtig. Unter rekombinantem Erythropoetin, das bei chronischer Dialyse gegeben wird, sind Sinusthrombosen beschrieben worden. Anders als

Facharztbox

Faktor-V (Leiden)-Mangel/APC-Resistenz

Dies ist bei kaukasisch-stämmigen Patienten die häufigste angeborene thrombophile Diathese. Sie kommt bei geschätzt 4–15% der Bevölkerung vor. Die Mutation verzögert die Inaktivierung von Gerinnungsfaktor V (Leiden). Im Klinikjargon wird dann gerne vom »Faktor-V-Leiden« gesprochen (als würde jemand durch diesen Faktor »leiden«), Tatsächlich kommt »Leiden« in diesem Fall vom Ort der Entdeckung des Gerinnungsfaktors). Etwa 10% der SVT-Patienten mit Thrombosen sind entweder hetero- oder homozygot für diese Mutante. Bei Heterozygotie gibt es ein etwa 5- bis 10-fach erhöhtes Thromboserisiko, bei Homozygotie ist das Thromboserisiko 50- bis 100-fach erhöht. Entsprechend sieht die Prophylaxe wie folgt aus:

- heterozygote Patienten nach thrombotischem Ereignis: orale Antikoagulation für 6–12 Monate sowie anschließende Thromboseprophylaxe bei Risikoexposition
- homozygote, auch bisher asymptomatische Menschen: orale Antikoagulation lebenslang, INR 2–3.

Prothrombinmutation G20210A

Ebenfalls relativ häufig ist die Prothrombingen-Mutation. Eine Punktmutation erhöht die Aktivität von Prothrombin. Sie kommt in Mitteleuropa bei etwa 2–3%, in Südeuropa bei etwa 5% der Bevölkerung vor. Das Thromboserisiko ist bei heterozygoten Trägern bis zu 10-fach erhöht, bei gleichzeitiger Einnahme von oralen Kontrazeptiva sogar noch deutlich höher. Bei einer Kombination mit einer heterozygoten Faktor-V-Leiden-Mutation besteht ein kumulatives Risiko für Thrombosen und auch Myokardinfarkte. Die homozygote Variante der Mutation ist äußerst selten. Nach thrombotischen Ereignissen wird auch hier eine orale Antikoagulation für 6–12 Monate, sowie eine anschließende Thromboseprophylaxe bei Risikoexposition empfohlen.

bei arteriellen Schlaganfällen findet sich bei 30% der Fälle eine Thrombophilie, in ca. 20% ist diese genetisch bedingt. Am häufigsten sind die APC-Resistenz durch Faktor-V-Mutation und die Prothrombin-Genmutation G20210A (▶ Facharztbox: Faktor-V (Leiden)-Mangel/APC-Resistenz); seltener, aber besonders schwerwiegend ist ein hereditärer Mangel an Antithrombin III oder der antikoagulatorischen Proteine C und S. Die homozygote Variante MTHFR-Gens, welche mit einer Hypercholesterinämie einhergeht und bei ca. 12–15% der Bevölkerung in Mitteleuropa gefunden wird, scheint dagegen kein erhöhtes Risiko von venösen Thrombosen zu tragen. Weiterhin sind das Antiphospholipid-Antikörper-Syndrom, das Vorliegen von Lupusantikoagulanzien und ein persistent erhöhter Faktor VIII Risikofaktoren für eine SVT. Auch bei Malignomen, Exsikkose oder Polyzythämie und Thrombozytose treten Sinusthrombosen gehäuft auf. Bei türkischstämmigen Patienten soll der Morbus Behçet, eine ätiologisch unklare Autoimmunerkrankung mit charakteristischen oralen und genitalen Aphthen, die häufigste Ursache von SVT sein. In bis zu einem Drittel der Patienten findet man keine spezifische Ursache.

7.3.2 Septische Sinusthrombosen

Septische Sinusthrombosen sind heute selten. Sie entstehen meist durch Übergreifen eitriger Prozesse der Nebenhöhlen, der Siebbeinzellen, des Gesichts oder bei Otitis und Mastoiditis auf die Venen- oder Sinuswand. Die Erreger gelangen entweder über die zuleitenden kleinen Venen in die Sinus oder die Eiterung bricht durch die Knochenwand in den benachbarten Sinus ein. Dabei entsteht auch eine umschriebene oder generalisierte Meningitis (▶ Kap. 18). In den betroffenen Sinus kommt es zunächst zu einer wandständigen, später zu einer obliterierenden Thrombose.

Septische Thrombose des Sinus transversus Die häufigste Lokalisation einer septischen SVT ist der Sinus transversus, der im okzipitalen Ansatz des Tentorium cerebelli verläuft und sich von der Kante der Felsenbeinpyramide als Sinus sigmoideus zum Foramen jugulare und in die V. jugularis fortsetzt. Diese SVT gehen meist vom Mastoid und der Paukenhöhle aus.

Septische Thrombose des Sinus cavernosus In den Sinus cavernosus drainieren die Venen der Augenhöhlen, die mit den Gesichtsvenen über die V. angularis in Verbindung stehen. Nach hinten kommuniziert er mit den Sinus petrosus superficialis und inferior, die auf dem oberen und unteren Rand des Felsenbeins verlaufen. Die anatomischen Beziehungen erklären die häufige Beteiligung des Sinus cavernosus bei Eiterungen in den Nasennebenhöhlen, der Orbita und im Gesicht (Oberlippenfurunkel). Sehr charakteristisch ist eine einseitige Protrusio bulbi mit Bewegungseinschränkung des betroffenen Auges und eine venöse Stauung der Netzhaut- und Bindehautvenen. Eine Ausbreitung in das Schädelinnere mit nachfolgender Abszessbildung ist über vordere Hirnvenen möglich. Das Erregerspektrum umfasst die üblichen Infektionserreger auf HNO-ärztlichem Gebiet (zumeist Streptokokken oder Staphylokokken). Das diese septische Thrombose bei banalen »Pickeln« an der Nase oder der Oberlippe und deren Manipulation (»Ausdrücken«) häufig sei, ist eher ein Gerücht. Sie kommt vor, aber normalerweise lediglich in Zusammenhang mit anderen prädisponierenden Faktoren (Immunschwäche, Diabetes Mellitus, atypische Keime, ausgedehnte Furunkel).

7.4 Diagnostik

Die Computertomographie (CT) und Magnetresonanztomographie (MRT), jeweils mit ergänzender Angiographie, sind als nahezu gleichwertig bei der Diagnostik der Sinus- und Hirnvenenthrombosen anzusehen. Die MRT hat einen Vorteil bei der Diagnose von reinen Brückenvenenthrombosen. In der Regel und insbesondere bei jüngeren Patienten sowie bei schwangeren Patientinnen wird die MRT bevorzugt eingesetzt. Eine laborchemische Bestimmung der D-Dimere ist zum alleinigen Ausschluss einer SVT nicht ausreichend zuverlässig, da insbesondere SVT mit isolierten Kopfschmerzen und subakuten oder chronischem Verlauf nicht immer mit einer D-Dimer Erhöhung einhergehen.

Schwierigkeiten ergeben sich bei allen angiographischen Methoden in der Beurteilung des vorderen Anteils des Sinus sagittalis superior, der oft nicht vollständig angelegt ist, und bei angeborenen Asymmetrien der Sinus transversus. Manchmal ist nur ein Sinus transversus angelegt. Dies kann an der fehlenden knöchernen Impression des Sinus transversus erkannt werden. Auch die hohe Aufteilung des Sinus sagittalis superior oder große Pacchionische Granulationen können diagnostische Fehleinschätzungen begründen.

7.4.1 MRT-Diagnostik

Die MRT in Kombination mit einer MR-Angiographie (MRA) gilt mittlerweile nicht nur bei Schwangeren bei Verdacht auf eine zerebrale SVT als Methode der Wahl und ist besonders bei Brückenvenenthrombosen der CT-Diagnostik überlegen. Die MR-Darstellung bietet den anatomischen Nachweis der beim CT beschriebenen Veränderungen mit noch größerer Detailtreue und Auflösung. Eine native MRT dagegen schließt eine SVT nicht sicher aus. Die Befundung und Interpretation ist komplex, erlaubt aber weitergehende Rückschlüsse als die CT.

Die Darstellung der Sinus und der Hirnvenen in der kontrastgestützten MRA ist exzellent (▣ Abb. 7.1). Nur die Auflösung der kleinen Gefäße ist noch nicht so genau wie in der digitalen Subtraktionsangiographie (DSA). Bei schwangeren Patientinnen oder bei Patienten mit Kontraindikationen für Gadolinium kann alternativ eine sog. venöse »Time-of-Flight«-Angiographie durchgeführt werden; zumindest der Ausschluss einer Thrombose von größeren Venen/Sinus ist hiermit möglich.

Da das Signal in der Regel deutlich vom Alter des Thrombus beeinflusst wird, ist es in der Regel notwendig mehrere Sequenzen und Schichtorientierungen zu kombinieren. Eine hohe Sensitivität zum direkten Thrombusnachweis weisen die T1- oder die T2*-gewichteten bzw. die »Susceptility Weighted Imaging« (SWI)-Sequenzen in Abhängigkeit von der Lokalisation und dem Alter des Thrombus auf. Insbesondere der Nachweis von isolierten Thrombosen kleiner kortikalen Venen (Brückenvenen) gelingt mit der MRT recht zuverlässig.

7.4.2 CT-Diagnostik

In der Notfallsituation und wenn eine MR-Untersuchung nicht möglich bezw. verfügbar ist, erlaubt auch die CT-Angiographie eine sichere Darstellung der großen venösen Blutleiter. Ein normales natives Computertomogramm schließt eine SVT nicht aus (man findet in etwa 20% Normalbefunde!). Es gibt keine »beweisenden« computertomographischen Befunde. Die Untersuchung sollte immer nativ und anschließend mit Kontrastmittel durchgeführt werden. Wenn der Verdacht auf eine septische Sinusthrombose besteht, sollten die Nasennebenhöhlen und die Felsenbeine in Knochentechnik ebenfalls mit dargestellt werden. Eine CT ohne CTA ist beim Verdacht auf eine SVT nicht adäquat.

Auch in der CT findet man Zeichen einer fokalen oder globalen Hirnschwellung. Allerdings ist dies bei der großen Variationsbreite der Rindenfurchenzeichnung bei Patienten im mittleren Lebensalter oftmals schwierig zu evaluieren. Die Diagnosestellung wird leichter, wenn einzelne oder multiple intrazerebrale und intrakranielle Blutungen, eine diffuse oder lokalisierte Hirnschwellung mit Ödem der weißen Substanz, Hypodensitäten im Gebiet venöser Territorien oder ein Thrombosesignal im Sinus sagittalis superior oder Confluens sinuum diagnostiziert werden.

Das sog. »**Delta-Zeichen**« nach Kontrastmittelgabe im Sinus sagittalis superior oder im Confluens sinuum gilt als relativ typisch, ist aber nicht konstant nachweisbar (hohe Spezifität, niedrige Sensitivität): Der Sinus ist nicht mit kontrastmittelhaltigem Blut gefüllt, statt dessen sieht man gelegentlich eine Kontrastmittelanreicherung am Rand des Sinus (▣ Abb. 7.2), die dem griechischen Δ ähnelt. Das **Cord-Zeichen** ist der Nachweis thrombosierter kortikaler Venen.

7.4.3 Digitale Subtraktionsangiographie

Die digitale Subtraktionsangiographie (DSA) mit langen Serien zur Darstellung des Phlebogramms zeigt die fehlende Füllung von Venen oder Sinus, korkenzieherartige Umgehungskreisläufe bei Verschlüssen oberflächlicher zerebraler Venen und eine verzögerte venöse Drainage. Die DSA wird heute seltener durchgeführt und spielt bei der Diagnostik der SVT praktisch keine Rolle mehr, da mit CTA und MRT die Diagnose nahezu immer möglich ist. In Frage kommt sie allerdings in der Vorbereitung von interventionellen Eingriffen (s. u.) bei ausgedehnten Pansinusthrombosen.

7.4.4 Andere diagnostische Maßnahmen

Das **EEG** ist oftmals verlangsamt und kann fokale Krampfaktivität zeigen. Ultraschalldiagnostik führt zum Zeitpunkt der akuten Erkrankung diagnostisch nicht weiter.

Labordiagnostisch erstellt man einen Gerinnungsstatus (PTT, Quick, Thrombinzeit, Fibrinogen, Thrombozyten, Faktor-V-Leiden-Mutation, Anti-Phospholipid-Antikörper, Prothrombinmutation G 20210A, Antithrombin III, Protein C und S, Faktor VIII, Homocystein) und fahndet nach Hinweisen einer bestehenden Polyglobulie, Thrombozytose oder Leukose. D-Dimere können bei ausgedehnten Sinusthrombosen erhöht sein. Wenn neurologische Herdsymptome vorliegen, ist in über 90% mit einer Erhöhung der D-Dimere auf Werte über 500 ng/ml zu rechnen (hohe Sensivität, geringe Spezifität). Bei monosymptomatischen (Kopfschmerzen)

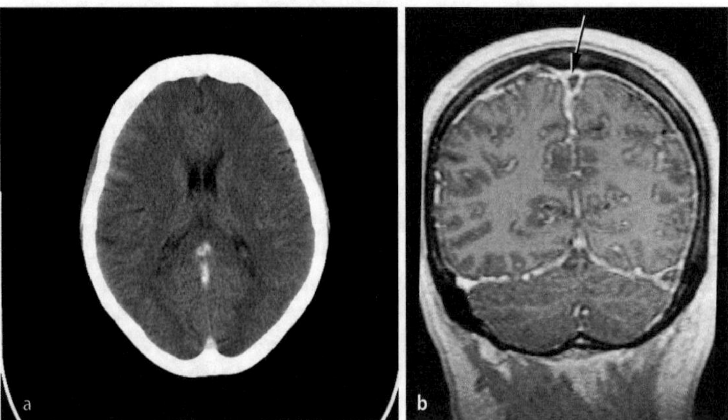

Abb. 7.2a,b Ausgedehnte Thrombose des Sinus sagittalis superior. **a** Sinusthormbose im Nativ-CT: Stark hyperdenser Sinus sagittalis superior sowie innere Hirnvenen (über 70 Hounsfield-Einheiten) als Ausdruck eines frischen Thrombus in den venösen Blutleitern. **b** MRT: Der Sinus sagittalis superior und der linke Sinus transversus enthalten Thrombusmaterial, das infolge der Kontrastverstärkung der Sinuswände wie kontrastmittelumflossen wirkt (*Pfeil*). Aufgrund der charakteristischen Form wird dieser Befund auch als »Delta-Zeichen« bezeichnet, er kommt in ähnlicher Weise auch im CT vor (koronare MRT, T1-gewichtete Darstellung mit paramagnetischer Kontrastverstärkung)

SVT und chronischem Verlauf sind die D-Dimere dagegen häufig normwertig.

Bei einem Vaskulitisverdacht untersucht man CRP, ANA, ds-DNA, Lupusantikoagulanz, zirkulierende Immunkomplexe, p- und c-ANCA, Kryoglobuline, Komplement C 3 und 4, SSA und SSB. Der Liquor ist wenig hilfreich: Der Liquor kann normal und das Eiweiß erhöht sein, manchmal findet man auch eine leichte Blutbeimengung im Liquor. Bei septischer Sinusthrombose kann der der Liquor entzündlich verändert sein.

7.5 Symptome

Wir besprechen die Symptome der aseptischen Sinusthrombosen in Abhängigkeit von ihrer Lokalisation.

7.5.1 Sinus-sagittalis-superior-Thrombose

Symptomatik Folgende Symptome treten auf:

- **Kopfschmerzen:** Kopfschmerzen sind das führende Symptom bei etwa 90% der Patienten.
- **Epileptische Anfälle:** Da die venöse Abflussbehinderung mehr die Hirnrinde als das Mark betrifft, sind fokale oder generalisierte Anfälle bei einem Drittel der Patienten das erste Symptom. Den fokalen Anfällen folgt häufig eine langandauernde postiktale Parese (Todd-Parese; ▶ Kap. 14).
- **Neurologische Herdsymptome:** Fokale neurologische Symptome sind meist die Folge einer lokalen Abflussbehinderung mit umschriebenem Ödem oder Einblutung. Unter diesen stehen Lähmungen an erster Stelle, die oft als kortikale Monoparese beginnen und sich erst im weiteren Verlauf zur Hemiparese ausweiten. Nahezu alle neurologischen Herdsymptome, also auch Hemihypästhesie, Aphasie, Apraxie, Hemianopsie oder Ataxie, und auch psychoorganische Störungen, wie Apathie, Antriebsmangel, Wesensänderung, Verwirrtheit und zunehmende Bewusstseinsstörung, können auftreten. Meist findet man eine Stauungspapille. Auch Nackensteifigkeit ist nicht selten.
- **Bewusstseinsstörung:** Allgemeinsymptome, wie Verwirrtheit, psychomotorische Verlangsamung, Schläfrigkeit und Antriebsmangel sind Ausdruck der diffusen Hirnschwellung. Neurologische Herdsymptome können sich innerhalb von Stunden oder auch nach Tagen entwickeln.

Verlauf und Prognose Nur etwa ein Drittel der Patienten berichtet über einen schlagartigen Beginn der Symptome, meist mit Kopfschmerzen oder einem fokalen Anfall. Häufiger ist ein schleichender Beginn mit gradueller Zunahme der Beschwerden. Die Möglichkeit der Restitution der Symptome ist günstiger als bei zerebralen, arteriellen Ischämien. Selbst schwerwiegende neurologische Defizite können sich erstaunlich gut zurückbilden. Der Schweregrad der klinischen Symptome kann von mäßigen Kopfschmerzen mit leichten Sehstörungen und minimalen neurologischen Herdsymptomen über schwerste Kopfschmerzen, erhebliche Beeinträchtigung von Antrieb und Konzentration, uni- und bilateralen neurologischen Herdsymptomen, epileptischen Anfällen, Bewusstseinsstörungen bis hin zum Koma reichen.

> **Eine relativ typische Kombination von Symptomen, die unbedingt den Verdacht auf eine Sinusvenenthrombose richten sollte, sind zunehmende Kopfschmerzen, fokale epileptische Anfälle und neurologische Allgemeinsymptome, wie Antriebsarmut, Schläfrigkeit und Apathie.**

7.5.2 Sinus-transversus-Thrombose

Diese kann mit Hirnstamm- und Kleinhirnsymptomen beginnen, ist aber meist von der Thrombose des Sinus sagittalis superior nicht zu unterscheiden. Manchmal entsteht sie retrograd nach Thrombose einer Vena jugularis interna oder durch Ausbreitung einer Sinus sagittalis superior – oder einer Sinus rectus – mit Confluens-sinuum-Thrombose (s. u.). Bei Kindern kommt eine **aseptische Thrombose** des Sinus transversus in der Nachbarschaft eines entzündeten Felsenbeins vor. Hierbei handelt es sich also nicht um den Einbruch der Entzündung in den Sinus, sondern um eine aseptische Begleitthrombose ohne direkten Kontakt.

7.5.3 Sinus-cavernosus-Thrombose

Sie ist nur selten aseptisch (bis zu 5%). Ein besonders starker, retroorbitaler Kopfschmerz mit Ausfällen der durch den Sinus cavernosus führenden okulomotorischen Hirnnerven und Schmerzen im ersten Ast des N. trigeminus stehen klinisch im Vordergrund. Das Auge steht vor (Protrusio), und die Konjunktiven sind massiv injiziert. Diese Symptome finden sich nicht selten doppelseitig. Bei nicht-septischer Kavernosusthrombose müssen eine arteriovenöse Fistel und eine retroorbitale Raumforderung ausgeschlossen werden.

7.5.4 Thrombose der inneren Hirnvenen

Die Thrombose der inneren Hirnvenen (◘ Abb. 7.3; V. cerebri magna, Vv. cerebri basales, Vv. cerebri internae) ist selten (ca. 5–10% der Fälle). Kopfschmerzen, Apathie, Verwirrtheit, starke mnestische Störungen und, bei Kompression des Aquädukts, Hydrozephalus mit zunehmender Bewusstseinstrübung sind die unspezifischen klinischen Zeichen. Sie können das Bild eines Zwischenhirntumors oder einer Thalamusblutung imitieren und gehen oft mit einem bilateralen Ödem in

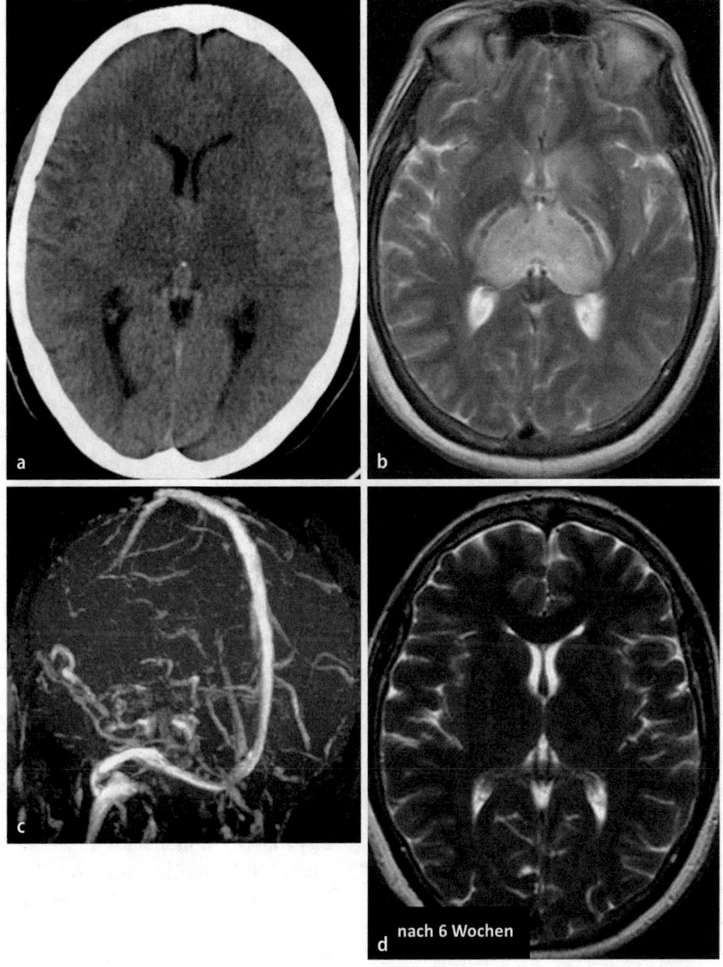

◘ **Abb. 7.3a–d Innere Hirnvenenthrombose. a** Bilaterale Hypodensität im Thalamus im CT. **b** Hyperintensität im T2-w-MRT als Ausdruck eines vasogenen Ödems. **c** In der venösen MR-Angiographie zeigt sich kein Fluss in der V. cerebri interna beidseits sowie im Sinus sagittalis inferior. **d** Nach Heparinisierung zeigt das Kontroll-MRT 6 Wochen später im T2-w-Bild keinen residuellen Defekt

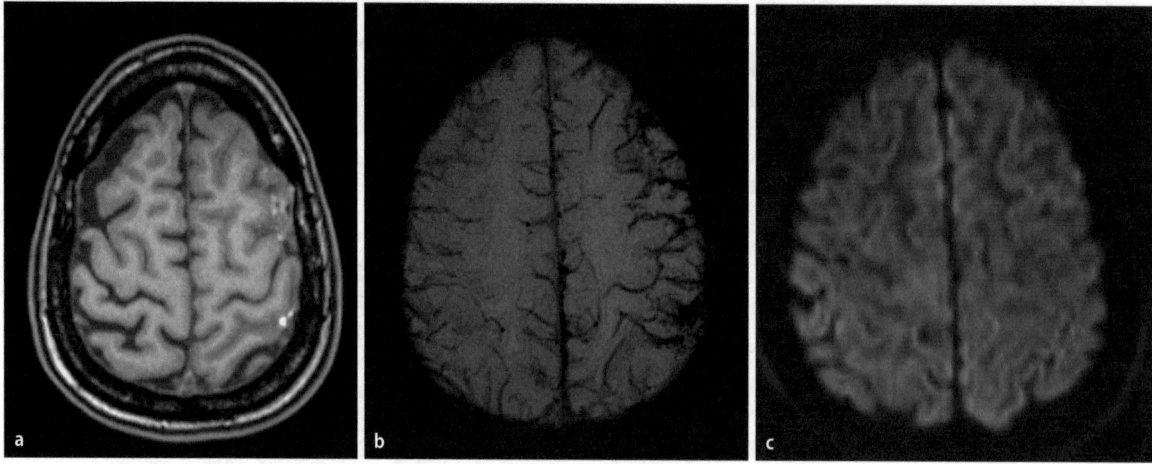

Abb. 7.4 Isolierte Brückenvenenthrombose im MRT. a Die native T1-Sequenz zeigt das hyperintense Thrombusmaterial zwischen den Sulci. **b** Die SWI-Sequenz zeigt die korrespondierende Signalauslöschung. **c** In der DWI-Sequenz zeigt sich weder Ödem noch Infarzierung

diesen Strukturen einher. Die Prognose ist viel ungünstiger als bei anderen Lokalisationen.

Die Thrombose der inneren Hirnvenen kann sich in den Sinus rectus, den Confluens sinuum und die Sinus transversi erstrecken.

7.5.5 Thrombose einzelner Brückenvenen

Die Symptome gleichen denen eines subakuten arteriellen Infarkts. Alle denkbaren kortikalen Herdsymptome können vorkommen. In manchen Fällen sind die thrombosierten Brückenvenen und das kleine Stauungsödem im MRT direkt erkennbar (Abb. 7.4).

Der Fall (Fortsetzung)

Anhand der Symptome bestand bei der Patientin der dringende Verdacht auf eine Sinusthrombose. Dieser Verdacht wurde mit MRT und MRA bestätigt. In einer zerebralen Magnetresonanztomographie (cMRT) zeigte sich eine Thrombose des Sinus sigmoideus und transversus linksseitig mit begleitender temporaler Stauungsblutung. Die Patientin wurde auf die Intensivstation gebracht und sofort antikoaguliert. In den nachfolgenden Stunden kam es zu einem Progress der Aphasie und einer Anisokorie (links > rechts) sowie einer rechtsseitigen Hemiparese. Die notfallmäßige CT zeigte ein Zunahme der links temporalen Stauungsblutung.

7.6 Therapie

7.6.1 Konservative Therapiemaßnahmen

Septische SVT

Bei unbekanntem Erreger wird eine Kombinationstherapie von einem Cephalosporin der 2. oder 3. Generation, in Kombination mit einem Staphylokokkenpenicillin empfohlen. Obwohl prospektive, kontrollierte Studien zur Frage der Antikoagulation bei septischen SVT bislang fehlen, erscheint dies aus pathophysiologischer Sicht vor allem vor dem Hintergrund der höheren Mortalität im Vergleich zu aseptischen SVT gerechtfertigt. Des Weiteren sollte eine operative Sanierung des septischen Herdes so rasch wie möglich angestrebt werden.

Aseptische SVT

Antikoagulation Therapie der Wahl bei SVT ist die sofortige Antikoagulation mit Heparin. Diese Empfehlung basiert auf 2 kleinen Therapiestudien aus den 1990er Jahren. Eine Metaanalyse zeigte ein 54% reduziertes Risiko für Mortalität und Pflegebedürftigkeit. Heparin soll auch dann gegeben werden, wenn nur eine geringgradig ausgeprägte Thrombose vorliegt oder wenn intrazerebrale Blutungen vorliegen. Wird es unfraktioniert i.v. gegeben, beginnt man mit einem Bolus von 5000–7500 IE Heparin, gefolgt von i.v.-Heparin dosisadjustiert mit Ziel PTT 60–80 s bzw. das Doppelte der Ausgangs-PTT. Bei AT-III-Mangel kann eine sehr hohe Heparindosis notwendig werden, AT-III muss dann substituiert werden.

Mittlerweile erhärten sich die Indizien, dass niedermolekulares Heparin (NMH) s.c. dem unfraktionierten Heparin i.v. vorzuziehen ist, weshalb mittlerweile fast alle Patienten mit einer gewichtsadaptierten niedermolekularen Heparinisierung behandelt werden. Die Empfehlung basiert auf einer post-hoc Analyse einer großen prospektiven Kohortenstudie und einer randomisierten prospektiven Studie, welche beide einen Vorteil für NMH anzeigen. Weiterhin ist das Risiko an einer Heparin-assoziierten Thrombozytopenie zu erkranken unter NHM geringer. Da eine Behandlung mit NMH vor allem bei Patienten mit blandem klinischem Verlauf keine intravenöse Dauerinfusion und weniger regelmäßige Laborkontrollen erfordert, ist diese auch in der praktischen Umsetzung zu bevorzugen. Ein Therapiemonitoring gelingt mit der Bestimmung der Anti-Xa-Aktivität. Trotzdem ist an dieser Stelle auch zu erwähnen, dass v. a. bei schwerwiegenden intensiv-

oder überwachungspflichtigen SVT mit eventuell kurzfristiger Notwendigkeit operativer Eingriffe ein möglicher Vorteil in der kürzeren Halbwertszeit von unfraktioniertem Heparin zu sehen ist.

Bei stabilen Verhältnissen wird, analog zur tiefen Venenthrombose, weiterhin eine orale Antikoagulation mit Phenprocoumon empfohlen (Ziel INR 2–3), obwohl es hierzu keine systematischen Studien gibt. Die Dauer sollte ca. 3–6 Monate betragen, je nach Rezidivrisiko (Thrombophilie) auch länger und in Einzelfällen auch lebenslang. Zur Abschätzung des Rezidivrisikos bei erneuter Schwangerschaft existieren aktuell nur Daten aus Fallserien, die nicht auf ein erhöhtes Risiko hindeuten. Für die neuen oralen Antikoagulanzien (Dabigatran, Rivaroxaban und Apixaban) liegt derzeit nur geringe, aber positive klinische Erfahrungen vor; die Substanzen sind potenziell eine interessante Alternative zu Vitamin-K-Antagonisten.

Antiepileptische Therapie (► Kap. 14) Epileptische Anfälle gelten mit 40–50% als eines der Leitsymptome einer SVT, insbesondere bei Patienten mit kortikalen SVT, motorischen Defiziten und begleitenden Stauungsblutungen und können bis hin zum Status epilepticus führen. Symptomatische Anfälle werden initial mit Levetiracetam, Valproinsäure oder Phenytoin i.v. behandelt und anschließend auf eine orale Behandlung umgestellt. Bei Anfallfreiheit kann die Behandlung, in Abhängigkeit einer weiter fortbestehenden epileptogenen kortikalen Läsion, frühestens nach 3–6 Monaten wieder eingestellt werden.

Nach aktueller Datenlage besteht keine Indikation zur prophylaktischen Gabe von Antikonvulsiva, allerdings sollte bei Auftreten von epileptischen Anfällen eine rasche, idealerweise intravenöse Gabe erfolgen. Das größte Risiko eine dauerhafte, symptomatische Epilepsie zu entwickeln haben Patienten mit stattgehabten Stauungsblutungen/-infarkten und einem frühen Auftreten epileptischer Anfälle. In dieser Patientengruppe könnte eine längere Fortführung der antikonvulsiven Medikation (12 Monate), auch nach später Anfallsfreiheit, möglicherweise vorteilhaft sein.

Hirnödemtherapie Bezüglich der Durchführung einer Osmotherapie bei Patienten mit SVT gibt es kontroverse Meinungen. Das zerebrale Ödem ist, anders als bei ischämischen Infarkten, vasogen. Aus pathophysiologischen Überlegungen ist die **Osmotherapie** nicht sinnvoll, da hierbei Flüssigkeit aus dem Gewebe mobilisiert werden und über den venösen Abfluss aus dem Schädelinneren geschafft werden soll. Genau dieser physiologische Schritt ist aber bei der Venenthrombose nur eingeschränkt möglich. Es kann zwar zur Mobilisierung von Flüssigkeit aus dem Gewebe, aber nicht zum suffizienten Abtransport kommen. Eine hypervolämische Therapie ist ebenfalls nicht erforderlich. Die Anhebung des arteriellen Drucks ist weniger wichtig als die Senkung des venösen Abflussdrucks.

Die anderen allgemeinen Maßnahmen bei erhöhtem intrakraniellem Druck (► Kap. 11.2) haben allerdings Gültigkeit. Als Mittel der Wahl gilt weiterhin die Durchführung einer suffizienten Antikoagulation zur Verbesserung des venösen Abflusses und offen halten wichtiger venöser Kollateralen im Sinne einer hirndrucksenkenden Therapie. **Barbiturate** können gegeben werden, da sie das zerebrale Blutvolumen vermindern. **Steroide** sind auf Grund ihrer prothrombotischen Wirkungen und fehlenden Wirksamkeit kontraindiziert.

In den vergangenen Jahren wurden in der Literatur einige wenige Arbeiten zu 2 alternativen, invasiven Therapieverfahren als therapeutischen Ansatz zur Hirndrucksenkung beschrieben: Die **endovaskuläre Behandlung** und **Thrombolyse** zur Verbesserung des venösen Abflusses, sowie die dekompressive **Hemikraniektomie** bei drohender zerebraler Herniation (s. u.).

Kopfschmerzen können mit Paracetamol, Ibuprofen oder Opioiden behandelt werden. Patientinnen, die in der Schwangerschaft, im Wochenbett oder unter Einnahme von oralen Kontrazeptiva eine SVT hatten, sollten keine Hormontherapie mehr bekommen.

7.6.2 Invasive Therapiemaßnahmen

Endovaskuläre Behandlung und Thrombolyse Die Durchführung einer endovaskulären Behandlung (EVT) und Thrombolyse bei Patienten mit SVT ist eine Einzelfallentscheidung. Einige wenige Arbeiten zeigen, dass eine EVT erfolgreich durchgeführt werden konnte, allerdings betonen die Autoren, dass diese Methode eine Therapieoption für ausgewählte und schwerwiegende Fälle darstellt. In einer Studie wurde die Thrombolyse als Therapieoption für Patienten mit schlechter Prognose untersucht. Die Auswertung ergab, dass Patienten mit ausgedehnten parenchymalen Läsionen nicht von der systemischen Thrombolyse profitieren. Auch nach aktueller Studienlage gilt die endovaskuläre Thrombolyse oder EVT bei Patienten mit SVT noch immer als individueller Heilversuch ohne abgesicherte Evidenz (◻ Abb. 7.5).

Hemikraniektomie Die dekompressive Hemikraniektomie (HK) bei lebensbedrohlichen SVT wurde bereits sowohl in Fallberichten als auch in retrospektiven Fallserien beschrieben und untersucht (◻ Abb. 7.6). Diese zeigten, dass die Durchführung einer HK bei drohender transtentorieller Herniation neben einer Reduktion der Mortalität häufig auch zu einem guten klinischen Outcome führt. Die vielversprechendsten Daten zum Thema der HK stammen von einer aktuelleren Studie von Ferro et al. In dieser multizentrischen Registerstudie zeigte sich ein gutes klinisches Outcome nach HK, auch bei Patienten mit schwerwiegenden neurologischen Defiziten. Die Mehrheit der in dieser Studie eingeschlossenen Patienten (n=38) war klinisch schwer betroffen mit Anzeichen einer beginnenden Herniation. Zusammenfassend legen diese Daten nahe, dass ein solches Behandlungskonzept bei Patienten mit therapierefraktärem intrakraniellem Druck durch SVT lebensrettend und mit einem guten klinischen Outcome assoziiert sein kann.

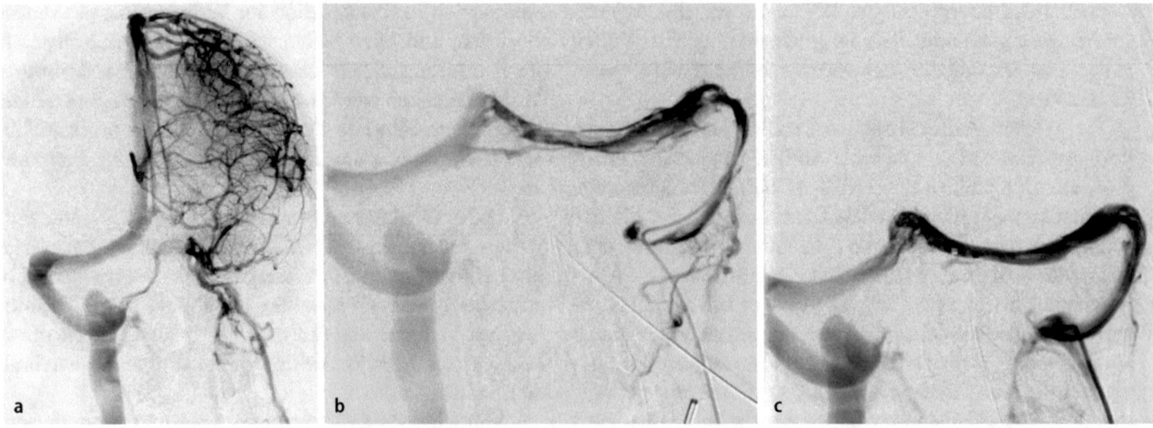

Abb. 7.5a–c Angiographische Darstellung einer ausgedehnten Thrombose des Sinus transversus und sigmoideus links. a vor, **b** während und **c** nach Thrombektomie

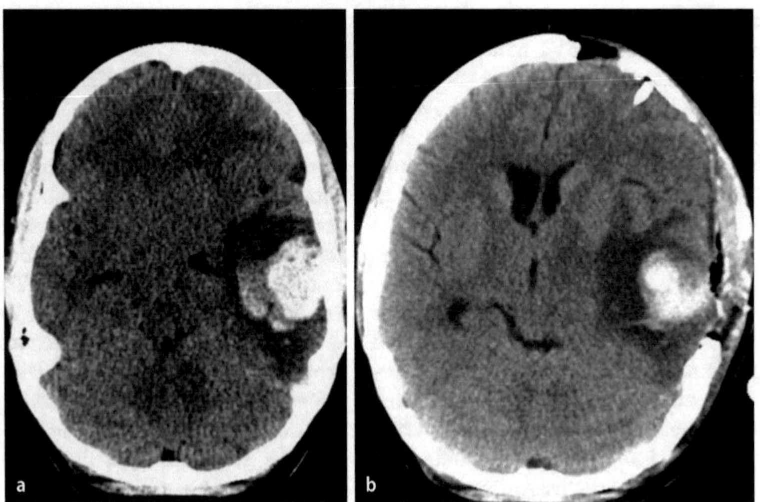

Abb. 7.6 CT-Untersuchungen bei einer Patientin mit Sinus-transversus-Thrombose links und begleitendem Hirnödem mit intrazerebraler Stauungsblutung. a Vor und **b** nach operativer Dekompression

Der Fall (Fortsetzung)

Es erfolgte eine operative Hämatomevakuation sowie die Anlage einer intrakraniellen Drucksonde. Bei stabilem postoperativen Befund im cCT wurde die Antikoagulation mit i.v. Heparin fortgeführt. In einer Angiographie gelang eine interventionelle Rekanalisation des Sinus transversus, Zwischen dem 5. und 8. Tag des stationären Verlaufs entwickelte die Patientin rezidivierende Hirndruckkrisen mit begleitender Anisokorie, die sich zunächst unter Osmotherapie rückläufig zeigten. In einer weiteren cCT-Kontrolle zeigte sich aber eine progrediente Mittellinienverlagerung mit beginnender Herniation bei stabilem Befund des residuellen Hämatoms. Nach interdiziplinärer Absprache zwischen Neurologie, Neuroradiologie und Neurochirurgie erfolgte eine notfallmäßige Hemikraniektomie. Am 13. Tag des stationären Aufenthalts konnte die Patientin nach Beendigung der Sedierung erfolgreich extubiert werden. In der neurologischen Untersuchung zeigte sich neben einer globalen Aphasie eine hochgradige rechtsseitige Hemiparese. Hirndruckkrisen im Rahmen von Krampfanfällen wurden erfolgreich durch eine antikonvulsive Therapie behandelt. Nach einem 3-wöchigem stationären Aufenthalt konnte die Patientin in eine neurologische Rehabilitationsklinik verlegt werden.

Die Thrombophiliediagnostik ergab einen positiven Nachweis von DNA-Topoisomerase I.

Eine klinische Verlaufskontrolle 12 Monate nach Entlassung zeigte eine Verbesserung der nichtflüssigen Aphasie mit begleitender geringgradiger Hemiparese rechts (modifizierte Rankin-Skala (mRS)-Score von 2).

7.7 Pseudotumor cerebri (idiopathische intrakranielle Hypertension)

Epidemiologie und Symptome Es ist umstritten, ob der Pseudotumor cerebri wirklich eine prognostisch günstige Variante der Sinusthrombosen darstellt. Er tritt meist bei übergewichtigen Frauen im jüngeren und mittleren Lebensalter oder während der Schwangerschaft auf. Die Patienten klagen über Kopfschmerzen, Brechreiz, Schwindel und verschwommenes Sehen. Die Kopfschmerzen sind im Unterschied zu einem Liquorunterdrucksyndrom beim Liegen verstärkt. In der neurologischen Untersuchung findet sich eine beidseitige Stauungspapille (bis zu 6 Dioptrien Prominenz), seltener eine Abduzenslähmung und keine weiteren neurologischen Symptome. Das Bewusstsein ist klar. Typisch ist eine Hypophyseninsuffizienz mit mangelhafter Reaktion auf Hypophysenstimulation.

Diagnostik In **CT** und **MRT** erkennt man häufig erweiterte Optikusscheiden und eine leere Sella infolge einer lokalen Druckerhöhung (◘ Abb. 7.7). Die Ventrikel sind allerdings meist nicht komprimiert, und auch die apikalen Liquorräume sind fast immer gut abgrenzbar. Das Gehirn wirkt demnach *nicht* geschwollen. Der Liquordruck ist auf Werte über 300 mmH_2O erhöht.

Wenn man zum Ausschluss einer Sinusthrombose eine Angiographie durchführt, ist der Befund meist normal. Manchmal finden sich umschriebene Stenosen in Blutleitern, speziell in den Sinus transversus. In manchen Fällen lässt sich eine frühere SVT anamnestisch erheben. Daher wird das Syndrom in manchen Fällen als Minimalvariante einer venösen Abflussstörung gesehen und deshalb hier besprochen. Allerdings muss man einräumen, dass die Pathophysiologie dieses Syndroms nicht gut verstanden ist.

Eine andere Ursache für die Hirndrucksteigerung kann gesteigerte Liquorproduktion oder mangelhafte Resorption sein. Alle Patienten sollten endokrinologisch untersucht werden. Regelmäßige Visuskontrollen sind angezeigt, da die Optikusschädigung zur Blindheit führen kann, besonders bei den sehr selten betroffenen männlichen Patienten.

Allgemeine Therapieprinzipien Eine engmaschige ophthalmologische Verlaufskontrolle ist wichtig, da sonst irreversible Visusverluste drohen können. Die diagnostisch zwingende Lumbalpunktion ist zumindest akut auch therapeutisch wirksam und führt neben der Druckentlastung zu einem verbessertem venösen Abstrom.

Pharmakotherapeutisch ist eine Behandlung mit Azetazolamid (2×250 mg/d; max. 2000 mg/d) oder alternativ mit Topiramat (50–200 mg/d) ggf. in Kombination mit einem Schleifendiuretikum (Furosemid 30–80 mg/d) möglich. Bei drohendem Visusverlust kann eine hochdosierte Steroidtherapie (Dexamethason 4×8 mg/d) als überbrückende Maßnahme vor invasiven Therapien erwogen werden.

Für die langfristige Prognose scheinen eher eine Normalisierung des Körpergewichts als medikamentöse Maßnahmen erforderlich zu sein. Eingehende Patienteninformation und Diätberatung sind daher essenziell. Bei Versagen der genannten Maßnahmen und rasch progredienter Visusminderung sind ggf. invasive Therapiemaßnahme wie Anlage eine lumboperitonealen Shunts oder eine selektives, transvenöses Stenting in Betracht zu ziehen.

Therapie der Kopfschmerzen bei Pseudotumor

Sie besteht in:

- Gewichtsabnahme,
- Azetazolamid (Inhibition der Carboanhydrase mit verminderter Liquorproduktion),
- Alternativ zu Azetazolamid wird Topiramat (mit dem Nebeneffekt der Gewichtsreduktion) diskutiert.
- Ggf. Kombination mit Furosemid möglich.

Therapie bei Visusminderung

Sie besteht in:

- Azetazolamid
- Regelmäßige LPs (<180 mmH_2O Liquordruck anstreben, es besteht beim Pseudotumor cerebri keine Gefahr der Herniation).
- Bei schwerer, rasch progredienter Visusminderung ggf. lumboperitonealen Shunt erwägen.

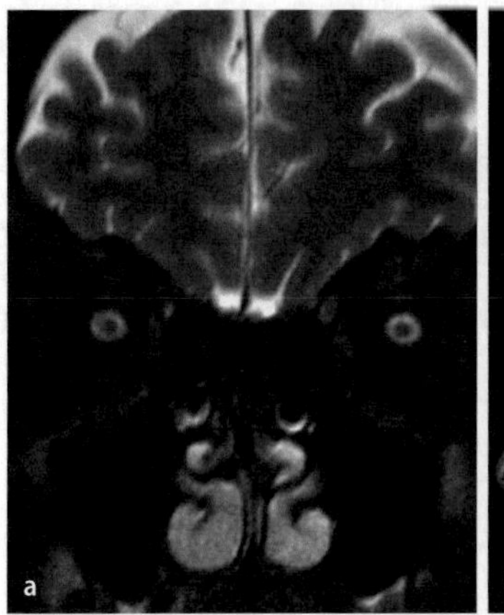

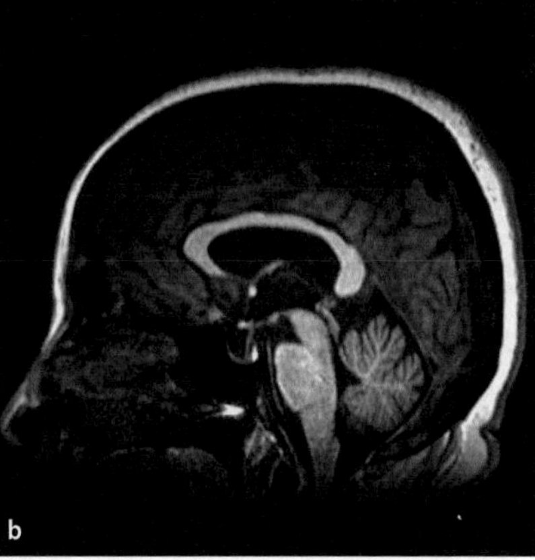

◘ **Abb. 7.7a,b MR-tomographische Zeichen des Pseudotumors cerebri.** Erweiterte perioptische Liquorscheiden (koronares T2-w Bild, **a**) sowie mit Liquor gefüllte weite Sella, in der die Hypophyse ausgewalzt am Hypophysenboden liegt (sagittales T1-w-Bild, **b**)

Bei umschriebenen Stenosen einzelner Sinus kann auch eine selektive transvenöse Platzierung eines Stents überlegt werden.

Die früher propagierte ophthalmologische Operation mit Schlitzung der Optikusscheiden wird heute bei uns nicht mehr durchgeführt.

> **Der Pseudotumor cerebri ist eine häufig verkannte, chronische und ätiologisch weitgehend unklare Erkrankung, bei der Kopfschmerzen und Sehstörungen im Vordergrund stehen. Übergewichtige Frauen sind am häufigsten betroffen. Eine hormonelle Ursache wird vermutet. Die gutartige Hirndrucksteigerung kann durch Optikusschädigung zur Blindheit führen. Eine Verwandtschaft mit Sinusthrombosen wird immer wieder diskutiert.**

Leitlinien Diagnostik und Therapie der Sinusthrombosen*

- Die Diagnostik der Hirnvenen- und Sinusthrombose (SVT) erfolgt mit einem Schnittbildverfahren (Magnetresonanztomographie mit MR-Angiographie oder Computertomographie mit CT-Angiographie) (**A**).
- Nach der Diagnosestellung muss eine detaillierte Suche nach der Ursache erfolgen (**A**).
- In der Akutphase wird die SVT mit gewichtsadaptiertem niedermolekularem Heparin subkutan oder intravenös verabreichtem unfraktioniertem Heparin behandelt. Ziel: PTT 60–80 s, mindestens das Zweifache des Ausgangswertes für 10–14 Tage (**A**).
- Nach der Akutbehandlung erfolgt für 3–6 Monate eine orale Antikoagulation mit einem Ziel-INR von 2,5 (Bereich 2–3) (**A**).
- Eine dauerhafte orale Antikoagulation ist selten indiziert, z. B. beim Vorliegen einer genetisch bedingten Thrombophilie (**A**).
- Eine lokale Thrombolyse und/oder Thrombektomie ist nur in Ausnahmefällen bei Progredienz der klinischen Symptomatik unter ausreichender Antikoagulation indiziert (**C**).
- Bei Patienten mit großen hämorrhagischen Infarkten und drohender lateraler Einklemmung sollte eine dekompressive Kraniektomie rasch erfolgen, jedoch ohne gleichzeitige Hämatom- oder Infarktausräumung (**C**).
- Eine spezifische Hirndruckbehandlung kann bei Visusverschlechterung und Hirndruckzeichen erforderlich sein (**B**).
- Antiepileptika sind nach einem symptomatischen epileptischen Anfall indiziert und ggf. prophylaktisch bei kortikalen Läsionen. Die Behandlungsdauer ist individuell unterschiedlich (**A**).

* Nach den Leitlinien der DGN 2012 (www.dgn.org/leitlinien.html)

In Kürze

Anatomie und Pathophysiologie

Sinus- und Hirnvenenthrombose (SVT) betrifft intrazerebrale Venen, große venöse Blutleiter in Hirnhäuten (Sinus) oder beide Gefäßabschnitte. Allgemein erhöhter intrakranieller Druck bewirkt generalisierte, globale, ischämische Schädigung und kritisch erhöhten intrakraniellen Druck. Langzeitmortalität: ca. 10%. Insgesamt in ca. 75% der Fälle gute Prognose.

Ätiologie

Aseptische Sinusthrombosen bei hormonellen Veränderungen (Pille, Schwangerschaft, Wochenbett), Steroidtherapie, Malignomen und bei Koagulopathien (teilweise genetisch bedingt). Septische Thrombosen (selten) bei lokalen bakteriellen Entzündungen der Nebenhöhlen oder der Haut. Unter anderem Übergreifen eitriger Prozesse der Nebenhöhlen, des Gesichts, bei Otitis und Mastoiditis auf Venen- oder Sinuswand.

Diagnostik

CT: Darstellung der Nasennebenhöhlen und Felsenbeine, bei Verdacht auf septische Sinusthrombose; **CTA:** Darstellung großer venöser Bauleiter; **MRT:** Anatomischer Nachweis fokaler und globaler Hirnschwellung und hyperintensiven Thrombosesignals; **MRA:** Darstellung von Sinus und Hirnvenen; **DSA:** Darstellung u. a. vom Füllungsausfall bei Venen und Sinus, von verzögerter Drainage. D-Dimere bei ausgedehnten Thrombosen erhöht.

Symptome

Sinus-sagittalis-superior-Thrombose: Schleichende Abfolge von Kopfschmerzen, epileptischen Anfällen und neurologischen Allgemeinsymptomen wie Antriebsarmut, Schläfrigkeit, Apathie; **Sinus-transversus-Thrombose:** Beginnt mit Hirnstamm- und Kleinhirnsymptomen; **Sinus-cavernosus-Thrombose:** Starker, retroorbitaler Kopfschmerz mit Ausfällen; **Thrombose der inneren Hirnvenen:** Kopfschmerzen, Apathie, Verwirrtheit, starke mnestische Störungen; **Thrombose einzelner Brückenvenen:** Alle kortikalen Herdsymptome möglich.

Therapie

Primär konservativ u. a. durch Antikoagulation mit Heparin gefolgt von einer oralen Antikoagulation. In Einzelfällen können invasive Therapieverfahren (Hemikraniektomie, endovaskuläre Thrombolyse) erwogen werden und von Nutzen sein.

Pseudotumor cerebri

Gutartige, chronische intrazerebrale Druckerhöhung. **Symptome:** Kopfschmerzen, Brechreiz, Schwindel, verschwommenes Sehen, doppelseitige Stauungspapille, klares Bewusstsein. **Diagnostik:** CT und MRT: Darstellung der erweiterten Optikusscheiden und leeren Sella durch lokale Druckerhöhung. **Therapie:** Wiederholte Lumbalpunktion, Azetazolamid, Topiramat, ggf. Furosemid.

Weiterführende Literatur

Ferro JM, Canhão P (2014) Cerebral venous sinus thrombosis: update on diagnosis and management. Curr Cardiol Rep 16(9):523

Ferro JM, Canhao P, Stam J, Bousser MG, Barinagarrementeria F (2004) Prognosis of cerebral vein and dural sinus thrombosis: Results of the international study on cerebral vein and dural sinus thrombosis (iscvt). Stroke 35:664–670

Ferro JM, Crassard I, Coutinho JM, Canhão P, Barinagarrementeria F, Cucchiara B, Derex L, Lichy C, Masjuan J, Massaro A, Matamala G, Poli S, Saadatnia M, Stolz E, Viana-Baptista M, Stam J, Bousser MG; Second International Study on Cerebral Vein and Dural Sinus Thrombosis (ISCVT 2) Investigators (2011) Decompressive surgery in cerebrovenous thrombosis: a multicenter registry and a systematic review of individual patient data. Stroke 42(10):2825–31

Geisbüsch C, Lichy C, Richter D, Herweh C, Hacke W, Nagel S (2014) Verlauf der zerebralen Sinus-/Venenthrombose. Daten einer monozentrischen Kohortenstudie über 15 Jahre. Nervenarzt 85(2):211–20

Geisbüsch C, Richter D, Herweh C, Ringleb PA, Nagel S (2014) Novel factor xa inhibitor for the treatment of cerebral venous and sinus thrombosis: first experience in 7 patients. Stroke 45(8):2469–71

Schönenberger S, Geisbüsch C, Nagel S, Hacke W, Bösel J (2014) Therapiemöglichkeiten bei schweren, intensivpflichtigen Sinus- und Venenthrombosen. Nervenarzt 85(2):205–10

Gefäßmalformationen

Markus Möhlenbruch und Oliver Sakowitz

W. Hacke (Hrsg.), *Neurologie*,
DOI 10.1007/978-3-662-46892-0_8, © Springer-Verlag Berlin Heidelberg 2016

Einleitung

In diesem Kapitel werden neben den intrakraniellen Gefäßmalformationen, zu denen die piale arteriovenöse Malformation (AVM), die durale artiovenöse Fistel (DAVF), die Kavernome, die venösen Gefäßmalformationen (DVA, »developmental venous anomaly«) und die kapilläre Teleangieektasien gehören, auch spinale Gefäßmalformationen sowie neurokutane Phakomatosen mit Gefäßmalformationen behandelt.

Der Fall

Ein 28 Jahre alter Mann hat seit dem Jugendalter immer wieder sekundär generalisierte epileptische Anfälle, die mit rhythmischen Zuckungen in der linken Hand beginnen. Diese sind mit antiepileptischer Behandlung zwar seltener geworden, haben jedoch nicht völlig aufgehört. In den letzten Monaten ist ihm eine leichte Schwäche in der linken Hand aufgefallen, die ihn etwas beim Arbeiten behindert. Er leidet unter häufigen, rechtsseitigen, migräneartigen Kopfschmerzen. Da man immer angenommen hat, dass die Anfälle auf eine perinatale Hirnschädigung zurückzuführen seien, ist bislang noch kein Computertomogramm oder Magnetresonanztomogramm durchgeführt worden. Auf Nachfragen berichtet der Patient, dass er schon seit vielen Jahren, ein leichtes pulssynchrones Geräusch im Schädel höre. Er habe sich aber daran so gut gewöhnt, dass es ihn nicht mehr störe. Bei der neurologischen Untersuchung findet man eine ganz leichte, spastische Hemiparese auf der linken Seite.

8.1 Arteriovenöse Malformation (AVM)

Definition Die AVM ist definiert durch ein Netzwerk abnormaler Gefäße mit pathologischem Shunt vom arteriellen in das venöse System ohne zwischengeschaltetes Kapillarbett. Man vermutet, dass die Entwicklung einer AVM durch eine Kombination aus genetischer Prädisposition und extrinsischen Faktoren begünstigt wird. Die erweiterten, zuführenden Arterien, im Englischen und im Klinikjargon als »Feeder« bezeichnet, münden über ein oder mehrere Gefäße in den Nidus und drainieren in die erweiterten Venen. Im Nidus sind Wandunregelmäßigkeiten, Gefäßerweiterungen und -stenosen, thrombosierte Anteile mit Kalkeinlagerung und Fibrosen zu finden. Bei starkem arteriellen Shuntvolumen kann es zur Minderdurchblutung der benachbarten Hirnsubstanz kommen und ausgedehnte Hirnanteile können chronisch unterversorgt sein (Steal-Effekt). Es kommt zur (Rinden-)Atrophie und zu chronisch-progredienten neurologischen Symptomen. Die Venen stehen unter hohem Druck und führen arterielles Blut. Oft sind Venenerweiterungen, venöse Aneurysmen und Stenosen zu finden.

Epidemiologie Die Inzidenz neudiagnostizierter AVMs liegt bei ca. 1/100.000 Einwohner pro Jahr. Die Diagnose wird am häufigsten zwischen dem 20. und 40. Lebensjahr gestellt. Die wichtigste Information für die Patienten ist die **Blutungsrate**, da diese der größte Einflussfaktor für die akute und langfristige Morbidität ist. Nach mehreren Beobachtungsstudien nicht behandelter AVM liegt die jährliche Blutungsrate zwischen 2 und 4%. Dabei haben Patienten mit einer bereits rupturierten AVM ein höheres Risiko einer erneuten Blutung (36% vs. 17% über 10 Jahre), insbesondere im ersten Jahr (18%). Die Mortalitätsrate pro Blutungsepisode liegt zwischen 5 und 10% und ist damit niedriger als bei einer aneurysmalen SAB. Allerdings behalten ca. 1/3 der Patienten ein permanentes neurologisches Defizit zurück.

Einteilung Die Einteilung der AVM kann zum einen nach der **Topographie** in kortikal, kortikal-subkortikal, kortikal-ventrikulär, kortikal-kallosal, Plexus choroideus, tief (zentral) erfolgen.

In der klinischen Routine erfolgt die Einteilung der AVM nach Lage, Größe und Zahl der versorgenden Arterien und nach der Art der venösen Drainage (▣ Tabelle 8.1, Einteilung nach Spetzler und Martin). Die Einteilung hat Einfluss auf die Therapiemöglichkeiten. Etwa 80% aller AVM liegen supratentoriell. AVM können wenige Millimeter messen (z. B. bei Morbus Osler-Weber-Rendu), in Extremfällen aber die ganze Hemisphäre durchsetzen.

Symptome Bei der Mehrzahl der Patienten (> 50%) verursachen **Blutungen** die ersten Symptome einer AVM. Meist liegen sie in Hirnregionen, die seltener von hypertensiven Blutungen betroffen werden. Einfache und komplex partielle **epileptische Anfälle,** z. T. mit sekundärer Generalisierung, sind häufige Symptome eines AVM. **Kopfschmerzen** sind häufig, besonders als migräneartige Kopfschmerzen, manchmal mit einer Aura. **Fokale neurologische Ausfälle** treten in Abhängigkeit von der betroffenen Region auf.

> **Hirnblutungen, Kopfschmerzen und partielle Anfälle sind die häufigsten Erstsymptome einer AVM. Hirnblutungen bei jüngeren Patienten müssen an eine AVM denken lassen**

Diagnostik AVM können bereits schon im **Nativ-CT** erkennbar sein, wenn Verkalkung, fokale Atrophie oder kaliberstarke, leicht hyperdense, atypisch gelegene Gefäßstrukturen gefunden werden. Nach Kontrastmittelgabe kommen die erweiterten Blutgefäße als band- oder girlandenförmige stark hyperdense Strukturen zur Darstellung. Das CT ist besonders empfindlich für den Nachweis von Verkalkungen in der Umgebung des AVM.

Mit der **MRT** ist noch besser als mit der CT die exakte Lagebeziehung der Gefäßkonvolute zum Hirnparenchym und zu den umgebenden Liquorräumen erkennbar. Neben der lokalen Atrophie können kernspintomographisch auch eine Gliose im umgebenden Hirnparenchym, Mikroblutungen sowie die Folgen vorangegangener Einblutungen durch entsprechende Signalabweichungen zuverlässig nachgewiesen werden.

Angiographie: Die **CT-** und die **MR-Angiographie** geben eine erste Orientierung über den Aufbau der AVM. Die digitale Subtraktionsangiographie zeigt die Anatomie der Feeder, des Nidus und der Drainage und dient der Suche nach Faktoren, die die Blutungsrate beeinflussen, sowie zur Planung einer Behandlung.

Exkurs

Die ARUBA-Studie

Im April 2013 wurde die ARUBA-Studie, welche nichtrupturierte AVM zwischen konservativer Behandlung und interventioneller Behandlung (Chirurgie, Bestrahlung, Embolisation oder Kombination) randomisiert, nach Einschluss von 223 Patienten von ehemals 400 geplanten Patienten vorzeitig gestoppt. Der primäre Endpunkt (ischämischer oder hämorrhagischer Schlaganfall, Tod) wurde von 10% der Patienten im konservativen Arm vs. 29% der Patienten im Behandlungsarm erreicht. Dieses Ergebnis wird kontrovers diskutiert und kann nur bedingt für klinische Entscheidungen herangezogen werden. Zum einen ist das Follow-up von 3 Jahren sehr kurz und lässt keine Aussage über einen langfristigen Verlauf zu. Das Blutungsrisiko einer unbehandelten AVM besteht für den Patienten lebenslang. Ferner wird eine Subgruppenanalyse zu den unterschiedlichen Behandlungsmethoden und den AVM-Subtypen aufgrund der zu geringen Patientenanzahl nicht möglich sein, sodass die generelle Schlussfolgerung, nichtrupturierte AVM nicht zu behandeln, gewagt erscheint.

Faktoren, die die Blutungsrate beeinflussen, sind:
- flussassoziierte Aneurysmen der an der AVM beteiligten Arterien (Feeder) und Venen,
- intranidale Aneurysmen,
- Nidusgröße (in der Literatur kontrovers),
- Lokalisation (periventrikulär und infratentoriell),
- venöse Stenosen und
- tiefe venöse Drainage.

Mit transkranieller und extrakranieller **Dopplersonographie** kann der Verdacht auf eine AVM gestellt werden: Man findet eine Zunahme des Blutflusses über der Karotis oder der MCA, gegebenenfalls auch über anderen Arterien.

Therapie Grundsätzlich sollten Therapieentscheidung und Behandlungsstrategie immer in interdisziplinärer Absprache zwischen Neurochirurgen, Strahlentherapeuten, Neurointerventionalisten und Neurologen erfolgen (▶ Exkurs: Die ARUBA-Studie). Die Wahl der Therapieform (Operation, Bestrahlung, Embolisation oder konservativ) ist abhängig vom Behandlungs- und Blutungsrisiko. Zusätzlich erschwert wird die Entscheidung für Zeitpunkt und Art der Behandlung durch den individuell unterschiedlichen Spontanverlauf. Ziel jeder Behandlungsform ist es, den AVM-Nidus vollständig zu verschließen. AVM der Stammganglien bzw. des Hirnstamms sind primär eine Domäne der Strahlentherapie (▶ Exkurs: Bestrahlungstherapie bei AVM).

Für die **mikrochirurgische Operation** geben die Größe, Lage, Anzahl der Feeder, venöse Drainage und Funktionalität des umgebenden Hirnparenchyms (Eloquenz) eine sehr differenzierte Indikationsstellung. In mikrochirurgischer Operationstechnik werden alle Feeder unterbunden und die AVM entfernt. Da das Behandlungsrisiko der operativen Behandlung wesentlich von dem Nidusdurchmesser und der Art der Venendrainage bestimmt wird, ist das Einteilungsverfahren nach Spetzler und Martin (chirurgischer Prognoseindex) hilfreich (◘ Tab. 8.1). Große AVM und solche mit tiefer Venendrainage haben ein hohes operatives Risiko. Je höher die Punktzahl (1–5), desto höher das Operationsrisiko.

◘ Tab. 8.1 Einteilung nach Spetzler und Martin

Größe	<3 cm 3–6 cm >6 cm	1 2 3
Lage	Eloquent Nicht eloquent	1 0
Venöse Drainage	Tief Oberflächlich	1 0

Mit der **angiographischen Embolisation** können unterschiedliche Ziele verfolgt werden:
- alleinige Embolisation mit dem Ziel eines vollständigen Verschlusses (◘ Abb. 8.1),
- partielle Embolisation (Ausnahme) von Schwachstellen (z. B. intranidales Aneurysma) einer sonst nicht behandelbaren AVM,
- präoperative Embolisation,
- Kombination mit Strahlentherapie.

Exkurs

Bestrahlungstherapie bei AVM

Die Bestrahlung führt zu einer Schädigung des Gefäßendothels und einer konsekutiven, über Monate bis Jahre erfolgenden Obliterierung und Thrombose der Gefäße. Die Bestrahlungsintensität ist unterschiedlich. Zwischen 17 und 20 Gy bezogen auf die nidus umschließende 80%-Isodose werden im Rahmen einer Einzeitbestrahlung auf die AVM appliziert. Die Bestrahlung kann mit Photonen (Linearbeschleuniger, Gamma-Knife, Cyber-Knife) oder Protonen (Ionenbeschleuniger) erfolgen. Inoperable, tief oder in der Mittellinie sitzende arteriovenöse Fehlbildungen werden heute an ausgewählten Zentren entweder nur embolisiert und/oder stereotaktisch bestrahlt. Das Blutungsrisiko besteht in den ersten 2 Jahren nach Bestrahlung bis zur völligen Obliteration weiter. In bis zu 5% der Fälle kann eine Radionekrose entstehen, die bei raumforderndem Ödem eine hochdosierte Therapie mit Kortikosteroiden oder gegebenenfalls einer Operation bedarf. Die Radionekrose kann zu progredienter fokaler Symptomatik und Anfällen führen.

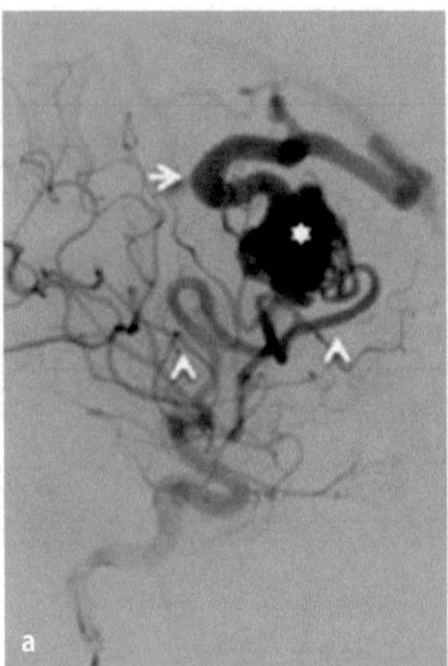
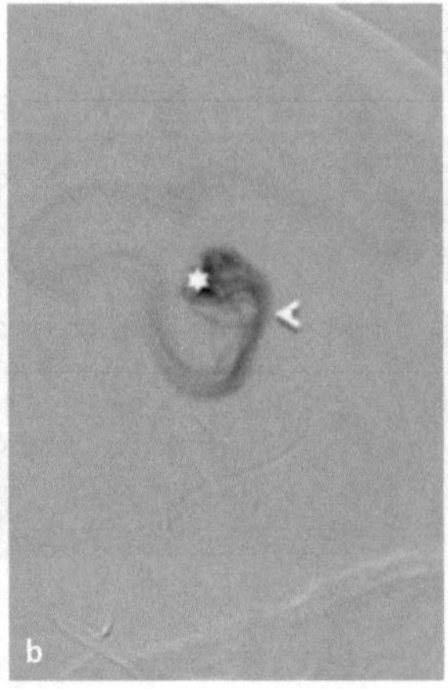
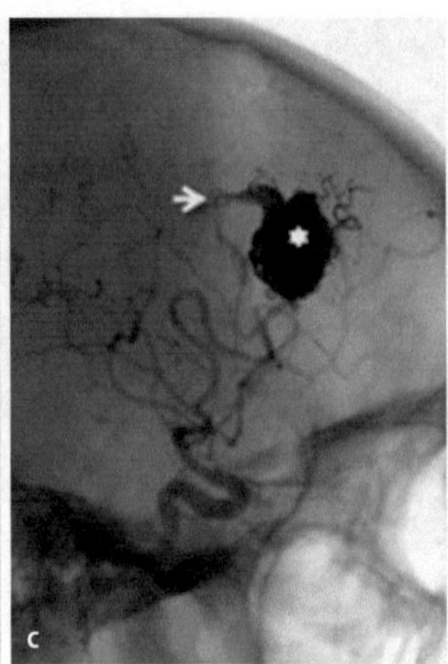
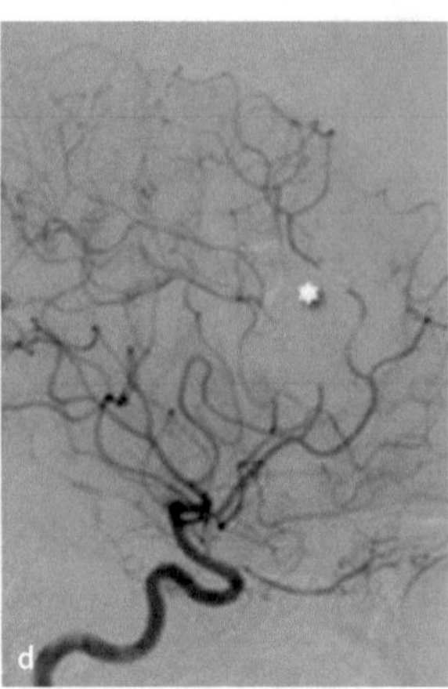

Abb. 8.1a–d 31-jährige Patientin mit einer inzidentellen AVM frontal links. **a** Seitliche DSA. Die AVM (*Stern*) wird von zwei Feedern (*Pfeilspitzen*) der Arteria praefrontalis versorgt. Die venöse Drainage (*Pfeil*) erfolgt in eine dilatierte kortikale Vene. **b** Seitliche DSA nach intranidaler Sondierung mit einem Mikrokatheter (*Pfeilspitze*) und Darstellung des Nidus (*Stern*). **c** Vollständige Embolisation mit Onyx (*Stern*) unter Verschluss der Vene (*Pfeil*). **d** Die DSA-Kontrolle nach 6 Monaten zeigt einen stabilen Verschluss der AVM (*Stern*) ohne Nachweis einer frühen Vene

Unter Vollnarkose erfolgt die Sondierung der einzelnen Feeder mit draht- oder flussgesteuerten Mikrokathetern. Ziel ist es dabei, eine möglichst intranidale Lage mit der Katheterspitze zu erreichen, um die Gefahr eines Verschlusses hirnversorgender Gefäße zu minimieren. Die eigentliche Embolisation erfolgt mit sog. Flüssigembolisaten wie Histoacryl oder Onyx (Abb. 8.1). Mit letztgenanntem sind dabei längere Injektionszeiten und höhere Injektionsvolumina aus einer Katheterposition möglich, sodass die technische Effektivität durch die bessere Penetration höher ist.

AVM werden, wenn irgend möglich, embolisiert und danach operiert. Die stereotaktische Bestrahlung ist eine weitere Behandlungsmöglichkeit.

Der Fall (Fortsetzung)

Alle klinischen Symptome, die von dem Patienten berichtet und erfragt wurden, werden durch die Diagnose einer zerebralen AV-Fehlbildung erklärt, die sich im MRT bestätigt hat. Angiographisch zeigte sich, dass das Angiom von einer großen, solitären Arterie versorgt wird. Die Embolisierung und anschließende Operation ließ eine nahezu vollständige Entfernung des Angioms zu. Der Patient ist inzwischen unter antiepileptischer Medikation anfallsfrei. Die Halbseitensymptomatik hat nicht weiter zugenommen.

8.2 Durale arteriovenöse Fisteln (DAVM)

Definition und Pathogenese Die DAVF ist definiert durch einen an den Meningen lokalisierten arteriovenösen Shunt, der teilweise oder vollständig von duralen Arterien versorgt wird und in einen duralen Sinus und/oder eine leptomeningeale Vene drainiert. Die Genese ist letztendlich unklar, derzeit wird aber von einer Kombination aus genetischen und anatomischen Faktoren ausgegangen, die durch äußere Einflüsse – z. B. vorangegangenes Trauma oder Operation, Sinusthrombose oder Hyperkoagulabilität – die Entstehung einer DAVF begünstigen. Die Diagnose wird am häufigsten in der 5. und 6. Lebensdekade gestellt und betrifft meist den Sinus transversus/sigmoideus oder Sinus cavernosus (Abb. 8.2).

Symptome Klinisch fallen auf:
- Alle Arten intrakranieller **Blutungen,**
- Nicht hämorrhagische **zentrale Symptome**: fokales Defizit, Krampfanfall, Myelopathie oder rapide Enzephalopathie,
- **Extrakranielle Symptome**, durch die auf die Lokalisation der DAVF geschlossen werden kann, z. B. Sinus transversus/sigmoideus Fistel mit dem klassischen Symptom pulssynchroner Tinnitus.

Einteilung Die Klassifikation der DAVF orientiert sich an der Art der venösen Drainage und definiert dadurch das einhergehende Blutungsrisiko:
- Typ I ist definiert durch einen normalen anterograden Fluss im duralen Sinus.
- Typ II wird unterteilt in IIa mit retrogradem Fluss im Sinus, IIb mit retrogradem Fluss in kortikale Venen und Typ IIa+b mit retrograder Drainage in Sinus und kortikale Venen.
- Typ III mit direkter Drainage in kortikale Venen mit retrogradem Fluss ohne venöse Ektasie.
- Typ IV wie Typ III mit zusätzlicher venöser Ektasie >5 mm.
- Typ V (sehr selten) mit direkter Drainage in spinale perimedulläre Venen.

Blutungsrisiko DAVFs mit reiner Drainage in einen Sinus (Typ I und IIa, auch als benigner Typ bezeichnet) haben faktisch kein Blutungsrisiko und werden in der Regel bei Toleranz der Symptome (hier vor allem Ohrgeräusch) nicht be-

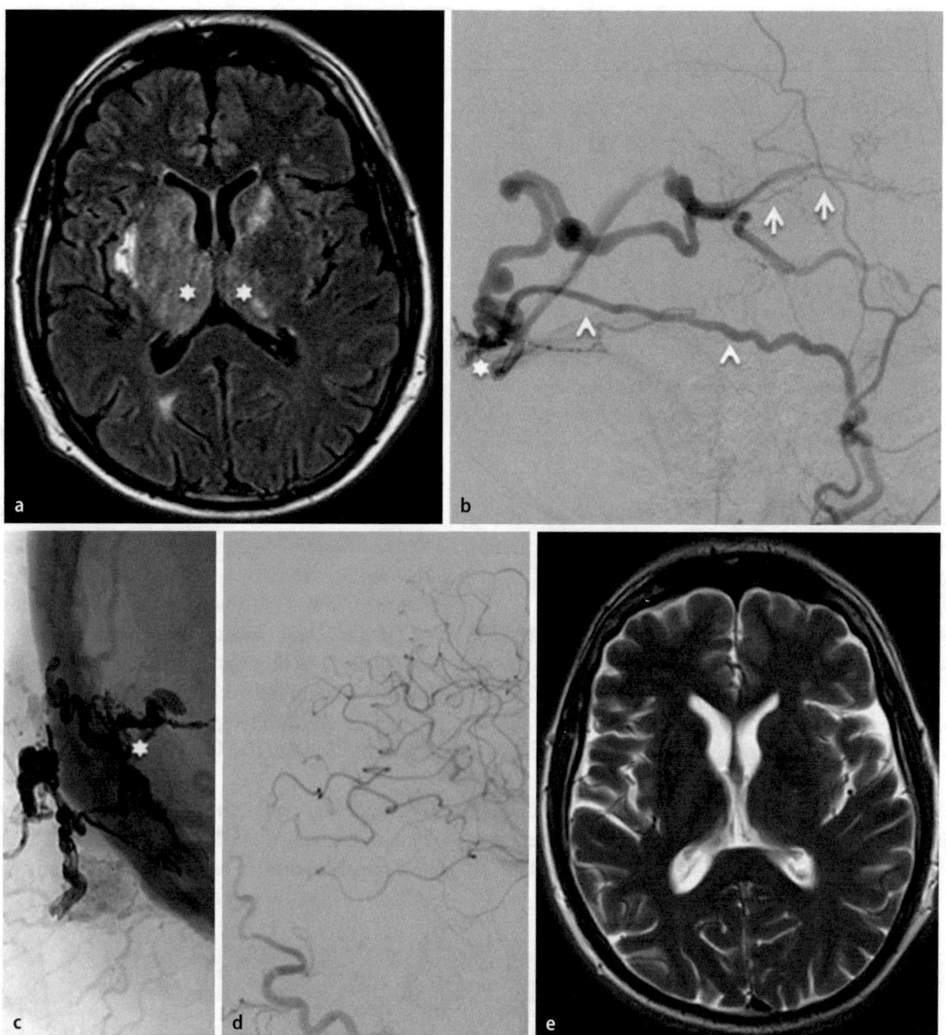

Abb. 8.2a–e Durale AV-Fistel bei 61-jährigem Patient mit seit 3 Monaten bestehender, akut einsetzender Verwirrtheit, Verlangsamung und progredienter Gangunsicherheit. a Die axiale FLAIR vor Behandlung zeigt ein ausgedehntes Ödem (*Sterne*) in den Basalganglien bzw. Thalamus beidseits als Zeichen einer venösen Kongestion. **b** In der seitlichen DSA über die A. carotis ext. rechts stellt sich eine DAVF (*Stern*) dar, welche über die A. meningea med. (*Pfeilspitzen*) versorgt wird und über eine kortikale Vene in die V. Galeni drainiert. Die retrograde Kontrastierung der inneren Hirnvenen (*Pfeile*) und der V. Rosenthal deutet die venöse Kongestion an. **c** Nach Embolisation mit Onyx (*Stern*) ist die DAVF vollständig verschlossen. **d** Seitliche Projektion A. carotis com.). **e** In der axialen T2 nach 3 Monaten hat sich passend zu der vollständigen Regredienz der klinischen Symptomatik das Ödem zurückgebildet

handelt. Bei Vorliegen einer kortikalen Drainage (auch als aggressiver Typ bezeichnet) ist eine Behandlung indiziert, da das jährliche Blutungsrisiko ca. 8% beträgt. Liegt zusätzlich eine venöse Ektasie vor, steigt das jährliche Blutungsrisiko auf bis zu 27% an. Anders als bei einer AVM ist die Reblutungsrate innerhalb der ersten 2 Wochen deutlich höher (ca. 35%), sodass eine zügige Behandlung indiziert ist.

Therapie Vor der eigentlichen Behandlung erfolgt eine ausführliche Diagnostik mit CT/MRT und intraarterieller DSA zur genauen Lokalisation und Charakterisierung der Feeder, des Shuntpunktes und der venösen Drainage. Grundsätzlich sind alle drei Behandlungsformen (Operation, Bestrahlung, Embolisation) möglich. In der heutigen Zeit werden aber in überwiegender Mehrzahl der Fälle DAVF embolisiert, nur noch selten (v. a. bei Restbefunden) wird operiert.

8.2.1 Karotis-Sinus-cavernosus-Fistel

Pathogenese Nach Kopftraumen, häufiger aber spontan; kann die Wand der A. carotis interna im Sinus cavernosus einreißen, so dass sich ein arteriovenöser Shunt bildet (Mechanismus wie bei der Durafistel). Sehr selten beruhen Karotis-Sinus-cavernosus-Fisteln auf Ruptur eines sackförmigen, infraklinoidalen Karotisaneurysmas, eines arteriosklerotischen Mikro-

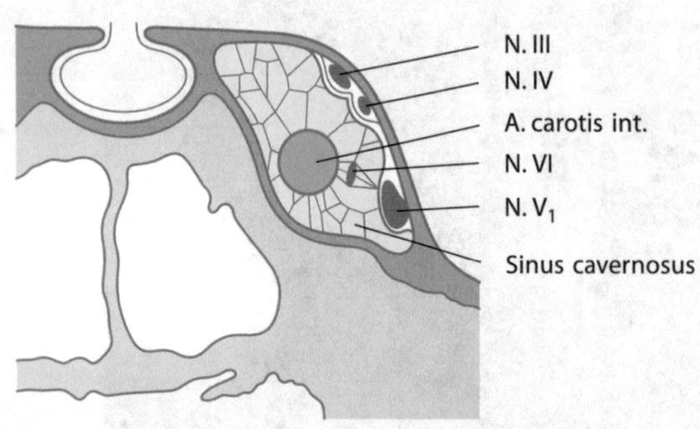

Abb. 8.3 Situs des Sinus cavernosus, axiale Darstellung. Die Lage der Augenmuskelnerven sowie des 1. Trigeminusastes sind angegeben. *Blau*: A. carotis interna

aneurysmas oder einer Anlageanomalie. Hier fehlen häufig Stauungszeichen und Gefäßgeräusche. Das führende Symptom ist dann eine einseitige Augenmuskellähmung.

Symptome Die **neurologischen** Symptome entwickeln sich subakut oder langsam progredient, oft im Verlauf von einigen Wochen. Bei traumatischen Fisteln und bei Ruptur eines Karotisaneurysmas kann die Symptomatik aber auch akut auftreten. Die Symptome sind in den meisten Fällen so typisch, dass die Diagnose leicht gestellt werden kann.

Die Patienten klagen über einseitige Stirnkopfschmerzen (N. ophthalmicus) und Doppelbilder (alle okulomotorischen Hirnnerven verlaufen durch den Sinus cavernosus, Abb. 8.3). Ein pulssynchrones Geräusch, das manchmal als rhythmisches Brausen oder Zischen auszukultieren ist, beeinträchtigt die Patienten sehr. Wie bei einer DAVF am Sinus transversus/sigmoideus, lässt es nach Kompression der ipsilateralen A. carotis nach.

Meist fällt ein ein- oder doppelseitiger, meist pulsierender, jedenfalls aber eindrückbarer **Exophthalmus** auf. Er beruht auf venöser Stauung bei Abflussbehinderung in der V. ophthalmica durch Zufluss arteriellen Blutes in den Sinus cavernosus. Die Stauung zeigt sich auch in Chemosis der Konjunktiven mit Erweiterung der Venen. Oft ist sie auch am Fundus zu erkennen. In schweren Fällen kommt es zu Stauungsblutungen in die Netzhaut und den Glaskörper. Augenmuskelparesen und eine Einschränkung der Bulbusmotilität bei Exophthalmus führen zu Doppelbildern (Abb. 8.4). Doppelseitige Fisteln kommen vor. Oft ist das zweite Auge auch bei nur einseitiger Fistel ebenfalls venös gestaut.

Diagnostik Die Angiographie lässt die Ausdehnung der Fistel oder des Aneurysmas sowie die Zu- und Abflussverhältnisse erkennen. Man stellt angiographisch den vorderen und hinteren Hirnkreislauf dar und führt auch Kompressionstests aus, um die Blutversorgung vollständig darzustellen. Dies ist für das interventionelle Vorgehen entscheidend.

Bei der periorbitalen Doppleruntersuchung ist die Flussgeschwindigkeit in der V. orbitalis stark vermehrt.

Therapie Die Behandlung der Wahl ist die Okklusion der Fistel durch ablösbare Ballons oder Platinspiralen mit Hilfe eines Spezialkatheters. Es kann nötig werden, mehrere Ballons

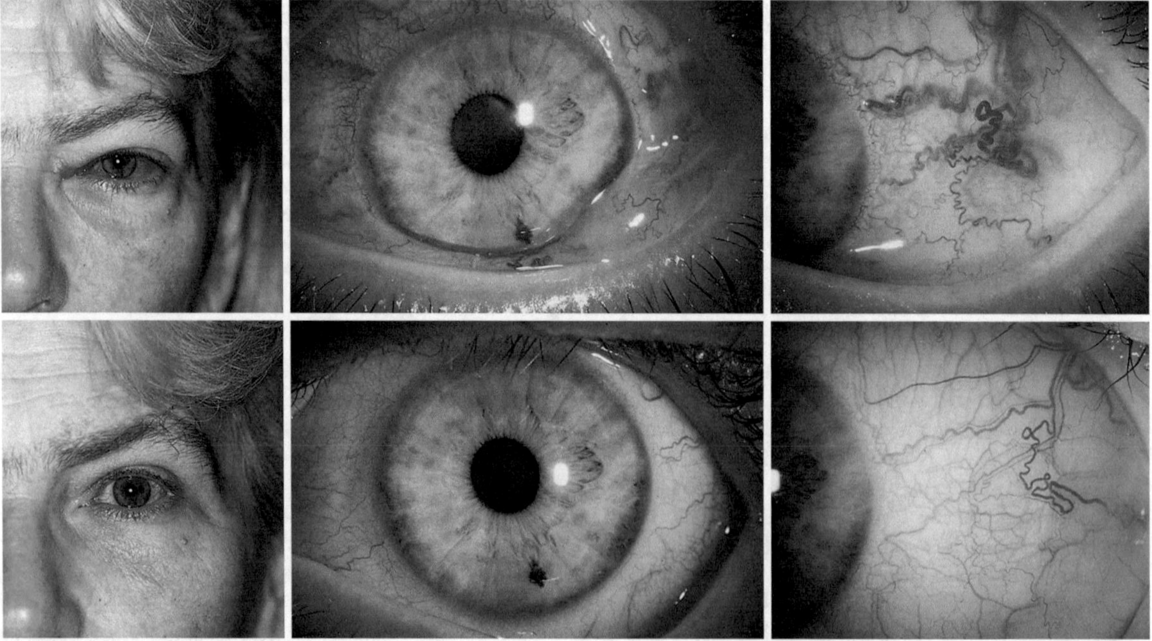

Abb. 8.4 Klinischer Aspekt einer Sinus-cavernosus-Fistel mit Exophthalmus, Ptose, massiver Injektion der Konjunktiven und gestauten Venen. Die untere Bildreihe gibt den Befund nach Embolisation der Karotis-Sinus-cavernosus-Fistel wieder. Das Auge ist zwar noch gereizt, die Ptose aber ist rückläufig, die konjunktivale Injektion und Stauung der Venen nicht mehr zu erkennen

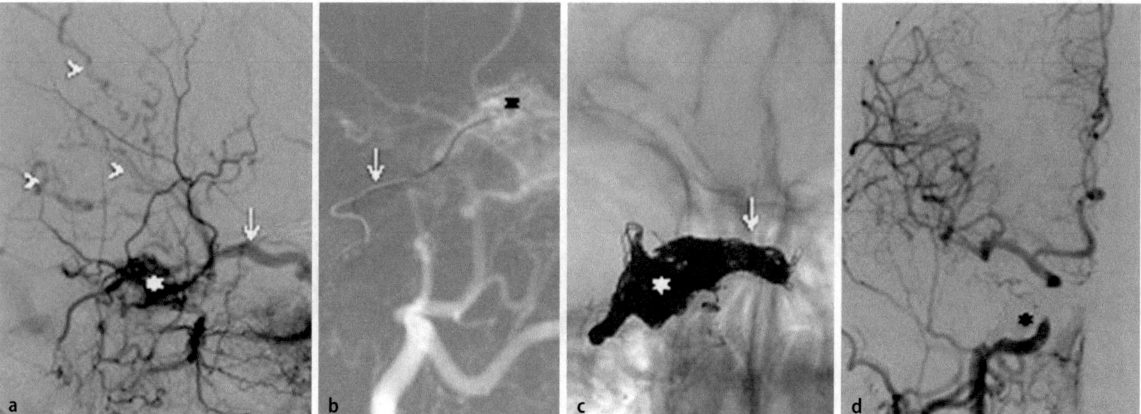

■ **Abb. 8.5a–d Karotis-Sinus-cavernosus-Fistel (CCF).** 65-jährige Patientin mit seit 2 Monaten bestehenden Doppelbildern und Chemosis links. **a** Die seitliche DSA zeigt eine CCF (*Stern*) mit venöser Drainage in die Vena ophthalmica (*Pfeil*) und in kortikale Venen (*Pfeilspitzen*). Der Sinus petrosus inferior (*blaue Linie*) ist verschlossen. **b** Als Standardzugang für eine transvenöse Embolisation wird der Sinus petrosus inferior mit einem Mikrokatheter (seitliche Projektion; *Pfeil*) rekanalisiert und bis in den Sinus cavernosus sondiert (*Stern*). **c,d** Nach Coiling des linksseitigen Sinus cavernosus (*Stern*) und Sinus intercavernosus (*Pfeil*) ist die CCF (**d**, *Stern*) vollständig verschlossen

oder Spiralen in mehreren Eingriffen zu platzieren (■ Abb. 8.5). Gelingt die selektive Ausschaltung der Fistel nicht, werden neurochirurgische Maßnahmen oder eine neuroradiologische Okklusion der A. carotis interna notwendig.

8.3 Kavernome

Definition und Epidemiologie Kavernome sind umschriebene Hämangiome aus irregulären sinusoidalen Strukturen ohne größere Arterien. Oft findet sich eine begleitende venöse Missbildung (▶ Abschn. 8.4). Heute werden sie häufiger als asymptomatische Zufallsbefunde im MRT beschrieben. Die Prävalenz liegt bei 0,5–1% mit einem Häufigkeitsgipfel im 10.–40. Lebensjahr. Männer und Frauen sind gleich betroffen. Man geht davon aus, dass etwa 80% der Kavernome sporadisch auftreten, während 20% autosomal-dominant vererbt werden. Bei Trägern multipler Kavernome besteht in 60–70% eine genetische Prädisposition mit familiärer Häufung. Etwa 70% der Kavernome sind supratentoriell gelegen. Die Blutungsrate hat eine große Spannweite zwischen 0,5 und 20% pro Jahr und lässt sich gemäß ■ Tab. 8.2 stratifizieren.

Pathologische Anatomie Kavernome treten oft mit anderen zerebralen oder extrazerebralen, vaskulären Fehlbildungen gemeinsam auf. Sie bestehen aus einem Konvolut erweiterter kavernöser, endothelialisierter Gefäßkanäle, die durch dünne Bindegewebssepten getrennt sind. Man findet sie bevorzugt in der weißen Substanz, nahe an Hirnfurchen und in Ventrikelnähe. Besonders häufig kommen sie im Temporallappen und Frontallappen vor, in Brücke und Mesenzephalon sowie, zentral gelegen, im Rückenmark. In ihnen ist der Blutfluss sehr langsam. Ihre Wand enthält keine Muskelfasern. Zwischen den Kanälen liegt kein Hirngewebe. Die Größe der Kavernome variiert zwischen einigen Millimetern und einigen Zentimetern. In 40% der Fälle verkalken sie. Histologisch sind Mikroblutungen, Thrombosen, bindegewebige Umwandlung

■ **Tab. 8.2** Operationsindikation bei kavernösen Hämangiomen sowie spontanes Blutungsrisiko und Operationsrisiko

	Supratentoriell			Hirnstamm	
	Nicht eloquent	Eloquent	Hoch-eloquent	Oberflächlich	Tief
Asymptomatisch	Ø	Ø	Ø	Ø	Ø
Geblutet	Ja	Ja	Ja	Ja	Ø
Gelegenheitsanfall	Ø	Ø	Ø	Ø	Ø
Epilepsie	Ja	Ja	Ja	Ø	Ø
Blutungsrate	Ca. 0,5%/Jahr, 5%/Jahr nach Blutung			Ca 5%/Jahr, 20%/Jahr nach Blutung	
Operationsrisiko (% verschlechtert)	<2%	2–5%	5–15%	Ca. 15%	15–50%

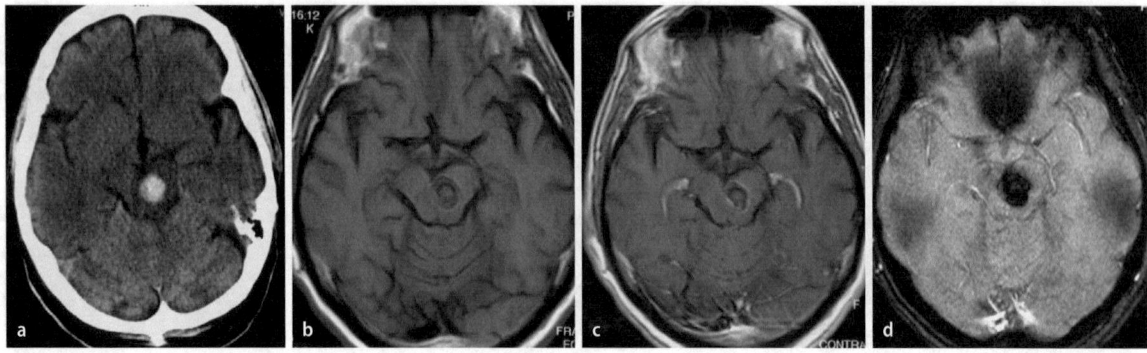

◻ Abb. 8.6a–d **Kavernomblutung im Hirnstamm.** **a** CT. **b** MRT T1 ohne Kontrast. **c** MRT T1 mit Kontrast: leichte ringförmige Anreicherung um die Blutung. **d** T2+: Blutabbau-Signal

der Septen und Hämosiderinablagerung typisch. Fast immer findet man mikroskopisch oder makroskopisch Zeichen der Einblutung.

Symptome und Verlauf Viele Kavernome bleiben lebenslang asymptomatisch. Andere können zu fokalen oder generalisierten epileptischen Anfällen, Hirn- oder Rückenmarksblutungen mit Lähmungen oder unvollständiger Querschnittssymptomatik führen. Die intrazerebralen Blutungen sind meist relativ klein. Im Hirnstamm bewirken Kavernomblutungen oft nur vergleichsweise geringe neurologische Symptome, so dass die Kombination von mittelgroßer Hirnstammblutung mit nur mäßigen Ausfallserscheinungen schon klinisch den Verdacht auf eine Kavernomblutung lenkt (◻ Abb. 8.6). Große Massenblutungen durch Kavernome sind selten.

Diagnostik Kavernome, wenn sie nicht akut geblutet haben, sind im **CT** nur ausnahmsweise durch verkalkte Anteile nachweisbar. Sie erscheinen als Rundherde mit inhomogener Dichte. Kontrastmittel wird nicht oder nur gering aufgenommen. Eine spontane Blutung kann im CT nicht von einer Kavernomblutung unterschieden werden.

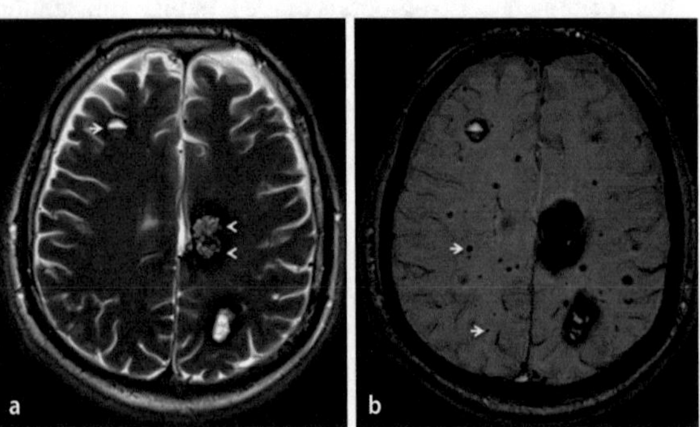

◻ Abb. 8.7a,b **Multiple Kavernome.** **a** In der axialen T2 findet sich paramedian links ein klassischer Befund mit popcornartiger Binnenstruktur mit hypointensem Randsaum (*Pfeilspitzen*). Des Weiteren Nachweis eines eingebluteten Kavernoms rechts frontal mit Spiegelbildung (*Pfeil*). **b** In der SWI sind multiple kleine Kavernome (*Pfeile*) erkennbar

Im **MRT** erhebt man einen typischen Befund. Im T2-Bild sieht man ein Zentrum von »popcornartiger« Binnenstruktur mit gemischter Signalintensität, umgeben von einem hypointensem Randsaum. Dieser entsteht durch Hämosiderinablagerungen in der Umgebung der Gefäßfehlbildung, die aus früheren, klinisch oft unbemerkten Blutungen stammen. Manchmal sind Kavernome multipel (◻ Abb 8.7). Auch kleinste Kavernome sind als minimale Hypointensitäten in T2*- oder SWI-Sequenzen nachweisbar.

Angiographisch kommen Kavernome nur sehr selten zur Darstellung.

Therapie Eine Übersicht über die Indikationsstellung zur operativen Therapie, das spontane Blutungsrisiko sowie das mittlere Operationsrisiko gibt ◻ Tab. 8.2. Asymptomatische Kavernome werden nicht operiert. Nach symptomatischen Blutungen und wenn medikamentös schlecht behandelbare Anfälle auftreten, werden die Kavernome, wenn von der Lage her möglich, mikrochirurgisch operiert. Auch Hirnstammkavernome werden, wenn sie geblutet haben, operiert, sofern es die Lage erlaubt. Rückenmarkkavernome sind wegen ihrer zentralen Lage selten ohne sekundäre neurologische Ausfälle zu operieren.

8.4 Venöse Anomalien

Epidemiologie und Morphologie DVA (»developmental venous anomalies«) werden häufig zufällig im MRT (in bis zu 9%) entdeckt und repräsentieren eine extreme Variante des normalen intrakraniellen venösen Systems. Sie bestehen aus kleineren Venen, die spinnennetzartig zusammenfließen und in eine oder mehrere größere Sammelvenen einmünden (»Medusenhaupt«). Es wird vermutet, dass DVA als Folge einer Fehlentwicklung des venösen Systems in der Embryogenese entstehen.

Symptome Die meisten venösen Angiome bleiben asymptomatisch. Sehr selten können DVAs durch venöse Stauungsinfarkte symptomatisch werden wenn der Ausfluss über die Sammelvene kompromittiert wird. Epileptische Anfälle,

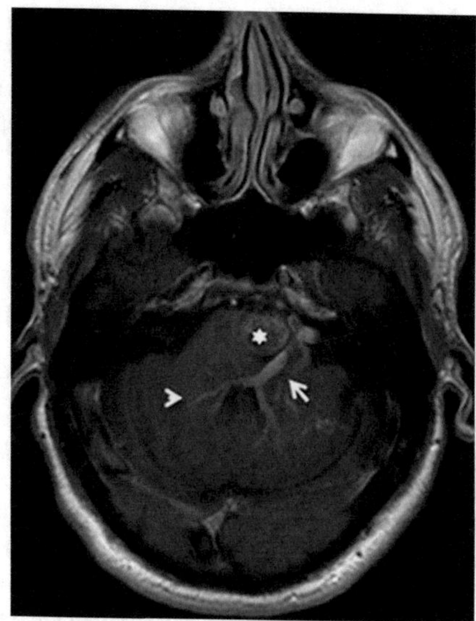

Abb. 8.8 Venöse Fehlbildung (»developmental venous anomaly«, DVA). In der axiale T1 nach Kontrastmitteldarstellung einer infratentoriellen DVA mit »Medusenhaupt« (*Pfeilspitze*), Sammelvene (*Pfeil*) und assoziiertem Kavernom (*Stern*)

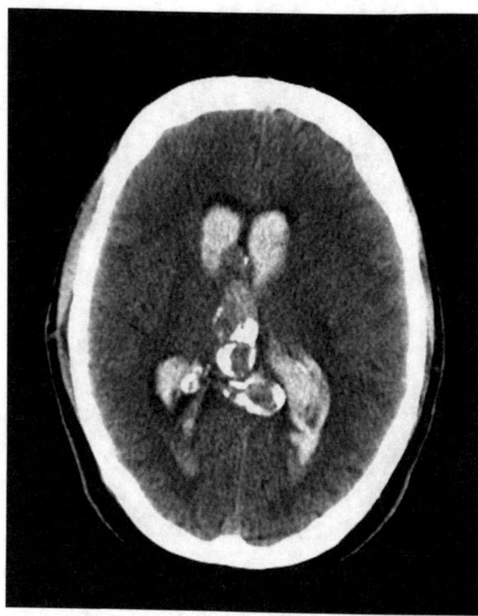

Abb. 8.9 Darstellung einer gebluteten Vena-Galeni-Malformation in der Nativ-CT. Die schalenförmig verkalkte (stark hypodense) vaskuläre Malformation ist obturiert mit einer Blutansammlung in den Ventrikeln, welche komplett mit hyperdensem Material ausgefüllt sind

Kopfschmerzen und fokale neurologische Ausfälle können vorkommen.

Diagnostik **CT** mit Kontrastmittel oder **MRT** zeigen das Medusenhaupt mit Sammelvene. Patienten mit symptomatischen DVA werden **angiographiert**, um sicher zu gehen dass es sich nicht doch um eine AVM mit kleinem arteriellen und großem, möglicherweise aneurysmatisch erweiterten venösen Anteil handelt. Im Angiogramm findet man nach normaler arterieller und kapillärer Phase das Medusenhaupt und die große transzerebral abführende Vene, die manchmal verzögert drainiert. In bis zu 20% sind DVA mit Kavernomen (Abb. 8.8), seltener auch mit kapillären Teleangiektasien assoziiert.

Therapie DVA werden nicht operiert, da sie gesundes Hirngewebe drainieren. Ausnahme stellen die raumfordernden Blutungen dar.

Vertiefende Informationen zu venösen Fehlbildungen im ► Exkurs: Venöse Fehlbildungen: Aneurysma der V. cerebri magna Galeni.

8.5 Kapilläre Teleangiektasien

Definition Eine kapilläre Teleangiektasie ist eine Ansammlung von Gefäßkapillaren mit dazwischen liegendem normalen Hirngewebe. Sie können in jedem Alter diagnostiziert werden. Die Ätiologie ist ungeklärt. Sie können allerdings als Bestrahlungsfolge (in bis zu 20% aller Kinder nach Ganzhirnbestrahlung) auftreten. Beim Morbus Osler-Weber-Rendu treten sie gehäuft auf und sind auch mit DVA und Kavernom assoziiert. Meist handelt es sich um einen asymptomatischen Zufallsbefund. In Einzelfällen wurde über transiente fokale neurologische Symptome berichtet.

Diagnostik Kapilläre Teleangiektasien sind in der Regel nur im **MRT** nachweisbar. Am häufigsten finden sie sich im Pons (Abb. 8.10). In T1 nach Kontrastmittel stellt sich eine unscharf begrenzte, meist kleiner als 1 cm große Anreicherung dar.

Exkurs

Venöse Fehlbildungen: Aneurysma der V. cerebri magna Galeni

An der V. cerebri magna Galeni kommen zwei Formen der Gefäßfehlbildungen vor: Das arteriovenöse Angiom und das Aneurysma der V. Galeni. Beide sind sehr selten. Vermutlich liegt auch den solitär wirkenden Aneurysmen eine kleine, arteriovenöse **Fistel** zugrunde. Die angeborenen Angiome werden meist schon im Kindesalter symptomatisch (Hydrozephalus, obere Hirnstammsymptomatik), bei Erwachsenen kommt es nur sehr selten zur Erstdiagnose, wenn sich Kopfschmerzen, Hydrozephalus und Einklemmungszeichen entwickeln. Sie zeigen sich in **CT, MRT** und **Angiogramm** als auf die V. cerebri magna zu beziehende Gefäßausweitung (Abb. 8.9).

Therapie. Die operative Behandlung ist risikoreich und schwierig, die endovaskuläre Behandlung soll komplikationsärmer und effektiver sein.

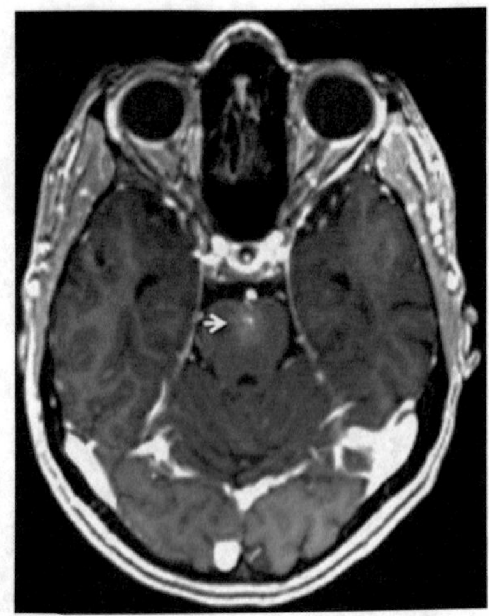

■ **Abb. 8.10 Kapilläre Teleangiektasie.** Axiale T1 nach Kontrastmittel mit kapillärer Teleangiektasie (*Pfeil*) im Pons

Verlauf In der Regel gutartiger, symptomloser Verlauf. Über das Blutungsrisiko sind keine Zahlen bekannt, es wird aber allgemein als extrem selten eingeschätzt.

8.6 Spinale vaskuläre Malformationen

Einteilung Spinale vaskuläre Malformationen sind sehr selten und machen ca. 5% aller Rückenmarksläsionen aus (▶ Kap. 10). Grundsätzlich werden diese Läsionen in solche ohne Shunt (Aneurysmen (extrem selten, nur einzelne Fallberichte) und Kavernom (▶ Abschn. 8.3) und mit Shunt (Fistel, AVM) eingeteilt. Gerade für die Läsionen mit einem arteriovenösen Shunt wurden in der Vergangenheit unterschiedliche Klassifikationen entwickelt, die nur zum Teil nach klaren anatomischen Gesichtspunkten definiert wurden. Am praktikabelsten hat sich dabei die Einteilung des Shunts nach der Art (AVM vs. Fistel) und Lokalisation im anatomischen Kompartiment (paravertebral/epidural, dural, perimedullär, medullär) bewährt, da so ein direkter Rückschluss auf arterielle Feeder und venöse Drainage möglich ist.

8.6.1 Spinale durale arteriovenöse Fistel (DAVF)

Definition Die spinale DAVF ist mit 80% mit Abstand die häufigste spinale vaskuläre Malformation. Der Fistelpunkt befindet sich in der Dura und ist gewöhnlich an Neuroforamina in Höhe des thorakolumbalen Übergangs lokalisiert. Der Feeder ist eine A. radicularis mit eventuellen Zuflüssen aus den benachbarten Wirbelkörpersegmenten. Die Drainage erfolgt in eine radikuläre Vene mit retrogradem Fluss in die spinalen perimedullären Venen. Selten kann eine primär epidurale Fistel über den epiduralen Venenplexus in eine radikuläre Vene retrograd drainieren (■ Abb. 8.11).

Symptome Die meisten Patienten sind männlich (9:1, M:F) und über 50 Jahre alt. Sehr häufig präsentieren sich die Patienten mit einer progressiven Schwäche der Beine ggf. begleitet von einem sensiblen Defizit. Typischerweise geben die Patienten auch lokale Rückenschmerzen oder ausstrahlende Schmerzen an. Der Symptomverlauf verläuft oft schleichend, so dass die Diagnose oft spät gestellt wird. Gelegentlich können die Symptome auch abrupt ausgelöst durch eine Venenthrombose einsetzen. Die Myelopathie kann bis zu einer kompletten Paraplegie fortschreiten. Blutungen zählen nicht zu der Präsentation einer DAVF.

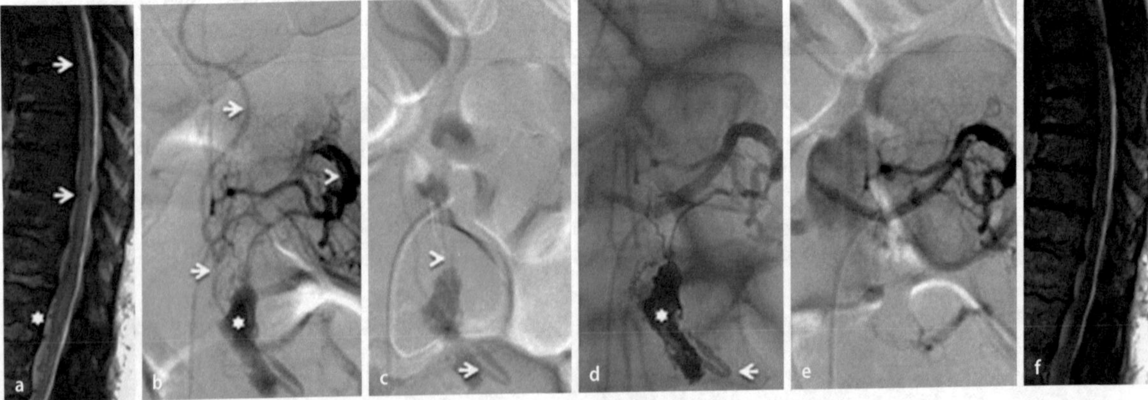

■ **Abb. 8.11a–f Spinale epidurale/durale AV-Fistel.** 56-jähriger Patient mit seit 3 Monaten bestehenden lumbalen Schmerzen, progredienten Gangstörungen bis hin zur Gehunfähigkeit und unwillkürlichem Urinabgang. **a** Die sagittale T2 vor Behandlung zeigt ein ausgedehntes Myelonödem (*Pfeile*) sowie pathologische Gefäße in Höhe des Conus (*Stern*), beides typische Veränderungen im Rahmen einer venösen Kongestion. **b** Ursächlich hierfür ist ein primär epiduraler AV-Shunt (*Stern*) auf Höhe der L3-Segmentarterie links (*Pfeilspitze* markiert Katheterspitze) mit retrograder venöser Drainage in eine radikuläre Vene (*Pfeile*). **c** Sondierung mit einem Mikrokatheter (*Pfeilspitze*) bis zum Fistelpunkt in den epiduralen Plexus. **d** Embolisierung mit Onyx (*Stern*) unter Einbezug der radikulären Vene (*Pfeil*). **e** Vollständiger Verschluss der Fistel ohne Nachweis einer frühen Vene. **f** Die sagittale T2 8 Wochen nach Embolisation zeigt eine vollständige Rückbildung des Myelonödems. Bis auf eine leichte Harnblasenentleerungsstörung haben sich Symptome vollständig zurückgebildet

Diagnostik Die weitere Abklärung erfolgt mittels **MRT**. Das Rückenmark ist meist leicht geschwollen und in T2 durch das Ödem hyperintens. Im Subarachnoidalraum stellen sich pathologisch erweiterte Venen dar. Zur weiteren Lokalisierung und Einteilung erfolgt dann die spinale **Angiographie** (◻ Abb. 8.11).

Therapie Es ist üblich zuerst eine transarterielle Embolisation durchzuführen. Die offene Operation erfolgt bei inkompletten Verschlüssen bzw. wenn sich die A. radicularis magna (Adamkiewicz) in gleicher Höhe wie der Fistelpunkt befindet.

Prognose Das Behandlungsergebnis hängt von der Dauer und dem Ausmaß der Symptome zum Zeitpunkt der Diagnose ab. Bei moderater Symptomatik ist eine Verbesserung des Gangbildes in bis zu 80% zu erwarten, bei schwerer Symptomatik in bis zu 65%, wobei eine sekundäre Verschlechterung im Langzeitverlauf in bis zu 65% eintreten kann.

8.6.2 Intradurale AVM

Definition Wie die intrakraniellen AVM sind auch die spinalen AVM durch einen Nidus mit pathologischem Shunt vom arteriellen in das venöse System ohne zwischengeschaltetes Kapillarbett definiert, welcher innerhalb der Dura entweder intra- oder perimedullär liegt. Die Versorgung erfolgt über die A. spinalis anterior/posterior oder A. radiculomedullaris. Durch den AV-Shunt kommt es zu varikösen Erweiterungen aller beteiligten Gefäße mit der Folge von Blutungen durch flussassoziierte Aneurysmen oder venösem Stauungsödem durch den erhöhten Druck in den arterialisierten Venen. Auch durch Steal-Effekte kann es zu einer Schädigung des Myelons kommen.

Einteilung Bei der **fistulösen AVM** (weitgehend deckungsgleich mit perimedullärer Fistel) besteht eine direkte Verbindung zwischen einer Spinalarterie und einer medullären Vene, welche sich meist in Höhe des oberen zervikalen Myelons oder in Höhe des Conus befindet. Die **glomeruläre AVM** ist durch einen Nidus definiert, der vollständig oder partiell intramedullär liegt. Die **juvenile AVM** ist eine sehr seltene Malformation wobei ein ganzes Metamer betroffen sein kann: nicht nur Myelon, sondern auch die Gefäße des Wirbelkörpers, der Muskulatur und der Haut.

Symptome Die Diagnose wird meist im Alter von 20–40 Jahren gestellt. Häufigstes Symptom einer intraduralen AVM ist eine intramedulläre und/oder subarachnoidale Blutung, seltener auch Rückenschmerzen oder Kraftminderung. In der Regel ist der Verlauf progredient mit zunehmenden Paresen, Sensibilitätsstörungen und Blasen-/Mastdarmschwäche.

Therapie Die Behandlung hängt von der Lage, Art und der arteriellen Versorgung ab. In spezialisierten Zentren erfolgt im Rahmen eines interdisziplinären Therapiekonzepts eine endovaskuläre Embolisation und/oder mikrochirurgische Resektion.

8.7 Neurokutane Phakomatosen mit Gefäßmalformationen

8.7.1 Sturge-Weber-Krankheit

Definition Die Krankheit wird auch als enzephalotrigeminale Angiomatose bezeichnet. Man rechnet sie mit der Neurofibromatose, der Hippel-Lindau-Krankheit und der tuberösen Sklerose zu den Phakomatosen (▶ Kap. 35). Das sind neurokutane Krankheiten mit Nävi und Tumorbildung (Phakomata). Die Sturge-Weber-Krankheit ist, wie alle Phakomatosen, autosomal-dominant erblich. Durch mangelnde Differenzierung der embryonalen Gefäße (v. a. Venen) kommt es durch dünnwandige, erweiterte Kapillaren und Venen zu progredienten venösen Verschlüssen bzw. chronischer venöser Ischämie mit der Folge von Atrophie und Verkalkung.

Symptome Bei voller Ausbildung findet man die folgende Trias:

- **Naevus flammeus** des Gesichts (◻ Abb. 8.12),
- verkalktes **Angiom der Leptomeninx,** das zu umschriebener Hirnatrophie und Anfällen führt, und
- **Angiom der Aderhaut** mit konsekutivem Glaukom.

Der Nävus kann auf die Gegend der Stirn, der Nasenwurzel, auf Wange oder Kinn beschränkt sein. Gelegentlich dehnt er sich auch bis zum Hals und selbst auf Rumpf und Extremitäten aus. Er betrifft auch die Schleimhaut der Mundhöhle. In seltenen Fällen überschreitet er die Mittellinie.

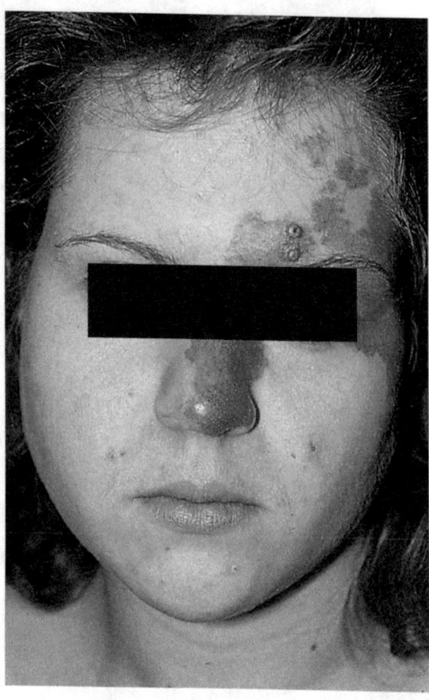

◻ **Abb. 8.12 Naevus flammeus bei Sturge-Weber-Syndrom.** Seit Geburt vorhandener unilateraler Naevus flammeus im Bereich des ersten und zweiten Trigeminusastes. Zusätzlich zwei tuberöse Hämangiome über der linken Augenbraue. (Mit freundlicher Genehmigung von D. Petzoldt, M. Richter, Heidelberg)

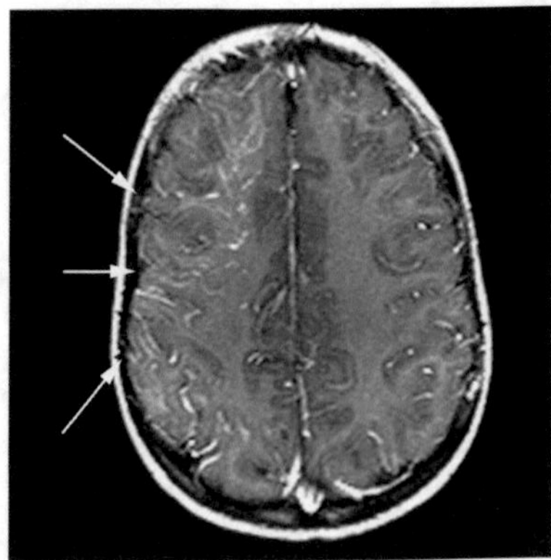

Abb. 8.13 Kortikale Angiomatose Sturge-Weber (*Pfeile*)

Das Syndrom ist oft nicht vollständig. Am häufigsten findet sich ein isolierter Nävus im Gesicht. Die Kombination von Gesichtsnävus mit Angiom ist etwas seltener. Das Glaukom fehlt oft. Die Zusammengehörigkeit dieser Fehlbildungen ist daran zu erkennen, dass die Haut des Gesichts und die weichen Hirnhäute vom N. trigeminus versorgt werden.

Der typische Augenbefund ist ein Angiom der Aderhaut, stets auf der Seite des Gesichtsnävus, mit Glaukom und verschiedenen anderen, pathologischen Symptomen, z. B. Netzhautablösung.

Die neurologischen Symptome setzen in der Kindheit ein. Meist leiden die Kranken unter generalisierten oder fokalen epileptischen Anfällen. Viele klagen über Kopfschmerzen, die oft den Charakter einer Migräne haben. Frühzeitig bleibt die Persönlichkeitsentwicklung zurück, und es entwickeln sich Wesensänderung und Demenz. Oft findet sich eine Hemianopsie, gelegentlich eine Hemiparese und Unterentwicklung der betroffenen Gliedmaßen.

Diagnostik Im **CT** fallen Rindenatrophie und die Verkalkungsgirlanden ins Auge. Im **MRT** sieht man eine girlandenförmige, leptomeningeale KM-Aufnahme (= Darstellung der Angiome), nicht immer auf derselben Seite wie der Nävus. Die Hirnrinde darunter ist durch Mangelernährung atrophisch (Abb. 8.13).

Therapie Eine kausale Behandlung existiert nicht, man behandelt antikonvulsiv.

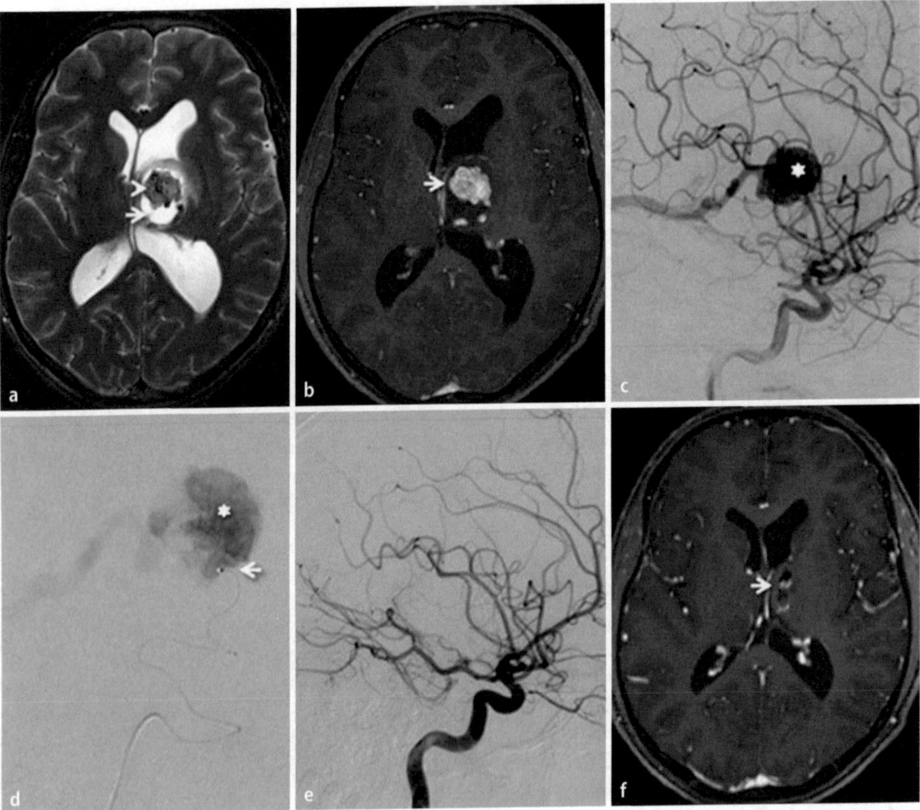

Abb. 8.14a–f Hämangioblastom. 18-jähriger Patient mit Hämangioblastom im linken Seitenventrikel/Thalamus und konsekutivem Liquoraufstau bei Komprimierung des Foramen Monoroi. **a** In T2 Nachweis eins soliden Tumors mit Flow-Voids (*Pfeilspitze*) umgeben von einer Zyste (*Pfeil*). **b** In T1 nach Kontrastmittel Nachweis einer kräftigen Anreicherung des Tumors (*Pfeil*). **c** Die seitliche DSA zeigt einen kräftig durchbluteten Tumor (*Stern*). **d** Nach Sondierung einer thalamoperforierenden Arterie mit einem Mikrokatheter (*Pfeil*) und Darstellung des Tumors (*Stern*) erfolgte eine präoperative Embolisation mit Onyx. **e** Nach kompletter Embolisation konnte der Tumor problemlos entfernt werden. **f** Die T1 nach KM nach 6 Monaten zeigt den Resektionsdefekt (*Pfeil*) mit Darstellung vereinzelter Venen

8.7.2 Hämangioblastom bei Hippel-Lindau-Krankheit

Definition Der **Lindau-Tumor**, das **Hämangioblastom des Kleinhirns**, ist eine autosomal-dominant vererbte Krankheit, die sich im mittleren Lebensalter manifestiert. Männer sind weit häufiger als Frauen betroffen. Sporadische Fälle werden beobachtet. Der Sitz der Angioblastome ist meist in einer Kleinhirnhemisphäre oder im Myelon. Der solide Tumor, der aus Netzen von Kapillaren oder kavernösen Gefäßen besteht, ist relativ klein. Um diesen bildet sich meist ein Zyste, die mit gelblicher, stark eiweißreicher Flüssigkeit gefüllt ist.

Wenn gleichzeitig eine Angiomatosis retinae vorliegt, sprechen wir von der **Hippel-Lindau-Krankheit**. Dabei können sich auch Pankreaszystadenome oder Nierenzellkarzinome finden.

Symptomatik und Verlauf Manche Patienten mit Lindau-Tumoren haben nur leichte Kopfschmerzen und geringen Nystagmus. Häufig bleibt der Tumor klinisch stumm, bis plötzlich Einklemmungssymptome mit unerträglichen Kopfschmerzen im Hinterkopf auftreten, die durch Bewegungen ausgelöst werden und sich beim flachen Liegen bessern. Oft besteht eine hochgradige, doppelseitige Stauungspapille. Verschiedene Hirnnerven können einseitig oder beidseitig gelähmt sein. Zerebelläre Ataxie betrifft die Beine stärker als die Arme, ist aber oft nur wenig ausgeprägt. Der Verlauf ist oft intermittierend, was auf dem unterschiedlichen Füllungszustand der Zyste beruht.

Diagnostik Im **CT** sind die Tumoren durch den Nachweis von scharf begrenzten, homogenen Zysten niedriger Dichte gekennzeichnet. Der Gefäßanteil stellt sich nach Kontrastmittelgabe dar. Im **MRT** gelingt der Nachweis des Gefäßtumoranteils durch starke Kontrastmittelaufnahme besser (◘ Abb. 8.14). In der **Angiographie** färbt sich der angioblastische Tumorteil an (◘ Abb. 8.14e,f). **Internistisch** haben manche Kranken eine Polyglobulie, die auf Sekretion von Erythropoetin durch den Tumor beruht.

Therapie Die Behandlung der Wahl ist operativ, unter Umständen ebenfalls nach vorangegangener Embolisierung größerer, zuführender Gefäße. Wird nur die Zyste entleert, muss man mit einem Rezidiv rechnen. Der Verlauf ist unterschiedlich und abhängig vom Auftreten und von der Metastasierung der Nierenzellkarzinome.

In Kürze

Arteriovenöse Malformationen

Inzidenz: 1/100.000 Einwohner/Jahr. **Einteilung:** Erfolgt nach Lage, Größe, Zahl der versorgenden Arterien und Art der venösen Drainage. **Lokalisation:** 80% aller AVM liegen supratentoriell. **Symptome:** Blutungsrisiko ohne Therapie: 2–4%/Jahr, partielle epileptische Anfälle, Kopfschmerzen. **Diagnostik: CT:** Darstellung erweiterter Blutgefäße als band- oder girlandenförmige hyperdense Strukturen; **MRT:** Lagebeziehung der Gefäßkonvolute zu Hirnparenchym und umgebenden Liquorräumen, Darstellung vorangegangener Blutung; **CTA/MTA:** Orientierung über Aufbau der AVM; **Dopplersonographie:** Darstellung der Zunahme des Blutflusses über Karotis oder Media. **Therapie:** Embolisierung: neuroradiologisches Verschließen der Gefäße; mikrochirurgische Operation: Unterbindung aller zuführenden Gefäße, Entfernung der Gefäßfehlbildung; Bestrahlung: Schädigung des Gefäßendothels, das Blutungsrisiko besteht nach Bestrahlung bis zur völligen Obliteration weiter.

Arteriovenöse Fisteln

Durale arteriovenöse Fisteln. Arteriovenöse Gefäßkurzschlüsse an der Dura mit arterieller Drainage in die Sinus und/oder kortikale Vene. **Inzidenz:** seltener als AVM. Genaue Zahlen nicht bekannt. **Symptome:** Störendes Kopf-/Ohrgeräusch, intrazerebrale Blutung. **Diagnostik: CTA/MRA:** Darstellung arterieller und venöser Fistelanteile; **Angiographie:** Beschreibung der Blutversorgung, Anzahl zuführender Arterien und venöser Abflussstörung. **Therapie:** Transvaskuläre Embolisierung zum Verschließen der Gefäße.

Karotis-Sinus-cavernosus Fisteln. Einreißen der Gefäßwand nach Kopftraumen oder spontan mit Bildung von arteriovenösem Shunt. **Symptome:** Einseitige Stirnkopfschmerzen, Doppelbilder, pulssynchrones Geräusch. **Diagnostik: Angiographie:** Darstellung der Fistel- und Aneurysmaausdehnung, der Zu- und Abflussverhältnisse; **Doppleruntersuchung:** Vermehrte Flussgeschwindigkeit in der V. orbitalis.

Kavernome

Inzidenz: 0,5–1% der Bevölkerung. **Symptome:** Fokale oder generalisierte epileptische Anfällen, Hirn- oder Rückenmarksblutungen mit Lähmungen oder unvollständiger Querschnittssymptomatik. **Diagnostik: CT:** Darstellung akuter Blutung, verkalkter Anteile; **MRT:** Popcornartige Binnenstruktur mit signalintensiven Arealen, umgeben vom signalfreien Randsaum. **Therapie:** Mikrochirurgische Operation nach Blutungen und häufigen epileptischen Anfällen. **Therapie:** Transvenöse Okklusion der Fistel durch Platinspiralen.

Spinale Fehlbildungen

Spinale Fisteln und intramedulläre Malformationen selten, Therapie wie bei den extraspinalen Fehlbildungen.

Weiterführende Literatur

Cognard C, Gobin YP, Pierot L, Bailly AL, Houdart E, Casasco A, Chiras J, Merland JJ (1995) Cerebral dural arteriovenous fistulas: clinical and angiographic correlation with a revised classification of venous drainage. Radiology 194:671–80

Geibprasert S, Pereira V, Krings T, Jiarakongmun P, Toulgoat F, Pongpech S, Lasjaunias P (2008) Dural arteriovenous shunts: a new classification of craniospinal epidural venous anatomical bases and clinical correlations. Stroke 39:2783–94

Geibprasert S, Pongpech S, Jiarakongmun P, Shroff MM, Armstrong DC, Krings T (2010) Radiologic assessment of brain arteriovenous malformations: what clinicians need to know. Radiographics 30:483–501

Gross BA, Lin N, Du R, Day AL (2011) The natural history of intracranial cavernous malformations. Neurosurg Focus 30:E24

Gross BA, Puri AS, Popp AJ, Du R (2013) Cerebral capillary telangiectasias: a meta-analysis and review of the literature. Neurosurg Rev 36:187–94

Krings T (2010) Vascular malformations of the spine and spinal cord: anatomy, classification, treatment. Clin Neuroradiol 20:5–24

Laakso A, Hernesniemi J (2012) Arteriovenous malformations: epidemiology and clinical presentation. Neurosurg Clin N Am 23:1–6

Nandigam K, Mechtler LL, Smirniotopoulos JG (2014) Neuroimaging of neurocutaneous diseases. Neurol Clin 32:159–92

Novakovic RL, Lazzaro MA, Castonguay AC, Zaidat OO (2013) The diagnosis and management of brain arteriovenous malformations. Neurol Clin 31:749–63

Poorthuis MH, Klijn CJ, Algra A, Rinkel GJ, Al-Shahi Salman R (2014) Treatment of cerebral cavernous malformations: a systematic review and meta-regression analysis. J Neurol Neurosurg Psychiatry 85:1319–23

Zimmer A, Hagen T, Ahlhelm F, Viera J, Reith W, Schulte-Altedorneburg G (2007) Developmental venous anomaly (DVA). Radiologe 47:868, 870–4

Intrakranielle arterielle Aneurysmen und Subarachnoidalblutungen

Martin Bendszus, Carla Jung, Werner Hacke und Andreas Unterberg

W. Hacke (Hrsg.), *Neurologie*,
DOI 10.1007/978-3-662-46892-0_9,

Einleitung

Es war eine ganz normale Besprechung, als die 35-jährige Geschäftsfrau plötzlich einen sehr heftigen Schmerz im Nacken und Hinterkopf verspürte. Der Schmerz kam so unerwartet, dass sie unwillkürlich aufschrie, das Gefühl hatte, bewusstlos zu werden, sich festhalten musste, Herzklopfen und einen Schweißausbruch bekam. In den nächsten Minuten ließ der Schmerz zwar etwas an Intensität nach, blieb aber kaum erträglich. Die Nackenmuskulatur war verspannt, jede Bewegung des Kopfes unangenehm und schmerzhaft.

Die Frau suchte sofort einen Arzt auf, der sie beruhigte, über Stress und die Halswirbelsäule räsonierte und Aspirin verschrieb. Die Schmerzen ließen nicht nach. Am nächsten Tag suchte die Patientin den Arzt erneut auf und der überwies sie zum Neurologen. Drei Tage später hatte sie dort einen Termin. Inzwischen waren die Kopfschmerzen weitgehend abgeflaut, der Nacken war immer noch schlecht beweglich, und die Schmerzen waren bis in die Lendenwirbelsäule gezogen.

Die neurologische Untersuchung soll unauffällig gewesen sein. Mit der Diagnose eines »Halswirbelsäulensyndroms«, der Verschreibung von Krankengymnastik und Massage sowie dem Hinweis, wenn »so etwas« wieder auftreten würde, wieder vorbei zu kommen, wurde die Patientin verabschiedet.

»So etwas« kam wieder, genau eine Woche später, aber schlimmer. Jetzt wurde die tief bewusstlose Patientin vom Notarzt in die Klinik gebracht, wo eine massive Subarachnoidalblutung festgestellt wurde, an deren Folgen die junge Frau innerhalb weniger Tage verstarb.

Eine erste, leichte, verharmlosend als Warnblutung bezeichnete Subarachnoidalblutung (SAB) – und nichts anderes war das erste Ereignis – geht nicht selten einer schweren SAB voraus. Wenn sie nicht erkannt wird, verspielt man die Chance, den Patienten in einem frühen Stadium behandeln zu lassen und damit die gefährliche, oft tödliche Blutung zu verhindern.

9.1 Vorbemerkungen und Definitionen

Definition Die Subarachnoidalblutung (SAB) ist eine akut auftretende, arterielle Blutung unterhalb der Arachnoidea, der Spinngewebshaut des Gehirns. Die Beschaffenheit des liquorgefüllten Subarachnoidalraums ermöglicht eine rasche Verbreitung des Blutes und führt zu typischen, perakut einsetzenden meningealen Reizsymptomen. Neben der Verteilung des Blutes innerhalb des – subarachnoidalen und intraventrikulären – Liquorraumes ist auch ein Einbrechen der Blutung in den Subduralraum und in das Hirnparenchym, in Form einer intrazerebralen Blutung, möglich.

Eine SAB ist meist die Folge der Ruptur eines intrakraniellen Aneurysmas.

Epidemiologie und Prognose Etwa 5–10% aller Schlaganfälle werden durch Subarachnoidalblutungen verursacht. Zuverlässige epidemiologische Zahlen für die Erkrankungshäufigkeit gibt es für die Aneurysmablutungen. So wird die jährliche Rate von Neuerkrankungen bei der aneurysmatisch verursachten Subarachnoidalblutung in der Europäischen Union mit etwa 36.000 Patienten pro Jahr angegeben, dies entspricht etwa 6–10% aller an einem Schlaganfall erkrankten Personen. Weltweit wird die jährliche Inzidenz für die Subarachnoidalblutung auf dem Boden einer Aneurysmaruptur zwischen 7 und 15 Neuerkrankungen pro 100.000 Einwohner und Jahr geschätzt. Das Haupterkrankungsalter liegt zwischen 40 und 60 Jahren. Frauen erleiden häufiger SABs als Männer. Vor dem 40. Lebensjahr ist die SAB zwar bei Männern häufiger, jenseits des 50. Lebensjahres aber bei Frauen (w:m = 1,5:1). Es gibt eine nicht zu unterschätzende Dunkelziffer, da etwa ein Drittel der Patienten stirbt, bevor sie ins Krankenhaus gelangen. Tages- und jahreszeitliche Einflüsse werden beschrieben. So gibt es einen morgendlichen Blutungsgipfel und einen Häufigkeitsgipfel im Winter.

Als Faustregel zur Prognose kann man sich merken: Von den Patienten, die die Klinik lebend erreichen, stirbt ein Drittel noch während des Krankenhausaufenthaltes, ein Drittel bleibt dauerhaft behindert und nur ein Drittel erreicht wieder ihren prämorbiden Zustand.

Bei Patienten mit Subarachnoidalblutung, bei denen kein Aneurysma nachgewiesen werden kann, ist die Prognose weitaus besser. Die Prävalenz asymptomatischer Aneurysmen wird auf 2,5% geschätzt. Die Wahrscheinlichkeit der Ruptur eines solchen Aneurysmas liegt bei 0–10%/Jahr, je nach Lage, Größe und Vorhandensein von den genannten Risikofaktoren.

Ätiologie und Pathogenese Bei mehr als 80% der Patienten mit SAB ist ein Aneurysma die Blutungsursache. Die Aneurysmen der intrakraniellen Gefäße sind in der Regel sackförmig; fusiforme oder auch arteriosklerotische Aneurysmen sind wesentlich seltener und dann vorwiegend im hinteren Kreislauf lokalisiert. Sie sind oft nur wenige Millimeter groß, können aber die Größe eines Golfballs erreichen. Manche sitzen gestielt, andere breitbasig an der Gefäßwand. Sie finden sich überwiegend am Circulus arteriosus Willisii, seltener in distalen Abschnitten der zerebraler Arterien. Prädilektionsstellen von arteriellen Aneurysmen werden im ▶ Exkurs Arterielle Aneurysmen und ◻ Abb 9.1 dargestellt.

Pathophysiologie der Aneurysmaruptur Wenn ein Aneurysma rupturiert und das Blut mit arteriellem Blutdruck in den Subarachnoidalraum austritt, kommt es zu einer akuten Erhöhung des **intrakraniellen Druckes**. Dieser kann bei schweren Blutungen bis zur Höhe des diastolischen Blutdruckes steigen und eine plötzliche Reduktion des zerebralen Perfusionsdruckes, die oft zur initialen Bewusstlosigkeit und anderen Symptomen des erhöhten Hirndrucks führt, hervorrufen. Diese Reduktion der Perfusion hilft vermutlich, die Blutung durch Gerinnungsvorgänge an dem rupturierten Aneurysma zu beenden.

Nach der initialen Hirndruckerhöhung mit Verminderung der Hirndurchblutung steigt der Blutfluss wieder an (reaktive Hyperämie), und der Patient kann aus der Bewusstlosigkeit erwachen. Je nach Menge und Lokalisation des Blutes kann die schwere Bewusstseinsstörung auch bestehen bleiben. Manche Patienten mit ganz schwerer SAB sterben in den ers-

Exkurs

Arterielle Aneurysmen

In der Reihenfolge der Häufigkeit kommen folgende Lokalisationen vor (◘ Abb. 9.1):

- A. communicans anterior und A. cerebri anterior,
- A. cerebri media,
- A. carotis interna (meist supraklinoidal, d. h. intradural, seltener im Sinus cavernosus und extradural) und intrakranielle Karotisteilung (Karotis-T; ◘ Abb. 9.2),
- A. communicans posterior, A. basilaris und A. vertebralis.

In etwa 85% sitzen die Aneurysmen am vorderen, in 15% am hinteren Teil des Circulus arteriosus.

Aus hämodynamischen Gründen bilden sich die Aneurysmen bevorzugt an den **Gabelungsstellen** der Arterien aus. In etwa 15% sind sie multipel (◘ Abb. 9.1). In der Mehrzahl der Fälle beruhen die Aneurysmen auf embryonalen Fehlbildungen der Tunica media. Der Druck des arteriellen Blutstroms führt zum Untergang der elastischen Fasern und schließlich zu einer umschriebenen Ausweitung der Arterienwand. Dieser pathogenetische Mechanismus erklärt die Vorzugslokalisation an Gefäßabschnitten, die strömungsmechanisch stärker beansprucht werden. Zum Zeitpunkt der Blutung sind etwa 70% der Aneurysmen kleiner als 10 mm im Durchmesser, 25% zwischen 10 und 25 mm messend und nur 2–4% größer als 25 mm. Bei polyzystischer Nierenerkrankung steigt ist die Prävalenz von Aneurysmen 10%.

Der Entwicklung und Ruptur von Aneurysmen liegen selten genetisch bedingte Gefäßwanderkrankungen zugrunde (z. B. Typ-III-Kollagenstörung, Ehlers-Danlos-Syndrom). 15% der Aneurysmen treten familiär auf. Aneurysmen können durch erworbene Gefäßveränderungen entstehen, wie z. B. bei Arteriosklerose, entzündliche Arterienkrankheiten oder bakterielle Embolien in die Vasa vasorum, vor allem bei Endokarditis (sog. mykotische Aneurysmen, selten auch bei Aspergillose). Andere Gefäßmissbildungen (5%), Traumen oder Dissektionen sind weitere Ursachen für eine Subarachnoidalblutung.

Pseudoaneurysmen. Fusiforme Aneurysmen sind langstreckige Erweiterungen der intrakraniellen Gefäße, meist infolge einer schweren Arteriosklerose vom dilatativen Typ. Bei jüngeren Patienten kann auch einmal eine Bindegewebserkrankung (fibromuskuläre Dysplasie, Ehlers-Danlos-Syndrom) zugrunde liegen. Fusiforme Aneurysmen können sehr groß werden wie zum Beispiel die **Megadolichobasilaris** (von »dolichos«, gr. der Weinsack, ◘ Abb. 9.3) und hierdurch erhebliche raumfordernde Wirkung auf Hirnstamm und Hirnnerven ausüben. Die A. basilaris kann so elongiert sein, dass die Basilarisspitze über die Thalamusebene hinausreicht und manchmal zu einer Behinderung der Liquorzirkulation mit Verschlusshydrozephalus führt. Solche Erweiterungen gibt es auch an den Karotiden, manchmal bis in die proximale Media hinein.

Diese Pseudoaneurysmen bluten äußerst selten, der Druck und der Blutfluss in diesen Gefäßabschnitten sind eher reduziert. Nicht selten entstehen hier Thromben, die über Embolisation zu ischämischen Infarkten führen können. In diesen Fällen wird man Thrombozytenaggregationshemmer oder eine Antikoagulation einsetzen. Wenn diese Gefäße allerdings bei einer hypertensiven Entgleisung einmal rupturieren, wird dies häufig nicht überlebt.

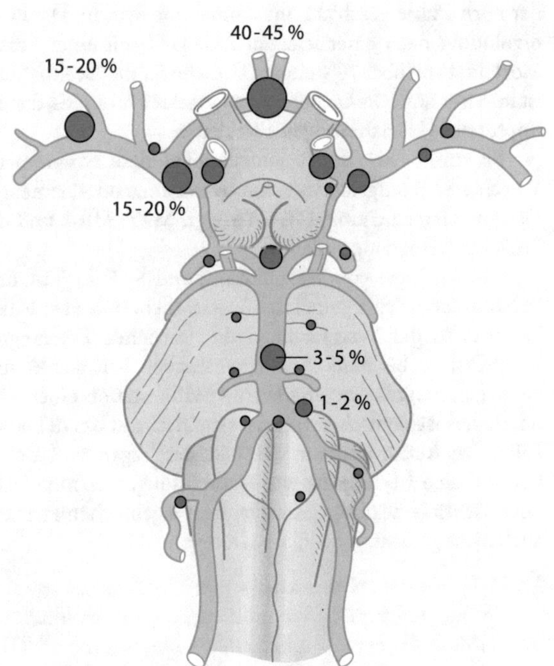

◘ Abb. 9.1 Prädilektionsstellen für sakkuläre Aneurysmen am Circulus arteriosus Willisii und an den Aufzweigungsstellen der großen pialen Arterien

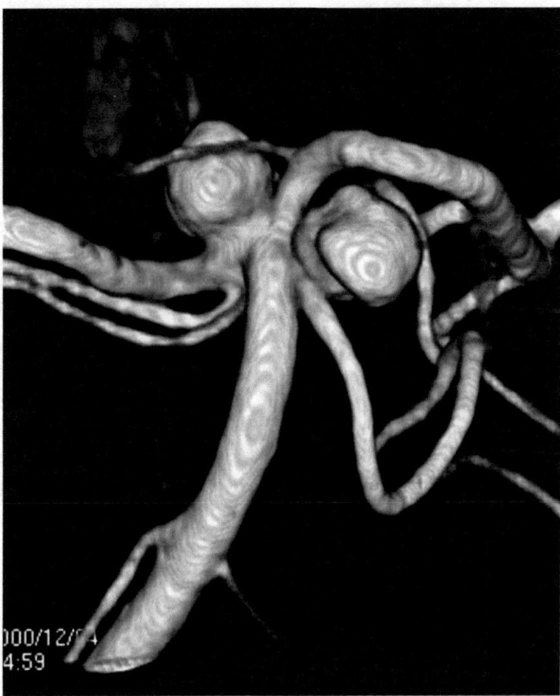

◘ Abb. 9.2 Zwillingsaneurysmen am Karotis-T. 3-D-Rekonstruktion einer CT-Angiographie

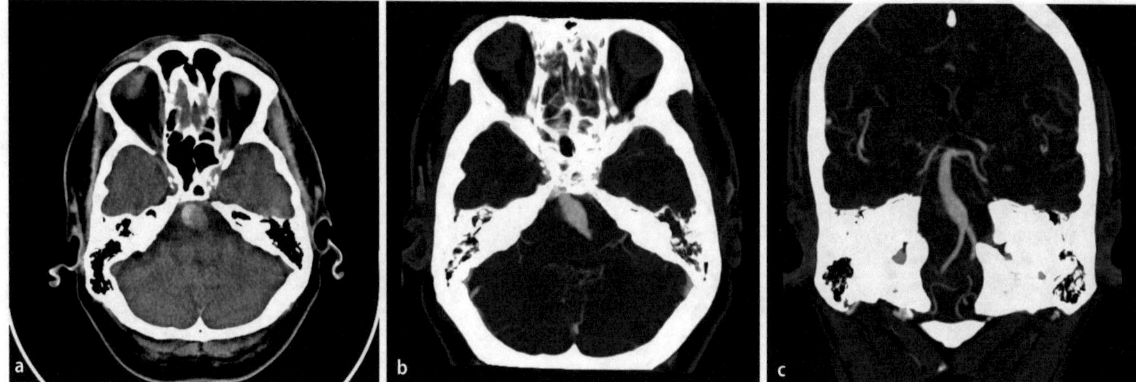

Abb. 9.3a–c CT- und CT-Angiographie bei fusiformen Basilarisaneurysma. **a** In der Nativ-CT zeigt sich eine Aufweitung der A. basilaris mit einem stark hyperdensen Anteil rechts, dies entspricht frischem Thrombus. **b** In der axialen CT-Angiographie zeigt sich der durchflossene Anteil der aneurysmatischen Gefäßaufweitung. **c** In der koronaren Rekonstruktion lässt sich das gesamte Ausmaß der fusiformen Gefäßerweiterung der A. basilaris erkennen

ten Minuten nach dem Ereignis oder erreichen das Krankenhaus in einem instabilen, komatösen Zustand. Ausgedehnte Blutansammlungen in den basalen Zisternen können früh über eine **Liquorzirkulationsstörung** (Passage- oder Resorptionsstörung des Liquors) einen Hydrozephalus verursachen.

Das im Subarachnoidalraum befindliche Blut und seine Abbauprodukte sind ein starker Reiz für eine Engstellung der Piaarterien (Vasospasmus), die initial durch Kontraktion der Muskularis entsteht. Später kommt es zu morphologischen Veränderungen in der Gefäßwand mit chronischer Engstellung. Viele Patienten haben nach der Subarachnoidalblutung einen erhöhten Blutdruck, der einerseits hilft, den Perfusionsdruck zu stabilisieren, andererseits aber auch die Gefahr einer erneuten Aneurysmaruptur mit sich bringt.

Risikofaktoren Etwa 15–20% der Patienten haben multiple Aneurysmen. 5–20% der SAB-Patienten haben eine positive Familienanamnese, wobei der Erbgang noch nicht endgültig aufgeklärt ist. SABs sind im höheren Lebensalter zwar häufiger, aber nicht in dem Maße, wie dies für Hirnblutungen oder zerebrale ischämische Infarkte gilt. Während der Schwangerschaft steigt das Risiko der SAB. Hoher Blutdruck ist ein wesentlicher Risikofaktor für Aneurysmabildung und Aneurysmaruptur. Auch Rauchen ist ein starker, unabhängiger Risikofaktor. Manche Autoren sprechen sogar von erworbenen Aneurysmen, führen als mögliche Risikofaktoren Zigarettenrauchen, schweren Alkoholabusus und auch den Gebrauch von Stimulanzien.

9.2 Die sog. Warnblutung

Symptome Die Patienten berichten über plötzliche, starke Nackenkopfschmerzen (»wie noch nie«), die dann rasch in einen dumpfen, störenden, aber meist nicht mehr alarmierenden Dauerkopf- und Nackenschmerz übergeht. Die Patienten haben oft nur eine geringe Nackensteifigkeit. Die Warnblutung wird leider in vielen Fällen nicht richtig gewertet. Tatsächlich handelt sich in den meisten Fällen um eine echte, wenn auch sehr leichte SAB. Wird diese nicht als solche erkannt, droht innerhalb der nächsten Tage bis etwa 2 Wochen kann es dann zu einer schweren (Rezidiv-)SAB kommen. Etwa bei einem Viertel der SAB-Patienten können Zeichen einer ersten leichten SAB erfragt werden: Oft sind die Patienten nicht zum Arzt gegangen, noch häufiger aber hat der Arzt diese Kopfschmerzen auf die Wirbelsäule, eine Migräne oder auf psychische Belastungen bezogen und den Patienten wieder nach Hause geschickt, manchmal mit Aspirin. Die Rezidivblutung nach einer leichten SAB geht mit einer hohen Mortalität von über 70% einher. Ursache für die Zweitblutung ist in erster Linie die körpereigene Lyse des Thrombus, der die Rupturstelle bis dahin abgedichtet hatte.

Bis zum Beweis des Gegenteils sollte diese Symptomatik als echte SAB aufgefasst werden, was zwingend eine neurologische Untersuchung, CT, CTA, ggf. MRT; MRA und die Liquoruntersuchung verlangt.

Die Analogie von Warnblutung und SAB zu TIA und ischämischem Schlaganfall ist offensichtlich. In beiden Fällen hat man in der Vergangenheit das warnende Erstereignis bagatellisiert, bis man endlich verstanden hat, das es sich beim Erstereignis um eine leichte Manifestation einer SAB oder eines ischämischen Infarktes handelt und das in beiden Fällen das Rezidivrisiko in den nächsten Tagen bis Wochen am höchsten ist. Begriffe wie Warnblutung, »warning leak« oder »sentinel headache« werden dem eigentlichen Problem auch nicht gerecht.

> **Etwa 25% der Patienten mit schwerer SAB hatten vorher leichte SABs (sog. Warnblutungen die nicht erkannt wurden). Man muss deshalb bei perakuten Kopfschmerzen (»wie noch nie«) an diese Ursache denken, ein CT anfertigen lassen und den Liquor lieber einmal zu häufig als zu selten untersuchen.**

9.3 Subarachnoidalblutung

Eine SAB tritt fast immer plötzlich und aus voller Gesundheit auf. Sie ereignet sich bisweilen nach körperlicher Anstrengung mit Erhöhung des Blutdrucks, meist aber aus völliger Ruhe heraus. Hypertoniker haben häufiger Subarachnoidalblutungen.

9.3.1 Symptome

Die Leitsymptome SAB sind akut einsetzende Kopf- und Nackenschmerzen (»Vernichtungskopfschmerz«), Meningismus, Übelkeit, Lichtscheu und Zeichen der intrakraniellen Drucksteigerung wie Erbrechen, Atemstörung und Bewusstseinsstörung bis zum akuten Koma.

Die Symptome sind so charakteristisch, dass man sich immer wieder wundert, wie oft die Diagnose verfehlt wird und die Patienten wegen eines »grippalen Infekts«, einer »Nerveneinklemmung bei Bandscheibenschaden« oder einer »Migräne« falsch oder mit gefährlichen, aktionistischen Maßnahmen (»Einrenkung«) behandelt werden.

Der Schweregrad der SAB wird nach einer Skala der Weltgesellschaft für Neurochirurgie in 5 Stufen eingeteilt (◘ Tab. 9.1).

Kopfschmerz, vegetative Symptome und Meningismus Das erste Symptom ist der plötzliche, noch nie erlebte Kopfschmerz, der sich rasch vom Nacken oder von der Stirn über den ganzen Kopf und innerhalb weniger Stunden auch zum Rücken ausbreitet. Häufig kommt es initial zu **vegetativen Symptomen:** Erbrechen, Schweißausbruch, Anstieg oder Abfall des Blutdrucks, Temperaturschwankungen und Veränderungen in der Frequenz von Pulsschlag und Atmung. Meist bildet sich rasch ein Meningismus aus. Der Meningismus kann jedoch im tiefen Koma nicht mehr nachweisbar sein.

Bewusstseinslage Manche Patienten stürzen bei der akuten Subarachnoidalblutung sofort bewusstlos zu Boden. Eine unklare Zahl von dieser Patienten, man schätzt etwa 30%, sterben innerhalb von Minuten. In der Mehrzahl der Fälle ist das Bewusstsein initial nur leicht getrübt. In den ersten Stunden und Tagen nach der Blutung kann sich die Bewusstseinsstörung aber oft durch zunehmenden Hirndruck verstärken. Gelegentlich kommt es zu einer exogenen Psychose.

Neurologische Herdsymptome Bei lokaler Kompression auf den N. oculomotorius kann die Pupille auf der Seite der Blutung erweitert sein und schlecht auf Licht reagieren (innere Okulomotoriuslähmung). Gelegentlich finden sich Lähmungen anderer Hirnnerven. Bei schweren Subarachnoidalblutungen treten zentrale neurologische Herddefizite wie Aphasie, Hemi- oder auch Tetraparesen hinzu. Selten treten generalisierte oder fokale epileptische Anfälle auf.

Andere Symptome Am Augenhintergrund zeigen sich manchmal nach einigen Tagen papillennahe Blutungen (Terson-Syndrom). Die Papille ist gelegentlich gestaut.

9.3.2 Differenzialdiagnose

Spinale (zervikale) SAB Diese ist oft von der kranialen SAB nicht unterscheidbar. Die Schmerzen sind noch mehr im Nacken lokalisiert. Intrakranielles subarachnoidales Blut mit dem Schwerpunkt hintere Schädelgrube kann nachgewiesen werden. Bei typischen SAB-Symptomen, schwerem Meningismus und normalem CT: Liquoruntersuchung. Bei blutigem Liquor: spinales MRT (auch ein epidurales spinales Hämatom muss ausgeschlossen werden) und spinale DSA.

Meningitis Kopfschmerzen und Nackensteifigkeit sind für Meningitis und SAB typisch. Fieber, entzündlicher Liquor, Veränderungen an den Nasennebenhöhlen und weniger akuter Beginn sprechen für Meningitis. Das CT ist bei Meningitis meist normal.

Dissektion Sie kann zu akutem Nackenschmerz und zu Nackensteifigkeit führen. Intrakranielle Vertebralisdissektio-

◘ **Tab. 9.1** Einteilung des Schweregrads der SAB nach der Weltgesellschaft für Neurochirurgie (WFNS) und Hunt und Hess

WFNS			Hunt und Hess	
Grad	GCS	Hemiparese, Aphasie	Grad	Kriterien
I	15	Nein	I	Asymptomatisch, leichte Kopfschmerzen, leichter Meningismus
II	14–13	Nein	II	Starke Kopfschmerzen, Meningismus, keine Fokalneurologie außer Hirnnervenstörungen
III	14–13	Ja	III	Somnolenz, Verwirrtheit, leichte Fokalneurologie
IV	12–7	Ja/nein	IV	Sopor, mäßige bis schwere Hemiparese, vegetative Störungen
V	6–3	Ja/nein	V	Koma, Einklemmungszeichen

Die Graduierung des Schweregrades ist von prognostischer Bedeutung (je besser der initiale Schweregrad, desto höher die Überlebens- und Heilungschancen).

nen können auch eine SAB zur Folge haben. Die Differenzialdiagnose ist oft schwierig. Anamnese, Liquor, Angiographie und CT helfen.

Mykotische Wandveränderungen Mykotische oder infektiöse Pseudoaneurysmen entstehen durch infektiöse Ablagerungen in der Gefäßwand, meist in den Ästen der A. cerebri media, manchmal auch am proximalen Circulus Willisii. Neben einer SAB können auch intrazerebrale Blutungen entstehen. Die Reblutungsrate unter konservativer Therapie ist gering. Die mykotischen Aneurysmen werden antibiotisch behandelt, von einer interventionellen Therapie wird zurzeit eher abgeraten.

Erkrankung der Halswirbelsäule Dies ist die häufigste Fehldiagnose, weil heute von vielen Ärzten fast alle Symptome der hinteren Schädelgrube auf die Halswirbelsäule bezogen werden (so sollen z. B. Schwindel, Hörstörungen, Migräne, Nystagmus oder Fazialislähmungen von der HWS ausgelöst werden, was tatsächlich in keinem Fall möglich ist). Bevor man überhaupt nur einen Gedanken an eine »zervikogene« Symptomatik verschwendet, muss man sicher sein, dass man keine SAB übersieht.

Gravierende Krankheiten des zervikalen Spinalkanals und der zervikalen Wirbelsäule, die differenzialdiagnostische Probleme machen können, wie z. B. der epidurale spinale Abszess oder das epidurale Hämatom, sind selten: Sie werden mit MRT, Liquor und gegebenenfalls Blutkulturen diagnostiziert.

Die **chronische rheumatische Polyarthritis** betrifft die obere Halswirbelsäule, speziell Atlas und Axis. Diagnose aus Anamnese, neurologischem Befund (spinale Symptome), rheumatologischem Befund und zervikalem CT in Knochentechnik.

Migräne Auch dies ist eine Differenzialdiagnose, die nicht ernsthaft in Betracht gezogen werden sollte, aber immer wieder zu folgenschweren Fehldiagnosen geführt hat. Die klassische Migräne und die Migräne mit Aura können eigentlich nicht verwechselt werden. Die seltene Basilarismigräne (▶ Kap. 16) ist ebenfalls von der Symptomatik so charakteristisch, dass eine Verwechslung nicht möglich sein sollte. Eine Zervikalmigräne, wie von Manchen postuliert, gibt es nicht.

Zerebrales Vasokonstriktionssyndrom Hierbei handelt es sich um ein schlecht definiertes, wahrscheinlich sehr heterogenes Syndrom, das durch die Trias plötzlicher, schlagartiger (»Thunderclap-«) Kopfschmerz, umschriebene intrazerebrale und subarachnoidale Einblutungen mit neurologischem Herd und Allgemeinsymptome und ausgeprägte angiographische Veränderungen mit Gefäßeng- und -weitstellungen, vor allem in den Anterior- und Posterioriästen gekennzeichnet ist. Die Ätiologie ist unspezifisch. Oft werden Medikamente als ursächlich angenommen. Ob die Spasmen durch die Blutungen oder umgekehrt entstehen ist unklar. Diese Diagnose ist im Augenblick sehr beliebt und wird gerne aufgrund geringer MRA-Veränderungen gestellt, obwohl eine ätiologische Eindeutigkeit nicht gegeben ist.

9.3.3 Verlauf und Komplikationen

Ein Patient mit SAB ist im Verlauf vor allem durch drei Komplikationen gefährdet:
- Rezidivblutung,
- verzögert auftretende zerebrale Ischämien mit/ohne Vasospasmen und
- Hydrocephalus communicans.

Diese drei Komplikationen haben einen charakteristischen zeitlichen Ablauf (◘ Abb. 9.4). Andere Komplikationen sind epileptische Anfälle, Elektrolytstörungen und kardiale Dysregulationen (◘ Tab. 9.2).

Rezidivblutung

Hauptrisiko nach eingetretener aneurysmatischer Subarachnoidalblutung ist bei nicht versorgter Rupturstelle die mit hoher Wahrscheinlichkeit eintretende Rezidivblutung, die mit der beschriebenen hohen Letalität einhergeht. Dabei liegt in den ersten 7 Tagen nach der Erstblutung das tägliche Nachblutungsrisiko bei etwa 2%, kumulativ beträgt es 25% innerhalb der ersten 3–4 Wochen und annähernd 50% für die ersten 6 Monate nach dem initialen Ereignis. Danach beträgt das Blutungsrisiko erneut ungefähr 2% pro Jahr; dies liegt nur geringfügig oberhalb der jährlichen Rupturrate für nicht gebluteten Aneurysmen Nach früheren Blutungen ist ein basales Aneurysma oft durch leptomeningeale Verwachsungen gegen den Subarachnoidalraum abgedeckt, so dass die Rezidivblutung in die Hirnsubstanz einbrechen kann. Die Symptomatik entspricht dann einer hypertensiven intrazerebralen Massenblutung (▶ Kap. 6.1).

Oft bricht die Blutung auch ins Ventrikelsystem ein und führt einer Liquorzirkulationsstörung bis hin zur Ventrikeltamponade. Diese führt unbehandelt zum Tod. Die unverzügliche Ventrikeldrainage ist die Therapie der Wahl (▶ Kap. 6.4).

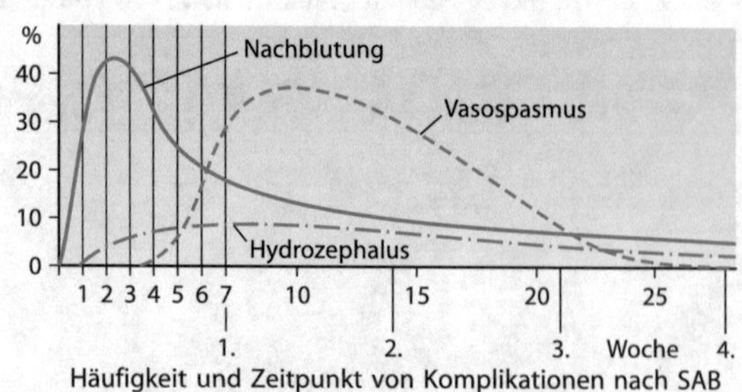

◘ **Abb. 9.4 Schematische Darstellung der Häufigkeit und des Zeitpunkts von Komplikationen nach Subarachnoidalblutungen.** Man erkennt, dass die Nachblutungsphase in den ersten 3–4 Tagen ihr Maximum hat. Der Vasospasmus beginnt um den 5.–6. Tag und erreicht sein Maximum nach 10 Tagen. Ein Hydrozephalus kann zu jedem Zeitpunkt nach Subarachnoidalblutung, bis hin zu 4 Wochen, auftreten.

9

Tab. 9.2 Komplikationen nach SAB

Komplikation	Zeitpunkt	Besonders gefährdet	Häufigkeit	Therapie
Nachblutung	1. Woche	Alle Patienten	Ca. 25%	Frühzeitige Ausschaltung des Aneurysmas
Gefäßspasmen	4–14 (21) Tage	Grad III–V	Ca. 30%	Nimotop Hypertensive Therapie, Angioplastie
Hydrozephalus	1–21 Tage	Alle Patienten	Ca. 15–20%	Akut: Ventrikeldrainage Chronisch: VP-Shunt
Hyponatriämie (SIADH)	4–14 Tage	Grad III–V	Unklar	i.v. Flüssigkeit (0,9%ige NaCl-Lösung)
Herzrhythmusstörungen	1–14 Tage	Alle Patienten	Ca. 30%	Kardiologisch, falls notwendig
Neurogenes Lungenödem	Unklar, meist früh	Grad III–V	Selten	PEEP-Beatmung, Diuretika, Betablocker
Epileptische Anfälle	Bis zu 3 Wochen	Alle Patienten	10%	Initial Phemytoin, Valproat i.v. Selten Dauertherapie

Zerebraler Vasospasmus und verzögerte zerebrale Ischämien

Gefäßspasmen (▶ Exkurs) kommen durch Einwirkung verschiedener Blutabbauprodukte auf die Hirngefäße zustande. Gefäßspasmen setzen nach dem 4. Tag mit einem Maximum zwischen Tag 7 und 10 ein und können etwa 2–3 Wochen andauern. Sie können asymptomatisch bleiben, aber oft führen sie durch lokale oder globale Minderung der Hirndurchblutung zum Auftreten oder einer Zunahme der Paresen oder der Bewusstseinsstörung. Spasmen erhöhen das Risiko einer Operation so sehr, dass die frühe Ausschaltung der Gefäßmissbildung vor der Spasmenphase generell empfohlen wird. Man spricht heute vom »delayed ischemic deficit«, bei dem Ischämien nicht immer mit Spasmen verbunden sind. Andererseits bleiben auch bei nachweisbaren Spasmen manchmal ischämische Läsionen aus.

In der DSA lassen sich die Spasmen beweisen und ggf. endovaskulär behandeln (Abb. 9.5). Die transkranielle Dopplersonographie kann über eine Erhöhung der Flussgeschwindigkeit in den verengten Gefäßen Spasmen nachweisen, liefert aber keine Information über die Perfusion in den abhängigen Hirnarealen. Die Methode dient zur Verlaufskontrolle und Schweregradbestimmung des Vasospasmus (Abb. 9.6). Eine geeignete Methode zur Diagnose von Perfusionsdefiziten ist die CT-Perfusion, falls Gefäßterritorien nicht symmetrisch betroffen sind.

Hydrozephalus

Durch Blockierung der Arachnoidalzotten und der basalen Zisternen kann sich innerhalb weniger Tage eine Liquorzirkulationsstörung einstellen, bei der sich Wachheit und Antrieb verschlechtern. Er kann akut (früh, innerhalb von Stunden) oder spät, nach 1–2 Wochen entstehen. Ein Hydrozephalus kann durch eine Blockade der Liquorzirkulation durch Blutclots (Okklusivhydrozephalus) und durch Behinderung der Liquorabsorption (H. communicans) hervorgerufen werden.

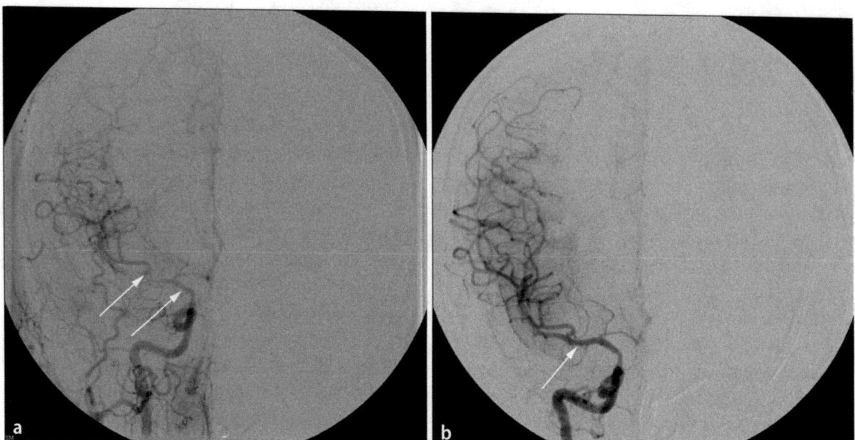

Abb. 9.5a,b Zerebrale Vasospasmen. a Schwere Vasospasmen der terminalen A. carotis interna sowie der A. cerebri media rechts nach aneurysmatischer SAB. **b** Die vasospastischen Gefäßsegmente wurden mit einem Ballonkatheter aufdilatiert, hierdurch deutliche Gefäßaufweitung und bessere Perfusion der rechten Hirnhemisphäre

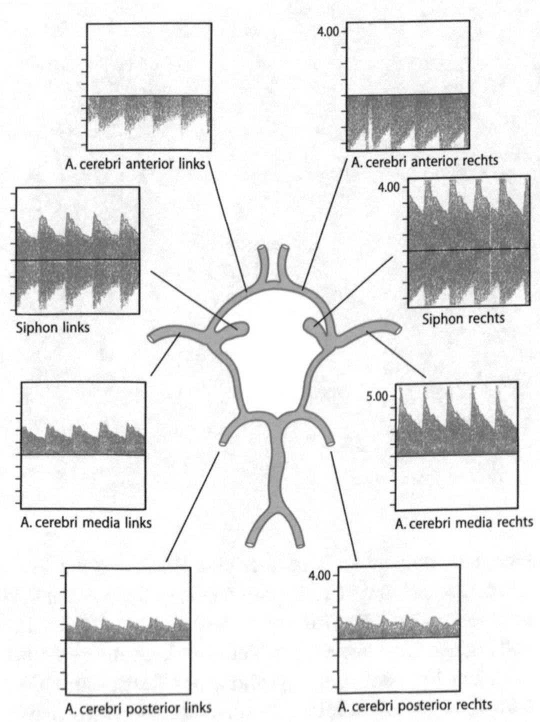

Abb. 9.6 Transkranielle Dopplersonographie mit Spasmen im Karotissiphon, der Arteria cerebri media und der Arteria cerebri anterior, alle rechts. Bei diesem Patienten lag ein inzwischen geclipptes Mediaaneurysma auf der rechten Seite vor. (Mit freundlicher Genehmigung von R. Winter, Heidelberg)

Die Diagnose ist mit Hilfe der CT gut möglich: Man erkennt eine Größenzunahme der inneren Liquorräume, besonders die Erweiterung der Temporalhörner. Infolge der begleitenden Hirnschwellung sind die im mittleren und höheren Lebensalter normalerweise sichtbaren Rindenfurchen verstrichen. Meist ist für einige Tage eine externe Ventrikeldrainage (EVD) notwendig. Nach einer gewisse Zeit (<10 Tage) kann der Liquor auch über eine lumbale Drainage abgeleitet werden. Wenn nach längerer Ableitung die Ventrikelweite beim Abklemmen der EVD wieder zunimmt, wird ein permanenter ventrikulo-atrialer oder -peritonealer Shunt erforderlich.

Seltener ist der Hydrocephalus occlusus durch Blutclots im Ventrikel, die zu einer Aquädukt- oder Foramen-Monroi-Blockade führen, bedingt. Auch hier ist die frühe EVD entscheidend.

Intrakranielle Hämatome

Neben der Ausbreitung der Blutung im Subarachnoidalraum kann es auch zu Parenchymblutungen oder auch subduralen Blutungen kommen. Insbesondere Aneurysmen der MCA erzeugen nicht selten größere, raumfordernde Hämatome, die zu den neurologischen Herdsymptomen oder Bewusstseinsstörung führen und eine sofortige Intervention herausfordern. Solche schweren Subarachnoidalblutungen – meist Grad IV und V – in der Verbindung mit einer raumfordernden intrazerebralen Blutung haben keine schlechtere Prognose als Grad-IV/V-Blutungen ohne begleitendes Hämatom.

Andere Komplikationen

Elektrolytstörungen Bei den Veränderungen des Elektrolythaushaltes spielen insbesondere Hyponatriämien (<130 mval/l) eine entscheidende Rolle, die sich bei fast einem Drittel der Patienten nachweisen lassen. Während in früheren Jahren als mögliche Ursache eine inadäquate ADH-Sekretion (SIADH) vermutet wurde, wird aktuell doch eher eine verstärkte Natriurese diskutiert. Ursächlich könnte eine mechanische Irritation des Hypothalamus verantwortlich sein. Klinische Symptome umfassen Bewusstseinsstörungen, Asterixis, Herdsymptome und epileptische Anfälle, die bei raschem Abfall der Natriumspiegel auf Werte unter 125 mval/l auftreten (▶ konservative Therapie).

Epileptische Anfälle Ein Zehntel der Patienten hat epileptische Anfälle zu Beginn der SAB oder im Verlauf. Symptome und Behandlung unterscheiden sich nicht von anderen, symptomatischen Epilepsien.

Exkurs

Gefäßspasmen

Zur Entstehung der zerebralen Gefäßspasmen sind verschiedene pathophysiologische Konzepte entwickelt worden, die jedoch bislang eine Klärung der molekularen Ursachen der Spasmengenese nicht abschließend ermöglichen. Bisherige Überlegungen fokussieren auf zwei grundlegende Mechanismen: zum einen auf die während der Erythrozytenlyse freiwerdenden vasoaktiven, potenziell spasmogenen Substanzen, die eine intakte Gefäßwand beeinflussen, zum anderen werden entzündliche Veränderungen in den Gefäßwänden verantwortlich gemacht. Für letztere Annahme sprechen nachgewiesene Spiegel aktivierter Komponenten des Komplementsystems im Plasma und im Liquor der betroffenen Patienten. Auch zeigen sich Komplementablagerungen in den histologisch untersuchten Gefäßwänden. Die Freisetzung spasmogener Metaboliten über lysierte Erythrozyten wird seit Beginn aller Spasmendiskussionen als mögliche Erklärung herangezogen, die bekanntesten und umfassend untersuchten Substanzen kommen sind Stickstoffmonoxid und Endotheline, Polypeptide mit vasokonstriktorischen Effekten. Auch Plasminen und Prostaglandinen werden gefäßverengende Wirkungen zugesprochen, während andere Untersuchungen auf eine Blockierung vasodilatativer Peptide wie der Substanz P oder dem »calcitonin-gene-related peptide« (CGRP) durch entsprechende Antagonisten hinweisen. In jüngerer Zeit wird die Spasmenhypothese durch das Konzept des »delayed ischemic deficit« ergänzt, da sich bei etwa 50% der Ischämien keine Spasmen nachweisen lassen und es bei etwa 50% der Spasmen nicht zu Ischämien kommt.

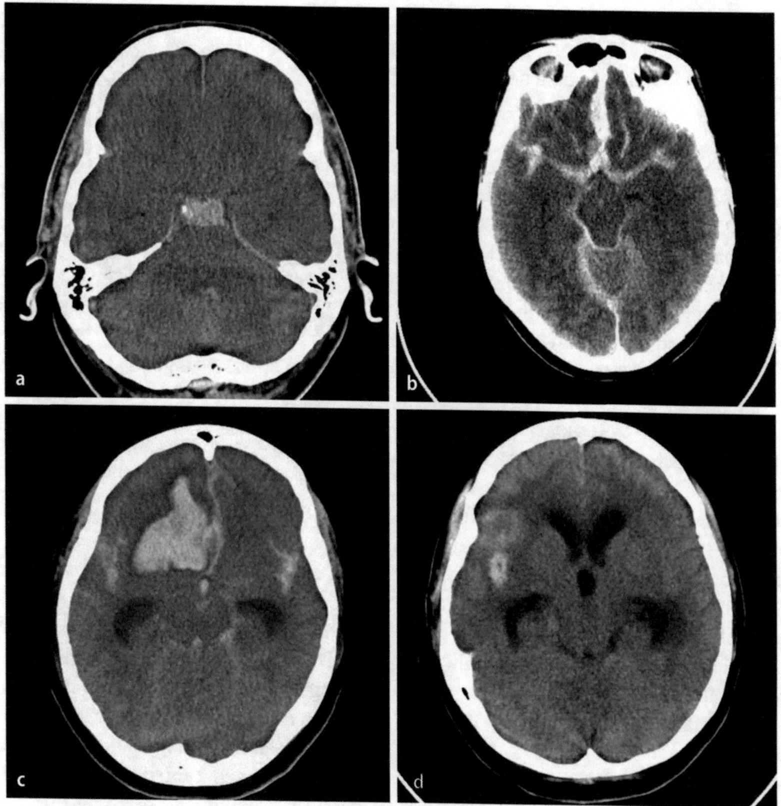

Abb. 9.7a–d CT-Befunde bei Subarachnoidalblutungen verschiedener Lokalisation. **a** Präpontine SAB. **b** Ausgedehnte SAB in den gesamten basalen Zisternen mit Betonung im frontalen Interhemisphärenspalt (A.-communicans-Aneurysma?). **c** SAB mit deutlichem raumfordernden intraparenchymalem Blutanteil. **d** Umschriebene SAB in der rechten Inselzisterne

Kardiale Symptome Sehr typisch sind kardiale Symptome und Komplikationen nach SAB. Spezifische Enzymerhöhung (CK-MB), Troponinerhöhung, EKG-Veränderungen (bei 50–80% der Patienten), zum Teil lebensbedrohliche supra- und ventrikuläre Rhythmusstörungen sind meist, aber nicht immer, neurogen verursacht. Bei manchen Patienten wurden aber auch autoptisch mikroskopische Myokardblutungen und Ischämien beschrieben. Herzinfarkte in der perioperativen Phase sind nicht ungewöhnlich. Auch Fälle von Tako Tsubo Syndrom/▶ Exkurs Tako Tubo Kardiomyopathie Kap. 5), kardiogenem oder neurogenem Lungenödem können die Intensivmedizinische Behandlung erschweren.

9.3.4 Diagnostik

Computertomographie Die Computertomographie mit CT-Angiographie ist die erste diagnostische Maßnahme bei Verdacht auf SAB, die sich als hyperdense Formation im Subarachnoidalraum, ggf. auch intraparenchymtös zeigt. Wenn das CT erst einige Tage nach der SAB gemacht wird, sinkt die Empfindlichkeit des CT. Nach 7 Tagen ist das CT nur noch bei etwa 50% der Patienten positiv. Ausmaß und Lokalisation des Schwerpunkts der Blutung, möglicher Sitz des Aneurysmas und Ventrikelgröße können sofort beurteilt werden (Abb. 9.7).

- Kleine Mengen von Blut in den perimesenzephalen Zisternen sind oft nicht aneurysmatisch entstanden (Abb. 9.7a).
- Blut mit Schwerpunkt im vorderen Interhemisphärenspalt (Abb. 9.7b) spricht für ein Aneurysma der A. communicans anterior, Blut mit Schwerpunkt in der Sylvischen Fissur für ein Mediaaneurysma (Abb. 9.7d).
- Blutungen aus diesen Aneurysmen können auch einen intrazerebralen Blutanteil haben.
- Massive Blutmengen im Subarachnoidalraum sprechen für die Entwicklung von Vasospasmen und eines frühen Hydrozephalus im weiteren Verlauf.
- Intraventrikuläres Blut kommt häufiger bei Communicans-anterior-Aneurysmen vor, Blut im vierten Ventrikel folgt oft Blutungen aus PICA-Aneurysmen. Bei beiden ist ein Hydrozephalus häufig.
- Das CT kann bei leichter SAB (Warnungsblutung) oder mehrere Tage zurückliegenden Aneurysmablutungen vorkommen.

Heute wird praktisch immer eine **CT-Angiographie** angeschlossen, die schon in vielen Fällen das Aneurysma sichtbar machen kann. Alternativ kann eine MR-Angiographie (MRA) erfolgen, was aus logistischen Gründen in der akuten Blutungssituation meistens nicht machbar ist. Die MRA eignet sich viel besser zur weiterführenden Diagnostik bei Aneurysmen ohne SAB. Die CTA und die MRA können Aneurysmen ab einer Größe von 3 mm im Durchmesser sicher nachweisen (◻ Abb. 9.2).

Magnetresonanztomographie Die akute SAB stellt sich der FLAIR-Sequenz oder T2*-w-Sequenzen sicher dar. Länger zurückliegende SABs lassen sich mit dem MRT besser als im CT nachweisen. Wenn bei multiplen Aneurysmen die Quelle der akuten Blutung nicht klar ist, hilft die MR-Untersuchung durch die Lokalisation von frischen Blutabbauprodukten. Thrombosierte Riesenaneurysmen werden mit der MRT in Morphologie und Topographie gut dargestellt.

Angiographie Auch wenn mit CT-Angiographie und MR-Angiographie Aneurysmen nachgewiesen werden können, ist die **DSA** die Methode der Wahl für

- den Nachweis der Aneurysmalokalisation und Konfiguration (◻ Abb. 9.8),
- für die Suche nach multiplen Aneurysmen (◻ Abb. 9.2),
- die Beurteilung der kollateralen Blutversorgung und
- die Beurteilung des Ausmaßes des Vasospasmus.
  Mit der Angiographie kann auch die Flussdynamik innerhalb großer Aneurysmen gezeigt werden.
- Der Nachweis einer Gefäßmalformation als Ursache der SAB gelingt und
- die endovaskuläre Ausschaltung des Aneurysmas kann vorgenommen werden.

Die Aneurysmen stellen sich als Kontrastmittelaussackungen dar. Manchmal ist das Aneurysma durch Thrombose kurzfristig verschlossen, und erst bei der Kontrollangiographie zeigt sich das wieder offene Lumen. Solche thrombosierten Aneurysmen entgehen nicht der MR-Untersuchung. Mit der Rotationsangiographie können 3D-Bilder der Gefäße und des Aneurysmas erzeugt werden, die hervorragend die anatomischen Verhältnisse wiedergeben, eine Therapieplanung, insbesondere für endovaskuläre Eingriffe, erleichtern und für Folgeuntersuchungen geeignet sind (◻ Abb. 9.8) (▶ Exkurs: Wie ausführlich muss die Angiographie bei Suche nach einem Aneurysma sein?). Bei etwa 15% der Patienten ist das initiale Angiogramm nach akuter SAB negativ und muss wiederholt werden.

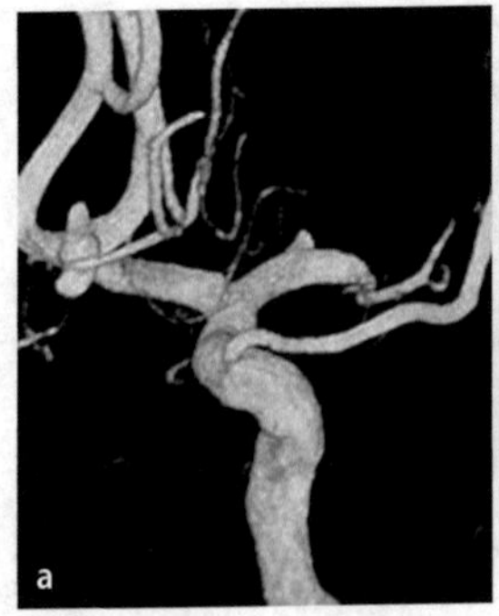

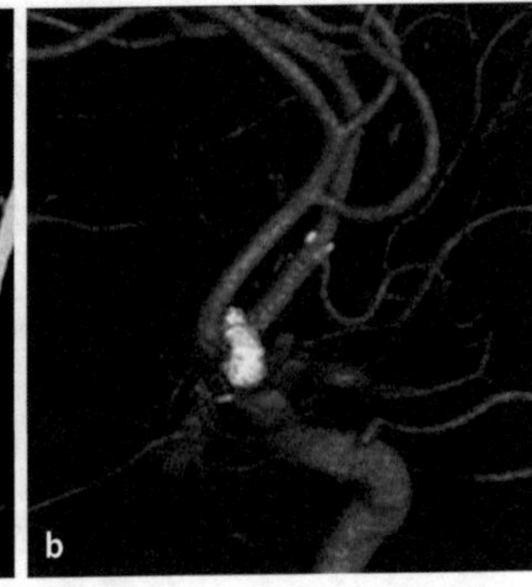

◻ **Abb. 9.8a,b 3D-Angiographie bei einem Aneurysma der A. communicans anterior. a** Die Untersuchung vor der endovaskulären Behandlung zeigt ein bilobuliertes Aneurysma, das der Arterie aufsitzt. **b** Das Aneurysma konnte vollständig mit Coils ausgeschaltet werden, was sich bei der Nachuntersuchung zeigt. Hier können mit einem speziellen Nachverarbeitungsalgorithmus das Gefäßlumen und die Coils getrennt visualisiert werden

Lumbalpunktion Der Liquor ist bei 95% der Patienten mit SAB frisch blutig. Im Unterschied zur artefiziellen Blutbeimengung durch die Punktion ist die rote Verfärbung gleichmäßig und nimmt mit dem Abtropfen des Liquors nicht ab (sog. 3-Gläser-Probe). Später als 3 h nach der Blutung ist der Überstand nach Zentrifugieren bei SAB durch Erythrozytenzerfall xanthochrom, bei frischer artefizieller Blutbeimengung dagegen klar. Vier Stunden nach einer Subarachnoidalblutung lassen sich zytologisch hämosiderinspeichernde Erythrophagen nachweisen, die im artifiziell blutigen Liquor fehlen.

Die Xanthochromie entsteht innerhalb von wenigen Stunden und ist für bis zu 2 Wochen nach der SAB nachweisbar. Ferritin und Siderophagen im Liquor können eine SAB auch noch nach 3–4 Wochen nachweisen, es gibt jedoch auch hierbei falsch-negative Befunde. Bei massivem Bluteinbruch kann das Liquoreiweiß auf das Zehnfache der Norm ansteigen (Relation Blut- zu Liquoreiweiß normalerweise 200:1).

> **Eine Lumbalpunktion (LP) bei Verdacht auf SAB wird nur dann durchgeführt, wenn im CT kein sicherer Nachweis von subarachnoidalem Blut gelingt.**

Exkurs

Wie ausführlich muss die Angiographie bei Suche nach einem Aneurysma sein?

Eine komplette **Pan-Angiographie** (beide Karotiden und mindestens eine Vertebralarterie, Rückfluss in den intraduralen Teil der kontralateralen Vertebralarterie vorausgesetzt) muss bei allen SAB-Patienten durchgeführt werden, um multiple Aneurysmen nicht zu übersehen. Nichtselektive Angiographien (Aortenbogenangiographie oder Brachialisangiographie) sind nicht ausreichend.
Zeigen die Standardeinstellungen noch kein Aneurysma, sind auch Schrägeinstellungen zur Freiprojektion von Gefäßaufteilungsstellen, auch mit Kompression der gegenseitigen Karotis, erforderlich.

Wenn eine typische **perimesenzephale Blutung** vorliegt und die erste Angiographie technisch in Ordnung war, braucht eine Reangiographie nicht zwingend durchgeführt zu werden, da dann die Wahrscheinlichkeit, doch noch ein Aneurysma zu finden, relativ gering ist (s. u.) und ein mögliches Aneurysma auch nichtinvasiv, z. B. mit MRA diagnostiziert werden kann.
Bei **ubiquitär verteiltem subarachnoidalen Blut** und negativer, erster Angiographie ist eine Wiederholungsangiographie nach 2–3 Wochen notwendig, die dann bei etwa 10% dieser Patienten ein Aneurysma nachweisen kann. Diese Kontrollangiographie sollte nicht in der Spasmenphase durchgeführt werden.

Tab. 9.3 Diagnostik nach SAB

Methode	Zeitpunkt	Aussagekraft
Computertomographie	Sofort, Im Verlauf	SAB-Nachweis, Differenzialdiagnosen, Frühhydrozephalus Nachblutung, Hydrozephalus
Lumbalpunktion	Wenn CT negativ	Blutungsnachweis, auch bei länger zurückliegenden Blutungen
Angiographie	Vor Operation oder Coiling	Aneurysmanachweis
Magnetresonanztomographie	Im Verlauf, subakut	Aneurysmanachweis, andere Blutungsquellen, ischämische Läsionen, Spasmen
Transkranielle Dopplersonographie	Im Verlauf	Spasmennachweis/Monitoring

Transkranielle Dopplersonographie Die TCD wird zur Feststellung und zum Monitoring intrazerebraler Gefäßspasmen eingesetzt. Wenn ein transkranielles Schallfenster vorliegt, ist diese Methode verlässlich und praktikabel einsetzbar. Dauer und Dosierung der Vasospasmustherapie können darüber gesteuert werden. Die TCD erlaubt allerdings nur indirekte Hinweise auf die Hirndurchblutung, so dass eine quantitative Aussage nicht möglich ist.

Die Abfolge der diagnostischen Schritte und der Einsatz der verschiedenen Methoden sind in Tab. 9.3 zusammengestellt.

9.3.5 Therapie

Aneurysmaausschaltung

Nach angiographischer Darstellung eines oder mehrerer Aneurysmen als Blutungsquelle für die SAB sollten diese so rasch wie möglich ausgeschalten werden. Dazu stehen mit der endovaskulären Behandlung des Aneurysmas mit Platinspiralen (**Coiling**) durch einen Neuroradiologen und dem neurochirurgischen **Aneurysma-Clipping** zwei effektive Methoden zur Auswahl (▶ Exkurs: Chirurgische Therapie oder neuroradiologische Intervention?).

Chirurgische Therapie Prinzipiell sind rupturierte Hirnarterienaneurysma neurochirurgisch behandelbar. Allerdings gibt es morphologische und lokalisatorische Gründe, durch die die Behandlung mit besonders hohem Risiko behaftet sein könnte. Über Jahrzehnte war die operative Versorgung von Aneurysmen die einzige Behandlungsoption zum Verschluss eines rupturierten Aneurysmas. In den Anfängen der operativen Versorung der SAB wurden aneurysmatragende Gefäße mit fraglicher Erfolgsquote und hoher Infarktrate ligiert (**Trapping**). Ein Trapping wird heute nur in den seltensten Situationen durchgeführt, evtl. z. B. bei einem Aneurysma der A. communicans anterior. Eine ebenfalls nur selten angewendete Technik ist das **Wrapping**, z. B. bei kleinen breitbasigen Aneurysmen. Ziel des Wrapping (mit Muskelgewebe) ist es, die Aneurysmawand zu verstärken. Das Risiko einer Blutung wird hierdurch reduziert, jedoch nicht verhindert.

In der Regel werden heute Aneurysmen durch Clips ausgeschaltet, ohne die Durchblutung des Trägergefäßes zu vermindern. Dadurch wird das Rezidivblutungsrisiko beseitigt. Dafür stehen MRT-kompatible Titanclips in jeder Form und Größe zur Verfügung, die ein sicheres und an die anatomischen Verhältnisse angepasstes Operieren ermöglichen. Durch den Einsatz des Operationsmikroskops sind die operativen Zugangswege klein und wenig traumatisierend. Zu einer zusätzlichen Qualitätskontrolle der operativen Aneurysmaversorgung tragen in den letzten Jahren die intraoperative Anwendung der Dopplersonographie sowie die hiermit kombinierte intraoperative ICG-(Indocyaningrün)-Angiographie bei. Im Rahmen der ICG-Angiographie wird dem Patienten dieser intravenös verabreicht. Somit kann intraoperativ und nicht-invasiv im Operationsgebiet die Durchgängigkeit von arteriellen und venösen Gefäßen nach abgeschlossenem Clipping kontrolliert und ggf. korrigiert werden.

Neuroradiologische Behandlungsmöglichkeiten Inzwischen können die meisten Aneurysmen, einschließlich solcher, die chirurgisch nur mit hohem Risiko angehbar sind, mit interventionell neuroradiologischen Maßnahmen behandelt werden. Elektrolytisch loslösbare Platinspiralen (Coils), die über dünne Katheter in das Aneurysma eingebracht werden, füllen dieses aus und triggern eine Thrombosierung im Aneurysma. Diese Prozedur wird als **Coiling** bezeichnet (Abb. 9.9). Das endovaskuläre Coiling kann, wie auch die Operation auch bei SAB-Patienten in den WFNS-Graden IV und V, bei Patienten mit Vasospasmus und bei Aneurysmen der hinteren Zirkulation durchgeführt werden.

Inzwischen gibt es gut belegte Daten, die zeigen, dass die endovaskuläre Behandlung von Aneurysmen, die dieser Therapie zugänglich sind, eine günstigere Prognose für Überleben und Überlebensqualität haben. Nach der ISAT-Studie ist die kurzfristige Prognose (Mortalität und Behinderungsgrad nach 1 Jahr) nach endovaskulärem Coiling besser als nach Aneurysma-Clipping (absolute Risikoreduktion 6,9%, relative Risikoreduktion 22,6%). Dieser Vorteil bleibt auch im Langzeitverlauf (>10 Jahre nach der Blutung) bestehen. Die Studienergebnisse sind jedoch nicht unumstritten da sie nicht alle Patienten mit einem gebluteten Aneurysma repräsentieren.

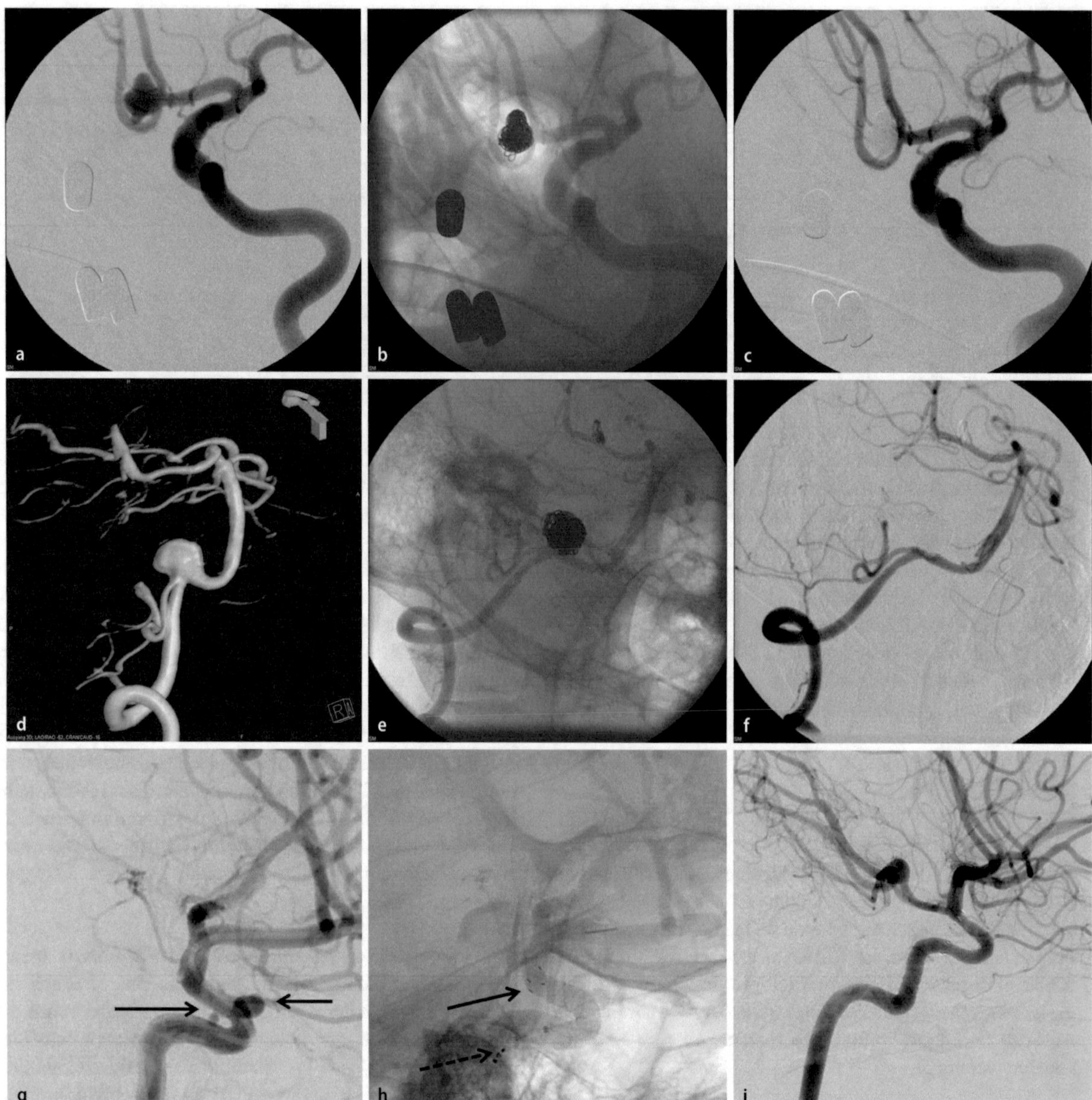

Abb. 9.9a–i Aneurysmen vor und nach endovaskulärer Behandlung mit verschiedenen Techniken. a–c Coiling eines A.com Aneurysmas: ein breitbasieges Aneurysma der A. communicans anterior (Arbeitsprojektion, **a**) wird vollständig mit Coils (unsubtrahiertes Bild, **b**) ausgefüllt so dass in der Nachuntersuchung ein vollständiger, dauerhafter Verschluss des Aneurysmas dokumentiert werden konnte (**c**). **d–f** Stent-assistiertes Coiling eines Vertebralis-Aneurysmas: Sehr breitbasiges Aneurysma im V4-Segment der A. vertebralis (3D-Angiographie, **d**), welches zunächst mit einem selbst-expansierenden Mikrostent überbrückt wurde um das Lumen zu rekonstruieren und dann vollständig mit Coils ausgefüllt werden konnte (unsubtrahiertes Bild, **e**) mit einem stabilen Verschluss des Aneurysmas in der Folgeuntersuchung (**f**). **g–i** Behandlung zweier Aneurysmen der A. carotis interna mit fluss-divergierendem Stent (Flow-Diverter) ohne Einsatz von Coils: zwei Aneurysmen der terminalen A. carotis interna (Arbeitsprojektion, **g**) werden mit einem speziellen Stent mit einem dicht gewobenen Maschenwerk überbrückt (**h**, unsubtrahiertes Bild, Pfeil: distale Stentmarker, *gestrichelter Pfeil*: Kathetersystem). Alleine durch die Diversion des Flusses kommt es zu einem vollständigen Verschluss des Aneurysmas in der Folgeuntersuchung (**i**)

Exkurs

Chirurgische Therapie oder neuroradiogische Intervention?

Eine individuelle Therapieentscheidung zur Ausschaltung eines Aneurysmas sollte in interdisziplinärer Absprache zwischen Neuroradiologen, Neurochirurgen und Neurologen getroffen werden. Es ist sinnvoll, sich vorab auf eine lokale Verfahrensweise, welche Patienten mit welchen Aneurysmen bevorzugt chirurgisch bzw. endovaskulär behandelt werden. Hierdurch werden Einzelfallentscheidungen geleitet, allerdings können spezielle Faktoren dazu führen, dass man von diesem Verfahren abweicht. Zum Beispiel kann man sich darauf verständigen, dass Aneurysmen der ICA oder Basilaris(spitzen)aneurysmen immer primär endovaskulär, Aneurysmen der Mediatrifurkation und peripherer zerebraler Arterien primär neurochirurgisch angegangen werden und man bei allen anderen in einer gemeinsamen Entscheidung die eine oder andere Methode einsetzt.

Für eine adäquate Patientenversorgung bei akuten SAB ist eine ausreichende Fallzahl von Patienten für beide Disziplinen erforderlich, auch um bei logistischen oder technischen Behandlungsproblemen eine entsprechende Behandlungsalternative anbieten zu können. Ebenso spielt die notwendige Zahl von Eingriffen beider Modalitäten für die jeweilige Facharztausbildung bei vergleichbar effektiven Methoden eine Rolle.

Kombinierte neuroradiologisch/neurochirurgische Operationen werden bei großen oder schwer zugänglichen Aneurysmen der Schädelbasis durchgeführt.

Das Risiko einer erneuten Blutung ist zwischen den beiden Methoden nicht unterschiedlich, allerdings müssen endovaskulär behandelte Patienten häufiger nachbehandelt werden, da die Coilpakete kompaktieren können und somit erneut Teile des Aneurysmas durchblutet werden.

Die rasche Entwicklung neuer endovaskulärer Behandlungsmethoden lassen noch große Fortschritte auch bei bislang schwer behandelbaren Patienten erwarten, genannt seien hier nur weiterentwickelte Coils, das stentgeschützte Coiling von Aneurysmen ohne klar definierten Hals (◘ Abb. 9.9d-f) oder der Einsatz von speziellen Stents (◘ Abb. 9.9g-i), die die Durchblutung des Aneurysmas wegen der engen Maschen reduzieren, aber nicht den Fluss in kleine Gefäße behindern (sog. »Flow Diverter«).

Konservative Therapie

Initialbehandlung vor Aneurysaausschaltung Die allgemeine Behandlung entspricht der beim ischämischen Infarkt. Ausnahmen sind die initiale antihypertensive Therapie und die frühe Behandlung des erhöhten intrakraniellen Drucks. Alle SAB-Patienten, auch im Grad I und II, werden intensivmedizinisch behandelt.

Sedierung und Schmerzbehandlung Die ersten Maßnahmen sind Sedierung und Schmerzbehandlung durch Bettruhe, Analgetika, wie Buprenorphin (z. B. Temgesic) 0,15 mg i.v. 4- bis 6-stündlich, und zusätzlich Tranquilizer, z. B. Diazepam (z. B. Valium) 5 mg, wiederholt nach Wirkung.

Blutdrucksenkung Sehr hohe initiale Blutdruckwerte, wie sie nach SAB oft gefunden werden, erhöhen das Risiko der frühen Nachblutung.

- Deshalb werden erhöhte systolische Blutdruckwerte auf etwa 140–160 mmHg gesenkt. Man setzt Urapidil 25 mg i.v. oder Nifedipin (oral 10 mg oder i.v. über Perfusor) ein.
- Betablocker sind auch günstig, da sie den stressinduzierten hohen Druck gut modifizieren. ACE-Hemmer oder Clonidin können ebenfalls eingesetzt werden.
- Auch der blutdrucksenkende Effekt von Nimodipin kann hilfreich sein.

Behandlung des Vasospasmus Der Vasospasmus ist der wesentliche Grund für die Verschlechterung der Patienten zwischen dem 4. und 10. Tag nach SAB. Dies gilt für neurochirurgisch behandelte, endovaskulär behandelte oder noch nicht behandelte Patienten. Da die meisten Patienten im Grad I–III heute früh operiert werden, sehen wir mehr postoperative Gefäßspasmen.

Der Kalziumantagonist **Nimodipin** (Nimotop) senkt signifikant das Risiko für Symptome durch einen Vasospasmus. Vermutlich spielt auch eine neuroprotektive Wirkung eine Rolle. Wir geben allen Patienten Nimodipin oral in einer Dosierung von 6×60 mg). Bei Resorptionsstörungen kann die Behandlung auch i.v. erfolgen (Perfusor 2 mg Nimodipin/h). Die Metaanalyse der vorliegenden kontrollierten Studien spricht dafür, dass Nimodipin bei allen Schweregraden der SAB wirkt. Dies gilt auch, wenn kein Aneurysma als Blutungsquelle vorliegt. Als Nebenwirkungen können Kopfschmerzen, akuter Ileus, pulmonale Rechts-links-Shunts und Leberenzymerhöhungen auftreten.

Behandlung der induzierten Hypertension Bei klinisch manifesten Gefäßspasmen und hierdurch bedingten ischämischen Symptomen wird, wenn das Aneurysma ausgeschaltet ist, heute eine induzierte Hypertension durchgeführt, die das frühere Konzept der hypertensiv-hypervolämischen Hämodilution (Triple-H-Therapie) abgelöst hat. Es hat sich gezeigt, dass Hypervolämie und Hämodilution keine Vorteile bringen sondern mitunter sogar ungünstig für den SAB-Patienten sind, daher strebt man heute Euvolämie an. Bei Einsatz der induzierten Hyptertension innerhalb von Stunden nach Auftreten eines symptomatischen Vasospasmus kann sie ischämische Symptome zurückbilden.

Die induzierte Hypertension besteht in einer hypertensive Therapie mittels adrenergen Substanzen wie Noradrenalin (0,1 µg/kg KG/min) oder Dobutamin (2,5 µg/kg KG/min) bei Aufrechterhalten einer Euvolämie durch Kristalloide. Diese Behandlung kann nur auf Intensivstationen durchgeführt werden und sollte ein erweitertes hämodynamisches Monitoring beinhalten.

Da zum Teil systemische Blutdrucksteigerungen bis zu 180 mmHg angestrebt werden, kann die Behandlung beträchtliche kardiale und pulmonale Risiken (hydrostatisches Lungenödem, Myokardischämie, Hirnödem) bergen.

Endovaskuläre Therapie von Vasospasmen

Die intraarterielle Infusion von Nimodipin kann die zentralen und peripheren arteriellen Blutgefäße bei Vasospasmen deutlich erweitern und zu einer Verbesserung der Durchblutung führen. Dies hat im Vergleich zur i.v. Applikation weniger systemische Nebenwirkungen und ist effektiver. Jedoch ist diese Behandlung nicht in allen Fällen langfristig wirksam und muss gegebenenfalls wiederholt werden. Die Behandlung mit Papaverin, einem starken Vasodilatator, wird wegen erheblicher Nebenwirkungen (Break-through-Mechanismen und Einblutungen) nur in Einzelfällen durchgeführt.

Bei Vasospasmen der Hauptstämme (terminale A. carotis interna, A. cerebri media, A. basilaris) kann eine **Ballondilatation (Angioplastie)** zur Verbesserung der Perfusion erfolgen. In der Regel kann hierdurch eine dauerhafte Erweiterung des Gefäßsegments erreicht werden (◻ Abb. 9.5). Die Risiken bestehen aus einer Gefäßruptur sowie distalen Thrombembolien.

Therapie des Hydrozephalus

Die Behandlung bei frühem oder subakutem Hydrozephalus besteht in der Ventrikeldrainage, die die Entfernung von Liquor aus dem Ventrikelsystem und die Messung des intrazerebralen Drucks ermöglichen.

Externe Ventrikeldrainagen können unter Antibiotikaprophylaxe für 7–10 Tage liegen. Sollte sich eine chronische Liquorzirkulationsstörung entwickeln, erfolgt eine dauerhafte Versorgung mit einem ventrikulo-peritonealem (selten: ventrikulo-atrialer) Shunt (► Kap. 35.2).

Weitere intensivmedizinische Behandlung nach SAB

Elektrolytstörungen: Viele SAB-Patienten entwickeln Elektrolytstörungen, vor allem eine Hyponatriämie, vermutlich als Folge eines SIADH und eines renalen Salzverlustes. Die Hyponatriämie beginnt meist am Ende der ersten Woche nach der Subarachnoidalblutung und kann 2 Wochen andauern. Die Behandlung besteht in isotonischen Salzlösungen und Volumentherapie.

Epileptische Anfälle: 15% der Patienten mit Subarachnoidalblutung entwickeln epileptische Anfälle, die nach den üblichen Richtlinien behandelt werden. Eine prophylaktische Behandlung mit Antiepileptika ist nicht indiziert.

Hirndruck: Bei klinischen Zeichen des erhöhten Hirndrucks (Erbrechen, Schluckauf, zunehmende Bewusstseinstrübung, Pupillenstörungen) behandelt man nach den in ► Kap. 5 vorgestellten Prinzipien.

Neben der allgemeinen Hirndrucksenkung durch Oberkörperhochlagerung (10–30°), einer leichten Hyperventilation (pCO_2 32–34 mmHg) und einer adäquaten Analgosedierung kann Osmotherapie den Hirndruck kurzfristig erfolgreich senken.

Oft genügt die ausreichende Liquordrainage durch den Ventrikelkatheter zur Senkung des Hirndrucks.

Empfehlungen zur Therapie der aneurysmatischen SAB*

- Die Diagnose einer aneurysmatischen Subarachnoidalblutung erfordert aufgrund des hohen frühen Reblutungsrisikos die möglichst rasche Ausschaltung des gebluteten Aneurysmas.
- Das neurochirurgische Clipping und das neuroradiologische Coiling des Aneurysmas sind Verfahren mit ähnlicher Wirksamkeit. Das am besten geeignete Verfahren muss individuell festgelegt werden.
- Das Coiling von Aneurysmen über einen endovaskulären Zugang zeigt bei selektionierten Patienten bessere Einjahres- und Langzeitdaten (Behinderungsgrad, Tod) als das Aneurysma-Clipping.
- Die Entscheidung zum Coiling oder Clipping setzt bis dahin eine interdisziplinäre Absprache von Neurochirurgen, Neuroradiologen und Neurologen voraus.
- Nimodipin verhindert die Komplikation des symptomatischen Vasospasmus und sollte bei allen Patienten mit aneurysmatischer Subarachnoidalblutung gegeben werden, wenn die Aufrechterhaltung eines normalen Blutdrucks dies erlaubt.
- Ischämische Symptome mit/ohne Vasospasmus können mit der hypertensiven hypervolämischen Hämodilution, der transluminalen Ballonangioplastie oder intraarterieller Papaveringabe behandelt werden.

* gekürzt nach Leitlinien der DGN 2012 (www.dgn.org/leitlinien.html)

9.3.6 Prognose

Die wesentlichen prognostischen Faktoren sind das Alter, der Grad der initialen Bewusstseinsstörung (die Letalität steigt von 20% bei wachen auf 80% bei initial komatösen Patienten), die Menge des subarachnoidalen Blutes und die Lokalisation des Aneurysmas. Aneurysmen im hinteren Hirnversorgungsgebiet und viel subarachnoidales Blut in den Zisternen und Ventrikeln haben eine schlechte Prognose. Insgesamt liegt die Letalität innerhalb des ersten Monats mit über 40% sehr hoch, wobei berücksichtigt werden muss, dass 15–20% der Patienten bereits vor Erreichen des Krankenhauses versterben. Etwa ein Drittel der überlebenden Patienten hat ein bleibendes neurologisches Defizit. Bleibende neuropsychologische Defizite sind noch häufiger.

Bei Patienten, bei denen kein Aneurysma nachgewiesen werden kann, ist die Prognose weitaus besser. Die Prävalenz asymptomatischer Aneurysmen wird auf 2,5% geschätzt. Die Wahrscheinlichkeit der Ruptur eines solchen Aneurysmas liegt bei 0–10%/Jahr in Abhängigkeit von Größe und Lage.

9.4 Perimesenzephale und präpontine SAB

Definition Bei manchen Patienten mit Symptomen einer SAB findet man im CT eine umschriebene Blutung präpontin oder perimesenzephal. Das Blut liegt in den Zisternen um das Mittelhirn, jedoch nicht in der Sylvischen Fissur, im frontalen Interhemisphärenspalt oder in den Ventrikeln. In den meisten Fällen handelt es sich um eine leichte Blutung ohne Liquoraufstau. Bei diesen Blutungen gelingt der Nachweis eines Aneurysmas oft nicht. Sie entwickeln nur selten Gefäßspasmen und neigen nicht zur Nachblutung. Vermutlich handelt es sich hierbei um eine venöse Blutung. Bei manchen dieser Patienten sind vor der Blutung Aktivitäten mit Erhöhung des intrathorakalen und intraabdominellen Drucks (schweres Heben, Abstützen, Valsalva-Mechanismen, sexuelle Betätigung) eruierbar.

Diagnostik Die CT zeigt den Befund, der für diese Entität namensgebend ist: Eine Ansammlung von subarachnoidalem Blut vor der Brücke, dem Mesenzephalon und in den perimesenzephalen Zisternen (■ Abb. 9.7a). Auf die initiale Angiographie kann bei diesem Blutungstyp nicht verzichtet werden, da in 2,5–5% doch ein Aneurysma nachweisbar ist. Eine weitere Angiographie nach einigen Wochen bei fehlendem Aneurysmanachweis und gut beurteilbarer Erstuntersuchung mit kompletter Viergefäßdarstellung, auch in gedrehten Einstellungen und ohne Vasospasmus ist nur notwendig, wenn die Blutmenge sehr groß ist oder asymmetrisch verteilt ist. Allerdings reicht eine negative CT- oder MR-Angiographie nicht aus, um ein Aneurysma auszuschließen. Die Untersuchung sollte in jedem Fall nach der Vasospasmusphase (>6 Wochen) wiederholt werden. Obwohl ein symptomatischer Vasospasmus bei dieser SAB sehr selten ist, sollten initial wiederholte Kontrollen mit der transkraniellen Dopplersonographie (TCD) erfolgen.

Therapie Bei perimesenzephaler SAB ohne Aneurysmanachweis und bei Patienten ohne Blutungsquellennachweis in der initialen Angiographie ist keine intensivmedizinische Therapie mehr erforderlich. Häufigste Komplikation ist der Hydrozephalus, der ggf. mit einer Außenableitung versorgt werden muss. Bei Hinweisen auf einen sich entwickelnden Vasospasmus (Flussgeschwindigkeitsanstieg) kann auch hier orales Nimodipin prophylaktisch (Nimotop 60 mg alle 4–6 h) verabreicht werden. Diese Patienten können nach Aufklärung über die gute Prognose der Krankheit schon bald nach Hause entlassen werden.

Prognose Diese Blutungen haben eine weitaus bessere Prognose als Patienten mit Aneurysmanachweis. Das Nachblutungsrisiko ist äußerst gering. Dennoch sind viele Patienten anschließend verunsichert und werden in der Zukunft auf Kopfschmerzen sehr sensibel reagieren. Dies ist in Anbetracht der initialen Schmerzsymptomatik gut nachzuvollziehen. Wenn sie mit erneuten Kopfschmerzen in die Notaufnahme kommen, soll ein CT durchgeführt werden, um die Angst vor einer Rezidivblutung zu nehmen.

9.5 Subarachnoidalblutung ohne Aneurysmanachweis

Alle anderen SABs ohne Aneurysmanachweis bleiben verdächtig auf eine Aneurysmablutung und erfordern wiederholte angiographische Diagnostik. Bei ihnen liegt im Computertomogramm das Blut an Lokalisationen, die aneurysmatypisch sind, z. B. in der Sylvischen Fissur über der Inselrinde, in den basalen Zisternen oder im frontalen Interhemisphärenspalt. Im Gegensatz zu den perimesenzephalen Blutungen besteht ein hohes Reblutungs- und Komplikationsrisiko. Mögliche Blutungsquellen sind nicht entdeckte kleine oder thrombosierte Aneurysmen, arteriovenöse Malformationen, Sinus- und Venenthrombosen, Durafisteln, vaskuläre Malformationen und Tumoren (z. B. Hämangioblastome) im Hals- und oberen Brustwirbelsäulenbereich.

Diagnostik Bei fehlendem Aneurysmanachweis in der initialen Angiographie kann z. B. die fehlende Darstellung einer typischen Aneurysmalokalisation (R. communicans anterior oder posterior), die Thrombose des Aneurysmas oder ein Vasospasmus dafür verantwortlich sein. Eine erneute Angiographie kann dann nach Ablauf der Vasospasmusphase (Kontrolle durch transkranielle Dopplersonographie) notwendig sein. Die wiederholte Angiographie kann dann in bis zu 15% ein Aneurysma nachweisen. Wenn der Blutungsschwerpunkt in der hinteren Schädelgrube liegt, ist eine zervikale MRT und die spezielle Darstellung der Vertebralarterien auch im extraduralen Verlauf sinnvoll um eine Dissektion auszuschließen.

Therapie Die üblichen Komplikationen nach (SAB, Reblutung, Hydrozephalus und Vasospasmus) können auftreten und werden wie oben beschrieben behandelt. Ein sekundär gefundenes Aneurysma oder vaskuläre Malformationen (Durafistel, Angiome) sollen so rasch wie möglich operiert oder endovaskulär verschlossen werden. Bei Blutnachweis in den basalen Zisternen wird eine Vasospasmusprophylaxe empfohlen.

Der Fall

Ein 40-jähriger Mann wird bewusstlos in die Notaufnahme gebracht. Die Ehefrau berichtet, dass ihr Mann noch am Morgen wie immer zur Arbeit gegangen sei. Um 17.00 Uhr sei er zurückgekommen und habe mit leichter Gartenarbeit begonnen. Dabei habe er ganz plötzlich über heftigste Kopfschmerzen geklagt, sei noch bis zum Haus gekommen, dort ohnmächtig geworden und hingestürzt. Der Notarzt habe eine sehr flache Atmung festgestellt und ihn intubiert, Herz und Kreislauf seien aber normal gewesen. Auf Nachfragen berichtet die Frau, dass ihr Mann vor etwa einer Woche über plötzliche, erhebliche Kopfschmerzen geklagt und auch einen Arzt aufgesucht habe. Hinterher hätten die Schmerzen langsam nachgelassen, seien aber nicht ganz verschwunden. Der Patient ist Nichtraucher und hat anamnestisch keinen erhöhten Blutdruck.
Bei der Aufnahmeuntersuchung ist der Patient intubiert und beatmet. Vom Notarzt hat er sedierende Medikamente erhalten. Die Pupillen sind seitengleich und reagieren. Bei der ungezielten Reaktion auf Schmerzreize sind grobe Paresen nicht feststellbar, der Augenhintergrund ist unauffällig, Nackensteifigkeit kann nicht festgestellt werden. Fieber liegt nicht vor. Der Blutdruck beträgt 200/120 mmHg, die Pulsfrequenz liegt bei 100/min. Nach Anlegen eines venösen Zugangs und wiederholtem Überprüfen des Blutdrucks (weiterhin Werte um 180–200 mmHg systolisch, der Blutdruck wird zunächst nicht gesenkt) wird eine Computertomographie durchgeführt, welches ein raumforderndes Hämatom im linken Frontallappen sowie eine diffuse Subarachnoidalblutung zeigt (■ Abb. 9.7).

Der Patient wird auf die Intensivstation gebracht und erhält Nimodipin i.v. Am gleichen Abend erfolgt die Angiographie. Aufgrund des raumfordernden Hämatoms sind die Neurochirurgen sind bereits informiert und operieren den Patienten am gleichen Nachmittag. Postoperativ erholt sich der Patient langsam. Am 5. postoperativen Tag entwickeln sich zunächst asymptomatische Gefäßspasmen, die durch die transkranielle Dopplersonographie festgestellt werden. Als am Folgetag eine leichte Lähmung des linken Arms hinzukommt, wird eine hypervolämische Therapie durchgeführt. Nach zwei weiteren Tagen ist der Patient wieder asymptomatisch. In der Dopplersonographie nehmen die Spasmenfrequenzen ab, und der Patient kann auf die Normalstation verlegt werden. Bei Entlassung aus der Akutklinik ist er noch leicht verlangsamt, klagt über Kopfschmerzen und eine diffuse Leistungsschwäche. Nach vierwöchiger Rehabilitationsbehandlung hat sich der Patient gut erholt und kehrt an seinen Arbeitsplatz zurück.

9.6 Arterielle Aneurysmen ohne Subarachnoidalblutung

Intrakranielle Aneurysmen können auf verschiedene Weise klinisch relevant werden.

- Am häufigsten ist die Subarachnoidalblutung, die in ▶ Abschn. 9.2 ausführlich besprochen wird.
- Die zweite Form ist das raumfordernde, basale Aneurysma mit druckbedingten, lokalen, neurologischen Symptomen. Diese Aneurysmen sind in der Regel sehr groß und oft teilweise, manchmal überwiegend thrombosiert. Auch diese Aneurysmen können rupturieren (Kombination von raumforderndem Aneurysma und SAB).
- Selten kommt es zur ischämischen Schädigung durch aus dem Aneurysma ausgespültes embolisches Material.

Asymptomatische Aneurysmen, die als Zufallsbefunde bei der bildgebenden Diagnostik gefunden werden, machen definitionsgemäß keine klinischen Symptome, können allerdings später einmal durch eine SAB relevant werden

9.6.1 Raumfordernde, symptomatische Aneurysmen

Symptome Die Symptome sind durch die Lage der Aneurysmen definiert. Viele Patienten haben über Jahre, in wechselnden Zeitabschnitten, anfallsweise Kopfschmerzen. Oft sind die Kopfschmerzen von neurologischen Symptomen begleitet, unter denen die innere und/oder äußere Okulomotoriuslähmung besonders häufig ist, weil der III. Hirnnerv Lagebeziehungen zur A. carotis interna, A. communicans posterior und A. cerebri posterior hat **(ophthalmoplegisches Aneurysma)**.

Auch die Druckschädigung des N. opticus mit monokulärem Visusverfall oder des Chiasmas bei Aneurysmen der A. carotis und der vorderen Arterien des Circulus Willisii sind häufig. Für infraklinoidale Karotisaneurysmen ist ein Kavernosussyndrom (Ausfälle der Hirnnerven III, IV, VI, Schmerzen in V1) charakteristisch.

Basilarisaneurysmen können doppelseitige Abduzenslähmungen hervorrufen. Andere Hirnnerven sind sehr viel seltener betroffen. Die flüchtigen Funktionsstörungen beruhen auf einer vorübergehenden Ausdehnung des Aneurysmasacks mit Gefäßschmerz und Druck auf den peripheren Verlauf der betroffenen Hirnnerven ohne stärkere meningeale Symptomatik. Es sind auch Verläufe ohne Kopfschmerzen möglich.

Extrakranielle Pseudoaneurysmen der A. carotis interna nach Dissektionen führen zu Hypoglossusparese und peripherem Horner-Syndrom.

Diagnostik Bei rezidivierenden Hirnnervenlähmungen mit Kopfschmerzen muss ein basales Aneurysma durch MRT und digitale Subtraktionsangiographie nachgewiesen oder ausgeschlossen werden. Größere Aneurysmen stellen sich auch in der MR-Angiographie und der CT-Angiographie dar. Zur Differenzialdiagnose basaler Aneurysmen ▶ Facharztbox).

Therapie Die beschriebenen rezidivierenden Symptome können die einzige Manifestation eines basalen Aneurysmas bleiben. In manchen Fällen kann es aber dennoch zu einer akuten Subarachnoidalblutung. Deshalb sollten diese Aneurysmen neurochirurgisch oder interventionell ausgeschaltet werden. Die Aneurysmen sind nicht selten sehr groß und manchmal durch ihre Lage im Karotiskanal operativ schwer zugänglich.

Interventionell-neuroradiologische Eingriffe schalten das Aneurysma mit Hilfe von Platinspiralen (Coils) (◘ Abb. 9.9), ablösbaren Ballons, Flow-Diverter oder im Einzelfall dem Verschluss der Trägerarterie aus.

9.6.2 Asymptomatische arterielle Aneurysmen

Mit zunehmendem Einsatz hochauflösender bildgebender Diagnostik (CT, MRT) findet man immer häufiger asymptomatische Aneurysmen, da etwa 2–3% der Bevölkerung Träger asymptomatischer Aneurysmen sind. Aneurysmen ab einer Größe von etwa 0,8–1 cm bluten mit einer Wahrscheinlichkeit von 1% pro Jahr. Hinzu kommt, dass Hypertonus eine Größenzunahme des Aneurysmas und eine Erhöhung des Blutungsrisikos bewirkt.

Operationsindikationen Man behandelt heute asymptomatische Aneurysmen ab einer Größe von 5–7 mm Durchmesser prophylaktisch, wenn keine Kontraindikationen (Alter, Multimorbidität) besteht und die Aneurysmen günstig, d. h. ohne großes operatives Risiko, erreichbar sind. Auch hier kommen alternativ die operativen Aneurysmaausschaltung mit einem Clip und die endovaskuläre neuroradiologische Ausschaltung des Aneurysmas mit Coils in Frage (◘ Abb. 9.9).

Facharztbox

Differenzialdiagnose basaler Aneurysmen

Die **diabetische Ophthalmoplegie** tritt bei Patienten im mittleren und höheren Lebensalter, auch bei nur subklinischem Diabetes, akut, einseitig und unter Kopfschmerzen auf. Sie betrifft in erster Linie den N. oculomotorius, dabei aber nur die Augenmuskeln. Seltener ist der N. abducens betroffen. Die Prognose ist meist gut. Die Lähmung bildet sich über 3 oder 4 Monate wieder zurück.

Das **Tolosa-Hunt-Syndrom** ist charakterisiert durch einseitigen Schmerz hinter der Augenhöhle, gleichzeitig oder anschließend einseitige Parese des III. und/oder IV. und VI. Hirnnerven sowie Sensibilitätsstörungen im ersten Trigeminusast. Hinzu kommen eine geringe Protrusio bulbi und eine konjunktivale Injektion. Die Ursache soll eine unspezifische, granulomatöse, retroorbital gelegene Entzündung sein. Zur Diagnose muss eine Dünnschicht-CT-Untersuchung der Orbita und der parasellären Region mit Kontrastmittel ausgeführt werden.

Man behandelt mit Glukokortikoiden (60–100 mg/Tag Prednisolon für 1 Woche, danach ausschleichend). Nach wenigen Tagen tritt eine Rückbildung der Symptome ein. Rezidive sind möglich. Wenn sich die Symptomatik nicht nach wenigen Tagen bessert, war die Diagnose falsch.

Weitere **Differenzialdiagnosen** sind

- ophthalmoplegische Migräne (► Kap. 16),
- Cluster-Kopfschmerz (► Kap. 16),
- Augenmuskelmyositis (► Kap. 34),
- Thrombose oder Fistel im Sinus cavernosus (► Kap. 7) und
- Arteriitis cranialis (► Kap. 16.8).

Leitlinien Behandlung nichtrupturierter kranialer Aneurysmen*

- Asymptomatische intrakranielle Aneurysmen ≥ 7mm Maximaldurchmesser rechtfertigen eine Behandlung, bei der das Alter, der neurologische Zustand und der Allgemeinzustand des Patienten sowie die Risiken der Therapieverfahren berücksichtigt werden müssen.
- Asymptomatische intrakranielle Aneurysmen der hinteren Zirkulation einschließlich der A. communicans posterior rechtfertigen eine Behandlung, bei der das Alter, der neurologische Zustand und der Allgemeinzustand des Patienten sowie die Risiken der Therapieverfahren berücksichtigt werden müssen.
- Über die Behandlung großer symptomatischer intrakavernöser Karotisaneurysmen sollte individuell unter Berücksichtigung des Alters des Patienten, der Schwere und Progression der Symptomatik entschieden werden. Die Behandlung sollte primär endovaskulär (Verschluss) oder kombiniert chirurgisch (Bypass) und endovaskulär (Verschluss) erfolgen.
- Bei nichtrupturierten, aber kompressiv symptomatischen intraduralen Aneurysmen jeder Größe sollte eine Behandlung empfohlen werden. Hierbei bedürfen große oder Riesenaneurysmen aufgrund des höheren chirurgischen Risikos einer besonders sorgfältigen Analyse.
- Eine Empfehlung zur Beobachtung eines Aneurysmas beinhaltet die Durchführung von Kontrolluntersuchungen, wenn möglich mittels MR-Angiographie unter Berücksichtigung der notwendigen Qualitätsanforderungen. Änderungen von Aneurysmagröße oder -konfiguration sollten zur erneuten Prüfung einer Behandlungsindikation führen.
- Eine Modifikation der Risikofaktoren Rauchen, arterielle Hypertonie und Alkoholmissbrauch ist zu empfehlen

* gekürzt nach den Leitlinien der DGN 2012 (www.dgn.org/leitlinien.html)

In Kürze

Subarachnoidalblutung (SAB)

Ursache: Akut auftretende, arterielle Blutung unterhalb der Arachnoidea. **Inzidenz:** 7–15/100.000 Einwohner/Jahr; Mortalität: ca. 30%. **Risikofaktoren:** Arterielle Hypertonie, Rauchen, Hypercholesterinämie, Drogen, positive Familienanamnese.

Leichte SAB (Warnblutung). Symptome: Perakute, anschließend dauernde Kopf- und Nackenschmerzen. **Diagnostik:** Neurologische Untersuchung; CT; bei Übersehen der Warnblutung: schwere, lebensbedrohliche Folgeblutung.

Akute Subarachnoidalblutung. Vegetative Symptome wie Kopfschmerzen, Erbrechen, Schweißausbruch, Anstieg oder Abfall des Blutdrucks, Temperaturschwankungen. **Neurologische Symptome** wie Bewusstlosigkeit, Bewusstseinsstörung. **Komplikationen:** Rezidivblutung: Letalität >70%, Nachblutungsrisiko innerhalb der ersten 6 Monate: 50%; Gefäßspasmen und fokale Ischämien: nach dem 4. Tag, Dauer: 2–3 Wochen; Hydrozephalus: innerhalb von Stunden oder nach 1–2 Wochen; intrakranielle Hämatomie; weitere Komplikationen: Elektrolytstörungen, epileptische Anfälle, kardiale Symptome.

Diagnostik: CT: Ausmaß und Lokalisation vom Blutungsschwerpunkt, möglichen Sitz des Aneurysmas und von der Ventrikelgröße; **MRT:** Nachweis kleiner, asymptomatischer Aneurysmen; **DSA:** Nachweis der Aneurysmalokalisation, -konfiguration, multiple Aneurysmen, Beurteilung kollateraler Blutversorgung und Vasospasmusausmaß; **Lumbalpunktion** bei fehlendem CT-Nachweis von subarachnoidalem Blut, **TCD:** Feststellung intrakranieller Gefäßspasmen. **Therapie: konservative Therapie:** Initialbehandlung vor Operation, Sedierung und Schmerzbehandlung, Blutdrucksenkung, Behandlung der Vasospasmen, hypertensiv-hypervolämische Hämodilution; **neurochirurgische Therapie:** Aneurysmaausschaltung durch Clipping; **neuroradiologische Therapie:** Verschluss des Aneurysmas durch Platinspiralen, ggf. mit Stents oder Flow-Divertern. **Prognosefaktoren:** Alter, Grad der initialen Bewusstseinsstörung, Menge des subarachnoidalen Blutes, Lokalisation des Aneurysmas.

Perimesenzephale und präpontine SAB. Ursache: evtl. venöse Blutung durch Aktivität mit Erhöhung des intrathorakalen und intraabdominellen Drucks (schweres Heben, Abstützen). **Diagnostik: CT:** Ansammlung subarachnoidalen Blutes vor der Brücke, dem Mesenzephalon und den perimesenzephalen

Zisternen. **Therapie:** Keine intensivmedizinische Therapie nötig, da Nachblutungsrisiko äußerst gering.
Nichtperimesenzephale SAB ohne Aneurysmanachweis. Ursache: Nicht entdeckte kleine oder thrombosierte Aneurysmen, arteriovenöse Malformationen, Sinus- und Venenthrombosen, Durafisteln. **Diagnostik:** Nachangiographie nach Tagen oder Wochen notwendig. **Therapie** wie nach SAB.
SAB mit anderen Blutungsquellen. Dissektion intraduraler Gefäße, mykotische Wandveränderungen.

Arterielle Aneurysmen ohne Subarachnoidalblutung
Raumfordernde, symptomatische Aneurysmen. Symptome: Kopfschmerzen, neurologische Symptome wie innere und/oder äußere Okulomotoriuslähmung, doppelseitige Abduzenslähmungen. **Diagnostik:** MRT, DSA, bei größeren Aneurysmen MRA/CTA. **Therapie:** Neurochirurgische oder neuroradiologische Eingriffe.
Asymptomatische arterielle Aneurysmen. Diagnostik: CT, MRT. **Therapie:** Operation der transvaskuläre neuroradiologische Operation.

Weiterführende Literatur

Brown RD Jr, Broderick JP (2014) Unruptured intracranial aneurysms: epidemiology, natural history, management options, and familial screening. Lancet Neurol 13(4):393–404
Leitlinie der DGN (2012) Subarachnoidalblutung (SAB)
Leitlinie der DGN (2012) Unrupturierte intrakranielle Aneurysmen
Molyneux AJ, Kerr RSC, Yu LM, Clarke M, Sneade M, Yarnoid JA, Sandercock P, for the International Subarachnoid Aneurysm Trial (ISAT) Collaborative Group (2005) Lancet 366: 809–817
Rabinstein AA, Lanzino G, Wijdicks EF (2010) Multidisciplinary management and emerging therapeutic strategies in aneurysmal subarachnoid haemorrhage. Lancet Neurol 9(5):504–19
Zijlstra IA, Verbaan D, Majoie CB, Vandertop P, van den Berg R (2014) Coiling and clipping of middle cerebral artery aneurysms: a systematic review on clinical and imaging outcome. J Neurointerv Surg [Epub ahead of print]

Spinale vaskuläre Syndrome

Stefan Schwab und Markus Möhlenbruch

W. Hacke (Hrsg.), *Neurologie*,
DOI 10.1007/978-3-662-46892-0_10,

Einleitung

Operationen an der abdominalen Aorta sind heute ein Standardeingriff – ein Standardeingriff mit einem immanenten Risiko, an das man zu selten denkt. Die Rede ist von Infarkten im Rückenmark, die meist thorakal, seltener auch zervikal entstehen können.

Rückenmarkinfarkte treten weitaus seltener auf als die Infarkte des Gehirns. Wenn sie allerdings auftreten, sind die Folgen oft katastrophal: Eine Querschnittslähmung kann eintreten und die Patienten können inkontinent werden.

Aufgrund der anatomischen Besonderheiten der Blutversorgung des Rückenmarks resultieren einige spezielle Syndrome, die wir in diesem Kapitel besprechen werden. Die Inhalte des Kapitels sind auch eng verwandt mit denen des Kapitels über die spinalen Gefäßmissbildungen, bei denen klinisch kaum unterscheidbare Syndrome zustande kommen.

10.1 Klinik der spinalen Gefäßsyndrome

10.1.1 Vorbemerkungen

Epidemiologie Arterielle und venöse Durchblutungsstörungen des Rückenmarks sind viel seltener als zerebrale Schlaganfälle (geschätzte Inzidenz 1–3 Neuerkrankungen/100.000 Einwohner pro Jahr). Die intramedullären Rückenmarkgefäße sind auch von einer ausgedehnten, generalisierten Arteriosklerose kaum betroffen. Spinale Durchblutungsstörungen betreffen Männer und Frauen gleichermaßen und treten bevorzugt im mittleren bis höheren Lebensalter auf.

Lokalisation von Durchblutungsstörungen Die Organisation der spinalen Blutversorgung bringt es mit sich, dass arterielle Durchblutungsstörungen des Rückenmarks meist im Versorgungsgebiet der vorderen Spinalarterie auftreten (Spinalis-anterior-Syndrom). Andere vaskuläre spinale Syndrome sind das Kommissuralarteriensyndrom, die zentrale Rückenmarkischämie und Infarkte im Territorium der Aa. spinales posteriores.

Die zentrale Rückenmarkschädigung entsteht bei hämodynamischer Behinderung der Blutversorgung (Stenose der Bauchaorta oder bei gefäßchirurgischen Eingriffen an der Aorta) an der Wasserscheide zwischen den verschiedenen arteriellen Gefäßterritorien. Durchblutungsstörungen, die von der Vasocorona, den hinteren Spinalarterien oder dem venösen System ausgehen, sind seltener.

Schließlich können ischämische Nekrosen im dorsalen Teil des Hinterhorns, in den Hintersträngen sowie dem dorsalen Teil des Pyramidenseitenstrangs, entsprechend dem Versorgungsbereich der Aa. spinales posteriores, auftreten. Chronische Minderperfusion führt zur Myelomalazie (ischämische Erweichung) und chronischem Parenchymschwund.

Vertiefende Informationen zur Anatomie und Physiologie der Rückenmarksdurchblutung ▶ Facharztbox.

Risikofaktoren und Ätiologie Die meisten Risikofaktoren für spinale Durchblutungsstörungen sind mit denen für andere vaskuläre Krankheiten identisch, haben aber z. T. eine unterschiedliche Gewichtung. Ätiologisch am häufigsten ist die schwere Arteriosklerose der Aorta mit Aortenstenose oder Aortenaneurysma, Einengung des Abgangs oder Thrombose der zum Rückenmark führenden Arterien. Kardiale Embolien und lokale Arteriosklerose der Rückenmarkarterien sind selten. Herzkrankheiten mit verminderter Auswurfleistung können spinale Ischämien auslösen.

Ein Risiko besteht bei orthopädischen (Kyphoskoliose-operation) und abdominellen, gefäßchirurgischen Eingriffen (Aortenchirurgie) mit Abklemmung der Aorta. Hierbei kommt es so häufig zu ischämischen, spinalen Komplikationen, dass intraoperativ die Überwachung der spinalen Funktionen mit elektrophysiologischen Methoden notwendig ist (»spinal cord monitoring«).

Die Kompression der Rückenmarkgefäße durch extramedulläre Tumoren, bei Wirbelsäulentraumen (Frakturen, Luxationen) und das Übergreifen von meningealen Entzündungen auf die Rückenmarkgefäße sind weitere ätiologische Faktoren. Primäre und parainfektiöse Vaskulitiden betreffen überdurchschnittlich oft die Rückenmarkarterien. Die Durchblutungsstörungen können auch einige Segmente vom Ort der Gefäßkompression entfernt Auswirkungen haben.

Der Fall

Ein 65-jähriger Patient stellt sich wegen stechender Schmerzen zwischen den Schulterblättern vor. Bei der Untersuchung sind die Muskeleigenreflexe abgeschwächt. Unter dem Verdacht auf ein Guillain-Barré-Syndrom (GBS) wird eine Lumbalpunktion durchgeführt, die unauffällig ist.

Der Patient entwickelt weiterhin eine Blasenstörung und eine Paraplegie der Beine. Die Lageempfindung der Beine war weitgehend intakt, Schmerz- und Temperaturempfinden dagegen stark beeinträchtigt. Eine MRT der Halswirbelsäule (HWS) zeigt ein langstreckige Signalhyperintensität in T2-Sequenzen und man beginnt unter dem Verdacht auf eine Myelitis eine Behandlung mit Kortison. Auch hierunter kommt es zu keiner Besserung.

10.1.2 Spinalis-anterior-Syndrom

Symptome Das Spinalis-anterior-Syndrom ist die häufigste Form der spinalen Durchblutungsstörung. Es tritt akut bzw. subakut ohne Vorboten auf. Im Initialstadium verspüren die Patienten radikuläre Schmerzen oder Missempfindungen auf dem segmentalen Niveau der betroffenen Arterie. Innerhalb von wenigen Stunden entwickelt sich eine Lähmung der Beine und des Rumpfes. Der Muskeltonus ist zunächst meist schlaff, dabei sind aber bald positive Pyramidenzeichen auszulösen. Nur bei Schädigung des Lendenmarks kommt es durch Läsion der motorischen Vorderhornzellen zu einer peripheren Lähmung. Gleichzeitig bildet sich eine dissoziierte Sensibilitätsstörung aus, deren obere Begrenzung oft auf den beiden Körperseiten um ein Segment differiert. Die übrigen sensiblen Qualitäten sind kaum oder gar nicht betroffen. Immer besteht eine Blasen- und Mastdarminkontinenz. Gelegentlich tritt

Facharztbox

Anatomie und Physiologie der Rückenmarksdurchblutung

Anatomie. Verlauf der Spinalarterien: Das Rückenmark wird durch ein Gefäßnetz mit Blut versorgt, dessen wichtigste Komponenten drei längsverlaufende Arterien sind: Aus den beiden Vertebralarterien bildet sich eine A. spinalis anterior, die im vorderen Sulkus des Rückenmarks nach kaudal verläuft.

Dorsal verlaufen zwei **Aa. spinales posteriores**, die neben dem Eintritt der hinteren Wurzeln liegen. Diese drei Längsarterien sind durch eine große Zahl von zirkulär verlaufenden Arterien, die Vasokorona, miteinander verbunden. Vom Brustmark ab entstammen die zuführenden Arterien (Aa. intercostales, lumbales und sacrales) aus der Aorta und den Aa. iliacae. In der Fetalzeit wird noch jedes Rückenmarkssegment von einer eigenen Arterie versorgt. Die Zahl der zuführenden Arterien vermindert sich später auf zwischen 3 bis etwa 8 arterielle Zuflüsse, die nicht auf alle Segmente gleichmäßig verteilt sind. Vielmehr sind sie im unteren Zervikalmark, im unteren Thorakalmark (Th9–10) und in L1–L2 besonders dicht, im mittleren Hals- und Brustmark dagegen sehr spärlich ausgebildet. Fast immer ist die **A. radicularis magna** (Adamkiewicz), ein thorakolumbaler Zufluss (meist Th10) aus der Aorta, besonders kaliberstark.

Die **A. spinalis anterior** versorgt das Vorder- und Seitenhorn, die vordere und hintere Kommissur und die Basis des Hinterhorns. In der weißen Substanz reichen ihre Verzweigungen in Teile des Vorderseiten- und Pyramidenseitenstrangs. Große Bedeutung haben die **Sulkokommissuralarterien**, die von der vorderen Spinalarterie aus in den ventralen Abschnitt des Rückenmarks eindringen. Im Hals- und Brustmark tritt nur jeweils eine Sulkokommissuralarterie abwechselnd in das linke und das rechte Vorderhorn ein. Dies erklärt die Unterschiede im Niveau der Sensibilitätsstörung auf beiden Körperseiten bei Rückenmarksinfarkten. Vom Lumbalmark ab sind diese zuführenden Arterien paarig. Von den hinteren Spinalarterien und der Vasocorona geht eine große Zahl von kleinen, dünneren Arterien aus, die die weiße Substanz des Rückenmarks, besonders die Hinterstränge, und den großen Teil der Hinterhörner versorgen. Alle radiären Gefäße und die Sulkokommissuralarterien sind funktionelle Endarterien. Im Zentrum der grauen Substanz besteht eine Grenzzone, in der die Vaskularisation am schwächsten und die durch hämodynamische Störungen stark gefährdet ist.

Venöser Abfluss: Dieser erfolgt über 2 große Längsanastomosen, von denen die dorsale stärker ausgebildet ist als die ventrale Längsvene. Das venöse Blut wird im Halsgebiet über Vv. vertebrales in die V. cava superior geleitet, aus den mittleren und unteren Rückenmarksabschnitten über Vv. intercostales und lumbales sowie den Plexus sacralis in die V. cava inferior. Das Rückenmark ist von einem ausgedehnten Venenplexus umgeben.

Physiologie. Regulation der Durchblutung. Die spinalen Arterien unterliegen nicht einer nervösen Regulation, und Pharmaka wirken nur auf die vorgeschalteten Arterien. Der spinale Kreislauf ist passiv vom Perfusionsdruck abhängig. Eine funktionierende Autoregulation besteht nicht. Kohlensäure- und Sauerstoffspannung haben wahrscheinlich nur untergeordnete Bedeutung. Verstärkung der neuronalen Tätigkeit, z. B. in den motorischen Vorderhornzellen für den Armplexus, führt zu einer Zunahme der regionalen Durchblutung in diesem Rückenmarksabschnitt. Eine Übersicht über die wichtigsten spinalen vaskulären Syndrome findet sich in ◘ Tab. 10.1.

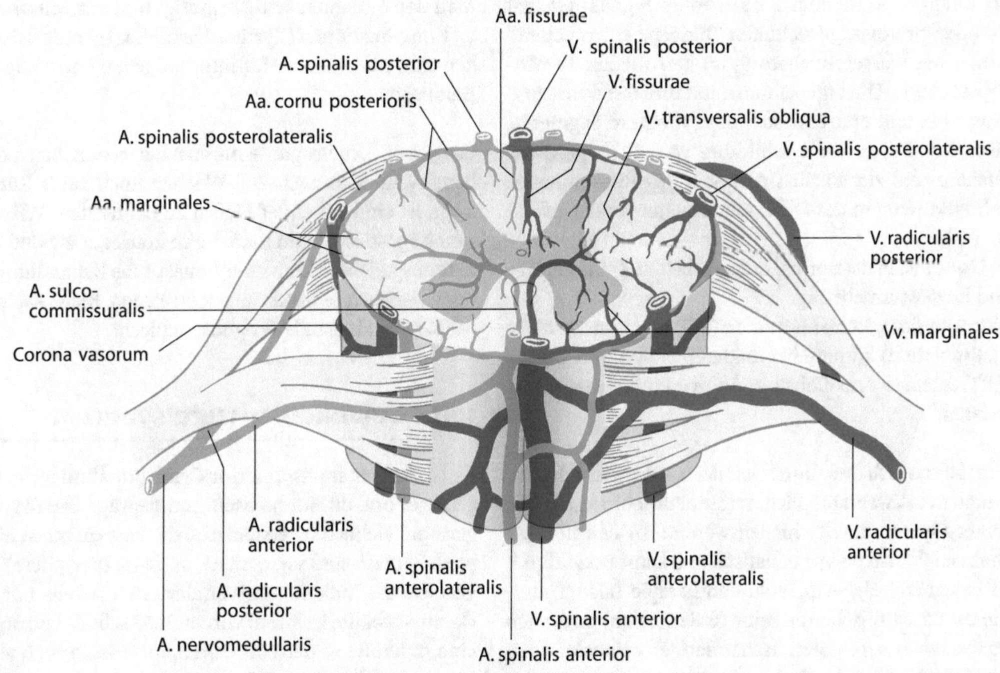

◘ **Abb. 10.1 Blutversorgung des Rückenmarks.** Darstellung der arteriellen und venösen Blutversorgung im Rückenmarkquerschnitt. Die Gefäße sind im Einzelnen bezeichnet. (Aus Hacke 1994)

■ Tab. 10.1 Akute und chronische spinale vaskuläre Syndrome

	Beginn	Symptome	Ätiologie
Claudicatio spinalis	Akut kurzdauernd	Schlaffe Paraparese, selten: Paraspastik	Enger (lumbaler) Spinalkanal, körperliche Anstrengung
Arteria-spinalis-anterior-Syndrom	Akut	Paraplegie (-parese), dissoziierte Empfindungsstörung, Blasen-Mastdarm-Lähmung	Arteriosklerose, Embolie
Sulkokommissuralsyndrom	Akut	Halbseitiges Arteria-spinalis-anterior-Syndrom	Arteriosklerose, Embolie
Arteria-radicularis-magna-Syndrom	Perakut	Spinaler Schock, kompletter Querschnitt (thorakolumbal)	Arteriosklerose, Embolie, Aortenaneurysma, Aortachirurgie
Arteriovenöse Malformationen	Langsam progredient	Sensibilitätsstörung, Paresen, Schmerzen	Durafisteln (durale AVM und extradurale AVM)
Intraparenchymale Blutung	Akut progrediente Symptomatik	Spinaler Schock, akute Querschnitt-symptomatik	Vaskuläre Missbildung akute Querschnittsgerinnungsstörung

Priapismus auf. In den gelähmten Körperpartien ist die Haut schlecht durchblutet, und es kommt leicht zu Dekubitalgeschwüren. Das Spinalis-anterior-Syndrom betrifft häufig die Höhe der A. radicularis magna (etwa Th10–L1).

Diagnostik Die **CT** eignet sich nur für die Suche nach lokalen Faktoren (Tumor, Bandscheibenvorfall, Wirbelsäulenveränderungen).

Der Nachweis der ischämischen Rückenmarkläsion ist nur in der spinalen **MRT** und meist erst am Folgetag nach Ereignis möglich. Man sieht eine erhöhte Signalintensität auf T2- oder protonengewichteten Bildern, entsprechend der vermehrten Wassereinlagerung im betroffenen Territorium (■ Abb. 10.2). Die Signalabnormität umfasst weiße und graue Substanz und erstreckt sich über mehrere Segmente. Chronisch kommt es zur Ausbildung von T1-hypointensen Defekten und zur fokalen Atrophie des Rückenmarks. Frische Infarkte sind in der Diffusionssequenz gut darstellbar (■ Abb. 10.3).

Der **Liquor** ist meist normal oder enthält nur eine geringe Zell- und Eiweißvermehrung.

Elektrophysiologische Methoden (SEP und transkranielle Magnetstimulation) können bei unklaren Fällen und negativem MRT Ausmaß und Lokalisation der Funktionsstörung objektivieren.

Therapie Ist die Ischämie durch lokale, mechanische Faktoren bedingt, muss, wenn möglich, sofort neurochirurgisch die Frage einer Operation entschieden werden. In den übrigen Fällen behandelt man polypragmatisch und keineswegs durch Studien belegt mit Heparin, Volumentherapie (also Therapien, die bei der Hirnischämie keine Rolle spielen) und, auch im Gegensatz zu zerebralen Ischämien, Kortikosteroiden (100 mg Methylprednisolon i.v.), nicht zuletzt deshalb, weil im Anfangsstadium immer die Differenzialdiagnose einer Myelitis besteht. Thrombolyse ist bei spinalen Ischämien nicht erprobt, zuletzt auch, weil es zu lange dauert, bis man auf die Diagnose der spinalen Ischämie gekommen ist.

Ein Blasenkatheter ist initial immer notwendig. Nach wenigen Tagen beginnt man mit dem Blasentraining oder legt einen suprapubischen Katheter.

Prophylaktische Maßnahmen gegen Pneumonie, Magenulkus und Dekubitalulzera sind selbstverständlich. Die Kranken werden mehrmals am Tage, wenn möglich jede Stunde, umgelagert und sollten in ein spezielles Krankenbett gelegt werden. Bei allen Querschnittslähmungen ist es wichtig, dass man den Patienten stetig ermutigt und zur Mitarbeit anregt, da Komplikationen (Zystitis, Dekubitus) gerade bei den Kranken eintreten, die die Hoffnung aufgeben und völlig passiv im Bett liegen.

Prognose Die Prognose muss in den ersten Tagen offen bleiben. Wenn sich nach 2–3 Wochen noch keine Rückbildung zeigt, ist ein bleibender Defekt zu befürchten. Wird die Lähmung spastisch, kann man durch konsequente und über Monate ausgedehnte krankengymnastische Behandlung oft noch bemerkenswerte Besserungen erreichen. Bleibt sie im zweiten Monat schlaff, ist die Prognose schlecht.

10.1.3 Sulkokommissuralsyndrom

Es ist dem Spinalis-anterior-Syndrom ähnlich, meist etwas geringer und oft nur halbseitig ausgeprägt. Die Blasenstörungen sind vielfach reversibel und die Paresen meist nicht komplett. Typisch sind segmentale, nukleäre (periphere) Lähmungen. Da die Sulkokommissuralarterien jeweils nur eine Rückenmarkhälfte in ihrem vorderen Abschnitt versorgen, kann eine Ischämie in der vorderen Spinalarterie auch als Brown-Séquard-Halbseitensyndrom (▶ Kap. 1.13) auftreten.

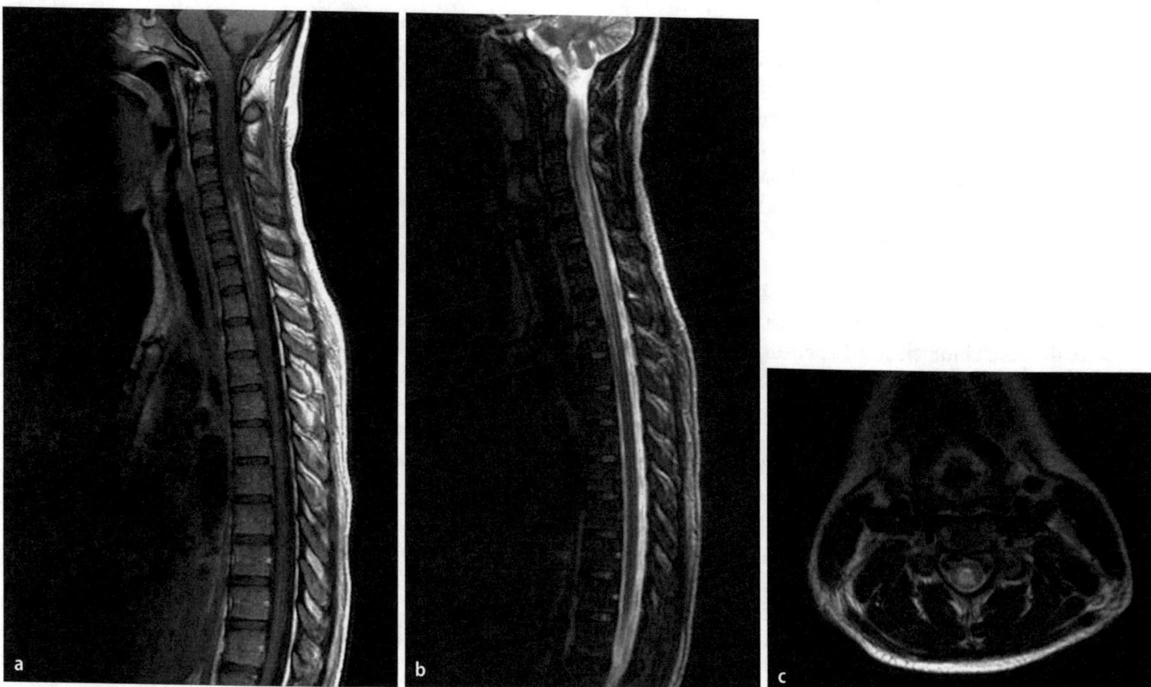

Abb. 10.2a–c Zervikothorakales spinales Anteriorsyndrom. a,b Die sagittale T2-gewichteten Sequenz (**a**) zeigt eine langstreckige medulläre Signalanhebung zervikothorakal, welche auf den axialen T2-gewichteten Sequenzen (**b**) zentromedullär mit Betonung der hinteren Zirkumferenz erscheint. **c** Auf den kontrastmittelverstärkten T1-gewichteten Sequenzen zeigt sich ein Enhancement im Randbereich des Infarkts, welches für einen subakuten spinalen Infarkt typisch ist

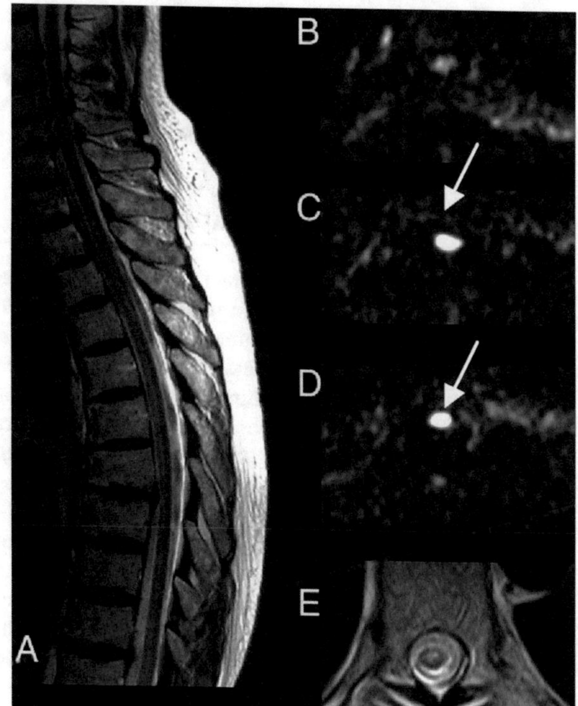

Abb. 10.3 Thorakaler spinaler Infarkt. Wie beim zerebralen Infarkt kann die Diffusionsgewichtung eine frische Infarzierung zweifelsfrei identifizieren (B–D, *Pfeil*). Nebenbefund: Diskusprotrusion Th7/8

10.1.4 Radicularis-magna-Syndrom

In wechselnder Höhe tritt aus der lumbothorakalen Aorta (meist in Höhe Th10) eine kaliberstarke Arterie aus, die mehrere Segmente des Rückenmarks versorgt und als A. radicularis magna (Adamkiewicz) bezeichnet wird. Ihr Verschluss führt zu der »Maximalvariante« des Spinalis-anterior-Syndroms, bei dem die Symptomatik im Verlauf nicht nur über mehrere Segmente aufsteigen kann, sondern auch das Territorium der posterioren Spinalarterien (durch Thrombose der Vasokorona) betrifft. Eine komplette Querschnittsläsion mit spinalem Schock und, bei hohen Verschlüssen, massiven vegetativen Störungen kann die Folge sein.

10.1.5 Claudicatio spinalis (Syndrom des engen Spinalkanals)

Die Claudicatio spinalis ist eine mechanisch bedingte, belastungsabhängige Durchblutungsstörung der Cauda equina (damit definitionsgemäß keine »spinale« Durchblutungsstörung), bei der eine periphere Schwäche der Beine im Vordergrund steht.

Symptome Nach langem Stehen, beim Gehen oder Joggen setzen Parästhesien (Einschlafen, Kribbeln, Brennen) und Krämpfe ein, die sich von den Füßen nach proximal ausbreiten. Wenn der Patient sich nicht hinsetzt oder legt, folgt eine Schwäche, die sich ebenfalls von den Füßen über die Unterschenkel bis zu den Knien ausbreitet. Hinsetzen oder Legen mit Verminderung der Lendenlordose lässt die Symptome verschwinden. Auch eine maximale Verspannung der Unterschenkelmuskulatur, speziell in der Tibialis-anterior-Loge kann auftreten, die an ein Kompartmentsyndrom erinnert. Im Intervall ist der neurologische Befund normal oder man findet nur geringe Zeichen eines leichten Kaudasyndroms.

Die Beschwerden treten vor allem bei Männern in der 2. Lebenshälfte auf. Man nimmt eine Ischämie der Kaudawurzeln an, die durch lumbale Bandscheibenprotrusionen, Spondylolisthesis oder abnorme Enge des lumbalen Spinalkanals begünstigt wird.

Diagnostik Der Nachweis erfolgt durch spinales CT oder MRT. Die Diagnose »enger Spinalkanal« soll nicht rein radiologisch ohne die typische, neurologische Symptomatik gestellt werden. Inzwischen ist das **MRT** die Untersuchungsmethode der Wahl. Weichteilstrukturen lassen sich besser darstellen. Die kraniokaudale Ausdehnung der Stenose ist leichter zu beurteilen. Auch skoliotisch veränderte Wirbelsäulenabschnitte lassen sich besser beurteilen.

Therapie In der Regel ist zunächst ein konservativer Therapieversuch indiziert. Bei akut exazerbierten Schmerzen steht die Schmerzreduktion im Vordergrund. Hierfür bieten sich insbesondere für die orale Therapie nichtsteroidale Antiphlogistika (NSAID) an. Eine operative Vorgehensweise ist angezeigt bei Patienten mit einer progredienten neurologischen Symptomatik oder einer nicht akzeptablen Verschlechterung der allgemeinen Lebensqualität. Des Weiteren stellen anderweitig nicht beherrschbare Schmerzen eine Operationsindikation, sofern sich durch konservative Therapiemethoden keine befriedigende Besserung erzielen lässt. Eine Operation (Laminektomie) ist möglich, wenn die Enge auf ein bis zwei Segmente beschränkt ist.

10.1.6 Leriche-Syndrom

Hierbei handelt es sich um den akuten Verschluss der Aortenbifurkation mit bilateralem Beinarterienverschluss (kalte, pulslose Beine). Auch spinale Äste können betroffen sein, bei ausgedehnten Befunden selbst die A. radicularis magna. Oft wird die spinale Symptomatik übersehen, da die Durchblutungsstörung der Beine im Vordergrund steht.

10.1.7 Progressive, vaskuläre Myelopathie

Die Krankheit tritt im höheren Lebensalter auf. Langsam progredient, entwickelt sich eine paraspastische Bewegungsstörung der Beine, die in schweren Fällen von einer querschnittsförmigen, dissoziierten Gefühlsstörung begleitet ist. Wenn der Parenchymschwund bevorzugt das Hinterhorn betrifft, ist die Empfindungsstörung strumpfförmig angeordnet. Manchmal entsteht durch Läsion der Vorderhörner das Bild einer nukleären Atrophie.

Pathologisch-anatomisch findet man einen teilweisen Parenchymschwund ohne umschriebene Nekrose und ohne besondere Gliareaktion, vor allem im zentralen Rückenmarkgrau. Im **MRT** ist dann eine Atrophie des Rückenmarks zu sehen, gliotische Veränderungen sind seltener. Die Diagnose ist nur per exclusionem zu stellen und muss immer wieder überprüft werden.

Der Fall (Fortsetzung)
Aufgrund der initialen thorakalen Schmerzen und der dissoziierten Empfindungsstörung, Paraplegie und Blasenstörung wurde an ein Spinalis-anterior-Syndrom gedacht und ein spinales MRT veranlasst, dass einen ähnlichen Befund wie in ◘ Abb. 10.3 zeigte. In den ersten Tagen kam es schon zu einer deutlichen Symptomverbesserung und der Patient erholte sich in der folgenden Rehabilitationsbehandlung weiter. Trotz intensiver Suche konnte keine Infarktursache gefunden werden.

10.2 Spinale Blutungen

Insgesamt sind spinale Blutungen selten. Wir besprechen die epiduralen, intramedullären und subarachnoidalen Blutungen, die in ihrer Symptomatik viele Ähnlichkeiten haben

Bildgebende Diagnostik Raumfordernde spinale Hämatome sind in der **CT** hyperdens. Die **MRT** ist die wichtigste Methode zum Nachweis einer spinalen Blutung und der Abklärung der Differenzialdiagnosen (z. B. Abszess, Metastase, Bandscheibenextrusion). Dabei ist das Signalverhalten des Hämatoms je nach Alter unterschiedlich, aber in der T2*w immer partiell oder komplett hypointens.

10.2.1 Epidurale spinale Blutungen

Das epidurale Hämatom ist bei weitem die häufigste Form der intraspinalen Blutung und entsteht meist »spontan«. Mögliche Ursachen können sein: geringfügiges Trauma mit Ruptur des epiduralen Venenplexus, plötzliches Valsalva-Manöver oder Antikoagulation bzw. Gerinnungsstörung. Spezifische Ursachen für ein epidurales oder für das weitaus seltenere subdurale Hämatom sind ein schweres Trauma, iatrogen (Lumbalpunktion, Operation) oder eine Gefäßmalformation.

Symptome Bei der spinalen **epiduralen** oder **subduralen Blutung** kommt es akut zu radikulären Schmerzen in Höhe der Blutung und subakut zu einem Querschnittsyndrom, beginnend mit Parästhesien, sensiblen Ausfällen und Paresen in den Zehen und Füßen, die rasch bis zur Höhe der Blutung aufsteigen.

Diagnostik Das epidurale Hämatom hat bedingt durch die Lage des epiduralen Venenplexus zwischen Dura und Periost ebenso wie intrakraniell eine typische bikonvexe oder spindel-

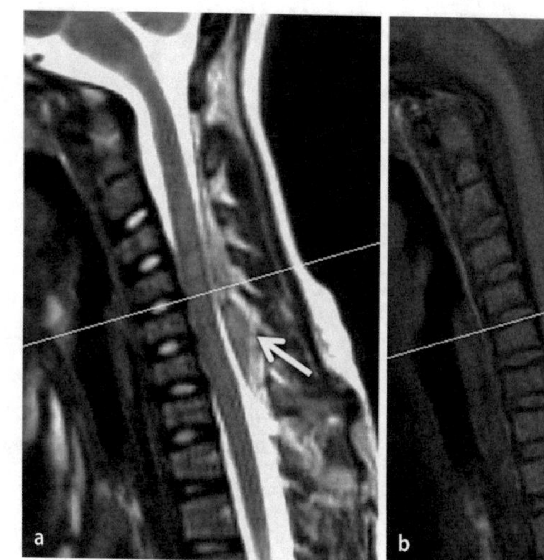
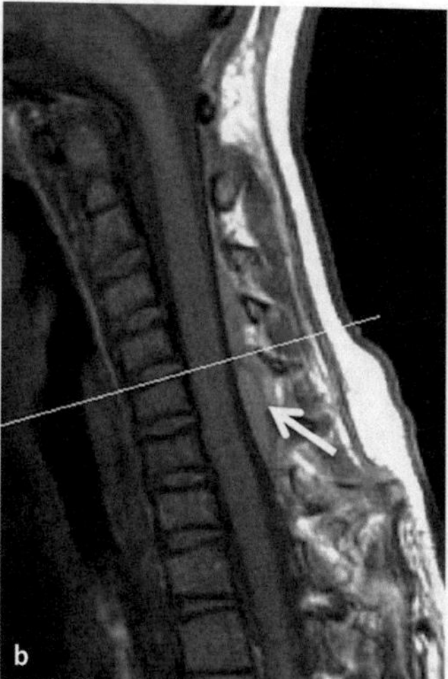
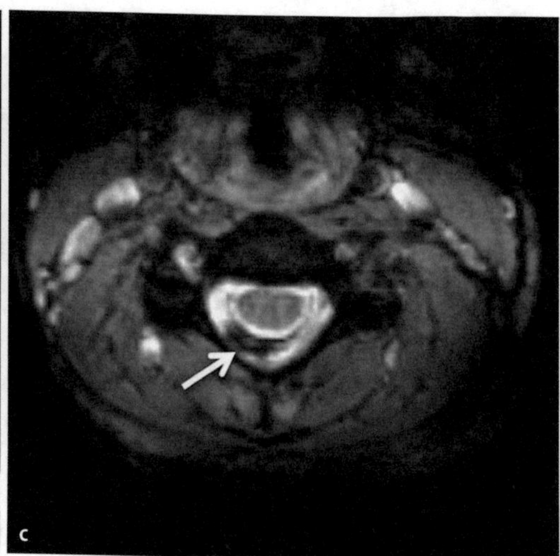

◻ **Abb. 10.4a–c Epidurales Hämatom.** Sagittale T2w- (**a**) und T1w- (**b**) sowie axiale T2*w- (**c**) MRT-Aufnahmen mit Darstellung des Spinalkanals von HWK1 bis BWK5. Im dorsalen Spinalkanal befindet sich eine akute Blutung (**a** + **b** *Pfeil*), die spindelförmig von HWK2 bis HWK6 reicht und das Myelon verlagert sowie beginnend komprimiert. Stellenweise ist das Signal in der T2*w (**c** *Pfeil*) ausgelöscht

förmige Form im sagittaler Richtung im MRT (◻ Abb. 10.4). Sie tritt besonders in den dorsalen Abschnitten der BWS auf. Im Falle einer Blutung in die ventralen Abschnitte des Spinalkanals weist sie im axialen Bild das typische »curtain-sign« auf, bei dem die Blutung durch die Trolard-Membran in sagittaler Richtung begrenzt ist.

Das seltenere subdurale Hämatom entsteht zwischen den Durablättern und hat im sagittalen Schnittbild eher eine konkave Form.

Therapie Bei epiduralen/subduralen Hämatomen ist die sofortige operative Dekompression indiziert, da die Prognose direkt vom Zeitpunkt der Operation abhängt. Bei geringer oder regredienter klinischer Symptomatik ist unter engmaschiger klinischer und MR-tomographischer Kontrolle ein konservatives Vorgehen möglich.

10.2.2 Intramedulläre Blutungen

Ätiologie Intraaxiale spinale Blutungen sind seltener als früher angenommen wurde. Blutungen in die Rückenmarksubstanz kommen aus Gefäßmalformationen (Kavernom, AVM) (▶ Abschn. 10.3), bei Gerinnungsstörungen und, selten, bei Wirbelsäulentraumen und intraspinalen Tumoren (z. B. Ependymom, Hämangioblastom), vor. Andere Ursachen für ein epidurales oder für das weitaus seltenere subdurale Hämatom sind ein schweres Trauma, vorangegangene Lumbalpunktion oder spinale Operationen oder eine durale Gefäßmalformation.

Symptome Die Symptomatik gleicht dem Spinalis-anterior-Syndrom: Das Hämatom breitet sich im allgemeinen longitudinal innerhalb der zentralen grauen Substanz aus und geht akut mit dissoziierter Sensibilitätsstörung und Para-/Tetraparese einher Die Hämatomyelie kann aber auch zu vollständiger Querschnittslähmung führen. Spinaler Schock und vegetative Dysregulation sind häufig. Die Blutung ist durch Läsion schmerzleitender Fasern meist von starken Schmerzen begleitet, kann aber auch schmerzlos auftreten, was die klinische Diagnose zusätzlich erschwert.

Diagnostik Die **MRT** ist die wichtigste Methode, mit deren Hilfe die Blutung und Differenzialdiagnosen (epidurale, spinale Blutung, subdurale Blutung, Abszess) erfasst werden können. Die typischen Signalcharakteristika intraaxialer Hämatome (Signalminderung in T2w, Signalanstieg in T1w) können gering ausgeprägt sein oder fehlen. Das intramedulläre Hämatom ist partiell oder komplett hypointens in T2*w. Eine spinale **Angiographie** kann zum Nachweis einer spinalen Gefäßfehlbildung nötig werden. Im Liquor ist oft Blutbeimengung oder Xanthochromie nachweisbar.

Prognose Die Prognose ist ungünstig. Trotz intensiver physikalischer Behandlung bleiben meist schwere Lähmungen und Sensibilitätsstörungen zurück, und die Patienten sind dem ganzen Risiko der Querschnittslähmung ausgesetzt.

10.2.3 Spinale Subarachnoidalblutung

Subarachnoidalblutungen und epidurale Blutungen kommen gelegentlich bei spinalen Gefäßmissbildungen, Traumen und spontan (Antikoagulation) vor. Außerordentlich selten ist für eine spinale SAB ein Aneurysma an den spinalen Gefäßen verantwortlich.

Symptome Die Symptome unterscheiden sich nicht von den intramedullären Blutungen: Schmerzen und akutes Querschnittsyndrom stehen im Vordergrund. Bei spinaler SAB kann Nackensteifigkeit vorliegen. Daher sollte bei SAB in der hinteren Schädelgrube mit Rückenschmerz und normalem zerebralen Angiogramm die spinale Angiographie eingesetzt werden (▶ Abschn. 10.3).

MRT Analog zu einer intrakraniellen SAB weist der Liquorraum bei einer spinalen SAB ein erhöhtes Eiweißsignal auf, d. h. hyperintenses Signal auf Flair.

10.3 Spinale Gefäßfehlbildungen

10.3.1 Pathophysiologie

Zum Verständnis der spinalen Fehlbildungen ist es wichtig, die Blutversorgung des Rückenmarks zu verstehen, die in der ◼ Abb. 10.5 dargestellt ist.

Einteilung In Analogie zu den intrakraniellen Gefäßmissbildungen unterscheidet man folgende spinale Gefäßmissbildungen:
- arteriovenöse Durafisteln,
- Kavernome,
- arteriovenöse Fehlbildungen,
- venöse Angiome und
- die Varicosis spinalis.

Insgesamt sind alle sehr selten, stellen aber, wenn sie übersehen werden, eine besonders schwerwiegende Fehldiagnose dar, da oft eine vermeidbare Querschnittlähmung resultiert.

Mehrere Mechanismen, die Blutung aus der Gefäßmissbildung, die Minderperfusion durch den Abtransport arteriellen Blutes über den arteriovenösen Kurzschluss (Steal-Effekt), die stauungsbedingte Druckerhöhung bei Abflussbehinderung durch erhöhten venösen Druck (Kongestionshyperämie und Ödem) und Überforderung der Kapazität der abführenden Venenplexus können zu neurologischen Symptomen führen. Durafisteln haben immer einen erhöhten Venendruck, der die venöse Drainage behindert.

Klinisch wichtig sind die **akute, spinale Blutung** und die **chronische Myelopathie** durch Steal-Phänomen bei arteriovenösem Shunt oder venöser Kongestion. Andere, seltene Manifestationen sind der direkte raumfordernde Effekt der arteriovenösen Fehlbildung und subarachnoidale oder epidurale Blutungen ohne spinale Symptome.

Die Gefäßfehlbildungen liegen häufig im Thorakalmark. Der Nidus, d. h. der arteriovenöse Shunt bei Durafisteln und AVM, befindet sich meist in Höhe thorakaler oder lumbaler Segmente. **Kavernome** liegen intramedullär. Sie stellen sich im MRT gut dar, da sie von Blutabbauprodukten früherer kleiner Blutungen umgeben sind (◼ Abb. 10.6).

Die **Varicosis spinalis** ist eine meist lumbal gelegene Ansammlung von ausgeweiteten Venen, die raumfordernden Charakter haben können und zu dem Syndrom der Claudicatio der Cauda equina (▶ Abschn. 10.1) führen kann.

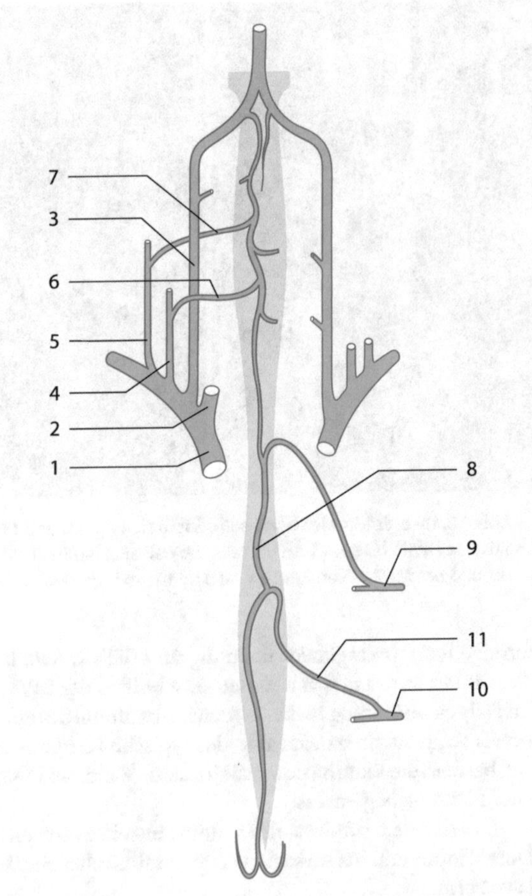

◼ Abb. 10.5 Die wichtigsten arteriellen Zuflüsse zum Rückenmark. *1* Truncus brachio-cephalicus; *2* A. carotis; *3* A. vertebralis; *4* Truncus thyreocervicalis; *5* Truncus costocervicalis; *6* A. radicularis anterior C6–8; *7* A. radicularis anterior C4–5; *8* A. spinalis anterior; *9* A. intercostalis posterior Th4–Th6; *10* A. intercostalis posterior Th9–L1; *11* A. radicularis magna Adamkiewicz. (Mit freundlicher Genehmigung von A. Thron, Aachen)

10.3.2 Spinale AVM und Durafisteln (▶ Kap. 8.6)

Symptomatik und Verlauf Meist werden die Angiome jenseits des 40. Lebensjahres symptomatisch. Die neurologischen Störungen setzen subakut ein. Sehr charakteristisch sind fluktuierende Beschwerden und Symptome mit progredientem Verlauf. Die Kranken klagen zunächst über Parästhesien und Schwäche in den Beinen, auch über radikuläre Schmerzen. Im weiteren Verlauf treten zentrale oder periphere Paresen der Beine und Störungen der Blasen- und Darmentleerung hinzu. Man findet eine spastische Gangstörung oder die Zeichen der peripheren Paraparese. Erlöschen der Eigenreflexe an den Beinen nach länger dauernder Symptomatik gilt als typisch. Blutungen setzten mit heftigsten, lokalen Rückenschmerzen ein, die gürtelförmig oder nach kaudal in die Beine ausstrahlen, während sich rasch ein Meningismus entwickelt.

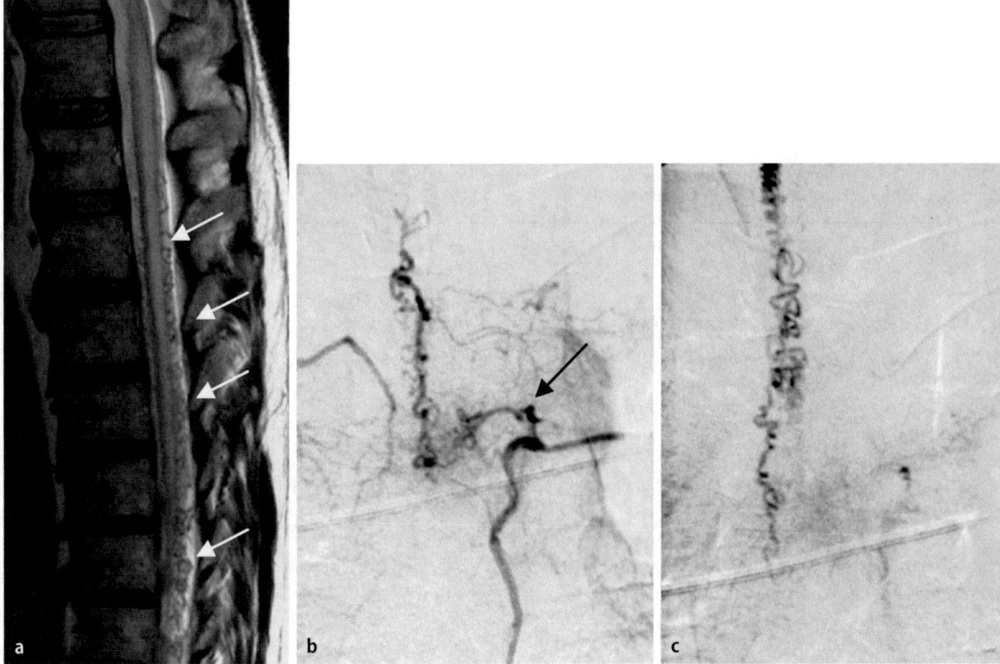

▪ **Abb. 10.6a–c MRT und spinale Angiographie bei spinaler Durafistel.** Schon im MRT (**a**) sieht man die korkenzieherartigen Signalauslöschungen durch die getauten Venen (*Pfeile*). In der Angiographie stellt sich die Fistel dar (**b**, *Pfeil*). **c** Späte venöse Phase mit den gefüllten ausgeweiteten Venen

Diagnostik Im **Liquor** findet man eine leichte Pleozytose und geringe Eiweißvermehrung. Bei der **Myelographie** sind meist sehr charakteristische Befunde zu erheben: korkenzieherartige, spiralförmige Aussparungen, die sich über viele Segmente des Thorakal- und Lumbalmarks erstrecken. Diese erkennt man oft auch im **MRT**, allerdings gibt es dort durch Artefakte falsch-positive Befunde. Spinale AV-Angiome und Durafisteln werden über die **selektive spinale DSA** dargestellt. Zur Differenzialdiagnose der spinalen Durchblutungsstörungen und Gefäßfehlbildungen ► Exkurs.

Exkurs

Differenzialdiagnose der spinalen Durchblutungsstörungen und Gefäßfehlbildungen

Akute Myelitis. ► Kap. 23.

Intraspinaler oder epiduraler Abszess. ► Kap. 21

Funikuläre Spinalerkrankung (► Kap. 29). Vitamin-B12-Resorptionsstörung, die Gefühlsstörung betrifft nicht Schmerz- und Temperaturempfindung, sondern Berührung, Vibrationsempfindung und Lagewahrnehmung.

Beginnende amyotrophische Lateralsklerose (► Kap. 33). Objektivierbare Sensibilitätsstörungen kommen bei ALS nicht vor, auch findet man schon in einem Stadium, in dem klinisch nur eine zentrale Lähmung besteht, im Elektromyogramm in verschiedenen Muskeln die Zeichen einer zusätzlichen Schädigung des peripheren, motorischen Neurons.

Chronische »spinale« Verlaufsform der Multiplen Sklerose (► Kap. 23). Diese Diagnose kann nur bei typischem Liquorbefund und dem Nachweis anderer Herde im CCT oder MRT gestellt werden. Der intermittierende, »schubförmige« Verlauf bei manchen spinalen Gefäßfehlbildungen erklärt die Verwechslung mit einer spinalen MS.

Rückenmarktumor. Die Symptomatik kann ganz ähnlich sein. Liquorveränderungen können fehlen. Immer muss die MRT die Differenzialdiagnose klären.

Spinales Meningeom (► Kap. 12). Meningeome müssen nicht zu einem scharf abgegrenzten Querschnittsyndrom führen. Der Liquor kann normal sein. Im Zweifel klärt die MRT-Untersuchung die Diagnose.

Zervikale Myelopathie durch Bandscheibenprotrusion. Die Abgrenzung gegenüber der vaskulären Myelopathie kann manchmal nach den betroffenen Segmenten erfolgen: Im Halsmark gibt es häufiger eine vertebragene als eine vaskuläre Rückenmarksschädigung. Im Brustmark gibt es keine Myelopathie durch Bandscheibenprotrusion, dagegen häufiger eine vaskuläre Rückenmarkschädigung. Bei der zervikalen Myelopathie sind bewegungsabhängige Nackenschmerzen häufig und das Zeichen von Lhermitte kann positiv sein. Zur Diagnose muss nach den bildgebenden Verfahren einschließlich MRT auch eine Myelographie durchgeführt werden.

Psychogene Querschnittslähmung. Diskrepante klinische Befunde, normaler Reflexstatus, erhaltene unwillkürliche Bewegungen, normale Elektrophysiologie bei komplettem Funktionsausfall.

Therapie Die Behandlung hängt von Lage, Art und arterieller Gefäßversorgung ab. In speziellen Zentren wird der endovaskuläre Verschluss des Nidus durch Embolisierung oder Ballonokklusion ausgeführt oder es wird mit mikrochirurgischer Technik operiert.

In Kürze

Spinale vaskuläre Syndrome – allgemein
Inzidenz: 1–3/100.000 Einwohner/Jahr. **Risikofaktoren:** Wie ischämischer Hirninfarkt. Orthopädische und abdominelle gefäßchirurgische Eingriffe mit Abklemmung der Aorta führen zu arteriellen und venösen Durchblutungsstörungen des Rückenmarks.

Spinalis-anterior-Syndrom
Ursache: arterielle Durchblutungsstörungen des Rückenmarks. **Symptomatik:** akut und subakut auftretende radikuläre Schmerzen auf segmentalem Niveau der betroffenen Arterie, schnelle Bein- und Rumpflähmung mit dissoziierter Sensibilitätsstörung, Blasen- und Mastdarminkontinenz. **Diagnostik:** CT: Suche nach lokalen Faktoren; MRT: erhöhte Signalintensität auf T2- oder protonengewichteten Bildern, vermehrte Wassereinlagerung im betroffenen Territorium; Liquor: geringe Zell- und Eiweißvermehrung. **Therapie:** Volumentherapie, neurochirurgische, medikamentöse, prophylaktische Maßnahmen.

Sulkokommissuralsyndrom
Ursache: Arteriosklerose, Embolie. **Symptomatik:** segmentale, periphere Lähmungen, reversible Blasenstörungen, nicht komplette Paresen.

Radicularis-magna-Syndrom
Ursache: Arteriosklerose, Embolie, Aortaaneurysma. **Symptomatik:** komplette Querschnittsläsion mit spinalem Schock, massive vegetative Störungen.

Claudicatio spinalis
Ursache: enger Spinalkanal, körperliche Anstrengung. **Symptomatik:** Parästhesien, Krämpfe, periphere Schwäche in Beinen. **Diagnostik:** CT, MRT: Darstellung der Weichteilstrukturen, kraniokardiale Stenosenausdehnung. **Therapie:** konservativ zur Schmerzreduktion; Operation bei progredienter neurologischer Symptomatik oder inakzeptabler Verschlechterung der allgemeinen Lebensqualität.

Progressive, vaskuläre Myelopathie
Symptomatik: Spastische Lähmung der Beine mit querschnittsförmiger, dissoziierter Gefühlsstörung. **Diagnostik** nur per exclusionem möglich.

Spinale Blutungen
Ursache: Blutungen in Rückenmarksubstanz durch Angiome der intraspinalen Gefäße, Gerinnungsstörungen, Wirbelsäulentraumen und intraspinale Tumoren. **Symptomatik:** Para- oder Tetraparese mit dissoziierter Sensibilitätsstörung, teilweise vollständige Querschnittslähmung. **Diagnostik: MRT:** Erfassung der Blutung und Differenzialdiagnose; **Angiographie:** Nachweis einer spinalen Gefäßfehlbildung.

Andere spinale Blutungen
SAB und epidurale Blutungen bei spinalen Gefäßmissbildungen, Traumen und spontan. **Symptome:** Schmerzen und akutes Querschnittsyndrom.

Spinale arteriovenöse Missbildungen und Durafisteln
Symptome: Parästhesien und zentrale, periphere Paresen der Beine, Blutungen mit heftigen Rückenschmerzen, Blasen- und Darmentleerungsstörungen. **Diagnostik: Liquor:** Leichte Pleozytose, geringe Eiweißvermehrung; **MRT, CT-Myelographie:** Korkenzieherartige, spiralförmige Aussparungen über Segmente des Thorakal- und Lumbalmarks; **DSA:** Darstellung spinaler AV-Angiome und Durafisteln. **Therapie:** Endovaskulärer Verschluss des Nidus durch Embolisierung, Ballonokklusion oder mikrochirurgische Operation.

Weiterführende Literatur

Hacein-Bey L, Konstas AA, Pile-Spellman J (2014) Natural history, current concepts, classification, factors impacting endovascular therapy, and pathophysiology of cerebral and spinal dural arteriovenous fistulas. Clin Neurol Neurosurg 121:64–75

Jallo GI, Freed D, Zareck M, Epstein F, Kothbauer KF (2006) Clinical presentation and optimal management for intramedullary cavernous malformations. Neurosurg Focus 21(1):e10

Lee YJ, Terbrugge KG, Saliou G, Krings T (2014) Clinical features and outcomes of spinal cord arteriovenous malformations: comparison between nidus and fistulous types. Stroke 45(9):2606–12

Leypold BG, Flanders AE, Burns AS (2008) The early evolution of spinal cord lesions on MR imaging following traumatic spinal cord injury. AJNR Am J Neuroradiol 29(5):1012–6

Lv X, Li Y, Yang X, Jiang C, Wu Z (2012) Endovascular embolization for symptomatic perimedullary AVF and intramedullary AVM: a series and a literature review. Neuroradiology 54(4):349–59

Madhugiri VS, Ambekar S, Roopesh Kumar VR, Sasidharan GM, Nanda A (2013) Spinal aneurysms: clinicoradiological features and management paradigms. J Neurosurg Spine 19(1):34–48

Masson C, Pruvo JP, Meder JF, Cordonnier C, Touzé E, De La Sayette V, Giroud M, Mas JL, Leys D; Study Group on Spinal Cord Infarction of the French Neurovascular Society (2004) Spinal cord infarction: clinical and magnetic resonance imaging findings and short term outcome. J Neurol Neurosurg Psychiatry 75(10):1431–5

Moftakhar P, Hetts SW, Ko NU (2012) Vascular myelopathies. Semin Neurol 32(2):146–53

Novy J, Carruzzo A, Maeder P, Bogousslavsky J (2006) Spinal cord ischemia: clinical and imaging patterns, pathogenesis, and outcomes in 27 patients. Arch Neurol 63(8):1113–20

Patsalides A, Knopman J, Santillan A, Tsiouris AJ, Riina H, Gobin YP (2011) Endovascular treatment of spinal arteriovenous lesions: beyond the dural fistula. AJNR Am J Neuroradiol 32(5):798–808

Rubin MN, Rabinstein AA (2013) Vascular diseases of the spinal cord. Neurol Clin 31(1):153–81

Toossi S, Josephson SA, Hetts SW, Chin CT, Kralik S, Jun P, Douglas VC (2012) Utility of MRI in spinal arteriovenous fistula. Neurology 79(1):25–30

Tumorkrankheiten des Nervensystems

Hirntumoren

Wolfgang Wick, Andreas Unterberg und Jürgen Debus

W. Hacke (Hrsg.), *Neurologie*,
DOI 10.1007/978-3-662-46892-0_11,

Einleitung

Physikalisch kann das Schädelinnere als geschlossenes Kompartiment mit drei Hauptelementen – dem Hirngewebe, dem Blutvolumen und dem Liquorraum – angesehen werden. Der knöcherne Schädel ist ein starres Behältnis mit einem Fassungsvermögen von ca. 1500–1800 ml. Er ist gefüllt mit 1200–1300 ml Gehirngewebe, ungefähr 150 ml Liquor, etwa 200 ml Blut und ca. 20–50 ml anderer Gewebe, z. B. Hirnhäute, Plexus, Ependym). Wenn sich innerhalb des geschlossenen, starren Behältnisses ein zusätzliches Kompartiment entwickelt, wird zunächst der Liquor verdrängt, weil er mit dem Rückenmarkraum in Verbindung steht. Danach wird das Blutvolumen in der Umgebung des neuen Kompartiments reduziert, aber insgesamt ergibt dies nicht viel Kompensationsmöglichkeit und geht mit einer Minderdurchblutung des umgebenden Gewebes einher. Als nächstes wird Hirngewebe verdrängt und gegen die starren Umgebungsstrukturen gepresst.

Sobald eine raumfordernde Läsion in der Schädelhöhle akut ein Volumen von mehr als 50 ml erreicht, wirkt sie komprimierend auf das Hirngewebe und kann zu Funktionsstörungen, z. B. zu einer Lähmung führen. Wenn sie weiter an Volumen zunimmt und lebenswichtige Hirnanteile komprimiert werden, geben diese ihre Funktion auf, der Patient wird bewusstlos und kann an der raumfordernden Läsion sterben. Auch die Geschwindigkeit, mit der sich die raumfordernde Läsion entwickelt, spielt eine Rolle. Wenn ein Tumor langsam wächst, dann kann er innerhalb vieler Jahre ein beträchtliches Volumen erreichen, bevor er symptomatisch wird. Wächst er sehr schnell, entwickeln sich die Symptome auch rasch und schon bei kleinerem Volumen. Beim Erwachsenen kann die starre Schädelkapsel der Volumenvermehrung durch die intrakranielle Geschwulst nicht nachgeben. Die Hüllstrukturen (Dura, Knochen) lassen keine wesentlichen Ausweichmöglichkeiten für einen raumfordernden Prozess zu, sieht man einmal von der Stauungspapille oder der Herniation im Foramen magnum ab, die einen klinisch ungünstigen Versuch des Ausweichens von Gewebe darstellen. Dies gilt nicht für Tumoren im frühen Kindesalter, wenn die Knochennähte und Fontanellen noch nicht geschlossen sind.

11.1 Vorbemerkungen

Primäre Hirntumoren gehen vom Neuroepithel, Ganglienzellen, den Hirnhäuten, den Nervenscheiden, der Hirnanhangsdrüse oder ektopen, intrakraniellen Geweben (Keimzell- und Fehlbildungstumoren) aus. Die biologische Herkunft der primären Hirntumoren ist noch nicht geklärt. Es ist klar, dass diese Tumoren nicht durch Transformation reifer Gehirnzellen entstehen. Die Nomenklatur reflektiert lediglich die histopathologische Phänomenologie. Gegenwärtig gilt als wahrscheinlich, dass sich diese Tumoren aus neuronalen (oder glialen) Stammzellen entwickeln.

Sekundäre Hirntumoren sind Parenchymmetastasen anderer Tumoren und Tumoren, die nach Metastasierung systemischer Tumor von dem das Gehirn umgebenden Knochen und Hirnhäuten ausgehen. Sie werden durch verdrängendes oder infiltratives Wachstum und Erhöhung des Schädelinnendrucks symptomatisch.

Einteilung der intrakraniellen Tumoren Die Tumoren werden nach ihren histologischen Kennzeichen in benigne und maligne Geschwülste eingeteilt. Die allgemein übliche Gradierung in gut- und bösartig ist im Gehirn nur sehr eingeschränkt nützlich. Auch ein gutartiger Tumor mit sehr langsamer Wachstumstendenz kann, unbehandelt, zur Hirndruckerhöhung und zur Einklemmung führen. Infiltratives Wachstum eines benignen, aber inoperablen Tumors in lebenswichtige Hirnabschnitte führt zum Tode (Beispiel Ponsgliom). Daher geht die klinische Einschätzung der Malignität der Hirntumoren sowohl vom biologischen Verhalten des Tumors als auch vom histologischen Befund aus. Die Einteilung in benigne und maligne intrakranielle Tumoren erfolgt primär nach histologischen Kriterien.

Malignitätsgrade (WHO-Klassifikation): Aufgrund der histologischen Klassifikation werden die Hirntumoren nach Empfehlungen der WHO in vier Malignitätsgrade eingeteilt, die einen Anhalt für ihr biologisches Verhalten angeben, was hauptsächlich die klinische Überlebenszeit reflektiert und damit stark von den jeweils verfügbaren Therapien abhängt (▶ Exkurs: Histologische Malignitätszeichen). Mediane Überlebenszeiten erlauben eine Vorstellung von der prinzipiellen Prognose, eignen sich aber nicht zur individuellen Beratung.

- **Grad I:** gutartiges Wachstum mit einer postoperativen Überlebenszeit von 10 oder mehr Jahren bzw. guten Heilungsaussichten nach alleiniger Resektion.
- **Grad II:** Tumoren mit einer mittleren Überlebenszeit von 3–15 Jahren.
- **Grad III:** Tumoren mit einer mittleren Überlebenszeit von 2–15 Jahren.
- **Grad IV:** Tumoren mit einer mittleren Überlebenszeit von 6–24 Monaten.

Aktuell erfolgt eine Revision der WHO-Klassifikation, bei der genetische und epigenetische Veränderungen der Tumorgewebe gegenüber der morphologischen und immunhistologischen Bewertung einen höheren Stellenwert erhalten.

▣ Tab. 11.1 fasst die WHO-Grade der im Folgenden besprochenen Hirntumoren zusammen.

Metastasierung Während diese bei anderen Tumorkrankheiten ganz wesentlich zur Beurteilung der Malignität beiträgt, tritt sie bei Hirntumoren in den Hintergrund. Eine Metastasierung von Hirntumoren nach außerhalb des Zentralnervensystems ist extrem selten. Einige Tumoren, wie das Medulloblastom, das Ependymom oder das Germinom, neigen zur Metastasierung innerhalb des ZNS, zu Abtropfmetastasen in die hintere Schädelgrube oder in den Spinalkanal, sowie sehr selten in Lunge oder Leber.

Epidemiologie Über die Häufigkeit von Hirngeschwülsten liegen keine verlässlichen Zahlen vor. Die allgemein, aber besonders aufgrund der Häufigkeit von Metastasen zunehmen-

Exkurs

Histologische Malignitätszeichen

Entdifferenzierung der Zellen: Kernatypien, regelrechte und atypische Mitosen sowie Entwicklung pathologischer Gefäße, die paradoxerweise häufig eine insuffiziente Perfusion der Tumoren verursachen und aufgrund einer unzureichenden Ausbildung der Bluthirnschranke zu einer Reduktion der Permselektivität und zu einer Steigerung des interstitiellen Gewebe drucks beitragen.

Verkalkungen können als Charakteristikum oligodendroglialer Tumoren oder posttherapeutisch auftreten. Bei raschem Tumorwachstum zählen sie ebenso wie Nekrosen, die bei malignen Tumoren als des Ungleichgewichts zwischen Tumorwachstum und Gefäßversorgung auftreten, zu den regressiven Veränderungen.

Tumorblutungen treten bei benignen und malignen Tumoren meist aufgrund von pathologischer Gefäßneubildung auf.

Spezielle Marker, wie das saure Gliafaserprotein (GFAP), das S-100-Protein oder das Synaptophysin erlauben auch bei sehr starker Entdifferenzierung des Gewebes ein Erkennen des Ursprungsgewebes.

de Inzidenz wird mit 15 Neuerkrankungen pro 100.000 Einwohner im Jahr geschätzt. Die Prävalenz von Hirntumoren soll bei etwa 50 pro 100.000 Einwohner liegen. Alle Hirntumoren zusammen machen etwa 7–9% der Tumorkrankheiten aus, primäre Hirntumoren etwa 5%. Bei Kindern stehen Hirntumoren nach Leukämien, Nierentumoren und Knochentumoren an vierter Stelle. Männer leiden häufiger als Frauen unter bösartigen Hirntumoren und Metastasen. Die Häufigkeit von Hirnmetastasen wird sehr unterschiedlich, meist zu niedrig angegeben.

Man schätzt die Inzidenz von **Metastasen** auf 6–8/100.000 und Jahr. Unter den **hirneigenen Tumoren** sind die Gliome mit 4–5 Neuerkrankungen pro 100.000 Einwohner und Jahr (ca. 40%) am häufigsten, gefolgt von den Meningeomen (etwa 20%), den Neurinomen (8%) und den Hypophysenadenomen (6%). In der Gruppe der Gliome stellen Glioblastome mit über 50% den Hauptanteil, gefolgt von Astrozytomen (20%), Oligodendrogliomen (3–8%) und Ependymomen (2–6%).

Pathogenese, Genetik und Wachstumskinetik Über die Entstehung der primären Hirntumoren ist nicht viel bekannt. Viele Geschwulsttypen entstehen an bestimmten Orten im Gehirn. Bevorzugt ist die dorsale Schließungsrinne des Medullarrohres, die entwicklungsgeschichtlich zu Fehlbildungen disponiert ist. In den letzten Jahren werden zunehmend transformierte adulte neuronale oder gliale Stammzellen als Ursprungsgewebe postuliert. Die meisten Hirntumoren sind nicht erblich. Ausnahmen bieten die Hirntumoren, die bei der Neurofibromatose I und II (beidseitige Akustikusneurinome, Optikusgliom) auftreten und Tumoren bei Phakomatosen (tuberöse Hirnsklerose, Hippel-Lindau-Krankheit, Sturge-Weber-Krankheit, ► Kap. 8.4). Trotzdem ist eine familiäre Häufung von Tumorerkrankungen ebenso augenfällig wie die familiäre Häufung von kardiovaskulären oder zerebrovaskulären Erkrankungen (► Facharztbox: Erkrankungsalter und genetische Ursachen).

Exogene Faktoren haben für das Auftreten von Hirngeschwülsten keine nachweisbare Bedeutung. Dies gilt be-

Tab. 11.1 Histologische Kriterien der Hirntumoren (WHO)

WHO-Grad	Histologische Charakteristika	Beispiele	Überlebenszeit Zirka-Angaben)
I	Gut differenzierte Gewebe, keine Metastasen	Pilozytisches Astrozytom, Meningeom, Neurinom, Hypophysenadenom	≥ 5(–50) Jahre
II	Einzelne atypische Zellen, noch gut differenziertes Gewebe, Kernatypien, keine/kaum Metastasen	Astrozytom II, Oligodendrogliom, Ependymom, Pineozytom	3–5 Jahre
III	Viele atypische Zellen, Mitosen, Ursprungsgewebe noch erkennbar, jedoch bereits entdifferenziert	Anaplastisches Astrozytom, anaplastisches Oligodendrogliom, Plexuskarzinom, anaplastisches Meningeom	2–3 Jahre
IV	Entdifferenziertes Gewebe, viele Mitosen, Nekrosen, Endothelproliferation, Metastasen	Astrozytom IV, Medulloblastom, Meningosarkom, Glioblastom, primäres ZNS-Lymphom	6 Monate (bis 2 Jahre)

Folgende histologische Kriterien werden zur Beurteilung herangezogen: a) Kernatypien, b) Mitosen, c) Endothelproliferation, d) Nekrosen.
Läsionen erreichen den WHO-Grad I aufgrund reiner Zell- und Gewebsvermehrung gegenüber dem Normalgewebe.
Grad I: 1 der obigen Kriterien erfüllt,
Grad II: 2 Kriterien vorhanden,
Grad III: 3 oder 4 Kriterien erfüllt,
Grad IV: alle Kriterien erfüllt.

Facharztbox

Erkrankungsalter und genetische Ursachen

Das **Erkrankungsalter** unterscheidet sich für einzelne Gruppen von Hirntumoren:

- Im **Kindes- und Jugendalter** bis zum 20. Lebensjahr findet man Tumoren oft in der hinteren Schädelgrube: Besonders häufig sind Medulloblastome und pilozytische Astrozytome des Kleinhirns, Tumoren des Hirnstamms und Zwischenhirns (Kraniopharyngeome, Gliome, Pinealome) und, in den Großhirnhemisphären, die Ependymome. Hemisphärengliome sind dagegen selten, Meningeome, Neurinome und Hypophysenadenome treten kaum auf. Bei Kindern bis 14 Jahre sind Hirntumoren nach Tumoren des blutbildenden Systems die zweithäufigsten Neoplasien.
- Im **mittleren Lebensalter** überwiegen die Gliome der Großhirnhemisphären, die Meningeome, Hypophysenadenome, die Neurinome der Hirnnerven und unter den Kleinhirntumoren das Hämangioblastom (Lindau-Tumor, ▶ Kap. 8.4).
- Im **höheren Alter** treten die bösartigen Glioblastome und die Hirnmetastasen an die erste Stelle. In diesem Alter ist auch die absolute Zahl von Hirntumoren besonders hoch: 20% aller Tumoren kommen im 6. Lebensjahrzehnt vor.

Die Bindung bestimmter Geschwulstarten an unterschiedliche Altersklassen ist so streng, dass sich einzelne Tumorarten und Altersgruppen, z. B. pilozytische Astrozytome im Erwachsenenalter, ausschließen.

Die Rolle der **genetischen Faktoren** bei der Entstehung von Hirntumoren ist in den letzten Jahren immer mehr in den Vordergrund getreten.

- WHO-Grad-I-Gliome sind quasi ausnahmslos durch Veränderungen im **»Mitogen-activated protein kinase« (MAPK)-Signalweg** charakterisiert.
- Bei niedergradigen (WHO-Grad II) Astrozytomen sind Veränderungen auf den Chromosomen 10 und 17, insbesondere im p53-Tumorsuppressorgen auf 17p, beschrieben worden.
- Die bei WHO-Grad-II- und -III-Gliomen häufigen Mutationen im **Isocitratdehydrogenasegen (IDH)-1** (oder seltener IDH-2) sind ein frühes Ereignis in der Gliomgenese, Kennzeichen einer biologisch differenten Gliomentität und mit einer günstigen Prognose assoziiert. IDH-mutierte Gliome weisen eine starke Methlyierung weiter Abschnitte des Tumorgenoms auf (»glioma CpG island hypermethylator phenotype«, G-CIMP).
- Innerhalb der IDH-mutierten Gliome existiert eine prognostisch günstige Subgruppe mit einer Kodeletion von 1p und 19q im Tumorgewebe, die zu einer Translokation führt. Tumoren mit einer Kodeletion sprechen sehr wahrscheinlich besser auf eine kombinierte Radiochemotherapie an, so dass es sich um eine für Therapieentscheidungen prädiktive Veränderung handelt.
- Vor allem bei Glioblastomen ist das Gen für den epidermalen Wachstumsfaktorrezeptor übermäßig exprimiert. Außerdem treten bei einem Teil der Gliome Methylierungen im Promotor des Gens **O6-Methyl-Guanyl-Methyl-Transferase** (MGMT) auf, die mit dem Ansprechen auf eine alkylierende Therapie verbundenen sind.
- Bei Meningeomen ist ein partieller Verlust von Chromosom 22 beschrieben. Bei atypischen oder malignen Meningeomen wurde eine Punktmutation auf Chromosom 14 festgestellt.
- Bei Medulloblastomen werden häufig Veränderungen auf Chromosomen 17q beschrieben. Auf diesem Chromosom sitzt das p53-Tumorsuppressorgen. p53-Mutationen sind assoziiert mit der Progression von malignen Tumoren.

sonders für den immer wieder diskutierten Zusammenhang mit Schädeltraumen oder Nutzung von Mobiltelefonen und hormoneller Kontrazeption. Immer wieder wird die Möglichkeit einer Entstehung von Meningeomen nach Bestrahlung diskutiert, hinreichend bewiesen ist der Zusammenhang nicht.

11.2 Klinik der Hirntumoren

11.2.1 Allgemeinsymptome

Kopfschmerzen

Kopfschmerzen, die sich beim Aufrichten, Bücken oder Pressen, also bei Schwankungen des intrakraniellen Drucks verstärken, werden von der Hälfte aller Tumorpatienten als erstes Symptom angegeben. Tumoren, die zum Hydrozephalus occlusus führen, verursachen am häufigsten Kopfschmerzen. Auslöser der Kopfschmerzen ist eine Dehnung der Meningen, die sensibel vom N. trigeminus versorgt werden. Deshalb sind auch die Austrittspunkte dieses Nerven, oft einseitig, druckschmerzhaft.

Epileptische Anfälle

Diese sind das wichtigste Frühsymptom bei Tumoren der **Großhirnhemisphären.** Jeder dritte Tumorkranke erleidet Anfälle, und ein Hirntumor ist die häufigste Ursache für das Auftreten einer Epilepsie zwischen dem 25. und 60. Lebensjahr **(Spätepilepsie).** Aber auch bei Kindern und Jugendlichen können Anfälle das erste Symptom eines Großhirntumors sein. Eine erbliche Belastung mit Epilepsie macht die Suche nach einem Hirntumor nicht überflüssig. Oft treten Anfälle lange vor anderen, lokalen oder allgemeinen, neurologischen Symptomen des Tumors auf. Die Aussichten einer Operation wären in diesem Stadium besonders günstig, zumal die gutartigen, langsam wachsenden, operablen Geschwülste häufiger Anfälle hervorrufen als die malignen Tumoren. Tumoren, die zu motorischen Anfällen führen, liegen meist in der Umgebung der **Zentralregion.** Andere Lokalisationen sind der Schläfenlappen, das Stirnhirn und der Scheitellappen. Tumoren der Hirnbasis und infratentorielle Geschwülste treten dahinter als Ursache der Tumorepilepsie ganz zurück.

Ob die Tumorepilepsie sich in **generalisierten** oder **fokalen** Anfällen äußert, hängt von der Lokalisation ab: So wird ein Neoplasma der Zentralregion eher zu einfach-partiellen, insbesondere zu Jackson-Anfällen, und ein Schläfenlappentumor zu komplex-partiellen (psychomotorischen) Anfällen führen, während Stirnhirntumoren häufiger generalisierte Krampfanfälle auslösen, besonders in Form des Status epilepticus, der das erste neurologische Symptom sein kann. Ein Wechsel des Anfallscharakters ist bei bekannter Epilepsie auf einen Hirntumor verdächtig.

> **Epileptische Anfälle sind das wichtigste Frühsymptom bei Tumoren der Großhemisphären. Nicht selten beginnt eine Tumorepilepsie mit einem Grand-mal-Status, besonders bei frontalen Tumoren. Oligosymptomatische komplex-partielle Anfälle können bei temporalen Tumoren über Jahre das einzige Tumorsymptom sein.**

Wesensänderung und Verhaltensstörungen

Häufig tritt eine Veränderung im Wesen und Verhalten der Kranken ein: der spontane Antrieb lässt nach, die affektiven Regungen stumpfen ab, die Interessen engen sich ein, so dass die Patienten im Beruf, aber auch in den mitmenschlichen Beziehungen viele Verhaltensweisen unterlassen, die ihnen früher selbstverständlich waren. Die Persönlichkeit erscheint weniger differenziert. Beim Erwachsenen sind dies meist Zeichen eines erhöhten intrazerebralen Drucks. Greifreflexe kommen bei jeder Lokalisation in den Hemisphären vor.

Verhaltensstörungen sind bei den Tumoren des **Kindesalters** oft das einzige Frühsymptom. Kinder klagen nur selten über umschriebene Schmerzen, und bei ihnen entwickeln sich, solange die Schädelnähte noch nicht geschlossen sind, Hirndrucksymptome erst relativ spät. Dagegen ist das plötzliche Einsetzen von Verhaltensauffälligkeiten, wie Teilnahmslosigkeit, Unlust am Spiel, Leistungsabfall in der Schule, Reizbarkeit und affektive Labilität auf die Entwicklung eines Hirntumors verdächtig, und die neurologische Untersuchung darf neben der psychiatrisch-psychologischen nicht unterlassen werden.

> **Oft sind neuropsychologische Auffälligkeiten, wie Antriebsstörung, affektive Verflachung, Desinteresse und Verlangsamung Frühsymptome eines Hirntumors.**

11.2.2 Fokale Symptome

Im weiteren Verlauf entwickeln sich zerebrale Herdsymptome. Diese sind in ▶ Kap. 1 und 2 im Einzelnen beschrieben. Hier werden sie für die Diagnose der Tumorlokalisation wichtig. Im Folgenden sind die klinischen Symptome aufgeführt:

- **Frontallappen (Stirnhirn)**
  - **Psychisch:** Veränderung von Antrieb und Affektivität: Die Kranken werden aspontan bis zu einem solchen Grade, dass sie keine eigene Initiative mehr entwickeln und stundenlang regungslos dasitzen, nicht mehr das Bett verlassen und Speisen halbgekaut im Munde behalten. Auch die spontanen, sprachlichen Äußerungen versiegen. Die Patienten sind nur noch ganz begrenzt zu zielgerichteten Handlungen anzuregen. Ihre Antworten sind lakonisch. Zu einem Gespräch sind sie nicht mehr imstande. Jede Umstellung ist erschwert: Wenn die Patienten sich einer Situation oder einem Objekt zugewandt haben, sind sie so daran fixiert, dass sie nur schwer wieder abgelenkt werden können.
  - Mit dem Verlust der eigenen Initiative tritt eine Auslieferung an die Umwelt ein, die sich in Echosymptomen äußert: **Echolalie** (Wiederholung des Gehörten) und **Echopraxie** (Wiederholungen von Bewegungen des Gegenüber). **Perseveration** (Wiederholung von Handlungen und Wörtern) ist häufig. Die Stimmung ist indifferent, die affektiven Bewegungen sind nivelliert. Das Bewusstsein kann lange ungestört sein. Bei Läsion der sprachdominanten Hemisphäre entwickelt sich eine nicht-flüssige **Aphasie**.
  - **Epileptische Anfälle:** Generalisierte Krampfanfälle können als Status epilepticus ablaufen. Bei Läsion der lateralen Stirnhirnkonvexität treten Adversivanfälle mit Wendung von Augen und Kopf zum kontralateral angehobenen Arm auf. Motorische Jackson-Anfälle zeigen eine Schädigung der Präzentralregion an.
  - **Neurologische Symptome:** Leichte, kontralaterale Hemiparese, frontale Gangstörung (äußerst zögernde Schritte, bei denen die Füße »am Boden kleben« bleiben, Unsicherheit, die kaum oder gar nicht durch unwillkürliche, gleichgewichtserhaltende Körperbewegungen ausgeglichen werden kann). Bei frontobasaler Lokalisation Anosmie, auch Visusverlust durch Optikusatrophie. Bei frontaler Tumorlokalisation werden die Symptome oft als psychiatrisch verkannt und die Patienten längere Zeit antidepressiv behandelt, bis dann nach Auftreten von epileptischen Anfällen oder neurologischen Herdsymptomen in einem »zur Sicherheit durchgeführten« Computertomogramm der Hirntumor erkannt wird.
- **Balken:** Tumoren, die vom Balken einseitig oder doppelseitig (»Schmetterlingsgliom«) ins Stirnhirn einwachsen, sind klinisch nicht von Geschwülsten des frontalen Marklagers zu unterscheiden. Die Symptomatik umschriebener Balkentumoren ist uncharakteristisch.
- **Schläfenlappen**
  - **Psychisch:** Die Patienten sind häufig reizbar, neigen zu Verstimmung, sind ängstlich oder depressiv. Bei Tumoren des basalen Temporallappens kann das affektive und sexuelle Verhalten enthemmt werden.
  - **Epilepsie** mit psychomotorischen und generalisierten Anfällen kommt bei fast 50% der Patienten vor.
  - **Neurologische Symptome:** Homonyme obere Quadrantenanopsie oder Hemianopsie bei dorsal gelegenen Tumoren, armbetonte Hemiparese. Bei Läsion der dominanten Hemisphäre: Wernicke- oder amnestische Aphasie.
- **Parietallappen**
  - **Psychisch:** Keine typischen Lokalsymptome.
  - **Neuropsychologische Störungen:** Vernachlässigung (»Neglect«) der kontralateralen Körper- und/oder Raumhälfte, räumliche Orientierungsstörung, kon-

struktive Apraxie von Seiten der nicht sprachdominanten Hemisphäre. Bei Läsion der dominanten Hemisphäre: amnestische Aphasie, auch andere sprachabhängige Leistungsstörungen, Dyslexie, Apraxie für beide Hände. Anosognosie ist bei rechtsparietalen Tumoren möglich.
  - **Epileptische Anfälle:** Sensible Jackson-Anfälle.
  - **Neurologische Symptome:** Sensomotorische oder vorwiegend sensible Hemiparese, Hemianopsie, untere Quadrantenanopsie oder hemianopische Aufmerksamkeitsschwäche, Abschwächung oder Aufhebung des optokinetischen Nystagmus zur Gegenseite.
- **Okzipitallappen**
  - **Neuropsychologische Störungen:** Häufig Dyslexie und Störung der optisch-räumlichen Orientierung. Bei doppelseitiger Läsion schwere Störung des visuellen Erkennens, kortikale Blindheit mit Anosognosie.
  - **Epileptische Anfälle:** Anfälle mit optischer Aura.
  - **Neurologische Symptome:** Homonyme, hemianopische Gesichtsfelddefekte, oft Aufhebung des optokinetischen Nystagmus zur Gegenseite.
- **Basalganglien**
  - **Psychisch:** Antriebsmangel, affektive Nivellierung, Somnolenz.
  - **Neurologisch:** Akinetisches Parkinson-Syndrom, auch halbseitig, Gegenhalten, kontralaterale Hemiparese.
- **Dienzephalon**
  - **Psychisch:** Starke Verlangsamung, Erlöschen der Interessen, gesteigertes Schlafbedürfnis, affektive Nivellierung.
  - **Neurologisch:** Bei Gliomen, im Gegensatz zum Kraniopharyngeom, meist keine endokrinen oder vegetativen Regulationsstörungen, auch kaum neurologische Herdsymptome.
- **Kleinhirn**
  - **Psychisch:** Manchmal Euphorie.
  - **Neurologisch:** Tumoren einer Kleinhirnhemisphäre verursachen eine ipsilaterale Ataxie der Extremitäten mit Muskelhypotonie, erst später Gang- und Standataxie und skandierendes Sprechen. Tumoren des Kleinhirnwurms führen frühzeitig zu Störungen des Körpergleichgewichts. Charakteristisch ist die Neigung des Kopfes zur Herdseite (Ocular-tilt-Reaktion). Kleinhirntumoren verursachen frühzeitig Hirndruck mit Kopfschmerzen und Stauungspapille, fast immer Nystagmus. Fernsymptome durch Druck auf den Hirnstamm und/oder Liquorabflussbehinderung sind: doppelseitige, pathologische Reflexe, Trigeminus-Sensibilitätsstörungen, Blickparesen und optokinetische Störung.
- **Hirnstamm**
  - **Psychisch:** Meist Verlangsamung und Nivellierung.
  - **Neurologisch:** Frühzeitig Pupillenstörungen, Augenmuskellähmungen mit Doppelbildern, vertikale oder horizontale Blickparese, Blickrichtungsnystagmus. Meist optokinetische Störungen. Bei größerer Ausdehnung: Hirnnervenlähmungen, spastische Tetraparese, Ataxie, Atemstörungen (symptomatisches Schlaf-Apnoe-Syndrom).

11.3 Hirnödem und intrakranielle Drucksteigerung

In der Umgebung von Tumoren bildet sich ein mehr oder weniger ausgeprägtes Hirnödem. Man unterscheidet generell zwei Arten von Hirnödem, das zytotoxische und das vasogene Ödem (◘ Abb. 11.1). Mischformen beider Arten können vorkommen. Zu einem vasogenen Ödem kommt es bei Hirntumoren, zum zytotoxischen Ödem beim Gewebszerfall nach Hypoxie, z. B. nach Schlaganfällen. Das **zytotoxische Hirnödem** entsteht durch eine intrazelluläre Wasseransammlung, besonders in der Rinde, das vasogene Ödem durch die Ansammlung von Flüssigkeit im Interzellulärraum v. a. des Marklagers. Das Hirnödem um einen Hirntumor ist ein **vasogenes Marklagerödem**, das durch die Auspressung von Plasma durch die zusammengebrochene Blut-Hirn-Schranke in den Extrazellulärraum entsteht. Dies führt zu der in der CT und MRT typischen fingerförmigen Ausbreitung des Ödems. Das Ödem kann sich auch über den Balken, speziell über die hinteren Balkenanteile auf die Gegenseite ausdehnen. Als Faustregel kann gelten: Je maligner der Tumor und je stärker

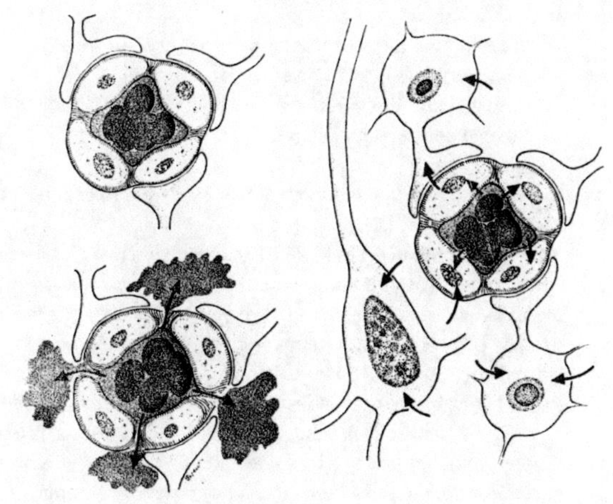

◘ **Abb. 11.1 Entwicklung von zytotoxischem und vasogenem Ödem.** Eine schematische Darstellung des normalen Kapillarbetts mit Erythrozyten, Endothelien (einschließlich »tight junctions«) und Astrozytenfortsätzen findet sich im oberen *linken Teil der Abbildung*. In der ersten Phase der Ödementwicklung (*rechts*) sind die »tight junctions« ungeschädigt. Flüssigkeit wird über das Endothel in die Astrozyten aufgenommen (zytotoxische Phase). Durch die Schwellung der Astrozyten wird der Extrazellulärraum verringert. In der vasogenen Phase (*links unten*) öffnen sich die »tight junctions« bzw. werden diese nicht mehr ausgebildet, und Wasser kann in den Extrazellulärraum einströmen (vasogene Phase). (Aus Hacke 1994; adaptiert nach Hartmann u. Wassmann 1987)

sein Produktion u. a. an VEGF, desto größer seine Neigung, ein Begleitödem zu entwickeln. Das ausgedehnte Hirnödem in der Umgebung von Hirnmetastasen erklärt sich durch das völlige Fehlen einer BHS sowie die intensive Produktion vasoaktiver Faktoren.

Das Hirnödem ergreift zunächst die gleichseitige Hemisphäre. Der Liquorraum, der normalerweise das Nervengewebe vor Druck schützt, wird kompensatorisch ausgepresst.

11.3.1 Zeitlicher Ablauf von Hirnödem und intrakraniellem Druckanstieg

Der Druckanstieg erfolgt zunächst nur sehr langsam (solange durch Liquorauspressung Raum gewonnen werden kann), erreicht dann einen Umschlagpunkt und steigt danach überproportional bei weiterer Zunahme des Volumens an. Die weitere Volumenzunahme hat dann eine größere Massenverschiebung, zunächst ipsilateral, zur Folge. Es droht die Einklemmung. Bald ergreift die Massenverlagerung aber auch unter der Falx cerebri hindurch die gegenseitige Hemisphäre, deren innere und äußere Liquorräume ebenfalls eingeengt werden. Ältere Patienten mit Hirnatrophie entwickeln verhältnismäßig spät Hirndruck, so dass der Tumor beim ersten Auftreten von Symptomen schon recht groß sein kann.

Etwa ab einem Tumorvolumen um 50 ml kommt es zu den ersten Zeichen eines erhöhten intrakraniellen Drucks (»intracranial pressure«, ICP). Je größer der Tumor, desto größer ist der raumfordernde Effekt. Wächst der Tumor jedoch langsam, kann sich der raumfordernde Effekt weniger bemerkbar machen. Manchmal sind Begleitödem oder Hydrozephalus occlusus von größerer Bedeutung als das Volumen des Tumors: Ein kleiner Tumor, z. B. eine Metastase, die von einem ausgedehnten Ödem umgeben ist, kann einen beachtlichen raumfordernden Effekt auslösen. Hierbei darf nicht vergessen werden, dass es nicht nur der Tumor selbst ist, der raumfordernde Wirkung hat, sondern auch das begleitende Hirnödem. Auch die direkte Behinderung der Liquorpassage kann zu einer besonders schnellen Hirndrucksymptomatik führen, wenn man bedenkt, dass die tägliche Liquorproduktion beim Erwachsenen zwischen 200 ml und 300 ml beträgt. Dies bedeutet, dass bei einem kompletten Verschluss des Aquädukts oder unilateral des Foramen Monroi durch einen Tumor innerhalb von Stunden eine kritische Zunahme des Liquorvolumens in den Seitenventrikeln entstehen kann. Bei Blockade des Abflusses aus einem Seitenventrikel kann Hirndruck durch Vermehrung des Liquorvolumens entstehen.

Vertiefende Informationen zur intrakraniellen Druckerhöhung und Blut-Hirn-Schranke ▶ Facharztbox.

Facharztbox

Intrakranielle Druckerhöhung und Blut-Hirn-Schranke

Die Reaktionen auf einen raumfordernden Prozess im Gehirn sind

- Verdrängung und Auspressung von Liquorräumen,
- Kompression von Hirngewebe mit gleichzeitiger Verminderung von lokalem, zerebralen Blutfluss und Volumen und
- Anstieg des intrakraniellen Drucks.

Der Wachstumsdruck wirkt sich also auf innere Strukturen des ZNS aus (◘ Abb. 11.2).

ICP und Compliance. Die initiale Fähigkeit, eine raumfordernde Läsion ohne Druckerhöhung durch Verschiebung der Kompartmentverhältnisse zu tolerieren, wird als »Compliance« bezeichnet. Die Compliance ist zeitabhängig, d. h., bei sehr langsam wachsenden Tumoren oder raumfordernden Läsionen dauert es relativ lange, bis Zeichen eines erhöhten ICP auftreten. Anders ist dies bei sich sehr schnell ausdehnenden Läsionen, wie z. B. extraduralen, intrakraniellen Hämatomen und intraparenchymatösen Blutungen oder auch bei sehr schnell wachsenden, raumfordernden Läsionen, wie Abszessen oder hochmalignen Tumoren.

Zerebraler Perfusionsdruck. Ein Anstieg des ICP vermindert den zerebralen Perfusionsdruck. Die zerebrale Autoregulation kann die Durchblutung nur in engen Grenzen über einen Anstieg des arteriellen Blutdrucks verbessern. In der Umgebung des Tumors entsteht durch Druck, lokale Behinderung des Blutabflusses in Venen und Sinus, lokale Drosselung der Blutzufuhr infolge Dehnung oder Verlagerung von arteriellen Gefäßen und toxische Zerfallsprodukte aus dem Tumorgewebe ein relativer Sauerstoffmangel.

Blut-Hirn-Schranke (▶ Kap. 4.3). Das Gehirn ist durch die Blut-Hirn-Schranke (BHS) in sehr effektiver Weise vom sonstigen Organismus abgeschottet. Der Intravasalraum ist vom Hirnparenchym und vom Liquorraum durch die BHS getrennt. Die BHS wird von den Kapillarendothelien gebildet, an deren Basalmembran sich die Fußfortsätze der Astrozyten in einer lückenlosen zellulären Schicht anschließen. Die Endothelzellen sind durch Verbindungselemente, die »tight junctions«, verknüpft, die nur Partikel mit einem Durchmesser unter 2 Nanometer passieren lassen.

Die BHS lässt zwar den Transport von niedermolekularen Substanzen (O_2, Glukose, Transmitter, Albumin) zu, bildet aber eine effektive Abschottung gegen höhermolekulare Substanzen und Organismen.

Die BHS kann durch Traumen, Entzündungen und Tumoren geschädigt werden. Bei Schädigung der BHS werden die engen Verbindungen, die »tight junctions«, zwischen den Endothelzellen aufgebrochen. Die Blut-Hirn-Schranke verliert ihre Schutzwirkung und größere Moleküle können passieren. Pathologische Tumorgefäße bilden keine voll funktionsfähige BHS aus, da sie in den pathologischen, z. T. insuffizienten Gefäßen auch aufgrund des vom Tumor produzierten »vascular endothelial growth factor« (VEGF, früher als »vascular permeability factor«, VPF, beschrieben) mehr oder weniger gestört ist. Die Folge ist die Auspressung von eiweißreicher Flüssigkeit in das Hirnparenchym und in den Extrazellulärraum, das vasogene Ödem.

Die Schädigung der BHS ist von diagnostischer Bedeutung, da Kontrastmittel überall, wo die BHS intakt ist, intravasal bleibt und abtransportiert wird. Dort, wo die Blut-Hirn-Schranke geschädigt ist, kommt es zum Austreten des Kontrastmittels in das Parenchym und damit konsequenterweise wegen des schlechten Abtransports zur Anreicherung.

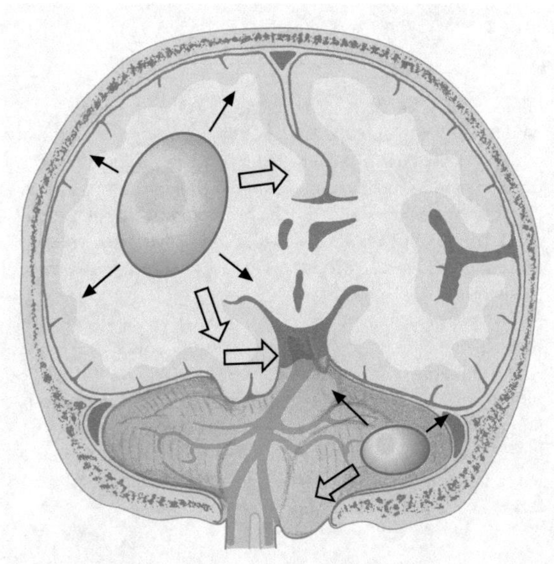

Abb. 11.2 **Schematische Darstellung der Massenverlagerungen bei supratentoriell, intrahemisphärisch und infratentoriell raumfordernder Läsion** *(kleine Pfeile)* mit Darstellung der drei Herniationstypen, subfalzial, transtentoriell und foraminal *(offene Pfeile)*

11.3.2 Symptome erhöhten intrakraniellen Drucks

Psychische Symptome

Patienten mit erhöhtem ICP sind zunächst psychisch verändert. Sie liegen oft aspontan im Bett und sind nur noch begrenzt zu Reaktionen anzuregen. Sie antworten nur zögernd, langsam, oft unwillig und können sich mitten in der Exploration zur Wand wenden. Das Gesicht ist ausdrucksleer, die Affektivität ist nivelliert. Oft greifen sie während der Untersuchung oder Exploration nach etwas Essbarem auf ihrem Nachttisch und stecken es in den Mund. Regelmäßig kann man Greifreflexe der Hand und des Mundes (▶ Kap. 1.5) auslösen, die zu den frühesten Symptomen des erhöhten intrakraniellen Drucks gehören.

Handlungsaufforderungen kommen die Patienten nur teilweise nach, dann bleiben ihre Bewegungen gleichsam »unterwegs stecken«. So behalten sie oft ungekaute Speisen für Stunden im Mund. Häufig lassen sie unter sich, ohne dies zu bemerken. Das Bewusstseins- und Aufmerksamkeitsfeld ist eingeengt: An Vorgängen in der Umgebung nehmen sie kaum Anteil. Oft sind sie über Ort und Zeit desorientiert und antworten auf entsprechende Fragen gleichgültig und abweisend. Später sind die Patienten schläfrig und nur mit Mühe erweckbar. Die Symptomatik des erhöhten ICP hat Ähnlichkeit mit der bei Stirnhirntumoren.

Stauungspapille und weitere Symptome

In fortgeschrittenen Stadien besteht eine (oft einseitige) **Stauungspapille.** Historisch zwar wichtig, hat die Suche nach einer Stauungspapille für die frühe Diagnose eines Hirntumors heute keine Bedeutung mehr. Ihr Fehlen schließt eine intrakranielle Drucksteigerung keineswegs aus. Andererseits kann auch bei hypertonischer Arteriosklerose, bei kardiopulmonalen Krankheiten, bei Allgemeinkrankheiten und Intoxikationen, bei Kortikoidtherapie und Einnahme von Kontrazeptiva eine Stauungspapille bestehen, die bis zwei oder drei Dioptrien prominent und asymmetrisch sein kann. Hochgradige Stauungspapillen sind auch für Sinusthrombosen charakteristisch.

Blutungen in der Netzhaut zeigen eine rasche Zunahme der Papillenprominenz an und sprechen für Glioblastom, Metastasen, Tumoren der hinteren Schädelgrube oder Hydrocephalus occlusus. Visusminderung bei Stauungspapille tritt erst auf, wenn diese durch ischämische Nervenfaserdegeneration in Atrophie übergeht.

Erbrechen tritt anfangs nur morgens auf. Es verstärkt sich mit zunehmendem ICP so, dass es bei jedem Aufrichten, aber auch schon bei Kopfbewegungen, ohne vorangehende Übelkeit ausgelöst wird. Ursache ist eine Druckwirkung auf die Vestibulariskerne in der Medulla oblongata. Ein weiteres Zeichen der Hirnstammschädigung ist der Singultus.

Kopfschmerzen werden oft nicht mehr spontan, sondern wegen der erheblichen psychischen Veränderung erst auf Befragen geklagt. Die NAP des N. trigeminus sind beiderseits stark druckschmerzhaft.

> **Morgendliche, lageabhängige Kopfschmerzen ohne Übelkeit, aber schwallartigem Erbrechen sind typische Zeichen des erhöhten intrakraniellen Drucks schon bevor Stauungspapillen, Pupillenstörungen oder Einklemmungszeichen auftreten.**

11.3.3 Einklemmung (Herniation)

Sobald der Kompensationsraum aufgebraucht und die Compliance erschöpft ist, kommt es zu einer Verlagerung von Gewebe und Ödem, die in der Einklemmung endet. Man unterscheidet drei Formen der Herniation (▶ Exkurs):

- die transtentorielle Herniation,
- die tonsilläre Herniation von Kleinhirnanteilen im Foramen magnum und
- die subfalziale Herniation.

Symptome der Einklemmung

Ophthalmologische Symptome Die Pupillen sind durch innere Okulomotoriuslähmung (ipsilaterale Dehnung des Nerven im Tentoriumschlitz) einseitig, später (durch Pressen des Hirnstamms mit Okulomotoriuskern gegen die Klivuskante = Klivuskantensyndrom) doppelseitig erweitert.

Weitere neurologische Symptome Die Verlagerung des gegenseitigen Hirnschenkels gegen den Rand des Tentoriums führt zu ipsilateralen (!) pathologischen Reflexen und zentraler Parese; ipsilateral zum Tumor deshalb, weil die motorischen Bahnen auf diesem Niveau noch nicht gekreuzt haben.

Exkurs

Formen der Herniation (◘ Abb. 11.2)

Die **transtentorielle** Herniation wurde früher als axiale Herniation aufgefasst. Heute weiß man, dass sie mehr auf einer horizontalen Dislokation des oberen Anteils des Hirnstamms im Tentoriumschlitz beruht. Neben der lateralen Verschiebung des Hirnstamms kann auch der Uncus hippocampi in den Tentoriumschlitz eintreten und hierdurch die Bedrängung des Hirnstamms noch vergrößern. Der ipsilaterale N. oculomotorius wird gedehnt und der Hirnstamm gegen den kontralateralen Tentoriumrand gepresst. Diese Sequenz erklärt, warum bei erhöhtem ICP und drohender Einklemmung initial oft eine reversible ipsilaterale (periphere) und später eine kontralaterale (nukleäre) Okulomotoriusparese auftritt. Mediale Temporallappenteile können hierbei nach kaudal in die ipsilaterale Cisterna ambiens gepresst und zwischen Mittelhirn und Schlitz des Tentorium cerebelli eingeklemmt werden (unkale Herniation, temporaler Druckkonus).

Bei der **tonsillären** Herniation wird eine oder werden beide zerebellären Tonsillen und anderes Gewebe in das Foramen magnum gepresst. Diese Herniation ist typisch für eine infratentoriell raumfordernde Läsion. Die Medulla oblongata kann dabei zwischen den hinabgedrückten Kleinhirntonsillen im Foramen occipitale magnum eingeklemmt werden. Pathologisch-anatomisch findet sich hier später der typische Kleinhirndruckkonus. Durch die Gefahr einer Lähmung des retikulären Aktivierungssystems und der Regulationsstellen für Atmung und Kreislauf führt diese Einklemmung rasch zum Tode.

Eine Massenverschiebung nach rostral, durch die der Kleinhirnwurm gegen das Mittelhirn und in den Tentoriumschlitz gepresst wird kommt bei Tumoren der hinteren Schädelgrube vor. Bei dieser Einklemmung wird der Aquädukt verengt oder verschlossen, und es bildet sich ein Hydrocephalus occlusus aus.

Bei der häufigen, allein aber nicht lebensbedrohlichen **subfalzialen** Herniation werden Teile des Gyrus cinguli unter der Falx disloziert.

Blutdruck Später verändert sich der Blutdruck. Zunächst führen die Hypoxie des Gehirns und der Druck auf die Medulla zu einem reaktiven Hypertonus (Cushing-Reflex), später fällt der Blutdruck ab, was die Blutversorgung des Gehirns weiter verschlechtert. Der Puls wird langsam.

Im **Endstadium** sind die Patienten komatös. Ihre Pupillen sind weit und lichtstarr, die Bulbi divergieren oder führen langsame Pendelbewegungen aus. Die Extremitäten befinden sich in einer Dezerebrationshaltung. Doppelseitig sind pathologische Reflexe auslösbar. Der Blutdruck fällt weiter ab. Die Atmung wird schnarchend, periodisch, unregelmäßig, sistiert. Der Hirntod tritt ein.

11.4 Diagnostik

11.4.1 Neuroradiologische Diagnostik

Computertomographie

Die native CT ist in der Notfallsituation häufig die erste bildgebende Diagnostik, die bei einem Patienten mit Verdacht auf einen raumfordernden, intrakraniellen Prozess durchgeführt wird. Die CT erlaubt dann die erste Verdachtsdiagnose und gibt schon einige Informationen über Lokalisation, Grad der Massenverschiebung und Begleitödem, Homogenität oder Inhomogenität des Tumors und Störungen der Bluthirnschranke (Kontrastmittelaufnahme). Die KM-angehobene CT wird nur in Ausnahmefällen oder bei Kontraindikation gegenüber der MRT (z. B. Metallimplantate oder Herzschrittmacher) angefertigt. Die Beteiligung knöcherner Strukturen und Verkalkungen innerhalb des Tumors sind mit der Computertomographie, besonders im Knochenfenster, gut erkennbar. Wir besprechen allerdings die CT-Befunde der einzelnen Tumoren nicht, da heute praktisch immer, außer in Situationen, die eine weitere Diagnostik wegen fehlender therapeutischer Konsequenz nicht erforderlich machen, eine MRT-Untersuchung erfolgen muss.

Magnetresonanztomographie

Die bessere Auflösungsfähigkeit und geringere Artefaktanfälligkeit speziell bei schädelbasisnahen Prozessen oder Hirnstammtumoren, in der Sella oder im Sinus cavernosus machen die MRT der CT überlegen. Auch innerhalb des Tumors gelingt eine bessere Einschätzung der Tumoranteile. Frühere oder frische Blutungen, die Abgrenzung von Tumor und Ödem und die Einbeziehung anatomischer Strukturen in den Tumorprozess lassen sich mit der MRT besser analysieren.

Durch die Anwendung von paramagnetischen Kontrastmitteln wird die Differenzierung zwischen Tumor und Ödem, die Beurteilung der Gefäßdichte innerhalb des Tumors und die Störung der Blut-Hirn-Schranke, ggf. auch der Nachweis von kleinen, im Nativ-MRT noch nicht erkennbaren Satellitentumoren möglich. Mit der MRT lässt sich auch die neurochirurgische Resektion oder die Lokalisation für ein sterotaktische Biopsie planen.

Bei Verdacht auf Hirnmetastasen ist die MRT ebenfalls wichtig, um zwischen solitären und multiplen Hirnmetastasen zu unterscheiden. Viele kleine Metastasen machen sich erst in der KM-MRT bemerkbar. Dies hat eine wesentliche therapeutische Bedeutung, da solitäre Metastasen operiert werden können, während bei multiplen Metastasen im Allgemeinen von der Operation abgesehen wird.

Neben der diffusionsgewichteten MRT spielt auch in der Hirntumordiagnostik zunehmend die Perfusion eine wichtige Rolle. Insbesondere in der frühen Diagnostik einer Tumorprogression oder in der Therapiefolgenabschätzung (Differenzierung Strahlentherapiefolge versus Tumorprogression) wird sie zunehmend eingesetzt.

◘ Abb. 11.3 stellt typische MRT-Befunde einschließlich Spektroskopie bei einem Glioblastom dar, ◘ Abb. 11.4 gibt ein Beispiel für die massive KM-Aufnahme bei einem Lymphom.

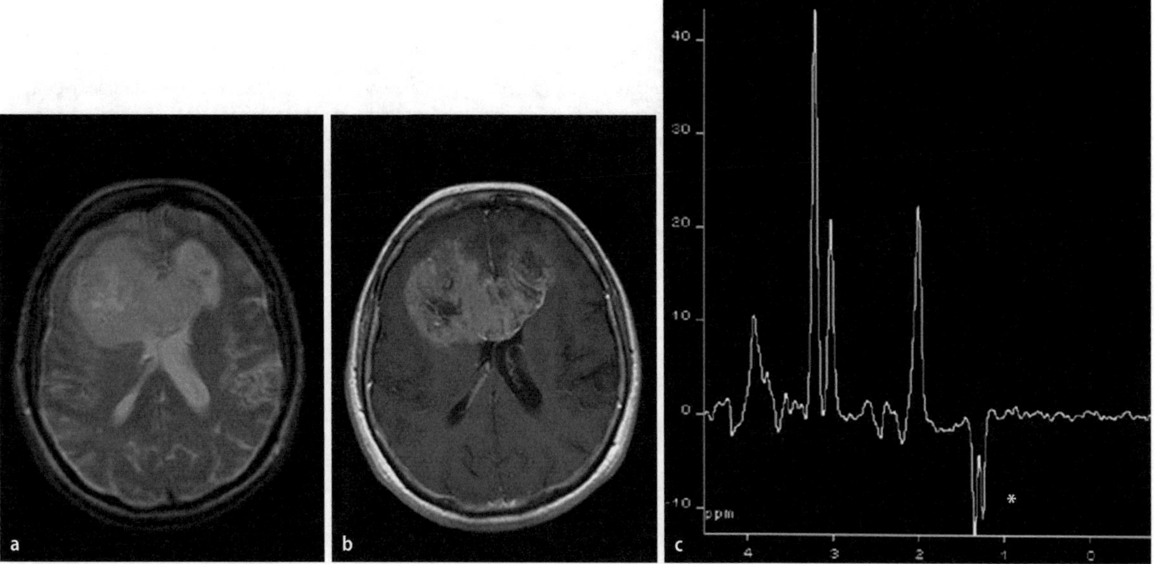

Abb. 11.3a–c Schmetterlingsglioblastom. **a** Axiales T2-gewichtetes Bild. **b** T1-gewichtetes Bild nach Kontrastmittelapplikation. **c** MR-Spektroskopie. Hyperintense Raumforderung, welche sich über den Balken in beide Frontallappen ausdehnt (**a**) und ein girlandenförmiges peripheres Kontrastmittel-Enhancement aufweist (**b**). Die MR-Spektroskopie (**c**) zeigt eine deutliche Erhöhung des Cholin-Integrals (*Pfeil*) bei Erniedrigung des NAA-Integrals (*gepunkteter Pfeil*) sowie Laktat (*) als Ausdruck für anaeroben Stoffwechsel

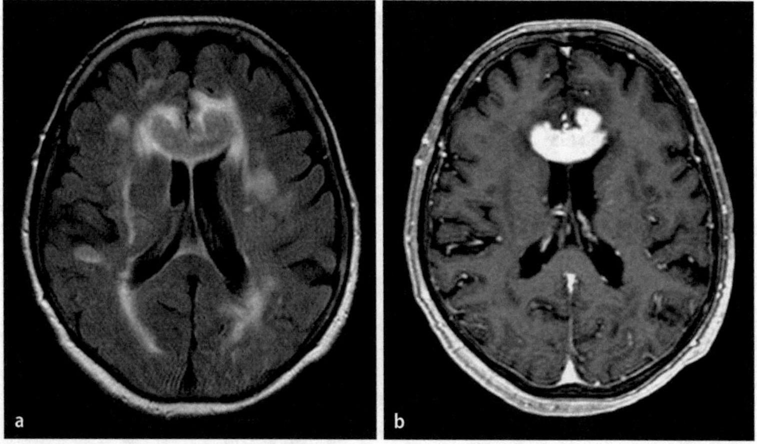

Abb. 11.4a,b ZNS-Lymphom. **a** Axiale FLAIR-Sequenz. **b** Axiale T1-gewichtete Sequenz nach Kontrastmittelgabe. **b** Raumforderung im Genu corporis callosum mit perifokalem Ödem und intensiver, homogener Kontrastmittelaufnahme. Die ventrikelnahe Lokalisation sowie homogene Kontrastmittelaufnahme ist typisch für Lymphome

Insgesamt lässt sich mit der MRT heute eine hohe Voraussage der Tumorart und -dignität erreichen (▶ Exkurs: Signalcharakteristika von Tumoren in der MRT).

Histologie und MRT

Der Goldstandard für die Diagnose von Hirntumoren ist die Gewebeuntersuchung durch den Neuropathologen. In den vergangenen Jahren wurde zunehmend ein Ersatz der Gewebeprobe durch die MRT und andere Bildmodalitäten angestrebt. Da aber neben der Bestimmung des Resektionsausmaßes durch die MRT für die Prognose auch die molekularer Gewebeparameter für die diagnostischen und therapeutischen Entscheidungen wichtig sind, ist das Zusammenspiel der Methoden entscheidend. Wenn es Diskrepanzen zwischen MRT-Diagnose und Histologie gibt, muss nicht selten der histologische Befund nach nochmaliger Beurteilung revidiert werden. Ebenso werden Diagnosen wie bei der Gliomatosis cerebri gemeinsam gestellt und MRT-Verfahren histopathologisch validiert. Es ist wahrscheinlich, dass insbesondere zusätzliche Sequenzen (SWI, DWI, PWI) die MRT zunehmend relevanter auch für prognostische Abschätzungen werden lassen, ein Ersatz der Histologie ist aber weder angestrebt noch sinnvoll.

Exkurs

Signalcharakteristika von Tumoren in der MRT

- Im MRT haben die meisten Hirntumoren in T1-gewichteten Bildern eine hypointense Darstellung, während sie auf T2- und Protonendichte-gewichteten Abbildungen leicht hyperintens sind.
- Manche extraaxialen Tumoren weisen niedrige Signale in allen Sequenzen auf oder sind hirnisointens.
- Das Hirnödem erscheint auf den T2-Bildern sehr stark hyperintens.
- Die Gabe von Kontrastmittel erlaubt es, durch Charakterisierung der Störung der Blut-Hirn-Schranke solide Tumoranteile von Ödemzonen zu unterscheiden.
- Zysten erscheinen auf T1-Bildern deutlich hypointens und auf T2-Bildern stark hyperintens.
- Kalk ist auf kernspintomographischen Bildern oft schlecht zu erkennen, er erscheint hypointens in T1 und T2. Hier ist häufig eine zusätzliche computertomographische Untersuchung notwendig.
- Dagegen sind suszeptibilitätsgewichtete MR-Sequenzen für die Darstellung frischer oder älterer Hämorrhagien besonders empfindlich.
- Abbauprodukte des Blutes in verschiedenen Stadien haben charakteristische Signalcharakteristika im MRT, die es dem Neuroradiologen mit hoher Sicherheit erlauben, Art und Alter des Blutungsereignisses zu identifizieren. Einzelnen MRT-Sequenzen kommt eine spezielle Bedeutung bei der Diagnostik und der Verlaufsbeurteilung von Hirntumoren zu.
- Diffusionsgewichtete MRT-Sequenzen helfen Abszesse, die diffusionseingeschränkt sind, von vitalen Tumoren zu differenzieren.
- Ebenso sind die sehr zelldichten primären ZNS Lymphome häufig diffusionseingeschränkt.
- Eine Veränderung der dynamischen Perfusion kann auch ohne Änderung des Tumorvolumens oder der KM-Affinität eine Progression (Perfusionsverminderung) bzw. ein Therapieansprechen des Tumors (Perfusionsverstärkung) signalisieren.

Digitale Subtraktionsangiographie

Vor Einführung der Schnittbilddiagnostik (CT und MRT) war die Angiographie das wesentliche diagnostische Verfahren bei Verdacht auf Hirntumoren. Heute wird die Diagnose des Hirntumors meist ohne Angiographie gestellt. Das Angiogramm hat aber noch Bedeutung bei der Klärung der Lagebeziehung zwischen Tumor und arteriellem sowie venösem Gefäßsystem. Außerdem kann die Art der Gefäßversorgung oder der Nachweis pathologischer Gefäße einen artdiagnostischen Hinweis geben. Die lokale Raumforderung und die Hirnschwellung sind an einer erheblichen Verlagerung der Gefäße (◻ Abb. 11.5) und manchmal an der Verlangsamung der Durchblutung mit Verspätung der venösen Phase zu erkennen.

Die Angiographie ist heute nur noch in Einzelfällen zur Operationsplanung oder prächirurgischen Intervention mittels Embolisierung indiziert (◻ Abb. 11.6), durch welche die anschließende neurochirurgische Operation schonender und mit geringerer Blutsubstitution erfolgen kann.

Nuklearmedizinische Methoden

Das Knochenszintigramm kann bei der Suche nach multiplen Knochenmetastasen helfen. Die **Positronenemissionstomographie** wird mit verschiedenen Tracern dargestellt, die entweder den Glukosemetabolismus (F-18-Deoxyglukose: FDG) oder den Aminosäuremetabolismus z. B. F18-Ethyltyrosin (FET) oder den Thymidinstoffwechsel darstellen (FLT). Damit gelingt ein Beitrag zur Differenzierung zwischen posttherapeutischen Veränderungen nach Radio- und Chemotherapie, zur Zielvolumenplanung der Radiotherapie sowie zur Verlaufskontrolle. Bezüglich des Tumortypings bei neuroendokrin aktiven Tumoren hat sich Gallium-68-DOTA-TOC bewährt, insbesondere bei Meningeomen oder Hypophysenadenomen.

11.4.2 Hirnbiopsie und Histologie

Die endgültige Artdiagnose eines Tumors wird histologisch gestellt. Bei vielen nichtoperablen Tumoren ist vor Bestrahlung eine histologische Sicherung der Tumorart erwünscht. Die Hirnbiopsie wird offen (zusammen mit einer Tumorverkleinerung) oder stereotaktisch in lokaler oder allgemeiner Anästhesie durchgeführt.

Wenn eine makroskopisch weitgehend komplette oder klinisch indizierte teilweise Resektion bildgebend möglich erscheint, wird in den meisten Zentren keine vorhergehende

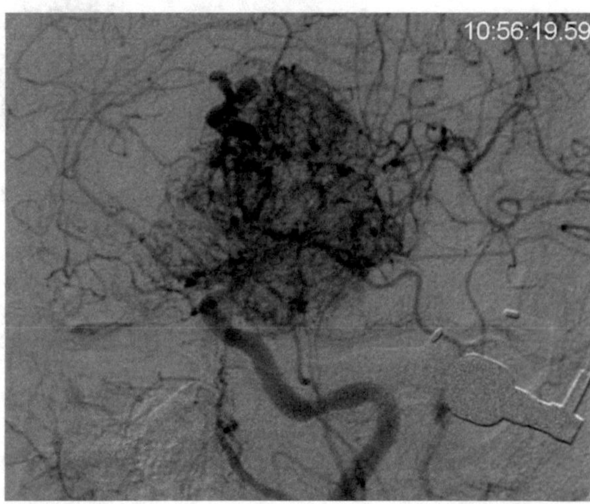

◻ **Abb. 11.5 Angiogramm eines hochgradig malignen Hirntumors.** Anfärbung des Tumorareals, der pathologischen Gefäßen, die z. T. seenförmig erweitert sind, und früher, venöser Drainage. Die Mediaäste sind nach unten gedrückt

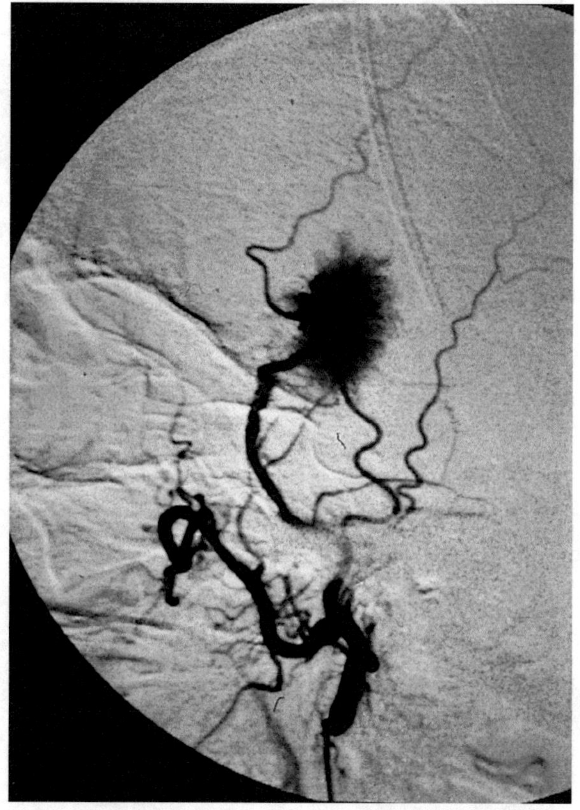

◻ Abb. 11.6 Angiographische Darstellung eines Meningeoms vor und nach Embolisation der Tumorgefäße. Man erkennt die massive Kontrastmittelaufnahme des Meningeoms, das überwiegend aus einem dilatierten Ast der Externa (A. meningea media) versorgt wird

Biopsie durchgeführt. Die diagnostische Sicherheit während der Operation wird durch das sog. Schnellschnittverfahren, bei welchem der Neuropathologe während der laufenden Operation eine Einschätzung zum Befund gibt, erhöht.

11.4.3 Laboruntersuchungen

Liquor

Bevor eine Lumbalpunktion durchgeführt wird, sollte durch die diagnostisch ohnehin erforderliche MRT eine direkte Einklemmungsgefahr ausgeschlossen werden. Diese besteht, wenn es durch Tumordruck zu einem Hydrozephalus gekommen ist, bei raumfordernden Läsionen in der hinteren Schädelgrube oder bei lateralen, gegen das Seitenventrikelsystem drückenden Tumoren, die sich dann, nach der Reduzierung des Ventrikelvolumens durch die Liquorpunktion, nach medial in Richtung Tentoriumschlitz ausdehnen können. Diese bietet sich auch wegen der postpunktionellen MRT-Veränderungen an. Eine Lumbalpunktion bei Tumorverdacht, d. h. relevanten neurologischen Symptomen ohne in sinnvollem Zeitabstand vorher durchgeführte zerebrale Bildgebung, ist nicht zu verantworten.

Die vorherige Spiegelung des Augenhintergrunds ist nicht ausreichend. Bei vielen Patienten mit großen raumfordernden intrakraniellen Läsionen kommt es nicht zur Ausprägung einer Stauungspapille. Darüber hinaus sind viele Untersucher auch zu ungeübt, um am nicht weitgetropften Auge eine Stauungspapille diagnostizieren zu können.

Bei den meisten Hirntumoren ist der **Liquor** normal. Viele Tumoren führen zu einer unspezifischen Eiweißerhöhung durch Blut-Hirn-Schranken-Störung. Intrathekale Produktion von Immunglobulinen kommt praktisch nicht vor. Eine Pleozytose ist möglich, aber nicht sehr ausgeprägt.

Der Nachweis von **Tumorzellen** mit dem Ziel einer Artdiagnose des primären Hirntumors oder der Metastase kann den Patienten speziell bei primären **ZNS-Lymphomen** oder kleinzelligen Bronchialkarzinomen eine Biopsie ersparen. Tumorzellen können auch ohne Pleozytose im Liquor nachweisbar sein. Die Liquorzytologie ist bei Meningeosen und ventrikelnahen Tumoren – wie Ependymomen oder Pinealomen, Keimzelltumoren und dem Medulloblastom – von besonderer Bedeutung, wenn aufgrund der bildgebenden Diagnostik noch keine sichere Artdiagnose möglich ist (◻ Abb. 11.7). Die Entwicklung der aus Serum und Liquor bestimmbaren Tumorbestandteile (mikro-RNA, DNA) machen es wahrscheinlich, dass die Bedeutung der Liquorpunktion, gleichsam als »liquid biopsy« steigt.

Tumormarker

Nur bei wenigen intrakraniellen Tumoren stehen Tumormarker in Liquor oder Serum zur Diagnostik zur Verfügung. Tumoren der Pinealisloge können zum Teil über den Nachweis von α-Fetoprotein, plazentare alkalische Phosphatase oder β-HCG im Serum und Liquor festgestellt werden. Bei hormonaktiven Hyposentumoren sind die entsprechend erhöhten Hormonspiegel im Serum wichtig.

Bei Verdacht auf Metastasen sind die in ◻ Tab. 11.2 aufgelisteten Tumormarker für die Suche nach dem Primärtumor hilfreich.

11.5 Therapieprinzipien

Zur Therapie der Hirntumoren stehen neurochirurgische Operation, Strahlentherapie und Chemotherapie zur Verfügung. Meist werden diese Methoden gleichzeitig oder sequenziell miteinander kombiniert. Bei den hirneigenen Tumoren sind nur die WHO-Grad-I-Tumoren in etwa 85% durch eine Resektion kurabel. Alle anderen hirneigenen Tumoren sind wegen des diffusen infiltrativen bzw. netzwerkartigen Wachstums bereits bei Diagnosestellung prinzipiell nicht vollständig resezierbar. Bei malignen Tumoren wird, wenn der Gesamtzustand des Patienten es erlaubt, eine chirurgische Resektion der Tumormasse mit anschließender Radio- oder Chemotherapie oder ggf. der Kombination beider Verfahren durchgeführt.

Zu problematischen Behandlungsindikationen ► Facharztbox.

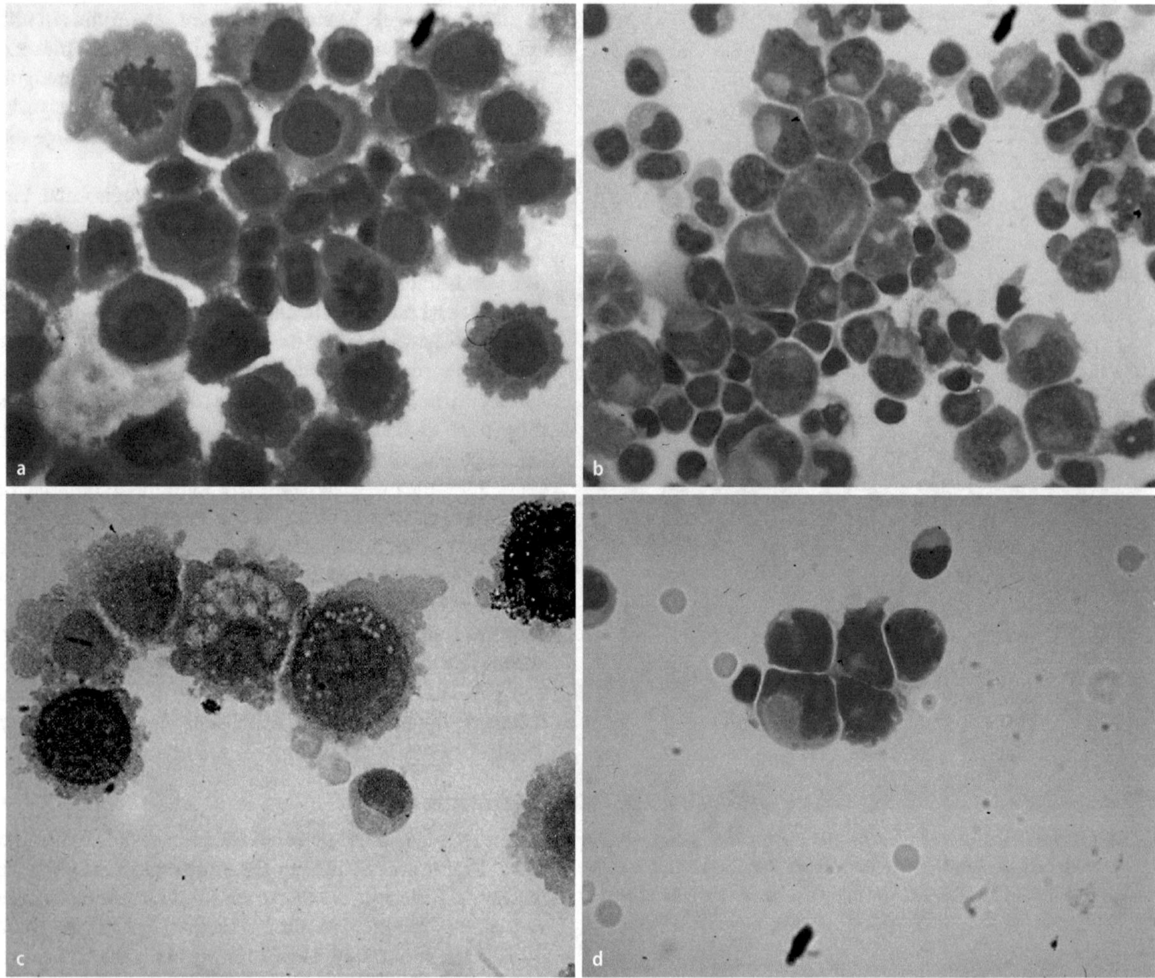

Abb. 11.7a–d Liquorpräparate. a May-Grünwald-Giemsa-Färbung. Meningeosis carcinomatosa bei Mammakarzinom. Fast ausschließlich hyperchromatische, polymorphe Tumorzellen mit pseudopodienähnlichen Plasmaausläufern, chromatinreichem Kern und mehreren Mitosen. **b** May-Grünwald-Giemsa-Färbung. Meningeosis blastomatosa bei B-Zell-Lymphom. Zahlreiche Lymphoblasten mit großen, bizarren Kernen, prominenten Nukleoli und perinukleärer Zytoplasmaaufhellung. **c** May-Grünwald-Giemsa-Färbung. Meningeosis bei malignem Melanom. Zahlreiche, polymorphe Tumorzellen, z. T. mit Pigmentablagerungen. **d** May-Grünwald-Giemsa-Färbung. Meningeale Aussaat bei einem Ependymomrezidiv, Lockerer Tumorzellverband, polymorphe Tumorzellen mit bizarren, großen, chromatinreichen Kernen. (Mit freundlicher Genehmigung von B. Storch-Hagenlocher, B. Wildemann, Heidelberg)

11.5.1 Operative Therapie

Grundsätzlich gilt, dass jeder Hirntumor, wenn die Lokalisation des Tumors und die Operationsfähigkeit des Patienten dies erlauben, möglichst radikal reseziert werden soll (Abb. 11.8). Bei Eingriffen in der dominanten Hemisphäre oder in anderen, funktionell wichtigen Hirnabschnitten kann aber das zu erwartende postoperative neurologische Defizit diese Aussage relativieren.

Operationen, die ein voraussehbar größeres neurologisches Defizit implizieren, sind nicht sinnvoll. Eine Tumormassenreduktion ist bei klinisch oder bildgebend relevanten Zeichen erhöhten ICP oder bei der Chance, >80% der sichtbaren Tumormasse ohne vorhersagbares Defizit zu entfernen, angezeigt (**erweiterte, offene Biopsie** mit Tumorverkleinerung). In der Neuroonkologie hat sich für das sinnvolle neurochirurgische Prinzip der Begriff der maximal sicheren Resektion eingebürgert.

Ist auch dies nicht möglich, sollte vor einer Strahlen- oder Chemotherapie in den meisten Fällen versucht werden, über eine stereotaktische Biopsie eine Artdiagnose zu erzielen. Hierauf kann verzichtet werden, wenn die Liquorzytologie Tumorzellen nachweist oder wenn bei Metastasen ein Primärtumor gefunden wird, bzw. dieser in zeitlich engem Abstand bereits behandelt wurde. Ausnahmen in hochpalliativen Situationen müssen interdisziplinär von erfahrenen Behandlern individiuell besprochen werden.

Postoperativ werden heute ein hoher Anteil aller Hirntumoren ab einem WHO-Grad II nachbestrahlt oder mit einer Chemotherapie behandelt. Ab dem WHO-Grad III er-

Tab. 11.2 Tumormarker für systemische Tumoren, auch mit zerebraler Beteiligung. (Für hirneigene Tumoren liegen keine validierten Tumormarker vor.)

Marker-Bezeichnung	Tumor	Referenzbereich
SCC (»squamous cell carcinoma antigen«)	HNO-Tumoren Bronchialkarzinom (Plattenepithel) Zervixkarzinom (Plattenepithel) Ösophaguskarzinom Analkarzinom	0–1,5/3 ng/ml
NSE (neuronenspezifische Enolase)	Bronchialkarzinom (kleinzellig) Neuroblastom Medulläres Schilddrüsenkarzinom	Serum 0–10 ng/ml Liquor 0–20 ng/ml
CE (»carcino-embryonic antigen«)	Kolorektales Karzinom Medulläres Schilddrüsenkarzinom Hepatozelluläres Karzinom HNO-Tumoren Bronchialkarzinom Mammakarzinom Magenkarzinom Pankreaskarzinom Ovarialkarzinom Zervixkarzinom	1,5–5 mg/l
CA 19–9, GICA (»gastrointestinal cancer antigen«)	Pankreaskarzinom Leberkarzinom (cholangiozellulär) Gallenwegskarzinom Magenkarzinom Kolorektales Karzinom (Zweitmarker nach CEA) Ovarialkarzinom (Zweitmarker nach CA 125)	0–30 U/ml
CA 15–3 (»cancer antigen 15–3«)	Mammakarzinom	0–40 U/ml
CA 125 (»cancer antigen 125«)	Ovarialkarzinom Pankreaskarzinom (Zweitmarker nach CA 19–9) Uteruskarzinom	0–35 U/ml
CA 72–4 (»cancer antigen 72–4«)	Magenkarzinom Ovarialkarzinom (Zweitmarker nach CA 19–9)	0–4 U/ml
CA 549 (»cancer antigen 549«)	Mammakarzinom	0–11 U/ml
AFP (Alpha-Fetoprotein)	Hepatozelluläres Karzinom Keimzelltumoren (Hoden, Ovar, extragonadal)	Bis 7 IU/ml
MCA (»mucin-like cancer associated antigen«)	Mammakarzinom	0–15 U/ml
BCM (»breast cancer mucin«)	Mammakarzinom	0–31 U/ml
Beta-hCG (humanes Choriongonadotropin)	Keimzelltumoren (Hoden, Ovar, extragonadal)	5 IU/l
PSA (prostataspezifisches Antigen)	Prostatakarzinom	0–2,5 mg/l
PAP (prostataspezifische saure Phosphatase)	Prostatakarzinom	1–2,3 mg/l
PP (pankreatisches Polypeptid)	Endokrine Tumoren im Gastrointestinaltrakt	Bis 150 pmol/l
TG (Thyreoglobulin)	Differenziertes Schilddrüsenkarzinom (follikulär/papillär)	Bis 50 mg/l
hCT (humanes Calcitonin)	Medulläres Schilddrüsenkarzinom (C-Zell-Karzinom)	>300 ng/l
TPA (»tissue polypeptide antigen«)	Harnblasenkarzinom Schilddrüsenkarzinom Pankreaskarzinom Prostatakarzinom Hodenkarzinom	Bis 60 U/l
β_2M (β_2-Mikroglobulin)	Plasmozytom Lymphom	
SCD 25	Lymphom	
PLAP	Germinom	
CYFRA	Plattenepithelkarzinom der Lunge	

Facharztbox

Problematische Behandlungsindikationen

Behandlung von niedriggradigen Hemisphärentumoren. Nicht alle niedriggradig malignen Tumoren des Großhirns müssen initial behandelt werden. Die gute Spontanprognose, die bei manchen Patienten jahrzehntelange, beschwerdefreie Überlebenszeiten unter antikonvulsivem Schutz ermöglicht, wird als Argument gegen eine frühzeitige, aggressive chirurgische oder strahlentherapeutische Behandlung genannt. Diese kann man für den Fall einer Malignisierung oder einer Progression des Tumors in Reserve halten. Problematisch ist, dass bisher zumindest eine frühzeitige postoperative Radiotherapie zwar die Zeit bis zur ersten Progression, nicht aber die Gesamtlebenszeit der Patienten positiv beeinflusst hat. Manche Behandler plädieren allerdings für eine frühzeitige Operation, besonders wenn der Tumor noch relativ gut demarkiert ist. Sowohl für Studien als auch in den Leitlinien hat sich ein risikoadaptiertes Vorgehen als sinnvoll erwiesen. Patienten mit einem Alter von ≥40 Jahren bei Diagnose, relevanten neurologischen Symptomen außer Anfällen, die antikonvulsiv eingestellt werden können, mit Tumoren mit einem maximalen Durchmesser von >6 cm oder die Mittellinie überschreitenden Tumoren haben ebenso eine postoperative Behandlungsindikation wie Patienten mit bildgebender oder klinischer Progression. Die Entscheidung sollte individuell für den einzelnen Patienten – und mit ihm und seiner Familie – getroffen werden.

Hochgradig maligne Tumoren bei älteren oder stark beeinträchtigten Patienten. Auch bei ausgedehnten, bislang asymptomatischen, bildgebend vermutlich hochmalignen Gliomen, besonders den bifrontal gelegenen Schmetterlingsgliomen, die sich über lange Zeit nur mit einer Wesensänderung, dem Auftreten von pathologischen Greifreflexen und einer Verlangsamung bemerkbar machen, steht man bei oft alten Menschen in einer schlechten Gesamtsituation (Karnofsky-Performance-Index <60%) vor der Frage: Therapieversuch oder nicht?
Die Patienten fühlen sich oft wohl, haben kein Krankheitsgefühl und wirken in keiner Weise gequält. Ob man dann, bei der bekannt schlechten Prognose den Patienten noch eine maximale Therapie zumuten soll, muss man ebenfalls genau abwägen. Wir entscheiden uns in diesen Fällen in Absprache mit der Familie, den Neurochirurgen und den Radioonkologen meist nach einer Biopsie zum Ausschluss eines Lymphoms oder Abszesses nicht selten gegen die spezifische Therapie und behandeln antikonvulsiv, wenn Anfälle, und antiödematös, wenn Kopfschmerzen auftreten.

folgt dies nach der Wundheilung, bei WHO-Grad-II-Tumoren in Abhängigkeit von den Risikofaktoren oft auch erst verzögert bei erneutem Wachstum des Tumors oder persistierenden klinischen Zeichen und Symptomen. Dies gilt auch bei vermeintlich kompletter Resektion. Neue Daten von vor vielen Jahren abgeschlossenen Studien legen nahe, dass Patienten mit 1p/19q-kodeletierten WHO-Grad-II- oder -III-Gliomen bei Behandlungsindikation mit einer kombinierten Radiochemotherapie versorgt werden sollten.

Shunt-Operationen (Außenableitung, definitiver Shunt) können lebensrettend sein, wenn ein Tumor durch lokalen Tumordruck zum Hydrocephalus occlusus geführt hat (◘ Abb. 11.9).

11.5.2 Strahlentherapie

Die Strahlentherapie intrakranieller Tumoren erfolgt in der Regel als externe (perkutane) Strahlentherapie. Die Planung der Strahlentherapie erfolgt dreidimensional, auf der Basis moderner bildgebender Verfahren wie MRT und oftmals PET, die nicht nur eine bessere Abgrenzung der Tumoren ermöglichen, sondern auch die einzelnen Risikostrukturen besser identifizieren und damit auch schonen können. Moderne Bestrahlungsverfahren ermöglichen einen optimalen Schutz benachbarter, besonders strahlenempfindlicher Risikostrukturen und halten Strahlenschäden (Ödem, Demyelinisierung, Nekrose) im umgebenden, gesunden Hirngewebe heute sehr niedrig.

- **Externe Strahlentherapie:** Hier haben moderne Bestrahlungsverfahren eine differenzierte Therapie intrakranieller Tumoren ermöglicht. Neben der konventionellen, fraktionierten Bestrahlung des Kopfes (Teil- oder Ganzhirnbestrahlung) und des Spinalkanals werden lokal begrenzte Bestrahlungen durchgeführt, bei denen die zur Tumorkontrolle erforderliche Strahlendosis manchmal in einer einzigen Behandlung appliziert wird.
- Während in der konventionellen Technik typischerweise nur einmal bestrahlt werden konnte, hat sich in den letzten Jahren die Möglichkeit eröffnet, wiederholt zu bestrahlen. Der Stellenwert der Re-Bestrahlung ist nicht in randomisierten Studien belegt.
- **Stereotaktische Einzeitbestrahlungen** (◘ Abb. 11.10) und fraktionierte Hochpräzisionsbestrahlungen, durchgeführt mit Linearbeschleunigern oder auch die Behandlung mit Protonen oder Schwerionen werden heute in Studien für verschiedene Hirntumoren oder bei ausgewählten Krankheitsbildern, wie z. B. Chordomen oder anderen schädelbasisnahen Tumoren eingesetzt.
- **Interstitielle Strahlentherapie:** Hier werden umhüllte Strahler mit kurzer Halbwertszeit, sog. Seeds, stereotaktisch in den Tumor eingebracht. Die Aktivität dieser Strahler wird im Regelfall so gewählt, dass der Seed (z. B. Jod 125) im Tumor verbleiben kann. Dennoch sind lokale Strahlenreaktionen relativ häufig und belegbare Vorteile bisher nur in der Vermeidung von Narkosen für in der Maske durchgeführte Bestrahlungen bei klaustrophoben Patienten oder Kindern zu sehen. Die besseren Chancen einer (externen) Re-Bestrahlung sind nur für einigen Patienten relevant und nicht kontrolliert belegt. Es liegen keine Daten aus randomisierten Studien vor, die diese Technik mit der perkutanen Radiotherapie vergleichen. Ein Vorteil besteht in der Vermeidung von Masken für Bestrahlungen bei klaustrophoben Patienten oder Kindern.

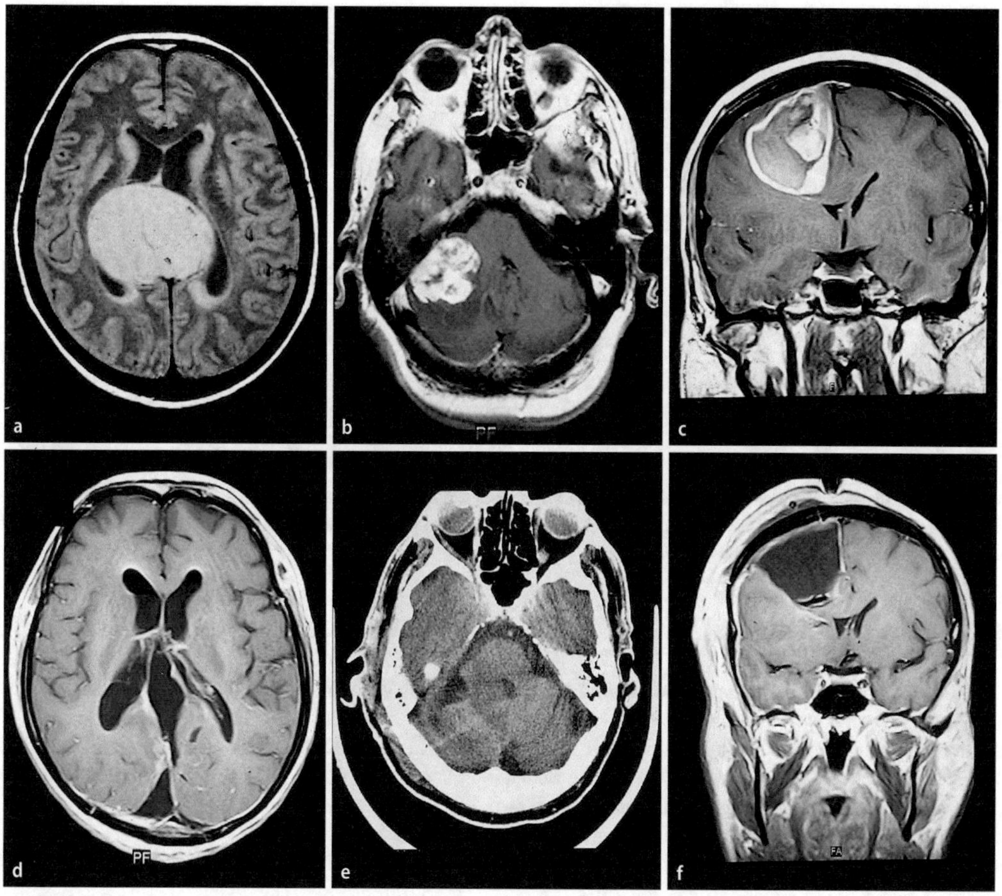

■ **Abb. 11.8a–f Prä- und postoperative Befunde bei intrazerebralen Tumoren.** Die postoperative MRT-Bildgebung muss innerhalb von ≤72 h angefertigt werden, um möglichst wenige schlecht von vitalem Tumorgewebe abzugrenzende operationsbedingte Veränderungen zu erfassen. **a** MRT (protonengewichtete, axiale Darstellung) eines großen Tentoriummeningeoms. **b** T1-gewichtete Darstellung mit paramagnetischer Kontrastverstärkung, axial. MRT am ersten postoperativen Tag. Das Meningeom ist weitgehend entfernt, lediglich im Bereich der V. magna Galeni findet sich noch ein kleiner Resttumor. **c** MRT (T1-gewichtete Darstellung mit paramagnetischer Kontrastverstärkung): Metastase eines bronchialen Plattenepithelkarzinoms in der rechten Kleinhirnhemisphäre mit perifokalem Ödem. **d** CT am ersten Tag postoperativ nach Totalentfernung der Metastase. **e** MRT (T1-Gewichtung mit paramagnetischer Kontrastverstärkung, koronare Darstellung): rechts frontopräzentraler, im Rand stark kontrastmittelaufnehmender, intraaxialer Tumor, histologisch Glioblastoma multiforme, mit deutlicher Verlagerung der Mittellinie und Kompression des Seitenventrikels. **f** MRT (T1-Gewichtung mit paramagnetischer Kontrastverstärkung, koronare Darstellung) am ersten postoperativen Tag: große Tumorhöhle, keine paramagnetische Kontrastanhebung im früheren Tumorbezirk. Makroskopisch komplette Tumorresektion

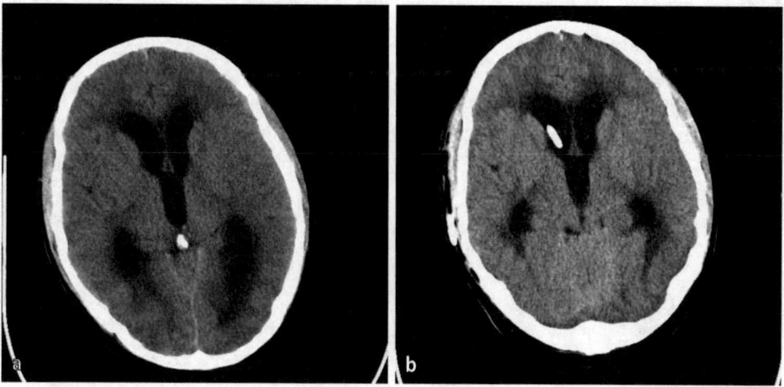

■ **Abb. 11.9a,b CT mit Ventrikelaufstau. a** Deutliche Erweiterung der Temporalhörner und des dritten Ventrikels sowie der Vorderhörner bei infratentorieller, raumfordernder Läsion. **b** Nach Einlegung einer Ventrikeldrainage (*Pfeil*) deutliche Rückbildung des Liquoraufstaus

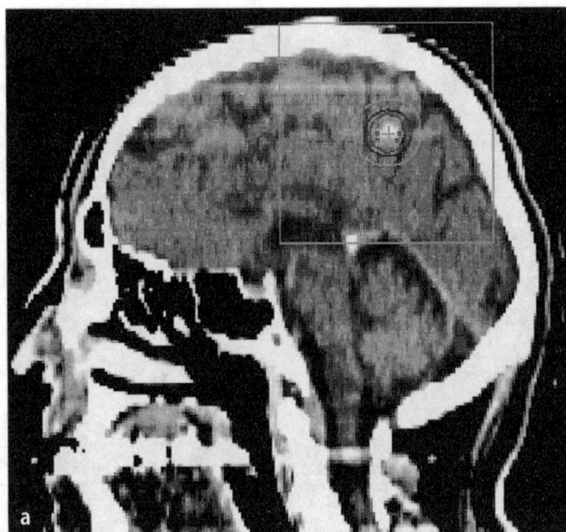

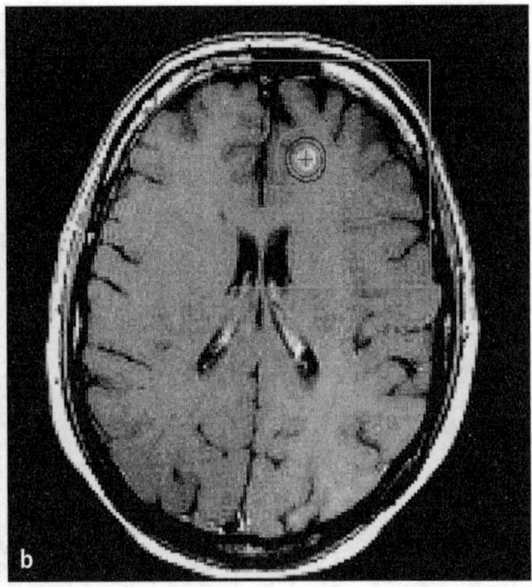

Abb. 11.10a,b Beispiel einer Bestrahlungsplanung für eine stereotaktische Einzeitbestrahlung eines hemisphärischen Tumors. Es handelt sich um die Berechnung der Dosisverteilung für die Einzeitbestrahlung einer Metastase (eines malignen Melanoms). (Mit freundlicher Genehmigung von M. Wannenmacher, Heidelberg)

11.5.3 Chemotherapie

Die Chemotherapie wird direkt postoperativ kombiniert als Radiochemotherapie, als erste postoperative Behandlung vor der Strahlentherapie oder als Rezidivtherapie nach Versagen von Operation und Strahlentherapie, eingesetzt. Die Bedeutung der Chemotherapie in der Behandlung von WHO-Grad II und 1p/19q-kodeletierten WHO-Grad III sowie MGMT-Promotor-methylierten Glioblastomen ist unbestritten. Zudem zeichnet sich Konsensus auch über die Wirkung von Chemotherapie in der Behandlung von Medulloblastomen und Germinomen des Erwachsenenalters ab, nachdem sie bei Kindern einen hohen Stellenwert besitzt.

Die Effektivität der Chemotherapie hängt von den im Tumor erreichbaren Medikamentenspiegeln und vom Ausmaß der Resistenz der Tumorzellen gegenüber dem Wirkstoff ab (▶ Exkurs: Therapieempfindlichkeit bei Hirntumoren sowie ▶ Facharztbox: Sensitivität von Tumorzellen). Kritische Parameter bei systemischer Applikation sind vor allem

- die kapilläre Perfusion des Tumors einschließlich des interstitiellen Drucks,
- das Vorhandensein arteriovenöser Kurzschlüsse bzw. pathologischer ineffizienter Gefäße und
- die Strecke, die eine Substanz aus dem Gefäß bis zur Tumorzelle durch Diffusion oder »bulk flow« zurücklegen muss.

Chemotherapie und Blut-Hirn-Schranke

Morphologisches Korrelat der Blut-Hirn-Schranke sind »**tight junctions**« zwischen den Kapillarendothelien des normalen Gehirns. Die Epithelzellen des Plexus choroideus bilden eine ähnliche Schranke zwischen Blut und Liquor in den Ventrikeln. Lipophile Medikamente können besser als hydrophile, polare Substanzen in die zerebralen extrazellulären Räume eindringen und im Gehirn diffundieren. Daher ist die Funktion der Blut-Hirn-Schranke im oder in der Nähe des Tumors für die Sensitivität des Tumors gegenüber der Chemotherapie wichtig. Zusätzlich zu ihrer mechanischen

Exkurs

Therapieempfindlichkeit bei Hirntumoren

Die **Wirksamkeit** einer Chemotherapie wie im übrigen auch die Wirksamkeit der Radiotherapie kann im Einzelfall nicht vorhergesagt werden. Leider ist es bisher nicht gelungen, über eine In-vitro-Testung der Chemosensitivität des Tumorgewebes eine Vorhersage darüber zu machen, ob der Tumor auch intravital chemosensitiv sein wird.

Gerade bei den häufigsten und bislang am schlechtesten zu behandelnden malignen Hirntumoren, den Glioblastomen, ist in der Vergangenheit der Chemotherapie zu wenig Interesse gewidmet worden. Nachdem man mit Operation und Bestrahlung geringe, aber seit Jahren nicht mehr verbesserte Therapieerfolge erzielt hat, wendet man sich auch der Chemotherapie der malignen Gliome zu. Neben der Sensitivität der Tumorzellen auf die verwendete Substanz hängt die Wirksamkeit der Chemotherapie auch von der Liquorgängigkeit der Zytostatika ab, dem Ausmaß der Blut-Hirn-Schranken-Störung (bei malignen Tumoren praktisch immer vorhanden) und der Möglichkeit der Substanz, in das Tumorgewebe in ausreichender Konzentration penetrieren zu können. Aktuell finden die alkylierenden Medikamente Lomustin sowie die Kombination mit Procarbazin und Vincristin (PCV) und vor allem Temozolomid im Alltag Verwendung. Die Empfindlichkeit des Tumorgewebes wird maßgeblich durch die Aktivität des Proteins Methyl-Guanin-DNA-Methyltransferase (MGMT) bestimmt. Diese wird indirekt über eine Methylierung des Promoters von MGMT bestimmt.

Facharztbox

Sensitivität von Tumorzellen

Zell- und molekularbiologische Faktoren bestimmen ebenfalls die Sensitivität von Tumorzellen gegenüber zytotoxischen Stimuli.

- Der Verlust von p53-Aktivität, die gesteigerte Aktivität des Rezeptors für den epidermalen Wachstumsfaktor (EGFR) oder die gesteigerte Expression von antiapoptotischen Proteinen der BCL-2-Familie oder der „Inhibitor-of-apoptosis-Proteine (IAP) sind zumindest experimentell für Resistenz gegenüber Strahlentherapie oder Chemotherapie relevant.
- Andererseits ist z. B. die immunhistochemisch an Operationsmaterial bestimmte Expression von p53 oder Proteinen der BCL-2-Familie nicht prädiktiv für das Ansprechen auf Radio- oder Chemotherapie.
- Der erste Erfolg bei der Etablierung molekularer Prädiktoren des Ansprechens auf Strahlentherapie und Chemotherapie wurde mit den prognostisch günstigen Verlusten chromosomalen Materials auf den Armen 1p und 19q bei oligodendroglialen Tumoren erzielt.
- Auch der Verlust der Expression des DNA-Reparaturenzyms O-6-Methyl-Guanin-DNA-Methyltransferase (MGMT) aufgrund einer Methylierung der Promoterregion des MGMT-Gens sagt das Ansprechen von Gliomen auf alkylierende Substanzen wie Nitrosoharnstoffe und Temozolomid vorher und ist daher ein prädiktiver, kein prognostischer Biomarker.
- Weitere für Therapie möglicherweise prädiktive molekulare Veränderungen sind die IDH-1-R132H-Mutation und die EGFRvIII-Mutation für Immuntherapien.
- Andere Biomarker sollen in groß angelegten, sog. Basketstudien etabliert werden.

Schrankenfunktion bildet die Blut-Hirn-Schranke durch die endotheliale Expression von Substanzpumpen wie dem P-Glykoprotein oder dem »multidrug-resistance«-assoziierten Protein, MRP-1, eine pharmakologische Barriere. Diese Substanzpumpen, die auch auf Tumorzellen exprimiert werden, verhindern die intrazelluläre Anreicherung verschiedener, nicht strukturverwandter Medikamente, wie z. B. Vincristin, Doxorubicin oder Teniposid.

Chemotherapeutika werden einzeln oder kombiniert verabreicht. Rationalen für die Kombinationschemotherapie sind Synergieerwartungen oder differenzielle Empfindlichkeit verschiedener Subklone des Tumors gegenüber einzelnen Substanzen. Proliferierende Zellen werden wegen der geringen proliferativen Aktivität des gesunden Gehirns als spezifisches Ziel der Hirntumortherapie angesehen. Diese Modellvorstellungen werden durch die selbst in Glioblastomen nicht über 20–40% und oft weit darunter liegende Proliferationsrate und die Schwierigkeiten, relevante Medikamentenspiegel im Tumorbett zu erreichen, eingeschränkt. Konsequenterweise werden verstärkt Substanzen getestet, die unabhängig vom Zellzyklus wirken und im Gegensatz zu höherdosierten Pulstherapien, die vor allem für chemosensible Entitäten wie die primären ZNS-Lymphome sinnvoll sind, über längere Zeit oral eingenommen werden.

In den letzten Jahren wurden für die Angiogenese oder Invasivität bedeutsame **deregulierte Pfadwege** bei malignen Gliomen mit spezifischen inhibitorischen Molekülen zunächst im Rezidiv, zunehmend aber auch in der Primärtherapie adressiert. Eine besondere Rolle kommt hierbei dem monoklonalen Antikörper gegen den »vascular endothelial growth factor« (VEGF), **Bevacizumab**, zu, der allerdings ebenso wie der Integrininhibitor Cilengitide keine Primärtherapiezulassung hat und aktuell nur noch im Rezidiv eingesetzt und in Studien untersucht wird.

Die **prästrahlentherapeutische Chemotherapie** oder der Einsatz der Chemotherapie postoperativ und der Radiotherapie erst im Rezidiv sind wegen mutmaßlich höherer Medikamentenspiegel bei noch nicht durch die Strahlentherapie gestörtem Gefäßsystem und besserer Verträglichkeit attraktiv. Diese Strategie ist bei primären ZNS-Lymphomen, und möglicherweise 1p/19q-kodeletierten WHO Grad II und III erfolgreich. Sie hat sich bei Medulloblastomen und Keimzelltumoren bisher nicht bewährt.

Arten der Chemotherapie

- **Hochdosis-Chemotherapien** mit autologer Stammzelltransplantation sind bei malignen Hirntumoren des Erwachsenenalters weiterhin experimentell und ohne definierte Indikation.
- Die **Chemotherapie mit Öffnung der Blut-Hirn-Schranke** ist ein weiterer Ansatz zur Verbesserung der Pharmakaspiegel in malignen Hirntumoren. Ein klinischer Nutzen für diesen therapeutischen Ansatz ist bislang nicht gesichert.
- Die **intraarterielle Chemotherapie**, vorwiegend mit BCNU und Cisplatin, erwies sich als neuro- und okulotoxisch. Durch die intraarterielle Lage der Applikationskatheter kommt es zu thromboembolischen Ereignissen. Der wichtigste Einwand gegenüber der intraarteriellen Chemotherapie ergibt sich aus der Tatsache, dass das Wachstum von Hirntumoren nicht auf ein arterielles Versorgungsgebiet beschränkt ist und der unmittelbare Effekt der bislang verwendeten Chemotherapeutika im ZNS zu gering ist, um einen Vorteil gegenüber der intravenösen Applikation zu erreichen.
- Die **intrathekale Chemotherapie** ist bei soliden Hirntumoren ineffektiv. Ihr Stellenwert liegt in der Behandlung ausschließlich subarachnoidaler Absiedlungen hirneigener oder metastatischer Hirntumoren. Sie wird meist mit Methotrexat, Thiotepa oder Cytarabin durchgeführt. In Studien wird das für die Meningeosis lymphomatosa zugelassene liposomale Cytarabin auch bei der Meningeosis carcinomatosa untersucht. Einen wichtigen Stellenwert in der palliativen Therapie dieser Patienten hat die Shuntanlage bei entsprechender Hirndrucksituation.

- Durch **lokale (interstitielle) Chemotherapie** soll systemische Toxizität unter Erhöhung der lokalen Wirkspiegel umgangen werden. Die meisten Erfahrungen liegen für die in Deutschland selten eingesetzten BCNU-Polymere in die Resektionshöhle vor.
- Eine **lokale Wechselfeld-Stromtherapie** (200 kHz) scheint das progressionsfreie Überleben einiger Patenten mit neu diagnostiziertem Glioblastom zu verbessern, wenn die auf dem rasierten Schädel aufgebrachten Elektroden mindestens 18 h pro Tag mit der Stromquelle verbunden sind und zuvor eine kombinierte Radiochemotherapie erfolgt ist.

Mit Verbesserung der antibiotischen und hämatologischen Begleittherapie bei Chemotherapien werden neurologische Nebenwirkungen nicht nur bei hirneigenen Tumoren, sondern auch systemischen Krebserkrankungen zunehmend limitierend.

11.5.4 Therapie des erhöhten intrakraniellen Drucks

Die Prinzipien der ICP-Therapie, die in ▶ Kap. 5 detailliert besprochen wurden, gelten auch hier. Da es sich um ein vasogenes Ödem handelt, sind allerdings Steroide hochwirksam.

Steroide

Beim **vasogenen Ödem** kann Dexamethason eine schnelle Ödemreduktion bewirken. Steroide stabilisieren die Blut-Hirn-Schranke und vermindern hierdurch weitere Ödementstehung.

- **Dosierung:** Initial bei akuten Beschwerden 20–100 mg Dexamethason i.v., dann wegen der langen Halbwertzeit in 2 Dosen pro Tag absteigend 6–8 mg, dazu Antazida oder Protonenpumpenhemmer. Steroide haben sehr wahrscheinlich durch Abdichtung der Bluthirnschranke und zelluläre Resistenzinduktion antagonistische Effekte auf einer parallel applizierte alkylierende Chemotherapie.
- Die **weitere Dosierung** erfolgt nach dem Grundsatz »so viel wie nötig und so wenig wie möglich«. Sehr rasches Absetzen ist ebenso zu vermeiden wie langes unkritisches Behandeln. Probleme sind auch nach einer Behandlung über wenige Tage (Elektrolytstörungen, Diabetes, Gewichtszunahme) oder einige Wochen (opportunistische Infektionen, Osteoporose, Hautveränderungen) vorhanden.

Unter Dexamethason tritt sehr schnell eine deutliche Besserung der Vigilanz, ein Rückgang der Kopfschmerzen und eine Besserung der neurologischen Herdsymptome ein. Während der Bestrahlung wird die niedrig dosierte Dexamethason-Behandlung (4–8 mg/Tag), nur wenn erforderlich beibehalten. Bei inoperablen Tumoren mit Foramen-Monroi-Blockade, Lokalisation im Hirnstamms oder Kleinhirns kann zur Behandlung des erhöhten ICP eine Shuntoperation erfolgen.

11.6 Astrozytäre Tumoren (Gliome)

Astrozytäre Tumoren werden, wie auch die Oligodendrogliome, die Ependymome und Plexustumoren, von Stammzellen neuroepithelialer Vorläufer gebildet.

11.6.1 Pilozytische Astrozytome (WHO-Grad I)

Dies sind langsam wachsende, gut abgegrenzte Tumoren ganz überwiegend des Kindes- und Jugendalters, die hauptsächlich in Strukturen der Mittellinie, im Kleinhirn, Hirnstamm, Thalamus und im Sehnerven vorkommen. Obwohl sie pathologisch-anatomisch gutartig sind, können sie bei operativ unzugänglicher Lage klinisch bösartig sein. Sie bestehen oft aus einem soliden und einem zystischen Anteil. Inzwischen ist molekulargenetisch belegt, dass alle pilozytischen Astrozytome Veränderungen in einem relevanten Signalweg, MAPK, aufweisen und demnach verhältnismäßig wenig komplex mutiert sind und ggf. einer zielgerichteten Therapie zugänglich.

Der Fall

Ein inzwischen 23 Jahre alter Student leidet seit 5 Jahren unter komplex-partiellen (psychomotorischen) Anfällen mit Amnesie, Nesteln, Schmatzen und Depersonalisierungsgefühl. Generalisierte Anfälle sind in dieser Zeit zweimal aufgetreten, die psychomotorischen Anfälle sind mit Carbamazepin relativ gut eingestellt. Im EEG findet sich immer ein rechts-temporobasaler Verlangsamungsfokus, hin und wieder auch interiktale Spitzenaktivität. Ein Computertomogramm, das vor vier Jahren angefertigt wurde, war als normal befundet worden. Die neurologische Untersuchung war immer regelrecht. Da der Patient immer noch 1- bis 2-mal pro Monat psychomotorische Anfälle hatte, wurde jetzt eine MRT durchgeführt. Das Kernspintomogramm zeigte den in ◼ Abbildung 11.11 wiedergegebenen Befund.

11.6.2 Astrozytom (WHO-Grad II)

Epidemiologie und Lokalisation Astrozytome sind Tumoren des mittleren Lebensalters. Sie finden sich in erster Linie in der Konvexität des Stirnhirns, etwas seltener im Schläfen- und Scheitellappen. Sie kommen aber auch im Thalamus, Mittelhirn und in der Brücke vor. Das Astrozytom Grad II wächst sehr langsam kontinuierlich mit etwa 4 mm pro Jahr und überschreitet selten große Sulci. Bei den Verlaufskontrollen ist es daher wichtig nicht nur die jeweils unmittelbar benachbarten Untersuchungen zu vergleichen, sondern das neueste MRT mit dem Ausgangsbefund oder dem besten therapeutischen Ergebnis (Nadir). Perifokale Ödembildung ist selten. Astrozytome können gut abgegrenzt und homogen, aber auch infiltrierend, mit zystischen Anteilen wachsen. Die Astrozytome der Großhirnhemisphären wachsen oft diffus infiltrierend und können bis in die Basalganglien reichen. Blutungen kommen praktisch nicht vor. Verkalkungen sind seltener als beim Oligodendrogliom.

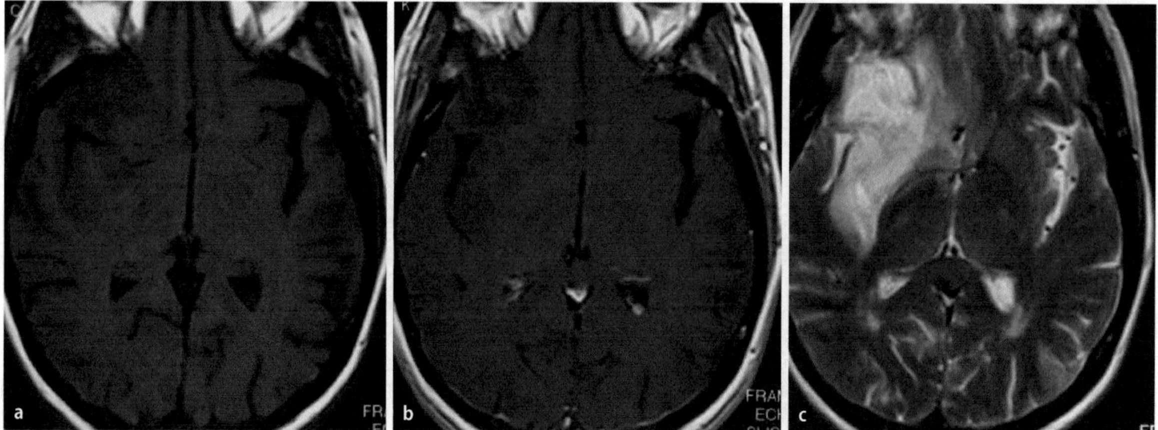

Abb. 11.11a–c Astrozytom. T1-Sequenz ohne (**a**) und mit (**b**) Kontrastmittel zeigen eine nicht homogene Hypointensität im rechten Temporallappen mit leicht raumfordernder Wirkung auf Inselrinde und Kortexband. Keine Kontrastmittelaufnahme. Im T2-Bild (**c**) ausgedehnte Hyperintensität dieses Bereiches als Ausdruck eines vasogenen Ödems

Symptome und Verlauf Epileptische Anfälle können den neurologischen Herdsymptomen jahrelang vorangehen. In einem sehr hohen Prozentsatz tritt im Verlauf eine Malignisierung des Tumors auf.

Diagnostik Bildgebende Methode der Wahl ist die **MRT**. Im MRT erscheinen Astrozytome als überwiegend in der weißen Substanz lokalisierte Läsionen mit mäßigem raumfordernden Effekt. Sie sind im T1-gewichteten Bild leicht hypointens (Abb. 11.11) und im T2-Bild deutlich hyperintens und in ihrer Struktur homogen. Bei infiltrativem Wachstum fehlt oft ein raumfordernder Effekt, Kontrastmittelaufnahme ist, wenn überhaupt, nur in etwa 20% der Fälle schwach erkennbar.

Therapie und Prognose Astrozytome Grad II sind gemäß WHO-Klassifikation formal gutartige, aber im langfristigen Verlauf von 10 Jahren und mehr prognostisch ungünstige Tumoren der Großhirnhemisphären, meist frontal oder temporal gelegen. Diese Tumoren zeichnen sich meist durch ausgeprägt infiltratives Wachstum aus. Die erste Therapie der Wahl ist die weitgehende operative Resektion unter Vermeidung neurologischer Defizite und eine risikoadaptierte Radiochemotherapie mit Procarbazin/Lomustin (CCNU) und Vincristin (PCV) (oder Temozolomid). Als Kriterien für ein hohes Risiko gelten (Alter von ≥40 Jahren bei Diagnose), relevante neurologische Symptome außer Anfällen, die antikonvulsiv eingestellt werden können, Tumoren mit einem maximalen Durchmesser von >6 cm oder die Mittellinie überschreitende Tumoren und die bildgebende oder klinisch Progression. Es ist zu erwarten, dass zukünftig biologische Kriterien die reine WHO-Gradierung ablösen werden. WHO-Grad-II- und -III-Gliome lassen sich besser einteilen, wenn der IDH-Mutationsstatus, der Status von 1p/19q und auch MGMT sowie andere Faktoren, wie die hTERT- oder ATRX-Mutationen mit berücksichtigt werden.

Kleinere Tumoren können, zumal bei frontaler Lokalisation, makroskopisch radikal entfernt werden. Die Gefäßarmut der Geschwulste begünstigt die Operation. Bei neuroradiologischem Verdacht auf ein diffuses Wachstum wird eine Biopsie durchgeführt. Maxime des neurochirurgischen Eingriffs ist die Vermeidung fokal neurologischer Defizite, auch auf Kosten der Radikalität.

Hinsichtlich der postoperativen Strahlentherapie haben Studien gezeigt, dass eine Bestrahlung (1,8–50,4 Gy) zwar die lokale Tumorkontrolle verbessert, jedoch keinen Vorteil hinsichtlich des 5- und 10-Jahres-Überlebens bietet. Daher wird zumindest bei asymptomatischen und jüngeren (<40 Jahre) Patienten ein abwartendes Verhalten favorisiert. Bei symptomatischen, älteren oder klinisch bzw. bildgebend progredienten Patienten kommen eine alkylierende Chemotherapie (PCV) oder zum Beispiel Temozolomid in Verbindung mit einer Strahlentherapie zum Einsatz.

Kernspintomographische Verlaufskontrollen sollten alle 3–6 Monate erfolgen. Weitere Therapien erfolgen nach Prüfung einer erneuten neurochirurgischen Intervention meist in Form von Chemotherapien, einer erneuten externen Bestrahlung, ggf. als stereotaktische Konvergenz- oder Protonenbestrahlung oder (präferentiell) in Studien.

Vertiefende Informationen über andere Astrozytome ► Facharztbox: Pilozytisches Astrozytom des Kleinhirns, ► Facharztbox: Pilozytische Astrozytome der Basalganglien, des Thalamus und des Hirnstamms und ► Facharztbox: Optikusgliom (pilozytisches Astrozytom des N. opticus.

Der Fall: Die Fortsetzung

Bei dem Patienten liegt ein links-temporofrontal gelegener, im T1-Bild hypointenser, im T2-Bild hyperintenser, leicht kontrastmittelaufnehmender Tumor vor, der nach Lage und MRT-Kriterien für ein Astrozytom Grad II–III gehalten wurde. Dieser Befund bestätigte sich in der Operation, bei der es gelang, den Tumor makroskopisch zu entfernen. Auf den Folge-MRT bislang kein Tumorrezidiv.

Facharztbox

Pilozytisches Astrozytome

Pilozytisches Astrozytome des Kleinhirns

Dieser Tumor hat seine größte Häufigkeit zwischen dem 7. und 17. Lebensjahr. Er geht in der Regel vom Kleinhirnwurm aus, wölbt sich aber oft mit großen Zysten in eine Kleinhirnhemisphäre vor. Später kann der Tumor nach rostral wachsen und zur Einklemmung des Mittelhirns im Tentoriumschlitz führen.

Symptome und Verlauf. Neurologische Symptome treten oft erst auf, wenn die Geschwulst schon eine beträchtliche Größe erreicht hat und vorübergehende Einklemmungserscheinungen verursacht. Die Patienten klagen über Schmerzen im Nacken, Hinterkopf und in der Stirn. Erbrechen ist häufig, da der Tumor auf die Medulla oblongata drückt. Der Kopf wird häufig zur Seite des Tumors geneigt, wobei das Kinn etwas zur Gegenseite angehoben ist. Beim Gehen und Stehen tritt Fallneigung und Abweichen zur Herdseite auf. Nystagmus und zerebelläre Ataxie fehlen fast nie. Der Nystagmus wird bei Blickwendung zur Seite des Tumors langsamer und grober.

Spezielle Diagnostik und Neuroradiologie. In der MRT zeigen diese Tumoren meist verminderte Dichte, zystische Anteile sowie Kontrastmittelanreicherung des soliden Tumorteils.

Therapie und Prognose. Die Tumoren werden mit mikrochirurgischen Methoden operiert. Eine komplette Entfernung ist meist nicht möglich, Resttumorwachstum und Rezidive sind daher die Regel. Die Tumoren zeigen nach Strahlentherapie eine lang anhaltende Progressionsfreiheit in ca. 70% der Patienten, jedoch nur sehr selten eine relevante Volumenreduktion. Die Prognose ist daher auf lange Sicht im Vergleich zu anderen niedriggradigen Tumoren schlecht.

Pilozytische Astrozytome der Basalganglien, des Thalamus und des Hirnstamms

Dies sind die häufigsten Tumoren der Mittellinienregion. Sie kommen, wie auch die unten besprochenen Optikusgliome, gelegentlich bei der Neurofibromatose Typ 1 (NF1, ▶ Kap. 35) vor. Bei den NF1-assoziierten pilozytischen Astrozytomen scheinen zusätzliche Veränderungen des heterozygoten NF1-Gens mit einer Astrozytenproliferation und Malignisierung des Tumors einherzugehen.

Symptome und Verlauf. Die neurologischen Befunde sind oft nur spärlich, da die Tumoren das Nervengewebe lange Zeit intakt lassen. Da sie erst sehr spät zu Hirndruck führen, kann ihre Abgrenzung gegen eine Enzephalitis ohne MRT schwierig sein. Wie auch bei allen anderen Tumoren im Gehirn ist eine MRT-Abklärung in jedem Fall anzustreben. Der Wert von zusätzlicher metabolischer Bildgebung (PET) wird bereits seit längerer Zeit in Studien geprüft. Im Verlauf können sich, offenbar durch wechselnde Beeinträchtigung benachbarter Hirnanteile, schubartige Verschlechterungen mit Remissionen abwechseln.

Spezielle Diagnostik und Neuroradiologie. Kleine Tumoren des Hirnstamms sind oft nur mit der MRT darstellbar.

Therapie und Prognose. Die Tumoren werden mit mikrochirurgischen Methoden operiert. Eine komplette Entfernung ist meist nicht möglich, Resttumorwachstum und Rezidive sind daher die Regel. Die Tumoren zeigen nach Strahlentherapie eine lang anhaltende Progressfreiheit in ca 70% der Patienten, jedoch nur sehr selten eine Volumenresponse. Die Prognose ist daher auf lange Sicht im Vergleich zu anderen low grade Tumoren schlecht.

Optikusgliom (pilozytisches Astrozytom des N. opticus)

Symptome und Verlauf. Das sog. Optikusgliom ist wie die anderen diffusen WHO-Grad-II- und -III-Gliome meist IDH-mutiert. Es geht vom Sehnerven oder vom Chiasma aus. Die Geschwulst führt zu Kopfschmerzen und durch Behinderung des Blutabflusses aus dem Auge zum Exophthalmus. Gewöhnlich tritt primär eine Optikusatrophie mit Visusverfall ein. Der Tumor kann über das Chiasma auf den anderen Sehnerven übergreifen. Sitzt er primär in der Sehnervenkreuzung, wächst er sofort in beide Nn. optici ein. Dann sind doppelseitige Sehstörungen mit hypothalamischen Symptomen kombiniert.

Spezielle Diagnostik und Neuroradiologie. Der Tumor stellt sich in der MRT mit Anschwellung des N. opticus und deutlicher Kontrastmittelaufnahme gut dar (■ Abb. 11.12).

Therapie und Prognose. Je nach Sitz und Ausdehnung ist eine orbitale oder intrakranielle Operation möglich, bei der allerdings oft ein Sehnerv geopfert werden muss. Bei etwa 1/3 der Patienten liegt eine Neurofibromatose I vor. Die Operation wird vor allem durchgeführt, um die Infiltration des Chiasma opticum und damit eine Sehstörung auf dem anderen Auge zu verhindern.

Die Behandlung der in der Regel jungen Patienten erfolgt zunächst als Chemotherapie. Eine Strahlentherapie erfolgt im Falle eine Tumorprogresses. Bei der muss berücksichtig werden, dass das durch Tumor bzw. durch die Resektion vorgeschädigte Gewebe des N. opticus bzw. des Chiasma besonders strahlenempfindlich ist. Bei Ausdehnung des Tumors in die Hypophyse kann es zu endokrinologischen Störungen kommen. Bilaterale Tumoren sind inoperabel.

Eine Bestrahlung sollte diskutiert werden, wenngleich berücksichtigt werden muss, dass der N. opticus und das Chiasma opticum strahlenempfindlich sind. Gerade bei Kindern kommt heute häufig die Protonentherapie zum Einsatz, weil diese insgesamt zu einer geringeren Integraldosis bei Patienten führt. Bei Ausdehnung des Tumors in die Hypophyse kann es zu endokrinologischen Störungen kommen, daher ist eine prätherapeutische Evaluation der Hypophysenfunktion empfehlenswert. Bilaterale Tumoren sind inoperabel und werden daher in der Regel konservativ behandelt.

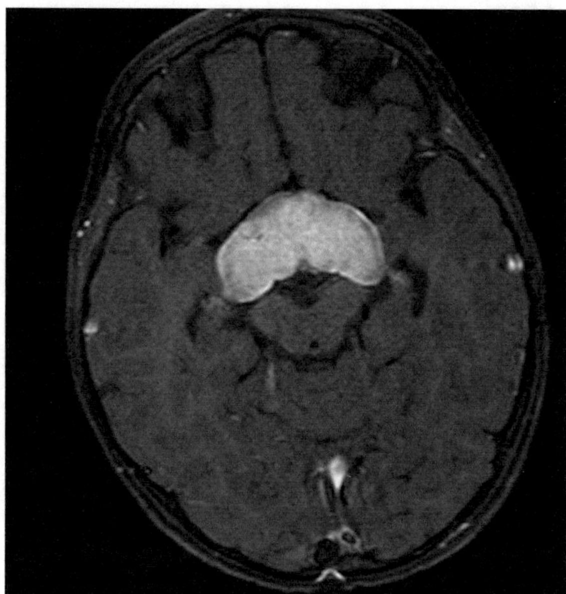

■ **Abb. 11.12 Optikusgliom.** Axiale T1-gewichtete Sequenz nach Kontrastmittelgabe. Massive Auftreibung im Verlauf der Sehbahn (Tractus opticus, Chiasma) mit homogener Kontrastmittelaufnahme bei einem Optikusgliom

11.6.3 Ponsgliome

Ponsgliome bei Erwachsenen sind meist Astrozytome WHO-Grad II oder III. Durch Infiltration in den unteren Hirnstamm und durch Druck auf den IV. Ventrikel sowie den Aquädukt werden sie symptomatisch und können zu lebensbedrohlichen Hirndruckkrisen führen (■ Abb. 11.13). Aufgrund ihrer Lage sind Ponsgliome meist inoperabel, interstitielle Bestrahlung oder stereotaktische Bestrahlung können versucht werden. Ponsgliome des Kindes- und Jugendalters sind auch gelegentlich pilozytische Astrozytome Grad I. Hier kann aufgrund des verdrängenden Wachstums dieser Tumoren und der relativ guten Abgrenzbarkeit eine Operation versucht werden. Bei Verschlusshydrozephalus wird ein Shunt angelegt.

11.6.4 Anaplastisches Astrozytom (WHO-Grad III)

Diese histologisch malignen Tumoren wachsen fast immer infiltrierend und können multilokulär auftreten. Sie wachsen sehr rasch, sind gefäßreich, neigen zu Einblutungen und sind von einem erheblichen Begleitödem umgeben. Erkrankungsalter und Lokalisation sind dem Astrozytom Grad II vergleichbar, das nicht selten im Rezidiv anaplastisch wird.

Symptome und Verlauf Anaplastische Astrozytome sind durch ein rascheres Auftreten von erhöhtem ICP und gehäufte Anfälle gekennzeichnet. In der **MRT** findet man deutlich kontrastmittelaufnehmende Tumoranteile, Zysten und ein ausgeprägtes Ödem.

Therapie und Prognose Aufgrund ihres infiltrierenden Wachstums ist eine komplette Resektion der Tumoren nicht möglich.

Die Standardtherapie richtet sich nach einer maximal sicheren Tumorresektion oder -biopsie nach in den letzten Jahren bestimmten vor allem molekularen Faktoren. Patienten mit einer **1p/19q-Kodeletion** erhalten eine kombinierte Radiochemotherapie mit PCV (oder Temozolomid). Patienten mit **intaktem 1p/19q** erhalten je nach MGMT-Status eine Strahlentherapie (MGMT-Promotor nicht hypermethyliert) des betroffenen Hirnareals (54–60 Gy in 1,8–2 Gy-Fraktionen) oder basierend auf Daten der NOA-4-Studie eine primäre Chemotherapie mit Temozolomid oder PCV (▶ Abschn. 11.7) (MGMT-Promotor hypermethyliert).

Die **Rezidivtherapie** richtet sich nach der primären postoperativen Therapie. Sie besteht daher entweder aus einer

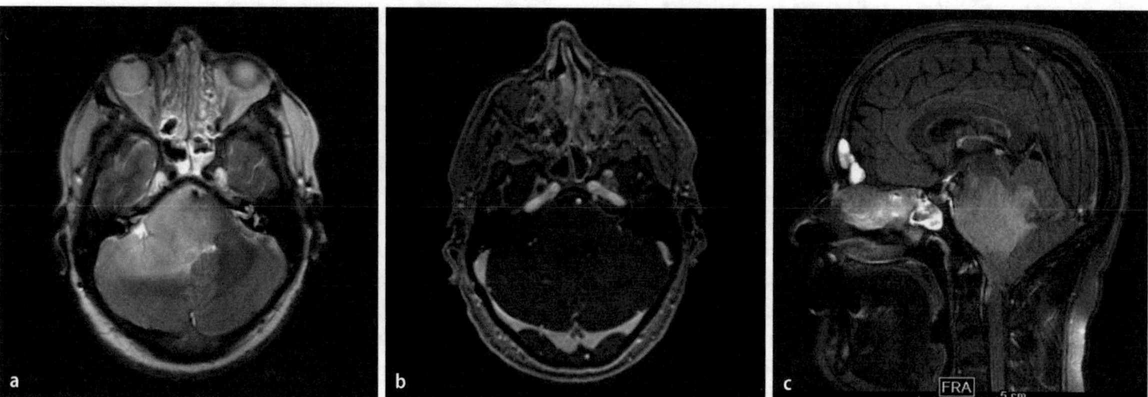

■ **Abb. 11.13a–c Ponsgliom.** Ausgedehnte Raumforderung in Brücke, Hirnstamm und infiltrierend auch in der rechten Kleinhirnhemisphäre. Massiver komprimierender Effekt auf den 4. Ventrikel. Die Raumforderung ist im Flair-Bild (**a**) hyperintens und in T1 (**b**) hypointens mit marginaler, leichter KM-Aufnahme. Die sagittale Flair-Darstellung (**c**) zeigt die große kraniokaudale Ausdehnung

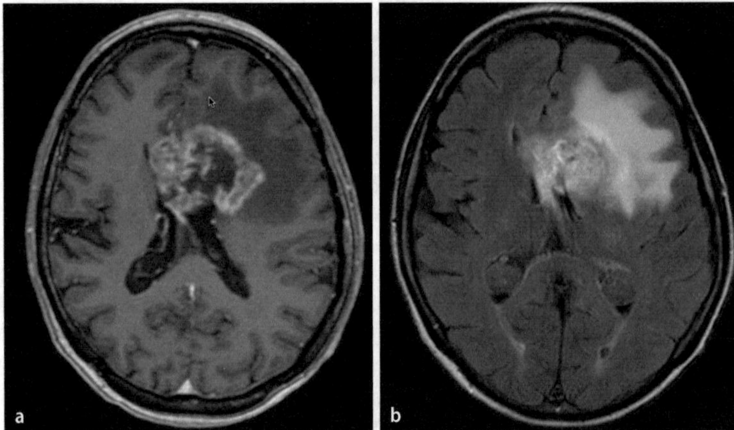

Abb. 11.14a,b **Glioblastom.** Ballongliom mit unregelmäßiger Kontrastmittelaufnahme (**a**), deutlich raumfordernder Effekt durch Tumor und Ödem (**b**)

Radio- oder einer Chemotherapie. Auch für diese Tumoren gilt wegen ihrer Seltenheit und der limitierten Prognose die Forderung, solche Patienten innerhalb von Studien zu behandeln.

11.6.5 Glioblastom (WHO-Grad IV)

Epidemiologie und Lokalisation Das Glioblastom macht ca. 25% aller hirneigenen Tumoren aus. Die malignen Glioblastome sind die häufigsten Gliome. Sie treten bevorzugt nach dem 50. Lebensjahr auf. Männer sind fast doppelt so häufig betroffen wie Frauen. Glioblastome wachsen vornehmlich in den Großhirnhemisphären. Sie gehen vermutlich von neuronalen oder glialen Stammzellen aus. Die Tumoren wachsen infiltrierend, meist subkortikal, können aber auch die Rinde ergreifen. Sie finden sich in allen Hirnlappen, aber auch im Balken, von dessen Knie aus sie sich als Schmetterlingsgliome beiderseits in das frontale Marklager ausbreiten. Manchmal wachsen sie entlang des Fornix, im Thalamus, selten im mittleren Hirnstamm.

Das rasche Wachstum der Glioblastome fördert den nekrotischen Zerfall des Gewebes. Außerdem finden sich pathologische, elongierte und funktionseingeschränkte Gefäße mit arteriovenösen Anastomosen. Diese Vaskularisierung führt zu dem Phänomen von Gefäßreichtum und paralleler Perfusionsstörung, einem Widerspruch, der Basis für die modernen antiangiogenen/gefäßnormalisierenden Therapiekonzepte ist. Die Glioblastome neigen zu Blutungen. Frühzeitig entwickelt sich ein peritumoröses Ödem, das oft zu einer Schwellung der ganzen Hemisphäre führt.

Symptome und Verlauf Charakteristisch sind das frühe Einsetzen von Kopfschmerzen und Zeichen des erhöhten ICP bei etwa 60% der Patienten. Die übrigen werden durch Anfälle (20–25%) und fokale neurologische Defizite (als Folge von Ödem und Gewebsinfiltration und-destruktion) symptomatisch. Insultartige Verschlechterungen (apoplektisches Gliom) sind nicht selten.

Diagnostik Die CCT wird nur noch wegen ihrer Rolle als Akutdiagnostikum und der Vollständigkeit halber erwähnt. In der **CT** zeichnen sich Glioblastome durch eine unterschiedliche Dichte, unscharfe Tumorbegrenzung sowie ein großes, begleitendes Marklagerödem aus. Nach Kontrastmittelgabe kommt es zu einer inhomogenen Anreicherung, vor allem in der Tumorrandzone, bei kleinen Tumoren als sog. Ringstruktur, bei größeren als Girlandenformation sichtbar. Vorteile sind die Darstellung knöcherner Strukturen zur Erleichterung der Operationsplanung und die rasche Datenerhebung für die Untersuchung unruhiger, nicht kooperationsfähiger Patienten. Die MRT ist danach immer erforderlich.

In der **MRT** sieht man ausgedehnte Tumorinfiltrationen, zum Teil über den Balken hinweg. Solide Tumoranteile reichern stark Kontrastmittel an, Zysten, Blutungsreste und ein ausgedehntes, fingerförmiges Ödem im T2-Bild machen das MRT-Muster der Glioblastome relativ typisch (Abb. 11.14). Dennoch ist die Abgrenzung von einer großen, nekrotischen Hirnmetastase schwierig. Auch Abszesse (in der MRT diffusionseingeschränkte Nekrosehöhle) und primäre ZNS-Lymphome (in der MRT ebenfalls scheinbar diffusionseingeschränkt, aber nur ganz selten nekrotisch) sind weitere wichtige Differenzialdiagnosen.

Die **Angiographie** lässt in 60–70% eine Kontrastmittelanreicherung mit pathologischen Gefäßen erkennen. Die aus dem Tumor ableitenden Venen stellen sich schon während der arteriellen oder kapillaren Phase dar (»frühe Venen«). Die zerebrale Angiographie verliert aber für neuroonkologische Fragestellungen zunehmend an Bedeutung.

Die **Positronenemissionstomographie (PET)**, insbesondere unter Einsatz von Aminosäure-Tracern, z. B. Methionin oder Fluorethyltyrosin (FET), wird zur Identifizierung von Arealen hoher metabolischer Aktivität für die Auswahl des Biopsieortes, für die Verlaufsbeurteilung metabolischer Aktivität, die Differenzierung zwischen Tumorrezidiv und Strahlennekrose und die Festlegung des Zielvolumens für die Strahlentherapie eingesetzt.

Bei Verdacht auf einen höhergradigen hirneigenen Tumor gehört die **Liquorpunktion** zum Ausschluss eines Abszesses, zum Ausschluss einer Meningeosis gliomatosa und wegen der (geringen) Möglichkeit, die Diagnose aus dem Liquor zu stellen, zur präoperativen Diagnostik dazu.

Therapie Eine kurative Operation des Tumors ist nicht möglich. Angestrebt wird wie bei den übrigen glialen Tumoren eine makroskopisch vollständige Resektion unter Erhalt der neurologischen Funktion. Die postoperative MRT (≤72 h) dient als Ausgangsbefund. Nur in dieser frühen Aufnahme kann relativ sicher zwischen operativen Veränderungen oder perioperativen ischämischen Ereignissen und Resttumor differenziert werden. Mit Ausnahme von ausgewählten Studien bei älteren Patienten wird postoperativ immer zumindest eine Radiotherapie angeschlossen.

Als wesentliche prognostische bzw. prädiktive Faktoren gelten: Lebensalter, Ausmaß der klinischen Beeinträchtigung zu Beginn der Therapie und der MGMT-Status (▶ Facharzt-Box »Sensitivität von Tumorzellen«). Unter **Bestrahlung** und antiödematöser Therapie kann zunächst eine klinisch eindrucksvolle Besserung eintreten. Rezidive sind aber unvermeidlich.

Die Standardtherapie für Patienten bis zum 65. Lebensjahr besteht aus einer kombinierten Radiochemotherapie (30 Fraktion à 2–60 Gy oder bei älteren Patienten auch 15 Fraktionen mit 2,67–40,05 Gy) mit Temozolomid über 6 Wochen und einer Erhaltungstherapie mit Temozolomid über weitere 6 Monate. Diese Therapie ist einer alleinigen Radiotherapie in der mittleren Überlebenszeit, aber auch hinsichtlich der Chance des Langzeitüberlebens (>3 bzw. >5 Jahre) deutlich überlegen.

Prognose Die mittlere Überlebenszeit bei Glioblastompatienten des Grads IV (Glioblastom) liegt, in Abhängigkeit von den genannten prognostischen Faktoren, zwischen 6 und 20 Monaten. In der EORTC-Studie zur begleitenden und erhaltenden Chemotherapie mit Temozolomid zusätzlich zur Strahlentherapie des Glioblastoms wurdet eine geringe Erhöhung der medianen Überlebenszeit von 12,1 auf 14,6 Monate und der 2-Jahresüberlebensrate von 10% auf 26% gezeigt. Diese Studie markiert aus drei Gründen einen Wendepunkt in der modernen Neuroonkologie:

- Erstmals seit 30 Jahren wurde wieder ein signifikanter und relevanter Fortschritt in der Behandlung dieser Patienten erreicht.
- Ein molekularer Parameter zur Identifizierung profitierender Patienten (MGMT) wurde etabliert.
- Erstmals konnte Langzeitüberleben einer relevanten Anzahl von Patienten (10% >5 Jahre) gezeigt werden.

In den letzten Jahren haben zwei Studien der NOA bzw. eines skandinavischen Konsortiums für ältere Patienten mit Glioblastom eine prädiktive Rolle von MGMT etabliert. Ältere und zusätzlich im Gesamtzustand eingeschränkte Patienten werden primär radiotherapiert (bei fehlender MGMT-Promotormethylierung, betrifft ca. 65–70%) oder mit einer Temozolomid Chemotherapie behandelt (bei MGMT-Promotorhypermethylierung, betrifft 30–35% der Patienten).

Die interstitielle Chemotherapie mit BCNU zusätzlich zur Strahlentherapie zeigte dagegen einen geringen Zugewinn an medianer Überlebenszeit von 11,6 auf 13,9 Monate und beeinflusst das mediane progressionsfreie Überleben nicht. Diese Therapie hat sich daher trotz Zulassung im klinischen Alltag nicht durchgesetzt.

Der Fall

Eine 68-jährige Hochschuldozentin sucht wegen seit wenigen Wochen bestehender Antriebs-, Konzentrations- und Gedächtnisstörungen und fremdanamnestisch berichteter Wesensänderung ihren Hausarzt auf, der sie zur neurologischen Abklärung in die Ambulanz überweist. Die MRT vom Aufnahmetag zeigt einen großen bifrontalen, zentral nekrotischen und intensiv KM-affinen Tumor (Schmetterlingsgliom).

Eine stereotaktisch geführte Biopsie erbrachte die Diagnose eines Glioblastoms. Die Patientin wurde im Rahmen einer Studie mit Temozolomid im Wochenwechsel behandelt und zeigte eine langsame, aber kontinuierliche Verbesserung der neurokognitiven Funktionen. In der MRT 8 Wochen nach Beginn der Therapie zeigte sich eine eindrucksvolle partielle Remission der KM-affinen und der T2- bzw. FLAIR-Veränderungen. Neurologische Herdsymptome bestanden ebenso wenig wie bei der Aufnahme. In den nächsten Monaten lebt die Patientin sehr selbstständig und neurologisch bis auf eine leichte und nachvollziehbare Stimmungsstörung vollständig intakt.

10 Monate nach der Diagnosestellung kommt es zu einem ausgeprägten Rezidiv, das durch eine deutliche Verstärkung der depressiven Symptomatik und neue Antriebsstörungen symptomatisch wird. Die Patientin wird daraufhin radiotherapiert.

11.6.6 Gliomatosis cerebri

Lokalisation und Histologie Die Gliomatose zeigt eine diffuse, manchmal symmetrische Einbeziehung beider Hemisphären mit Basalganglien und Mittellinienstrukturen in einen multilokulären Prozess. Histologisch findet man astrozytäre Tumoranteile Grad II bis IV. Für die Diagnose einer Gliomatose ist diffuses Wachstum neoplastischer Astrozyten in mehr als zwei Gehirnlappen Voraussetzung.

Molekularbiologie Astrozytäre Tumoren finden sich in der Gruppe der IDH-mutierten, 1p/19q-intakten WHO-Grad-II/IIII-Gliome. Es finden sich zusätzlich TP53-, ATRX- und hTERT-Mutationen. Oligoastrozytäre Gliome ohne 1p/19q-Kodeletion, aber mit ATRX-Verlust, fallen ebenfalls in diese Gruppe. In der IDH-wildtypischen Gruppe zeigen diese Tumoren biologisch meist Glioblastom-typische chromosomale Veränderungen (EGFR-Amplifikation, CDKN2A-Verlust, Chromosom-7-Gewinne, Chromosom-10-Verluste) und Mutationen (PTEN, NF1, CDKN2A, EGFR, hTERT).

Diagnostik Das gesamte Ausmaß der Tumorinfiltration ist nur in der **MRT** festzustellen. Eine Beteiligung von ≥2 Hirnlappen in der T2- oder T1-MRT in Verbindung mit der entsprechenden Histologie sichert die Diagnose. Für die Biopsie sollte der in der T1c- oder Perfusions-MRT bzw. metabolischen Bildgebung (PET) maligne imponierende Anteil gewählt werden. Der raumfordernde Effekt ist oft sehr gering.

Symptome Aufgrund des infiltrativen Wachstums sind die raumfordernden Effekte wie auch die klinischen Symptome im Vergleich zur Ausdehnung des infiltrativ wachsenden Tumors oft erstaunlich gering. Allgemeinsymptome wie Antriebsmangel, Konzentrationsverlust und Gedächtnisstörungen, epileptische Anfälle und gering ausgeprägte, fokale neurologische Symptome können gefunden werden.

Therapie Therapie der Wahl ist aktuell die Gabe von Temozolomid oder PC. Eine neurochirurgische Tumorverkleinerung kommt aufgrund des diffusen Wachstums nicht in Frage. Die Resultate der Strahlentherapie sind bei dem seltenen Krankheitsbild oft nicht überzeugend, Ausnahmen bilden die Tumoren, die zwar mehrere Gehirnlappenbefallen, die Herde jedoch räumlich eng benachbart liegen. Die Überlebenszeit beträgt im Schnitt 1 Jahr.

11.7 Oligodendrogliale Tumoren

11.7.1 Oligodendrogliome (WHO-Grad II) und Mischgliome (Oligoastrozytome, WHO-Grad II–III)

Oligodendrogliome und Oligoastrozytome (WHO-Grad II) sowie ihre anaplastischen Varianten (WHO-Grad III) werden wegen des gleichartigen Vorgehens bei Diagnostik und Therapie gemeinsam betrachtet. Untersuchungen vor allem der Jahre 2013 und 2014 haben gezeigt, dass die Prognose und Therapie dieser Erkrankungen vor allem molekular definiert ist.

Epidemiologie und Lokalisation Oligoastrozytome verhalten sich prognostisch wie Oligodendrogliome. Sie sind klonalen Ursprungs, d. h. aus einer transformierten Vorläuferzelle entstehen zwei morphologisch distinkte Tumorzellpopulationen. Die große Mehrzahl der oligodendroglialen Tumoren ist supratentoriell lokalisiert. Mehr als 50% entstehen in den Frontallappen, 20% wachsen bifrontal infiltrierend unter Einbeziehung des Marklagers. Auch Basalganglien und Corpus callosum sind häufig betroffen. Die häufigste klinische Manifestation sind Krampfanfälle. Ungefähr 90% der Oligodendrogliome zeigen Verkalkungen.

Die Überlebensraten für oligodendrogliale Tumoren sind deutlich besser als für Astrozytome. Da einige Oligodendrogliome auch ohne Therapie über Jahre nicht wachsen und da die histologischen Diagnosekriterien von Studie zu Studie variierten, müssen insbesondere retrospektiv erhobene Daten mit Vorsicht interpretiert werden. Prädiktoren für einen günstigeren Krankheitsverlauf sind wie bei den Astrozytomen geringeres Alter, frontale Lokalisation, makroskopische Komplettresektion, hoher Karnofsky-Index und Fehlen von Kontrastmittelaufnahme in der Bildgebung.

Molekularbiologie Oligodendrogliale Tumoren finden sich in der Gruppe der IDH-mutierten, vor allem 1p/19q-kodeletierten WHO-Grad II/IIII-Gliome. Es finden sich zusätzlich CIC-, FUBP1- und Notch1- oder hTERT-Mutationen. Oligoastrozytäre Gliome mit 1p/19q-Kodeletion fallen ebenfalls in diese Gruppe, so dass eine separate oligoastrozytäre Biologie wohl nicht existiert.

Symptome und Verlauf Häufig sind fokale oder generalisierte Anfälle das erste Symptom, was sich aus dem diffusen Einwachsen in die Hirnrinde erklärt. Später entwickeln sich langsam die neurologischen Herdsymptome, die der Lokalisation entsprechen. Tumoreinblutungen können akute Verschlechterungen bedingen. Erhöhter intrakranieller Druck tritt erst spät auf.

Spezielle Diagnostik und Neuroradiologie Das **CCT** zeigt kleinere Verkalkungen von Oligodendrogliomen.

In der **MRT** sind die Tumoren im T1-Bild meist hypointens, im T2-Bild hyperintens. Ihre Morphologie ist sehr uneinheitlich, mit Zysten, Verkalkungen und solideren Tumoranteilen (Abb. 11.15). Die Dichte des Tumors zeigt wenig Abweichung von der des normalen Hirngewebes. Kontrastmittel wird in der Regel erst bei höherem Malignitätsgrad aufgenommen. Zystische Tumoranteile kommen vor. Immer wieder findet man frische Einblutungen.

Therapie und Prognose Auch Oligodendrogliome werden so vollständig wie möglich operiert. Die Lokalisation des Tumors setzt allerdings einem chirurgischen Eingriff oft, zumal bei Sitz in der dominanten Hemisphäre, enge Grenzen.

Der Zeitpunkt und die Wahl der postoperativen Therapie erfolgt bei WHO-Grad-II-Gliomen risikoadaptiert und sollte innerhalb von Studien geprüft werden. 1p/19q-kodeletierte Oligodendrogliome sprechen auf Strahlen- und Chemotherapie besser an als rein astrozytäre Tumoren. Als Chemotherapie kommen Procarbazin und CCNU (PC) in Frage. Wegen des günstigeren Nebenwirkungsprofils fällt die Entscheidung jedoch häufig für Temozolomid. Aktuell leben nach 5 Jahren noch >70% der Patienten mit Grad II und >40% der Patienten mit Grad III oligodendroglialen Tumoren.

> **Oligodendrogliome sind histologisch gutartige, aber schlecht abgegrenzte Hemisphärentumoren, die nach operativer Behandlung zu Rezidiven neigen. Bei Grad II-Tumoren mit Risikofaktoren (s. o.) ist eine Radiochemotherapie sinnvoll. Grad-III-Tumoren werden unmittelbar postoperativ nach Abschluss der Wundheilung weiter radio- oder chemotherapiert (1p/19q-intakt) oder mit einer Radiochemotherapie mit PCV (oder Temozolomid) therapiert (1p/19q-kodeletiert).**

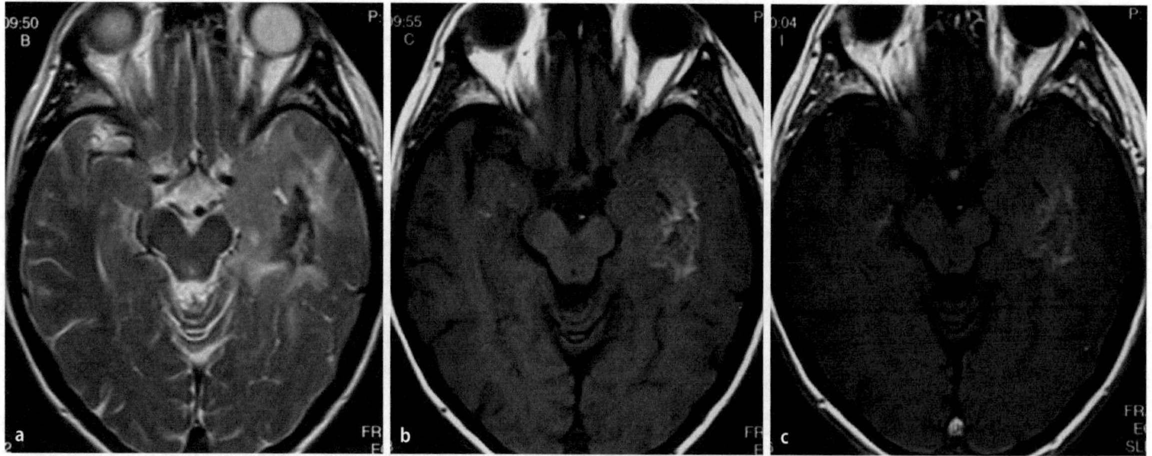

Abb. 11.15a–c **Oligodendrogliom.** Links temporales Oligodendrogliom mit hyperintensen und hypointensen Signalen im MRT in T2- (**a**) und T1-Sequenzen (**b**) sowie fleckiger Kontrastaufnahme (**c**, *Pfeil*)

11.7.2 Anaplastische Oligodendrogliome (WHO Grad III)

Beim anaplastischen Oligodendrogliom sind die histologischen Kriterien der Malignität erfüllt. Es wächst infiltrierend und kann multilokulär auftreten. Die mediane Lebenserwartung nach Diagnosestellung beträgt 2–15 Jahre. Molekulare Veränderungen wie Verlust der Chromosomenabschnitte 1p und 19q im Tumorgewebe, die Methylierung von MGMT sowie die Mutation von IDH sind prognostisch relevant bzw. prädiktiv.

Diagnostik Das Bild der Oligodendrogliome ist gekennzeichnet durch hyperdense und hypodense Anteile im CT (Kalk), variable Befunde mit hyperintensen und hypointensen Signalen im MRT und eine fleckige Kontrastaufnahme in CT und MRT (Abb. 11.15).

Therapie Nach der Operation besteht die Indikation zu einer weiteren Therapie. Diese besteht bei 1p/19-Kodeletion gemäß Leitlinien aus einer Radiochemotherapie mit PCV (oder Temozolomid).

- Für das **PCV-Schema** gibt man: CCNU 110 mg/m² KO oral am Tag 1 und Procarbazin 60 mg/m² KO täglich oral Tag 8–21 und Vincristin mit 1,4 mg/m² (maximal 2 mg) an den Tagen 8 und 29. Dieser Zyklus wird alle 8 Wochen 6-mal wiederholt. Ondansetron (Zofran) wird vor allem für Lomustin vor der Chemotherapie als Antiemetikum gegeben.
- Wegen der besseren Verträglichkeit wird auch **Temozolomid** mit 75 mg/m² parallel und täglich zur Radiotherapie und 150 mg/m² im 1. Zyklus und 200 mg/m² ab dem 2.–6 Zyklus an 5/28 Tagen eingesetzt. Als Antiemese werden 5HT3-Antagonisten (cave: Obstipationsgefahr!) oder Metoclopramid (vor allem während der niedriger dosierten Radiochemotherapie) eingesetzt.
- PCV und Temozolomid (5/28 Tage) werden bei 1p/19q-intakten Tumoren mit MGMT-Promotorhypermethylierung auch als Monotherapie eingesetzt.
- Aktuell wird untersucht, ob eine kombinierte Radiochemotherapie mit Temozolomid auch bei 1p/19q-intakten anaplastischen Gliomen erfolgreich ist.

11.8 Ependymale Tumoren: Ependymome (WHO-Grad II)

Epidemiologie und Lokalisation Ependymome sind die häufigsten Großhirngeschwulste des Kindes- und Jugendalters. Sie kommen auch bei Erwachsenen vor, sind dann aber weit mehr in der hinteren Schädelgrube und im Spinalkanal lokalisiert. Ependymome wachsen langsam, entweder in die Ventrikel ein oder verdrängen von der Ventrikelwand aus das benachbarte Hirngewebe. Sie sitzen bevorzugt im IV. Ventrikel (Abb. 11.16). An Häufigkeit folgen die Seitenventrikel vor dem III. Ventrikel. Ein Hydrocephalus occlusus ist häufig.

Histologisch sind sie semimaligne. Die Oberfläche der Tumoren ist blumenkohlartig, was die Gefahr mit sich bringt, dass bei der Operation Zotten abreißen und sich Abtropf-Metastasen bilden. Im Innern der Ependymome finden sich häufig Zysten. Verkalkungen kommen besonders bei Sitz im Seitenventrikel vor. Anaplastische Ependymome sind aggressiver und entsprechen einem WHO-Grad III. Sie wachsen destruierend und neigen zu Rezidiven.

Symptome und Verlauf Lokalsymptome nach Lage des Tumors, Entsprechend der Primärlokalisation ist ein Hydrozephalus mit Hirndruckzeichen häufig. Spinale Absiedlung kann Querschnittsymptome verursachen.

Spezielle Diagnostik und Neuroradiologie In der **MRT** erkennt man die Tumoren nahe am Seitenventrikel, oft intraven-

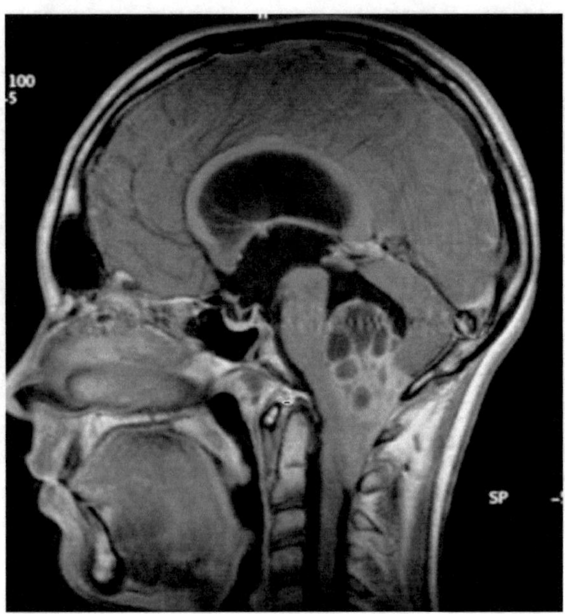

Abb. 11.16 Ependymom des IV. Ventrikels mit Hydrocephalus occlusus. MRT mit Kontrastmittel in sagittaler Schichtführung

trikulär als zystische, kontrastmittelaufnehmende Läsion, die iso- oder hypointens in T1- und hyperintens im T2-Bild ist. Nekrosen (niedriges Signal im T1) sind möglich. Im MRT lassen sich die Beziehungen zum Hirnstamm und spinale Absiedlungen gut nachweisen.

Tumorzellen im **Liquor** sprechen für eine metastatische Absiedlung.

Therapie Häufig muss wegen des Hydrozephalus zunächst ein Shunt gelegt werden. Eine totale Resektion ist nicht immer möglich, aber von hoher prognostischer Bedeutung.

Es ist strittig, ob nach chirurgisch vollständiger Entfernung eines Ependymoms sofort eine Strahlenbehandlung durchgeführt werden soll. Dies richtet sich nach dem histologischen Befund und der Lage des Tumors (supra- oder infratentoriell, spinal/lumbal). Bei inkomplett resezierten Tumoren und bei Ependymomrezidiven (unabhängig vom Malignitätsgrad) erfolgt eine Bestrahlung. Bei Ependymomrezidiven erfolgt eine Bestrahlung von Gehirn und Rückenmark oder eine Bestrahlung der Tumorregion mit Sicherheitssaum.

Prognose Insgesamt ist die Prognose bei Patienten mit Ependymom, in Abhängigkeit vom histologischen Befund, relativ günstig. Die 5-Jahres-Überlebenszeit liegt bei über 50%. Nach einer Shunt-Operation besteht das Risiko einer systemischen Metastasierung.

11.9 Plexustumoren

11.9.1 Plexuspapillome (WHO-Grad I)

Epidemiologie und Lokalisation Die Plexuspapillome treten bei Kindern im Seitenventrikel, bei Erwachsenen häufiger im 4. Ventrikel auf. Makroskopisch haben sie eine zottige Struktur, mikroskopisch zeigen sie einen regelmäßigen, papillären Aufbau wie der Plexus chorioideus. Verkalkungen sind nicht selten. Die sehr langsam wachsenden Papillome sind histologisch gutartig. Auch ohne Verlegung der Liquorpassage kann es zu einem exsudativen **Hydrozephalus** vom hypersekretorischen Typ (▶ Kap. 35) kommen.

Symptome und Verlauf Bei Sitz in den Seitenventrikeln bleiben die Tumoren oft jahrelang klinisch stumm. Bei Sitz im III. oder IV. Ventrikel kommt es vor allem zum intermittierenden Hydrocephalus occlusus, der durch plötzliche Kopfbewegungen ausgelöst werden kann. Anfallsweise treten sehr starke Stirn- und Hinterkopfschmerzen auf, die bis zu den Schultern ausstrahlen und oft von Erbrechen, Atemstörungen, Kreislaufkollaps und Urinabgang begleitet sind.

Tumoren auf dem Boden des IV. Ventrikels führen auch zu Lähmungen der kaudalen Hirnnerven, Myoklonien und zerebellärer Ataxie. Stauungspapillen entwickeln sich erst relativ spät.

Die Verdachtsdiagnose ergibt sich aus den intermittierenden Einklemmungssymptomen. Sie ist sehr schwierig, wenn ein Tumor des IV. Ventrikels sich nur durch Erbrechen äußert. Man darf sich dann nicht mit der Annahme einer psychogenen Störung zufrieden geben, sondern muss durch eine MRT diagnostische Klarheit schaffen.

Spezielle Diagnostik und Neuroradiologie Im Liquor findet sich oft eine starke Eiweißvermehrung. In der MRT sind Plexuspapillome bereits an ihrer intraventrikulären Lage und dem räumlichen Zusammenhang mit dem physiologischen Plexussystem zu erkennen. Häufig sind verkalkte Anteile nachweisbar, und es kommt zur Kontrastmittelaufnahme. In der Regel zeigt sich zusätzlich eine hydrozephale Erweiterung des gesamten Ventrikelsystems.

Therapie und Prognose Die Tumoren können meist in toto entfernt werden, die Prognose ist dann gut.

11.9.2 Plexuskarzinome

Die seltenen Plexuskarzinome sind den WHO-Graden III und IV zuzuordnen. Sie haben trotz Strahlenbehandlung eine schlechte Prognose.

11.9.3 Pinealome und Pineoblastome

Lokalisation In der Pinealisloge kommen neben den Keimzelltumoren (▶ Facharztbox: Keimzelltumoren: Germinome und

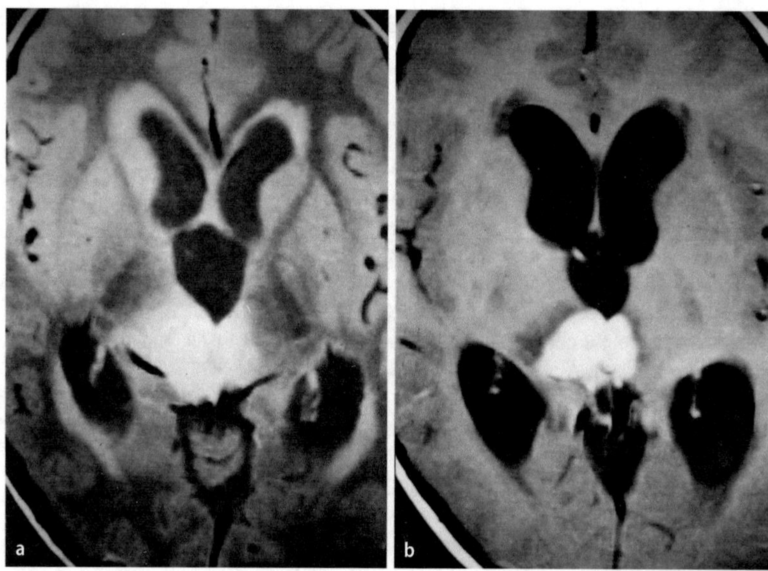

Abb. 11.17a,b MRT eines Pinealistumors. T1-gewichtete Aufnahme nativ. Der hintere Teil des dritten Ventrikels ist durch den Tumor verlegt, die Seitenventrikel erweitert, und an den Vorderhörnern lässt sich transependymal abgepresstes Wasser im Hirnparenchym erkennen. In der Pinealisregion zeigt sich eine stark hyperintense, etwas nach rechts ausladende, raumfordernde Struktur, die von einem leichten Ödem begleitet ist. (Mit freundlicher Genehmigung von K. Sartor, Heidelberg)

Teratom) vor allem Tumoren vor, die von der Glandula pinealis ausgehen. Das gutartige **Pinealom** (WHO-Grad II) tritt überwiegend bei Erwachsenen auf. Das hochmaligne **Pineoblastom** ist ein Tumor des Kindes- und Jugendalters. Es wird aufgrund seiner histologischen Charakteristika auch den primitiv neuroektodermalen Tumoren zugeordnet. Die Tumoren können Mittelhirn und Aquädukt komprimieren und zum Hydrozephalus führen. Nach rostral können sie in den III. Ventrikel, nach kaudal bis unter das Tentorium vordringen. Die Tumoren verkalken häufig. Abrissmetastasen, sog.

Facharztbox

Keimzelltumoren: Germinome und Teratome

Einteilung und Dignität. Germinome und **Teratome** sind die häufigsten Keimzelltumoren. Seltene, andere Tumoren sind das **embryonale Karzinom,** der **Dottersacktumor** und das **Chorionkarzinom.** Keimzelltumoren sitzen in der Pinealisregion oder im Infundibulum des Hypothalamus und dehnen sich von der Vierhügelregion, seltener auch vom Infundibulum der Hypophyse, paraventrikulär unter dem Ependym aus, gelegentlich auch in den III. Ventrikel hinein. Es sind seltene, semi- bis hochmaligne Tumoren des Kindes- und Jugendalters. Die ätiologische Zuordnung erfolgt praktisch immer histologisch.

Symptome und Verlauf. Die Patienten sind zunächst reizbar, später, mit zunehmendem ICP durch Hydrozephalus, gleichgültig und im Antrieb vermindert. Die Behinderung des Liquorabflusses im Aquädukt führt frühzeitig zu Kopfschmerzen und Stauungspapillen, die bald in Atrophie übergehen. Hypothalamische Symptome (Diabetes insipidus und Pubertas praecox) können durch Druck (III. Ventrikel) oder durch lokales Tumorwachstum hinzutreten.

Spezielle Diagnostik und Neuroradiologie. In der MRT stellen sie sich homogen kontrastmittelaufnehmend dar. Germinome können in der MRT die gleiche Signalgebung wie Hirngewebe haben, reichern aber massiv Kontrastmittel an. Differenzialdiagnostisch muss auch die Metastasierung eines Seminoms, das histologisch ähnlich sein kann, ausgeschlossen werden. Mit dem Alpha-Fetoprotein (erhöht bei Dottersacktumor und embryonalem Karzinom), β-HCG (erhöht beim Chorionkarzinom) und Plazentare alkalische Phosphatase (PLAP, erhöht beim Germinom) stehen Tumormarker zur Verfügung. Im Gegensatz zu anderen ZNS-Tumoren kann die Diagnose bei Keimzelltumoren oft durch Serum- und Liquoruntersuchungen gesichert werden. Eine histologische Bestätigung der Diagnose ist daher bei charakteristischen bildgebenden und serologischen Befunden nicht immer notwendig.

Therapie und Prognose. Die Therapie ist kombiniert chirurgisch/strahlentherapeutisch. Eine Radikaloperation ist oft nicht möglich. Bei Germinomen wird – bei positivem Tumormarkernachweis – eine Strahlentherapie der Operation vorangestellt. Germinome sind hochgradig strahlensensibel (ZNS-Bestrahlung mit 30 Gy, danach lokale Aufsättigung). Das Zielvolumen war früher grundsätzlich eine kraniospinale Bestrahlung d. h. die gesamten inneren und äußeren LIquorräume. Heute wird bei fehlendem Tumorzellnachweis nur der inneren Liqorraum bestrahlt. Die Therapie führt regelhaft zur vollständigen Remission. Bei Hydrozephalus wird ein Shunt angelegt. Die hochmalignen Dottersacktumoren haben eine deutlich schlechtere Prognose und werden mit einer Chemotherapie aus Vincristin, Ifosfamid und Cisplatin nachbehandelt.

ektopische Pinealome, sind nicht selten. Die Metastasierung geht bevorzugt ins Infundibulum des III. Ventrikels und macht sich klinisch zuerst als Diabetes insipidus bemerkbar.

Symptome und Verlauf Durch Druck auf das Mittelhirndach entwickelt sich über ein Zwischenstadium mit vertikalem, blickparetischen Nystagmus eine vertikale Blickparese. Selten, aber von großer lokalisatorischer Bedeutung ist der Nystagmus retractorius. Jenseits des Aquädukts wird das Kerngebiet des N. oculomotorius geschädigt: Dies zeigt sich durch Ptose, Konvergenzparese und paralytische Mydriasis. Doppelseitige, partielle Okulomotoriusparese ist im jüngeren und im mittleren Alter auf ein Pinealom, im höheren Alter auf eine Metastase im Mittelhirn verdächtig.

Charakteristisch ist das **Parinaud-Syndrom** (▶ Kap. 1.3). Bei weiterem Wachstum kommt es zu Hirnstammsymptomen, vor allem zu doppelseitigen Pyramidenbahnzeichen. Gelegentlich treten Pubertas praecox, Hypogenitalismus oder Magersucht durch Stauungsdruck des Liquors am Boden des III. Ventrikels und damit Störungen des hypothalamisch-hypophysären Systems auf. Psychisch sind die Patienten zunächst reizbar, später, mit zunehmendem Hirndruck, gleichgültig und im Antrieb vermindert. Die Behinderung des Liquorabflusses im Aquädukt führt frühzeitig zu Kopfschmerzen und Stauungspapillen.

Spezielle Diagnostik und Neuroradiologie Pinealome sind in der MRT als scharf begrenzte, typisch lokalisierte, hyperintense Bezirke zu erkennen, die gelegentlich verkalkt sind. Sie reichern Kontrastmittel an und sind entsprechend ihrer Lokalisation von den bildmorphologischen Zeichen eines Hydrocephalus occlusus begleitet. Pineoblastome stellen sich im **MRT** sehr variabel dar. Sie haben solide Tumoranteile, die im T1-Bild hyperintens sind und die deutlich Gadolinium aufnehmen, sowie Zysten und nekrotische Anteile (◘ Abb. 11.17).

Therapie und Prognose Eine radikale Operation ist in der Regel nicht möglich, falls nicht kommt eine Shunt-Operation zur Beseitigung des Hydrozephalus und eine Bestrahlung der gesamten Neuroachse in Frage. Die adjuvante Bestrahlung der gesamten Neuroachse war für lange Zeit der Standard bei der Behandlung der lokalisierten malignen Keimzelltumoren der pinealis. Aufgrund der sehr hohen Heilungsraten steht heute die Deeskalation der Bestrahlungsvolumina im Vordergrund.

Leitlinien Diagnostik und Therapie maligne Hirntumoren*

- **Allgemein**
  - Bei allen Therapieentscheidungen in der Neuroonkologie sind Risiken und Nutzen abzuwägen und Allgemeinzustand, neurologischer Zustand und Alter der Patienten in das Therapiekonzept miteinzubeziehen (Karnofsky-Index).
  - Entscheidungen zur tumorspezifischen Therapie sollen in der Regel interdisziplinär getroffen werden.
  - Früherkennung und Prävention besitzen bei Gliomen keinen relevanten Stellenwert.
  - Bei hereditären Tumorsyndromen sollte eine humangenetische Beratung erfolgen und ggf. eine molekulargenetische Diagnostik empfohlen werden.
  - Diagnostische Methode der Wahl bei Verdacht auf ein Gliom ist die Magnetresonanztomografie ohne und mit Kontrastmittel.
  - Der Stellenwert der Positronenemissionstomografie für die diagnostische Abklärung von Gliomen und als zusätzliche Untersuchung zum Monitoring des Therapieerfolgs generell sollte durch weitere kontrollierte Studien untermauert werden.
  - Nur in sehr seltenen Ausnahmen kann auf die histologische Diagnosesicherung verzichtet werden.
  - Die Vermeidung neuer permanenter neurologischer Defizite hat bei der Operationsplanung Vorrang gegenüber der operativen Radikalität.
  - Histologische Diagnosen sollten sich an der aktuellen WHO-Klassifikation orientieren.
  - Molekulare Marker sollten bei bestimmten Konstellationen (1p/19q-Kodeletion bei anaplastischen oligodendroglialen Tumoren, MGMT-Promoter-Methylierung bei Glioblastomen bei älteren Patienten, ab 65–70 Jahre) zur klinischen Therapieentscheidung herangezogen werden.
  - Vor allem bei der ersten MRT-Verlaufskontrolle nach der Strahlentherapie soll bei Vergrößerung der Raumforderung oder Zunahme der Kontrastmittelaufnahme eine Pseudoprogression differenzialdiagnostisch in Betracht gezogen werden.
  - Bei Verdacht auf Pseudoprogression sollten die laufende Therapie fortgeführt und nach 4–8 Wochen eine bildgebende Verlaufskontrolle durchgeführt werden.
- **Grad-II-Tumoren**
  - Bioptisch/operativ gesicherte diffuse, kleinere (Durchmesser <4–5 cm), nicht komprimierend wachsende diffuse Gliome (WHO-Grad II), die klinisch bis auf epileptische Anfälle asymptomatisch und bildgebend stabil sind, können insbesondere bei jüngeren Patienten <40 Jahre beobachtet werden.
  - Klinisch symptomatische oder progrediente, radiologisch zirkumskripte WHO-Grad-II-Gliome an operativ gut zugänglicher Stelle sollten mikrochirurgisch reseziert werden.
  - Klinisch symptomatische oder progrediente WHO-Grad-II-Astrozytome werden stereotaktisch fraktioniert bestrahlt, wenn chirurgische Optionen mit einem hohen Risiko neurologischer Morbidität verbunden sind.
  - Im Rezidiv eines WHO-Grad-II-Astrozytoms sollte die Reoperation erwogen und in der Regel (falls noch nicht erfolgt) die Strahlentherapie angeschlossen werden.
  - Im Rezidiv eines WHO-Grad-II-Astrozytoms nach Strahlentherapie soll auf individueller Basis die Indikation zu alkylierender Chemotherapie geprüft werden.
  - Oligoastrozytome des WHO-Grads II werden analog zu den Strategien bei Oligodendrogliomen des WHO-Grads II behandelt.
  - Sollte bei oligodendroglialen Tumoren des WHO-Grads II eine über operative Maßnahmen hinausgehende Therapie indiziert sein, so sind alkylierende Chemotherapie, am ehesten Temozolomid, und Strahlentherapie als ähnlich wirksam einzuschätzen.
- **Grad-III-Tumoren**
  - Standardtherapie des anaplastischen Astrozytoms (WHO-Grad III) sind Resektion oder Biopsie, gefolgt von der Strahlentherapie der erweiterten Tumorregion.
  - Chemotherapie mit Temozolomid oder nach dem PCV-Schema sind nach den Ergebnissen der NOA-04-Studie der Strahlentherapie bei anaplastischen Gliomen einschließlich der anaplastischen Astrozytome gleichwertig.

- Anaplastische Oligoastrozytome des WHO-Grads III werden analog zu den Strategien bei anaplastischen Oligodendrogliomen des WHO-Grads III behandelt.
- Basierend auf den Studien RTOG 9402 und EORTC 26951 sollten Patienten mit anaplastischen oligodendroglialen Tumoren mit 1p/19q-Kodeletion nicht mit alleiniger Strahlentherapie, sondern mit alkylierender Chemotherapie nach dem PCV-Schema zusätzlich zur Strahlentherapie behandelt werden.
- Alternativ zur Kombination aus PCV-Chemotherapie und Strahlentherapie kann basierend auf der NOA-04-Studie, die ähnliche Wirksamkeit von PCV und TMZ allein gezeigt hat, bei diesen Tumoren auch die Kombination von Temozolomid und Strahlentherapie (TMZ/RT→TMZ) in Betracht gezogen. Eine weitere Alternative ist die alleinige Chemotherapie mit Alkylanzien.
- Im Rezidiv nach Operation und Strahlentherapie ist Temozolomid Standard.

- **Glioblastom**
  - Standardtherapie des Glioblastoms sind weitestmögliche Resektion oder Biopsie, gefolgt von der Strahlentherapie der erweiterten Tumorregion und der begleitenden sowie erhaltenden (adjuvanten) Chemotherapie mit Temozolomid mit 6 Zyklen.
  - Basierend auf den Studien NOA-08 und Nordic Trial sollte bei älteren Patienten mit Glioblastom der Methylierungsstatus des O^6-Methylguanin-DNA-Methyltransferase-(MGMT)-Promoters untersucht werden. Bei Patienten mit Tumoren ohne MGMT-Promoter-Methylierung oder unbekanntem MGMT-Status ist alleinige Strahlentherapie, am ehesten hypofraktioniert, Standard. Patienten mit Tumoren mit MGMT-Promoter-Methylierung sollten mit Temozolomid allein oder ggf. mit Temozolomid plus Strahlentherapie behandelt werden.
  - Im Rezidiv ist keine Standardtherapie definiert. Auf individueller Basis sollte die Indikation zu Reoperation, Chemotherapie oder erneuter Strahlentherapie geprüft werden. Medikamente der ersten Wahl sind Nitrosoharnstoffe (CCNU), erneut Temozolomid (Rechallenge) oder unter Beachtung der Zulassung und Erstattungsfähigkeit Bevacizumab.

* gekürzt nach den Leitlinien der DGN 2014 (www.dgn.org/leitlinien.html)

11.10 Primitive neuroektodermale Tumoren

Unter diesem Begriff wird eine Gruppe hochmaligner, wenig differenzierter, embryonaler Tumoren, darunter Medulloblastome und Pineoblastome (s. o.) zusammengefasst.

11.10.1 Medulloblastome

Epidemiologie und Lokalisation Medulloblastome sind rasch wachsende, undifferenzierte (WHO-Grad IV) Geschwülste des Kindes- und Jugendalters. Das Erkrankungsalter hat sein Maximum zwischen dem 7. und 12. Lebensjahr. Knaben sind 2- bis 3-mal so häufig betroffen wie Mädchen. Etwa 1/4 der Medulloblastome tritt im jungen Erwachsenenalter auf.

Die Tumoren sitzen hauptsächlich im Kleinhirnwurm. Nach unten wachsend, füllen sie den IV. Ventrikel zunehmend aus und drücken auf die Medulla oblongata. Nach oben drängen sie den Kleinhirnwurm zusammen und pressen seinen vorderen Anteil gegen das Tentorium. Medulloblastome im (jungen) Erwachsenenalter zeigen häufiger ein Lokalisation in den Kleinhirnhemisphären und werden daher oft später und durch eine Extremitätenataxie oder Schwindel symptomatisch. Verschiedene Medulloblastomvarianten und Tumoren mit spezifischer Altersbindung lassen sich molekulargenetisch differenzieren.

Symptome und Verlauf Unbehandelt ist die Krankheitsdauer nur kurz. Die Kinder erbrechen und bekommen eine Rumpfataxie mit Fallneigung nach hinten, die sie durch Abstützen mit den Händen und vorsichtiges, breitbeiniges Stehen und Gehen auszugleichen versuchen. Oft halten sie den Kopf in einer leicht nach vorn geneigten Zwangshaltung.

Die Behinderung der Liquorpassage führt beiderseits zu Stauungspapillen bis zu 6 oder 7 Dioptrien, die nicht selten erst dann bemerkt werden, wenn sie in Atrophie übergehen und der Visus verfällt. Da sich der kindliche Schädel in diesem Alter noch erweitern kann, treten die Symptome eines Hydrozephalus erst relativ spät auf. Wenn hartnäckige Kopfschmerzen einsetzen, hat die Geschwulst meist schon eine große Ausdehnung erreicht. Medulloblastome können außerhalb des ZNS metastasieren.

Diagnostik Medulloblastome sind in der **MRT** im T1-Bild hypointens, im T2-Bild hyperintens, meist gut vom Kleinhirn abzugrenzen. Hirnstamminfiltration und Zystenbildung ist auf sagittalen und koronaren Darstellungen gut erkennbar. Deutliche Kontrastmittelaufnahme ist typisch (Abb. 11.18). Mit dem MRT lassen sich kleine Tochterabsiedlungen feststellen.

Pathologische **Liquorzytologie** spricht für eine spinale Metastasierung.

Therapie Der Tumor wird so radikal wie möglich operiert.

Die Medulloblastome sind sehr strahlenempfindlich. Deshalb ist bei makrokopischen Resttumor eine hochdosierte Strahlentherapie mit lokaler Aufsättigung über der hinteren Schädelgrube und zusätzlichem stereotaktischen Boost auf den Tumor angezeigt.

Die adjuvante Bestrahlung der Neuroachse mit Dosen von 24–32 Gy ist nach wie vor Standard. Es gibt zahlreiche Hinweise aus molekularen Analysen, dass bei Kindern mit einer Mutation im WNT-Signalweg, auf eine Radiotherapie der Neuroachse verzichtet werden kann. Moderne Protokolle für Kinder, aber auch Studien für Erwachsene, sehen eine zusätzliche begleitende (v. a. Vincristin) und auch erhaltende (postradiotherapeutische) Chemotherapie (v. a. mit Alkylanzien und Platinderivaten) vor.

Die **Protonentherapie** ist eine wichtige Therapieoption bei der kraniospinalen Radiotherapie, weil dadurch die inzidentelle Dosisbelastung von Normalgewebe wie z. B. Schilddrüse, Herz usw. und damit das Risiko von Spätfolgen reduziert werden kann. Bei Kindern, bei denen das Knochenwachstum schon weitgehen abgeschlossen ist, kann die Be-

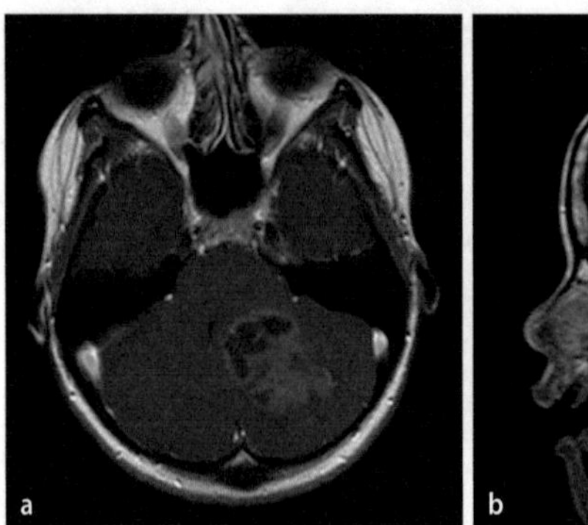

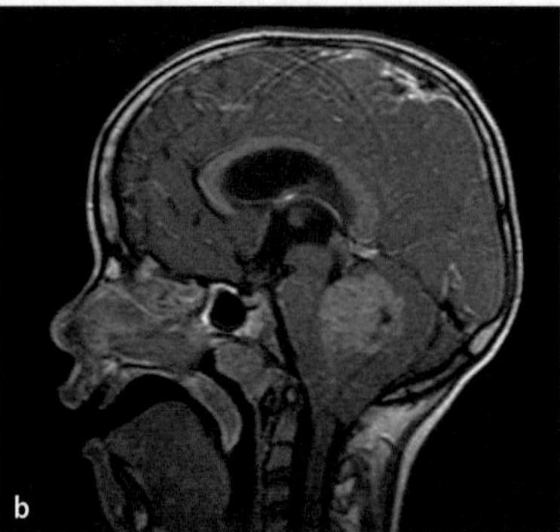

Abb. 11.18a,b Medulloblastom der hinteren Schädelgrube. Die axiale (a) und sagittale (b) T1-MRT nach Kontrastmittelgabe zeigt einen partiell zystischen, partiell solide kontrastmittelaufnehmenden Tumor in der linken Kleinhirnhemisphäre mit Kompression des 4. Ventrikels. Auf den sagittalen Bildern ist die Raumforderung auf den Hirnstamm sowie die Kaudalverlagerung der Kleinhirntonsillen sehr gut zu erkennen

strahlung des Knochenmarks vermieden werden, so dass eine erheblich bessere Verträglichkeit resultiert.

Bei Rezidiven wird eine Reoperation und eine **Chemotherapie** mit CCNU, Vincristin und Cisplatin empfohlen. Ebenso ist die stereotaktische Radiotherapie in den Behandlungsprotokollen in der Rezidivsituation vorgesehen.

Prognose Trotz der hohen histologischen Malignität haben Medulloblastom-Patienten noch eine relativ günstige Prognose, obwohl Rezidive nicht selten sind. 5-Jahres-Heilungsraten liegen bei etwa 70%, und auch nach 10 Jahren ist noch etwa 60% der Patienten rezidivfrei.

> **Medulloblastome sind maligne Tumoren, die bei Kindern vom Kleinhirnwurm ausgehen und in den Liquorraum metastasieren können. Operation und anschließende Bestrahlung des gesamten ZNS führen zu einer relativ günstigen Prognose. Medulloblastome bei (jungen) Erwachsenen sind äußerst selten, häufiger lateral lokalisiert und aggressiver.**

Der Fall

Ein 8-jähriger Schüler wird wegen häufiger Kopfschmerzen, morgendlichen Erbrechens und Sehstörung zum Hausarzt geschickt. Dieser verweist die Familie zunächst an einen Augenarzt, der in Atrophie übergehende, hochgradige Stauungspapillen feststellt. Ein Nervenarzt, der den ophthalmologischen Befund nicht kennt (und keine Augenspiegelung vornimmt) interpretiert Kopfschmerzen und morgendliches Erbrechen als Ausdruck einer Verhaltensstörung. Der Hausarzt, alarmiert durch den augenärztlichen Befund, veranlasst eine MRT, in der eine raumfordernde Läsion des Kleinhirns mit erheblichem Hydrozephalus festgestellt wird. Er weist den Patienten in die Neurochirurgie ein.

Der Patient wird sofort mit einer Liquoraußenableitung versorgt und zwei Tage später operiert. Das histologische Präparat bestätigt die Verdachtsdiagnose eines Medulloblastoms. Trotz makroskopisch vollständiger Resektion wird eine kraniospinale Nachbestrahlung des gesamten Liquorraums veranlasst.

Der Junge ist jetzt 15 Jahre alt und noch immer rezidivfrei.

11.11 Mesenchymale Tumoren

11.11.1 Meningeome

Epidemiologie und Lokalisation Meningeome machen etwa 15–20% aller intrakraniellen Tumoren aus. Frauen sind mehr als doppelt so häufig betroffen wie Männer. Etwa 2% der Patienten haben multiple Meningeome.

Alle Meningeome können lokal infiltrierend wachsen und selten, mit dem WHO-Grad korrelierend, in Knochen, Lunge und Leber metastasieren. Obwohl die Metastasierungswahrscheinlichkeit für anaplastische Meningeome am höchsten ist, gibt es auch Fallberichte über postoperativ metastasierte WHO-Grad-I-Tumoren.

Meningeome sind meist gut abgegrenzte Tumoren, die vom arachnoidalen Deckendothel der Pacchioni-Granulationen ausgehen. Sie machen sich erst im mittleren und fortgeschrittenen Lebensalter bemerkbar (Häufigkeitsgipfel um 50 Jahre). Meningeome wachsen meist gegen das Gehirn verdrängend, dagegen infiltrieren sie regelmäßig die Dura und zum Teil auch den Knochen, mit dem sie bei der Operation oft fest verbacken sind. Im Knochen der Schädelkalotte oder -basis rufen sie gelegentlich umschriebene Destruktionen oder reaktive Hyperostosen, auch in Form der sog. Spiculae, hervor. Sie werden vorwiegend von Ästen der A. carotis externa versorgt.

Ihr Wachstum ist äußerst langsam, so dass sich auch bei großer Ausdehnung des Tumors erst sehr spät Zeichen des erhöhten ICP einstellen. Manche Meningeome werden mit ganz geringer Symptomatik überlebt oder finden sich als Zufallsbefund bei einer aus anderen Gründen durchgeführten CT oder bei der Obduktion. Nicht selten sind die Meningeome fleckförmig oder diffus verkalkt. Fast immer sind sie sehr gefäßreich.

Symptome Für alle Meningeome ist das Auftreten einer Spätepilepsie und die langsame Entwicklung von neurologischen Herdsymptomen charakteristisch (▶ Exkurs: Symptome von Meningeomen bei besonderen Lokalisationen).

Exkurs

Symptome von Meningeomen bei besonderen Lokalisationen

- **Parasagittale Meningeome:** Ein Viertel aller Meningeome wächst parasagittal in der Nachbarschaft des Sinus sagittalis superior. Die Geschwülste gehen von dem Winkel zwischen der Dura der Konvexität und dem Sinus aus und wachsen verdrängend vorwiegend nach unten. Falxmeningeome sitzen, der großen Duraduplikatur zwischen den beiden Hemisphären breit anliegend, tief im rostralen Abschnitt der Fissura interhemisphaerica. Sie sind meist noch vom Hirnmantel überdeckt und haben keine unmittelbaren Beziehungen zur Schädelkalotte.
- **Frontale Meningeome** führen zum Stirnhirnsyndrom.
- **Konvexitätsmeningeome** liegen bevorzugt vor der Zentralfurche. Zunächst treten fokale Anfälle auf, später Hemiparese.
- **Keilbeinflügelmeningeome** des großen oder kleinen Keilbeinflügels wachsen meist in die vordere, selten in die mittlere Schädelgrube ein. Wir unterscheiden mediale und laterale Keilbeinmeningeome. Die **medialen** wachsen halbkugelförmig nach oben. Sie rufen früh **Schmerzen in der Augenhöhle** oder mittleren Stirn hervor. Durch Kompression des Sehnerven im Canalis nervi optici führen sie zur primären Optikusatrophie mit Erblindung und amaurotischer Pupillenstarre. Druck auf den Sinus cavernosus behindert den venösen Abfluss aus der Orbita, so dass es zum einseitigen, nichtpulsierenden Exophthalmus kommt (Abgrenzung vom pulsierenden Exophthalmus bei Karotis-Sinus-cavernosus-Fistel; ▶ Kap. 8.3). Andere Hirnnerven, die durch die Fissura orbitalis cerebralis ziehen, vor allem der äußere N. oculomotorius, der N. trochlearis und der N. supraorbitalis (V 1), werden beteiligt.
  Die **lateralen Keilbeinmeningeome** wachsen häufig **beetartig.** Sie infiltrieren Dura und Schädelknochen und rufen dadurch reaktive Knochenverdichtungen im hinteren Anteil der Orbita, am äußeren Orbitalrand und in der Fossa temporalis hervor. Ihr erstes Symptom ist ein umschriebener **Schläfenkopfschmerz.** Bald entwickelt sich in vielen Fällen eine Anschwellung der Schläfenregion.
- **Meningeome der Olfaktoriusrinne** sitzen der Lamina cribriformis des Siebbeins auf. Diese Meningeome lädieren den Tr. olfactorius und den N. opticus und drängen das Frontalhirn von basal nach oben. Zunächst kommt es zur Hyposmie, dann zur einseitigen Anosmie. Danach entsteht durch Kompression eine einseitige Optikusatrophie mit **Amaurose** und Pupillenstarre. Später wird die **Anosmie** doppelseitig. Schließlich tritt psychopathologisch ein Stirnhirnsyndrom auf, und es entwickelt sich kontralateral eine Stauungspapille (**Kennedy-Syndrom**, das aber äußerst selten ist).
- **Meningeome des Tuberculum sellae** sitzen, von der Wand des Sinus cavernosus ausgehend, am Vorderrand der Sella turcica. Sie drängen mit zunehmendem Wachstum gegen das Chiasma (bitemporale Hemianopsie) und den basalen Frontallappen.
- **Kleinhirnbrückenwinkelmeningeome** wachsen von der Pyramidenspitze aus in die mittlere Schädelgrube und haben eine ähnliche Lage und Symptomatik wie das Akustikusneurinom (s. u.).

Diagnostik Meningeome sind in der **MRT** auf T1-gewichteten Darstellungen meist hirnisointens und können auch in T2-Sequenzen isointens sein, häufiger aber leicht hyperintens. Ödeme sind selten. Sie nehmen massiv Kontrastmittel auf, außer im zystischen oder verkalkten Tumoranteil. Die Signalheterogenität, die man manchmal sieht, ist auf die Zysten und Verkalkungen zurückzuführen (◻ Abb. 11.19 und ◻ Abb. 11.20).

In der **Angiographie,** bei der man auch den Kreislauf der A. carotis externa darstellt, über die Teile des Tumors gewöhnlich versorgt werden, findet man dann eine homogene Anfärbung, einen »Gefäßnabel« (◻ Abb. 11.6) und große, abführende Venen.

Therapie und Prognose Vor allem bei älteren Patienten mit asymptomatischen, bildgebend stabilen oder ungünstig lokalisierten Tumoren muss die Therapie sorgfältig abgewogen werden. Zeichen erhöhten ICP, Tumorödem, neurologische Ausfälle, bildgebend dokumentierter Progress oder Anfälle begründen eine Intervention.

- Bei Behandlungsbedarf ist die **Operation** Therapie der Wahl.
- Etwa 3/4 der Patienten mit Meningeom können chirurgisch radikal operiert werden. Ist der Sinus sagittalis superior im vorderen Drittel verschlossen, kann er reseziert werden.
- Eine anatomisch schwierige Lage, Tumoradhäsion an wichtige Strukturen, Infiltration von Sinus oder der großen Venen und osteoplastisches Wachstum können eine kurative Operation verhindern. Während Konvexitätsmeningeome fast immer komplett reseziert werden können, ist dies bei Keilbeinflügel- oder Olfaktoriusmeningeomen nicht immer durchführbar. Vor allem die Meningeome der Region des Sinus cavernosus sind nur teilweise zu resezieren.
- 20% der Meningeome rezidivieren innerhalb von 10 Jahren nach einer vollständigen und 80% nach einer partiellen Resektion. Rezidive sind häufiger bei schädelbasisnahen Meningeomen.
- Die **präoperative Embolisation** größerer, zuführender Gefäße mit einer partiellen Nekrose im Meningeom muss individuell in Rücksprache mit Neurochirurgen und Neuroradiologen indiziert werden und ist heute sehr selten geworden.
- Unvollständig operierte (oder inoperable oder rezidivierende) Meningeome werden häufig, besonders bei schädelbasisnaher Lage **strahlentherapeutisch** behandelt.
- **Radiochirurgie** oder **extern fraktionierte Strahlentherapie** werden zur lokalen Kontrolle inoperabler Läsionen eingesetzt, z. B. in der Region des Sinus cavernosus oder Schädelbasis. Hier liegen die lokalen Kontrollraten nach zehn Jahren bei 90%. Besonders hervorzuheben sind die

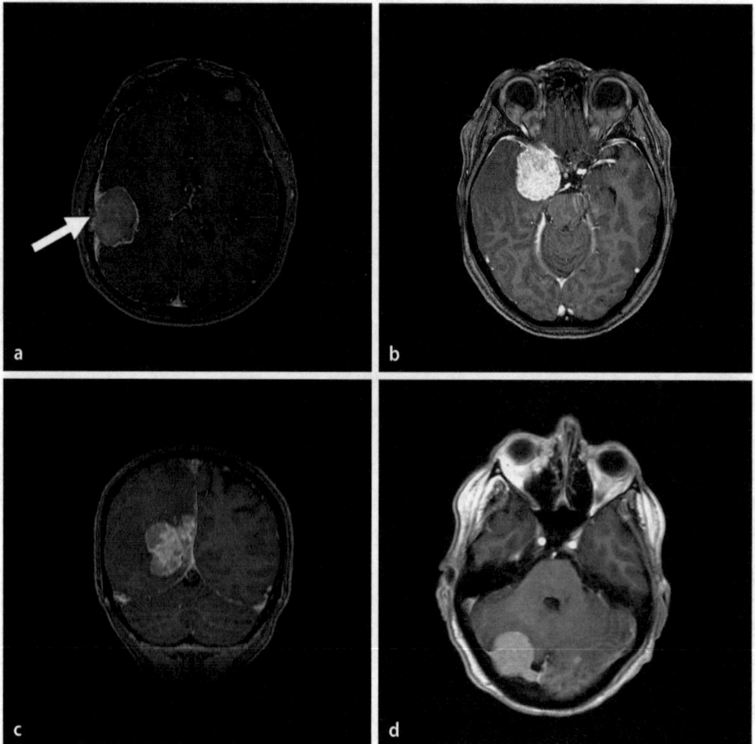

Abb. 11.19a–d Meningeomlokalisationen (T1-gewichtete Sequenzen nach Kontrastmittelgabe). **a** Konvexitätsmeningeom rechts mit breitem duralem Ansatz sowie Wachstum nach intraossär (*Pfeil*). **b** Keilbeinflügelmeningeom rechts. **c** Falxmeningeom rechts. **d** Infratentorielles Meningeom mit Kompression der re. Kleinhirnhemisphäre. Typisch für Meningeome sind eine breitbasige durale Anhaftung, eine Kompression (nicht Infiltration) des umgebenden Hirngewebes sowie ein Kontrastmittel-Enhancement

in der Regel guten funktionellen Ergebnisse bezüglich der Hirnnervenfunktion. Zusammen mit der Radiochirurgie werden lokale Kontrollraten im Bereich von 90% nach 5 Jahren erzielt. Diese Behandlung ist Therapie der Wahl für progrediente, inoperable Schädelbasismeningeome.

- Wegen der irregulären Konformation und der teilweise kritischen Lage der Schädelbasismeningeome erscheint auch eine **stereotaktische Konformationsbestrahlung** mit dem Linearbeschleuniger sinnvoll. Diese wird in der Regel in der intensitätsmodulierten Technik durchgeführt, weil das Zielvolumen typischerweise eine komplexe Geometrie zeigt.
- Die **Protonentherapie** wird insbesondere bei sehr großen Meningeomen der schädelbasis empfohlen, weil damit eine bessere Schonung der Normalgewebe möglich ist. Ob die guten Ergebnisse der stereotaktischen Radiotherapie bei kleinen Tumoren durch eine Protonentherapie noch weiter verbessert werden können, ist gegenwärtig noch unklar.

11.11.2 Anaplastische Meningeome

Sehr selten sind maligne Meningeome, die histologisch als anaplastische Meningeome oder als Meningosarkome vorkommen. Bei ihnen ist das Hirnödem oft ausgedehnter und das Wachstum schneller (Abb. 11.20c). Bei diesen Patienten ist eine postoperative Bestrahlung obligat. Bei Patienten mit postoperativem Resttumor ist eine dosiseskalierte Radiotherapie sinnvoll, wobei der residuale Tumor mit einer zusätzlichen Dosis (Boost) bestrahlt wird.

Meningeome sind die häufigsten mesenchymalen Tumoren. Sie sind fast immer gutartig und in der MRT leicht zu diagnostizieren. Die wichtigste Differenzialdiagnose ist eine dural lokalisierte Metastase. Die vollständige Operation ist an der Kalotte oft, an der Schädelbasis seltener möglich.

Der Fall

Ein 68 Jahre alter Mann wird in die Klinik gebracht, nachdem er bewusstlos zu Hause gefunden wurde. Angehörige und Nachbarn berichten, dass er in den letzten 2 Jahren zunehmend interessenlos und in sich gekehrt gewesen sei. Er sei sehr langsam geworden und man habe erhebliche Gedächtnisstörungen bemerkt. Aus der Vorgeschichte ist bekannt, dass der Patient einen

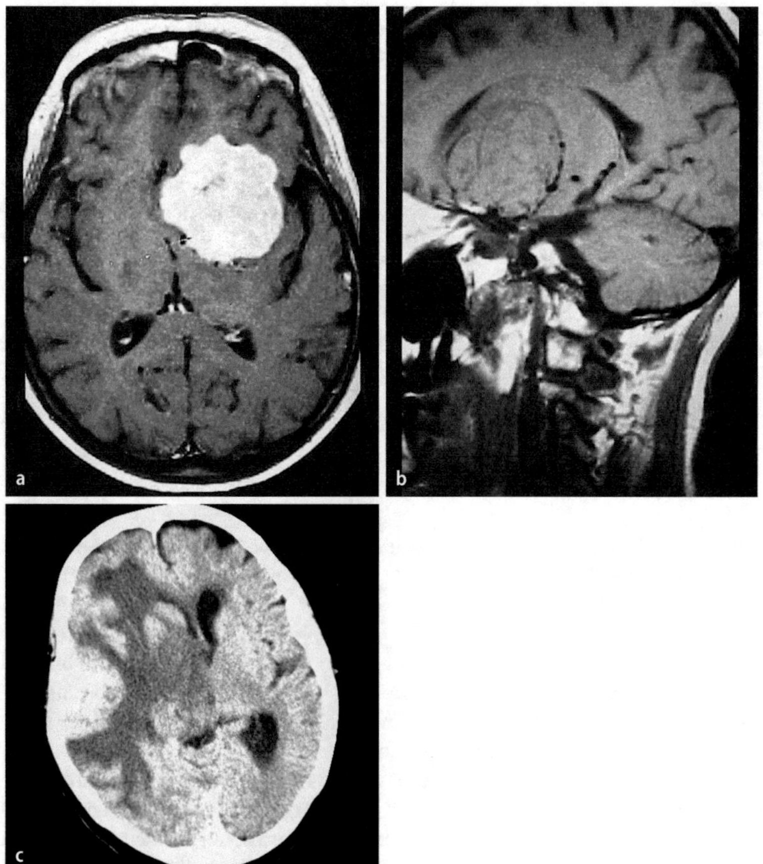

Abb. 11.20a–c Menigeome in der MRT. a Axiales MRT, T1-gewichtete Darstellung nach paramagnetischer Kontrastverstärkung. Es kommt zum homogenen Signalanstieg des Tumors, der zu einer Verlagerung der Mittelstrukturen und des dritten Ventrikels geführt hat, **b** MRT, T1-gewichtete Aufnahmen nativ. Stark raumfordernder frontotemporaler, gegen das Hirnparenchym gut abgegrenzter Tumor, der das Ventrikelsystem nach oben und hinten verlagert. Das Tumorgewebe ist überwiegend hirnisointens. Im Tumor und am Tumorrand sind Gefäße zu erkennen. (Mit freundlicher Genehmigung von K. Sartor, Heidelberg). **c** CT bei malignisiertem Konvexitätsmeningeom mit massiver KM-Aufnahme und erheblichem, raumforderndem Hirnödem

Herzinfarkt hatte und in den vergangenen Jahren mehrfach flüchtige Hirndurchblutungsstörungen gehabt haben soll. Eine Überweisung zu einem Neurologen habe er stets abgelehnt. Seit 2–3 Wochen habe sich sein Zustand weiter verschlechtert. Bei Aufnahme beträgt der Blutdruck 220/100 mmHg, der Puls ist arrhythmisch mit einer Frequenz um 100/min. Der Patient ist komatös, reagiert aber gezielt auf Schmerzreize. Keine Stauungspapille. In der MRT sieht man den in ◻ Abbildung 11.20a wiedergegebenen Befund.

Die Risikofaktoren hatten vorher den Verdacht auf eine vaskuläre Demenz aufkommen lassen. Der Patient hatte sich der weiterführenden Diagnostik entzogen, so dass ein behandelbares, inzwischen sehr groß gewordenes Meningeom über Jahre unentdeckt bleiben konnte. Der Patient wurde operiert und erholte sich bemerkenswert gut. Antrieb und Interessenslage verbesserten sich, und der Patient konnte sich anschließend wieder selbst versorgen.

11.12 Nervenscheidentumoren

11.12.1 Akustikusneurinom

Epidemiologie und Lokalisation Neurinome (Schwannome) bevorzugen das mittlere Lebensalter. Sie finden sich am häufigsten am VIII. Hirnnerven. Der Name »Akustikusneurinom« ist eigentlich falsch, denn die Neurinome gehen vom vestibulären Anteil des VIII. Hirnnerven aus. In 2,5% sind sie doppelseitig, besonders bei Neurofibromatose Typ 2. Die Neurinome des VIII. Hirnnerven wachsen in den Kleinhirnbrückenwinkel. Sie verdrängen die Brücke nach seitwärts, so dass dort sekundäre, ischämische Erweichungen entstehen. Das Kleinhirn wird nach oben und unten gedrückt, auch die benachbarten Hirnnerven werden geschädigt.

Symptome und Verlauf Die Symptome des Akustikusneurinoms entwickeln sich oft über viele Jahre. Die Krankheit beginnt mit Hörstörungen. Im Anfangsstadium klagen die Patienten über einseitige Hörverschlechterung besonders für

Exkurs

Weitere Symptome bei Akustikusneurinom

- **Vestibuläre Reizsymptome** treten als unsystematischer Schwindel, gelegentlich mit Abweichen oder Fallneigung zur Seite des Herdes auf. Oft bleiben sie ganz aus (einseitiger, unbemerkter Vestibularisausfall). Im Anfangsstadium überwiegt der periphere Vestibularisausfall mit gleichseitiger kalorischer Unter- oder Unerregbarkeit des Labyrinths und nach kontralateral gerichtetem Spontannystagmus. In 95% der Fälle findet sich ein pathologischer Nystagmus. Im fortgeschrittenen Stadium, wenn die Brücke geschädigt ist, treten Blickrichtungsnystagmus, optokinetische Störungen und richtungswechselnder Lagenystagmus hinzu.
- Druck auf den **N. trigeminus** führt zu Missempfindungen im Versorgungsgebiet des 2. und 1. Astes, später zu Hypästhesie. Der Kornealreflex erlischt frühzeitig. Eine Trigeminusneuralgie gehört nicht zum Syndrom. Die Lähmung des motorischen Trigeminus ist selten.
- Der **N. facialis** wird oft peripher gelähmt. Als peripheres Reizsymptom kann auch ein Fazialisspasmus auftreten.
- Der **N. abducens** wird indirekt durch Zug oder durch Kompression von Brückenästen der A. basilaris betroffen. Die kaudalen Hirnnerven sind nur in Ausnahmefällen gelähmt.
- Bei fortgeschrittenen Fällen, die man heute nur noch selten sieht, entsteht Druck auf die Brücke und den mittleren Kleinhirnstiel mit gleichseitiger Beinataxie.
- **Kopfschmerzen** sind anfangs im Hinterkopf lokalisiert, später diffus. Mit zunehmender Behinderung der Liquorpassage entwickelt sich ein erhöhter ICP.

hohe Frequenzen, z. B. beim Telefonieren, und über Ohrgeräusche. Auch eine akute Hörverschlechterung ist möglich. Weitere Symptome bei Akustikusneurinom ► Exkurs.

Diagnostik Im Anfangsstadium besteht **otologisch** eine vestibuläre Untererregbarkeit, später wird das Labyrinth unerregbar. Der Hörbefund ist durch pankochleäre Innenohrschwerhörigkeit mit meist fehlendem Lautheitsausgleich (Recruitment) gekennzeichnet. Wenn ausnahmsweise das Recruitment positiv ist, beruht das auf sekundärer Haarzellschädigung infolge Stauung oder Mangeldurchblutung. Durch die **BAEP** ist eine Unterscheidung zwischen kochleärer und retrokochleärer Hörstörung möglich.

Im **CT** findet man eine einseitige Erweiterung des Porus acusticus internus, manchmal auch Destruktion der Spitze des Felsenbeins.

Die **MRT** zeigt zuverlässig die intrakanalikulären und Kleinhirnbrückenwinkel-Anteile der Tumoren (◘ Abb. 11.21a). Die Schwannome reichern homogen Kontrastmittel im CT und MRT an. Auch kleine Akustikusneurinome sind zuverlässig im MRT nachzuweisen. Erstaunlich oft findet man auch heute noch sehr große, raumfordernde Neurinome wie in ◘ Abb. 11.21b dargestellt.

Frühzeitig findet sich im **EMG** der mimischen Muskeln Denervierungsaktivität sowie eine einseitige efferente Veränderung beim Blinkreflex.

Bei großen Tumoren ist das Eiweiß im **Liquor** stark erhöht.

Therapie und Prognose Patienten mit intrakanalikulären Akustikusneurinomen können beobachtet und mit der MRT kontrolliert werden.

- **Operative Therapie**
  - Die Operation bei großen Tumoren wird von subokzipital her vorgenommen.
  - Je kleiner der Tumor ist, desto besser können N. facialis und N. statoacusticus erhalten werden. Der Erhalt der Hörfunktion hängt vom operativen Zugang, dem Hörvermögen zum Zeitpunkt der Operation und der Tumorgröße ab.
  - Die im Kleinhirnbrückenwinkel gelegenen Tumoren werden transkraniell operiert. Das Erhalten des Restgehörs hängt wieder von der Größe des Tumors ab.
  - Auch der N. facialis kann bei der Operation verletzt werden. Patienten mit bilateralen Akustikusschwannomen bei Neurofibromatose Typ 2 werden auch dann operiert, wenn der Hörverlust schon vollständig ist.
- **Radiochirurgie und fraktionierte stereotaktische Strahlentherapie** haben sich als wirksame Behandlungsalternativen bei kleinen Schwannomen erwiesen. Die Kontrollraten sind den operativen Verfahren vergleichbar, jedoch finden sich im Vergleich zur Resektion nur sehr selten Fazialisparesen oder Affektionen der Trigeminuswurzel durch die Bestrahlung. Auch der Erhalt des Hörens und des Sprachverständnisses ist durch die Strahlentherapie günstig. Allerdings zeigen mehrere Studien, dass der Hörerhalt bei Patienten mit NF2 auch durch die Bestrahlung häufig nicht gelingt.
- Bei großen Tumoren wird ein kombiniertes Vorgehen zunächst aus einer zunächst funktionsschonenden Resektion und einer postoperativen Bestrahlung nach kompletter postoperativer Erholung empfohlen.

Der Fall

Ein 50-jähriger Beamter klagt über einen fortschreitenden Hörverlust auf dem linken Ohr und gelegentlichen, nicht seitenbetonten Schwindel. Trotz der langsam progredienten Symptomatik nimmt der Hausarzt einen Hörsturz an. Da die Therapie ohne Erfolg bleibt, sucht der Patient den Hals-Nasen-Ohrenarzt auf, der einen pankochleären Hörverlust links und vestibuläre Untererregbarkeit links feststellt. Der Neurologe wird eingeschaltet, weil der Hals-Nasen-Ohrenarzt eine »zentrale Ursache« des pankochleären Hörverlustes ausgeschlossen haben möchte. Der Neurologe stellt eine leichte Fazialisschwäche und pathologische akustische Hirnstammpotenziale links fest und veranlasst ein MR, in dem ein überwiegend extrakanalikuläres Akustikusneurinom, das neurochirurgisch gehör- und fazialiserhaltend operiert werden konnte, gefunden wurde.

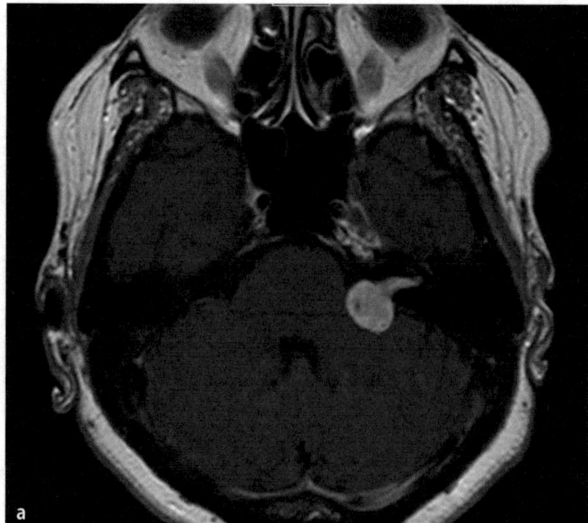

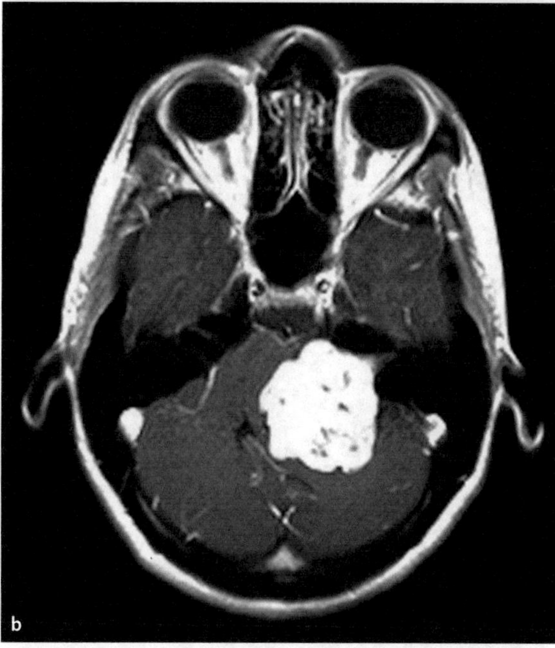

Abb. 11.21a,b Akustikusneurinoms. a MRT eines Akustikusneurinoms (T1-gewichtete Aufnahme nach paramagnetischer Kontrastverstärkung). Man erkennt im linken Kleinhirnbrückenwinkel die stark und homogen kontrastmittelaufnehmende, nach medial rundliche, nach lateral zapfenförmige Tumorformation (*Pfeil*), die dem Akustikusneurinom (Vestibularisschwannom) im extrakanalikulären, medialen und im proximalen, kanalikulären, lateralen Anteil entspricht. **b** Großes, raumforderndes Akustikusschwannom links mit massiver KM-Anreicherung. Man beachte die Verdrängung von Hirnstamm und Kleinhirn. Klinisch: Taubheit links, Vestibularisausfall links, Fazialisparese links. Keine Hirnstammsymptome

11.12.2 Andere Neurinome

Neurinome an anderen Hirnnerven wie den **Nn. trigeminus** und **abducens** sind selten. Relativ häufig sind Neurinome der spinalen Nervenwurzeln.

Die Akustikusneurinome (besser: Vestibularisschwannome) sind gutartige Tumoren des Kleinhirnbrückenwinkels, die zu einseitigem Hörverlust, peripherem Vestibularisausfall und zur Fazialislähmung führen können. Mit bildgebenden Verfahren wird heute die Diagnose meist so frühzeitig gestellt, dass eine schonende und radikale Entfernung oder bei kleinen Tumoren eine Strahlenbehandlung möglich sind.

11.13 Hypophysentumoren

Diese Tumoren gehen vom Hypophysenvorderlappen aus. Manche wachsen rein intrasellär mit asymmetrischer Ausweitung der Sella und Ausdünnung des Dorsum sellae, andere wachsen nach supra- und parasellär. Man nennt sie **Mikroadenome**, wenn ihr Durchmesser kleiner als 10 mm ist, und **Makroadenome**, wenn sie einen größeren Durchmesser haben und aus der Sella turcica hinauswachsen (Abb. 11.22).

Hypophysenadenome können zur vermehrten Sekretion von Vorderlappenhormonen führen (**hormonaktive Adenome**). Wenn sie den Hypophysenvorderlappen komprimieren, können sie zur verminderten Produktion von Hormonen führen (**hormoninaktive Adenome**). Bei allen Sellatumoren sollte ein ophthalmologischer Befund erhoben und eine endokrinologische Untersuchung mit entsprechender Hormonsubstitution erfolgen.

Die **suprasellläre Ausdehnung** kann über die Kompression des Chiasma opticum mit bitemporaler Hemianopsie klinisch auffällig werden. Bei noch weiterer suprasellärer Ausdehnung wird der Hypothalamus komprimiert und der III. Ventrikel verdrängt. Es kann ein Hydrozephalus entstehen. Paraselläre Hypophysenadenome, die meist asymmetrisch zu einer Seite hin wachsen, können die Hirnnerven III, V1 und VI lädieren und die Karotis ummauern. Hypophysenadenome sind histologisch immer gutartig.

11.13.1 Hormonproduzierende Tumoren

Hormonaktive Adenome können vermehrt Wachstumshormon (growth hormon, GH), Prolaktin (PRL) und das adrenokortikotrope Hormon (ACTH) produzieren:

Einteilung Hormonaktive Adenome werden je nach sezernierten Hormon eingeteilt:

- **Wachstumshormon-produzierende Tumoren:** Eine Erhöhung des GH führt zu Riesenwuchs bei Erkrankung im Jugendalter vor Schluss der Epiphysenfugen und zu Akromegalie bei Erkrankung im Erwachsenenalter. Die Vergrößerung der Akren hat bei etwa der Hälfte der Erkrankten ein Karpaltunnelsyndrom (▶ Kap. 31.4) zur Fol-

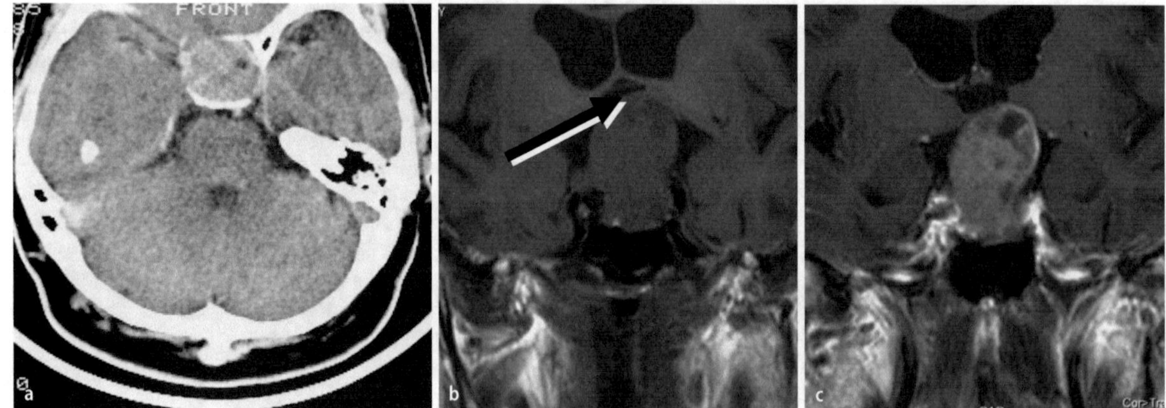

Abb. 11.22a–c Hypophysenadenom. a Intrasellär ist im CT eine nahezu kreisrunde, kontrastmittelanreichernde Formation zu erkennen, an deren hinterer Zirkumferenz noch ein Anschnitt des Dorsum sellae zu erkennen ist. **b,c Hypophysenadenom** im MRT, T1-Sequenz vor und nach (**c**) KM. Massiv kontrastmittelaufnehmendes Hypophysenadenom mit ausgedehntem suprasellarem Wachstum. Verdrängung des Chiasma opticum nach oben (*Pfeil*) und Stauchung der Seitenventrikel von unten. (Mit freundlicher Genehmigung von B. Kress, Frankfurt)

ge. Es gibt auch eine Viszeromegalie mit Struma diffusa und Herzvergrößerung. Viele Patienten entwickeln Diabetes mellitus und sekundären Hypogonadismus. Gesichtsfeldstörungen durch Chiasmaläsion treten erst spät auf, da die Geschwulst lange Zeit intrasellär wächst. Das klinische Bild der Akromegalie (Abb. 11.23) ist so eindrucksvoll und unverwechselbar, dass man sich wundert, wie es geschehen kann, dass auch heute noch Patienten erst mit sehr fortgeschrittener Symptomatik diagnostiziert werden. Kopfschmerzen werden besonders von Patienten mit Akromegalie geklagt.

- **Prolaktin-produzierende Adenome:** Sie sind die häufigsten hormonaktiven Hypophysenadenome. Sie sind aber nicht die einzige, noch nicht einmal die häufigste Ursache der Hyperprolaktinämie bei Frauen. Anstieg von Prolaktin hat bei der Frau Galaktorrhö (in 2/3 der Fälle), Oligomenorrhö und Infertilität zur Folge. Beim Mann führt er zu Verminderung von Libido und Potenz, Galaktorrhö ist sehr selten. Eine sekundäre Hyperprolaktinämie, wie sie bei anderen Hypophysenprozessen oder als Nebenwirkung von Medikamenten (Psychopharmaka) entstehen kann, weist nur eine leichte Erhöhung der Serumkonzentration von Prolaktin auf. Viele Tumoren sind Mikroadenome, jedoch ist auch ein sehr großes, supraselläres Wachstum möglich. Bei Männern werden Prolaktinome oft erst spät, nachdem Gesichtsfeldausfälle eingetreten sind, diagnostiziert.
- **ACTH-produzierende Adenome:** Diese führen zum Cushing-Syndrom mit den Symptomen Stammfettsucht, arterielle Hypertonie, Osteoporose und Myopathie. Der Tagesrhythmus der Kortisonproduktion ist aufgehoben. Die Adenome sind häufig sehr klein. Die Überproduktion der übrigen HVL-Hormone (TSH, LH, FSH) spielt nur eine untergeordnete Rolle. Hormonaktive Hypophysenadenome können auch mehr als ein Hormon im Überschuss produzieren. Die häufigste Kombination ist die von GH und Prolaktin.

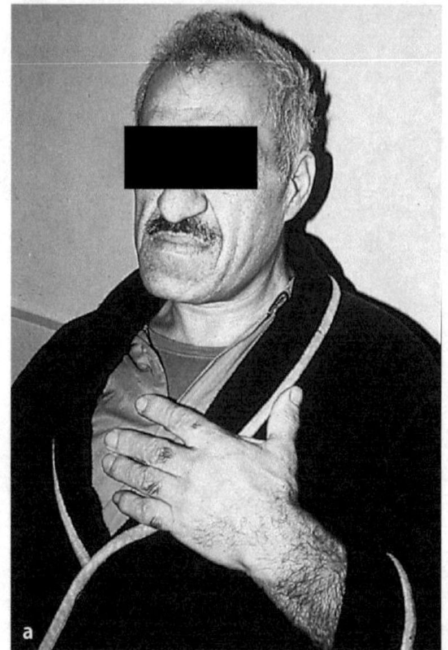

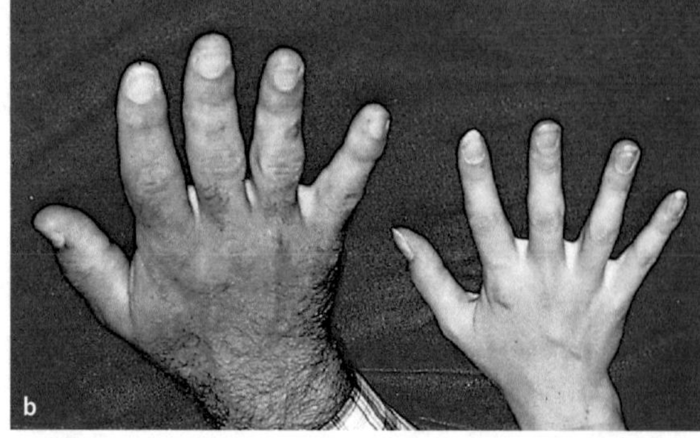

Abb. 11.23a,b Klinisches Bild bei Akromegalie. Die Vergrößerung der Nase und Ohren (**a**), und besonders eindrucksvoll der Hand (**b**), lassen die Verdachtsdiagnose eines wachstumshormonproduzierenden Tumors sehr wahrscheinlich werden. (Mit freundlicher Genehmigung von C. Wüster, Bad Herrenalb)

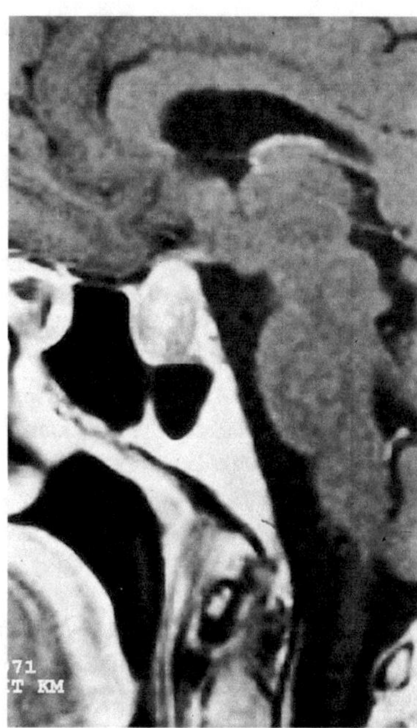

Abb. 11.24 MRT (T1-gewichtete sagittale Aufnahme) eines Hypophysenvorderlappentumors. Die Sella ist von einem stark und homogen kontrastmittelaufnehmenden Tumor, der nach supraselllär reicht und das Chiasma opticum (bandförmige Struktur am Oberrand des Tumors) anhebt und komprimiert. Es handelt sich um einen prolaktinproduzierenden Tumor

Spezielle Diagnostik und Neuroradiologie Der Verdacht auf ein Hypophysenadenom ergibt sich aus den geschilderten endokrinen Symptomen. Eine Sellavergrößerung im konventionellen Röntgenbild (Schädelübersicht und Sellaspezialaufnahme) findet sich nur bei Adenomen, die größer als 5–10 mm im Durchmesser sind.

Die Methode der Wahl ist die **MRT**, bei der kleine Adenome im kontrastverstärkten T1-Bild als hypointense Bezirke inmitten der stärker KM aufnehmenden Hypophyse zeigen (Abb. 11.22). Eine objektive **Gesichtsfeldbestimmung** ist notwendig.

Endokrinologische Untersuchung: Bestimmung der Hormonbasalwerte. Patienten mit Akromegalie haben typischerweise GH-Werte über 2 ng/ml. Normalerweise sind die GH-Werte postprandial oder nach oralem Glukosetoleranztest erniedrigt. Bei Akromegalie fehlt diese Suppression als Ausdruck der unabhängigen GH-Produktion im Adenom. Prolaktinspiegel über 200 ng/ml sind beweisend für ein Prolaktinom (Abb. 11.24).

Therapie und Prognose Es stehen operative und medikamentöse Maßnahmen eingesetzt:

- **Operation**
  - 90% der Hypophysenadenome können transsphenoidal (durch die Nase) operiert werden.
  - Nur wenn der Tumor nach supraselllär oder parasellär wächst, sollte er offen, d.h. über eine Schädeltrepanation entfernt werden.
  - Paraselläres Wachstum und Eindringen in den Sinus cavernosus kann eine Operation limitieren.
- **Medikamentöse Therapie:**
  - Prolaktin-produzierende Adenome können zunächst mit prolaktinhemmenden Dopaminagonisten (Cabergolin, Bromocriptin, Lisurid, Pergolid) konservativ behandelt werden. Bei großen Tumoren kommt es dadurch zur Reduktion der Tumormasse. Ein mit dem Neurochirurgen abgestimmtes Vorgehen ist dabei wichtig. Nur wenn Patienten die Dopaminagonisten nicht tolerieren oder es bei Makroadenomen zu sekundären Ausfällen (Gesichtsfeld) kommt, wird operiert.
  - Große Prolaktinome werden erst mit Dopaminagonisten vorbehandelt und danach operiert. Rezidive kommen nach der Operation und unter Dopaminagonisten vor.
  - Wenn nach Reoperation erneut ein Rezidiv entsteht, ist eine Strahlentherapie notwendig. Sonst ist Strahlentherapie nur bei invasivem Wachstum und inkompletter Operation angezeigt.
  - Bei kleineren GH-produzierenden Tumoren wird zunächst ein Behandlungsversuch mit Bromocriptin unternommen. Kommt es hierunter nicht zu einer deutlichen Tumorregression, ist die Behandlung der Wahl chirurgisch.
  - Nach einer Operation kann eine Hormonsubstitution (Schilddrüsenhormone, Gonadotropine, (Hydro-)Kortison) notwendig sein. Patienten mit ausgeprägter Akromegalie haben eine deutlich verkürzte Lebenserwartung.
  - Ein andauernder Diabetes insipidus wird mit Minirin-Nasenspray behandelt.

Nach 3–6 Monaten muss die Hormonproduktion des hypothalamisch-hypophysären Systems noch einmal untersucht werden, um die Dauersubstitution festzulegen. Die Patienten sollen einen Pass über die für sie lebensnotwendigen Medikamente bei sich führen.

Der Fall

Ein etwa 45 Jahre alter Bauarbeiter kommt zum Arzt, weil er seit Monaten nächtliche Schmerzen in beiden Händen, vor allem in Daumen und Zeigefingern hat. Er meint, auch nicht mehr so kräftig zugreifen zu können wie früher. Elektrophysiologisch zeigt sich ein ausgeprägtes doppelseitiges Karpaltunnelsyndrom. Dem Neurologen fällt auf, dass der Patient ausgesprochen große, plumpe Hände, große Füße, eine große Nase, ein vorstehendes Kinn und ausgesprochen wulstige Augenbrauen hat. Insgesamt wirkt der Patient sehr muskulös und untersetzt. Darauf angesprochen, berichtet er, dass er schon immer relativ kräftig gewesen sei, aber in letzter Zeit an Gewicht zugenommen habe. Der Ehering habe ihm nicht mehr gepasst, er habe jetzt eine größere Schuhgröße und die Hemden seien ihm am Kragen allesamt zu eng geworden. Dazu habe man vor einem Jahr einen Diabetes mellitus festgestellt.

Dieser Patient stellte sich mit dem Vollbild einer Akromegalie vor. Ein doppelseitiges Karpaltunnelsyndrom ist beim GH-produzierenden Hypophysenadenom häufig. Der Patient wurde transphenoidal operiert. Ein weiteres akromegales Wachstum ist nicht festzustellen, die diabetische Stoffwechsellage hat sich gebessert. Aufgrund des fortgeschrittenen Karpaltunnelsyndroms wurde auch die Indikation zur Neurolyse des N. medianus im Karpaltunnel gestellt.

11.13.2 Hormoninaktive Tumoren

Symptome Diese Adenome sind meist größer als die hormonproduzierenden Adenome, weil sie länger wachsen können, bevor sie Symptome verursachen. Sie führen durch ihr verdrängendes Wachstum innerhalb der Sella zur Minderfunktion des HVL mit endokrinen Mangelsymptomen, wie z. B. dem sekundären Hypogonadismus. Sehr charakteristisch ist eine blasse Hautfarbe (Anämie) und eine zarte, von feinen Furchen durchzogene Haut um den Mund bei Männern. TSH-Mangel führt zur Müdigkeit, Antriebsarmut und Verstopfung. Insgesamt liegt in fortgeschrittenen Fällen das charakteristische Syndrom der Hypophyseninsuffizienz vor, bei der sich die genannten Symptome kombinieren.

Hormoninaktive Adenome sind oft Makroadenome. Supra- und paraselläres Wachstum führt durch Läsion des Chiasma opticum zu Gesichtsfelddefekten. Sie kommen als Quadrantenanopsie oder Hemianopsie, symmetrisch oder asymmetrisch, und auch als Skotom vor. Wächst der Tumor nach parasellär, wird zunächst der N. oculomotorius betroffen. In Extremfällen erstreckt sich das Adenom bis zum basalen Temporallappen und kann die Ursache von komplex partiellen epileptischen Anfällen sein.

Diagnostik Auch bei den hormoninaktiven Adenomen ist die **Gesichtsfeldbestimmung** sehr wichtig. Oft sind Visusstörungen die frühesten Symptome. Die **neuroradiologische Diagnostik** folgt den gleichen Regeln wie bei den hormonaktiven Adenomen. Basiswerte von T_3, T_4 und TSH sowie das Kortisoltagesprofil dienen der Aufdeckung von sekundärer Hypophyseninsuffizienz.

Therapie Indikation und Methode der Operation sind wie bei den hormonaktiven Tumoren. Die Strahlentherapie kommt hier bei postoperativen Rezidiven oder bei Inoperabilität in Betracht. Gerade bei jungen Patienten kommt hierbei die Protonentherapie zu Einsatz. Die erreicht häufig eine Tumorkontrolle, führt aber in einem erheblichen Anteil der Patienten zu einer Hypophysenvorderlappeninsuffizienz. Bei Hypophyseninsuffizienz ebenfalls Hormonsubstitution.

11.14 Kraniopharyngeome

Kraniopharyngeome sind histologisch WHO-Grad-I-Tumoren, die sich aus epithelialen Resten des Ductus craniopharyngicus (Rathkesche Tasche) herleiten. Sie machen 2,5% aller zerebralen Tumoren und 20% aller supraselären Tumoren aus.

Kraniopharyngeome liegen entweder intrasellär oder suprasellär, selten sanduhrförmig innerhalb und über der Sella. Die intrasellären Kraniopharyngeome komprimieren zunächst die Hypophyse und arrodieren die hintere Sellabegrenzung, bevor sie das Diaphragma sellae durchbrechen und gegen das Chiasma opticum und den III. Ventrikel wachsen. Die suprasellären Tumoren lädieren das Chiasma frühzeitig und füllen den III. Ventrikel aus. Das weitere Wachstum erstreckt sich in Richtung auf Thalamus und Brücke, in seltenen Fällen dehnen sich die Tumoren bis zum Okzipitallappen aus.

Kraniopharyngeome haben eine feste Kapsel. Sie sind oft gekammert. Die Zysten sind mit cholesterinhaltiger Flüssigkeit gefüllt. Sehr charakteristisch ist die Kalkeinlagerung in dem soliden Teil der Geschwulst. Metastasen kommen nicht vor. Die Wachstumsgeschwindigkeit ist gering.

Epidemiologie und Lokalisation Kraniopharyngeome sind Tumoren des Kindes-, Jugend- und jüngeren Erwachsenenalters. Histologisch sind sie benigne oder semimaligne, wachsen aber destruierend und verdrängend.

Symptome und Verlauf Die Symptome entwickeln sich bei Kindern und jungen Erwachsenen unterschiedlich:

- Kinder klagen frühzeitig über Kopfschmerzen und Erbrechen. Sie sind im Wachstum zurückgeblieben und oft zu dick. Die verzögerte Körperentwicklung zeigt die Hypophysenvorderlappeninsuffizienz an. Der Schädel ist hydrozephal vergrößert, die Nähte klaffen, und es besteht eine Stauungspapille.
- Während und nach der Pubertät stehen hypothalamische Störungen, vor allem der Diabetes insipidus im Vordergrund. Hypogenitalismus (Amenorrhö, Impotenz, mangelhafte Ausbildung der sekundären Geschlechtsmerkmale), Fettsucht und Hypothyreose sind seltener. Andere Zwischenhirnstörungen zeigen sich erst bei den genaueren endokrinologischen Untersuchungen.
- Später kommt es zu Stirnkopfschmerzen und zu den für alle Altersgruppen sehr charakteristischen bizarren Gesichtsfelddefekten in Form unregelmäßig geformter Skotome oder Quadrantenanopsien. Streng bitemporale Hemianopsien werden selten gefunden. Durch weiteren Druck auf das Chiasma tritt bilaterale Optikusatrophie mit Amblyopie und entsprechender Pupillenstarre ein. Wächst die Geschwulst nach dorsal, entwickeln sich Mittelhirn- und Brückensyndrome.
- Das Endstadium mit Zeichen der Herniation tritt aber dank der frühzeitigen Diagnose mit bildgebenden Verfahren meist nicht mehr auf. Der Verlauf ist, wie oft bei zystischen Tumoren, intermittierend und variabel.

Diagnostik Die **CT** zeigt hyper- und hypodense Bereiche, entsprechend den verkalkten und zystischen Tumoranteilen. Die soliden Tumoranteile nehmen häufig Kontrastmittel auf. Die **MRT** stellt die Nachbarschaftsbeziehungen (Chiasma, paraselläre Region, intraselläre Anteile, Bedrängung der Karotis) durch multiplanare Darstellung weit besser dar.

Therapie und Prognose Die Behandlung der Wahl ist die **Operation** mit Zystenentleerung. Eine vollständige Resektion ist dabei oft nicht möglich.

Die **Bestrahlung** dient der Verhinderung des Wachstums von Zysten und damit der Verhinderung einer drohenden Erblindung. Daher ist die Indikation hierzu rechtzeitig zu stellen, bevor es zu einer tumorbedingten Kompression von Chiasma opticum oder des Hyopthalamus kommt. Bestrahlung soll die Überlebenszeit verlängern. Da es sich häufig um sehr junge Patienten handelt, kommt die Protonentherapie sehr häufig zum Einsatz. Dennoch ist Abwarten und Kontrollieren eine Alternative. Rezidivierende, zystische Prozesse können stereotaktisch entleert oder lokal bestrahlt werden.

Eine **Hormonsubstitution** (▶ Hypophysenadenome) ist bei Hypophyseninsuffizienz erforderlich.

Die Rezidivrate ist hoch.

11.15 (Epi-)Dermoide und Lipome

11.15.1 Epidermoide

Epidemiologie und Lokalisation Die seltenen, histologisch gutartigen Epidermoide und Dermoide können in jedem Lebensalter manifest werden, meist jedoch im Jugend- und jüngeren Erwachsenenalter.

Sie wachsen außerordentlich langsam und liegen bevorzugt im Brückenwinkel, in Nähe des Chiasma, in der Gegend der Epiphyse und am rostralen Balken. Ihre Herkunft aus versprengten Keimzellen macht die Häufung in der Mittellinie verständlich.

Symptome und Verlauf Bei Rupturen kann der Inhalt der Kapsel in der Umgebung Entzündungen hervorrufen. Es liegt dann außer den Lokalsymptomen (Hydrozephalus, selten epileptische Anfälle, hypothalamisch-hypophysäre Störungen, Kleinhirnbrückenwinkelsyndrom) eine hartnäckige, rezidivierende und diagnostisch sehr schwer zu klärende Meningoenzephalitis vor.

Neuroradiologie Epidermoide und Dermoide zeigen, entsprechend dem hohen Anteil an Cholesterinkristallen und ihrer zystischen Struktur, bei scharfer Begrenzung eine sehr variable Morphologie in CT und MRT.

Therapie und Prognose Die operative Entfernung führt zur Heilung, Rezidive kommen nach vollständiger Resektion nicht vor.

11.15.2 Lipome

Intrakranielle Lipome sind mittelliniennah, oft in der Balkenregion lokalisiert. Sie sind histologisch gutartig und werden häufig als asymptomatischer Zufallsbefund in CT oder MRT gesehen. Sie sind im CT durch starke Dichteminderung gekennzeichnet.

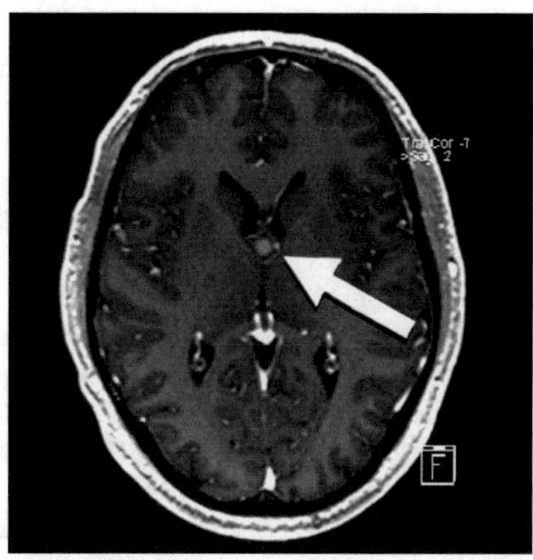

Abb. 11.25 Signalreiche Kolloidzyste des III. Ventrikels (T1 axial mit KM). Man erkennt eine rundliche, signalhyperintense Formation in Projektion auf den hinteren Anteil des Foramen Monroi

11.15.3 Kolloidzyste des III. Ventrikels

Hierbei handelt es sich um Fehlbildungen, die mit Ependym ausgekleidet und mit einer kolloidartigen Flüssigkeit gefüllt sind. Ihr Sitz ist am Dach des III. Ventrikels zwischen den Foramina Monroi. Wenn sie eine ausreichende Größe erreicht haben und beweglich sind, können sie wiederholt akut den Liquorabfluss aus dem Seitenventrikel blockieren.

Neuroradiologie In der CT sind Kolloidzysten in den meisten Fällen primär hyperdens und nehmen kein Kontrastmittel auf (Abb. 11.25).

Therapie Operative Entfernung.

11.16 Metastasen und Meningeosen

11.16.1 Solide Metastasen

Epidemiologie Metastasen machen etwa 20% aller Hirntumoren aus. Metastasen sind die häufigsten intrakranialen Tumoren. Systematische Autopsiestudien belegen, dass die Zahl der ZNS-Metastasen deutlich höher ist als die klinisch symptomatischen Metastasen. Etwa 30% der Patienten, die an einem Tumorleiden sterben, weisen autoptisch intrakraniale Metastasen auf. Man rechnet mit einer Inzidenz von 6–8 pro 100.000 Einwohner. Die Patienten haben in der Regel das mittlere Lebensalter überschritten, Männer sind häufiger befallen als Frauen. Lange zeitliche Abstände (4–5 Jahre) seit Entdeckung und Behandlung des Primärtumors kommen zwar vor, sind aber selten.

Hirnmetastasen sind eine schwerwiegende Komplikation eines Tumorleidens. Sie können nicht nur die ersten Metastasen eines bis dahin nicht metastasierenden, bekannten Primärtumors, sondern auch die erste Manifestation eines bis dahin unbekannten Primärtumors sein. Hirnmetastasen sind nicht selten multipel.

Die Inzidenz von Hirnmetastasen nimmt zu. Dies liegt z. T. an den verbesserten diagnostischen Möglichkeiten, der verbesserten Therapie des Primärtumors, aber möglicherweise auch am Schutz der Tumorzellen hinter der Blut-Hirn-Schranke, z. B. gegenüber Antikörpertherapien. Vor dem Primärtumor, synchron oder im Mittel nur 2 Monate nach dem Primärtumor werden Metastasen von Bronchialkarzinomen, metachron eher Melanom-, Brust - oder Dickdarmmetastasen symptomatisch.

Metastasen sind zu 80% supratentoriell und zu 20% infratentoriell lokalisiert. Sie finden sich meist an der Rindenmarkgrenze. Initial sind sie meist noch gut vom Hirngewebe abgegrenzt und von einem deutlichen Ödem umgeben, später wachsen sie auch infiltrierend.

Primärtumoren Tab. 11.3 gibt eine Übersicht über die häufigsten Primärtumoren, die zerebralen Metastasen zugrunde liegen können, und über die Primärtumoren, die besonders häufig Metastasen entwickeln. In 25% der Fälle gehen Hirnmetastasen von einem Bronchialkarzinom aus. Dieses ist oft zum Zeitpunkt der Metastasierung noch so klein, dass es selbst im Thorax-CT nicht nachzuweisen ist. Andere Ursprungsgewebe sind: Mammakarzinom, gastrointestinales Karzinom, Melanom, Genitalkarzinom und Schilddrüsenkarzinom. Beim Nierenkarzinom kann es selbst mehr als ein Jahrzehnt nach der Operation zu Hirnmetastasen kommen. Chorionepitheliome setzen regelmäßig zerebrale Absiedlungen. Das Kolonkarzinom metastasiert äußerst selten ins Gehirn, weil im Kreislauf Leber- und Lungenfilter vorgeschaltet sind. Die Bestimmung von Tumormarkern (Tab. 11.2) ist nützlich.

Tab. 11.3 Hirnmetastasen

Häufigste Primärtumoren für Hirnmetastasen (in absteigender Häufigkeit)	
1	Adenokarzinom der Lunge Kleinzelliges Bronchialkarzinom
2	Mammakarzinom
3	Melanom
4	Hypernephrom
5	Gastrointestinale Tumoren Schilddrüsenkarzinom Uteruskarzinom, Ovarialkarzinom Prostatakarzinom Kopf-Hals-Karzinome Keimzelltumoren
Tumoren mit höchster ZNS-Metastasierungsrate	
1	Melanom
2	Keimzelltumoren (Hodenteratome)
3	Lymphom
4	Kleinzelliges Bronchialkarzinom
5	Mammakarzinom
Wahrscheinlichstes Ursprungsgewebe von Metastasen vorher unbekannter Primärtumoren	
1	Adenokarzinom der Lunge
2	Gastrointestinale Tumoren
3	Blasenkarzinom
4	Schilddrüsenkarzinom
5	Melanom
6	Lymphom

Lokalisation Die Lokalisation ist entsprechend der hämatogenen Entstehung meist im Versorgungsgebiet der A. cerebri media, und häufig in der gut durchbluteten Hirnrinde. Auch der Hirnstamm wird, wenn auch selten, betroffen. Grundsätzlich können sich Metastasen in allen Teilen des ZNS und seiner Anhangsstrukturen (z. B. Hypophyse) absiedeln. Schädelbasismetastasen führen zu den Syndromen, die in ▶ Kap. 1 beschrieben sind. Hat ein Patient ein bekanntes Karzinom, so muss man beim Auftreten einer Hirnnervenlähmung eine Schädelbasismetastase befürchten, wenn eine Meningeosis carcinomatosa nach dem Liquorbefund unwahrscheinlich ist.

Symptome und Verlauf Die Symptome entwickeln sich in wenigen Tagen oder Wochen. Die Krankheitsgeschichte dauert meist nicht länger als 5–6 Monate. Metastasen führen schon bei geringer Größe zu einem deutlichen Hirnödem. Deshalb entstehen neben den Lokalsymptomen rasch allgemeine psychische Störungen: Bewusstseinstrübung und Verwirrtheit. Die allgemeinen Befunde wie Gewichtsabnahme, Husten, Verdauungsstörungen, Ausfluss, beschleunigte BSG und Anämie, die sonst den Verdacht auf einen fortgeschrittenen malignen Tumor erwecken, brauchen zum Zeitpunkt der Hirnmetastasierung noch nicht vorzuliegen.

Diagnostik Bei klinischem oder bildgebendem (CCT) Verdacht sollten eine **MRT** und eine **Liquorpunktion** durchgeführt werden. Metastasen von mehr als 2 cm Durchmesser sind fast immer zentral nekrotisch und zeigen nach Gabe von Kontrastmittel eine mehr oder minder breite Ringformation. Mehrere solcher Läsionen bei bekanntem Primärtumor machen eine intrazerebrale Metastasierung wahrscheinlich (Abb. 11.26). Eine sichere organspezifische Zuordnung aufgrund bildmorphologischer Kriterien ist nicht möglich. Vertiefende Informationen zur Suche nach dem Primärtumor ▶ Exkurs.

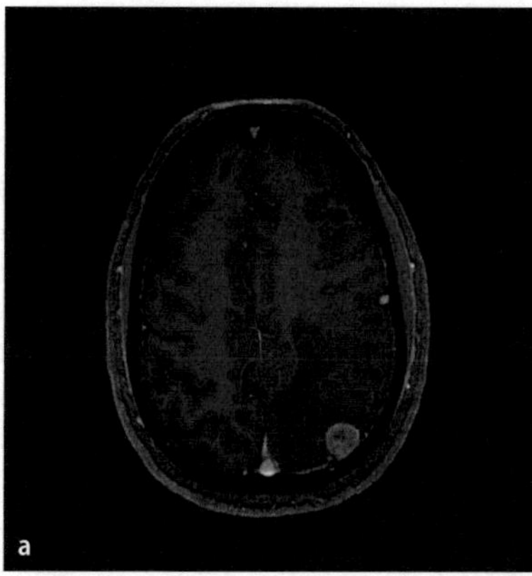

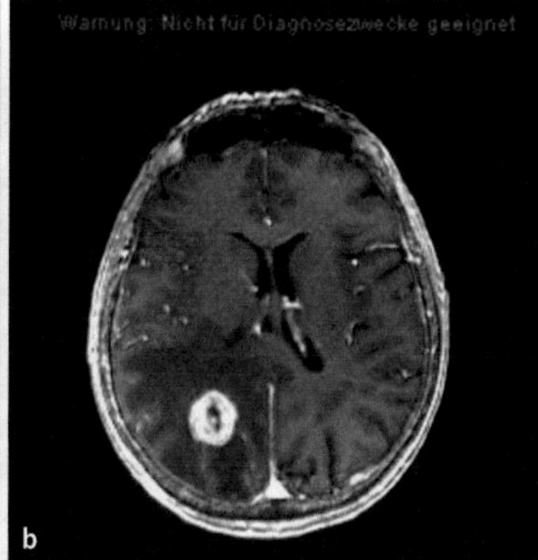

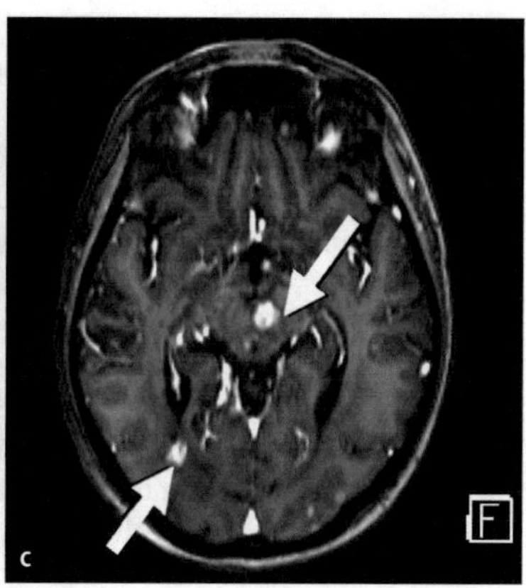

Abb. 11.26a–c Zerebrale Metastasen. **a** Dural basierte Metastase. Diese lassen sich mitunter sehr schwierig nur von Meningeomen abgrenzen. **b** Rechte parietale Metastase mit peripherer Kontrastmittelaufnahme und deutlichem Umgebungsödem. **c** Disseminierte Metastasierung mit kontrastmittelaufnehmenden Metastasen rechts okzipital, kleineren Läsionen links okzipital (*Pfeil*) sowie Metastasen periaquäduktal (*Pfeil*) sowie im linken Crus cerebri

Exkurs

Suche nach dem Primärtumor

Nicht selten findet man als Ursache einer akuten neurologischen Symptomatik in CT oder MRT eine Läsion im Gehirn, die auf eine Metastase verdächtig ist. Diese Konstellation – metastasenverdächtiger CT- oder MRT-Befund und bislang nicht bekanntes oder länger zurückliegendes bzw. in einem günstigen Stadium behandeltes Tumorleiden – stellt ein diagnostisches Problem dar, da jetzt in kurzer Zeit eine umfassende Tumorsuche durchgeführt werden muss. Hierbei darf man nicht außer Acht lassen, dass Metastasen häufig schnell wachsen, dass man also nicht zu lange mit der Operation einer solitären Metastase warten sollte, wenn diese operativ zugänglich ist. Andererseits sind Neurochirurgen bei der Operation solitärer Hirnmetastasen, (besonders, wenn ein nicht-kleinzelliges Lungenkarzinom (NSCLC), das nicht operiert werden sollte, differenzialdiagnostisch erwogen wird), verständlicherweise zurückhaltend, wenn noch nicht bekannt ist, wo der Primärtumor sitzt, wie ausgedehnt dieser schon ist und welche anderen Organe schon befallen sind.

1. Stufe. Die Anmeldung für eine MRT des Schädels, falls dies nicht die initiale Diagnostik gewesen ist, sollte umgehend erfolgen.

- Parallel erfolgt die Aufklärung über eine Lumbalpunktion zur Liquorentnahme. Die notwendigen Untersuchungen bei ZNS-Metastasen eines unbekannten Primärtumors richten sich nach Tumor- und Metastasenhäufigkeit (Tab. 11.3).
- Praktisch wird man am ersten Tag das Blut neben der Laborroutine auf Tumormarker einschließlich der neuronspezifischen Enolase (NSE) (wegen der Assoziation zu NSCLC) untersuchen und eine Computertomographie des Thorax durchführen.
- Konsequenterweise folgt jetzt auch die CT von Abdomen und Becken, die in vielen Häusern mit dem Thorax als Ganzkörper-CT etabliert ist.
- Die Haut sollte dermatologisch inspiziert werden.
- Frauen werden gynäkologisch (mit Mammographie) untersucht.

2. Stufe. Wenn in diesem Untersuchungen kein Tumor gefunden wurde, sollte man zur Vermeidung von Zeitverlust, insbesondere bei einzelnen Metastasen und guter Operationsfähigkeit des Patienten, den Neurochirurgen bitten, die Metastase zu entfernen, um hierüber zu einer Gewebediagnose zu kommen.

3. Stufe. Wenn dies nicht möglich ist, wird in der nächsten Stufe eine Untersuchung von oberem und unterem Gastrointestinaltrakt mittels Endoskopie angeschlossen. Eine Bronchoskopie, Schilddrüsenszintigramm, Knochenmarkpunktion, dermatologische oder urologische Untersuchung werden je nach Ergebnissen der Basisdiagnostik durchgeführt.

4. Stufe. Jetzt ist nicht mehr damit zu rechnen, dass man ein weit fortgeschrittenes Tumorleiden übersehen hätte. Wo verfügbar, kann ein Ganzkörper-Glukose-PET die Suche nach einem Primärtumor abkürzen. Letztere gehört in einer Situation eines »carcinoma of unknown primary« (CUP) in den USA bereits schon auf Stufe 2 zum Standard.

Findet man dagegen ein schon weit fortgeschrittenes, auch in andere Organe metastasiertes Tumorleiden, wird sich auch die Therapie der ZNS-Metastase(n) nach den Therapieoptionen für die Grundkrankheit richten, d. h., wenn von Seiten der Internisten, Gynäkologen oder Chirurgen keine Therapiemöglichkeiten mehr bestehen, wird auch die neurologische Behandlung palliativ sein.

Therapie Wesentliche Kriterien für die Therapieentscheidung ist die Anzahl der Hirnmetastasen und die Kontrolle des Primärtumors.

- Die **Operation** ist meist nur sinnvoll, wenn eine einzelne Metastase vorliegt. Allerdings wird auch immer wieder einmal die Indikation zur Operation gestellt wenn zwei oder drei operativ gut zugängliche Metastasen vorliegen.
- In vielen Fällen schließt sich eine **Strahlentherapie** an, auch lokale einzeitige oder fraktionierte radiotherapeutische Verfahren sind möglich. Bei einzelnen Hirnmetastasen stellen stereotaktische Einzeitbestrahlung (Radiochirurgie) und Resektion mögliche Therapiealternativen dar. Das optimale Vorgehen wird im Konsens der beteiligten Disziplinen vereinbart.
- Die Operation und die Bestrahlung dienen vor allem der Verlängerung des neurologisch intakten Überlebens, ein Einfluss auf die Überlebenszeit ist für Patienten gesichert, die keine extrazerebrale Tumormanifestation haben und sich in einem guten Allgemeinzustand befinden.
- Wenn eine Operation nicht möglich ist, wird primär strahlentherapiert (vergleiche Leitlinien). Zur Indikationsstellung genügt meist der Nachweis des Primärtumors und der neuroradiologisch zweifelsfreie Befund.
- Bei unbekanntem Primärtumor ist eine histologische oder liquorzytologische Diagnosesicherung vor Einleitung der Strahlentherapie notwendig.
- Bemerkenswerterweise sprechen auch manche Metastasen auf die palliative Strahlentherapie an, deren Primärtumor strahlenresistent ist. Wenn der Primärtumor einer Chemotherapie zugänglich ist, wird diese auch bei Metastasen im Zentralnervensystem versucht.
- **Medikamentöse Therapie:** Vor der Operation oder Strahlentherapie ist meist eine supportive Therapie zur Behandlung des Tumorödems mit Steroiden notwendig und erfolgreich.
- **Epileptische Anfälle** werden nach den in ► Kap. 14.5 beschriebenen Prinzipien behandelt. Eine prophylaktische Behandlung mit Antikonvulsiva erfolgt nicht.

Prognose Insgesamt ist die Prognose von Hirnmetastasen nicht gut: Nur etwa 20% der Patienten überleben die Diagnose der Hirnmetastasen länger als 1 Jahr. Der Therapieansatz ist immer palliativ. Wichtige prognostische Faktoren sollten beachtet werden. Als wesentliche Prognosefaktoren gelten die Anzahl der Hirnmetastasen, die Existenz von extrazerebraler Tumoraktivität und die Art der Grunderkrankung, der Karnofsky-Index und das Alter des Patienten. Gelingt eine lokale Tumorkontrolle der Hirnmetastase sind mediane Überlebenszeiten von bis zu einem Jahr beschrieben und es finden sich besonders bei Patienten den oben beschriebenen Prognosefaktoren bei malignem Melanom, Nierenzellkarzinom und Mammkarzinom etwa 20% der Patienten, die länger als 5 Jahre leben.

Zu speziellen Aspekten besonders häufiger Metastasen ► Facharztbox.

Der Fall

Ein 35 Jahre alter Straßenbauarbeiter wird nach einem ersten generalisierten Anfall in die Klinik gebracht. In der MRT sieht man dem in ◘ Abb. 11.27 wiedergegebenen Befund. Vor 1 Jahr ist der Patient an einem Hypernephrom operiert worden und war seither beschwerdefrei.

Ursache des generalisierten, epileptischen Anfalls ist eine eingeblutete Metastase. Im MRT zeigt sich, dass es sich um eine solitäre Metastase handelt. Die Metastase wird reseziert und eine Bestrahlung des Herdes (30 Gy) und des Gesamthirns (30 Gy) durchgeführt. Bei regelmäßigen MRT-Kontrollen über 2 Jahre hat sich bislang kein Rezidiv gezeigt.

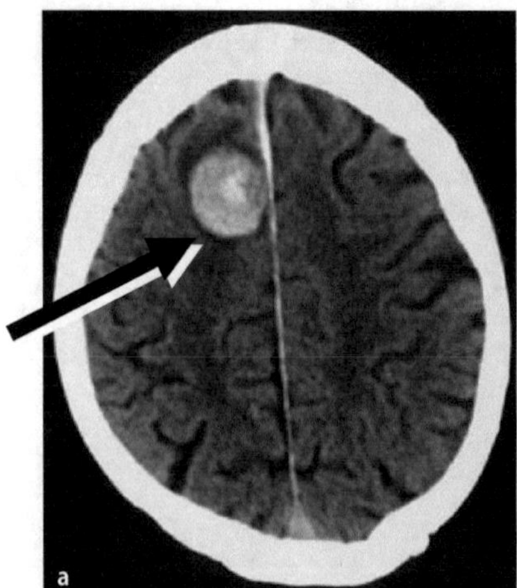

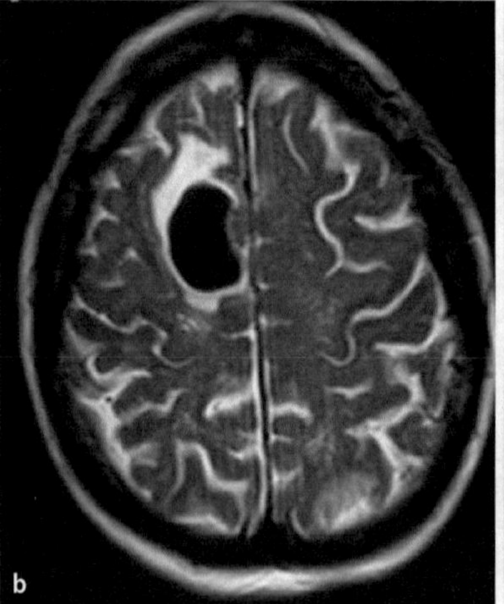

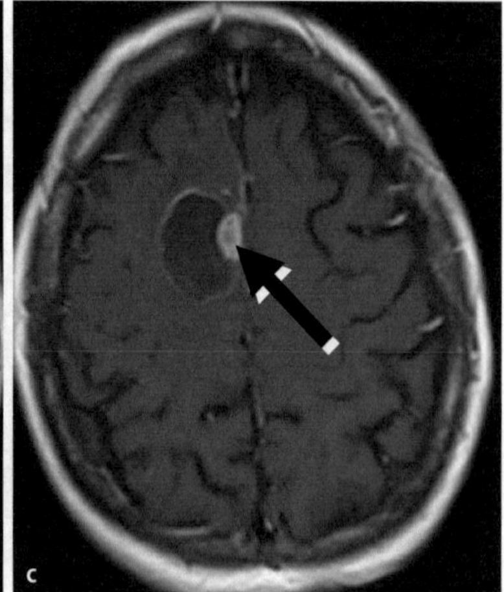

◘ **Abb. 11.27a–c Eingeblutete Hypernephrommetastase in CT (a) und MRT (b,c).** Geringgradiges Ödem um die Metastase und randständige KM-Aufnahme mit kleinem knotigen Kerntumor (*Pfeil*, **c**). (Mit freundlicher Genehmigung von B. Kress, Frankfurt)

Facharztbox

Spezielle Aspekte besonders häufiger Metastasen

Bronchialkarzinome. Adenokarzinome der Lunge sind die häufigsten Primärtumoren bei Hirnmetastasen. Bei ca. 25% liegt ein kleinzelliges Bronchialkarzinom zugrunde. Bei kleinzelligen Bronchialkarzinomen ist die prophylaktische Ganzhirnbestrahlung bei kompletter Remission nach Erstbehandlung unabhängig vom Tumorstadium inzwischen etabliert, da sie die Hirnmetastasierung vermindert und zu einem statistisch signifikanten Überlebensvorteil führt. Bei Adenokarzinomen besteht eine deutlich bessere Therapieaussicht als bei Patienten mit einem kleinzelligen Karzinom. Adenokarzinommetastasen sind häufig gut strahlenempfindlich. Remissionen lassen sich bei der Mehrzahl der Patienten erzielen, Rezidive sind jedoch sehr häufig.
In einem Viertel der Fälle liegen kleinzellige Karzinome vor. Auch Patienten mit Metastasen von **kleinzelligen Bronchialkarzinomen** werden meist bestrahlt. Diese Metastasen sind häufig multipel und entziehen sich damit der chirurgischen Behandlung. Die Prognose ist deutlich schlechter.
Mammakarzinome. Mammakarzinome metastasieren sehr häufig und multipel in das Gehirn und in das Rückenmark. Sie neigen zur Meningeose. Leider macht es für die Behandlung der Hirnmetastasen noch keinen Unterschied, ob Primärtumoren hormonaktiv oder hormoninaktiv gewesen sind. Operation (seltener, da oft multiple Metastasen) und Ganzhirnbestrahlung sind die therapeutischen Optionen. Die systemische Chemotherapie führt zu keiner Verbesserung der Prognose. Dies ist anders bei der Meningeosis carcinomatosa (s.u.), die, auch wenn sie rezidiviert, oft gut auf intrathekale Zytostase anspricht.
Melanome. Oft liegen Jahre zwischen der Operation des (manchmal sehr kleinen) Melanoms und dem Auftreten der Hirnmetastase(n). Die Metastasen wachsen sehr schnell und werden mit Anfällen, Lähmungen und Verlangsamung symptomatisch. Melanommetastasen neigen zu Einblutungen, zu multipler Lokalisation und zur Beteiligung der Hirnhäute. Besonders wenn eine frühe Operation der Metastase möglich war, gibt es immer wieder einmal erstaunlich gute Langzeitergebnisse. Solitäre Melanommetastasen werden operiert und nachbestrahlt. Die fraktionierte Bestrahlung allein zeigt keine besondere Wirksamkeit. Jedoch zeigen sich sehr gute Kontrollraten nach der stereotaktischen Einzeitbestrahlung (Radiochirurgie). Neue, systemische Chemotherapieverfahren, die auch Interferon-Behandlung einschließen, werden erprobt, sind aber noch nicht gesichert.
Gastrointestinale Tumoren. Hier findet man seltener eine frühe ZNS-Metastasierung, da die Tumoren meist zuerst in Lunge und Leber metastasieren. **Rektum- und Mastdarmtumoren** metastasieren selten in das Gehirn. Je nach dem Allgemeinzustand des Patienten und dem Tumor-Staging wird eine solitäre Metastase operiert und nachbestrahlt.
Andere Primärtumoren. Prostatakarzinome machen viel häufiger spinale (extradurale) Metastasen als eine ZNS-Metastasierung. **Seminome** sind sehr selten, hochmaligne und neigen zur Hirnmetastasierung. **Hypernephrommetastasen** sind oft solitär, stark kontrastaufnehmend und können nach Operation und Bestrahlung langjährige freie Intervalle haben. Bei manchen **Schilddrüsenmetastasen**, die ebenfalls recht häufig Einblutungen zeigen, ist eine Radiojodtherapie möglich. **Nasen-Rachen-Tumoren** wachsen lokal infiltrierend und können so ZNS-Symptome machen. Findet man bei solchen Patienten Hirnmetastasen, muss man nach einem Zweittumor suchen, der meist, bei ähnlichen Risikofaktoren (Raucher), in der Lunge gefunden wird.

Leitlinien Diagnostik und Therapie von Hirnmetastasen*

- Singuläre oder solitäre Hirnmetastasen solider Tumoren (mit Ausnahme kleinzelliger Bronchialkarzinome und Germinome) sollten bei günstiger prognostischer Konstellation reseziert werden (**B**).
- Die Radiochirurgie ist für viele Patienten eine sinnvolle Alternative zur Operation (**B**).
- Für die meisten Patienten mit multiplen Hirnmetastasen ist die Ganzhirnbestrahlung eine wirksame palliative Therapiemaßnahme (**B**)
- Bei der Auswahl der spezifischen Therapie (Operation, Radiochirurgie, fraktionierte Strahlentherapie, Chemotherapie) müssen die wichtigsten prognostischen Faktoren (Alter, Karnofsky-Index, extrazerebrale Tumormanifestationen) berücksichtigt werden (**A**).

* Leitlinien der DGN 2008 (www.dgn.org/leitlinien.html)

11.16.2 Meningeosis blastomatosa

Bei 15–30% systemischer Lymphome und Leukämien tritt im Krankheitsverlauf eine ZNS-Beteiligung auf. Auch beim **Non-Hodgkin-Lymphom** wird eine Meningeose bei etwa 10% der Patienten gefunden.

Diagnostik In der **MRT** lässt sich oft eine starke meningeale Anreicherung von Kontrastmittel nachweisen (Abb. 11.28). Da dies auch nach LP, wenn auch in geringerem Maße, vorkommen kann, sollte das MRT vor der LP erfolgen. Im **Liquor** finden sich Blasten. Eine Durchflusszytometrie verbessert die diagnostische Aussagekraft der Liquorzytologie bei hämatologischen Systemerkrankungen.

Therapie Bei den akuten lymphatischen Leukämien ist eine ZNS-Prophylaxe mit hoch dosierter systemischer Zytostatikagabe und intrathekaler Chemotherapie oder zusätzlicher ZNS-Bestrahlung Bestandteil der Induktionstherapie.

11.16.3 Meningeosis neoplastica (carcinomatosa)

Unter einer Meningeosis neoplastica versteht man die metastatische Ausbreitung von Tumorzellen im Subarachnoidalraum als solide leptomeningeale Metastasen oder als Aussaat nicht adhärenter Zellen. Ist die Grunderkrankung ein Karzinom, spricht man von einer Meningeosis carcinomatosa.

Symptome und Verlauf Je nach Lokalisation und Ausdehnung kommt es zu Kopfschmerzen, Hirnnervenausfällen und Liquorstauung. Der Befall der Meningen kann aber auch kli-

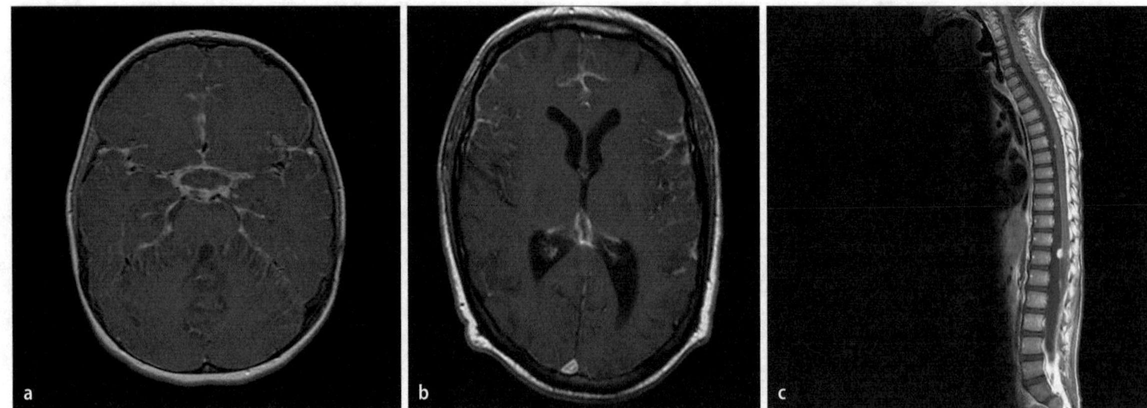

Abb. 11.28a–c Zerebrale und spinale Meningeosis carcinomatosa. Im kontrastmittelverstärkten axialen T1-gewichteten Bild (**a**, **b**) zeigt sich ein Ausguss der basalen Zisternen sowie der Kleinhirnfoliae (**a**), sowie eine Ausbreitung der leptomeningealen Kontrastmittelaufnahme in den Leptomeningen (**b**) über der Konvexität. Im sagittalen T1-gewichteten Bild nach Kontrastmittelgabe (**c**) zeigt sich spinal, typisch für die Meningeose, eine saumartige Kontrastmittelaufnahme um das Myelon sowie eine knotige Meningeoseformation um das Myelon bzw. den Conus

nisch asymptomatisch bleiben. Die Infiltration der Meningen ist besonders ausgeprägt an der Schädelbasis. Dies erklärt die frühen Hirnnervenläsionen (Doppelbilder durch Befall der verschiedenen okulomotorischen Hirnnerven, Hypoglossus- und Fazialisparese). Die häufigsten Primärtumoren sind Mammakarzinome, Bronchialkarzinome, maligne Melanome sowie Lymphome und Leukämien. Eine Meningeosis kann auch bei primären Hirntumoren insbesondere bei Germinomen, Medulloblastomen u. a. auftreten.

Die Meningeosis neoplastica tritt im Verlauf einer malignen Erkrankung in ca. 10% auf und ist Ausdruck einer disseminierten Erkrankung mit infauster Prognose.

Diagnostik **MRT:** s. o.

Liquor: Bei klinischem oder radiologischem Verdacht auf eine Meningeosis sind zum Nachweis von Tumorzellen im Liquor nicht selten mehrfache Liquorpunktionen notwendig, welche die diagnostische Sensitivität von etwa 70–80 auf >90% (3. Punktion) erhöhen. Der Nachweis von Tumorzellen setzt keine erhöhte Zellzahl voraus.

Therapie und Prognose Die Meningeose bei Mammakarzinom spricht oft gut auf die Therapie an (► Facharztbox: Intrathekale Chemotherapie bei Meningeose). Auch Rezidive können nochmals erfolgreich behandelt und Überlebenszeiten von mehreren Jahren erreicht werden. Dagegen ist die Prognose bei Meningeosen durch Bronchialkarzinome oder Melanome sehr schlecht. Die Patienten überleben meist nur einige Monate.

- Die **intrathekale Chemotherapie** kann besser über ein intraventrikuläres Reservoir als über wiederholte Lumbalpunktionen erfolgen.
- Eine **Shunt-Operation** kann unter Umständen die Funktion und Lebensqualität z. T. deutlich verbessern.

Facharztbox

Intrathekale Chemotherapie bei Meningeose

Für die intrathekale Chemotherapie sind in Deutschland Methotrexat (MTX), Ara-C, liposomales Cytarabin und Thiotriethylenephosphoramid (Thiotepa) zugelassen. Die Therapie sollte über ein intraventrikuläres Reservoir zweimal wöchentlich durchgeführt werden. Die Dosierungen betragen

- 12–15 mg für MTX,
- 40 mg für Ara-C,
- 10 mg für Thiotepa.

MTX gilt als Mittel der Wahl. Zur Prävention systemischer Wirkungen von MTX wird oral Folinsäure, 15 mg, alle 6 h für 48 h, erstmals 6 h nach der MTX-Injektion, verabreicht (Leukovorin rescue).

Die Depotform von **Ara-C** (DepoCyt 50 mg, 14-tägig), die in kontrollierten Studien Vorteile gegenüber konventioneller Ara-C-Therapie gezeigt hat und gegenüber MTX zumindest gleichwertig war, ist in Deutschland für die Behandlung der Meningeosis lymphomatosa zugelassen. Ara-C wird über 14 Tage retardiert freigesetzt, dadurch nur 14-tägige Behandlungszyklen.

ARA-C wird in einigen Studien auch bei der karzinomatösen Meningeose eingesetzt. Die Therapie wird bei Abnahme des Tumorzellanteils bis zur Liquorsanierung (kein Nachweis von Tumorzellen in 2–3 Liquoruntersuchungen) fortgeführt.

Ist wegen solider Metastasen eine zusätzliche Strahlentherapie oder eine systemische Chemotherapie vorgesehen, wird die intrathekale Chemotherapie i.R. wegen zu hoher Neurotoxizität pausiert.

Bei der Meningeosis neoplastica gibt es neue klinische Erfahrungen mit der intrathekalen Applikation von Mafosfamid, Topotecan und Etoposid. Eine Zulassung besteht im deutschen Sprachraum nicht.

Kortison sollte hinzugegeben werden um eine Arachnitis zu vermeiden.

- Eine intrathekale Therapie ist nur bei fehlenden Hinweisen auf eine makroskopische Beteiligung der Hirnhaut indiziert. In letzterem Fall wird interdisziplinär in Abhängigkeit von Klinik, Vorbelastung und Prognose zwischen einer fokalen symptomorientierten Radiotherapie, einer Ganzkopftherapie oder Neuroachsenbestrahlung bzw. einer systemischen Chemotherapie entschieden.

Der Fall

Mit Kopfschmerzen, Übelkeit und Doppelbildern wird eine 35-jährige Frau in die Klinik überwiesen. Bei der Aufnahmeuntersuchung findet man eine endgradige Nackensteifigkeit und Abduzensparese links. Die Patientin klagt weiterhin über erhebliche Kopfschmerzen und lageabhängiges Übelkeitsgefühl. Das kraniale Computertomogramm mit und ohne Kontrastmittel wird als unauffällig befundet. Die Liquoruntersuchung zeigt eine leichte Eiweißerhöhung (80 mg/dl) und eine Pleozytose von 20 Zellen. Liquorzytologisch liegen über 80% entdifferenzierte Tumorzellen mit reichlich Mitosen vor (◘ Abb. 11.6). Das Kernspintomogramm mit Kontrastmittel zeigt eine deutliche Anreicherung über den Meningen (◘ Abb. 11.28). Vor zwei Jahren war die Patientin wegen eines Mammakarzinoms T2N1M0 brusterhaltend operiert worden.
Die Diagnose einer Meningeosis carcinomatosa bei Mammakarzinom führte zur sofortigen Chemotherapie mit Methotrexat und anschließender Bestrahlung von Gehirn- und Rückenmark. Inzwischen ist es einmal zum Rezidiv gekommen, das erneut mit Methotrexat-Gabe gut beherrscht werden konnte.

11.17 Primäre ZNS-Lymphome

Epidemiologie Lymphome des Zentralnervensystems machten früher etwa 0,5–2% der intrakraniellen Tumoren aus. Sie nehmen aber in den letzten Jahren an Häufigkeit deutlich zu (6–7%). In manchen Serien wird schon eine Häufigkeit von 15% angegeben. Dies ist nicht nur auf die Inzidenz von Lymphomen bei AIDS-Patienten zurückzuführen oder auf die verbesserte Diagnostik, sondern zeigt wohl eine tatsächliche Zunahme von Lymphomen in der Bevölkerung, auch ohne Immunsuppression, an.

Lymphome betreffen alle Altersgruppen mit einem Gipfel in der 6. Lebensdekade. Das Auftreten in höherem Lebensalter könnte – aufgrund der höheren Lebenserwartung – auch einer der Gründe für die relative Zunahme der Lymphome sein. Wir unterscheiden

- die primären Lymphome des ZNS von
- den ZNS-Absiedelungen systemischer Lymphome, meist bei Non-Hodgkin Lymphomen.

Zu den Lymphome des ZNS bei AIDS ▶ Kap. 19.

Diagnostik Die Verdachtsdiagnose eines primären ZNS-Lymphoms wird mit **MRT** – ggf. ergänzt durch eine Spektroskopie gestellt. Die Diagnosesicherung erfolgt durch eine Biopsie oder die Liquorzytologie (Immunzytochemie und FACS-Analyse).

Bei immunkompetenten Patienten sind ventrikel- und mittelliniennahe, ausgedehnte, in 50% der Fälle multipel lokalisierte, homogen kontrastmittelaufnehmende Läsionen charakteristisch (◘ Abb. 11.29). Histologisch handelt es sich meist um B-Zell-Lymphome hohen Malignitätsgrades. Das Bild kann bei immunsupprimierten Patienten auch atypisch sein mit inhomogener Tumordichte und fleckiger, girlandenähnlicher Kontrastmittelaufnahme, wie beim Glioblastom.

Als charakteristisch gilt, dass die Lymphommassen unter Kortisontherapie deutlich zurückgehen. Dies ist einerseits diagnostisch hilfreich, andererseits wird unter Kortisontherapie schon nach kurzer Zeit die Aussagekraft einer **Biopsie** reduziert, so dass man, wenn nicht eine vitale Indikation zur Kortisonbehandlung besteht, beim Verdacht auf ein Lymphom die Kortisonbehandlung so lange aussetzen soll, bis eine bioptische Sicherung erfolgt ist.

Liquor: Im Liquor können Lymphomzellen gefunden werden. Dann kann der Liquor die Biopsie ersetzen.

Auch die Absiedlungen der systemischen Lymphome halten sich meist an die ventrikelnahe Lokalisation. Sie nehmen ebenfalls stark Kontrastmittel auf. Non-Hodgkin-Lymphome sind meist die Primärtumoren. Beim M. Hodgkin kommen auch Metastasen vor, die an Absiedlungen solider Tumoren erinnern.

Therapie und Prognose Die neurochirurgische Resektion von Lymphomen des ZNS führt wegen häufig diffusen Wachstums im Allgemeinen nicht zur Verbesserung der Prognose und ist nicht systematisch indiziert, auch wenn in einer retrospektiven Serie der G-PCNSL-SG1-Studie die Resektion auch prognostisch günstig war.

Lymphome des ZNS sind strahlen- und chemosensibel.

- Die alleinige **Strahlentherapie**, bis vor einigen Jahren Therapie der ersten Wahl, wurde unter der Zielsetzung einer Verbesserung der Therapieergebnisse mit einer systemischen und intraventrikulären Chemotherapie kombiniert. Hiermit konnte zwar eine deutliche Verlängerung der Überlebenszeit erreicht werden, jedoch wurde, insbesondere bei den über 60-jährigen Patienten, nahezu ausnahmslos eine Spätneurotoxizität mit dementieller Entwicklung beobachtet, so dass die Kombinationsbehandlung in der Primärtherapie außerhalb von Studien wieder verlassen wurde und auch die alleinige Radiotherapie in der Primärtherapie außer bei nicht für eine Chemotherapie geeigneten Patienten keine Rolle mehr spielt.
- Zwischenzeitlich wurde die Wirksamkeit einer **alleinigen Chemotherapie** bei primären Lymphomen des ZNS gezeigt. Neben Cortison sind insbesondere Methotrexat (MTX) und Cytosinarabinosid, aber auch Alkylantien und möglicherweise Rituximab, eine intrathekale Behandlung oder eine Hochdosistherapie wirksam.
- Unbehandelt oder mit alleiniger Kortisontherapie beträgt die mittlere Überlebenszeit wenige Monate, mit alleiniger Strahlentherapie 12–18 Monate und mit einer MTX basierten Polychemotherapie ist eine

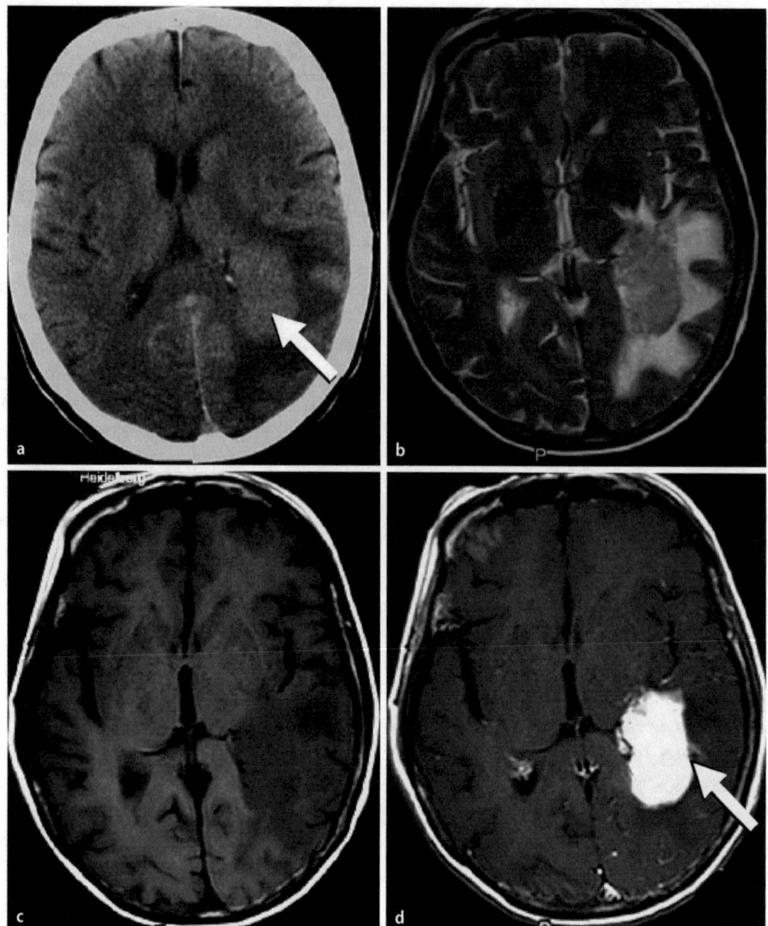

Abb. 11.29a–d Charakteristischer Befund eines primären ZNS-Lymphom in CT (a) und MRT (b-c). Im CT sieht man eine leicht hyperdense raumfordernde Läsion (*Pfeil*) mit Begleitödem rechts parietookzipital, die das Hinterhorn kompimiert. Ödem und Tumor werden im T2 (**b**) und T1 (**c**) MRT noch deutlicher. Die Läsion nimmt massiv Kontrastmittel auf (*Pfeil*)

mittlere Überlebenszeit von 50 Monaten beschrieben. Vor allem jüngere Patienten (<60 Jahre) haben mit einer multimodalen Chemotherapie mit i.th.-Chemotherapie oder autologer Stammzelltransplantation und Hochdosischemotherapie eine realistische Heilungschance.

- Bei Rezidiven nach Chemotherapie bestehen dann mit einer erneuten am besten MTX-basierten Chemotherapie, Bestrahlung und Steroiden weitere Therapieoptionen.

Empfehlungen zur Behandlung der Menigeosis neoplastica*

- Singuläre oder solitäre Hirnmetastasen solider Tumoren (mit Ausnahme kleinzelliger Bronchialkarzinome und Germinome) sollten bei günstiger prognostischer Konstellation reseziert werden, wenn die Metastasenlokalisation einer Resektion zugänglich ist.
- Infratentorielle Metastasen sollten bei drohendem Verschlusshydrozephalus primär reseziert werden.
- Die Radiochirurgie ist für viele Patienten mit singulären Metastasen eine Alternative zur Operation, wenn die Metastasen nicht größer als 3 cm sind und keine Mittellinienverlagerung vorliegt.
- Die Kombination aus Operation oder Radiochirurgie mit der Ganzhirnbestrahlung verbessert gegenüber alleiniger Operation oder Radiochirurgie das hirnspezifische progressionsfreie Überleben, nicht jedoch das Gesamtüberleben.
- Für die meisten Patienten mit multiplen Hirnmetastasen ist die Ganzhirnbestrahlung eine wirksame palliative Therapiemaßnahme. Bei Vorliegen von 2–4 Hirnmetastasen, die nicht größer als 2,5 cm sind, ist die Radiochirurgie wegen der geringeren Neurotoxizität, der kürzeren Behandlungsdauer und der höheren lokalen Kontrollrate zu bevorzugen.
- Es gibt keine Indikation zur Kombination der Ganzhirnbestrahlung mit radiosensibilisierenden Pharmaka.
- Die medikamentöse Tumortherapie von Hirnmetastasen orientiert sich an der Histologie und am molekularen Profil des Primärtumors. Bei chemosensitiven Tumoren kann sie in der Primärtherapie allein oder in Kombination mit Strahlentherapie eingesetzt werden.
- Moderne, zielgerichtete Medikamente wie BRAF-Inhibitoren und Ipilimumab beim Melanom, EGFR-Inhibitoren beim nichtkleinzelligem Bronchialkarzinom, und Angiogenese-Inhibitoren bei verschiedenen Tumorentitäten können auch bei Patienten mit Hirnmetastasen in Betracht gezogen werden.

- Bei der Auswahl der spezifischen Therapie von Hirnmetastasen (Operation, Radiochirurgie, fraktionierte Strahlentherapie, medikamentöse Tumortherapie) müssen die wichtigsten prognostischen Faktoren (Alter, Karnofsky-Index, Anzahl der Metastasen, extrazerebrale Tumormanifestationen) berücksichtigt werden.
- Bei neurologischen Ausfallserscheinungen und drohendem Verlust der Gehfähigkeit infolge spinaler Metastasen muss unverzüglich die Indikation zur operativen Therapie geprüft werden. Bei fehlender Operationsindikation (z. B. medizinisch inoperabler Patient) besteht die Indikation zur unverzüglichen Einleitung einer Strahlentherapie oder tumorspezifischen medikamentösen Tumortherapie.
- Bei der Meningeosis neoplastica soll vor der Einleitung einer Strahlentherapie oder medikamentösen Tumortherapie zwischen einer adhärenten, einer nicht adhärenten und einer gemischten Form differenziert werden. Dazu muss eine MRT-Bildgebung der gesamten Neuroachse erfolgen sowie der Versuch einer zytologischen oder histologischen Diagnosesicherung, in der Regel über die Liquorzytologie mit immunzytochemischer Charakterisierung sowie Liquordruckmessung, unternommen werden.
- Bei der Auswahl der spezifischen Therapie der Meningeosis neoplastica – Strahlentherapie, systemische oder intrathekale Chemotherapie – müssen das Ausbreitungsmuster der Tumormanifestationen sowie der Nachweis gleichzeitiger Hirnparenchymmetastasen und extrazerebraler Tumormanifestationen berücksichtigt werden.

* gekürzt nach den Leitlinien der DGN 2014

Leitlinien Diagnose und Therapie der ZNS-Lymphome*

- Die Diagnose erfordert eine histopathologische Sicherung, die in der Regel anhand einer stereotaktisch entnommenen Gewebeprobe erfolgt.
- Zur weiteren Diagnostik müssen eine augenärztliche Untersuchung inklusive Spaltlampenuntersuchung und eine Liquoruntersuchung erfolgen.
- Das Staging umfasst CT-Thorax/Abdomen zum Ausschluss eines systemischen Lymphoms und einen HIV-Test.
- Bei unifokaler Erkrankung sollte eine Resektion in Betracht gezogen werden.
- Außerhalb von Therapiestudien soll in der Erstlinientherapie auf die Ganzhirnbestrahlung verzichtet werden, da sie das Gesamtüberleben nicht verlängert, aber mit neurotoxischen Spätfolgen assoziiert ist.
- Welche Chemotherapie bei PZNSL am wirksamsten und gleichzeitig am wenigsten toxisch ist, wird derzeit in klinischen Studien untersucht. Daher wird der Einschluss von Patienten in prospektive Therapiestudien empfohlen.
- Außerhalb von Studien sollte eine HDMTX-basierte Chemotherapie mit einer Einzeldosis von mindestens 3 g/m^2 KOF MTX über mindestens 6 Zyklen durchgeführt werden.
- Die Kombination von HDMTX mit anderen Zytostatika, z. B. mit hochdosiertem Ara-C oder Ifosfamid, erhöht die Ansprechrate bei allerdings erhöhter Toxizität. Obwohl eine Verlängerung der Überlebenszeit durch diese Intensivierung der Primärtherapie nicht belegt ist, andererseits aber die Ansprechraten und die Langzeitkontrolle unter HDMTX-Monotherapie nicht zufriedenstellend sind, erscheint eine solche Intensivierung der Primärtherapie nach sorgfältiger Abwägung gerechtfertigt.
- Im Rezidiv soll bei Patienten in gutem Allgemeinzustand eine Thiotepa-basierte Hochdosischemotherapie mit nachfolgender autologer Stammzelltransplantation erwogen werden. Alternativ kommen verschiedene Rezidivprotokolle in Frage, ggf. kann bei längerem Intervall eine Re-Exposition mit HDMTX zu Remissionen führen. Kann eine Chemotherapie nicht durchgeführt werden, empfiehlt sich die alleinige Ganzhirnbestrahlung mit z. B. 20×2 Gy oder 30×1,5 Gy unter palliativem Therapieansatz.

* Gekürzt nach den Leitlinien der DGN 2014 (www.dgn.org/leitlinien.html)

11.18 Therapiefolgen

11.18.1 Bestrahlungsfolgen

Heute sind Strahlenschäden des zentralen und peripheren Nervensystems aufgrund der großen technischen und methodischen Fortschritte in der Strahlentherapie selten geworden.

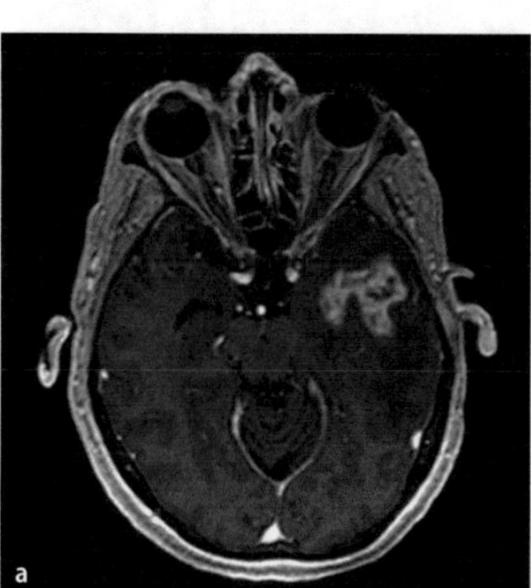

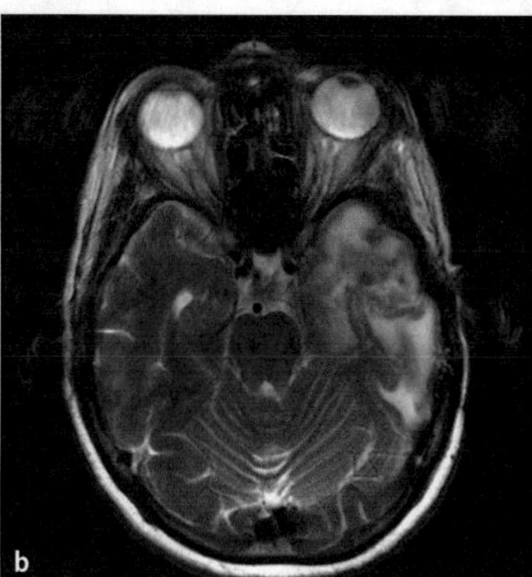

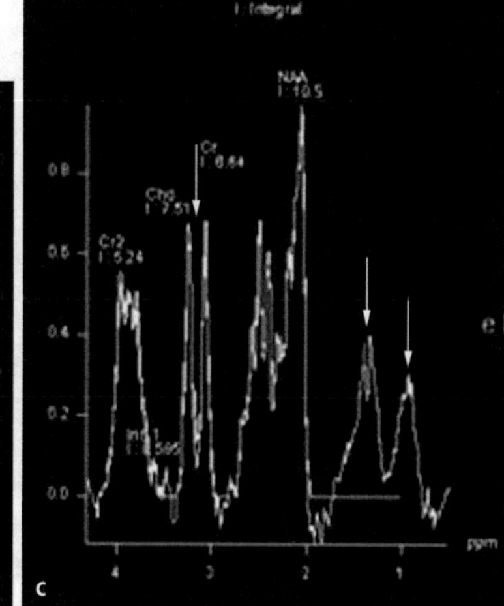

Abb. 11.30a–c Strahlennekrose. Im axialen T2-gewichteten Bild (**a**) sowie im axialen T1-gewichteten Bild nach Kontrastmittelgabe (**b**) zeigen sich eine Raumforderung links temporal mit Umgebungsödem (**a**) sowie girlandenförmiger Kontrastmittelaufnahme (**b**), welche sich bildmorphologisch nur schwer von einem Glioblastomrezidiv differenzieren lässt. In der MR-Spektroskopie (**c**) zeigt sich dann keine Erhöhung des Proliferationsmarkers Cholin (*Pfeil*), sondern Lipidsignale und Laktat als Ausdruck für Nekrose (*gepunkteter Pfeil*)

■ Tab. 11.4 Neurotoxische Nebenwirkungen von Chemotherapeutika

Stoffklasse	Neurotoxische Symptome	Ausprägung
Mitosehemmstoffe		
Vinca-Alkaloide: Vincristin, Vinblastin	Sensomotorische Polyneuropathie	+++
	Hirnnervenausfall, Enzephalopathie, vegetative Störungen	++
Taxane		
Taxol	Sensomotorische Polyneuropathie	+
Alkylanzien		
Platinkomplexe: Cisplatin, Carboplatin	Sensomotorische Polyneuropathie	++
	Ototoxizität	+
Stickstoff-Lost-Derivate		
Ifosfamid	Psychose, Enzephalopathie, Hirnnervenausfall, zerebelläre Funktionsstörung	+
Cyclophosphamid	Hochdosis: Enzephalopathie	+
Nitrosoharnstoffe		
Nimustin ACNU	Enzephalopathie, Verwirrtheit	+
Carmustin BCNU	Enzephalopathie, Verwirrtheit	+
Lomustin CCNU	Enzephalopathie, Verwirrtheit	+
Andere Alkylanzien		
Procarbazin	Enzephalopathie, Koma, zerebelläre Funktionsstörung	+
	Sensomotorische Polyneuropathie	+
Hexamethylmelamin (HMM)	Enzephalopathie, Halluzinationen	+++
	Tremor, Spastik	++
	Sensible Polyneuropathie	++
Folsäureantagonisten		
Methotrexat (MTX) (intrathekal)	Arachnopathie	+
	Epileptische Anfälle, Leukenzephalopathie	+
Pyrimidinanaloga		
Cytosinarabinosid (ARA-C, Alexan)	Enzephalopathie, Somnolenz	+
	Halluzinationen, epileptische Anfälle, Ataxie	++
Fluorouracil (5-FU)	Enzephalopathie, Somnolenz, Ataxie	+

Plexusschäden nach Bestrahlung der Axilla bei Mammakarzinom oder Cauda-equina-Läsionen nach Bestrahlung von Prostata oder Enddarmtumoren sieht man kaum noch. Selbst in unmittelbarer Nachbarschaft zu Hirnnerven, z. B. bei Hypophysenmetastasen, kann die Bestrahlung ohne Schädigung gesunden Gewebes durchgeführt werden.

Nach stereotaktischer Einzeitbestrahlung und bei Implantation von interstitiellen Strahlenquellen kommt es in einem geringen Prozentsatz zur **Strahlennekrose**, einer zystischen Nekrose mit deutlichem Randödem. Der Nekroserand kann Kontrastmittel aufnehmen, die Läsion kann raumfordernd werden und ist in CT und MRT oft nicht von einem Tumorezidiv zu unterscheiden (■ Abb. 11.30).

Vermutlich liegt neben der direkten Parenchymstörung auch noch eine venöse Abflussstörung durch Obliteration von benachbarten Venen zugrunde. Manchmal ist eine Nekrosenexstirpation notwendig. Sonst gibt man Dexamethason und subkutan Heparin.

Pseudoprogression ist eine klinisch oft inapparente bildgebende Progression, deren Ursache eine Störung der Blut-Hirn-Schranke ist. Diese ist somit eine Konsequenz der Therapie und nicht als Konsequenz eines Tumorwachstums und ohne Wechsel der Maßnahmen, möglicherweise mit niedrig dosiertem Dexamethason, reversibel ist.

Die **Strahlenvaskulitis** in benachbarten Gefäßen kann auch zu arteriellen Gefäßokklusionen führen, besonders nach Schädelbasisbestrahlung. Sehr selten findet sich eine Obliteration eines großen Hirngefäßes.

Eine diffuse, homogene Demyelinisierung der weißen Substanz der Hemisphären ist für die **Strahlenleukenzephalopathie** charakteristisch. Im CT erscheinen die subkortikalen Strukturen stark hypodens. Klinisch ist eine psychomotorische Verlangsamung mit möglicher dementieller Entwicklung auffällig. Die Strahlenleukenzephalopathie tritt vor allem nach Ganzhirnbestrahlung (>45 Gy) mit intrathekaler Chemotherapie auf.

11.18.2 Chemotherapiefolgen

Viele der heute gängigen Zytostatika sind neurotoxisch und führen zu Funktionsstörungen peripherer Nerven (Polyneuropathie, ▶ Kap. 32) und zu zentralen Symptomen, die Anfälle, psychotische Episoden, Verwirrtheit und Bewusstseinsstörungen umfassen. Diese Symptome treten sowohl bei der systemischen Chemotherapie von extrakraniellen Primärtumoren als auch bei der Behandlung von ZNS-Malignomen auf. ◘ Tab. 11.4 gibt eine Übersicht der häufigsten systemischen, neurotoxischen Nebenwirkungen gängiger Chemotherapeutika.

Pseudoregression ist eine klinisch oft relevante Reduktion der T1-affinen Tumoranteile, die als Konsequenz der Wiederherstellung der Bluthirnschrankenintegrität sowie der Gefäßnormalisierung durch angiogenesenormalisierende Substanzen und nicht als Reduktion der vitalen Tumormasse eingeschätzt wird.

11.18.3 Opportunistische Infektionen

Bei aggressiver, systemischer Chemotherapie (und bei AIDS) kommt es zu opportunistischen Infektionen, wie der progressiven, multifokalen Leukenzephalopathie, die durch das JC-Virus, ein Papova-Virus, verursacht wird.

In Kürze

Hirntumoren – allgemein
Prävalenz: 50/100.000 Einwohner/Jahr. **WHO-Malignitätsgrade:** Grad I: postoperative Überlebenszeit: >5 Jahre; II: 3–5 Jahre; III: Astrozytom, 2–3 Jahre; Oligodendrogliome 3–6 Jahre; Grad IV: hochmaligne Tumoren, 6–15 Monate. **Symptome: Kopfschmerzen** durch Meningenreizung; **Epileptische Anfälle** als Frühsymptom bei Tumoren der Großhirnhemisphäre; **Neuropsychologische Auffälligkeiten** als Frühsymptom eines Hirntumors; **fokale Symptome.**

Hirnödem und intrakranielle Drucksteigung
Hirnödem in Umgebung von Tumoren, zunächst gleichseitige Hemisphäre, wird kompensatorisch ausgepresst, mit Hirngewebe gefüllt. Weiterer Verlauf: Druckanstieg, Einklemmung (Herniation) durch Verlagerung von Gewebe und Ödem. **Symptome des erhöhten ICP:** Psychische Symptome; Stauungspapille, Blutungen in Netzhaut, Erbrechen. Ophthalmologische und neurologische **Symptome bei Herniation** sowie Abfall des Blutdruckes, Koma, Hirntod.

Diagnostik
Neuroradiologische Diagnostik. MRT: Lokalisation, Störungen der Bluthirnschranke, Voraussage über Tumorhomogenität/-inhomogenität, Grad der Massenverschiebung, Begleitödem. Darstellung früherer oder frischer Blutungen, Tumorart, -dignität, Abgrenzung Tumor und Ödem, solitäre und multiple Hirnmetastasen.
Hirnbiopsie. Offen (inkl. Tumorverkleinerung) oder stereotaktisch in Lokalanästhesie.
Labor. Normaler Liquor, unspezifische Eiweißerhöhung durch Blut-Hirn-Schrankenstörung.

Therapie
Operative Therapie. Radikale Resektion zur Verringerung der Tumormasse, bei Hirntumoren ab WHO-Grad II postoperative Bestrahlung.
Strahlentherapie. Schutz benachbarter, strahlenempfindlicher Risikostrukturen möglich, niedrige Strahlenschäden im umgebenden, gesunden Hirngewebe.
Chemotherapie. Verschiedene Therapieschemata abhängig vom Tumorsubtyp.
Therapie des erhöhten intrakraniellen Drucks. Besserung von Kopfschmerzen, Vigilanz, neurologischen Herdsymptomen.

Astrozytäre Tumoren (Gliome)
Pilozytische Astrozytome (WHO-Grad I). Langsam wachsende, gut abgegrenzte Tumoren des Kindes- und Jugend-alters, in Strukturen der Mittellinie, in Kleinhirn, Hirnstamm, Thalamus.
Astrozytome (WHO-Grad II). Sehr langsam, gut abgegrenzt und homogen wachsende Tumoren des mittleren Lebensalters. **Symptome:** Epileptische Anfälle, Malignisierung des Tumors. **Diagnostik:** MRT. **Therapie:** Radikale Resektion bei kleineren Tumoren, postoperative Strahlen-, Chemotherapie.
Ponsgliome (WHO-Grad II oder III). Tumoren des Erwachsenenalters in Großhirnhemisphäre, frontal oder temporal. **Diagnostik:** MRT, Liquor. **Therapie:** Biopsie, falls möglich Teilresektion, Radiotherapie.
Anaplastische Astrozytome (WHO-Grad III). Rasch wachsende Tumoren, neigen zu Einblutungen, Begleitödem. **Symptome:** gehäufte Anfälle. **Diagnostik:** MRT, Liquor. **Therapie:** Resektion oder Biopsie mit Strahlentherapie, Chemotherapie bei Rezidiven.
Glioblastome (WHO-Grad IV). Infiltrierend, subkortikal wachsende Tumoren in Großhirnhemisphäre mit Blutungsneigung. **Symptome:** Kopfschmerzen, Übelkeit, Lähmungen. **Diagnostik:** MRT, Liquor. **Therapie:** Subtotale Resektion, kombinierte Radiochemotherapie mit Temozolomid, Therapie in klinischen Studien, Strahlen-, Chemotherapie, Rezidive.

Oligodendrogliale Tumoren
Oligodendrogliome (WHO-Grad II). Histologisch gutartige, aber schlecht abgegrenzte Hemisphärentumoren des mittleren Lebensalters. **Symptome:** Fokale oder generalisierte Anfälle als Frühsymptome, neurologische Herdsymptome. **Diagnostik:** CT, MRT. **Therapie:** Resektion, postoperative Rezidive häufig, Strahlen-, Chemotherapie.
Anaplastische Oligodendrogliome (WHO-Grad III). Infiltrierend wachsende, multilokulär auftretende Tumoren. **Diagnostik:** MRT. **Therapie:** Resektion, anschließend Chemotherapie.

Ependymale Tumoren (WHO-Grad II)
Ependyme. Langsam wachsende Großhirngeschwülste des Kindes- und Jugendalters. **Symptome:** Hydrozephalus, Querschnittsymptome. **Diagnostik:** MRT, Liquor. **Therapie:** Shunt, Resektion, Strahlentherapie.

Primitiv neuroektodermale Tumoren (WHO-Grad IV)
Medulloblastome. Rasch wachsende, undifferenzierte Geschwülste des Kindes- und Jugendalters im Kleinhirnwurm. **Symptome:** Erbrechen, Rumpfataxie mit Fallneigung, Stauungspapillen. **Diagnostik:** MRT. **Therapie:** Totale Resektion, Strahlen-, Chemotherapie.

Mesenchymale Tumoren (WHO-Grad I)
Meningeome. Langsam gegen das Gehirn wachsende, gut abgegrenzte Tumoren des mittleren und fortgeschrittenen Alters. **Symptome:** Spätepilepsie, Entwicklung neurologischer Herdsymptome. **Diagnostik:** CT, MRT, Angiographie. **Therapie:** Resektion, Strahlentherapie.

Nervenscheidentumoren (WHO-Grad I)
Vestibularis-Schwannome. Gutartige Tumoren des Kleinhirnbrückenwinkels. **Symptome:** Einseitiger Hörverlust, peripherer Vestibularisausfall, Fazialislähmung. **Diagnostik:** BAEP, MRT, EMG, Liquor. **Therapie:** HNO-chirurgische, transkranielle Operation oder Radiotherapie.

Hypophysentumoren (WHO-Grad I)
Intrasellär wachsende Tumoren mit asymmetrischer Ausweitung der Sella, Ausdünnung des Dorsum sellae, supra- und parasellä-res Wachsen. **Symptome hormonproduzierender Tumoren:** Riesenwuchs bei Erkrankung in Jugend, Akromegalie bei Erwachsenen, Diabetes mellitus, Infertilität, Oligomenorrhö, Stammfettsucht, Libido-, Potenzverminderung. Endokrine Mangelsymptome, Anämie, Müdigkeit, Gesichtsfelddefekte bei **hormoninaktiven Tumoren. Diagnostik:** MRT, Gesichtsfeldbestimmung. **Therapie:** Meist (90%) transsphenoidale Operation, medikamentöse Therapie, bei Rezidiv Strahlentherapie, nach Totaloperation Hormonsubstitution.

Kraniopharyngeome (WHO-Grad I)
Benigne oder semimaligne, destruierend und verdrängend wachsende Tumoren des Kindes-, Jugend- und jüngeren Erwachsenenalters. **Symptome:** Kopfschmerzen, Erbrechen, im Wachstum zurückgeblieben, hypothalamische Störungen, Stauungspapille, Gesichtsfelddefekte. **Diagnostik:** MRT. **Therapie:** Operation, Zystenentleerung, Strahlentherapie, Hormonsubstitution.

Metastasen und Meningeosen (WHO-Grad IV)
Solide Metastasen. Komplikation eines Tumorleidens. **Symptome:** Allgemeine psychische Störungen, Gewichtsabnahme, Husten, Verdauungsstörungen, beschleunigte BSG, Anämie. **Diagnostik:** MRT, Liquor. **Therapie:** Operation bei einzelnen Metastasen, Strahlentherapie, medikamentöse Therapie.
Meningeosis blastomatosa. Häufig ZNS-Beteiligung. **Diagnostik:** MRT, Liquor. **Therapie:** Hoch dosierte systemische Zytostatikagabe, intrathekale Chemotherapie, ZNS-Bestrahlung.
Meningeosis neoplastica. Metastatische Ausbreitung von Tumorzellen im Subarachnoidalraum. **Symptome:** Kopfschmerzen, Hirnnervenausfälle. **Diagnostik:** MRT, Liquor, Biopsie. **Therapie:** Intrathekale Chemotherapie, Strahlentherapie.

Intrakranielle maligne Lymphome (WHO-Grad IV)
Lymphome des Zentralnervensystems aller Altersgruppen. **Diagnostik:** MRT, Liquorserologie, -zytologie, FACS oder PCR auf Ig-Rearrangements. **Therapie:** Chemo-, Strahlentherapie.

Weiterführende Literatur

Bettegowda C, Agrawal N, Jiao Y, et al. (2011) Mutations in CIC and FUBP1 contribute to human oligodendroglioma. Science 333:1453–1435

Brandsma D, Stalpers L, Taal W, et al. (2008) Clinical features, mechanisms, and management of pseudoprogression in malignant gliomas. Lancet Oncology 9:453–461

Cairncross G, Wang M, Shaw E, et al. (2013) Phase III trial of chemoradiotherapy for anaplastic oligodendroglioma: long-term results of RTOG 9402. J Clin Oncol 31:337–343

Chinot O, Wick W, Mason W, et al. (2014) Bevacizumab plus radiotherapy-temozolomide for newly diagnosed glioblastoma. N Engl J Med 370:709–722

Dolecek TA, Propp JM, Stroup NE, Kruchko C (2012) CBTRUS statistical report: primary brain and central nervous system tumors diagnosed in the United States in 2005–2009. Neuro-Oncology 14:Suppl 5:v1–49

Fogh SE, Andrews DW, Glass J, et al. (2010) Hypofractionated stereotactic radiation therapy: an effective therapy for recurrent high-grade gliomas. J Clin Oncol 28:3048–3053

Franz DN, Belousova E, Sparagana S, et al. (2013) Efficacy and safety of everolimus for subependymal giant cell astrocytomas associated with tuberous sclerosis complex (EXIST-1): a multicentre, randomized, placebo-controlled phase III trial. Lancet 381: 125–132

Gilbert MR, Dignam JJ, Won M, Armstrong TS, et al. (2014) A randomized trial of bevacizumab for newly diagnosed glioblastoma. N Engl J Med 370:699–708

Glantz MJ, Cole BF, Forsyth, PA, et al. (2000) Practice parameter: anticonvulsant prophylaxis in patients with newly diagnosed brain tumors. Report of the Quality Standards Subcommittee of the American Academy of Neurology. Neurology 54:1886–1893

Hartmann C, Hentschel B, Wick W, et al. (2010) Patients with IDH1 wild type anaplastic astroctytomas exhibit worse prognosis than IDH1-mutated glioblastomas, and IDH1 mutation status accounts

for the unfavorable prognostic effect of higher age: implications for classification of gliomas. Acta Neuropathol 120:707–718
Hegi ME, Diserens AC, Gorlia T, et al. (2005) MGMT gene silencing and response to temozolomide in glioblastoma. N Engl J Med 352:997–1003
Herrlinger U, Felsberg J, Küker W, et al. (2002Gliomatosis cerebri. Molecular pathology and clinical course. Ann Neurol 52:390–399
Jones DT, Hutter B, Jäger N, et al. (2013Recurrent somatic alterations of FGFR1 and NTRK2 in pilocytic astrocytoma. Nat Genet 45:927–932
Krüger DA, Care MM, Holland K, et al. (2010) Everolimus for subependymal giant-cell astrocytomas in tuberous sclerosis. N Engl J Med 363:1801–1811
Landolfi JC, Thaler HT, DeAngelis LM (1998) Adult brainstem gliomas. Neurology 51:1136–1139
Louis DN, Ohgaki H, Wiestler OD, et al. (2007) WHO classification of tumours of the central nervous system. IARC, Lyon
Malmström A, Grønberg BH, Marosi C, et al. (2012) Temozolomide versus standard 6-week radiotherapy versus hypofractionated radiotherapy for patients aged over 60 years with glioblastoma: the Nordic randomized phase 3 trial. Lancet Oncol 13:916–926
Marras LC, Geerts WH, Perry JR (2000) The risk of venous thromboembolism is increased throughout the course of malignant glioma. Cancer 89:640–646
Pignatti F, van den Bent M, Curran D, et al. (2002Prognostic factors for survival in adult patients with cerebral low-grade glioma. J Clin Oncol 20:2076–2084
Roth P, Wick W, Weller M (2010) Steroids in neurooncology: actions, indications, side-effects. Curr Opin Neurol 23:597–602
Schindler G, Capper D, Meyer J, et al. (2011) Analysis of BRAF V600E mutation in 1,320 nervous system tumors reveals high mutation frequencies in pleomorphic xanthoastrocytoma, ganglioglioma and extra-cerebellar pilocytic astrocytoma. Acta Neuropathol 121:397–405
Schwartzentruber J, Korshunov A, Liu XY, et al. (2012) Driver mutations in histone H3.3 and chromatin remodelling genes in paediatric glioblastoma. Nature 482 226–231
Soffietti R, Baumert BG, Bello L, et al. (2010) Guidelines on management of low-grade gliomas: report of an EFNS-EANO* Task Force. Eur J Neurol 17:1124–1133
Stummer W, Pichlmeier U, Meinel T, et al. (2006) Fluorescence-guided surgery with 5-aminolevulinic acid for resection of malignant glioma: a randomised controlled multicentre phase III trial. Lancet Oncol 7:392–401
Stummer W, Reulen HJ, Meinel T, et al. (2008Extent of resection and survival in glioblastoma multiforma: identification of and adjustment for bias. Neurosurgery 62:564–576
Stupp R, Mason WP, van den Bent MJ, et al. (2005) Radiotherapy plus concomitant and adjuvant temozolomide for patients with newly diagnosed glioblastoma. N Engl J Med 352:987–996
Van den Bent M, Brandes AA, Taphoorn M, et al. (2013) Adjuvant procarbacine, lomustine, and vincristine chemotherapy in newly diagnosed anaplastic oligodendroglioma: long-term follow-up of EORTC Brain Tumor Group Study 26951. J Clin Oncol 31:344–350
Veeravagu A, Jiang B, Ludwig C, et al. (2013) Biopsy versus resection for the management of low-grade glioma. Cochrane Database of Systematic Reviews., Issue 5. Art. No.: CD009319
Weller M, Stupp R, Wick W (2012) Epilepsy meets cancer: when, why, and what to do about it? Lancet Oncol 13:e375–e382
Weller M, Pfister SM, Wick W, Hegi ME, Reifenberger G, Stupp R (2013) Molecular neuro-oncology entering clinical practice: a new horizon. Lancet Oncol 14:e370–e379
Wen PY, Macdonald DR, Reardon DA, et al. (2010) Updated response assessment criteria for high-grade gliomas: response assessment in neuro-oncology working group. J Clin Oncol 28:1963–1972
Westphal M, Hilt DC, Bortey E, et al. (2003A phase 3 trial of local chemotherapy with biodegradable wafers (Gliadel wafers) in patients with primary malignant glioma. Neuro-Oncology 5:79–88
Westphal M, Ram Z, Riddle V, et al. (2006Gliadel wafer in initial surgery for malignant glioma: long-term follow-up of a multicenter controlled trial. Acta Neurochir (Wien) 148:269–375
Wick W, Hartmann C, Engel C, et al. (2009) NOA-04 randomized phase III trial of sequential radiochemotherapy of anaplastic glioma with PCV or temozolomide. J Clin Oncol 27:5874–5880
Wick W, Platten M, Meisner C, et al., for the Neurooncology Working Group (NOA) of the German Cancer Society (2012) Chemotherapy versus radiotherapy for malignant astrocytoma in the elderly. Lancet Oncol 13:707–715
Wick W, Weller M, van den Bent M, Sanson M, Weiler M, von Deimling A, Plass C, Hegi M, Platten M, Reifenberger G (2014) MGMT testing in neurooncology – A paradigm for prospects and challenges of biomarker-based treatment decisions. Nat Rev Neurol 10:372–85
Yan H, Parsons DW, Jin G, et al. (2009) IDH1 and IDH2 mutations in gliomas. N Engl J Med 360:765–773

Spinale Tumoren

Klaus Zweckberger und Antje Wick

W. Hacke (Hrsg.), *Neurologie*,
DOI 10.1007/978-3-662-46892-0_12,

Einleitung

Das Leitsymptom spinaler raumfordernder Läsionen ist die Querschnittsymptomatik. Spinale Tumoren sind seltener als intrakranielle und histologisch häufig gutartig. Raumfordernde, spinale Entzündungen, Gefäßfehlbildungen des Rückenmarks und Bandscheibenkrankheiten sind in anderen Kapiteln behandelt. Bei der Mehrzahl aller Wirbelsäulentumoren handelt es sich jedoch um Metastasen primär extravertebraler Tumoren. Ätiologisch unterschiedliche Krankheitsprozesse, wie primäre Tumoren des Rückenmarks, seiner Wurzeln und Häute, Metastasen und Granulome der Wirbel, verursachen sehr ähnliche neurologische Symptome, so dass klinisch die ätiologische Differenzialdiagnose in vielen Fällen nur durch die Zusatzdiagnostik gelingt. Die Einförmigkeit der Symptomatik beruht darauf, dass das Rückenmark in seinen Kerngebieten und Bahnsystemen verhältnismäßig einfach gebaut ist und nur einen geringen Durchmesser hat. Auf Grund des begrenzten intraspinalen Raums können spinale Tumoren bei zunehmendem Progress zu rasch progredienten neurologischen Defiziten führen, und ohne eine unverzügliche, meist operative Therapie, ein Querschnittsyndrom verursachen. Bleiben raumfordernde spinale Prozesse unerkannt, führen auch gutartige Tumoren zur Querschnittlähmung.

12.1 Grundlagen

Epidemiologie und Altersverteilung Spinale Tumoren sind seltener als Hirntumoren. Im Spinalkanal überwiegen mit etwas über 60% die gutartigen Geschwülste.

Die Kurve der Altersverteilung hat einen flachen Verlauf mit einem Plateau zwischen dem 30. und 60. Lebensjahr. 10–15% aller Rückenmarktumoren werden im Kindes- und Jugendalter manifest. Dabei handelt es sich vorwiegend um bösartige Tumoren und Gliome. Für das mittlere Lebensalter (30–50 Jahre) sind Ependymome, Neurinome und Gefäßtumoren ▶ Kap. 11) charakteristisch. Jenseits des 50. Lebensjahres überwiegen die Meningeome. In diesem Alter sind auch die Metastasen und Plasmozytome häufig.

Einteilung Spinale Tumoren lassen sich gemäß ihrer Lokalisation in 3 große Gruppen unterteilen:
- Extradurale Tumoren (55%): Sie wachsen im Bereich der Wirbelkörper oder epidural (z. B. Metastasen).
- Intradurale, extramedulläre Tumoren (40%): Sie entstehen im Bereich der Leptomeningen oder der Nervenwurzeln (z. B. Meningeome, Neurinome).
- Intramedulläre Rückenmarkstumoren (5%): Sie wachsen innerhalb des Rückenmarks (z. B. Ependymome, Gliome).

Raumfordernde Entzündungen und Bandscheibenvorfälle als spinal raumfordernde Läsionen

Die oben gegebene Einteilung und Lokalisation gilt auch für die Entzündungen mit raumforderndem Charakter:
- **Abszesse** können extradural (Spondylitis oder Diszitis), intradural – extramedullär (Subduralempyem) und intramedullär liegen.
- Intramedulläre **Abszesse** kommen hämatogen und bei Parasiten vor.
- Die raumfordernde **Myelitis** ist ein primär intramedullärer, entzündlicher Tumor, während die Arachnitis, wie schon der Name sagt, intradural extramedullär liegt.
- **Bandscheibenprozesse** sind primär extradural, Sequester können aber in Ausnahmefällen nach intradural vordringen (▶ Kap. 31.8)

Tumorarten Obwohl sich Rückenmark und Gehirn entwicklungsgeschichtlich aus den gleichen Bauelementen zusammensetzen, unterscheidet sich die relative Häufigkeit der einzelnen Tumorarten in den beiden Abschnitten des ZNS beträchtlich. So sind im Rückenmark die Gliome in der Minderzahl; Oligodendrogliome und Glioblastome werden nur selten beobachtet. Auch Metastasen innerhalb des Rückenmarks kommen nur ganz vereinzelt vor, während sie als sekundär raumfordernde, extradurale Metastasen innerhalb des Achsenskelettes häufig sind. Blutungen in den Tumor, die im Gehirn eine wichtige Komplikation sind, treten bei Rückenmarktumoren kaum auf.

Zahlenmäßig an erster Stelle stehen die Neurinome, dann folgen die Meningeome vor den Gefäßfehlbildungen, den Ependymomen, den eigentlichen Gliomen (pilozytisches Astrozytom, Astrozytom) und den bösartigen Wirbelprozessen.

Symptome Die klinischen Symptome spinal raumfordernder Läsionen lassen sich durch die **Höhenlokalisation** der Läsion im zervikalen, thorakalen, lumbalen und sakralen Spinalkanal oder, in Höhe der Läsion, durch ihre **Beziehung zum Rückenmark** beschreiben und erklären. Auf Grund der Kompression des Rückenmarks, der Irritation der abgehenden Nervenwurzeln oder der Infiltration des Rückenmarks selbst, zeigen intraspinale Tumoren eine Vielzahl neurologischer Symptomen, die je nach Lage, Größe und Wachstumsverhalten der Raumforderung variieren können.

Typisch sind lokale Rückenschmerzen, oder bei Irritation der abgehenden Nervenwurzeln (z. B. Neurinome) auch radikuläre Schmerzen. Diese Beschwerden sind oftmals begleitet von Dysästhesien, Par- oder Hypästhesien distal der betroffenen Höhe. In der neurologischen Untersuchung lässt sich daher die betroffene Wirbelkörperhöhe bereits identifizieren. Paresen oder gar eine Plegie treten erst bei erheblicher Kompression des Rückenmarks auf und sind daher ein Spätsymptom benigner Tumoren oder v. a. bei malignen Tumoren mit raschen Tumorprogress anzutreffen. Im Rahmen von autonomen Störungen findet man Blasenentleerungsstörungen mit Harnretention, Konstipation oder Stuhlinkontinenz und Impotenz. Eine höhergradige Parese (Kraftgrad 3/5) oder das Vorliegen einer autonomen Störung signalisieren eine erhebliche Kompression des Rückenmarks und stellen eine Notfallsituation dar, die umgehend bildgebend abgeklärt und neurochirurgisch behandelt werden muss, um dauerhafte neurologische Defizite zu vermeiden oder die Chance auf Regeneration zu verbessern.

Facharztbox

Symptome spinaler Tumoren

Frühsymptome intramedullärer Tumoren. Die ersten Symptome setzen häufig schleichend ein. Die zentrale Lähmung beginnt meist als Spannungsgefühl und Steifigkeit in den Beinen oder als Schwäche in den Armen. An der oberen Begrenzung der Geschwulst besteht nicht selten eine periphere Lähmung, die durch Läsion der Vorderhörner zustande kommt. Sensible Strangsymptome, die als unscharf abgegrenzte Missempfindungen in den distalen Gliedabschnitten empfunden werden, haben eine dumpfe, brennende Qualität und wellenförmigen Verlauf. Sie werden oft schon durch leichte Berührung ausgelöst und verstärken sich nicht oder kaum bei Erhöhung des spinalen Drucks. Eine Läsion der Pyramidenvorder- und -seitenstränge kann schon früh zu spinalen Automatismen führen. Diese zeigen sich als unwillkürlich eintretende, spontan oder durch sensible Reize ausgelöste Bewegungen eines oder beider Beine oder einer intermittierenden spastischen Tonuserhöhung. Blasen- und Mastdarmstörungen sind nur selten Frühsymptome.

Frühsymptome extramedullärer Tumoren. Die Symptome sind für intra- und extradurale Lokalisation vergleichbar. Radikuläre, d. h. segmentale Schmerzen oder Sensibilitätsstörungen, die sich bei Erhöhung des spinalen Drucks durch Husten, Pressen oder Niesen verstärken, sind charakteristisch. Diese Schmerzen und sensiblen Störungen können den Lähmungen mehrere Jahre vorangehen. Sobald mehr als eine Wurzel betroffen ist, lässt sich in den betroffenen Segmenten eine hyperästhetische Zone oder ein konstanter Sensibilitätsausfall nachweisen. Oft ist das Nackenbeugezeichen nach Lhermitte (▶ Kap. 1.11) positiv. Die Dauer der Anamnese ist oft länger als beim intramedullären Tumor, weil die Patienten wegen ihrer Schmerzen lange Zeit unter anderen Diagnosen konservativ behandelt werden.

Spätsymptome intramedullärer Tumoren. Intramedulläre Tumoren führen zu einem fortschreitenden Syndrom der zentralen Rückenmarkschädigung (▶ Kap. 1.13), die letztendlich in einem kompletten, das heißt sensomotorischen und vegetativen Querschnittsyndrom endet. Die Lähmung ist dann in der Regel spastisch.

Spätsymptome extramedullärer Tumoren. Wächst ein extramedullärer Tumor weiter, zerstört er die Wurzel und dehnt sich im Querschnitt des Spinalkanals aus. Dann lassen die Wurzelsymptome nach, und es stellen sich Rückenmarksymptome ein, die von der Lokalisation der Geschwulst an der Zirkumferenz des Marks bestimmt werden. Druck von ventral führt zur langsamen Entwicklung eines Spinalis-anterior-Syndroms mit frühzeitigen Blasenstörungen, Druck von lateral zum Brown-Séquard-Syndrom und Druck von dorsal zu Parästhesien und zur Beeinträchtigung der Berührungs- und Lageempfindung (sensible Ataxie) durch Läsion der Hinterstrangbahnen. Bei den extramedullären Tumoren kann in der neurologischen Untersuchung nicht zwischen extra- und intraduralem Sitz unterschieden werden. Letztendlich entsteht auch hier unbehandelt ein komplettes Querschnittsyndrom.

Vertiefende Informationen zu den Symptomen spinaler Tumoren ▶ Facharztbox.

Querschnittsyndrom Die spinalen Syndrome, wie sie in ▶ Kap. 1.13 ausführlich beschrieben sind, sind auch für spinale raumfordernde Läsionen charakteristisch. Im fortgeschrittenen Stadium führen alle unbehandelten spinalen Tumoren, sofern sie oberhalb des Conus medullaris sitzen, zur kompletten Querschnittlähmung. Diese kann sich in Stunden, Tagen, manchmal aber auch langsam fortschreitend über Wochen, Monate und selbst Jahre entwickeln. Durch Beeinträchtigung der spinalen Zirkulation können vorübergehend Verschlechterungen und Remissionen eintreten, die Verwechslungen mit spinalen Durchblutungsstörungen oder spinalen Entzündungen entstehen lassen.

Eine Querschnittlähmung kann schon sehr früh, wenn der spinale Tumor noch nicht weit fortgeschritten ist, innerhalb von wenigen Stunden einsetzen, wenn der Tumor die Blutzufuhr zum Rückenmark gedrosselt oder unterbrochen hat, so dass eine sekundäre Rückenmarkischämie eintritt. Diese sekundäre Markerweichung, die vor allem bei extramedullären Tumoren eintritt, begrenzt die Aussichten des Kranken auf eine erfolgreiche Operation, selbst bei einem gutartigen Tumor.

12.2 Diagnostik

Anders als bei den Hirntumoren, kann man aus dem neurologischen Untersuchungsbefund allein immer nur ungefähr die Lokalisation des vermuteten Tumors festlegen. Oft vermutet man klinisch den Sitz der Geschwulst aufgrund der topischen Gliederung der spinalen Bahnsysteme zu tief. Die exakte Höhenlokalisation und vor allem die Feststellung, welche Längsausdehnung der Tumor hat, d. h. über wie viele Segmente er sich erstreckt, ist nur durch Zusatzuntersuchungen möglich.

12.2.1 Neuroradiologische Diagnostik

In der bildgebenden Diagnostik spinaler Tumoren werden vor allem die MRT und das CT eingesetzt. Das **native Röntgen** kann zwar bei spinalen Metastasen einen ersten Überblick über die gesamte Wirbelsäule geben, ist aber wenig spezifisch und i. d. R. nicht ausreichend.

MRT Die genaue, topographische Zuordnung (Höhe, Lage im Querschnitt, Längenausdehnung) muss durch bildgebende Verfahren gesichert werden. Für die intramedullären Prozesse ist die **MRT** der Computertomographie und der Myelographie überlegen. Größere Gefäßmissbildungen stellen sich in der MRT gut dar, jedoch bleibt deren exakte Diagnose eine Domäne der spinalen Angiographie. Andere extramedulläre Tumoren sind in der MRT so gut nachweisbar, dass eine Myelographie oft entbehrlich ist.

CT Im Zusammenspiel mit dem CT (Myelo-CT) erhält man bei extraduralen Läsionen oft wertvolle Zusatzinformationen, wenn eine akute Querschnittläsion unklarer Ursache vorliegt und eine MRT nicht sofort zu erhalten ist, dem Patienten keine MRT zugemutet werden kann oder die Höhenlokalisation klinisch nicht möglich ist. Das Myelo-CT erlaubt die Feststellung der Höhe eines Kontrastmittelstops mit der initialen Myelographie, macht danach die CT mit intraspinalem Kontrastmittel möglich und liefert zusätzlich Liquor. Auch abnorme Gefäße heben sich in dem kontrastmittelgefüllten Liquorraum ab.

Myelographie Die Myelographie als invasives Diagnostikinstrument findet nur in Ausnahmefällen Anwendung, da diese zum einen mit Risiken behaftet (epidurale Blutung, Liquor-Leckage), zum anderen die Aussagekraft limitiert ist. Oftmals kann nur der distale Tumorknoten dargestellt werden, da das Kontrastmittel nicht weiter nach kranial fließt.

Positronenemissionstomographie (PET) Die [18F]-Fluorodesoxyglukose-PET findet in der Diagnostik klinisch noch asymptomatischer spinaler Metastasen Anwendung und wird, bei einem positiven Ergebnis, durch eine MRT der entsprechenden Höhe (hohe Spezifität) ergänzt.

Digitale Subtraktionsangiographie Eine digitale Subtraktionsangiographie (DSA) ist nur in Ausnahmefällen notwendig und wird vor allem in der Diagnostik vaskulärer Pathologien und deren differenzialdiagnostischen Abgrenzung zu Tumoren eingesetzte (z. B. arteriovenöse Fisteln (AVM) mit Myelopathiesignal in der MRT Bildgebung).

Auch bei spinaler Meningeosis carcinomatosa ist das kontrastmittelverstärkte MRT der gesamten Neuroachse, zusammen mit der **Liquoruntersuchung** (s. u.) entscheidend.

Ein Verdacht auf Knochenmetastasen kann durch Knochenszintigraphie erhärtet werden.

Es ist ein unverzeihlicher Fehler, bei einer spastischen Lähmung der Beine mit Hilfe der CT oder MRT nach einer raumfordernden Läsion im Lumbalkanal zu suchen. Die Läsion muss aus anatomischen Gründen höher liegen.

12.2.2 Liquordiagnostik

Bei der Lumbalpunktion findet man oft eine Eiweißvermehrung bei normaler Zellzahl. Eine besonders starke Eiweißerhöhung findet sich bei kompletten Querschnittläsionen, wenn keine Liquorzirkulation mehr möglich ist (»Stop-Liquor«). Bei spinaler Karzinose können allerdings auch Tumorzellen nachgewiesen werden. Mit der Liquoruntersuchung können

- der Befall des Liquors mit Tumorzellen nachgewiesen,
- eine prognostisch wichtige Staging-Information erhalten sowie
- einige Differenzialdiagnosen überprüft werden.

Dazu gehören entzündliche Ursachen (▶ Kap. 21), bei denen spezifische Untersuchungen (Tuberkulose-PCR, Liquorserologie bei Parasiten, immunologische Untersuchungen bei Myelitis und direkter Keimnachweis bei Empyemen) erforderlich sind.

12.2.3 Elektrophysiologie

Die vergleichende Untersuchung der SEP (somatosensorisch evozierte Potenziale) nach Stimulation des N. tibialis und des N. medianus kann Anhaltspunkte für eine Brustmarkläsion geben. Das EMG hilft bei der Aufdeckung peripherer Nervenläsionen. Transkranielle Magnetstimulation und sensibel evozierte Potenziale sind bei den nicht so seltenen psychogenen Querschnittsyndromen hilfreich. Urologische Methoden helfen bei der Quantifizierung von Blasenstörungen.

> **Spinale Tumoren sind oft erst durch die Auswertung einer großen Zahl von Befunden aus der neurologischen Untersuchung und den technischen Hilfsmethoden zu diagnostizieren.**

Der Fall

Ein 78 Jahre alter Rentner wird notfallmäßig in die Klinik gebracht, nachdem in den letzten zwei Tagen eine zunehmende Schwäche beider Beine und Rückenschmerzen aufgetreten sind. Bei der Aufnahmeuntersuchung findet sich eine schlaffe, nahezu vollständige Paraparese und eine Überlaufblase.
Ein sensibles Niveau ist bei etwa Th8–9 festzustellen. Die MRT zeigt den in ◼ Abb. 12.1 wiedergegebenen Befund. Es handelt sich um eine akute Querschnittlähmung durch Einbruch eines Plasmozytoms in dem Spinalkanal (extradurale, raumfordernde Läsion). Da computertomographisch nur ein Wirbelkörper massiv befallen war und die anderen in ihrer Form und Höhe erhalten waren, war eine sofortige orthopädische Operation indiziert, und der Patient wurde anschließend bestrahlt. Die Querschnittsymptomatik bildete sich bis auf eine mittelgradige 3/5-Paraparese zurück, der Patient musste mit einem suprapubischen Katheter versorgt werden. Beim weiteren Staging zeigte sich ein Befall multipler Knochen durch das Plasmozytom.

12.3 Therapieprinzipien

Chirurgie Ein Querschnittsyndrom stellt eine absolute Notfallsituation dar und bedarf einer unverzüglichen Diagnostik und Therapie. Besteht ein komplettes Querschnittsyndrom länger als 24 h, ist dieses in der Regel irreversibel und eine operative Entlastung des Rückenmarks wenig vielversprechend und daher nur noch als individueller Therapieversuch indiziert. Bei inkomplettem Querschnittsyndrom (z. B. bei noch erhaltenem Sphinktertonus) oder bei nur wenigen Stunden bestehender kompletter Querschnittsymptomatik ist die Prognose besser. Daher sollte bei diesen Patienten das Rückenmark sofort entlastet werden. Obwohl die Evidenzlage nur gering ist, wird als begleitende konservative Therapie zudem die Gabe von Methylprednisolon (Urabason) in hohen

Dosen nach wie vor empfohlen (initial: 30 mg/kg KG über 15 min; dann 5,4 mg/kg KG/h für 23 h).

Daneben kommen in Einzelfällen auch stabilisierende Operationen (Spondylodese) in Frage.

Strahlentherapie Viele maligne Tumoren sprechen auf eine Strahlentherapie an, die bei Metastasen und Wirbelbefall bei Lyphomen oder Plasmozytom und schnell fortschreitender Symptomatik auch notfallmäßig, auch zum Beherrschen der mit den Tumoren verbunden Schmerzen, erfolgen muss.

Chemotherapie Chemotherapie kommt je nach Tumorentität selten zur Anwendung. Zum Beispiel bei der Meningeosis carcinomatosa oder leucaemica kommt, wenn keine soliden Tumoranteile vorliegen, eine intrathekale Chemotherapie in Frage.

Schmerztherapie und Palliativmedizin In manchen, oft spät diagnostizierten Fällen sind nur die Schmerztherapie, die antispastische Therapie, die Rehabilitation mit Rollstuhltraining (meist bei gutartigen Tumoren) und eine umfassende Palliativmedizin möglich.

12.4 Spezielle Aspekte einzelner spinaler Tumorformen

12.4.1 Extradurale Tumoren

Extradurale Metastasen

Ätiologie Spinale epidurale Metastasen treten in 10% aller Patienten mit malignen Tumoren auf und sind die häufigste Entität spinaler Tumoren. Eine Kompression des Rückenmarks ist bei etwa 5–10% aller malignen Tumoren das erste Symptom.

Meist metastasieren Malignome hämatogen in die Wirbelsäule, indem sie zunächst den Wirbelkörper befallen, und im Weiteren transpedikulär nach epidural wachsen und von ventral das Rückenmark bedrängen. Deutlich seltener manifestieren sie sich primär lateral oder dorsal des Rückenmarks. Im überwiegenden Anteil respektieren Metastasen die Dura und nur bei 2–4% der Metastasen findet man eine intradurale und nur bei 1–2% eine intramedulläre Ausbreitung. Die Verteilung innerhalb der Wirbelsäule ist proportional zur Länge der einzelnen Abschnitte. Daher treten 50–60% aller Metastasen in der thorakalen Wirbelsäule auf.

Die Mehrzahl der Primärtumoren, die spinale Metastasen hervorrufen, zeigen eine Präferenz zur ossären Metastasierung. ◘ Tab. 12.1 gibt einen Überblick über die prozentuelle Verteilung der primären Entitäten spinaler Metastasen.

◘ **Tab. 12.1** Primärtumoren spinaler Metastasen

Lokalisation des Primärtumors	Häufigkeit
Lunge	17–31%
Mamma	16--24%
Prostata	8–19%
Niere	9%
Lymphom	6–12%
Gastrointestinaltrakt	6–9%
Schilddrüse	6%
Unbekannt	2–9%
Sarkom	2–8%
Haut (Melanom)	2%
Andere (z. B. multiples Myelom)	13%

◘ **Tab. 12.2** Brice-McKissock-Gradierung der Symptome bei spinalen Metastasen

	Grad der Störung	Beschreibung
1	Gering	Patient kann laufen
2	Moderat	Patient kann Beine bewegen, aber nicht gegen die Schwerkraft
3	Schwerwiegend	Geringe motorische und sensorische Restfunktion
4	Komplett	Keine motorische und sensorische Funktion, erloschener Sphinktertonus

Symptome Am Anfang stehen hartnäckige, therapieresistente Schmerzen, die charakteristischerweise vor allem nachts zunehmen. Bei Beteiligung von Nervenwurzeln treten z. T. scharfe und elektrisierende Schmerzen auf, die radikulär in das entsprechende Dermatom ausstrahlen. Da die Prozesse meist vom Wirbelkörper ausgehen, d. h. von ventral her gegen das Rückenmark vordringen, kommt es lumbal bald durch Läsion der vorderen Wurzeln zu schlaffen, thorakal dagegen zu zentralen Paresen. Bei zervikaler oder thorakaler Manifestation lässt sich in der neurologischen Untersuchung meist ein Niveau der sensorischen Störung (Anästhesie, Hypästhesie, Parästhesie), als klinischer Hinweis auf die betroffene Höhe, festmachen.

Die Brice-McKissock-Gradierung gibt eine Einteilung des Schweregrades der klinischen Symptomatik, die stark motorisch dominiert ist (◘ Tab. 12.2).

Als autonome Störung treten oftmals eine Blasenentleerungsstörung mit Harnretention, Konstipation und Impotenz auf. Diese sind ein deutlicher Hinweis für eine erhebliche Kompression des Rückenmarks.

Diagnostik Neben der üblichen und entscheidenden bildgebenden Diagnostik mit der MRT (◘ Abb. 12.1) und CT (► Abschn. 12.2) findet man in den Laborbefunden häufig eine erhöhte Aktivität der alkalischen Phosphatase, bei Primärkar-

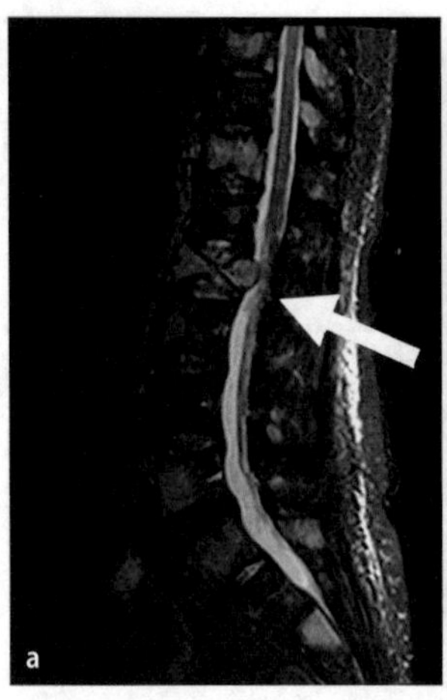

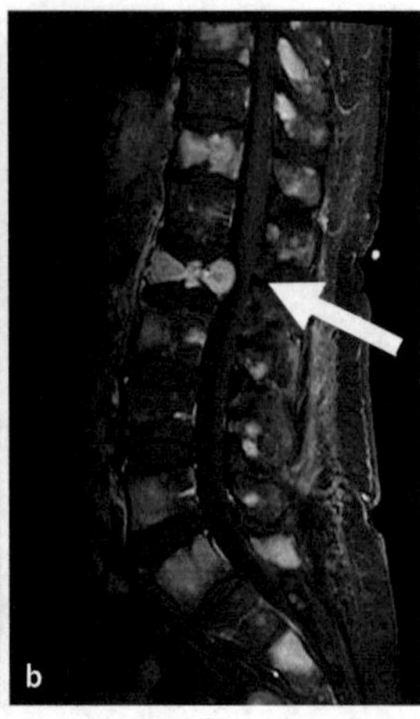

Abb. 12.1a,b Spinaler Befall bei multiplem Myelom. Sagittale T2-gewichtete Sequenz (**a**) sowie sagittale, fettgesättigte T1-gewichtete Sequenz nach Kontrastmittelgabe (**b**) zeigen eine hyperintense Wirbelkörperinfiltration in multiplen lumbalen und sakralen Wirbelkörpern mit einer Wirbelkörperfraktur von LWK1 (*Pfeile*), welche von ventral den Epikonus komprimiert

zinom in der Prostata auch der PSA. Bei der Tumorsuche (▶ Kap. 11) werden auch die Tumormarker bestimmt. Auf die Bedeutung der PET wurde oben schon hingewiesen. Der Liquor bringt selten entscheidende, zytologische Befunde.

Chirurgische Therapie Die Operation alleine oder gefolgt von einer Strahlentherapie stehen im Vordergrund. Die Operation ist auch indiziert bei Patienten mit unbekanntem Primärtumor zur Sicherung der histologischen Diagnose, bei Patienten mit instabiler Wirbelsäule, bei Frakturen mit Kompression des Rückenmarks, zur Entlastung des Rückenmarks bei epiduralem Tumorwachstum, bei strahlenresistenten Tumoren (z. B. Melanom, Nierenzellkarzinom) oder auch bei Patienten mit Rezidivtumoren trotz Bestrahlung und bei Patienten mit neurologischen Defiziten, die durch die Kompression des Rückenmarks verursacht werden. Bei Patienten mit einem kompletten Querschnittsyndrom >24 h, bei einer Lebenserwartung von <3 Monaten und bei multipler (spinaler) Metastasierung sollte die Indikation für eine (operative) Therapie aber mit Bedacht und kritisch gestellt werden.

Die meist verwendete operative Technik zur Entlastung des Rückenmarks ist die Laminektomie, obwohl man damit den Tumor selbst kaum erreicht und eine weitere Instabilität der Wirbelsäule erzeugt. Sie ist aber effektiv zur Entlastung des Rückenmarks und hat nur eine halb so hohe Mortalität (5%), mit zusätzlicher dorsaler Stabilisierung (6%), verglichen mit anterioren oder lateralen Zugängen (10%). Diese sind vor allem dann indiziert, wenn es sich um eine solitäre Metastase handelt und eine vollständige Resektion angestrebt werden kann.

Strahlentherapie Die verwendete Strahlendosis liegt i. d. R. zwischen 25–40 Gy. Eine typische Dosis ist 30 Gy, die auf 10 Sitzungen mit jeweils 3 Gy fraktioniert wird. Bei einer kombinierten Behandlung sollten zwischen der Operation und der Strahlentherapie mindestens 14 Tage liegen, um Wundheilungsstörungen zu vermeiden. Das Bestrahlungsfeld schließt dabei die angrenzenden Wirbelkörper mit ein.

Im Vergleich zwischen alleiniger Strahlentherapie und einer kombinierten Therapie (Operation gefolgt von Bestrahlung) zeigt das kombinierte Vorgehen die besseren Ergebnisse, besonders was das Erhalten der Gehfähigkeit betrifft. Der Effekt auf die Überlebenszeit ist nur gering ausgeprägt und beträgt im Mittel 100 Tage (Operation alleine) bzw. 126 Tage (kombinierte Therapie).

Chemotherapie Eine Chemotherapie kann je nach Tumorentität begleitend zur Bestrahlung oder auch nachfolgend sinnvoll sein.

Prognose Die Behandlung mit Zytostatika, lokaler Röntgenbestrahlung, Hormontherapie bei Mamma- und Prostatakarzinom sowie mit radioaktivem Jod bei jodspeicherndem Schilddrüsenkarzinom kann den Verlauf aufhalten und sogar eine gewisse Rückbildung der Querschnittsymptomatik bewirken. Weitere **adjuvante Therapiemöglichkeiten** sind die Gabe von Bisphosphonaten sein, die das Risiko für eine Wirbelkörperfraktur um 50% senken können, oder die Durchführung einer Kyphoplastie zur Kontrolle von Schmerzen.

Meist ist aber der Therapieansatz bei Patienten mit spinalen Metastasen palliativ. Im Mittelpunkt stehen daher die Kontrolle von Schmerzen, der Erhalt der Stabilität der Wirbelsäule und das Abwenden eines Querschnittsyndroms, bzw. den Erhalt oder die Verbesserung der Motorik und der Blasen- und Mastdarmfunktion. Der wichtigste prognostische Faktor ist dabei zum Zeitpunkt des Therapiebeginns die Fähigkeit zu Laufen. Ein vollständiger Verlust der Sphinkterfunktion ist ein ungünstiger prognostischer Faktor und in der Regel irreversibel.

Die Prognose ist mittelfristig infaust: Viele Kranke sterben innerhalb eines Jahres. Eine Operation kommt selten in Frage.

Bösartige, primäre Wirbelprozesse

Ätiologie Am häufigsten ist das Plasmozytom. Es kann in den Wirbeln als solitärer Herd auftreten. Häufiger ist multipler Befall von Wirbeln (und anderen Knochen, z. B. Schädel, Becken) oder ausgedehnte Osteoporose, auch mit Spontanfrakturen. Andere Ätiologien sind das Osteoidosteom, das Osteoblastom, das Osteosarkom, das Wirbelhämangiom und Riesenzelltumoren des Knochens. Die Symptome sind denen von Metastasen vergleichbar.

Diagnostik Oft sind die sonst typischen Laborbefunde (BSG, Elektrophorese, Immunelektrophorese, Suche nach Plasmazellen im Differenzialblutbild und in der Beckenstanze) unverdächtig.

Therapie Hier ist nur eine zytostatische Therapie und die Bestrahlung, bei starken Schmerzen in Kombination mit Opiaten und Bisphosphonaten, sinnvoll. Für alle bösartigen Wir-

Facharztbox

Pancoast-Tumor

Lokalisation. Der Pancoast-Tumor sollte an seinen charakteristischen peripheren neurologischen Symptomen diagnostiziert werden, bevor er den Epiduralraum erreicht hat. Diese Tumoren wachsen, wenn sie aus der Lungenspitze ausbrechen, zunächst in den unteren Armplexus ein und erreichen bald das Ggl. stellatum.

Symptome. Pathognomonisch ist folgende Symptomkombination: heftige Armschmerzen, untere Plexuslähmung mit Schwellung der Hand (infolge Lymphstauung oder Abflussbehinderung in der V. subclavia), Horner-Syndrom und Verminderung oder Verlust der Schweißsekretion im entsprechenden oberen Körperquadranten. Bildgebende Verfahren in Weichteil- oder Knochentechnik eignen sich zur Frühdiagnose. Später zerstört der Tumor die Querfortsätze der unteren Halswirbelkörper, wächst in den Spinalkanal ein und führt über eine zentrale Parese der Beine zur Querschnittlähmung.

Therapie. Wenn ein Horner-Syndrom vorliegt, hat der Tumor die Lungenspitze bereits verlassen. Auch diese Tumoren können noch operiert werden, jedoch besser nach einer Vorbestrahlung von 20–25 Gy, bei der sich eine Schwiele bildet, unter deren Schutz die Operation leichter möglich ist. In der Regel ist aber nur eine Palliativoperation möglich, wenn Rippen, Plexus und Muskeln befallen sind. Röntgenbestrahlung kann bei Befall des Plexus brachialis die Schmerzen lindern, zytostatische Therapie ist bestenfalls beim kleinzelligen Bronchialkarzinom indiziert.

belprozesse gilt, dass bei sehr starken Schmerzen eine palliative Versteifung der betroffenen Wirbelabschnitte vorübergehend eine eindrucksvolle Linderung bringen kann.

Differenzialdiagnose der extramedullären, extraduralen Tumoren Die wichtigsten Differenzialdiagnosen dieser Tumoren sind

- der Bandscheibenvorfall (▶ Kap. 31.7) und
- orthopädische Krankheiten der Wirbelsäule.

> **Die Mehrzahl der extraduralen Tumoren sind bösartige Wirbelprozesse, die in den Spinalkanal einbrechen.**

Pancoast-Tumor ▶ Facharztbox.

12.4.2 Extramedulläre, intradurale Tumoren

Spinale Meningeome

Spinale Meningeome treten vor allem bei Frauen (4:1) im Alter zwischen 40 und 70 Jahren auf. Man findet sie am häufigsten im Bereich der thorakalen Wirbelsäule (82%), und nur selten zervikal (15%) oder lumbal (2%). 90% der spinalen Meningeome wachsen dabei vollständig intradural, 5% extradural und 5% gemischt. Die meisten Tumoren sind lateral (68%), 18% dorsal und 15% ventral des Rückenmarks gelegen.

Meningeome sind benigne Tumoren und zeigen in der Regel ein langsames Wachstum. Sie werden oftmals erst durch die progrediente Kompression des Rückenmarks symptomatisch. Dadurch können sie bis zur Diagnosestellung bereits eine signifikante Größe erreichen und den Durchmesser des Spinalkanals bereits erheblich eingeschränkt haben. Bei Diagnosestellung weisen etwa 42% der Patienten Schmerzen, 33% motorische und 25% sensorische Defizite auf.

Diagnostik MRT: In T1-gewichteten Aufnahmen zeigt sich eine homogen kontrastmittelaufnehmende, duraständige Läsion. Meningeome zeigen in der CT-Untersuchung oftmals Verkalkungen oder können sogar gänzlich ossifiziert sein (■ Abb. 12.2).

Therapie Die Therapie der Wahl ist die mikrochirurgische Resektion. Bei sehr kleinen Tumoren können zunächst bildgebende Verlaufskontrollen an Stelle der sofortigen Operation eingesetzt werden. Wird dabei jedoch ein Tumorwachstum nachgewiesen, sollte dieser, auch vor Eintreten neurologischer Defizite, entfernt werden. Der operative Zugang, je nach Größe und Lage des Tumors, ist in der Regel von dorsal durch eine Laminotomie, Laminektomie oder Hemilaminektomie. In einzelnen Fällen kann bei ossärer Mitbeteiligung auch eine zusätzliche Stabilisierung notwendig sein. Nach Eröffnen der Dura wird der Tumor intradural von dieser abpräpariert, je nach Größe des Tumors schrittweise verkleinert und schließlich vom Rückenmark gelöst und entnommen. Die tumortragende Dura wird entweder exzidiert und durch eine Duraplastik ersetzt. Auch bei Patienten mit vollständiger chirurgischer Resektion treten innerhalb von 6 Jahren in 7% der Fälle Rezi-

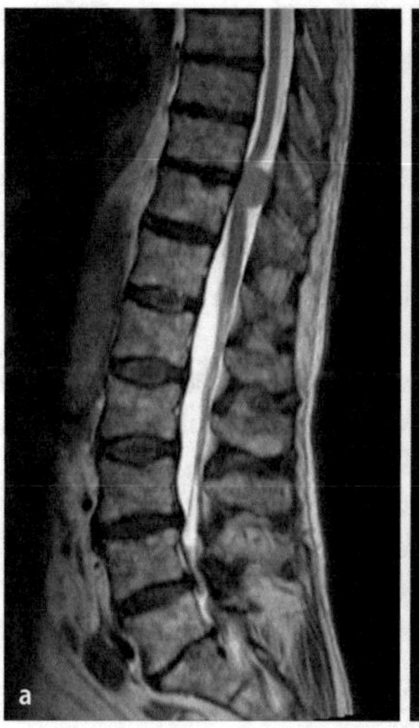

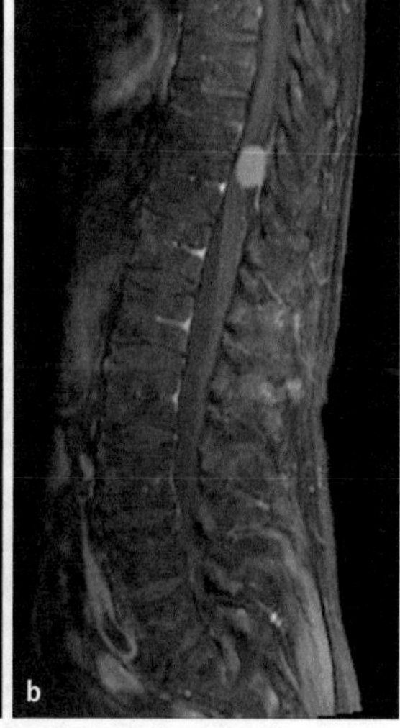

■ **Abb. 12.2a,b Spinales Meningeom.** Sagittale T2-gewichtete Sequenz (**a**) sowie sagittale T1-gewichtete Sequenz nach Kontrastmittelgabe (**b**) zeigen eine extramedulläre scharf begrenzte Raumforderung mit Kontrastmittelaufnahme in Höhe von BW10/11

dive auf. Daher sollten alle Patienten mit spinalen Meningeomen, auch nach vollständiger Resektion, regelmäßig mit MRT verlaufskontrolliert werden.

Eine primäre Strahlentherapie ist bei Meningeomen des WHO Grad I nicht indiziert, wenn sie weitgehend komplett reseziert sind. Auch bei inkompletter Resektion wird zunächst mit Hilfe der MRT nachbeobachtet.

Bei primär inoperablen, inkomplett resezierten oder rezidivierten symptomatischen und oder kritisch lokalisierten Meningeomen besteht die Indikation für eine Strahlentherapie. Eine spezifische Chemotherapie existiert nicht. Bei fehlenden Optionen zu einer lokalen (operativen oder Radiotherapie) können individuelle Therapieversuche mit einer gegen den epithelialen Wachstumsfaktorrezeptor (EGFR, z. B. Cetuximab, Erlotinib), gegen den Plättchen-abhängigen Wachstumsfaktorrezeptor (PDGF, z. B. Imatinib) oder den vaskulären Wachstumsfaktor(rezeptor) (VEGF/VEGFR, z. B. Bevacizumab, Sunitinib) gerichteten Therapie unternommen werden.

Spinale Neurinome/Schwannome

Epidemiologie und Lokalisation Spinale Neurinome sind benigne, langsam wachsende Tumoren. Ihr Ursprung sind meist Faszikel dorsaler, sensorischer Nervenwurzeln. Spinale Neurinome sind eine seltene Tumorentität und haben eine Inzidenz von 0,3–0,4/100.000/Jahr. Die spinalen Neurinome sind die häufigsten spinalen Tumoren. Männer und Frauen sind gleich häufig betroffen. Neurinome gehen von den hinteren Wurzeln aus. Sie können sich auf jeder segmentalen Höhe bilden. Besonders häufig findet man sie aber im oberen und mittleren Halsmark und im oberen Brustmark. Nicht selten, besonders wenn sie bei einer Neurofibromatose Typ 2 vorkommen, sind sie multipel. In ihrer Längsausdehnung erstrecken sie sich oft über mehrere Segmente. In den meisten Fällen liegen spinale Neurinome vollständig intradural. In bis zu 30% können sie aber auch vollständig extradural lokalisiert sein und in etwa 20% liegt eine Kombination vor. Die Neurinome können auch durch ein Foramen intervertebrale aus dem Spinalkanal herauswachsen. Das Zwischenwirbelloch wird dabei durch Arrosion des Knochens erweitert, dennoch ist der Tumor in dieser Region weniger ausgedehnt und zeigt die charakteristische Form einer extraspinalen und intraspinalen Raumforderung, die von einer schlanken Brücke verbunden wird (Sanduhrgeschwulst).

Symptome Die Tumoren wachsen äußerst langsam, das Nervengewebe verdrängend. Die klinische Symptomatik beginnt stets mit einseitigen, radikulären Schmerzen, die sich bei Erhöhung des spinalen Drucks verstärken. Im weiteren Verlauf können die Schmerzen wieder geringer werden und, wenn die Wurzel zerstört ist, ganz aussetzen. Später entwickelt sich langsam, oder durch Abklemmung der A. spinalis anterior auch akut, eine asymmetrische Querschnittlähmung.

Diagnostik Neurinome stellen sich in der **MRT** gut dar. In der kontrastmittelverstärkten MRT-Bildgebung stellen sich spinale Neurinome in den T1-gewichteten Aufnahmen als homogen KM-affine, oftmals rundliche Läsionen dar. Das Rückenmark selbst ist verdrängt, aber nicht infiltriert. Knochen und Meningen sind primär nicht betroffen. Bei Sanduhrneurinomen ist das Neuroforamen durch das langsame, aber stetige Tumorwachstum charakteristischerweise erweitert.

Liquor: Neurinome führen fast immer durch Stauungstranssudation aus Wurzelgefäßen zu einer deutlichen Erhöhung des Liquor-Eiweißgehalts.

Therapie und Prognose Neurinome sind im Allgemeinen gut operabel. Nach erfolgreicher Operation rezidivieren sie nicht. Lähmungen und Blasenstörungen bilden sich gut, Sensibilitätsstörungen teilweise wieder zurück. Die meisten Patienten können wieder ihrem Beruf oder einer verwandten Arbeit nachgehen. Die Prognose ist schlechter, wenn der Tumor zu spät erkannt wurde und eine Rückenmarkkompression bereits längere Zeit bestanden hat. Je nach Ausdehnung und Lokalisation des Tumors erfolgt der Zugang von dorsal oder ventral. Bei ausgedehntem extraforaminalem oder extraspinalem Wachstum kann zudem, nach z. B. Resektion der Facettengelenke, auch eine zusätzliche Stabilisierung notwendig sein. Nach Eröffnung der Dura können die den Tumor umgebenden Faszikel i. d. R. von der Tumorkapsel abpräpariert und geschont werden. Der tumortragende Faszikel selbst ist meist irreversibel geschädigt.

Eine Radio- oder Chemotherapie ist nicht indiziert.

Rezidive treten, mit Ausnahme von Patienten mit NF2, nach vollständiger Resektion selten auf.

Lipome

Die seltenen Lipome sitzen dorsal, vorwiegend in Höhe der thorakalen und lumbosakralen Segmente. Sie erstrecken sich über mehrere Segmente. Symptomatik und Verlauf sind ähnlich wie bei den Meningeomen. Die Operationsprognose ist trotz der histologischen Gutartigkeit schlechter, weil sich das Lipom oft nicht gut vom Rückenmark abtrennen lässt, sondern infiltrierend entlang der Septen einwächst.

Kaudatumoren

Die Kaudatumoren werden hier besprochen, weil sie formal intradurale, extramedulläre Tumoren sind, auch wenn sie überwiegend die Nervenwurzeln und nicht das Rückenmark betreffen.

Epidemiologie Unter den Kaudatumoren steht das Ependymom an erster Stelle. Es ist in dieser Lokalisation eine weichglasige Geschwulst, die an den Kaudafasern oder in einer Längsausdehnung bis zu 10 cm am Filum terminale sitzt. Weiter kommen Neurinome der Wurzeln, Metastasen und ganz selten Meningeome vor.

Symptome Die Symptomatik setzt meist erst in der zweiten Hälfte des Lebens ein. Unter Schmerzen entwickeln sich langsam, über Jahre hin fortschreitend, eine schlaffe Lähmung der Beine, Reithosenhypästhesie und Blasenstörungen. Der Verlauf kann auch Remissionen zeigen, die auf wechselnder Behinderung der Blutzirkulation beruhen.

Diagnostik Der Liquor enthält in der Regel, obwohl er oberhalb des Tumors entnommen wird, eine leichte Eiweißvermehrung bis zu 0,5–0,7 g/l. Zytologisch können Tumorzellen nachgewiesen werden. MRT und Myelo-CT sichern die Diagnose.

Therapie und Prognose Die Operationsprognose ist gut, allerdings hängt die postoperative Restitution davon ab, in welchem Maße die Geschwulst mit den Kaudafasern direkt oder über eine lokale Arachnopathie verbacken war. Nachbestrahlung ist sinnvoll, Rezidive sind häufig. In vielen Fällen muss man mit neurologischen Restsymptomen rechnen.

Dieselbe Prognose haben auch die stets solitären **Dermoide** und **Epidermoide** der Kauda, die in einem langsamen Krankheitsverlauf zu einer ähnlichen Symptomatik (unvollständiges Kaudasyndrom) führen. Durch Austreten von Cholesterin und Fettsäuren kommt es bei diesen Missbildungstumoren zu einer chronischen aseptischen Entzündung mit Zellvermehrung im Liquor.

Dieser Befund erleichtert, im Zusammenhang mit der langen Vorgeschichte, die Diagnose. Ein chronisch progredientes Kaudasyndrom kommt beim M. Bechterew vor und beruht auf Wurzelschädigung durch Arachnopathie.

Differenzialdiagnose der extramedullären, intraduralen Tumoren Die wichtigsten Differenzialdiagnosen intraduraler extraaxialer Tumoren sind

- die funikuläre Spinalerkrankung (▶ Kap. 28.1),
- die chronische, zervikale (▶ Kap. 31.8) oder vaskuläre Myelopathie,
- spinale Angiome (▶ Kap. 10) und
- die chronische spinale Verlaufsform der multiplen Sklerose (▶ Kap. 22).
- Durch EMG und NLG kann eine Polyneuritis der Cauda equina (Elsberg-Syndrom, ▶ Kap. 32.6) ausgeschlossen werden.
- Auch das Syndrom des engen lumbalen Spinalkanals hat Gemeinsamkeiten mit dem Kaudasyndrom.

12.4.3 Intraspinale, intramedulläre Tumoren

Intraspinale, intramedulläre Tumoren sind Raumforderungen, die primär innerhalb des Rückenmarks wachsen. ◻ Tab. 12.3 gibt einen Überblick über verschiedenen zu erwartende Tumorentitäten und deren Häufigkeiten.

Ependymome

Epidemiologie und Ätiologie Die häufigste intramedulläre Tumorentität sind Ependymome (◻ Abb. 12.3). Sie wachsen zystisch oder solide im Bereich des Conus medullaris und am Filum terminale, können aber im gesamten Bereich des Rückenmarks und im Ventrikelsystem, v. a. im IV. Ventrikel auftreten. Es handelt sich dabei um benigne, langsam wachsende Tumoren. Männer sind etwas häufiger betroffen, und es ist ein Häufigkeitsgipfel zwischen dem 30. und 60. Lebensjahr bekannt.

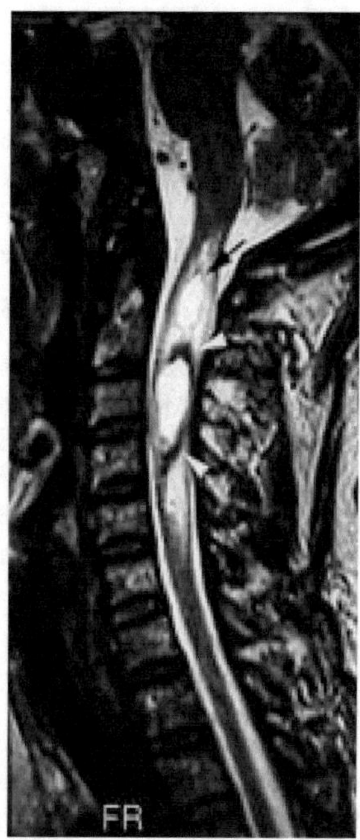

◻ **Abb. 12.3 Spinales Ependymom im MRT.** Zwei ausgedehnte zystische Läsionen im zervikalen Rückenmark (*Pfeile*). Unterhalb der kaudalen Tumormasse sieht man ein ausgedehntes Ödem. (Mit freundlicher Genehmigung von B. Kress, Frankfurt)

Gemäß der WHO-Klassifizierung von 2007 werden Ependymome in vier Untergruppen untergliedert:

- Subependymome (WHO I),
- myxopapilläre Ependymome (WHO I),
- Ependymome (WHO II) und
- anaplastische Ependymome (WHO III).

Histologisch werden sie in 3 Grade unterteilt (WHO I–III).

Die myxopapillären Ependymome (WHO Grad I) stellen dabei eine Besonderheit dar. Sie wachsen am Filum terminale und kommen meist als solitäre Raumforderung vor. Histologisch werden sie unterteilt in das Ependymom, das anaplasti-

◻ **Tab. 12.3** Intramedulläre Tumoren

Ependymom		30%
Astrozytom (nicht-maligne)		30%
Verschiedene:	Glioblastom	30%
	Dermoid	
	Epidermoid	
	Teratom	
	Hämangioblastom	
	Hämangiom	
	Neurinom (sehr selten)	

sche Ependymom, das myxopapilläre Ependymom und das Subependymom. Auch die pilozytischen oder WHO-Grad-II-Astrozytome können ein ähnliches Wachstum haben. Wir sprechen in diesen Fällen vom »Stiftgliom«. Die übrigen Gliome, z. B. Astrozytom oder Glioblastom, sind im Rückenmark sehr selten. Die intramedullären Gliome und Paragliome finden sich vor allem in den zervikalen und thorakalen Segmenten.

Symptome Die Symptome setzen meist im frühen Erwachsenenalter ein. Patienten mit Ependymomen klagen in erster Linie über lokale, nicht radikulär ausstrahlende Schmerzen (>60%). Zudem weist etwa die Hälfte der Patienten bei Diagnosestellung Paresen (und Sensibilitätsstörungen) auf. Bei zervikaler Tumorlokalisation kann eine spinale Ataxie auftreten. Eine Blasen-Mastdarmstörung ist aher selten (2%).

Diagnostik Die Diagnose wird durch **MRT** oder **Myelo-CT** gestellt. In der MRT-Diagnostik stellen sich Ependymome als intramedullär gelegene, flau kontrastmittelaufnehmende Raumforderungen dar. Aufgrund des Tumorwachstums, ausgehend von den Ependymzellen des Zentralkanals, wachsen diese oft zentriert im Myelon. Der Zentralkanal im Rückenmark wird dadurch verlegt und die Liquorzirkulation behindert. Dies kann zu einer Entstehung einer paraläsionalen Syrinx kranial und kaudal des Tumors führen. Da bei Ependymomen »Abtropfmetastasen« auftreten können, sollte bei der histologischen Diagnose eines Ependymoms die gesamte Neuroachse bildgebend untersucht werden.

Die Liquoruntersuchung ist unergiebig. Intramedulläre Tumoren sollen, wenn nach Lokalisation und Ausdehnung möglich, operiert werden.

Therapie Da Ependymome meist gut abgekapselt sind, ist die mikrochirurgische Exstirpation die Therapie der Wahl. In etwa 90% gelingt eine vollständige chirurgische Exstirpation des Tumors. Das Ausmaß der Resektion hängt dabei von der Ausdehnung, der Lage und der histologischen Gradierung desTumors ab. Höhergradige Tumoren zeigen eine deutlich schlechtere Abkapselung vom umgegebenen Rückenmark und lassen sich auf Grund dessen nicht immer vollständig exstirpieren.

Das postoperative Ergebnis hängt von den präoperativ vorhandenen Defiziten ab. In ca. 20% der Patienten treten permanente neurologische Defizite auf, die sich in einer Verschlechterung in der McCormick-Skalierung von mindestens einem Grad zeigen. Bei Patienten mit einem präoperativen McCormick-Grad I und II treten dabei die wenigsten Komplikationen auf.

Bei **benignen Ependymomen** (WHO I und II) ist keine adjuvante Therapie notwendig. Auf Grund von Rezidiven in etwa 5% nach 5 und 10 Jahren, ist jedoch eine regelmäßige bildgebende Nachkontrolle (MRT) notwendig.

Maligne Ependymome (WHO III) können in seltenen Fällen systemisch metastasieren. Daher benötigen betroffenen Patienten ein ausgedehntes Tumorstaging unter Einbeziehung der inneren Organe. Im Falle einer unvollständigen Resektion oder später im Rezidiv wird der Tumor bestrahlt. Weiter fortgeschrittene Erkrankungen werden chemotherapeutisch mit Carboplatin und Etoposid oder mit Temozolomid und bei Her-2-Positivität studienanalog mit Lapatinib behandelt.

Astrozytome

Epidemiologie Astrozytome können im gesamten Bereich des Rückenmarks und treten vor allem zwischen dem dritten und fünften Lebensjahrzehnt auf. Auch diese Tumorentität findet man vermehrt bei Männern (1,5:1). In der Mehrzahl der Fälle handelt es sich um niedriggradige Astrozytome.

Symptome Die Symptome unterscheiden sich nicht von anderen intramedullären Tumoren. Schmerzen, treten im Vergleich zu Ependymomen seltener auf.

Diagnostik In der MRT sind niedriggradige Astrozytome durch ein diffuses intramedulläres Wachstum charakterisiert und zeigen meist kein Kontrastmittelenhancement. Bei höhergradigen Astrozytomen findet man typischerweise eine diffuse intramedulläre Kontrastmittelaufnahme, wenn auch diese Tumorentität sich äußerst selten spinal manifestiert.

Therapie Auf Grund des diffusen intramedullären Tumorwachstums und der schlechten Differenzierbarkeit zwischen Tumor- und Rückenmarksgewebe, ist die operative Resektion oftmals schwierig und eine vollständige Entfernung oft nicht möglich. Bei niedriggradigen Astrozytomen gelingt die vollständige Exzision nur bei etwa 40% der Patienten. Bei höhergradigen Astrozytom ist dies nur bei knapp 20% der Fall. Das postoperative klinische Ergebnis hängt dabei vor allem von der histologischen Gradierung und der Differenzierbarkeit des Tumors, sowie dem Vorhandensein einer periläsionalen Syrinx ab.

Postoperative Bestrahlung ist die Regel. Häufig wird diese in Verbindung mit Temozolomid eingesetzt.

Intramedulläre Gliome

Diese sind sehr selten und wie die Gliome des Gehirns hochmaligne. Der Krankheitsverlauf ist kürzer, die Symptome entwickeln sich schneller.

Auch hier steht die MRT als diagnostische Methode im Mittelpunkt. Aufgrund der limitierten chirurgischen Möglichkeiten spielt bei den malignen intramedullären Gliomen die adjuvanten Radiochemotherapie eine wichtige Rolle. Eine radikale Myelonektomie ist nur in Einzelfällen und nach bereits vollständiger Manifestation einer Querschnittsymptomatik indiziert.

Die Therapie nach Diagnosestellung besteht unabhängig vom Resektionsausmaß in einer Bestrahlung der erweiterten Tumorregion ggf. mit einer begleitenden und nachfolgenden Chemotherapie mit Temozolomid. Es ist wichtig an die ausgedehnte Beteiligung der Neuroachse zu denken und eine bildgebende (MRT) und zytologische (Liquor) Untersuchung mit dem Ziel des Ausschlusses einer weiteren ZNS-Beteiligung durchzuführen. Bei multiplen Lokalisationen oder Liquorraumbeteiligung ist die Prognose noch schlechter und eine Radiotherapie der Neuroachse erforderlich.

Differenzialdiagnose der intramedullären Tumoren Die wichtigsten Differenzialdiagnosen intraduraler extraaxialer Tumoren sind vergleichbar den o. g. bei den intraduralen Tumoren.

Empfehlungen zur Behandlung spinaler Tumoren und Metastasen*

Bei spinalen Metastasen wurde die Überlegenheit der kombinierten Behandlung aus Resektion, gefolgt von der Strahlentherapie, gegenüber alleiniger Strahlentherapie bezüglich der Gehfähigkeit nach Abschluss der Therapie als primärem Endpunkt in einer randomisierten Studie belegt (84% vs. 52%). Auch die Dauer des Erhalts der Gehfähigkeit wurde signifikant verlängert.

Eine randomisierte Studie zur Strahlentherapie spinaler Metastasen ergab bezüglich Gehfähigkeit und Verträglichkeit keinen Unterschied zwischen je 8 Gy an 2 Tagen und einem protrahierten Regime von 3–5 Gy, gefolgt von 5–3 Gy. Bei drohender Gehunfähigkeit infolge spinaler Metastasen muss unverzüglich die Indikation zur operativen Therapie geprüft werden.

* nach den Empfehlungen der DGN 2014 (www.dgn.org/leitlinien.html)

In Kürze

Diagnostik

Klinisch: Komplette Querschnittlähmung durch Unterbrechung oder Drosselung der Blutzufuhr zum Rückenmark durch Tumor. Diagnostik durch neurologische Untersuchung und technische Hilfsmitteln. **MRT:** Darstellung größerer Gefäßfehlbildungen, genaue, topographische Zuordnung. **Spinale Angiographie:** Exakte Diagnose der Gefäßmissbildungen. **Myelo-CT:** Darstellung extraduraler Läsionen. **Liquor:** Eiweißvermehrung bei normaler Zellzahl, stärke Eiweißerhöhung bei kompletter Querschnittläsion. **EMG:** Aufdeckung peripherer Nervenläsionen.

Therapie

Chirurgische, Strahlen-, Chemotherapie, bei Spätdiagnose Schmerz-, antispastische Therapie.

Extradurale Tumoren

Extradurale Metastasen gehen von Primärtumoren in Lunge, Mamma, Prostata, Uterus, Magen, Niere und Schilddrüse aus. Metastasierung hämatogen. **Symptome:** Hartnäckige, therapieresistente Schmerzen, Paresen. **Diagnostik:** CT, MRT, Liquor. **Therapie:** Zytostatika, Strahlen-, Hormontherapie, Behandlung mit radioaktivem Jod. Moderne, zielgerichtete Medikamente wie BRAF-Inhibitoren und Ipilimumab beim Melanom, EGFR-Inhibitoren beim nichtkleinzelligem Bronchialkarzinom, und Angiogenese-Inhibitoren bei verschiedenen Tumorentitäten können auch bei Patienten mit Hirnmetastasen eingesetzt werden.
Bösartige, primäre Wirbelprozesse. Solitärer Herd in Wirbeln, multipler Befall von Wirbeln oder ausgedehnte Osteoporose. **Diagnostik:** Laborbefunde noch unverdächtig. **Therapie:** Zytostatika, Strahlen-, Schmerztherapie.

Meningeale Tumoren. Führen rasch zur Querschnittlähmung. **Therapie:** Strahlentherapie, Zytostatika.

Extramedulläre, intradurale Tumoren

Neurinome: Langsames, Nervengewebe verdrängendes Wachstum von hinteren Wurzeln aus, im oberen, mittleren Halsmark und oberen Brustmark. **Symptome:** Einseitige, radikuläre Schmerzen, asymmetrische Querschnittlähmung. **Diagnostik:** MRT, Liquor. **Therapie:** Gut operabel.
Meningeome. Spinale Meningeome am Hals-, oberen und mittleren Brustmark. **Symptome:** Langsam fortschreitende Paraspastik mit Gefühlsstörungen in Händen und Fingern. **Diagnostik:** MRT, SEP. **Therapie:** Meist gut operabel.
Lipome. Sie sitzen dorsal, meist in Höhe thorakaler, lumbosakraler Segemente. **Symptome:** Langsam fortschreitende Paraspastik. **Therapie:** Operabel mit schlechterer Prognose.
Kaudatumoren. Weich-glasige Geschwulst an Kaudafasern oder Filum terminale. **Symptome:** Schmerzen, schlaffe Beinlähmung, Reithosenhypästhenie, Blasenstörungen. **Diagnostik:** MRT, Myelo-CT, Liquor. **Therapie:** Gut operabel, bei Rezidiven ggf. Nachbestrahlung.

Intramedulläre Tumoren

Ependymome. Zystisches oder solides Wachsen im Hinterstrangfeld des Rückenmarks. **Symptome:** Durch horizontales und vertikales Ausbreiten der Geschwülste kein einheitliches Bild. **Diagnostik:** MRT. **Therapie:** Operation, Bestrahlung bei Rezidiv oder nicht vollständiger Entfernung.
Astrozytome. Ähnliche Symptomatik, schlechtere operative Ergebnisse, bei diffusem Wachstum ggf. nur Biopsie möglich.

Weiterführende Literatur

Al-Omair A, Maucci L, Masson-Cote L, et al. (2013) Surgical resection of epidural diseases improves local control following postoperative spine stereotactic body radiotherapy. Neuro Oncol 15(10): 1413–1439

Engelhard HH, Vilano JL, Porter KR, et al. (2010) Clinical presentation, histology, and treatment in 430 patients with primary tumors of the spinal cord, spinal meninges, or cauda equina. J Neurosurg Spine 13(1):67–77

Guckenberger M, Hawkins M, Flentje M, et al. (2012) Fractionated radiosurgery for pinful spinal metastases: DOSIS- a phase II trial. BMC Cancer 19(12):530

Hirano K, Imagama S, Sato K, et al. (2012) Primary spinal cord tumors: review of 678 surgically treated patients in Japan. A multicenter study. Eur Spine J 21(10): 2019–2026

Hsu W, Jallo G (2013) Pediatric spinal tumors. Handb Clin Neurol 112:959–965

Klekamp J (2013) Treatment of intramedullary tumors: analysis of surgical morbidity and long-term results. J Neurosurg Spine 19(1): 12–26

Kobayshi S, Matsuyama Y, Sinomiya K, et al. (2014) A new alarm point of transcranial electric stimulation motor evoked potentials for intraoperative spinal cord monitoring: a prospective multicenter study from the Spinal Cord Monitoring Working Group of the Japanese Society for Spine Surgery and Related Research. J Neurosurg Spine 20(1): 102–107

Oh MC, Kim JM, Kaur G, et al. (2013) Prognosis by tumor location in adults with spinal ependymomas. J Neurosurg Spine 18(13): 226–235

Paraneoplastische Syndrome

Michael Platten

W. Hacke (Hrsg.), *Neurologie*,
DOI 10.1007/978-3-662-46892-0_13, © Springer-Verlag Berlin Heidelberg 2016

Einleitung

Paraneoplastische neurologische Syndrome gehören zu den komplexesten Erkrankungen in der Neurologie. Die Komplexität ist der Vielfältigkeit neurologischer Syndrome und der immer größer werdenden Zahl von Antikörpern geschuldet, die mit paraneoplastischen neurologischen Syndromen vergesellschaftet sind und diese verursachen. Sie ist aber auch dadurch bedingt, dass die Manifestation dieser Syndrome der Diagnose einer Tumorerkrankung um viele Jahre vorausgehen kann und dass viele dieser Syndrome auch ohne zugrundeliegende Tumorerkrankung als klassische neurologische Autoimmunerkrankung auftreten können. Daraus ergeben sich ganz besondere diagnostische und therapeutische Herausforderungen. Insgesamt handelt es sich hierbei um eine seltene Gruppe neurologischer Erkrankungen.

In diesem Kapitel werden Krankheiten beschrieben, die als indirekte immunologisch bedingte Folgeerscheinungen von Tumorerkrankungen am Nervensystem, der motorischen Endplatte oder dem Muskelgewebe manifest werden. In vielen Fällen ist der Primärtumor bekannt und wird behandelt und dann tritt die Funktionsstörung oder Schädigung des Nervensystems auf. In anderen Fällen kommt es vor, dass sich ein neurologisches Syndrom entwickelt und beim Versuch der Aufklärung der Krankheit ein Tumor entdeckt wird.

Das Wissen um die mit diesen Krankheiten assoziierten Fehlfunktionen des Immunsystems wächst stetig. Einige davon, die man heute schon gut kennt und charakterisiert hat, werden in diesem Kapitel besprochen.

13.1 Vorbemerkungen

Definition Paraneoplastische Syndrome (PNS) sind definiert als erworbene Autoimmunerkrankungen. Sie entstehen infolge einer gegen sog. »onkoneurale« oder antineurale Antigene gerichteten humoralen und/oder zellulären Immunreaktion. Hierbei erzeugt eine primär gegen den Tumor gerichtete Antikörper- und oder zelluläre Immunantwort durch Kreuzreaktion mit neuronalen Antigenen eine Dysfunktion und Schädigung des Nervensystems. Paraneoplastische Funktionsstörungen und Schädigungen am Nervensystem können lange vor der auslösenden Tumorerkrankung manifest werden. Dies liegt wahrscheinlich daran, dass die mit dem Nervensystem kreuzreagierende antitumorale Immunität zunächst effektiv in der Tumorkontrolle ist.

Diagnostik Die Diagnose eines paraneoplastischen Syndroms wird durch den Nachweis distinkter Autoantikörper im Serum (Tab. 10.1) gestützt. Bei den Autoantikörpern werden die lange bekannten »klassischen« von den erst kürzlich definierten »neuen« Antikörpern unterschieden. Während die klassischen Antikörper gegen intrazelluläre Epitope gerichtet sind und vermutlich selbst nicht pathogen sind, erkennen die neuen Antikörper extrazelluläre Epitope, häufig Membranrezeptoren. Diese Unterscheidung ist insofern bedeutsam, da die neuen Antikörper pathogen sind und sich somit nicht nur als Verlaufsparameter für eine effektive Therapie eignen, sondern auch Ziel dieser effektiven Therapie sind. So ist eine diese Antikörper entfernende Plasmapherese bei den durch die neuen Antikörper ausgelösten PNS wesentlich effektiver als bei den durch die klassischen Antikörper ausgelösten PNS, bei denen die eigentliche Neurotoxizität eher durch T-Zellen verursacht werden. Dementsprechend führen die klassischen paraneoplastischen Syndrome in der Regel zu einer raschen irreversiblen Schädigung und Degeneration der betroffenen Nervensysteme während die neuen Syndrome zu einer Funktionsstörung der betroffenen Nervensystem führen, die nach einer effektiven Therapie häufig reversibel ist.

Zur Tumorsuche bei antikörperpositiven Patienten ist eine gezielte Stufendiagnostik angezeigt, an deren Ende bei fehlendem Tumornachweis die Ganzkörper-Fluordesoxyglukose (FDG)-PET sinnvoll ist. Eine sorgfältige und ggf. wiederholte Tumorsuche ist deswegen bedeutsam, da die Behandlung des Tumors notwendige Voraussetzung und häufig auch einzig effektive therapeutische Maßnahme zur Behandlung eines PNS ist. Während früher die Diagnose eines PNS eine Ausschlussdiagnose darstellte, wenn keine andere Differenzialdiagnose gestellt werden konnte, ist ein PNS heute nach den Diagnosekriterien des europäischen Netzwerks (PNS Euronetwork) eine nach weitgehend klaren Kriterien zu stellende Diagnose. Hierbei kann zwischen einem gesicherten und einem möglichen paraneoplastischen Syndrom unterschieden werden. Die für die Diagnosestellung relevanten klinischen Fragen sind:

- Liegt eine klassische klinische paraneoplastische Symptomkonstellation vor?
- Ist ein mit paraneoplastischen Syndromen assoziierter Antikörper nachweisbar?
- Liegt ein hohes Tumorrisiko oder gar eine Tumorerkrankung vor und bessert sich das neurologische Syndrom nach Tumortherapie?
- Im Zweifelfall, wenn ein PNS nicht gesichert werden kann, sollten andere, auch direkt das Nervensystem betreffende Tumoren in Betracht gezogen werden und ggf. durch eine Biopsie gesichert oder ausgeschlossen werden.

13.2 Paraneoplastische zerebelläre Degeneration (PCD)

Epidemiologie Die mit diesem Syndrom assoziierten Tumoren sind bei Frauen, die insgesamt etwas häufiger betroffen sind, überwiegend gynäkologische Tumoren (v. a. Ovarialkarzinome), während bei Männern kleinzellige Lungenkarzinome (SCLC), kolorektale Karzinome und Lymphome im Vordergrund stehen.

Pathologie und Pathophysiologie Pathologisch-anatomisch findet man: Verlust der Purkinje-Zellen, Atrophie des Nucleus dentatus und Gliaproliferation. Der Prozess kann das Kleinhirn zur Brücke und zum Rückenmark hin überschreiten.

Pathophysiologisch liegt ein Autoimmunprozess gegen die Purkinje-Zellen des Kleinhirns zugrunde, der zu einem nahezu vollständigen Verlust dieser Zellen führt.

Tab. 13.1 Paraneoplastische Syndrome: serologische Tests

Neue Antikörper	Klinisches Syndrom* und typische Tumoren	Gerichtet gegen
VGCC-AK	LEMS Kleinzelliges Bronchialkarzinom (SCLC)	Spannungsgesteuerter Ca^{2+}-Kanal
Anti-LGI1	LEMS Kleinzelliges Bronchialkarzinom (SCLC)	Spannungsgesteuerter Ca^{2+}-Kanalkomplex
Anti-CASPR2	LEMS Kleinzelliges Bronchialkarzinom (SCLC)	Spannungsgesteuerter Ca^{2+}-Kanalkomplex
Anti-NMDA-R-AK	NMDA-AK-positive Enzephalitis Ovarialteratom	NMDA-Rezeptoren
Anti-$GABA_B$-R-AK	$GABA_B$-R-AK-positive Enzephalitis, OM oder LEMS Kleinzelliges Bronchialkarzinom (SCLC)	$GABA_B$-Rezeptoren
Anti-AMPA-R (GluR1/2)-AK	AMPA-R-AK-positive Enzephalitis Kleinzelliges Bronchialkarzinom (SCLC), Mammakarzinom, Thymom	AMPA-Rezeptoren
Anti-Yo-AK (PCA1)	PCD Ovarialkarzinom, Mammakarzinom	Purkinje-Zellen
Anti-Hu-AK (ANNA1)	PEM, limbische Enzephalitis, SSN SCLC	Neuronale Nuklei
Anti-Ri-AK (ANNA2)	POM, PCD Mammakarzinom, SCLC	Neuronale Nuklei
Anti-Ma2-AK (Ta)	Limbische Enzephalitis, Hirnstammenzephalitis, PCD Seminom, Bronchialkarzinom	ZNS/Testis-spezifisches Protein
Anti-CV2-AK (CRMP5)	PEM, SSN, limbische Enzephalitis, PCD Mammakarzinom, SCLC, Thymom	Oligodendrozytenprotein
Anti-Amphiphysin-AK	Stiff-person-Syndrom Mammakarzinom, SCLC	Synapsenprotein
Anti-Tr-AK	PCD M. Hodgkin	»Delta/notch-like epidermal growth factor-related receptor«
GAD-AK	Limbische Enzephalitis Bronchialkarzinom, Hodentumoren	

VGCC »voltage-gated calcium channel«; ANNA antineuronale nukleäre Antikörper.
* Abkürzungen ► Text

Symptome und Verlauf Die Patienten entwickeln im mittleren Lebensalter akut oder subakut ein Kleinhirnsyndrom, das dem in ► Kap. 25 für die sporadische Spätatrophie der Kleinhirnrinde beschriebenen sehr ähnlich ist:
- Extremitätenataxie, an den Beinen mehr als an den Armen ausgeprägt,
- Rumpfataxie mit Vorwärts- und Rückwärtsschwanken,
- Gangataxie und Standataxie,
- Nystagmus, okuläre Dysmetrie und Störungen der okulären Folgebewegungen,
- Dysarthrie.

Zusätzliche klinische Symptome wie Spastik, Motoneurondegeneration, Demenz und Polyneuropathie können hinzutreten.

Diagnostik Diagnostisch ist der Nachweis von Purkinje-Zell-Antikörpern (Anti-Yo) charakteristisch. Anti-Yo-Antikörper sind nahezu immer mit gynäkologischen Tumoren assoziiert. Andere mit einem definitiven PNS assoziierte Antikörper/Tumorerkrankungspaare sind: Anti-Hu (»small cell lung carcinoma« SCLC, Prostatakarzinom, Neuroblastom), Anti-Ta (Seminom), Anti-Tr (Hodgkin-Lymphom), CV2/Anti-CRMP5 (SCLC, Thymom), Anti-Amphipysin (SCLC), Anti-Zic4 (SCLC, Ovarialkarzinom) oder ANNA-3 (Tab. 13.1) Im Liquor sind Eiweiß und oft Zellen leicht vermehrt. Oligoklonale Banden und Zeichen autochthoner IgG-Produktion sind möglich, da die antineuronalen Antikörper häufig intrathekal produziert werden. Der Antikörpernachweis erfolgt im Serum. Anmerkungen zu den Antikörpertests ► Facharztbox.

Facharztbox

Anmerkungen zu den Antikörpertests*

Ziel der Autoantikörperdiagnostik ist eine optimale diagnostische Spezifität und Sensitivität unter ökonomischen Gesichtspunkten. Daher sollte bei der Diagnostik antineuronaler Autoantikörper Folgendes berücksichtigt werden:

- Jedes Serum sollte mittels Immunhistochemie sowie mit Western Blot untersucht werden. In der Immunhistochemie sollten Schnitte aus z. B. Rattenkleinhirn, Hirnstamm (beides mit zentralen Neuronen), Plexus myentericus (mit peripheren Neuronen, z. B. zur Differenzierung von Anti-Hu und Anti-Ri) verwendet werden. Im Western Blot sollten ein Neuronenextrakt aus Kleinhirn oder die einzelnen verfügbaren rekombinanten Proteine verwendet werden. Ein Screening mittels Immunhistochemie allein wird aufgrund des teils sehr schwierig zu interpretierenden Färbeverhaltens z. B. die Anti-Ma- und Anti-Ta-Reaktivität übersehen, umgekehrt zeigt beispielsweise die Anti-Tr-Reaktivität keine Bande im Routine-Western-Blot.
- Viele der auf ihre klinische Relevanz hin gut charakterisierten Antikörperreaktivitäten sind erst seit kurzem beschrieben. Daher sind die Tests oft noch nicht kommerziell verfügbar (z. B. für Ma-1).
- Die Verwendung unterschiedlicher Testsysteme erschwert die Vergleichbarkeit der Ergebnisse.
- Nach den neuen Diagnosekriterien genügt der Nachweis einer »klassischen« Antikörperreaktion (Anti-Hu, Yo, Ri, Ma, Ta, CV2, Amphiphysin) zur Diagnose eines »definitiven« paraneoplastischen Syndroms, auch wenn bisher kein Tumor diagnostiziert wurde (**B**).
- Die Antikörperbestimmungen sollten auf zwei unabhängigen Labormethoden (Blot und Histochemie) beruhen, eine Methode genügt nicht (**B**).
- Die Antikörperspezifität hilft bei einer gezielten Tumorsuche; eine breite Tumordiagnostik sollte ein FDG-PET beinhalten (**B**).
- Bei den klassischen paraneoplastischen Autoantikörpern ist eine Bestimmung im Serum ausreichend, bei den neuen paraneoplastischen Autoantikörpern sollte eine Bestimmung in Serum und Liquor erfolgen. Nur die neuen paraneoplastischen Autoantikörper eignen sich als Verlaufsparameter unter Tumor- und oder immunsuppressiver Therapie.

* Gekürzt, nach den Leitlinien der DGN, 2008 und 2012 (www.dgn.org/leitlinien.html)

Differenzialdiagnose Das Zusammenspiel von Demenz und Polyneuropathie können die Unterscheidung von einer Alkoholschädigung schwierig machen. Zusätzliche Hirnstammsymptome lenken den Verdacht auf eine Heredoataxie. Bei entzündlich verändertem Liquor muss man auch an infektionsassoziierte (Epstein-Barr-Virus) subakute Kleinhirndegenerationen oder an eine autoimmune Zerebellitis denken. Eine Verwechslung mit einem Kleinhirntumor ist kaum möglich (keine Kopfschmerzen, keine Stauungspapille). Im Zweifelsfall schließt das MRT diese Differenzialdiagnose aus.

Therapie und Prognose Immunsuppressive Maßnahmen haben bislang keine überzeugende Wirksamkeit in der Behandlung des Syndroms gezeigt. Neben unterstützenden Maßnahmen und der Behandlung der zugrunde liegenden Tumorerkrankung kann aber ein Steroidpuls in Analogie zur MS (ggf. nach 6–8 Wochen wiederholen) sowie eine Therapie mit i.v. IG (2 g/kg KG) verteilt über 5 Tage gegeben werden. Bleibt der Erfolg mindestens 10–14 Tagen aus, kann eine Plasmapherese, ein Immunadsorption oder eine Behandlung mit Cyclophosphamid (ab 750 mg/m^2 i.v. alle 4 Wochen) angeschlossen werden. Auch Rituximab wird immer wieder versucht. Die Erfolge sind zweifelhaft und Nebenwirkungen nicht selten. Bei Erfolglosigkeit der Therapie werden keine immunologischen Dauerbehandlungen empfohlen.

In Assoziation mit Lymphomen ist die Gesamtprognose etwas besser, insgesamt ist die Prognose jedoch sehr schlecht und die therapeutische Beeinflussbarkeit gering, sofern die Tumorerkrankung nicht effektiv behandelt werden kann.

13.3 Lambert-Eaton-myasthenes Syndrom (LEMS)

Epidemiologie Das Lambert-Eaton-Rooke-Syndrom ist meist (50–80%) mit kleinzelligen Bronchialkarzinom assoziiert. Andererseits entwickeln nur etwa 3–5% der Patienten mit kleinzelligen Bronchialkarzinomen (»small cell lung carcinoma«, SCLC) Symptome eines Lambert-Eaton-Syndroms. Die Patienten haben häufig noch andere Autoimmunkrankheiten. Die Assoziation an andere Karzinome ist weitaus seltener. Das Lambert-Eaton-Syndrom kann in jedem Lebensalter auftreten, findet sich aber bevorzugt im mittleren Lebensalter. Seltener ist das idiopathische, nicht paraneoplastische LMS. Bevor man dies diagnostiziert, sollte man die paraneoplastische Genese mehrfach ausgeschlossen haben, und bis zu 2 Jahren danach immer noch die Diagnose regelmäßig hinterfragen.

Pathophysiologie LEMS-Patienten haben, anders als Patienten mit Myasthenia gravis, keine Antikörper gegen Acetylcholinrezeptoren. Acetylcholin wird normal gespeichert. Die Aktivität des synthetisierenden Enzyms Acetylcholinesterase und die Zahl der postsynaptischen Acetylcholinrezeptoren sind normal. Dem Syndrom liegen, insbesondere bei einer Assoziation mit SCLC, Antikörper gegen spannungsgesteuerte Kalziumkanäle (VGKC) am präsynaptischen motorischen Terminal zugrunde. Es kommt zur verminderten Freisetzung von Acetylcholin und zur damit verbundenen Muskelschwäche. Häufig ist auch die vegetative, cholinerge Übertragung gestört. Andere ein definitives paraneoplastisches LEMS definierende Antikörper sind Hu-Antikörper in Verbindung mit

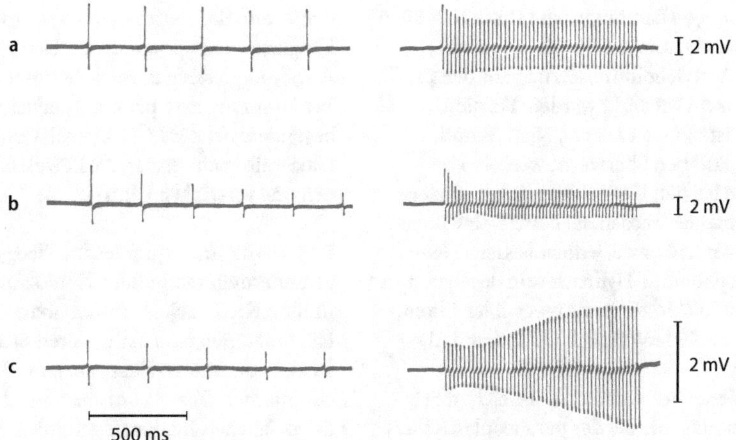

Abb. 13.1a–c Repetitive, supramaximale Reizung des N. ulnaris mit niedriger (*links*) und hoher (*rechts*) Frequenz. a Normal. **b** Myasthenia gravis. **c** Lambert-Eaton-myasthenes-Syndrom. (Aus Ludin 1987)

SCLC, Prostatakarzinom sowie Neuroblastom. Antikörper gegen Sox1 sind ein spezifischer Marker für SCLS-LEMS, werden aber auch bei SCLC-Patienten ohne paraneoplastisches Syndrom gefunden.

Symptome Das LEMS beginnt mit myasthener Ermüdbarkeit der Beckengürtelmuskulatur, während Ptose, Doppeltsehen und Schluckstörung, wenn überhaupt, erst später auftreten. Hierdurch lässt sich meist bereits klinisch eine Abgrenzung gegen die Myasthenia gravis pseudoparalytica (▶ Kap. 34) treffen. Die Muskelschwäche bleibt auch später überwiegend proximal an den Extremitäten lokalisiert. Bulbäre Symptome sind möglich. Die Augenmuskeln sind praktisch nie beteiligt. Auffällig ist, dass die Muskelschwäche bei kurzdauernder Übung deutlich besser wird, bei längerer Belastung jedoch wieder abnimmt. Vegetative Symptome schließen Mundtrockenheit und Potenzstörungen, vermindertes Schwitzen, Verstopfung, Harnverhalt ein. Eigenreflexe sind meist verschwunden, können aber nach leichter Belastung kurzzeitig wiederkehren. Parästhesien können vorkommen.

Die myasthenen Symptome gehen in der Regel der Manifestation des zugrunde liegenden Tumors voraus. Die Diagnose eines LEMS macht die Suche nach einer zugrunde liegenden Tumorkrankheit erforderlich. Das LEMS kommt aber auch als nichtparaneoplastische Autoimmunerkrankung vor.

Diagnostik Charakteristisch ist der Befund im **Stimulations-EMG**: Bei niedrigen Stimulationsfrequenzen nehmen die schon ohnehin niedrigen Muskelantwortpotenziale an Amplitude weiter ab (Dekrement), während sie bei hochfrequenter Stimulation (40–50 Reize je Sekunde) nach kurzem, initialen Dekrement wieder deutlich an Amplitude zunehmen (Fazilitierung, ◻ Abb. 13.1). Diese Untersuchung ist sehr unangenehm, daher wird häufig eine maximale Vorspannung als Übung vor der elektromyographischen Untersuchung eingesetzt.

Labor: An erster Stelle steht der Nachweis von charakteristischen, das LEMS definierenden Antikörpern gegen die spannungsgesteuerten Kalziumkanäle (▶ Pathophysiologie, Facharztbox: Anmerkungen zu den Antikörpertests und ▶ Exkurs: Weitere Antikörper bei LEMS).

Internistische Diagnostik: CT-Thorax, Bronchoskopie mit Histologie, beides bei negativen Ergebnissen auch wiederholt, dann auch Ganzkörper-FDG-PET.

Der **Tensilon- (oder Mestinon-)Test** ist, wenn überhaupt, nur leicht positiv. Serologisch kann die Diagnose durch den Nachweis von Antikörpern gegen den spannungsgesteuerten Kalziumkanal nachgewiesen werden. Bei sehr vielen Patienten lässt sich HLA-B 8 nachweisen.

Therapie Neben der kausalen Therapie, der Behandlung der zugrunde liegenden Tumorkrankheit, ist eine symptomatische Besserung möglich:

Exkurs

Weitere Antikörper bei LEMS

Der Nachweis von Antikörpern gegen den Transkriptionsfaktor SOX1, früher AGNA (»anti-glial nuclear antibody«), einem in kleinzelligen Bronchialkarzinomen (SCLC) exprimierten Tumorantigen, ermöglicht beim LEMS die Differenzierung zwischen paraneoplastischer bzw. idiopathischer Genese. Anders als Antikörper mit Affinität für spannungsabhängige Kalziumkanäle (VGCC), finden sich αSOX1-Antikörper nur bei Patienten, die ein LEMS in Verbindung mit einem SCLC entwickeln, aber nicht bei Patienten mit idiopathischem LEMS.

- **Steigerung der neuromuskulären Überleitung:** Die Kraft kann mit 3,4-Diaminopyridin (bis zu 60–80 mg täglich, auf mehrere Dosen von 10–20 mg verteilt) durch verstärkte Acetylcholinfreisetzung aus den präsynaptischen Vesikeln verstärkt werden. Da diese Substanz toxisch ist, müssen Leber-, Nieren- und Knochenmarkfunktionen überwacht werden. Die Behandlung muss bei den Kassen separat zur Kostenübernahme angemeldet werden. Es besteht eine hohe Empfindlichkeit gegen Curare, jedoch bessern Neostigmin und Edrophonium-Hydrochlorid das Syndrom nicht. Pyridostigmin (Mestinon als reversibler Cholinesterasehemmer, bis 600 mg täglich) hilft, wenn überhaupt, nur wenig.
- **Immunsuppression:** Hier kommen die gleichen Prinzipien zur Anwendung, die bei der paraneoplastischen Kleinhirndegeneration genannt wurden.

13.4 Paraneoplastische Enzephalomyelitiden

Die paraneoplastische Enzephalomyelitis (PEM) erzeugt in unterschiedlichen Regionen des Gehirns und Rückenmarks eine neuronale Dysfunktion und geht in unterschiedlicher Ausprägung mit limbischen, rhombenzephalen, zerebellären und spinalen Symptomen einher.

13.4.1 Limbische Enzephalitis (LE)

Die limbische Enzephalitis kommt bei kleinzelligen Bronchialkarzinomen, M. Hodgkin und Hodenkarzinom vor. Die limbische Enzephalitis (LE) wird zunehmend auch als nichtparaneoplastische Erkrankung beobachtet. Auch geht die Enzephalitis der Diagnose des Tumors um Jahre voraus. Oft wird der Tumor erst bei der Abklärung einer unklaren Enzephalitis entdeckt.

Pathophysiologie und Auftreten Bei tumorassoziierter LE können neben Anti-Ma2- oder Anti-Hu- auch Antikörper gegen CV2 Antikörper nachgewiesen werden. Bei der autoimmunen, nicht tumorassoziierter LE findet man dagegen Autoantikörper gegen NMDA-Rezeptoren (s. u.), spannungsabhängige Kaliumkanäle (VKGC-Antikörper), leuzinreiches Gliom-inaktiviertes Protein 1 (LGI1) oder Contactin-assoziiertes Protein-ähnliches 2 (CASPR-2). Männer und Frauen sind in etwa gleich häufig betroffen. Die limbische Enzephalitis kann in jedem Lebensalter bei Erwachsenen auftreten, ist aber zwischen dem 4. und 6. Jahrzehnt am häufigsten. Die autoimmune, nicht tumorassoziierter LE spricht deutlich besser auf Immuntherapien an als paraneoplastische LE-Varianten, die durch Serumantikörper gegen intrazelluläre neurale Epitope gekennzeichnet sind und bei denen pathophysiologisch zytotoxische T-Zellen für die Schädigung verantwortlich sind.

Symptome Häufig initial schwer behandelbare Temporallappenanfälle, nachfolgend starkes Nachlassen der Merkfähigkeit, rasch progrediente Demenz, Verhaltensstörungen: Angst, Aggressivität, sexuelle Enthemmung, auch depressive Verstimmung bzw. paranoid-halluzinatorische Psychose. Insbesondere bei der LGI1-assoziierten LE ist häufig eine Hyponatriämie nachweisbar, die Bewusstseinsstörung und Anfallsneigung verstärken kann

Diagnostik Im **Liquor** leichte Pleozytose. Im **EEG** Allgemeinveränderung, temporaler Herdbefund. Im **MRT** variable Befunde. Nicht selten findet man Signalauffälligkeiten im Hippokampus oder an anderen Stellen des limbischen Systems, in der akuten Phase auch mit Kontrastaufnahme, in der chronischen Phase wird manchmal eine deutliche Atrophie der befallenen Regionen gefunden. In den meisten Fällen ist die Manifestation unilateral.

Therapie Neben der Therapie des Primärtumors können verschiedene Immuntherapien versucht werden, darunter Steroide, Immunglobuline, Plasmapherese oder Immunadsorption bei positivem AK-Nachweis und als Dauertherapie Cyclophosphamid oder Rituximab, wie in dem Einschub »Leitlinien der Behandlung paraneoplastischer Syndrome« (s. u.) vorgestellt. Eine überzeugende Wirksamkeit ist bei der paraneoplastische LE, von Kasuistiken abgesehen, nicht beschrieben. Symptomatisch wird mit Antikonvulsiva sowie Antidepressiva behandelt.

13.4.2 NMDA-Rezeptor-antikörperpositive Enzephalitis

Diese erst vor wenigen Jahren erstmals beschriebene Entität wird immer häufiger diagnostiziert.

Vorkommen und Pathophysiologie Typischerweise erkranken junge Frauen, bei denen dann in der Diagnostik oft ein Ovarialtumor (Teratom) gefunden wird. Bleibt die Tumorsuche initial negativ, sind häufige Kontrolluntersuchungen erforderlich.

Symptome Sehr typisch ist die Konstellation von affektiver und intellektueller Nivellierung, exogen-psychotischen Symptomen und oralen oder fazialen Dyskinesien, die zuerst an eine Nebenwirkung von Antiemetika denken lassen. Die Symptome entwickeln sich aus völliger Gesundheit schleichend über einige Tage und Wochen. Es gibt auch Fälle, in denen sich nach einem kurzen Prodromalstadium das Bild einer leichten Virusmeningoenzephalitis entwickelt, das dann innerhalb weniger Tage in einen nicht kontrollierbaren Status epilepticus übergeht.

Diagnostik **Labor:** Namensgebend ist der Nachweis von Anti-NMDA-AK, die bisher nur an wenigen Stellen untersucht werden. Das Zielepitop ist innerhalb der extrazellulären N-terminalen Domäne der NR1-Untereinheit des NMDA-R lokalisiert und die Inkubation von Patientenseren mit hippokampalen Schnittkulturen induziert eine reversible Verringerung postsynaptischer NMDA-R-Cluster.

Liquor: Der **Liquor** ist oft pathologisch, aber meist unspezifisch oder gar irreführend, wenn oligoklonale Banden oder eine entzündliche Pleozytose mit einigen Hundert Zellen gefunden werden. Eine autochthone IgG-Produktion ist häufig zu finden.

Ebenso wenig spezifisch ist das **MRT**. Es kann selbst bei wochenlanger, schwerster Symptomatik normal bleiben, ansonsten findet man multiple, asymmetrische Hyperintensitäten in FLAIR oder T2-Darstellungen, die manchmal leicht Kontrastmittelaufnehmen können. Sind es solitäre Herde, ist die Differenzierung von enzephalomyelitischen Herden schwer (wenngleich die klinische Symptomatik diese Differenzialdiagnose unwahrscheinlich macht). MR-Veränderungen finden sich häufig in Regionen mit vielen NMDA-Rezeptoren, dem limbischen System und dem Hirnstamm.

CT-Abdomen und gynäkologische Untersuchung: Beide sollten bei unklaren enzephalitischen Syndromen oder einem therapierefraktären Status epilepticus ohne erkennbare Ursache bei jungen Frauen mit der gezielten Frage nach Veränderungen der Ovarien angefordert werden.

Therapie Das Therapiespektrum deckt sich mit den Ansätzen, die bei der limbischen Enzephalitis beschrieben wurden. Aufgrund der Tatsache, dass die erkrankungsdefinierenden Antikörper auch bei langem Krankheitsverlauf eine erhebliche Funktionsstörung bei sehr geringer oder fehlender struktureller Schädigung verursachen, sollte eine aggressive immunsuppressive Therapie erfolgen. Diese schließt neben Glukokortikoiden, IVIG, Plasmapherese bei Versagen auch hochdosiertes Cyclophosphamid und Rituximab mit ein. Patienten, bei denen konsequent solche immunsupprimierenden Therapiemaßnahmen zur Anwendung kommen haben (im Gegensatz zu Patienten mit klassischen paraneoplastischen Syndromen) eine deutlich bessere Prognose. Auch nach einem langen Krankheitsverlauf mit intensivmedizinischer Behandlung ist hier eine vollständige Restitution möglich.

13.4.3 Bulbäre Enzephalitis (Paraneoplastisches Opsoklonus-Myoklonus-Syndrom, POM)

Bei Erwachsenen sind Mamma- und Bronchialkarzinom die häufigsten assoziierten Tumoren, selten Hodgkin-Lymphome. Der typische Indextumor im Kindesalter ist das Neuroblastom. Bei Patienten mit zugrunde liegendem Mammakarzinom finden sich oft Anti-Ri-Antikörper (ANNA2, ◘ Tab. 13.1). Andere, selten mit POM assoziierte Antikörper sind Anti-Hu und Anti-Amphiphysin.

Das Syndrom ist bei Erwachsenen selten. Lähmungen der kaudalen Hirnnerven, bei Befall der Brücke auch Blickparese, und Störung der Bewegungskoordination, und Aktionsmyoklonien stehen im Vordergrund. Hochfrequente, spontane, konjugierte Augenbewegungen (Opsoklonus) sind bei Kindern mit Neuroblastom charakteristisch. Bei Kleinhirnbeteiligung kommt es zu einer zusätzlichen Rumpf- und Extremitätenataxie (POM-A).

Kortison, Immunadsorption und Therapie des Primärtumors können das Syndrom zum Stillstand bringen. Symptomatisch werden Clonazepam (3×0,5–2 mg/Tag) und Propranolol (3×40–80 mg/Tag) eingesetzt.

13.4.4 Paraneoplastische Myelitis

Bei diesem paraneoplastischen Syndrom kommt es zu einer subakuten Vorderhorndegeneration, besonders im Zervikalmark, mit vorwiegend distalen Muskelatrophien und Reflexverlust. Das Krankheitsbild (nicht Erkrankungsalter und Verlauf!) ist der progressiven, spinalen Muskelatrophie vom Typ Duchenne-Aran ähnlich (► Kap. 33.2). Es gibt auch eine paraneoplastische akute Querschnittmyelitis, die unter dem Bild einer rasch aufsteigenden sensiblen und motorischen Lähmung mit Blasenstörungen in Tagen bis Wochen zum Tode führt. Schließlich kommt eine kombinierte spinale Strangdegeneration vor, die dem Bild der funikulären Spinalerkrankung, aber ohne Vitamin-B_{12}-Resorptionsstörung, entspricht. Differenzialdiagnosen sind infektiöse und parainfektiöse Myelitiden. Ein definitives PNS wird bei Vorliegen von Hu- oder CV2-Antikörpern (SCLC, Thymom, Prostatakarzinom, Neuroblastom) diagnostiziert.

13.4.5 Paraneoplastische amyotrophe Lateralsklerose (ALS)

Eine symptomatische ALS mit Beteiligung der bulbären Hirnnervenkerne und ihrer supranukleären Bahnen soll bei Neoplasmen der verschiedensten Art vorkommen. Die definitive Diagnose kann bei Vorliegen von Hu-Antikörpern (SCLC, Prostatakarzinom, Neuroblastom) und CV2/Anti-CRMP5 (SCLC, Thymom) gestellt werden. Diese Form soll einen milderen Verlauf haben als die essenzielle Form der Krankheit (► Kap. 33.4). Im Liquor findet man häufig eine Eiweißerhöhung bei Schrankenstörung. Immunsuppressiva werden eingesetzt, ohne dass es einen Beweis für ihre Wirksamkeit gibt.

13.4.6 Paraneoplastisches Stiff-person-Syndrom

Das ist die symptomatische, tumorassoziierte Variante des Stiff-person-Syndroms (SPS) (► Kap. 24; vgl. auch Fallbeschreibung am Ende dieses Kapitels). Ein assoziierter Antikörper ist Anti-Amphiphysin (Mammakarzinom, SCLC). Als symptomatische Therapie werden neben den üblichen Immuntherapien 20–100 mg Diazepam/Tag oder 5–10 mg Rivotril/Tag eingesetzt.

13.5 Subakute sensorische Neuropathie (SSN)

Pathophysiologie Diesem Syndrom, auch als Denny-Brown Syndrom bezeichnet, liegen Anti-Hu- (ANNA1) oder CV2/ Anti-CRMP5-Antikörper (SCLC, Thymom) zugrunde, die speziell die Spinalganglien, möglicherweise auch die autonomen Ganglienzellen angreifen. Auslöser sind meist kleinzellige Bronchialkarzinome. Pathologisch-anatomisch findet man in den peripheren Nerven die sensiblen Axone und Markscheiden degeneriert, jedoch sind regelmäßig auch Spinalganglien, Hinterstränge und Tractus spinocerebellaris betroffen.

Symptome Die SSN ist eine häufige paraneoplastische Komplikation. Sie befällt die Beine mehr als die Arme und äußert sich vor allem in Parästhesien, Gangunsicherheit infolge sensibler Ataxie und Reflexabschwächung. Lähmungen sind möglich, treten aber im Krankheitsbild zurück. Die progrediente, sensible Symptomatik, die oft asymmetrisch verläuft, wird durch autonome Symptome (Anhidrose, orthostatische Hypotonie, Impotenz) und auch zentrale Symptome (Persönlichkeitsveränderungen, Demenz) verstärkt.

Diagnostik Die Diagnose erfolgt durch serologischen Nachweis von Anti-Hu oder Anti-CV2. Der Liquor zeigt eine Eiweißvermehrung in der Größenordnung von 0,50–1,00 g/l. Eine intrathekale IgG-Synthese und/oder OKB können vorhanden sein. Differenzialdiagnostisch kommen eine CIDP oder eine Anti-MAG-Neuropathie in Frage.

Therapie In den meisten Fällen ist die Krankheit einer Therapie nicht zugängig. Die oben skizzierten immunsuppressiven Methoden können getestet werden. Auch eine Behandlung des zugrunde liegenden Tumors führt nur sehr selten zu einer Stabilisierung. Symptomatisch sind Gabapentin (100–3600 mg), Pregabalin (75–600 mg) oder Amitriptylin (bis 75 mg) v. a. gegen die Missempfindungen und Schmerzen wichtig.

13.6 Myopathie, Polymyositis und Dermatomyositis

Das Vollbild der Dermatomyositis und der remittierend verlaufenden Polymyositis ist bei Männern über 50 Jahren in 60% der Fälle durch ein Malignom ausgelöst. Symptomatik und Therapie sind in Kap. 34.9 ausführlich beschrieben. Typische, spezifische Antikörper gibt es keine. Anti-Jo1 und Anti-TGF-1g sind häufig mit DM assoziiert, aber nicht spezifisch für eine paraneoplastische Genese. Häufig assoziierte Tumoren sind für die Polymyositis (NHL, Bronchialkarzinom und Blasenkarzinom) und für die Dermatomyositis (Ovarialkarzinom, Bronchialkarzinom, Pankreas, Kolon- und Magenkarzinom).

Der Fall

Die Patientin wurde uns zugewiesen, um die Diagnose eines »Stiff-person«-Syndroms zu bestätigen und eine entsprechende Behandlung einzuleiten. Die Symptome waren ungewöhnlich: Zwar hatte diese Patientin eine spontane und bewegungsabhängige, massive Tonuserhöhung der Muskulatur, aber weniger an den Beinen als an den Armen. Die Arme waren adduziert, vor dem Brustkorb übereinandergeschlagen, und die Kraft, die diese nahezu kontinuierliche Muskelspannung auf den Rumpf ausübte, war so stark, dass mehrere Rippen auf beiden Seiten frakturiert waren. Auch reagierte sie nicht, wie andere Patienten mit Stiff-person-Syndrom, auf hochdosierte Tranquilizer vom Diazepamtyp. Der Liquor war leicht entzündlich verändert und zeigte eine deutliche, autochthone Immunglobulinproduktion. Wie immer in solchen Fällen, begannen wir mit einer ausführlichen Tumorsuche und wurden fündig: Ein hormonaktives Mammakarzinom wurde gefunden und entsprechend behandelt; die Symptomatik bildete sich, wenn auch nicht vollständig, zurück. Die Patientin war wieder in der Lage, ihre Hände und Arme sinnvoll einzusetzen, und der massive Druck auf den Brustkorb ließ nach. Es gelang nicht, im Serum spezifische Antikörper zu isolieren, aber der Verdacht liegt sehr nahe, dass es sich um ein paraneoplastisches Syndrom gehandelt hat.

Leitlinien Paraneoplastische Syndrome*

- Der Stellenwert des Ganzkörper-FDG-PET zur Tumorsuche bei einem Antikörper-positiven Patienten ist belegt und kann gegenüber Kostenträgern wissenschaftlich begründet werden (**B**).
- **Immuntherapien**
  - Sensible Neuropathie oder limbische Enzephalitis reagieren eher auf eine Behandlung (Tumortherapie und/oder Immunmodulation) als z. B. die Kleinhirndegeneration (**C**).
  - Die Immunmodulation oder -suppression bei Erkrankungen der Peripherie (z. B. LEMS, MG, Myositis, Neuromyotonie) erfolgt nach etablierten Kriterien wie bei nichtparaneoplastischer Ätiologie dieser Syndrome.
  - Auch bei den Erkrankungen des ZNS erscheint eine immunmodulatorische oder immunsuppressive Behandlung aufgrund der Hinweise für eine Autoimmunpathogenese indiziert. Für das Stiff-person-Syndrom ist eine Behandlung mit ivIg indiziert. Leider zeigen die bisher verfügbaren Therapieoptionen nur wenige Effekte bei der Mehrheit der Patienten. Deutliche Erfolge bei einzelnen Patienten sind jedoch möglich (**C**).
  - Prinzipiell gilt: Je früher die immuntherapeutischen Maßnahmen begonnen werden, desto eher haben sie Aussicht auf Erfolg. Ein Argument gegen immunsuppressive Therapie ist der mögliche negative Effekt auf das Tumorwachstum. Eine Tumorprogression unter Immuntherapie wird jedoch bei der Mehrzahl der Patienten nicht beobachtet (**C**).
  - Eine Vielzahl von Immuntherapien ist bisher versucht worden: Steroide, Immunadsorption mit Protein-A-Säulen, i.v.-Immunglobuline, Cyclophosphamid, Plasmapherese.
  - Aufgrund des Mangels an guten evidenzbasierten Daten kann ein Zyklus Steroidtherapie wie bei der Multiplen Sklerose (3-mal 1000 mg Methylprednisolon i.v.) durchgeführt werden. Sollte sich hierunter eine Stabilisierung oder gar Besserung der neurologischen Symptome ergeben, kann diese Behandlung alle 6–8 Wochen wiederholt werden.
  - Bei fehlendem Erfolg kann dann im Einzelfall eine Plasmapherese, die Immunadsorption oder eine Behandlung mit Cyclophosphamid (z. B. 750 mg i.v./m^2 KOF alle 4 Wochen) erwogen werden. Als Erfolg ist bereits eine Stabilisierung der Progression anzusehen (**C**).

* modifiziert nach Leitlinien der DGN 2008 und 2012 (www.dgn.org/leitlinien.html)

In Kürze

Definition: Mit Tumoren assoziierte Funktionsstörungen des zentralen und peripheren Nervensystems, der neuromuskulären Überleitung und Muskulatur, nicht metastatisch oder durch direkte Tumorinvasion entstanden. **Diagnostik:** Diagnostisch steht der Nachweis eines Primärtumors und der Nachweis von paraneoplastischen Autoantikörpern im Vordergrund. **Therapie:** Therapeutisch stehen neben der Tumorbehandlung verschiedene Immuntherapien wie Plasmapherese, Immunadsorption, Steroide oder andere Immunsuppressiva zur Verfügung. **Prognose:** Die Prognose ist bei den durch die klassischen Antikörper hervorgerufenen PNS im Allgemeinen nicht gut, bei den durch die neuen Antikörper verursachten PNS bei konsequenter Tumor- und Immuntherapie hingegen oftmals sehr gut.

Paraneoplastische zerebelläre Degeneration (PCD). Epidemiologie: Bei Frauen als gynäkologische Tumoren, bei Männern als Lymphome, Lungen- und kolorektale Karzinome. **Symptome:** Extremitäten-, Rumpf-, Gang-, Standataxie, Nystagmus, okuläre Dysmetrie, Dysarthrie, Spastik, Motoneurondegeneration, Demenz, Polyneuropathien. **Diagnostik: Liquor:** Eiweiß- und Zellvermehrung. **Therapie:** Sehr schlechte Prognose, geringe therapeutische Beeinflussbarkeit. **Differenzialdiagnose:** Alkoholschädigung, Heredoataxie.

Lambert-Eaton-myasthenes-Syndrom (LEMS). Epidemiologie: Beim kleinzelligen Brochialkarzinom, häufig weitere Autoimmunerkrankungen vorhanden, mittleres Alter bevorzugt. **Symptome:** Myasthene Ermüdbarkeit der Beckengürtelmuskulatur, Schluckstörungen, Ptose, Doppeltsehen, fehlende Eigenreflexe, vegetative Störungen wie vermindertes Schwitzen. **Diagnostik:** Stimulations-EMG. **Therapie:** Durch Primärtumortherapie symptomatische Besserung.

Paraneoplastische Enzephalomyelitiden. Erzeugen in unterschiedlichen Regionen des Gehirns und Rückenmarks neuronale Dysfunktion. **Limbische Enzephalitis** bei Bronchialkarzinom, M. Hodgkin und Hodenkarzinom. **Symptome:** Nachlassen der Merkfähigkeit, rasch progrediente Demenz, Verhaltensstörungen. **Diagnostik:** Liquor, EEG. **Therapie:** Primärtumortherapie.

Bulbäre Enzephalitis. Bei Erwachsenen Mamma- und Bronchialkarzinom, bei Kindern Neuroblastom. **Symptome:** Blickparese, Bewegungskoordinationsstörungen, Aktionsmyoklonien, spontane, kunjugierte Augenbewegungen bei Kindern. **Therapie:** Primär- und medikamentöse Tumortherapie.

Weitere Formen: Paraneoplastische Myelitis mit distalen Muskelatrophien und Reflexverlust; **Paraneoplastische, amytrophische Lateralsklerose (ALS)** mit Beteiligung der bulbären Hirnnervenkerne und supranukleären Bahnen; **Paraneoplastisches Stiff-person-Syndrom.**

Subakute, sensorische Neuropathie (SSN). Meist durch kleinzellige Bronchialkarzinome, sensible Axone und Markscheiden in peripheren Nerven degeneriert. **Symptome:** Parästhesien, Gangunsicherheit durch sensible Ataxie und Reflexabschwächung, autonome Symptome wie Anhidrose, Impotenz, zentrale Symptome wie Demenz. **Diagnostik:** Liquor. Krankheit ist **Therapie** meist nicht zugängig.

Weitere Syndrome. Myopathie, Polymyositis, Dermatomyositis.

Weiterführende Literatur

Didelot A, Honnorat J (2014) Paraneoplastic disorders of the central and peripheral nervous systems. Handb Clin Neurol 121:1159–79

Ducray F, Demarquay G, Graus F, Decullier E, Antoine JC, Giometto B, Psimaras D, Delattre JY, Carpentier AF, Honnorat J (2014) Seronegative paraneoplastic cerebellar degeneration: the PNS Euronetwork experience. Eur J Neurol 21(5):731–5

Graus F, Dalmau J (2012) Paraneoplastic neurological syndromes. Curr Opin Neurol 25(6):795–801

Graus F, Delattre JY, Antoine JC, Dalmau J, Giometto B, Grisold W, Honnorat J, Smitt PS, Vedeler Ch, Verschuuren JJ, Vincent A, Voltz R (2004) Recommended diagnostic criteria for paraneoplastic neurological syndromes. J Neurol Neurosurg Psychiatry 75(8):1135–40

Graus F, Dalmau J (2013) Paraneoplastic neuropathies. Curr Opin Neurol 26(5):489–95

Koike H, Sobue G (2013) Paraneoplastic neuropathy. Handb Clin Neurol 115:713–26

Leypoldt F, Armangue T, Dalmau J (2014) Autoimmune encephalopathies. Ann N Y Acad Sci 14 [Epub ahead of print]

Lipka AF, Verschuuren JJ, Titulaer MJ (2012) SOX1 antibodies in Lambert-Eaton myasthenic syndrome and screening for small cell lung carcinoma. Ann N Y Acad Sci 1275:70–7

Rosenfeld MR, Dalmau J (2013) Diagnosis and management of paraneoplastic neurologic disorders. Curr Treat Options Oncol 14(4):528–38

Titulaer MJ, Soffietti R, Dalmau J, Gilhus NE, Giometto B, Graus F, Grisold W, Honnorat J, Sillevis Smitt PA, Tanasescu R, Vedeler CA, Voltz R, Verschuuren JJ; European Federation of Neurological Societies (2011) Screening for tumours in paraneoplastic syndromes: report of an EFNS task force. Eur J Neurol 18(1):19–e3

Vedeler CA, Antoine JC, Giometto B, Graus F, Grisold W, Hart IK, Honnorat J, Sillevis Smitt PA, Verschuuren JJ, Voltz R; Paraneoplastic Neurological Syndrome Euronetwork (2006) Management of paraneoplastic neurological syndromes: report of an EFNS Task Force. Eur J Neurol 13(7):682–90

Zuliani L, Graus F, Giometto B, Bien C, Vincent A (2012) Central nervous system neuronal surface antibody associated syndromes: review and guidelines for recognition. J Neurol Neurosurg Psychiatry 83(6):638–45

Krankheiten mit anfallsartigen Symptomen

Epilepsien

Hajo Hamer und Frank Winkler

W. Hacke (Hrsg.), *Neurologie*,
DOI 10.1007/978-3-662-46892-0_14,

Einleitung

Epilepsien gehören zu den häufigsten neurologischen Krankheiten überhaupt: etwa 1% der Bevölkerung sind von ihnen betroffen, leiden also an wiederkehrenden epileptischen Anfällen; 5% erleben zumindest einmal im Leben einen epileptischen Anfall. Man unterscheidet eine Reihe von verschiedenen Anfallstypen, die im Rahmen bestimmter Epilepsiesyndrome auftreten. Hier weicht die Systematik epileptischer Anfälle eigentlich nicht grundlegend von dem Ordnungsprinzip der übrigen Neurologie ab. Allerdings gibt es einige Aspekte, die sich doch unterscheiden: Erstens sind die verschiedenen Anfallstypen nicht ohne weiteres aus der übrigen neurologischen Symptomatologie abzuleiten. Nur eine Kenntnis der vielgestalten Anfallstypen erlaubt eine korrekte Diagnose der Erkrankung und des Epilepsiesyndroms, und das Abwägen von Differenzialdiagnosen, welche zahlreich sind. Zweitens sind epileptische Anfälle zumeist nicht unmittelbar untersuchbar, sondern der Arzt muss sich hier stark auf die Eigen- und vor allem auch Fremdanamnese stützen, heutzutage bereichert durch Handy-Videos. Leider führt die bis heute weit verbreitete Vermengung von Ätiologie, Anfallstypen und Epilepsiesyndromen zu viel Verwirrung, sowohl bei Studenten als auch bei ärztlichen Kollegen. Ein epileptischer Anfall ist ein Symptom, ein Epilepsiesyndrom wird durch eine ganze Reihe von unterschiedlichen Befunden definiert. Das folgende Kapitel soll eine plausible und logische Systematik vermitteln – die Voraussetzung für das Verständnis einer Erkrankung.

Die Behandlung der Epilepsie ist meist eine medikamentöse Prophylaxe weiterer Anfälle. Ein Sonderfall ist der Status epilepticus, der schnellstmöglich mit Antiepileptika therapiert werden muss. Daneben stehen chirurgische Therapiemaßnahmen für ausgewählte Patienten zur Verfügung.

Auch heute noch hat die Diagnose »Epilepsie« gravierende psychologische und soziale Konsequenzen für Berufswahl und Fahrtauglichkeit, obwohl die Behandlungsmöglichkeiten immer besser werden.

14.1 Grundlagen

14.1.1 Definition

Epileptische Anfälle sind kurzdauernde (in der Regel <2 min), plötzlich auftretende, abnorme Entladungen von kortikalen Neuronengruppen. Dabei kommt es zu synchronisierten Entladungsfolgen unterschiedlich großer Gruppen von Nervenzellen. Je nach Lokation und Größe des Areals variieren die klinischen Phänomene stark. Epileptische Anfälle können nicht in subkortikalen Strukturen ablaufen, auch wenn diese die Ausbreitung fördern und die Krampfschwelle modulieren können. Epileptische Anfälle können niemals im Hirnstamm, Kleinhirn oder Rückenmark stattfinden. Keineswegs sind nur motorische Phänomene epileptisch und keineswegs treten immer Bewusstseinsstörungen auf. Die Entladungen sind in der ganz überwiegenden Mehrzahl selbstlimitierend.

Als **Epilepsie** bezeichnet man rezidivierende epileptische Anfälle aufgrund einer Veränderung der Funktion oder Anatomie des Gehirnes. Man unterscheidet zwei grundlegende Epilepsieformen:

- die **fokalen Epilepsien**, die bei allen Erkrankungen der Hirnrinde auftreten können, einschließlich angeborener Missbildungen, und
- die **generalisierten Epilepsien**, die wohl überwiegend einen genetischen Ursprung haben, und bei denen alle Neurone (oder zumindest große Gruppen) eine abnorme Erregbarkeit aufweisen.

Grundsätzlich kann jedes Gehirn mit epileptischen Anfällen reagieren; die Krampfschwelle ist von Mensch zu Mensch allerdings sehr unterschiedlich. Es besteht ein Spektrum von dem Extrem einer spontanen Manifestation von Anfällen (z. B. bei einer genuinen Epilepsie) über eine latente Krampfbereitschaft, die durch zusätzliche Gehirnschädigung manifest wird (symptomatische Epilepsie), bis zur einmaligen oder seltenen epileptischen Manifestation unter der Wirkung besonderer funktioneller Belastung (Gelegenheitsanfälle) und schließlich dem Fehlen epileptischer Anfälle trotz einer schweren Hirnkrankheit. Es ist heute Konsens, dass für die Diagnose einer Epilepsie nur noch ein Anfall nötig ist, wenn aufgrund des Epilepsiesyndroms zukünftige weitere Anfälle hochwahrscheinlich sind. Praktisch heißt das, dass zusätzlich epilepsietypische Befunde (z. B. 3/s-Spike-waves im EEG als Hinweis für eine generalisierte Epilepsie, oder eine Hippokampussklerose im MRT) bereits eine Epilepsie manifestieren, und die Patienten entsprechend behandelt werden sollten.

Gelegenheitsanfälle Gelegenheitsanfälle treten z. B. als Fieberkrämpfe bei Infektionskrankheiten im Kindesalter auf. Bei Jugendlichen und Erwachsenen sind die auslösenden Ursachen meist übermäßiger Alkoholgenuss und Alkoholentzug, Schlafentzug, exzessive körperliche Anstrengungen mit Dehydratation, metabolische Entgleisungen (starke Hypoglykämie, Thyreotoxikose, starke Hyponatriämie), Drogen (Kokain, Crack, Ecstasy, Amphetamine), seltener auch bestimmte Psychopharmaka, z. B. Amitriptylin und Antibiotika.

Die Prognose der Gelegenheitskrämpfe bei Kindern wurde früher für durchweg gut gehalten. Tatsächlich bekommen aber etwa 15% dieser Kinder später eine Epilepsie. Die Gefahr ist besonders groß bei erblicher Belastung mit Anfällen oder organischer Hirnschädigung, z. B. durch Geburtstrauma oder Enzephalitis. Die Entwicklung einer Epilepsie ist auch dann zu befürchten, wenn ein Kind mit Fieberkrämpfen im EEG epileptische Aktivität aufweist oder wenn gehäufte und länger dauernde Fieberkrämpfe auftreten. Die Entscheidung, ob sich nur ein Gelegenheitskrampf ereignet hat oder ob sich wahrscheinlich eine chronische Epilepsie entwickelt, hat große praktische Konsequenzen, denn nur im zweiten Fall wird man eine antiepileptische Behandlung einleiten.

14.1.2 Ätiologie

Epilepsien sind Erkrankungen der Großhirnrinde; subkortikale Strukturen können allerdings modulierend wirken. Ätiologisch sind **symptomatische** (Epilepsie als Ausdruck einer identifizierbaren strukturellen Grunderkrankung), **kryptogene** (mutmaßlich symptomatische Epilepsie ohne Nachweis der Grunderkrankung), und **idiopathische** (Epilepsie aus vermuteter oder nachgewiesener genetischer Disposition, z. B. Mutationen des Gens für einen Ionenkanal) Epilepsien zu unterscheiden. Mit Verbesserung der Diagnostik durch die bildgebenden Verfahren, vor allem die Magnetresonanztomographie (MRT), werden vormals kryptogene Epilepsien zunehmend als symptomatische erkannt. Häufige Ursachen **symptomatischer Epilepsien** sind kortikale Entwicklungsstörungen, Tumoren, Enzephalitiden, Schädelhirntraumen, zerebrovaskuläre Prozesse, metabolische Erkrankungen, perinatale Schäden und immunologische Erkrankungen. Isolierte Erkrankungen von subkortikalen Strukturen, des Kleinhirns oder Hirnstammes führen nicht zu epileptischen Anfällen.

Bei der **idiopathischen Epilepsie** lassen Anamnese und Befunde keine organische oder metabolische Hirnkrankheit erkennen, die man zur Auslösung der Anfälle in Beziehung setzen könnte. Da prinzipiell alle Nervenzellen (oder zumindest große Gruppen) von der Disposition für epileptische Erregungen betroffen sind, zeigen sich hier sowohl im EEG als auch bei den klinischen Anfallstypen keine Hinweise auf eine fokale Genese; das MRT ist typischerweise unauffällig. Mit wenigen Ausnahmen, die auf das Kindesalter beschränkt sind, sind idiopathische somit generalisierte Epilepsien. Ursprung des einzelnen Anfalles bei generalisierten Epilepsien sind tiefe subkortikale Strukturen, die bilateral-synchrone pathologischen Entladungen in der Hirnrinde bewirken.

Bei epileptischen Anfällen und Epilepsien mit Beginn nach dem 25. Lebensjahr muss immer eine symptomatische Ursache ausgeschlossen werden. Die Erstmanifestation einer idiopathischen Epilepsie in diesem Alter ist eine Rarität.

14.1.3 Epidemiologie

Epilepsien sind häufige Krankheiten: In Deutschland gibt es rund 800.000 Anfallskranke (1%). Es gibt zwei Altersgipfel: der eine liegt bei Kindern und Jugendlichen mit abnehmender Prävalenz mit zunehmendem Alter (zumeist generalisierte Epilepsien), und bei älteren Menschen mit zunehmender Prävalenz mit zunehmendem Alter (zumeist fokale Epilepsien symptomatischer Ätiologie). Durch den demographischen Wandel ist die Epilepsie heute häufiger eine Erkrankung des Erwachsenen als des Kindes. Etwa 5% aller Menschen erleiden mindestens einmal im Leben einen epileptische Anfall. Weltweit leiden etwa 3–5% aller Menschen an wiederholten, epileptischen Anfällen.

14.1.4 Genetik

Der Vererbungsmodus ist zumeist als polygen anzunehmen, zunehmend werden aber (bei seltenen Syndromen) die betroffenen Gene identifiziert, womit monogene Erkrankungen vorliegen. Bei Kindern von Patienten mit genuiner Epilepsie müssen wir (bei Krankheit eines Elternteils) mit einer Erkrankungswahrscheinlichkeit von 4% rechnen. Das Risiko ist demnach gegenüber der allgemeinen Population auf das Achtfache erhöht. Aber auch bei symptomatischer Epilepsie liegt oft neben der Hirnschädigung noch eine anlagebedingte, erhöhte Krampfbereitschaft vor, damit sich ein Anfallsleiden manifestieren kann. Deshalb ist auch unter den Nachkommen und Geschwistern von Patienten mit symptomatischer Epilepsie die Epilepsiehäufigkeit höher als in der Durchschnittsbevölkerung. Kinder und Erwachsene mit Gelegenheitskrämpfen haben in 20% der Fälle eine familiäre Belastung.

Der Erbgang ist nicht einheitlich. In der Mehrzahl der Fälle nimmt man eine additive Wirkung mehrerer genetischer Faktoren an. Ungeklärt ist noch, welcher Art die Funktionsstörung ist, die vererbt wird. Diese Unsicherheit beruht darauf, dass die biochemischen und molekularen Ursachen der epileptischen Krampfbereitschaft noch nicht hinreichend bekannt sind. Untersuchungen an eineiigen Zwillingen haben gezeigt, dass die Konkordanz für die Art der Anfälle bei genuiner Epilepsie nur bei 60% liegt. Auch bei genuiner Epilepsie haben äußere Faktoren eine große Bedeutung. Diese Befunde zeigen, dass wir keinen prinzipiellen Unterschied zwischen der sog. genuinen und der symptomatischen Epilepsie sehen dürfen. Als einfache Faustregel kann man sich merken: Wenn ein Elternteil eine Epilepsie hat ist, besteht eine 5%ige Wahrscheinlichkeit, dass auch die Kinder betroffen sind. Handelt es sich um eine idiopathische Epilepsie, verdoppelt sich die Wahrscheinlichkeit auf 10%. Sind beide Elternteile betroffen, steigt die Wahrscheinlichkeit auf 20% oder mehr.

Genetische Beratung Die Frage, ob ein Anfallskranker Kinder haben kann und soll, ist nicht einheitlich zu beantworten. In den seltenen Fällen, in denen beide Partner eine genuine Epilepsie haben, wird man von Nachkommen abraten. Sonst muss das Urteil der Schwere des Krankheitsfalles und der sozialen Situation der Patienten angepasst werden. Zur Häufigkeit von kindlichen Fehlbildungen unter Behandlung mit Antiepileptika s. u. Allerdings haben auch ohne antiepileptische Behandlung Kinder epilepsiekranker Frauen (und Männer) ein 1,2- bis 2-fach erhöhtes Fehlbildungsrisiko.

Pathophysiologie
▶ Exkurs.

Exkurs

Pathophysiologie

Auf molekularer Ebene liegen epileptischen Anfällen Veränderungen in Membraneigenschaften einzelner Neurone zugrunde, die aufgrund spontaner Depolarisation zu Entladungsserien fortgeleiteter Nervenimpulse führen. Oft sind die physiologischen GABA-ergen Hemmungsvorgänge zwischen den Zellen abgeschwächt, oder exzitatorische Transmittersubstanzen (Glutamat) werden vermehrt freigesetzt. Die spontane Depolarisation einer Zelle breitet sich aufgrund der mangelnden Inhibition zu weiteren Zellen in der Nachbarschaft, später auch über größere Distanzen, aus. Wenn genügend Neurone in die synchrone Übererregung einbezogen sind, kommt es zu epileptischen Symptomen, und im EEG können dann epileptische Potenziale abgeleitet werden. Die Erregung kann lokal bleiben (fokaler Anfall), oder sich im weiteren auf das gesamte Gehirn ausdehnen (sekundär generalisierter Anfall).

Biochemisch lässt sich im epileptischen Fokus eine Reihe von Veränderungen nachweisen: Die paroxysmale Depolarisation ist durch vermehrten Kalzium- und Natriumeinstrom in das Zellinnere charakterisiert. Eine spätere Hyperpolarisation entsteht durch Kaliumausstrom. Die Ionenkanäle für Kalzium sind aktiviert, zum Teil als Folge der erhöhten extrazellulären Glutamat- und Aspartatkonzentration. Der durch Glutamat aktivierte NMDA-Rezeptor, der einer der Transporter für Kalzium in das Zellinnere ist, soll stärker exprimiert sein. Glutamat wird verzögert abgebaut. Das GABA-erge inhibitorische System ist weniger aktiv. Das Anfallsende wird nicht durch Sauerstoffmangel, sondern durch inhibitorische Mechanismen eingeleitet.

14.2 Klassifikation der Epilepsien und der epileptischen Anfälle

Epileptische Anfälle sind sehr unterschiedlich: sie können letztlich so vielgestalt sein, wie das Gehirn Funktionen hat. Bestimmte Epilepsiesyndrome sind durch bestimmte Anfallstypen gekennzeichnet, oft sogar durch eine zeitlich ganz charakteristische Abfolge verschiedener Anfallstypen (▶ Abschn. 14.4). Es ist wichtig, den Unterschied zwischen Epilepsiesyndrom und einzelnem epileptischem Anfall zu verstehen. Ein einzelner epileptischer Anfall ist nur als ein Symptom der Erkrankung aufzufassen, ein Epilepsiesyndrom wird durch eine ganze Reihe unterschiedlicher Befunde charakterisiert. Keine Anfallsform ist spezifisch für ein spezifisches Epilepsiesyndrom, auch wenn bestimmte Anfallsformen bei manchen Epilepsiesyndromen gehäuft vorkommen. Die Übersichten zeigen, wie man Epilepsiesyndrom auf der einen und epileptische Anfälle auf der anderen Seite sinnvoll klassifizieren kann. Bezüglich einer allgemeingültigen Klassifikation wurde leider noch kein nationaler oder internationaler Konsens erreicht, was aber nicht bedeutet, dass nicht auch die Epilepsie einer ordentlichen Systematik folgen würde, so wie das auch sonst in der Neurologie üblich ist: »vom Symptom (dem einzelnen epileptischen Anfall) zum Syndrom«.

Klassifikation der Epilepsien und epileptischen Syndrome

- **Lokalisationsbezogene fokale Epilepsien und Syndrome**
  - Idiopathische Anfälle (mit speziellem Erkrankungsalter)
    - Benigne Epilepsie des Kindesalters (Rolando)
    - Epilepsie des Kindesalters mit okzipitalen Spikes
  - Symptomatische Anfälle
    - Temporallappenepilepsie
    - Frontallappenepilepsie
    - Okzipitallappenepilepsie
    - Parietallappenepilepsie
    - Parazentrale Epilepsie
  - Kryptogene fokale Epilepsie
- **Generalisierte Epilepsien und Syndrome**
  - Idiopathisch (mit speziellem Erkrankungsalter)
    - Neugeborenenkrämpfe
    - Benigne myoklonische Epilepsie des Kindesalters
    - Absence-Epilepsie des Kindesalters
    - Juvenile Absence-Epilepsie
    - Juvenile Myoklonus-Epilepsie (»impulsiv petit mal«; Janz-Syndrom)
    - Aufwach-Grand-mal-Epilepsie
    - Andere Syndrome mit primären Grand-mal-Anfällen
  - Kryptogene oder symptomatisch
    - West-Syndrom (infantile Spasmen)
    - Lennox-Gastaut-Syndrom
    - Epilepsie mit myoklonisch-astatischen Anfällen
  - Symptomatische Anfälle
    - Frühe myoklonische Enzephalopathie u. a.
- **Unklassifizierbare Epilepsien**
- **Spezielle Syndrome**
  - Situationsabhängige Anfälle
  - Fieberkrämpfe
  - Gelegenheitsanfälle
  - Anfälle bei Intoxikationen oder metabolischen Störungen

Klassifikation epileptischer Anfälle (nach Noachtar et al.)

- **Aura**
  - Somatosensible Aura
  - Visuelle Aura
  - Auditorische Aura
  - Olfaktorische Aura
  - Gustatorische Aura
  - Vegetative Aura
  - Epigastrische Aura
  - Psychische Aura
- **Dialeptischer (»dyskognitiver«) Anfall** (bei generalisierter Epilepsie auch »Absence« genannt)
- **Vegetativer (»autonomer«) Anfall**
- **Motorischer Anfall**
  - Einfach-motorischer Anfall
    - Tonischer Anfall
    - Klonischer Anfall
    - Tonisch-klonischer Anfall
    - Epileptischer Spasmus
    - Myoklonischer Anfall
    - Versivanfall
  - Komplex-motorischer Anfall
  - Hypermotorischer Anfall
  - Automotorischer Anfall
  - Gelastischer Anfall
- **Besondere Anfallsformen**
  - Atonischer Anfall
  - Negativ myoklonischer Anfall
  - Astatischer Anfall
  - Akinetischer Anfall
  - Aphasischer Anfall
  - Hypomotorischer Anfall
- **Unklassifizierter Anfall**

Generalisierte Epilepsien Hier betreffen die Anfälle synchron die Hirnrinde beider Großhirnhemisphären. Ihre Phänomenologie variiert stark und reicht von typischen Absencen über tonische, klonische, myoklonische Anfälle bis hin zum großen tonisch-klonische Anfall, dem Grand mal. Generalisierte Epilepsien sind in der Regel idiopathischen Ursprungs, wahrscheinlich überwiegend genetisch, und Anfälle werden hier von tiefen subkortikalen Strukturen generiert, die einen gleichzeitigen Beginn von Anfallsaktivität in beiden Hemisphären erklärt. Generalisierte Epilepsien lassen sich in verschiedene Epilepsiesyndrome unterteilen, zwischen denen allerdings ein fließender Übergang bestehen kann. Häufige, auch für die Erwachsenen-Neurologie relevante Erkrankungen sind die **Absence-Epilepsie** des Jugendalters, welche im Gegensatz zur Absence-Epilepsie des Kindesalters oft nicht ausheilt, die generalisierte Epilepsie mit ausschließlichen oder im Vordergrund stehenden **Grand-mal-Anfällen**, oft beim Aufwachen und die im Erwachsenenalter am häufigsten vorkommende **juvenile myoklonische Epilepsie** (Janz-Syndrom), bei der neben gelegentlichen Absencen und Grand-mal-Anfällen charakteristische Myoklonien auftreten.

Fokale Epilepsien Hier entstehen die epileptischen Anfälle in bestimmten Hirnabschnitten, die dann auch für die Ausgestaltung der Symptome verantwortlich sind. Fokale Epilepsien sind heute viel häufiger als generalisierte Epilepsien. Fokale Anfälle, die vorrangig mit einer Bewusstseinsstörung einhergehen, werden dyskognitive (dialeptische) Anfälle genannt. Oft entstehen sie in den Temporallappen, auch im Frontallappen. Andere fokale Anfälle können sich mit motorischen Symptomen in einer Körperregion äußern, iktalen Sensibilitätsstörungen, Lichtblitzen, oder aphasischen Symptomen. Auch bei fokalen Epilepsien kann es zu generalisierten Anfällen kommen, und zwar dann, wenn diese nach einem fokalen Ursprung sekundär generalisieren und auch die andere Hirnhälfte miteinbeziehen (▶ Exkurs: Verwechslung generalisierte Anfälle und generalisierte Epilepsie). Teils wird der fokale Ursprung vom Patienten oder seinem Umfeld bemerkt; oft geht die sekundäre Generalisierung aber so schnell, dass eine fokale Einleitung schlicht unbemerkt bleibt. Prinzipiell können alle fokalen Epilepsien in einen sekundär generalisieren Anfall münden. Bei vielen Patienten bleiben die Anfälle fokal, bei einigen Patienten und kommt es in unregelmäßigen Abständen zu generalisierten Anfällen (die bei der fokalen Epilepsie zumeist generalisiert tonisch-klonische Anfälle sind).

Die Klassifikation epileptischer Anfälle dient dem Zweck, die Fülle verschiedener Anfallsformen in eine ordnende Struktur zu bringen. Es gilt einige wesentliche Punkte zu betonen:

Es gibt nicht unendlich viele, aber doch eine ganze Reihe unterschiedlicher epileptischer Anfälle, die man kennen sollte, wenn man neurologische Patienten behandelt: Um die Diagnose »Epilepsie« zu stellen, um Differenzialdiagnosen richtig zu erkennen, um Anhaltspunkte für die grundlegende Unterscheidung zwischen einer generalisierten und fokalen Epilepsie zu erhalten, und um bereits klinisch das spezifische

Exkurs

Verwechslung generalisierte Anfälle und generalisierte Epilepsie

Bei der **generalisierten Epilepsie** bestehen ausschließlich primär-generalisierte Anfälle. Eine eindeutig fokale Einleitung einschließlich einer Aura, auch nach dem Anfall persistierende fokale Störungen schließen eine generalisierte Epilepsie aus.
Bei der **fokalen Epilepsie** kann es sekundär ebenfalls zu einem generalisierten Anfall kommen; eine fokale Einleitung muss aber nicht auffallen. Der Rückschluss, dass das ausschließliche Auftreten von generalisierten Anfällen automatisch eine generalisierte Epilepsie bedeutet, ist daher falsch und führt nicht selten zu für den Patienten gravierenden Fehldiagnosen: wenn dadurch z. B. die Möglichkeit einer Epilepsiechirurgie bei fokaler Epilepsie nicht erwogen wird.

Epilepsiesyndrom zu diagnostizieren, einschließlich der korrekten Lateralisation.

Die gerade in Deutschland (noch) weit verbreitete, sehr simple Unterteilung in nur 3 Anfallstypen: »einfach fokale Anfälle« (fokale Anfälle ohne Bewusstseinsstörung), »komplex fokale Anfälle« (fokale Anfälle mit Bewusstseinsstörung), und »generalisierte Anfälle« (Anfälle mit wenn vorhanden bilateralen motorischen Phänomenen, immer mit Bewusstseinsstörung) trägt der Symptomatologie epileptischer Anfälle sicherlich nicht ausreichend Rechnung. Das Kriterium »Bewusstseinsstörung« wird hier als wesentliches Unterscheidungsmerkmal bemüht. Mit nur dieser Information über einen Patienten weiß niemand, welcher Anfallstyp genau aufgetreten ist, wie die zeitliche Entwicklung war, und damit auch nicht, welches Epilepsiesyndrom zu vermuten ist, und schließlich wie somit die beste Behandlung für den Patienten aussehen sollte. Wenn man die einzelnen epileptischen Anfallstypen nicht sicher beherrscht, ist es allemal besser, eine freie aber genaue Beschreibung der beobachteten Phänomene und ihrer zeitlichen Abfolge während eines (vermuteten) epileptischen Anfalles zu geben. Dadurch kann z. B. später ein Experte den richtigen Anfallstyp diagnostizieren.

14.3 Diagnostik

14.3.1 Anamnese/Fremdanamnese und klinische Untersuchung

Der **Anamnese** und **Fremdanamnese** kommt besonders nach einem ersten epileptischen Anfall sowohl zur syndromalen Einordnung der Epilepsie als auch in der Differenzialdiagnose eine hohe diagnostische Bedeutung zu. Im Gegensatz zu sonstigen neurologischen Symptomen kann die Symptomatik des epileptischen Anfalles meist nicht unmittelbar vom Arzt durch eigene Anschauung ermittelt werden. Durch gezielte Fragen können aber in der großen Mehrheit der Fälle epileptische Anfälle richtig klassifiziert, und von anderen anfallsartigen Erkrankungen, wie (konvulsiven) Synkopen, dissoziativen/psychogenen Anfälle, oder auch einer REM-Schlaf- Verhaltensstörung, unterschieden werden.

Synkopen treten in der Regel nach einem Trigger (abrupter Lagewechsel, langes Stehen, vasovagaler Reiz) im Stehen, selten im Sitzen auf. Oft berichten die Patienten dabei, ihnen sei »Schwarz vor Augen« geworden. Es kommt zu einem Sturz mit kurzer Bewusstlosigkeit und anschließender schneller Reorientierung. Nach der Synkope werden häufig vegetative Stigmata (Kaltschweißigkeit, Mundtrockenheit, Blässe, rhythmische Palpitationen) bemerkt, die gut in der Anamnese erhoben werden können. Da die Mehrheit der Synkopen konvulsiv verläuft, unterscheiden motorische Entäußerungen während der Episode schlecht zwischen epileptischen Anfällen und Synkopen. Auch Einnässen und Zungenbiss können bei Synkopen vorkommen.

Dissoziative Anfälle sind häufig langandauernd und zeigen eine fluktuierende Symptomatik sowohl was die Bewusstseinstrübung als auch die motorischen Entäußerungen (seitenwechselnd, in Intensität zu- und abnehmend, ggf. modulierbar) angeht. In der Regel gehen dissoziative Anfälle mit geschlossenen Augen einher und finden häufig in Gegenwart von Zeugen statt.

Epileptische Anfälle dagegen folgen neuroanatomischen Gesetzmäßigkeiten. Eine Aura kann vorkommen und oromandibuläre Automatismen sind typisch, treten aber nicht ausschließlich bei Schläfenlappenepilepsien auf. Nach neuroanatomischen Gegebenheiten sich ausbreitende Sensibilitätsstörungen oder Kloni (Jackson-March) oder auch versive Anfälle vor der sekundär- generalisierten tonisch-klonischen Phase gehören zu der typischen Semiologie von epileptischen Anfällen. Aber auch postiktale Beschwerden wie Dysphasie oder Todd-Paresen geben wertvolle Hinweise auf das epileptische Syndrom. Die epileptologische Semiologie kann allerdings vielgestaltig sein mit ungewöhnlichen Symptomen insbesondere im Rahmen fokaler Epilepsien, wie hypermotorische Anfälle bei Frontallappenepilepsie oder Halluzinationen/illusorischer Verkennung bei Parietallappenepilepsie. Bei rezidivierenden und in der Semiologie unklar gebliebenen Anfällen können zunehmend (Handy-)Videos durch Angehörige zur Einordnung der Episoden beitragen. Bei persistierender Unklarheit und Therapierefraktärität ist ein Video-EEG-Monitoring indiziert, um diagnostische Sicherheit zu erlangen.

> Terminologie: iktal = während eines epileptischen Anfalles; postiktal = im direkten Anschluss an einen epileptischen Anfall; interiktal = der Zeitraum zwischen zwei epileptischen Anfällen.

Gerade nach einem ersten epileptischen Anfall kommt der **klinischen Untersuchung** ebenfalls eine große Bedeutung zu, um ein fokales neurologisches Defizit nicht zu übersehen, da epileptische Anfälle nicht selten die Erstmanifestation einer akuten Hirnschädigung sind.

14.3.2 Elektroenzephalographie

Das **EEG** ist die wichtigste apparative Zusatzdiagnostik bei epileptischen Anfällen. Im ersten EEG nach einem epileptischen Anfall lassen sich in der Mehrheit der Fälle keine epilepsietypischen Potenziale ableiten, auch wenn sich in der Folge eine Epilepsie entwickelt. Die Sensitivität des EEG steigt mit der Zahl der Untersuchungen (bis etwa 4–6 EEGs) bis auf 60–80% an. Die Chance epilepsietypische Potenziale in einer EEG-Ableitung zu detektieren, ist in den ersten 24 h nach einem epileptischen Anfall am höchsten. Seit langem werden aber auch gezielt Provokationsmanöver eingesetzt, um die Sensitivität von EEG-Ableitungen zu erhöhen (► Facharztbox: Provokationsverfahren im EEG). Dabei ist die klassische Hyperventilation vornehmlich bei Absence-Epilepsie ein gutes Provokationsmanöver. Bei fokalen Epilepsien hingegen konnte bislang nicht überzeugend gezeigt werden, dass Hyperventilation die Wahrscheinlichkeit von epilepsietypischen Potenzialen erhöht. Photostimulation kann insbesondere bei der juvenilen myoklonischen Epilepsie hilfreich sein, da ca. 30% der Betroffenen photosensibel sind. Patienten mit fokaler Epilepsie sind

Facharztbox

Provokationsverfahren im EEG

Wenn beim klinischen Verdacht auf eine Epilepsie das EEG im Intervall unauffällig ist, bedient man sich verschiedener Provokationsverfahren:

Hyperventilation. Hierbei kommt es durch Abatmen saurer Valenzen zur Alkalose. Die Hyperventilation hilft bei primär generalisierten Anfällen, insbesondere bei Absencen. Sie ist wenig ergiebig bei fokaler Epilepsie.

Photostimulation. Hier verwendet man die Stimulation durch intermittierende Lichtreize. Die Photostimulation provoziert epilepsietypische Potenziale bei primär generalisierten Epilepsien, insbesondere bei juveniler myoklonischer Epilepsie. Bei fokalen Anfällen dagegen sind durch Photostimulation nur bei wenigen Okzipitallappenepilepsien epilepsietypische Potenziale zu provozieren. Das so genannte »photic driving« ist eine Aneinanderreihung von visuell evozierten Potenzialen und ist physiologisch.

Schlaf-EEG. Besonders aussagekräftig ist die Ableitung im Schlaf bei fokalen Epilepsien (ggf. nach vorangegangenem Schlafentzug; Schlaf- und Schlafentzugs-EEG). Der Informationszuwachs beträgt etwa 50%. Medikamentöse Provokationsverfahren werden im EEG nicht mehr angewandt.

in aller Regel nicht photosensibel, bis auf wenige Fälle mit Okzipitallappen-Epilepsien. Das erfolgversprechendste Provokationsmanöver bei fokalen Epilepsien ist die Induktion von Schlaf (insbesondere Schlafstadium 1 und 2), sodass es sich durchaus lohnen kann, bei einem Verdacht auf fokale Epilepsie während der Routine-EEG-Ableitung auf Hyperventilation zu verzichten und ein Einschlafen des Patienten zuzulassen.

Auf der anderen Seite beweisen epilepsietypische Potenziale im EEG nicht grundsätzlich das Vorliegen einer Epilepsie. Insbesondere bei anderweitig neurologisch erkrankten Patienten (z. B. Schlaganfall, ICB, Hirntumoren, M. Alzheimer) können epilepsietypische Potenziale im EEG auftreten, ohne dass epileptische Anfälle vorliegen.

Aus dem EEG lassen sich sowohl bei generalisierten als auch bei fokalen Epilepsien Hinweise auf das jeweilige Epilepsiesyndrom sammeln. So ist die Frequenz der generalisierten Spike-wave-Komplexe im Rahmen von generalisierten Epilepsien unterschiedlich. Frequenzen um 2–2,5 Hz sind typisch für »symptomatische generalisierte Epilepsien« wie z. B. das Lennox-Gastaut-Syndrom. Generalisierte Spike-wave-Komplexe um 3 Hz sind typisch für die Absence-Epilepsie, während schnellere Spike-wave-Komplexe über 3,5 Hz auf eine juvenile myoklonische Epilepsie hindeuten. Bei fokalen Epilepsien gibt die Lokalisation der fokalen interiktalen epilepsietypischen Potenziale einen Hinweis auf das jeweilige Epilepsiesyndrom.

Ein normales oder nur unspezifisch verändertes EEG schließt eine Epilepsie nicht aus. Andererseits sind selbst »epilepsietypische« Potenziale kein Beweis für eine Epilepsie.

14.3.3 Bildgebung

Bis auf wenige Aufnahmen gehört eine **Magnetresonanztomographie** des Gehirns zu der Standarddiagnostik nach einem ersten epileptischen Anfall bzw. bei beginnender Epilepsie (► Exkurs: Bildgebende Veränderungen durch epileptische Aktivität). Eine **cCT** ist nur dann erforderlich, wenn in der Akutsituation insbesondere bei einem postiktalen persistierenden neurologischen Defizit eine akute Pathologie z. B. eine interzerebrale Blutung ausgeschlossen werden soll. Nach jedem wiederholten epileptischen Anfall erneut eine cCT durchzuführen, um »Traumafolgen« auszuschließen, ist in den meisten Fällen nicht zwingend nötig. Dadurch wird vermieden, dass im Verlauf einer Epilepsie kumulativ die Anzahl der cCT in Dimensionen ansteigt, die für die Augenlinse Gefahren mit sich bringt.

Bei der Durchführung der MRT sollte auf epilepsiespezifische Anforderungen geachtet werden, um auch kleine epileptogene Läsionen nicht zu übersehen. Zu einem »Epilepsieprotokoll« der MRT gehören in der Regel zumindest eine Sequenz in T1-, T2- und FLAIR-Wichtung. Es sollte darüber hinaus vorhanden sein: senkrecht zum Hippokampus angulierte Schichten (T2 oder FLAIR; Fragestellung: Hippokampussklerose); geringe Schichtdicke über das gesamte Gehirn (idealerweise 3 mm, ggf. 3D-Datensatz; Fragestellung: Dysplasie); blutsensitive Sequenzen (Fragestellung: Kavernom, posttraumatische Hämosiderinablagerungen). In der Regel wird heute eine 3 T-MRT durchgeführt. Allerdings stellen sich viele epileptogene Läsionen unter Berücksichtigung oben genannter Charakteristika bereits in einer 1,5 T-MRT-Bildgebung dar.

Exkurs

Bildgebende Veränderungen durch epileptische Aktivität

Das MRT zeigt bei fokalen Epilepsien nicht nur häufig die Ursache der Anfallserkrankung, sondern kann auch durch Anfälle selbst verursachte Veränderungen zeigen, die erheblich sein können. Nicht selten steht man vor dem Problem, dass bei der Ursachensuche nach dem ersten epileptischen Anfall nicht klar ist, ob das MRT nun eine ursächliche Hirnerkrankung zeigt, oder nur Veränderungen, die durch den Anfall selbst verursacht wurden. Letztere sollten sich innerhalb von Tagen zurückbilden, was bei der Unterscheidung hilfreich ist. Anfallsbedingte Signalveränderungen betreffen meist die Hirnrinde, und können Diffusionsstörungen oder FLAIR-Auffälligkeiten, bis hin zu ausgeprägten Kontrastmittelaufnahmen sein. ◘ Abb. 14.1 zeigt das Beispiel eines Patienten, in dem eine kortikale Kontrastmittelaufnahme anfallsbedingt war.

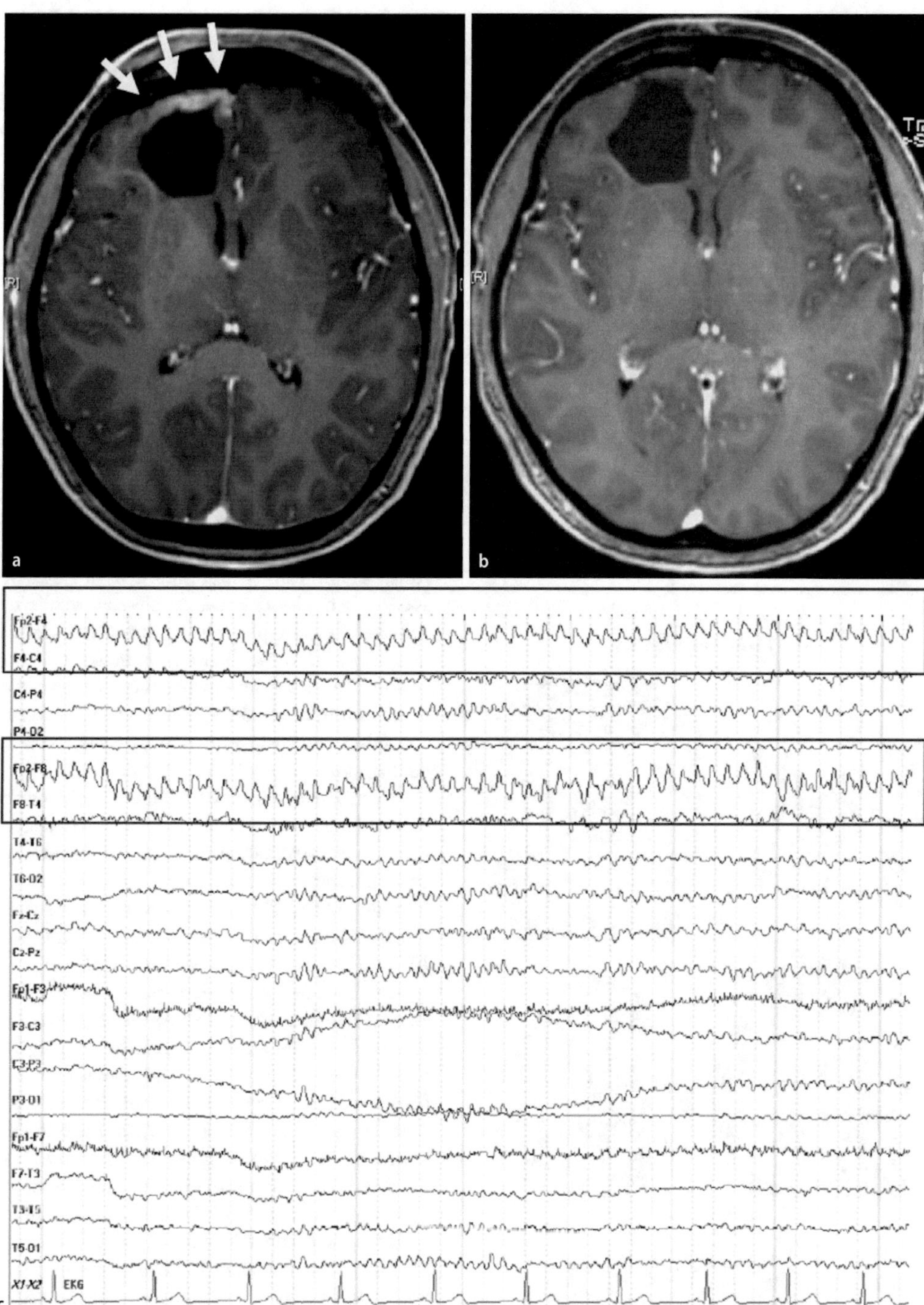

Abb. 14.1a–c MRT-Veränderungen bei fokaler Anfallsaktivität. a Ein 24-jähriger Patient, der vor Jahren an einem Glioblastom rechts frontal operiert und mit Radiochemotherapie behandelt wurde, zeigte in einer Routinekontrolle eine neue Kontrastmittelaufnahme (*Pfeile*). Dies wurde zunächst als Rezidiv gewertet, eine neue Operation war geplant. Der Patient wurde aber nur mit einem Antiepileptikum (Levetiracetam) anbehandelt. **b** Die MRT-Kontrolle 6 Wochen später zeigte eine vollständige Rückbildung der Kontrastmittelaufnahme. **c** Die Abbildung zeigt die Grundlage für diese Therapieentscheidung: Das EEG zum Zeitpunkt des ersten MRT entdeckte nämlich, durchaus überraschend, frequente (alle 10–20 min auftretende), epileptische Anfälle rechts frontopolar, genau über der Kontrastmittelaufnahme, und ohne Affektion anderer Hirnregionen. Im Verlaufs-EEG 6 Wochen später (nicht gezeigt) waren die Anfälle verschwunden. Klinisch hatte der Patient keine Anfälle bemerkt, wahrscheinlich deshalb, weil diese ein kleines, nicht mehr funktionales Gehirnareal betrafen, das vom Rest des Gehirns diskonnektiert war, so dass sich die epileptische Aktivität auch nicht ausbreiten konnte. Hier konnte das EEG also eine unnötige Operation vermeiden

Exkurs

Magnetenzephalogramm (MEG)

Das Ganzkopf-MEG (▶ Kap. 3.2) mit >64–148 Kanälen kann, wie auch das Vielkanal-EEG mit 32–64 Kanälen, interiktale epileptische Hirnaktivität räumlich umfassend ableiten. Durch Quellenberechnung werden Hirnregionen, in denen epileptische Aktivität entsteht, lokalisiert und die Region mit der frühesten Spike-Aktivität bestimmt. Die Verrechnung der MEG-Dipollokalisation mit dem MRT projiziert den Ort der funktionellen Störung in die morphologische Darstellung des Gehirns (◘ Abb. 14.2) und ermöglicht so eine bessere nichtinvasive Diagnostik, z. B. zur genaueren Planung von evtl. notwendigen Tiefenableitungen und operativen Eingriffen.

Nuklearmedizinische Verfahren wie PET oder (iktales) SPECT sind der prächirurgischen Diagnostik vorbehalten. Bei einer refraktären fokalen Epilepsie kann die MRT in mehrjährigen Abständen wiederholt werden ggf. in spezialisierten Einrichtungen, da es immer wieder erst nach mehreren Untersuchungen gelingt, die epileptogene Läsion zu identifizieren, was den Erfolg eines epilepsiechirurgischen Eingriffs deutlich erhöht.

Zum Magnetenzephalogramm ▶ Exkurs.

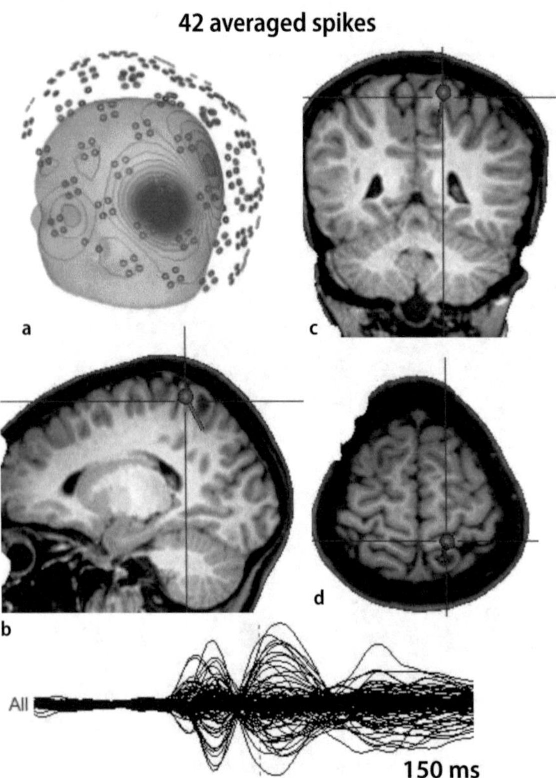

◘ **Abb. 14.2a–d Interiktales MEG bei fokaler Epilepsie. a** Rekonstruierte Magnetfeldlinien zum Zeitpunkt maximaler interiktalen Spike-Aktivität. Die hellen Flächen stellen den Magnetfeldaustritt aus dem Kopf dar, die dunklen den Eintritt. Die Kreise über dem Skalp zeigen die Sensorpositionen des MEG-Systems. **b–d** Lage und Orientierung des Stromdipols in den anatomischen Schnittbildern. Der äquivalente Stromdipol liegt innerhalb der im MRT erkennbaren Läsion im zentralen Bereich der linken Hemisphäre

14.3.4 Labordiagnostik

Es bestehen kontroverse Diskussionen, ob eine **Liquoruntersuchung** nach jedem ersten epileptischen Anfall zwingend durchgeführt werden muss. Sicherlich ist sie notwendig bei Verdacht auf Enzephalitis. Je unklarer die Ätiologie des Anfalls ist, desto niedriger sollte die Schwelle sein, eine Lumbalpunktion durchzuführen.

Eine Blutentnahme ist nach einem ersten epileptischen Anfall schon deswegen erforderlich, um metabolische oder auch toxische Ursachen des Anfalls auszuschließen. Insbesondere nach einem generalisierten tonisch-klonischen Anfall steigt typischerweise die **Kreatinkinase** (CK) innerhalb von 24 und 48 h an. Werte von über 1000 U/l können erreicht werden. Bestimmungen des **Prolaktins** haben sich auch aufgrund von falsch-positiven und falsch-negativen Befunden nicht durchgesetzt.

Nach Therapiebeginn mit einem Antikonvulsivum gehen Empfehlungen dahin, nach 1, 3 und 6 Monaten und bei unveränderter Medikation in 6- bis 12-monatigen Abständen **Laborparameter** zu bestimmen, wobei auf einer individuellen Basis diese Abstände verlängert bzw. verkürzt werden können. Ein Basisprogramm könnte umfassen: Blutbild, GGT, AST, ALT, AP und Kreatinin sowie Elektrolyte.

Die Bestimmung von Blutspiegeln von **Antikonvulsiva** ist einigen wenigen Situationen vorbehalten, wie z. B. zur Compliance-Kontrolle, »individuelle Referenzspiegel« bei Anfallsfreiheit und während der Schwangerschaft. Dabei kommt dem vom Labor vorgegebenen sogenannten »therapeutischen Bereich« nur eine äußerst untergeordnete Rolle zu, da Wirkung und Nebenwirkung der Medikation klinisch beurteilt werden müssen. Somit ist eine Spiegelbestimmung der Antikonvulsiva nicht bei jeder Laborkontrolle angezeigt und wird in der Praxis oft überschätzt. Die idealen Medikamentenspiegel, also solche, bei denen bei Nebenwirkungsfreiheit Anfallskontrolle erreicht wird, variieren von Mensch zu Mensch stark.

14.4 Charakteristika einzelner epileptischer Anfälle und einzelner Epilepsiesyndrome

14.4.1 Symptomatologie (Semiologie) epileptischer Anfälle

Epileptische Anfälle können sehr unterschiedlich aussehen: sie können, müssen aber nicht mit einer Bewusstseinsstörung einhergehen; gleiches gilt für motorische Symptome. Ganz wichtig ist die zeitliche Abfolge der Symptome: ein epileptischer Anfall, der in der Regel durch eine Dauer von vielen Sekunden bis wenige Minuten charakterisiert ist, kann aus einer Abfolge von Anfallssymptomen bestehen. Diese Abfolge kann sogar charakteristisch für bestimmte Epilepsiesyndrome sein: ein Beispiel ist die epigastrische Aura, gefolgt von einem automotorischen Anfall, was fast immer auf eine Temporallappenepilepsie hindeutet. Eine genaue Beschreibung der Anfallstypen und ihrer genauen zeitlichen Abfolge ist somit von diagnostisch höchster Wichtigkeit bei der Epilepsie. Kein einzelner Anfallstyp ist allerdings spezifisch für ein bestimmtes Epilepsiesyndrom. In der Folge sollen die Charakteristika der wichtigsten epileptischen Anfallsformen dargestellt werden.

- Epileptische Anfälle dauern Sekunden bis maximal wenige Minuten, und sind selbst limitierend, da sich die betroffene Region der Hirnrinde erschöpft.
- Die einzelnen Anfallstypen sind charakterisiert durch spezifische Phänomene, die die subjektive Wahrnehmung des Patienten, dessen Bewusstsein, die Motorik, und/oder das Vegetativum betreffen.
- Oft kommt es während eines epileptischen Anfalles zu einer zeitlichen Abfolge von mehreren Anfallstypen, was sehr bei der Diagnose des korrekten Epilepsiesyndroms helfen kann.

Aura

Auren sind epileptische Anfälle, bei denen ausschließlich subjektive Symptome auftreten, wo es also zu keinen objektiven (von außen beobachtbaren) Symptomen kommt. Auren gehen häufig anderen Anfallstypen voran, können aber auch isoliert auftreten. Auren kommen nur bei der Fokalen Epilepsie vor.

Epigastrische Aura Diese Aura ist gekennzeichnet durch ein vages, meist unangenehm empfundenes Gefühl im Epigastrium, häufig mit der Tendenz, nach oben aufzusteigen.

Somatosensible Aura Diese Auren bestehen aus Sensibilitätsstörungen. Meist kommt es zu einer langsamen Ausbreitung von einem Kribbelgefühl, einer Taubheit oder einem unspezifischen »merkwürdigen Gefühl«. Die Ausbreitung erfolgt dann entsprechen der somatotopen Organisation des sensiblen Kortex.

Visuelle Aura Visuelle Reiz- oder Ausfallserscheinungen (weiße oder dunkle Flecken, Farben, bewegende/blinkende Phänomene), die in einem Gesichtsfeld auftreten und die Tendenz haben, sich langsam auszubreiten.

Psychische Aura Ein »merkwürdiges Gefühl«, bei dem die innere und äußere Welt verändert und verzerrt wahrgenommen wird. Hierzu zählen die häufigen Déjà-vu- und Jamais-vu-Sensationen. Diese Auren bestehen aus dem Gefühl, Objekte, eine Situation oder Konstellation als bekannt oder fremd zu erleben, wobei der Patient das klare Empfinden hat, dass es sich um ein irreales, fremdes Gefühl handelt. Die Illusion, dass ein Objekt weiter entfernt oder kleiner erscheint, kommt ebenfalls vor, ebenso Emotionen wie Angst und Furcht.

Auditorische Aura Auditorische Pseudohalluzinationen, für gewöhnlich Geräusche, selten Stimmen. Insgesamt sind auditorische Auren selten.

Olfaktorische Aura Meist unangenehme Geruchsempfindung.

Gustatorische Aura Geschmackssensation, wie beispielsweise bitter, salzig oder süß.

Vegetative Aura Palpitationen, Hitzewallungen.

Dyskognitiver (dialeptischer) Anfall

Diese Anfallsform besteht typischerweise aus einer Episode von Bewusstseinsverlust, während der der Patient gar nicht mehr, oder nur noch sehr begrenzt, auf externe Stimuli reagieren kann. Für die Zeit des Anfalles besteht zumindest eine partielle Amnesie. Motorische Phänomene sind hier, wenn überhaupt vorhanden, auf ein Minimum reduziert. Zu einem Sturz kommt es in der Regel nicht. Von außen kann es so aussehen, als ob der Patient verharren oder tief in Gedanken sein würde, weswegen dyskognitive Anfälle sehr oft nicht als epileptische Anfälle erkannt werden. Terminologisch wurde noch keine Übereinkunft erzielt: ob man dies Anfallsform nun als »dyskognitiv« bezeichnet, wie von der Liga gegen Epilepsie vorgeschlagen, oder als »dialeptisch«, wie von einigen Autoren favorisiert, ist aber für die Praxis unerheblich.

Auch **Absencen**, die bei generalisierten Epilepsien auftreten, sind hier einzuordnen, und können als eine Sonderform eines dyskognitiven Anfalles aufgefasst werden. Bei Absencen kommt es typischerweise zu einem 10–20 Sekunden andauernden dyskognitiven Anfall mit oft zusätzlichem Lidflattern von 3/s, und zu einer sofortigen Reorientierung nach Anfallsende.

Motorische Anfälle

Anfallsformen, denen hauptsächliches Merkmal motorische Entäußerungen sind. Sie lassen sich weiter unterteilen in einfache und komplex-motorische Anfälle, abhängig davon, welche Bewegungsmuster vorherrschen. Einfach-fokale Anfälle sind einfachste motorische Phänomene, die sich z. B. auch durch eine direkte elektrische Stimulation des Kortex erhalten lassen. Bei komplex-motorischen Anfällen beherrschen komplexe Bewegungen das Anfallsbild, die natürlichen Bewe-

Exkurs

Generalisiert tonisch-klonischer Anfall (grand mal, GM)

Dieser sehr häufigen Anfallstyp kann bei allen Epilepsiesyndromen vorkommen. Auch bei fokalen Epilepsien ist er häufig, und kommt hier als sekundäre Generalisierung vor; klinisch muss aber kein vorheriger fokaler Anfall bemerkbar sein. Gelegenheitsanfälle äußern sich meist als GM. Der Anfall läuft folgendermaßen ab:

- **Aura:** Der GM kann von einer Aura eingeleitet werden oder den Patienten plötzlich, ohne Vorboten, als elementares Ereignis überfallen. Die Art der Aura (s. oben) hat diagnostische Bedeutung, da man daran erkennen kann, aus welcher Hirnregion die epileptische Entladung stammt. In manchen Fällen lässt sich der Ausgangsherd an einer postparoxysmalen Parese oder Aphasie erkennen.
- **Anfallsbeginn:** Häufig stößt der Patient zu Beginn des Anfalls einen Initialschrei aus. Dieser kommt mechanisch durch Kontraktion der Atemmuskeln bei fast geschlossener Stimmritze zustande. Der Patient stürzt dann zu Boden. Dabei verletzt er sich gelegentlich. Die Augen bleiben meist geöffnet. Die Bulbi sind nach oben oder zur Seite verdreht, die Pupillen reagieren nicht auf Licht.
- **Tonisch-klonisches Stadium:** Der Körper des Kranken streckt sich jetzt im tonischen Krampfstadium, in dem die Beine überstreckt und die Arme gestreckt oder gebeugt sind. Das Gesicht wird durch Apnoe zyanotisch.
  Nach wenigen Sekunden setzen rhythmische klonische Zuckungen ein. Diese dauern für etwa 1–5 min ununterbrochen an. Danach werden sie seltener, können noch ein- bis zweimal für Sekunden aufflammen und setzen dann ganz aus.
  Im Krampf beißt sich der Patient häufig seitlich auf die Zunge, so dass der Schaum, der vor den Mund tritt, blutig gefärbt ist. Oft, aber keineswegs immer, kommt es zur Enuresis, viel seltener auch zu Stuhlabgang. Während des Krampfstadiums sind als Folge der schweren Funktionsstörung im Zentralnervensystem pathologische Reflexe der Babinski-Gruppe auszulösen, jedoch hat man in der Praxis nur selten Gelegenheit, sich davon zu überzeugen. Der Blutdruck ist vorübergehend stark erhöht. Die Atmung sistiert in der tonischen Phase, die Pupillen reagieren nicht.
- **Nach dem Anfall:** Der Kranke liegt mit röchelnder, schwerer Atmung schlaff da und verfällt in einen Terminalschlaf, der Minuten bis Stunden dauert. Beim Erwachen fühlt sich der Patient, entsprechend der überstandenen schweren körperlichen Anstrengung, müde und zerschlagen. Eine postparoxysmale Verwirrtheit kann Stunden, manchmal Tage dauern.

Differenzialdiagnose. Differenzialdiagnostisch ist, auch zur Abgrenzung gegen psychogene Anfälle, der Anstieg der CPK sowie, wenn man die Möglichkeit des Nachweises hat, von Plasmakortisol und Prolaktin auf das 10- bis 20-fache der Norm von Bedeutung.

Komplikationen. Durch die plötzliche, gewaltige Muskelkontraktion der langen Rückenstrecker kann es zu Deckplatteneinbrüchen, Vorderkantenabsprengung, selten auch Kompressionsfrakturen in Höhe der unteren BWS und oberen LWS kommen (Röntgenaufnahme bei schmerzhafter Bewegungseinschränkung!). Auch Schulterluxationen und Unterkieferfrakturen werden beobachtet.

Iktales EEG. Im EEG tritt unmittelbar vor einem großen Anfall erst eine Abflachung ein, gefolgt von Spike-Potenzialen und Muskelartefakten. Der tonischen Phase entspricht eine Serie hochfrequenter Spitzenpotenziale. Während der klonischen Phase sind die scharfen Transienten von langsameren Nachschwankungen gefolgt (◘ Abb. 14.3). Nach einem Grand mal ist das EEG für variable Perioden von langsamen Wellen beherrscht oder jedenfalls im Grundrhythmus verlangsamt. Wenn unmittelbar nach einem Anfall das EEG normal ist, spricht dies gegen Epilepsie.

gungsmustern ähneln, und nur in einem inadäquaten Zusammenhang auftreten.

Einfach-motorische Anfälle

Tonischer Anfall Anhaltende Kontraktion einer oder mehrerer Muskelgruppen, so dass eine tonische Haltung resultiert. Sie bestehen eigentlich aus epileptischen hochfrequenten Muskelkontraktionen (>10 Hz), die so schnell sind, dass sich kein sichtbarer Bewegungseffekt ergibt. Im Falle eines Überganges in einen klonischen Anfall sinkt die Kontraktionsfrequenz, und die Zuckungen werden sichtbar.

Klonischer Anfall Relativ regelmäßige Serie von rhythmischen Muskelkontraktionen, formal Myoklonien von 0,2–5 Hz entsprechend. Im Falle eines unilateralen Auftretens betreffen sie meist distale Extremitätenabschnitte und/oder das Gesicht.

Tonisch-klonischer Anfall Dieser Begriff bezeichnet den klassischen »großen« oder Grand-mal-Anfall (franz.: »grand mal«: großes Übel), wenn er generalisiert auftritt. Bei diesen Anfällen kommt es erst zu einer Verkrampfung und Haltungsänderung aller Extremitäten, die dann in repetitive Zuckungen übergeht, wobei die Repetitionsrate allmählich abnimmt, die Amplitude der Bewegungen dagegen zunimmt. Nur selten können tonisch-klonische Anfälle auch nur eine Körperseite betreffen.

Vertiefende Informationen zum generalisiert tonisch-klonischen Anfall ► Exkurs.

Versivanfall Dieser Anfall besteht aus einer horizontalen Blickwendung, die mit einer Kopf- und gelegentlich auch Körperdrehung zur gleichen Seite einhergeht. Die initiale laterale Blickwendung kann tonisch oder sakkadisch sein. Das Kinn wird bei der Kopfdrehung meist aufwärts bewegt, wodurch eine unnatürliche Kopfhaltung resultiert.

Myoklonischer Anfall Diese Anfallsform ist charakterisiert durch kurze Muskelkontraktionen, die vereinzelt und irregulär auftreten und höchstens 200–400 ms andauern (► Facharztbox: Epilepsiesyndrome mit Myoklonien).

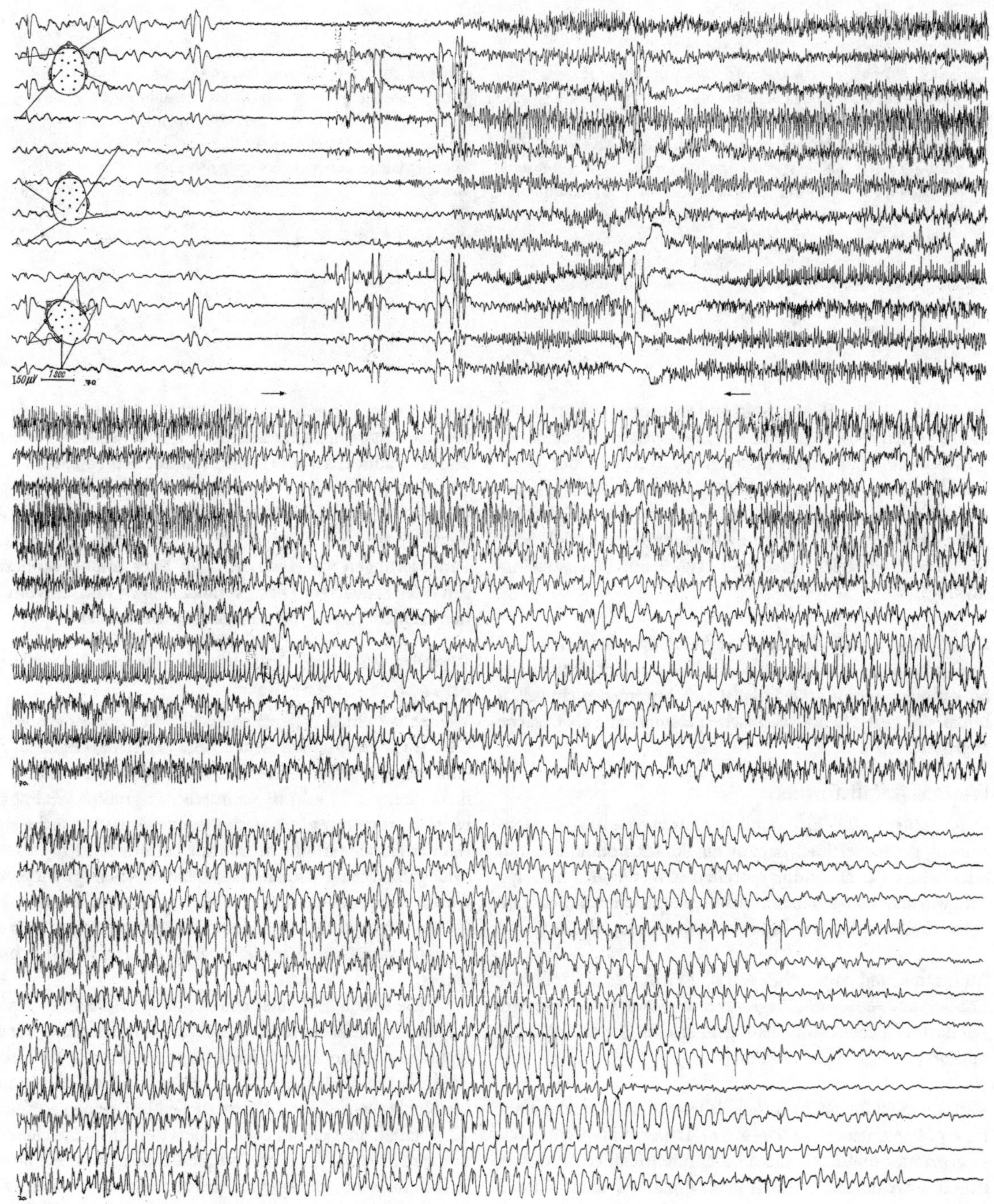

Abb. 14.3 Grand-mal-Anfall (fortlaufende Registrierung). (Aus Christian 1982)

Komplex-motorische Anfälle

Hypermotorischer Anfall Ein Anfallstyp mit heftigen, hauptsächlich die stammnahe Muskulatur betreffenden, z.T. bizarr anmutenden Bewegungsabläufen. Die Bewegungen selbst können trotz teilweise chaotischer und repetetiver Charakteristik prinzipiell auch unter physiologischen Umständen auftreten (»Fahradfahren«, Herumspringen), sind aber völlig situationsinadäquat. Das Bewusstsein kann erhalten sein.

Automotorischer (psychomotorischer) Anfall Dieser häufige Anfallstyp ist durch Automatismen der distalen Extremitäten und der Mundregion (Schmatzen, Mümmeln) ge-

Facharztbox

Epilepsiesyndrome mit Myoklonien

Epilepsien, bei denen Myoklonien im Vordergrund stehen, sind **juvenile myoklonische Epilepsie,** fokale motorische Anfälle und einige generalisierte Anfälle des Kindesalters.
Eine Sonderform der Epilepsien sind die **progressiven Myoklonusepilepsien**, die meist im Kindes- und Jugendalter auftreten. Hier kommt es neben der Epilepsie mit Myoklonien fast immer zu einer erheblichen Demenz. Oft sind Stoffwechselkrankheiten oder Mitochondriopathien die Ursache für diese seltenen Syndrome. Allen gemeinsam ist die durch nichts zu verhindernde Progredienz der meist genetisch bedingten Abnormität. Fast immer treten auch andere Symptome wie Ataxie, Neuropathie und metabolische Störungen hinzu.

Genannt, aber nicht näher besprochen, seien die progrediente Myoklonusepilepsie vom Typ Unverricht-Lundborg, die Zeroidlipofuszinose und Sialidose, die MERRF (Myoklonusepilepsie mit »ragged-red fibers«, ▶ Kap. 28.7) in der Muskelbiopsie, die Lafora-Einschlusskörperchen-Krankheit und die progrediente Myoklonusataxie, das Ramsay-Hunt-Syndrom. Dieses Syndrom hat eine bessere Prognose, eine Demenz ist oft nicht vorhanden, epileptische Anfälle sind selten, dagegen steht die Ataxie im Vordergrund.

kennzeichnet. Das Bewusstsein ist fast immer gestört, kann aber erhalten sein, wenn der Anfallsursprung in der nichtsprachdominanten Hemisphäre liegt. Wenn in der täglichen klinischen Praxis von »komplex-fokalen Anfällen« gesprochen wird, ist nicht selten dieser Anfallstyp gemeint (möglicherweise aber auch ein dyskognitiver Anfall, oder ein anderer für fokal gehaltener Anfall mit Bewusstseinsstörung),

Gelastischer Anfall Sehr seltener Anfallstyp, der durch iktales »Lachen« gekennzeichnet ist. Andere komplex-motorische oder einfach-motorische Anfallstypen kommen nicht selten hinzu. Oft liegen hypothalamischen Hamartome als Ursache zugrunde.

Weitere Anfallsformen

Aphasischer Anfall Ein Anfall, der durch eine iktale Sprachstörung gekennzeichnet ist, was die Sprachproduktion und/oder das Sprachverständnis betreffen kann. Dieser Anfallstyp tritt, wie man sich denken kann, bei epileptischer Aktivität im Sprachzentrum der sprachdominanten Hemisphäre auf.

Atonischer und astatischer Anfall Plötzlicher epileptischer Muskeltonusverlust mit Wegsacken des Kopfes oder Körpers mit nachfolgendem Sturz, häufig eingeleitet durch eine generalisierte myoklonische Zuckung.

Negativ myoklonischer Anfall Seltene Anfallsform mit abrupter Muskelatonie von 100–400 ms Dauer, die typischerweise erst unter tonischer Aktivierung offensichtlich wird. Der negativ-myoklonische Anfall kann unilateral oder bilateral auftreten.

Akinetischer Anfall Dieser Anfall zeichnet sich durch die Unfähigkeit aus, willkürliche Bewegungen auszuführen. Das Bewusstsein bleibt erhalten. Akinetische Anfälle sind wahrscheinlich die Folge einer Erregung negativ-motorischer Kortexareale im Frontallappen.

Hypomotorischer Anfall Anfälle, bei denen das motorische Bewegungsausmaß insgesamt reduziert ist. Diese Anfallsform wird nur bei Patienten verwendet, bei denen die iktale Bewusstseinslage nicht beurteilbar ist, also bei Neugeborenen und Kleinkindern sowie mental retardierten Patienten.

Vegetativer Anfall Eine selten Anfallsform, die durch dokumentierbare, anfallsartige, epileptisch bedingte vegetative Veränderungen wie Herzrhythmus- oder Atmungsänderungen oder Schwitzen. Diese Veränderungen müssen vom Patienten nicht unbedingt wahrgenommen werden.

Weitere wichtige Aspekte der Symptomatologie epileptischer Anfälle

Wenn man einen epileptischen Anfall anamnestisch erfragt oder sogar beobachtet, ist die Seite explizit anzugeben, falls eine **Lateralisation** evident ist. Ob z. B. der klonische Anfall links oder rechts war, ist natürlich von größter Wichtigkeit, wenn man neuroradiologisch nach der Anfallsursache sucht (kontralaterale Großhirnrinde zur betroffenen Körperseite). Eine ganze Reihe von lateralisierenden Anfallsphänomenen wurde beschrieben; dazu zählen z. B. auch Versivanfälle (Wendung kontralateral zur Anfallsursprungszone durch epileptisch verursachte Überstimulation des frontalen Blickzentrums).

Viele fokale und auch eine Reihe generalisierter Anfälle zeigen eine **Anfallsevolution**, welche die Ausbreitung der epileptischen Entladung im Großhirn reflektiert. Für die Lokalisation der epileptogenen Zone ist die initiale Anfallsymptomatologie entscheidend. Eine visuelle Aura, gefolgt von einem Versivanfall oder einem generalisiert tonisch-klonischen Anfall spricht stark für eine Okzipitallappenpilepsie; eine epigastrische Aura, gefolgt von einem automotorischen Anfall für eine Temporallappenepilepsie; ein Versivanfall nach rechts, gefolgt von einem tonisch-klonischen Anfall für eine Frontallappenepilepsie links; eine Reihe kurzer myoklonischer Anfälle gefolgt von einem generalisiert tonisch-klonischen Anfall stark für eine juvenile myoklonische Epilepsie – um einige Beispiele zu nennen.

Eine spezielle Situation ist der sog. **Jackson-Anfall** (»march of convulsion«), bei dem ein motorischer Anfall oder eine sensible Aura durch eine langsame Ausbreitung der epileptischen Erregung die Zentralregion hinweg immer mehr Areale der betroffenen Körperseite betrifft, der somatotopen Organisation der Großhirnrinde folgend.

Postiktale Störungen, die nach dem Ende des epileptischen Anfalles in der Regel für Minuten persistieren, gerade bei symptomatischen Anfällen mit zugrundeliegender schwerer Hirnschädigung aber auch Tage andauern können, sind anamnestisch oft nur schwer vom epileptischen Anfall selbst zu trennen. Wenn eindeutige postiktale fokale neurologische Störungen auftreten, ist dies ein starker Hinweis für den Anfallsursprung. Wenn z. B. nach generalisiert tonisch-klonischen Anfällen oft eine postiktale Aphasie auftreten sollte, spricht dies stark für eine fokale Epilepsie mit frontaler oder temporaler Anfallsursprungszone in der sprachdominanten Hemisphäre; wenn eine postiktale Parese (»Todd-Parese«) des rechten Armes auftritt, für einen Anfallsursprung in der oder nahe der Zentralregion links.

14.4.2 Charakteristika einzelner Epilepsiesyndrome: Generalisierte Epilepsien

Im Folgenden sollen die einzelnen Epilepsiesyndrome der generalisierten Epilepsien kurz dargestellt werden. Diese in der Regel wohl genetisch verursachten Epilepsien sind allerdings nicht immer klar voneinander getrennt – Überlappungsformen kommen häufig vor. Die häufigsten Anfallstypen sind: Spezielle dyskognitive Anfälle, sog. Absencen, und Grand-mal-Anfälle, sowie myoklonische Anfälle.

Absence-Epilepsie des Kindes- und Jugendalters

Der Krankheitsbeginn liegt zwischen 4 und 14 Jahren mit einem Gipfel zwischen 6 und 10 Jahren. Die dyskognitiven Absence-Anfälle treten, meist in großer Häufigkeit, unbehandelt bis zu hundert Male am Tage auf und werden leicht durch seelische Erregung und Hyperventilation provoziert.

Symptome Der Anfall dauert bis zu 20 Sekunden. Der Ablauf der Anfälle sieht oft folgendermaßen aus: Das Kind wird etwas blass, bekommt einen starren Blick, hält in seiner Tätigkeit inne, ohne hinzustürzen und reagiert nicht auf Anruf (»seelische Pause«).

Häufig enthält die Absence auch gewisse rhythmische, motorische Elemente: Lidmyoklonien, seltener nystaktische Augenbewegungen nach oben, noch seltener ruckartiges Rückwärtsneigen des Kopfes, leichtes Zucken mit den Armen im Rhythmus der epileptischen Potenziale im EEG. Selten führen die Kinder orale und andere Automatismen aus. Absencen sind aber von dyskognitiven Anfällen bei Fokaler Epilepsie dadurch gut zu unterscheiden, dass sie plötzlich, ohne Aura, einsetzen und ebenso plötzlich wieder aufhören.

Psychisch sind die Kinder normal entwickelt und nicht intellektuell beeinträchtigt. Die Absence-Epilepsie gehört zu den genetisch bedingten Epilepsien. Generalisiert tonisch-klonische Anfälle können auftreten.

Diagnostik Das **EEG** zeigt im Anfall immer und im Intervall sehr häufig typische 3/s-spikes und waves (■ Abb. 14.4a). Bei typischem Erkrankungsmuster und diesem EEG-Muster ist keine bildgebende Diagnostik notwendig.

Prognose Während die Absence-Epilepsie des Kindesalters ganz überwiegend ausheilt, im Erwachsenenalter also auch ohne Antiepileptika Anfallsfreiheit besteht, ist die des Jugendalters häufiger von einer Persistenz der Anfälle bis ins Erwachsenenalter begleitet.

Der Fall

Ein 10-jähriges Mädchen wird von der Schule zum schulpsychologischen Dienst geschickt, da es durch zunehmende Unaufmerksamkeit und Abfall der früher guten schulischen Leistung aufgefallen ist. Die Eltern berichten der Psychologin, dass ihre Tochter die meiste Zeit des Tages sehr interessiert, lebhaft und aufgeweckt sei, dass es dann aber kurze Phasen von Unaufmerksamkeit und Abwesenheit gäbe. Zum Beweis bringen sie ein Schulheft mit, in dem ein Diktat mit über 30 Fehlern zu finden ist. Im gleichen Heft, einige Monate vorher, ist ein ähnlich schweres Diktat fast ohne Fehler geschrieben worden. Bei dem Gespräch ist das Kind interessiert, aktiv, bestätigt, was die Eltern erzählen, und wirkt gar nicht auffällig. Die Psychologin beschäftigt sich etwas genauer mit dem Diktatheft und stellt fest, dass die Mehrzahl der Fehler keine Rechtschreibfehler, sondern Auslassfehler sind, manchmal fehlen ganze Wörter, manchmal Teile von Worten und Satzverbindungsstücke. Die schwierigeren Wörter in dem Diktat sind, wenn sie ausgeschrieben sind, fehlerfrei. Ob das Kind schon bei einem Arzt, vielleicht bei einem Kinderneurologen, gewesen sei, fragt sie. Nein, man sei auf Empfehlung der Schule sofort zum schulpsychologischen Dienst gegangen. Die Psychologin empfiehlt die Vorstellung bei einer Neurologin. Aufgrund des Berichts der Psychologin wird ein EEG angefertigt. Wie von Psychologin und Ärztin vermutet, ist das EEG pathologisch: Kurze Gruppen von 3/s-Spike-wave-Komplexen, die synchron auftreten, dominieren das Hirnstrombild. Die Diagnose einer Absence-Epilepsie, in diesem Fall noch nicht durch große, generalisierte Anfälle kompliziert, wird gestellt, und eine Behandlung mit Valproinsäure eingeleitet. Nach wenigen Tagen sistieren die Absencen, und die Schülerin kehrt auf ihren vorherigen Leistungsstand zurück.

Juvenile myoklonische Epilepsie (JME, Janz Syndrom, »impulsiv petit mal«)

In der Pubertät, meist zwischen dem 14. und 17. Lebensjahr, aber auch noch bis Mitte 20, manifestieren sich die ersten Anfälle. Wenn bei Erwachsenen epileptische Anfälle im Rahmen einer Generalisierten Epilepsie auftreten, liegt am häufigsten eine JME vor.

Symptome Die Anfälle äußern sich in einzelnen oder salvenartigen, bilateralen, myoklonischen Stößen, die hauptsächlich die Schultern und Arme betreffen und jeweils nur 2–3 s dauern. Nur selten können Stürze vorkommen. Das Bewusstsein ist wenn überhaupt nur leicht getrübt. Die Anfälle treten besonders morgens kurz nach dem Erwachen auf, und müs-

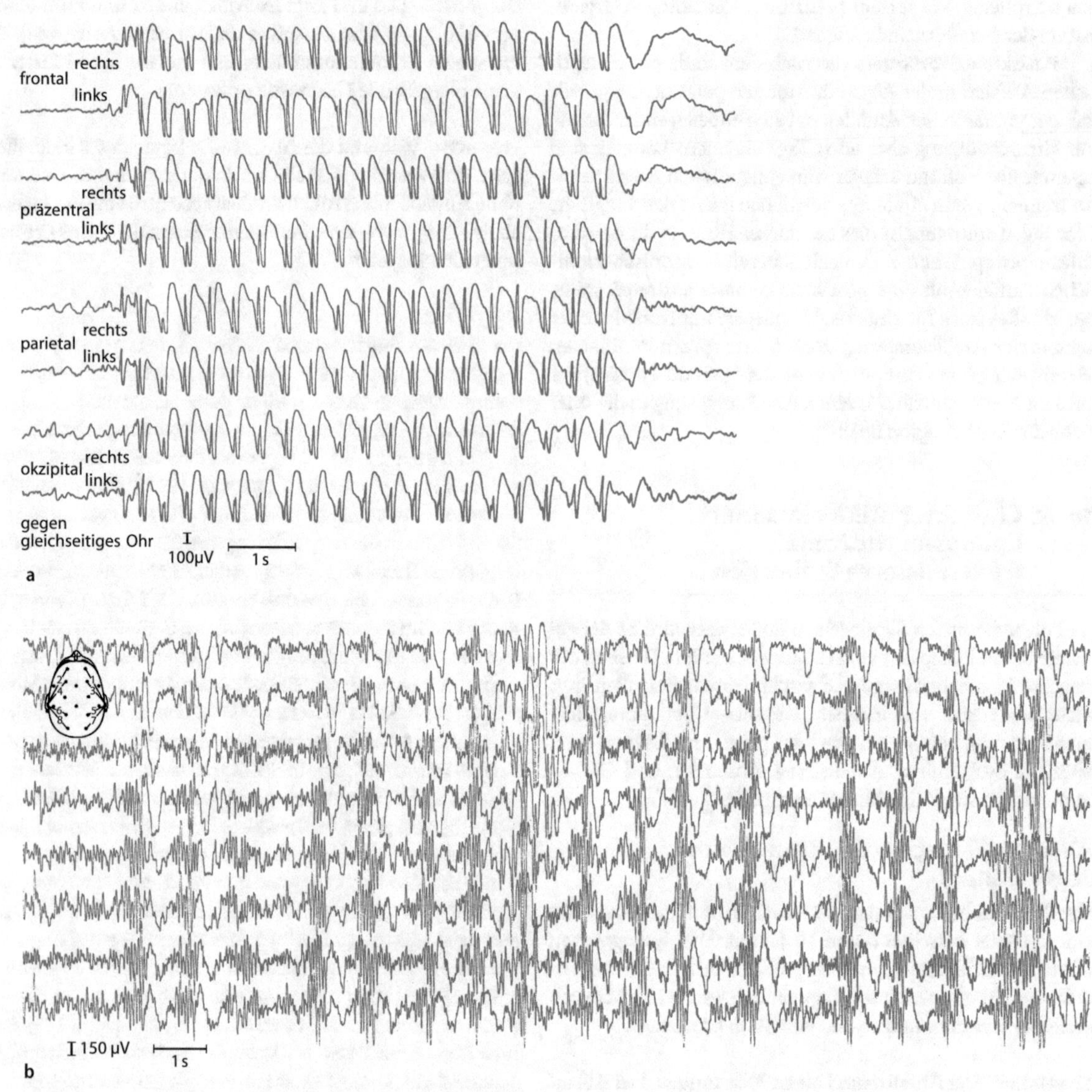

Abb. 14.4 Absence-Epilepsie des Kindesalters. a EEG-Ableitung einer Absence. Kleiner Anfall von 7 s Dauer mit abruptem Beginn und Ende, 3/s-spikes und waves von 500 µV über allen Hirnregionen (7-jähriges Kind, bis zu 15 Anfälle am Tag). **b Status myoklonischer Anfälle bei juveniler Myoklonus-Epilepsie.** Fast kontinuierliches, generalisiertes Polyspike-wave-Muster

sen anamnestisch meist aktiv erfragt werden. »Fällt Ihnen morgens häufig etwas unwillkürlich aus der Hand?« ist eine gut geeignete Frage, um bei Verdacht auf die richtige Spur zu kommen. Viele Patienten und ihre Angehörigen werten diese Episoden nämlich nicht als Anfälle. Die myoklonischen Anfälle bei der JME treten oft gehäuft vor Grand-mal-Anfällen auf. Grand-mal-Anfälle sind aber bei den meisten Patienten auch ohne antiepileptische Prophylaxe eher selten. Absencen kommen ebenfalls vor. Wie bei den meisten generalisierten Epilepsien werden Anfälle bei der JME durch vorangegangenen Alkoholgenuss und Schlafentzug provoziert. Eine intellektuelle Beeinträchtigung ist in der Regel nicht zu finden.

Diagnostik Das **EEG** zeigt häufig, wenn auch nicht so regelmäßig wie bei den Absencen, ein typisches Bild mit Polyspike-wave-Abläufen (Abb. 14.4b).

Prognose Eine JME ist zwar vom Verlauf her benigne, da nicht mit zugrundeliegenden oder anfallsbedingt zunehmenden kognitiven Defiziten vergesellschaftet, heilt aber praktisch nie aus. Nach Absetzen der antiepilepitischen Medikation ist das Wiederholungsrisiko für epileptische Anfälle nahe 100%. Es ist also ein Kunstfehler, einem erwachsenen Patienten mit JME zu raten, nach Jahren der Antiepileptikatherapie die Medikamente nun abzusetzen, weil man weitere Anfälle irrigerweise für unwahrscheinlich hält. Vertiefende Informatio-

Exkurs

Andere generalisierte Epilepsien des Kindesalters

Blitz-Nick-Salaam-Krämpfe (infantile Spasmen, West-Syndrom). Im ersten Lebensjahr, meist um den 6. Monat, treten die Blitz-Nick-Salaam-(BNS-) Krämpfe auf. Der Anfallsablauf ist durch eine brüske Vorwärtsbewegung charakterisiert (»Blitz«), die Kopf (»Nick«) und Rumpf betrifft oder von einem Anheben der Beine und des Rumpfes und Einschlagen der Arme (»Salaam« in Anlehnung an die arabische Grußgeste) begleitet ist. Der einzelne Anfall dauert nur wenige Sekunden. Währenddessen besteht eine Bewusstseinstrübung. Typischerweise treten diese BNS-Krämpfe in Serien bis zu 50 Anfällen auf. Sie können auch mit Grand-mal-Anfällen kombiniert sein.

Das **EEG** zeigt ein sehr charakteristisches Bild, das die Diagnose meist auch ohne Kenntnis des klinischen Befundes erlaubt (»diffuse, gemischte Krampfpotenziale« oder »Hypsarrhythmie«). Sie werden mit Vigabatrin behandelt, einem Antiepileptikum, das sonst kaum noch eingesetzt wird.

Prognose: Ohne Behandlung entwickelt sich im weiteren Verlauf eine schwere geistige und körperliche Entwicklungshemmung und später auch Demenz. Um das 5. Lebensjahr setzen die BNS-Krämpfe aus. Später bekommen die Kinder fokale und generalisierte Anfälle. Sie treten hin und wieder auch ohne schwere Hirnschädigung auf und haben dann eine deutlich bessere Prognose.

Myoklonisch astatische Epilepsie (Lennox-Gastaut-Syndrom). Mit den BNS-Krämpfen verwandt sind die myoklonisch-astatischen Anfälle. Das Lennox-Gastaut-Syndrom entsteht in etwa der Hälfte der Fälle symptomatisch als Folge einer schweren prä- und perinatalen Hirnschädigung. Manchmal entwickelt es sich aus BNS-Krämpfen. Die Anfälle treten meist um das 4. Lebensjahr auf. Eine genetische Vorbelastung findet sich bei etwa einem Viertel der Patienten. Das idiopathische Lennox-Gastaut-Syndrom hat eine bessere Prognose als das symptomatische.

Tonische Anfälle überwiegen, Arme und Beine werden plötzlich gebeugt oder tonisch angehoben. Durch einen plötzlichen Tonusverlust stürzen die Kinder wie vom Blitz getroffen zu Boden. Häufig kommt es davor zu Beugemyoklonien der Arme, Zuckungen der Gesichtsmuskulatur oder oralen Automatismen. Die Anfälle treten bevorzugt nach dem Erwachen aus dem Nacht- oder Mittagsschlaf auf. Sie können sich statusartig häufen. Daneben haben die Kinder tonische, große Krampfanfälle. Im EEG finden sich ähnliche Veränderungen wie bei BNS-Krämpfen, manchmal auch 2/s-Krampfwellen-Varianten.

nen zu anderen generalisierten Epilepsien des Kindesalter ► Exkurs.

Grand-mal-Epilepsie

Das Prädilektionsalter liegt zwischen dem Schulalter und dem 25. Lebensjahr. Vor dieser Zeit beginnende Grand-mal-Epilepsien beruhen meist auf perinataler oder früh erworbener Hirnschädigung (Residualepilepsie).

Etwa ein Drittel aller GM-Anfälle treten in den ersten Stunden nach dem Aufwachen, unabhängig von der Tageszeit auf. Nicht selten sind diese **Aufwach-GM-Anfälle** mit anderen primär generalisierten Anfällen, Absencen oder myoklonischen Anfällen verbunden. Das Aufwach-GM beginnt typischerweise im Jugend- oder frühen Erwachsenenalter. Die Anfälle werden durch Schlafentzug provoziert.

14.4.3 Charakteristika einzelner Epilepsiesyndrome: Fokale Epilepsien

Fokale Anfälle treten ohne Bewusstseinsstörung (historisch als einfach-fokale Anfälle bezeichnet), oder mit Bewusstseinsstörung (historisch: komplex-fokale Anfälle) auf. Fokale Anfälle sind in der Mehrzahl symptomatisch, d. h. Ausdruck einer lokalisierbaren organischen Hirnschädigung. Zerebrale Ischämien, Tumoren, Traumen, Gefäßmissbildungen, Fehlbildungen und Entzündungen sind die häufigsten Ursachen symptomatischer Anfälle.

In der Mehrheit der Fälle lässt sich eine entsprechende Läsion in der MRT nachweisen. Die Ursache kann aber auch morphologisch-makroskopisch nicht erkennbar sein. Viele früher als »kryptogen« bezeicheten Epilepsien werden heutzutage allerdings durch die stark verbesserte MRT-Bildgebung doch einer fokalen Läsion zugeordnet, z. B. einer kortikalen Dysplasie. Zu beachten ist auch, dass degenerative Erkrankungen der Hirnrinde bei älteren Patienten oft zu Anfällen führen, die von verschiedenen Teilen des Gehirns ausgehen können; dennoch handelt es sich prinzipiell um eine fokale Epilepsie. Generalisieren die epileptischen Entladungen mit anschließender Ausbreitung über beide Hemisphären, so kommt es immer zur Bewusstlosigkeit und in der Regel zu einem sekundär generalisierten tonisch-klonischen Anfall.

Temporallappenepilepsie

Der Temporallappen ist die häufigste Ursache fokaler epieptischer Anfälle. Die anatomische Struktur des Temporallappens, die kreisenden Erregungen Vorschub leistet, begünstigt offenbar epileptische Anfälle stark. Im Temporallappen unterscheiden wir die entwicklungsgeschichtlich ältere mediale (engl. auch »mesial«) Region, zu denen auch Hippokampus und Amygdala gehören (limbischen System), sowie die laterale, neokortikale Region. Die Epilepsien der beiden Regionen unterscheiden sich in ihren Symptomen:

- **Mediale Temporallappenepilepsie:** Typisch sind epigastrische oder gustatorisch-olfaktorische Auren (Riechhirn) und vegetative Symptome, verbunden mit Ängstlichkeit und Erregung. Initial ist die Bewusstseinsstörung variabel aber häufig bereits komplett. Eine Amnesie für den Anfall ist die Regel. Die Aura wird hingegen immer wieder gut erinnert. Automotorische Anfälle sind typisch für den medialen Temporallappen. Neben Tumoren oder Gefäßmissbildungen des medialen Temporallappens ist die Hippokampussklerose, auch »mesiale Sklerose« die häufigste Ursache dieser Epilepsieform (■ Abb. 14.5).

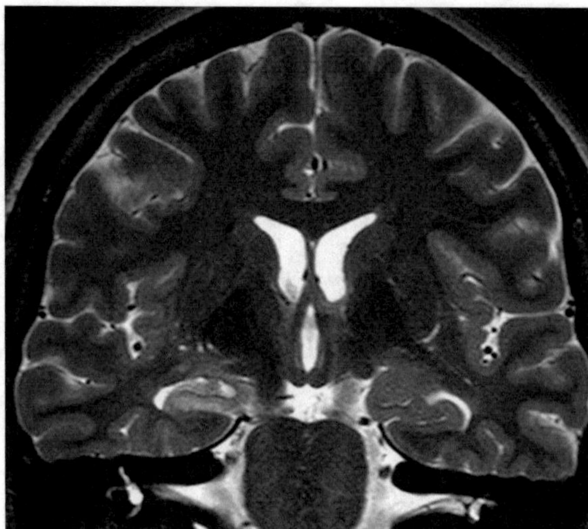

Abb. 14.5 **Hippokampussklerose rechts.** FLAIR-Sequenz mit hyperintensem Signal im medialen Temporallappen bei einem Patienten mit typischer Temporallappenepilepsie. Beachte die Asymmetrie der Temporalhörner

- **Laterale Temporallappenepilepsie:** Bei den Epilepsien des lateralen Temporallappens (neokortikale Anfälle) ist eine auditive Aura häufiger. Vegetative Symptome treten v. a. dann auf, wenn die Inselrinde betroffen ist. Orale Automatismen sind seltener, andere motorische Anfallssymptome häufiger.

Frontallappenepilepsie

Der Frontallappen ist die zweithäufigste anatomische Region, in der epileptische Anfälle entstehen. Typische Anfallsformen sind geprägt durch die anatomische Funktion. Wenn Anfälle in der supplementär-motorischen Region entstehen, kommt es zu bilateral asymmetrisch tonischen Anfällen, auch zu hypermotorischen und akinetischen Anfällen. Auch dyskognitive oder automotorische Anfälle können vorkommen. Läuft der Anfall unter Beteiligung des Gyrus praecentralis ab, sprechen wir von einer parazentralen Epilepsie (s. u.). Generell sind Anfälle bei Frontallappenepilepsie nicht selten polymorph und können bizarre Formen annehmen, wie z. B. bei hypermotorischen Anfällen, so dass die Diagnose einer Frontallappenepilepsie nicht selten erst nach längerer Zeit gelingt, und fälschlicherweise lange eine psychogene Ursache vermutet wird.

Parieto-okzipitale Epilepsie

Die Hirnlappen mit der geringsten Epileptogenität sind der Parietal- und Okzipitallappen. Charakteristisch ist eine visuelle Aura, die oft richtungsweisend ist. Diese kann aber auch fehlen, und es können neurokognitive Symptome im Vordergrund stehen. Interessanterweise propagieren okzipitale Anfälle oft rasch über die neuroanatomisch präformierten Projektionsbahnen nach frontal, so dass die Sequenz visuelle Aura nach rechts – Versivanfall nach rechts – ggf. gefolgt von sekundär-generalisiert tonisch-klonischem Anfall als typische Anfallssemiologie gelten kann. Aber auch andere Ausbreitungsmuster existieren, z. B. in die Temporalregion.

Parazentrale Epilepsie Jackson-Anfälle sind fokale Anfälle, bei denen sich tonische bzw. klonische Zuckungen (motorische Jackson-Anfälle) oder Missempfindungen (sensible Jackson-Anfälle) von einer Körperregion auf benachbarte Bezirke ausbreiten.

Die Zuckungen oder Missempfindungen breiten sich an den Armen oder Beinen meist in Richtung von distal nach proximal aus. Sie können auch im Gesicht beginnen und dann auf Hand und Arm überspringen. Die Rumpfmuskeln werden kaum ergriffen. Selten gehen die Zuckungen auch auf die andere Körperhälfte über, wo sie sich dann spiegelbildlich ausbreiten. Dies geschieht aber erst, nachdem sie auf der zuerst ergriffenen Seite ihren Höhepunkt erreicht haben. Jackson-Anfälle können auch in Extremitäten auftreten, die für Willkürbewegungen komplett gelähmt sind. Das Bewusstsein bleibt erhalten, sofern der Jackson-Anfall nicht in einen generalisierten Krampfanfall mündet.

In den betroffenen Extremitäten kann nach dem Ende des Anfalls eine postparoxysmale Parese bestehen. Diese beruht nicht auf Erschöpfung der Nervenzellen, da sie auch nach sensiblen Jackson-Anfällen und selbst dann auftritt, wenn man den Anfall im Beginn durch sensible Stimuli unterbricht. Sie könnte also Ausdruck eines aktiven Hemmungsmechanismus mit Hyperpolarisation der Zellmembranen sein.

Zugrunde liegt immer eine umschriebene Hirnschädigung der Zentralregion. In erster Linie muss man an einen Hirntumor (Meningeom, Gliom) oder an ein arteriovenöses Angiom denken, weiter kommen Hirnverletzungen, frühere Infarkte oder Blutungen, Dysplasien und perinatale Hirnschädigung in Frage.

Altersgebundene fokale Epilepsien

Die Rolando-Epilepsie und die Epilepsie mit okzipitalen Spikes sind gutartig verlaufende, also nicht bis ins Erwachsenenalter persistierende Epilepsien des Kindesalters.

14.4.4 Status epilepticus

Definition Ein Status epilepticus (SE) ist definiert durch das aufeinander Folgen von Anfällen in kurzen Abständen, zwischen denen klinisch und/oder elektroenzephalographisch keine vollständige Restitution erfolgt. In der klinischen Praxis besteht dann unmittelbare Handlungsnotwendigkeit, wenn Anfälle (insbesondere Grand-mal-Anfälle) über 5 min persistieren.

Beim Status generalisierter Anfälle wird zwischen den Anfällen das Bewusstsein nicht wiedererlangt. Der Status fokaler Anfälle kann ohne Bewusstseinsverlust ablaufen.

Wir unterscheiden:

- den Status generalisierter tonisch-klonischer Anfälle (SGTKA) oder Grand-mal-Status; dies ist ein neurologischer Notfall,

- den konvulsiven oder nonkonvulsiven Status fokaler Anfälle,
- den Absence-Status (nonkonvulsiver generalisierter SE) und
- den sog. subtilen Status epilepticus.

Grand-mal-Status (SGTKA)

Die Bezeichnung Grand-mal-Status ist nur gerechtfertigt, wenn tonisch-klonische GM-Anfälle so dicht aufeinanderfolgen, dass der Patient dazwischen nicht mehr das Bewusstsein erlangt. Reagiert der Kranke zwischen zwei Anfällen wieder auf Ansprache, liegt kein Status vor, sondern eine Häufung von Krampfanfällen, auch Grand-mal-Serie genannt. Der Grand-mal-Status ist lebensbedrohlich und ein absoluter medizinischer Notfall, je nach Grundkrankheit kann die Letalität bei 50% liegen.

Ursachen Ein Status epilepticus tritt bei 3–8% aller Anfallskranken auf. In 2/3 der Fälle handelt es sich um symptomatische Epilepsien. Manchmal ist der Status die Erstmanifestation einer Epilepsie, häufiger ist aber vorher schon eine Epilepsie bekannt. Bei vorbestehender Epilepsie sind unregelmäßige Medikamenteneinnahme, Änderung der Medikation oder gleichzeitiger Alkoholentzug oft die Ursache eines Status. Weitere Ursachen für die Erstmanifestation einer Epilepsie als Status können metabolische Störungen wie Hypoglykämie oder Hyponatriämie und Intoxikationen, Drogen (Kokain, Ecstasy) und Drogen und Entzug von Alkohol, Tranquilizern oder Barbituraten sein.

Auch bei genuiner Epilepsie liegen fast immer besondere Umstände vor, die zur Auslösung des Status führen, z. B. unzureichende Behandlung, plötzliches Absetzen der Medikamente, oder eine zusätzliche neu erworbene Hirnläsion.

Diagnostik Bei jedem SE, besonders aber wenn der Status epilepticus bei einem Patienten auftritt, bei dem noch keine Epilepsie bekannt ist, sind neben der Therapie (s. u.) auch unverzüglich diagnostische Maßnahmen einzuleiten. Dazu gehören:

- Blutentnahme zur Routine-Labordiagnostik (Glukose, BSG, Blutbild, CRP, Elektrolyte, Leberenzyme, CK; Schilddrüsenhormone, Blutgase; Toxikologie-Screening und Ethanol-Bestimmung),
- Notfall-CCT; falls dies unauffällig, MRT zum Ausschluss akuter symptomatischer Ursachen,
- EEG zur Diagnosebestätigung, und bei Therapieversagen zur Differenzialdiagnose (psychogener Status),
- Lumbalpunktion,
- internistische Diagnostik.

Im **EEG** sind kontinuierliche rhythmische, teilweise auch eindeutig epileptische Entladungen festzustellen. Essenziell ist das EEG bei Verdacht auf nonkonvulsiven Status. Es ist zu betonten, dass es oft nicht trivial ist, einen nonkonvulsiven Status im EEG zu diagnostizieren – viele bleiben trotz EEG undiagnostiziert. Bei verdächtigen Mustern kann bei einem Teil der Patienten die Applikation von z. B. 2–4 mg Lorazepam während des EEG helfen.

Selbstverständlich ist, dass alle Patienten, besonders mit bis dahin unbekannter Epilepsie, auch im CT oder MRT untersucht werden, sobald die akute Phase des Status epilepticus überwunden ist. Medikamentenspiegel und Drogenscreening sowie Alkoholspiegel werden im Blut bestimmt.

Pathophysiologie Beim Status epilepticus versagt der Hemmmechanismus, der üblicherweise einen einzelnen Anfall beendet. Es kommt zur kontinuierlichen Freisetzung von exzitatorischen Aminosäuren und zur Steigerung des Gehirnmetabolismus um 200–300%. Die Hirngefäße erweitern sich, es entwickelt sich eine systemische Hypertension, und ein Ungleichgewicht zwischen dem metabolischen Verbrauch des Gehirns und der Substratzufuhr entsteht. Früher war man der Meinung, dass eine zunehmende Hypoxie bei SGTKA zur Beendigung des Status epilepticus führe und damit günstig sei. Dies geschieht aber nur auf Kosten eines wahrscheinlich irreversiblen Neuronenuntergangs. Die Patienten sind durch Aspiration, Azidose, Hypoxie, Rhabdomyolyse, Hypothermie, Frakturen und Lungenödem gefährdet.

Verlauf und Prognose Gelingt es nicht, den SGTKA zu unterbrechen, entwickelt sich innerhalb von Stunden ein Hirnödem. Die Körpertemperatur steigt an, und der Patient stirbt am zentralen Herz- und Kreislaufversagen. Diese Entwicklung wird verständlich, wenn man die energetischen Vorgänge berücksichtigt, die schon den einzelnen Krampfanfall begleiten. Wir behandeln alle Patienten mit einem Grand-mal-Status auf der Intensivstation.

Die Patienten werden kardiovaskulär überwacht, viele Patienten werden intubiert und beatmet. Auch heute noch hat der Grand-mal-Status eine Mortalität von um die 10%, bei manchen zugrunde liegenden Krankheiten auch höher. Leider sind Rückfälle häufig, da manche Patienten die gleichen Fehler immer wieder begehen. Nach lange dauernden, therapieresistenten Grand-mal-Anfällen und auch nach häufigen epileptischen Status kommt es zur kortikalen neuronalen Schädigung durch Exzitotoxizität.

Auch die Prognose des nonkonvulsiven oder konvulsiven Status fokaler Anfälle wird um so schlechter, je länger der Status persistiert. Eine schnellstmögliche Durchbrechung des Status ist also auch hier klar indiziert.

Nonkonvulsiver Status epilepticus

Der nonkonvulsive Status epilepticus ist stark unterdiagnostiziert. Er kann Ursache für eine plötzlich einsetzende Verwirrtheit und Desorientierung sein und über Monate und Jahre persistieren. Motorische Symptome wie nesteln und schmatzen sowie auch eine schwerere Bewusstseinsstörung können vorkommen. Je länger er besteht, desto schwerer ist er zu durchbrechen. Es gibt Untersuchungen, die einen nonkovulsiven Status bei bis zu 10% der in Altersheimen lebenden, kognitiv stark eingeschränkten Menschen feststellen. Ein nonkonvulsiver Status muss immer differenzialdiagnostisch erwogen werden, wenn plötzlich eine Bewusstseinsstörung, Desorientierung, Verlangsamung und/oder kognitive Störung einsetzt. Bei »plötzlicher Demenz« des alten Menschen ist da-

Facharztbox

Status partieller motorischer Anfälle (Epilepsia partialis continua)

Dieses Syndrom ist mit dem Eigennamen Kojevnikow verbunden. Symptome sind klonische Zuckungen, die auf einen umschriebenen Körperbezirk, etwa die Mundregion oder einen Finger, beschränkt bleiben (»partialis«) und stunden- oder tagelang, bis monatelang ununterbrochen ablaufen (»continua«).
Ursache ist meist eine kortikale Läsion (z. B. Tumor, Enzephalitis, Infarktnarbe). Eine weitere, wichtige Ursache ist die nichtketotische, hyperosmolare Hyperglykämie (»entwässernde« Infusionen kontraindiziert!). Die Patienten sind in der Regel bei Bewusstsein und erleben die kontinuierliche, epileptische Aktivität in der betroffenen Extremität oder im Gesicht als ausgesprochen quälend, manchmal auch schmerzhaft. Die Myoklonien können bei jeder Ätiologie selbst im Schlaf bestehen bleiben.
Die Diagnose ist einfach zu stellen, hierzu braucht man nicht einmal ein EEG. Das EEG kann bei diesem Typ fokaler epileptischer Anfälle ausnahmsweise normal sein, wenn über dem Ort der Erregungsproduktion keine Elektrode sitzt. Im MEG lässt sich dieser Befund leichter nachweisen.

her obligat mindestens ein EEG durchzuführen. Es gibt auch (allerdings seltene) Fälle, in denen Patienten Hunderte von Kilometern mit dem Auto fahren (unfallfrei, wohlgemerkt), dann irgendwo aufgegriffen und in die Psychiatrie eingewiesen werden, wo man im EEG den nonkonvulsiven Status diagnostiziert. Eine Sonderform ist der Absence-Status bei Epilepsie, im EEG charakterisiert durch anhaltende aber immer irregulärer werdende 3/s-Spike-wave-Aktivität.

Subtiler Status epilepticus

Dies ist ein prognostisch sehr ungünstiger, meist generalisierter Status epilepticus, der bei schwersten Hirnschädigungen auftritt. Klinisch zeigen sich nur wenige oder gar keine motorischen Entäußerungen (weitgehend erschöpfte), während im EEG kontinuierliche epileptische Aktivität abzuleiten ist. Die Patienten sind komatös. Nicht selten ist dies der terminale Zustand nach einem lange dauernden, therapieresistenten Status generalisierter Anfälle. Es bestehen wahrscheinlich fließende Übergänge zu nonkonvulsiven SE bei akuten schweren Hirnerkrankungen.

Status partieller motorischer Anfälle

▶ Facharztbox.

14.5 Therapie

14.5.1 Notfalltherapie

Der Fall

Ein etwa 30-jähriger Mann stürzt in einem Kaufhaus plötzlich zu Boden. Beim Sturz stößt er einen Schrei aus und schlägt mit dem Kopf auf einen Verkaufstisch. Auf dem Boden liegend, verkrampft er, die Augen sind offen, er atmet nicht und ist am ganzen Körper steif. Nach etwa 30 s beginnt der Patient an Armen und Beinen rhythmisch zu zucken. Speichel, der blutig gefärbt ist, tritt aus dem Mund. Die Umstehenden sprechen den Mann an, aber er reagiert nicht. Eine Angestellte ruft den Notarzt. Nach 1–2 min enden die Zuckungen. Der Patient beginnt tief zu atmen, er ist bewusstlos, die Augen sind jetzt geschlossen. Mit der Zeit wird er unruhig, bewegt sich, öffnet die Augen und reagiert unwirsch auf Ansprache. Einige Minuten später kommt der Notarzt. Er lässt sich das Ereignis schildern, greift in seine Tasche und zieht nacheinander 2 Ampullen mit Medikamenten auf. Der Patient, noch immer müde, verhangen und desorientiert wirkend, wehrt sich gegen die Injektion in die Vene, woraufhin der Notarzt ein weiteres Medikament hervorzaubert und schnell injiziert. Der Patient wird sichtlich ruhiger, schlaffer, und die Atmung wird flach. Der Notarzt greift zum Intubationsbesteck und »zieht« das Laryngoskop.
In der Klinik muss der Patient zunächst auf die Intensivstation, um aus dem iatrogenen Koma herauszukommen. Am nächsten Morgen kann er nach Hause gehen. Er hat Glück gehabt – manche Patienten haben schon diese völlig unnütze notärztliche Intervention teuer bezahlt.

Für den Beobachter ist der große Anfall ein beängstigendes, elementares Erlebnis, und es wird praktisch immer sofort der Notarzt gerufen. Wenn dieser erscheint, ist der Anfall in der Regel zu Ende. Der Patient ist im Terminalschlaf oder wacht gerade auf. Hierbei kann er noch verwirrt und desorientiert sein. Obwohl der Anfall beendet ist, glauben viele Ärzte, dass sie noch behandeln sollen, aber sie tun genau das Falsche: Sie geben hohe Dosen Diazepam, manchmal zusammen mit Barbituraten oder andere Sedative oder Anästhetika. Weil der Patient so schwer atmet, meinen sie, den Patienten intubieren zu müssen. Sehr oft muss dieser Patient anschließend stationär aufgenommen werden – nicht wegen seines Grand-mal-Anfalls, sondern wegen der iatrogenen Intoxikation.

Der Anfall beendet sich selbst und ist praktisch immer beim Eintreffen des Arztes beendet. Viel wichtiger wäre es jetzt, wenn möglich, eine Anfallsbeschreibung (fokaler Beginn, hat der Patient eine Aura berichtet?) oder eine Fremdanamnese (vorbestehende Epilepsie, Operationen in der letzten Zeit, andere neurologische Krankheiten?) zu erhalten.

Sinnvoll ist es auch, sofort einen venösen Zugang zu legen und Blut zu asservieren, aus dem dann die Serumspiegel der gängigen Antiepileptika bestimmt werden können, sowie eine Kochsalz- oder Ringerlösungs-Infusion zu geben. Die Gewinnung von Blut für Serumspiegel der Antiepileptika, Blutzuckerbestimmung und Alkoholspiegel ist wichtig. Die Mehrzahl der Patienten mit einem Grand-mal-Anfall hat eine bekannte Epilepsie, und häufig liegt eine mangelnde Compliance der Antiepileptiakeinnahme vor, was zu nicht messbaren Serumspiegel der verordneten Medikamente führt.

Tritt dagegen ein weiterer Grand-mal-Anfall auf, ist es völlig berechtigt, ein Benzodiazepin (bevorzugt Lorzapam oder Midazolam) zu geben, ggf. den Patienten zu intubieren und sofort in ein Krankenhaus mit Intensivstation zu transportieren. Man sollte nicht versuchen, den Patienten beim Anfall zu fixieren oder festzuhalten. Die Kraft, die im Anfall produziert wird, kann zu Luxationen führen. Auch sollte man nicht versuchen, mit Gewalt irgendwelche Dinge zwischen die Zähne zu pressen. Besonders Gummikeile sind hier gefährlich, da bei dem massiven Druck, den die Kaumuskulatur ausübt, der unterschiedliche Winkel zu Frakturen der Mandibula führen kann. Im Übrigen ist es unmöglich, einen Patienten zu intubieren, während er krampft. Auch im Status epilepticus muss man eine Phase abwarten, in der die klonische Krampfaktivität weniger hoch ist.

Der einzelne epileptische Anfall bedarf keiner Therapie. Wenn es in Anwesenheit des Notarztes zu einem weiteren Anfall kommt, muss von einem beginnenden Status epilepticus (▶ Kap. 14.4) ausgegangen werden.

14.5.2 Allgemeine Lebensführung

Grundlage jeder antiepileptischen Therapie ist das Befolgen allgemeiner Lebensregeln, die bestimmte anfallsauslösende Mechanismen verhindern sollen. Viele Epilepsien sind an den Schlaf- oder Wachrhythmus gebunden, besonders generalisierte Epilepsien. Deshalb ist es wichtig, dass manche Anfallskranke auf einen regelmäßigen Nachtschlaf achten und Schlafentzug vermeiden. Akuter Alkoholentzug wirkt anfallssteigernd. Man sollte davon ausgehen, dass die Mehrzahl der Anfallspatienten weiter Alkohol trinkt, und es ist daher besser, ihnen geringe Mengen zu gestatten, als sie zu einer, wahrscheinlich nicht durchhaltbaren, völligen Abstinenz zu drängen. Regelmäßige Medikamenteneinnahme ist entscheidend. Extrembelastungen (hiermit sind nicht normale, sportliche Belastungen oder eine normale Berufstätigkeit gemeint) sollen vermieden werden. Normale, ausgewogene Ernährung und das Vermeiden von individuell anfallsprovozierenden Reizen sollten selbstverständlich sein.

14.5.3 Medikamentöse Prophylaxe epileptischer Anfälle

Nach zwei oder mehr unprovozierten epileptischen Anfällen bzw. nach einem ersten epileptischen Anfall mit einem nach Kenntnis des Epilepsieyndroms anzunehmendem Rezidivrisiko von >50–60% über die nächsten Jahre ist eine prophylaktische Einnahme von antikonvulsiv wirkenden Medikamenten angezeigt. Dafür stehen mittlerweile weit über 20 verschiedene Antikonvulsiva zur Verfügung. In ◘ Tab. 14.1 sind die häufiger gebrauchten aufgeführt. Es ist zu beachten, dass die Entscheidung über die Aufnahme einer antikonvulsiven Medikation immer zusammen mit dem Patienten gefällt werden muss, und seine spezifischen Lebensumstände zu berücksichtigen sind. Ein Rezidivrisiko von ca. 50% innerhalb der nächsten 5 Jahren ist z. B. für einen dauerhaft in einer Einrichtung gepflegten Patienten, der möglicherweise von Nebenwirkungen der Antikonvulsiva auch besonders gefährdet ist, anders zu gewichten als für einen 40-jährigen ansonsten Gesunden, der dringend die langfristige Fahrtüchtigkeit für seine Berufsausübung benötigt.

Folgende grundlegende Prinzipien bei der Behandlung mit Antikonvulvia/Antiepileptika sind zu berücksichtigen:
- Ausdosierung einer sinnvoll gewählten Substanz bis zur Anfallsfreiheit, oder bis zum Auftreten von intolerablen Nebenwirkungen. Serumspiegel der Substanzen spielen

◘ **Tab. 14.1** Häufige Antikonvulsiva

Substanz	Erste Zieldosis	Zulassung*	Bemerkung
Carbamazepin	600 mg/Tag	Fokale Epilepsie, Monotherapie	Hohes Interaktions-potenzial, eher nebenwirkungsreich
Lacosamid	150–200mg/Tag	Fokale Epilepsie, Add-on (ab 16 Jahre)	Keine pharmakokinetische Interaktionen; ggf. EKG-Kontrolle
Lamotrigin	100 mg/Tag	Generalisierte und fokale Epilepsie, Monotherapie	Cave: schwer verlaufende Allergien, deswegen langsame Eindosierung
Levetiracetam	1000 mg/Tag	Fokale Epilepsie in Monotherapie, generalisierte Epilepsie als Add-On	Keine pharmakokinetische Interaktionen
Oxcarbazepin	750–900 mg/Tag	Fokale Epilepsie, Monotherapie	Cave: Hyponatriämie
Topiramat	75–100 mg/Tag	Generalisierte und fokale Epilepsie, Monotherapie	Cave: depressive Verstimmung, kognitive Einschränkungen
Valproat	600–750 mg/Tag	Generalisierte und fokale Epilepsie, Monotherapie	Cave: Gewichtszunahme, Teratogenität besonders in höheren Dosierungen
Zonisamid	200 mg/Tag	Fokale Epilepsie, Monotherapie	

*ggf. Altersbeschränkungen beachten

heute eine ganz untergeordnete Rolle, die klinischen Faktoren sind entscheidend.
- Bei fehlender Anfallsfreiheit unter der ersten Medikation erfolgt in der Regel überlappende Umstellung auf eine zweite Monotherapie.
- Nur bei fortbestehender fehlender Anfallsfreiheit Einstellung auf eine Kombination von zwei Antikonvulsiva, in der Regel mit unterschiedlichem Wirkmechanismus auf Ionenkanäle von Nervenzellen (s. u.).

Sowohl in der Ersttherapie als auch in möglichen Folgetherapien ist die Antikonvulsiva-Auswahl **individuell** zu gestalten und folgt nur im ersten Schritt pathophysiologischen Gesichtspunkten. Während alle in ◘ Tab. 14.1 genannten Antikonvulsiva bei fokaler Epilepsie wirken können, wirken nur ein Teil dieser Antikonvulsiva auch bei generalisierten Epilepsien. Dazu gehören allen voran Valproat, aber auch Lamotrigin, Levetiracetam, Topiramat, Phenobarbital und Zonisamid (letzteres in Deutschland aber nicht zugelassen für generalisierte Epilepsie). Die weitere Auswahl erfolgt dann nach »negativen Kriterien« wie Vermeidung von Interaktionen, Vermeidung von Nebenwirkungen, Vermeidung von hohen Kosten. Somit bestimmt die Pharmakokinetik und das Nebenwirkungsprofil entscheidend die individuelle Auswahl des Antikonvulsivums. In der großen Mehrheit der Studien fanden sich keine Unterschiede in der Wirkstärke der verschiedenen Substanzen. Als Ausnahme kann dabei Valproat bei generalisierte Epilepsie gelten, das dort zu den wirkstärksten Medikamenten gehört. Als Mittel der ersten Wahl werden von der Deutschen Gesellschaft für Epileptologie (DGfE) und der Deutschen Gesellschaft für Neurologie (DGN) insbesondere aufgrund des guten Verträglichkeitsprofils Lamotrigin (cave: Allergien) und wegen der fehlenden Interaktionen Levetiracetam bei fokalen Epilepsien hervorgehoben (www.dgn.org/leitlinien). Eine strenge Hierarchisierung einzelner Antikonvulsiva ist aber nicht möglich.

Mit dem **ersten Medikament** werden ca. 50% der Patienten langdauernd anfallsfrei. Dabei können bereits niedrige Dosierungen ausreichen. Wird der einzelne Patient unter der ersten Zieldosis nicht anfallsfrei, lohnt sich eine schrittweise Anhebung der Dosis bis zur Nebenwirkungsgrenze (in aller Regel ohne relevante Berücksichtigung der jeweiligen Blutspiegel), wobei nur ein kleinerer Teil unter einer höheren Tagesdosis noch anfallsfrei werden wird.

Bei fehlendem Erfolg des ersten Medikaments sollte ein **zweites Medikament** in Monotherapie versucht werden, es sinkt die Chance auf Anfallsfreiheit durch Einsatz eines zweiten oder weiteren Medikaments allerdings deutlich. Haben zwei Antikonvulsiva keinen Erfolg gehabt, spricht ein drittes Antikonvulsivum nur noch bei unter 20% der Patienten an. Spät in der Therapiekaskade reagieren nicht mehr als 5–10% auf ein neues Antikonvulsivum. Von einer **medikamentös refraktären Epilepsie** wird gesprochen, wenn zwei sinnvolle Antikonvulsiva in ausreichender Dosierung erfolglos ausprobiert worden sind. Die Daten belegen aber auch, dass ein kleiner Teil der Patienten beispielsweise erst mit dem Einsatz des 5. oder 6. Medikaments anfallsfrei wird. Insgesamt werden ca. zwei Drittel aller Patienten mit Epilepsie dauerhaft anfallsfrei, wobei generalisierte Epilepsien eine bessere Prognose als fokale Epilepsien aufweisen.

Die **Umsetzung von Antikonvulsiva** erfolgt üblicherweise überlappend (Ausnahme Substitution von Carbamazepin durch Oxcarbazepin), wobei insbesondere das zweites Antikonvulsivum als alternative Monotherapie geplant wird. Im individuellen Fall allerdings ist es durchaus möglich, bei eintretender Anfallsfreiheit während der Umdosierungsphase beide Antikonvulsiva in einer frühen Kombinationstherapie fortzuführen. Die Kombinationstherapie aus zwei (sehr selten drei) Antikonvulsiva ist spät in der Therapiekaskade die Regel. Bislang hat sich dabei keine Kombinationstherapie als überlegen gegenüber anderen Kombinationen gezeigt – mit einer möglichen Ausnahme, der Kombination aus Valproat und Lamotrigin. Aus theoretischen Gründen und nach tierexperimentellen Arbeiten könnten bei der Auswahl der Kombinationstherapien komplementäre Wirkmechanismen der einzelnen Antikonvulsiva berücksichtigt werden, um wirkstarke Kombinationen zu etablieren. Wahrscheinlich noch wichtiger ist es aber, pharmakokinetische Interaktionen zu beachten.

Trotz dieser übergeordneter Prinzipien ist die antikonvulsive Therapie sowohl in der ersten Monotherapie als auch bei refraktärer Epilepsie hoch individualisiert, sodass auch seltener eingesetzte Antikonvulsiva im Einzelfall großen Nutzen stiften können wie z. B. Ethosuximid bei Absence-Epilepsie, Sultiam bei benigner fokaler Epilepsie des Kindesalters (Rolando-Epilepsie), Rufinamid bei Lennox-Gastaut-Syndrom oder auch Vigabatrin beim West-Syndrom. Wie oben erwähnt lässt sich keine allgemein gültige Therapieabfolge der einzelnen Antiepileptika definieren, und es bestehen derzeit keine klinisch einsetzbare Tests, die den Erfolg des einzelnen Antikonvulsivum bei individuellen Patienten vorhersagen könnten.

Generika Bei einer Ersteinstellung auf ein Antikonvulsivum können generische wie Originalpräparate gleichermaßen eingesetzt werden. Bei anfallsfreien Patienten sollte auf ein Wechsel des Präparats (Original zu Generikum oder umgekehrt bzw. Generikum zu Generikum) allein aus Kostengründen verzichtet werden. Ein Wechsel der Präparate kann zu Schwankungen der Verfügbarkeit von 20–25% führen, welche von offiziellen Stellen noch als bioäquivalent eingestuft würde. Diese Wirkspiegelschwankung werden zwar von vielen Betroffenen ohne negative Folgen toleriert, können aber auch im Einzelfall zu Rezidiven führen. Da Anfallsrezidive neben dem Verletzungsrisiko auch große soziale Folgen bis hin zum Führerschein- und/oder Arbeitsplatzverlust haben können, besteht die klare Empfehlung, solche Wechsel ohne zwingenden Grund nicht vorzunehmen. Ggf. könnten sogar Haftungsansprüche gegenüber dem Arzt oder dem Apotheker bei fehlender Aufklärung hinsichtlich der Risiken des Präparatewechsels entstehen.

Interaktionen Schon von den klassischen Antiepileptika war bekannt, dass in Kombination die Serumspiegel der Medikamente veränderte. Dies gilt auch für einige der neuen Medikamente.

14.5.4 Antiepileptische Dauerbehandlung

Da sich immer mehr die Erkenntnis durchsetzt, dass Epilepsien im Erwachsenenalter nur selten ausheilen, ist eine antikonvulsive Therapie regelhaft über Jahre bis Jahrzehnte fortzusetzen. Dies stellt an die Langzeitverträglichkeit der einzelnen Antikonvulsiva erhöhte Anforderungen. Problematisch kann dabei eine permanente Enzyminduktion sein, wie z. B. durch Carbamazepin, Phenytoin oder Phenobarbital, welche nicht nur den Knochenstoffwechsel und andere hormonelle Homöostase (inkl. Vitamin- oder Lipidstoffwechsel) kompromittieren, sondern auch negativ andere Medikamente beeinflussen kann, wie z. B. orale Kontrazeptiva, Steroide, Phenprocoumon, Zytostatika oder Immunsuppressiva. Aus diesem Grund werden Antikonvulsiva mit einem geringen oder fehlenden pharmakokinetischen Interaktionspotenzial in der Regel den Vorzug gegeben. Dies trifft für die überwiegende Zahl der modernen Antikonvulsiva zu.

Die Erfolgsraten sind bei einzelnen Anfallsformen ganz unterschiedlich: Symptomatische Epilepsien des Kindesalters, bei denen häufig eine Mehrfachbehinderung vorliegt, sind oft therapieresistent. Auch bei vielen Erwachsenen mit Temporallappenepilepsien oder kortikalen Dysplasien ist die medikamentöse Behandlung alleine nicht befriedigend. Hinzu kommt, dass Kombinationstherapien aufgrund von Medikamenteninteraktionen und aufgrund des erweiterten Nebenwirkungsspektrums oft nicht gut toleriert werden. In solchen Fällen sollte frühzeitig eine operative Behandlung erwogen werden.

Beendigung der antiepileptischen Prophylaxe Die Entscheidung über eine Beendigung der antiepileptischen Medikation muss sich vor allem auch nach dem Rezidivrisiko richten, welches für Generalisierte Epilepsien gut bekannt ist (s. oben). Wenn man sich bezüglich des Epilepsiesyndroms nicht sicher ist, kann man zumindest für Erwachsene eine Faustregel heranziehen: nach dem ersten Anfall ist das Risiko für einen weiteren Anfall in den nächsten 5 Jahren bei etwa 40%, nach dem zweiten Anfall bereits bei 80%; nach dem 3. Anfall bekommen fast alle auch ihren 4. etc. Anfall, und es ist damit sehr unwahrscheinlich, dass jemals ohne Medikation Anfallsfreiheit herrschen wird. Diese Wahrscheinlichkeiten gilt es natürlich auch bei der Entscheidung über die mögliche Beendigung der Medikation zu berücksichtigen. Ebenfalls stark berücksichtigen muss man individuelle soziale Faktoren des Patienten. Es ist sicherlich falsch, hier alle Epilepsiepatienten gleich zu behandeln, also nach einer bestimmten Zeit (z. B. nach einem Jahr, oder mehreren Jahren) regelhaft ein Absetzen der an Antikonvulsiva festzulegen. Ein solches Absetzen ist bei der juvenilen myoklonischen Epilepsie, bei der nach dem Absetzen ein >85%iges Rezidivrisiko auch bei älteren Erwachsenen besteht, ohne zwingenden Grund sicherlich nicht indiziert; eine Fortführung der Antikonvulsiva-Einnahme im Erwachsenenalter bei der Rolando-Epilepsie, die bis dahin regelhaft von alleine ausheilt, andererseits auch nicht. Bei der symptomatischen Fokalen Epilepsien mit fortbestehender kortikaler Schädigung und unprovoziertem Anfall außerhalb der Akutsituation der Hirnschädigung muss das Rezidivrisiko mit deutlich über 50% angesetzt werden; auch hier wäre ein Absetzversuch daher wenig erfolgsversprechend, und dem Patienten muss ganz klar sein, worauf er sich einlässt, wenn er einen solchen dennoch wünscht.

14.5.5 Therapieresistenz

Wenn ein Patient auf das Medikament der ersten Wahl für eine bestimmte Anfallsform nicht reagiert, ist er für diese Substanz therapieresistent. Wenn das erste Medikament nicht wirkt, gibt man ein zweites Medikament hinzu, wobei man auf Interaktionen zwischen beiden achten muss. Auf die Notwendigkeit, die Medikamente, solange sie vertragen werden, aufzudosieren, wurde bereits hingewiesen. Bei der echten Therapieresistenz wirkt das Medikament bei diesem Patienten einfach nicht.

Häufiger ist aber eine andere, vermeintliche Therapieresistenz:

- Die Substanz ist zu niedrig dosiert,
- der Patient nimmt das Medikament nicht in der verschriebenen Dosierung ein (hier ist eine Überprüfung über Serumspiegel sinnvoll) oder
- die Klassifikation des Epilepsiesyndroms war falsch, und das gewählte Medikament ist suboptimal oder gar nicht geeignet.

> **Wenn zwei sinnvoll gewählte Antiepileptika trotz ausreichend hoher Dosierung nicht zu Anfallsfreiheit führen, wird heutzutage von medikamentöser Therapieresistenz gesprochen. In diesem Fall ist die Prüfung von chirurgischen Behandlungsoptionen (s. u.) nicht zu verzögern.**

Leitlinien Behandlung der Epilepsien*

- Bei erhöhter Epileptogenität (bewiesen durch spezifische EEG-Muster oder MRT-Nachweis von kortikalen Läsionen wie Hippokampusveränderungen) kann bereits der erste Anfall der Beginn einer Epilepsie sein, der zu einer medikamentösen Behandlungsempfehlung führen kann (**A**).
- Da zwei Drittel aller Epilepsiepatienten lebenslang therapiert werden, sollten statt Enzyminduktoren und Enzymhemmern (klassische Antikonvulsiva) moderne Medikamente ohne Interaktionspotenzial vorgezogen werden (**A**). Aus der Gruppe der sog. neueren Antiepileptika stehen zur Monotherapie bzw. Erstbehandlung inzwischen Gabapentin, Lamotrigin, Oxcarbazepin und Topiramat zur Verfügung. Lamotrigin und Topiramat können auch zur Behandlung generalisierter Epilepsien empfohlen werden (↑). Die neueren Antiepileptika sind zur Behandlung fokaler Epilepsien mindestens gleich wirksam wie die klassischen Wirkstoffe Carbamazepin, Valproinsäure, Phenytoin und Phenobarbital bei vermutlich besserer Verträglichkeit und damit besserer Effektivität (↑), jedoch geringerer Erfahrung und Arzneimittelsicherheit. Daher sollten nach individueller Abwägung bezüglich Epilepsiesyndrom und spezifischem Nebenwirkungsprofil bei manchen Patienten zur Ersteinstellung durchaus neuere Antiepileptika eingesetzt werden.
- Bei fokalen Epilepsien werden Lamotrigin und auch Levetiracetam als bevorzugte Mittel der ersten Wahl empfohlen (**A**).

Daneben kommen Lacosamid, Oxcarbazepin, Zonisamid, Eslicarbazepin, Carbamazepin, Gabapentin, Lamotrigin, Phenobarbital, Phenytoin, Topiramat und Valproinsäure zur Anwendung (**A**).

- Bei generalisierten oder unklassifizierbaren Epilepsien wird weiterhin Valproat als bevorzugtes Mittel der ersten Wahl empfohlen (**A**).
- Bei erfolgloser Erstbehandlung kann eine alternative Monotherapie oder – wahrscheinlich gleichwertig – eine Kombinationstherapie angestrebt werden. Die Wirkstoffauswahl erfolgt wiederum individuell unter zusätzlicher Berücksichtigung der mutmaßlichen Interaktionen zwischen den Wirkstoffen. Zur Kombinationstherapie sind zusätzlich zu den o. g. Wirkstoffen zu erwägen: Levetiracetam, Pregabalin, Tiagabin, in fernerer Wahl Benzodiazepine (**B**).
- Die Grundlage für eine epilepsiechirurgische Maßnahme ist unter anderem die Pharmakoresistenz. Obwohl auch noch nach langjähriger Pharmakoresistenz Anfallsfreiheit durch »neue« Antikonvulsiva erreicht werden kann, sollte die Resistenzprüfung von der Eignung des Patienten für einen epilepsiechirurgischen Eingriff abhängen. Bei geeigneten Kandidaten beträgt sie weniger als 5 Jahre (**A**).
- Die Vagus-Nerv-Stimulation ist eine bei über 100.000 Patienten durchgeführte Therapiemaßnahme. Sie führt zwar nur selten zur Anfallsfreiheit, aber von der Anfallsreduktion und dem antidepressiven Effekt profitieren zahlreiche Patienten (**A**).
- Das Ende einer antiepileptischen Therapie sollte nicht nach der Zahl der anfallsfreien Jahre bestimmt werden. Vielmehr sollte geprüft werden, ob die epilepsieauslösende Ursache wirklich weggefallen ist (z. B. keine Änderung der genetischen Disposition bei vielen idiopathisch generalisierten Epilepsien, strukturelle Veränderungen persistieren etc.). Nur Patienten, die dieses Kriterium erfüllen, haben nach Ende der Therapie ein geringes Rückfallrisiko (**B**).

* Modifiziert nach den Leitlinien der DGN 2008 und 2012 (www.dgn.org/leitlinien.html)

14.5.6 Therapie des Status epilepticus

Grand-mal-Status

Der Grand-mal-Status ist ein absoluter Notfall, der unbehandelt rasch zum Tode führt. Die Therapie muss daher frühzeitig und energisch durchgeführt werden. Verzettelte, kleine Dosen der Medikamente können den Verlauf nicht beeinflussen. Wurde der Patient bisher antiepileptisch behandelt, so sollte auch notfallmäßig der Serumspiegel bestimmt werden, um im Verlauf ein eventuelles Defizit in der Medikamentenmenge auszugleichen. Gleichzeitig wird ein venöser Zugang gelegt.

Behandlungsschemata

Fast jede Klinik hat ein eigenes, in manchen Punkten etwas unterschiedliches Behandlungsprotokoll für den Status epilepticus. Die Behandlungsschemata variieren noch stärker von Land zu Land. In ◻ Tab. 14.2 ist das Behandlungsschema dargestellt, das wir zur Zeit einsetzen.

- Während die Gabe von Sauerstoff, gegebenenfalls Intubation und Beatmung unstrittig ist, ist unklar, ob und wie viel Glukose gegeben werden soll.
- Wir geben Glukose nur, wenn eine Hypoglykämie vorliegt. Ansonsten wird die Flüssigkeitszufuhr mit isotoner Kochsalzlösung oder Ringerlösung vorgenommen.
- Thiamin (100 mg i. v.) erhalten alle Patienten, bei denen die Möglichkeit einer alkoholassoziierten Statusform besteht.

Bei ca. 75% der Patienten wird der Status mit den Medikamenten der ersten Stufe, bei weiteren 15% durch die Substanzen der zweiten und dritten Stufe unterbrochen. Die verbleibenden 10% müssen durch Dauernarkose behandelt werden. Pathophysiologisch ist der Status epilepticus auf das Versagen der GABA-Inhibition zurückzuführen. Deshalb sind Medika-

◻ Tab. 14.2 Stufenbehandlung des Status epilepticus

1. Benzodiazepine als Bolus	4 (–8) mg Lorazepam (Tavor), 1–2 mg Clonazepam (Rivotril) oder 10 mg Diazepam (Valium) langsam i.v., falls kein venöser Zugang möglich, Diazepam 10 mg als Rektiole, alternativ (in USA bevorzugt) Midazolam (Dormicum) 0,2 mg/kg KG Initialdosis
2. Nach fehlendem Erfolg der Bolusgabe von Benzodiazepinen	Phenytoin (Phenhydan) initial 750 mg über 15 min unter EKG-Überwachung, danach 10 mg/kg KG Infusionskonzentrat über 12 h als Dauerinfusion über separaten Zugang hinzu oder
	Valproat initial 5–10 mg/kg KG über 3–5 min, anschließend Dauerinfusion bis zu einer Tagesdosis von 2.400 mg, zusätzlich ggf.
	Clonazepam 4–16 mg/24 h als Dauerinfusion nach Bolusgabe von 1–2 mg oder Midazolam 0,1–0,4 mg/kg KG/h
3. Bei Misserfolg von Phenytoin oder Valproat	Intubation, Beatmung, ggf. Relaxierung, zentral-venöser Zugang, Fiebersenkung
	Thiopental initial 250 mg als Bolus, anschließend Dauerinfusion 6–10 g/Tag oder Phenobarbital (Nachteil: längere Halbwertszeit, Kumulationsgefahr) initial 200 mg langsam i.v., anschließend Dauerinfusion bis zu einer Tagesdosis 1400 mg/Tag
4. Bei Misserfolg der Schritte 1–3	Propofol, Lidocain, Clomethiazol, Isoflurane-Inhalation; Addition von anderen Antikonvulsiva

Exkurs

Risiken der hochdosierten Statusbehandlung

Beim Einsatz der zum Teil sehr hoch- bis überdosierten Medikamente, die häufig auch in schneller Folge hintereinander angewandt werden und zu Interaktionen führen können, muss man sich klar sein, das man sich mit manchen empfohlenen Substanzen im Off-label-Bereich befindet. Nach erfolgreichem Anwenden dieser Substanzen und oraler Weiterbehandlung kann es zu Rezidiven wegen des relativ schnellen Abfalls zunächst sehr hoher Serumspiegel kommen. Die Kombination Barbiturat und Valproat führt nicht nur bei Kindern zu Intoxikationen und manchmal tödlichen Leberausfall. Das **Propofol-Infusionssyndrom** mit Bradyarrhythmie, metabolischer Azidose, Rhabdomyolyse und Nierenversagen kann auch bei Erwachsenen vorkommen

mente, die GABA-agonistisch wirken, wie Valproinsäure und indirekt Benzodiazepine zumindest in der ersten Statusphase sinnvoll.

Behandlung anderer Statusformen

Die Behandlung des **Absencenstatus** mit Clonazepam (Rivotril) i.v. oder Valproinsäure i.v., am besten unter EEG-Kontrolle, führt fast immer zu einer sehr schnellen Unterbrechung des Status. Die weitere Behandlung erfolgt dann mit Valproinsäure. Der Absencenstatus kann in einen Status großer Anfälle übergehen.

Die Behandlung des **fokalen Status** erfolgt nach ähnlichen Prinzipien wie der Status generalisierter tonisch-klonischer Anfälle. Man sollte so früh wie möglich und nicht zu zögerlich behandeln – erfahrungsgemäß wird es mit fortschreitender Zeit immer schwieriger, den Status zu durchbrechen. Man beginnt mit Diazepam oder Derivaten wie

- Lorazepam 2 mg i.v. oder
- Diazepam 10–20 mg i.v. oder rektal oder
- Clonazepam 1–2 mg i.v. oder oral oder
- Midazolam i.m. 0,2 mg/kg.

Bei Versagen der Initialtherapie Phenytoin i.v., bei ausbleibendem Erfolg oder alternativ Valproat i.v. Falls dies auch nicht zur Statusdurchbrechung führt, sollten rational gewählte neuere Antiepileptika zum Einsatz kommen. Heutzutage wird oft bereits initial Levetiracetam verwendet, dies ist aber nicht für die Statusbehandlung zugelassen.

Manchmal ist es besonders schwierig, den Status einfach-partieller Anfälle zu behandeln. Meist sind die Patienten schon mit einem oder zwei Medikamenten der ersten Wahl vorbehandelt, und trotz Dosiserhöhung, Zugabe von Tranquilizern etc. gelingt es nicht, den fokalen Status zu unterbrechen. Wir haben mit Barbituraten in einzelnen Fällen gute Erfolge erzielt, in anderen bleiben diese jedoch wirkungslos.

Manche Patienten haben wir auf der Intensivstation wie einen generalisierten Status epilepticus behandelt, doch nach Aufwachen der Patienten kamen die Anfälle zurück. Möglicherweise helfen einige der neuen Medikamente besser bei diesen seltenen, therapieresistenten Statusformen. Pathophysiologisch interessant ist z. B. Perampanel, welches postsynaptische Glutamatrezeptoren blockiert. Eine Akkumulation von Glutamat wird als statusunterhaltend angeschuldigt und erklärt womöglich die Fälle von Therapieresistenz mit anderen Antiepileptika, welche fast alle primär präsynaptisch angreifen.

> **Nach erfolgreicher Durchbrechung eines generalisierten oder fokalen Status epilepticus ist in der Regel der Beginn einer langfristigen antiepileptischen Prophylaxe indiziert, oder (bei vorbehandelten Patienten) eine deutliche Anpassung der Medikation.**

Zu den Risiken der hochdosierten Statusbehandlung ▶ Exkurs.

Empfehlungen zur Behandlung des Status generalisierter tonisch-klonischer Anfälle (SGTKA)*

- **SGTKA**
  - Der SGTKA ist ein lebensbedrohlicher akuter neurologischer Notfall und verlangt neben den Allgemeinmaßnahmen eine sofort einsetzende i.v.-Therapie, vor Eintreffen des Arztes ist eine rektale Benzodiazepingabe durch Laien sinnvoll (**A**).
  - In den ersten Minuten, sowohl bei der prähospitalen als auch intrahospitalen Erstversorgung, werden i.v. Benzodiazepine (Lorazepam, in zweiter Wahl Diazepam) eingesetzt, bei ausbleibendem unmittelbarem Erfolg (bzw. bei Nichtverwenden von Lorazepam obligatorisch nach ca. 10 min) wird zusätzlich Phenytoin i.v. appliziert (**A**), alternativ Valproat oder Phenobarbital.
  - Beim therapieresistenten SGTKA sollten möglichst rasch ohne weiteren Zeitverlust Narkotika (off-label) zum Einsatz kommen: i.v.-Gaben von Thiopental, Midazolam oder Propofol (**B**), schließlich noch Wirkstoffe der ferneren Wahl wie Lidocain, Isofluran, Ketamin, Kortison, Mg (**C**).
- **Andere Status**
  - Fokaler Status und Absencen-Status sind primär meist nicht lebensbedrohlich, die Unterbrechung des Status erfolgt hier mit den Zielen der Wiederherstellung der Handlungskontrolle und dem Vermeiden von möglichen chronischen Folgeschäden. Zu letzterer Motivation liegt keine hochwertige Evidenz vor.
  - Auch zur Behandlung fokaler Status sind Benzodiazepine i.v. (**A**) oder (bei Nichtverfügbarkeit eines i.v.-Zugangs und/oder individuell geringerem Zeitdruck) bukkal oder oral als Medikamente der ersten Wahl anzusehen (B). Midazolam kann erfolgreich i.m. gegeben werden (**C**).
  - Bei ausbleibendem Erfolg kommen je nach Art des Status i.v.-Gaben von Phenytoin, Valproat oder Phenobarbital zur Anwendung (**C**).

* Nach den Leitlinien der DGN 2012 (www.dgn.org/leitlinien.html)

14.5.7 Chirurgische Therapie

Die chirurgische Therapie ist für viele Patienten mit gesicherten oder vermuteten fokalen Epilepsien eine wichtige Behandlungsalternative zur medikamentösen Prophylaxe, und sollte so früh wie möglich erwogen werden, wenn eine medikamentöse Therapieresistenz (s. oben) vorliegt. Nur ein Teil dieser Patienten kommt allerdings für eine Epilepsiechirurgie in Frage; diese müssen sorgfältig ermittelt werden, damit die Operation zum gewünschten Ergebnis führt. Epilepsiechirurgische Eingriffe führen in der Mehrheit bei richtig selektionierten Patienten zu Anfallsfreiheit, auch und gerade wenn Antikonvulsiva bislang erfolglos eingesetzt wurden.

Voraussetzungen für die Durchführung prächirurgischer Diagnostik ist eine medikamentös refraktäre fokale Epilepsie, die die Lebensqualität signifikant einschränkt, und eine psychische Stabilität bzw. Motivation des Patienten, die die Compliance während der prächirurgischen Diagnostik und des sich ggf. anschließenden epilepsiechirurgischen Eingriffs gewährleistet. Empirische Daten haben allerdings gezeigt, dass eine prächirurgische Diagnostik bei geeigneten Kandidaten erst im Durchschnitt nach über 15 Jahren aktiver Epilepsie durchgeführt wird. Häufig ist dann der soziale Abstieg und nicht selten auch der kognitive Abbau der Patienten bereits besiegelt, so dass selbst ein erfolgreicher epilepsiechirurgischer Eingriff dies nicht mehr umkehrt. Ziel ist es also, geeignete Kandidaten bereits nach wenigen Jahren aktiver Epilepsie zu identifizieren und ggf. operativ zu behandeln. Schätzungen gehen dahin, dass ca. 10% aller Patienten epilepsiechirurgisch behandelt werden können. Die überwiegende Mehrzahl der epilepsiechirurgischen Eingriffe wird am Temporallappen durchgeführt. Studien wiesen eine klare Überlegenheit epilepsiechirurgischer Verfahren bei medikamentös refraktärer Temporallappenepilepsie gegenüber einer Weiterführung der alleinigen medikamentösen Therapie nach.

Indikationen

Voraussetzungen für einen epilepsiechirurgischen Eingriff sind

- die sichere Diagnose einer Epilepsie,
- Therapieresistenz nach Behandlung mit mindestens zwei Medikamenten der ersten Wahl in Monotherapie und Kombination,
- eine inakzeptabel hohe Anfallsfrequenz,
- ein eingrenzbarer Epilepsiefokus,
- Resektion der epileptogenen Zone ohnes neues Defizit möglich (Ausnahmen denkbar) und
- eine zu erwartende Verbesserung der Lebensqualität nach dem chirurgischem Eingriff.

Was versteht man unter »inakzeptabel hohe Anfallsfrequenz«? Kein Zweifel, dass tägliche Anfälle mit Bewusstseinsverlust und Verletzungsgefahr durch sekundäre Generalisierung inakzeptabel sind. Aber was ist die noch akzeptable Frequenz von kurzen fokalen Anfällen? Hier spielt auch die Frage der Einschränkung von Berufstätigkeit und Fahrtauglichkeit eine Rolle. Unbedingt auch zu berücksichtigen ist, dass eine hohe Frequenz von bewusstseinsstörenden epileptischen Anfällen über Jahre häufig zu fortschreitenden neuropsychologischen Störungen und kognitivem Abbau führt. Der Patientenwille und die subjektiv empfundene Einschränkung der Lebensqualität durch die Anfälle ist mit entscheidend.

Prächirurgische Diagnostik

Die prächirurgische Diagnostik und epilepsiechirurgische Eingriffe erfolgen in der Regel an interdisziplinären Epilepsiezentren mit Expertise auf diesem Gebiet. Dabei werden zunächst ein Video-EEG-Monitoring (iktales EEG und Video, interiktales EEG), eine MRT und eine neuropsychologische Testung (v. a. zur Risikoabschätzung postoperativer kognitiver Defizite) durchgeführt. Deuten die verschiedene Untersuchungsverfahren konkordant auf ein umschriebenes Hirnareal hin, das technisch mit vertretbar kleinen Risiko auf postoperative Defizite (kognitiv, motorisch, sensorisch) entfernbar ist, kann unter Abwägung der Chancen und Risiken eine Operationsindikation gestellt werden. Bei Eingriffen am Temporallappen ist das Risiko für postoperative Gedächtnisdefizite zu berücksichtigen. In komplexeren Fällen kann die prächirurgische Diagnostik um eine Vielzahl von diagnostischen Verfahren (z. B. PET, iktales SPECT, MEG, WADA-Test, fMRT etc.) erweitert werden. Ziel bleibt es, die Lage und Ausdehnung der epileptogenen Zone zu identifizieren und epileptogenen von eloquentem Kortex abzugrenzen. Dies kann bis zur Implantation von subduralen Streifen- oder Plattenelektroden bzw. stereotaktische gelegten Tiefenelektroden führen (◘ Abb. 14.6).

Häufig erscheint die Entscheidung für einen epilepsiechirurgischen Eingriff bei Patienten mit einer im MRT identifizierbaren Läsion zunächst einfach. Aber auch in diesen Fällen sollte eine prächirurgische Diagnostik mit Aufzeichnung der typischen Anfälle des Patienten während eines Video-EEG-Monitoring durchgeführt werden. Zum einen muss bewiesen werden, dass die Läsion im MRT epileptogen ist (und z. B. nicht eine »duale Pathologie« vorliegt) und zum anderen müssen psychogene = dissoziative Anfälle ausgeschlossen werden, da ein Teil der Patienten unter epileptischen und solchen nichtepileptischen Anfällen leidet.

Methoden

Typische epilepsiechirurgische Eingriffe sind: selektive Amygdala-Hippokampektomie, anterotemporale Resektion, Läsionektomien, Lobektomie, Hemisphärotomie. Heute wird bei Temporallappenepilepsien meist die Resektion des vorderen Temporalpols oder die selektive Amygdala-Hippokampektomie angestrebt (◘ Abb. 14.7).

Entscheidend für die Wahl der Methode und die Größe des Resektats ist die Eingrenzung des **epileptischen Fokus** durch prächirurgische Epilepsiediagnostik (s. o.). Die Evaluation von Patienten, die einem epilepsiechirurgischen Eingriff unterzogen werden sollen, muss in hierfür speziell geeigneten Zentren mit entsprechend großer Erfahrung durchgeführt werden. Die Resektion des Fokus muss möglich sein, ohne

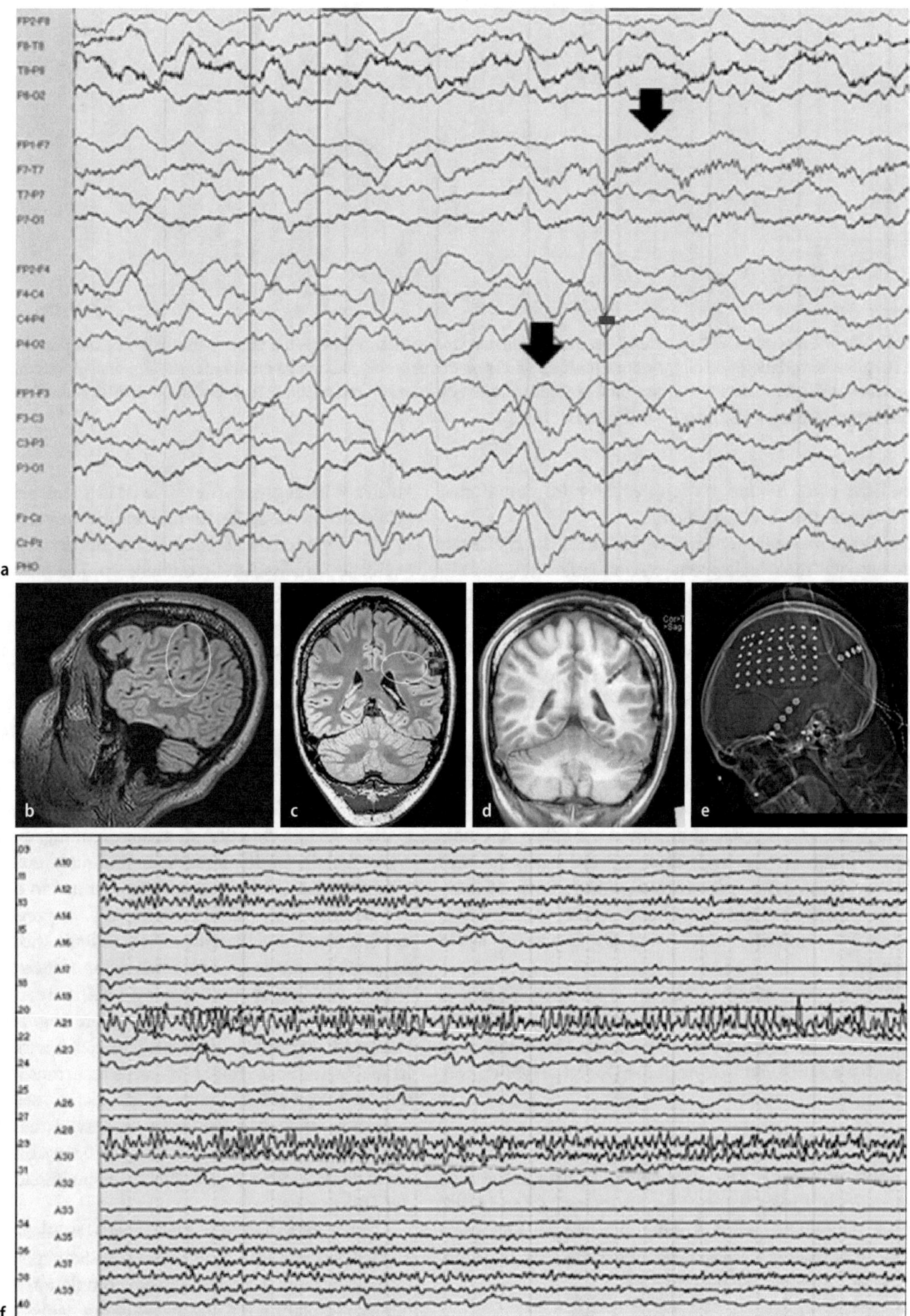

Abb. 14.6a–f Prächirurgische Diagnostik. 22-jährige Patientin mit linksseitiger Parietallappenepilepsie seit 5 Jahren; 5–10 tonische Anfälle des rechten Arms pro Tag, selten sekundär generalisierte tonisch-klonische Anfälle; multiple Antikonvulsiva ohne Erfolg. **a** Prächirurgische Diagnostik: non-invasiv keine interiktalen epilepsietypischen Potenziale; iktal Anfallsmuster links temporoparietal (*Pfeile*). **b,c** Erst in wiederholter 3 T-MRT kortikale Dysplasie links parietal (*Kreise*); im MEG Lokalisation von »sharp waves« in unmittelbarer Nachbarschaft zur Dysplasie (*farbige Markierung* in **c**). **d,e** Um epileptogene Zone einzugrenzen und von sensiblem und motorischem Kortex abzugrenzen, Implantation von subduralen Elektroden sowie einer Tiefenelektrode. **f** Umschriebenes Anfallsmuster in subduraler Plattenelektrode. Epileptogene Zone konnte ohne Defizit reseziert werden; seitdem ist die Patientin unter Weiterführung der Medikation anfallsfrei.

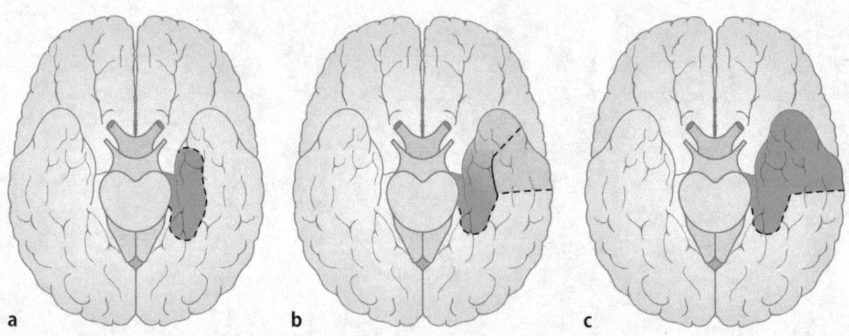

Abb. 14.7a–c Schematische Darstellung der drei häufigsten Operationsmethoden bei pharmakoresistenter Temporallappenepilepsie. a Selektive Amygdalo-Hippokampektomie (*links*). **b** Resektion des vorderen und medialen Anteils des Temporallappens mit und ohne Hippokampus (*Mitte*). **c** Ausmaß einer sog. großen Standardresektion lateraler und medialer Temporallappenanteile einschließlich Hippokampus (*rechts*). (Adaptiert nach Stefan u. Buchfelder 1995)

wesentliche (sprach- und gedächtnisrelevante) Funktionen des Temporallappens zu schädigen.

Bei **Temporallappenepilepsien** wird über die Hälfte der Patienten nach Temporallappenresektion anfallsfrei, und ein weiteres Viertel der Patienten hat eine deutliche Anfallsreduktion.

Besonders günstig sind die Erfolge, wenn kleine, lokale Ursachen der Epilepsie, wie Hamartome, Hippokampussklerose (Abb. 14.5) oder Kavernome, als Ursache der Anfälle gefunden werden.

Am besten sind die Resultate bei Patienten mit medialen Temporallappenepilepsien. Sie profitieren sehr von der vorderen Temporallappenresektion oder der selektiven Entfernung von Amygdala und Hippokampus, wenn der Fokus im dominanten Temporallappen liegt: Etwa 2/3 der Patienten sind anschließend anfallsfrei. Wenn es sich um neokortikale (laterale) Temporallappenepilepsien handelt oder wenn andere kortikale Foci entfernt werden, sind die Ergebnisse etwas schlechter.

Langzeituntersuchungen zeigten, dass nach 10 Jahren noch ca. 50% aller Patienten nach epilepsiechirurgischen Eingriffen anfallsfrei sind. Dabei setzen nur eine Minderheit der Patienten Antikonvulsiva nach der Operation vollständig ab.

Risiken

Man sollte nicht vergessen, dass epilepsiechirurgische Eingriffe auch ein Risiko haben. Die postoperative Morbidität liegt bei Temporallappenresektionen um 5%, bei Kallosotomien bei 10% und bei Hemisphärektomien um 15%. Die Mortalität schwankt zwischen 0,5 und 3,6%.

Stimulationsverfahren

Stimulationsverfahren in der Epileptologie können als dritte »palliative« Säule der Therapie von Epilepsien gelten. Unter den Stimulationsverfahren ist die **Nervus-vagus-Stimulation** (VNS) derzeit am weitesten verbreitet. Die Stimulation erfolgt am linken Nervus vagus. In der Regel wird über 30 Sekunden stimuliert, gefolgt von einer 5-minutigen Pause. Die antikonvulsive Wirkungsweise der VNS ist in vielen Teilen noch ungeklärt. Hypothetisch soll die Stimulation von vagalen Afferenzen über aszendierende Bahnen aus dem Hirnstamm die kortikale Anfallsschwelle modulieren. Die VNS kommt spät in der Therapiekaskade zum Einsatz, wenn eine medikamentöse Therapie nicht erfolgreich war und eine Operation nicht möglich oder nicht den gewünschten Effekt nach sich gezogen hat. Die VNS kann sowohl bei generalisierten als auch bei fokalen Epilepsien wirksam sein. Aufgrund der Unabhängigkeit von Compliance des Patienten wird die Methode häufiger auch bei Betroffenen mit kognitiven Einschränkungen eingesetzt.

Für die Indikation bedarf es in der Regel einer prächirurgischen Diagnostik mit Anfallsaufzeichnung, um die epileptischen Anfälle zu dokumentieren und nicht-epileptische Anfälle auszuschließen. Anfallsfreiheit ist nur in einem kleinen Teil der Patienten (<5%) zu erwarten. Langzeitdaten zeigen, dass ca. ein Drittel der Patienten eine Reduktion der Anfallsfrequenz um mehr als 50% erfährt. Ein weiterer potenzieller Vorteil der VNS ist ein stimmungsstabilisierender Effekt. Die VNS geht ohne sedierende oder andere kognitiv einschränkender Effekte einher. Eine mögliche Nebenwirkung der VNS ist die Beeinträchtigung des Nervus recurrens mit Heiserkeit und Globusgefühl während der Stimulation, selten kommt es zu (schmerzhaften) Sensationen im Bereich der Elektrode. In der Erprobung befindet sich eine nicht-invasive, transkutane Form der VNS über vagale Afferenzen im Bereich der Concha der Ohrmuschel.

Neben der VNS ist in Deutschland mittlerweile auch die **Tiefenhirnstimulation** als weitere antikonvulsive Therapieform zugelassen. Dabei erfolgt die Stimulation mittels stereotaktisch implantierter Tiefenelektroden beidseits im anterioren Thalamus. Derzeit sind die Erfahrungen mit dieser Methode im Langzeitverlauf noch so gering, dass eine abschließende Einschätzung hinsichtlich Chancen und Risiken noch nicht vorgenommen werden kann. Die Methode ist bislang spezialisierten Epilepsiezentren vorbehalten.

Vertiefende Informationen zu selteneren Operationsverfahren ▶ Facharztbox.

Facharztbox

Seltenere Operationsverfahren

Bei »symptomatisch generalisierten Epilepsien« mit schwersten Verläufen und häufigen generalisierten Anfällen (Lennox-Gastaut-Syndrom) kann eine **Kallosotomie** (Durchtrennung der vorderen zwei Drittel des Balkens), die Anfallsfrequenz der Sturzanfälle reduzieren.

Eine **Hemisphärotomie** wird bei Patienten mit schwerer, einseitiger Hemisphärenläsion und medikamentös unbehandelbaren fokalen Anfällen mit sekundärer Generalisierung diskutiert. Diese meist jugendlichen Patienten haben praktisch immer eine vorbestehende, hochgradige Halbseitenlähmung. Zwar ist es nicht erstaunlich, dass nach Hemisphärotomie die fokalen Anfälle, die in dieser Hemisphäre ihren Ursprung hatten, bei 2/3 der Patienten völlig sistieren. Überraschend ist aber, dass die Kinder hinterher oft ein geringeres neurologisches Defizit haben.

Bei neokortikalen fokalen Epilepsien, deren Foki in der Nähe von sprachrelevanten oder primären motorischen Zentren liegen, kann eine Verhinderung der horizontalen Ausbreitung epileptischer Aktivität durch parallele Unterschneidungen der grauen Substanz an einem Gyrus **(subpiale Transsektion)** versucht werden. Dieses Verfahren war allerdings bislang wenig erfolgreich.

Ob in Zukunft stereotaktische Verfahren die offenen Resektionen ersetzen können, ist noch nicht klar. Zurzeit wird die **selektive Amygdala-Hippokampektomie** meist offen, oft unter gleichzeitiger Wegnahme eines kleinen Teils des medialen Temporallappens durchgeführt (◘ Abb. 14.6).

14.6 Spezielle Aspekte der Therapie bei Frauen

Patientinnen mit Epilepsie sollten möglichst frühzeitig über mögliche Wechselwirkungen von einem Teil der Antikonvulsiva mit **hormoneller Kontrazeption** (insbesondere der Antibabypille) aufgeklärt werden. Enzyminduzierende Antikonvulsiva können die Hormonspiegel signifikant reduzieren, so dass die empfängnisverhütende Wirkung relevant eingeschränkt werden kann. Zu dieser Gruppe von Antikonvulsiva gehören Carbamazepin, Eslicarbazepin, Oxcarbazepin, Perampanel (bei Tagesdosis 12 mg/Tag), Phenobarbital, Phenobarbital, Primidon, Rufinamid und Topiramat (>200 mg/Tag). Im Gegenzug kann eine hormonelle Empfängnisverhütung durch eigene enzyminduzierende Wirkungen den Wirkspiegel von Antikonvulsiva, insbesondere Lamotrigin, reduzieren. Oben genannte Interaktionen gelten neben der klassischen Antibabypille auch für Depotpräparate. Daher sind neben Barrieremethoden aus epileptologischer Sicht Intrauterinpessare eine geeignetere Empfängnisverhütung (»Kupferspirale« bzw. »Hormonspirale«, deren hormonelle Wirkung sich lokal entfaltet und nicht über den hepatischen Kreislauf den Wirkort erreichen muss).

Bei Frauen im gebärfähigen Alter wird eine begleitende Folsäuregabe (5 mg/Tag) empfohlen, um ein mögliches **teratogenes Potenzial** von Antikonvulsiva in der Schwangerschaft wieder zu senken. Eine Dauergabe ist empfohlen, da die Folsäureeinnahme insbesondere in den ersten Wochen der Schwangerschaft (z. B. wegen Schluss des Neuralrohrs) sinnvoll ist, wenn die Schwangerschaft aber häufig noch gar nicht festgestellt wurde.

Vor einer geplanten Schwangerschaft sollte die Indikation für eine weitere antikonvulsive Therapie überprüft werden und ggf. eine rechtzeitige Umstellung der Medikation diskutiert werden. Ist eine Schwangerschaft eingetreten, lohnt sich in den meisten Fällen keine medikamentösen Umstellungen mehr, da ein erhöhtes Rezidivrisiko für (generalisierte tonisch-klonische) Anfälle bzw. eine Verschlechterung der Anfallssituation vermieden werden muss.

> **Für die antiepileptische Prophylaxe in der Schwangerschaft gilt: die Indikation nochmals prüfen, und wenn nötig dann möglichst Monotherapie und möglichst geringe Dosis.**

Für die neueren Antikonvulsiva Lamotrigin und mittlerweile auch Levetiracetam liegen heute günstigste Daten aus Registern vor; bei diesen beiden Substanzen ist nicht davon auszugehen, dass ein gravierend erhöhtes Missbildungsrisiko für das Kind besteht.

Der Aufklärungsbedarf von Patientinnen mit Epilepsie in Bezug auf eine (geplante) Schwangerschaft ist in der Regel groß. Um Compliance-Probleme vorzubeugen, empfiehlt es sich ggf. mehrmals und intensiv aufzuklären und, wenn nötig, auch mit den behandelnden Gynäkologen Rücksprache zu nehmen. Neben unrealistischen Befürchtungen einer genetischen Komponente der Epilepsie, die ggf. durch eine genetische Beratung ausgeräumt werden müssen, spielen insbesondere Sorgen hinsichtlich negativer Auswirkungen der eingenommenen Medikamente auf das ungeborene Kind eine große Rolle. Auf der einen Seite ist ein dosisabhängiger teratogener Effekt von Antikonvulsiva in vielen Studien nachgewiesen worden, aber auf der anderen Seite können auch viele tonisch-klonische Anfälle während einer Schwangerschaft beispielsweise die Kognition des Kindes negativ beeinflussen und bergen ein Verletzungsrisiko. Die Missbildungsrate unter einer Therapie mit Antikonvulsiva liegt bei ca. 3–5% und ist somit erhöht im Vergleich der Missbildungsrate der Normalbevölkerung.

Das teratogene Risiko ist aber stark von der jeweiligen Substanz, deren Dosierung und der Verabreichung in Mono- oder Kombinationstherapie abhängig. Zu den Substanzen mit relativ niedrigem Teratogenitätspotenzial gehören Lamotrigin, Carbamazepin und nach neueren Daten wohl auch Levetiracetam; insbesondere Valproat geht mit einem erhöhten Risiko für Missbildungen einher. Daher sollte Valproat bei Frauen im gebärfähigne Alter nur dann eingesetzt werden, wenn es nach Aufklärung der Patientin medizinisch ohne sinnvolle Alternative nötig ist. Für alle Substanzen gilt glei-

Facharztbox

Epileptische Anfälle am Ende der Schwangerschaft und im Wochenbett

Wenn eine Frau am Ende der Schwangerschaft oder in den ersten Tagen nach der Geburt einen (fokal beginnenden) generalisierten Anfall erleidet, muss an folgende Komplikationen gedacht werden:

Hirnvenen-/-sinusthrombosen. Diese treten im Wochenbett gehäuft auf und sind neben epileptischen Anfällen durch Kopfschmerzen, Antriebsminderung, Verlangsamung, später auch neurologische Herdsymptome gekennzeichnet (▶ Kap. 7). Auch die postpartalen Sinusthrombosen werden mit i.v.-Vollheparinisierung behandelt. Bei jedem epileptischen Anfall in der Wochenbettperiode ist eine MR-Tomographie mit MR-Angiographie (ersatzweise auch CT-Angiographie) oder konventionelle DSA) durchzuführen.

EPH-Gestose (Eklampsie). Diese kann auch monosymptomatisch, d. h. nur mit Hypertonus oder nur mit Ödembildungen auftreten. Epileptische Anfälle sind die wesentliche Komplikation.

HELLP-Syndrom. Dies ist eine Komplikation in der Schwangerschaft, die eng mit der thrombotisch thrombozytopenischen Purpura (TTP) verwandt ist. Das Akronym HELLP steht für H – Hämolyse, EL – »elevated liver enzymes« und LP – »low platelet count«. Das HELLP-Syndrom tritt etwas früher als die Eklampsie auf, etwa um die 32. Schwangerschaftswoche. Bei einem Drittel der Patientinnen kann es sich auch postpartal manifestieren. Das Syndrom ist durch Mikrothrombosen charakterisiert. Epileptische Anfälle können komplizierend hinzutreten und manchmal einem noch mild ausgeprägten, beginnendem HELLP-Syndrom vorangehen. Labordiagnostisch können, wie bei der TTP, Fragmentozyten gefunden werden. In seiner schwer verlaufenden Variante ist das HELLP-Syndrom unbehandelt oft tödlich. Mit intensivmedizinischen Maßnahmen kann die Letalität auf 10–30% gesenkt werden.

Therapeutisch werden Prednisolon und in schweren Fällen die Plasmapharese eingesetzt. Zur Behandlung der epileptischen Anfälle bei Präeklampsie und im HELLP-Syndrom ist die Gabe von Magnesium sicher wirksam.

Viele Anästhesisten und Geburtshelfer beschränken sich daher auf die Behandlung mit Magnesium. Die meisten Neurologen ergänzen diese durch die übliche antiepileptische Therapie.

chermaßen, dass die Teratogenität dosisabhängig stark ansteigt. Daher kann eine niedrig dosierte Valproat-Therapie (<700–1000 mg/Tag) mit einem kleineren Risiko für Missbildungen beim Kind verbunden sein als eine hohe Lamotrigin-Dosis. Generell gilt, während der Schwangerschaft die Medikamente auf mehrere (z. B. drei) Einnahmezeitpunkte zu verteilen und retardierte Präparate zu bevorzugen. Gleichzeitig haben viele Studien ergeben, dass Monotherapien (insbesondere auch in Bezug auf Valproat) ein geringeres teratogenes Risiko aufweisen als Kombinationstherapien.

Während einer Schwangerschaft bleibt die Anfallshäufigkeit, die vor der Schwangerschaft bestanden hat, in der Regel erhalten. Nur ein kleiner Teil (<20%) erfährt eine Verschlechterung oder noch seltener eine Verbesserung der Anfälle. Während der Schwangerschaft können engmaschige (z. B. monatliche) Blutspiegelbestimmungen nötig werden, da auf Grund von verschiedenen pharmakologischer und metabolischer Ursachen die Wirkspiegel von Lamotrigin, aber auch u. a. von Oxcarbazepin und Levetiracetam signifikant abfallen können. Obwohl nicht gut evidenzbasiert, wird empfohlen, nach Abschluss des ersten Trimenons die Dosis zu erhöhen, wenn der Spiegel stark abgefallen ist.

Neben »klassischen« Organfehlbildungen tritt in den letzten Jahren auch immer mehr ein möglicher negativer Einfluss von Antikonvulsiva während der Schwangerschaft auf die kognitive Entwicklung des Kindes in den Vordergrund. Auch hier wird Valproat eine negative Wirkung zugeschrieben. Während Organfehlbildungen in aller Regel im ersten Tritium angelegt werden, ergaben sich Hinweise, dass eine Beeinflussung kognitiver Fähigkeiten des Ungeborenen über die gesamte Zeit der Schwangerschaft möglich sein kann.

In aller Regel ist eine **Geburt** auf natürlichem Wege möglich. Eine »prophylaktische« Sectio ist nur seltenen Ausnahmefällen (mit sehr häufigen generalisierten tonisch-klonischen Anfällen) vorbehalten. Die Geburt sollte stationär erfolgen. Während der Geburt sollten die Medikamente in den gewohnten Abständen weiter eingenommen werden. Wie Erfahrungen aus der Praxis nahelegen, muss nicht vom **Stillen** abgeraten werden. Das Abpumpen der Milch und die nächtliche Versorgung des Babys durch den Vater kann bei Patientinnen sinnvoll sein, bei denen Schlafentzug als anfallsauslösender Trigger bekannt ist. Sollte das Kind sediert erscheinen oder Zweifel an der zeitgerechten Entwicklung auftreten, ist ein Abstillen zu erwägen. Wichtig ist der Hinweis, dass Eltern mit Epilepsie während des Wickelns, Stillens und Baden des Kindes für eine sichere Umgebung sorgen sollten (z. B. Wickeln auf dem Boden, Stillen im Liegen, Baden mit Hilfsperson).

Vertiefende Informationen zu epileptischen Anfällen am Ende der Schwangerschaft und im Wochenbett ▶ Facharztbox.

14.7 Altersepilepsie

Die höchste Prävalenz der Epilepsie liegt in der Altersgruppe der über 75-Jährigen. Es überwiegen in dieser Altersgruppe fokale symptomatische Epilepsien, z. B. nach Traumen, Hirninfarkten oder intrazerebrale Blutungen. Bei einer medikamentösen Behandlung von älteren Menschen ist zu berücksichtigen, dass mit fortschreitendem Alter Veränderungen in der Medikamentenabsorption, Verteilung und Proteinbindung auftreten. Die hepatische Metabolisierungsrate nimmt genauso ab wie die renale Clearance, sodass Überdosierungen schneller möglich sind. Zusätzlich scheint es zu einer erhöhten pharmakodynamischen Empfindlichkeit zu kommen. Ältere Patienten weisen darüber hinaus häufig mehrere Begleiterkrankungen auf, für die sie in der Regel ebenfalls eine Vielzahl von Medikamenten einnehmen.

Grundsätzlich gilt in dieser Altersgruppe das Primat einer langsamen Titration mit einer ersten niedrigen Zieldosis

(›start low, go slow‹). Aufgrund des höheren pharmakokinetischen Interaktionspotenzials sind die so genannten älteren Antikonvulsiva (wie Carbamazepin, Valproat und Phenytoin) kritisch zu sehen. Auf der anderen Seite müssen diese Substanzen auch nicht auf jeden Fall vermieden werden, insbesondere wenn älter werdende Epilepsiepatienten diese bislang gut vertragenen Substanzen in das Alter mitbringen. Einer der hauptsächlichen Vorteile der neueren Antikonvulsiva wie Lamotrigin, Levetiracetam, Lacosamid oder Zonisamid ist die fehlende bzw. geringere Interaktion mit anderen Medikamenten. Die im Durchschnitt bessere Verträglichkeit neuerer Antikonvulsiva stellt ein weiteres wichtiges Argument für deren Einsatz dar. Denn im Vergleich zu jüngeren Erwachsenen nimmt die Nebenwirkungsrate bei älteren Menschen zu, in dem zu dem »allgemein« Nebenwirkungspotenzial ein altersspezifisches hinzutritt, wie z. B. eine erhöhte Rate von Hyponaträmien, Herzrhythmusstörungen, Sedierung/kognitiven Einschränkungen oder auch Stürze und Knochenbrüche. Die letztendliche Auswahl des Antikonvulsivums hängt aber auch im Alter von individuellen Gesichtspunkten ab.

Die Chance auf Anfallsfreiheit ist bei »Altersepilepsien« größer als bei Epilepsien im jüngeren Lebensalter, was zum Teil durch die unterschiedliche Ätiologien in den verschiedenen Altersstufen erklärt werden kann.

14.8 Psychiatrische und neuropsychologische Aspekte

14.8.1 »Epileptische Wesensänderung« und kognitive Störungen

Manche Epilepsiepatienten, die therapieresistent sind und unter sehr häufigen Anfällen leiden (vor allem bei Temporallappenepilepsie), wirken auffällig langsam und umständlich im Denken und Handeln und können sich nur schwer von einem geistigen Inhalt oder einer praktischen Tätigkeit auf eine andere umstellen. Im Gespräch sind sie weitschweifig. Affektiv wirken sie monoton. Aus dieser Einförmigkeit können sie aber bei realen oder vermeintlichen Kränkungen plötzlich außerordentlich gereizt werden. Später kann dann auch, als Ausdruck der hirnorganischen Schädigung, eine kognitive Störung hinzu treten.

Gar nicht selten führt Überdosierung von Antiepileptika zu einer chronischen Wesensänderung. Das EEG ist dann meist diffus verlangsamt. Ein typisches Beispiel ist die Valproat-Enzephalopathie, die sich stets nach Dosisreduktion wieder zurückbildet. Psychopathologisch wirken die Kranken verlangsamt.

14.8.2 Postiktaler Dämmerzustand

Das Leitsymptom ist, wie bei fast allen akuten, exogenen Psychosen, die Bewusstseinstrübung oder Bewusstseinseinengung. Entsprechend sind die Kranken im Verhalten und in den Denkabläufen verlangsamt und in ihren Wahrnehmungen eingeschränkt. Häufig verkennen sie den Aufforderungscharakter einer Situation oder die Bedeutung von wahrgenommenen Objekten und zeigen überschießende Reaktionen auf einfache, grobe Reize, z. B. auf Berührung oder Bewegungen anderer Menschen. Sie erleben diese als bedrohlich und reagieren mit ängstlicher Flucht oder aggressiver Abwehr. Alleingelassen, zeigen die Patienten eine Ruhe und Rastlosigkeit, die sie sehr unangenehm erleben. Die Motorik ist im Dämmerzustand ungeschickt und undifferenziert.

Der postiktale Dämmerzustand kann nach einem einzelnen epileptischen Anfall, häufiger nach einer Serie von Anfällen oder einem Status auftreten. Er kann Stunden, Tage und in seltenen Fällen (bes. im Alter) auch Wochen andauern. Nach seinem Abklingen besteht eine vollständige oder wenigstens partielle Amnesie (Erinnerungslücke). Im EEG zeigt sich während des Dämmerzustandes Verlangsamungen unterschiedlichen Ausmaßes. Mit der Aufhellung des Bewusstseins nimmt die Allgemeinveränderung ab und das EEG normalisiert sich.

14.8.3 Epileptische Psychose

Von großer praktischer und theoretischer Bedeutung sind die bewusstseinsklaren epileptischen Psychosen, die oft als »schizophrenieartig« charakterisiert werden. Die Kranken sind gespannt, ruhelos, ideenflüchtig, gelegentlich maniform erregt. Sie sind desorientiert, verkennen ihre Umgebung oft illusionär und haben akustische oder optische Halluzinationen und Wahneinfälle, d. h. produktive psychotische Symptome. Subjektiv fühlen sie sich besonders klar und wach: Verglichen mit der Bewusstseinstrübung im Dämmerzustand, befinden sie sich also am äußersten Gegenpol der Skala unterschiedlicher Bewusstseinshelligkeiten. Diese produktiven, luziden Psychosen können Tage bis Wochen andauern. Nach ihrem Abklingen besteht keine vollständige Amnesie.

Bei diesen Psychosen wird das EEG, wenn es vorher allgemein oder spezifisch epileptisch verändert war, vorübergehend normal oder jedenfalls weit weniger pathologisch als sonst. Man spricht von einer forcierten Normalisierung des EEG und stellt sich vor, dass diesen Psychosen ein abnormes Überwiegen der Hemmungsvorgänge zugrunde liegt, die von der Formatio reticularis des Hirnstamms gesteuert werden. Für diese Auffassung spricht, dass die produktiven epileptischen Psychosen gerade dann manifest werden, wenn eine antiepileptische Behandlung zu rasch und zu energisch aufgebaut wird. Reduziert man die antiepileptischen Medikamente und gibt Neuroleptika, so klingt die Psychose wieder ab.

14.9 Differenzialdiagnose von epileptischen Anfällen

Die Differenzialdiagnose epileptischer Anfälle ist umfangreich, und stellt oft auch für den Erfahrenen eine Herausforderung dar. Ist man sich bei wiederkehrenden paroxysmalen Störungen nicht sicher, sollte eine Video-EEG-Ableitung

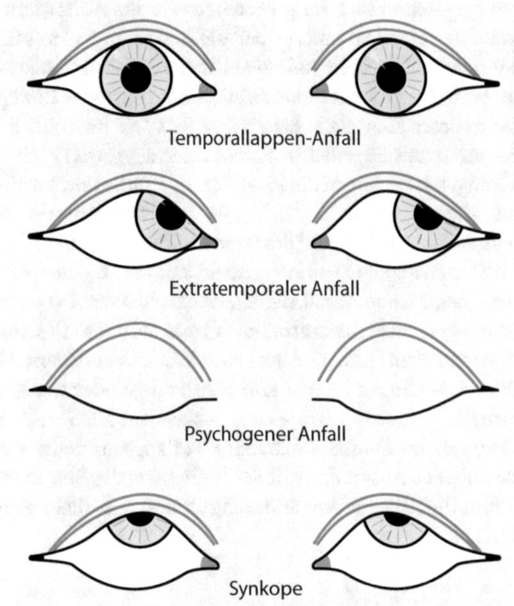

◻ Abb. 14.8 »Augenregel« zur einfachen diagnostischen und (fremd-)anamnestischen Bestimmung des Anfallstyps und relevanter Differenzialdiagnosen zur Epilepsie

durchgeführt werden, falls man erwarten kann, dass ein paroxysmales Ereignis während der Aufzeichnungsphase auftritt. In der Praxis hat sich die sog. »**Augenregel**« bewährt, die oft zur richtigen Diagnose führt (◻ Abb. 14.8). Ein Vorteil ist auch, dass diese Augenphänomene fremdanamnestisch gut erfragt werden können.

Synkopen ► Abschn. 14.3.

Psychogene Anfälle Klinisch ist eine Unterscheidung oft schwierig. Für psychogene und gegen epileptische Anfälle sprechen situative Auslöser, eine Modulierbarkeit des epileptischen Anfalles durch Interaktion, bilaterale motorische Phänomene bei vollständig erhaltenem Bewusstsein, und geschlossene Augen, womöglich sogar mit Gegenwehr gegen das Öffnen. Zu beachten ist auch, dass manche Anfallskranke zusätzlich zu den epileptischen psychogene Anfälle bekommen, die in der Regel auf Veränderungen in der medikamentösen Behandlung nicht reagieren.

Tremorsyndrome Im Gegensatz zu klonischen epileptischen Anfällen sind Tremorsyndrome meist höherfrequenter, und weniger abrupt-rhythmisch. Das Bewusstsein ist trotz bilateraler motorischer Phänomene bei Tremorsyndromen nicht gestört.

Drop attack Plötzlicher Sturz ohne Bewusstseinsverlust, Ätiologie meist ungeklärt.

Hyperventilationstetanie Durch eine (meist durch psychische Faktoren wie Panik bedingte) Hyperventilation kommt es zu einer Alkalisierung des Blutes mit Abfall des verfügbaren Kalziums. Dies führt zu Kribbelparästhesien, gefolgt von Muskelkrämpfen; häufig kann dabei eine Pfötchenstellung der Hände beobachtet werden.

Paroxysmale Dyskinesien Überbewegungen bei erhaltenem Bewusstsein; oft von hypermotorischen Anfällen schwer unterscheidbar.

14.10 Sozialmedizinische Aspekte

Häufig wiederkehrende epileptische Anfälle bedeuten für viele Menschen gravierende Konsequenzen für ihre sozialen Beziehungen, beruflichen Entwicklungsmöglichkeiten, und ihre psychologische Verfassung. Das Gefühl des Kontrollverlustes ist für viele Patienten sehr unangenehm, und Partnerschaften sind nicht selten gefährdet. Aus Sorge vor dem Stigma »Epileptiker« werden Anfälle nicht selten vom Patienten verschwiegen oder sogar negiert, was sich natürlich auch ungünstig auf den Behandlungsverlauf auswirkt.

14.10.1 Berufseignung

Anfallskranke sollen im Beruf nicht an ungeschützten Maschinen, nicht auf Gerüsten und nicht an Stellen arbeiten, die mit einem größeren Unfallrisiko verbunden sind.

Von diesen Beschränkungen aus Sicherheitsgründen abgesehen, bedeutet eine Epilepsie prinzipiell keine schwere Beeinträchtigung der Arbeitsfähigkeit, es sei denn, der Beruf setzt Fahrtauglichkeit (s. u.) voraus. Die Krankheit wird durch Ruhe nicht gebessert und durch körperliche Arbeit nicht verschlechtert. Es ist aber psychologisch von großer Bedeutung, dass die Patienten sozial eingegliedert bleiben. Auch nach vorübergehender Arbeitsunfähigkeit sollte man immer wieder versuchen, den Kranken medikamentös besser als zuvor einzustellen und ihn dann einer für ihn geeigneten Tätigkeit oder einer Umschulung auf einen modernen Beruf zuzuführen.

Sportliche Aktivität ist sinnvoll. Abgesehen von einigen Extremsportarten und solchen mit erhöhtem Unfallrisiko, wenn ein Anfall auftritt, gibt es keine sportlichen Einschränkungen.

14.10.2 Fahrtauglichkeit

Die verbindliche juristische Regelung besagt, dass Anfallskranke nicht geeignet zum Führen von Kraftfahrzeugen sind, solange sie an Anfällen mit Störung des Bewusstseins und/oder der Motorik leiden. Dies hat heute natürlich erhebliche Konsequenzen für die privaten und beruflichen Möglichkeiten. Dabei ist die Zahl der Unfälle, die durch einen epileptischen Anfall am Steuer verursacht werden, viel geringer als man erwarten würde. Man schätzt, dass von 10.000 Verkehrsunfällen höchstens 10 durch einen epileptischen Anfall, dagegen wenigstens 1.000 durch Trunkenheit am Steuer verursacht wurden.

Obwohl sich die Regelungen zur Fahruntauglichkeit ausdrücklich auch auf andere Krankheiten mit erhöhtem Risiko beziehen (man denke an Diabetiker mit häufiger Unterzuckerung, Adams-Stokes-Anfälle, Narkolepsie, Attackenschwindel, Lähmungen nach Schlaganfällen oder Parkinson-Syndrom mit On-off-Phänomenen), werden sie nur bei Epilepsiekranken so strikt angewendet. Folgende Voraussetzungen müssen in der Regel erfüllt sein, bevor Fahrtauglichkeit bescheinigt werden kann (Gruppe 1):

- Bei Epilepsie muss der Patient ein Jahr anfallsfrei sein (formal mit oder ohne Therapie)
- aufgrund des bisherigen Behandlungsverlaufes und des derzeitigen Befundes muss mit hoher Wahrscheinlichkeit davon ausgegangen werden können, dass auch in Zukunft keine Anfälle mehr auftreten werden. Dies ist bei vielen Epilepsiesyndromen und Ätiologien eigentlich nur mit dauerhafter medikamentöser Prophylaxe anzunehmen.
- Nach einem ersten Anfall mit normalem MRT und EEG ist eine Fahruntauglichkeit von 6 Monaten anzunehmen, bei einem Anfall mit klarem, zukünftig vermeidbarem Auslöser (z. B. schwere Hyponatriämie, Drogenintoxikation) können 3 Monate angenommen werden.

Natürlich darf man sich nicht der Illusion hingeben, dass der Patient, wenn die Fahrerlaubnis auf dem Spiel steht, immer objektiv über Anfallsfreiheit berichtet. Solange noch eine medikamentöse Behandlung notwendig ist, ist die Fahrerlaubnis an die Auflage regelmäßiger fachärztlicher Kontrollen geknüpft. Meist wird hierbei ein EEG abgeleitet, obwohl epilepsietypische Potenziale im EEG kein Argument gegen Fahrtauglichkeit sind, wenn der Patient anfallsfrei ist. Bei nur im Schlaf auftretenden Anfällen und bei isolierten Auren ohne Beeinträchtigung der Fahrtüchtigkeit kann nach einer 3- bzw. 1-jährigen Beobachtungsphase die Fahrtauglichkeit angenommen werden.

Fährt ein Epilepsiekranker ohne Fahrtauglichkeit und ist in einen Unfall verwickelt, entstehen gravierende straf- und zivilrechtliche Konsequenzen. Hat ein Patient aber noch keinen Unfall verursacht und ist er noch im Besitz seines Führerscheins, sind die Möglichkeiten, ihn zum Ausscheiden aus dem Straßenverkehr zu zwingen, gering. Epilepsie ist keine meldepflichtige Krankheit und sollte es aus psychologischen Gründen auch nicht sein, weil die Patienten ihre Krankheit sonst verheimlichen würden und sich damit der Behandlung entzögen. Der Kranke ist durch das Arztgeheimnis vor einer unbefugten Meldung durch den behandelnden oder untersuchenden Arzt geschützt, sofern nicht ein höheres Rechtsgut, etwa bei einem uneinsichtigen anfallskranken Busfahrer oder Gefahrguttransporteur, die Meldung gebietet.

In Kürze

Epileptische Anfälle und Epilepsien – allgemein
Funktionsstörungen des Gehirns mit anfallsweisen Positiv- oder Negativsymptomen durch plötzlich entstehende, hypersynchrone elektrische Entladungen von Nervenzellengruppen und fehlender Erregungsbegrenzung.
Inzidenz. 20–50/100.000 Einwohner/Jahr.
Ursachen. Gelegenheitsanfälle: Durch Fieberkrämpfe bei Infektionen, übermäßigen Alkoholkonsum, Schlafentzug, metabolische Entgleisung (Hypoglykämie, Hyponatriämie). **Symptomatische Epilepsien:** Durch identifizierbare strukturelle Grunderkrankung wie kortikale Entwicklungsstörungen, zerebrale Ischämien, Tumoren, Schädelhirntrauma, metabolische und immunologische Erkrankungen. **Idiopathische Epilepsien:** Aus vermuteter oder nachgewiesener genetischer Disposition, keine organische oder metabolische Hirnkrankheit als Auslöser.
Diagnostik. EEG: Die wichtigste apparative Zusatzuntersuchung, die sowohl im Anfall (iktal) den Nachweis des Anfalles selbst liefert, als auch zwischen Anfällen (interiktal) wertvolle Befunde über kortikale Funktionsstörungen und gesteigerte zerebrale Erregbarkeit aufzeigt. **CT/MRT:** In Akutsituation, nach erstem epileptischen Anfall, für Ausschluss einer Verletzung als Anfallsfolge. Jeder Epilepsiepatient muss einmal in seinem Leben ein gutes cMRT (3 Tesla, Spezialsequenzen) erhalten.
Prächirurgische Epilepsiediagnostik: Elektrophysiologische und klinisch-symptomatologische Lokalisation des Epilepsieherdes mittels Video-EEG-Monitoring als Vorbereitung zur Operation.

Fokale Epilepsie
Epiletische Anfälle entstehen in bestimmten Hirnabschnitten, die auch für die spezifische Anfallsymptomatik verantwortlich sind. Zugrunde liegt immer eine Störung der Hirnrinde, entweder angeboren (z. B. kortikale Dysplasie), oder erworben (theoretisch jede neurologische Erkrankung, die die Hirnrinde mitbetrifft). Alle Anfallsformen (s. unten) können vorkommen, abhängig von der genauen Lokalisation der Störung im Gehirn, und abhängig von der individuellen Neigung zur Ausbreitung des Anfalles über weitere Teile der Hirnrinde. Man unterscheidet im wesentlichen die Temporallappen-, Frontallappen-, parietookzipitale-, und parizentrale Epilepsie.

Generalisierte Epilepsie
Anfälle betreffen hier immer synchron beide Hemisphären, die Ätiologie ist idiopathisch = wohl zumeist genetisch, zumindest angeboren. Hier stehen in der Regel nur wenige Anfallstypen im Vordergrund: Absence-Anfälle, generalisiert tonsich-klonische Anfälle, und myoklonische Anfälle.
Altersgebundene Anfälle. Absence-Epilepsie des Kindes- und Jugendalters. Symptome: Dauer wenige Sekunden; starrer Blick, Lidmyoklonien, nystaktische Augenbewegungen nach oben, bis 100-mal/Tag, infolge Hyperventilation. **EEG:** Im Anfall und Intervall 3/s-spikes und waves.
Juvenile myoklonische Epilepsie: Symptome: Einzelne oder salvenartige, bilaterale, myoklonische 2–3 s dauernde Stöße, leichte Bewusstseinstrübung, infolge Alkoholgenuss, Schlafentzug. **EEG:** Häufig Polyspike-wave-Abläufe. Häufigste bis ins Erwachsenenalter persistierende generalisierte Epilepsie.

Symptomatologie (Semiologie) epileptischer Anfälle (Auswahl)
Auren. Kommen nur bei fokaler Epilepsie vor, sind für die Hirnregion der Anfallsursprungszone typisch, und betreffen die Empfindung des Patienten, sind von außen also nicht messbar.
Dyskognitive Anfälle. Hier steht die Bewusstseinsstörung ganz im Vordergrund. Die bei generalisierten Epilepsien auftretende Absence ist als Sonderform anzusehen.
Motorische Anfälle. Diese können mit oder ohne Bewusstseinverlust ablaufen, und einfache motorische Phänomene beinhalten (tonisch, klonisch, tonisch-klonisch, Versiv, myoklonisch), aber auch sehr komplexe (hypermotorische und automotorische Anfälle). **Versivanfälle:** Schnelle Seitwärtsbewegung der Augen, tonische Drehung des Kopfes; meist bei Frontallappenepilepsie.
Automotorische Anfälle: Oft eingeleitet von einer **Aura**; zumeist Bewusstseinstrübung; Stereotype Bewegungsabläufe wie Schmatzen und Nesteln, vegetative Symptome wie Speichelfluss, Pupillenerweiterung, Blässe oder Rötung. Anfallsende mit Bewusstseinsaufhellung, Nachlassen motorischer Automatismen. Amnesie für den Anfall.
Jackson-Anfälle. Ausbreitung tonischer bzw. klonischer Zuckungen oder Missempfindungen von einer Körperregion auf benachbarte Bezirke evtl. mit postiktaler Parese.
Aphasische Anfälle. Unterbrechung der Sprache.
Fokale Anfälle. Nur bei der fokalen Epilepsie vor. Bewusstsein kann erhalten oder gestört sein. EEG-Veränderungen stets nur über einer Hemisphäre, meist nur einer Region dort.
Generalisierte Anfälle. Können bei fokalen (dann sekundäre generalisierte Anfälle) und generalisierten Epilepsien auftreten. Bewusstseinsverlust mit Amnesie für Anfall, wenn vorhanden dann bilaterale motorische Symptome, EEG-Veränderungen über beiden Hemisphären abzuleiten.
Tonisch-klonischer Grand-mal-Anfall (GM). Stadien: Generalisierter epileptischer Anfall, mit **Aura** oder plötzlichem **Anfallsbeginn:** Initialschrei durch Atemmuskelkontraktion bei fast geschlossener Stimmritze, geöffnete Augen, verdrehter Bulbi nach oben oder zur Seite. **Tonisch-klonisches Stadium:** Beine und Arme überstreckt, danach rhythmische klonische Zuckungen, vorübergehend erhöhter Blutdruck, Atmung sistiert in tonischer Phase, keine Pupillenreaktion. **Anfallsende:** Röchelnde, schwere Atmung, schlaffer Tonus, minuten- bis stundenlanger Terminalschlaf. **EEG:** Abflachung, Spike-Potenziale, Muskelartefakte vor GM-Anfall, dann Perioden langsamer Wellen.

Status epilepticus
Rasche Folge epileptischer Anfälle, zwischen denen nicht mehr der Vorzustand (klinisch und/oder elektrophysiologisch) erreicht wird. Klinisch-operational: Dauer >5 min bei generalisiert tonisch-klonischen Anfällen, und 20–30 min bei fokalen Anfällen oder Absencen.
Grand-mal Status. Symptome: Abfolge tonisch-klonischer GM-Anfälle mit anhaltendem Bewusstseinsverlust durch fehlenden, die wiederkehrende epileptische Erregung beendenden Mechanismus. Ohne Unterbrechung binnen Stunden Hirnödem, steigende Körpertemperatur, Tod durch Herz-Kreislaufversagen.
Ursachen: viele, u. a. Gehirntumoren, offene Hirnverletzungen, unregelmäßige Medikamenteneinnahme. **EEG:** Kontinuierliche, epileptische, im Koma periodische, rhythmische Entladungen mit Kurvenabflachung.
Absencenstatus. Plötzlich fehlende Ansprechbarkeit, Nesteln. **EEG:** irreguläre 3/s-Spike-wave-Aktivität.
Nonkonvulsiver Status. Abwesend wirken, nesteln; komplexe, zielgerichtet wirkende Aktionen wie Auto fahren möglich. Im EEG fokales Statusmuster abzuleiten, oft allerdings nur mit Erfahrung als solches zu erkennen.
Fokaler motorischer Status (Epilepsia partialis continua). Stunden- oder tagelang ablaufende klonische Zuckungen eines umschriebenen Körperbezirkes, klares Bewusstsein; durch kortikale Läsion, nichtketotische, hyperosmolare Hyperglykämie. **EEG** nicht notwendig, da Diagnose offensichtlich.

Medikamentöse Prophylaxe und Therapie
Einzelner epileptischer Anfall bedarf keiner **Notfalltherapie**, da er sich selbst beendet. Wichtig ist **allgemeine Lebensführung** wie regelmäßiger Nachtschlaf, kein Schlafentzug. **Antiepileptische Medikamente** als (möglichst hochdosierte) Monotherapie nur bei Epilepsiesyndrom mit relevantem Rezidivrisiko. Bei **antiepileptischer Dauerbehandlung** Medikament bis zur oberen Grenze des therapeutischen Bereichs oder darüber hinaus (bis zu Nebenwirkungen) dosieren, bevor als unwirksam klassifiziert und Medikamentenwechsel. Beendigung der Prophylaxe nach Abwägung individueller Faktoren und dem spezifischen Rezidivrisiko zu erwägen, keine generelle Regel.
Therapieresistenz definiert als Persistenz epileptischer Anfälle trotz zwei adäquat eingesetzten Antikonvulsiva. **Serumspiegelbestimmung** für Compliancekontrolle und seltenere Indikationen, in der Regel kein geeignetes Mittel zur Therapiesteuerung.

Chirurgische Therapie
Voraussetzung: Sichere Epilepsiediagnose, echte Therapieresistenz, inakzeptabel hohe Anfallsfrequenz, eingrenzbarer Epilepsiefokus. Führt statistisch zu einer ausgeprägte Reduktion von Anfällen, die Mehrzahl der operierten Temporallappenepilepsie-Patienten bleibt ohne bewusstseinsstörende Anfälle; auch Verbesserung der Lebensqualität. **Methoden:** Meist **Resektion** des vorderen Temporalpols oder selektive Amygdala-Hippokampektomie. Entscheidend ist Eingrenzung des epileptischen Fokus durch prächirurgische Epilepsiediagnostik.

Psychiatrische und neuropsychologische Symptome
Epileptische Wesensänderung durch Überdosierung der Antiepileptika; **postparoxysmaler Dämmerzustand** mit Bewusstseinstrübung oder -einengung; **Verstimmungszustände**; **epileptische Psychosen** mit Desorientiertheit, Ruhelosigkeit, akustischen oder optischen Halluzinationen bei klarem Bewusstsein; **psychogene Anfälle**.

Sozialmedizinische Aspekte
Berufseignung beschränkt durch Sicherheitsgründe wie Arbeiten an ungeschützten Maschinen oder auf Gerüsten. Voraussetzungen für **Fahrtauglichkeit**: zumeist ein Jahr anfallsfrei, und positive Prognose für zukünftige Anfallsfreiheit.

Weiterführende Literatur

Blume WT, Luders HO, Mizrahi E et al. (2001) Glossary of descriptive terminology for ictal semiology: report of the ILAE task force on classification and terminology. Epilepsia 42: 1212–1218

http://www.dgn.org/leitlinien/2302-ll-1-2012-erster-epileptischer-anfall-und-epilepsien-im-erwachsenenalter

http://www.dgn.org/leitlinien/2303-ll-2a-2012-status-epilepticus-im-erwachsenenalter

Noachtar S, Peters AS (2009) Semiology of epileptic seizures: a critical review. Epilepsy Behav 15(1):2–9

Rosenow F, Luders H (2001) Presurgical evaluation of epilepsy. Brain 124: 1683–1700

Stoyke C, Bilgin O, Noachtar S (2011) Video atlas of lateralising and localising seizure phenomena. Epileptic Disord 13(2):113–24

Wellmer J, Quesada CM, Rothe L et al. (2013) Proposal for a magnetic resonance imaging protocol for the detection of epileptogenic lesions at early outpatient stages. Epilepsia 54: 1977–1987

Synkopen und andere anfallsartige Störungen

Alexander Gutschalk und Max-Josef-Hilz

W. Hacke (Hrsg.), *Neurologie*,
DOI 10.1007/978-3-662-46892-0_15,

Einleitung

Madame, Ihr Fläschchen …

Im 18. und 19. Jahrhundert waren Ohnmachten bei Damen höherer sozialer Schichten wegen der modischen Forderung nach einer Wespentaille, die nur durch Korsagen bei erheblicher Einschränkung der Atmung und des venösen Rückflusses aus den Beinen zu erreichen war, an der Tagesordnung. So gehörten Riechflakons mit stechenden Flüssigkeiten, mit denen sie die kollabierten Schönheiten wieder ins Bewusstsein zurückholten, zur Standardausrüstung des Begleiters der Dame von Welt. Auch heute ist es gar nicht so selten, dass sonst gesunde Personen in bestimmten Situationen, z. B. inmitten einer extremen Ansammlung von Menschen, beim Stehen in schlechter Luft oder bei besonderer emotionaler Anspannung, das Gefühl des Schwarzwerdens vor den Augen erleben und fast oder tatsächlich bewusstlos werden. Vielen Ärztinnen sind die kräftigen, durchtrainierten, selbstbewussten jungen Männer, die bei der Blutabnahme kollabieren, in bleibender Erinnerung. Und manche Medizinstudenten sind bei der ersten Operation, der sie beiwohnen durften, oder der ersten pathologisch-anatomischen Demonstration kurzfristig »weggetreten«. Hyperventilation, emotionale Begeisterung, z. B. bei Teenagern während Popkonzerten, können ebenfalls Auslöser sein. Manche Männer werden bei nächtlichem Wasserlassen im Stehen ohnmächtig und stürzen bewusstlos zu Boden. Allerdings liegen manchen Ohnmachten auch ernst zu nehmende kardiale Krankheiten zu Grunde. Solche plötzlichen Ohnmachten nennt man Synkopen. Seltener sind anfallsartige Störungen der Wachheit und des Schlafes. Eine interessante, ätiologisch nicht sicher geklärte attackenförmige Krankheit ist die transiente globale Amnesie oder amnestische Episode.

15.1 Synkopen

Synkopen sind die häufigste Form des »kurzzeitigen Bewusstseinsverlustes«, der nach dem englischen Akronym für »transient loss of consciousness« in der Literatur auch mit »T-LOC« abgekürzt wird. Alle unter diesem Begriff subsummierten Formen des Bewusstseinsverlustes sind durch den Verlust motorischer Kontrollmechanismen und damit der Haltungskontrolle, fehlender Kontaktfähigkeit und Amnesie für das Ereignis gekennzeichnet. Etwa 1/3 der Bevölkerung erleidet zumindest einmal im Leben eine Synkope. Seltenere Ursachen des kurzzeitigen Bewusstseinsverlustes sind u. a. epileptische Anfälle, metabolische Störungen und transiente vertebrobasiläre Ischämien (nur selten mit Bewusstseinsverlust assoziiert). Differenzialdiagnosen, bei denen kein Bewusstseinsverlust besteht, sind funktionelle (dissoziative) Anfälle, kryptogene Sturzattacken und die seltene Kataplexie. Schließlich ist das Schädel-Hirn-Trauma (vor allem die Gehirnerschütterung) eine wichtige Differenzialdiagnose, wenn das Ereignis nicht beobachtet wurde.

Klinische Präsentation Bei Synkopen kommt es aufgrund einer vorübergehenden, globalen zerebralen Hypoperfusion zum meist schnell einsetzenden Verlust des Bewusstseins. Häufig setzt der Bewusstseinsverlust mit dem plötzlichen Verlust des Haltetonus ein. Stürze führen oft (>50%) zu Verletzungen. Allerdings treten bei vielen Synkopen bereits Sekunden oder Minuten vor dem Bewusstseinsverlust »präsynkopale« Prodromi wie Schwäche, Kopfschmerzen, Sehstörungen, Schwitzen, Benommenheit, Übelkeit, oder Brechreiz auf. Nach einer Synkope kommt es binnen Sekunden bis einigen Minuten zur spontanen, kompletten und prompt wirkenden Reorientierung. Bei Reflexsynkopen dauert der komplette Bewusstseinsverlust nicht länger als 20 s. Selten dauern Synkopen länger, maximal mehrere Minuten.

Bei der sog. **konvulsiven Synkope** kommt es – im Gegensatz zum epileptischen Anfall – nicht zu motorischen Entäußerungen mit Crescendo-Decrescendo-Charakter, sondern meist zu kurzen, nicht rhythmischen, in den Extremitäten asynchronen Muskelzuckungen. Motorische Entäußerungen bei Synkopen treten immer erst nach dem Sturz und nicht bereits im Stehen oder Sitzen auf. Die Augen sind sowohl bei Anfällen als auch bei Synkopen geöffnet. Urin- und sogar Stuhlabgang kommen gelegentlich auch bei Synkopen vor. Verletzungen treten ebenfalls bei Anfällen und bei Synkopen auf. Zwar ist der laterale Zungenbiss spezifisch für Anfälle, aber auch bei Synkopen kommen Zungenverletzungen vor.

Synkopen werden unterteilt in Reflexsynkopen, Synkopen bei orthostatischer Hypotonie und kardiale Synkopen.

15.1.1 Reflexsynkopen

Zwei Drittel aller Synkopen sind Reflexsynkopen. Oft ereignen sie sich erstmalig im Teenager- oder jungen Erwachsenen-Alter.

Definition Reflexsynkopen werden vom autonomen Nervensystem vermittelt und heißen in der englischen Literatur auch »neurally mediated syncope«. Mitunter entsteht Verwirrung durch die Vielzahl der verwendeten Bezeichnungen: Die Begriffe Reflexsynkope und **vasovagale Synkope** werden in der Leitlinie der Deutschen Gesellschaft für Neurologie synonym benutzt. Die englische Literatur bezeichnet mit »vasovagal syncope« eine durch emotionale Reize oder Schmerz induzierte Reflexsynkope oder die nach längerer orthostatischer Belastung auftretende Reflexsynkope (die mitunter auch noch »neurokardiogene Synkope« oder einfach »fainting« oder »common faint« genannt wird). Sie wird meist von autonomen Prodromi wie Schwitzen, Blässe, Übelkeit oder Mydriasis eingeleitet.

Pathophysiologie Reflexsynkopen gehen mit relativ plötzlicher Änderung der autonomen Aktivität einher, was zum raschen Abfall von Blutdruck, Herzfrequenz und zerebraler Perfusion und dadurch zur Bewusstlosigkeit führt. Dieser schnelle Herzfrequenz- **und** Blutdruckabfall unterscheidet die Reflexsynkopen deutlich von der Synkope bei orthostatischer Hypotonie, bei der – systolischer und diastolischer Blutdruck, nicht aber die Herzfrequenz, zunehmend absinken (siehe unten).

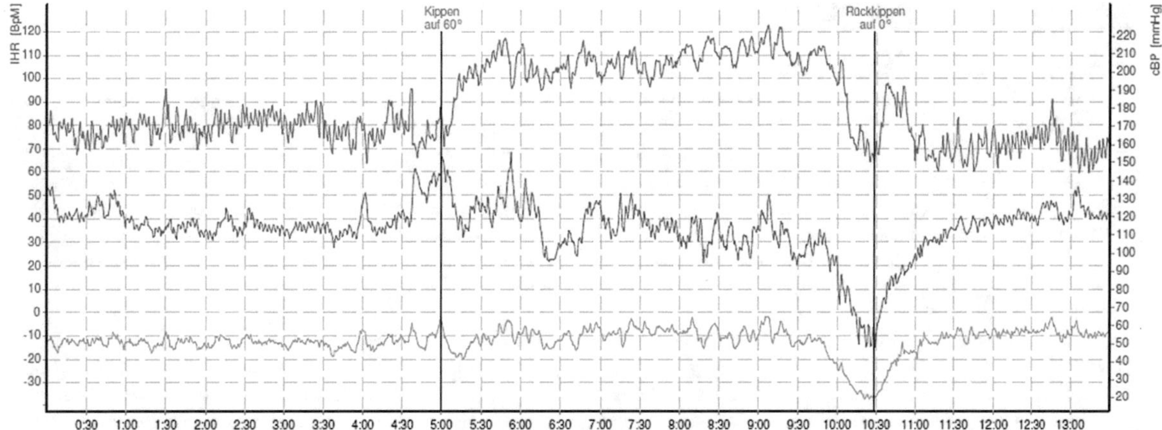

Abb. 15.1 Kipptischversuch bei Patient mit vasovagalen Synkopen. Beim Aufkippen steigt der Puls (*rot*) physiologisch von ca. 80 auf 100/min an. Der Blutdruck (*blau*) schwankt, bleibt aber zunächst relativ konstant. Nach 4:30 min fallen gleichzeitig Herzfrequenz und Blutdruck ab. Nach dem Rückkippen normalisieren sich die Parameter rasch

Unterschiedlichste Situationen oder Auslöser, wie z. B. langes Stehen, emotionale Reize, Miktion, Schlucken etc. aktivieren über verschiedene Afferenzen zentral autonome Strukturen. Diese Zentren reduzieren periphere sympathische Aktivität, bewirken so periphere Vasodilatation und Senkung der kardialen Vorlast. Zugleich aktiviert das zentral autonome Netzwerk die kardiovagale Aktivität und verlangsamt so die Herzfrequenz.

Bei der **kardioinhibitorischen Reflexsynkope** überwiegt der Abfall der Herzfrequenz, also Bradykardie oder Asystolie. Bei der **vasodepressorischen Reflexsynkope** kommt es vorwiegend zum Blutdruckabfall infolge reduzierten Vasokonstriktoren-Tonus. Beim gemischten Typ liegen beide Pathomechanismen vor.

Bei allen Formen der Reflexsynkope führen reduziertes kardiales Auswurfvolumen oder Vasodilatation zum Blutdruckabfall und damit zur globalen zerebralen Hypoperfusion und Synkope. Oft verstärken verändertes Atemmuster und pressende Atmung, wie beim **Valsalva-Manöver**, die Auslöser der Synkope. Mehrere Studien weisen darauf hin, dass bei den Reflexsynkopen auch eine paradoxe, sympathisch induzierte **zerebrale Vasokonstriktion** auftreten kann, die bereits vor Abfall von Blutdruck und Herzfrequenz zur Minderung der zerebralen Perfusion beiträgt.

Nach **längerem Stehen** ausgelöste vasovagale Synkopen sind Reflexsynkopen, die ein funktionierendes autonomes Nervensystem voraussetzen. Anders als die durch orthostatische Hypotonie ausgelösten Synkopen (s. u.) sind sie nicht durch autonome Störungen verursacht. Vasovagale Synkopen stellen nicht unbedingt eine pathologische Kreislaufantwort dar. Oft treten sie besonders bei jüngeren, ansonsten gesunden Personen (z. B. beim regungslos stehenden Soldaten) auf und können – bei ansonsten intaktem autonomen Nervensystem – nur Folge einer individuell höheren Empfindlichkeit gegenüber orthostatischer Belastung sein. Auch gesunde, durchtrainierte Personen erleiden bei zunehmend höherer orthostatischer Belastung früher oder später eine vasovagale Reflexsynkope. Dabei steigen zunächst Herzfrequenz, peripherer Gefäßwiderstand und Blutdruck an, bevor ein plötzlicher Abfall des peripheren Widerstands und Blutdrucks sowie oft auch Abfall der Herzfrequenz zur Synkope führen (▢ Abb. 15.1).

Emotional ausgelöste vasovagale Reflexsynkopen, z. B. bei Angst, Ekelgefühl, gesteigerten positiven oder negativen Erwartungshaltungen, aktivieren Strukturen des zentral-autonomen Nervensystems. Dies resultiert dann wiederum in efferenten Antworten wie bei peripher ausgelösten Reflexsynkopen, d. h. es kommt zur Vagus-Aktivierung und Sympathikus-Drosselung, oder zu direkter sympathischer, β-adrenerger Vasodilatation.

Therapie Spezifische Therapie ist bei jungen Personen, die eine einzelne vasovagale Reflexsynkope erlitten haben, nicht erforderlich. Patienten sollten über die gute Prognose aufgeklärt werden.

Bei wiederholten vasovagalen Synkopen und nach gefährlichen Stürzen sollten die Patienten

- Auslöser (z. B. angst- oder ekelerregende Situationen, langes Stehen, Exsikkose) vermeiden,
- bei Prodromi physikalische Gegenmanöver einleiten (z. B. Anspannen der überkreuzten Beinmuskulatur oder der Armmuskulatur; Vorneüberbeugen des Rumpfes),
- sich hinsetzen oder in die Hocke gehen,
- regelmäßiges Stehtraining durchführen
- auf ausreichende Flüssigkeits- (2–2,5 l Wasser täglich) und Kochsalzzufuhr achten,
- bei häufigen Rezidiven eine Kompressionsstrumpfhose tragen und
- Ausdauersport treiben.

Eine **medikamentöse Prophylaxe** kann mit dem α-Agonisten Midodrin (5–20 mg 3× täglich) versucht werden. Betablocker sind nicht wirksam. **Herzschrittmacher** sind nur bei wiederholten kardioinhibitorischen Synkopen und dokumentierter Bradykardie oder Asystolie indiziert.

Exkurs

Situationsgebundene Reflexsynkopen

»Post-Exercise«-Synkopen. Reflexsynkopen, die nach körperlicher Belastung oder Training auftreten. Endet die Muskelpumpe plötzlich, so kommt es zur Reduktion der kardialen Vorlast und zur vasovagalen Reflexsynkope oder Präsynkope. **Therapeutisch** ist darauf zu achten, dass körperliche Aktivität nicht abrupt endet, sondern ausklingt; bei Prodromi sollten physikalische Gegenmanöver eingeleitet werden. Exsikkose und Elektrolytverluste sind auszugleichen. Kardiale Ursachen sind bei wiederholten Post-Exercise-Synkopen auszuschließen.

Miktionssynkopen. Sie entstehen meist durch Zusammenwirken mehrerer Faktoren. Oft erleiden Männer Miktionssynkopen, wenn sie aus dem Schlaf heraus die Toilette aufsuchen. Bettwärme begünstigt periphere Vasodilatation und damit Abnahme der kardialen Vorlast. Oft erfordert Prostatahypertrophie während der Miktion vermehrtes Pressen, ähnlich einem Valsalva-Manöver, welches Synkopen begünstigt. **Therapeutisch** bedeutend ist die Aufklärung des Patienten, die Anweisung zum langsamen Aufstehen aus dem Bett und zur Miktion im Sitzen. Andere, insbesondere kardiale Ursachen sind auszuschließen. Bei therapieresistenten Miktionssynkopen muss nach Bradyarrhythmien gesucht werden.

Defäkationssynkopen. Sie entstehen durch ähnlichen Mechanismus wie Miktionssynkopen, gehen aber oft mit abdominellen Prodromi wie Krämpfen, Blähungen, Erbrechen oder Übelkeit und Obstipation einher. Da der Bewusstseinsverlust oftmals im Sitzen stattfindet, wird gelegentlich die vorschnelle Fehldiagnose eines epileptischen Anfalles oder einer transitorisch-ischämischen Attacke gestellt. **Therapeutisch** sollte Obstipation und intensives Pressen vermieden werden. Bei kardioinhibitorischen Reflexsynkopen kann Schrittmacher-Implantation indiziert sein.

Koitale und Orgasmussynkopen. Sie sind vermutlich durch die ausgeprägten Wechsel parasympathischer und sympathischer Einflüsse auf das kardiovaskuläre System während des sexuellen Funktionszyklus zu erklären.

Glossopharyngeus-Synkopen und Schlucksynkopen. Diese Synkopen können bei Irritationen des Nervus glossopharyngeus, z. B. beim Vorliegen von Tumoren im Bereich des Oropharynx oder bei Glossopharyngeus-Neuralgie auftreten. Sie sind gelegentlich mit heftigen Schmerzen im Bereich des Rachens, etwa beim Kauen, Schlucken oder Husten, assoziiert. Auch Schlucksynkopen werden durch einen ähnlichen Mechanismus ausgelöst. Letale Schlucksynkopen können gelegentlich beim raschen Trinken kalter Flüssigkeiten im erhitzten Zustand ausgelöst werden. **Therapeutisch** sind Auslöser der Glossopharyngeus-Synkopen und Schlucksynkopen zu vermeiden und Grundkrankheiten zu therapieren. Schrittmacher sind indiziert, wenn Schlucksynkopen zur Asystolie führen.

Hustensynkopen. Diese betreffen oft übergewichtige, Raucher mit chronisch obstruktiver Lungenerkrankung, aber auch Kinder mit Asthma bronchiale. Der Husten-induzierte Druckanstieg überträgt sich auf den intrakraniellen Druck. Bei zugleich erniedrigtem kardialem Auswurfvolumen und Blutdruckabfall, wird der kritischen Verschlussdruck, d. h. die Blutdruckschwelle, unterhalb derer die Hirndurchblutung stoppt, schnell erreicht und die Patienten verlieren das Bewusstsein. **Therapeutisch** sind Antitussiva, Physiotherapie, Atemgymnastik und spezifische Therapie der zugrundeliegenden Erkrankung indiziert.

Karotissinus-Synkopen. Sie sind vermutlich selten (<1% aller Synkopen). Reizung des Karotissinus durch engen Kragen oder Krawatte, schnelle oder extreme Kopfdrehungen (z. B. beim Rückwärtsfahren), Druck auf den Hals beim Rasieren soll insbesondere bei älteren Männern über Aktivierung der Barorezeptoren am Abgang der A. carotis interna zu überschießender Baroreflex-Antwort und zur Synkope führen.

Zur **Diagnose** sollte bei über 40-jährigen Patienten mit ungeklärter Synkope eine Stimulation des Karotissinus erfolgen, indem der Sinus nacheinander über 10 s zunächst im Liegen und nach 5 min nochmals im Stehen massiert wird, da pathologische Befunde bei bis zu 30% der Patienten nur im Stehen auftreten. Besteht Karotissinus-Überempfindlichkeit so kommt es bei 75% der Patienten durch Baroreflex-Aktivierung zu vorübergehender Sinusbradykardie und AV-Block. Die Diagnose »kardioinhibitorische Karotissinus-Überempfindlichkeit« ist erfüllt, wenn Asystolie über mindestens 3 s ausgelöst wird. Bei nur 5–10% der Patienten zeigt sich eine vasodepressorische Antwort mit deutlichem Blutdruckabfall um mindestens 50 mmHg bzw. um 30 mmHg mit gleichzeitigen präsynkopalen Symptomen. »Hypersensitiver Karotissinus« wird diagnostiziert, wenn es bei der Massage zu den genannten Kreislaufveränderungen kommt, ohne dass die induzierte Karotissinus-Synkope eintritt.

Therapeutisch sollte bei Patienten mit Asystolie von mehr als 6 s Dauer ein atrioventrikulärer Schrittmacher eingesetzt werden.

Vasovagale Synkopen im Alter Diese haben weitaus häufiger Krankheitswert, besonders, wenn sie erstmalig im höheren Lebensalter auftreten, ohne Prodromi verlaufen oder durch atypische Trigger ausgelöst werden und wenn zugleich kardiovaskuläre oder neurologische Erkrankungen bestehen. Übergänge zu anderen Synkopen-Ursachen sind bei älteren Patienten mit »unklaren« Reflexsynkopen durchaus möglich. Außerdem haben ältere Patienten mit Synkopen ein höheres Verletzungsrisiko. Daher ist in der Regel eine detailliertere Abklärung als bei jungen Patienten erforderlich.

Situationsgebundene Reflexsynkopen ► Exkurs.

15.1.2 Synkopen bei orthostatischer Hypotonie

Definition Bei Synkopen infolge orthostatischer Hypotonie führt Blutdruckabfall im Stehen zur globalen zerebralen Minderperfusion und damit zur Präsynkope oder Synkope. Dabei führt nicht jeder, sondern nur ein ausgeprägter orthostatischer Blutdruckabfall zur Synkope. Orthostatischer Blutdruckabfall bleibt oft klinisch asymptomatisch, er kann aber auch präsynkopale Symptome auslösen wie Schwächegefühl, Müdigkeit, Übelkeit, kognitive Verlangsamung, Kopfschmerzen, Benommenheitsgefühl, zunehmendes Leise-Hören oder Sehstörungen mit Schwarz-Werden vor den Augen. Ebenso können Dyspnoe, Schweißausbruch, und Mydriasis auftreten.

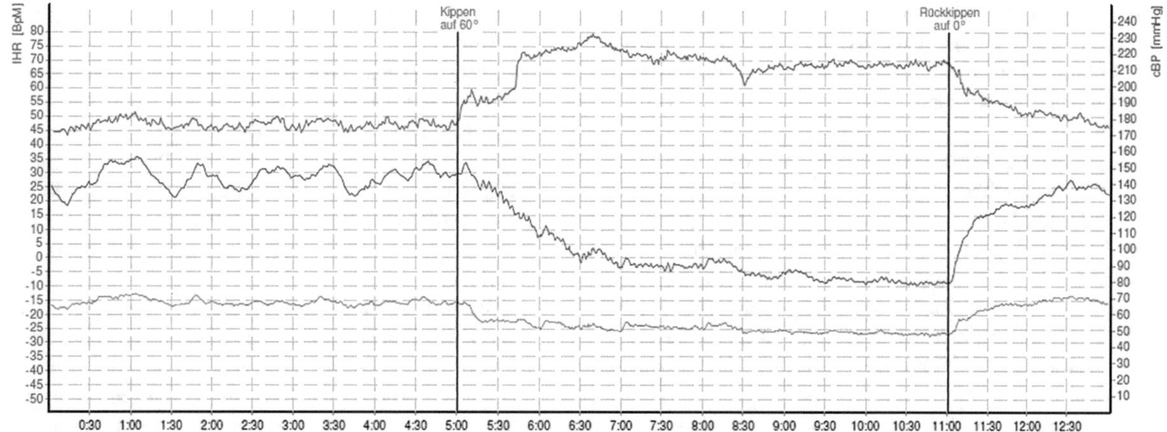

Abb. 15.2 Kipptischversuch bei Patient mit medikamenteninduzierter orthostatischer Hypotonie. Beim Aufkippen sinkt insbesondere der systolische Blutdruck (*dunkelblau*) von 150 auf 95 mmHg, gering auch der diastolische Blutdruck (*hellblau*). Der Puls steigt dagegen reflektorisch an. Der Patient klagte seit der Einnahme eines ACE-Hemmers und eines Diuretikums zur Behandlung seiner arteriellen Hypertonie über Schwindel und Benommenheit beim Aufstehen. Die Vorstellung erfolgte aufgrund einer zweiten Synkope

Die **Schwere der orthostatischen Intoleranz** wird anhand der klinischen Symptome und mit Hilfe der »standing time« eingeteilt. Standing-Time beschreibt die Zeit, die nach aktivem Aufstehen vergeht, bevor ein Patient gezwungen ist, sich wieder zu setzen. Orthostatische Symptome sind bei einer »standing time« von mehr als 15 min selten, bei einer Standing-Time von weniger als 1 min permanent vorhanden. Diese Patienten entwickeln beim Versuch zu Stehen üblicherweise Präsynkopen oder Synkopen.

Pathophysiologie Beim Aufstehen oder Aufsetzen kommt es zur Verschiebung von ½–1 l Blut in die Beine und ins Splanchnikus-Gebiet. **Orthostatischer Blutdruckabfall** tritt ein, wenn Blutvolumenmangel oder Funktionsstörungen des autonomen Nervensystems eine adäquate Gegenregulation der Blutvolumenverschiebungen nicht mehr ermöglichen. Wiederholungsmessungen bestätigen den orthostatischen Blutdruckabfall immer wieder. Anders als bei Reflexsynkopen bleibt die Herzfrequenz bei Synkopen infolge orthostatischer Hypotonie trotz Blutdruckabfall unverändert oder steigt an, wenn das autonome Nervensystem noch eine kompensatorische Herzfrequenzbeschleunigung generieren kann.

Als **neurogene orthostatische Hypotension** bezeichnet man orthostatischen Blutdruckabfall, wenn er durch primäre oder sekundäre Funktionsstörungen des autonomen Nervensystems verursacht ist.

- **Primäre autonome Störungen** sind z. B. die idiopathische orthostatische Hypotonie (»pure autonomic failure« oder Bradbury-Eggleston-Syndrom), Morbus Parkinson mit autonomen Störungen, Multisystematrophie, Lewy-Körperchen-Demenz, akute Pandysautonomie, der seltene hereditäre Dopamin-β-Hydroxylase-Mangel oder die seltene familiäre Dysautonomie. Primäre autonome Störungen sind die seltensten Ursachen der orthostatischen Hypotonie.
- **Sekundäre autonome Störungen** sind autonome Erkrankungen infolge von Diabetes mellitus, Amyloidose, Urämie, Rückenmarksverletzungen, verschiedenen ZNS-Erkrankungen wie Tumoren, multiplen Hirninfarkten, multipler Sklerose, beim akuten Guillain-Barré-Syndrom, beim Botulismus, sowie bei Nebennierenrindeninsuffizienz, Phäochromozytom oder beim Karzinoid, das durch Serotoninausschüttung zur Diarrhö und zum Flush-Syndrom führt.

Nicht-neurogene Ursachen des orthostatischen Blutdruckabfalls sind Blutvolumenmangel oder vermehrtes venöses Pooling bei venöser Insuffizienz, sowie vasodilatierende Substanzen wie Alkohol und Medikamente. Medikamente sind die häufigste Ursache der orthostatischen Hypotonie. Im Alter steigen die Prävalenz und das Ausmaß der orthostatischen Hypotonie. Bei Menschen in Pflege- und Altersheimen liegt die Prävalenz der orthostatischen Hypotonie und Stürzen bei bis zu 70%.

Autonome Testung Während bei Reflexsynkopen das autonome Nervensystem typischerweise intakt oder allenfalls »überempfindlich« ist, zeigt die autonome Testung bei Synkopen infolge einer neurogenen orthostatischen Hypotonie Störungen, insbesondere der sympathischen Vasokonstriktion. Im klinischen Alltag gibt es aber häufig und insbesondere bei älteren Patienten Überschneidungen zwischen Reflexsynkopen und autonomen Funktionsstörungen.

Kardiovaskuläre autonome Funktionsstörungen werden mit dem **Schellong-Test** oder der exakteren **Kipptischuntersuchung** nachgewiesen (Abb. 15.2): **Orthostatische Hypotonie** wird – per Consensus-Definition – diagnostiziert, wenn der Blutdruck innerhalb der ersten 3 min nach dem Aufstehen oder passivem Aufkippen anhaltend systolisch um mindestens 20 mmHg oder diastolisch um mindestens 10 mmHg abfällt. Die häufige verzögerte orthostatische Hypotonie tritt erst nach mehr als 3 min auf. Bei der initialen orthostatischen Hypotonie tritt innerhalb der ersten 15 s nach dem Aufstehen ein Blutdruckabfall um mehr als 40 mmHg systolisch oder 20 mmHg diastolisch auf.

Supportive Maßnahmen Bei nicht-neurogenen Ursachen der orthostatischen Hypotonie wird die Therapie von der Grunderkrankung mitbestimmt. Bei Blutvolumenmangel sind neben Volumen- und Elektrolytsubstitution die Ursachen, wie etwa gastrointestinale Blutungen, Erbrechen, Diarrhö zu behandeln. Bei der häufigen medikamentös induzierten orthostatischen Hypotonie müssen auslösende Medikamente nach Möglichkeit reduziert oder ausgetauscht werden.

Orthostatische Toleranz kann durch Ausdauertraining wie Schwimmen, Radfahren, Wandern, und tägliches Stehtraining verbessert werden.

Umstände, die orthostatische Hypotonie begünstigen, sind zu meiden (z. B. heiße Umgebungstemperaturen, Sauna, heiße Bäder, zu warme Kleidung, langes, regungsloses Stehen). Vor dem morgendlichen Aufstehen kann der Blutdruck durch Trinken von 0,5 l Wasser rasch angehoben werden. Die tägliche Trinkmenge sollte 1,5–2,5 l Wasser betragen, die Kochsalzzufuhr sollte auf etwa 6–10 g erhöht werden. Bei postprandialer orthostatischer Hypotonie sind häufige, kleine, kohlenhydratarme Mahlzeiten zu bevorzugen.

Einfache physikalische **Gegenmanöver** wie Überkreuzen der Beine beim Stehen (sog. Party-Position) mit Anspannen der Bein-, Gesäß- und Bauchmuskeln, Hochstellen eines Beines auf einen Stuhl, in die Hocke Gehen, Vornüberbeugen des Rumpfes, können den Blutdruck anheben und eine orthostatische Synkope abwenden. Kompressionsstrümpfe, -strumpfhosen, oder Bauchbinden können venöses Pooling reduzieren. Schlafen mit 15–30 cm schräg angehobenen Kopfende des Bettes verringert die nächtliche Polyurie. Das zirkulierende Blutvolumen fällt nachts weniger ab, was orthostatischer Hypotonie am Morgen entgegenwirkt.

Medikamentöse Therapie Versagen die genannten physiologischen Maßnahmen, können verschiedene Medikamente versucht werden.

- **Fludrokortison** erhöht die renale Natriumrückresorption und damit das intravaskuläre Volumen. Beginn mit 0,1 mg/Tag, im Verlauf bis 0,3 mg/Tag.
- **Midodrin**, ein selektiver alpha$_1$-Agonist, wirkt für 2–3 h peripher-vasopressorisch. Verabreicht werden 3-mal 5–10 mg morgens, mittags und nachmittags, nicht aber abends, um nächtliche Hypertonie im Liegen zu vermeiden.
- **Droxidopa** (L-threo-3,4-Dihydroxyphenylserin oder L-threo-dops) ist seit 2014 in den USA zur Therapie der neurogenen orthostatischen Hypotonie zugelassen. Die künstliche Aminosäure wird über Decarboxylierung mittels Dopa-Decarboxylase zu Noradrenalin umgewandelt. Dosierungen von 3-mal 100–600 mg täglich verbessern Symptome der orthostatischen Hypotonie. Als Nebenwirkungen können Hypertonie im Liegen, Kopfschmerzen, Schwindel, Übelkeit und Müdigkeit auftreten.
- **Pyridostigmin** aktiviert als Cholinesterase-Hemmer die cholinerge Neurotransmission an autonomen Ganglien. Besonders im Stehen bewirken 60 mg Pyridostigmin einen Blutdruckanstieg, während der Blutdruckeffekt im Liegen eher gering ist. Es kann unter Pyridostigmin zu cholinergen Nebenwirkungen wie Übelkeit, Erbrechen, Durchfall, Harndrang und abdominellen Krämpfen kommen.
- **Octreotid** kann bei postprandialer Hypotonie 30 min vor der Mahlzeit subkutan injiziert werden. Das Somatostatin-Analogon bewirkt Vasokonstriktion im Splanchnikusgebiet, wo orthostatisches Blut-Pooling am ausgeprägtesten ist. Dies mindert postprandiale, posturale oder belastungsinduzierte Hypotonie. Allerdings kann Octreotid Übelkeit und abdominelle Koliken verursachen.
- **Desmopressin** kann bei Patienten mit ausgeprägter Nykturie und morgendlicher orthostatischer Hypotonie das intravaskuläre Volumen erhöhen, indem es Nykturie reduziert. Zu beachten ist die Natriumverarmung unter Desmopressin.
- **Erythropoetin** kann bei orthostatischer Hypotonie infolge Anämie positive Wirkung auf Hämatokrit, Blutdruck und zerebrale Oxygenierung zeigen. Allerdings kann Erythropoetin deutliche Hypertonie im Liegen verursachen.

15.1.3 Synkopen beim posturalen Tachykardiesyndrom

Das posturale Tachykardiesyndrom (POTS) ist mit einer Inzidenz von mindestens 170 zu 100.000 eine der häufigsten Formen der orthostatischen Intoleranz. Bei etwa einem Drittel der Patienten führt POTS sekundär zur Synkope.

Definition POTS liegt vor, wenn Symptome der orthostatischen Intoleranz von einem deutlichen Anstieg der Herzfrequenz begleitet sind, der Blutdruck aber – anders als bei der orthostatischen Hypotonie – nicht abfällt, sondern stabil bleibt oder sogar ansteigt. POTS wird bei Erwachsenen diagnostiziert, wenn beim 10-minütigen Stehen – ohne Blutdruckabfall – ein Herzfrequenzanstieg um mindestens 30 Schläge/min auftritt. Dabei beträgt die Herzfrequenz im Stehen oft mindestens 120 Schläge/min.

Pathophysiologie Ursachen des POTS können vielfältig sein: Virale Infekte, Traumata, operative Eingriffe oder Stress können dem Syndrom vorausgehen. Ferner werden Assoziationen mit dem Ehlers-Danlos-Syndrom Typ III beschrieben. Mutationen mit Funktionsstörungen des Noradrenalin-Transporters wurden beschrieben. Bei anderen POTS-Patienten besteht Hypovolämie, eventuell mit einer Störung des Renin-Angiotensin-Aldosteron-System oder mit vermehrtem venösen Pooling, insbesondere im Splanchnikus-Mesenterika-Gefäßbett.

Symptome Klinisch treten beim POTS die typischen Symptome der zerebralen Hypoperfusion auf, die auch als Prodromi der Synkopen gelten. Von POTS sind meist (80–85%) Frauen betroffen. Häufig fällt eine Akrozyanose der Füße und Unterschenkel auf, die sich auch kalt anfühlen.

Therapie Die Therapie des POTS erfordert Schulung der Patienten. Physikalische Maßnahmen können hilfreich sein, ähnlich wie oben für die orthostatische Hypotonie beschrieben. Medikamentös werden Fludrokortison, Midodrin und Pyridostigmin verwendet. Sofern keine reduzierte Ejektionsfraktion besteht, können auch Betablocker eingesetzt werden.

15.1.4 Kardiale Synkopen

Kardiovaskulär verursachte Synkopen sind nach den Reflexsynkopen die zweithäufigste Synkopen-Ursache. Die Prognose kardialer Synkopen ist sehr viel kritischer als die der Reflexsynkopen. Auslöser sind **Arrhythmien** oder **strukturelle Herzkrankheiten**, die das kardiale Auswurfvolumen und damit die zerebrale Perfusion soweit absenken können, dass es zur Synkope kommt.

Synkopen infolge von Herzrhythmusstörungen werden auch als (Morgagni-)**Adams-Stokes-Anfall** bezeichnet. In Abhängigkeit von der Dauer der zerebralen Hypoperfusion kommt es zunächst zu Prodromi wie Blässe und Schwindel und nach etwa 8 s zum Bewusstseinsverlust. Bleibt die Arrhythmie oder Asystolie länger bestehen, kommt es zu Hirnschäden und zum Tod. **Bradyarrhythmien** führen häufiger als supraventrikuläre oder ventrikuläre Tachyarrhythmien zu Synkopen. In der Regel kommt es bei Herzfrequenzen unter 30 Schlägen/min, die für 15–30 s anhalten, oder bei Asystolie von mehr als 5 s zum kritischen Abfall des Herzauswurfvolumens, des Blutdrucks und der Hirndurchblutung und damit zur Synkope. Kardiale Synkopen infolge Bradyarrhythmie erfordern in der Regel die Implantation eines Herzschrittmachers, ventrikuläre Tachyarrhythmien einen implantierbaren Kardioverter-Defibrillator (ICD).

15.1.5 Prognose von Synkopen

Synkopen sind sehr häufig und machen mindestens 1% aller Patientenbesuche in Notfallambulanzen aus. Insgesamt könnten die meisten Patienten ambulant untersucht und behandelt werden. Nur die Patienten mit hohem und mittlerem Risiko müssen stationär aufgenommen werden.

Nach **kardialen Synkopen** wurde die prospektive Ein-Jahres-Mortalität mit 24%, bei allen nicht-kardialen Synkopen dagegen mit 4% angegeben. Auch bei Synkopen aufgrund **orthostatischer Hypotonie** ist das prospektive Mortalitätsrisiko erhöht und durchschnittlich doppelt so hoch wie in der Allgemeinbevölkerung. Hervorragende Prognose haben dagegen junge Patienten, die eine Reflexsynkope erlitten haben und keine strukturelle oder elektrische Herzkrankheit aufweisen.

Als **prognostisch ungünstig** gelten

- Patientenalter von mindestens 65 Jahren,
- anamnestische Hinweise auf Herzinsuffizienz, ischämische Herzerkrankung oder ventrikuläre Arrhythmie,
- das Fehlen von Warnsymptomen oder präsynkopalen Symptome vor einem plötzlichen Beginn der Synkope,
- Erhöhung des Herzinsuffizienz-Markers, des natriuretischen Peptid Typ B (»Brain natriuretic peptide«) auf mindestens 300 pg/ml und
- ernsthafte Verletzungen während der Synkope.

15.1.6 Differenzialdiagnosen von Synkopen

Hypoglykämische Anfälle Diese äußern sich klinisch in verschiedenen Schweregraden von paroxysmalen, vegetativen Störungen (Unruhe, Schwitzen, Tachykardie, Blutdruckanstieg, Kollapsneigung, Angstgefühl, Schwindel, Kopfschmerzen, Hitzewallung) bis zu neurologisch-psychiatrischen Symptomen: Bewusstseinstrübung, Dämmerzustand, Delir, Koma, Enthemmung primitiver, oraler Automatismen und Reflexe, extrapyramidale Hyperkinesen, und auch in epileptischen Krämpfen. Sie werden durch Anstrengung und mangelhafte Nahrungszufuhr ausgelöst und bessern sich nach dem Essen; häufig treten sie nachts auf.

Als Ursache der hypoglykämischen Anfälle kommen Insuffizienz des Hypophysenvorderlappens, M. Addison, Inselzelladenome des Pankreas und Überdosierung von Antidiabetika, besonders Insulin, in Betracht.

Psychogene Anfälle Psychogene oder dissoziative Ohnmachts-Anfälle werden oft als Synkope oder Epilepsie fehldiagnostiziert. Für den Unerfahrenen ist die Unterscheidung, insbesondere zwischen Frontallappen-Anfälle- und dissoziativen Anfällen aber mitunter schwierig. Anamnestisch finden sich öfters psychologische Probleme, Missbrauchserfahrungen und unerklärliche somatische Beschwerden. Die »Anfalls«-Frequenz kann sehr hoch sein. Dissoziative Anfälle werden mitunter durch Provokation induziert. Oft treten über viele Minuten anhaltende alternierende, zu- und abnehmende Bewegungen der Extremitäten oder des Beckens (»pelvic thrusting«) auf. (Beckenbewegungen kommen aber auch bei Patienten mit Frontallappen-Epilepsie vor). Verletzungen sind bei dissoziativen, psychogenen Anfällen mit über 50% häufig. Patienten mit dissoziativen Anfällen halten ihre Augen bei Anfallsbeginn meistens geschlossen, während die Augen zu Beginn eines epileptischen Anfalls oder einer Synkope offen sind.

Psychogene Pseudosynkopen Mindestens 6% der vermeintlichen Synkopen sind funktionelle oder psychogene »Synkopen«. Die Patienten scheinen bewusstlos zu sein, sind es aber nicht. Motorische Entäußerungen treten nicht auf. Der Muskeltonus ist »anders« als bei einem wirklich Bewusstlosen. Beispielsweise fällt ein passiv angehobenes Bein beim Loslassen nicht schlaff herab, sondern wird kurz gehalten. Die Augen sind geschlossen, beim Versuch, sie passiv zu öffnen, erfolgt oft plötzlicher, aktiver Augenschluss. Auch können reflexartig-wirkende Blickbewegungen auftreten, bei denen die Augen weg vom Untersucher gerichtet werden. Psychogene »Synkopen« können – anders als tatsächliche Synkopen – viele Minuten anhalten. Pseudosynkopen können sich an einem Tag mehrere Dutzend Male wiederholen. Sie setzen auch in untypischen Situationen ein, beispielsweise beim Hinlegen. Dabei zeigen Blutdruck, Herzfrequenz und auch das EEG keine Auffälligkeiten, der neurologische Befund ist nicht mit tatsächlicher Bewusstlosigkeit vereinbar.

15.2 Schlafstörungen

Die International Classification of Sleep Disorders von 2014 (ICSD-3) unterscheidet

- Störungen des Einschlafens und Durchschlafens (Insomnien),
- schlafassoziierte Atemstörungen,
- zentrale Störungen mit vermehrter Schlafneigung (Hypersomnien) (▶ Exkurs: Seltene primäre Hypersomnien),
- Störungen des zirkardianen Schlaf-Wach-Rhythmus,
- während des Schlafes auftretende Störungen (Parasomnien) und
- schlafassoziierte Bewegungsstörungen.

In diesem Abschnitt sollen nur einige primär neurologische Schlafstörungen herausgegriffen werden, die nicht an anderer Stelle besprochen werden, vor allem die Narkolepsie, das Schlafapnoesyndrom und die Parasomnien. Schlafassoziierte Bewegungsstörungen werden an anderer Stelle in diesem Buch besprochen (▶ Kap. 25).

15.2.1 Narkolepsie und affektiver Tonusverlust

Symptome Patienten mit Narkolepsie leiden unter einer ausgeprägten **Tagesschläfrigkeit**, d. h. dem häufigen Bedürfnis, am Tag zu schlafen und dem ungewollten Einschlafen am Tag trotz ausreichenden Nachtschlafes. Solche Schlafattacken treten vor allem bei monotoner Tätigkeit auf und die Patienten fühlen sich nach 15–30 min Schlaf wieder für kurze Zeit erholt. Körperliche Aktivität kann die Schläfrigkeit mitunter vorübergehend reduzieren. Auch wenn Narkolepsiepatienten wach erscheinen, können sie kurze Vigilanzaussetzer haben, oder Schlafattacken in ungewöhnlichen Situationen, wie z. B. beim Essen.

Ein wichtiges zusätzliches Symptom für die Diagnosestellung ist der affektive Tonusverlust **(Kataplexie)**: Ausgelöst durch Lachen oder andere Emotionen kommt es zu einem plötzlich beginnenden, über wenige Sekunden zunehmenden Tonusverlust der Willkürmuskulatur, mit Ausnahme der Atemmuskulatur, der mitunter zum Sturz der Patienten führt. Während der Attacken, die in der Regel Sekunden bis zwei Minuten dauern, sind die Muskeleigenreflexe ausgefallen, meist wird man die Kataplexie aber nur aus der Anamnese rekonstruieren. Das Wachbewusstsein bleibt während der Attacken erhalten. Bei unvollständigen Attacken kommt es z. B. auch nur zum Absinken des Kopfes oder der Augenlider oder einem einseitig betonten Tonusverlust. Die Frequenz der Kataplexie ist sehr variabel von seltener als einmal monatlich bis zu mehr als 20-mal täglich.

Weitere, teils bizarr anmutende Symptome sind häufig mit der Narkolepsie assoziiert, ohne für ihre Diagnose gefordert zu werden. So können **hypnagoge** (vor dem Einschlafen) oder **hypnopompe** (nach dem Erwachen) **Halluzinationen** auftreten, bei denen die Patienten zusätzlich zur Wahrnehmung ihrer Umgebung lebhafte, multimodale Halluzinationen von anderen Personen, Tieren u. a. m. haben. Trotz der Realitätsnähe dieser Halluzinationen können sich die Patienten davon distanzieren und sie später detailliert beschreiben. Bei der **Schlaflähmung** erwachen die Patienten, können sich aber nicht bewegen (auch nicht die Augen öffnen). Andere Symptome sind häufig unterbrochener Nachtschlaf und periodische Beinbewegungen während des Schlafes. Überdurchschnittlich viele Patienten entwickeln Übergewicht. Verhaltensauffälligkeiten sind vor allem bei Kindern häufig.

Pathophysiologie Die Narkolepsie ist eng an einen Untergang von Nervenzellpopulationen im Hypothalamus gebunden, die das Neuropeptid **Hypokretin-1** (Orexin-A) produzieren. Man geht heute davon aus, dass die Narkolepsie in den meisten Fällen eine Autoimmunerkrankung ist, die zu einem selektiven Verlust der Hypokretin-1-positiven Zellen führt. Es handelt sich wahrscheinlich um einen T-Zell vermittelten Prozess, ähnlich wie z. B. beim Typ-1-Diabetes. Hinweise für die Autoimmunätiologie sind u. a. die schon länger bekannte, sehr enge Assoziation mit dem Leukozytenantigen HLA

Exkurs

Seltene primäre Hypersomnien

Idiopathische Hypersomnie. Bei dieser Entität besteht ebenfalls eine exzessive Tagesschläfrigkeit bei ausreichendem Nachtschlaf und ohne dass eine andere Erklärung gefunden wird. Häufigkeit und Ursache sind unklar und es bleibt abzuwarten, ob es sich um ein einheitliches Krankheitsbild handelt.

Kleine-Levin Syndrom. Seltene Erkrankung (Prävalenz 1–2 pro Million Einwohner), bei der es zu rezidivierenden Episoden extremer Schläfrigkeit für 2,5–80 Tage (Median 10 Tage) kommt. Während der Episoden schlafen die Patienten bis zu 20 h pro Tag und stehen nur zum Essen und zur Verrichtung ihrer Notdurft auf. Sie bleiben erweckbar, aber wirken in wachen Phasen oft teilnahmslos, verlangsamt und verwirrt. Amnesie und Derealisation sind häufig. In den Episoden dazwischen bestehen keine Auffälligkeiten. Das Kleine-Levin-Syndrom beginnt meist in der Adoleszenz und verliert sich im Median wieder nach 14 Jahren.

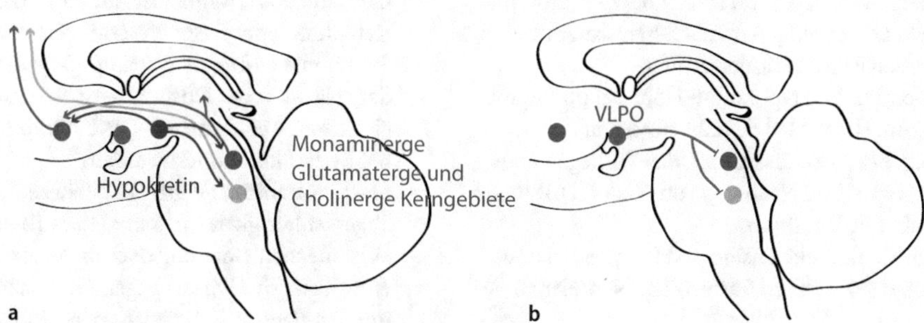

Abb. 15.3 Kerngebiete die Wachheit und Schlaf regulieren. a Monaminerge, cholinerge und glutamaterge Kerngebiete aus dem Tegmentum (*rot, orange*) projizieren zum Hypothalamus, basalen Vorderhirn und Kortex. Die Kerngebiete werden durch Hypokretin Zellgruppen (*blau*) aktiviert. **b** Im Schlaf werden die aktivierenden Zellgruppen vor allem aus dem ventrolateralen Nucleus praeopticus (VLPO, *grün*) gehemmt. (Adaptiert nach Saper et al. 2010)

DQB1*0602. Außerdem gibt es Hinweise aus der jüngeren Vergangenheit, dass Infektion mit dem H1N1-Grippevirus oder die Impfung gegen das Virus (mit dem Wirkverstärker AS03) das Auftreten einer Narkolepsie triggern können. Darüber hinaus gibt es eine familiäre Häufung, deren Ursache noch unklar ist. Unter anderem werden Genvarianten mit einem Einfluss auf die T-Zell-Funktion angenommen. Mutationen im Gen des Hypokretin-Rezeptors können im Tiermodell eine Narkolepsie erzeugen, scheinen beim Menschen aber keine wesentlich Rolle als Krankheitsursache zu spielen.

Als Folge des Hypokretin-1-Mangels kommt es zu einer reduzierten Aktivierung des Arousalsystems und einer Disinhibition des REM-Schlaf-Systems. Hierdurch entsteht eine Instabilität der Schlaftransition (► Exkurs: Schlaf und Schlaftransition). Durch diese Instabilität kann der rasche Übergang in den REM-Schlaf erklärt werden, ebenso wie die nächtliche Schlafunterbrechung. Hypnagoge und hypnopompe Halluzinationen stellen in diesem Modell das Eindringen von Elementen des REM-Schlafes ins Wachbewusstsein dar. Der Kataplexie und der Schlaflähmung liegen vermutlich eine Fehlregulation von Neuronen im sublaterodorsalen Kerngebiet der Pons zugrunde.

Diagnostik Folgende Methoden stehen zur Verfügung:
- **Polysomnographie (EEG):** Der wichtigste Befund bei der Narkolepsie sind Sleep-onset-REM-Perioden. Hier zeigt sich das typische EEG- und polygraphische Muster des REM-Schlafes bereits 15 min oder weniger nach dem Einschlafen, während beim gesunden Schlaf zunächst die Schlafstadien 1–4 durchlaufen werden. Der frühe REM-Schlaf ist sehr charakteristisch für die Narkolepsie, kann selten aber auch bei anderen Schlafstörungen auftreten. Bei der Narkolepsie wird außerdem eine Fragmentierung des REM-Schlafes beobachtet.
- **Multipler-Schlaf-Latenz-Test** (MLST): Während die normale Polysomnographie über Nacht erfolgt, wird der MLST am Tag durchgeführt, um die Tagesschläfrigkeit zu erfassen. In 4–5 Durchgängen von je 20 min wird im

Exkurs

Schlaf und Schlaftransition

Während dem normalen Wachbewusstsein werden Kortex und Thalamus durch eine Reihe monaminerger und cholinerger Projektionen aus der dorsalen Pons, dem dorsalen Mittelhirn, dem Hypothalamus und dem basalen Vorderhirn aktiviert (Abb. 15.3a). Hypokretin-Neurone im lateralen Hypothalamus verstärken dieses Arousalsystem und senden auch selbst aktivierende Projektionen zum Kortex. Die akute Läsion der aktivierenden Kerngebiete führt zum Koma, z. B. bei der Basilarisembolie. Im Non-REM-Schlaf werden die aktivierenden Projektionen aktiv durch Neurone im ventrolateralen und medianen Nucleus praeopticus des Hypothalamus gehemmt (Abb. 15.3b). Die Läsion dieser Kerngebiete führt zu einer Insomnie.
Zur Unterhaltung des REM-Schlafes wird eine spezifische Rolle von Kerngebieten im Pons angenommen, die aber noch nicht vollständig geklärt ist. Während des REM-Schlafes sind außerdem glutamaterge Neurone im sublaterodorsalen Kerngebiet der Pons aktiviert, die inhibitorische Interneurone in der Medulla oblongata und im Myelon aktivieren und damit die motorische Übertragung hemmen. Dieses System verhindert das motorische »Ausleben« von Träumen im REM-Schlaf, während Augenbewegungen nicht gehemmt werden.
Eine ausgeklügelte gegenseitige Hemmung und Aktivierung dieser Schlaf- und Wach-»Zentren« verhindert einen ungeordneten Übergang zwischen Wachheit und Schlaf und ermöglicht so kontinuierliche Wachheit ebenso wie einen geordneten Schlafablauf. Die Vorgänge, die zur Transition zwischen Wachen, NREM- und REM-Schlaf ablaufen, ähneln dem Modell von Kippschaltungen (»flip-flop-switches«), die eine klare Trennung von Wachbewusstsein und Schlaf sicherstellen und Zwischenstufen verhindern. Bei der Narkolepsie ist dieses System durch den Ausfall der Hypokretin-Nervenzellen empfindlich gestört, was das Eindringen von REM-Phasen ins Wachbewusstsein ebenso wie das Auftreten von Kataplexie und Schlaflähmung erklären kann.

abgedunkelten Schlaflabor die Latenz bis zum Einschlafen gemessen. Gleichzeitig wird auch hier das Auftreten von Sleep-onset-REM-Perioden erfasst.

- **Labordiagnostik:** Ein Hypokretin-1-Spiegel im Liquor von <110 pg/ml (bzw. <1/3 des laborinternen Normwertes) belegt bei passender Klinik das Vorliegen einer Narkolepsie Typ 1. Der Nachweis von HLA DQB1*0602 ist sensitiv, aber unspezifisch.
- **Bildgebung:** Strukturelle Läsionen des Hypothalamus werden nur bei sekundären Formen der Narkolepsie gefunden.

Diagnosekriterien Die ICSD-3 unterscheidet die Narkolepsie Typ 1, deren Ätiologie der Untergang von Hypokretin-1-Zellen ist (s. o.), von der Narkolepsie Typ 2, deren Ursache noch unklar ist.

Die Diagnosekriterien für die **Narkolepsie Typ 1** sind

A. nicht unterdrückbares Schlafbedürfnis oder kurzes Einschlafen zur Tageszeit über mindestens 3 Monate und
B. Kataplexie, eine mittlere Einschlaflatenz unter 8 min im MLST und mindestens zwei Episoden mit Sleep-onset-REM-Perioden.

Bei Nachweis einer Hypokretin-1-Reduktion im Liquor sind die Kriterien B nicht zur Diagnosestellung notwendig.

Die Kriterien für die **Narkolepsie Typ 2** sind ähnlich, mit dem Unterschied, dass keine Kataplexie und keine Reduktion des Hypokretin 1 im Liquor (wenn gemessen) vorliegen darf. Außerdem wird zusätzlich gefordert, dass keine konkurrierende Ursache für die Hypersomnie besteht.

Auch sekundäre, in Folge hypothalamischer Läsionen auftretende Narkolepsien, u. a. bei Tumoren, Sarkoidose, Multipler Sklerose, Schädel-Hirn-Trauma, Anti-Ma-2-Antikörpern oder Anti-Aquaporin-4-Antikörpern, werden – mit zusätzlichem Verweis auf die Grunderkrankung – entweder dem Typ 1 oder 2 zugeordnet.

Epidemiologie Die Narkolepsie tritt in Westeuropa und den USA mit einer Prävalenz von etwa 30 pro 100.000 Einwohnern auf. Typ 1 überwiegt deutlich, während Typ 2 nur bei 15–25% der Patienten vorliegt. Die Kataplexie, die früher als Hauptunterscheidungsmerkmal betrachtet wurde, wird ausschließlich beim Typ 1 beobachtet, liegt hier aber bei 25% der Patienten nicht vor. Das typische Ersterkrankungsalter liegt im 10.–30. (Maximum 15.) Lebensjahr; primäre Narkolepsien beginnen nur selten nach dem 40. Lebensjahr.

Therapie Medikamentöse Maßnahmen sind:

- **Modafinil** (Vigil) ist ein α_1-Rezeptoragonist dessen genauer Wirkmechanismus bei der Narkolepsie unklar ist. In der Dosis 200–600 mg/Tag verteilt auf zwei Gaben besteht eine gute Wirksamkeit gegen die Tagesschläfrigkeit.
- **Natrium-Oxybat** bzw. γ-Hydroxy-Buttersäure (Xyrem) (BTM-Rezept) ist für die Therapie aller Narkolepsie-Kernsymptome zugelassen. Es wird daher vor allem dann indiziert, wenn zusätzlich zur Tagesschläfrigkeit Kataplexie oder fragmentierter Nachtschlaf als relevante Symptome auftreten. Natrium-Oxybat wird zur (und in der) Nacht in der Dosis 4,5–9 g, verteilt auf zwei Gaben, eingenommen. Natrium-Oxybat und Modafinil können bei Bedarf kombiniert werden.
- **Methylphenidat** (Vigil) (BTM-Rezept) ist gut gegen Tagesschläfrigkeit wirksam; Dosis 10–60 mg/Tag. Der Wirkmechanismus ähnelt dem der Amphetamine.
- Antidepressiva wirken gegen Kataplexie, Schlaflähmung und hypnagoge Halluzinationen, sind aber nicht gegen die Tagesschläfrigkeit wirksam. Sie stellen allesamt off-label Therapien dar. Bevorzugt werden u. a. **Venlafaxin** (37,5–300 mg/Tag), **Reboxetin** (4–12 mg/Tag) und selektive Serotonin Wiederaufnahmehemmer wie **Fluoxetin** (20–60 mg/Tag). Trizyklische Antidepressiva (**Clomipramin**, 10–150 mg/Tag) und MAO-Hemmer (**Selegilin**) sind ebenfalls wirksam, werden aber aufgrund ihres Nebenwirkungsprofils seltener gewählt. Selegilin ist auch gegen die Tagesschläfrigkeit wirksam und wird hier als Reservetherapeutikum betrachtet. Weitere Alternativen der zweiten Wahl zur Behandlung der Tagesschläfrigkeit sind **Metamphetamin** in der Dosis 40–60 mg/Tag (BTM-Rezept) und **Ephedrin** (25–75 mg/Tag).

Verhaltensmodifizierende Maßnahmen wie der Verzicht auf Alkohol und sedierende Medikamente, ausreichender Nachtschlaf und evtl. geplante Tagschlafepisoden können die medikamentöse Behandlung unterstützen. Die Patienten dürfen nicht Auto fahren und nicht an gefährlichen Arbeitsplätzen beschäftigt werden. Die Krankheit besteht lebenslang, zeigt aber im Verlauf häufig eine Tendenz zur Besserung.

15.2.2 Schlafapnoesyndrom

Die Schlafapnoe wird unterteilt in die häufigere **obstruktive Schlafapnoe** – im Folgenden ausführlich besprochen – und die **zentrale Schlafapnoe**. Obstruktive und zentrale Schlafapnoe können auch gemeinsam auftreten. Weitere Schlaf assoziierte Atemstörungen sind u. a. die Hypoventilation bei Übergewicht und die schlafassoziierte Hypoxie.

Obstruktive Schlafapnoe

Symptome Die Hauptbeschwerde von Patienten mit obstruktiver Schlafapnoe ist Tagesschläfrigkeit und Leistungsminderung. Bereits morgens nach dem Schlaf fühlen sie sich abgeschlagen und nicht erholt. Mitunter können sie selbst angeben, dass sie in der Nacht häufig mit dem Gefühl der Luftnot aufwachen oder Kopfschmerzen nach dem Erwachen verspüren. Detaillierter können oft die Partner berichten, dass der Patient häufige Atemaussetzer im Schlaf hat und meist stark schnarcht. Im Verlauf tritt häufig Bluthochdruck auf. Es besteht ein erhöhtes Risiko für koronare Herzkrankheit, Schlaganfälle und wahrscheinlich auch Typ-2-Diabetes. Übergewicht und männliches Geschlecht sind Risikofaktoren für die Erkrankung.

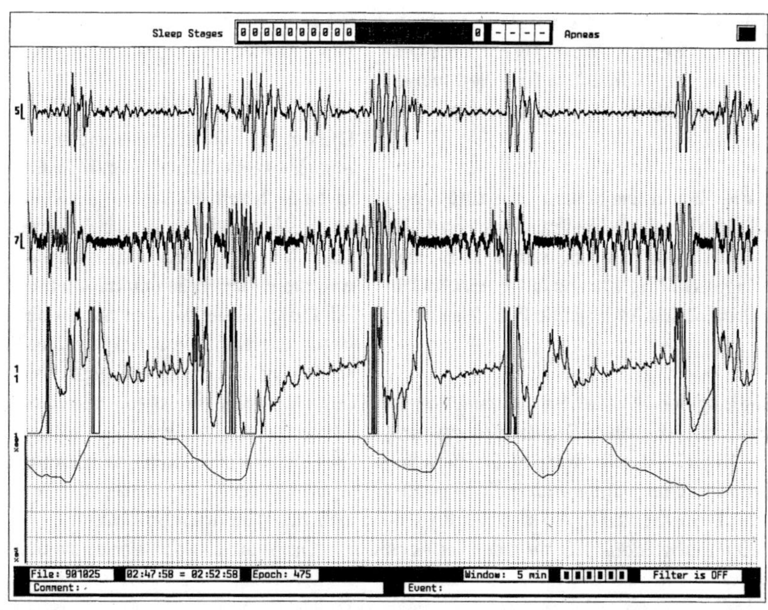

Abb. 15.4 Polygraphische Ableitung bei obstruktiver Schlafapnoe. *Kanal 1* nasaler Luftfluss; *Kanal 2* Thoraxexkursionen; *Kanal 3* Abdomenexkursionen, *untere Kurve* Sauerstoffsättigung in Prozent. Während nasal kein Luftfluss gemessen werden kann, kommt es zu frustranen Thoraxexkursionen. Erst bei Abfall der Sauerstoffsättigung setzen nach Weckreaktionen des Patienten wieder verstärkte Abdomen- und Thoraxexkursionen mit einem nasalen Luftfluss ein. (Mit freundlicher Genehmigung von R. Bieniek, Bonn)

Pathophysiologie Der obstruktiven Schlafapnoe liegt wahrscheinlich eine multifaktorielle, habituelle Einengung der oberen Atemwege zugrunde. Diese steht möglicherweise im Zusammenhang mit Übergewicht, wobei der genaue Zusammenhang ungeklärt ist. Zwar ist Übergewicht ein klarer Risikofaktor, doch die obstruktive Schlafapnoe persistiert mitunter auch nach Gewichtsnormalisierung. Einem Verschluss der Atemwege in der Inspiration wirkt die Pharyngealmuskulatur entgegen. Der Tonus der Pharyngealmuskulatur wiederum nimmt im Schlaf ab, besonders ausgeprägt im REM-Schlaf. Durch den erhöhten Atemwegswiderstand kommt es dann zu Episoden von Hypopnoe oder zu Apnoe, wenn die Atemwege komplett kollabieren. Da nicht bei allen Patienten eine Einengung der oberen Atemwege besteht, nehmen manche Autoren an, dass auch eine zentrale Regulationsstörung eine Rolle für die Pathogenese spielt.

Ein weiterer Faktor ist wahrscheinlich das Lungenvolumen. Apnoe- und Hypopnoe-Episoden dauern in der Regel 10–30 s, mitunter aber auch länger als eine Minute. Assoziiert damit ist ein Abfall der arteriellen Sauerstoffsättigung. Die Beendigung der Episoden geht häufig mit einer Arousalreaktion einher und führt dadurch mitunter zum Erwachen. Die Sauerstoffsättigung normalisiert sich dann mit kurzer Verzögerung nach Aufnahme eines normalen Atemmusters. Häufige Arousals führen zu einer Fragmentierung des Nachtschlafes, was wiederum die Ursache für die Tagesschläfrigkeit und assoziierte Symptome ist. Atempausen die ohne starke Arousalreaktion ablaufen stören den Schlafablauf dagegen nur wenig und führen daher auch nicht automatisch zu Tagesschläfrigkeit. Die obstruktive Schlafapnoe ist meistens mit starkem Schnarchen assoziiert, letzteres kann aber auch ohne Apnoephasen auftreten.

Diagnostik Folgende Methoden stehen zur Verfügung:
- **Polysomnographie im Schlaflabor:** Der Nachweis von Apnoe Ereignissen basiert auf dem Sistieren des nasalen Luftstromes bei fortbestehen frustraner Thoraxexkursionen (Abb. 15.4). Gleichzeitig wird ein Abfallen der Sauerstoffsättigung registriert. Bei Hypopnoe sinkt die Sättigung trotz fortbestehendem nasalen Luftstrom. Im EEG kann gleichzeitig die Schlafphase und die Arousalreaktion erfasst werden. Der Apnoe-Hypopnoe-Index erfasst die Gesamtzahl von Ereignissen pro Stunde Schlaf.
- **Mobile Polysomnographie** (»out of center sleep testing«, OCST): Hier erfolgt der Nachweis von Apnoe und Hypopnoephasen im eigenen Bett mit einer reduzierten Polygraphie. Der Aufwand ist geringer und die Zahl der Ereignisse wird mangels EEG nicht relativ zur Schlafzeit, sondern relativ zur Ableitungszeit angegeben.

Diagnosekriterien Die klinische Diagnose nach ICSD-3 erfordert wenigstens eines der folgenden Kriterien:
- Tagesschläfrigkeit,
- Episoden von nächtlichem Erwachen mit Luftnot,
- vom Partner beschriebenes Schnarchen oder Atemaussetzer oder
- zusätzlich das Vorliegen einer der folgenden Diagnosen: Bluthochdruck, kognitive Störung, Depression, koronare Herzkrankheit, Vorhofflimmern, Herzinsuffizienz, Typ-2-Diabetes.

In der Polygraphie müssen außerdem ≥5 obstruktive Ereignisse pro Stunde aufgezeichnet werden. Alternativ kann die Diagnose auch ohne Nachweis der klinischen Kriterien gestellt werden, wenn in der Polygraphie von 5–15 obstruktive Episoden pro Stunde auftreten.

Epidemiologie Für die obstruktive Schlafapnoe mit Tagesschläfrigkeit bei Erwachsenen wird eine Prävalenz von 3–7% bei Männern und 2–5% bei Frauen angenommen. Wenn man auch Patienten ohne Tagesschläfrigkeit und mit einem Apnoe-Hypopnoe-Index ≥5 berücksichtigt liegt die Prävalenz deutlich höher.

Therapie Die Behandlung der obstruktiven Schlafapnoe erfolgt mit der **kontinuierlichen nasalen Überdruckbeatmung** (»nasal continuous positive airway pressure«, nCPAP). Neben der Tagesschläfrigkeit reduziert diese Behandlung wahrscheinlich auch den Bluthochdruck. Ob die anderen Begleitrisiken durch die Behandlung modifiziert werden ist noch unklar. Bei Übergewicht ist immer die Gewichtsreduktion anzustreben. Zahnschienen zeigen meist nur einen geringen Effekt. Operationen können zur Korrektur eindeutig nachgewiesener struktureller Einengung der oberen Atemwege selten indiziert sein. Alkohol und muskelrelaxierende Medikamente können die Schlafapnoe verschlimmern und sollten entsprechend reduziert werden. In der Hand des Experten kann aber bei ausgewählten Patienten eine Schlafmedikation die Zahl von Arousals und damit die Tagesschläfrigkeit reduzieren.

Zentrale Schlafapnoe

Die zentrale Schlafapnoe mit Cheyne-Stokes-Atmung ist stark mit der chronischen Herzinsuffizienz assoziiert und tritt meist nach dem 60. Lebensjahr auf. Außerdem wird sie häufig nach Schlaganfällen und bei Niereninsuffizienz beobachtet. Auch bei der zentralen Schlafapnoe kommt es zu Arousals und die Patienten leiden häufig unter Tagesschläfrigkeit. Für die Diagnose ist darüber hinaus der Nachweis von überwiegend zentralen Hypo- und Apnoe-Episoden ohne Atemanstrengung in der Polysomnographie ausschlaggebend, sowie der Nachweis des crescendo-decrescendo Cheyne-Stokes Atemmusters. Bei Patienten mit kombinierter obstruktiver und zentraler Schlafapnoe manifestieren sich die zentralen Apnoephasen z. T. erst unter der Behandlung mittels kontinuierlicher Überdruckbeatmung.

Die zentrale Schlafapnoe kann selten auch primär ohne Begleiterkrankung auftreten und zeigt dann **kein** Cheyne-Stokes-Atemmuster. Letzteres ist auch bei zentraler Schlafapnoe im Zusammenhang mit Chiari Malformation, Multisystematrophie, Hirnstammtumoren, z. T. auch nach Schlaganfall und anderen neurologischen Erkrankungen der Fall, sowie im Zusammenhang mit Medikamenten und Substanzmissbrauch.

Exkurs

Parasomnien

NREM-schlafassoziierte Parasomnien. Unter dem gestörten Erwachen aus dem NREM-Schlaf werden das verwirrte Erwachen (»confusional arousals«), das Schlafwandeln und der Pavor nocturnus (»sleep terrors«) zusammengefasst. Allen gemeinsam ist das unvollständige Erwachen aus dem Schlaf, starke Einschränkung der kognitiven Funktion während und weitgehende Amnesie für die Episoden. Der Zustand entspricht einem Zwischenzustand aus Schlaf- und Wachbewusstsein.

Gestörtes Erwachen tritt vor allem in der Kindheit auf, kann aber bis ins Erwachsenenalter persistieren oder sich selten auch erst dann manifestieren. Die Episoden beginnen aus dem Tiefschlaf und treten entsprechend vor allem im ersten Drittel des Schlafes auf. Im EEG findet sich in den Episoden vor allem Deltaaktivität, so als würde der Tiefschlaf fortbestehen.

Während beim **verwirrten Erwachen** das Bett nicht verlassen wird, bewegt sich der Schlafwandler von seiner Schlafstelle weg. Beide sind für Zuspruch nicht empfänglich und wehren sich mitunter.

Beim **Pavor nocturnus** besteht zusätzlich Angst und starke autonome Erregung; zu Beginn wird häufig ein lauter Schrei ausgestoßen. Die Behandlung besteht vor allem aus Vorsichtsmaßnahmen um die Verletzung des Patienten und von anderen zu Vermeiden. Vor allem für das Schlafwandeln ist eine familiäre Häufung nachgewiesen. Eine Assoziierung mit anderen neurologischen oder psychiatrischen Krankheiten besteht nicht. Als unabhängige Entität wird die Schlaf assoziierte Essstörung geführt. Hier treten nächtliche Essattacken auf bei denen keine volle Wachheit und für die variable Erinnerung besteht.

REM-schlafassoziierte Parasomnien. Bei der REM-Schlaf-Verhaltensstörung funktioniert die Hemmung der motorischen Übertragung nicht, so dass in der Polysomnographie REM-Schlaf mit starker EMG-Aktivität anstelle von Muskelatonie nachgewiesen werden kann. Die Patienten leben ihre Träume aus, reden im Schlaf und bewegen sich passend zu später evtl. berichteten Trauminhalten. Die Augen bleiben dabei geschlossen und das Bett wird in der Regel nicht verlassen. Die REM-Schlaf Verhaltensstörung tritt häufig assoziiert mit M. Parkinson, Demenz mit Lewy-Körpern und Multisystematrophien auf und kann diesen Erkrankungen um Jahre vorangehen. Ärztliche Hilfe wird u. a. bei Verletzung von Patient oder Bettpartner gesucht. Periodische Beinbewegungen im NREM-Schlaf müssen klinisch abgegrenzt werden, treten allerdings bei vielen Patienten zusätzlich auf. Reden im Schlaf kann übrigens sowohl im REM- als auch im NREM-Schlaf auftreten und wird bei isoliertem Auftreten nicht als pathologisch bewertet.

Auch **Albträume** sind an die REM-Schlafphase gekoppelt und treten daher häufiger in der zweiten Nachthälfte auf. Gelegentliche Alpträume sind vor allem bei Kindern nicht ungewöhnlich, eine Störung wird nur bei häufigem Auftreten diagnostiziert. Schließlich gehört noch die **isolierte Schlaflähmung** (ohne Narkolepsie) zu den REM-schlafassoziierten Parasomnien.

Andere Parasomnien. Hier wird u. a. das **»Exploding-head«-Syndrom** eingeordnet, bei dem Patienten beim Einschlafen oder beim Erwachen in der Nacht das Gefühl haben ein lautes Geräusch zu hören oder eine Explosion im Kopf wahrzunehmen. Des Weiteren werden **schlafassoziierte Halluzinationen** (ohne Narkolepsie) und das **Bettnässen** hier eingeordnet.

Andere schlafassoziierte Atemstörungen

Patienten mit dem **Übergewichts-Hypoventilationssyndrom** zeigen bereits im Wachen einen erhöhten CO_2-Partialdruck, der im Schlaf weiter absinkt und dann auch von einer reduzierten Sauerstoffsättigung begleitete wird. Symptomatisch werden die Patienten mit Schläfrigkeit und assoziierten Symptomen oder mit kardiovaskulären Komplikationen.

Bei der **schlafassoziierten Hypoxie** kann keine Hypoventilation nachgewiesen werden und die Abfälle der Oxygenierung werden durch einen Shunt, Ventilations-Perfusions-Mismatch oder andere Ursachen erklärt.

Weitere schlafassoziierte Parasomnien ► Exkurs.

15.3 Amnestische Episoden

Symptome Die transiente globale Amnesie (»transient global amnesia«, TGA) ist ein eindrucksvolles und glücklicherweise voll reversibles Krankheitsbild, dessen Ursachen bislang nicht vollständig verstanden sind. Die Patienten entwickeln plötzlich eine ausgeprägte Gedächtnisstörung, die sich innerhalb von 24 h wieder weitgehend zurückbildet. Vor allem können die Patienten sich keine neuen Ereignisse mehr merken (anterograde Amnesie), aber auch Ereignisse Stunden bis Tage vor Beginn der Symptomatik können oft nicht mehr erinnert werden (retrograde Amnesie). Während der Episoden sind die Patienten wach, zur Person orientiert und zeigen keine anderen neurologischen Symptome. Tätigkeiten die auf das Altgedächtnis zugreifen, wie z. B. Autofahren, können die Patienten problemlos ausführen, meist sind sie aber untätig und wirken ratlos, da sie vergessen haben, was sie als nächstes tun wollten. Begleitsymptome, die über milde vegetative Symptome wie Schwindel, Übelkeit oder Kopfschmerzen hinausgehen, sind nicht typisch für eine TGA. Geringe Gedächtniseinschränkungen können in der neuropsychologischen Testung mitunter noch nach vielen Tagen nachgewiesen werden, dauerhafte Defizite sind aber nicht zu befürchten.

Epidemiologie Die Inzidenz beträgt 3–8/100.000 Einwohner/Jahr, wobei ¾ der Patienten im Alter von 50–70 Jahren sind und eine TGA kaum vor dem 40. Lebensjahr beobachtet wird. Vor allem in der jüngeren Altersgruppe sind Migränepatienten häufiger betroffen. Es besteht dagegen kein Zusammenhang mit vaskulären Risikofaktoren. Rezidive kommen bei bis zu 10% der Patienten vor.

Pathophysiologie Aktuelle Erklärungsmodelle der TGA gehen davon aus, dass verschiedene Stressoren zu einer umschriebenen Funktionsstörung im Abschnitt CA1 der Hippokampusformation führen. In der Folge kommt es dort zu einer fokalen metabolischen Störung. Dieser Ansatz beruht auf der Beobachtung, dass 24–72 h nach Beginn in der MRT bei einem Teil der Patienten diffusionseingeschränkte und T2-hyperintense Signalauffälligkeiten in der CA1-Region beobachtet werden. Außerdem konnte mittels MR-Spektroskopie eine Erhöhung von Laktat als Hinweis für anaerobe Glykolyse gezeigt werden. Diese Signalveränderungen sind reversibel und hinterlassen in Verlaufsuntersuchungen keinen Substanzdefekt. Früher diskutierte Erklärungen der TGA wie fokale Ischämie oder Spreading-Depression sind heute überwiegend verlassen worden. Die meisten Autoren gehen davon aus, dass bei der TGA ein spezifischer Pathomechanismus vorliegt, der mit der Empfindlichkeit der Neurone in der CA1-Region zusammenhängt und im Detail noch nicht verstanden ist.

Diagnostik Die Diagnose kann klinisch gestellt werden wenn folgende Kriterien erfüllt sind:

- Anterograde Amnesie, deren Beginn beobachtet wurde.
- Keine Bewusstseinsstörung, Orientierung zur Person erhalten.
- Keine Kognitiven Einschränkungen über die Amnesie hinaus.
- Keine anderen fokalneurologischen Symptome.
- Kein Hinweis auf ein vorangegangenes Schädel-Hirn-Trauma oder einen epileptischen Anfall.
- Weitgehende Rückbildung der Symptome in 24 h.

Therapie und Differenzialdiagnose Die Symptome bilden sich spontan zurück, so dass keine Therapie erforderlich ist. Wenn die Symptomatik länger andauert, häufiger rezidiviert oder wenn zusätzlich andere Symptome auftreten müssen Zusatzuntersuchungen durchgeführt werden. CCT oder besser cMRT helfen bei der Abgrenzung einer Ischämie (Territorium der A. cerebri posterior) oder wenn ein Schädel-Hirn-Trauma nicht ausgeschlossen werden kann. Die Lumbalpunktion ist erforderlich, wenn mögliche Hinweise für eine Enzephalitis vorliegen. Schließlich hilft das EEG, Anfälle als Ursache der Amnesie abzugrenzen. Letztere Differenzialdiagnose sollte vor allem dann erwogen werden, wenn mehr als ein Rezidiv einer TGA auftritt.

15.4 Tetanie

Die Tetanie wird am häufigsten im Zusammenhang mit Hyperventilationsepisoden beobachtet. Seltener kann sie aber auch bei anderen Störungen der Kalziumhomöostase beobachtet werden.

Symptome Zunächst bemerken die Patienten Parästhesien an beiden Händen und Füßen. Bei stärkerer Ausprägung treten schmerzhafte, distal betonte tonische Krämpfe hinzu (»**Karpopedalspasmen**«) mit Beugung der Unterarme, Hän de und Finger (»**Pfötchenstellung**«) sowie Plantarflexion des Fußes. In der mimischen Muskulatur zeigen sich Lidkrämpfe und eine tonische Vorstülpung des Mundes (»**Fischmaul**«). Eine seltene, aber bedrohliche Komplikation ist der Laryngospasmus. Das Bewusstsein ist in der Regel klar. Allerdings treten die Symptome bei Hyperventilation häufig zusammen mit Panikattacken auf, was später eine geordnete Anamnese des Ereignisses erschwert.

Pathophysiologie Hypokalzämie und Alkalose führen zu einer Steigerung der Erregbarkeit des Nervengewebes. Bei Alkalose kommt es zu einer vermehrten Bindung von freiem

Exkurs

Zeichen der gesteigerten neuromuskulären Erregbarkeit

- **Chvostek-Zeichen:** Klopfen auf den Fazialisstamm bzw. die Aufzweigungen des Nerven vor dem Kiefergelenk löst als mechanischer Reiz Zuckungen der gesamten mimischen Muskulatur aus.
- **Fibularisphänomen:** In gleicher Weise ist Beklopfen des N. peronaeus hinter dem Wadenbeinköpfchen von einer kurzen Hebung und Pronation des Fußes gefolgt.
- **Trousseau-Zeichen:** Abschnüren der Blutzirkulation am Oberarm führt distal davon nach 3 min zu den Parästhesien und motorischen Symptomen des spontanen tetanischen Anfalls.
- **Hyperventilationsversuch:** Maximales Durchatmen über 5 min löst über eine respiratorische Alkalose einen tetanischen Anfall aus. Beim Gesunden kommt es nur zu perioralen und distalen Parästhesien.
- **Verlängerung der QT-Dauer** = Verzögerung der Erregungsrückbildung im EKG. Diese ist nicht für Tetanie spezifisch, sondern zeigt nur Mangel an Ca^{2+} an.

Ca^{2+} an Plasmaeiweiße, so dass eine funktionelle Hypokalzämie bei normaler Serum-Ca^{2+}-Konzentration vorliegt. Bei Mangel an Ca^{2+} erhöht sich die Permeabilität der Nervenmembranen für Na^{+}. Infolgedessen kommt es zu abnormen Spontanentladungen. Dies erklärt die gruppierten Mehrfachentladungen der Muskelfasern, die spontan und nach elektrischem Einzelreiz im Elektromyogramm nachweisbar sind. Solche Anfälle treten bei der seltenen hypokalzämischen Tetanie auf, d. h. bei Ausfall oder Insuffizienz der Nebenschilddrüsen und bei enterogenem und nephrogenem Mangel an ionisiertem Kalzium. Weit häufiger ist die normokalzämische Tetanie. Hier ist der Ca^{2+}-Spiegel im Blut normal und die tetanischen Anfälle werden durch eine vorübergehende Alkalose nach Hyperventilation oder nach längerem Erbrechen mit metabolischer Alkalose ausgelöst.

Diagnostik Die Diagnose wird klinisch gestellt. Wenn im Labor eine Hypokalzämie nachgewiesen wird muss die Ursache weiter abgeklärt werden (u. a. Hypoparathyreoidismus). Im **EMG** findet man manchmal schon in der Ruhe, stets aber nach lokaler Ischämie oder Hyperventilation gruppierte Mehrfachentladungen, die eine spontane Erregungsbildung im Nerven anzeigen (Doubletten, Tripletten). Zeichen der gesteigerten neuromuskulären Erregbarkeit ▶ Exkurs.

Therapie Bei der normokalzämischen Hyperventilationstetanie steht die Beruhigung des Patienten im Vordergrund. Bei wiederholtem Auftreten sollte eine Verhaltenstherapie durchgeführt werden. Bei der hypokalzämischen Tetanie erfolgt die Kalziumgabe zur Normalisierung des Serumkalziums und anschließend die Ursachensuche und Behandlung.

In Kürze

Synkopen

Kurzfristige, anfallsartige Bewusstlosigkeit mit vegetativen Erscheinungen wie Schwindel, Schweißausbruch, Harndrang, Herzjagen, Zittern. **Ursache:** Extrazerebrale Funktionsstörung bewirkt Mangeldurchblutung im Gehirn. Wir unterscheiden:

- **Reflexsynkopen** (auch vasovagale Synkopen) treten häufig bei jungen Menschen auf und haben in der Regel eine gute Prognose. Auslöser ist eine autonome Reaktion die zur Herabsetzung von Puls und Blutdruck führt. Auslöser sind langes Stehen oder emotionale Reize. Viele andere Situationen sind mit eigens benannten Reflexsynkopen assoziiert, Beispiele sind u. a. Miktionssynkopen, Hustensynkopen, u. a. m.
- **Synkopen bei orthostatischer Hypotonie** treten auf wenn aus verschiedenen Gründen beim Aufstehen dem Absacken des Blutes durch sympathische Regulationsmaßnahmen nicht begegnet werden kann. Häufigste Ursache sind Medikamentennebenwirkungen. Die neurogene orthostatische Hypotension entsteht durch Funktionsstörungen des autonomen Nervensystems. Primäre autonome Funktionsstörungen bestehen u. a. bei Multisystematrophie, M. Parkinson und der seltenen idiopathischen orthostatischen Hypotonie. Sekundäre autonome Störungen bestehen vor allem bei Polyneuropathien.
- **Kardiale Synkopen** treten bei strukturellen Herzerkrankungen und bei Herzrhythmusstörungen auf. Im zweiten Fall spricht man von Adams-Stokes-Anfällen. Die Prognose kardialer Synkopen ist schlechter als bei den anderen Synkopen, so dass beim Verdacht eine stationäre Abklärung notwendig ist.

Schlafstörungen

Narkolepsie. Symptome: Starke Müdigkeit mit imperativen Schlafanfällen am Tag, affektiver Tonusverlust (Kataplexie), hypnagoge und hypnopompe Halluzinationen, Schlaflähmung. **Pathophysiologie:** Untergang Hypokretin-produzierender Neurone (Typ 1) oder unklar (Typ 2). **Diagnostik:** Kurze Einschlaflatenz am Tag. In der Polysomnographie mit **EEG** Sleep-Beginn REM. Medikamentöse **Therapie.**

Schlafapnoesyndrom. Obstruktive oder zentrale Störung der Atmung mit Episoden von Apnoe und Hypopnoe im Schlaf. In der Folge Arousals und gestörter Nachtschlaf. **Symptome:** Starke Tagesschläfrigkeit, Konzentrationsstörungen, Depression. Häufige Assoziation mit Übergewicht. **Diagnostik:** Polysomnographie. **Therapie:** Nächtliche nasale CPAP-Beatmung, Gewichtsabnahme.

Transiente globale Amnesie (TGA)

Symptome: Störung der Merkfähigkeit, retrograde Amnesie, Desorientiertheit, klares Bewusstsein, kontaktfähig. Dauer bis 24 h. Apparative **Diagnostik** und **Therapie** nicht erforderlich, da benigner Verlauf mit klinischer Rückbildung der Symptome.

Tetanie

Normokalzämisch durch Alkalose unter Hyperventilation oder Hypokalzämisch bei Störungen des Kalziumstoffwechsels. **Symptome:** Beidseitige Parästhesien, Karpopedalspasmen, klares Bewusstsein. **Therapie:** Beruhigung bei Hyperventilation, Normalisierung des Kalziumspiegels bei Hypokalzämie.

Weiterführende Literatur

Bartsch T, Deuschl G (2010) Transient global amnesia: functional anatomy and clinical implications. Lancet Neurol 9:205–214

Diehl R R (2012) Synkopen. In: Diener HC, Weimar C (Hrsg.) Leitlinien für Diagnostik und Therapie in der Neurologie, Herausgegeben von der Kommission «Leitlinien" der Deutschen Gesellschaft für Neurologie. Thieme, Stuttgart New York, S. 29–43

Dijk JG van, Thijs RD, et al. (2009) A guide to disorders causing transient loss of consciousness: focus on syncope. Nat Rev Neurol 5(8): 438–448

Dijk JG van, Wieling W (2013) Pathophysiological basis of syncope and neurological conditions that mimic syncope. Prog Cardiovasc Dis 55(4): 345–356

Franco Folino A (2007) Cerebral autoregulation and syncope. Prog Cardiovasc Dis 50(1): 49–80

Freeman R, Wieling W, et al. (2011) Consensus statement on the definition of orthostatic hypotension, neurally mediated syncope and the postural tachycardia syndrome. Auton Neurosci 161(1–2): 46–48

Hilz MJ, Marthol H, et al. (2002) Synkopen – eine systematische Übersicht zur Klassifikation, Pathogenese, Diagnostik und Therapie. Fortschr Neurol Psychiatr 70(2): 95–107

Jordan AS, McSharry DG, Malhotra A (2014) Adult obstructive sleep apnoea. Lancet 383:736–747

Kaufmann H, Freeman R, et al. (2014) Droxidopa for neurogenic orthostatic hypotension: a randomized, placebo-controlled, phase 3 trial. Neurology 83(4): 328–335

LaFrance WC, Jr. (2008) Psychogenic nonepileptic seizures. Curr Opin Neurol 21(2): 195–201

Low PA, Benarroch EE (2008) Clinical Autonomic Disorders. Lippincott Williams & Wilkins, Philadelphia

Mathias CJ, Bannister SR (1999) Autonomic failure: a textbook of clinical disorders of the autonomic nervous system. Oxford University Press, New York

Moya A, Sutton R, et al. (2009) Guidelines for the diagnosis and management of syncope (version 2009). Eur Heart J 30(21): 2631–2671

Partinen M, Kornum BR, Plazzi G, Jennum P, Julkunen I, Vaarala O (2014) Narcolepsy as an autoimmune disease: the role of H1N1 infection and vaccination. Lancet Neurol 13:600–613

Raj SR (2013) Postural tachycardia syndrome (POTS). Circulation 127(23): 2336–2342

Rosanio S, Schwarz ER, et al. (2013) Syncope in adults: systematic review and proposal of a diagnostic and therapeutic algorithm. Int J Cardiol 162(3): 149–157

Saper CB, Fuller PM, Pedersen NP, Lu J, Scammell TE (2010) Sleep state switching. Neuron 68:1023–1035

Sateia M (2014) International classification of sleep disorders, 3rd ed. American Academy of Sleep Medicine

Shibao C, Lipsitz LA, et al. (2013) ASH position paper: evaluation and treatment of orthostatic hypotension. J Clin Hypertens (Greenwich) 15(3): 147–153

Westby M, Bullock I, et al. (2010) Transient loss of consciousness – initial assessment, diagnosis, and specialist referral: summary of NICE guidance. BMJ 341: c4457

Kopfschmerzen und Gesichtsneuralgien

Antje Wick und Timolaos Rizos

W. Hacke (Hrsg.), *Neurologie*,
DOI 10.1007/978-3-662-46892-0_16,

Einleitung

Kopfschmerzen gehören neben Rückenschmerzen zu den häufigsten berichteten Symptomen. Sie verursachen vor allem aufgrund der dadurch bedingten Krankheitsausfälle bei Berufstätigen hohe gesellschaftliche Kosten. Grundsätzlich wird zwischen primären und sekundären Kopfschmerzerkrankungen unterschieden, hinzu kommen die kranialen Neuralgien und Gesichtsschmerzen. Die häufigsten primären Kopfschmerzen sind die Migräne, der Kopfschmerz vom Spannungstyp sowie der Clusterkopfschmerz und andere trigeminoautonome Kopfschmerzen. Andere Schmerzsyndrome von Kopf und Gesicht sind bestimmten Nerven zuzuordnen und werden deshalb als Neuralgien oder Neuropathien bezeichnet. Den ihnen zugrunde liegenden Schmerzcharakter nennt man »neuropathischen« Schmerz. Die wichtigsten Neuralgien der Hirnnerven werden ebenfalls in diesem Kapitel besprochen. Die vielfältigen Arten und Subtypen von Kopfschmerzen sind in einer sehr detaillierten Einteilung der internationalen Kopfschmerzgesellschaft zusammengefasst und werden in ◘ Tab. 16.1 verkürzt wiedergegeben.

Der Fall

Petra ist ein bisher gesundes, 14-jähriges Mädchen, das in der Schule gut mitkommt, Sport treibt und mit vielen Freundinnen und Freunden gleiche Interessen teilt. Sie ist ganz zufrieden, bis sie in die Pubertät kommt. Es ist nicht die Pubertät, die sie stört, sondern die Tatsache, dass sie seit einigen Monaten – ganz genau kann sie nicht sagen, seit wann – unter Attacken von heftigsten, halbseitigen Kopfschmerzen leidet, die meist von einem Flimmern auf einem Auge sowie von massiver Übelkeit und Brechreiz begleitet sind. Wenn diese Kopfschmerzattacken kommen – sie sind meist nur auf eine Kopfhälfte, häufig links, beschränkt –, dann ist sie für einen halben Tag oder länger »außer Gefecht gesetzt«. Zum Neurologen kommt sie in Begleitung ihrer Mutter, die berichtet, dass sie selbst seit etwa ihrem 18. Lebensjahr unter ähnlichen Kopfschmerzen leide und dass auch der Großvater solche Beschwerden hatte.

Zweifellos hat unsere Patientin die Neigung zur Migräne vom Großvater mütterlicherseits und der Mutter übernommen. Dass eine Migräne sich in der Pubertät manifestiert, ist nicht selten. Es gibt heute sehr gute Möglichkeiten für die Akutbehandlung des Migräneanfalls und auch für die Prophylaxe der Migräne, so dass eine normale Lebensführung möglich ist, auch wenn unsere Patientin von ihrer Migräne nicht endgültig geheilt werden kann.

16.1 Migräne

Definition Bei der Migräne kommt es attackenartig zu periodisch auftretenden, häufig einseitigen, initial dumpfen, dann pulsierend-pochenden Kopfschmerzen mittlerer bis hoher Intensität, die bei körperlicher Betätigung an Intensität zunehmen. Bei einem Drittel der Patienten bestehen holokranielle Kopfschmerzen. Wenn die Kopfschmerzattacken einseitig sind, können sie innerhalb einer Attacke (selten) oder von Attacke zu Attacke die Seite wechseln. Der Kopfschmerz ist von typischen autonomen Begleiterscheinungen wie Appetitlosigkeit (fast immer), Übelkeit (80%), Erbrechen (40–50%), Lichtscheu (Photophobie, 60%), Lärmempfindlichkeit (Phonophobie, 50%) sowie Überempfindlichkeit gegenüber bestimmten Gerüchen (Osmophobie, 10%) begleitet. Bei manchen Patienten treten auch vorübergehende neurologische Reiz- und Ausfallsymptome (Aura) auf, die üblicherweise vor den Kopfschmerzen beginnen und im Mittel 30 Minuten andauern. Parallel dazu, meist aber nach Sistieren der neurologischen Symptomatik, setzen dann die Kopfschmerzen ein. Typisch Symptome sind kortikale Sehstörungen in Form von Flimmerskotomen oder einer Hemianopsie. Aber auch andere kortikale Areale oder Kleinhirn und Hirnstamm können Ort der Aura sein, dann jeweils mit den entsprechenden neurologischen Ausfällen. Die Dauer der Attacken beträgt zwischen 4 und 72 h. Für die Diagnose einer Migräne sind mindestens 5 typische Attacken notwendig. Die wichtigsten Untergruppen der Migräne werden unten nach den operationalen Kriterien der Internationalen Kopfschmerzgesellschaft beschrieben.

Epidemiologie Migräne ist eine der häufigsten Kopfschmerzformen. Etwa 8% aller Männer, 15% aller Frauen und ca. 3–5% der Kinder (hier sind Jungen und Mädchen etwa gleich häufig betroffen) leiden an einer Migräne. Bei Kindern sind die Attacken kürzer und können auch ohne Kopfschmerzen nur mit heftiger Übelkeit, Erbrechen und Schwindel einhergehen. Beginn der Migräne ist meist im Jugend- oder frühen Erwachsenenalter mit einem Anfallsmaximum zwischen dem 3. und 5. Lebensjahrzehnt. Die höchste Inzidenz der Migräneattacken besteht zwischen dem 35. und 45. Lebensjahr. In dieser Lebensphase sind Frauen dreimal häufiger betroffen als Männer. Migräne tritt oft familiär auf. Es wird eine genetische Komponente mit dominantem Erbgang bei variabler Penetranz angenommen.

Bei Frauen kann die Migräne eine feste Bindung an die Periode haben. Viele Patienten geben Faktoren an, die jeweils Schmerzanfälle auslösen können: Wetterwechsel, bestimmte Nahrungsmittel, z. B. Schokolade oder Käse; andere nennen Nahrungskarenz oder alkoholische Getränke, wieder andere Aufenthalt in schlecht gelüfteten Räumen oder in großer Höhe. Psychische Belastung soll gelegentlich eine Rolle spielen, allerdings ist die psychische Belastbarkeit vor einem Migräneanfall oft vermindert, so dass Ursache und Wirkung verwechselt werden könnten. Die Inzidenz von Depressionen und Angsterkrankungen ist bei Patienten mit Migräne erhöht. Degenerative HWS-Veränderungen spielen in der Pathophysiologie keine Rolle.

Pathophysiologie ► Exkurs.

16.1.1 Migräne ohne Aura

Symptomatik Im Anfall kommt es zu pulsierenden, mäßigen bis starken Kopfschmerzen, die meist einseitig sind (Hemikranie), sich über Minuten bis wenige Stunden entwickeln und auch mehr als 72 h andauern können. Die Schmerzen werden

Tab. 16.1 Internationale Klassifikation der Kopfschmerzen (verkürzt)

Typ	Diagnosen	Besonderes
Primäre Kopfschmerzen		
1	**Migräne**	
1.1–1.2	Migräne ohne und mit Aura	7 Unterformen: einschließlich Basilarismigräne
1.3–1.6	Seltene andere Migräneformen wie kindliche Migräne, retinale Migräne und Migränekomplikationen	10 Unterformen: u. a. chronische Migräne, Status migraenosus und Migräneinfarkt
2	**Spannungskopfschmerz**	
2.1–2.4	Episodischer und chronische Formen	7 Unterformen
3	**Cluster-Kopfschmerz und andere trigemino-autonome Kopfschmerzen**	
3.1–3.4	Cluster-Kopfschmerz, paroxysmale Hemikranie, SUNCT und möglicher trigemino-autonomer-Kopfschmerz	8 Unterformen
4	**Andere primäre Kopfschmerzen**	8 Unterformen: einschließlich Husten-Kopfschmerz, Orgasmuskopfschmerz, Hemicrania continua oder primärer »thunderclap headache«
Sekundäre Kopfschmerzen		
5	**Kopfschmerz bei Kopf- und Wirbelsäulentrauma**	
5.1–5.7	Verschiedenste traumatische Kopfschmerzen mit Unterformen	Unter anderem Schädel-Hirn-Trauma akut und chronisch, Wirbelsäulentrauma einschl. Schleudertrauma, traumatische intrakranielle Blutungen
6	**Kopfschmerz bei vaskulären Krankheiten**	
6.1	Bei ischämischem Schlaganfall	
6.2	Bei nicht-traumatischer intrazerebraler Blutung	2 Unterformen: SAB und ICB
6.3	Bei nicht-rupturierten Gefäßmissbildungen	5 Unterformen
6.4–6.7	Bei Arteriitis, Sinusthrombose und anderen Gefäßkrankheiten	13 Unterformen: u. a. Riesenzellarteriitis, Dissektion, Karotidodynie, Hypophyseninfarkt
7	**Kopfschmerz bei nicht-vaskulären intrakraniellen Krankheiten**	
7.1–7.2	Bei erhöhten oder erniedrigtem Liquordruck	6 Unterformen
7.3	Bei nicht-infektiösen Entzündungen	4 Unterformen: u. a. Sarkoidose und aseptische Meningitis
7.4–7.9	Bei Tumoren, bei intrathekaler Injektion, Epilepsie und seltenen anderen Ursachen	6 Unterformen: einschließlich Meningeose
8	**Substanzinduzierte Kopfschmerzen**	
8.1–3	Substanzeinnahme, Überdosierung und Entzug	20 Unterformen: einschließlich durch Analgetika induzierter Kopfschmerz
9	**Kopfschmerz bei Infektionen**	
9.1–9.4	Intrakranielle Infektion, systemische Infektionen und post-infektiös	8 Unterformen: einschließlich Meningitiden
10	**Kopfschmerz bei Störung der Homöostase**	7 Unterformen: u. a. Hypertonus, Eklampsie, Höhenödem
11	**Kopf- oder Gesichtsschmerz bei Erkrankungen von Kopf, Hals, Ohren, Augen etc.**	8 Unterformen: u. a. Glaukom, Sinusitis, Zähne
12	**Kopfschmerz bei psychiatrischen Störungen**	2 Unterformen: bei Somatisierungsstörung und bei Psychose
13	**Kraniale Neuralgien und Gesichtsschmerz**	
13.1	Trigeminusneuralgie	2 Unterformen: idiopathisch und symptomatisch
13.2–13.18	Multiple weitere Neuralgien mit Unterformen	>20 Unterformen: u. a. Glossopharyngeus-, Nasociliaris-, Occipitalis-Neuralgie, Neuritis N. optici, Tolosa-Hunt-Syndrom, Zoster u. v. m.
14	**Andere Kopfschmerzen**	

Quelle: The International Classification of Headache Disorders, 2nd edition, 2004

Exkurs

Pathophysiologie der Migräne

Kopfschmerzen. Nach heutiger Auffassung werden die Kopfschmerzen auf eine neurogen vermittelte, sterile, perivaskuläre Entzündung an den Gefäßen der Pia mater zurückgeführt, die über Stimulation afferenter C-Fasern des N. trigeminus die Schmerzen auslöst. Es wird diskutiert, dass dem Migräneanfall ein kurzfristiger Ausfall von Zentren im Hirnstamm, welche die Schmerzempfindung unterdrücken, zugrunde liegt. Der Kopfschmerz entsteht durch die Freisetzung von vasoaktiven Transmittern wie Serotonin, Histamin, Substanz P und CGRP (»calcitonin gene-related protein«). Zentral für die Freisetzung der Peptide sind offenbar spontane Entladungen im Trigeminuskerngebiet, über die die Innervierung der Gefäßwände der intra- und extrakraniellen Gefäße durch Freisetzung der o. g. Neuropeptide erfolgt. Die spontanen Entladungen sind auf eine genetisch determinierte Störung in einem Ionenkanal zurückzuführen. Die bei der Migräne wirksamen Medikamente hemmen die Freisetzung der Neuropeptide dadurch, dass sie an präsynaptische Rezeptoren (5-HT1b/d) in der Gefäßwand binden (5-HT1B/1D-Agonisten). Der Vorgang wird als trigeminovaskulärer Reflex bezeichnet. Diese Auffassung wird gestützt durch die Wirksamkeit von Serotoninagonisten, Substanzen also, die die 5-HT-Rezeptoren besetzen, so dass Neuropeptide vermindert freigesetzt werden.

Aura. Für die Entstehung der Aura wird eine sich langsam über kortikale Strukturen ausbreitende Depolarisation und »Hemmung« des Hirnkortex angenommen (»spreading depression«, SD). Mit einer Geschwindigkeit von wenigen Millimetern pro Sekunde wandert die SD über den Kortex und inaktiviert kurzfristig die Funktion der betroffenen Hirnareale. Dies führt zu den unten beschriebenen Aurasymptomen, die oft eine Sequenz von hintereinander auftretenden und wieder verschwindenden Symptomen aufweisen, die der Ausbreitung der SD entsprechen. Diese Verminderung der neuronalen Aktivität führt zur Abnahme der Durchblutung in den entsprechenden Regionen. Die Reduktion der Durchblutung ist damit also Folge und nicht Ursache der kortikalen Funktionsstörungen. Die SD kannte man bis vor kurzen nur aus Tierexperimenten. Erst in den letzten Jahren wurde die Existenz der SD auch beim Menschen mit funktionellen Methoden (PET) bewiesen.

durch körperliche Aktivität verstärkt. Sie sind von Übelkeit, manchmal auch von Erbrechen und Überempfindlichkeit gegen Geräusche und helles Licht begleitet. Typischerweise ziehen sich viele Patienten deshalb in ein abgedunkeltes Zimmer zurück. Für die Diagnose wird verlangt, dass mindestens 5 dieser Attacken aufgetreten sind und dass der neurologische Untersuchungsbefund normal ist. Apparative Zusatzuntersuchungen sind bei anamnestisch eindeutigen Symptomen dann nicht nötig. Trotzdem kommen viele Migränepatienten schon mit den Befunden der bildgebenden Diagnostik (CT, MRT mit MRA) zum Neurologen. Leitet man ein EEG ab, so ist dieses häufig innerhalb der Variationsbreite des Normalen dysrhythmisch und damit nicht wegweisend und wenig hilfreich. Früher wurde diese Art der Migräne als »einfache« Migräne bezeichnet. Sie ist die häufigste Unterform der Migräne und Schmerzattacken kommen häufiger vor als bei der Migräne mit Aura.

16.1.2 Migräne mit Aura

Symptomatik Bei der früher auch als »klassische« Migräne bezeichneten Störung entwickelt sich vor den eigentlichen Kopfschmerzen über eine Zeit von 5–20 min eine Vielzahl neurologischer Symptome, die auf die Großhirnhemisphären, den Hirnstamm oder die Retina zu beziehen sind. Der zeitliche Ablauf ist ein wichtiges Unterscheidungskriterium gegenüber einem Schlaganfall, bei dem die Symptome meist schlagartig, seltener stotternd auftreten. Es gibt auch isolierte Auren ohne anschließende Kopfschmerzen (»Migraine sans migraine«). Auch hier werden zur Unterscheidung von zerebralen Durchblutungsstörungen ein »March« und das Verschwinden der Symptome im Laufe von 20–60 min verlangt. Zu den wichtigsten Aurasymptomen zählen:

- **Augenflimmern,** Lichtblitze, wandernde, binokulare **Skotome** mit flimmerndem (Flimmerskotome) und gezacktem Rand (Fortifikation),
- **homonyme Hemianopsie**,
- **Aphasie**, insbesondere Wortfindungsstörungen,
- vorübergehende **Halbseitenlähmung** und
- halbseitige **Parästhesien** in den Extremitäten.

Diese Symptome dauern bis zu einer Stunde an. Danach schließt sich mit einem variablen, freien Intervall die oben beschriebene Kopfschmerz- und vegetative Symptomatik an. Der neurologische Befund ist nach Abklingen des Anfalls normal. Bei bekannter Migräne sind bildgebende Verfahren nicht indiziert.

Die Kardinalsymptome der Migräne sind Kopfschmerzen und vegetative Funktionsstörungen. Migräne kommt familiär gehäuft vor. Sie ist eine häufige, oft verkannte, meist lebensbegleitende, in der Regel gutartige Funktionsstörung.

Zu Komplikationen der Migräne ▶ Facharztbox.

16.1.3 Therapie der Migräne

Therapie der Migräneattacke

Die Behandlung orientiert sich an der Intensität des Kopfschmerzes.

- **Leichtere Schmerzanfällen** mit vegetativen Reizsymptomen werden mit einer Kombination aus Analgetika und Antiemetika behandelt. Metoclopramid (10–20 mg oral oder 20 mg rektal) oder Domperidon (10 mg oral) werden zur Behandlung der Übelkeit empfohlen, aber auch Dimenhydrinat ist oft wirksam. Aber auch bei Patienten,

Facharztbox

Komplikationen der Migräne

- **Persistierende Aura ohne Hirninfarkt:** länger als 1 Woche persistierende Aurasymptome, aber kein Nachweis einer ischämischen Läsion.
- **Status migraenosus:** Trotz Behandlung dauern die Kopfschmerzen länger als 72 h an, oder sie wiederholen sich ach Pausen von weniger als 4 h mehrmals. Die Therapie des Status migraenosus erfolgt durch die einmalig Gabe von 50–100 mg Prednison oder 10 mg Dexamethason.
- **Migränöser Infarkt:** Bei bekannter Migräne mit Aura bilden sich die bekannte Aurasymptome manchmal nicht innerhalb von 7 Tagen völlig zurück. Mit bildgebenden Verfahren stellt sich dann ein Territorialinfarkt dar. Definierte Ursachen für einen Hirninfarkt sind nicht erkennbar. Diese Komplikation ist selten. Migränepatienten mit Aura haben ein leicht erhöhtes Schlaganfallrisiko, besonders in Kombination mit Übergewicht, Kontrazeptivaeinnahme und Nikotingebrauch.

bei denen die Übelkeit nicht im Vordergrund steht sollten aufgrund der prokinetischen Wirkung Antiemetika zusätzlich gegeben werden, um damit eine Wirkverstärkung über eine beschleunigte und verbesserte Resorption zu erreichen. Mittel der ersten Wahl gegen die Kopfschmerzen ist Acetylsalicylsäure (mindestens 1000 mg als Brausetablette zur besseren Resorption, oder i.v.; nicht jedoch bei Gravidität!). Weiterhin kann Paracetamol (1 g als Brausegranulat, inzwischen auch für i.v.-Gabe erhältlich) oder Ibuprofen (mindestens 600 mg, etwa 10–20 min nach den Antiemetika, was die Resorption im Darm fördert, der zunächst in der vegetativen Phase eine drastisch reduzierte Aktivität aufweist) eingesetzt werden. Kombinationspräparate mit Zusatz von Koffein können eine bessere Wirksamkeit haben als die Monosubstanzen.

- **Bei schweren Schmerzanfällen:** Patienten, die einen Arzt zur Behandlung einer schweren Migräneattacke aufsuchen, haben meist schon erfolglos ihre übliche orale Medikation eingenommen. Diese und ihre Dosis herauszufinden, ist nicht immer einfach. Nicht selten sind Analgetika unterdosiert worden und man kann mit einer weiteren, höheren Dosis oder Kombination aus zum Beispiel Aspirin mit Paracetamol und Koffein fortfahren. Wenn die Beschwerden nicht ausreichend auf o. g. Analgetika ansprechen, werden heutzutage Triptane (5-$HT_{1B/1D}$-Agonisten) eingesetzt (Übersicht über Kontraindikationen und Nebenwirkungen von Triptanen ◘ Tab. 16.2, ► Exkurs: Triptane). Bei im Vordergrund stehender Übelkeit mit Erbrechen kann auf subkutane Applikationsformen, das Nasenspray oder ein Supposi-

◘ **Tab. 16.2** Therapie der aktuen Migräneattacke mit 5-HT-Agonisten. (Adaptiert nach Diener 2005)

Substanzen	Dosis	Nebenwirkungen	Kontraindikationen
Sumatriptan (Imigran, Imigran T)	50–100 mg p.o. 25 mg Supp. 10–20 mg Nasenspray 6 mg s.c. (Autoinjektion)	Engegefühl im Bereich der Brust und des Halses, Parästhesien der Extremitäten, Kältegefühl	Hypertonie, koronare Herzerkrankung, Angina pectoris, Myokardinfarkt in der Vorgeschichte, M. Raynaud, arterielle Verschlusserkrankung der Beine, TIA oder Schlaganfall, Schwangerschaft, Stillzeit, Kinder, schwere Leber- oder Niereninsuffizienz, multiple vaskuläre Risikofaktoren, gleichzeitige Behandlung mit Ergotamin, innerhalb von 2 Wochen nach Absetzen eines MAO-Hemmers
Zolmitriptan (AscoTop)	2,5–5 mg p.o. 2,5–5 mg Schmelztablette 5 mg Nasenspray	Wie Sumatriptan	Wie Sumatriptan
Naratriptan	2,5 mg p.o.	Etwas geringer als Sumatriptan	Wie Sumatriptan
Rizatriptan	10 mg p.o. oder als Schmelztablette	Wie Sumatriptan	Wie Sumatriptan, Dosis 5 mg bei Einnahme von Propranolol
Almotriptan (Almogran)	12,5 mg p.o.	Etwas geringer als Sumatriptan	Wie Sumatriptan
Eletriptan (Relpax)	20, 40 mg p.o.*	Wie Sumatriptan	Wie Sumatriptan
Frovatriptan (Allegro)	2,5 mg p.o.	Etwas geringer als Sumatriptan	Wie Sumatriptan

* Bei Unwirksamkeit von 40 mg können auch 80 mg Eletriptan gegeben werden.

Exkurs

5-HT$_{1B/1D}$-Agonisten (Triptane)

Es gibt inzwischen eine Vielzahl von 5-HT$_{1B/1D}$-Agonisten. Sie sind im Vergleich zu Ibuprofen und Acetylsalicylsäure sehr teuer. Sumatriptan (Imigran) war die erste Substanz auf dem Markt, und zwar zunächst als subkutane Form (Imigran s.c. 6 mg: besonders schneller Wirkeintritt innerhalb von 10 min). Verschiedene Triptane können auch per os, als Suppositorien (Imigran Supp 25 mg), sublingual (Zolmitriptan (Ascotop) Schmelztablette, Rizatriptan (Maxalt lingua) 5 oder 10 mg) oder als Nasenspray (Imigran nasal 10 oder 20 mg) verabreicht werden. Außer in der s.c.-Darreichungsform ist der Wirkeintritt der verschiedenen Triptane relativ langsam. Sumatriptan, Zolmitriptan und Almotriptan brauchen etwa 90 min, bis die Attacke unterbrochen ist. Etwas schneller, d. h. weniger als eine Stunde bis zum Wirkeintritt, sind die oralen Triptane Eletriptan (Relpax 20 oder 40 mg) und Rizatriptan (Maxalt 5 oder 10 mg). Sie sind in ihrer Wirksamkeit auch dem oralen Sumatriptan überlegen. Alle Triptane wirken aber umso besser, je früher sie bei einer Migräneattacke eingenommen werden. Um der Entwicklung eines medikamenteninduzierten Dauerkopfschmerzes vorzubeugen, kann eine frühe Einnahme nur empfohlen werden, wenn die Attacken nicht zu häufig sind (<10 Kopfschmerztage/Monat) und wenn der Patient eindeutig seine Migräne von Spannungskopfschmerzen unterscheiden kann.
Ein Problem bei Triptanen mit kurzer Halbwertzeit, dafür aber schnellem Wirkeintritt kann das Wiederauftreten der Migräne sein. Es handelt sich dann dabei um die gleiche Migräneattacke, nicht um eine erneute Migräne. Dies tritt seltener auf bei Triptanen mit längerer Halbwertzeit oder wenn man Triptane mit NSAR kombiniert.
Alle Triptane haben eine vasokonstriktorische Wirkung. Sie sollen nicht in der Aura, sondern erst beim Beginn des Kopfschmerzes gegeben werden. Sie sind kontraindiziert bei Patienten mit koronarer Herzkrankheit und bei Schwangerschaft. Alle Triptane können, wie Ergotamin, bei zu häufiger Einnahme zu einer Erhöhung der Attackenfrequenz und letztlich zu einem medikamenteninduzierten Dauerkopfschmerz führen. Triptane sollten daher an nicht mehr als 10 Tage im Monat und nicht an mehr als 3 Tagen hintereinander eingesetzt werden.

torium zurückgegriffen werden. Triptane haben auch eine deutliche antiemetische Wirkung sowie eine relativ kurze Halbwertzeit, so dass bei einem lange andauernden Migräneanfall der Kopfschmerz wiederkehren kann. Die Kombination eines Triptans mit einer langen Halbwertszeit mit einem NSAR kann das Auftreten des Wiederkehrerkopfschmerzes verhindern. Vor der Einführung der Triptane waren Ergotamine zur Behandlung der Migräne weit verbreitet. Im Vergleich zu Triptanen führen sie jedoch häufiger zu einem Wiederkehren der Kopfschmerzen und sie sind den Triptanen in der Akuttherapie unterlegen. Intravenös ist Dihydroergotamin in der Behandlung starker Migräneattacken jedoch sicher und effektiv und kann zur Behandlung der therapierefraktären Migräne eingesetzt werden. Mutterkornalkaloiden sind in der Schwangerschaft kontraindiziert und das Risiko vaskulärer Ereignisse ist erhöht. Eine häufige Einnahme (>10-mal pro Monat) kann zudem Dauerkopfschmerzen auslösen.

Prophylaxe von Migräneattacken

Eine medikamentöse Migräneprophylaxe sollte eingeleitet werden, wenn

- 3 oder mehr Migräneattacken/Monat auftreten,
- es zu einer Zunahme der Attackenfrequenz und Einnahme von Schmerz- oder Migränemitteln an mehr als 10 Tagen/Monat kommt
- Migräneattacken mit beeinträchtigenden (z. B. hemiplegischen) und/oder lang anhaltenden Auren auftreten
- die Migräneattacken regelmäßig länger als 3 Tage anhalten,
- die Attacken nicht regelmäßig oder nicht ausreichend auf die Standardtherapie ansprechen,
- es zu einem migränösen Infarkt gekommen ist (nach Ausschluss anderer Ursachen)

Durch die Prophylaxe sollen Attackenfrequenz und -schwere reduziert werden. Frequenz, Schwere und Medikamentenverbrauch müssen zuvor in einem Kopfschmerztagebuch über mehrere Monate dokumentiert sein.

Migräneprophylaktika der **ersten Wahl** sind (Tab. 16.3):

- Betablocker sind nachgewiesenermaßen wirksam. Am besten untersucht sind Propranolol und Metoprolol, die in der Regel bis auf 200 mg/Tag aufdosiert werden müssen (Nebenwirkungen: Müdigkeit, Hypotonie, Schwindel).
- Der Kalziumantagonist Flunarizin ist in Dosierungen von 5–10 mg/Tag wirksam (Nebenwirkungen: Müdigkeit, Gewichtszunahme, Parkinsonoid).
- Die Antikonvulsiva Topiramat (25–100 mg/Tag) und Valproat (600–800 mg/Tag) senken ebenfalls Anfallsfrequenz und schwere (Nebenwirkungen ▶ Kap. 14.5).
- Zur Behandlung der chronischen Migräne mit oder ohne Übergebrauch von Schmerzmitteln ist Onabotulinumtoxin Typ A zugelassen. Onabotulinumtoxin A soll jedoch nur von in der Diagnose und Therapie chronischer Kopfschmerzen erfahrenen Neurologen eingesetzt werden.

Migräneprophylaktika der **zweiten Wahl** sind:

- Amitriptylin, ein trizyklisches Antidepressivum (Dosis 50–150 mg/Tag; Nebenwirkungen: Müdigkeit, Mundtrockenheit) wirkt vor allem, wenn neben der Migräne noch ein Spannungskopfschmerz besteht.
- Bei zyklusgebundener Migräne können perimenstruell Aspirin (300 mg/Tag) oder Naproxen (2×250 mg/Tag) eingesetzt werden.
- Magnesium in einer Dosis von 2-mal 300 mg hat fast keine Nebenwirkungen, aber kann Attackendauer und Frequenz reduzieren.
- Venlafaxin (75–150 mg), ein Serotonin-Noradrenalin-Wiederaufnahmehemmer kann versucht werden.

■ **Tab. 16.3** Substanzen zur Migräneprophylaxe. (Nach Diener 2005)

Substanzen	Dosis	Nebenwirkungen	Kontraindikationen
Metoprolol (Beloc-Zok)	50–200 mg	H: Müdigkeit, arterielle Hypotonie, G: Schlafstörungen, Schwindel	A: AV-Block, Bradykardie, Herzinsuffizienz, Sick-Sinus-Syndrom, Asthma bronchiale R: Diabetes mellitus, orthostatische Dysregulation, Depression
Propranolol (Dociton)	40–240 mg	S: Hypoglykämie, Bronchospasmus, Bradykardie	
Bisoprolol (Concor)	5–10 mg	Magen-Darm-Beschwerden, Impotenz	
Flunarizin (Sibelium, Natil N)	5–10 mg	H: Müdigkeit, Gewichtszunahme G: gastrointestinale Beschwerden, Depression S: Hyperkinesen, Tremor, Parkinsonoid	A: fokale Dystonie, Schwangerschaft, Stillzeit, Depression R: M. Parkinson in der Familie
Topiramat (Topamax)	25–100 mg	H: Müdigkeit, kognitive Einschränkungen, Gewichtsabnahme, Parästhesien G: Geschmacksveränderungen, Psychosen S: Engwinkelglaukom	A: Niereninsuffizienz, Nierensteine, Engwinkelglaukom
Valproinsäure (z. B. Ergenyl chrono) off-label use	500–600 mg	H: Müdigkeit, Schwindel, Tremor G: Hautausschlag, Haarausfall, Gewichtszunahme S: Leberfunktionsstörungen	A: Leberfunktionsstörungen, Schwangerschaft (Neuralrohrdefekte), Alkoholmissbrauch
Amitriptylin (z. B. Saroten)	50–150 mg	H: Mundtrockenheit, Müdigkeit, Schwindel, Schwitzen G: Blasenstörungen, innere Unruhe, Impotenz	A: Engwinkelglaukom, Prostataadenom mit Restharn

Nebenwirkungen gegliedert in H: häufig; G: gelegentlich; S: selten
Kontraindikationen gegliedert in A: absolut, R: relativ

- Die Prophylaxe sollte für mindestens 9–12 Monate durchgeführt werden, dann kann ein Auslassversuch versucht werden. Die eingesetzten Substanzen wirken häufig schon bereits in deutlich niedrigeren Dosierungen als in ihrer Originalindikation. Soweit bisher untersucht, scheinen die meisten Präparate die Empfindlichkeit von Zellen des Kortex, eine »cortical spreading depression« auszubilden, zu reduzieren.

Nicht medikamentöse Therapieverfahren

Medikamentöse Therapieverfahren sollen durch z. B. Entspannungsverfahren oder andere Verhaltenstherapeutische Maßnahmen ergänzt werden. Sportliche Ausdaueraktivität kann und wird zur Prophylaxe oft empfohlen werden, jedoch steht ein definitiver Wirksamkeitsnachweis aus. Klassische chinesische Akupunktur reduziert die Häufigkeit der Migräneattacken, allerdings ist eine Scheinakupunktur genauso wirksam. Homöopathie ist in der Migräneprophylaxe hingegen nicht wirksam. Der Verschluss eines offenen Foramen ovales ist, obwohl von einschlägigen Interessengruppen propagiert, keine Maßnahme die einen Einfluss auf die Migraine haben könnte ▶ Exkurs.

Migränetherapie in der Schwangerschaft und Stillzeit

Akuttherapie:

- Als Mittel der ersten Wahl gilt Paracetamol 1 g p.o., i.v. oder als Suppositorium.
- Der Einsatz von 1 g Acetylsalicylsäure (z. B. ASS-Brause) sollte lediglich als Alternative und nur im 2. Trimenon vorbehalten bleiben.
- Bei therapierefraktären Situationen kann i.v. Methylprednisolon (allerdings nach Rücksprache mit dem Gynäkologen) verabreicht werden.
- Triptane und Ergotamin sind in der Schwangerschaft nicht zugelassen. Allerdings konnten in Schwangerschaftregistern, bei denen Sumatriptan, Naratriptan und Rizatriptan untersucht wurden, bislang keine Hinweise auf eine erhöhte Fehlbildungsrate oder andere Komplikationen gefunden werden.

Prophylaxe: Prophylaxestudien mit Schwangeren existieren nicht. Häufig wird über eine Abnahme der Attackenfrequenz in der Schwangerschaft berichtet. Zur Prophylaxe kann Magnesium in einer Dosierung von 2-mal 300 mg/Tag zum Einsatz kommen. In der Schwangerschaft ist auch eine Prophylaxe mit Metoprolol und mit nicht-medikamentösen Verfahren möglich.

Exkurs

Migräne und offenes Foramen ovale (PFO)

Bei Migränepatienten mit Aura wurde überzufällig häufig ein offenes Foramen ovale gefunden, was zu einer Diskussion über eine Komorbidität mit Schlaganfällen und Migräne mit Aura führte. Die Prävalenz von Schlaganfällen bei Migräne ist jedoch sehr niedrig und liegt nur wenig über der Inzidenz der Normalbevölkerung. Dagegen sind Migräne und PFO häufig. Ein überzufällig häufiges gemeinsames Auftreten lässt eher an eine genetische Kolokalisation, aber nicht an eine Kausalität, gleich in welcher Richtung, denken. Es ist wissenschaftlich nicht begründet, dass der Verschluss des PFO die Migräneattacken beeinflussen könnte (es sei denn durch die Einnahme von Aspirin nach dem Verschluss!). Vielmehr konnte inzwischen nachgewiesen werden dass der Verschluss eines offenen Foramen ovale bei Migräne mit Aura nicht zu einer Attackenfreiheit oder zu einer Reduktion der Attackenfrequenz führt, jedoch eine Vielzahl von Komplikationen durch die Intervention auftreten. Dennoch bieten manche Kardiologen genau diese »Therapie«, finanziell durchaus erfolgreich, Migränepatienten an. Sie behaupten, dass hierdurch die Frequenz der Migräneattacken reduziert würde. Entsprechende positive klinische Studien existieren bislang nicht. Auch ein »Screening« auf ein PFO entbehrt bei Migräne mit Aura jeder Grundlage.

In der Stillzeit sollten Medikamente zum Einsatz kommen, die in der Muttermilch nicht oder nur in geringen Mengen nachzuweisen sind. Beim Einsatz von Betablockern muss an die Milchgängigkeit gedacht werden, die bei Säuglingen zu ausgeprägten Bradykardien führen kann. Hier bietet sich Valproinsäure als Prophylaktikum an.

16.1.4 Sonderformen der Migräne

▶ Facharztbox.

Facharztbox

Sonderformen der Migräne

Basilarismigräne. Hier beziehen sich die Aurasymptome auf eine Funktionsstörung des Hirnstamms: Dysarthrie, Doppeltsehen, Ohrgeräusche, Hörminderung, vestibulärer Schwindel, beidseitige Missempfindungen in den Händen, Ataxie, beidseitige Paresen und – in seltenen Fällen – Bewusstseinsstörungen sind charakteristische Befunde. Eine Unterscheidung zum akuten Schlaganfall ist klinisch während der Aura nicht möglich.

Familiäre hemiplegische Migräne (FHM). Diese sehr seltene Form der Migräne ist dominant vererbt und tritt mit dramatischen, zum Teil lange anhaltenden neurologischen Symptomen (Hemiplegie!) auf, die von einem schweren Schlaganfall nicht zu unterscheiden sind. Die FHM wird aber auch häufig mit einer Epilepsie verwechselt und als solche (erfolglos) behandelt. Manche Patienten werden bewusstlos, entwickeln Hirndruck und müssen auf der Intensivstation behandelt werden. In manchen Fällen findet sich zudem eine Liquorpleozytose. Auch allgemeine Verwirrtheitszustände kommen vor. Bei manchen Patienten können die Attacken durch ansonsten harmlose Schädelhirntraumen ausgelöst werden. Die hemiplegische Migräne löst sich ansonsten nach einigen Tagen folgenlos wieder auf. Ischämische Läsionen sind möglich, aber extrem selten.

Die hemiplegische Migräne ist von wissenschaftlichem Interesse, da über sie die genetische Ursache mancher Migräneformen klarer wird. Bei der FHM sind bislang drei Mutationen bekannt: Mutationen im Gen CACNA1A (FHM 1) stellen die häufigste Ursache einer FHM dar. Dieses Gen kodiert für einen Ca^{2+}-Ionenkanal, Mutationsvariationen dieses Gens können auch die episodische Ataxie Typ 2 und 6 auslösen. Daher wundert nicht, dass bei ungefähr 50% der Familien mit FHM1 unabhängig von den Migräneattacken zerebelläre Symptome zu finden sind. In unmittelbarer Nachbarschaft zum Gen CACNA1A findet sich auf Chromosom 19 zudem das NOTCH3-Gen welches für CADASIL (▶ Kap. 5) verantwortlich ist, bei der es oft zu einem Auftreten von Migräne kommt. Die FHM2 wird durch Mutationen im Gen ATP1A2, die FHM3 durch Mutationen in SCN1A verursacht.

Retinale Migräne. Hierbei handelt es sich um vollständig reversible monokulare visuelle Phänomene in Verbindung mit Kopfschmerzen wie bei Migräne ohne Aura, die während oder innerhalb von 60 min danach beginnen. Der ophthalmologische Befund außerhalb der Attacke ist normal. Der Ausschluss symptomatischer Ursachen (DD Amaurosis fugax) ist wichtig.

Chronische Migräne. Ursächlich wird neben genetischen Faktoren eine zunehmende Umstrukturierung von zentralen schmerzbezogenen Hirnarealen (wie beim Phantomschmerz) mit Verlust deszendierender Hemmmechanismen diskutiert. Risikofaktoren für die Chronifizierung einer Migräne sind hohe Attackenfrequenz sowie häufige, oft erfolglose, Medikamenteneinnahme. Dann entwickelt sich ein Dauerkopfschmerz mit gelegentlichen Attacken eines pulsierenden Kopfschmerzes. Häufig ist eine Depression oder Angsterkrankung assoziiert. Neben der Therapie eines Medikamentenabusus sollte eine Migräneprophylaxe begonnen werden. Topiramat scheint die Häufigkeit der Kopfschmerztage als auch der assoziierten Schmerzmitteleinnahme signifikant zu reduzieren. Außerdem scheint Onabotulinumtoxin A oft wirksam zu sein. Für Betablocker, Valproinsäure und Amitriptylin liegen für die chronische Migräne keine Studien vor.

Ophthalmoplegische »Migräne«. Diese wird heute unter die kranialen Neuralgien eingeordnet, sei dennoch aus historischen Gründen erwähnt: Die Patienten haben einen migräneähnlichen Kopfschmerz mit oder gefolgt von einer Parese eines oder mehrerer Augenmuskeln (N. III > N. VI > N. IV). Die Kopfschmerzen können oft über eine Woche andauern, bis zum Auftreten der Augenmuskelparesen können 4 Tage vergehen. Die Parese kann den Kopfschmerz um Tage überdauern. Pathophysiologisch gibt es Hinweise für eine rezidivierende demyelinisierende Neuropathie. Die Symptome reagieren entsprechend der anderen Pathophysiologie nicht auf die übliche Migränemedikation, aber auf Kortikosteroide.

Die wichtigsten Leitlinien Therapie und Prophylaxe der Migräne*

- **Therapie der Migräneattacke**
  - Die 5-HT1B/1D-Agonisten (in alphabetischer Reihenfolge) Almotriptan, Eletriptan, Frovatriptan, Naratriptan, Rizatriptan, Sumatriptan und Zolmitriptan sind die Substanzen mit der besten Wirksamkeit bei akuten Migräneattacken.
  - Nichtopioidanalgetika und nicht steroidale Antirheumatika (NSAR) sind bei der Behandlung der Migräne wirksam.
  - Ergotamin ist bei Migräne wirksam. Allerdings ist die Wirksamkeit in prospektiven Studien schlecht belegt.
  - Triptane sind Mutterkornalkaloiden bezüglich der Wirksamkeit überlegen.
  - Die Kombination eines Triptans mit einem NSAR ist der jeweiligen Monotherapie überlegen.
  - Antiemetika sind wirksam zur Behandlung von Übelkeit und Erbrechen.
  - Die Wirksamkeit nicht medikamentöser Verfahren wurde in der Attackentherapie in kontrollierten Studien kaum untersucht.
- **Prophylaxe der Migräne**
  - Bei häufigen Migräneattacken bzw. Migräneattacken mit ausgeprägten Beschwerden oder anhaltenden neurologischen Ausfällen sollte eine Migräneprophylaxe begonnen werden.
  - Migräneprophylaktika der ersten Wahl sind die Betablocker Metoprolol und Propranolol, der Kalziumantagonist Flunarizin und die Antikonvulsiva Topiramat und Valproinsäure.
  - Migräneprophylaktika der zweiten Wahl sind der Betablocker Bisoprolol, das Trizyklikum Amitriptylin, Naproxen und Acetylsalicylsäure.
  - Bei chronischer Migräne mit oder ohne Übergebrauch von Schmerz- oder Migränemitteln sind Topiramat und OnaBotulinumtoxinA wirksam.
  - Die medikamentöse Therapie soll durch nicht medikamentöse Verfahren der Verhaltenstherapie (z. B. Entspannungsverfahren) ergänzt werden. Alternativ zur medikamentösen Therapie kann auch eine Verhaltenstherapie als Prophylaxe durchgeführt werden.
  - Regelmäßiger aerober Ausdauersport wird empfohlen.
  - Bei Patienten mit einer hochfrequenten Migräne sowie erheblicher Einschränkung der Lebensqualität sollten Verfahren der psychologischen Schmerztherapie (Schmerzbewältigung, Stressmanagement, Entspannungsverfahren) eingesetzt werden.

* Nach den Leitlinien der DGN 2012 (www.dgn.org, leitlinien.html)

16.2 Trigeminoautonome Kopfschmerzen

Zu den trigeminoautonomen Kopfschmerzen gehören der episodische und chronische **Clusterkopfschmerz** (CK), die episodische und chronische **paroxysmale Hemikranie** (CPH) und das **SUNCT-Syndrom** (»short-lasting unilateral neuralgiform headache with conjunctival injection and tearing«). Gemeinsam ist diesen Kopfschmerzen, dass sie sich (außer in den chronischen Formen) mit meist kurz andauernden Schmerzattacken manifestieren und nahezu immer autonome Begleitsymptome auf der vom Schmerz betroffenen Seite zu beobachten sind. Die Symptome sind oft sehr quälend und sprechen auf »normale« Schmerzmedikamente wie Paracetamol oder Ibuprofen nicht an. Zur Diagnosestellung und zur Einleitung der richtigen Therapie ist daher eine besonders sorgfältige Anamnese unabdingbar.

16.2.1 Episodischer und chronischer Cluster-Kopfschmerz (Bing-Horton-Kopfschmerz)

Einleitung Der Cluster-Kopfschmerz ist ein anfallsartig auftretender, streng einseitiger, stärkster Kopfschmerz mit retroorbitalem Punctum maximum, der mit vegetativen Symptomen wie Tränensekretion, konjunktivaler Injektion, Nasenlaufen (Rhinorrhö), nasaler Kongestion, Lidschwellung und ipsilateralem Horner-Syndrom einhergeht. Die Kopfschmerzen treten in regelmäßigem Rhythmus für Tage bis Wochen (»Cluster«) oft zur gleichen Tages- oder Nachtzeit, vorzugsweise ein bis zwei Stunden nach dem Einschlafen auf. Da die Schmerzattacken mitunter so dramatisch stark sein können, dass Patienten suizidal werden, wird vereinzelt auch von Suizidkopfschmerzen gesprochen.

Epidemiologie Das Erkrankungsalter liegt zwischen 20 und 40 Jahren. Die Prävalenz wird auf 1:1000 geschätzt. Männer überwiegen gegenüber Frauen im Verhältnis 3:1. Die Kopfschmerzen treten bevorzugt im Frühjahr und im Herbst für mehrere Wochen bis Monate (Cluster) auf. Bei der häufigeren (etwa 80%), episodischen Form des Cluster-Kopfschmerzes werden die wenigen Wochen bis Monate dauernden Kopfschmerzperioden von symptomfreien Zeitspannen von Monaten bis Jahren abgelöst. Dauert die Clusterperiode ohne Unterbrechung über ein Jahr an oder sind die Remissionsphasen kürzer als 1 Monat, diagnostiziert man einen chronischen Cluster-Kopfschmerz. Dieser tritt primär bei weniger als 5% der Patienten auf. Der Übergang von einer episodischen zur chronischen Form kommt bei 10–15% der Patienten vor.

Pathophysiologie Die Pathophysiologie ist nicht geklärt. Die starken Schmerzen sprechen für die Beteiligung des ipsilateralen N. trigeminus. Die ipsilateralen autonomen Symptome suggerieren eine Aktivierung des Parasympathikus (Tränenfluss, Nasenlaufen) und des Sympathikus (Horner-Syndrom). Was allerdings die Attacken auslöst, wodurch die Periodik begründet ist und warum die unten beschriebenen Therapien wirken, ist unklar.

Familiäre Häufung zeigt eine mögliche genetische Komponente an, die aber weit geringer ist als bei Migräne. Etwa 40% der Betroffenen geben Alkoholkonsum als Auslöser an, andere nennen Sauerstoffmangel oder den Aufenthalt in großen Höhen. Nitroglyzerin und Histamin lösen die Attacken regelmäßig aus.

Symptome Der streng einseitige, seitenkonstante Kopfschmerz tritt akut oder subakut auf. Er wird von den Patienten als bohrend oder brennend, in jedem Fall als unerträglich heftig beschrieben, so »als würde das Auge aus dem Kopf herausgedrückt« oder »als müsse man mit dem Kopf gegen die Wand schlagen«. Die Schmerzen sind in der Augenhöhle, hinter dem Auge und/oder in der Stirn- und Schläfenregion lokalisiert. Er dauert zwischen 15–180 min an und endet meist so abrupt, wie er begonnen hat.

Die Schmerzen sind von weiteren, ipsilateralen Symptomen begleitet: Miosis, auch Ptosis, Tränenfluss, konjunktivale Injektion, Kongestion der Nase oder Absonderung von Nasensekret, periorbitales Ödem. Sie sind im Liegen am stärksten und lassen beim Aufstehen oder Herumgehen geringfügig nach. Deshalb sind die Patienten – im Unterschied zu Migränepatienten, die Ruhe und Abgeschiedenheit suchen – motorisch oft sehr unruhig. Manche Patienten berichten, wie bei der Migräne, von Lichtscheu und Überempfindlichkeit gegen Geräusche.

Die Schmerzen setzen bei der Mehrzahl der Patienten über Wochen praktisch täglich stets zur gleichen Stunde ein, meist 1–2 h nach dem Einschlafen oder in den frühen Morgenstunden. Nach dem Abklingen besteht eine Refraktärperiode, aber die Attacken wiederholen sich 5- bis 15-mal in 24 h.

Mit oder ohne Therapie ist dieser Kopfschmerz eine lebenslange Funktionsstörung, deren Cluster sich in Abständen von Monaten, auch Jahren wiederholen.

Diagnostik Die bildgebende Diagnostik (MRT von Schädelbasis und Orbita, CT mit Knochenfenster) ist bei Erstdiagnose oder bei begleitenden neurologischen Ausfallserscheinungen notwendig, um einen symptomatischen Clusterkopfschmerz durch z. B. Schädelbasistumoren, andere knochendestruierende Prozesse, Sinus-cavernosus-Thrombosen und -Fisteln, arteriovenöse Malformationen, Dissektionen oder granulomatöse Entzündungen auszuschließen. Ansonsten ist bei typischer Klinik oder beim Rezidiv keine Diagnostik indiziert.

Therapie Periphere und zentrale Analgetika, einschließlich Morphinderivate, helfen nicht oder nur sehr verzögert.

Therapie der **akuten Schmerzattacke**:

- Die Inhalation von 100%igem Sauerstoff über eine Gesichtsmaske (7–15 l/min über 15–20 min in aufrechter Haltung) ist bei 60–70% der Patienten wirksam.
- Wenn Sauerstoff nicht wirksam ist, hilft Sumatriptan (6 mg s.c.) oder 5–10 mg Zolmitriptan Nasenspray in der Attacke.
- Mittel der 2. Wahl, aber auch nebenwirkungsärmer, ist die nasale Instillation von Lidocainlösung (4%) bei zurückgelegtem und leicht zur betroffenen Seite gedrehtem Kopf. Dies hilft nur selten, sollte aber aufgrund der fehlenden systemischen Nebenwirkungen einmal versucht werden.

Zur **Prophylaxe** und Unterbrechung des Clusters wird eine Stufentherapie empfohlen:

- Verapamil ist in der Dosierung von bis zu 960 mg täglich (langsames Aufdosieren notwendig) das Mittel der ersten Wahl bei episodischem und chronischem Clusterkopfschmerz (Cave: kardiale Kontraindikationen, sowie QT-Zeit-Verlängerung, es sollte nur unter Kontrolle eines Kardiologen so hoch dosiert werden).
- Kortikosteroide werden häufig additiv eingesetzt, um die Zeit bis zum Erreichen der wirksamen Dosis von Verapamil zu überbrücken (z. B. 100 mg Methylprednisolon über 1 Woche, danach ausschleichend dosieren).
- Es können als Mittel der zweiten Wahl auch Lithiumpräparate wie Quilonum retard p.o. bis zu einem Serumspiegel von 0,6–1,2 mmol/l, Topiramat (100–200 mg) oder Valproinsäure eingesetzt werden.

> **Der Cluster-Kopfschmerz ist durch Attacken von einseitigen, unerträglichen Augen-, Stirn- und Schläfenkopfschmerzen charakterisiert, die in regelmäßigem Rhythmus für Tage bis Wochen (»Cluster«) jeweils zur gleichen Stunde, meist in den frühen Morgenstunden auftreten. Die Attacken sind von parasympathischen Symptomen begleitet, Bewegungsunruhe ist charakteristisch.**

Operative Therapieversuche bei chronischem Cluster-Kopfschmerz ► Exkurs.

Wichtige Leitlinien für die Behandlung der trigeminoautonomen Kopfschmerzen*

- Die parenteral wirkenden 5-HT1B/D-Agonisten Sumatriptan (6 mg s.c. oder nadelfrei) und Zolmitriptan (5–10 mg nasal) sind die Substanzen mit der besten Wirksamkeit in der akuten Clusterkopfschmerzattacke. Die orale Applikation eines Triptans ist nur bei langen Attacken sinnvoll.
- Die Inhalation von 100% Sauerstoff über Gesichtsmaske (7–15 l/min über 15–20 min) ist bei 60–70% der Clusterpatienten wirksam.
- Kortikoide sind wirksam, sollten als Mittel der ersten Wahl in der Regel aber nur kurzfristig (<4 Wochen) verwendet werden (z. B. Prednison mindestens 1 mg/kg KG).
- Verapamil ist die Substanz der ersten Wahl in der prophylaktischen Behandlung des Clusterkopfschmerzes (3–6×80 mg/Tag, selten bis 960 mg/Tag; cave Bradykardien).

Exkurs

Operative Therapieversuche bei chronischem Cluster-Kopfschmerz

- Die bilaterale Stimulation des N. occipitalis major ist in Fallberichten als erfolgreich beschrieben worden. Was die Beziehung zwischen diesen Nerven und dem Cluster angeht, ist die Grundlage eher bescheiden. Die Stimulation muss beidseits erfolgen. Sie wird zur Zeit in klinischen Studien evaluiert.
- Ebenfalls diskutiert wird die tiefe Hirnstimulation mit Zielpunkten im posterioren inferioren Hypothalamus.
- Nach Versagen aller medikamentösen Maßnahmen und sicherem Ausschluss einer symptomatischen Ursache sind in verzweifelten Situationen auch läsionelle operative Verfahren zu erwägen. Sie führen nicht immer und nicht dauerhaft zu einer Linderung der Symptome, bergen die Gefahr einer sekundären Neuralgie des N. trigeminus oder einer Anaesthesia dolorosa (Ausfall der Oberflächensensibilität kombiniert mit quälenden örtlichen Schmerzen).
- Alternativ kann die wiederholte Injektion von Kortikoiden und Lokalanästhetika an den N. occipitalis major versucht werden.

- Lithium (Plasmaspiegel 0,6–1,2 mmol/l) und Topiramat (100–200 mg/Tag) sind Mittel der 2. Wahl in der prophylaktischen Behandlung des Clusterkopfschmerzes.
- Mittel der ersten Wahl in der Behandlung der episodischen und chronischen paroxysmalen Hemikranie ist Indometacin (100–200 mg/Tag, häufig geringere Dosen ausreichend), Mittel der zweiten Wahl ist Gabapentin.
- Mittel der Wahl in der Behandlung des SUNCT-Syndroms ist Lamotrigin (mindestens 100–200 mg/Tag).

* Nach den Leitlinien der DGN 2012 (www.dgn.org/leitlinien.html)

16.2.2 Episodische und chronische paroxysmale Hemikranie

Symptome Die chronische paroxysmale Hemikranie ist eine seltene Kopfschmerzvariante, die oft mit einer Migräne oder einem Cluster-Kopfschmerz verwechselt wird. Die Erkrankung beginnt, ähnlich dem Clusterkopfschmerz, mit 20–40 Jahren. Die Geschlechterverteilung ist hier jedoch umgekehrt; Frauen überwiegen mit 3:1 gegenüber Männern. Die Attacken treten paroxysmal auf, sind sehr stechend, halbseitig, oft retroorbital, manchmal in Stirn oder Ohr lokalisiert. Sie dauern 5–45 min bis zu einer halben Stunde, rezidivieren allerdings 5- bis 40-mal am Tag. Wie beim Cluster-Kopfschmerz können Augenrötung, Tränenfluss, Miosis und Nasenlaufen hinzutreten.

Therapie Die Therapie ist gleichzeitig eine diagnostische Hilfe: Das Syndrom spricht hervorragend und exklusiv auf Indometacin an (3-mal 50 mg, bis maximal auf 300 mg/Tag steigern), so dass über den Therapieerfolg auch die Diagnose gesichert ist. Allerdings wird Indometacin häufig nicht gut vertragen: Blutungsneigung, Leber- und Nierenfunktionsstörungen sowie Übelkeit sind häufig. Protonenpumpenhemmer und Antiemetika sollten hinzu gegeben werden. Alternativ können andere NSAID, z. B. Naproxen oder Diclofenac, versucht werden.

16.2.3 SUNCT-Syndrom

Symptome Die Symptome ergeben sich aus dem Akronym: »short-lasting unilateral neuralgiform headache with conjunctival injection and tearing«. Es handelt sich um eine extrem seltene Kopfschmerzerkrankung. Das Verhältnis Frauen zu Männern wird mit 1:4 geschätzt. Die Schmerzattacken sind sehr kurz, aber äußerst heftig. Vom Cluster-Kopfschmerz unterscheidet sich SUNCT durch die höhere Attackenfrequenz (50–100/Tag). Ausgeschlossen werden muss die Trigeminusneuralgie, die keine autonomen Begleiterscheinungen hat.

Therapie Sauerstoffgabe, Triptane und Indometacin sind unwirksam. Moderne Antiepileptika wie Lamotrigin, Gabapentin oder Oxcarbazepin sollen wirksam sein, sind aber noch nicht durch größere Studien belegt. Die intravenöse Gabe von Lidocain (nur unter Überwachungsbedingungen) soll wirksam sein.

16.3 Kopfschmerzen vom Spannungstyp

Der Spannungskopfschmerz ist die häufigste primäre Kopfschmerzform. Obwohl er damit zwar eine sehr große sozioökonomische Bedeutung hat, ist er erstaunlicherweise wenig untersucht und die exakte Pathophysiologie von Spannungskopfschmerzen ist noch immer unbekannt. Primär psychogene Ursachen wurden angenommen. Bei schweren Verlaufsformen scheinen jedoch andere, neurobiologische Ursachen eine wichtige Rolle zu spielen. Eine erhöhte Schmerzempfindlichkeit auf Palpation der Gesichts und Halsmuskulatur gilt neben der Schmerzhäufigkeit und -Charakteristik als wichtiges Unterscheidungsmerkmal der einzelnen Unterformen. Die Schmerzempfindlichkeit auf Betasten der perikranialen Muskultur steigt mit der Intensität und Häufigkeit der Kopfschmerzen an und ist während der eigentlichen Kopfschmerzen verstärkt. Nach der aktuellen Kopfschmerzklassifikation werden folgende Kopfschmerzformen unter dem Begriff »Kopfschmerz vom Spannungstyp« zusammengefasst:

- sporadisch auftretender episodischer Kopfschmerz vom Spannungstyp (mit oder ohne perikraniale Schmerzempfindlichkeit),
- häufig auftretender episodischer Kopfschmerz vom Spannungstyp (mit oder ohne perikraniale Schmerzempfindlichkeit),
- chronischer Kopfschmerz vom Spannungstyp (mit oder ohne perikraniale Schmerzempfindlichkeit) und
- wahrscheinlicher Kopfschmerz vom Spannungstyp.

16.3.1 Episodischer Spannungskopfschmerz

Dieser wurde früher vasomotorischer Kopfschmerz genannt und ist so häufig, dass wahrscheinlich jeder Mensch im Laufe seines Lebens immer wieder einmal unter solchen Attacken leidet. Der episodische Spannungskopfschmerz ist mit einer Lebenszeitprävalenz von >90% der häufigste Kopfschmerz überhaupt. Er ist gekennzeichnet durch dumpfe und drückende, holozephale oder bifrontale Schmerzen leichter bis mittlerer Intensität, die keine vegetativen Begleitsymptome haben und im Gegensatz zum Migränekopfschmerz nicht durch körperliche Routineaktivitäten (z. B. Gehen oder Treppensteigen) verstärkt wird. Er dauert wenige Stunden bis maximal 7 Tage an. Übergänge zu Migräne sind bekannt.

Therapie Therapeutisch helfen Aspirin (500–1.000 mg), Paracetamol (500–1.000 mg), Ibuprofen 200–400 mg, Naproxen 500–1.000 mg, Metamizol 0,5–1,0 g, die Kombination aus 250 mg ASS, 250 mg Paracetamol und 65 mg Koffein. Andere Kombinationspräparate sollten nicht gegeben werden.

16.3.2 Chronischer Kopfschmerz vom Spannungstyp

Definitionsgemäß müssen chronische Kopfschmerzen im Durchschnitt an mehr als 15 Tagen im Monat und mindestens über 3 Monate bestanden haben. Chronische Spannungskopfschmerzen sind ebenfalls dumpf, drückend und holozephal. Manchmal bestehen eine leichte Übelkeit oder Photophobie oder Phonophobie.

Chronische Kopfschmerzen entwickeln sich meist aus einem episodischen Kopfschmerzsyndrom (bei etwa ¾ der Patienten aus einer Migräne und bei 20% aus einem episodischen Spannungskopfschmerz). Die genaue Ursache ist unbekannt, diskutiert werden unter anderem eine vermehrte Anspannung der Nackenmuskulatur und die dadurch bedingte Schwellenverstellung des nozizeptiven Systems. Auch psychische Stressoren können der Auslöser sein. Man findet vermehrt Depressionen und Angsterkrankungen, Schlafstörungen und Analgetikaabusus. Oft besteht eine familiäre Belastung. Die meisten Patienten hatten vorher einen episodischen Spannungskopfschmerz. Patienten jeden Alters können betroffen sein.

Therapie Man gibt in erster Linie trizyklische Antidepressiva wie Amitriptylin (25–150 mg/Tag), alternativ Doxepin (50–

Facharztbox

Andere primäre Kopfschmerzformen

Nach der aktuellen Kopfschmerzklassifikation werden folgende Kopfschmerzformen zu »anderen primären Kopfschmerzen« gezählt:

Primär stechender Kopfschmerz. Früher auch Eispickelkopfschmerz oder periodische Ophthalmodynie genannt. Er ist vorrangig auf die Orbital-, Schläfen- oder Scheitelregion, also auf das Versorgungsgebiete des ersten Trigeminusastes beschränkt. Die einzelnen Stiche dauern nur wenige Sekunden, können sich jedoch täglich vielmals wiederholen.

Primärer Hustenkopfschmerz. Immer in Assoziation mit Husten oder Bauchpressen treten für 1 Sekunde bis 30 Minuten meist beidseitige Schmerzen auf. Oft findet sich eine Arnold-Chiari-Malformation Typ I.

Primärer Kopfschmerz bei sexueller Aktivität, sog. koitaler (Orgasmus-)Kopfschmerz. Er tritt als heftiger, holozephaler oder bifrontaler Kopfschmerz gegen Ende des Verkehrs fast ausschließlich bei Männern, auf. Er ist oft so stark, dass die Betroffenen in die Notaufnahme gebracht werden und alles getan wird, um eine Subarachnoidalblutung (SAB) auszuschließen, die nach dem Geschlechtsverkehr auch nicht selten auftritt. Der Schmerz dauert manchmal 1–2 h an und kann mit Ibuprofen behandelt werden. Die Pathophysiologie ist nicht bekannt. Auch dieser Kopfschmerz kann rezidivieren, aber sicher nur ganz selten. Daher wird dem Patienten auch nicht geraten, dass er den Auslöser in Zukunft meidet.

Primärer Kopfschmerz bei körperlicher Anstrengung, sog. »exercise-headache«. Ähnlichen Charakter wie der o.g. Kopfschmerz hat auch dieser Schmerztyp, der während extremer körperlicher Aktivität (Marathon, Gewichtheben) auftritt. Er kann ebenso wie der Kopfschmerz bei sexueller Aktivität prophylaktisch mit Indometacin behandelt werden.

Primärer schlafgebundener Kopfschmerz. Dumpfe Kopfschmerzen die den Patienten aus dem Schlaf wecken, daher auch »alarm-clock headache« genannt. Intrakranielle Erkrankungen müssen ausgeschlossen werden.

Hemicrania continua. Dies ist ein kontinuierlich vorhandenen Schmerz, der von einzelnen Schmerzattacken unterschiedlicher Länge überlagert wird. Autonome Begleiterscheinungen wie Rhinorrhö, Tränenfluss und konjunktivale Injektion können vorkommen. Die Hälfte der Patienten berichtet über eine nächtliche Schmerzzunahme. Die Symptome zeigen Ähnlichkeit mit dem Cluster-Kopfschmerz und der chronisch paroxysmalen Hemikranie, von der sie nicht immer sicher zu unterscheiden sind. Für eine Beziehung mit der letzteren spricht auch das Ansprechen auf Indometacin.

Neu aufgetretener täglicher Kopfschmerz. Es handelt sich um einen innerhalb von 3 Tagen akut bis subakuten entstandenen, bilateralen, drückenden, nicht pulsierenden Kopfschmerz leichter bis mittelschwerer Intensität, der von da an während eines Zeitraums von mehr als 3 Monaten vorhanden ist und nicht remittiert. Es kommt nicht zu einer Verstärkung durch körperliche Routineaktivität wie Gehen oder Treppensteigen. Eine leichte migräneartige Komponente ist beschrieben, ebenso Phono-/Photophobie und Übelkeit. Ursächlich wird von manchen eine postinfektiöse Genese (virale Infekte, bei Kindern EBV) diskutiert. Die medikamentöse Therapie ist schwierig. Je nach Kopfschmerztyp (migräneartig oder spannungskopfschmerzähnlich) wird eine prophylaktische Therapie mit Valproinsäure oder trizyklischen Antidepressiva empfohlen.

Nicht klassifizierte Kopfschmerzformen

Eiscreme-Kopfschmerz. Dieses Syndrom ist gar nicht selten: Beim Schlucken eines größeren Bissens von Eiscreme oder nach einem großen Schluck eines eiskalten Getränks (bestes Beispiel: Frozen Margarita) kommt es mit Latenz von wenigen Sekunden zu einem sehr intensiven stechenden Schmerz in der Stirn oder hinter einem Auge. Der Schmerz sistiert nach längstens einer halben Minute, kann aber rezidivieren (obwohl er in der Regel so stark war, das niemand auf die Idee kommt, ihn noch mal zu provozieren. Eine Therapie erübrigt sich und die Prophylaxe ist ziemlich offensichtlich: In kleinen Schlucken trinken.

»Chinese food headache«. Dieser wird auch als Glutamat-induzierter Kopfschmerz bezeichnet. Er tritt mit Stunden Latenz im Anschluss an ein mit dem Geschmacksverstärker Glutamat angereichertes Essen auf, ist oft halbseitig und von einem Katerkopfschmerz nur schwer zu unterscheiden. Er rezidiviert gern und scheint umso stärker aufzutreten, je mehr Glutamat in der Speise war.

Katerkopfschmerz. Für diesen Kopfschmerz sind Auslöser, Symptomatik und vegetative Begleiterscheinungen besonders jungen Männern bestens bekannt. Auch ist die Prävention klar und wird von den Betroffenen am Morgen nach dem auslösenden Ereignis auch wortreich beschworen: »Nie wieder werde ich einen Tropfen Alkohol trinken«! Leider endet der Vorsatz meist am gleichen Abend, vor allem, wenn man gemerkt hat, wie gut 600–800 mg Ibuprofen hilft (falls man es vor Übelkeit überhaupt schlucken kann).

Ein Hinweis, der über den Inhalt eines Lehrbuchs hinausgeht und eher in die Rubrik »Lebenserfahrung« und nicht »randomisierte Studie« gehört: Wenn man absehen kann, dass der Abend heftig werden könnte, wirkt Ibuprofen präventiv, wenn man es während des Abends oder vor dem Einschlafen nimmt.

150 mg), Imipramin 30–150 mg/Tag oder Clomipramin 75–150 mg/Tag. Eine langsame Aufdosierung ist wichtig, die Wirkung lässt sich erst nach 4–8 Wochen abschätzen. Therapieversager und -abbrecher sind häufig.

Mittel der zweiten Wahl: Mirtazapin (15–30 mg), Venlafaxin (150–225 mg/Tag), Valproinsäure 500–1500 mg/Tag, alternativ MAO-Hemmer Moclobemid, Fluoxetin (20–400 mg/Tag) oder Sulpirid 200–400 mg/Tag. Topiramat scheint auch zu wirken. Physiotherapeutische Maßnahmen mit Training der HWS-/Schultermuskulatur, Dehnübungen und Massage sowie Entspannungsübungen ergänzen die Therapie. Analgetika, insbesondere Kombinationspräparate sollten vermieden werden.

Vertiefende Informationen zu anderen primären Kopfschmerzformen ▶ Facharztbox.

16.4 Sekundäre Kopfschmerzen

Kopfschmerzen die als Folge und im Zusammenhang mit einer Erkrankung auftreten werden als sekundäre Kopfschmerzen bezeichnet.

16.4.1 Glaukomanfall

Beim akuten Glaukomanfall treten heftigste, halbseitige Schmerzen im Auge und in der Schläfe auf. Auch ist die Konjunktiva injiziert. Durch Vagusreiz kann zudem Erbrechen auftreten. Diagnostisch wichtig und wegweisend ist jedoch, dass die Pupille weit und reaktionslos ist. Der Augapfel ist, besonders im Vergleich mit der anderen Seite, palpatorisch hart, die Hornhaut glanzlos, der Patient klagt über schlechtes Sehen. Therapeutisch hilft Acetazolamid (Diamox 500 mg i.m.) und 2%ige Pilocarpin-Augentropfen.

16.4.2 Zervikogener Kopfschmerz

Diese Kopfschmerzform beschreibt ein kontrovers diskutiertes Nacken-/Kopfschmerzsyndrom mit migräneähnlichen Charakteristika, aber mechanischer Auslösbarkeit. Klinisch handelt es sich um einen seitenkonstanten, einseitigen ziehenden Schmerz. Einzelne Attacken können durch aktive und passive Halsbewegungen oder durch externen Druck reproduziert werden.

Pathophysiologisch kommen Reizungen sensiblen Nervenwurzel C2–C4 oder des N. occipitalis major in Frage. Nicht selten sind degenerative Veränderungen der Halswirbelsäule mit oder ohne mechanische Reizung der HWS und der kleinen Wirbelgelenke vorbestehend, was aber bei vielen älteren Menschen der Fall ist. Neurologen raten in der Regel von chiropraktischer Behandlung ab und bevorzugen gymnastische Übungen und Stärkung der Nackenmuskulatur. Manche bezweifeln die Existenz dieser Kopfschmerzform.

16.4.3 Kopfschmerz bei Medikamentenübergebrauch

Definition und Symptome Es handelt sich um einen chronischen Kopfschmerz, der an mehr als 15 Tagen/Monat auftritt und dem eine regelmäßige (10–15 Tage/Monat seit mindestens 3 Monaten) Einnahme von Kopfschmerzmitteln jeglicher Art zugrunde liegt. Häufig assoziiert sind Übergewicht und depressive Störungen. Weitere Risikofaktoren sind die Einnahme von Tranquilizern und chronische muskuloskelettale oder gastrointestinale Beschwerden. Ursprünglich litten die Patienten unter Migräne oder Spannungskopfschmerz.

Der Schmerz ist bilateral, diffus, dumpf, nicht pulsierend und ohne vegetative Begleitsymptome. Migränepatienten mit Triptanübergebrauch erleben oft zuerst eine höhere Migränefrequenz, danach einen pulsierenden, klopfenden Kopfschmerz, teils mit Übelkeit. Der Schmerz ist oft schon beim Aufwachen vorhanden. Oft glauben die Patienten an eine Verschlimmerung der vorbestehenden Kopfschmerzen und nehmen noch mehr Analgetika ein.

Epidemiologie Die Prävalenz des Kopfschmerzes bei Medikamentenübergebrauch in der allgemeinen Bevölkerung beträgt etwa 2%. 80% von diesen sind Frauen im mittleren Lebensalter.

Pathophysiologie Diese ist nicht bekannt. Man diskutiert die Veränderung der Schmerzschwelle, wodurch physiologische Phänomene bereits als schmerzhaft empfunden werden. Andererseits findet man analgetikainduzierte Kopfschmerzen nicht bei Patienten, die wegen anderer Schmerzen chronisch Schmerzmedikamente einnehmen.

Ursachen Einnahme von Analgetika, meist Mischpräparate, besonders solche mit Koffein oder Ergotamin. Auch Triptane können den medikamenteninduzierten Kopfschmerz auslösen, seltener sind Aspirin und nichtsteroidale Antiphlogistika die Ursache.

Therapie Ziel ist ein Medikamentenentzug. Zeitgleich mit der Entzugsbehandlung soll die Prophylaxe des primären Kopfschmerzes (Migräne oder Kopfschmerz vom Spannungstyp) eingeleitet werden. Die Therapie sollt multidisziplinär durch Neurologen/Schmerztherapeuten und Verhaltenstherapeuten erfolgen.

- Bei manchen Patienten mit Migräne ist durch die Prophylaxe mit Topiramat die Attackenfrequenz soweit reduzierbar, dass die Kriterien bei Medikamentenübergebrauch nicht mehr erfüllt werden.
- Ebenso ist eine Therapie mit Onabotulinumtoxin A ist bei Patienten mit Migräne und gleichzeitigem Medikamentenabusus in der Lage, die Attackenfrequenz soweit zu reduzieren, dass die Kriterien des Kopfschmerzes bei Übergebrauch von Schmerz- und Migränemitteln nicht mehr erfüllt werden.

- Der Medikamentenentzug kann bei Patienten ambulant oder teilstationär erfolgen. Bei Patienten mit langjährigem medikamenteninduzierten Kopfschmerz, Konsum von psychotropen Substanzen oder Opioiden und bereits erfolglosen Selbstentzügen, kann eine stationäre Entzugsbehandlung notwendig werden.
- In der ersten Woche treten Entzugssymptome wie verstärkter Kopfschmerz, Übelkeit, Tachykardie, Schlafstörungen, Unruhe, Angst und Nervosität auf.
- Patienten mit triptaninduziertem Kopfschmerz haben einen leichteren Entzug als solche mit einem Analgetika- oder Ergotaminentzug.
- Gegen Entzugskopfschmerz wurde Prednison 100 mg über 5 Tage empfohlen, dies ist vermutlich jedoch nicht besser wirksam als Placebo. Neben der medikamentösen Entzugsbehandlung ist eine psychologische Betreuung, z. B. in Form von Verhaltenstherapie wichtig.

Die Rückfallquote wird mit 30% angegeben.

16.4.4 Kopfschmerzen nach Kopf- oder HWS-Trauma

Definition und Symptome Der Kopfschmerz tritt mit Latenz nach einem leichten oder mittelgradigen Schädeltrauma auf. Er wird chronisch, wenn er länger als 8 Wochen besteht. Er kontrastiert in seiner Dramatik oft mit dem relativ milden Trauma. Besonders häufig tritt der Schmerz auf, wenn ärztlicherseits nach dem Trauma eine inadäquate Immobilisation verordnet wird. Die Aussicht auf eine finanzielle Entschädigung trägt ebenfalls zur Chronifizierung bei. Gleiches gilt für zusätzlich geklagte Beschwerden wie Konzentrationsschwäche, Schwindel oder Gedächtnisstörungen, die sich meist der objektiven Bestätigung entziehen. Eine Ähnlichkeit mit dem chronischen Schleudertrauma-Beschwerdekomplex, der oft parallel besteht, ist nicht zu übersehen (▶ Kap. 36).

Therapie Kurzfristig nach dem Trauma Ibuprofen oder Paracetamol, keine Dauertherapie. Bei Chronifizierung erfolgt die Behandlung wie beim chronischen Spannungskopfschmerz.

Die wichtigsten Leitlinien zu apparativen Zusatzuntersuchungen bei Kopfschmerzen*

Während bei schon langjährig bestehenden, konstanten und nach den Kopfschmerzkriterien der International Headache Society diagnostizierbaren primären Kopfschmerzen eine kraniale Bildgebung in der Regel nicht erforderlich ist, sollte sie erfolgen bei:

- Erstmanifestation einer Kopfschmerzerkrankung mit untypischem Charakter,
- atypischem klinischem Verlauf,
- zunehmender Schmerzintensität oder sich änderndem Schmerzcharakter bei bekanntem Kopfschmerzsyndrom,
- zusätzlichem Auftreten neurologischer Symptome/Ausfälle.

Bei typischer Klinik und normalem neurologischem Befund ist die Wahrscheinlichkeit von irrelevanten Zufallsbefunden höher als die Wahrscheinlichkeit, einen behandlungswürdigen Befund zu erheben. Wenn eine bildgebende Untersuchung erfolgen muss, ist abhängig von der Verdachtsdiagnose und dem Zeitverlauf eine kranielle Magnetresonanztomographie meist dem cCT vorzuziehen. Wenn ein Aneurysma vermutet wird, kann ein Angio-MR oder ein Angio-CT ausreichend sein.

Bei Kopfschmerzen ist ein EEG nur bei vermuteter Assoziation mit einem epileptischen Geschehen indiziert. Evozierte Potenziale, Blinkreflex, autonome Testung, Algesiometrie, NLGs und EMG sind zur Diagnostik von primären Kopfschmerzen nicht geeignet, sie sind jedoch zur Untersuchung symptomatischer Kopfschmerzen häufig nötig. Das Gleiche gilt für die transkranielle Doppler-/Duplexsonographie. Eine Liquorpunktion ist generell sinnvoll bei Patienten, die strikt lageabhängige Kopfschmerzen angeben, auch wenn durch Bildgebung eine Liquorzirkulationsstörung, ein Liquorunterdrucksyndrom oder eine Sinusvenenthrombose ausgeschlossen ist. Eine extrakranielle Doppler-/Duplexsonographie ist zum Ausschluss einer Dissektion ggf. sinnvoll, wobei hier die Kernspintomographie mit fettsupprimierten Sequenzen sensibler ist. Ein sog. »Halo-Zeichen« der A. temporalis in der Dopplersonographie ist relativ spezifisch für eine Arteriitis cranialis; in der A. carotis ist es relativ spezifisch für eine Arteriitis Takayasu.

* Nach den Leitlinien der DGN 2012 (www.dgn.org/leitlinien.html)

16.5 Kraniale Neuralgien und andere Gesichtsschmerzen

16.5.1 Klassische Trigeminusneuralgie

Definition Die klassische (idiopathische) Trigeminusneuralgie ist als blitzartig einschießender, extrem heftiger, elektrisierender und stechender Schmerz im Versorgungsgebiet eines oder mehrerer Trigeminusäste definiert. Die Attacken halten typischerweise Sekunden, selten auch länger (<2 min) an und treten sowohl spontan als auch durch Reize ausgelöst (Kauen, Sprechen, Schlucken oder Zähneputzen) auf. Zwischen den Attacken besteht Beschwerdefreiheit. Die Attacken können täglich über Monate auftreten. Heute weiß man, dass auch eine große Zahl der klassischen Neuralgien auf eine anatomische Variante, nämlich einen engen Kontakt zwischen einem Gefäßast und dem entsprechenden Trigeminusast, zurückgeführt werden kann.

Epidemiologie Die Krankheit beginnt meist in der 2. Lebenshälfte. Frauen sind doppelt so häufig betroffen wie Männer. Die Schmerzanfälle sind weit mehr in der rechten als in der linken Gesichtshälfte lokalisiert. Die jährliche Inzidenz liegt bei etwa 3/100.000 für Männer und bei 6/100.000 für Frauen. Am häufigsten sind die Äste V2 und V3 entweder allein oder in Kombination betroffen. Eine doppelseitige Trigeminusneuralgie ist sehr selten (5%). In diesen Fällen werden beide Seiten im Abstand von Monaten oder Jahren nacheinander befallen. Fälle vor dem 30. Lebensjahr sind immer verdächtig auf eine andere symptomatische Ursache (z. B. multiple Sklerose).

Pathophysiologie In mehr als der Hälfte der Fälle liegt der idiopathischen Trigeminusneuralgie eine enge Beziehung eines arteriellen Astes zu einer Trigeminuswurzel (»Gefäß-Nerven-Konflikt«) zugrunde. An erster Stelle ist es die A. cerebelli superior, die durch degenerative Gefäßveränderungen

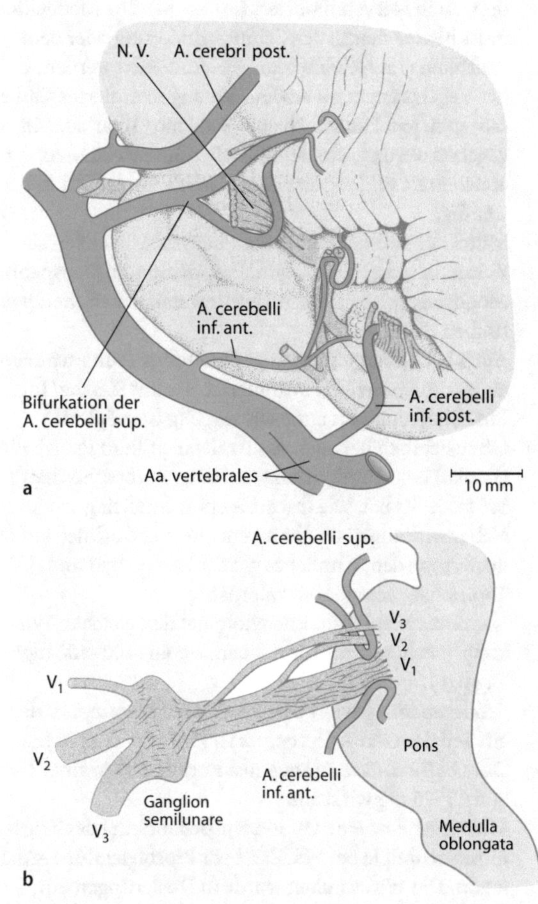

Abb. 16.1a,b Vaskuläre Kompression der Trigeminuswurzeln. **a** Seitliche Ansicht, **b** Detaildarstellung der neurovaskulären Beziehungen am Austritt der Trigeminuswurzeln. (Mit freundlicher Genehmigung von W. Seeger, Freiburg)

elongiert wird, den Nerven komprimiert und dadurch zu einer Trigeminusneuralgie im 2. und 3. Ast führt (Abb. 16.1). Aufgrund der dauernden Reizung des Nerven durch den pulsierenden Gefäßast kommt es zu einer fokalen Läsion der Myelinscheide und zu ungedämmten Kontakten zwischen sensiblen Fasern und Schmerzafferenzen. Die Schmerzattacken werden auf solche abnorme Nebenschlüsse (Ephapsen) im peripheren Nerven zurückgeführt. Dadurch werden Berührungen als Schmerzen empfunden.

Symptome Die Krankheit ist am treffendsten durch die alte Bezeichnung »**Tic douloureux**« charakterisiert. Ihr wichtigstes Symptom sind Schmerzattacken, die durch die Qualität, Lokalisation, Auslösung und Ablauf unverkennbar sind. Die Schmerzen halten sich stets an das Territorium des betroffenen Trigeminusastes. Spontan oder nach Reizung der Triggerzonen tritt der typische Ablauf der Neuralgie auf:

- Blitzartig setzt ein heftigster, brennender Schmerz im Versorgungsgebiet eines Trigeminusastes oder in zwei benachbarten Arealen ein, der nur wenige Sekunden, ganz selten einige Minuten anhält.
- Während der Schmerzattacke kontrahiert sich die mimische Muskulatur in dem betroffenen Gebiet tonisch oder klonisch.
- Im Anschluss an die Attacke ist die betroffene Zone für Sekunden bis Minuten schmerzrefraktär, d. h., sensible Reize lösen jetzt keinen Schmerzanfall mehr aus.

Ist der **Ramus ophthalmicus** betroffen, strahlen die Schmerzen in die Stirn, die Scheitelgegend und das Auge ein, begleitet von Rötung der Stirn, konjunktivaler Injektion mit Lichtscheu und Tränenfluss. Im Anfall kneift der Patient das Auge krampfhaft zu. Der N. nasociliaris aus dem 1.Trigeminusast versorgt Nasenrücken, Schleimhaut, Kornea und Iris. Der Triggerpunkt ist am inneren Augenwinkel lokalisiert.

Bei Neuralgie des **Ramus maxillaris** befällt der Schmerz Oberlippe, Nasenflügel, Nasenschleimhaut, Gaumen und Zähne des Oberkiefers.

Beim **Ramus mandibularis** sind Unterlippe, Zunge und Unterkiefer betroffen. Dabei beißen viele Kranke reflektorisch die Kiefer zusammen.

Die Lokalisation der Schmerzen führt leicht und sehr häufig zur Fehldiagnose einer Zahn- oder Kieferhöhlenaffektion, so dass den Kranken nicht selten alle Zähne extrahiert und die Kieferhöhlen gespült und operiert werden. Die Beachtung des Schmerzcharakters sollte vor einem solchen Irrtum bewahren.

Verlauf Die Attacken treten zunächst nur sporadisch, im Abstand von Wochen und Monaten auf. Später nehmen sie an Häufigkeit immer mehr zu, bis sie sich schließlich viele Male am Tag wiederholen. Nachts bleibt der Patient meist verschont. Über längere Sicht ist der Verlauf wellenförmig, mit Perioden von Wochen und Monaten, in denen nur wenige Attacken auftreten.

Gewöhnlich ist zunächst das Gebiet des 2. oder 3. Astes betroffen. Mit längerer Krankheitsdauer werden die Schmerzanfälle nicht nur schwerer und häufiger, sondern breiten sich auf das benachbarte Areal aus. Die Anamnese deckt bei vermeintlich kontinuierlichen Schmerzen oft auf, dass es sich um eine rasche Folge von Schmerzattacken handelt, oder es liegt ein atypischer Gesichtsschmerz (siehe unten) vor.

Anfangs setzen die Schmerzanfälle spontan ein. Später werden sie immer mehr durch äußere Reize, wie Berührung, kalten Luftzug, Kauen, Trinken, Sprechen, Schlucken und schon leichte mimische Bewegungen ausgelöst. In diesem Stadium wagen die Kranken oft nicht mehr, ins Freie zu gehen oder sich in dem betroffenen Hautgebiet zu waschen und zu rasieren. Man muss sich davor hüten, die reaktive ängstliche Gespanntheit oder resigniert-depressive Verstimmung als psychopathische oder neurotische »Ursache« der Schmerzen anzusehen. Fälle von Suizidalität sind bekannt. Dauerschmerzen gehören nicht zum Krankheitsbild. Die Anamnese deckt bei vermeintlich kontinuierlichen Schmerzen oft auf, dass es sich um eine rasche Folge von Schmerzattacken handelt, oder es liegt ein atypischer Gesichtsschmerz vor.

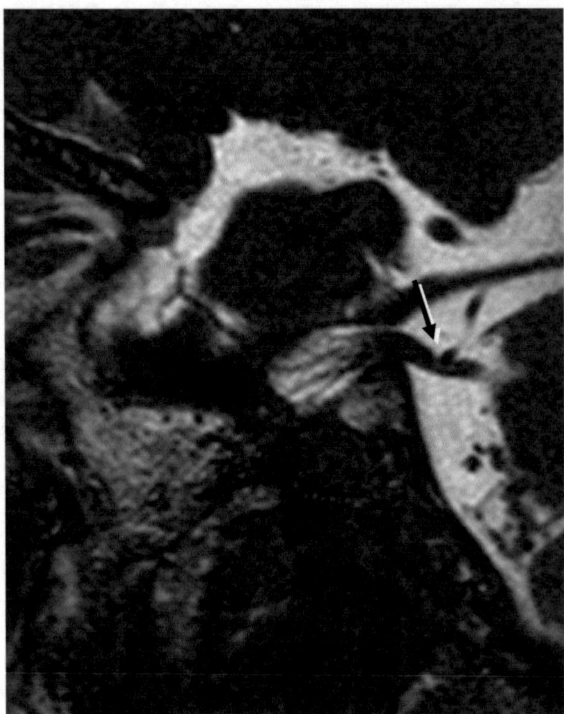

Abb. 16.2 MRT des N. trigeminus. Gefäß-Nerven-Konflikt bei Trigeminusneuralgie im hochauflösenden Hirnnerven-MRT. Der N. trigeminus wird von einer Gefäßschleife komprimiert (*Pfeil*). (Mit freundlicher Genehmigung von B. Kress, Frankfurt)

Neurologische Untersuchung Bei der Untersuchung verhalten sich die Patienten ängstlich und abwehrend. Sofern dies zumutbar ist, löst Berührung bestimmter Triggerzonen oder Druck auf den Austrittspunkt des betroffenen Trigeminusastes den typischen Schmerzanfall aus. Nach längerer Krankheitsdauer lassen sich bei etwa 1/4 der Patienten geringfügige Sensibilitätsstörungen im betroffenen Trigeminusareal nachweisen. Abschwächung des Kornealreflexes, stärkere Sensibilitätsausfälle oder Lähmung des motorischen Trigeminus zeigen eine symptomatische Form an.

Diagnostik An erster Stelle steht die genaue Analyse der Schmerzanfälle nach den oben geschilderten Kriterien. Elektrophysiologische Untersuchungen sind bei idiopathischer Trigeminusneuralgie unergiebig.

MRT-Nachweis einer vaskulären Kompression: Die Nervenkompression beruht am häufigsten auf einem Kontakt mit der A. cerebelli superior (ca. 80%, Abb. 16.2), seltener und in absteigender Häufigkeit mit pontinen Venen, der A. cerebelli inferior anterior oder anderen kleineren Gefäßen.

Medikamentöse Therapie In vielen Fällen wird zunächst eine konservative Therapie versucht.

- Konventionelle Analgetika sind wirkungslos.
- Mittel der ersten Wahl ist Carbamazepin p.o., ein Blocker der schnellen Na-Kanäle, der hochfrequente Entladungen in Nerven blockiert (▶ Kap. 14). Die Medikation muss bis zur deutlichen Schmerzlinderung oder dem Auftreten von Nebenwirkungen aufdosiert werden. In der Regel braucht man 800–1500 mg retardiertes Carbamazepin, ggf. kann auch 600–2400 mg Oxcarbazepin gegeben werden, um deutliche Beschwerdebesserung zu erzielen. Es sind regelmäßige Natriumkontrollen notwendig.
- Mittel der zweiten Wahl sind Phenytoin, Baclofen als Zusatztherapie, Lamotrigin, Pregabalin und Gabapentin. Möglicherweise hat auch Levetiracetam einen therapeutischen Effekt.
- Auch bei Gabapentin erfolgt die Aufdosierung schneller als bei Epilepsie: Wir beginnen meist mit 800 mg/Tag. Eine Steigerung bis auf 2.400 mg/Tag ist möglich.
- Offensichtlich hat auch das Antiepileptikum Pregabalin (Lyrika) eine gute Wirkung auf den neuropathischen Schmerz. Es hat, wie Oxcarbazepin, deutlich geringere Nebenwirkungen und kann entsprechend schnell aufdosiert werden. Ähnliches gilt für Lamotrigin und Topiramat, weniger für Valproat.
- Das Antiepileptikum Phenytoin hat den gleichen Wirkungsmechanismus wie Carbamazepin (300–400 mg/Tag p.o.).
- Clonazepam aktiviert den Benzodiazepinrezeptor, der ein Teil des GABA-Rezeptors ist (3–8 mg/Tag p.o.).
- Der GABA-B-Rezeptoragonist Baclofen ist in einer Dosis von 25–75 mg wirksam.
- Misoprostol ist eine Option zur Behandlung der Trigeminusneuralgie bei MS. Es ist ein Prostaglandin-E-Analogon. Die Wirksamkeit wurde in Dosierungen um 3-mal 200 μg belegt. Das Präparat ist in Deutschland nur über die internationale Apotheke erhältlich.
- Pimozid (Orap) ist ein hochpotentes Neuroleptikum, das bei therapieresistenten Patienten in einer Dosis von 4–12 mg teilweise wirksam war.
- Die Behandlung sollte als Monotherapie erfolgen; bei Therapieresistenz als Kombinationstherapie mit Substanzen unterschiedlicher Wirkmechanismen (z. B. Carbamazepin und Baclofen). Die Dosis sollte so lange erhöht werden, bis weitgehende Schmerzfreiheit eingetreten ist oder intolerable Nebenwirkungen auftreten. Dosisanpassungen werden häufig notwendig. Nach 4–6 Wochen Beschwerdefreiheit kann die Dosis stufenweise reduziert werden.

Operative Therapie Diese wird gewöhnlich erst diskutiert, wenn die Möglichkeiten der konservativen Therapie erschöpft sind. Andererseits wäre es nicht vertretbar, den Leidenszustand des Patienten über Gebühr zu verlängern, wenn die medikamentöse Behandlung offensichtlich ohne den gewünschten Erfolg bleibt.

- **Mikrovaskuläre Dekompression (Jannetta-Operation):** Auf der Beobachtung der Gefäß-Nerven-Beziehung beruht die operative Behandlung durch neurovaskuläre Dekompression über eine subokzipitale Kraniotomie. Die Patienten befinden sich in Rückenlage oder in halb-

sitzender Position. Dabei wird eine Kompression der Trigeminuswurzel durch eine elongierte Kleinhirnarterie neben der Brücke operativ gelöst. Der Gefäß-Nerven-Kontakt wird durch Einfügen eines kleinen Stücks alloplastischen Materials (z. B. Teflon) beseitigt. Nach dem Eingriff sind etwa 80% der Patienten schmerzfrei und in 16% haben sich die Beschwerden gebessert. Nach 10 Jahren sind noch 50% der Betroffenen schmerzfrei. Die perioperative Mortalität liegt bei 0,5%, postoperative Komplikationen kommen bei etwa 4% der Patienten vor. Eine persistierende Hypästhesie im Trigeminusgebiet ist selten.
- **Transkutane Therapien:** Eine weitere, Erfolg versprechende Operationsmethode ist die stimulationsgesteuerte Thermokoagulation des Ganglion Gasseri in Ultrakurznarkose, bei der die weniger stark myelinisierten schmerzleitenden C-Fasern durch einen thermischen Reiz ausgeschaltet werden. Ein anderes, nur noch selten angewandtes Verfahren ist die Glyzerinrhizolyse. Für diese Verfahren liegt die Erfolgsrate bei etwa 90% und bleibt auch über längere Zeit relativ hoch. Eine sehr unangenehme Komplikation ist die **Anaesthesia dolorosa** in einem oder mehreren Trigeminusästen.
- **Radiochirurgische Behandlung:** Bei der radiochirurgischen Behandlung mit Gamma-Knife (oder Linearbeschleuniger) wird der N. trigeminus im Bereich seiner Eintrittszone hirnstammnah stereotaktisch mit Dosen zwischen 70 und 90 Gy in einer einmaligen Sitzung bestrahlt. Sie führt bei etwa 50% der Patienten zu Schmerzfreiheit. Der Effekt tritt verzögert auf. Im Vergleich zu anderen ablativen Verfahren ist die radiochirurgische Behandlung die Methode mit der geringsten Erfolgsquote, aber auch der niedrigsten Komplikationsrate.

Zur Indikationsstellung für eine operative Behandlung gehört, dass man sich über die psychische Verfassung des Patienten im Klaren ist. Je atypischer die Symptomatik und je stärker die psychischen Auffälligkeiten sind, desto weniger Erfolg darf man sich von der Operation versprechen.

Periphere Eingriffe an den Trigeminusästen, die Entfernung von Zähnen oder Maßnahmen der manuellen Medizin sind sinnlos.

16.5.2 Symptomatische Trigeminusneuralgie

Patienten mit symptomatischer Trigeminusneuralgie sind jünger und haben wesentlich häufiger einen Befall von V1 oder bilaterale Neuralgien. Bei den symptomatischen Formen sind die Schmerzparoxysmen die gleichen wie bei der klassischen Form, doch kann eine Sensibilitätsstörung im Versorgungsbereich des betroffenen Trigeminusastes vorhanden sein und es wird keine Schmerzfreiheit zwischen den Attacken gefordert. Eine Abschwächung des Kornealreflexes, deutliche Sensibilitätsausfälle oder Paresen des motorischen N. trigeminus weisen auf eine symptomatische Trigeminusneuralgie hin.

Erfahrungsgemäß sind Schmerzen im 1. Ast fast immer durch eine andere Ursache als eine neurovaskuläre Kompression bedingt. Auch das Auftreten in allen drei Ästen oder beidseitig spricht für eine andere Ursache, z. B. einen Knochenprozess (Epipharynxkarzinom, Metastasen, M. Paget), einen Tumor des Kleinhirnbrückenwinkels, umschriebene Hirnstammischämien und Angiome des Hirnstamms, oder eine basale Meningeose. Etwa 2% der Patienten mit multipler Sklerose entwickeln zu Beginn oder im Verlauf der Erkrankung eine Trigeminusneuralgie. Bei der multiplen Sklerose führt die Schädigung der Myelinscheide im Bereich der Eintrittsstelle der Nervenwurzel zu den Schmerzattacken.

Leitlinien Therapie der Trigeminusneuralgie*

- Carbamazepin ist das Mittel der Wahl zur Behandlung der Trigeminusneuralgie.
- Die Wirkung von Oxcarbazepin ist derjenigen von Carbamazepin wahrscheinlich vergleichbar.
- Zur Akuttherapie von schweren Exazerbationen eignet sich Phenytoin, i.v. gegeben, alternativ als Mittel der zweiten Wahl das hochpotente Neuroleptikum Pimozid.
- Medikamente der zweiten Wahl sind Phenytoin, Baclofen als Zusatztherapie, Lamotrigin, Pregabalin und Gabapentin. Möglicherweise hat auch Levetiracetam einen therapeutischen Effekt.
- Misoprostol ist zur Behandlung der Trigeminusneuralgie bei Multipler Sklerose wirksam.
- Symptomatische Trigeminusneuralgien, die einer kausalen Operation zugänglich sind, sollten primär operativ behandelt werden, ansonsten werden auch symptomatische Trigeminusneuralgien primär konservativ behandelt.
- Operative Therapieverfahren sollten bei Versagen der medikamentösen Prophylaxe bzw. intolerablen Nebenwirkungen der medikamentösen Prophylaxe eingesetzt werden.
- Die Wahl des operativen Verfahrens richtet sich nach dem allgemeinen Operationsrisiko und der Genese der Trigeminusneuralgie.
- In der operativen Therapie der Trigeminusneuralgie gesichert wirksam sind die mikrovaskuläre Dekompression nach Jannetta sowie perkutane Verfahren im oder am Ganglion Gasseri und die radiochirurgische Behandlung. Radiochirurgische Verfahren sind den klassischen operativen Verfahren im Hinblick auf die Langzeitergebnisse unterlegen.

* Nach den Leitlinien der DGN, 2012 (www.dgn.org/leitlinien.html)

16.5.3 Glossopharyngeusneuralgie

Symptome und Ursachen Auch die Glossopharyngeusneuralgie soll mehrheitlich auf einer neurovaskulären Kompression beruhen, bei der die A. cerebelli posterior inferior, die A. vertebralis sowie venöse Gefäße den Nerv komprimieren können. Sie äußert sich in anfallsartigen, selten andauernden Schmerzen in der Tonsillenregion, im Zungengrund oder Mittelohr mit Ausstrahlung in den Rachen, die von Geschmacksstörung und Husten begleitet sind. Sie werden durch Schlucken, Sprechen, Zungenbewegungen, besonders durch Trinken kalter Flüssigkeit ausgelöst. Der Schmerz ist so heftig, dass die Patienten, ähnlich wie bei Trigeminusneuralgie, das Essen unterlassen. Die typische Neuralgie ist einseitig. Im Anfall sind Mund und Rachen trocken. Es kann während der Attacken zu Husten, Heiserkeit, Hypersalivation oder Lakrimation kommen. In ca. 10% der Fälle kommt es zu einer begleitenden Bradykardie bis Asystolie, Blutdruckabfällen und Synkopen.

Diagnostik Wichtig ist die Untersuchung auf eine symptomatische Neuralgie (CT der Schädelbasis, Region des Foramen jugulare, Processus styloideus).

Therapie Akut erfolgt eine lokale Oberflächenanästhesie mit Xylocainspray oder Infiltrationsanästhesie mit 1%igem Novocain. Die medikamentöse Dauerbehandlung entspricht der bei Trigeminusneuralgie.

16.5.4 Anhaltender idiopathischer Gesichtsschmerz

Symptome Dieser Schmerz tritt nicht anfallsweise auf, sondern ist täglich für den größten Teil des Tages vorhanden. Er ist nicht in das Versorgungsgebiet eines Trigeminusastes lokalisierbar, er ist nicht blitzartig und »hell«, sondern dumpf, bohrend und hat sein Maximum meist in einer Wange, einem Auge oder der Nase, kann sich aber später über das gesamte Gesicht, den behaarten Kopf und in den Hals ausdehnen. Es gibt keine Triggerpunkte. Sensible Ausfälle fehlen. Frauen im mittleren Lebensalter sind meist betroffen. Die Pathogenese ist unbekannt. Auch hier ist die Kombination mit Depression oder Angststörung bemerkenswert. Alle apparativen Zusatzuntersuchungen sind normal.

Therapie Der Schmerz wird mit Amitriptylin behandelt, einem trizyklischen Antidepressivum, das auch eine analgetische Wirkkomponente besitzt (► Pathophysiologie des chronischen Spannungskopfschmerzes). Es ist wichtig, dem Patienten zu erläutern, dass das Mittel bei ihm nicht als Antidepressivum verordnet wird, obwohl (s. o.) dies auch sinnvoll sein kann. Versuchsweise können auch Antikonvulsiva wie Carbamazepin, Oxcarbazepin, Gabapentin, Pregabalin oder Topiramat eingesetzt werden, ggf. auch in einer Kombination mit einem Antidepressivum.

Differenzialdiagnose Dauerschmerzen im Gesicht, die mit Sensibilitätsstörungen verbunden sind, liegt oft ein fassbarer organischer Krankheitsprozess zugrunde, z. B. Nasennebenhöhlenentzündung, Neurinom der Trigeminuswurzel, Karzinom der Schädelbasis oder Zosterneuralgie.

16.5.5 Zoster ophthalmicus

Er kann als Prodromalerscheinung und im Stadium der Zosterneuralgie als atypischer Gesichtsschmerz diagnostiziert werden. Die Herpesbläschen oder ihre Residuen sowie die Sensibilitätsstörung werden die zutreffende Diagnose aber leicht machen.

16.5.6 Glossodynie

Brennende Zungenschmerzen im höheren Lebensalter sind, wenn ein Vitaminmangel ausgeschlossen ist, fast immer Ausdruck einer monosymptomatischen, somatisierten Depression. Die Therapie erfolgt mit Antidepressiva, die aber oft von den Patienten nicht akzeptiert werden.

16.5.7 Läsion des Nervus lingualis

Bei der iatrogenen Läsion des N. lingualis durch Entfernung eines Weisheitszahnes verspürt der Patient unmittelbar ein Gefühl wie einen heftigen Schlag in der Zunge, die sofort taub ist. Stellt sich das Taubheitsgefühl erst später ein, kann die Nervenläsion auf ein Hämatom zurückgeführt werden. Später treten die Schmerzen in den Hintergrund, nur ganz selten resultiert eine bleibende Neuralgie, die nach den üblichen Regeln (► Trigeminusneuralgie) behandelt wird.

16.5.8 Arteriitis cranialis (Arteriitis temporalis)

Symptome Als Allgemeinsymptome mit meist schleichendem Beginn werden Abgeschlagenheit, Muskelschmerzen, Fieber und Gewichtsverlust angegeben. Mehr als 70% klagen über starke, oft pulssynchrone Kopfschmerzen mit bohrend-stechender Qualität, die meist frontotemporal gelegen sind. Sie verstärken sich beim Husten, bei Kopfbewegungen oder beim Kauen. Die Arterien sind druckschmerzhaft und vermindert pulsatil. Häufig strahlen sie in die Stirn, die Schläfe oder das Ohr aus. In dem betroffenen Gebiet ist die Haut gegen Berührung überempfindlich.

In 12–15% der Fälle kommt es zu Ptose, Augenbewegungsschmerz und Doppelbildern durch Lähmung der Augenmuskeln. Die Augenbeteiligung (ca. 30%) führt zum Visusverlust durch eine anteriore ischämische Optikusneuropathie. Das Risiko der Erblindung wird überschätzt. Hemianopsie durch Ischämie der Sehrinde ist selten. Schmerzen in der Kaumuskulatur (Claudicatio masticatoria) sind häufig. Die Krankheit verläuft schubartig.

Epidemiologie Diese Krankheit betrifft hauptsächlich Patienten im Alter über 50 Jahren. Frauen sind häufiger betroffen als Männer (3:1). Die Prävalenz liegt bei 15–30 Patienten pro 100.000 Einwohnern. Sie weist eine immungenetische Assoziation mit HLA-DR4 bzw. DRB1*04-Allelen auf. Eine Assoziation mit einer **Polymyalgia rheumatica** (PMR) liegt bei ca. 60% der Patienten vor. Bei etwa 20% der Betroffenen mit PMR (► Kap. 34) tritt auch eine Arteriitis cranialis auf. Im Durchschnitt liegt der Krankheitsbeginn um 70 Jahre.

Besonders betroffen sind die Carotis-externa-Äste (v. a. A. temporalis superficialis, seltener A. occipitalis, die Aa. ciliares posteriores, oder andere), die A. ophthalmica (30%), der Aortenbogen und Aortenbogenäste (10–15%). Selten sind intrakranielle Gefäße, Koronarien oder periphere Arterien beteiligt.

Pathophysiologie und Histologie Zugrunde liegt eine T-Zell-vermittelte autoimmune Riesenzellarteriitis der Vasa musculorum bei genetischer Prädisposition, möglicherweise infektausgelöst. Diskutiert werden verschiedene Viren (HBV, VZV). Ein enger zeitlicher Bezug kann zu Infektionen mit Mycoplasma pneumoniae, Parvovirus B19 und Chlamydia pneumoniae bestehen. **Histologisch** findet sich eine granulomatöse Panarteriitis mittelgroßer und großer Arterien mit Riesenzellen oft in der Nähe der unterbrochenen Lamina elastica interna mit lymphomononukleärer Infiltration. Eine Stenosierung entsteht vorwiegend durch Intimaproliferation.

Diagnostik Die A. temporalis wird innerhalb von 2 Wochen nach Einsetzen der Schmerzen verdickt und gestreckt und sie pulsiert nicht. Das Allgemeinbefinden ist stark beeinträchtigt. Fieberschübe, Anämie, Sideropenie, Leukozytose mit Eosinophilie, stark beschleunigte Blutkörperchen-Senkungs-Geschwindigkeit (BSG) und α1- und α2-Globulinvermehrung im Serum erleichtern die Diagnose, die schon bei der ersten Untersuchung dadurch wahrscheinlich wird, dass eine Kompression der A. carotis die Schmerzen bessert.

Diagnostische Kriterien nach der American Rheumatological Association sind:
- Alter über 50 Jahre,
- BSG >50 erste Stunde,
- neuer Kopfschmerz,
- Druckdolenz der A. temporalis und
- positive Histologie.

Wenn 3 dieser 5 Kriterien erfüllt sind, kann die Diagnose mit hoher Sicherheit (Sensitivität und Spezifität über 90%) gestellt werden.
- **Laborbefunde:** BSG (oft >80 m/h), C-reaktives Protein (CRP) erhöht (Anstieg in >90%, als Verlaufsparameter sensitiver als die BSG). Zusätzliche Erhöhung der alpha-1- und alpha-2-Globuline, des Fibrinogens und Ferritins sowie Veränderungen des Blutbildes (Anämie, Leukozytose, Thrombozytose).
- **Biopsie der Schläfenarterie:** Biopsiert wird ein mindestens 3 cm langes Segment, da segmentaler Befall möglich ist. Das Biopsieergebnis ist hochspezifisch, aber nur wenig sensitiv (bis zu 70% negative Befunde, je nach Indikationsstellung).
- **Farbduplexsonographie der Temporalarterien:** Man findet eine Wandverdickung (echoarmer »Halo«), Stenosen, Kalibersprünge und eine verminderte Wandpulsation. Ein positiver Befund bei typischer Klinik reicht wahrscheinlich zur Diagnosestellung ohne zusätzliche Biopsie.
- **Bildgebende Diagnostik** nur beim Verdacht auf intrakranielle Gefäßbeteiligung (dann MRT und MRA).

Therapie Selbst wenn die Diagnose noch nicht gesichert ist, sollte bei dringendem Verdacht sofort mit einer Steroidbehandlung begonnen werden. Innerhalb der ersten Tage ändert sich durch die Kortikoidgabe nichts an der Aussagekraft der Biopsie.
- Man behandelt mit 1 mg/kg KG Prednisolon oral, langsam ausschleichend. Nach frühestens 4 Wochen kann eine Tagesdosis von 30 mg erreicht werden. Anschließend wird die Dosis um 2,5 mg alle 2 Wochen reduziert. Nach Erreichen einer Tagesdosis von 15 mg kann man weiter reduzieren (1 mg/Monat, sofern die Remission anhält und die CRP <5 mg/l ist).
- Beim Rezidiv wird wieder die letzte wirksame Dosis, um 10 mg Prednisolon erhöht, gegeben.
- Bei drohender Erblindung wird mit einer intravenösen Gabe von Prednisolon 500–1.000 mg täglich über 3–5 Tage begonnen, anschließend wird auf 1 mg/kg KG oral umgestellt.
- Wenn Kortikoide eingespart werden müssen, gibt man Methotrexat (MTX) 10–25 mg/Woche plus Folsan.
- Zu den unterstützenden Maßnahmen zählen die Gabe von Kalzium und Vitamin D zur Osteoporoseprophylaxe, ein Magenschutz (Pantozol 20 mg), regelmäßige Blutzuckerkontrollen und die Gabe von ASS 100 mg.
- Zusätzlich wird im akuten Stadium ASS 100 mg/Tag empfohlen. Hierunter können 50% der Patienten innerhalb von 2 Jahren die Steroide absetzen.

Der Erfolg von Methotrexat und Azathioprin zur Einsparung von Kortison im Langzeitverlauf wird kontrovers diskutiert. Die zusätzliche Gabe von Immunsuppressiva, z. B. MTX, bei hohem Kortikoidbedarf kann erwogen werden.

16.5.9 Karotidodynie

Definition Hierbei handelt es sich um eine spontan auftretende (idiopathische) schmerzhafte Druckempfindlichkeit im vorderen Halsdreieck, die sich auf die A. carotis communis und die Karotisgabel bezieht. Es ist umstritten, ob es sich bei diesem Syndrom um eine eigenständige Erkrankung handelt. Die neueste Klassifikation der Kopfschmerzen enthält diese Diagnose nicht mehr, was auch vernünftig ist, da es sich nicht um einen Kopfschmerz handelt.

Symptome Die Karotis ist einseitig druckschmerzhaft, Schlucken und die Kopfdrehung schmerzen. Ein Horner-Syndrom oder Hirnnervenlähmungen sprechen gegen die Diagnose.

Diagnostik Laborwerte sind unauffällig. Es findet sich keine BSG- oder CRP-Erhöhung. Die Vaskulitisparameter sind normal. Die Ultraschalldiagnostik, die immer zum Ausschluss einer Dissektion durchgeführt werden muss, ist meist normal, kann aber auch eine unilaterale, echoarme Wandverdickung zeigen. Weitere Untersuchungen wie CT oder MRT sind nicht erforderlich, werden aber doch meist durchgeführt. In der MRT ist besonders eindrucksvoll die Verdickung der Gefäßwand zu erkennen, die allerdings das Lumen nicht einengt (▪ Abb. 16.3).

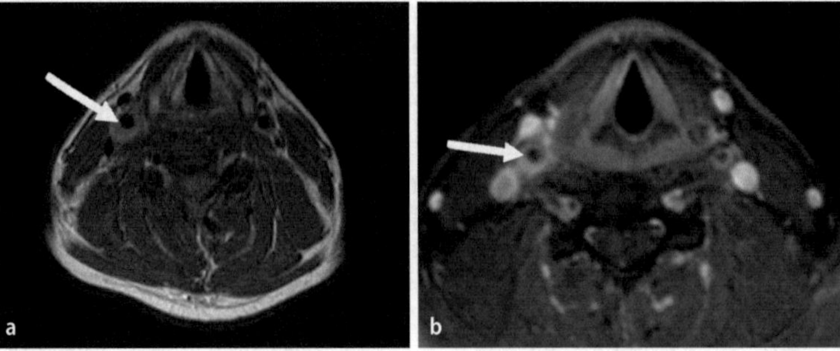

Abb. 16.3 Axiale Darstellung bei Karotidodynie. Die Gefäßwand der rechten A. carotis interna ist deutlich verdickt (*Pfeile*) (**a**) und nimmt abnorm Kontrastmittel auf (*Pfeile*) (**b**)

Therapie Nichtsteroidale Antiphlogistika und Analgetika werden empfohlen, helfen allerdings nur in einem Teil der Fälle. Steroide wie bei Arteriitis cranialis (s. o.) sollen wirksam sein. Die Beschwerden sistieren spontan nach 1–2 Wochen. Rezidive, auch auf der Gegenseite, sind häufig.

In Kürze

Kopfschmerz

Migräne. Besonders häufige Form von periodisch auftretenden, dumpf-drückenden oder pulsierenden Kopfschmerzen, die entweder halbseitig (Hemikranie) empfunden werden oder sich doppelseitig über die vordere Kopfhälfte ausbreiten; kommt bei 5–10% der Durchschnittsbevölkerung vor. Frauen sind etwa doppelt so häufig betroffen wie Männer. **Begleiterscheinungen:** Vegetative Störungen und vorübergehende neurologische Reiz- und Ausfallsymptome wie Appetitlosigkeit, Übelkeit, Licht- und Lärmempfindlichkeit. **Formen: »Migräne ohne Aura«:** Halbseitiger Kopfschmerz oft mit Übelkeit, wenn keine ophthalmologischen oder neurologischen Symptome vorausgehen. Treten Flimmerskotome, andere Sehstörungen, Aphasie, Hypästhesie oder Lähmungen vor der Kopfschmerzattacke auf, liegt eine **»Migräne mit Aura«** vor. **Therapie:** Medikamentöse Therapie, Akupunktur, Entspannungsübungen.

Cluster-Kopfschmerz. Er gehört zu den trigeminoautonomen Kopfschmerzen und betrifft überwiegend Männer, äußert sich in Attacken von heftigsten, halbseitigen Schmerzen, meist im Auge oder in der Schläfenregion lokalisiert, wechselt fast nie die Seite. Tritt im regelmäßigen Rhythmus für Tage bis Wochen (»cluster«) jeweils zur gleichen Stunde auf. Zwischen zwei Perioden kann eine Pause von Monaten oder Jahren liegen. **Begleiterscheinungen:** Vegetative Störungen wie Tränenfluss, Nasensekretion sowie Gesichtsröte, Hyperämie der Konjunktiven. **Therapie:** O_2-Inhalation, medikamentöse Therapie.

Zwei weitere Formen der Gruppe der trigeminoautonomen Kopfschmerzen sind die **episodische** und **chronische paroxysmale Hemikranie** und das **SUNCT-Syndrom.**

Spannungskopfschmerz. Dumpfer und drückender holozephaler oder bifrontaler Kopfschmerz, dauert wenige Stunden bis maximal 1–2 Tage. Dieser tritt bei fast jedem im Laufe des Lebens auf und hat keine vegetativen Begleiterscheinungen. Therapie: Medikamentöse Therapie; bei chronischen Spannungskopfschmerzen Antidepressiva, Akupunktur, Verhaltenstherapie, Entspannungsübungen.

Weitere Kopfschmerzformen. Episodischer, chronischer Spannungskopfschmerz und andere chronische tägliche Kopfschmerzen wie Status migraenosus und chronischer Spannungskopfschmerz. Glaukomanfall, zervikogener Kopfschmerz, posttraumatischer Kopfschmerz sowie medikamenteninduzierter Dauerkopfschmerz.

Gesichtsneuralgien

Trigeminusneuralgie. Anfallsartig auftretender, heftigster, brennender Schmerz im Versorgungsgebiet eines Trigeminusastes oder in zwei benachbarten Arealen, hält wenige Sekunden, selten einige Minuten an. **Auslöser:** Reizung bestimmter Haut- oder Schleimhautbezirke (Triggerzonen oder Triggerpunkte). **Begleiterscheinungen:** Vegetative Störungen wie Tränenfluss, Nasensekretion sowie Kontraktion der mimischen Muskulatur, Hautrötungen. **Therapie:** Medikamentöse Therapie, Jannetta-Operation, transkutane und medikamentöse Therapie, radiochirurgische Behandlung.

Weitere Neuralgieformen

Glossopharyngeusneuralgie. Anfallsartiger, selten andauernder Schmerz in Tonsillengegend, im Zungengrund oder Mittelohr.

Dauerschmerz im Gesicht. Oft mit fassbarem, organischem Krankheitsprozess, z. B. Nasennebenhöhlenentzündung, Karzinom der Schädelbasis.

Arteriitis cranialis. Autoimmune Riesenzellarteriitis mit starken, oft pulssynchronen Kopfschmerzen bei Patienten >50 Jahre, abnorme Temporalarterien, erhöhte BSG und CRP, rasches Ansprechen auf Steroide.

Karotidodynie. Spontan auftretende (idiopathische) schmerzhafte Druckempfindlichkeit im vorderen Halsdreieck.

Weiterführende Literatur

Ashkenazi A, Schwedt T (2011) Cluster headache – acute and prophylactic herapy. Headache 51(2):272–86
Ashkenazi A, Blumenfeld A (2013) OnabotulinumtoxinA for the treatment of headache. Headache 53 Suppl 2:54–61
Bennetto L, Patel NK, Fuller G (2007) Trigeminal neuralgia and its management. BMJ 334(7586):201–5
Dodick DW (2006) Clinical practice. Chronic daily headache. N Engl J Med 354(2):158–65
Evers S, Rahmann A, Vollmer-Haase J et al. (2002) Treatment of headache with botulinum toxin A. A review according to evidence-based medicine criteria. Cephalalgia 22: 699–710
Goadsby PJ, Lipton RB (1997) A review of paroxysmal hemicranias, SUNCT syndrome and other short-lasting headaches with autonomic feature, including new cases. Brain 120 (Pt 1):193–209
Hale N, Paauw DS (2014) Diagnosis and treatment of headache in the ambulatory care setting: a review of classic presentations and new considerations in diagnosis and management. Med Clin North Am 98(3):505–27
Leone M, Bussone G (2009) Pathophysiology of trigeminal autonomic cephalalgias. Lancet Neurol 8(8):755–64
Pietrobon D, Moskowitz MA (2013) Pathophysiology of migraine. Annu Rev Physiol 75:365–91
Schwedt TJ (2014) Chronic migraine. BMJ 348:g1416
Weyand CM, Goronzy JJ (2014) Clinical practice. Giant-cell arteritis and polymyalgia rheumatica. N Engl J Med 371(1):50–7
Zakrzewska JM, Linskey ME (2014) Trigeminal neuralgia. BMJ 348:g474

Schwindel

Michael Fetter, Timolaos Rizos und Michael Strupp

W. Hacke (Hrsg.), *Neurologie*,
DOI 10.1007/978-3-662-46892-0_17, © Springer-Verlag Berlin Heidelberg 2016

Einleitung

Als häufigste Form des Schwindels werden zunächst die Erkrankungen besprochen, die vom Gleichgewichtsorgan ausgelöst werden. Diese sind gekennzeichnet durch eine akute Bewegungswahrnehmung (meist drehend, wenn von den Bogengängen bzw. deren Afferenzen ausgehend, oder linear schwankend, z. B. Liftgefühl, bei Otolithenläsionen), oft mit Übelkeit oder Erbrechen verbunden und sehr belastend sowie angstauslösend. Auch zentrale Schwindelformen wie die vestibuläre Migräne, die zunehmend als Entität erkannt wird, der psychisch bedingte, phobische Attackenschwankschwindel als die häufigste Schwindelform im mittleren Lebensalter sowie Schwindelformen mit gesteigerter Empfindlichkeit gegenüber physiologischen Wahrnehmungen (Kinetosen, Höhenschwindel) werden erörtert.

17.1 Vorbemerkungen

Schwindel als Symptom, oder besser, als Wahrnehmung, ist sehr häufig und vieldeutig. Oft wird der Begriff Schwindel vom Patienten synonym für eine allgemeine Befindlichkeitsstörung mit Unwohlsein und dem Gefühl der Instabilität oder auch bei präsynkopalen Zuständen gebraucht. Schwindel gehört neben Kopfschmerzen zu den häufigsten Beschwerden, die Patienten zum Arzt führen. Die Häufigkeit von Schwindel steigt mit dem Lebensalter: Mehr als 30% aller Menschen, die älter als 65 Jahre sind, klagen über Schwindel, und bei Patienten über 75 Jahren ist Schwindel das häufigste Symptom. Schwindel ist keine Krankheitseinheit, sondern umfasst fächerübergreifende multisensorische und sensomotorische Syndrome unterschiedlicher Ätiologie und Pathogenese.

Im Englischen wird sprachlich zwischen einer unsystematischen Unsicherheit mit Unwohlsein (»dizziness«) und gerichtetem Schwindel mit Wahrnehmung einer Scheinbewegung (»vertigo«) unterschieden. Im Deutschen wird als Schwindel auch kurzfristiges oder länger dauerndes Unwohlsein bezeichnet, aber auch Schwanken oder ein drohendes Ohnmachtsgefühl (»Schwindel« kommt in der Tat vom mittelalterlichen: »mir schwinden die Sinne«), Benommenheit oder auch Gangunsicherheit z. B. bei einer Polyneuropathie. Es ist deshalb sehr wichtig, eine möglichst genaue Beschreibung der Wahrnehmungen des Patienten, die er mit dem Begriff Schwindel meint, in der Anamnese zu erhalten.

Tab. 17.1 Relative Häufigkeit der verschiedenen Schwindelformen. (Modifiziert nach aktuellen Angaben des Deutschen Schwindel-und Gleichgewichtzentrum im Klinikum Großhadern, München)

Diagnose	Prozent
Benigner paroxysmaler Lagerungsschwindel	ca. 19%
Phobischer Schwankschwindel	ca. 16%
Zentral-vestibulärer Schwindel	ca. 12%
Vestibuläre Migräne	ca. 10%
Morbus Menière	ca. 9%
Neuritis vestibularis	ca. 7%
Bilaterale Vestibulopathie	ca. 5%
Vestibularisparoxysmie	ca. 4%
Psychogener Schwindel (ohne phobischen Schwankschwindel)	ca. 3%
Perilymphfistel	<1%
Andere	ca. 10%
Ungeklärte Ursache	ca. 3%

Definition Gerichteter Schwindel (engl. »vertigo«) beruht auf einer komplexen, individuell stark unterschiedlich gefärbten, fehlerhaften Wahrnehmung von Eigen- oder Objektbewegung, verbunden mit einer meist unangenehmen Störung der Orientierung im Raum. Hierfür verantwortlich ist ein akutes oder chronisches Ungleichgewicht der sonst exakt aufeinander abgestimmten vestibulären, optischen und somatosensiblen Afferenzen. Es resultiert eine multisensorische Fehlwahrnehmung, die von vegetativen Symptomen wie Übelkeit, Schweißausbruch und Erbrechen, aber auch von psychophysiologischen Symptomen wie Panik, Angst oder Vernich-

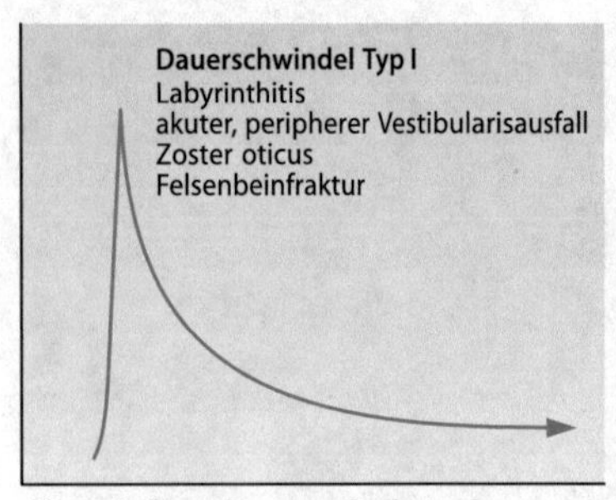

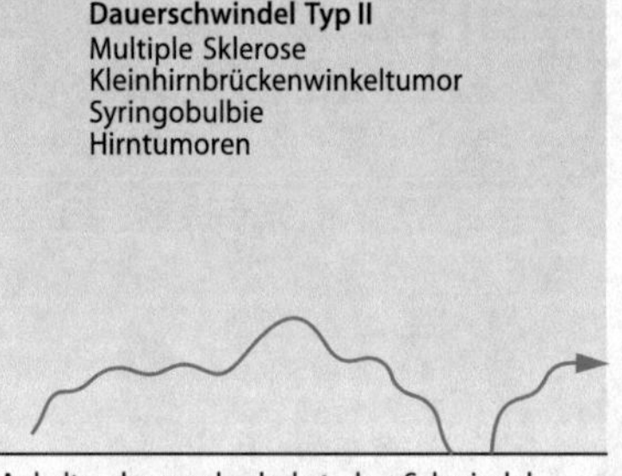

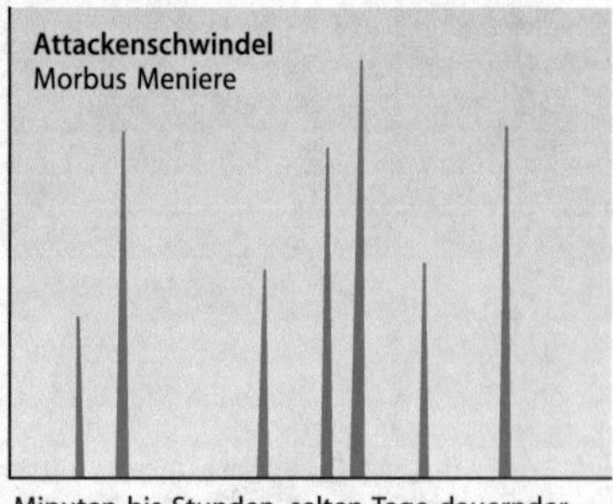

Abb. 17.1 Die drei wichtigsten Arten des Schwindels (ohne Lagerungsnystagmus).

tungsgefühl begleitet sein kann. Schwindel wird nach Beginn, Auslöser, Dauer, Rückbildung, Gerichtetsein, zusätzliche Symptome wie Nystagmus oder Fallneigung definiert. Die wichtigsten Formen des Schwindels, unter Einschluss des »Schwindels zentraler Genese«, sind in ◘ Abb. 17.1 illustriert.

Schwindelbeschwerden sind häufig. Die relative Häufigkeit verschiedener Unterformen ist in ◘ Tab. 17.1 wiedergegeben. Der wichtigste Schritt, um die Schwindelursache zu klären, ist eine exakte Anamnese mit möglichst genauer Erfragung der schwindelauslösenden Symptome ergänzt durch eine sorgfältige neurologische und otoneurologische klinische Untersuchung. Damit kann in über 90% der Patienten die Diagnose bereits gestellt werden. Nur selten sind apparative Zusatzuntersuchungen erforderlich.

17.2 Benigner peripherer paroxysmaler Lagerungsschwindel (BPPV)

Epidemiologie Der benigne periphere paroxysmale Lagerungsschwindel (BPPV) ist der häufigste organisch bedingte Schwindel und ist immer mit einer gerichteten Bewegungswahrnehmung verbunden (meist drehend, gelegentlich auch Hin- und Herschwanken). Man schätzt, dass mehr als 10% der Menschen im Laufe ihres Lebens eine solche Schwindelattacke erleben. Die Attacken sind nach dem 50. Lebensjahr besonders häufig mit einem Maximum in der 6. bis 7. Lebensdekade, können aber in jedem Lebensalter auftreten, dann aber meist nach leichtem Kopfanpralltrauma. Etwa ein Drittel aller über 70-Jährigen hat ihn schon mindestens einmal erlebt. Mehr als 90% aller Fälle sind idiopathisch (Frauen : Männer = 2:1; rechts : links = 1,4:1). Rezidive sind häufig. Beidseitiger Lagerungsschwindel wird bei 7,5% der Patienten gefunden; 90% davon sind posttraumatisch.

Pathogenese Der Schwindel beruht am häufigsten auf einer Kanalolithiasis. Es lösen sich traumatisch oder spontan abgelöste anorganische, schwere Partikel der Utrikulusotolithen aus ihrer membranösen Verankerung und gelangen, der Schwerkraft folgend, im Liegen an die tiefste Stelle des Labyrinths (Crus commune als »Eingang« des labyrinthären Bogengangssystems). Von dort gelangen die Partikel entweder in den horizontalen oder – am häufigsten - in den hinteren Bogengang (dieser stellt sowohl in aufrechter, als auch in auf dem Rücken liegender Position die tiefste Stelle des Labyrinthes dar). Meist haften die Teilchen nicht fest an der Kupula des betroffenen Bogengangs (Kupulalithiasis), sondern sind frei im Bogengang beweglich (Kanalolithiasis) und bilden einen Pfropf, der sich wie ein Spritzenstempel im Bogengang bewegt und bei der Lagerung jeweils zum tiefsten Punkt des Bogenganges rutscht und dabei über die Endolymphe einen Sog auf die Kupula ausübt. Die darin eingebetteten Sinneshärchen des Drehbeschleunigungsmessers werden so lange aktiviert, bis der Pfropf seine Bewegung beendet hat. Dieses Modell zum Pathomechanismus des BPPV erklärt alle typischen Eigenschaften wie Latenz, Dauer, Richtung und Richtungsumkehr des Nystagmus, Ermüdbarkeit und Mechanismus des Befreiungsmanövers: Der Pfropf kann durch rasche Kopfumlagerung in der Ebene des betroffenen Bogenganges zur Gegenseite aus dem Bogengang herausbewegt werden.

Vertiefende Informationen zum benignen Lagerungsschwindel des horizontalen Bogengangs ► Facharztbox.

Facharztbox

Benigner Lagerungsschwindel des horizontalen Bogengangs

Bei manchen Patienten kommt es bei der Lagerung nicht zum typischen vertikalen Nystagmus nach oben, sondern einem rein horizontalen Nystagmus (horizontaler Lagerungsschwindel) mit ähnlichem, meist länger anhaltenden zeitlichen Verlauf. Der Nystagmus hat Crescendo-decrescendo-Charakter, tritt mit kürzerer Latenz auf und dauert länger als 30 s. Dies ist typisch für die horizontale Bogengangsvariante eines BPPV. Sie kann am besten ausgelöst werden, wenn die Umlagerung in der Ebene der horizontalen Bogengänge durchgeführt wird. Für dieses Manöver, das nach Pagnini und McClure benannt ist, liegt der Patient auf dem Rücken und der Kopf wird abwechselnd zur Seite gedreht, so dass das rechte bzw. linke Ohr unten liegt. Dabei können zwei Typen von horizontalem Lagerungsschwindel vorkommen:

- Bei der häufigeren Form (80% der Patienten mit horizontaler BPPV-Variante) findet sich ein zum unten liegenden Ohr schlagender Nystagmus (**geotrop**) mit typischem Crescendo-decrescendo-Verlauf, der stärker ausgeprägt ist, wenn der Patient auf der betroffenen Seite liegt. Bei Kopfpositionswechsel in die entgegengesetzte Seitenlage wechselt der Nystagmus die Richtung und ist dann auch oft schwächer ausgeprägt. Bei dieser Variante handelt es sich um eine Kanalolithiasis.
- Seltener findet man in der Seitlagerung einen zum oben liegenden Ohr schlagenden Nystagmus (**ageotrop**), der, wenn eine Kanalolithiasis zu Grunde liegt, transient ist, aber bei einer Kupulolithiasis meist ohne Latenz einsetzt und sehr lange anhält. Strenggenommen handelt es sich hierbei nicht um einen Lagerungsschwindel, sondern einen Lageschwindel, bei dem der Nystagmus fortbesteht, solange die Position eingehalten wird. In diesem Fall ist, umgekehrt wie bei der Kanalolithiasis, das betroffene Ohr dasjenige, bei dem der Nystagmus schwächer ausgeprägt ist, wenn der Patient mit diesem Ohr nach unten liegt.

Auch für die seltene horizontale Bogengangsvariante des BPPV existiert das sehr hilfreiche **Gufoni-Manöver**, das wie folgt durchgeführt wird:

- Ausgangsposition im Sitzen mit Kopf geradeaus,
- Lagerung des Patienten um 90° auf die Seite des geringeren Nystagmus (sowohl bei der Kanalo- wie auch der Kupulolithiasis),
- nach Erreichen der Seitlage sofortiges ruckartiges Drehen des Kopfes, so dass die Nase nach unten zeigt,
- Beibehalten dieser Position für 1–2 min und
- danach wieder Aufrichten.

Exkurs

Schwindel, »Durchblutung« und die Halswirbelsäule

Die weit verbreitete Annahme, dass Drehschwindelanfälle bei Kopfreklinination Zeichen von Durchblutungsstörungen der A. vertebralis (Durchblutungsstörungen wo? »im Hirnstamm?« »im Gleichgewichtsorgan?«) oder durch die Halswirbelsäule selbst ausgelöst sind (vertebragener Schwindel) ist unzutreffend. Dies ist auch den Patienten leicht zu vermitteln, da nicht die Kopfreklination per se den Lagerungsschwindel auslöst, sondern die Veränderung der Kopfposition relativ zum Schwerkraftvektor (Schwindel wird auch ausgelöst, wenn man sich mit geradem Hals rückwärts ins Bett legt).

Indirekte Hinweise gegen diese Hypothese sind das frühere Manifestationsalter im Vergleich zu den zerebrovaskulären Erkrankungen, das Fehlen von vaskulären Risikofaktoren und anderer Symptome von Durchblutungsstörungen im hinteren Hirnkreislauf. Direkte Gegenbeweise sind die Ergebnisse von Strömungsmessungen mit der Ultraschall-Dopplersonographie. Selbst bei Menschen mit erheblichen degenerativen Veränderungen an der HWS traten bei starker bis maximaler Rotation des Kopfes weder Schwindel noch andere infratentorielle Reiz- oder Ausfallsymptome auf. Wenn in der ipsilateralen A. vertebralis die Durchströmung während der Rotation vorübergehend unterbrochen ist, kommt es in der kontralateralen Vertebralarterie zu einer kompensatorischen Flusserhöhung. Es gibt keine theoretische oder empirische Grundlage für die Hypothese, dass eine Drosselung der Durchströmung in einer Vertebralarterie eine Mangeldurchblutung in einer vorderen oder hinteren A. vestibularis aus der A. auditiva interna (oder A. labyrinthi) auslösen könnte, die ihrerseits der A. cerebelli inferior anterior entstammt (◘ Abb. 17.3).

Die Halswirbelsäule spielt in der Pathogenese weder über neuronale Afferenzen, deren Rolle beim Menschen sehr kontrovers diskutiert wird, noch über eine Flussminderung in einer A. vertebralis eine Rolle. Insgesamt wird die Diagnose zervikogener Schwindel zu häufig erwähnt, hat keine praktische Relevanz und ist meist eine Verlegenheitsdiagnose.

Symptomatische Fälle sind am häufigsten auf ein Schädeltrauma oder eine Neuritis vestibularis zurückzuführen. Der BPPV tritt gehäuft auch nach längerer Bettruhe, z. B. beim Mobilisieren nach Operationen auf, weil bei länger eingenommener Rückenlage sich auch geringe Mengen spontan abgelöster Otolithen über Tage hinweg kumulieren und entsprechend große Pfropfen bilden können und damit genug Masse vorhanden ist, um den Schwindel auszulösen.

Symptome Die Patienten berichten typischerweise über kurz dauernde gerichtete Schwindelanfälle nach vorausgegangener rascher Veränderung der Kopfposition, meist mit einer rotierenden Scheinbewegungswahrnehmung (»das Zimmer dreht sich im Kreis«), die von Übelkeit, oft Schweißausbruch und Angstgefühl, aber nicht von Ohrgeräuschen, Hörstörung oder Ohrdruck begleitet sind. Meist besteht eine kurze Latenz (bis zu 15 s) zwischen der auslösenden Bewegung und dem Schwindelbeginn. Die Attacken dauern wenige Sekunden bis maximal 2 min (üblicherweise weniger als 30 s, wenn vom hinteren Bogengang ausgehend, wird aber vom Patienten häufig als viel länger empfunden), auch wenn die auslösende Kopfposition beibehalten wird (in aller Regel bewegen die Patienten aber sofort den Kopf in die Ausgangsposition zurück, was den Schwindel dann rascher abklingen lässt). Zurück bleibt ein unsicheres Gefühl und die Furcht vor der nächsten Attacke.

Häufig sind es ganz bestimmte Positionsänderungen, die den Schwindel auslösen, z. B. Kopfreklination mit leicht gedrehtem Kopf (Vorhänge aufhängen, Buch aus oberem Regal holen, Rückwärtsfahren mit dem Auto, Bücken, Umdrehen im Bett) (► Exkurs: Schwindel, »Durchblutung« und die Halswirbelsäule). Die Patienten entwickeln oft eine Vermeidungsstrategie, in der sie die schwindelauslösende Lage möglichst nicht mehr einnehmen (z. B. Schlafen in halbsitzender Position). Dennoch erfährt man durch gezieltes Befragen, dass es meist immer dieselbe Kopfbewegung ist, die den Schwindel auslöst. Sehr oft tritt – aufgrund des Pathomechanismus mit in Rückenlage »Einsammeln« von Otolithen im Bogengangssystem – die erste Attacke am frühen Morgen entweder beim Umdrehen bzw. Aufrichten aus dem Bett auf, oder aber der Patient wird durch stärksten Schwindel geweckt. Viele Patienten beklagen auch zwischen den eigentlichen Drehschwindelattacken ein leichtes Unsicherheitsgefühl beim Stehen und Gehen.

Der Fall

Am frühen Morgen, kurz vor dem Aufstehen, wird der 65-jährige Pensionär durch eine plötzliche, massive Schwindelattacke aus dem Schlaf gerissen. Er hatte sich kurz zuvor im Schlaf auf die rechte Seite gedreht, und jetzt ereilt ihn ein heftiger, wenige Sekunden anhaltender Drehschwindel. Er hat das Gefühl, dass sich der gesamte Körper, der Kopf und die Augen zur rechten Seite drehen, Übelkeit kommt auf, er kann das Erbrechen gerade unterdrücken, der Schwindel lässt langsam nach, und es bleiben Herzklopfen, Schweißausbruch, Zittern der Hände und die Furcht, so etwas noch einmal erleben zu müssen. Vorsichtig steht er auf. Dabei hat er das Gefühl, leicht zur rechten Seite abzuweichen. Er fühlt sich abgeschlagen, unsicher und verängstigt. Er sucht sofort einen Hals-Nasen-Ohrenarzt auf, der keinen pathologischen Befund erheben kann: Eine Lagerungsprüfung nimmt er nicht vor.

Zum Ausschluss einer neurologischen Ursache dieser Schwindelattacke wird der Patient zum Neurologen überwiesen. Dieser führt einen Lagerungsversuch durch, bei dem er den Patienten aus dem Sitzen sehr schnell auf die rechte Seite legt. Prompt kommt es zu einem erneuten, wenn auch nicht ganz so schweren Schwindelanfall wie am Morgen. Der Neurologe beobachtet einen Nystagmus nach oben mit rotatorischer Komponente zum unten liegenden Ohr. Beim Lagerungsversuch zur Gegenseite kommt es zu keiner Schwindelempfindung.

Unser Patient hat einen typischen, gutartigen, paroxysmalen Lagerungsschwindel ausgehend vom rechten hinteren Bogengang erlebt. Durch ein gezieltes Lagerungsmanöver kann der Patient sofort von seinem Schwindel befreit werden. Trotzdem muss der Patient damit rechnen, dass künftig erneut ein Lagerungsschwindel auftritt. Dieser ist und bleibt gutartig und kann auch in der Zukunft durch Lagerungsübungen wieder günstig beeinflusst werden (s. u.).

Diagnostik Die Diagnose kann meist schon anhand der Anamnese gestellt werden, der Nachweis erfolgt über eine diagnostische Lagerung. Die Untersuchung des dabei induzierten Nystagmus sollte unter der Frenzelbrille vorgenommen werden. Die häufigste Variante (mehr als 90%) eines gutartigen Lagerungsschwindel geht von einem der beiden hinteren Bogengänge aus. Die Diagnose wird auf Grund der Anamnese und mit einer Lagerungsprobe, die nach ihren Erstbeschreibern auch als **Dix-Hallpike-Manöver** bezeichnet wird, gestellt. Hierbei sitzt der Patient zunächst aufrecht auf der Untersuchungsliege. Vor Beginn der Lagerung wird der Kopf für die Untersuchung (und auch für die spätere Behandlung) des rechten hinteren Bogenganges um 45° nach links gewendet. Man legt den Patienten dann mit dem nach links gedrehten Kopf in die rechte Seitwärtslage, wenn die rechte Seite getestet werden soll (rechtes Ohr unten), für die Untersuchung des linken hinteren Bogenganges verfährt man spiegelbildlich.

Der Patient sollte die Augen nicht schließen, wenn der Schwindel auftritt. Nach Einnahme der auslösenden Lage tritt mit kurzer Latenz ein rasch vorübergehender, vertikal nach oben schlagender Nystagmus mit rotatorischer Komponente zum unten liegenden Ohr auf, der von heftigem Schwindel begleitet ist. Er dauert meist kürzer als 30 s. Beim Aufrichten zum Sitzen folgt ein gegenläufiger, schwächerer Nystagmus mit geringerem Schwindel. Bei wiederholten Versuchen nimmt der periphere, paroxysmale Lagerungsschwindel ab und setzt dann ganz aus (Habituation) (◘ Abb. 17.2).

Der Habituation nach wiederholtem Lagern kann diagnostische Bedeutung zukommen, da bei zentralem Lageschwindel (z. B. bei Kleinhirntumoren) in der Regel keine Habituation durch wiederholtes Lagern eintritt. Weitere diagnostische Kriterien für das Vorliegen eines zentralen Lageschwindels können sein:

- Kein Abklingen des Nystagmus bei Beibehalten der auslösenden Kopfposition
- Die Nystagmusrichtung entspricht nicht der Stimulationsachse des Lagerungsmanöver (z. B. Downbeat-Nystagmus bei Lagerung für hinteren Bogengang)
- Der Nystagmus tritt ausschließlich als Downbeat-Nystagmus in der Kopf-Hänge-Länge auf.

Wenn die Symptome länger anhalten als erwartet, Befreiungsmanöver (s. u.) nicht erfolgreich sind oder der Nystagmus atypische Aspekte aufweist (s. o.), müssen weitere Untersuchungen (insbesondere ein MRT) durchgeführt werden, um seltene symptomatische Ursachen eines Lageschwindels abzuklären.

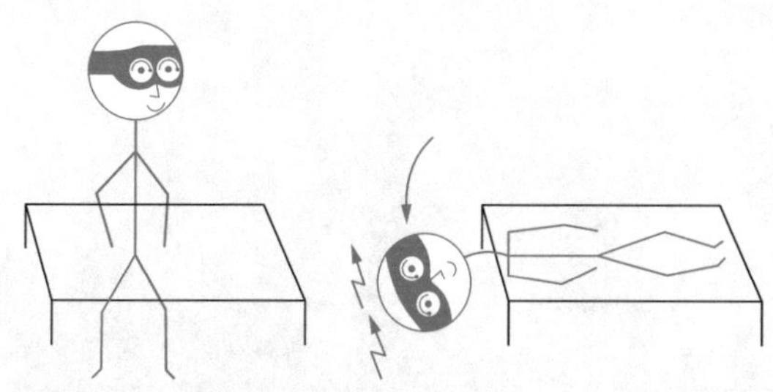

◘ **Abb. 17.2 Lagerungsprüfung zur Auslösung des peripheren paroxysmalen Lagerungsschwindels.** Die *Pfeile* geben die Schlagrichtung des rotierenden Nystagmus an. (Adaptiert nach Brandt 1998)

Lageabhängiger Schwindel kann auch beim M. Menière, bei Perilymphfisteln, bei der Vestibularisparoxysmie und bei einer Alkoholintoxikation vorkommen (alkoholischer Lagenystagmus [PAN: »positional alcohol nystagmus«]) und wird häufig als transientes Phänomen mit Spontanremission bei der vestibulären Migräne gesehen (siehe entsprechende Abschnitte in diesem Kapitel).

Der sonstige neurologische Status beim BPPV ist normal und da nur eine paroxysmale Störung vorliegt, hat die Vestibularisprüfung inklusive kalorischer Testung ein normales Ergebnis. Dasselbe gilt für alle Zusatzuntersuchungen. Oft haben betroffene Patienten schon eine völlig überflüssige Röntgenaufnahme der Halswirbelsäule erhalten, auf der degenerative Veränderungen fälschlich als kausal bewertet wurden. Dabei ist die Existenz eines zervikalen Schwindels beim Menschen höchst fraglich.

Therapie BPPV ist üblicherweise eine selbstlimitierende Erkrankung und klingt innerhalb von Wochen bis wenigen Monaten spontan ab. Einfache **Befreiungsmanöver**, die darauf abzielen, die abgelösten Otolithen von der Kupula, respektive aus dem betroffenen Bogengang, zu entfernen, können die Erholung aber deutlich beschleunigen. Die dauerhafte Verordnung von Medikamenten ist nicht sinnvoll, weil alle antivertiginös wirkenden Medikamente die mechanische Auslösung der Schwindelattacken nicht verhindern können. Gelegentlich ist es aber bei sehr stark vegetativ reagierenden oder bewegungsempfindlichen Patienten ratsam, vor dem **Lagerungstraining** (Otolithen-Befreiungsmanöver, s. u.) z. B. Dimenhydrinat zu geben, um die dabei auftretenden Schwindelsensationen erträglicher zu machen. Entgegen der häufigen Erwartung der Patienten sollen die Patienten gerade nicht die provozierende Kopf- und Körperposition vermeiden, sondern ein physikalisches Lagerungstraining ausführen. Dabei sitzen sie mit geschlossenen Augen und nehmen dann die Kopf- und Körperlage ein, die den Schwindel auslöst. Sie verbleiben in dieser Stellung, bis der Schwindel nachlässt. Durch rasche Kopflagerung zur Gegenseite kann dann versucht werden, das Otolithenmaterial wieder aus dem betroffenen Bogengang zu entfernen (**Deliberationsmanöver**). Durch solche Manöver kann bei etwa 70% der Patienten der Schwindel sofort besei-

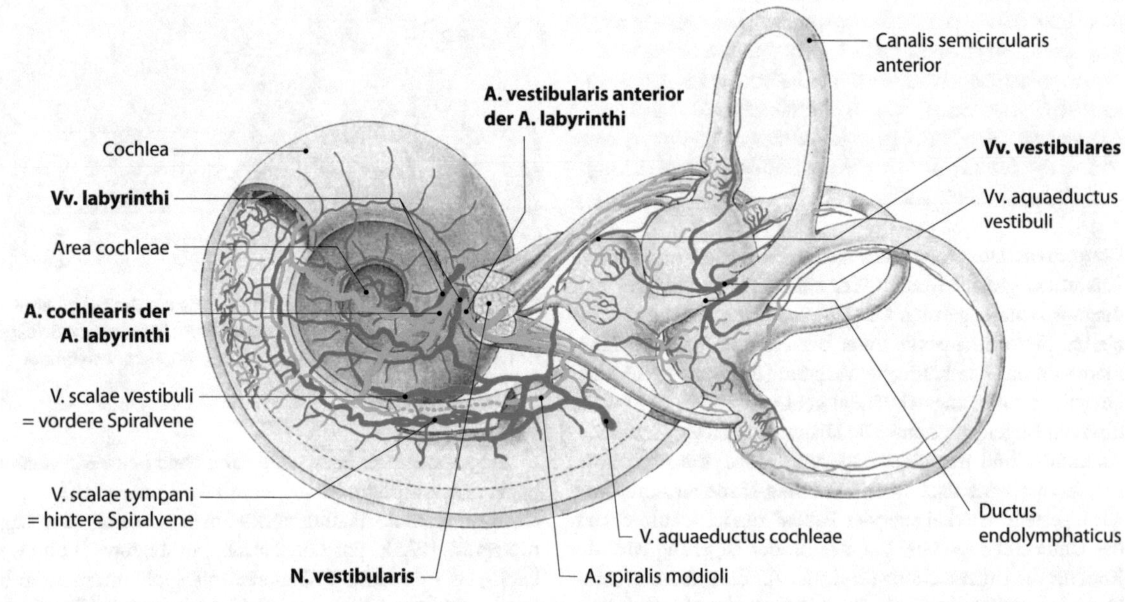

Abb. 17.3 Blut- und Nervenversorgung des Gehör- und Gleichgewichtsorgans der rechten Seite, Ansicht von medial. (Aus Tillmann 2005)

tigt werden, durch konsequentes Wiederholen der Übungen sind die meisten Patienten spätestens nach 5–7 Tagen beschwerdefrei. Besonders effektiv ist das von Brandt modifizierte **Semont-Manöver** für die hinteren Bogengänge. Es umfasst folgenden Ablauf:

- Ausgangsposition im Sitzen,
- Kopfdrehung zum gesunden Ohr um 45°,
- Lagerung des Patienten um 90° auf die Seite des betroffenen Ohres unter Beibehaltung der Kopfposition,
- 1 min Beibehaltung dieser Position,
- Lagerung unter Beibehaltung der Kopfposition um 180° zur Gegenseite (nicht betroffenes Ohr),
- 1 min Beibehaltung der Position,
- Aufrichten

Der Patient kann diese Übungen selbst zu Hause durchführen, wenn sie initial nicht sofort erfolgreich waren. Ein sehr gutes Maß für einen unmittelbaren Behandlungserfolg ist, wenn nach dem Aufrichten keine Nystagmusumkehr (dann Rückrutschen der Partikel in die Ausgangsposition) ersichtlich ist und der Patienten auch keinen Schwindel mehr angibt.

Verlauf Der Verlauf ist gutartig. Meist beobachtet man spontanes Abklingen innerhalb weniger Wochen oder unmittelbar nach erfolgreichen Deliberationsmanövern (s. o.). Selten wird eine Persistenz über mehrere Jahre berichtet. Dies betrifft vor allem Patienten, die unter allen Umständen vermeiden, in die provozierende Position zu gelangen (zum Beispiel durch nächtliches Tragen einer Halskrause und schlafen in mehr oder weniger aufrecht sitzender Position in einem Lehnstuhl). Durch dieses Vermeidungsverhalten verbleiben die abgelösten Otolithen im betroffenen Bogengang und können jederzeit bei entsprechender Positionsänderung erneut den Schwindel provozieren. Rezidive sind zudem häufig, aber nicht vorhersehbar. Etwa 50% der Patienten erleiden Rezidive im Verlauf der nächsten 10 Jahre, teilweise auch mehrfach, die meisten davon (ca. 80%) im ersten Jahr nach dem Indexereignis, die Rezidiv-Rate ist noch höher bei posttraumatischem BPPV. Eine phobische Entwicklung (»Angst vor dem nächsten Schwindel«) mit besonderer Aufmerksamkeit auf alles, was mit Schwindel und Eigenbewegung zu tun haben könnte, ist nicht selten (▶ Abschn. 17.9). Durch diese Erwartungshaltung wird die Wahrnehmungsschwelle noch zusätzlich herabgesetzt, und die Patienten erleben häufige »Fast-Schwindelanfälle«, weil sie ihre eigenen Bewegungen als störend wahrnehmen, die sie extrem verunsichern (»Gehen wie auf Watte«). Eine gute Aufklärung über den harmlosen Charakter und die selbst durchzuführenden Therapiemöglichkeiten sind wesentlich zur Vermeidung weiterer multipler Arztbesuche und psychosomatischen Chronifizierung des Leidens.

Nur äußerst selten gelingt es nicht, mit Lagerungsübungen den Schwindel zu beseitigen. Nur dann, und nur bei gleichzeitig nicht tolerablen Symptomen, können operative Maßnahmen erwogen werden (z. B. transmeatale posteriore ampulläre singuläre Neurektomie des inferioren vestibulären Nerven des betroffenen Ohres oder Verschluss des betroffenen Bogengangs mit einer Plombe).

Der periphere, paroxysmale Lagerungsschwindel ist lästig, sehr unangenehm und oft quälend und furchteinflößend, aber harmlos. Er wird nicht medikamentös, sondern mit Lagerungsübungen behandelt.

17.3 Neuritis vestibularis (akuter einseitiger Labyrinthausfall)

Definition und Pathogenese Die Neuritis vestibularis, eine akut oder subakut einsetzende einseitige Vestibulopathie, ist die zweithäufigste Ursache eines peripher bedingten gerichteten Schwindels. Meist kommt es zu einem Teilausfall der vom superioren vestibulären Nerven versorgten Labyrinthanteile, speziell des vorderen und horizontalen Bogengangs, des Utrikulus und einem Drittel des Sakkulus. Die vom inferioren Ast versorgten Anteile (hinterer Bogengang und zwei Drittel des Sakkulus) bleiben oft verschont. Dass der Erkrankung meist nur ein Teilausfall des superioren vestibulären Nerven zugrunde liegt, wird durch die Beobachtung unterstützt, dass bei manchen Patienten gleichzeitig eine einseitige Vestibulopathie und ein BPPV im gleichen Ohr auftreten können. Zudem konnte mit dreidimensionalen Augenbewegungsmessungen des Spontannystagmus und des vestibulo-okulären Reflexes bei Patienten mit Neuritis vestibularis bewiesen werden, dass es sich nur um einen Teilausfall handelt. Obwohl bis heute die definitive Ätiologie nicht geklärt ist, gibt es Hinweise, dass die Krankheit eine entzündliche, wahrscheinlich virale, Genese hat und in der Pathogenese der idiopathischen Fazialisparese oder dem akuten Hörsturz ähnelt. Diese Annahme wird durch das gelegentlich gehäufte Auftreten der Erkrankung gestützt.

Entsprechend geht dem Beginn der Symptomatik häufig eine virale Infektion der oberen Luftwege oder des gastrointestinalen Traktes voraus. Das Gehör ist bei der Neuritis vestibularis üblicherweise nicht betroffen, falls doch, muss an eine **Labyrinthitis** gedacht werden. Als Auslöser einer solchen Labyrinthitis kommen spezifische Infektionen wie Mumps, Masern, oder die infektiöse Mononukleose in Frage und es müssen auch andere Erkrankungen in Betracht gezogen werden, wie z. B. eine Durchblutungsstörung (sehr selten) in der A. labyrinthi, Morbus Menière (▶ Abschn. 17.4), Akustikusneurinom, Zoster oticus, Borreliose oder Neurosyphilis. Die Neuritis vestibularis trifft überwiegen Patienten zwischen dem 30. und 60. Lebensjahr mit einem Gipfel bei Frauen in der 4. und bei Männern in der 6. Dekade.

Differenzialdiagnose Differenzialdiagnostisch müssen initial immer auch alle anderen Ursachen für einen akut einsetzenden Schwindel bedacht werden (▶ Exkurs: Das akute zentrale vestibuläre Syndrom). Deswegen ist eine genaue Anamnese, klinisch neurologische und neurootologische Untersuchung und oft auch ein Audiogramm notwendig. Bei der neurologischen Untersuchung gilt das Hauptaugenmerk den Hirnnerven und den vestibulären und zerebellären Funktionstests. Mittels Otoskopie muss eine Ohrinfektion als möglicher Auslöser einer Labyrinthitis ausgeschlossen werden. Fieber zusammen mit einer chronischen Ohrerkrankung und einer Labyrinthitis lässt an eine Durchwanderungsmeningitis denken.

Symptome Das führende Symptom ist ein akut einsetzender und meist über Tage anhaltender, heftiger Drehschwindel, der durch Kopfbewegungen verstärkt wird. Man sieht einen lebhaften, horizontalen, rotierenden Nystagmus, der zum gesunden Ohr schlägt. Es besteht eine posturale Instabilität und Fallneigung zur kranken Seite (Ausfall des Otolitheneingangs), begleitet von starker Übelkeit und häufig auch Erbrechen. Manchmal geht dem eigentlichen Ausfall ein Prodromalstadium über mehrere Tage mit kurzen und leichteren Drehschwindelattacken voraus. Der Unterbergersche Tretversuch kann mit Abweichung zur betroffenen Seite pathologisch sein. Das betroffene Labyrinth ist kalorisch unter- oder unerregbar (horizontaler Bogengangausfall). Die akuten Symptome klingen über 48–72 h langsam ab und ein normales Standgleichgewicht wird innerhalb von 4–6 Wochen erreicht. Rasche Kopfbewegungen zur kranken Seite können aber über einen noch längeren Zeitraum zu kurzen Scheinbewegungswahrnehmungen aufgrund des gestörten vestibulo-okulären Reflexes führen. Die Besserung kann sowohl über zentrale Kompensation, unterstützt durch ein möglichst früh eingesetztes Gleichgewichtstraining, und die Erholung des peripheren Organs erfolgen.

Therapie Tierexperimente konnten zeigen, dass Alkohol, Phenobarbital, Chlorpromazin, Diazepam und ACTH Antagonisten die Erholung verzögern, während Koffein, Amphetamine und Steroide diese beschleunigen. In einer randomisierten Studie mit 141 konsekutiven Patienten mit Neuritis vestibularis war die Behandlung mit Methylprednisolon innerhalb von 3 Tagen nach Beginn der Symptomatik signifikant überlegen, während die alternative oder zusätzliche Gabe von Valacyclovir keinen Effekt hat.

- Man gibt Methylprednisolon in einer initialen Dosis von 80–100 mg i.v. oder oral über 5–7 Tage, danach ausschleichend über 10–14 Tage (wie bei der idiopathischen Fazialisparese). Auf eine ergänzende Behandlung mit Aciclovir kann verzichtet werden. Durchblutungsför-

Exkurs

Das akute zentrale vestibuläre Syndrom

Bei älteren Patienten mit mindestens einem vaskulären Risikofaktor ist das akute vestibuläre Syndrom bei mehr als ¾ der Patienten auf eine zentrale Ursache (Ischämie, Blutung) zurückzuführen und nicht auf eine Neuritis vestibularis. Bei genauer Untersuchung findet man ein begleitendes Höhenschielen, einen richtungsvariablen Nystagmus, der sich in verschiedenen Blickrichtungen ändert und ein normaler Kopfimpuls-Test als Hinweis auf eine zentrale Ursache für das akute vestibuläre Syndrom. Das Akronym HINTS (**H**ead **I**mpulse [normal], **N**ystagmus [in different directions], **T**est for **S**kew) bietet in der Notaufnahme bei Patienten mit akut aufgetretenem und anhaltendem Schwindel einen Hinweis auf die zentrale Ursache des akuten vestibulären Syndroms.

dernde Maßnahmen wie Infusionen mit Vasodilatatoren oder rheologischen Substanzen haben keine wissenschaftliche Begründung.
- Symptomatisch führen während der ersten 3–5 Tage Antivertiginosa zu einer Besserung vor allen der vegetativen Beschwerden. Sie wirken allerdings stark sedierend und verzögern die zentrale Kompensation des Schwindels. Empfohlen wird z. B. Dimenhydrinat (z. B. Vomex A) 50 mg als Zäpfchen alle 6 h oder 1 Ampulle à 65 mg langsam i.v. (cave: Müdigkeit, orthostatische Regulationsstörung). Die Wirkung dieser Medikamente beruht auf der kompetitiven Hemmung von Acetylcholin, der Überträgersubstanz an den Synapsen der Vestibulariskerne. Die Medikamente sollen nur wenige Tage gegeben werden, weil sie die zentrale Kompensation verzögern.
- Vom 3. Tag an wird eine Übungsbehandlung zur Verbesserung der zentralen Kompensation empfohlen. Voraussetzung ist, dass sich die Übelkeit zurückgebildet hat. Man beginnt mit kontrollierten Augenbewegungen, beispielsweise willkürlichen Sakkaden und exzentrischer Fixation in liegender und sitzender Position. Ferner werden Folgebewegungen auf einen bewegten Gegenstand geübt, ebenso rasche Kopfdrehungen (Kopfrucke) bei Fixation des Blicks auf ein Objekt in 1 m Entfernung ähnlich dem klinischen Kopfimpulstest. Dann soll der Patient die Übungen zu einem Gleichgewichtstraining steigern: Sitzen, Stehen und Gehen. Vom Ende der 1. Woche an kann Gleichgewichtstraining unter der Anleitung von Krankengymnasten ausgeführt werden.

Verlauf und Prognose Der Verlauf ist gutartig: Die Symptome lassen in wenigen Tagen nach und setzen nach einigen Tagen, selten nach Wochen bei einem Teil der Patienten ganz aus. Dies beruht entweder auf der Herstellung der normalen Labyrinthfunktion oder auf zentraler Kompensation.

Dennoch beklagen viele Patienten Langzeitstörungen mit kurzen Schwindelsensationen mit Scheinbewegungswahrnehmungen während rascher Kopfbewegungen zur betroffenen Seite oder nach vorne unten, besonders bei höheren Reizfrequenzen (z. B. Wackeln der Rücklichter des vorausfahrenden Fahrzeugs bei holperiger Straße). Dies ist ein typisches Phänomen eines peripher ausgefallenen Labyrinthorgans mit reduziertem vestibulo-okulären Reflex, so dass die Blickrichtung bei raschen Kopfdrehbewegungen zur betroffenen Seite nicht stabilisiert werden kann und es zu Bildverschiebungen auf der Netzhaut mit der Folge einer Scheinbewegungswahrnehmung (Oszillopsie) bei raschen Kopfdrehbewegungen kommt, die durch Korrektursakkaden innerhalb von 100–150 ms ausgeglichen werden müssen. Hier kann ein gezieltes Training zur Verbesserung des vestibulo-okulären Reflexes sinnvoll sein. Der Patient wird instruiert, dass er immer wieder ruckartige Kopfdrehbewegungen in alle Richtungen durchführen soll unter gleichzeitiger Fixation eines erdstationären Blickzieles. Etwa 1/3 der Patienten lernen durch häufiges Üben entsprechend präprogrammierte Sakkaden (»versteckte« Sakkaden) im Ersatz für den vestibulo-okulären Reflex zu generieren und damit das Defizit auszugleichen. Sehr hilfreich zur Verbesserung der Erholungsergebnisse sind auch Bewegungssportarten bzw. eine aktive Bewegungstherapie. Dabei sollen die Patienten schwindelerzeugende Situationen nicht meiden, sondern im Gegenteil sogar provozieren, da nur über das Fehlersignal eine weitere Verbesserung der vestibulären Reflexe möglich ist.

Ein Rezidiv ist bei der Neuritis vestibularis sehr unwahrscheinlich (2% innerhalb von 5–10 Jahren) und wenn, meist auf der anderen Seite. In den wenigen Fällen eines ipsilateralen Rezidivs geschieht dies meist innerhalb von 6 Monaten mit dann in der Regel milderer Symptomatik.

17.4 Menière-Krankheit

Definition und Epidemiologie Die Menièresche Erkrankung ist eine Funktionsstörung des Innenohrs und durch Hörverlust, Ohrgeräusche und anfallsweisen Schwindel charakterisiert. Die Prävalenz wird auf 50–80 Patienten/100.000 Einwohnern geschätzt. Die Erkrankung ist etwa gleichverteilt zwischen den Geschlechtern und beginnt meist zwischen der 4. und 6. Dekade. Allerdings wurde die Erkrankung auch schon bei Kindern im 6. Lebensjahr beschrieben. Ungefähr 15 Prozent der Patienten haben Verwandte, die ebenfalls betroffen sind, was einen genetischen Faktor wahrscheinlich macht.

Pathogenese Die Ursache der Krankheit ist nicht endgültig geklärt. Man diskutiert einen endolymphatischen Hydrops, der durch mangelhafte resorptive Kapazität des häutigen Labyrinths entsteht. Ein experimenteller Verschluss des Ductus endolymphaticus führt in vielen Tiermodellen regelhaft zu einem endolymphatischen Hydrops. Wenn der Innendruck der Endolymphe die Elastizität des häutigen Labyrinths überschreitet, kommt es zu Einrissen im Ductus cochlearis, im Sakkulus, Utrikulus oder den Bogengangsampullen. Durch diese Risse tritt Endolymphe in den Perilymphraum über. Dies führt zu einer kaliuminduzierten Depolarisierung des N. vestibulocochlearis mit passagerer Überregbarkeit und anschließendem Leitungsblock.

Die kochleären Symptome werden teils mechanisch, teils biochemisch erklärt. Im Anfall wird durch die Ruptur im endolymphatischen System das gesamte Corti-Organ in Erregung versetzt. Das Ergebnis ist ein starkes Rauschen in allen hörbaren Frequenzen mit Betonung der tiefen Frequenzen (Brummen). Die Durchmischung der Endo- und Perilymphe beeinträchtigt den Stoffwechsel der Sinneszellen des Corti-Organs. Diese Stoffwechselstörung äußert sich als Schwerhörigkeit beim oder nach dem Anfall. Sie ist zunächst rückbildungsfähig, bei längerem Bestehen der Krankheit jedoch irreversibel.

Nach der Ruptur kollabiert das häutige Labyrinth wieder, die Defekte heilen zu, und der Prozess beginnt von Neuem. Wenn es zu einer länger dauernden oder permanenten Fistelbildung kommt, tritt eine Remission ein, oder die Anfälle bleiben ganz aus.

Symptome Eine typische Attacke beginnt in der Regel mit einem Druckgefühl im betroffenen Ohr, einer Hörminderung und einem meist tief brummendem Ohrgeräusch auf diesem Ohr. Es folgen heftiger Drehschwindel und Standunsicherheit, begleitet von Übelkeit und Erbrechen sowie Schweißausbruch. Bradykardie und Kollapsneigung können hinzutreten. Seltener sind Schwank- oder Liftschwindel. Während des Anfalls besteht immer ein lebhafter, horizontaler Spontannystagmus, meist mit rotierender, nie dagegen mit vertikaler Komponente. Die raschen Ausschläge sind initial gewöhnlich zur Herdseite gerichtet (Reiznystagmus). Die Nystagmusrichtung kann während des Anfalls aber auch wechseln (Ausfallnystagmus zur gesunden Seite, später Erholungsnystagmus wieder zur betroffenen Seite). Die Kranken können meist nicht mehr gerade stehen oder gehen. Sie fühlen sich zur Seite des betroffenen Labyrinths hinübergezogen und müssen sich oft festhalten oder hinlegen, um nicht zu stürzen. Anheben oder Drehen des Kopfes verstärkt die Symptome. Die meisten Patienten legen sich auf die kranke Seite.

Die Symptomatik mit Drehschwindel dauert zwischen mindestens 20 min und bis zu maximal 24 h. Das Gefühl der Standunsicherheit kann über Tage und manchmal auch Wochen anhalten. Die Hörminderung kann sich auf das Ausgangsniveau erholen, bei wiederholten Attacken kommt es aber in der Regel zu einer progredienten Hörminderung insbesondere der niederen Frequenzen (Tieftonschwerhörigkeit). Manchmal wird in der Attacke auch eine vorübergehende Hörverbesserung berichtet (**Lermoyez-Phänomen**). Über die Jahre nimmt die Frequenz und Schwere der Attacken meist langsam ab. Manche Patienten in späteren Stadien der Erkrankung berichten über plötzliche Sturzattacken ohne Vorwarnung. Diese Attacken, die wahrscheinlich auf akuten Reizungen der Otolithen beruhen, nennt man **Tumarkinsche Otolithenkrisen** und müssen von anderen Arten von »drop attacks« unterschieden werden. Die meisten Patienten haben vestibuläre und kochleäre Symptome, jedoch können beide Symptomgruppen getrennt vorkommen oder erst in längerem Abstand voneinander auftreten.

Diagnostik Im Anfall findet man das Bild einer einseitigen vestibulären Störung mit Fallneigung und Nystagmus. Das Gehör ist im Anfall oft vermindert. Das Bewusstsein ist in der Regel ungestört. Das betroffene Labyrinth ist im Anfall experimentell übererregbar, im Verlauf aber untererregt.

Viele Patienten behalten nach einer Attacke ein einseitiges Ohrensausen, das sich später jeweils bei Wiederholung des Schwindels verstärkt. Mit jeder neuen Attacke entwickelt sich bei vielen Patienten, langsam fortschreitend, eine einseitige Schwerhörigkeit, die auch schon Jahre vor dem Schwindel einsetzen kann. Außerhalb der Anfälle ist die Gleichgewichtsregulation subjektiv und klinisch meist intakt, und man stellt keinen Nystagmus fest. Nach längerem Bestehen der Krankheit ist auch im Intervall ein charakteristischer, otologischer Befund festzustellen, der zusammen mit der Anamnese die Diagnose sichert:

- »pankochleäre« Innenohrschwerhörigkeit mit »wannenförmiger« Senke im Tonaudiogramm oder »Tieftonsenke«,
- besonders schlechtes Sprachgehör, weil die Cochlea die akustischen Impulse nicht mehr regulär zur Weiterleitung im Hörnerven kodieren kann,
- fluktuierende Hörleistungen von einer Untersuchung zur anderen
- positives Recruitment (Lautheitsausgleich), wie es für eine Haarzellschädigung bei intaktem N. cochlearis charakteristisch ist (im Gegensatz dazu negatives Recruitment bei Akustikusneurinom mit geschädigtem Kochlearnerven),
- vestibulär besteht Unter- bis Unerregbarkeit.

Differenzialdiagnose Die verschiedenen Formen der **Labyrinthitis** führen zu andauerndem Schwindel mit Brechreiz und Erbrechen, Schallperzeptionsstörung mit Herabsetzung der oberen Tongrenze und Spontannystagmus.

Der **akute Hörsturz** ist eine plötzliche, längstens innerhalb eines Tages einsetzende Taubheit oder Innenohrschwerhörigkeit, hauptsächlich bei Menschen im mittleren Lebensalter. Er tritt ganz überwiegend einseitig auf. Im Initialstadium können Ohrgeräusche und Druck auf dem befallenen Ohr bestehen (dann schwierige Abgrenzung zum sog. monosymptomatischen M. Menière). Der Vestibularapparat bleibt meist verschont. Die Ursache ist ungeklärt. Viele Ärzte geben auf »empirischer Basis« Infusionen von Plasmaexpandern und Vasodilatatoren, obwohl ihre Wirksamkeit umstritten ist. Manche Ohrenärzte wenden Grenzstrangblockaden an, obwohl der Halssympathikus die Innenohrgefäße nicht innerviert. Die Spontanprognose ist sehr gut. Das erschwert die Beurteilung von Therapiemaßnahmen.

Die **toxische**, vor allem durch Antibiotika verursachte, häufig beidseitige Schädigung des VIII. Hirnnerven ist meist aus der Anamnese zu diagnostizieren. Sie äußert sich nicht in Anfällen, sondern in vestibulären, in schweren Fällen auch kochleären Dauersymptomen mit Stand- und Gangunsicherheit vor allem in Dunkeln (bilaterale Vestibulopathie ▶ Kap. 17.6). Experimentell besteht eine bilaterale vestibuläre Untererregbarkeit.

Die Symptomatik bei **Kleinhirnbrückenwinkeltumoren** lässt sich anamnestisch und im Befund leicht von der Menière-Krankheit abgrenzen, Einzelheiten ▶ Kap. 11.10.

Beim **Zoster oticus** (▶ Kap. 19) sind Schwindel, Ohrensausen und Hörminderung fast immer mit Trigeminusschmerzen und Fazialislähmung, nicht selten auch mit Lähmungen anderer, benachbarter Hirnnerven verbunden. Das akute Auftreten dieses Syndroms und der Liquorbefund sichern die Diagnose, während der charakteristische Bläschenausschlag in der Tiefe des Gehörgangs oft übersehen wird.

Therapie Der Anfall ist selbstbegrenzend.

- Schwindel und Übelkeit können durch Antiemetika und Antivertiginosa gemildert werden. Hierzu zählen Domperidon (Motilium) oder Dimenhydrinat (z. B. Vomex A langsam i.v. oder als Suppositorium), bei unbeeinflussbarem Erbrechen hilft auch Odansetron (Zofran) 4 mg i.v.
- Die Sedierung mit Diazepam-Abkömmlingen ist initial wichtig.

- Die oft noch durchgeführten mehrtägigen Infusionen von durchblutungsfördernden Substanzen sind unwirksam.
- Primäres Ziel der Langzeitbehandlung bei persistierenden Beschwerden ist es, den Endolymphhydrops zu vermindern.
- **Betahistidin**: In einer prospektiven Doppelblind-Studie konnte gezeigt werden, dass das Histaminderivat Betahistin, 3×48 mg/Tag, in Einzelfällen sogar 3×96 mg/Tag effektiv weitere Menière-Attacken verhindern kann. Als Wirkprinzip wird eine Verbesserung der Mikrozirkulation der Stria vaskularis angenommen sowie inhibitorische Effekte auf polysynaptische vestibuläre Neurone. Andere vestibuläre Suppressanzien außer Betahistin sollten nur in der akuten Attacke benutzt werden, aber nicht als chronische Dauermedikation.
- Falls Betahistin innerhalb von 6 Monaten zu keiner signifikanten Reduktion der Schwindel Attacken führt, kann ein Versuch mit intratympanaler Steroidapplikation versucht werden. Auch diese Prozedur war in klinischen, allerdings nicht-randomisierten Studien effektiv.
- Diätetische Programme, inklusive Kochsalz Restriktion sind genauso nutzlos wie Stellatum-Blockaden, Diuretika, sog. vasoaktive Substanzen, Tranquilizer, Neuroleptika oder Lithium.
- Invasive Therapieansätze bei chronischem M. Menière ▶ Facharztbox.

Prognose Bei 33% der Kranken werden über eine Periode von 10 Jahren beide Ohren befallen, nach 20 Jahren ist dies bei 50% der Kranken der Fall. Viele Patienten werden im Laufe der Krankheit unter dem Einfluss des quälenden Ohrensausens und der Schwerhörigkeit reizbar, misstrauisch und ängstlich, so dass die Behandlung auch psychologische oder psychiatrische Probleme nach sich ziehen kann. Die Menière-Krankheit kann aber, genau wie die Migräne, nicht als psychosomatisch bedingt angesehen werden.

Die Menière-Krankheit geht nicht in ein anderes organisches Leiden des Zentralnervensystems über. Die typischen Anfälle sind kein Frühsymptom des Kleinhirnbrückenwinkeltumors. Mit dem Eintreten der Taubheit setzt das Ohrensausen meist aus, und auch die Schwindelanfälle lassen nach.

17.5 Vestibularisparoxysmie

Definition und Leitsymptom Leitsymptome der Vestibularisparoxysmie sind kurze, Sekunden bis wenige Minuten anhaltende Dreh- oder Schwankschwindelattacken mit Gangunsicherheit mit oder ohne Ohrsymptome (Tinnitus und Hörminderung, permanent oder während der Attacke), die bei manchen Patienten von bestimmten Kopfpositionen abhängig sind. Deshalb wurden sie in der englischen Literatur auch als »disabling positional vertigo« bezeichnet. Sie lassen sich gelegentlich durch Hyperventilation provozieren. Sie treten mit einer Häufigkeit von 1- bis 30-mal am Tag auf.

Pathophysiologie und Diagnostik Es wird ein pathologischer Nerv-Gefäß-Kontakt des N. vestibulocochlearis mit einer Hirnstamm- oder Zerebellararterie, ähnlich wie bei der Trigeminusneuralgie und dem Spasmus hemifacialis, angenommen. Die Kontaktstelle ist meist hirnstammnah, weil auf den ersten 1–2 mm der Nerv noch unvollständig myelinisiert ist und eine neurovaskuläre Kompression in diesem Bereich leicht zu lokaler Demyelinisierung führen kann. Ephaptische Reizübertragung oder zentrale Hyperaktivität, die durch die periphere Kompression ausgelöst und unterhalten wird, wird als Pathomechanismus angenommen. Im Intervall können Hörminderung und Tinnitus bestehen bleiben. Bei manchen Patienten findet man messbare Defizite bei der auditorischen oder vestibulären neurophysiologischen Untersuchung. Eine spezielle MR-Angiographie-Technik (CISS-3D) kann hirnstammnahe vaskuläre Gefäßschlingen nachweisen. Allerdings ist damit die Diagnose nicht eindeutig gesichert bzw. ausge-

Facharztbox

Invasive Therapieansätze bei chronischem M. Menière

Selten ergibt sich bei medikamentös therapieresistenten häufigen Menière-Attacken mit oder ohne Innenohrschwerhörigkeit die Indikation für eine transtympanale Instillation ototoxischer Antibiotika (1–2 ml mit einer Konzentration von 20–40 mg/ml Gentamycin) entweder einmalig (»single shot«) oder, falls erforderlich, mehrfach in mehrwöchigen Abständen. Niedrig dosiert ermöglicht diese Behandlung eine selektive Schädigung des sekretorischen Epithels, während eine Überdosierung auch die vestibulären und kochleären Haarsinneszellen schädigt.
Sehr umstritten und nur noch selten angewandt werden operative Verfahren zur Behandlung des chronischen Menière. Nur etwa 1–3% der Menière-Patienten benötigen einen chirurgischen Eingriff. Die früher häufig empfohlene Sakkulotomie oder endolymphatische Shunt-Operationen haben allenfalls einen Placebo-Effekt.

- Die derzeit effektivste operative Maßnahme ist die **vestibuläre Neurektomie** mit einer Erfolgsrate von 90–95%.
- Die neue Technik der **fokussierten Ultraschallbehandlung** erlaubt ein ähnlich gutes Ergebnis ohne Beschädigung des Labyrinthes.
- Falls das Gehör schon verloren ist, können auch destruktive Verfahren wie die transmeatale, transmastoidale oder translabyrinthäre **Labyrinthektomie** durchgeführt werden mit einer hohen Erfolgsrate von 95%.
- Noch effektiver ist die **translabyrinthäre vestibuläre Neurektomie**, die zu einer 98%-igen Erfolgsrate führt. Jedoch muss gerade bei älteren Patienten bedacht werden, dass solche ablativen Maßnahmen eine lang anhaltende Gleichgewichtsstörung hervorrufen kann.

schlossen, da es eine hohe Rate an falsch positiven und falsch negativen Befunde gibt.

Therapie Carbamazepin (meist reichen geringe Dosen zwischen 300–600 mg/Tag) ist in der Regel sehr gut wirksam, was die Diagnose (und angenommene Pathogenese) stützt. Als Alternativen bei Unverträglichkeit stehen Oxcarbacepin (300–900 mg/Tag), Gabapentin, Valproat oder Phenytoin zur Verfügung. Auch wurden einige erfolgreiche Jannetta-Operationen publiziert (▶ Migraine).

17.6 Perilymphfistel

Definition und Leitsymptom Perilymphatische Fisteln können zu episodischem Schwindel und peripherem Hörverlust führen. Am häufigsten entstehen solche Fisteln zwischen Peri- und Endolymphraum im Bereich des runden oder ovalen Fensters im Mittelohr bzw. durch knöcherne Verletzungen der dünnen Knochenlamelle zwischen horizontalem Bogengang und Mittelohr oder zwischen vorderem Bogengang und mittlerer Schädelgrube.

Nießen, Husten, Bauchpresse und Nase schnäuzen (Valsalvamanöver) können transiente Schwindelsymptome auslösen. Gangunsicherheit, Lageschwindel und Hörminderung sind häufige Symptome. Charakteristisch für eine Periplymphfistel ist das **Tullio-Phänomen**: Durch starke akustische Stimulation können vestibuläre Symptome mit gerichtetem Schwindel, Nystagmus, okuläre Tilt-Reaktion (Verrollen der Augen, Kopfneigung sowie Höhenschielen) und eine posturale Instabilität hervorgerufen werden. Bei den meisten Patienten mit Tullio-Phänomen liegt die Fistel im Bereich des vorderen Bogengangs (superiore Bogengangsdehiszenz, s. u.), aber auch eine Subluxation der Stapes-Fußplatte kann dies hervorrufen. Eine Perilymphfistel (Dehiszenz) im Bereich der oberen knöchernen Begrenzung eines vorderen Bogenganges gilt inzwischen als die häufigste Form einer Periplymphfistel. Wenn schwindelauslösende Prozeduren durchgeführt werden (Valsalva-Manöver, laute Geräusche [Tullio-Phänomen]) kann man dabei mit dreidimensionalen Augenbewegungsmessverfahren vertikal-torsionale Augenbewegungen in der Ebene des betroffenen vorderen Bogenganges aufzeichnen. Diese Ätiologie kann durch ein hochauflösendes Felsenbein-CT mit bogengangsparallelen Schichtführungen mit Nachweis der Dehiszenz im apikalen Teil des vorderen Bogenganges sichergestellt werden. Mittlerweile wurden auch bilaterale Läsionen, Dehiszenzen des hinteren Bogengangs sowie kombinierte Läsionen von vorderem und hinterem Bogengang beschrieben.

Pathophysiologie und Diagnostik Typischerweise geht der Symptomatik ein (manchmal nur leichtes) Schädeltrauma, ein Barotrauma (z. B. durch starkes Schnäuzen), eine Operation an Mastoid bzw. Stapes, oder eine penetrierende Verletzung der tympanischen Membran voraus. Die Patienten berichten oft ein »Plopp" im Ohr, gefolgt von plötzlichem Schwindel, gelegentlich auch Hörverlust und lautem Tinnitus. Eine Perilymphfistel zu diagnostizieren kann wegen der großen Variabilität der Symptome und des Fehlens eines spezifischen Tests schwierig sein.

Wichtig ist eine HNO-ärztliche Untersuchung inklusive Otoskopie. Nach einem Kopf- oder Barotrauma kann man ein Hämatotympanon finden. Ein brauchbarer klinischer Test ist die Applikation von Druck auf das Trommelfell (durch manuellen Druck über den Tragus, einen Politzerballon oder ein pneumatisches Otoskop). Im positiven Fall verursacht dies Schwindel und Nystagmus (**Hennebert-Zeichen**). Audiometrische Untersuchungen zeigen oft eine gemischte oder sensorineurale Hörminderung. Die Hörminderung kann beträchtlich sein und betrifft überwiegend die hohen Frequenzen. Die kalorische Untersuchung kann normal sein oder eine verminderte Erregbarkeit auf der betroffenen Seite zeigen. Zur Diagnosestellung sind all diese Befunde allerdings oft nicht hinreichend sicher. Bei typischer Anamnese aber nicht eindeutigen klinischen Befunden kann eine explorative Tympanoskopie erforderlich werden. Nicht selten kann die Diagnose erst gestellt werden, wenn hierbei die Fistel sichtbar wird, während der Patient ein Valsalva-Manöver durchführt.

Therapie In der akuten Situation, zum Beispiel nach kurz zurückliegendem Trauma, besteht die Behandlung in Bettruhe für 5–10 Tage mit erhöhtem Kopf begleitet von leichter Sedierung, Vermeiden von Pressen, Husten und Nießen sowie Kopfhängelagen, unterstützt durch leichte Laxanzien um rasche Druckwechsel zu vermeiden, die das perilymphatische Leck vergrößern könnten. Oft verschwinden die Symptome während der Bettruhe, können aber nach Wiederaufnahme normaler Aktivitäten erneut auftreten. Dennoch heilen die Fisteln in aller Regel spontan.

Wenn die Symptome länger als 4 Wochen andauern oder die Hörminderung progredient ist, wird eine explorative Tympanotomie empfohlen. Operativ wird bei nachgewiesener Fistel zum Mittelohr hin die Fistel mit körpereigenem Fett, Gelfoam, oder körpereigenem Knorpel verschlossen. Wird keine Fistel gefunden, wird trotzdem das Gebiet um das ovale und runde Fenster abgestopft. Die Erfolgsrate dieser Prozedur wird mit 50–70% angegeben und reflektiert wahrscheinlich unterschiedliche Kriterien der Patientenselektion. Verschlüsse der superioren Bogengangsdehiszenz erfolgen über einen neurochirurgischen Eingriff mit Abdeckung der knöchernen Läsion von intrakraniell.

17.7 Bilaterale Vestibulopathie

Leitsymptome Die bilaterale Vestibulopathie wird häufig übersehen. Die anamnestischen Leitsymptome mit Oszillopsien und Unscharfsehen (verstärkt bei Kopfbewegungen oder beim Gehen), sowie Gangunsicherheit, vor allem in Dunkelheit und auf unebenem Grund, sind wegweisend. Manche Patienten klagen über eine Störung der Orientierung im Raum.

Die Patienten beschreiben in typischer Weise, dass sie beim Gehen Scheinbewegungen der Umwelt empfinden und

Facharztbox

Seltene Ursachen der bilateralen Vestibulopathie

Autoimmune Erkrankungen des Innenohrs sind charakterisiert durch einen progressiven, bilateralen sensorineuralen Hörverlust oft begleitet von bilateralem Verlust der vestibulären Funktion. Oft findet sich ein gemeinsames Auftreten mit anderen autoimmun vermittelten Erkrankungen wie rheumatoide Arthritis, Psoriasis, Colitis ulcerosa und das Cogan-Syndrom (Iritis begleitet von vestibulärem und sensorineuralem Hörverlust).

Das **Alport-Syndrom** (angeborene Taubheit mit interstitieller Nephritis), das **Usher-Syndrom** (angeborene Taubheit mit Retinitis pigmentosa), und das **Waardenburg-Syndrom** (angeborene Taubheit mit fazialer Dysplasie) können mit bilateraler Vestibulopathie einhergehen. Kongenitale Vestibulopathien werden gefunden bei intrauterinen Infektionen mit Röteln und Zytomegalie-Virus, aber auch bei Intoxikationen (Thalidomid) oder peripartaler Anoxie.

Das **CANVAS-Syndrom** (**c**erebelläre **A**taxie, **N**europathie, **v**estibuläres **A**reflexie-**S**yndrom) ist durch die Kombination von zerebellärer Ataxie, Polyneuropathie und bilateraler Vestibulopathie charakterisiert.

z. B. Straßenschilder oder Passanten nicht mehr sicher erkennen können und dies erst möglich ist, wenn sie innehalten. Im Verlauf der bilateralen Vestibulopathie können beide Labyrinthe und/oder Vestibularisnerven gleichzeitig oder sequenziell betroffen sein. Es gibt akute aber auch langsam progrediente Verläufe. Die bilaterale Vestibulopathie kann auch mit Hörstörungen verbunden sein.

Pathophysiologie und Diagnostik Die häufigsten Ursachen einer bilateralen Vestibulopathie sind:

- ototoxische Substanzen (Aminoglykoside sind häufigste Ursache für einen irreversiblen Verlust der vestibulären Funktion)
- Morbus Menière und
- Meningitis.

Seltenere Ursachen sind Labyrinthinfektionen, Otosklerose, Morbus Paget, Polyneuropathie, bilaterale Tumoren (Akustikusneurinom bei Neurofibromatose), bilaterale sequenzielle Neuritis vestibularis, zerebrale Hämosiderose, autoimmune Erkrankungen des Innerohrs, oder kongenitale Malformationen (▶ Facharztbox: Seltene Ursachen der bilateralen Vestibulopathie). Auch die Entstehung nach Traumen wird immer wieder berichtet. Ein großer Anteil (mindestens 1/3 der Patienten) lässt sich allerdings ätiologisch nicht eindeutig zuordnen (idiopathische bilaterale Vestibulopathie).

Therapie Bewegungs- und Gleichgewichtstraining, bei autoimmunvermittelter Ätiologie Therapieversuch mit Kortikosteroiden. Das Ziel des Gleichgewichtstrainings bei permanenter bilateraler Vestibulopathie ist die Steigerung der subjektiven Sicherheit durch Aktivierung von nichtvestibulären sensorischen Eingängen, wie des zerviko-okulären Reflexes, des propriozeptiven Signals und vor allem der visuellen Kontrolle von Stand und Gang. Die objektiv messbaren Balanceleistungen werden dadurch allerdings nicht wirklich verbessert.

17.8 Vestibuläre Migräne

Definition und Epidemiologie. In den letzten 20 Jahren wurde die vestibuläre Migräne als eigenständige Sonderform der Migräne mit Aura mit dem führenden Symptom wiederkehrender Schwindelattacken erkannt. Die Prävalenz der vestibulären Migräne beträgt über die Lebenszeit hinweg etwa 1%. In spezialisierten Schwindelkliniken ist die vestibuläre Migräne mittlerweile die häufigste Diagnose bei Patienten mit wiederkehrenden Schwindelattacken mit einem Anteil von 10% aller Patienten. Alle Altersgruppen können betroffen sein. Am häufigsten kommt die vestibuläre Migräne bei Patienten zwischen 30 und 50 Jahren vor. 30% der Patienten erkranken erst in der 5. Dekade. Nicht selten wird beobachtet, dass Frauen mit klassischer Migräne nach der Menopause zunächst symptomfrei werden, um dann in der 6. oder 7. Dekade mit einer vestibulären Migräne wieder symptomatisch zu werden (Symptomwandel der Migräne).

Diagnostik Die klinische Untersuchung der Patienten erfolgt in aller Regel im Intervall zwischen den Attacken mit dann meist normalen Untersuchungsergebnissen, so dass der Anamnese eine entscheidende Bedeutung zukommt. Die Diagnose episodischer Schwindelattacken bei Migräne liegt nahe, wenn wiederholt reversible Attacken mit Schwindel, Sehstörungen, Stand- und Gangataxie sowie meist okzipital betontem Kopfschmerz bei familiärer Migränebelastung auftreten. Diese Migräneform wird auch als Basilarismigräne bezeichnet.

Allerdings können die Attacken bei 30–40% der Patienten auch ohne Kopfschmerzen oder andere Migränesymptome auftreten. Auch kann die Dauer der Attacken sehr variabel sein. Während der Migräneattacke sind die Patienten besonders empfindlich gegenüber Bewegungen. Manche Patienten mit vestibulärer Migräne haben im Intervall zentrale Okulomotorikstörungen, meist zerebellär mit Blickfolgesakkaden und zentrale Nystagmusformen wie Downbeat-Nystagmus.

Die **diagnostischen Kriterien** wurden in den letzten Jahren präzisiert. Danach wird eine wahrscheinliche und eine sichere vestibuläre Migräne unterschieden (◘ Tab. 17.2).

Therapie In der Therapie haben sich die gleichen Prinzipien wie bei der Migräne bewährt, sowohl für die Behandlung der Attacken als auch für die Migräneprophylaxe (▶ Kap. 16). Die frühzeitige Einnahme eines Antiemetikums (z. B. Metoclopramid, Domperidon) ist neben der üblichen Migränebehand-

Tab. 17.2 Diagnostische Kriterien der vestibulären Migräne

Gesicherte vestibuläre Migräne		Wahrscheinliche vestibuläre Migräne	
A	Mindestens 5 Episoden mit vestibulären Symptomen mittlerer oder starker Intensität und einer Dauer von 5 min bis 72 h	A	Mindestens 5 Episoden mit vestibulären Symptomen mittlerer oder starker Intensität und einer Dauer von 5 min bis 72 h
B	Aktive oder frühere Migräne mit oder ohne Aura nach den Kriterien der ICHD	B	Nur eines der beiden Kriterien B und C der vestibulären Migräne trifft zu (Migräneanamnese oder Migränesymptome während der Attacke)
C	Ein oder mehrere Migränesymptome während mindestens 50% der vestibulären Episoden: – Kopfschmerzen mit mindestens 2 der folgenden Merkmale: einseitige Lokalisation, pulsierender Charakter, mittlere oder starke Schmerzintensität, Verstärkung durch körperliche Routineaktivitäten – Photophobie und Phonophobie – Visuelle Aura	C	Nicht auf eine andere vestibuläre oder ICHD-Diagnose zurückzuführen
D	Nicht auf eine andere vestibuläre oder ICHD-Diagnose zurückzuführen		

lung zu empfehlen. Trotz der Häufigkeit und der hohen sozioökonomischen Bedeutung der vestibulären Migräne, gibt es bisher aber keine kontrollierten, doppelblinden Therapiestudien.

17.9 Phobischer Schwankschwindel

Symptome Die Patienten erleiden Attacken von Benommenheit und Schwankschwindel mit Stand- und Gangunsicherheit, die anfangs nur Bruchteile von Sekunden oder wenige Sekunden andauern. Sie werden aber als bedrohlicher und länger anhaltender Zustand erlebt, der eine ängstliche Erwartungshaltung herbeiführt.

Der Schwindel wird durch verschiedenste situative Reize ausgelöst (z. B. Überqueren von Brücken, Gehen auf Treppen, Autofahren, aber auch Durchqueren leerer Räume oder die Gegenwart vieler Menschen), die auch andere Formen von phobischen Reaktionen verursacht. Auffällig ist, dass die Patienten ihren Attackenschwindel mit einer Vernichtungsangst erleben, diese jedoch rasch wieder überwinden, so dass sie ihre geplante Tätigkeit wieder aufnehmen können. Dies ist ein wichtiges differenzialdiagnostisches Kriterium zur Unterscheidung von organischen Schwindelformen.

Der Verlauf ist phasenhaft mit Remissionen. Man findet einen in jeder Hinsicht normalen organischen Befund. Typischerweise werden Vermeidungsmechanismen entwickelt, die sozial beeinträchtigend sein können. Die psychiatrische Exploration deckt oft eine zwanghafte Persönlichkeitsstruktur mit hohem Leistungsanspruch oder einer Angststörung auf. Bei etwa 30% der Patienten kann in der Anamnese ein initiales organisches Schwindelereignis (häufig Lagerungsschwindel) eruiert werden, auf das sich der phobische Schwindel aufgebaut hat.

Diagnostik Falls nicht schon geschehen, sollte die Basisdiagnostik wie bei Verdacht auf kardiogene Synkopen, zur Sicherheit, durchgeführt werden. Bildgebende Verfahren sind nicht indiziert.

Therapie Für den Ratschlag einer Psychotherapie sind die Patienten oft nicht aufgeschlossen. Trotzdem wird eine kognitive Verhaltenstherapie empfohlen. Therapie der ersten Wahl ist eine Desensibilisierung durch Exposition (z. B. Bewegungssportarten). Wichtig ist auch die Aufklärung über die krankmachende auslösende Situation: die Übersensibilisierung auf das eigene Körpergleichgewicht. Aufgrund der Ähnlichkeit mit Panikattacken kann auch der Versuch einer Therapie mit modernen Antidepressiva (SSRI, antriebssteigernde tri- und tetrazyklische Antidepressiva) versucht werden.

17.10 Schwindel bei zentralen Läsionen

Häufiger als früher geglaubt treten mono- oder oligosymptomatische Schwindelsyndrome und Gleichgewichtsstörungen bei zentralen Läsionen wie Hirnstamminfarkten, Kleinhirninfarkten, MS-Herden oder Schädelhirntraumen auf. Bei letzteren stellt sich allerdings meist die Frage, ob das Erbrechen und die Übelkeit nach einem Schädeltrauma ohne Bewusstlosigkeit nicht doch eher eine Contusio labyrinthi gewesen ist.

Vor allem die ausgedehnten Kleinhirninfarkte, die monosymptomatisch mit einem massiven richtungsbestimmten Schwindel und einer nur leichten Hemiataxie klinisch wie eine Neuritis vestibularis wirken, sind der Grund, warum heute beinahe immer eine bildgebende Diagnostik beim akuten Schwindel angefordert wird (▶ Abschn. 17.3, »Akutes vestibuläres Syndrom«). Und trotzdem, ein oder zweimal im Jahr wird in jeder großen Klinik ein Kleinhirninfarkt auf dem initialen

CT nicht erkannt und der Patient kommt erst einige Tage später mit Zeichen des Hirndrucks zurück. Deshalb sollte man, obwohl nicht evidenzbasiert, im Zweifel eine MRT anfordern.

17.11 Schwindelformen mit gesteigerter Empfindlichkeit gegenüber physiologischen Wahrnehmungen

17.11.1 Kinetose (Bewegungskrankheit)

Das Phänomen kennt jeder: Man sitzt im Zug, am Nachbargleis steht auch ein Zug mit entgegengesetztem Ziel. Und plötzlich bewegt sich etwas…: Ist es der Zug in dem man sitzt, oder der andere? Man spürt keine Beschleunigung, nur aus dem Augenwinkel nimmt man eine Bewegung wahr. Schließlich ist klar, es ist der Zug auf dem anderen Gleis, der losfährt. Die kurze Unsicherheit hat für die meisten Menschen nur eine bewusste Steigerung der Aufmerksamkeit auf ein sonst unbewusst arbeitendes Kontrollsystem zur Folge, für manche ist dieses Erleben aber unangenehm und kann sogar zur Kinetose überleiten.

Die Bewegungskrankheit ist nicht selten. Viele Menschen werden seekrank, vertragen Autofahrten schlecht und sind bei einem Besuch auf einem Jahrmarkt mit Achterbahnen und Karussells schon beim Zuschauen gestraft. Interessant ist, dass bei einer Gruppe von Menschen die Stimulation des Gleichgewichtssinns zu krank machenden und die Lebensqualität einschränkenden Symptomen führt (dies wird überproportional häufig bei Patienten mit Migräne gefunden), während es für andere einen angenehmen Nervenkitzel darstellt, der allerdings in bestimmten Situationen (z. B. nach Alkoholgenuss oder reichlichem Essen) ins Gegenteil umschlagen kann.

Ursache der Kinetose ist ein subjektiv wahrgenommenes Ungleichgewicht zwischen den vestibulären, optischen und somatischen Afferenzen. Symptome sind Übelkeit, Erbrechen, Schweißausbruch, Herzklopfen und Blässe.

Man kann die Kinetosen z. T. unterdrücken, indem man den optischen Input verstärkt, z. B. einen Punkt am Horizont fixiert. Unter Deck gehen bei der Schiffreise hilft nicht, sondern macht alles nur schlimmer. Beim Autofahren hilft es oft, nicht hinten, sondern auf dem Beifahrersitz Platz zu nehmen. Lesen oder Computerarbeit beim Fahren verschlimmern das Syndrom bzw. lösen es erst aus. Denn dann suggeriert das Auge Ruhe, und das Vestibularorgan Bewegung: Es entsteht das Mismatch zwischen zwei Afferenzen. Der Blick in die Ferne, oder schon aus dem Fenster hilft schnell: Im peripheren Gesichtsfeld, dessen Rezeptoren als Bewegungsrezeptoren angelegt sind, wird Bewegung wahrgenommen, und das System stimmt wieder überein. Interessant ist, dass die Kinetose nicht auftritt, wenn ein Betroffener selbst Auto oder Fahrrad fährt, rudert oder einen anderen Sport treibt, also die Kontrolle hat, ein Phänomen, das unterstreicht, wie sehr Aufmerksamkeit, Erwartung und Konzentration auf die Afferenzen im Vordergrund stehen.

Medikamentös nimmt man vor auslösenden Situationen (Flugreise, Schiffreise, lange Auto- oder Busfahrt) Scopolamin-Hautpflaster (Scopoderm TTS 0,5 mg). In den USA sind auch Scopolamin-haltige Kaugummis erhältlich. Insbesondere bei schweren Kinetosen helfen aber auch Antivertiginosa wie z. B. Dimenhydrinat (oral, Zäpfchen oder i.v.). Durch die stark sedierende Wirkung ist das Führen von Fahrzeugen (incl. Sportbooten) dann allerdings nicht mehr möglich.

17.11.2 Höhenschwindel

Manche Menschen sind »schwindelfrei«, man denke an Dachdecker oder die »native Americans« in den USA, die die Stahlkonstruktionen von Wolkenkratzern zusammenbauen und in luftiger Höhe ungesichert von einem Stahlbalken zum anderen steigen oder zusammen mit ihren Kollegen das Frühstück genießen. Für andere Personen ist schon das Bild oder nur der Gedanke daran unangenehm und panikerweckend.

Höhenschwindel mit Unsicherheit, Schweißausbruch und Herzklopfen tritt oft auf, wenn man vermeintlich ungesichert eine steile Wand oder einen Abgrund herunterschaut. Interessant ist es, dass es oft einen Unterschied macht, ob ein Fenster dazwischen ist oder nicht. Auch ein Geländer hilft. Keine Höhenangst wird dagegen in Aufzügen oder Flugzeugen empfunden.

Auch hier liegt ein Mismatch verschiedener Sinnesafferenzen zugrunde. So ist ein typischer Auslöser von Höhenschwindel, wenn man sich auf einen transparenten Untergrund (Glas, Metallgitter, Hängebrücke) über einen Abgrund bewegen soll. Beim Blick in einen tiefen Abgrund nimmt man die propriozeptiven Impulse des Haltungsapparates wahr, während das visuelle System Tiefe, aber nicht Bewegung signalisiert. Mit Logik kann man dem Syndrom leider nicht beikommen.

Verhaltenstherapeutische Methoden helfen in gewissem Umfang. Man kann dies selbst feststellen, wenn man sich einer höhenschwindelprovozierenden Situation bewusst mehrere Male nähert – die Toleranz steigt. Allerdings wird man nicht aus einem Menschen mit Höhenangst einen Dachdecker machen können.

In Kürze

Schwindel

Definition. Ansammlung multisensorieller Syndrome unterschiedlicher Ätiologie. Schwindelwahrnehmung als kortikale Leistung, beruht auf Detektion widersprüchlicher Meldungen optischer, vestibulärer oder tiefensensibler Afferenzen.

Benigner, paroxysmaler Lagerungsschwindel. Traumatisch oder spontan abgelöste, anorganische, Otolithenteilchen lagern an »falscher« Stelle im Gleichgewichtsorgan, liefern Gehirn Fehlinformationen, die nicht mit Lageempfinden und Sehen übereinstimmen; es entsteht Schwindel. Auslöser: Hinlegen, Aufrichten oder Herumdrehen im Bett mit Lagerung auf betroffenes Ohr, Kopfreklination. **Symptome:** Kurz dauernde Schwindelanfälle mit rotierender Scheinbewegung, Nystagmus, Übelkeit, Angstgefühl, Schweißausbruch. **Diagnose:** Diagnostische Lagerungsproben mit Beobachtung des provozierten Nystagmus. Normaler neurologischer Status. **Therapie:** Physikalisches Lagerungstraining, keine medikamentöse Dauertherapie, da Schwindel harmlos.

Neuritis vestibularis. Akut oder subakut einsetzender, peripher bedingter Schwindel mit Symptomatik des einseitigen Labyrinthausfalls mit gutartigem Verlauf. **Symptome:** Drehschwindel mit Fallneigung und Übelkeit mit Brechreiz, lebhafter, horizontal rotierender Spontannystagmus zum gesunden Ohr. **Therapie:** Medikamentöse Therapie, Übungen zur Verbesserung der zentralen Kompensation, Gleichgewichtstraining.

Menière-Krankheit. Symptome: Akuter Drehschwindel, Hörverlust, Brechreiz, Schweißausbruch, Bradykardie, lebhafter, horizontaler Spontannystagmus, Fallneigung, ungestörtes Bewusstsein. **Diagnose:** »Pankochleäre« Innenohrschwerhörigkeit, fluktuierende Hörleistungen, schlechtes Sprachgehör, positives Recruitment, vestibuläre Unter- bis Unerregbarkeit. **Therapie:** Anfall ist selbstbegrenzend, prophylaktische medikamentöse Therapie zur Verminderung der Endolymphhydrops.

Vestibularisparoxysmie. Symptome: Sekunden- bis minutenlange Dreh- oder Schwankschwindelattacken mit oder ohne Ohrsymptome, treten 1- bis 30-mal am Tag bis 1-mal im Monat auf. **Diagnose:** Pathologischer Nerv-Gefäß-Kontakt. **Therapie:** Medikamentöse Therapie, Jannetta-Operation.

Perilymphfistel. Symptome: Episodischer Schwindel, Hörverlust und Gangunsicherheit. Tullio-Phänomen. Häufige Auslöser: Nießen/Valsalvamanöver. **Ursache:** Fisteln zwischen Peri- und Endolymphraum oder Dehiszenz der knöchernen Umhüllung des Labyrinths (meist traumatisch). **Diagnostik:** Dezidierte HNO-ärztliche Untersuchung, ggf. operative Exploration. **Therapie:** Bettruhe, leichte Sedierung, Vermeiden des Auslösers, ggf. operativer Fisteverschluss.

Bilaterale Vestibulopathie. Leitsymptom: Oszillopsien und Unscharfsehen (verstärkt bei Kopfbewegungen oder beim Gehen), Gangunsicherheit, ggf. Hörstörungen. **Ursache:** oft ototoxische Substanzen, selten autoimmun. **Therapie:** Bewegungs- und Gleichgewichtstraining, wenn autoimmun ggf. Kortikosteroide.

Vestibuläre Migräne. Symptome: Schwindelattacken, Sehstörungen, Stand- und Gangataxie, okzipital betonter Kopfschmerz, zentrale Okulomotorikstörungen, Nystagmus. Behandlung wie Migräne sowohl in der Attacke (wenn Symptome länger als 45 min) als auch in der Prophylaxe.

Phobischer Attackenschwankschwindel. Ausgelöst durch situative Reize wie Überqueren von Brücken, Gehen auf Treppen, Auto fahren. Phasenhafter Verlauf, normaler organischer Befund. **Symptome:** Attacken von Benommenheit, Schwankschwindel mit Stand- und Gangunsicherheit. **Therapie:** Verhaltenstherapie, Aufklärung über auslösende Situation, Antidepressiva.

Kinetose (Bewegungskrankheit). Subjektiv wahrgenommenes Ungleichgewicht zwischen vestibulären, optischen und somatischen Afferenzen wie bei Seekrankheit, beim Achterbahnfahren. **Symptome:** Übelkeit, Erbrechen, Schweißausbruch, Herzklopfen, Blässe. **Therapie:** Prophylaktische medikamentöse Therapie, Antivertiginosa.

Höhenschwindel. Mismatch verschiedener Sinnesafferenzen. **Symptome:** Unsicherheit, Schweißausbruch, Herzklopfen. **Therapie:** Verhaltenstherapeutische Methoden.

Weiterführende Literatur

Brandt T, Dieterich M (1994) Vestibular paroxysmia: vascular compression of the eighth nerve? Lancet 343:798–799

Brandt T, Dieterich M, Strupp M (2012) Vertigo – Leitsymptom Schwindel, 2. Auflage. Springer, Berlin Heidelberg New York

Brevern von M, Radtke A, Lezius F, Feldmann M, Ziese T, Lempert T, Neuhauser H (2007) Epidemiology of benign paroxysmal positional vertigo: a population based study. J Neurol Neurosurg Psychiatry 78:710–715

Büchele W, Brandt T (1988) Vestibular neuritis – a horizontal semicircular canal paresis? Adv Oto-Rhinol-Laryngol 42:157–161

Dieterich M, Brandt T (1999) Episodic vertigo related to migraine (90 cases): vestibular migraine? Journal of Neurology 246:883–892

Fetter M, Dichgans J (1996) Vestibular neuritis spares the inferior division of the vestibular nerve. Brain 119:755–763

Kattah JC, Talkad AV, Wang DZ, Hsieh YH, Newman-Toker DE (2009) HINTS to diagnose stroke in the acute vestibular syndrome: three-step bedside oculomotor examination more sensitive than early MRI diffusion-weighted imaging. Stroke 40:3504–3510

Lempert T, Olesen J, Furman J, et al. (2012) Vestibular migraine: diagnostic criteria. J Vestib Res 22:167–172

Minor LB, Solomon D, Zinreich JS, Zee DS (1998) Sound- and/or pressure-induced vertigo due to bone dehiscence of the superior semicircular canal. Arch Otolaryngol Head Neck Surg 124:249–258

Neuhauser HK (2007) Epidemiology of vertigo. Current Opinion in Neurology 20:40–46

Reuter W, Fetter M, Albert FK (2008) Vestibular paroxysmia: A rare but important differential diagnosis. HNO 56:421–424

Strupp M, Arbusow V, Maag KP, Gall C, Brandt T (1998) Vestibular exercises improve central vestibulo-spinal compensation after vestibular neuritis. Neurology 51:838–844

Strupp M, Brandt T (2008) Diagnosis and treatment of vertigo and dizziness. Deutsches Ärzteblatt International, 105(10):173–180

Strupp M, Kremmyda O, Brandt T (2013) Pharmacotherapy of vestibular disorders and nystagmus. Semin Neurol 33:286–296

Strupp M, Zingler VC, Arbusow V, Niklas D, Maag KP, Dieterich M, Bense S, Theil D, Jahn K, Brandt T (2004) Methylprednisolone, valacyclovir, or the combination for vestibular neuritis. NEJM 351:354–361

Zee DS (1985) Perspectives on the pharmacotherapy of vertigo. Arch Otolaryngol 111:609–612

Entzündungen des Nervensystems

Bakterielle Entzündungen des Nervensystems und seiner Häute

Uta Meyding-Lamadé, Stefan Hähnel und Julian Bösel

W. Hacke (Hrsg.), *Neurologie*,
DOI 10.1007/978-3-662-46892-0_18,

Einleitung

Das Gehirn, das Rückenmark und deren Häute sind trotz der Barriere, die die Blut-Hirn-Schranke darstellt, Zielorgane einer Vielzahl unterschiedlicher Erreger. Die Infektion erfolgt meist hämatogen, seltener direkt nach Traumen oder Übergreifen einer Infektion aus den Nasennebenhöhlen. Die bakterielle Meningitis mit ihren verschiedenen Erregern und Verlaufsformen führt zu hohem Fieber und Nackensteifigkeit. Nicht selten entwickeln sich Symptome einer Meningoenzephalitis mit epileptischen Anfällen, neurologischen Herdsymptomen und Bewusstseinsstörung. Die Hirnhautentzündungen bleiben in Entwicklungsländern, zusammen mit Unterernährung, AIDS und Durchfallskrankheiten, der Grund für die hohe Kindersterblichkeit. Auch die tuberkulöse Meningitis wird wieder häufiger. Sie war früher ein besonderes diagnostisches Problem, das heute durch molekularbiologische Untersuchungen leichter gelöst werden kann. Die Neurolues, die man beherrscht glaubte, nimmt wieder an Häufigkeit zu. Die Neuroborreliose ist eine andere Treponemeninfektion mit charakteristischen Krankheitsstadien und guten Therapiemöglichkeiten.

18.1 Akute, eitrige Meningitis

Definition Die eitrige Meningitis ist eine bakterielle Entzündung der weichen Hirnheute (Pia mater und Arachnoidea). Bei bestimmten Formen sind überwiegend die Hirnhäute über der Konvexität des Gehirns, bei anderen mehr die der Hirnbasis befallen. Grundsätzlich sind aber die weichen Häute von Gehirn und Rückenmark in ihrer ganzen Ausdehnung erkrankt. Der Subarachnoidalraum ist mit serös-eitrigem Exsudat gefüllt. Die Entzündung ergreift regelmäßig auch das Ependym der Ventrikel. Häufig ist die oberflächliche Hirnrinde entzündlich infiltriert (Meningoenzephalitis). Die Hirnnerven und Rückenmarkswurzeln, die den Subarachnoidalraum durchziehen, sind oft ebenfalls mit betroffen.

Epidemiologie In Mitteleuropa rechnet man mit einer Inzidenz von etwa 5–10 Fällen pro 100.000 Einwohnern. Die Häufigkeit ist etwas zurückgegangen, vor allen Dingen durch die Einführung der Haemophilus-influenzae-Impfungen von Kindern. Bei diesen war dieser Erreger bis vor wenigen Jahren die bei weitem häufigste Ursache der Meningitis. In Entwicklungsländern ist die Meningitis, besonders auch die epidemisch auftretende Meningokokkenmeningitis, wieder häufiger geworden und gehört bei Kindern zu den häufigsten Todesursachen überhaupt.

18.1.1 Pathogenese

Die Erreger können hämatogen, fortgeleitet von Entzündungen in benachbartem Gewebe und durch offene Hirnverletzung oder -eingriffe in die Meningen gelangen.

- Die **hämatogene Meningitis** entsteht bei der Generalisierung einer bakteriellen Infektion (z. B. Meningitis epidemica) oder durch Streuung aus einem chronischen bakteriellen Abszess. Die Erreger können oft in der Blutkultur nachgewiesen werden.
- Die **fortgeleitete Meningitis** geht meist vom Mittelohr, dem Mastoid oder den Nasennebenhöhlen aus. Im Verlauf einer akuten oder chronischen Otitis media, Mastoiditis oder Nebenhöhlenentzündung dringen die Erreger per continuitatem oder über eine eitrige Thrombophlebitis in den Subarachnoidalraum vor (Symptomatik der septischen Sinusthrombose ► Kap. 7).
- Ein weiterer Infektionsweg ist bei **Schädel- und Schädelbasisfrakturen** gegeben, wenn auch die Dura eingerissen Dies kommt besonders an der Hinterwand der Stirnhöhle, die die rostrale Begrenzung der vorderen Schädelgrube ist, an der Lamina cribriformis des Siebbeins und am Felsenbeins vor. Die Häufigkeit von Infektionen bei frontobasalen Frakturen wird mit 10–30% angegeben. Bei diesen Verletzungen sind es Pneumokokken, die das Mittelohr und die Nebenhöhlen besiedeln und in den Subarachnoidalraum einwandern, die die Meningitis verursachen. Manchmal tritt die Infektion erst Monate nach der Verletzung auf.
- Bei **offener Hirnverletzung, durch offene operative Eingriffe oder die Einbringung von Fremdkörpern** wie Drainagen etc. gelangen Eitererreger direkt in die Liquorräume und führen sofort oder innerhalb der ersten zwei Wochen zur Hirnhautentzündung.

18.1.2 Erregerspektrum

Viele Bakterien können eine Meningitis auslösen. In bestimmten Altersgruppen sind manche Keime besonders häufig, andere relativ selten. Im Erwachsenenalter stehen Pneumokokken und Meningokokken im Vordergrund. Zunehmend häufig werden Staphylokokken und Listerien nachgewiesen. Gramnegative Enterobakterien sind relativ selten. Eine Übersicht über die häufigsten Keime in den verschiedenen Altersgruppen geben ◻ Tab. 18.1 und ◻ Tab. 18.2. Auch manche Vorerkrankungen prädisponieren zur Meningitis mit bestimmten Erregern: Bei Hals-Nasen-Ohren-ärztlichen Infektionen (Sinusitis, Tonsillitis, Otitis media oder Mastoiditis) ist eine Infektion mit Pneumokokken sehr wahrscheinlich. Meningokokken sind hier seltener. Nach Schädeltraumen mit offener Verletzung sind Pneumokokken, Staphylokokken und Haemophilus influenzae die häufigsten Erreger. Patienten nach Milzentfernung sind für eine Pneumokokkenmeningitis prädestiniert.

Bei immunsupprimierten Patienten liegen oft Listerien oder Enterokokken vor. Auch bei Alkoholismus kommt es oft zur Listerienmeningitis. Vorangegangene Hautinfektionen oder Abszesse führen hämatogen zur Staphylokokkenmeningitis. Pneumonien können in bis zu 10% der Fälle von Meningitiden kompliziert werden.

Tab. 18.1 Bakterielle Meningitis: Erregerspektrum und Erkrankungsalter und prädisponierende Faktoren in Mitteleuropa. (Nach Pfister u. Roos, in Hacke et al. 1994; nach Pfister, in Brandt et al. 1996)

Altersgruppe	Erreger
Säuglinge, bis 1. Lebensjahr	1. Enterobakterien (E. coli) 2. Streptokokken Seltener: Klebsiellen, Proteus, Pseudomonas, Listerien, Enterobacter
Kinder, 1.–6. Lebensjahr	1. Haemophilus influenzae[a] 2. Meningokokken 3. Pneumokokken Seltener: Streptokokken, Staphylokokken, Pseudomonas, Listerien
Schulkinder, Jugendliche	1. Meningokokken 2. Pneumokokken 3. Haemophilus influenzae[a] Seltener: Streptokokken, Pseudomonas, Listerien
Erwachsene	1. Pneumokokken 2. Meningokokken Seltener: Streptokokken, Staphylokokken, Listerien

[a] Durch Schutzimpfung gegen H. influenzae Typ b hat die Häufigkeit stark abgenommen.

Tab. 18.2 Bakterielle Meningitis: Prädisponierende Faktoren und Erkrankungsalter und in Mitteleuropa. (Nach Pfister u. Roos, in Hacke et al. 1994; nach Pfister, in Brandt et al. 1996)

Vorerkrankung oder besondere Situation	Erreger
HNO-Infektion	1. Pneumokokken 2. Meningokokken
Offenes Schädeltrauma, Durafistel	1. Pneumokokken 2. Staphylokokken 3. H. influenzae
Nach neurochirurgischen Eingriffen, Ventrikelkatheter	1. Staphylokokken 2. Pseudomonas
Endokarditis	1. Staphylokokken 2. Streptokokken 3. Enterokokken
Immunsuppression	1. Listerien 2. Staphylokokken und viele andere
Alkoholismus	1. Pneumokokken 2. Listerien
Drogenabusus (i.v.)	Staphylokokken
Sammelunterkunft (Heim, Kaserne, Kindergarten)	Meningokokken

18.1.3 Symptome

Auf eine detaillierte Beschreibung der Klinik einzelner Meningitisformen wird später verzichtet, da das klinische Bild keine ätiologische Differenzierung erlaubt und für alle Formen der bakteriellen Meningitis sehr ähnlich ist. Seltene Ausnahmen werden gesondert besprochen.

Nackensteifigkeit, Kopfschmerzen und Fieber sind die Leitsymptome der bakteriellen Meningitis. Nicht selten treten auch enzephalitische Begleitsymptome, wie Verwirrtheit, Bewusstseinstrübung, manchmal auch eine akute Psychose hinzu.

- In vielen Fällen beginnt die Meningitis mit einem Prodromalstadium von wenigen Stunden oder Tagen: Die Kranken fühlen sich matt und abgeschlagen, frösteln, klagen über Kopfweh und Gliederschmerzen und haben eine leichte Temperaturerhöhung.
- Dann setzen heftigste Kopfschmerzen ein. Rasch entwickelt sich Nackensteifigkeit, oft mit Opisthotonus (griech. »opisthen«, rückwärts). Bei der Untersuchung sind die Dehnungszeichen nach Lasègue, Kernig und Brudzinski deutlich positiv (Nervendehnungsschmerz ► Kap. 1). Das Abdomen der Patienten ist eingezogen. Oft liegen sie in Seitenlage mit gebeugten Armen und Beinen im Bett. Die Haut ist, besonders am Rumpf, so hyperpathisch, dass schon leichte Berührungen sehr starke Schmerzen auslösen. Auch Sinnesreize werden als quälend empfunden.
- Das Bewusstsein ist oft getrübt, die Patienten sind verwirrt oder delirant. In schweren Fällen vertieft sich die Somnolenz zum Koma. Gewöhnlich besteht Konjunktivitis mit Lichtscheu.
- Epileptische Anfälle treten bei etwa einem Drittel der Patienten auf. Initial oder im Verlauf kommen Hörstörungen vor (ca. 15%, bei Pneumokkoken ca. 30%).
- Häufig entwickelt sich auch ein febriler Herpes labialis, der für schwere Meningokokken- und Pneumokokkeninfektionen charakteristisch ist. Die Temperatur ist auf über 39 °C erhöht. Das Fieber verläuft septisch oder als Continua.
- Manchmal ist, besonders bei jüngeren Patienten mit Pneumokokkenmeningitis, der Verlauf so foudroyant, dass innerhalb von 24 h trotz sofortiger Behandlung der Tod durch maximale Hirnschwellung eintritt.

18.1.4 Komplikationen

Zu den wichtigsten und gefährlichsten **zerebralen** Komplikationen gehören der Hydrozephalus, das akute Hirnödem, und Gefäßentzündungen mit sekundären Ischämien. Weitere Komplikationen sind Hörstörungen durch Affektion des Hirnnerven VIII und Labyrinthitis, die Beteiligung anderer Hirnnerven (VII, III), sowie extraaxiale Flüssigkeitsansammlungen (Empyem oder Hygrom). Diese und andere Komplikationen können über das Akronym

Tab. 18.3 Häufige intrakranielle Komplikationen der bakteriellen Meningitis

MEMO	Komplikation	Häufigkeit
H	Hydrozephalus und Hirnödem	Je 10–15%
A	Abszess und subdurales Empyem	<1%
C	»Cerebritis/cranial nerve involvement« (Zerebritis und Hirnnervenbeteiligung)	<5% (Zerebritis) 10% (Hirnnerven)
T	Thrombose (von Hirnvenen/Sinus)	10%
I	Infarkt bei Vaskulopathie	15–20%
V	Ventrikulitis	>5% (relevant)
E	Extraaxiale Flüssigkeit: Empyem oder Hygrom	2%

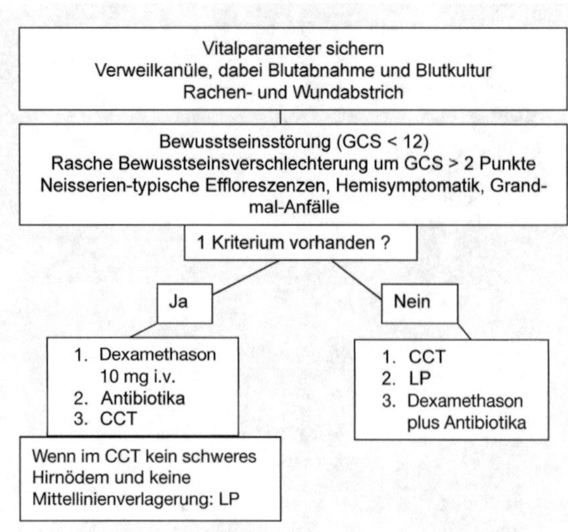

Abb. 18.1 Diagnostisches Vorgehen bei Verdacht auf bakterielle Meningitis

HACTIVE memoriert werden. Nach solchen Komplikationen muss man mit Bildgebung und weiterführende Diagnostik zu suchen, wenn ein Patient sich nicht spätestens 2 Tage nach Beginn der antibiotischen Therapie deutlich verbessert. Tab. 18.3 zeigt die zerebralen Komplikationen mit ihren Häufigkeiten.

Schwerwiegende **systemische** Komplikationen sind die Sepsis (bei Meningokokkensepsis u. U. in Form des Waterhouse-Friderichsen-Syndroms, gekennzeichnet durch eine disseminierte, intravasale Gerinnung, Sepsis und ausgeprägte Hautveränderungen, häufig in Form von flächigen Nekrosen), Nebenniereninsuffizienz, Lungenversagen (ARDS, »adult respiratory distress syndrome«) und Venenthrombosen sowie Lungenembolien.

18.1.5 Diagnostik

Abb. 18.1 zeigt ein Stufendiagramm der Diagnostik und Akuttherapie bei Verdacht auf eitrige Meningitis, das sich an den Leitlinien der DGN (2012) orientiert.

Serologie Die BSG ist stark beschleunigt. Im Blutbild findet sich eine erhebliche Leukozytose mit Linksverschiebung. Beim Verdacht auf eine eitrige Meningitis muss man mit wiederholten Blutkulturen (besonders im Fieberanstieg) versuchen den Erreger zu identifizieren.

Liquordiagnostik Eine Liquoruntersuchung zum Zweck der Diagnosesicherung und Erregeridentifizierung sollte bei nicht bedrohlichem Verlauf **vor** der Antibiose erfolgen. Die Liquoruntersuchung kann zurückgestellt werden, wenn der Verlauf schnell ist, die Diagnose klinisch hochwahrscheinlich ist und eine höhergradige Bewusstseinsstörung, petechiale Blutungen oder Zeichen der Sepsis vorliegen.

Der Liquor steht unter erhöhtem Druck. Er ist trübe bis eitrig und enthält massenhaft segmentkernige Leukozyten (3000–20.000, Abb. 18.2c). Initial findet sich eine vorwiegend gemischtzellige Pleozytose auf 1000–2000/µl, im späteren Verlauf jedoch überwiegen Granulozyten (mehrere 10.000/µl, Abb. 18.2b,c). Eine apurulente Meningitis mit sehr niedriger oder normaler Zellzahl findet sich bei immunsupprimierten Patienten, bei denen auch seltene Erreger eine bakterielle Meningitis auslösen können. Auch eine bereits erfolgte antibiotische Anbehandlung kann die Zellzahl untypisch niedrig erscheinen lassen. Die erniedrigten Glukose- und erhöhten Eiweißwerte sind dann richtungsweisend.

Der Liquorzucker erniedrigt, meist auf unter ein Drittel der Serumglukose (ca. 1,2 mmol/l (30 mg/dl oder weniger), während das Laktat stark (meist >6 mmol/l) erhöht ist. Fallende Laktatspiegel zeigen eine Besserung, erneuter Anstieg ein Rezidiv an. Eine starke Eiweißvermehrung aufgrund der Blut-Hirn-Schrankenstörung ist typisch. Oligoklonale Banden oder intrathekale IgG-Vermehrung gehören nicht zum Bild der bakteriellen Meningitis, zumindest nicht in der Anfangsphase.

Bakteriologie Bei jedem Verdacht auf eine bakterielle Meningitis, selbst wenn das Punktat nicht eitrig ist, soll vor der Behandlung Liquor zur bakteriologischen Diagnostik entnommen werden. Die Erregeridentifikation ist mikroskopisch oder kulturell möglich. Nur bei etwa 50% der Patienten mit eitriger Meningitis gelingt der direkte Erregernachweis (Abb. 18.3), kulturell gelingt der spätere Nachweis bei 60–70%. Diese geringe Ausbeute kann durch antibiotische Vorbehandlung bedingt sein.

Die gesicherte, bakterielle Meningitis ist, wie viele andere entzündliche Krankheiten des Nervensystems, meldepflichtig (Tab. 18.4).

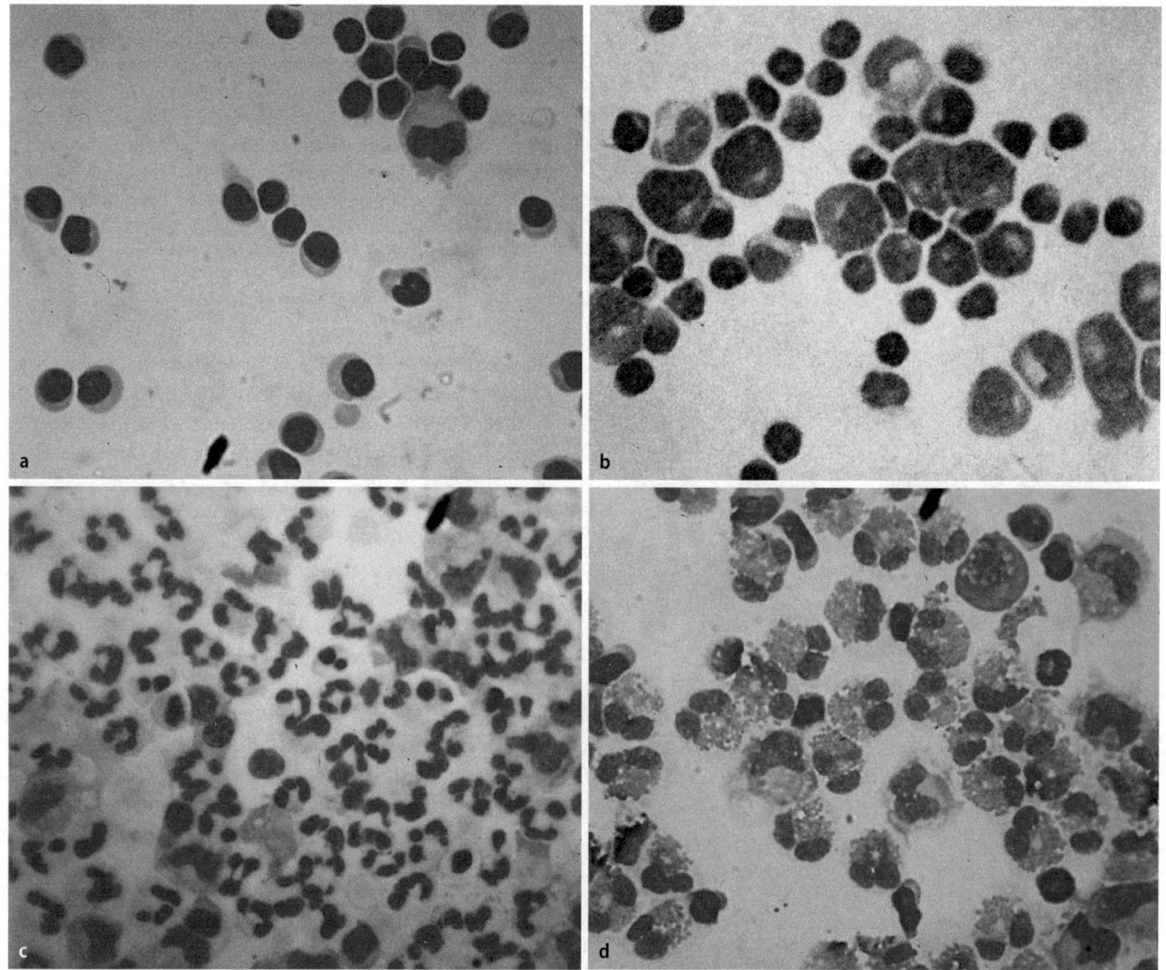

Abb. 18.2a–d Liquorbefunde. a Liquorzytozentrifugenpräparat, May-Grünwald-Giemsa-Färbung. Lymphomonozytäre Pleozytose mit kleinen, monomorphen Lymphozyten und einzelnen Monozyten. **b** Lymphomonozytäre Pleozytose mit kleinen, monomorphen Lymphozyten, transformierten Lymphozyten und Plasmazellen, einzelne Monozyten. **c** Exsudative Phase einer eitrigen Meningitis mit überwiegend neutrophilen Granulozyten und wenigen Lymphozyten und Monozyten. **d** Tuberkulöse Meningitis mit zahlreichen eosinophilen Granulozyten, Lymphozyten, Plasmazellen und Monozyten. (Mit freundlicher Genehmigung von B. Storch-Hagenlocher, B. Wildemann, Heidelberg)

Tab. 18.4 Meldepflichtige Infektionskrankheiten des Nervensystems

Meldung bei Krankheitsverdacht	Meldung bei Erkrankung oder Tod
Botulismus Fleckfieber Poliomyelitis Tollwut Virusbedingtes, hämorrhagisches Fieber Creutzfeldt-Jakob-Krankheit	Außer den links aufgeführten: Angeborene Zytomegalie Listeriose Lues Toxoplasmose Bruzellose Leptospirose Trichinose Malaria Meningitis/Enzephalitis (Meningokokkenmeningitis, andere bakterielle Meningitiden, Virusmeningoenzephalitis, tuberkulöse Meningitis)

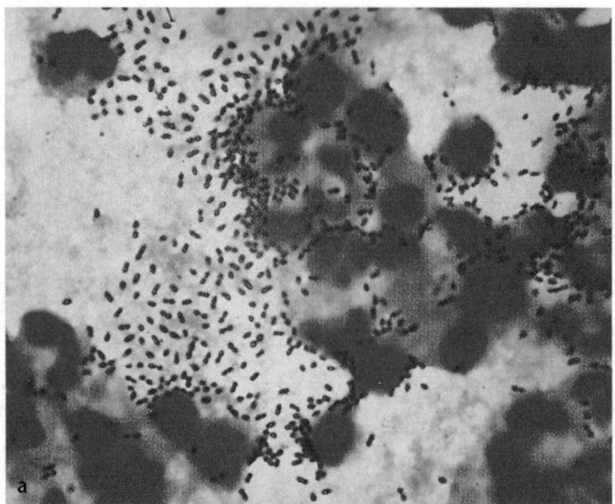

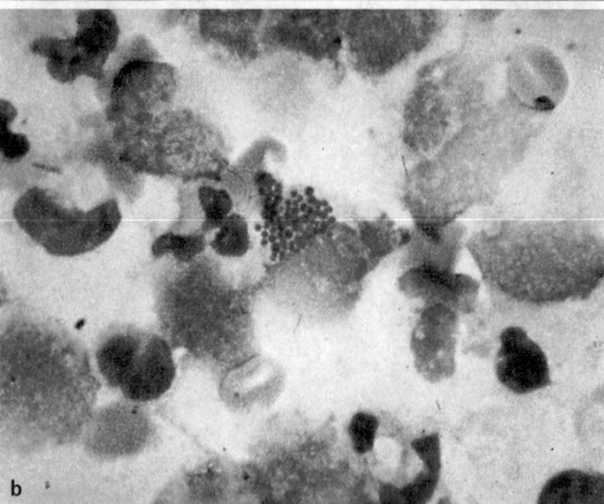

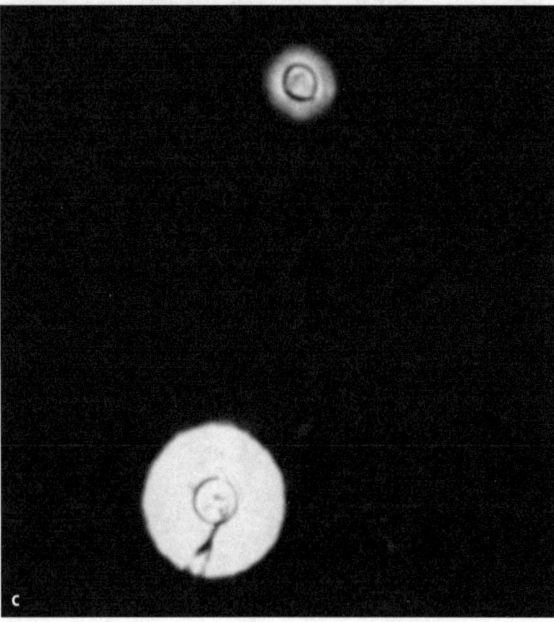

Abb. 18.3a–c Keime im Liquor. **a** Liquorzytozentrifugenpräparat, Gramfärbung. Exsudative Phase einer eitrigen Meningitis mit Granulozytose und massenhaft, überwiegend extrazellulär liegenden, lanzettförmigen, grampositiven Diplokokken (Streptococcus pneumoniae), **b** Liquorzytozentrifugenpräparat, May-Grünwald-Giemsa-Färbung. Exsudative Phase einer eitrigen Meningitis mit Granulozytose und traubenförmig in Haufen liegenden Kokken (in Kultur Nachweis von Staphylokokken). **c** Liquor in Fuchs-Rosenthal-Zählkammer, Tuschefärbung. Cryptococcus neoformans mit dicker, ungefärbter Kapsel. (Mit freundlicher Genehmigung von B. Storch-Hagenlocher, B. Wildemann, Heidelberg)

Neuroradiologie Eine **CT** mit Knochenfenster sollte vor der LP durchgeführt werden. Sie muss immer bei fokal-neurologischen Defiziten und Bewusstseinsstörung durchgeführt werden. Zur Beurteilung von Kieferhöhlen, Stirnhöhlen und Siebbeinzellen ist die CT weit besser als konventionelle Röntgenaufnahmen des Schädels, die heute nicht mehr indiziert sind, geeignet. Große Einschmelzungsherde des Mastoids oder eine Pneumatisationshemmung eines Warzenfortsatzes (chronische Mastoiditis) sind im CT ebenfalls zu erkennen, wie auch manche andere Komplikationen (Hydrozephalus, indirekte Hinweise auf Sinusthrombose, subakute Infarkte, Zerebritis und Hirnabszess).

Das **MRT**, das bei Verdacht auf Meningitis initial in der Regel nicht notwendig ist, stellt deutlich entzündliche Verdickung der Meningen dar (Abb. 18.4). Es ist insbesondere hilfreich zur Diagnostik und Verlaufsbeurteilung der Komplikationen, v. a. bei Abszess und Zerebritis, Hirnnervenbeteiligung, Sinusthrombose, Vaskulopathie und Infarkt, Ventrikulitis und Differenzierung von extra-axialen Flüssigkeitsansammlungen (Hygrom vs. Empyem).

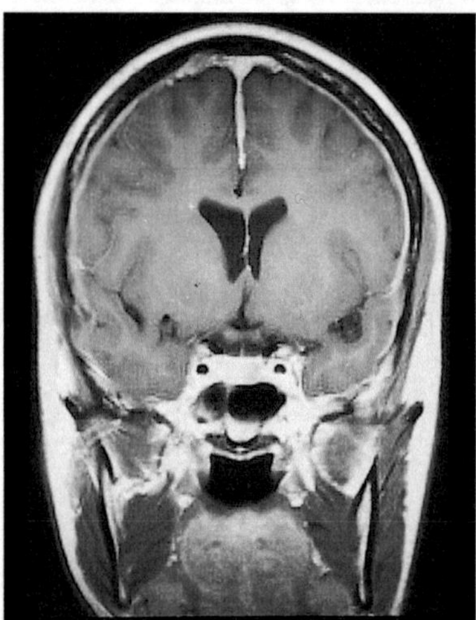

Abb. 18.4 Ausgedehnte Kontrastanhebung der Meningen bei bakterieller Meningitis (MRT, T1-gewichtete Darstellung) mit KM-Verstärkung

18.1.6 Therapie

Bei eitriger Meningitis leitet man unmittelbar nach der Liquorentnahme eine intravenöse, antibiotische Behandlung ein, die später entsprechend der speziellen Empfindlichkeit der Erreger variiert wird (◘ Tab. 18.5 und ◘ Tab. 18.6).

- Begonnen wird die Antibiose in der Regel erst, wenn Blutkulturen und Liquor abgenommen sind.
- Dies gilt allerdings nicht für Fälle, in denen ein so akuter Verlauf der Meningitis vorliegt, dass die Patienten fokalneurologische Auffälligkeiten oder eine Bewusstseinsstörung haben. Dann behandelt man unverzüglich ohne vorherige Liquoruntersuchung.
- Die Wahl der Antibiotika richtet sich nach dem vermuteten Erreger. Man wartet jedoch nicht, bis ein Erregernachweis erfolgt ist. Eine Ausnahme ist gegeben, wenn bei eindeutiger Vorgeschichte mikroskopisch Diplokokken (Pneumokokken oder Meningokokken) im Ausstrich nachgewiesen werden. Dann ist die Wahrscheinlichkeit, dass eine Penicillin-G-Behandlung (4-mal 10 Mega-IE/Tag in Kurzinfusionen) allein ausreichend ist, sehr hoch.
- Zur Prophylaxe und Behandlung von Kontaktpersonen ► Exkurs.

◘ **Tab. 18.5** Antibiose bei bakterieller Meningitis und unbekanntem. (In Anlehnung an die Leitlinien der DGN)

Hinweise aus Vorgeschichte	Behandlungsschema initial
Bislang gesund, nicht immunsupprimiert	Penicillin G initial (4-mal 6–10 Mega) oder
	Cephalosporin (3. Generation z. B. Cefotaxim 3-mal 2 g) plus Ampicillin (3-mal 5 g)
Nosokomial, nach Operation, nach Trauma	Vancomycin (2 g/Tag alle 6–12 h) plus Meropenem (3-mal 2 g i.v.) oder
	Vancomycin (2 g/Tag alle 6–12 h) plus Ceftazidim (3-mal 2 g) oder
	Rifampicin 10 mg/kg KG i.v. plus Cephtriaxon 3×2 g i.v.
Immungeschwächt, Alkoholismus	Cephalosporin (3. Generation z. B. Cefotaxim 3-mal 2 g) plus Ampicillin (3-mal 5 g)

◘ **Tab. 18.6** Antibiose bei bakterieller Meningitis und bekanntem Erreger. (In Anlehnung an die Leitlinien der DGN)

Erreger	Antibiotikum	Dosierung/Tag
Meningokokken	Penicillin G oder	4-mal 6–10 Mega
	Ampicillin oder	3-mal 5 g i.v.
	Cephalosporin: Ceftriaxon (oder Cefotaxim) oder	3-mal 2 g i.v. (2–4 g i.v.)
	Rifampicin	10 mg/kg i.v. (max. 600/750 mg)
Pneumokokken – empfindlich	Penicillin G oder	4-mal 6–10 Mega
	Cephalosporin: Ceftriaxon (oder Cefotaxim) oder	3-mal 2 g i.v. (2–4 g i.v.)
	Ampicillin	3-mal 5 g i.v.
Pneumokokken – intermediär-empfindlich	Cephalosporin: Ceftriaxon (oder Cefotaxim) oder	3-mal 2 g i.v. (2–4 g i.v.)
	Meropenem	3-mal 2 g i.v.
Pneumokokken – penicillin-resistent	Cephalosporin: Ceftriaxon (oder Cefotaxim) plus Vancomycin	3-mal 2 g i.v. (2–4 g i.v.) 2 g/Tag (alle 6–12 h)
	Alternativ: Ceftriaxon (oder Cefotaxim) plus Rifampicin	3-mal 2 g i.v. (2–4 g i.v.) 1-mal 10 mg/kg i.v. (max. 600/750 mg)
H. influenzae	Cephalosporin: Ceftriaxon (oder Cefotaxim)	3-mal 2 g i.v. (2–4 g i.v.)
	Alternativ: Ampicillin plus Chloramphenicol	3-mal 5 g i.v.
Listeria monocytogenes	Ampicillin plus Gentamycin oder	3-mal 5 g i.v.
	Trimethoprim-Sulfamethoxazol oder	1-mal 360 mg i.v. (max. 6 mg/kg KG)
	Meropenem	3-mal 2 g i.v.

Tab. 18.6 (Fortsetzung)

Erreger	Antibiotikum	Dosierung/Tag
Staphylokokken (Methicillin-empfindlich)	Flucloxacillin	4- bis 6-mal 2 g. i.v.
	Alternativ: Fosfomycin oder	3-mal 5 g i.v.
	Rifampicin oder	1-mal 10 mg/kg i.v. (max. 600/750 mg)
	Cefazolin	3- bis 4-mal 2–3 g i.v. (max. 12 g/Tag)
	Linezolid	2-mal 600 mg
Staphylokokken (Methicillin-resistent)	Vancomycin oder	2 g/Tag i.v. (alle 6–12 h 0,5–1 g)
	Rifampicin plus Vancomycin oder	1-mal 10 mg/kg i.v. (max. 600/750 mg)
	Trimethoprim-Sulfamethoxazol oder	5 mg/kg i.v. (alle 6–12 h)
	Fosfomycin	3-mal 5 g i.v.
	Linezolid	2-mal 600 mg
Pseudomonas aeruginosa	Ceftazidim plus Aminoglykosid	3-mal 2 g i.v.
	Alternativ: Meropenem plus Aminoglykosid	3-mal 2 g i.v.
	Ciprofloxacin	3-mal 400 mg i.v.
Anaerobier z. B. Bacteroides fragilis	Metronidazol	2- bis 4-mal 500 mg (max. 2 g/Tag)
	Meropenem	3-mal 2 g i.v.
Gruppe-B-Streptokokken	Penicillin G plus Gentamycin	4-mal 6–10 Mega 1-mal 360 mg i.v. (max. 6 mg/kg KG)
	Alternativ: Ampicillin plus Gentamycin	3-mal 5 g i.v. 1-ml 360 mg i.v. (max. 6 mg/kg KG)
	Alternativ: Ceftriaxon (oder Cefotaxim) plus Gentamycin	3-mal 2 g i.v. (2–4 g i.v.) 1-mal 360 mg i.v. (max. 6 mg/kg KG)
	Ceftriaxon	3-mal 2 g i.v.
	Vancomycin	2 g/Tag i.v. (alle 6–12 h 0,5–1 g)
Gramnegative Darmbakterien	Ceftriaxon (oder Cefotaxim) plus Aminoglykosid	3-mal 2 g i.v. (2–4 g i.v.)
	Meropenem plus Aminoglykosid	3-mal 2 g i.v.

Antibiotikakombinationen Es werden verschiedene Therapieschemata empfohlen, angefangen von der Zweierkombination eines Cephalosporins mit Ampicillin (wegen der steigenden Zahl von Listerienmeningitiden) über eine Dreierkombination, mit der auch penicillinasebildende Erreger erfasst werden, bis schließlich zu einer Viererkombination, mit der auch seltenere Problemerreger, z. B. Staphylokokken und Listerien, erfasst werden. 80% der üblichen Keime im Erwachsenenalter sind durch Penicillin gut behandelbar. Dennoch wird man bei noch unklarem Erreger die abgestufte Kombinationsbehandlung beginnen und später modifizieren (Tab. 18.5 und Tab. 18.6).

Resistenzen In manchen europäischen Ländern sind inzwischen penicillinresistente Pneumokokken in über 50% der Fälle nachgewiesen. Wenn sich dies auch in Mitteleuropa entwickelt, wird man in Zukunft die Therapie auf ein modernes Cephalosporin umsetzen müssen. Ansonsten richtet man sich bei der Auswahl der Antibiose nach einigen Regeln, wie sie in Tab. 18.5 und Tab. 18.6 wiedergegeben sind: Zusammen-

Exkurs

Prophylaxe und Behandlung von Kontaktpersonen

Angehörige und Pflegepersonal, die engen Kontakt mit Patienten mit Meningokokkenmeningitis haben, werden mit Rifampicin oral, 2-mal 600 mg/Tag über 2 Tage, behandelt. Für Kinder beträgt die Tagesdosis 20 mg/kg KG. Alternativen sind einmalige Gaben von Ciprofloxacin (500 mg als Einzeldosis p.o.) oder Ceftriaxon (Erwachsene und Kinder >15 Jahre 250 mg i.m. als Einzeldosis, Kinder <15 Jahre 125 mg als Einzeldosis i.m.).

gefasst bedeutet dies, dass man jüngere Patienten, die von zu Hause kommen und keine gravierenden Vorerkrankungen haben, mit Penicillin G behandeln könnte. In der Praxis wird dies allerdings meist nicht getan, sondern mindestens eine Zweierkombination (s. u.) eingesetzt. Vermutet man eine Immunschwäche oder kommt der Patient aus einem anderen Krankenhaus, wo er eine nosokomiale Infektion erlitten haben kann, behandelt man mit einer Dreierkombination. Andere Regeln sind der Tabelle zu entnehmen.

Adjuvante Therapie mit Steroiden Steroide sind bei der kindlichen, bakteriellen Haemophilus-influenzae-Meningitis sicher wirksam. Auch bei Erwachsenen konnte ein günstiger Effekt einer adjuvanten Dexamethosangabe bei der bakteriellen Meningitis, allerdings bisher nur bei Pneumokokken, nachgewiesen werden.

- Weitere allgemeine Therapiehinweise schließen Low-dose-Heparinisierung zur Thromboseprophylaxe ein.
- Bei schwerer Meningitis mit initialer Bewusstseinstrübung gibt man Dexamethason und Antibiotika vor CT und LP.

Man gibt bei wachen erwachsenen Patienten mit Verdacht auf bakterielle Meningitis (d. h. klinischer Verdacht plus trüber Liquor, Nachweis von Bakterien im Liquor in der Gramfärbung oder einer Liquorleukozytenzahl von >1.000/μl):

- Dexamethason (Fortecortin) 10 mg i.v. unmittelbar vor Gabe des Antibiotikums. Steroide senken die Letalität, die Zahl der Hörstörungen und mindern das Ausmaß neurologischer Residualsymptome.
- Danach 10 mg Dexamethason alle 6 h für insgesamt 4 Tage.
- Wenn Dexamethason verabreicht wird, sollte Rifampicin (in Kombination mit Ceftriaxon) der Vorzug vor Vancomycin gegeben werden, falls letzteres aufgrund des entsprechenden Erregerverdachts geplant war.
- Dazu gibt man Magenschutzmittel (z. B. Pantoprazol).

Therapie der Meningokokkensepsis Wenn sich bei der Meningokokkensepsis ein Waterhouse-Friderichsen-Syndrom einstellt, muss unter Kontrolle der entsprechenden Laborparameter die Verbrauchskoagulopathie behandelt werden. Dies geschieht mit Heparin, Substitution von Gerinnungsfaktoren und Thrombozyten.

Chirurgische Therapie Bei fortgeleiteter Meningitis (Stirnhöhle, Siebbein, Mastoid, Mittelohr) muss sofort operativ der Herd ausgeräumt werden. Anders ist dies bei traumatischen und posttraumatischen Meningitisformen, wo man wartet, bis die Meningitis gut ausgeheilt ist, bevor man die plastische Deckung eines Duradefekts durchführt. Nach frontobasalen Verletzungen mit Liquorrhö ist plastische Deckung des De-

Exkurs

Intensivmedizinische Behandlung von Komplikationen der bakteriellen Meningitis

Intensivmedizinische Basisversorgung. Viele bewusstseinsgestörte Patienten mit bakterieller Meningitis bedürfen der raschen Intubation und maschinellen Beatmung. Diese sollen durchgehend eine Normoxämie sicherstellen. Der Kreislauf muss besonders bei septischen Patienten mittels kristalloider Flüssigkeitssubstitution und ggf. Vasopressoren aufrecht erhalten werden. Gegen Beinvenenthrombose und Lungenembolie werden prophylaktisch subkutane Heparinoide eingesetzt. Die Fieberspitzen werden durch Maßnahmen zur induzierten Normothermie unterbunden, dagegen hat sich die therapeutische Hypothermie in einer kürzlich veröffentlichten Studie bei bakterieller Meningitis gezeigt. Wenn die Patienten längerfristig sediert und beatmet werden müssen, benötigen sie ein bettseitiges Neuromonitoring, z. B. mittels intrakranieller Druck (ICP)-Sonde. Auch wiederholte RT oder CT zur Erkennung von Komplikationen können erforderlich werden.
Hirnödem. Die initiale Antibiose sollte durch Dexamethason begleitet werden (s. o.). Bei Entwicklung eines Hirnödems wird eine Osmotherapie durch pulsatil verabreichtes Mannitol oder hypertones NaCl eingeleitet.
Hydrozephalus. Durch meningeale Verklebungen am Ausgang des IV. Ventrikels können ein Hydrocephalus occlusus oder durch Verklebungen der pacchionischen Granulationen ein Hydrocephalus malresorptivus entstehen, was zu kritischem Anstieg des ICP führen kann. Dies wird durch die Anlage einer externen Ventrikeldrainage zur Außenableitung des Liquors aus dem Seitenventrikel behandelt.
Vaskulitis. Bei einer Reihe von bakteriellen Meningitiden kommt es zur sekundären Vaskulitis bzw. Vasospasmen. Diese entsteht entweder durch direkten Erregerbefall oder immunologisch. Die Folge sind arterielle Durchblutungsstörungen, Infarkte (◻ Abb. 18.5) und eine Zunahme der Hirnschwellung, zum Teil auch durch Freisetzung von Entzündungsmediatoren. Eine Vaskulitis entsteht besonders bei Pneumokokkenmeningitis, seltener bei Meningokokkenmeningitis und besonders stark ausgeprägt bei tuberkulöser und bei luetischer Meningitis. Die Vaskulopathie kann per transkranieller Dopplersonograpgie dargestellt und überwacht werden. Die Behandlung ist allerdings noch unklar. Maßnahmen wie der Einsatz von Nimodipin oder Thrombozytenaggregationshemmern haben bisher nicht zu überzeugenden Erfolgen geführt. Vermutlich ist es sinnvoll, den zerebralen Perfusionsdruck zu steigern, doch auch dazu fehlen Daten.
Septische Sinusthrombose. Analog zur sonstigen Hirnvenen- und Sinusthrombose sollte auch bei der septischen Thrombose z. B. des Sinus cavernosus eine Heparintherapie versucht werden, zumindest wird dies durch retrospektive Studien unterstützt.
Epileptische Anfälle. Epileptische Anfälle sind häufige Komplikationen. Meist fokal eingeleitet, neigen sie zur Generalisierung. Penicillin verstärkt die Krampfneigung. Eine prophylaktische, antikonvulsive Behandlung mit schnell i.v. aufzusättigenden Antikonvulsiva (z. B. Phenytoin, Valproat oder Levetiracetam) kann bei schwer verlaufender Meningitis sinnvoll sein. Hierzu gibt es allerdings keine prospektiven Studien.

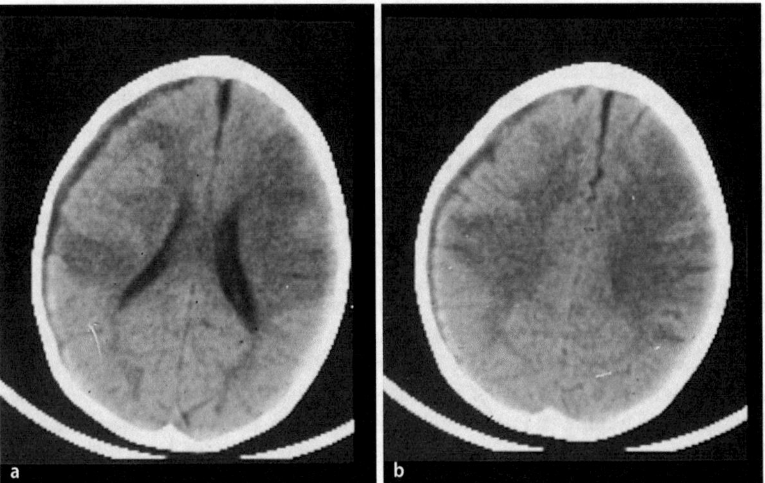

Abb. 18.5 Multiple vaskuläre Läsionen bei Pneumokokkenmeningitis. Die ischämischen Läsionen finden sich in verschiedenen Gefäßterritorien. Als Nebenbefund noch ein subdurales Hygrom über der rechten Hemisphäre

fekts nötig, auch wenn scheinbar eine Spontanheilung eingetreten ist (Gefahr der aszendierenden Spätinfektion).

Therapie der Komplikationen Initial sollten alle Patienten mit bakterieller Meningitis auf einer Intensivstation oder auf einer Wachstation behandelt werden. Zur intensivmedizinischen Behandlung der Komplikationen der bakteriellen Meningitis ▶ Exkurs.

Prognose und Verlauf Schnelle Entwicklung der Meningitis, Bewusstseinsstörungen innerhalb der ersten 24 h, apurulenter Verlauf, höheres Lebensalter, ein vorbestehender Immundefekt und Komplikationen, wie Vaskulitis, Ventrikelempyem und Hydrozephalus sind prognostisch ungünstige Faktoren.

Nach Einführung der ersten Antibiotika vom Penicillintyp konnte die bis dahin etwa 80% betragende Meningitissterblichkeit auf ca. 20% gesenkt werden. Trotz der großen Fortschritte in der Antibiotikatherapie ist in den letzten Jahren eine weitere Senkung der Mortalität nicht mehr gelungen: Noch immer rechnet man mit einer 10–20%igen Mortalität bei erwachsenen Patienten mit bakterieller Meningitis. Natürlich spielen das steigende Lebensalter und der zunehmende Anteil von Patienten mit schwerer verlaufenden Meningitiden und selteneren Erregern hierbei eine Rolle. Manche Patienten überleben heute schwere Krankheiten, die später zu einer Meningitis prädestinieren.

Nach dem Abklingen der akuten Erscheinungen bleiben allgemeine Beschwerden, wie Konzentrationsschwäche, Reizbarkeit und Schwindel für einige Wochen und Monate bestehen. Der N. acusticus kann bleibende Schäden erleiden. Rezidive oder ein Ausgang mit schweren Defekten sind oft die Folge unzureichender Dosierung oder zu kurzer Dauer der Therapie.

Leitlinien Behandlung der bakteriellen Meningitis*

- Bei erwachsenen Patienten mit Verdacht auf eine bakterielle Meningitis (keine Bewusstseinsstörung, kein fokalneurologisches Defizit) soll unmittelbar nach der klinischen Untersuchung die lumbale Liquorpunktion angeschlossen werden. Nach Abnahme von Blutkulturen werden sofort Dexamethason (10 mg) und Antibiotika i.v. verabreicht (**A**).
- Bei schwer bewusstseinsgestörten Patienten und Patienten mit fokalneurologischem Defizit (z. B. Hemiparese), bei denen der dringende Verdacht auf eine bakterielle Meningitis besteht, sollen bereits unmittelbar nach der Blutentnahme (für das Anlegen einer Blutkultur) Dexamethason und Antibiotika i.v. gegeben werden; anschließend werden ein Schädel-Computertomogramm und – wenn der CT-Befund nicht dagegen spricht – eine Liquorpunktion durchgeführt (**C**).
- Die initiale empirische Antibiotikatherapie bei der ambulant erworbenen bakteriellen Meningitis im Erwachsenenalter beinhaltet eine Kombination aus Ampicillin und einem Cephalosporin der 3. Generation (z. B. Ceftriaxon) (A); bei dringendem Verdacht auf eine Meningokokkenerkrankung (Alter, Exposition, Hauterscheinungen) ist Penicillin G nach wie vor ausreichend (**C**).
- Eine Antibiotikatherapie muss bei Patienten mit Verdacht auf bakterielle Meningitis möglichst schnell begonnen werden. Eine Verzögerung der Antibiotikatherapie um mehr als 3 h nach Krankenhausaufnahme muss unbedingt vermieden werden (**A**).
- Es muss eine rasche Fokussuche erfolgen, insbesondere eine HNO-ärztliche Konsiliaruntersuchung und Suche nach einem parameningealen Entzündungsherd im CT oder MRT (z. B. Sinusitis) (**A**).
- Bei fehlender klinischer Besserung innerhalb von 2 Tagen nach Beginn der Antibiotikatherapie müssen vor allem folgende Ursachen bedacht werden: Auftreten von intrakraniellen Komplikationen, persistierender infektiöser Fokus, inadäquate Antibiotikatherapie (**A**).
- Bei Vorliegen eines erhöhten intrakraniellen Drucks müssen hirndrucksenkende Maßnahmen durchgeführt werden, z. B. Oberkörperhochlagerung (30°), Osmotherapie, externe intraventrikuläre Liquordrainage bei Vorliegen eines Hydrozephalus (**A**).

- Für die arteriellen zerebralen Gefäßkomplikationen (Arteriitis, Vasospasmus) gibt es bislang keine gesicherten Therapieoptionen.
- Die Antikoagulation mit PTT-wirksamem intravenösem Heparin ist bei septischen Sinus-sagittalis- oder Sinus-cavernosus Thrombosen oder kortikalen Venenthrombosen zu empfehlen (**C**).

* Nach den Leitlinien der DGN 2012 (www.dgn.org/leitlinien.html)

18.2 Tuberkulöse Meningitis

Epidemiologie Während die tuberkulöse Meningitis in Mitteleuropa relativ selten geworden war, stellte sie immer noch eine der häufigsten Krankheiten in Entwicklungsländern dar. Inzwischen ist aber auch in den USA und in Mitteleuropa die Inzidenz der tuberkulösen Meningitis wieder angestiegen, z. T. wegen veränderter sozialer und ökonomischer Bedingungen, Einwanderern aus Endemiegebieten und in Verbindung mit HIV-Infektionen. Weil die initialen Symptome der tuberkulösen Meningitis unspezifisch sind, dauert es manchmal lange, bis die Diagnose gestellt wird. Die Krankheit tritt bei Kindern und Erwachsenen auf.

Pathogenese Die Meningen werden sekundär hämatogen von einer Organtuberkulose aus befallen. Bei Erwachsenen gelingt es häufig nicht, den Primärherd zu finden. Die Diagnose wird deshalb nicht von einem positiven Lungenbefund abhängig gemacht werden.

Pathologisch-anatomisch findet man die schwersten Veränderungen an den Meningen der Hirnbasis und des Rückenmarks. Diese sind von einem grauen, gelatinösen Exsudat bedeckt, das vor allem die basalen Zisternen ausfüllt und die Hirnnerven sowie Rückenmarkwurzeln umgibt. Es enthält nur wenig spezifisches Granulationsgewebe. Dagegen findet sich im Hirn- und Rückenmarkparenchym selbst nur selten tuberkulöses Granulationsgewebe. Die Meningen der Konvexität sind meist nur leicht befallen und diffus grau getrübt.

Die Arterien zeigen eine Panarteriitis oder sekundäre Intimaproliferation. Die Gefäßveränderungen können zu ischämischen Nekrosen im Hirnstamm und Rückenmark führen.

Symptome Die Krankheit setzt meist mit einem tage- bis wochenlangen Prodromalstadium ein. Kinder werden durch Unlust, Verstimmbarkeit und Appetitlosigkeit auffällig. Erwachsene klagen mehr über Kopfschmerzen und allgemeine Leistungsminderung. Die meningitischen Symptome setzen meist schleichend, bei klarem Bewusstsein, mit langsamem Temperaturanstieg ein.

Entsprechend der Lokalisation des Prozesses sind Hirnnervenlähmungen und spinale Wurzelsymptome besonders charakteristisch. Am häufigsten ist der N. oculomotorius betroffen. Es kommen aber auch Lähmungen der anderen Augenmuskelnerven, Fazialisparesen und in schweren, fortgeschrittenen Fällen Lähmungen der kaudalen Hirnnerven vor. Durch arachnitische Verklebungen in der Chiasmaregion kann sich eine Stauungspapille mit sekundärer Atrophie entwickeln. In 20% der Fälle sollen sich in der Peripherie des Fundus Chorioidealtuberkel finden. Anfälle und Hemiplegie sind seltener. Sie sind Zeichen einer sekundären Vaskulitis.

Verlauf und Komplikationen Unbehandelt nimmt die Krankheit einen chronischen Verlauf: Manche Patienten klagen jahrelang über Kopfschmerzen, haben rezidivierende, neurologische Symptome und leichte Fieberschübe. Schwere Verläufe mit Hydrocephalus occlusus oder Querschnittslähmung sind heute selten geworden. Hydrozephalus und Vaskulitis sind die wichtigsten und häufigsten Komplikationen. Die Mortalität liegt auch heute noch bei etwa 10–20%, in Entwicklungsländern und bei zu später Diagnosestellung erreicht sie leicht 50%.

Diagnostik Folgende Diagnoseverfahren stehen zur Verfügung:

- **Liquoruntersuchung:** Am sichersten wird die Diagnose gestellt, wenn Tuberkelbazillen in der Ziehl-Neelsen-Färbung direkt im Liquor nachgewiesen werden können. Dies ist leider selten möglich. Die Liquoruntersuchung zeigt eine anfangs segmentkernige, später gemischtzellige Pleozytose (◘ Abb. 18.2d) in der Größenordnung von 100–200 Zellen (Streuung zwischen 20 und 1000), ein erhöhtes Laktat, einen sehr stark erniedrigten Glukosewert und häufig extrem hohe Eiweißwerte, die dazu führen können, dass der Liquor durch vernetzte Eiweißfäden zäh wird (Spinnwebgerinnsel). Heute ist durch die **Polymerasekettenreaktion** (PCR) eine schnelle Diagnose möglich geworden (◘ Abb. 18.6) wenngleich der Nachweis von mykobakterieller DNA im Liquor nicht in allen Fällen gelingt. Oft müssen mehrfach Punktionen durchgeführt werden, bis die Diagnose gesichert ist.

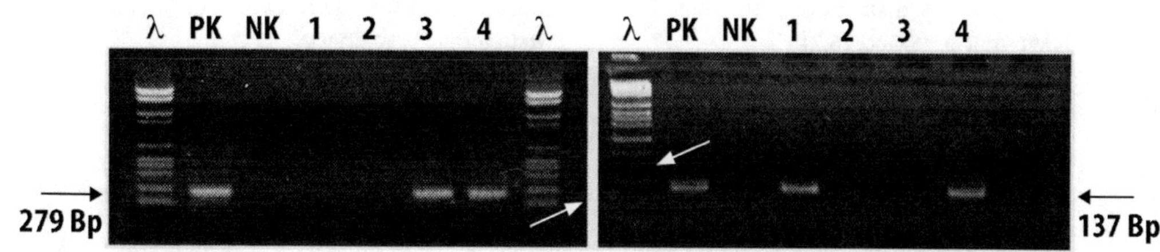

◘ **Abb. 18.6 PCR-Amplifikat von Mycobacterium-tuberculosis-spezifischer (a) und Herpes-simplex-virusspezifischer (b) DNA-Sequenz im Liquor.** *PK* Positivkontrolle; *NK* Negativkontrolle; *1,2 A* Liquorproben mit negativem Mycobacterium-tuberculosis-Nachweis; *3,4 A* Liquorproben mit positivem Mycobacterium-tuberculosis-Nachweis; *2,3 B* Liquorproben mit negativem HSV-Nachweis; *1,4 B* Liquorproben mit positivem HSV-Nachweis. (Mit freundlicher Genehmigung von B. Wildemann, Heidelberg)

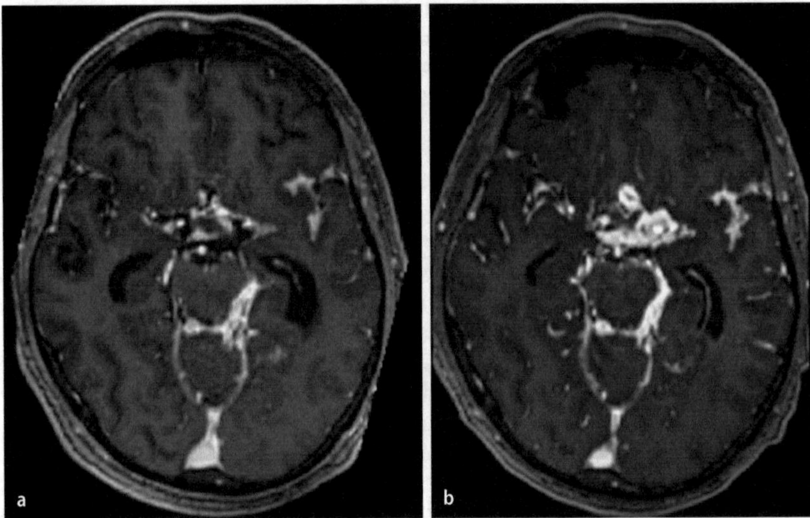

Abb. 18.7a,b Entwicklung einer Tbc-Meningitis unter HAART bei einem AIDS-Patienten. Axiale T1-gewichtete Aufnahmen (**a**: 4/2013, **b**: 6/2013). Typisches basales KM-Enhancement der Meningen. Die Zunahme im zeitlichen Verlauf ist überwiegend als Folge der Immunantwort bei Immunrekonstitution zu sehen (sog. Tbc-IRIS)

- **Serologie:** Das Blutbild ist meist nur wenig entzündlich verändert, die BSG mäßig beschleunigt. Serologische und mikrobiologische Untersuchungen im Tbc-Labor ergänzen die Diagnostik. Leider dauern die Untersuchungen, mit Ausnahme der PCR sehr lange, so dass man mit der Therapie vor dem Vorliegen der Ergebnisse beginnen muss.
- **Weitere Untersuchungen:** Die Röntgenaufnahme des Thorax ist oft normal und hilft nicht weiter. Gleiches gilt für den Tuberkulintest. **CT** und **MRT** sind meist normal, selten stellen sich Tuberkulome (Abb. 18.7), meningeale Verdickung oder ein Hydrozephalus dar. Das **EEG** ist häufig allgemein und herdförmig verändert.

Zur Differenzialdiagnose der tuberkulösen Meningitis ▶ Facharztbox.

Therapie Die Therapie wird auch ohne Erregernachweis bei dringendem Verdacht – allgemeine Krankheitszeichen, Hirnnervenausfälle und typischer Liquorbefund – begonnen. Vor Beginn der Behandlung muss aber Liquor zur bakteriologischen Untersuchung mit Kultur entnommen sein.

- Man behandelt mit einer Dreierkombination aus Isoniazid, Rifampicin und Pyrazinamid oder Ethambutol, ergänzt durch Vitamin B_6 (Tab. 18.7).
- Zurzeit wird auch die zusätzliche Gabe von Streptomycin für 1–3 Monate diskutiert.
- Nach zwei Monaten kann man auf eine Zweierkombination umwechseln (Behandlungsdauer mindestens 12, meist 24 Monate).
- Bei schweren Verläufen ist die intrathekale Gabe von Streptomycin in einer Dosierung von 1 mg/kg KG jeden 2. Tag zu erwägen.

Bei Multiresistenzen (2,5% aller Tuberkulosekranken, durch Migration steigend) wird anstelle der initialen Viererkombination noch die zusätzliche Gabe von Streptomycin empfohlen. Ausweichpräparate bei nachgewiesener Resistenz gegen Rifampicin ist das Rifabutin. Ein weiteres Ausweichpräparat ist Sparfloxacin (Zagam, 1. Tag 400 mg, dann täglich 200 mg).

Tuberkulostatika sind nebenwirkungsreiche Medikamente. Lebertoxizität, Ototoxizität (Streptomycin) und Optikusläsion (Ethambutol) sind besonders zu beachten. Steroide (100 mg Methylprednisolon) werden gegeben, um eine Vaskulitis zu verhindern. Sie bessern darüber hinaus das Behandlungsergebnis. Arachnoidale Verklebungen und Hydrozephalus werden mit intrathekalen Steroiden bzw. Shunt-Operation behandelt (erst nach Sanierung des Liquors, da sonst eine peritoneale Aussaat droht). Tuberkulome werden, wenn möglich, operiert.

Facharztbox

Differenzialdiagnose der tuberkulösen Meningitis

Die chronische, lymphozytäre Meningoenzephalitis beim **M. Boeck** (▶ Kap. 19.2) kann mit einer ähnlichen klinischen Symptomatik und ähnlichen Liquorbefunden auslösen.

Schwierig ist manchmal die Abgrenzung von den seltenen **Pilzinfektionen der Meningen** (▶ Kap. 20.3), da auch bei diesen der Liquor-Zucker reduziert ist.

Die **Meningeosis carcinomatosa** (▶ Kap. 11) tritt als fieberfreie »Meningitis« mit Zell- und starker Eiweißvermehrung sowie niedrigem Liquorzucker und deutlich erhöhtem Liquorlaktat auf. Klinisch werden die Hirnnerven III, IV, V, VII und VIII befallen, außerdem liegt oft eine Areflexie vor.

Zur **Behçet-Krankheit** ▶ Kap. 22.9.

▪ **Tab. 18.7** Tuberkulostatische Therapie. (Adaptiert nach Schmutzhardt u. Roelcke, in Hacke et al. 1994)

Substanz	Dosierung/Tag	Nebenwirkungen
Dreierkombination für 2 Monate oder länger, falls Liquor nicht saniert		
1. Isoniazid (INH)	1-mal 10 mg/kg Höchstdosis 600 mg	Neuropathie
2. Rifampicin	1-mal 10 mg/kg Höchstdosis 600 mg	Leberschäden
3. Ethambutol	15–25 mg/kg Höchstdosis 2000 mg	Optikusschädigung
4. Pyrazinamid oder Streptomyin (s. u.)	35 mg/kg Höchstdosis 2500 mg	Leberschäden, gastrointestinale Störungen
Plus Vitamin B_6	80–100 mg	
und Steroide	100 mg, ausschleichend (Methylprednisolon)	
Dauerbehandlung für 4–12 Monate		
1. Isoniazid (INH)	1-mal 10 mg/kg Höchstdosis 600 mg	Neuropathie
2. Rifampicin	1-mal 10 mg/kg Höchstdosis 600 mg	Leberschäden
Plus Vitamin B_6	80–100 mg	
Alternative Medikamente		
Streptomycin	1 g i. m., 200 mg intrathekal	Ototoxisch
Ethionamid	15 mg/kg	Lebertoxisch
Cycloserin	10–15 mg/kg	Neurotoxisch

INH, Rifa, Pyrazinamid und Streptomycin sind tuberkulozid, Ethambutol ist tuberkulostatisch.

Andere Infektionen mit Mykobakterien Die Lepra wird in ► Kap. 32.7 besprochen. Bei AIDS-Patienten findet man heute auch Infektionen mit eigentlich nichthumanpathogenen Mykobakterien, z. B. dem M. avium.

18.3 Andere bakterielle Meningitisformen

18.3.1 Traumatische und nosokomiale Meningitis

Besonders groß ist die Gefahr einer **traumatischen fortgeleiteten Meningitis**, wenn nach dem Trauma eine Oto- und/oder Rhinoliquorrhö besteht. Diese ist daran zu erkennen, dass beim Aufrichten aus dem Liegen und beim Bücken seröse Flüssigkeit aus der Nase oder in Seitenlage aus dem Ohr läuft. Nach Frakturen des Gesichtsschädels soll man die Patienten speziell nach diesem Flüssigkeitsabfluss fragen. Ist die Flüssigkeit zuckerhaltig und enthält β-Transferrin, handelt es sich um Liquor. Die Gefahr einer Meningitis ist dann besonders groß. Diese Meningitis entsteht oft erst nach Wochen, selbst Monaten und Jahren. Sie rezidiviert, wenn die Duradehiszenz nicht plastisch verschlossen wird. Rezidive bringen die Gefahr des Hirnabszesses oder der chronischen Arachnopathie mit Verklebungen der Hirnhäute und Hydrocephalus communicans mit sich.

Die **nosokomiale bakterielle Meningitis** entsteht durch operative Eingriffe ins Schädelinnere, durch die Einbringung von Fremdmaterial in den Schädel oder durch Absiedelung nach im Krankenhaus akquirierter Bakteriämie. Die häufigsten Assoziationen sind Kraniotomie (Häufigkeit bis 1,5%), ventrikuloperitonealer/-kardialer Shunt (5–15%), externe Ventrikeldrainage (um 8%), externe lumbale Drainage (bis 5%).

Meningitis nach Lumbalpunktion ist selten (1 auf 50.000) und kann durch aseptische Maßnahmen vermieden werden. Die nosokomiale bakterielle Meningitis hat ein besonderes Erregerspektrum, zu dem häufig Staphylokokken oder gramnegative aerobe Bazillen gehören, das von der Eintrittspforte abhängt und eine spezifische Antibiotikatherapie erfordert, z. B. häufig mit Vancomycin oder Rifampicin in Kombination mit Meropenem oder Ceftazidim (im Detail ▪ Tab. 18.6). Außer der systemischen antibiotischen Therapie ist die Entfernung kontamiminierten Fremdmaterials wichtig, mitunter kann intrathekale Antiobiose sinnvoll sein.

18.3.2 Listerienmeningitis

Die Listerienmeningitis tritt vor allem bei Patienten mit Beeinträchtigung der Immunabwehr auf. Vorbehandlung mit Immunsuppressiva oder chronischer Alkoholismus sind die häufigsten prädisponierenden Faktoren.

Symptome und Diagnostik Die Listerienmeningitis ist meist eine basale Meningoenzephalitis. Typisch ist eine Hirnstammenzephalitis. Sie kann sehr schwer verlaufen. Frühes Koma und Beatmungspflichtigkeit sind die Regel. Manchmal ist die Meningitis apurulent, d. h., der Liquor ist mit Listerien übersät, aber es kommt kaum zu einer zellulären Abwehrreaktion. Im Liquor erkennt man die Listerien als grampositive Stäbchen.

Therapie Bei schwer verlaufender Meningitis, unklarem Erreger und Vorerkrankung des Patienten sollte diese Möglichkeit berücksichtigt werden. Listerien sind auf Ampicillin sensibel, weswegen in unklaren Fällen Ampicillin zu einer Zweier- oder Dreierkombination hinzugegeben wird.

Der Fall

Ein 18-jähriger Schüler erkrankt plötzlich mit Fieber und Kopfschmerzen. Am Körper sind kleine, petechiale Blutungen zu sehen. Der Patient wirkt sehr müde, scheint verwirrt und ist extrem schmerzgequält. Der Notarzt stellt eine Tachykardie, 40°C Fieber und eine deutliche Nackensteifigkeit fest und weist den Patienten in die Klinik ein.

Bei Aufnahme werden keine neurologischen Herdbefunde gesehen, der Patient ist jetzt aber bewusstseinsgetrübt. Das CT ist normal. Der Liquor steht unter hohem Druck und ist trüb. Mikroskopisch zeigt sich ein Zellbild, wie es in ◘ Abb. 18.1c abgebildet ist. Es wird die Diagnose einer Meningokokkenmeningitis mit beginnender Sepsis gestellt. Der Patient wird sofort mit Penicillin G, 4-mal 10 Mega-IE, behandelt. Schon am nächsten Morgen ist er fieberfrei und bewusstseinsklar. Nach 2 Tagen kann er die Intensivstation verlassen. Nach 2 Wochen verlässt er gesund die Klinik. Eltern und Geschwister wurden prophylaktisch mit Rifampicin behandelt.

18.4 Hirnabszesse

Definition Der Hirnabszess ist eine lokale Infektion des Hirngewebes, die als fokale Enzephalitis (»Zerebritis«) beginnt und sich zu einer Eiteransammlung mit Bindegewebskapsel entwickelt. Das zerebrale subdurale Empyem ist eine fokale Eiteransammlung im Subduralraum. Die jährliche Inzidenz liegt bei bis zu 1,5/100.000.

Pathogenese Wie die eitrige Meningitis, entstehen Hirnabszesse hämatogen-metastatisch, fortgeleitet und durch offene Hirnverletzung, septische Sinusthrombose oder in Folge einer bakteriellen Meningitis.

Pathologisch-anatomisch findet man im Frühstadium eine schlecht abgegrenzte, herdförmige, bakterielle zerebrale Entzündung. Durch Zusammenfließen kleinerer Eiterherde entsteht zunächst eine Phlegmone, danach der Abszess. Die lokale Entzündung setzt eine mesenchymale Abwehrreaktion in Gang, bei der eine Kapsel um den Abszess gebildet wird. Ein ausgeprägtes vasogenes Hirnödem findet sich um nahezu jeden Abszess.

Lokalisation Die **hämatogenen Abszesse** sind oft multipel. Sie sind bevorzugt an der schlecht vaskularisierten Grenze zwischen Rinde und Mark in Groß- und Kleinhirn lokalisiert. In der Mehrzahl der Fälle stammen die Erreger, vorwiegend grampositive Kokken, aus eitrigen Lungenprozessen, wie Bronchiektasen oder abszedierender Pneumonie. Prinzipiell ist aber eine Einschwemmung aus jeder Körperregion möglich. Immunschwäche und Vorbehandlung mit unwirksamen Antibiotika begünstigen ihre Entstehung.

Fortgeleitete Abszesse sind in der Regel solitär. Sie gehen meist von eitrigen Entzündungen im Mittelohr, Mastoid oder den Nasennebenhöhlen aus, bei Osteomyelitis, Gesichtsfurunkel oder auch nach Schädelbasisfraktur. Rhinogene Abszesse sind meist im Stirnhirn, otogene im Schläfenlappen oder im Kleinhirn lokalisiert. Bei offener Hirnverletzung gelangen pyogene Keime mit Knochenteilen oder Geschosssplittern in die Hirnsubstanz. Sie führen dann zum Frühabszess oder zur Hirnphlegmone. Auch nach vielen Jahren, selbst nach mehreren Jahrzehnten, ist die Ausbildung eines Spätabszesses möglich.

Erreger Die häufigsten Erreger sind vergrünende Streptokokken (v. a. St. milleri, ca. 50%), Staphylococcus aureus (10–15%), koagulase-negative Staphylokokken (ca. 10%), gramnegative aerobe Bakterien (z. B. Enterobakterien und Pseudomonas spp., 15–30%) sowie obligate Anaerobier (z. B. Bacteroides spp., 15–40%). Geradezu typisch ist eine Mischinfektion aus aeroben und anaeroben Erregern. Bei immunsupprimierten Patienten muss auch an Pilze und Protozoen gedacht werden (s. dort).

Symptome In akuten Fällen zeigt die rasche Entwicklung von Kopfschmerzen, Nackensteifigkeit, Bewusstseinstrübung, epileptische Anfälle (bis zu 30% der Fälle) und zerebralen Herdsymptomen die schnelle Ausbreitung des Abszesses und des kollateralen Ödems an.

Chronische Abszesse führen oft zunächst zu Anfällen und anderen Herdsymptomen (Hemiparese, Hemianopsie), bevor die Zeichen des Hirndrucks zu erkennen sind. Nur bei der Hälfte der Patienten entwickelt sich eine Stauungspapille.

Allgemeine Entzündungszeichen, wie Fieber, Leukozytose und Beschleunigung der BSG können fehlen. Dennoch wirken die Patienten schwer krank. Die Verdachtsdiagnose wird aus den klinischen Symptomen gestellt. Dabei achtet man vor allem auf eine zunehmende psychische Verlangsamung oder affektive Verflachung und – entsprechend den bevorzugten Lokalisationen im Stirnlappen, Schläfenlappen oder Kleinhirn – auf Aphasie, Gesichtsfeldeinschränkung, einseitige Abschwächung der BHR oder einseitige zerebelläre Störung der Bewegungskoordination (Zeigeversuche, Diadochokinese).

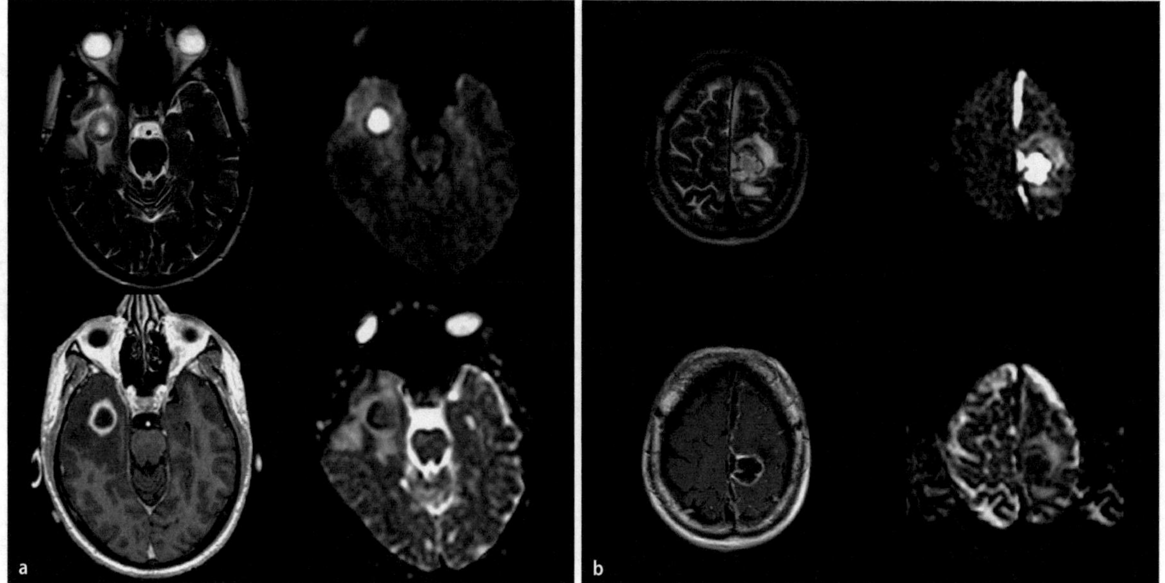

◻ **Abb. 18.8a,b a Temporaler Abszess in verschiedenen MRT-Sequenzen.** T2: hyperintenser Abszesskern mit hypointenser Kapsel und deutlichem Begleitödem. Im diffusionsgewichteten MR erschwerte Diffusion (*rechts oben*). Nach KM deutliche Anreicherung der Kapsel. **b Hochfrontoparietaler Abszess mit subduralem Empyem.** Ähnliche Darstellung des Abszesses wie in **a**, auch hier Diffusionsbehinderung

Diagnostik In **CT** und **MRT** stellt sich der Abszess meist als unscharf begrenzte Zone stark verminderter Dichte mit den zusätzlichen Zeichen der Massenverlagerung dar (◻ Tab. 18.8). Im Gegensatz zur Hirnphlegmone kommt es beim abgegrenzten Hirnabszess nach Kontrastmittelgabe regelmäßig zu einer ringförmigen Kontrastmittelaufnahme am Rande der Nekrosezone (◻ Abb. 18.8 und ◻ Abb. 18.9). Bei klinischem Verdacht kann es nötig sein, durch wiederholte, computertomographische Untersuchungen den Übergang einer Hirnphlegmone in einen abgekapselten Abszess nachzuweisen. So typisch die Ringstruktur für einen Abszess ist, so wenig beweisend ist sie aber für diese Diagnose ohne Kenntnis des klinischen Befunds, da solche Ringstrukturen z. B. auch bei Gliomen und Metastasen, selbst nach Hirninfarkten und Blutungen, gefunden werden. Deshalb kann eine Biopsie zur Sicherung der Diagnose nötig sein. In der MRT lassen sich kleine Satellitenabszesse, Einblutungen und die Beziehungen zur Schädelbasis oder zu den Nebenhöhlen weitaus genauer darstellen. Die MRT kann auch in der Differenzialdiagnostik (insbesondere zur Abgrenzung gegen Tumor) hilfreich sein, insbesondere in Form der Diffusionswichtung, aber auch in Form der Diffusions-Tensor-Bildgebung und der Protonen-MR-Spektroskopie.

Solange der Abszess nicht in die Ventrikel einbricht, zeigt der **Liquor** nur eine leichte Eiweißvermehrung und meist nur eine geringe Pleozytose. Die Liquoranalytik hat daher bei der Abszessdiagnose keinen großen Stellenwert und muss bei raumfordernden Abszessen wegen Herniationsgefahr unterlassen werden.

Entscheidend für die **Erregeridentifikation** ist neben dem Anlegen von **Blutkulturen** die rasche **Gewinnung von**

◻ **Tab. 18.8** Radiologische Stadien des Hirnabszesses

Stadium	CT-Befund	MRT-Befund
Frühe Zerebritis	Unscharfe Hypodensität mit allenfalls geringer, unregelmäßiger KM-Aufnahme	Wenig und unscharf begrenzte T2-Signalintensität, wenig oder keine KM-Aufnahme
Späte Zerebritis	Hypodensität mit zentraler, flauer KM-Aufnahme	Schärfer begrenzte T2-Signalintensität mit flauer KM-Aufnahme
Frühe Kapselbildung	Hypodensität mit zentraler, scharf begrenzter ringförmiger KM-Aufnahme	T2-hyperintenser Kern mit T2-hypointenser Kapsel, die noch inkomplett KM aufnimmt
Späte Kapselbildung	Kapsel schon nativ mit zentraler Hypodensität sichtbar, nach KM-Gabe scharf begrenzte ringförmige Aufnahme	T2-hyperintenser Kern mit T2-hypointenser Kapsel, die komplett ringförmig KM aufnimmt. Starkes periläsionales Ödem in der FLAIR-Wichtung. Starkes DWI-Signal im nekrotischen Abszesskern

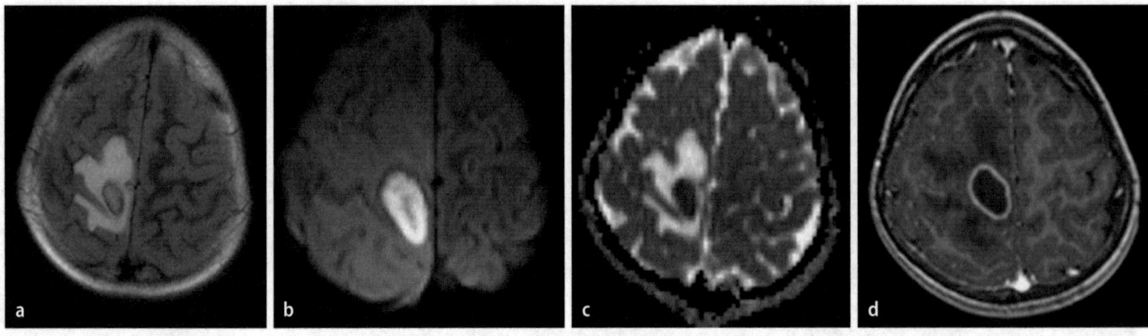

Abb. 18.9a–d Bakterieller Hirnabszess. Axiale FLAIR-Aufnahme (**a**), axiale diffusionsgewichtete Aufnahme (**b**), axiale ADC-Map (**c**) und axiale T1-gewichtete Aufnahme nach KM-Gabe (**d**). Randständig KM-aufnehmende Struktur (**d**) rechts parietal mit FLAIR-hyperintensem Ödem (**a**) und typischerweise im Zentrum eingeschränktem scheinbaren Diffusionskoeffizienten (»apparent diffusion coefficient«, ADC) (**c**). Glioblastome, Metastasen und Strahlennekrosen haben typischerweise einen im Zentrum erhöhten ADC, daher sind die Diffusionsaufnahmen differenzialdiagnostisch entscheidend

Abszessinhalt durch Punktion, Drainage oder Abszessexzision.

Das **EEG** wird meist einen Herd sehr langsamer Wellen (Sub-δ-Wellen) und oft auch eine Allgemeinveränderung zeigen. Auf Epilepsie hinweisende Potenziale kommen vor.

Die **Fokussuche** kann sich schwierig gestalten. Sie schließt die HNO-ärztliche Untersuchung, CT-Aufnahmen der Schädelbasis, von Nebenhöhlen, Mastoid und Mittelohr und die Suche nach kardialen (Endokarditis), pulmonalen, kutanen oder ossären Infektionen ein. Das CRP ist der wichtigste Marker der Entzündungsaktivität.

Komplikationen Komplikationen des Hirnabszesses sind die eitrige Durchwanderungsmeningitis, der Durchbruch in die Ventrikel mit Pyocephalus internus und akuter Meningitis sowie die Hirnschwellung mit Einklemmung.

Vertiefende Informationen zum Hirnabszess ▶ Exkurs Epiduraler Abszess und Subdurales Empyem.

Therapie Liegt ein **frischer, hämatogener Abszess** mit eitriger Meningitis und noch ohne Kapselbildung vor, wird zunächst, wie bei der Meningitis, konservativ behandelt. Durch die noch inkomplette Kapsel kann die Antibiose oft ausreichend an die Erreger gelangen.

Ist der Abszess **abgekapselt**, ist die alleinige systemische Antibiose meist nicht ausreichend. Sie kann nur dann für sich allein erwogen werden, wenn der raumfordernde Effekt und das Begleitödem gering sind, der Abszess nicht zu einem Liquoraufstau führt, das Erregerspektrum kalkulierbar ist und multiple/tiefe/kleine Abszesse vorliegen. In den meisten Fällen wird eine neurochirurgische Behandlung notwendig sein (stereotaktische Abszessaspiration mit Spüldrainage oder Abszessexzision), da viele Antibiotika nicht durch die Kapsel an den Eiterherd gelangen können.

Viele Neurochirurgen operieren zweizeitig: Sie punktieren zunächst durch ein Bohrloch den Abszess an und instillieren ein Antibiotikum, bis der Inhalt des Abszesses erregerfrei ist. Erst dann wird die Kapsel exstirpiert. Dies ist aber nicht immer notwendig.

Die allgemeine, antibiotische Behandlung muss lange Zeit fortgesetzt werden. Otogene oder rhinogene Abszesse sowie frühe Abszesse nach offener Hirnverletzung werden sofort

Exkurs

Epiduraler Abszess

Er wird meist durch Streptokokken oder Staphylococcus aureus verursacht und ist fast immer mit einer Sinusitis, einem vorhergegangenen Trauma oder einer Operation an den Nasennebenhöhlen verbunden. Kopfschmerzen und epileptische Anfälle stehen im Vordergrund der Symptome.

Die **Diagnose** wird leicht mit dem MRT gestellt, die eine eitergefüllte epidurale Raumforderung zeigen.

Chirurgische Therapie: Nach einer Kraniotomie wird der Epiduralraum vom Eiter befreit und mit Antibiotikalösung ausgespült. Eine Drainage wird über mehrere Tage eingeführt und regelmäßig gespült. Systemische Antibiose (s. o.) und allgemeine, intensivmedizinische Maßnahmen sind notwendig. Die Deckung des Knochendefekts erfolgt erst nach einigen Monaten, wenn sicher ausgeschlossen werden kann, dass keine Osteomyelitis des Knochenrands entstanden ist.

Subdurales Empyem

Dies entsteht nicht selten durch Fortleitung einer extrakraniellen Infektion über Emissarien nach intrakraniell. Fieber, Kopfschmerzen und Nackensteifigkeit sind die führenden Akutsymptome. Die Patienten entwickeln häufig Anfallsserien und erhöhten Hirndruck. Beides wird entsprechend intensivmedizinisch behandelt. Thrombotische Verschlüsse der Venen können zu kleinen, venösen Infarzierungen führen.

Das CT ist die initiale **diagnostische Methode.** Neben der subduralen Eiteransammlung können im MRT kleine intraparenchymatöse Abszesse, Kammerungen im Subduralraum und venöse Infarzierungen gefunden werden.

Die **Therapie** entspricht der beim epiduralen Abszess. Subdurale Empyeme neigen zu Rezidiven. Relativ häufige Kontroll-Computertomographien sind notwendig.

operiert. Man behandelt mit Cefotaxim (3-mal 2–4 g) oder Ceftriaxon (2-mal 2 g i.v.) plus Metronidazol (3-mal 0,5 g i.v.) plus Staphylokokken-Antibiotikum (z B. Vancomycin 2-mal 1 g i.v., Rifampicin 1-mal 0,6 g i.v., Flucloxacillin 4-mal 2–3 g i.v.). Posttraumatische Abszesse behandelt man mit Vancomycin (2-mal 1 g i.v.) plus Cefotaxim (3-mal 2–4 g) oder Ceftriaxon (2-mal 2 g i.v.) plus Metronidazol (3-mal 0,5 g i.v.). Vancomycin kann auch intrathekal oder in den Abszess gegeben werden. In jüngerer Zeit wurden auch gute Erfolge mit Linezolid (2-mal 600 mg i.v.) bei Staphylokokken-Abszessen erzielt.

Die meisten Patienten müssen intensivmedizinisch behandelt werden (Therapie des intrakraniellen Drucks, Behandlung von Anfällen, Behandlung eines Multiorganversagens).

Eine prophylaktische antikonvulsive Behandlung (30–70% der Patienten entwickeln in der Akutphase Anfälle) kann vertreten werden. Sie kann in der Regel nach 3 Wochen wieder beendet werden.

Prognose Die Letalität konnte bei chronischen Abszessen auf etwa 10% gesenkt werden. Bei akuten Abszessen liegt sie, je nach Lokalisation und Erreger, über 20%. Auch nach erfolgreicher Behandlung bleiben oft neurologische Restsymptome zurück.

Leitlinien Diagnose und Behandlung der zerebralen Abszesse*

- Die entscheidende diagnostische Maßnahme ist das kraniale CT (CCT) oder MRT (C-MRT), ohne und mit Kontrastmittel. Das C-MRT ohne und mit Gadoliniumgabe ist in seiner Sensitivität dem CCT überlegen (**C**).
- Für die Erregeridentifikation sind Blutkulturen sowie die rasche Gewinnung von Abszessinhalt durch (stereotaktische) Punktion, Drainage oder Abszessexzision entscheidend (**C**).
- Bei raumfordernden Abszessen ist die Liquorentnahme wegen der Gefahr der transtentoriellen und/oder zerebellären Herniation kontraindiziert (**C**).
- Die Therapie ist in der Regel kombiniert operativ plus antibiotisch. Eine alleinige Antibiotikatherapie zur Abszessbehandlung ist gerechtfertigt, wenn multiple, tief gelegene und/oder kleine Abszesse vorliegen oder wenn sich noch keine Ringstruktur nach Kontrastmittelgabe demarkiert (»Zerebritis«) (**C**).
- Bei außerhalb des Krankenhauses erworbenem intrakraniellem Abszess und unbekanntem Erreger wird als empirische antibiotische Therapie die hochdosierte Gabe eines Cephalosporins der 3. Generation plus Metronidazol plus ein gut gegen Staphylokokken wirksames Antibiotikum (z. B. Vancomycin, Rifampicin oder Flucloxacillin) empfohlen (**C**), im Einzelfall kann bei Auftreten von multiresistenten Staphylokokken auch eine Kombination mit Fosfomycin (Dosierung 3-mal 5 g/Tag) oder eine Therapie mit Linezolid (Dosierung 2-mal 600 mg/Tag) angezeigt sein (**C**).
- Bei postoperativen bzw. posttraumatischen oder innerhalb des Krankenhauses erworbenen Abszessen wird als ungezielte Therapie vor Erregernachweis ein Cephalosporin der 3. Generation plus Metronidazol plus Vancomycin (alternativ Meropenem plus Vancomycin) empfohlen (**C**).
- Eine adjuvante Therapie mit Kortikosteroiden ist indiziert, wenn ein ausgeprägtes perifokales Ödem vorliegt bzw. eine Herniation droht, multiple Abszesse mit deutlichem perifokalem Ödem vorliegen, die nur teilweise operativ angehbar sind, oder Hirnregionen mit besonderer Ödemneigung (z. B. Kleinhirn) betroffen sind (**C**).

* Nach den Leitlinien der DGN 2012 (www.dgn.org/leitlinien.html)

18.5 Embolisch-metastatische Herdenzephalitis

Pathogenese Bei einer bakteriellen Endokarditis können multiple, septische Emboli auch in die Hirnarterien gelangen. Dadurch kommt es in erster Linie zu multiplen, kleinen, ischämischen Infarkten mit entzündlichen Infiltraten, die die Erreger enthalten. Diese Mikroabszesse sind vorwiegend in der grauen Substanz, im Versorgungsbereich der Arteriolen und Kapillaren lokalisiert.

Symptome Unter Kopfschmerzen, septischem Fieberanstieg und Bewusstseinstrübung treten schubweise generalisierte oder fokale Krampfanfälle und zerebrale Herdsymptome der verschiedensten Art auf. Häufig finden sich Blutungen unter den Nägeln sowie Osler-Knötchen und Janeway-Flecken an der Haut als Ausdruck der generalisierten Streuung.

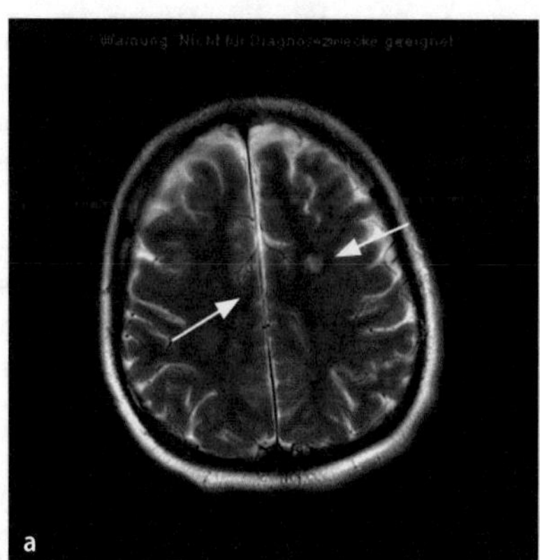

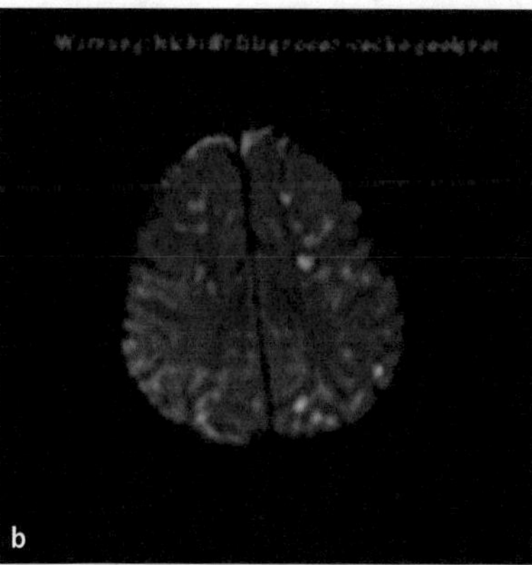

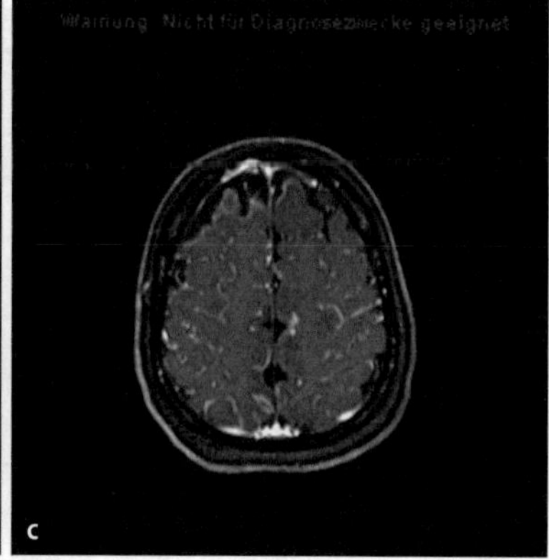

Abb. 18.10a–c MRT bei septischer Herdenzephalitis. **a** T2-Bild – vereinzelte subkortikale signalhyperintense Zonen (*Pfeile*), die diffusionseingeschränkt sind (**b**) und Kontrastmittel aufnehmen (**c**)

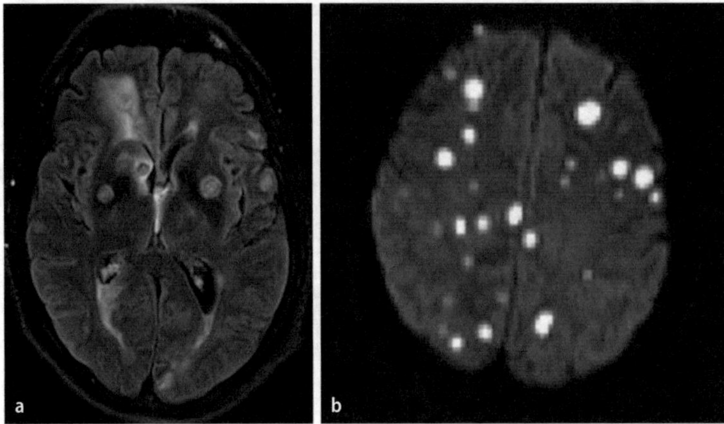

■ **Abb. 18.11a,b Septische Herdembolien.** Axiale FLAIR-Aufnahme (**a**) und axiale Diffusionsaufnahme (**b**). Multiple diffusionseingeschränkte Läsionen (**b**) mit angedeuteter Ringstruktur auf den FLAIR-Aufnahmen (**a**)

Diagnostik **Internistisch** findet man häufig Klappeninsuffizienzgeräusche sowie eine Milzvergrößerung. Laborchemisch zeigt sich eine Leukozytose mit Linksverschiebung sowie eine stark beschleunigte BSG im Blut. Im Urin kann man häufig Zeichen einer embolischen Herdnephritis nachweisen. **Blutkultur:** Die häufigsten Erreger sind Streptococcus viridans und Staphylococcus aureus.

Der **Liquor** ist entzündlich verändert. Im **CT** und **MRT** findet man anfangs nur geringe Veränderungen, später ausgedehnte, konfluierende Ödeme mit zentralen, hyperdensen Anteilen (■ Abb. 18.10, ■ Abb. 18.11) oder intrazerebrale Blutungen, die aus mykotischen Aneurysmen stammen. Eine ausführliche **kardiologische Diagnostik** mit TEE ist erforderlich und muss ggf. wiederholt werden.

Therapie und Prognose Unbehandelt, führt die embolische Herdenzephalitis zum Tode.

- Man behandelt mit einer Dreierkombination aus Cephalosporin der dritten Generation, Aminoglykosid und Staphylokokken-Penicillin (■ Tab. 18.5 und ■ Tab. 18.6).
- Bei Patienten mit Katheterinfektion oder Kunstklappe sollte eine Therapie mit Vancomycin plus Rifampicin oder Fosfomycin in Erwägung gezogen werden um mögliche Methicillin-resistente S. epidermitis-Stämme zu erfassen.
- Nach kulturellem Nachweis sollte erregerspezifisch behandelt werden.

18.6 Treponemeninfektionen: Lues und Borreliose

18.6.1 Neurolues

Epidemiologie Nachdem die Lues in Mitteleuropa und Nordamerika selten geworden war, ist in den letzten Jahren wieder eine leichte Zunahme der Krankheit festzustellen. Oft bleibt die Beteiligung des Zentralnervensystems bei Lues asymptomatisch. Als Neurolues fassen wir die Spätformen der Lues mit ZNS-Befall zusammen. Etwa 10% der männlichen und ca. 5% der weiblichen, unbehandelten, luesinfizierten Patienten entwickeln neurologische Komplikationen.

Stadien der zerebralen Luesinfektion und der Neurolues Im frühen Stadium der primären Lues finden sich Hautläsionen, die etwa 2–4 Wochen nach Infektion auftreten. Das Sekundärstadium ist durch hämatogene Aussaat von Treponema pallidum gekennzeichnet. Hierbei kann eine lymphozytäre Meningitis entstehen. Im Tertiärstadium kann es zur Lues cerebrospinalis mit Vaskulitis, zur progressiven Paralyse und zur Tabes dorsalis kommen.

Frühluische Meningitis

Definition Im Beginn des Sekundärstadiums, wenn unter allgemeiner Drüsenschwellung das Primärexanthem auftritt, kommt es in vielen Fällen zu einer meningealen Reaktion. Tritt in diesem Stadium ein schwererer, meningitischer Krankheitszustand auf, spricht man von der frühluischen Meningitis.

Symptome Kopfschmerzen und Nackensteifigkeit, meist mit Fieber, sind die initialen Symptome. Kognitive Symptome wie Affektlabilität, Depressionen oder Reizbarkeit können in diesem Stadium ebenfalls auftreten. Hirnnerven (Nn. opticus, facialis und stato-acusticus) können beteiligt sein.

Diagnostik Im Liquor beträgt die lymphozytäre Pleozytose bis zu 300–400 Zellen/μl, das Eiweiß ist leicht vermehrt, die immunologischen Reaktionen sind in Blut und Liquor stark positiv.

Therapie und Prognose Man behandelt die frühluische Meningitis mit Penicillin. Die Prognose ist in der großen Mehrzahl der Fälle gut. Häufig wird der Liquor auch durch immunologische Abwehrvorgänge im Laufe der ersten 3 Jahre spontan saniert. Bilden sich die Liquorveränderungen des

Sekundärstadiums innerhalb von 3–5 Jahren nicht wieder zurück, besteht eine erhöhte Gefahr, dass sich eine Neurolues entwickelt. Dabei sind es die Pleozytose und die hohen Titer der immunologischen Reaktionen, die erkennen lassen, dass der Prozess noch oder wieder aktiv ist und spezifische immunbiologische Vorgänge unterhalten werden (Lues latens seropositiva).

- Man unterscheidet folgende Stadien der **Neurolues**:
  - die Lues cerebrospinalis,
  - die progressive Paralyse (P. P.),
  - die Tabes dorsalis (T. d.) und
  - die Kombination der letztgenannten, die Taboparalyse.

Lues cerebrospinalis

Pathogenese Sie ist eine Vaskulitis, die als Panarteriitis, als Periarteriitis oder als Endarteriitis auftritt. Der Prozess ergreift vor allem die basalen Hirnarterien mit ihren Ästen und die A. cerebri media. Die Treponemen dringen über die Vasa vasorum in die Gefäßwände ein und lösen eine Gefäßwandentzündung mit Intimawucherung aus. Dadurch verengt sich das Lumen konzentrisch bis zum Gefäßverschluss. Wie bei jeder anderen obliterierenden Gefäßwandkrankheit, kommt es sekundär zur ischämischen Schädigung des Nervengewebes.

Symptome Die Krankheit verläuft mit rezidivierenden ischämischen Insulten in wechselnden Gefäßterritorien des Gehirns bzw. des Rückenmarks. Am häufigsten ist die A. cerebri media und das vertebrobasiläre Stromgebiet betroffen.

Diagnostik Zusätzlich zu den neurologischen, sonographischen und CT-Befunden der stenosierenden Gefäßkrankheit ist der Liquor entzündlich verändert, und die Luesserologie ist positiv. Die Angiographie beweist isolierte oder multiple Gefäßstenosen (Abb. 18.12).

Therapie und Prognose Die Prognose ist für die unbehandelten Fälle schlecht: Im weiteren Verlauf bleiben die neurologischen Ausfallsymptome bestehen, es entwickelt sich eine Demenz, und schließlich führt ein großer ischämischer Infarkt zum Tode. Setzt dagegen rechtzeitig die Penicillintherapie ein, kann man einen Rückgang auch schwerer akuter Symptome erreichen. Neurologische und psychische Ausfälle, die auf Autoimmunprozessen oder auf einer irreparablen ischämischen Parenchymschädigung beruhen, können allerdings weiter fortschreiten oder bleiben als Defektsymptome zurück.

Progressive Paralyse

Definition und Pathogenese Die progressive Paralyse (P. P.) ist eine primäre, luetische Enzephalitis vor allem des Stirnhirns mit Gefäßreaktion und begleitender Meningitis. In der Hirnrinde und in den Basalganglien, nicht dagegen im Marklager, findet man reichlich Treponemen. In 80% der Fälle besteht eine luetische Mesaortitis. Andere Organe sind nur selten befallen.

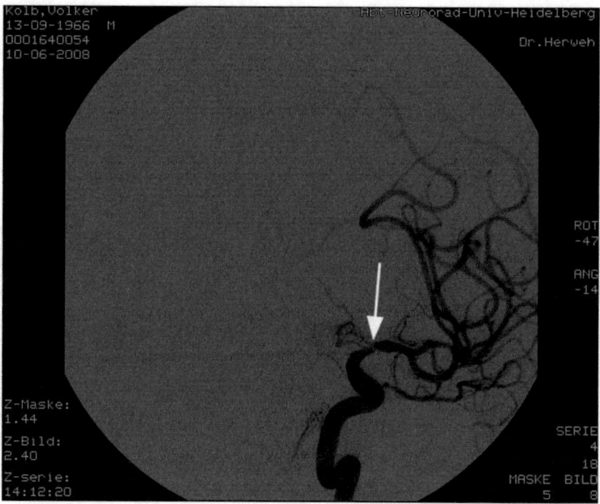

Abb. 18.12 Stenose der A. cerebri media bei luischer Vaskulitis. Bei diesem 40-jährigen Mann mit transitorisch-ischämischen Attacken zeigt sich in der Angiographie der A. carotis interna eine deutliche proximale Stenose der A. cerebri media (*Pfeil*)

Epidemiologie Nur wenige Lueskranke bekommen noch eine P. P., vermutlich wegen ausreichender Penicillinbehandlung im Frühstadium. Die ersten Symptome setzen mit einer Latenz von 8–10 Jahren nach der Infektion ein. Männer sind häufiger betroffen als Frauen, obwohl diese sich nicht seltener mit Lues infizieren.

Symptome Die Krankheit beginnt mit einem uncharakteristischen Vorstadium, in dem die Patienten über Kopfschmerzen, Nachlassen von Merkfähigkeit, Konzentration und körperlicher Leistungsfähigkeit sowie über Schlafstörungen klagen. Sie versagen im Beruf, vernachlässigen ihre Hobbys, und der Umgebung fällt eine zunehmende Verflachung ihrer Persönlichkeit und affektive Labilität auf. Aus diesem Vorstadium entwickelt sich schleichend die manifeste Psychose. Das **Achsensymptom** der progressiven Paralyse ist die **Demenz**. In fortgeschrittenen Stadien kommen Lähmungen, epileptische Anfälle und Ataxie hinzu. Zu Einzelheiten des psychopathologischen Bildes sei auf die psychiatrische Literatur verwiesen. Neurologisch findet man bei 80–90% der Kranken **Pupillenstörungen** (▶ Exkurs: Differenzialdiagnose der luischen Pupillenstörungen): absolute Starre (etwa 50%), mangelhafte Lichtreaktion und Robertson-Phänomen (20–30%). Der Tonus der Muskulatur ist rigorartig erhöht.

Therapie Der Therapieerfolg ist abhängig vom Ausmaß der Gewebszerstörung. Ohne Behandlung ist der Verlauf rasch progredient. Im Endstadium kommt es zu zentralen Lähmungen. Die Kranken sterben schwer dement und desorientiert im Marasmus.

Tabes dorsalis

Die Tabes dorsalis (T. d.) ist eine entzündlich-degenerative Krankheit mit Lokalisation an den hinteren Wurzeln, der Pia und in den Hintersträngen des Rückenmarks.

Exkurs

Differenzialdiagnose der luetischen Pupillenstörungen

Pupillotonie. Die Störungen beginnen meist einseitig und ergreifen erst nach Monaten oder Jahren auch das zweite Auge. Der Betroffene bemerkt dann im Spiegel die Pupillendifferenz und leidet unter Blendungsempfindlichkeit, da die Pupille sich beim Sonneneinfall nicht mehr reflektorisch verengt. Das plötzliche Auftreten der Akkommodationsstörung wird beim Lesen sofort bemerkt. Manchmal entwickelt sich die Pupillotonie unbemerkt und wird erst bei einer ärztlichen Untersuchung aus anderen Gründen zufällig festgestellt.

Adie-Syndrom. Wenn zudem die Eigenreflexe an den Beinen erloschen sind (ASR früher als PSR), besteht ein Adie-Syndrom. Das Syndrom tritt erst in der Adoleszenz oder im mittleren Lebensalter auf. Die Ursache ist nicht bekannt. Für die Augensymptome nimmt man eine Funktionsstörung im Ggl. ciliare an. Das Syndrom hat keinen Krankheitswert. Es muss nicht behandelt werden. Es ist wichtig, den Patienten über die Anomalie aufzuklären, damit nicht bei späteren Krankenhausaufenthalten erneut die Untersuchungen auf Lues einschließlich Liquorpunktion vorgenommen werden.

Ganglionitis ciliaris. Es gibt eine parainfektiöse Ganglionitis ciliaris, die akut zur Pupillotonie und Akkommodotonie führt. Sie ist und bleibt einseitig, und die Eigenreflexe sind erhalten.

Symptome Auch die T. d. ist heute extrem selten; daher wird sie nur kurz besprochen. Typische Symptome sind Reizerscheinungen des Tr. spinothalamicus mit einschießenden Schmerzen, autonome Störungen, Muskelhypotonie, spinale Ataxie und Reflexverlust. Die Schmerzen können auch im Bauchraum auftreten und ein akutes Abdomen vortäuschen. Auch die Propriozeption geht verloren (sensible Ataxie). Die **Eigenreflexe** erlöschen durch Unterbrechung des spinalen Reflexbogens in den Hinterwurzeln. Die **Pupillen** sind oft entrundet, ungleich weit und zeigen immer Störungen der Lichtreaktionen, während die Koinnervation der Pupille bei Konvergenz erhalten ist (Robertson-Phänomen). Die **tabische Optikusatrophie** beginnt oft einseitig, ergreift aber später auch das andere Auge. Bald darauf setzt ein Visusverfall ein, der bis zur Erblindung geht. Ophthalmoskopisch ist die Papille porzellanweiß und scharf begrenzt. An den inneren Organen finden sich häufig Aorteninsuffizienz oder Aortenaneurysma (Mesaortitis luica).

Therapie und Prognose Der Verlauf ist wechselnd. Auch bei der Tabes ist der Zeitpunkt der Therapie entscheidend für den Therapieerfolg. Die oft sehr quälenden, lanzinierenden Schmerzen können mit Carbamazepin oder Amitriptylin behandelt werden. In manchen Fällen kommt die Krankheit spontan zum Stillstand, in anderen ist sie, ohne Behandlung, über Jahre langsam progredient, bis im Zustand des Marasmus durch Urosepsis oder Infektion von Dekubitalgeschwüren der Tod eintritt.

Allgemeine Diagnostik Zum **Screening** wird der Treponemen-Hämagglutinationstest (TPHA) oder der VDRL-(»Venereal Disease Research Laboratory«)-Test eingesetzt, ein Kardiolipintest, mit dem Antikörper auf Treponema pallidum identifiziert werden können. Er bedarf bei positivem Ausfall der Bestätigung durch einen spezifischen Treponementest wie den FTA-Abs (»fluorescent treponemal antibody absorption«). Während der VDRL-Test nach Therapie schnell negativ wird, können die spezifischen Treponementests längere Zeit auch bei erfolgreicher Behandlung positiv bleiben. Beide Tests sind selten auch falsch-positiv, so bei Polyarthritis und Borreliose. Vertiefende Informationen zur Lues-Serologie ► Exkurs.

Exkurs

Lues-Serologie

Als Beweis für eine **lokale Antikörpersynthese** im ZNS mit überproportionaler Konzentration der Syphilisantikörper muss der **Serum-Liquor-Quotient TPHA** deutlich (mindestens dreimal) kleiner sein als der Serum-Liquor-Quotient IgG. Bei progressiver Paralyse finden sich die höchsten Werte des Liquor-IgG-Index, bei Lues cerebrospinalis findet man erhöhte Werte und bei Tabes dorsalis ist der Quotient grenzwertig. Eine klinisch aktive Lues kann über den Nachweis spezifischer, intrathekaler IgM-Antikörper nachgewiesen werden. Abfall dieser Antikörper unter Therapie und spätere Wiedererhöhung sprechen für eine Reinfektion oder einen Rückfall.

Quantitative Reaktionen erlauben es, die jeweilige Aktivität und damit Behandlungsbedürftigkeit der nachgewiesenen luischen Infektion zu beurteilen. Hierfür verwendet man, auch im Liquor, den **VDRL-Test** (s. o.) und den **19S-IgM-FTA-Abs-Test**, einen Absorptionstest zum Nachweis spezifischer IgM-Antikörper. Die Serodiagnose der Neurolues wird ergänzt durch den Nachweis einer **autochthonen Produktion von Immunglobulinen** im Liquor. Da die lokale Produktion von IgG im ZNS vieldeutig ist, muss man den Serum-Liquor-Quotienten des treponemenspezifischen IgG bestimmen. Dies geschieht durch den Vergleich des unspezifischen Serum-Liquor-Quotienten für IgG mit dem spezifischen TPHA-Serum-Liquor-Quotienten

Bei ausreichender Therapie ist nach rund 6 Monaten die Pleozytose normalisiert. Über mehrere Jahre fällt der Titer der immunologischen Reaktionen stetig ab. Der Rückgang der Titer beginnt erst 5–12 Wochen nach dem Ende der Behandlung und wird durch weitere, antibiotische Behandlungen nicht beschleunigt. Leichtere Vermehrungen des Gesamteiweißes können als »Narbensymptome« dauernd bestehen bleiben. Die modernen, empfindlichen, immunologischen Reaktionen bleiben bei allen Formen der Neurolues auch nach erfolgreicher Penizillintherapie lebenslang mit niedrigen Titern positiv.

Syphilis und **HIV-Infektion:** Gemeinsame Infektionen sind nicht selten, so dass es bei der Frühmeningitis schwer sein kann, die beiden Krankheiten zu unterscheiden. Auch scheint die Syphilis bei HIV-infizierten Personen schneller und schwerer zu verlaufen. Ohne Antibiose können Stadien der tertiären (Neuro-)Syphilis schon früh eintreten.

Allgemeine Therapie der Neurolues Bei der Therapie der Neurolues wird folgendermaßen vorgegangen:
- Alle Formen der Neurolues werden mit Penicillin, 2 Wochen lang 4-mal 3–4-Mega IE Penicillin G als Kurzinfusion behandelt.
- Als zweite Wahl kann eine Therapie mit Ceftriaxone 2 g/Tag i.v.(Erstgabe 4 g) für 14 Tage in Erwägung gezogen werden.
- Als Therapie der dritten Wahl (zum Beispiel Penicillinallergie) wird Doxycyclin (2×200 mg für 28 Tage) empfohlen.
- Die Herxheimer-Reaktion ist mit Kortison (40–100 mg/Tag i.v.) zu beherrschen. In der genannten Dosierung werden durch die antibiotische Behandlung die Treponemen auch in schlecht durchbluteten Geweben abgetötet.

Prognose Die neurologischen und psychopathologischen Symptome der tertiären Lues bilden sich nicht völlig zurück, da sie teilweise auf irreversiblen Parenchymveränderungen beruhen.

Der Fall

Eine 45-jährige Frau kommt mit dem Symptom einer plötzlich aufgetretenen Hemianopsie mit Verdacht auf embolischen Schlaganfall in die Klinik. Im CT zeigt sich ein Posteriorinfarkt rechts und ein asymptomatischer, kleinerer Kleinhirnhemisphäreninfarkt. Die Patientin klagt über eine seit Wochen bestehende Abgeschlagenheit, Fieber liegt nicht vor. Dopplersonographisch zeigt sich eine hochgradige Basilarisstenose, daneben noch Stenosen an der linken A. cerebri anterior und der rechten A. cerebri post. Angiographisch findet man eine Basiliarisstenose. Im Liquor Pleozytose und deutlich erhöhtes Eiweiß mit oligoklonalen Banden. Liquor und Luesserologie sind positiv. Die Patientin weiß nichts von einer Luesinfektion. Penicillinbehandlung und Steroide führen zur Normalisierung des Liquorbefunds und zur Besserung des Allgemeinbefindens. Die Stenosen bilden sich nur wenig zurück. Die Hemianopsie bleibt bestehen.

18.6.2 Neuroborreliose

Epidemiologie Die Zecke Ixodes ricinus, die in Europa und in den USA weit verbreitet ist, überträgt neben **Arboviren**, die die **Frühsommer-Meningoenzephalomyelitis (FSME)** verursachen (▶ Kap. 19.3), auch die **Borrelia burgdorferi** aus der Familie der Treponemen. Etwa 80–90% der Ixodes-ricinus-Zecken sind mit Borrelia burgdorferi infiziert. Nach dem Ort der ersten Beobachtung in den USA wird die Krankheit auch **Lyme-Borreliose** genannt. Die Infektion durch Zeckenbiss erfolgt in der warmen Jahreszeit. Die Borrelieninfektionen haben in Europa und in den USA ein etwas unterschiedliches klinisches Bild. Wir besprechen hier die mitteleuropäische Neuroborreliose. Klinisch kann die Borreliose neben neurologischen auch dermatologische, kardiovaskuläre und rheumatologische Symptome hervorrufen.

Relativ häufig findet man positive serologische Ergebnisse in der gesunden Bevölkerung, etwa bei 2–10%. Waldarbeiter, Gartenbesitzer und andere Personen, die sich häufig in der Natur aufhalten, haben eine höhere Durchseuchung.

Symptome Im **ersten Stadium** ist eine meist ringförmige, sich zentrifugal ausdehnende leicht erhabene Hauteffloreszenz, das **Erythema chronicum migrans** (Wanderröte), typisch. Es entsteht in den ersten Tagen und Wochen nach dem Zeckenbiss und bleibt für einige Wochen bis Monate erhalten. Symptome eines allgemeinen Krankheitsgefühls sowie Müdigkeit, Kopfschmerzen, Muskelschmerzen, leichtes Fieber, Hepatomegalie, Splenomegalie, Konjunktivitis und Hämaturie treten hinzu. Diese können auch ohne das Erythem Ausdruck einer Borrelieninfektion sein. Der Liquor ist in dieser Phase immer normal.

Das **zweite Stadium** setzt einen Monat nach dem Zeckenbiss ein. Das Erythem besteht weiter. Am Nervensystem finden sich die Zeichen der lymphozytären Meningitis; es können Hirnnervenlähmungen und eine Polyradikuloneuritis auftreten. Manche Patienten entwickeln auch eine Myelitis. Charakteristisch sind heftige, radikuläre Schmerzen am Rumpf oder den Extremitäten, die gegenüber gewöhnlichen Analgetika resistent sind und in der Nacht zunehmen.

Lähmungen treten etwa 2 Wochen nach Einsetzen der radikulären Schmerzen auf. Unter den Hirnnerven ist der N. facialis, auch doppelseitig, am häufigsten befallen, danach der N. abducens. Als **Bannwarth-Syndrom** bezeichnet man die Kombination von Fazialisparese und Meningoradikulitis. Bei etwa 60% der Patienten treten asymmetrische, periphere Lähmungen der Extremitäten auf. Gelenk- und Muskelschmerzen, manchmal auch eine Arthritis, kommen vor. Auch andere Organe, wie die Augen, die Leber und das Herz können in den Entzündungsprozess eingeschlossen sein.

Im **dritten Stadium** entwickelt sich eine progrediente Enzephalomyelitis, die einen schubweisen Verlauf nehmen und bei unbehandelten Kranken Monate oder Jahre andauern kann. Wie bei der Lues, kann eine **Vaskulitis** zu einem Schlaganfall führen. Die chronische Enzephalitis und Enzephalomyelitis macht bei jüngeren Patienten die Differenzialdiagnose zur multiplen Sklerose häufig schwer. Eine chronische Polyneuropathie vom axonalen Typ kann entstehen.

Diagnostik Im **Liquor** findet man im Stadium 2 und 3 eine lymphozytäre Pleozytose um 50 Zellen mit Eiweißvermehrung auf 1–2 g/l. Intrathekale Synthese von IgG oder eine Dreiklassenreaktion mit erhöhten IgM- und IgA-Titern sowie oligoklonale Banden sind in fast 90% der Krankheitsfälle nachzuweisen. Serologisch gelingt der Nachweis von Borrelienantikörpern mit ELISA oder Westernblot. Direkte Anzüchtung von Borrelia burgdorferi und PCR sind weitere Nachweismethoden. Am wichtigsten ist der Nachweis von Antikör-

Exkurs

Borrelienserologie und Kausalität

Der Nachweis spezifischer Antikörpersynthese beweist nicht sicher, dass die neurologischen Symptome des Patienten auf einer Neuroborreliose beruhen. Das Risiko, eine Borreliose nach Zeckenbiss zu erleiden, ist sehr gering, selbst wenn eine Serokonversion stattfindet. Bei einer Feldstudie in Südwestdeutschland fand man im Serum von 47% der untersuchten Personen erhöhte Antikörpertiter. Nur in 2% entwickelte sich ein Erythema chronicum migrans. Über 2 Jahre entwickelte keine der beobachteten Personen weitere Manifestationen.

Die Neuroborreliose wird stark überdiagnostiziert. Es ist erstaunlich, wie vielen Patienten mit ganz unspezifischen Symptomen, die sich nicht an einen Zeckenbiss oder ein Erythema erinnern, aufgrund eines IgG-Titers eine Neuroborreliose zugeschrieben wird. Es wundert nicht, dass diese Patienten dann sekundär neurotisiert werden und weitere Symptome entwickeln, die sie auf die vermeintliche Borreliose beziehen.

Geschürt wird der Verdacht auf eine Neuroborreliose durch selbsternannte Borrelienspezialisten, die serologische Befunde mit multiplen Antibiotikakuren und Außenseitermethoden für viel Geld, das die Kassen vernünftigerweise nicht erstatten, behandeln. Tendenziöse Informationen im Internet und neurotisierende Patientenselbsthilfegruppen stellen auch keine Hilfe dar.

pern der IgM-Fraktion. Eine frische Infektion wird nur über IgM-Antikörper bewiesen. Erhöhte IgG-Titer zeigen nur an, dass früher einmal ein Kontakt mit Borrelien bestanden hat. Im Stadium 1 haben 20–50% der Patienten erhöhte IgM-Antikörper. In den Stadien 2 und 3 nimmt dagegen der Anteil der IgG-positiven Patienten zu. Da in Spätphasen fast immer positive borrelienspezifische IgG-Antikörper nachweisbar sind, aber auch IgM-Antikörper über Jahre hin weg positiv. Die Neuroborreliose (akut und chronisch) kann nur durch einen positiven Antikörperindex diagnostiziert werden (▶ Exkurs: Borrelienserologie und Kausalität).

Im **EMG** findet man die Zeichen der Polyneuropathie, verlängerte F-Wellen-Latenzen und im Falle einer Myelitis oder Enzephalomyelitis verzögerte, somatosensible Reaktionspotenziale.

Im **CT** und **MRT** kann man bei der chronischen Borrelienenzephalomyelitis des 3. Stadiums ähnliche Befunde wie bei der multiplen Sklerose erheben.

Therapie und Prognose Die Therapie erfolgt stadienabhängig:

- Im Stadium 1 (Erythema migrans) werden meist Tetrazykline (2-mal 100 mg/Tag Doxicyclin über 14 Tage) oder Cephalosporine der 3. Generation (Ceftriaxon 1-mal 2 g pro Tag oder Cefotaxim 3-mal 2 g pro Tag i.v.) empfohlen. Behandelt hat das Stadium 1 eine gute Prognose.
- Dies gilt auch für das Stadium 2, in dem heute trotz der Wirksamkeit von intravenösem Penicillin G (Dosierung wie bei Lues) Cephalosporine gegeben werden.
- Im chronischen Stadium 3 erfolgt ebenfalls eine zwei- bis dreiwöchige Behandlung mit intravenösem Penicillin G oder eine zwei- bis vierwöchige Behandlung mit Cephalosporinen. Steroide werden praktisch nicht eingesetzt.

Wir behandeln auch schon auf Verdacht, wenn ein Zeckenbiss erinnerlich ist, eine Meningoradikulitis vorliegt und im Liquor Entzündungszeichen festzustellen sind, auch wenn die Borrelienserologie noch nicht positiv vorliegt. Die Behandlung wird beendet, wenn sich der Verdacht nicht bestätigt. Eine Impfung gegen die Neuroborreliose ist noch nicht möglich.

Bei rechtzeitiger Behandlung kann mit Ausheilung gerechnet werden. Die Symptome des 2. Stadiums bessern sich langsam, die des 3. Stadiums nur teilweise. Rhythmusstörungen bei **Borrelienkarditis** können lebensgefährlich sein und müssen kardiologisch behandelt werden.

18.7 Clostridieninfektionen

Clostridium tetani und Clostridium botulinum setzen Toxine frei, die die synaptische Übertragung im motorischen Nervensystem beeinträchtigen. Die Sporen von Clostridium tetani gelangen über verschmutzte Verletzungen in den Körper und produzieren dort das Toxin. Das Botulinumtoxin wird in infizierten Nahrungsmitteln produziert. Beide Keime sind Anaerobier.

Gemeinsam ist beiden, dass sie präsynaptisch die Ausschüttung von Transmittersubstanzen blockieren. Die Unterschiede in den klinischen Symptomen sind dadurch bedingt, dass unterschiedliche Synapsen gestört werden. Das Tetanustoxin greift an der inhibitorischen Synapse der Vorderhornzellen an, ist daher eine Krankheit, die sich an der Grenze zwischen zentralem und peripheren Nervensystem abspielt. Dagegen hemmt das Botulinumtoxin die Übertragung an cholinergen, neuromuskulären und vegetativen, cholinergen Synapsen, ist also eine Krankheit des peripheren neuromuskulären Systems. Deshalb besprechen wir den Tetanus hier, den Botulismus dagegen in ▶ Kap. 32.

18.7.1 Tetanus

Epidemiologie Tetanus ist eine in Entwicklungsländern häufige, in industrialisierten Ländern durch Impfungen heute selten gewordene Krankheit. Weltweit erkrankt ca. 1 Million Menschen pro Jahr an Tetanus, in Deutschland nur etwa 20 Menschen jährlich. Die meisten Fälle von Tetanus folgen einer akuten Verletzung der Haut bei Personen, die nicht oder nur unzureichend aktiv immunisiert wurden. Mit höherem Lebensalter sinken die Tetanus-Antitoxin-Antikörperspiegel; das Risiko, einen Tetanus zu entwickeln, ist bei über 60-Jährigen 5-mal höher als bei jungen Menschen.

Pathogenese Tetanus entsteht durch Inokulation von Sporen des Clostridium tetani, die in von der Luft abgeschlossenen Wundtaschen ein Toxin, das **Oligopeptid Tetanospasmin** (Tetanotoxin), entwickeln. Das Toxin wird über retrograden Transport im motorischen Nerven zur Vorderhornzelle transportiert, erreicht dort die glyzinergen, inhibitorischen Neurone des Rückenmarks und die gabaergen, inhibitorischen Neurone im Hirnstamm. Es hemmt **präsynaptisch die Freisetzung der inhibitorischen Transmitter**, die physiologischerweise die alphamotorische Vorderhornzelle in ihrer Erregung nach unten regulieren (Renshaw-Hemmung). Die Folge ist eine überschießende Dauererregung und Reflexenthemmung des willkürmotorischen Systems. Inhibitorische Synapsen des vegetativen Nervensystems werden ebenfalls blockiert, und es resultiert eine Überaktivität des Sympathikus mit Krisen, die an ein Phäochromozytom erinnern. Alle Arten von Verletzungen können zur Infektion führen.

Pathogenese und Symptomatik entsprechen der **Strychninvergiftung**. Die Inkubationszeit schwankt zwischen wenigen Stunden und mehreren Wochen. Je kürzer die Inkubationszeit, desto schwerer ist der Krankheitsverlauf.

Symptome

Wir unterscheiden den **generalisierten** und den **lokalen Tetanus**. Daneben gibt es noch den neonatalen Tetanus.

Generalisierter Tetanus Nach einem Vorstadium von Kopfschmerzen, verstärktem Schwitzen und allgemeiner Mattigkeit mit motorischer Unruhe verspüren die Kranken zunächst eine unangenehme Spannung in den Kiefer- und Halsmuskeln mit Schluckbeschwerden. In diesem Stadium sind schnelle Wechselbewegungen mit dem Mund erschwert – ein sehr wichtiges Frühsymptom.

Bald stellen sich eine Kieferklemme (**Trismus**) und eine Dauerspannung der mimischen Muskulatur ein, die dem Patienten den typischen, verkrampften Ausdruck gibt, den man als Risus sardonicus bezeichnet. Im Vordergrund stehen die Zeichen des erhöhten Muskeltonus. Die Nackenmuskulatur ist massiv angespannt, was die Verwechslung mit Meningismus nahe legt. Die Bewegungen sind aber in alle Richtungen behindert und nicht, wie beim Meningismus, bevorzugt bei der Vorwärtsbewegung.

Die fehlende Hemmung des inhibitorischen Reflexbogens führt zu schmerzhaften und dauerhaften Spasmen, die nach Berührung, nach Muskelaktivität oder spontan auftreten. Bei leichterer Intoxikation sind diese auf die Gesichts- und Schlundmuskeln beschränkt.

In der generalisierten Form, die auch die häufigste ist, ist der Patient unfähig, sich zu bewegen. Der Grund ist die maximale Muskelaktivität in Agonisten und Antagonisten. Opisthotonus, Beugestellung der Arme und Überstreckung der Beine sind hierbei typisch, weil sie das Übergewicht der jeweiligen Agonisten zeigen.

Besonders gefährlich sind die Krämpfe der Glottismuskeln, der Mm. intercostales und des Zwerchfells, die zur Atemlähmung führen können. Das Bewusstsein bleibt klar, sofern nicht infolge Ateminsuffizienz eine zerebrale Hypoxie eintritt.

Lokaler Tetanus Als lokaler Tetanus wird die Muskeltonuserhöhung und Reflexsteigerung in Muskeln in der Nachbarschaft zur Verletzung bezeichnet. Der **Kopftetanus,** auch als halbseitiger Kopftetanus vorkommend, ist eine Variante dieses lokalen Tetanus nach Inokulation der Sporen in eine Wunde im Gesicht. Er kann klinisch, jedoch nicht im EMG, das Bild einer peripheren Fazialisparese oder einen Spasmus facialis imitieren und wird oft verkannt. Seine Inkubationszeit ist besonders kurz.

> **Trismus und sensorisch ausgelöste Muskelspasmen sind die Leitsymptome des generalisierten Tetanus.**

Diagnostik

Der Liquor ist normal. Antikörper gegen Tetanus können im Verlauf differenzialdiagnostisch nachgewiesen werden, wenn nicht vorher eine Impfung erfolgte. Serum und Urin werden auf Strychnin untersucht, um diese Vergiftung auszuschließen.

Der Erreger kann aus den Wunden nicht kultiviert werden. Die Inokulation von Patientenserum in eine Maus dient zum Toxinnachweis im Serum. Sie ist wenig aussagekräftig. Das Gleiche trifft auf den quantitativen Antitetanus-Toxoid-IgG-Nachweis im ELISA zu.

Im **EMG** findet man, auch ohne dass der Patient eine Bewegung ausführt, ein Aktivitätsmuster, das durch Berührung, Schmerz, aber auch durch akustische Reize bis zum Interferenzmuster verstärkt wird. Nach Beendigung einer willkürlichen Innervation nimmt die Dichte der Aktionspotenziale nur sehr verzögert ab. Die Dauer der postreflektorischen Innervationsstille (»silent period«), geprüft am Bizepssehnen- oder Masseterreflex, ist verkürzt oder aufgehoben. Evozierte Potenziale sind normal, wenn man sie trotz der heftigen, kontinuierlichen Muskelaktivität überhaupt artefaktarm ableiten kann.

Therapie bei manifestem Tetanus

- Humanes Tetanusimmunoglobulin 500 IE. Antitoxin-(Toxoid)-Auffrischung, nicht in die gleiche Extremität. Die Tetanusinfektion selbst ruft keine adäquate Immunantwort hervor.
- Antibiotische Therapie: Metronidazol (z. B. Clont, Anaerobex) 500 mg i.v. alle 6 h für die Dauer von 7–10 Tagen zur Eradizierung von C. tetani. Bisher konnte nicht gezeigt werden, dass eine antibiotische Therapie Mortalität oder Morbidität beeinflusst. Penicillin G ist ebenfalls gegen C. tetani wirksam und wird in einigen Ländern neben Metronidazol zur antibiotischen Therapie empfohlen. Da Penicillin jedoch ein zentral wirksamer GABA-Antagonist ist, können theoretisch hierdurch in Synergie mit TTX die Muskelspasmen verstärkt werden.
- Bettruhe, Isolierung im abgedunkelten Zimmer, vorzugsweise auf einer Intensivstation
- Symptomatisch behandelt man mit Benzodiazepinen, z. T. in sehr hoher Dosierung (Dosen von über 100 mg Valium pro Tag und mehr sind nicht ungewöhnlich bei schweren Tetanusformen). Alternativ ist auch Midazolam (Benzodiazepinderivat), das kontinuierlich i.v. infundiert werden kann, sinnvoll.

- Manchmal wird künstliche Beatmung notwendig. Zur Vermeidung von für das Lungengewebe schädlichen Beatmungsdrücken empfiehlt sich eine neuromuskuläre Blockade. Man sollte bedenken, dass auch ein oraler Tubus Spasmen bewirken kann, daher frühzeitige Tracheotomie.
- Hohe Dosen von Baclofen (Lioresal) i.v. oder über einen lumbalen Katheter können bei schwersten Verlaufsformen des Tetanus eine langdauernde Muskelrelaxation vermeiden helfen. Dosierung bei intrathekaler Gabe: initialer Bolus von 50–200 µg, dann kontinuierliche Infusion von 20 µg/h, Steigerung alle 4 h 5–10 µg/h. Maximale Tagesdosen von 2.000 µg sind berichtet. Dantrolen intravenös: loading dose: 1,5 mg/kg KG, dann 0,5–1,5 mg/kg KG alle 4–6 h für bis zu 3 Wochen. Dantrolen wirkt am Muskel durch Hemmung des Kalziumeinstroms und ist in Einzelfällen erfolgreich zur Behandlung tetanischer Spasmen eingesetzt worden.

Prophylaxe

Grundprophylaxe Die einzig sinnvolle Prophylaxe ist die vollständige, aktive Immunisierung durch s.c.- oder i.m.-Injektionen von je 0,5 ml Toxoid (Tetanol) im Abstand von 4–6 Wochen, gefolgt von einer Auffrischimpfung nach 6 oder mehr Monaten. Dadurch wird ein aktueller Schutz für 10 Jahre und eine lebenslange, latente Immunität aufgebaut, die jederzeit durch eine Auffrischimpfung in aktuelle Immunität überführt werden kann.

Komplikationen der Toxoidprophylaxe Die häufigste Nebenwirkung sind Schmerzen an der Injektionsstelle. Seltene, aber ernste Komplikationen einer Tetanustoxoid-Boosterimpfung sind die **serogenetische** Plexus brachialis Neuropathie und das sekundäre Guillain-Barré-Syndrom.

Prophylaxe nach Verletzung Im akuten Fall ist eine chirurgische Wundversorgung indiziert. Nicht verlässlich aktiv immunisierte Verletzte erhalten zur Prophylaxe eine Simultanimpfung von 250–500 IE Antitetanushyperimmunglobulin (Tetagam) zur Vermeidung der neurologischen Komplikationen und 0,5–1,0 ml Tetanustoxoid intramuskulär, nach 36 h erneut 250 IE Tetagam. Liegt nachweislich eine ausreichende Grundimmunisierung vor, wird akut eine Auffrischimpfung mit Toxoid durchgeführt, die nach einem Jahr durch eine vierte Impfung ergänzt wird. Wegen möglicher sekundärer Wundinfektionen sollten Antibiotika gegeben werden.

Verlauf und Prognose

Verlauf Es dauert 4–12 Wochen, bis das Toxin von den glyzinergen und gabaergen Synapsen entfernt ist. Entsprechend lang ist auch der klinische Verlauf. Nachdem die respiratorischen Probleme durch künstliche Beatmung und Muskelrelaxation heute gut kontrolliert werden können, ist die Überaktivität des Sympathikus mit seinen Folgen die häufigste Ursache für einen tödlichen Verlauf. Supraventrikuläre Tachykardien, die zum Kammerflattern führen können, und unbeeinflussbare hypertone Krisen sind hier zu nennen.

Prognose Die Prognose ist durch den initialen Schweregrad der Tetanuserkrankung definiert. Während ein umschriebener Extremitäten- oder Kopftetanus fast immer eine gute Prognose hat, verläuft der schwere, generalisierte Tetanus mit Tachykardie und massiv erhöhter Körpertemperatur auch heute noch in 20–40% der Fälle tödlich. Unbehandelt, führt der generalisierte Tetanus zum Tod durch Atemlähmung, weil keine wirksamen Atemexkursionen mehr initiiert werden können. Dies gilt vor allem, wenn die Inkubationszeit und die Zeit bis zum Maximum der Symptome sehr kurz sind, da dies für eine sehr große Menge infizierten Gewebes spricht. Die Krankheit kann mehrere Wochen dauern. Im abklingenden Stadium werden die Spasmen seltener, schwächer und weniger ausgedehnt. Wenn das konvulsive Stadium überlebt wird, ist völlige Ausheilung zu erwarten.

Differenzialdiagnostisch kommt nur die Strychninvergiftung, die spezifisch Glyzinrezeptoren im Rückenmark blockiert, in Frage.

Leitlinien Behandlung des Tetanus*

- Identifizierung und Sanierung der Eintrittspforte (**A**).
- Neutralisierung zirkulierenden Toxins und Immunisierung. Neben der bisher empfohlenen Einmalgabe von 500 I.E. hTIG i.m. ist eine intrathekale Applikation von hTIG zu überlegen (**B**).
- Supportive/symptomatische Therapie: Unter Beachtung der möglichen Komplikationen ist insbesondere die intravenöse Applikation von Benzodiazepinen (Diazepam oder Midazolam) angezeigt (A), eventuell ist die intrathekale Applikation von Baclofen zu überlegen (**B**).

* Nach den Leitlinien der DGN 2012 (www.dgn.org/leitlinien.html)

18.7.2 Botulismus

Der Botulismus wird in ► Kap. 32 besprochen.

18.8 Andere bakterielle Infektionen

Zu den bakteriellen Erregern dieser Kategorie gehören granulomatöse bzw. zystische infektiöse ZNS-Erkrankungen (z. B. Brucella spp., Nokardia, Mykoplasmen und Rickettsien.

18.8.1 Rickettsiosen: Fleckfieberenzephalitis

Die Krankheit ist in Friedenszeiten äußerst selten. Sie kann unter ungünstigen hygienischen Verhältnissen rasch in großer Häufigkeit aufflammen. Der Erreger, Rickettsia prowazekii, wird durch den Biss infizierter Kleiderläuse auf den Menschen übertragen. Die Inkubationszeit beträgt 11–12 Tage.

Symptome Das Fleckfieberexanthem am Rumpf und den Extremitäten hat zwischen dem 5. und 10. Tag seinen Höhepunkt. Internistisch besteht eine schwere Störung der zentralen Regulation von Blutdruck, Herzfrequenz und Elektrolythaushalt. Nach einem Prodromalstadium mit Kopfschmerzen, Gliederschmerzen und Schlaflosigkeit bricht unter starkem Fieberanstieg die Enzephalitis aus. Die Patienten sind bewusstseinsgetrübt, oft delirant. Neurologisch treten vor allem extrapyramidale Hyperkinesen, Myoklonien und bulbäre Lähmungen auf. Durch Hirnvenen- und Sinusthrombosen kommt es häufig zu Halbseitenlähmungen. Oft wird der N. acusticus geschädigt. Das akute Stadium kann einen Monat dauern, die Rekonvaleszenz zieht sich viele Wochen hin.

Diagnostik Der Liquor zeigt eine monozytäre Pleozytose. Die Diagnose wird mit der PCR gesichert.

Therapie Die Behandlung erfolgt mit Doxycyclin 100–200 mg/Tag, initial i.v., nach Stabilisierung p.o. oder Chloramphenicol 50 mg/kg KG/Tag i.v. Therapiedauer: 7–10 Tage, zumindest bis 1 Tag nach Erreichen der Fieberfreiheit.

18.8.2 Leptospirose

Leptospirosen treten besonders im Sommer und Herbst auf. Die Verdachtsdiagnose liegt nahe, wenn eine akute, lymphozytäre Meningitis mit Fieber, Leukozytose, starker Beschleunigung der BSG, Ikterus und weiteren internistischen Symptomen auftritt. Infektionen mit Leptospiren werden durch direkten Kontakt mit leptospirenhaltigen Flüssigkeiten, besonders bei Landwirten oder Kanalarbeitern, verursacht.

Symptome Neben einer leichten, fieberhaften Variante der Leptospirose (Stadium 1) kommt auch die Weil-Erkrankung mit schwerem Ikterus vor. Neurologisch haben die Patienten in einem zweiten Stadium eine lymphozytäre Meningitis mit erhöhtem Proteingehalt im Liquor. Ein drittes Stadium, wie bei Lues oder Borreliose, ist sehr selten, führt aber auch zu Enzephalitis, Enzephalomyelitis oder Polyradikulitis.

Diagnose und Therapie Der Nachweis erfolgt über serologische Tests, meist den Hämagglutinationstest. Leptospiren können direkt aus Blut und Liquor isoliert werden. Man behandelt mit Tetrazyklinen oder Cephalosporinen über 7–14 Tage. Normalerweise ist die Prognose günstig.

18.8.3 Neurobruzellose

Die verschiedenen Formen von Bruzellosen werden über Milchprodukte oder direkten Kontakt zu infizierten Tieren übertragen. Bruzellosen können als akute Meningoenzephalitis, chronische Meningitis und Polyradikulitis (mit Hirnnervenbefall) manifest werden.

Diagnostik Der Liquor zeigt eine deutliche, lymphozytäre Zellvermehrung mit Eiweißerhöhung. Spezifische Antikörper gegen Bruzellen und die Liquorkultur können positiv sein.

Therapie Kombinationstherapie mit Doxycyclin (200 mg/Tag initial i.v., nach 1–2 Wochen p.o.) plus Rifampicin (600 mg/Tag initial i.v., nach 1–2 Wochen p.o.) und Streptomycin (1 g/Tag i.m. in den ersten 2 Wochen), danach Zweifachtherapie (Doxycyclin und Rifampicin). Gesamtdauer mind. 45 Tage, in vielen Fällen länger, bis zu 6 Monaten (Kultur- und Serologiekontrollen). Kortikosteroide werden in der akuten Phase hinzugegeben. Die Prognose ist günstig, die Mortalität liegt unter 2%.

18.8.4 Aktinomykose und Nokardiose

Infektionen mit diesen Bakterien sind in Mitteleuropa sehr selten.

Aktinomyzes kann eine eitrige Meningitis und Abszesse verursachen. Die Diagnose wird mikroskopisch gestellt. Meist gehen extrazerebrale Manifestationen voraus. Die **Therapie** der Aktinomykose besteht in intravenöser Ampicillinbehandlung (3-mal 5 g/Tag über 4–6 Wochen), anschließend orale Weiterbehandlung. Erythromycin kann alternativ gegeben werden.

Für **Nokardiosen**, die häufig von primären Lungenherden stammen, gilt die gleiche klinische Symptomatik. Nokardiosen treten gehäuft bei immunsupprimierten Patienten auf. Die **Therapie** ist Imipenem, bis zu 6 g/Tag, alternativ Trimethoprim-Sulfamethoxazol (480–640 mg/Tag i.v.), gefolgt von oraler Weiterbehandlung.

18.8.5 Legionellose

Die Infektion durch Legionella pneumophila führt bei einem Drittel der Patienten zu neurologischen Symptomen mit Enzephalopathie, Kopfschmerzen, Verwirrtheit und zerebellären Symptomen. Diese können der Pneumonie vorausgehen. Der Liquor ist meist leicht entzündlich.

Die Behandlung erfolgt mit Erythromycin 4-mal 500 mg pro Tag i.v. über 14 Tage. Legionellosen treten oft lokal endemisch durch Befall von Wasservorräten auf und werden nicht selten in den Wassersystemen von Hotels und Krankenhäusern gefunden. Im letzteren Fall drohen tödliche Infektionen bei immunsupprimierten oder anderen schwerkranken Patienten.

18.8.6 Zerebraler M. Whipple

Erreger Als Erreger des M. Whipple wurde das Bakterium Tropheryma Whipplei identifiziert (eine Spezies der Aktinomyzeten).

Symptome Der M. Whipple kann das Zentralnervensystem, manchmal auch isoliert, befallen. Dann treten meningoenzephalitische Symptome mit nukleären und supranukleären Augenbewegungsstörungen, Ataxie, Myoklonien und hypothalamischen Funktionsstörungen auf. Grund hierfür ist eine granulomatöse, perivaskuläre Enzephalitis, die bevorzugt Zwischenhirn, Hirnstamm und Kleinhirn betrifft. Auf die gastrointestinalen Symptome gehen wir hier nicht ein (► Lehrbücher der Inneren Medizin).

Diagnostik Obwohl der Liquor meistens eine normale Zellzahl hat, kann es gelingen, so genannte PAS-positive Partikel in Makrophagen nachzuweisen. Seit neuestem ist auch die PCR-Diagnostik möglich. Im MRT können granulomatöse, kontrastmittelaufnehmende Läsionen im oberen Hirnstamm und im Hypothalamus gefunden werden. Daneben kommen auch hypointense Läsionen vor. Diagnostisch ist auch die Dünndarmbiopsie zum Nachweis eines intestinalen M. Whipple geeignet.

Therapie und Prognose Unbehandelt führt der zerebrale M. Whipple zu Demenz und Tod.

- Man behandelt über lange Zeit, mindestens ein bis zwei Jahre: zunächst Penicillin G (30 Mio. E./Tag i.v.) plus Streptomycin (1 g/Tag i.m.) für 2 Wochen,
- gefolgt von Hochdosis-Trimethoprim/Sulfamethoxazol (3-mal täglich 160 mg/800 mg p.o.) für die Dauer von mindestens 1–2 Jahre (in Abhängigkeit von der Klinik, Bildgebung und dem Nachweis von PAS-positiven Makrophagen im Liquor, evtl. PCR).
- Alternativ: Cephalosporine der dritten Generation, mit Trimethoprim-Sulfamethoxazol oder Tetrazyklinen.
- Bei hypothalamischer Beteiligung ist eine endokrine Begleitbehandlung notwendig.

In Kürze

Akute, eitrige Meningitis

Definition. Bakterielle Entzündung der weichen Häute von Gehirn und Rückenmark in ganzer Ausdehnung durch Pneumokokken, Meningokokken, Staphylokokken oder Listerien.
Inzidenz. 5–10/100.000 Einwohner/Jahr.
Ursache. Hämatogene Meningitis durch Generalisierung bakterieller Infektion oder Streuung aus chronischem Eiterherd. **Fortgeleitete Meningitis** nach akuter oder chronischer Otitis media, Mastoiditis oder Nebenhöhlenentzündung.
Symptome. Stunden- oder tagelanges **Prodromalstadium** mit Gliederschmerzen, Abgeschlagenheit. **Ausbruch** mit heftigsten Kopfschmerzen, Nackensteifigkeit, enzephalitischen Begleitsymptomen, Fieber, Somnolenz bis Koma, bleibende Schäden am N. acusticus.
Diagnostik. Serologie: Beschleunigtes BSG, Blutbild zeigt Leukozytose mit Linksverschiebung; **CT:** Beurteilung von Kiefer-, Stirnhöhlen, Einschmelzungsherde des Mastoids, Komplikationen wie Hydrocephalus. **Liquor:** Trübe bis eitrig, segmentkernige Leukozyten, Eiweißvermehrung. **Bakteriologie:** Erregeridentifikation mikroskopisch oder kulturell.
Therapie. Medikamentöse Therapie mit Antibiotika; chirurgische Therapie bei fortgeleiteter Meningitis; Hirnödembehandlung mit Osmotherapie, Normothermie, Hyperventilation, Analgosedierung. Bei Erwachsenen beträgt die Mortalität 10–20%.

Tuberkulöse Meningitis

Definition. Schwerste Veränderungen an Meningen der Hirnbasis und des Rückenmarks.
Symptome. Tage- bis wochenlanges Prodromalstadium: Unlust, Appetitlosigkeit bei Kindern, Kopfschmerzen, allgemeine Leistungsminderung bei Erwachsenen, klares Bewusstsein, langsamer Temperaturanstieg, Fazialisparesen, Lähmungen der Augenmuskelnerven.
Diagnostik. Liquor: Anfangs segmentkernige, später gemischtzellige Pleozytose, erhöhtes Laktat, niedrige Glukose-, hohe Eiweißwerte. **Serologie:** Wenig entzündlich verändertes Blutbild, BSG mäßig beschleunigt: **CT/MTR:** Normal; **EEG:** Allgemeine und herdförmig Veränderung.
Therapie. Medikamentöse Therapie bei dringendem Verdacht auch ohne Erregernachweis, unbehandelt chronischer Verlauf bei Mortalität von 10–20%.

Andere bakterielle Meningitisformen

Traumatische Meningitis. Oto- und/oder Rhinoliquorrhö nach Trauma. Symptome: Laufen seröser Flüssigkeit aus Nase beim Aufrichten und Bücken oder in Seitenlage aus Ohr.
Listerienmeningitis. Durch Beeinträchtigung der Immunabwehr bei Immunsupprimierten und chronischem Alkoholismus. **Symptome:** Basale Meningo- und Hirnstammenzephalitis. **Therapie:** Ampicillin zur Zweierkombination hinzu.

Hirnabzesse

Definition. Lokale Infektion des Hirngewebes, entstehen hämatogen-metastatisch, fortgeleitet oder durch offene Hirnverletzung. Erreger: Streptokokken, Pneumokokken, Enterokokken.
Symptome. Kopfschmerzen, Nackensteifigkeit, Bewusstseinstrübung, zerebrale Herdsymptome als Akutsymptome; Anfälle, Hemiparese, Hemianopsie bei chronischen Abszessen.
Diagnostik. CT/MRT: Unscharf begrenzte Zone stark verminderter Dichte, Zeichen der Massenverlagerung; **Liquor:** Leichte Eiweißvermehrung, geringe Pleozytose.
Therapie. Medikamentöse Therapie bei frischen, hämatogenen Abzessen mit eitriger Meningitis und ohne Kapselbildung; chirurgische Therapie bei abgekapselten Abzessen.

Embolisch-metastatische Herdenzephalitis

Definition. Multiple, kleine, ischämische Infarkte mit entzündlichen Infiltraten, die die Erreger enthalten.
Symptome. Kopfschmerzen, septischer Fieberanstieg, Bewusstseinstrübung, schubweise generalisierte oder fokale Krampfanfälle, zerebrale Herdsymptome.
Diagnostik. Internistisch: Anämie, Leukozytose mit Linksverschiebung, Klappeninsuffizienzgeräusche, Milzvergrößerung; **Liquor:** Entzündlich verändert; **CT:** Ausgedehnte, konfluierende Ödeme mit zentralen, hyperdensen Anteilen oder intrazerebralen Blutungen.
Therapie. Antibiose, Intensivmedizin, Kardiochirurgie sobald möglich.

Treponemeninfektionen

Lues. Symptome: Frühstadium: 2–4 Wochen nach Infektion Hautläsionen. Sekundärstadium: Hämatogene Aussaat von Treponema pallidum, lymphozytäre Meningitis. Tertiärstadium: Lues cerebrospinalis mit Vaskulitis, progressiver Paralyse und Tabes dorsalis. **Therapie:** Medikamentöse Therapie, neurologische und psychopathologische Symptome der tertiären Lues bilden sich aufgrund irreversibler Parenchymveränderungen nicht völlig zurück.

Neuroborreliose. Infektion durch Zeckenbiss in warmer Jahreszeit. **Symptome:** 1. Stadium: Ringförmige, sich zentrifugal ausdehnende leicht erhabene Hauteffloreszenz, allgemeine Krankheitsgefühle, Müdigkeit, Kopf-, Muskelschmerzen, leichtes Fieber, Konjunktivitis, Hämaturie. 2. Stadium: 1 Monat nach Zeckenbiss heftige, radikuläre Schmerzen an Rumpf oder Extremitäten, 2 Wochen danach Lähmungen. 3. Stadium: Progrediente Enzephalomyelitis, schubweiser Verlauf. **Diagnostik:** Liquor im 1. Stadium normal, im 2. und 3. lymphozytäre Pleozytose, Eiweißvermehrung. Bei rechtzeitiger medikamentöser **Therapie** Ausheilung.

Clostridieninfektionen

Tetanus. Infektion nach Hautverletzung bei nicht oder nur unzureichend aktiver Immunisierung. **Symptome:** Generalisierter Tetanus: Kopfschmerzen, verstärktes Schwitzen, Mattigkeit, motorische Unlust, Kieferklemme, klares Bewusstsein. Lokaler Tetanus: Muskeltonuserhöhung, Muskelreflexsteigerung in Nachbarschaft der Verletzung. **Diagnostik:** Liquor ist normal; EMG: Spontane PmE; durch Berührung, Schmerz, akustische Reize bis zum Interferenzmuster verstärkt. **Therapie:** Grundprophylaxe durch aktive Immunisierung durch s.c. oder i.m.-Injektionen, Bettruhe, chirurgische Wundversorgung, medikamentöse Therapie gegen sekundäre Wundinfektionen. Bei schwerem, generalisiertem Tetanus beträgt die Mortalität 20–40%.

Andere bakterielle Infektionen

Bakterielle Meningoenzephalitiden ohne eitrige Einschmelzung bzw. Reaktion.

Fleckfieberenzephalitis. Symptome: Fleckfieberexanthem an Rumpf und Extremitäten am 5.-10. Tag, Fieberanstieg, Kopf- und Gliederschmerzen, Schlaflosigkeit, Bewusstseinstrübung, Halbseitenlähmung. **Diagnostik:** Liquor: Monozytäre Pleozytose. Medikamentöse **Therapie.**

Leptospirose. Infektionen durch direkten Kontakt mit leptospirenhaltiger Flüssigkeit. **Symptome:** Fieber, Weil-Erkrankung mit schwerem Ikterus. Medikamentöse **Therapie.**

Neurobruzellose. Übertragung über Milchprodukte oder direkten Kontakt zu infizierten Tieren als akute Meningoenzephalitis, chronische Meningitis oder Polyradikulits. **Diagnostik:** Liquor. Medikamentöse **Therapie:** Mortalität: <2%.

Zerebraler M. Whipple. Befall des ZNS. **Symptome:** Augenbewegungsstörung, Myoklonien, Ataxie, hypothalamische Funktionsstörungen. **Diagnostik:** Liquor mit normaler Zellzahl; MRT: Granulomatöse, kontrastmittelaufnehmende Läsionen im oberen Hirnstamm und Hypothalamus. Medikamentöse **Therapie**, unbehandelt Demenz und Tod.

Weitere bakterielle Infektionen. Aktinomykose verursacht eitrige Meningitis und Abzesse. **Nokardiose** stammt von primären Lungenherden. **Legionellose** mit zerebellären Symptomen, Kopfschmerzen, Verwirrtheit tritt lokal epidemisch durch Befall von Wasservorräten auf.

Weiterführende Literatur

Bhigjee AI, Padayachee R, Paruk H et al. (2007) Diagnosis of tuberculous meningitis: clinical and laboratory parameters. Int J Infect Dis 11: 348–354

Brouwer MC, Heckenberg SG, de Gans J, Spanjaard L, Reitsma JB, van de Beek D (2010) Nationwide implementation of adjunctive dexamethasone therapy for pneumococcal meningitis. Neurology 75: 1533–1539

Brouwer MC, McIntyre P, de Gans J, Prasad K, van de BD (2010) Corticosteroids for acute bacterial meningitis. Cochrane Database Syst Rev (9): CD004405

Casado FJ, Blanco QA. (2001) Procalcitonin – A new marker for bacterial infection. An Esp Pediatr 54: 69–73

Garcia Monco JC (2006) Tuberculosis and other mycobacterial Infections. In: Noseworthy JH (ed) Neurological Therapeutics – Principles and Practice, 2nd ed. Informa Health Care Abingdon, Oxon, pp 1011–1020

Livraghi S, Melancia JP, Antunes JL (2003) The management of brain abscesses. Adv Tech Stand Neurosurg 28: 285–313

Post MJ, Thurnher MM, Clifford DB, Nath A, Gonzalez RG, Gupta RK, Post KK (2013) CNS-immune reconstitution inflammatory syndrome in the setting of HIV infection, part 2: discussion of neuro-immune reconstitution inflammatory syndrome with and without other pathogens. AJNR Am J Neuroradiol 34(7):1308–18

Renard D, Morales R, Heroum C (2007) Tuberculous meningovasculitis. Neurology 68: 1745

Schmutzhard E (2008) Atypische erregerbedingte Meningoencephalitis. In: Diener HC, et al. (Hrsg.) Leitlinien für Diagnostik und Therapie in der Neurologie, 4. Aufl. Thieme, Stuttgart

Schmutzhard E, Pfister HW (2001) Seltene bakterielle Infektionen des Nervensystems. Akt Neurol 28: 373–382

Schoeman J, Mansvelt E, Springer P, et al. (2007) Coagulant and fibrinolytic status in tuberculous meningitis. Pediatr Infect Di J 26: 428–431

Virale Entzündungen

Uta Meyding-Lamadé, Stefan Hähnel und Julian Bösel

W. Hacke (Hrsg.), *Neurologie*,
DOI 10.1007/978-3-662-46892-0_19,

Einleitung

Infektionen des zentralen Nervensystems haben eine hohe Morbidität und Mortalität. Viren können verschiedene Krankheitsbilder im ZNS hervorrufen, am weit verbreitetsten sind die virale Meningitis, Enzephalitis und Enzephalomyelitis. Sie können das Hirnparenchym, das Rückenmark, die Nervenwurzeln, periphere Nerven oder die quergestreifte Muskeln angreifen. Die am häufigsten auftretende entzündliche Erkrankung des ZNS ist die virale Meningitis, sie stellt einen Reizzustand der Meningen im Rahmen systematischer viralen Infektionen dar. Eine virale Meningitis klingt nach Tagen bis wenigen Wochen von selbst ab, der Liquor zeigt eine lymphozytäre Pleozytose, Laktat und Protein sind in der Regel leicht erhöht.
Falls zu der meningealen Reizung noch eine Vigilanzstörung vorliegt, muss man von einer viralen Enzephalitis ausgehen. Bei der viralen Enzephalitis handelt es sich um eine Infektion des Hirngewebes. Häufig sind jedoch die angrenzenden Hirnhäute mit betroffen. In diesen Fällen spricht man von Meningoenzephalitis. Die virale Enzephalitis erfordert häufig eine intensivmedizinische Behandlung, rasche Diagnostik und Therapieindikation.
Wenn eine spinale bzw. radikuläre Manifestation vorliegt, spricht man von einer Enzephalomyelitis bzw. einer Enzephalomyeloradikulitis; diese Krankheitsbilder treten viel seltener auf als die virale Enzephalitis.

19.1 Virale Meningitis (akute, lymphozytäre Meningitis)

Epidemiologie Die Virusmeningitis ist wesentlich häufiger als die eitrige Meningitis. Alle Altersstufen können betroffen sein, eine Bevorzugung von Jugendlichen und jungen Erwachsenen ist aber deutlich. Vermutlich gehen viele virale Infektionen mit einer leichten Begleitmeningitis einher, die aber nicht diagnostiziert wird, weil meist keine Liquoruntersuchung ausgeführt wird. Die ätiologische Diagnose ist schwierig, weil die Symptome nicht für bestimmte Ursachen charakteristisch sind: Verschiedene Erreger können eine ganz ähnliche neurologische Symptomatik hervorrufen, andererseits kann derselbe Erreger zu einem breiten Spektrum von Krankheitsverläufen führen, die bald dem Bild einer Meningitis, bald dem einer Enzephalitis oder Meningomyelitis entsprechen.

> **Die virale, lymphozytäre Meningitis ist die häufigste entzündliche Krankheit des Nervensystems.**

Erreger Die Erreger werden in zwei Gruppen unterschieden:

- **Primär neurotrope Viren** können zu einer akuten oder subakuten, lymphozytären Meningitis führen: Herpes-simplex-Virus Typ II (HSV-II), Varicella-Zoster-Virus (VZV), Flaviviren (FSME-Virus für Zentraleuropa), Lymphocytic-Choriomeningitis-Virus (LCMV). Daneben gibt es aber für diese Viren auch charakteristische spezielle meningoenzephalizische Syndrome die weiter unter beschrieben werden, zum Beispiel die Herpes simplex Enzephalitis.
- **Nicht primär neurotrope Viren** befallen fakultativ im Generalisationsstadium die Meningen: Im Spätsommer und Herbst besonders Echo- und Coxsackie-Viren, ferner sehr häufig (in etwa 30–50% der Krankheitsfälle) das Mumps-Virus, seltener die Viren von Varizellen und Masern, der Erreger der infektiösen Mononukleose und einige Adenoviren.

Die Artdiagnose hängt ganz von eingehenden, serologischen Untersuchungen ab, wenn auch allgemeine klinische Symptome gewisse Anhaltspunkte geben können. Wir werden deshalb auch hier Symptomatik und Verlauf zusammenfassend beschreiben. Die wichtigsten Fakten für die Differenzialdiagnose sind in ◻ Tab. 19.1 zusammengestellt, die anschließend kurz erläutert wird.

Symptome Die Meningitis setzt mit oder ohne Prodromalerscheinungen ein. Kopfschmerzen, Nackensteifigkeit und Nervendehnungszeichen sind schwächer ausgeprägt als bei eitriger Meningitis. Das Bewusstsein kann getrübt sein, ist aber oft voll erhalten. Anfälle und zerebrale oder spinale Herdsymptome sind nicht selten, da die Entzündung häufig auf Gehirn oder Rückenmark übergreift. Die Temperatur ist erhöht, erreicht aber nicht die maximale Fieberhöhe wie bei eitriger Meningitis. Der für Viruskrankheiten sonst typische, zweigipflige Temperaturanstieg ist häufig nicht zu erkennen. Das schwere Krankheitsstadium dauert nur einige Tage, dann klingen die akuten Symptome rasch wieder ab. Danach können noch für einige Wochen leichtere Kopfschmerzen und allgemeine Leistungsschwäche bestehen bleiben.

Diagnostik Die BSG ist normal oder nur mäßig beschleunigt. Das Blutbild ist normal oder zeigt Leukopenie und relative Lymphozytose. Für die differenzialdiagnostische Unterscheidung zwischen viralen und bakteriellen Meningoenzephalitiden bietet sich Procalcitonin-Konzentration im Serum an. Diese ist nur bei bakteriellen Erkrankungen erhöht.

Der **Liquor** ist klar, höchstens leicht getrübt, nie eitrig. Die Pleozytose bewegt sich zwischen Werten von etwa 20–30 und mehreren 1000 µl Zellen. Es gibt sichere Virusmeningitiden mit Werten über 3000 Zellen, im Allgemeinen liegt aber die obere Grenze bei 1500 Zellen. In den ersten Tagen überwiegen polynukleäre Zellen, später Lymphozyten (◻ Abb. 18.1a). Das Eiweiß ist häufig normal, seltener auf Werte bis zu 0,7–1,0 g vermehrt. Der Liquorzucker ist nicht erniedrigt. Oft bestehen große Diskrepanzen zwischen der Schwere der klinischen Symptome und dem Liquorbefund. Die Liquorpleozytose geht rasch zurück. Manchmal ist eine geringe Zellvermehrung aber noch für mehrere Wochen nachweisbar. Die Eiweißwerte kehren in der Regel im Laufe einer Woche zur Norm zurück.

Die **Identifizierung des Virus** erfolgt durch ELISA-Technik (»enzyme-linked immunosorbent assay«) und setzt den Nachweis eines Titeranstiegs über zwei Stufen voraus. Die erste Untersuchung soll möglichst früh erfolgen. Für den Nachweis der akuten Erkrankung werden IgM-Antikörper gefordert. Für Viren der Herpes-Familie (HSV, VZV,CMV, EBV) ist die PCR-Diagnostik aus dem Liquor der Goldstandard (▶ Exkurs: Viruslatenz und -persistenz bei Herpesviren).

Tab. 19.1 Akute, virale, lymphozytäre Meningitis

Erreger	Besondere klinische Symptome (neben der Meningitis)
Echoviren*	Bauchschmerzen, Durchfall, Konjunktivitis, Exanthem, gutartige Meningoenzephalitis; gutartige, polioähnliche Lähmungen
Coxsackie A*	Fieberhafte Herpangina = Bläschen auf Tonsillen, vorderen Gaumenbögen, weichem Gaumen, Uvula, Zunge, mit Schluckstörungen, Appetitlosigkeit, Leibschmerzen, Erbrechen, gutartige, polioähnliche Lähmungen
Coxsackie B* (Bornholm-Krankheit)	Fieber, Muskelschmerzen, Pleurodynie = attackenweiser, thorakaler Muskelschmerz beim Atmen, Husten, Lachen, Pressen
Myxovirus parotidis	Befall anderer Organe: Parotitis (kann asymptomatisch sein), Orchitis, Pankreatitis (Amylase- und Lipase bestimmung!), auch: Meningoenzephalitis, Pleozytose im Liquor kann wochenlang andauern. Später Verhaltensstörungen und EEG-Veränderungen
Epstein-Barr-Virus (infektiöse Mononukleose)	Fieber, Lymphknoten- und Milzschwellung, Gliederschmerzen, Angina, flüchtige Exantheme. Blutbild: starke Vermehrung monozytoider Zellen, auch: Enzephalitis und Guillain-Barré-Syndrom
Polio	► Abschn. 19.3
Herpes Zoster	► Abschn. 19.3
Arboviren	Zeckenbiss meist April bis Juni oder September bis Oktober. Zweiphasiger Verlauf, ähnlich der Polio. Hirnstammenzephalitis und/oder Vorderhornbefall mit schlaffen Lähmungen
Lymphozytäre Choriomeningitis (sehr selten)	Sporadisch, Übertragung durch Hausmäuse, Hamster, Meerschweinchen. Langes Prodromalstadium: Müdigkeit, Muskel-, Kreuz-, Halsschmerzen, lange Rekonvaleszenz, auch: schwere Meningoenzephalitis mit Bewusstseinstrübung und Myoklonien
Adenoviren	Fieber, Pharyngitis, Rhinitis, Konjunktivitis, Keratoconjunctivitis epidemica, Lymphknotenschwellung, Exantheme, atypische Pneumonie

* gemäß neuer Nomenklatur »Enteroviren«

Exkurs

Viruslatenz und -persistenz bei Herpesviren

Viruslatenz und -persistenz sind für einige neurotrope Viren charakteristisch:
Herpesviren sind große behüllte Viren (ca. 200 nm) mit einem großen doppelsträngigen DNA-Genom (ca. 150 kb). Sie werden in unterschiedliche Unterfamilien eingeteilt. Die wichtigsten humanpathogenen Vertreter sind das **Herpes-simplex-Virus** Typ I+II (HSV-I+II), das **Varicella-Zoster-Virus** (VZV), das **Ebstein-Barr-Virus** (EBV) und das **Zytomegalievirus** (CMV).
Die Genome der Herpesviren persistieren latent als epigenetische DNA in sensiblen Ganglien (VZV, sensible Hinterstrangganglien und Ggl. Gasseri), d. h. sie sind nicht in das Wirtsgenom integriert. HSV-I bevorzugt auch Ggl. gasseri; HSV-II lumbosakrale sensible Hinterstrangganglien. In diesem Zustand wird nur eine einzige mRNA aus dem Virusgenom transkribiert, die nicht für ein Virusprotein kodiert und möglicherweise regulatorische Funktion hat.
Eine Reaktivierung des Virusgenoms kann durch unterschiedliche, nur zum Teil bekannte Faktoren getriggert werden: emotionaler oder physischer Stress, UV-Licht (HSV-I), Immunsuppression (HSV-I/VZV). Das individuelle Wirtsimmunsystem und eine virusspezifische Immunkompetenz spielen offensichtlich eine wichtige Rolle.
Neue Befunde legen einen HSV-selektiven Immundefekt als eine mögliche Ursache nahe. Geschwisterstudien konnten eine funktionelle Mutation in einem Protein (Unc-53B) nachweisen die zu einer gestörten HSV-spezifischen Antigenpräsentation und Interferonantwort führt.
Kommt es zu einer Reaktivierung des Genoms, tritt das Virus aus der latenten Phase wieder in den Replikationszyklus ein. Das Virus wird dann anterograd axonal in die Haut transportiert, wo es die Hautepithelien infiziert und die typischen Effloreszenzen (Herpes labialis) verursacht.
Im Fall der **Herpes-simplex-Virus-Enzephalitis** (HSV-I) werden zwei Mechanismen der Neurotransmission diskutiert. Zum einen kommt es zu einer Reaktivierung im Ggl. gasseri und zu einem anterograden Transport in das Gehirn. Dabei ist unklar, warum das hirnseitige Axon der bipolaren Neurone des Ggl. gasseri dann überwunden werden kann. Zum anderen vermutet man eine Primärinfektion bzw. Reinfektion olfaktorischer Neurone der Riechschleimhaut. Dies würde die bevorzugte Manifestation der mesiotemporalen Gehirnregion gut erklären.

Exkurs

Hirnhautreizungen anderer Genese

Nach Punktionen und operativen Eingriffen am ZNS findet man gewöhnlich für 1–3 Wochen eine leichte **Reizpleozytose** ohne besondere Beschwerden. In manchen Fällen kommt es darüber hinaus zu einer akuten, abakteriellen, lymphozytären Meningitis mit stärkerer Pleozytose bis zu einigen 1000 Zellen und leicht erhöhten Eiweißwerten. Diese Reiz- oder Fremdkörpermeningitis führt auch zu Nackensteife, Krankheitsgefühl und leichter Temperaturerhöhung. Die Diagnose ergibt sich aus dem zeitlichen Zusammenhang. Die Reaktion klingt innerhalb 2–3 Wochen wieder ab. Im MRT kann man nach Lumbalpunktionen diese unspezifische Reizung an der Kontrastmittelaufnahme der Meningen erkennen.

Bei entzündlichen Prozessen in unmittelbarer Nachbarschaft der Liquorräume tritt eine abakterielle Hirnhautreizung auf, die man als **sympathische Meningitis** bezeichnet. Sie kann akut oder schleichend einsetzen. Die Pleozytose (polynukleäre und Lymphozyten) beträgt höchstens einige 100 Zellen, das Eiweiß ist normal. Erreger lassen sich im Liquor nicht nachweisen. Die meningitischen Zeichen sind nur gering ausgeprägt. Der Verdacht auf sympathische Meningitis ist immer dann gegeben, wenn meningitische Zeichen bei einem Patienten auftreten, der einen entzündlichen Prozess im Mittel- oder Innenohr oder in den Nasennebenhöhlen hat. Immer muss aber eine fortgeleitete, eitrige Meningitis ausgeschlossen werden.

Eine enzephalitische Beteiligung ist oft an **EEG**-Veränderungen zu erkennen (Allgemeinveränderung und Herdbefunde). Die Prognose korreliert nicht mit der Schwere der EEG-Veränderungen, sondern mit deren Dauer im Krankheitsverlauf.

Neuroradiologische Untersuchungen dienen nur zum Ausschluss einer anderen Ursache der Beschwerden, in **CT** und **MRT** findet man bei schweren Verläufen eine Hirnschwellung, aber keine Parenchymläsionen.

Therapie und Prognose Bei der einfachen Virusmeningitis ist eine spezielle Behandlung nicht möglich. Die Patienten halten Bettruhe ein und nehmen bei Bedarf Analgetika ein. Die Prognose der unkomplizierten Verläufe ist gut.

Empfehlungen zur Behandlung der viralen Menigitis*

- Bei Verdacht auf Virusmeningitis CCT und Lumbalpunktion durchführen (Liquordiagnostik gemäß Leitlinie »Diagnostik akuter ZNS-Infektionen der DGHM) (**A**).
- Beim enzephalitischen Syndrom ist die MRT-Untersuchung erforderlich (**A**).
- Bei enzephalitischer Symptomatik und Verdacht auf eine Herpes-Virus-Ätiologie ist die i.v. Gabe von Aciclovir ohne Verzug einzuleiten (**A**).
- Die blande Virusmeningitis ist symptomatisch antipyretisch und analgetisch zu behandeln. Patienten mit akuten viralen Enzephalitiden sind auf der Intensivstation zu betreuen (**B**).

* nach den Leitlinien der DGN, 2012 (www.dgn.org/leitlinien.html)

19.2 Chronische, lymphozytäre Meningitis

Eine chronische, lymphozytäre Meningitis wird oft auch durch nicht-virale Erreger ausgelöst, die an anderen Stellen detailliert besprochen werden. Hierzu zählen

- Pilze (z. B. Kryptokokkus, ► Kap. 20.3),
- Protozoen (Toxoplasmen, Zystizerken; ► Kap. 20.1),
- Tuberkulose (► Kap. 18.2),
- Leptospiren (► Kap. 18.8),
- M. Whipple (► Kap. 18.8)
- M. Boeck (► Abschn. 19.2),
- M. Behçet (► Kap. 22).

Viele Fälle bleiben auch bei eingehender klinischer, bakteriologisch-serologischer und selbst pathologisch-anatomischer Untersuchung unaufgeklärt.

Symptome Beschwerden und Symptomatik entwickeln sich schleichend. Die Patienten klagen über Kopfschmerzen, Konzentrationsschwäche und allgemeine Leistungsminderung. Regelmäßig treten Hirnnervenlähmungen oder enzephalitische und myelitische Symptome auf. Diese Symptome beruhen teils darauf, dass der entzündliche Prozess auf das Nervenparenchym übergreift, teils auf ischämischen Gewebsschäden durch endarteriitische Veränderungen.

Nackensteife und Nervendehnungszeichen sind nur gering ausgeprägt. Die Temperatur ist normal oder nur wenig erhöht. Die übrigen internistischen Befunde werden von der Grundkrankheit bestimmt. Oft sind sie unauffällig. Der Verlauf ist chronisch fortschreitend mit wiederholten Exazerbationen.

Diagnostik Der **Liquor** enthält eine lymphozytäre Pleozytose von einigen 100, seltener 1000 Zellen (► Exkurs: Hirnhautreizungen anderer Genese). Das Eiweiß ist oft vermehrt. Eosinophile Zellen kommen bei manchen Erregern vor. Der Liquorzucker ist bei vielen Formen vermindert. Dies beruht teils auf Veränderungen der Blut-Liquor-Schranke, teils auf der Gegenwart von Mikroorganismen. Auch verhält sich der Zuckerabfall proportional zur Zellzahl im Liquor, besonders zur Zahl der polynukleären Zellen. Das **EEG** zeigt häufig eine Allgemeinveränderung mit Herdbefunden.

Therapie Gelingt auch nach eingehender Suche kein Erregernachweis, behandelt man längerfristig mit Kortikoiden. Die Dosierung ist wie bei der Vaskulitis.

19.3 Akute Virusenzephalitis

Pathogenese Viren können in das Zentralnervensystem entweder entlang der peripheren Nerven und Nervenwurzeln, entlang des N. und Tr. olfactorius, in den meisten Fällen aber **hämatogen** eintreten. Dabei überwinden sie entweder die

Blut-Liquor-Schranke (BHS) in den Plexus chorioidei oder die über die Tight-junctions, »dichten« Endothelien der Mikrokapillaren der BHS. Die Mechanismen, über die Viren die BHS, werden als virale Neurotransmission bezeichnet. Der Mechanismus des anterograden axonalen Transports bei HSV-I ist hier eher eine Ausnahme. Viele Viren haben Bindungsproteine für endotheliale Membranrezeptoren und eine endotheliale Transzytose als Mechanismus ist wahrscheinlich.

Es müssen viele Faktoren zusammenkommen, damit die häufigen Virusinfektionen zu den seltenen ZNS-Infektionen führen. Im Gehirn breiten sich die Viren in den Nervenzellen und/oder in der Glia aus, deren Aufgabe der Transport von Substanzen zu den Nervenzellen ist. Die selektive Aggressivität und Vulnerabilität, die von Virus zu Virus und in einzelnen Immunitätslagen des Individuums unterschiedlich ist, entscheidet darüber, ob eine Enzephalitis umschrieben und gutartig oder ausgedehnt und letal verläuft. Die Zellschädigung mit Untergang von Neuronen oder Gliazellen wird direkt virustoxisch durch lytische Replikationszyklen oder durch zytotoxische Immunantworten des Wirtsorganismus vermittelt. Es werden in einigen Fällen auch autoimmun parainfektiöse Mechanismen vermutet (z. B. Herpesviren).

Ein neuer Übertragungsweg von schweren viralen Infektionen des Nervensystems ist die **Organtransplantation**. Besonders tragisch war die Übertragung von Tollwut auf vier Empfänger über Transplantate, die bei einer Patientin, die an einer Enzephalitis ungeklärter Ursache (die sich hinterher als Tollwut herausstellte) verstorben war, aufgetreten sind. Auch West-Nile-Virusinfektionen, Infektionen mit dem LCMV-Virus und mit Herpesviren über Transplantate sind beschrieben worden.

Erregerspektrum Die wichtigsten Viren, die das ZNS befallen, sind

- die **Enteroviren** (Echo-, Coxsackie- und Poliovirus),
- die **Paramyxoviren** (Mumps-, Masern-, Parainfluenzaviren),
- das Virus der lymphozytären Choriomeningitis,
- die Gruppe der **Arboviren** und
- die Gruppe der **Herpesviren**. Zu den neurotropen und humanpathogenen Viren der Herpesgruppe gehören das Herpes-simplex-Virus Typ I (HsV), das Varicella-Zoster-Virus (VZV), das Epstein-Barr-Virus (EBV) und das Zytomegalievirus (CMV)
- ungewöhnliche Erreger werden auch in den westlichen Ländern zunehmend gefunden (z. B. Bunyaviren, Nipahviren, West-Nile- und Japanisches Enzephalitis-Virus).

Symptome und Verlauf Wie bei der Meningitis, lässt sich aus der klinischen Symptomatik nur in seltenen, weiter unten gesondert beschriebenen Fällen eine ätiologische Diagnose stellen.

Ein zweiphasiger Verlauf, in dem sich ein Prodromalstadium mit allgemeinen Krankheitssymptomen, ein kurzes Intervall und ein subakuter Ausbruch der enzephalitischen Symptomatik abgrenzen lässt, ist häufig nicht zu beobachten oder zu erfragen. In vielen Fällen setzen die Symptome akut aus voller Gesundheit ein und erreichen bereits am ersten Tag ihren Höhepunkt. Nackensteifigkeit fehlt oder ist nur gering. Die Körpertemperatur ist meist erhöht. Bei einigen Arten bestehen initial katarrhalische Erscheinungen, Exantheme oder Gelenkschwellungen.

Psychopathologische Veränderungen: Die Mehrzahl der Kranken ist bewusstseinsgetrübt. Dabei werden alle Schweregrade von leichter Verhangenheit oder Benommenheit bis zum Koma beobachtet. In fast der Hälfte der Fälle tritt im akuten Krankheitsstadium eine exogene Psychose auf. Diese kann zu Anfang das Krankheitsbild so beherrschen, dass die Verdachtsdiagnose einer Enzephalitis nicht gestellt wird. Die Patienten sind bald erregt, expansiv, motorisch unruhig und, unter Verkennung der Umgebung, aggressiv; bald sind sie still, verwirrt und desorientiert. Halluzinationen sind selten. Auch ohne schwere Bewusstseinsstörung oder Psychose sind die Kranken durch Verlangsamung, Antriebsmangel, affektive Gleichgültigkeit oder Verstimmbarkeit psychisch auffällig.

Neurologische Herdsymptome: Diese werden vom lokalisatorischen Schwerpunkt des entzündlichen Prozesses bestimmt:

- Fokale oder generalisierte **Anfälle** sind ein häufiges Initialsymptom. Sie können sich zum **Status epilepticus** steigern.
- Bei kortikalem Befall, treten Mono- oder Hemiparesen, kortikale Blicklähmungen, Sprachstörungen, Apraxie und ähnliche neurologische Störungen auf.
- Bei **Hirnstammenzephalitis** sind einseitige oder doppelseitige Myoklonien besonders charakteristisch. Sie sind von zerebellären oder extrapyramidalen Bewegungsstörungen, Nystagmus, Blicklähmungen oder Blickkrämpfen begleitet.
- Gelegentlich besteht primär ein akinetisches Parkinson-Syndrom.
- Auch **Rückenmarksyndrome** der verschiedensten Art (► Kap. 1.13) können vorkommen. Die Vorderhornzellen und die Spinalganglien können befallen werden, bei manchen Erregern (Poliomyelitis) sogar bevorzugt.

Diagnostik Blutbild und BSG können normal sein. Der Routinestatus des **Liquors** (Zellen, Gesamteiweiß, Zucker und Laktat) kann normal sein. Häufig besteht eine leichte Pleozytose um 10–30 Zellen und geringe bis mäßige Eiweißvermehrung bis etwa 0,70 g/l. Stärkere entzündliche Veränderungen sind selten. Oft ist der Liquorzucker erhöht. Die Ursache dafür ist nicht bekannt. Um so wichtiger ist die Untersuchung der Immunglobulinfraktionen, besonders der IgM-Klasse in Serum und Liquor und die Bestimmung der autochtonen Immunglobulinproduktion. Die PCR zum Nachweis der Virus-DANN aus dem Liquor wird bei Herpes-simplex-Virus, Varicella-Zoster-Virus und Zytomegalievirus heute schon routinemäßig eingesetzt. Mit Sicherheit wird sich diese Liste noch erweitern. Selbst bei wiederholter, sorgfältiger serologischer Untersuchung gelingt es aber oft nicht, den Erreger zuverlässig nachzuweisen.

Das **EEG** ist im akuten Stadium immer pathologisch. Entsprechend der fluktuierenden Bewusstseinstrübung findet man eine wechselnd schwere Allgemeinveränderung, bei der

Hälfte der Fälle Herdbefunde, gelegentlich auch epilepsieverdächtige Abläufe.

Im **CT** und **MRT** gibt die Enzephalitis einen uncharakteristischen Befund. Man findet oft ein diffuses, seltener lokales Hirnödem.

Differenzialdiagnose Folgende Krankheiten können dem Bild der akuten Virusenzephalitis ähneln:

Die **Sinusthrombose** (▶ Kap. 7) ist klinisch und selbst im CT schwierig, im MRT weit besser abzugrenzen. Bei subakutem Verlauf und geringeren psychischen Veränderungen muss, zumal bei Beginn mit Anfällen im mittleren Lebensalter, ein **Tumor** ausgeschlossen werden.

Eine **Intoxikation** lässt sich durch die schwere, auch herdförmig betonte EEG-Veränderung, durch den entzündlichen Liquor und oft durch den Verlauf ausschließen. Bei entsprechendem Verdacht werden Blut und Urin auf Pharmaka untersucht.

Stehen psychische Symptome im Vordergrund, reicht die Skala der differenzialdiagnostischen Möglichkeiten von **psychogenen Verhaltensweisen** bis zu psychotischen Störungen. Schwierigkeiten kann die Abgrenzung zum Delir bei alten und besonders bei dementen Patienten machen, da hier häufig durch einen Nackenrigor, psychopathologische Symptome, eine Bewusstseinsstörung und nicht selten eine Infektkonstellation im Labor typische Symptome einer Virus-Enzephalitis vorgetäuscht werden. Die wichtigsten Unterscheidungsmerkmale sind die Bewusstseinstrübung und die begleitenden körperlichen Symptome.

19.3.1 Herpes-simplex-Enzephalitis (HsE)

Epidemiologie Die HsE ist eine seltene Erkrankung (Inzidenz: 1:250.000–1.000.000 Einwohner/Jahr), aber dennoch die häufigste sporadische Virusenzephalitis in Mitteleuropa. Sie wird in 95% der Fälle durch HSV-I verursacht, in 5% (hier besonders bei immuninkompetenten Patienten) durch HSV-II. Bei Neugeborenen allerdings verursacht HSV-II zwei Drittel der HsE. Bei immunkompetenten Erwachsenen ist eine zentrale nervöse HSV-II Infektion extrem selten und verursacht fast ausnahmslos eine lymphozytäre Meningitis mit guter Prognose (Mollaret-Meningitis).

Ein Drittel der HsE-Fälle sind Primärinfektionen, ca. zwei Drittel sind Reinfektionen bzw. Reaktivierungen mit bereits positivem Antikörpernachweis für IgG im Serum (▶ Exkurs). Die HsE hat unbehandelt eine infauste Prognose (70% Letalität). Aber auch behandelt liegt der Anteil von mäßigen bis schweren neuropsychiatrischen Residualzuständen bei 50%. Nur wenige Patienten erreichen wieder eine vollständige Restitution.

Pathologisch-anatomische Befunde Die Entzündung breitet sich in den limbische Strukturen der basalen Temporal- und Frontallappens, und zwar zunächst einseitig, später doppelseitig, aus. Dann dehnt sie sich auch auf nichtlimbische Bezirke des Temporal- und Frontallappens aus. Neben den Zeichen der hämorrhagischen Entzündung findet man ein ausgedehntes Ödem mit Zisternenverquellung.

Symptome und Verlauf Die Krankheit beginnt mit einem unspezifischen Prodromalstadium von Allgemeinsymptomen, das 1–4 Tage dauert. Danach setzen neurologische und vor allem neuropsychologische Herdsymptome ein. Viele Patienten werden aphasisch, da die HsE mehr den linken als den rechten Schläfenlappen befällt. Die Patienten bekommen leichte Halbseitenlähmungen und fokale oder generalisierte epileptische Anfälle (Häufigkeit 60%). Das Bewusstsein trübt sich, und unter Temperaturanstieg bildet sich Nackensteifigkeit aus. Unbehandelt entwickelt sich ein Koma und 70% der Patienten sterben durch Hirndruck.

Diagnostik Im **Liquor** findet man eine Pleozytose von über 400 Zellen/µl, anfangs Granulozyten, später Lymphozyten, Plasmazellen und einige Erythrozyten. Das Gesamteiweiß ist auf Werte um 1,0–1,5 g/l erhöht. Es besteht eine Störung der Blut-Liquor-Schranke. Etwa vom 10. Tag an ist eine lokale Produktion von Immunglobulinen im Liquor nachweisbar (IgG, IgA und IgM), vom etwa 7. Tag an lassen sich HsV-spezifische Antikörper im Liquor nachweisen (Vergleich mit dem Serum). Während dieser Nachweis für eine Therapie zu spät kommt, ist heute mit der PCR ein schneller Nachweis von Virus-DNA möglich (◘ Abb. 18.6).

In einem frühen Stadium findet man im **EEG** einen einseitigen, temporalen Herd langsamer Wellen. Dann treten in vielen Fällen rhythmische, triphasische Wellen sowie fokale, epileptische Aktivität und Allgemeinveränderung hinzu. Etwa 6–8 Tage nach Beginn der Symptomatik treten oft periodische Komplexe auf, die dann auch über beiden Temporalregionen nachweisbar sind (◘ Abb. 19.1). Man darf diese periodischen EEG-Veränderungen aber nicht in allen Fällen erwarten.

Bildgebende Diagnostik: Das **CT** ist in der Frühphase nicht sehr hilfreich: Bis zu 3 Tagen nach Auftreten der ersten neurologischen Symptome bleibt das CT normal. Der Kontrast zu dem schweren klinischen Befund und den deutlichen EEG-Veränderungen ist dann zwar hochverdächtig auf HsV-Enzephalitis, aber nicht beweisend. Ab dem 4.–5. Krankheitstag sind hypodense Areale nachzuweisen, die sich erst in einem (meist dem linken), dann im anderen Temporallappen und im paramedianen, basalen Frontallappen ausdehnen. Ferner finden sich die Zeichen der Zisternenverquellung. Heute ist die MRT die Diagnostik der Wahl, wenn man an eine virale Enzephalitis denkt. Die **MRT**-Veränderungen treten etwa 2–3 Tage früher als im CT auf, folgen aber einer vergleichbaren Entwicklungsdynamik (◘ Abb. 19.2, ◘ Abb. 19.3). Krankheitsverlauf und typische bildgebende Befunde sind in ◘ Abb. 19.4 dargestellt.

Therapie und Prognose Man gibt schon bei begründetem Verdacht (enzephalitisches Syndrom, entzündlicher Liquor, EEG-Herd und normales CT) **Aciclovir** (z. B. Zovirax) 3-mal 10 mg/kg KG i.v. Bei Niereninsuffizienz erfolgt eine Dosisanpassung. Um die Gefahr einer Nierenschädigung zu vermindern, soll der Patient so viel Flüssigkeit erhalten, dass er pro 1 g Aciclovir 1 l Urin ausscheidet.

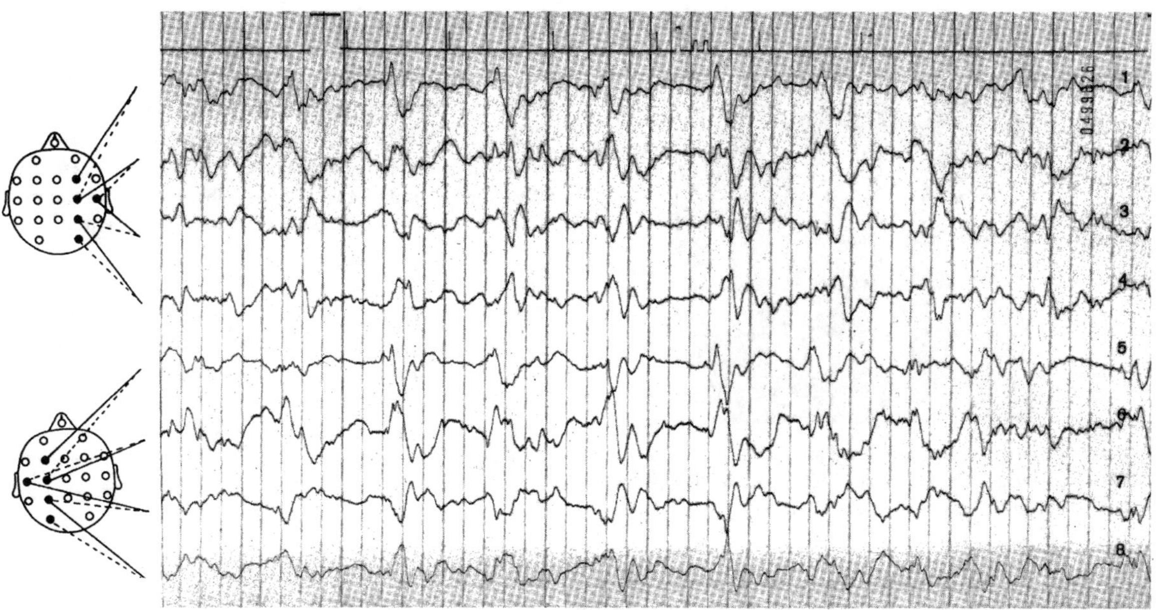

Abb. 19.1 **Periodische Komplexe im EEG eines 48-jährigen Patienten mit Herpes-simplex-Enzephalitis.** Im CCT zu dieser Zeit bitemporale Läsionen

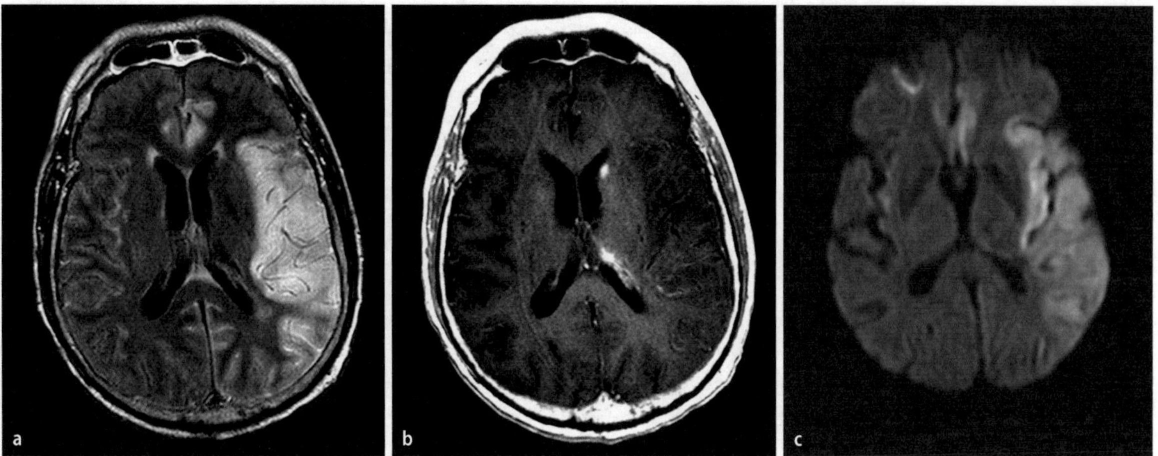

Abb. 19.2a–c **Herpesenzephalitis in der MRT.** **a** Axiale FLAIR-Sequenz. **b** Axiale T1-gewichtete Sequenz nach Kontrastmittelgabe. **c** Diffusionsgewichtete Sequenz im frühen Stadium einer Herpesenzephalitis. Es zeigt sich ein ausgedehntes Ödem links temporal mit Beteiligung der Insel sowie des Cingulums. Nach Kontrastmittelgabe zeigt sich eine Kontrastmittelaufnahme links temporal kortikal sowie im Kaudatuskopf links. In der diffusionsgewichteten MRT zeigt sich in den betroffenen Arealen eine Diffusionsrestriktion (*helles Signal*) als Ausdruck eines zytotoxischen Ödems, welches typisch für die Herpesenzephalitis ist

Wenn sich die Diagnose bestätigt, erfolgt die Behandlung über 14 Tage. Bleibt die PCR zweimal negativ und entwickeln sich im MRT keine temporalen Läsionen, wird die Therapie, die wegen der Nephrotoxizität nicht trivial ist, früh beendet. Neue Virustatika sind in Entwicklung. Diskutiert wird eine Steroidbehandlung, um sekundäre neuroimmunologische Verschlechterung, die tierexperimentell nachgewiesen ist, zu unterdrücken.

Weitere Virustatika, die zur Behandlung der HsE zugelassen sind, sind **Famicyclovir** und **Valaciclovir**. Das Letztere hat eine sehr gute Bioverfügbarkeit nach oraler Gabe und wird im Körper zu Aciclovir umgewandelt. Äquivalenzdosis: 2-mal 1000 mg Valaciclovir oral entsprechen 3-mal 5 mg/kg KG Aciclovir i.v.

Bei Patienten mit AIDS und nach Organtransplantation sind Aciclovir-resistente HSV-Stämme beschrieben. In diesen Fällen ist alternativ **Foscarnet** (60 mg/kg KG i.v. (innerhalb von 1 h infundiert) alle 8 h über 3 Wochen zu geben. Unter dieser Behandlung kann die Letalität auf etwa 20% gesenkt werden. Über die Hälfte der Patienten bleibt bei früh einset-

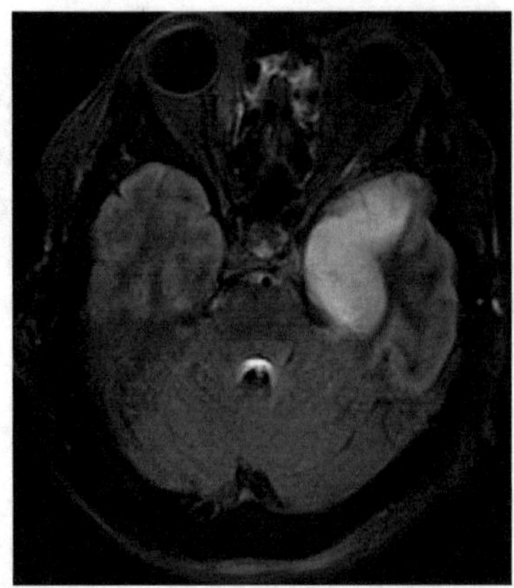

Abb. 19.3 Herpes-simplex-Virus-Enzephalitis Typ I. Axiale FLAIR-Aufnahme. *Links:* temporale FLAIR-Hyperintensität, die nicht einem einzigen Gefäßterritorium zuzuordnen ist

zender Therapie ohne gravierende neurologische Defekte. Allerdings gibt es auch heute noch viele Patienten, die mit massiven Gedächtnisstörungen zu leben haben. Bei früher Therapie ist die Krankheit kaum noch tödlich.

Vermehrte Hinweise auf eine postinfektiöse Autoantikörperbildung nach HSV-Enzephalitis lassen die Frage nach einer adjuvanten Kortisontherapie wieder sehr aktuell werden. Hier sollte die frühzeitig geschlossene GACHE-Studie (German Trial of Acyclovir and Kortikosteroids in Herpes-simplex-Virus-Enzephalitis) mit der Frage nach dem Nutzen einer adjuvanten Kortisontherapie Hinweise liefern. Ob die Daten ausreichen, die Frage zu beantworten, wird gerade ausgewertet.

Der Fall

Eine 40-jährige Patientin wird nach einem plötzlich aufgetretenen, fokal eingeleiteten, generalisierten Anfall in die Notambulanz der Klinik gebracht. Die Angehörigen berichten, dass die Patientin seit einigen Tagen unter Kopfschmerzen, Abgeschlagenheit und leichtem Fieber gelitten habe.

Bei der neurologischen Untersuchung ist außer einer amnestischen Aphasie kein Herdbefund feststellbar. Es liegt eine leichte Nackensteifigkeit vor. Die Temperatur beträgt 38,5°C. Das Computertomogramm ist regelrecht, im EEG zeigt sich ein ausgedehnter, links hemisphärischer, temporal betonter Herd mit hochgespanntem, zum Teil rhythmischen Entladungen. Im Liquor ist eine Pleozytose von 200/3 Zellen bei noch normalem Eiweiß festzustellen.

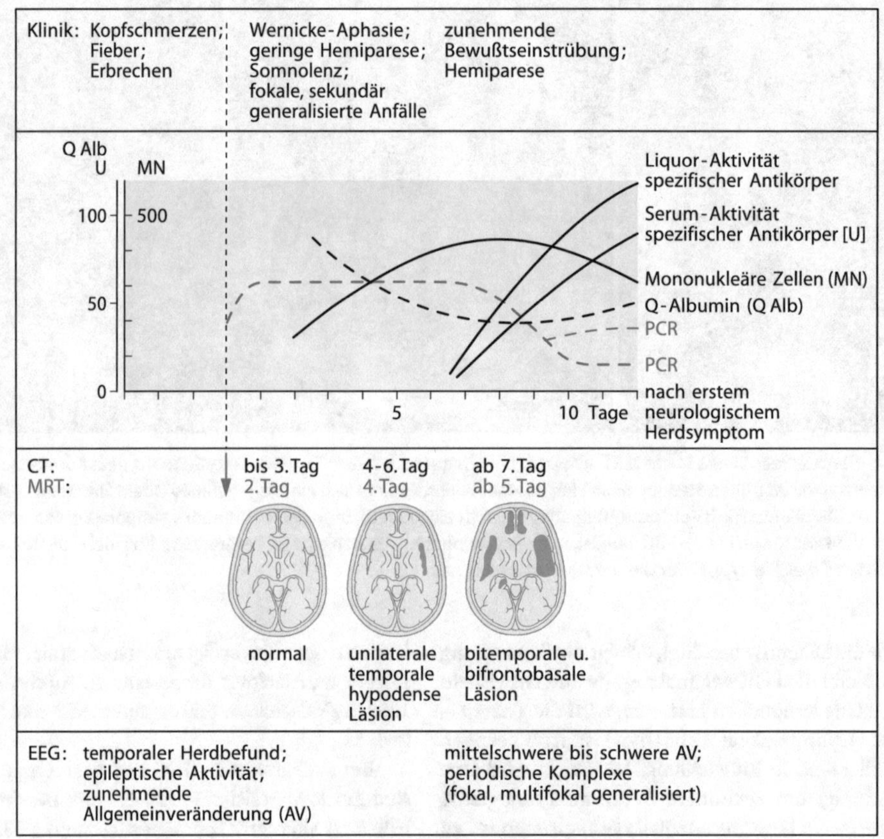

Abb. 19.4 Klinische, apparative und liquordiagnostische Befunde bei der Herpes-simplex-Enzephalitis. (Adaptiert nach Hacke u. Zeumer 1985)

Entzündlicher Liquor, normales CT und neurologische Herdbefunde legen den dringenden Verdacht auf eine Herpesenzephalitis (HsE) nahe. Die Behandlung mit Aciclovir wird sofort begonnen. Die Herpes-PCR ist am nächsten Tag positiv. Im Kernspintomogramm zeigt sich eine linkstemporale, im T2-Bild hyperintense, nicht kontrastmittelaufnehmende Zone in der Inselrinde und im benachbarten Temporallappen. Unter zusätzlicher antikonvulsiver Behandlung bilden sich die Symptome nach wenigen Tagen bis auf eine geringe, verbleibende amnestische Aphasie zurück. Nach 14-tägiger Aciclovir-Behandlung erholt sich die Patientin schnell, allerdings bleiben mnestische Einschränkungen bestehen. Erst nach Monaten kehrt die Patientin in ihren Beruf zurück.

19.3.2 Zosterinfektionen (Varicella-Zoster-Virus, VZV)

Definition und Spektrum Die Erkrankungen des Erwachsenen gehen von einer Reaktivierung der latenten Viren in den Hinterstrangganglien aus. Neben einer Enzephalitis und der sehr seltenen Myelitis (»Zostermyelitis«) verursacht das VZV am häufigsten eine Radikuloneuritis (»Gürtelrose«). Bei Kindern sieht man im Anschluss an die primäre kutane Infektion (»Windpocken«) als Komplikation eine Meningoenzephalitis oder Zerebellitis (Häufigkeit 1:4.000).

- Die Enzephalitis des Erwachsenen ist selten, genaue Zahlen sind nicht bekannt. Sie wird besonders bei immunkompromittierten Patienten im Anschluss an eine Gürtelrose beobachtet. In den Symptomen lässt sie sich schwer von einer HsE unterscheiden. Sie zeigt aber im MRT nicht die mesotemporale Prädilektion. Bei Erwachsenen kann es zu einer VZV-assoziierten Zerebellitis kommen, bei der eine akute Tetraataxie im Vordergrund steht. Die Prognose ist unter Behandlung mit Aciclovir ähnlich der HsE. Als Komplikation der VZV-Enzephalitis kann eine granulomatöse Vaskulitis entstehen.
- Die VZV-Myelitis ist eine seltenen Komplikation der Radikuloneuritis (5% der Fälle) mit übergreifen der Infektion ausgehend von den Hinterstrangganglien auf die Vorderhornneurone.

Im Folgenden wird detailliert nur die **Zosterneuritis** (Herpes zoster, Gürtelrose) behandelt.

Epidemiologie und Pathogenese Der Zoster ist eine vom Varicella-Zoster-Virus ausgelöste Krankheit, die vorwiegend bei Erwachsenen auftritt. Die Häufigkeit des Zoster nimmt mit dem Lebensalter zu. Es handelt sich um eine Allgemeininfektion mit lokaler Manifestation in den sensiblen Ganglien und der Haut. Das Virus ist mit dem Varizellenvirus identisch. Varizellen zeigen die Erstinfektion des voll empfindlichen Individuums an, Zoster die Zweiterkrankung durch verbliebene oder neu eingedrungene Erreger bei partieller Immunität. Bei Kindern führt lokale Inokulation von Zostervirus in die Haut zu typischen Varizellen, von denen andere Kinder mit einer Inkubationszeit von etwa 2 Wochen angesteckt werden können. Die Kinder sind danach gegen Varizellen resistent. Erwachsene bekommen nach Kontakt mit Varizellenkindern nicht selten Zoster. Haben sie in der Kindheit Varizellen durchgemacht, können sie später dennoch einen Zoster bekommen.

Symptome Die Inkubationszeit beträgt 7–14 Tage. Die Krankheit beginnt mit Allgemeinerscheinungen, wie Abgeschlagenheit, Kopf- und Gliederschmerzen, leichte Temperaturerhöhung und gelegentlich Nackensteifigkeit. Im Versorgungsgebiet des betroffenen, sensiblen Ganglions treten dumpfe oder ziehende Schmerzen auf. Am 3.–5. Tag schießen die typischen Hauteruptionen auf: Gruppen von Bläschen, die segmental angeordnet sind. Die Lokalisation ist meist einseitig. Am häufigsten ist eines der Thorakalsegmente betroffen (»**Gürtelrose**«). Weitere Lokalisationen sind die unteren Zervikalsegmente (Schulter-Arm-Region), das Gebiet des 1. Trigeminusastes (**Zoster ophthalmicus**), seltener der anderen Trigeminusäste (Befall des Ggl. semilunare) oder die Ohrregion bei Befall des Ggl. geniculi (**Zoster oticus**) (▶ Exkurs: Sonderformen des Zoster). In dem betroffenen Hautareal lässt sich gewöhnlich eine Sensibilitätsstörung nachweisen.

Nach wenigen Tagen lassen die Schmerzen langsam nach, die Bläschen verschorfen und fallen ab. Sie hinterlassen meist kleine, weißliche Narben oder bräunliche Pigmentverschiebungen. Sie können auch nekrotisch zerfallen (**Zoster gangraenosus**). Es gibt auch motorische Ausfälle: Reflexabschwächung und Lähmung in den betroffenen Segmenten. Selten wird der Grenzstrang befallen und es kommt zur Anhidrose.

Verlauf Bei jüngeren Personen heilt der Zoster klinisch folgenlos ab. Bei älteren Patienten kann sich eine sehr hartnäckige **Zosterneuralgie** anschließen. Sie äußert sich in ziehenden, bohrenden oder brennenden Dauerschmerzen, die durch Analgetika kaum zu beeinflussen sind. Es ist oft sehr schwierig, den rein organischen und den reaktiv-seelischen Anteil dieses Krankheitszustands richtig einzuschätzen.

Pathologie Pathologisch-anatomisch ist beim unkomplizierten Zoster meist nur ein Spinalganglion oder das Ggl. Gasseri bzw. Ggl. geniculi betroffen. Mikroskopisch bestehen entzündliche, lympho-plasmazelluläre Infiltrationen mit hämorrhagischen Nekrosen. Die benachbarten, sensiblen Spinalnerven und -wurzeln sind entmarkt. Bei Zostermyelitis ergreift ein analoger Prozess auch das Rückenmark, besonders die Hinterhornregion. Manchmal werden auch die Vorderwurzeln betroffen.

Diagnostik Im Liquor findet man eine lymphozytäre Pleozytose um 20–70 Zellen bei normalen Eiweißwerten. Entwickelt sich eine ausgedehnte Zostermeningitis, besteht klinisch ein schwerer Krankheitszustand mit hohem Fieber, Nackensteifigkeit und Bewusstseinstrübung. Die Zellvermehrung kann dann bis auf mehrere 1000 ansteigen. In diesem Fall ist auch das Eiweiß auf Werte um 0,70–1,00 g/l erhöht. Leichte, entzündliche Liquorveränderungen bleiben noch für Wochen nachweisbar. PCR und die Entwicklung VZV-spezifische intrathekale AK-Titer beweisen die Diagnose.

Exkurs

Sonderformen des Zoster

Symptomatischer Zoster. Er kann bei traumatischen oder destruierenden Wirbelläsionen oder bei schweren, malignen Allgemeinkrankheiten auftreten, namentlich bei HIV-Infektion, Karzinomen, Plasmozytom, Leukämie, Lymphogranulomatose. Der Verdacht ist besonders dringlich, wenn mehrere Segmente betroffen sind. Auch in diesen Fällen handelt es sich aber um echte Zoster-Infektionen. Hier ist die Gefahr der Generalisierung durch Steroidtherapie besonders groß.

Zoster ophthalmicus. Er äußert sich in einseitigem Befall der Stirnhaut unter Beteiligung von Konjunktiva und Kornea, die lebhaft injiziert sind. Dabei entwickeln sich oft auch Keratitis, Iritis, Neuritis nervi optici und Augenmuskellähmungen, diese infolge einer begleitenden basalen Meningitis. Bei Virusinvasion der Gefäße sind ipsilaterale Hirninfarkte möglich.

Der Zoster ophthalmicus kann, wie Zoster überhaupt, auch ohne die typischen Hauteruptionen auftreten. Die Diagnose muss dann nach den lokalisierten Schmerzen mit Hautrötung, Injektion des Auges und entzündlichen Liquorveränderungen gestellt werden. Neben der systemischen Aciclovir-Behandlung gibt man lokal Aciclovir-Augensalbe zur Verhinderung von Korneanarben.

Zoster oticus. Die initialen Schmerzen bei Zoster oticus sind im Ohr, im seitlichen Gesicht oder Nacken lokalisiert. Die Bläschen schießen auf der Ohrmuschel, dem Ohrläppchen, oft aber versteckt in der Tiefe des äußeren Gehörgangs und auf dem Trommelfell auf. Sie können auch seitlich am Hals, auf der Zunge und am weichen Gaumen lokalisiert sein. Das befallene sensible Ganglion ist das Ggl. geniculi.

Regelmäßig tritt in der 1. oder 2. Krankheitswoche eine Fazialislähmung auf, oft mit halbseitiger Geschmacksstörung und Beeinträchtigung der Speichelsekretion. Weitere, fakultative Hirnnervensymptome sind: Ohrensausen, Hörminderung, Drehschwindel, Übelkeit und Brechreiz, Sensibilitätsstörung, vor allem im N. trigeminus, Abduzenslähmung, Hypoglossuslähmung und Parese des motorischen N. vagus. Ein Reizsymptom des Vagus ist der Singultus.

Der Liquor ist praktisch immer akut entzündlich verändert. Fazialislähmung und Hörstörung bilden sich oft nur unvollständig wieder zurück. Die übrigen Symptome haben eine gute Prognose.

Zosterzerebellitis. Eine weitere Komplikation ist die Zoster-Zerebellitis, die im Anschluss an einen Zoster oticus auftreten kann und akute Symptome einer Entzündung des Neozerebellums hervorrufen kann. Es handelt sich um eine parainfektiöse Entzündung (▶ Kap. 23). Die Prognose ist in der Regel gut.

Differenzialdiagnose der Zerebellitis nach systemischem Zoster: Paraneoplastische, zerebelläre Degeneration, Diagnose über den Nachweis von Purkinje-Zell-Antikörpern (▶ Kap. 13).

Zostervaskulitis. Eine weitere parainfektiöse, immunmediierte Folge einer lokalen Zosterinfektion ist eine umschriebene Arteriitis (Zostervaskulitis), die zu sekundären, ischämischen Symptomen führen kann. Behandlung mit Steroiden.

Therapie Eine antivirale Therapie sollte innerhalb von 72 h nach Auftreten der Effloreszenzen begonnen werden.

- Die orale Behandlung mit Valaciclovir (3-mal 1 g für 7 Tage) ist der oralen Therapie mit Aciclovir (5-mal 800 mg für 8 Tage) aufgrund der 3- bis 5fachen besseren Bioverfügbarkeit überlegen.
- Alternativ kann auch Brivudin eingesetzt
- Wenn Valaciclovir ungenügend wirksam ist, kann bei VZV-Infektionen alternativ mit **Foscarnet** (60 mg/kg alle 8 h oder 90 mg i.v. alle 12 h) verabreicht werden.
- Die Dauer der Zoster-assoziierten Schmerzen (akuter Zosterschmerz wie auch postherpetischer Zosterneuralgie) wird durch Valaciclovirgabe deutlich verkürzt.
- Bei immunsupprimierten Patienten wird derzeit die orale Gabe von Aciclovir empfohlen (5-mal 800 mg/Tag).
- Während früher von Kortikoiden abgeraten wurde, weil sie eine Generalisierung des Zoster begünstigen sollten, schreibt man heute der begleitenden, frühzeitigen Kortikoidbehandlung (30–60 mg Prednisonäquivalent) den Effekt zu, einer Zosterneuralgie entgegenzuwirken, möglicherweise durch Unterdrückung einer Angiitis.
- Dermatologische Behandlung, bei Superinfektionen: Antibiotikasalben, Schmerzmittel, eventuell kombiniert mit Amitriptylin, 2- bis 3-mal 25 mg oral oder als Infusion.

19.3.3 Epstein-Barr-Virus-Infektion (EBV)

Die EBV-Meningoenzephalitis tritt häufig als Hirnstammenzephalitis mit Zerebellitis auf. Eine Polyneuritis kann hinzutreten. Eine Mononucleosis infectiosa (Pfeiffer-Drüsenfieber) mit ihren allgemeinen Symptomen ist meistens gleichzeitig vorhanden. Ein Therapieversuch mit Ganciclovir oder Aciclovir kann versucht werden. Die Prognose ist im Allgemeinen gut, dennoch können schwere Verläufe bei immunsupprimierten Patienten und bei Kindern vorkommen. Dann steht therapeutisch noch das relativ toxische Foscarnet zur Verfügung.

19.3.4 Zytomegalievirus-Infektion (CMV)

Die CMV-Meningoenzephalitis tritt häufig durch Reaktivierung eines früheren Infektes bei immunsupprimierten Patienten auf. Nicht selten werden auch andere Organe (Lunge, Herz, Leber) infiziert. Die CMV-Infektion bei immunsupprimierten, transplantierten Patienten kann zur Transplantatabstoßung führen. Auch eine CMV-Polyneuritis ist bekannt.

Therapie Bei Transplantatempfängern und bei Patienten, die aus anderen Gründen immunsupprimiert sind, kann eine Hyperimmunglobulinprophylaxe gegen CMV (Cytotect) erfolgen. Die akute CMV-Meningoenzephalitis wird mit Ganciclovir (Cymeven), einem weiteren Nukleosidanalogon, das gegen verschiedene Viren der Herpesgruppe wirksam ist, behandelt. Da die Effektivität dieses Präparates bei CMV-Enzephalitis nicht sehr hoch ist, wird für die ersten drei Wochen eine Kombinationsbehandlung mit Foscarnet empfohlen.

19.3.5 Frühsommer-Meningoenzephalitis (FSME)

Erreger und Pathogenese Weltweit sind Arboviren die Ursache für eine Vielzahl von Enzephalitiskrankheiten, die meist über Moskitos oder Zecken verbreitet werden. In Mitteleuropa ist die Frühsommer-Meningoenzephalitis (FSME) von Bedeutung (▶ Exkurs: FSMEVirus). Sie wird, wie die Borreliose, von Zecken der Art Ixodes ricinus übertragen. Nach Infektion durch einen Zeckenbiss vermehrt sich das Virus in den Lymphknoten. In den Endemiegebieten sind bis zu 5% der Zecken Träger des Erregers. Die Krankheit ist endemisch in Österreich, Tschechien, Slowakien und in Süddeutschland. Hier breitet sie sich kontinuierlich weiter nach Norden aus.

Symptome Nach einer Inkubationszeit von 1–2 Wochen kommt es im Stadium der Virämie zu allgemeinem Krankheitsgefühl, Fieber und Kopfschmerzen. In einem Drittel der primär Infizierten kommt es nach einem symptomfreien Intervall von 5–10 Tagen zur Neurotransmission und Infektion des ZNS. Etwa 50% der Patienten entwickeln eine Meningitis, 40% eine Meningoenzephalitis und 10% eine Meningoenzephalomyelitis bzw. Meningoenzephaloradikultitis (◘ Abb. 19.5). Die Letalität liegt bei unter 3%. Die reinen Meningitiden verlaufen gutartig, Meningoenzephalitiden können mit einem schweren akuten Verlauf einhergehen, der eine intensivmedizinische Behandlung – u. U. mit einer vorübergehenden maschinellen Beatmung – erforderlich macht. Dennoch heilen diese Formen in der Regel ebenfalls verzögert gut aus. Die Meningoenzephalomyelitis hat eine deutlich schlechtere Prognose und heilt oft nur mit neurologischen Defekten aus. Die Prognose hängt hier u. a. vom Alter und möglichen Vorerkrankungen des Nervensystems ab.

Eine Variante der Infektion befällt besonders die motorischen Vorderhornzellen und führt zu einem polioähnlichen Bild mit relativ schlechter Prognose, d. h. bleibenden Paresen.

Diagnostik Nachweis von FSME-IgM im Serum und im Liquor. Im Liquor findet man meistens eine sehr deutliche lymphozytäre Pleozytose bei mäßiger Eiweißerhöhung.

Therapie Eine spezifische Therapie existiert nicht. Die passive Immunisierung mit IgG-Antikörpern nach Kontakt wird nicht mehr empfohlen, da es hierunter zu Exazerbationen des Krankheitsverlaufs kam. Derzeit ist in Deutschland deshalb auch kein Präparat mehr auf dem Markt erhältlich.

Die Chance, eine FSME zu bekommen, ist sehr gering und dürfte nicht viel höher liegen als das Risiko, eine Komplikation der IgG-Behandlung (Serumkrankheit) zu bekommen. Es gibt mittlerweile 2 polyvalente Aktivimpfstoffe (abgetötete FSME-Viren), die im Gegensatz zu dem Impfstoff der ersten Generation sehr gut verträglich und komplikationsarm sind (schwerwiegende Komplikationen: kleiner 1:1.000.000).

Personen, die sich wiederholt in Endemiegebieten aufhalten und dabei auch eine hohe mögliche Exposition haben, wird die Impfung angeraten.

Exkurs

FSME-Virus

Die FSME wird durch ein kleines behülltes RNA-Virus (40–60 nm) aus der Familie der Flaviviren, zu der u. a. auch das Gelbfiebervirus, das Westnilvirus oder der Erreger des Denguefiebers gehören, verursacht. Alle durch Flaviviren verursachten Erkrankungen werden durch Arthropoden übertragen. Daher werden sie taxonomisch nicht korrekt mit anderen Virenfamilien zusammen auch den sog. »arthropode-borne viruses« (ARBO-Viren) zugeordnet.

Der Vektor der FSME ist in Zentraleuropa der gemeine Holzbock (Ixodes ricinus). Die Zecke überträgt das FSME-Virus bereits nach wenigen Minuten, da die FSME-Viren in den Speicheldrüsen des Vektors replizieren. Im Gegensatz dazu werden Borrellien, die sich im Darm der Zecke befinden, erst nach längerer Blutmahlzeit übertragen.

Die Prävalenz des FSME-Virus in Zecken liegt bei 3–5%, neuere Untersuchungen gehen allerdings von zum Teil zweistelligen Prozentzahlen aus. Die FSME ist eine endemische Erkrankung in Süddeutschland sowie in Österreich und Teilen der Schweiz. Sie kommt weiter, teils mit deutlich höherer Inzidenz, in Tschechien, der Slowakei, Ungarn, Polen und den Baltischen Staaten vor. Ihr Verbreitungsgebiet reicht außerhalb Deutschlands im Norden bis nach Südschweden. Die deutschen Endemiegebiete werden durch das Robert-Koch-Institut in unterschiedliche Risikogebiete eingeteilt (▶ www.rki.de).

Weitere Erreger einer FSME kommen in Osteuropa und dem asiatischen Teil Russlands vor. Diese Erreger (Eastern-type-Virus, Far-Eastern-Type-Virus) verursachen allerdings weit schwerere und oft letale (Fareastern-type-Virus) Meningoenzephalitiden.

Der deutsche Name der FSME (»tick-borne encephalitis«) ist irreführend, da sie nicht nur im »Frühsommer« sondern mit zwei Gipfeln im April bis Juni und im September bis Oktober vorkommt. Im »Hochsommer« nehmen die Infektionen ab, da die Zecken ihre höchste Aktivität bei 16–18°C zeigen und bei hohen Temperaturen und besonders bei Trockenheit inaktiv sind. Mit dem Klimawandel ist davon auszugehen, dass die FSME sich nicht nur weiter nach Norden ausbreitet, sondern auch zunehmend ganzjährig auftreten wird. Im extrem milden Winter 2006/2007 wurden erstmals in Deutschland Infektionen im Februar, dem üblicherweise kältesten Monat des Jahres, gemeldet.

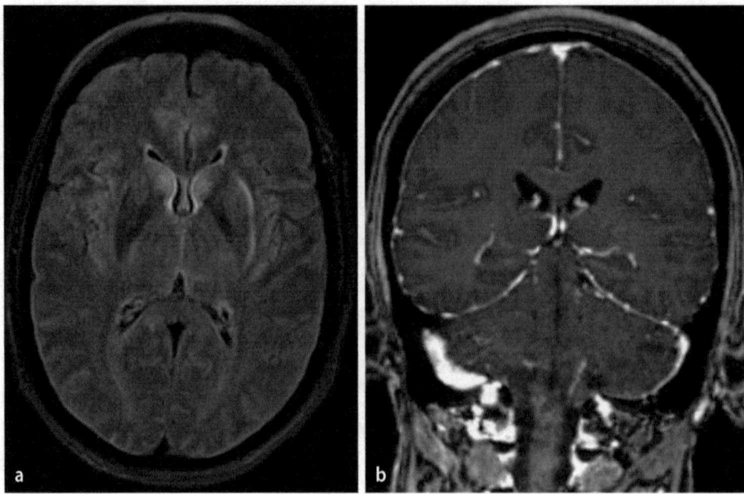

Abb. 19.5a,b **FSME-Enzephalitis.** Axiale FLAIR-Aufnahme (**a**) und koronare T1-gewichtete Aufnahme (**b**). Nahezu symmetrische FLAIR-Hyperintensitäten in den Kaudatusköpfen und in der äußeren Kapsel links (**a**) und vermehrtes pachymeningeales KM-Enhancement (**b**). Die Befunde waren nach 8 Wochen rückläufig

19.3.6 Coxsackie- und Echovirus-Meningitis

Epidemiologie und Pathogenese Beide entstehen durch hämatogene Aussaat bei einer systemischen Infektion. Coxsackieviren befallen häufig auch das Herz, die Echoviren häufig die Leber. Der primäre Infekt erfolgt meist oral, seltener über die Lunge. Infektionen treten gehäuft im Sommer und Frühherbst auf. Die Inkubationszeit beträgt meist 5–10 Tage.

Symptome Hohes Fieber und allgemeine Zeichen einer Virusinfektion (Grippe) mit Rhinitis, Pharyngitis, Erbrechen, Gelenkschmerzen, Muskelschmerzen und Lymphdrüsenschwellung sind die Allgemeinsymptome. Später entwickeln sich Zeichen einer Meningoenzephalitis.

Bei Coxsackie-Infektionen der Gruppe B entsteht die Bornholm-Krankheit mit Pleuraschmerz und Interkostalneuralgie. Sie kann durch Myokarditis kompliziert sein. Neben den typischen Zeichen der Virusmeningitis können Anfälle und myelitische Symptome auftreten.

Diagnostik Der Liquor zeigt eine variable Zellzahlerhöhung, meist mononukleärer Zellen. Das Eiweiß kann leicht erhöht sein, der Zucker ist meist normal. Serologisch weist man den Infekt über spezifische IgG und IgM Antikörper nach.

Therapie Eine spezifische Therapie existiert nicht. Bei Patienten mit B-Zell-Schwäche oder Agammaglobulinämie gibt man Gammaglobuline, Gleiches gilt auch für die Infektion von Neugeborenen. Trotz der schweren und in der Akutphase manchmal lebensbedrohlichen Symptomatik ist die Prognose insgesamt günstig, wenn nicht ein Immundefekt zugrunde liegt.

19.3.7 Poliomyelitis acuta anterior (Polio)

Epidemiologie und Pathogenese Seit Einführung der Polioschutzimpfung ist die Inzidenz dieser Krankheit, die früher zu den häufigsten Todesursachen bei Kindern und Jugendlichen gehört hat, dramatisch gesunken. In Deutschland werden jährlich nur noch wenige Fälle gemeldet. In Entwicklungsländern mit fehlendem Impfprogramm ist die Krankheit immer noch ein sehr großes Problem. Nachlassende Impfbereitschaft führt auch bei uns wieder zu einem leichten Anstieg.

Nach serologischen Kriterien werden drei Virustypen unterschieden, von denen Typ 1 die letzten größeren Epidemien verursachte. Die Übertragung erfolgt von Mensch zu Mensch, in erster Linie durch Schmutz- und Schmierinfektion. Das Virus wird per os aufgenommen und vermehrt sich zunächst in der Schleimhaut des Pharynx oder Darms. In der ersten Woche nach der Infektion kommt es zur Virämie. Die Inkubationszeit beträgt 3–14 Tage.

An diese schließt sich bei einem kleinen Prozentsatz der Infizierten ein Befall des ZNS oder der Meningen an. Das Virus gelangt hämatogen in das Zentralnervensystem und befällt bevorzugt die graue Substanz und hier besonders die Vorderhornzellen im Rückenmark und die Kerne der motorischen Hirnnerven. Die Bedingungen für das Auftreten manifester Krankheitssymptome sind nicht bekannt. Traumen, Allgemeinkrankheiten, körperliche Anstrengungen haben darauf keinen Einfluss. Lediglich die Tonsillektomie im Inkubationsstadium begünstigt das Eindringen der Viren ins Nervensystem. Pathologisch-anatomisch findet man bei Poliomyelitis, gleich welcher Ätiologie, entzündliche Infiltrate mit Untergang von Ganglienzellen und reaktiver Gliawucherung. Die Veränderungen sind in der Vorderhornregion des Rückenmarks, in der Formatio reticularis und den motorischen Hirnnervenkernen von Medulla oblongata und Brücke sowie in der vorderen Zentralwindung der Hirnrinde lokalisiert.

Symptome Die Infektion bleibt oft asymptomatisch (was wiederum zur Verbreitung der Infektion führen kann). Von den klinisch symptomatischen Patienten haben viele nur eine benigne, aseptische Meningitis mit allgemeinen Krankheitssymptomen, wobei aber andauernde Immunität gegen den aufgenommenen Virustyp durch Bildung neutralisierender Antikörper erworben wird.

Nur wenige Patienten entwickeln die Symptome des Vollbildes einer Poliomyelitis durch Befall von Rückenmark und Hirnstamm. Dann kommt es zur asymmetrischen, oft proximal betonten Lähmung und Atrophie verschiedenster Muskelgruppen und Hirnnerven, manchmal auch der Atemmuskeln. Etwa 10% der Patienten mit Poliomyelitis müssen beatmet werden, und auch tödliche Verläufe sind heute noch möglich.

Die paralytische Phase führt in wenigen Tagen zur schlaffen, asymmetrischen Lähmung, die an den Beinen meist stärker ausgeprägt ist als an den Armen. Interkostalmuskeln und Zwerchfell können beteiligt sein. Die Hirnnervenlähmungen führen zu Schluckstörung und Aspirationsrisiko.

Wenn Anfälle oder eine höhergradige Bewusstseinsstörung auftreten, ist die Prognose schlecht.

In einzelnen Fällen wurde mit Latenz von Jahren und Jahrzehnten eine fortschreitende Vorderhorndegeneration mit zunehmenden, segmentalen Lähmungen nach Poliomyelitis beschrieben (Postpoliosyndrom). Der immer wieder postulierte Übergang der Polio in eine ALS ist nicht bewiesen.

Diagnostik Die Zellzahl im Liquor ist auf 100–200 Zellen erhöht, im Verlauf entwickelt sich ein lymphozytäres Zellbild. Das Protein ist leicht erhöht, die Glukose normal. Der Erregernachweis erfolgt aus dem Stuhl. Liquor- und Blutkulturen sind selten positiv.

Therapie Poliokranke werden isoliert und Kontaktpersonen kommen in Quarantäne.

Spezifische Medikamente gibt es nicht, deshalb wird die Krankheit durch intensivmedizinische Behandlung der Komplikationen kontrolliert. Hierzu gehört vor allem die Unterstützung der Atmung. Historisch interessant ist, dass die Poliomyelitis die Krankheit ist, mit der die Ära der Intensivmedizin mit künstlicher Beatmung – zunächst mit einer eisernen Lunge – begonnen hat. Vermeidung von Aspiration, Überwachung der kardiovaskulären Funktion und Behandlung von Komplikationen, wie epileptischen Anfällen sind selbstverständlich.

Nach Überstehen der akuten Infektion erholen sich die Patienten zunächst recht gut. Lähmungen, die nach 6 Monaten noch vorliegen, bilden sich aber meist nicht mehr zurück.

Differenzialdiagnose Differenzialdiagnostisch müssen das Guillain-Barré-Syndrom, andere Polyradikulitissyndrome nach Zeckenbiss oder Tollwut und Botulismus ausgeschlossen werden. Gleichartige Symptome werden auch durch andere Viren hervorgerufen, namentlich Echo-, Coxsackie-, FSME-, EBV-und bestimmte Arboviren.

19.3.8 Myxoviren

Von den Myxoviren verursachen das **Influenza-A-** und **-B-Virus**, das **Mumpsvirus** und das **Parainfluenzavirus** eine Meningitis bzw. Meningoenzephalitis. Der Verlauf kann bei Influenzainfektionen manchmal schwer sein, sonst sind die Krankheiten weniger gefährlich und selbstlimitierend.

19.3.9 Rabies (Lyssa, Tollwut)

Epidemiologie und Pathogenese Die Tollwut ist weltweit verbreitet und in Entwicklungsländern immer noch eine häufige Krankheit. Dort versterben geschätzt ca. 100.000 Menschen jährlich. In Mitteleuropa und in den USA ist sie sehr selten. Einige Staaten, wie die Britischen Inseln, Japan oder Australien sind tollwutfrei. In Deutschland traten die letzten Fälle 2004 auf, wobei hier die primäre Infektion in Indien erworben wurde, aber leider weitere Patienten nach Transplantation von Organen der (nicht als Tollwuterkrankten identifizierten) Spenderin erkrankten und verstarben. Die Infektion erfolgt durch direkten Kontakt mit Speichel oder anderem infektiösem Material, fast immer durch Bissverletzungen. Füchse, Mader, Dachse, Rot- und Schwarzwild und bei den Haustieren Weidetiere, Hunde sowie Katzen können Überträger sein. Die Wahrscheinlichkeit einer Infektion über Kleinnager und Fledermäuse ist äußerst gering, aber nicht 100%ig auszuschließen. Seit 2007 scheint das Virus in den für Deutschland wichtigsten Reservoirtieren (Fuchs, Dachs, Mader) vollständig eradiziert.

Das **Rabiesvirus** ist ein behülltes, pleomorphes RNA-Virus: bakterien- bis geschossförmig, 45–100 nm im Durchmesser und 100–430 nm lang. Der zelluläre Rezeptor für das Rabiesvirus ist nicht bekannt. Es werden eher Phospholipide der Zellmembran vermutet, denn ein spezifischer Rezeptor. Die primäre Neuroinvasion findet an der muskulären Endplatte statt. Die Propagierung des Virus ins ZNS erfolgt über retrograden axonalen Transport und transsynaptische Ausbreitung. Eine Virämie wird nicht beobachtet.

Die **Inkubationszeit** ist relativ lang und liegt im Mittel zwischen 20 und 90 Tagen. Bei großen Verletzungen kann sie kürzer sein. **Pathologisch-anatomisch** findet man enzephalitische Herde in der Mittellinie des Gehirns, im Hypothalamus, in der Substantia nigra, um den Aquädukt, dorsal in der Brücke und Medulla oblongata und auch im Rückenmark. Weitere Herde, die auch die charakteristischen intrazellulären Einschlüsse (Negri-Körperchen) enthalten, liegen im Hippokampus und Kleinhirn. Besonders stark ist das limbische System betroffen, woraus sich die meisten Symptome erklären.

Symptome Die Symptome beginnen mit lokalen Schmerzen und Parästhesien, es folgt eine Phase mit allgemeinem Krankheitsgefühl, Fieber und Reizbarkeit. Hierauf folgen die Zeichen der Beteiligung des zentralen Nervensystems. Schließlich gelangt das Virus wieder in die Peripherie des Körpers, vor allem in die Speicheldrüsen. Die Symptomatik wird in 3 Stadien eingeteilt:

- Im Prodromalstadium bestehen allgemeines Krankheitsgefühl, Kopfschmerzen, Appetitlosigkeit und gedrückte Stimmung. Charakteristisch sind eine starke Empfindlichkeit der Bissstelle mit ausstrahlenden Missempfindungen und eine **Überempfindlichkeit** gegen Sinnesreize, die sich durch massive, spastische Verkrampfungen der Gesichts-, Rumpf- und Zwerchfellmuskulatur bemerkbar macht. Das Gesicht ist verzerrt (**Risus sardonicus**). Allmählich werden die Kranken schlaflos, unruhig, ängstlich und bemerken starken Speichel- und Tränenfluss.
- Ähnlich wie bei infizierten Hunden, bildet sich dann ein Erregungsstadium aus. Das wichtigste Symptom sind schmerzhafte Krämpfe der Schlundmuskulatur, besonders beim Versuch, Flüssigkeiten aufzunehmen. Um dies zu vermeiden (»**Hydrophobie**«), lassen die Patienten sogar ihren Speichel aus dem Munde tropfen. Weiter können hemmungslose Wutanfälle mit Aggressivität, auch sexuelle Übererregung und vegetative Störungen (Schwitzen, Atemlähmung, Pulsbeschleunigung) auftreten.
- Im Endstadium lösen Sinnesreize tonisch-klonische Krämpfe aus. Der Tod tritt dann nach wenigen Tagen ein, manchmal unter Lähmung der motorischen Hirnnerven und der Stamm- und Extremitätenmuskulatur.

Diagnostik Am besten ist es, wenn eine histologische Untersuchung vom Zentralnervensystem des Tieres, von dem die Infektion stammt, durchgeführt werden kann. Die höchste Sensitivität hat der Nachweis von Antikörpern im Liquor. Eine Pleozytose mit einigen 100 Lymphozyten/µl fehlt selten. Antikörper gegen Tollwut erscheinen etwa 7 Tage nach Beginn der Symptome.

Therapie Bei Verdacht auf Verletzung durch ein infiziertes Tier ist folgendes Procedere einzuhalten:
- Nach Wundreinigung und Desinfektion chirurgische Wundversorgung ohne Naht.
- Dann schnellstmögliche aktive Immunisierung (z. B. HDC-Vakzine – z. B. Rabivac – 1 ml i.m.) Erste Impfung sofort, dann am 3., 7., 14. und 30. Tag nach Verletzung.
- Passive Immunisierung: humanes oder equines Antirabiesserum, z. B. Berirab, 20–30 IE/kg KG. Aktive und passive Immunisierung müssen früh erfolgen, d. h. noch vor Auftreten erster Symptome, da das Vollbild der Rabies nicht überlebt wird und die Patienten trotz Intubation, Beatmung und Sedierung sterben.

Eine Therapie der manifesten Tollwut ist nicht möglich. Ein Bericht über eine angebliche Heilung einer Patientin in den USA, die mit einem Virustatikum behandelt wurde, hat für falsche Hoffnung gesorgt. Liest man den veröffentlichten Fall, so muss man die Diagnose bezweifeln.

Differenzialdiagnose Die wichtigste Differenzialdiagnose ist der Tetanus, der ebenfalls nach Verletzungen, auch nach Bisswunden auftritt. Er hat eine kürzere Inkubationszeit, kein asymptomatisches Intervall, dagegen einen Trismus, der bei Rabies so nicht auftritt. Hierum dürfte es sich bei oben genanntem Fall gehandelt haben.

19.3.10 Weitere akute Virusmeningoenzephalitiden

Die folgenden Virusenzephalitiden sind in Europa selten oder nur auf bestimmte Regionen beschränkt, können aber, auch im Rahmen des weltweiten Reiseverkehrs, bei Rückkehrern aus dem Ausland zur Diskussion stehen. Einige haben in den letzten Jahren eine dramatische Zunahme erfahren, weswegen diese exotischen Krankheiten einer Erwähnung bedürfen.

West-Nile-Virus

Das West-Nile-Virus ist in den letzten Jahren vom Ursprungsgebiet in Uganda nach Nordamerika »ausgewandert«. Nachdem zunächst einzelne Fälle in New York auftraten, hat es Anfang dieses Jahrtausends eine wahre Epidemie mit mehr als 3.000 Patienten in den USA gegeben.

Epidemiologie Das West-Nile-Virus ist ein Arbovirus, das Meningitiden und Enzephalitiden auslösen kann. Es wird von bestimmten Moskitos, die ihrerseits über Vögel verbreitet wurden, übertragen. Zum Glück bleiben viele Infektionen asymptomatisch oder führen zu einem grippeähnlichen Syndrom. Neben der Meningitis und der Enzephalitis kann auch ein der Poliomyolitis ähnliches Bild entstehen. Immunsupprimierte Patienten oder solche mit vaskulären Risikofaktoren werden häufiger betroffen.

Diagnostik Der Liquor zeigt die typischen Zeichen einer viralen Meningitis mit einigen Hundert Zellen und Eiweißerhöhung. Initial kann ein gemischtzelliges Bild gefunden werden.

Im MR können bei etwa einem Viertel der Patienten unspezifische Veränderungen in Flair und DWI gefunden werden. Die serologische und molekularbiologische Diagnostik (PCR) bestätigt den Erreger.

Therapie Immunglobulingabe und monoklonale Antikörper gegen West-Nil-Virus werden zur Zeit klinisch erprobt.

Toskana-Virus

Dieses Arbovirus wird über Sandfliegen verbreitet, die auch das Reservat für das Virus darstellen. Von Italien aus hat das Virus verschiedene europäische Länder erreicht. Auch hier reicht das Spektrum von milden Infektionen über Meningitis zur schweren Meningoenzephalitis (selten). Das MRT ist meist normal. Diagnosesicherung über PCR. Es gibt keine spezifische Therapie.

Japanische Enzephalitis-Virus

Dies ist eine der gefährlichsten Virusenzephalitiden mit ca. 50.000 Fällen pro Jahr und einer Mortalität von etwa 20–30%.

Die Übertragung erfolgt über Mücken, das Reservat des Virus ist in Vögeln und Schweinen zu finden. Zuerst in Japan beobachtet, ist die Krankheit jetzt in ganz Süd-Ost-Asien einschließlich China, auf dem Indischen Subkontinent und in Nordaustralien zu finden. Die Erkrankung verläuft oft schwer mit meningoenzephalitischem Bild und Koma. Eine spezifische Therapie existiert nicht, allerdings ist eine Impfung möglich.

Hantavirus

Gruppe von humanpatogenen Viren, die unter anderem in Südostasien oft schwere hämorrhagische Infektionen mit Myalgien und Enzephalitiden auslösen. Die Übertragung erfolgt meist über Nager, aber auch von Mensch zu Mensch. Infektionen kommen inzwischen auch in Mitteleuropa vor, oft aber ohne Enzephalitis.

Bunyaviren

Hierzu zählen Viren, die das Krim-Kongo-Fieber oder das Rift-Valley-Fieber auslösen. Übertragung erfolgt meist über Stechmücken.

Nipahviren

Diese gehören zur Familie der Paramyxoviren und sind Erreger einer sehr schweren Enzephalitis (Mortalität fast 50%), die in Malaysia zuerst auftrat und sich jetzt in Südostasien ausbreitet. Das Reservoir ist vermutlich in Fledermäusen, die Schweine ansteckten, über die sich (meist mit Tieren arbeitende) Personen ansteckten. Die Behandlung mit Ribavirin kann die Mortalität leicht senken, eine Impfung (für Schweine) ist in Vorbereitung.

19.4 HIV-Infektion (Neuro-AIDS)

Erreger und Pathogenese Das erworbene Immundefektsyndrom (AIDS; »acquired immune deficiency syndrome«) wird durch ein Retrovirus ausgelöst, das als HIV (»human immunodeficiency virus«) bezeichnet wird. Das HI-Virus infiziert T4-Lymphozyten und Makrophagen. Eine besondere Affinität besteht auch zum ZNS.

Epidemiologie Während die **Erkrankungshäufigkeit** in den USA und Mitteleuropa ist in den letzten Jahrzehnten deutlich zurückgegangen sind in weniger entwickelten Regionen, vor allem in Zentralafrika, Südostasien und den Ballungszentren in Südamerika stark steigende Erkrankungszahlen gemeldet worden. In Europa und Nordamerika sind noch immer Männer viel häufiger betroffen. Dies gilt in den genannten Entwicklungsländern nicht mehr. Auch in Osteuropa steigen die Infektionsraten massiv an. So rechnet man 2005 mit etwa 1,5 Millionen Erkrankten in den früheren Ländern des Ostblocks.

Die Zahl der HIV-positiven Patienten ist im vergangenen und diesen Jahr weiter leicht angestiegen, die Zahl der AIDS-Patienten beträgt in Deutschland im Jahr 2013 knapp 30.000. Man rechnet in Deutschland jährlich mit 1500–2500 neuinfizierten Patienten. Es besteht nur eine anonyme Meldepflicht (► Exkurs: Melde- und Aufklärungspflicht bei HIV).

Die Ansteckung erfolgt durch Geschlechtsverkehr, gemeinsame Benutzung von intravenösen Spritzen, erregerhaltiges Blut oder Blutprodukte und perinatal. Eine Übertragung durch Tröpfcheninfektion oder Berührung von Gegenständen ist bislang nicht gesichert.

Stadien der Infektion Die HIV-Infektion wird in vier klinische Stadien eingeteilt:

- **Asymptomatisches Stadium:** Die Person ist HIV-positiv, aber gesund.
- **Lymphadenopathiesyndrom (LAS):** Der Patient weist eine persistierende Vergrößerung von extrainguinalen Lymphknoten auf; dieses Stadium führt über in den
- **AIDS-related complex (ARC),** bei dem Gewichtsverlust, Diarrhö, Fieber und allgemeines Krankheitsgefühl auftreten.
- **Manifestes AIDS** liegt vor, wenn entweder eine AIDS-definierende opportunistische Infektion, ein AIDS-definierendes Malignom, wie das Kaposi-Sarkom oder das B-Zell-Lymphom, oder die HIV-Enzephalopathie aufgetreten sind.

Diagnostik HIV-Antikörper werden 1–3 Monate nach Infektion nachweisbar. Als Suchtest setzt man einen **ELISA-Test** ein, bei positivem Suchtest erfolgt der bestätigende Westernblot- oder Immunfluoreszenztest.

In der meningitischen Phase finden sich entzündliche Liquorveränderungen, meist eine mäßige lymphomonozytäre Pleozytose. Zellzahl und Gesamteiweiß sind später im **Liquor** häufig leicht vermehrt. Die Untersuchung der Immunglobuline zeigt eine autochthone IgG-Produktion im Liquor an. Die

Exkurs

Melde- und Aufklärungspflicht bei HIV

Im Gegensatz zu vielen anderen entzündlichen Krankheiten des Nervensystems werden AIDS-Fälle aufgrund politischer Scheinargumente nur anonym gemeldet. HIV-Tests bedürfen der schriftlichen Zustimmung der Patienten. Bei Notfällen verzögert diese unsinnige Regelung die Diagnostik. Dies ist bei der Suche nach anderen infektiösen Krankheiten nicht der Fall, z. B. auch nicht bei Lues oder Tuberkulose. Das Erlangen dieser Zustimmung kann in Einzelfällen eine psychologische Barriere darstellen oder eine solche begründen. Manchmal ist es auch hilfreich, zuerst auf das Verhältnis von T-Helfer- und T-Suppressorzellen zu achten. Diese Sonderregelung ist auch ein nicht zu unterschätzendes Problem für die mit solchen Patienten beruflich umgehenden Schwestern, Pfleger und Ärzte.

PCR in Serum und Liquor kann früh positiv sein. In Einzelfällen ist das Retrovirus im Liquor und autoptisch auch im Gewebe des ZNS nachgewiesen worden. Liquorspezifische, oligoklonale Banden und positiver Nachweis von Virusmaterial durch PCR können einer HIV-Enzephalopathie vorausgehen. Etwa 60–80% der ARC-Patienten haben entzündliche Liquorveränderungen.

Therapieprinzipien Die Hemmung der Reproduktion der HI-Viren wurde zunächst durch das Medikament Zidovudin (Retrovir), einen Hemmer der reversen Transkriptase, erreicht.

Es folgten weitere reverse **Transkriptasehemmer** wie Lamivudin (3TC), Zalcitabin (ddC) und Didanosin (ddI), die in Mehrfachkombinationen einen besonders günstigen Verlauf ermöglichen. Inzwischen sind viele weitere reverse Transkriptaseinhibitoren eingeführt worden. Die Vielzahl der mittlerweile zu Verfügung stehenden Reverse-Transkriptase-Hemmer werden in Nukleosidanaloga (NRTI, 1. Generationen, z. B. Zidovudin, Lamivudin) und nicht-nukleosidanaloge Reverse-Transkriptase-Hemmer (neuere NNRTI, z. B. Nevirapin, Efavirenz) eingeteilt.

In den letzten Jahren sind neue Substanzen mit neuen Wirkmechanismen hinzugekommen: virale **Fusionsinhibitoren** (Envuvirtid), **Integraseinhibitoren** (Hemmung der Integration der revers transkribierten RNA in das Wirtsgenom, Raltegravir), **Maturationshemmer** und Chemokinerezeptor-5-(CCR5)-Antagonisten (Maraviroc). Die Entwicklung der CCR5-Antagonisten ist insofern interessant, da man den zugrunde liegenden Mechanismus ursprünglich an Menschen aufgedeckt hatte, die gegen eine HIV-Infektion resistent schienen.

Die seit 1996 eingesetzte und durch die oben beschriebene neuen Substanzen immer mehr erweiterte **hochaktive antiretrovirale Kombinationstherapie** (HAART) hat zum Ziel, eine möglichst effektive und um Nebenwirkungen reduzierte Suppression der Plasmavirenlast zu erreichen. Oft gelingt es, die Virenlast unter die Nachweisgrenze zu senken. Aus der HIV-Infektion ist in den reichen Industriestaaten eine chronische Erkrankung geworden. Allerdings ist die HAART oft nicht ausreichend ZNS-effizient. So kommt es in Folge der HIV-Infektion zu unterschiedlichen HIV-assoziierten Erkrankungen des ZNS; aber auch zu opportunistischen Infektionen, die im nächsten Abschnitt beschrieben werden.

Zur Behandlung nach Stichverletzungen bei medizinischem Personal ▶ Exkurs.

19.4.1 Neurologische Beteiligung bei HIV-Infektion

Etwa 50% der Erwachsenen und etwa 75% der an AIDS erkrankten Kinder entwickeln neurologische Auffälligkeiten. Das Spektrum der neurologischen Symptome ist in ◘ Tab. 19.2 wiedergegeben. Die verschiedenen neurologischen Symptome bei HIV-Infektion treten typischerweise in bestimmten HIV-Stadien auf. Einige neurologische Krankheiten kommen nur im AIDS-Stadium vor bzw. ihr Auftreten definiert das Vollbild AIDS (◘ Tab. 19.2).

Aseptische Meningitis

Diese benigne, meist ohne Behandlung ausheilende Meningitis tritt mit den typischen Zeichen einer viralen Meningitis in frühen Krankheitsstadien, manchmal in Zusammenhang mit der Serumkonversion auf. Meist wird sie nicht speziell aufgeklärt und bleibt unbehandelt. Die Behandlung hat keinen Einfluss auf die weitere Prognose der HIV-Infektion.

Akute Polyradikulitis

Etwa zur gleichen Zeit können selten auch akute, einem Guillain-Barré-Syndrom (GBS) zum Verwechseln ähnlich sehende Symptome einer Polyradikulitis auftreten. Häufiger ist eine langsam progrediente, initial leicht verlaufende, sensomotorische Polyneuropathie. Therapeutisch wirken Plasmapherese oder Immunglobuline bei rascher Progression der Paresen. Die Gesamtprognose ist gut, Spontanremissionen sind möglich.

HIV-assoziierte Myopathie

Sie manifestiert sich mit schmerzhaften, proximalen Paresen. Die Lähmungen sind nur langsam progredient. Die CK ist meist erhöht. Mikroskopisch sind überwiegend Typ-II-Muskelfasern betroffen. Eine wichtige Differenzialdiagnose zur HIV-Myopathie ist die durch **antiretrovirale Medikation ausgelöste Myopathie**, die bei 15–30% aller mit Zidovudun (Retrovir), Didanosin (Videx), Zalcitabin (Hivid) und Stavudin (Zerit) behandelten Patienten auftritt. Steroide werden versuchsweise gegeben.

HIV-Enzephalopathie und AIDS-Demenz-Komplex

Die **HIV-Enzephalopathie** ist durch langsam progrediente psychopathologische Veränderungen von Antrieb, Stimmung und Konzentration gekennzeichnet. In dieser Phase ist es

Exkurs

Behandlung nach Stichverletzungen bei medizinischem Personal

Das Risiko der Infektion durch Verletzung mit Instrumenten, die vorher bei HIV-infizierten Personen eingesetzt waren (z. B. Kanüle), ist sehr gering und liegt bei unter 0,5%. Wundreinigung und Vorstellung in einer berufsgenossenschaftlichen Ambulanz sind erforderlich. Eine sofortige Prophylaxe mit Retrovir, täglich 2-mal 250 mg/Tag über 2–4 Wochen, plus Epivir (Lamivudin, 3TC), 2-mal 150 mg/Tag, sollte durchgeführt werden. Bei sehr hohem Ansteckungsrisiko kann zusätzlich Indinavir (Crixivan) 3-mal 800 mg/Tag verabreicht werden. Auch Viramune (Nevirapin) 1- bis 2-mal 200 mg/Tag als drittes Kombinationspräparat scheint äußerst schnell wirksam zu sein.

Tab. 19.2 Neurologische Manifestationen bei HIV

Art	Krankheit	Häufigkeit	Stadium			
			HIV+	LAS	ARC	AIDS
Direkter Virusinfekt	Meningitis	+	+			
	Polyradikulitis	+	+	+	+	+
	Myopathie	+	+	+	+	+
	Neuropathie	++				+
	AIDS-Demenz-Komplex	+++				
Opportunistische Infektionen	**Toxoplasmose**	+++				+
	Kryptokokkenmeningitis	++				+
	Progressive, multifokale Leukenzephalopathie (PML)	+				+
	Zytomegalievirus (CMV)-Enzephalitis	+				+
Sehr selten:	**Herpesenzephalitis**					
	Tuberkulöse Meningitis					
	Andere Mykobakterien					
	Listeriose, andere Pilze					
	Andere Protozoen					
Tumoren	Primäres ZNS-Lymphoma	++				+
	Sekundäres Lymphom	+				+
Sehr selten!	**Intrazerebrales Kaposi-Sarkom**					
Andere	Vaskulitis	+		+	+	
Sehr selten	Blutungen, Hypophyseninfarkt					

Fett: AIDS-definierende Krankheit.

schwer, dies Syndrom von einer (nachvollziehbaren) reaktiven Depression zu unterscheiden. Später treten kognitive Störungen in den Vordergrund: Gedächtnis, Konzentration und psychomotorisches Tempo lassen nach. Hieraus entwickelt sich eine fortschreitende Demenz, die unbehandelbar zum Tode führt. Ataxie, Myoklonien, akinetischer Mutismus und okulomotorische Störungen leiten diese Terminalphase ein. Selten sind auch spinale Zentren betroffen. Unter der HAART ist die Inzidenz der schweren HIV Demenz erheblich zurückgegangen, allerdings weniger ausgeprägt als bei den übrigen AIDS-definierten Erkrankungen.

Deutlich zugenommen haben dagegen die Vorstufen der **HIV-assoziierten Demenz**, die ihr Erscheinungsbild geändert haben und einem Alzheimer-ähnlichen Verlauf entsprechen. Man teilt diese in drei Stufen ein:

- HIV-assoziierte, neurokognitive Einschränkung,
- HIV-assoziiertes, mildes neurokognitives Defizit MNCD) und
- HIV-assoziierte Demenz (HAD).

Histopathologisch findet man multiple, disseminierte Mikroglia- und Entmarkungsherde im frontalen Kortex betont. HIV-Antigene und Nukleinsäuren können nachgewiesen werden.

Vertiefende Informationen zum Neuro-AIDS ▶ Facharztbox: Besonderheiten bei Neuro-AIDS.

19.4.2 Opportunistische Infektionen bei HIV

Aus der Vielzahl der möglichen, opportunistischen Infektionen besprechen wir die ZNS-Toxoplasmose, die Zytomegalieinfektion, die Kryptokokkenmeningitis und die progressive, multifokale Leukenzephalopathie.

ZNS-Toxoplasmose

Symptome Bei HIV-positiven Patienten, die mit Kopfschmerzen, Fieber und plötzlich aufgetretenen neurologischen Herdsymptomen (Hemiparese, Bewusstseinsstörung, epileptische Anfälle) in die Klinik kommen, ist die Ursache meist eine ZNS-Toxoplasmose (▶ Kap. 20.1).

Facharztbox

Besonderheiten bei Neuro-AIDS

- HIV-positive Patienten haben nicht selten eine aggressive Form der **Neurosyphilis.**
- Opportunistische Infektionen nehmen wegen des Immundefekts einen schweren und häufig tödlichen Verlauf.
- Vaskuläre Läsionen entstehen vor allem bei Knochenmarkschädigungen mit Gerinnungsstörungen, aber auch bei Meningitis und oft ohne erkennbare Ursache.
- Durch direkten Befall des ZNS kommt es zu einer Enzephalitis, einer Meningitis mit Hirnnervenlähmungen und einer Myelitis mit spastisch-ataktischer Paraparese und Inkontinenz.
- Vaskulitis, Hirnblutungen und zentrale, pontine Myelinolyse kommen vor.
- Bei Tuberkulose und HIV können Interaktionen zwischen Rifampicin und antiretroviraler Therapie vorkommen. Es wird daher empfohlen, Rifampicin primär gegen Rifabutin auszutauschen.

Diagnostik Zeigen **CT** bzw. **MRT** (▣ Abb. 19.6) multiple, kontrastmittelaufnehmende Herde, so trifft diese Verdachtsdiagnose sehr wahrscheinlich zu. Die Herde sind von Ödem umgeben und finden sich in allen Hirnanteilen, besonders aber im Marklager. Der Liquor ist meist entzündlich verändert, IgG-Antikörper lassen sich im Serum und Liquor nachweisen.

Therapie Man behandelt schon auf Verdacht:

- Zunächst Gabe von Pyrimethamin (z. B. Daraprim) 100 mg oral für 2 Tage, danach 50 mg/Tag, Folinsäure 5–10 mg/Tag und und Sulfadiazin (Fansidar), 4–6 g/Tag.
- Sulfadiazin kann alternativ durch Clindamycin, 2,4–4,8 g/Tag ersetzt werden.
- Wie bei jeder hochdosierten Sulfonamidtherapie, ist reichliche Flüssigkeitszufuhr erforderlich, da sonst ausfallende Kristalle leicht die Nierentubuli verstopfen. Die Behandlung kann sich nur gegen freie Toxoplasmen richten. In den Zysten und Pseudozysten werden die Erreger von den heute verwendeten Mitteln nicht erreicht.

In den meisten Fällen sprechen die Patienten schnell auf die Therapie an. Auch die CT-Veränderungen sind schnell rückläufig. Eine Dauertherapie mit Pyrimethamin 50 mg/Tag, kombiniert mit Sulfadoxin 500 mg/Tag, ist notwendig.

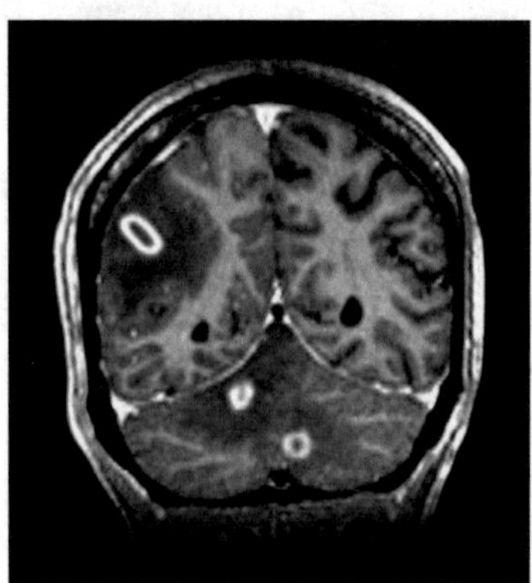

▣ **Abb. 19.6 Zerebrale Toxoplasmose bei HIV-Infektion.** MRT, T1 mit KM, koronar. Multiple supra- und infratentorielle, kontrastmittelanreichernde Abszesse

Prophylaxe Man behandelt bereits bei positiven Serum-IgG gegen Toxoplasma gondii und einem Abfall der CD4-Lymphozyten unter 200/µl prophylaktisch mit Cotrimoxazol. Diese Therapie schützt gleichzeitig vor eine **Pneumocystis carinii-Pneumonie**.

Kryptokokkenmeningitis

Symptome Diese Patienten haben viel seltener neurologische Herdsymptome und kommen mit Meningismus, Kopfschmerzen, Fieber und Bewusstseinsstörung in die Klinik.

Diagnostik Der Liquor ist entzündlich verändert. In den meisten Fällen sind das Tuschepräparat und die Kultur im Liquor positiv (▣ Abb. 18.3c). Kryptokokkenantigen kann im Serum bestimmt werden. CT und MRT helfen nicht entscheidend weiter. Der **Krankheitsverlauf** ist meist langsamer und weniger akut als bei der Toxoplasmose.

Therapie Die Therapie erfolgt mit Amphotericin B 0,3–0,6 mg/kg KG i.v. oder über Infusion und mit Flucytosin (z. B. Ancotil R) 150 mg/kg KG pro Tag in 4 Dosen i.v. Eine Erhaltungstherapie mit Fluconazol (z. B. Diflucan) 100–200 mg/Tag oder Amphotericin B 1-mal 100 mg/Woche i.v. ist empfehlenswert. Rezidive sind häufig.

Zytomegalieinfektion

Das Zytomegalievirus (► Abschn. 19.3) ist in latenter Form bei vielen, gesunden Erwachsenen vorhanden, etwa die Hälfte der Bevölkerung ist seropositiv. Bei Reinfektion kommt es bei immunkompetenten Patienten nur zu einer milden Meningitis. Bei immunsupprimierten Patienten können eine lebensbedrohliche Enzephalitis, eine akute Polyradikulitis (Guillain-Barré-Syndrom) und eine chronisch progrediente Enzephalopathie entstehen.

Therapie Man gibt heute die Kombination von

- Foscarnet (2-mal 90 mg/kg KG/Tag) mit Ganciclovir (z. B. Zymeven) 10 mg/kg KG i.v. über 14 Tage zur Verfügung.
- Unter Ganciclovir werden Leukopenien beobachtet. Foscarnet ist nierentoxisch. Alternativ: Cidofovir i.v. 5 mg/kg KG/Woche.

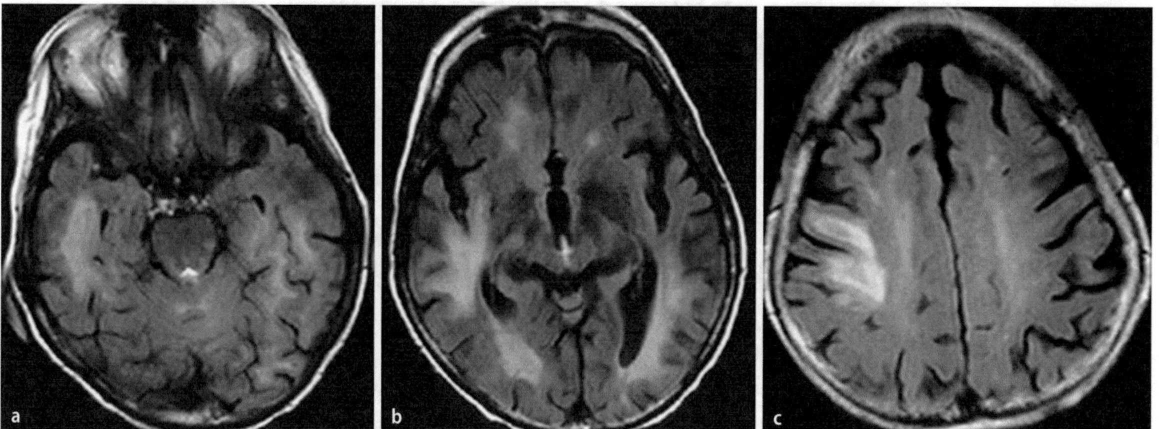

Abb. 19.7 Typische PML bei einem Patienten mit AIDS. Axiale FLAIR-Aufnahmen. Flächig-konfluierende FLAIR-Hyperintensitäten der weißen Substanz mit leichter Raumforderung in mehreren Hirnlappen, die über wenige Wochen progredient waren. Im Unterschied zur HIV-Enzephalitis sind auch die U-Fasern beteiligt. In diesem Fall zeigte sich – typisch für klassische PML – keine KM-Aufnahme (nicht abgebildet). (Aus Hähnel 2013)

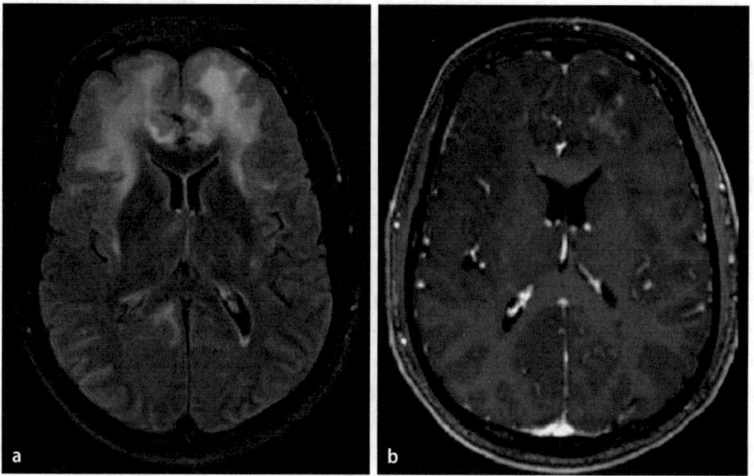

Abb. 19.8a,b Atypische PML bei einem Patienten mit Multipler Sklerose unter Natalizumab. Axiale FLAIR-Aufnahme (**a**) und axiale T1-gewichtete Aufnahme nach KM-Gabe (**b**). Raumfordernde FLAIR-Hyperintensitäten in der frontalen weißen Substanz und rechts okzipital (a) mit KM-Aufnahme (b). Das KM-Enhancement zeigt sich bei klassischer PML typischerweise nicht, bei PML unter Therapie mit einem monoklonalen Antikörper wie in diesem Fall mit Natalizumab (Tysabri) häufiger. (Aus Hähnel 2013)

Prognose Bei immunsupprimierten Patienten ist die Prognose trotz dieser Behandlungsmöglichkeiten nicht besonders gut, Rezidive sind häufig.

Progressive multifokale Leukenzephalopathie (PML)

Epidemiologie Die Infektion mit dem JC-Virus, einem kleinen behüllten DNA-Virus (50 nm) der Polyomavirusfamilie, setzt akut oder subakut bei immunsupprimierten Patienten ein (Durchschnittsalter: Mitte des 5. Lebensjahrzehnt), Patienten nach Chemotherapie, Patienten mit Tumoren des lymphoretikulären Systems, HIV-Patienten und in den letzten Jahren zunehmend auch unter Behandlung immunmodulatorischer monoklonaler Antikörper (z. B. Rituximab, Natalizumab).

Pathologie Pathologisch-anatomisch liegt ein herdförmig disseminierter Entmarkungsprozess vor, der im Marklager der Großhirnhemisphären, im Hirnstamm, im Zerebellum und Rückenmark lokalisiert ist. Auffällig sind Gliawucherungen mit Einschlusskörperchen und perivaskulären Rundzellinfiltraten.

Symptome Die Krankheit äußert sich durch eine Kombination verschiedener zerebraler Herdsymptome: zentrale Halbseitenlähmung, auch Tetraparese, zerebelläre oder extrapyramidale Störungen der Bewegungskoordination, Dysarthrie, Aphasie, Visusverlust, aber auch Krampfanfälle. Psychopathologisch besteht eine organische Veränderung mit Desorientiertheit, Verwirrtheit und Demenz. Der Tod tritt nach 3–20 Monaten ein.

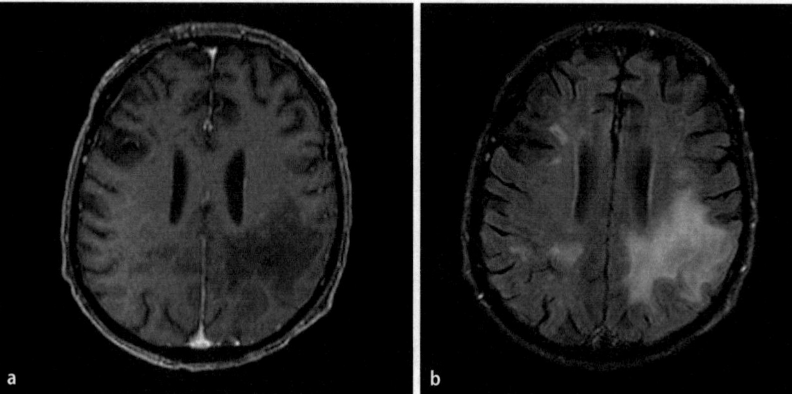

■ **Abb. 19.9a,b Multiple, asymmetrische subkortikale Signalveränderungen bei PML. a** T1 mit KM: keine Kontrastmittelaufnahme. **b** FLAIR

Diagnostik Für die Diagnose werden 3 Schlüsselkriterien gefordert
- klinische Präsentation verdächtig auf PML,
- JC-Virus-DNA-Nachweis im Liquor oder im Hirngewebe mittels PCR, Immunhistochemie oder Elektronenmikroskopie sowie
- Veränderungen in der MRT.

Der Liquor ist gewöhnlich normal oder nur geringfügig verändert. JC-Virus-DNA kann mittels PCR im Liquor und im Urin nachgewiesen werden. Allerdings ist der positive PCR-Nachweis lediglich in 50% der Fälle möglich. Bei klinischem und MR-morphologischen Verdacht muss die Diagnose mittels Hirnbiopsie erzwungen werden. Im CT und MRT findet man hypodense bzw. hypointense (T1) Demyelinisierungsherde, meist bilateral, aber oft asymmetrisch im Marklager gelegen, die kein Kontrastmittel aufnehmen (■ Abb. 19.7, ■ Abb. 19.8 und ■ Abb. 19.9). Der Verlauf ist unaufhaltsam progredient.

Therapie Es besteht zur Zeit keine spezifische Therapie der JCV-Infektion und der PML.
- Als Therapieansatz wird bei HIV-Patienten versucht, durch Gabe von hochaktiver antiretroviraler Therapie (cART) eine schnellstmögliche Wiederherstellung der Immunkompetenz zu erreichen (► Facharztbox: Immunrekonstitutionssyndrom).
- Neuere Ansätze verfolgen eine Therapie mit Mefloquin, einer Substanz aus der Malariatherapie. Hierzu gibt es zur Zeit eine kontrollierte Studie.
- Ein interessanter Ansatz ist auch eine Kombinations- bzw. Add-On-Therapie mit Mirtazapin. Mirtazapin ist ein neueres Antidepressivum, das u. a. an einen der Serotoninrezeptoren (5-HT_{2A}-Rezeptor) bindet. Man weiß seit kurzem, dass der zellständige Rezeptor des JCV der 5-HT_{2A}-Rezeptor auf Astrozyten ist. Möglicherweise kann Mirtazapin so die Propagierung des JCV im ZNS hemmen.
- Weitere Ansätze berichten über die Kombination von Cidovir, Camptothecin oder β-Interferon.
- Bei organtransplantierten Patienten müssen die immunsuppressiven Medikamente reduziert oder vorübergehend ausgesetzt werden.
- Transplantierte Nieren müssen entfernt werden. Kann eine Immunsuppression schnell beendet werden, kann sich eine JCV-Infektion auch selbst terminieren.

19.4.3 HIV-assoziiertes ZNS-Lymphome

Bei HIV-Infektionen treten neben der intrazerebralen Manifestation des Kaposi-Sarkoms vor allem das primäre ZNS-Lymphom (meist B-Zell-Lymphom) und das systemische Non-Hodgkin-Lymphom mit sekundärem Befall des ZNS auf.

Facharztbox

Immunrekonstitutionssyndrom (IRIS)

Eine noch nicht allzu lange bekannte und gefürchtete Komplikation der cART ist das Immunrekonstitutionssyndrom (IRIS). Es tritt fast ausschließlich bei Patienten mit sehr hoher Plasmaviruslast und sehr niedriger CD4-Lymphozytenzahl auf. Der unter cART dann rasch einsetzende Viruslastabfall, ein verändertes inflammatorisches Zytokinmuster und ein Anstieg der CD4-Lymphzyten führen zu einer Aktivierung von Entzündungszellen im Gehirn. Es kann dabei zu einer Demaskierung opportunistischer Infektionen, einem Aufflammen bereits anbehandelter opportunistischer Infektionen, zum Auftreten oder zum Verschärfen von autoimmunen Phänomenen und zu einer Vaskulitis kommen. Letztere imponiert im MRT als flächige, konfluierende Marklagerveränderung und kann eine PML vortäuschen. Man begegnet dem IRIS mit einer vorsichtigen Eindosierung der einzelnen cART-Komponenten. Der Einsatz einer additiven Steroidtherapie ist umstritten, da sie das Immunsystem zusätzlich schwächt, kann aber im Einzelfall lebensrettend sein.

Symptome Klinisch sind die Symptome des ZNS-Lymphoms oft nicht von einer Toxoplasmoseenzephalitis zu unterscheiden. Anfälle, Bewusstseinstrübung und Halbseitenlähmung sind häufig.

Diagnostik Im CT und MRT sind die Läsionen oft etwas größer, konfluierender und nehmen stärker Kontrastmittel auf als bei der Toxoplasmose. Eine ganz sichere Unterscheidung ist aber nicht möglich, zumal bei manchen Patienten Toxoplasmose und Lymphom gemeinsam auftreten können. Wenn die Therapie bei Verdacht auf eine Toxoplasmose nicht zu klinischer und neuroradiologischer Befundverbesserung führt, muss ein ZNS-Lymphom gegebenenfalls durch Biopsie ausgeschlossen werden. Im Liquor können Lymphomzellen nachgewiesen werden, was die Therapieentscheidung erleichtert. HIV-assoziierte ZNS-Lymphome sind praktisch immer EBV-assoziiert, daher ist der EBV-DNA-Nachweis im Liquor eine große diagnostische Hilfe.

Therapie Die Therapie besteht, anders als beim primären zerebralen Lymphom ohne Immunsuppression in der primären Bestrahlung. Die Prognose der HIV-ZNS-Lymphome ist infaust.

Der Fall

Ein 25 Jahre alter, HIV-positiver, drogenabhängiger Patient wird mit Fieber, Zeichen einer Meningoenzephalitis und zunehmender Halbseitenlähmung rechts sowie mit einer Hemianopsie nach links in die neurologische Klinik eingewiesen. Im MRT sieht man einen Befund ähnlich wie in Abb. 19.6. Im Liquor finden sich Antikörper gegen Toxoplasmen. Unter dem Verdacht auf eine Toxoplasmoseenzephalitis bei AIDS wird mit der spezifischen Therapie begonnen.

Die Halbseitenlähmung bessert sich in den nächsten Tagen deutlich, auch der Allgemeinzustand des Patienten bessert sich. Das Fieber geht zurück, der Patient ist wieder mobil. Bei der Kontrolluntersuchung nach 2 Wochen zeigt sich, dass sich die meisten Herde deutlich zurückgebildet haben, auch das Hirnödem ist rückläufig. Lediglich der okzipitale Herd, der die Hemianopsie erklärt, hat an Größe zugenommen. Der Liquor zeigt jetzt eine Erhöhung der Zellzahl bei geringer Eiweißerhöhung. Liquorzytologisch lassen sich atypische Lymphozyten nachweisen, die aber nicht dem typischen Bild eines Lymphoms entsprechen. Die Hirnbiopsie beweist die Verdachtsdiagnose eines zusätzlichen ZNS-Lymphoms. Unter Bestrahlung nimmt auch dieser Herd ab. Nach wenigen Monaten kommt es aber zum Lymphomrezidiv, an dessen Folgen der Patient verstirbt.

19.4.4 HIV-assoziierte Demenz

Die Inzidenz der HIV-assoziierten Demenz ist im Vergleich zu anderen AIDS definierenden Erkrankungen nach Einführung intensivierter multimodaler antiretroviraler Therapie weniger stark zurückgegangen. Das gilt vor allem für die frühen Stufen der HIV-assoziierten kognitiven Störungen.

Symptome Die Patienten sind psychomotorisch verlangsamt, haben Gedächtnis- und Konzentrationsstörungen, sind in Auffassung und Reaktionsfähigkeit verlangsamt und verlieren Antrieb und Initiative. Sozialer Rückzug, Depressivität und Apathie treten hinzu. Bei fortgeschrittener schwerer Demenz sind die Patienten tetraparetisch und mutistisch.

Inzwischen werden die kognitiven Einschränkungen wie folgt klassifiziert:

- **1. Stufe: neurokognitive Einschränkung.** Hierbei handelt es sich um leichte Einschränkungen der kognitiven Leistungen und der Exekutivfunktionen mit Gedächtnisstörung und Störung der Informationsverarbeitung. Das Alltagsleben ist hierdurch noch nicht beeinflusst.
- **2. Stufe: mildes HIV-assoziiertes neurokognitives Defizit.** Jetzt machen sich die Einschränkungen im Alltag bemerkbar, die Patienten werden im Beruf auffällig und haben Schwierigkeiten in der sozialen Interaktion. Sie bemerken allerdings selbst ihre reduzierten kognitiven und intellektuellen Fähigkeiten.
- **3. Stufe; HIV-assoziierte Demenz.** Das Alltagsleben ist nicht mehr alleine zu bewältigen und die kognitiven Funktionen sind massiv eingeschränkt. Testpsychologisch werden hier die Leistungen deutlich unterhalb der zweifachen Standardabweichung festgestellt.

Diagnostik Zur Diagnostik gehören die neuropsychologischen Tests mit AIDS-bezogener Demenzskala. MRT und Liquoruntersuchungen bringen nicht entscheidend weiter. Demente HIV-Patienten haben eine höhere Liquorviruslast als nicht-demente Patienten.

Therapie Wenn nicht schon vorher eingesetzt, wird eine hochaktive antiretrovirale Therapie HAART indiziert. Es sollten liquorgängige Substanzen (Azidothymidin, Abacavir oder Stavudin) gewählt werden (Leitlinien der DGN 2008). Bei Versagen der HAART können auch Foscarnet oder Cidofovir verabreicht werden. Antidementiva sind nicht wirksam.

Weitere Virusinfektionen des Zentralnervensystems ▶ Facharztbox: Slow-virus-Infektionen.

Facharztbox

Slow-virus-Infektionen

Zu der Gruppe der chronischen Virusinfektionen des Zentralnervensystems gehören Krankheiten, die als Folge einer Infektion mit dem Jc-Virus (SV40-PML-Virus), dem Masernvirus oder dem Rötelnvirus (Rötelnenzephalopathie) entstehen.

Subakut-sklerosierende Panenzephalitis (SSPE)

Epidemiologie und Pathogenese. Diese Krankheit tritt bei Kindern nach Maserninfektionen auf. Jungen erkranken wesentlich häufiger als Mädchen. Die SSPE ist sehr selten. Eine familiäre Häufung ist nicht beobachtet worden. Die Virusätiologie ist belegt durch

- hohe Titer komplementbindender Masernantikörper im Serum und Liquor der Kranken,
- Nachweis von Masernantigenen in Gewebekulturen aus Hirnbiopsien SSPE-kranker Kinder und
- erfolgreiche Übertragung der Krankheit auf Versuchstiere durch intrazerebrale Inokulation.

Es scheint, dass alle Patienten, die eine SSPE bekamen, vorher manifeste Masern hatten.

Symptome. Die Krankheit beginnt mit rasch fortschreitender **Demenz**, Nachlassen von Merkfähigkeit und Gedächtnis sowie Verarmung der Sprache. Gleichzeitig oder bald darauf verändert sich das **affektive Erleben und Verhalten** der Kranken: Sie werden stumpf und gleichgültig oder reizbar-aggressiv und schrecken geängstigt aus dem Schlaf auf.

Verhaltensauffälligkeiten, neurologische Herdsymptome, Myoklonien, komplexe extrapyramidale **Hyperkinesen**, Bewusstseinsstörung und Koma entwickeln sich langsam über Monate bis Jahre. Oft treten generalisierte Anfälle auf. Im weiteren Verlauf kommt es zu vegetativen Krisen mit Hyperthermie, Tachykardie, Hyperventilation, profusem Schwitzen und Erbrechen. Später wird eine parkinsonartige Haltung in fast völliger Bewegungslosigkeit fixiert.

Die **Krankheitsdauer** nimmt mit steigendem Erkrankungsalter linear zu. Mit 5 Jahren beträgt sie etwa 6 Monate, mit 16 Jahren über 30 Monate. Im Endstadium besteht eine Dezerebration mit apallischem Syndrom.

Diagnostik. Das **EEG** ist stets pathologisch. Die Veränderungen sind sehr bezeichnend: In allen Ableitungen treten synchron alle 5–8 s Gruppen von hohen δ-Wellen auf, die von rhythmischen Hyperkinesen begleitet sind.

Der **Liquor** ist in vielen Fällen charakteristisch verändert: Bei normaler Zellzahl und normalem oder nur gering erhöhtem Gesamteiweiß findet man die IgG-Fraktion durch eine autochthone IgG-Produktion im ZNS deutlich erhöht. Der Antikörpertiter gegen Masern ist regelmäßig erhöht.

Therapie. Eine wirksame Therapie ist nicht bekannt. Auch auf Behandlung mit Immunsuppressiva und Immunglobulinen tritt keine Besserung ein.

Rötelnpanenzephalitis

Nach **Rötelninfektion** kann bei Kindern ein ähnliches Krankheitsbild, die progressive Rötelnpanenzephalitis, entstehen. Die Einzelheiten zu Pathogenese, Klinik und Therapie ähneln denen der SSPE.

Die **PML** wurde bei den opportunistischen Infektionen besprochen.

In Kürze

Virale Meningitis

Erreger. Primär neurotrope Viren wie Zosterviren, nicht primär neurotrope wie Mumpsviren.

Symptome. Kopfschmerzen, Nackensteifigkeit, Nervendehnungszeichen, Bewusstseinstrübung, Anfälle. Nach schwerem Krankheitsstadium von einigen Tage klingen Symptome ab.

Diagnostik. BSG: Normal oder mäßig beschleunigt; Blutbild: Normal oder Leukopenie; Liquor ist klar; EEG: Allgemeinveränderung mit Herdbefunden; CT/MRT: Hirnschwellung.

Keine **Therapie.**

Chronische, lymphozytäre Meningitis

Erreger. Nichtvirale Erreger wie Pilze, Protozoen, Tuberkulose, Leptospiren, M. Whipple.

Symptome. Schleichende Kopfschmerzen, Konzentrationsschwäche, Leistungsminderung.

Diagnostik. Liquor: Lymphozytäre Pleozytose, vermehrtes Eiweiß, verminderter Liquorzucker; **EEG:** Allgemeinveränderung mit Herdbefunden.

Therapie. Medikamentöse Therapie bei fehlendem Erregernachweis.

M. Boeck. Symptome: Chronischer Verlauf von Hirnnervenlähmungen, Visusstörungen durch Optikusbefall und Hydrozephalus. **Diagnostik:** CT, MRT. **Therapie:** Kortison.

Akute Virusenzephalitis

Viren befallen das ZNS, dadurch Zellschädigung mit Untergang der Nervenzellen.

Symptome. Akuter Symptomeinsatz mit erhöhter Temperatur, psychopathologischen Veränderungen wie Bewusstseinstrübung, neurologischen Herdsymptomen wie Mono- oder Hemiparesen, bei Befall des Hirnstammes Nystagmus, fokale oder generalisierte Anfälle.

Diagnostik. BSG/Blutbild sind normal**; Liquor:** Erhöhter Liquorzucker, leichte Pleozytose; **EEG:** Schwere Allgemeinveränderungen; **CT/MRT:** Diffuses Hirnödem.

Herpes-simplex-Enzephalitis (HsE). Einseitige, später doppelseitige Entzündung der limbischen Strukturen des basalen Temporal- und Frontallappens. **Symptome:** Allgemeinsymptome, danach neurologische und -psychologische Herdsymptome. Unbehandelt: Koma, Tod durch Hirndruck. **Diagnostik:** Liquor, CT, MRT, EEG. **Therapie:** Aciclovir.

Zosterinfektion wie Herpes Zoster (Gürtelrose). Vom Varizella-Zoster-Virus ausgelöste sporadische Allgemeininfektion mit lokaler Manifestation in sensiblen Ganglien und Haut, vorwiegend bei Erwachsenen. Virus ist mit Varizellen-Virus identisch, Varizellen zeigen Erstinfektion des voll empfindlichen Individuums, Zoster die Zweiterkrankung durch verbliebene oder neu eingedrungene Erreger bei partieller Immunität. **Symptome:** Inkubationszeit: 7–14 Tage, Allgemeinsymptome; 3.–5. Tag: Segmental angeordnete Bläschengruppen; Nachlassen der Schmerzen, Abfallen der Bläschen. **Diagnostik:** Liquor. Medikamentöse **Therapie.**

Frühsommer-Meningoenzephalitis (FSME). Endemisch auftretende Enzephalitiskrankheit, nach Infektion durch Moskito- oder Zeckenbiss. Vermehrung des Virus in Lymphknoten. **Symptome:** Inkubationszeit: 1–2 Wochen; Allgemeinsymptome, nach fieberfreiem Intervall: Meningoenzephalitis z.T. mit Lähmungen. **Diagnostik:** Liquor. Keine spezifische **Therapie.**

Coxsackie- und Echovirus-Meningitis. Durch hämatogene Aussaat bei systemischer Infektion mit Befall von Herz oder Leber. Primärer Infekt erfolgt oral, gehäuft im Sommer oder Frühherbst. **Symptome:** Inkubationszeit: 5–10 Tage; Fieber, Allgemeinsymptome einer Virusinfektion. **Diagnostik:** Liquor. Keine spezifische **Therapie.**

Poliomyelitis acuta anterior (Polio). Durch Übertragung von Mensch zu Mensch durch Schmutz- und Schmierinfektion. Virusaufnahme per os, Vermehrung in Schleimhaut des Pharynx oder Darms. **Symptome:** Inkubationszeit: 3–14 Tage; Allgemeinsymptome.

Diagnostik. Liquor. Therapie: Bettruhe, Isolation, keine spezifischen Medikamente, intensivmedizinische Behandlung der Komplikationen. **Differenzialdiagnose:** Guillain-Barré-Syndrom, Polyradikulitissyndrome nach Zeckenbiss, Tollwut, Botulismus.

Rabies (Lyssa, Tollwut). Durch direkten Kontakt mit Speichel infolge Bissverletzung, limbisches Systems besonders betroffen. **Symptome: Prodromalstadium:** Allgemeinsymptome, starke Empfindlichkeit der Bissstelle, Schlaflosigkeit, Speichelfluss, spastische Verkrampfung der Gesichts-, Rumpf-, Zwerchfellmuskulatur. **Erregungsstadium:** Schmerzhafte Krämpfe der Schlundmuskulatur, hemmungslose Wutanfälle mit Aggressivität, vegetative Störungen. **Endstadium:** Sinnesreize lösen tonisch-klonische Krämpfe aus. Tod nach wenigen Tagen. **Diagnostik:** Histologische Untersuchung des tierischen ZNS. **Therapie:** Chirurgische Wundversorgung ohne Naht, aktive und passive Immunisierung, Therapie der manifesten Tollwut nicht möglich. **Differenzialdiagnose:** Tetanus.

Weitere akute Virusenzephalitis-Formen. Epstein-Barr-Virus-Infektion häufig als Hirnstammenzephalitis mit Zerebellitis; **Zytomegalievirus-Infektion** durch Reaktivierung eines früheren Infektes bei Immunsupprimierten, befällt oft andere Organe; **Myxoviren** verursachen Meningitis oder parainfektiöse Enzephalitis meist mit selbstlimitierendem Verlauf.

HIV-Infektion

Erreger. »Human immunodeficiency virus« (HIV) löst erworbenes Immundefektsyndrom (AIDS) aus. Durch Geschlechtsverkehr, intravenöse Spritzen, erregerhaltiges Blut oder -produkte.

Stadien. Asymptomatisches Stadium; Lymphadenopathiesyndrom mit persistierender Vergrößerung der extrainguinalen Lymphknoten; **AIDS-related complex**: Gewichtsverlust, Diarrhö, Allgemeinsymptome; **manifestes AIDS** mit AIDS-definierender opportunistischer Infektion, AIDS-definierendem Malignom oder HIV-Enzephalopathie.

Diagnostik. Liquor: Zellzahl- und Gesamteiweißerhöhung.

Therapie. Hochintensivierte, antivirale Kombinationstherapie.

Folgen. Neurologische Auffälligkeiten, aseptische Meningitis, HIV-assoziierte Myopathie mit proximalen Paresen, HIV-Enzephalopathie, AIDS-Demenz, die unbehandelt zum Tod führt.

Opportunistische ZNS-Infektionen bei AIDS. ZNS-Toxoplasmose: Symptome: Kopfschmerzen, Fieber, neurologische Herdsymptome. **Diagnostik:** CT, MRT, Liquor. **Therapie:** Pyrimethamin, Folsäure, Sulfadiazin.

Kryptokokkenmeningitis. Symptome: Kopfschmerzen, Fieber, Bewusstseinsstörungen. **Diagnostik:** Liquor. **Therapie:** Amphotericin B oder Flucytosin.

Zytomegalieinfektion. Symptome: Bei Immunkompetenten milde Meningitis, bei Immunsupprimierten lebensbedrohliche Enzephalitis, akute Polyradikulitis, chronisch progrediente Enzephalopathie. **Therapie:** Foscarnet und Ganciclovir.

Progressive multifokale Leukenzephalopathie. Symptome: Kombination verschiedener zerebraler Herdsymptome. **Diagnostik:** CT, MRT, Liquor. **Therapie:** Beginn oder Fortführung der hochaktiven antiretroviralen Therapie (cART).

HIV-assoziierte ZNS-Lymphome. Symptome: Anfälle, Bewusstseinstrübung, Halbseitenlähmung. **Diagnostik:** CT, MRT, Liquor. **Therapie:** Strahlentherapie.

Weiterführende Literatur

Campbell H, Andrews N, Brown KE, Miller E (2007) Review of the effect of measles vaccination on the epidemiology of SSPE. Int J Epidemiol 36: 1334–1348

Clifford DB, Yiannoutsos C, Glicksman M, Simpson DM, Singer EJ, Piliero PJ, Marra CM, Francis GS, McArthur JC, Tyler KL, Tselis AC, Hyslop NE (1999) HAART improves prognosis in HIV-associated progressive multifocal leukoencephalopathy. Neurology 52: 623–625

Hauser S, et al. (2006) Harrison's Neurology in Clinical Medicine. McGraw-Hill, New York

Helbok R, Broessner G, Pfauler B, Schmutzhard E (2009) Chronic meningitis. J Neurol 256: 168–175

Leitlinie der DGPI. Varizellen-Zoster. www.uni-duesseldorf.de/WWW/AWMF/II/048

Kennedy PGE (2005) Viral Encephalitis. J Neurol 252: 268–272

Martinez-Torres F, Menon S, Pritsch M, Victor N, Jenetzky E, Jensen K, Schielke E, Schmutzhard E, de Gans J, Chung CH, Luntz S, Hacke W, Meyding-Lamadé U (2008) Protocol for German trial of Acyclovir and corticosteroids in Herpes-simplex-virus-encephalitis (GACHE): a multicenter, multinational, randomized, double-blind, placebo-controlled German, Austrian and Dutch trial. BMC Neurol 8: 40

Meyding-Lamadé U, Strank C (2012) Herpesvirus infections of the central nervous system in immunocompromised patients. Ther Adv Neurol Disord 5: 279–296

RKI – Robert-Koch-Institut (2014)

Entzündungen durch Protozoen, Würmer und Pilze

Thorsten Lenhard, Michael Platten und Stefan Hähnel

W. Hacke (Hrsg.), *Neurologie*,
DOI 10.1007/978-3-662-46892-0_20,

Einleitung

Obwohl durch Protozoen, Pilze und Würmer ausgelöste Krankheiten in Mitteleuropa selten geworden waren, werden weltweit Millionen von Menschen von solchen Erkrankungen betroffen und getötet. Malaria, Gelbfieber, Wurmkrankheiten und viele Pilzkrankheiten kommen heute auch wieder bei Mitteleuropäern mit gesundem Immunsystem vor, eine Folge des weltweiten Tourismus, der auch in gefährdende Regionen führt. Immunschwäche bzw. -suppression und Autoimmunerkrankungen begünstigen darüber hinaus das Auftreten »exotischer« Krankheiten, wie Toxoplasmose und Kryptokokkose.

Die Diagnose ist oft schwierig. Bei Unklarheiten ist eine Reiseanamnese zum Ausschluss von Tropenkrankheiten angezeigt. In diesem Kapitel werden die wichtigsten, auch in Mitteleuropa jetzt häufiger auftretenden Krankheiten besprochen. Daneben findet man in Tabellenform Hinweise auf andere, meist tropische Erreger. Eine Übersicht über parasitäre Infektionen des ZNS findet sich in ◻ Tab. 20.1.

20.1 Protozoenerkrankungen

Allgemeines Taxonomisch sind Protozoen einzellige Eukaryonten und gehören somit zum Reich der Tiere. Sie zeichnen sich durch aktive Lokomotion entweder durch Flagellen, Zilien oder amöboide Bewegungen aus. Nur eine Minderheit der Protozoen parasitiert im Menschen. Einige haben einen an den Wirt und einen Vektor (Stechmücken, Wanzen) hoch angepassten Entwicklungszyklus entwickelt. Nachfolgend sind die Spezies, die relevante ZNS-Infektionen verursachen können, aufgelistet (◻ Tab. 20.1):

- Acanthamoebia keratitis (Amöbenkeratitis; sehr selten granulomatöse Amöbenenzephalitis)
- Entamoebia histolytica (Amöbiasis oder Amöbenruhr; selten Hirnabszesse, s. u.)
- Naegleria fowleri (primäre Amöbenmeningoenzephalitis)
- Plasmodium falciparum (Erreger der Malaria tropica, zerebrale Malaria, s. u.)
- Toxoplasma gondii (Erreger der Toxoplasmose, s. u.)
- Typanosoma cruzi (Chagas-Krankheit, selten akute Meningoenzephalitis)
- Typanosoma brucei (afrikanische Schlafkrankheit)

20.1.1 Toxoplasmose

Epidemiologie und Übertragung Die Toxoplasmoseinfektion als opportunistische Infektion bei AIDS ist heute die häufigste Manifestation und dort beschrieben (▶ Kap. 19.4). Ohne Immunschwäche wird die Toxoplasmose, trotz der Tatsache, dass etwa die Hälfte – in ländlichen Gegenden bis zu 80% – der Bevölkerung in Deutschland mit Toxoplasma gondii durchseucht sind, selten aktiv. Die Übertragung geschieht durch Kontakt mit Hunden, Katzen, Kaninchen und Mäusen, aber auch durch Genuss von rohem Fleisch und ungekochter Milch, vermutlich auch von Mensch zu Mensch.

Die meisten Infektionen verlaufen inapparent. Die Protozoen werden dann in den charakteristischen sog. Pseudozysten beherbergt. Unter besonderen Bedingungen (Unterernährung, andere Infektionskrankheiten, Immunsuppression) können sich diese Pseudozysten öffnen, so dass sich die Infektion erneut generalisiert. Man spricht dann von einer **reaktivierten Toxoplasmose.** Bei der manifesten Krankheit unterscheidet man die **konnatale Toxoplasmose** (▶ Facharztbox) und die nach der Geburt erworbene Toxoplasmose.

Pathologie Pathologisch-anatomisch findet man im ZNS eine disseminierte, nekrotisierende Enzephalomyelitis in Großhirn, Kleinhirn und Rückenmark, deren Herde vorwiegend um die Gefäße angeordnet sind. Weiter besteht eine granulomatöse Meningitis und Ependymitis. Histologisch sind im Granulationsgewebe die Pseudozysten charakteristisch.

Symptome Die Inkubationszeit der erworbenen Toxoplasmose beträgt 3–10 Tage. Die Krankheit verläuft meist **primär chronisch,** seltener akut. Auch chronisch-rezidivierender Verlauf wird beobachtet. Die zerebralen Manifestationen bei der Toxoplasmose sind in erster Linie multiple Hirnabszesse, seltener akute Meningoenzephalitis oder gar Myelitis. Die dif-

Facharztbox

Konnatale Toxoplasmose

Pathogenese. Ausgangspunkt für die Infektion des Embryo bzw. Feten sind Zysten und Pseudozysten im Endometrium der Mutter. Die Protozoen gehen in die Frucht über. Hat sich die Mutter in den ersten drei Embryonalmonaten infiziert, kommt es zum Abort. Nach Infektion in einem späteren Stadium der Schwangerschaft kann das Kind eine konnatale Toxoplasmose mit Missbildungen haben. Die konnatale Toxoplasmose kann auch latent sein, aber später akute Symptome verursachen, z. B. chorioretinitische Schübe.

Symptome. Durch Befall des ZNS und der Augen findet man Hydrozephalus, Paresen, Reflexdifferenzen, Krämpfe und Augenmuskellähmungen mit Strabismus. Ophthalmologisch findet man die verschiedensten Veränderungen, vor allem Mikrophthalmus, chorioretinitische Herde, Iridozyklitis und Katarakt.

Diagnostik. Der Liquor zeigt immer eine mittlere Eiweißvermehrung bei leichter Pleozytose, häufig ist er xanthochrom. Serologisch (Sabin-Feldmann-Serofarbtest, ELISA) stellt man bei wiederholter Untersuchung einen Anstieg der Antikörper fest, während sich die passiv übertragenen Antikörper im Laufe der ersten 6 Lebensmonate verlieren.

Prognose. Etwa 20% der Kinder sterben. Die übrigen haben trotz intensiver Behandlung einen schweren geistig-körperlichen Entwicklungsrückstand mit Residualepilepsie und Sehschwäche.

Tab. 20.1 Parasiteninfektionen des ZNS (Auswahl). (Adaptiert nach Platten, in Brandt et al. 2003 und Schmutzhardt, in Hacke et al. 1994)

Art	Infektion	Symptome	Verlauf	Diagnose	Therapie
Protozoen					
Acanthamoebia keratis	Fäkal-oral, Wasser	Nur Immundefiziente: granulomatöse Enzephalitis (seltener Opportunist, ca. 400 Fälle weltweit aufgetreten)	Chronisch	Liquor, PCR, MRT, Biopsie	Versuch mit unterschiedlichen Substanzen: Trimethprin-Sulfametoxazol, Albendazol, Sulfadiazin, andere (Letalität: >90%)
Entamoeba histolytica	Fäkal-oral, schlechte Hygiene, verschmutztes Drinkwasser	Hirnabszess, Anfälle, Hirndruckerhöhung, meist auch Leberabszess	Chronisch	Stuhldiagnostik, Liquor, Biopsie, ELISA, PCR	Metronidazol 2 g/Tag
Malaria tropica (nur Plasmodium falciparum)	Anopheles, theoretisch auch Bluttransfusion	Zerebrale Malaria: Koma, Anfälle, Enzephalopathie, psychotische Symptome, fokalneurologische Ausfälle, selten Infarkte, Multiorganversagen	Akut	Blutausstrich, »dicker Tropfen«, ELISA gegen Plasmodium-falciparum-Proteine, PCR	Akut: Chinin 20 mg/kg über 4 h, danach 10 mg/kg alle 8–12 h für 7 Tage Alternativen: Chinidin-Glukonat (EKG-Monitoring), Cloroquin Artesunat (2,4 mg/kg KG als iniatialer Bolus, dann nach 12 und 24 h wiederholen, ab dem 3. Tag: 2,4 mg/kg KG alle 24 h, maximale kumulative Dosis: 18 mg/kg KG)
Naegleria fowleri	Abgestandenes Frischwasser! Invasion über Riechepithel!	Primäre amöboide Meningoenzephalitis (<500 Fälle weltweit aufgetreten)	Subakut	Liquor, MRT, Biopsie	Therapie und Prognose, ► Acanthamoebia keratis
Toxoplasma Gondii	Nahrung, konnatal	Enzephalitis, Abszesse, gesteigerter Hirndruck	Subakut	Liquor, CT, MRT	Initial: Sulfadiazin p.o. 4–6 g/Tag plus Pyrimethamin p.o. 100 mg/Tag, plus Folinsäure 5–10 mg/Tag (► Text) Alternativ: Clindamycin Dauertherapie: Sulfadiazin 2 g/Tag plus Pyrimethamin 25 mg/Tag plus Folsäure 5–10 mg
Trypanosoma cruzi	Vektor: u. a. Triatoma (Wanzen), Südamerika	Chagas-Krankheit (besonders Kardiomyopathie, Papierherz), selten Meningoenzephalitis	Akut (ME) – subakut – chronisch	»Dicker Tropfen« Liquor, ELISA, PCR	Benznidazol, Nifurtimox
Trypanosoma brucei gambiense et rhodesiense	Vektor: Tse-Tse-Fliege	Afrikanische Schlafkrankheit: Verwirrtheit, Kopfschmerzen, dauernde Schläfrigkeit, Koordinationsstörungen	Akut-subakut, je nach Stadium	»Dicker Tropfen« Liquor, ELISA, PCR	Eflonithin, Nifurtimox
Würmer (Helminthen)					
Toxocara canis (Hundespulwurm)	Oral vom Hund	Granulome und Abszesse in Hirn und Rückenmark, Eosinophilie	Subakut	Liquor-Eosinophilie CT: Granulome	Albendazol 2-mal 400 mg/Tag p.o. Alternativ: Mebendazol, Thiabendazol
Trichinen	Rohes Schweinefleisch	Eosinophile Meningoenzephalitis, Myostits (Larven)	Akut	Liquor-Eosinophilie CT und MRT, Muskelbiopsie	Thiabendazol 25 mg/kg/Tag für 1 Woche Alternativ: Mebendazol, Flubendazol

▣ Tab. 20.1 (Fortsetzung)

Art	Infektion	Symptome	Verlauf	Diagnose	Therapie
Zestoden					
Zystizerken	Fäkal-oral (Eier)	Intrazerebrale Zysten, Meningitis, Hydrozephalus, Vaskulitis	Chronisch, selten akut	CT und MRT: Zysten Liquor: Eosinophilie möglich	Praziquantel-Steroide (▶ Text) Albendazol (2–400 mg/Tag für mindestens 10 Tage)
Echinokokkus	Fäkal-oral (Eier)	Riesenzysten, Hydrozephalus	Chronisch	CT und MRT: Zyste(n)	Albendazol
Trematoden					
Schistosoma	Perkutan	Intrazerebrale Granulome	Chronisch	CT, MRT, Liquor	Praziquantel

fuse Enzephalitis beginnt subakut mit Kopfschmerzen und Fieber, gefolgt von Vigilanzstörungen. In der Regel tritt die Enzephalitis nicht solitär auf, sondern mit Abszessen verbunden, die dann entsprechende Herdsymptome machen.

Die **akute Toxoplasmose** setzt etwa 1–2 Wochen nach einem Prodromalstadium von Müdigkeit, Schwäche, Unlust und Kopfschmerzen ein. Unter hohem Fieberanstieg, der durch Antibiotika nicht zu beeinflussen ist, tritt bei der generalisierten Form ein nicht juckendes, makulopapulöses Exanthem auf. In den Papeln werden Toxoplasmen nachgewiesen. Gleichzeitig werden auch viele andere Organe befallen: es kommt zu Milz- und Leberschwellung, Myokarditis und Pneumonie. Häufig besteht eine Enzephalitis mit geringer meningealer Beteiligung.

Die **chronisch-rezidivierende Form** mit Beteiligung des Nervensystems bietet das Bild einer schubweise verlaufenden Meningoenzephalitis oder Enzephalomyelitis, die sich über viele Jahre hinziehen kann. Ihre Symptomatik ist durch psychischen Verfall und Verhaltensstörungen, epileptische Anfälle, extrapyramidale Hyperkinesen und wechselnde Herdsymptome gekennzeichnet. Manche Fälle beginnen mit Anfällen.

Diagnostik, Therapie und Prognose ▶ Kap. 19, opportunistische Infektionen bei AIDS, dort auch ▣ Abb. 19.4.

20.1.2 Amöbiasis

Amöben werden durch orale Aufnahme der Zysten von **Entamoeba histolytica** (E. h.) aus infiziertem Wasser und infizierter Nahrung aufgenommen. E. h. ist weltweit die häufigste Amöbenerkrankung. 90% der Infizierten sind asymptomatisch, aber Ausscheider der Parasiten.

Symptome Typischerweise verursacht E. h. Durchfälle und eine schwere Dysenteritis (Blut und Schleimverlust) und neigt in 10% zu einer invasiven, abszedierenden Verlaufsform, hierunter auch die seltene sekundäre zerebrale Amöbiasis (▶ primäre Amöbenmeningoenzephalitis, ▣ Tab. 20.1) in Form multipler, intrakranieller Abszesse (<1% der Patienten mit Leberabszessen).

Diagnostik Die am weitesten verbreitete diagnostische Methode ist der mikroskopische Nachweis von Zysten bzw. Trophozoiten im Stuhl. Ein Hämagglutinationstest ist in >90% positiv. Serologisch können Antikörper gegen E. h. ab 2 Wochen nach Infektion nachgewiesen werden. Modernere Tests können einzelne E.-h.-Proteine (ELISA) oder DNA (PCR) wesentlich sensitiver nachweisen. Im CT oder MRT lassen sich die Abszesse zwar gut nachweisen – zeigen aber keine spezifischen Charakteristika. Fast immer können gleichzeitig Abszesse in der Leber nachgewiesen werden.

Therapie Metronidazol, 2–3 g täglich i.v. über 10–14 Tage.

20.1.3 Zerebrale Malaria

Epidemiologie Erreger der Malaria sind Plasmodium falciparum (Malaria tropica), Plasmodium vivax und ovale (tertiana) und Plasmodium malariae (quartana). Plasmodien gehören zu den sog. Sporozoen und machen einen an den Wirt und Vektor (Stechmücken: Anopheles species) angepassten Lebenszyklus mit geschlechtlichen und ungeschlechtlichen Formen durch. Weltweit erkrankten 2013 207 Millionen Menschen an Malaria mit 627.000 Toten, mehrheitlich Kinder <5 Jahre, (WHO-Report 2013: http://www.who.int/malaria/media/world_malaria_report_2013/en/). Einer von 6 Todesfällen in Kindern wird in Afrika durch Malaria verursacht. Nur Plasmodium falciparum, als Erreger der Malaria tropica spielt als Verursacher der zerebralen Malaria eine Rolle. Eine zerebrale Malaria (ZM) entwickeln etwa 5% der Patienten. Schwere Verläufe sind vor allem bei Personen bekannt, die vorher keine Prophylaxe durchgeführt haben und auch sonst noch keine Exposition zu Malaria hatten, also besonders Touristen und Kinder.

Pathophysiologie Die Pathomechanismen der zerebralen Malaria sind komplex und nicht völlig verstanden. Der Verschluss zerebraler Gefäße durch parasitenbeladenen Erythrozyten (PE) als führende Pathologie, eine sog. PE-Sequestrationen, ist umstritten bzw. mittlerweile widerlegt. So zeigten Autopsiebefunde von Patienten, die zwar an Malaria, aber nicht einer zerebralen Komplikation verstarben, die gleichen PE Sequestrationen wie solche mit einer zerebralen Malaria. Dennoch können vereinzelt Thrombosen auftreten. Die zerebrale Malaria ist vermutlich eine toxische Enzephalopathie. PE zeigen an den Endothelien der Hirngefäße, besonders in den Mikrokapillaren, eine deutliche Zytoadhärenz und induzieren an den Endothelien eine schwere inflammatorische Reaktion. Dies führt zum einen zu einer massiven Einwanderung von mononukleären Zellen (Monozyten/Makrophagen) und neutrophilen Granulozyten und zur Aktivierung inflammatorischer Signalwege am Endothel mit massiver Ausschüttung von proinflammatorischen und vasoaktiven Mediatoren (z. B. TNF-α und andere Zytokine, Angiopoetine, Bradykinine, NO, freie Radikale), was letztlich zum Zusammenbruch der Schrankenfunktion der Bluthirnschranke führt.

Symptome Die klinische Definition der zerebralen Malaria ist ein schweres Koma ohne alternative Erklärung und Nachweis einer Parasitämie im peripheren Blut. Die klinischen Symptome der zerebralen Malaria unterscheiden sich zwischen Kindern und Erwachsenen deutlich: in Kindern entwickelt sich mit Symptombeginn der Malaria eine ZM schneller als in Erwachsenen, und unter einer Therapie bildet sich das Koma auch schneller wieder zurück. Etwa ein Drittel der Kinder entwickeln epileptische Anfälle, aber nur 10% der Erwachsenen. Kinder entwickeln häufiger Hirndruckzeichen und ein generalisiertes zerebrales Ödem. Ringförmige perivaskuläre Einblutungen findet man fast ausschließlich bei Kindern. Hirnstammsymptome findet man bei Kindern gewöhnlich, bei Erwachsenen selten. Neben der Bewusstseinsstörung respektive dem Koma als zentrales Symptom, können unterschiedliche neuropsychiatrische Symptome (wieder Kinder häufiger als Erwachsene) wie Halluzinationen, Myoklonien, Halbseitenlähmung, Tremor und Chorea auftreten.

Diagnostik Die Diagnosesicherung einer Malaria tropica erfolgt über den Erregernachweis im Blut. Dazu muss alle 6 h für mindestens 24 h ein sog. »**dicker Tropfen**« angefertigt und mikroskopisch (Giemsa Färbung) befundet werden. Es stehen ferner **immunologische Schnelltests** (z. B. ICT Malaria P.F.-Test, OptiMal-Test) zur Verfügung, die schnell und zuverlässig Plasmodienantigene nachweisen. Die sensitivste Untersuchung ist der Nachweis des Plasmodiumgenoms mittels **PCR**, ist aber aufgrund der Analysedauer im Akutfall nicht schnell genug.

Das **MRT** kann bei Verdacht auf eine ZM zusätzliche Information geben (strukturelle Läsion, Ödem, Hämorrhagien) und besonders bei der Frage nach sekundärer toxisch-zerebraler Schädigung hilfreich sein.

Therapie Therapie der ersten Wahl ist noch immer kombiniert Chinin-HCl plus Doxycyclin oder Clindamycin (◘ Tab. 20.1). Neu sind Artemisinderivate wie z. B. Artesunat (»off-label«), das wirksamer besonders bei ZM ist (◘ Tab. 20.1); hier nach Besserung Nachbehandlung mit Artemether/Lumefantrin oral (Riamet).

Chinin ist nicht ohne Nebenwirkung: Hypoglykämien, Herzrhythmusstörungen, Kopfschmerzen, Sehstörungen, Störungen im Blutbild und Anaphylaxie sind häufig.

Prognose Die Prognose der zerebralen Malaria ist relativ schlecht. Die Mortalität der ZM ist bei Erwachsenen mit 30% fast doppelt so hoch wie bei Kindern (18%). Allerdings ist der Grad der Behinderung, wenn die ZM überlebt wird, bei Kindern deutlich größer: fokal neurologische Behinderung (3,5% bei Kindern vs. 1% bei Erwachsenen), neurokognitive Defizite (25% bei Kindern vs. <5% bei Erwachsenen).

20.2 Wurminfektionen

20.2.1 Zystizerkose

Erreger und Epidemiologie Die Zystizerkose entsteht durch den Befall von Finnen der Taenia solium (TS, Blasenwurm oder Schweinebandwurm). Die Neurozystizerkose ist eine der häufigsten entzündlichen Krankheiten des Gehirns weltweit. Man schätzt in tropischen Ländern etwa 50 Mio. Erkrankte (Prävalenz) und mindestens 50.000 Tote pro Jahr. In Deutschland ist die Krankheit sehr selten und meist bei Migranten, seltener bei Touristen zu finden. Auch in Osteuropa und auf der iberischen Halbinseln kommen Zystizerkosen gehäuft vor, ansonsten sind Mittel- und Südamerika, Afrika und die tropischen und subtropischen Gegenden Asiens die Hauptendemiegebiete. Die Inkubationszeit kann sehr lang sein – bis zu mehreren Jahrzehnten.

Pathophysiologie und Symptome Der Mensch ist normalerweise der Endwirt des adulten Wurms, der im Dünndarm mit seinen distalen Proglottiden große Mengen Eier mit dem Stuhl absetzt. Für die weitere Entwicklung der vom Menschen ausgeschiedenen Eier benötigt der Parasit das Schwein als Zwischenwirt. Bei der Zystizerkose wird der Mensch zum Fehlzwischenwirt. Dabei nimmt er TS-Eier oral auf, entweder durch eine fäkal-orale Autoinfektion (ca. 10%) oder Fremdinfektion (ca. 90%, kontaminiertes Trinkwasser oder Speisen). In diesem Fall durchläuft der Wurm die Larvenstadien in atypischer Weise, statt im Schwein im Menschen. Die Eier entwickeln sich im Darm zu Onchosphären (Primarlarven), die die Darmwand durchbohren und die sich als Zystizerken (Gewebezysten) in den Zielorganen (Muskel, Bindegewebe, Hirn) etablieren.

Diagnostik und Symptome Die kraniale **MRT** ist die bildgebende Methode der Wahl zur Diagnose einer Neurozystizerkose. Prinzipiell kann zwischen einer intra- und extraparenchymatösen (Ventrikel, Plexus choroideus, Subarachnoidalraum) Lokalisation unterschieden werden. Pathognomonisch (auch in der Computertomographie) sind kleine, randständige Verkalkungen, die den Kopf, genannt Skolex, der Zyste-

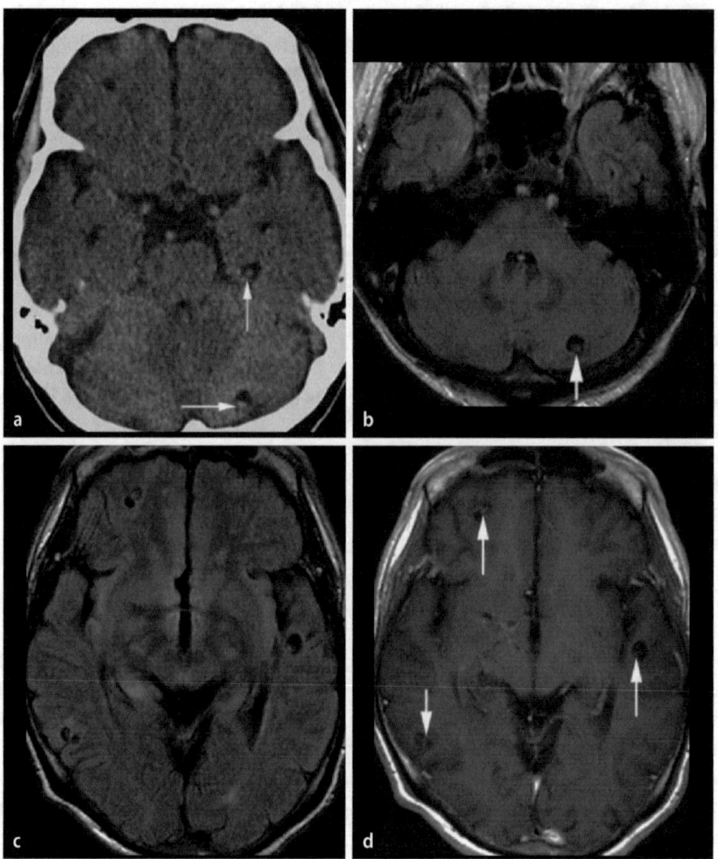

Abb. 20.1a–d Zystizerkose CT (a) und MRT (b–c) bei Zystizerkose. Schon im CT sind zwei kleine Zysten mit randständiger Verkalkung zu erkennen, die dem Skolex entsprechen. Im MRT ohne (**b,c**) und mit KM (**d**) kommen die Zysten deutlicher zur Darstellung. Es ist kaum Begleitödem erkennbar. Die Läsionen (*Pfeile*) reichern nicht an. (Mit freundlicher Genehmigung von S. Hähnel, Heidelberg, aus Radiologie update, Thieme 2005)

rizerke entsprechen (Abb. 20.1). Es werden vier MR-morphologische Stadien unterschieden, wovon das Stadium I vitale Zysten erfasst, die immer asymptomatisch sind, da der Erreger das Wirtsimmunsystem lokal kontrollieren und eine Immunreaktion gegen die Zystizerken unterdrücken kann. Gelingt dies über die Zeit nicht mehr bzw. sterben die Zystizerken ab, kommt es zu einer Inflammation und im Verlauf häufig zu einer gliotischen Reaktion mit Verkalkungen (Stadium II–IV). Ab dem Stadium II werden die Patienten symptomatisch, zumeist mit Anfällen, selten durch Hirndruckzeichen, wenn z. B. durch große Zysten die Liquorzirkulation gestört wird (hier besonders intraventrikuläre Zysten). **Liquordiagnostik** und **Serologie** können bei Unklarheit die Diagnose bestätigen (gemischte Pleozytose mit Eosinophilie im Blut plus fakultativ der Nachweis von Antikörpern gegen TS). Die Neurozystizerkose ist in Endemiegebieten wie Indien für ca. 50% der symptomatischen Epilepsien im Erwachsenenalter verantwortlich.

Therapie Solitäre Zysten müssen nicht behandelt werden. Nur bei der aktiven parenchymatösen, multilokulären Form wird mit Albendazol (50 mg/kg KG pro Tag über 2 Wochen) und Praziquantel (15 mg/kg KG pro Tag über 4 Wochen) behandelt. Die Behandlung führt zum Absterben vitale Zysten und bei hoher Zystenlast kann sich ein reaktives Hirnödem entwickeln. Daher sollte bei Hinweis auf multiple Zysten vor Einleiten der Therapie mit Steroiden vorbehandelt werden, um die reaktive Inflammation abzufangen.

Bei Patienten, die lange in Risikogebieten (z. B. Indien) gelebt haben, muss vor Therapiebeginn zwingend bedacht werden, dass diese Wirte mehrerer verschiedener Parasiten sein können. Dies erfordert eine parasitologische Konsultation und besonders den Ausschluss einer Strongyloides-Ko-Infektion. Diese würde unerkannt unter Steroidgabe u. U. lebensbedrohlich exazerbieren.

Häufig ist es bei nicht-raumfordernden, vereinzelten Zysten völlig ausreichend, den natürlichen Verlauf abzuwarten und die symptomatische Epilepsie »symptomatisch« antikonvulsiv zu kontrollieren. Solitäre Zysten, die einen Hydrozephalus verursachen, müssen u. U. – ohne vorherige medikamentöse Therapie – operiert werden.

20.2.2 Trichinose

Sie entsteht durch Verzehr infizierten, rohen Schweinefleischs. Charakteristisch sind die akute Meningitis (Liquor: Eosinophilie) und Myositis (CK-Erhöhung, Larven in der Muskelbiopsie). Die Krankheit kann sehr rasch verlaufen und, unbehandelt, zum Tode führen. Medikamentös stehen neben Thiabendazol (25 mg/kg KG pro Tag über 1–2 Wochen) noch weitere Antihelminthika wie Mebendazol und Flubendazol (◻ Tab. 20.1) zur Verfügung.

20.2.3 Echinokokkose

Epidemiologie und Symptome Die Echinokokkose des ZNS ist die in Deutschland häufigste Wurmkrankheit. Echinokokkosen werden durch den Echinococcus granulosus (Hundebandwurm, in den Tropen, Mittelmeerraum; Reservoirtiere: Hunde, Katzen; physiologischer Zwischenwirt: Schafe, Rinder) und den Echinococcus alveolaris (oder auch E. multilocularis, Fuchsbandwurm, in Mitteleuropa, Nordamerika; Reservoirtiere: Füchse; physiologischer Zwischenwirt: Nager) hervorgerufen. Auch hier ist der Mensch, ähnlich wie bei der Zystizerkose, Fehlzwischen- oder »Dead-End«-Wirt. Der Hund oder Fuchs scheidet über Proglottiden Eier aus, die fäkal-oral vom Menschen aufgenommen werden. Auch hier durchbohren dann die Larven die Darmwand und werden hämatogen gestreut und siedeln sich bes. in parenchymatösen Organen ab. Es bilden sich Zysten (hier Hydatiden, wegen ihres dreischichtigen Aufbaus, genannt). Insgesamt ist die Beteiligung des Gehirns bei der Echinokokkose eher selten. Auf der Ebene der Zystenbildung unterscheiden sich E. granulosus und E. alveolaris fundamental. Bei E. granulosus gelingt es dem Wirtorganismus, den Erreger vollständig abzukapseln. Die Zysten bleiben zumeist klein, können aber an strategisch ungünstiger Lokalisation auch klein bereits Symptome verursachen (z. B. Aufstau von Gallengängen, Liquorzirkulationsstörung). Bei E. alveolaris gelingt es nicht, die parasitenseitigen Anteile der Hydatiden vollständig abzukapseln. Aus der Keimschicht des Erregers entwickeln sich Knospen (Brutkapseln), in denen sich die Protoscolices (Kopfanlagen) entwickeln. Diese oder auch nur das Keimgewebe (beim Menschen häufiger) können sowohl invasiv in Organe einwachsen als auch hämatogen weiter gestreut werden. Daher ist die Echinokokkose durch E. alveolaris durchaus mit einem malignen Tumor vergleichbar. Die Klinik richtet sich nach der Organmanifestation und der (lokal) raumfordernden Wirkung.

Diagnostik Für den Nachweis der tumorartigen Prozesse haben bildgebende Verfahren (Ultraschall, CT, MRT) die wichtigste Bedeutung. Serologische Verfahren zum Nachweis von Antiköpern (ELISA, IHA, Western Blot) sind ebenfalls möglich, negative Ergebnisse schließen jedoch eine Erkrankung nicht aus. Im Fall einer zerebralen Echinokokkose kann im Liquor u. U. eine Eosinophilie gefunden werden. Im MRT findet man intrazerebrale Zysten, die oft raumfordernd sind. Histologische Sicherung der Diagnose im Falle einer Operation.

Therapie Grundsätzliche Strategien:
- »watch and wait« bei inaktiven Zysten ohne funktionelle Störungen,
- rein medikamentöse Therapie mit Albendazol (Dosierung: 10 mg/kg KG und Tag),
- operative Entfernung der Zyste mit Albendazol-Vorbehandlung.

Prognose Unbehandelt verläuft besonders die Echinokokkose durch E. alveolaris immer tödlich. Oft sind eine vollständige Parasiteneradikation durch die Therapie nicht möglich, und Krankheitsverläufe, die an maligne Tumoren erinnern, nicht untypisch.

> **Nach § 7 Abs. 3 Infektionsschutzgesetz (IfSG) ist der direkte oder indirekte Nachweis von Echinococcus direkt an das Robert-Koch-Institut zu melden. Eindeutige Ultraschallbefunde oder eindeutige Befunde mit anderen bildgebenden Verfahren sind auch ohne serologische Bestätigung meldepflichtig.**

20.2.4 Hundespulwurm

Er wird durch Aufnahme der Erreger beim Spiel mit Hunden oder Kontakt mit Hundekot (Spielplatz) oral aufgenommen. Es kann zu subakuten Abszessen und Granulomen in Gehirn und Rückenmark kommen.

Diagnostik Im MRT lassen sich die Abszesse gut darstellen, der Liquor ist entzündlich verändert, Eosinophilie ist häufig.

Therapie Thiabendazol, Dosierung wie Trichinose.

20.3 Pilzinfektionen

Epidemiologie Auch viele Pilze können humanpathogen sein. Wir beschränken uns hier nur auf wenige Spezies, die in Mitteleuropa vorkommen. Klinisch werden die meisten Pilzerkrankungen mit Symptomen einer chronischen Meningitis oder durch Granulom-/Abszessbildung symptomatisch. Pilzinfektionen treten besonders bei abwehrgeschwächten Personen auf (Langzeitbehandlung mit Antibiotika, Steroiden, Zytostatika, Immunschwäche).

Erregerspektrum Häufig sind Pilzinfektionen in Mitteleuropa durch
- Candida albicans (zunehmend auch C. glabrata, C. tropicalis oder C. Lusitania),
- Cryptococcus neoformans und
- Aspergillus fumigatus (seltener A. terreus, A. versicolor und A. flavus).

Mit zunehmendem Ferntourismus können auch tropische Pilzinfektionen nach Deutschland kommen, sie können hier aber nicht im Einzelnen besprochen werden (◻ Tab. 20.2).

Tab. 20.2 Pilzinfektionen des ZNS (Auswahl) (Adaptiert nach Platten, in Brandt et al. 2003 und Schmutzhardt, in Hacke et al. 1994)

Klasse		Art	Symptome	Antimykotikum
Zygomyzeten	Mukor	Meningitis	Akut	Amphotericin B 1 mg/kg/Tag
	Rhizopus	Meningoenzephalitis	Akut	Amphotericin B
	Absidia	Abszess, Infarkt	Akut, subakut	Amphotericin B
Askomyzeten	Histoplasma	Meningitis, Granulome, Hydrozephalus	Chronisch	Amphotericin B i.v., i.th.[a]
	Candida	Meningitis, Vaskulitis, Enzephalitis, Abszess Bei Immunsuppression: Meningitis	Akut Subakut	Voricaonazol 8 mg/kg/Tag i.v. Amphotericin B plus Flucytosin 100–150 mg/kg i.v. plus Fluconazol oral
	Blastomyces			Amphotericin B ggf. plus Fluconazol
Basidiomyzeten	Cryptococcus neoformans	Meningitis, Granulom	Chronisch	Amphotericin B plus Flucytosin, dann Fluconazol
Deuteromyzeten	Aspergillus	Meningitis, Abszess, Sinusthrombose, Vaskulitis	Akut-chronisch	Amphotericin B i.v., i.th. plus Flucytosin, ggf. plus Rifampicin

[a] *i.th.* intrathekal.

Tab. 20.3 Antimykotische Therapie (Adaptiert nach Platten, in Brandt et al. 2003; nach Schmutzhardt, in Hacke et al. 1994)

Substanz	Dosierung	Nebenwirkungen
Amphotericin B	1. Tag: 1 mg in Glukose Testdosis, danach 5 mg in 500 ml 5% Glukose über 6 h i. v. 2. Tag: 10 mg, wie oben, danach tgl. um 5 mg steigern; Gesamtdosis: 2000 mg Bei schweren Fällen und Immunschwäche nach Testdosis mit 10–12 mg 1. Tag, danach 20–25 mg, tägl. um 5–10 mg steigern Gesamt nie über 4000 mg (Nierenschaden). Bevorzugt über ZVK geben Intrathekal: Beginn 0,1–0,2 mg/Tag, steigern bis 0,5 mg, 3-mal pro Woche	Fieber, Erbrechen, Phlebitis, nierentoxisch! Knochenmarksuppression, Anfälle, Myelopathie, Enzephalopathie Hypokaliämie, Toxizität In Kombination mit Flucytosin: Gabe alternierend wegen additiver Nebenwirkungen
Flucytosin	Nur in Kombination zu geben, 150 mg/kg und Tag i.v. auf 3 Gaben verteilt Dosisanpassung nach Nierenfunktion	Lebertoxisch, Knochenmarksuppression, nicht mit ARA-C kombinieren
Fluconazol	400 mg/Tag über 3 Tage i.v., danach 200 mg/Tag i.v. oder oral über längere Zeit. Prophylaxe gegen Candida: 200 mg jeden 2. Tag	Nebenwirkungsarm; Übelkeit, Erbrechen, reversible Leberenzymerhöhung

Diagnostik **CT** und **MRT** sind unspezifisch: Anreicherung der Meningen, Granulome oder Abszesse können gefunden werden, ohne dass man aus dieser Darstellung auf eine Pilzinfektion schließen kann.

Der **Liquor** zeigt häufig eine gemischtzellige Pleozytose mit Eosinophilie und erniedrigtem Zucker. Die Abgrenzung gegen eine tuberkulöse Meningitis kann schwierig sein. Der **direkte Erregernachweis**, besonders bei Candida (Gramfärbung) und Kryptokokkus (Tuschepräparat), ist möglich.

Therapie Mehrere Antimykotika wie Polyene (Amphotericin B), Flucytosin (Ancotil) und Imidazole [Ketoconazol, Miconazol, Itraconazol, Voricoanzol und Fluconazol (Diflucan)] stehen zur Verfügung (Tab. 20.3). Die meisten sind hochwirksam, haben aber eine geringe therapeutische Breite.

20.3.1 Spezielle Aspekte einzelner Pilzerkrankungen

Kryptokokkose

Die Kryptokokkeninfektion ist im Kapitel opportunistische Infektionen bei AIDS (▶ Kap. 19.4) besprochen. Therapie ist Flucytosin in Kombination mit Amphotericin B (◘ Tab. 20.3).

Aspergillose

Aspergillose führt über hämatogene Aussaat zu Abszessen und thrombotischen Gefäßverschlüssen. Eine meningeale Symptomatik ist selten. Die Diagnose wird entsprechend selten gestellt. Betroffen sind ausschließlich immunsupprimierte Patienten. Die Prognose ist schlecht. Die Kombination von Amphotericin B und Flucytosin gefolgt von Fluconazol wird empfohlen. Ein neues Medikament ist Voriconazol, eine Weiterentwicklung der Imidazole, das bei der invasiven Aspergillose eingesetzt wird.

Candidiasis

Diese Infektion entsteht meist hämatogen, fast immer bei immunsupprimierten Patienten. Es kommt zu einer leichten, meningealen Reizung und multiplen Mikroabszessen. Größere Granulome sind selten. Statt Amphotericin B (ggf. auch intrathekal) und Flucytosin gefolgt von Fluconazol wird auch aufgrund der Zunahme resistenter Candida-Stämme häufig Voriconazol eingesetzt (◘ Tab. 20.3).

In Kürze

Protozoenerkrankungen

Toxoplasmose. Häufigste Manifestation als opportunistische Infektion bei AIDS. Ohne Immunschwäche selten aktiv, Übertragung durch Kontakt mit Hunden, Katzen, Kaninchen, Mäusen, durch Genuss rohen Fleisches und ungekochter Milch. Symptome: Inkubationszeit: 3–10 Tage mit Kopfschmerzen, Fieber, gefolgt von Vigilanzstörungen. **Akute Toxoplasmose:** 1–2 Wochen nach Prodromalstadium mit Müdigkeit, Schwäche, Unlust, Kopfschmerzen, Pneumonie, Milz-, Leberschwellung, Myokarditis. Chronisch-rezidivierender Verlauf: Psychischer Verfall, epileptische Anfälle, extrapyramidale Hyperkinesen.
Amöbiasis. Durch orale Aufnahme der Zysten von Entamoeba histolytica aus infiziertem Wasser und infizierter Nahrung. **Symptome:** Multiple, intrakranielle Abszesse, akute, lebensbedrohliche, eitrige Meningitis. **Diagnostik: CT:** Nachweis von Abszessen. Medikamentöse **Therapie.**
Malaria. Symptome: Perakuter Beginn mit Bewusstseinsstörungen, Anfällen, Halluzinationen, Myoklonien, Halbseitenlähmungen, Tremor, Chorea, Schädigung des Gehirns. Medikamentöse **Therapie** mit Chinin. Schwere Verläufe bei fehlender Prophylaxe, bei Multiorganbefall hohe **Mortalität.**

Wurminfektionen

Zystizerkose. Durch Befall von Finnen des Blasenwurms. Symptome: Asymptomatisch oder fokale Anfälle. **Diagnostik:** MRT: Multiple zystische Läsionen mit geringem Ödem. **Therapie:** Bei solitären Zysten keine Therapie, bei Anfällen oder Hydrocephalus Operation, bei aktiver parenchymatöser, multiokulärer Form medikamentöse Therapie.
Trichinose. Durch Verzehr infizierten, rohen Schweinefleisches. **Symptome:** Akute Meningitis, Myositis. Medikamentöse **Therapie.** Unbehandelt rascher Verlauf bis zum Tod.
Echinokokkose. Häufigste Wurmkrankheit in Deutschland, durch Hunde- und Fuchsbandwurm. **Symptome:** Anfälle, neurologische Herdsymptome, gesteigerter Hirndruck. **Diagnostik:** Liquor: Eosinophilie; MRT: Raumfordernde, intrazerebrale Zysten. **Therapie:** Medikamentöse Therapie, bei solitären Zysten Operation.
Hundespulwurm. Durch orale Erregeraufnahme bei Kontakt mit Hunden oder Hundekot. **Symptome:** Subakute Abszesse und Granulome in Gehirn und Rückenmark. **Diagnostik:** MRT: Darstellung der Abszesse; Liquor entzündlich verändert. Medikamentöse **Therapie.**

Pilzinfektionen

Symptome: Bei Abwehrgeschwächten Granulom-/Abszessbildung, chronischer Meningitisverlauf. **Diagnostik:** CT/MRT: Unspezifisch; Liquor: Gemischtzellige Pleozytose mit Eosinophilie, niedriger Zucker. Medikamentöse **Therapie.**
Erkrankungsformen. Aspergillose führt über hämatogene Aussaat bei Immunsupprimierten zu Abszessen und thrombotischen Gefäßverschlüssen mit schlechter Prognose. **Candidiasis** mit leichter, meningealer Reizung und multiplen Mikroabzessen entsteht meist hämatogen bei Immunsupprimierten. **Kryptokokkose** (▶ Kap. 19).

Weiterführende Literatur

Gunn A, Pitt SJ (2012) Parasitology: An Integrated Approach. Wiley-Blackwell, John Wiley & Sons, Chichester, Sussex, UK
Postels DG, Birbeck GL (2013) Cerebral malaria. Handb Clin Neurol 114:91
Robert-Gangneux F, Dardé ML (2012) Epidemiology of and diagnostic strategies for toxoplasmosis. Clin Microbiol Rev 2012:264–96
Tietz HJ, Nenoff P, Ullmann AJ (2005) Organmykosen auf einen Blick: Diagnostik und Therapie lebensbedrohlicher Pilzinfektionen. Thieme, Stuttgart New York

Spinale Entzündungen

Brigitte Storch-Hagenlocher und Andreas Hug

W. Hacke (Hrsg.), *Neurologie*,
DOI 10.1007/978-3-662-46892-0_21,

Einleitung
Spinale Entzündungen umfassen ein breites Spektrum erregerbedingter Krankheiten (viral, bakteriell, parasitär, Pilzerkrankungen, Wurmerkrankungen). Sie werden durch die gleichen Erreger ausgelöst, die auch das Gehirn und die Hirnhäute befallen können. Die Symptomatik unterscheidet sich aufgrund anatomischer und physiologischer Fakten stark: Während bei den Entzündungen des Gehirns und der Hirnhäute Nackensteifigkeit, kortikale Symptome und psychoorganische Veränderungen im Vordergrund stehen, sind lokale Rückenschmerzen und subakut entstehende Querschnittsyndrome die typischen Initialsymptome einer spinalen Entzündung. Das Querschnittsyndrom entwickelt sich meist innerhalb einiger Tage, es kann aber auch relativ akut innerhalb weniger Stunden auftreten.
Von den in diesem Kapitel besprochenen Ursachen spinaler Entzündungen sind heute der spinale, epidurale Abszess und die raumfordernde Spondylodiszitis von besonderer Bedeutung. Der epidurale Abszess wird meist durch Staphylokokken ausgelöst. Nicht selten findet man in der näheren Vorgeschichte des Patienten Injektionen, Zahnbehandlungen oder einen entzündeten venösen Zugang. Wenn Initialsymptome lokale Rückenschmerzen, Störungen der Blasen- und Mastdarmkontrolle und eine fortschreitende Querschnittsymptomatik nicht ernstgenommen werden, droht die komplette Querschnittlähmung, die dann selten rückbildungsfähig ist. Antibiotische Behandlung und neurochirurgische oder orthopädische Intervention können, wenn der Abszess rechtzeitig erkannt wird, die Erkrankung ohne Folgeerscheinungen ausheilen lassen. Auch die autoimmun-bedingten Myelitiden werden in diesem Kapitel besprochen.

21.1 Spinale Abszesse

Lokalisation Spinale Abszesse können, wie andere spinale, raumfordernde Läsionen, epidural, extramedullär und intramedullär liegen. Ausgangspunkt für die Entzündung kann die hämatogene Aussaat im Rahmen einer Sepsis sein, aber auch die lokale Ausbreitung eines Abszesses, z. B. nach intramuskulärer oder paravertebraler Injektion.

Am häufigsten sind

- **epidurale Abszesse** (◘ Abb. 21.1) und
- die **Spondylodiszitis** (◘ Abb. 21.2).
- **Intradural-extramedulläre Entzündungen** sind selten. Sie kommen bei Mitbeteiligung des spinalen Arachnoidalraums bei bakterieller Meningitis und bei meist iatrogener Infektion durch spinale Katheter, Injektionen oder Operationen vor. Sie sind praktisch nicht raumfordernd.
- Auch **intramedulläre Abszesse** sind selten, kommen aber bei multipler Abszedierung einer bakteriellen Endokarditis vor. Protozoen und Parasiten können auch das Rückenmark befallen (Toxoplasmose), manche Parasiten bevorzugen sogar das Rückenmark (Toxocara canis), ► Kap. 20.

21.1.1 Epidurale Abszesse

Epidurale Abszesse finden sich bevorzugt thorakal und lumbal. Zervikale und hochthorakale Abszesse sind seltener.

Ätiologie und Pathogenese Der häufigste Keim ist Staphylococcus aureus, der in etwa 2/3 der Fälle nachgewiesen werden kann. Streptokokken machen ca. 20%, gramnegative Enterobakterien (Proteus spec.), Pseudomonaden machen ca. 15%, und Anaerobier (Bacteroides, Peptostreptokokken, Fusobakterien) 5% des Erregerspektrum aus. Sehr selten sind ursächlich verantwortlich: Mycobakterium tuberculosis, Listerien, Nokardien und Pilze (Aspergillus fumigatus, Cryptococcus neoformans), hier insbesondere bei immungeschwächten Patienten.

Epidurale Abszesse können sowohl als Folge einer Sepsis auftreten, aber auch selbst Auslöser einer Sepsis werden. Noch häufiger ist eine **Spondylodiszitis** Ausgangspunkt eines epiduralen Abszesses. Diabetiker und abwehrgeschwächte Patienten sind prädisponiert. Ursache der bakteriellen Infektionen sind nicht selten Spritzenabszesse oder lumbale Katheter. Selten entwickelt sich eine Spondylodiszitis nach einer Bandscheibenoperation. Die **Spondylitis tuberculosa** unterscheidet sich von den Metastasen und dem Plasmozytom der Wirbelsäule klinisch durch Gibbusbildung und bildmorphologisch durch Zerstörung der Zwischenwirbelscheibe. Häufig kommt es auch etwa gleichzeitig mit den Rückenmarksymptomen oder kurz davor zum Senkungsabszess.

Symptome Klinisch beginnt die Symptomatik meist mit stärksten Schmerzen, die auch radikulär ausstrahlen können. Hierbei kommt es zu Fieber, leichter Nackensteifigkeit und umschriebener Druck- und Klopfdolenz. Schon in diesem Stadium ist meist eine deutliche Leukozytose, BSG und CRP-Erhöhung feststellbar. Selten können systemische Entzündungszeichen auch fehlen. Über einige Tage bis wenige Wochen entwickelt sich subakut ein Querschnittsyndrom, das längere Zeit inkomplett bleiben kann.

Diagnostik Das diagnostische Mittel der ersten Wahl ist die spinale **MRT**, die unverzüglich und immer nativ und nach Kontrastmittelgabe durchgeführt werden sollte. Bei Verdacht auf eine Spondylodiszitis sollte immer die ganze Wirbelsäule untersucht werden, insbesondere um weitere – klinisch inapparente – Manifestationen auszuschließen.

CT und **MRT** weisen Diszitis und Abszesse in eindrucksvoller Weise nach (◘ Abb. 21.2 [zervikal] und ◘ Abb. 21.1 [lumbal]). Das CT ist besonders gut geeignet, um knöcherne Destruktionen nachzuweisen und Aussagen zu treffen über die Stabilität der Wirbelsäule.

Der **Liquor** zeigt fast immer eine mäßig ausgeprägte gemischtzellige Pleozytose und einen hohen Eiweißgehalt bis hin zu einem Stopp-Liquor. Ein Keimnachweis zur gezielten antibiotischen Therapie muss durch bakteriologische Untersuchungen unbedingt angestrebt werden. Bei einer bakteriellen spinalen Meningitis sind Erreger meist auch in Gram-Präparat und Liquorkultur nachzuweisen. Bei einer para-

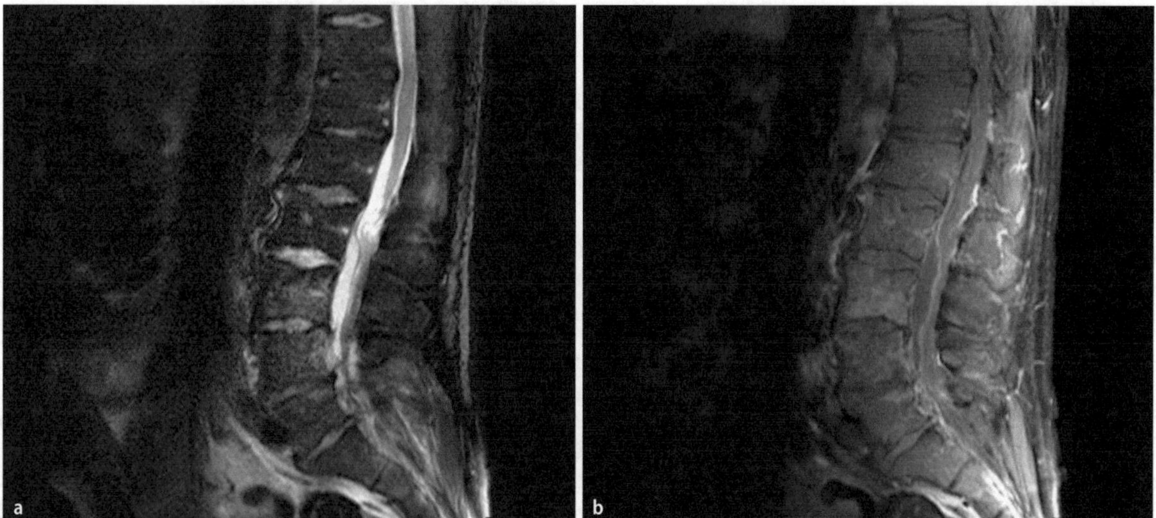

Abb. 21.1a,b Im T2-Bild hyperintense Wirbelkörper L4 und L5 (erster Sakralwirbel lumbalisiert). a Im Spinalkanal mehrere gekammerte signalintense Areale, die die Wurzelfasern verdrängen. **b** Im T1 mit Kontrast Anreicherung der Meningen und der Abszesshülle ventral L4, L5

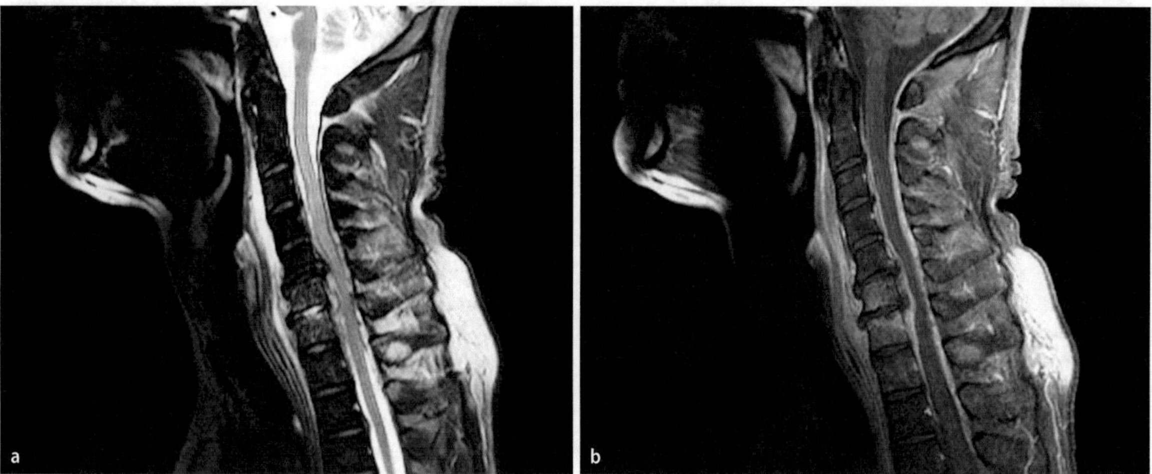

Abb. 21.2a,b Zervikale Spondylodiszitis und epiduraler Abszess. a Im T2-Bild hyperintense Wirbelkörper C6 und C7 mit flächiger Signalintensität in Projektion auf das Myelon, das verdrängt ist. **b** Nach KM unregelmäßige, ausgedehnte Kontrastmittelaufnahme ventral des Rückenmarks und in den betroffenen Wirbelkörpern. Auch die Wirbelkörper C6, C7 reichern an

meningealen Infektion sind die Liquorkulturen allerdings nur in 50–60% positiv und Blutkulturen noch seltener. Moderne molekularbiologische Methoden wie die eubakterielle PCR sollten in unklaren Fällen eingesetzt werden. Bei Verdacht auf einen lumbalen, epiduralen Abszess ist die Lumbalpunktion kontraindiziert, da hierbei der Abszess penetriert werden kann und Erreger in den Liquorraum gelangen können.

Biopsie: Eine CT-gesteuerte Aspiration von Abszessmaterial hat die höchste Treffsicherheit für den Keimnachweis.

Bei Verdacht auf eine hämatogene Aussaat sind wiederholte Blutkulturen und eine **kardiologische Untersuchung** mit TEE mit der Frage nach einer Endokarditis erforderlich.

Therapie Die Therapie ist meist kombiniert chirurgisch und antibiotisch. Die Spondylodiszitis erfordert eine Ruhigstellung mittels Rumpforthesen und Bettruhe.

- Nach chirurgischer Drainage des Eiters wird lokal und systemisch antibiotisch behandelt.
- Die Kombination bei noch unklaren Erregern besteht aus einem Cephalosporin der zweiten oder dritten Generation (z. B. Cefuroxim 6 g/Tag i.v. oder Cefotaxim 12 g/Tag i.v.) und Rifampicin (600 mg/Tag i.v.) oder einem Gyrasehemmer.
- Gegen resistente Staphylococcus-aureus-Stämme ist eine Kombinationsbehandlung eines Carpabenems (z. B. Meropenem 6 g/Tag i.v.) mit Vancomycin (2 g/Tag i.v.) sinnvoll. Steroide sind nicht indiziert.

- Die Dauer der Antibiose beträgt ca. 6 Wochen und richtet sich nach klinischem Verlauf und der Normalisierung des CRP-Wertes im Blut. Falls Spondylodesematerial zur Wirbelsäulenstabilisierung bzw. Ruhigstellung eingebracht wurde, beträgt die Dauer der Antibiose ca. 3 Monate.
- Nach Eintreffen des Antibiogramms sollte antibiogrammgerecht weiterbehandelt werden
- Bei Wirbelsäulentuberkulose richtet sich die Antibiotikatherapie nach den allgemeinen Regeln der Tuberkulosebehandlung

Prognose Wenn eine fortgeschrittene Paraparese vorliegt, ist mit einer völligen Wiederherstellung kaum noch zu rechnen. Die heute mögliche frühe Diagnose mit Hilfe der MRT lässt hoffen, dass Patienten in einem fortgeschrittenen Stadium des spinalen Abszesses immer seltener werden. Früh behandelt, ist die Prognose relativ günstig. Eine Paralyse, die länger als zwei Tage angedauert hat, bildet sich kaum noch zurück. Die Spondylodiszitis kann durch einen epiduralen, raumfordernden Abszess kompliziert werden.

Der Fall

Die 65-jährige Diabetikerin ist seit Wochen wegen Beschwerden an der Lendenwirbelsäule in ärztlicher Behandlung. Nachdem Krankengymnastik und Medikamente nicht geholfen haben, entschließt sich der Arzt zu einer kombinierten intramuskulären und paravertebralen Injektionsbehandlung mit einem kortisonhaltigen Mischpräparat. Nach einigen Tagen entwickelt sich eine schmerzhafte Schwellung in einem Glutäus. Unter Behandlung mit einem Tetrazyklin geht die Schwellung etwas zurück, danach aber entwickelt die Patientin Schüttelfrost und hohes Fieber. Sie klagt weiterhin über Rückenschmerzen, die sich jetzt auch beim Husten und Pressen verstärken. Nach Einweisung in die Klinik fällt dort auf, dass die Patientin urininkontinent ist, sie erhält einen Blasenkatheter. Dass die Muskeleigenreflexe fehlen, schreibt man dem Diabetes zu, ebenfalls die Schwäche der Beine.
Die Blutkulturen sind negativ, und man behandelt mit Cephalosporinen. Nach wenigen Tagen werden die Rückenschmerzen immer stärker, und die Patientin kann die Beine kaum noch bewegen. Der Neurologe wird hinzugezogen und stellt ein schlaffes Querschnittssyndrom fest.
Ein MRT und eine Lumbalpunktion werden veranlasst. Das MRT zeigt eine extradurale, lumbale raumfordernde Läsion mit nahezu vollständiger Verlegung des Spinalkanals. Der Liquor war eitrig. Staphylococcus epidermidis konnte angezüchtet werden. Die Patientin wurde sofort operiert und lokal und systemisch antibiotisch behandelt. Unklar blieb, ob der epidurale Abszess lokal als Folge der paraspinalen Injektion entstanden und Ursache der Sepsis war oder ob er hämatogen durch eine Sepsis bei Glutäalabszess entstanden war.

21.2 Andere spinale Infektionen

21.2.1 Erregerbedingte Myelitis

Der Begriff Myelitis beschreibt entzündliche Veränderungen des Myelons, die zu einem partiellen oder kompletten Funktionsverlust im Niveau der Entzündung und distal davon führen. Die transverse Myelitis (Querschnittmyelitis) mit Befall der weißen Substanz und einer begrenzten Längenausdehnung ist die häufigste Form. Daneben kann die Entzündung überwiegend die graue Substanz, die Vorderhornzellen, befallen (Vorderhornmyelitis, Poliotyp).

Ursachen Sowohl Viren als auch Bakterien können eine Myelitis verursachen. Die häufigsten Erreger einer **Vorderhornmyelitis** sind Coxsackie A und B, Echoviren, FSME, Enteroviren und Flaviviren. Die Poliomyelitis anterior acuta als Prototyp der Vorderhornmyelitis ist in Kontinentaleuropa seit der Einführung der Schluckimpfung nahezu ausgerottet. Die **transverse Myelitis** wird überwiegend durch Herpes- (HSV 1 und 2, Varicella Zoster), Zytomegalie-, Epstein-Barr-, HI-, HTLV-1- und Influenza-Viren verursacht. Mycoplasma pneumoniae und Borrelia burgdorferi können in seltenen Fällen eine transverse Myelitis verursachen. Auch bei Tuberkulose, Syphilis und Bruzellose kann es zu einer Myelitis kommen. Sehr selten sind Pilze oder Parasitensache einer Myelitis.

Symptome Bei einer transversen Myelitis stehen initial häufig Rückenschmerzen und Parästhesien in entsprechender Höhe im Vordergrund. Dann entwickelt sich akut oder subakut über wenige Tage ein nicht obligat symmetrisches Querschnittsyndrom mit Beteiligung der motorischen, sensorischen und autonomen Leitungsbahnen, entsprechend motorischen Paresen, Taubheitsgefühl, Parästhesien (Schmerzen, Bandagengefühl), Blasen- und Mastdarmstörungen. Am häufigsten ist die Myelitis thorakal lokalisiert, nur in ca. 25% sind die Arme betroffen. Etwa die Hälfte der Patienten hat Fieber. Die Vorderhornmyelitis ist charakterisiert durch asymmetrische, fleckförmige schlaffe Paresen ohne Sensibilitätsstörungen oder autonome Funktionsstörungen.

Diagnostik Jede Querschnittsymptomatik erfordert ein spinales **MRT**, nativ und nach KM-Gabe. Die akute Myelitis weist in der Regel eine KM-Anreicherung auf. Zu beachten ist, dass die Läsion meist rostraler lokalisiert ist als das Niveau der sensiblen Defizite.

Der **Liquor** ist meist entzündlich verändert mit einer Pleozytose und initial häufig nur einer Blut-Liquor-Schrankenstörung. Im Verlauf und bei subakuten Myelitiden findet man eine intrathekale IgG-, IgA- oder IgM-Synthese, seltener, bei chronischen Erkrankungen meist, oligoklonale Bande. Spezifischer und sensitiver ist der Nachweis einer erregerspezifischen intrathekalen Antikörpersynthese (Liquor/Serum-Index), der jedoch oft erst im Verlauf möglich ist. Für einige Erreger (HSV1 und 2, VZV, CMV, EBV, Enteroviren) steht der direkte DNA- oder RNA-Nachweis mittels PCR zur Verfügung mit sehr hoher Sensitivität und Spezifität bereits mit Beginn der Erkrankung. Dies sollte angestrebt werden, um möglichst früh eine spezifische Therapie zu einzuleiten. Bei fehlendem Erregernachweis sind eine umfassende systemische Diagnostik sowie Urin- und Stuhluntersuchungen erforderlich.

Zusätzlich sind **elektrophysiologische Untersuchungen** (TKMS, SSEP) zum Nachweis der Schädigung der langen Bahnen und zur Verlaufsbeurteilung erforderlich.

Therapie Gemäß Erregernachweis ist eine umgehende adäquate antibiotische oder virustatische Therapie erforderlich.

HSV- und VZV-Myelitiden erfordern eine intravenöse Aciclovir-Therapie, bei HSV über 2–3 Wochen, gefolgt von einer oralen antiviralen Therapie.

- Bei einer VZV-Myelitis sollte Aciclovir über 3–4 Wochen intravenös gegeben werden. Bei deutlicher Schwellung des Rückenmarks werden zusätzlich Steroide empfohlen.
- Bei der CMV-Myelitis wird Ganciclovir eingesetzt, bei der EBV-Myelitis stehen sowohl Aciclovir als auch Ganciclovir zur Verfügung.
- Bei der Mykoplasmenmyelitis werden Makrolidantibiotika in der Kombination mit intravenösen Immunglobulinen eingesetzt.
- Die syphilitische Myelitis wird weiterhin mit intravenösem Penicillin G behandelt.
- Die tuberkulöse Myelitis muss mindestens 3 Monate antituberkulostatisch therapiert werden.
- Bei der Borrelien-Myelitis setzt man Ceftriaxon i.v. oder Doxycyclin über 2–3 Wochen ein.

Zusätzlich sind oft supportive Maßnahmen erforderlich (analgetische und antispastische Therapie, symptomatische Therapie der Blasen- und Mastdarmstörungen, Physiotherapie).

Prognose Die transversale Myelitis heilt zu einem Drittel folgenlos aus, ein Drittel hinterlässt mäßiggradige Defizite. Bei einem Drittel bleiben schwerst behindernde Defizite zurück. Als prognostisch ungünstig gelten rasche Symptomprogredienz, Rückenschmerzen und eine Persistenz der Defizite über 3 Monate. Prognostisch ungünstige Surrogatparameter sind eine pathologische TKMS und pathologische SSEP.

21.2.2 Autoimmune Myelitis

Neben den direkt erregerbedingten Myelitiden kann eine akute Myelitis in seltenen Fällen auch postinfektiös auftreten. Ein pathogenetischer Mechanismus ist ein antigenes Mimikrie zwischen dem pathogenen infektiösen Agens und bestimmten Myelinepitopen mit der Konsequenz der Aktivierung autoreaktiver T-Lymphozyten. Am häufigsten wird diese postinfektiöse Reaktion nach exanthematösen viralen Infektionen (Masern, Röteln, Varicella Zoster) beschrieben, aber auch nach bakteriellen Infektionen, insbesondere Streptokokkeninfektionen.

Der Liquor ist in der Regel entzündlich verändert bei negativem Erregernachweis. Therapeutisch werden hochdosierte Steroide, in steroidresistenten Fällen hochdosierte intravenöse Immunglobuline oder Plasmaaustausch eingesetzt.

Zu anderen autoimmunen Myelitiden bei Multipler Sklerose und Neuromyelitis optica (► Kap. 23) und die paraneoplastische Myelitis ► Kap. 7.

21.2.3 Polyarthritis mit Densbefall

Bei Patienten mit fortgeschrittener Polyarthritis kann es in ca. 30% zu einer entzündlichen Infiltration der Axis-Atlas-Region mit Verdickung und Auflösung des atlantodentalen Bandapparats kommen. Dann besteht die Gefahr einer Subluxation bei HWK1/2 mit dem Risiko eines hohen Querschnittsyndroms mit Atemlähmung. Im konventionellen Röntgen erkennt man einen vergrößerten atlantodentalen Abstand und destruierende Veränderungen im atlantodentalen Gelenk, im MRT signalarmes Pannusgewebe. Therapeutisch muss neben einer adäquaten immunsuppressiven Therapie die Notwendigkeit einer aufwändigen chirurgischen Stabilisierung geprüft werden.

In Kürze

Spinale Abzesse

Lokalisation: Epidural, extramedullär und intramedullär. Ausgangspunkt für Entzündung ist die hämatogene Aussaat im Rahmen einer Sepsis oder lokale Ausbreitung eines Abszesses. **Symptome:** Stärkste, auch radikulär ausstrahlende Schmerzen, Fieber, leichte Nackensteifigkeit, subakutes und längere Zeit inkomplett bleibendes Querschnittsyndrom. **Diagnostik: CT/MRT:** Nachweis von Diszitis und Abszessen; **Liquor:** Gemischtzellige Pleozytose mit Leukozyten und hohem Eiweißgehalt. **Therapie:** Medikamentöse Therapie mit Antibiotika, chirurgische Therapie, Ruhigstellung. Günstige Prognose bei früher Behandlung, bei fortgeschrittener Parese keine vollständige Wiederherstellung.

Andere spinale Infektionen

Lokalisation: Die akute transversale Myelitis ist meist thorakal lokalisiert und kann viral, bakteriell oder autoimmun induziert sein. Eine Mitbeteiligung der Nervenwurzeln ist nicht selten (insbesondere bei Borrelien-bedingter Myelitis und FSME). Bei MS und NMO findet sich sehr häufig eine zervikale Manifestation. Symptome: Lokale Rückenschmerzen, Querschnittsyndrom. **Diagnostik:** spinale MRT, Liquor (Erregernachweis!), systemische Diagnostik (weitere Organmanifestationen? Autoantikörper? Tumornachweis?). Medikamentöse **Therapie.** Adäquate erregerspezifische antibiotische oder virustatische Therapie. Bei autoimmuner Myelitis hochdosiert Methylprednisolon.

Weiterführende Literatur

Ahlheim FJ, Lieb JM, Ulmer S, Sprenger T, Stippich C, Kelm J (2011) Entzündliche Erkrankungen der Wirbelsäule und des Myelons. Radiologe 51: 763–771

Darouiche RO (2006) Current concepts: Spinal epidural abscess. New England Journal of Medicine 355: 2012–2020

Mihai C, Jubelt B (2012) Infectious Myelitis. Curr Neurol Neurosci Rep 12: 633–641

Pradilla G, Ardila GP, Hsu W, Rigamonti D (2009) Epidural abscesses of the CNS. Lancet Neurology 8: 292–300

Zimmerli W (2010) Vertebral Osteomyelitis. New England Journal of Medicine 362: 1022–1029

Prionkrankheiten

Inga Zerr

W. Hacke (Hrsg.), *Neurologie*,
DOI 10.1007/978-3-662-46892-0_22,

Einleitung

Prionen sind die ersten nicht lebenden, biologischen Strukturen, die infektiös sind und von Mensch zu Mensch oder von Tier zu Tier, auch über die Artgrenzen hinaus, übertragen werden können. Neben dem Problem der Übertragung der Creutzfeldt-Jakob-Krankheit und den damit verbundenen Risiken hat das für Prionen formulierte Paradigma der Proteinfehlfaltung und Aggregation inzwischen einen festen Platz in der Neurodegenerationsforschung eingenommen.
Die Erkenntnisse aus der Prionforschung tragen dazu bei, die Pathologie bei anderen neurodegenerativen Prozessen zu verstehen. Schon sind die ersten Arbeiten publiziert, in denen Ähnlichkeiten in der Entstehung der Creutzfeldt-Jakob-Krankheit und Alzheimer-Erkrankung aufgezeigt werden. Auch wenn noch sehr viele Fragen offen sind, hat die Erforschung der seltenen Prionerkrankungen unseren Horizont erweitert, einen wesentlichen Beitrag zur Aufklärung der Krankheitsmechanismen geleistet und neue Perspektiven eröffnet, um die biologischen Prozesse zu verstehen, die zu neurodegenerativen Erkrankungen des Gehirns führen.

22.1 Definition

Prionerkrankungen kommen bei Menschen und Säugetieren vor und zeichnen sich durch einen übertragbaren und vermutlich nur aus Protein bestehenden »Erreger« aus. Allen Erkrankungen gemeinsam sind die Merkmale rascher immer tödlicher klinischer Verlauf, Neuronenverlust, reaktive Astrogliose, sponigiforme Veränderungen, Fehlen einer typischen Immunreaktion und Ablagerungen der fehlgefalteten Form des physiologisch vorkommenden Proteins (PrPSc, Sc wie Scrapie, Traberkrankheit der Schafe), PrPc, physiologische Form, c wie cellular) (► Exkurs: Mutationen des Prionproteingens).

Prionkrankheiten kommen als sporadische, dominant erbliche oder übertragene, meist iatrogen verursachte Formen vor. Zu ihnen gehören **Creutzfeldt-Jakob-Krankheit (CJK)** mit ihren Unterformen der **sporadische CJK**, der genetisch bedingten CJK, der **iatrogenen CJK** und der mit boviner spongiöser Enzephalopathie **(BSE) assoziierten Variante (vCJK)**, die **letale (fatale) familiäre Insomnie (FFS)** und das **Gerstmann-Sträussler-Scheinker-Syndrom (GSS)**.

Die Symptome treten nach sehr langer Inkubationszeit auf, die bis zu einer Dekade und länger dauern kann. Die Prionkrankheiten bilden eine Schnittstelle, an der Mechanismen spontan entstehender degenerativer, genetischer und übertragener Erkrankungen zusammen kommen. Nach der Prionhypothese besteht das pathologische – und im Experiment übertragbare – Agens nahezu ausschließlich aus abnorm gefalteten PrP-Molekülen und unterscheidet sich somit von konventionellen Viren und Bakterien. Diese besondere Stellung in der Biologie und damit verbundene Forschung der letzten Jahrzehnte hat wesentlich zum Formulieren des Konzeptes der Proteinfehlfaltungskrankheiten und Aufklärung der »Prion-like«-Mechanismen der Neurodegeneration bei wesentlich häufigeren Erkrankungen wie **M. Alzheimer**, **M. Parkinson** und **Tauopathien** beigetragen.

22.2 Creutzfeldt-Jakob-Krankheit

Epidemiologie Die Erkrankung wird weltweit mit einer Inzidenz von etwa 1–1,5 pro Million pro Jahr angegeben und ist damit im Vergleich zu anderen neurodegenerativen Erkrankungen vergleichsweise selten. In Deutschland gibt es jährlich etwa 130 Neuerkrankungen.

Über 90% der Deutschland auftretenden Erkrankungen gehören zum sporadischen Typ (sCJK), unter 10% sind genetisch, wobei die häufigste Mutation zur familiären Insomnie (FFI) führt. Übertragene Erkrankungsformen sind in Deutschland selten und fast alle auf die Verwendung von kontaminierter Dura mater zurückzuführen. Die **BSE-assozierte**

Exkurs

Mutationen des Prionproteingens (PrP-Gen)

Bisher sind mehr als 20 verschiedene Mutationen identifiziert worden. Die meisten Mutationen gehen mit dem klinischen Bild einer sporadischen Creutzfeldt-Jakob-Krankheit einher, einige spezifische Mutationen werden historisch auch der letalen familiären Insomnie (D178N gekoppelt mit Methionin am Kodon 129) sowie Gerstmann-Sträussler-Scheinker-Syndrom (die Mutation am Kodon P102L) zugeordnet).

Der Kodon-129-Polymorphismus des PRNP-Gens. Der wichtigste Polymorphismus des PRNP-Gens findet sich am Kodon 129, dort wird für Valin oder Methionin kodiert. Dieser Polymorphismus nimmt eine besondere Rolle ein und beeinflusst die Krankheitspräsentation, die Krankheitsdauer und die Suszeptibilität. Bei Patienten mit CJK liegt am häufigsten eine Methionin-Homozygotie (MM, ca. 70%) vor. Valin-Homozygote (VV, ca. 13%) und Methionin/Valin-Heterozygote (MV, ca. 16%) sind insgesamt seltener. Valin-Homozygotie und -Heterozygotie geht oft mit einem klinisch atypischen Krankheitsverlauf einher. In der Normalbevölkerung findet sich am häufigsten die Heterozygotie (ca. 50%), am zweithäufigsten findet sich eine Homozygotie für Methionin (ca. 40%) und am seltensten für Valin (ca. 10%). Homozygotie für Methionin erhöht demnach die Suszeptibilität für CJK. Dies zeigt sich auch bei der Variante der CJK – bisher sind alle beobachteten Fälle homozygot für Methionin.

Der Prionproteintyp. Im Westernblot zeigt PrP^{Sc} ein variierendes Auftrennungsmuster nach eingeschränktem Abbau mit Proteinase K. Auf Basis der Länge bzw. des molekularen Gewichtes der nach Verdau zurückbleibenden, proteaseresistenten Fragmente wurden 2 Prionproteintypen beschrieben. Der Prionproteintyp 1 ist insgesamt häufiger und wird bei Patienten mit klassischen Verlaufsformen beobachtet. Prionproteintyp 2 ist seltener und wird oft bei Patienten mit atypischen Verlaufsformen beobachtet. Diese Beobachtung wird von einigen Autoren auf eine grundsätzlich unterschiedliche Ausgangskonformation zurückgeführt.

Facharztbox

Subtypen der sporadischen Creutzfeldt-Jakob-Krankheit

Der Kodon-129-Genotyp sowie der Prionproteintyp bilden die molekulare Grundlage für die Klassifikation der verschiedenen Formen der Creutzfeldt-Jakob-Krankheit. Dabei werden sechs verschiedene Subtypen unterschieden. Die Benennung erfolgt auf Basis des PRNP-Kodon 129 Genotyp (entweder MM, MV oder VV) und des jeweiligen Prionproteintypes (entweder Typ 1 oder 2). Daraus ergeben sich die Subtypen MM1, MM2, MV1, MV2, VV1 und VV2. Die Subtypen MM1 und MV1 werden am ehesten mit der klinisch klassischen Verlaufsform assoziiert und kommen am häufigsten vor. Die anderen Subtypen werden insgesamt seltener beobachtet und weisen oft für die sporadische CJK atypische Verläufe auf (◘ Tab. 22.1).

MM1/MV1-Subtyp. Diese häufigen Subtypen stellen die klassische Verlaufsform der sCJK dar und liegen in etwa 70% aller sCJK-Fälle vor. Die mediane Erkrankungsdauer beträgt 4 Monate und das mittlere Erkrankungsalter liegt bei 65 Jahren. Klinisch ist vor allem eine rasch progrediente demenzielle Entwicklung führend. Im Verlauf entwickeln Betroffene oft eine Ataxie, Myoklonien sowie Störungen des pyramidalen und extrapyramidalen Systems.

VV2-Subtyp. Dieser Subtyp liegt in etwa 16% aller sCJK-Fälle vor und stellt den zweithäufigsten Subtyp dar. Die mediane Erkrankungsdauer beträgt 6 Monate und das mittlere Erkrankungsalter liegt bei 60 Jahren. Klinisch charakteristisch sind eine früh im Krankheitsverlauf auftretende Ataxie und eine erst später im Verlauf auftretende demenzielle Entwicklung.

MV2-Subtyp. Dieser Subtyp liegt in etwa 9% aller sCJK-Fälle vor. Die mediane Erkrankungsdauer vom Symptombeginn an beträgt 12 Monate. Das mittlere Erkrankungsalter beträgt 64 Jahren. Klinisch charakteristisch sind vor allem eine demenzielle Entwicklung, zerebelläre Ataxie und extrapyramidale Symptome. Dieser Subtyp weist oft eine atypische Verlaufsform hinsichtlich eines oft über längere Zeit langsam progredienten Verlaufs auf.

Selten: MM2-Subtyp. Dieser Subtyp liegt in etwa 4% aller sCJK-Fälle vor. Die mediane Erkrankungsdauer vom Symptombeginn beträgt 14 Monate, das mittlere Erkrankungsalter liegt bei 67 Jahren. Klinisch charakteristisch sind vor allem eine demenzielle Entwicklung und psychiatrische Symptome.

VV1-Subtyp. Dieser Subtyp liegt in etwa 1% aller sCJK-Fälle vor und ist damit sehr selten. Die mediane Erkrankungsdauer beträgt 21 Monate. Das mittlere Erkrankungsalter liegt mit 41 Jahren deutlich unter dem typischen Erkrankungsalter der sCJK (66 Jahre). Klinisch sind bei diesem Subtyp vor allem Persönlichkeitsveränderungen, eine relativ langsam fortschreitende demenzielle Entwicklung und extrapyramidale Störungen führend.

Form der CJK, die vor 1 Jahrzehnt ein großes Problem in Großbritannien war, hat in Deutschland keine Rolle gespielt. Die **sCJK**-Erkrankung tritt zwischen dem 60. und 70. Lebensjahr auf und ist bei Frauen etwas häufiger als bei Männern (1,5:1). Der jüngste in Deutschland beobachtete Erkrankte war bei Beginn 19 Jahre alt, wobei das Auftreten in dieser Altersgruppe sehr selten ist. Die Erkrankungshäufigkeit steigt bis zum 70. Lebensjahr an und nimmt danach wieder ab. Risikofaktoren bis auf einen genetischen Polymorphismus am Kodon 129 des Prionproteingens konnten bisher nicht identifiziert werden.

Die **sporadische CJK** entsteht scheinbar spontan, ohne erkennbare Risikofaktoren. **Genetische Formen** werden autosomal-dominant vererbt und durch eine Mutation im menschlichen Prionproteingen verursacht (▶ Facharztbox: Subtypen der sporadischen Creutzfeldt-Jakob-Krankheit).

Symptome der sporadischen CJK Das klinische Bild der Creutzfeldt-Jakob-Krankheit ist heterogen. Typische Symptome sind eine rasch fortschreitende demenzielle Entwicklung, Störungen der Koordination (Ataxie), Sehstörungen, Dysfunktionen von motorischen Systemen (pyramidales/extrapyramidales System), unwillkürliche Muskelzuckungen (Myoklonien) und in späten Stadien die vollständige Unfähigkeit der Betroffenen, sich zu bewegen und zu sprechen (akinetischer Mutismus).

◘ **Tab. 22.1** Häufige molekulare Subtypen der sporadischen CJK nach Polymorphismus am Kodon 129

sCJK	Durchschnittliches Alter bei Symptombeginn (Jahre)	Durchschnittliche Erkrankungsdauer (Monate)	Klinische Symptome	Liquor 14-3-3-positiv	EEG periodische Sharp-wave-Komplexe	cMRT hyperintense Basalganglien	Neuropathologie
MM1/MV1 70%	65	4	Demenz, kortikale Anopsie, Myolonien	99%	72%	53%	Prionprotein-Ablagerungen synaptischer Typ
MV2 9%	64	12	Ataxie, Demenz, extrapyramidale Bewegungsstörungen	76%	8%	90%	Amyloid-»Kuru-Plaques«
VV2 16%	60	6	Ataxie, später Demenz	97%	4%	63%	Plaqueartige und perineurale PrP-Ablagerungen

Einflussfaktoren des klinischen Verlaufs Für die sporadische Form der CJK konnten verschiedene Faktoren bzw. Prädiktoren identifiziert werden, die einen Einfluss auf den klinischen Krankheitsverlauf und die Krankheitsdauer haben. Dazu gehören ein frühes Erkrankungsalter sowie weibliches Geschlecht, die die Überlebenszeit verlängern. Der wichtigste Einflussparameter ist jedoch der Kodon-129-Genotyp des Prionproteingens. Als zweitwichtigster Faktor gilt der Prionproteintyp (PrPSc Typ 1 oder Typ 2).

Diagnostik Die definitive Diagnose der CJK kann nur nach neuropathologischer Beurteilung von Gewebe des zentralen Nervensystems gestellt werden (z. B. nach einer Autopsie oder bei einer Biopsie).

Die klinische Diagnose der CJK wird mit Hilfe von etablierten Diagnosekriterien anhand des klinischen Bildes unter Berücksichtigung der Ergebnisse verschiedener apparativer Untersuchungen gestellt. Besonders wichtige Untersuchungen beinhalten neben einer Beurteilung des klinischen Bildes und einer ausführlichen Anamneseerhebung, die Magnetresonanztomographie des Gehirns, die Elektroenzephalographie und die Untersuchung des Liquors, dabei insbesondere die Bestimmung der Proteine 14-3-3 und des Tau-Wertes. Eine neue Methode zum Nachweis des abnormen PrP im Liquor (RT-QuIC) wird in Zukunft die Diagnosesicherung aus dem Liquor erleichtern.

Die Diagnose von familiären, genetischen Formen der CJK kann durch den Nachweis von pathogenen Mutationen im PRNP-Gen gestellt werden.

EEG Das EEG zeigt fast immer periodische Komplexe scharfer Wellen bei einer langsamen Hintergrundaktivität. Dieses Muster ist, wenn man das EEG bis zu viermal untersucht, bei 90–100% der Patienten nachzuweisen (◻ Abb. 22.1). Allerdings handelt es sich um eine Untersuchung, die erst im mittleren bis späten Krankheitsstadium typische Befunde zeigt und vor allem bei Patienten mit dem MM1- und MV1-Subtyp positiv wird.

MRT Die MRT hat in den vergangenen Jahren eine zunehmend wichtige Stellung in der Diagnostik eingenommen. Neben dem Ausschluss anderer Ursachen (z. B. Hirntumoren, Normaldruckhydrozephalus, limbische Enzephalitis) zeigt sich die FLAIR- und DWI wegweisend. Es können Signalanhebungen in den Basalganglien, insbesondere im Kaudatuskopf und im Linsenkern beobachtet werden, daneben auch kortikale Signalanhebungen. Die Signalsteigerung im Kaudatus zeigt einen typischen Gradienten von rostral nach okzipital (◻ Abb. 22.2). Einiges deutet darauf hin, dass die Kernspintomographie schon sehr früh im Krankheitsverlauf verändert ist. Daneben sind die Läsionsmuster charakteristisch für die einzelnen Subtypen; so finden sich rein kortikale Veränderungen sehr häufig bei dem MV1- bzw. MM2-Subtyp, während der VV2- bzw. MV2-Subtyp prädominant subkortikale Veränderungen zeigt.

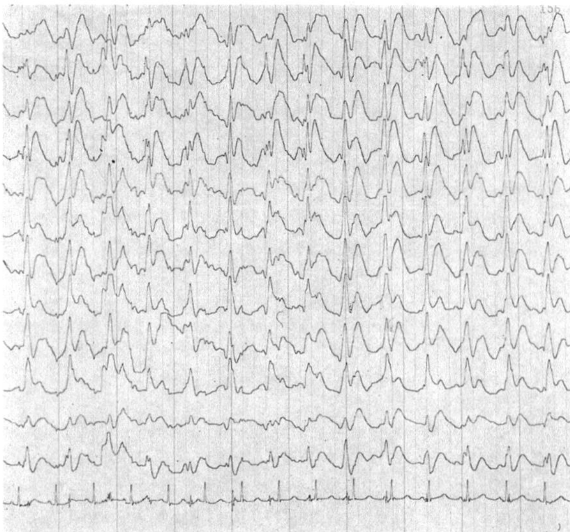

◻ **Abb. 22.1 EEG bei Creutzfeldt-Jakob-Krankheit** mit typischen Perioden triphasischer Wellen, die synchron, bilateral und symmetrisch auftreten

Liquordiagnostik Der Liquor ist bei der Routineuntersuchung unauffällig. Es findet sich keine Pleozytose und nur gelegentlich eine minimale Schrankenstörung. Der Nachweis von hirneigenen Proteinen im Liquor cerebrospinalis unterstützt die klinische Verdachtsdiagnose. Dazu gehören die Proteine **14-3-3** und das Protein **Tau**, die sich inzwischen in der Diagnostik als die wesentlichen Parameter etabliert haben. Die Sensitivität der 14-3-3-Erhöhung bzw. der extreme Anstiegt des Tau-Proteins (>1.300 pg/ml) beträgt über 90%. Da der Anstieg der genannten Parameter im Liquor auch bei anderen, jedoch differen-

Exkurs

RT-QuIC

Die RT-QuIC-Methode (Real-Time Quaking-Induced Conversion) erlaubt den Nachweis kleinster Mengen von Proteinase-K-resistentem Prionprotein (PrPSc) im Liquor cerebrospinalis und potenziell anderes Gewebe/Körperflüssigkeiten. Die RT-QuIC besteht aus mehreren Zyklen einer experimentell beschleunigten Prionenreplikation. Jeder Zyklus beinhaltet zwei Phasen. In der ersten Phase interagieren kleinste Mengen von PrPSc mit einigen rekombinanten PrP-Molekülen, konvertieren diese und induzieren dadurch das Wachstum von PrPSc-Polymeren. In der zweiten Phase werden diese Polymere mittels doppel-orbitaler Vibration fragmentiert, wodurch die Anzahl von potenziellen Nuklei in jedem Zyklus exponentiell gesteigert wird. Während der Replikation werden die PrPSc-Polymere per Fluoreszenzfarbstoff detektiert und ihre Zunahme über die Fluoreszenzintensität dargestellt (◻ Abb. 22.2) mit einer Sensitivität von 85% und einer Spezifität von 99% (Nationales Referenzzentrum für CJK, www.cjd-goettingen.de).

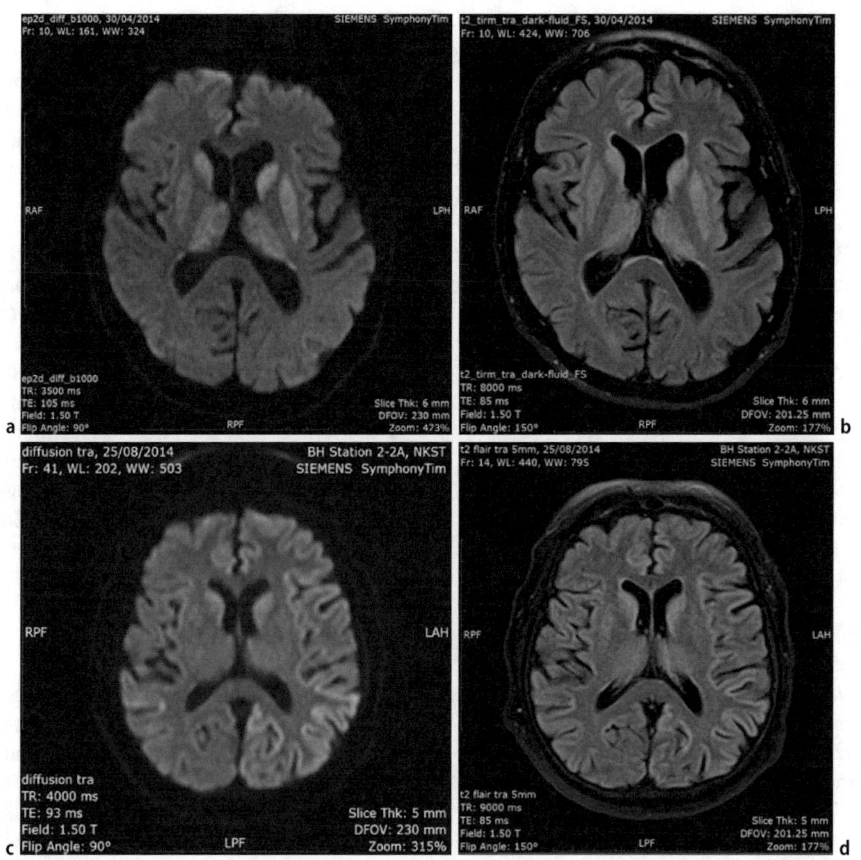

Abb. 22.2a–d Kernspintomographie bei sporadischer CJK. Hyperintensitäten in den Basalganglien (**a,b**) und im Kortex (**c,d**) in DWI (**a,c**) und FLAIR-MRT (**b,d**)

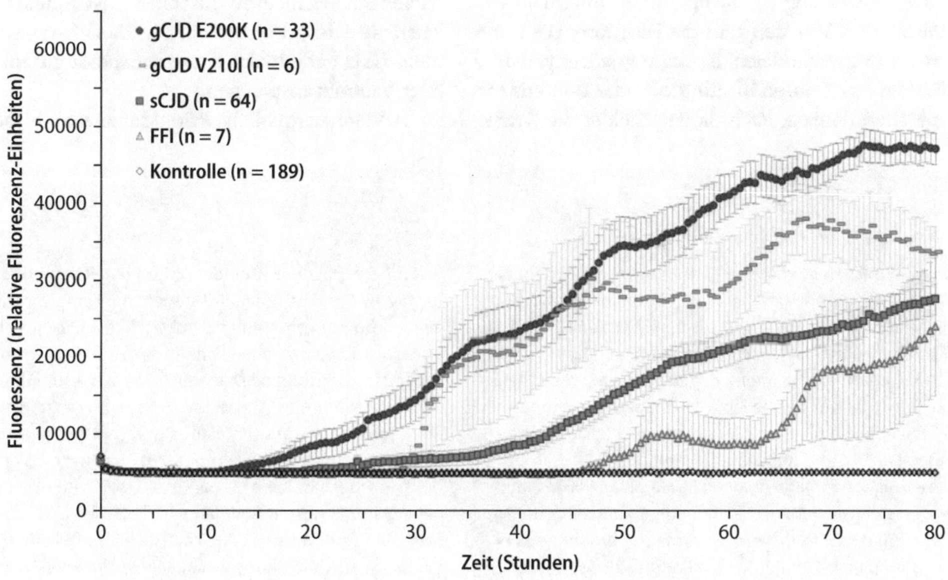

Abb. 22.3 Zunahme der Signalintensität (als Thioflavin-Fluoreszenz, y-Achse) über die Zeit (x-Achse) als Nachweis erhöhter Aggregationsneigung des PrP im Liquor von Patienten mit sporadischer (*dunkelblau*) und genetischer (*rot und hellblau*) CJK und letaler familiärer Insomnie (*grün*). Fehlendes Signal bei Kontrollen (*schwarz*).

zialdiagnostisch durch eine sorgfältige Anamnese gut abgrenzbaren Erkrankungen (wie hypoxischer Hirnschaden oder Ischämie) vorkommen kann, liegt die Spezifität bei ca. 93%.

Klassifikationskriterien Um eine klinische Diagnosestellung ohne neuropathologische Gewebsuntersuchung zu ermöglichen, wurden klinische Kriterien eingeführt:

Der Klassifikation zu Grunde liegen klinische Zeichen wie

- Myoklonien,
- visuelle oder zerebrale Syndrome,
- pyramidale oder extrapyramidale Symptome und
- akinetischer Mutismus

sowie

- spezifische EEG-Veränderungen,
- der Nachweis von 14-3-3-Protein im Liquor und der
- Nachweis von Hyperintensiäten (DWI und/oder FLAIR-MRT) im Nucl. caudatus und Putamen oder in 2 kortikalen Regionen (temporal-parietal-okzipital).

Von einer **möglichen CJK** geht man aus bei einer progressiven Demenz über <2 Jahre bei vorliegen von 2 der 4 klinischen Zeichen. Eine **wahrscheinliche CJK** liegt vor, wenn dazu noch einer der diagnostischen Tests positiv ist. Die **definitive** Diagnose wird nur autoptisch oder durch den Nachweis von Prionprotein im Westernblot gestellt.

Differenzialdiagnose Die wichtigste Differenzialdiagnose der Creutzfeldt-Jakob-Krankheit bildet die **Alzheimer**-Erkrankung. Für diese sind jedoch Myoklonien und extrapyramidale Bewegungsstörungen eher im Spätstadium der Erkrankung charakteristisch, und die rasche Krankheitsdynamik, die Entwicklung der Symptomatik innerhalb von wenigen Wochen bis Monaten klärt die Diagnose. Die Kombination von extrapyramidalen Bewegungsstörungen und Demenz lässt an eine **Chorea Huntington** oder **Demenz mit Lewy-Körperchen** denken, auch da entscheidet die Krankheitsdynamik über die Diagnose. Die Differenzialdiagnose einer CJK ist die Differenzialdiagnose einer rasch progredienten demenziellen Erkrankung. Dazu gehören neben neurodegenerativen Erkrankungen auch autoimmunvermittelte wie paraneoplastische Erkrankungen oder Autoimmunenzephalitiden. Die differenzialdiagnostisch bedeutsamen Erkrankungen sind in der Tabelle 2 dargestellt.

Hygieneaspekte Eine Übertragung durch zwischenmenschliche Kontakte, Speichel, Urin, andere Körperflüssigkeiten ist bei der sporadischen oder genetischen CJK nicht bekannt, sodass eine Isolierung des Patienten in einem Krankenhaus nicht notwendig ist. Jedoch haben Berichte über die iatrogene Übertragung dazu geführt, dass das Robert-Koch-Institut bereits im Jahre 1996 bzw. 1998 »Empfehlungen zur Desinfektion und Sterilisation von chirurgischen Instrumenten bei Verdacht auf Creutzfeldt-Jakob-Erkrankung« (Bundesgesundheitsblatt 8/96, S. 282–283) und »Krankenversorgung und Instrumentensterilisation bei CJK-Patienten und CJK-Verdachtsfällen« (Bundesgesundheitsblatt 7/98, S. 279–285) erarbeitet hat. Der aktuelle Stand der Empfehlungen kann unter http://www.rki.de abgerufen werden.

Therapie Für therapeutische Maßnahmen, die die Prognose im Verlauf des Leidens verändern, liegen bisher nur einzelne Kasuistiken vor, kontrollierte Therapiestudien sind selten und nur für wenige Medikamente durchgeführt worden. Beobachtungsstudien und Einzelfallstudien zufolge wurden etlichen Substanzen ein variabler Erfolg zugeschrieben, z. B. Pentosanpolysulfat. Studien zu Quinacrin, Flupirtin und Doxycyclin zeigen keinen Einfluss auf die Überlebenszeit der Patienten. Allerdings wurden Patienten mit späten Krankheitsstadien in diese Studien eingeschlossen, so dass ein möglicher Effekt in frühen Stadien nicht auszuschließen ist. Eine symptomatische Therapie existiert bisher nur für die CJK-typischen Myoklonien, die in der initialen Krankheitsphase gut auf Clonazepam oder Valproat ansprechen.

Andere menschliche Prionkrankheiten ▶ Facharztbox.

Facharztbox

Andere menschliche Prionkrankheiten

Gerstmann-Sträussler-Scheinker-Krankheit. Hier entsteht die Mutation des zellulären Prionproteins auf dominant erblicher Grundlage (Mutation P102L). Die Prävalenz beträgt 1 Erkrankung auf 10 Mio. Einwohner pro Jahr. Die Gewebsveränderungen betreffen vorwiegend das Kleinhirn. Pathologisch-anatomisch findet man Amyloidplaques, ähnlich wie bei Kuru. Die Symptomatik ist durch zerebelläre Ataxie mit Dysarthrie und Nystagmus geprägt, Demenz tritt erst spät auf oder fehlt.

Familiäre tödliche Schlaflosigkeit (FFI, »fatal familial insomnia«). Dies ist die häufigste genetische Prionerkrankung in Deutschland. Bei FFI findet sich eine Mutation im Prionproteingen bei D178N, gekoppelt mit Methionin am Kodon 129 des mutierten Alles. Pathologisch-anatomisch findet man eine Degeneration der vorderen medialen und dorsalen Kerne des Thalamus, auch im Hypothalamus, sehr selten Gliose und spongiforme Gewebsveränderung in der Hirnrinde. Die Krankheit beginnt etwas früher als die CJK. Entsprechend steht in der Symptomatik eine Beeinträchtigung von Aufmerksamkeit und Vigilanz, Schlaflosigkeit und eine Störung im zirkadianen Schlaf-Wach-Rhythmus, der vegetativen (autonome Dysregulation) und endokrinen Funktionen im Vordergrund. Ataxie, Myoklonien und extrapyramidale Störungen treten im Verlauf auf. Der Tod tritt nach einer Krankheitsdauer zwischen <1 Jahr und 3 Jahren im Koma ein.

Kuru. Hierbei handelt bzw. handelte es sich um eine übertragene Erkrankungsform mit langer Inkubationszeit, die bei einem Stamm in Zentral-Neu-Guinea auftrat. Pathologisch-anatomisch fand man Amyloidplaques im Kleinhirn. Die Krankheit wurde durch einen rituellen Totenkult übertragen. Heute treten nur noch Einzelfälle mit einer sehr langen Inkubationszeit (über 50 Jahre) auf.

22.3 Prionen als Modell für andere Erkrankungen

Die immer noch nicht entschlüsselte Natur des Erregers lässt viele Fragen offen. Die besondere Schnittstelle, an den Krankheitsmechanismen für spontan entstehende, familiäre/genetische und übertragene Krankheiten zusammenkommen, stellt eine besondere Herausforderung dar. Nach wie vor ungeklärt ist die Frage, wie sich der Erreger im Körper ausbreitet, wie es zu verschiedenen Erscheinungsformen der Erkrankung kommen kann und welche Faktoren dazu beitragen. Neben dem Problem der Übertragung der Creutzfeldt-Jakob-Krankheit und den damit verbundenen Risiken werfen Prionen einige der faszinierendsten medizinischen und biologischen Fragen der gegenwärtigen Neurobiologie auf. Das Prinzip der Proteinfehlfaltung, Proteinaggregation und der potenziellen ungehinderten Ausbreitung, sobald diese Aggregate auf andere gesunde Proteine stoßen, wurde zunächst als eine Besonderheit dieser seltenen Erkrankungsgruppe angesehen. Es mehren sich jedoch Hinweise, dass das von Prionen bekannte Prinzip auch bei anderen neurodegenerativer Erkrankungen Anwendung findet (► Kap. 4). So wird im Bereich der Alzheimer- und der Parkinson-Forschung inzwischen von »Prion-like«-Mechanismen gesprochen.

In Kürze

Creutzfeldt-Jakob-Krankheit. Definition: Durch eine Fehlfaltung des physiologischen Prionproteins bedingte Erkrankung des zentralen Nervensystems. **Symptome:** Rasche Progredienz der Demenz, Ataxie, Myoklonien, Rigor, Spastik, akinetischer Mutismus. **Diagnostik:** PrPSc, 14-3-3 und Tau im Liquor, hyperintense Basalganglien und/oder Kortex in DWI und/oder FLAIR MRT, PSWCs im EEG. **Therapie:** keine etablierte Therapie bekannt, Versuch mit Doxycyclin in frühen Krankheitsstadien zur Verlangsamung der Progression. Valproat oder Clonazepam bei Myoklonien.

Weiterführende Literatur

Alperovitch A, Zerr I, Pocchiari M, Mitrova E, de Pedro Cuesta J, Hegyi I, Collins S, Kretschmar H, van Duijn C, Will RG (1999) Codon 129 prion protein genotype and sporadic Creutzfeldt-Jakob disease. Lancet 353 (9165): 1673–1674

Creutzfeldt HG (1920) Über eine eigenartige herdförmige Erkrankung des Zentralnervensystems (vorläufige Mitteilung). Z ges Neurol Psychiat 57: 1–18

Jakob A (1921) Über eigenartige Erkrankungen des Zentralnervensystems mit bemerkenswerten anatomischen Befunden (spastische Pseudosklerose-Encephalomyelopathie mit disseminierten Degenerationsherden). Dtsch Z Nervenheilk 70: 132–146

Jucker M, Walker LC (2011) Pathogenetic protein seeding in Alzheimer's disease and other neurodegenerative disorders. Ann Neurol 70 (4): 532–540

Kallenberg K (2006) Schulz-Schaeffer WJ, Jastrow U, Poser S, Meissner B, Tschampa HJ, et al. MR imaging of Creutzfeldt-Jakob disease (CJD): Comparative analysis of MR sequences. Am J Neuroradiol 27(7):1459–1462

Liberski PP, Budka H (2004) Gerstmann-Sträussler-Scheinker disease. I. Human diseases. Folia Neuropathol 42(Suppl B):120–140

Ludewigs H, Zuber C, Vana K, Nikles D, Zerr I, Weiss S (2007) Therapeutic approaches for prion disorders. Expert Rev Anti Infect Ther 5:613–630

Palmer MS, Dryden AJ, Hughes JT, Collinge J (1991) Homozygous prion protein genotype predisposes to sporadic Creutzfeldt-Jakob disease. Nature 352 (6333): 340–342

Pocchiari M, Puopolo M, Croes EA, Budka H, Gelpi E, Collins S, et al. (2004) Predictors of survival in sporadic Creutzfeldt-Jakob disease and other human transmissible spongiform encephalopathies. Brain 127:2348–2359

Prusiner SB (1982) Novel proteinaceous infectious particles cause scrapie. Science 216 (4542): 136–144

Prusiner SB, Groth DF, Bolton DC, Kent SB, Hood LE (1984) Purification and structural studies of a major scrapie prion protein. Cell 38 (1): 127–134

Stoeck K, Sanchez-Juan P, Gawinecka J, Green A, Ladogana A, Pocchiari M, Sanchez-Valle R, Mitrova E, Sklaviadis T, Kulczycki J, Slivarichova D, Saiz A, Calero M, Knight R, Aguzzi A, Laplanche JL, Peoc'h K, Schelzke G, Karch A, van Duijn CM, Zerr I (2012) Cerebrospinal fluid biomarker supported diagnosis of Creutzfeldt-Jakob disease and rapid dementias: a longitudinal multicentre study over 10 years. Brain 135(Pt 10):3051–61

Tschampa HJ, Zerr I, Kallenberg K, Meissner B, Kretzschmar HA, Knauth M, Urbach H (2007) Pattern of cortical changes in sporadic Creutzfeldt-Jakob disease. Eur J Radiology, Am J Neurorad 28(6):1114–1118

Will RG, Zeidler M, StewartGE, Macleod MA, Ironside JW, Cousens SN, et al. (2000) Diagnosis of new variant Creutzfeldt-Jakob disease. Ann Neurol 47:575–582

Zerr I, Schulz-Schaeffer WJ, Giese A, Bodemer M, Schröter A, Henkel K (2000) Current clinical diagnosis of CJD: identification of uncommon variants. Ann Neurol 48:323–329

Zerr I, Kallenberg K, Summers DM, Romero C, Taratuto A, Heinemann U, Breithaupt M, Varges D, Meissner B, Ladogana A, Schuur M, Haik S, Collins SJ, Jansen GH, Stokin GB, Pimentel J, Hewer E, Collie D, Smith P, Roberts H, Brandel JP, van Duijn C, Pocchiari M, Begue C, Cras P, Will RG, Sanchez-Juan P (2009) Updated clinical diagnostic criteria for sporadic Creutzfeldt-Jakob disease. Brain 132(Pt 10):2659–68

Multiple Sklerose und andere immunvermittelte Enzephalopathien

Brigitte Wildemann und Ricarda Diem

W. Hacke (Hrsg.), *Neurologie*,
DOI 10.1007/978-3-662-46892-0_23,

Einleitung

Die Multiple Sklerose (MS) wurde im 19. Jahrhundert von dem großen französischen Neurologen Charcot beschrieben. Wenn er in dem Pariser Armenkrankenhaus La Salpêtrière Visite machte, fiel ihm auf, dass manche Patienten, wenn sie ihn seitwärts anblickten, einen Nystagmus bekamen. Wenn sie ihm die Hand reichten, zeigten sie einen Zieltremor, und ihre Sprechweise legte auf jede Silbe eine »skandierende« Betonung. Diese Symptomkombination wurde später als Charcot-Trias bezeichnet. Bei der Autopsie solcher Patienten fand man multiple, gliöse Herde im ZNS und die »Sclérose en plaques« wurde eine der am besten bekannten Nervenkrankheiten. Dennoch blieb ihre Ätiologie – nicht die Pathogenese – bis heute unbekannt, und zur Behandlung wurden Methoden eingesetzt, die heute nur Verwunderung hervorrufen können. Eine davon war die Quecksilberschmierkur, bei deren Anwendung die Fenster des Zimmers geschlossen werden mussten, damit die Quecksilberdämpfe nicht entweichen konnten. Heute weiß man um die autoimmune Genese der MS, die auch als Enzephalomyelitis disseminata (ED) bezeichnet wird. Es werden Therapieverfahren eingesetzt, die in den pathogenetischen Mechanismus eingreifen. Dennoch kann man die Krankheit nach wie vor nicht heilen.

23.1 Vorbemerkungen

In diesem Kapitel besprechen wir immunologisch vermittelte Erkrankungen des zentralen Nervensystems. Als wichtigste Krankheitseinheit wird die **Multiple Sklerose** den größten Teil des Kapitels ausmachen. Danach werden eine Reihe von in letzter Zeit neu beschriebenen Krankheiten diskutiert, die zunehmend häufig diagnostiziert werden und auch therapeutische Konsequenzen haben. Für diese immunassoziierten Krankheiten ist die Besprechung hier nicht vollständig, da ein Teil im Kapitel der paraneoplastischen Syndrome behandelt wird. Andererseits sind gewisse Wiederholungen unvermeidbar, beispielsweise bei der Besprechung der limbischen Enzephalitis, die sowohl paraneoplastisch als auch antikörperassoziiert ohne Malignom auftreten kann.

Das Feld der **immunvermittelten Enzephalitiden** (in ihrer chronischen Form Enzephalopathien) und Myelitiden (Myelopathien) ist in einem raschen Wandel: Noch in der letzten Auflage sah dieses Kapitel ganz anders aus, und die Wissenslage wird sich in den nächsten Jahren weiter verändern. Trotzdem ist die jetzt gewählte Einteilung schlüssig und berücksichtigt aktuelle pathogenetische Überlegungen.

Die Beteiligung des ZNS bei **systemischen immunologischen Krankheiten**, z. B. beim Lupus erythematodes oder im Rahmen von Vaskulitiden oder Kollagenosen, wird an anderer Stelle besprochen, wie auch die chronischen Enzephalopathien nach Infektionen, wie die Neuroborreliose, Folgeerscheinungen der Lues oder die virusassoziierten akuten (VZV-Zerebellitis) und progredienten Enzephalopathien, wie die subakut-sklerosierende Panenzephalitis (SSPE) nach Maserninfektion oder andere verwandte, seltene Krankheiten. Auch diese Trennung ist willkürlich, da es sich auch hierbei um vergleichbare Pathogenesen handelt.

23.2 Multiple Sklerose (MS)

Die Multiple Sklerose ist eine der häufigsten, organischen Krankheiten des Nervensystems. Die Inzidenz wird in Mitteleuropa mit 3–7 Erkrankten, die Prävalenz mit 30–60 pro 100.000 Einwohner angegeben. Etwa 8% der Patienten, die in einer neurologischen Klinik in unseren Breitengraden behandelt werden, leiden an MS. Frauen erkranken zwei- bis dreimal so häufig an der schubweisen Verlaufsform wie Männer (s. u.), aber gleich häufig an chronisch progredienter MS.

23.2.1 Epidemiologie, Ätiologie und Pathogenese

Das Prädilektionsalter für die Erkrankung an MS ist die Zeit zwischen dem 20. und 40. Lebensjahr. Die MS kann schon in der Zeit der Pubertät auftreten. Nach dem 45. Lebensjahr sinkt die Häufigkeit von Neuerkrankungen kontinuierlich ab. Die obere Grenze liegt um 55–60 Jahre. Diese Zahlenangaben spiegeln aber nur die erste Manifestation neurologischer Symptome, nicht das tatsächliche Erkrankungsalter mit »stummen« Herden wider, das etwa 10 Jahre früher anzunehmen ist. Mitteilungen über erste Schübe von MS unter 10 Jahren gehören zu den Seltenheiten.

Geographische Verteilung Die Erkrankungshäufigkeit nimmt auf der nördlichen Halbkugel mit wachsender Entfernung vom Äquator zu. In Europa ist die MS oberhalb des 46. Breitengrades häufiger als darunter. In den nördlichen Bundesstaaten der USA oberhalb des 38. Breitengrades ist sie stärker als in den Südstaaten vertreten. In südlichen Breitengraden ist die Prävalenz der Krankheit sehr gering. Australien hat eine Häufigkeit von etwa 10, Afrika nur von 0–4 auf 100.000 Einwohner. In Ägypten, Südafrika, Südamerika, allerdings auch in Sibirien, ist die Krankheit selten. Auch in Japan kommt sie nicht häufig vor.

Einwanderer, die ihr Geburtsland im frühen Kindesalter verlassen, tragen das Erkrankungsrisiko ihres neuen Heimatlandes. Wechseln sie den Wohnort nach der Pubertät, nehmen sie das Risiko ihres Geburtslandes mit. In der 2. Generation verwischt sich dieser Unterschied. Ob diese geographische Verteilung mit der Exposition an bestimmte Infektionen oder mit den Bedingungen der Ernährungs- und Lebensweise zusammenhängt, ist nicht endgültig geklärt. Allerdings unterstreichen die geographischen Besonderheiten die potenzielle Bedeutung von Vitamin D, zu dessen Wirkspektrum auch immunregulatorische Eigenschaften gehören und dessen Bildung in der Haut durch die Intensität der Sonneneinstahlung beeinflusst wird, die in nördlichen Heimatländern geringer ausgeprägt ist.

Genetische Faktoren Die Ursache der MS ist nicht bekannt. Die MS ist nicht infektiös. Wie bei vielen Krankheiten, sind auch bei der MS genetische Faktoren in der Prädisposition wirksam, wobei mehrere Gene beteiligt sein müssen. Die Kon-

Facharztbox

Pathophysiologisches Modell und immunpathogenetische Subtypen

Zur Pathophysiologie gibt es folgende Vorstellungen, die in ◻ Abb. 23.1 erläutert sind. Autoreaktive T-Lymphozyten werden, z. B. durch einen Virusinfekt, in der Peripherie des Körpers aktiviert. Sie docken an bestimmten Rezeptoren von Endothelzellen an und wandern unter chemotaktischen Einflüssen durch die Blut-Hirn-Schranke ins Hirngewebe. Hier kommt es zu einer klonalen Proliferation der T-Zellen, die nach erneuter Aktivierung bestimmte Strukturen des ZNS irrtümlich als Antigene erkennen. Unter diesen Strukturen ist besonders das **basische Myelinprotein (MBP)** zu nennen, eine Komponente des Myelins. Aber auch andere Proteine, das Myelin-Oligodendrozyten-Glykoprotein (MOG), das Myelin-assoziiertes Glykoprotein (MAG) und das Proteolipoprotein (PLP) sind in den Prozess eingebunden.
Die Freisetzung von proinflammatorischen Zytokinen aktiviert andere zelluläre Bestandteile des Immunsystems, z. B. Makrophagen. Ferner werden B-Zellen aktiviert. Das Zusammenwirken von T- und B-Zellen führt zu der entzündlichen Markscheidenschädigung, die neben der gliösen Vernarbung (»Sklerose«) das Charakteristikum der MS ist.

In den MS-Läsionen lassen sich mit immunhistochemischen und molekularbiologischen Methoden vier verschiedene immunpathogenetische Subtypen differenzieren (◻ Tab. 23.1). Muster I und II zeigen große Ähnlichkeiten mit T-Zell- oder T-Zell-/Antikörper-mediierten autoimmunen Enzephalomyelitiden (EAE) der Maus bzw. der Ratte, dem Tiermodell der MS. Der primäre Oligodendrozytenschaden der Muster III und IV ähnelt virus- oder toxininduzierten demyelinisierten Läsionen in anderen Tiermodellen der Maus oder Ratte. In allen Mustern finden sich Makrophagen und T-Zellen. Immunglobulin- und Komplementablagerungen lassen sich nur in Muster II nachweisen. Während in Muster III zumindest noch ein Teil der Oligodendrozyten im Plaque erhalten ist, ist das sehr seltene Muster IV durch einen vollständigen Oligodendrozytenverlust charakterisiert. Beim individuellen Patienten findet sich zu einem Zeitpunkt in allen Läsionen dasselbe Muster. Kontrovers ist, ob sich das Muster im Verlauf der Zeit ändert.

kordanzrate ist bei monozygoten Zwillingen 25%, bei dizygoten 3%. Am besten gesichert ist die Assoziation mit humanem Leukozytenantigen HLA DR 2. In den letzten Jahren sind außerdem Polymorphismen in verschiedenen immunologisch bedeutsamen Genloci entdeckt worden, die die Prädisposition mitbestimmen.

Regelmäßiges Rauchen steigert das Erkrankungsrisiko um das 1,5-fache. Andere definierte, exogene Faktoren haben im Erwachsenenalter auf Manifestation und Verlauf der MS keinen erkennbaren Einfluss. Ob ein Patient kurz vor der Erkrankung schwer körperlich arbeitete oder eine sitzende Beschäftigung hatte, ob er sich ausreichend oder nur mangelhaft ernähren konnte, ob er Temperatureinflüssen, allgemeinen Strapazen oder einem Trauma mit Beteiligung des ZNS ausgesetzt war, spielt keine Rolle für den Ausbruch der MS. Selbst während Bettruhe und Kortikoidbehandlung können akute Schübe auftreten.

Pathologische Anatomie Die MS gehört zu den Entmarkungskrankheiten. Sie befällt vorwiegend die weiße Substanz des gesamten ZNS. Herdförmig kommt es zu einer Schädigung oder Auflösung der Markscheiden. Ohne intakte Markscheiden ist die Nervenleitung erschwert bis unmöglich. Schon früh entstehen allerdings auch axonale Schäden. Größere Herde führen deshalb, je nach ihrer Lokalisation, zu Funktionsstörungen. Kleinere Herde in »stummen Regionen« können jedoch klinisch unerkannt bleiben. Im CT, mehr noch im MRT und auch bei der Sektion, findet man das ZNS stets schwerer befallen als klinisch zu vermuten war.

Die Entmarkungsherde (Plaques) sind in wechselnder Größe, vom Durchmesser eines Stecknadelkopfes bis zu dem einer Euromünze, über das ZNS verteilt und kommen auch in kortikalen Regionen vor. Sie sind um größere Venen oder an diesen entlang angeordnet und können, besonders in der Umgebung der Seitenventrikel, zu größeren Herden konfluieren. Prädilektionsstellen für die Lokalisation der Plaques sind: Sehnerven, Balken, Hirnstamm, insbesondere Brücke mit Augenmuskelkernen, Kleinhirn und Kleinhirnstiele, die Pyramidenbahn, der Boden des IV. Ventrikels, Hinterstränge des Rückenmarks. Seltener sind Hirnrinde, Basalganglien und Rückenmarksgrau betroffen.

Im frühen Stadium sind die Markscheiden an umschriebenen Stellen rötlich geschwollen und aufgelockert. Die Plaques sind – je nach Alter – durch entzündliche Infiltrate mit Demyelinisierung, durch Verlust von Axonen und gliotische Narben charakterisiert. Die Infiltrate bestehen aus Lymphozyten und Monozyten. Frische und sklerotische Herde werden im ZNS bunt nebeneinander angetroffen.

Vertiefende Informationen zur Pathophysiologie der MS ► Facharztbox: Pathophysiologisches Modell und immunpathogenetische Subtypen.

23.2.2 Symptome und Verlaufsformen

Klinisch-isoliertes Syndrom

Oft findet man als erste Krankheitsmanifestation das sog. klinisch-isolierte Syndrom (CIS), typische Frühsymptome, die an eine demyelinisierendes Krankheit denken lassen, diese erfüllen dann aber noch nicht die Kriterien der zeitlichen Dissemination (s. u. sowie ◻ Tab. 23.2 und ◻ Tab. 23.3). Wenn zu diesem Zeitpunkt schon multiple MRT-Läsionen gefunden werden, ist der Übergang zu einer MS sehr wahrscheinlich. Bereits beim CIS kann mit einer immunmodulatorischen Therapie begonnen werden, da belegt ist, dass die Frühtherapie die Konversion in eine klinisch sichere MS hinauszögert und den Langzeitverlauf günstig beeinflusst.

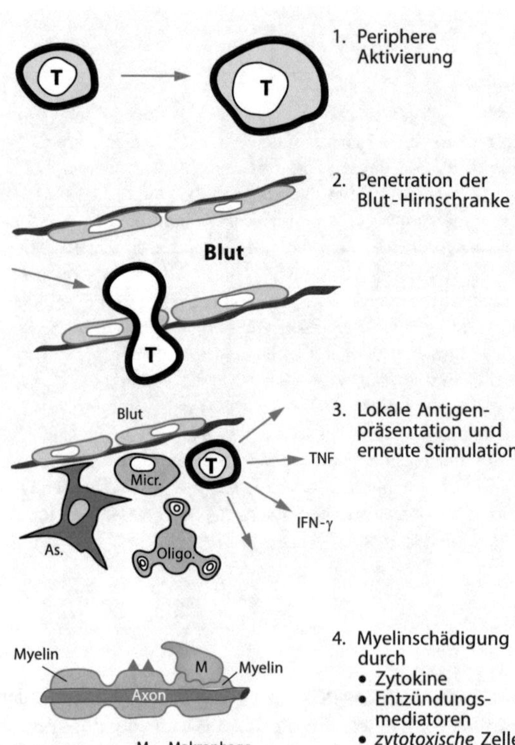

Abb. 23.1 Schematische Darstellung einzelner Teilschritte in der Pathophysiologie der MS. 1. Aktivierung autoreaktiver T-Lymphozyten in der Peripherie. 2. Durchwanderung der Blut-Hirn-Schranke. 3. Lokale Antigenpräsentation durch Mikroglia (*Micr.*) oder Astrozyten (*AS*). Produktion entzündungsfördernder Zytokine wie Tumornekrosefaktor (*TNF*) und Interferon-γ (*IFN-γ*); *Oligo* Oligodendrozyt. 4. Myelinschädigung. *AK* Antikörper; *M* Makrophage

Verlaufsformen

Die wichtigsten Verlaufsformen der MS sind in Abb. 23.2 erläutert. Wir unterscheiden

- den **schubförmigen** Verlauf,
- den **schubförmig-progredienten** Verlauf,
- den **primär chronisch progredienten** Verlauf und
- den aus den schubförmigen Verläufen entstehenden **sekundär chronisch progredienten** Verlauf.

Schubförmiger Verlauf Zum Verständnis der Einteilung ist die Definition eines »Schubes« wichtig: Als Schub bezeichnet man neue klinische Symptome, die subjektiv berichtet oder durch die Untersuchung objektiviert werden und die mindestens 24 h anhalten. Ein zeitlicher Abstand von mindestens 30 Tagen zu einem früheren Schub muss bestehen. Das neue Ereignis muss unabhängig von einer Infektion mit Fieber entstanden sein. Schübe entwickeln sich akut oder subakut innerhalb von wenigen Tagen oder 1–2 Wochen. Nach einigen Tagen bis Wochen tritt eine Rückbildung (Remission) der Symptome ein, die vollständig oder unvollständig ist. Das Intervall zwischen zwei Schüben variiert stark und lässt sich nur in Ausnahmefällen nach dem Verlauf vorhersagen.

Klinisch beginnt die MS bei über 80% der Patienten mit einem schubförmigen Verlauf. Häufige Frühsymptome sind die einseitige Optikusneuritis, Sensibilitätsstörungen oder eine belastungsabhängige Schwäche der Beine. Bei den meisten Patienten bilden sich die Symptome eines Schubes innerhalb der ersten 6–8 Wochen zurück. Beim natürlichen Verlauf der unbehandelten Erkrankung liegt die Schubrate initial bei etwa 2 Schüben pro Jahr und nimmt dann in den Folgejahren kontinuierlich ab. Eine hohe Anzahl von Schüben innerhalb der ersten beiden Krankheitsjahre ist oft mit rascherer Progredienz verbunden. Der zweite Schub tritt bei 25–50% der Patienten innerhalb des ersten Jahres, bei 60% innerhalb von

Tab. 23.1 Charakteristika der verschiedenen immunpathogenetischen Muster

Muster	Charakteristika
Muster I	Rekrutierung von oligodendroglialen Vorläuferzellen, rasche und ausgeprägte Remyelinisierung T-Zell- und Makrophageninfiltration Schnelle und fast vollständige Remyelinisierung
Muster II	Rekrutierung von oligodendroglialen Vorläuferzellen, rasche und ausgeprägte Demyelinisierung T-Zell- und Makrophageninfiltration Plasmazellen Immunglobulin- und Komplementablagerung Rekrutierung von oligodendroglialen Vorläuferzellen
Muster III	Oligodendrozytendystrophie, apoptotische Oligodendrozyten Schwächere T-Zellinfiltration Gestörte Myelinexpression: selektiver Verlust von MAG, Überexpression von MOG
Muster IV	Primäre Degeneration von Oligodendrozyten in der weißen Substanz Vollständiger Oligodendrozytenverlust im Plaque T-Zell- und Makrophageninfiltration

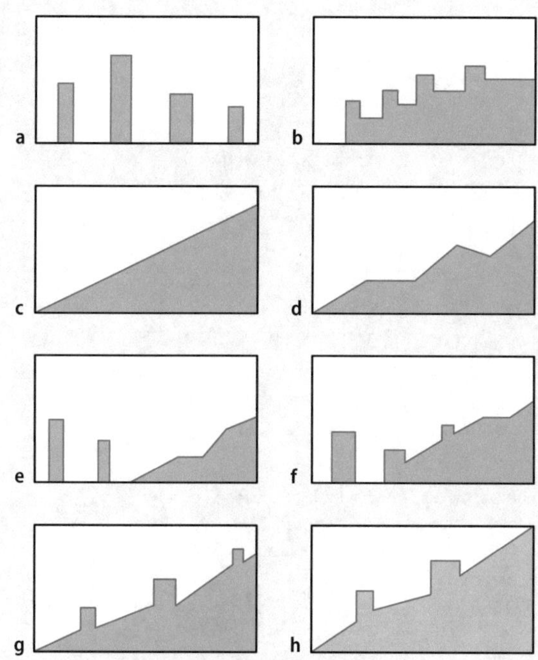

Abb. 23.2a–h Schematische Darstellung der wichtigsten Verlaufsformen der MS. **a** Schubweiser Verlauf mit vollständigen Remissionen. **b** Schubweiser Verlauf mit unvollständigen Remissionen: zwischen zwei Schüben kein Fortschreiten der Symptomatik, aber im Zeitverlauf nimmt die Behinderung zu. **c** Primär fortschreitender Verlauf ohne Schübe und Remissionen. **d** Primär fortschreitender Verlauf mit Perioden von Stillstand und/oder gelegentlicher Besserung. **e** Sekundär fortschreitender Verlauf: nach wenigen Schüben stellt sich ein chronisch fortschreitender Verlauf ein. **f** Nach einigen Schüben chronisches Fortschreiten mit gelegentlichen Schüben und leichten Remissionen. **g** Fortschreitend schubweiser Verlauf: von der ersten Manifestation an chronische Verschlechterung mit dazwischen auftretenden Schüben und Remissionen. **h** Ähnlicher Verlauf wie **g**, aber keine vollen Remissionen. (Adaptiert nach Lublin et al. 1996)

3 Jahren ein. Bei 50% der Kranken kommt es innerhalb von 10 Jahren zum Übergang in eine der progredienten Verlaufsformen (Abb. 23.2).

Selten kommen **foudroyante Schübe** vor, in denen die Patienten wenige Wochen nach der ersten Manifestation der Krankheit sterben. Solche Verläufe sieht man eher bei jüngeren Patienten. Die Lebenserwartung wird durch die Krankheit kaum verkürzt. 1/3 der Patienten haben über eine sehr lange Zeit keine und 1/3 nur eine geringe Behinderung.

Primär progredienter Verlauf Etwa 10% der Patienten haben von Beginn an keine abgrenzbaren Schübe, sondern verschlechtern sich langsam progredient. Dies wird als primär progredienter Verlauf bezeichnet. Es findet sich dann häufig eine über Jahre zunehmende spastische Gangstörung, seltener auch ein progredientes zerebelläres Syndrom.

Diagnosekriterien

Die Diagnose ist klinisch sicher zu stellen, wenn wenigstens zwei Schübe aufgetreten sind, die sich auf multilokuläre Läsionen im ZNS zurückführen lassen, oder wenn multifokale Symptome mehr als ein Jahr chronisch progredient waren. Ein positiver Liquorbefund unterstützt die Diagnose. Positiv ist der Liquorbefund, wenn eine quantitativ messbare lokale IgG-Produktion im ZNS, oligoklonale Banden und/oder geringe, lymphomonozytäre Pleozytose und leichte Eiweißvermehrung nachgewiesen sind. Hierbei wird der zugrundeliegende chronisch entzündliche Prozess mit höchster Sensitivtät durch die qualitative Detektion (isoelektrische Fokussierung) liquorspezifischer oligoklonaler IgG-Banden erfasst. Heute erfolgt die Diagnosesicherung mit Hilfe der **McDonald-Kriterien**, die seit der letzten Revision (2011) die sichere Diagnose einer MS bereits beim ersten Krankheitsschub ermöglichen, sofern die radiologischen Voraussetzungen für den Nachweis der räumlichen und zeitlichen Dissemination erfüllt sind (Tab. 23.2 und Tab. 23.3, ► Exkurs: Die MRT-Kriterien der örtlichen und zeitlichen Dissemination). Sind die Kriterien bei Verdacht nicht erfüllt, lautet die Diagnose »mögliche MS«.

Diese Kriterien tragen der Bedeutung der MRT-Befunde Rechnung. Gleichzeitig wird die Diagnose einer »primär chronisch progredienten MS« besser berücksichtigt. In den neuen Diagnosekriterien wird ausdrücklich auf die Forderung hingewiesen, dass die vorliegenden neurologischen Symptome durch »nichts besser als durch das Vorliegen einer MS« erklärt werden können.

Prognose

Eine individuelle Prognose ist am Anfang der Krankheit nicht zu stellen. Nach einem Schub oder wenigen Schüben kann eine Remission von vielen Jahren eintreten, in denen der Patient fast unbehindert lebt und arbeitet. Dennoch ist die Gefahr groß, dass die Erkrankung in die sekundär chronisch progrediente Phase übergeht und fortschreitende neurologische Behinderung erzeugt. Da bei sicherer Diagnose und Nachweis einer Krankheitsaktivität die sofortige Einleitung einer Schubprophylaxe indiziert ist, muss die Diagnosenennung bei Diagnosestellung erfolgen.

Prognostisch eher günstige Faktoren sind der monosymptomatische Beginn, überwiegend sensible Symptome, die kurze Dauer und schnelle Rückbildung der einzelnen Schübe, die lange erhaltene Gehfähigkeit und ein Erkrankungsbeginn vor dem 35. Lebensjahr.

Mit einer eher schlechten Prognose verbunden sind frühe schwere Schübe langer Dauer mit unvollständiger Rückbildung und viele MRT-Läsionen zu Beginn der klinischen Symptomatik.

MS und Schwangerschaft

Die Fertilität ist bei Frauen und Männern mit MS nicht eingeschränkt und die gängigen MS-Medikamente haben keinen Einfluss auf die Wirksamkeit oraler Kontrazeptiva. Während der Schwangerschaft ist die Schubrate statistisch geringer als bei nicht schwangeren Patientinnen und nimmt im letzten Trimenon bis zu 80% ab. Nach der Entbindung ist sie dagegen

Tab. 23.2 McDonald-Diagnosekriterien

Klinisch	Zusätzliche Bedingungen für die Diagnosestellung
Zwei oder mehr Schübe und – objektivierbare klinische Evidenz von zwei oder mehr Läsionen – objektivierbarer klinische Evidenz einer Läsion plus anamnestische Evidenz für stattgehabtes Schubereignis	Keine, klinische Evidenz ausreichend – Zusätzliche Evidenz wünschenswert – Es darf dann keine bessere Erklärung als die Diagnose einer MS geben
Zwei oder mehr Schübe – objektivierbare klinische Evidenz einer Läsion	Räumliche Dissemination nachgewiesen durch – MRT (nach Swanton-Kriterien) oder – Nachweis einer weiteren klinischen Manifestation in einer anderen Lokalisation
Ein Schub – objektivierbare klinische Evidenz von zwei oder mehr Läsionen	Zeitliche Dissemination nachgewiesen durch – MRT (nach Swanton-Kriterien) oder – zweiten klinischen Schub
Ein Schub – objektivierbare klinische Evidenz einer Läsion – monosymptomatische Präsentation; klinisch isoliertes Syndrom	Räumliche Dissemination nachgewiesen durch – MRT (nach Swanton-Kriterien, Tab. 23.3) oder – Nachweis einer weiteren klinischen Manifestation in einer anderen Lokalisation und zeitliche Dissemination nachgewiesen durch – MRT (nach Swanton-Kriterien, Tab. 23.3) oder – zweiten klinischer Schub
Schleichende neurologische Progression (PPMS)	Kontinuierliche klinische Progression über ein Jahr (retrospektiv/prospektiv bestimmt) und Zutreffen von mindestens zwei der folgenden drei Punkte: – positives cM RT (mindestens eine T2-Läsion in mindestens einem der Areale periventrikulär, juxtakortikal oder infratentoriell) – positives spinales MRT (mindestens zwei fokale Läsionen) – positiver Liquorbefund (OKB oder erhöhter IgG-Index)

Tab. 23.3 Swanton-Kriterien

Räumliche Dissemination	Zeitliche Dissemination
Hohe Wahrscheinlichkeit nach dem ersten klinischen Schub eine klinisch sichere MS zu entwickeln beim Vorliegen von mindestens einer T2-Läsion in mindestens zwei der vier Regionen – juxtakortikal – periventrikulär – infratentoriell* – spinal*	Es gibt zwei Möglichkeiten, wie mittels MRT der Nachweis einer zeitlichen Dissemination erbracht werden kann: – Es werden gleichzeitig asymptomatische* Gd-anreichernde und nicht-anreichernde Läsionen in einer Untersuchung entdeckt, oder – es wird eine neue T2-Läsion und/oder Gd-anreichernde Läsion in einem Follow-up-MRT entdeckt und zwar unabhängig vom zeitlichen Abstand zwischen den Untersuchungen**

* Symptomatische Hirnstamm-/spinale Läsionen werden nicht mitgezählt.
** Lokalisation der Läsion erklärt nicht klinisches Symptom oder pathologischen neurologischen Befund.

2- bis 3-mal höher. Einen Grund zur Schwangerschaftsunterbrechung stellt die MS allgemein nicht dar. Bei Abwägung aller Faktoren, einschließlich des bereits eingetretenen Behinderungsgrades, kann man dem Wunsch der Frau nach Schwangerschaftsunterbrechung entsprechen. Reproduktionsmedizinische Maßnahmen können Schübe auslösen, hierüber sind MS Patientinnen aufzuklären.

Die MS hat oft eine bessere Prognose als häufig angenommen wird. Medikamentöse Behandlung können Schübe abkürzen und Symptome bessern. Prophylaktische Behandlung kann die Schubrate reduzieren.

Exkurs

Die MRT-Kriterien der örtlichen und zeitlichen Dissemination

(McDonald-Klassifikation, in ihrer Modifikation aus dem Jahre 2011)

Entscheidend ist der Nachweis einer räumlichen und zeitlichen Dissemination:

- **Räumliche Dissemination:** Nachweis von einer oder mehr MS-typischen Läsionen in mindestens 2 der 4 folgenden Hirnregionen
  - periventrikulär
  - juxtakortikal
  - infratentoriell (eine Rückenmarksläsion ist einer infratentoriellen Läsion äquivalent)
  - Rückenmark (wird nicht gewertet bei Hirnstamm- oder spinalen Symptomen)
- **Zeitliche Dissemination:**
  - Nachweis einer nicht symptomatischen KM-aufnehmenden Läsion zum Zeitpunkt der Erstuntersuchung oder
  - Nachweis einer neuen Läsion auf T2-Bildern oder einer (asymptomatischen) KM-aufnehmenden Läsion in einem zu einem beliebigen Zeitpunkt durchgeführten MRT im Vergleich zu der nach Auftreten der ersten klinischen Beschwerden angefertigten Referenzbildgebung.

Symptome

Für die Entwicklung der Symptome lassen sich keine festen Regeln aufstellen. Deshalb besprechen wir zunächst die wichtigsten Symptome im Einzelnen und erst danach einige typische Kombinationen, die den Verdacht auf MS lenken müssen.

Optikus- und Retrobulbärneuritis Die Sehnervenneuritis kann einseitig oder doppelseitig den ganzen N. opticus ergreifen, so dass die Patienten vorübergehend erblinden oder trübe sehen, wie durch Milchglas oder durch einen Schleier. Am Augenhintergrund besteht dabei oft eine Anschwellung der Sehnervenpapille. Bildet sich die Neuritis N. optici ganz zurück, haben die Patienten nach wenigen Wochen wieder ihren vollen Visus. Oft aber kommt es zu einer bleibenden Entmarkung und sekundären Sklerose. Das betroffene Auge bleibt dann amblyop. Am Augenhintergrund findet man eine blass bis grauweiße und unscharf begrenzte Sehnervenpapille.

Noch typischer ist die **retrobulbäre Optikusneuritis**, bei der nur das zentral gelegene papillomakuläre Bündel erkrankt. In diesen Fällen leidet das zentrale Sehen, und die Patienten können z. B. kleine Druckschrift nicht mehr lesen. Die Sehstörungen treten manchmal nur für kurze Dauer nach Anstrengungen oder bei Temperaturerhöhung auf. Im akuten Stadium ist die Papille unauffällig. Bei Defektheilung bleibt ein Zentralskotom bestehen. Jetzt kann man als Zeichen einer sekundären Optikusatrophie ophthalmoskopisch eine temporale Abblassung der Sehnervenpapille feststellen. Diese Lokalisation beruht darauf, dass die makulopapillären Fasern im temporalen Sektor der Papille gelegen sind. In 20% findet sich in der Peripherie des Augenhintergrundes eine Periphlebitis retinae.

> **Bei der akuten Retrobulbärneuritis sieht der Patient »nichts« (Visusverlust), und auch der Arzt sieht nichts (normaler ophthalmoskopischer Befund).**

Der Befall des N. opticus kann sich wiederholen. Beide Nn. optici werden nicht selten in größerem Zeitabstand nacheinander ergriffen. Auch bei scheinbar vollständiger Remission lässt sich die überstandene Optikus- oder retrobulbäre Neuritis bei den meisten Patienten durch eine Latenzverzögerung der visuell evozierten Potenziale (VEP) nachweisen.

Die retrobulbäre Neuritis ist in etwa 30% der Fälle, d. h. keineswegs immer, ein Erstsymptom der MS. Das Risiko, später an MS zu erkranken, ist umso größer, je jünger die Patienten sind. Andere Ursachen sind: Diabetes, Alkoholabusus, Nebenhöhlenentzündung. Viele Fälle bleiben unaufgeklärt. Wenn sich eine MS entwickelt, geschieht das in den ersten 4, ausnahmsweise 6 Jahren. Es ist unwahrscheinlich, dass Patienten mit Optikusneuritis im Alter von 45 Jahren oder älter später noch eine MS bekommen.

Okulomotorikstörungen Charakteristisch sind flüchtige Augenmuskellähmungen mit Doppelbildern, die ohne Kopfschmerzen auftreten. Besonders häufig ist der N. abducens betroffen, etwas seltener der N. trochlearis und, stets nur inkomplett, der N. oculomotorius. Sein parasympathischer Teil bleibt meist frei. Die Lähmungen sind meist einseitig und nie symmetrisch. Es können auch mehrere Augenmuskelnerven ergriffen werden. Die **internukleäre Ophthalmoplegie** wird bei MS häufig beobachtet. Sie tritt oft doppelseitig auf.

Funktionsstörung anderer Hirnnerven Während die kaudalen Hirnnerven fast immer frei bleiben, werden der N. facialis und der sensible Trigeminus befallen. Die MS kann Ursache einer Trigeminusneuralgie sein. Diese Form ist häufiger als die »idiopathische« Trigeminusneuralgie (▶ Kap. 16).

Hemifaziale Myokymie ist für MS sehr typisch. Andere Ursachen (Brücken- oder Kleinhirnbrückenwinkeltumoren) sind viel seltener. Manchmal sieht man auch die Symptomkombination: halbseitige Gefühlsstörung im Gesicht und auf der Zunge mit halbseitiger Geschmacksstörung.

Paresen Zentrale Paresen sind sehr häufig. Die distalen Gliedabschnitte sind stärker als die proximalen betroffen. Man beobachtet alle Abstufungen der **spastischen Lähmung** von der Beeinträchtigung der Feinmotorik und Steifigkeit des Ganges bis zur kompletten Para-, Tetra- oder Hemiplegie. Die Muskeleigenreflexe sind meist gesteigert. Spastische Tonuserhöhung und Kloni treten im Verlauf hinzu. Die Spastik kann extreme Ausmaße annehmen und den Patienten funktionell unbeweglich machen. In 70% der Fälle sind die BHR abgeschwächt oder erloschen. Dies ist ein wichtiges Frühsymptom.

Ein weiteres Frühsymptom ist eine allgemeine Mattigkeit und rasche Ermüdbarkeit. Die Ursachen dafür sind im Einzelfall nicht immer aus dem neurologischen Untersuchungsbefund abzuleiten. Dennoch ist das Symptom häufig frühzeitig anzutreffen und begrenzt die Leistungsfähigkeit der Kranken stark.

Sensibilitätsstörungen Die Patienten klagen über andauernde **Missempfindungen**, über Taubheit, Pelzigkeit oder Kribbeln, vor allem in Händen und Füßen. Schmerzen sind sehr selten.

Bei der Untersuchung findet man die Berührungsempfindung vermindert. Selten ist das Tasterkennen aufgehoben. Durch Beeinträchtigung der Lageempfindung kommt es zur sensiblen Ataxie. Dadurch wird auch die Feinmotorik erheblich gestört. Schmerz- und Temperaturempfindung sind meist intakt. Die Gefühlsstörungen sind an Armen und Beinen handschuh- und strumpfförmig, am Rumpf querschnittartig angeordnet. Es kommen aber auch fleckförmige Sensibilitätsstörungen an den Extremitäten vor. Häufig ist das Nackenbeugezeichen nach Lhermitte positiv.

Blasenstörungen Diese sind häufig (20%) und äußern sich als Retention oder als **Dranginkontinenz** (Urge-Inkontinenz), die, auch im Hinblick auf die Therapie, urologisch weiter differenziert werden müssen. Der Restharn kann mit einer Ultraschall-B-Mode-Technik gemessen werden. Lähmungen des M. sphincter ani kommen kaum vor.

Kleinhirnfunktionsstörungen Der Befall des zerebellären Systems zeigt sich als **Charcot-Trias**: Nystagmus, Intentionstremor, skandierendes Sprechen.

Unter den verschiedenen Formen des zentralen Nystagmus sind der horizontale, besonders der dissoziierte und der vertikale Blickrichtungsnystagmus für MS besonders charakteristisch. Außer der Charcot-Trias kommen alle weiteren, zerebellären Bewegungsstörungen vor, die im Abschnitt über das Kleinhirn beschrieben sind. Funktionell besonders behindernd ist manchmal ein sehr ausgeprägter, zerebellärer Tremor. Hierher gehört auch die **Blickdysmetrie**: überschießende Blickbewegungen mit anschließenden Korrekturrucken.

Kognitive Veränderungen und psychische Veränderungen Bei etwa 50–70% der Patienten findet man in Abhängigkeit vom Verlaufstyp kognitive Beeinträchtigungen. Vor allem Gedächtnis- und Aufmerksamkeitsdefizite sowie Beeinträchtigungen der kognitiven Flexibilität sind häufig und können auch schon in der Frühphase der Erkrankung messbar vorhanden sein. Im weiteren Verlauf kann es zu einer allgemeinen intellektuellen Nivellierung kommen. Einzelne kognitive Teilleistungsstörungen sind dabei durch die Wirkung von Läsionen in für diese Leistungen wichtigen kortikalen Arealen zu erklären (so genannte »strategische Läsionen«). Eine allgemeine intellektuelle Beeinträchtigung ist dagegen eher die Folge der kumulierten Wirkung kortexnaher Läsionen. Man spricht hier vom **multiplen Diskonnektionssyndrom**, das auftritt, sobald eine gewisse quantitative Schwelle an Läsionen überschritten ist.

Im psychischen Befund sind Kranke, die an MS mit zerebraler Lokalisation leiden, oft durch eine Euphorie auffällig. Diese äußert sich nicht immer als durchgehend heitere Grundstimmung. Häufiger ist das Fehlen einer Betroffenheit über die Krankheit, eine optimistische Einstellung, selbst wenn der Verlauf bisher chronisch fortschreitend war. Mit der ausgeprägten Euphorie bzw. Anosognosie gehen eigentlich immer ausgeprägte kognitive Defizite (vor allem auch exekutiver Funktionen) einher, so dass man diese »Wesensänderung« als Ausdruck einer komplexeren neuropsychologischen Syndroms begreifen sollte und nicht als isolierte Symptomatik. Aber auch depressive Verstimmungen, Antriebsarmut und ein recht typisches Syndrom des Überfordertseins mit Abgeschlagenheit und Müdigkeit (Fatigue) kommen häufig vor. Gerade das letztere findet man nicht selten bei Patienten mit hoher Läsionslast, aber relativ gering ausgeprägten neurologischen Herdsymptomen.

In schweren Fällen reagieren die Patienten auf jede Zuwendung mit flacher Heiterkeit und Lachen, selbst dann, wenn sie durch ihre Ataxie das Gleichgewicht verlieren. Die Euphorie tritt besonders gemeinsam mit einer zerebellären Bewegungsstörung auf (»wer wackelt, lacht«). Im späteren Verlauf entwickeln sich, wie bei allen organischen Hirnkrankheiten, kognitive Einbußen bis zur Demenz.

Typische Symptomkombinationen Grundsätzlich können alle diese Symptome ganz wahllos miteinander auftreten. Es gibt aber doch einige **typische Kombinationen**, die häufiger wiederkehren und die Diagnose wahrscheinlich machen:

- Gefühlsstörungen an den Händen und spastische Paraparese der Beine,
- spastisch-ataktischer Gang mit Missempfindungen und Blasenstörungen,
- inkomplettes Querschnittssyndrom mit Nystagmus und skandierendem Sprechen,
- rezidivierende, flüchtige Lähmungen wechselnder Augenmuskelnerven.

Pathognomonisch für Multiple Sklerose soll das Syndrom **»paroxysmale Dysarthrie und Ataxie«** sein: täglich mehrmals einsetzende Anfälle von bulbärer Dysarthrie und schwerer Ataxie, die bis zu 15 s dauern und manchmal von Gefühlsstörungen im Trigeminusgebiet begleitet sind.

Weitere Symptome Es werden auch halbseitige, tonische Anfälle beobachtet, ferner flüchtige Doppelbilder, paroxysmale Akinese, paroxysmale Gefühlsstörungen und Schmerzen. Diese intermittierenden Funktionsstörungen beruhen darauf, dass bei einem beginnenden Entmarkungsprozess die Axone in ihrer Funktion labil sind. Ihre Leitfähigkeit ist gerade noch erhalten, kann aber bei Veränderungen des inneren Milieus vorübergehend zusammenbrechen.

Die Leitfähigkeit der zentralen Nervenbahnen bei MS hängt übrigens stark von der Temperatur ab. Wärme führt zu

Exkurs

MS-Skalen für Studien und Dokumentation

EDSS (Expanded Disability Status Scale). Die EDSS-Skala erfasst auf 11 Stufen von 0–10 den Grad der Behinderung von MS-Patienten. Sie ist stark auf die motorischen Funktionen, vor allem das selbstständige Gehen gewichtet. Der Skalenwert 1 beschreibt einen fast normalen Befund, der Wert 10 den Tod. Dazwischen liegen Graduierungen von leichten Symptomen über begrenzte Gehstrecke, Benötigen von Gehstützen, Rollstuhlpflichtigkeit bis hin zu völliger Abhängigkeit und Bettlägerigkeit.

MS-functional-composite-Skala. Diese berücksichtigt auch die Fingerfeinmotorik und kognitive Symptome.

einer Verschlechterung (**Uthoff-Phänomen**), Abkühlung zu einer Besserung der Symptome.

Der Grad der Behinderung von MS-Patienten kann in Skalen erfasst werden (► Exkurs: MS-Skalen für Studien und Dokumentation).

23.2.3 Diagnostik

Liquor

Der Liquor ist in mehr als 90% der Fälle pathologisch verändert. Man findet eine leichte Vermehrung der Lymphozyten auf 10–20, selten bis zu 30 Zellen pro μl. Weiter ist das Auftreten von Plasmazellen, die sich beim Gesunden im Liquor nicht finden, für MS charakteristisch, aber nicht pathognomonisch. Sie kommen auch bei anderen entzündlichen Krankheiten des ZNS, seiner Häute und der Nervenwurzeln vor.

Lokale IgG-Produktion und oligoklonale Banden Das Gesamteiweiß kann auf Werte zwischen 0,60–0,80 g/l erhöht sein. Bei höheren Zell- und Eiweißwerten muss man an der Diagnose zweifeln. Oft ist die Gesamtmenge des Eiweiß aber normal, und es besteht nur eine relative Vermehrung der IgG-Fraktion. Die IgG-Vermehrung im Liquor wird durch den IgG-Quotienten (■ Abb. 3.2) erfasst. Sehr nützlich ist die zusätzliche, graphische Darstellung der Liquorproteinprofile, die es erlaubt, Schrankenstörungen und autochthone IgG-Produktion in Kombination oder isoliert zu erfassen.

Eine lokale IgG-Produktion im ZNS ist bei entsprechender klinischer Symptomatik ein starker Hinweis auf MS. Es muss berücksichtigt werden, dass auch andere Krankheiten, wie SSPE, chronische Virusenzephalitis, entzündliche Polyradikulitis, Borreliose des ZNS und Neurosyphilis zu einer autochthonen IgG-Produktion im ZNS führen. Die Differenzialdiagnose ist aber klinisch und mit Labormethoden gut möglich.

Mit der Methode der isoelektrischen Fokussierung lässt sich qualitativ eine vermehrte IgG-Produktion nachweisen in Form eines **oligoklonalen Banden-Musters (OKB)**. Die Sensitivität dieser Methode liegt bei Patienten mit MS bei 96–98%. Bei ihnen finden sich isoliert im Liquor als Ausdruck einer autochthonen IgG-Produktion oligoklonale Banden. Das parallel untersuchte Serum zeigt ein normales polyklonales Muster. Bei der MS liegt eine polyspezifische Immunreaktion vor mit einer intrathekalen Synthese verschiedener erregerspezifischer Antikörper. Eine besondere Position nimmt die Kombination der Vermehrung der Antikörper gegen Masern, Röteln und Herpes Zoster (MRZ) ein, die bei ca. 80% der MS-Patienten nachgewiesen werden kann (MRZ-Reaktion).

Die beschriebenen Liquorveränderungen sind auch während der klinischen Remission nachzuweisen.

> **Die oligoklonalen Banden sind zwar sehr empfindliche, aber wenig spezifische Indikatoren. Sie lassen sich bei vielerlei Infektionen des ZNS sowie in manchen Fällen auch bei Neuromanifestationen systemischer Vaskulitiden und Kollagenosen nachweisen.**

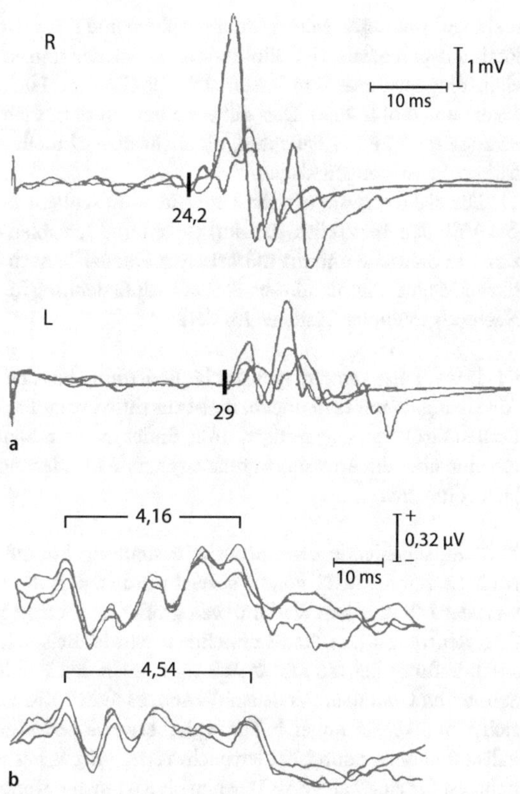

■ **Abb. 23.3a,b a Pathologisch verzögerte Muskelantworten aus der linken Thenarmuskulatur nach kortikaler Magnetstimulation.** *Oben:* Normalbefund. Patientin mit Multipler Sklerose, bei der die neurologische Untersuchung keine Pyramidenbahnschädigung aufdeckte. *Unten:* **b Registrierung der frühen akustischen Hirnstammpotenziale (FAHP) bei einer Patientin mit gesicherter** MS. *Obere Ableitung:* Stimulation von rechts, normales Potenzial. *Untere Ableitung:* Stimulation von links, pathologisch verzögertes Potenzial

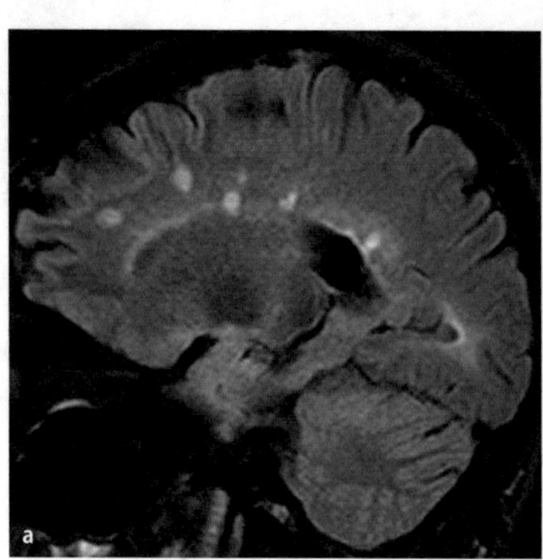

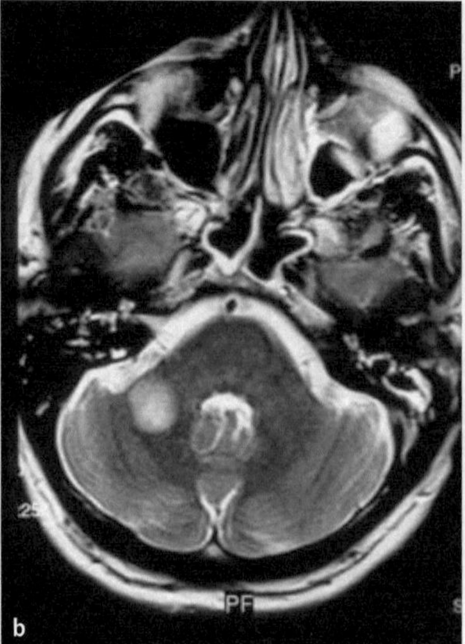

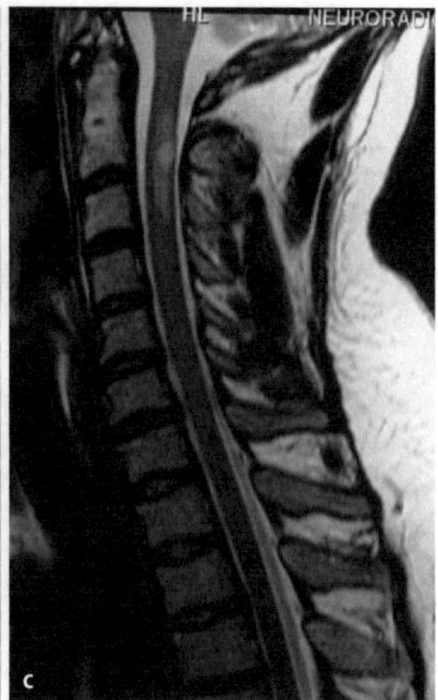

Abb. 23.4a–c Multiple Sklerose mit typisch lokalisierten Herden im ventrikelnahen Marklager (FLAIR, sagittal) (**a**), infratentoriell im Kleinhirnstiel rechts (**b**) und im Zervikalmark (**c**)

Elektrophysiologie Mit Hilfe der sensiblen und sensorischen Reaktionspotenziale, des Blinkreflexes sowie der transkraniellen Magnetstimulation lassen sich subklinische Läsionen erkennen (Abb. 23.3). Dies gilt vor allem für den Nachweis verzögerter VEP bei Patienten, die nicht über aktuelle oder frühere Sehstörungen klagen.

Die elektrophysiologische Untersuchung schließt neben den VEP den Blinkreflex, die akustischen und sensiblen evozierten Potenziale und die motorischen Potenziale nach kortikaler Magnetstimulation ein. Sie hat auch Bedeutung für den Nachweis multipler Läsionen im ZNS.

CT Das CT hat keine diagnostische Bedeutung bei der MS-Abklärung. Wenn es dennoch, meist aus differenzialdiagnostischen Gründen, angefertigt wurde, findet man am häufigsten eine über die Altersnorm hinausgehende Minderung des Hirnvolumens.

MRT Entscheidende diagnostische Bedeutung kommt der MRT zu. Mit der MRT konnte gezeigt werden, dass die Aktivität der MS in jedem Stadium weit größer ist als man nach dem neurologischen Status annehmen würde. Beispiele für MRT-Befunde bei MS gibt Abb. 23.4. Auch den Befall des Sehnerven kann man darstellen (Abb. 23.5) Mit KM lassen sich Schrankenstörungen in den typischerweise perivenös lokalisierten Entzündungsherden nachweisen. Frische Läsionen nehmen für eine Zeit von 3 Wochen bis 3 Monaten Kontrastmittel auf (Abb. 23.6).

Eine unmittelbare Beziehung zwischen den abgebildeten Läsionen und dem neurologischen Befund besteht nicht, aber dennoch erlaubt der anlässlich der ersten klinischen Manifestation nachweisbare MRT-Befund (»Läsionslast«) eine grobe Voraussage auf den Grad der im Langverlauf zu erwartenden neurologischen Behinderung. Im höheren Lebensalter kann die Abgrenzung von MS-Läsionen gegenüber mikroangiopathischen Veränderungen mitunter Schwierigkeiten bereiten, für eine MS sprechen dann insbesondere Balkenläsionen.

23.2.4 Therapie und Prophylaxe

Akuter Schub

- Im akutem Schub ist die hochdosierte Kortisonpulstherapie (je 1.000–2.000 mg Methylprednisolon über 3–5 Tage, ► Kap. 38) das Mittel der Wahl. Sie verkürzt die Dauer der Schübe und beschleunigt die Symptomrückbildung.

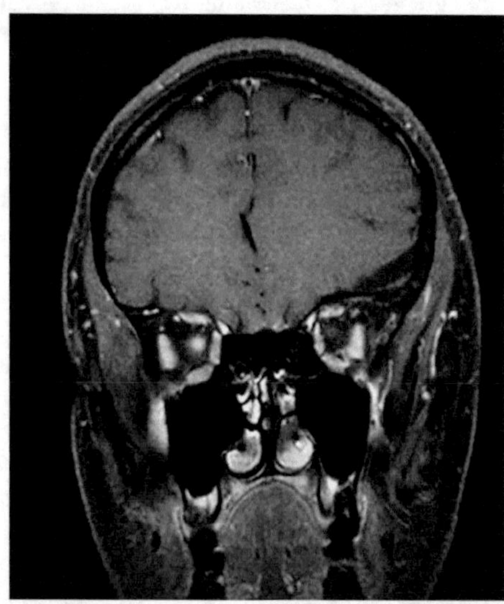

Abb. 23.5 Retrobulbärneuritis rechts in koronarer Darstellung nach Kontrastmittelverstärkung. (Mit freundlicher Genehmigung von B. Kress, Frankfurt)

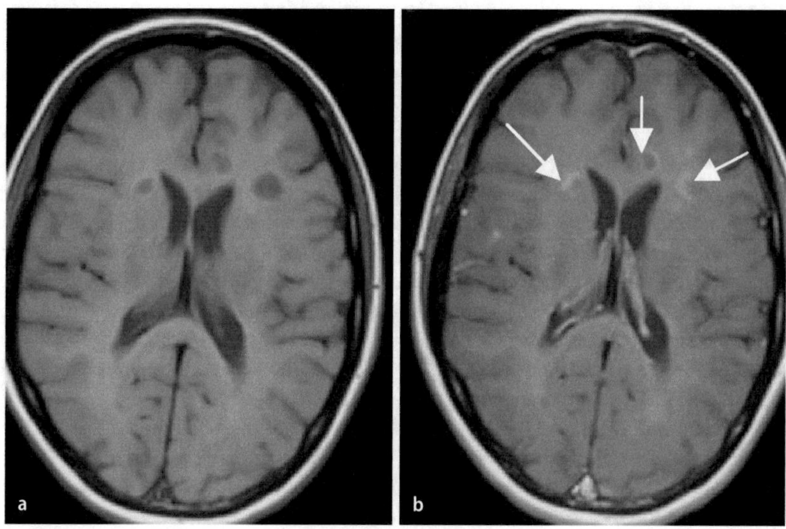

Abb. 23.6a,b MS-Herd vor und nach Gadoliniumgabe mit deutlicher Kontrastmittelaufnahme. (Mit freundlicher Genehmigung von B. Kress, Frankfurt)

- Manchmal wird anschließend über mehrere Wochen mit oralem Kortison ausschleichend weiterbehandelt. Die bekannten Kautelen bei Kortikoidbehandlung sind zu berücksichtigen (Magenschutz, Thromboseprophylaxe).
- Initiale orale Dosen von 100 mg/Tag haben auf die Schübe keine bessere Wirkung als Placebo.

Eskalationstherapie Nach Versagen der initialen Steroidbehandlung Folgebehandlung mit höherer Dosis, danach ggf. Plasmapherese (Tab. 23.4, ▶ Kap. 38).

Plasmapherese Bei sehr schweren Schüben, die auf Steroide nicht oder nicht ausreichend ansprechen, wird möglichst zeit-

Tab. 23.4 Stufentherapie der Multiplen Sklerose. (Nach den Leitlinien der Deutschen Gesellschaft für Neurologie, www.dgn.org/leitlinien.html)

Indikation	CIS[1]		RRMS[1]		SPMS[1]	
Verlaufsmodifizierende Therapie	(Hoch-)aktive Verlaufsform	**1. Wahl** Alemtuzumab Fingolimod Natalizumab	**2. Wahl** Mitoxantron (Cyclophosphamid[4])	**3. Wahl** Experimentelle Verfahren	Mit aufgesetzten Schüben	Ohne aufgesetzte Schübe
	Milde/moderate Verlaufsform	Glatirameracetat Interferon-β1a i.m. Interferon-β1a s.c. Interferon-β1b s.c.	Dimethylfumarat Interferon-β1a i.m. Interferon-β1a s.c. Interferon-β1b s.c. PEG-IFN-β1a s.c. Teriflunomid (Azathioprin[2]) (IVIg[3])		Interferon-β1a s.c. Interferon-β1b s.c. Mitoxantron (Cyclophosphamid[4])	Mitoxantron (Cyclophosphamid[4])
Schubtherapie	1. Wahl: Methylprednisonpuls					
	2. Wahl: Plasmaseparation					

Bei Versagen einer verlaufsmodifizierenden Therapie bei milder/moderater Verlaufsform einer MS werden diese Patienten wie eine aktive MS behandelt
[1] Substanzen in alphabetischer Reihenfolge
[2] Zugelassen, wenn Interferon-β nicht möglich oder stabiler Verlauf erreicht
[3] Einsatz nur postpartal gerechtfertigt, insbesondere vor dem Hintergrund fehlender Behandlungsalternativen
[4] Zugelassen nur für bedrohlich verlaufende Autoimmunkrankheiten, somit nur für fulminante Fälle als Ausweichtherapie vorzusehen, idealerweise nur an ausgewiesenen MS-Zentren

nah (4–6 Wochen nach Beginn der Schubsymptome) eine Plasmapherese (5–7 Zyklen) eingesetzt. Hierdurch kann bei bis zu 70% der Patienten eine weitgehende oder vollständige Rückbildung der Symptome erreicht werden.

Schubprophylaxe bei schubförmigem Verlauf

Die derzeit für die Langzeitbehandlung und Schubprophylaxe verfügbaren MS-Therapeutika greifen überwiegend peripher an, z. B. durch Dämpfung der T-Zell- oder B-Zell vermittelten Immunantworten bzw. durch Hemmung der Immunzellmigration in das ZNS oder durch Effekte am Lymphknoten, die die Zirkulation der Lymphozyten beeinträchtigen. Die Therapieoptionen haben sich durch erfolgreiche Erprobung verschiedener Immuntherapeutika in klinischen Studien in den letzten Jahren enorm verbessert und aktuell stehen 9 Substanzklassen für die Langzeitimmuntherapie zur Verfügung. Deren Ziel ist durch Eindämmung der entzündlich bedingten klinischen und radiologischen Krankheitsaktivität, die zu Beginn der Erkrankung dominiert, der irreversibel fortschreitenden Behinderungsprogression im Langzeitverlauf entgegenzuwirken. Hierbei sind bei den neueren Substanzen, die im Vergleich zu den herkömmlichen Basistherapeutika (Interferon-β-Präparate, Glatirameracetat) meist über eine potentere antiinflammatorische Wirksamkeit verfügen in verstärktem Maß Sicherheitsaspekte zu beachten. Gemäß den 2014 aktualisierten (◻ Tab. 23.4) orientiert sich die Langzeittherapie an der klinisch und radiologisch messbaren Aktivität der Erkrankung, wobei differenziert wird zwischen einem milden oder moderaten und einem aktiven oder hochaktiven Krankheitsverlauf. Bei **milder/moderater Aktivität** sind folgende Substanzen empfohlen:

- Interferon-β1a (Avonex, Rebif, Plegridy) und Interferon-β1b (Betaferon, Extavia)
- Glatirameracetat (Copaxone),
- Teriflunomid (Aubagio),
- Dimethylfumarat (Tecfidera).

Die subkutan (Rebif, Betaferon, Extavia) oder intramuskulär (Avonex) zu applizierenden Interferon-β-Präparate sowie das ebenfalls subkutan injizierbare Glatirameracteat (Copaxone) sind seit vielen Jahren verfügbar und gelten bei moderater Wirksamkeit auch in der Langzweitanwendung als sicher. Als neues Interferon-β1a ist seit Herbst 2014 Peginterferon-β1a (Plegridy) verfügbar, das aufgrund einer verlängerten HWZ nur alle zwei Wochen subkutan appliziert werden muss. Copaxone wurde durch die europäische Zulassungsbehörde basierend auf der Basis einer kontrollierten Studie im Januar 2015 zusätzlich in alternativer Formulierung (40 mg subkutan 3× pro Woche) für die Therapie der schubförmig verlaufenden MS zugelassen. Mit Ausnahme von Peginterferon-β1a sind die injizierbaren Interferon-β-Präparate und Glatirameracetat (20 mg/Tag s.c.) auch für die Frühtherapie zugelassen, d. h. sie können bereits nach der Erstmanifestation eingesetzt werden, auch wenn der Nachweis der zeitlichen Dissemination radiologisch nicht erbracht werden kann und damit ein CIS vorliegt. Die erst 2013 bzw. 2014 zugelassenen MS-Therapeutika Teriflunomid (Aubagio) und Dimethylfumarat (Tecfidera) haben den Vorteil der peroralen Verabreichung, sind jedoch bzgl. der Langzeitsicherheitsaspekte weniger gut charakterisiert.

Bei **aktiver** oder **hochaktiver Erkrankung** (≥2 funktionell relevante Schübe in einem Jahr mit unvollständiger Rückbildung der Symptome nach Behandlung mit hochdosierten Schüben und Zuwachs der radiologischen Aktivitätsparameter) oder ungenügender Suppression der klinischen und radiologischen Parameter (Schübe, Zuwachs der Läsionslast) unter Therapie mit einer der o. g. Medikamente stehen als Substanzen mit höherer antiinflammatorischer Potenz folgende Substanzen zur primären oder eskalierenden Behandlung zur Auswahl:

- Fingolimod (Gilenya),
- Natalizumab (Tysabri),
- Alemtuzumab (Lemtrada).

Als Mittel der zweiten Wahl kann bei hochaktivem Krankheitsverlauf Mitoxantron gegeben werden, wogegen Cyclophosphamid aufgrund der im Vergleich zu den Substanzen der ersten und zweiten Wahl deutlich geringeren Evidenzlage heute nur noch als Reservemedikament eingesetzt wird. Neben Natalizumab und Alemtuzumab, die als monoklonale Antikörper gezielt die Einwanderung von Immunzellen in das ZNS verhindern bzw. rasch eine Depletion von T-Zellen, B-Zellen und anderen Immunzellen herbeiführen, wird in Kürze mit der Verfügbarkeit weiterer therapeutischer monoklonaler Antikörper für die Behandlung der schubförmigen MS gerechnet, u. a. Daclizumab (anti-CD25) sowie, in Abhängigkeit von den Ergebnissen klinischer Phase-III-Studien, die CD20-spezifschen, B-Zell-depletierenden Therapeutika der zweiten Generation Ocrelizumab und Ofatumumab.

Bei primär oder sekundär chronisch progredientem Krankheitsverlauf, der überwiegend durch neurodegenerative und nicht mehr inflammatorische Prozesse bestimmt wird, sind die Behandlungsmöglichkeiten dagegen leider nach wie vor begrenzt und nur bei SPMS für wenige Substanzklassen evidenzbasiert (INF-β1a und -1b s.c. bei noch vorhandenen Schüben, Mitoxantron) oder basierend auf den Ergebnissen kleinerer Studien und Fallserien (z. B. MTX zur Erhaltung der Armfunktionen) belegt.

Die Wirkspektren, Applikationsmodi, Nebenwirkungen und Dosierungen der in diesem Abschnitt genannten Immuntherapeutika sind im ► Kap. 38 (◻ Tab. 38.3) aufgeführt. Näheres zu Natalizumab und dem therapeutisch induzierten Risiko einer PML (progressive multifokale Leukoenzephalopathie) ► Exkurs: Natalizumab und PML.

Kosten Die Prophylaxe ist sehr teuer. Monatsbehandlungskosten liegen bei 1000–2000 € pro Patient. Der Markt ist entsprechend heiß umkämpft, und die Hinweise auf gewisse Vorteile der einen oder anderen Substanz sind mit Vorsicht zu beurteilen. Andererseits führt diese Konkurrenz auch zu positiven Effekten. Verbesserte Injektionsbestecke zur Selbstbehandlung und Schwesternschulungen gehören hierzu.

Exkurs

Natalizumab und PML

Natalizumab (Tysabri) ist ein rekombinanter, humanisierter monoklonaler Antikörper, der seit 2006 für die Therapie der MS zugelassen ist und über die Bindung an Adhäsionsmoleküle (α4β1- und α4β7-Integrin) auf der Oberfläche von Immunzellen effektiv die Einwanderung von Immunzellen über die Blut-/Hirnschranke in das ZNS verhindert. Die Wirksamkeit von Natalizumab ist mit hoher Evidenz gesichert, die Substanz senkte in den Zulassungsstudien die Schubrate um 68% verglichen mit Placebo und um mehr als 50% in Kombination mit Avonex gegenüber Avonex alleine. Aufgrund gravierender Nebenwirkungen ist eine strenge Indikationsstellung notwendig. Inzwischen gibt es weltweit knapp 500 bestätigte Fälle einer PML, einer durch das JC-Virus hervorgerufenen opportunistischen Infektion des ZNS (▶ Kap. 19.4) unter Monotherapie mit Natalizumab, was einer Inzidenz von 3,72 pro 1000 Patienten entspricht. Das PML-Risiko wird durch drei Faktoren determiniert:

- Seropositivität für JCV-Antikörper. Dies zeigt eine bereits stattgehabte latente Infektion mit JCV an, die meist im Kindes- und Jugendalter erfolgt. Die Seroprävalenz für JCV-Antikörper liegt sowohl in der gesunden Bevölkerung als auch bei MS-Patienten bei etwa 55%,
- eine Therapiedauer von ≥2 Jahren und
- eine Vorbehandlung der MS mit immunsuppressiven Substanzen (z. B. Azathioprin, Mitoxantron).

Während bei JCV-Antikörper seronegativen Patienten das PML Risiko extrem gering (0,1/1000) ist, steigt bei positivem Antikörperstatus und einer Behandlungsdauer von 2 Jahren und mehr das Erkrankungsrisiko auf 5,3/1000 und bei Patienten mit immunsuppressiver Vortherapie sogar auf 11,2/1000). Daher sollte die Behandlung mit Tysabri bei Seropostivität für JCV-Antikörper auf maximal 2 Jahre beschränkt werden. Da auch bei Erwachsenen eine Exposition mit dem ubiquitären JCV stattfinden kann (jährliche Serokonversionrate ca. 10%), müssen JCV-Antikörper seronegative Patienten, die länger als 2 Jahre mit Tysabri behandelt werden, alle 6 Monate serologisch gescreent werden. Im Falle einer Serokonversion muss über das steigende PML-Risiko aufgeklärt und die Behandlung in der Regel beendet werden.
Entscheidend ist die Früherkennung einer PML: Sie entwickelt sich in der Regel subakut, schreitet über mehrere Wochen voran und unterscheidet sich so oft in ihrer zeitlichen Entwicklung von einem MS-Schub. Kortikale Sehstörungen, Aphasie und epileptische Anfälle sind typische Symptome der PML, nicht der MS. Die Erkrankung wird gesichert durch den Nachweis flächiger, teils konfluierender Marklagerläsionen, die jedoch anfänglich schwer von MS-Läsionen abzugrenzen sind und dem Nachweis von JCV-DNA im Liquor mittels Polymerase-Kettenreaktion (PCR). Die Natalizumab-assoziierte PML kann eine schwere neurologische Behinderung herbeiführen und letal ausgehen. Die Mortalität ist mit etwa 20% jedoch geringer als beispielsweise bei PML-Erkrankungen, die im Zusammenhang mit fortgeschrittener zellulärer Immunschwäche nach HIV-Infektion auftreten. Bei Verdacht auf eine PML muss die Therapie bis zum sicheren Ausschluss unterbrochen werden. Bei nachgewiesener PML wird Tysabri mittels Plasmapherese ausgewaschen. Hiernach kommt es innerhalb einiger Tage bis Wochen durch die jetzt mögliche Einwanderung von Immunzellen, auch solcher mit Spezifität für JCV, zu einem inflammatorischen Immunrekonstitutions-Syndrom (IRIS), das klinisch mit einer steroidpflichtigen Verschlechterung der neurologischen Defizite einhergeht und radiologisch durch Kontrastmittelanreicherung und ggf. auch Vergrößerung der PML-Läsionen gekennzeichnet ist.
Nach Absetzen von Natalizumab kommt es zur allmählichen Rückkehr der Krankheitsaktivität, manchmal auch zu einem Rebound mit erhöhter Schubrate. Dies ist bei Umstellung von Natalizumab auf andere MS-Therapeutika zu beachten, die notwendige Auswaschphase sollte daher nicht länger als 2, maximal 3 Monate betragen.
Nach Therapiewechsel von Natalizumab auf Fingolimod sind mehrere Fälle einer PML bekannt geworden, die jedoch auf die zuvor stattgehabte Natalizumab-Exposition zurückgeführt werden. Unter einer alleinigen Behandlung mit Fingolimod ist bisher nur einmal eine PML diagnostiziert worden, allerdings musste in diesem Fall retrospektiv die Diagnose einer MS revidiert werden.
Der erste Fall einer PML wurde inzwischen auch im Zusammenhang mit einer prolongierten Lymphopenie unter Langzeittherapie mit Dimethylfumarat (Tecfidera) gemeldet. Zwei weitere Erkrankungsfälle kamen bei Patienten mit Schuppenflechte vor, die unter Monotherapie mit Fumarsäureester-Gemischen eine langjährige Lymphopenie entwickelten.

Behandlung bei chronisch progredienter MS

Bei den sekundär chronischen Verlaufsformen konnte für die β-Interferone gezeigt werden, dass sie die Frequenz der aufgesetzten Schübe reduzieren, aber den Grad der Behinderung nicht beeinflussen können. Für diese Indikation zugelassen sind die Interferon-β1b-Präparate (Betaferon, Extavia) und das Interferon-β1a-Präparat Rebif, sofern die Patienten noch überlagerte Schübe erfahren. Mitoxantron hat einen Effekt auf die Progression. Die Substanz wird in einer Dosierung von 12 mg/m^2 Körperoberfläche alle 3 Monate bis zur Erreichung einer Kumulationsdosis von 100 mg/m^2 bzw. im Einzelfall 140 mg/m^2 Körperoberfläche gegeben. Möglicherweise sind auch niedrigere Einzeldosen (8 mg/m^2 Körperoberfläche) effektiv.

Die Substanz ist potenziell kardiotoxisch, weshalb eine Gesamtdosis von in der Regel 100 mg/m^2 Körperoberfläche nicht überschritten werden sollte.

Für den primär chronischen Verlauf ist ein Einfluss von Immunmodulatoren bisher nicht überzeugend nachgewiesen worden Bei rasch fortschreitender Behinderung kann der Einsatz von **Mitoxantron** im Rahmen eines individuellen Heilversuches erwogen werden.

Immuntherapie und Schwangerschaft Im Falle eines akuten Schubs in der Schwangerschaft kann mit strenger Indikationstellung hochdosiert Kortison verabreicht werden, bevorzugt jedoch Prednisolon, das im Gegensatz zu Dexamethason nur zu ca. 10% plazentagängig ist. Aufgrund einer diskutierten schwachen Teratogenität von Kortikosteroiden sollte deren Gabe zwischen der 8. und 11. Schwangerschaftswoche nur mit äußerster Zurückhaltung erfolgen.

Alle MS-Therapeutika sind in der Schwangerschaft und Stillzeit kontraindiziert oder eingeschränkt zugelassen, weshalb man eine Unterbrechung der Behandlung 8–12 Wochen vor einer geplanten Konzeption bzw. spätestens mit Eintritt der Schwangerschaft empfiehlt. Dies ist zwingend bei Behandlung mit Teriflunomid, Fingolimod und Mitoxantron. β-Interferone sowie auch Glatirameracetat und Natalizumab können nach strenger Risiko-/Nutzenabwägung bis zum Eintritt der Schwangerschaft gegeben werden, β-Interferone und Natalizumab im Einzelfall auch in der Schwangerschaft, wenn dies zur stabilen Unterdrückung der Krankheitsaktivität erforderlich scheint. Bei Natalizumab sollte dies nur in erfahrenen Zentren erfolgen. Die derzeitige Datenlage spricht bei beiden Substanzen gegen ein erhöhtes Fehlgeburtsrisiko oder eine zu befürchtende Teratogenität. Bei angedachter Immuntherapie mit Alemtuzmab sollte eine Konzeption frühestens 4 Monate nach einem Therapiezyklus erwogen werden.

Immunmodulatorische Substanzen zur Schubprophylaxe der Multiplen Sklerose

β-Interferone Der Wirkmechanismus beruht auf der Antagonisierung von Interferon-induzierten proinflammatorischen Effekten. Darüber hinaus wirken sie möglicherweise über eine Induktion antiinflammatorischer Zytokine, Hemmung der T-Zell-Proliferation, Steigerung der T-Suppressorzell-Aktivität und Blockade der Metalloproteinasen und Chemokine.

Die Wirksamkeit von 4 verschiedenen β-Interferonen ist durch Studien belegt. Schubfrequenz, die Progression des Behinderungsgrades und die kernspintomographische fassbare Krankheitsaktivität werden positiv beeinflusst. Indikationen für eine Behandlung mit β-Interferonen ist ein schubförmiger Verlauf der MS bei noch erhaltener Gehfähigkeit.

- **Avonex**, gentechnisch hergestelltes Interferon β1a, 30 μg (6 Mio. Einheiten), wird einmal pro Woche intramuskulär injiziert. Die lokale Verträglichkeit ist sehr gut.
- **Plegridy**, pegyliertes Interferon-β1a, 125 μg, wird einmal alle zwei Wochen subkutan injiziert.
- **Betaferon**, Extavia, gentechnisch hergestelltes β1b, 250 μg (8 Mio. Einheiten) wird jeden zweiten Tag subkutan gespritzt.
- **Rebif**, gentechnisch hergestelltes Interferon-β1a, ist in 2 Dosierungen erhältlich, 22 μg (6 Mio. Einheiten) und 44 μg (12 Mio. Einheiten). Rebif wird 3-mal in der Woche subkutan appliziert.

Bei den subkutan zu applizierenden β-Interferonen treten zu Beginn der Behandlung an der Injektionsstelle häufig lokale Hautreaktionen (Rötung, Induration) auf, im weiteren Verlauf nimmt die Häufigkeit etwas ab. Selten kommt es zu Hautnekrosen.

Die systemischen **Nebenwirkungen** sind bei allen Substanzen ähnlich, treten meist nur zu Beginn der Therapie auf und sistieren innerhalb der ersten Wochen. Sie bestehen in grippeähnlichen Symptomen mit Glieder- und Kopfschmerzen, Übelkeit, Schüttelfrost und leichter Temperaturerhöhung. Weitere Nebenwirkungen sind eine Transaminasenerhöhung und eine leichte Lymphozytopenie, die meist keine Änderung der Therapie erfordern. β-Interferone können Depressionen auslösen, Depressionen in der Vorgeschichte stellen daher eine relative Kontraindikation dar. Gelegentlich treten Menstruationsstörungen auf. Vergleichende Untersuchungen der β-Interferone zur klinischen Wirksamkeit sind sehr widersprüchlich, sichere Belege für einen Unterschied in der Wirksamkeit gibt es nicht. Es lassen sich daher keine Empfehlungen für oder gegen die eine oder andere Substanz geben. Aus Betaferon- und Rebif-Studien ist eine dosisabhängige Steigerung der Wirksamkeit erkennbar, so dass eine der Krankheitsaktivität angepasste Dosierung rational begründbar ist.

Glatirameracetat (Copaxone) Glatiramiracetat ist ein synthetisches Polypeptid aus den L-Aminosäuren Glutaminsäure, Lysin, Alanin und Tyrosin (GLAT). Aufgrund der Homologien zu dem basischen Myelinprotein nimmt man an, dass Glatiramiracetat über eine Interaktion mit HLA-Molekülen auf der Oberfläche von antigenpräsentierenden Zellen die Aktivierung GLAT-reaktiver Zellen induziert, die ihrerseits myelinreaktive T-Lymphozyten blockieren. Glatirameracetat supprimiert auch T-Zellklone mit Spezifität für Proteolipidprotein und Oligodendrozyten-Glykoprotein und induziert spezifische T-Suppressorzellen. Die Behandlung mit Glatirameracetat ist vergleichsweise gut verträglich. Hautreaktionen an der Einstichstelle kommen vor. Mehrere Studien haben bewiesen, dass die Substanz bei schubförmig verlaufender MS etwa gleich wirksam ist wie die Interferone. Ähnlich wie die Mehrzahl der β-Interferone ist auch Glatirameracetat zugelassen für die Behandlung von Patienten mit einem CIS und einem hohen Risiko, im weiteren Verlauf eine MS zu entwickeln.

Die klinische Wirksamkeit hinsichtlich Schubreduktion, Progression der Behinderung und kernspintomographischer Krankheitsaktivität ist durch große, randomisierte Studien belegt. Der positive Effekt von Glatirameracetat verstärkt sich mit der Dauer der Gabe und ist bei Patienten mit geringer Behinderung am größten.

Glatiramiracetat wird täglich subkutan injiziert (1 ml = 20 mg/Tag). Seit Januar 2015 ist als alternative Formulierung auch eine Dosis von 40 mg subkutan 3× pro Woche zugelassen. Hautreaktionen an der Einstichstelle sind häufig (Rötung, Entzündung, Papeln, Juckreiz), Hautnekrosen sind nicht beschrieben. Lokale Lipoatrophien kommen vor und können kosmetisch beeinträchtigend sein. Änderungen der Laborparameter treten nicht auf. Systemische Nebenwirkungen sind selten und bestehen in gelegentlich auftretender »systemischer Postinjektionsreaktion«, bei der unmittelbar nach der Injektion Dyspnoe, Tachykardie, Thoraxengegefühl und Gesichtsrötung auftreten. Diese Reaktion klingt nach 20–30 min folgenlos ab.

Fingolimod (Gilenya) Fingolimod steht seit Frühjahr 2011 als erstes orales MS-Medikament für die Therapie der schubförmigen MS zur Verfügung und ist bei aktivem/hochaktivem

Verlauf primär oder nach Versagen der Basistherapeutika indiziert. Bei der Substanz handelt es sich um einen Sphingosin-1-Phosphat (S1P)-Rezeptor-Modulator. Er verhindert das Auswandern der Lymphozyten aus Lymphknoten. Gewebsständige Memory T-Zellen sind nicht betroffen. Es resultiert eine lang anhaltende Depletion der zirkulierenden Lymphozyten. Die Wirkung auf die Lymphozyten ist nach Absetzen der Substanz binnen 1–2 Monaten reversibel.

In der zugelassenen Dosis von 0,5 mg/Tag (Hartkapsel) reduzierte Gilenya die durchschnittliche jährliche Schubrate um ca. 50% (gegenüber Placebo bzw. gegenüber Avonex) und reduzierte gegenüber Placebo signifikant das Fortschreiten der Behinderungsprogression sowie gegenüber Placebo und IFN-β1a (Avonex) auch die MR-tomographisch messbare Entzündungsaktivität im ZNS. Wegen einer vorübergehenden Verlangsamung der Pulsfrequenz nach der ersten Gabe ist bei Einstellung auf die Substanz ein mehrstündiges kardiales Monitoring erforderlich. Zu den Nebenwirkungen zählen eine mögliche Erhöhung der Leberwerte sowie, selten, die Ausbildung eines Makulaödems. In Einzelfällen wurden unter Therapie mit Gilenya Hauttumoren beobachtet. Die Infektabwehr wird nicht gravierend beeinträchtigt, allerdings traten in den Zulassungsstudien zwei Fälle letaler Infektionen mit Herpes-simplex- bzw. Varizella-Zoster-Viren (VZV) auf. Nach der Markteinführung kam es zu einer weiteren schweren VZV-Infektion, die tödlich ausging. Gilenya darf deshalb nur Patienten mit positiver Anamnese für Windpocken bzw. einer serologisch nachweisbaren Immunantwort gegen VZV oder bei seronegativen Personen nach VZV-Impfung verabreicht werden. Kürzlich wurden außerdem zwei Fälle eines hämophagozytischen Syndroms (HPS) mit Todesfolge nach mehrmonatiger Behandlung mit Gilenya berichtet. Beim HPS handelt es sich um ein seltenes hyperinflammatorisches und durch Makrophagenaktivierung gekennzeichnetes Syndrom, das durch Fieber, Asthenie, Hepatosplenomegalie und Lymphadenopathie symptomatisch wird und zu Leberversagen und Atemnot führen kann.

Teriflunomid (Aubagio) Teriflunomid wird in einer Dosierung von 14 mg täglich oral verabreicht und ist für die Langzeittherapie der schubförmig verlaufenden MS zugelassen und gilt als ähnlich wirksam wie β-Interferone und Glatirameracetat. Die Substanz erzeugt über eine nicht kompetitive und reversible Hemmung der Dihydroorotat-Dehydrogenase, ein mitochondriales Enzym, das für die De-novo-Synthese von Pyrimidin benötigt wird, in Immunzellen einen antiproliferativen Effekt und längerfristig einen mittleren Abfall der Lymphozyten um ca. 16%. Aubagio reduzierte in den Zulassungsstudien die durchschnittliche jährliche Schubrate um 30–36% und signifikant das Fortschreiten der Behinderungsprogression sowie die radiologisch messbare Entzündungsaktivität im ZNS. Aufgrund eines ausgeprägten enterohepatischen Kreislaufes verbleibt die Substanz nach Absetzen bis zu 8 Monate im Organismus und muss in bestimmten Situationen forciert eliminiert werden (z. B. Schwangerschaft, schwere Infektionen, Eskalation auf andere MS-Therapeutika). Die häufigsten Nebenwirkungen sind eine Haarausdünnung und ein möglicher Anstieg der GPT in den ersten Wochen der Behandlung. Zu beachten ist außerdem die Lymphopenie und ggf. das Auftreten opportunistischer Infektionen.

Dimethylfumarat (Tecfidera) Dimethylfumarat ist als weiteres orales Immuntherapeutikum in einer Dosierung von zweimal 240 mg/Tag für die Behandlung der schubförmig verlaufenden MS verfügbar. Der Wirkstoff ist ein Fumarat der zweiten Generation, wird nach Resorption rasch und vollständig in den aktiven Metaboliten Monomethylfumarat (MMF) umgewandelt und hat gegenüber MMF eine verbesserte gastrointestinale Verträglichkeit. Die Substanz greift in den sog. Nrf2-Signalweg (»nuclear factor erythroid 2-related factor«) Signalweg ein, den Körperzellen adaptiv entwickelt haben, um Zellstress entgegenzuwirken und über den die Expression von Genen angestoßen wird, die oxidativen Stress reduzieren. Desweiteren wird über Hemmung des Transkriptionsfaktors NfkappaB die Expression zahlreicher proinflammatorischer Gene supprimiert. Außerdem erzeugt Dimethylfumarat Apoptose in T-Zellen und B-Zellen, tierexperimentell konnten zusätzlich neuroprotektive Effekte aufgezeigt werden.

Tecfidera reduzierte in zwei Zulassungsstudien die durchschnittliche jährliche SR um 44% bzw. 55% sowie hochsignifikant die MR-tomographisch messbaren Aktivitätsparameter, außerdem in einer der beiden Studien auch das Fortschreiten der Behinderungsprogression. Tecfidera zeigte gegenüber Glatirameracetat tendenziell eine höhere Effektivität hinsichtlich der Unterdrückung der klinischen und radiologischen Krankheitsaktivität und gilt daher als mindestens gleich wirksam wie Copaxone. Tecfidera gilt als Substanz mit einem günstigen Sicherheitsprofil. Häufigste NW sind in den ersten Behandlungswochen Hautrötung (30%) und gastrointestinale Symptome (20%). Zu beachten sind auch erhöhte Leberwerte, Mikroalbuminurie und Lymphopenie (▶ Exkurs Natalizumab und PML).

Natalizumab (Tysabri) Natalizumab ist ein rekombinanter humanisierter, monoklonaler Antikörper, der Adhäsionsmoleküle (α4β1- und α4β7-Integrin) auf der Oberfläche von Immunzellen bindet. Diese Adhäsionsmoleküle sind für die Bindung von Lymphozyten an die Endothelzellen der Blutgefäße wichtig. Natalizumab stört diese Interaktion und verhindert damit effektiv die Einwanderung von Entzündungszellen aus dem Blutstrom in Gewebe, auch in das ZNS. Dieser Wirkmechanismus erzielte in den Zulassungsstudien einen drastischen Rückgang neu aufgetretener oder sich vergrößern der Läsionen im MRT und eine Schubreduktion von 68%. Auch die Behinderungsprogression wurde wirksam unterdrückt.

Die Substanz hat keinen Effekt auf einen bereits vorhandenen Schub und ist bei bereits sekundär chronisch progredientem Krankheitsverlauf nicht wirksam. Natalizumab wird in einer festen Dosis von 300 mg alle 4 Wochen intravenös gegeben. Die Verträglichkeit der Substanz ist sehr gut. Die häufigsten schwerwiegenden Nebenwirkungen in den Zulassungsstudien waren Infektionen (2,1% vs. 1,3% bei Placebo), Hypersensitivitätsreaktionen (1,3%) und Depression (0,8%)

einschließlich Suizidversuch (0,5%) und Cholelithiasis (0,8%). Auch die Applikation von Natalizumab kann zur Antikörperbildung führen. Bei 10% der Patienten in den bisherigen Studien wurden zumindest einmal Antikörper nachgewiesen, bei 6% persistierten sie. Klinisch führt das Vorhandensein von Antikörpern zu einem erheblichen Wirkungsverlust und zu einer höheren Häufigkeit von Infusionsreaktionen.

Anaphylaktische Reaktionen traten in <1% auf (innerhalb von 2 h nach der Infusion, am häufigsten nach der 2. Infusion). Zu den häufigen, im Allgemeinen milden Nebenwirkungen gehörten leichte Infektionen, Kopfschmerzen, Depressionen, Gelenkschmerzen, Fatigue und Menstruationsunregelmäßigkeiten. Zu den PML-Fällen ▶ Exkurs.

Alemtuzumab (Lemtrada) Lemtrada steht als hochwirksamer monoklonaler Anti-CD52-Antikörper für die Behandlung von unbehandelten oder vorbehandelten Patienten mit aktiver/hochaktiver MS vom schubförmigen Verlaufstyp zur Verfügung. Die therapeutische Wirkung von Lemtrada wird durch Antikörper-vermittelte komplement- und zellabhängige Lymphozytendepletion und, mutmaßlich zusätzlich, durch eine Umprogrammierung des Immunsystems während der anschließenden Lymphozytenrepopulation erzeugt.

Lemtrada wird in einer Dosis von 12 mg/Tag als intravenöse Infusion in zwei Zyklen verabreicht: im ersten Behandlungsjahr jeweils 12 mg/Tag an fünf bzw. nach 12 Monaten nochmals an drei aufeinanderfolgenden Tagen. In den beiden Zulassungsstudien wurde Lemtrada jeweils gegen Interferon-β1a s.c. (Rebif 44 µg 3-mal/Woche) getestet und reduzierte mit Klasse-I-Evidenz die durchschnittliche jährliche SR um 55% bzw. 49% sowie hochwirksam die MR-tomographisch messbare Entzündungsaktivität im ZNS. Bei Patienten mit hochaktiver MS konnte zusätzlich signifikant eine Überlegenheit von Alemtuzumab gegenüber Rebif hinsichtlich der Verzögerung einer anhaltenden Behinderungsprogression erreicht werden. Die Immunrekonstitution erfolgt für B-Zellen innerhalb von ca. 3–6 Monaten nach einem Therapiezyklus, dagegen für T-Zellen erst nach bis zu 5 Jahren im Anschluss an beide Behandlungszyklen. Infusionsreaktionen treten bei ca. 90% der auf, meistens in milder bis mittelschwerer Form, werden auf eine Zytokinfreisetzung zurückgeführt und setzen eine Komedikation mit Antihistaminika und Kortikosteroiden voraus. Zur Prophylaxe von Herpesvirusinfektionen ist die Einnahme von Aciclovir während und 4 Wochen nach den Therapiezyklen erforderlich. Während der Phase der Immunrekonstitution kommt es, insbesondere ab dem zweiten und dritten Jahr nach dem ersten Behandlungszyklus, gehäuft zu sekundären Autoimmunerkrankungen der Schilddrüse (ca. 35%) oder deutlich seltener zu immunzytopenischer Purpura (1%) und Goodpasture-Syndrom (0,3%). Mit schweren Infektionen ist in ca. 2% der Fälle zu rechnen. Die Therapie mit Lemtrada erfordert zwingend über 5 Jahre ein umfangreiches Monitoring, das die monatliche Kontrolle des Differenzialblutbildes, der Retentionswerte und des Urinstatus (einschließlich Mikroskopie) sowie alle drei Monate die Kontrolle der Schilddrüsenparameter einschließt.

Immunglobuline Die Behandlung mit i.v.-Immunglobulinen (IVIG) ist für die Indikation MS nicht zugelassen. Der Einsatz ist aufgrund des günstigen Nebenwirkungsprofils lediglich im Einzelfall bei postpartaler Schubaktivität während der Stillzeit gerechtfertigt, nachdem mehrere offene Studien eine Reduktion der nach der Geburt erhöhten Schubrate durch IVIG postuliert haben. Eine kontrollierte Studie mit 2 unterschiedlichen IVIG-Dosierungen, die ohne Placeboarm durchgeführt wurde, zeigte allerdings keinen Unterschied zwischen den beiden Behandlungsarmen.

Azathioprin Azathioprin wurde aufgrund der Metaanalyse länger zurückliegender Studien, die jedoch nicht die Anforderungen moderner Therapiestudien erfüllen, für die Behandlung der schubförmigen MS zugelassen. Azathioprin in einer Dosierung von 2–3 mg/kg am Tag per os ist angezeigt, wenn eine immunmodulatorische Therapie indiziert und eine Therapie mit β-Interferonen nicht möglich ist oder unter einer bisherigen Therapie mit Azathioprin ein stabiler Verlauf erreicht wurde. Der immunologische Effekt tritt allerdings erst nach 3–6 Monaten ein, was die Beurteilung dieser Medikation erschwert. Die Zahl der Leukozyten soll 3.000–5.000/µl betragen. Sinkt sie unter 3000, muss die Dosis reduziert werden.

Neben dem Blutbild sollen die Transaminasen regelmäßig kontrolliert werden (Gefahr der intrahepatischen Cholestase). Die Behandlung bringt ein erhöhtes Risiko mit sich, an Non-Hodgkin-Lymphom oder Karzinom zu erkranken (cave: Fruchtschädigung).

Mitoxantron (Ralenova) Dosis: 12 mg/m^2 Körperoberfläche i.v. alle 3 Monate, je nach Ausmaß der Myelosuppression sind gegebenenfalls Dosisanpassungen notwendig. Die Wirksamkeit von Mitoxantron bei rasch progredienter schubförmiger und sekundär chronisch progredienter MS ist in mehreren Studien belegt, die eine signifikante Reduktion der Schubzahl und auch eine Verminderung der Krankheitsprogression und der kernspintomographischen Verlaufsparameter aufzeigten. Die Einschränkung der Substanz liegt in ihrer Kardiotoxizität. Bei Beachtung der kumulativen Grenzdosis von 100 bzw. im Einzelfall maximal140 mg/m^2 Körperoberfläche liegt das Kardiomyopathierisiko unter 0,2%. Da das Kardiotoxizitätsrisiko auch mit der Peak-Plasma-Konzentration korreliert, darf eine Mindestinfusionsdauer von 30 min nicht unterschritten werden. In Einzelfällen setzt die Kardiotoxizität auch früh nach Behandlungsbeginn ein, weshalb die Durchführung einer Echokardiographie vor jeder Infusion erforderlich ist. Zugelassen ist Mitoxantron unter dem Namen Ralenova zur Behandlung der progressiv-schubförmigen oder sekundär-progredienten MS (EDSS 3–6) bei Versagen oder Unverträglichkeit einer Vortherapie mit Immunmodulatoren, obwohl die Substanz in der Eskalationstherapie bisher gar nicht in prospektiven Studie getestet wurde. Mitoxantron gilt heute für die Therapie der aktiven/hochaktiven MS als Substanz zweiter Wahl, nachdem mit Fingolimod, Natalizumab und Alemtuzumab potente Immuntherapeutika verfügbar sind, deren Wirksamkeit und Risiken durch kontrollierte Studien sehr gut belegt sind.

Symptomatische Therapie

Blasenstörungen Patienten mit Blasenstörungen sollen, wie alle Kranken mit neurogener Blasenstörung, eingehend urodynamisch untersucht (Blasendruckmessung, Urogramm, Uroflowmetrie) und behandelt werden. Zur Übungsbehandlung gehört die Stimulation der Blase durch Beklopfen der Bauchhaut oder Crédé-Handgriff. Zur medikamentösen Behandlung der Blasenstörungen ► Kap. 1.1.

Spastik Folgende Medikamente stehen zur Behandlung der Spastik zur Verfügung:

- An der Skelettmuskulatur und an den Muskelspindeln wirkt Dantrolen (z. B. Dantamacrin 2-mal 25–200 mg/Tag). Die Lebertoxizität macht strenge Überwachung der Enzymaktivitäten notwendig.
- Die zentralnervöse, synaptische GABA-Hemmung soll durch Benzodiazepine und Baclofen verstärkt werden (z. B. Lioresal bis zu 150 mg/Tag).
- Eine mögliche Dämpfung erregender Überträgersubstanzen im Zentralnervensystem wird dem Tizanidin zugeschrieben (z. B. Sirdalud 3-mal 2 mg bis 3-mal 4 mg).
- Seit kurzem stehen außerdem Cannabinoide (Tetrahydrocannabinol in Kombination mit Cannabidiol, Handelsname Sativex) als oromukosales Spray für die Behandlung der Spastik zur Verfügung.
- Eine Verbesserung der Mobilität kann bei ca. 40% der Patienten mit einer oft durch Spastik beeinträchtigten Gangstörung auch durch 4-Aminopyridin (Fampridin), einem Kaliumkanalblocker, erzielt werden. Die Substanz ist unter dem Handelsnamen Fampyra seit Frühjahr 2011 für die symptomatische Therapie der MS zugelassen.
- Wenn eine schwere Paraspastik mit schmerzhaften Beuge- oder Streckspasmen auf orale, medikamentöse Therapie nicht genügend anspricht, kann man eine kontinuierliche, intrathekale Baclofen-Therapie über einen implantierten Katheter ausführen. Die Dosis wird mit einer subkutan implantierten Pumpe reguliert. Diese Behandlung ist Zentren mit größerer Erfahrung vorbehalten.
- Manchmal kommt auch eine Botulinumtoxintherapie für besonders ausgeprägte fokale Spastik in Frage.

Fatigue Diese sehr beeinträchtigende Symptomatik kann man durch Aktivierungsmaßnahmen, Amantadin p.o. (100–200 mg/Tag), Modafinil p.o. (200–400 mg/Tag) oder 3,4-Aminopyridin (10–30 mg/Tag) versuchen zu beeinflussen. Modafinil, 3, 4-Diaminopyridin und Fampridin sind Off-label-Indikationen.

Zerebellärer Tremor Medikamentös gibt man Carbamazepin, Primidon, Propranolol. An einigen Zentren wird therapieresistenter zerebellärer Tremor operativ mit gezielten Läsionen im Thalamus oder mit Pallidumstimulation angegangen.

Parästhesien Die Behandlung der Parästhesien erfolgt mit Carbamazepin, Gabapentin oder Pregabalin.

Zusätzliche Maßnahmen

Krankengymnastik und Ergotherapie Diese soll früh einsetzen. Bewegungen und Zielübungen werden im Liegen und Sitzen ausgeführt. Die Kranken lernen im Laufband und Gehapparat und später in der Gymnastikgruppe, die spastisch gelähmten Gliedmaßen flüssiger zu bewegen und die Störung der Tiefensensibilität wenigstens teilweise zu kompensieren. Weil körperliche Belastung das Auftreten von Schüben nicht nachweisbar begünstigt, ist strenge Bettruhe auch im akuten Schub nicht notwendig.

23.3 Akute immunvermittelte Enzephalitiden

23.3.1 Akute demyelinisierende Enzephalomyelitis (ADEM) und hämorrhagische Leukenzephalitis Hurst

Epidemiologie und Symptome Meist erkranken Jugendliche und junge Erwachsene. Junge Frauen sind viel häufiger betroffen als Männer. Die Symptome dieser sehr variablen, akuten Krankheit sind vielfältig: Am häufigsten findet man Hirnstamm- oder zerebelläre Funktionsstörungen, Hirnnervenausfälle oder eine Myelitis transversa. Aber auch kortikale und subkortikale Symptome mit Hemiparese, Hemihypästhesie, selten auch Aphasie und fokalen epileptischen Anfällen können vorkommen. Selten sind auch frontale Symptome wie Apathie und Antriebsarmut. Die **ADEM** kann ähnliche Symptome wie ein Schub einer MS zeigen. Manchmal ist eine vorausgegangene Infektion oder Impfung eruierbar. Bei der **hämorrhagischen Leukenzephalitis Hurst** handelt es sich um eine besonders schwere, hyperakut auftretende, lebensbedrohliche Variante der ADEM, die mit ausgedehnten, konfluierenden Marklagerläsionen in den Hemisphären und im Kleinhirn einhergeht. Hämorrhagische Umwandlungen sind typisch. Die Hurst-Enzephalitis ist selten und betrifft Kinder und junge Erwachsene. Das männliche Geschlecht überwiegt. Fast immer ist eine intensivmedizinische Behandlung erforderlich.

Diagnostik Im MRT findet man relativ typische, wenn auch nicht beweisende Veränderungen: multifokale Läsionen im Kleinhirn, der Brücke, Balken oder ausgedehnt im Marklager, die im T2-Bild hyperintens sind (Abb. 23.7) und typischerweise deutlich Kontrastmittel aufnehmen. Die Kontrastmittelaufnahme ist wenige Tage nach Kortisonbehandlung nicht mehr nachweisbar. Bei der Hurst-Enzephalitis kommen Einblutungen in den Läsionen vor. Die Veränderungen im MRT sind oft viel ausgedehnter als bei Multipler Sklerose.

Im Liquor findet man meist eine mononukleäre Pleozytose mit bis zu einigen 100 Zellen/µl, ein erhöhter Eiweißwert, eine autochthone IgG-Erhöhung und oligoklonale Banden sind deutlich seltener als bei MS und häufig nur transient vorhanden. Serologische Tests und molekularbiologische Untersuchungen auf verschiedene Viren sind praktisch immer negativ, die MRZ-Reaktion kann selten positiv sein.

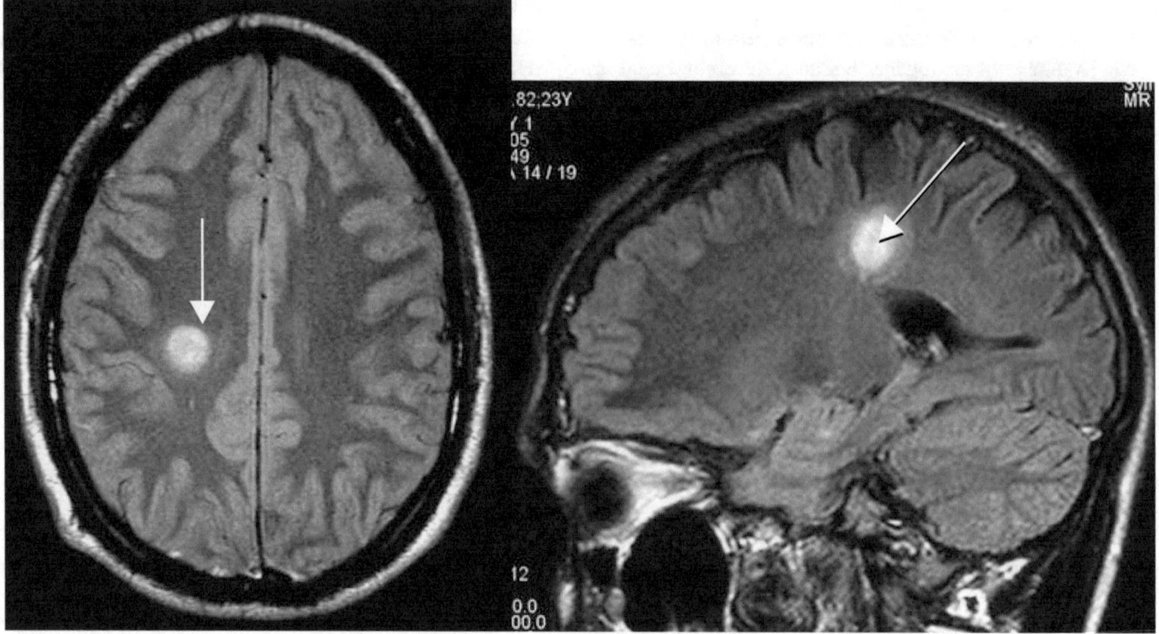

Abb. 23.7 **Akute disseminierte Enzephalomyelitis (ADEM).** Hyperintense Läsion im T2-Bild (*Pfeil*)

Therapie und Prognose Man behandelt wie bei den meisten akuten autoimmunologischen Krankheiten zunächst mit

- Kortisonstoßtherapie beschrieben, z. B. Methylprednisolon 1.000–2.000 mg/Tag über 3–5 Tage. Eine ausschleichende Behandlung (5 Tage 100 mg, weitere 5 Tage 80 mg usw.) wird oft empfohlen.
- Bei ausgedehnten Hirnstammläsionen kann Beatmung und intensivmedizinische Behandlung notwendig werden. In diesen Fällen geben wir Cyclophosphamid 1 g i.v. (wiederholt in Abständen von 4 Wochen).
- Auch die Plasmapherese oder Immunadsorption kann dann versucht werden.
- Unbehandelt ist die Letalität der Hurst-Enzephalitis hoch, man schätzt sie auf etwa 50%. Man behandelt wie bei der ADEM.

Verlauf Die ADEM ist in der Regel eine monophasische Erkrankung, wobei sich die dynamische Entwicklung von Symptomen und radiologisch nachweisbaren Läsionen über 3 Monate ausdehnen kann. Eine rekurrierend auftretende ADEM ist selten. Übergänge zur MS kommen vor, das Risiko ist erhöht, wenn beim ersten Ereignis schon oligoklonale Banden nachgewiesen werden.

23.3.2 Akutes posteriores (reversibles) Leukenzephalopathie-Syndrom (PRES)

Diese heterogene Gruppe von akuten Enzephalopathien hat bislang ihren Namen von den typischen CT und MRT-Befunden erhalten: Die **posteriore reversible (PRES) Leukenzephalopathie** geht praktisch immer mit posterior betonten, aber nicht ausschließlich dort lokalisierten, ausgedehnten Veränderungen in der weißen Substanz (CT: Hypodensität, MRT: hyperintense Veränderungen in T2 und FLAIR) einher.

Definition und Pathogenese Bei der posterioren Leukenzephalopathie handelt es sich um eine ätiologisch uneinheitliche Gruppe von meist reversiblen Krankheiten mit neurologisch-neuropsychologischen Symptomen. Diese Syndrome sind erst seit Einführung der MRT-Diagnostik bekannt geworden. Tatsächlich handelt es sich um eine heterogene Gruppe von Krankheiten, deren gemeinsames Zeichen die Veränderung in der Signalgebung meist des Okzipitallappens ist. Die Pathogenese nicht geklärt. Oft ist eine Assoziation mit **hypertensiven Krisen** gegeben. Pathogenenetisch wird eine reversible Erhöhung der Durchlässigkeit der Blut-Hirn-Schranke vor allem im hinteren Hirnkreislauf, der hierfür prädestiniert zu sein scheint, diskutiert. Möglicherweise ist die häufige transiente Gesichtsfeldstörung und Verwirrtheit nach Herzkatheteruntersuchung, bei der größere Mengen an Kontrastmittel eingesetzt wurden, eine gering ausgeprägte Variante des Syndroms und Ausdruck der Vulnerabilität dieser Region. Auch in solchen Fällen sind milde Veränderungen in der Bildgebung beobachtet worden.

Allerdings gibt es immer häufiger Berichte von Veränderungen, die nicht auf die posterioren Hirnabschnitte begrenzt sind, asymmetrisch sind und an unterschiedlichen Stellen rezidivieren können.

Ursachen Eine **immunologische Reaktion** als Mitursache ist sehr wahrscheinlich, weswegen wir diese Krankheitsgruppe hier besprechen. Vermutlich ist dies aber nicht die volle Erklärung. Unklar ist, warum sich eine solche Störung so überwiegend in nur einer Hirnregion, dort allerdings meist bilateral bemerkbar macht. Vielleicht spricht dies doch für eine toxische **Blut-Hirn-Schranken-Theorie** (s. o.).

Es ist bemerkenswert, dass dem Auftreten des PRES in den vielen Fällen zytostatische, immunologische oder experimentelle Therapien mit partiell humanen Antikörpern vorausgehen. Das Syndrom wurde so im Zusammenhang mit **Immunsuppression** nach Transplantationen und bei Behandlung mit Zytostatika und Antikörpern in der Tumor- oder Immuntherapie beobachtet. Relativ häufig findet man die PRES bei Behandlung mit Ciclosporin A, Cisplatin, Tacrolimus und rekombinantem Erythropoetin. Das PRES wurde auch bei Patienten mit hypertensiver Krise bei Eklampsie und akuter Glomerulonephritis gesehen. Manchmal tritt sie im Zusammenhang mit einem lange andauernden fokalen epileptischen Status auf, wobei diskutiert werden kann, ob die MR-Veränderungen Folge des Status oder der Status Folge der Enzephalopathie ist. Auch nach Impfungen wurden solche Veränderungen beschrieben.

Symptome Klinisch imponieren die Zeichen einer akuten Enzephalopathie mit Verwirrtheit, Unruhe, Gesichtsfeldstörungen, Halluzinationen, kortikaler Blindheit, Anfällen, Somnolenz und anderen neuropsychologischen Symptomen. Die Patienten können intensivpflichtig werden. Über Tage und Wochen bilden sich die Symptome langsam zurück.

Diagnostik Im **MRT** sind ausgedehnte Hyperintensitäten in T2- oder FLAIR-Sequenzen im Okzipital- und Parietallappen beidseits charakteristisch, die sich nicht an vaskuläre Territorien halten. In seltenen Fällen können die Veränderungen auch multipel in anderen Hirnregionen wie Frontallappen, Corpus callosum oder Kleinhirn/Hirnstamm auftreten.

Liquor: Der Liquor ist oft normal, manchmal findet sich eine leichte Eiweißerhöhung. Es gibt auch keine spezifischen Laborkonstellationen.

Das **EEG** ist meist schwer allgemeinverändert, die Befunde sind allerdings unspezifisch.

Therapie und Prognose Eine spezielle Therapie existiert nicht. Wenn eine Chemotherapie o. Ä. vorausgegangen ist, wird man in der Regel die Behandlung unterbrechen oder umstellen, wenn dies von der Situation des Grundleidens her möglich ist. Es gibt tödliche Verläufe. Viel häufiger ist aber die langsame Rückbildung von Symptomen und MR-Befund. Im Verlauf kann völlige Normalisierung eintreten. Rezidive sind möglich, die sich manchmal auch in anderen Hirnregionen manifestieren.

23.3.3 Parainfektiöse Enzephalomyelitis und impfassoziierte Enzephalitiden

Parainfektiöse Enzephalomyelitis

Epidemiologie Nach Virusinfektionen wie Masern, Windpocken, Herpes zoster, Mumps, Influenza, Röteln oder infektiöser Mononukleose und auch nach Pocken- und Tollwutschutzimpfung können akute Enzephalopathien auftreten. In Anbetracht der Häufigkeit einiger dieser Kinderkrankheiten sind Inzidenzen dieser para-/postinfektiösen Enzephalitiden zwischen 1:1.000 und 1:5.000 zu beachten (vgl. auch SSPE und Rötelnpanenzephalitis, s. u.).

Pathogenese Das Auftreten der parainfektiösen Enzephalomyelitis hängt nicht von der Schwere der Grundkrankheit ab. Die regelhafte, zeitliche Bindung an den Ausbruch der Grundkrankheit und die pathologisch-anatomischen Befunde haben zu der Auffassung geführt, dass diesen zentralnervösen Komplikationen eine immunpathologische Reaktion zugrunde liegt. Die Ähnlichkeit der experimentell allergischen Enzephalomyelitis mit der akuten disseminierten Enzephalomyelitis (ADEM) legt eine ähnliche Pathogenese, d. h. einen zellvermittelten Autoimmunprozess, nahe.

Pathologische Befunde Wenn die Krankheit mehrere Tage angehalten hat, bietet sie das charakteristische Bild einer perivenösen Enzephalitis vorwiegend der weißen Substanz. Subkortikal in den Großhirnhemisphären, im Hirnstamm, Kleinhirn und Rückenmark finden sich disseminiert kleine Entmarkungsherde, die jeweils um erweiterte Venen oder Kapillaren angeordnet sind und mononukleäre Zellen enthalten. Reaktiv kommt es zur Gliawucherung. Die Gliazellen sind, als Zeichen der Phagozytose, mit Lipoidsubstanzen beladen. Die generalisierte Schädigung des Gefäßendothels führt über diese Reaktionen hinaus zum Hirnödem.

Symptome Mit erneutem Fieberanstieg, epileptischen Anfällen und den allgemeinen Zeichen einer Enzephalitis werden die Kinder oder jungen Erwachsenen nach durchgemachtem Virusinfekt wieder auffällig.

Diagnostik Der Liquor ist nicht von einer Virusenzephalitis zu unterscheiden. CT und das MRT zeigen eine Hirnschwellung, im weiteren Verlauf multiple kleine Marklagerläsionen und selten Einblutungen. Der Verlauf kann in einzelnen Fällen ausgesprochen schwer sein. ■ Tabelle 22.6 fasst einige der Charakteristika wichtiger parainfektiöser und postvakzinaler Enzephalitiden zusammen.

Impfenzephalitis

Epidemiologie Impfenzephalitisfälle sind heutzutage selten geworden. Nach Pockenschutzimpfung kann es mit einer Latenz von etwa 1–2 Wochen bei Kleinkindern zu einer Meningoenzephalitis mit Myelitis und Polyradikulitis kommen, die eine hohe Mortalität (40–50%) hat. Von den Überlebenden bleiben 10–20% behindert. Man muss mit etwa 3 Fällen auf 100.000 Impfungen rechnen. Auch etwa 2 Wochen nach einer Tollwutschutzimpfung kann eine Meningoradikulitis auftreten, die eine Mortalität von 25% haben soll.

Symptome Die Symptome sind vielfältig und uncharakteristisch sind. Das Spektrum reicht von Paresen, epileptischen Anfällen über Hemianopsie bis zu rein neuropsychologischen

Symptomen. Auch die zeitliche Verbindung zu Impfungen ist nicht immer evident, hier muss präzise nachgefragt werden.

Differenzialdiagnose Oft ist es schwierig, zwischen einer erregerbedingten Meningoenzephalitis und einer mit den gleichen Symptomen auftretenden Impfkomplikation zu unterscheiden. In den letzten Jahren haben sich Verdachtsfälle auf eine Meningoenzephalitis nach FSME-Impfung gehäuft. Von den Herstellern der Seren wird dieser Zusammenhang für unwahrscheinlich gehalten, aber dies ist kein Beweis. Erste Berichte über die Assoziation schwerer und mutmaßlich immunvermittelter enzephalitischer Syndrome mit massiven MR-Veränderungen sind auch nach Impfung gegen das humane Papillomvirus (Prophylaxe des Zervixkarzinoms) beobachtet worden.

Therapie Es ist nicht überraschend, dass es auch für diese seltenen Krankheiten keine evidenzbasierten Therapien gibt. Es liegt nahe, eine Steroidtherapie einzuleiten, im Wesentlichen beschränkt sich die Behandlung allerdings auf die Vermeidung und Behandlung von Komplikationen, die bei diesen oft intensivstationspflichtigen Behandlungen unausweichlich sind.

Rasmussen-Enzephalitis

Definition und Pathogenese Dies ist eine durch zytotoxische T-Lymphozyten verursachte, gegen Neurone und Astrozyten gerichtete Krankheit des Kindes-und Jugendalters, die aus völlig unklaren Gründen nur eine Hemisphäre zerstört.

Symptome Charakteristisch und krankheitsdefinierend sind pharmakoresistente, fokale, oft kontinuierliche Anfälle. Dazu kommen typische kortikale Symptome wie Hemiparese oder Aphasie, die auf die betroffene Hemisphäre zurückzuführen sind.

Diagnostik Man findet eine halbseitige Verlangsamung und/oder kontinuierliche epileptische Aktivität im EEG. Im MRT kann eine kortikale Hemiatrophie gefunden werden, meist verbunden mit hyperintensem T2- oder FLAIR-Signal in der betroffenen Hemisphäre oder hyperintensem Signal des ipsilateralen Kaudatuskopfes. Oft wird eine Hirnbiopsie erforderlich. Dann findet man typischerweise eine Enzephalitis mit T-Zellinfiltraten mit aktivierten Mikrogliazellen mit Mikrogliaknötchen. Plasmazellen, Makrophagen oder virale Einschlusskörperchen sprechen gegen die Diagnose einer Rasmussen-Enzephalitis.

Therapie Wie bei den meisten seltenen Erkrankungen basieren die Therapieempfehlungen auf Einzelfällen. Die antikonvulsive Therapie orientiert sich an den allgemeinen Therapieprinzipien der Epilepsiebehandlung (▶ Kap. 14). Neben der immer noch praktizierten, heute modifizierten Hemisphärektomie versucht man heute auch immunsupprimierende Therapien. Nach neueren Untersuchungen wird hier, abweichend von den sonstigen Behandlungsschemata, Tacrolimus empfohlen. Wir geben keine Dosierungsempfehlungen ab, da dieser Ansatz noch sehr experimentell ist und verweisen auf die entsprechende aktuelle Literatur. IVIG, Dauerbehandlung mit Steroiden, Plasmapherese oder Immunadsorption sind andere experimentelle Optionen.

Bickerstaff-Enzephalitis

Siehe ▶ Facharztbox: Bickerstaff-Enzephalitis.

Andere Autoimmunerkrankungen, die eine MS imitieren können ▶ Exkurs.

23.4 Chronische immunvermittelte Enzephalitiden

Definition Autoimmunenzephalitiden/-enzephalopathien sind Erkrankungen, die mit den distinkten Autoantikörpern in Serum und Liquor assoziiert sind und die unter pathophysiologischen und therapeutischen Aspekten in paraneoplastische Ätiologie (▶ Kap. 13.3) und spontane Erkrankungen ein-

Facharztbox

Bickerstaff-Enzephalitis

Dies ist keine Krankheitseinheit, sondern beschreibt die Verlaufsform einer Enzephalitis unbekannter Ätiologie. Im Gegensatz zu den meisten infektiösen oder parainfektiösen Enzephalitiden ist hier vorwiegend der Hirnstamm befallen. Die Krankheit ergreift bevorzugt Personen unter 25 Jahren.

Symptome. Nach einem uncharakteristischen Vorstadium mit Krankheitsgefühl über 1–3 Wochen trübt sich das Bewusstsein. Die Patienten klagen über Kopfschmerzen und entwickeln Lähmungen der motorischen Hirnnerven vom N. oculomotorius abwärts bis zum N. hypoglossus. Entsprechend sind Ptose, Doppelbilder, Nystagmus, Blickparesen, motorische Trigeminuslähmung, dysarthrisches Sprechen und Schluckstörung die führenden Symptome, die zusammen mit der Bewusstseinsstörung den Eindruck eines lebensgefährlichen Krankheitszustands hervorrufen. Es kommt nicht zu Extremitätenlähmungen und nur zu geringfügigen Sensibilitätsstörungen. Die Symptomatik entwickelt sich fortschreitend über eine oder mehrere Wochen. In aller Regel bilden sich die Lähmungen dann über Wochen wieder zurück. In der Rückbildungsphase kann für etwa 2 Wochen ein Parkinson-Syndrom auftreten, das sich spontan wieder zurückbildet.

Diagnostik. Im Liquor findet man eine leichte Pleozytose in der Größenordnung von 15 Lymphozyten und eine leichte Eiweißvermehrung auf 0,6–0,8 g/l. Der Liquor kann aber auch normal sein.

Therapie. Die Behandlung ist symptomatisch und auf Vermeidung von Komplikationen ausgerichtet. Glukokortikoide können nützlich sein. Sekundäre Infektionen der Luftwege werden antibiotisch behandelt. Eine Rückbildung ist immer zu erwarten. Die Prognose ist gut.

Exkurs

Andere Autoimmunerkrankungen

Andere **systemische Autoimmunerkrankungen** können klinische Symptomatik, MRT- und Liquorveränderungen der MS imitieren und – wenn auch selten – mit einer primär neurologischen Symptomatik beginnen. Insbesondere Lupus erythematodes, Sjögren-Syndrom und systemische Vaskulitiden sollten durch anamnestisch fehlende weitere Organmanifestationen, und Bestimmung antinukleärer Faktoren ausgeschlossen werden.

Behçet-Krankheit. Remittierende, zerebrale, Hirnstamm- und Rückenmarksymptome mit entzündlichen Liquorveränderungen und IgG-Vermehrung im Liquor charakterisieren auch die seltene Behçet-Krankheit, auch eine Autoimmunkrankheit, die durch eine Kleingefäßvaskulitis hervorgerufen wird. Die Stomatitis aphthosa und skrotale Ulzerationen können fehlen, jedoch ist die Uveitis mit Hypopyon pathognomonisch. Im Liquor ist die Zahl der Lymphozyten, gelegentlich auch die der segmentkernigen Zellen höher als bei MS, gewöhnlich mehrere 100 Zellen pro µl. Der Zucker ist normal, was für die Abgrenzung gegenüber der tuberkulösen Meningitis wichtig ist.

geteilt werden. Letztere sind gekennzeichnet durch serologisch nachweisbare Antikörper gegen das Neuropil, die erst in den letzten Jahren charakterisiert wurden und Spezifität aufweisen für oberflächennahe neurale Rezeptoren und Proteine mit Bedeutung für synaptische Transmission und Plastizität. Zu den Zielstrukturen gehören:

- Glutamatrezeptoren vom NMDA- [N-Methyl-D-Aspartat] und AMPA- [α-Amino-3-Hydroxy-5-Methyl-4-Isoxazol-Propionsäure] Typ
- $GABA_B$- (γ-Amino-Buttersäure) und $GABA_A$-Rezeptoren
- Glycin-Rezeptoren
- DPPX (»dipeptidyl-peptidase-like protein 6«)
- Proteine, die in enger Nachbarschaft zu spannungsabhängigen Kaliumkanälen (VGKC) exprimiert werden ($VGKC_{Komplex}$-Antikörper)
  - LGI1 (»leucine-rich glioma inactivated 1«)
  - CASPR2 (»contactin-associated protein-like 2«)
  - TAG1/Contactin 2

Pathogenese und Prognose Diese spezifisch gegen membranständige neurale Zielepitope gerichteten Antikörper gelten, anders als die klassischen, gegen intrazelluläre Epitope gerichteten und obligat paraneoplastischen onkoneuralen Antikörper, als pathophysiologisch relevant und erzeugen mehrheitlich über Rezeptorendozytose funktionellen, seltener beispielsweise über Antikörper-abhängige Komplementaktivierung (LGI1-Antikörper), strukturellen Schaden an der grauen Hirnsubstanz. Die assoziierten klinischen Syndrome haben im Gegensatz zu den klassischen paraneoplastischen Syndromen eine deutlich bessere Prognose, da die therapeutische Elimination der Autoantikörper oder die Suppression der Antikörperbildung in vielen Fällen mit einer partiellen oder sogar vollständigen Rückbildung der klinischen Symptome einhergehen. Die möglichst frühzeitige Diagnose dieser seltenen Erkrankungen ist daher sehr wichtig.

Symptome Der Verdacht auf eine autoimmune Enzephalitis/Enzephalopathie sollte aufkommen, wenn bei den Patienten subakut Gedächtnisstörungen, Anfälle oder affektive und psychotische Störungen auftreten. Betroffen sind Personen jeden Lebensalters. Die durch den serologischen Nachweis der oben genannten Autoantikörper gekennzeichneten Syndrome erzeugen mehrheitlich ein distinktes klinisches Symptomspektrum (► Exkurs).

Diagnostik Bei NMDA-Rezeptorantikörper-Enzephalitis bleibt die **MRT** trotz oft schwer ausgeprägter klinischer Symptomatik oft normal, ähnliches gilt für die Enzephalopathie mit DPPX-Antikörpern. Bei limbischer Enzephalitis finden sich temporomesiale FLAIR-/T2-Signalanhebung, teilweise mit Kontrastaufnahme, nicht selten auch bilateral. Bei limbischer Enzephalitis mit $GABA_A$-Rezeptor-Antikörpern sieht man multifokale, bisweilen ausgedehnte FLAIR-/T2-Signalsteigerungen.

Liquor: unspezifisch, das Spektrum reicht von (fast) normal mit geringer Pleozytose und Eiweißerhöhung bis zu deutlicher Zellzahlerhöhung und dem Nachweis von intrathekaler Immunglobulinerhöhung.

EEG und MEG: fokale Verlangsamung und interiktale Spikes können gefunden werden. Bei ca. 30% der Patienten mit NMDA-Rezeptorantikörper Enzephalitis findet sich ein typisches und als »extreme delta brush« bezeichnetes EEG-Muster, kennzeichnend ist eine langsame und durch rasche β-Aktivität überlagerte δ-Aktivität.

Labor: charakteristisch ist der Nachweis der genannten Autoantikörper im Serum und/oder Liquor. Insbesondere NMADR-Antikörper werden ausnahmslos intrathekal gebildet und ihr Nachweis im Liquor kann früher gelingen als im Serum.

Therapieprinzipien Die frühe Immun- und gegebenenfalls Tumortherapie ist bei den neuen Varianten der autoimmunen Enzephalopathiesyndrome essenziell, da die genannten Autoantikörper als pathogen gelten. Bereits bei klinischem und MR-morphologischem Verdacht wird eine Steroid-Pulstherapie, gefolgt von einer oralen Langzeitsteroidtherapie eingeleitet. Plasmapherese, Immunadsorption und ggf. i.v. Immunglobuline sind die üblichen Alternativen. Refraktäre Symptome der NMDA-Rezeptor-Enzephalitis sollten möglichst frühzeitig (binnen 4 Wochen) eskalierend mit Rituximab in Kombination mit Cyclophosphamid behandelt werden, um das Outcome zu verbessern und das Rezidivrisiko zu senken.

23.4.1 NMDA-Rezeptorantikörper-vermittelte Enzephalitis

Dieses erstmals 2005 beschriebene klinische Syndrom hat sich inzwischen als häufigste Erkrankung (4%) innerhalb der nicht infektiösen Enzephalitisfälle herausgestellt. Charakteristisch sind kombinierte neuropsychiatrische Symptome, die epileptische Anfälle, kognitive Störungen sowie Verhaltensauffälligkeiten, Psychosen und bizarre Bewegungsstörungen einschließen. Fortgesetzte Anfallsaktivität und/oder eine rasch einsetzende autonome Mitbeteiligung (Hypersalivation, zentrale Hypoventilation) führen in vielen Fällen schnell zu oft monatelanger Intensivpflichtigkeit. Die NMDA-Rezeptor-antikörper Enzephalitis betrifft in 80% der Fälle das weibliche Geschlecht, ca. 1/3 der Patienten sind <18 Jahre alt. Bei Frauen im Alter von 18–45 Jahren kann bei etwa 40% eine paraneoplastische Ursache, meist bei Ovarialteratom vorliegen. Aus diesem Grund wird die NMDA-Rezeptorantikörper-Enzephalitis auch ausführlich in ▶ Kap. 13 (paraneoplastische Syndrome) beschrieben. Die Langzeitprognose ist günstig und die Erkrankung heilt in 80% der Fälle vollständig oder partiell aus, wenn möglichst umgehend eine Immun-/Tumortherapie eingeleitet wird.

23.4.2 Enzephalopathie mit DPPX-Antikörpern

Diese 2013 beschriebene Enzephalopathie ist klinisch gekennzeichnet durch Symptome einer Hyperexzitabilität mit Unruhezuständen, Myoklonien, Tremor und Anfällen, und Hyperekplexie. Auch eine Ataxie gehört zum Symptomspektrum. Eine paraneoplastische Ätiologie wurde bislang nicht berichtet. Die Zielstruktur, eine Untereinheit neuraler Kv4.2-Kaliumkanäle, wird auch im Plexus myentericus exprimiert, was möglicherweise erklärt, dass einige der Patienten anfänglich durch anderweitig nicht erklärbare Diarrhöen und andere gastrointestinale Beschwerden auffällig werden.

23.4.3 Varianten der nicht-paraneoplastischen limbischen Enzephalitis

Limbische Enzephalitis mit $\text{VGKC}_{\text{Komplex}}$-Antikörpern Obwohl die Erkrankung der klassischen, tumorassoziierten limbischen Enzephalitis ähneln kann, sind einige Besonderheiten zu beachten. In Verbindung mit Seropositivität für **LGI1-Antikörper** erkranken Männer häufiger als Frauen und es kommt zu einem rasch progredienten und ausgeprägten demenziellen Bild. Zusätzliche Symptome sind Schlaflosigkeit sowie Myoklonien und distinkte Anfälle, die durch kurze und repetitive dystone Verkrampfungen der Gesichts- und Extremitätenmuskulatur (faziobrachiale dystone Anfälle, FBDS) gekennzeichnet sind. Laborchemisch imponiert oft eine Hyponatriämie, Ein Tumor (Thymom) liegt nur selten vor.

Die **CASPR2-Antikörper** assoziierte limbische Enzephalitis manifestiert sich oft als Morvan-Syndrom und geht zusätzlich zu den limbischen Symptomen mit einer Neuromyotonie und Dysautonomie sowie auch mit zerebellarer Ataxie einher. Bei Patienten mit Morvan-Syndrom finden sich häufiger Thymome.

Limbische Enzephalitis mit GABA-Rezeptor-Antikörpern Bei Nachweis von **GABA_B-Rezeptor-Antikörpern** bestimmen Anfälle, oft als Status epilepticus, das klinische Bild. Auch Ataxie und Opsoklonus-Myoklonus können vorkommen. Das Syndrom ist in etwa der Hälfte der Fälle mit einem Malignom sowie laborchemisch häufig mit dem Nachweis weiterer Autoantikörper (z. B. antinukleäre Faktoren, Anti-Glutamatdecarboxylase (GAD), Schilddrüsenantikörper u. a.) assoziiert. Die erst kürzlich beschriebene Enzephalitis mit **GABA_A-Rezeptor-Antikörpern** erzeugt ein ähnliches Symptomspektrum, jedoch liegt dieser Entität seltener eine paraneoplastische Genese zugrunde.

Limbische Enzephalitis mit AMPA-Rezeptor-Antikörpern Das klinische Symptomspektrum ähnelt der klassischen paraneoplastischen limbischen Enzephalitis, typisch sind Rezidive und eine relativ hohe Assoziation (70%) mit Tumoren.

Limbische Enzephalitis mit Glycin-Rezeptor-Antikörpern Bei Seropositivität für Glyzin-Rezeptor-Antikörper dominieren neben limbischen Symptomen eine **PERM** (progressive Enzephalomyelitis mit Rigidität und Myoklonus)-Symptomatik und eine Hyperekplexie.

Limbische Enzephalitis mit mGluR5-Antikörpern Die Konstellation aus limbischer Enzephalitis, Hodgkin-Lymphom und serologischem Nachweis von Antikörpern gegen den metabotropen Glutamat-Rezeptor 5 ist auch als **Ophelia-Syndrom** bekannt.

23.4.4 Neuromyelitis optica (NMO)

Definition Die Neuromyelitis optica (NMO, Devic-Syndrom) ist in den letzten Jahren als pathogenetisch distinkte Krankheit identifiziert worden, nachdem sie lange als eine besondere Form der MS aufgefasst wurde. Seit dies bekannt ist, wird die NMO häufiger diagnostiziert.

Pathogenese Wie die MS ist dies eine Autoimmunkrankheit, allerdings mit dem Nachweis spezifischer Autoantikörper (Aquaporin-4-Antikörper, NMO-IgG). Die gegen das Wasserkanalprotein Aquaporin-4 (AQP4) gerichteten und als pathogen geltenden Antikörper grenzen die NMO hinsichtlich Pathogenese, Klinik, Therapie und Prognose von der MS ab (▶ Exkurs: Aquaporin-Antikörper).

Symptome Die Krankheitsbezeichnung ist charakteristisch: Akut kommt es zur (manchmal doppelseitigen) Neuritis nervi optici mit begleitendem Papillenödem und schwerer Visusstörung. Oft entwickelt sich nachfolgend, seltener auch gleichzeitig, oder kurz darauf eine hohe Querschnittlähmung, die im Rückenmark typischerweise langstreckige Läsionen erzeugt.

Exkurs

Aquaporin-Antikörper

2004 gelang der Nachweis eines Biomarkers für die NMO. Der hochspezifische Autoantikörper ist bei bis zu 80% der NMO-Patienten serologisch nachweisbar. Er bindet an Aquaporin-4 (AQP4), einem im ZNS als integraler Bestandteil der Blut-Hirn-Schranke in den astrozytären Endfüßchen exprimierten Wasserkanal. Hiermit steht erstmalig ein Marker zur Verfügung, der eine laborgestützte Unterscheidung zwischen NMO und MS erlaubt und mittels neu entwickelter sensitiver Testsysteme die Diagnosesicherung von NMO und NMOSD erheblich vereinfacht. AQP4-Antikörper sind nicht nur diagnostisch, sondern auch pathophysiologisch bedeutsam. Es gibt Hinweise, dass die Erkrankung durch humorale Immunreaktionen ausgelöst und bei Übertritt von AQP4-Antikörpern aus dem Serum über die Blut-Hirn-Schranke über verschiedene Mechanismen, bevorzugt jedoch durch Antikörper-abhängige Komplementaktivierung eine Zytolyse astrozytärer Zellen induziert wird. Der oligodendrogliale und neurale Gewebeschaden wird nachfolgend herbeigeführt durch die Freisetzung von Elastasen und Sekretasen aus neutrophilen Granulozyten, die die Durchlässigkeit der Blut-Hirn-Schranke potenzieren und die Einwanderung von Makrophagen sowie von Neutrophilen und Eosinophilen unterstützen. Entsprechend kann die Krankheitsaktivität bevorzugt durch Therapieansätze (Plasmapherese, Rituximab u. a.) stabilisiert werden, die B-Zell- und Antikörper-wirksam sind.

Durch Parese der Atemmuskulatur kann die Krankheit lebensgefährlich werden. Wird der Schub überlebt, bleiben oft eine mehr oder weniger stark ausgeprägte Querschnittlähmung oder erhebliche Visusstörungen zurück. Die AQP4-Antikörper seropositive NMO betrifft Frauen deutlich häufiger als Männer und nimmt mehrheitlich einen schubhaften Verlauf, allerdings fast immer mit bleibenden Defiziten. AQP4-Antikörper können auch bei Patienten mit sog. NMO-Spektrum-Erkrankungen (NMOSD) nachgewiesen werden. Hierzu gehören neben inkompletten Formen der NMO mit isolierter/rekurrierender Optikusneuritis (5–25%) und isolierter/rekurrierender, langstreckiger Querschnittmyelitis (60%) auch distinkte Formen der Hirnstammenzephalitis und Dienzephalitis, die durch Läsionen in osmosensitiven Arealen mit hoher AQP4-Expression (Medulla oblongata, Hypothalamus) gekennzeichnet sind und klinische durch refraktäres Erbrechen und unstillbaren Schluckauf oder ein Syndrom der inadäquaten ADH (antidiuretisches Hormon)-Sekretion symptomatisch werden.

Diagnostik Im **MRT** sind die myelitischen Veränderungen sind sehr ausgedehnt und erstrecken sich, anders als bei MS, über mindesten drei oder mehr Rückenmarkssegmente. In schweren Fällen kann das gesamte Myelon betroffen sein. Im Verlauf resultiert eine Atrophie des Myelons. Dagegen sind die Veränderungen der Sehnerven nicht von denen bei MS unterscheidbar. Allerdings verläuft die Optikusneuritis bei NMO destruierender als bei MS und die verbleibende ausgeprägtere axonale Degeneration der Sehnervenfasern lässt sich mittels optischer Kohärenztomographie (OCT) erfassen. Dieses Verfahren ermöglicht nicht invasiv die präzise Bestimmung der retinalen Nervenfaserschichtdicke.

Der **Liquor** ist entzündlich, aber anders als bei MS können deutlich seltener und oft nur transient OKB nachgewiesen werden, die MRZ-Reaktion ist meistens negativ. Während akuten NMO-Attacken sind Zellzahlen >100/μl keine Seltenheit, zytologisch finden sich hier oft neben Lymphozyten auch neutrophile und eosinophile Granulozyten.

Labor: Bei etwa 80% der Patienten findet man Serum-Antikörper gegen Aquaporin-4, einem Wasserkanal auf Astrozyten. Die aktuelle Datenlage deutet an, dass bei einer Subgruppe von Patienten mit einem AQP4-Antikörper-seronegativen NMO-Phänotyp Autoantikörper gegen das Myelin-Oligodendrozyten-Glykoprotein (MOG) vorhanden sind. Die diagnostische und pathophysiologische Relevanz von MOG-Antikörpern bei NMO wird derzeit intensiv beforscht.

Therapie Auch hier gelten in der Akuttherapie alle Angaben, wie sie bei MS gemacht wurden, jedoch sollte bei ungenügendem oder fehlendem Effekt einer intravenösen Pulstherapie mit hochdosierten Kortikosteroiden frühzeitig eine Plasmapherese vorgenommen werden. Unbedingt zu beachten ist, dass prophylaktische Maßnahmen, die bei MS erfolgreich sind, bei NMO nicht wirksam sind oder, wie β-Interferone und Natalizumab, sich potenziell sogar negativ auf den Krankheitsverlauf auswirken können. Bei mildem/moderatem Schweregrad der klinischen Symptome wird Azathioprin und bei aggressiver NMO der Einsatz des B-Zell-depletierenden Antikörpers Rituximab empfohlen. Die Wirksamkeit der beiden therapeutischen monoklonalen Antikörper Tocilizumab und Eculizumab, die über Blockade des Interleukin-6-Rezeptors bzw. über Inhibition der Komplementkomponente C5 spezifisch in den Krankheitsprozess der NMO eingreifen, wird gegenwärtig in kontrollierten Studien getestet.

23.4.5 Hashimoto-Enzephalitis (steroidresponsive Enzephalopathie mit Autoimmunthyreoiditis (SREAT))

Definition und Pathogenese Die Hashimoto-Enzephalitis, heute auch als steroidresponsive Enzephalopathie mit Autoimmunthyreoiditis (SREAT) bezeichnet, ist eine nichtinfektiöse autoimmunologische Enzephalopathie, die mit einer autoimmunen Thyreoiditis mit Schilddrüsenautoantikörpern (**Hashimoto-Thyreoiditis**) assoziiert ist. Die Pathogenese ist unklar, es bleibt umstritten, ob die gleichen Antikörper auch neuronales Gewebe angreifen. Eine kausale Verknüpfung scheint nicht zu bestehen, und es gibt auch keinen Zusammenhang zwischen dem Ausmaß der Schilddrüsenfunktionsstörung und dem Ausmaß der Enzephalopathie. Wahrscheinlich ist die SREAT ein Sammelsyndrom, hinter dem sich noch einige eindeutiger definierte Entitäten verbergen könnten.

Symptome Die SREAT manifestiert sich manchmal mit plötzlich einsetzenden fokalen, z. T. multiplen, neurologischen Ausfällen. Diese Variante kommt bei etwa einem Viertel der Patienten vor. Häufiger ist eine langsam progrediente Enzephalopathie mit partiellen Anfällen, Gedächtnisstörung, Sprachstörung, Akalkulie bei sonst erhaltenen kognitiven Funktionen. Die Kriterien einer Demenz werden selten erfüllt.

Diagnostik Die morphologische Bildgebung im **MRT** und **PET** ist oft normal, im **FDG-PET** können Zonen von Hypometabolismus, oft fromtotemporal betont beschrieben werden.

Der **Liquor** ist uncharakteristisch verändert und oft normal.

Im **EEG** können epilepsietypische Potenziale gefunden werden, zur Diagnose trägt dies allerdings nicht bei.

Labor: Charakteristisch sind erhöhte Schilddrüsenautoantikörpertiter (»Thyroid peroxidase«-**(TPO) Antikörper** oder **Thyreoglobulin-Antikörper (TAK)** im Serum nachweisbar. Auch die namensgebende schnelle Besserung auf Steroide hat einen diagnostischen Wert, wie beim Polymyalgie-Arteriitis-cranialis-Komplex (▶ Kap. 5.9).

Therapie Therapie der Wahl sind Kortikosteroide, entweder als Hochdosispulstherapie (bei akuten schlaganfallähnlichen Symptomen oder schweren progredienten Enzephalopathien) oder in der üblichen Dosierung von 1–2 mg/kg KG über 5–7 Tage, gefolgt von einer ausschleichenden Therapie. Bei Rezidiven langsameres Ausschleichen und ggf. Azathioprin in üblicher Dosierung. IVIG und Cyclophosphamid sowie Plasmapherese und Immunadsorption können als zweite Wahl diskutiert werden. Die Behandlung der epileptischen Anfälle unterscheidet sich nicht von der Behandlung anderer symptomatischer Epilepsien.

23.5 Neurosarkoidose

Epidemiologie und Leitsymptome Zahlen über die Prävalenz der Neurosarkoidose schwanken zwischen 2 und 15% der an einer systemischen Sarkoidose (Lunge, Haut, Augen) Erkrankten. Es erkranken vor allem jüngere Patienten, Männer etwas häufiger als Frauen. Die Neurosarkoidose führt in manchen Fällen zu einer basalen Meningoenzephalitis. Die Granulome, die immer um Blutgefäße angeordnet sind, finden sich in den basalen Meningen und im Höhlengrau des III. Ventrikels. Eine isolierte Neurosarkoidose ist allerdings selten. Oft sind die Lungenhili und die Augen befallen, allerdings können die neurologischen Symptome bei der Hälfte der Fälle mit initialem Hirnnervenbefall die Erstmanifestation darstellen.

Symptome Am häufigsten sind rezidivierende, multiple Hirnnervenausfälle. Hinzu kann eine aseptische basale Meningitis mit Kopfschmerzen, Erbrechen, Meningismus und Papillenödem treten. Nicht selten ist ein obstruktiver Hydrozephalus, bedingt durch ventrikelnahe Granulome. Da sich häufig Granulome im Hypothalamus und der Hypophyse finden, kommen Diabetes insipidus, Bulimie und Hypersomnie vor. Auch spinale Strukturen (Myelopathie, intramedulläre Granulome) und periphere Nerven (Mononeuritis multiplex) können betroffen werden. Kortikale Lokalisation mit Anfällen und Paresen ist äußerst selten. Die Krankheit verläuft meist chronisch mit Remissionen.

Diagnostik Im **MRT** knotige oder auch flächige Verdickungen überwiegend der basalen Meningen, mit deutlicher Kontrastmittelaufnahme, zum Teil nach intraaxial reichend oder die Liquorräume komprimierend (Hydrozephalus). Eine Verdickung des Hypohysenstiels kommt vor.

Labor: Das ACE (Angiotensin-konvertierendes Enzym) ist oft in Serum und Liquor erhöht, hat aber nur eine geringe Spezifität.

Biopsie: Letztendlich beweisend ist die meningeale Biopsie, die allerdings wegen der Lage der Läsionen oft problematisch ist.

Suche nach der **Beteiligung anderer Organsysteme**:
- Augenärztliche Untersuchung
- Thorax- und Abdomen-CT, ggf. Mediastinoskopie mit Biopsie
- Untersuchung von Haut und Lymphknoten

Oft bleibt die Diagnose Sarkoidose übrig, wenn verschiedene Differenzialdiagnosen ausgeschlossen wurden: Bei parenchymatöser Beteiligung, speziell ventrikelnah, müssen Lymphome, M. Whipple und andere granulomatöse Läsionen ausgeschlossen werden. Dazu gehören auch Meningeosen, Tuberkulose und Pilzinfektionen.

Therapie und Verlauf Wieder stehen Steroide, entweder als Hochdosispulstherapie oder als ausschleichende Dosierung, an erster Stelle. Alternativ werden bei fehlender Wirkung und frühem Rezidiv verschiedene andere Immunsuppressiva empfohlen (Methotrexat, Azathioprin, Ciclosporin, Cyclophosphamid). Die größten Erfahrungen bestehen mit Methotrexat und Azathioprin. Strahlentherapie wurde in seltenen verzweifelten Fällen versucht. Bei Verschlusshydrozephalus kommt ein ventrikulo-atrialer Shunt in Frage, wobei hier die systemische Ausbreitung der Sarkoidose befürchtet wird. Der klinische Verlauf ist nicht vorhersehbar, in zwei Drittel der Fälle ist er monophasisch, in einem Drittel treten Rezidive, manchmal auch mehrfach, auf.

Susac-Syndrom

Wir besprechen das Susac-Syndrom an dieser Stelle, obwohl es (noch) keine erkennbare autoimmunologische Ursache hat. Allerdings sind die klinischen Befunde und auch die Befunde der Bildgebung so, dass es nicht selten zu Verwechslungen mit der MS kommt.

Symptome Das Susac-Syndrom ist charakterisiert durch die Trias Hörstörung, -Sehstörung und enzephalopathische Befunde. Sehr häufig werden Hörstürze mit dauerhafter Hörminderung oder Ertaubung berichtet. Auch Sehstörungen mit bleibenden Gesichtsfelddefekten bis hin zur Erblindung eines Auges kommen vor.

Ätiologie Zugrunde liegt eine vermutlich immunvermittelte Mikroangiopathie der kleinen Gefäße der Retina, des Vestibularorgans und subkortikaler Arteriolen.

Diagnostik Die bildgebende Diagnostik zeigt Befunde, die nicht selten mit MS-Befunden verwechselt werden. Charakteristisch sind multiple subkortikale und auch balkenassoziierte Signalveränderungen im MRT, die, im Gegensatz zur MS, nicht radiär und ovalär, sondern eher rundlich anmuten. Der Begriff »snowball-like lesions« beschreibt sehr schön das Erscheinungsbild im MRT. Auch gehen die Balkenläsionen nicht von der Basis des Balkens aus, sondern liegen mehr mitten im Balken, also typisch für periarterioläre Läsionen anstelle von perivenösen Läsionen. Charakteristisch für die Erkrankung sind Astverschlüsse der retinalen Arterien (»branch retinal artery occlusions«, BRAO), die fluoreszenzangiographisch nachweisbar sind.

Therapie Empirisch wird niedrig dosiertes Aspirin und zur Endothelprotektion Nimodopin gegeben sowie immunsuppressiv behandelt. Erfolgreich in Mono- oder Kombinationstherapie wurden Kortikosteroide, intravenöse Immunglobuline, Cyclophosphamid und Mycophenolat Mofetil eingesetzt. Das Vorgehen wird durch die Schwere der Symptome und den Verlauf bestimmt.

23.6 Stiff-person-Syndrom (SPS)

Dieses heterogene Syndrom wird hier wegen seiner häufig zu beobachtenden Autoimmungenese besprochen. Das paraneoplastische SPS wurde bereits in ▶ Kap. 13 erwähnt.

Symptome Die seltene Krankheit beginnt oft mit Rückenschmerzen. Dann entwickeln sich fluktuierende, bis brettharte Dauerkontraktionen der Rumpf- und rumpfnahen Extremitätenmuskeln, überlagert von schmerzhaft einschießenden Muskelspasmen. Letztere werden häufig ausgelöst durch banale Außenreize, aber auch durch Emotionen oder willkürliche Bewegungen. Eine ausgeprägte Ängstlichkeit dieser Patienten in Verbindung mit der bizarren Symptomatik und meist fehlenden »harten« neurologischen Befunden führt häufig zur Fehldiagnose einer psychogenen Störung.

Diagnostik Sie kann durch **reflexelektromyographische** Untersuchungen und durch Nachweis von Autoantikörpern gegen **Glutamat-Decarboxylase** (**GAD**, das GABA-synthetisierende Enzym) gesichert werden. Pathogenetisch nimmt man eine immunologisch vermittelte Funktionsstörung GABA-erger Hemmungsneurone an. Paraneoplastische und symptomatische Fälle sind beschrieben worden. Bei dem seltenen paraneoplastischen Stiff-man-Syndrom kann man Amphiphysin-Antikörper nachweisen (▶ Kap. 13.3).

Therapie Die Symptome lassen sich mit
- Benzodiazepinen (mit zum Teil extrem hohen Dosen, aber kaum Nebenwirkungen und keiner Gewöhnung) und Antispastika (Baclofen, Tizanidin) unterdrücken.
- Manchmal wird auch eine Baclofenbehandlung mit intrathekaler Pumpe erforderlich.
- Immunsuppressive Maßnahmen sind versucht worden. Oft hilft eine Kortisontherapie kurzfristig, auch Immunabsorption und Plasmapherese können versucht werden.

In Kürze

Multiple Sklerose

Prävalenz. 30–60/100.000 Einwohner. Betroffen ist v. a. die weiße Bevölkerung der nördlichen Halbkugel zwischen dem 20. und 40. Lebensjahr.

Ätiologie und Pathogenese. MS als Entmarkungskrankheit befällt vorwiegend die weiße Substanz des ZNS mit herdförmiger Schädigung oder Auflösung der Markscheiden, dadurch Funktionsstörungen. Prädilektionsstellen für Lokalisation der Entmarkungsherde: Sehnerven, Balken, Hirnstamm, v. a. Brücke mit Augenmuskelkernen, Kleinhirn und -stiele, Pyramidenbahn, Hinterstränge des Rückenmarks. Frühzeitig auch axonale Schädigung.

Diagnostik. Klinisch sichere Diagnose nach Auftreten von ≥2 Schüben aufgrund multilokulärer Läsionen im ZNS, oder multifokale Symptome waren >1 Jahr chronisch progredient. **MRT:** Nachweis der örtlichen und zeitlichen Dissemination der Entzündungsherde. Unterstützend Nachweis einer intrathekalen IgG-Synthese im Liquor.

Verlaufsformen und Prognose. Schubförmiger Verlauf: Akute oder subakute Entwicklung innerhalb von max. 2 Wochen. Rückbildung der Symptome innerhalb der ersten 6–8 Wochen, natürlicher Verlauf der unbehandelten Erkrankung mit initial 2 Schüben/Jahr nimmt kontinuierlich in Folgejahren ab. In >50% der längerfristig **sekundär chronisch progredienten Verlauf. Primär progredienter Verlauf** ohne abgrenzbare Schübe mit zunehmender spastischer Gangstörung.

Symptome: Sehstörungen. Optikus- und Retrobulbärneuritis oft als Erstsymptom der MS, die dann in den ersten 4–6 Jahren mit Visusverlust, Anschwellung der Sehnervenpapille, sekundärer Sklerose und vorübergehender Erblindung auftritt. **Okulomotorikstörungen:** Flüchtige einseitige Augenmuskellähmungen mit Doppelbildern ohne Kopfschmerzen; Funktionsstörung der übrigen Hirnnerven, hemifaziale Myokymie. **Motorische Symptome:** Paresen mit Beeinträchtigung der Feinmotorik und Gangsteifigkeit bis zur kompletten Para-, Tetra- oder Hemiplegie, allgemeine Mattigkeit, rasche Ermüdbarkeit. **Sensibilitätsstörungen:** Andauernde Missempfindungen, Taubheit, Pelzigkeit, Kribbeln v. a. in Händen und Füßen, verminderte Berührungsempfindung, sensible Ataxie, Feinmotorikstörung. **Blasenstörungen:** Als Retention oder Dranginkontinenz. **Kleinhirnfunktionsstörungen:** Nystagmus, Intentionstremor, skandierendes Sprechen. **Kognitive und psychische Veränderungen:** Gedächtnis-, Aufmerksamkeitsdefizite, intellektuelle Nivellierung, Beeinträchtigung der kognitiven Flexibilität, heitere Grundstimmung, Demenz.

Typische Symptomkombinationen:
- Gefühlsstörungen an den Händen **und** spastische Paraparese der Beine,
- spastisch-ataktischer Gang mit Missempfindungen **und** Blasenstörungen,
- inkomplettes Querschnittsyndrom mit Nystagmus **und** skandierendem Sprechen,
- rezidivierende, flüchtige Lähmungen **wechselnder** Augenmuskelnerven.

Diagnostik. Liquor: Pathologisch verändert mit leichter Lymphozytenvermehrung, Plasmazellen, intrathekale IgG-Produktion, mit höchster Empfindlichkeit messbar durch Nachweis oligoklonaler Banden. Liquorveränderungen persistieren während der klinischen Remission. **Elektrophysiologie:** VEP, Blinkreflex, sensible und sensorische Reaktionspotenziale, transkranielle Magnetstimulation. **Bildgebende Verfahren. CT:** Minderung des Hirnvolumens, intensive Kontrastmittelaufnahme bei frischen Herden durch Schrankenstörung, gliöse Vernarbung der Entzündungsherde. **MRT:** MS-Aktivität in jedem Stadium größer als nach neurologischem Status vermutet.

Differenzialdiagnose. Chronische, zervikale Myelopathie, spinales Angiom oder Durafistel, Behçet-Krankheit, systemische Autoimmunerkrankungen, Neuroborreliose.

Therapie. Akuter Schub: Keine kausale Therapie, Kortikoide zur Schubdauerverkürzung und Stabilisierung der Blut-Hirn-Schranke. Bei lebensbedrohlichen Schüben Plasmapherese, evtl. Mitoxantron, Cyclophosphamid. **Schubförmiger Verlauf:** Langzeitprophylaxe mit β-Interferonen, Glatirameracetat, Dimethylfumarat, Teriflunomid bei milder/moderater Krankheitsaktivität; Fingolimod, Natalizumab, Alemtuzumab bei aktiver/hochaktiver MS. **Chronisch progrediente MS:** β-Interferone reduzieren Frequenz der aufgesetzten Schübe, Grad der Behinderung wird nicht beeinflusst; Mitoxantron mit Effekt auf Progression. **Symptomatische Therapie** bei Blasenstörungen mit Medikamenten und Stimulation durch Beklopfen der Bauchhaut oder Credé-Handgriff, bei Spastik medikamentöse Therapie, bei zerebellärem Tremor medikamentöse Therapie und Krankengymnastik.

Akute disseminierte Enzephalomyelitis (ADEM)

Symptome: Hirnstamm- oder zerebelläre Funktionsstörungen, Kopfschmerzen, Nackensteifigkeit, Fieber, Myelitis transversa, Hirnnervenausfälle v. a. bei Jugendlichen und jungen Erwachsenen. **Diagnostik: MRT:** Kontinuierlich auftretende multifokale Läsionen im Kleinhirn, Balken oder Brücke; bei Maximalvariante Hurst-Enzephalitis eingeblutete Läsionen. **Liquor:** Mononukleäre Pleozytose, erhöhtes Eiweiß, seltener als bei MS und oft nur transient oligoklonale Banden. **Therapie:** medikamentöse Therapie; Beatmung und intensivmedizinische Behandlung bei ausgedehntem supra- und/oder infratentoriellem Befall.

Parainfektiöse Enzephalomyelitis: nach Virusinfektion oder Impfung

Akute Enzephalopathien nach Virusinfektionen wie Masern, Windpocken, Herpes Zoster, Mumps. Erneuter Fieberanstieg, epileptische Anfälle, allgemeine Zeichen einer Enzephalitis. **CT/MRT:** Hirnschwellung, multiple kleine Marklagerläsionen. Impfenzephalitis. Meningoenzephalitis mit Myelitis und Polyradikulitis, nach Pockenschutzimpfung mit Latenzzeit von 1–2 Wochen, Mortalität von 40–50%.

Chronische immunvermittelte Enzephalitis

Fakultativ paraneoplastische Autoimmunenzephalitis/-enzephalopathie. Neue und im Vergleich zu den klassischen paraneoplastischen Syndromen häufigere Erkrankungen, gekennzeichnet durch Seropositivität für Autoantikörper mit Spezifität für neurale Oberflächenproteine. Behandelbare Erkrankungen mit deutlich besserer Gesamtprognose im Vergleich zu klassischen Paraneoplasien.

Neuromyelitis optica (NMO). Autoimmunkrankheit mit Nachweis hochspezifischer Antikörper gegen Aquaporin-4 in ca. 80% der Fälle. Detektion von AQP4-Antikörpern auch bei NMOSD. Offenbar bei einer Subgruppe seronegativer Patienten Seropositivität für MOG-Antikörper. Therapieansätze: Plasmapherese, Rituximab und andere monoklonale Antikörper, die mit der humoralem Immunantwort interferieren. MS-Medikamente in der Regel nicht wirksam oder sogar schädlich.

Hashimoto-Enzephalitis (steroidreponsive Enzephalopathie mit Autoimmunthyreoiditis, SREAT). Charakteristisch sind erhöhte Schilddrüsenautoantikörpertiter (»thyroid peroxidase« (TPO)-Antikörper oder Thyreoglobulin-Antikörper (TAK). Therapie der Wahl sind Kortikosteroide.

Neurosarkoidose. Symptome sind rezidivierende, multiple Hirnnervenausfälle und eine aseptische basale Meningitis mit Kopfschmerzen. Intrakranielle Granulome. Systemische Manifestationen vor allem in Lunge, Lymphknoten. Therapie: Kortisonpulstherapie und Immunsuppression.

(Akutes) posteriores reversibles Leukenzephalopathie-Syndrom (PRES)

Heterogenes Syndrom mit subkortikalen Signalveränderungen im Okzipitallappen, aber auch an anderen Stellen. Oft nach hypertensiver Krise, aber auch bei Immuntherapien und Chemotherapien zu finden.

Stiff-person-Syndrom (SPS)

Autoimmune spinale Übererregbarkeit. **Symptome.** Rückenschmerzen, fluktuierende bis brettharte Dauerkontraktionen der Rumpf- und rumpfnahen Extremitätenmuskeln, schmerzhaft einschießende Muskelspasmen. **Diagnose** durch reflexelektromyographische Untersuchungen.

Weiterführende Literatur

Coles AJ, Twyman CL, Arnold DL, Cohen JA, Confavreux C, Fox EJ, Hartung HP, Havrdova E, Selmaj KW, Weiner HL, Miller T, Fisher E, Sandbrink R, Lake SL, Margolin DH, Oyuela P, Panzara MA, Compston DA (2012) CARE-MS II Investigators Lancet 380:1829–39

Confavreux C, O'Connor P, Comi G, Freedman MS, Miller AE, Olsson TP, Wolinsky JS, Bagulho T, Delhay JL, Dukovic D, Truffinet P, Kappos L (2014) TOWER Trial Group Lancet Neurol 13:247–56

Fox RJ, Miller DH, Phillips JT, Hutchinson M, Havrdova E, Kita M, Yang M, Raghupathi K, Novas M, Sweetser MT, Viglietta V, Dawson KT; CONFIRM Study Investigators (2012) Placebo-controlled phase 3 study of oral BG-12 or glatiramer in multiple sclerosis. N Engl J Med 367:1087–97

Gold R, Kappos L, Arnold DL, Bar-Or A, Giovannini G, Tornatore C, Sweetser MT, Yang M, Sheikh SI, Dawson KT; DEFINE Study Investigators (2012) Placebo-controlled phase 3 study of oral BG-12 for relapsing multiple sclerosis. N Engl J Med 367:1098–107

Jarius S, Wildemann B, Paul F (2014) Neuromyelitis optica: clinical features, immunopathogenesis and treatment. Clin Exp Immunol 176:149–164

Leitlinien der Neurologie. www.dgn.org/leitlinien.html

Meinck HM (2014) Stiff man syndrome and variants. Nervenarzt 2013;84:450-454

Melzer N, Meuth SG. Disease-modifying therapy in multiple sclerosis and chronic inflammatory demyelinating polyradiculoneuropathy: common and divergent current and future strategies: Clin Exp Immunol 175.359–372

O'Connor P, Wolinsky JS, Confavreux C, Comi G, Olsson TP, Benzerdjeb H, Truffinet P, Wang L, Miller A, Freedman MS, TEMSO Trial Group (2011) Randomized trial of oral teriflunomide for relapsing multiple sclerosis. N Engl J Med 365:1293–303

Polman CH, Reingold SC, Banwell B, Clanet M, Cohen JA, Filippi M, Fujihara K, Havrdova E, Hutchinson M, Kappos L, Lublin FD, Montalban X, O'Connor P, Sandberg-Wollheim M, Thompson AJ, Waubant E, Weinshenker B, Wolinsky JS (2011) Diagnostic criteria for multiple sclerosis: 2010 revisions to the McDonald criteria. Ann Neurol 69: 292–302

Rommer PS, Dudesek A, Stüve O, Zettl UK (2014) Monoclonal antibodies in treatment of multiple sclerosis. Clin Exp Immunol 175:373–384

Salmen A, Gold R, Chan A (2014) Management of disease-modifying treatments in neurological autoimmune diseases of the central nervous system. Clin Exp Immunol 176: 135–148

Stich O, Rauer S (2014) Paraneoplastic neurological syndromes and autoimmune encephalitis. Nervenarzt 85:485–498

Swanton JK, Rovira A, Tintoré M, Altmann DR, Barkhof F, Filippi M, Huerga E, Miszkiel KA, Plant GT, Polman C, Rovaris M, Thompson AJ, Montalban X, Miller DH (2007) MRI criteria for multiple sclerosis in patients presenting with clinically isolated syndromes: a multicentre retrospective study. Lancet Neurol 6: 677–686

Trebst C, Jarius S, Berthele A, Paul F, Schippling S, Wildemann B, Borisow N, Kleiter I, Aktas O, Kümpfel T; Neuromyelitis Optica Study Group (NEMOS) (2014) Update on the diagnosis and treatment of neuromyelitis optica: recommendations of the Neuromyelitis Optica Study Group (NEMOS). J Neurol 261:1–16

Wildemann B, Jarius S, Paul F (2013) Neuromyelitis optica. Nervenarzt 84:436–441

Bewegungsstörungen und degenerative Krankheiten des Zentralnervensystems

Krankheiten der Basalganglien

Daniela Berg

W. Hacke (Hrsg.), *Neurologie*,
DOI 10.1007/978-3-662-46892-0_24, © Springer-Verlag Berlin Heidelberg 2016

Einleitung

Jeder Medizinstudent sollte den Oscar-gekrönten Film »Awakenings« (»Zeit des Erwachens«) mit dem jüngst verstorbenen Schauspieler Robin Williams als Arzt in einer psychiatrischen Klinik gesehen haben. In ihm wurde eindrucksvoll gezeigt, wie eine postinfektiöse Bewegungsstörung, das enzephalitische Parkinson-Syndrom, und die daran gekoppelte Verlangsamung aller motorischen und expressiven psychischen Abläufe durch eine medikamentöse Behandlung mit einem Vorläufer der defizienten Transmittersubstanz Dopamin gebessert werden kann. Der Film endet tragisch: Die wiedergewonnene geistige und körperliche Aktivität verschwindet wieder, und der stuporöse, akinetische Zustand kehrt, jetzt unwiderruflich, zurück.
Weitaus positiver ist die Entwicklung von Diagnose und Therapie des M. Parkinson und anderer Bewegungsstörungen in der Folgezeit gewesen: Parallel zur Aufklärung der Funktion der Basalganglien in der Regulation der Motorik (▶ Kap. 1.7) sind Genetik, Pathophysiologie und Therapie des M. Parkinson und auch anderer Bewegungsstörungen intensiv erforscht worden. Den Patienten können heute differenzierte Behandlungsprogramme angeboten werden, die die Prognose gegenüber der jüngeren Vergangenheit erheblich verbessern. Dies schließt die elektrische Stimulation (»Schrittmacher«) von extrapyramidalen Kernen (z. B. Ncl. subthalamicus) ein.

24.1 Parkinson-Syndrome

Leitsymptome Ein Parkinson-Syndrom liegt vor, wenn eine Akinese/Bradykinese zusammen mit mindestens einem der folgenden Symptome auftritt: Ruhetremor (4–8 Hz), Rigor und Haltungsinstabilität (posturale Störung).

Fakultative Begleitsymptome sind vielfältig, da der neurodegenerative Prozess im Verlauf das ganze zentrale und periphere Nervensystem betreffen kann. Zu ihnen zählen u. a. sensorische Symptome (Hyposmie, Sehstörungen und Schmerzen), vegetative Symptome (Obstipation sowie Störungen von Blutdruck, Temperaturregulation, Harnblasenfunktion und sexueller Funktionen), psychische Symptome (vor allem Depression, Angststörungen und seltener Suchtverhalten), Schlafstörungen und kognitive Symptome (v. a. Störungen der Exekutivfunktionen, in fortgeschrittenen Stadien Demenz).

Klassifikation Parkinson-Syndrome (PS) werden in vier Gruppen klassifiziert:
- **idiopathisches** Parkinson-Syndrom (IPS) (ca. 75% aller PS),
- **genetische** Parkinson-Formen,
- **atypische** Parkinson-Syndrome (Parkinson-Syndrome im Rahmen anderer neurodegenerativer Erkrankungen,
- **symptomatische** (sekundäre) Parkinson-Syndrome (z. B. durch Medikamente induziert).

Detaillierte Klassifikation der Parkinson-Syndrome
1. Idiopathisches Parkinson-Syndrom (Parkinson-Krankheit). Weitere Unterteilung nach Verlaufsformen:
   - Akinetisch-rigider Typ
   - Äquivalenz-Typ
   - Tremordominanz-Typ
   - Monosymptomatischer Ruhetremor (seltene Variante)
2. Genetische Formen des Parkinson-Syndroms
3. Parkinson-Syndrome im Rahmen anderer neurodegenerativer Erkrankungen (atypische Parkinson-Syndrome):
   - Multisystematrophie (MSA): Parkinson-Typ (MSA-P) oder zerebellärer Typ (MSA-C)
   - Demenz vom Lewy-Körper-Typ (DLK)
   - Progressive supranukleäre Blickparese (PSP)
   - Kortikobasale Degeneration (CBD)
4. Symptomatische (sekundäre) Parkinson-Syndrome
   - Vaskulär (subkortikale vaskuläre Enzephalopathie)
   - Normaldruckhydrozephalus
   - Medikamenteninduziert, u.a.
     - Klassische Neuroleptika, Antiemetika, Reserpin
     - Lithium
     - Kalziumantagonisten: Cinnarizin, Flunarizin
     - Valproinsäure
   - Posttraumatisch
   - Toxininduziert (z. B. Kohlenmonoxid, Mangan)
   - Metabolisch (z. B. Morbus Wilson, Hypoparathyreoidismus)
   - Enzephalitisch im Rahmen einer Virusenzephalitis (sehr selten) oder postenzephalitisch (Encephalitis lethargica)

Differenzialdiagnose Wichtige Differenzialdiagnosen für das IPS sind:
- atypische und sekundäre Parkinson-Syndrome;
- essenzieller Tremor und
- Depression.

24.1.1 Idiopathische Parkinson-Krankheit

Epidemiologie und Genetik Die Häufigkeit ist je nach Land und Region etwas unterschiedlich. In Mitteleuropa und Nordamerika ist sie mit 100–200 Kranken/100.000 Einwohnern eine der häufigsten neurologischen Krankheiten. Die Prävalenz der Parkinson-Krankheit nimmt mit dem Lebensalter zu. Bei über 65-Jährigen beträgt die Prävalenz 1,8%.

Männer sind etwas häufiger betroffen als Frauen. Bei der Mehrzahl der Betroffenen liegt das Erkrankungsalter jenseits des 40. Lebensjahres, ca. 10% erkranken jedoch früher. Etwa 20–25% der Patienten haben wenigstens einen Verwandten I. Grades, der ebenfalls die Parkinson-Krankheit hat. Es gibt Familien, in denen die Parkinson-Erkrankung autosomal-dominant oder auch rezessiv vererbt wird. Es sind eine wach-

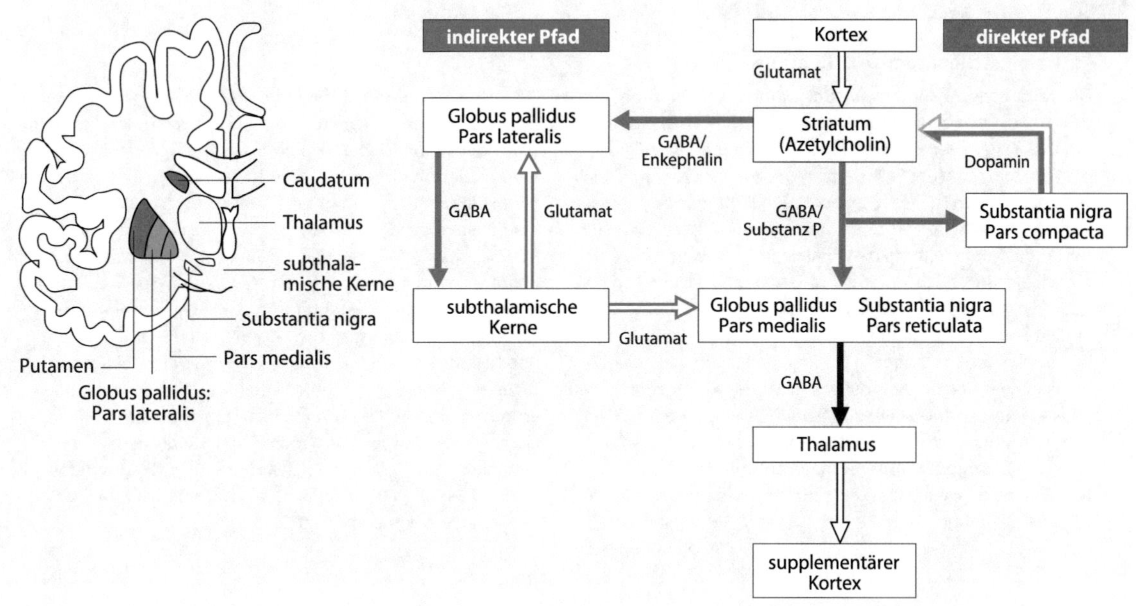

Abb. 24.1 Modell der Verschaltung der Basalganglien unter Berücksichtigung der Transmitter. *Offene Pfeile:* exzitatorisch; *gefüllte Pfeile*: hemmend. *Links:* Lage der Basalganglien im menschlichen Gehirn. (Adaptiert nach Dudel, Menzel, Schmidt 2001)

sende Zahl von inzwischen 18 Genen/Genloci (Stand 2014) beschrieben, die autosomal-dominant oder autosomal-rezessiv vererbt werden und v. a. im Fall von rezessiven Formen häufig mit einem frühen Erkrankungsbeginn vergesellschaftet sind. Darüber hinaus sind Gene bekannt, die im Fall von Mutationen das Risiko für Parkinson erhöhen (z. B. Mutationen im GBA-Gen, welches bei homozyygot vorliegenden Mutationen zu einer Gaucher-Erkrankung führt, bei heterozygoter Form in ca. 30% mit einer Parkinson-Erkrankung einhergeht).

Ätiologie Die Ätiologie ist unbekannt. Eine multifaktorielle Ursache mit individueller Gewichtung von genetischen, metabolischen, immunologischen, umweltbedingten etc. Faktoren ist wahrscheinlich. Alter ist ein wichtiger Risikofaktor für die Erkrankung, stellt aber keine Ursache dar.

> **Bei der Parkinson-Krankheit sind die motorischen Symptome (insbesondere Rigor und Hypo-/Bradykinese) des Parkinson-Syndroms v. a. durch den degenerativen Prozesses der melaninhaltigen, dopaminergen Zellen in der Substantia nigra bedingt.**

Pathophysiologie Im Zentrum der Pathophysiologie der motorischen Symptome steht der **Dopaminmangel** an den striatären Rezeptoren. Er beruht auf der Degeneration der dopaminergen, melaninhaltigen Zellen in der Substantia nigra. Außerdem sind bei der Krankheit auch andere Neurotransmitter vermindert, u. a. Noradrenalin und Serotonin im Raphekern und Acetylcholin im Nucleus basalis Meynert. Die motorischen Symptome beruhen zum großen Teil auf dem Dopaminmangel. Der Acetylcholinmangel ist u. a. mit Demenz, der Serotoninmangel mit Depression assoziiert. Die Verschaltung der Stammganglien ist in Abb. 24.1 in stark vereinfachter Form wiedergegeben. Vertiefende Informationen zu den pathologisch-anatomischen Befunden ▶ Exkurs.

Symptome

Die motorischen Symptome der Krankheit, die schlussendlich die Diagnosestellung erlauben, manifestieren sich häufig zunächst mit Schmerzen in den Extremitäten oder der Wirbelsäule. Langsam fortschreitend, entwickelt sich dann das Parkinson-Syndrom mit Tremor, Verarmung der Ausdrucks- und Mitbewegungen, Erschwerung der intendierten Bewegungen, rigider Erhöhung des Muskeltonus, typischer Körperhaltung (Abb. 24.2a) und verschiedenen nicht-motorischen Begleitsymptomen. Die Symptome sind anfangs meist asymmetrisch, später ergreifen sie die Extremitäten beider Körperseiten, wobei eine Seitenbetonung in aller Regel bestehen bleibt.

Das Kernsymptom, das für die Diagnose zwingend notwendig ist (▶ Diagnostik), ist die **Hypo-/Bradykinese** – also kleinere und langsamere Bewegungen. Dieses Verarmen der Bewegungen betrifft v. a. unbewusste Mitbewegungen, z. B. das Mitschwingen der Arme beim Gehen und die natürlichen Spontanbewegungen. Die Körperhaltung ist vornüber gebeugt, mit hängenden Schultern. Beim Gehen fallen im Verlauf zunehmend adduzierte und im Ellenbogengelenk gebeugte Armen sowie gebeugte Hüft- und Kniegelenken auf. Die Schritte werden langsam, die Schrittlänge kürzer, die Stimme leise und monoton (**Hypophonie**). Viele tägliche Verrichtungen, wie Hinsetzen, Aufstehen, An- und Auskleiden, Gebrauch des Bestecks beim Essen werden langsamer ausgeführt (**Bradykinese**) oder nach einem verzögerten Beginn

Exkurs

Pathologisch-anatomische Befunde

Die motorischen Symptome des idiopathischen Parkinson-Syndroms sind v. a. auf die fortschreitende, asymmetrische Degeneration vor allem der melaninhaltigen, dopaminergen Zellen in der Pars compacta der **Substantia nigra** zurückzuführen. Gleichzeitig sind in den Nervenzellen sog. Lewy-Körper (runde, eosinophile, konzentrische, zytoplasmatische Einschlüsse, deren Hauptbestandteil fehlgefaltetes **α-Synuklein** ist) nachweisbar. Sie unterscheiden sich nach Struktur und Zusammensetzung von den neuronalen Einschlüssen bei anderen degenerativen Krankheiten. Ihr Nachweis in dieser Lokalisation ist Voraussetzung für die histopathologische Diagnose der Krankheit. Pathologische Untersuchungen zeigen, dass neben der Substantia nigra im Verlauf das gesamte zentrale aber auch weite Teile des peripheren Nervensystems von dem für die Erkrankung typischen Zelluntergang und α-Synuklein-Ablagerungen betroffen ist.

Nach der heute weit verbreiteten und von den meisten Wissenschaftlern akzeptierten These, die aus einer Vielzahl von Obduktion abgeleitet wurde, verläuft die Neurodegeneration bei Parkinson in 6 fließend ineinander übergehenden Stadien. Im ZNS sind zunächst Medulla oblongata u. a. mit dem Vaguskern sowie der Bulbus/Nervus olfactorius mit dem Nucleus olfactorius anterior betroffen (**Stadium 1 und 2**). Bei der Ausbreitung nach rostral finden sich im **Stadium 3 und 4** u. a. im Locus coeruleus, der Substantia nigra und dem anteriomedialen temporalen Kortex Lewy-Körperchen und Zeichen der Neurodegeneration. Präfrontale Areale und der Neokortex werden den **Stadien 5 und 6** erreicht. Der Entstehungsort der Parkinson-typischen Neurodegeneration ist aktuell Gegenstand der Untersuchung und Diskussionen. Es wird u. a. der Darm als Prädilektionsort für erste Parkinson-typische Veränderungen und eine prionenartige Ausbreitung der Eiweißfehlfaltung diskutiert.

Obwohl Lewy-Körper pathognomonisch für die Parkinson-Erkrankung sind, finden sie sich auch bei 10% der gesunden älteren Menschen (»incidental Lewy-body disease«) und bei anderen Erkrankungen des ZNS.

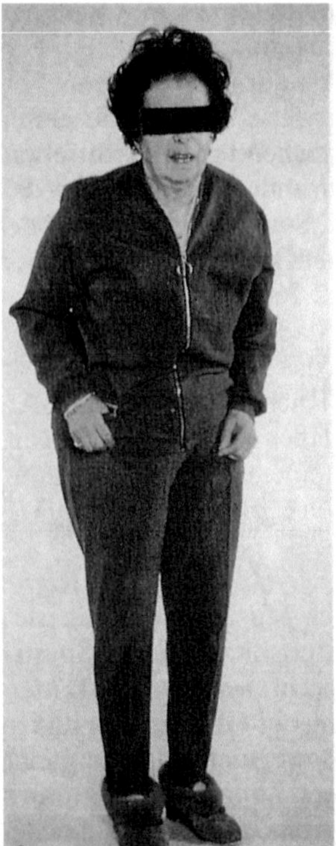
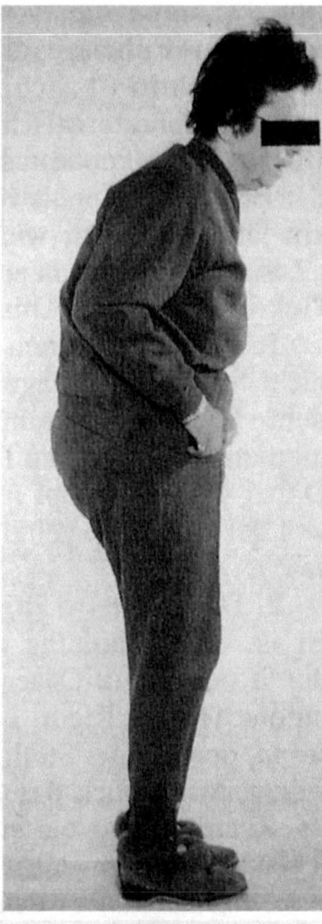

Abb. 24.2a,b Parkinson-Syndrom. a Typische Körperhaltung bei Parkinson-Syndrom. **b** Längere Schriftprobe mit Mikrographie bei Parkinson-Syndrom

nicht zu Ende geführt. Die Schrift wird kleiner, besonders am Ende längerer Wörter oder am Zeilenende (**Mikrographie**, Abb. 24.2b). Im Verlauf tritt bei vielen Patienten, insbesondere vor plötzlichen motorischen Anforderungen, der sog. »**freezing effect**« auf, eine Sekunden dauernde Immobilität, die den Kranken etwa daran hindert, durch eine Tür zu gehen. Die »**start hesitation**« kann das Losgehen erschweren. Diese Phänomene dürfen nicht mit den länger dauernden und erst später unter Therapie auftretenden On-off-Perioden verwechselt werden (s. u.). Später fällt es den Patienten immer schwerer, sich auch nur vom Stuhl zu erheben, sich an- und auszukleiden oder die Speisen zum Mund zu führen. Durch die Erstarrung ihrer Motorik können Patienten in einen äußerlich verwahrlosten Zustand geraten. Hypersalivation wird oft nur durch Akinese für Schluckbewegungen vorgetäuscht.

Rigor zeigt sich bei der Untersuchung als ein wächserner Widerstand gegen passive Bewegungen, der für Beugung und Streckung sowie in jedem Augenblick der Bewegung gleich ist (**Zahnradphänomen**). Eine völlige Entspannung der vom Rigor betroffenen Muskeln ist ohne Medikamente nicht möglich. Der Rigor beginnt häufig in proximalen Muskelgruppen und kündigt sich dort durch ziehende Schmerzen an, die oft fehlgedeutet werden.

Der **Tremor** manifestiert sich bei Parkinson typischerweise als Ruhetremor mit einer Frequenz von 4–6 (selten bis 9) Hz und nimmt bei Anspannung und Erregung an Amplitude, aber nicht an Frequenz zu. Häufig sind vor allem die Supinatoren und Pronatoren betroffen. Es resultiert eine motorisches Muster, das auch als »Pillendreher«- oder »Geldzähler«-Phänomen bezeichnet wird. Der Parkinson-Tremor nimmt bei Willkürbewegungen der betroffenen Extremität ab oder setzt ganz aus.

Die im Verlauf typische **posturale Instabilität** ist eine Störung gleichgewichtserhaltender Reflexe und zeigt sich, wenn der Patient im Gehen plötzlich stehen bleiben will oder wenn man ihm von vorne, hinten oder von der Seite einen leichten Stoß versetzt. Der Patient geht dann, z. B. an einer roten Ampel, einige Schritte weiter oder kann nach dem Stoß die Auslenkung nicht durch Gegeninnervationen ausgleichen, so dass er umzufallen droht (Pro-, Retro- und Lateropulsion). Bei Patienten, die bereits in einer frühen Phase vordergründig eine Standunsicherheit aufweisen, muss differenzialdiagnostisch an eine progressive supranukleäre Lähmung (PSP, »progressive supranuclear palsy«) gedacht werden.

Nicht-motorische Symptome: Da die Parkinson-Erkrankung das ganze Nervensystem betrifft, treten neben den motorischen eine Vielzahl nicht-motorischer Symptome auf, die die Lebensqualität der Patienten z. T. genauso stark oder auch stärker als die motorischen Symptome beeinflussen können. Diese beinhalten eine Vielzahl **autonomer Störungen** wie Obstipation, Dranginkontinenz, orthostatische Dysregulation etc. und **Schlafstörungen**, v. a. die REM-Schlaf-Verhaltensstörung. Die nicht-motorischen Symptome finden sich bei vielen Patienten bereits in der Frühphase. Für die Patienten und das soziale Umfeld besonders belastend sind ferner neuropsychiatrische Symptome wie Stimmungsveränderungen bis hin zu schweren Depressionen, Ängste, aber auch Apathie und affektive Nivellierung. Im Verlauf kommt es häufig zu kognitiven Leistungsminderungen. Diese äußern sich zunächst in Störungen im planenden Denken und als Schwierigkeit, die Aufmerksamkeit von einer Anforderung auf eine andere zu wenden.

Verlaufsformen und Verlauf des idiopathischen Parkinson-Syndroms

Das idiopathische Parkinson-Syndrom wird entsprechend der Ausprägung der motorischen Symptome in folgende Verlaufsformen eingeteilt (▶ Facharztbox: Klinische Skalen):

- akinetisch-rigider Typ,
- Äquivalenztyp,
- Tremordominanztyp; diese Untergruppe zeigt die langsamste Krankheitsprogression, aber auch ein relativ schlechtes Ansprechen auf dopaminerge Therapie und
- monosymptomatischer Ruhetremor (seltene Variante);
- Übergänge vom z. B. Tremor-dominanten Typ in den Äquivalenz-Typ sind möglich.

Verlauf Jahre bis Jahrzehnte vor Auftreten der motorischen Symptome, die die Diagnose Parkinson erlauben, bemerkten viele Patienten nicht-motorische Symptome als Zeichen des fortschreitenden neurodegenerativen Prozesses. Insbesondere Hyposmie, REM-Schlaf-Verhaltensstörungen, Depressionen und Obstipationen werden häufig von Patienten berichtet. Da die meisten dieser Symptome unspezifisch sind und auch eine erste Verlangsamung der Feinmotorik oder leichte Muskelsteifigkeit nicht gleich der Parkinson-Erkrankung zugeordnet wird, dauert es häufig noch 1–3 Jahre, bis nach Auftreten erster motorischer Auffälligkeiten die Diagnose gestellt wird. Bei guter medikamentöser Einstellung und Medikamentenverträglichkeit können viele Patienten die ersten Krankheitsjahre mit wenig Einschränkungen bewältigen (Honeymoon-Phase). Nach mehrjährigem Verlauf können jedoch Wirkungsfluktuationen und die mit zunehmend hohen Medikamentendosen assoziierten Nebenwirkungen die Alltagsaktivitäten und Lebensqualität gravierend einschränken. Insgesamt ist der Verlauf individuell sehr unterschiedlich. Neben den zu beeinflussenden Faktoren wie medikamentöse Einstellung und körperliche und geistige Aktivität spielen u. a. auch Alter, Begleiterkrankungen und genetische Faktoren eine Rolle. Der rigid-akinetische Typ mit früher posturaler Instabilität ist rascher progredient als andere Verlaufsformen.

Prognose Unter adäquater Therapie erreicht die Lebenserwartung heute annähernd die von Normalpersonen. Der Verlauf bis zur Pflegebedürftigkeit liegt im Mittel bei 20 Jahren. Die atypischen Parkinsonsyndrome haben weit kürzere Überlebenszeiten. Der Tod tritt meist durch Pneumonie infolge Aspiration bei Dysphagie oder Bettlägerigkeit ein.

Diagnostik

Das Parkinson-Syndrom ist eine klinische Diagnose. Sorgfältige Anamnese und neurologische Untersuchung sind wegweisend.

Eine bildgebende Untersuchung **(CT** oder **MRT)** sollte zumindest einmal im Verlauf der Erkrankung erfolgen um sympto-

Facharztbox

Klinische Skalen

Die klinische Graduierung der Schwere der Erkrankung richtet sich immer noch vorwiegend nach den motorischen Symptome. Folgende klinische Skalen kommen v. a. zur Anwendung:

Hoehn-Yahr-Skala. Die Schwere der Behinderung durch das Parkinson-Syndrom lässt sich anhand der 5-Punkte-Skala von Hoehn und Yahr dokumentieren:

- H&Y I: einseitige Symptomatik, ohne oder allenfalls mit geringgradiger Behinderung,
- H&Y II: beidseitige Symptomatik, keine Haltungsinstabilität,
- H&Y III: leichte Haltungsinstabilität, Arbeitsfähigkeit noch zum Teil erhalten,
- H&Y IV: mit Hilfe geh- und stehfähig,
- H&Y V: an den Rollstuhl gefesselt oder bettlägrig.

Unified Parkinsons Disease Rating Scale. Diese sehr aufwändige Skala wird heute oft in Verlaufs- oder Parkinson-Therapiestudien benutzt. Sie erfasst das Syndrom multidimensional, ist aber zu detailliert, als dass sie hier vorgestellt werden könnte. Die neue Version der UPDRS kann auf der Website der Movement Disorders Society (http://www.movementdisorders.org/MDS-Files1) eingesehen werden.

matische Ursachen, Hinweise für atypische Parkinson-Syndrome oder Begleiterkrankungen zu detektieren. Bei der idiopathischen Parkinson-Erkrankung ist die Routinebildgebung meist unauffällig oder unspezifisch volumenvermindert.

Bei frühem Erkrankungsbeginn vor dem 50. Lebensjahr, insbesondere bei über das Parkinson-Syndrom hinausgehenden neurologischen/psychiatrischen Symptomen sollte ein Morbus Wilson mit Bestimmung von Kupfer und Coeruloplasmin im Serum und Bestimmung der Ausscheidung von Kupfer im 24-h-Sammelurin sowie Untersuchung auf einen Kayser-Fleischer-Kornealring ausgeschlossen werden.

Fakultative Tests und Untersuchungen ▶ Facharztbox.

Medikamentöse Therapie

Die medikamentöse Therapie der Parkinson-Krankheit sollte rechtzeitig beginnen und altersgerecht und effizient durchgeführt werden. Es gibt heute eine Reihe von Medikamente mit verschiedenen Ansätzen in den beteiligten Neurotransmitter-Systemen (◘ Abb. 24.3, ◘ Tab. 24.1, ◘ Tab. 24.2, ◘ Tab. 24.3 und ◘ Tab. 24.4). Hierzu zählen:

- **L-Dopa.** Dopamin selbst dringt nicht durch die Blut-Hirn-Schranke. Daher nimmt man L-Dopa, das, um in der Peripherie nicht bereits abgebaut zu werden mit einem peripher wirksamen Dekarboxylasehemmer (in der Regel Benserazid oder Carbidopa) kombiniert wird. Für späte Stadien der Erkrankung kann L-Dopa in Kombination mit Carbidopa auch als Gel (Duodopa) über

Facharztbox

Fakultative Tests und Untersuchungen

L-Dopa-Test. Das Ansprechen motorischer Symptome auf Dopamin (Dopamin-Response) im Sinne einer Besserung der motorischen Symptome auf L-Dopa kann durch optimale Einstellung auf L-Dopa innerhalb weniger Tage oder durch den L-Dopa-Test (seltener auch Apomorphin-Test) geprüft werden.

Durchführung des L-Dopa-Tests (bzw. des Apomorphin-Tests):

- Vorbehandlung mit Domperidon 3-mal 20 mg (nicht Metoclopramid) über 24 h, mindestens aber 30 mg ca. 1 h vor der L-Dopa-Gabe.
- Gabe der 1,5-fachen Morgendosis L-Dopa plus DDCI (Dopa-Decarboxylase-Inhibitor) LT p.o., bei De-novo-Patienten 200 mg L-Dopa.
- Alternativ ist die Gabe von Apomorphin möglich (50 µg/kg KG s.c.), was wegen z. T. erheblicher Nebenwirkungen jedoch besondere Erfahrungen des Arztes voraussetzt.

Bewertung des L-Dopa-Tests oder des Apomorphin-Tests: Als Messparameter wird der Teil III der »Unified Parkinson's Disease Rating Scale« (UPDRS) vor und eine halbe Stunde nach Medikamenteneinnahme (am besten zum Zeitpunkt des besten »On« (nach Meinung von Patient und Arzt) herangezogen.

Hinweise zur Interpretation: Ein positiver Test (>20% Verbesserung der UPDRS-III-Scores) stützt, beweist jedoch nicht die klinische Diagnose eines IPS. Bei sehr ausgeprägter Verbesserung (>50%iger Verbesserung) ist mit größter Wahrscheinlichkeit von einer idiopathischen Parkinson-Krankheit auszugehen. Das Symptom Tremor muss nicht auf den L-Dopa-Test ansprechen, obwohl ein MP vorliegen kann. Trotz eines negativen Tests kann sich bei einem Teil zuvor unbehandelter Parkinson-Patienten eine L-Dopa-Langzeitbehandlung als effektiv erweisen.

Funktionelle bildgebende Verfahren (SPECT/PET). Die Kombination prä- (z. B. DaT-SCAN) und postsynaptischer SPECT-Tracer kann eine ätiologische Zuordnung eines Parkinson-Syndroms im Frühstadium erleichtern. Da eine sichere Differenzialdiagnose zwischen idiopathischer Parkinson-Erkrankung und atypischen Parkinson-Syndromen auch durch die kombinierte prä- und postsynaptische SPECT-Untersuchung nicht möglich ist, kann bei dieser Fragestellung eine Glucose-PET Untersuchung erfolgen, die die betroffenen hypometabolischen Hirnareale darstellen kann. Diese Untersuchungen sollten von spezialisierten Neurologen indiziert werden.

Hirnparenchymsonographie. Bei der idiopathischen Parkinson-Erkrankung findet sich bei ca. 90% der Patienten im transkraniellen Ultraschall-B-Bild eine Hyperechogenität der Substantia nigra. Dieser Befund ist bei Patienten mit ausreichendem Schallfenster schon in der Frühphase zu erheben. Auch bei einem kleinen Prozentsatz von Patienten mit atypischen Parkinson-Syndromen kann eine hyperechogene Substantia nigra vorliegen. In diesen Fällen können zusätzliche Auffälligkeiten im Ultraschall wie eine Hyperechogenität des Linsenkerns (häufig bei MSA/PSP) und/oder ein erweiterter 3. Ventrikel (PSP) hilfreich sein. Eine hyperechogene Substantia nigra findet sich auch der CBD oder der DLB. Die Anwendung der Untersuchungsmethode erfordert spezielle Ultraschallkenntnisse und High-end-Ultraschallgeräte mit einer transkraniellen 1- bis 4-MHz-Sonde.

Olfaktorische Testung. Quantitative Riechtests wie die standardisierten »sniffin' sticks« zeigen bei Patienten mit MP in 80–100% pathologische Ergebnisse, in der Regel schon in der Frühphase. Bei Patienten mit MSA tritt eine Hyposmie wenn überhaupt erst im späteren Verlauf auf, bei anderen atypischen Parkinson-Syndromen kommt sie selten vor. Bei der Alzheimer-Demenz findet sich ebenfalls früh eine Hyposmie.

Autonome Testung. Eine posturale Hypotension lässt sich mit dem **Schellong-Test** nachweisen. Pathologisch ist ein systolischer Blutdruckabfall von mehr als 20 mmHg im Stehen. Bei speziellen Problemen kann eine Untersuchung mit dem Kipptisch sinnvoll sein. Urodynamische Untersuchungen sind bei klinisch manifesten Blasenstörungen bei allen Parkinson-Syndromen hilfreich.

Weitere Untersuchungen, die der Quantifizierung bzw. differenzialdiagnostischen Einordnung von einzelnen Symptomen dienen, sind:

- MIBG-Szintigraphie des Herzens,
- Polysomnographie,
- quantitative Tremormessung (Tremoranalyse),
- sympathische Hautantwort.
- Bei neuropsychiatrischen/neuropsychologischen Auffälligkeiten werden diese mittels Skalen erfasst (z. B. BDI, Beck Depression Inventory, für Depression; MoCA, Montreal Cognitive Assessment, für Veränderungen der Kognition).

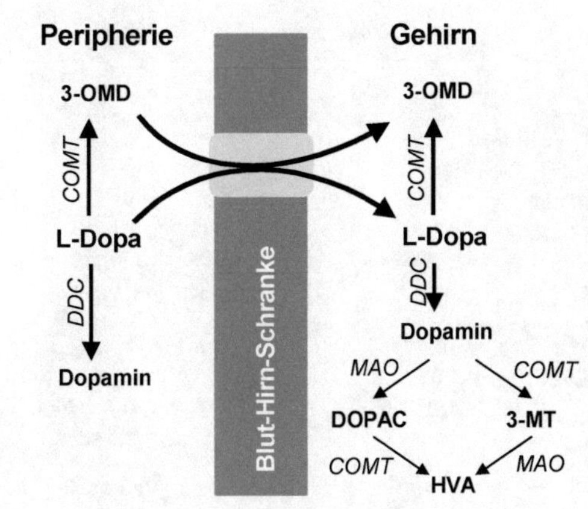

Abb. 24.3 Dopa-Stoffwechsel. (Mit freundlicher Genehmigung von M. Krause, Sydney)

eine durch eine Pumpe kontrollierte Sonde direkt in das Jejunum appliziert werden.

- **Dopaminagonisten** sind direkte Stimulatoren der postsynaptischen Dopamin-Rezeptoren. Neben der oralen Form, stehen auch Pflaster (Rotigotin) und für spätere Stadien Spritzen oder Pumpen für eine Subkutanbehandlung (Apomorphin) zur Verfügung.
- **Monoaminooxidase-B-Hemmer** erhöhen die Verfügbarkeit von Dopamin im Striatum.
- **COMT-Inhibitoren**: Der Abbau von L-Dopa zu seinen Metaboliten kann durch Inhibitoren des inaktivierenden Enzyms z. T. verhindert werden, was zur Verlängerung der Wirkung von L-Dopa führt.
- **Amantadin**, eigentlich als Virustatikum entwickelt, ist ein NMDA-Antagonist, der die glutamaterge Transmission, die im Verhältnis zu der defizienten dopaminergen zu stark ist, hemmt.
- **Budipin,** besitzt Effekte auf monoaminerge Systeme und wirkt ebenfalls NMDA-antagonistisch. Es besitzt einen günstigen Effekt in der Behandlung des Tremors.
- **Anticholinerge Medikamente** sind die ältesten Parkinson-Medikamente und besitzen eine gute Wirkung auf den Tremor, werden aber aufgrund von zentralen (pharmakologisch verursachte Kognitionsstörung) und peripheren (z. B. Harnverhalt, Glaukomverstärkung) anticholinergen Nebenwirkungen nur selten angewendet.

L-Dopa

Die größte Bedeutung in der Behandlung der Parkinson-Erkrankung kommt dem Dopamin zu, auch wenn aufgrund von Spätkomplikationen der frühe und v. a. früh hochdosierte Einsatz von Dopamin vermieden werden sollte.

Pharmakologie Dopamin selbst dringt nicht durch die Blut-Hirn-Schranke. Man verabreicht deshalb einen Dopaminvorläufer L-Dopa, der die Blut-Hirn-Schranke überwinden kann. L-Dopa wird allerdings fast zu 99% bereits in der Peripherie durch Decarboxylierung und Meythylinisierung verstoffwechselt. Daher gibt man einen nur peripher wirksamen Decarboxylase-Inhibitor (Benserazid oder Carbidopa), um die Bioverfügbarkeit von L-Dopa auf 5–10% zu steigern. Gibt man zusätzlich einen Catechol-o-Methyltransferaseinhibitor (COMT-Inhibitor, Entacapone oder Talcapone, s. u.) hinzu, kann die Verfügbarkeit von Dopamin im Gehirn auf etwa 20–25% gesteigert werden (Abb. 24.3).

Tab. 24.1 Entscheidungskriterien für die Ersteinstellung (aus den Leitlinien Parkinson)

Medikamentenwahl bei der Ersteinstellung	L-Dopa	Dopamin-agonisten	MAO-B-Inhibitoren*
Wirkstärke	+++	++	+
Wirkungseintritt	+++	++	+
Nebenwirkungsrisiko	+	++	+
Risiko motorischer Komplikationen	++	+	–
Risiko neuropsychiatrischer Komplikationen	+	++	–
Einfache Titration und Dosierung	+	++	+++

* basierend auf Studien mit Rasagilin
+++ sehr gut geeignet
++ gut geeignet
+ mäßig geeignet
– nicht geeignet/unvorteilhaft

Präparate L-Dopa steht als Kombinationspräparaten mit Benzerazid (z. B. Madopar als 62,5, 125 oder 250 mg) zur Verfügung (Cave: beinhaltet jeweils nur 50 mg, 100 mg oder 200 mg L-Dopa pro Tablette) oder mit Carbidopa (z. B. Isicom, Nacom u. v. m.) oder mit Carbidopa und Entacapone (Stalevo).

Ferner stehen schnell anflutende Präparate (z. B. Madopar LT) und Retard-Tabletten (z. B. Nacom ret) zur Verfügung. Die orale Einnahme von L-Dopa soll nicht mit proteinreichen Mahlzeiten zusammenfallen (mindestens 30 min vor oder 1–2 h nach proteinreichen Mahlzeiten), weil Proteine die Bioverfügbarkeit von L-Dopa verringern.

Nebenwirkungen Im längeren Verlauf der Behandlung mit L-Dopa treten häufig so genannte **Fluktuationen** auf. Zunächst wird die Wirkung der Medikation vor Einnahme der nächsten Dosis spürbar schlecht, d. h. es kommt zum »wearing off«. Im weiteren Verlauf können diese On-off-Phasen unberechenbar werden. Aus einem On-Zustand, in dem der Patient sich gut bewegen kann, verfällt er teilweise innerhalb von Sekunden in einen akinetisch-rigiden Zustand, ohne die Fähigkeit, eine Bewegung zu initiieren. Dieser Zustand kann ebenso schnell wieder in einen beweglichen On-Zustand

Tab. 24.2 Unerwünschte Nebenwirkungen der medikamentösen Parkinson-Therapie (aus den Leitlinien Parkinson)

Substanz	Motorisch	Gastrointestinal	Autonom	Psychisch	Andere
Dopa	Dyskinesien	Übelkeit Erbrechen	Orthostatische Hypotension Vermehrtes Schwitzen Tachykardie	Psychose Unruhe Verwirrtheit Hypersexualität	Dopaminerges Dysregulationssyndrom Punding Exzessive Tagesmüdigkeit (»Schlafattacken«)
Non-Ergot-Dopamin-agonisten	Dyskinesien	Übelkeit Erbrechen Obstipation	Orthostatische Hypotension	Psychose Unruhe Verwirrtheit	Beinödeme Impulskontrollstörung Exzessive Tagesmüdigkeit (»Schlafattacken«)
Ergot-Dopamin-agonisten	Dyskinesien	Übelkeit Erbrechen Obstipation	Orthostatische Hypotension	Psychose Unruhe Verwirrtheit	Pleuropulmonale Fibrose Herzklappenfibrosen Magenblutung Raynaud-Phänomen Beinödeme Impulskontrollstörung Exzessive Tagesmüdigkeit (»Schlafattacken«)
COMT-Hemmer	Dyskinesien	Diarrhö Übelkeit		Psychose Unruhe Verwirrtheit	Dunkle Verfärbung des Urins Talcapon: Lebertoxizität
Selegilin	Zunahme vorbestehender Dyskinesien			Psychose Unruhe Verwirrtheit Hypersexualität	
Rasagilin	Zunahme vorbestehender Dyskinesien	Übelkeit	Zunahme einer vorbestehenden orthostatischen Hypotension		Kopfschmerzen Gewichtsabnahme
Amantadin				Psychose Unruhe Verwirrtheit	Livedo reticularis Knöchelödeme
Anticholinergika		Übelkeit Erbrechen Obstipation	Mundtrockenheit Tachykardie Harnverhalt Erhöhung des Augeninnendrucks	Unruhe Mnestische und kognitive Störungen Verwirrtheit	

»fluktuieren«. Im fortgeschrittenen Stadium treten diese Fluktuationen unabhängig vom Wirkspiegel auf (so genannte »random fluctuations«). Neben den motorischen Symptomen verschlechtern sich in den »Off-Phasen« auch häufig die nicht-motorischen Symptome – z. B. die Stimmung.

Als weitere Nebenwirkung einer Langzeitbehandlung mit L-Dopa treten häufig choreatiforme Überbewegungen (**Hyperkinesen**) auf, die solche Ausmaße annehmen können, dass Patienten infolge dessen keine normalen Bewegungen mehr durchführen können. Besonders häufig sind choreatische Hyperkinesen der Extremitäten-, Gesichts-, Hals- und Schultermuskulatur. Sie sind sozial sehr auffällig, werden aber von den Patienten selbst wesentlich besser toleriert als die »Off«-Phasen.

Hyperkinesen zwingen zur Reduktion der Dosis. On-Off-Perioden können durch Verteilung der Gesamtdosis auf viele kleine Dosen (Tabletten zu 50 mg L-Dopa) oft nicht befriedigend ausgeglichen werden. Im Falle von starken Wirkungsfluktuationen kann dann eine Therapie mit der intrajejunalen Infusionstherapie von Levodopa als Duodopa erfolgen. Dies führt zu einem gleichmäßigen L-Dopa-Spiegel im Blut und verhindert sowohl die pulsatile Rezeptorstimulation als auch die Abhängigkeit der Resorption von einer regelmäßigen Magenentleerung. In der Regel wird diese jejunale Infusionstherapie als Monotherapie durchgeführt, in Einzelfällen kann sie auch kombiniert werden. Aufgrund möglicher Hautirritationen im Bereich des Stomas, Sondendislokationen oder -blockaden sollte diese teure und technisch aufwändige Behand-

■ Tab. 24.3 Äquivalenzdosen (aus den Leitlinien Parkinson). Die angegebenen Äquivalenzdosen beruhen auf klinischer Erfahrung und sind lediglich als grober Anhaltspunkt zu verstehen. Sie können im Einzelfall erheblich von den angegebenen Dosen abweichen. Außerdem ist zu beachten, dass die Dosis-Wirkungs-Beziehung nicht über den gesamten Dosierungsbereich linear ist

Äquivalenzdosen (klinische Erfahrung)	Einzeldosis
L-Dopa	100 mg
Non-Ergot-Dopaminagonisten	
Apomorphin	3–5 mg (40–50 µg/kg)
Pramipexol	0,7–1 mg (freie Base)
Piribedil	60–90 mg
Ropinirol	3–5 mg
Rotigotin	4 mg/24 h
Ergot-Dopaminagonisten	
Bromocriptin	10–15 mg
Cabergolin	2 mg
α-Dihydroergocriptin	20–40 mg
Lisurid	1 mg
Pergolid	1 mg

■ Tab. 24.4 Pharmakologische Charakteristika von Dopaminagonisten (aus den Leitlinien Parkinson)

Substanz	Halbwertszeit (h)	Elimination
Non-Ergot-Dopaminagonisten		
Apomorphin s.c.	0,5	
Piribedil	12	Hepatisch/renal
Pramipexol*	8–12	Renal
Ropinirol*	6	Renal
Rotigotin transdermal**	5–7	Renal
Ergot-Dopaminagonisten		
Bromocriptin	6	Hepatisch
Cabergolin	65	Hepatisch
α-Dihydroergocriptin	15	Hepatisch
Lisurid	2–3	Hepatisch/renal
Pergolid	7–16	Hepatisch/renal

* Retard-Präparation ermöglicht einmalige Gabe am Tag
** Pflasterapplikation alle 24 h

lung nur in erfahrenden Zentren mit einer geschulten gastroenterologischen Abteilung durchgeführt werden.

Wie auch die anderen Medikamente, kann L-Dopa **psychotische Episoden** mit Halluzinationen, Unruhe, Angst und Aggressivität auslösen, die ebenfalls, wenn möglich, eine Dosisreduktion erforderlich machen. Ist dies nicht möglich, müssen atypische Neuroleptika zum Einsatz kommen. Da man in der großen Mehrzahl der Fälle mit diesen unerwünschten Wirkungen nach Langzeitbehandlung mit L-Dopa rechnen muss, soll die Therapie sorgfältig, auch unter Berücksichtigung anderer Stoffklassen, aufgebaut werden.

Dopaminagonisten (DA)

Diese Wirkstoffe stimulieren postsynaptisch die Dopaminrezeptoren, haben aber auch eine präsynaptische Wirkung auf die D2-Rezeptoren.

Pharmakologie Man unterscheidet Ergotamin-Abkömmlinge von Nonergot-Derivaten. Dopaminagonisten binden kompetitiv an die verschiedenen Dopaminrezeptoren (D1–D5).

Präparate Es stehen eine Reihe von Dopaminagonisten (5 Ergot- und 5 Non-Ergot-Derivate) zur Verfügung (■ Tab. 24.3 und ■ Tab. 24.4). Die Dopaminagonisten unterscheiden sich v. a. durch ihre Halbwertszeit und die Rezeptoraffinität. Langwirksamen Dopaminagonisten, die v. a. zu Beginn der Erkrankung eine einmal tägliche Gabe erlauben, erleichtern die Medikation im Alltag und führen aufgrund der verminderten Plasmaspiegelschwankungen zu einer gleichmäßigeren Beweglichkeit. Aufgrund eines erhöhten Fibroserisikos sollten Ergot-Dopaminagonisten im klinischen Alltag nur noch ausnahmsweise verwendet werden. Sollten sie z. B. aufgrund einer Unverträglichkeit anderer Parkinson-Medikamente dennoch eingesetzt werden, müssen regelmäßige körperliche und kardiale (Herzecho) Untersuchungen erfolgen. Ferner steht der Non-Ergot-Dopaminagonist Apomorphin zur Verfügung, der wegen der geringen oralen Bioverfügbarkeit und der sehr kurzen Halbwertszeit nur für die subkutane Applikation bei Patienten mit motorischen Komplikationen als rasch wirksame Rettungsmedikation in Autoinjektionsform eingesetzt oder kontinuierlich mit Hilfe einer Pumpe appliziert werden sollte.

Nebenwirkungen Eine initiale Therapie mit Dopaminagonisten verursacht besonders in den ersten Jahren der Erkrankung seltener motorische Komplikationen (Fluktuationen, Hyperkinesien) im Vergleich zu Dopamin. Durch Kombinationstherapie mit L-Dopa kann die L-Dopa-Dosis auch im Verlauf verringert werden.

Dopaminagonisten (DA) sind etwas weniger wirksam als L-Dopa und haben häufiger Nebenwirkungen. Zu Beginn der Therapie leiden Patienten häufig unter Übelkeit. Gravierend können die bei einer kleinen Zahl von Patienten auftretenden Impulskontrollstörungen sein (besonders betroffen sind jüngere Männer), aber auch andere neuropsychiatrische Nebenwirkungen, vor allem die dopaminerg induzierte Psychose, **Zwangsstörungen** (insbesondere Punding, das sind nicht zielgerichtete, unsinnige, zwanghafte Aktivitäten, die vom Patienten aber als angenehm empfunden werden) und das dopaminerge Dysregulationssyndrom. Als sicherheitsrelevante Aspekte muss über eine **vermehrte Tagesmüdigkeit** und v. a. über Einschlafattacken sowie Fibrosen der Lunge (Ergot-Derivate) und der Herzklappen aufgeklärt werden.

Monoaminooxidase-B-Hemmer

Pharmakologie Die derzeit eingesetzten MAO-B-Hemmer (Rasagilin, Selegilin) sind selektive, irreversible Inhibitoren der Monoaminooxidase B (die MAO-B muss neu synthetisiert werden). Hierdurch wird die Bioverfügbarkeit von Dopamin verlängert. Im Unterschied zu Rasagilin (dosiert mit 1 mg morgens) wird Selegelin (1-mal täglich 10 mg) u. a. zu Amphetamin verstoffwechselt und hat daher etwas mehr psychotrope und kardiovaskuläre Nebenwirkungen. Beide werden aufgrund ihrer milden symptomatischen Wirkung am Anfang der Erkrankung in Mono- und Kombinationstherapie mit L-Dopa angewendet und können auch im späteren Stadium zur Verlängerung der »On«-Zeiten beitragen. Eine mögliche krankheitsmodifizierende Wirkung von MAO-B-Hemmern wurde für Rasagilin untersucht. Die Diskussionen diesbezüglich sind aber noch nicht abgeschlossen.

COMT-Inhibitoren

Pharmakologie Die Catechol-o-Mythyltransferase metabolisiert alle Katecholamine, also auch L-Dopa zu 3-O-Methyl-Dopa (3-OMD) und Dopamin zu 3-Methoxytyramin (3-MT). Somit hemmen periphere COMT-Inhibitoren nur den Abbauschritt von L-Dopa zu 3-OMD, hingegen zentralwirksame COMT-Inhibitoren zusätzliche den Abbau von Dopamin zu 3-MT. COMT-Inhibitoren sind in der Kombination mit L-Dopa bei Vorliegen von motorischen Wirkungsfluktuationen zugelassen.

Präparate In Deutschland ist der peripher wirksame COMT-Inhibitor Entacapone (Comtess) und der peripher und zentrale wirkende COMT-Hemmer Tolcapone (Tasmar) zugelassen. Seit Ende 2003 ist ferner die feste Kombination von L-Dopa, Carbidopa und Entacapon in einer Tablette (Stalevo) auf dem deutschen Markt erhältlich.

Nebenwirkungen Als Nebenwirkungen treten häufig Dyskinesien, gastrointestinale Symptome wie Übelkeit, Erbrechen, Diarrhö sowie eine rötlich-braune Urinverfärbung auf. Trotz des Auftretens von teils tödlich verlaufenden Hepatitiden unter Tolcapone besitzt das Präparat seit 2005 in der EU erneut eine eingeschränkte Zulassung unter strenger, regelmäßige laborchemischer Kontrolle der Leberfunktion.

Amantadin

Bei diesem Virustatikum wurde die Wirkung auf das Parkinson-Syndrom zufällig entdeckt. Amantadin ist ein NMDA-Antagonist und hat auch eine anticholinerge Wirkung. Amantadin (z. B. PK-Merz) ist in der symptomatischen Behandlung sowohl als Monotherapie als auch in der Kombination mit anderen Medikamenten zugelassen und kann L-Dopa-assoziierte Dyskinesien reduzieren. Amantadin wird zu über 90% unverändert renal eliminiert. Bei Patienten mit eingeschränkter Nierenfunktion kann es daher zur Akkumulation kommen, wobei Nebenwirkungen wie Verwirrtheit bis hin zur Psychosen besonders gravierend sind. Weitere bei einigen Patienten relevante Nebenwirkungen sind Livedo reticularis sowie Knöchel- und Unterschenkelödeme. Zur Behandlung einer akinetischen Krise kann Amantadin in einer Dosis von 1–2×200 mg i.v. über je 3 h appliziert werden, wobei die letzte Gabe nicht aufgrund der anregenden Wirkung nicht nach 15.00 Uhr erfolgen sollte. Da Amantadin die QTc-Zeit am Herzen verlängern kann, darf es nicht bei einer initialen QTc-Zeit von größer 420 ms angewendet werden (EKG-Kontrolle!). Die maximale Tagesdosis beträgt 3×200 mg/Tag (cave **Psychose**, insbesondere bei älteren, multimorbiden Patienten und Einschränkung der Nierenfunktion).

Budipin

Der breite Wirkmechanismus – neben NMDA-antagonistischer Wirkung wirkt Budipin (Parkinsan) auch anticholinerg und dopaminerg – ist möglicherweise der Grund, dass dieses Medikament besonders gut den häufig schlecht einstellbaren Ruhetremor therapiert. Da die Einnahme jedoch zur Verlängerung der QTc-Zeit führen kann, darf Budipin nur bei initialen QTc-Zeit unter 420 ms von erfahrenen Ärzten, die beim Hersteller gelistet sind, verordnet werden. Ferner sind regelmäßige EKG-Kontrollen erforderlich, die QTc-Zeit darf 480 ms unter Therapie nicht übersteigen.

Anticholinerge Medikamente

Diese Substanzgruppe hat, obwohl sie die älteste Parkinson-Medikation darstellt, nur noch untergeordnete Bedeutung. Sie werden manchmal hinzugegeben, wenn der Tremor durch die Dopabehandlung nicht ausreichend beeinflusst wird. Anticholinergika haben einen negativen psychotropen Effekt, können die die kognitive Leistungsfähigkeit verschlechtern und haben eine Reihe von periphere Nebenwirkungen (z. B. Harnverhalt, Obstipation, Glaukom-Verstärkung). Insbesondere bei älteren Patienten ist daher große Zurückhaltung geboten.

Physikalische Therapie

Eine zunehmende Anzahl von Studien belegt die Bedeutung konservativer Therapiemaßnahmen in der sinnvollen Behandlung des Parkinson-Syndroms im Früh- und im Spätstadium. Hierbei geht es um die Nutzung von restaurativen und neuroplastischen Ansätzen (vorhandenes Potenzial wird genutzt und angeregt). Beispiele sind Laufbandtraining oder die Lee-Silverman-Voice-Therapie) sowie das Erarbeiten von Kompensationsstrategien (z. B. Cueing-Strategien bei Freezing). Da Patienten mit Parkinson-Syndromen häufig Fehlhaltungen weniger wahrnehmen und motorisch Erlerntes schneller wieder verlernen, sollten regelmäßige Anleitungen erfolgen. Diese können, je nach Einschränkung, Bereiche der Physio-, Ergo- und Logotherapie wie auch der Neuropsychologie betreffen. Auch alternative Strategien wie Tanzen, Tai Chi oder Qigong können durchaus zur Verbesserung motorischer und nicht-motorischer Symptome beitragen und die Lebensqualität der Patienten deutlich erhöhen.

Behandlung von Fluktuationen

Im fortgeschrittenen Krankheitsstadium stellen Fluktuationen die motorische Hauptkomplikation dar. Dieser ist durch langwirksame Substanzen (z. B. Dopaminagonisten) oder durch Substanzen zu begegnen, die die Halbwertszeit von Dopamin verlängern wie z. B. COMT- oder MAO-B-Inhibitoren. Auch Amantadin hat einen Effekt auf Hyperkinesien und Fluktuationen. Ebenfalls kann es wegen seiner psychotropen Wirkung Einsatz finden. Als ultima ratio ist eine kontinuierliche Applikation von L-Dopa in Gelform (Duodopa) über eine PEG ins Jejunum, die subkutane Gabe von Apomorphin als Injektion in »sudden offs« oder als Pumpe kontinuierlich oder, wenn keine Kontraindikationen bestehen, die tiefe Hirnstimulation des Nucleus subthalamicus (STN-Stimulation) zu erwägen.

Behandlung der Begleitdepression

Eine Depression findet man im Mittel bei 40% aller Parkinson-Patienten, z. T. geht sie den motorischen Symptomen voraus. Es besteht keine klare Korrelation zwischen dem Grad der motorischen Störung und der Ausprägung der Depression. Die depressive Symptomatik kann somit auch nach Einleiten einer dopamimetischen Therapie fortbestehen. Bei der häufigen Depression im Zusammenhang mit »Off«-Phasen steht jedoch eine Optimierung der dopaminergen Therapie im Vordergrund. Zusätzlich sind häufig psychoedukative/psychotherapeutische und spezifische medikamentöse Therapien einzusetzen, wobei aufgrund von fehlenden Daten bezüglich der Überlegenheit eines speziellen Medikamentes eine individuelle Auswahl aufgrund des pharmakologischen Profils einer Substanz und des spezifischen klinischen Befundes des Patienten erfolgen sollte. Zum Einsatz kommen:

- **Selektive Serotonin-Re-Uptake-Inhibitoren** (SSRI) (cave: Kombination mit MAO-B-Hemmern kontraindiziert).
- **Trizyklische Antidepressiva** (cave: trizyklische Antidepressiva können wegen der anticholinergen Nebenwirkung schlecht verträglich sein).
- **Andere Antidepressiva:** z. B. Mirtazapin (Noradrenerge und spezifisch cholinerge Antidepressiva NaSSA) (v. a. bei gleichzeitigem Vorliegen von Schlafstörungen), Bupropion (Katecholamin-RI), Venlafaxin (Serotonin und Noradrenalin RI, SNRI), Duloxetin (SNRI), Reboxetin (oradrenalin RI, NRI) und Moclobemid (MAO-A-Inhibitor).

Behandlung der Demenz

Ca. 30–40% der Parkinson-Patienten entwickeln im Krankheitsverlauf eine Demenz, die aufgrund ihres langsam progredienten Auftretens nach der Manifestation der motorischen Symptome als Parkinson-Demenz von der Lewy-Körper-Demenz (▶ Kap. 26) unterschieden wird. Medikamentös kann eine Therapie mit Cholinesterase-Hemmern versucht werden (Zulassung für Rivastigmin liegt vor). Wichtig ist es, anticholinerg wirksame Substanzen abzusetzen.

Behandlung weiterer nicht-motorischer Symptome

Die Vielzahl von nicht-motorischen Symptomen, die bei Parkinson auftreten können, werden in der Regel symptomatisch unter Beachtung möglicher Nebenwirkungen behandelt. Für die Behandlung der häufig belastenden Obstipation hat sich z. B. neben dem Absetzen anticholinerger Medikation und ausreichender Flüssigkeitsmenge der Einsatz von Polyethylenglykol (Macrogol, z. B. Movocol) bewährt.

Tiefe Hirnstimulation

Die **tiefe Hirnstimulation (deep brain stimulation DBS)** hat die früher häufiger durchgeführten läsionellen Verfahren abgelöst und ist zu einem wichtigen Therapiebaustein in der Therapie von Bewegungsstörungen geworden. Die funktionelle Inhibition des Ncl. subthalamicus führt zu einer deutlichen Besserung der motorischen Parkinson-Symptome, so dass er heute zum Zielgebiet der ersten Wahl in der operativen Behandlung der Parkinson-Erkrankung wurde. Seltener wird eine Stimulation des inneren Pallidums bei Akinese durchgeführt, bei isoliertem und sehr stark im Vordergrund stehendem Tremor kann in seltenen Fällen die Stimulation des ventralen Intermediärkerns (VIM) des Thalamus gewählt werden.

Bei der DBS werden Elektroden **stereotaktisch** implantiert, die mit einem unter dem Schlüsselbein oder subkutan im Bauchfett implantierten Stimulator zur reversiblen und individuell anpassbaren elektrischen Stimulation verbunden werden. Rigor, Hypo-/Bradykinese und Tremor können durch die tiefe Hirnstimulation beeinflusst werden.

Bei der DBS handelt es sich um eine der potentesten Behandlungsmethoden des fortgeschrittenen Stadiums der Parkinson-Krankheit. Das Ausmaß der Besserung der Off-Symptome liegt bei etwa 50–70% und erreicht die Wirkungsstärke von L-Dopa. Der Hauptvorzug liegt darin, dass die Wirkung gleichmäßig über 24 h anhält. Die Wirkungsfluktuationen lassen unter der Behandlung nach oder verschwinden. Allerdings sprechen bestimmte Symptome wie Gangstörung oder Parkinson-Dysarthrie manchmal schlechter an, z. T. verschlechtern sie sich sogar unter der DBS. Das Verfahren ist für die Behandlung der Parkinson-Krankheit zugelassen. Alle operativen Verfahren haben das Risiko einer ernsten Komplikation wie Hirnblutung, Lungenembolie oder Entzündungen. Die DBS liegt aber mit einem Risiko von etwa 1–2% für gravierende Nebenwirkungen pro operierte Seite niedrig.

Es können damit bis zu 50% der Parkinson-Medikamente eingespart und eine gleich bleibend gute Beweglichkeit den ganzen Tag über erzielt werden. Voraussetzung für eine erfolgreiche Operation ist das Vorliegen eines dopaminresponsiven Parkinson-Syndroms. Aufgrund des Operationsrisikos sollten nur Patienten mit medikamentös unbefriedigend einstellbarem M. Parkinson, vor allem mit Fluktuationen und Hyperkinesien für die Operation ausgewählt werden. Fortgeschrittene kognitive Störungen und Depression sind Kontraindikationen.

Impfung

Auf dem Weg der Entwicklung einer Impfmöglichkeit, um der sich ausbreitenden Eiweißakkumulation und Neurodegeneration zu begegnen, konnte in ersten Studien die Verträglichkeit von Impfstoffen und Ausbildung von Antikörpern belegt werden. Weitere Studien werden aktuell durchgeführt, die die Wirksamkeit der Impfung prüfen sollen.

Komplikationen der Parkinson-Therapie

Wenn ein behandelter Parkinson-Patient wegen einer interkurrenten Krankheit in ein Krankenhaus kommt, kann es zu Parkinsonmedikations-bedingten Komplikationen kommen oder es wird unwissentlich die Dosis der dopaminergen Substanzen abrupt reduziert, was ebenfalls zu Komplikationen führen kann. Es kann sich um folgende drei handeln:

Medikamenteninduzierten Psychose Die Allgemeinmaßnahmen sind: Suche nach Zweiterkrankung, Hydratation und Elektrolyte überprüfen, frühzeitige antibiotische Behandlung bei einem Verdacht auf einen bakteriellen Infekt. Zunächst werden Anticholinergika, Amantadin, Budipin, trizyklische Antidepressiva, MAO-B-Hemmer und Dopaminagonisten und ggf. COMT-Hemmer deutlich reduziert (cave: Entzugssyndrome unter zu rascher Reduktion anticholinerger oder dopaminerger Medikation). Man gibt L-Dopa, möglichst auch in reduzierter Dosis weiter, um eine akinetische Krise bzw. ein Dopa-Entzugssyndrom (s. u.) zu vermeiden, antipsychotische Therapie. Die klassischen Neuroleptika sind Parkinson-verstärkend. Deshalb gibt man, wenn die alleinige Reduktion der Psychose verursachenden Medikation nicht ausreicht, als atypisches Neuroleptikum entweder Clozapin 12,5–100 mg (Leponex, cave: Agranulozytoserisiko, vorgeschriebene Blutbildkontrollen einhalten), oder 12,5–100 mg Quetiapin (Seroquel), wobei die Studienlage zur Wirkung von Seroquel noch kontrovers ist.

Akinetische Krise Die Kranken, die unter der Behandlung halbwegs beweglich waren, werden vollständig akinetisch, entsprechend bettlägerig, schlucken nicht mehr, und ihre Atemexkursionen werden flach. Sie geraten bald in einen Zustand der Exsikkose. Es kann sich eine hypostatische oder eine Aspirationspneumonie ausbilden. Therapeutisch gibt man

- Amantadin-Infusionen 2- bis 3-mal 200 mg/Tag, L-Dopa (wasserlöslich, Madopar LT 4- bis 6-mal 1 Tbl.) über Magensonde,
- subkutane Dauerinfusionen von Apomorphin, Bolus von 2–10 mg, dann initiale Pumpendosierung z. B. mit ApoGo Pumpe mit 1–2 mg/h, die um 0,5 mg alle 4 h auf maximal 4 mg/h gesteigert werden kann – nächtliches Pausieren sollte, wenn möglich, eingehalten werden (zusammen mit dem Antiemetikum Domperidon 3×20 mg).

Dopa-Entzugssyndrom In seltenen Fällen tritt das sog. maligne Dopa-Entzugssyndrom auf, das eine gewisse Ähnlichkeit mit der malignen Hyperthermie nach Gabe von Anästhetika und Muskelrelaxanzien und mit dem malignen neuroleptischen Syndrom nach Gabe oder Steigerung von Neuroleptika hat. Die Leitsymptome sind Hyperthermie, Rigor, Akinese, Bewusstseinsstörungen bis zum Koma, Erhöhung der CK und der Transaminasen sowie Leukozytose ohne Erregernachweis. Die Behandlung erfolgt mit Amantadin, L-Dopa und Apomorphin wie bei der akinetischen Krise, zusätzlich gibt man Dantrolen-Na (besonders bei deutlicher CK-Erhöhung). Dosierung: 2,5 mg/kg Startdosis i.v., danach 5–10 mg/kg/Tag als Dauerinfusion.

Empfehlungen Medikamentöse Therapie der motorischen Symptome des M. Parkinson*

Die pharmakologische Therapie des IPS sollte frühzeitig – d. h. direkt nach Diagnosestellung – beginnen, effizient und gut verträglich sein.

- Parkinson-Patienten unter 70 Jahren (als Anhalt, auch ältere, sehr rüstige Patienten fallen in diese Gruppe) ohne wesentliche Komorbidität: Therapieeinleitung der ersten Wahl ist die Monotherapie mit einem Non-Ergot-Dopaminagonisten. Bei unzureichender Wirkung einer Monotherapie mit Dopaminagonisten oder Unverträglichkeit von Dopaminagonisten, bevor eine ausreichende Dosis erreicht wurde, wird zur weitergeführten Agonistentherapie eine Kombinationstherapie mit L-Dopa eingeleitet.
- Parkinson-Patienten über 70 Jahre oder multimorbide Patienten: Therapieeinleitung der ersten Wahl ist die Monotherapie mit L-Dopa (**A**). Bei älteren und multimorbiden Patienten sollte eine Monotherapie mit L-Dopa fortgesetzt werden, solange keine Wirkungsfluktuationen oder andere Therapiekomplikationen auftreten.
- Bei besonders rasch nötigem Therapieeffekt (z. B. am Arbeitsplatz, bei Musikern etc.): Therapieeinleitung mit L-Dopa unabhängig vom Erkrankungsbeginn. Nach 4–6 Wochen Beginn sollte insbesondere bei jüngeren Patienten eine zusätzliche Dopaminagonisten-Therapie und eine Reduktion bzw. Ausschleichen von L-Dopa eingeleitet werden.
- Alternativtherapie kann bei milder Symptomatik die Therapieeinleitung mit einem MAO-B-Hemmer erwogen werden oder Amantadin.

* Leitlinien der DGN 2012

24.1.2 Parkinson-Syndrome bei anderen neurodegenerativen Erkrankungen

Multisystematrophie (MSA) mit Parkinson-Symptomen

Definition und Einteilung Eine Parkinson-Symptomatik kann zum Bild der Multisystematrophie (MSA) gehören. Unter MSA werden die früher verwendeten Diagnosen »striatonigrale Degeneration«, »olivo-ponto-zerebelläre Atrophien« und »Shy-Drager-Syndrom« zusammengefasst. Da bei allen MSA-Typen die autonome Dysregulation im Vordergrund steht, hat man den Begriff der Shy-Drager-Erkrankung aufgegeben.

Die klinische Einteilung erfolgt nach den im Vordergrund stehenden motorischen Symptomen:

- **MSA-C (MSA vom zerebellären Typ früher olivo-ponto-zerebelläre Atrophie):** Im Vordergrund stehen zere-

Tab. 24.5 Revidierte Konsensuskriterien zur Diagnose der Multisystematrophie (MSA) DGN 2012

Multisystematrophie	Voraussetzungen: Sporadische, progressive Erkrankung mit einem Symptombeginn nach dem 30. Lebensjahr
Möglich	**Parkinson-Syndrom** (Bradykinesie mit Rigor, Tremor oder posturaler Instabilität) **oder**
	Zerebelläres Syndrom (Gangataxie mit zerebellärer Dysarthrie, Extremitätenataxie oder zerebellärer Okulomotorikstörung) **plus**
	Autonome Störungen, zumindest eines der folgenden Symptome: sonst nicht erklärbare Blaseninkontinenz, unvollständige Blasenentleerung, erektile Dysfunktion oder signifikanter orthostatischer Blutdruckabfall ohne Erfüllung der Kriterien für wahrscheinliche MSA **plus**
	Mindestens ein **Zusatzsymptom** für eine mögliche MSA (► z. B. Leitlinien Parkinson.)
Wahrscheinlich	**Autonome Störung** mit Blaseninkontinenz (Unfähigkeit, die Blasenentleerung zu steuern, begleitet von erektiler Dysfunktion bei Männern) **oder**
	Orthostatischer Abfall des Blutdrucks bei 3-minütigem Stehen von >20 mmHg systolisch oder >15 mmHg diastolisch **plus**
	Parkinson-Syndrom mit geringem Ansprechen auf L-Dopa **oder**
	Zerebelläres Syndrom (Gangataxie mit zerebellärer Dysarthrie, Extremitätenataxie oder zerebellärer Okulomotorikstörung)
Gesichert	**Histopathologisch** hohe Dichte an α-Synuklein-positiven glialen zytoplasmatischen Einschlüssen sowie Degeneration der nigrostrialen und olivopontozerebellären Projektionen

belläre Funktionsstörungen. Ein zusätzliches, leichteres Parkinson-Syndrom ist häufig. Charakteristisch ist das geringe Ansprechen auf L-Dopa.

- **MSA-P (MSA vom Parkinson-Typ früher striatonigrale Degeneration):** Im Vordergrund steht die Parkinson-Symptomatik mit ausgeprägten autonomen Symptomen. Die Wirkung der klassischen Parkinson-Medikamente ist begrenzt, ein L-Dopa-Test sollte allerdings immer erfolgen.

Epidemiologie MSA sind seltene sporadisch auftretende und chronisch progrediente Erkrankungen mit einer Prävalenz von etwa 4,4 pro 100.000. Der Erkrankungsbeginn liegt meist zwischen dem vierzigsten und sechzigsten Lebensjahr. Die Erkrankung schreitet rasch fort. Bei sehr hoher Varianz führt sie im Mittel nach 5 Jahren zum Verlust der Gehfähigkeit, die mittleren Überlebenszeiten liegen knapp unter 10 Jahren. Die Todesursache sind meist krankheitsimmanente Begleiterkrankungen wie Pneumonien.

Pathologie Histologische oligodendrogliale zytoplasmatische Einschlüsse (»glial cytoplasmic inclusions«, GCI) sind in den Basalganglien, in den Olivenkernen und zerebellären Purkinje-Zellen sowie in den autonomen Kerngebieten typisch. Da der Hauptbestandteil dieser Einschlüsse α-Synuclein ist, wird die MSA zu den Synukleinopathien gezählt. Es kommt zu einer Verminderung der striatalen Dopaminrezeptoren.

Diagnostische Kriterien Die in Tab. 24.5 aufgeführten Kriterien entsprechen den in den Leitlinien Parkinson dargelegten Kriterien, die die revidierten in einer internationalen Konsensuskonferenz 2008 zusammengestellten MSA-Diagnosekriterien in deutscher Sprache zusammenfassen.

Die Diagnose wird klinisch anhand der offiziellen Kriterien gestellt. Bildgebende Befunde können hierbei die Diagnose unterstützen: Hierzu zählen in der strukturellen Bildung eine Atrophie von Putamen, mittlerem Kleinhirnstiel, Pons oder Zerebellum in der MRT, in der funktionellen Bildgebung Hypometabolismus im Putamen, Hirnstamm oder Zerebellum (FDG-PET) und postsynaptische striatonigrale dopaminerge Denervation in der SPECT. Eine definitive Diagnose kann nur post mortem histologisch erfolgen.

Verlauf und Therapie Die Parkinson-Symptomatik kann initial bei einem Teil der Patienten durch L-Dopa gebessert werden, teilweise kann dies aber zu einer Verschlechterung der autonomen Dysfunktion (insbesondere der orthostatischen Dysregulation) führen. Daher sollte eine dopaminerge Therapie immer von Domperidon-Gabe begleitet sein. Ein Therapieversuch mit Amantadin 3-mal 100–200 mg kann positive Effekte auf die extrapyramidal-motorischen Symptome bewirken. Für die zerebelläre und pyramidale Symptomatik existiert derzeit keine wirksame Therapie. Der häufig bestehende Blepharospasmus und andere dystone Komponenten können von einer Therapie mit Botulinumtoxin profitieren.

Die Lebensqualität stark einschränkend ist vor allem die **orthostatische Hypotension.** Dieser kann durch eine ausreichende Flüssigkeitssubstitution, erhöhte Salzzufuhr, Schlafen mit leicht erhöhtem Oberkörper, langsamen Aufstehen, kleinen Mahlzeiten (Reduktion der postprandialen Hypotension) und Kompressionsstrümpfen oder -anzügen entgegengewirkt werden. Pharmakologisch kommen Sympathikomimetika bis hin zur Noradrenalinpumpe zum Einsatz sowie Mineralkortikoide (z. B. Fludrocortison, 0,05–0,3 mg).

Bei **Dranginkontinenz** gibt man z. B. Oxybutynin (2-mal 2,5–5 mg/Tag unter Kontrolle des Restharns). Aufgrund der anticholinergen Wirkung muss auf die Entwicklung einer deliranten Komponente geachtet werden. In fortgeschrittenen Stadien von MSA kann ein transurethraler oder suprapubischer Katheter notwendig werden.

In der Frühphase kommen bei **erektiler Dysfunktion** Sildenafil oder mechanische Implantate zur Anwendung.

Etwa ein Drittel der Patienten entwickeln einen **inspiratorischen Stridor**, der mit Botolinumtoxin behandelt werden kann, manchmal aber auch die Diskussion über eine Tracheotomie erzwingt.

Progressive supranukleäre Blickparese (PSP)

Definition und Pathogenese Die progressive supranukleäre Blickparese (PSP, historisch auch Steele-Richardson(-Olzewski)-Syndrom genannt) gehört zur Gruppe der degenerativen Hirnerkrankungen mit atypischem Parkinson-Syndrom. Es lassen sich klinisch mindestens drei Phänotypen der PSP unterscheiden:

- **Richardson-Syndrom** (RS), gekennzeichnet durch posturale Instabilität, Stürze, supranukleäre Blickparese und kognitive Dysfunktion in den ersten zwei Jahren der Erkrankung,
- **PSP-Parkinson-Syndrom** (PSP-P), gekennzeichnet durch einen asymmetrischen Beginn, Tremor oder Extremitätendystonie sowie ein initial positives Ansprechen auf L-Dopa und
- **»pure akinesia with gait freezing«** (PAGF), gekennzeichnet durch frühe progrediente Freezing Symptomatik, die alle anderen Symptome überschattet.

Auch Mischbilder mit anderen neurodegenerativen Erkrankungen können auftreten (PSP-CBD (kortikobasale Degeneration), PSP-FTD (frontotemorale Demenz)).

Die PSP gehört zu den **Tauopathien** mit neuronalen Einschlüssen in Form von runden oder »globose tangles«, glialen Einschlüssen, »tufted astrocytes«, »coiled bodies« in Oligodendrozyten und »neuropil threads«. Mutationen, u. a. im Tau-Protein, wurden als mögliche Ursachen der Erkrankung gefunden. In vielen Fällen ist jedoch derzeit keine Mutation nachweisbar – möglicherweise spielt auch eine Gen-Umwelt-Interaktion eine Rolle. Ein Beispiel hierfür ist das Auftreten PSP-ähnlicher Krankheitsbilder auf den Inseln Guam und Guadeloupe.

Epidemiologie Die PSP ist häufiger als früher angenommen. Man geht von etwa 5–10 Neuerkrankungen pro 100.000 Einwohner aus. Damit ist es die häufigste Ursache eines atypischen Parkinson-Syndroms. Die Krankheit beginnt meist um das 60. Lebensjahr, verläuft progredient und führt, je nach Phänotyp in der Regel innerhalb von 3–10 Jahren nach Diagnosestellung zum Tode (PSP-P z. B. hat einen langsamer progredienten Verlauf als PSP-RS). Schluckstörungsbedingte Aspirationspneumonien, andere Infektionen und Folgen von Stürzen sind die häufigsten Todesursachen.

Symptome Das führende Symptom ist die initiale **vertikale Blickparese** nach unten (!), eine Blickparese nach oben kann in höherem Alter auch ohne Krankheitswert auftreten). Je nach Phänotyp tritt dieses Kriterium jedoch zu unterschiedlichen Zeiten im Krankheitsverlauf auf (bei PSP-RS bereits sehr früh, bei der PSP-P deutlich später, was die Differenzialdiagnose zur idiopathischen Parkinson-Erkrankung erschwert). Ferner besteht ein akinetisches Parkinson-Syndrom mit im Gegensatz zum M. Parkinson axial betontem Rigor, welches v. a. bei der PSP-RS nur schlecht auf L-Dopa oder Dopaminagonisten reagiert, posturale Instabilität mit gestörte Gang- und Standsicherheit und, später auftretend, eine Demenz. Bei der PAGF stehen die genannten Symptome zunächst im Hintergrund. Hier dominiert die ausgeprägte Akinese-Freezing-Symptomatik.

Weitere im Verlauf häufige Symptome sind Dysphagie und Dysarthrie, pathologisches Lachen und Weinen und horizontale Blickbewegungsstörungen ein.

Diagnostik Die wesentlichen Kriterien zur Diagnose der progressiven supranukleären Lähmung sind in ◘ Tab. 24.6 und ◘ Tab. 24.7, die aus den Leitlinien Parkinson übernommen sind, zusammengefasst. Der **L-Dopa-Test** ist bei der PSP-RS meist negativ. Patienten mit einer PSP-P können in den ersten Jahren auf L-Dopa ansprechen. Im **MRT** sieht man typischerweise die Atrophie der Mittelhirnregion mit normal großen Crura cerebri (sog. Micky-Maus-Muster in der axialen (◘ Abb. 24.4a) oder Kolibri-Zeichen in der sagittalen Darstellung (◘ Abb. 24.4b). **Nuklearmedizinische Untersuchungen** können eine verminderte Tracer-Bindung an die postsynaptischen, striatalen Dopaminrezeptoren sowie im fortgeschritteneren Stadium eine typisch verteilte Glukosemetabolismusstörung nachweisen.

Therapie Eine kausale Therapie ist aktuell nicht bekannt. Die dopaminerge Therapie mit L-Dopa oder Dopaminagonisten ist nur bei einem kleinen Teil der Patienten, in der Regel PSP-P, für einen begrenzten Zeitraum wirksam. Einige Patienten profitieren von Amantadingabe. Zu beachten ist, dass Dopaminergika und Amantadin ein erhebliches Psychoserisiko beinhalten. Anticholinergika sind in der Regel nicht wirksam, bergen aber eine hohes Nebenwirkungsrisiko. Initial leichte

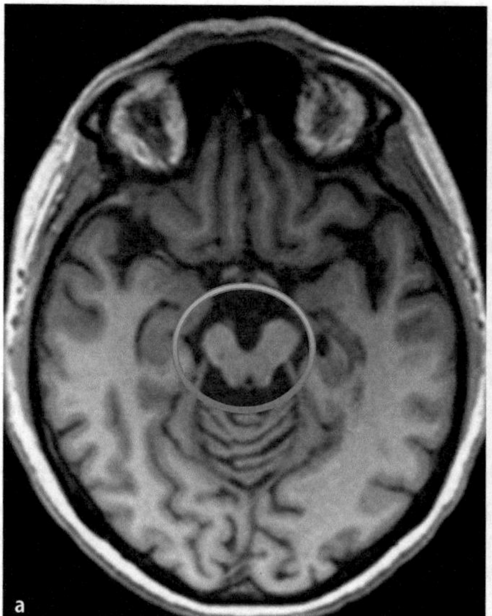

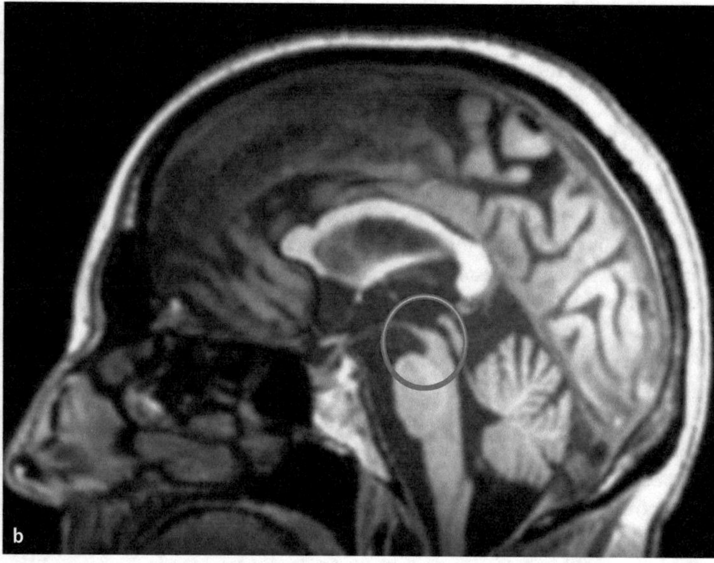

Abb. 24.4a,b MRT des atrophen Mittelhirns und der Hirnschenkel bei progressiver supranukleärer Lähmung. **a** Mickey-Mouse-Zeichen in der axialen Darstellung (*Kreis*). **b** Kolibri-Zeichen in der sagittalen Darstellung (*Kreis*)

Tab. 24.6 Obligate Diagnosekriterien der progressiven supranukleären Blickparese (nach den aktuellen Leitlinien Parkinson DGN 2012)

Progressive upranukleäre Blickparese	Voraussetzungen: Allmählich progressive Erkrankung mit Beginn nach dem 40. Lebensjahr Kein Hinweis auf eine andere Krankheit als Erklärung für die vorgenannten Symptome
Möglich	Allmähliche progressive Erkrankung mit Beginn nach dem 40. Lebensjahr
	Entweder vertikale supranukleäre Blickparese (nach oben oder unten) **oder** Verlangsamung der vertikalen Sakkaden und prominente posturale Instabilität mit Stürzen im ersten Jahr nach Krankheitsbeginn
	Kein Hinweis auf eine andere Krankheit als Erklärung für die vorgenannten Symptome
Wahrscheinlich	Allmähliche progressive Erkrankung mit Beginn nach dem 40. Lebensjahr
	Vertikale supranukleäre Blickparese (nach oben oder unten) und prominente posturale Instabilität mit Stürzen im ersten Jahr nach Krankheitsbeginn
	Kein Hinweis auf eine andere Krankheit als Erklärung für die vorgenannten Symptome
Definitiv	Klinisch mögliche oder wahrscheinliche PSP und histopathologische Zeichen einer typischen PSP

Tab. 24.7 Supportive Diagnosekriterien sowie Ausschlusskriterien der progressiven supranukleären Blickparese (nach den Leitlinien Parkinson DGN 2012)

Supportive Diagnosekriterien	Ausschlusskriterien
– Symmetrische Akinese oder Rigidität, proximal mehr als distal – Abnorme Kopf- bzw. Nackenhaltung, insbesondere Retrokollis – Kaum oder nur geringes Ansprechen des Parkinsonismus auf eine L-Dopa-Therapie – Frühe Dysphagie und Dysarthrie – Früher Beginn einer kognitiven Beeinträchtigung mit dem Vorliegen von zumindest 2 der folgenden Symptome: Apathie, Beeinträchtigung des abstrakten Denkens, reduzierte verbale Flüssigkeit, Gebrauchs- oder Imitierungsverhalten, Frontalhirnzeichen	– Vorliegen einer Enzephalitis in der jüngeren Vorgeschichte – Phänomen der fremden Extremität (»alien limb«) – Kortikale Empfindungsstörungen oder eine fokale frontale oder temporoparietale Atrophie – Halluzinationen oder Verkennungen unabhängig von einer dopaminergen Therapie – Vorliegen einer kortikalen Demenz vom Alzheimer-Typ – Prominente frühe Zeichen einer Kleinhirnfunktions- oder einer autonomen Störung – Ausgeprägtes asymmetrisches Parkinson-Syndrom – Neuroradiologischer Nachweis relevanter struktureller Abnormalitäten

bis mittelgradige Verbesserungen werden bei einigen Patienten mit Amitriptylin beobachtet. Acetylcholinesterase-Inhibitoren können einen positiven Einfluss auf komplexe Aufgaben haben (z. B. »dual tasking« – wie Gehen und Sprechen, was bei PSP noch eine Zunahme der ohnehin bestehenden Gefahr von Stürzen mit sich bringt). Generell gibt es aktuell jedoch keine erwiesenermaßen wirksame Therapie gegen die Stürze, konservative Maßnahmen mit Training (v. a. zu Beginn der Erkrankung) und Sturzprophylaxe sind wesentliche Elemente in der Behandlung. Prismengläser für die Doppelbilder und die vertikale Blickparese sind wenig hilfreich.

Kortikobasale Degeneration (CBD)

Definition und Pathogenese Die kortikobasale Degeneration (CBD) ist eine progrediente neurodegenerative Erkrankung mit Parkinson- und kortikalen Symptomen, die je nach zunächst betroffener Seite sich z. B. in einer Aphasie, einer Apraxie etc. äußern kann. Postmortal zeigt die Autopsie eine asymmetrische Atrophie des Kortex, v. a. prä- und postzentral und eine abgeblasste Substantia nigra. Aufgrund des histologischen Befundes von hyperphosphorylierten Tau in Neuronen und Gliazellen wird sie den Tauopathien zugerechnet. Typische sind ferner ballonierte Nervenzen, oligodendrogliale »coiled bodies« und astrozytärer Plaques. Molekulargenetisch konnten bisher Mutationen in dem für das Tau-Protein kodierende MAPT-Gen gefunden werden.

Epidemiologie Die kortikobasale Degeneration ist selten (weniger als 1 von 100.000 Personen betroffen) und beginnt meist nach dem 60. Lebensjahr. Männer und Frauen sind gleich häufig betroffen. Nur wenige Patienten überleben die Krankheit länger als 8–10 Jahre.

Symptome Bei der kortikobasalen Degeneration handelt es sich um ein in der Regel asymmetrisches akinetisch rigides Parkinson-Syndrom. Weitere Symptome sind fokale oder asymmetrische Dystonien und Myoklonien, sowie posturale Instabilität mit Stand- und Gangunsicherheit. Auch ein Halte- und/oder Aktionstremor können vorkommen. Diagnoseweisend sind die je nach stärker betroffener Hemisphäre im Vordergrund stehende kortikal-neuropsychologische Symptome, wie Apraxie, Aphasie etc. Dieses Parkinson-Syndrom geht in der Regel nicht mit einem Ruhetremor einher. Als relativ typisch gilt auch das **»Alien-limb«-Phänomen**, eine kortikale sensible Deafferenzierung, die dazu führt, dass eine eigene Gliedmaße als fremd empfunden wird. Im Verlauf kommt eine progrediente Demenz hinzu.

Weitere, nicht obligate Symptome sind: Blickparesen und Doppelbilder, ferner affektive Symptome wie Depression und Angst. In seltenen Fällen kann es früh zu einer **Demenz** kommen, die schwer von einer frontotemporalen Demenz zu unterscheiden ist (▶ Abschn. 24.3).

Diagnostik Die Diagnose wird klinisch gestellt. Unterstützend sind strukturell bildgebende Befunde mit fokaler oder deutlich asymmetrischer kortikaler Atrophie besonders im Bereich des parietofrontalen Kortex sowie eine fokale oder asymmetrische Hypoperfusion, typischerweise maximal im parietofrontalen Kortex, die auch die Basalganglien und/oder den Thalamus betreffen kann.

Therapie Initial kann eine symptomatische Therapie mit L-Dopa in ausreichend hoher Dosierung eine geringgradige Verbesserung der akinetische-rigiden Symptomatik erreichen, ansonsten gilt ähnliches wie für die progressive supranukleäre Blickparese, dass nämlich die Parkinson-Symptome nur schlecht beeinflussbar sind. Dystonien können mit Botulinumtoxin behandelt werden. Myoklonien reagieren nur inkonstant auf Benzodiazepine, Valproat oder Piracetam. Zu Beginn der Erkrankung kann ein begleitender Halte- oder Aktionstremor sich auf eine Behandlung mit Propanolol bessern. Wichtig sind auch bei diesem atypischen Parkinson-Syndrom konservative Maßnahmen zur Konditionierung der körpereigenen Reserven und Vermittlung von Kompensationsstrategien – so lange wie möglich.

Demenz mit Lewy-Körperchen

Diese Entität wird in ▶ Kap. 26 besprochen, obwohl sie auch unter die Parkinson-Syndrome bei neurodegenerativen Krankheiten subsummiert werden könnte.

Charakteristisch sind frühe Demenz, Halluzinationen und ein Parkinson-Syndrom, das mäßig auf dopaminerge Therapie anspricht und bei dem dopaminerge Therapie bereits in geringen Dosen zu ausgeprägten Halluzinationen führen kann.

24.2 Choreatische Syndrome

Auch eine choreatische Bewegungsstörung kann bei Erkrankungen der Basalganglien entstehen. Es handelt es sich um unwillkürliche, plötzliche, rasche, unregelmäßige und nicht vorhersehbare distal betonte Bewegungen der Extremitäten, des Gesichtes, des Halses und des Rumpfes. Die Bewegungen können sowohl in Ruhe als auch während willkürlicher Bewegungen auftreten (▶ Kap. 1.7). Unter besonders starker seelischer Erregung können sie sich zum »choreatischen Bewegungssturm« steigern, der die Kranken völlig überwältigt und jede geordnete Motorik unmöglich macht. Im Schlaf oder in der Narkose setzen die Hyperkinesen aus. Die choreatischen Hyperkinesen wirken auf den Beobachter wie Bruchstücke von intendierten oder von gestischen und mimischen Ausdrucksbewegungen. Anfangs gelingt es den Patienten, die unwillkürlichen motorischen Impulse in Verlegenheits- oder Zielbewegungen einzufügen, so dass zunächst nur der Eindruck einer allgemeinen Nervosität oder psychomotorischen Unruhe entsteht. In fortgeschrittenen Fällen beeinträchtigen die ständig einschießenden Impulse die Motorik aber so sehr, dass die Patienten hilflos in allen Alltagsaktivitäten werden können.

24.2.1 Chorea Huntington

Epidemiologie Die 1872 von Huntington beschriebene Chorea der Erwachsenen ist nicht selten: Sie tritt mit einer Inzidenz von 2–10 Fällen pro 100.000 Einwohner auf. Nur in Finnland, China und Japan ist sie mit 1 auf 100.000 auffällig selten. Der Grund dafür ist nicht bekannt.

Genetik Das Leiden ist **autosomal-dominant** erblich, d. h. Kinder von Genträgern haben ein Krankheitsrisiko von 50%. Die Erbanlage hat volle Penetranz. Das Gen ist auf dem kurzen Arm von Chromosom 4 lokalisiert worden (Genlokus p16.3) und besteht aus einer abnormen Vermehrung eines CAG-Triplet-Repeats. Somit gehört die Chorea Huntington zu den **Trinukleotidrepeaterkrankung**: Bei gesunden Menschen wiederholt sich das Basentriplett CAG 10- bis 26-mal, ein instabiler Bereich liegt bei 27–35 Wiederholungen vor, unvollständige Penetranz bei 36–39. Zu einer manifesten Erkrankung kommt es bei 40–250 (Korrelation mit Erstmanifestationsalter). Eine juvenile Chorea Huntington findet man in der Regel bei >60 CAG-Triplets. Männer und Frauen werden gleich häufig betroffen. Das Erkrankungsalter liegt zwischen 30 und 50 Jahren mit einem Gipfel um das 45. Lebensjahr. Ein Beginn in der Jugendzeit oder Kindheit ist sehr selten. **Antizipation**, d. h. frühere Manifestation bei den Nachkommen, erfolgt vor allem bei Vererbung der Mutation durch den Vater.

Das ubiquitär exprimierte Protein, das auf dem betroffenen Genlokus kodiert wird, heißt **Huntingtin**. Die physiologische Funktion von Huntingtin ist noch nicht vollständig geklärt, intrazellulärer Transport von Vesikeln und Organellen scheinen eine wichtige Rolle zu spielen. Im Falle von vermehrten Trinukleotidrepeats scheint es zu einer »gain-of-function« zu kommen, d. h. neben der physiologischen Funktion hat das Protein nun vermehrt toxische Funktionen.

Pathologie und Pathophysiologie Histologisch finden sich amyloidähnlichen Ablagerungen (»inclusions«) von mutiertem Huntingtin. Makroskopisch finde sich v. a. eine Atrophie des Nucleus caudatus sowie ein deutlicher Neuronenverlust im Neostriatum. Ferner kommt es im Verlauf zu einer erheblichen kortikalen Atrophie. Durch den Ausfall GABAerger Projektionen auf Pallidum und Substantia kommt es zu einer verminderten Inhibierung des Thalamus und somit zu einer Übererregung des Kortex.

Diagnostik Bei Patienten mit choreatischer Bewegungsstörung bislang ungeklärter Ätiologie sind folgende diagnostische Untersuchungen nötig:
- Anamnese der Vorerkrankungen, Familien-, und Medikamentenanamnese,
- neurologische, neuropsychologische und psychiatrische Untersuchung,
- internistische Untersuchung,
- zerebrale Bildgebung (MRT, CCT): Nachweis einer Atrophie des Nucleus caudatus (▣ Abb. 24.5) und eine Verbreiterung der Rindenfurchen als Zeichen der Hirnatrophie.

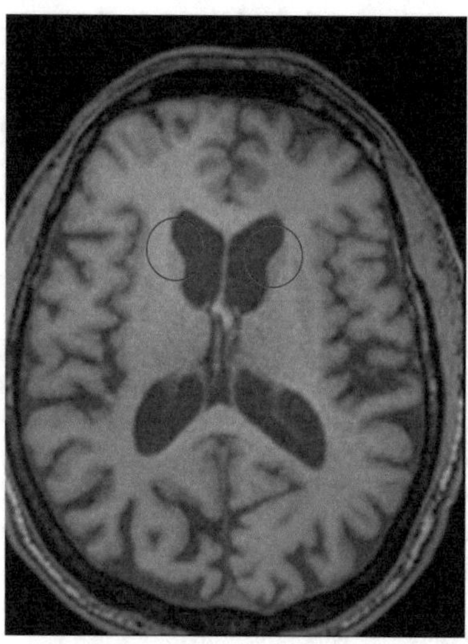

▣ Abb. 24.5 Beidseitige Atrophie des Caput nucl. caudati bei Chorea Huntington (Kreise)

- Mittels FDG-PET findet man bei Risikopatienten mehrere Jahre vor den neurologischen Auffälligkeiten und vor den CT-Veränderungen Stoffwechselminderungen im Nucleus caudatus und Putamen.
- Eine molekulargenetische Untersuchung kann nach Aufklärungsgespräch und schriftlicher Einwilligung durchgeführt werden. Eine Beratung sollte angeboten werden.

Wenn nach dem molekulargenetischen Testergebnis keine Huntington-Erkrankung vorliegt, sollten eine umfangreiche Labordiagnostik inklusive Liquoruntersuchung sowie eine neurophysiologische Diagnostik erfolgen.

Symptome und Verlauf Das Leiden setzt häufig mit **psychischen Veränderungen** ein: Die Kranken werden reizbar und unverträglich, später haltlos. Sie wechseln häufig ihre Arbeitsstelle, arbeiten schließlich überhaupt nicht mehr und vernachlässigen Haushalt und Familie. Diese »Choreophrenie« kann sich auch in überwertigen oder paranoischen Ideen und sogar in symptomatischen, paranoiden Psychosen äußern. Im weiteren Verlauf entwickelt sich eine Demenz.

Viele Patienten nehmen erste **Bewegungsstörungen** selbst nicht wahr, daher ist eine Fremdanamnese von besonderer Bedeutung. Die zu Beginn vorherrschenden Hyperkinesen wandeln sich im späteren Verlauf eher zu einer Hypokinesie mit Erhöhung des Muskeltonus. Wenn die Bewegungsarmut von Anfang an im Vordergrund steht, spricht man von der **Westphal-Variante**, die meist bei frühem Krankheitsbeginn auftritt. Im Verlauf kann sie mit ausgeprägter Dystonie ohne Chorea, demenzieller Entwicklung, Myoklonien und epileptischen Anfällen einhergehen.

Werden die Muskeln, die von kaudalen Hirnnerven versorgt sind, besonders stark betroffen, wird das Sprechen verwaschen, schließlich kaum noch artikuliert. Die Phonation wechselt stoßweise, Kaumuskulatur und Zunge sind in ständiger Bewegung, und die Patienten können nur noch mit größter Mühe breiige Nahrung zu sich nehmen, da ihnen die Koordination der Kau- und Schluckbewegungen fast unmöglich wird und unwillkürliche Zungenbewegungen die Nahrung immer wieder aus dem Munde stoßen.

Charakteristisch ist auch die deutliche Zunahme der Hyperkinese beim Gehen, so dass die Patienten bald gestützt werden müssen. Der Muskeltonus ist nicht so gleichmäßig herabgesetzt wie bei der Chorea minor. Häufig wechselt er unter dem Einschießen von Bewegungsimpulsen (Poikilotonus oder Spasmus mobilis). Bei der PSR-Prüfung sinkt das Bein nur langsam wieder ab (Gordon'sches Knie-Phänomen). Bei mehr als 50% der Patienten liegen bereits im Frühstadium okulomotorische Störungen vor, beispielsweise eine vertikale Blickparese nach oben und der Ausfall der schnellen, sakkadischen Augenbewegungen.

Die Krankheit ist chronisch fortschreitend. Dabei können aber schubweise Verschlechterungen mit stationären Zwischenphasen wechseln. Remissionen kommen nicht vor. Die durchschnittliche Krankheitsdauer beträgt 12–15 Jahre. Das gilt auch bei jungem Erkrankungsalter. Selten wird das 60. Lebensjahr erreicht. Im Endstadium kommt es auch zum Übergang in athetotische Bewegungen. Meist tritt Rigidität und Akinese mit Versteifung der Gelenke ein.

Therapie Eine kausale Therapie ist nicht bekannt.

Die symptomatische Behandlung einzelner Symptome richtet sich nach der Ausprägung uns muss im Verlauf häufig angepasst werden:

- **Choreatische Bewegungen:** Hier kommen zur Behandlung Tiaprid (D2/D3-Dopamin-Rezeptor-Antagonist in einer Dosis von 2- bis 3-mal 200 mg) und Tetrabenazin (Monoamin-depletierend und schwacher Dopaminrezeptorantagonist) zum Einsatz. z. T. auch eine Kombination der beiden Substanzen zur Verringerung der Nebenwirkungen, u. a. Verschlechterung von gleichzeitig bestehenden Bradykinese, Speichelfluss und Müdigkeit.
- **Depressionen:** Diese sind häufig und schwer; besonders ist auf die hohe Suizidrategefahr zu achten. Zur antidepressive Behandlung kommen u. a. Sulpirid (Dogmatil 400–600 mg/Tag), ein nahezu selektiver D2-Antagonist, der auch die Hyperkinesen bessern kann, und SSRI zum Einsatz. Trizyklika sollten nur vorsichtig eingesetzt werden aufgrund negativer Wirkungen auf Kognition und z. T. auch auf Hyperkinesien. Für eine begleitende Apathie kann eine Therapie mit Bupropion und Modafinil versucht werden – bei gleichzeitiger schwerer Depression mit Suizidgedanken ist aufgrund der antriebssteigernden Wirkung jedoch Vorsicht geboten.
- **Starke Reizbarkeit/Aggressivität:** Diese belastenden Symptome können von einer Therapie mit Quetiapin, Risperidon, Olanzapin, Valproat, Benzodiazepinen, SSRI sowie Buspiron profitieren. Kontrollierte Studien fehlen jedoch. Bei Gabe von Clozapin muss auf die notwendigen Blutbildkontrollen geachtet werden. Alle Neuroleptika aus Quetiapin und Clozapin können mit extrapyramidalen Symptomen einhergehen und eine parkinsonoide Symptomatik verschlechtern.
- **Balance zwischen Therapie von rigid-akinetischer Symptomatik und Psychose:** Insbesondere bei der bei jüngeren Patienten vorkommenden Westphal-Variante kann eine dopaminerge Therapie (oder auch Amantadin) der parkinsonoiden Symptomatik sinnvoll sein. Hierunter muss aber besonders auf eine Verstärkung des ohnehin bestehenden Psychoserisikos geachtet werden. Gerade bei gleichzeitigem Vorliegen rigid-akinetischer Symptome muss daher die Therapie psychotischer Symptome mit atypischen Neuroleptika (Quetiapin oder Clozapin unter den erforderlichen Blutbildkontrollen) erfolgen. Stehen motorischerseits primär die Hyperkinesien im Vordergrund können auch Olanzapin, Aripiprazol und Risperidon versucht werden, wobei die letzteren beiden, die rigid-akinetische Symptomatik verschlechtern können.
- **Demenz:** Leider konnte bisher keine Wirkung von für diese Indikation bei anderen Grunderkrankungen eingesetzten Substanzen (Cholinesterasehemmer, Memantin) in Studien belegt werden.
- **Gewichtsverlust:** Aufgrund der katabolen Stoffwechsellage müssen Huntington-Patienten hochkalorischen ggf. mittels Nahrungsergänzung ernährt werden. Bei Schluckstörungen sollte zunächst an ein Andicken von Flüssigkeiten gedacht, im Verlauf dann frühzeitig eine PEG-Anlage erwogen werden.
- **Konservative Maßnahmen:** Aufgrund der nur begrenzten Wirksamkeit medikamentöser Therapien müssen konservative Maßnahmen – Physio- und Ergotherapie, Logopädie und psychosoziale Begleitung – großzügig eingesetzt werden.

Aufgrund der Komplexität der Symptomatik und der schwierigen Balance zwischen Wirkung und Nebenwirkung einiger Medikamente sollte die medikamentöse Einstellung und Überwachung von Huntington-Patienten nur durch einen Spezialisten oder eine erfahrene Klinik geschehen.

Verschiedene neuroprotektive Ansätze befinden sich aktuell in klinischer Testung.

Genetische Beratung Menschen mit Verdacht auf Chorea Huntington sollten aufgrund der Schwere der Erkrankung und der hohen Penetranz in der genetischen Beratung durch ein erfahrenes Team betreut werden. Eine molekulargenetische Untersuchung muss nach den Kriterien des Gendiagnostikgesetzes durchgeführt werden und darf nur nach einer ausführlichen Beratung und mit Einverständnis des Betroffenen erfolgen.

24.2.2 Chorea minor

Epidemiologie Die Chorea minor ist eine Manifestation des heute bei uns sehr selten gewordenen rheumatischen Fiebers im Kindes- und Jugendalter, sehr selten sind auch junge Erwachsene betroffen. In den Entwicklungsländern ist die Krankheit auch heute noch häufig. Die Krankheitsdauer beträgt wenige Wochen bis Monate.

Ätiologie und Pathogenese Das rheumatische Fieber entwickelt sich wenige Wochen bis Monate nach einer Infektion mit β-hämolysierenden **Streptokokken** der Gruppe A. Ursache der Chorea sind Antikörper, die mit körpereigenen Antigenen in den Basalganglien reagieren. Pathologisch-anatomisch fand man in den wenigen Fällen, die während der Krankheit durch Herzinsuffizienz oder andere Komplikationen ad exitum kamen, perivaskuläre Infiltrationen, Endarteriitis und Zellschwund. Diese Veränderungen waren im Corpus striatum am stärksten ausgeprägt, fanden sich aber auch in der Großhirnrinde und im Kleinhirn.

Symptome und Verlauf In manchen Fällen bestehen zu Beginn allgemeine Krankheitserscheinungen und Fieber. Die Hyperkinesen im Sinne von blitzartig einfahrenden, unkontrollierten Bewegungen, werden von den Kindern anfangs in mimische und gestische Verlegenheitsbewegungen einbezogen. Die choreatische Bewegungsunruhe nimmt, wie alle extrapyramidalen Hyperkinesen, bei seelischer Erregung zu. Unter besonderer psychischer Belastung kann sie sich bis zum sog. **choreatischen Bewegungssturm** steigern. Ferner besteht eine Hypotonie und Hyporeflexie. Oft sind die konjugierten Augenbewegungen gestört, so dass die Fixation und das Lesen beeinträchtigt sind. Auch Dysarthrie und Dysphagie bis hin zur Aspirationspneumonie können vorkommen. Aufmerksamkeitsstörung, Müdigkeit, aber auch Unruhe und Reizbarkeit sind begleitenden psychische Symptome.

Diagnostik CT und MRT sind unauffällig. Das EEG ist in 50–80% der Fälle unspezifisch verändert. Im EMG kann man abrupte hyperkinetische Aktivität auch in Muskeln nachweisen, die bei der Betrachtung ruhig und entspannt erscheinen. Im Serum findet man unspezifische Entzündungszeichen. Meist kann man die Gegenwart von hämolysierenden Streptokokken der Gruppe A durch den Titeranstieg spezifischer Antikörper (ASL-Titer), die gegen Stammganglienproteine gerichtet sind, nachweisen. Der Liquor ist fast immer normal. Da der Chorea minor Ausprägung des rheumatischen Fiebers ist, muss eine Abklärung auf eventuell vorhandene weitere Zeichen einer rheumatischen Krankheit erfolgen.

Therapie und Prognose Die Krankheit heilt in der Regel (90%) klinisch folgenlos, meist nach mehreren Wochen bis Monaten, aus. Man muss aber damit rechnen, dass ein Drittel der Kinder einmal oder mehrmals ein Rezidiv bekommt, welches trotz Prophylaxe auftreten kann. Wesentlich ist, eine eventuell vorhandenen chronischen Streptokokkeninfektionsquelle (z. B. chronische Mandelentzündung, Karies) zu beseitigen. Für das spätere Leben ist die Prognose günstig. Die Krankheit disponiert zwar zur Schwangerschaftschorea (und kann durch Kontrazeptiva provoziert werden), nicht aber zu anderen extrapyramidalen oder überhaupt zentralnervösen Störungen.

Penicillin, initial 3-mal 1 Mega I.E. Penicillin oral für 10 Tage, soll über die akute Krankheit hinaus 5 Jahre prophylaktisch (i.m.) weitergegeben werden.

Zusätzlich werden die Kinder durch leichtere Sedativa, wie z. B. Diazepam (3-mal 2–10 mg, je nach Körpergewicht und Wirkung) oder Chloraldurat gedämpft. In schwereren Fällen kann man auch Neuroleptika geben, auch um der choreatischen Hyperkinese durch eine medikamentös bedingte parkinsonistische Akinese entgegenzuwirken. Auch Valproat, das den hemmenden Transmitter GABA aktiviert, ist mit Erfolg verabreicht worden.

Durch Kortison können die durch die Entzündungsreaktion verursachen Hyperkinesien vermindert werden.

Differenzialdiagnose In erster Linie muss eine **psychogene Bewegungsstörung** abgegrenzt werden. Wichtige Kriterien der Chorea sind der blitzartige, grimassierende oder schleudernde Charakter der Zuckungen, die im Schlaf sistieren und die ausgeprägte Hypotonie der Muskulatur (Chorea mollis). Fehlt die Muskelhypotonie, soll man an der Diagnose zweifeln. Ein sehr typisches Symptom ist die sog. Chamäleonzunge, seltener findet man das Gordon-Kniephänomen. Die oben genannten Laborbefunde stützen bzw. sichern die Diagnose.

Chorea kann in jedem Alter auch Symptom einer **akuten Enzephalitis** sein. Besonders disponiert sind Patienten, bei denen extrapyramidale Bewegungsstörungen in der Familie vorkommen. Bei Enzephalitis ist eine klinische Untersuchung mit EEG, Liquorpunktion und die genaue Beobachtung des weiteren Verlaufs angezeigt. Paraneoplastische Syndrome und choreatische Symptome bei HIV sind beschrieben. Metabolische Störungen wie Hypernatriämie, nicht-ketotische Hyperglykämie, Porphyrie und Leberversagen können reversible choreatische und hemichoreatische Symptome auslösen.

24.2.3 Schwangerschaftschorea

Die Schwangerschaftschorea, die besonders im 3.–5. Monat der Gravidität und selten auch nach Einnahme von Ovulationshemmern vorkommt, gleicht der Chorea minor des Kindesalters in Symptomatik und Ätiologie. Heute eine Rarität, tritt sie auch als Hemichorea auf. Bei wiederholten Schwangerschaften kann sie jeweils rezidivieren. Etwa die Hälfte der Frauen berichtet in der Anamnese über Chorea minor im Kindesalter. Meist findet man eine rheumatische Herzkrankheit. Nach der Entbindung klingt die Chorea ab. Nicht selten tritt jedoch eine Fehlgeburt ein. Ursächlich ist eine hormonell induzierte Sensitivitätssteigerung der Dopaminrezeptoren.

24.3 Ballismus

Diese seltene Hyperkinese wird hauptsächlich nach Infarkten oder – seltener – Blutungen in den Nucleus subthalamicus (Corpus Luysii) oder seine Verbindung mit dem Pallidum beobachtet. Auch Granulome oder Metastasen können sich in diesem Kern ansiedeln.

Pathophysiologie Pathologisch-anatomisch finden sich Läsionen im Ncl. subthalamicus oder in den Bahnverbindungen zwischen diesem Kern und dem Pallidum. Ballismus tritt in der Regel auf, wenn diese Läsionen akut einsetzen. Die Manifestation der Hyperkinese hat zur Voraussetzung, dass das Pallidum internum, seine Verbindung zum Thalamus (Ansa lenticularis), die prämotorische Rinde und die Pyramidenbahn intakt sind. Man führt deshalb den Ballismus auf eine Enthemmung prämotorischer Rindenfelder zurück.

Symptome Der Ballismus ist meist halbseitig armbetont (**Hemiballismus**). Die Läsion ist dann kontralateral. Die in proximalen Muskelgruppen betonten Hyperkinesien setzen plötzlich ein, laufen rasch, aber nicht so blitzartig ab wie bei der Chorea und sind schleudernd, heftig und weit ausfahrend (Beschreibung des Syndroms ▶ Kap. 1.7).

Therapie Die Behandlung ist konservativ: Man verordnet v. a. Neuroleptika (Butyrophenone) oder Tiaprid, einen Dopaminrezeptorenblocker. Mittel also, die als Nebenwirkung eine Akinese verursachen.

Prognose Die Prognose ist abhängig von der Ursache uneinheitlich: In manchen Fällen bildet sich der Hemiballismus mit der Erholung der lokalen Durchblutung wieder zurück, in anderen Fällen bleibt er lebenslang bestehen, nimmt an Schwere im Verlauf jedoch häufig ab.

24.4 Dystonien

Vorbemerkung und Einteilung Dystonien sind unwillkürliche Muskelkontraktionen, Bewegungen und Körperhaltungen unterschiedlicher Dauer, die Rumpf, Kopf oder Extremitäten in unnatürliche Haltungen zwingen (**tonische Dystonie**) oder zu abnormen, repetitiven Bewegungen führen (**phasische Dystonie**). Dystonien können als eigenständige Krankheitsentität (**idiopathische Dystonie**, einschließlich genetischer Formen), als Syndrom einer anderen Grunderkrankung (**symptomatische Dystonie**) oder als Krankheitssymptom (z. B. »**Off**«**-Dystonie** bei Morbus Parkinson) auftreten. Die Klassifikation der idiopathischen Dystonie erfolgt nach der **Topologie** (fokal, segmental, multifokal, generalisiert, Hemidystonie), dem **Erkrankungsalter**, der zugrunde liegenden Ursache (primär oder sekundär) und nach der molekulargenetischen Diagnostik (◘ Tab. 24.8).

Genetik und Pathophysiologie Bei nahezu der Hälfte aller **generalisierten Torsionsdystonien**, die im Kindes-/Jugendalter beginnen, findet man eine Mutation im DYT-1-Gen. Bei Formen mit späterem fokalen Beginn und langsamerer Generalisierungstendenz im Erwachsenenalter mit autosomal-dominantem Erbgang konnte eine Kopplung an einen Genort auf dem Chromosom 18 festgestellt werden. Eine allen Dystonien gemeinsame biochemische Funktionsstörung konnte bislang nicht nachgewiesen werden. Die Parallele des klinischen Bildes zu sekundären Dystonien bei Läsionen im Bereich der Basalganglien und die Beeinflussung des dopaminergen Systems durch Medikamente, die eine Dystonie auslösen können, sprechen dafür, dass auch bei idiopathischen Formen eine Funktionsstörung im Bereich der Basalganglien ursächlich ist (▶ Exkurs: Pathophysiologische Details).

Diagnostik Der **Anamnese** mit der Frage nach Alter bei Symptombeginn, auslösenden Momenten und Vor-/Begleiterkrankungen kommt eine zentrale Bedeutung zu. Die Diagnose wird klinische anhand der **typischen Bewegungsmuster**, die durch langsam wiederholte Muskelkontraktionen, aber auch durch rascher wechselnde, myokloniforme Bewegungen gekennzeichnet sein können, gestellt.

Eine Sonderform stellt die autosomal-dominant vererbte Myoklonus-Dystonie dar, bei der dystone Bewegungsmuster zusammen mit blitzartig einschießenden Myoklonien auftreten, die häufig alkoholresponsiv sind. Bei der Mehrzahl der Betroffenen wird dieses Syndrom durch eine Mutation im Epsilon-Sarkoglykan-Gen verursacht (DYT 11). Ein Tremor in Form eines feinschlägigen Haltetremors der Hände oder eines langsameren (2–5 Hz) und höheramplitudigen Tremor im Bereich des dystonen Körperabschnitts ist ein häufiges Begleitsymptom, das den dystonen Bewegungsmustern sogar voran gehen kann. Abhängig von Erkrankungsalter und Begleitsymptomen sind Zusatzuntersuchungen nötig, um symptomatische Formen auszuschließen.

Exkurs

Pathophysiologische Details

Mikroableitungen aus den Basalganglien bei Patienten mit generalisierten und fokalen Dystonien erbrachten eine Desinhibition des Globus pallidus internus. Allgemein geht man derzeit von einer Störung im Bereich der striato-pallido-thalamo-kortikalen Schleife aus. Diese führt über eine gestörte absteigende Modulation der reziproken Hemmung zu einer exzessiven Ko-Kontraktion antagonistischer Muskeln. Ferner konnte durch PET-Untersuchungen bei Patienten mit Beschäftigungsdystonien und anderen fokalen Dystonien eine Vergrößerung und teilweise Überlappung sensomotorischer Felder im Gehirn gefunden werden. Dies stützt das Konzept der Dystonie als eine fehlerhafte Ausweitung sensomotorischer Repräsentation im Gehirn als Folge von Übertraining (z. B. Schreibkrampf, Golfer-Dystonie, Musiker-Dystonie). Hierbei geht man davon aus, dass der Phänotyp aus einer genetischen Prädisposition plus äußeren Faktoren (Infektion, Trauma, Überbeanspruchung bei Berufsmusikern oder Profisportlern) hervorgeht. Eine normale Bewegung setzt eine aktive Inhibition benachbarter Muskelgruppen voraus, die nicht an der Bewegung beteiligt sind. Diese Inhibition ist bei Dystonikern vermindert oder fehlt. Die Bewegung ist gekennzeichnet durch eine Mitaktivierung von Muskelgruppen, die normalerweise bei diesen Bewegungen nicht beteiligt sind.

Tab. 24.8 Einteilung der Dystonien

Klinische Präsentation			
Erkrankungsalter	Frühe Kindheit (Geburt – 2 Jahre)		
	Kindheit (3–12 Jahre)		
	Adoleszente Form (13–20 Jahre)		
	Frühes Erwachsenenalter (21–40 Jahre)		
	Adulte Form (>40 Jahre)		
Betroffene Körperregion	Fokal	Auf eine Körperregion begrenzt, z. B. Blepharospasmus	
	Segmental	Zwei benachbarte Körperregionen sind betroffen, z. B. Arm und Hals	
	Multifokal	Mehrere Körperregionen sind betroffen	
	Generalisiert	Mehrere, nicht benachbarte Körperregionen sind betroffen, einschließlich mindestens einer unteren Extremität	
	Hemidystonie	Nur eine Körperseite ist betroffen	
Zeitlicher Verlauf der Symptome	Krankheitsverlauf	Stabil/persistierend	
		Progressiv	
	Variabilität	Gleichbleibend	
		Belastungsabhängig	
		Tageszeitabhängig paroxysmal	
Zusätzliche Merkmale	Dystonie als einziges Symptom (isolierte Dystonie)		
	Dystonie mit anderen Bewegungsstörungen	Dystonie mit Parkinsonismus	Dopa-responsive Dystonie (DRD)
			Wilson-Krankheit
			PARK2, 6 und 7
			Lubag-Dystonie (DYT 3)
			»Rapid-onset dystonia-parkinsonism« (DYT 12)
			Neurodegeneration mit zerebraler Eisenablagerung (z. B. PANK2, PLA2G6)
		Dystonie mit Myoklonien	Myoklonus-Dystonie (DYT 11)
	Dystonie mit anderen neurologischen oder systemischen Erkrankungen		
Ätiologie	Erkrankung des Nervensystems	Zeichen von degenerativen Prozessen	
		Strukturelle Verletzungen	
		Keine Anzeichen für degenerative oder strukturelle Veränderungen	
	Erbliche oder erworbene Dystonie	Erbliche Form	Autosomal-dominant (DYT 1, DYT 5, DYT 6, DYT 11, Huntington-Krankheit, »rapid-onset dystonia parkinsonism« (DYT 12), Neuroferritinopathie (NBIA3), dentatorubral-pallidoluysiane Atrophie)
			Autosomal-rezessiv (Wilson-Krankheit, PKAN (NBIA1), juveniler Parkinson (PARK2), metabolische Erkrankungen)
			X-linked (Lubag-Dystonie (DYT 3), Lesch-Nyhan-Syndrom, Mohr-Tranebjaerg-Syndrom)
			Mitochondrial (Leigh-Syndrom, Lebersche Optikusatrophie)
		Erworbene Form	Perinatale Hirnschädigung (z. B. Infantile Zerebralparese)
			Infektion (viral, Enzephalitis, subakute sklerosierende Panenzephalitis etc.)
			Medikamentös (Levodopa, Dopaminagonisten, Ca^{2+}-Kanalblocker etc.)
			Toxisch (Kobalt, Mangan, Zyanid, Methanol etc.)
			Vaskulär (ischämisch, hämorrhagisch, Gefäßmalformation)
			Neoplastisch (Tumor, paraneoplastische Enzephalitis)
			Hirnverletzung (Trauma, postchirurgisch etc.)
			Psychogen
		Idiopathische Form (unbekannte Ursache)	Sporadisch
			Familiär

Eine **molekulargenetische Diagnostik** wird aktuell nur für die idiopathisch generalisierte Dystonie mit Beginn im Kindes- und Jugendalter, insbesondere wenn die Symptomatik in Hand oder Fuß beginnt (DYT 1), für eine familiären oder früh beginnenden generalisierten Dystonie mit kraniozervikalem Schwerpunkt (DYT 6) und für die Myoklonus-Dystonie mit alkoholresponsiven Myoklonien, frühem Erkrankungsbeginn und positiver Familienanamnese (DYT 11), nicht jedoch für die große Gruppe der idiopathischen fokalen oder segmentalen Dystonien des Erwachsenenalters empfohlen.

Allgemeine Therapieoptionen Eine ursächliche Therapie ist bei den idiopathischen Dystonien nur bei der L-Dopa-sensitiven Dystonie (Segawa-Syndrom, ► Exkurs: Juvenile Dopa-sensitive Dystonie) möglich, die auf einer autosomal-rezessiv vererbten Störung der 6-Pyrvoyl-Tetrahydrobiopterin-Synthese, die den Dopaminstoffwechsel beeinträchtigt beruht. Unter lebenslanger Substitution von **L-Dopa** können die betroffenen Patienten praktisch symptomfrei werden. Auch einige sekundäre Dystonien können sich etwas L-Dopa bessern, daher ist ein derartiger Therapieversuch bei Beginn der Bewegungsstörung im Kindes- und Jugendalter sinnvoll.

Für eine **symptomatische Behandlung** der Dystonien spielt das Verteilungsmuster die ausschlaggebende Rolle. Bei fokalen Dystonien ist in der Regel die selektive periphere Denervierung der betroffenen Muskelgruppen durch lokale Injektion von Botulinumtoxin die erfolgverspechenste Therapie.

Bei segmentalen oder generalisierten Dystonien muss häufig auf medikamentöse Behandlungsstrategien zurückgegriffen werden, z. T. in Kombination mit Botulinumtoxin-Therapie für besonders störende Fokalsymptome. Bei sehr ausgeprägter ansonsten therapierefraktärer Symptomatik kommen chirurgische Behandlungsverfahren inklusive Tiefenhirnstimulation in Frage.

Botulinumtoxin ist das Exotoxin von Clostridium botulinum. Es können 7 Typen (A, B, C1, C2, D, E, F) von Botulinumtoxin unterschieden werden. In Deutschland sind Botulinumtoxin A (z. B. Dysport, Botox, Xeomin und Botulinumtoxin B (z. B. Neurobloc) zur Behandlung einiger Formen der fokalen Dystonie zugelassen. Botulinumtoxin A und B hemmen die Freisetzung von Acetylcholin durch Abspaltung eines membranständigen Proteins (SNAP 25) bzw. Proteolyse von VAMP (»vehicle associated membrane protein«), so dass die neuromuskuläre Übertragung gestört und die Muskulatur geschwächt wird. Da die Nervenendigung irreversibel geschädigt ist, kommt es zur Aussprossung einer neuen Nervenendigung mit Ausbildung einer neuen motorischen Endplatte. Für die Behandlung mit Botulinumtoxin sind eine Ausbildung in der Injektionstechnik sowie Kenntnisse der lokalen Anatomie und Pharmakologie der Toxindarreichungsformen Voraussetzung. Auch wenn sich das Risiko einer Antikörperentwicklung bei den neueren Botulinumtoxin-Präparaten verringert hat, sollten die Injektionsabstände mindestens 8 Wochen, besser jedoch 3 Monate betragen, da eine Antikörperentwicklung v. a. bei rasch aufeinander folgenden Injektionen beobachtet wurde.

Anticholinergika wie Trihexyphenidyl und Biperiden werden für die multifokalen und generalisierten Formen der Dystonie eingesetzt, wobei die Dosierung einschleichend und unter Beachtung anticholinerger Nebenwirkungen und Einfluss auf die Kognition (cave v. a. auch bei Schulkindern!) erfolgen muss. Plötzliches Absetzen von hochdosierten Anticholinergika muss aufgrund eines möglichen Delirs und einer starken Verschlechterung der Dystonie vermieden werden.

Kombinationstherapien sind bei spezifischen Indikationen sinnvoll, beispielsweise mit **Antiepileptika** bei paroxysmalen kinesiogenen Dystonien oder mit **Clonazepam** bei myoklonen Elementen. Unbedingt zu vermeiden sind typi-

Exkurs

Juvenile Dopa-sensitive Dystonie (Segawa-Syndrom)

Diese Erkrankung ist sehr selten. Sie wurde erstmals 1970 von dem japanischen Neurologen Masaya Segawa beschrieben.
Molekulargenetische Befunde. Der Genlokus ist auf dem langen Arm des Chromosoms 14, q22.1–q22.2, lokalisiert. Molekulargenetisch handelt es sich um einen Defekt im GCH1-Gen (GTP-Cyclohydrolase), welches das geschwindigkeitsbestimmende Enzym im BH4-Syntheseweg ist, so dass es zu einem Mangel des Tetrahydrobiopterins (BH4) kommt. Der Vererbungsgang ist autosomal-dominant mit variabler Penetranz, oder autosomal-rezessiv.
Symptome und Verlauf. Die Bewegungsstörung setzt im ersten Lebensjahrzehnt, gelegentlich auch im frühen Erwachsenenalter ein. Sie beginnt mit einer dystonen Flexions- und Einwärtsstellung der Füße. Im Verlauf der Krankheit kann sich diese Fußstellung fixieren, so dass das Gehen kaum mehr möglich ist. Es kann im Verlauf auch zu einem Parkinson-Syndrom kommen.
Diagnostik. Ein diagnostisch wichtiges Merkmal ist, dass die Störung nach dem Nacht- oder Mittagsschlaf geringer, nach körperlicher Anstrengung stärker ausgeprägt ist. Das zweite diagnostische Merkmal ist das Ansprechen der Bewegungsstörung schon auf niedrige Dosen Levodopa (einschleichend mit 30 mg beginnend).
Therapie. L-Dopa: Die Behandlung wird über Jahre ohne die unerwünschten Wirkungen toleriert, die aus der Levodopa-Behandlung des Parkinson-Syndroms bekannt sind.

Paroxysmale Dystonien

Paroxysmale Dystonie-Syndrome (die familiäre paroxysmale dystone Choreoathetose und die eher sporadisch auftretende paroxysmale kinesiogene Choreoathetose) werden aufgrund des guten Ansprechens auf Antiepileptika eher zu den epileptischen Krankheitsbildern gezählt. Die früher als nächtliche paroxysmale Dystonie bezeichnete Symptomatik mit aus dem REM-Schlaf auftretendem plötzlichem Augenöffnen, und dystonen Bewegungen von Armen oder Beinen wird heute den einfachen fokalen Frontallappenanfällen zugerechnet.

sche Neuroleptika, da hier das Risiko eines zusätzlichen tardiven Dyskinesie-Syndroms besteht.

Auch die Antihyperkinetika **Tiaprid** und **Tetrabenazin,** welches die präsynaptischen Dopaminspeicher leert, können in Einzelfällen eine Besserung bringen.

Peripher denervierende Verfahren (Durchtrennung motorischer Nervenäste zu den betroffenen Muskeln) werden selten bei nicht ausreichendem Ansprechen auf medikamentöse Behandlung oder sekundärem Therapieversagen unter Botulinumtoxin-Behandlung und erheblicher Beeinträchtigung durchgeführt.

Intrathekale Baclofengabe über einen lumbalen Katheter und eine abdominell, subkutan implantierte Pumpe kann in Einzelfällen als palliative Behandlungsmaßnahme bei schweren generalisierten Dystonien mit vorwiegend axialer oder beinbetonter Manifestation versucht werden.

Während früher in seltenen, schweren, medikamentös Therapie refraktären Fällen **stereotaktische Hirnoperationen** v. a. im Sinne einer Thalamotomie oder Pallidotomie durchgeführt wurden, wird heute die **tiefe Hirnstimulation** des Globus pallidus internus bevorzugt, da es hier seltener zu schwerwiegenden neurologischen Komplikationen kommt. Aufgrund der guten Erfolge bei primär generalisierten Dystonien wird die tiefe Hirnstimulation (DBS) mittlerweile auch in der Behandlung von schwer betroffenen Patienten mit fokalen oder segmentalen Dystonien eingesetzt, die nicht auf die Therapie mit Botulinumtoxin ansprechen. Über die DBS bei sekundären Dystonien liegen nur einzelne Fallberichte vor, wobei die Ansprechrate sehr variabel ist.

24.4.1 Fokale und segmentale Dystonien

Die fokalen und segmentalen Dystonien stellen die am häufigsten auftretenden Formen von dystonen Bewegungsstörungen dar. Typischerweise liegt der Beginn der Erkrankung im mittleren Erwachsenenalter. Es kommt deutlich seltener als bei den im Kindes- und Jugendalter beginnenden Dystonien zu einer Generalisierung, hingegen tritt eine Zunahme der Schwere der Symptomatik an den betroffenen Muskelgruppen im Verlauf häufig auf. In den meisten Fällen handelt es sich um kraniozervikale Dystonien, fokale Dystonien der mimischen Muskulatur oder Beschäftigungsdystonien.

Torticollis spasmodius (zervikale Dystonie)

Definition Der Torticollis spasmodius, der auch als Schiefhals bezeichnet wird, ist eine segmentale Dystonie des Halsbereiches. Es wird unterschieden zwischen überwiegend tonischem und phasischem Tortikollis. Beide Geschlechter sind gleichmäßig betroffen. Der Beginn kann schleichend und ohne erkennbaren Anlass sein.

Symptome und Verlauf Der Torticollis spasmodius äußert sich durch eine tonische oder phasische Drehbewegung oder Neigung des Kopfes, z. T. mit unterlagertem Tremor (dystoner Tremor, s. o.) (▶ Kap. 1.7). Die Heftigkeit der Wendebewegungen verstärkt sich bei emotionaler Erregung, oft beim Gehen oder dann, wenn die Kranken unter Menschen sind. Viele Patienten können die dystone Bewegung des Kopfes durch bestimmte Hilfsgriffe mildern (»geste antagoniste«) (◘ Abb. 24.6). Im Verlauf der Wendebewegungen des Kopfes tritt bald eine Hypertrophie der beteiligten Muskeln ein. Die Extremitäten sind anfangs frei. Die Entwicklung der Krankheit kann von langen Remissionen unterbrochen sein, ist aber auf lange Sicht chronisch fortschreitend, kann aber auch über viele Jahre unverändert in der Schwere sein. In seltenen Fällen kommt es zu spontanen Remissionen. In fortgeschrittenen Fällen sind Kopf und Schultergürtel ständig in der beschriebenen Endstellung fixiert.

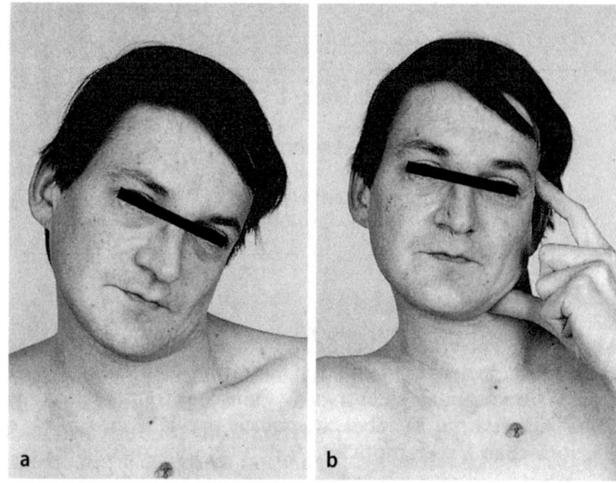

◘ **Abb. 24.6a,b Wirkung des Hilfsgriffs bei Laterocollis.** **a** Dystone Seitwärtsbewegung. **b** Geringere Ausprägung mit »geste antagoniste« (Mit freundlicher Genehmigung von A. Ferbert, Kassel)

Ätiologie Diese ist meist ungeklärt. Sehr selten kann auch eine fokale Dystonie Ausdruck einer Mutation sein (DYT 1–17). Selten werden symptomatische Ursachen gefunden, wie Stoffwechselerkrankungen (M. Wilson, Fettstoffwechselerkrankungen, M. Fahr) oder strukturelle Läsionen vor allem der Basalganglien (z. B. Tumoren, Schlaganfälle, zerebraler Lupus erythematodes).

Therapie Therapie der Wahl ist die lokale Injektion von **Botulinumtoxin**. Der Effekt tritt nach 1–2 Wochen ein. Über mehrere Wochen kommt es zu einer Reinnervation des gelähmten Muskels. So erklärt sich, dass die Wirkung nach 12–16 Wochen nachlässt und dann aussetzt. Die Injektion muss und kann dann wiederholt werden. Sofern sich keine Antikörper bilden, was sehr selten ist, kann man die Injektionen über Jahre mit gutem Erfolg wiederholen. Bei der spasmodischen Dysphonie (s. u.) braucht man die Hilfe eines HNO-Spezialisten. Die Behandlung ist verständlicherweise um so wirksamer, je fokaler die Dystonie ist.

Blepharospasmus

Bilaterale, symmetrische, meist tonische, aber auch klonische Kontraktionen der Mm. orbiculares oculi, die sich bei Hellig-

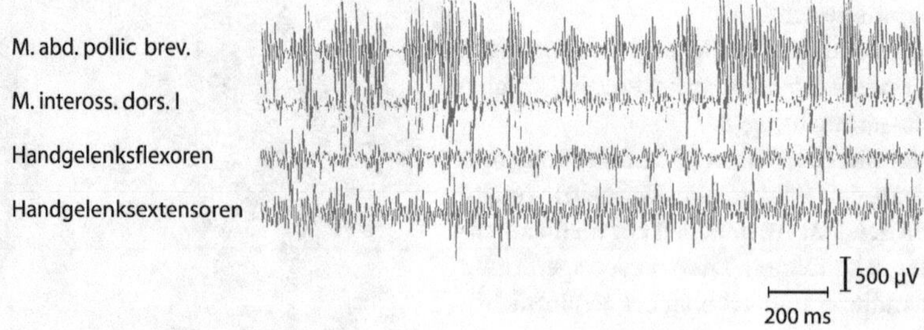

Abb. 24.7 Polygraphie bei Schreibkrampf mit Ableitung von 4 Muskeln der Hand und des Unterarms. Neben der tonischen Anspannung sieht man rhythmische, tremorartige EMG-Aktivität im M. abductor pollicis brevis. Kasuistik: Die tonischen Verkrampfungen traten bei diesem 38-jährigen Patienten nur beim Schreiben auf, bereits wenn er eine Unterschrift leisten musste. Schreiben von längeren Sätzen war ihm unmöglich. Feinmotorik für andere Verrichtungen nicht beeinträchtigt. (Mit freundlicher Genehmigung von A. Ferbert, Kassel)

keit/Sonne verstärken, sind das Charakteristikum des Blepharospasmus. Wenn die Abgrenzung gegenüber einem psychogenen Gesichtstic Schwierigkeiten bereitet, kann ein Untersuchung des Blinkreflexes und das EMG des M. orbicularis oculi bezüglich der Diagnosestellung hilfreich sein. Die Behandlung durch lokale Injektion von Botulinumtoxin ist in der Regel sehr erfolgreich.

Meige-Syndrom

Definition Dies ist eine dystone Hyperkinese, die im Gesicht meist mit einem Blepharopasmus beginnt. Die Hyperkinese breitet sich dann zu symmetrischen, dystonen Kontraktionen der mimischen Muskeln, der Zunge, bin in zu den Schlund- und Phonationsmuskeln aus. Wenn dies der Fall ist, tritt eine spasmodische Dysphonie mit gepresster Stimmgebung hinzu, die auch als eigenständige Dystonie vorkommt.

Elektrophysiologisch ist beim Meige-Syndrom ebenfalls die zweite Komponente des Blinkreflexes verlängert.

Therapie Die Behandlung ist schwierig. Versucht werden neben Botulinumtoxin Trihexipheniyl oder Tetrabenazin.

Differenzialdiagnose Beim Blepharospasmus und beim Meige-Syndrom muss ein psychogener **Gesichtstic** abgegrenzt werden, der auch bilateral sein kann.

Der **Spasmus hemifacialis** ist definitionsgemäß einseitig.

Ein medikamentös induziertes **torsionsdystonisches Syndrom** mit Bevorzugung von Gesichts-, Schlund-, Zungen- und Halsmuskulatur kann akut durch extrapyramidal wirksamen Neuroleptika und Antivertiginosa einsetzen (Frühdyskinesie). Zur Behandlung gibt man dann Biperiden (Akineton) i.v. oder oral. Diese medikamentös ausgelösten Hyperkinesen sind prinzipiell rückbildungsfähig, jedoch können sie das Absetzen des Medikaments sehr lange (Wochen bis Monate) überdauern. Tritt ein Meige-Syndrom als Spätdyskinesie nach Neuroleptikagabe ein, spricht es häufig schlecht auf medikamentöse Therapie an und ist irreversibel (terminale Hyperkinesen ► Kap. 30.7).

Beschäftigungsdystonien

Diese Krankheiten zählen ebenfalls zu den fokalen Dystonien, sie sind aber aufgabenspezifisch (Schreiben, Musizieren, Handdystonie beim Golfer). Zu diesen rechnet man vor allem den **Schreibkrampf** (▣ Abb. 24.7). Bereits vor über 100 Jahren wurde das Auftreten von aufgabenspezifischen Dystonien bei Telegraphisten beschrieben. Selbst tierexperimentell lässt sich durch Übertraining einer bestimmten motorischen Aufgabe in einem gewissen Prozentsatz der Versuchstiere eine Dystonie induzieren. Es wird daher angenommen, dass neben einer Prädisposition die häufige Wiederholung immer gleicher Bewegungsabläufe ursächlich verantwortlich für die Erkrankung ist. Die Schwierigkeit einer Behandlung mit Botulinumtoxin liegt in der Mitbeteiligung von mehreren Muskelgruppen am Unterarm und an der Hand, was die Auswahl des Muskels erschwert, sowie in der Schwächung, die in der Regel dazu führt, dass die spezifischen Aufgaben nicht mehr professionell ausgeführt werden können (Golf, Musizieren). Ergänzend sind die Ergotherapie und die Anwendung von speziell angepassten Hilfsmitteln sinnvoll.

24.4.2 Generalisierte Dystonien

Formen und Verlauf Es gibt eine idiopathische Form, die im Jugendalter beginnt und in wellenförmigem Verlauf langsam fortschreitet. Generalisierten Dystonien, deren Beginn in den ersten Lebensjahren liegt, sind in 90% der Fälle hereditär. Die Hälfte kann auf eine heterogene Mutation auf dem langen Arm von Chromosom 9 (9q34.1, DYT 1) zurückgeführt werden, die autosomal-dominant vererbt wird (molekulargenetische Diagnostik, s. o.).

Symptome Das klinische Erscheinungsbild ist durch eine sehr hohe Variabilität gekennzeichnet, was das Ausmaß der Betroffenheit als auch die familiäre Häufung betrifft. So können einzelne Familienmitglieder schwer erkrankt sein und ein Höchstmaß an Behinderung aufweisen, während Geschwister entweder asymptomatisch sind oder lediglich an einer fokalen Dystonie leiden. Das ist ein Hinweis für die geringe Penetranz

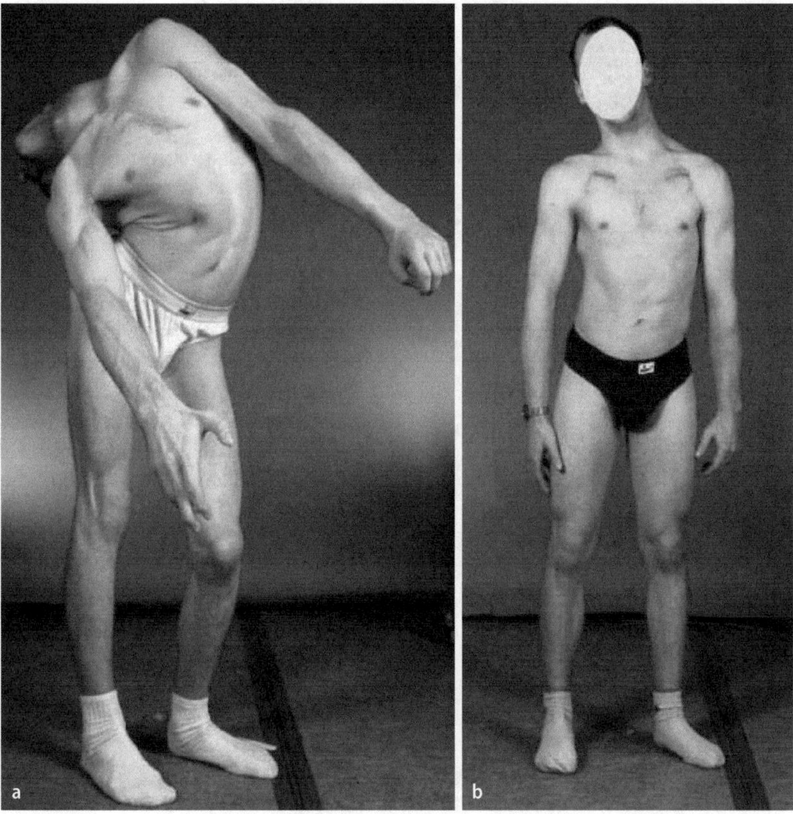

■ **Abb. 24.8a,b Generalisierte Dystonie vor (a) und 3 Monate nach Implantation (b) einer Stimulationselektrode im GPi:** Der Vater und der Bruder haben nur eine fokale Dystonie einer Extremität. (Mit freundlicher Genehmigung von M. Krause, V. Tronnier, Sydney und Kiel)

und variable Expression der vorliegenden Mutation. Im Endstadium, das häufig um das 50. Lebensjahr erreicht wird, ist die Wirbelsäule in skoliotischer und lordotischer Fehlstellung fixiert. Die Muskeln, die an der Hyperkinese am meisten beteiligt waren, sind hypertrophiert und die Gliedmaßen in bizarren Stellungen versteift (■ Abb. 24.8a).

Symptomatische Formen werden nach perinataler Hirnschädigung, besonders Icterus neonatorum, Enzephalitis, bei hepatolentikulärer Degeneration und als akute Überempfindlichkeit gegenüber Psychopharmaka beobachtet.

Diagnostisch sollten daher durch die Bildgebung strukturelle ZNS-Läsionen und laborchemisch das Vorliegen eines M. Wilson ausgeschlossen werden.

Therapie Zum Ausschluss einer L-Dopa-sensitiven Dystonie sollte ein medikamentöser Therapieversuch mit L-Dopa in einschleichender Dosierung von 500–800 mg/Tag erfolgen. Nachfolgend sollte ein Therapieversuch mit Trihexyphenidyl in einschleichender Dosierung/wöchentlicher Steigerung um 1 mg/Tag erfolgen. Insbesondere bei jungen Menschen werden teils extrem hohe Dosen (bis 100 mg/Tag) bei funktionell befriedigender Besserung in Einzelfällen toleriert, wenn die Eindosierung langsam erfolgt. Für andere Wirkstoffe (Carbamazepin, Clonazepam, Tetrabenazin) liegen nur Einzelfallberichte mit nur mäßigem Erfolg vor. Tiefe Hirnstimulation Globus Pallidum internus (GPi) kann in Einzelfällen bei schwerst deformierender und behindernder generalisierter Dystonie erhebliche Symptomlinderung bringen (■ Abb. 24.8b).

Alle anderen oben genannten Therapieformen kommen je nach Ausprägung und Ansprechen in Frage.

24.5 Tremor

Vorbemerkung und Einteilung Tremor ist die häufigste Bewegungsstörung. Er ist definiert als rhythmische, unwillkürliche Bewegung eines oder mehrerer Körperteile. Die Einteilung kann nach phänomenologischen Kriterien (▶ Kap.1.8) oder syndromal erfolgen. Phänomenologisch wird der Tremor nach seinem Auftreten als Halte-, Ruhe oder Zielbewegungstremor beschrieben. Ferner sind für die Klassifikation wichtig: Frequenz (niederfrequent: 2–4 Hz, mittelfrequent: 4–7 Hz, hochfrequent: >7 Hz), Amplitude, Dauer des Auftretens/der Erkrankung, Erblichkeit, sonstige Symptome und anamnestische Angaben.

Die in ■ Tab. 24.9 wiedergegebenen syndromale Gliederung entspricht den Vorschlägen der Movement Disorders Society von 1998. Bestimmte Tremorformen sind relativ typisch für bestimmte Krankheiten (z. B. Parkinson-Tre-

Tab. 24.9 Syndromale Klassifikation des Tremors (nach Movement Disorder Society 1998)

1	Physiologischer Tremor
2	Verstärkter physiologischer Tremor
3	Essenzieller Tremor – klassisch oder aufgabenspezifisch
4	Orthostatischer Tremor
5	Dystoner Tremor
6	Parkinson-Tremor – in der Regel Ruhetremor, aber auch gemischt mit Halte- und Aktionstremor gleicher oder unterschiedlicher Frequenz möglich, selten reiner Halte- und Aktionstremor
7	Monosymptomatischer Ruhetremor
8	Zerebellärer Tremor
9	Holmes-Tremor
10	Medikamentös induzierter und toxischer Tremor
11	Tremor bei peripheren Neuropathien
12	Psychogener Tremor

mor), daher wurde in Abb. 24.9 die Phänomenologie mit der syndromalen Zuordnung zusammengeführt, was eine rasche Orientierung bei den verschiedenen Tremorformen erlaubt.

Symptome Die Tremorsyndrome, ihre Entstehung und Phänomenologie wurden in Kap. 1.8 vorgestellt. Wir besprechen hier ihre wesentlichen klinischen Charakteristika und die Therapie.

Diagnostik **Elektrophysiologische Tremoranalyse:** Eine gewisse diagnostische Hilfe kann bei der Differenzierung der einzelnen Tremorformen das **EMG** geben. In der kontinuierlichen Mehrkanaluntersuchung kann man Frequenz und Frequenzkonstanz des Tremors ebenso beurteilen wie das Vorliegen eines Antagonistentremors (mit oder ohne Lückenphänomene). Während leichter Willkürinnervation bleibt beim Parkinson-Tremor und beim essenziellen Tremor die Rhythmik zunächst der Willkürmotorik unverändert unterlagert. Dies ist beim psychogenen Tremor nicht der Fall. Beim essenziellen Tremor registriert man einen 6–12/s Halte- und Aktionstremor mit Koaktivierung antagonistischer Muskeln (Abb. 24.10).

Therapieprinzipien Die medikamentösen therapeutischen Möglichkeiten für die Behandlung des Tremors sind vielfältig, leider aber auch nur in beschränktem Maße wirksam (Tab. 24.10). Sie unterscheiden sich je nach Ursache des Tremors und werden bei den einzelnen Krankheitsbildern besprochen.

Eindrucksvolle Ergebnisse können mit der stereotaktischen Stimulation des VIM-Kerns des Thalamus erzielt werden, eine Behandlung, die v. a. bei Parkinson-Tremor, schwerem essenziellen Tremor und, mit Einschränkungen, auch bei symptomatischem Tremor, z. B. bei MS, in Frage kommt.

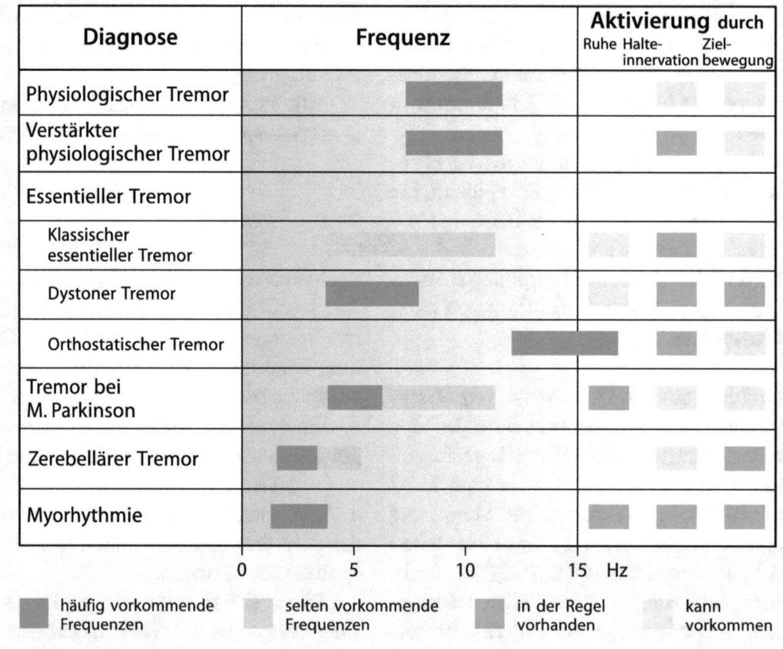

Abb. 24.9 **Synopsis verschiedener Tremorformen und Tremorfrequenzen.** (Adaptiert nach Deuschl 1995)

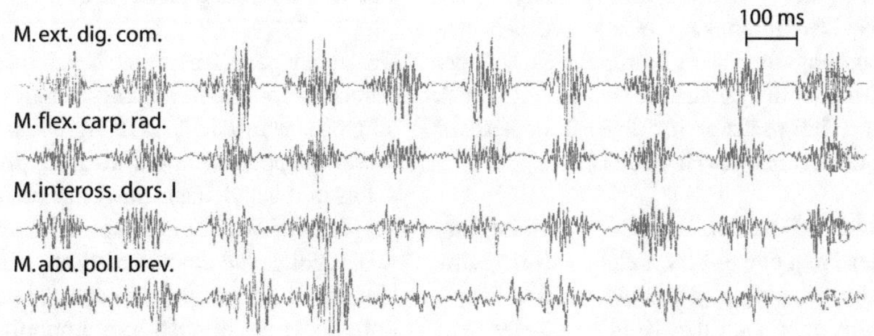

Abb. 24.10 EMG beim essenziellen Tremor. Die Frequenz ist höher als beim M. Parkinson

24.5.1 (Verstärkter) physiologischer Tremor

Der physiologische Tremor ist feinschlägig, tritt besonders bei Haltebedingungen auf, hat eine hohe Frequenz (>6 Hz) und wird emotional verstärkt. Jeder Mensch kennt diesen Tremor bei Aufregung, Lampenfieber, bei und nach heftigen Auseinandersetzungen. Das Sprechen kann ebenfalls betroffen sein. Auch Hyperventilation verstärkt ihn. Ein verstärkter physiologischer Tremor kann sich bei Hyperthyreose, Hyperparathyreoidismus, Niereninsuffizienz etc. und bei Einnahme verschiedener Medikamente, die das (β-)adrenerge System stimulieren und die die Aktivität, nicht jedoch die Frequenz des zentralen Schrittmachers beeinflussen, auftreten. Daher sollte bei verstärktem physiologischen Tremor immer die Ursache abgeklärt werden. Sollte nach Behebung der Ursache der Tremor persistieren, kann ein Therapieversuch mit Betablockern erfolgen, wobei Propanonol das Medikament der ersten Wahl darstellt.

24.5.2 Essenzieller Tremor

Der essenzielle Tremor ist nach dem physiologischen Tremor die häufigste Tremorform. Über alle Altersgruppen geschätzt

Tab. 24.10 Behandlungsmaßnahmen bei verschiedenen Tremorformen. (Adaptiert nach Deuschl 1995)

Tremorform	1. Wahl	2. Wahl	3. Wahl
Verstärkter physiologischer Tremor	Propranolol 30–320 mg auch retard		
Klassischer essenzieller Tremor	Propranolol: 30–320 mg Primidon: 30–250 mg (am Abend) Kombination Propranolol und Primidon Gabapentin: bis 2400 mg Topiramat: bis 400 mg	Clonazepam 0,25–6 mg (»off label«) Clozapin 12,5–75 mg (off-label)	Tiefen-Hirnstimulation
Orthostatischer Tremor	Primidon 30–500 mg (am Abend) Gabapentin 1200–2400 mg	Clonazepam 0,25–6 mg oder Kombination mit Primidon möglich	
Dystoner Tremor	Lokale Behandlung mit Botulinumtoxin Injektionen Propranolol, Anticholinergika	Tetrabenazin	Tiefen-Hirnstimulation
Parkinson-Tremor			
Ruhetremor und niederfrequenter Haltetremor; hochfrequenter Haltetremor	L-Dopa/Dopaminagonisten, Anticholinergika, Propranolol, Primidon-Saft, langsam aufdosieren, mit 25 mg, morgens beginnen, maximal 2-mal 250 mg/Tag	Budipin (cave QTc-Zeit) 3×10 mg bis 3×20 mg bzw. 3×30 mg Clozapin Propanolol	Tiefen-Hirnstimulation
Zerebellärer Tremor		Carbamazepin 400–600 mg Topiramat 25–100mg Clonazepam	Stereotaktische Operation

geht man von einer Prävalenz von mindestens 1% aus, bei den 65-Jährigen von 4,6%. Der Tremor kann in jedem Alter beginnen (mittleres Erkrankungsalter ca. 40 Jahre). Bei ca. 60% der Betroffenen ist er familiär, die genetische Ursache ist jedoch noch nicht bekannt. Häufig setzt er vor dem 20. Lebensjahr ein. Ein zweiter Gipfel liegt um das 60. Lebensjahr.

Symptome Es handelt sich um ein kombiniertes Halte- und Aktionszittern in der Frequenz 6–12/s, welches oft langsam, manchmal aber auch rasch progredient sein kann und hauptsächlich beide Hände, aber auch den Kopf (als Ja-Ja- oder Nein-Nein-Tremor), den Unterkiefer sowie die Stimme betrifft, und bei Erregung zu-, und bei 50–70% der Betroffenen nach Alkoholgenuss abnimmt. Fast die Hälfte der Patienten weist im Verlauf einen Zielbewegungstremor auf, auch ein Ruhetremor kann bei bis zu 15% der Betroffenen auftreten. Auch wenn der Tremor in der Regel beidseitig ist, kann eine gewisse Seitendominanz und sehr selten sogar eine Einseitigkeit vorkommen. Im Verlauf sind eine leichte ataktischen Gangstörung und auch diskrete extrapyramidale Symptome nicht selten. An den Händen besteht er in alternierenden Beuge- und Streckbewegungen der Finger, im Gegensatz zum Supinations-Pronationstremor des Parkinson-Syndroms. Er macht sich besonders beim Schreiben, Trinken und Essen bemerkbar und ist sozial sehr diskriminierend, weil die Betroffenen oft für Trinker gehalten werden. Aufregung und Kaffee verstärken ihn. Der Verlauf ist meist langsam progredient, bei langjährigem Bestehen erreichen die Tremoramplituden ein behinderndes Ausmaß, so dass ca. 25% der Patienten ihre Erwerbstätigkeit aufgeben müssen.

Differenzialdiagnose Differenzialdiagnostisch müssen in erster Linie der verstärkte physiologische Tremor, der beginnende Parkinson-Tremor, der dystone Tremor und der psychogene Tremor abgegrenzt werden.

Therapie Der Tremor wird auf abnorme Empfindlichkeit β-adrenerger Rezeptoren zurückgeführt. Entsprechend ist zur Behandlung häufig Propranolol (Dociton) 3-mal 40–100 mg/Tag wirksam, das die β-Rezeptoren-stimulierende Wirkung des körpereigenen Adrenalins blockiert. Propranolol kann Asthmaanfälle provozieren. Es sind auch Erfolge einer Behandlung mit dem kardioselektiven β-Blocker Metoprolol (100–200 mg/Tag) und mit Primidon berichtet worden (einschleichend 30 mg/Tag bis 500 mg/Tag, cave: Müdigkeit). Die Wirksamkeit von Primidon spricht für die Beteiligung zentraler Mechanismen. Eine Kombination von Propanonol und Primidon ist ebenfalls möglich. Auch Gabapentin (bis 3-mal 400 mg) und Topiramat sind in doppelblinden Studien erfolgreich getestet worden. Bei Tremor der Nacken- und Halsmuskulatur kann eine Behandlung mit Botulinumtoxin helfen.

In schwer verlaufenden Fällen kann der essenzielle Tremor allerdings so ausgeprägt sein, dass er den Patienten erheblich behindert und pflegeabhängig macht. Dann kann mit DBS des VIM-Kerns des Thalamus bei etwa 70% der Patienten eine dramatische Besserung erzielt werden.

Weitere Tremorformen ▶ Facharztbox.

24.5.3 Psychogener Tremor

Der psychogene Tremor stellt sich häufig als plötzlich einsetzender Halte- und Bewegungstremor von wechselnder Stärke, oft grob ausfahrend dar. Oft ergreift er synchron verschiedene Muskelgruppen, setzt sich auch auf proximale Gliedabschnitte fort und hat vielfach Ausdruckscharakter. In der Regel sistiert er bei Ablenkbewegungen. Starke Schwankungen in der Ausprägung sind charakteristisch. Je nach betroffenem Individuum kann ein psychogener Tremor auch als primärer Ruhe- oder Intentionstremor imponieren.

Es gibt Fälle, in denen die Entscheidung über die diagnostische Zuordnung des Tremors erst nach der Beobachtung des weiteren Verlaufes möglich ist.

Die folgenden Kriterien sprechen für einen psychogenen Tremor:
- plötzlicher Beginn und plötzliche Remissionen,
- unübliche Kombination verschiedener Tremorcharakteristika,
- Sistieren bei Ablenkung,
- Veränderung des Tremors bei kontralateralen Willkürbewegungen und
- Koaktivierung antagonistischer Muskelgruppen.

Die Behandlung des psychogenen Tremors ist schwer. Eine frühzeitige Diagnose hat entscheidende Bedeutung, denn je länger die Anamnese desto therapieresistenter der Tremor. Psychotherapeutische Behandlungsmaßnahmen sollten im Vordergrund stehen. Auch ein motorischer Umlernprozess kann hilfreich sein. Medikamentös hat eine antidepressive Begleittherapie Wirkung gezeigt. Die Behandlung der zugrunde liegenden psychischen Störung ist auch für Psychiater und Psychotherapeuten nicht vorhersehbar.

24.5.4 Alkoholbedingte Tremorformen

Eine Verwechslung mit dem unregelmäßigen groben Wackeln beim Delirium tremens ist nicht möglich, wenn man den zeitlichen Ablauf und die psychopathologischen und vegetativen Begleitsymptome beachtet. Hierbei handelt es sich meist um eine Asterixis, also einen Myoklonus, der bei metabolischen Syndromen vorkommt. Feiner Ruhe- und Intentionstremor ist ein regelmäßiges Symptom beim chronischen Alkoholismus, besonders, aber nicht ausschließlich, in der Entziehungssituation, z. B. morgens. Ein wichtiges diagnostisches Kriterium ist das Nachlassen dieses Tremors nach Alkoholgenuss im Laufe des Tages (▶ aber auch essenzieller Tremor). Auch dieser Tremor soll ein verstärkter physiologischer Tremor sein.

24.6 Myoklonien

Definition Myoklonien sind plötzlich auftretende unwillkürliche, rhythmische oder arrhythmische kurzdauernde Muskelkontraktionen (meist <100–200 ms), die entweder als positiver Myoklonus mit oder als kurze Inhibition tonischer

Facharztbox

Weitere Tremorformen

Orthostatischer Tremor. Der primär orthostatische Tremor ist selten. Sobald die Patienten stehen, tritt ein synchroner Tremor der Beine mit einer Frequenz von 13–18/s auf, der dazu führt, dass die Patienten schwanken und bei starker Ausprägung zu Fall kommen. Diese Unsicherheit beim Stehen und manchmal beim Gehen führt den Patienten zum Arzt.

In der Untersuchung können die Patienten nicht die Romberg-Stellung einnehmen und den Seiltänzergang ausführen. Man wird vergeblich nach einer zerebellären oder peripheren Läsion suchen. Der Oszillator dieses zentralen Tremors liegt wahrscheinlich im Hirnstamm. Der Tremor ist mit dem bloßen Auge meist nicht erkennbar. Er kann mit Oberflächenelektroden registriert werden.

Bei der Behandlung hat sich bisher lediglich Gabapentin als wirksam erwiesen.

Differenzialdiagnostisch müssen andere Tremorformen, die zu Problemen bei Stehen führen können, ausgeschlossen werden (zerebellärer Tremor, essenzieller Tremor, Parkinson-Tremor). Bei all diesen Formen liegt eine niedrigere Tremorfrequenz vor. Wichtig ist jedoch zu bedenken, dass der primär orthostatische Tremor bei 20–50% der Betroffenen mit anderen Bewegungsstörungen wie Parkinson und Restless-legs-Syndrom vergesellschaftet sein kann.

Dystoner Tremor und **Parkinson-Tremor** wurden bereits bei den jeweiligen Unterkapiteln besprochen.

Zerebelläre Tremorformen. Diese sind sekundär und werden bei den Krankheiten des Kleinhirns besprochen. Die Kleinhirnschädigung kann entzündlich (z. B. Multiple Sklerose), degenerativ (z. B. MSA-C), ischämisch oder durch raumfordernde Prozesse verursacht sein. Charakteristisch ist der Intentionstremor: Je näher sich der Finger oder die Hand dem Ziel nähert, umso größer werden die Ausschläge des Tremors.

Der Tremor ist in Ruhe nicht vorhanden. Der Haltetremor ist gering ausgeprägt und nimmt bei Zielbewegungen zu. Daher auch der Bezeichnung als Intentions- oder Zieltremor. Er ist niederfrequent (etwa 5 Hz) und grobschlägig. Diese Tremorform tritt, wie der Name schon andeutet bei Kleinhirnerkrankungen auf. Der niederfrequente proximale Wackeltremor (Titubation) des Rumpfes und Kopfes mit niedriger Frequenz wird ebenfalls den zerebellären Tremorformen zugerechnet.

Der zerebelläre Tremor lässt sich medikamentös kaum beeinflussen. Cholinerge Substanzen (Physostigmin, Lecitin-A) sowie 5-Hydroxytryptophan scheinen bei einigen Patienten effektiv zu sein. Vereinzelt wurden Effekte von Propranolol, Clonazepam, Carbamazepin, Topiramat und Trihexiphenidyl beschrieben. Am erfolgversprechendsten erscheint die tiefe Hirnstimulation im VIM-Kern des Thalamus, wobei die Erfolge sehr variabel sind und die Patientenselektion komplex ist, denn die Stimulation reduziert ausschließlich den Tremoranteil des zerebellären Syndroms, die häufig mehr behindernde Ataxie bleibt unverändert.

Holmes-Tremor. Der Holmes-Tremor tritt bei kombinierter Läsion zerebellärer und nigrostriataler Projektionsbahnen auf (früher auch als »Ruber-Tremor« bezeichnet). Klinisch imponiert er als Ruhe- und Intentionstremor, auch ein posturaler Tremor kann vorkommen. Der Tremor ist oft unrhythmisch mit einer langsamen Frequenz von unter 4,5 Hz. Wenn eine umschriebene Hirnläsion (z. B. Hirnstamminsult) vorliegt, tritt der Tremor in der Regel mit einer Latenz von 4 Wochen bis 2 Jahre auf. Er ist ebenfalls schwer zu behandeln, gute Therapieerfolge mit Levodopa oder Dopaminagonisten werden aber beobachtet. Bei fehlendem Ansprechen auf dopaminerge Substanzen ist ein Versuch mit Anticholinergika oder Clonazepam gerechtfertigt. Die Erfahrungen mit der tiefen Hirnstimulation sind limitiert, erfolgreiche tiefe Hirnstimulationen im VIM, VOP, auch VOA des Thalamus und Zona incerta wurden berichtet.

Thalamischer Tremor. Klinisch ähnlich mit einer Kombination aus Ruhe-, Halte-, Intentionstremor und Dystonie imponiert der thalamische Tremor, der häufig nur durch spezifische Läsionen in der Bildgebung zu unterscheiden ist.

Fragile-X-assoziiertes Tremor-Ataxie-Syndrom (FXTAS). Bei Männern, selten und in der Regel milder auch bei Frauen, kann hier die Kombination von Tremor, Ataxie, extrapyramidalen Symptomen und kognitiven Defiziten auftreten. Anzugrenzen ist der Tremor mit Ataxie bei weiteren Unterformen der spinozerebellären Ataxien (SCA 12, 16, 21, 27) vor.

Medikamenteninduzierter Tremor. Neben dem oben beschriebenen verstärkten physiologischen Tremor führen einzelne Medikamente zu spezifischen Tremoformen. Beispiele sind nach der Einnahme von Neuroleptika oder Dopaminrezeptorblockern das Auftreten eines Parkinson-Ruhetremors, nach Überdosierung von Lithium das Auftreten eines zerebellären Tremors und nach langer Neuroleptika-Behandlung das mögliche Auftreten eines tardiven Tremors.

Tremor bei peripherer Neuropathie. Bei dieser Art des Tremors handelt es sich um eine seltene Variante, die im Rahmen von schweren peripheren Neuropathien auftritt. Die Ausbildung eines Tremors wurde gehäuft bei demyelinisierenden Polyneuropathien, bei IgM-Paraproteinämien und bei der HMSN Typ I beobachtet. Man sieht ihn auch in der Regenerationsphase nach einem GBS. Es wird angenommen, dass dieser Tremor auf einer gestörten Interaktion zwischen peripheren und zentralen Strukturen beruht. Auch nach erfolgreicher Behandlung der Grunderkrankung kann der Tremor bestehen bleiben. In diesen Fällen kann ein Therapieversuch mit Propranolol, Primidon oder Pregabalin versucht werden. In sehr schweren Fällen kann eine neurochirurgische Intervention im Sinne einer tiefen Hirnstimulation erwogen werden.

Muskelaktivität (negativer Myoklonus, Asterixis) auftreten. Der Terminus Myoklonien beschreibt die klinischen Folgen einer Übererregung umschriebener Nervenzellpopulationen.

Einteilung Phänomenologisch können Myoklonien unter Berücksichtigung ihres vermutlichen Entstehungsortes (kortikal, subkortikal, spinal, peripher), der Topographie (fokal, segmental, multifokal, generalisiert), ihres Rekrutierungsmusters (kraniokaudal, retikulospinal, intraspinal), des elektromyographischen Musters (Antagonistenverhalten, negativer Myoklonus, Entladungsdauer), ihrer Provokationsmechanismen (spontan, aktionsinduziert, stimulussensitiv, reflektorisch, positiv oder negativ (Asterixis)) sowie ihrer Dauer und Rhythmizität klassifiziert werden.

Therapeutisch relevant ist die Ätiologie. Hier unterscheidet man physiologische Myoklonien (z. B. Singultus), idiopathische Myoklonussyndrome (z. B. essenzieller Myoklonus oder hereditäre Hyperekplexie), Asterixis (z. B. bei hepatischer Enzephalopathie), Myoklonien bei metabolischen Erkrankungen (z. B. bei Hyponatriämie), epileptische Myoklonien (z. B. juvenile Myoklonusepilepsie), Enzephalopathien und Speichererkrankungen mit Myoklonien (z. B. Lafora-Einschlusskörperchenerkrankung, Zeroidlipofuszinose etc.), Mitochondriopathien, einige spinozerebelläre Degenerationen einschließlich Friedreich-Ataxie, Basalganglienerkrankungen (z. B. kortikobasale Degeneration), dementielle Erkrankungen (z. B. Morbus Alzheimer, CJD), infektiöse/immunvermittelte Erkrankungen (z. B. Herpex-simplex-Enzephalitis), medikamentös und toxisch induziert (z. B. trizyklische Antidepressiva, Lithium, Schwermetalle) oder posttraumatische Enzepahlopathien. Abzugrenzen sind ferner Myoklonien aufgrund von fokaler Läsionen im ZNS und psychogene Myoklonien.

Myoklonien lassen sich klinisch von anderen Bewegungsstörungen unterscheiden, können aber zusammen mit anderen unwillkürlichen Bewegungsformen auftreten. Sie unterscheiden sich von Dystonien durch ihre sehr kurze Dauer und die häufig nur einzelne Gelenke betreffenden Bewegungen.

Die Myoklonussyndrome, ihre Entstehungsorte und Symptome wurden in ▶ Kap. 1.9 besprochen. Wir stellen hier einzelne Krankheiten mit Therapieoptionen und eine generelle Zusammenfassung von Therapiemöglichkeiten vor.

24.6.1 Primäre Myokloniesyndrome

Gehäuft auftretende Myoklonien, die nicht Ausdruck einer anderen zugrunde liegenden ZNS- oder Stoffwechselkrankheit sind, nennt man primäre oder **essenzielle Myoklonien**. Hierzu gehören seltene Syndrome wie die familiäre Myoklonie, die **Hyperekplexie** (»startle disease«) und **Reflexmyoklonien** bei sensiblen, akustischen oder visuellen Reizen. Für einige wenige genetisch determinierte, nicht primär-epileptische Erkrankungen, bei denen Myoklonien zu den führenden klinischen Symptomen gehören, sind krankheitsspezifische Mutationen nachgewiesen, z. B. familiäre Hyperekplexie (Startle-Erkrankung, gesteigerte Schreckmyoklonien, bei denen es zu einer überschießenden Schreckreaktion mit Hinstürzen kommen kann, sowie einer generalisierten Steifheit bereits direkt nach der Geburt (Stiff-baby-Syndrom), die durch die konsekutive Hypoxie zu lebensbedrohlichen Zuständen führen kann) mit einer Mutation im Gen für die α1-Untereinheit des Glycinrezeptors (GLRA1) oder des Glycintransporters (GlyT2, SLC6A5). Die Therapie der Wahl bei dieser Form der Myoklonien ist Clonazepam, das, um Komplikationen zu vermeiden, bereits im Säuglingsalter gegeben werden sollte.

24.6.2 Andere Myoklonusformen

Gaumensegelmyoklonie

Als Gaumensegelmyoklonien bezeichnet man häufige, kurze myoklonische Kontraktionen des Gaumensegels, die den Patienten vor allem durch ein störendes knackendes Geräusch irritieren. Sie treten rhythmisch, mit einer Frequenz von 1–3 Hz auf und sind auf eine Läsion im Guillain-Mollaret-Dreieck (Olive – Ncl. dentatus – Ncl. ruber) zurückzuführen, so dass häufig zusätzlich Ataxien oder Tremores auftreten. Die essenzielle (idiopathische Form) zeigt keine morphologischen Veränderungen im dentato-rubro-olivären Trakt. Sie sind schlecht behandelbar. Neben Clonazepam und Valproinsäure wird man auch Carbamazepin und Tetrabenazin versuchen. Botoxbehandlung in den M. tensor veli palatini zur Beseitigung des Ohrklick ist beschrieben, aber technisch schwierig.

Spinale Myoklonien

Sofern keine ursächliche Behandlung möglich ist (Entzündungsherde) kann Clonazepam, Baclofen, gegebenenfalls auch intrathekal über Baclofenpumpe, Tetrabenazin versucht werden. Bei sehr schwer verlaufenden Formen der spinalen Myoklonien kann auch eine intrathekale Clonazepambehandlung durchgeführt werden (cave: Gefahr der Atemlähmung bei Überdosierung).

(Post-)Synkopale Myoklonien

Diese Myoklonien treten, wie der Name sagt, bei oder im Anschluss an Synkopen, meist in der Wiederaufwachphase auf. Therapeutisch sind sie v. a. wichtig, weil es sich eben nicht um epileptische Anfälle handelt, d. h. es ist auch keine anti-epileptische Therapie notwendig. Der Hauptunterschied ist, dass bei postsynkopalen Myoklonien die motorischen Aktionen meist im Anschluss an die Bewusstlosigkeit geschehen und nicht zu Beginn, wie dies bei Epilepsien der Fall ist.

Asterixis oder negativer Myoklonus

Dies ist eine phänomenologische Sonderform: Hier ist nicht die Muskelaktivität Ausdruck des Myoklonus, sondern eine kurze Unterbrechung der kontinuierlichen Muskelaktivität ist von einer Korrektur durch intermittierende Muskelzuckungen gefolgt. Dieser tritt v. a. bei metabolischen Enzephalopathien verschiedenster Art (Nieren-, Leberversagen, Hyponatriämie) auf. Eine Asterixis kann auch medikamentös z. B. durch Phenytoin, Gabapentin und andere Antikonvulsiva ausgelöst werden. Abzugrenzen ist der negative Myoklonus im Rahmen von Epilepsien, der z. T. durch Antiepileptika wie Lamotrigen oder Carbamazepin verstärkt werden kann. Therapeutisch gute Effekte sind für Ethosuximid und Levetiracetam beschrieben.

24.6.3 Therapieprinzipien

Entsprechend der Vielzahl der myoklonischen Syndrome und Ursachen von Myoklonien gibt es sehr viele pragmatische Therapieansätze, aber kaum kontrollierte Studien. Aufgrund der biochemischen Heterogenität der Myoklonien (Serotoninmangel oder -überschuss, GABA-Mangel, Glyzinmangel) wird deutlich, dass nicht jedes Medikament, das bei einer Form von Myoklonien wirksam ist, auch bei einer anderen helfen muss.

Bei symptomatischen Myoklonien gilt es zunächst die Grunderkrankung zu behandeln. Für epileptische Myoklonien gelten die Regeln der Epilepsiebehandlung. Antiepileptika, die den Mangel an GABA kompensieren (sog. GABAerge Substanzen, wie Valproinsäure oder Benzodiazepine), sind auch bei Myoklonien die am häufigsten eingesetzten Medikamente.

- Man beginnt zunächst mit Diazepam-Derivaten.
- Bei leichten Myokloniesyndromen, die ambulant oder auf der Normalstation behandelt werden können, beginnt man mit Clonazepam (Rivotril) oral in langsam aufsteigender Dosierung, meist mit 2- bis 3-mal 0,5 mg/Tag. Man kann sehr hoch aufdosieren, die mittlere Erhaltungsdosis beträgt allerdings 2 mg/Tag. Es ist jedoch erstaunlich, welche Dosen diese Patienten vertragen, ohne dabei die sonst typischen Nebenwirkungen von Clonazepam (Rivotril) (Sedierung, vermehrte Speichelbildung, Schwindel und Ataxie) zu entwickeln.
- Bei sehr massiven Myoklonien gibt man Clonazepam oder Midazolam (z. B. Dormicum i.v.), bei Kindern können Diazepam-Rektiolen versucht werden.
- Wenn der Effekt unbefriedigend ist, wird zunächst der Tranquilizer ausgeschlichen und mit einer Monotherapie mit Valproinsäure (besonders wirksam bei kortikalen Myoklonien) begonnen. Da Valproinsäure gut vertragen wird, kann man relativ schnell aufdosieren. Auch hier können Dosierungen erreicht werden, die oberhalb der bei der Epilepsiebehandlung gegebenen Empfehlungen liegen (die mittlere Erhaltungsdosis beträgt 1000–2000 mg). Man muss Geduld haben, da sich die Therapieeffekte manchmal erst nach 2–3 Wochen einstellen. Die Bestimmung der Serumspiegel hat keine Bedeutung. In einem nächsten Schritt kann dann die Kombination von Diazepam mit Valproinsäure, versucht werden.
- Wenn auch mit dieser Kombinationstherapie kein deutlicher Erfolg erzielt wird, ist man auf Versuche mit seltener eingesetzten Medikamenten angewiesen. Piracetam hilft bei generalisierten (kortikalen und subkortikalen) Myoklonien und beim posthypoxischen Myoklonus. Die Dosierungen, die man dann wählen muss, sind relativ hoch. Man gibt bis zu 24 g Piracetam pro Tag. L-Tryptophan, Primidon, Carbamazepin (wirksam auch bei peripheren Myoklonien), Phenytoin, Vigabatrin, Lamotrigin, Carbidopa oder Fluoxetin sind andere Substanzen, die gegeben werden. Es ist immer sinnvoll, auch einen Behandlungsversuch mit Baclofen durchzuführen, da bei symptomatischen Formen die Behandlung der Spastik das Auftreten von Reflexmyoklonien verringern kann. Schließlich wird man auch noch Trihexyphenidyl (Artane) oder Tetrabenazin (Nitoman) versuchen. Ein Versuch mit Betablockern ist sinnvoll. Zu den Dosierungen dieser seltener genutzten Medikamente muss man sich im Einzelfall informieren.

24.7 Restless-legs-Syndrom

Definition und Epidemiologie Das Restless-legs-Syndrom (RLS) zählt mit einer mit zunehmendem Alter ansteigenden Prävalenz von 3–10% der Bevölkerung zu den häufigsten neurologischen Erkrankungen. Bei 2–3% ist die Erkrankung behandlungsbedürftig, Frauen sind häufiger betroffen. Die Prävalenz des idiopathischen RLS ist unter Angehörigen ersten Grades von RLS-Patienten drei- bis fünfmal so hoch wie bei Personen ohne RLS. Beim sog. idiopathischen (oder primären) RLS kann keine auslösende Grunderkrankung diagnostiziert werden.

Genetik RLS wird zu den komplex-genetischen Erkrankungen gezählt, da genetische Varianten mit Umwelt und/oder metabolischen Faktoren zusammen eine Rolle zu spielen scheinen. Die Häufigkeit einer genetischen Prädisposition wird mit 40–80% angegeben. Genetische Risikovarianten wurden u. a. in den Genen MEIS1, BTBD9, SKOR1/MAP2K5 und PTPRD identifiziert. Ätiologie und Pathophysiologie sind bisher nicht ausreichend geklärt: Es ergeben sich Hinweis auf Beteiligung des dopaminergen und opiodergen Systems sowie des Eisenstoffwechsels.

Symptome Vier essenzielle Kriterien kennzeichnen das RLS und müssen für die Diagnosestellung vorliegen:

- Bewegungsdrang der Beine (seltener auch der Arme), üblicherweise begleitet von unangenehmen, oft quälenden Dys- oder Parästhesien der Beine,
- Beginn oder Zunahme des Bewegungsdrangs in Ruhezeiten und bei Inaktivität,
- Besserung von Bewegungsdrang und Missempfindungen durch Bewegung (üblicherweise Laufen),
- Zirkadiane Rhythmik mit deutlicher Betonung der Beschwerden abends und nachts.

Dies führt bei über 90% der Betroffenen zu erheblichen Ein- und **Durchschlafstörungen** mit resultierender **Tagesmüdigkeit** und Erschöpfung, die nicht selten der Grund für die ersten Konsultationen eines Arztes sind. Das Schlafprofil eines RLS-Patienten ist mit verlängerte Einschlaflatenz, häufigen Wachphasen, Verringerung der Tiefschlaf- und REM-Phasen gestört. Auch bei erfolgreicher Therapie des Bewegungsdrangs und der Missempfindungen können die Schlafstörungen persistieren.

Periodische Beinbewegungen im Schlaf (»periodic leg movements in sleep«, PLMS) treten bei mindestens 85% der erwachsenen RLS-Patienten auf. PLMS können jedoch auch im Rahmen anderer Erkrankungen oder in höherem Lebensalter vorkommen. Bei Kindern sind PLMS nicht so häufig wie bei Erwachsenen. Das Risiko für Depressionen und Angsterkrankungen ist bei RLS deutlich erhöht. Der Verlauf der Erkrankung ist uneinheitlich. Bei jüngeren Patienten ist der Verlauf in der Regel schleichend. Treten die Symptome erstmalig nach dem 50. Lebensjahr auf, zeigt der Verlauf häufig eine schnellere Progredienz. Bei manchen Patienten mit mildem RLS kann das Syndrom für mehrere Jahre spontan remittieren.

Diagnostik Die Diagnose erfolgt klinisch unter Berücksichtigung möglicher Begleitsymptome (s. o.). Bei primärem RLS sollte der neurologische Befund unauffällig sein. Unbedingt muss eine ausführliche Medikamentenanamnese erfolgen, da auch Medikamente (v. a. Neuroleptika, Antidepressiva, H2-Blocker) ein RLS auslösen und verschlechtern können. Bei Verdacht auf Polyneuropathie als Ursache eines sekundären RLS können **neurographische** Untersuchungen hilfreich sein.

Laborchemisch sollten bei Erstdiagnose Ursachen für ein sekundäres RLS ausgeschlossen werden. Zu den wesentlichen Parametern, die untersucht werden sollten, gehören neben Parametern der Nieren-, Leber- und Schilddrüsenfunktion v. a. Eisen und Ferritin, Vitamin B_{12} und Folsäure sowie Elektrolyte und Parameter des Glukosestoffwechsels. Die **polysomnographische Untersuchung** (PSG) kann die Ausprägung der Schlafstörung feststellen und weitere schlafbezogene Erkrankungen, die Tagesmüdigkeit verursachen können ausschließen.

L-Dopa-Test: Da fast alle Patienten auf L-Dopa ansprechen, kann ein kurzfristiger abendlicher Einsatz von L-Dopa zur Diagnosefindung beitragen.

Therapie Beim sekundären RLS kommt der Behandlung der Grunderkrankung eine entscheidende Rolle zu. Für die symptomatische Therapie sind Strategien erfolgreich, die am dopaminergen, opioiden oder GABA-ergen System ansetzen.

- L-Dopa in Kombination mit Benserazid in der Standard- und Retardform (Restex und Restex retard) ist bereits in niedrigen Dosen am Abend (oder vor Zeiten, die längeres ruhiges Sitzen erfordern wie Flugreisen, Konzertbesuche) sehr wirksam. Stärker als alle anderen dopaminergen Substanzen führt L-Dopa jedoch zur Augmentation, d. h. es werden immer höhere Dosen bei immer weniger Wirkung und z. T. sogar weiterer Ausbreitung und zeitlicher Vorverlagerung der Symptomatik benötigt. In diesem Fall ist eine weitere Aufdosierung kontraindiziert – stattdessen sollte auf einen Dopaminagonisten oder eine andere Substanz gewechselt werden.
- Dopaminagonisten stellen eine alternative, effektive und insgesamt gut verträgliche Behandlungsmöglichkeit dar. Ropinirol, Pramipexol und Rotigotin sind in Deutschland zur Therapie zugelassen. Auch unter Dopaminagonisten kann es zur Augementation kommen – daher sollte sehr niedrig dosiert begonnen und nur bis zu einem niedrigen Limit gesteigert werden – danach ist eine Umsetzung indiziert (sinnvolle Dosierungen: Ropinirol 1–4 mg, Pramipexol 0,088–0,75 mg, Rotigotin 1–3 mg).
- Bei RLS mit Einschlafstörungen gibt man L-Dopa plus Decarboxylasehemmer 100/25 mg bis 200/50 mg etwa eine Stunde vor dem Schlafengehen.
- Bei intermittierenden Beschwerden (z. B. Dialyse): 100 mg schnell anflutende, lösliche Tablette L-Dopa (z. B. Madopar LT), eine halbe Stunde vor Dialysebeginn.
- Bei Durchschlafstörungen aufgrund von RLS ist ein retardiertes L-Dopa-Präparat oder ein langwirksamer Dopaminagonist indiziert.
- Opioide sind mittel der zweiten Wahl. Auch Gabapentin und Pregabalin können zu einer Linderung der Symptomatik führen, bei einem gewissen Teil der Patienten auch Carbamazepin und Valproinsäure.
- Bei RLS spielt Schlafhygiene eine große Rolle – d. h. Patienten sollten immer zu möglichst ähnlicher Zeit zu Bett gehen, zuvor nicht schwer essen und auch keine größere Mengen von Kaffee, Tee oder Alkohol konsumieren. Das Schlafzimmer sollte ruhig und kühl sein.
- Immer ist darauf zu achten, dass der Eisen- und v. a. Ferritinspiegel hochnormal ist.
- Eine begleitende Depression muss häufig zusätzlich behandelt werden. Hier ist darauf zu achten, dass viele Antidepressiva zu einer Verschlechterung der RLS-Symptomatik führen können.

24.8 Tics

Definition und Epidemiologie Tics sind einfache oder komplexe, plötzlich auftretende, kurzdauernde, wiederholte, unwillkürliche Bewegungen, die für kurze Zeit unterdrückt werden können. Patienten empfinden häufig unmittelbar vor der Bewegung ein Anspannungsgefühl. Tic-Störungen, die nur mit motorischen Äußerungen einhergehen oder transient sind, sind sehr häufig. Es wird geschätzt dass ca. 10–15% aller Grundschüler zu irgendeinem Zeitpunkt einen Tic aufweisen.

Symptome Man unterscheidet einfache Tics, die einzelne Muskelgruppen betreffen (Naserümpfen, Blinzeln, Schulterzucken, Räuspern etc.) von komplexen Tics mit Beteiligung mehrerer Muskelgruppen und Auftreten scheinbar sinnvoller Bewegungsabläufe (z. B. Rumpfbeugen, Fingergesten). Wenn pharyngeale, laryngeale oder orale Muskelabschnitte betroffen sind, kann es zu Lautäußerungen kommen (einfach vokale Tics z. B. in Form von Husten oder Räuspern, komplex vokal z. B. in Form von Echolalie oder Koprolalie). Die Patienten sind meist in der Lage, unwillkürliche Bewegungen für eine gewisse Zeit zu unterdrücken.

Ätiologie In den meisten Fällen bleibt die Ätiologie unklar (primäre, idiopathische Tics). Tics können jedoch auch bei einer Reihe von anderen Erkrankungen auftreten, v. a. wenn die Basalganglien betroffen sind (Neuroakanthozytose, M. Wilson etc.) oder bei psychiatrischen Erkrankungen (z. B. Aufmerksamkeitsdefizit-Hyperaktivitätssyndrom, Asberger-Syndrom). Tics können drogen- und medikamentös induziert, postenzephalitisch oder posttraumatisch auftreten. Als Hinweis auf eine autoimmune Genese lassen sich manchmal antineuronale Serumantikörper gegen Basalganglien nachweisen. Besteht ein enger zeitlicher Zusammenhang mit einer Streptokokkeninfektion wird z. T. der Begriff PANDAS (»pediatric autoimmune neuropsychiatric disorder associated with streptococcal infections«) verwendet, wobei umstritten ist, ob dies als eigenständige Erkrankung zu verstehen ist.

Pathophysiologie Pathophysiologisch wird eine Störung im Bereich kortiko-striataler-thalamisch-kortikaler Verbindungen angenommen. Ein EEG-Bereitschaftspotenzial vor einfachen Tics kann im Gegensatz zu Willkürbewegungen fehlen. Eine Beteiligung der Basalganglien ist wahrscheinlich.

Diagnostik Die Diagnose wird klinisch gestellt.

Therapie Eine medikamentöse Therapie wird in der Regel nur bei chronischen Tics eingesetzt, die länger als 1 Jahr bestehen. Bei der Entscheidung zur Therapie sollten der oft benigne Charakter der Erkrankung und mögliche Nebenwirkungen der Therapie berücksichtigt werden. Sehr wichtig ist auch die häufig bestehende psychiatrische Komorbidität zu diagnostizieren und zu behandeln. Im Einzelfall können therapeutisch eingesetzt werden:

- Tiaprid/Sulpirid (bei Kindern 5–10 mg/kg KG; Ewachsene 3-mal 100 bis 3-mal 200 mg/Tag Tiaprid),
- Risperidon (2-mal 1 mg/Tag; 4 mg/Tag),
- Clonidin (bei Erwachsenen: 2-mal 0,075 mg/Tag; max. 4–8 mg/Tag),
- Olanzapin (Zyprexa, 2-mal 5 mg/Tag; max. 20 mg/Tag),
- Haloperidol (3-mal 1 mg/Tag; max. 10–15 mg/Tag),
- Tetrabenazin (3-mal 12,5 mg/Tag, max. 75 mg/Tag).
- Stimulanzien, die zur Behandlung eines Aufmerksamkeitsdefizit-Hyperaktivitätssyndroms (ADHS) gegeben werden, scheinen Intensität und Häufigkeit von Tics nicht zu verschlechtern.
- Oft ist eine Verhaltenstherapie (u. a. HRT – Habit-reversal-Training) sinnvoll.

24.8.1 Tourette-Syndrom

Bei dieser Krankheit bestehen multiple motorische und vokale Tics, meist negativ gefärbt. Sie beginnt bereits in Kindheit oder jungem Erwachsenenalter. Eine Prävalenz von ca. 1% wird vermutet, Jungen sind 3- bis 4-mal häufiger betroffen als Mädchen. Häufig ist das Tourette-Syndrom von Zwangssymptomen und einer Aufmerksamkeitsdefizit-Hyperaktivitätsstörung begleitet, die den Grad der psychosozialen Beeinträchtigung wesentlich mitbestimmen. Oft besteht auch eine schwere soziale Auffälligkeit bis hin zur Delinquenz. Die motorischen Tics können so gravierend sein, dass sie normale Willkürmotorik in den Händen unmöglich machen. Etwa 10% der Tourette-Patienten leiden auch unter einem Restless-legs-Syndrom. Die Erkrankung ist meist genetisch bedingt (autosomal-dominant mit unvollständiger Penetranz). Es wurde eine mögliche Assoziation mit einer Mutation des Gens SLITRK1 auf dem Chromosom 13 angenommen, die jedoch in Folgeuntersuchungen nicht erhärtet werden konnte. Die therapeutischen Ansätze entsprechen denen bei der Tic-Erkrankung. In Einzelfällen ist eine Besserung von Tics und Verhaltensauffälligkeiten nach tiefer Hirnstimulation (bithalamisch) beschrieben.

In Kürze

Parkinson-Syndrome. Akinese/Bradykinese mit mindestens einem der folgenden Symptome: Ruhetremor, Rigor, Haltungsinstabilität.

Idiopathische Parkinson-Krankheit
Erkrankungsalter zwischen 40–60 Jahren. Motorisches Parkinson-Syndrom als Ausdruck eines degenerativen Prozesses der melaninhaltigen, dopaminergen Zellen in der Substantia nigra. **Frühsymptome.** Vor den motorischen Symptomen können eine Vielzahl nicht-motorischer Symptome auftreten: Störung der Geruchswahrnehmung, z. T. REM-Schlaf-Verhaltensstörung, vegetative Symptome wie Obstipation, Depression, gefolgt von ersten motorischen Auffälligkeiten wie Schmerzen in den Extremitäten (bedingt durch Rigor), Tremor, Verarmung der Ausdrucks- und Mitbewegungen, Erschwerung der intendierten Bewegungen, rigide Erhöhung des Muskeltonus, starre, vornüber gebeugte Körperhaltung, Verlangsamung der Schluckmotorik, leise und heisere Stimme. **Rigor** beginnt in proximalen Muskelgruppen mit dort ziehenden Schmerzen, wächserner Widerstand gegen passive Bewegungen, fehlende Entspannung der betroffenen Muskeln. **Tremor** nimmt bei Willkürbewegungen der betroffenen Extremität ab oder setzt ganz aus. **Störung gleichgewichtserhaltender Reflexe** bewirkt plötzliches Stehen bleiben im Gehen mit Gefahr des Umfallens. Neben den bereits vor den motorischen Symptomen auftretenden **nicht-motorischen Symptomen** kommt es im Verlauf häufig zu kognitiver Leistungsminderung. **Diagnostik. CT/MRT:** durchzuführen zum Ausschluss sekundärer Parkinson-Syndrome. **SPECT:** Ätiologische Abgrenzung von anderen Tremorformen, Depression etc. Eine Abgrenzung von atypischen Parkinson-Syndromen ist durch eine SPECT-Darstellung des präsynaptischen Systems alleine nicht möglich. **EMG:** Tremorklassifizierung in unklaren Fällen. **Therapie:** Medikamentöse Therapie in Form von Tabletten/Pflastern oder im späteren Stadium Pumpen oder DBS, bei Vorliegen eines Dopamin-responsiven Syndroms. Krankengymnastik, Ergotherapie und Logopädie sollten in allen Stadien durchgeführt werden.

Progressive supranukleäre Parese (PSP)
Vorkommen in drei phänomenologischen Hauptvarianten. Die **PSP vom Parkinsontyp (PSP-P)** ähnelt insbesondere zu Beginn der Erkrankung dem idiopathischen Parkinsonsyndrom. Im Verlauf spricht sie jedoch weniger gut auf dopaminerge Therapie an, es entwickeln sich eine Blickparese und häufige Stürzte. Blickparese und frühe Stürze stehen bei der PSP vom **Richardson-Typ (PSP-RS)** im Vordergrund. Diese Form spricht von Anfang an schlecht auf dopaminerge Therapie an und zeichnet sich durch eine rasche Progredienz aus. Ebenfalls schlecht auf Therapie spricht die »**pure akinesia with gait freezing**« (PSP-PAGF) an. Bei der PSP handelt es sich um eine Tauopathie.

Multisystematrophien (MSA) mit Parkinson-Symptomen
Voraussetzung: Orthostatische Hypotension **oder** Blaseninkontinenz **und** (v. a. zu Beginn zumindest leicht) Dopamin-responsives Parkinson-Syndrom **oder** zerebelläre Dysfunktion. **Symptomatik** rascher progredient als beim idiopathischem M. Parkinson.

Choreatische Syndrome

Unwillkürliche, plötzliche, rasche, unregelmäßige, nicht vorhersehbare Bewegungen von Extremitäten, Gesicht, Hals und Rumpf. **Differenzialdiagnose:** Psychogene Bewegungsstörung.

Chorea Huntington, Trinukleotidrepeaterkrankung. Prävalenz: 2–10/100.000 Einwohner. **Symptome:** Psychische Veränderungen wie Unverträglichkeit, sexuelle Enthemmung, Bewegungsstörungen, ständige Bewegung der Kaumuskulatur und Zunge, stoßweises Wechseln der Phonation, Hyperkinesen beim Gehen. Chronisch fortschreitend mit schubweisen Verschlechterungen ohne Remissionen. **Diagnostik: CT/MRT:** Atrophie des Nucleus caudatus, Verbreiterung der Rindenfurchen als Zeichen der Hirnatrophie; **PET:** typisches Stoffwechselmuster. **Genetische Diagnostik** nach Aufklärung. **Therapie:** symptomatisch.

Chorea minor. Manifestation des rheumatischen Fiebers im Kindes- und Jugendalter. **Symptome:** Allgemeinsymptome, Fieber, Hyperkinesen, neuropsychologische Auffälligkeiten. **Diagnostik: CT/MRT** sind unauffällig; **Serum:** Nachweis einer Streptokokkeninfektion und unspezifischer Entzündungszeichen, **EEG** ist unspezifisch unverändert. **Therapie:** Bettruhe, Penicillin zur Prophylaxe.

Schwangerschaftschorea. Im 3.–5. Monat der Gravidität, Abklingen der Symptome nach Entbindung, Gefahr einer Fehlgeburt.

Ballismus

Nach Infarkten oder Blutungen in Nucleus subthalamicus oder seine Verbindung mit dem Pallidum. **Symptome:** Halbseitige, unwillkürliche, plötzlich einsetzende, rasch ablaufende Bewegungen.

Dystonien

Bewegungsstörungen durch Mitaktivierung von sonst nicht beteiligten Muskelgruppen.

Fokale und segmentale Dystonien. Krankheitsbeginn im mittleren Erwachsenenalter.

Torticollis als segmentale Dystonie des Halsbereiches, setzt häufig zwischen 30. und 50. Lebensjahr schleichend oder ohne erkennbaren Anlass, meist chronisch fortschreitend mit tonischen oder ruckartigen Drehbewegung, Kopfneigung, Hypertrophie der beteiligten Muskeln ein.

Blepharospasmus mit bilateralen, symmetrischen, meist tonischen Kontraktionen der Mm. orbiculares oculi.

Beschäftigungsdystonien als häufige Wiederholung immer gleicher aufgabenspezifischer Bewegungsabläufe wie Schreiben, Musizieren.

Meige-Syndrom beginnt im Gesicht mit Blepharospasmus, danach symmetrische, dystone Kontraktionen der mimischen Muskeln, Zunge, Schlund- und Phonationsmuskeln.

Generalisierte Dystonien. Genetisch, nach perinataler Hirnschädigung, Enzephalitis, bei hepatolentikulärer Degeneration und als akute Überempfindlichkeit gegenüber Psychopharmaka. Beginnt im Jugendalter, in wellenförmigem Verlauf langsam fortschreitend, Endstadium um das 50. Lebensjahr. **Symptome:** Wirbelsäule in skoliotischer und lordotischer Fehlstellung fixiert, hypertrophierte Muskeln, Gliedmaßen in bizarren Stellungen. Medikamentöse **Therapie** Botulinumtoxin und DBS.

Tremor

Rhythmische, unwillkürliche Bewegung eines Körperteils. **Diagnostik: EMG** zur Differenzierung der Tremorformen möglich.

Physiologischer Tremor. Bei Aufregung, Lampenfieber, heftigen Auseinandersetzungen in der Regel feinschlägig, ohne Krankheitswert.

Essenzieller Tremor. Kombiniertes Halte- und Intentionszittern in 6–12/s-Frequenz beider Hände, des Kopfes (als Ja-Ja- oder Nein-Nein-Tremor) und Unterkiefers. Medikamentöse **Therapie.**

Psychogener Tremor. Plötzlich einsetzender Halte- und Bewegungstremor synchron verschiedener Muskelgruppen von wechselnder Stärke. Antidepressive **Begleittherapie.**

Alkoholbedingte Tremorformen. Ruhe- und Intentionstremor, Nachlassen nach Alkoholgenuss.

Myoklonien

Plötzlich auftretende unwillkürliche, kurzdauernde Muskelkontraktionen, entweder als positiver Myoklonus mit oder als kurze Inhibition tonischer Muskelaktivität (negativer Myoklonus). **Therapie:** Biochemische Heterogenität der Myoklonien verhindert einheitliche Medikamententherapie.

Restless-legs-Syndrom (RLS)

Idiopathisches RLS ohne auslösende Grunderkrankung, jedoch familiär gehäuft auftretend, mit schleichendem oder progredientem Verlauf. **Symptome:** Bewegungsdrang mit quälenden Dys- oder Parästhesien der Beine, v. a. in Ruhesituationen, z. T. auch die Arme betreffend, Verschlechterung zum Abend hin, Besserung durch Bewegung. Medikamentöse **Therapie** mit L-Dopa oder Dopaminagonisten.

Tics

Einfache oder komplexe, plötzlich auftretende, kurzdauernde, unwillkürliche Bewegungen. **Ursache:** vorübergehend im Kindesalter, komplex-genetisch, medikamentös induziert, postenzephalitisch oder posttraumatisch. **Symptome:** Einfache Tics betreffen einzelne Muskelgruppen (Naserümpfen, Blinzeln), komplexe Tics mit Beteiligung mehrerer Muskelgruppen und Auftreten scheinbar sinnvoller Bewegungsabläufe (Rumpfbeugen). **Therapie:** Verhaltenstherapie, medikamentöse Therapie bei chronischen Tics >1 Jahr.

Tourette-Syndrom. Multiple motorische und vokale Tics, meist negativ gefärbt, beginnen in Kindheit oder jungem Erwachsenenalter. **Symptome:** Zwangssymptome, Aufmerksamkeitsdefizit-Hyperaktivitätsstörung, soziale Auffälligkeit.

Weiterführende Literatur

Berardelli A, Wenning GK, Antonini A, Berg D, Bloem BR, Bonifati V, Brooks D, Burn DJ, Colosimo C, Fanciulli A, Ferreira J, Gasser T, Grandas F, Kanovsky P, Kostic V, Kulisevsky J, Oertel W, Poewe W, Reese JP, Relja M, Ruzicka E, Schrag A, Seppi K, Taba P, Vidailhet M (2013) EFNS/MDS-ES/ENS recommendations for the diagnosis of Parkinson's disease. Eur J Neurol 20(1):16–34

Berg D, Godau J, Walter U (2008) Transcranial sonography in movement disorders. Lancet Neurol 7(11):1044–55

Berg D, Postuma RB, Bloem B, Chan P, Dubois B, Gasser T, Goetz CG, Halliday GM, Hardy J, Lang AE, Litvan I, Marek K, Obeso J, Oertel W, Olanow CW, Poewe W, Stern M, Deuschl G (2014) Time to redefine PD? Introductory statement of the MDS Task Force on the definition of Parkinson's disease. Mov Disord 29(4):454–62

Braak H et al. (2003) Staging of brain pathology related to sporadic Parkinson's disease. Neurobiol Aging 24: 197–211

Dunning CJ, George S, Brundin P (2013) What's to like about the prion-like hypothesis for the spreading of aggregated α-synuclein in Parkinson disease? Prion 7(1):92–7

Garcia-Borreguero D[1], Ferini-Strambi L, Kohnen R, O'Keeffe S, Trenkwalder C, Högl B, Benes H, Jennum P, Partinen M, Fer D, Montagna P, Bassetti CL, Iranzo A, Sonka K, Williams AM; European Federation of Neurological Societies; European Neurological Society; European Sleep Research Society (2012) European guidelines on management of restless legs syndrome: report of a joint task force by the European Federation of Neurological Societies, the European Neurological Society and the European Sleep Research Society. Eur J Neurol 19(11):1385–96

Goedert M, Spillantini MG, Del Tredici K, Braak H (2013) 100 years of Lewy pathology. Nat Rev Neurol 9(1):13–24

Mills K, Mari Z (2015) An update and review of the treatment of myoclonus. Curr Neurol Neurosci Rep 15(1):512

Paudel R, Hardy J, Revesz T, Holton JL, Houlden H (2012) Review: genetics and neuropathology of primary pure dystonia. Neuropathol Appl Neurobiol 38(6):520–34

Perestelo-Pérez L, Rivero-Santana A, Pérez-Ramos J, Serrano-Pérez P, Panetta J, Hilarion P (2014) Deep brain stimulation in Parkinson's disease: meta-analysis of randomized controlled trials. J Neurol 261(11):2051–60

Puschmann A, Wszolek ZK (2011) Diagnosis and treatment of common forms of tremor. Semin Neurol 31(1):65–77

Ross CA, Tabrizi SJ (2011) Huntington's disease: from molecular pathogenesis to clinical treatment. Lancet Neurol 10(1):83–98

Schaeffer E, Pilotto A, Berg D (2014) Pharmacological strategies for the management of levodopa-induced dyskinesia in patients with Parkinson's disease. CNS Drugs 28(12):1155–84

Schneider SA, Deuschl G (2015) Medical and Surgical Treatment of Tremors. Neurol Clin33(1):57–75

Seppi K, Weintraub D, Coelho M, Perez-Lloret S, Fox SH, Katzenschlager R, Hametner EM, Poewe W, Rascol O, Goetz CG, Sampaio C (2011) The Movement Disorder Society Evidence-Based Medicine Review Update: Treatments for the non-motor symptoms of Parkinson's disease. Mov Disord 26 Suppl 3:S42–80

Singleton AB, Farrer MJ, Bonifati V (2013) The genetics of Parkinson's disease: progress and therapeutic implications. Mov Disord 28(1):14–23

Sprenger F, Poewe W (2013) Management of motor and non-motor symptoms in Parkinson's disease. CNS Drugs 27(4):259–72

Stamelou M, Bhatia KP (2015) Atypical Parkinsonism: Diagnosis and Treatment. Neurol Clin 33(1):39–56

Wenning GK, Krismer F (2013) Multiple system atrophy. Handb Clin Neurol 117:229–41

Willams DR et al. (2007) Pathological tau burden and distribution distinguishes progressive supranuclear palsy-parkinsonism from Richardson's syndrome. Brain 130(Pt 6):1566–76

Winkelmann et al. (2007) Genome-wide association study of restless legs syndrome identifies common variants in three genomic regions. Nat Gent 39: 1000–1006

Ataxien

Katrin Bürk

W. Hacke (Hrsg.), *Neurologie*,
DOI 10.1007/978-3-662-46892-0_25, © Springer-Verlag Berlin Heidelberg 2016

Einleitung

Störungen der Bewegungskoordination werden als »Ataxie« (griech.: ἀταξία) bezeichnet. Ursächlich sind Funktionsstörungen des Kleinhirns, seiner afferenten und efferenten Bahnsysteme und des Spinalmarkes. Ihre Funktion kann durch fokale vaskuläre Prozesse und raumfordernde Prozesse gestört sein. Davon müssen zahlreiche, zum Teil genetisch bedingter Erkrankungen abgegrenzt werden, die nicht lokal begrenzt sind und meist im Verlauf zu atrophischen Veränderungen führen und degenerativer oder auch entzündlicher Natur sind.

25.1 Vorbemerkungen

Die Leitsymptome der Ataxien sind in ► Kap. 1 ausführlich beschrieben. Im Folgenden wird daher lediglich auf besondere Symptomkonstellationen hingewiesen.

Bis vor wenigen Jahren wurden die degenerativen Ataxien nach neuropathologischen Gesichtspunkten klassifiziert und beschrieben. Drei Krankheiten wurden dabei besonders herausgestellt: die **spinozerebelläre Friedreich-Ataxie**, die nach Nonne und Pierre Marie benannte **zerebelläre Heredoataxie** und die **olivopontozerebelläre Atrophie**. Neue molekulargenetische Erkenntnisse führten in den vergangenen Jahren zu einer völlig neuen Klassifikation der Ataxieerkrankungen.

Ataxien werden in **sporadische** und **hereditäre** Ataxien eingeteilt. Die sporadischen Ataxien können symptomatisch oder idiopathisch begründet sein. Zu den symptomatischen Ataxien gehören Ataxien infolge physikalischer und chemischer Noxen einschl. medikamentös induzierten Ataxien, Alkohol oder Vitaminmangel (B_1, B_{12} und E), die paraneoplastische Kleinhirndegeneration, und (para-)infektiöse Zerebellitiden. Idiopathische, spät beginnende zerebelläre Ataxien schließen auch die Multisystematrophie vom zerebellären Typ ein.

Die große Gruppe der hereditären Ataxien umfasst autosomal-rezessiv, -dominant, und X-chromosomal vererbte Ataxien, darunter die häufigsten erblichen Ataxien (Friedreich-Ataxie [FA], spinozerebelläre Ataxien [SCA] Typ 1, 2, 3, 6 und 17 sowie das Fragiles-X-Tremor-Ataxie-Syndrom [FXTAS]).

25.2 Allgemeine Diagnostik

Neben Anamnese und körperlicher Untersuchung ist immer eine bildgebende Darstellung der hinteren Schädelgrube erforderlich. Sie dient dem Ausschluss vaskulärer und raumfordernder Prozesse. Methode der Wahl ist die Magnetresonanztomographie (MRT). Bei der Erhebung der Familienanamnese ist das Sterbealter der Elterngeneration von Bedeutung. Liegt es vor dem 60. Lebensjahr oder ist es überhaupt nicht bekannt, ist die Familienanamnese als **nicht-informativ** zu werten. Hintergrund ist das teilweise sehr späte Manifestationsalter (»age of onset«) erblicher Ataxien. Desweiteren muss gezielt nach spezifischen Zusatzsymptomen und möglichen Ursachen (z. B. autonome Dysfunktion, Schadstoffexposition, Tumorerkrankung, Medikamentenanamnese, Progressionsrate) gefragt werden. Viele genetische Ursachen einer Ataxie sind mittlerweile bekannt und lassen sich zuverlässig mittels molekulargenetischer Techniken nachweisen bzw. ausschließen. Die Vorgaben des **Gendiagnostikgesetz** müssen dabei unbedingt beachtet werden (Gendiagnostikgesetz vom 31. Juli 2009 (BGBl. I S. 2529) und 7. August 2013). Man geht davon aus, dass bei etwa einem Fünftel der Patienten mit scheinbar sporadischer Ataxie eine genetische Ursache vorliegt. Ferner müssen die bereits erwähnten symptomatische Ursachen ausgeschlossen werden. Dies erfordert u. a. auch eine Liquorpunktion. Dies erfordert u. a. auch eine Liquorpunktion. Der Stufenplan zur Abklärung einer progredienten Ataxie ist in ◘ Abb. 25.1 wiedergegeben.

25.3 Sporadische Ataxien

25.3.1 Symptomatische Ataxien

Neben medikamentösen, chemischen und physikalischen Noxen kann eine Vielzahl metabolischer und immunologischer Störungen zu einer Ataxie führen:
- Ataxien physikalischer Genese (Hitzschlag, Sepsis),
- toxisch induzierte Ataxie (Alkohol, Medikamente, andere chemische Noxen),
- Ataxien bei Vitaminmangel (Vitamin B_1 und B_{12}, Vitamin E),
- immunologisch vermittelte Ataxien ([para-]infektiös, paraneoplastisch).

Toxisch ausgelöste Ataxie

Alkoholinduzierte zerebelläre Degeneration

Dies ist die häufigste Form einer toxisch induzierten Ataxie.

Epidemiologie und Pathophysiologie Etwa ein Drittel der chronisch Alkoholkranken entwickelt im Verlauf eine zerebelläre Ataxie. Die alkoholtoxische Kleinhirndegeneration entwickelt sich i. d. R. subakut über Wochen bis Monate. Ursächlich werden Störungen der intrazellulären Kalziumhomöostase in Kombination mit einem Vitamin-B_1(Thiamin)-Mangel angenommen. Neuropathologisch sind v. a. Vermis und anteriore Kleinhirnhemisphären betroffen.

Symptome Im Vordergrund steht eine Stand- und Gangataxie in Verbindung mit einer vor allem die untere Extremität betreffenden Extremitätenataxie. Störungen der Okulomotorik, Dysarthrie oder Ataxie der oberen Extremität sind meist nur mäßig ausgeprägt. Begleitend findet sich häufig eine Polyneuropathie.

Therapie und Prophylaxe Unter strikter Alkoholkarenz und konsequenter langfristiger Vitamin-B_1-Substitution kann sich die Ataxie (teilweise) zurückbilden.

> **Bei jedem Patienten mit Verdacht auf eine Alkoholkrankheit ist die parenterale Gabe hochkonzentrierter Glukoselösung ohne ergänzende Vitamin-B-Gabe zu vermeiden.**

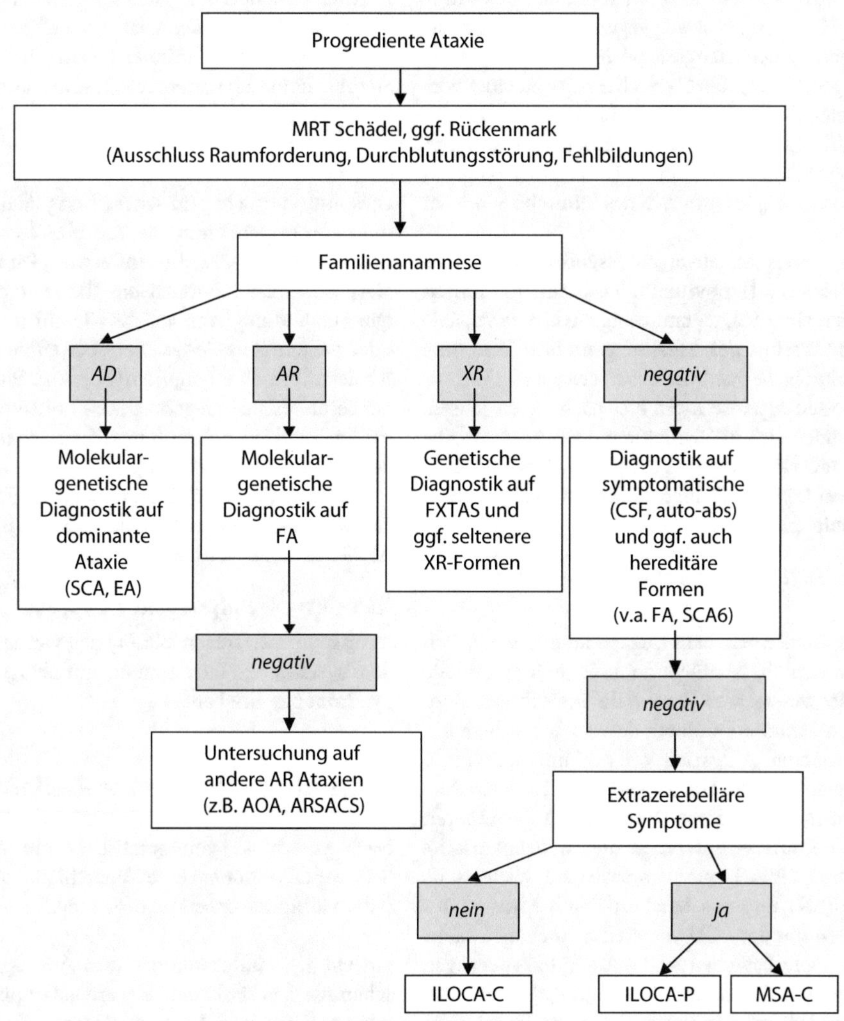

Abb. 25.1 Diagnostisches Vorgehen. *AD* autosomal-dominant, *AR* autosomal-rezessiv, *XR* X-chromosomal-rezessiv, *auto-abs* Autoantikörper, *CSF* Liquoruntersuchung, *AOA* Ataxie mit okulärer Apraxie, *ARSACS* autosomal-rezessive spastische Ataxie Charlevoix-Saguenay, *EA* episodische Ataxie, *FA* Friedreich-Ataxie, *FXTAS* Fragiles-X-Tremor-Ataxie-Syndrom, *SCA* spinozerebelläre Ataxie, *ILOCA* idiopathische spät beginnende zerebelläre Ataxie, *MSA* Multisystematrophie

Irreversible medikamentös induzierte Ataxien können durch Diphenylhydantoin, Lithiumsalze, Amiodaron und einige Zytostatika wie z. B. 5-Fluorouracil und Cytosin-Arabinosid ausgelöst werden. Auch nach Einnahme moderner Antikonvulsiva wurde gelegentlich über Koordinationsstörungen berichtet; diese sind aber in aller Regel reversibel. Des Weiteren können Schwermetalle und Lösungsmittel eine Ataxie hervorrufen.

Vitaminmangelzustände

Diese können zu einer Ataxie führen. So wird die akut oder subakut auftretende **Wernicke-Enzephalopathie** durch einen Thiamin-Mangel hervorgerufen. Meist sind chronisch alkoholkranke Patienten betroffen. Begünstigend wirken längeres Fasten, rezidivierendes Erbrechen (z. B. auch im Rahmen einer Schwangerschaft) oder eine längere parenterale Ernährung ohne entsprechende Substitution. Histologisch finden sich symmetrische, manchmal hämorrhagische Läsionen in Thalamus, Hypothalamus, Corpora mamillaria, periaquäduktalen Mittelhirn, am Boden des 4. Ventrikels und im Kleinhirnwurm, die auf T2-gewichteten MRT-Aufnahmen hyperintens imponieren.

Klinisch typisch ist die Kombination aus Verwirrtheit, Augenbewegungsstörung und Ataxie. Bei unzureichender Behandlung kann sich ein chronisch amnestischer Zustand (sog. **Korsakow-Psychose**) mit antero- und retrograden Gedächtnisstörungen und Frontallappensyndrom mit Konfabulationsneigung entwickeln. 20% der unbehandelten Fälle enden tödlich, so dass die Indikation zur Vitamin-B_1-Substitution großzügig zu stellen ist.

Ein **Vitamin-B_{12}-Mangel** (z. B. im Rahmen einer chronisch-atrophen Gastritis, bei streng veganer Diät oder mehrere Wochen nach einer Lachgasexposition mit Depletion der Vitamin-B_{12}-Speicher) führt typischerweise zu einer vorwiegend afferenten Ataxie bei sensomotorischer Polyneuropathie in Kombination mit einer subakuten Hinterstrangdegeneration (»funikuläre Myelose«). Unter einer langfristigen Substitutionstherapie kann sich das klinische Syndrom langsam bessern.

Im Rahmen eines Malabsorptionssyndroms kann es auch zu einer **Vitamin-E-Hypovitaminose** kommen. Klinisch finden sich neben einer Stand- und Gangataxie eine sensible Neuropathie mit Verlust der Muskeleigenreflexe und eine Dysarthrie. Das klinische Syndrom entwickelt sich im Gegensatz zur funikulären Myelose meist erst nach vielen Jahren. Entsprechend bilden sich die Symptome unter einer Substitutionstherapie nur sehr langsam zurück. In T2-gewichteten MRT-Aufnahmen können flächige, diffuse Marklagerveränderungen imponieren.

Paraneoplastische zerebelläre Degeneration (PCD)

Die paraneoplastische zerebelläre Degeneration (ausführlich besprochen in ▶ Kap. 13) ist eine immunologisch vermittelte Degeneration des zerebellären Kortex, die im Rahmen einer extrazerebellären Tumorerkrankung auftritt. Meist liegt ein kleinzelliges Bronchial-, Ovarial- oder Mammakarzinom oder auch ein Lymphom vor. Histologisch findet sich ein Purkinje-Zellverlust mit sekundärer Degeneration der unteren Olive. Verwandte Krankheitsbilder, wie die paraneoplastische Enzephalomyelitis (PEM), paraneoplastische sensorische Neuronopathie (SN) und das Lambert-Eaton-Myasthenie-Syndrom, können mit der PCD vergesellschaftet sein. Mehr als die Hälfte der PCD-Patienten zeigt Auto-Antikörper gegen neuronales Gewebe in Serum und/oder Liquor, die mit Antigenen des zugrunde liegenden Tumors kreuzreagieren. Während Anti-Hu-Antikörper (syn. »anti-neuronal nuclear antibody type 1«) auf ein kleinzelliges Bronchialkarzinom hindeuten, spricht der Nachweis von Anti-Yo-Antikörpern (»syn. Purkinje cell antibody type 1«) für ein Ovarial- oder Mammakarzinom.

Diagnostisch richtungsweisend sind eine Liquorschrankenstörung und/oder intrathekale IgG-Synthese. Klinisch findet sich ein unspezifisches panzerebelläres Syndrom, das sich akut bis subakut (ein Tag bis etwa 16 Wochen) entwickelt, im Verlauf oft Phasen der spontanen Stabilisierung zeigt, langfristig aber häufig progredient verläuft und zu schweren Behinderungen führt. Die Behandlung der PCD umfasst neben der Therapie der Grunderkrankung auch immunsuppressive Maßnahmen.

Eine Besonderheit stellt das **Myoklonus-Opsoklonus-Syndrom** dar, das durch Anti-Ri-Antikörper, Myoklonien und eine Fixationsinstabilität in alle Richtungen (»Opsoklonus«) charakterisiert ist. Auch **nicht-tumorassoziierte Autoimmunprozesse** können eine Ataxie auslösen, so z. B. beim polyglandulären endokrinen autoimmunen Versagen mit Glutaminsäure-Decarboxylase-(GAD)-Antikörpern. Klinisch besteht ein langsam progredientes zerebelläres Syndrom, das oft von einem Diabetes mellitus begleitet wird und Frauen häufiger als Männer betrifft. Immunglobuline und Steroide kommen therapeutisch zum Einsatz.

Akute (para-)infektiöse zerebelläre Enzephalitiden

Dies sind eine nicht ganz seltene Komplikation einer Infektion mit neurotropen Viren wie Varicella-Zoster-, Epstein-Barr-, Röteln-, Mumps-, FSME-, Influenza-, Parainfluenza-, Polio-, Herpes-simplex-, Zytomegalie-, Echo- und Coxsackie-Viren. Die Entzündung kann auf das Kleinhirn beschränkt bleiben oder weitere Anteile des ZNS betreffen. Die CSF zeigt im Akutstadium eine lymphomonozytäre Pleozytose, während der serologische Erregernachweis nur in etwa der Hälfte der Fälle gelingt. Die Behandlung richtet sich nach der zugrundeliegenden Viruserkrankung.

Auch andere ZNS-Infektionen wie Prionerkrankungen, Tabes dorsalis, Neuroborreliose, M. Whipple und Neuro-AIDS können eine Ataxie hervorrufen.

Ataxien physikalischer Genese

Reversible und irreversible Ataxien wurden nach Hitzschlag, Sepsis, schwerem Hirmtrauma und malignem Neuroleptika-Syndrom beschrieben.

25.3.2 Idiopathische zerebelläre Ataxien

Nach Ausschluss symptomatischer und hereditärer Ataxien liegt per definitionem eine idiopathische degenerative Ataxie (»idiopathic late onset cerebellar ataxia«, ILOCA) vor.

Einteilung, Epidemiologie und Ätiologie Die idiopathischen Ataxien sind eine heterogene Gruppe seltener Erkrankungen (Prävalenz 1–2 pro 100.000), die hinsichtlich klinischer Ausprägung, Verlauf und Prognose sehr variabel sind. Interessanterweise lässt sich mittels molekulargenetischer Verfahren in 20–30% der scheinbar sporadischen Erkrankungen eine genetische Ursache (häufig Friedreich-Ataxie [FA] und spinozerebelläre Ataxie Typ 6 [SCA6]) sichern. Steht klinisch ein Tremorsyndrom im Vordergrund, muss an das X-chromosomal-rezessive **Fragiles-X-Tremor-Ataxie-Syndrom** (FXTAS) gedacht werden, das gelegentlich auch bei weiblichen Anlageträgerinnen klinisch manifest wird (s. u.). Sehr wahrscheinlich liegen einem Teil der idiopathischen Ataxien bislang noch unbekannte genetische Ursachen zugrunde. Risikofaktoren für die Entwicklung einer idiopathischen Ataxie sind nicht bekannt.

Grundsätzlich können alle extrazerebellären Strukturen betroffen sein und zu entsprechenden klinischen Ausfallserscheinungen führen.

Symptome Klinisch zeigen Patienten mit idiopathischer Ataxie eine Stand-, Gang- und Extremitätenataxie und Dysarthrie, die meist von einer zerebellären Okulomotorikstörung (sakkadierte Blickfolge, Nystagmus und Sakkadendys-

Exkurs

Idiopathische zerebelläre Ataxien und zerebelläre Verlaufsform der Multisystematrophie

Zur Gruppe der idiopathischen degenerativen Ataxie (ILOCA) gehört auch die zerebelläre Verlaufsform der Multisystematrophie (MSA, ▶ Kap. 24). Diese Erkrankung kann ausschließlich autoptisch durch den Nachweis glialer intrazytoplasmatischer Einschlüsskörperchen in bestimmten Regionen des ZNS gesichert werden. Mindestens ein Viertel der ILOCA-Fälle soll im Verlauf die Kriterien einer Multisystematrophie (MSA) erfüllen. Ein Erkrankungsalter jenseits des 50. Lebensjahres macht die Entwicklung zur MSA wahrscheinlicher.

Die bei MSA häufige Beteiligung postsynaptischer striataler D2-Rezeptoren lässt sich durch funktionell-bildgebende Verfahren wie die IBZM-Single-Photonen-Emissions-Tomographie (SPECT) oder die Raclopride-Positronen-Emissions-Tomographie (PET) nachweisen. Die funktionelle Untersuchung postganglionärer autonomer Fasern soll bei MSA im Gegensatz zur idiopathischen Parkinsonkrankheit unauffällig sein. Eine Abgrenzung der MSA-C von anderen Formen einer idiopathischen Ataxie ist damit aber nicht möglich.

Letztlich ist die diagnostische Situation der MSA unbefriedigend: Die meisten Daten zu Verlauf, klinischer Präsentation und apparativen Zusatzbefunden der MSA wurden an Patientenkollektiven ohne Post-mortem-Überprüfung der klinischen Verdachtsdiagnose erhoben. Es kann daher nicht ausgeschlossen werden, dass die klinische Präsentation der MSA sehr viel variabler ist als angenommen. Die Lebenserwartung der MSA nach Beginn der Bewegungsstörung soll zwischen 5 (MSA-P) und 10 Jahren (MSA-C) betragen. Es ist daher von großer Bedeutung, betroffene Patienten auf die Unsicherheit der klinisch gestellten In-vivo-Diagnose hinzuweisen.

metrie) begleitet werden. Der vestibulo-okuläre Reflex (VOR) ist i. d. R. enthemmt, die Fixationssuppression des VOR gestört. Daneben werden Blickparesen und Augenmuskelparesen beobachtet. Weiter können Pyramidenbahnzeichen, Sensibilitätsstörungen, kognitive Defizite und abgeschwächte Muskeleigenreflexe auftreten. In fortgeschrittenen Stadien klagen viele Patienten über Schluckstörungen. Sind autonome Störungen (Orthostase, Harninkontinenz, Blasenentleerungsstörung, Schweißsekretionsstörung) sehr ausgeprägt oder finden sich sich REM-Schlafverhaltensstörungen, Akinese und/oder Rigidität, macht dies die Diagnose einer MSA wahrscheinlich.

Diagnostik Atrophien und Signalveränderungen im Bereich des Hirnstammes und der mittleren Kleinhirnstiele sind im **MRT** unspezifisch, da sie sich bei einer Vielzahl zerebellärer Degenerationen finden. Ganz ähnlich verhält es sich mit den gängigen **elektrophysiologischen Untersuchungsmethoden** (zentral-motorische Überleitungszeit, visuell und somatosensibel evozierte Potenziale, Neurographie, Herzfrequenzvariabilität), die i. d. R. unspezifische Befunde liefern. Nur durch die Berücksichtigung mehrerer Parameter, wie Progressionsrate, klinisches Syndrom, morphologische und funktionelle Bildgebung, kann der Verdacht auf das Vorliegen einer MSA untermauert werden. Erfahrungsgemäß ist bei der ersten Vorstellung noch keine eindeutige diagnostische Aussage möglich. Zuverlässige differenzialdiagnostische Hinweise ergeben sich meist erst aus der Beobachtung des längerfristigen Verlaufs, so dass es einer kontinuierlichen und engmaschigen Betreuung bedarf.

Therapie Bislang steht keine ursächliche Therapie der idiopathischen Ataxie und der MSA-C zur Verfügung. Extrazerebelläre Symptome wie eine Spastik, Basalgangliensymptome oder Blasenstörungen werden nach den üblichen Therapierichtlinien behandelt. Einen großen Stellenwert in der langfristigen Behandlung haben physiotherapeutische und logopädische Maßnahmen. Blasenstörungen können in fortgeschrittenen Krankheitsstadien mit einer suprapubischen Harnableitung versorgt werden. Auch Schluckstörungen können so ausgeprägt sein, dass eine perkutane endoskopische Gastrostomie (PEG) notwendig wird.

Vertiefende Informationen zur zerebellären Verlaufsform der MSA ▶ Exkurs: Idiopathische zerebelläre Ataxien und zerebelläre Verlaufsform der Multisystematrophie.

Der Fall

Anamnese. Der 58-jährige Patient hatte erstmals vor ca. 2 Jahren eine leichte Gangunsicherheit ohne begleitende Schwindelsensationen bemerkt. Eine körperliche Untersuchung war ohne objektivierbares fokal-neurologisches Defizit. Die Ehefrau fühlte sich durch eine zunehmende nächtliche Unruhe des Patienten mit groben Bewegungen und lautem Sprechen im Schlaf sehr gestört. Der Patient selbst war davon in keiner Weise beeinträchtigt. Nach dem sonntäglichen Mittagsschlaf kam es nun nach dem Aufrichten immer wieder zu zunehmenden Benommenheitsgefühlen und Schwankschwindelsensationen. Darüber hinaus nahm die Gangunsicherheit weiter zu und der Patient entwickelte eine Dysarthrie. Schließlich stürzte der Patient schwer und zog sich dabei eine Schädelprellung und eine Fraktur des Unterarmes zu.

Neurologischer Befund. Panzerebelläres Bild mit zerebellärer Okulomotorikstörung (horizontaler Blickrichtungsnystagmus, dysmetrische Sakkaden, gestörte Fixationssuppression des VOR), milder Dysarthrophonie und Stand-, Gang- und Extremitätenataxie, anamnestisch Hinweise für eine Schluckstörung, MER rechtsbetont gesteigert, Zahnradphänomen rechts, beim Umdrehen zwei bis drei Zwischenschritten, Armschwung rechts eingeschränkt, im Bereich der Akren reduzierte Hauttemperatur, livide Verfärbung der Unterschenkel, Urgeinkontinenz und Impotentia coeundi. Im Schellongtest Abfall der systolischen Blutdruckwerte um 20 mmHg nach 3 min im Stehen.

Diagnostik. Es handelt sich um eine **mögliche** Multisystematrophie, da folgende Kriterien erfüllt sind: (1) sporadische, progrediente, nach dem 30. Lebensjahr beginnende Erkrankung mit (2) einem cerebellären Syndrom (Gangataxie mit Dysarthrie,

Extremitätenataxie oder zerebellärer Okulomotorikstörung) und (3) mäßiger autonomer Dysfunktion (Urgeinkontinenz, Impotentia coeundi) und (4) milder Parkinson-Symptomatik (Zusatzkriterium).

Für die Diagnose einer **wahrscheinlichen** MSA-C werden nach den überarbeiteten Consensuskriterien ausgeprägtere autonomen Störungen mit einem Blutdruckabfall um 30 mmHg nach 3 min im Stehen oder eine schwere, dauerhafte Urininkontinenz gefordert.

25.4 Hereditäre Ataxien

Klassifikation Die Klassifikation der hereditären Ataxien hat sich in den letzten Jahrzehnten grundlegend geändert (▪ Tab. 25.1). Nachdem die Erkrankungen zunächst nach den Erstbeschreibern benannt wurden, kamen bis zur Mitte des 20. Jahrhunderts v. a. pathoanatomische Beschreibungen zum Tragen. Da diese sich im klinischen Alltag als unpraktisch erwiesen, schlug Harding 1983 eine auf Grundlage der Symptome und des zugrundeliegenden Vererbungsmodus basierende neue Klassifikation vor. Eine Neuordnung dieser Gliederung konnte in den letzten 20 Jahren durch die Fortschritte der Molekulargenetik erreicht werden, die neben einer Vielzahl chromosomaler Loci auch zahlreiche kausale Gene und deren pathophysiologische Bedeutung aufdeckte.

Die häufigsten Formen einer erblichen Ataxie werden autosomal-dominant oder -rezessiv vererbt. Eine Sonderstellung nimmt das Fragiles-X-Tremor-Ataxie-Syndrom (FXTAS) ein.

Genetische Diagnostik Jede genetische Diagnostik erfordert eine ausführliche und individuelle Aufklärung, der Hinweis auf die Notwendigkeit einer genetischen Beratung und das schriftliche Einverständnis des Patienten. Aufklärung und Befundmitteilung erfolgen durch den die Diagnostik veranlassenden Arzt. Wird eine Mutation nachgewiesen, muss dem Patienten eine genetische Beratung durch einen entsprechend qualifizierten Arzt (Facharzt für Humangenetik, Arzt mit Zusatzqualifikation »Medizinische Genetik«, Fachärzte mit Qualifikation zur »fachgebundenen genetischen Beratung« gemäß Richtlinie der Gendiagnostik-Kommission (GEKO)) angeboten werden.

25.4.1 Autosomal-rezessive Ataxien

Die große Gruppe der rezessiven Ataxien zeichnet sich durch eine große klinische Variabilität. Ihre genetischen Ursachen sind ebenso vielfältig und reichen von metabolischen Störungen bis zu defizitären DNA-Reparaturmechanismen. Meist beginnt die Erkrankung vor dem 20. Lebensjahr, ein späterer Beginn schließt eine rezessive Ataxie aber nicht grundsätzlich aus (»Late-onset«-Form). Nachfolgend wird die häufigste autosomal-rezessive Ataxie, die Friedreich-Ataxie (FA), ausführlicher vorgestellt. Eine Übersicht über weitere, relativ häufige rezessive Ataxien findet sich in ▪ Tab. 25.1.

Friedreich-Ataxie (FA)

Epidemiologie Die FA ist mit einer Prävalenz von 1:20.000 bis 1:125.000 die häufigste weltweit vorkommende hereditäre Ataxie überhaupt. Die Häufigkeit heterozygoter Anlageträger liegt in Deutschland bei ca. 1 zu 80.

Neuropathologie Der Erkrankung beginnt in den Hinterwurzelganglien, greift dann auf Hinterstränge, spinozerebellären Trakt und Pyramidenbahn über und umfasst schließlich meist auch zerebellären Kortex, Nucl. dentatus und Pedunculi cerebellares superiores.

Genetik und Pathophysiologie In ca. 95% liegt eine homozygote GAA-Repeat Expansion im ersten Intron des **Frataxin-Gens** (FXN) vor, während die restlichen 5% auf sog. »compound« Heterozygote entfallen, die neben einer Expansion auf dem einen Allel eine Punktmutation auf dem anderen Allel tragen. Frataxin spielt eine wichtige Rolle im mitochondrialen Eisenstoffwechsel, seine genaue Funktion ist aber bislang nicht vollständig geklärt. Es kommt zur Eisenablagerung in den Mitochondrien mit nachfolgender Beeinträchtigung verschiedener Atmungskettenkomplexe, vermehrtem oxidativen Stress und reduzierter ATP-Produktion.

Symptome Leitsymptom ist eine progrediente Stand- und Gangataxie, die im Verlauf auch auf die Arme übergreift. Darüber hinaus zeigt die Mehrzahl der Patienten abgeschwächte bzw. ausgefallene Muskeleigenreflexe, Tiefensensibilitätsstörungen, Pyramidenbahnzeichen und eine Dysarthrie. Bei der »Late-onset«-FA kann die Pyramidenbahnbeteiligung ganz im Vordergrund stehen. Häufig kommt es zu einer Fixationsinstabilität (Fixationsgegenrucke), Sakkadendysmetrie oder einem Blickrichtungsnystagmus. Insbesondere nach langjährigem Verlauf werden Visusstörungen bis zur Erblindung, ein Hörverlust, Schluck- und Blasenstörungen beobachtet. Je früher die Erkrankung beginnt, desto häufiger ist mit einem Diabetes mellitus und einer kardialen Beteiligung (bis zu 60%) zu rechnen. Deformitäten des Bewegungsapparates (Skoliose, Hyperkyphosen oder Fußdeformitäten (»Friedreich-Fuß«, ▪ Abb. 25.2) kommen bei mehr als der Hälfte der Patienten vor. Die Skelettdeformitäten können fokal-neurologischen Defiziten vorausgehen.

Diagnostik Das **EKG** zeigt meist neben einer T-Negativierung Zeichen der ventrikulären Hypertrophie, während Herzrhythmusstörungen in Form von Leitungsstörungen, supraventrikulären Extrasystolen und Vorhofflimmern selten sind. Echokardiographisch findet sich eine konzentrische oder sehr viel seltener auch asymmetrische Linksherzhypertrophie. Regelmäßige jährliche Kontrolluntersuchungen der kardialen Funktion und des Glukosestoffwechsels sind daher angezeigt.

Das **MRT** zeigt häufig eine Atrophie des zervikalen Spinalmarkes, die im weiteren Verlauf meist auch das Zerebellum erfasst. Neurographisch imponiert eine sensibel betonte sensomotorische axonale Neuropathie mit Ausfall des Nervenaktionspotenzials v. a. des N. suralis.

Tab. 25.1 Hereditäre Ataxien

Name und Genotyp	Erkrankungsalter	Gen	Locus	Vererbungsmodus/ Mutationen	Neurologische Symptomatik	MRT
Abetalipoproteinämie, ABL	(<1) bis 2. Dekade	MTP	4q23	AR Homozygot/ compound heterozygot	Afferente und zerebelläre Ataxie, Retinitis pigmentosa, Pyramidenbahnzeichen, demyelinisierende Neuropathie mit Areflexie und Amyotrophie, Tiefensensibilitätsstörungen, zentrale und periphere Demyelinisierung Koagulopathie, Steatosis hepatis, Leberzirrhose (selten), Steatorrhö, Malabsorption mit nachfolgendem Mangel an fettlöslichen Vitaminen Blutausstrich: Akantozytose Serum: Fehlen der β-Lipoproteine (VLDL, LDL), Gesamtcholesterin ↓↓↓, fettlösliche Vitamine ↓↓↓	cMRT häufig unauffällig Spinal T2-Hyperintensitäten v. a. im Bereich der Hinterstränge
					Besonderheit: Heterozygote gesunde Anlageträger haben unauffällige Apolipoproteinspiegel	
					Therapie: – Diät (Reduktion der Nahrungsfettaufnahme auf 25% der täglichen Kalorienzufuhr, 1/3 der Fette mit der Nahrung, 2/3 als mittellangkettige Triglyzeride) (Level IV) – Substitution essenzieller Fettsäuren und fettlöslicher Vitamine (Vitamin E (50–100 mg/kg/Tag p.o.), Vitamin A (200–400 IU/kg/Tag p.o) und Vitamin K (5 mg alle 2 Wochen p.o.) (Level III) unter engmaschiger Kontrolle der Vitamin-E- und -A-Serumspiegel!	
Ataxie mit okulärer Apraxie AOA2 (SCAR1, SCAN2) und ALS4	2–30	SETX	9q34.13	AOA2: AR Homozygot/ compound heterozygot ALS4: AD Heterozygot	AOA2: Zerebelläre Ataxie, BRN, sakkadierte Blickfolge, Fixationsinstabilität, okulomotorische Apraxie (56%), Sakkadendysmetrie, Strabismus, Dysarthrie, Dysphagie, Basalgangliensymptome: Dystonie, Chorea (Hände, Kopf, Rumpf), Tremor (Kopf, Halte), Pyramidenbahnzeichen, axonale sensomotorische Neuropathie, ausgeprägte (distale) Amyotrophie, Areflexie, Tiefensensibilitätsstörungen, milde kognitive Defizite (v. a. fronto-exekutiv) Skoliose, Pes cavus, frühe Menopause Serum: AFP ↑, CK ↑, IgG ↑	CA, OPCA
					Besonderheiten: Bislang keine Hinweise für eine vermehrte Sensibilität gegenüber ionisierender Strahlung, eine erhöhte Infektneigung oder Tumorinzidenz	
					ALS4: Seltene, autosomal-dominant, früher Beginn, distale atrophe Paresen, intakte Sensibilität, Pyramidenbahnzeichen, sehr selten	

Tab. 25.1 (Fortsetzung)

Name und Genotyp	Erkrankungsalter	Gen	Locus	Vererbungsmodus/ Mutationen	Neurologische Symptomatik	MRT
autosomal recessive spastic ataxia of Charlevoix-Saguenay ARSACS (SPAX6)	Frühe Kindheit bis 40	SACS ARSACS	13q12.12	AR Homozygot/ compound heterozygot	Zerebelläre Ataxie, Nystagmus, sakkadierte Blickfolge, Dysarthrie Retinale Streifung infolge verdickter myelinisierter Nervenfasern in der Retina (v. a. kanadische Patienten), Pyramidenbahnzeichen (Hyperreflexie, Paraspastik), demyelinisierende sensibel betonte Neuropathie mit distaler Muskelatrophie und ausgefallenen ASR, Urgeinkontinenz, evtl. Minderbegabung, motorische Entwicklungsverzögerung Pes cavus, Schwanenhalsdeformität der Finger, Mitralklappenprolaps	CA
					Besonderheiten: atypische Verläufe mit spätem Beginn oder isolierter peripherer Neuropathie als Erstsymptom möglich	
Ataxia telangiectasia, syn. Louis-Bar-Syndrom, AT	1. bis 7. Dekade	ATM	11q22-3	AR Homozygot/ compound heterozygot >500 Mutationen	Zerebelläre und afferente Ataxie, Dysarthrie, okuläre Apraxie, Hypersalivation, Choreoathetose, Dystonie, sensomotorische Neuropathie mit Hyporeflexie, psychomotorische Entwicklungsverzögerung Teleangiektasien v. a. an lichtexponierten Stellen (Gesicht, Konjunktiven, Ohrmuscheln, Hals, Schultern), Hypogonadismus Serum: AFP ↑, IgA ↓, IgG-2 ↓, IgG-4 ↓, Lymphopenie (T-Helferzellen ↓), CK ↑ Lymphozyten-Bestrahlungstest: Chromosomenstabilität ↓	(Wurmbetonte) CA
					Besonderheiten: T-Zell-Defekte mit reduzierter Immunkompetenz → Infektionen↑, Risiko für maligne Erkrankungen (Leukämien, Lymphome) ca. 100-fach erhöht Cave: keine Lebendimpfstoffe, keine alkylierenden Substanzen, Radiosensitivität↑: Die Anwendung von Röntgen/ionisierender Strahlung ist kontraindiziert! Lebenserwartung in Abhängigkeit von der zugrundeliegenden Mutation oft deutlich reduziert (im Mittel 20 Jahre)	
					Therapie: keine ursächliche Therapie, Wichtig: Prävention und frühzeitige Behandlung von Infektionen, bei Tumorerkrankung besondere Sensitivität gegenüber ionisierender Strahlung und alkylierenden Substanzen beachten (**cave:** iatrogene Tumorinduktion)	

■ Tab. 25.1 (Fortsetzung)

Name und Genotyp	Erkrankungsalter	Gen	Locus	Vererbungsmodus/ Mutationen	Neurologische Symptomatik	MRT
zerebrotendinöse Xanthomatose, CTX	Kindheit bis Erwachsenesnalter	CYP27A1	2q35	AR Homozygot/ compound heterozygot Deletion Frame-Shift Punkt Splice Site Transversion	Zerebelläre Ataxie, Opticusatrophie, juvenile Katarakt, Basalgangliensymptome (Dystonie), Palatoklonus, Tremor, Pyramidenbahnzeichen (spastische Paraparese), demyelinisierende sensomotorische Neuropathie, kognitive Defizite (mild bis zur Demenz vom frontotemporalen Typ), neuropsychiatrische Symptome, Epilepsie, chronische Diarrhöen, Neugeborenenikterus (cave: Leberversagen) **Besonderheiten:** Lipidspeicherkrankheit (!) mit Ablagerung von Cholesterin und Cholestanol in zahlreichen Geweben (Lunge, Gehirn) → Sehnenxanthome (Achillessehnen), Haut: tuberöse Xanthome, Xanthelasmen, Gefäße: prämature Atherosklerose, KHK, Lunge: Lungenversagen, Knochen: Osteoporose, Frakturen. Zu Beginn häufig nur Katarakt und Xanthome, neurologische Symptome entwickeln sich meist erst später im Verlauf, im Spätstadium Pseudobulbärparalyse mit letalem Ausgang Serum: Cholestanol ↑, Cholesterin (niedrig) normal (!) **Therapie:** Kombination aus Chenodeoxycholsäure (750 mg/Tag p.o.) und einem HMG-CoA-Reduktasehemmer (Statin, z. B. Simvastatin, Lovastatin) kann das Fortschreiten der neurologischen Symptomatik verhindern (Level III). Katarakt und Sehnenschwellungen sprechen auf diese Therapie jedoch nicht an. Monitoring der Therapie anhand der Cholestanol-Serumspiegel (Abfall bei suffizienter Dosierung)	Supratentorielle, kortikale Atrophie CA Diffuse oder fokale Hyperintensitäten im gesamten ZNS einschl. Cerebellum, Basalganglien und Thalamus

5

Tab. 25.1 (Fortsetzung)

Name und Genotyp	Erkrankungsalter	Gen	Locus	Vererbungsmodus/ Mutationen	Neurologische Symptomatik	MRT
episodische Ataxie, EA1 (EAM, AEM, AEMK)	1. bis 2. Dekade	KCNA1 AEMK EA1	12p13.32	AD Missense	In der Attacke: Schwindel, evtl. mit Übelkeit oder Kopfschmerzen, Sehstörungen, Dysarthrie, Entremitätenataxie, Stand- und Gangataxie, Spastik, Muskelsteife, unkontrollierte, ruckartige Bewegungen von Kopf, Armen und Beinen, posturaler Tremor (Kopf, Hände), Attackendauer: Sekunden bis 15 min, Auslöser: Lagewechsel, emotionaler Stress, vestibuläre Stimulation, Fieber, Ermüdung, Anästhetika Frequenz: mehrfach täglich bis selten Interiktal: häufig Myokymien (Gesicht, Hände, Arme, Beine), in einzelnen Familien auch interiktal zerebelläres Syndrom mit Dysarthrie, Epilepsie oder spastischer Paraparese mit motorischer frühkindlicher Entwicklungsverzögerung und evtl. Schielfehlstellung, episodische Zunahme der Spastik mit Myokymien, aber ohne Ataxie, EMG: in Ruhe permanente Spontanaktivität Blut: evtl. Hypomagnesiämie und CK↑ in der Attacke	CA
					Besonderheiten: Attackenfrequenz nimmt im Laufe der Zeit ab In brasilianischen Familien: Attacken mit Muskelkrämpfen, Tetanie, Tremor und distal betonter Schwäche, Gangstörung und Hypomagnesiämie	
					Therapie: Diphenylhydantoin, Acetazolamid (weniger effektiv als bei EA2), Carbamazepin	
spinozerebelläre Ataxie, SCA1	5–85	ATXN1 ATX1 SCA1	6p22.3	AD CAG-Repeat (exonisch) Gesunde: 6–39 SCA1: 39–83	Zerebelläre Ataxie, BRN, Dysarthrie, Sakkadenverlangsamung und -dysmetrie, Beeinträchtigung des vestibulo-okulären Reflexes (VOR), gestörte langsame Blickfolge, Optikusatrophie, Bulbarparalyse, Dysphagie, Pyramidenbahnzeichen, Spastik, choreatiforme Bewegungsstörung, Hyporeflexie, distale Amyotrophie, Faszikulationen, Tiefensensibilitätsstörungen, sensomotorische axonale/demyelinisierende Neuropathie, kognitive Defizite (v. a. frontoexekutive Dysfunktion)	OPCA

Tab. 25.1 (Fortsetzung)

Name und Genotyp	Erkrankungsalter	Gen	Locus	Vererbungsmodus/ Mutationen	Neurologische Symptomatik	MRT
SCA2 (ALS13)	0-65	ATXN2 ATX2 SCA2 ALS13	12q24.12	AD CAG-Repeat (exonisch) Gesunde: 13–31 SCA2: 32–500 Erhöhtes ALS-Risiko: ≥29	Zerebelläre Ataxie, BRN, sakkadierte Blickfolge, Dysarthrie, Sakkadenverlangsamung und -dysmetrie, supranukleäre Blickparese, Retinitis pigmentosa (selten), Pyramidenbahnzeichen, Myoklonien, Aktions- und posturaler Tremor, Parkinsonsymptome (v. a. Träger kürzere Allele und in einzelnen Familien mit Hypomimie, Rigidität, Bradykinese, Tremor, teilweise Ansprechen auf L-Dopa), Dystonien, sensomotorische axonale Neuropathie mit abgeschwächten Armeigenreflexen, Faszikulationen, gelegentlich ausgeprägte Amyotrophie, Tiefensensibilitätsstörungen, kognitive Defizite bis zur Demenz (häufig), ausgeprägte Schlafstörungen in fortgeschrittenen Stadien	OPCA Atrophie von Striatum und zerebralem Kortex
					Besonderheiten: Kongenitale Fälle aufgrund sehr großer Expansionen: Hypotonie, Entwicklungsverzögerung, schwere Bewegungsstörungen. Myoklonien, Optikusatrophie, Retinitis pigmentosa, evt. Tod durch Multiorganversagen, selten: SCA2 aufgrund homozygoter Expansionen »Amyotrophic lateral sclerosis, susceptibility to 13« (ALS13): Träger von mehr als ≥ 29 CAG-Repeats im SCA2-Gen haben ein erhöhtes ALS-Risiko	
SCA3/MJD **(Machado Joseph Disease)**	5–70	ATXN3 MJD SCA3	14q32.12	AD CAG-Repeat (exonisch) Gesunde: 10–44 Inkomplette Penetranz: 45–51 SCA3: 52–86	Zerebelläre Ataxie, BRN, sakkadierte Blickfolge, dysmetrische Sakkaden, Dysarthrie, Abduktionsdefizit (VI) mit ungekreuzten Doppelbildwahrnehmungen, supranukleäre Blickparese, Sakkadengeschwindigkeit normal bis mäßig reduziert, Optikusatrophie, Beeinträchtigung des vestibulo-okulären Reflexes (VOR ↓), Ptose, Pseudoexophthalmus (»bulging eyes«), Dysphagie Basalgangliensymptome (Dystonie, Rigor, Akinese, Bradykinese, asymmetrischer Beginn, L-Dopa-responsiv), Pyramidenbahnzeichen mit Spastik, sensomotorische axonale Neuropathie mit generalisierten Faszikulationen, Crampi, Amyotrophie, Hypo-/Areflexie, Tiefensensibilitätsstörungen, autonome Funktionsstörungen, kognitive Störungen (Gedächtnisstörungen für verbales und visuelles Material, Wortflüssigkeit, visuokonstruktive Fähigkeiten, Demenz), Restless-legs-Syndrom (RLS)	CA, milde OPCA

Tab. 25.1 (Fortsetzung)

Name und Genotyp	Erkrankungsalter	Gen	Locus	Vererbungsmodus/ Mutationen	Neurologische Symptomatik	MRT
SCA6 und EA2 und FHM1	SCA6: 19–77	CACNA1A CACNL1A4 SCA6	19p13.2	SCA6: AD CAG-Repeat (exonisch) Gesunde: 4–20 SCA6: 19–33	SCA6: Langsam progrediente Ataxie mit häufig spätem Beginn, DBN, BRN, sakkadierte Blickfolge, Dysarthrie, Fixationsgegenrucke, Sakkadenverlangsamung- und -hypermetrie, VI Parese, Blickparesen, zentraler Lageschwindel und Lagenystagmus, ausgeprägte Schluckstörungen (v. a. ältere Patienten), Pyramidenbahnzeichen, milde sensomotorische Neuropathie mit Tiefensensibilitätsstörungen	Wurmbetonte CA
					Besonderheiten: Überlappungen mit EA2 und FHM mit attackenartigen Verschlechterungen und migräneartigen Kopfschmerzen; Familienanamnese in bis zu 30% unauffällig; homozygote Anlageträger sind nicht schwerer betroffen	
	EA2: 1. bis 7. Dekade			EA2: AD Deletionen Punkt	EA2: Attacke: Ataxie, DBN, Doppelbildwahrnehmungen, Kopfschmerzen, Schwäche, Schwindel, Übelkeit und Erbrechen, Myotonie, Parästhesien, evtl. juvenile komplex-fokale Anfälle, Depressionen, Attackendauer: Minuten bis Tage Auslöser: körperliche Anstrengung, Stress, emotionale Anspannung, Kaffee, Alkohol, Zigaretten, kohlenhydratreiche Mahlzeit, Fieber, Hitze, Frequenz: mehrfach/Woche bis mehrfach/Jahr Interiktal: zerebelläres Syndrom mit Störung der Okulomotorik, insbesondere DBN, isolierter DBN, Dystonie	
					Besonderheiten: Phänoytpische Überlappung mit SCA6 und FHM Attackenhäufigkeit nimmt im Laufe des Lebens ab, im Verlauf aber auch Übergang in chronisch-progrediente Ataxie möglich, inkomplette Penetranz	
					Therapie: Acetazolamid, (3-)4-Aminopyridin	
SCA7	0–76	ATXN7 SCA7 OPCA3	3p14.1	AD CAG-Repat (exonisch) Gesunde: 4–35 Intermediär: 28–35 SCA7: 37–460	Zerebelläre Ataxie, Nystagmus, Dysarthrie, Sakkadenverlangsamung, supranukleäre Blickparese, Retinadegeneration mit früh auftretender Farbsinnstörung (gelb-blau), Zentralskotom, voranschreitendem Visusverlust bis zu Erblindung, Basalgangliensymptome, Kopftremor, Pyramidenbahnzeichen, axonale Neuropathie, Hyporeflexie, Tiefensensibilitätsstörungen, Demenz Kongenitale Fälle: kardiale Fehlbildungen	OPCA, SA
					Besonderheiten: Variablität des Erkrankungsalters, des Schweregrades und der Progressionsrate (selbst innerhalb eines Stammbaumes) in Abhängigkeit von der Repeatlänge	

■ **Tab. 25.1** (Fortsetzung)

Name und Genotyp	Erkrankungsalter	Gen	Locus	Vererbungsmodus/ Mutationen	Neurologische Symptomatik	MRT
SCA13	0–60	KCNC3 SCA13	19q13.33	AD	Langsam progrediente zerebelläre Ataxie, Nystagmus, Dysarthrie, Basalgangliensymptome, Pyramidenbahnzeichen, mentale Retardierung, psychomotorische Entwicklungsverzögerung, **Epilepsie**	CA, milde OPCA
SCA17	3–70	TBP SCA17 HDL4	6q27	AD, AR (selten) Homozygot/ compound heterozygot CAG-CAA-Repeat (exonisch) Gesunde: 25–44 Reduzierte Penetranz: 45–46 SCA17: 47–66	Zerebelläre Ataxie, BRN, Dysarthrie, Sakkadengeschwindigkeit normal bis reduziert, abnorme Anti- und Memory-guided-Sakkaden, Dysphagie, Basalgangliensymptome (Chorea, meist fokale Dystonie, Rigor, Parkinsonsyndrom, Tremor, Myoklonien, Pyramidenbahnzeichen,Tiefensensibilitätsstörungen, Inkontinenz, kognitive Defizite bis zur Demenz (fronto-exekutiv betont), neuropsychiatrische Symptome (Persönlichkeitsveränderungen, aggressives Verhalten, Wahn, Halluzinationen, Mutismus), Epilepsie **Besonderheiten:** Rasch progrediente Verläufe möglich! Klinisch sehr ähnlich wie M. Huntington, Prionerkrankungen, Betroffene mit Expansionen auf beiden Allelen (entweder homo- oder compound heterozygot) wurden in einzelnen Familien; sie unterscheiden sich phänotypisch nicht von heterozygoten Anlageträgern mit dominantem Erbgang	CA OPCA Atrophie von Putamen und Kortex
SCA28 und SPAX5	SCA28: 6–60	AFG3L2 SCA28 SPAX5	18p11.21	SCA28: AD Mutationshotspot in Exon 15/16	SCA28 (autosomal-dominant) Langsam progrediente, häufig früh beginnende zerebelläre Ataxie, BRN, sakkadierte Blickfolge, Sakkadendysmetrie, Dysarthrie, Sakkadenverlangsamung, Blickparesen, Ptose, Basalgangliensymptome (Dystonie), Pyramidenbahnzeichen	CA
	SPAX5: 0–2			SPAX5: AR Homozygot	SPAX5: Sehr früh beginnende spastisch-ataktische Gangstörung, Dysarthrie, okulomotorische Apraxie, Ptose, Dysphagie, Dystonie, Spastik, axonale sensomotorische Neuropathie mit distal betonter Amyotrophie, Myoklonusepilepsie, schwere funktionelle Beeinträchtigung	CA
spastische Spinalparalyse Typ / SPG7	10–42	PGN	16q24.3	AD, AR Homozygot/ compound heterozygot	Spastische Para- und Tetraparese, Pyramidenbahnzeichen (Hyperreflexie, Babinski Zeichen), zerebelläre Ataxie, Nystagmus, Dysarthrie, Optikusatrophie, supranukleäre Blickparese, Dysphagie, Tiefensensibilitätsstörungen, Blasenstörungen, kognitive Defizite (fronto-exekutiv, Aufmerksamkeit, Gedächtnis) Skoliose, Pes cavus	CA Supratentorielle Atrophie

Tab. 25.1 (Fortsetzung)

Name und Genotyp	Erkrankungsalter	Gen	Locus	Vererbungsmodus/ Mutationen	Neurologische Symptomatik	MRT
hepatolentikuläre Degeneration (Wilson) WD	Kindheit bis Erwachsenenalter	ATP7B	13q14.3	AR Homozygot/ compound heterozygot	Tremor, Dysarthrie, Dysphagie, Dystonie, gemischte demyelinisierende und axonale Neuropathie (selten), kognitive Defizite bis zur Demenz, Persönlichkeitsveränderungen, Kayser-Fleischer-Ring, Hepatitis, Leberzirrhose, hepatisches Koma, Hepatomegalie, Leberversagen, Ösophagusvarizen, Osteoporose, Osteomalazie, Chondrokalzinose, Osteoarthritis, Gelenkhypermobilität, Hypoparathyroidismus, renale tubuläre Dysfunktion, Nephrolithiasis, hämolytische Anämie Serum: Coeruloplasmin ↓, Urin: Kupferausscheidung ↑, Proteinurie, Aminoacidurie, Glukosurie, Hyperphosphaturie, Hyperkalziurie	CA, supratentorielle Atrophie, symmetrische T2-Hyperintensitäten Putamen (oft mit hyperintensem Randsaum), Globus pallidus, Caudatum, Thalamus und Pons

ABL Abetalipoproteinämie; (»abetalipoproteinemia (ABL)«), syn. Akanthozytose (»acanthocytosis«), syn. Morbus Bassen-Kornzweig (»Bassen Kornzweig syndrome«), mikrosomales-Triglyzerid-Transfer-Protein-Mangel (»microsomal triglyceride transfer protein deficiency«), MTP-Mangel (»MTP deficiency«); *AFP* Alpha-Fetoprotein; *ALS13* amyotrophe Lateralsklerose Typ 13 (ALS13) (»amyotrophic lateral sclerosis, susceptibility to 13«); *AOA* Ataxie mit okulärer Apraxie Typ 1 (»ataxia with ocular apraxia type 1 (AOA1)«); *AOA2* Ataxie mit okulärer Apraxie Typ 2 (»ataxia with ocular apraxia type 2 (AOA2)«), syn. autosomal rezessive spinozerebelläre Ataxie Typ 1 (SCAR1) (»spinocerebellar ataxia, autosomal recessive type 1«), spinozerebelläre Ataxie mit axonaler Neuropathie 2 (SCAN2) (»spinocerebellar ataxia with axonal neuropathy type 2«); *AT* Ataxia telangiectasia, syn. Louis-Bar-Syndrom; *BRN* Blickrichtungsnystagmus; *C10orf2* T7 gene 4-like protein with intramitochondrial nucleoid localization Gen; *CA* zerebelläre Atrophie; *CK* Kreatinkinase; *cMRT* kranielle Magnetresonanztomographie; *CoQ10* Coenzym Q10; *CTX* zerebrotendinöse Xanthomatose; *d* Tag; *DBN* Donwbeat-Nystagmus; *DN* Nucleus dentatus (»dentate nucleus«); *EA* episodische Ataxie (»episodic ataxia (EA)«); *EA1* episodische Ataxie Typ 1 (»episodic ataxia type 1«), syn. episodische Ataxie mit Myokymie (EAM) (»episodic ataxia with myokymia«), syn. Ataxie, episodisch mit Myokymie (AEM) (»ataxia, episodic with myokymia«), syn. paroxysmale Ataxie mit Neuromyotonie (»paroxysmal ataxia, with neuromyotonia), syn. erbliche Myokymie mit periodischer Ataxie (»hereditary myokymia with periodic ataxia«); *EOCA-HA* früh beginnende zerebelläre Ataxie mit Hypalbuminämie (»early onset cerebellar ataxia with hypoalbuminemia (EOCA-HA)«), syn. AOA1; *FHM* familiäre hemiplegische Migräne (»familial hemiplegic migraine«); *h* Stunde; *INO* internukleäre Ophthalmoplegie; *k.A.* keine Angaben; *KHK* koronare Herzerkrankung; *OPCA* olivopontozerebelläre Atrophie; *p.o.* per os; *Q10* Coenzym Q 10; *RD* Refsum-Erkrankung (»Refsum disease«); syn. Phytansäuremangel (»phytanic acid oxidase deficiency«), syn. Heredopathia atactica polyneuritiformis, syn. hereditäre motorische und sensible Neuropathie Typ IV (HMSN IV) (»hereditary motor and sensory neuropathy type IV«); SA spinale Atrophie; *SCA* spinozerebelläre Ataxie (»spinocerebellar ataxia«); *SCAN2* spinozerebelläre Ataxie mit axonaler Neuropathie 2 (»spinocerebellar ataxia with axonal neuropathy type 2«), syn. Ataxie mit okulärer Apraxie Typ 2 (»ataxia with ocular apraxia type 2«; AOA2«), autosomal-rezessive spinozerebelläre Ataxie Typ 1 (SCAR1) (»spinocerebellar ataxia, autosomal recessive type 1«); *SCAR* autosomal-rezessive spinozerebelläre Ataxie (»spinocerebellar ataxia, autosomal recessive«); *SCAR1* autosomal-rezessive spinozerebelläre Ataxie Typ 1 (SCAR1) (»spinocerebellar ataxia, autosomal recessive type 1«), syn. Ataxie mit okulärer Apraxie Typ 2 (»ataxia with ocular apraxia type 2"; AOA2«), spinozerebelläre Ataxie mit axonaler Neuropathie 2 (SCAN2) (»spinocerebellar ataxia with axonal neuropathy type 2«);*SPAX* spastische Ataxie; *SPG7* spastische Spinalparalyse Typ 7 (HSP7) (»spastic paraplegia 7"; SPG7«); *WD* Wilson-Krankheit (»Wilson disease«), syn. hepatolentikuläre Degeneration

Die **somatosensibel evozierten Potenziale** (SSEP) sind i. d. R. verzögert oder ausgefallen. Die **motorisch evozierten Potenziale** (MEP) zeigen eine verzögerte zentralmotorische Leitungszeit.

Die Diagnose einer FA wird molekulargenetisch gestellt. Eine FA ist gesichert, wenn >66 GAA-Expansionen im homozygoten Zustand im ersten Intron des FXN-Gens vorliegen. Bei Patienten mit klinischen Symptomen einer FA, bei denen lediglich ein expandiertes Allel gefunden wird, sollte zusätzlich nach Punktmutationen bzw. Deletionen im FXN-Gen gesucht werden.

Therapie Derzeitige Behandlungsstrategien sollen mitochondriale Funktionen unterstützen und oxidativen Stress minimieren. Während sich ein ursprünglich für das Coenzym-Q10-Analogon Idebenon angenommener positiver Effekt auf die neurologischen Symptome der FA nicht bestätigte (Level III), soll die Kombination aus **Vitamin E** und **Coenzym Q10** günstig wirken (Level I). Bei dringendem Therapiewunsch des Patienten sollte der Patient vor der Gabe von Vitamin E auf die möglichen negativen gesundheitlichen Auswirkungen, wie die insgesamt erhöhte Mortalität unter der Einnahme, kardiale Nebenwirkungen oder auch negative

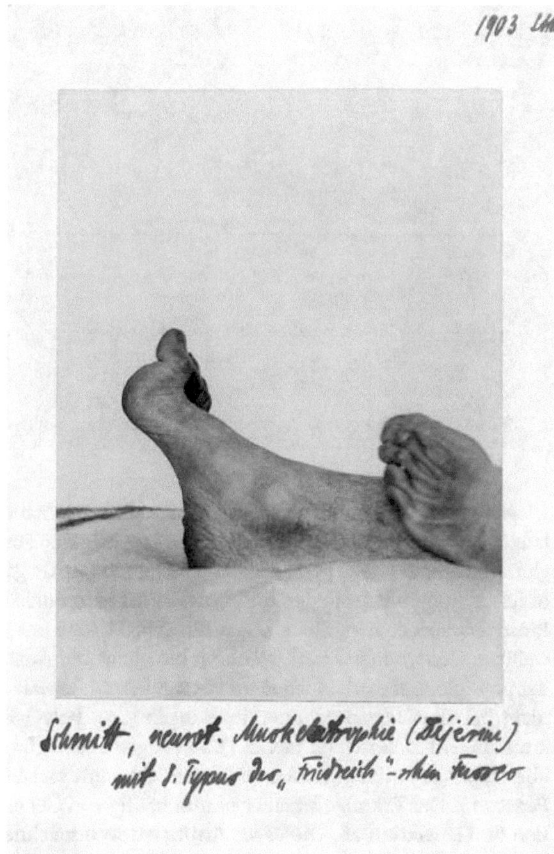

Abb. 25.2 Friedreich-Fuß. Originalphotographie eines sog. »Friedreich-Fußes«, beschriftet von Erb (Heidelberg 1903)

Einflüsse auf die Blutgerinnung, hingewiesen werden. Aufgrund der Vielfalt der neurologischen Symptome ist auf eine multimodale, intensive Behandlung mit Physio-, Ergo-, und Logopädie und die adäquate Hilfsmittelversorgung zu achten. Assoziierte Begleiterkrankungen, wie eine kardiale hypertrophe Kardiomyopathie, Diabetes mellitus oder Skelettdeformitäten, sind nach den jeweils üblichen Behandlungsrichtlinien der einzelnen Fachdisziplinen zu therapieren.

Verlauf Die FA verläuft langsam progredient. Sie beginnt häufig zwischen dem 5. und 25. Lebensjahr (Mittel 15 Jahre); es wurden aber auch Patienten mit einem Erkrankungsbeginn jenseits des 60. Lebensjahres beschrieben. Rollstuhlpflicht tritt im Mittel nach einer Erkrankungsdauer von 15 Jahren ein. Die Lebenserwartung hat sich aufgrund der verbesserten medizinischen Versorgung in den zurückliegenden Jahren deutlich verbessert und liegt mittlerweile jenseits des 40. Lebensjahres

25.4.2 X-chromosomale Ataxien

Fragiles-X-Tremor-Ataxie-Syndrom

Epidemiologie Das kumulative Lebenszeitrisiko für das Fragiles-X-Tremor-Ataxie-Syndrom (FXTAS) liegt für Männer bei 1/3.000–1/8.000. Typisch sind ein später Erkrankungsbeginn nach dem 50. Lebensjahr und ein langsam progredienter Verlauf.

Neuropathologie Es finden sich ubiquitinpositive intranukleäre Einschlusskörperchen in Neuronen und Astrozyten mit der höchsten Dichte im Hippokampus.

Genetik und Pathophysiologie Das FXTAS wird durch sog. Prämutationen im fragilen-X-Gen auf dem X-Chromosom (Xq27.3) ausgelöst. Vollmutationen führen hingegen zum Fragilen-X-Syndrom (FXS), einer der häufigsten hereditären Ursachen einer mentalen Retardierung mit einer Frequenz von 1:4.000 männlichen und 1:6.000 weiblichen Betroffenen. FXS ist durch CGG-Expansionen von mehr als 200 Basentriplets im FMR1-Gen charakterisiert. Die Folge ist eine Methylierung mit Verlust der Transkription und vollständigem Fehlen des Genproduktes FMRP (»Fragile X mutated protein«). Das FXTAS wird hingegen durch sog. Prämutationen zwischen 55 und 200 CGGs Länge im FMR1-Gen verursacht, die mit normalen oder leicht reduzierten FMRP-Spiegeln einhergehen, während die FMR1-mRNA mit expandiertem CGG-Repeat gegenüber Gesunden erhöht sind. Diesen pathologischen mRNA werden toxische Effekte zugeschrieben. Aufgrund der X-chromosomalen Lokalisation ist ein geschlechtsspezifischer Unterschied der Penetranz zu beobachten: Männliche Träger der Prämutation weisen eine mit dem Alter und der Länge der CGG-Expansion korrelierte Penetranz von ca. 40% auf, während nur bei 16% der weiblichen Anlageträgerinnen über 50 Jahren phänotypische Auffälligkeiten festzustellen sind.

Symptome Typische Symptome umfassen neben einer zerebellären Ataxie einen Aktionstremor, eine Neuropathie und ein meist mildes hypokinetisch-rigides Syndrom mit Rigor, Bradykinese, evt. auch Hypomimie und Ruhetremor. Zudem finden sich häufig eine reduzierte nonverbale und verbale Intelligenz und Störungen exekutiver Funktionen mit Beeinträchtigung des Arbeitsgedächtnisses. Mehr als die Hälfte der Patienten leidet zudem an einer autonomen Dysfunktion mit Harn- und Stuhlinkontinenz, orthostatischer Hypotension und Impotenz. Prämutationsträgerinnen entwickeln häufig eine prämature Menopause (»premature ovarian failure«; POF) vor dem 40. Lebensjahr. Insgesamt sollen 10% aller POF auf Prämutationen im FMR1-Gen zurückzuführen sein.

Diagnostik Das MRT zeigt häufig T2-Hyperintensitäten in den mittleren Kleinhirnstielen, periventrikulär, im zerebellären Marklager und seltener auch in Corpus callosum, Pons und Tegmentum in Verbindung mit einer Atrophie von Großhirn, Hirnstamm, Kleinhirn, Hippokampus und Thalamus.

Therapie Eine ursächliche Therapie steht bislang nicht zur Verfügung. Ein sehr ausgeprägtes Tremorsyndrom kann eine Tiefenhirnstimulation erfordern. Memantine hat sich als unwirksam erwiesen.

25.4.3 Autosomal-dominante Ataxien

Zu dieser Gruppe gehören die dominant vererbten spinozerebellären Ataxien (SCA) und die episodischen Ataxien (EA) (▣ Tab. 25.1). Darüber hinaus können erbliche Prionerkrankungen (z. B. Gerstmann-Sträussler-Scheinker-Erkrankung, GSS) über viele Jahre hinweg mit einer im Vordergrund stehenden Bewegungsstörung einhergehen.

Spinozerebelläre Ataxien

Epidemiologie Die meisten der dominant erblichen Ataxien werden als spinozerebelläre Ataxien (SCA) bezeichnet. Die Gesamtheit aller SCA hat eine Prävalenz von 1–10.000 zu 100.000. Die häufigsten Vertreter in Mitteleuropa sind SCA1, 2, 3 und 6 (▣ Tab. 25.2).

Die Familienanamnese liefert meist bereits Hinweise auf den autosomal dominanten Erbgang. Stirbt ein Elternteil vor dem 65. Lebensjahr, sollte die Familienanamnese als nicht informativ gewertet werden. Hintergrund ist das gelegentlich sehr späte Erkrankungsalter; die Gangstörung wird dann häufig als unspezifisches Symptom fehlgedeutet oder die Erkrankung wird vor dem Tode des Anlageträgers überhaupt nicht manifest.

Neuropathologie Es findet sich i. d. R. eine Degeneration des Kleinhirns selbst sowie seiner afferenten und efferenten Verbindungen. Zusätzlich können aber Veränderungen an Retina, peripherem Nervensystem, Basalganglien und Kortex auftreten.

Genetik und Pathophysiologie Mittlerweile wurden mehr als 30 verschiedene SCA-Genotypen beschrieben (▣ Tab. 25.1), deren Genprodukte sehr unterschiedliche physiologische Funktionen haben; u. a. sind sie an der glutamatergen Signalübertragung, an verschiedenen Ionenkanälen, der Tauregulation, mitochondrialen Funktionen und der RNA-Alteration beteiligt.

Ein Teil der Erkrankungen ist auf konventionelle Mutationen oder große Rearrangements zurückzuführen. Bei der größten Gruppe liegen jedoch expandierte instabile Repeatexpansionen innerhalb (Exone) oder außerhalb (Introne) kodierender Genabschnitte (Exons) vor. Bei den häufigsten Formen, der SCA1–3, 7 und 17, liegen die Expansionen in einem Exon und setzen sich aus den Basen Cytosin-Adenin-Guanin (CAG) zusammen. Dieses Triplet kodiert die Aminosäure Glutamin; die Expansion führt deshalb zum Einbau eines pathologisch verlängerten Polyglutaminstrangs in das jeweilige Genprodukt. Die pathophysiologische Bedeutung der Polyglutamine wird ferner dadurch unterstrichen, dass Erkrankungsalter und Verlauf invers mit der Repeatlänge korreliert sind: Je länger das Repeat, desto früher beginnt und schwerwiegender verläuft die Erkrankung. Sehr wahrscheinlich erlangt das mutierte Genprodukt infolge des expandierten Polyglutaminstranges neue pathogene Eigenschaften (»toxic gain of function«). In betroffenen Neuronen findet man nukleäre Einschlusskörperchen, die u. a. aus Abbauprodukten des jeweiligen Genproduktes und Ubiquitin bestehen. Die Anzahl der physiologisch vorhandenen und expandierten Repeats ist nicht bei allen Polyglutaminerkrankungen (syn. PolyQ-Erkrankungen) identisch (▣ Tab. 25.1). In einigen Fällen gibt es überlappende Bereiche (»intermediäre Allele«) mit variabler Penetranz. Das Erkrankungsalter nimmt häufig von Generation zu Generation ab. Dieses als **Antizipation** bezeichnete Phänomen beruht auf einer Längenzunahme der instabilen Repeats bei der Vererbung. Betroffen sind v. a. Kinder betroffener Männer. Hintergrund sind die häufigeren Zellteilungen während der männlichen Gametogenese.

▣ Tab. 25.2 Typische Symptome der häufigsten SCA-Genotypen

Genotyp	Symptomatik
SCA1	Spastik, Schluckstörungen, fronto-exekutive Dysfunktion
SCA2	Sakkadenverlangsamung, Demenz
SCA3	Doppelbilder, VOR-Minderung, Basalgangliensymptome Jüngeres Lebensalter: Spastik, Dystonie Mittleres Lebensalter: zerebelläre Ataxie Höheres Lebensalter: Amyotrophie
SCA6	Später Beginn, Schluckstörungen, Doppelbilder

Neben den sehr kurzen Expansionen (▣ Tab. 25.1), die zudem in den meisten Fällen stabil weitergegeben werden, unterscheidet sich die SCA6 durch ihr Genprodukt von den übrigen SCA-Mutationen. Das SCA6-Gen kodiert Untereinheiten des Kalziumkanals CACNA1A, der insbesondere für die Funktion zerebellärer Zellen von Bedeutung ist. Andere Mutationen in diesem Gen sind mit einer familiären hemiplegischen Migräne und episodischen Ataxie 2 (EA2) vergesellschaftet. Entgegen früherer Meinungen geht die Neurodegeneration auch bei der SCA6 über das Zerebellum hinaus.

Im Falle der SCA8, SCA10 und SCA12 liegen die expandierten Expansionen außerhalb kodierender Regionen (Introns) und werden deshalb bei der Proteinsynthese nicht translatiert. Als pathophysiologisches Konzept wird ein »toxic gain of function« auf RNA-Ebene angenommen, der zu einer reduzierten Proteinbiosynthese führt.

Symptome Klinisch führend ist eine Stand- und Gangunsicherheit, die in der Regel durch eine zerebelläre Funktionsstörung bedingt ist. Das klinische Erscheinungsbild lässt häufig keine eindeutigen Rückschlüsse auf die zugrundeliegende Mutation zu.

Neben dem zerebellären Syndrom mit der typischen zerebellären Okulomotorikstörung (sakkadierte Blickfolge, Blick-

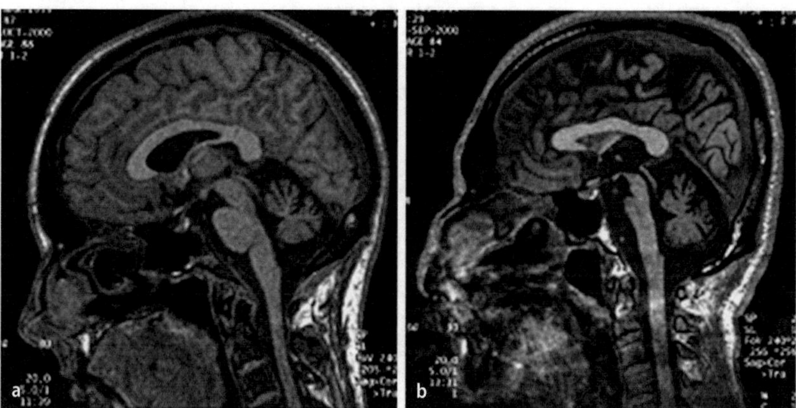

Abb. 25.3 **Spinozerebelläre Ataxie. a** Rein zerebelläre Atrophie (CA). **b** Olivopontozerebelläre Atrophie (OPCA) mit massiver Verschmächtigung des Hirnstammes (MSA-C ▶ Abschn. 24.2)

richtungsnystagmus, Sakkadendysmetrie und gestörte Fixationssuppression des vestibulo-okulären Reflexes [VOR]) werden auch eine Sakkadenverlangsamung, supranukleäre Blickparesen, Augenmuskelparesen mit Doppelbildwahrnehmungen und Beeinträchtigungen des VOR (Details Tab. 25.1) beobachtet. In späten Stadien kann eine Schluckstörung Probleme bereiten. Eher selten dominieren Bradykinese und Rigidität das klinische Syndrom, während Dystonien (z. B. als oromandibuläre Dystonie, segmentale Dystonie) oder eine Beteiligung der Pyramidenbahn häufiger auftreten. Die häufig auftretende Neuropathie betrifft meist v. a. sensible Fasern. Faszikulationen deuten auf die Beteiligung motorischer Fasern hin. Gelegentlich kommt es – meist nach langjährigem Verlauf – zu einer generalisierten **Amyotrophie**. In sehr seltenen Fällen kann sie sich aber auch sehr rasch ähnlich einer Motoneuronerkrankung mit entsprechend ungünstiger Prognose entwickeln.

Viele Patienten haben zumindest leichtere **kognitive Störungen**. Dabei handelt es sich v. a. um Beeinträchtigungen fronto-exekutiver Funktionen. Nach mehrjährigem Verlauf leiden viele Patienten unter teilweise sehr ausgeprägten **Schlafstörungen**, die mit REM-Schlafverhaltensstörungen, periodischen Beinbewegungen im Schlaf (PLMS, »periodic limb movements during sleep«) oder/oder Restless-legs-Beschwerden einhergehen. Zurückgeführt werden die Schlafstörungen auf die Degeneration in Pons, nigrostriatalen Projektionen, Locus coeruleus und Thalamus. Sie verstärken depressive Verstimmungen, führen zu verstärkter Tagesmüdigkeit und reduzierter Lebensqualität. Bei einigen SCA-Genotypen (z. B. SCA13 und SCA17) kann es zu **epileptischen Anfällen** (primär und sekundär generalisiert, einfach- und komplex-fokal) kommen.

Diagnostik Das **MRT** zeigt in aller Regel eine Kleinhirnatrophie (Abb. 25.3), während Hirnstamm, Rückenmark, Basalganglien und Großhirn in unterschiedlichem Maße betroffen sein können. **Neurographisch** findet sich meist eine sensible oder sensomotorische axonale Neuropathie, die zentralmotorische Überleitungszeit kann verlängert sein. Die Ableitung visuell evozierter Potenziale (VEP), akustisch evozierter Hirnstammpotenziale (AEHP) und somatosensibel evozierter Potenziale (SEP) ergibt in der Mehrzahl der Fälle pathologische Befunde hinsichtlich Latenz und Amplitude.

Für die einzelnen identifizierten Genotypen stehen in der klinischen Routine geeignete **molekulargenetische Verfahren** zur Verfügung. Moderne Verfahren wie das »next generation sequencing« (NGS) erlauben eine Untersuchung zahlreicher Gene in sehr kurzer Zeit. Das Gendiagnostikgesetz verlangt eine sehr ausführliche und individuelle Aufklärung und schriftliche Einverständnis des Patienten vor Einleitung jedweder genetischer Diagnostik.

Therapie Da eine ursächliche Therapie für keine der spinozerebellären Ataxien zur Verfügung steht, muss sich die Therapie meist auf physiotherapeutische und logopädische Maßnahmen beschränken. Bestimmte Symptome wie eine Epilepsie, Dystonie, Parkinsonsymptomatik, Spastik oder ein RLS werden nach den üblichen Leitlinien behandelt. Eine Sonderstellung nehmen die episodischen Ataxien (EA) ein, die z. T. auf Kaliumkanalblocker, wie (3-)4-Aminopyridin ansprechen. Diese Substanz ist allerdings zur Behandlung einer Ataxie nicht zugelassen. Sie kann Nebenwirkungen (Herzrhythmusstörungen, v. a. Vorhofflimmern, epileptische Anfälle) auslösen. Eine therapeutische Alternative ist Acetazolamid, das aber bei längerfristiger Einnahme zu Nierensteinen führen kann. Viele Patienten berichten über eine Zunahme ihrer Gangunsicherheit (bei Einnahme sedierender Medikamente (z. B. Benzodiazepine). Trizyklika sollten angesichts ihrer kardialen Nebenwirkungen und der Gefahr der Verstärkung kognitiver und autonomer Defizite nur sehr vorsichtig einzusetzen. Dies gilt natürlich auch für die Behandlung länger anhaltender depressiver Episoden. In der Regel wird man daher modernen Präparaten wie den Serontonin-Wiederaufnahmehemmern (SSRI) den Vorzug geben. Eine suprapubische Harnableitung oder perkutane endoskopische Gastrostomie (PEG) sind sehr viel seltener indiziert als z. B. bei der Multisystematrophie.

5

In Kürze

Allgemeine Empfehlungen: regelmäßige Physio-, Ergo- und Logopädie, Hilfsmittelversorgung, bei ausgeprägten Schluckstörungen mit Aspirationsgefahr ggf. PEG-Anlage, evtl. suprapubische Harnableitung (v. a. bei MSA).

Klassifikation. Unterscheidung von hereditären (autosomal-rezessiven, autosomal-dominanten, X-chromosomalen) und sporadischen (symptomatische und idiopathische) Ataxien.

Symptomatische Ataxien. Toxisch (u. a. Alkohol, Medikamenten), Vitaminmangel (B_1, B_{12}, E), immunologisch ([para-]infektiös, paraneoplastisch), physikalisch (Hitzschlag oder Sepsis).

Idiopathische Ataxien. Alle Bewegungsstörungen mit klinisch führender zerebellärer Ataxie ohne bekannte Ursache, heterogene Gruppe seltener Erkrankungen mit variabler klinischer Ausprägung und Progressionsrate (Prävalenz 1–2:100.000), unspezifische Befunde in MRT und Elektrophysiologie. Mindestens 25% der Patienten gehen im Verlauf in eine **Multisystematrophie vom zerebellären Typ** (MSA-C) über: sichere Diagnose einer MSA-C ausschließlich autoptisch, klinisch v. a. zu Beginn nicht von anderen Formen einer idiopathischen Ataxie sicher abzugrenzen.

Autosomal-rezessive Ataxien. Große Gruppe von Erkrankungen mit sehr variablem klinischen Bild, vielfältige genetische Ursachen (u. a. metabolische Störungen, defizitären DNA-Reparaturmechanismen), Beginn häufig vor dem 20. Lebensjahr, ein höheres Erkrankungsalter schließt eine rezessive Ataxie aber nicht aus. Seltene, aber behandelbare Unterformen: M. Refsum, Abetalipoproteinämie (M. Bassen-Kornzweig), Vitamin-E-Mangel-Ataxie, M. Wilson, zerebrotendinöse Xanthomatose.

Friedreich Ataxie (FA). Insgesamt häufigste erbliche Ataxie, Prävalenz 1:50.000, in ca. 95% homozygote GAA-Repeat-Expansion im Frataxin-Gens, Verlauf langsam progredient, Beginn meist 5–25 Jahre (bis >60 Jahre). **Symptome:** Leitsymptom progrediente Stand- und Gangataxie in Kombination mit abgeschwächten/ausgefallenen Muskeleigenreflexe, Tiefensensibilitätsstörungen, Pyramidenbahnzeichen und Dysarthrie, Beteiligung innerer Organe (Kardiomyopathie, Diabetes mellitus) v. a. bei frühem Beginn, Skelettdeformitäten in >50%. »Late-onset« Formen klinisch häufig atypisch mit z. B. im Vordergrund stehender Spastik. **Diagnostik:** Nachweis von >66 GAA-Expansionen im homozygoten Zustand. Regelmäßige internistische Mitbetreuung einschl. EKG, Echokardiographie, Blutzuckertagesprofil, HbA_{1c} erforderlich. Keine ursächliche **Therapie**.

X-chromosomale Ataxien. Fragiles-X-Tremor-Ataxie-Syndrom: Erkrankungsbeginn meist nach dem 50. Lebensjahr, instabile Expansion mit 55–200 CGG im FMR1-Gen (sog. Prämutationen) mit erhöhten, toxisch wirkenden FMR1-mRNA-Spiegeln, geschlechtsspezifische Penetranz. **Symptome:** Aktionstremor, Ataxie, Neuropathie, hypokinetisch-rigides Syndrom, Störungen frontoexekutiver Funktionen, autonome Dysfunktion, bei Frauen prämature Menopause (<40 Jahre). **Diagnostik:** MRT: unspezifische T2-Hyperintensitäten (v. a. mittlere Kleinhirnstiele, periventrikulär, zerebelläres Marklager) und supra- und infratentorieller Atrophie. Bislang keine ursächliche **Therapie**, ggf. Tiefenhirnstimulation.

Autosomal-dominante Ataxien. Spinozerebelläre Ataxien, episodische Ataxien.

Spinozerebelläre Ataxien: Prävalenz der gesamten Gruppe 1:10.000–100. 000. Häufigste Formen in Mitteleuropa: SCA1, 2, 3 und 6, bislang >30 verschiedene SCA-Genotypen. Extrazerebelläre **Symptomen** in variabler Ausprägung und Kombination, häufig Beteiligung des peripheren Nervensystems. **Diagnostik:** MRT unspezifisch mit infratentorieller Atrophie, Mutationsnachweis mittels geeigneter Verfahren (PCR, »next generation sequencing«). Keine ursächliche **Therapie**, bei episodischer Ataxie und/oder Donwbeat-Nystagmus ggf. Versuch mit 3,4-Aminopyridin. **Spinozerebelläre Ataxie Typ 1 (SCA1):** Häufig Schluckstörungen, Pyramidenbahnzeichen, blasse Papille, Sakkadenverlangsamung, fronto-exekutive Dysfunktion. **Spinozerebelläre Ataxie Typ 2 (SCA2):** Sakkadenverlangsamung, ausgeprägte kognitive Störungen, Myoklonien, Amyotrophie, evtl. Basalgangliensymptome. **Spinozerebelläre Ataxie Typ 3 (SCA3):** Abduktionsdefizit, Blickparesen, Verlust des vestibulookulären Reflexes, bei frühem Beginn Dystonie, Pyramidenbahnzeichen, in späteren Stadien häufig Neuropathie mit Amyotrophie. **Spinozerebelläre Ataxie Typ 6 (SCA6):** Später Beginn, Downbeat-Nystagmus, Abduktionsdefizit, Pyramidenbahnzeichen, klinische Überschneidungen mit episodischer Ataxie Typ 2 und familiärer hemiplegischer Migräne.

Weiterführende Literatur

Coutinho P, Sequeiros J (1981) [Clinical, genetic and pathological aspects of Machado-Joseph disease]. Journal de Genetique Humaine 29(3):203–9

Di Donato S, Gellera C, Mariotti C (2001) The complex clinical and genetic classification of inherited ataxias. II. Autosomal recessive ataxias. Neurological Sciences (3):219–28

Gendiagnostikgesetz vom 31. Juli 2009 (BGBl. I S. 2529, das durch Artikel 2 Absatz 31 u. Artikel 4 Absatz 18 des Gesetzes vom 7. August 2013 (BGBl. I S. 3154) geändert worden ist

Gilman S, Low PA, Quinn N, Albanese A, Ben-Shlomo Y, Fowler CJ, et al. (1998) Consensus statement on the diagnosis of multiple system atrophy. Journal of the Autonomic Nervous System 74(2-3): 189–92

Gilman S, Quinn NP (1996) The relationship of multiple system atrophy to sporadic olivopontocerebellar atrophy and other forms of idiopathic late-onset cerebellar atrophy. Neurology 46(5):1197–9

Gilman S, Wenning GK, Low PA, Brooks DJ, Mathias CJ, Trojanowski JQ, et al. (2008) Second consensus statement on the diagnosis of multiple system atrophy. Neurology 71(9):670–6

Ilg W, Bastian AJ, Boesch S, Burciu RG, Celnik P, Claassen J, et al. (2014) Consensus paper: management of degenerative cerebellar disorders. Cerebellum 13(2):248–68

Jacquemont S, Hagerman RJ, Leehey M, Grigsby J, Zhang L, Brunberg JA, et al. (2003) Fragile X premutation tremor/ataxia syndrome: molecular, clinical, and neuroimaging correlates. American Journal of Human Genetics 72(4):869–78

Leitlinien der DGN: http://www.dgn.org/leitlinien-der-dgn-2008-108.html

Lin DJ, Hermann KL, Schmahmann JD (2014) Multiple system atrophy of the cerebellar type: clinical state of the art. Movement Disorders 29(3):294–304

OMIM (Online Mendelian inheritance of Man): http://www.ncbi.nlm.nih.gov/omim

Parkinson MH, Boesch S, Nachbauer W, Mariotti C, Giunti P (2013) Clinical features of Friedreich's ataxia: classical and atypical phenotypes. Journal of Neurochemistry 126 Suppl 1:103–17

Selbsthilfegruppe: Deutsche Heredoataxie-Gesellschaft e.V. (DHAG): http://www.ataxie.de

van de Warrenburg BP, van Gaalen J, Boesch S, Burgunder JM, Durr A, Giunti P, et al. (2014) EFNS/ENS Consensus on the diagnosis and management of chronic ataxias in adulthood. European Journal of Neurology 21(4):552–62

Wenning GK, Ben Shlomo Y, Magalhaes M, Daniel SE, Quinn NP (1994) Clinical features and natural history of multiple system atrophy. An analysis of 100 cases. Brain 117 (Pt 4):835–45

Kognitive Einschränkungen und Demenzen

Jörg B. Schulz, Klaus Hess und Albert C. Ludolph

W. Hacke (Hrsg.), *Neurologie*,
DOI 10.1007/978-3-662-46892-0_26,

Einleitung

Aufgrund verbesserter hygienischer Maßnahmen, erfolgreicher Behandlung von Infekten, gesünderer Lebensführung einschließlich Behandlung kardiovaskulärer Risikofaktoren und intensivierter Vorsorge werden Menschen immer älter. In den letzten 30 Jahren ist die mittlere Lebenserwartung bei Männern wie Frauen um über 7 Jahre gestiegen. Heute 50-Jährige haben eine mittlere Lebenserwartung von 85 (Männer) und 90 Jahren (Frauen). Mit zunehmendem Alter nimmt die Inzidenz kognitiver Störungen zu. Ab dem 50. Lebensjahr verdoppelt sich die Häufigkeit mit jedem Jahrzehnt. Der zu erwartende große Zuwachs an über 90-Jährigen wird mit einer exponentiellen Steigerung der Demenzkranken in dieser Altersgruppe gefolgt. Nach Schätzungen sind 30–60% der über 90-Jährigen dement. Dies wird sich zu einem medizinökonomischen Problem ersten Ranges in den nächsten zwei Jahrzehnten entwickeln.
Es ist seit langem bekannt, dass Demenzkrankheiten mit dem Lebensalter und mit bestimmten vaskulären Risikofaktoren assoziiert sind. Gegenwärtig hat sich die Forschung neben der Epidemiologie auf die molekularbiologischen Grundlagen verschiedener Formen von Demenz konzentriert. Dabei hat sich das Spektrum der degenerativen Demenzen erweitert. Andererseits erkennt man Gemeinsamkeiten zwischen den früher als streng gegensätzlich gesehenen großen Gruppen der vaskulären und degenerativen Demenzen.
Den Fortschritten in der Diagnostik entsprechen zurzeit noch nicht die erhofften Fortschritte in der Therapie, wenngleich erfolgversprechende Medikamente in der Erprobung und teilweise auch in der Anwendung sind. Dazu gehört auch die Behandlung der nichtkognitiven Symptome, die die persönlichen und sozialen Auswirkungen der demenziellen Symptome im engeren Sinne verstärken.

26.1 Vorbemerkungen: Demenz

26.1.1 Definition

Die Demenz ist ein klinisches Syndrom, das charakterisiert ist durch eine erworbene Beeinträchtigung des Gedächtnisses in Kombination mit dem Abbau weiterer Hirnleistungen, die für mehr als 6 Monate anhält. Daraus resultiert eine Beeinträchtigung im Alltag und der gewohnten Lebensführung. Neben der meist im Vordergrund stehenden Gedächtnisstörung muss nach den ICD10-Kriterien ein Defizit in einer zweiten kognitiven Domäne (Aphasie, Apraxie, Agnosie, Störungen der Exekutivfunktionen) bestehen.

ICD10 (WHO)-Kriterien einer Demenz

- Gedächtnisstörung
- Mindestens eine weitere kognitive Störung (Apraxie, Aphasie, Agnosie, Störung der Exekutivfunktion)
- Ausschluss eines Delirs
- Beeinträchtigung der Alltagsfunktionen
- Symptome sollten seit mindestens 6 Monaten bestehen

26.1.2 Diagnostik und Differenzialdiagnose

Die Demenz ist eine **klinische Diagnose**. Sie ergibt sich aus der Symptomkonstellation. Die primären Demenzkrankheiten (z. B. Alzheimer-Krankheit, frontotemporale Lobärdegeneration, Demenz mit Lewy-Körpern) sind durch ihre pathognomonischen neuropathologischen Veränderungen charakterisiert, die erst autoptisch zu sichern sind. Mit Zusatzuntersuchungen (klinisch-neurologischer Befund, neuropsychologische Testung, Kernspintomographie des Kopfes, Liquoruntersuchungen, nuklearmedizinischen Verfahren und in einzelnen Fällen auch genetische Testung) gelingt es heute mit hoher Spezifität und Sensitivität, bereits zu Lebzeiten die korrekte Diagnose zu stellen. Treten neben den kognitiven weitere neurologische Symptome auf, z. B. extrapyramidale, pyramidale oder zerebelläre Symptome, führt dies in der Regel zur Diagnose einer anderen neurodegenerativen Erkrankung, bei der zusätzlich kognitive Symptome, die meistens im Erkrankungsverlauf progredient sind, auftreten.

Weiterhin müssen vor allem metabolische Syndrome (z. B. Hyperkalzämie, urämische, hepatische oder septische Enzephalopathie), die zu kognitiven Einschränkungen führen, aber potenziell reversibel sind, ausgeschlossen werden. Ferner muss als wichtige Differenzialdiagnose ein Zustand gestörter Bewusstseinslage mit beeinträchtigter Vigilanz, Aufmerksamkeit, Konzentration und Leistungsschwankungen (delirantes Syndrom) von einer Demenz abgegrenzt werden. Insgesamt gilt, dass insbesondere bei einer Demenz, die sich bereits im mittleren Lebensabschnitt manifestiert, sorgfältig Differenzialdiagnosen erwogen und ausgeschlossen werden müssen. Kognitive Beeinträchtigungen im Alltag in Assoziation mit depressiver Verstimmung können auch im Rahmen einer Pseudodemenz bei Depression auftreten. Diese wird durch rascheren Beginn, fehlende Progression und Ansprechen auf antidepressive Therapie abgegrenzt.

Mögliche Ursachen eines Demenzsyndroms (Auswahl)

- **Primäre degenerative Demenzen**
  - Alzheimer-Krankheit
  - Demenz mit Lewy-Körpern
  - Frontotemporale Demenz
- **Demenzen bei anderen neurodegenerativen Erkrankungen**
  - Progressive supranukleäre Paralyse
  - Kortikobasale Degeneration
  - Demenz bei Motoneuronerkrankung
  - Demenz bei Parkinson-Syndromen
  - Demenz bei spinozerebellären Ataxien
  - Demenz bei Huntington-Krankheit, DRPLA oder anderen Chorea-Syndromen
  - Adulte Zeroidlipofuszinose
  - Hallervorden-Spatz-Krankheit
  - Niemann-Pick-Krankheit Typ C

- **Intrakranielle Raumforderungen**
  - Chronisch-subdurales Hämatom
  - Hirnabszess
  - Hirntumoren
- **Zerebrovaskulär**
  - Multiple Infarkte
  - Subkortikale arteriosklerotische Enzephalopathien
  - CADASIL
  - Vaskulitiden
  - Amyloidangiopathien
  - Strategische Infarkte (z. B. Thalamus)
  - Defekte nach Blutung
- **Infektiös entzündlich**
  - Neurosyphilis
  - HIV-Infektion
  - Borreliose
  - Tuberkulöse Meningitis
  - Herpes-Enzephalitis
  - Morbus Whipple
  - Progressive multifokale Leukenzephalopathie
  - Sarkoidose
  - Multiple Sklerose
- **Paraneoplastisch**
  - Limbische Enzephalitis
- **Endokrin/metabolisch/toxisch**
  - Hypothyreose
  - Enzephalopathie bei Hashimoto-Thyreoiditis
  - Hyperthyreose
  - Urämische Enzephalopathie
  - Hepatische Enzephalopathie
  - Hyperkalzämie
  - Zerebrale Hypoxie
  - Kohlenmonoxidintoxikation
  - Avitaminose, besonders Vitamin B_{12}
  - Alkoholmissbrauch
  - Chemikalien, z. B. Quecksilber
- **Verschiedenes**
  - Normaldruckhydrozephalus
  - Folgen eines Schädel-Hirn-Traumas
  - Prionkrankheiten
  - Leukodystrophien
  - Mitochondriale Erkrankungen
  - Myotone Dystrophie

Bei subjektiven Beschwerden der Patienten oder fremdanamnestischen Berichten über ein Nachlassen der Gedächtnisleistungen werden so genannte **Screening-Tests** durchgeführt (▶ Exkurs: Neuropsychologische Screeningverfahren). Sie objektivieren anamnestische Angaben über Gedächtnisstörungen und erlauben eine Zuordnung zum Schweregrad. Im deutschen Sprachraum verbreitet sind der **Mini-Mental-Status-Test** (MMST) nach Folstein, der **DemTect** und zunehmend auch die deutsche Version des **Montreal Cognitive Assessmen**t (MoCA). Darüber hinaus existieren eine Vielzahl weiterer Screeningverfahren oder Kurztests, die teilweise speziell auf bestimmte Patientenpopulationen zugeschnitten sind (z. B. PANDA bei Morbus Parkinson).

26.1.3 Normale Hirninvolution im Alter

Demenzkrankheiten müssen von der normalen Involution der Hirnleistung im höheren Lebensalter unterschieden werden. Oberhalb eines gewissen, individuell variablen Alters nimmt bei allen Menschen neben der körperlichen auch die geistige Leistungsfähigkeit ab. Auffassung, gedankliche Schnelligkeit, intellektuelle Umstellungsfähigkeit und die Merkfähigkeit lassen nach. Die Gemütsregungen werden flacher, und der Interessenkreis engt sich ein. Es lässt sich aber nicht ausschließen, dass diesen Veränderungen bereits pathologisch-anatomische Veränderungen neurodegenerativer Erkrankungen unterliegen (s. u.), die jahrelang, z. T. jahrzehntelang im Rahmen einer kognitiven Reserve kompensiert werden können.

Eine Erweiterung der inneren oder äußeren Liquorräume berechtigt nicht zu unmittelbaren Schlüssen auf Persönlichkeit und Intelligenz. Die Nervenzellen sind in großer, nummerischer Überzahl vorhanden, so dass auch bei einem gewissen Grad von Hirnatrophie zunächst genügend Substanzreserve zur Sicherung der Leistungsfähigkeit vorhanden ist. Zudem haben neuere quantitative morphologische Untersuchungen gezeigt, dass die altersphysiologischen Verluste an kortikalen Nervenzellen geringer sind als bisher geglaubt wurde. Eine Korrelation zwischen CT- oder MRT-Befund und Intelligenzleistungen lässt sich nicht nachweisen.

26.1.4 Konzept der milden kognitiven Beeinträchtigung

Abzugrenzen von der normalen Alterung ist ein erster Abbau kognitiver Teilleistungen, meist der Merkfähigkeit (episodisches Gedächtnis), der entweder vom Patienten selbst oder den Angehörigen wahrgenommen wird und sich in standardisierten neuropsychologischen Untersuchungen objektivieren lässt. Ist im Gegensatz zur Demenzdefinition nur eine kognitive Domäne betroffen und können die Alltagsaktivitäten weiter wahrgenommen werden, spricht man von einer milden kognitiven Beeinträchtigung (»mild cognitive impairment«, Akronym **MCI**). Ist vor allem das episodische Gedächtnis betroffen, wird eine **amnestische MCI** diagnostiziert. Es besteht dann ein deutlich erhöhtes Risiko, in den nächsten drei Jahren an einer Demenz zu erkranken. Das Risiko eines Patienten mit einer amnestischen MCI wird mit ca. 12% pro Jahr angegeben, während es bei altersgleichen Personen ohne MCI nur 2% pro Jahr beträgt.

Allerdings besteht eine erhebliche prognostische Unsicherheit, da Patienten jahrelang im Stadium einer MCI verbleiben können oder aber auch die eingeschränkte Merkfähigkeit reversibel sein kann. In diesem Stadium kommen heute **Biomarker** in Form der strukturellen Bildgebung (präferenziell Kernspintomographie), von Liquoruntersuchungen und nuklearmedizinischer Bildgebung (Glukose Positronenemis-

Exkurs

Neuropsychologische Screeningverfahren

Beim Einsatz von Screeningverfahren sind eine Reihe von Punkten zu beachten: Grundsätzlich sind Screeningtests nicht geeignet, eine ausführliche neuropsychologische Untersuchung zu ersetzen, da ihre psychometrische Eignung aufgrund ihrer Kürze eingeschränkt ist. Sie sollten daher nicht zum Einsatz kommen, wenn definitive diagnostische Aussagen verlangt sind (z. B. bei Gutachten). Vor dem Gebrauch eines bestimmten Tests sollte man sich mit dessen Anwendbarkeit und Validität bei verschiedenen Demenzformen vertraut machen, da beispielsweise Verfahren wie die Mini-Mental-Status Test, die primär Gedächtnisleistungen und parietale Funktionen abbilden, sich in Studien als insensitiv gegenüber den exekutiven Defiziten bei frontotemporalen Demenzen gezeigt haben. Zudem sind nicht alle Screeningverfahren geeignet, leichte kognitive Defizite in der Frühphase einer demenziellen Entwicklung zu erfassen. Differenzialdiagnostische Aussagen sind anhand der Ergebnisse eines Screenings meist nicht möglich, da die Kürze der Verfahren es nicht erlaubt, kognitive Teilleistungen adäquat abzubilden.
Wie jedes neuropsychologische Verfahren können die Ergebnisse von Screeningtests durch psychische Faktoren (z. B. Depression), die Motivation des Patienten, medikamentöse Einflüsse, Schmerzen oder auch Ermüdung beeinflusst sein. Ein sehr hohes oder sehr niedriges Bildungsniveau kann zu einer Überschätzung oder Unterschätzung des tatsächlichen Leistungsniveaus führen. Schließlich sind die Ergebnisse von Screeninginstrumenten das Resultat einer Interaktion zwischen Untersucher und Patient, so dass für Ersteren ein gewisses Maß an Erfahrung und Kenntnisse im Umgang mit dem Instrument zu fordern ist.
Der MMST prüft verschiedene kognitive Leistungen und nimmt 10 Minuten in Anspruch. Er ist nicht geeignet, erste Veränderungen der Gedächtnisleistung zu erfassen, wird aber für die Bestimmung des Schwergrades bei der Alzheimer-Krankheit verwendet. Insgesamt können 30 Punkte erreicht werden. Eine leichte Demenz besteht bei einem Testergebnis von 20–26 Punkten, eine mittelschwere Demenz bei 10–19 Punkten und eine schwere Demenz bei weniger als 10 Punkten. Der MoCA untersucht im Gegensatz zum MMST zahlreiche kognitive Domänen und ist insgesamt deutlich schwieriger. Damit ist er sensitiver im Frühstadium einer Demenz und besser zur Differenzialdiagnose von Demenzen geeignet. Auch hier können 30 Punkte erreicht werden. Er ist frei in zahlreichen Sprachen verfügbar (www.mocatest.org). Da das Ausgangsniveau in Abhängigkeit von Intelligenz, Schul- und Berufsausbildung und Berufsausübung schwankt, ist die Aussagekraft solcher Tests besonders auch im Anfangsstadium einer Erkrankung erst im Verlauf, z. B. durch 2 Messungen im Abstand von 6–12 Monaten voll aussagekräftig. Ein vorbestehender Intelligenzmangel muss von einer Demenz abgegrenzt werden und kann durch Anamnese, Biographie und Persönlichkeitsprofil erfasst werden.

sionstomographie [PET] oder Amyloid-PET) zur Anwendung (s. u.). Weisen diese Biomarker auf neuropathologische Veränderungen im Sinne einer Alzheimer-Krankheit hin, handelt es sich um das Prodromalstadium der Alzheimer-Krankheit, die neuropathologisch charakterisiert ist, und noch nicht zu einer Demenz geführt hat. Diese wird jedoch bei positivem Biomarkerbefund mit einer Sensitivität und Spezifität der Biomarker von 85–90% mit hoher Wahrscheinlichkeit in den nächsten 5 Jahren eintreten.

Klagen die Patienten über eine Einschränkung des Gedächtnisses, ohne dass diese sich testpsychologisch objektivieren lässt, spricht man von einer **subjektiven kognitiven Beeinträchtigung**. Erste Studien zeigen, dass auch diese mit einem erhöhten Risiko, eine Demenzerkrankung zu entwickeln, verbunden ist.

26.1.5 Allgemeine Epidemiologie der Demenzkrankheiten

Man schätzt, dass in der westlichen Welt 5–10% der Menschen über 65 Jahre und 30–40% der Menschen über 80 Jahre durch Demenz in ihrer Lebensführung beeinträchtigt sind. Die Prävalenz, d. h. die Häufigkeit der Fälle zum Zeitpunkt einer Untersuchung, nimmt mit dem Lebensalter exponentiell zu, und es wird geschätzt, dass sie sich alle 4–5 Jahre verdoppelt. Für die Bundesrepublik schätzt man die gegenwärtige Prävalenz der Demenzkrankheiten auf 1,3 Mio. Personen.

In den westlichen Ländern ist häufigste Demenzursache die Alzheimer-Krankheit, gefolgt von der vaskulären Demenz. Bei asiatischen Völkern soll die vaskuläre Demenz überwiegen. Alzheimer-Krankheit und zerebrale Mikroangiopathie kommen nach Autopsiebefunden in bis zu 18–50% der Fälle gemeinsam vor. Ob dies ein zufälliges Zusammentreffen von zwei häufigen Alterskrankheiten anzeigt oder auf gemeinsame, ätiologische Faktoren schließen lässt, wird gegenwärtig lebhaft diskutiert. Risikofaktoren für Herz-Kreislauf-Erkrankungen (Adipositas, arterielle Hypertonie, Hypercholesterinämie, Diabetes mellitus), die bereits im mittleren Lebensabschnitt bestehen, sind zugleich Risikofaktoren für die Entstehung einer Alzheimer-Krankheit. Möglicherweise führen zusätzliche vaskuläre Läsionen bei vorbestehender Alzheimer-Pathologie zur Dekompensation der kognitiven Reserve, so dass die Erkrankung dann mit einer Demenz symptomatisch wird (»Second-hit-Theorie«).

Demenzkrankheiten nehmen mit dem Alter exponentiell zu. Die wichtigsten Krankheiten sind die Alzheimer-Krankheit und die vaskuläre Demenz. Beide Krankheiten können gemeinsam vorkommen und überlappen.

26.1.6 Diagnostische Kriterien und Elemente

Die Diagnose soll nicht nach einem Eindrucksurteil sondern nur aufgrund von standardisierten Untersuchungsverfahren gestellt werden, deren Validität nachgewiesen ist. Mit ihnen soll auch eine Einstufung des Schweregrades vorgenommen werden. Folgende Elemente werden für die Einordnung einer Demenz erfasst:

- **Gedächtnis:** Das Gedächtnis ist keine einheitliche Funktion. Es wird nach verschiedenen Dimensionen beschrieben:
  - zeitlich (Kurzzeit- oder Arbeitsgedächtnis, Langzeitgedächtnis),
  - nach dem zu merkenden Material (verbal, bei Läsionen der sprachdominanten Hemisphäre beeinträchtigt, oder nichtverbal durch Läsionen der nichtdominanten Hemisphäre) und
  - nach den Kategorien deklarativ (wissen, dass sich etwas ereignet hat) oder prozedural (wissen, wie Handlungsabläufe ausgeführt werden). Dabei werden zwei Formen des deklarativen Gedächtnisses unterschieden, das semantische (Wissen über Fakten und generelle Aspekte) und das episodische (beinhaltet persönliche Erlebnisse).
- **Sprache:** Aphasien sind häufige Symptome bei fortschreitender Demenz.
- **Aufmerksamkeit und Konzentration:** Diese wurden bereits im ▶ Kap. 2 besprochen.
- **Störungen der Planung und Kontrolle von Handlungen und Verhalten:** Auch diese sind in ▶ Kap. 2 besprochen worden. Auch Apraxien und räumliche Störungen sind charakteristische Frühsymptome mancher Demenzen.
- **Psychomotorische Funktionen:** Diese werden als sensomotorische Koordination und als einfache oder komplexe Reaktionen getestet. Einfache sensomotorische Funktionen der kontralateralen Extremitäten sind nach rechtshemisphärischen Läsionen, der kontra- und ipsilateralen Extremitäten nach linkshemisphärischen Läsionen beeinträchtigt. Komplexe sensomotorische Leistungen sind vor allem nach linkshemisphärischen Läsionen gestört.
- **Persönlichkeitsveränderungen:** Es handelt sich dabei um eine sehr unscharfe Kategorie. Die ältere Neurologie verstand darunter das Auftreten von Auffälligkeiten im Verhalten, z. B. Verminderung oder Enthemmung des Antriebs, mangelnde Orientierung der Handlungen an sozialen Normen, gehobene Grundstimmung oder Gedrücktheit, affektive Labilität oder Nivellierung der Affekte. Solche Veränderungen des Verhaltens und Erlebens werden nach Läsionen im limbischen System beobachtet und sind in dem entsprechenden Abschnitt beschrieben. Sie können aber auch psychiatrische oder psychologische Gründe haben. Sie sind schwer zu objektivieren und kein konstitutives Merkmal von Demenz.

26.1.7 Kortikale Demenz

Bei Krankheitsprozessen, die die kortikalen Areale oder die Assoziations- und Kommissurenbahnen zwischen diesen Arealen betreffen, werden umschriebene neuropsychologische Syndrome, wie Aphasie oder räumliche Orientierungsstörungen, sowie oft auch mehr generelle kognitive Leistungsstörungen, wie Beeinträchtigung von Aufmerksamkeitsfunktionen oder Einschränkung des Arbeitsgedächtnisses in verschiedenen Kombinationen, beobachtet. Die klassischen Paradigmen sind die Alzheimer-Krankheit und die vaskuläre Demenz (bei multiplen kortikalen Infarkten; ▶ Kap. 5).

26.1.8 Subkortikale Demenz

Unter der Bezeichnung subkortikale Demenz wird ein Syndrom beschrieben, das durch folgende Merkmale charakterisiert sein soll:

- Verlangsamung gedanklicher Abläufe,
- eingeschränkte Verfügbarkeit erworbenen Wissens sowie
- emotionale und Stimmungsveränderung in Richtung Apathie oder Depression, auch Reizbarkeit.

Das Syndrom ist bei der Parkinson-Krankheit, der progressiven supranukleären Lähmung (PSP), Chorea Huntington, Wilson-Krankheit und bei der subkortikalen arteriosklerotischen Enzephalopathie beschrieben worden. Die Zuordnung als eine Form der Demenz ist nicht unwidersprochen geblieben, weil sich die meisten Symptome auch durch eine Antriebsstörung erklären lassen.

26.2 Alzheimer-Krankheit (Demenz vom Alzheimertyp, DAT)

Definition Mit diesem Namen bezeichnet man eine degenerative Hirnkrankheit, die zur Demenz führt.

Epidemiologie Das Erkrankungsalter streut zwischen dem 7. und 8. Lebensjahrzehnt und darüber. Die Prävalenz nimmt mit fortschreitendem Lebensalter kontinuierlich von 1–4% der 56- bis 70-Jährigen mit einer Verdoppelung pro 5-Jahres-Schritt zu. Frauen sind häufiger als Männer betroffen, aber nur, weil ihr Anteil an dieser Altersklasse viel größer als der der Männer ist. Die Krankheit nimmt nach Beginn der klinischen Symptome meist einen raschen Verlauf und führt nach 4–5 Jahren zur schweren Demenz. Die seltene, familiäre Form hat ein jüngeres Erkrankungsalter.

Pathologie Die Erkrankung ist pathologisch charakterisiert durch die Ablagerungen **extrazellulärer Plaques** und das Auftreten **intrazellulärer Fibrillen**. Diese mikroskopischen Veränderungen wurden von dem deutschen Pathologen Alois Alzheimer 1907 erstmals bei einer 51-jährigen Patientin, Auguste D, beschrieben. Aufgrund dieser Entdeckung wurde später die Alzheimer-Krankheit nach ihrem Erstbeschreiber benannt. In den letzten Jahren hat man gelernt, dass diese pathologischen Veränderungen den ersten klinischen Symptomen vermutlich um mindestens 2 Jahrzehnte vorausgehen. In späteren Stadien findet man neurofibrilläre Degeneration

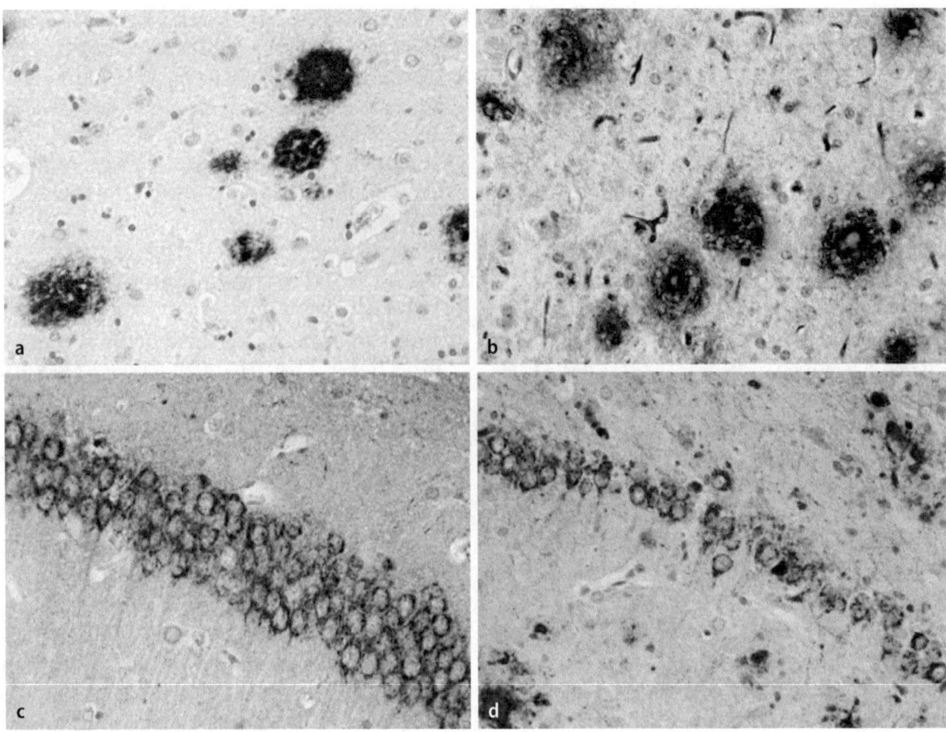

Abb. 26.1a–d Amyloidplaques im Gehirn von AD-Patienten (**a**) unterscheiden sich morphologisch nicht von Plaques im Gehirn einer APP/PS1-transgenen Maus (**b**). Während die Anzahl der Nervenzellen im CA1-Feld des Hippokampus in jungen APP/PS1KI-Mäusen normal ist (**c**), zeigt sich im Alter von 10 Monaten ein deutlicher Nervenzellverlust in dieser Hirnregion (**d**). In **c** und **d** sind APP-exprimierende Zellen braun gefärbt, während Aβ-Peptide durch eine grüne Färbung dargestellt werden. (Aus Bayer und Wirths (2008), Nervenarzt, Suppl 3 79:121)

und die Bildung von Plaques (Abb. 26.1). Die Fibrillen liegen intrazellulär und bestehen aus dem Protein Tau. Plaques sind extrazellulär im Hippokampus, im Kortex und in anderen Hirnregionen gelegene Ablagerungen, die neben anderen Proteinen Aβ-42 enthalten. Die Verteilung und das Ausmaß der Fibrillenbildung korrelieren besser mit den klinischen Symptomen der Alzheimer-Patienten als die Lokalisation der Amyloidplaques.

Aufgrund der genetischen Befunde bei den seltenen familiären Alzheimer-Erkrankungen und Untersuchungen an transgenen Tieren scheinen dennoch die Amyloidveränderungen die ersten, kausalen Veränderungen zu sein, denen dann die vermutlich funktionell bedeutendere Fibrillenbildung folgt. Lösliche Aβ-Oligomere sind vermutlich synaptotoxisch und können die intrazelluläre Fibrillenbildung induzieren. Sie sind damit bedeutsamer als die lange Zeit beforschten und als therapeutische Ansätze identifizierten unlöslichen Amyloidplaques. Mikroskopisch sind die nächsten Veränderungen eine Abnahme der Synapsendichte, insbesondere im frontalen und temporoparietalen Assoziationskortex, im entorhinalen Kortex und im Hippokampus. Diese Veränderungen korrelieren mit den Einbußen an kognitiven Leistungen und mit einer Minderutilisation von Glukose, die sich in der Positronenemissionstomographie (PET) darstellen lässt. In den letzten Jahren wurden für das PET-Tracer entwickelt und werden z. T. bereits in der Routine eingesetzt, mit denen die Amyloidplaques zu Lebezeiten des Patienten bildgebend dargestellt werden können. Erste Untersuchungen am Menschen werden derzeit auch mit PET-Tracern zur Detektion von aggregiertem Tau durchgeführt.

Immunologische Aspekte der Alzheimer-Demenz ► Exkurs: Pathogenese und Immunologie.

Makroskopisch findet man eine Atrophie der Hirnrinde, die besonders die Frontal-, Temporal- und Parietallappen betrifft, ferner in fortgeschrittenen Stadien auch eine **Atrophie des Marklagers**. Im CT stellen sich diese Veränderungen als globale äußere und innere Hirnvolumenminderung dar. In der Kernspintomographie wird die Atrophie des medialen Temporallappens (Hippokampus und entorhinaler Kortex) sichtbar (Abb. 26.2).

Die gängigste **neuropathologische Stadieneinteilung** der Alzheimer-Demenz wurde von Eva und Heiko Braak erarbeitet. Sie beruht auf der Lokalisation und Verbreitung der Neurofibrillenbündel, da diese – und nicht die Verteilung der Amyloidplaques – mit den klinischen Symptomen korreliert. Im Stadium I und II entstehen die für die Erkrankungen typischen Neurofibrillenbündel zunächst im Schläfenlappen (transentorhinale Stadien), breiten sich dann im Stadium III und IV in weitere Teile des limbischen Systems aus (limbische Stadien). Unter Zunahme der Intensität in den bisherigen Stadien breitet sich die Neurofibrillenpathologie dann im Stadium V und VI zusätzlich in den Neokortex aus (neokortikale Stadien).

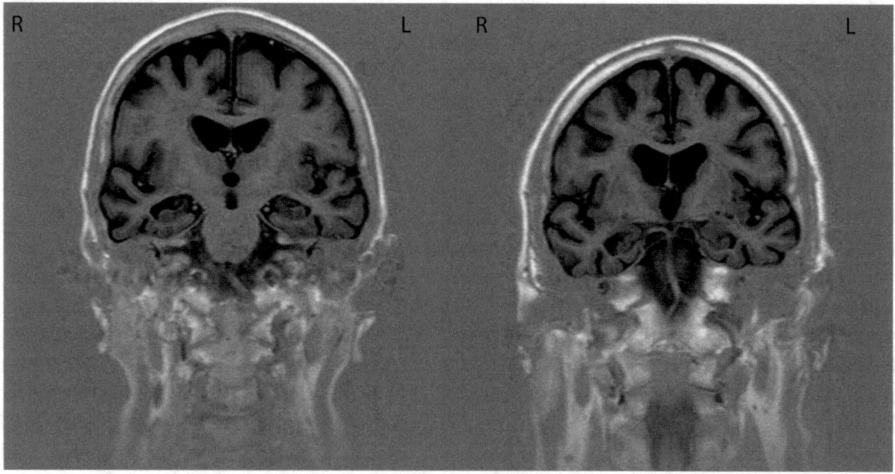

Abb. 26.2 Alzheimer-Krankheit. Temporale Hirnvolumenminderung mit Betonung des rechten Hippokampus im MRT (1,5 T ohne KM)

Subkortikal findet sich regelmäßig eine **Degeneration des Nucleus basalis Meynert**, der breitgefächert cholinerge Neurone zur Rinde des Großhirns projiziert. Diese Degeneration erklärt das cholinerge Defizit, das maßgeblich zu den Gedächtnisproblemen beiträgt und therapeutisch mit Acetylcholinesterase-Inhibitoren behandelt wird. Ferner sind das aus dem Locus coeruleus aufsteigende noradrenerge System und das serotonerge System geschädigt, das aus dem Nucleus raphe dorsalis unter anderem in den Hippokampus und den Neokortex projiziert. Diese Veränderungen sollen die nichtkognitiven Symptome erklären.

Die intrazelluläre sog. Alzheimer-Fibrillenveränderung und die extrazellulären Amyloidplaques sind in einer bestimmten, quantitativ noch nicht genau bestimmbaren Menge für die Alzheimer-Krankheit charakteristisch.

Exkurs

Pathogenese und Immunologie

Die extrazellulären Amyloidplaques bestehen überwiegend aus Aggregaten von Aβ-Peptiden. Aβ-Peptide entstehen durch Abspaltung aus dem Amyloid-Präkursor-Protein (APP). Verschiedene Sekretasen spalten das APP in unterschiedliche lange, lösliche Aβ-Peptide auf, wobei die Bezeichnung der Aβ-Peptide als Aβ40 oder Aβ42 die Zahl der Aminosäuren des Fragmentes angibt. Unterschiedliche Fragmentlängen haben ein unterschiedliches aggregatives Potenzial: Aβ42 aggregiert stärker. In der Folge dieses Prozesses gehen in der Umgebung von Plaques Nervenzellen zugrunde. Darüber hinaus kommt es zu einer neuritischen Degeneration von Axonen.

Immunologische Aspekte. Einerseits werden Amyloidplaques von Entzündungsprozessen, z. B. aktivierter Mikroglia begleitet, andererseits können Entzündungsprozesse auch zur Generierung von Amyloidplaques führen. Nicht in jedem Fall sind Entzündungsprozesse als schädliche Faktoren oder Mediatoren der Toxizität zu bewerten, sie können auch zur Beseitigung der Amyloidplaques beitragen. Zahlreiche Medikamentenstudien, in denen entzündungshemmende Medikamente bei Patienten mit Alzheimer-Krankheit untersucht wurden, konnten nicht den Beweis erbringen, dass eine Unterdrückung von Entzündungsreaktionen den Erkrankungsverlauf modifizieren kann. Aβ42 selbst besitzt antimikrobielle Eigenschaften. Es wird diskutiert, ob frühere Infektionen und eine zunächst physiologische Infektabwehr zur vermehrten Bildung von Aβ42 führen.

Impfung. Die ersten klinischen Anwendungen mit aktiven oder passiven Immunisierungen gegen Aβ42 sind gescheitert. Im Rahmen der ersten Studie mit einer aktiven Immunisierung gegen Aβ42 traten bei 6% der Patienten enzephalitische Herde auf. Autopsiestudien zeigten, dass tatsächlich Amyloidplaques durch diesen therapeutischen Ansatz abgeräumt werden. Allerdings wurde der natürliche Verlauf des klinischen Erkrankungsbildes nicht beeinflusst. Weitere aktive Immunisierungsstudien mit modifizierten Impfstoffen werden derzeit durchgeführt. Ähnliche Nebenwirkungen wurden in diesen Studien bisher nicht berichtet. Allerdings scheinen nur 50–60% der Patienten in diesem fortgeschrittenen Alter nach aktiver Immunisierung Antikörper zu entwickeln. In den vergangenen Jahren wurden mehrere Phase-II- und -III-Studien mit monoklonalen Antikörpern (passive Immunisierung) gegen Aβ42 bei Patienten mit einer milden und moderaten Alzheimer-Krankheit durchgeführt. Auch in diesen Studien wurden keine eindeutigen Effekte auf den klinischen Erkrankungsverlauf beobachtet. Anschließend durchgeführte gepoolte Analysen gaben Hinweise auf eine leichte Reduktion der Erkrankungsprogression im milden Stadium der Alzheimer-Demenz. Da auch Studien mit pharmakologischen Sekretaseinhibitoren nicht erfolgreich waren, besteht die Ansicht, dass Amyloid modifizierende Therapien im Stadium einer bereits manifesten Alzheimer-Demenz zu spät in die zugrundeliegenden Erkrankungsprozesse eingreifen. Derzeit werden Studien an präsymptomatischen genetischen Erkrankungsträgern bzw. Personen mit hohem Risiko, eine Alzheimer-Krankheit zu entwickeln, initiiert.

Molekulargenetik Das Gen, das das Amyloid-Präkursorprotein (APP) kodiert, ist auf dem langen Arm von Chromosom 21 lokalisiert. Interessanterweise finden sich bei Patienten mit Down-Syndrom (Trisomie 21), wenn sie etwa 35 Jahre alt werden, fast immer ganz ähnliche histopathologische und histochemische Veränderungen wie bei der Alzheimer-Krankheit.

Bei Patienten mit familiärer Alzheimer-Krankheit (etwa 0,5–1% aller Alzheimer-Patienten) finden sich Hinweise auf Mutationen im APP-Gen auf Chromosom 21, im Präsenilin-1-Gen auf Chromosom 14 oder im Präsenilin-2-Gen auf Chromosom 1. Präsenilin-1 und Präsenilin-2 sind Bestandteil der γ-Sekretasen. Mutationen in allen 3 Genen und auch die Trisomie des Chromosoms 21 führen dazu, dass vermehrt Aβ42 generiert wird.

In genomweiten Assoziationsstudien wurden bei Patienten mit sporadischer Alzheimer-Krankheit mehrfach das Apolipoprotein-E-Gen als bedeutendster Risikofaktor identifiziert. Das menschliche Apolipoprotein-E4-Gen wird auf dem langen Arm von Chromosom 19 kodiert. Es zeigt einen Polymorphismus für 3 Allele, ApoE2, ApoE3 und ApoE4. Bei einem Genotyp ApoE4/E4 und ApoE3/4 besteht das Risiko, bereits 10 Jahre (E4/E4) bzw. 5 Jahre (E3/E4) früher an einer Alzheimer-Demenz zu erkranken. Andererseits scheint das sehr seltene Allel E2 protektive Eigenschaften zu haben.

Symptome Die ersten Erscheinungen sind oft uncharakteristisch mit allgemeiner Leistungsschwäche oder dem Gefühl einer Überforderung, das auch zu Kopfschmerzen und unsystematischem Schwindel führen kann. In diesem Stadium lässt sich noch keine Diagnose stellen.

Bald setzen aber sehr charakteristische, **neuropsychologische Ausfälle** ein: Die Patienten werden vergesslich und verlieren den Überblick selbst über vertraute Situationen und Aufgaben (»mild cognitive impairment«). Sie bekommen Schwierigkeiten beim Rechnen, Lesen und Schreiben und fallen durch Wortfindungsstörungen auf. Bald sind sie nicht mehr in der Lage, ihren Beruf auszuüben oder den Haushalt zu führen. Persönlichkeit, äußere Haltung und gemüthaftes Erleben bleiben in eindrucksvollem Gegensatz dazu lange erhalten. Auch Affektlabilität stellt sich zunächst nicht ein.

Bei der Untersuchung findet man die Patienten meist zeitlich, oft auch örtlich, selten persönlich nicht voll orientiert. Sie haben eine hochgradige Störung der Merkfähigkeit (episodisches Gedächtnis). Auch nach Hinweisen zur Kategorie oder kleiner Auswahl von Wörtern können die Patienten gelernte Wörter aus einer Wortliste nicht mehr als gelernt erkennen. Gelesenes kann nicht mehr detailreich wiedergegeben werden. Auch die Auffassung und der Wechsel der Einstellung von einem Thema auf das andere sind erheblich vermindert. Die Kranken perseverieren stark, d. h. sie bleiben bei einem gedanklichen Inhalt, manchmal sogar bei einem Wort, hartnäckig haften. Aufgrund der ausgeprägten kognitiven Einschränkungen besitzen die Patienten allenfalls ein oberflächliches Krankheitsbewusstsein.

Andere neuropsychologische Störungen sind:
- aphasische Sprachstörungen,
- bilaterale Apraxie,
- räumlich-konstruktive Störung und
- räumliche Orientierungsstörungen.

Die Leistungen können in Situationen von unterschiedlicher affektiver Tönung erheblich wechseln. Im Laufe einer längeren Untersuchung ermüden die Patienten rasch und geraten in eine ratlos-traurige Verstimmung oder sogar in eine Katastrophenreaktion, in der keine Aufgabe mehr gelöst wird.

Nicht kognitive Veränderungen werden häufig weniger berücksichtigt, obwohl sie einer Therapie besser zugängig sind als die kognitiven. Antriebsmangel findet man bei etwa 70% der Kranken, psychomotorische Unruhe mit Umherwandern, auch Rufen und Schreien bei etwa 60%, Schlafstörungen mit häufigem Aufwachen und nächtlichen Unruhezuständen bei 70%, Ängstlichkeit, auch Depressivität mit sozialem Rückzug bei etwa 40%, Wahnbildung bei etwa 30%, Halluzinationen bei 10% und Aggressivität selbst gegen Bezugspersonen bei 30–40%. Zum Teil lassen sich diese Arten des Erlebens und Verhaltens aus perzeptiven Mängeln und aus falschen Interpretationen erklären, die durch die Merkstörung begünstigt werden. Im Auftreten, in der Kleidung und im sozialen Kontakt wirken die Patienten gepflegt, »die Fassade ist gut erhalten«. Auch die emotionalen Reaktionen sind nicht grob gestört.

Diagnostik Die Diagnose einer Alzheimer-Demenz ist klinisch wahrscheinlich, wenn die ICD-10-Kriterien erfüllt sind und andere Ursachen hinreichend ausgeschlossen wurden (s. o.). **Neuropsychologisch** lässt sich das AD-typische Profil einer kortikalen Demenz nachweisen. Die Diagnose einer Alzheimer-Krankheit impliziert, dass dem klinischen Syndrom die typischen neuropathologischen Veränderungen in Form von Amyloidplaques und Neurofibrillen zugrunde liegen. Diese Diagnose war bisher der autoptischen Untersuchung vorbehalten. Andererseits zeigen zuverlässige Daten, dass diese **neuropathologischen Veränderungen** den klinischen Symptomen um Jahre, wahrscheinlich sogar Jahrzehnte vorausgehen können. Das bedeutet, dass eine jahrelange **asymptomatische Phase**, die von einer **Prodromalphase** und anschließend der **Demenzphase** der Erkrankung gefolgt wird, existiert. Die Prodromalphase ist definiert durch kognitive Einschränkungen in nur einer Domäne (in der Regel eine objektivierbare Gedächtnisstörung) und erhaltenen Alltagsaktivitäten. Mit Zusatzuntersuchungen gelingt es heute, bereits zu Lebzeiten bei Patienten und sogar im Prodromalstadium die neuropathologischen Veränderungen der Alzheimer-Krankheit vorherzusagen. Dazu gehören die Bestimmung der biochemischen Demenzmarker aus dem Liquor, nuklearmedizinische Untersuchungen (Glukose-PET, Amyloid-PET) und die kernspintomographische Untersuchung des Gehirns mit besonderer Berücksichtigung des medialen Temporallappens oder der Nachweis von Mutationen in den Genen für das Amyloidvorläuferprotein, Präsenilin-1 oder Präsenilin-2 bei autosomal-dominanter Vererbung. Somit werden derzeit die folgenden Definitionen vorgeschlagen:

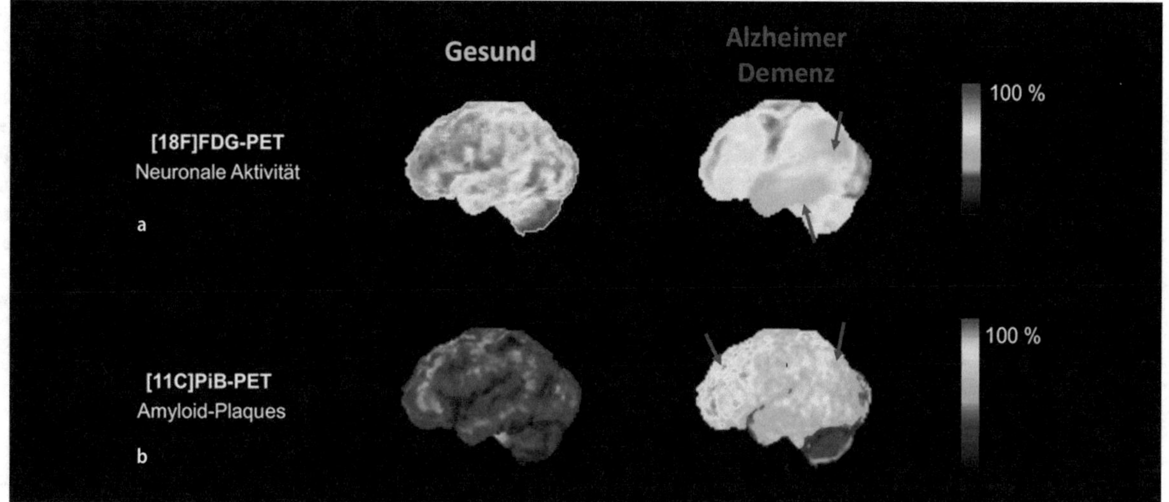

Abb. 26.3a,b **a Fluordesoxyglukose (FDG)-PET** bei Normalperson (gesund) und Patienten mit Alzheimer-Demenz mit beidseitiger Verminderung des Glukosemetabolismus temporoparietal und frontal. **b Amyloid-Imaging mit 11C-PiB** bei einem Gesunden und einem Patienten mit Alzheimer-Demenz: Deutliche vermehrte Amyloidablagerungen sind frontal und parietotemporal sichtbar. (Mit freundlicher Genehmigung von Herrn Prof. Drzezga, Klinik für Nuklearmedizin der Universitätsklinik Köln)

- **Alzheimer-Krankheit:** Dieser Begriff ist neuropathologisch definiert. Er umfasst die gesamte klinische Phase der Krankheit und nicht nur die Phase des Demenzsyndroms. Die Diagnose kann zu Lebzeiten gestellt werden und erfolgt durch den dualen Nachweis spezifischer Gedächtnisstörungen und von In-vivo-Biomarkern der Alzheimer-Krankheit.
- **Prodromalphase der Alzheimer-Krankheit:** Es lassen sich kognitive Defizite in einer Domäne objektivieren, in der Regel eine Einschränkung des episodischen Gedächtnisses (entspricht der milden kognitiven Beeinträchtigung, Akronym MCI). Die Aktivitäten des täglichen Lebens sind nicht beeinträchtigt, eine Demenz kann daher (noch) nicht diagnostiziert werden. Positive In-vivo-Biomarker der Alzheimer-Krankheit werden nachgewiesen.
- **Präklinische Stadien der Alzheimer-Krankheit:** Dieser Begriff löst die pathologische Diagnose einer inzidentellen Alzheimer-Pathologie bei Patienten ab, die zu Lebzeiten nicht unter Symptomen einer Alzheimer-Demenz gelitten haben. Diese Konstellation wurde besonders eindrücklich in der »Nonnenstudie« beschreiben. Ordensschwestern, die z. T. ein sehr hohes Lebensalter erreichten, wurden jährlich bis zu ihrem Tod neuropsychologisch untersucht. Diese Untersuchungen zeigten exemplarisch, dass ein Alter von über 100 Jahren möglich ist, ohne dass es neuropathologische Kennzeichen einer Demenzkrankheit gibt. Ferner gab es Ordensschwestern, bei denen zu Lebzeiten bei neuropsychologischer Testung keine Demenz diagnostiziert werden konnte, die aber gemäß der neuropathologischen Braak-Stadien an einer fortgeschrittenen Alzheimer-Krankheit litten. Bei zu Lebzeiten an Demenz leidenden Ordensschwestern wurden häufig neben der Alzheimer-Pathologie zusätzlich vaskuläre Läsionen gefunden.

In-vivo-Biomarker: In der **Liquordiagnostik** gelingt es heute über Spezialuntersuchungen auf Tau-Protein, phosphoryliertes Tau-Protein, Amyloidpeptide und andere assoziierte Proteine, die Diagnose wahrscheinlicher zu machen (► Exkurs: Demenzmarker/Destruktionsmarker in der Liquordiagnostik). Man findet eine Erniedrigung von Amyloid-Peptid Aβ42, eine Erniedrigung des Aβ42 zu Aβ40 Quotienten sowie eine Erhöhung von phosphoryliertem und Gesamt-Tau-Protein. Die Bestimmung von Phospho-Tau soll zur Abgrenzung zu den frontotemporalen Demenzen dienen. Die Validität der Proteinmarker in der differenzialdiagnostischen Abgrenzung anderer Demenzen ist jedoch noch unklar. Bei Verdacht auf Morbus Creutzfeldt-Jakob: Nachweis der Proteine 14-3-3, Tau, S 100 und NSE.

Im **CT** und **MRT** zeigt sich, je nach Stadium, eine Volumenminderung besonders der mediobasalen temporalen Hirnrinde (Abb. 26.2).

In der **PET** gibt es charakteristische Veränderungen des Glukosemetabolismus temporal und parietal (Abb. 26.3). Das 18F-FDG-PET erzielt eine hohe Sensitivität in der Abgrenzung der Lewy-Körper-Demenz von der Alzheimer-Demenz. Die PET-Darstellung von Amyloid-Plaques (**Plaque-Imaging**) gewinnt zunehmend an Bedeutung, ist aber noch nicht Routine. Diese Veränderungen finden sich bereits in der präsymptomatischen Phase der Erkrankung (Abb. 26.3). Sie helfen nicht, den Zeitpunkt der Konversion zur Prodromalphase oder zur Alzheimer-Demenz vorherzusagen und das Ausmaß und die Verteilung korrelieren nur bedingt mit den neurologischen Symptomen. Erste Befunde mit Liganden, die aggregiertes Tau darstellen können, lassen vermuten, dass mit dieser Methode spezifischere Informationen zu gewinnen sind.

Der neurologische Untersuchungsbefund ist in den frühen Stadien der Erkrankung unauffällig. Symptome eines Parkinson-Syndroms oder Reflexdifferenzen weisen auf andere Ursachen der Demenz hin. Erst im moderaten und schweren Stadium lassen sich pathologische Hand- und auch Mundgreifreflexe auslösen. Epileptische Anfälle (einfach und komplex partielle Anfälle mit sekundärer Generalisierung) und Myoklonien kommen vor.

Im **Spätstadium** zeigt sich ein Abbau aller höheren kognitiven Funktionen, Mutismus und Inkontinenz.

6

Verlauf Der Verlauf ist unaufhaltsam progredient. Die Sprache verarmt immer mehr bis zu bestimmten Verfallsformen: stereotype Wiederholung von Redensarten oder Worten, Echolalie (automatenhaftes oder reflektorisches Wiederholen von Wörtern oder Sätzen, die der Kranke gehört hat), Neologismen bis zum Kauderwelsch und schließlich Logoklonien (rhythmisches, sinnloses Wiederholen einzelner Silben). Nach längerer Krankheitsdauer geht den Kranken auch das Sprachverständnis verloren. Selbst das sinnlose, rhythmische Gemurmel, das ein letzter Rest des expressiven Sprachvermögens war, kann völlig versanden. Manchmal führen die Patienten nur noch stumme, rhythmische Bewegungen der Sprechmuskulatur aus.

Die stets gleichförmigen, automatenhaften Iterationen zeigen sich auch in der Motorik: Die Kranken führen im Endstadium stereotyp Wischbewegungen, Nesteln, Zupfen, Reiben, Pendelbewegungen des Kopfes, Kletterbewegungen aus, die man als freigesetzte, angeborene, motorische Schablonen auffasst.

Therapie Aufgrund der Hypothese, dass ein Mangel an Acetylcholin in Folge der cholinergen Deafferentierung des Kortex durch neuronale Degeneration im Nucleus basalis Meynert eine wichtige Rolle in der Pathogenese der kognitiven Symptome spielt, wird eine Behandlung mit reversiblen und liquorgängigen **Cholinesterasehemmern** vorgeschlagen. Sie führt zur symptomatischen Therapie und leichten Verbesserung der kognitiven Symptome, kann jedoch den zugrundeliegenden degenerativen Prozess nicht aufhalten.

- Bei leichter (MMSE 20–26) bis mittelschwerer Demenz (MMSE 10–19) gibt man Donepezil (Aricept), Rivastigmin (Exelon; auch als Pflasterapplikation) oder Galantamin (Reminyl),
- bei mittelschwerer (MMSE 10–19) und schwerer (MMSE <10) Demenz den NMDA-Antagonisten Memantin, der auch mit einem Cholinesterasehemmer kombiniert werden kann.

Bei allen Medikamenten ist eine langsame Aufdosierung notwendig. Die positiven Effekte sind dosisabhängig, daher sollte die höchste verträgliche Dosis angestrebt werden.

Exkurs

Demenzmarker/Destruktionsmarker in der Liquordiagnostik

Tau-Protein und Phospho-Tau. Das Tau-Protein ist der Hauptbestandteil intrazellulärer Neurofibrillen. Diese stabilisieren und polymerisieren Mikrofibrillen. Das Ausmaß der Phosphorylierung des Tau-Proteins scheint mit der Neigung zur Aggregation der Proteine zusammenzuhängen. Die Bestimmung erfolgt über ELISA.

Tau und Phospho-Tau sind bei Alzheimer-Krankheit und anderen Demenzen erhöht, die Phospho-Tau-Erhöhung ist spezifischer für die Alzheimer-Krankheit. Normalwerte für das Gesamt-Tau-Protein gehen bis 450 pg/ml, Alzheimer-Patienten haben Werte über 450–800 pg/ml und bei CJK findet man Werte über 1.000 pg/ml.

Die erhöhte Konzentration vom p-Tau im Liquor erreicht eine Spezifität von etwa 90% und eine Sensitivität von etwa 80% in der Diagnose der manifesten Alzheimer-Demenz im Vergleich zu nicht-dementen Kontrollpersonen.

Aβ-Peptide. Die extrazellulären Amyloidplaques bestehen überwiegend aus Aggregaten von Aβ-Peptiden unterschiedlicher Länge, überwiegend mit einer Länge von 42 Aminosäuren (Aβ42). Unterschiedliche Fragmentlängen haben ein unterschiedliches aggregatives Potenzial, Aβ42 aggregiert am stärksten.

Eine erniedrigte Konzentration von Aβ42 im Liquor kann Patienten mit Alzheimer-Krankheit in den verschiedenen Stadien, einschließlich dem Prodromalstadium) von Normalpersonen mit einer Sensitivität und Spezifität von etwa 81% differenzieren. Grenzwerte (ELISA) für Aβ42 im Liquor liegen je nach Labor bei etwa 500 pg/ml Liquor. Neben dem ELISA gibt es auch in Speziallaboratorien Aβ-Immunoblots.

Sensitiver als die Absolutkonzentration von Aβ42 ist der Quotient aus Aβ42 zu Aβ40. Seine Bestimmung berücksichtigt, dass individuell unterschiedliche Mengen des Amyloid-Vorläufer-Proteins prozessiert werden. Werte <0,5 weisen mit einer Sensitivität und Spezifität von 85–90% auf eine zugrundeliegende Alzheimer-Krankheit.

p-Tau 181/Aβ1-42-Verhältnis. Dieses Verhältnis kann graphisch dargestellt werden und scheint eine höhere Spezifität in der Frühdiagnostik zu haben. Der positive prädiktive Wert manifest an DAT zu erkranken lag bei 85%. Normalpersonen haben einen Quotienten von ca. 0,5. Bei DAT liegt der Quotient bei etwa 0,25, mit erheblicher Streubreite.

14-3-3-Proteine. Dies ist eine Proteinfamilie, die eine Rolle in der Signaltransduktion spielt. Sie werden zu den Chaperonen gezählt. Der Nachweis erfolgt mit Western Blot. 14-3-3-Proteine sind besonders bei CJD-Patienten erhöht und in die Diagnosekriterien der CJD aufgenommen worden (Sensitivität 95%, Spezifität 93%).

S-100-Protein. Das S-100-Protein bindet Kalzium und wird in zwei Untereinheiten (A und B) in neuronalen Zellen gefunden. Erhöhte S100-B-Werte, deutlich höher als bei anderen Demenzen, wurden auch bei CJD gefunden (Sensitivität 84%, Spezifität 91%). Allerdings findet man auch unspezifische Erhöhungen bei anderen Krankheiten mit massivem neuronalen Untergang wie großen Infarkten oder Tumoren.

NSE (neuronenspezifische Enolase). Ähnliches gilt für die NSE, die weniger bei Demenzen (bei denen sie auch erhöht sein kann) als bei hypoxischen Hirnschäden (Bestimmung im Serum) prognostisch eingesetzt wird. Auch sie ist am besten bei der CJD im Liquor untersucht und hat dort eine relativ gute Sensitivität (78%) und Spezifität (88%).

Serumbestimmungen solcher neurochemischer Marker sind noch in der Entwicklung.

Exkurs

Posteriore kortikale Atrophie

Symptomatik und Verlauf. Die posteriore kortikale Atrophie (engl. Akronym: PCA) ist ein bislang seltenes, aber wahrscheinlich unterdiagnostiziertes Demenzsyndrom, dem zumeist eine Alzheimer-Pathologie zugrunde liegt. Somit ist sie eine Sonderform der Alzheimer-Krankheit. Im Unterschied zur Alzheimer-Demenz sind zunächst nicht der mediale Temporallappen (Gedächtnis) und frontale Hirnregionen (Einsicht) betroffen, sondern die Atrophie befällt okzipitale und parietale Gebiete. Die Patienten berichten über Schwierigkeiten beim Lesen, dem Erkennen von Objekten oder der räumlichen Orientierung als Ausdruck einer Störung der höheren visuellen Verarbeitung. Ist die primäre Sehrinde mitbetroffen, kann es auch zu Gesichtsfelddefekten kommen. Mit Fortschreiten des Krankheitsprozesses von posterior nach anterior kommen Defizite des Gedächtnisses, der Sprache und exekutiver Funktionen hinzu, bis sich das Vollbild einer Demenz entwickelt. Im Unterschied zur klassischen Alzheimer-Demenz ist die Krankheitseinsicht der Patienten in den ersten Jahren gut erhalten. Daher kommt es häufig zu Begleitdepressionen.

Neuropathologie und Diagnostik. Patienten mit PCA weisen meist eine Alzheimer-typische Histopathologie auf, weswegen die PCA als häufigste Sonderform des Alzheimer-Krankheit betrachtet wird. Jedoch sind auch Fälle mit den neuropathologischen Veränderungen einer kortikobasalen Degeneration beschrieben. Aufgrund der typischen Symptomkonstellation und des Verlaufs ist die Diagnose meist schon durch eine klinisch-neuropsychologische Untersuchung zu stellen. CT/MRT zeigen eine parietookzipitale Atrophie.

Therapie. Medikamentös orientiert sich die Therapie an den Vorgaben bei Alzheimer-Krankheit, wobei besonderes Augenmerk auf eine antidepressive Therapie gelegt werden sollte. Aufgrund der lange Zeit intakten Krankheitseinsicht sind die Patienten zudem psychotherapeutischen und neuropsychologisch-kompensatorischen Therapien zugänglich.

Die Verordnung von sog. **psychotropen Medikamenten** muss sehr genau überwacht werden, weil deren unerwünschte Wirkungen bei Alzheimer-Patienten stark ausgeprägt sind. Dies gilt besonders für Benzodiazepine.

- Gegen Depressivität gibt man SSRI. Trizyklische Antidepressiva sind wegen ihrer anticholinergen Wirkung kontraindiziert.
- Bei Unruhe können Clomethiazol (Distraneurin, 25 mg), Butyrophenon oder atypische Neuroleptika eingesetzt werden. Viele dieser Substanzen werden allerdings von Alzheimer-Patienten nicht gut vertragen.

Zum sog. **Gehirnjogging** werden viele Methoden angeboten, bei denen die Patienten aber bestenfalls Items, nicht aber Strategien erlernen. Sinnvoller erscheint das Training von Alltagsfunktionen in der familiären Umgebung (Selbsterhaltungstraining). Genauso wichtig wie eine Behandlung der Patienten wird mittlerweile eine Beratung und Training der Angehörigen erachtet. Wesentliches Ziel dabei ist es, die eingeschränkte Lebenswelt der Patienten verstehen zu lernen, um eine Überforderungen zu vermeiden und sinnvolle Tätigkeiten für die Patienten zu finden.

Vertiefende Informationen zur posterioren kortikalen Atrophie ▶ Exkurs.

Leitlinien Prophylaxe, Diagnostik und Therapie der Alzheimer-Demenz*

- **Prophylaxe und Prävention**
  - Vaskuläre Risikofaktoren und Erkrankungen (z. B. Hypertonie, Diabetes mellitus, Hyperlipidämie, Adipositas, Nikotinabusus) stellen auch Risikofaktoren für eine spätere Demenz dar. Daher trägt deren leitliniengerechte Diagnostik und frühzeitige Behandlung zur Primärprävention einer späteren Demenz bei (**B**).
  - Regelmäßige körperliche Bewegung und ein aktives geistiges und soziales Leben sollten empfohlen werden (**B**).
  - Ginkgo Biloba wird nicht zur Prävention von Demenz empfohlen (**B**).
  - Hormontherapie wird zur Prävention von Demenz nicht empfohlen (**B**).
- **Diagnostik**
  - Grundlage der Diagnostik ist eine ärztliche Untersuchung unter Einschluss eines internistischen, neurologischen und psychopathologischen Befundes. Eine Schweregradabschätzung der kognitiven Leistungsstörung soll mit Hilfe eines geeigneten Kurztests durchgeführt werden.
  - Ausführliche neuropsychologische Tests sollten bei fraglicher oder leichtgradiger Demenz zur differenzialdiagnostischen Abklärung eingesetzt werden. Die Auswahl der geeigneten Verfahren richtet sich im Einzelfall nach der Fragestellung, dem Krankheitsstadium und der Erfahrung des Untersuchers. Beeinflussende Variablen, wie z. B. prämorbides Funktionsniveau, Testvorerfahrung, Ausbildungsstatus und soziokultureller Hintergrund oder Sprachkenntnisse, müssen berücksichtigt werden. Im Rahmen der vertieften neuropsychologischen Früh- und Differenzialdiagnostik sollten möglichst unter Zuhilfenahme von standardisierten Instrumenten u. a. die kognitiven Bereiche Lernen und Gedächtnis, Orientierung, Raumkognition, Aufmerksamkeit, Praxie, Sprache und Handlungsplanung untersucht werden (**B**).
  - Im Rahmen der Basisdiagnostik werden folgende Serum- bzw. Plasmauntersuchungen empfohlen: Blutbild, Elektrolyte (Na, K, Ca), Nüchtern-Blutzucker, TSH, Blutsenkung oder CRP, GOT, Gamma-GT, Kreatinin, Harnstoff, Vitamin B_{12} (**B**).
  - Bei bestehendem Demenzsyndrom soll eine konventionelle cCT oder cMRT zur Differenzialdiagnostik durchgeführt werden (**A**).
  - Die liquorbasierte neurochemische Demenzdiagnostik unterstützt im Rahmen der Erstdiagnostik die Differenzierung zwischen primär neurodegenerativen Demenzerkrankungen und anderen Ursachen demenzieller Syndrome (**B**).
  - Die kombinierte Bestimmung der Parameter β-Amyloid-1-42 und Gesamt-Tau bzw. β-Amyloid-1-42 und Phospho-Tau ist der Bestimmung nur eines einzelnen Parameters überlegen und wird empfohlen (**B**).
- **Symptomatische Therapie**
  - Acetylcholinesterase-Hemmer sind wirksam in Hinsicht auf die Fähigkeit zur Verrichtung von Alltagsaktivitäten, auf die Besserung kognitiver Funktionen und auf den ärztlichen Gesamtein-

druck bei der leichten bis mittelschweren Alzheimer-Demenz und eine Behandlung wird empfohlen (**B**).
- Bei Therapie mit Acetylcholinesterase-Hemmern soll die höchste verträgliche Dosis angestrebt werden (**A**)
- Acetylcholinesterase-Hemmer können bei guter Verträglichkeit im leichten bis mittleren Stadium fortlaufend gegeben werden (**B**)
- Ein Absetzversuch kann vorgenommen werden, wenn Zweifel an einem günstigen Verhältnis aus Nutzen zu Nebenwirkungen auftreten (**B**).
- Es gibt Hinweise für eine Wirksamkeit von Donepezil bei Alzheimer-Demenz im schweren Krankheitsstadium auf Kognition, Alltagsfunktionen und klinischen Gesamteindruck und für Galantamin auf die Kognition. Die Weiterbehandlung von vorbehandelten Patienten, die in das schwere Stadium eintreten, oder die erstmalige Behandlung von Patienten im schweren Stadium kann empfohlen werden (**B**).
- Memantin ist wirksam auf die Kognition, Alltagsfunktion und den klinischen Gesamteindruck bei Patienten mit moderater bis schwerer Alzheimer-Demenz und eine Behandlung wird empfohlen (**B**).
- Eine Add-on-Behandlung mit Memantin bei Patienten, die Donepezil erhalten, ist der Monotherapie mit Donepezil bei schwerer Alzheimer-Demenz (MMST: 5–9 Punkte) überlegen. Eine Add-on-Behandlung kann erwogen werden (**C**).
- Es gibt keine überzeugende Evidenz für die Wirksamkeit ginkgohaltiger Präparate. Sie werden daher nicht empfohlen (**A**).
- Es existiert keine zugelassene oder durch ausreichende Evidenz belegte medikamentöse symptomatische Therapie für vaskuläre Demenzformen, die einen regelhaften Einsatz rechtfertigen. Es gibt Hinweise für eine Wirksamkeit von Acetylcholinesterase-Hemmern und Memantin, insbesondere auf exekutive Funktionen bei Patienten mit subkortikaler vaskulärer Demenz. Im Einzelfall kann eine Therapie erwogen werden (**C**).
- Risperidon ist in der Behandlung von agitiertem und aggressivem Verhalten bei Demenz wirksam. Aripiprazol kann aufgrund seiner Wirksamkeit gegen Agitation und Aggression als alternative Substanz empfohlen werden. Olanzapin soll aufgrund des anticholinergen Nebenwirkungsprofils und heterogener Datenlage bezüglich Wirksamkeit nicht zur Behandlung von agitiertem und aggressivem Verhalten bei Patienten mit Demenz eingesetzt werden (**A**).
- Es existiert keine überzeugende Evidenz zur Behandlung kognitiver Symptome oder Verhaltenssymptome bei Patienten mit frontotemporaler Demenz. Es kann keine Behandlungsempfehlung gegeben werden.
- Für die antidementive Behandlung der Lewy-Körperchen-Demenz existiert keine zugelassene oder ausreichend belegte Medikation. Es gibt Hinweise für eine Wirksamkeit von Rivastigmin auf Verhaltenssymptome. Ein entsprechender Behandlungsversuch kann erwogen werden (**C**).
- Die günstige Wirkung von Risperidon auf psychotische Symptome bei Demenz ist belegt. Falls eine Behandlung mit Antipsychotika bei psychotischen Symptomen (Wahn, Halluzinationen) notwendig ist, wird eine Behandlung mit Risperidon (0,5–2 mg) empfohlen (**B**).
- Für Patienten mit Parkinson-Demenz, Lewy-Körperchen-Demenz und verwandten Erkrankungen sind klassische und viele atypische Neuroleptika kontraindiziert, da sie Parkinson-Symptome verstärken und Somnolenzattacken auslösen können. Einsetzbare Neuroleptika bei diesen Erkrankungen sind Clozapin und mit geringerer Evidenz Quetiapin.

- **Neuroprotektive und sonstige Therapien**
  - Eine Therapie der Alzheimer-Demenz mit Vitamin E wird wegen mangelnder Evidenz für Wirksamkeit und auf Grund des Nebenwirkungsrisikos nicht empfohlen (**A**).
  - Die Evidenz für eine Wirksamkeit von Piracetam, Nicergolin, Hydergin, Phosphatidylcholin (Lecithin), Nimodipin, Cerebrolysin und Selegilin bei Alzheimer-Demenz ist unzureichend. Eine Behandlung wird nicht empfohlen (**A**).
  - Es gibt keine Evidenz für eine wirksame Pharmakotherapie zur Risikoreduktion des Übergangs von MCI zu einer Demenz.

* Auswahl aus den Leitlinien der DGN 2012 (www.dgn.org/leitlinien.html)

[1] MCI = »mild cognitive impairment« (milde kognitive Beeinträchtigung)

26.3 Vaskuläre Demenz

Definition und Formen Nach der Alzheimer-Demenz ist die vaskuläre Demenz mit 20% aller Demenzen die häufigste Demenzform. Zur vaskulären Demenz (oder besser: vaskulären kognitiven Beeinträchtigung) führen eine Reihe unterschiedlicher Ätiologien. Die häufigste Form der vaskulären Demenz ist die **subkortikale arteriosklerotische Enzephalopathie (SAE)** oder Binswanger-Krankheit. Diese **Mikroangiopathie** (Abb. 26.4) ist die typische zerebrale Gefäßkrankheit infolge lange bestehender arterieller Hypertonie, die sich bei 80% dieser Patienten – aber nicht immer – findet (▶ Kap. 5.3). Weitere Risikofaktoren sind Diabetes mellitus, Hypercholesterinämie und Nikotinabusus.

Die **zerebrale autosomal-dominante Arteriopathie mit subkortikalen Infarkten und Leukenzephalopathie (CADASIL)** ist eine monogene Erkrankung, die ebenfalls über den Mechanismus einer Mikroangiopathie zur vaskulären Demenz führt und als Modellerkrankung, z. B. zum Studium der Pathogenese gilt. Pathologisch-anatomisch sieht man eine ausgedehnte Demyelinisierung des Marklagers sowie lakunäre Infarkte (zur Mikroangiopathie ▶ Kap. 5). Im Krankheitsverlauf erkennt man eine fortschreitende Demenz und Persönlichkeitsveränderung sowie wiederholte, oft ganz oder teilweise reversible Gefäßinsulte, meist mit motorischen Halbseitensymptomen. Bei den vaskulären Demenzen ist der Nachweis vaskulärer Hirnveränderungen in CT oder MRT erforderlich. Besondere Bedeutung hat die vaskuläre Demenz durch die Behandelbarkeit der zugrunde liegenden Risikofaktoren.

Eine weitere Form der vaskulären Demenz wird durch **lakunäre Infarkte** an strategisch wichtigen Stellen (bilateraler Thalamus, hinteres Kapselknie, frontales Marklager) hervorgerufen. Diese lakunären Infarkte führen zur Unterbrechung von Leitungsbahnen und zu Störungen wie bei großen Territorialinfarkten. Es sind aber nicht die Lakunen (kleine Infarkte) in Strukturen mit motorischer oder sensibler Funktion, die zur Demenz führen. Eine naheliegende Hypothese führte die Demenz auf die ausgedehnte Demyelinisierung des Marklagers zurück, das zweite morphologische Kriterium der zerebralen Mikroangiopathie. Dadurch sollen Assoziationsfasern geschädigt und so die »Kommunikation« zwischen

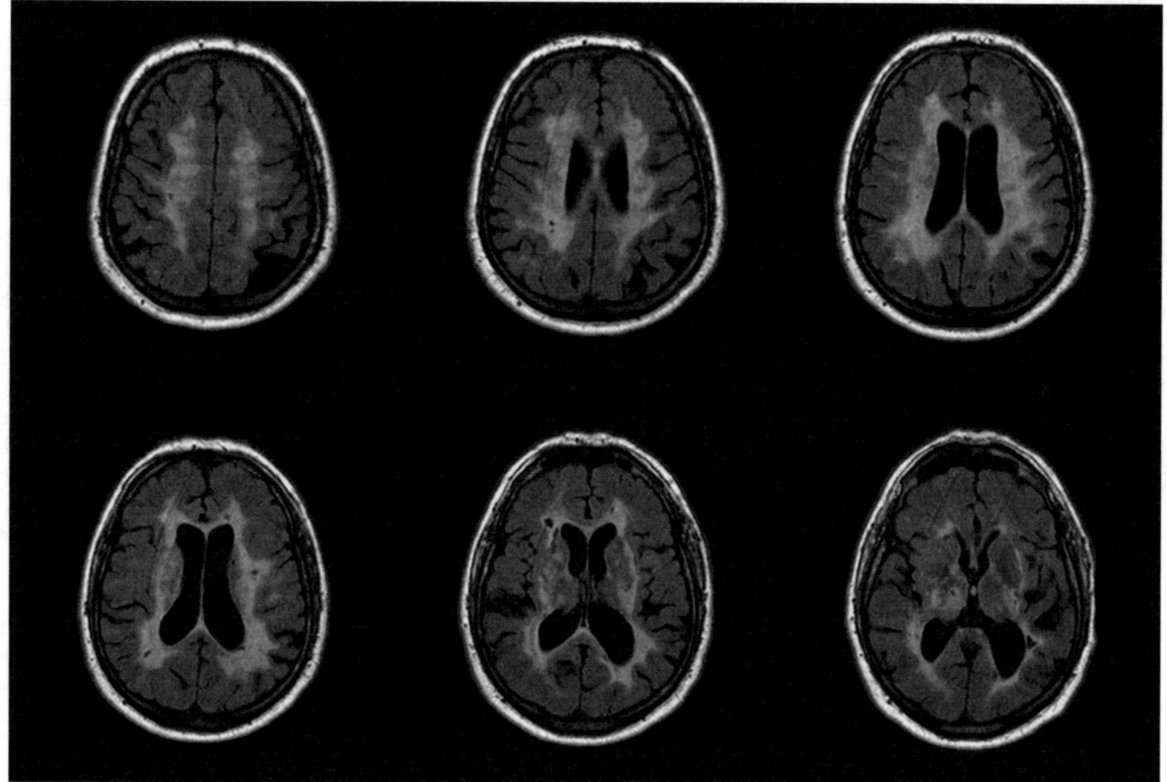

Abb. 26.4 **MRT bei zerebraler Mikroangiopathie.** Konfluierende Hyperintensitäten des Marklagers, die einer subkortikalen, arteriosklerotischen Enzephalopathie entsprechen Zusätzlich Nachweis multipler, Hyperintensitäten im Stammganglienareal bilateral, die lakunären Infarkten entsprechen. Die lakunären Infarkte weisen in Verbindung mit der subkortikalen Dichteminderung auf eine zerebrale Mikroangiopathie hin

kortikalen Assoziationsfeldern beeinträchtigt werden, die die Grundlage kognitiver Leistungen ist.

Eine weitere, insgesamt seltene Form der vaskulären Demenz, ist die **Multiinfarktdemenz**. Sie kommt vor nach multiplen Embolien oder bei Vaskulitis. Hier sind es die kortikalen Infarkte, die zur Demenz führen.

Zunehmende Bedeutung gewinnen auch Demenzen nach Mikroblutungen, wie sie beim CADASIL, aber auch bei der **zerebralen Amyloidangiopathie** und bei Patienten mit Alzheimer-Krankheit beobachtet werden. Bei Alzheimer-Krankheit werden in bis zu 90% der Patienten nicht nur die oben beschriebenen extrazellulären Amyloidplaques im Gehirngewebe nachgewiesen, sondern es finden sich auch Amyloidaggregate in der Media und Adventitia zerebraler Blutgefäße, die zur Degeneration der Adventitia und der Perizyten führen.

Zusätzlich führt auch eine mindestens 40- bis 50%-ige Reduktion der zerebralen Perfusion, wie sie im Rahmen schwerer Herzerkrankungen oder bei hochgradiger A.-carotis-interna-Stenose oder Verschluss auftreten kann, zu kognitiven Symptomen, die reversibel sind, wenn die normale Perfusion wieder hergestellt werden kann.

Bei bis zu 50% aller Demenz-Patienten werden post mortem überlappende Pathologien einer Alzheimer-Krankheit und zerebrovaskulärer Läsionen diagnostiziert. Ebenfalls ist auffällig, dass die Risikofaktoren für zerebrovaskuläre Erkrankungen (arterielle Hypertonie, Hypercholesterinämie, Adipositas, Diabetes mellitus, Nikotinabusus) nahezu identisch mit den Risikofaktoren für eine Alzheimer-Demenz sind. Neuropathologische Fallserien legen nahe, dass aufgrund einer kognitiven Reserve die neuropathologischen Veränderungen einer Alzheimer-Krankheit über viele Jahre kompensiert werden können. Zusätzliche auftretende vaskuläre Läsionen scheinen aber zur Dekompensation und damit zum klinischen Ausbruch der Erkrankung zu führen.

Verlauf und neurologische Symptome Es besteht keine Parallelität zwischen dem Ausmaß der morphologischen Veränderungen und der Schwere der klinischen Erscheinungen. Die Krankheit setzt aus kaum merklichen Anfängen schleichend ein und schreitet schubweise fort. In manchen Fällen werden die ersten psychopathologischen Auffälligkeiten im Anschluss an ein äußeres Ereignis manifest, das den gewohnten Lebensgang unterbricht oder verändert; so kommt es nach einer körperlichen Krankheit, nach der Pensionierung, nach dem Tod des Ehepartners plötzlich oder innerhalb weniger Wochen zu einer »Dekompensation«, in der die psychopathologischen Veränderungen in rascher Entwicklung hervortreten. Häufig werden auch durchgeführte Narkosen im Rahmen von Operationen oder durchgemachte Entzündungserkrankungen verantwortlich gemacht.

Motorische Symptome An erster Stelle der Symptome besteht fast immer eine apraktische Gangstörung. Zusätzlich können, abhängig von der Lokalisation der Lakunen, neurologische Herdsymptome auftreten, unter denen zentrale Hemiparesen aus anatomischen Gründen an erster Stelle stehen.

Gedächtnisstörungen und Aphasie Sehr auffällig sind die Störung der Merkfähigkeit bei besser erhaltenem Altgedächtnis und das Nachlassen von Aufmerksamkeit und Konzentrationsvermögen und Exekutivfunktionsstörungen wie Planen oder Kontrolle. Die Patienten haben Schwierigkeiten, sich Namen, Zahlen und einzelne, verwechselbare Fakten und Vorhaben zu merken. Die Kranken wenden sich immer mehr der Vergangenheit zu, deren Ereignisse ihnen jetzt oft weit besser erinnerlich sind als in jüngeren Jahren. Der Interessenkreis engt sich ein. Vorausschauendes Denken, Urteilskraft und Überschau versiegen. Sie haben Schwierigkeiten, sich auf neue Situationen einzustellen und neue geistige Inhalte aufzunehmen und zu verarbeiten. Gewohnte Verrichtungen gelingen den Kranken dagegen noch flüssig, und sie verfolgen Routinearbeiten mit besonderer Ausdauer und Beharrlichkeit.

Zur Unterscheidung zwischen generellen Merkstörungen und amnestischer Aphasie hilft folgende Faustregel: Bei amnestischer Aphasie fallen im spontanen Sprechen Wortfindungsstörungen auf, die im Benennungstest noch deutlicher werden. Bei genereller Merkstörung fehlt in der Spontansprache häufig das richtige Wort, bei Benennungstests sind die Leistungen jedoch gut.

Affektive Symptome Gleichzeitig tritt eine sehr bezeichnende affektive Veränderung ein: Eine traurige Nachricht, etwa eine Todesanzeige in der Zeitung, die Erinnerung an ein betrübliches Ereignis in der Vergangenheit oder eine gefühlsbetonte, selbst positive Szene im Radio, Film oder Fernsehen lösen plötzlich eine solche Gemütswallung in den Patienten aus, dass sie ihre Tränen nicht mehr zurückhalten können. In schweren Fällen kann man diese Affektdurchlässigkeit (oder affektive Labilität) in der Exploration fast beliebig oft durch entsprechende Bemerkungen auslösen und sieht dann, dass den Patienten immer wieder für Sekunden die Augen feucht werden.

Mangelnde Steuerung für heitere, affektive Regungen ist ungleich seltener. Diese Gemütsbewegungen setzen ganz abrupt ein, sind aber nur flach und durch Ablenkung rasch wieder zu unterbrechen. Im Ganzen verliert das emotionelle Leben an Tiefgang, wodurch sich auch die mitmenschlichen Beziehungen lockern.

Weitere psychopathologische Symptome In etwas weiter fortgeschrittenen Stadien wird die Grundstimmung häufig mürrisch oder depressiv, ohne dass dies ganz als Reaktion auf das Erleben der eigenen psychischen Veränderung zu verstehen wäre. In schweren Fällen entwickelt sich ein depressiver Versagenszustand, der hier nicht im Einzelnen besprochen wird.

In der Persönlichkeit der Kranken spitzen sich bestimmte Charakterzüge zu, die früher nur angedeutet oder ausgewogen waren: Die Patienten werden starrsinnig, geizig, reizbar, herrschsüchtig, fühlen sich verfolgt oder bestohlen u. Ä. Nicht wenige Kranke entwickeln eine Hypochondrie, in der gewisse, leichtere Altersbeschwerden oder Funktionsstörungen, besonders Kopfschmerzen, Ohrensausen u. Ä. mit unkorrigierbarer Gewissheit als Symptome von schweren körperlichen Krankheiten gedeutet werden. Im Extremfall kann sich die depressiv-hypochondrische Verstimmung bis zum nihilistischen Wahn steigern.

In späteren Stadien können nächtliche Verwirrtheitszustände mit Unruhe, Desorientiertheit und Verkennung der Umwelt und delirante Episoden auftreten. Als Delir bezeichnet man ein Syndrom aus Bewusstseinstrübung, psychomotorischer Unruhe, Merkstörung und Denkstörung, häufig ängstlicher Erregung und illusionärer Verkennung der Umwelt oder halluzinatorischen Trugwahrnehmungen. In diesem Zustand drängen die Kranken aus dem Bett und können zu Fall kommen und sich verletzen oder Wohnung und Haus verlassen und sich im Freien gefährden.

Im Endstadium sind die Patienten antriebslos, mit andauernder Desorientiertheit und Versiegen der Sprache.

Diagnostik Im CT und MRT sind die ausgedehnte vaskuläre Demyelinisierung des Marklagers und die lakunären Infarkte zu erkennen (◻ Abb. 26.4). Das EEG trägt nicht zur Diagnose bei.

Therapie Die Therapie muss sich auf die Sekundärprävention weiterer ischämischer Ereignisse wie die Behandlung des Bluthochdrucks oder die Gabe von Statinen und damit auf die Vermeidung weiterer subkortikaler Läsionen richten. Einige vorläufige Studien deuten an, dass auch bei der vaskulären Demenz die Cholinesterasehemmer, speziell Donepezil, wirksam sind. Eine Zulassung ist allerdings noch nicht erfolgt.

26.4 Frontotemporale Demenzen (Pick-Komplex)

Epidemiologie und Ätiologie Die frontotemporale Demenz (FTD) ist nach der Alzheimer-Krankheit, der vaskulären Demenz gemeinsam mit der Demenz mit Lewy Körpern die dritthäufigste Demenz. Die Prävalenz beträgt 3–15:100.000. Im Gegensatz zur Alzheimer-Demenz beginnt sie klinisch in der Regel bereits im Präsenium zwischen dem 55. und 65. Lebensjahr. Die Krankheitsdauer beträgt im Mittel 7 Jahre (Extremwerte 1 Jahr und 15 Jahre). In 30–50% der Fälle besteht eine positive Familienanamnese und in 10–23% lässt sich dominante Erblichkeit mit Mutationen in mindestens 5 verschiedenen Genen nachweisen. Sowohl klinisch, in der mikroskopischen und makroskopischen Pathologie als auch genetisch zeigen sich Überlappungssyndrome mit der amyotrophen Lateralsklerose (ALS), der häufigsten Motoneuronerkrankung.

Klinische Verlaufsformen Die klinische Heterogenität der frontotemporalen Demenz ist auf die unterschiedliche Lokalisation der neurodegenerativen Veränderungen zurückzuführen. Es werden vier klinische Verlaufsformen unterschieden: die häufigste Form ist die frontale oder Verhaltensvariante der FTD (»behavioral variant« bvFTD), die zweite Form setzt sich aus Varianten der primären progressiven Aphasie (PPA) zusammen, die dritte ist durch einen Verlust des Sprachverständnisses gekennzeichnet (semantische Demenz, SD) und bei der vierten Form tritt zusätzlich eine Bewegungsstörung in Form einer amyotrophen Lateralsklerose oder eines Parkinson-Syndroms auf.

Pathologie Dem klinischen Syndrom der frontotemporalen Demenz liegt neuropathologisch eine frontotemporale Lobärdegeneration (FTLD) zugrunde. Makroskopisch sind die Rinde des Stirn- und oft auch des Schläfenlappens stark geschrumpft (»Walnussrelief«). Die Veränderungen betreffen den phylogenetisch und ontogenetisch spät reifenden frontalen und basalen Neokortex. Ein Teil der betroffenen Gebiete gehört zum limbischen System, woraus sich die affektiven Symptome erklären. Die Veränderungen sparen Projektionsareale aus. Fakultativ ist eine Beteiligung von Caudatum und Substantia nigra mit resultierendem Parkinson-Syndrom möglich. Während bei der Verhaltensvariante der FTD die Veränderungen auch symmetrisch sein können, zeigen die aphasischen Verlaufsformen (PPA, SD) häufig einen deutlich asymmetrischen Verlauf. Bei mikroskopischer Untersuchung zeigen sich positive Proteineinschlüsse im Zytoplasma oder im Kern von Neuronen und Gliazellen. Damit gehört auch die frontotemporale Demenz – wie auch die meisten anderen neurodegenerativen Erkrankungen einschließlich Alzheimer- und Parkinson-Krankheit – zu den Proteinopathien. In den beiden größten Gruppen handelt es sich bei den Proteineinschlüssen um das Protein Tau (FTLD-Tau, 45%) bzw. das »transactive response (TAR)«-DNA-bindende Protein 43 (FTDL-TDP, 50%), sehr viel seltener um das »Fused-in-sarcoma«-Protein (FTLD-FUS).

Genetik Bei den familiären Verlaufsformen wurden bis heute Mutationen in 5 verschiedenen Genen entdeckt, die zu einer FTLD führen können:

- Mutationen im für das Tau-Protein kodierenden MAPT-Gen führen zur Verhaltensvariante der FTD oder zu einer Variante mit zusätzlichen Parkinson-Symptomen oder Symptomen einer Motoneuronerkrankung.
- Abnorm lange Expansionen eines Hexanukleotids (GGGGCC) im »Chromosom-9-open-reading frame-72«-Gen (C9orf72), die für Polypeptide kodieren. Es kommt zu einer ATG-unabhängigen Initiierung der Translation(»repeat associated non-ATG« (RAN)-Translation). Daher entstehen Glyzin-Alanin-, Glyzin-Prolin- und Glyzin-Arginin-Polypeptide, die experimentell eine hohe Toxizität ausweisen. Es handelt sich um die mit Abstand häufigsten Mutationen bei der Verhaltensvariante und der Variante mit Motoneuronsymptomen.
- Mutationen im Progranulin-Gen sind die zweithäufigsten Mutationen bei familiärer FTLD-TDP, während Mutationen in den Genen, die für das
- Valosin-containing Protein (VCP) und das
- TAR-DNA bindende Protein (TARDBP) kodieren, sehr viel seltener sind.

26.4.1 Frontotemporale Demenz vom Verhaltenstyp (bvFTD; Pick-Syndrom)

Symptome und Verlauf Wie der Name schon sagt, ist das erste Symptom eine ausgeprägte Wesensänderung der Patienten. Diese kann sowohl als Negativsymptomatik (z. B. emotionale Verflachung, soziales Desinteresse, Antriebsmangel) als auch als Positivsymptomatik (Antriebssteigerung, Aggressivität, Triebverhalten, Tics) in Erscheinung treten, so dass die Erkrankung nicht selten zunächst als (»Spät-«)Schizophrenie oder Depression fehldiagnostiziert wird.

Die Patienten vernachlässigen sich und ihre Familie, sie verlieren die vorausschauende und geordnete Initiative und leben nur noch für ihre elementaren Bedürfnisse. In diesem Stadium der Erkrankung ist die Fremdanamnese entscheidend, da die Patienten selbst keine Krankheitseinsicht aufweisen (Anosognosie). Passend zu den Verhaltensänderungen betreffen die kognitiven Einschränkungen zunächst vor allem exekutive Funktionen (z. B. Planung, Verhaltenskontrolle, Flexibilität). Im Gegensatz zur Alzheimer-Krankheit bleiben die Gedächtnisleistungen länger erhalten und sind im frühen Stadium eher durch frontale Fehlfunktionen (Aufmerksamkeitsdefizite, Konfabulationstendenzen) beeinträchtigt.

Bei größerer Ausdehnung des Prozesses werden pathologische Handgreifreflexe auslösbar. Auch Greifreflexe des Mundes (Ansperren, Schnappen, Saugen) treten oft auf. Von der Bulimie als allgemeinem Enthemmungssymptom muss das zwanghafte Greifen und In-den-Mund-Stecken von beliebigen, auch nicht essbaren Gegenständen unterschieden werden, das ein Teil des Klüver-Bucy-Syndroms ist (▶ Kap. 1.6). Diese orale Tendenz tritt auf, sobald beiderseits der mediobasale Schläfenlappen ergriffen ist. Im Endstadium entwickelt sich meist ein akinetisches Parkinson-Syndrom mit schwerer Demenz.

Diagnostik **CT** und **MRT** zeigen besonders zu Beginn asymmetrische Atrophien der frontalen und temporalen Hirnlappen sowie eine innere und äußere Hirnvolumenminderung mit Hydrozephalus e vacuo. Im Liquor können verschiedene Destruktionsmarker erhöht sein, im Gegensatz zur Alzheimer-Demenz ist das Aβ42 nicht erniedrigt.

Therapie Acetylcholinesterasehemmer und Antidementiva sind nicht wirksam, unter Acetylcholinesterase Inhibitoren sind sogar Verschlechterungen berichtet worden. Eine verlässlich wirksame Therapie gibt es nicht.

Man soll versuchen, durch körperliche Übung die Bettlägerigkeit so lange wie möglich hinauszuschieben. Wenn aber eine Beschäftigungsunruhe überhand nimmt, muss man die Kranken durch Prothipendyl (Dominal, 20–80 mg), Clomethiazol (Distraneurin, 3–6 Dragees), Risperidon oder Butyrophenon (Haldol) oder ein ähnliches Mittel dämpfen.

Mit dem Fortschreiten der Krankheit verliert der Patient die Kompetenz, für sich und andere Verantwortung zu tragen; man kann man oft die Unterbringung unter beschützten Bedingungen nicht umgehen.

26.4.2 Primär progressive Aphasie

Symptome und Verlauf Die primär progressive Aphasie ist ein Syndrom, der häufig – aber nicht immer – neuropathologisch eine frontotemporale Lobärdegeneration (FTLD) zugrunde liegt. Bei der **primär progressiven Aphasie** entwickelt sich langsam fortschreitend eine Aphasie mit nichtflüssiger Sprachproduktion, vielen phonematischen Paraphasien und agrammatischer Syntax. Das Einwortverständnis bleibt lange Zeit gut erhalten. Auch bleiben soziales Verhalten, räumliche Orientierung, episodisches Gedächtnis und Problemlösen lange intakt. Manche Patienten entwickeln parallel zum Sprachverlust künstlerische Aktivitäten.

Insgesamt werden **3 Subtypen** unterschieden:
- Eine progressive nichtflüssige/agrammatikalische Variante mit verminderter Sprachproduktion, angestrengtem, stockendem Sprechen, Sprechapraxie und Agrammatismus;
- eine semantische Variante, die einer semantischen Demenz mit gestörtem Benennen und gestörtem Sprachverständnis einzelner Wörter entspricht; die Erkrankung führt zum Verlust der Bedeutung von Dingen und Fakten, des »Weltwissens«
- eine logopenische Variante, die durch Wortfindungsschwierigkeiten und ein gestörtes syntaktisches Sprachverständnis gekennzeichnet ist. Hier findet sich eine Atrophie linksseitiger temporo-parietaler Areale und erweist sich in nicht wenigen Fällen als Sonderform der Alzheimer-Krankheit mit typischen Liquorveränderungen und der charakteristischen Histopathologie.

Im Verlaufe der primär progressiven Aphasie kommt es später auch zum Nachlassen kognitiver Leistungen in anderen Bereichen. Es gibt auch langsam fortschreitende Apraxie, visuokonstruktive Störungen, visuelle Agnosie, Gesichtsagnosie und Amusie (Störung des Musikerkennens). Seit die Untersucher ihr Augenmerk darauf richten und diese Patienten nicht einfach als atypische Alzheimer-Krankheit diagnostizieren, werden immer neue Beobachtungen mitgeteilt, aus denen sich ein ganzes Spektrum von degenerativen Krankheiten des Assoziationskortex ergibt, die fokal, d. h. monosymptomatisch, beginnen und sich erst spät generalisieren

Bei der **semantischen Demenz** (▶ Exkurs) kommt zu einem fortschreitenden Verlust an semantischer Information, anfangs nur in den lautsprachlichen Modalitäten. Das heißt, die Patienten erkennen die Bedeutung von Nomina nicht mehr. Sie können weder Objekte noch Tatbestände benennen noch die entsprechenden Wörter verstehen. Dabei bleibt die Sprache lange Zeit flüssig, gut artikuliert und syntaktisch korrekt, aber inhaltsleer. Im weiteren Verlauf ergreift die Störung auch die Schriftsprache. Im fortgeschrittenen Stadium werden auch visuell und taktil wahrgenommene Objekte nicht mehr erkannt. Das Gedächtnis für Ereignisse (episodisches Gedächtnis) und die räumliche Orientierung bleiben erhalten. Im Endstadium erlöschen Sprachproduktion und -verständnis. Emotionale Indifferenz und soziale Auffälligkeiten sind häufig.

Diagnostik Die Diagnose ist aufgrund des neuropsychologischen Bildes und des Verlaufs zu stellen. Bildmorphologisch findet man bei der primär progressiven Aphasie eine linksseitige perisylvische Atrophie während die semantische Demenz zuerst sowohl den rechten oder auch den linken Schläfenlappen erfassen kann.

Therapie ▶ Frontotemporale Demenz vom Verhaltenstyp.

26.5 Demenz mit Lewy-Körpern (DLK)

Symptome und Verlauf Diese Demenz macht etwa 10–15% der degenerativen Demenzen aus. Sie ist gekennzeichnet durch fortschreitendes Nachlassen kognitiver Leistungen, wobei visuokonstruktive und frontal-exekutive Störungen stärker als Gedächtnisstörungen ausgeprägt sind. Charakteristisch ist ein Fluktuieren der Kognition mit häufigen luziden Intervallen. Ein zweites Merkmal sind komplexe, bedrohlich erlebte, visuelle Halluzinationen von Menschen und Tieren.

Exkurs

Semantische Demenz

Die semantische Demenz ist gekennzeichnet durch eine flüssige Aphasie, bei der zunächst semantische Defizite durch Umformulierungen oder Füllworte überbrückt werden. Es kommt in der Folge zu einer langsam progredienten Aphasie mit Störung von Objekterkennung, Benennen und immer weiter reduziertem Sprachschatz, bis nur noch einzelne stereotype Floskeln übrig bleiben. Im Endstadium ist die Sprache versiegt und Inhalte können nicht mehr vermittelt werden.

Dann liegen ausgeprägte Störungen im Sprachverständnis vor, so dass auch die Kommunikation auf rezeptiver Ebene immer stärker gestört wird. Interessant ist, dass zu Beginn der Symptomatik keine apraktischen Störungen vorliegen, während später eine zunehmende ideatorische Apraxie auffällt.

Psychisch werden die Patienten reizbar, aber auch apathisch, in ihren Interessen eingeengt und zeigen Verhaltensperseverationen. Sie können distanzlos und sozial auffällig werden. Es kommt zu Verhaltensauffälligkeiten. In seltenen Fällen, wenn der Beginn des degenerativen Prozesses auf der rechten Hirnhälfte liegt, kann es zu Schwierigkeiten beim Erkennen von Gesichtern (Prosopagnosie), von Emotionen oder der Zuordnung von Stimmen kommen.

In der **MRT** findet man nach initial asymmetrischer Atrophie eine beidseitige Atrophie der Temporallappen, wo es auch zur Abnahme des Glukosemetabolismus im PET kommt. Pathologisch findet man Ablagerungen von TDP-43 (TAR-DNA-bindendes Protein 43). Eine Therapie existiert nicht. Auch Übergänge zur progredienten nicht-flüssigen Aphasie sind beschrieben.

Ohne stärkere emotionale Beteiligung entwickeln die Patienten systematisierte Wahnideen. Hinzu tritt ein rigides Parkinson-Syndrom, das kaum oder nur mäßig auf dopaminerge Therapie anspricht. Das Auftreten der Demenz vor den extrapyramidalen Symptomen bzw. innerhalb des 1. Jahres nach Auftreten der extrapyramidalen Symptome (1-Jahres-Regel) differenziert die DLK klinisch von der Demenz beim idiopathischen Parkinson-Syndrom.

Neuropathologie und Diagnostik Neuropathologisch findet man in der Substantia nigra, im limbischen System und der Hirnrinde Lewy-Körper (Braak-Stadium V und VI der Synukleinopathien). Damit weist die Neuropathologie eher auf ein Kontinuum als auf eine vom idiopathischen Parkinson-Syndrom unabhängige Erkrankung hin. Die Lewy-Körper lassen sich auch im Nucleus basalis Meynert und Locus coeruleus mit der Folge einer ausgeprägten noradrenergen und acetylcholinergen Deafferentierung des Kortex nachweisen. Es handelt sich um eosinophile, intraneurale Einschlüsse mit Immunoreaktion auf Ubiquitin. **CT**- und **MRT**-Befunde sind unspezifisch.

Die Degeneration des dopaminergen nigrostriatalen Bahnsystems lässt sich im **SPECT** durch den Dopamin-Transporter-Scan (DATScan) nachweisen und dient der Differenzialdiagnose gegenüber einer Alzheimer-Krankheit.

Die **Liquordiagnostik** hilft bislang nicht weiter. Experimentelle Daten zeigen jedoch, dass in Analogie zum Aβ42 bei der Alzheimer-Krankheit bei der DLK das Synuklein, das in den Lewy-Körpern aggregiert, reduziert ist. Die Diagnose wird bioptisch oder autoptisch bestätigt.

Therapie Man gibt Cholinesterasehemmstoffe wie Rivastigmin oder Donezepil (off-label). Diese Therapie zielt nicht nur auf die kognitiven sondern auch auf die neuropsychiatrischen (z. B. Apathie, Halluzinationen) Symptome. L-Dopa wird eher niedrig dosiert. Dopaminagonisten sollten wegen der höheren Gefahr der Exazerbation von Halluzinationen vermieden werden. Viele Patienten haben eine starke, auch lebensbedrohliche Überempfindlichkeit gegen niedrigpotente und hochpotente Neuroleptika. Bei ausgeprägten Halluzinationen und wenn Cholinesterasehemmstoffe nicht ausreichen, kann das atypische Neuroleptikum Clozapin, 6,25–75 mg gegeben werden.

26.6 Normaldruckhydrozephalus

Definition und Epidemiologie Die Inzidenz des Normaldruckhydrozephalus (Hydrocephalus communicans, »normal pressure hydrocephalus«, NPH) wird auf etwa 2% bei Menschen über 65 Jahren geschätzt. Unterschieden wird ein primärer oder idiopathischer (iNPH) und ein sekundärer Normaldruckhydrozephalus (sNPH). Während sich der erstere typischerweise ab der 6. Lebensdekade manifestiert, kann der sekundäre NPH in jedem Lebensalter, gehäuft assoziiert mit arteriellem Bluthochdruck, zerebrovaskulären Veränderungen und Diabetes mellitus auftreten. Sekundäre Formen kommen auch nach SAB, Traumen sowie Meningitis vor.

Pathophysiologie Nicht ausreichende Resorption des Liquors führt zu Erweiterung des Ventrikelsystems. Hierdurch kommt es zu Diffusion von Liquor durch die Ventrikelwände (Liquordiapedese) mit periventrikulärer Ödembildung, Verschlechterung der lokalen zerebralen Blutversorgung im periventrikulären Marklager und schließlich Läsion von Fasern der Corona radiata. Der nur minimal erhöhte intraventrikuläre Druck führt im Rahmen von pulsatilen Schwankungen zur langsamen Kompression der oft ischämisch vorgeschädigten weißen Substanz und drückt den Kortex gegen die Kalotte. Hierdurch werden subkortikale Bahnen und Kortexfunktion (Blasenzentrum, Gangsteuerung) geschädigt.

Eine andere Möglichkeit, die bei der Entstehung des idiopathischen NPH diskutiert wird, ist die primäre Affektion des periventrikulären und des tiefen Marklagers durch eine funktionelle Minderperfusion, insbesondere etwa 1 cm periventrikulär im Bereich der Wasserscheide zwischen meningealer Gefäßperfusion und dem Mediastromgebiet. Sowohl Läsionen des tiefen als auch des periventrikulären Marklagers fanden sich bei MRT-Untersuchungen bei Patienten mit idiopathischem NPH weitaus häufiger als bei altersgleichen Kontrollkollektiven. Die Differenzialdiagnose gegenüber einer inneren Hirnatrophie bei zerebraler Mikroangiopathie (subkortikale arteriosklerotische Enzephalopathie, SAE, s. o.) ist nicht immer einfach. Ein eindeutig positiver Spinal-tap-Test ist diagnostisch entscheidend. Wahrscheinlich ist in der Vergangenheit die Häufigkeit eines Normaldruckhydrozephalus überschätzt und die Häufigkeit einer Ventrikelerweiterung bei SAE unterschätzt worden.

Symptome Diese Krankheit, die überwiegend ältere Menschen betrifft, ist durch die Symptomtrias

- Demenz,
- Inkontinenz (frontales Blasenzentrum) und
- apraktische Gangstörung

gekennzeichnet. Sie ist oft mit einer zerebralen Mikroangiopathie verbunden.

Das – sehr variable – mentale Defizit von NPH-Patienten ist eine **subkortikalen Demenz** mit Antriebsmangel, Verlangsamung, affektiver Indifferenz, fehlender Störungsreflexion sowie Gedächtnis- und Aufmerksamkeitsstörungen.

Die **Harninkontinenz** ist nicht Ausdruck der beginnenden Demenz, sondern ein motorisches Symptom. Zu dem imperativen Harndrang gesellt sich die Gangbehinderung, die ein rasches Aufsuchen der Toilette erschwert. In späteren Stadien verhindert eine Frontallappeninkontinenz das Bewusstwerden des Harndranges. Stuhlinkontinenz findet sich nur in schweren Fällen.

Der **Gang** ist kleinschrittig, schlurfend, langsam und breitbasig. Die Füße scheinen am Boden zu kleben. Anfangs kann nur eine leichte Unsicherheit vorliegen, die von den Patienten gelegentlich als Schwindel bezeichnet wird. Später entwickelt sich der typische »frontale Abasie/Astasietyp«

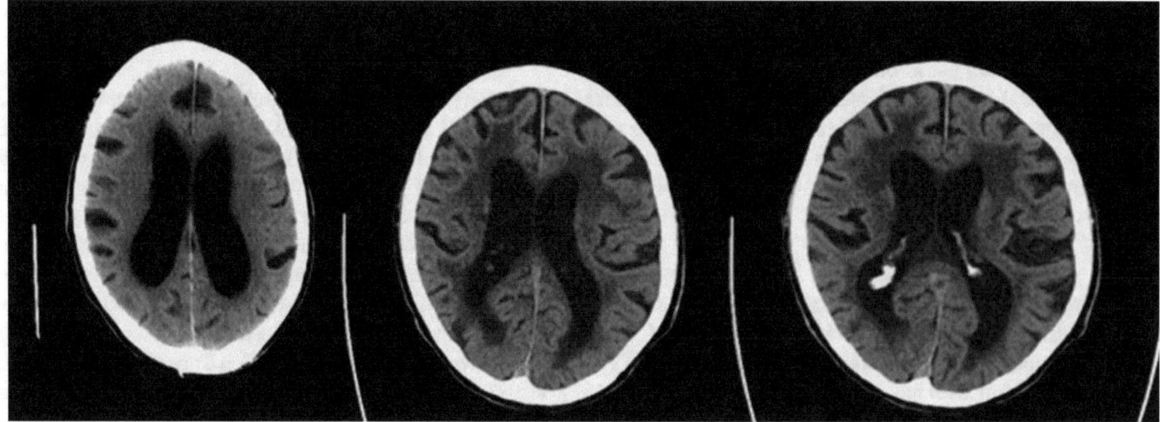

Abb. 26.5 Axiales CT mit Schichten durch die Ventrikel und auf Vertexniveau. Erweiterte Seitenventrikel mit verplumpten Vorderhörnern. Die kortikalen Furchen parasagittal am Vertex sind eng gestellt mit einzelnen erweiterten Furchentaschen an der Konvexität

mit Gleichgewichtsstörungen, verkürzter Schrittlänge, Start, Tonuserhöhung bis hin zur spastischen Paraparese. Ein vergeblicher Versuch des Starts, »gait ignition failure«, wird bei 30% von NPH-Patienten gefunden, und ein »freezing« bei über 50%. Dagegen können die Patienten im Liegen die Beine glatt bewegen und auch komplexere Aufgaben (Knie-Hacken-Versuch, Zahlen schreiben) ausführen. Stürze sind häufig.

Diagnostik In **CT** (Abb. 26.5) und **MRT** sieht man eine Aufweitung der Seitenventrikel und eine Verminderung der Rindenfurchenzeichnung über den apikalen Hemisphärenanteilen. Es finden sich eine Ballonierung der Vorderhörner der Seitenventrikel, Ausweitung der Temporalhörner und die kortikalen, apikalen Sulci sind verstrichen. Oft sieht man periventrikuläre Hypodensitäten frontal betont, die wahrscheinlich durch transependymale Liquodiapedese und funktionelle Minderperfusion entstehen. Alle Ventrikel können betroffen sein, was im MRT deutlicher zu erkennen ist. Mikroangiopathische Veränderungen sind praktisch immer, oft sehr ausgeprägt vorhanden. Mit speziellen Sequenzen kann der Fluss im Aquädukt beurteilt werden (z. B. Aquäduktstenose).

Nach einer ausgiebigen (>30 ml) **Liquorpunktion** oder **lumbalen Liquordrainage** kann sich die Symptomatik drastisch bessern. Wir führen keine kontinuierlichen Liquordruckmessungen durch. Der Liquoröffnungsdruck ist normal oder nur minimal erhöht. Kontrastmitteluntersuchungen oder szintigraphische Untersuchungen zeigen eine Umkehr des Liquorflusses zurück in die Seitenventrikel, aber auch diese setzen wir nicht in der Diagnostik ein.

Therapie Die Kenntnis des Normaldruckhydrozephalus ist wegen der potenziellen Therapierbarkeit besonders wichtig. Die Häufigkeit seines Auftretens wird aber wahrscheinlich überschätzt (Differenzialdiagnose SAE, s. o.).

Wenn wiederholte Liquorpunktion eine Besserung der kognitiven Funktionen oder des Ganges bewirkt, wird eine ventrikuloperitoneale Shuntoperation durchgeführt.

Sehr lange bestehende Symptome bessern sich oft nicht mehr gut.

Leitlinien Therapie des NPH*

- Bei kompletter klinischer Trias und eindeutiger Bildgebung (Hydrozephalus mit engem Windungsrelief über der Mantelkante und keiner ausgeprägten subkortikalen vaskulären Enzephalopathie) ist im Wesentlichen die Indikation zur Shunt-Implantation gegeben. Aufgrund seiner Einfachheit und Komplikationsarmut sollte der Spinal-tap-Test (einmalige/wiederholte Liquorpunktion und Entnahme von 30–50 ml Liquor) auch hier durchgeführt werden, wobei die Liquoruntersuchung zudem zum Ausschluss entzündlicher Ursachen, zur Differenzialdiagnose gegenüber dem Morbus Alzheimer und ggf. ergänzend zur lumbalen Druckmessung dient (**A**).
- Bei weniger eindeutiger Operationsindikation (insbesondere inkomplette Trias ohne Gangstörung) sollten ergänzend eine lumbale Liquordrainage für mehrere Tage und/oder eine Langzeitliquordruckmessung für mehrere Tage und/oder Liquorinfusionstests erfolgen (**B**).
- Aufgrund seiner Einfachheit sollte der Spinal-tap-Test großzügig indiziert werden. Im positiven Fall unterstützt er die Indikation zur Shunt-Implantation, im negativen Fall ist er nicht weiter verwertbar (**B**).
- Bei Patienten mit zu hohem Operationsrisiko (selten) sollten zumindest wiederholte therapeutische Lumbalpunktionen, bei Patienten mit nicht eindeutig zu stellender Operationsindikation eine erneute diagnostische Lumbalpunktion im Verlauf erfolgen (**C**).
- Grundsätzlich ist ein positiver Effekt vorwiegend auf die Gangstörung und die Urininkontinenz, weniger aber auf die Demenz zu erwarten (**B**).
- Verstellbare und/oder gravitationsgesteuerte Ventile scheinen durch Senkung der Ventiltechnologie-assoziierten Komplikationen von Vorteil zu sein und sollten bei Patienten mit idiopathischem NPH vorzugsweise zur Anwendung kommen (**B**).

* Leitlinien der DGN 2012 (www.dgn.org/leitlinien.html)

In Kürze

Demenzkrankheiten – allgemein
Klinisch und pathologisch-anatomisch definierte Krankheiten, gekennzeichnet durch Nachlassen kognitiver Leistungen bei längerem Beibehalten von Resten der früheren Persönlichkeit. Die **Prävalenz** nimmt mit zunehmendem Alter exponentiell zu. **Differenzialdiagnose:** Normaldruckhydrozephalus, Chorea Huntington, Parkinson-Krankheit, Creutzfeldt-Jacob-Krankheit, AIDS-Demenz.

Alzheimer-Krankheit
Dboegenerative Hirnkrankheit mit vermutlich langer präklinischer Phase, Prodromalphase und nach klinischer Manifestation raschem Verlauf; führt nach 4–5 Jahren zur schweren Demenz. **Symptome:** Nachlassen des Gedächtnisses; Beeinträchtigung anderer kognitiver Leistungen wie Sprachfunktionen, räumliche Orientierung; Schleichender Beginn und langsame Progredienz. **Diagnostik: EEG** ist uncharakteristisch; **MRT** und **CT:** Volumenminderung der Hirnrinde und des medialen Temporallappens; Glukose- und Amyloid-**PET:** Hohe Sensitivität in Abgrenzung zur Lewy-Körper-Demenz. **Liquor:** Demenzmarker erlauben neuropathologische Diagnose mit 85- bis 90%-iger Sensitivität und Spezifität. Bis heute nur symptomatische medikamentöse **Therapie** (Cholinesterasehemmer und Memantin) und Training von Alltagsfunktionen zur Behandlung möglich. Es ist keine neuroprotektive Therapie etabliert, die das Fortschreiten der Erkrankungen verhindert.

Vaskuläre Demenz
Fortschreitende Demenz mit Persönlichkeitsveränderung sowie wiederholte, ganz oder teilweise reversible Gefäßinsulte, meist mit motorischen Halbseitensymptomen. **Symptome:** Schubweiser Verlauf von zentralen Hemiparesen, Dysarthrie und Schluckstörungen, extrapyramidalen Symptomen, Störung der Merkfähigkeit, Nachlassen von Aufmerksamkeit und Konzentrationsvermögen, Versiegen von vorausschauendem Denken, affektive Veränderung, mürrische oder depressive Grundstimmung, Zuspitzung bestimmter Charakterzüge. Später nächtliche Verwirrtheitszustände, delirante Episoden. **Endstadium:** Andauernde Desorientiertheit, Versiegen der Sprache. **Diagnose: CT/MRT:** Ausgedehnte vaskuläre Marklagerdemyelinisierung, lakunäre Infarkte. **Therapie:** Sekundärprävention weiterer ischämischer Ereignisse und subkortikaler Läsionen.

Frontotemporale Demenz
Frontotemporale Demenz/Verhaltensform. Starke Schrumpfung der Rinde des Stirn- und Schläfenlappens. **Symptome:** Allgemeines Nachlassen der Leistungsfähigkeit, Persönlichkeitsveränderung, Verflachen der emotionellen Regungen, pathologische Handgreifreflexe. **Endstadium:** Akinetisches Parkinson-Syndrom mit schwerer Demenz, z. T. Überlappung mit amyotropher Lateralsklerose. **Diagnostik: CT/MRT:** Atrophien der frontalen und temporalen Hirnlappen, innere und äußere Hirnvolumenminderung mit Hydrozephalus e vacuo. **Therapie:** Keine medikamentöse Therapie etabliert, Training von Alltagsaktivitäten, wegen Verlust des Veantwortungsgefühls für sich und andere, Gewährung von geschützten Bedingungen.
Primär progressive Aphasie. Symptome: Nichtflüssige Sprachproduktion, phonematische Paraphasien, agrammatische Syntax. **Therapie:** Keine wirksame Therapie, neuropsychologische Trainingsmethoden, mit Fortschreiten Unterbringung in geschlossener Abteilung.
Semantische Demenz. Symptome: Verlust der Wortbedeutung, des Sprachverständnisses, dann Verlust des »Weltwissens«. Später kommen auch Symptome der Verhaltensform der frontotemporalen Demenz hinzu, auch der primär progressiven Aphasie.

Lewy-Körper-Demenz
Symptome: Fortschreitendes Nachlassen kognitiver Leistungen, komplexe, bedrohlich erlebte, visuelle Halluzinationen von Menschen und Tieren; Bradykinese, Rigor. **Therapie:** Cholinesterasehemmer.

Normaldruckhydrozephalus
Symptome setzen nach SAB, Traumen, Meningitis ein: Subkortikale Demenz mit Gedächtnis- und Aufmerksamkeitsstörungen, Verlangsamung und Antriebsmangel, Gangstörung, Inkontinenz als motorisches Symptom, zerebrale Mikroangiopathie. **Diagnostik: CT/MRT:** Verminderung der Rindenfurchenzeichnung über apikalen Hemisphärenanteilen, Aufweitung der Seitenventrikel, Ballonierung der Vorderhörner der Seitenventrikel, Ausweitung der Temporalhörner. **Therapie:** Ventrikuloperitonealer Shunt.

Weiterführende Literatur

Bateman RJ, Xiong C, Benzinger TLS, Fagan AM, Goate A, Fox NC, et al. (2012) Clinical and Biomarker Changes in Dominantly Inherited Alzheimer's Disease. N Engl J Med.:120723122607004
Dubois B, Feldman HH, Jacova C, Cummings JL, Dekosky ST, Barberger-Gateau P, et al. (2010) Revising the definition of Alzheimer's disease: a new lexicon. Lancet Neurol 9(11):1118–27
Jack CR, Jr., Knopman DS, Jagust WJ, Petersen RC, Weiner MW, Aisen PS, et al. (2013) Tracking pathophysiological processes in Alzheimer's disease: an updated hypothetical model of dynamic biomarkers. Lancet Neurol 12(2):207–16
Klassen BT, Ahlskog JE (2011) Normal pressure hydrocephalus: how often does the diagnosis hold water? Neurology 77(12):1119–25
Ludolph AC, Kassubek J, Landwehrmeyer BG, Mandelkow E, Mandelkow EM, Burn DJ, et al. (2009) Tauopathies with parkinsonism: clinical spectrum, neuropathologic basis, biological markers, and treatment options. Eur J Neurol 16(3):297–309
Mckeith I, Dickson D, Lowe J, Emre M, O'Brien J, Feldman H, et al. (2005) Diagnosis and management of dementia with Lewy bodies: third report of the DLB Consortium. Neurology 65(12):1863–72
Rohrer JD, Isaacs AM, Mizielinska S, Mead S, Lashley T, Wray S, et al. (2015) C9orf72 expansions in frontotemporal dementia and amyotrophic lateral sclerosis. Lancet Neurol 14(3):291–301
Wardlaw JM, Smith C, Dichgans M (2013) Mechanisms of sporadic cerebral small vessel disease: insights from neuroimaging. Lancet Neurol 12(5):483–97

Traumatische Schädigungen des Zentralnervensystems und seiner Hüllen

Schädel- und Hirntraumen

Andreas Unterberg und Karl Kiening

W. Hacke (Hrsg.), *Neurologie*,
DOI 10.1007/978-3-662-46892-0_27,

Einleitung

Traditionell wurden Schädel-Hirn-Traumen in die Kategorien Schädelprellung/Schädelbruch, Commotio und Contusio eingeteilt. Zu häufig gibt es Divergenzen zwischen Verlauf, neurologischem Befund und dem Befund im CT oder MRT. Diese Einteilung war unbefriedigend. An die Stelle von Commotio und Contusio treten jetzt die Kategorien leichtes, mittelschweres und schweres Schädel-Hirntrauma (SHT). Durch bildgebende Verfahren kann die morphologische Diagnose von traumatischen Substanzschädigungen des Großhirns in vivo ohne invasive Diagnostik getroffen werden, sofern die Untersuchung zu einem geeigneten Zeitpunkt erfolgt. Nicht jedes Kopftrauma führt zu andauernden Beschwerden und Funktionsstörungen. Da viele Unfälle entschädigungspflichtig sind, kann die Symptomatik durch nichtmedizinische Faktoren beeinflusst werden. Gute Behandlungsmöglichkeiten bestehen bei epi- und subduralen Hämatomen, während die schweren, multilokulären, intrazerebralen Kontusionen, v. a. die traumatischen Hirnstammläsionen, trotz der Fortschritte in der Akutversorgung am Unfallort und des schnellen Transports in ein Traumazentrum noch immer eine schlechte Prognose haben. Der dissoziierte Hirntod ist in ► Kap. 2 behandelt. Elektrotrauma und Strahlenschäden des Nervensystems werden wie die Folgen einer mechanischen Gewalteinwirkung auf Wirbelsäule und Rückenmark in ► Kap. 27 besprochen.

27.1 Vorbemerkungen

Epidemiologie Man schätzt, dass sich in der BRD jährlich etwa 200 Hirntraumen aller Schweregrade auf 100.000 Einwohner ereignen. Von diesen Patienten erleidet etwa ein Zehntel ein schweres Hirntrauma. Etwa 30% der Patienten mit schwerem Hirntrauma versterben in den ersten 30 Tagen nach dem Trauma.

Einteilung und Definitionen Bei Kopftraumen unterscheiden wir zwischen Schädeltraumen, die nur den knöchernen Schädel betreffen (Schädelprellung, Schädelbruch) und Schädel-Hirn-Traumen, die auch zu einer Funktionsstörung und/oder Substanzschädigung des Gehirns führen.

Schädel-Hirn-Traumen (SHT) werden nach dem Schweregrad klassifiziert. Es gibt keine voll befriedigende Einteilung, die die Vorgeschichte, den neurologischen Befund und das Ergebnis der Untersuchung mit bildgebenden Verfahren gleichermaßen erfasst und dabei so deskriptiv ist, dass sie nicht sozialmedizinische Aspekte (Begutachtung) vorwegnimmt. Die alte Einteilung in Commotio cerebri (Gehirnerschütterung) und Contusio cerebri (Gehirnquetschung) ist überholt.

Die SHT werden heute in leichtes SHT (»mild traumatic brain injury«, TBI), mittelschweres SHT und schweres SHT (»severe TBI«) eingeteilt. Entscheidend für die Einteilung ist in erster Linie das initiale Ergebnis des Glasgow Coma Score (GSC). Dieser beträgt beim **leichten** SHT zwischen 13 und 15. Weitere Kriterien des leichten SHT sind:

- Kurzzeitige Veränderung des Bewusstseins (weniger als 15 min),
- retro- oder anterograde Amnesie von weniger als 24 h und
- das Fehlen fokaler neurologischer Symptome.

Beim **mittelschweren SHT** können Herdsymptome vorliegen, das Bewusstsein ist länger gestört und der GCS-Score liegt zwischen 9 und 12.

Ein **schweres SHT** liegt bei initialem GCS-Score von 3–8 vor. Die posttraumatische Bewusstlosigkeit dauert länger als 24 h und es kommt zum Auftreten von Hirnstammzeichen.

Eine besonders schwere Ausprägung des SHT ist die **Hirnstammkontusion**.

Alle Schweregrade des Hirntraumas, also auch das leichte SHT, können mit einer intrakraniellen Blutung (epidural, subdural oder intrazerebral) kombiniert sein. Dabei kann es im Verlauf zu einer Verschlechterung des initialen GSC-Scores kommen. Die größte praktische Bedeutung unter den traumatischen intrakraniellen Blutungen haben das epidurale und das subdurale Hämatom, die weiter unten besprochen werden.

Allgemeines zur Diagnostik Für Röntgen-Nativaufnahmen gibt es keine Indikation mehr, das gilt auch für manche ältere Spezialaufnahmen der Schädelbasis. Die Ergebnisse von **CT** und/oder **MRT** sind bei allen Schweregraden des SHT entscheidend. Das **EEG** hat für die Feststellung morphologischer Veränderungen des Gehirns keine Bedeutung mehr. Im Verlauf wird das EEG für die Beurteilung einer erhöhten Krampfbereitschaft (Entwicklung einer posttraumatischen Epilepsie) von Bedeutung.

- Wenn man die Notwendigkeit einer bildgebenden Diagnostik sieht (s. u.), dann ist auch immer eine CCT notwendig.
- Bei älteren Patienten, wenn Alkohol oder Drogen im Spiel sind, die anterograde Amnesie länger als 60 min andauert, wenn deutliche Weichteilverletzungen vorliegen, der Verdacht auf knöcherne Verletzungen besteht oder wenn ein epileptischer Anfall auftritt oder Ursache des Traumas war, wird man immer ein CT veranlassen.
- Gleiches gilt für jeden persistierenden Kopfschmerz, länger andauerndes Erbrechen (DD Contusio labyrinthi) oder eine Verschlechterung des GSC-Scores. Neurologische Herdsymptome verlangen immer nach einem CT oder besser noch einem MRT.
- Das CT des Schädels sollte immer auch im Knochenfenster beurteilt werden.
- Ein CT der HWS erfolgt beim Ansatz eines Verdachts auf eine begleitende HWS-Verletzung, nicht zuletzt auch aus versicherungstechnischen Erwägungen. Auch hier sind Nativaufnahmen der Wirbelsäule nicht mehr zeitgemäß.

Auf die speziellen Anforderungen der Diagnostik bei Polytraumen wird hier nicht eingegangen.

27.2 Schädeltraumen

27.2.1 Schädelprellung

Ätiologie Die leichteste Form des Kopftraumas ist die Schädelprellung, die durch stumpfe Gewalt (Schlag, Stoß oder Sturz) eintritt.

Symptome Ein plötzlicher, lokaler oder diffuser Kopfschmerz kann Minuten bis Stunden andauern. Es kommt nicht zu einer Störung des Bewusstseins, wie sie für das SHT charakteristisch ist. Schwindel, Nystagmus, Übelkeit und Erbrechen, aber auch sofort oder mit Latenz einsetzende und selbst fortschreitende Hörstörungen können darauf beruhen, dass gleichzeitig eine Schädigung des Innenohrs eingetreten ist. Dies ist auch ohne Felsenbeinbruch möglich. Weitere neurologische Störungen treten nicht auf.

Schwindel, Übelkeit und Erbrechen nach einer Schädelprellung sind kein Beweis für eine Hirnbeteiligung.

Diagnostik Ein CT des Schädels wird meist aus Sicherheitsgründen zum Ausschluss von Schädelfrakturen durchgeführt.

Therapie Die Behandlung besteht in einer kurzen Schonung von 1–2 Tagen, aber nicht Bettruhe (!), gegebenenfalls unter Verordnung leichter Kopfschmerzmittel wie Ibuprofen 400 mg oder Paracetamol 500 mg mehrmals täglich. Gegen Erbrechen und Übelkeit gibt man Domperidon (Motilium) 2- bis 3-mal 15 Tropfen.

Eine länger dauernde Ruhe ist nicht indiziert, sondern für die Rückbildung der Beschwerden psychologisch ungünstig. Krankenhausaufnahme ist in der Regel nicht erforderlich. Neurologische Dauerfolgen bleiben nicht bestehen.

27.2.2 Schädelfraktur

Bei entsprechender Gewalteinwirkung kann es auch ohne Kommotionssyndrom zum Schädelbruch kommen. Je nach Art und Ort der Gewalteinwirkung sowie der altersabhängigen Elastizität liegt eine von drei Formen vor:

- reine Kalottenfraktur (Impressions-, Biegungs-, Berstungsbruch),
- Fortsetzung der Bruchlinie in die Schädelbasis und
- reiner Schädelbasisbruch.

Nichtimprimierende Frakturen der Kalotte erlauben, entgegen einer weit verbreiteten Meinung von Laien und Ärzten, keine Schlüsse auf die Schwere des SHT und kommen auch als Ursache für spätere, chronische Beschwerden nicht in Betracht. Die Heilungstendenz ist im Allgemeinen ausgezeichnet, und schon nach wenigen Wochen sind radiologisch keine Frakturlinien mehr zu erkennen. **Impressionsfrakturen** führen dagegen oft zu einer lokalen Substanzschädigung der Hirnrinde.

Diagnostik Schädelbasisbrüche können oft schon aus klinischen Zeichen vermutet werden: Brillen- oder Monokelhämatom, lageabhängiges Auslaufen von Flüssigkeit aus einem Nasengang (Liquorfistel), Hämatotympanon, Blutung oder Liquorabfluss aus dem äußeren Gehörgang.

Im **Computertomogramm** sind Schädelbasisfrakturen meist gut zu erkennen. Bei frontobasalen Frakturen findet man bei frühzeitiger Untersuchung im CT blutiges Sekret in den Siebbeinzellen und Luftperlen im frontalen Subarachnoidalraum. Am besten kann man diese Region mit koronaren CT-Aufnahmen in Knochentechnik beurteilen. Bei Felsenbeinfrakturen findet man Luftperlen in der hinteren und mittleren Schädelgrube.

Komplikationen Dennoch darf man auch bei scheinbar nur leichter Kopfprellung nicht auf das CT des Schädels verzichten, da ein positiver Befund für die Diagnose von eventuellen Komplikationen sehr wichtig ist:

- Bei **Kalottenfrakturen** kann die A. meningea media zerreißen, so dass ein epidurales Hämatom entsteht.
- Bei **Impressionsfrakturen** bewirkt gelegentlich das eingedrückte Knochenfragment eine lokale Irritation der Hirnrinde und löst epileptische Anfälle aus (traumatische Frühanfälle). Sie erhöhen das Risiko einer traumatischen Spätepilepsie.
- Nach **Frakturen der Siebbeinplatte** oder **Stirnhöhlenhinterwand** besteht die Gefahr aufsteigender Infektionen, die selbst nach Jahren noch zu rezidivierender Meningitis, Meningoenzephalitis und zum Hirnabszess führen können. Dieselben Komplikationen muss man auch bei Frakturen des Felsenbeins befürchten. Die nasale Liquorfistel muss frühzeitig operiert werden, ebenso die Querfraktur des Felsenbeins.
- **Felsenbeinlängsfrakturen** zerreißen meist das Trommelfell und führen, wenn auch die Dura verletzt ist, zum Liquorabfluss aus dem Ohr. Nach Querfrakturen kann der Liquor in die Tuba Eustachii übertreten, so dass eine »pseudonasale Liquorfistel« entsteht. In diesen Fällen sind Computertomographie, ohrenärztliche Untersuchungen, Konsultation eines Neurochirurgen und gegebenenfalls im weiteren Verlauf die Lumbalpunktion angezeigt.
- **Dissektionen der A. carotis interna** im Hals oder im knöchernen Karotiskanal können komplizierend hinzutreten.
- **Schädelbruch mit Hirnnervensymptomen** (▶ Exkurs: Posttraumatische Anosmie). Die Hirnnervenausfälle werden oft irrtümlich auf eine Kontusion der orbitalen (basalen) Stirnhirnrinde (Olfaktorius) oder des Hirnstamms zurückgeführt. Tatsächlich werden die Nerven in ihrem Verlauf (Subarachnoidalraum, Schädelbasis, Orbita Peripherie) geschädigt.
- Die Nn. oculomotorius und abducens können bei Schädelbasisbruch sowie der N. trochlearis bei Frakturen der medialen Orbitawand mit Dislokation der Trochlea peripher geschädigt werden.
- Eine **posttraumatische Fazialislähmung** zeigt immer eine Läsion im Felsenbein an.

Exkurs

Posttraumatische Anosmie

Die posttraumatische Anosmie ist meist Zeichen einer peripheren Schädigung des I. Hirnnerven (Abriss der Fila olfactoria oder lokales Hämatom in der Gegend des Bulbus oder Tr. olfactorius).
Kopftraumen mit Gewalteinwirkung auf das Hinterhaupt sind 5-mal so häufig von Anosmie gefolgt als wenn das Trauma die vordere Schädelhälfte trifft. In 1/3 der Fälle bildet sich die posttraumatische Anosmie über einen variablen Zeitraum, längstens bis zu einem Jahr, zurück. Nur in 4% der Fälle ist danach noch Restitution möglich. Eine Korrelation zwischen der Schwere des Traumas und der Dauer der Anosmie hat sich nicht nachweisen lassen.

- **Hörstörungen** kommen nach Kopftraumen mit und ohne Schädelbruch durch Innenohrverletzungen vor. In schweren Fällen sind dies Blutungen in das Innenohr, in leichteren Fällen kommt es zu Funktionsstörungen einzelner Abschnitte der äußeren Haarzellen mit einem Hörverlust in Form der C5-Senke, die durch einen hydrodynamisch bedingten Schaden im Transformationsgebiet der Frequenzen zwischen 4.000 Hz und 6.000 Hz entstehen soll. Auch der Vestibularapparat kann traumatisch geschädigt werden. Die kaudalen Hirnnerven werden fast nie betroffen.

27.3 Hirntraumen

27.3.1 Leichtes Schädel-Hirn-Trauma (SHT)

Definition Das leichte Schädel-Hirn-Trauma (SHT) wird durch nachstehende Kriterien definiert:

- kurzzeitige Bewusstlosigkeit oder qualitative oder quantitative Veränderung der Bewusstseinslage <15 min,
- Erinnerungslücke (retro-/anterograde Amnesie) <24 h,
- Fehlen neurologischer Herdsymptome und
- Score der Glasgow-Koma-Skala 13–15 (meist 15).

Zur Dokumentation der Bewusstlosigkeit und zur Glasgow-Koma-Skala ▶ Exkurs.

Die jährliche Inzidenz des leichten SHT liegt bei 10/100.000. Sicher 80% der in eine Klinik überwiesenen Schädel-Hirn-Traumata sind leichtgradig, nur 10% mittelschwer und 10% schwer.

Symptome Leitsymptom ist die sofort einsetzende Bewusstseinsstörung. Sie tritt meist als Bewusstlosigkeit auf. Die sehr seltenen rein amnestischen Zustände nach Kopftraumen setzen ohne vorangegangene Bewusstseinsstörung ein. Mehrere Minuten nach einem Kopftrauma stellt sich dabei eine Erinnerungsstörung ein, die bis zu einer Stunde rückwärts reichen kann. Während dieser Zeit können die Personen einfache Aufgaben lösen, und der neurologische Status ist normal. Die Erinnerung hellt sich über 1–2 h wieder auf. Solche Fälle sind wiederholt bei Fußballspielern beschrieben worden, die sich manchmal nicht mehr an ein durch Kopfball erzieltes Tor erinnern konnten, das Spielergebnis nicht kannten oder, wie im

Exkurs

Dokumentation der Bewusstlosigkeit

Da die **Beurteilung der Unfallfolgen** von einer genauen Kenntnis der initialen Symptomatik abhängt, muss der zuerst behandelnde Arzt möglichst genaue Feststellungen über Einsetzen und Dauer der Bewusstseinsstörung, über das Verhalten des Verletzten nach dem Unfall und über seine Erinnerung an das Trauma selbst sowie an den unmittelbar vorangehenden Zeitabschnitt treffen. Dabei ist eine anschauliche Beschreibung des Verhaltens wichtiger als die diagnostische Schlussfolgerung. Die frühe, detaillierte Anamnese zu Bewusstlosigkeit und Amnesie ist entscheidend, mit der Zeit ändert sich oft die Erinnerung, bewusst oder unbewusst, und meist zum Dramatischen hin.

Glasgow-Koma-Skala (▶ Anhang, Skalen)

Die Glasgow-Koma-Skala (besser: Glasgow-Reaktionsskala) dient zur Einschätzung der Schwere eines Schädel-Hirn-Traumas und ist in die Definitionen von leichtem, mittelschwerem und schwerem SHT eingebracht.
Sie ist nicht in jeder Hinsicht befriedigend: Die Punktwerte für ein leichtes SHT, bei dem ja kein Koma vorliegt, sind die Werte von Gesunden. Andererseits ist die Skala bei intubierten und beatmeten Patienten nicht problemlos anwendbar. Wer in jedem der 3 Teilaspekte den niedrigsten Wert erhält, hat immer noch 3 Punkte, ist aber möglicherweise bereits hirntot.
Allerdings hat die GCS international breite Verwendung gefunden und sollte deshalb im Interesse eines standardisierten, die Verständigung erleichternden Vorgehens bei der Traumaversorgung benutzt werden. Damit dies für die therapeutische Entscheidungsfindung und die prognostische Einschätzung Sinn machen kann, ist es erforderlich, dass sie vom erstversorgenden Arzt (also vor einer Gabe von Medikamenten oder einer Intubation) erhoben wird und dass alle bei der Betreuung des Patienten Mitwirkenden imstande sind, sie unmissverständlich anzuwenden.
Ebenso ist es falsch, die Schwere eines Kopftraumas allein nach den Beschwerden des Patienten einzuschätzen. Diese sind in erheblichem Maße von der psychischen Situation, von Befürchtungen, Entschädigungserwartungen, dem biographischen Stellenwert des Traumas und ähnlichen Faktoren abhängig. Ein Blick in das Notarztprotokoll oder die polizeilichen Dokumentationen kann solche Diskrepanzen aufklären.

Finale der Weltmeisterschaft 2014 geschehen, den Schiedsrichter fragen, ob dies hier das Finale sei.

Die Dauer der Bewusstlosigkeit beträgt beim leichten SHT zwischen wenigen Minuten und einer Stunde. Nach statistischen Untersuchungen an größeren Gruppen von Patienten sind Tiefe und Dauer der posttraumatischen Bewusstseinsstörung ein empfindlicher und verlässlicher Indikator für die Schwere eines Kopftraumas. Sie müssen, auch aus versicherungsrechtlichen Gründen, **exakt dokumentiert** werden.

Die Bewusstseinsstörung führt zu Erinnerungslücken. Der Verletzte hat eine Amnesie für den Augenblick des Traumas und eine gewisse Zeit danach (anterograde oder posttraumatische Amnesie). Meist liegt auch eine retrograde Amnesie vor, d. h. der Patient ist unfähig die letzten Ereignisse vor dem Unfall zu reproduzieren. Die zeitliche Ausdehnung der retrograden Amnesie ist nicht proportional zur Schwere und Dauer der Bewusstseinsstörung: Es gibt Fälle mit langer Bewusstlosigkeit und nur kurzer retrograder Amnesie. Die Ereignisse vor dem Unfall sind nicht völlig aus der Erinnerung ausgelöscht, sie sind nur nicht abrufbar. Dies wird dadurch bewiesen, dass sich die retrograde Amnesie spontan aufhellen kann und dass manche Verletzte in Hypnose in der Lage sind, den Ablauf der Ereignisse bis zum Trauma zu schildern. Ursache der retrograden Amnesie ist wahrscheinlich eine Funktionsstörung in basalen Anteilen des Schläfenlappens.

Weitere klinische Charakteristika sind:

- Schmerzsyndrom (Kopfschmerz, Nackenschmerz/-steife),
- vegetatives Syndrom (Übelkeit/Erbrechen, Schwindel, orthostatische Dysregulation) und
- Lichtempfindlichkeit.
- Nicht selten beginnt früh ein »neurasthenisches« Syndrom mit depressiver Verstimmung oder Reizbarkeit.

Meist wird das »Kommotionssyndrom« von vestibulären Symptomen wie Schwindel, Erbrechen, Nystagmus begleitet.

Diagnostik Bei leichtem SHT ist neben allgemein-körperlicher und neurologischer Untersuchung die bildgebende Diagnostik (CCT) erforderlich.

- Das **CT** des Hirnparenchyms ist in der Regel normal. Selten können aber doch Kontusionsblutungen oder kleinere epi- oder subdurale Hämatome gefunden werden.
- Eine **Kontroll-CT** oder eine **MRT** vom Schädel ist indiziert, wenn die Klinik doch auf eine fokale Läsion hindeutet, der Bewusstseinszustand sich verschlechtert oder ein Herdbefund im EEG besteht. Die MRT der Wirbelsäule ist notwendig bei Verdacht auf spinales Trauma.
- Die **Dopplersonographie** ist bei Hinweisen auf ein Halstrauma oder Symptomen einer Karotisdissektion (Horner-Syndrom, seitlicher Hals oder Retroorbitalschmerz) sinnvoll.
- Das **EEG** ist nur im ganz frühen Stadium, d. h. innerhalb der ersten Stunden nach dem Trauma, allgemein oder selten auch herdförmig verändert, ohne dass dies Schlüsse auf morphologische Veränderungen des Hirngewebes gestattet.
- Eine HNO-Untersuchung ist bei Verdacht auf Schädelbasisbeteiligung, Rhino-/Otoliquorrhö, Hämatotympanon indiziert. Eine leichte kochleäre Schädigung lässt sich durch überschwellige Hörprüfung nachweisen.
- Neuropsychologische Untersuchungen zur Objektivierung eines Hirnleistungsdefizits sollten früh, aber nicht am Unfalltag, innerhalb der ersten Wochen ohne den Einfluss zentral wirksamer Medikamente durchgeführt werden.

Therapie und Prognose Nach einem Hirntrauma mit Kommotionssyndrom wird heute leider immer noch wochenlange Bettruhe verordnet. Zur Behandlung werden dazu Sedativa und angeblich die Hirndurchblutung fördernde Medikamente gegeben. Dies alles ist unnötig und nicht sinnvoll.

- Bei Schmerzen ist kurzfristig die Gabe von Paracetamol oder Ibuprofen am unbedenklichsten (Paracetamol Supp. oder Tbl. 3-mal 500 mg/Tag, Ibuprofen 3-mal 400 mg/Tag oder Metamizol-Natrium 1- bis 4-mal 1–2 Tbl. a 500 mg).
- Bei anhaltenden Schmerzen mit der Gefahr einer Chronifizierung empfiehlt sich unter Umständen die Verordnung eines trizyklischen Antidepressivums (z. B. Amitriptylin initial 25, dann 50–75 mg zur Nacht), eventuell dazu auch Physiotherapie.
- Dagegen ist die dauerhafte Gabe konventioneller Schmerzmittel kontraindiziert. Ein analgetikainduzierter Dauerkopfschmerz ist leider viel zu häufig Folge eines solchen Behandlungsfehlers.
- Bei Nackenschmerz hilft Physiotherapie mit Anleitung zu aktiven schmerzfreien Bewegungsübungen des Schultergürtels und des Nackens. Zusätzlich kann mit Myotonolytika Tetrazepam 2-mal 50 mg/Tag p.o. (sedierender Effekt) oder Tizanidin 4 mg p.o. nachts gegeben werden.
- Beim traumatischen paroxysmalen Lagerungsschwindel helfen auch die Lagerungsmanöver (▶ Kap. 17.1) und die medikamentöse Behandlung mit Dimenhydrinat 3-mal 150 mg/Tag Supp. (kurzfristig!)
- Gegen Übelkeit/Brechreiz, Erbrechen helfen Domperidon-Tropfen 3-mal 10 mg/Tag p.o.

Nach dem Aufstehen klagen viele Patienten über Kopfschmerzen, allgemeine Leistungsschwäche, gesteigerte affektive Reaktivität, Sonnenempfindlichkeit, Alkoholintoleranz und Kreislauflabilität. Da diese Beschwerden unspezifisch sind, sollte man sie nicht als postkommotionelles Syndrom bezeichnen. Sie können auch Folge der überflüssigen Immobilisierung sein.

Die Rückbildung der Beschwerden hängt vom Lebensalter des Verletzten, aber auch ganz erheblich von seiner psychischen, sozialen und versicherungsrechtlichen Situation sowie den ängstlichen Befürchtungen ab, mit denen die meisten Menschen die möglichen Folgen eines Kopftraumas ansehen. Diese Befürchtungen sind jedoch meist ungerechtfertigt. In fortschrittlichen Unfallkrankenhäusern lässt man die Patienten, wenn sie nicht allzu kreislauflabil sind, bereits am ersten Tag nach dem Trauma wieder aufstehen. Die Beschwerden klingen bei diesem Vorgehen rasch ab, und die Patienten sind bald wieder voll leistungsfähig. Es wäre zu wünschen, dass diese Behandlung allgemein angewandt wird.

Bei starker vestibulärer Übererregbarkeit verordnet man Sulpirid (Dogmatil 100 mg i.m.) oder Dimenhydrinat (z. B. Vomex) als Antivertiginosum. Wenn sich ein peripherer, paroxysmaler Lagerungsschwindel entwickelt, wird er nach den in ► Kap. 17.1 angegebenen Regeln durch Lagerungstraining behandelt.

Sozialmedizinische Aspekte Nach längstens 2 Wochen, besser früher, wird der Verletzte wieder arbeitsfähig geschrieben. Eine längere Verordnung von Kopfschmerzmitteln sollte vermieden werden, weil man die Beschwerden dadurch leicht fixiert. Die Diagnose »vasomotorische Kopfschmerzen nach Kopftrauma« entbehrt jeder Grundlage: Kopftraumen labilisieren die Vasomotorik nicht dauerhaft. Höheres Lebensalter verzögert die Rückbildung der Kommotionsfolgen nicht. Eine rentenberechtigende Erwerbsminderung ist nach Wiederaufnahme der Arbeit nicht gegeben. Dauerfolgen sind nach unkompliziertem Hirntrauma mit Kommotionssyndrom nicht zu erwarten.

27.3.2 Mittelschweres und schweres SHT

Definitionen und Epidemiologie Ein **mittelschweres SHT** liegt vor, wenn der GCS-Score zwischen 9 und 12 liegt. Neurologische Herdsymptome sind hierbei möglich. Eine Verschlechterung in Richtung eines schweren SHT ist immer möglich.

Ein **schweres SHT** liegt vor, wenn der initiale GCS Score 8–3 beträgt bzw. die posttraumatische Bewusstseinsstörung länger als 24 h andauert und/oder es zum Auftreten von Hirnstammzeichen kommt.

Die Inzidenz des schweren SHT wird in Deutschland auf ca. 15–20 Patienten pro 100.000 Einwohner pro Jahr geschätzt. Hiervon versterben etwa 30% noch am Unfallort oder in den ersten Stunden nach dem Unfall.

Ursachen sind in Friedenszeiten in erster Linie Verkehrsunfälle und schwere Arbeitsunfälle. Schussverletzungen und Schlägereien mit stumpfen Waffen spielen in manchen Ländern eine nicht geringe Rolle. Isolierte Verletzungen (Motorrad-, Reit -und Fahrradunfälle) und Schussverletzungen halten sich bei den schweren SHT die Waage mit Polytraumen unter Mitbeteiligung des ZNS (schwere Autounfälle, Motorradunfälle, Sturzverletzungen und Suizide).

Symptome Die klinischen Zeichen des mittelschweren und schweren SHT sind:

- posttraumatische Bewusstseinsstörung länger als 1 h,
- zerebrale Herdsymptome (z. B. Lähmung, epileptischer Anfall) und
- traumatische Psychose.

Prähospitalphase Am Unfallort muss der neurologische Zustand des Patienten mit der GCS dokumentiert werden. Der GCS-Score definiert den Schweregrad des SHT:

- Leichtes SHT: GCS 15–13
- Mittelschweres SHT: GCS 12–9
- Schweres SHT: GCS 8–3

Pupillomotorik und Hirnstammzeichen müssen geprüft und bei Atemstillstand oder Aspirationsgefahr sofort intubiert und beatmet werden. Ergänzt wird die allgemeine körperliche Untersuchung mit dem Ausschluss zusätzlicher Verletzungen (z. B. Wirbelsäulentrauma, Polytrauma).

Zur **Intubation** sind Etomidat (0,2–0,3 mg/kg i.v.), Propofol (1–2,5 mg/kg i.v.), Midazolam (0,15–0,35 mg/kg i.v.) oder Ketamin (0,5–1 mg/kg i.v.) wegen der kurzen Halbwertzeit zu bevorzugen. Analgetika und Morphine sollten zunächst nicht eingesetzt werden. In der Regel sind zur Intubation keine Muskelrelaxantien notwendig.

Hypotension mit systolischen Blutdruckwerten <90 mmHg, muss mit adäquater **Volumentherapie** verhindert werden. Dabei ist die Gabe von isotonen oder hypertonen kristalloiden oder kombiniert kristalloidkolloidalen Lösungen (z. B. HyperHes) gleichwertig. **Vasopressoren** können erforderlich werden. Details siehe Lehrbücher der Intensivmedizin.

Bei initialen **Einklemmungszeichen** (Anisokorie, Strecksynergismen und Cushing-Reflex) in der Prähospitalphase ist nach Intubation eine moderate Hyperventilation und die rasche Gabe von 250 ml Mannitol 20% bzw. 30 ml NaCl 23,4% indiziert.

Patienten mit einem schweren SHT und/oder primär offenen SHT sind unverzüglich in ein Krankenhaus mit permanentem CT-Betrieb, Intensivstation und 24-stündiger neurochirurgischer Operationsbereitschaft zu transportieren.

Diagnostik Bildgebende Diagnostik mit **CCT** oder **Ganzkörper-CT** bei Verdacht auf Polytrauma.

- Im **CT** findet man bei Hemisphärenkontusion im typischen Falle rindennahe gelegene oder tief ins Marklager reichende hypodense, nicht gefäßabhängige Läsionen, in die sehr unterschiedlich große, blutisodense Bezirke eingestreut sind, die auch zu großen Blutungen konfluieren. Frontobasale und temporolaterale Hirnanteile sind am häufigsten betroffen (◘ Abb. 27.1).
- **CT-Verlaufskontrollen** können auch in kurzfristigem Abstand sinnvoll sein. Dank der gut organisierten Rettungsdienste und der Notarzt/Helikoptertransporte gelangen viele Patienten mit mittelschwerem oder schwerem SHT sehr früh in die Klinik. Oft ist das initiale CT noch normal oder zeigt erst sehr kleine intrazerebrale Blutungen an typischer Stelle. Hierzu kontrastiert der klinische Befund. Wenn das CT wenige Stunden später kontrolliert wird, sieht man dann die massive Ausweitung und Vergrößerung der Läsionen, die jetzt auch raumfordernd wirken und schon viel besser mit dem klinischen Bild korreliert. Bei allen Patienten, bei denen das initiale CT innerhalb der ersten 1–3 h durchgeführt wurde, ist eine Kontrolluntersuchung nach weiteren 3–6 h erforderlich.

- Weitere Kontrollen sind nach klinischem Verlauf, besonders bei extra- oder intraduralen raumfordernden Hämatomen und raumfordernden Kontusionen sowie bei Vorliegen eines Hirnödems und bei Anstieg des ICP nötig.
- Ohne Blutung erkennt man kleine bis mittelgroße Kontusionen erst nach 24–48 h im CT. Große Läsionen führen zudem zu einer Massenverlagerung, die ebenfalls computertomographisch darstellbar ist. Defektzustände entsprechen nicht Gefäßterritorien. CT-Beispiele geben die ◘ Abb. 27.1 und ◘ Abb. 27.2.
- Hirnstammkontusionen werden im Computertomogramm selten, im **MRT** meist zuverlässig, auch noch nach langer Zeit nachgewiesen. Die **MRT** kann darüber hinaus diffuse axonalen Verletzungen und Scherverletzungen im Hirnstamm nachweisen, die auf Beschleunigungsschertraumen zurückzuführen sind und die Ursache für länger andauernde Bewusstlosigkeit sein können (◘ Abb. 27.3). Die MRT ist weiterhin indiziert, wenn die CT trotz bleibender Bewusstlosigkeit, auch in der Kontrolluntersuchung keine pathologischen Befunde zeigt.
- Die **MR-Angiographie** ist indiziert, wenn der Verdacht auf eine Dissektion der Halsarterien oder eine Sinus-cavernosus-Fistel besteht. Bei ausgedehnten traumatischen Subarachnoidalblutungen können Vasospasmen entstehen, die mit Dopplersonographie oder MRA/CTA dokumentiert werden können.
- Das **EEG** ist im akuten Stadium verlangsamt und kann einen Herdbefund zeigen. Innerhalb von wenigen Wochen beschleunigt sich der Grundrhythmus wieder, und der Herdbefund bildet sich zurück. Die EEG-Veränderungen normalisieren sich meist innerhalb von 6 Monaten. In 20% der Fälle sind sie 1 Jahr, in 10% 2 Jahre nach dem Trauma noch nachweisbar. Nur selten bleiben sie dauernd bestehen. Das **EEG** ist für die Therapieüberwachung und -steuerung bei Barbituratnarkose und für den Nachweis eines nicht-konvulsiven Status epilepticus wichtig.

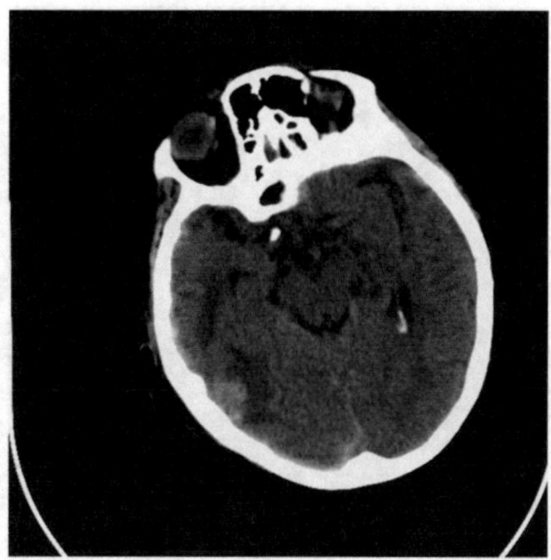

◘ **Abb. 27.1 Traumatische Substanzschädigung des Gehirns. CT auf temporalem Niveau.** Frische intrazerebrale Kontusionsblutung. Rechts temporal gelegene, irregulär begrenzte, blutisodense Formation, die von einem perifokalen, hypodensen Randsaum umgeben ist

- Die Untersuchung der somatosensibel (**SEP**), weniger der motorisch evozierten Potenziale (**MEP**) kann zur Prognosestellung eingesetzt werden.
- **Laborchemische Untersuchungen:** Blutbild, Gerinnungsstatus, Blutglukose und Elektrolyte.

Komplikationen Oft treten erschwerend extrazerebrale, intrakranielle Blutungskomplikationen hinzu. Epi- und subdurale Hämatome müssen oft operiert werden, traumatische SABs verlangen eine vergleichbare intensivmedizinische Behandlung wie die spontane SAB.

Nach schweren Verkehrsunfällen muss man mit Vielfachverletzungen (Polytraumen) rechnen (zusätzlich zum Hirntrauma: Zerreißungen innerer Organe, innere Blutungen, Pneumothorax, Frakturen mit Verletzungen peripherer Nerven). Im Initialstadium soll man deshalb häufig das Abdomen sonographisch kontrollieren, nach Möglichkeit einen Unfallchirurgen und Anästhesisten hinzuziehen und bei Lagerung der Extremitäten auch auf periphere Lähmungen achten.

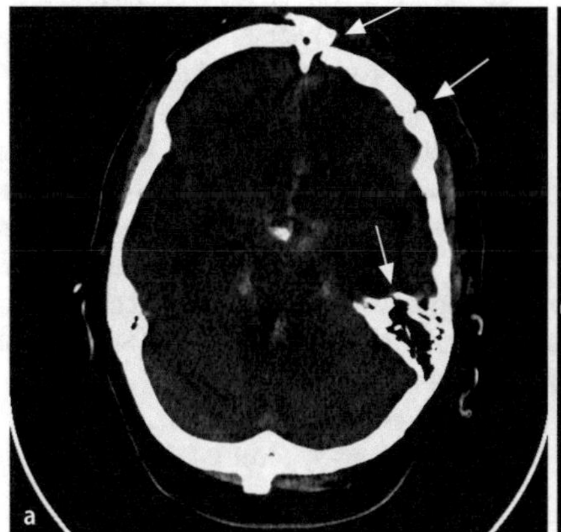

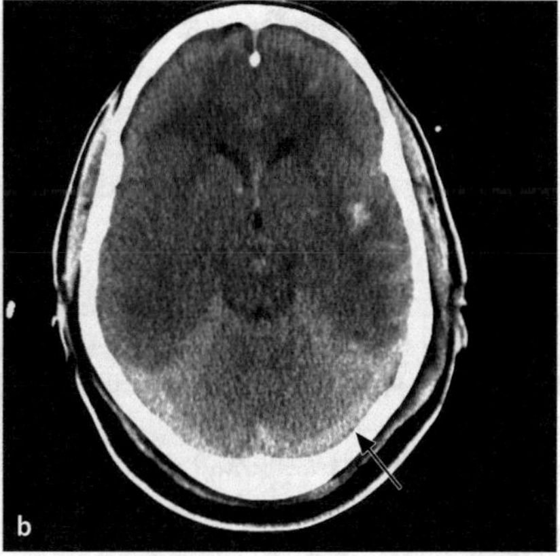

◘ **Abb. 27.2a,b Schädelfraktur und traumatische SAB. a** Multiple Kalotten- und Schädelbasisfrakturen (Pfeile) mit perimesenzephaler traumatischer SAB. **b** Traumatische SAB über der linken Inselrinde, dazu Subdurales Tentoriumhämatom (*Pfeil*) und massive Hirnschwellung

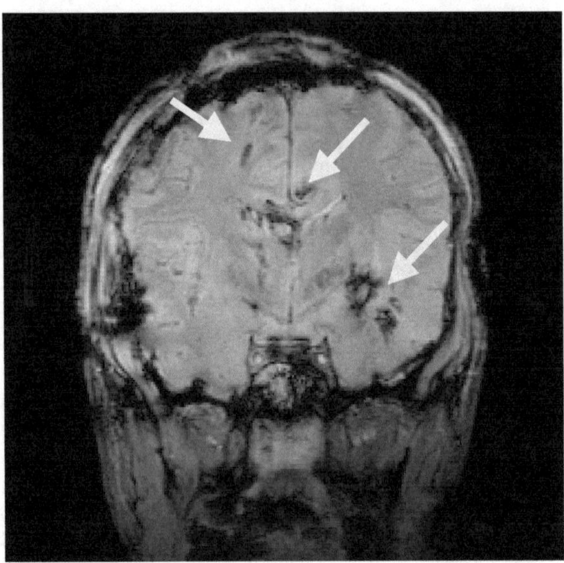

Abb. 27.3 Scherverletzungen. Ausgedehnte kontusionelle Läsionen und Scherverletzungen (*Pfeile*) subkortikal bei schwerem SHT

Pathologie Pathologisch-anatomisch findet man neben den primären, mechanisch bedingten Läsionen auch sekundäre, reaktive Gewebsschädigungen in Form von Diapedeseblutungen, Ödem, Parenchymnekrosen und anderen Gewebsalterationen.

Anämische und hämorrhagische Nekrosen sind an vielen Stellen des Gehirns lokalisiert. Prädilektionsorte sind: Hirnrinde, Balken, Basalganglien, Hirnstamm und Kleinhirn.

Die sekundären Gewebsschäden werden auf arterielle und venöse Zirkulationsstörungen zurückgeführt. Da die Läsionen ein unterschiedliches Entstehungsalter haben, darf man folgern, dass die Zirkulationsstörungen nach einem Hirntrauma für eine eng begrenzte Zeit protrahiert auftreten. Hierzu trägt intrazerebral das Ödem (s. u.) bei. Das traumatische Ödem bildet sich vor allem im Marklager aus.

Wichtige, extrazerebrale Faktoren sind: Herzleistung, Systemblutdruck (z. B. bei Schock) und Sauerstoffsättigung des Blutes (mechanisch oder zentral behinderte Atmung).

Nach neuen Untersuchungen sind etwa 80% der Hirnläsionen nach schweren Traumen ischämisch bedingt. In den ersten Stunden nach dem Trauma ist der zerebrale Blutfluss massiv reduziert. Mikrodialysedaten zeigen in dieser Phase einen starken Anstieg des exzitatorischen Transmitters Glutamat (▶ Kap. 5).

Besondere Formen Hierzu zählen die globale traumatische Hirnschwellung, die Hirnstammkontusion und die sekundäre Hirnstammkompression (▶ Facharztbox: Pathophysiologie der Hirnkontusion).

- **Globale traumatische Hirnschwellung.** Besonders im Kindesalter werden auch ohne im CT nachweisbare Kontusionsherde sehr rasch entstehende globale, Hirnschwellungen beobachtet, die durch Einklemmung des Hirnstamms sehr schnell zum Tode führen können. Im CT sieht man meist nur sehr schmale Seitenventrikel und verlegte Zisternen, selten eine Dichteminderung des Marklagers. Die Diagnose muss zunächst klinisch gestellt werden. Zur Behandlung gibt man Osmodiuretika über eine variable Dauer. Induzierte Hypothermie kann sinnvoll sein. Oft wird die Diagnose erst nachträglich nach Normalisierung des Hirnvolumens im Computertomogramm bestätigt.
- **Hirnstammkontusion.** Eine schwere, primäre, traumatische Hirnstammschädigung wird oft nicht überlebt. Sie entsteht dadurch, dass Nervenfasern und kleine Blutgefäße Scherungsverletzungen erleiden, mit der Folge von Infarkten und Blutungen in der Haube von Mittelhirn und Brücke. Meist liegen gleichzeitig ausgedehnte Großhirn- und Kleinhirnkontusionen vor. Viele Patienten sind sofort bewusstlos und erreichen meist das Wachbewusstsein nicht wieder. Sie sterben gewöhnlich innerhalb der ersten 12–24 h. Neurologisch finden sich alle jene Symptome, die beim Dezerebrationssyndrom (▶ Kap. 2.6) beschrieben sind.
- **Sekundäre Hirnstammkompression.** Eine sekundäre, traumatische Hirnstammschädigung entwickelt sich in der Folge eines sehr ausgedehnten Hemisphärenödems oder eines intrazerebralen oder extrazerebralen Hämatoms (s. u.). Oft sind die Patienten schon vorher sediert und beatmet, so dass die klinische Untersuchung erschwert ist. Pupillenstörungen (oft wird die ipsilaterale Pupille zuerst weit, Erklärung ▶ Kap. 11.2), Ausfall der Schutzreflexe und Streck- und Beugeautomatismen sind bei leichter Sedierung aber zu erfassen. Eine Hirnstammläsion lässt sich heute auch durch Registrierung der somatosensibel evozierten Potenziale und der akustischen Hirnstammpotenziale erfassen. Diese Untersuchungen geben auch im Frühstadium nach einem Trauma Anhaltspunkte für die Prognose einer Hirnstammläsion.

Verlauf Die Rückbildung der initialen Symptomatik erfolgt beim Hirntrauma mit Kontusionssyndrom meist verzögert. Die Beschwerden sind schwerer und länger dauernd. Neurologische Ausfälle, wie Hemiparese, Sensibilitätsstörungen, Aphasie u. a. können für Wochen und Monate oder sogar dauernd bestehen bleiben. Viele Kranke haben vorübergehend Fusionsstörungen oder eine Ermüdbarkeit bei längerem, angestrengten Sehen (kortikale Asthenopie).

Nicht selten entwickelt sich bei schwerem Hirntrauma nach dem Erwachen aus der initialen Bewusstlosigkeit eine **traumatische Psychose**. Interessanterweise sind Psychosen nach Schädigung der sprachdominanten Hemisphäre weit häufiger als nach Läsion der nichtdominanten.

Im Verlauf lassen sich drei Stadien unterscheiden:

- initiales Koma,
- delirantes Syndrom und
- Korsakow-Syndrom.

Das **delirante Syndrom** ist durch eine oft fluktuierende Bewusstseinstrübung und Desorientiertheit, psychomotorische Unruhe, ängstliche Erregung, Neigung zu illusionärer Verkennung der Umgebung und gelegentlich auch halluzinatorische Trugwahrnehmungen gekennzeichnet. Dieses Stadium kann Stunden, Tage und selbst Wochen andauern. Es macht die Zuziehung eines Neurologen oder Psychiaters und wenn manchmal möglich, die Verlegung in eine geschlossene Abteilung oder auf eine Intensivstation erforderlich.

Klingt das akute Delir ab, schließt sich oft das traumatische **Korsakow-Syndrom** an, bei dem der Patient bewusstseinsklar, aber wechselnd desorientiert ist und eine Störung der Merkfähigkeit hat. Im Gegensatz zum alkoholischen Korsakow ist die Suggestibilität der Kranken in der Regel nicht auffällig gesteigert, auch ist die Stimmungslage häufiger indifferent-apathisch oder moros-dysphorisch. Je nach der Schwere des Traumas und dem Lebensalter des Verletzten mündet die Kontusionspsychose nach Tagen oder Wochen in einem psychopathologischen Defektzustand, wie er unten beschrieben wird.

Der Begriff »Durchgangssyndrom« ist eine unanschauliche Leerformel, mit der in der Praxis auch Defektzustände belegt werden. Er sollte vermieden werden.

Therapie

- Alle Patienten mit einem GCS-Score von 8 oder weniger werden intubiert und beatmet, sofern dies ohne zusätzliche Gefährdung möglich ist.
- Bei Werten über 8 und zusätzlichen Verletzungen, die die Atmung gefährden können, sind Intubation und Beatmung ebenfalls indiziert.
- Die Intubation erfolgt orotracheal in leichter Reklination des Kopfes, der durch einen Helfer fixiert wird. Anteflektion oder Seitwärtsdrehung sind zu vermeiden, da man bei 10% der Verletzten mit einer begleitenden Wirbelsäulenverletzung rechnen muss. Die HWS muss deshalb immobilisiert werden. Nicht intubationspflichtige Patienten erhalten O_2. Die Sauerstoffsättigung soll mindestens 95% betragen.
- Eine sekundäre Hirnschädigung kann auch durch arterielle Hypotonie zustande kommen. Man schätzt, dass 15–20% der Patienten mit einem akuten Hirntrauma eine Hypoxämie und 10–15% eine Hypotonie haben.

Facharztbox

Pathophysiologie der Hirnkontusion

Die traumatische Substanzschädigung des Gehirns wird oft als »Gehirnquetschung« bezeichnet. Pathophysiologisch spielt aber die direkte, mechanische Substanzschädigung des Gehirns durch den Aufprall der stumpfen Gewalt nur eine untergeordnete Rolle. Experimentell ist nachgewiesen worden, dass der traumatischen Substanzschädigung des Gehirns einer von vier im folgenden geschilderten Mechanismen zugrunde liegt.

- **Beschleunigungs- oder Verzögerungstrauma** nach breitflächig auf den Schädel einwirkender Gewalt. Während die Knochenschale des Kopfes in der Stoßrichtung beschleunigt oder durch den Aufprall plötzlich gebremst wird, bleibt das Gehirn durch seine Massenträgheit zurück. Es drängt sich am Stoßpol zusammen: Hier entsteht ein momentaner Überdruck. An der gegenüberliegenden Seite entfernt es sich kurz von der Schädelinnenwand: Es entsteht ein kurz dauernder Unterdruck. Das durchblutete Gehirn lässt sich physikalisch als eine Flüssigkeit auffassen, in der sich Gas befindet. Beim Auftreten eines Sogs reißt die Flüssigkeit unter Bildung kleinster Gasblasen auf. Diese Gasbläschen drängen beim Erreichen einer kritischen Größe des Unterdrucks das Gewebe auseinander und sprengen die feinen Kapillaren. Auf diese Weise entstehen Substanzschäden, die wir unkorrekt mit dem eingebürgerten Namen Rindenprellungsherde (»coup und contre coup«) bezeichnen.
- **Akuter Unterdruck** ist auch die Ursache von Hirnstammläsionen und periventrikulären Scherverletzungen. Bei sagittal angreifender Gewalt liegt die Stoßrichtung im großen Schädeldurchmesser. Dabei wird die Schädelhöhle deformiert, die bitemporale Achse vergrößert sich. Die Ventrikel werden dadurch in seitlicher Richtung ausgeweitet, ihr Rauminhalt wird vergrößert. Während der kurzen Stoßzeit kann jedoch nicht genügend Liquor in die Gehirnkammern nachfließen. Es resultiert ein Unterdruck im Ventrikelsystem, der sich auf die ventrikelnahen Venen als tangentialer Zug auswirkt, so dass sie einreißen. Hauptsitz dieser primär traumatischen Blutungen sind ventrikelnahe Balkenanteile, die Umgebung der Seitenventrikel und der obere Hirnstamm.
- **Umschriebener Stoß gegen den Schädel:** Hierbei bleibt der Kopf in Ruhe, die Gewalt drückt an der Stoßstelle den Knochen ein. Der Knochen kehrt aber rasch wieder in seine Ausgangsposition zurück. Dabei bildet sich an dieser Stelle ein Unterdruck aus, der auf die oben geschilderte Weise zur umschriebenen Hirnrindenschädigung führt.
- **Rotationstrauma:** Wird der Schädel in eine Drehbewegung versetzt, kann das Gehirn durch seine Massenträgheit dieser Bewegung nicht rasch folgen. Durch Zug- und Scherkräfte reißen die verbindenden Blutgefäße zwischen Schädelinnenwand und Gehirn ein, so dass subdurale Hämatome (durch Einriss von Brückenvenen), Subarachnoidalblutungen und auch Gefäßeinrisse in den äußeren Schichten der Hirnrinde entstehen.

Pathophysiologie des traumatischen Hirnödems

Diese ist noch nicht genau bekannt. Es gibt jedoch viele Hinweise darauf, dass es sich hierbei v. a. in der Frühphase (bis 48 h post Trauma) vornehmlich um einen zytotoxischen und weniger um einen vasogenen Mechanismus handelt. Hieraus erklärt sich auch, dass Kortikosteroide bei traumatischem Ödem wirkungslos und deshalb nicht indiziert sind. Das Ödem komprimiert das Hirngewebe (Abb. 27.2) und führt so zur Hypoxie infolge Mangeldurchblutung. Dadurch aber wird die Ödemproduktion weiter angeregt, so dass sich ein Circulus vitiosus schließt.

Nach etwa 6 Wochen ist ein morphologischer Defektzustand eingetreten. Das generalisierte Hirnödem führt oft zu einem ausgedehnten Markschwund, der sich im Computertomogramm als Hydrocephalus internus und Vergröberung vor allem der frontalen Rindenfurchen darstellt. Umgekehrt darf man aber aus einer Erweiterung der inneren oder äußeren Liquorräume ohne harte Kriterien einer traumatischen Substanzschädigung nicht auf die Schwere eines vorangegangenen Hirntraumas schließen, weil solche morphologischen Veränderungen unspezifisch sind und selbst angeboren oder frühkindlich erworben sein können.

- Bei schwerem und mittelschwerem Hirntrauma werden zwei venöse Zugänge gelegt. Der mittlere, arterielle Blutdruck soll 90 mmHg betragen. Arterielle Hypertonie beruht meist auf unzureichender Analgesie bzw. Sedierung. Volumentherapie, Analgesie und Sedierung werden nach den Regeln der Intensivtherapie ausgeführt, Anamnese, Befunde und Maßnahmen werden – unter Angabe von Zeitpunkt und Beteiligten – auf Formblättern dokumentiert.
- Die weitere Behandlung richtet sich in erster Linie gegen die Folgen der sekundären, gefäßbedingten Gehirnveränderungen nach den Regeln der Intensivmedizin (▶ Facharzt-Box).
- Zur Kontrolle des intrakraniellen Drucks kann es nach Kopftraumen, aber auch bei Enzephalitis oder nach Subarachnoidalblutung notwendig werden, den intrakraniellen Druck kontinuierlich zu messen (sog. ICP-Monitoring, ▶ Exkurs: Monitoring des intrakraniellen Drucks).
- Grundsätzlich ist die Anlage einer **Ventrikelsonde** wünschenswert, da hiermit neben der Möglichkeit einer Druckmessung gleichzeitig die einer Liquordrainage, so diese erforderlich wird, besteht. Allerdings ist häufig aufgrund des Schwellungszustandes des traumatisierten Gehirns eine Sondeneinlage in die Ventrikel nicht möglich, so dass alternativ eine Messung im **Hirnparenchyms** erfolgt.
- Die ICP-Registrierung erleichtert die Beurteilung, ob die gegebene Behandlung wirksam ist oder nicht. Dauerhafte Druckniveaus über 15 mmHg oder 20 mmHg kommen unter normalen Verhältnissen nicht vor. Wenn der intrakranielle Druck den arteriellen Mitteldruck übersteigt, tritt der Hirntod ein. Die Indikation für eine intrakranielle Druckmessung ist bei jedem Patienten mit schwerem Schädel-Hirn-Trauma und pathologischem CCT-Befund gegeben.
- Das pathophysiologisch relevante und damit vordringliche Ziel bei der Behandlung eines erhöhten intrakraniellen Drucks ist die Aufrechterhaltung eines **zerebralen Perfusionsdrucks** (CPP; CPP = mittlerer arterieller Blutdruck – ICP) von mindestens 50–60 mmHg. Hierzu kommt eine Volumenexpansion und gegebenenfalls zusätzlich eine vasopressorische Medikation mit Katecholaminen zum Einsatz.
- Intensivmedizinische Aspekte bei schwerem SHT ▶ Facharztbox.

Prognose Das Outcome von Patienten mit einem schweren SHT wird von Faktoren wie Alter, initialem GCS-Score, maximalem ICP, Begleitverletzungen und Komplikationen während der Intensivtherapie bestimmt. Die Prognose des schweren SHT ist weiterhin schlecht: Immer noch sterben etwa 1/3 der Patienten, die die Klinik erreichen. Dazu kommen noch die, deren Verletzungen so katastrophal sind, dass sie am Unfallort versterben. Wenn früh Streckkrämpfe auftreten, beträgt die Letalität 50%. Die Prognose ist ferner schlecht, wenn beiderseits reaktionslose, weite Pupillen länger als 4 h bestehen. Die Überlebensrate bei länger dauerndem Koma nimmt in Abhängigkeit vom Lebensalter rasch ab: Für 15-Jährige liegt die Grenze bei 20 Tagen Bewusstlosigkeit; 40-Jährige überleben gewöhnlich eine 12-tägige Bewusstlosigkeit nicht. Bei 50- bis 60-Jährigen ist die Überlebensprognose nach 7 Tagen und bei über 60-Jährigen nach 5 Tagen schlecht.

Jeder 7. Unfalltote, der am Unfallort oder auf dem Transport stirbt, geht an Erstickung zugrunde. In einer beträchtlichen Anzahl von Fällen ist die Aspiration von Blut oder Speiseresten eine wesentliche Mitursache des Todes. Mechanische Atemstörungen beeinträchtigen über die Hypoxämie auch die O_2-Versorgung des Gehirns und verschlechtern dadurch die primär traumatische, zerebrale Schädigung.

Wird eine Hirnstammkontusion überlebt, behalten die Patienten schwere Ausfallssymptome zurück, wie Dysarthrophonie, okulomotorische und Pupillenstörungen, Ataxie und Tremor. Etwa 10% überleben in einen schweren Defektzustand, dem **permanenten vegetativen Zustand** (»permanent vegetative state«, PVS) oder im **apallischen Syndrom** (▶ Kap. 2.16).

Die Prognose verschlechtert sich mit steigendem Lebensalter und zunehmender Dauer der Bewusstlosigkeit. Ein entscheidender Faktor ist die Dauer der Rehabilitationsbehandlung, die mit den üblichen 4–6 Wochen viel zu kurz bemessen wird.

Die immer wieder genannten Einzelfälle, bei denen es nach Monaten und Jahren im PVS zu dramatischen Verbesserungen gekommen ist, sind leider selten und mehr Ausdruck nicht enden wollender Hoffnung der Angehörigen. Auch sind Zweifel an Berichten angeraten, die kognitive Potenziale oder Beweise für bewusste Vorgänge in der funktionellen Bildgebung beschreiben. Wieder sind es Einzelfälle, die nicht selten auf einer Fehldiagnose des PVS beruhen, auch wenn sie hochrangig wie z. B. im kürzlich in Science publiziert wurden.

Exkurs

Monitoring des intrakraniellen Drucks

Die Indikation zur Anlage einer ICP-Sonde (ICP = »intracranial pressure«) bei Patienten ist mit einem schweren SHT gegeben, wenn ein nicht-normales CT vorliegt (z. B. intrakranielles Hämatom , Hirnödem mit komprimierten basalen Zisternen). Ferner ist das ICP-Monitoring bei schwerem SHT und normalen CT indiziert, wenn mindesten zwei der folgenden drei Fakten zutreffen:

- Alter >40 Jahre,
- abnormale motorische Schmerzreaktion (z. B. uni- oder bilaterale Beuge- und/oder Strecktendenzen),
- systolischer Blutdruck posttraumatisch <90 mmHg.

Eine intraventrikuläre ICP-Sonde hat den Vorteil, über Ablassen von Liquor zumindest kurzfristig den ICP zu senken. Heute wird dennoch meist eine intraparenchymale Druckmessung durchgeführt.

Facharztbox

Intensivmedizinische Aspekte bei schwerem SHT

Allgemeine Intensivtherapie. Patienten mit mittelschwerem und schwerem SHT müssen auf Intensivstationen behandelt und überwacht werden. Verschlechterungen mit sekundärer Einklemmung und Beatmungspflichtigkeit bei initialem leichten und mittelschweren Traumen sind auch ohne extrazerebrale, intrakranielle Blutungen möglich. Die Aufnahme auf eine neurologisch-neurochirurgische Intensivstation mit Möglichkeiten zur Beatmung, invasivem hämodynamischen Monitoring (PiCCO-System) und Monitoring des intrakraniellen Drucks (ICP-Sonde) ist erforderlich.

Beatmungstherapie. Die Patienten werden alle kontrolliert beatmet und analgosediert. Die Beatmung folgt beim isolierten SHT den üblichen intensivmedizinischen Voraussetzungen. Anders ist die Situation bei Polytraumen mit Lungenkontusion. Eine frühe Tracheotomie (in der ersten Woche) ist bei jüngeren Patienten und schwerem SHT sinnvoll. Die Beatmungsdauer wird hierunter verkürzt, die sekundäre Pneumonierate allerdings nicht gesenkt. Entgegen früherer Meinung stellt ein schweres SHT bei Oxygenierungsproblemen keine Kontraindikation gegen eine moderate PEEP-Beatmung (10–14 mbar) dar, solange ICP und CPP kontinuierlich überwacht und gesteuert werden.

Temperaturmanagement. Fieber verstärkt die zerebralen Schäden und muss konsequent behandelt werden. Neben physikalischen Methoden können folgende Antipyretika eingesetzt werden:

- Paracetamol 1 g i.v. bis zu 4-mal täglich,
- Metamizol 1 g i.v. bis zu 4-mal täglich,
- Pethidin 50–100 mg i.v. bis zu 3-mal täglich.

Die prophylaktische und therapeutische **Hypothermie** nach einem schweren SHT ist trotz guter experimenteller Daten in klinischen Studien gescheitert. Man kann sie als verzweifelte letzte Rettung bei ansonsten therapieresistenten Hirndruckkrisen diskutieren.

Ernährung. Patienten nach schweren SHT haben schon initial einen sehr hohen Kalorienbedarf. Die frühe enterale Ernährung sollte etwa 1/3 über dem Grundumsatz liegen, allerdings sollen Hyperglykämien vermieden werden.

Therapie des erhöhten intrakraniellen Drucks (»intracranial pressure«, ICP). Ein durch den ICP mitbestimmter, wichtiger Zielparameter ist der zerebrale Perfusionsdruck (»cerebral perfusion pressure«, CPP). Der CPP errechnet sich aus der Differenz aus arteriellem Mitteldruck und intrakraniellem Druck (CPP = MAP – ICP). Ziel der ICP-Behandlung ist es, sehr hohe ICP-Werte (über 20 mmHg) und zu niedrige CPP-Werte (<50 mmHg) zu vermeiden. Ein CCP von 50–60 mmHg sollte angestrebt werden. Neben gezielter Volumentherapie werden Vasopressoren zur Blutdrucksteigerung angewandt. Folgende Vasopressoren finden, manchmal in Kombination, Anwendung:

- Adrenalin (z. B. Suprarenin) 0,01–0,4 µg/kg/min,
- Dobutamin 2–10 µg/kg/min,
- Noradrenalin (Arterenol) 0,05–0,3 µg/kg/min,
- Phenylephrin (z. B. Neosynephrine) 1–10 µg/kg/min und
- Vasopressin (z. B. Pitressin) 0,01–0,04 I.E./min.

Eine routinemäßige **CPP-Steuerung** auf Werte über >60 mmHg ist nicht sinnvoll, da bei Patienten mit gestörter Autoregulation der neurologische Status negativ beeinflusst werden kann. Das Monitoring der zerebralen Autoregulationskapazität könnte eine individuelle Therapieoptimierung ermöglichen.

Neben der MAP-Steuerung kommt auch der ICP-Senkung bei der Erreichung eines adäquaten CPP eine wichtige Rolle zu. Wichtig ist, das alle diese Maßnahmen nur eine kurzfristige Kontrolle des ICP erlauben, und sich in ihrer Wirkung erschöpfen.

Die lange propagierte **Oberkörperhochlagerung** um 30–35° ist nicht belegt, allerdings ist eine länger andauernde Tieflagerung und eine andersartige Behinderung des venösen Ausflusses aus dem Schädelinneren zu vermeiden.

Wenn eine **Ventrikeldrainage** platziert ist, kann durch intermittierendes Ablassen von Liquor eine kurzdauernde Senkung des Hirndrucks erreicht werden.

Osmotherapie. Mannitol 20% 0,25–1 g/kg i.v., die wiederholte Applikation alle 4–6 h ist möglich (Serumosmolarität überwachen, sollte 320 mosmol/l nicht übersteigen). Die Dauerbehandlung mit Glycerol hat keine positiven Effekte auf das Outcome. Hypertone Kochsalzlösungen: Bolusinjektion (über 2 min) von 30 ml NaCl 23,4% oder Hyper-HAES, was gleichzeitig auch über einen Volumeneffekt auf den MAP wirkt.

Die moderate **Hyperventilation** mit Ziel $PaCO_2$ von 30–35 mmHg wird immer wieder empfohlen, obwohl es keinen Studienbeleg für einen positiven Effekt auf das Outcome gibt. Dies gilt auch für die manchmal empfohlene kurzfristige forcierte Hyperventilation ($PaCO_2$ <30 mmHg), bei der es durch die resultierende Vasokonstriktion zu einer zerebralen Minderperfusion kommen kann.

Barbituratkoma. Thiopental (Bolusinjektion von 10 mg/kg, danach kontinuierlichen Infusion mit 3–5 mg/kg/h). Das Barbituratkoma soll mit EEG-Überwachung gesteuert werde, das immer genannte »Burst-surpression-Muster«, das die optimale Komatiefe zeigen soll, wird im Alltag nicht regelmäßig erreicht. Nebenwirkungen des Barbituratkomas sind die nicht erwünschte arterielle Hypotension und ein erhöhtes Sepsisrisiko. Auch das Barbituratkoma ist nicht durch klinische Studien als mortalitätssenkend oder Outcome-verbessernd bewiesen.

Wie beim malignen Mediainfarkt wird besonders bei einseitigen Läsionen die **dekompressive Kraniotomie** mit Duraerweiterungsplastik diskutiert. Diese Methode wird zur Zeit in zwei prospektiven Studien (RESCUEicp, DECRAN) getestet.

Spätfolgen Nach schwerer Substanzschädigung des Gehirns kann eine körperliche oder psychische Dauerschädigung zurückbleiben, die bei entschädigungspflichtigen Unfällen zu berücksichtigen ist. Keineswegs hat aber jede Hirnsubstanzschädigung eine andauernde, fassbare Funktionsstörung und andauernde Beschwerden zur Folge. Trotz pathologisch-anatomisch nachweisbarer Hirnläsion kann klinisch eine vollständige Erholung eintreten. Diese Tatsache wird oft durch den Wunsch des Verletzten nach Bestrafung des Schuldigen und nach materieller Entschädigung überdeckt. Die Begutachtung verlangt deshalb eine sorgfältige Analyse von initialer Symptomatik, Verlauf, gegenwärtiger Symptomatik und eine kritische Prüfung, ob geklagte Beschwerden plausibel sind. Die weit verbreitete Meinung, Hirntraumafolgen seien beim alten Menschen generell schwerer und länger dauernd als in jüngeren Jahren, ist bisher durch exakte Untersuchungen nicht gestützt worden, ausgenommen nach Hirnstammkontusion mit tagelangem Koma.

Das Syndrom der **neuropsychologischen Dauerschädigung** nach Substanzschädigung des Gehirns ist durch folgende Erscheinungen charakterisiert:

- Erschwerte Umstellung und Schwierigkeiten der Bewältigung von komplexen Situationen, die zur generellen Leistungseinbuße und geringeren Belastbarkeit führen.
- Verhaltensänderung, die sich im Extremfall als Antriebsarmut, affektive Nivellierung, Entdifferenzierung der Persönlichkeit mit Verlust individueller Züge und Feinheiten äußert. Dabei sind die Betroffenen oft reizbar. Expansive (maniforme) Zustände sind seltener. Es ist allerdings sehr schwer, hier psychoreaktive Verhaltensweisen von organisch bedingten zu differenzieren.
- Meist lässt sich auch ein Nachlassen der kognitiven Leistungen feststellen, und zwar unterschiedlicher Leistungen bei Läsion unterschiedlicher Anteile der linken oder der rechten Hemisphäre. Diese müssen mit standardisierten Methoden testpsychologisch festgestellt und detailliert beschrieben werden. Die Diagnose »psychoorganisches Syndrom« verschleiert die tatsächlichen Befunde und sollte zugunsten einer differenzierten Analyse von Leistungseinbußen und verbliebenen Leistungsmöglichkeiten verlassen werden.

Auch neurologische Herdsymptome können zurückbleiben. Sie sind gewöhnlich geringer ausgeprägt als die psychopathologischen und kognitiven Veränderungen. Zur traumatischen Epilepsie als Spätfolge ► Abschn. 27.4.

Das Spätstadium einer traumatischen Substanzschädigung der Großhirnhemisphären lässt sich fast immer mit bildgebenden Verfahren erfassen. Verwertbar für die Diagnose eines Zustandes nach traumatischer Substanzschädigung des Großhirns ist v. a. der Nachweis eines oder mehrerer lokalisierter, nicht gefäßabhängiger Defekte in der Substanz der Hemisphäre und/oder einer lokalen Ausweitung des Ventrikelsystems.

> **Kognitive Folgen von Hirntraumen müssen neuropsychologisch mit standardisierten Verfahren erfasst werden. Eindrucksurteile sind sehr unzuverlässig. Der Begriff der traumatischen Hirnleistungsschwäche sollte aufgegeben werden, weil er Eindrucksurteile und Vorurteile (was ist Hirnleistung?) widerspiegelt, nicht jedoch nachprüfbare Feststellungen.**

27.3.3 Offene Hirnverletzung

Hier ist nicht nur die Schädeldecke, sondern, als entscheidendes Kriterium, auch die Dura eröffnet. Diese Verletzungen sind in Kriegszeiten häufig, nach Unfällen seltener. Schussverletzungen und andere Verletzungen bei (versuchten) Tötungsdelikten führen auch zu offenen Hirnverletzungen.

Im Frühstadium besteht durch Infektion die Gefahr einer Hirnphlegmone. Im weiteren Verlauf sind Spätabszesse und die Entwicklung einer traumatischen Epilepsie zu befürchten.

Therapie Eine offene Hirnverletzung liegt auch bei Schädelbasisbrüchen mit Durazerreißung vor. Der Verdacht ergibt sich entweder aus der klinischen Untersuchung (massive äußere Verletzung, sichtbare Knochenfragmente, austretender Liquor oder Hirngewebe) oder im Schädel-CT nachweisbare intrakranielle Lufteinschlüsse.

Rhino- und/oder **Otoliquorrhö** können durch die Bestimmung von **β2-Transferrin** im austretenden Nasen- und/oder Ohrsekret gesichert werden. Da jede offene Hirnwunde als infiziert angesehen werden muss, kann die Behandlung nur chirurgisch sein: Ausräumen der Wunde und Verschluss der Duralücke unter hohen Dosen von Antibiotika. Bei solchen offenen Hirnverletzungen besteht ein hohes Infektionsrisiko, daher wird eine intravenöse antibiotische Therapie mit einem liquorgängigen Breitbandantibiotikum (z. B. Cefotaxim 2-mal 1–2 g i.v.) empfohlen. Zu Einzelheiten s. Lehrbücher der Traumatologie und der Neurochirurgie.

27.4 Traumatische intrakranielle Hämatome

Wir unterscheiden epidurale, subdurale und intrazerebrale Hämatome. Traumatische Hämatome treten nach etwa 10% aller Schädeltraumen auf. Zu allen Formen sind besonders Alkoholkranke und Patienten, die unter Antikoagulanzienbehandlung stehen, prädisponiert. Traumatische extrazerebrale, intrakranielle Hämatome können mit jeder Art des SHT, leicht bis schwer, kombiniert sein und deren Verlauf mit beeinflussen. Sie können auch für sekundäre Verschlechterungen verantwortlich sein. Andererseits können chronisch subdurale Hämatome gefunden werden, ohne dass ein Trauma erinnerlich ist.

27.4.1 Epidurales Hämatom

Pathologie Das epidurale Hämatom ist eine arterielle, extradurale Blutung im Frühstadium nach einem Kopftrauma. Seine Ursache ist eine Zerreißung der A. meningea media oder eines ihrer Äste. Diese entsteht oft durch eine Fraktur der temporoparietalen Schädelkalotte. Auch die Blutung aus einem Frakturspalt kann zu einem epiduralen Hämatom führen. Das Hämatom tritt meist gleichseitig zur Fraktur auf. Das Fehlen eines Kalottenbruchs schließt aber ein epidurales Hämatom nicht aus.

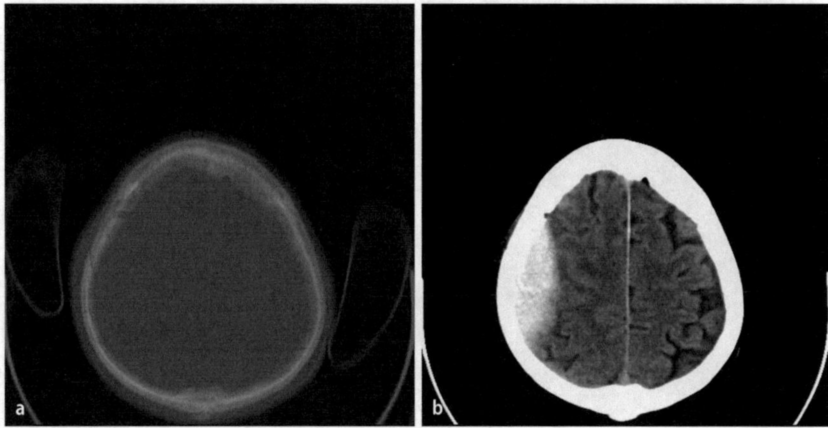

Abb. 27.4a,b **Epidurales Hämatom.** (Erläuterungen ▶ Text)

Symptome Das auslösende Trauma kann gering sein und braucht nicht einmal zur Hirnbeteiligung zu führen. Man darf aber auch bei einem Trauma mit initial schwerer Symptomatik die Möglichkeit des epiduralen Hämatoms nicht außer acht lassen. Nicht wenige Patienten kommen ad exitum, weil bei ihrer schweren Bewusstseinsstörung neurologische Kontrolluntersuchungen versäumt werden, so dass das sich entwickelnde Hämatom unerkannt bleibt und nicht operativ entleert wird.

War das Trauma leicht, schließt sich an die initiale Symptomatik zunächst ein symptomarmes, sog. freies Intervall von einigen Minuten bis Stunden an. Danach verschlechtert sich der Zustand des Kranken schnell progredient: Das Bewusstsein trübt sich ein, und es bildet sich durch Kompression einer Hirnhälfte eine kontralaterale Hemiparese aus. Auf der Seite des Hämatoms wird die Pupille durch Okulomotoriuslähmung mydriatisch. Dieses wichtige Symptom kann aber auch fehlen oder auf die falsche Seite hinweisen, weil durch den nach medial gerichteten Hirndruck gelegentlich der kontralaterale N. oculomotorius an den Klivus gepresst wird. Basale Hämatome können zur Abduzenslähmung führen.

Diagnostik Schnell und sicher ist das epidurale Hämatom im CT nachzuweisen. Meist stellt es sich als hyperdense, bikonvexe (spindelförmige oder elipsoide), raumfordernde Läsion unter der parietalen Schädelkalotte dar, die gegen das Hirn (Dura) sehr scharf abgegrenzt ist (Abb. 27.4). Die Dichte ist oft inhomogen (frisches neben bereits geronnenem Blut unterschiedlicher Dichte). Lage, Größe und günstigster Trepanationsort sind mit der CT schnell darzustellen. Dabei lassen sich auch eventuell vorliegende Kontusionsherde des Gehirns nachweisen.

Die Ableitung eines EEG bringt nur Zeitverzögerung.

Therapie Die einzig sinnvolle Therapie ist die Schädeltrepanation mit Ablassen des Hämatoms. Selbst die rasche chirurgische Intervention kann aber manchmal die Entwicklung eines Dezerebrationssyndroms oder des Hirntodes nicht verhindern (▶ Exkurs: Traumatische Dezerebration, ▶ Exkurs: Dissoziierter Hirntod).

Operation bei Epiduralhämatom Trepanation und Entlastung ist bei einem Volumen >30 ml angezeigt, unabhängig vom GCS. Abwartendes Verhalten ist möglich bei Hämatomvolumen <30 ml, einer Mittellinienverlagerung von weniger als 5 mm und GCS >8. Dann sind kurzfristige CT-Kontrollen erforderlich.

Bei Auftreten von Hirndruckzeichen unverzügliche Operation unabhängig vom Hämatomvolumen.

Prognose Wird die Diagnose nicht gestellt, dehnt sich das Hämatom weiter in die Breite und Tiefe aus, führt zu einer extremen Seitwärtsverlagerung des Gehirns und durch Druck nach kaudal zur Einklemmung des Hirnstamms im Tentoriumschlitz. Es tritt eine Enthirnungsstarre ein, und der Patient stirbt am Versagen der medullären Kreislauf- und Atemregulation. Die Letalität liegt bei 20%.

27.4.2 Akutes Subduralhämatom (SDH)

Dieses ist viel seltener und klinisch kaum von einem epiduralen Hämatom zu unterscheiden (Abb. 27.5). Wegen der begleitenden Hirnschwellung ist oft auch bei kleinen SDH eine erhebliche Massenverlagerung vorhanden. Es entwickelt sich, da venös, etwas langsamer. Die Blutung stammt aus eingerissenen Brückenvenen bzw. aus einer darunterliegenden Kontusionsblutung. Im CT findet man oft nur schmale, weit ausgedehnte Blutablagerungen zwischen Gehirn und Schädelkalotte. Sie können auch im Interhemisphärenspalt und in der hinteren Schädelgrube vorkommen.

Operation bei akutem Subduralhämatom Unverzügliche Entlastung ist nötig bei bei Hämatomdicke >10 mm oder Mittellinienverlagerung >5 mm unabhängig vom GCS. Bei nur geringem raumforderndem Effekt und GCS ≥9 kann abgewartet werden. Bei ICP-Anstieg (>20 mmHg) oder Auftreten von Einklemmungszeichen muss operiert werden.

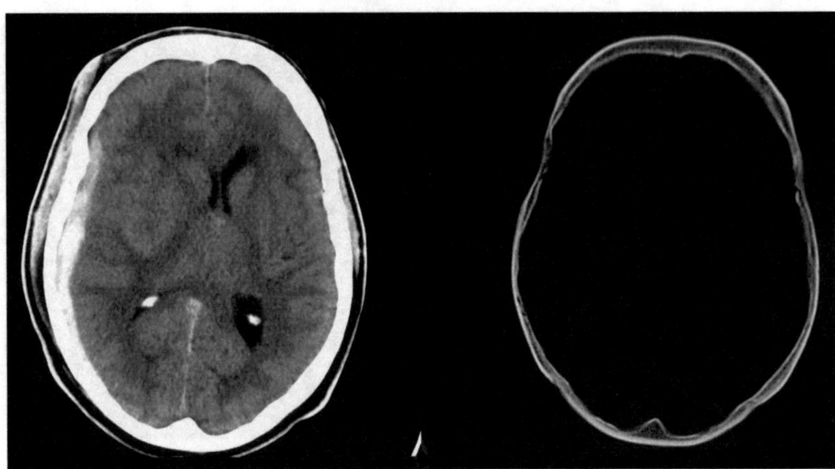

Abb. 27.5 **Akutes Subduralhämatom.** (Erläuterungen ▶ Text)

Exkurs

Traumatische Dezerebration, apallisches Syndrom und dissozierter Hirntod

Definition. Unter den Folgen von Hirntraumen nimmt die traumatische Dezerebration klinisch und pathophysiologisch eine Sonderstellung ein. Wie bereits im ▶ Kap. 2 besprochen, wird als Dezerebration ein neurologisches Syndrom bezeichnet, bei dem durch Krankheitsprozesse verschiedener Art eine funktionelle Trennung von Hirnmantel und Hirnstamm eingetreten ist. Man spricht deshalb auch vom **apallischen Syndrom** (Pallium = Hirnmantel).

Pathogenese. Die Enthirnungsstarre kann unmittelbar nach einem Kopftrauma eintreten. Diese Fälle sind als primäre Hirnstammkontusion einzuordnen. Die sekundäre Enthirnungsstarre entwickelt sich mit wechselnder Latenz als Folge einer traumatischen, intrakraniellen Blutung oder einer schweren, bilateralen Schädigung des Marklagers.

Pathologie. Ausgedehntere, akute Zerstörungen in Brücke und Mittelhirn werden nur wenige Stunden überlebt. Meist liegen multiple, sekundäre Gewebsschäden in den Basalganglien, im limbischen System, auf verschiedenen Ebenen des Hirnstamms und im Marklager der Hemisphären vor. Manchmal findet man lediglich kleine, petechiale Blutungen oder multiple, kleine Erweichungen in der Brücke und im Mittelhirn. Diese Läsionen werden durch die summierte Wirkung von Hirnödem und traumatischen Zirkulationsstörungen erklärt. Eine besondere Rolle spielen dabei die orokaudale Verschiebung des Hirnstamms mit Zerrung seiner versorgenden Gefäße und die Herniation mediobasaler Teile des Temporallappens in den Tentoriumschlitz mit Kompression des oberen Hirnstamms. Beides kommt durch supratentiorelle Volumen- und damit Druckvermehrung zustande. Wie bei Hirntumoren, kann es auch zur Einklemmung der Kleinhirntonsillen in das Foramen occipitale magnum mit Druck auf die Medulla oblongata kommen (▶ Kap. 11.2).

Symptomatik und Verlauf. Ein Teil der Patienten stirbt in den ersten Stunden und Tagen nach dem Trauma. Andere bleiben bis zu mehreren Monaten oder auf Dauer im **apallischen Syndrom** oder im **»Locked-in-Syndrom«** (▶ Kap. 2.6) und kommen dann entweder mittelfristig ad exitum oder in chronisches apallisches Syndrom mit maximaler Pflegebedürftigkeit, das euphemistisch auch als Wachkoma bezeichnet wird. Es werden aber auch Verläufe beobachtet, in denen sich das Dezerebrationssyndrom relativ rasch, selbst schon nach einigen Tagen wieder zurückbildet. Solch günstigere Verläufe werden besonders bei Jugendlichen beobachtet.

In der Rückbildungsphase lassen sich zunächst mehrere Stadien der Wiederherstellung motorischer Leistungen unterscheiden: automatische Wälz- und Laufbewegungen, reflektorisches Gegenhalten, Greifen und Saugen, undifferenzierte Spontanbewegungen, wandernde Blickbewegungen und schließlich optisches Fixieren.

Während das Sprachverständnis wieder zurückkehrt, bleibt lange Zeit ein traumatischer Mutismus bestehen, der auf fehlender motorischer Kontrolle über die Kehlkopfmuskeln beruht. Die Sprechfunktionen stellen sich dann über affektive Lautäußerungen und Flüstern wieder her.

Nicht selten zeigen die Kranken ein Fluktuieren zwischen den einzelnen Restitutionsphasen, und bei interkurrenten Infekten kann die Entwicklung wieder rückläufig sein, so dass erneut eine Dezerebrationshaltung und tiefere Bewusstseinstrübung eintritt. Das in ▶ Kap. 1.3 beschriebene »ocular bobbing« zeigt eine schlechte Prognose an.

Therapie

Die Behandlung entspricht in groben Zügen der bei allen schweren Hirntraumen mit länger dauernder Bewusstlosigkeit. Die Streckkrämpfe werden nicht mit Phenytoin, sondern durch Injektion von Clonazepam (Rivotril, 3- bis 4-mal 1–2 mg/Tag) behandelt.

Dissoziierter Hirntod

Er ist in ▶ Kap. 2.17 detailliert besprochen. Nach Traumen kommt er primär, d. h. nach massivster Zerstörung des gesamten Gehirns, nach schwerster Hirnstammschädigung mit sofortigem Ausfall der Spontanatmung und sekundär durch Hirnstammausfall infolge der transtentoriellen, seltener auch der transforaminalen Herniation (▶ Kap. 11.2) zustande.

27.4.3 Chronisches Subduralhämatom

Beim chronischen SDH setzen die Symptome erst Tage, oft auch Wochen und Monate nach einem Trauma ein. Der Kopfunfall liegt manchmal so lange zurück, dass der Patient oder seine Angehörigen nicht spontan davon berichten. Bei jedem Fall von langsam zunehmender Bewusstseins- oder Antriebsstörung mit oder ohne Halbseitenzeichen sollte man deshalb nach einem vorangegangenen Trauma fragen und an die Möglichkeit eines subduralen Hämatoms denken.

Die sog. Pachymeningeosis haemorrhagica interna, die vorwiegend bei chronischem Alkoholmissbrauch auftritt (▶ Kap. 30.2), ist mit dem SDH morphologisch und klinisch identisch.

Symptome Die Symptomatik ist weniger dramatisch, aber qualitativ ähnlich der beim epiduralen Hämatom.

Diagnostik Die Diagnose wird durch die CT gestellt (◘ Abb. 27.6). Das Erscheinungsbild des chronisch-subduralen Hämatoms hängt wesentlich von seinem Alter ab.

- Die primär erhöhte Dichte geronnenen Blutes nimmt im Laufe von Wochen ab. Das Hämatom kann dann hirnisodens und schließlich hypodens werden.
- Oft findet man auch unterschiedliche Dichten, vor allem dann, wenn bei langsamem Wachstum kleine, frische Blutungen vorliegen.
- Insbesondere bei doppelseitiger Ausprägung kann ein chronisches, hirnisodenses SDH im CT leicht übersehen werden. Eine altersuntypische, schlechte Abgrenzbarkeit der Gyrierung und enge äußere Liquorräume sollten bei älteren Patienten den Verdacht auf ein chronisches SDH lenken.

Therapie Deutlich raumfordernde SDH müssen rasch operativ entfernt werden. Weniger ausgedehnte, subdurale Hämatome werden auch konservativ behandelt, allerdings häufig im CT kontrolliert.

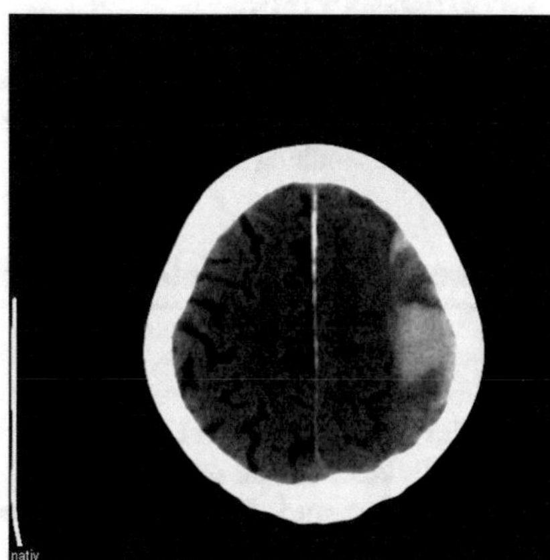

◘ **Abb. 27.6 Chronisch subdurales Hämatom.** Der 80-jährige Patient stellte sich mit einer Hemiparese rechts vor. Das CT-Bild zeigt eine subdurale Raumforderung über der linken Hemisphäre, teilweise mit hyperdensen (frischere Einblutungen), teilweise mit isodensen Anteilen (chronische Sickerblutungen)

27.4.4 Traumatische Subarachnoidalblutung

Sie kommt praktisch nie isoliert vor, sondern ist meist mit einem subduralen oder einem intrazerebralen Hämatom verbunden. Bei großen, subarachnoidalen Blutmengen drohen, wie bei der aneurysmatischen SAB, Gefäßspasmen, die man mit transkraniellem Doppler erfassen kann. Therapie der Gefäßspasmen: Nimodipin, Dosierung ▶ Kap. 9.3.

27.4.5 Traumatisches intrazerebrales Hämatom

Das traumatische intrazerebrale Hämatom ist etwa genauso häufig wie das epidurale. Es kommt immer gemeinsam mit einer Hirnkontusion und oft mit sub- oder epiduralen Blutungen kombiniert vor.

Symptome Wie bei den extrazerebralen Hämatomen, ist ein freies Intervall zwischen dem Trauma und der progredienten Entwicklung eines raumfordernden intrakraniellen Hämatoms nicht selten, weil sich kleine Einblutungen in Hirnkontusionen zu großen, raumfordernden Hämatomen ausweiten können.

Entsprechend der vorwiegend temporalen oder auch frontalen Lokalisation der Blutungen tritt eher selten eine Hemiparese auf. Das Hämatom führt in rascher Entwicklung auch zu Allgemeinsymptomen: Kopfschmerzen, Erbrechen, Blutdruckanstieg, Atemstörungen, Bewusstseinstrübung bis zum Koma. Weite, lichtstarre Pupillen zeigen eine beginnende Einklemmung des Mittelhirns, d. h. die drohende Dezerebration an.

Therapie und Prognose Primär konservatives Vorgehen mit ICP-Monitoring wird empfohlen bei Läsionen (<20 ml) ohne wesentlichen raumfordernden Effekt.

Operative Behandlung von **traumatischen intrazerebralen Blutungen**. Bei Größenprogredienz (Volumen >20 ml) und zunehmender Raumforderung, Mittellinienverlagerung (>5 mm) oder Kompression der basalen Zisternen) kann eine Operation indiziert werden. Allerdings wird dies meist nicht bei einem GCS von unter 6 bzw. fortgeschrittenem Einklemmungssyndrom empfohlen. Traumatische Hämatome mit einem Volumen >50 ml sollten operativ entlastet werden.

Tief liegende Hämatome über 2 cm Durchmesser werden stereotaktisch punktiert.

27.4.6 Traumatische Raumforderungen im Bereich der hinteren Schädelgrube

Auch raumfordernde traumatische Hämatome und Kontusionen in der hinteren Schädelgrube, die zur Kompression des 4. Ventrikels, der basalen Zisternen mit beginnende Liquorzirkulationsstörung führen, werden operiert.

27.5 Spätkomplikationen

Für die Behandlung und Begutachtung spielt die Frage eine große Rolle, welche Dauerfolgen und Spätkomplikationen nach einer Schädel- und Hirnverletzung möglich sind. Einige Dauerfolgen sind oben bereits besprochen worden.

27.5.1 Chronisches posttraumatisches Syndrom

Das chronische posttraumatische Syndrom wird diagnostiziert, wenn nach einem leichten SHT länger als 3–6 Monate persistierende zervikozephale Schmerzen mit fakultativ begleitenden vegetativen und/oder »neurasthenisch«-depressiven Beschwerden bestehen.

Die Entstehung eines chronischen posttraumatischen Syndroms wird durch zusätzliche unfallbedingte Verletzungen, eine positive Kopfschmerzanamnese, Neigung zu depressiver Verstimmung, und sekundäre soziale Probleme und anhängige Rechtsstreitigkeiten erleichtert.

Beim **chronifizierter posttraumatischer Kopfschmerz** besteht die medikamentöse Therapie mit Trizyklika (Amitriptylin 25–100 mg/Tag p.o. in einschleichender Dosierung; pro Woche Steigerung um 25 mg/Tag) sowie wie in der Akutphase Physiotherapie/physikalische Therapie. Nichtmedikamentöse Therapie mit Entspannungstechniken, z. B. muskelzentrierte Relaxationstechnik, können angewandt werden.

Beim **»neurasthenisch«-depressives Syndrom** ist eine psychiatrische Therapie mit Anwendung psychotherapeutischer Verfahren (u. a. Verhaltenstherapie, Stressbewältigungstraining, Gesprächstherapie, neuropsychologische Therapie mit neuropsychologischem Leistungstraining (Aufmerksamkeit/Konzentration, Kognition, Mnestik) sowie Ausdauertraining bei eingeschränkter Hirnleistung) sinnvoll. Soziotherapeutische Maßnahmen mit möglichst frühzeitigem Arbeitsversuch und Wiedereingliederung in das Berufsleben sind wichtig. Die Behandlung mit SSRIs oder trizyklischen Antidepressiva kann erforderlich werden.

27.5.2 Spätabszess

Nach Schädelfraktur besteht die Gefahr eines traumatischen Spätabszesses, wenn ein Schädelbasisbruch oder eine Verletzung der Nebenhöhlen bzw. des Innenohres vorgelegen haben (▶ Abschn. 27.2).

27.5.3 Traumatische Epilepsie

Bei gedeckter Hirnverletzung mit Substanzschädigung kann sich im Abstand von Monaten bis zu vielen Jahren eine traumatische Epilepsie entwickeln. Das Risiko einer traumatischen Spätepilepsie ist nach früh (Stunden bis Tage) auftretenden Anfällen signifikant erhöht, besonders bei Kindern. Die Häufigkeit wird bei geschlossener Hirnverletzung mit etwa 5% angegeben.

Die traumatische Spätepilepsie manifestiert sich bei 50% der Patienten im ersten Jahr, bei 70–80% in den ersten 2 Jahren nach dem Trauma. Für die folgenden 10 Jahre rechnet man mit 3–5% erstmalig auftretender Epilepsie. Bei etwa 15% der Patienten manifestiert sich die traumatische Epilepsie später als 5 Jahre nach dem Trauma, gleich ob dies eine gedeckte oder penetrierende Hirnverletzung (Schussverletzung) war. Das Epilepsierisiko liegt nach traumatischer Substanzschädigung des Gehirns 3- bis 4fach höher als das Risiko in der Gesamtbevölkerung.

Allerdings sollte vor Annahme einer traumatischen Genese der Anfallskrankheit durch bildgebende Diagnostik ausgeschlossen werden, dass es sich um eine Epilepsie aus anderer Ursache handelt. Die Behandlung soll hier ausnahmsweise bereits nach dem ersten Anfall einsetzen, weil die Gefahr einer chronischen Epilepsie sonst sehr groß ist. »Prophylaktische Behandlung« ohne Auftreten eines Anfalls ist bei geschlossener Hirnverletzung überflüssig: Bis zu 90% dieser Patienten nehmen ihre Medikamente ohne Notwendigkeit ein. Eine Beobachtung des EEG-Verlaufs ist ausreichend, weil im EEG vor dem ersten Anfall einer traumatischen Epilepsie oft Spitzenpotenziale auftreten.

Offene Hirnverletzungen sind zu 35% von traumatischer Epilepsie gefolgt, daher ist eine vorbeugende Verordnung von Antiepileptika gerechtfertigt.

27.5.4 Traumatische Karotis-Sinus-cavernosus-Fistel

Besonders nach Schädelbasisbrüchen ist die Entwicklung einer traumatischen Karotis-sinus-cavernosus-Fistel möglich. Symptomatik und Behandlung ▶ Kap. 8.3.

27.5.5 Traumatische arterielle Dissektionen

Nach Traumen, die den Hals treffen oder bei denen der Kopf akut maximal nach dorsal flektiert wird oder rotiert, kann es zu Einrissen in der Wand der A. carotis interna oder A. vertebralis kommen, die gewöhnlich dicht unter der Schädelbasis lokalisiert sind. An diesen Dissekaten können sich Thromben bilden. Von diesen können, mit Latenz von Tagen, Emboli in die A. cerebri media bzw. die Kleinhirnarterien oder die A. basilaris eingespült werden, die dann zu schwer aufzuklärenden, akuten Gefäßinsulten führen. Der Zusammenhang mit dem Trauma ist nur durch sehr sorgfältige dopplersonographische und angiographische

Untersuchung mit speziellem Augenmerk auf den basisnahen Abschnitt der A. carotis interna bzw. A. vertebralis zu belegen.

Pseudoaneurysmenbildung nach Dissektion Es drohen nicht nur lokal-raumfordernde Komplikationen, sondern bei intraduralen Aneurysmen eine Subarachnoidalblutung.

In Kürze

Schädeltraumen

Schädelprellung. Durch stumpfe Gewalt (Schlag, Stoß) ausgelöst. **Symptome:** plötzlicher, lokaler oder diffuser Kopfschmerz, bei Schädigung des Innenohrs Schwindel, Nystagmus, Übelkeit. **Diagnostik** durch Röntgenaufnahme. **Therapie:** Schonung, Kopfschmerzmittel.

Schädelfraktur. Formen: Reine Kalottenfraktur, Fortsetzung der Bruchlinie in Schädelbasis, reiner Schädelbasisbruch. **Diagnostik** Klinische Zeichen: Brillen- oder Monokelhämatom, lageabhängiges Auslaufen von Flüssigkeit aus Nasengang, Hämatotympanon, Blutung aus äußerem Gehörgang; **CT:** blutiges Sekret in Siebbeinzellen, Luftperlen im frontalen Subarachnoidalraum. **Komplikationen:** epidurales Hämatom nach **Kalottenfrakturen; Impressionsfrakturen:** durch eingedrücktes Knochenfragment lokale Irritation der Hirnrinde, epileptische Anfälle; nach **Frakturen der Siebbeinplatte oder Stirnhöhlenhinterwand** Gefahr aufsteigender Infektionen; **Felsenbeinlängsfrakturen** zerreißen Trommelfell, führen bei Verletzung der Dura zum Liquorabfluss aus Ohr; **Schädelbruch mit Hirnnervensymptomen.**

Hirntraumen

Leichtes Schädel-Hirn-Trauma (SHT). Symptome: GSC 13–15. Sofort einsetzende Bewusstseinsstörung <1 h, Erinnerungslücke <24 h; posttraumatische Symptome wie Kopf-, Nackenschmerz, Nystagmus, Schwindel, Licht-, Geräuschempfindlichkeit, depressive Verstimmung. **Diagnostik: CT** ist normal. Medikamentöse **Therapie.**

Mittelschweres und schweres SHT. Symptome: GSC 9–12 (mittelschwer), 3–8 (schwer). Posttraumatische Bewusstseinsstörung >1 h, traumatische Psychose, zerebrale Herdsymptome. **Diagnostik: CT:** Rindennah gelegene oder tief ins Marklager reichende hypodense, nicht gefäßabhängige Läsionen; **MRT:** Zentrale, kleinere Blutungen unter anderem im Mittelhirn und Zwischenhirn; **EEG** im akuten Stadium verlangsamt. **Komplikationen:** Extrazerebrale, intrakranielle Blutungen, Vielfachverletzungen wie Pneumothorax, Zerreißen innerer Organe. **Verlauf:** Initiales Koma; delirantes Syndrom mit fluktuierender Bewusstseinstrübung, psychomotorischer Unruhe; traumatisches, bewusstseinsklares Korsakow-Syndrom mit Desorientiertheit, Störung der Merkfähigkeit. Intensivmedizinische **Therapie** mit Intubation, Volumentherapie, Analgesie, Sedierung. Überlebensrate bei länger dauerndem Koma nimmt mit Lebensalter ab. Tod durch Aspiration von Blut oder Speiseresten. **Spätfolgen:** Neuropsychologische Dauerschädigung wie Leistungseinbußen, geringere Belastbarkeit, Verhaltensänderung.

Offene Hirnverletzung. Öffnung der Schädeldecke und Dura durch Verletzungen bei (versuchten) Tötungsdelikten. Gefahr einer Hirnphlegmone durch Infektion im Frühstadium. Chirurgische **Therapie** zum Ausräumen der Wunde, Verschluss der Duralücke.

Traumatische Hämatome

Epidurales Hämatom. Arterielle, extradurale Blutung im Frühstadium nach Kopftrauma infolge Zerreißung der A. meningea media oder der Äste. **Symptome:** Minuten- bis stundenlanges symptomarmes Intervall, progrediente Verschlechterung mit Bewusstseinstrübung, kontralateraler Hemiparese, mydriatischer Pupille. **Diagnostik: CT:** Hyperdense, raumfordernde Läsion mit inhomogener Dichte. **Therapie:** Schädeltrepanation mit Ablassen des Hämatoms. Bei fehlender Diagnose Tod durch Versagen der medullären Kreislauf- und Atemregulation.

Akutes Subduralhämatom (SDH). Massenverlagerung durch begleitende Hirnschwellung, Blutung aus eingerissenen Brückenvenen. **Diagnostik: CT:** Schmale, weit ausgedehnte Blutablagerungen zwischen Gehirn und Schädelkalotte. Chirurgische **Therapie.**

Chronisches Subduralhämatom. Symptome erst Tage bis Monate nach Trauma: Langsam zunehmende Bewusstseins- oder Antriebsstörung mit oder ohne Halbseitenzeichen. **Diagnostik: CT:** Abnahme der primär erhöhten Dichte geronnenen Blutes. **Therapie:** Chirurgische Therapie bei raumfordernden Hämatomen.

Traumatische Subarachnoidalblutung. Immer mit subduralem oder intrazerebralem Hämatom verbunden. Medikamentöse **Therapie.**

Traumatisches intrazerebrales Hämatom. Symptome: Hemiparese, Allgemeinsymptome wie Kopfschmerzen, Erbrechen, Blutdruckanstieg, Atemstörungen, Bewusstseinstrübung. Chirurgische **Therapie.**

Spätkomplikationen

Traumatische Epilepsie. Bei gedeckter Hirnverletzung mit Substanzschädigung. **Diagnostik: EEG** mit Spitzenpotenzialen vor 1. Anfall. Medikamentöse **Therapie** spätestens nach 1. Anfall.

Weitere Spätkomplikationen. Spätabszesse nach Schädelbasisbruch oder Verletzung von Nebenhöhlen bzw. Innenohr; **traumatische arterielle Dissektionen** nach Traumen, die Hals treffen oder bei denen der Kopf akut maximal nach dorsal flektiert wird. **Sinus-cavernosus-Fistel** v. a. nach einem Schädelbasisbruch.

Weiterführende Literatur

Brain Trauma Foundation; American Association of Neurological Surgeons; Congress of Neurological Surgeons; Joint Section on Neurotrauma and Critical Care, AANS/CNS: Bratton SL, Chestnut RM, Ghajar J, McConnell Hammond FF, et al. (2007) Guidelines for the management of severe traumatic brain injury. VIII. Intracranial pressure. J Neurotrauma 24 (Suppl 1):S37–58

Chesnut RM, Temkin N, Carney N, et al.; Global Neurotrauma Research Group (2012) A trial of intracranial-pressure monitoring in traumatic brain injury. N Engl J Med 367(26):2471–81

Cooper DJ, Rosenfeld JV, Murray L, et al. (2011) DECRA Trial Investigators. Decompressive craniectomy in diffuse traumatic brain injury. N Engl J Med 364(16):1493–502

Farahvar A, Gerber LM, Chiu YL, et al. (2011) Response to intracranial hypertension treatment as a predictor of death in patients with severe traumatic brain injury. J Neurosurg 114(5):1471–8

Hutchinson PJ, Corteen E, Czosnyka M, et al. (2006) Decompressive craniectomy in traumatic brain injury: the randomized multicenter RESCUEicp study (www.RESCUEicp.com). Acta Neurochir Suppl 96:17–20

Mendelow AD, Gregson BA, Rowan EN, et al. (2015) Early surgery versus initial conservative treatment in patients with traumatic intracerebral haemorrhage [STITCH(Trauma)]: the first randomised trial. J Neurotrauma [Epub ahead of print]

Radolovich DK, Czosnyka M, Timofeev I, et al. (2009) Reactivity of brain tissue oxygen to change in cerebral perfusion pressure in head injured patients. Neurocrit Care 10(3):274–9

Roberts I, Yates D, Sandercock P, et al. CRASH trial collaborators (2004) Effect of intravenous corticosteroids on death within 14 days in 10008 adults with clinically significant head injury (MRC CRASH trial): randomised placebo-controlled trial. Lancet 364(9442):1321–8

Talving P, Karamanos E, Teixeira PG, et al. (2013) Intracranial pressure monitoring in severe head injury: compliance with Brain Trauma Foundation guidelines and effect on outcomes: a prospective study. J Neurosurg 119(5):1248–54

Yuan Q, Wu X, Sun Y, et al. (2015) Impact of intracranial pressure monitoring on mortality in patients with traumatic brain injury: a systematic review and meta-analysis. J Neurosurg 122(3):574–87

Wirbelsäulen- und Rückenmarktraumen

Norbert Weidner und Andreas Hug

W. Hacke (Hrsg.), *Neurologie*,
DOI 10.1007/978-3-662-46892-0_28,

Einleitung

Die Verletzungen der Wirbelsäule gehören im Allgemeinen in das Fachgebiet der Unfallchirurgie und Orthopädie. Sie können aber neurochirurgische und neurologische Bedeutung bekommen, wenn die Gewalteinwirkung auf die Wirbelsäule auch zu einer vorübergehenden funktionellen Rückenmarkschädigung führt, wenn Luxationen und Frakturen die Nervenwurzeln lädieren oder wenn das Rückenmark direkt mechanisch bzw. indirekt vaskulär eine Substanzschädigung erleidet. Unfallmechanisch handelt es sich meist um Stürze, oft mit Stauchung der Wirbelsäule, seltener um die Folgen von Schlag oder Stoß auf die Wirbelsäule und um Verschüttungen.
Eine große Aufmerksamkeit haben in letzter Zeit die Beschleunigungsverletzungen der Halswirbelsäule bei Verkehrsunfällen gewonnen. Dabei wird der Kopf bei unerwarteten Auffahrunfällen von rückwärts plötzlich nach hinten und dann, relativ energiearm, nach vorn bewegt. Hierfür ist im Amerikanischen der suggestive Begriff des »whiplash injury« (Peitschenschlagverletzung) geprägt worden. In Deutschland hat es sich eingebürgert, für jede mechanische Einwirkung auf die Wirbelsäule den dramatisierenden Begriff des Schleudertraumas anzuwenden, auch wenn von Schleudern beim jeweiligen Mechanismus gar keine Rede sein kann. Offensichtlich gibt es auch keine »leichten« Zerrungen: Der Zerrung wird in aller Regel noch das Adjektiv »schwer« hinzugefügt. Patienten, denen man nur eine einfache, harmlose Zerrung der Nackenmuskulatur attestiert, fühlen sich meist nicht richtig wahrgenommen.

Der Fall

Er war Supermann, und er drehte mehrere erfolgreiche Filme, in denen er übernatürliche Kräfte einsetzen konnte und zum Retter der Welt (natürlich mehrfach …) wurde. Dann kam dieser dumme Reitunfall. Ganz plötzlich war alles anders. Er konnte Arme und Beine nicht mehr bewegen, selbst die Atemmuskulatur konnte nicht mehr gesteuert werden. Ein hoher traumatischer Querschnitt zwischen dem ersten und zweiten Nackenwirbel koppelte den Kopf vom restlichen Körper ab.
Aus dem Superhelden, der fliegen konnte, wurde ein Mensch, der in allen Belangen des Lebens auf Hilfe angewiesen war, der aber dieses Schicksal, wie viele andere Querschnittgelähmte, mit erstaunlicher Geduld und Energie annahm und schließlich bei einer Oskarverleihung in einem bewegenden Auftritt zurück auf die Bühne kehrte. Nur am Rande sei vermerkt, dass sein Schicksal und seine Stiftung einen Schub für die Forschung auf diesem Gebiet gab. Angeblich soll er kurz vor seinem Tod im Jahr 2004, fast 5 Jahre nach dem Unfall, erste Re-Innervierungszeichen gezeigt haben.

28.1 Traumatische Querschnittlähmung

Epidemiologie Die Inzidenz traumatischer Querschnittlähmungen liegt in industrialisierten Staaten bei 10–30 Fällen pro 1 Million Einwohner. Zur Prävalenz gibt es wenig belastbare Zahlen. Angaben variieren zwischen 300–1000 Fällen pro 1 Million Einwohner. Männer sind mit ca. 70% häufiger betroffen. Die häufigsten Ursachen in Friedenszeiten sind Verkehrs- und Freizeitunfälle.

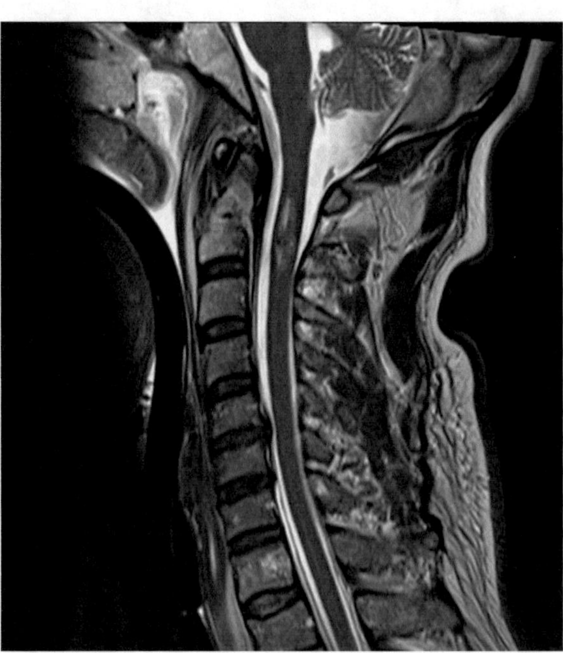

■ **Abb. 28.1 Sagittale T2-gewichtete MRT-Sequenz.** Der Patient leidet nach einem Verkehrsunfall unter einer Tetraplegie mit Beatmungspflicht. Hochzervikal, dorsal des 2. Halswirbelkörpers stellt sich hyperintens ein Myelopathiesignal dar

Definition und Pathophysiologie Unter dem Oberbegriff traumatische Querschnittlähmung fasst man eine Gruppe von traumatischen Funktionsstörungen des Rückenmarks oder der Cauda equina zusammen, die in Symptomatik, Pathogenese und pathologisch-anatomischen Befunden unterschiedlich sind. Gemeinsam ist allen diesen Fällen das Auftreten von spinalen, neurologischen Symptomen (typischerweise beidseitige kombiniert sensible, motorische und autonome Funktionsstörungen) in unmittelbarem zeitlichen Zusammenhang mit dem Trauma und deren verzögerte, oft nur unvollständige Rückbildung (■ Abb. 28.1).

Das Rückenmark wird direkt mechanisch oder indirekt vaskulär oder durch beide Mechanismen geschädigt. Durch direkte Quetschung der Marksubstanz kommt es zu lokaler Zerstörung von Nervengewebe, auch zur Zerreißung von Gefäßen, Blutaustritten und Ödembildung. Das Ödem kann sich innerhalb der ersten Tage noch ausdehnen, was bei inkompletten Läsionen zur Verschlechterung des Befundes führt. Die geschädigten Rückenmarksbezirke können später gliös vernarben oder sich verflüssigen (zystische Höhlenbildung, Syringomyelie).

Abhängig von der Schwere der traumatischen Rückenmarkschädigung kommt es klinisch zu kompletten oder inkompletten Formen der Querschnittlähmung. Relevant für diese klinische Unterscheidung ist einzig die sensomotorische Funktion in den sakralen Rückenmarksegmenten S4/S5.

Komplett ist eine Querschnittlähmung, wenn keinerlei motorische und sensorische Restfunktion in den Segmenten S4/S5 mehr vorhanden ist (d. h. motorisch die willkürliche Kontraktion des M. sphincter ani externus und sensorisch die perianale bzw. tief-anale Sensibilität aufgehoben sind). Falls eine motorische oder sensible Restfunktion in S4/S5 noch vorhanden sein sollte, handelt es sich – selbst bei vollständiger Plegie der Beine – um eine **inkomplette** Querschnittlähmung. Dieses Phänomen wird auch als sakrale Aussparung bezeichnet. Verglichen mit einer kompletten Querschnittlähmung ist die Prognose einer inkompletten Querschnittlähmung in Bezug auf eine neurologische Erholung deutlich besser. Die klinische Klassifikation erfolgt entsprechend internationaler Standards der ASIA (American Spinal Injury Association) (◻ Abb. 28.2).

Symptome Die Symptomatik einer akuten Rückenmarksverletzung ist abhängig von der Höhe, also dem neurologischen Niveau und dem Schweregrad, also der Komplettheit der Schädigung. Sind die zervikalen Rückenmarkssegmente betroffen, handelt es sich um eine **Tetraparese/-plegie**. Sind die thorakalen oder lumbosakralen Segmente betroffen spricht man von einer **Paraparese/-plegie**. Bei einer hochzervikalen Rückenmarksschädigung (oberhalb C5) kommt es zusätzlich zu den Lähmungen der Extremitäten-/Rumpfmuskulatur zu einer Zwerchfelllähmung mit Atempumpenversagen und konsekutiver Beatmungspflicht. Die neurologischen Ausfälle setzen im zeitlichen Zusammenhang mit dem Trauma ein und bilden sich abhängig von der initialen Schwere der Rückenmarkschädigung (s. o., komplett versus inkomplett) im weiteren Verlauf in der Regel nur unvollständig zurück.

Regelhaft führen traumatische Rückenmarksschädigungen zu einer Verletzung autonomer Nervenbahnen und -fasern. Patienten leiden dann unter einer **neurogenen Harnblasen- und Darmfunktionsstörung**. Auch die Ausprägung dieser Funktionsstörungen ist abhängig von der Ausmaß der Rückenmarksschädigung. Bei kompletten Querschnittlähmungen kann die Füllung der Harnblase nicht mehr gespürt werden. Des Weiteren ist eine willkürlich eingeleitete Miktion nicht mehr möglich. Abhängig vom neurologischen Niveau kommt es entweder zu einer überaktiven (»spastischen«) oder schlaffen Harnblasenfunktionsstörung. Ähnliche Symptome werden bei der neurogenen Darmfunktionsstörung beobachtet. Bei komplettem Querschnitt wird die Füllung der Ampulle nicht wahrgenommen. Je nach neurologischem Niveau, findet sich ein spastischer bzw. schlaffer äußerer Schließmuskel. Abhängig vom Schweregrad der Rückenmarkschädigung findet sich eine mehr oder weniger stark ausgeprägte Verzögerung der Darmpassage mit Obstipation.

Querschnittlähmungen können auch anhand klinisch charakteristischer Ausfallsmuster (Somatotopie des Rückenmarks) folgendermaßen eingeteilt werden:

- **Vorderes Rückenmark-(Anterior-cord-)Syndrom:** Querschnittlähmung mit Verletzung der vorderen zwei Drittel des Rückenmarks mit Ausfällen der Motorik (Pyramidenbahn) sowie der Schmerz-/und Temperaturwahrnehmung (Tractus spinothalamicus), ggf. Blasenstörung;
- **Brown-Séquard-Syndrom** mit einseitiger Beinlähmung (Pyramidenbahn) und dissoziierter Sensibilitätsstörung (Tractus spinothalamicus kontralateral, Hinterstränge ipsilateral) unterhalb des neurologischen Niveaus.
- **Zentrales Rückenmark-(Central-cord-)Syndrom:** Verletzung der zentralen Rückenmarkanteile; meist an der HWS und Lähmungen, die an Armen stärker ausgeprägt sind als an den Beinen.

Verlauf Im **Anfangsstadium** besteht oft ein sog. spinaler Schock mit Erlöschen aller Rückenmarkfunktionen. Aus diesem Stadium bildet sich erst nach einigen Tagen bis Wochen eines der oben genannten Syndrome heraus.

Symptome der langen Bahnen haben eine bessere Prognose als Lähmungen aufgrund von Vorderhornläsionen, bei der es zu einer Zerstörung des Nervenzellkörpers der α-Motoneurone und somit zu schlaffen Lähmungen kommt.

Bei unvollständiger Restitution bleiben spastische oder schlaffe Paresen, Gefühlsstörungen und Schwierigkeiten der Blasen- und Darmentleerung zurück. Oft kommt es zu Potenzstörungen. Nach schwerer Schädigung mit vollständiger Querschnittläsion bildet sich in wenigen Wochen die Eigentätigkeit des Rückenmarks aus: Es kommt zur Beuge- oder Streckspastik der Extremitäten mit spontanen oder reflektorischen, unwillkürlichen Bewegungen, später oft auch zu Kontrakturen.

Diagnostik Diagnostisches Vorgehen:

- Anamnese: Zeitpunkt, Unfallhergang, Beginn der neurologischen Defizite, Fluktuationen.
- Neurologische Untersuchung.
- Bildgebende Diagnostik: Bildgebung von Rückenmark und Wirbelsäule mit CT und **MRT**, ggf. mit MRA.
  Das **CT** ersetzt heute meist die Nativröntgendiagnostik, besonders beim Polytrauma (CT-Traumaspirale).
- Im Verlauf neurophysiologische Untersuchungen (SEP, MEP). Zusammen mit der standardisierten klinischen Untersuchung können diese prognostische Hinweise liefern.
- Bei Polytrauma zusätzlich noch thorakale und abdominelle Diagnostik, bei Schädel-Hirn-Beteiligung Diagnostik wie in ▶ Kap. 27 beschrieben.
- Bei Verdacht auf Vertebralisdissektion nach HWS-Trauma: CT- bzw. MR-Angiographie oder Ultraschalldiagnostik.

Therapie Therapeutisches Vorgehen:

- Bei Kompression von Rückenmark oder Kauda möglichst rasche chirurgische Dekompression.
- Hochdosierte Steroide werden nicht mehr generell empfohlen.
- Lediglich bei isolierter Rückenmarkschädigung (ohne signifikante knöcherne/diskoligamentäre Wirbelsäulenverletzung, kein Polytrauma) kann eine frühe, d. h. innerhalb der ersten 8 h beginnende hochdosierte Methylprednisolonbehandlung, nach NASCIS-Schema (National Acute Spinal Cord Injury Study; Bolus 30 mg/kg KG, dann kontinuierlich 5,4 mg/kg KG über 23 h)

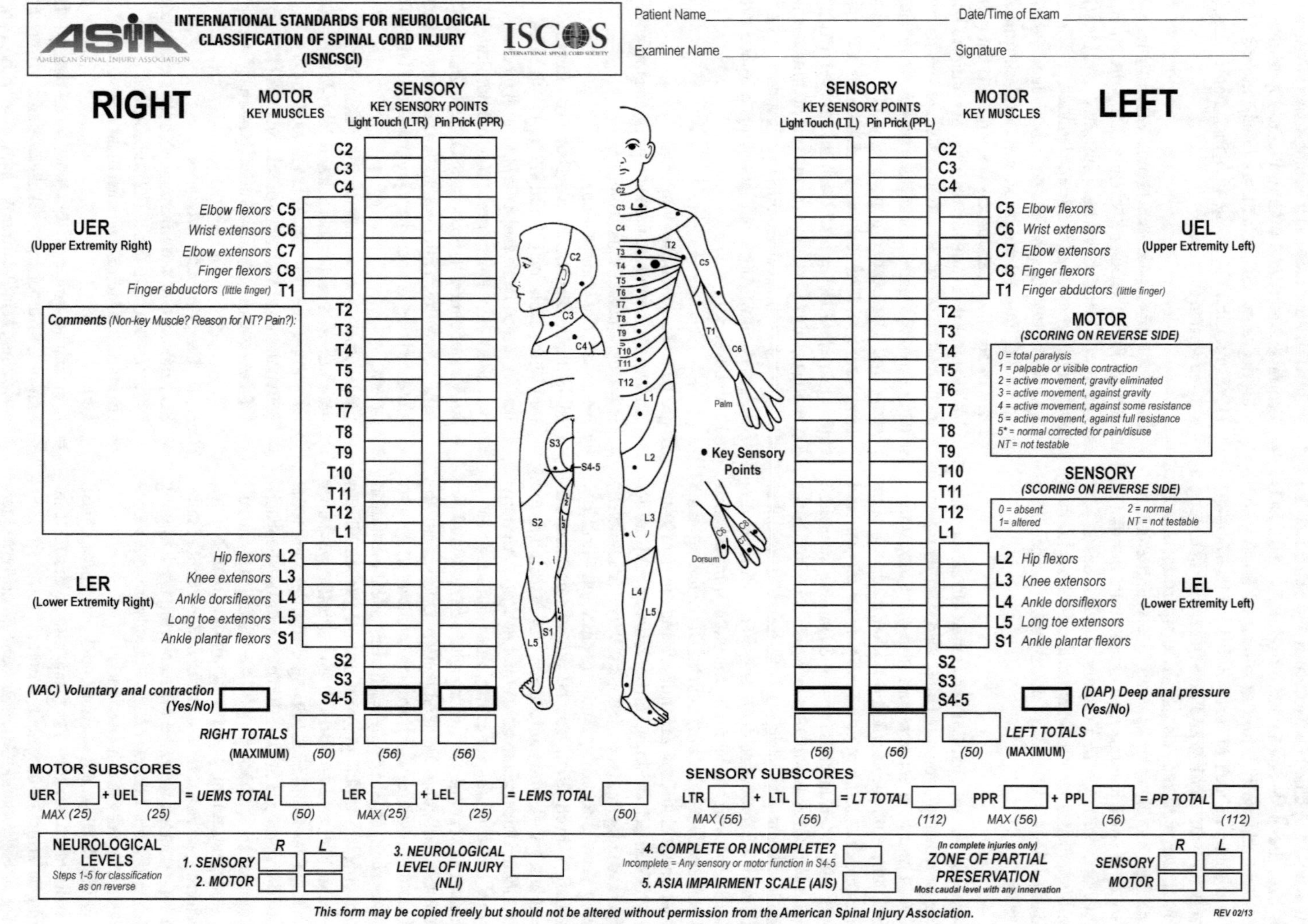

ASIA — AMERICAN SPINAL INJURY ASSOCIATION

INTERNATIONAL STANDARDS FOR NEUROLOGICAL CLASSIFICATION OF SPINAL CORD INJURY (ISNCSCI)

ISCOS — INTERNATIONAL SPINAL CORD SOCIETY

Patient Name ______ Date/Time of Exam ______

Examiner Name ______ Signature ______

RIGHT

MOTOR KEY MUSCLES — SENSORY KEY SENSORY POINTS: Light Touch (LTR) Pin Prick (PPR)

C2
C3
C4

UER (Upper Extremity Right)

Elbow flexors C5
Wrist extensors C6
Elbow extensors C7
Finger flexors C8
Finger abductors (little finger) T1

T2 T3 T4 T5 T6 T7 T8 T9 T10 T11 T12 L1

Comments (Non-key Muscle? Reason for NT? Pain?):

LER (Lower Extremity Right)

Hip flexors L2
Knee extensors L3
Ankle dorsiflexors L4
Long toe extensors L5
Ankle plantar flexors S1

S2
S3
S4-5

(VAC) Voluntary anal contraction (Yes/No)

RIGHT TOTALS (MAXIMUM) (50) (56) (56)

LEFT

SENSORY KEY SENSORY POINTS: Light Touch (LTL) Pin Prick (PPL) — MOTOR KEY MUSCLES

C2
C3
C4

C5 Elbow flexors
C6 Wrist extensors
C7 Elbow extensors
C8 Finger flexors
T1 Finger abductors (little finger)

UEL (Upper Extremity Left)

T2 T3 T4 T5 T6 T7 T8 T9 T10 T11 T12 L1

MOTOR (SCORING ON REVERSE SIDE)

0 = total paralysis
1 = palpable or visible contraction
2 = active movement, gravity eliminated
3 = active movement, against gravity
4 = active movement, against some resistance
5 = active movement, against full resistance
5* = normal corrected for pain/disuse
NT = not testable

SENSORY (SCORING ON REVERSE SIDE)

0 = absent
1 = altered
2 = normal
NT = not testable

L2 Hip flexors
L3 Knee extensors
L4 Ankle dorsiflexors
L5 Long toe extensors
S1 Ankle plantar flexors

LEL (Lower Extremity Left)

S2
S3
S4-5

(DAP) Deep anal pressure (Yes/No)

LEFT TOTALS (MAXIMUM) (56) (56) (50)

MOTOR SUBSCORES

UER ☐ + UEL ☐ = UEMS TOTAL ☐ LER ☐ + LEL ☐ = LEMS TOTAL ☐

MAX (25) (25) (50) MAX (25) (25) (50)

SENSORY SUBSCORES

LTR ☐ + LTL ☐ = LT TOTAL ☐ PPR ☐ + PPL ☐ = PP TOTAL ☐

MAX (56) (56) (112) MAX (56) (56) (112)

NEUROLOGICAL LEVELS — Steps 1-5 for classification as on reverse

1. SENSORY R ☐ L ☐
2. MOTOR R ☐ L ☐

3. NEUROLOGICAL LEVEL OF INJURY (NLI) ☐

4. COMPLETE OR INCOMPLETE? ☐
Incomplete = Any sensory or motor function in S4-5

5. ASIA IMPAIRMENT SCALE (AIS) ☐

(In complete injuries only) ZONE OF PARTIAL PRESERVATION — Most caudal level with any innervation

SENSORY R ☐ L ☐
MOTOR R ☐ L ☐

This form may be copied freely but should not be altered without permission from the American Spinal Injury Association.

REV 02/13

Abb. 28.2 Standardisierter Untersuchungsbogen zur neurologischen Klassifikation von Querschnittlähmungen (International Standards for Neurological Classification of Spinal Cord Injury; ISNCSCI)

Muscle Function Grading

0 = total paralysis
1 = palpable or visible contraction
2 = active movement, full range of motion (ROM) with gravity eliminated
3 = active movement, full ROM against gravity
4 = active movement, full ROM against gravity and moderate resistance in a muscle specific position
5 = (normal) active movement, full ROM against gravity and full resistance in a functional muscle position expected from an otherwise unimpaired person
5* = (normal) active movement, full ROM against gravity and sufficient resistance to be considered normal if identified inhibiting factors (i.e. pain, disuse) were not present
NT = not testable (i.e. due to immobilization, severe pain such that the patient cannot be graded, amputation of limb, or contracture of > 50% of the normal range of motion)

Sensory Grading

0 = Absent
1 = Altered, either decreased/impaired sensation or hypersensitivity
2 = Normal
NT = Not testable

Non Key Muscle Functions (optional)

May be used to assign a motor level to differentiate AIS B vs. C

Movement	Root level
Shoulder: Flexion, extension, abduction, adduction, internal and external rotation **Elbow:** Supination	C5
Elbow: Pronation **Wrist:** Flexion	C6
Finger: Flexion at proximal joint, extension. **Thumb:** Flexion, extension and abduction in plane of thumb	C7
Finger: Flexion at MCP joint **Thumb:** Opposition, adduction and abduction perpendicular to palm	C8
Finger: Abduction of the index finger	T1
Hip: Adduction	L2
Hip: External rotation	L3
Hip: Extension, abduction, internal rotation **Knee:** Flexion **Ankle:** Inversion and eversion **Toe:** MP and IP extension	L4
Hallux and Toe: DIP and PIP flexion and abduction	L5
Hallux: Adduction	S1

ASIA Impairment Scale (AIS)

A = Complete. No sensory or motor function is preserved in the sacral segments S4-5.

B = Sensory Incomplete. Sensory but not motor function is preserved below the neurological level and includes the sacral segments S4-5 (light touch or pin prick at S4-5 or deep anal pressure) AND no motor function is preserved more than three levels below the motor level on either side of the body.

C = Motor Incomplete. Motor function is preserved below the neurological level**, and more than half of key muscle functions below the neurological level of injury (NLI) have a muscle grade less than 3 (Grades 0-2).

D = Motor Incomplete. Motor function is preserved below the neurological level**, and at least half (half or more) of key muscle functions below the NLI have a muscle grade ≥ 3.

E = Normal. If sensation and motor function as tested with the ISNCSCI are graded as normal in all segments, and the patient had prior deficits, then the AIS grade is E. Someone without an initial SCI does not receive an AIS grade.

** For an individual to receive a grade of C or D, i.e. motor incomplete status, they must have either (1) voluntary anal sphincter contraction or (2) sacral sensory sparing with sparing of motor function more than three levels below the motor level for that side of the body. The International Standards at this time allows even non-key muscle function more than 3 levels below the motor level to be used in determining motor incomplete status (AIS B versus C).

NOTE: When assessing the extent of motor sparing below the level for distinguishing between AIS B and C, the ***motor level*** on each side is used; whereas to differentiate between AIS C and D (based on proportion of key muscle functions with strength grade 3 or greater) the ***neurological level of injury*** is used.

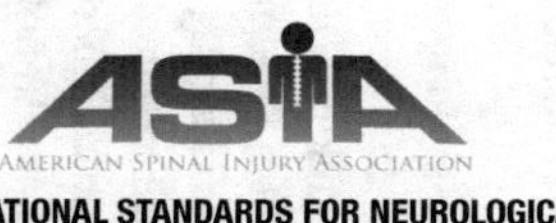

INTERNATIONAL STANDARDS FOR NEUROLOGICAL CLASSIFICATION OF SPINAL CORD INJURY

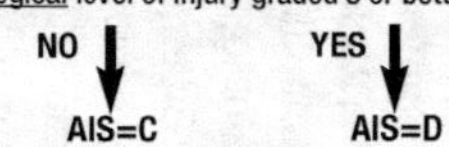

Steps in Classification

The following order is recommended for determining the classification of individuals with SCI.

1. Determine sensory levels for right and left sides.
The sensory level is the most caudal, intact dermatome for both pin prick and light touch sensation.

2. Determine motor levels for right and left sides.
Defined by the lowest key muscle function that has a grade of at least 3 (on supine testing), providing the key muscle functions represented by segments above that level are judged to be intact (graded as a 5).
Note: in regions where there is no myotome to test, the motor level is presumed to be the same as the sensory level, if testable motor function above that level is also normal.

3. Determine the neurological level of injury (NLI)
This refers to the most caudal segment of the cord with intact sensation and antigravity (3 or more) muscle function strength, provided that there is normal (intact) sensory and motor function rostrally respectively.
The NLI is the most cephalad of the sensory and motor levels determined in steps 1 and 2.

4. Determine whether the injury is Complete or Incomplete.
(i.e. absence or presence of sacral sparing)
If voluntary anal contraction = ***No*** *AND all S4-5 sensory scores =* ***0***
AND deep anal pressure = ***No,*** *then injury is* ***Complete.***
Otherwise, injury is ***Incomplete.***

5. Determine ASIA Impairment Scale (AIS) Grade:
Is injury Complete? **If YES, AIS=A** and can record ZPP (lowest dermatome or myotome on each side with some preservation)
NO ↓
Is injury Motor Complete? **If YES, AIS=B**
NO ↓ (No=voluntary anal contraction OR motor function more than three levels below the motor level on a given side, if the patient has sensory incomplete classification)

Are at least half (half or more) of the key muscles below the neurological level of injury graded 3 or better?
NO ↓ **AIS=C**
YES ↓ **AIS=D**

If sensation and motor function is normal in all segments, AIS=E
Note: AIS E is used in follow-up testing when an individual with a documented SCI has recovered normal function. If at initial testing no deficits are found, the individual is neurologically intact; the ASIA Impairment Scale does not apply.

Abb. 28.2 (Fortsetzung)

erwogen werden. Die Therapie ist allerdings umstritten und die berichteten Verbesserungen der Funktion erscheinen minimal.

- **Allgemeine Intensivmedizin:** Die akute Querschnittlähmung bedarf aufgrund der möglichen Komplikationen der intensivmedizinischen Überwachung. Die Behandlung des Rückenmarksverletzten ist spezialisierten Querschnittzentren vorbehalten. Durch operative Dekompression und Stabilisierung der Wirbelsäule wird das Rückenmark mechanisch entlastet. Unmittelbar postoperativ beginnt die Rehabilitation, in der durch intensive Krankengymnastik und Pflegemaßnahmen Restfunktionen des Rückenmarks aufrechterhalten und gefördert sowie Komplikationen verhindert werden.
- **Funktionelles Training:** Zur Verbesserung der Handfunktion und zur Erlangung der Gehfähigkeit hat sich ein frühzeitiges interdisziplinäres funktionelles physio-/und ergotherapeutisches Training bewährt. Die Handfunktion kann in Kombination mit funktioneller elektrischer Stimulation und die Gehfähigkeit mit Hilfe des Lokomotionstrainings verbessert werden.
- Experimentelle Therapien bei traumatischer Querschnittlähmung ▶ Facharztbox.

Vermeidung und Behandlung von Komplikationen Zu den Komplikationen nach schwerem Rückenmarktrauma zählen: druckbedingtes Hautulkus (Dekubitus), Beinvenenthrombosen, Lungenembolien, Pneumonien, Blasen- und Nierenentzündung, Nierenschädigung durch intravesikale Drucksteigerung, autonome Dysreflexie mit anfallsweise auftretenden hypertonen Krisen als Überreaktion des von seiner supraspinalen Kontrolle abgetrennten spinalen sympathischen Nervensystems und die posttraumatische Syringomyelie.

- Thromboseprophylaxe mit z. B. niedermolekularem Heparin für mindestens 3 Monate.
- Spastik und Blasenstörungen werden symptomatisch medikamentös behandelt
- In Abhängigkeit von einer vorhandenen oder zu erwartenden Handfunktion erfolgt das Anlernen eines intermittierenden Selbstkatheterismus.
- Falls keine Handfunktion vorhanden oder zu erwarten ist, erfolgt eine Harndauerableitung mittels transurethralem oder suprapubischem Dauerkatheter.
- Ein Harnstau muss wegen der Gefahr rezidivierender und aufsteigender Harnwegsinfektionen bis hin zur Urosepsis unbedingt vermieden werden.
- Evtl. sakrale Deafferenzierung und Implantation eines Vorderwurzelstimulators zur Harnblasenentleerung (Brindley-Stimulator).
- Häufige Drehung des Patienten, verbunden mit krankengymnastischem Durchbewegen zur Vermeidung von Kontrakturen. Bei jeder Querschnittlähmung, besteht die Gefahr des Dekubitus.
- Magenulkusprophylaxe (bei fehlender sensibler Schmerzafferenz können warnende Schmerzen nicht bemerkt werden).
- Eine weitere schwerwiegende Komplikation sind periartikuläre Weichteilverkalkungen in querschnittgelähmten Gliedmaßen (heterotope Ossifikation). Davon werden besonders die Hüftgelenke befallen. Der neugebildete Knochen kann zur Ankylose des betroffenen Gelenks führen, die es unmöglich macht, die Patienten zu mobilisieren. Derartige Verkalkungen/Verknöcherungen treten auch aus anderer Ursache auf, z. B. beim apallischen Syndrom (▶ Kap. 2.16). Die kausale Genese ist noch nicht bekannt, ebenso wenig wie eine wirkungsvolle Verhütung oder Therapie.

Leitlinien Behandlung der akuten Querschnittlähmung*

- Die akute traumatische und nicht-traumatische Querschnittlähmung erfordert initial eine intensivmedizinische Überwachung, da sie zu kardiovaskulären, pulmonalen und gastrointestinalen Komplikationen führen kann (**A**).
- Bei isolierter traumatischer Rückenmarkschädigung kann Steroidbehandlung nach NASCIS-III-Schema erwogen werden (**B**).

Facharztbox

Experimentelle Therapien bei traumatischer Querschnittlähmung

Neuroprotektion. Hierbei erhofft man sich, durch das Trauma verursachte sekundäre Schädigungen des Rückenmarks zu verringern. Da diese Mechanismen vor allem sehr früh nach der Verletzung (Stunden bis wenige Tage) zum Tragen kommen, muss eine neuroprotektive Therapie entsprechend früh eingesetzt werden. In klinische Studien, welche die Wirksamkeit pharmakologischer (GM1, Minozyklin) und nicht-pharmakologischer (frühe Dekompression durch Laminektomie, Zelltransplantation) Therapieansätze untersucht haben, konnten bisher keine klinisch bedeutsamen Verbesserungen erhoben werden. Neben neuroprotektiven Ansätzen versucht man die axonale Konduktion (Signalweiterleitung) verletzter, aber nicht durchtrennter Axone, zu verbessern. Da es bei einem Trauma auch zu einer Verletzung der Myelinscheide kommt, werden an dieser Stelle Ionenkanäle freigelegt, so dass ein Ausgleich des Ionenmilieus stattfinden kann und somit trotz intaktem Axon zu einem Leitungsblock führt. Ein therapeutischer Ansatz liegt in der Hemmung dieser Ionenkanäle (4-Aminopyridin). Ein Benefit dieser Therapie konnte bisher nicht nachgewiesen werden.

Regeneration/Plastizität. Verschiedene experimentelle Ansätze versuchen, die Wiederaussprossung durchtrennter Axone oder zumindest die kollaterale Aussprossung (Sprouting, Plastizität) intakt gebliebener Nervenbahnen zu ermöglichen. Über die Neutralisierung von aussprossungsblockierenden Faktoren (Anti-Nogo), die direkte Anregung des Axonwachstums (Neurotrophine) oder die Bereitstellung eines regenerationsfördernden Gewebeersatzes (Stammzelltransplantation) kann zumindest teilweise strukturelle und funktionelle Erholung erzielt werden. Zellbasierte Therapien werden außerdem entwickelt mit dem Ziel, die Remyelinisierung durch das Trauma bedingte Entmarkung von Axonen zu fördern. Klinische Studien konnten bisher die Wirksamkeit entsprechender Therapieverfahren nicht belegen.

- Frühzeitig kontrollierte Blasendrainage (**A**).
- Thromboembolieprophylaxe mit niedermolekularen Heparinen (**A**).
- Bei zervikalen und hoch-thorakalen Läsionen Entwicklung einer Beatmungspflichtigkeit beachten. Gestörte sympathische Innervation und verstärkter Vagotonus führen zur Bradykardie.
- Regelmäßige En-bloc-Drehung des Körpers (alle 2–3 h) zur Vermeidung von druckbedingten Hautulzera (Dekubitus).

* in Anlehnung an die Leitlinien der DGN 2012 (www.dgn.org/leitlinien.html)

28.2 HWS-Distorsion (Beschleunigungstrauma, sog. Schleudertrauma)

Das Konzept des Schleudertraumas wurde 1953 unter der Bezeichnung »**whiplash injury**« (Peitschenschlagverletzung) entwickelt. Zu dieser Zeit waren weder Nackenstützen noch Sicherheitsgurte eingeführt. Schon aus diesem Grunde sind Zweifel angebracht, ob der postulierte Unfallmechanismus bei Auffahrunfall von rückwärts – zunächst Überstreckung des frei beweglichen Kopfes, dann maximale Beugung –, wenn er denn damals zutreffend war, heute noch immer gültig ist. Der Begriff »Schleudertrauma« ist unglücklich, weil er gleichzeitig benutzt wird, um den Mechanismus einer Gewalteinwirkung, den Schweregrad, aber auch deren mögliche Folgen, d. h. eine eventuell resultierende Konstellation von Beschwerden und Symptomen, zu bezeichnen. Der Begriff sollte nur für den Unfallmechanismus verwendet werden, durch den eine Schädigung eintreten kann, aber nicht eintreten muss.

Die Halswirbelsäulendistorsion (HWS-D) tritt häufiger als andere Verletzungen bei entschädigungspflichtigen Pkw-Auffahrunfällen (▶ Exkurs: Beschleunigungstrauma) auf und hat daher eine besondere sozialmedizinische Bedeutung, da es nicht selten um Schadensersatzansprüche geht. Erhebliche nationale Unterschiede in der Inzidenz chronifizierter HWS-D deuten den Einfluss gesetzlicher Regelungen und daraus abgeleiteter Erwartungshaltungen an. Die große Mehrzahl, etwa 90–95%, dieser Verletzungen sind als leicht bis mäßig einzustufen. Für die Einstufung des Schweregrades eignet sich die international akzeptierte Quebec-Task-Force-(QTF-)Klassifikation weit besser als die in Deutschland energisch von bestimmten Richtungen propagierte Erdman-Klassifikation, die schon aufgrund unhaltbarer anatomischer Kausalitätsvorstellungen zumindest von Neurologen nicht genutzt werden sollte.

Unfallmechanismus Auslösend ist die beschriebene brüske, meist unerwartet einwirkende Beschleunigung von hinten, vorne oder der Seite, die eine relevante Translations- oder Retro/Anteroflexionsbewegung der HWS auslöst, die über Muskelreflexe nicht ausreichend gedämpft werden kann. Dadurch zerren und distortieren der passive Halteapparat mit Sehnen, Bandapparat der HWS, die Muskelstränge selbst und manchmal auch die knöcherne HWS. Die Beschleunigung kann durch simultane Rotation bzw. Torsion um die Körperlängsachse kompliziert werden.

Die HWS-D geht nicht mit Bewusstlosigkeit einher. Tritt objektiv beobachtet Bewusstlosigkeit ein, so liegt zusätzlich ein Hirntrauma vor. Die wichtigsten Daten zur Vorgeschichte sind die Angaben des Betroffenen unmittelbar nach dem Ereignis. Dabei ist zu erfragen, ob ein Überraschungsmoment vorlag, ob das Bewusstsein unterbrochen war, ob ein Kopfanprall vorn stattfand, ob der Betroffene das Fahrzeug selbständig verlassen konnte und wann welche Symptome zum ersten Mal auftraten. Es gibt klare biomechanische Vorstellungen zu der Frage, ab welchen Beschleunigungen oder Geschwindigkeiten eine solche relevante Zerrung auftreten kann. Viele milde Auffahrunfälle die später zu jahrelangen Prozessen mit Teilinvalidisierung führen, erreichen solche Schwellen bei weitem nicht. Beschleunigungs- oder Verzögerungskräfte, wie sie bei einer Vollbremsung auftreten, sind nicht geeignet, eine HWS-D hervorzurufen. Dazu kommt, das Sicherheitsgurte und Kopfstützen die Auswirkung der Beschleunigung deutlich einschränken.

Symptome Nur in der Hälfte der Kollisionsfälle treten Beschwerden auf.

- Diese bestehen in schmerzhafter Einschränkung der Beweglichkeit in der HWS, besonders für Drehbewegungen.
- Spontane Nackenschmerzen können in den Hinterkopf und in die Schultern ausstrahlen.
- Sehr selten werden Missempfindungen geklagt, die in Unterarm und Hände ausstrahlen. Dass die Beschwerden oft erst mit einer Latenz von Stunden auftreten und über Tage langsam abklingen, wird mit muskelkaterartigen Nackenschmerzen und einer muskulären Verspannung als Folge der Zerrung des Halteapparates erklärt.

Exkurs

Beschleunigungstrauma

Nach einem unerwarteten Heckanprall kann in einer ersten Phase ein Schub des Rumpfes nach vorn und eine Bewegung des Kopfes nach hinten stattfinden. Sie ist manchmal gefolgt von einer Hyperflexion in den oberen HWS-Segmenten.
In einer zweiten Phase kommt es vor allem zu einer axialen Kompression und Dekompression der Halswirbelsäule. Auf diese Stauchung und Zerrung der HWS werden die Hauptsymptome Nacken- und Hinterkopfschmerz zurückgeführt. Die Crash-Phase dauert 1/10 s. In dieser Zeit kann der Kopf nicht, wie manchmal berichtet, mehrmals hin- und hergeschleudert werden.
Im Tiermodell kommt es nach Weichteilverletzungen an Hals und Nacken zu einer kurzen Periode von weniger als 72 h mit akuter Entzündungsreaktion, gefolgt von einer Wiederherstellungsphase, die 72 h bis 6 Wochen dauert. Beim Menschen stehen Zerrungsschädigungen der Weichteile im Vordergrund. Vernünftigerweise nimmt man Perioden zwischen 4 und 6 Wochen für die Restitution an.

- Bei der körperlichen Untersuchung findet man eine Steilhaltung der Halswirbelsäule. Sie ist schmerzempfindlich für Stauchung und die aktive Beweglichkeit der Halswirbelsäule ist in alle Richtungen eingeschränkt. Passiven Bewegungen setzt sich oft, besonders in den Endstellungen, ein muskulärer Widerstand entgegen.
- Die grobe Kraft wird, besonders für das Seitwärtsheben der Arme, nicht voll eingesetzt. Reflexdifferenzen findet man nur in Ausnahmefällen. Manche der Betroffenen klagen über Schmerzen, die vom Nacken diffus in die Arme ausstrahlen.
- Segmental begrenzte Sensibilitätsstörungen sind extreme Seltenheiten.
- Zerebrale und vor allem neuropsychologische Störungen sind als organisch bedingte Folgen eines Schleudertraumas nicht vorstellbar.

Diagnostik Ob heute noch **Röntgenaufnahmen der HWS** in zwei Ebenen mit Darstellung aller Segmente und Dens-Spezialaufnahme, wie in den Leitlinien und von Unfallversicherern gefordert, bei allen Patienten mit einer HWS-Zerrung sinnvoll sind, ist umstritten. Bei persistierender Schmerzsymptomatik über mehrere Tage und pathologischer HWS-Beweglichkeit und Hinweisen auf eine schwerwiegendere HWS-D ist die spinale **MRT** oder **CT** einzusetzen.

Man findet in der Regel eine Steilstellung, abhängig vom Alter des Betroffenen auch degenerative Veränderungen. Die Festlegung des initialen Röntgenbefunds ist versicherungsrechtlich (es handelt sich fast immer um Verkehrsunfälle) von großer Bedeutung.

Sind die Befunde so wie hier beschrieben, sind weitere technische Untersuchungen nicht notwendig. Aus der Befürchtung der Mediziner, sie könnten juristisch in Anspruch genommen werden, wurden allerdings im Lauf der Jahre immer aufwändigere technische Untersuchungsverfahren in solchen Fällen eingesetzt. Der Wert technischer Untersuchungen bei der unkomplizierten Halswirbelsäulendistorsion ist nicht erwiesen. Die Methoden (z. B. MRT der HWS) sollen nur eingesetzt werden, wenn pathologische neurologische Befunde vorliegen.

Therapie Die Therapie ist praktisch immer konservativ, eine Immobilisierung ist fast nie sinnvoll. Der Patient muss schon früh in aktive Therapie eingebunden werden.

- Man verordnet bei Schmerzen nichtsteroidale Analgetika (z. B. Paracetamol bis 1,5 g/Tag, Diclofenac 150 mg/Tag oder Ibuprofen 3-mal 400 mg/Tag).
- Bei Chronifizierung können trizyklische Antidepressiva (z. B. Amitriptylin 25–150 mg/Tag) eingesetzt werden. Dazu kommen Wärmeanwendung, aktive Krankengymnastik und Lockerungsübungen.
- Die wichtigste ärztliche Maßnahme ist es, den Betroffenen über die Harmlosigkeit der HWS-Distorsion aufzuklären, sich ermutigend zu verhalten und frühzeitige Aktivierung und Rückkehr in den Arbeitsprozess zu empfehlen.

Nicht sinnvoll Maßnahmen:

- Die **Immobilisierung** der HWS durch Nackenkrawatten aus Schaumstoff schränkt die Beweglichkeit der HWS nur gering ein. Eine Beschleunigung des Heilungsvorgangs tritt dadurch nicht ein, eher eine Verzögerung, weil der Patient zur Schonung der Nackenmuskeln angehalten wird und
- **Chiropraktischer Maßnahmen**.
- Die sog. Traktionsbehandlung ist fragwürdig, ebenso transkutane elektrische Nervenstimulation, gepulste elektromagnetische Behandlung, elektrische Stimulation, Ultraschall, Laser, Kurzwelle, Diathermie, Wärme, Eis, Injektionen von Lokalanästhetika in die Weichteile oder die Gegend der kleinen Wirbelgelenke, sowie Akupunktur.

Leider ist das Verhalten vieler Ärzte in der Praxis meist anders und dazu geeignet, einer Chronifizierung der initialen Beschwerden Vorschub zu leisten. Übertriebene Vorsichtsmaßnahmen, Verordnung von Halskrawatten, wochenlange Krankschreibung, Fehlinterpretationen der Röntgennativaufnahmen, die Andeutung der Gefahr von Dauerschäden und die Aussicht auf Entschädigung machen es den Patienten schwer, **keine** Dauerbeschwerden zu entwickeln. Der konsequente Hinweis auf die Reversibilität der Beschwerden ist zur Vermeidung der Chronifizierung nötig. Dazu gehört auch die schnelle Regulierung eventueller Schadensersatzansprüche. Es ist aus psychologischen Gründen sehr schwer gesund zu werden, wenn man noch auf eine Entschädigung wartet. Entsprechend sollten die Patienten auch nicht länger krankgeschrieben werden.

Schließlich werden die Patienten auch von anderer Seite schnell darauf hingewiesen, dass bei chronischen Beschwerden Schmerzensgeld und Schadensersatz winken. Es ist psychologisch nachvollziehbar, dass dies der Besserung im Wege steht.

Verlauf und Prognose Vernünftiges Verhalten der Ärzte und gute Mitarbeit der Patienten vorausgesetzt, ist die Prognose der unkomplizierten HWS-Distorsion gut. Wenn keine Entschädigungsansprüche interferieren, ist die überwiegende Mehrzahl der Patienten mit leichten bis mittelschweren HWS-D nach einem Monat weitgehend beschwerdefrei. Nur ca. 10% der Betroffenen haben nach 6 Monaten noch Beschwerden. Weibliches Geschlecht, hohes Lebensalter, vorbestehende HWS-Beschwerden und starke initiale Schmerzen sind Prädiktoren für späte Remission. Depressive Vorerkrankungen begünstigen die Chronifizierung. Nicht selten sind chronische Verläufe durch falsche initiale Betreuung, Schüren übertriebener Befürchtungen oder Hoffen auf unangemessene Entschädigungen, nicht zuletzt in juristischen Auseinandersetzungen, bedingt. Schließlich gibt es chronisch-posttraumatische HWS-Beschwerden nur in Ländern mit hohem Versicherungsstandard (► Exkurs: Das sog. »zervikozerebrale« Syndrom).

Exkurs

Das sog. »zervikozerebrale« Syndrom nach HWS-Distorsion

Manche »Spezialisten« wollen psychovegetative Symptome, Dauerkopfschmerzen, Schwindel und Hörstörungen und sogar neuropsychologische Einschränkungen wie Konzentrations- und Gedächtnisstörungen für den Laien eindrucksvoll als »zervikozerebrales Syndrom« erklären. Nicht objektivierbare Beschwerden, wie sie auch in ▶ Kap. 36 besprochen werden, sind hier mit im Spiel. Solche Suggestionen sind die Basis für eine unnötige, den Patienten beeinträchtigende und das Sozialsystem belastete Chronifizierung. Damit soll keineswegs bestritten werden, dass die HWS-D, genau wie die Zerrung der Halsmuskulatur bei einer überraschenden erheblichen Beschleunigung, initial sehr schmerzhaft sein kann. Dass dies bei vorgeschädigter oder auch nur normal gealterter HWS noch mehr ins Gewicht fällt, überrascht auch nicht. Auch sollen die zum Glück wenigen, dann aber umso schlimmeren, massiven HWS-Traumen, die zu Densabriss, traumatischen Bandscheibenvorfällen, intraspinalen Blutungen, Dornfortsatz- und Wirbelkörperfrakturen (vergleiche Querschnittlähmung) führen können (und von denen einige bei hohen Läsionen sogar tödlich sein können), nicht bagatellisiert werden. Sie sind auch der Grund für die grundsätzlich richtigen HWS-schonenden Transportmaßnahmen nach Polytrauma.

28.3 Akutes Elektrotrauma

Nach Starkstromverletzungen werden akute und chronisch progrediente neurologische Symptome beobachtet, die eine Schädigung des Gehirns oder, besonders häufig, des Rückenmarks anzeigen. Die Ätiologie ist im akuten Stadium gewöhnlich an den Strommarken (umschriebene Verbrennung an der Ein- und Austrittsstelle des Stroms) zu erkennen. Chronische Schädigungen, die mit einer Latenz von vielen Monaten einsetzen und sehr protrahiert verlaufen, sind dagegen nur schwierig aufzuklären.

Symptome Initial kommt es oft zur Bewusstseinstrübung oder Bewusstlosigkeit, manchmal auch zu epileptischen Anfällen, selbst wenn das Gehirn außerhalb der Durchflussbahn des Stroms lag. Diese zerebralen Symptome beruhen auf einem Hirnödem, das in wenigen Tagen zum Tode führen kann. Kammerflimmern kann zu einer hypoxischen Hirnschädigung führen.

In leichteren Fällen haben die Patienten Kopfschmerzen, Ohrgeräusche, Hörverlust oder Gleichgewichtsstörungen. Auf vaskulärer Grundlage (Intimaschädigung, auch mit arterieller Thrombose) kann es aber akut oder als Spätlähmung zu Halbseitensymptomen kommen. Von Seiten des Rückenmarks tritt eine vorübergehende, vorwiegend sensible Querschnittsymptomatik auf.

Diagnostik Der akute Durchgang von Starkstrom führt zum Zerfall von Muskelgewebe mit starkem Anstieg der Serum-Kreatinphosphokinase und zur intravasalen Hämolyse. Deshalb wiederholte Bestimmung von CK, Myoglobin, Elektrolyten und Kreatinin und Überwachung der renalen Ausscheidung. Ein Crush-Syndrom kann entstehen.

Spätschädigung des Rückenmarks nach Elektrotrauma Bei Durchströmung von einer Hand zur anderen kann das Rückenmark so geschädigt werden, dass irreversible Vorderhornnekrosen und dadurch Muskelatrophien eintreten. Sie entwickeln sich mit wochenlanger Latenz und bleiben dann stationär. Fortschreitende Prozesse mit dem Symptomenbild der amyotrophen Lateralsklerose (▶ Kap. 33.4) sollen ebenfalls möglich sein, jedoch ist der Nachweis eines Zusammenhangs sehr problematisch.

In Kürze

Traumatische Rückenmarkschädigung (Querschnittlähmung)
Rückenmark wird direkt mechanisch oder indirekt vaskulär oder durch beide Mechanismen durch Verkehrs- oder Freizeitunfall geschädigt. Direkte Quetschung der Marksubstanz verursacht lokale Zerstörung von Nervengewebe, Blutaustritten, Ödembildung.
Symptome: Spinaler Schock mit Erlöschen aller Rückenmarkfunktionen im Anfangsstadium, Verlauf hängt von Lokalisation und Schwere der Schädigung ab. Verzögerte, unvollständige Rückbildung der neurologischen Ausfälle führen zu spastischen oder schlaffen Paresen, Gefühlsstörungen, Blasen- und Darmentleerungsstörungen.
Diagnostik: Neurologische Untersuchung nach internationalen Standards (ASIA-Protokoll) ; CT: zur Beurteilung von Wirbelsäulenfrakturen/Wirbelsäulenstabilität; **MRT:** umschriebener Herd oder mehrerere Herde im Rückenmark mit erhöhter Signalintensität in T2w (Myelopathiesignal).
Therapie: Chirurgische Dekompression und Wirbelsäulenstabilisierung bei Frakturen, allgemeine Intensivmedizin, funktionelles Training, Behandlung der neurogenen Harnblasen- und Darmfunktionsstörung. Thromboseprophylaxe, intermittiernder Katheterismus, Lagerungstherapie zur Vermeidung von Dekubitus.
Komplikationen: periartikuläre Weichteilverkalkungen insbesondere der Hüftgelenke, autonome Dysreflexie mit hypertonen Krisen, Hypothermie, traumatische Syringomyelie.

HWS-Distorsion (Beschleunigungstrauma)
Symptome: Schmerzhafte Einschränkung der HWS-Beweglichkeit für Drehbewegungen durch Steilhaltung der Halswirbelsäule, Ausstrahlen spontaner Nackenschmerzen in Hinterkopf und Schultern, verursacht durch Heckkollision mit überraschendem Anstoß und ohne Kopfanprall meist nach Autounfall. **Diagnostik:** Spinale CT, MRT. **Therapie: Frühe Aktivierung**, medikamentöse Therapie gegen Schmerzen.

Elektrotrauma
Schädigung des Gehirns oder Rückenmarks nach Starkstromverletzungen. **Symptome:** Initial Bewusstseinstrübung oder Bewusstlosigkeit, Krämpfe, Kopfschmerzen, Ohrgeräusche, Hörverlust, Gleichgewichtsstörungen, Halbseitensymptome. **Spätschädigung:** Irreversible Vorderhornnekrosen mit Muskelatrophien aufgrund schwerer Schädigung des Rückenmarks nach Stromdurchleitung von einer Hand zur anderen.

Weiterführende Literatur

Anderson KD (2004) Targeting recovery: priorities of the spinal cord-injured population. Journal of Neurotrauma 21: 1371–83

Bracken MB, Shepard MJ, Collins WF, et al. (1990) A Randomized, Controlled Trial of Methylprednisolone or Naloxone in the Treatment of Acute Spinal-Cord Injury - Results of the 2nd National Acute Spinal-Cord Injury Study. New England Journal of Medicine 322: 1405–1411

Dietz V, Curt A (2006) Neurological aspects of spinal-cord repair: promises and challenges. Lancet Neurology 5: 688–694

Dietz V, Fouad K (2014) Restoration of sensorimotor functions after spinal cord injury. Brain 137: 654–67

Ditunno JF, Formal CS (1994) Chronic spinal cord injury. N Engl J Med 330: 550–6

Fawcett JW, Curt A, Steeves JD et al. (2007) Guidelines for the conduct of clinical trials for spinal cord injury as developed by the ICCP panel: spontaneous recovery after spinal cord injury and statistical power needed for therapeutic clinical trials. Spinal Cord 45: 190–205

Kirshblum SC, Burns SP, Biering-Sorensen F et al. (2011) International standards for neurological classification of spinal cord injury (revised 2011). J Spinal Cord Med 34: 535–46

Mcdonald JW, Sadowsky C (2002) Spinal-cord injury. Lancet 359: 417–425

Mothe AJ, Tator CH (2012) Advances in stem cell therapy for spinal cord injury. J Clin Invest 122: 3824–34

Van Middendorp JJ, Hosman AJF, Donders ART et al. (2011) A clinical prediction rule for ambulation outcomes after traumatic spinal cord injury: a longitudinal cohort study. Lancet 377: 1004–1010

Metabolische und toxische Schädigungen des Nervensystems

Stoffwechselbedingte Prozesse des Nervensystems

Armin Grau, Simon Nagel, Julian Bösel und Silvia Schönenberger

W. Hacke (Hrsg.), *Neurologie*,
DOI 10.1007/978-3-662-46892-0_29,

Einleitung

In diesem Kapitel werden die Auswirkungen systemischer metabolischer Krankheiten auf das Nervensystem besprochen. Die diagnostische Aufklärung verlangt gute Kenntnisse der Inneren Medizin und die enge Zusammenarbeit mit Internisten. Pathogenese und Krankheitsverläufe sind sehr heterogen. Es finden sich Krankheiten, die auf Vitaminmangelzustände zurückgeführt werden können ebenso wie solche, bei denen die Ausscheidung von Metallen beeinträchtigt ist oder genetisch bedingte Stoffwechselstörungen, zum Beispiel bei Mitochondriopathien. In diesem Kapitel besprechen wir auch den hypoxischen Hirnschaden, der im weiteren Sinne auch eine metabolische (wenn auch ischämische) Ursache hat. Er hat besondere Bedeutung nach Reanimation bei akuten Herzstillstand, nach Ertrinken, Verschüttungen oder Strangulation. Hier ist vor allem die Prognosestellung von besonderer Bedeutung.

29.1 Funikuläre Spinalerkrankung

Simon Nagel und Armin Grau

Definition und Ätiologie Bei Mangel an Vitamin B_{12} (Hydroxycobalamin, »extrinsic factor«), gleich welcher Ursache, kann es zu einem degenerativen Entmarkungsprozess in den Strangsystemen des Rückenmarks kommen (▶ Exkurs: Vitamin-B_{12}-Stoffwechsel«). Daneben verursacht ein Vitamin-B_{12}-Mangel auch gastrointestinale Symptome (Ikterus, Hunter-Glossitis etc.) sowie hämatologische Symptome (**perniziöse Anämie**). Die funikuläre Spinalerkrankung muss nicht zwangsläufig mit einer megalozytären Anämie einhergehen. Die funikuläre Spinalerkrankung beruht in erster Linie auf dem Fehlen des Glykoproteins **»intrinsic factor«** bei chronisch atrophischer Antrumgastritis, der ursächlich für eine gestörte Resorption des Vitamins B_{12} ist. Weitere Ursachen gestörter Resorption sind dauerhafte Medikation mit Antazida, Autoantikörperbildung gegen die Intrinsic-Faktor-bildenden Belegzellen, Zustand nach Gastrektomie, Erkrankungen des Ileums oder eine Interaktion mit bestimmten Medikamenten (Hydantoine, Biguanide, Antikonvulsiva, Phenylbutazon, Nitrofurantoin, Zytostatika und kalziumbindende Substanzen). Eine unzureichende Zufuhr kann Ursache bei Alkoholismus, Anorexie oder strenger veganer Diät sein. Die Verwertung des Vitamins kann bei Einnahme von Barbituraten gestört sein. Letztlich kann auch ein erhöhter Verbrauch bei der sog. Schwangerschaftsperniziosa, bei Zerstörung des Vitamins durch bakterielle Fehlbesiedelung des Darms, bei Fischbandwurmbefall oder Pilzbefall des Darms zu einem funktionellen Vitamin-B_{12}-Mangel führen.

Pathogenese Die Pathogenese ist letztlich nicht gänzlich aufgeklärt. Hydroxycobalamin spielt im Methionin-Stoffwechsel eine Rolle bei der Synthese der DNA und RNA. Was letztendlich zu einer Schädigung der Markscheiden führt, ist unklar. Man kann eine Beeinträchtigung der Atmungskette oder des axonalen Transportes vermuten. Der Demyelinisierungsprozess betrifft vor allem die langen Bahnen im Rückenmark, die Hinterstränge und die Pyramidenbahn (**kombinierte Strangdegeneration, »subacute combined tract degeneration«**, vorwiegend im Zervikal- und Thorakalbereich. Weiterhin leiden die Patienten meist auch an einer peripheren sensomotorischen distalen Axonopathie. Die Symptomatik folgt dem B_{12}-Mangel mit großer Verzögerung, weil die körpereigenen Depots jahrelang ausreichen. Die paraneoplastische, kombinierte Strangdegeneration tritt ohne Vitamin-B_{12}-Resorptionsstörung auf. Vertiefende Informationen zu den pathologisch-anatomischen Befunden ▶ Exkurs.

Symptome und Verlauf Im mittleren oder höheren Lebensalter entwickeln sich subakut innerhalb weniger Wochen und Monate oder langsam progredient Symptome, die vom Befall der Hinterstränge, der Pyramidenseitenstränge und der Kleinhirnseitenstränge bestimmt werden. Die Patienten klagen über brennende, unangenehme Missempfindungen in den Füßen und Händen, die sich später auch auf die Unterschenkel und Unterarme ausbreiten oder eine abnorme Ermüdbarkeit beim Gehen. Später bildet sich eine Paraparese der Beine mit sensibler Ataxie aus. Diese ergreift in geringerem Maße auch die Arme. Die Blasenentleerung ist nur gelegentlich gestört. Unbehandelt führt die Krankheit in wenigen Jahren zur partiellen Querschnittslähmung.

Der Untersuchungsbefund kann, je nach der Verteilung des Prozesses auf die Längenausdehnung und den Querschnitt des Rückenmarks, sehr unterschiedlich sein.

- Meist besteht eine diffuse Schwäche der Gliedmaßen ohne Bevorzugung einzelner Muskelgruppen. Der Muskeltonus ist meist vermindert. Unabhängig davon sind die Eigenreflexe oft gesteigert, manchmal aber auch nicht auslösbar. Oft sind pathologische Reflexe zu erhalten, auch in solchen Fällen, in denen die Eigenreflexe fehlen.

Exkurs

Vitamin-B_{12}-Stoffwechsel

Vitamin B_{12} gehört in die Gruppe der Cobolamine mit Kobalt als zentralem Atom und ist als Coenzym B_{12} in die Methionin-Synthese und Methylmalonsäure-Abbau eingebunden. Methioninmangel führt zu erhöhten Homocysteinspiegeln, und über weitere abhängige Schritte zu Mangel an Adenin und Guanin, konsekutiver DNA- und RNA-Synthesestörung, die sich besonders im Knochenmark (Anämie) bemerkbar macht. Dagegen stehen die spinalen Symptome wohl eher mit dem **Methylmalonsäureanstieg** in Verbindung. Der Minimalbedarf an Vitamin B_{12} pro Tag beträgt etwa 2–3 µg. Bei normaler Ernährung nimmt ein Mitteleuropäer etwa 4–20 µg/Tag auf. Mehr als 50 µg werden nicht gespeichert, sondern ausgeschieden. Der Gesamtkörpergehalt an B_{12} beträgt 3–5 mg. Entsprechend lange halten die Vitamin-B_{12}-Vorräte.

- Regelmäßig ist die Lagewahrnehmung gestört und die Vibrationsempfindung herabgesetzt oder aufgehoben. Oft sind auch die übrigen sensiblen Qualitäten beeinträchtigt.
- Gelegentlich fällt eine Schleimhautatrophie des oberen Intestinaltraktes mit geröteter Zunge (**Hunter-Glossitis**) auf.
- Häufig kommt zu den spinalen Symptomen eine Polyneuropathie hinzu. Es ergibt sich dann ein entsprechend buntes Bild mit Kombination von Reflexausfällen und Pyramidenbahnzeichen. So kann initial ein »Reflexsprung« (abgeschwächte Achillessehnenreflexe bei lebhaften Patellarsehnenreflexen) vorkommen.
- Die Enzephalopathie durch Vitamin-B_{12}-Mangel mit Antriebsmangel, Verlangsamung, Konzentrationsstörungen oder als paranoider Psychose, Delir oder Depression ist eher eine Rarität.
- Rund 75% der Patienten mit neuropsychiatrischen Symptomen haben auch hämatologische Veränderungen (makrozytäre hyperchrome Anämie und hypersegmentierte Granulozyten).
- Augenmuskellähmungen und Optikusatrophie sind sehr selten. Eine Sonderform ist die sog. Tabak-Alkohol-Amblyopie (Vitamin-B_{12}-Mangelschädigung der Sehnerven).

Diagnostik Elektrophysiologisch sind die motorische und sensible Nervenleitgeschwindigkeit vermindert. Früh sind auch die SEP pathologisch verändert.

Im spinalen **MRT** können sich in den T2-gewichteten Sequenzen Signalsteigerungen der Hinterstränge finden (◘ Abb. 29.1), die nach Substitution reversibel sind. Das Myelon ist zum Teil aufgetrieben, Kontrastmittelaufnahme ist untypisch.

Labor: In der Blutuntersuchung können eine makrozytäre hyperchrome Anämie und hypersegmentierte neutrophile Granulozyten wegweisend sein. Die direkte Messung des freien Vitamin-B_{12}-Spiegels im Blut ist nur als Screening-Test geeignet, Normalbefunde schließen einen funktionellen Mangel nicht aus. Bei Werten im unteren Normbereich oder bei dringendem klinischem Verdacht müssen die Metaboliten Homocystein und Methylmalonsäure im Serum oder die Methylmalonsäure im Urin bestimmt werden, die bei Vitamin-B_{12}-Mangel ansteigen und den Versorgungsstatus im Gewebe widerspiegeln. Bei Niereninsuffizienz können diese Werte verfälscht sein, weshalb es sich empfiehlt zusätzlich das aktive Holotranscobalamin im Serum zu bestimmen, wobei ein Abfall einen Vitamin-B_{12}-Mangel anzeigen kann. Bei autoimmunen Syndromen (chronische atrophische Antrumgastritis) können Antikörper gegen Belegzellen oder Intrinsic-Faktor vorliegen.

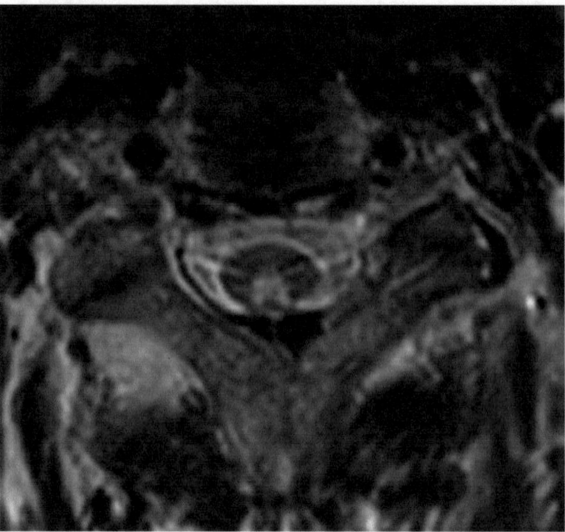

◘ **Abb. 29.1 Funikuläre Myelose.** Die axiale T2-w Sequenz auf Höhe des mittleren zervikalen Myelons zeigt eine dreicksförmige Signalanhebung im Bereich der Hinterstränge ohne Volumenzunahme

Fehlt die Bestätigung durch die Laboruntersuchung, muss man an **Folsäuremangel** denken, der ähnliche Symptome machen kann. Auch ein Kupfermangel sollte ausgeschlossen werden. Auch Kupfermangel kann eine degenerative Spinalerkrankung verursachen, die der funikulären Myelose sehr ähnlich ist. Beide Mangelzustände kommen auch miteinander kombiniert vor. Liegt dies alles nicht vor, kann trotzdem ein Therapieversuch mit Vitamin B_{12} versucht werden.

Therapie Frühzeitige Behandlung mit **Vitamin-B_{12}-Präparaten** kann den degenerativen Prozess zum Stillstand und in vielen Fällen zur Rückbildung bringen. Sobald eine nennens-

Exkurs

Pathologisch-anatomische Befunde

Man findet anfangs multiple, unscharf begrenzte Entmarkungsherde in den Hintersträngen, den Kleinhirnseitensträngen und Pyramidenseitensträngen. Diese fließen beim Fortschreiten des Prozesses zu schwammartigen (»spongiösen«) Lückenfeldern zusammen, die die Grenzen der einzelnen Stränge überschreiten. Zunächst gehen nur die Markscheiden, später auch die Axone zugrunde. Das histologische Bild wird dann durch sekundäre Waller-Degeneration kompliziert. Schließlich kommt es zur gliösen Vernarbung (Sklerose). Die Veränderungen sind fast ganz auf das Rückenmark beschränkt.

Hals- und Brustmark sind stärker als die unteren Abschnitte des Rückenmarks betroffen. Die Veränderungen erstrecken sich nach rostral nur bis zur Höhe der Hinterstrangkerne und der Pyramidenkreuzung. In geringem Maße finden sich spongiöse Herde auch im Marklager des Großhirns und im Faszikulus und Tractus opticus. Die graue Substanz ist nur gering betroffen. Auch in den peripheren Nerven findet man Markscheidenzerfall, zunächst ohne Axondegeneration. Diese peripheren Veränderungen sind reversibel.

werte Degeneration von Axonzylindern vorliegt, darf keine Heilung mehr erwartet werden.

- **Dosierung:** 1–2 Wochen täglich 1000 μg B12 i.m. oder i.v., dann 1–6 Monate lang wöchentlich 1000 μg, dann eine Injektion alle 1–3 Monate.
- Von größter Bedeutung ist die langfristige Therapiecompliance, da andernfalls unweigerlich Rezidive drohen.
- Abstellen der auslösenden Faktoren oder Therapieren der ursächlichen Prozesse des Vitamin-B_{12}-Mangels.

Differenzialdiagnose Bei chronischer **Polyneuropathie** sind die Lähmungen auf distale oder proximale Muskelgruppen beschränkt und nicht so diffus verteilt wie bei funikulärer Spinalerkrankung. Atrophien sind bei Polyneuropathie meist zu finden, bei funikulärer Spinalerkrankung sind sie sehr selten. Pyramidenbahnzeichen kommen bei Polyneuropathie selbstverständlich nicht vor. Die Missempfindungen und sensiblen Ausfälle gestatten keine verlässliche Differenzierung. Im Zweifel entscheiden die Elektroneurographie sowie die Laborbefunde.

Ein **Kupfermangel** (s. u.) ist eine weitere, vermutlich unterschätzte, behandelbare Ursache einer subakuten Myelopathie, die der funikulären Spinalerkrankung täuschend ähnlich sein kann. Diagnose: Coeruloplasmin im Serum.

Die Kombination von Hypotonie der Beine mit positivem Babinski-Reflex und Störung der Tiefensensibilität ist auch für die **Friedreich-Heredoataxie** (▶ Kap. 25.1) typisch. Diese Krankheit tritt aber im Kindes- und Jugendalter auf, entwickelt sich wesentlich langsamer als die funikuläre Spinalerkrankung und führt später auch zu zerebellärer Ataxie und Wirbelsäulenveränderungen.

Weiterhin sind natürlich entzündliche **Myelitiden** (autoimmun oder infektiös z. B. durch HIV oder HTLV1 sowie paraneoplastisch) eine mögliche Differenzialdiagnose, wobei hier in der Regel die Liquoruntersuchung diagnostisch weiterhilft.

29.2 Hepatolentikuläre Degeneration (M. Wilson)

Simon Nagel und Armin Grau

Definition Epidemiologie und Genetik Diese genetisch bedingte Störung im Kupferstoffwechsel führt zur zu einer gestörten biliären Kupferexkretion und zu einem verminderten Einbau von Kupfer in Coeruloplasmin mit entsprechendem Mangel an funktionsfähigem Kupferspeicherprotein. Die Folge sind abnorm hohe, toxische Kupferablagerungen im Gewebe, vorwiegend der Leber und Gehirn, aber auch in Auge, Niere, Muskeln und Gastrointestinaltrakt. Die Prävalenz liegt bei rund 1: 30.000, die Häufigkeit heterozygoter Merkmalsträger wird auf 1:100 bis 1:200 geschätzt. Die Krankheit setzt bevorzugt zwischen dem 13. und 24. Lebensjahr ein (Extremwerte um 5 Jahre und 45 Jahre).

Der Erbmodus ist autosomal-rezessiv, das verantwortliche Gen (ATP7B) liegt auf Chromosom 13 und kodiert ein Protein, welches als intrazellulärer Kupfertransporter fungiert. Männer erkranken häufiger als Frauen. In den betroffenen Familien lässt sich die Stoffwechselstörung auch bei Personen nachweisen, die keine hepatischen oder neurologischen Symptome zeigen. Gegenwärtig sind mehr als 350 Mutationen (Übersicht in www.uofa-medical-genetics.org/wilson/index.php) im Wilson-Gen bekannt, eine Genotyp-Phänotyp-Korrelation konnte bisher nicht gefunden werden.

Pathophysiologie Die Störung des Wilson-Proteins verursacht eine Störung des Kupfertransports im Organismus. Ein geringer Teil des resorbierten Kupfers ist notwendig als integraler Bestandteil von Metalloproteinen, der überschüssige potenziell toxische Anteil wird eliminiert. Beide Wege der Kupferausscheidung, die biliäre Exkretion und der Einbau in Coeruloplasmin sind bei der Erkrankung gestört, wobei die fehlerhafte biliäre Exkretion pathophysiologisch entscheidend ist. Die pathologische Cu-Ablagerung im Gehirn und in der Leber führt zur Degeneration vor allem (aber nicht ausschließlich) des Linsenkerns und zur Leberzirrhose. Diese hat eine Verminderung der Albuminproduktion zur Folge, wodurch sekundär auch die Ersatzbindung des Kupfers beeinträchtigt wird. Vertiefende Informationen zu den pathologisch-anatomischen Befunden bei M. Wilson ▶ Facharztbox: Kupferstoffwechsel und pathologisch-anatomische Befunde bei Morbus Wilson.

Symptome und Verlauf Die Erkrankung wird in ein präklinisch asymptomatisches und ein symptomatisches Stadium eingeteilt. Allgemein lassen sich zwei Verlaufstypen unterscheiden: während eine Krankheitsmanifestation bei Kindern in der Regel von der teils dramatisch verlaufenden Hepatopathie geprägt ist, dominieren im jüngeren Erwachsenenalter neurologisch-psychiatrische Störungen das Bild.

- Psychisch werden die Patienten zunächst affektlabil, reizbar, aggressiv und unstet. Im späteren Verlauf verfallen sie einer stumpfen oder euphorischen Demenz.
- Die extrapyramidale Bewegungsstörung hat meist den Charakter eines akinetisch-rigiden Parkinson-Syndroms. Es treten aber auch choreatische, athetotische und dystone Hyperkinesen auf.
- Sehr charakteristisch ist eine verwaschen-dysarthrische Sprache mit Schluckstörung.
- Im Laufe der Jahre lässt die rigide Erhöhung des Muskeltonus wieder nach, und es entwickelt sich eine zerebelläre Bewegungsstörung mit Nystagmus und skandierendem Sprechen.
- Ein wichtiges Symptom ist die Asterixis oder der »flapping tremor«. Pyramidenbahnzeichen kommen selten vor, sensible Störungen nie.

Verlauf Der Verlauf ist in schweren Fällen tödlich. Die Krankheitsdauer beträgt in der Regel nur wenige Jahre (Grenzwerte 5–6 Monate und 3–4 Jahrzehnte). Der Tod erfolgt in akuten Fällen an Massennekrose der Leber, bei chronischem Verlauf an Dekompensation der Leberzirrhose. Der Morbus

Wilson war bis vor einem halben Jahrhundert eine tödlich verlaufende Erkrankung. Seit dem Jahr 1951, in dem Dimercaprol zum ersten Mal benutzt wurde, gehört es zu den ersten genetischen Erkrankungen welche pharmakologisch behandelbar wurden.

> **Bei jeder extrapyramidalen Bewegungsstörung vor dem 45. Lebensjahr muss ein M. Wilson ausgeschlossen werden!**

Diagnostik **Ophthalmologie:** In wenigstens 60% der Fälle findet man den pathognomonischen **Kayser-Fleischer-Hornhautring**. Dies ist ein 1–2 mm breiter, bräunlich grüner Streifen an der Peripherie der Hornhaut in der Descemet-Membran, der bei durchfallendem Licht gold-gelb aufleuchtet. Er ist manchmal erst unter der Spaltlampe zu erkennen. Die Pigmentierung beruht auf Kupfereinlagerungen. Der Kayser-Fleischer-Ring findet sich manchmal auch bei anderen Lebererkrankungen. Die Sonnenblumenkatarakt wird durch entsprechenden Kupferablagerungen in der Linse verursacht.

Elektrophysiologie und neuroradiologische Befunde können unauffällig sein. Typische Veränderungen im cMRT sind T2-hyperintense, meist symmetrische Veränderungen im Linsenkern, dem Thalamus, dem Kaudatuskopf aber auch im Hirnstamm und der weißen Substanz (▣ Abb. 29.2).

Internistisch findet sich in der Mehrzahl der Fälle eine grobknotige Leberzirrhose mit Stauungsmilz. Entscheidend ist die Erhöhung des Leberkupfers im Blindpunktat auf >250 µg/g Trockengewicht.

Im **Serum** ist der **Cu-Spiegel** abnorm erniedrigt (Normalwerte <60 µg/100 ml). Pathologisch vermindert ist auch das Coeruloplasmin. Man findet Werte unter 0,20 g/l bei der immunologischen Bestimmung (unter 30 U/l enzymatisch). Im Urin wird Kupfer stark vermehrt ausgeschieden (Normalwerte unter 40 µg/dl/24 h). Daneben besteht eine pathologische Ausscheidung von Aminosäuren, auch von solchen, die normalerweise nicht im Urin erscheinen. Sie beruht auf mangelhafter Rückresorption in den durch Kupferablagerung geschädigten Nierentubuli. Wenn die Ergebnisse der Urin- und Serumuntersuchungen nicht eindeutig sind, muss bei fortbestehendem klinischem Verdacht eine Leberbiopsie erfolgen.

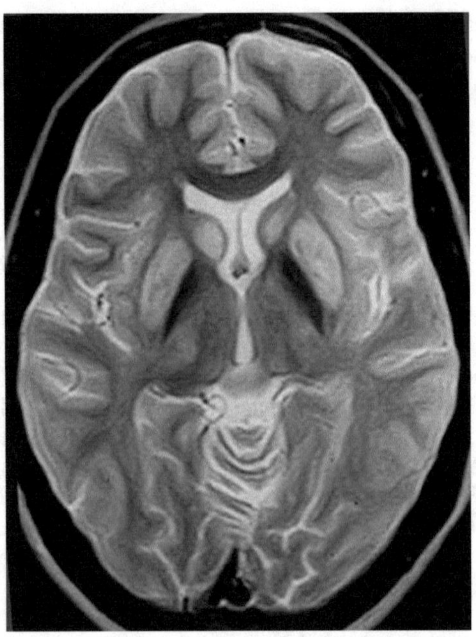

▣ **Abb. 29.2 M. Wilson.** Axiale T2-w-Sequenz auf Höhe der Stammganglien zeigt eine symmetrische Signalanhebung des N. caudatus und N. pallidum, letzterer ist typischerweise von einem hypointensem Saum umgeben

> **Die primäre Stoffwechselstörung bei Wilson-Patienten liegt in der Leber: Nach Lebertransplantation haben Wilson-Patienten keine Kupferstoffwechselstörung mehr.**

Facharztbox

Kupferstoffwechsel und pathologisch-anatomische Befunde bei Morbus Wilson

Biochemie. Zentral ist die hepatozelluläre ATPase7B als intrazellulärer Kupfertransporter mit spiegelabhängiger Modifikation ihrer Aktivität. Sie erfüllt dabei zwei Funktionen, den Kupfereinbau in Apo-Coeruloplasmin bei niedrigem Kupferspiegel und die biliäre Exkretion bei erhöhtem Spiegel zum Erhalt der Kupferhomöostase.

Infolge Mutation des ATP-7B-Proteins kommt es zu dessen Funktionsverlust mit Coeruloplasminsynthesestörung und der krankheitsentscheidenden verminderten biliären Kupferexkretion. Nach einer individuell unterschiedlich langen Phase der Kompensation durch Bindung an hepatisches Metallothionin führt der erhöhte intrazelluläre Kupfergehalt über oxidativen Stress wahrscheinlich zur Induktion der Apoptose der Hepatozyten. Physiologischerweise wird das aus dem Darm resorbierte Kupfer im Serum zu über 90% an Coeruloplasmin gebunden. Steht dieser Eiweißkörper nicht zur Verfügung, kann das Kupfer nur eine lockere Ersatzbindung an Albumin eingehen. Aus dieser wird es zum Teil von Proteinen in den Basalganglien und der Leber aufgenommen, zum Teil durch den Urin ausgeschieden.

Pathologie. Am Gehirn ist bereits makroskopisch eine bräunliche bis ziegelrote Verfärbung und Schrumpfung des Corpus striatum mit Zerfallsherden zu erkennen. Mikroskopisch findet man einen Status spongiosus mit Lückenfeldern und pathologischer Gefäßwucherung, v. a. im Putamen, geringer auch in den übrigen Basalganglien und im Nucleus dentatus des Kleinhirns. Sekundär ist das Brachium conjunctivum degeneriert. Im Putamen und in der zirrhotisch veränderten Leber ist Kupfer in größeren Mengen gespeichert.

Therapie Die Therapie hat eine Normalisierung der Kupferbilanz zum Ziel.

- Die Basis ist kupferarme Diät.
- Zur Ausscheidung des Kupfers gibt man Chelatbildner: D-Penicillamin (DPA) einschleichend, initial 150 mg/Tag, als Erhaltungsdosis 750–1600 mg/Tag in 3–4 Einzeldosen. Alternativ Trientine einschleichend, initial 300 mg/Tag, Erhaltungsdosis 2×600 mg oder 4×300 mg, Maximaldosis 2400 mg/Tag (bei Kindern 900 mg).
- Vitamin B_6 substituieren, da DPA einen Vitamin-B_6-Mangel verursachen kann.
- Um die intestinale Kupferaufnahme zu vermindern, gibt man in der Regel nach der Phase der Entkupferung Zinksulfat p.o., 3- bis 5-mal 100 mg/Tag, 30 min bis 1 h vor den Mahlzeiten.

Wenn diese Behandlung erfolgreich ist, kann man außer der klinischen Besserung auch einen Rückgang des Hornhautrings erkennen. Nach der Natur des Leidens muss die Therapie lebenslang erfolgen. **Nebenwirkungen** der D-Penicillamin-Therapie sind: toxische Ageusie, Hautausschlag, Fieber, Leukopenie und Thrombozytopenie. Sie treten in den ersten 3–6 Wochen der Behandlung auf. In diesen Fällen soll man das Mittel absetzen, vorübergehend Kortikoide geben und auf Trientine umstellen. Trientine, ein weiterer Chelatbildner, ist in der Dauertherapie ebenfalls hochwirksam, in Deutschland zugelassen und besitzt ein weitaus günstigeres Nebenwirkunsprofil (leichter Eisenmangel, Hypersensitivitätsreaktion) als DPA. Unter der Therapie mit D-Penicillamin kann sich initial eine neurologische Verschlechterung einstellen. Auch heterozygote Familienmitglieder, die lediglich eine positive Kupferbilanz haben, sollen mit Diät behandelt werden.

Tetrathiomolybdat, ein intestinaler Hemmer der Kupferresorption und Chelatbildner, ist bisher noch nicht in Deutschland zugelassen. Tetrathiomolybdat zeigt geringe Nebenwirkungen, kann aber eine toxische Knochenmarkdepression auslösen.

Die kurative **Lebertransplantation** ist meist erkrankten Kindern mit fulminantem Leberversagen als Notfalltherapie vorbehalten. Sie ist jedoch grundsätzlich auch bei neurologischem Verlaufstyp aussichtsreich.

Empfehlungen Diagnostik und Therapie des M. Wilson*

- Folgende Symptome oder Befunde sollten zur klinischen Verdachtsdiagnose führen: Kayser-Fleischer-Kornealring, unklare hepatische und/oder neurologische Symptome, erhöhtes Urinkupfer, erhöhtes Leberkupfer, erniedrigter Serum-Coeruloplasminspiegel und erniedrigtes Serumkupfer.
- Frühzeitiger Therapiebeginn und lebenslange Kontrolle (ca.1½ jährlich) sind erforderlich (**A**). Wichtigster Erfolgsparameter der Therapie ist die Kupferausscheidung im 24-h-Urin.
- Ein Familienscreening mittels Haplotypendiagnostik eines diagnostizierten Wilsonpatienten ist notwendig und betrifft alle Geschwister und Kinder (**A**).
- Ab einem Alter von 4–5 Jahren kann die Diagnostik bei Verdacht bzw. positiver Familienanamnese erfolgen (**A**).
- D-Penicillamin (DPA) ist Mittel der Wahl zur Initialtherapie bei hepatisch und neurologisch symptomatischen Patienten, bei Unverträglichkeit Trientine (**B**).
- Eine Pyridoxinsubstitution (20 mg/Tag) ist bei DPA-Medikation zu ergänzen (**A**).
- Präsymptomatische Patienten können von Beginn an eine Zinkmedikation erhalten (**B**).
- Keine Unterbrechung der entkupfernden Therapie in der Schwangerschaft; Dosisreduzierung auf 2/3 im letzten Trimenon. Unter einer D-Penicillamin-Therapie ist das Stillen nicht empfehlenswert. Idealerweise vor geplanter Schwangerschaft Umstellung auf eine Zinkmedikation.

* Empfehlungen nach den Leitlinien der DGN 2012

29.3 Hepatische Enzephalopathie (HE)

Simon Nagel und Armin Grau

Unter diesem Oberbegriff werden neurologische und psychiatrische Störungen bei akuten und chronischen Leberkrankheiten zusammengefasst, die auf einer mangelnden Entgiftungsfunktion der Leber beruhen (s. u.).

Pathophysiologie Der hepatischen Enzephalopathie (HE) liegt eine insuffiziente Entgiftungsfunktion der geschädigten Leber zugrunde. Es handelt sich um eine potenziell reversible, metabolisch induzierte primäre Störung der Gliazellfunktion, die nachfolgend zu einer Beeinträchtigung neuronaler Funktionen führt. Akute Krankheitsbilder ergeben sich bei unmittelbarem Versagen der Leberfunktion selbst (Leberzerfallskoma oder HE Typ A). Unter Typ B versteht man eine HE bei portosystemischem Bypass ohne Lebererkrankungen. Eine HE bei chronischen Leberschäden, wie der Zirrhose werden unter Typ C zusammengefasst.

Die Entstehung einer HE ist multifaktoriell bedingt. Letztendlich führt diese metabolische Störung im Zentralnervensystem zu einem Ungleichgewicht zwischen exzitatorischer und inhibitorischer Neurotransmission. Wesentlich beteiligtes endogenes Neurotoxin ist das **Ammoniak**, aber auch Mercaptone, kurz- und langkettige Fettsäuren und Phenolderivate spielen eine Rolle. Das Ammoniak, das unter der Einwirkung von Darmbakterien aus stickstoffhaltigen Nahrungsbestandteilen gebildet wird, wirkt nicht nur direkt toxisch, sondern es führt durch gesteigerte Glutaminbildung zum Mangel an α-Ketoglutarsäure im Zitronensäurezyklus und damit zu einer Beeinträchtigung der aeroben Glykolyse. Allerdings korrelieren die individuellen Ammoniakwerte nicht gut mit der Schwere der HE. Normale Ammoniakwerte schließen das Vorliegen einer HE nicht aus (kommt in ca. 10% vor). Weiterhin ist die Ausbildung eines Kollateralkreislaufs mit intra- und extrahepatischen portokavalen Anastomosen ätiologisch entscheidend. Über diese Kollateralen, die sich entweder spontan bilden oder operativ zur Vermeidung von Varizenblutungen angelegt werden, erreichen toxische Substanzen aus dem Darm den großen Kreislauf und damit das Gehirn, ohne in der Leber entgiftet zu sein.

Insbesondere bei **Leberzirrhose** kommt es zu Manganüberschuss mit Akkumulation von Mangan in den Basalganglien. Über eine Störung der Dopaminfunktion können somit extrapyramidale Symptome ausgelöst werden, was nach Lebertransplantation bei etwa 20% der Patienten zu ernsten, neurologischen Komplikationen führen kann. Epileptische Anfälle und eine Verstärkung der schon vorbestehenden hepatischen Enzephalopathie können unter Immunsuppression (Ciclosporin) auftreten. Ein Zinkmangel kann die HE verstärken.

Oft kommt es bei chronischer HE zu akuten Exazerbationen, wenn der Patient etwa eine Infektion oder gastrointestinale Blutung erleidet, oder aber wenn die Entgiftungskapazität der Leber durch Diätfehler oder Medikamente überbeansprucht wird.

Symptome und Verlauf Das klinische Syndrom ist durch die Trias
- psychische Veränderung,
- Asterixis (► Kap. 24.6) und
- abnormes EEG gekennzeichnet.

Langsam zunehmend, stellen sich Müdigkeit, emotionale Labilität, depressive Verstimmung, Störung im Schlafrhythmus und Nachlassen von Antrieb und Auffassung ein. Das Vollbild ist durch Bewusstseinstrübung mit Stupor oder ein delirantes Syndrom gekennzeichnet. Im Endstadium bildet sich ein Koma aus (► Exkurs: Leberausfalls- und -zerfallskoma).

Neben der Asterixis findet man einen Rigor der Muskulatur, gelegentlich extrapyramidale Hyperkinesen, besonders im Gesicht, artikulatorische Sprechstörung, Reflexsteigerung und Enthemmung von Greifreflexen der Hand und des Mundes (► Kap. 1.5). Ein sehr feiner Indikator für die Beeinträchtigung der Bewegungskoordination ist die Handschrift. Polyneuritische Symptome sind selten.

Die verschiedenen Verlaufsformen der hepatischen Enzephalopathie sind in der ► Facharztbox dargestellt.

Diagnostik Bei akuter, hepatoportaler Enzephalopathie findet man das **EEG** stets entsprechend dem klinischen Schweregrad leicht, mäßig oder schwer pathologisch verändert: Innerhalb einer sog. Allgemeinveränderung enthält das Kurvenbild eine symmetrische, abnorme Rhythmisierung im Frequenzbereich der α-, Zwischen- oder δ-Wellen. Im chronischen, irreversiblen Stadium der lebertoxischen Hirnschädigung hat sich das EEG wieder normalisiert.

Im **Serum** findet man zunächst eine Erhöhung des Bilirubins und der Transaminasen und später eine Verminderung der hepatischen Syntheseleistung, also eine Verminderung der Cholinesteraseaktivität unter 1500 mU/ml. Weiterhin kommen pathologische Gerinnungswerte und Erhöhung des Ammoniak über 50 µmol/l vor. Cave: zur Ammoniakbestimmung (EDTA-Röhrchen) muss nicht gestautes Blut verwendet werden und die Blutprobe muss auf Eis gelagert werden, wenn die Bestimmung nicht innerhalb 20 min erfolgen kann.

In der **MRT** sieht man oft eine T1-Signalhyperintensität in den Stammganglien, die auf eine vermehrte Ablagerung von Mangan zurückzuführen ist (▣ Abb. 29.3).

Die **neuropsychologische Diagnostik** bei leichter bis mittelschwerer HE umfasst gängige Verfahren wie den Mini-Mental-State-Test, den Zahlenverbindungstest, den Zahlensymboltest oder auch den Mosaiktest. Die Tests können den Verlauf dokumentieren und objektivieren. In fortgeschrittenen Schweregraden sind sie nicht mehr durchführbar.

Therapie Zu den Therapiemaßnahmen gehören:
- Reduktion der Eiweißzufuhr auf anfangs 20–30 g/Tag, dazu allerdings Aminosäurensubstitution, v. a. von verzweigtkettigen Aminosäuren.

Exkurs

Leberausfalls- und -zerfallskoma

Das **Leberausfallkoma** entwickelt sich auf dem Boden einer Leberzirrhose mit chronischer hepatischer Enzephalopathie. Neurotoxische Substanzen werden in der Leber nicht mehr entgiftet, da sie über Umgehungskreisläufe die Leber nicht mehr erreichen und direkt zum Gehirn gelangen. Diese Form des Leberkomas wird meist durch bestimmte Auslöser getriggert, z. B. durch eine hohe Eiweißzufuhr oder Alkoholkonsum.
Das **Leberzerfallskoma** wird durch einen akut verlaufenden Leberzellgewebsuntergang hervorgerufen, zum Beispiel als Folge einer fulminant verlaufenden Virushepatitis oder einer Vergiftung.

Facharztbox

Verlaufsformen der hepatischen Enzephalopathie

Man unterscheidet prinzipiell drei Verlaufsformen:
- die **episodische HE** mit wechselhaften Phasen von Bewusstseinsstörungen und neurologischen Symptomen,
- persistierende oder **chronische HE** mit dauerhafter Beeinträchtigung und
- die **minimale HE (mHE)** ohne offensichtliche neurologische Symptome, aber mit kognitiven Auffälligkeiten in psychometrischen Tests.

Die mHE besteht bei bis zu 75% aller Patienten mit Leberfunktionsstörungen und wird sicherlich unterschätzt, obgleich die Patienten eine Einschränkung ihrer Lebensqualität aufweisen und vermehrt sturzgefährdet sind. Die Gefahr wiederkehrender episodischer HE ist erhöht. Neuere randomisierte, kontrollierte Studien zeigen, dass diese Patienten von einer Therapie mit Laktulose oder Rifaximin profitieren. Anhand der West-Haven-Kriterien lässt sich die HE in 5 Stadien (0–4) entsprechend der Schwere der Symptomatik einteilen (▣ Tab. 29.1).

- Medikamentöse Regulierung der Darmentleerung (1-mal täglich). Oral gibt man Laktulose 20–30 g/Tag. Laktulose verschiebt den pH-Wert des Darms in den sauren Bereich und erleichtert dadurch die Ausscheidung von Stickstoff.
- Gabe von Ornithinaspartat (20 mg/Tag) zur Stimulation der Ammoniumentgiftung.
- Weiterhin hat sich seit 2010 die Behandlung mit Rifaximin (2×550 mg) in Kombination mit Laktulose in der Behandlung der HE durchgesetzt. Rifaximin ist ein schwer resorbierbares Antibiotikum, womit eiweißspaltende und ammoniakbildende Darmbakterien eliminiert werden können. Weitere mögliche Präparate sind Paromomycin oder Neomycin.

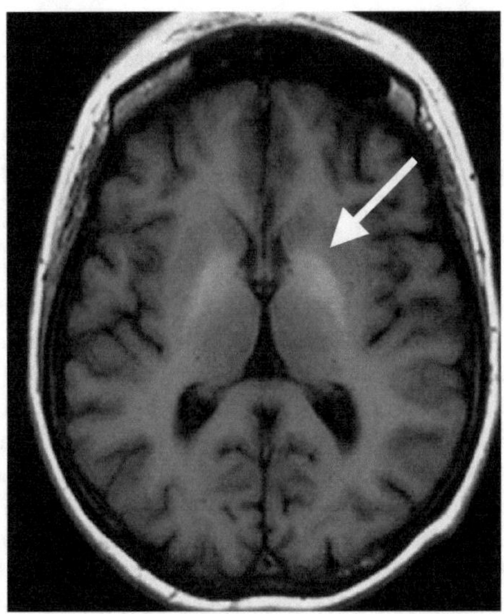

Abb. 29.3 Hepatische Enzephalopathie. Signalveränderung der Stammganglien (*Pfeil*) bei hepatischer Enzephalopathie. Details ► Text. (Mit freundlicher Genehmigung von B. Kress, Frankfurt)

29.4 Neurologische Symptome bei akuter und chronischer Niereninsuffizienz

Simon Nagel und Armin Grau

Beim akuten und chronischen Nierenversagen, aber auch als Komplikation der Dialysebehandlung können Funktionsstörungen des zentralen und peripheren Nervensystems auftreten.

29.4.1 Urämische Enzephalopathien

Die urämische Enzephalopathie kann durch ein akutes Nierenversagen oder eine dekompensierte chronische Niereninsuffizienz ausgelöst werden. Die zentralnervösen Symptome hängen vor allem von der Akuität der Niereninsuffizienz ab. Bei gleichen Serumwerten etwa von Kreatinin oder Harnstoff sind die neurologischen Symptome besonders schwer, wenn die renale Funktionsstörung plötzlich eingesetzt hat, und nur wenig ausgeprägt, wenn die Nierenfunktion nur langsam dekompensiert ist. Eine strenge klinische Korrelation mit der Höhe der Retentionsparameter existiert nicht.

Symptome Frühsymptome sind Kopfschmerzen, Stimmungsschwankungen, Depressionen, reizbare Leistungsschwäche, Merkfähigkeitsstörungen und schlechter Schlaf und Müdigkeit.

Psychopathologisch kommt es in späteren Stadien oder bei akutem Beginn zur Bewusstseinstrübung bis zum Koma und zur Psychose, vor allem vom deliranten Typ (► Kap. 30.1).

Neurologisch können epileptische Anfälle auftreten, wie sie auch von der Eklampsie bekannt sind. Interessanterweise treten die Anfälle meist im Zustand der metabolischen Azidose auf, die sonst der Manifestation epileptischer Anfälle entgegenwirkt. Die Azidose ist jedoch metabolisch partiell kompensiert, dagegen liegen andere anfallsbegünstigende Faktoren vor: hy-

Tab. 29.1 Semiquantitative Stadieneinteilung des mentalen Status bei hepatischer Enzephalopathie nach den West-Haven-Kriterien. (Adaptiert nach Conn)

Bewusstseinslage		Neuropsychiatrische Symptome	Neurologische Symptome
Stadium 0 = mHE	Normal	Störungen nur durch psychometrische Tests zu erfassen	Keine
Stadium 1	Leichtgradige mentale Verlangsamung	Eu-/Dysphorie, Reizbarkeit und Angst, reduzierte Aufmerksamkeit	Gestörte Feinmotorik (beeinträchtigtes Schreibvermögen, Fingertremor)
Stadium 2	Verstärkte Müdigkeit, Apathie oder Lethargie	Leichte Persönlichkeitsstörung, minimale Desorientiertheit bezüglich Ort und Zeit	Flapping-Tremor, Ataxie, verwaschene Sprache
Stadium 3	Somnolenz	Aggressivität, ausgeprägte Desorientiertheit bezüglich Ort und Zeit	Rigor, Krämpfe, Asterisix
Stadium 4	Koma	–	Hirndruckzeichen

mHE minimale hepatische Enzephalopathie

pertensive Krisen, Überwässerung des ZNS, Hypokalzämie. Flüchtige Halbseitensymptome (Lähmungen, Hemianopsie) werden auf vorübergehende Durchblutungsstörungen zurückgeführt. Die Eigenreflexe sind entweder gesteigert, besonders bei Hyperkaliämie, oder abgeschwächt bis erloschen (bei Hypernatriämie oder Polyneuropathie, s. u.). Faszikuläre Zuckungen dagegen zeigen eine Funktionsstörung des peripheren, motorischen Neurons an. Ähnlich wie bei der hepatoportalen Enzephalopathie kann Asterixis auftreten. Weiterhin kann es zu Myoklonien und Tremor kommen

Nicht selten entwickelt sich beim chronischen Nierenversagen zusätzlich eine sensomotorische Polyneuropathie, die distal symmetrisch an den Beinen beginnt (s. u.).

Diagnostik Das **EEG** zeigt, wie bei jeder hier besprochenen Stoffwechselstörung, Allgemeinveränderung und abnorme Rhythmisierung der Hirnstromtätigkeit, etwa in Abhängigkeit von der Schwere des Syndroms. Die **MRT**-Bildgebung ist häufig normal. Abnormale Befunde zeigen sich in Form von T1- und T2-Zeit Verlängerungen bilateral symmetrisch in den Basalganglien und der inneren und äußeren Kapsel. Diese Veränderungen sind nach Dialyse reversibel und Einblutungen sind ungewöhnlich.

Therapie Hämodialyse, Hämofiltration oder peritoneale Dialyse sind die einzig wirksamen Maßnahmen. Als ultima ratio kann eine Nierentransplantation nötig werden. Die antiepileptische Therapie muss an die veränderte Pharmakokinetik bei Dialyse angepasst werden.

29.4.2 Nephrogene Neuropathie und Myopathie

Die nephrogene Polyneuropathie tritt vor allem bei chronischer Niereninsuffizienz auf. Sie ist gewöhnlich früher zu beobachten als die zentralnervösen Komplikationen der Nierenfunktionsstörung. Ursache der Polyneuropathie soll nicht nur die Wirkung von Urämietoxinen, sondern auch die Blockierung bestimmter Enzyme, z. B. der Pyruvat-Carboxylase, sein. Die **Pathogenese** der nephrogenen Polyneuropathie ist noch nicht ausreichend aufgeklärt. Sie tritt gewöhnlich bei stark erhöhten Retentionswerten auf, besonders wenn gleichzeitig eine Oligurie besteht. Die Hauptursache der meist proximalen Myopathie ist ein sekundärer Hyperparatheoidismus, welcher mit phosphatarmer Diät, Vitamin-D-Metaboliten, Phosphatbindern und ultima ratio mit (Teil-)Entfernung der Nebenschilddrüse behandelt wird.

Symptome Es bestehen unangenehme Missempfindungen in den distalen Abschnitten der Beine. Im Initialstadium sind auch Muskelkrämpfe der Beine häufig. Es folgen Parästhesien, distal betonte Schwäche, Verminderung der ASR, später der PSR, womit die zentralnervös bedingte Reflexsteigerung an den Armen eindrucksvoll kontrastieren kann. Hirnnervenlähmungen sind sehr selten, proximale Paresen kommen, außer bei Myopathie, praktisch nicht vor.

Im **EMG** findet man als Zeichen des chronischen Verlaufs Symptome der Denervierung und der Reinnervation nebeneinander. Myopathische Veränderungen können auch nachgewiesen werden. In vielen Fällen ist die Nervenleitgeschwindigkeit besonders stark verlangsamt, so dass man hier eine Stoffwechselstörung der Schwann-Zellen annehmen muss. Diese Interpretation wird durch die geringe Ausprägung von Schwäche und Muskelatrophien in solchen Fällen gestützt.

Neben den Missempfindungen im Rahmen einer nephrogenen PNP leiden bis zu 30% der chronisch Nierenkranken an einem symptomatischen Restless-legs-Syndrom (RLS) mit ausgeprägter Bewegungsunruhe der Beine im Liegen. Neben der Nierentransplantation als kurativer Therapie wird ebenso wie für das idiopathische RLS eine Therapie mit Dopaminergika empfohlen (▶ Kap. 24.7).

 **Schwere, renale Retentionsstörungen können zur Enzephalopathie und Polyneuropathie führen.**

29.4.3 Dialyseassozierte Erkrankungen

Dysäquilibriumsyndrom bei Dialysebehandlung

Diese Erkrankung kann unabhängig von einer urämischen Enzephalopathie entstehen. Bei Hämodialyse werden osmotisch wirksame Substanzen, in erster Linie Harnstoff, rasch aus dem Blutkreislauf entfernt. Die Elimination des Harnstoffs aus dem Liquor und dem Nervengewebe kann damit nicht Schritt halten. Dies führt nicht selten dazu, dass osmoregulativ Wasser in das Hirngewebe einströmt. Bei Patienten mit vorbestehenden Hirnschädigungen sowie bei Kindern ist das Syndrom häufiger. Bei der protrahiert verlaufenden Peritonealdialyse ist diese Komplikation seltener. Eine Verkürzung der Dialysezeit sowie Erhöhung der Dialysefrequenz können vorbeugend wirksam sein.

Symptome Klinisch kommt es zu Kopfschmerzen, Übelkeit und Erbrechen, Sehstörungen, psychotischen Episoden, Reflexdifferenzen, zentralen Lähmungen und epileptischen Anfällen. Im EEG finden sich viele triphasische Wellen.

Dialyseenzephalopathie

▶ Facharztbox.

29.5 Porphyrien

Armin Grau und Simon Nagel

Porphyrien entwickeln sich bei genetischen Störungen der **Hämbiosynthese**. Der primäre hereditäre Enzymmangel verursacht dabei nicht alleine die akute klinische Krise, sondern erst im Zusammenspiel mit Triggerfaktoren. Neurologische Symptome bestehen bei den akuten hepatischen Porphyrien. Am häufigsten ist die akute intermittierende Porphyrie, daneben gibt es die Porphyria variegata, die hereditäre Kopro-

Facharztbox

Dialyseenzephalopathie

Diese progrediente, auch Dialysedemenz genannte und häufig letale Enzephalopathie bei Patienten, die über lange Zeit hämodialysiert wurden, sieht man nur noch sehr selten. Die Krankheit beruhte wahrscheinlich auf einer Ablagerung von Aluminium aus der Dialyseflüssigkeit im zerebralen und zerebellären Kortex, die zu spongiöser Gewebsveränderung führt. Die Symptomatik wird durch Sprech- und Sprachstörungen bis zum Mutismus, Perzeptionsstörungen, Erregungszustände mit Verwirrtheit und auch paranoid-halluzinatorische Psychosen beherrscht. Neurologisch treten Myoklonien und Asterixis und motorische Symptome auf, gelegentlich auch fokale oder generalisierte epileptische Anfälle.

Das **EEG** zeigt bilateral synchrone Ausbrüche hochgespannter, langsamer Wellen, auch bi- oder triphasische Wellen und bilateral auftretende Spike-Wave-Komplexe. Im **CT** finden sich meist Zeichen einer deutlichen Hirnvolumenminderung. Eine kausale Therapie wäre die Nierentransplantation.

porphyrie und der δ-Aminolävulinsäuredehydratase-Mangel. Alle werden autosomal-dominant vererbt.

29.5.1 Akute intermittierende Porphyrie

Ätiologie und Pathogenese Ursache ist ein Mangel an Porphobilinogen-Desaminase aufgrund zahlreicher verschiedener Mutationen am Genlokus 11q23.3. Die Krankheit führt zu axonalen Schädigungen an peripheren Nerven, im sympathischen Nervensystem und im Großhirn sowie zu Nervenzellschäden in den spinalen Motoneuronen und in der Hirnrinde.

Epidemiologie Die Prävalenz wird auf zwischen 1:10.000 bis 1:50.000 geschätzt. Frauen erkranken ungefähr doppelt so häufig wie Männer. Die ersten Symptome zeigen sich oft in der Schwangerschaft. Das mittlere Lebensalter ist bevorzugt.

Symptome und Verlauf Neurologische Komplikationen treten in etwa 50% der Fälle auf. Der vollen Symptomatik der akuten porphyrischen Krise gehen häufig jahrelang psychische Auffälligkeiten voraus, die von abnormen, »hysterischen« Verhaltensweisen und depressiven Verstimmungen bis zu akuten, deliranten Psychosen reichen können. Fast immer erfährt man zur Vorgeschichte von akuten, kolikartigen abdominellen Krisen, besonders im Frühjahr und Herbst, die nicht selten Anlass zu Bauchoperationen waren.

- **Neurologische Symptome** treten akut und schubweise oft nach vorangehenden diffusen Muskelschmerzen mit vegetativen Reizsymptomen, peripheren Lähmungen und Dysästhesien und zerebralen Symptomen auf:
- **Vegetative Symptome:** Singultus, Obstipation, abdominale Koliken, Übelkeit und Erbrechen, Tachykardie und Arrhythmien, arterielle Hypertonie, Schweißausbrüche, Oligurie, leichte Temperaturerhöhungen.
- **Peripheres Nervensystem:** Typisch sind v. a. proximale Paresen, meist symmetrisch, zum Teil aber auch asymmetrisch oder in Form einer Mononeuritis multiplex, die sich über Tage entwickeln. Streckermuskeln sind bevorzugt befallen, die Atemmuskulatur und Hirnnerven können beteiligt sein. Axonale Schädigungen dominieren.
- Die **zerebralen Symptome** bestehen in fokalen oder generalisierten Anfällen, Halbseitenlähmung, neuropsychologischen Störungen und Psychosen, häufig vom deliranten Typ, sowie Depressionen und zum Teil Bewusstseinsstörungen. Flüchtige Amaurose und zentrale Gesichtsfelddefekte entstehen infolge von Vasospasmen.

Bei ZNS-Symptomen und akuter Polyneuropathie muss immer an eine Porphyrie gedacht werden!

Attackenauslösung Triggerfaktoren sind v. a. Medikamente (▶ Facharztbox: Medikamente und Porphyrieattacke), Drogen, hormonelle Faktoren, Alkohol, Nikotin, Fasten und Infektionen.

Diagnostik In der porphyrischen Krise ist der **Urin** typischerweise dunkel verfärbt. Suchtests auf Porphyrine (**Schwartz-**

Facharztbox

Medikamente und Porphyrieattacke

Medikamente, die vermieden werden müssen, sind u. a.: Phenytoin, Carbamazepin, Barbiturate, Valproinsäure, Phenytoin, Sulfonamide, Erythromycin, Sulfonylharnstoffe, Pyrazolonderivate, Phenylbutazon, Pethidin, Antikoagulanzien, Hydantoine, Steroide (Östrogene, Progesteron),. Grundsätzlich keine Mischpräparate! Auch Alkoholzufuhr ist schädlich.

Erlaubt sind bei Schmerzen Acetylsalicylsäure, Parazetamol, Morphin und Morphinderivate, und zur Sedierung Promethazin, Codein, Paraldehyd und Nitrazepam, bei Anfällen Gabapentin.

In der **Roten Liste** erscheint eine jährlich aktualisierte Aufzählung der verbotenen und erlaubten Medikamente. Ausführliche Listen finden sich auch unter www.drugs-porphyria.org, www.porphyrie.de und www.porphyria-europe.com. Porphyrieausweise gibt es unter www.orphan-europe.de. Kontakt zu einer Selbsthilfegruppe: www.porphyrie-selbsthilfe.de.

Watson-Tests: Rotfärbung des Urins nach Zugabe eines Aldehydreagens) fallen in der akuten Attacke fast immer positiv aus, falsch negative oder falsch positive Ergebnisse sind jedoch möglich. Zur weiteren diagnostischen Sicherung müssen Porphyrine im gekühlten und abgedunkelten Urin bestimmt werden. Bei den akuten Porphyrien sind Porphobilinogen und δ-Aminolävulinsäure sowie Uro- und Koproporphyrine so gut wie immer stark erhöht sind. Sekundäre Porphyrien (v. a. bei Lebererkrankungen und Intoxikationen) können durch gleichzeitige Metabolitbestimmungen in Urin- und Stuhlproben differenziert werden. Die Differenzierung zwischen den Formen der akuten hepatischen Porphyrien erfolgt durch unterschiedliche Metabolitenprofile, steht jedoch in der akuten Krise nicht an erster Stelle. Die Aktivität der Uroporphyrinogen-I-Synthetase in den Erythrozyten ist stark vermindert. Diese Enzymbestimmung eignet sich auch zur Erfassung von krankheitsgefährdeten Genträgern. Leukozytosen und BKS-Beschleunigungen sowie eine Hyponatriämie durch ein SIADH können auftreten.

Der **Liquorbefund** ist uncharakteristisch. **EMG:** Die Nervenleitgeschwindigkeit ist normal bei reichlicher Denervierungsaktivität im Nadelmyogramm als Zeichen einer primär axonalen Schädigung.

Differenzialdiagnose Die Porphyria variegata und die die hereditäre Koproporphyrie weisen im Gegensatz zur akuten intermittierenden Porphyrie häufig eine Photodermatose auf sowie typischerweise erhöhte Porphyrine im Stuhl.

Therapie Die Patienten müssen intensivmedizinisch überwacht (Elektrolyt- und Volumenkontrolle, Therapie autonomer Störungen) und alle Triggerfaktoren müssen beseitigt werden. Hochdosierte Glukosegaben (400–500 g/Tag i.v. mit Vitamin-B_6- und -B_1-Gaben) sowie bei schweren Verläufen Infusionen von Hämarginat (3 mg/kg KG in 100 ml Humanalbumin über bis zu 4 Tagen) hemmen die Hämbiosynthese. Im Intervall müssen zur Prophylaxe alle potenziellen Triggerfaktoren vermieden werden. Bei Infektionen soll früh eine Untersuchung auf Porphyrine erfolgen. In schweren Fällen erfolgen regelmäßige Häm-Infusionen und als ultima ratio eine Lebertransplantation.

29.6 Leukodystrophien und andere neurometabolische Erkrankungen

Armin Grau und Simon Nagel

29.6.1 Leukodystrophien

Definition Leukodystrophien sind genetisch bedingte Erkrankungen, die vorwiegend die weiße Substanz (griech. leukos, weiß) des Zentralnervensystems betreffen. Zerstörungen des Myelins (Demyelination), Bildung von fehlerhaftem Myelin (Dysmyelination) oder ungenügende Bildung von Myelin (Hypomyelination) sind die möglichen Schadensmechanismen. Im Gegensatz hierzu wird bei den Leukenzephalopathien die weiße Substanz sekundär (z. B. ischämisch oder toxisch) geschädigt. Leukodystrophien können mit lysosomalen (metachromatische Leukodystrophie, M. Krabbe), peroxisomalen (Adrenoleukodystrophie), mitochondrialen (u. a. M. Leigh), zytoplasmatischen (z. B. M. Canavan) und anderen Krankheitsgruppen zusammenhängen. Ihre gemeinsame Betrachtung ergibt sich daraus, dass der Kliniker nicht selten mit dem Problem der bildmorphologisch veränderten weißen Substanz konfrontiert wird. Die Leukodystrophien treten meist im Kindes- und Jugendalter auf, können sich selten auch erst im Erwachsenenalter manifestieren. Im Folgenden liegt der Schwerpunkt auf diesen Erkrankungen mit möglicher später Manifestation.

Symptome Leitsymptome der Leukodystrophien im Erwachsenenalter sind kognitive Störungen und organische Psychosyndrome, Pyramidenbahn- und Kleinhirnsymptome, eine demyelinisierende Polyneuropathie und Mitbeteiligungen anderer Organsysteme. Charakteristisch sind Signalveränderungen der weißen Substanz im zerebralen oder auch spinalen MRT mit unterschiedlichen lokalisatorischen Schwerpunkten. Hilfreich kann die MR-Spektroskopie sein.

Metachromatische Leukodystrophie

Pathogenese Die autosomal-rezessiv verebte Krankheit (Inzidenz ca. 1:100.000) beruht auf einem Aktivitätsmangel der **Arylsulfatase A**. Dieser Enzymmangel führt zur Speicherung von Zerebrosidsulfat in den Markscheiden des zentralen und peripheren Nervensystems sowie in den Nierentubuli.

Symptome und Verlauf Man unterscheidet **infantile** (Beginn ab 6. Lebensmonat; v. a. Entwicklungsstörungen/Verlust bereits erworbener Fähigkeiten, zentrale und periphere motorische Symptome, später Optikusatrophie), **juvenile** (v. a. Verhaltensauffälligkeiten, Psychosen, kognitive und motorische Störungen) und **adulte Formen** (ca. 15%; Beginn nach der Pubertät vereinzelt bis jenseits des 60. Lebensjahres). Die adulten Formen beginnen häufig mit psychiatrischen Symptomen sowie einer progredienten Demenz, gefolgt von spastischen Paresen, einer Ataxie und symmetrischen Polyneuropathie. Der Befall der peripheren Nerven bringt zwei Besonderheiten mit sich: Trotz spastischer Lähmung fehlen oft die Eigenreflexe, und die Patienten können periodisch unter heftigen Schmerzen leiden.

Diagnostik Im **MRT** findet man eine symmetrische T2-Hyperintensität im gesamten Marklager unter früher Beteiligung des Balkens , jedoch erst später Einbeziehung subkortikaler U-Fasern (▣ Abb. 29.4). Wie bei allen Markscheidenprozessen sind die motorischen und sensiblen **NLG** verlangsamt. Im **Liquor** ist das Gesamteiweiß oft auf Werte um 1,00–2,00 g/l erhöht. Die Arylsulfatase-A-Aktivität ist in Leukozyten oder Fibroblasten erniedrigt (cave: Pseudomangel als Normvariante). Am sichersten ist die Diagnose, wenn zusätzlich eine vermehrte Sulfatid-Ausscheidung im 24-h-Urin nachgewiesen wird.

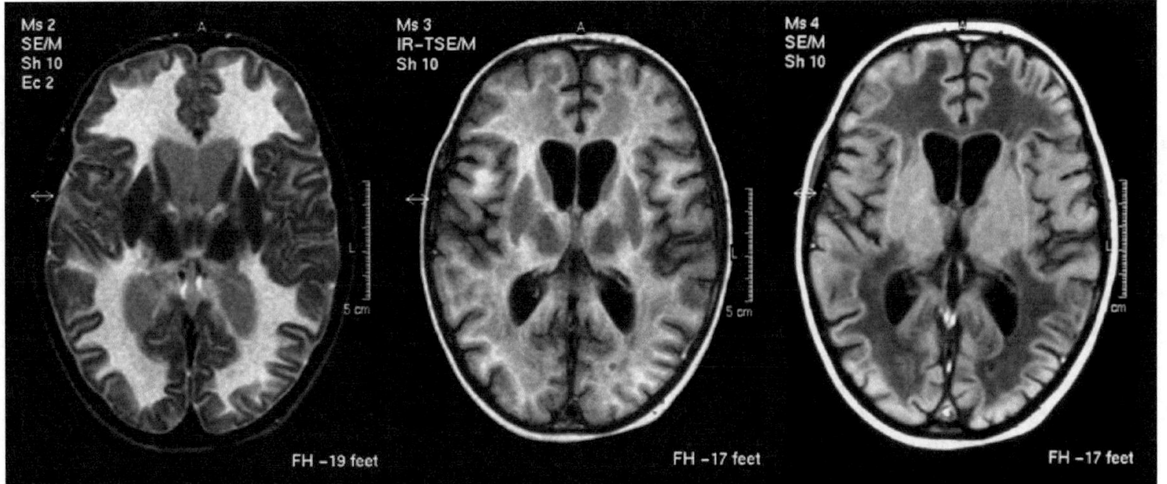

Abb. 29.4 Ausgeprägte Leukodystrophie im MRT bei metachromatischer Leukodystrophie. In allen Sequenzen zeigt sich die Veränderung der Signalgebung im kompletten hemisphärischen Marklager, während die graue Substanz (Rinde, Basalganglien) normal ist

Therapie und Prognose Eine gesicherte kausale Therapie existiert noch nicht. Es gibt Hinweise, dass in präsymptomatischen oder frühen Krankheitsstadien eine Stammzelltransplantation bzw. eine Gentransfertherapie in Stammzellen wirksam sind. Weitere Therapien (z. B. Enzymsubstitution) sind in Erprobung

Die Prognose ist umso ungünstiger je früher die Krankheit beginnt. Bei spätjuvenilem oder adultem Beginn kann sie sich über Jahrzehnte hinziehen. Bei den rasch verlaufenden infantilen Formen besteht am Ende eine Enthirnungsstarre, in der mit den Kranken kein Kontakt mehr möglich ist.

Adrenoleukodystrophie

Pathogenese: Die Adrenoleukodystrophie ist eine x-chromosomal vererbte Erkrankung, die auf einer Mutation im X-chromsomalen ABC-Transporter-Gen (p28) beruht. Diese bedingt einen Enzymdefekt des ATP-bindenden Transportproteins über die Zellmembran der Peroxisomen mit der Folge einer Störung der β-Oxidation sehr langkettiger Fettsäuren ($>C_{22}$) und deren Akkumulation in Peroxisomen v. a. in Nervensystem und Nebennierenrinde. Die Penetranz ist variabel, auch innerhalb einzelner Familien finden sich unterschiedliche Phänotypen. Es besteht keine Genotyp-Phänotyp-Korrelation. Die Krankheit ist nicht selten mit einer geschätzten Prävalenz von 1:20.000 Männern. Konduktorinnen entwickeln häufig im Alter ebenfalls leichtere Symptome.

Symptome und Verlauf Früh entwickeln sich Ataxie, Sehstörungen und ein kognitiver Abbau. Epileptische Anfälle sind häufig. Die meisten Kinder erreichen nicht das Erwachsenenalter. Symptome der Nebenniereninsuffizienz treten hinzu.

Diagnostik Labordiagnostisch findet man eine Erhöhung der überlangkettigen Fettsäuren. Im MRT sieht man flächige Demyelinisierungen, v. a. im parietookzipitalen Marklager.

Therapie Es existiert bislang keine gesicherte Therapie. Laien ist Lorenzo´s Öl bekannt, für das es aber keinen Wirknachweis gibt, der über Wahrnehmungsänderung durch Hoffnung hinausgehen würde. Es wurde berichtet, dass der ABC-Gendefekt in Blutstammzellen von betroffenen Kindern durch einen HI-Virus-Vektor repariert worden sei und diese Stammzellen nach Reimplantation einen verzögerten Verlauf der Krankheit gezeigt hätten, ein Ergebnis das seit einigen Jahren auf eine Bestätigung wartet.

29.6.2 Andere Leukodystrophien

Obwohl manchmal Leukodystrophien im jungen Erwachsenenalter auftreten, verzichten wir hier auf die Besprechung dieser sehr seltenen und heterogenen Krankheiten und verweisen auf Lehrbücher der pädiatrischen Neurologie.

29.7 Mitochondriale Krankheiten

Armin Grau und Simon Nagel

Definition und Erbgang Mitochondriale Erkrankungen sind meist multisystemische Krankheiten, die auf einem Defekt in der oxidativen Phosphorylierung beruhen. Die Prävalenz wird auf mindestens 9/100.000 geschätzt und ist höher als lange vermutet. Die mitochondriale DNA, etwa 1% der gesamten zellulären DNA, erfährt 10-mal häufiger Mutationen als die nukleäre DNA (► Facharztbox: Biochemische und genetische Grundlagen). Störungen in der mitochondrialen Energiegewinnung führen zu Symptomen v. a. in Organen mit hoher Stoffwechselaktivität (Skelett- und Herzmuskel, ZNS, Auge, Innenohr, Pankreas, Niere, Leber). Aufgrund der zufälligen Verteilung von Mitochondrien mit mutierter und normaler DNA (Heteroplasmie) ist der Phänotyp sehr variabel. Einen

Facharztbox

Biochemische und genetische Grundlagen

Die mitochondriale DNA besteht aus einem zirkulären DNA-Molekül aus 16.569 Basenpaaren und kodiert für 13 Proteine der Atmungskette. Die übrigen mitochondrialen Proteine sind nukleär kodiert. Die Atmungskette besteht aus den Enzymkomplexen I–V. Das mitochondriale Genom wird nahezu ausschließlich **maternal** vererbt. Ursache mitochondrialer Funktionsstörungen können sowohl Defekte in nukleären Genen als auch maternale (mt)DNA-Mutationen sein. Am häufigsten finden sich singuläre mtDNA-Deletionen (die fast immer sporadisch auftreten) und mtDNA-tRNA-Punktmutationen auf. Histologisch zeigen sich häufig charakteristische muskelbioptische Befunde (sog. »ragged red fibers«, RRF) und Cytochrom-c-Oxidase (COX).

wichtigen Hinweis auf das Vorliegen einer mitochondrialen Krankheit entnimmt man bereits dem mütterlichen Erbgang: Mitochondrien werden fast ausschließlich über die Eizelle, nicht aber über das Spermium, weitergegeben. Mütter vererben die Krankheit an ihre Kinder, aber nur die Töchter vererben sie weiter. Häufig erfährt man, dass mehrere Mitglieder der Familie mit ähnlichen Symptomen erkrankt sind.

Symptome und Verlauf Das Spektrum der klinischen Symptomatik reicht von milden, monosymptomatischen Verläufen mit gewebsspezifischer Beteiligung im Erwachsenenalter (z. B. isolierte Epilepsien) bis zu schweren bis letalen Multiorganaffektionen im frühesten Kindesalter.

Erwachsene zeigen meist Zeichen einer Myopathie, oft assoziiert mit einer Beteiligung des ZNS. Die Myopathie ist häufig proximal betont und belastungsabhängig. Typisch sind weiterhin Ptose und externe Ophthalmoplegie (oft ohne Doppelbilder) und Zeichen einer Polyneuropathie. Psychomotorische Verlangsamung und eine dementielle Entwicklung, epileptische Anfälle und Myoklonien, Ataxie und Migräne sind typische Symptome einer ZNS-Beteiligung. Innenohrschwerhörigkeit, Sehstörungen durch eine Retinadegeneration, Diabetes mellitus und eine Kardiomyopathie sind weitere wichtige Leitsymptome.

Die häufigsten Symptome bei Kindern sind eine generalisierte Muskelhypotonie (»floppy infant«), psychomotorische Entwicklungsverzögerung, Laktatazidose und kardiopulmonales Versagen.

Diagnostische Prinzipien Notwendig sind eine eingehende Anamnese und Familienanamnese, neben neurologischem Befund auch allgemeiner und internistischer Status.

- **Labor:** Neben dem Basislabor CK, CK-MB, LDH, Ruhelaktat im Serum, Pyruvat (erhöhter Laktat/Pyruvat-Quotient). Ergometrie (Laktatanstieg?). Die Laktatbestimmungen erfolgen immer ungestaut aus einer dicklumigen Venenverweilkanüle.
- **Liquordiagnostik** inkl. Laktatbestimmung
- **Elektromyographie** (myopathische Veränderungen, aber oft normal trotz signifikanter Muskelschwäche) und Elektroneurographie, EEG mit Photostimulation
- **Muskelbiopsie** mit histologischer und enzymhistochemischer (Antikörper gegen Untereinheiten der Atmungskettenkomplexe) Untersuchung. Typisch, wenngleich nicht völlig spezifisch, ist der Nachweis von sog. **»ragged red fibers«** (RRF, ◘ Abb. 29.5), Aggregaten mitochondrialen Debris mit einem speziellen Färbeverhalten. Zusätzlich biochemische Analytik (Bestimmung der Aktivität von Komplex I–IV, der Citratsynthase oder Coenzym-Q10-Bestimmung).
- **Molekulargenetische Diagnostik:** Primäre mitochondriale DNA-Analysen erfolgen bevorzugt aus Muskelgewebe, nicht aus dem Blut (mtDNA-Deletionsscreening). Zuerst sucht man nach häufigen Punktmutationen wie 3243A>G, 8344A>G, 8993T>C/G. Die nächste Stufe umfasst die Sequenzierung bestimmter mtDNA-Gene oder des gesamten mitochondrialen Genoms oder die Untersuchung der mitochondriale Proteine kodierenden nukleären DNA.
- **MRT:** Man findet u. a. Basalganglienverkalkungen, fokale ischämieähnliche Läsionen speziell in der weißen Substanz oder ausgedehnte, zusammenhängende Signalveränderungen in Hirnstamm, Thalamus, Stammganglien und Marklager (◘ Abb. 29.6) sowie eine Hirnatrophie.
- **Untersuchungen anderer Organsysteme:** Kardiologische Untersuchung mit TTE, EKG und Langzeit-EKG (Herzmuskelbeteiligung? Reizleitungsstörung?), ophthalmologischer Status (retinale Pigmentdegeneration? Optikusatrophie?), HNO-ärztliche Untersuchung (Innenohrschwerhörigkeit?), endokrinologische Untersuchungen (Diabetes mellitus? Hypothyreose? Hypoparathyreoidismus?).

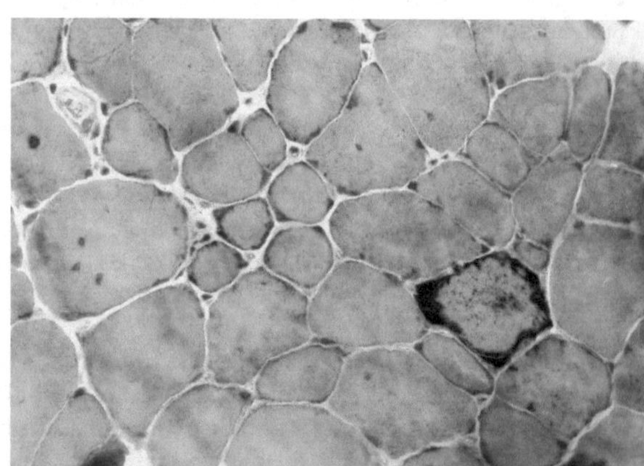

◘ **Abb. 29.5 »Ragged red fibres« aus einer Muskelbiopsie bei einem Patienten mit Myopathie bei Verdacht auf mitochondrale Erkrankung.** Modifizierte Trichromfärbung. 400× Vergrößerung. (Mit freundlicher Genehmigung von Prof. Sommer, Institut für Neuropathologie, Universität Mainz)

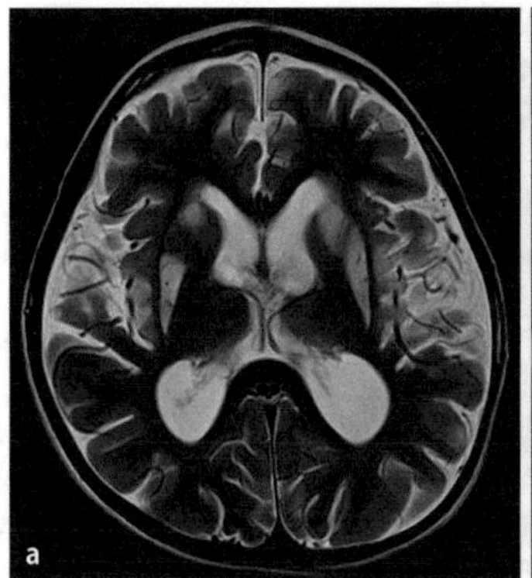

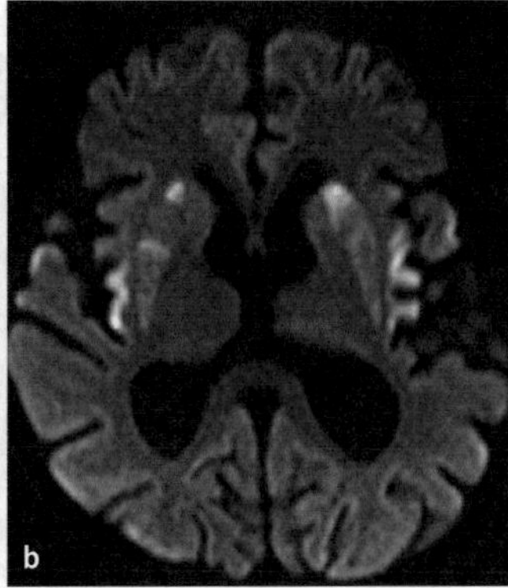

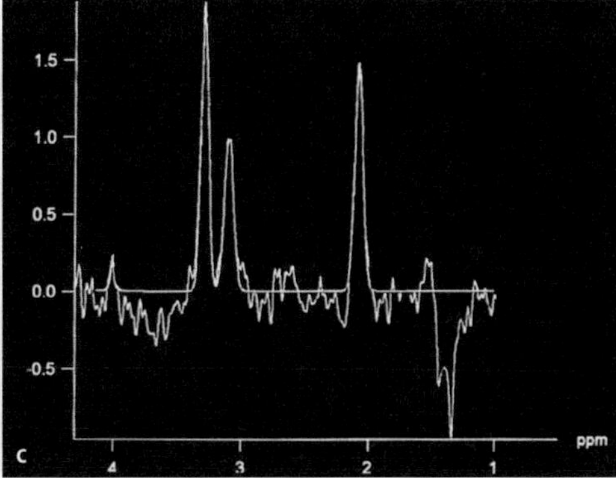

Abb. 29.6a–c 5-jährige Junge mit Entwicklungsverzögerung und typischen MR-Befunden bei gesicherter MELAS. **a** Axiale T2-w-Sequenz zeigt neben einer altersinadäquaten Erweiterung der inneren und äußeren Liquorräume bilaterale symmetrische Signalanhebungen in den Stammganglien sowie der Inselrinde beidseits. **b** In der diffusionsgewichteten Sequenz weisen diese Läsionen teilweise eine Diffusionsrestriktion im Sinne eines zytotoxischen Hirnödems auf. **c** In der MR-Spektroskopie (Stoffwechseluntersuchung) in der Stammganglienregion zeigt sich ein prominenter Laktatpeak (doppelter Peak nach unten bei 1,35 ppm) als Ausdruck für anaeroben Stoffwechsel

Therapieprinzipien (nach den Leitlinien der DGN 2012) Es gibt keine kausale Behandlung der Mitochondriopathien. Experimentelle Ansätze einer Gentherapie sind noch nicht klinisch relevant. Die Therapie zielt auf Prävention und symptomatische Behandlung typischer Komplikationen. Die Patienten sollen einen Notfallpass für Muskelkranke erhalten (www.muskelkrank.ch).

- Bei der Ernährung achtet man auf kalorisch ausgewogene Kost mit mehreren kleinen Mahlzeiten pro Tag. Regelmäßiges aerobes Ausdauertraining kombiniert mit leichtem Krafttraining ohne Ausreizen der Belastungsgrenze wird unter kardialem Monitoring empfohlen. Starke Hitze oder Kälte und große Höhen sollen vermieden werden.
- Bei fieberhaften Infekten droht die Gefahr der krisenhaften Verschlechterung, daher rasche Fiebersenkung (medikamentös bevorzugt mit Ibuprofen) und adäquate Flüssigkeitszufuhr, ggf. antibiotische Behandlung.
- Bei kardialen Komplikationen kann die frühzeitige Herzschrittmacherimplantation notwendig werden, in seltenen Fällen bei Kindern eine Herztransplantation.
- Bei der symptomatischen medikamentösen Therapie liegen Hinweise vor, dass Patienten mit einer Coenzym-Q10-Defizienz von einer Substitution profitieren. Schwere episodische Laktatazidosen können eine Therapie mit Bicarbonat, Dichloroacetat (cave toxische Neuropathie bei längerer Anwendung!) oder eine Dialyse erforderlich machen. Immer wieder diskutiert wird bei verschiedenen Mitochondriopathien auch der Einsatz von Substanzen wie Idebanon (Quinonderivat) L-Carnitin, Kreatin und Riboflavin (Vitamin B_2). Ein Wirksamkeitsnachweis in randomisierten Studien steht aus; individuelle Behandlungsversuche sollten bei Erfolglosigkeit nach 6 Monaten beendet werden.
- Die Behandlung der epileptischen Anfälle erfolgt mit den üblichen Antiepileptika, allerdings sollen Valproinsäure und Barbiturate vermieden werden.
- Medikamente, die vermieden werden sollten sind: volatile Anästhetika bei Narkosen (Vorlage des Muskelpasses!), Statine, Resochin, Aminoglykosid-Antibiotika (Ototoxizität), Tetrazykline und Linezolid.
- In jedem Fall ist eine humangenetische Beratung erforderlich. Eine Pränataldiagnostik ist für einzelne, aber nicht für alle Erkrankungen möglich.

Aus dem großen Spektrum der mitochondrialen Krankheiten werden einige praktisch wichtige besprochen. Bei ihnen sind Funktionsstörungen in verschiedenen Komplexen der mitochondrialen Atmungskette identifiziert worden, auf die wir nicht eingehen. Zahlreiche Patienten mit einer mitochondrialen Störung lassen sich keinem der heute bekannten Syndrome zuordnen, ebenso gibt es Überlappungen zwischen den definierten Syndromen.

29.7.1 Chronisch progressive externe Ophthalmoplegie (CPEO)

Man kennt die **monosymptomatische Form** der CPEO mit rein ophthalmischen Symptomen, die im späten Jugendalter beginnen und nur langsam progredient sind und Formen, die als **CPEO plus** bezeichnet werden.

Symptome Die langsam fortschreitende Lähmung der äußeren Augenmuskeln setzt typischerweise vor dem 20. Lebensjahr, z. T. aber auch erst nach dem 50. Lebensjahr mit doppelseitiger Ptose ein. Wegen des protrahierten Verlaufs führen die Augenmuskellähmungen nur in geringem Maße zu Doppelbildern. Eine Pigmentdegeneration der Retina bleibt lange Jahre ohne funktionsbehindernde Sehstörungen.

Zusätzliche Symptome bei der Plusvariante sind: eine proximale Myopathie, meist nur mit belastungsabhängiger Muskelschwäche und mit nur geringen, myopathischen EMG-Veränderungen, eine faziale Muskelschwäche, Dysphagie, leichte Spastik und Ataxie, kognitive Störungen, Optikusatrophie, Polyneuropathie, Kardiomyopathie und Störungen der kardialen Überleitungszeit bis zum AV-Block, beidseitige Innenohrschwerhörigkeit und Diabetes mellitus. Im Liquor kann das Eiweiß vermehrt sein.

Sehr schwer verlaufende Fälle mit Beginn vor dem 20. Lebensjahr werden auch heute noch als **Kearns-Sayre-Syndrom** (KSS) bezeichnet. Neben der Ophthalmoplegie besteht schon früh eine Pigmentdegeneration der Retina, außerdem wird eines der folgenden Symptome gefordert: kardiale Reizleitungsstörung, zerebelläre Ataxie oder ein Liquoreiweiß ≥100 mg/dl. Oft haben die Patienten eine Innenohrschwerhörigkeit, sie sind kleinwüchsig und untergewichtig. Hinzu kommen endokrinologische Störungen (Hypothyreose, Unterfunktion der Sexualorgane) und eine intellektuelle Minderbegabung.

Rund 70% der CPEO-plus-Patienten sind sporadische Erkrankungsfälle (mtDNA-Deletionen). Mutationen im kernkodierten Polymerase-Gamma (POLG)-Gen 1 führen zu multiplen Deletionen oder Depletionen der mtDNA mit stark variierenden Phänotypen, u. a. einer CPEO; daneben auch zum Alpers-Syndrom (Enzephalopathie mit psychomotorischer Regression, Epilepsie, Leberversagen), dem SANDO (sensible Ataxie, Neuropathie, Dysarthrie, Ophthalmoplegie)-Syndrom und MERRF- und MELAS-ähnlichen Krankheitsbildern.

Diagnostik und Therapie In der endokrinologischen Untersuchung überprüft man Schilddrüse und Hypothalamus-Hypophysen-Achse. Im Serum können die Folsäure und im Liquor das 5-Methylentetrahydrofolat erniedrigt sein; dann erfolgt eine Gabe von Folsäure. Die Molekulargenetik aus dem Muskel erfolgt primär zum mtDNA-Deletionsscreening, bei Nachweis multipler Deletionen folgt eine Untersuchung nukleärer Gene (POLG1, Twinkle-Gen u. a.).

29.7.2 MELAS-Syndrom

Die Bezeichnung MELAS steht für »mitochondrial myopathy, encephalopathy, lactic acidosis and stroke-like episodes«. Charakteristisch sind das wiederholte Auftreten von schlaganfallähnlichen Episoden vor dem 40. Lebensjahr, eine mitochondriale Myopathie mit »ragged red fibres« und die Laktatazidose im Blut. Das MELAS-Syndrom tritt in der ersten bis zweiten Lebensdekade auf. Spätmanifestationen sind möglich. Bei ca. 80% der Patienten liegt eine heteroplasmische 3243A>G mtDNA-Punktmutation im tRNALys-Gen vor (diese Punktmutation führt aber nicht immer zum MELAS-Phänotyp) und es besteht ein maternaler Erbgang.

Symptome Häufig beginnen die schlaganfallähnlichen Symptome mit Hemianopsien oder einer kortikalen Blindheit. Die Episoden sind oft von migräneartigen Kopfschmerzen und Erbrechen durch die Laktatazidose sowie von epileptischen Anfällen begleitet. Weitere typische Symptome sind eine belastungsabhängige Muskelschwäche, Innenohrschwerhörigkeit, retinale Pigmentdegeneration, Diabetes mellitus, Kleinwuchs, Untergewicht und Kardiomyopathie. Im Verlauf treten häufig kognitive Störungen bis zur Demenz auf.

Diagnostik **Labor:** Meist erhöhtes Laktat in Serum und Liquor; ein normales Laktat schließt MELAS aber nicht aus. **MRT:** Bei den akuten schlaganfallähnlichen Episoden findet sich im Gegensatz zur typischen zerebralen Ischämie kein erniedrigter, sondern ein erhöhter ADC-Wert. Die Läsionen breiten sich innerhalb einer Episode aus, gefolgt von einer partiellen Rückbildung. Im Intervall finden sich oft fokale Substanzdefekte, v. a. parietookzipital. **Molekulargenetische Diagnostik** aus dem Blut, besser aus einer Muskelbiopsie mit Suche nach einer 3243A>G-Punktmutation der mtDNA).

Therapie Intravenöses L-Arginin soll die Schwere der schlaganfallähnlichen Episoden vermindern und oral eingenommen die Frequenz der Episoden reduzieren. Prednison kann gegen das vasogene Ödem in den Episoden nützlich sein. Triptane zeigten sich gegen die Kopfschmerzen im Einzelfall als wirksam.

29.7.3 MERRF-Syndrom

Die Abkürzung MERRF steht für »**m**yoclonus **e**pilepsy with **r**agged **r**ed **f**ibers«. Bei ca. 80% der Patienten liegt eine Punktmutation an Position 8344 der mtDNA vor. Es gibt Überlappungen mit dem MELAS-Syndrom und eine hohe klinische Variabilität.

Symptome Die Symptomatik beginnt bevorzugt im 2.–3. Lebensjahrzehnt, z. T. aber bis ins höhere Alter hinein, jeweils mit sehr langsamer Progredienz. An Symptomen des ZNS treten typischerweise auf:
- Myoklonien (aktions-, visuell oder akustisch induziert),
- fokale und generalisierte epileptische Krampfanfälle und
- zerebelläre Ataxie.

Manchmal bestehen Spastik, Optikusatrophie, Schwerhörigkeit, eine Polyneuropathie, muskuläre Belastungsintoleranz, psychiatrische Auffälligkeiten, eine progrediente Demenz, Kleinwuchs und kutane Lipome v. a. im Nacken.

Mit dem MERRF-Syndrom ist das **Ramsay-Hunt-Syndrom** verwandt. In der Pubertät entwickelt sich eine progrediente, zerebelläre Ataxie mit stimulusinduzierten Myoklonien und seltenen generalisierten, epileptischen Anfällen. Demenz tritt nicht ein.

Diagnostik Im zerebralen MRT findet sich typischerweise eine zerebelläre Atrophie, daneben Läsionen in den Stammganglien. Im EEG finden sich im Anfall generalisierte oder fokale (v. a. okzipitale) Spikes und Spike-wave-Komplexe. In den SEPs zeigen sich Riesenpotenziale.

Facharztbox

Andere seltene Mitochondriopathien des Jugend- und Erwachsenenalters

Leber'sche hereditäre Optikusneuropathie. Zunächst unilaterale, im Verlauf von Wochen bis Monaten bilaterale, progressive schmerzlose und die zentralen Gesichtsfelder betreffende **Seheinschränkung**, vorwiegend bei jungen Männern. Selten findet man weitere neurologische Auffälligkeiten und Bewegungsstörungen wie Ataxie und Dystonie. Kardiale Arrhythmien sind häufig. Remissionen sind je nach vorliegender Mutation möglich. Neben Erkrankungsfällen mit maternalem Erbmodus gibt es auch häufig sporadische Fälle. Therapeutisch sind Alkohol- und Nikotinkarenz wichtig, Idebenone hat in Studien einen Trend hin zu einer Wirksamkeit erkennen lassen, eine EMA-Zulassung wurde jedoch nicht erteilt.

Neuropathie, Ataxie und Retinitis pigmentosa Syndrom (NARP). Zu diesen Symptomen treten Kleinwuchs und Entwicklungsverzögerung, Kardiomyopathie, pyramidale und extrapyramidale Symptome, epileptische Anfälle, proximale Muskelschwäche, Innenohrschwerhörigkeit, kognitive Einbußen u. a. hinzu. Auch hier liegt meist eine mtDNA-Punktmutation zugrunde (8993T>G/C). Schwerer verlaufende Formen beginnen schon im Kindesalter.

Mitochondriale neurogastrointestinale Enzephalopathie (MNGIE). Klinisch besteht eine Kombination aus gastroenterologischer Motilitätsstörung bei viszeraler Neuropathie mit Erbrechen, Obstipation und Diarrhöen, externer Ophthalmoplegie mit Ptosis, sensomotorischer Polyneuropathie und einer asymptomatischen Leukenzephalopathie sowie zahlreichen weiteren fakultativen Symptomen. Die Manifestation ist meist in den ersten 2 Lebensjahrzehnten. MNGIE beruht überwiegend auf Mutationen im nukleär kodierten TYMP-Gen und wird autosomal-rezessiv vererbt.

Mitochondriale Myopathie (MM). Leitsymptom ist die belastungsabhängige Muskelschwäche mit Rhabdomyolysen. Augenmuskeln oder andere Organe sind nicht betroffen. Ursache sind v. a. primäre mtDNA-Mutationen.

Coenzym-Q10-Defizienz. Diese Gruppe von autosomal-rezessiv vererbten Störungen umfasst verschiedene Phänotypen, die meist im Säuglings und Kindesalter relevant werden. Die häufigsten Manifestationen beinhalten Myopathie, Enzephalopathie, epileptische Anfälle, zerebelläre Ataxie, Optikusneuropathie und Kardiomyopathie. Die **Therapie** besteht aus einer hochdosierten Koenzym-Q10.Gabe (500–1.000 mg/Tag). Näheres in der Spezialliteratur der Kinderneurologie und der genetisch bedingten Stoffwechselstörungen.

Therapie Clonazepam hat sich gegen die Myoklonien und Levetiracetam gegen die epileptischen Anfälle bewährt.

Weitere mitochondriale Krankheiten ▶ Facharztbox: Andere seltene Mitochondriopathien des Jugend- und Erwachsenenalters.

29.8 Morbus Fabry

Armin Grau und Simon Nagel

Definition und biochemische Grundlagen Beim M. Fabry handelt es sich um eine seltene, X-chromosomal vererbte lysosomale Speicherkrankheit, bei der Veränderungen des GAL-Gens zu einer verminderten Aktivität des Enzyms α-Galaktosidase A führen. Daraus resultiert eine generalisierte Ablagerung von Glykosphingolipiden vor allem im Endothel der Gefäße, in Neuronen, im Herzmuskel, den Nieren und in der Haut.

Symptome Die Erkrankung manifestiert sich meist schon im Kindes- und Jugendalter mit chronischen akrodistalen Schmerzen, die durch eine Polyneuropathie der kleinen Schmerzfasern bedingt sind. Es kann zu akuten Exazerbationen der Schmerzen kommen (»Fabry-Krise«). Eine Hörminderung und vermindertes Schwitzen mit erhöhter Hitzeempfindlichkeit werden vermutlich ebenfalls durch eine Beteiligung des peripheren Nervensystems verursacht.

Das Risiko für das Auftreten eines Schlaganfalls ist aufgrund der Beteiligung der zerebralen Gefäße und auch durch Embolien infolge der der kardialen Beteiligung erhöht. Bei jungen Patienten mit einem Schlaganfall sollte nach zusätzlichen Symptomen eines M. Fabry gefahndet werden. Diese bestehen neben der Herzbeteiligung (Herzvitien, hypertrophe Kardiomyopathie, kardiale Arrhythmien bis hin zur Schrittmacherpflicht, Vorhofflimmern) in einer Niereninsuffizienz, gastrointestinalen Symptomen, Hautbeteiligung (Angiokeratome im periumbilikalen und genitalen Bereich) und einer klinisch asymptomatischen, aber pathognomonischen Augenbeteiligung (Cornea verticillata).

Diagnostik Im kranialen **MRT** zeigt sich im Verlauf eine Leukenzephalopathie. Die **»Small-fiber-Neuropathie«** kann sich dem Nachweis mit konventionellen elektrophysiologischen Methoden entziehen. Der klinische Verdacht kann nur durch eine **genetische Untersuchung** bestätigt werden.

Bei Männern kann auch die Bestimmung der **α-Galaktosidase-A-Aktivität** im Serum zur Diagnose beitragen. Bei Frauen ist diese Untersuchung nicht zuverlässig, es ist primär eine Gensequenzierung notwendig, da Frauen den genetischen Defekt »mosaikartig« in verschiedenen Körpergeweben exprimieren.

Therapie und Prognose Ohne Therapie ist die Lebenserwartung insbesondere wegen der zerebrovaskulären, kardialen und renalen Manifestationen um 15–20 Jahre reduziert.

Seit einiger Zeit steht eine intravenöse rekombinante **Enzymersatztherapie** zur Verfügung, so dass eine frühzeitige Diagnosestellung der Erkrankung wichtig ist, um das Fortschreiten der Erkrankung aufzuhalten.

Trotz Enzymersatztherapie können Symptome bestehen bleiben, die einer zusätzlichen Therapie bedürfen. Neuropathische Schmerzen können auf eine Therapie mit Carbamazepin, Gabapentin, Phenytoin, Oxcarbazepin oder Topiramat an sprechen.

Die Sekundärprophylaxe nach Schlaganfall unterscheidet sich ansonsten nicht von Patienten ohne Vorliegen eines M. Fabry und richtet sich nach der zugrunde liegenden Ursache (kardiogen oder atherothrombotisch).

Eine Dialysetherapie bei Niereninsuffizienz und eine Schrittmacherimplantation bei kardialen Arrhythmien können notwendig werden.

29.9 Hypoxischer Hirnschaden

Silvia Schönenberger und Julian Bösel

29.9.1 Einleitung

Eine schwerwiegende neurologische Komplikation nach Herz-Kreislaufstillstand und Reanimation ist die hypoxische Enzephalopathie (HE). Bei dieser Erkrankung kommt es zu einer globalen zerebralen Ischämie. Die HE ist ein wichtiger Teil des sog. **Postreanimationssyndroms**, zu dem neben der Herzschädigung nach Reanimation auch systemische Ischämie- und Reperfusionsfolgen zählen. Die Inzidenz dieser Erkrankung nimmt durch eine steigende Zahl erfolgreich reanimierter Patienten, nicht zuletzt durch verbreitetere Laienreanimation und verbesserten präklinischen Maßnahmen, stetig zu. Vor diesem Hintergrund stellt die Prognoseabschätzung von Patienten mit hypoxischer Hirnschädigung einen wesentlichen Bestandteil der Behandlung und Beitrag durch den Neurologen dar.

Patienten nach Herz-Kreislauf-Stillstand können primär oder sekundär nach einer Phase der längeren Bewusstlosigkeit erwachen oder bewusstlos bleiben. Aus der Phase der Bewusstlosigkeit ist ein Übergang in das Stadium des **vegetativen Zustands** (»vegetative state«, VS) möglich. In diesem Stadium des VS ist der Patient in der Lage, die Augen zu öffnen, dies allerdings ohne sonstige Reaktionen der Wachheit wie z. B. Reaktivität oder Erkennen. Ein Zwischenstadium bei Erholung aus dem VS ist der sog. Zustand **minimalen Bewusstseins** (»minimally conscious state«, MCS). In dieser Phase sind reproduzierbare einfache Reaktionen nachweisbar. Eine weitere Erholung oder ein Verbleib in diesem Stadium ist möglich, aber wenig wahrscheinlich.

Neben der Bewusstseinsstörung können unterschiedliche fokal-neurologische Defizite, wie Paresen, Hirnnervenausfälle, Okulomotorikstörungen, epileptische Anfälle, Bewegungsstörungen und neuropsychologische Defizite auftreten. Deshalb sind nicht wenige der wieder erwachten Patienten zwar körperlich weitestgehend wiederhergestellt, aber durch persistierende neuropsychologische Defizite nicht in der Lage, ihr früheres Leben vollständig wieder aufzunehmen.

29.9.2 Pathophysiologie

Nach Unterbrechung der Substratzufuhr im Hirngewebe findet sich bereits nach wenigen Sekunden kein ausreichender molekularer Sauerstoff mehr zur Versorgung der grauen Substanz des Kortex. Dies korreliert mit der klinischen Beobachtung, dass es einige Sekunden nach einem Herz-Kreislauf-Stillstand zum Eintreten eines Bewusstseinsverlustes kommt. Tierexperimentell kommt es bei anhaltender Hypoxie nach ca. 30 s zum Erlöschen des EEG. Nach ca. 4 min ist die freie Glukose aufgebraucht und nach 4–5 min können erste nekrotische Abbauprozesse in den Nervenzellen beobachtet werden. Dauert der Kreislaufstillstand länger als 9 min, führt dies in der Regel zu irreversiblen **globalen zerebralen ischämischen Schäden.**

Die zerebrale Störung durch ein solches hypoxisches Ereignis unterscheidet sich pathophysiologisch von anderen Schädigungsmechanismen, die ebenfalls zum klinischen Bild eines VS führen können, wie z. B. dem Schädel-Hirn-Trauma, protrahierte Hypoglykämie oder haemorrhagischer Schock. Eine Unterbrechung der zerebralen Durchblutung – und damit der Sauerstoff- und Substratversorgung – erfordert von der Zelle die Umstellung der Energiegewinnung auf einen anaeroben Stoffwechsel. Im Vergleich zum aeroben Stoffwechsel können die Neurone ihren hohen ATP(Adenosintriphosphat)-Umsatz nicht aufrechterhalten und es kommt zu einer Akkumulation von Laktat. Dies wiederum führt durch ansteigende Osmolalität zu einem intrazellulären Wassereinstrom und letztlich zu einem **zytotoxischen Hirnödem**. Eine Störung der Homöostase der Ionen führt zudem durch Endothelschädigung zur Öffnung der Blut-Hirn-Schranke, und es entwickelt sich das sog. **vasogene Hirnödem**.

Neben der anfangs globalen Ischämie kommt es vor allem durch die wiedereinsetzende Durchblutung und Sauerstoffüberflutung zu **Zellnekrosen**. Nach heutiger Erkenntnis sind vor allem solche Reperfusionsschäden für das schlechte neurologische Outcome verantwortlich. Zwei wesentliche Aspekte sind hier entscheidend: die selektive Vulnerabilität der Neurone und die Apoptose. Daneben spielen Veränderungen des zerebralen Blutflusses und sog. No-Reflow-Phänomene in der Mikrozirkulation eine wesentliche Rolle, durch die sich sekundäre Ischämiezeiten verlängern können.

29.9.3 Epidemiologie

Aus ätiologischen Gründen ist es sinnvoll, zwischen zwei verschiedenen Arten der HE zu unterscheiden:

- der globalen Ischämie bei insuffizientem zerebralem Blutfluss z. B. im Rahmen eines Herz-Kreislauf-Stillstandes und
- der primär zerebralen Hypoxie bei erhaltenem zerebralem Blutfluss, z. B. bei Sauerstoffmangel und reduzierter Sauerstofftransportkapazität.

In Europa kommt es jährlich zu rund 400.000 Reanimationen mit ca. 270.000 Todesfällen. Bei einer Inzidenz von ca. 1:1000 pro Jahr kann man in Deutschland somit von rund 80.000 Patienten mit HE jährlich ausgehen. Eine persistierende Bewusstseinsstörung und Hirnstammfunktionsstörung nach Reanimation gelten als prognostisch ungünstige Faktoren der HE und enden in 70–80% aller Fälle tödlich oder in einem VS bzw. MCS. Dahingegen werden nur ca. 10–20% aller Patienten nach einer erfolgreichen kardiopulmonalen Reanimation mit einem guten neurologischen Outcome aus der Klinik entlassen.

29.9.4 Ätiologie

Ursächlich für eine HE ist in den meisten Fällen ein durch erfolgreiche Reanimation abgewendeter **plötzlicher Herztod** (»sudden cardiac death«, SCD). Die Definition des SCD ist Tod durch einen unerwarteten Kreislaufstillstand, üblicherweise infolge einer Arrhythmie. Häufigster SCD-auslösender Herzrhythmus ist das Kammerflimmern (75–80%), gefolgt von Asystolie/ausgeprägter Bradyarrhythmie und pulsloser elektrischer Aktivität. In den westlichen Industrienationen sind 82% aller Kreislaufstillstände auf eine kardiale Genese zurückzuführen. Internistische Erkrankungen wie z. B. pulmonale Erkrankungen oder Krebsleiden haben einen Anteil von etwa 9%. In weiteren 9% aller Fälle sind äußere Einwirkungen wie z. B. Unfälle, Ersticken, Vergiftungen, Ertrinken, Suizid oder Stromunfälle die Ursache des Kreislaufstillstandes.

29.9.5 Symptome

Das klinische Erscheinungsbild eines Patienten mit HE ist von den jeweils betroffenen Hirnarealen geprägt und interindividuell sehr unterschiedlich. Letztlich können alle neurologischen Funktionssysteme betroffen sein: Hierzu zählen insbesondere für Sauerstoffunterversorgung vulnerablen Regionen des Hippokampus, der Basalganglien, des Kleinhirn, des parieto-okzipitalen wie frontoparietalen Kortex und des Thalamus. So ist das klinische Erscheinungsbild einer HE u. a. von Störungen der Motorik, der Bewegungsabläufe, der Sprachproduktion und des -verständnisses, der Kognition und des Bewusstseins geprägt.

Das **»apallische« Syndrom** (synonym der »persistent vegetative state, PVS) beschreibt schwerste Schädigungen des Gehirns durch einen großflächigen kortikalen Schaden (lat. apallisch = ohne (Hirn-)Mantel) verursacht durch eine globale zerebrale Ischämie im Sinne einer »Wachheit ohne Bewusstsein«. Durch die Multi-Society-Task-Force on PVS wurde 1994 die Unterscheidung zwischen PVS für einen zumindest teilweise rückbildungsfähigen Zustand und **»permanent vegetative state«** für einen dauerhaften Schaden eingeführt. Der Begriff »vegetative state« bezieht sich darauf, dass das autonome (vegetative) Nervensystem die basalen Lebensfunktionen wie Atmung, Kreislauf, Verdauung etc. aufrechterhält.

Im Rahmen dieser Unterscheidung wurden zudem klinische **Kriterien für das apallische Syndrom** definiert:

- vollständiger Verlust von Bewusstsein über sich selbst oder die Umwelt und über die Fähigkeit zu kommunizieren,
- Verlust der Fähigkeit zu willkürlichen oder sinnvollen Verhaltensänderungen infolge externer Stimulation,
- Verlust von Sprachverständnis und von Sprachproduktion (Aphasie),
- Harnblasen- bzw. Darminkontinenz,
- gestörter Schlaf-/Wachrhythmus,
- weitgehend erhaltene Hirnstamm-, spinale, hypothalamische und autonome Reflexe.

Ebenso kann es im Verlauf von zunächst abgeschwächten Eigenreflexen später zu gesteigerten Eigenreflexen kommen. Die Fremdreflexe sind zumeist abgeschwächt oder fehlen. Pathologische Reflexe wie z. B. der Babinski-Reflex können ebenfalls auftreten. Es tritt regelhaft eine Harn- und Stuhlinkontinenz als typisches klinisches Erscheinungsbild nach HE auf.

Der **Hirntod** – als schwerste Verlaufsform der HE – ist der irreversible und vollständige Funktionsverlust des gesamten Gehirns. Zunächst erlöschen die Funktionen der Großhirnrinde und danach in rostrokaudaler Richtung die Funktionen des Hirnstamms, was sich in einem progredienten Verlust der Hirnstammreflexe zeigt und schließlich in einem Atemstillstand endet. Dabei kann die Herz-Kreislauf-Funktion lediglich durch eine kontrollierte Beatmung intensivmedizinisch aufrechterhalten werden.

29.9.6 Klinische Untersuchung und Prognoseeinschätzung

Die klinische Untersuchung ohne Sedierung an Tag 3 nach Reanimation sollte trotz technischer Zusatzuntersuchungen immer Voraussetzung für eine Prognoseeinschätzung sein. Nach aktueller Datenlage ist vor allem die erhaltene **Pupillenreaktion** ein wichtiger klinischer Parameter und aussagekräftiger als die Motorik nach Schmerzreiz oder der erhaltene okulozephale Reflex. Ein über 24–72 h erloschener Lichtreflex, ebenso wie ein ausgefallener Korneal- oder vestibulokulärer Reflex sind positive Prädiktoren für eine schlechte Prognose. Auch eine fehlende motorische Reaktion oder der Nachweis von Strecksynergismen, vor allem 72 h nach Krankheitsbeginn ist ein verlässlicher Indikator einer schlechten Prognose.

Treten bereits am Aufnahmetag repetitive spontane generalisierte **Myoklonien** im Gesicht und in den Extremitäten auf (Status myoclonicus), ist dies nach aktueller Studienlage mit hoher Wahrscheinlichkeit mit einem infausten Krankheitsverlauf assoziiert. Insgesamt sind echte zerebrale Krampfanfälle von posthypoxischen Myoklonien schwer zu unterscheiden. Für Letztere sprechen eine Triggerung durch Willkürmotorik, sowie eine Verstärkung durch mechanische oder sensorische Reize. Als kurz anhaltende und oft mit Kontraktionsserien unterschiedlicher Amplitude einhergehende Myoklonien treten sie bei ca. einem Drittel der Patienten auf und betreffen häufig den Gesichts- und Schulterbereich oder das

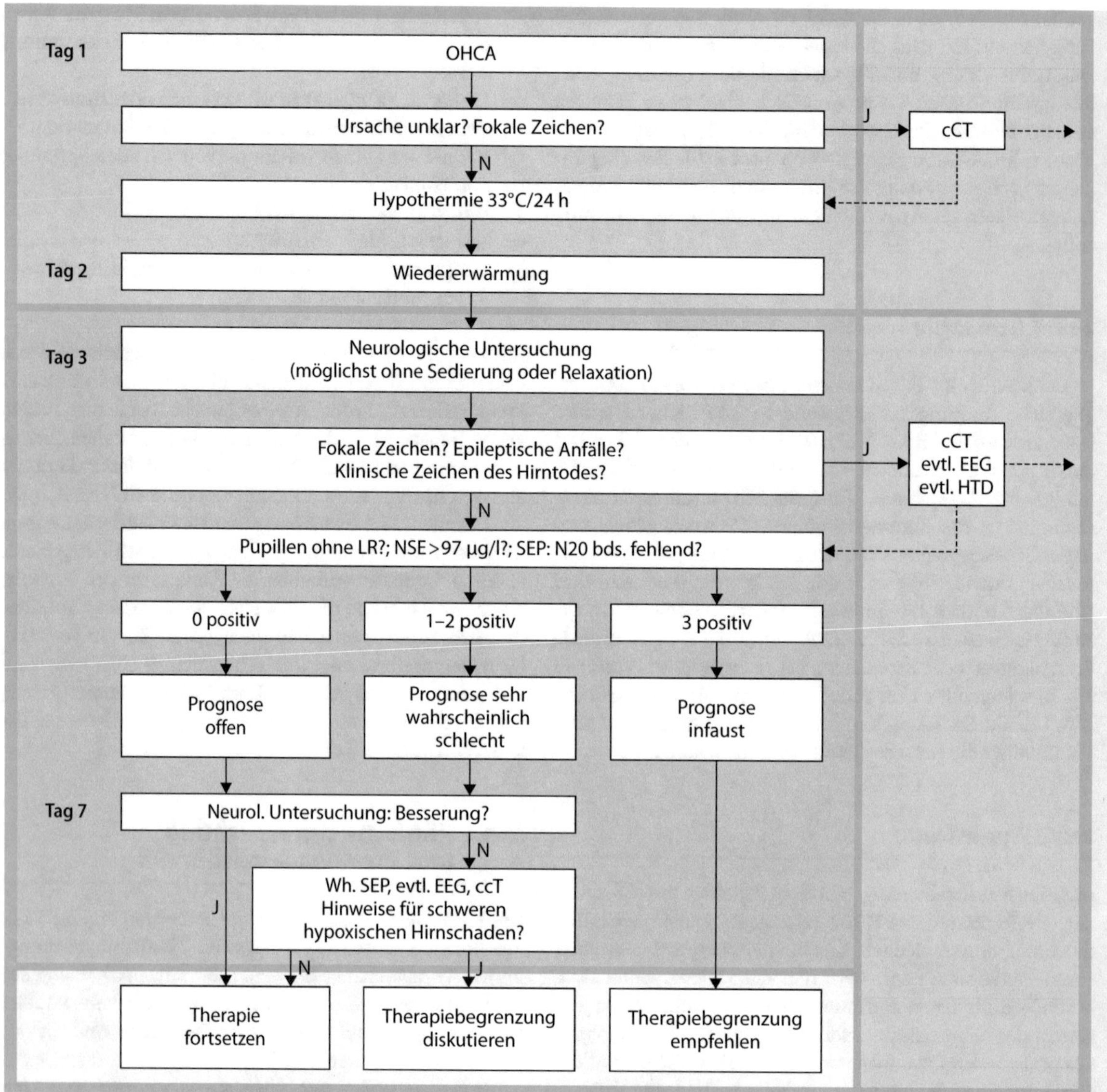

Abb. 29.7 Ablauf der prognostischen Einschätzung bei hypoxischem Hirnschaden. (Adaptiert nach Leithner et al.)

Diaphragma. In Abgrenzung zum akuten posthypoxischen Myoklonussyndrom kann sich im weiteren Krankheitsverlauf das so genannte **Lance-Adams-Syndrom** (Synonym: chronisches posthypoxisches Myoklonussyndrom) entwickeln.

Der klinische Verlauf der HE beginnt mit einer perakuten Phase, in der eine schwerwiegende Bewusstseinsstörung, schlaffer Muskeltonus und ausgefallene Hirnstammreflexe im Vordergrund stehen. Die subakute bzw. Stabilisierungsphase ist geprägt von einer Rückkehr der Hirnstammreflexe und einer Veränderung der motorischen Reaktion. Diese können von pathologischen Strecksynergismen bis hinzu gezielten Abwehrreaktionen variieren. In jedem Stadium einer HE können typischerweise Krampfanfälle, Myoklonien, vegetative »Stürme« bzw. Entgleisungen oder orale Automatismen auftreten. Vor Evaluation des klinischen Zustandes ist ein Ausschluss möglicher Störfaktoren wie z. B. Analgosedierung oder metabolische Entgleisungen essenziell. Derzeit existieren allerdings keine prospektive Studien, die zuverlässige prognostisch günstige Schlussfolgerungen aus klinischen Befunden gestatten. Fokale sporadische Myoklonien oder einzelne generalisierte epileptische Anfälle im Krankheitsverlauf gelten unbedingt als prognostisch ungünstig.

Aussagen zur Prognose einer HE sind nach Empfehlungen der Deutschen Gesellschaft für Neurologie auf der Basis von klinischen Verlaufsuntersuchungen, elektrophysiologischen und biochemischen Befunden möglich, üblicherweise innerhalb der ersten 3 Krankheitstage ohne Durchführung einer **therapeutischen Hypothermie** (TH) und auch innerhalb der ersten 7 Tage bei Patienten nach erfolgter TH. Grundsätzlich gilt eine fehlende Besserung über den 3. Tag hinaus, nach Ausschluss anderer Faktoren wie Hypothermie, metabolischen Entgleisung oder Analgosedierung als prognostisch ungünstig. Allerdings stellt eine frühe Evaluation einzelner Befunde keine ausreichende Basis zur Prognoseabschätzung dar. Im Gegensatz zur prolongierten Bewusstseinsstörung ist eine frühzeitige Besserung oder gar Normalisierung ein günstiger prognostischer Faktor. Nach aktueller Studienlage scheinen die meisten Patienten mit nachfolgender klinischer Verbesserung das Bewusstsein innerhalb der ersten 3 Tage wieder zu erlangen. Nach Hypothermie verlängern sich die klinischen Verlaufszeiträume zur Prognoseabschätzung um einige Tage. Persistierende schwere neurologische Defizite wie Bewusstseins- und Hirnstammfunktionsstörungen zeigen den meist ungünstigen Krankheitsverlauf der HE an (in 70–80% der Fälle Tod oder VS/MCS). Prognostische Aussagen lassen sich auf Basis klinischer Verlaufsuntersuchungen, elektrophysiologischer und biochemischer Befunde treffen. Üblicherweise werden diese Befunde innerhalb der ersten 3 Krankheitstage nach Reanimation ohne TH erhoben, bei Patienten mit TH auch bis zu 7 Tage nach Krankheitsbeginn (◘ Abb. 29.7).

Dabei gelten das frühe Wiedererlangen des Bewusstseins mit nur leichten bis mäßigen neurologischen und psychischen Defiziten bis hin zur Wiederherstellung aller kognitiven Funktionen als ein günstiges Outcome, das mitunter die volle Wiedereingliederung in den Arbeitsalltag zulässt. Ein schlechtes Outcome entspricht dem Zustand des apallischen Syndroms ohne Wiedererlangen der kognitiven Funktionen bis hin zum Versterben.

Prädiktoren einer ungünstigen Prognose, d. h. Versterben oder Überleben im schwersten Defektsyndrom, sind:

- persistierende Bewusstseinsstörung,
- erloschene Hirnstammreflexe,
- Strecksynergismen oder fehlende motorische Reaktionen,
- Status myoklonischer Anfälle.

Prädiktor einer günstigen Prognose, d. h. Wiedererlangen einer gewissen Unabhängigkeit, ist:

- frühes Erlangen des Bewusstseins und Besserung des Gesamtbefundes

29.9.7 Zusatzdiagnostik

Evozierte Potenziale Somatosensibel evozierte Potenziale (SSEP) sind zur Einschätzung der Prognose einer HE häufig relevanter als die Ergebnisse sonstiger Zusatzuntersuchungen wie z. B. die des Elektroenzephalogramms (EEG). Beidseitig erloschene kortikale Primärkomplexe (N20–P25, bei erhaltenem Potenzial über dem Erb'schen Punkt) nach Stimulation des Nervus medianus innerhalb der ersten 72 h gelten als verlässlicher Prädiktor für ein schlechtes klinisches Outcome. Grundsätzlich scheint die Erholung vormals erloschener SEP zwar möglich, ist dann aber meist nicht mit einer relevanten klinischen Besserung verknüpft. Im Gegensatz kann bei vorhandener N20-Antwort nicht automatisch auf ein gutes neurologisches Outcome geschlossen werden. Prognostische Rückschlüsse sind bei Patienten mit nur halbseitigen Pathologien des SEP ebenfalls nicht möglich. Relevante Untersuchungen eines möglichen prädiktiven Wertes zur prognostischen Aussagekraft anderer evozierter Potenziale (visuell oder akustisch) liegen derzeit nicht vor.

Elektroenzephalographie Der prädiktive Nutzen des EEG ist durch die Störanfälligkeit der Methode, durch die Abhängigkeit der Befunde von Analgosedierung oder auch den zeitlichen Wandel während des Krankheitsverlaufs eingeschränkt. Bedeutsam ist das EEG vor allem zum Ausschluss eines nonkonvulsiven Status epilepticus in diagnostischer und therapeutischer Hinsicht. Ein Burst-Suppression- Muster oder ein Niederspannungs-EEG (<20 µV) innerhalb der ersten 72 h ist, wie auch das Fehlen einer Reaktivität im EEG auf äußere Reize innerhalb der ersten 72 h, meist mit einer ungünstigen Prognose verknüpft. Eine Verbesserung oder Normalisierung des EEG innerhalb der ersten 12–24 h nach kardiopulmonaler Reanimation unter TH gilt als ein Prädiktor für ein gutes neurologisches Outcome.

Bildgebende Verfahren In der Computertomographie (**CT**) werden vor allem pathologische Veränderungen wie eine verstrichene Mark-Rindendifferenzierung, eine Hypodensität der Basalganglien, ein Hirnödem, Blutungen oder vergrößerte innere und äußere Liquorräume beobachtet (◘ Abb. 29.8). Pathologische Befunde sind häufig erst ab dem 2. Tag nachweisbar. Obwohl nach aktueller Datenlage ein Hirnödem nach kardiopulmonaler Reanimation an den Tagen 1–5 einen positiven Prädiktor einer schlechten Prognose darstellt, reicht der Nachweis eines Hirnödems im CT allein zur sicheren Voraussage eines schlechten Krankheitsverlaufs nicht aus.

Auch der Läsionsnachweis mittels Magnetresonanztomographie (**MRT**) in den Sequenzen der »diffusion weighted imaging« (DWI) und der »fluid attenuated inversion recovery« (Flair) reicht ebenfalls nicht zur sicheren Voraussage der Prognose aus. Die Absenkung in der »apparent diffusion coefficient (ADC) soll zur Prognoseabschätzung der klinischen Untersuchung gleichwertig sind. Zusammenfassend liegen jedoch zum aktuellen Zeitpunkt nur unzureichende Daten zum prognostischen Wert bildgebender Verfahren vor. Trotzdem sind im Rahmen der Diagnostik einer HE bildgebende Verfahren in Form eines CT oder MRT zum Ausschluss sonstiger Pathologien, sowie insbesondere die MRT zum Nachweis der Läsionsausdehnung und -lokalisation sinnvoll.

Durch die Positronenemissionstomographie (**PET**) kann z. B. der Glukosestoffwechsel der Zellen mit Hilfe von radioaktiv markierter Glukose (Fluor-18-Fluordesoxyglukose, F-18-FDG) untersucht werden. In früheren Fallserien konnte bei Patienten mit persistierender Bewusstseinsstörung nach Reanimation oder mit VS ein deutlich verminderter Glukosestoffwechsel im Vergleich zur gesunden Erwachsenen nachgewiesen werden. Allerdings sind diese Untersuchungsergebnisse trotz der technischen Fortschritte bis heute ebenfalls nur wenig aussagekräftig in Bezug auf das spätere neurologische Outcome.

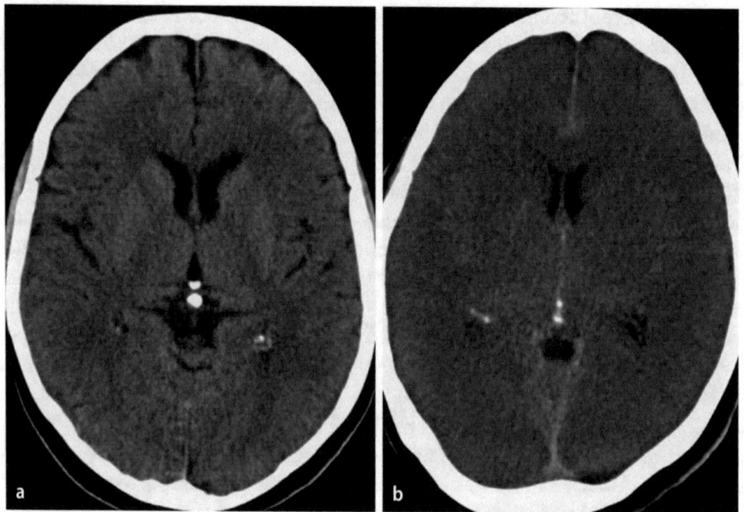

Abb. 29.8a,b **Kraniale Computertomographie 1 h (a; Normalbefund) und 24 h nach kardiopulmonaler Reanimation (b; mit Nachweis eines generalisierten Hirnödems)**

Biochemische Marker Die Vorteile dieser diagnostischen Parameter ist die Unabhängigkeit von den übrigen Behandlungsbedingungen des Patienten, d. h. sie bleiben von Analgosedierung, Kooperation des Patienten oder Störfaktoren der Intensivstation unbeeinflusst. Als Marker der HE wurden die **neuronenspezifische Enolase** (NSE) und das **astrogliale Protein S-100** im Blut bei Patienten mit HE systematisch untersucht. Die Serumspiegel variieren mit dem Abstand der Blutentnahme zur hypoxischen Schädigung, der Schwere der Schädigung und der biochemischen Nachweistechnik, so dass spezielle Grenzwertdefinitionen berücksichtigt werden müssen. Nicht zuletzt deshalb sind Verlaufsuntersuchungen vor allem innerhalb der akuten Phase der HE notwendig. Viele monozentrische Untersuchungen sowie eine prospektive multizentrische Studie zeigten, dass NSE-Blutspiegelbestimmungen bei Patienten ohne TH das schlechte Behandlungsergebnis voraussagen, sobald ein Cut-off von 33 µg/l zwischen Tag 1 und 3 überschritten wird. Im Gegensatz zur Bestimmung des S-100, die falsch prognostisch negative Aussagen in 5% erbrachte, lieferte die NSE-Untersuchung keine fehlerhaften prognostischen Einschätzungen. Nachteilig für die Anwendung von NSE-Bestimmungen ist die mäßig hohe Prävalenz pathologischer Befunde. Der Umkehrschluss einer guten Prognose bei wenig erhöhter NSE ist nicht zutreffend. Verfälscht werden kann die Untersuchung bei Patienten mit NSE-produzierenden Tumorleiden wie z. B. dem Bronchialkarzinom oder bei Hämolyse. Nach TH sinkt die Verlässlichkeit von NSE-Bestimmungen dramatisch. Die aktuellen Empfehlungen der American Heart Association sprechen sich gegen den alleinigen Einsatz eines biochemischen Markers zu prognostischen Zwecken aus.

29.9.8 Therapie

Intensivmedizinische Therapie Die konsequente intensivmedizinische Behandlung nach Reanimation ist wichtig, weil bei einem günstigen zerebralen Verlauf die Erholung des Patienten mit leichten neurologischen Defiziten möglich ist und, bei einem ungünstigen Verlauf mit dem Ergebnis des Hirntodes, eine organprotektive Therapie für eine potenzielle Organspende gewährleistet sein muss. In der Postreanimationsphase besteht häufig eine hämodynamische Instabilität und macht so eine medikamentöse oder invasive Optimierung der hämodynamischen Situation, der Ventilation und Oxygenierung sowie ggf. die Durchführung von Organersatzverfahren notwendig. Zusätzlich ist neben einer gehäuften Infektanfälligkeit eine relative Nebenniereninsuffizienz zu beobachten. Jeder systemische Blutdruckabfall beeinträchtigt die zerebrale Perfusion und verschlechtert so das neurologische Outcome. Zudem besteht ein enger Zusammenhang zwischen Auftreten einer Hyperglykämie durch erniedrigte Insulinsensitivität und einem ungünstigen neurologischen Outcome nach Reanimation, so dass auf eine strenge Normoglykämie der Patienten geachtet werden sollte.

Therapeutische Hypothermie Die Durchführung einer therapeutischen Hypothermie (TH) wird in 3 Phasen unterteilt: Induktion, Aufrechterhaltung und Wiedererwärmung. Die Induktion der therapeutischen Hypothermie kann durch intravenöse, 4°C kalte Flüssigkeiten (Kochsalz 0,9% oder Ringerlaktat) und/oder externe Kühlpackungen erreicht und so bereits **prähospital** begonnen werden. Durch die parallele Analgosedierung und Relaxierung kann das Kältezittern verhindert und die Phase der Induktion verkürzt werden. Während der gesamten TH, aber vor allem in der Erhaltungsphase muss ein effektives Monitoring der Körpertemperatur durchgeführt werden. Dies ist am besten mit invasiven oder nicht-invasiven/externen Kühlgeräten und -systemen möglich. Die invasive bzw. intravaskuläre Kühlung erfolgt nach Anlage eines Kühlkatheter in die A. femoralis nach dem umgekehrten Tauchsiederprinzip. Die nicht-invasive Kühlung ist z. B. durch am Rumpf und/oder der Oberschenkel platzierte Kühlmatten zu erreichen, die über ein externes Kühlgerät eine genaue Steuerung der Körpertemperatur ermöglichen. Nach derzeitigen Empfehlungen sollte die Dauer der TH mindestens 24 h bei einer Körperkerntemperatur von 34–32°C betragen. Die optimale Rate der Wiedererwärmung ist unklar und wird üblicherweise mit ca. 0,25–0,5°C pro Stunde durchgeführt. Sollte die Hypothermie aus technischen Gründen nicht möglich oder aufgrund von Begleiterkrankungen kontraindiziert sein, sollte zumindest Fieber vermieden und streng auf eine Normothermie geachtet werden. Dies tritt häufig in den ersten 48 h nach Reanimation auf. Das Risiko für eine schlechte neurologische Prognose, erhöht sich mit jedem Grad erhöhter Körpertemperatur.

Vertiefende Informationen zur therapeutischen Hypothermie nach Reanimation ▶ Facharztbox.

Komplikationen Die häufigsten Komplikationen einer TH sind Kältezittern, ein erhöhter peripherer vaskulärer Widerstand durch zunehmende Zentralisierung und damit einhergehend eine reduzierte systolische Ejektionsfraktion. Möglich ist auch das Auftreten von Arrhythmien, insbesondere von Bradykardien. Zusätzlich forciert eine Hypothermie die Diurese und kann somit nicht nur das Risiko einer hämodynamischen Instabilität, sondern auch von Elektrolytentgleisungen verstärken. Zudem reduziert die TH die Insulinsensitivität und kann sogar zu einer verminderten Blutgerinnung führen, so dass neben regelmäßigen Blutzuckerkontrollen auch engmaschige Kontrollen der Elektrolyte und der Blutgerinnung notwendig sind. Insgesamt wird das Immunsystem geschwächt und Infektionen können häufiger auftreten.

Sonstige Therapiemöglichkeiten Bis heute gibt es keine spezifische medikamentöse Therapie zur Behandlung der HE nach kardiopulmonaler Reanimation. In aktuellen Studien liegt das Augenmerk für einen möglichen medikamentöstherapeutischen Einfluss vor allem auf

- der selektiven neuronalen Vulnerabilität und dem verzögerten Zelluntergang sowie auf
- der zerebralen mikrozirkulatorischen Reperfusion.

Bisher ergaben z. B. die Gabe von Barbituraten zur Neuroprotektion oder die Anwendung von Kalziumkanalblockern gegen Reperfusionsschädigungen keine positiven Effekte auf das neurologische Outcome. Glutamatantagonisten oder Radikalfänger konnten nur in Tierversuchen einen fortschreitenden Zellschaden nach Hypoxie reduzieren. Beim Menschen erwiesen sich diese Substanzen meist als wirkungslos

Facharztbox

Therapeutische Hypothermie nach Reanimation

Eine Hypothermie oder Unterkühlung besteht per Definition, wenn die Körperkerntemperatur unter 36°C fällt. Im Rahmen einer therapeutischen Hypothermie (TH) wird eine kontrollierte Senkung der Körpertemperatur in Form einer milden Hypothermie mit einer Zieltemperatur zwischen 34 und 32°C praktiziert. Die Rationale dieser Behandlung ist das Missverhältnis zwischen Sauerstoffangebot und -bedarf in der Phase der postischämischen Hypoperfusion zu vermindern und die damit verbundenen pathophysiologischen Vorgänge zu reduzieren. Frühere klinische Studien zeigten ein verbessertes Outcome bei Erwachsenen mit persistierender Bewusstseinsstörung bei denen zeitnah nach Wiedererlangen und Stabilisierung der Herzkreislaufsituation eine TH eingeleitet (34–32°C) und über 12–34 h aufrechterhalten wurde. Vor diesem Hintergrund gilt die TH mittlerweile als fester Bestandteil eines standardisierten Behandlungsprotokolls für komatöse Überlebende einer Reanimation.

Nach den aktuellen Leitlinien des »International Liason Committee on Resuscitation« wird bei spontanatmenden, komatösen Patienten nach prähospitalem Kammerflimmern eine schnellstmögliche Einleitung einer Hypothermie auf 34–32°C empfohlen. Diese soll für 12–24 h aufrechterhalten werden. Wahrscheinlich ist eine TH auch nach nicht defibrillationswürdigem prähospitalem Kreislaufstillstand oder intrahospitaler kardiopulmonaler Reanimation sinnvoll. Da bereits eine 4°C kalte Kochsalzlösung von ca. 30 ml/kg KG die Körpertemperatur um ca. 1,5°C senken kann, ist bereits ein Beginn durch den behandelnden Notarzt zu erwägen.

Es ist nicht völlig klar, welche Patienten besonders von der TH profitieren und was die ideale Technik für die Induktion der Hypothermie, die optimale Therapiedauer, Zieltemperatur und Wiederaufwärmungsphase sein soll. Nach einer neuen multizentrischen Studie (TTM, die bisher größte randomisierte Studie an 939 Patienten nach kardiopulmonaler Reanimation mit TH von 33°C vs. 36°C über 24 h) muss der Stellenwert der milden TH bei Patienten, die außerhalb eines Krankenhauses reanimiert wurden, jedoch hinterfragt werden. In dieser Studie wurde die Körpertemperatur von nach einem Herz-Kreislauf-Stillstand außerhalb des Krankenhauses auf 33°C abgekühlt oder bei 36°C gehalten. Nach 180 Tagen ergab sich in Bezug auf Mortalität oder schlechtes neurologisches Outcome kein signifikanter Unterschied.

Da in dieser Studie der Anteil der Laienreanimation jedoch bei mehr als 70% lag und 90% der Patienten in einem defibrillationsfähigen Herzstillstand vorgefunden wurden, was nicht sehr repräsentativ ist, empfiehlt die Deutsche Gesellschaft für Internistische Intensivmedizin und Notfallmedizin bis zum Vorliegen weiterer Studienergebnisse, bewusstlose Erwachsene mit spontaner Zirkulation nach präklinischem Kammerflimmern nach wie vor für 12–24 h auf 32–34°C Celsius zu kühlen. Bei allen anderen Patienten sollten eine Zieltemperatur von 36°C aktiv angestrebt und erhöhte Temperaturen in jedem Fall vermieden werden. Eine solche konsequente Normothermie wurde in frühere Studien zur TH nach Herzstillstand in den Kontrollgruppen meist nicht durchgeführt.

bzw. als unverträglich. Eine kombinierte Gabe von Heparin und rt-PA wurde ebenfalls als Therapiemöglichkeit der bestehenden Mikrozirkulationsstörung diskutiert, entsprechende Studien waren aber negativ. Aktuell wird die Kombination aus Zieltemperaturmanagement und inhalativen Anästhetika untersucht, die Ergebnisse an ausreichend großen Patientenzahlen sind jedoch abzuwarten.

Die Behandlung von **postanoxischen Anfällen** oder **Myoklonien** gestaltet sich oft schwierig und macht nicht selten eine Gabe mehrerer Antikonvulsiva notwendig. Typischerweise wird mit einer Aufsättigung von Valproat begonnen, da es sich vor allem als Antikonvulsivum bewährt hat. Gegen Myoklonien ist alternativ eine Ergänzung oder Umstellung auf Piracetam oder Levetiracetam möglich. Neuere Antikonvulsiva, wie z. B. Lacosamid, können als Add-on-Therapie ebenfalls eingesetzt werden. Leider kann durch diese therapeutischen Maßnahmen nur bei ca. 50% der Patienten ein völliges Sistieren und bei einem weiteren Drittel eine Reduktion der Myoklonien erreicht werden.

Dopaminerg wirksame Substanzen wie z. B. Amantadin sollen zum Wiedererlangen des Bewusstseins beitragen. Auch wenn die Datenlage hierzu bei erwachsenen Patienten nicht eindeutig ist, ist dies das einzige in Deutschland hierfür zugelassene Medikament. Wegen prokonvulsiver und proarrhythmischer Nebenwirkungen ist ein vorsichtiges Einschleichen unter Kontrollen des EEG und EKG notwendig. Bei der intravenösen Gabe ist auf eine langsame Infusionsdauer über mindestens 3 h zu beachten.

29.9.9 Rehabilitation

Die Rehabilitation von Patienten mit HE erfolgt symptomorientiert und analog zur Rehabilitation von Schlaganfall- oder Schädel-Hirn-Trauma-Patienten. Eine für diese Indikation spezifische, evidenzbasierte neurologische Rehabilitationsbehandlung existiert nicht.

Manche Patienten mit der Diagnose eines VS befinden sich tatsächlich im Zustand des MCS und zeigen reproduzierbar bewusste Reaktionen auf äußere Reize. Die Coma Recovery Scale – Revised (CRS-R) ist eine inzwischen international etablierte Skala zur Diagnosestellung und Verlaufsbeurteilung. Nach aktueller Datenlage ist nach HE ein Wiedererlangen des Bewusstseins in selten Fällen auch noch nach mehr als 12 Monaten möglich und stellt damit eine feste Zeitgrenze in Frage, ab wann ein VS als dauerhaft und irreversibel anzusehen ist. Andererseits sollte bei Patienten mit VS oder MCS versucht werden, auf Seiten der Angehörigen und Betreuer eine realistische Erwartungshaltung herbeizuführen. Das Rehabilitationsziel einer Wiedereingliederung in den bisherigen Beruf wird in dieser Konstellation eine seltene Ausnahme bleiben, wohingegen das Ziel einer Kontaktaufnahme und einer Kommunikationsmöglichkeit sowie häuslichen Pflegefähigkeit möglicherweise realistisch sein kann. Gerade aufgrund der oftmals langwierigen Rehabilitationsverläufe der schwer betroffenen Patienten kann eine erneute, zeitlich begrenzte stationäre Rehabilitation nach ca. 6–12 Monaten (»Intervall-Rehabilitation«) sinnvoll sein, um das Langzeit-Rehabilitationspotenzial neu zu evaluieren und neue Therapieziele (z. B. Dekanülierung) umzusetzen.

Anders stellt sich die Situation bei Patienten dar, die schon bald nach dem Reanimationsereignis das Bewusstsein wiedererlangen. Bei ca. 50% dieser Patienten muss mit schwersten kognitiven Defiziten gerechnet werden, auch nach Durchführung einer Rehabilitation. Diese Defizite finden sich in einer neuropsychologischen Testung vor allem in den Bereichen Gedächtnis, Exekutivfunktionen und Aufmerksamkeit, letztlich können jedoch nahezu alle kognitiven Bereiche betroffen sein. Ein sicherer Zusammenhang zwischen Alter und kognitivem Outcome wurde bisher nicht beschrieben. Im Langzeitverlauf können dennoch einige Patienten nach kardiopulmonaler Reanimation trotz der kognitiven Defizite eine normale oder nur leicht reduzierte Lebensqualität im Vergleich zur Normalbevölkerung erreichen.

In Kürze

Funikuläre Spinalerkrankung
Degenerativer Entmarkungsprozess in Strangsystemen des Rückenmarks durch Vitamin-B$_{12}$-Mangel, meist kombiniert mit perniziöser Anämie. **Symptome** setzen subakut innerhalb von Wochen oder langsam progredient ein: Brennende Missempfindungen in Füßen, Händen, Unterschenkel und -arme, abnorme Ermüdbarkeit beim Gehen, Paraparese der Beine mit sensibler Ataxie. Unbehandelt: partielle Querschnittslähmung. **Diagnostik:** meist makrozytäre und hyperchrome Anämie und hypersegmentierte Granulozyten, bei grenzwertigen Vitamin-B$_{12}$-Spiegeln, Bestimmung von Methylmalonsäure und Homocystein. **Therapie:** Stillstand des degenerativen Prozesses und Rückbildung durch B$_{12}$-Präparate. **Differenzialdiagnose:** Chronische Polyneuropathie, Friedreich-Heredoataxie.

Hepatolentikuläre Degeneration (M. Wilson)
Störung im Kupferstoffwechsel durch pathologische Ablagerung resorbierten Kupfers in Leber, Basalganglien, Hirnstamm-, Kleinhirnstrukturen, Cornea. Tritt zwischen 15. und 20. Lebensjahr auf. **Symptome:** Aggressivität, stumpfe oder euphorische Demenz, choreatische, athetotische und dystone Hyperkinesen, verwaschen-dysarthrische Sprech- und Schluckstörung, zerebelläre Bewegungsstörung mit Nystagmus. In schweren Fällen Tod durch Massennekrose der Leber, bei chronischem Verlauf durch Dekompensation der Leberzirrhose. **Diagnostik:** Pathognomonischer Kayser-Fleischer-Hornhautring; **EEG** bleibt uncharakteristisch; **Serum:** Niedriger Cu-Spiegel; **Urin:** vermehrtes Ausscheiden von Kupfer. Lebenslange medikamentöse **Therapie** zur Normalisierung der Kupferbilanz, kupferarme Diät.

Hepatoportale Enzephalopathie
Neurologische und psychiatrische Störungen bei chronischen Leberkrankheiten durch mangelnde Entgiftungsfunktion der Leber bei portokavalem Shunt. **Symptome:** Psychische Veränderung, Asterixis und abnormes Hirnstrombild; langsam zunehmende Müdigkeit, emotionale Labilität, depressive Verstimmung, Störung im Schlafrhythmus, Rigor der Muskulatur, extrapyramidale Hyperkinesen, Sprechstörung. **Diagnostik: EEG** stets leicht, mäßig oder schwer pathologisch verändert; **Serum:** Erhöhung von Bilirubin und Transaminasen, Verminderung der hepatischen Syntheseleistung, hohes Ammoniak. **Therapie:** Reduktion der Eiweißzufuhr, medikamentöse Regulierung der Darmentleerung.

Neurologische Symptome bei akuter und chronischer Niereninsuffizienz
Urämische Enzephalopathien. Akutes Nierenversagen verursacht Bewusstseinstrübung bis Koma oder Psychose mit gesteigerten oder abgeschwächten Eigenreflexen, Asterixis. **Chronisches Nierenversagen** wird begleitet von Kopfschmerzen, Stimmungsschwankungen bis zur Depression, Merkfähigkeits- und Schlafstörungen, epileptischen Anfällen, sensomotorischer Polyneuropathie. **Dysäquilibriumsyndrom bei Dialysebehandlung** mit psychotischen Episoden, Kopfschmerzen, Reflexdifferenzen, zentralen Lähmungen, epileptischen Anfällen. **Nephrogene Polyneuropathie** bei chronischer Niereninsuffizienz: Restless-legs-Syndrom, Muskelkrämpfe der Beine, distal betonte Schwäche, Verminderung des Achilles-, später Patellarsehnenreflexes.

Akute, intermittierende Porphyrie
Mangel an Porphobilinogen-Desaminase bewirkt neurologische Komplikationen oft mit jahrelang vorausgehenden psychischen Auffälligkeiten. Attacken werden häufig durch Medikamente, Drogen oder Hormone ausgelöst. **Neurologische Symptome:** periphere Lähmungen und Dysästhesien, akut und schubweise, oft nach vorangehenden diffusen Muskelschmerzen. **Vegetative Symptome:** Singultus, Obstipation, kolikartige abdominelle Schmerzen, Übelkeit, Tachykardie, Schweißausbruch, Oligurie. **Zerebrale Symptome:** Fokale oder generalisierte Anfälle, Halbseitenlähmung, neuropsychologische Störungen, Psychosen. **Diagnostik: BSG** ist beschleunigt; **Liquor** ist uncharakteristisch; **Urin** in der Krise dunkel gefärbt. Medikamentöse **Therapie** zur Schmerzlinderung.

Leukodystrophien
Fortschreitende, diffuse, symmetrische Markscheidendestruktion mit reaktiver Gliawucherung, vor allem in Marklager des Großhirns und Kleinhirnhemisphären.
Metachromatische Leukodystrophie. Symptome: Bei infantilen Formen spastische Lähmungen, doppelseitige Optikusatrophie mit Blindheit und kognitive Störungen. **Endstadium:** Enthirnungsstarre, in der kein Kontakt mehr möglich ist. Bei adulten Formen oft zunächst psychiatrische Symptome. **Diagnostik:** Arylsulfatase-A-Aktivität in Leukozyten oder Fibroblasten vermindert, **Liquor:** Gesamteiweißvermehrung; **CT/MTRT:** Symmetrische Dichteminderung weißer Substanz im Marklager der Hemisphären. Symptomatische, antiepileptische **Therapie**.

Mitochondriale Krankheiten
Prävalenz: Ca. 10/100.000 Einwohner. Beginn im Jugend- oder frühen Erwachsenenalter, langsame Progredienz, milde Verläufen mit gewebsspezifischer Beteiligung im Erwachsenenalter bis zu schweren Multiorganaffektionen im frühesten Kindesalter. **Symptome:** Myopathien bei Erwachsenen, generalisierte Muskelhypotonie, psychomotorische Entwicklungsverzögerung, Laktatazidose, kardiopulmonales Versagen bei Kindern. **Diagnostik: Labor; Muskelbiopsie** mit histologischer, enzym- und immunhistochemischer Untersuchung; **DNA-Analyse; MRT:** Basalganglienverkalkung, fokale ischämische Läsionen oder ausgedehnte, zusammenhängende Signalveränderungen in Hirnstamm, Thalamus, Stammganglien und Marklager. Keine kausale **Therapie:** Prävention und symptomatische Behandlung typischer Komplikationen, kalorienreiche Kost, körperliches Training.
Chronisch progressive externe Ophthalmoplegie. Symptome: Chronisch verlaufende Lähmung äußerer Augenmuskeln mit neurologischen und nichtneurologischen Symptome wie leichte Spastik und Ataxie, beidseitige Innenohrschwerhörigkeit, proximale Myopathie.
MELAS-Syndrom. Symptome: Rezidivierende schlaganfallähnliche Episoden, v. a. zentrale Sehstörungen, migräneähnliche Kopfschmerzen, belastungsabhängige, schmerzhafte Muskelschwäche, tonisch-klonische epileptische Krampfanfälle, fortschreitende Demenz.
MERRF-Syndrom. Symptome: Myoklonien, generalisierte, epileptische Krampfanfälle, zerebelläre Ataxie, progrediente Demenz, Spastizität bei Jugendlichen und jungen Erwachsenen.
Leber'sche hereditäre Optikusneuropathie. Symptome: Unilaterale, später bilaterale, progressive schmerzlose Visusminderung bei jungen Männern.
M. Fabry: Symptome: Lysosomale Speicherkrankheit mit schmerzhafter Neuropathie und erhöhtem Schlaganfallrisiko. **Therapeutisch** steht eine Enzymersatztherapie zur Verfügung.

Hypoxische Enzephalopathie
Pathophysiologie und Prognose. Unterbrechung der Substratzufuhr führt im Sinne einer globalen zerebralen Ischämie zur hypoxischen Enzephalopathie (HE). Persistierende schwere neurologische Defizite wie Bewusstseins- und Hirnstammfunktionsstörungen zeigen den meist ungünstigen Krankheitsverlauf an (in 70–80% der Fälle Tod oder »vegetative state«/»minimally conscious state«). **Ätiologie/Pathophysiologie.** Ursächlich ist meist ein durch Reanimation abgewendeter plötzlicher Herztod, üblicherweise infolge einer Arrhythmie. Pathophysiologisch kommt es durch Sauerstoffmangel zu einem zytotoxischen Hirn- und durch Störung der Hämöostase zu einem vasogenen Hirnödem. Neben der globalen Ischämie ist vor allem die Reperfusion verantwortlich für Zellnekrosen. **Diagnostik:** Prognostische Aussagen lassen sich auf Basis klinischer Verlaufsuntersuchungen, radiologischen (CT, MRT, PET), elektrophysiologischen (SSEP, EEG) und biochemischen Befunden (NSE, S-100) treffen. Üblicherweise werden diese in den ersten 3 Tagen nach Reanimation ohne therapeutische Hypothermie (TH) erhoben. Bei Patienten mit TH auch bis zu 7 Tage nach Krankheitsbeginn. Zum prognostischen Wert bildgebender Verfahren liegen aktuell nur unzureichende Daten vor. **Symptome:** Alle neurologischen Funktionssysteme können betroffen sein: v. a. die Hippokampusregion, die Basalganglien, das Kleinhirn, der parieto-okzipitale wie frontoparietale Kortex und der Thalamus. Das klinische Erscheinungsbild ist u. a. von Störungen der Motorik, des Sprachverständnisses, der Kognition und des Bewusstseins geprägt. **Therapie:** Therapeutische Hypothermie auf 34–32°C nach Kammerflimmern für 12–24 h für komatöse Überlebende einer Reanimation.

Weiterführende Literatur

AHA/ILCOR (2010) International consensus on cardiopulmonary resuscitation and emergency cardiovascular care science with treatment recommendations. Part 1–14. Circulation 122 (Suppl. 2): S250–S638

Ahmed RM, Murphy E, Davagnanam I, Parton M, Schott JM, Mummery CJ, Rohrer JD, Lachmann RH, Houlden H, Fox NC, Chataway J (2014) A practical approach to diagnosing adult onset leukodystrophies. J Neurol Neurosurg Psychiatry 85:770–81

Fugate JE, Wijdicks EF, Mandrekar J et al. (2010) Predictors of neurologic outcome in hypothermia after cardiac arrest. Ann Neurol 68: 907–914

Greer DM, Yang J, Scripko PD et al. (2012) Clinical examination for outcome prediction in nontraumatic coma. Crit Care Med 40: 1150–1156

Herrmann W, Obeid R (2008) Ursachen und frühzeitige Diagnostik von Vitamin-B12-Mangel. Dtsch Ärztebl 105(40): 680–5

Leitlinien der DGN

Neumar RW, Nolan JP, Adrie C et al. (2008) International Liaison Committee on Resuscitation. Consensus statement post-cardiac arrest syndrome. Circulation 118: 2452–2483

Schon EA, DiMauro S, Hirano M, Gilkerson RW (2010) Therapeutic prospects for mitochondrial disease. Trends Mol Med 16:268–76

Wijdicks EFM, Hijdra A, Young GB et al. (2006) Practice parameter: prediction of outcome in comatose survivors after cardiopulmonary resuscitation. Neurology 67

Zandbergen EG, Hijdra A, Koelman JHTM et al. for the PROPAC study group (2006) Prediction of poor outcome within the first three days of postanoxic coma. Neurology 6: 62–68

Zhan T, Stremmel W (2012) Diagnostik und Therapie der minimalen hepatischen Enzephalopathie. Dtsch Ärztebl Int 109(10): 180–7

Alkoholbedingte Erkrankungen des Nervensystems

Volker Schuchardt und Werner Hacke

W. Hacke (Hrsg.), *Neurologie*,
DOI 10.1007/978-3-662-46892-0_30, © Springer-Verlag Berlin Heidelberg 2016

Einleitung

Es wird seit vielen Jahren sehr darüber geklagt, das Deutschland in vielen Bereichen führende Positionen verloren hat. Das gilt für die Wissenschaft, den Sport, die Kultur und vor allem auch für die Schulbildung. Die PISA-Studien haben dies im internationalen Vergleich bestätigt. Gleichzeitig kamen aber auch Daten, die belegen, dass die deutsche Jugend doch in einigen Bereichen international eine Spitzenposition einnimmt. Dies klingt aber nur im ersten Moment positiv. Die Spitzenleistungen erreichen unsere Nachwuchshoffnungen im Anteil der Raucher bei unter 16-Jährigen (speziell Mädchen) und beim Konsum alkoholischer Getränke. Dies ist wenig erfreulich, hat doch der gesundheitsschädliche Alkoholgebrauch in Deutschland ohnehin zugenommen. Hinter Tschechien sind wir Nummer 2 weltweit im Bierkonsum und liegen auch bei harten Drinks nur knapp hinter den wodkatrinkenden Weltmeistern aus Russland. Pathologischer Alkoholkonsum ist gefolgt von einer großen Zahl von Störungen des Nervensystems, deren Kenntnis zum Wissensstand eines jeden Arztes gehören muss. Deshalb werden die alkoholbedingten Erkrankungen hier in einem eigenen Kapitel zusammengefasst und in anderen Kapiteln, z. B. bei den Polyneuropathien, nur mit kurzen Hinweisen erwähnt. Die Feststellung eines Alkoholismus ist nicht immer einfach. Bei der Erhebung von Anamnese und Fremdanamnese ist die Neigung der Betroffenen und oft ihrer Angehörigen, den Alkoholkonsum zu bagatellisieren, besonders zu berücksichtigen. Bei kaum einer Frage wird so bewusst gelogen wie bei der nach dem tatsächlichen Alkoholkonsum.

30.1 Vorbemerkungen

Etwa 3% der Bevölkerung westlicher Industriestaaten sind alkoholabhängig. Der schädliche Gebrauch von Alkohol und der Alkoholismus sind mit einer Vielzahl internistischer, traumatologischer und neurologischer Erkrankungen verbunden. Alkoholkranke Patienten sind im Krankenhaus zahlenmäßig überrepräsentiert. Sie machen 20–40% der Aufnahmen auf konservativen und chirurgischen Intensivstationen aus. Die Alkoholfolgeerkrankungen des Nervensystems werden hier aus Gründen der Übersichtlichkeit in drei große Gruppen eingeteilt:

- Folgen der direkten Alkoholeinwirkung und des Alkoholentzugs einschließlich der fetalen Schädigung bei Kindern trinkender Schwangerer,
- akute Erkrankungen des zentralen Nervensystems, bei denen der Alkohol lediglich eine, allerdings die entscheidende Mitursache darstellt, z. B. die Wernicke-Enzephalopathie, und
- durch langjährigen Alkoholgebrauch bedingte chronische Schäden des Nervensystems wie die Hirnatrophie, demenzielle Syndrome und die Alkoholpolyneuropathie.

Die Diagnose des Alkoholismus ist nicht immer einfach, da die Kranken und die begleitenden Angehörigen den sozial stigmatisierenden Alkoholismus häufig dissimulieren. Hinweise auf einen Alkoholismus sind soziale Faktoren wie Arbeitsplatzverlust, wiederholte Führerscheinentzüge, Einsamkeit. Klinisch ist der Verdacht berechtigt bei Zeichen der akuten Alkoholeinwirkung mit Foetor alcoholicus, vegetativer Symptomatik mit feinem Tremor und feuchten Akren, einer Ernährungsstörung mit globaler Muskelverschmächtigung und Stammfettsucht, fazialen Teleangiektasien und bei einer typischen Laborkonstellation mit hyperchromer Anämie, erhöhten Werten für Alkohol im Blut, γ-GT, SGOT (AST), SGPT (ALT), AP, Gesamtstickstoff, Bilirubin, Kreatinin, eine erniedrigte Cholinesterase und der Nachweis eines erhöhten CDT (Carbohydrat-defizientes Transferrin), das eine sehr hohe Spezifität, eine hohe Sensitivität hat und bis zu drei Wochen aussagekräftig ist.

30.2 Akute Alkoholeinwirkung und Alkoholentzugsdelir

30.2.1 Akute Alkoholintoxikation

Die akute Aufnahme größerer Mengen Alkohols führt zur Alkoholintoxikation. Diese lässt sich in vier Stadien einteilen und durchläuft mit ihren neurologischen und psychopathologischen Symptomen alle Stadien der Narkose. Schwere und Ausprägung der Intoxikation sind nicht nur von der aufgenommenen Alkoholmenge abhängig, sondern ebenso von der Magenfüllung und damit der Resorptionsgeschwindigkeit, vom Körpergewicht und so dem Verteilungsvolumen, zudem von der Gewöhnung an den Alkohol.

Stadieneinteilung Im **I. Stadium**, dem euphorischen Stadium (Alkoholrausch), kommt es bei einem Blutalkoholgehalt von 0,5–1% zur Hebung der Stimmung, des Selbstwertgefühls und zu einem vermehrten Rededrang, Erscheinungen, die beim gesellschaftlichen Trinken bewusst angestrebt werden. Bei Kindern allerdings können schon Alkoholkonzentrationen von 1‰ durch eine Hypoglykämie schwerste Verläufe hervorrufen. Bleibende Hirnschäden sind häufig, die Letalität der kindlichen Alkoholintoxikation beträgt etwa 25%.

Das **II. Stadium** oder Erregungsstadium führt bei 1–2‰ Blutalkohol zu Denkstörungen, Enthemmung und zur Aggressivität. Häufig sind Alkoholfahrten und Wirtshausschlägereien. Eine Alkoholmenge von 40–60 g kann unter ungünstigen Umständen bereits das II. Stadium hervorrufen. Neben den psychopathologischen Auffälligkeiten werden neurologische Ausfälle beobachtet mit Doppelbildern und Gangstörung als Ausdruck einer zerebellären Intoxikation, hinzu kommt eine Minderung der Schmerzempfindung.

Das **III. Stadium**, das narkotische Stadium tritt bei 2–3‰ Alkoholgehalt im Blut auf. Der Intoxizierte ist bewusstseinsgetrübt, aspontan, analgetisch und von Unterkühlung und Hypoglykämie bedroht, somit lebensgefährlich krank.

Im **IV. Stadium**, dem Koma-Stadium, kommt es bei Blutalkoholspiegeln von 4–6‰ zum Koma, zu erloschenen Schutzreflexen, Störungen der zentralen Herz-Kreislauf- und der Atmungsregulation. Es besteht akute Lebensgefahr. Bei tödlichen Verläufen wurden bis zu 9‰ Alkoholgehalt gemessen.

Therapie Der durchschnittliche Alkoholabbau liegt bei 0,13‰/h und ist weder durch Medikamente noch durch andere Maßnahmen zu beschleunigen. Die Behandlung der Alkoholintoxikation richtet sich nach dem Stadium. Im I. Stadium ist eine Behandlung weder erforderlich noch erwünscht. Im II. Stadium sind die Überwachung und Verlaufsbeobachtung Vorgehen der Wahl. Bei Erregungszuständen eignen sich zur Dämpfung Haloperidol, Promethazin und Chlorprothixen. Die früher praktizierte Magenspülung oder das forcierte Erbrechen mit Apomorphin, Kochsalz oder Radix ipecacuanha sind risikoreich und bei nicht mehr bewusstseinsklaren Patienten streng kontraindiziert. In den Stadien III und IV der Alkoholintoxikation ist eine Intensivbehandlung erforderlich mit Stabilisierung der Vitalfunktionen, Gabe von Vitamin B_1 und symptomatischen Maßnahmen. Ab einem Blutalkohol von 4‰ und/oder Störungen von Atmung und Kreislauf ist die Hämodialyse indiziert. Kinder mit Alkoholintoxikationen sollten stets auf der Intensivstation behandelt werden.

30.2.2 Pathologischer Rausch

Der pathologische Rausch tritt bereits nach geringer Alkoholaufnahme abrupt als toxische Psychose mit psychomotorischer Unruhe, Wutausbrüchen, Neigung zu Gewalttätigkeit und persönlichkeitsfremden Handlungen. Er wird auf eine verminderte Alkoholtoleranz bei Hirnerkrankungen unterschiedlicher Art, bei schweren Allgemeinerkrankungen, körperlicher und seelischer Erschöpfung zurückgeführt. Wegen der mit ihm verbundenen Amnesie ist er von besonderer forensischer Bedeutung. Er dauert maximal 24 h und mündet in ein depressives Erschöpfungsstadium oder in den Schlaf. Bei Fremd- oder Selbstgefährdung sind Benzodiazepine oder Haloperidol indiziert.

30.2.3 Alkoholdelir

Die jahrelange Aufnahme von 80–120 g reinem Alkohol pro Tag oder regelmäßige Alkoholexzesse (»Quartalstrinken«) sind Voraussetzungen für das Alkoholdelir (synonym Alkoholentzugsdelir, Delirium tremens), das 3–15% der Alkoholkranken erleiden. Bei etwa 20% der Betroffenen kommt es zu wiederholten Delirien mit zunehmender Schwere.

Pathogenese Alkohol führt zu einer globalen Dämpfung aller ZNS-Funktionen. Unter chronischer Alkoholzufuhr entwickelt der Organismus Kompensationsmechanismen, die bei der Unterbrechung der Alkoholzufuhr fortdauern, schädlich sind und zur klinischen Symptomatik führen:

Die unter chronischem Alkoholzufuhr vermehrte Aktivität des **glutamatergen Systems** bedingt bei Wegfall des dämpfenden Äthanols psychomotorische Unruhe und hirnorganische Anfälle. Carbamazepin als antiglutamaterge Substanz ist, zumindest bei milden Entzugssyndromen, wirksam. Die unter Alkohol kompensatorisch herunterregulierte **GABAerge Hemmung** ist im Entzug unzureichend und führt zu Agitiertheit und epileptischen Anfällen. GABAerge Medikamente wie Benzodiazepine und Chlomethiazol sind antidelirant wirksam. Die inhibitorischen **α2-Rezeptoren** sind beim Alkoholiker vermindert exprimiert, und mit der Unterbrechung der Alkoholzufuhr kommt es zur sympathischen Überaktivität mit Tachykardie, Hypertonus, Tremor, Hyperthermie und Schwitzen, dem sogenannten Noradrenalin-Sturm. Günstig beeinflusst werden diese Symptome durch Betablocker oder den α2-Rezeptor-Agonisten Clonidin (und den neuen α2-Rezeptor Dexmedetomidin). Der Reduktion der **Dopamin-Rezeptoren** unter chronischer Alkoholzufuhr folgt 3–5 Tage nach dem Entzug eine überschießende Bildung von Dopamin-Rezeptoren. Hierdurch erklärt sich das verzögerte Auftreten von produktiv psychotischen Symptomen wie Halluzinationen, Suggestibilität, illusionärer Verkennung und die Wirkung antidopaminerger Pharmaka, also klassischer Neuroleptika wie Haloperidol.

Symptome und Verlauf Die klinische Symptomatik des Alkoholdelirs ist charakteristisch, wenn auch nicht spezifisch, und lässt sich in drei Kategorien einteilen:

Die Symptome der **psychomotorischen Erregung** umfassen Gedächtnisstörungen, Desorientiertheit, Übererregbarkeit, Schlafstörungen, Schreckhaftigkeit, motorische Unruhe mit Nesteln und Bettflucht, Heiterkeit oder panische Angst mit Selbst- und Fremdgefährdung, generalisierte epileptische Anfälle und alle Stufen der Bewusstseinstrübung bis zum Koma.

Die Symptome der **halluzinatorischen Psychose** beinhalten illusionäre Verkennungen oft mit Bezug zum Alkohol. Arzt und Pflegepersonen etwa werden als Kellner verkannt und das Krankenzimmer als Wirtshaus bezeichnet. Die Halluzinationen sind in der Regel optisch-szenisch, z. B. halluzinierter Besuch der Saufkumpanen am Bett, oder optisch-haptisch, der Patient sieht und fühlt kleine Tierchen auf der Haut, die er aufzunehmen trachtet. Die Kranken sind suggestibel und lesen vom leeren Blatt ab (◻ Abb. 30.1). Manchmal sind die Erlebnisse bedrohlich, lösen Angst und psychomotorische Unruhe aus.

Die Symptome der **neurovegetativen Entgleisung** sind grobes Zittern der Extremitäten und des ganzen Körpers (»Delirium tremens«), Tachykardie, Hypertonie, Hyperthermie und profuses Schwitzen mit potenziell bedrohlichem Elektrolyt- und Flüssigkeitsverlust.

Alkoholdelirien können in unterschiedlicher Schwere verlaufen. Vom **unvollständigen**, beginnenden **Delir** oder **»Prädelir«**, spricht man, wenn nur einzelne Symptome aus den drei Symptomgruppen auftreten. Typisch sind abendliche Halluzinationen, flüchtige vegetative Symptome wie Schreckhaftigkeit und Schlafstörungen, Schwitzen und morgendlicher Tremor. Das unvollständige Delir kann nach wenigen Tagen, ausnahmsweise auch nach Wochen, in ein vollständiges Delir übergehen, es kann aber auch spontan, unter einer geeigneten Therapie oder nach Wiederaufnahme der Alkoholzufuhr abklingen. Zur Phase des unvollständigen oder beginnenden Delirs gehören generalisierte große epileptische

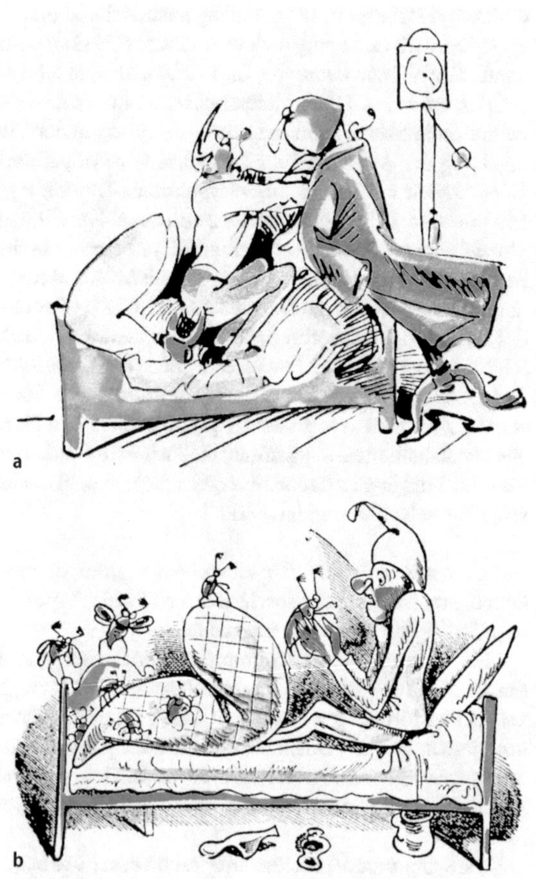

Abb. 30.1a,b Das Alkoholdelir, gezeichnet von Wilhelm Busch. **a** Der Trinker fühlt sich von einer Person bedroht, die nur eine illusionäre Verkennung des Kleiderständers ist. Er fürchtet sich, wehrt sich vehement, zerwühlt sein Bett und wird gleichzeitig von haptischen Halluzinationen (ein Hummer zwickt ihn in den verlängerten Rücken) gequält. **b** Andere optische und haptische Halluzinationen sind in dieser Abbildung dargestellt. Häufig werden Insekten gesehen und gefühlt. Die berühmten weißen Elefanten sind dagegen selten

Anfälle, die gelegentlich in einen bedrohlichen Grand Mal-Status einmünden. Der Alkoholismus ist die häufigste Ursache des Status epilepticus. Als anfallsauslösend wird der Abfall des Alkoholblutspiegels, besonders im Nachtschlaf, angesehen, deshalb werden die sogenannten Entzugsanfälle vornehmlich in den frühen Morgenstunden beobachtet. Anfälle, selbst Delirien, treten aber auch bei höheren Alkoholspiegeln auf. Wie bei jedem Patienten mit erstmaligen epileptischen Anfällen ist auch beim Alkoholkranken eine adäquate Diagnostik erforderlich, um andere Anfallsursachen wie frühere Hirntraumen, Hirninfarkte und Gefäßmissbildungen, oder Hirnmetastasen auszuschließen.

Von einem **vollständigen Delir** sprechen wir, wenn Symptome aller drei aufgeführten Symptomgruppen zusammentreffen: Zeichen der psychomotorischen Erregung, psychotisches Erleben und vegetative Fehlregulation. Von da an nimmt das Delir seinen eigengesetzlichen Verlauf und ist nicht mehr durch eine erneute Alkoholaufnahme zu unterbrechen. Patienten mit vollständigem Delir sollten auf einer Intensivstation überwacht werden.

> **Etwa 5% aller Alkoholdelirien sind lebensbedrohlich. Im Vordergrund der klinischen Symptomatik steht dann die schwere autonome Entgleisung mit Flüssigkeits- und Elektrolytverluste durch profuses Schwitzen, inadäquater ADH-Sekretion, kardialen und pulmonalen Komplikationen und schweren Bewusstseinsstörungen.**

Differenzialdiagnose Das Delir (lateinisch: de lira esse = aus der Spur geraten sein) ist ein zunächst unspezifisches Syndrom und stellt die mehr oder weniger gleichförmige Reaktion des Zentralnervensystems unterschiedlichster Ursachen dar (▶ Exkurs: Verwirrtheit und delirante Syndrome stationärer Patienten). Dabei ist das Alkoholdelir durch die besonders stark ausgeprägte vegetative Symptomatik charakterisiert. Entzugsdelirien anderer Ursache sind abzugrenzen:

- Zum **Medikamentendelir** kommt es nach lang anhaltendem Gebrauch von Sedativa, insbesondere von Benzodiazepinen. Die vegetative Begleitsymptomatik ist in der Regel sehr gering: »trockenes Delir«. Therapie der Wahl ist das langsame Ausschleichen der Diazepamabkömmlinge.
- Delirante Syndrome nach **Opiatentzug** sind von Angst, Schlaflosigkeit, verzweifeltem Verlangen (»Craving«) nach dem Opiat und von quälenden vegetativen, vor allem intestinalen Symptomen geprägt. Die Behandlung besteht in Substitution, Ausschleichen und Entwöhnung.
- **Medikamentennebenwirkungen** können ein Delir vortäuschen und sind bei einer Vielzahl von Substanzen möglich. Besonders L-Dopa und andere Parkinson-Medikamente, aber auch cholinergisch wirkende Antidementiva und der bei der Myasthenia gravis eingesetzte Cholinesterasehemmer Pyridostigmin können blühende Delirien auslösen. Ein anticholinerges oder serotonerges Syndrom darf nicht übersehen werden.
- **Intoxikationen**, z. B. in suizidaler Absicht mit Cholinesterasehemmern vom Typ des E605, gehören heute zu den Seltenheiten. Begleitende organische Erkrankungen wie Pneumonien oder Schädel-Hirn-Traumen können sowohl Auslöser als auch Komplikationen des Delirs sein.
- Schwere Hirnerkrankungen wie bakterielle oder virale **Meningoenzephalitiden** und die limbische Enzephalitis bieten nicht selten initial das Bild eines deliranten Syndroms, ebenso metabolische Störungen, zum Beispiel die hepatische Enzephalopathie. Floride Schizophrenien und Manien können ein Delir vortäuschen.

Zusatzdiagnostik Wegen der besonderen Infektgefährdung des Alkoholkranken sind die Röntgenuntersuchung des Thorax und die Bestimmung der Entzündungsparameter von Bedeutung (Leukozyten, BSG, CRP) sowie **Laborwerte**, die auf bei Alkoholismus erhöht sein können (Blutalkohol, Blutzucker, Leberwerte, Gerinnungsparameter, Cholinesterase,

Exkurs

Verwirrtheit und delirante Syndrome stationärer Patienten

Unspezifische delirante Syndrome im Sinne einer Verwirrtheit treten bei stationären Patienten, besonders bei älteren, regelmäßig auf. Ihre Häufigkeit wird angegeben für alle stationären Patienten zwischen 15% und 30%, bei stationären Aufenthalten über 65-Jähriger bis zu 50%, besonders nach Hüft-Totalendoprothese und bei Intensivpatienten nach Beendigung der Beatmung. Die Entstehung ist multifaktoriell. Wichtige Faktoren sind höheres Alter, Exsikkose, Hypoxie, Hypoglykämie, Hyponatriämie, Infekte, Schmerzen, Entzug einer Vormedikation, reduzierte Sedierung und Analgesie, Reizdeprivation durch Immobilisation und Isolierung, Sehbehinderung und Schwerhörigkeit oder zerebrale Vorschäden wie ein vorbestehendes demenzielles Syndrom. Nur bei einem kleineren Teil dieser Kranken ist das delirante Syndrom auf einen relevanten Alkoholentzug zurückzuführen.

die Blutgasanalyse und wiederholt die CK, da es im Alkoholdelir zu einer **Rhabdomyolyse** kommen kann).

CT oder MRT des Schädels: Die bildgebende Diagnostik dient dem Ausschluss von raumfordernden Läsionen, intrakraniellen Hämatomen, Traumafolgen und entzündlichen Herden.

Das **EEG** wird durchgeführt um einen (nicht-konvulsiven) Status epilepticus, einen postparoxysmalen Dämmerzustandes oder Veränderungen wie bei früher Enzephalitis nachzuweisen.

Die **Liquoruntersuchung** ist nur beim Verdacht auf eine bakterielle oder virale Meningoenzephalitis oder auf eine Subarachnoidalblutung bei normalem CT indiziert.

Allgemeine Therapiemaßnahmen Die Erstversorgung des Delirkranken besteht in der Kontrolle und Stabilisierung der Vitalfunktionen, der Versorgung mit einem sicheren venösen Zugang und bei Bedarf einem Blasenkatheter, der Bestimmung der Laborwerte, bei entsprechendem Verdacht in einem Drogenscreening aus dem Urin. Es schließen sich die exakte internistische und neurologische Untersuchung an und die ausführliche Eigen- und Fremdanamnese (cave: Dissimulation durch den Patienten und nicht selten seine Angehörigen). Vor Glukose-haltigen Infusionen sind 50–100 mg Vitamin B_1 langsam parenteral zu geben, da sonst bei der häufigen Mangelernährung Alkoholkranker eine Wernicke-Enzephalopathie ausgelöst werden kann. Grundsätzlich sollte im Krankenhaus jeder Alkoholkranke mit Vitamin B_1 per os versorgt werden.

Die Behandlung des manifest Delirkranken sollte auf einer Intensivstation erfolgen, in ruhiger und gut beleuchteter Umgebung wegen der Angst und Desorientiertheit der Kranken. Die Benutzung von Fesseln zur Fünfpunkt- oder diagonalen Dreipunktfixierung bei unruhigen und tobenden Patienten sollte auf ein Minimum beschränkt werden, kann aber nicht immer vermieden werden. Grundsätzlich besteht bei jedem manifest deliranten Kranken Fremd- und Selbstgefährdung.

Auf eine ausreichende Flüssigkeits-, Elektrolyt- und Kalorienzufuhr ist zu achten, ebenso auf eine exakte Bilanzierung mit Plusbilanzen je nach Klinik zwischen 0,5 und 3 l/Tag, auf die prophylaktische Gabe von Magnesiumcitrat und eines Protonenpumpenhemmers, auf eine engmaschige Kontrolle der Laborparameter sowie auf die Prophylaxe und symptomatische Behandlung von Komplikationen wie Pneumonien.

Spezifische medikamentöse Therapie Die spezifische medikamentöse Therapie richtet sich nach dem Stadium des Alkoholdelirs:

- **Alkoholentzug** ohne vegetative oder psychotische Symptomatik: Klinische Beobachtung. Bei Kranken mit vorausgegangenen Delirien Behandlung wie beim unvollständigen Delir.
- **Unvollständiges Delir** mit flüchtigen Wahnwahrnehmungen oder vegetativen Erscheinungen: Stationäre Behandlung, medikamentöse Therapie mit Clomethiazol-Kapseln (4×2 Kapseln à 192 mg/Tag (Kontraindikationen beachten!) oder Benzodiazepinen (z. B. 4- bis 6-mal 10 mg Diazepam oder Chlordiazepoxid per os). Bei milden Verläufen ist unretardiertes Carbamazepin ausreichend in der folgenden Dosierung: Tag 1 und 2: 4×200 mg, Tag 3 und 4: 3×200 mg, Tag 5 und 6: 2×200 mg.
- Beim **voll ausgebildeten Delir** mit Agitiertheit, affektiven Störungen, vegetativer Entgleisung und produktiv psychotischer Symptomatik erfolgt die Behandlung auf der Intensivstation.

Behandlung auf der Intensivstation Kombination einer GABAergen Substanz (z. B. Clomethiazol 4–8×2 Kapseln oder Diazepam 6×10 mg p.o.) mit einem Neuroleptikum (Haloperidol 3–6×5–10 mg p.o.). Wegen des hohen Suchtpotenzials sollten Clomethiazol als auch Benzodiazepine noch unter stationären Bedingung ausgeschlichen werden. Eine Neuroleptika-Monotherapie ist wegen der Provokation von Anfällen und einer Verschlechterung der Prognose kontraindiziert.

Alkohol ist in diesem Stadium nicht mehr wirksam und ebenso kontraindiziert. Die Akutbehandlung des unkomplizierten vollständigen Delirs dauert 7–10 Tage, Entlassungen vor der vollständigen Normalisierung bergen die Gefahr des Wiederaufflackerns.

Bei schweren Delirverläufen mit bedrohlicher vegetativer Entgleisung, Bewusstseinsstörungen und vitalen Komplikationen ist die Betreuung auf der Intensivstation zwingend. Die Medikation wird parenteral verabreicht und umfasst Benzodiazepine, z. B.120–240 mg Diazepam i. v. pro 24 h plus Haloperidol über die Sonde, eventuell i.m. oder i.v. 3–6×5 mg, in Ausnahmen bis 6×10 mg pro Tag, fakultativ zusätzlich Clonidin, initial 5–30 μg/h über den Perfusor. Die intravenöse Gabe von Haloperidol ist wegen des Risikos der QT-Zeit-Verlängerung mit Torsade de pointes nur auf der Intensivstation unter kontinuierlichem EKG-Monitoring möglich.

Prognose Unbehandelt ist das Alkoholdelir in 10–20% tödlich, unter adäquater Therapie liegt die Letalität selbst bei schwersten Verläufen unter 2%. Nur etwa 20% der Betroffenen bleiben nach dem Delir abstinent. Hierfür sind die Amnesie und möglicherweise zu verbessernde psychosoziale Maßnahmen verantwortlich zu machen. Eine Entwöhnung vom Alkohol ist in jedem Fall anzustreben.

30.2.4 Alkoholhalluzinose

Die Alkoholhalluzinose ist eine seltene, pathogenetisch ungeklärte Psychose bei Alkoholkranken. Sie manifestiert sich mit isolierten akustischen, seltener visuell-szenischen Halluzinationen. Die Alkoholhalluzinose bietet somit Einzelsymptome des Alkoholdelirs, unterscheidet sich allerdings in ihrer Ausprägung und im Fehlen der vegetativen Symptomatik vom Delir. Sie tritt meist Wochen nach Trinkexzessen auf, dauert Tage bis wenige Monate an und ist unter Alkoholabstinenz in der Regel reversibel. Rezidive kommen bei Wiederaufnahme des Trinkens vor. Therapie der Wahl sind in der Akutphase hochpotente Neuroleptika wie Haloperidol in Kombination mit Anxiolytika.

30.3 Akute Hirnerkrankungen mit Bezug zum Alkoholismus

Die in diesem Abschnitt dargestellten Hirnerkrankungen sind akut, schwerwiegend und von großer klinischer Bedeutung. Sie treten gehäuft, jedoch nicht ausschließlich bei Alkoholkranken auf. Ihre Pathogenese ist heterogen, aber dem chronischen Alkoholgebrauch ist die entscheidende Mitverursachung zuzuschreiben, meist im Rahmen von begleitender Fehlernährung und alkoholbedingten Stoffwechselstörungen.

30.3.1 Wernicke-Enzephalopathie und Korsakow-Syndrom

Die Wernicke-Enzephalopathie ist mit 3% der Erkrankungen, die durch den Alkohol bedingt oder mitbedingt sind, eher selten. Ihre klinische Bedeutung ergibt sich aus den guten prophylaktischen und therapeutischen Möglichkeiten und der sehr ungünstigen Prognose unbehandelter Verläufe.

Pathogenese Der Wernicke-Enzephalopathie liegt ein **Thiamin-Mangel** (Vitamin B_1) zugrunde, der bei Alkoholikern auf die häufige Fehlernährung zurückgeht. Viele Alkoholkranke regeln ihren Kalorienbedarf allein durch den Alkohol. Andere Mangelzustände mit einem Missverhältnis von Vitamin.B_1- und Glukosezufuhr können allerdings ebenso das Krankheitsbild der Wernicke-Enzephalopathie auslösen.

Das Fehlen des essenziellen Koenzyms Vitamin B_1 führt über eine Störung des oxidativen Glukoseabbaus zu Laktatbildung und zu Zellnekrosen. Deshalb kann die orale oder parenterale Gabe von Glukose (oft reicht eine kohlenhydratreiche Mahlzeit) einen Vitamin-B_1-Mangel zur Dekompensation bringen und eine Wernicke-Enzephalopathie auslösen. Die pathologisch anatomischen Veränderungen bestehen in der spongiösen Auflockerung, in Gewebsuntergang und Kapillarvermehrung um den 4. Ventrikel und den Aquädukt, der Corpora mamillaria, im Thalamus, den hinteren vier Hügeln und den dorsalen Vagus- und Okulomotoriuskernen. Unbehandelt ist die Wernicke-Enzephalopathie tödlich, bei frühem Behandlungsbeginn kann die Letalität auf 10–20% reduziert werden.

Symptome Die Wernicke-Enzephalopathie entwickelt sich oft aus einem Alkoholdelir. Das Vollbild ist geprägt von der Trias okulomotorische Störungen, zerebelläres Syndrom, mnestische und Bewusstseinsstörungen. Unter den **okulomotorischen Störungen** sind ein horizontaler, gelegentlich vertikaler Blickrichtungsnystagmus, ein- oder beidseitige Paresen des Musculus rectus lateralis, eine internnukleäre Ophthalmoplegie am häufigsten, hinzu können Pupillenstörungen kommen. Das **zerebelläre Syndrom** manifestiert sich in Rumpf-, Gang- und Standataxie mit breitbeinig unsicherem Gang – soweit überhaupt noch möglich – und dysmetrischem Finger-Nase- und, stärker ausgeprägt, Knie-Hacken-Versuch. Die **psychischen Ausfälle** bestehen in Verwirrtheit und Gedächtnisstörungen, bei schweren Verläufen in einem Koma. In dieser Ausprägung sind autonome Regulationsstörungen mit Hypothermie und Hypotension häufig. Monosymptomatische Verläufe mit ausschließlich psychischen Ausfällen kommen vor, deshalb muss bei jeder unklaren Bewusstseinsstörung eines Alkoholkranken an die Wernicke-Enzephalopathie gedacht werden.

Diagnostik Die Diagnose der Wernicke-Enzephalopathie wird klinisch gestellt, kernspintomographisch in T2 hyperintense, in T1 Gadolinium-aufnehmende Bezirke um den Aquädukt, den 4. Ventrikel und der Corpora mamillaria (■ Abb. 30.2) stützen die Diagnose.

Differenzialdiagnose Die Differenzialdiagnose umfasst Erkrankungen des Hirnstamms und der Basalganglien, insbesondere die A.-basilaris-Thrombose, die zentrale pontine Myelinolyse und das Miller-Fisher-Syndrom, eine besondere Verlaufsform der akuten Polyneuritis.

Therapie Die Therapie der Wahl ist die parenterale Gabe von Vitamin B_1, Vitamin-B-Komplex und Magnesium. Die Literaturangaben sind sehr uneinheitlich. Wir geben beim dringenden Verdacht bewusst sehr hohe Dosen mit initial 100 mg B_1 langsam (!) i.v., danach 1.000 i.v. über die nächsten 12 h, anschließend für eine Woche 200 mg pro Tag als Kurzinfusion und für die nächsten Wochen 100 mg oral (die sehr seltene, dosisunabhängige anaphylaktische Reaktion auf parenterales Vitamin B_1 dürfte in Anbetracht der Gefährlichkeit der Erkrankung von untergeordneter Bedeutung sein).

Korsakowsyndrom

Das mit dem Alkoholismus assoziierte **Korsakow-Syndrom** wird als die chronische Phase des Thiamin-Mangels aufge-

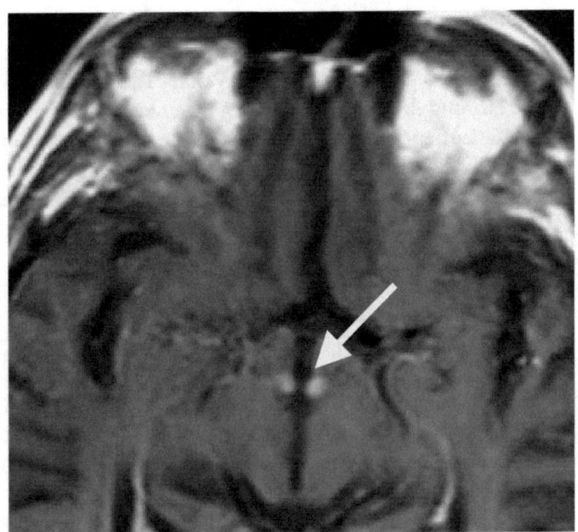

Abb. 30.2 Wernicke-Enzephalopathie. Bilaterale Signalhypertensität in Projektion auf die Corpora mamillaria (*Pfeil*) nach KM-Gabe. Im Nativ-MRT zeigen sich keine Blutungen

fasst. Für das Manifestwerden wird neben dem B_1-Mangel jedoch noch ein zusätzlicher genetischer Faktor angenommen. Typisch ist die **Klinik** mit Desorientiertheit, Sekundengedächtnis und Konfabulationen, die die Gedächtnislücken füllen. Dabei sind die übrigen intellektuellen Fähigkeiten weitgehend erhalten. Charakteristischerweise folgt das Korsakow-Syndrom der Wernicke-Enzephalopathie oder einem Alkoholdelir. Korsakow-Syndrome treten jedoch ebenso nach anderen organischen Hirnschäden auf wie Schädel-Hirn-Traumen, Subarachnoidealblutungen und Enzephalitiden. **Therapie** der Wahl ist die frühestmögliche parenterale Thiamin-Gabe. Freilich werden durchgreifende Besserungen nur bei rund einem Siebtel der Behandelten beschrieben.

30.3.2 Zentrale pontine Myelinolyse (CPM)

Pathogenese Die zentrale pontine Myelinolyse ist wie die Wernicke-Enzephalopathie eine schwere Erkrankung, die häufig bei Alkoholkranken vorkommt, nicht jedoch direkt durch den Alkohol selbst bedingt ist. Sie wird ebenso bei anderen Störungen wie Lebererkrankungen, Morbus Wilson und bösartigen Tumoren gesehen. Der entscheidende pathogenetische Faktor dürfte die beim Alkoholiker häufige **Hyponatriämie** (Mangelernährung, profuses Schwitzen im Delir) und ihr **zu rascher therapeutischer Ausgleich** sein. Eine kausale Therapie der abgelaufenen CPM ist nicht bekannt, vorbeugend ist die sehr vorsichte Kompensation einer Hyponatriämie, unabhängig von ihrer Ursache.

Symptome Klinisch manifestiert sich die CPM als Hirnstammsyndrom mit Augenmotilitätsstörungen und anderen Hirnnervensymptomen, tetra- und paraparetischen Syndromen und bei schweren Verläufen mit einem Locked-in-Syndrom. Bewusstseinsstörungen verschiedener Schwere, eine Bewusstlosigkeit kommen vor. Vor der Ära der bildgebenden Verfahren wurde die Krankheit für stets tödlich eingeschätzt. Heute kann sie mit CT und vor allem Kernspintomographie intravital diagnostiziert werden. Es ist belegt, dass leichte Verläufe folgenlos überlebt werden können.

Diagnostik Diagnostisch ist neben dem Nachweis der Hyponatriämie die Kernspintomographie mit T2- oder FLAIR-Hyperintensitäten vornehmlich im Pons wegweisend. In 10% kommen extrapontine Demyelinisierungen vor im Thalamus, dem Corpus callosum, der inneren Kapsel und dem Kleinhirn.

Differenzialdiagnose Die Differenzialdiagnose umfasst andere Hirnstammerkrankungen, insbesondere die A.-basilaris-Thrombose und den Morbus Wilson.

Therapie Die Therapie besteht in allgemein-intensivmedizinischen Maßnahmen einschließlich der Vitamin-B_1-Gabe (wegen der potenziell gleichzeitig bestehenden Wernicke-Enzephalopathie). Beim Ausgleich einer Hyponatriämie sollte der Anstieg des Serumnatrium 0,5 mmol/l/h nicht überschreiten, die Natriumgabe ist bei Serumnatriumwerten von 125–134 mmol/l abzubrechen.

30.3.3 Marchiafava-Bignami-Syndrom

Das Marchiafava-Bignami-Syndrom ist pathogenetisch ungeklärt, und es wird diskutiert, ob es sich um eine Sonderform der extrapontinen CPM handelt. Pathologisch-anatomisch ist eine Corpus-callosum-Degeneration mit Entmarkungen im vorderen Balkendrittel nachzuweisen. Betroffen sind vornehmlich Rotweintrinker des mittleren und höheren Lebensalters, die mit einer Demenz, einer organischen Wesensänderung, hirnorganischen Anfällen und spastischen sowie zerebellären Symptomen erkranken. Die Krankheit führt in der Regel innerhalb von Monaten zum Tode. Eine Therapie ist nicht bekannt.

30.4 Schäden des Nervensystems durch chronische Alkoholeinwirkung

Der chronische gesundheitsschädliche Alkoholgebrauch führt zu einer Vielzahl neurologischer Erkrankungen, die in unterschiedlicher Frequenz manifest werden. Gemeinsam ist ihnen, dass sowohl eine direkte Schädigung des Nervensystems durch den Alkohol und seine Metaboliten anzunehmen ist, als auch zusätzliche Faktoren wie Fehlernährung und Vitaminmangel.

30.4.1 Alkoholbedingte Polyneuropathie

Die Alkoholpolyneuropathie ist noch vor dem Alkoholdelir die häufigste Alkoholfolgeerkrankung. Der Alkohol ist mit 17% die häufigste Ursache aller Polyneuropathie-Syndrome.

Pathogenese Die Pathogenese der Alkoholpolyneuropathie ist nicht endgültig gesichert. Angeschuldigt wird eine direkte Wirkung des Alkohols und seiner Metaboliten am peripheren Nervensystem. Hinzu kommt die langjährige, mit dem Alkoholismus verbundene Mangelernährung, insbesondere die Unterversorgung mit B-Vitaminen und hier vor allem Vitamin B_1. Bei adäquat ernährten Alkoholikern wird eine Alkoholneuropathie nicht beobachtet.

Symptome Das klinische Bild ist geprägt durch ein Polyneuropathie-Syndrom mit atrophischen Paresen, symmetrischen Sensibilitätsstörungen aller Qualitäten, abgeschwächten oder erloschenen Reflexen und Ausfällen des autonomen Nervensystems mit beeinträchtigter Schweißsekretion, atrophischer und hyperpigmentierter Haut, Störungen der Speiseröhrenperistaltik und der Potenz. Regelmäßig sind die Extremitäten distal und stets die Beine betroffen. Im Frühstadium der Erkrankung fällt zunächst die allgemeine Volumenabnahme der Muskulatur auf, später kommt es zu Muskelkrämpfen und quälenden Missempfindungen (DD Alkoholmyopathie, s. u.) und heftigen lanzinierenden Schmerzen. Bei dieser Neuropathieform sind Nervendruckläsionen (z. B. die sog. Parkbanklähmung/»paralysie des amoureux«) häufig.

Diagnostik Im EMG findet sich entsprechend dem überwiegend axonalen Schädigungsmuster mit sekundärer Entmarkung Spontanaktivität in Form von Fibrillationen und positiven steilen Wellen, dem chronischen Verlauf entsprechend eine erhöhte Polyphasie-Rate, während die Nervenleitgeschwindigkeit nur leicht beeinträchtigt ist. Der Liquor bleibt normal oder zeigt eine leichte Eiweißvermehrung.

Therapie Die Behandlung der Alkoholneuropathie besteht in absoluter Alkoholkarenz, ausgewogener Ernährung mit ca. 3.000 Kilokalorien/Tag unter Substitution von Vitaminen: Thiamin (B_1) 25 mg, Niacin 100 mg, Riboflavin 10 mg, Pantothensäure 10 mg, Pyridoxin (B_6) 5 mg, Folsäure 5 mg/Tag. Zur Behandlung der Schmerzen eignen sich vor allem Antiepileptika wie Gabapentin oder Pregabalin sowie trizyklische Antidepressiva wie Amitriyplin. Thioctsäure 300–600 mg/Tag i.v. für zwei Wochen, dann oral, wirkt günstig. Die Prognose der Alkoholneuropathie ist bei absoluter Alkoholkarenz über die Jahre nicht ungünstig.

30.4.2 Lokalisierte sporadische Spätatrophie der Kleinhirnrinde

Die Spätatrophie der Kleinhirnrinde tritt zwischen dem 50. und 60. Lebensjahr auf, bei Männern zehnmal häufiger als bei Frauen und dürfte eine Beziehung zum Alkoholismus aufweisen, möglicherweise spielt ein Vitamin-B_1-Mangel zusätzlich eine Rolle. Klinisch entwickelt sich langsam eine Ataxie der Beine mit breitbeinigem und torkelnden Gang, später wird das Stehen unsicher. Weniger betroffen sind die Arme. Das Sprechen ist erst im späteren Verlauf leicht skandieren. Eine Störung der Augenfolgebewegungen kann hinzutreten. Der Verlauf erstreckt sich über ein bis zwei Jahrzehnte und kann bei Alkoholabstinenz eine günstige Wendung nehmen. Eine spezielle Therapie ist nicht bekannt, die Behandlung mit Vitamin B_1 wird empfohlen.

30.4.3 Hirnatrophie und Alkoholdemenz

Die Alkoholenzephalopathie und bei schweren Verläufen die Alkoholdemenz mit Gedächtnis- und Konzentrationsstörungen sowie Beeinträchtigung von Urteilsfähigkeit und sozialem Verhalten geht in der Regel mit einer gravierenden, im CT oder MRT nachweisbaren Hirnvolumenminderung einher. Die Hirnvolumenminderung ist gleichmäßig ausgeprägt, regelmäßig ist das Kleinhirn mit betroffen. Bei der Mehrzahl der Patienten besteht neben dem Alkoholismus ein schwerer Ernährungsmangel. Bei Alkoholkarenz, ausreichender Ernährung und Vitaminzufuhr ist eine geringe Besserung klinisch und der Veränderungen im CT und MRT möglich.

30.5 Weitere Erkrankungen mit Bezug zum Alkohol

- Bei der Schädigung des Nervus opticus von Alkoholkranken (sog. **(Tabak-)Alkohol-Amblyopie**) handelt sich um eine Degeneration der zentralen Fasern des Nervus opticus (papillomakuläres Bündel) mit Verfall der Sehschärfe. Sie ist auf eine Vitamin-B_{12}-Resorptionsstörung bei Schleimhauterkrankung des oberen Dünndarms zurückzuführen und gehört pathogenetisch in den Formenkreis der funikulären Myelose. Dem Tabak kommt trotz der Bezeichnung der Tabak-Alkohol-Amblyopie keine pathogenetische Bedeutung zu.
- Von einer **Alkoholepilepsie** sprechen wir, wenn hirnorganische Anfälle unabhängig von Alkoholentzügen, ggf. erst nach Entwöhnung vom Alkoholismus, auftreten und eine schwere alkoholbedingte Hirnschädigung im Sinne einer Hirnatrophie besteht.
- Zwei Drittel der Alkoholkranken entwickeln eine in der Regel milde chronische alkoholische **Myopathie** mit schmerzloser Verschmächtigung und Schwäche der proximalen Muskulatur, die sich durch Alkoholkarenz bessert. Die **Alkoholmyopathie** geht meist mit einer Kardiomyopathie einher. Der Alkoholismus ist zudem der häufigste Auslöser der akuten **Rhabdomyolyse.**
- Bei chronischem und exzessiven Alkoholabusus der Mutter während der Schwangerschaft, besonders im ersten Trimenon, erleiden 30–50% der Nachkommen eine **Alkoholembryopathie**. Charakteristisch sind Minderwuchs, Mikrozephalie, Rückstand der geistigen Entwick-

lung, kraniofaziale Missbildungen mit Mikrozephalus, Epikanthus, Ptose und verkürztem Nasenrücken. Das Geburtsgewicht der Kinder ist signifikant niedriger als bei gesunden Nachkommen. Auch postnatal bleiben die Kinder etwa bis zum 7. Lebensjahr minderwüchsig und untergewichtig.

30.6 Entwöhnung

Die Unterbrechung der Alkoholzufuhr und die anhaltende Abstinenz sind über die beschriebenen medizinischen Maßnahmen hinaus die entscheidenden Voraussetzungen für eine Stabilisierung, Besserung oder Heilung der alkoholbedingten Erkrankungen. Nach der Entgiftung, die im Rahmen der stationären Behandlung einer Alkoholfolgeerkrankung in der Regel bereits erfolgt ist, ansonsten stationär empfohlen wird, ist eine langfristige Entwöhnungstherapie bevorzugt stationär oder teilstationär anzustreben. Bei sicher zur Abstinenz bereiten Kranken ist der Einsatz einer Anti-Craving-Substanz zu erwägen. Als wirksam erwiesen sind das GABA-Analogon Acamprosat (Campral), die Antagonisten endogener Opioide Naltrexon (z. B. Nemexin) und seit 2013 Nalmefen (Selincro) sowie die Gammahydroxybuttersäure.

In Kürze

Alkoholassoziierte Psychosen

Akute Alkoholintoxikation. Symptome: I. Stadium oder euphorisches Stadium: 0,5–1‰ Blutalkohol, bei Kindern entstehen durch Hypoglykämie schwerste bis tödliche Verläufe. **II. Stadium** oder Erregungsstadium: 1–2‰ Blutalkohol, Denkstörungen, Enthemmung, Aggressivität, Doppelbilder, Gangstörungen, Minderung der Schmerzempfindung. **III. Stadium** oder narkotisches Stadium: 2–3‰, Bewusstseinstrübung, Bewegungsarmut. **IV. Stadium** oder asphyktisches Stadium: 4–6‰ Blutalkohol, Bewusstlosigkeit, akute Lebensgefahr durch erloschene Schutzreflexe, Atem-, Herz- und Kreislaufversagen. **Therapie:** Verlaufsbeobachtung, Behandlung auf Intensivstation bei III. und IV. Stadium.

Pathologischer Rausch. Verminderte Alkoholtoleranz bei Hirnerkrankungen, körperlicher und seelischer Erschöpfung, schweren Allgemeinerkrankungen. **Symptome:** Abrupt einsetzende, schwere Intoxikationssymptome, psychomotorische Erregung, Amnesie. **Therapie:** Wegen der kurzen Dauer oft weder erforderlich noch möglich.

Alkoholdelir (Delirium tremens). Folge eines unbeabsichtigten oder beabsichtigten Entzuges nach monate- oder jahrelanger Zufuhr von ≤120 g/Tag reinem Alkohol. **Symptome:** Vigilanzstörung, Desorientiertheit, psychomotorische Unruhe mit meist ängstlicher Erregung, illusionäre Verkennung von Gegenständen und Halluzinationen. **Diagnostik:** Röntgen, Labor, MRT. **Therapie:** Antidelirante Medikation, ausreichende Flüssigkeitszufuhr, dauerhafte Entwöhnung. **Differenzialdiagnose:** Medikamentenentzugsdelir, pharmakogene und toxische Psychosen, Manie, Demenz, posttraumatische und epileptische Durchgangssyndrome, Enzephalopathien.

Alkoholhalluzinose. Nach jahrelangem, schwerem Alkoholabusus akut einsetzende toxische Psychose. **Symptome:** Klares Wachbewusstsein, ängstliche Erregung, akustische Halluzinationen, keine Amnesie. **Therapie:** Medikamentöse Therapie, evtl. Einweisung in Psychiatrie.

Alkoholbedingte Polyneuropathie. Ernährungsstörung nach langjähriger, pathogenetisch entscheidender Mangelernährung, besonders Unterversorgung mit Vitamin B_1. **Symptome:** Atrophische Paresen, symmetrische Sensibilitätsstörungen, abgeschwächte oder erloschene Muskeleigenreflexe, Ausfälle des autonomen Nervensystems, atrophische und hyperpigmentierte Haut, Störungen der Speiseröhrenperistaltik, Potenzstörungen, frühe Verschmächtigung der Beinmuskulatur, Muskelkrämpfe. **Therapie:** Alkoholkarenz, kalorienreiche Ernährung, tägliche Substitution von Vitaminen, medikamentöse Schmerztherapie.

Akute Hirnerkrankungen mit Bezug zum Alkoholismus

Wernicke-Enzephalopathie. Folgeerscheinungen einer Unterversorgung mit Vitamin B_1. **Symptome:** Okulomotorische Störungen wie horizontaler Blickrichtungsnystagmus, Pupillenstörungen; zerebelläres Syndrom mit Rumpf-, Gang- und Standtaxie; psychische Störungen als Verwirrtheit, Gedächtnisstörungen, Bewusstlosigkeit, Koma. **Therapie:** Substitution von Vitamin B_1, medikamentöse Therapie. Differenzialdiagnose: A.-basilaris-Thrombose, zentrale pontine Myelinolyse, Miller-Fisher-Syndrom.

Korsakow-Psychose. Chronische Phase des Vitamin-B_1-Mangels. **Symptome:** Desorientiertheit, Sekundengedächtnis, Konfabulationen zum Füllen der Gedächtnislücken. **Therapie:** Substitution von Vitamin B_1.

Zentrale, pontine Myelinolyse (CPM). Symptome: Ausgeprägtes akutes Hirnstammsyndrom mit Augenmotilitätsstörungen, schweren para- und tetraparetischen Syndromen bis hin zum Locked-in Syndrom, Bewusstseinsstörungen bis Koma. **Therapie:** Intensivmedizinische Therapie, sehr langsame Korrektur der Hyponatriämie, Substitution von Vitamin B_1. **Differenzialdiagnose:** A.-basilaris-Thrombose, Wernicke-Enzephalopathie, Hirnstammenzephalitis.

Pathogenetisch ungeklärte Alkoholschäden am Nervensystem

Lokalisierte, sporadische Spätatrophie der Kleinhirnrinde. Setzt zwischen 50. und 60. Lebensjahr akut oder chronisch v. a. bei Männern ein. **Symptome:** Ataxie der Beine mit breitbeinigem, torkelndem Gang, Vorwärts-Rückwärts-Schwanken, skandierendes Sprechen. **Therapie:** Substitution von Vitamin B_1.

Hirnrindenatrophie und Alkoholdemenz. Hirnvolumenminderung im jüngeren und mittleren Lebensalter durch chronischen Alkoholismus. **Symptome:** Psychisch bedingte Verwahrlosung, Demenz, Ernährungsmangel. **Therapie:** Ausreichende Ernährung, Substitution von Vitaminen.

Andere alkoholassoziierte Krankheiten und Syndrome. Marchiafava-Bignami-Syndrom, alkoholbedingte Schädigung des N. opticus, Alkoholepilepsie, Alkoholmyopathie, Alkoholembryopathie.

Weiterführende Literatur

Awissi D, Lebrun G, Fagnan M et al. (2013) Alcohol, Nicotine, and iatrogenic withdrawals in the ICU. Crit Care Med 41: S57–S68

Chick J, Anton R, Checinski K, et al. (2000) A multicentre, randomized, double-blind, placebo-controlled trial of naltrexone in the treatment of alcohol dependence or abuse. Alcohol Alcohol 35:587–593

Ely EW, Gautam S, Margolin R, et al. (2001) The impact of delirium in the intensive care unit on hospital length of stay. Intensive Care Med 27:1892–1900

Finzen C, Kruse G (1980) Kombinationstherapie des Alkoholdelirs mit Haloperidol und Clomethiazol. Psychiat Prax 7: 50–56

Hell D, Six P (1977) Thiamin-, Riboflavin- und Pyridoxin-Versorgung bei chronischem Alkoholismus. Dtsch Med Wochenschr 102: 962–966

Inouye SK, Bogardus ST, Charpentier PA et al. (1999) A multicomponent intervention to prevent delirium in hospitalized older patients. New Engl J Med 340:669–676

Mann K, Günthner A (1999) Alkoholbedingte Störungen. In: Berger M (Hrsg.) Psychiatrie und Psychotherapie. Urban & Schwarzenberg, München Wien Baltimore, S. 351–367

Maschke M; Redaktionskomitee (2012) Alkoholdelir und Verwirrtheitszustände. In: Diener HC, Weimar C (Hrsg.) Leitlinien für Diagnostik und Therapie in der Neurologie, 5. Aufl. Thieme, Stuttgart New York

Pfister HW, Einhäupel KM, Brandt T (1985) Mild central pontine myelinolysis: a frequently undetected syndrome. Eur Arch Psychiatr Sci 235:134–139

Schuchardt V, Hacke W (2000) Klinik und Therapie alkoholassoziierter neurologischer Störungen. In: Seitz KH, Lieber CS, Simanowski UA (Hrsg.) Handbuch Alkohol, Alkoholismus, alkoholbedingte Organschäden. Barth, Heidelberg

Krankheiten des peripheren Nervensystems und der Muskulatur

Schädigungen der peripheren Nerven

Markus Weiler und Mirko Pham

W. Hacke (Hrsg.), *Neurologie*,
DOI 10.1007/978-3-662-46892-0_31,

Einleitung

Läsionen einzelner peripherer Nerven haben meist eine mechanische Ursache, vor allem Druck, Quetschung oder Zerrung des Nervs, die akut und einmalig oder chronisch bzw. wiederholt einwirkt. Seltener sind Stich- oder Schnittverletzungen und Zerreißungen von Nerven oder Wurzeln. Bei Luxationen und Frakturen sind die peripheren Nerven in doppelter Hinsicht gefährdet: Sie können bei dem Trauma primär lädiert werden oder aber es entwickelt sich im Abstand von Wochen, Monaten und selbst Jahren eine Spätlähmung, wenn der Nerv durch Kallusbildung, Narbenzug oder Beanspruchung in abnormer Lage sekundär geschädigt wird.
Die wichtigsten Ursachen sind Unfälle und chronische Zerrung oder Druckeinwirkung bei bestimmten Tätigkeiten. Die mechanische Schädigung wird nicht selten durch bestimmte Umstände begünstigt, so z. B. eine Drucklähmung im tiefen Koma, während einer Narkose oder bei chronischen Alkoholabusus. Eine Sondergruppe sind iatrogene Läsionen durch unsachgemäße Injektionen, bei Operationen (z. B. Osteosynthese), unachtsame Lagerung des Patienten und durch falsch angelegte Verbände, Gipsverbände und Schienen. Die Prognose der iatrogenen Monoparesen durch unsachgemäße Lagerung ist gut, weniger gut ist sie bei Injektion, Schienung oder schlecht sitzenden Gipsverbänden, zumal diese Lähmungen oft zu spät erkannt werden.

Zu den schwierigeren Aufgaben des Neurologen als Konsiliarius gehört es, bei bereits chirurgisch versorgten Traumapatienten zu überprüfen, ob periphere Nervenläsionen vorliegen. Oft sind die betreffenden Extremitäten eingegipst, in Extensionsverbänden gelagert oder durch externe Osteosynthese fixiert. Bei solchen Patienten kann es unmöglich sein, die Funktion bestimmter Nerven zu überprüfen. Die Kenntnis der Anatomie und Physiologie erlaubt es oft dennoch, anhand weniger noch untersuchbarer Funktionen eine Aussage über Schädigung oder Intaktheit einzelner Nerven zu machen. Große Auftritte hat der Neurologe wenn er beim bis auf den Daumen komplett eingegipsten Arm eine verlässliche Aussage über die Funktion der drei Handnerven Medianus, Radialis und Ulnaris machen kann. Er lässt den Patienten den gestreckten Daumen einmal rotieren. Gelingt dies, sind die drei Nerven intakt.

31.1 Vorbemerkungen

31.1.1 Schädigungsmechanismen peripherer Nerven

- **Kompressions- und Engpasssyndrome:** Prototypen der mechanisch verursachten Läsion einzelner peripherer Nerven sind die Engpasssyndrome. Die häufigsten Kompressionssyndrome sind: Das Karpaltunnelsyndrom (N. medianus), die Radialisparese am Oberarm (N. radialis), das Supinatorlogensyndrom (N. radialis), das Kubitaltunnel- bzw. Sulcus-ulnaris-Syndrom (N. ulnaris), das Syndrom der Loge de Guyon (N. ulnaris), die Meralgia paraesthetica (N. cutaneus femoris lateralis) und die Peronäusparese am Fibulakopf (N. peronaeus). Sie werden bei den einzelnen Nerven besprochen.
- **Traumatische Schäden:** Sportverletzungen mit Knochenbrüchen, Verkehrsunfälle, Schnittverletzungen und Schulterluxationen (Zerrung des N. axillaris, Plexusläsionen) haben häufig auch periphere Nervenläsionen zur Folge. In Kriegszeiten spielen Schuss- und Splitterverletzungen eine große Rolle.
- **Kombination von metabolischer und Druckschädigung:** Ein Kompressionssyndrom kann zusätzliche Schädigungsursachen haben, dann liegt eine kombinierte toxische und Druckschädigung vor. Ein scheinbar eindeutiges Karpaltunnelsyndrom kann bei diabetischer Stoffwechsellage auftreten, und elektroneurographisch findet man dann pathologische neurographische Messwerte in den großen Nerven aller Extremitäten. Diese Befunde können vorliegen, bevor der Diabetes mellitus bekannt ist. Eine Peronaeusdruckschädigung oder eine Radialislähmung kann erste Manifestation einer alkoholischen Polyneuropathie sein.
- **Iatrogene Nervenläsionen:** Hierzu zählen Spritzenläsionen, Nervenläsionen nach operativen Eingriffen (u. a. Ischiadikusparese nach Hüftendoprothese, Interkostalnervenläsion nach Nephrektomie. Trapeziuslähmung nach Lymphknotenbiopsie am Hals, Rekurrensparese nach Schilddrüsenoperation, Hypoglossus- oder Rekurrenslähmung nach Karotisdesobliteration) und intraoperative Lagerungs-(Druck-)Schäden der Nn. radialis-, peronaeus- oder cutaneus femoris lateralis.
- **Entzündlich-immunologische Nervenschädigung:** Befall peripherer Nerven bei bakterieller Entzündung (Lepra) oder bei autoimmunologischen Prozessen wie Vaskulitis oder Polyneuritis. Diese werden wie die **Polyneuropathien toxischer oder metabolischer Ursache** im Kapitel Polyneuropathien besprochen (▶ Kap. 32).
- **Genetisch bedingte Funktionsstörungen peripherer Nerven:** Hierzu zählen hereditäre Nervenläsionen wie die Charcot-Marie-Tooth-Erkrankungen.
- **Nerventumore:** Hierzu zählen Neurinome und Schwannome peripherer Nerven.
- **»Idiopathische« Nervenläsionen:** Häufigste Form ist die idiopathische Fazialisparese (▶ Abschn. 31.2). Aber auch andere Nerven können ohne erkennbare Ursache lädiert werden

31.1.2 Diagnostik der peripheren Nervenläsionen

Neurologische Funktionsprüfung In diesem Kapitel wird der Schwerpunkt auf die neurologische Funktionsprüfung der einzelnen Nerven gelegt. Mit gewissen anatomischen Grundkenntnissen kann man durch einige Übung bald die Fertigkeit erlangen, periphere Nervenläsionen präzise zu diagnostizieren. Die detaillierte Prüfung der Muskelkraft gibt dabei erfahrungsgemäß den größten Aufschluss. Zweckmäßigerweise geht man in drei Schritten vor. Zunächst verschafft man sich einen orientierenden Überblick, welcher Nerv bzw. welche Nervenwurzel überhaupt in Frage kommt. Dann wendet man sich dem »Hauptverdächtigen« zu und prüft von distal nach proximal seine einzelnen Muskelfunktionen. Schließlich untersucht man in analoger Weise die Muskeln topographisch benachbarter Nerven bzw. Nervenwurzeln. Der am weitesten proximal gelegene Muskel mit Schädigungszeichen engt die Suche nach dem Schädigungsort ein: Im Abgangsbereich seines Muskelastes aus dem Nervenstamm oder proximal davon ist die Läsion zu vermuten. Das Syndrom der peripheren Nerven- oder Nervenwurzelläsion umfasst darüber hinaus Störungen der somatischen Sensibilität und der vegetativen Innervation in charakteristischer nervaler oder radikulärer Anordnung (◻ Abb. 1.46) und eine Abschwächung der zugehörigen Reflexe (◻ Tab. 1.7). Eine topodiagnostische Herausforderung stellen faszikuläre Nervenläsionen dar (▶ Exkurs).

Elektrophysiologische Methoden Die sichere Beurteilung der Schwere einer peripheren Nervenschädigung ist jedoch nur mit Hilfe feinerer, elektrophysiologischer Methoden (**Elektromyographie, Elektroneurographie, evozierte Potenziale, galvanischer Hautreflex**; ▶ Kap. 3.2) möglich (▶ Exkurs: Läsionsarten). Ihre Anwendung gehört in die Hand des Neurologen, ihr Prinzip sollte aber auch dem praktizierenden Arzt bekannt sein. Die elektrophysiologische Diagnostik erlaubt auch eine Aussage über den Ort der Läsion. Die Kompressionssyndrome sind je nach Lokalisation durch Zunahme der distalen Latenzen, Amplitudenredutionen der Antwortpotenziale und/oder eine umschriebene Abnahmen der Nervenleitgeschwindigkeiten am Ort der Schädigung verlässlich zu dia-

Exkurs

Faszikuläre Nervenläsionen

Nervenfaszikel stellen bindegewebig zusammengefasste Nervenfaserbündel dar. Seit den frühen Arbeiten von Sunderland ist bekannt, dass es einen geflechtartigen Austausch von Nervenfasern zwischen Nervenfaserbündeln/Faszikeln gibt. Dieser Austausch nimmt von proximal nach distal entlang der Nervenfaserstämme ab. Aufgrund dieser Besonderheit in der anatomischen Zusammensetzung nahm man lange an, dass die Anordnung der Nervenfasern und Nervenfaszikel innerhalb eines Nervs dem Zufallsprinzip folgt und deren verschiedene Funktionen zufällig durchmischt werden. Erst später ergaben aufwändige Mikrodissektionen entlang distaler und proximaler Nervensegmente Belege dafür, dass die Nervenfasern und Nervenfaszikel innerhalb eines peripheren Nerven einer bestimmten Anordnung folgen. Nervenfasern und Nervenfaszikel sind in ihrer Querschnittsposition im Nerv gemäß ihrer Funktion geordnet, so dass z. B. die Nervenfasern bzw. Nervenfaszikel, die zu einem bestimmten Zielmuskel bzw. einer bestimmten Zielmuskelgruppe führen, bereits proximal einander benachbart verlaufen und im Querschnitt eng beieinander liegen.

Diese anatomische Grundordnung, die auch mit dem Begriff »**Somatotopie**« belegt ist, wurde für das Zentralnervensystem bereits frühzeitig anerkannt. Sie ist von erheblicher klinischer Bedeutung in Bezug auf die diagnostische Läsionslokalisation. Nervenläsionen im Ort korrekt zu bestimmen ist deshalb so wichtig, weil diese räumliche Information zu den Grundpfeilern der Klassifikation peripherer Neuropathien zählt. Die somatotope Faseranordnung im zentralen und peripheren Nervensystem hat zur Folge, dass umschriebene Schädigungen an bestimmten Faserpositionen zu einem Verlust anatomisch mitunter weit entfernter Zielfunktionen führen können. Beispielsweise kann die Läsion einzelner in ihrer Funktion identischer oder verwandter Faszikel an der proximalen Extremität zu einem umschriebenen Ausfall einzelner distaler Zielmuskeln führen. Dieser Sachverhalt kann zu erheblichen diagnostischen Schwierigkeiten führen, insbesondere bei spontanen, nichttraumatischen Neuropathien.

Traditionell werden faszikuläre Nervenläsionen bei der Klassifikation peripherer Neuropathien nicht berücksichtigt, nicht zuletzt weil sie durch elektrophysiologische Verfahren nicht oder nur sehr schwer objektivierbar sind. Zunehmend ist es technologisch jedoch möglich, diesen faszikulären Läsionstyp mittels bildgebender Verfahren wie der Magnetresonanz(MR)-Tomographie peripherer Nerven, der sog. **MR-Neurographie** (▶ Facharztbox) nachzuweisen. Am Beispiel des Nervus-interosseus-anterior-Syndroms konnte man hierdurch aufzeigen, dass faszikuläre Nervenläsionen nicht selten fälschlicherweise als distale Kompressionsneuropathien verkannt wurden: eine proximale selektive Faszikelläsion am Oberarm führt zur ausschließlichen Lähmung weit entfernter distaler Hand- und Unterarmmuskeln, da nur bestimmte Faser- bzw. Funktionsgruppen in ihrer somatotopen Querschnittsposition betroffen waren (◻ Abb. 31.1).

Die aus den neuen MR-bildgebenden Verfahren stammende, zunehmende Erkenntnis, dass faszikuläre Nervenläsionen den spontanen, nichttraumatischen Neuropathien (den sog. intrinsischen Neuropathien, die häufig eine entzündliche, immunologisch vermittelte Genese haben) zugrunde liegen können, hat erhebliche Auswirkungen auf das traditionelle Verständnis der klinischen Topodiagnostik. Überwiegend anhand bestimmter sensibler Kennfelder (z. B. der Dermatome) oder motorischer Funktionen (z. B. der Kennmuskeln) versucht man dem traditionellen Verständnis nach einen Zusammenhang zwischen Funktionsstörung und Schädigungsort herzustellen. Sind z. B. Kennfunktionen eines Spinalnervs betroffen, wird eine Nervenwurzelläsion, bei Ausfall aller Kennfunktionen eines peripheren Nervs eine proximale Nervenstammfunktion und bei Ausfall einzelner distaler Kennfunktionen eines peripheren Nerven eine distale Nervenläsion vermutet.

Nicht selten kommt es im Rahmen einer peripheren Nervenerkrankung zum partiellen Ausfall bestimmter Funktionen im Versorgungsgebiet mehrerer Nerven und/oder Nervenwurzeln. Dann wird üblicherweise der Läsionsort nicht selten im Plexus cervicobrachialis oder lumbosacralis vermutet – eine plausible Interpretation der klinischen Befunde, da (Teil-)Läsionen der Plexus diese Vielgestaltigkeit der klinischen Ausfälle mit relativ hoher Wahrscheinlichkeit erklären kann. Im traditionellen Lokalisationsverständnis aber blieb bislang unberücksichtigt, dass auch eine Kombination aus faszikulären bzw. partiellen Läsionen verschiedener Extremitätennerven ebenfalls ein derart »buntes« klinisches Befundmuster erzeugen kann.

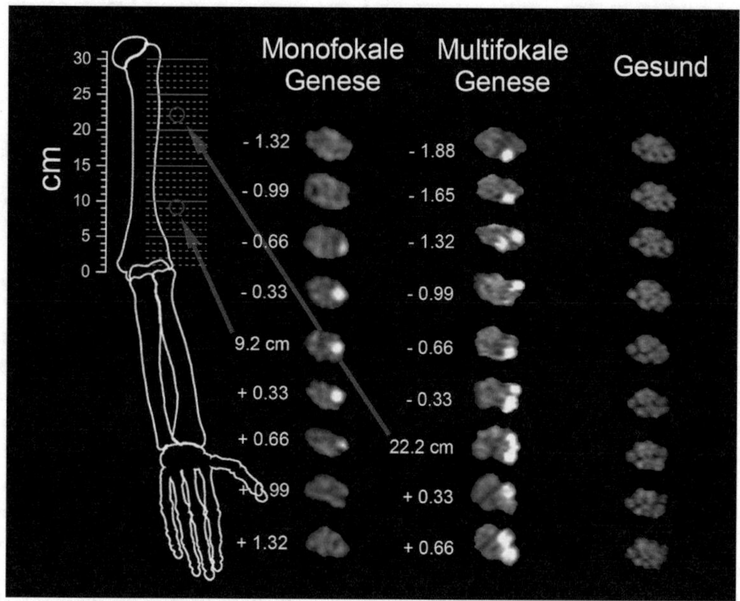

Abb. 31.1 Das Interosseus-anterior-Syndrom als Beispiel für (mono- oder multifokale) faszikuläre periphere Nervenläsionen (hier: Hauptstamm des N. medianus am Oberarm). Mono- und multifokale Genese eines Interosseus-anterior-Syndroms. Die Ursache des Interosseus-anterior-Syndroms kann monofokaler Genese sein. In diesem Fall kann eine chirurgisch behandelbare Situation vorliegen wie im seltenen Fall einer faszikulären Torsionsneuropathie). In der überwiegenden Zahl der Fälle liegt jedoch eine multifokale Genese vor, wie MR-neurographisch belegt werden kann (diese Abbildung). In der linken Spalte ist zunächst ein Fall mit monofokaler faszikulärer Läsion im Hauptstamm des N. medianus gezeigt – die hyperintensen Nervenfaszikel, die nur einzelnen motorischen Faszikeln des N. medianus am Oberarm entsprechen, sind deutlich erkennbar. Deren Position ist an einem knöchernen Schema des Arms referenziert (ganz links) und liegt in der Oberarmetage, also nicht am Unterarm, wie nach traditionellem topodiagostischem Verständnis lange vermutet. In der mittleren Spalte ist ein Fall mit multifokaler Genese des Interosseus-anterior-Syndroms gezeigt. Punktförmige Faszikelläsionen wechseln sich im Längs- und Querschnitt ab. Dieses Läsionsverteilungsmuster ist typisch für entzündlich bedingte, multifokale und somit nicht kausal chirurgisch behandelbare Neuropathien. In der rechten Spalte ist zum Vergleich der Befund einer gesunden Kontrollperson dargestellt. (Adaptiert nach Pham 2014)

Exkurs

Läsionsarten

Elektrophysiologisch unterscheiden wir folgende Läsionsarten:

- **Primäre Markscheidenläsion (Neurapraxie):** Keine Kontinuitätsunterbrechung der Axone. Ursachen sind z. B. Prellung, Druck, Ödem, Hämatom, Entzündung. Charakteristikum ist die umschriebene Herabsetzung der Nervenleitgeschwindigkeit bis zum Leitungsblock (komplett oder partiell). Die periphere Erregbarkeit ist erhalten. Es finden sich keine Denervierungszeichen und keine neurogen umgebauten Potenziale motorischer Einheiten (PmE), aber eine deutliche neurogene Lichtung des Interferenzmusters.
- **Axonale Läsion (Axonotmesis):** Ursache ist vor allem eine akute Quetschung des Nervs. Dabei erfolgt keine Kontinuitätsunterbrechung der Nervenhüllen, wodurch die Regeneration begünstigt wird. Bei axonaler Läsion kommt es zur Wallerschen Degeneration mit allmählicher Abnahme der elektrischen Erregbarkeit distal der Läsion bis hin zur Unerregbarkeit. Denervierungszeichen treten nach 10–21 Tagen auf. Mögliche Regeneration mit neurogen umgebauten, verlängerten, polyphasischen PmE (»älterer« neurogener Umbau) bis hin zur Vergrößerung vital gebliebener motorischer Einheiten mit erhöhten PmE-Amplituden nach abgeschlossenem (»alten«) neurogenen Umbau.
- **Kontinuitätsunterbrechung von Axonen und Markscheiden (Neurotmesis):** Beispiel: Schnittverletzungen. Bei kompletter Kontinuitätsunterbrechung gleicht der Ablauf initial dem der axonalen Läsion. Die Kontinuitätsunterbrechung der Nervenhüllen erschwert die Regeneration. Deshalb frühzeitige chirurgische Adaptation der Nervenenden. Als Axonotmese bezeichnet man den Sonderfall der Kontinuitätsunterbrechung der Axone bei kontinuitätserhaltener Markscheide. In diesen Fällen ist trotzdem eine Revision angezeigt.
- **Mischtypen:** Neben diesen reinen Formen finden sich eine Reihe von Mischtypen, bei denen es neben einer ausgeprägten Markscheidenläsion auch zur partiellen, axonalen Läsion kommt oder bei denen innerhalb eines Nervenbündels in einigen Anteilen mehr axonale, in anderen Anteilen mehr Markscheidenläsionen gefunden werden. Ein Beispiel dafür sind die Spritzenlähmungen. Wichtig ist, dass bei einer axonalen Schädigung die periphere Erregbarkeit

immer verändert ist. Die motorischen und sensiblen Antwortpotenziale (MSAP und SNAP) nehmen in ihrer Amplitude ab. Als Extrem ist keine periphere Erregbarkeit mehr nachweisbar.

Dies spielt eine wesentliche Rolle bei der Differenzierung von **Plexus-** und **Nervenwurzelläsionen:** Bei den Letzteren kann die Läsion proximal des Spinalganglions, also supraganglionär, liegen. Die sensiblen, peripheren Fasern bleiben dann erregbar, und sensible Nervenaktionspotenziale sind nachweisbar, während die Sensibilität klinisch beeinträchtigt ist.

Prognostische Bedeutung. Frühes Auftreten und rasche Zunahme von Denervierungspotenzialen sowie Zeichen der kompletten Kontinuitätsunterbrechung, namentlich bei Plexusläsion, aber auch bei Nervenschädigungen nach Frakturen oder nach Injektionen, indizieren eine operative Revision. Bleiben die elektrischen Veränderungen überwiegend auf die Abnahme der Leitungsgeschwindigkeit beschränkt, ist die Prognose gut.

gnostizieren. Die Elektrodiagnostik erlaubt darüber hinaus die Unterscheidung zwischen Markscheiden- und axonaler Läsion. Prognostisch günstige Reinnervationsvorgänge werden im EMG wesentlich früher als durch die klinische Beobachtung erfasst.

Bildgebende Diagnostik Die **Magnetresonanztomographie** (MRT) diente früher in der Diagnostik peripherer Nervenläsionen vor allem zum Nachweis bzw. Ausschluss raumfordender ursächlicher Läsionen. Ganz überwiegend sind spontan auftretende periphere Neuropathien aber nicht die Folge von Druckläsionen durch eine Raumforderung. Der direkte visualisierende Läsionsnachweis in der großen Gruppe der spontanen, intrinsischen Neuropathien ist erst mit der MR-Neurographie möglich geworden und stellt einen wichtigen Fortschritt in der Diagnostik peripherer Neuropathien dar (▶ Facharztbox: MR-Neurographie). Speziell bei unklarer Läsionslage und -ursache erbringt die MRT der peripheren Nerven wichtige Informationen, nicht nur bei Hirnnervenläsionen, sondern auch bei Plexus- und peripheren Nervenläsionen.

Auch die **hochauflösende Ultraschalldiagnostik** erlaubt in den Händen eines erfahrenen Untersuchers eine gute strukturelle Darstellbarkeit selbst feiner Nervenäste und liefert in

Facharztbox

MR-Neurographie

Für das periphere Nervensystem optimierte Untersuchungsprotokolle der MRT werden unter dem Begriff der MR-Neurographie zusammengefasst. Unter Verwendung geeigneter Empfangsspulen und bei möglichst hoher klinischer Magnetfeldstärke (3 Tesla) können periphere Nerven über längere Strecken und mit hoher räumlicher und struktureller Auflösung in einem Untersuchungsgang dargestellt werden. Die Auflösung der Nervenstrukturen ist mittlerweile soweit fortgeschritten, dass selbst Läsionen einzelner Nervenfaszikel, der ersten funktionell-anatomischen Untereinheit peripherer Nerven, sehr genau erfasst werden können.
Der konkrete klinische Nutzen ergibt sich zur Zeit insbesondere aus der hohen Genauigkeit in der Läsionslokalisation, die in speziellen Fällen durch die Befunde der körperlichen Untersuchung und der elektrophysiologischen Funktionsdiagnostik allein nicht ausreichend präzise erfolgen kann. Der Läsionskontrast in der MR-Neurographie ist stark und geht in vielen Situationen mit einer hohen diagnostischen Genauigkeit einher. Beispielsweise kann der Ort einer Nervenkompression sehr genau nachgewiesen werden. Auch entzündliche Nervenläsionen, die oft ein nicht-fokales, d. h. disseminiertes oder multifokales Ausbreitungsmuster haben, können mit der MR-Neurographie sehr genau dargestellt werden.
Das wichtigste diagnostische Kriterium für eine relevante Nervenläsion stellt die **Signalerhöhung** von Nervenfaszikeln in **T2- oder protonendichtegewichteten Sequenzen** dar (hyperintense Nervenfaszikelläsion). Der MR-tomographische T2- oder protonendichtegewichtete Kontrast kann mikrostrukturelle Veränderungen der Extrazellulärmatrix und insbesondere eine Erhöhung extrazellulärer, freier Wasserstoffionen nachweisen. Derartige Veränderungen bilden frühe pathomorphologische und mikrostrukturelle Veränderungen ab wie beispielsweise extrazelluläres Ödem. Über die Verbesserung der Lokalisationsdiagnostik hinaus kann die MR-Neurographie bereits Aussagen über die strukturelle Intaktheit von Nervenfasern treffen mit der erweiterten Methode der **Diffusions-Tensor-MR-Neurographie** (DTI-MR-Neurographie). Auch die quantitative Messung der Nervendurchblutung mit hochauflösenden Perfusionsmethoden nach Kontrastmittelgabe ist bereits möglich.
Indikationen. Eine **MR-Neurographie ist** sinnvoll
- zur exakten örtlichen Auflösung elektrophysiologisch nur schwer zugänglicher, in der Regel proximaler Nervensegmente, v. a. am Oberarm und Oberschenkel, sowie bei rein sensiblen bzw. sensibel betonten Läsionen,
- zur bildmorphologischen Darstellung der Ursache/Art einer peripheren Nervenläsion, z. B. Inflammation, raumfordernder Prozess u. a. m.,
- zur Identifizierung faszikulärer Nervenläsionen,
- zur Abklärung bildmorphologischer Korrelate elektrophysiologisch nicht nachweisbarer bzw. fraglicher Leitungsblöcke, z. B. bei Verdacht auf eine multifokale motorische Neuropathie (MMN),
- für Hinweise auf ein subklinisches (ggf. »sub-elektrophysiologisches«) multifokales Befallsmuster, wenn klinisch (und elektrophysiologisch) beispielsweise lediglich eine Mononeuropathie besteht, z. B. im Frühstadium einer multifokalen Neuropathie,
- zum Ausschluss bildmorphologischer Auffälligkeiten bei oligosymptomatischem Beschwerdebild, elektrophysiologisch unauffälligem bzw. wenig schlüssigem Befund und/oder bei Verdacht auf eine nicht organisch bedingte (»funktionelle«) Störung und
- zum präoperativen Imaging.

vielen Fällen wertvolle zusätzliche Informationen zur klinischen und elektrophysiologischen Diagnostik. Im Vergleich zur MR-Neurographie bietet sie den Vorteil, Nerven unter biomechanischer Belastung und bei Bewegungsabläufen einfacher zu untersuchen und somit beispielsweise Engpasssyndrome darzustellen, die nur in Funktion auftreten. Der Läsionskontrast der sonographischen Verfahren ist allerdings dem der MR-Neurographie unterlegen. Die Ultraschalldiagnostik wiederum kann mithilfe mobiler Geräte durchgeführt werden und ist in der klinischen Praxis oftmals kurzfristiger verfügbar.

31.2 Hirnnervenläsionen

Wir behandeln zunächst einige wichtige Hirnnervenlähmungen, die an anderer Stelle noch nicht besprochen wurden. Läsionen des N. olfactorius (Hirnnerv I) sind bei den traumatischen Läsionen erwähnt, die Optikusläsionen (Hirnnerv II) sind an verschiedenen Stellen des Buches, die Trigeminusläsionen (Hirnnerv V) bei den Neuralgien und die Läsionen des VIII. Hirnnerven bei Schwindelkrankheiten und dem Akustikusneurinom abgehandelt.

31.2.1 N. oculomotorius (Hirnnerv III)

Der **N. oculomotorius** versorgt mit somatischen Fasern die Mm. levator palpebrae superioris, rectus superior, rectus inferior, rectus medialis und obliquus inferior. Mit parasympathischen Fasern innerviert er den M. ciliaris, dessen Kontraktion bei Akkommodation die Linse erschlaffen lässt, und den M. sphincter pupillae.

Wir unterscheiden die:

- **Komplette** (äußere und innere) **Okulomotoriuslähmung:** Es besteht eine Ptose, der Bulbus ist nach außen und etwas nach unten abgewichen, da nur noch die Funktionen des N. abducens (Abduktion) und des N. trochlearis (Senkung und Abduktion) erhalten sind. Die Pupille ist mydriatisch und lichtstarr, die Akkommodation der Linse ist aufgehoben. Bei kompletter Okulomotoriuslähmung sieht der Patient wegen der Ptose **keine** Doppelbilder, denn das Auge ist geschlossen. Öffnet man das Auge, dann sieht der Patient schräg stehende Doppelbilder, deren Abstand sich beim Versuch nach oben und innen zu blicken verstärkt. Für die komplette Okulomotoriuslähmung findet man oft eine periphere Ursache, wie z. B. ein basales Aneurysma (▶ Kap. 9.6), ein Trauma (▶ Kap. 27), eine basale Meningitis (▶ Kap. 18) oder ein Neoplasma der Schädelbasis. Kommt die Lähmung durch Läsion im Kerngebiet zustande sind immer auch andere Mittelhirnsymptome vorhanden.
- **Äußere Okulomotoriuslähmung** (Ophthalmoplegia externa): Dabei ist die autonome Innervation der Pupille und des Ziliarmuskels erhalten. Diese Lähmung ist selten. Sie beruht meist auf einer Läsion im Kerngebiet des Nervs, da bei peripherer Schädigung die empfindlicheren autonomen Fasern fast immer früher als die somatischen ausfallen. Häufig sind nur einzelne äußere Augenmuskeln betroffen, z. B. der M. rectus superior.
- **Ophthalmoplegia interna:** Nur die autonomen Fasern sind gelähmt, die Beweglichkeit des Bulbus ist erhalten. Die Pupille ist weit und lichtstarr, reagiert aber prompt auf Miotika. Da meist auch die Akkommodation gelähmt ist, kann der Patient in der Nähe nicht scharf sehen. Die Ophthalmoplegia interna kommt fast immer durch Schädigung im peripheren Verlauf des Nervs zustande.

Ursachen Eine häufige Ursache ist die Druckschädigung des Nervs durch den Gyrus hippocampi, wie sie bei Hirndruck mit Einklemmung des Temporallappens im Tentoriumschlitz vorkommt. Einseitige Pupillenerweiterung ist ein wichtiges Symptom eines raumfordernden epiduralen oder subduralen Hämatoms (▶ Kap. 27), einer Hirnblutung (▶ Kap. 6), eines großen, einklemmenden Hirntumors (▶ Kap. 11) und des raumfordernden Mediainfarkts (▶ Kap. 5). Andere Ursachen sind basale Aneurysmen der A. communicans posterior, basale Meningitis, Schädelbasisfraktur, das sackförmige, »ophthalmoplegische« Aneurysma (▶ Kap. 8), und das Tolosa-Hunt-Syndrom (▶ Kap. 9.6).

Die Unfähigkeit, beide Augen zu öffnen, ist entweder psychogen, durch Blepharospasmus (▶ Kap. 24.4) bedingt oder beruht auf einer Läsion im Mittelhirn, z. B. nach Basilarisspitzenembolie, die dann zu einer typischen, mitt-mesenzephalen MR-Läsion führt. Pathognomonisch für die Basilarisspitzenembolie sind dazu die bilateralen Läsionen im dorsalen Thalamus und die Beteiligung des Posteriorstromgebiets.

Ganz selten kann bei der Basilarisembolie auch eine bilaterale, nicht reagible Pupillenerweiterung durch bilaterale Läsion der parasympathischen Okulomotoriusanteile entstehen.

31.2.2 N. trochlearis (Hirnnerv IV)

Der Kern des **N. trochlearis** liegt in der Mittelhirnhaube. Er verlässt den Hirnstamm **dorsal** und umrundet den Hirnstamm. Er verläuft dann wie die Nn. oculomotorius und abducens in der Wand des Sinus cavernosus zur Fissura orbitalis superior. Er versorgt den M. obliquus superior.

Symptome Bei Lähmung des N. trochlearis kommt es nur zu einer geringen Fehlstellung des Auges: Durch Fortfall der Senkerfunktion des Muskels steht der betroffene Bulbus in Primärposition eine Spur höher als der gesunde. Der Patient neigt den Kopf zur gesunden Seite, um die ausgefallene Funktion des Muskels auszugleichen. Es bestehen schräg stehende Doppelbilder, die beim Blick nach unten zunehmen (z. B. beim Hinabgehen einer Treppe). Beim Adduzieren des Auges nimmt der vertikale Abstand der Doppelbilder zu, weil der Muskel in dieser Position ein vorwiegender Bulbussenker ist. Beim Abduzieren nimmt die Schrägstellung zu, weil der Muskel jetzt ein vorwiegender Einwärtsroller ist, während der Vertikalabstand abnimmt. Charakteristisch ist auch das **Zeichen von Bielschowski:** wenn der Patient den Kopf zur Seite des gelähmten Muskels neigt und mit dem gesunden Auge fixiert, weicht das kranke Auge nach oben innen ab, weil der paretische M. obliquus superior ein Senker und Auswärtswender ist (◻ Abb. 1.9).

Ursachen Die isolierte Trochlearislähmung ist selten. Trauma, besonders des Orbitadaches, ist die häufigste Ursache. Daneben kommen Diabetes mellitus und basale Tumoren in Frage.

31.2.3 N. abducens (Hirnnerv VI)

Der Kern des **N. abducens** liegt in der Brücke, in der Nähe des inneren Fazialisknies. Der N. abducens innerviert den M. rectus lateralis.

Symptome Das Auge kann nicht nach außen gewendet werden. Der Patient klagt über horizontal nebeneinander stehende Doppelbilder. In schweren Fällen kann der Bulbus nicht einmal zur Mittellinie geführt werden. Um diese auszuschalten, dreht er den Kopf in Richtung des gelähmten Muskels und wendet den Blick in die Gegenrichtung. Beim Versuch, zur gelähmten Seite zu blicken, bleibt der betroffene Bulbus deutlich erkennbar zurück. Dabei rücken die Doppelbilder auseinander.

Ursachen In seinem peripheren Verlauf wird der Nerv leicht bei allgemeinem Hirndruck, bei Schädelbasisbruch und entzündlichen und neoplastischen Prozessen an der Schädelbasis geschädigt. Weitere Ursachen sind: Basilarisaneurysma, infraklinoidales Karotisaneurysma, (▶ Kap. 9), Wernicke-Enzephalopathie (▶ Kap. 30.2) oder Miller-Fisher-Syndrom (▶ Kap. 32.6) und Neuroborreliose. Eine reversible Abduzensparese kommt auch nach Lumbalpunktion vor.

31.2.4 N. trigeminus (Hirnnerv V)

Der N. trigeminus ist in ▶ Kap. 1 und in ▶ Kap. 16 (Trigeminusneuralgie) besprochen.

31.2.5 N. facialis (Hirnnerv VII)

Periphere Fazialisparese

Symptome Alle vom VII. Hirnnerven versorgten Muskeln, also auch die Stirnmuskeln, sind einseitig in etwa gleichem Ausmaß gelähmt, die Lähmung ist aber nicht immer komplett. Restinnervation einzelner Äste, v. a. des Stirnastes, können differenzialdiagnostische Probleme in der Abgrenzung zur zentralen fazialen Parese verursachen. Das Lähmungsbild ist bereits in ▶ Kap. 1.4 beschrieben (◻ Abb. 31.2). Häufig kommt es im Prodromalstadium von Fazialislähmungen zu Sensibilitätsstörungen in der Ohrmuschel, im Gehörgang oder unmittelbar hinter dem Ohr. Sie werden von manchen Autoren auf den N. intermedius, von anderen auf den N. trigeminus oder den N. auricularis magnus bezogen. Prognostische Bedeutung haben sie nicht.

Neben der Gesichtslähmung bestehen bei Läsion des Nervs in seinem Felsenbeinkanal fakultativ Begleitsymptome, die man zur Ortslokalisation der Schädigung benutzt. Zur Illustration wird auf ◻ Abb. 31.3 verwiesen. Die zusätzlichen Symptome sind:

- **Beeinträchtigung der Tränensekretion** (N. petrosus superficialis major): Sie zeigt eine Läsion proximal des G. geniculi an. Man prüft vergleichend auf beiden Seiten,

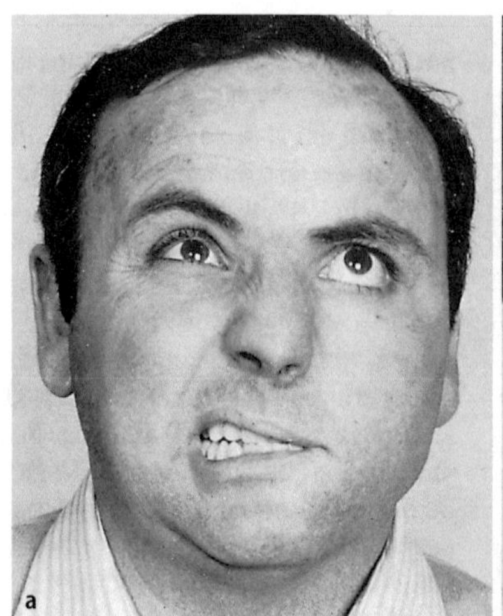

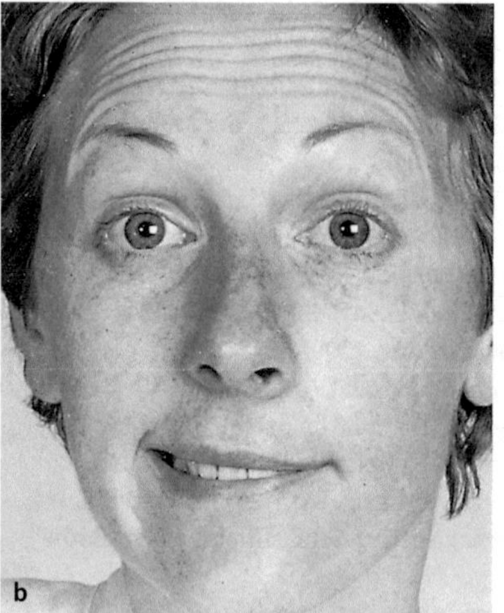

◻ **Abb. 31.2a,b Gesichtslähmung. a** Periphere Fazialisparese links. Der Patient versucht gleichzeitig, die Stirn zu runzeln und den Mund breit zu ziehen. Fehlende Innervation des M. frontalis und des M. orbicularis oris links. **b** Zentrale faziale Parese. Die Stirn kann seitengleich gut innerviert werden, der Mund wird zur gesunden Seite herübergezogen. (Aus Mumenthaler 1986)

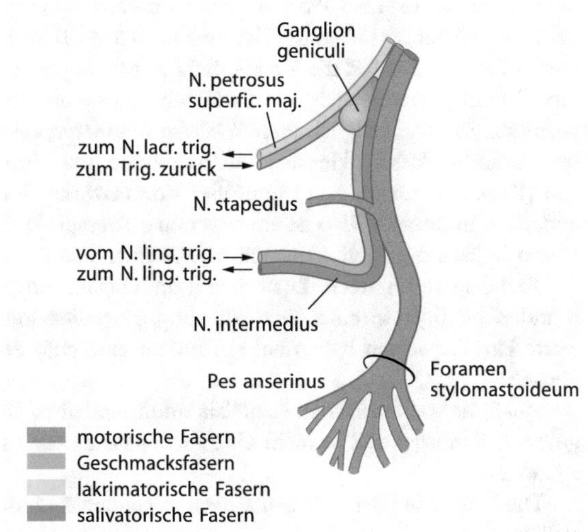

Abb. 31.3 Verlauf des N. facialis

indem man Fließpapier am Unterlid befestigt und die Befeuchtung nach 5 min und 10 min beurteilt (Schirmer-Test).
- **Hyperakusis** auf der gelähmten Seite zeigt an, dass der Nerv proximal des Abgangs des N. stapedius lädiert ist, d. h. im intrakraniellen Verlauf oder im proximalen Abschnitt des Fazialiskanals.
- **Geschmacksstörung** auf den vorderen zwei Dritteln der Zunge beruht auf Mitschädigung afferenter, gustatorischer Fasern im Fazialiskanal. Diese haben auf ihrem zentripetalen Verlauf den N. lingualis (V3) verlassen, sind über die Chorda tympani an den Fazialisstamm herangetreten und begleiten ihn bis zum G. geniculi im Knie des Knochenkanals.
- Die **Abnahme der Speichelsekretion** entsteht durch eine Schädigung des N. intermedius zwischen seinem sensiblen G. geniculi und dem Abgang der Chorda tympani.

In der peripheren Aufzweigung des Nervs und jenseits davon können auch bei peripherer Lähmung nur einzelne Äste des Nervs lädiert werden. Dies führt gelegentlich zur Verwechslung mit einer zentralen Fazialisläsion, die sich aber durch Begleitsymptome und elektrophysiologische Befunde leicht abgrenzen lässt (▶ Exkurs: Fazialisparese vs. zentrale faziale Parese).

Ursachen Folgende Ursachen kommen in Frage:
- **Idiopathisch:** Die häufigste, akut innerhalb von 1–2 Tagen auftretende Form ist ätiologisch ungeklärt, wenn auch manche Patienten angeben, dass sie kurz vor Auftreten der Parese der Zugluft ausgesetzt waren. Deshalb spricht man unverbindlich von »idiopathischer« oder entzündlicher Fazialislähmung.
- **Entzündlich:** Nicht selten wird der N. facialis bei lymphozytärer Meningitis befallen. Früher stand die abortive Polio an erster Stelle der Ursachen. Heute handelt es sich meist um andere neurotrope Viren oder um Borrelien (Antikörpernachweis oder PCR im entzündlich veränderten Liquor). Über Fazialisparese bei Zoster oticus ▶ Kap. 19.3.
- **Traumatisch:** Traumatische Fazialisparesen kommen in 20% der Längsfrakturen und 50% der Querfrakturen des Felsenbeins vor.
- **Weitere Ursachen:** Mastoiditis, Otitis media, besonders mit Cholesteatom, Entzündungen und Neoplasmen der Schädelbasis, besonders im Kleinhirnbrückenwinkel, Glomustumor, Hirnstammtumor und neoplastischer Meningeosis.
- **Tumoren:** Im extrakraniellen Verlauf führen fast nur bösartige, selten gutartige Parotistumoren zu Fazialislähmungen.
- Die **doppelseitige Fazialislähmung** bei Polyneuritis und Borreliose wird in den ▶ Kap. 32.6 und 18.6 besprochen.

Diagnostik Fazialisparesen sollten früh und wiederholt **elektrophysiologisch** untersucht werden. Im Zentrum der Untersuchungen stehen der Blinkreflex, die Elektroneurographie des distalen N. facialis und die Elektromyographie der mimischen Muskulatur (v. a. Mm. orbicularis oris und orbicularis oculi).

Bei Unklarheit über eine periphere oder zentrale Genese der Fazialisparese kann elektrophysiologisch in der Frühphase (1.–3. Tag) der Erkrankung die **kanalikuläre Magnetstimulation** (TKMS, ▶ Kap. 3.2) hilfreich sein, da durch den Nachweis der kanalikulären Untererregbarkeit die periphere extrazerebrale Genese belegt ist.

Exkurs

Fazialisparese vs. zentrale faziale Parese

Eine komplette, einseitige Fazialisparese beeinträchtigt, neben der kosmetischen Entstellung, das Sprechen und Kauen erheblich. Bei doppelseitiger Fazialisparese ist das Gesicht ausdruckslos.

Herkömmlich wird von der peripheren Fazialisparese eine zentrale faziale Parese unterschieden. Die periphere Lähmung betrifft alle Fasern, wenn auch nicht immer im gleichen Maße. Bei der sog. zentralen Parese kann die Stirn immer gerunzelt werden, meist nicht so kräftig wie auf der gesunden Seite. Dies beruht darauf, dass die zentralen Fasern für die Innervation der Stirn nicht nur gekreuzt zum gegenseitigen, sondern auch ungekreuzt zum gleichseitigen Fazialiskern ziehen (Abb. 31.2). Die zentrale faziale Parese tritt gewöhnlich gemeinsam mit einer zentralen Bewegungsstörung von Arm und Hand auf und kann auch von einer Abweichung der herausgestreckten Zunge zur Seite der Lähmung begleitet sein. Der Begriff »zentrale Fazialisparese« ist nicht korrekt, da es sich nicht um eine Lähmung des N. facialis handelt.

Bei komplettem Funktionsausfall des N. facialis ist der **Blinkreflex** in allen Anteilen früh auf der betroffenen Seite erloschen. Liegt nur ein **Leitungsblock** vor, bleibt der periphere Nerv erregbar, während bei der **Waller-Degeneration** die Reizschwelle zu- und die Potenzialamplitude schnell abnehmen.

Bei der **Elektroneurographie** werden die Reizschwelle, bei der es nach elektrischer Stimulation des N. facialis nahe der Glandula parotis zu einer ersten, motorischen Antwort im M. orbicularis oris oder M. orbicularis oculi kommt, ferner die Latenzzeit bei überschwelliger Reizung (in ms) und die maximale Amplitude des Muskelsummenaktionspotenzials (MSAP, in mV) bestimmt. Etwa 10 Tage nach Symptombeginn zeigt das MSAP im Seitenvergleich das Ausmaß des Axonschadens an. Eine hochgradige Minderung (mehr als 80–90%) der Amplitude des MSAP im Seitenvergleich macht eine günstige Prognose unwahrscheinlich.

Die **Nadelelektromyographie** erleichtert die klinisch schwierige (aber prognostisch wichtige) Unterscheidung zwischen hochgradiger und kompletter Fazialisparese. Zudem lassen sich mit dieser Methode im Verlauf Reinnervationsprozesse nachweisen.

Bei typischer klinischer Manifestation und Elektrophysiologie ist eine zerebrale **Bildgebung** verzichtbar. Treten jedoch zusätzlich neurologische Symptome wie Hypakusis, Tinnitus, sensible Ausfälle oder Doppelbilder auf, ist eine **MRT** oder eine **Dünnschicht-CT** der Schädelbasis mit der Frage nach einem Kleinhirnbrückenwinkel-Prozess oder einer Hirnstammläsion erforderlich.

Der **Liquor** ist oft leicht entzündlich verändert. Die häufigste spezifische Liquorveränderung ist der Nachweis von VZV-Genom in der PCR bei Zoster oticus. Eine Liquoruntersuchung ist insbesondere dann indiziert, wenn der Verdacht auf eine nicht idiopathische Ursache der Fazialisparese besteht, z. B. Zoster oticus, Neuroborreliose, Meningeosis neoplastica oder basale meningeale Entzündung (TBC, Sarkoidose). In diesen Fällen ist auch eine **MRT-Untersuchung des Neurokraniums** indiziert.

Prognose Die Prognose der Erkrankung ist insgesamt gut. In 85% der (unbehandelten) Fälle kommt es zu einer Rückbildung innerhalb von 3 Wochen nach Symptombeginn und bei 10% zu einer partiellen Rückbildung nach 3–6 (9) Monaten. In 71% der Fälle ist die Rückbildung vollständig, in 13% unvollständig, wenngleich den Patienten nicht wesentlich beeinträchtigend. Lediglich in 16% ist die Reinnervation so unvollständig, dass Synkinesien und/oder autonome Störungen (Krokodilstränen, s. u.) und/oder Kontrakturen (s. u.) auftreten. In diesen Fällen ist eine operative Therapie zu erwägen (▶ Exkurs: Operative Therapie bei Fazialislähmung).

Fazialisparesen nach Zosterinfektion (Zoster oticus) münden häufiger in einer Defektheilung. Borrelien-induzierte Fazialisparesen haben nahezu immer eine gute Prognose.

Auch die **traumatischen Fazialislähmungen** haben eine gute Spontanprognose: In mehr als 75% der Fälle heilen sie spontan aus.

Die Prognose lässt sich heute nach folgenden Kriterien stellen:

- Inkomplette Lähmungen haben gute Heilungsaussichten.
- 50% der Nervenfasern reichen für eine befriedigende mimische Innervation aus. Dann ist elektrodiagnostisch die periphere Erregbarkeit erhalten.

Defektheilung nach Fazialislähmung

Fazialiskontraktur Bei der unvollständigen Restitution entsteht in einem nicht geringen Teil der Fälle die sog. Fazialiskontraktur. Das Bild entspricht einer leichten Dauerkontraktion der vorher schlaff gelähmten Muskeln. Die Lidspalte ist enger, die Nasolabialfalte tritt schärfer hervor, der Mundwinkel ist etwas emporgezogen. Gewöhnlich besteht gleichzeitig noch eine Restlähmung.

Mitbewegungen Die Kontraktur ist immer mit pathologischen Mitbewegungen verbunden: Beim Augenschluss kontrahieren sich die Wangenmuskeln und selbst das Platysma, bei Mundbewegungen verengt sich die Lidspalte. Man führt die Mitbewegungen auf Fehlregenerationen zurück, bei denen sich am Läsionsort abnorme Anschlüsse zwischen proximalen und distalen Neuriten gebildet haben. Eine weitere Möglichkeit wären funktionelle Anschlüsse nach Art der Ephapsen.

Exkurs

Operative Therapien bei Fazialislähmung

Bei bleibender kompletter oder subtotaler Fazialislähmung wird mit wechselndem Erfolg eine Anastomose zwischen einem N. hypoglossus und dem peripheren Fazialisstumpf angelegt. Die Patienten lernen einige grobe mimische Bewegungen, was ein gutes Beispiel für die Plastizität des Nervensystems ist. Weniger aufwändig sind gesichtschirurgische Eingriffe. Fascia-lata-Zügel vom Os zygomaticum aus können die Muskulatur des Mittelgesichts raffen.

Lähmungen des Nervs können durch Nervennaht oder Nerventransplantation chirurgisch behandelt werden. Bei irreparabler Läsion des Nervs im Kleinhirnbrückenwinkel wird die intrakranielle Autoplastik des verletzten Fazialisnerven mit Material aus dem N. saphenus empfohlen. Nicht so verbreitet ist die »Cross-face-Plastik«. Dabei werden einige Fazialisäste der gesunden Seite mit freien Transplantaten aus dem N. suralis verbunden. Die Transplantate werden dann subkutan quer über das Gesicht geleitet und an Fazialisäste der lädierten Seite angeschlossen. Ein Fazialiskern soll dann beide Gesichtsseiten symmetrisch innervieren können. Plastische Eingriffe wie die Cross-face-Anastomose, Masseterplastik, hypoglossofaziale Anastomose etc. sind nur bei ausbleibender spontaner Reinnervation (sehr selten bei idiopathischer Genese) und nicht vor Ablauf von 12 Monaten in Betracht zu ziehen.

Ähnliche Mitbewegungen kommen auch bei inkomplett ausgeheilter Okulomotoriuslähmung vor.

»Krokodilstränen« Ein seltenes Phänomen bei der Defektheilung sind die sog. »Krokodilstränen« (so genannt, weil ein Gerücht besagt, dass das Krokodil beim Verzehren seiner Opfer weint): Beim Essen kommt es auf der Seite der Fazialislähmung nicht nur zur Speichelsekretion, sondern auch zum Tränenfluss. Diese abnorme, sekretorische Innervation wird auf Ephapsen zwischen N. intermedius und N. petrosus superficialis major zurückgeführt. Therapie mit Botulinumtoxin kann hier eingesetzt werden.

Spasmus hemifacialis

Der Spasmus hemifacialis ist eine sehr charakteristische Bewegungsunruhe, die **stets einseitig** und **ausschließlich** in Muskeln auftritt, die vom VII. Hirnnerven versorgt werden.

Symptome Das klinische Bild ist unverwechselbar: In einzelnen oder in allen mimischen Muskeln einer Gesichtshälfte treten plötzlich (paroxysmal) hochsynchron, in regelloser Folge tonische und phasische Zuckungen auf, deren Ablauf in allen beteiligten Muskeln gleich ist. Die Spasmen dauern Sekunden bis Minuten, in schweren Fällen können sie jedoch auch ständig vorhanden sein. Bei letzteren ist häufig eine mehr oder weniger ausgeprägte Gesichtslähmung zu beobachten. Schmerzen und Sensibilitätsstörungen bestehen nicht. Auch im EMG sind die Spitzenpotenziale im gesamten Fazialisgebiet synchronisiert. Willkürliche oder reflektorische Innervation und sensible Reize lösen die Muskelkrämpfe aus oder verstärken sie, weit mehr als seelische Erregung. Nach Anästhesie des N. trigeminus dauern sie an. Im Schlaf setzen sie manchmal, aber nicht immer aus. Gewöhnlich ist zuerst der M. orbicularis oculi betroffen. Im Laufe von Monaten und Jahren breitet sich der Spasmus dann auf die ganze mimische Muskulatur einschließlich des Platysmas aus. Dabei kann auch eine Parese eintreten.

Ursachen Man nimmt als Ursache des Spasmus facialis, analog zur klassischen Trigeminusneuralgie, eine abnorme Erregungsproduktion durch lokalen Druck im Nervenverlauf an. Man geht ursächlich von einem pathologischen **Gefäß-/Nerven-Kontakt** des N. facialis mit einem Blutgefäß in der hinteren Schädelgrube, also nahe dem Ursprung des Nervs vor seinem Eintritt in des Felsenbein, aus. Dabei sind die A. cerebelli inferior posterior (PICA) und die A. cerebelli inferior anterior (AICA) am häufigsten beteiligt.

Diagnostik Zur Diagnostik sollten möglichst hochaufgelöste, dünnschichtige Hirn- und Schädelbasis-Aufnahmen angefordert werden. Besonders geeignet ist eine **MRT**, auch mit Kontrastmittel-angehobenen Sequenzen und Gefäßaufnahmen der abgehenden Arterien aus der A. basilaris (z. B. **MRT-ToF-Angiographie** zur Darstellung von AICA und PICA sowie deren Aufzweigungen). Auch nicht-angiographische hochauflösende Aufnahmen wie mit der »Constructive interference in steady-state« (CISS)-Sequenz erweisen sich als hilfreich, um feine Gefäßschlingen direkt in ihrem Bezug zu den Austrittszonen der Hirnnerven und somit potenziell zugrunde liegende Gefäß-/Nervenkonflikte zu beurteilen.

Wenn ein Spasmus hemifacialis oder Mitbewegungen bei Defektheilung **elektrophysiologisch** untersucht werden sollen, wird der **Blinkreflex** in einer etwas geänderten Technik eingesetzt: Normalerweise ist die Reflexantwort auf den M. orbicularis oculi beschränkt. Beim Spasmus hemifacialis findet man eine abnorme Ausweitung auch auf andere, ipsilaterale Fazialismuskeln. Zudem findet sich bei dieser Untersuchung häufig eine aufgehobene Habituation dieses Fremdreflexes, die sich mittels repetitiver Stimulation (3 Hz) im Blinkreflex nachweisen lässt. Die konventionelle **Nadelelektromyographie** bietet hier nur in Mehrkanaltechnik unter kontinuierlicher Aufzeichnung und mit Aufforderung zu verschiedenen Bewegungen (Augenschluss, Lidschlag) eine Befunderweiterung.

Therapie Ähnlich wie beim Meige-Syndrom und anderen Dystonien (▶ Kap. 24.4) kann man **Botulinumtoxin** in die betroffenen Muskeln injizieren. **Antiepileptika** wie Carbamazepin, Oxcarbazepin, Gabapentin, Pregabalin u. a. m. sind ähnlich dem Effekt bei der Trigeminusneuralgie ebenfalls wirksam, oftmals kommt es im Verlauf jedoch zum Wirkungsverlust. Vor einer neurochirurgischen Intervention ist ein Versuch mit diesen Maßnahmen angezeigt.

Eine **operative Behandlung** (vaskuläre Dekompression des N. facialis im Kleinhirnbrückenwinkel) stützt sich auf die Beobachtung, dass der Nerv, wie auch benachbarte Hirnnerven, durch elongierte Äste der intrakraniellen A. vertebralis komprimiert sein kann (s. o.) und dass die mikrochirurgische Dekompression den Spasmus und die elektrophysiologischen Symptome beseitigen kann (Operation nach Jannetta).

> **Nach dem Jannetta-Konzept beruht der Spasmus hemifacialis auf einer neurovaskulären Kompression und ist so das motorische Gegenstück zur Trigeminusneuralgie.**

Differenzialdiagnose Der Spasmus hemifacialis muss vom **psychogenen Gesichts-Tic** und von einfachen und komplexen organischen motorischen Tics unterschieden werden. Dies ist eine Ausdrucksbewegung, die in einzelnen Muskeln asynchron abläuft, dabei die mimische Muskulatur beider Seiten betrifft und sehr von der seelischen Verfassung der Patienten abhängig ist.

Weiter wird er von der **hemifazialen Myokymie** (Muskelwogen) differenziert, einem fortlaufenden, irregulären Faszikulieren in der mimischen Muskulatur einer Gesichtsseite. Das Phänomen wird hauptsächlich bei Patienten mit Multipler Sklerose beobachtet.

Ferner ist die Unterscheidung vom **halbseitigen Kopftetanus** notwendig (▶ Kap. 18.7). Im EMG finden sich beim Kopftetanus keine synchronisierten Entladungen, die bei Willkürinnervation zunehmen, sondern ungeregelte Dauerentladungen. Im Blinkreflex fehlt die elektrische Stille nach der ersten Reflexkomponente. Diese ist aber nur sehr schwer aus der kontinuierlichen Aktivität herauszufiltern.

Melkersson-Rosenthal-Syndrom

▶ Facharztbox.

Leitlinien Therapie der peripheren Fazialislähmung*

- Man gibt in der Frühphase (Beginn in den ersten 3 Tagen) **Prednisolon** 10 Tage lang 2×25 mg/Tag, alternativ über 5 Tage 60 mg/Tag mit anschließend täglicher Reduktion um 10 mg. Der Wert der Kortisonbehandlung ist trotz der guten Spontanprognose durch kontrollierte Studien belegt: Die Zahl der Defektheilungen wird dadurch auf unter 15% reduziert. Die Wirksamkeit einer Stoßtherapie mit 500 mg oder 1000 mg/Tag über 3–5 Tage wurde bislang nicht in Studien erprobt.
- Eine Wirksamkeit von Virustatika wie Aciclovir u. a. ist nicht belegt, Ausnahme VZV- oder HSV-Infektion.
- Zur Prophylaxe gegen sekundäre Schäden an der Hornhaut durch Lidschlussdefizit eignen sich Uhrglasverband, bevorzugt nachts, oder Seitenschutzbrille, bevorzugt tagsüber, in Verbindung mit Augensalbe nachts oder künstlicher Tränenflüssigkeit tagsüber.
- Frühzeitig beginnt man mit **aktiven Innervationsübungen** (Anleitung zu Übungen am Spiegel), überwiegend aus psychologischen Gründen (aktive Mitarbeit des Patienten am Genesungsprozess). Elektrotherapie ist in der mimischen Muskulatur wahrscheinlich ohne therapeutische Wirkung.
- Bei ausbleibender Restitution mit persistierendem Lidschlussdefizit haben sich Konzepte des »**Lidloading**« (Lidbeladung) bewährt. Dies kann passager extern mit Bleiplättchen erfolgen, die auf das gestraffte Oberlid aufgeklebt werden. Nach Feststellung des optimalen Gewichts können entsprechend vorbereitete Gold- oder Platingewichte unter dem M. orbicularis oculi in Lokalanästhesie eingebracht werden.
- **Botulinumtoxin-Injektionen** können im Einzelfall zur Besserung störender Synkinesien beitragen.

* Modifiziert nach den Leitlinien der DGN 2012 (www.dgn.org/leitlinien.html)

31.2.6 N. statoacusticus (Hirnnerv VIII)

Er ist in ▶ Kap. 1.4 und in ▶ Kap. 17 (Schwindel) besprochen.

31.2.7 N. glossopharyngeus (Hirnnerv IX) und N. vagus (Hirnnerv X)

Diese sind in ▶ Kap. 1.4 und in ▶ Kap. 16.6 (Glossopharyngeusneuralgie) besprochen.

31.2.8 N. accessorius (Hirnnervn XI)

Anatomie Der rein motorische Nerv versorgt den **M. sternocleidomastoideus** und den **M. trapezius**, der außerdem in seinem kaudalen Anteil auch aus dem 2. bis 4. Zervikalsegment innerviert wird. Einseitige Lähmung **beider Muskeln** zeigt eine Läsion des Nervs an der Schädelbasis an. Ist nur der **M. trapezius** gelähmt, muss die Läsion distal vom Abgang des Astes zum M. sternocleidomastoideus, d. h. vor allem im seitlichen Halsdreieck gesucht werden.

Symptome Die proximale Schädigung wird durch atrophische Lähmung der Mm. sternocleidomastoideus und trapezius, die distale durch ausschließlichen Ausfall des M. trapezius symptomatisch. Der Ausfall eines M. sternocleidomastoideus ist zwar bei der Inspektion und Untersuchung zu erkennen, wird jedoch funktionell gut kompensiert. Bei Trapeziuslähmung verläuft die Nackenlinie eckig und leicht gesenkt. Die Skapula ist in der Ruhe von der Mittellinie abgerückt und nach außen unten rotiert (Scapula alata vom »Trapeziustyp«). Nicht selten kann man unter dem atrophischen M. trapezius die beiden Mm. rhomboidei erkennen. Die Trapeziuslähmung durch zervikale Wurzelläsion kann an begleitenden Sensibilitätsstörungen erkennbar sein.

Facharztbox

Melkersson-Rosenthal-Syndrom

Symptome. Das volle Syndrom besteht aus der Trias:
- rezidivierende, einseitige Lippen- und Gesichtsschwellung,
- rezidivierende, periphere Fazialislähmung,
- Faltenzunge (nicht obligat).

Das Zentralsymptom ist die Lippenschwellung (Cheilitis granulomatosa), eine Verdickung und Ausstülpung der Lippe und angrenzenden Wangenpartie. Die Haut ist gespannt, blass und rot bis livide. Ursache der Gesichtslähmung ist eine Schwellung des Nervs im Canalis Falloppii. Sie ist deshalb häufig von Geschmacksstörungen begleitet.
Die neurologischen Symptome können vielfältig sein: Befall anderer Hirnnerven, besonders der sensiblen Anteile des N. trigeminus, Stauungspapille, periphere Lähmungen und selbst ZNS-Symptome kommen vor. Schwellungen können auch in anderen Körperregionen auftreten. Der Liquorbefund ist normal oder enthält nur eine uncharakteristische, leichte Zell- und Proteinvermehrung. Die übrigen Labordaten, einschließlich der Rheumafaktoren, bringen keine Besonderheit.
Pathologie und Ätiologie. Histologisch besteht eine granulomatöse Entzündung mit Gewebeödem. Diese hat eine gewisse Ähnlichkeit mit Tuberkulose und Sarkoidose. Die Pathogenese ist nicht geklärt, ebenso wenig die Ätiologie.
Verlauf. Die ersten Symptome treten meist in der 2. Lebensdekade auf. Die Krankheit verläuft in Schüben, die jeweils wenige Tage bis höchstens eine Woche dauern und sich über Jahre und Jahrzehnte wiederholen. Im Laufe der Zeit bildet sich eine persistierende Verdickung der Hautpartien aus, die periodisch anschwellen. Die Lähmungen können dauernd bestehen bleiben.
Therapie. Prednisolon 50–100 mg/Tag über 14 Tage, langsam ausschleichend.

Das Hängen der Schulter und nach lateral abfallende Stellung der Klavikula führen zur Subluxation im Sternoklavikulargelenk. Die Patienten klagen über Ruhe- und Bewegungsschmerzen in der ganzen Schulterregion. Nicht selten wird die Trapeziuslähmung vom Patienten erst nach längerem Bestehen durch diese Schulterschmerzen bemerkt.

Untersuchung Der Patient dreht den Kopf gegen den Widerstand des Untersuchers zur Seite (M. sternocleidomastoideus). Sodann führt er bei gebeugten Armen beide Ellenbogen möglichst weit hinter den Rücken. Dabei rückt das Schulterblatt auf der gelähmten Seite wenig oder gar nicht an die Wirbelsäule heran. Das Anheben der Schulter ist geschwächt, ebenso auch das seitliche Anheben des Armes über die Horizontale, da die Skapula dabei nicht mehr durch den M. trapezius fixiert wird. Die Haltefunktion des M. trapezius wird z. T. vom M. levator scapulae übernommen, der durch Hypertrophie strangförmig hervorspringt.

Ursachen Die häufigste Ursache der distalen Lähmung ist ein chirurgischer Eingriff im lateralen Halsdreieck, z. B. zur Entfernung eines Lymphknotens oder die radikale **Neck Dissection**. Bei proximaler Lähmung kommen vor allem primäre und metastatische Tumoren an der Schädelbasis ober- oder unterhalb des Foramen jugulare in Betracht.

Therapie Eine primäre Nervennaht bei akzidenteller Durchtrennung kann erfolgreich sein. Späte chirurgische Maßnahmen sind meist frustran. Eine orthopädische Fixation der Skapulaspitze kann die funktionelle Beeinträchtigung der Schulterbeweglichkeit partiell kompensieren.

31.2.9 N. hypoglossus

Symptome Bei einseitiger Lähmung liegt sie zur gesunden Seite verlagert im Munde und weicht beim Herausstrecken im Bogen zur kranken Seite ab (◘ Abb. 31.4). Dies beruht darauf, dass der Zungenstrecker (M. genioglossus) der gesunden Seite die Zunge zur kranken Seite hinüberschiebt. Die Hypoglossuslähmung führt, einseitig oder doppelseitig, zur Atrophie der Zunge, die dann dünner, schlaff und walnussschalenartig gerunzelt ist. Bei chronischer, peripherer Lähmung, und auch bei Schädigung des Hypoglossuskernes, zeigt sie faszikuläre Zuckungen (sie sieht aus »wie ein Sack mit Regenwürmern). Die doppelseitig gelähmte Zunge kann nicht mehr bewegt werden.

Das Sprechen ist mühsam, besonders für Linguale (l, r) und Dentale (d, t, n, s). Die Patienten beißen sich auf die Zunge. Sie verlieren Speichel aus dem Mund. Beim Liegen auf dem Rücken sammelt sich der Speichel im vorderen Teil des Mundes und läuft beim Bücken heraus. Speisen geraten unter die Zunge und müssen mit dem Finger herausgeholt werden.

Ursachen Hypoglossuslähmungen kommen bei Prozessen der Schädelbasis, der amyotrophen Lateralsklerose und der Polyneuritis cranialis vor. Eine meist vorübergehende, ipsilaterale Hypoglossuslähmung wird manchmal als Folge einer Druck- oder Zugläsion nach Thrombendarteriektomie der A. carotis interna beobachtet. Doppelseitige zentrale (»hypoglossale«) Paresen der Zunge kommen meist gemeinsam mit supranukleärer Parese der übrigen kaudalen motorischen Hirnnerven vor.

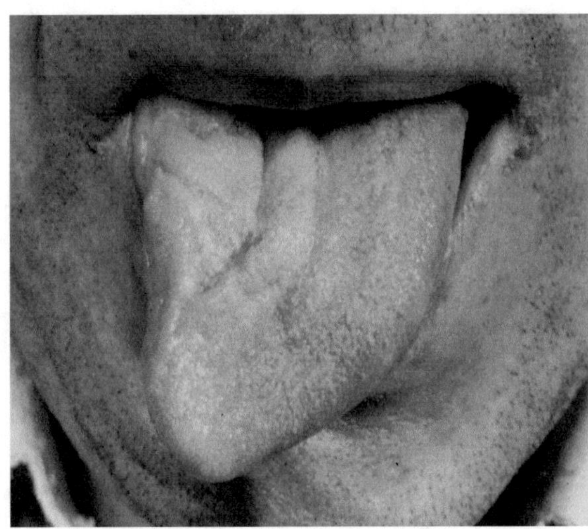

◘ Abb. 31.4 **Fortgeschrittene Atrophie der Muskulatur der rechten Zungenhälfte mit Abweichung der Zungenspitze zur gelähmten Seite bei Hypoglossusparese rechts**

31.3 Läsionen des Plexus cervicobrachialis

31.3.1 Einteilung der Armplexusparesen

Man unterscheidet eine obere, untere und eine komplette Armplexuslähmung (schematische Anatomie ◘ Abb. 31.5):

Obere Armplexusparese

Am häufigsten ist die obere Armplexusparese (**Duchenne-Erb-Lähmung**), bei der die Fasern aus den Wurzeln C5–6(–7) lädiert sind. Ausgefallen sind in wechselnder Kombination die Mm. deltoideus, supra- und infraspinatus (Außenrotatoren), pectoralis, biceps brachii, supinator und – selten – triceps brachii. Der Arm hängt deshalb schlaff und nach innen rotiert herunter. Er kann nicht im Schultergelenk gehoben und nach außen rotiert, oft nicht im Ellenbogen gebeugt, supiniert und ggf. auch nicht gestreckt werden. BSR und BRR sind ausgefallen, der TSR ist oft erhalten. Wenn die Mm. rhomboidei und serratus anterior gelähmt sind, liegt die Armplexusläsion wurzelnah, da die Nn. dorsalis scapulae und thoracicus longus den Armplexus frühzeitig verlassen. Es besteht dann eine deutliche Scapula alata (◘ Abb. 31.6).

Sensibel finden sich meist nur geringe Ausfälle an der Außenseite des Oberarms und der dorsoradialen Seite des Unterarms.

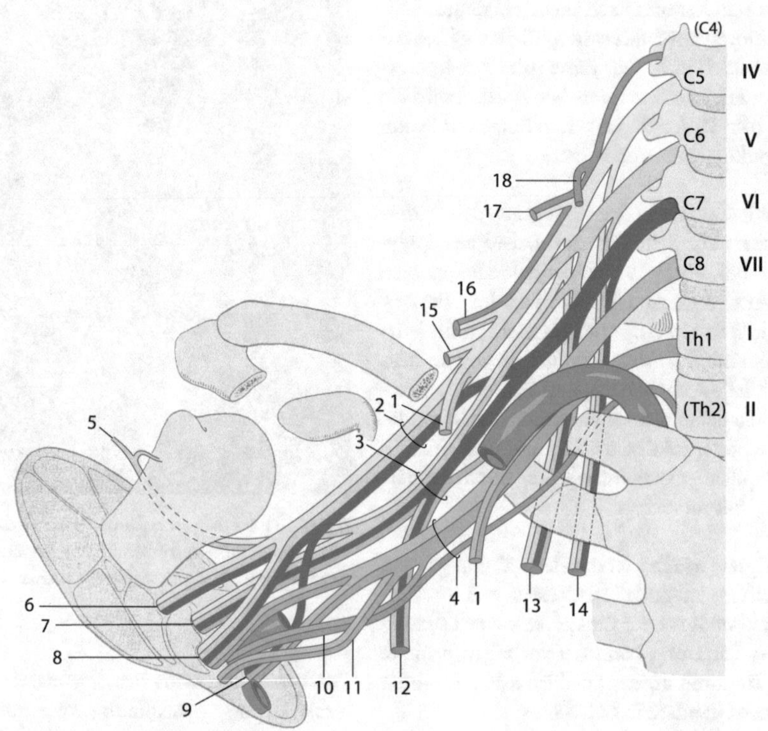

◘ **Abb. 31.5 Der Plexus brachialis und seine anatomischen Beziehungen zum Skelett.** Buchstaben mit arabischen Ziffern (C8) bezeichnen Nervenwurzeln; römische Ziffern (VII) Wirbelkörper. *1* Nn. pectorales (med./lat.) C5–Th1, Mm. pect. major u. minor; *2* Fasciculus lateralis; *3* Fasciculus posterior; *4* Fasciculus medialis; *5* N. axillaris C5,6, M. deltoideus 5,6, M. teres minor 5,6; *6* N. musculocutaneus C5–7, M. biceps brachii 5,6, M coracobrachialis 6,7, M brachialis 5,6; *7* N. radialis C5–Th1, M. triceps brachii C7–Th1, M. anconaeus 7,8, M. brachioradialis 5,6, Mm. ext.carpi rad. long./brev. 6–8, M. ext. digit. 7,8, M. ext. indicis 7,8, M. ext. digiti minimi 7,8, Mm. ext. poll. long./brev. 7,8, M. abd. poll. long. 7,8; *8* N. medianus C5–Th1, M. pronator teres 6,7, M. flexor carpi rad. 6–8, M. palmaris long C7–8, M. flex. digit. superf. C7–Th1, M. flex. digit. prof. (radiale Seite, II/III) C7–Th1, M. pronator quadratus C7–Th1, M. opponens poll. C7–8, Caput superfic. M. flex. pol. brev. 6–8, Mm. lumbricales I+II C8–Th1; *9* N. ulnaris (C7) C8–Th1, M. flexor carpi uln. C8–Th1, M. flexor digit. prof. (ulnare Seite, IV/V) C8–Th1, Mm. lumbric, III+IV C8–Th1, M. add.poll. C8–Th1, Caput prof. m. fl. pol. brev. C8–Th1, M. palmaris brev. C8–Th1; *10* N. cutaneus brachii medialis C8–Th1; *11* N. cutaneus antebrachii medialis C8–Th1; *12* N. thoracodorsalis C6–8, M. latissimus dorsi; *13* Nn. subscapulares C5–8, M. subscapularis C5–7, M. teres major C5–6; *14* N. thoracicus longus C5–7, M. serratus anterior; *15* N. subclavius C5,6, M. subclavius; *16* N. suprascapularis C4–6, M. supraspinatus C4–6, M. infraspinatus C4–6; *17* N. dorsalis scapulae C3–5, M. levator scapulae C4–6, Mm. rhomboidei C4–6; *18* N. phrenicus C3–4. (Aus H. Müller-Vahl, H. Schliack; in Kunze 1992)

Untere Armplexusparese

Bei der unteren Armplexusparese (**Déjerine-Klumpke-Lähmung**) sind die Fasern der Nervenwurzeln (C7-)C8–Th1 lädiert. Dadurch entsteht eine atrophe Parese der kleinen Handmuskeln und der langen Fingerbeuger, während die Strecker von Hand und Fingern manchmal verschont sind (◘ Abb. 31.7). Häufig besteht auf der betroffenen Seite ein **Horner-Syndrom**.

Der Fingerflexorenreflex ist ausgefallen, fakultativ auch der TSR. Die Sensibilität ist besonders ulnar an Hand und Unterarm gestört.

Komplette Armplexusparese

Die seltene komplette Armplexusparese ist eine Kombination aus der oberen und der unteren Plexusparese. Unmittelbar nach einem Trauma sind viele Plexusparesen komplett, jedoch bildet sich in vielen Fällen bald das Bild einer oberen oder unteren Armplexusschädigung aus.

Armplexusparesen können u. a. durch Traumata, exogene Druckeinwirkungen, durch verdrängend oder infiltrativ wachsende Tumoren, radiogen, (para-)infektiös, postvakzinal, hereditär oder auch idiopathisch verursacht werden (s. u.).

31.3.2 Traumatische Armplexusläsionen

Ursachen Armplexuslähmungen entstehen am häufigsten traumatisch, vor allem bei Motorradunfällen. Als Arbeitsunfall kommen sie bei Stürzen auf die Schulter oder dadurch zustande, dass die Hand von einer rotierenden Maschine mitgerissen wird. Der Plexus wird also meist durch Prellung oder Zug geschädigt. Im zweiten Fall besteht die Gefahr, dass die

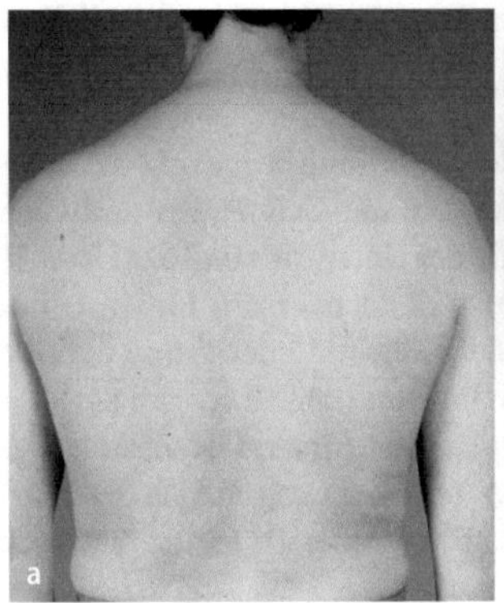

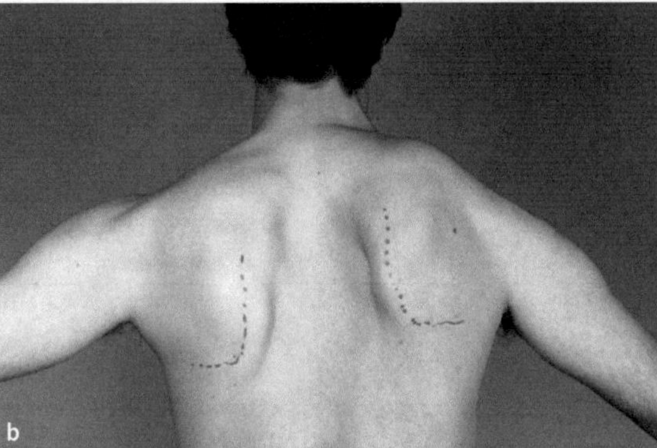

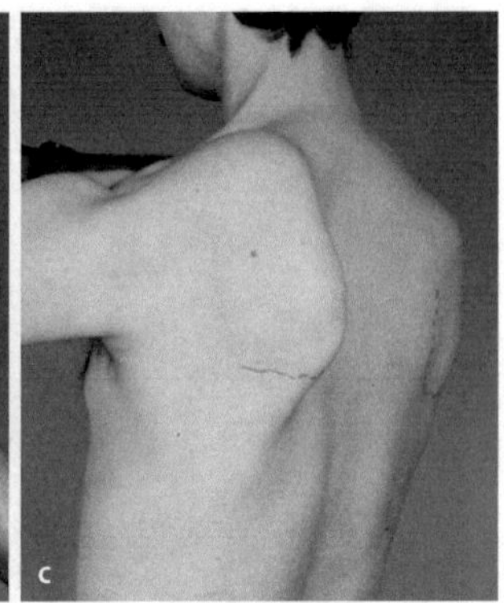

Abb. 31.6a–c Scapula alata bei oberer Armplexusparese beidseits (links > rechts) im Rahmen einer Neuroborreliose. a Bei herabhängenden Armen fällt allenfalls der leichtgradig verschmächtigte Rand des M. trapezius links auf. **b** Bei Abduktion der Arme wird eine rechts betonte Scapula alata vom Trapezius-Typ apparent, die auf eine hochgradige Parese des distalen N. accessorius hinweist. **c** Bei Anteversion beider Arme erreicht die Scapula alata vom Serratus-Typ links ihr Maximum

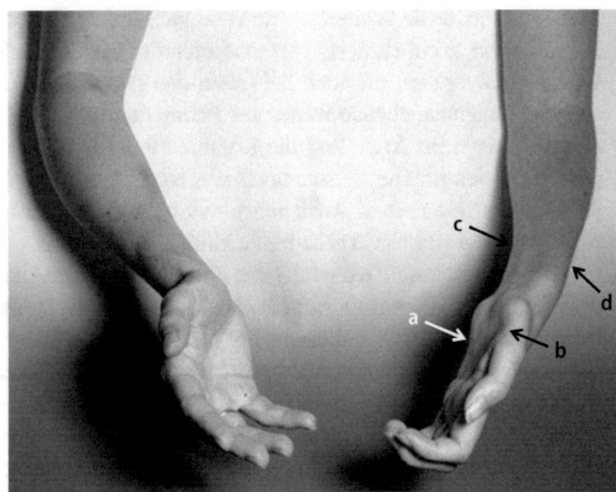

Abb. 31.7 Untere Armplexusparese links mit Muskelatrophien der gesamten Handbinnenmuskulatur (*a*, *b*) sowie der Beuge- (*c*) und Streckmuskulatur (*d*) am Unterarm

Nervenwurzeln aus dem Rückenmark herausgerissen sind (Wurzelausriss).

In Einzelfällen entsteht eine Armplexusparese durch den Druck schwerer Lasten, die auf der Schulter getragen werden. Hierzu sind besonders magere Personen disponiert. Die Prognose ist gut. Geburtstraumatische Lähmungen betreffen meist den oberen, seltener den unteren Plexus cervicobrachialis. Die Prognose der Geburtslähmungen ist nicht günstig.

Diagnostik Bei kompletter Armplexusparese ist die Willküraktivität der abhängigen Muskeln erloschen und nach 10–21 Tagen zeigt sich Spontanaktivität. Die Plexusüberleitungszeit bei Reizung am Erb-Punkt und Ableitung von den Mm. deltoideus, biceps und triceps brachii ist verlängert, die SSEP sind blockiert. Elektrisch ausgelöste Muskelsummenaktionspotenziale (MSAP) nehmen nach dem 7. Tag an Amplitude ab. Zeichen des Nervenwurzelausrisses ist, dass bei fehlender Erregbarkeit der motorischen Fasern und subjektiver Sensibilitätsstörung die sensiblen Nervenfasern elektrisch erregbar sind, weil die Kontinuität der sensiblen Fasern zum Spinalganglion nicht unterbrochen ist.

Der **Wurzelausriss** ist schon im frühen Stadium durch blutigen Liquor (Einreißen von Wurzelgefäßen), selten durch begleitende Rückenmarkssymptome zu erkennen. Später wird er nach elektroneurographischen Kriterien und mit MRT bzw. Myelo-CT diagnostiziert. Häufig liegt der Ausriss, wie in Abb. 31.8 gezeigt, auch distal des Wurzelaustritts und kann ganze Primärstränge erfassen.

Therapie Sie ist zunächst **konservativ:** Lagerung des Armes auf Abduktionsschiene, passive Bewegungen in den Finger-, Hand- und Ellenbogengelenken. Sind nach spätestens 2 Monaten noch keine Zeichen der Rückbildung zu erkennen, obwohl nach dem Befund ein Wurzelausriss unwahrscheinlich ist, sollte man bei oberer Armplexusparese die Indikation zur **operativen Revision** stellen. Bei manchen traumatischen Armplexusläsionen mit erheblichen Hämatomen und Frakturen der Klavikula und des Akromion kann eine frühzeitige Dekompression indiziert sein.

Prognose Die Prognose ist beim Wurzelabriss sehr ungünstig. Für die übrigen Formen der traumatischen Plexusparesen ist die Prognose umso schlechter, je mehr auch die proximalen Muskeln des Schultergürtels betroffen sind und je schwerer und weiter ausgedehnt die Sensibilitätsstörung ist. Zur genaueren Beurteilung muss man das EMG und die Bestimmung der motorischen und sensiblen Leitgeschwindigkeit heranziehen.

31.3.3 Thoracic-outlet-Syndrom

Ursachen Das Thoracic-outlet-Syndrom (ToS) ist ein Sammelbegriff für alle Engpasssyndrome der oberen Thoraxapertur. Dort kann es durch verschiedenartige strukturelle Beson-

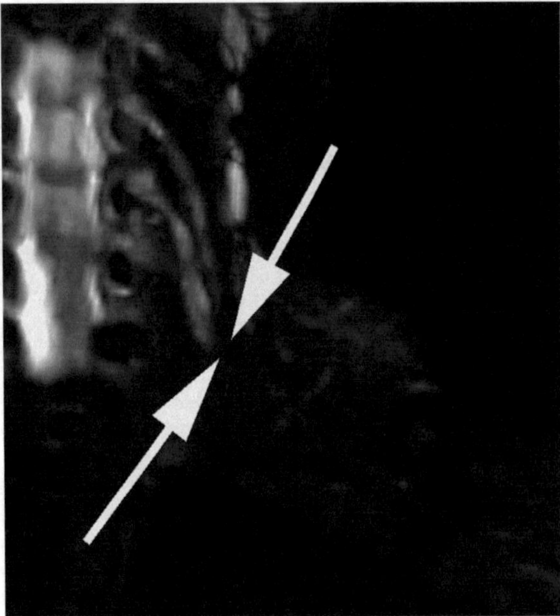

Abb. 31.8 MR-Neurographie bei traumatischer Armplexusverletzung. Koronare Maximum-Intensity-Projection (MIP)-Rekonstruktion einer hochauflösenden T2-gewichteten und fettgesättigten Armplexus-Zielaufnahme (Ansicht von vorne auf den linken Plexus cervicobrachialis). In diesem Fall kam es zu einem Abriss des Truncus superior des Plexus cervicobrachialis durch ein Hochgeschwindigkeitstrauma (Motorradunfall). Es ist direkt an der Vereinigungsstelle des Spinalnerven C5 und des Spinalnerven C6 eine Diskontinuität erkennbar (*weiße Pfeile*). Der Truncus superior ist eine Prädilektionsstelle für traumatische Armplexusabrisse. Es ist diagnostisch relevant diese sog. periphere Plexusverletzung von weiter proximal bzw. zentral gelegenen Wurzelausrissen zu unterscheiden (sog. intradurale Nervenwurzelausrisse) da bei letzteren keine direkten chirurgischen Rekonstruktionsmöglichkeiten bestehen. Die diagnostische Visualisierung des peripheren Plexus cervicobrachialis ist nur mit hochauflösenden MRT-Verfahren möglich wie der MR-Neurographie. Die Darstellung der zentralen intraduralen Wurzelfilamente (hier nicht gezeigt) ist sowohl mit MRT-Verfahren, aber auch mit CT-Myelographie möglich

derheiten und Anomalien, meist lageabhängig, zu Kompressionen des aus dem Truncus inferior des Armplexus (Th1 > C8) und der A. subclavia gebildeten neurovaskulären Bündels kommen. Je nach kausal verantwortlicher Struktur bezeichnet man diese als **Skalenussyndrom**, **Halsrippensyndrom** usw.

Die neurologischen Symptome (neurogenes ToS) können mitunter von einer Behinderung des Blutstroms in den Armgefäßen (vaskuläres ToS) begleitet sein. Ursächlich können eine Halsrippe oder ein verlängerter Querfortsatz des 7. Halswirbels mit einem von dort zur 1. Rippe verlaufenden fibrösen Band wie auch andersartige fibromuskuläre Strukturen sein. Der Truncus inferior kann aber auch zwischen den Mm. scalenus anterior und medius, zwischen denen er die obere Thoraxapertur verlässt, komprimiert werden, beispielsweise durch o.a. akzessorische Strukturen, hypertrophierte bzw. breit an der 1. Rippe ansetzende Muskeln (z. B. bei Lungenemphysem) oder konstitutionell bzw. krankheitsbedingt tief hängende Schultern.

Symptome Der Beginn der Symptome liegt im 3.–4. Lebensjahrzehnt. Die Patienten bekommen Schmerzen und Parästhesien auf der ulnaren Seite des Unterarms und der Hand, die bei herabhängendem Arm und nachts beim Liegen auf der kranken Seite oder aber bei Anhebung der Arme über den Kopf besonders stark sind. Im Laufe der Zeit treten auch sensible Ausfälle und distale Paresen hinzu. Die Zirkulationsstörungen in der V. und A. subclavia zeigen sich als Ödem, Zyanose, Ischämie der Hand und/oder Differenz der Radialispulse.

Diagnostik Diagnostisch wichtig sind Provokationsmanöver unter fortlaufender Pulskontrolle: Beim **Adson-Manöver** soll der Patient den Kopf nach hinten neigen, zur kranken Seite drehen und tief einatmen. Beim Hyperabduktionsversuch hebt der Patient den Arm über die Horizontale an. Bei beiden Manövern wird die Skalenuslücke verengt. Wird hierbei die A. subclavia komprimiert, verschwindet der Radialispuls. Diese Manöver sind oft auch bei Gesunden positiv, belegen also die Diagnose ebenso wenig wie Schmerzen oder Missempfindungen im Arm. Erst die Kombination aus topographisch auf den unteren Plexus brachialis zu beziehenden objektiven neurologischen Ausfällen und Nachweis der Kompression der A. subclavia erlaubt die klinische Diagnose.

Diagnostisch stehen die **MRT** des Plexus cervicobrachialis und der oberen Thoraxapertur (Abb. 31.9) sowie die **Dopplersonographie** der A. subclavia, ggf. unter Adson-Manöver im Vordergrund. Der früher geforderte röntgenologische Nachweis durch Angiographie der A. subclavia in verschiedenen Graden der Abduktion wird heute kaum noch gemacht. **Elektrophysiologische Korrelate** finden sich in frühen Krankheitsstadien oftmals nicht, am sensitivsten erweisen sich Multikanalableitungen und Inter-Peak-Latenzbestimmungen (vom Erbschen Punkt zum unteren Zervikalmark) der somatosensibel evozierten Potenziale sowie die sensible Elektroneurographie des N. ulnaris (im Vergleich zum nicht betroffenen N. medianus). In fortgeschritteneren Stadien können auch EMG der intrinsischen Handmuskulatur und die motorisch evozierten Potenziale auffällig werden.

Therapie Zunächst sollten alle konservativen Behandlungsmöglichkeiten ausgeschöpft werden. Liegen motorische Ausfälle vor, für die sich keine andere Ursache findet, behandelt man operativ durch Skalenotomie (Durchtrennung des M. scalenus anterior am Ansatz), gegebenenfalls mit Resektion der Halsrippe.

31.3.4 Entzündlich-allergische Armplexusläsionen

Diese nicht seltenen Erkrankungen manifestieren sich als akute, wahrscheinlich entzündliche, obere Lähmung des Plexus (cervico-)brachialis. Alternativ oder in Kombination ist auch

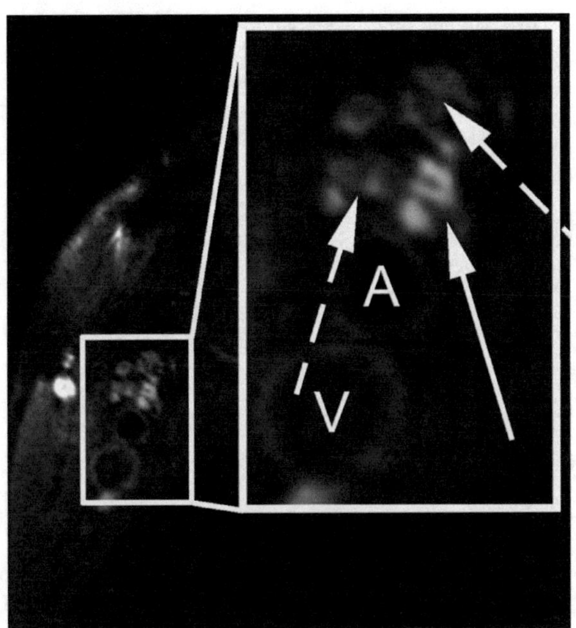

Abb. 31.9 MR-Neurographie bei neurogenem Thoracic-outlet-Syndrom. Hochauflösende, T2-gewichtete, fettgesättige Zielaufnahme des Plexus cervicobrachialis. Die Ansicht ist von transaxillär seitlich in senkrechter Richtung auf die Arteria subclavia (*A*) und Vena subclavia (*V*). Diese Gefäße dienen als Leitstruktur für die Nervenfaszikel des Plexus cervicobrachialis. Die Plexusanteile sind mit Pfeilen in der Ausschnittsvergrößerung (*rechts oben*) markiert sind. Die oberen Anteile des Plexus brachialis (sog. Truncus superior und medius) sind mit *gestrichelten Pfeilen* markiert, die unteren Anteile (sog. Truncus inferior) mit einem *durchgezogenen Pfeil*. Die fokale Läsion des unteren Plexus cervicobrachialis ist an einer deutlichen T2w-Signalerhöhung (Aufhellung/Hyperintensität) erkennbar. Die übrigen Anteile zeigen eine deutlich dunklere und somit normale Signalintensität. An dieser Lokalisation wird der Truncus inferior durch ein fibröses Band komprimiert. Dieses Band ist in der hier gezeigten Bildebene und in dem hier gezeigten Kontrast (T2w und Fettsättigung) nicht erkennbar, allerdings die Nervenschädigung durch die fokale Aufhellung (*durchgezogener Pfeil*)

ein entzündlicher Befall einzelner oder mehrerer Nerven des Schultergürtels und/oder der Arme möglich. In 65% der Fälle ist der rechte Arm, in 12% der linke, und in 23% sind beide Arme betroffen. Die Ätiologie ist sicher nicht einheitlich. In einem Teil der Fälle soll die Plexusschädigung auf zirkulierenden Immunkomplexen (serogenetische Polyneuritis, ▶ Kap. 32.4) beruhen. In anderen Fällen gehen Impfungen oder Infektionskrankheiten voraus. Man spricht dann von einer postvakzinalen bzw. postinfektiösen Armplexusneuritis. Wesentlich häufiger ist jedoch eine idiopathische Armplexusneuropathie, die gemeinhin als **neuralgische Schulteramyotrophie** bezeichnet wird und sich in ihrem klinischen Bild nicht von den anderen Formen unterscheidet.

Es gibt auch eine seltene genetische Variante, die **hereditäre neuralgische Amyotrophie** (HNA), mit rezidivierenden Lähmungsepisoden. Sie geht meistens mit Veränderungen am Chromosom 17q25 einher und kann mit dysmorphen Merkmalen kombiniert sein (z. B. Minderwuchs, okulärer Hypotelorismus, gotischer Gaumen, abnorme Faltenbildung im Nacken und Syndaktylie).

Symptome Unter heftigen Schmerzen in der Schulter und im Oberarm, die typischerweise nachts beginnen, in Ruhe betont sind, für 1–2 Wochen andauern und nur ausnahmsweise fehlen, entwickelt sich rasch eine atrophische Lähmung vor allem des M. deltoideus und fakultativ der benachbarten Muskeln des Schultergürtels: Mm. supraspinatus, infraspinatus, serratus anterior und trapezius, manchmal auch distaler Armmuskeln. Auch das Zwerchfell kann, u. U. isoliert, betroffen sein.

Man findet die erwähnten Lähmungen, sehr bald auch eine schmerzhafte Schultersteife. Wie bei allen oberen Armplexusparesen, ist die Sensibilitätsstörung nur gering und vor allem an der Außenseite des Oberarms, manchmal auch bis zum Daumen festzustellen. Oft fehlen umschriebene Sensibilitätsausfälle. Nicht selten sind auch Muskeln der Gegenseite leichtgradig beteiligt.

Diagnostik Die neuralgische Schulteramyotrophie ist im Wesentlichen eine klinische Diagnose. **EMG**, **motorische Elektroneurographie** und **F-Wellendiagnostik** ergeben zumeist nach 2–3 Wochen pathologische Befunde. Sie können auch den Befall des klinisch nicht betroffenen anderen Arms zeigen. Ein fehlender Denervationsnachweis im EMG der paravertebralen Muskulatur kann in der differenzialdiagnostischen Abgrenzung gegenüber radikulären Läsionen helfen. Umgekehrt beweist der Nachweis pathologischer Spontanaktivität in der paravertebralen Muskulatur nicht zwingend eine Radikulopathie, da auch sehr weit nach proximal reichende entzündliche Plexusprozesse vorkommen können. Der **Liquor** ist meist normal. Lange ist man davon ausgegangen, dass die entzündlichen Nervenläsionen bei der neuralgischen Schulteramyotrophie nicht neuroradiologisch nachweisbar sind. Die **MR-Neurographie** konnte jedoch mittlerweile den klaren Läsionsnachweis sowohl im Armplexus als auch in bestimmten Fällen in den Extremitätennerven erbringen. Meist wird dann MR-bildgebend ein multifokales Nervenläsionsmuster beobachtet.

Therapie und Prognose Auch hier erfolgt die Behandlung mit Prednisolon, in der üblich mittelhohen Dosierung um 1 mg/kg KG, über 10–14 Tage ausschleichend. Schmerzmittel, lokale Wärmeanwendung, frühzeitig Lagerung in Abduktion sind nicht gesichert wirksam. Sobald es die Schmerzen gestatten, sollen passive und aktive Bewegungsübungen aufgenommen werden. Die Prognose ist auf lange Sicht gut. Allerdings kann sich die Rückbildung der Lähmungen und die erfolgreiche Behandlung der sekundären Schultergelenkversteifung bis zu einem Jahr, in einigen Fällen auch länger hinziehen. Rezidive sind möglich.

Akute, proximal betonte Armschmerzen und -schwäche: Verdacht auf neuralgische Schulteramyotrophie. Die Bezeichnung dieser Beschwerden als »vertebragener Schulter-Arm-Schmerz« ist eine Verlegenheitsdiagnose.

31.4 Läsionen einzelner Schulter- und Armnerven

Bei der Besprechung der einzelnen Nerven geben wir immer die spinalen Segmente, aus denen der Nerv in der Regel seine Fasern erhält, und die von ihm versorgten Muskeln an. Der zugehörige Plexusanteil ist den ◘ Abb. 31.3 (Armplexus) bzw. ◘ Abb. 31.9 (Beinplexus) zu entnehmen. Die radikuläre und periphere Innervation der Muskeln ist zusammenfassend in ◘ Tab. 31.1, ◘ Tab. 31.2 und ◘ Tab. 31.3 dargestellt.

◘ **Tab. 31.1** Die radikuläre und periphere Innervation der Muskeln (nach Scheid 1966). Segmente C2 bis Th1, vorwiegend Nacken-, Arm- und Handmuskeln

Muskel	C2	C3	C4	C5	C6	C7	C8	Th1	Nerv
M. trapezius	x	x	x						N. accessorius und N. occipitalis minor
M. longus colli	x	x	x	x	x	x			Rami ventrales nn. cervicales, Armplexusäste
Diaphragma		x	x	x					N. phrenicus
M. levator scapulae		x	x	x					N. dorsalis scapulae
Mm. rhomboidei			x	x					N. dorsalis scapulae
M. supraspinatus			x	x					N. suprascapularis
M. infraspinatus			x	x	x				N. suprascapularis (manchmal auch N. axillaris)
M. teres minor			x	x	x				N. axillaris
M. deltoideus			x	x	x				N. axillaris
M. biceps brachii				x	x				N. musculocutaneus (manchmal auch N. medianus)
M. brachialis				x	x				N. musculocutaneus (der laterale Teil manchmal vom N. radialis)
M. brachioradialis				x	x				N. radialis
M. supinator				x	x				N. radialis
M. serratus anterior				x	x	x			N. thoracicus longus
M. subscapularis				x	x	x			N. subscapularis
M. extensor carpi radialis longus				x	x	x			N. radialis
M. pectoralis major				x	x	x	x		Nn. thoracici (machmal auch N. axillaris)
M. coracobrachialis					x	x			N. musculocutaneus
M. teres major					x	x			N. subscapularis
M. pronator teres					x	x			N. medianus
M. extensor carpi radialis brevis					x	x			N. radialis
M. pectoralis minor					x	x	x		Nn. thoracici
M. latissimus dorsi					x	x	x		N. thoracodorsalis
M. extensor digitorum					x	x	x		N. radialis
M. triceps brachii					x	x	x		N. radialis
M. flexor carpi radialis					x	x	x		N. medianus
M. abductor pollicis longus					x	x	x		N. radialis
M. extensor pollicis brevis					x	x	x		N. radialis
M. opponens pollicis					x	x	x		N. medianus

Tab. 31.1 (Forsetzung)

Muskel	C2	C3	C4	C5	C6	C7	C8	Th1	Nerv
M. flexor pollicis brevis					x	x	x		N. medianus und N. ulnaris
M. extensor digiti minimi						x	x		N. radialis
M. extensor carpi ulnaris						x	x		N. radialis
M. extensor pollicis longus						x	x		N. radialis
M. extensor indicis						x	x		N. radialis
M. abductor pollicis brevis						x	x		N. medianus
M. flexor carpi ulnaris						x	x	x	N. ulnaris
M. flexor digitorum superficialis						x	x	x	N. medianus
M. pronator quadratus						x	x	x	N. medianus
M. palmaris longus						x	x	x	N. medianus
M. flexor digitorum profundus						x	x	x	N. medianus und N. ulnaris
M. flexor pollicis longus						x	x	x	N. medianus
M. adductor pollicis							x	x	N. ulnaris
M. abductor digiti minimi							x	x	N. ulnaris
M. flexor digiti minimi brevis							x	x	N. ulnaris
M. opponens digiti minimi							x	x	N. ulnaris
Mm. interossei (palmares et dorsales)							x	x	N. ulnaris
Mm. lumbricales I et II							x	x	N. medianus
Mm. lumbricales III et IV							x	x	N. ulnaris

Tab. 31.2 Segmente Th1, bis L3, Rumpf- und Bauchmuskeln

Muskel	Th1	2	3	4	5	6	7	8	9	10	11	12	L1	L2	L3	Nerv
Mm. intercostales externi et interni	x	x	x	x	x	x	x	x	x	x	x	x				Ramus ventralis nn. thoracicorum et nn. intercostales
M. obliquus externus abdominis					x	x	x	x	x	x	x	x				Ramus ventralis nn. thoracicorum
M. rectus abdominis					x	x	x	x	x	x	x	x				Ramus ventralis nn. thoracicorum
M. transversus abdominis						x	x	x	x	x	x	x	x			Ramus ventralis nn. thoracicorum (N. iliohypogastricus u. N. ilioinguinalis)
M. obliquus internus abdominis								x	x	x	x	x	x			Ramus ventralis nn. thoracicorum
M. quadratus lumborum												x	x	x	x	Äste des Plexus lumbalis

Tab. 31.3 Segmente Th12 bis S4, vorwiegend Bein- und Fußmuskeln

Muskel	Th12	L1	L2	L3	L4	L5	S1	S2	S3	S4	Nerv
M. iliopsoas	x	x	x	x							N. femoralis
M. sartorius			x	x							N. femoralis
M. gracilis			x	x	x						N. obturatorius
M. adductor longus			x	x	x						N. obturatorius und N. femoralis
M. quadriceps femoris			x	x	x						N. femoralis
M. adductor magnus			x	x	x	x					N. obturatorius und N. tibialis
M. tibialis anterior					x						N. peronaeus profundus
M. tensor fasciae latae					x	x					N. glutaeus superior
M. tibialis posterior					x	x	x				N. tibialis
M. popliteus					x	x	x				N. tibialis
M. glutaeus medius					x	x	x				N. glutaeus superior
M. glutaeus minimus					x	x	x				N. glutaeus superior
M. extensor hallucis longus						x	x				N. peronaeus profundus
M. extensor digitorum longus						x	x				N. peronaeus profundus
M. peronaeus brevis						x	x				N. peronaeus superficialis
M. peronaeus longus						x	x				N. peronaeus superficialis
M. extensor hallucis brevis						x	x				N. peronaeus profundus
M. extensor digitorum brevis						x	x				N. peronaeus profundus
M. glutaeus maximus						x	x	x			N. glutaeus inferior
M. semitendinosus						x	x	x			N. tibialis
M. semimembranosus						x	x	x			N. tibialis
M. biceps femoris						x	x	x			N. ischiadicus
M. plantaris							x	x			N. tibialis
M. abductor hallucis							x	x			N. plantaris medialis
M. adductor hallucis							x	x			N. plantaris medialis
M. triceps surae							x	x			N. tibialis
M. flexor digitorum longus							x	x			N. tibialis
M. flexor digitorum brevis							x	x			N. plantaris medialis
M. flexor hallucis longus							x	x			N. tibialis
M. flexor hallucis brevis							x	x			N. plantaris medialis
Mm. lumbricales							x	x			N. plantaris medialis
M. quadratus plantae							x	x			N. plantaris lateralis
M. interossei							x	x			N. plantaris lateralis
M. flexor digiti minimi brevis							x	x			N. plantaris lateralis
M. abductor digiti minimi							x	x			N. plantaris lateralis
M. sphincter vesicae									x	x	N. pudendus
M. sphincter ani externus									x	x	Nn. rectales inferiores
M. levator ani									x	x	N. pudendus

31.4.1 N. dorsalis scapulae (C4–C6)

Motorische Innervation M. levator scapulae (zusammen mit direkten Ästen der Nervenwurzeln C3 und C4) und Mm. rhomboideus minor et major: Die Muskeln heben und adduzieren den Margo medialis scapulae, wodurch das Schulterblatt nach innen gedreht wird.

Ursachen Isolierte Schädigungen des N. dorsalis scapulae sind sehr selten. Bei traumatischen Armplexusparesen weist eine Parese der vom N. dorsalis scapulae innervierten Muskeln auf eine weit proximale Schädigung hin, da der Nerv bereits vor der Vereinigung der (4.) 5. und 6. Zervikalwurzel zum oberen Primärstrang aus der Wurzel C5 hervorgeht.

Untersuchung und Symptome Abheben der Schulter von der Unterlage in Bauchlage oder nach hinten Drücken des in die Hüfte gestemmten Arms im Stehen (dabei Palpation der Mm. rhomboidei). Erst dann fällt der ansonsten wenig symptomatische, rein motorische Funktionsverlust auf. In Ruhe resultiert eine diskrete Scapula alata (vom »Rhomboideus-Typ«) mit leichtem Abstehen des Angulus inferior von der Thoraxwand, etwas größerem Abstand des medialen Scapularandes von der Dornfortsatzreihe und leichtgradiger Außendrehung der Scapula.

31.4.2 N. suprascapularis (C4–C6)

Motorische Innervation Mm. supraspinatus und infraspinatus: Die Muskeln drehen den Arm im Schultergelenk nach außen. Der M. supraspinatus abduziert den Arm besonders in den ersten 20 Grad. Isolierte Lähmungen, z. B. nach stumpfen Schultertraumen, sind selten. Der Nerv wird häufig bei oberer Armplexusparese mitbetroffen.

Untersuchung und Symptome Abduktion des gerade herunterhängenden Armes gegen Widerstand bis 20° (dabei Palpation des M. supraspinatus), Auswärtsdrehung des im Ellenbogengelenk um 90° gebeugten, adduzierten Armes gegen Widerstand (dabei Palpation des M. infraspinatus). Bei Atrophie tritt die Spina scapulae hervor und die Supraskapulargrube ist vertieft.

Supraskapularissyndrom

Ein besondere Läsionsart ist das **Supraskapularis-Engpass-Syndrom**, bei dem der Nerv vorwiegend in der Incisura scapulae geschädigt wird. Junge Männer erkranken häufiger, meist spielt eine zusätzliche traumatische Läsion eine Rolle (◘ Abb. 31.10). Die Schulter schmerzt in Ruhe, und Oberarmseitelevation (M. supraspinatus) und Außenrotation (M. infraspinatus) sind gelähmt.

Therapie Die Therapie besteht in der chirurgischen Spaltung des die Inzisur überspannenden Bandes (Lig. transversum scapulae inferius).

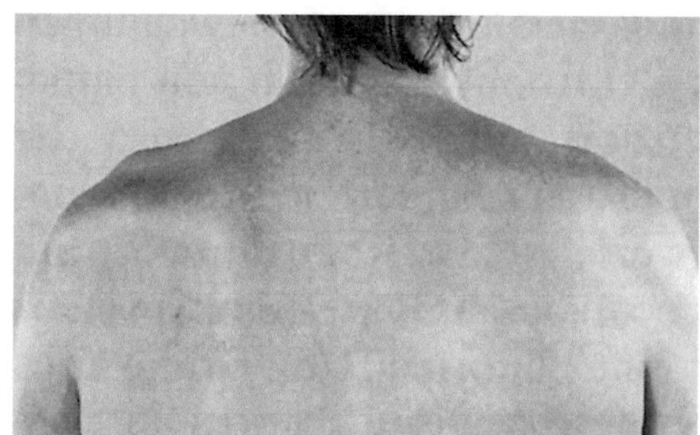

◘ **Abb. 31.10 Traumatische Schädigung des linken N. suprascapularis** bei einem 42-jährigen Mann. (Mit freundlicher Genehmigung von A. Ferbert, Kassel)

31.4.3 N. thoracicus longus (C5–C7)

Motorische Innervation M. serratus anterior: Er zieht und dreht das Schulterblatt nach außen, fixiert gleichzeitig seinen medialen Rand am Thorax und wirkt bei der Hebung des Armes mit.

Ursachen Nach längerem Tragen schwerer Lasten (»Rucksacklähmung«) oder bei Operationen in der Achselhöhle kann es zur Drucklähmung, bei schweren manuellen Arbeiten zur Zerrung des Nervs kommen. Entsprechend ist die Lähmung auf der rechten Seite häufiger als auf der linken. Setzt eine Serratuslähmung akut, unter reißenden Schmerzen ein, kann auch eine monosymptomatische Form der neuralgischen Schulteramyotrophie vorliegen.

Untersuchung und Symptome Man lässt den Patienten die leicht abduzierten Arme nach vorn unter die Horizontale heben oder, im Stehen, nach vorn gegen eine Wand drücken. Bei Serratuslähmung tritt hierbei die Skapula sehr deutlich hervor. Die Hebung des Armes im Schultergelenk ist erschwert. Der mediale Rand der Skapula ist auf der gelähmten Seite näher an die Wirbelsäule herangerückt und steht »flügelförmig« vom Thorax ab: Scapula alata (vom »Serratus-Typ«). Die Scapula ist mit dem unteren Winkel leicht zur Wirbelsäule gedreht.

31.4.4 N. thoracodorsalis (C6–C8)

Motorische Innervation M. latissimus dorsi: Die wichtigste Funktion ist das Senken und Rückwärtsführen des erhobenen Armes. Der Nerv wird hauptsächlich bei Armplexuslähmungen mitgeschädigt.

Untersuchung und Symptome Wenn der Patient die Hände in die Hüften stemmt und kräftig hustet, sieht man auf der gelähmten Seite eine deutlich geringere Kontraktion. Der waagerecht erhobene Arm wird gegen Widerstand gesenkt und/oder nach hinten geführt. Im Seitenvergleich sieht man ein Fehlen des Reliefs der hinteren Axillarlinie.

31.4.5 Nn. thoracales mediales et laterales (C5–Th1)

Schädigungen dieser Nerven kommen praktisch nie isoliert vor. Sie sind häufig bei oberer oder kompletter Armplexusläsion mitbetroffen.

Motorische Innervation M. pectoralis major und minor: hauptsächlich Adduktion der Arme.

Untersuchung und Symptome Die klavikuläre Portion des M. pectoralis springt an, wenn der Patient den erhobenen Arm gegen Widerstand adduziert, die sternokostale, wenn er in »Betstellung« beide Hände gegeneinander presst. Bei Atrophie dieser Muskeln treten die Klavikula und der knöcherne Thorax deutlicher hervor. Die vordere Begrenzung der Axilla ist verschmächtigt.

31.4.6 N. axillaris (C5–C6)

Motorische Innervation M. deltoideus und M. teres minor.

Sensible Versorgung Handflächengroßer Bezirk an der Außenseite des Oberarms über dem mittleren Anteil des M. deltoideus.

Untersuchung und Symptome Abduzieren des Armes oder, wenn dies noch möglich ist, Festhalten in Abduktion von etwa 45° gegen Druck auf den Arm. Die Schulterwölbung ist abgeschwächt. Akromion und Humeruskopf treten deutlich hervor. Eine Deltoideusparese macht die Hebung des Armes bis zur Horizontalen unmöglich. Die Lähmung des M. teres minor, der den Oberarm nach außen rotiert, kann durch den M. infraspinatus ausgeglichen werden.

> **Die Hebung des Armes über die Horizontale wird von einer ganzen Gruppe von Muskeln ausgeführt: Mm. supraspinatus, biceps brachii (caput longum), trapezius und serratus anterior.**

Ursachen und Verlauf Am häufigsten treten die Schädigungen aufgrund von Luxationen oder stärkerer Prellung der Schulter auf. Wenn das Gelenk danach vorübergehend ruhig gestellt wird, bleibt die Axillarislähmung zunächst oft unerkannt.

Nach kurzer Zeit stellt sich, besonders bei älteren Patienten, eine Kapselschrumpfung im Schultergelenk ein, die passive Bewegungen sehr schmerzhaft macht, die Symptome verstärkt und den Heilverlauf verzögert. Deshalb soll man so früh, wie es die chirurgische Behandlung erlaubt, mit passiven Bewegungen im Schultergelenk beginnen. Andererseits muss der Arm bei schwerer Axillarisparese vorübergehend auf eine Abduktionsschiene gelagert werden, damit die Gelenkkapsel nicht schrumpft oder durch Subluxation überdehnt wird.

31.4.7 N. musculocutaneus (C5–C7)

Motorische Innervation Mm. biceps brachii und brachialis: Beugung des Armes im Ellenbogengelenk und Supination bei flektiertem Ellenbogen.

Sensible Versorgung Radialer Anteil der Volarseite des Unterarms (N.cutaneus antebrachii lateralis).

Ursachen Motorische Lähmungen nach Schulterluxation. Isolierte sensible Schädigung ist nach paravenöser Injektion möglich.

Untersuchung und Symptome Beugung des Armes in Supinationsstellung, damit nicht der M. brachioradialis eingesetzt wird. Bei Lähmung des Nervs ist der BSR abgeschwächt oder erloschen. Der Brachioradialisreflex (BRR), der über den M. brachioradialis verläuft, ist dagegen bei intaktem N. radialis erhalten.

Differenzialdiagnose Bizepssehnenabriss.

31.4.8 N. radialis (C5–Th1)

Innervation und Funktion Folgende Muskeln werden vom N. radialis innerviert:

- **M. triceps brachii:** Streckung des Unterarms im Ellenbogengelenk. Prüfung in der Horizontalen mit unterstütztem Ellenbogen, um den Einfluss der Schwerkraft auszuschalten, die eine Streckfunktion vortäuschen kann.
- **M. brachioradialis:** Beugung des Unterarms in Mittelstellung zwischen Pronation und Supination. Bei der Prüfung in dieser Position tritt der Muskel beim Gesunden deutlich hervor.
- **Mm. extensor carpi radialis brevis et longus:** Streckung und Radialabduktion des Handgelenks.
- **M. supinator:** Supination des Unterarmes.
- **Mm. extensor digitorum communis et extensor digiti minimi:** Streckung der Grundphalangen II–V. Bei der Prüfung legt der Untersucher seinen Zeigefinger dorsal quer über die Grundphalangen und leistet mäßigen Widerstand.
- **M. extensor carpi ulnaris:** Streckung und Ulnarabduktion des Handgelenks.
- **M. abductor pollicis longus:** Abduktion des Metakarpus I in der Handebene. Bei der Prüfung springt die Sehne oberhalb des Daumengrundgelenks deutlich hervor.
- **Mm. extensor pollicis brevis et longus:** Streckung der Grund- bzw. Endphalanx des Daumens.
- **M. extensor indicis:** Streckung des Zeigefingers bis zur Endphalanx.

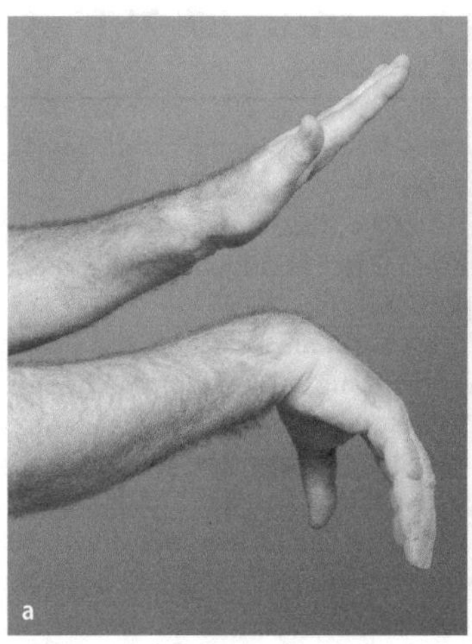
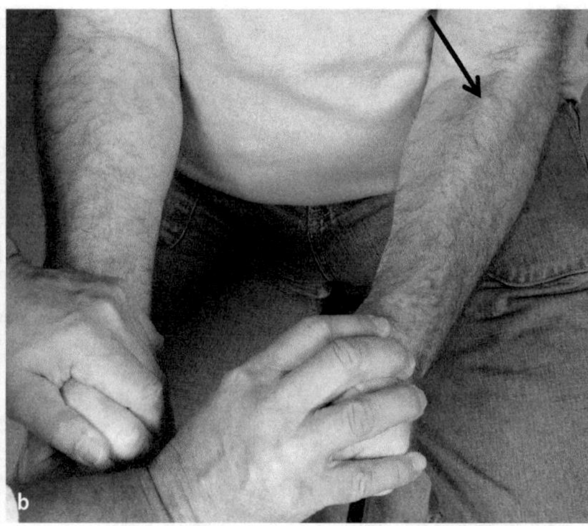

Abb. 31.11 Läsion des N. radialis rechts bei einem Patienten mit multifokaler motorischer Neuropathie (MMN). a Fallhand. **b** Auf der paretischen rechten Seite fehlt das Hervortreten des M. brachioradialis bei beidseitiger Flexion im Ellenbogengelenk in Mittelstellung zwischen Pronation und Supination. Dies zeigt eine Läsion des N. radialis proximal des Abgangs der Rami musculares zu diesem Muskel an. (*Pfeil* zeigt auf den intakten M. brachioradialis der gesunden linken Seite)

Sensible Innervation: Am dorsalseitigen Oberarm distal vom Versorgungsgebiet des N. axillaris (N. cutaneus brachii posterior), am Unterarm (N. cutaneus antebrachii posterior) sowie am Handrücken im radialen Abschnitt und auf der Hand über den radialen 2½ Fingern (R. superficialis n. radialis) mit Ausnahme der jeweiligen Endphalangen (N. medianus).

Ursachen Wegen der exponierten Lage des Nervs wird er besonders häufig geschädigt. Die obere Radialislähmung entsteht durch Läsion des Nervs in der Achselhöhle, z. B. durch Druck oder durch einen chirurgischen Eingriff. Häufiger ist die mittlere Lähmung durch Druck des Nervs gegen den Humerus, besonders im tiefen Schlaf, begünstigt durch Alkoholrausch, auch in Narkose oder bei und nach Humerusfrakturen. Die untere Radialislähmung kann durch distale Radiusfrakturen oder Radiusluxationen hervorgerufen werden.

Läsionsorte und Symptome Der Nerv kann in unterschiedlicher Höhe lädiert sein. Man unterscheidet eine obere, mittlere und untere Radialislähmung.

- Bei der **oberen Radialislähmung** (Läsionen in der Axilla) sind alle vom N. radialis versorgten Muskeln betroffen, und der TSR ist ausgefallen. Zudem kommt es zu einem Sensibilitätsausfall im Versorgungsgebiet des N. cutaneus brachii posterior an der Dorsalseite des Oberarms.
- Bei der **mittleren Radialisparese** (Läsionen am Oberarm) sind Trizepsfunktion und damit auch der TSR erhalten. Es kommt zur Fallhand mit Schwäche für die Extension im Handgelenk und eine Lähmung ab dem M. brachioradialis hinzu (Abb. 31.11). Der RPR ist abgeschwächt oder erloschen.
- Bei der **unteren Radialislähmung** (Läsionen am Unterarm) kann der Daumen nicht in der Handebene abduziert und die Finger nicht im Grundgelenk gestreckt werden. Die Streckung in den Interphalangealgelenken II–V ist eine Funktion des N. ulnaris (s. u.). Es besteht keine Fallhand, da die Handgelenkstrecker nicht betroffen sind.
- Auch zu den unteren Radialisparesen kann man das **Supinatorlogensyndrom** zählen, das durch Kompression des motorischen Endastes des Nervs (N. interosseus posterior) beim Durchtritt durch den M. supinator entsteht. Dieser Eintritt wird durch einen Faszienkanal mit oft sehr scharfem Rand gebildet, an dem der Ramus profundus des Nervs geschädigt wird. Der M. brachioradialis (inklusive des BRR) und M. extensor carpi radialis bleiben intakt. Die übrigen, distal gelegenen, vom N. radialis innervierten Muskeln, speziell die Fingerstrecker, sind paretisch. Es resultiert also keine vollständige Fallhand, sondern ein Fallfingersyndrom, und eine Sensibilitätsstörung fehlt. Nach Ausschluss von Knochenprozessen oder einer Bursitis bicipitoradialis sollte bildgebend nach der Ursache für eine fokale Kompression des Nervs in der Streckerloge am proximalen Unterarm gesucht werden. Abb. 31.12 zeigt das Beispiel eines Lipoms in der Supinatorloge mit Kompression des N. interosseus posterior). Dann ist eine chirurgische Exploration der Supinatorloge und gegebenenfalls eine Neurolyse angezeigt. Eine dem Supinatorlogensyndrom ähnelnde motorische Mononeuropathie des N. radialis kann aber auch als Erstmanifestation und monotopische Variante einer multifokalen motorischen Neuropathie (MMN; ► Kap. 32.6, Abb. 31.13), also einer peripheren Systemerkrankung, auftreten, die elektrophysiologisch, liquordiagnostisch, serologisch und ggf. MR-neurographisch abgeklärt werden sollte. Hierbei findet sich keine fokale Kompressionsneuropathie in der Supinatorloge, so dass selbstverständlich kein chirurgisches Vorgehen, sondern eine zyklische Therapie mit intravenös applizierten Immunglobulinen (IVIG) indiziert ist.

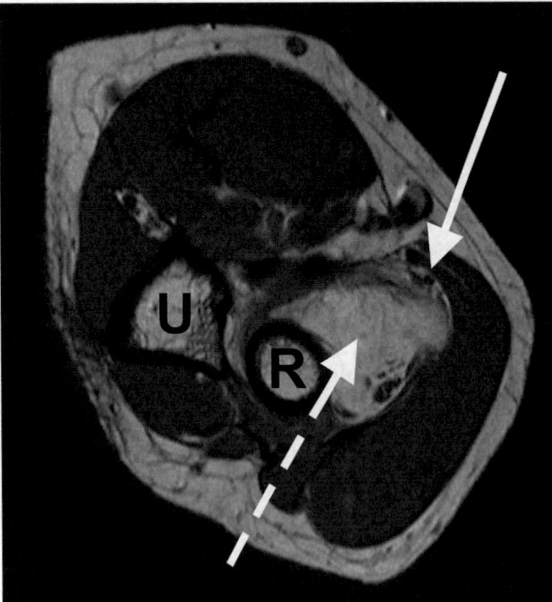

Abb. 31.12 Supinatorlogensyndrom rechts bedingt durch Lipom in der Supinatorloge. Der Fettanteil im Lipom (*gestrichelter weißer Pfeil*) führt zu einem hellen (hyperintensen) Signal in der hier gezeigten T1-gewichteten Sequenz. Durch den engen räumlichen Bezug kommt es zu einer klinisch symptomatischen Kompression des Ramus profundus/N. interosseus posterior des N. radialis (*weißer Pfeil* auf neurovaskuläres Bündel) beim Eintritt in die Faszie des M. supinator (Supinatorloge). Als anatomische Landmarken wurden das Radiusköpfchen mit *R* und die Ulna mit *U* bezeichnet

Die lokalisatorische Bedeutung der **sensiblen Störungen** ist wegen der anatomischen Varianten gering. Bei der isolierten Läsion des sensiblen R. superficialis des N. radialis (Wartenberg-Syndrom) kann es zu einer schmerzhaften Parästhesie auf der radialen Seite des Handgelenks und über den Handwurzelknochen kommen (Cheiralgia paraesthetica).

31.4.9 N. medianus (C6–Th1, vorwiegend C6–C8)

Motorische Innervation Folgende Muskeln werden vom N. medianus innerviert:

- **M. flexor carpi radialis:** Beugung und Radialflexion der Hand. Prüfung in Mittelstellung zwischen Pronation und Supination.
- **M. pronator teres**: Pronation des Unterarmes und der Hand. Prüfung bei rechtwinkliger Beugung im Ellenbogengelenk.
- **M. flexor digitorum superficialis:** Beugung der Finger im proximalen Interphalangealgelenk. Zur Prüfung werden bei fixiertem Handgelenk die benachbarten Finger zur Ausschaltung des M. flexor digitorum profundus gestreckt gehalten.
- **M. palmaris longus:** Beteiligung an der Beugung des Handgelenks und Anspannen der Palmaraponeurose.
- **M. flexor digitorum profundus** (radialer Anteil): Beugung der distalen Interphalangealgelenke II–III. Prüfung: Fingerhakeln gegen die Endphalangen bei fixierten Mittelphalangen.
- **Mm. flexor pollicis longus**: Beugung der Endphalanx des Daumens. Prüfung gegen Widerstand.
- **M. pronator quadratus**: Pronation des Unterarmes und der Hand. Prüfung bei rechtwinkliger Beugung im Ellenbogengelenk.
- **M. abductor pollicis brevis:** Abduktion des Daumens (Metacarpus I) rechtwinklig zur Handfläche. Die Abspreizung parallel zur Handfläche erfolgt durch den M. abductor pollicis longus (N. radialis). Man prüft diese wichtige Funktion durch das »Flaschenzeichen«: Ausfall der Abduktionsfunktion macht es dem Patienten unmöglich, eine Flasche oder ein Glas so zu ergreifen, dass das Objekt der Hautfalte zwischen Daumen und Zeigefinger fest anliegt.
- **M. flexor pollicis brevis (caput superficiale)**: Beugung des Metacarpus I, zusammen mit Caput profundum (N. ulnaris). Prüfung gegen Widerstand.

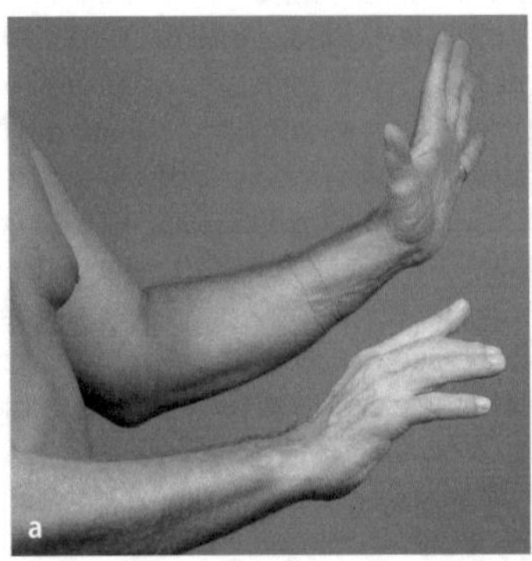

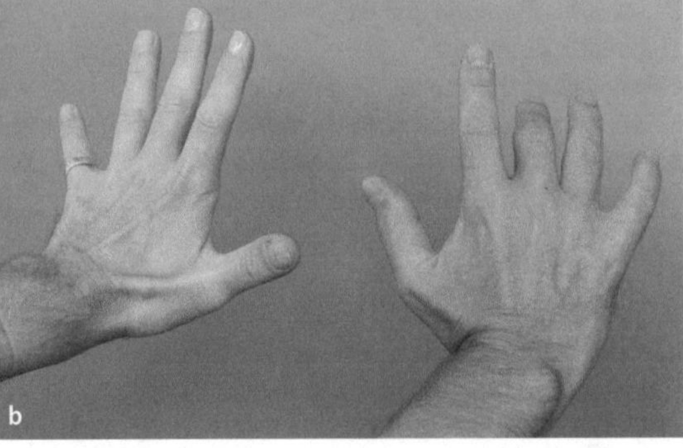

Abb. 31.13 Partielles Fallfingersyndrom rechts als monotopische Variante einer multifokalen motorischen Neuropathie (MMN). a Die motorischen Ausfälle erinnern an ein Supinatorlogensyndrom. **b** Das rechte Handgelenk weicht bei Extension durch Ausfall des M. extensor carpi ulnaris und erhaltener Funktion der weiter proximal innervierten Mm. extensor carpi radialis brevis et longus etwas nach radial ab. Beachte, dass Abduktion und Extension des Daumens sowie die Extension der Finger II–V rechts von Paresen unterschiedlichen Grades betroffen sind

- **M. opponens pollicis:** Opposition des Metacarpus I. Prüfung: Der Patient soll mit der Spitze des Daumens, ohne diesen zu beugen, das Grundglied des 5. Fingers berühren, während der Untersucher dieser Bewegung am Metacarpus I leichten Widerstand entgegensetzt.
- **Mm. lumbricales I und II:** Beugung der entsprechenden Metakarpophalangealgelenke, Streckung der proximalen und distalen Interphalangealgelenke.

Sensible Innervation Volarseite der Finger I bis radiale Hälfte von IV und angrenzende Hautbezirke der Hand, Dorsalseite der Endglieder I–III.

Ursachen Traumatische Läsion des Nervs oberhalb des Ellenbogens, z. B. bei suprakondylärer Humerusfraktur, ist relativ selten. Durch paravenöse Injektion kann der Nerv in der Kubitalbeuge geschädigt werden. Die untere Medianuslähmung tritt bei Verletzung am Unterarm (Suizidversuche) und traumatischen oder anderen Schädigungen am Handgelenk auf.

Läsionsorte und Symptome Je nach Höhe der Läsion unterscheiden wir drei Lähmungstypen:

- Läsion oberhalb des Abgangs der Äste zu den langen Hand- und Fingerbeugern, d. h. am Oberarm oder Ellenbogen, führt zur **kompletten Medianuslähmung**. Zu den bereits beschriebenen Symptomen tritt eine Schwäche für die Pronation des Unterarmes und die Beugung der Hand hinzu. Beim Versuch, die Finger in den Zwischen- und Endgelenken zu beugen, entsteht die sog. **Schwurhand**. Nur die vom N. ulnaris motorisch innervierten Finger IV und V und in geringem Maße der Finger III können gebeugt werden, Daumen und Zeigefinger bleiben gerade stehen.
- Läsion des Nervs an seinem Durchtritt unter dem M. pronator teres kann zu einer chronischen mechanischen Reizung des N. medianus führen, die das sogenannte **Pronator-teres-Syndrom** verursacht. Charakteristisch sind Schmerzen und Crampi der volaren Unterarmmuskeln sowie Parästhesien im sensiblen Versorgungsgebiet, zudem eine Druckdolenz am M. pronator teres, fakultativ auch eine Schwäche der Mm. flexor pollicis longus und abductor pollicis brevis.
- Schädigung des Nervs im distalen Abschnitt des Unterarms führt zur Lähmung aller vom N. medianus versorgten Handmuskeln. Der Daumenballen ist atrophisch (**Affenhand**). Die Greiffunktion des Daumens ist aufgehoben.
- Bei Läsion des Nervs im Karpaltunnel, unter dem Lig. carpi volare, entsteht das **Karpaltunnelsyndrom (KTS):** die isolierte Abduktor-Opponens-Parese und -Atrophie (s. u.). Dies ist die häufigste Lähmung des N. medianus.

Die **Sensibilitätsstörung** hat in allen vier Fällen die gleiche Ausdehnung, da der N. medianus nur Hautbezirke der Hand sensibel versorgt. In diesem Bereich treten meist sehr unangenehme Parästhesien auf. Bei älteren Lähmungen entwickeln sich trophische Störungen der Haut und der Nägel. Beides wird darauf zurückgeführt, dass der N. medianus viele vegetative Fasern führt.

Das **Interosseus-anterior-Syndrom** betrifft hingegen den rein motorischen Ast des N. medianus, den N. interosseus anterior, der volar auf der Membrana interossea verläuft und die Mm. flexores pollicis longus und digitorum profundus zum Zeige- und Mittelfinger sowie den M. pronator quadratus innerviert. Eine isolierte Läsion des N. interosseus anterior wird nach den Erstbeschreibern auch als **Kiloh-Nevin-Syndrom** bezeichnet. Klinisch im Vordergrund stehen Beugerparesen der Endglieder von Daumen, Zeige- und Mittelfinger (◻ Abb. 31.14). Die Parese des M. pronator quadratus wird in der Regel durch den nicht betroffenen M. pronator teres gut kompensiert. Sensible Symptome gehören nicht zu diesem Syndrom. Ursächlich können Lokalbefunde, insbesondere Frakturen, sein. Am häufigsten wird ein Interosseus-anterior-Syndrom jedoch im Rahmen einer neuralgischen Schulteramyotrophie (▶ Abschn. 31.3) oder einer MMN (▶ Kap. 32.6) beobachtet.

Karpaltunnelsyndrom (KTS)

Ätiologie Das sehr häufige KTS entsteht durch Kompression des Endastes des N. medianus unter dem Lig. carpi volare. Man nimmt an, dass in diesen Fällen eine abnorme Enge des Karpaltunnels besteht, zumal Verletzungen der Handwurzelknochen oder eine Lokalisation rheumatischer Gelenk- oder Synovialveränderungen an dieser Stelle zu der gleichen neurologischen Symptomatik führen. Tätigkeiten mit chronischer oder häufig wiederholter Extension der Hand (Bedienen von Hebeln an Maschinen, Bügeln, Tischlerarbeiten, Gehen mit Armstützen) wird zwar häufig in der Vorgeschichte berichtet, ist aber keine unbedingte Voraussetzung für das Entstehen des Syndroms.

Manche Fälle von Schwangerschaftsparästhesien sind durch ein KTS bedingt. Hier nimmt man an, dass die Ödemneigung in der 2. Hälfte der Schwangerschaft zu einer Enge im Karpaltunnel führt. Typisch ist das KTS auch bei Akromegalie (▶ Kap. 11.11) oder Amyloidose (▶ Kap. 32.5). Die Arbeitshand ist bevorzugt betroffen. Beidseitiger Befall ist aber häufig.

Symptome Frauen, besonders in der 2. Lebenshälfte, sind häufiger betroffen als Männer. Folgende Symptome treten auf:

- Die Krankheit beginnt mit nächtlichen, schmerzhaften, oft brennenden Parästhesien an der Beugeseite der radialen 3½ Finger und in den angrenzenden Hautarealen. Wegen der Schmerzen stehen die Patienten auf und schütteln die Hand.
- Die Missempfindungen und Schmerzen können die ganze Hand ergreifen und die Schmerzen bis zur Ellenbogengegend nach proximal ausstrahlen. Dies hängt teilweise damit zusammen, dass der N. medianus besonders reichlich vegetative Fasern enthält. Manchmal werden aber auch lediglich uncharakteristische Schulter-Arm-schmerzen geklagt, vorzugsweise in Ruhe und in der Nacht (**Brachialgia paraesthetica nocturna**).

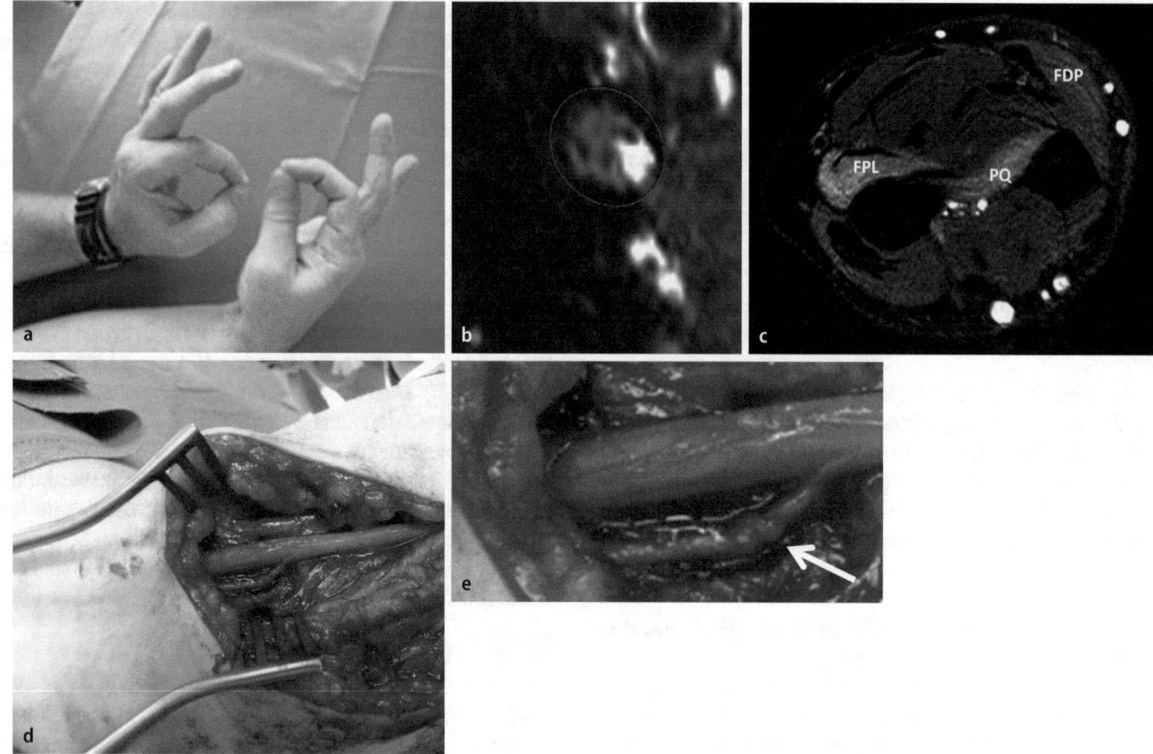

Abb. 31.14a–e Interosseus-anterior-Syndrom durch traumatisch bedingte faszikuläre Torsionsneuropathie. a Paresen der Mm. flexores pollicis longus und digitorum profundus zum Zeigefinger, geringgradiger auch zum Mittelfinger rechts (positives Kreiszeichen: die Endglieder des Daumens und des Zeigefingers können im Gegensatz zu links keinen Kreis formen). **b** MR-neurographisch zeigt sich in den T2-gewichteten Sequenzen eine faszikuläre Signalhyperintensität im dorsomedialen Hauptstamm des N. medianus rechts (*rot umrandet*) auf Höhe des Oberarms, die der Somatotopie der Interosseus-anterior-Faszikel entspricht. **c** Muskelödem als Zeichen der Denervation aller drei vom N. interosseus anterior innervierter Muskeln: M. flexor pollicis longus (FPL), M. pronator quadratus (PQ) und M. flexor digitorum profundus (FDP). **d** Der intraoperative Situs zeigt als Ursache des Syndroms eine Torsion (*weißer Pfeil* in **e**) von Interosseus-anterior-Faszikeln innerhalb des Hauptstamms des N. medianus auf Oberarmhöhe nach erfolgter Epineurotomie. **e** Ausschnittvergrößerung aus d (**d,e**: Mit freundlicher Genehmigung von Dr. T. Dombert, Dossenheim). Modifiziert nach Pham 2014)

- Im weiteren Verlauf treten die sensiblen Reizsymptome auch am Tage auf. Es kommt zur Hypästhesie, die die feinen Verrichtungen mit den radialen 3 Fingern beeinträchtigt.
- Schließlich stellen sich Parese und Atrophie in den Mm. abductor pollicis brevis und opponens pollicis ein (Abb. 31.15).
- Sensibel findet man dann eine Dysästhesie, oft eine Hyperalgesie oder Hyperpathie an der Volarseite der Hand mit Schwerpunkt im Versorgungsgebiet des N. medianus.
- Druck auf den Medianuspunkt an der Radialseite des volaren Unterarms oder Hyperextension im Handgelenk lösen oft Missempfindungen in den radialen 3½ Fingern aus. Die Schweißsekretion (Ninhydrintest) ist im Medianusversorgungsgebiet vermindert. Beim Beklopfen des volaren Handgelenks über dem Karpaltunnel lässt sich gelegentlich ein unangenehmes, elektrisierendes Gefühl im distalen sensiblen Versorgungsgebiet des N. medianus auslösen (**Hoffmann-Tinel-Zeichen**).

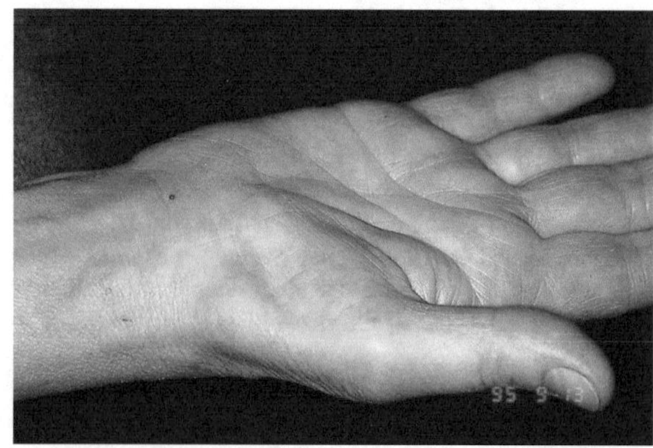

Abb. 31.15 Medianuslähmung. Ausgedehnte Muskelatrophien der vom N. medianus versorgten Thenarmuskulatur, besonders des M. abductor pollicis brevis, bei einem Patienten mit Karpaltunnelsyndrom

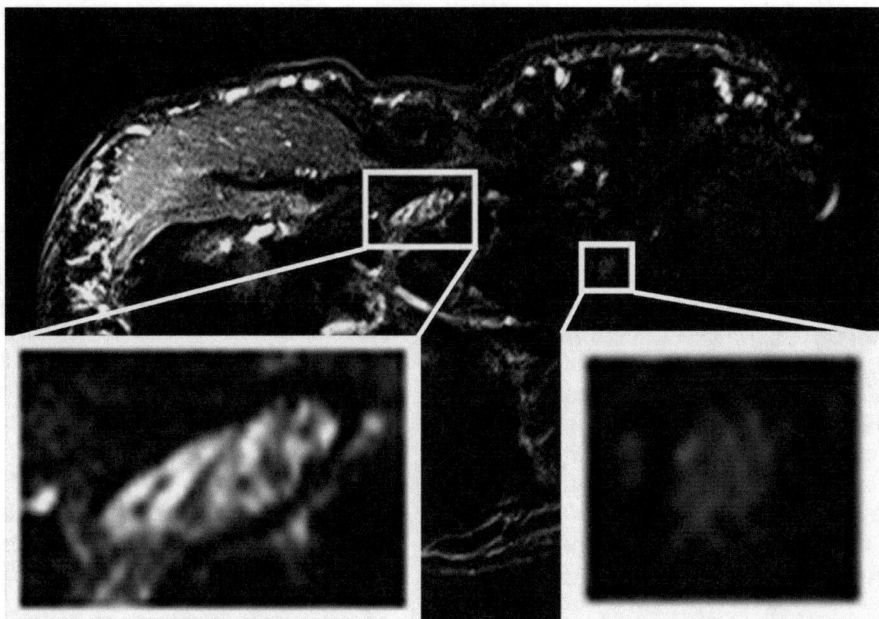

Abb. 31.16 MR-Neurographie Karpaltunnelsyndrom. Hochauflösende Transversalaufnahme in T2-Wichtung (mit Fettsättigung) in Höhe des Handgelenks und Karpaltunnels. Beim Karpaltunnelsyndrom kommt es zu einer fokalen Läsion des N. medianus (Ausschnittsvergrößerung *links unten*) unterhalb des Retinaculum flexorum. Chronische Druckwirkung, die durch andere, z. B. metabolische Schädigungsmechanismen verstärkt wird, kann für die Nervenschädigung an dieser anatomischen Engpasslokalisation verantwortlich sein. In der MR-Neurographie kommt es beim KTS zu einer typischen hyperintensen (hellen) T2w-Veränderung des Nervensignals. Zum Vergleich ist in der obigen Abbildung der motorische Ast des N. ulnaris (Ramus profundus) gezeigt, der eine normale (dunkle) T2w-Signalintensität aufweist (Ausschnittsvergrößerung *rechts unten*)

Diagnostik Die Diagnose wird anhand der **Anamnese** sowie durch die **klinische Untersuchung** gestellt. Dabei können durch Provokationstests die geschilderten typischen Beschwerden ausgelöst werden (**Phalen-Test**: forcierte Dorsalextension oder Volarflexion des Handgelenkes für ca. 1 min).

Bei den **elektrophysiologischen Untersuchungen** findet man schon früh eine Verlängerung der distalen motorischen und sensiblen Latenzen. Die distale Latenz der motorischen und in der Regel mehr noch der sensiblen Nervenleitung ist schon im Frühstadium stark verlängert. Im fortgeschrittenen Stadium tritt zusätzlich oft eine Amplitudenminderung als Ausdruck der axonalen Schädigung hinzu. Dann findet man im EMG häufig auch Denervierungszeichen der Mm. abductor pollicis brevis und opponens pollicis.

Man kann zwar den N. medianus gut mit **Ultraschall** und **MRT** im Karpaltunnel (Abb. 31.16) untersuchen und seine Einengung zeigen. Notwendig ist diese Untersuchung bei eindeutigen klinischen und elektrophysiologischen Befunden allerdings nicht.

Therapie Konservative Behandlung: Nächtliche Schienung des Handgelenks in Mittelstellung, orale Prednisolon-Medikation (20 mg morgens über 2 Wochen, danach 10 mg/Tag über weitere 2 Wochen) oder lokale, maximal dreimalige Injektion von Methylprednisolon 15 mg in den Karpaltunnel kann im Frühstadium Besserung bringen, auch für Wochen und Monate. Zudem ist eine konservative Therapie zunächst bei Schwangeren und Patienten mit behandelbarer Grundkrankheit bzw. änderbarer manueller Tätigkeit angezeigt.

Bei Versagen der konservativen Therapie, funktionell behindernden sensomotorischen Ausfällen, Rückfällen oder bei schwerem KTS bzw. rasch progredienten Verläufen ist eine operative Behandlung notwendig. Die Spaltung des Retinaculum flexorum ist in den vielen Fällen nicht ausreichend, in denen eine rheumatische Tendosynovitis vorliegt. Hier muss eine sorgfältige Synoviektomie durch einen Handchirurgen erfolgen. Zunächst bessern sich die Sensibilitätsstörungen, später und nicht immer vollständig die Atrophien und Paresen.

Der Fall

Seit Monaten bestehende nächtliche Schmerzen und Missempfindungen im rechten Arm, vor allem in der rechten Hand, führen eine Patientin von Mitte 40 zum Arzt. Außer einem leichten Übergewicht liegen keine Risikofaktoren vor. Sie berichtet, dass die Missempfindungen nachlassen, wenn sie den Arm schüttele.
Bei der neurologischen Untersuchung sind die Hirnnerven unauffällig, die Muskeleigenreflexe seitengleich, die Koordination regelrecht. Die Patientin gibt eine Sensibilitätsstörung an, die überwiegend die Berührungsempfindung auf der Volarseite der ersten drei Finger der rechten Hand betrifft.
Bei der elektrophysiologischen Untersuchung (Elektroneurographie) des rechten Arms findet man folgende Werte:

Distale motorische Überleitung des N. medianus zum M. abductor pollicis brevis 6,5 ms (pathologisch). Distale motorische Überleitung des N. ulnaris zum M. adductor pollicis 3,0 ms (normal). Maximale motorische Nervenleitgeschwindigkeit des N. medianus und des N. ulnaris am Unterarm 55 m/s bzw. 60 m/s (beide normal). Sensible, antidrome Nervenleitgeschwindigkeit des N. medianus, bei Ableitung am Zeigefinger 35 m/s (pathologisch), sensible antidrome Nervenleitgeschwindigkeit des N. ulnaris, bei Ableitung am kleinen Finger 55 m/s (normal). Klinische Symptome (nächtliche Parästhesien volar in den ersten drei Fingern, Armschmerzen) und elektrophysiologischer Befund beweisen das Vorliegen eines KTS. Elektromyographisch war noch keine Denervierung in der vom N. medianus versorgten Handmuskulatur registrierbar. Trotz einer dreiwöchigen Ruhigstellung der Hand mit einer volaren Schiene kommt es nicht zu einer wesentlichen Besserung der Symptome, so dass eine hand-/neurochirurgische Operation erforderlich wird. Im Anschluss hieran ist die Patientin beschwerdefrei. Interessant ist, dass auch schon an der anderen Hand eine leichte Verlängerung der distalen motorischen Latenz (dmL) und eine Abnahme der sensiblen Nervenleitgeschwindigkeit vorliegt. Dieser Befund wird elektrophysiologisch überwacht, Symptome hat die Patientin an der linken Hand noch nicht entwickelt.

31.4.10 N. ulnaris (C8–Th1)

Motorische Innervation Folgende Muskeln werden vom N. ulnaris innerviert:

- **M. flexor carpi ulnaris:** Beugung und Ulnarflexion der Hand. Prüfung: Beugung der Ulnarseite des Handgelenks gegen Widerstand auf den Kleinfingerballen.
- **M. flexor digitorum profundus** (ulnarer Anteil): Beugung der Endphalangen IV und V. Prüfung in Supinationsstellung, zweckmäßig unter Fixation der Mittelphalanx.
- **M. palmaris brevis:** Beteiligung an der Spannung der Palmaraponeurose.
- **M. abductor digiti minimi, flexor digiti minimi brevis und opponens digiti minimi**: Die Funktion ergibt sich aus dem jeweiligen Namen. Prüfung in Supinationsstellung: Abduktion bzw. Beugung gegen Widerstand an der Grund- oder Mittelphalanx. Opposition: Der Patient soll die Hand wie eine Schale halten und den V. Finger vor den IV. bewegen.
- **Mm. interossei dorsales et palmares:** Die dorsalen spreizen, die palmaren adduzieren die Finger. Der Patient soll die Faust gegen leichten Widerstand auf die Mittel- und Endphalangen öffnen oder eine schnappende »Nasenstüberbewegung« (»chiquenaude«) mit einzelnen Fingern gegen die Handfläche des Untersuchers ausführen.
- **M. adductor pollicis:** Adduktion von Metacarpus I. Prüfung: Der Patient soll einen flachen Gegenstand (Spatel, Notizbuch) zwischen Daumen und Zeigefinger festhalten. Bei Parese des Muskels wird die ausgefallene Adduktion durch Beugung des Daumenendgliedes durch Aktivierung des M. flexor pollicis longus durch den N. interosseus anterior (N. medianus) ersetzt (Froment-Zeichen, ◻ Abb. 31.17).
- **M. flexor pollicis brevis (Caput profundum):** Beugung des Metacarpus I, zusammen mit Caput superficiale (N. medianus). Prüfung gegen Widerstand.
- **Mm. lumbricales III und IV**: Beugung in den Grundphalangen, Streckung der übrigen Phalangen. Prüfung: Der Untersucher leistet der Beugung mit quer volar über die Grundphalangen gelegtem Zeigefinger Widerstand.

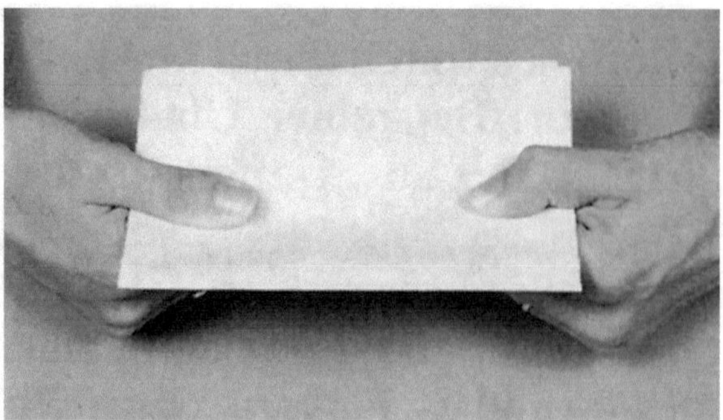

◻ Abb. 31.17 Froment-Zeichen links bei Drucklähmung des N. ulnaris im Sulcus ulnaris nach Ellenbogenfraktur. (Mit freundlicher Genehmigung von A. Ferbert, Kassel)

Sensible Innervation Volar Finger V und ulnare Hälfte von IV, dorsal die ulnaren 2 Finger und angrenzende Hautgebiete nur der Hand. Der N. cutaneus antebrachii medialis entspringt nicht aus dem N. ulnaris, sondern direkt aus dem Armplexus.

Ursachen Die Ulnarisparese ist die häufigste periphere Nervenlähmung. Sie entsteht meist durch mechanische Schädigung am Ellenbogengelenk (**Ulnarisneuropathie am Ellenbogen**, UNE) im Verlauf des Kubitaltunnels oder, seltener, der knöchernen Ulnarisrinne (Sulcus ulnaris). Bei Anomalien des Sulcus ulnaris kann der Nerv subluxiert sein. Bei Arthrose im Ellenbogengelenk mit und ohne vorangehende lokale Traumen am Epicondylus ulnaris wird er mechanisch geschädigt. Die neurologischen Symptome können mit Latenz von Monaten bis vielen Jahren einsetzen.

Bei bettlägerigen Patienten kommen Drucklähmungen am Ellenbogengelenk vor. Gelegentlich kann auch bei normalen anatomischen Verhältnissen die Beanspruchung durch fortgesetzte Beuge- und Streckbewegungen oder eine Druckschädigung durch Arbeiten mit aufgestütztem Ellenbogen zur Ulnarisparese führen (»Beschäftigungslähmung«). Die **distalen Ulnarisparesen** entstehen durch chronische Druckschädigung mit gleichzeitiger Hyperextension des Handgelenks bei Zweiradfahrern (»Radfahrerlähmung«), Polierern usw. oder durch Druck von Werkzeugen. Der Ort der Läsion wird, vor allem als Vorbereitung für die chirurgische Therapie (s. u.), durch die Elektroneurographie genau festgelegt, in

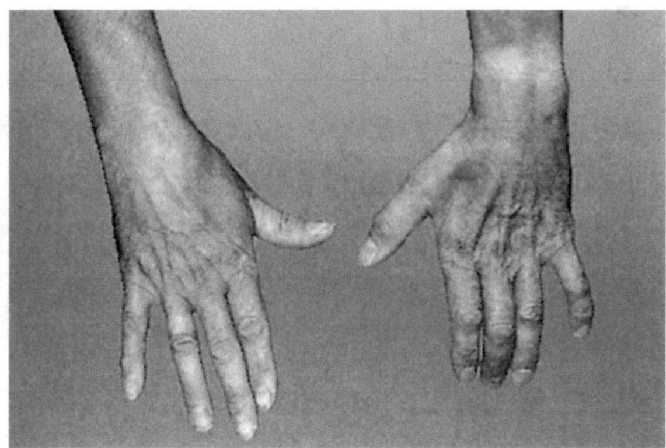

Abb. 31.18 Muskelatrophien bei Sulcus-ulnaris-Syndrom. Nach operativer Dekompression des Nervs trat nur eine geringfügige Besserung der Motorik ein, während die sensiblen Reizsymptome aussetzten. (Mit freundlicher Genehmigung von A. Ferbert, Kassel)

Zweifelsfällen kommen auch bildgebende Verfahren, insbesondere die MR-Neurographie zum Einsatz.

Läsionsorte und Symptome Es gibt drei Lähmungstypen: Die vollständige, hohe Ulnarislähmung, die Ulnarisneuropathie am Ellenbogen und das Syndrom der Loge de Guyon.

Vollständige Ulnarislähmung

Die Parese der ulnaren Handbeugung hat funktionell nur geringe Bedeutung. Klinisch sind diese Symptome oft so gering, dass nur die elektromyographische Untersuchung die Beteiligung der vom N. ulnaris versorgten Unterarmmuskeln aufdeckt. Beim Versuch, die Finger zu beugen, bleibt das Endglied des V. und IV. Fingers gestreckt. Typisch und augenfällig ist die sog. **Krallenhand**, die auf dem Funktionsausfall der Mm. lumbricales beruht: Da die Grundphalangen nicht mehr gebeugt werden, sind sie überstreckt. Da die Mittel- und Endphalangen nicht mehr gestreckt werden, sind sie leicht gebeugt. Die Haltungsanomalie ist besonders an den Fingern IV und V deutlich, die ausschließlich vom N. ulnaris und nicht auch vom N. medianus innerviert werden.

Differenzialdiagnose gegen C7-Syndrom: Dabei fehlt die Hyperextension der ulnaren beiden Finger. Die Spatia interossea treten durch Muskelatrophie deutlich hervor. Bei reiner Ulnarislähmung fällt kein Eigenreflex aus. Sensibilitätsstörung: s. oben.

Ulnarisneuropathie am Ellenbogen (UNE)

Dies ist der häufigste Läsionsort des N. ulnaris. In Deutschland wird meist der Begriff »Sulcus ulnaris-Syndrom« benutzt. Der international gebräuchliche Sammelbegriff UNE schließt unterschiedliche Pathomechanismen (s.o.) ein, die jedoch alle durch ein einheitliches klinisch-neurologisches Bild charakterisiert sind:

Symptome Ausgeprägte Atrophie des Spatium interosseum I und des Hypothenar und Hakenstellung des 4. und 5. Fingers (Abb. 31.18).

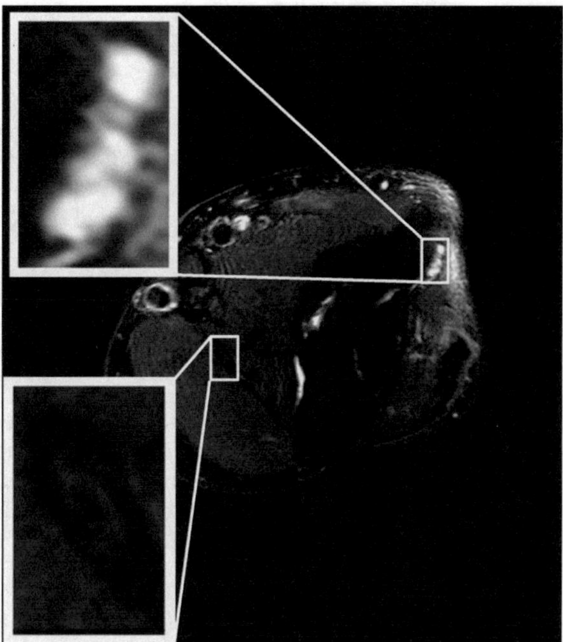

Abb. 31.19 MR-Neurographie Kubitaltunnelsyndrom. Hochauflösende Transversalaufnahme in T2-Wichtung (mit Fettsättigung) in Höhe des knöchernen retroepikondylären Sulcus ulnaris am Ellenbogen. Beim Kubitaltunnelsyndrom kommt es zu einer fokalen Läsion des N. ulnaris (Ausschnittsvergrößerung *links oben*) im Kubitaltunnel/Sulcus ulnaris der die typische Engpasslokalisation am Ellenbogen darstellt. In der MR-Neurographie kommt es beim Kubitaltunnelsyndrom zu einer typischen hyperintensen (hellen) T2w-Veränderung des Nervensignals des N. ulnaris. Zum Vergleich ist der normale N. radialis gezeigt, der eine unauffällige (dunkle) T2w-Signalintensität aufweist (Ausschnittsvergrößerung *links unten*)

- Sensibilitätsstörungen an der ulnaren Handkante, auf dem 5. und der ulnaren Hälfte des 4. Fingers, palmar- wie dorsalseitig (die Läsion befindet sich proximal des Abgangs des R. dorsalis manus aus dem N. ulnaris)
- Geringe atrophe Parese auch der ulnaren Handbeuger.
- Die distale Betonung wird auf die topographische Anordnung der Nervenfasern in der Höhe des Sulcus ulnaris zurückgeführt, weil die Fasern für die kleinen Handmuskeln und die Sensibilität oberflächlicher verlaufen und so mechanischen Läsionen eher ausgesetzt sind.

Diagnostik **Elektroneurographisch** finden sich eine motorische Leitungsverzögerung des N. ulnaris über dem Ellenbogensegment, reduzierte sensible NLG und SNAP wie auch in fortgeschrittenen Stadien Denervationszeichen in der vom N. ulnaris innervierten Unterarm- und intrinsischen Handmuskulatur distal des M. flexor carpi ulnaris. Mit der Inching-Methode (elektrische Stimulation des Nervs in Zentimeterabständen und Ableitung des MSAP vom Hypothenar) kann der exakte Läsionsort bei Bedarf lokalisatorisch eingeengt werden. Auch mit der **MRT** lässt sich der Verlauf des N. ulnaris am Ellenbogen sehr gut untersuchen (Abb. 31.19).

Exkurs

Diagnostik von Lähmungen der großen Armnerven

Typische Lähmungen der großen Armnerven sind leicht zu diagnostizieren. Kombinationsformen können Schwierigkeiten bereiten. Ein sehr nützliches Hilfsmittel ist die Untersuchung der Bewegungsfunktionen des Daumens: Bei Ulnarisparese besteht eine Adduktionsschwäche des Daumens (Froment-Zeichen positiv), bei Radialisparese kann der Daumen in der Handebene nicht abduziert werden, und die Sehne des M. abductor pollicis longus ist oberhalb des Handgelenks nicht zu tasten. Bei Medianusparese kann der Daumen nicht rechtwinklig zur Handfläche abduziert werden (Flaschenzeichen positiv), weil der M. abductor pollicis brevis paretisch ist, auch ist die Opposition des Daumens geschwächt: Der Patient kann nicht mit der Spitze des gestreckten Daumens das Grundglied des 5. Fingers berühren.

Syndrom der distalen Ulnarisloge (Loge de Guyon)

Diese wird lateral vom Os hamatum, medial vom Os pisiforme begrenzt, palmar vom Retinaculum flexorum und vom M. palmaris brevis. Der N. ulnaris verläuft in diesem Tunnel (»Engpass«) zusammen mit der A. ulnaris und begleitenden Venen. Er teilt sich in dem Tunnel in einen oberflächlichen und tiefen Ast.

Symptome Je nach dem Ort der Schädigung sind alle motorischen Funktionen des N. ulnaris an der Hand betroffen (Ramus profundus).

- Selten kommt es zu einer Sensibilitätsstörung am Kleinfingerballen ohne motorische Störungen (Ramus superficialis). Häufig sind beide Äste lädiert. Immer bleibt die Sensibilitätsstörung aber dann am ulnaren Handrücken ausgespart, da der diesen sensibel versorgende R. dorsalis manus bereits proximal der Loge de Guyon vom N. ulnaris abgeht.
- Wenn der Ramus profundus distal vom Os hamatum betroffen ist, bleibt der Hypothenar frei, und die schmerzlose Parese betrifft nur die vom N. ulnaris versorgten Thenarmuskeln und die Mm. interossei dorsales.

Diagnostik Die Diagnose ist durch Registrierung der motorischen und sensiblen (antidromen und orthodromen) ENG möglich.

Therapie bei Ulnaris-Engpasssyndromen Bei chronischen Schädigungen des N. ulnaris am Ellenbogen oder in der Guyon-Loge wird der Nerv mikrochirurgisch freigelegt. Bei der Operation findet man am Nerven oft starke Veränderungen: Adhäsionen, Neurome oder Strikturen, selbst wenn man präoperativ palpatorisch keine groben Auffälligkeiten feststellen konnte. Der Eingriff ist auch dann noch von Nutzen, wenn die Symptome bereits 1–2 Jahre lang bestanden. In 70–80% der Fälle tritt eine deutliche Besserung von Schmerzen und Parästhesien ein, in 50% Beschwerdefreiheit. Auch die motorischen Ausfälle können sich zurückbilden.

> **Sulcus-ulnaris-Syndrom (UNE): Leicht zu diagnostizieren und chirurgisch zu behandeln. Häufige Fehldiagnose: Wirbelsäulenbedingte Nervenwurzelkompression (v. a. C8).**

Vertiefende Informationen zur Diagnostik von Lähmungen der großen Armnerven ► Exkurs.

31.5 Läsionen des Plexus lumbosacralis

Anatomie Der Plexus lumbosacralis wird aus Wurzeln der Segmente L1 bis S3 gebildet. Er verläuft vorwiegend im Retroperitonealraum (Abb. 31.20). Aus ihm entspringen die großen Beckengürtel- und Beinnerven (Nn. femoralis, obturatorius, glutaeus superior, glutaeus inferior und ischiadicus).

Ätiologie Läsionen des Plexus lumbosacralis entstehen durch raumfordernde, retroperitoneale Prozesse (lokale Ausdehnung von Malignomen und Absiedlung von Metastasen, Lymphomen, vom Knochen ausgehenden Tumoren und Abszessen). Bestrahlungsfolgen sind heute selten. Auch retroperitoneale Blutungen (z. B. das Psoashämatom unter Antikoagulation) und lokale Traumen spielen in der Entstehung der Beinplexuslähmungen eine Rolle. Der Plexus sacralis ist bei Schwangerschaften sowie bei Prozessen und operativen Eingriffen im kleinen Becken betroffen.

Eine entzündliche Beinplexusläsion in Analogie zur neuralgischen Schulteramyotrophie kommt vor, ist aber sehr viel seltener. Die Symptome sind vergleichbar: Einer Phase von ziehenden Schmerzen folgt die Ausprägung von atrophen Paresen. Behandlung wie bei der neuralgischen Schulteramyotrophie (Kortison in der akuten Phase, Physiotherapie).

Besonders bei älteren Patienten mit Typ-2-Diabetes kann eine uni- oder asymmetrisch-bilateral proximale Neuropathie auftreten, die auch als **diabetische lumbosakrale Radikuloplexoneuropathie** (DLRPN) bezeichnet wird.

Symptome Paresen der Hüftbeuger und -rotatoren, der Kniestrecker und der Adduktoren des Oberschenkels sind charakteristisch für Läsionen des Plexus lumbalis, der aus den Wurzeln L1–4 entsteht. Die ischiokrurale Muskulatur, die Fußheber und -strecker und die kleine Zehenmuskulatur sowie die Gesäßmuskeln sind bei Läsionen des sakralen Anteils des Beinplexus betroffen. Die Sensibilitätsstörungen entsprechen der Verteilung der betroffenen peripheren Nerven.

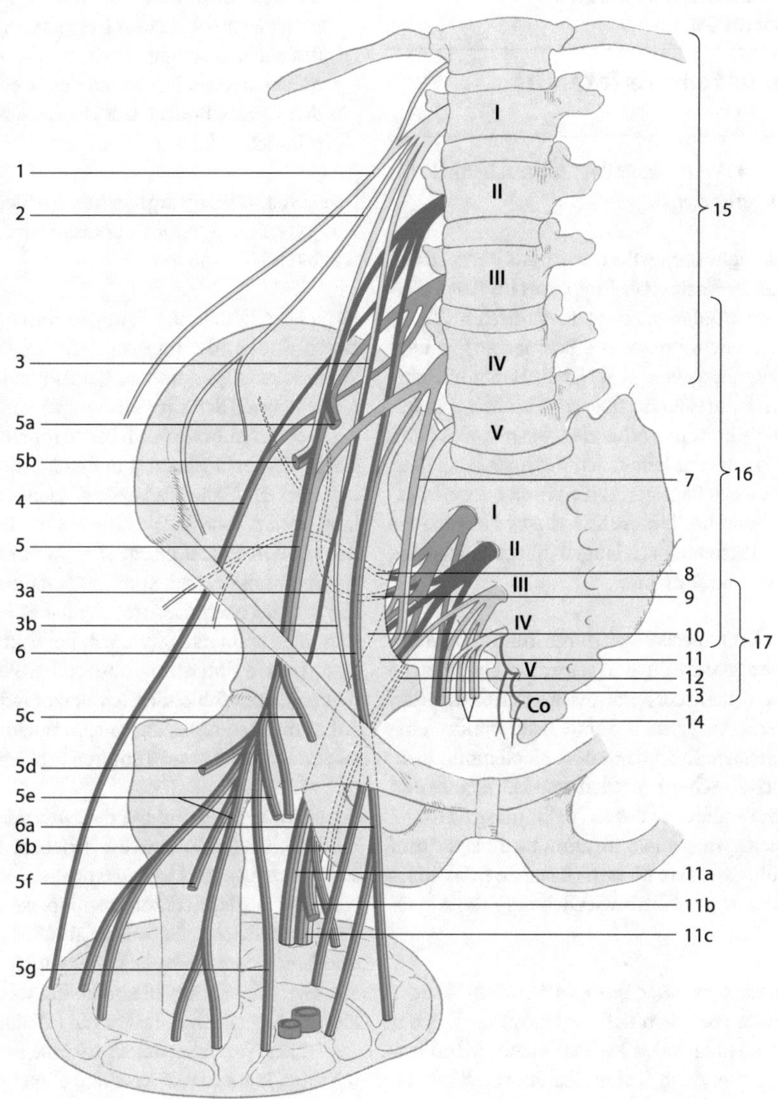

Abb. 31.20 Plexus lumbosacralis. *1* N. iliohypogastricus (Th12, L1); *2* N. ilioinguinalis (L1); *3* N. genitofemoralis (L1, L2), a R. femoralis, b R. genitalis; *4* N. cutaneus femoris lateralis (L2, L3); *5* N. femoralis (L2–L4), a Ast zum M. psoas, b Ast zum M iliacus, c Ast zum M. pectineus, d Ast zum M. sartorius, e Äste zum M. quadriceps femoris, f R. cutaneus anterior g N. saphenus; *6* N. obturatorius (L2–L4), a R. anterior, b R. posterior; *7* Truncus lumbosacralis (L4, L5); *8* N. glutaeus superior (L5–S2); *9* N. glutaeus inferior (L5–S2); *10* Rr. musculares des Plexus sacralis zu den Mm. piriformis, gemelli, quadratus femoris und obturatorius internus; *11* N. ischiadicus (L4–S3), a Peronaeusanteil, b Tibialisanteil, c Rr. musculares zu den ischiokruralen Muskeln; *12* N. cutaneus femoris posterior (S1–S3); *13* N. pudendus (S2–S4); *14* Nn. anococcygei (S3–C0); *15* Plexus lumbalis (Th12–L4); *16* Plexus sacralis (L4–S4); *17* Plexus coccygeus (S3–C0). (Aus H. Müller-Vahl und H. Schliack; in Kunze 1992)

Diagnostik **CT** und **MRT** des kleinen Beckens und des Retroperitonealraums stehen im Vordergrund. Durch elektrophysiologische Methoden lässt sich die Beteiligung einzelner Nerven an der Beinplexusläsion nachweisen, ebenso wie die Differenzialdiagnose gegen multiple Wurzelläsionen (dort Denervierung in der paravertebralen Muskulatur) stellen. Der Schweißtest hilft ebenfalls, die Nervenwurzelläsion von der Beinplexusläsion zu unterscheiden, da bei lumbalen Wurzelläsionen vegetative Fasern nicht betroffen sind.

Differenzialdiagnose bei doppelseitiger Läsion des Plexus lumbosacralis **Elsberg-Syndrom** (▶ Kap. 32.6), multiple, radikuläre Syndrome bei Wirbelsäulenmetastasen oder **Meningeosis carcinomatosa** (▶ Kap. 11.13, Diagnose über Liquor und bildgebende Verfahren) und Verschluss der Beckenarterien (**Leriche-Syndrom**, ▶ Kap. 10.1).

31.6 Läsionen einzelner Becken- und Beinnerven

31.6.1 N. cutaneus femoris lateralis (L2 und L3)

Sensible Innervation Ventrolateraler Oberschenkel bis knapp proximal des Kniegelenks.

Symptome Die **Meralgia paraesthetica** ist ein Reizzustand diese Nerven, oft auf der Basis eines Engpasses im Leistenkanal. Die Patienten empfinden spontan Parästhesien (Taubheitsgefühl, Ameisenlaufen, brennende Schmerzen) in dem beschriebenen Versorgungsgebiet. Meist ist die Haut für leichte Berührung, z. B. durch die Wäsche, überempfindlich. Die Beschwerden sind bereits in Ruhe vorhanden. Sie nehmen beim Gehen gewöhnlich zu. Bei der Untersuchung findet sich häufig eine Hypästhesie. Noch häufiger ist die schmerzlose, intermittierende Hypästhesie im Territorium dieses Nerven, die bei übergewichtigen Personen nach langem Sitzen (Flugzeug, Auto) oder nach Narkosen auftritt.

Ursachen Der Nerv kann mechanisch durch Tumoren im Becken oder durch eine abnorme Enge an seiner Durchtrittsstelle unter dem Leistenband, nahe der Spina iliaca anterior superior, lädiert werden. Hier kann er auch durch Bruchbänder eine Druckschädigung erleiden. Er ist dann dort klopfempfindlich. Die Meralgie tritt auch als Schwangerschaftsparästhesie auf und wird in gleicher Weise erklärt wie das Karpaltunnelsyndrom.

Man könnte analog von einem **Inguinaltunnelsyndrom** sprechen. Ob die früher viel diskutierten Ursachen Infektionskrankheiten oder Diabetes mellitus wirklich eine Rolle spielen, ist zweifelhaft.

Therapie Nach Ausschluss einer raumfordernden Ursache soll man die Patienten vor allem auf die Harmlosigkeit der Störung hinweisen und mit lokalen Maßnahmen, wie Infiltration mit Scandicain 1% o. Ä., ggf. unter Zusatz von Kortison unter das Leistenband in der Region der Spina iliaca anterior, behandeln. In schweren Fällen kann man eine Neurolyse vornehmen. Der Eingriff beseitigt aber die Beschwerden nicht mit Sicherheit.

31.6.2 N. femoralis (L2–L4)

Motorische Versorgung Folgende Muskeln werden vom N. femoralis innerviert:

- **M. iliopsoas:** Vor allem Beugung des Oberschenkels im Hüftgelenk. Prüfung: Am liegenden Patienten wird das Bein passiv im Hüft- und Kniegelenk rechtwinklig gebeugt und am Unterschenkel vom Untersucher getragen. Gegen Widerstand oberhalb des Knies soll der Patient das Bein weiter im Hüftgelenk beugen.
- **M. sartorius:** Beugung, Abduktion und Außenrotation im Hüftgelenk sowie Beugung im Kniegelenk. Prüfung: Einnahme des »Schneidersitzes«.
- **M. quadriceps femoris:** Streckung des Unterschenkels im Kniegelenk. Prüfung ebenfalls im Liegen: Strecken des leicht gebeugten Kniegelenkes oder bei etwas angehobenem Bein Festhalten der Streckung gegen Druck auf den Unterschenkel. Der Patellarsehnenreflex ist abgeschwächt oder erloschen.

Sensibles Versorgungsgebiet Vorderseite des Oberschenkels (N. cutaneus femoris anterior) und Innenseite des Unterschenkels (N. saphenus).

Ursachen Druckschädigungen durch Tumoren im Becken, Bruchbänder oder unsachgemäß angelegte Haken bei gynäkologischen Operationen. Bei Appendektomie oder Herniotomie können Schnittverletzungen vorkommen.

Der N. femoralis kann bei retroperitonealer **raumfordernder Läsion** oder **Blutung** in den M. iliopsoas geschädigt werden. Der N. femoralis verläuft nach Austritt aus dem Plexus lumbalis im Psoasmuskel distalwärts in der Psoasrinne unter der straffen Fascia iliaca. Hier können Hämatome geringer Ausdehnung zu einer Kompression führen. Eine häufige Ursache ist eine zu scharfe Antikoagulation. Sie werden im Computertomogramm nachgewiesen. Bei Hämatomen ist die sofortige operative Entlastung notwendig. Führendes Symptom ist dann ein ausstrahlender Schmerz, rasch gefolgt von schwerer Lähmung. Femoralislähmungen treten auch als Strahlenfolge nach Bestrahlung von Tumoren im kleinen Becken auf.

Symptome Hier und bei den weiteren Nerven sind nur die motorischen Symptome beschrieben. Die sensiblen ergeben sich aus den anatomischen Angaben. Meist ist der Nerv distal vom Abgang der Äste zum M. iliopsoas geschädigt, so dass nur der M. quadriceps femoris gelähmt ist. Die Patella steht tiefer und ist abnorm beweglich. Das Aufstehen aus dem Sitzen ist erschwert. Im Stehen biegt sich bei stärkerer Parese des Muskels das Knie nach dorsal durch (»Bajonettphänomen«).

Ist der Nerv in seinem proximalen Verlauf im Becken geschädigt, kann der Oberschenkel nicht in der Hüfte gebeugt werden. Beim Gehen auf der Ebene wird das Bein aus der Hüfte, im Kniegelenk gestreckt, nach vorn geschwungen. Zum Steigen kann das Bein nicht gehoben werden, beim Hinabsteigen knickt der Kranke im Knie ein. Der PSR ist abgeschwächt oder erloschen. Die Sensibilität ist in dem angegebenen Gebiet gestört. Das Aufsetzen aus dem Liegen ist erschwert. Der M. quadriceps femoris atrophiert schnell.

31.6.3 N. obturatorius (L2–L4)

Motorische Innervation Adduktorengruppe: (Mm. obturatorius externus, pectineus, adductor brevis und longus, adductor magnus, gracilis). Adduktion in der Hüfte, Außenrotation, Beugung und Innenrotation im Knie.

Untersuchung und Symptome Überprüfung in Rückenlage: gestreckte Beine adduzieren. In Seitenlage: erhobenes Bein adduzieren. Der Adduktorenreflex ist abgeschwächt oder ausgefallen. Bei schwerer Lähmung im Gehen während der Schwungbeinphase leichte Zirkumduktion des Beines durch Übergewicht der Abduktoren. Schmerzen können im medialen Kniegelenk durch Läsion des sensiblen R. posterior (sensibler Gelenkast) auftreten.

Ursachen Der Nerv kann bei Beckenfrakturen, Hernien und Metastasen lädiert werden.

31.6.4 N. glutaeus superior (L4–S1)

Motorische Innervation Mm. glutaeus medius et minimus und M. tensor fasciae latae: Abduktion und Innenrotation im Hüftgelenk. Beim Gehen hält der M. glutaeus medius das Becken auf der Seite des Standbeins in der Horizontalen. Eine leider nicht seltene Ursache ist die Schädigung des Nervs durch unsachgemäße, intramuskuläre Injektion. Schmerzen oder Gefühlsstörungen kommen dabei nicht vor, da der Nerv rein motorisch ist.

Untersuchung und Symptome Im Falle einer Glutaeus-medius-Parese kann das Becken beim Stehen auf einem Bein nicht mehr horizontal fixiert werden und sinkt auf der Gegenseite ab (**Trendelenburg-Zeichen**). Zur Kompensation neigen manche Patienten beim Belasten der paretischen Seite den Rumpf auf diese Seite hinüber (**Duchenne-Zeichen**). Bei doppelseitiger Lähmung entsteht der sog. Watschelgang. Die Gesäßwölbung ist auf der gelähmten Seite zentral tellerförmig eingefallen.

Differenzialdiagnose Differenzialdiagnostisch sind in erster Linie die angeborene Hüftluxation und eine proximale Myopathie, v. a. eine Muskeldystrophie zu erwägen.

31.6.5 N. glutaeus inferior (L5–S2)

Motorische Innervation M. glutaeus maximus: Streckung des Oberschenkels im Hüftgelenk.

Untersuchung Der Patient soll in Bauchlage das Gesäß anspannen. Bei Lähmung des Muskels ist eine Seitendifferenz deutlich. Das Anheben des im Kniegelenk gestreckten Beins von der Unterlage gegen Widerstand ist erschwert. In Rückenlage ist das Herunterdrücken des gestreckten Beins gegen Widerstand erschwert.

Symptome und Ursachen Die Gesäßhälfte ist atrophisch und steht tiefer als auf der gesunden Seite. Treppensteigen und Aufrichten aus dem Sitzen sind erschwert und bei doppelseitiger Parese stark behindert. Eine isolierte Parese ist äußerst selten. Der Nerv kann bei Tumoren im Becken und bei Kaudalähmung mitgeschädigt werden.

31.6.6 N. ischiadicus (L4–S3)

Anatomische Vorbemerkung Der N. ischiadicus teilt sich in wechselnder Höhe, oft schon am Oberschenkel, in den N. peronaeus und den N. tibialis. Bei inkompletten Läsionen ist der Peronaeusfaszikel meist stärker betroffen als der Tibialisfaszikel.

Ist der Nerv im Ganzen gelähmt, besteht eine kombinierte Peronaeus- und Tibialislähmung. Unterschenkel und Fuß sind im Ganzen atrophisch. Beugung und Streckung sind paretisch, so dass der Fuß nicht mehr fixiert werden kann. Das Bein kann beim Gehen nicht mehr als Stützbein eingesetzt werden. Rasch entwickeln sich erhebliche, trophische Störungen im Versorgungsgebiet des N. tibialis, weil der Nerv viele vegetative Fasern enthält.

Motorische Innervation Bei hoher Läsion des N. ischiadicus sind folgende (neben den von den Nn. peronaeus und tibialis versorgten) Muskeln ausgefallen:

- **Mm. quadratus femoris, obturator internus und gemelli**: Außenrotation des Oberschenkels im Hüftgelenk. Prüfung: in Rückenlage bei gebeugtem Knie, um die Rotation im Kniegelenk auszuschalten.
- **Mm. biceps femoris, semitendinosus, semimembranosus**: Beugung des Unterschenkels im Kniegelenk. Prüfung in Rücken- oder Bauchlage. Bei der Beugeinnervation springt die Sehne des M. biceps femoris lateral, die des M. semitendinosus medial an.

Sensible Innervation Sensibel wird vom N. ischiadicus ein großer Teil der Haut des dorsolateralen Unterschenkels sowie des Fußes versorgt mit Ausnahme der medialen Knöchelregion und eines schmalen Streifens am medialen Fußrand, die vom N. saphenus innerviert werden.

Ursachen **Traumatisch:** Luxation im Hüftgelenk, aber auch Einrenkung einer solchen Luxation, Frakturen im Hüftgelenk und am Oberschenkel.

Unsachgemäße, intramuskuläre Injektion: Dabei sind Sofortschmerz und Sofortlähmung beweisend für die Fehlinjektion, diese Symptome sind aber nicht obligat. Die Schmerzen können mit stundenlanger Latenz einsetzen oder ausbleiben, und auch die Lähmung entwickelt sich oft erst innerhalb von 24 h.

Eine Ischiadikusschädigung kann auch durch einen **Tumor** im kleinen Becken entstehen.

Symptome Die Symptome ergeben sich aus den muskulären und sensiblen Verteilungsmustern: Die Parese von Hüftrotatoren, Kniebeugern und der gesamten Unterschenkel- und Fußmuskulatur entspricht bei kompletter Ischiadikusläsion einer erheblichen Behinderung des Gehens. Inkomplette Läsionen betreffen oft mehr die vom N. peronaeus versorgte Muskulatur.

31.6.7 N. peronaeus (L4–S2)

Der Nerv hat zwei Äste, die aus dem Nervenhauptstamm, dem N. peroaeus communis, hervorgehen: den N. peronaeus superficialis und den N. peronaeus profundus.

Motorische Innervation Der **N. peronaeus superficialis** innerviert die:

- Mm. peronaei longus et brevis an der Außenseite des Unterschenkels: Pronation (= Hebung) des äußeren Fußrandes.

Der **N. peronaeus profundus** innerviert die:

- M. tibialis anterior: Extension (= Anheben) und Supination des Fußes. Bei der Prüfung tritt der Muskel am proximalen Abschnitt der Tibia deutlich hervor.
- M. extensor digitorum longus et brevis: Extension der Zehen II–V im Grundgelenk. Bei der Prüfung treten die Strecksehnen auf dem Fußrücken deutlich hervor.
- M. extensor hallucis longus: Streckung der Großzehe im Grundgelenk. Sie wird gesondert geprüft. Auch hier achtet man auf die Anspannung der Sehne.

Sensible Innervation Außenseite des Unterschenkels und proximaler Abschnitt des Fußrückens (N. peronaeus superficialis) und ein dreieckiger Hautbezirk vor den Zehen I und II (N. peronaeus profundus).

Ursachen Druckschädigung des Nervs am Wadenbeinköpfchen entsteht vor allem bei unsachgemäßer Lagerung des Kranken in bewusstlosem Zustand und durch zu hoch angelegte Gipsverbände. Der Nerv kann bei Fibulakopffrakturen und Luxationen des Kniegelenks überdehnt oder eingerissen werden.

Nicht selten wird er bei längerem Sitzen mit überkreuzten Oberschenkeln (»crossed legs palsy«) oder bei andauernder Hockstellung (»Erdbeerpflückerlähmung«) durch Druck geschädigt. Bei vielen toxischen Polyneuropathien (v. a. alkoholisch oder nach Chemotherapie) ist der N. peronaeus oft besonders stark betroffen.

Untersuchung und Symptome Anheben des äußeren Fußrandes gegen Widerstand oder Plantarflexion gegen leichten Widerstand. Bei Peronaeuslähmung kippt der äußere Fußrand während der Plantarbewegung nach unten innen ab. Die Supinationsstellung des Fußes ist schon im Liegen zu erkennen.

Die Atrophie der prätibialen Muskeln ist deutlich sichtbar, die der Mm. peronaei ist oft nur zu tasten. Sobald der N. peronaeus profundus gelähmt ist, besteht ein **Spitzfuß**. Der Patient kann den Fuß nicht anheben und nicht auf den Fersen gehen. Beim Gehen zeigt sich der sog. **Steppergang** oder Hahnentritt: Der Fuß hängt herab, und der Kranke muss das Schwungbein verstärkt im Knie beugen, um den Ausfall der Fußheber auszugleichen. Bei reiner Peronaeuslähmung ist der ASR nicht ausgefallen, da der Reflexbogen über den N. tibialis verläuft. Auch bei **hochliegender Ischiadikusläsion**, z. B. bei Spritzenläsionen oder Verletzungen, kann die Peronaeusportion des Nervs, die schon im Becken topographisch getrennt vom späteren N. tibialis verläuft, isoliert betroffen sein.

Der N. peronaeus profundus kann auch distal am Fußrücken an seinem Durchtritt unter dem Lig. cruciatum (Retinaculum extensorum) komprimiert werden und dann Schmerzen und einen Sensibilitätsausfall über dem ersten Spatium interosseum, Schmerzen über dem Fußrücken und eine Parese der Mm. extensores digitorum breves verursachen (vorderes Tarsaltunnelsyndrom).

Differenzialdiagnose Folgende Krankheitsbilder sind abzugrenzen:

- Mit einer Peronäusparese wird leicht das **Kompartment-Syndrom** der Tibialisloge (▶ Kap. 34.11) verwechselt.
- **Radikulopathie L5:** Auch die zum Myotom L5 gehörenden Mm. glutaeus medius (N. glutaeus superior) und tibialis posterior (N. tibialis) sind beteiligt, so dass Hüftabduktion und Fußsupination ebenfalls paretisch sind. Zudem kann bei einer Radikulopathie L5 der TPR, so er denn auf der klinisch nicht betroffenen Seite sicher erhältlich und damit aussagekräftig ist, auf der paretischen Seite abgeschwächt oder ausgefallen sein. Diese Befunde finden sich bei einer isolierten Parese des N. peronaeus nicht. Ebenso ist der N. peronaeus nicht an der sensiblen Versorgung der Fußsohle beteiligt, während das L5-Dermatom diese medialseitig partiell mit einschließt.
- Der **Spitzfuß bei zentraler Beinlähmung** bleibt ohne Atrophie der prätibialen Muskulatur. Er entsteht durch Überwiegen im Tonus der Fußstrecker. Der ASR ist meist gesteigert. Beim Gehen tritt kein Steppergang sondern eine Zirkumduktion auf.
- Zur Unterscheidung von **psychogener Lähmung** fasst man den Patienten im Stehen bei den Händen und wiegt seinen Körper nach vorn und rückwärts. Bei psychogener Lähmung springen die Sehnen auf dem Fußrücken durch unwillkürliche Gegeninnervation an.

31.6.8 N. tibialis (L4–S3)

Motorische Innervation Folgende Muskeln werden vom N. tibialis innerviert:

- **M. triceps surae (Mm. gastrocnemius, caput mediale et laterale, und soleus):** Plantarflexion des Fußes. Bei der Prüfung springt der Muskelbauch deutlich hervor.
- **M. plantaris:** Funktionell nahezu bedeutungslos, Beteiligung an Knieflexion, Innenrotation des Unterschenkels, schwache Plantarflexion und Fußsupination.
- **M. popliteus:** Kniebeugung/-streckung, Rückzug des lateralen Meniskus im gebeugten Knie, Innenrotation des Unterschenkels bzw. Außenrotation des Oberschenkels.
- **M. tibialis posterior:** Supination und Plantarflexion des Fußes.
- **Mm. flexor digitorum et hallucis longus**: Beugung der Endphalangen der Zehen I–V.

- **Mm. flexor digitorum et hallucis brevis**: Beugung der Mittelphalangen der Zehen I–V.
- **Kleine Fußmuskeln:** Spreizung und Adduktion der Zehen, Beugung der Grundphalangen. Prüfung: Der Patient soll auf Zehe und Ferse stehen.

Sensible Innervation Wade, Fußsohle und Beugeseite der Zehen. Bei Sensibilitätsstörungen entstehen in diesem Bereich häufig erhebliche, trophische Störungen.

Symptome Waden- und Plantarkuskeln sind atrophisch. Die Zehen bekommen durch Überwiegen der Extensoren eine Krallenstellung. Der Fuß ist im Ganzen proniert. Die Achillessehne ist erschlafft, ASR und TPR sind abgeschwächt oder ausgefallen. Der Patient kann nicht auf den Zehen gehen und stehen. Beim Gehen wird der Fuß nicht abgerollt. Die veränderte Statik der Fußwölbungen führt zu erheblichen Schmerzen beim Gehen.

Analog zur Krallenhandbildung bei der Ulnarislähmung gibt es eine Krallenfußbildung bei distaler Tibialislähmung. Dabei bestehen Sensibilitätsstörungen an der Fußsohle sowie Anhidrose. Bei distaler Läsion des Nervs bleibt der ASR erhalten.

Ursachen Verletzungen am Kniegelenk, distale Tibiafrakturen (nur Endäste des Nervs), Beschäftigungslähmung bei längerem Arbeiten an Geräten, die mit dem Fuß bedient werden.

(Hinteres) Tarsaltunnelsyndrom

Auf einer Kompressionsschädigung des N. tibialis in seinem Endabschnitt beruht das hintere Tarsaltunnelsyndrom. Der Nerv verläuft in seinem distalen Abschnitt hinter dem Malleolus internus, bedeckt vom Ligamentum laciniatum (Retinaculum flexorum).

Symptome Nach Fußdistorsionen, Malleolarfrakturen oder spontan kommt es zu brennenden Schmerzen im sensiblen Versorgungsgebiet des Nervs auf der Fußsohle, besonders beim Gehen. Später treten sensible Ausfälle und Paresen der kleinen Fußmuskeln und die Ausbildung von Krallenzehen hinzu. Oft kann man im Ninhydrintest eine Schweißsekretionsstörung an der Fußsohle feststellen.

Therapie Ausschaltung behandelbarer Ursachen wie lokalen Druck durch zu enges Schuhwerk oder Ausgleich einer eventuell zugrunde liegenden Stoffwechselstörung (z. B. Diabetes mellitus, Hyperlipidämie oder Hypothyreose). Lokale Nervenblockade, ggf. unter Zusatz von Kortison. Bei Persistenz, ähnlich wie beim Karpaltunnelsyndrom, chirurgische Spaltung des Ligamentum laciniatum.

Morton-Metatarsalgie

Dieses Schmerzsyndrom wird durch ein Neurom eines Digitalnervs, eines sensiblen Endastes des N. tibialis, verursacht und betrifft überwiegend das weibliche Geschlecht.

Symptome und Untersuchung Es treten neuralgiforme, oftmals brennende Schmerzen an der Fußsohle auf, meist in der Region der Köpfchen der Metatarsalia III und IV und in den angrenzenden beiden Zehen. Gelegentlich fällt auch eine Sensibilitätsstörung an den einander zugewandten Seiten der entsprechenden Zehen auf. Lokaler Druck auf die Fußsohle oder ein Verschieben der Köpfchen der Metatarsalia III und IV bzw. IV und V gegeneinander kann den Schmerz provozieren (Palpationstest nach Mulder). Mittels Ultraschall oder MRT kann das Neurom bildgebend dargestellt werden.

Therapie Bei leichten Beschwerden können geeignetes Schuhwerk oder Schuheinlagen mit retrokapitaler Abstützung zur Entlastung der Beschwerden beitragen, ebenso lokale Infiltrationen mit Anästhetikum und Steroiden. Langfristig ist aber meist eine Neuromresektion über den in der Regel dorsalen Zugangsweg die Therapie der Wahl.

31.7 Allgemeine Therapie der peripheren Nervenschädigungen

31.7.1 Konservative Therapie

Krankengymnastik und Thromboseprophylaxe

In dem Maße, in dem es chirurgisch vertretbar ist, werden so früh wie möglich die betroffenen Gelenke täglich mehrmals passiv bewegt, um sekundären Versteifungen vorzubeugen, die die Heilung um Monate verzögern können. Soweit möglich werden auch aktive Innervationsübungen mehrmals täglich ausgeführt. Dabei ist es günstig, eine Extremität durch gleichzeitige Kontraktion der (gesunden) kontralateralen Muskeln zu trainieren (»cross education«). Bei Lähmungen der Beine ist diese Bewegungsbehandlung auch zur Thromboseprophylaxe unerlässlich. Bei Paraplegie gibt man Heparin. Die Wirksamkeit der weit verbreiteten Elektrotherapie auf die Wiederherstellung der Motorik ist nicht nachgewiesen.

Lagerung

Wichtig ist eine zweckmäßige Lagerung der gelähmten Gliedmaßen mit Abduktionsschienen, Armschlingen, Sandsäcken (zur Vermeidung der Außenrotation des Beines), Knierolle und Fußkasten, um Gelenkversteifungen in Fehlstellungen zu vermeiden. Bei Radialislähmung: Schienung im Handgelenk, bei Peronaeuslähmung orthopädischer Schuh mit Peronaeusfeder zum Erhalt der Gebrauchsfähigkeit und gegen die Gefahr der Überdehnung von Muskeln und Sehnen durch Fallhand und Fallfuß.

Medikamentöse Therapie

Medikamentös gibt man bei Bedarf Schmerzmittel, bei neuropathischem Schmerz Carbamazepin, Pregabalin oder Gabapentin. Die Verordnung von Vitaminen ist bei allen Nervenläsionen, die nicht auf Vitaminmangel beruhen, sinnlos (► Exkurs: Vitaminbehandlung bei peripheren Nervenlähmungen?).

Exkurs

Vitaminbehandlung bei peripheren Nervenlähmungen?

Die Bezeichnung des Vitamins B als »Aneurin« darf nicht zu Fehlschlüssen verleiten. Thiamin ist in phosphorylierter Form als Ko-Carboxylase für die Funktion des Nervs unentbehrlich. Thiaminmangel führt zur Inaktivierung des Na^+-Transportsystems, zur Lähmung und im EMG zur Erniedrigung der Aktionspotenziale. Diese Symptome werden durch Thiamin beseitigt. Daraus darf aber nicht der Schluss gezogen werden, dass die Zufuhr von Vitamin B_1 oder gar Vitamin-B-Komplex eine Nervenschädigung anderer Genese in irgendeiner Weise beeinflusst. Die Behauptung, dass die Vitamine B_1, B_6 und B_{12} einen analgetischen oder sonst einen über die Substitution bei Vitaminmangel hinausgehenden pharmakologischen Effekt hätten, ist unzutreffend. Die häufig üblichen Gaben von extrem hohen Dosen wie z. B. 100 mg B_1 intravenös (therapeutische Dosis bei der Vitaminmangelkrankheit) täglich mehrmals 5 mg per os oder 1000–5000 µg Vitamin B_{12} (Tagesbedarf etwa 10 µg) sind eine übermäßig teure Placebotherapie. Das überschüssige Vitamin wird renal ausgeschieden und soll zumindest Mücken vertreiben.

Exkurs

Verlauf der spontanen Regeneration

Bei einer traumatischen Nervenschädigung lässt sich diese mit dem **Hoffmann-Klopfzeichen** verfolgen: Die auswachsenden Achsenzylinder sind auf Druck und Beklopfen überempfindlich. Dabei entstehen Kribbelparästhesien im sensiblen Versorgungsbereich des mechanisch gereizten Nerven. Man kann deshalb die Nervenregeneration dadurch verfolgen, dass man regelmäßig den Verlauf des Nervs mit dem Finger oder mit einem Perkussionshammer von distal nach proximal leicht beklopft. Im Verlauf der Regeneration des Nervs stellt man dabei fest, dass sich die Stelle der Klopfempfindlichkeit allmählich nach distal verschiebt. Geschieht dies bald nach der Läsion und kontinuierlich, sind die Aussichten auf eine Rückbildung gut. Bleibt das Klopfzeichen distal von der Verletzung auch nach Wochen noch aus, ist die Prognose ungünstig. Man rechnet mit einer Regenerationsgeschwindigkeit von 1 mm/Tag. Das würde bei totaler, idiopathischer Fazialisparese etwa 4 Monate und bei einer Ulnarisläsion am Ellenbogengelenk fast ein Jahr bedeuten.

Stimulationsverfahren

Diese können zur Behandlung chronischer Schmerzen nützlich sein. Die transkutane elektrische Nervenstimulation (TENS) hat Erfolge zwischen 30% und 50%, was innerhalb der Placeborate bzw. leicht darüber liegt.

Zur Überprüfung des Verlaufs der spontanen Regeneration ▶ Exkurs.

31.7.2 Operative Behandlung

Nervennähte werden heute bei offenen Verletzungen entweder sofort als primäre oder 3–4 Wochen nach einer Verletzung als frühe Sekundärnaht ausgeführt, da dann eine Heilung oder erhebliche Besserung erwartet werden kann. Nach geschlossenen Verletzungen (Druckläsionen, Spritzenlähmungen usw.) kann man nach 2–3 Monaten eine operative Freilegung des Nervs und mikrochirurgische **interfaszikuläre Neurolyse** durchführen, d. h. Freipräparierung der Nervenfaszikel von Bindegewebswucherungen. Der Eingriff ist indiziert, wenn die Lähmung dann noch komplett ist und keine Zeichen einer Reinnervation zu erkennen sind.

Daneben gibt es eine ganze Reihe von hochwirksamen Umstellungsoperationen, die hier nicht besprochen werden können und in das Gebiet der Neurochirurgie, der Orthopädie oder auch der plastischen Chirurgie gehören.

31.8 Erkrankungen der Bandscheiben und Läsionen der spinalen Nervenwurzeln (Radikulopathien)

31.8.1 Vorbemerkungen

Große, mediale Bandscheibenvorfälle (BSV) sind extradurale, raumfordernde Läsionen (▶ Kap. 12), die allerdings auch durch die Dura herniieren können und dann intradural-extramedullär liegen. Auch Sequester der dorsolateralen BSV können nach intradural gelangen. Dennoch besprechen wir die Bandscheibenkrankheiten bei den Läsionen peripherer Krankheiten, da sie auf neurologischem Gebiet viel häufiger durch lokale oder radikuläre Schmerzen und durch Nervenwurzelläsionen symptomatisch werden.

Nervenwurzelläsionen und BSV werden heute überdiagnostiziert. Sehr häufig werden Rückenschmerzen und Veränderungen der Wirbelsäule, wie sie im mittleren und höheren Lebensalter häufig zu finden sind, fälschlich von Patienten und vielen Ärzten als Bandscheibenschaden bezeichnet, und es wird ohne zutreffende Indikation zur Operation geraten. Hat ein Patient Beschwerden und Symptome an den Extremitäten, wird zu häufig eine lumbale, spinale Bildgebung, meist die teure MRT, ausgeführt, oft ohne ausführliche Exploration und körperliche Untersuchung.

Auch minimal-invasive Verfahren wie Chemonukleolyse sind Operationen, und wenn mit dem »Laser« operiert werden soll, muss dafür eine vernünftige Indikation bestehen. Aus hartnäckigen Rückenschmerzen lässt sich nur selten eine

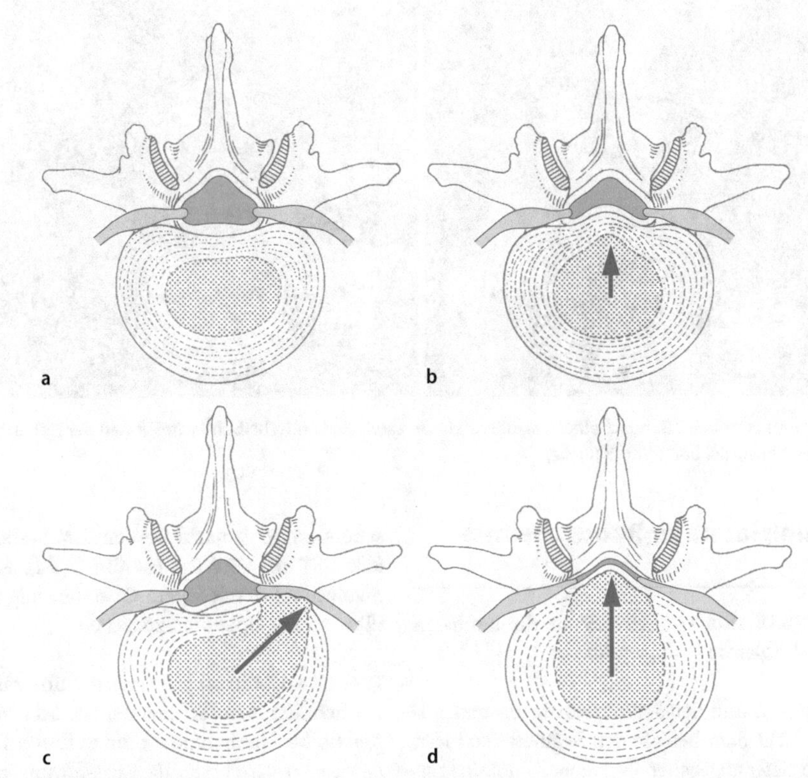

Abb. 31.21a–d Schematische Darstellung der Bandscheibendegeneration. **a** Normale Bandscheibe. **b** Diskusprotrusion. **c** Lateraler Diskusprolaps. **d** Medialer Diskusprolaps. (Adaptiert nach H. Krayenbühl und E. Zander, aus Fröscher 1991)

Indikation zur Operation ableiten. Die Symptome der medialen und dorsolateralen BSV sind klar definiert.

Definition Wir unterscheiden Vordringen (Protrusion) oder Vorfallen (Prolaps) des Nucleus pulposus einer Bandscheibe sowohl nach medial, mediolateral oder lateral. In allen Fällen kann es zur Nervenwurzelkompression kommen.

Bei der **Protrusion** werden Ligament und Dura nur vorgewölbt, der **Prolaps** perforiert dagegen den Bandapparat. Losgelöste Bandscheibenteile, die in den Spinalkanal ausgestoßen werden, nennt man Sequester. Die Lokalisation ist aus biomechanischen Gründen meist in der unteren Lendenwirbelsäule (LWS) und in der unteren Halswirbelsäule (HWS). Die Brustwirbelsäule ist dagegen selten betroffen.

Ätiopathogenese Ursache des medialen BSV (BSV) ist ein plötzliches dorsomedianes Aufbrechen des Anulus fibrosus (Abb. 31.21), in dessen Folge der Nucleus pulposus abrupt breit in den Spinalkanal vordringt und die Nervenwurzeln quetscht. Auch der akute, mediale BSV kommt vor allem an der unteren LWS vor. Besonders gefährlich ist der mediale zervikale BSV. Der mediale BSV ist viel seltener als der dorsolaterale. Ätiologie und Pathogenese sind für beide Formen gleich, die Symptome und auch Therapieoptionen unterscheiden sich.

31.8.2 Zervikaler oder thorakaler, medialer Bandscheibenvorfall

Beide Formen sind sehr selten. Eine akute Querschnittsymptomatik mit erheblichen Schmerzen und reflektorischer Steilhaltung der Wirbelsäule in der betroffenen Region sind typisch. Die Patienten wagen es nicht, den Kopf oder Rumpf zu bewegen.

- **Traumatische BSV** setzen eine Wirbelluxation voraus und können eine komplette Querschnittlähmung hervorrufen (Differenzialdiagnose: Contusio spinalis). Die Sicherung der Diagnose erfolgt über **MRT** oder **CT**.
- **Degenerative Bandscheibenkrankheiten** führen selten zu einem kompletten Ausstoß der Bandscheibe in den Spinalkanal, weil appositionelle, degenerative Veränderungen die Bandscheibe meist im Fach halten und nur ein Teil des Materials herniiert. Wenn der Spinalkanal durch Spondylarthose schon relativ eng geworden ist, kann allerdings auch ein nur verhältnismäßig kleiner Sequester eine akute spinale Symptomatik hervorrufen. Chronische, z. T. multisegmentale Bandscheibendegeneration mit Protrusionen, knöchernen und ligamentären Veränderungen führen zur zervikalen Myelopathie (s. u.).

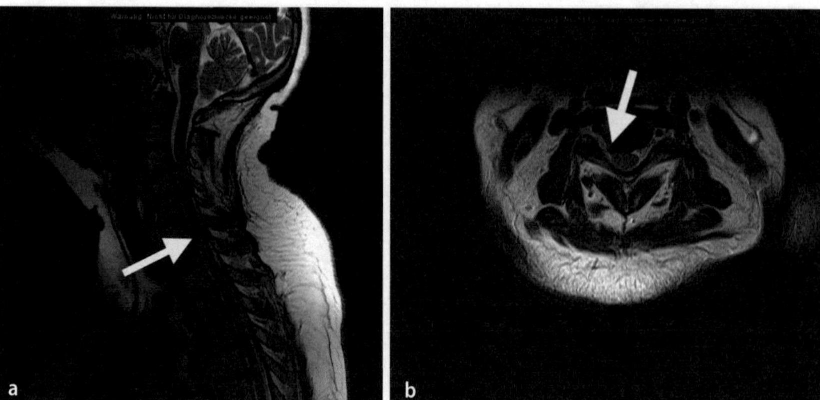

Abb. 31.22 MRT eines zervikales Bandscheibenvorfalls. Mehrere zervikale Bandscheiben-Protrusionen der Höhen HWK3/4, HWK4/5 und ein lateraler Bandscheibenvorfall bei HWK6/7 (*Pfeile*)

31.8.3 Zervikaler, lateraler Bandscheibenvorfall

Zervikale, laterale BSV sind viel seltener als die lumbalen (s. u.), haben aber die gleiche Pathogenese.

Symptome Schmerzen und Sensibilitätsstörungen entsprechen bei BSV oft nicht dem betroffenen Segment, sondern werden höher oder tiefer angegeben (▶ Exkurs: Symptome zervikaler Radikulopathien).

Diagnostik Oft findet sich die Bandscheibenprotrusion nicht am Ort der stärksten Knochenveränderungen auf der Nativaufnahme. Auch hier kann mit Hilfe elektrophysiologischer Diagnostik eine topographische und differenzialdiagnostische Aussage gemacht werden. Am besten stellen sich zervikale BSV im **MRT** dar (Abb. 31.22). Manchmal kann die **Myelographie mit Myelo-CT** notwendig werden, um die Indikation zur Operation zu stellen.

Therapie Die so oft propagierte chiropraktische Behandlung der Schulter-Arm-Schmerzen ist nicht ungefährlich. Chiropraktische Maßnahmen können durch Dissektionen zu Infarkten im Vertebralis-Basilaris-Stromgebiet führen, weil die Intima der A. vertebralis am Atlanto-Axialgelenk lädiert wird. Die **konservative Behandlung** erfolgt wie bei den lumbalen BSV und wird dort besprochen.

Operative Behandlung: Eine Indikation zur Operation bei zervikalen BSV liegt vor, wenn es zu progredienten funktionell relevanten motorischen Ausfällen (schwächer als KG

Exkurs

Symptome zervikaler Radikulopathien

An der HWS kommen BSV vorwiegend in den unteren Bewegungssegmenten vor. Eine Schädigung der einzelnen, zervikalen Wurzeln ist an folgenden, speziellen Symptomen zu erkennen:

- C1: In diesem Segment besteht kein Zwischenwirbelloch. Der Wurzelnerv durchbohrt die Membran zwischen Atlasbogen und Axis. Kompressionen von C2 beruhen auf anatomischen Abweichungen oder Subluxationen zwischen C1 und C2.
- C2/3: Nach okzipital ausstrahlende Sensibilitätsstörungen und Schmerzen, oft als »Okzipitalisneuralgie« fehldiagnostiziert, dabei auch Schmerzausstrahlung zur Submandibulargegend. Häufig Verspannung der Nackenmuskulatur mit Zwangshaltung des Kopfes.
- C4: Zwerchfellparese mit Ausbuchtung der Diaphragmakuppel.
- C5: Schmerzen und Sensibilitätsstörungen an der Schulter sowie der Vorderseite des Oberarms. Paresen und Atrophien, vor allem in den Mm. deltoides, teilweise auch im M. biceps brachii und in den Mm. supraspinatus und infraspinatus. Der BSR kann abgeschwächt oder aufgehoben sein.
- C6: Schmerzen und Sensibilitätsstörungen lateral am Oberarm sowie an der radialen Seite des Unterarms, bis zum Daumen ausstrahlend. Paresen in den Mm. biceps brachii und brachioradialis. Der BSR und der BRR sind häufig abgeschwächt oder aufgehoben.
- C7: Schmerzen und Sensibilitätsstörungen an der dorsalen Fläche des Oberarms und des Unterarms bis in Zeige- und Mittelfinger. Paresen und Atrophien vor allem im M. triceps brachii, fakultativ Extensorenparese und Flexorenparese in den radialen Fingern, auch Parese und Atrophie der Daumenballenmuskeln. TSR deutlich abgeschwächt oder fehlend.
- C8: Schmerzen und Sensibilitätsstörungen an der medialen Fläche des Oberarms und der ulnaren Seite des Unterarms und der Hand. Parese und Atrophie in den kleinen Handmuskeln, insbesondere im Hypothenar. Die Parese zeigt sich im Frühstadium in einer erschwerten Abduktion des kleinen Fingers. In schweren Fällen bildet sich eine Krallenhand aus, ähnlich wie bei der Ulnarisparese. Abschwächung des TSR und des Trömner-Reflexes.

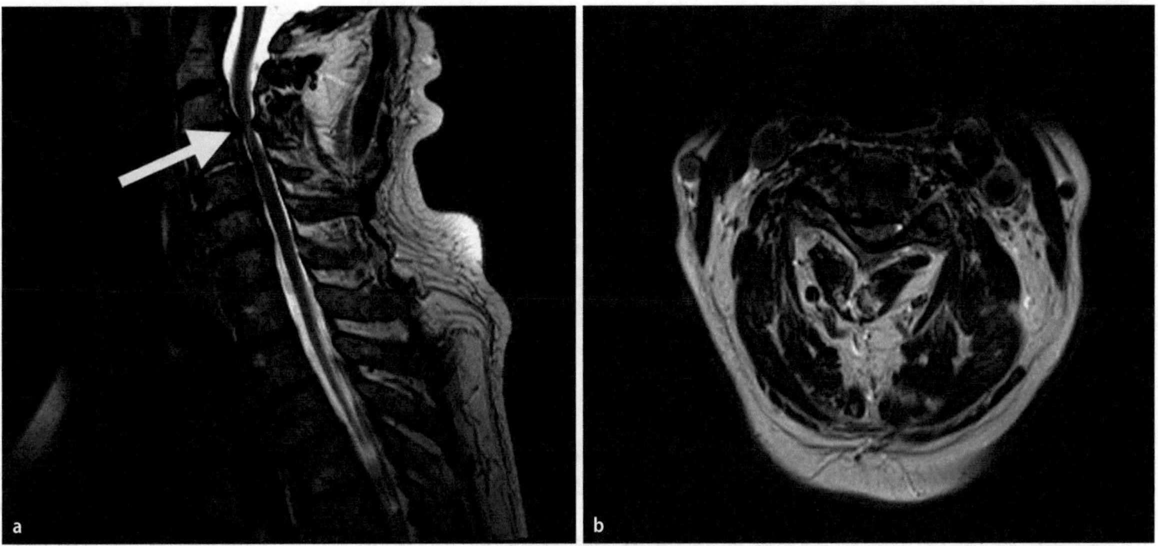

Abb. 31.23 Zervikale Myelopathie bei HWK3/4 in T2-MR-Sequenzen, sagittal und axial. Das hyperintense Signal im Myelon (*Pfeil*) ist charakteristisch für die Myelopathie

3/5) kommt und trotz ausreichender intensiver konservativer Maßnahmen mehrere Wochen (8–12) nicht therapierbare Schmerzen auftreten.

- Nur selten sinnvoll sind perkutane minimal-invasive Verfahren und Bandscheibenprothesen, Sequesterektomie über eine dorsale Foraminotomie oder die perkutane Nukleotomie bei nichtsequestrierten Vorfällen, auch wenn sie stark propagiert werden.
- Als Standardverfahren zur Beseitigung einer Nervenwurzelkompression gilt die offene, mikrochirurgische **Diskektomie** über einen anterioren Zugang. Mit dieser Operationstechnik ist die sowohl durch einen BSV (»soft disc«) als auch durch eine Spondylose (»hard disc«) verursachte Kompression sicher und schonend zu beseitigen. Dieser Eingriff hat den großen Vorteil, dass der Patient ohne weitere Ruhigstellung nach wenigen Tagen aufstehen kann.
- Liegen multiple Bandscheibenprotrusionen bei engem Spinalkanal vor, wird durch einen entlastenden Eingriff von dorsal (**Laminektomie** über mehrere Segmente) Platz für das Rückenmark geschaffen.

31.8.4 Zervikale spondylotische Myelopathie

Pathogenese Degeneration der Bandscheiben kommt an der HWS vor allem in den unteren Abschnitten zwischen den Halswirbelkörpern (HWK)6/7 und HWK5/6 vor. Sie führt zur Höhenminderung des Zwischenwirbelraums und zur Gefügelockerung. Diese Vorgänge lösen reaktive, degenerative Veränderungen an den Wirbelkörpern aus, die zu osteophytischen Wucherungen und Knochenleisten führen, die die Zwischenwirbellöcher und den Spinalkanal einengen. Dadurch werden Nervenwurzeln und Rückenmark bewegungsabhängig traumatisiert. Die Einengung des Spinalkanals kommt ferner durch Vordringen der degenerierten Bandscheibe(n) nach dorsal zustande. Das Mark wird bei Vorwärts- und Rückwärtsbewegungen der HWS direkt mechanisch und sekundär durch Einengung des arteriellen Blutzuflusses und des venösen Blutabflusses sowie ein Myelonödem geschädigt. Dieser Prozess wird durch eine abnorme Enge des Spinalkanals begünstigt (normalerweise Wirbelkörpertiefe: Tiefe des Spinalkanals = 1:1). Nimmt der Sagittaldurchmesser des Spinalkanals bildgebend unter 13 mm ab, besteht die Gefahr der chronischen, zervikalen Myelopathie.

Symptome Je nach Sitz und Auswirkung der beschriebenen Veränderungen kann eine variable Kombination radikulärer Ausfälle an den oberen Extremitäten und Symptome einer Rückenmarkschädigung bestehen. Klinisch-neurologisch findet sich häufig eine Pyramidenbahnläsion insbesondere zu den Beinen mit spastischer Tonuserhöhung, Reflexsprung, Feinmotorik- und Koordinationsstörung und ataktischem Gangbild, zusätzlich bedingt durch eine Afferenzstörung. Nicht selten findet man ein Brown-Séquard-Syndrom (▶ Kap. 1.13). Zudem können Blasen- und Mastdarmfunktion gestört sein. Neben den zentralen Symptomen sind als Ausdruck der zervikalen Nervenwurzelschädigung(en) uni- oder bilaterale segmentale periphere Zeichen (atrophe Paresen, Reflexasymmetrien, radikuläre Schmerzsyndrome) an den oberen Extremitäten häufig. Zur Quantifizierung der Funktionseinbußen wird derzeit international am häufigsten das Japanese-Orthopaedic-Association (JOA)-Scoring-System verwendet, maximal erreichbare Punktzahl (Normalbefund): 17.

Diagnostik Die **MRT** ist die wichtigste Untersuchung, wenngleich vor allem im T2-Bild die Läsion tendenziell überschätzt wird (Abb. 31.23). Der Spinalkanal wird von ventral durch Bandscheibenmaterial, von dorsal oft noch durch zusätzliche degenerative Veränderungen eingeengt. Das Rückenmark wird queroval komprimiert, der Liquorraum ist aufgebraucht. Oft sind diese Veränderungen auf mehreren Segmenten festzustellen. In der Myelographie zeigt sich ein kompletter Stopp. Die **Elektrophysiologie** (EMG, ENG, SSEP, TKMS) hilft bei der Höhenlokalisation und kann eine radikuläre Mitbeteiligung substanziieren.

Differenzialdiagnostisch sollte neben Traumata, Tumoren, spinalen Ischämien, neurodegenerativen Erkrankungen (v. a. amyotrophe Lateralsklerose) insbesondere auch an eine subkortikale vaskuläre Enzephalopathie (kraniale MRT), eine funikuläre Myelose (Bestimmung von Vitamin B_{12}, Homocystein, Transcobalamin, Methylmalonsäure) und eine entzündliche Genese (Liquordiagnostik) gedacht werden.

Therapie und Prognose Ein **konservativer Therapieversuch** scheint bei geringer Funktionsstörung (JOA-Score >13–14) gerechtfertigt. Engmaschige klinische und MR-tomographische Verlaufskontrollen sind dann jedoch unabdingbar. Zur konservativen Therapie zählen Analgesie bei radikulären Symptomen, vorübergehende Ruhigstellung der HWS durch eine Halskrawatte (besonders nachts, so kurz wie möglich und nicht länger als 2 Monate) sowie physiotherapeutische und physikalische Maßnahmen.

Bei Stellung der **Operationsindikation** sollte die generell hohe Prävalenz degenerativer HWS-Veränderungen mit zunehmendem Lebensalter berücksichtigt werden. Ein operatives Vorgehen ist nur dann indiziert, wenn die klinische Symptomatik eindeutig mit dem bildgebenden Befund korreliert oder eine gravierende elektrophysiologische Befundverschlechterung zu verzeichnen ist. Eine operative Entlastung ist indiziert bei rascher akuter Progredienz der klinischen Symptomatik, bei Auftreten autonomer Störungen (Blase, Mastdarm, Potenz) sowie unzureichendem Erfolg konservativer Therapiemaßnahmen. Lange bestehende Myelopathien sprechen nur schlecht auf eine Operation an, daher sollte bei bestehender Indikation der operative Eingriff rasch erfolgen.

- Standard ist die neurochirurgische, **dorsale Dekompressionsoperation** mit Laminoplastie oder Laminektomie.
- Bei zervikaler Myelopathie, die auf eine umschriebene Stenose (1 oder 2 Segmente) zurückzuführen ist, kommen auch anteriore Verfahren in Frage, ggf. in Kombination mit einer **Foraminotomie**, ebenso bei zervikaler Instabilität, die eine ventrale Fusion erforderlich macht.
- Problematisch sind Eingriffe über mehrere Segmente.
- Fortgeschrittene Symptome bilden sich nach der Operation nicht immer zurück, Gleiches gilt für die atrophen, peripheren Paresen.

31.8.5 Lumbosakraler, medialer Bandscheibenvorfall

Anamnestisch geben die meisten Patienten rezidivierende Lumbalgien und Lumboischialgien an. Der akute, mediale, lumbale Bandscheibenprolaps beginnt immer mit einem Kaudasyndrom. Der akute Prolaps ereignet sich gewöhnlich im mittleren Alter, kann aber auch junge Menschen treffen (dann mit nur wenig Schmerzen, kaum Paresen, aber Inkontinenz!). Auslösender Anlass ist manchmal eine seitliche Drehbewegung, schweres Heben oder ein Sprung auf harten Boden.

Symptome Unmittelbar nach dem Vorfall setzen akut heftige Rückenschmerzen mit reflektorischer Bewegungseinschränkung der unteren Wirbelsäule ein. Innerhalb von Minuten bis Stunden zieht der Schmerz bei medialem Vorfall der 5. Lendenbandscheibe an der Rückseite, beim Prolaps der 3. oder 4. Lendenbandscheibe an der Vorderseite der Oberschenkel bis zum Fuß hinunter.

Die peripheren Nerven der Beine sind auf Dehnung (Lasègue bzw. bei L3/L4 umgekehrter Lasègue) und Erhöhung des spinalen Drucks (Husten, Pressen u. a.) sehr empfindlich.

Nach einigen Stunden, spätestens nach 1–2 Tagen, lassen die Schmerzen nach, während sich gleichzeitig eine Gefühllosigkeit im Versorgungsgebiet der Kauda ausbreitet. Spätestens jetzt stellt sich eine schlaffe Lähmung ein, die in den Zehen beginnt (auf Parese der Plantarflexion achten!) und zu den Unterschenkeln aufsteigt. Sie ist stets distal am schwersten. Die Blase ist oft gelähmt (Harnretention). Das Nachlassen der Schmerzen bei gleichzeitigem Auftreten einer Lähmung zeigt an, dass die perforierte Bandscheibe ausgestoßen worden ist. In leichteren Fällen kommt es nur zur akuten Sphinkterlähmung und Reithosenhypästhesie, während die motorische Lähmung nur angedeutet ist.

Vertiefende Informationen zu den Symptomen lumbaler Radikulopathie ► Exkurs.

Lokalisation Sie ergibt sich aus den klinischen Symptomen:

- Vorfall der Bandscheibe zwischen dem Lendenwirbelkörper (LWK)5 und SWK1 führt zur Läsion der Cauda equina.
- Bei Vorfall in Höhe LWK4/5 ist vor allem die Hebung von Fuß und Zehen paretisch.
- Bei noch höherem Sitz (Wirbel L3/L4, sehr selten!) ist die Oberschenkelmuskulatur gelähmt, der PSR abgeschwächt oder ausgefallen, und die Sensibilität ist an der Vorderseite der Oberschenkel und Unterschenkel gestört.

Diagnostik Die Diagnose muss und kann nach der Anamnese und dem neurologischen Befund gestellt werden und wird dann durch die **MRT** gesichert (◘ Abb. 31.24). Die Myelographie wird nur noch in Ausnahmefällen und bei besonderer Indikation präoperativ durchgeführt. Die **Myelo-CT** ist eine Alternative für die Patienten, die keine MRT ertragen können bzw. für die Kontraindikationen für eine MRT bestehen.

Therapie Das Krankheitsbild sollte jedem Arzt vertraut sein, da die einzig sinnvolle Behandlung die Operation ist. Diese hat aber nur dann Aussicht auf Erfolg, wenn sie innerhalb von 24 h ausgeführt wird. Je schwerer und rascher die Symptomatik einsetzt, desto geringer werden die Aussichten auf völlige Wiederherstellung durch die Operation. Eine Besserung ist beim frühzeitigen Eingriff aber immer zu erwarten.

> **Der akute, mediale, lumbale BSV ist ein neurochirurgischer Notfall.**

Exkurs

Symptome lumbaler Radikulopathien

Zur klinischen Diagnose dienen folgende Wurzelsyndrome:

- L3: Schmerzen und Sensibilitätsstörungen an der Vorderseite des Oberschenkels, umgekehrter Lasègue = Schmerzen an der Vorderseite des Oberschenkels beim Rückwärtsführen des Beins in Seitenlage. Parese des M. quadriceps femoris und der Adduktoren. Der Adduktorenreflex und ggf. der PSR sind abgeschwächt.
- L4: Schmerzausstrahlung ins Knie, Gefühlsstörungen hauptsächlich medial an der Vorderfläche des Unterschenkels, d. h. über der Tibiakante. Umgekehrter Lasègue positiv. Parese des M. tibialis anterior (Hebung des Fußes), auch des M. quadriceps femoris. Der PSR ist ausgefallen oder abgeschwächt.
- L5: Schmerzen und Sensibilitätsstörungen lateral von der Schienbeinkante mit Ausstrahlung zur Großzehe. Lasègue positiv. Paresen der Zehenstrecker, besonders des M. extensor hallucis longus. PSR und ASR sind bei reiner L5-Läsion intakt, dagegen ist der Tibialis-posterior-Reflex ausgefallen: Die Sehne des M. tibialis posterior zieht hinter dem medialen Knöchel zu den Fußwurzelknochen. Man trifft sie mit dem Reflexhammer hinter und über oder unter und vor dem Malleolus. Der Reflexerfolg ist eine Supinationsbewegung des Fußes. Allerdings ist er nur bei allgemein lebhafter Reflexerregbarkeit festzustellen. Abschwächung oder Ausfall können nur verwertet werden, wenn der Reflex auf der Gegenseite deutlich positiv ist.
- L5/S1: Häufig sind diese Wurzeln kombiniert betroffen. Schmerzen und Sensibilitätsstörungen s.o. Parese in allen Zehenstreckern und in den Mm. peronaei, gelegentlich auch im M. triceps surae. Deutliche Atrophie und Parese des M. extensor digitorum brevis, der am seitlichen, oberen Fußrücken bei Anspannung gut tastbar ist (Seitenvergleich!). Der M. tibialis anterior bleibt intakt. Tibialis-posterior-Reflex und ASR sind abgeschwächt bis aufgehoben. Dieses Syndrom entsteht bei relativ ausgedehnten, weit lateral gelegenen BSV aus dem Fach LWK5/SWK1, bei denen auch die weiter lateral gelegene Wurzel L5 noch mit erfasst wird.
- S1: Schmerzen und Sensibilitätsstörungen seitlich am Oberschenkel, lateral an der Rückseite des Unterschenkels und am äußeren Fußrand. Lasègue positiv. Parese des M. peronaeus brevis (Pronationsschwäche des Fußes) und des M. triceps surae (Schwäche für das Abrollen des Fußes und den Zehengang, sog. Bügeleisengang). Auch M. biceps femoris geschwächt. Der ASR ist ausgefallen.
- S2: Die Wurzel S2 versorgt sensibel am Bein die mediale Rückseite von Ober- und Unterschenkel. Am Fuß gibt es bei Läsion ab S2 keine Sensibilitätsstörung. Läsion der Wurzeln S3 bis S5 führt sensibel nur zur Reithosenhyp- und -anästhesie am Gesäß. Es ist zu beachten, dass sich die radikulären Sensibilitätsstörungen nie auf das ganze Segment erstrecken, weil die Wurzeln im Querdurchmesser nicht gleichmäßig stark geschädigt sind.

In 80% der Fälle ist ein Nervendehnungsschmerz auszulösen.

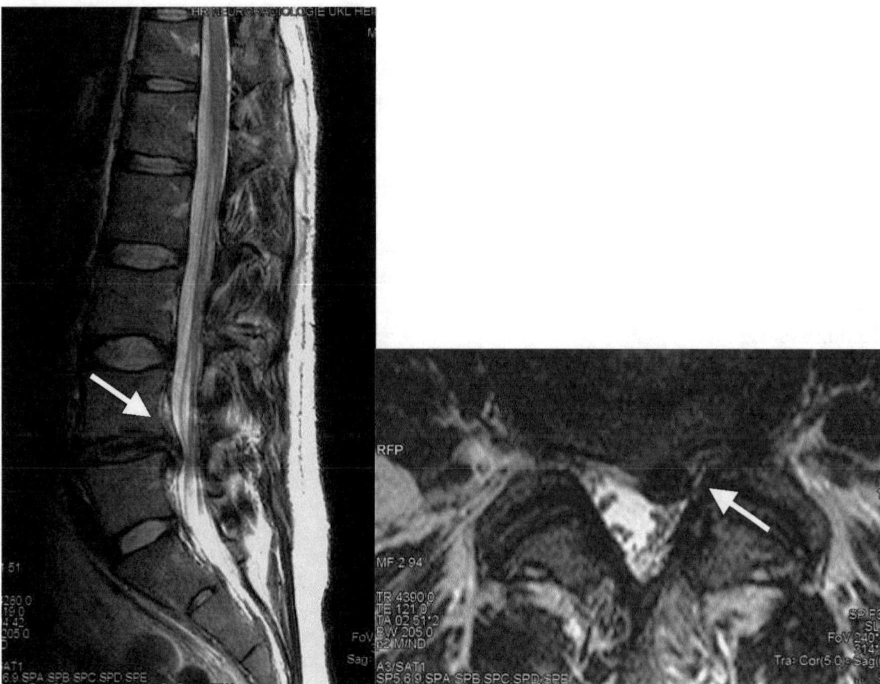

Abb. 31.24 MRT eines lumbalen Bandscheibenvorfalls. Links lateraler lumbaler Bandscheibenvorfall (*Pfeil*) in sagittaler und axialer Ebene. Die Bandscheibe ist degeneriert, und der Prolaps reicht etwa nach kaudal in den Duralsack. Die Nervenwurzel ist verdrängt (*Pfeil*)

31.8.6 Lumbosakraler, lateraler Bandscheibenvorfall

Epidemiologie Der laterale lumbale BSV ist eine der häufigsten neurologischen Krankheiten, selbst wenn man sich nur auf die Patienten konzentriert, bei denen ein BSV sicher nachgewiesen ist. Nicht jeder Rückenschmerz beruht auf einem BSV. BSV kommen bereits bei Jugendlichen vor, nehmen im Alter aber an Häufigkeit zu. Männer sind häufiger betroffen, Frauen leiden jedoch häufiger unter chronischen Rückenschmerzen. Rückenschmerzen mit und ohne Bandscheibendegeneration sind heute die häufigsten Gründe für eine frühzeitige Berentung. Sie können auch psychisch bedingt sein (▶ Exkurs: Chronische, therapieresistente Rückenschmerz). Prädisponierende Faktoren für BSV sind Bindegewebsschwäche, einseitige, körperliche Belastung und degenerative Veränderungen der Wirbelsäule (die in der 2. Lebenshälfte bei den meisten Menschen gefunden werden).

Anamnese Häufig werden anamnestisch rezidivierende, akute Rückenschmerzen mit Fehlhaltung der LWS angegeben. Die akute Verschlechterung, den der Laie »Hexenschuss« nennt, bezeichnen wir als **»Lumbago«** oder akute **Lumbalgie**. Er beruht auf einem rückbildungsfähigen Vordringen des Nucleus pulposus mit Druck gegen das hintere Längsband der Wirbelsäule, das als vordere Begrenzung des Spinalkanals nur an den Bandscheiben befestigt ist und locker über die Wirbelkörper zieht. Später kommt es plötzlich beim schweren Heben, bei einer Drehung des Rumpfes oder beim Aufstehen, seltener innerhalb von Tagen und ohne erkennbaren Anlass, zum Einriss des Anulus fibrosus, zum dorsolateralen Prolaps des Nucleus pulposus und dadurch zur Kompression einer Nervenwurzel.

Symptome In der Regel überwiegen Schmerzen von segmentaler Ausbreitung (**Lumboischialgie**), die sich bei Erhöhung des spinalen Drucks verstärken können, verbunden mit Missempfindungen, die sich auch in benachbarte Segmente ausbreiten können. In 90–95% der Fälle nachweisbare sensible Ausfälle (Hypästhesie und Hypalgesie), ebenfalls von radikulärer Verteilung.

- Paresen treten in wechselnder Ausprägung in den radikulären Kennmuskeln auf.
- Die Läsion der sensiblen Wurzeln unterbricht den spinalen Reflexbogen, so dass frühzeitig der entsprechende Eigenreflex abgeschwächt ist oder erlischt. Nach der Lokalisation der Schädigung ist dies meist der ASR.
- Nach etwa 3–4 Tagen werden die Schmerzen oft geringer, dafür breitet sich, von distal nach proximal, ein Taubheitsgefühl in dem betroffenen Segment aus. Dies zeigt an, dass die komprimierte Wurzel lädiert ist. Spätestens zu diesem Zeitpunkt können auch Lähmungen auftreten.
- Blasenlähmung ist sehr selten.
- Charakteristisch sind Haltungsanomalien der Wirbelsäule: Aufhebung der Lendenlordose mit einseitig betonter Verspannung der langen Rückenstrecker und Skoliose der Wirbelsäule, die, je nach der Lagebeziehung des BSV zur Nervenwurzel, konkav oder konvex ist. Sie ist manchmal nur beim Vorwärtsbücken zu bemerken. Bei längerem Bestehen kommt es zu einem Circulus vitiosus: Die Schmerzen führen zur Verspannung der Lendenmuskulatur. Diese bewirkt eine Fehlhaltung der Wirbelsäule, die wiederum die Wurzelkompression unterhält.

Am häufigsten ist die vorletzte Lendenbandscheibe betroffen, an zweiter Stelle steht die Bandscheibe des lumbosakralen Übergangs. Lokalisation in den mittleren Lumbalsegmenten ist seltener.

In der Praxis hilfreich hat sich die terminologische Abgrenzung der lumbalen Radikulopathie von Kreuzschmerzen, die zwar radikulär erscheinen, jedoch anderer Genese sind, erwiesen. Letztere werden üblicherweise als sogenannte **»pseudoradikuläre Syndrome«** bezeichnet. Der fokal-neurologische Untersuchungsbefund ist hierbei unauffällig. Ursachen sind häufig orthopädische Erkrankungen (Arthrosen, Iliosakralgelenksyndrom, Kokzygodynie, Piriformis-Syndrom, Tendomyopathie u. a. m.), gelegentlich auch primäre Muskelerkrankungen mit axialer Betonung, z. B. myotone Myopathien (v. a. proximale myotone Myopathie, PROMM, ▶ Kap. 34.3) oder die fazio-skapulo-humerale Muskeldystrophie (▶ Kap. 34.2).

Diagnostik Die Indikation zur Anwendung bildgebender oder invasiver diagnostischer Verfahren (MRT, CT, Myelographie mit anschließendem Myelo-CT) muss klinisch nach den Kriterien Dehnungszeichen, Parese mit Reflexabschwächung und, erst an dritter Stelle, chronische und therapieresistente Schmerzen getroffen werden.

Exkurs

Chronische, therapieresistente Rückenschmerzen

Diese sind mit oder ohne Ausstrahlung in die Beine sehr häufig psychisch bedingt. Das Spektrum reicht von der somatisierten Depression über die chronische Konfliktreaktion bis zum Rentenbegehren. Man muss die psychologische Situation erkennen und den Patienten eine physikalische Therapie anbieten, die nicht auf Ruhigstellung, sondern auf Übung und Kräftigung ausgerichtet ist. Sie wird bei Bedarf durch ein Antidepressivum ergänzt. Ein längeres Gespräch mit den Patienten und die Beobachtung des Verhaltens bei der körperlichen Untersuchung erspart das Ausweichen auf immer neue radiologische Untersuchungen, die im ungünstigen Fall falsch-positive Befunde liefern, d. h. z. B. altersentsprechende degenerative Veränderungen zeigen, die die Beschwerden nicht erklären. Die Mitteilung an den Patienten, seine Wirbelsäule sei verschlissen oder er habe eine Nerveneinklemmung, kann bei Rückenschmerzen nur zur Chronifizierung beitragen.

- Die **MRT** ist die Methode, die die beste Detailauflösung bietet (◻ Abb. 31.24). Daher kommen heute viele Patienten mit Rückenschmerzen schon mit einem lumbalen MRT in die Klinik. Das MRT ist in seiner Auflösung dem CT weit überlegen. Die Untersuchung wird trotzdem mit Sicherheit viel zu häufig durchgeführt und sollte nur nach vorheriger, exakter, neurologischer Befunderhebung indiziert werden.
- Die **Myelographie** mit wasserlöslichen Kontrastmitteln lässt im seitlichen Strahlengang die Abhebung des Kontrastmittels nach dorsal in Höhe eines Zwischenwirbelraums (oder mehrerer), und im sagittalen Strahlengang die einseitige, von extradural kommende Einengung des Duralsacks und Verkürzung der betroffenen Wurzeltasche erkennen, sofern der Prolaps nicht zu weit lateral sitzt.
- Auch die **CT** mit intrathekaler Kontrastverstärkung (**»Myelo-CT«**) ist hilfreich, besonders präoperativ.
- Nativröntgenaufnahmen haben keinen Platz mehr in der Diagnostik akuter Wirbelsäulenbeschwerden. Ein BSV kann nicht mit konventionellen Röntgenaufnahmen diagnostiziert werden.
- Es wird viel zu wenig beachtet, dass degenerative Wirbelsäulenveränderungen mit zunehmendem Alter »normal« sind und keineswegs pathologische Bedeutung haben müssen. In der Praxis wird eine »Wirbelsäulenmythologie« betrieben, die inzwischen ein unverantwortbares Ausmaß erreicht hat.
- **Elektrophysiologie:** Die Elektroneurographie sollte zur Beurteilung herangezogen werden, ob gleichzeitig eine Polyneuropathie vorliegt. Die sensible Elektroneurographie kann zur Unterscheidung zwischen supra- und infraganglionärer Schädigung beitragen. Der Nachweis einer infraganglionären Läsion durch Verlust des sensiblen Nervenaktionspotenzials (SNAP) spricht jedoch nicht notwendigerweise gegene eine Radikulopathie, da weit lateral gelegene BSV die Nervenwurzel auch distal des Spinalganglions komprimieren können. Das **EMG** kann bei der Frage, ob eine Läsion frisch oder alt ist, helfen: Denervierungszeichen treten nicht vor 10 Tagen nach Beginn der Schädigung ein. Allerdings können sie danach jahrelang bestehen, so dass ein Rezidiv nicht mit Sicherheit diagnostiziert oder ausgeschlossen werden kann. Dagegen kann der EMG-Nachweis einer erhöhten Entladungsrate von Potenzialen motorischer Einheiten und einer neurogenen Lichtung unter Willküraktivität sehr frühzeitig die radikuläre bzw. periphere Genese einer motorischen Läsion gegenüber einer differenzialdiagnostisch zu erwägenden zentralen oder psychogenen Parese (z. B. psychogener »Fallfuß« vs. Radikulopathie L4 oder L5) abgrenzen. Die Bedeutung elektrophysiologischer Untersuchungen für die Indikation zur Operation von BSV ist jedoch insgesamt begrenzt.
- Der lumbale **Liquor** ist unmittelbar nach einem Prolaps normal, später kommt es in einem Teil der Fälle durch Transsudation zu einer leichten Proteinvermehrung auf das Doppelte des Normalen.

Konservative Therapie

Im Stadium der Lumbalgie zunächst konservative Therapie[1]:

- Im Vordergrund stehen **Aufklärung**, **Beratung** sowie die Aufforderung an den Patienten, möglichst zu normalen Alltagsaktivitäten zurück zu kehren. Entlastung und Ruhigstellung sind für Patienten mit lokalen Lumbalgien in der Akutphase nicht zu empfehlen, ebensowenig Bettruhe von mehr als 4 Tagen. Auch bei radikulären Syndromen sind bereits in der Frühphase nach dem akuten Ereignis **Physiotherapie** und **Aktivität** indiziert.
- Da die physiotherapeutischen Konzepte sehr unterschiedlich sind, sind keine dezidierten Empfehlungen möglich. Wir verordnen sowohl bei subakuten Beschwerden als auch bei chronischen Rückenschmerzen kontrollierte Bewegungsübungen, d. h. Übungen, die der Patient nach Anleitung durch einen Physiotherapeuten selbst durchführen kann.
- Analgetisch finden zunächst **nichtsteroidale Antiphlogistika** (z. B. Diclofenac bis 150 mg/Tag u. a. m.) Anwendung. Auch Myotonolytika wie Tizanidin (bis 3×4 mg/Tag) können in Einzelfällen helfen (cave: Sedierung mit Beeinträchtigung der Fahrtauglichkeit, bei Benzodiazepinen zusätzlich Gefahr der Abhängigkeit).
- Hierdurch nicht zu beherrschende Schmerzzustände können mit kurzfristigen Gaben milder **Opioidanalgetika** (z. B. Tramadol 2–3×100–200 mg/Tag) behandelt werden. Bei Therapieresistenz kommen entsprechend dem Stufenschema der WHO zur Behandlung von Schmerzen auch stark wirksame Opioide (z. B. retardiertes Morphin, Oxycodon oder Fentanyl transdermal) zum Einsatz.
- **Trizyklische Antidepressiva** (z. B. Amitriptylin 50–100 mg/Tag) sind bei chronischen Rückenschmerzen wahrscheinlich ebenfalls wirksam, Serotonin-Wiederaufnahmehemmer (SSRI) jedoch nicht.
- Die orale **Kortikoidgabe** (Prednisolon 50–100 mg/Tag) kann insbesondere bei foraminalen BSV Schmerzen mitunter deutlich reduzieren und zur Funktionsverbesserung führen. Paravertebrale Injektionen, wie sie von Allgemeinmedizinern und Orthopäden gern durchgeführt werden, wenden wir jedoch nicht an.
- Bei rezidivierenden Lumbalgien wie auch insbesondere beim Übergang einer akuten Lumboischialgie in ein chronisches Stadium empfiehlt sich eine **Rückenschule**. Diese beinhaltet ein präventives Training der Rückenmuskulatur sowie ein sinnvolles rückenschonendes Verhalten im Alltag.

Operative Therapie[2]

Absolute Indikationen für eine Operation sind:

- Kaudasyndrom mit akuter Paraparese bei Massenvorfall oder pathologischer Wirbelkörperfraktur
- Blasen- und Mastdarmlähmungen

1 Modifiziert nach den Leitlinien der DGN 2012 (www.dgn.org/leitlinien.html)

2 Modifiziert nach den Leitlinien der DGN 2012 (www.dgn.org/leitlinien.html)

- Progrediente und akut aufgetretene schwere motorische Ausfälle (schlechter als Kraftgrad 3/5)

Relative Indikation für eine Operation sind:

- Trotz ausreichender intensiver konservativer Maßnahmen (in der Regel über 6 Wochen) nicht ausreichend therapierbare Schmerzen bei passender klinischer Symptomatik und zur Klinik passender bildmorphologisch gesicherter Wurzelkompression

Mikrochirurgischer Eingriff Dieser Eingriff ist in der Regel eine erweiterte interlaminäre Fensterung. Die Operation erfolgt in Bauchlage. Röntgenologisch wird die Bandscheibenhöhe markiert. Über einen Hautschnitt von ca. 3–4 cm und die Inzision der lumbalen Muskelfaszie wird nach Abdrängen der paravertebralen Muskulatur ein Spekulum eingesetzt und das interlaminäre Fenster zwischen zwei Wirbelbögen dargestellt. Dieses Fenster wird anschließend eröffnet, der Duralschlauch und ggf. der Wurzelabgang dargestellt und der frei sequestrierte BSV entfernt. Wenn kein Kontakt zwischen dem frei sequestrierten BSV und dem Bandscheibenfach besteht und auch keine Protrusion oder sonstige stärkere Degeneration des Bandscheibenfachs vorliegt, kann man es bei der **Sequesterektomie** belassen.

In der Regel wird eine **Nukleotomie** angeschlossen. Dies ist auch immer der Fall, wenn ein gedeckt-sequestrierter BSV operativ beseitigt werden muss.

Nur bei intra- und extraforaminalen BSV wird meist ein etwas größerer Zugang gewählt. Daher ist hier die Rekonvaleszenz etwas länger.

Nach einer mikrochirurgischen Bandscheibenoperation können Patienten am kommenden Tag wieder voll mobilisiert werden. Der Eingriff ist wenig traumatisch. Er erfolgt heutzutage immer mit Hilfe eines Operationsmikroskops.

»Minimal-invasive« Operationsmethoden Unter diesem Begriff wird eine Vielzahl unterschiedlichster Behandlungsvarianten zusammengefasst. Es kommen ständig neue Varianten »minimal-invasiver« Methoden auf den Markt, bei denen Laser, Endoskope, aber auch die Injektion von Anästhetika und Steroiden an Nervenwurzeln und Arzneimitteln in die degenerierte Bandscheibe eine Rolle spielen. Geworben wird mit geringer Invasivität, der Möglichkeit der ambulanten Behandlung ohne Vollnarkose, wenig postoperativen Schmerzen und schneller Beschwerdefreiheit. Jede neue Methode findet schnell ihre Anhänger, und von Vergleichsstudien mit der konventionellen Therapie will man nichts hören.

Den Patienten kann man nicht übel nehmen, wenn sie den Anpreisungen geringerer Nebenwirkungen, schneller Schmerzfreiheit und den vielen positiven Erfahrungsberichten Glauben schenken. Manche Protagonisten erfreuen sich höchster Medienpräsenz und schreiben Bestseller über ewige Rückengesundheit.

Vermutlich sind solche Verfahren sogar für einige, aber nicht für alle Patienten hilfreich. Allerdings entwickelt sich hier ein Markt mit hoch technisiertem, aber unkritisch eingesetztem und höchst lukrativem Handwerkszeug, das eine nicht zu unterschätzende medizinökonomische Bedeutung hat.

Viele Patienten mit »minimal-invasiven« Eingriffen stellen sich nach einigen Wochen, in denen sie sich besser gefühlt haben, erneut mit den gleichen Beschwerden vor. Wenn dann die bildgebenden Verfahren wiederholt werden, ist man meist überrascht, dass alles genauso aussieht wie vorher. Eine morphologische Veränderung durch den Eingriff ist nicht festzustellen. Hier scheint der Begriff »minimal« sehr strapaziert und das Invasive vergessen zu werden. Abgerechnet werden die Maßnahmen allerdings – und nicht nur »minimal«.

Vertiefende Informationen zu den mikrochirurgischen und minimal-invasiven Operationsmöglichkeiten ► Exkurs: Operation bei lumbalem Bandscheibenvorfall.

Exkurs

Operation bei lumbalem Bandscheibenvorfall

Wir unterscheiden den mikrochirurgischen neurochirurgischen Eingriff, der heute vielerorts die älteren makroskopischen Operationen (Stichwort: Hemilaminektomie) abgelöst hat, von den heute sehr publikumswirksam angepriesenen und oft unkritisch angewandten anderen sog. »minimal-invasiven« Verfahren. Details finden sich in den Lehrbüchern zur Neurochirurgie oder Orthopädie. Dennoch wird auch der konservative Neurologe immer wieder von Patienten zur Indikation der Operation befragt und sollte zumindest eine Grundidee zu den verschiedenen Behandlungsmethoden haben. Anhaltende Kreuzschmerzen ohne radikuläre Symptome sind keine Indikation für eine Operation. Prinzipielles Ziel der Dekompressionsoperation ist eben die Besserung des sensomotorischen Defizits und nicht primär die Besserung der Schmerzsymptomatik.

- Wenn eine höhergradige Parese vorliegt, wird man nach MRT oder Myelographie mit Myelo-CT eine Operation des Nukleusprolaps vornehmen.
- Die offene Operation wird mikrochirurgisch, meist ohne halbseitige Entfernung des Wirbelbogens (Hemilaminektomie) durch das Lig. flavum ausgeführt.
- Misserfolge sind dadurch möglich, dass 10% der BSV multipel sind. Nach Rezidivoperationen besteht die Gefahr einer Arachnopathie.
- Die modernen minimal-invasiven Operationsmethoden (Chemonukleolyse, endoskopische Operation) sind kritisch zu hinterfragen und sorgfältig anzuwenden. Es sollte immer eine individuelle interdisziplinäre Entscheidung sein. Für die Patienten, bei denen wir eine Operationsindikation stellen, sind die Methoden fast nie geeignet, weil die Beschwerden und die Ausdehnung des (sequestrierten) BSV zu stark sind.
- Bei allen Fortschritten in Bildgebung und Operationstechnik wird die Indikation zur chirurgischen Behandlung des BSV nach neurologischen Kriterien gestellt.

Bandscheibenprothese Bei einer Bandscheibenoperation, auch insbesondere mit einer Nukleotomie, wird im Lumbalbereich in der Regel kein Abstandhalter in das Bandscheibenfach am Ende der Operation eingebracht. **Cages** werden nur bei einer interkorporellen Fusion benötigt. In den vergangenen Jahren sind aber auch immer wieder lumbale Bandscheibenprothesen bei jungen Patienten mit starken Lumboischialgien und Bandscheibenprotrusionen erprobt worden. Ihr Einsatz wird derzeit durch keine solide Evidenz unterstützt.

Dies ist bei **zervikalen Bandscheibenoperationen** anders. Hier gibt es tatsächlich in jüngster Zeit Hinweise darauf, dass insbesondere bei jungen Patienten nach einer ventralen Diskektomie eine Bandscheibenprothese mit der Möglichkeit der Erhaltung der Beweglichkeit eines Segments günstig sein könnte.

31.8.7 Arachnopathie

Epidemiologie und Lokalisation Eine Arachnopathie kann sich langsam progredient, mit einer Latenz bis zu 5 Jahren nach wiederholter Myelographie mit älteren Kontrastmitteln, nach spinalen Operationen (BSV), nach Wirbeltraumen mit Blutungen in die Rückenmarkhäute (z. B. Kompressions- und Luxationsfraktur) und nach Meningitis, selten auch spontan entwickeln. Sie erstreckt sich meist über mehrere Segmente.

Symptome Die Symptomatik ist uncharakteristisch. Missempfindungen, sehr schwer behandelbare Schmerzen, sensible Ausfälle und Lähmungen, Wurzel- und Strangsymptome können nebeneinander bestehen. Der Verlauf ist zunächst oft remittierend, später langsam progredient. Selten kommt es zur kompletten Querschnittlähmung oder zum vollständigen Kaudasyndrom.

Diagnostik Im MRT reichern die arachnitischen Herde deutlich an. Bei der Myelographie zeigt sich ein tropfenförmiges Hängenbleiben des Kontrastmittels über mehrere Segmente. Im Liquor findet sich gewöhnlich eine leichte Proteinvermehrung, nur selten dagegen eine Pleozytose.

Therapie Wegen der großen Längsausdehnung ist eine operative Lösung der Verwachsungen oft nicht möglich. Schmerzbehandlung und Behandlung der **Spastik** stehen im Vordergrund. Zunächst versucht man eine medikamentöse Schmerzbehandlung. Die **transkutane Nervenstimulation** kann nützlich sein. Neurochirurgische Maßnahmen, wie Pumpensysteme zur intrathekalen Schmerzbehandlung, die **perkutane Chordotomie**, die **Hinterstrangstimulation** oder die Thalamusstimulation können notwendig werden. Bei Spastik gibt man Baclofen (z. B. Lioresal) bis 75 mg/Tag, Tizanidin (z. B. Sirdalud) bis 3-mal 4 mg oder das direkt am Muskel angreifende Dantrolen-Na (z. B. Dantamacrin, langsam bis auf ca. 400 mg/Tag steigern) per os. Gegen die Spastik können Pumpen, die über einen intrathekalen Katheter Baclofen applizieren, wirksam sein.

31.8.8 Claudicatio des thorakalen Rückenmarks

Dieses seltene, ischämisch bedingte Syndrom beruht auf belastungsabhängiger Ischämie des meist unteren Thorakalmarks und äußert sich mit intermittierender Spastik und Sensibilitätsstörungen der langen Bahnen, also zentralen Symptomen im Gegensatz zu den peripheren Zeichen bei der Claudicatio der Cauda equina. Oft liegt eine Arteriosklerose der Aorta vor.

31.8.9 Claudicatio der Cauda equina

Die Claudicatio der Cauda equina ist in Kap. 10 besprochen. Auch bei der vaskulären Claudicatio intermittens treten die Symptome nach körperlicher Belastung auf und lassen in Ruhe nach. Charakteristisch sind heftige Wadenkrämpfe, nicht jedoch Spannungs- und Schweregefühl bis zur flüchtigen Lähmung. Der neurologische Befund bleibt lange normal.

Differenzialdiagnose

Ilioinguinalis-Syndrom Bei diesem Kompressionssyndrom klagen die Kranken über Schmerzen in der Leiste, die bei Beugung im Hüftgelenk nachlassen und bei Hüftstreckung (ähnlich dem umgekehrten Lasègue) sowie beim Anspannen der Bauchmuskeln zunehmen.

Der Nerv (aus den Wurzeln L1 und L2) innerviert motorisch die kaudalen Anteile der queren Bauchmuskeln. Sein sensibler Endast hat intraabdominell einen komplizierten Verlauf. Die Läsion liegt am Durchtritt durch den M. obliquus abdominis externus. Davor und danach wechselt der Nerv jeweils fast im rechten Winkel zweimal die Richtung.

Beim Ilioinguinalis-Syndrom wird der Oberschenkel zur Entlastung des Nervs adduziert und leicht innenrotiert gehalten. In der Leiste, bis zur proximalen Genitalregion, manchmal auch an der Innenseite des Oberschenkels, kann eine Hypästhesie und Hyperpathie bestehen. Der Durchtrittspunkt des Nervs durch die Bauchwand oberhalb der Spina iliaca ventralis superior ist schmerzhaft. Seine Infiltration mit Novocain beseitigt die Spontanschmerzen.

Da die Beschwerden auf einer mechanischen Kompressionsschädigung des Nervs beruhen, wird er mit einem Lokalanästhetikum infiltriert oder bei Versagen der Injektionsbehandlung durch **Neurolyse** freigelegt.

Facettensyndrom Rückenschmerzen mit radikulärer Ausstrahlung können auch von den intervertebralen Gelenken ausgehen. Anders als bei den Wurzelreiz- und Wurzelausfallsymptomen bleibt jedoch die Sensibilität voll erhalten, und Paresen treten nicht auf. Dieses sog. Facettensyndrom muss orthopädisch behandelt werden. Die CT-gesteuerte Injektionen von Antiphlogistika in die Nähe der betroffenen Gelenke sind sehr wirksam.

Konusfixation ► Exkurs.

Exkurs

Konusfixation (Tethered-cord-Syndrom)

Definition. Für dieses Syndrom gibt es keinen einprägsamen deutschen Namen, die direkte Übersetzung als »festgebundenes Seil« klingt weniger griffig als das englische »tethered cord«. Es handelt sich um eine angeborene Verwachsung des untersten Ausläufers des Rückenmarks, des **Filum terminale**, mit der Dura am Boden des sakralen Spinalkanals. Beim Wachstum der Wirbelsäule wächst das Rückenmark, im Gegensatz zu den Kaudafasern nicht mit, und es entsteht ein Zug auf den Conus medullaris, der dadurch ungewöhnlich tief nach unten, bis auf Höhe LWK3 oder LWK4 verlagert wird. Normalerweise endet der Konus auf Höhe der Unterkante des LWK1. Selten kann ein ähnliches Syndrom durch postoperative Verwachsungen und Narben entstehen.

Symptome. Die neurologischen Symptome beginnen schon im Kindes- und Jugendalter, mit dem starken Wachstum der Wirbelsäule, und stellen eine Mischung aus zentralen mit einzelnen peripheren Störungen dar: Paraspastik, Sphinkterdysfunktion und distale atrophische Paresen mit Hohlfuß treten auf. Auch eine Claudicatio spinalis kann vorkommen. Die Kombination mit Spaltbildungen ist nicht selten, abnorme Behaarung oder Nävi können äußere Zeichen sein.

Therapie. Chirurgische Entlastung mit Lösen des anhaftenden Filums.

In Kürze

Hirnnervenläsionen

N. oculomotorius (Hirnnerv III). Symptome: Komplette Okulomotoriuslähmung mit Ptose, aufgehobener Linsenakkomodation, fehlenden Doppelbildern, mydriatischer und lichtstarrer Pupille durch basales Aneurysma, Trauma, basale Meningitis, Neoplasma der Schädelbasis. **Äußere Okulomotoriuslähmung** verursacht durch Läsion im Kerngebiet des Nervs mit erhaltener autonomer Innervation von Pupille und Ziliarmuskel. **Ophthalmoplegia interna** ausgelöst durch Schädigung im peripheren Verlauf der Nerven mit Lähmung nur autonomer Fasern und mit weiter, lichtstarrer Pupille.

N. trochlearis (Hirnnerv IV). Symptome: Fortfall der Senkerfunktion des Muskels verursacht schräg stehende Doppelbilder. **Ursache:** Trauma, Diabetes, basale Tumoren.

N. abducens (Hirnnerv VI). Symptome: Auge kann nicht nach außen gewendet werden, horizontal nebeneinander stehende, gerade Doppelbilder. **Ursache:** Nervenschädigung bei allgemeinem Hirndruck, Schädelbasisbruch, entzündliche, neoplastische Prozesse an Schädelbasis.

N. facialis (Hirnnerv VII). Symptome: Prodromalstadium mit Sensibilitätsstörung in Ohrmuschel, Gehörgang oder hinter dem Ohr, Fazialislähmung. **Ursache:** Idiopathisch, Entzündungen und Neoplasmen der Schädelbasis, lymphozytäre Meningitis, Mastoiditis, Otitis media. **Therapie:** Kortisonbehandlung. **Spasmus hemifacialis** als einseitige Bewegungsunruhe der ausschließlich vom VII. Hirnnerv versorgten Muskeln. **Ursache:** Analog zur Trigeminusneuralgie, abnorme Erregungsproduktion durch lokalen Druck im Nervenverlauf. **Therapie:** Botulinumtoxin, Antikonvulsiva, operative Therapie. **Differenzialdiagnose:** Psychogener Gesichts-Tic, hemifaziale Myokymie, halbseitiger Kopftetanus.

N. accessorius (Hirnnerv XI). Symptome: Lähmung der Mm. sternocleidomastoideus und trapezius. **Ursache:** Chirurgischer Eingriff im lateralen Halsdreieck, primäre und metastatische Tumoren an Schädelbasis. **Therapie:** Primäre Nervennaht bei akzidenteller Durchtrennung.

N. hypoglossus (Hirnnerv XII). Symptome: Lähmung und Atrophie der Zunge (weicht zur gelähmten Seite ab), mühsames Sprechen. **Ursache:** Prozesse der Schädelbasis, amyotrophe Lateralsklerose und bei Polyneuritis cranialis.

Läsionen des Plexus cervicobrachialis

Obere Armplexusparese: Fasern der Wurzeln C5–C6(–7) lädiert; Arm hängt schlaff und nach innen rotiert herunter, kann im Schultergelenk nicht gehoben und nach außen rotiert werden.

Untere Armplexusparese: Fasern der Wurzeln (C7–)C8–Th1 lädiert; atrophe Parese der kleinen Handmuskeln und langen Fingerbeuger, Ausfall des Fingerflexorenreflexes, Horner-Syndrom.

Komplette Armplexusparese kombiniert obere oder untere Plexusschädigung.

Traumatische Armplexusläsionen. Ursache: Nach Motorrad- oder Arbeitsunfall wird Plexus durch Prellung oder Zug geschädigt. Evtl. operative Revision.

Thoracic-outlet-Syndrom. Symptome: Im 3.–4. Lebensjahrzehnt einsetzende Schmerzen, Parästhesien auf ulnarer Unterarm- und Handseite. **Diagnose:** Adson-Manöver, MRT, Elektrodiagnostik. **Therapie:** Zunächst konservative Therapie. Operative Behandlung durch Skalenotomie bei motorischen Ausfällen.

Entzündlich-allergische Armplexusläsionen. Neuralgische Schulteramyotrophie. **Symptome:** Heftige Schmerzen in Schulter und Oberarm, seltener auch Unteram und Hand, atrophe Lähmung. **Therapie:** Kortikoide, Schmerzmittel, frühzeitig Lagerung in Abduktion, passive und aktive Bewegungsübungen.

Läsionen einzelner Schulter- und Armnerven

N. dorsalis scapulae (C4–C6). Heben und Adduktion des Margo medialis der Scapula, hierdurch Innendrehung der Scapula. **Symptome:** Bei isolierter Läsion wenig symptomatisch. Diskrete Scapula alata.

N. suprascapularis (C4–C6). Drehen des Armes im Schultergelenk nach außen. **Symptome:** Suprascapularis-Engpass-Syndrom, Lähmungen der Oberarmseitelevation und Außenrotation. **Therapie:** Chirurgische Spaltung des die Inzisur überspannenden Bandes.

N. thoracicus longus (C5–C7). Drehen und Ziehen des Schulterblattes nach außen, Fixieren des medialen Randes am Thorax, Hebung des Armes. **Symptome:** Lähmungen nach längerem Tragen schwerer Lasten oder Operationen in Achselhöhle.

N. thoracodorsalis (C6–C8). Senken und Rückwärtsführen des erhobenen Armes. **Symptome:** Geringere Kontraktion auf gelähmter Seite beim Husten.

Nn. thoracales mediales et laterales (C5–Th1). Adduktion der Arme. **Symptome:** Bei Atrophie treten Klavikula und knöcherner Thorax hervor, vordere Begrenzung der Axilla ist verschmächtigt.
N. axillaris (C5–C7). Außenrotation und Abduktion des Armes. **Symptome:** Armhebung bis zur Horizontalen nicht möglich, abgeschwächte Schulterwölbung.
N. musculocutaneus (C6–C7). Beugung des Armes im Ellenbogengelenk. **Symptome:** Motorische Lähmung nach Schulterluxation, sensible Schädigung nach paravenöser Injektion.
N. radialis (C5–Th1). Supination und Streckung des Unterarms im Ellenbogengelenk, Streckung von Handgelenk und Fingern. **Symptome: Obere Radialislähmung:** Schwäche der Extension im Ellenbogengelenk und TSR abgeschwächt, im Übrigen wie bei mittlerer Radialisparese. **Mittlere Radialisparese:** Fallhand mit Schwäche für Extension im Handgelenk und Sensibilitätsstörung. **Untere Radialislähmung:** Abduktion des Daumens in Handebene und Strecken der Finger im Grundgelenk nicht möglich, keine Fallhand.
N. medianus (C6–C8). Unter anderem Beugung und Radialflexion der Hand, Pronation von Unterarm und Hand. **Symptome:** Unter anderem »Schwurhand«, »Affenhand«, Karpaltunnelsyndrom, Sensibilitätsstörung.
N. ulnaris (C8–Th1). Unter anderem Ulnarflexion der Hand, Beugung in Grundphalangen. **Symptome:** »Krallenhand«, Kubitaltunnel-/Sulcus-ulnaris-Syndrom, Loge-de-Guyon-Syndrom. **Therapie:** Mikrochirurgische Operation zur Freilegung des Nervs.

Läsionen des Plexus lumbosacralis

Symptome: Paresen der Hüftbeuger, -rotatoren, Kniestrecker und Adduktoren des Oberschenkels durch raumfordernde, retroperitoneale Blutungen oder Tumoren, lokale Traumen. **Differenzialdiagnose:** Elsberg-Syndrom, multiple, radikuläre Syndrome bei Wirbelsäulenmetastasen oder Meningeosis carcinomatosa, Verschluss der Beckenarterien.

Läsionen einzelner Becken- und Beinnerven

N. cutaneus femoris lateralis (L2 und L3). Symptome: Parästhesien, Überempfindlichkeit der Haut für leichte Berührung, Hypästhesie. **Therapie:** Lokale Maßnahmen, da Störung harmlos.
N. femoralis (L2–L4). V. a. Beugen des Oberschenkels im Hüftgelenk, Streckung des Unterschenkels im Kniegelenk. **Symptome:** Ausstrahlender Schmerz, schwere Lähmung, Hüftbeugung und Kniestreckung.
N. obturatorius (L2–L4). Adduktion in der Hüfte, Außenrotation, Beugung und Innenrotation im Knie. **Symptome:** Abgeschwächter oder ausgefallener Adduktorenreflex, Kniegelenkschmerzen.
N. glutaeus superior (L4–S1). Abduktion, Innenrotation im Hüftgelenk. **Symptome:** Bei doppelseitiger Lähmung Watschelgang; Gesäßhälfte auf gelähmter Seite tellerförmig eingefallen.
N. glutaeus inferior (L5–S2). Streckung des Oberschenkels im Hüftgelenk. **Symptome:** Bei doppelseitiger Lähmung erschwertes Treppensteigen, Aufrichten aus Sitz. Gesäßhälfte atrophisch.
N. ischiadicus (L4–S3). Außenrotation des Oberschenkels im Hüftgelenk. **Symptome:** Beeinträchtigung der Funktion des Standbeins beim Gehen.
N. peronaeus (L4–S2). Unter anderem Pronation des äußeren Fußrandes und Extension des Fußes. **Symptome:** Spitzfuß, »Steppergang« oder »Hahnentritt«. N. peroneus profundus: Fallfuß.
N. tibialis (L4–S3). Unter anderem Plantarflexion, Adduktion und Supination des Fußes. **Symptome:** Schmerzen beim Gehen; Wade und Fußgewölbe sind atroph, Krallenstellung der Zehen, Fuß ist proniert, Achillessehne erschlafft.

Akuttherapie der peripheren Nervenschädigungen

Konservative Therapie: Physiotherapie, Thromboseprophylaxe, Lagerung, medikamentöse Therapie, Stimulationsverfahren.
Operative Behandlung: Nervennähte, mikrochirurgische interfaszikuläre Neurolyse.

Erkrankungen der Bandscheiben und Läsionen der spinalen Nervenwurzeln (Radikulopathien)

Zervikaler oder thorakaler, medialer Bandscheibenvorfall (BSV). Symptome: Akute Querschnittssymptomatik mit erheblichen Schmerzen und reflektorischer Steilhaltung der Wirbelsäule in betroffener Region. Operative **Therapie.**
Zervikaler, lateraler BSV. Symptome: Schmerzen und Sensibilitätsstörungen liegen höher oder tiefer als betroffenes Segment. Konservative oder operative **Therapie.**
Zervikale spondylotische Myelopathie. Symptome: Variable Kombination radikulärer Ausfälle an den oberen Extremitäten (atrophe Paresen, Reflexasymmetrien, Feinmotorikstörung, radikuläre Schmerzen) und Symptome einer Rückenmarkschädigung (Paraspastik, Beinataxie, z. T. Brown-Séquard-Syndrom, Blasen-/Mastdarmstörungen). **Therapie:** Neurochirurgische, dorsale Dekompressionsoperation.
Lumbosakraler, medialer BSV. Symptome: Nach seitlicher Drehbewegung, schwerem Heben akute, heftige Rückenschmerzen mit reflektorischer Bewegungseinschränkung der unteren Wirbelsäule, schlaffe Lähmung. **Therapie:** Erfolgreiche Operation innerhalb von 24 h.
Lumbaler, lateraler BSV. Symptome: Rezidivierende, akute Rückenschmerzen mit steifer Fehlhaltung der Lendenwirbelsäule, Taubheitsgefühl, Lähmungen der von der betroffenen Nervenwurzel versorgten Muskulatur nach schwerem Heben, bei Drehung des Rumpfes oder beim Aufstehen. **Therapie:** Konservative Therapie mit frühzeitiger Aktivierung, Physiotherapie, suffizienter Analgesie. Präventiv Rückenschule. Operative Dekompression bei progredienter oder höhergradiger Lähmung (< Kraftgrad 3/5).
Arachnopathie. Symptome: Missempfindungen, sensible Ausfälle, Lähmungen. **Therapie:** Schmerz- und Spastikbehandlung, transkutane Nervenstimulation, neurochirurgische Maßnahmen.

Weiterführende Literatur

Assmus H, Antoniadis G (2015) Nervenkompressionssyndrome. 3. Aufl. Springer, Berlin Heidelberg New York

Bähr M, Frotscher M (2014) Neurologisch-topische Diagnostik. 10., überarbeitete und aktualisierte Auflage. Thieme, Stuttgart

Bassetti C, Mumenthaler M (2012) Neurologische Differenzialdiagnostik. 6., vollständig überarbeitete Auflage. Thieme, Stuttgart

Brötz D, Weller M (2011) Diagnostik und Therapie bei Bandscheibenschäden. 3. Aufl. Thieme, Stuttgart

Dyck PJ, Thomas PK (2005) Peripheral Neuropathy. 4th ed. Saunders

Kretschmer T, Antoniadis G, Assmus H (2014) Nervenchirurgie: Trauma, Tumor, Kompression. Springer, Berlin Heidelberg New York

Müller-Vahl H, Mumenthaler M, Stöhr M, Tegenthoff M (2014) Läsionen peripherer Nerven und radikuläre Syndrome. 10., überarbeitete und erweiterte Aufl. Thieme, Stuttgart

O'Brien M (2010) Aids to the Examination of the Peripheral Nervous System. 5th ed. Saunders

Penkert G, Böhm J, Schelle T (2015) Focal Peripheral Neuropathies: Imaging, Neurological and Neurosurgical Approaches. Springer, Berlin Heidelberg New York

Pham M (2014) MR-Neurographie zur Läsionslokalisation im peripheren Nervensystem: Warum, wann und wie? Nervenarzt 85:221–235

Pham M, Bäumer T, Bendszus M (2014) Peripheral nerves and plexus: imaging by MR-neurography and high-resolution ultrasound. Curr Opin Neurol 27:370–379

Stewart JD (2003) Peripheral nerve fascicles: anatomy and clinical relevance. Muscle Nerve 28:525–541

Wiesmann M, Linn J, Brückmann H (2014) Atlas Klinische Neuroradiologie: Wirbelsäule und Spinalkanal. Springer Berlin Heidelberg New York

Polyneuropathien, Immunneuropathien und hereditäre Neuropathien

Hans-Peter Hartung und Bernd Kieseier

W. Hacke (Hrsg.), *Neurologie*,
DOI 10.1007/978-3-662-46892-0_32,

Einleitung

Ein Herzinfarkt ist ein Notfall und wird rasch erkannt, weil er so schmerzhaft ist. Manche Patienten erleiden allerdings einen schmerzlosen Herzinfarkt, das Alarmsignal »Schmerz« fehlt, und diese Patienten haben eine schlechtere Prognose, da sie erst viel später zur Notfallbehandlung kommen. Warum sind manche Infarkte schmerzlos? Es sind Infarkte bei Patienten mit einer durch eine diabetische Polyneuropathie bedingte Störung der dünnen Schmerzfasern, die das Myokard versorgen.
Polyneuropathien (PNP) repräsentieren eine Gruppe von Krankheiten der peripheren Nerven, die, in unterschiedlichem Ausmaß, motorische, sensible und vegetative Nervenfasern erfassen. Die in unseren Breitengraden bei weitem häufigsten Ursachen sind Diabetes mellitus sowie der Alkoholabusus. Darüber hinaus können zahlreiche Medikamente, insbesondere Chemotherapeutika und manche andere toxischen Substanzen eine PNP auslösen. Allerdings bleiben etwa 15% der PNP ätiologisch ungeklärt, auch nach zum Teil sehr aufwändiger Diagnostik.
Eine wichtige, weil therapeutisch relevante Gruppe der PNP sind die immunologisch bedingten Neuropathien. Am bekanntesten ist das Guillain-Barré-Syndrom, das zu einem schweren, tetraplegischen Syndrom bis hin zur Ateminsuffienz führt. Die therapeutischen Optionen bestehen aus Immunglobulinen, Plasmapherese oder Immunadsorption. Manche der betroffenen Patienten müssen über lange Zeit intensivmedizinisch behandelt und maschinell beatmet werden. Einige benötigen wegen der vegetativen Denervierung des Herzens gelegentlich vorübergehend einen Herzschrittmacher.
Eine weitere Gruppe der Polyneuropathien sind genetisch bedingt. Hier ist eine ausführliche Familienanamnese wichtig, um eine möglichst gezielte molekulargenetische Untersuchung veranlassen zu können. Neue Einteilungen dieser Gruppe helfen diagnostisch weiter. Es bleibt zu hoffen, dass, wie auch in anderen Bereichen der Neurologie, dem diagnostischen Fortschritt auch bald therapeutische Konsequenzen folgen.

32.1 Vorbemerkungen

32.1.1 Definition und Einteilung

Definition Polyneuropathien (PNP) sind generalisierte Erkrankungen des peripheren Nervensystems (PNS). Zum PNS gehören alle außerhalb des Zentralnervensystems liegenden Teile der motorischen, sensiblen und autonomen Nerven mit ihren Blut- und Lymphgefäßen.

Es gibt keine Klassifikation der vielen Formen der PNP, die unter ätiologischen, pathogenetischen, histologischen, elektrophysiologischen und klinischen Gesichtspunkten gleichermaßen befriedigend wäre. Jeder Versuch einer Ordnung bleibt anfechtbar, zumal Ätiologie und Pathogenese bei vielen PNP noch unbekannt sind.

Einteilung nach klinischem Verteilungsmuster der Symptome Wir unterscheiden:

- die distale, symmetrische Form,
- die **Schwerpunktpolyneuropathie** (z. B. auf proximale Muskelgruppen oder einen Plexus bezogen) und
- die **Mononeuritis multiplex** mit multifokalem, asymmetrischem Befall verschiedener peripherer Nerven.

Je nach Beteiligung der einzelnen Modalitäten werden die Verteilungsmuster mit den Zusätzen »**sensomotorisch**«, »**motorisch**«, »**sensibel**« oder »**vegetativ**« (autonom) belegt.

Einteilung nach bevorzugtem Befall von Myelinscheide oder Axon Man kennt PNP mit primärer, segmentaler Markscheidenveränderung, solche mit primär axonaler Degeneration und gemischte, d. h. beide Anteile der Nervenfaser betreffende PNP.

Diese verschiedenen Formen lassen sich mit Hilfe elektrophysiologischer Untersuchungsmethoden (Elektroneurographie, sowie ergänzend Elektromyographie) unterscheiden. Beim Ausfall einzelner Axone verändert sich die Erregungsleitung in den noch erhaltenen Fasern nicht nennenswert. Bei diffuser oder umschriebener Erkrankung der Myelinhülle kommt es frühzeitig zur Verlangsamung der Nervenleitgeschwindigkeit. In fortgeschrittenen Krankheitsstadien sind häufig immer beide Strukturen betroffen.

Einteilung auf ätiologischer Basis Die PNP können eingeteilt werden in

- hereditäre,
- entzündliche (akut oder chronisch),
- metabolische (z. B. Diabetes mellitus, Hypothyreose, Urämie, Porphyrie),
- ernährungsbedingte,
- exogen toxische (Alkohol, Schwermetalle, Medikamente wie Chemotherapeutika, Lösungsmittel) oder
- immunvermittelte (Kollagenosen, Paraproteinämie, paraneoplastisch (▶ Übersicht)).

Wenn man die Einteilungsprinzipien kombiniert, sieht man folgende Beziehungen: Zu den primär **axonalen Polyneuropathien** gehören unter anderen:

- die meisten toxischen PNP,
- die meisten paraneoplastischen PNP,
- die meisten Fälle von alkoholischer PNP,
- die vaskuläre PNP, z. B. bei Immunkomplexangiitis oder Panarteriitis,
- die PNP bei Porphyrie und
- Varianten immunvermittelter akuter als auch chronischer Neuropathien.

Zu den PNP mit primärer **Demyelinisierung** rechnet man zum Beispiel:

- die Polyradikuloneuritis vom Typ Guillain-Barré (GBS),
- viele Fälle von diabetischer PNP,
- seltene Fälle von alkoholischer PNP,
- die akute, nephrogene PNP,
- die PNP bei monoklonalen Gammopathien und
- manche hereditäre Neuropathien.

Ätiologie der Polyneuropathien

- **PNP bei Stoffwechselstörungen**
  - Bei Diabetes mellitus
  - Bei Urämie
  - Bei Leberzirrhose
  - Bei Hypothyreose
- **PNP bei exogenen-toxischen Störungen**
  - Alkohol
  - Medikamente, besonders Chemotherapeutika
  - Lösungsmittel
  - Schwermetalle
- **Genetisch bedingte PNP**
  - Hereditäre motorische und sensible Neuropathien
  - PNP bei erblicher Amyloidose
  - Neuropathie mit Neigung zu Druckparesen
  - PNP bei Porphyrie
- **Polyneuropathie bei Dys- und Paraproteinämie**
  - Gammopathien
  - M. Waldenström
- **PNP bei Mangel- und Fehlernährung**
  - Vitamin-Resorptionsstörungen
  - Mangelernährung
  - Sprue
- **PNP bei Kollagenosen**
  - Panarteriitis nodosa
  - Andere Kollagenosen
- **Entzündliche und autoimmune Neuropathien**
  - Akute Immunneuropathien (GBS)
  - Chronische Immunneuropathien
  - Infektiöse Neuropathien (Lepra, HIV)
  - Neuropathie bei Infektionen mit Toxin-produzierenden Erregern (Botulismus)
  - Borreliose
- **PNP bei Tumoren**
  - Direkte Tumorinfiltration multipler Nerven
  - Paraneoplastisch (antikörpervermittelt)

32.1.2 Leitsymptome

Die **Leitsymptome** einer PNP umfassen schlaffe Paresen, sensible Reiz- und Ausfallserscheinungen und/oder vegetative Störungen. Sie sind häufig etwa gleich stark ausgeprägt. Es gibt aber auch Erscheinungsformen, die klinisch das Bild einer vorwiegend oder rein motorischen oder sensiblen PNP bieten.

- **Paresen:** Paresen im Rahmen einer PNP sind typischerweise nicht auf das Versorgungsgebiet einzelner Nerven oder Nervenwurzeln beschränkt. Die Muskeleigenreflexe betroffener Muskelgruppen sind abgeschwächt, meist ausgefallen. Bei längerer Krankheitsdauer wird die betroffene Muskulatur atrophisch.
- **Sensible Reizerscheinungen:** Diese bestehen in Parästhesien, umschriebenen und ziehenden Schmerzen, oft auch in Dehnungs- und Druckschmerz der Nerven. Die sensiblen Symptome sind meist symmetrisch, distal betont und strumpfförmig oder handschuhförmig begrenzt. Sehr unangenehm sind nächtliche Parästhesien in den Füßen und Unterschenkeln, die sich manchmal zu den Oberschenkeln und selten zu den Armen ausbreiten. Sie treten nur in der Ruhe auf, sobald die Patienten sich hinlegen oder setzen, und sie können die ganze Nacht andauern. Bewegung oder Herumgehen bessern die Beschwerden.
- **Sensible Ausfallsymptome:** Diese betreffen vorwiegend Oberflächenqualitäten: Berührungsempfindung, Schmerz- und Temperaturempfindung. Hypästhesie ist oft mit Dysästhesie kombiniert. Bei manchen Formen steht die Beeinträchtigung der Tiefensensibilität, also Lagewahrnehmung und Vibrationsempfindung, ganz im Vordergrund. Diese kann mit erheblicher Gangstörung einhergehen. Man spricht dann von einer ataktischen PNP. Der unterschiedliche Befall verschiedener sensibler Qualitäten zeigt eine selektive Schädigung bestimmter Fasergruppen innerhalb der Nerven an.
- **Störungen der vegetativen Innervation:** Diese führen über die Denervierung der peripheren Arterien und Venen zu Gefäßlähmung mit Zyanose besonders in distalen Gliedabschnitten, zu umschriebener Hyperhidrose oder Anhidrose, zu trophischen Störungen der Haut und der Nägel und abnormer Pigmentierung. Kardiale vegetative Störungen sind bei einzelnen PNP stark ausgeprägt. Die Folgen autonomer Denervierung **somatischer Nerven** sind:
  - Störungen der Pupillomotorik,
  - Trophische Störungen: Ödem, Ulkus, Osteoarthropathie,
  - Hypo-/Anhidrosis und
  - Vasomotorische Störungen: orthostatische Hypotonie, Rubeosis plantarum.

Sensible und motorische Leitsymptome bei PNP

- **Reiz- und Ausfallerscheinungen**
  - Kribbeln
  - Wärme- und Kälteparästhesien
  - Stechen
  - Elektrisieren
  - Pelzigkeits- und Taubheitsgefühle
  - Gefühl des Eingeschnürtseins
  - Gefühl der Schwellung
  - Gefühl des unangenehmen Druckes
  - Gefühl, wie auf Watte zu gehen
  - Gangunsicherheit insbesondere bei Dunkelheit
  - Fehlende Temperaturempfindungen
  - Schmerzlose Wunden
- **Motorische Symptome**
  - Periphere Lähmungen
  - Muskelzucken
  - Muskelkrämpfe
  - Muskelschwäche
  - Muskelatrophie
  - Areflexie oder Reflexasymmetrie mit Abschwächung
  - Faszikulationen

Bei den **viszerale Nerven** finden sich folgende Folgen **efferenter** autonomer Denervierung:
- **kardiovaskulär:** Ruhetachykardie, Frequenzstarre,
- **gastrointestinal:** Ösophagusdystonie, Gastroparese, Diarrhö, Obstipation, Cholezystopathie,
- **Leber:** gestörte Glukoseverwertung,
- **exokrines Pankreas:** Ausfall der reflektorischen Sekretion,
- **urogenital:** Blasenentleerungsstörung, erektile Dysfunktion, retrograde Ejakulation.

Bei der **afferenten** autonomen Denervierung viszeraler Nerven kommt es zu:
- fehlendem Schmerz bei Myokardischämie,
- fehlender vegetative Reaktion bei Hypoglykämie,
- fehlendem Gefühl für die Blasenfüllung,
- fehlendem Hodendruckschmerz oder
- fehlendem Wehenschmerz.

Verteilung der Symptome Der häufigste Lokalisationstyp ist der **symmetrische, distal** betonte Befall der Beine, weil die längeren Nervenfasern eine höhere Vulnerabilität aufweisen und daher vorwiegend erkranken. Die sensiblen Störungen sind dabei strumpf- oder handschuhförmig angeordnet. In der Regel sind die unteren Extremitäten stärker betroffen als die oberen.

Wenn einzelne Nerven verschiedener Extremitäten stark, benachbarte aber kaum oder gar nicht betroffen sind, spricht man von einem **Multiplex-Typ**. Bei manchen PNP sind Paresen, seltener die Gefühlsstörungen, proximal, im Becken- und Schultergürtel lokalisiert.

Eine PNP kann auch mit einer Hirnnervenbeteiligung einhergehen, bei der motorische Hirnnerven und der N. trigeminus in wechselnder Verteilung, meist doppelseitig, betroffen sind.

Ein Kaudasyndrom mit Blasenstörungen kann auch eine Radiculitis sacralis sein, die wenn sie chronisch inflammatorischen Ursprungs ist, auch als **Elsberg-Syndrom** bezeichnet werden kann. Das Elsberg-Syndrom kann aber auch durch Viren wie HSV2 und CMV ausgelöst werden.

> **Die häufigste Symptomatik der Polyneuropathie besteht in distal an den Beinen betonten Lähmungen und strumpf- und handschuhförmig angeordneten Sensibilitätsstörungen. Die Eigenreflexe sind abgeschwächt bis erloschen.**

Entwicklung der Symptome Man unterscheidet vier Entwicklungsformen der PNP:
- wenige Stunden bis Tage: hyperakut,
- ≤4 Wochen: akut,
- 4–8 Wochen: subakut,
- >8 Wochen: chronisch.

In der Mehrzahl der Fälle entwickeln sich die Symptome über Wochen und Monate langsam fortschreitend. Diese chronischen Verläufe führen im Allgemeinen nicht zu vollständigen Lähmungen. Sie haben aber auch nur eine geringe Besserungstendenz.

Jedoch gibt es auch akute oder subakute Verläufe: Nach einem Vorstadium, das von Mattigkeit und Krankheitsgefühl oder den speziellen Erscheinungen der Grundkrankheit geprägt ist, setzen distal betonte Missempfindungen und Schmerzen ein. Die motorischen und sensiblen Ausfälle breiten sich dann in wechselndem Ausmaß von distal nach proximal aus, seltener von proximal nach distal. Einige dieser Präsentationsformen bleiben für Tage oder Wochen stationär und klingen langsam wieder ab.

Manche entzündliche PNP entwickeln sich hyperakut innerhalb weniger Tage.

32.1.3 Diagnostik

Basierend auf Anamnese, neurologischem Befund und elektrophysiologischer Untersuchung werden PNP den folgenden Kategorien zugeordnet:
- akut/chronisch,
- sensibel/motorisch/sensomotorisch,
- proximal/distal/symmetrisch/multiplex,
- Markscheidentyp/axonaler Typ/Mischtyp,
- mit oder ohne Hirnnervenbeteiligung.

Elektromyographie und Elektroneurographie Man sucht nach einer generalisierten Schädigung des PNS und bestimmt den Verteilungstyp (symmetrische/asymmetrische PNP, Schwerpunktneuropathie). Die subklinische Mitbeteiligung des sensiblen Systems kann mit Hilfe der sensiblen Neurographie erfolgen. Die oft erwartete Unterscheidung zwischen »axonaler« und »demyelinisierender« Polyneuropathie ist leider nur eingeschränkt möglich, da bei Ausfall großer, schneller Fasern eine deutliche Herabsetzung der Nervenleitgeschwindigkeit möglich ist, was eine »demyelinisierende« PNP vortäuschen kann. Eine autonome Mitbeteiligung wird durch Untersuchungen der Herzfrequenzvarianzanalyse bzw. der sympathischen Hautantwort adressiert.

Die Elektromyographie hilft bei der differenzialdiagnostischen Abgrenzung von Myopathien und gibt Auskunft über die Akuität der Nervenschädigung; Denervierungszeichen (pathologische Spontanaktivität) in der untersuchten Muskulatur deuten auf eine akute Schädigung des versorgenden Motoneurons hin.

Vertiefende Informationen zur elektrophysiologischen Diagnostik ▶ Exkurs.

Laborchemische Diagnostik Zur ätiologischen Aufklärung sind Laboruntersuchungen notwendig, die man in 3 Stufen einteilen kann.
- **Stufe 1** gehört zu jeder Untersuchung bei PNP unklarer Ursache. Mit ihr werden die häufigsten Ursachen von PNP wie Diabetes, Alkoholkrankheit, Nierenkrankheiten abgefragt und erste Hinweise auf andere Ursachen (Kollagenosen, Vitamin-B_{12}-Mangel) erfasst.
- Aus **Stufe 2** werden je nach Verdachtsdiagnose die notwendig erscheinenden Untersuchungen ausgewählt.
- **Stufe 3** dient zur Aufdeckung seltener Ursachen einer PNP.

Exkurs

Elektrophysiologische Diagnostik

Die elektrophysiologische Untersuchung bei Verdacht auf PNP besteht in der Screening-Untersuchung aus:

- **Nervenleitgeschwindigkeiten** (NLG)
  - Bestimmung mehrerer **motorischer NLG** an Armen und Beinen (z. B. N. medianus, N. ulnaris mit fraktionierter Messung über dem Sulcus ulnaris, N. tibialis und N. peronaeus),
  - **sensible NLG** am Arm (z. B. N. medianus sensibel antidrom, auch Untersuchung auf Karpaltunnelsyndrom),
  - **sensibel-orthodrome NLG** des N. suralis.
  - Bei speziellen Fragestellungen auch F-Wellen, Suche nach Leitungsblöcken, vegetative Diagnostik (SSR-sympathische »skin response«), sensibel evozierte Potenziale z. B. N. tibialis SEP.
- **Untersuchung auf Leitungsblöcke:** Leitungsblöcke können bei verschiedenen Formen der PNP auftreten, sie werden in sicherer, wahrscheinlicher oder möglicher Leitungsblock eingeteilt. Von einem definitiven Leitungsblock spricht man bei einer Amplitudenreduktion des MSAP auf unter 50% (oder um mehr als 50%) bei nur unwesentlicher temporaler Dispersion des Potenzials oder bei einer Reduktion der Fläche des proximalen Antwortpotenzials um mehr als 50%. Ein Leitungsblock sollte grundsätzlich nicht an Prädilektionsstellen für Engpass-Syndrome diagnostiziert werden.
- **Elektromyographie:** EMG aus 2–3 Muskeln der unteren Extremitäten: Suche nach neurogenen Veränderungen der Potenziale und Beurteilung des Rekrutierungs- und Interferenzmusters

Elektroneurographie und Elektromyographie werden ergänzt durch Methoden, die zusätzliche Informationen über die Beteiligung unterschiedlicher Faserklassen geben können: Untersuchung der Tiefensensibilität durch die **Vibratometrie.** Veränderungen der dünn-myelinisierten A-Delta-Fasern (Kälteempfindung) und der unmyelinisierten C-Fasern (Wärmeempfindung) können durch eine **Thermotestung** (»quantitative sensory testing«, QST) an Händen und Füßen nachgewiesen werden. **Hitzeevozierte Potenziale** (»contact heat evoked potentials«, CHEPS) oder Schmerz-evozierte Potenziale (»pain related potentials«, PREPS) stellen weitere, jedoch nicht in der Routine angewandte Verfahren dar. Zum Nachweis einer kardial-autonomen Neuropathie sollte die **Herzfrequenzvariabilität** (HRV) bei tiefer Inspiration und Exspiration untersucht werden. Der Schellong-Test oder die Kipptischuntersuchung sind weitere gebräuchliche Verfahren. Um Störungen der sudomotorischen Fasern aufzudecken, findet die Jod-Stärke-Reaktion oder die sympathische Hautantwort (»sympathic skin response«, SSR) Verwendung.

Befunde

- **Neuropathien mit primärem Befall der Myelinhülle:** Hier sind zunächst die elektroneurographischen Parameter verändert: Man findet Verlangsungen der motorischen NLG und/oder der distal motorischen Latenzen (DML) (▣ Abb. 32.1) sowie verlangsamte sensible NLG. Oft sind die sensibel orthodromen Nervenpotenziale pathologisch aufgesplittert. In der Frühphase finden sich Leitungsverzögerungen v. a. im Bereich besonderer mechanischer Beanspruchung, so dass multiple Engpasssyndrome den Verdacht auf eine demyelinisierende PNP lenken müssen. Bei manchen hereditären Neuropathien kann sich der Befall von motorischen oder sensiblen Fasern durch manchmal extrem verzögerte NLG (unter 10 m/s) äußern. In der Frühphase einer demyelinisierenden PNP gehören neurogen veränderte Potenziale motorischer Einheiten (PmE) und Denervierungszeichen nicht zum elektrophysiologischen Bild. Die Refraktärperioden nehmen deutlich zu.
- **Primär axonale PNP:** Dagegen sind bei der axonalen PNP frühe neurogene Potenzialveränderungen und Fibrillationen zu finden. Die motorischen und sensiblen NLG bleiben lange normal oder sind nur ganz geringfügig verzögert. Jedoch können die Summenaktionspotenziale von Muskeln und sensiblen Nerven niedriger und verbreitert bzw. desynchronisiert sein.

Objektive Schmerzbestimmung

Die **quantitative sensorische Testung** (QST) ist ein neu entwickeltes Diagnoseverfahren mit dem sich neuropathische Schmerzen besser diagnostizieren lassen. Grundlage für eine QST ist die bei Patienten mit neuropathischem Schmerz charakteristisch veränderte Sensibilität. Diabetes mellitus, Gürtelrose oder eine Chemotherapie können die Ursache für eine schmerzhafte PNP sein. Die QST versucht den genauen Grund der Schmerzen durch insgesamt 13 Tests zu lokalisieren. Diese Tests beinhalten unter anderem die Testung der Warm-Kalt-Schwelle, das Empfinden von Kälte- und Wärmeschmerz, die Untersuchung der Pallhypästhesie und die Bestimmung der Druckschmerzschwelle.

Stufenplan zur laborchemischen PNP-Diagnostik

- **Stufe 1**
  - BSG, Blutbild, Elektrophorese, CRP
  - Leberenzyme einschließlich γ-GT
  - Carbodefizientes Transferrin (CDT), Ethylglucuronid (EtG) im Urin
  - Blutzuckertagesprofil, Glukosetoleranztest (OGTT), Bestimmung von HbA_{1c}
  - Elektrolyte
  - Harnstoff, Kreatinin (Clearance)
  - Vitamin B_{12}, Folat im Serum (falls grenzwertig erniedrigt: Homocystein und Methylmalonsäure), Holo-Transcobalamin (→ frühester Marker eines B_{12}-Mangels. Geeignet zur Untersuchung der Resorption)
  - Rheumafaktoren
  - Antinukleäre Faktoren (wenn positiv: dsDNA-Antikörper und ENA-Screening)

  - Differenzial-BB, Bence-Jones-Proteine (Urin), TSH
  - Liquoruntersuchung
    - Liquorstatus
    - Schrankenstörung
    - Immunglobuline Liquor und Serum
    - AK Borrelien
    - Zytologie (Lymphom)
- **Stufe 2**
  - T_3, T_4, TSH
  - Antikörper gegen Belegzellen, »intrinsic factor«
  - Immunelektrophorese (Anti-MAG-Antikörper)
  - Blut, Urin und Stuhlproben auf Porphyrine
  - Bence-Jones-Proteine (Urin)
  - Antigangliosid-Antikörper (GM1, GD1a, GD1b, GD3, GQ1b, GT1b)
  - Immunelektrophorese (Anti-MAG-Antikörper)
  - Bronchialzytologie
  - Urin-, Blutproben auf toxische Substanzen
  - Tumormarker und Vaskulitisparameter
- **Stufe 3**
  - Paraneoplastische Antikörper (anti-Hu, anti-CV2, CV2/CRMP5 sowie Amphiphysin-AK)
  - Infektionsserologie (Campylobacter jejuni, CMV, HSV, HIV, Hepatitis B und C, Borrelien)
  - Gliadin-Antikörper (Zöliakie)
  - Kryoglobuline
  - ACE in Serum und Liquor (Sarkoidose)
  - Phytansäure (M. Refsum)
  - Gezielte molekulargenetische Untersuchungen

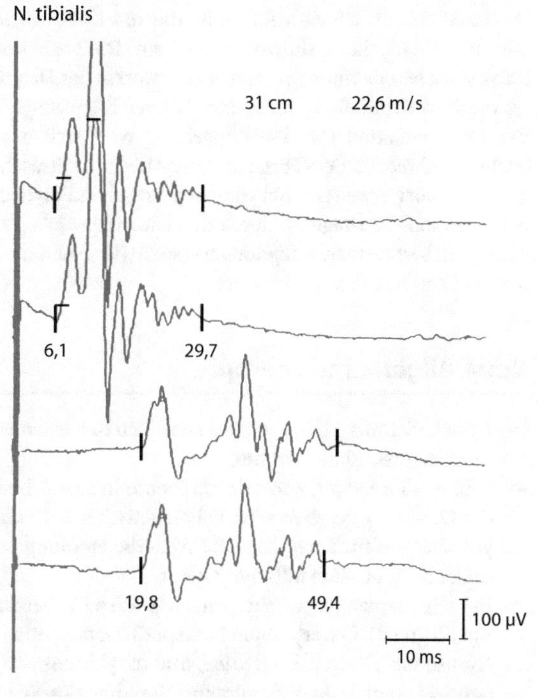

Abb. 32.1 Mit 22,6 m/s deutlich verzögerte Leitgeschwindigkeit des N. tibialis. Der Befund zeigt sich nach Stimulation am Malleolus internus (*oben*) und noch deutlicher nach Stimulation in der Fossa poplitea (*unten*). Pathologisch erniedrigte und verbreiterte, aufgesplitterte Muskelantwortpotenziale. (Mit freundlicher Genehmigung von H. Buchner, Aachen)

Liquoruntersuchung Er gestattet nur in begrenztem Maße diagnostische und prognostische Schlüsse. Häufig ist der Liquor normal, vor allem wenn der Krankheitsprozess an den distalen Abschnitten des peripheren Nervensystems lokalisiert ist. Eiweißvermehrung zeigt eine Störung der Blut-Nerven-Schranke bei Befall der Nervenwurzeln an. Gelegentlich besteht eine Pleozytose bis zu 10 Zellen. Zum Liquorbefund bei akuten immunvermittelten PNP s. u.

Genetische Untersuchungen (dritte Stufe, nur bei klinisch-anamnestischem Verdacht) Eine genetische Untersuchung ist indiziert bei positiver Familienanamnese für PNP oder bei typischen Zeichen einer hereditären PNP (Hohlfuß, Krallenzehen, s. u.).

Bildgebende Diagnostik Ultraschall und Kernspintomographie sind in Einzelfällen diagnostisch hilfreich, beispielsweise zum Nachweis einer Nervenkompression oder zur Darstellung akuter Entzündung.

Nerven- und Muskelbiopsie Eine Nervenbiopsie wird bei schwerer oder progredienter PNP, die ätiologisch nicht geklärt wurde durchgeführt, sofern eine therapeutische Konsequenz bestehen könnte. Dies gilt für die Gruppe der chronisch entzündlich vermittelten PNP, darunter auch die Vaskulitis-assoziierte PNP, sowie die Amyloidneuropathie, wobei hier die Rektumbiopsie vorausgehen sollte. Bei den hereditären Neuropathien ist die Biopsie mit dem Fortschritt der Genetik in den Hintergrund getreten. Weitere seltene Indikationen sind: Sarkoidose, Lepra, metabolische Krankheiten wie Leukodystrophien, die Polyglukosankrankheit oder die Tumorinfiltration peripherer Nerven.

Auch bei Kollagenoseverdacht ist eine Muskelbiopsie sinnvoll.

Hautbiopsie Eine Hautbiopsie mit morphometrischer Analyse intraepidermaler Nervenfasern ist bei Nachweis des Verlustes kleinkalibriger Fasern bzw. der Demonstration entmarkter Nervenfasern hilfreich in der Diagnose der schmerzhaften sog. Small-fibre-Neuropathien oder immmunvermittelter demyelinisierender Neuropathien.

Weitere Diagnostik Eine Tumorsuche (CT-Thorax, Oberbauchsonographie, Endoskopie, ggf. Ganzkörper-PET oder Knochenmarkspunktion) inkl. Hämokkulttest komplettieren das Untersuchungsprogramm. Es sollte auch an gynäkologische oder urologische Tumoren gedacht werden. Biopsien aus Muskel oder Nerv, manchmal auch Haut- oder Schleimhautbiopsie sind unklaren Fällen vorbehalten. Je nach Befund kann auch ein Weichteil-MRT nativ und mit Kontrastmittel zur Nervendarstellung sinnvoll erscheinen. Die Neurosonographie hat bereits einen gewissen Stellenwert in der Diagnostik des Karpaltunnelsyndroms und anderer Engpasssyndrome. Die Indikation für eine Bildgebung wird sich in den nächsten Jahren mit dem Fortschritt der MR- und Ultraschall-Technik sicher erweitern. Bei paraneoplastischen Polyneuropathien kann die Diagnose durch den Nachweis einer Reihe häufig mit bestimmten Malignomen assoziierter Autoantikörper gesichert werden.

32.1.4 Allgemeine Therapie

- Übliche Schmerzmittel sind bei sensiblen Reizerscheinungen meist ohne Wirkung.
- α-Liponsäure wirkt, wenn sie intravenös in ausreichender Dosierung gegeben wird, bei diabetischer PNP oft gut, aber nur für kurze Zeit. Die Weiterbehandlung mit oraler α-Liponsäure hilft meist nicht.
- Bei sehr starken Reizerscheinungen werden Carbamazepin (Tegretal), Oxcarbazepin (Trileptal), Gabapentin (Neurontin), Pregabalin (Lyrica) und trizyklische Antidepressiva sowie duale Serotonin-/Noradrenalin-Wiederaufnahme-Hemmer (SNRI) eingesetzt. Duloxetin ist zur Behandlung der schmerzhaften diabetischen PNP zugelassen.
- Bewährt haben sich Clomipramin (Anafranil) und Amitriptylin (Saroten) (besonders bei nächtlichen Schmerzen). Man muss diesen Patienten, die ja den Beipackzettel lesen, erklären, dass die Substanz nicht wegen Verdacht auf Depression gegeben wird. Bei Kausalgien nimmt man ebenfalls Antidepressiva oder Neuroleptika mit analgetischer Wirkung, z. B. Levomepromazin (z. B. Neurocil).
- Nächtliche Muskelkrämpfe behandelt man mit Chinin-Präparaten, Baclofen und Carbamazepin. Bei Magnesiummangel wird Magnesium substituiert. Vitaminsubstitution ist nur bei nachgewiesenen Vitaminmangelzuständen sinnvoll.

32.2 Metabolische Polyneuropathien

32.2.1 Diabetische Polyneuropathie

Epidemiologie Das periphere Nervensystem ist beim Diabetes mellitus häufig betroffen. Fast 30% aller PNP müssen auf Diabetes zurückgeführt werden. Die Neuropathie kann schon früh im Krankheitsverlauf auftreten. Meist wird sie allerdings jenseits des 50. Lebensjahres beobachtet.

Bei vielen Patienten liegen bereits neurologische Beschwerden und Ausfälle vor, wenn der Diabetes festgestellt wird. Etwa ein Viertel aller Diabetiker leidet unter Symptomen der PNP, bei der neurologischen Untersuchung findet man Zeichen der PNP noch viel häufiger. Beim Typ I Diabetes sind nach ca. 15 Jahren 100% der Patienten von einer PNP betroffen. Untersucht man eine unausgelesene Population von Diabetikern, findet man bei 70–80% Zeichen einer leichten, klinisch nicht manifesten PNP (z. B. Abschwächung der ASR, Reduktion des Vibrationempfindens).

Pathogenese Die PNP tritt besonders beim unbehandelten oder schlecht eingestellten Diabetes auf mit Glykohämoglobin (HbA_{1c})-Werten über 8%. In den zurückliegenden Jahren wurde eine in diesem Zusammenhang auftretende Mikroangiopathie der Vasa nervorum als ursächlich postuliert. Diese Annahme ist inzwischen eher umstritten. Man geht derzeit davon aus, dass die Neuropathie auch durch die Stoffwechselstörung selbst entsteht. Wahrscheinlich liegen verschiedene Mechanismen zugrunde liegen. Die toxische Wirkung von glykosierten Proteinen, die die Blut-Nerven-Schranke überwinden und im Nerven akkumulieren, scheint wichtig zu sein. Auch oxidativer Stress durch freie Radikale oder AGE (»advanced glycation endproducts«) könnte zu einer Minderversorgung mit notwendigen Nährstoffen führen.

Die diabetische Neuropathie unterscheidet sich bei Diabetes mellitus Typ 1 und 2. Beim Typ 1 ist die axonale Schädigung stärker ausgeprägt, beim Typ 2 die primäre Demyelinisierung. Die (para-)nodale Degeneration kommt wohl nur beim Typ 1 vor. Tierexperimentell und in kleinen klinischen Studien konnte gezeigt werden, dass das C-Peptid (dem eine Schlüsselrolle in der Pathogenese der PNP bei DM Typ 1 zukommen soll) nicht nur präventiv günstig ist, sondern auch zu einer Reversibilität der PNP führen kann.

Symptome Es gibt mehrere Varianten der Beteiligung des PNS bei Diabetes. Am häufigsten ist die

- **Distale, sensomotorische, diabetische PNP:** Die Beine sind stets stärker betroffen als die Arme.
  - Zuerst treten Parästhesien, besonders vom Typ der »burning feet«, d. h. brennende Missempfindungen auf der Fußsohle, schmerzende Muskelkrämpfe im M. quadriceps und M. triceps surae und dumpfe oder lanzinierende Schmerzen in der Lendengegend, der Ilioinguinalregion und an der Vorderseite der Oberschenkel auf.
  - Sehr charakteristisch ist eine Verstärkung der Schmerzen in der Nacht. Wenn dünnkalibrige Fasern bevorzugt betroffen sind, stehen die unangenehmen Reizerscheinungen im Vordergrund (»Small-fibre-Neuropathie«; ► Exkurs). Zur Differenzialdiagnose nächtlicher Parästhesien und Bewegungsunruhe (»Restless-legs-Syndrom«) ► Exkurs.
  - Unter den sensiblen Ausfällen steht die Aufhebung der Vibrationsempfindung an den Zehen, Füßen oder Beinen an erster Stelle. Ist die Lagewahrnehmung stärker gestört, entsteht das Bild einer sensiblen Ataxie. Strumpf-, handschuh- oder fleckförmig können auch Berührungs-, Schmerz und Temperaturempfindung gestört sein. Anästhesie tritt nicht auf.
  - Distale, symmetrische Paresen, besonders der Fuß- und Unterschenkel- und der kleinen Handmuskeln

Exkurs

Small-fibre-Neuropathie

Eine Sonderform der sensiblen Polyneuropathie stellt die »Small-fibre-PNP« dar, bei der bevorzugt unmyelinisierte Axone geschädigt werden.

- **Klinisch** stehen oft starke, distal betonte, oft brennende Schmerzen, Hyperästhesie, eine Reduktion der Vibrations- und Nadelberührungsempfindung sowie Gangunsicherheit im Vordergrund. Vegetative Begleitsymptome aufgrund einer cholinergen Übertragungsstörung mit Hypohidrose, Bluthochdruck oder Impotenz können auftreten.
- **Neurographisch** zeigt sich keine relevante Veränderung, lediglich in der quantitativen sensorischen Testung finden sich häufig Auffälligkeiten.
- In der **Hautbiopsie** findet sich eine reduzierte Anzahl von epidermalen Axonen. In der Nervenbiopsie findet sich eine verminderte Anzahl an dünnen und dicken Axonen.
- **Differenzialdiagnostisch** tritt diese Form der PNP idiopathisch, bei Diabetes, Para- oder Dysproteinämien, Amyloidosen oder Bindegewebserkrankungen auf.
- Es bleibt lediglich die **Therapie** der Grundkrankheit und eine symptomatische Therapie übrig.

Exkurs

Differenzialdiagnose nächtlicher Parästhesien und Bewegungsunruhe (»Restless-legs-Syndrom«)

Von den nächtlichen, unangenehmen Sensibilitätsstörungen, die viele PNP-Patienten, besonders mit diabetischer oder urämischer PNP haben, und die sie veranlassen, aufzustehen und die Beine zu bewegen, muss man das Restless-legs-Syndrom (RLS) abgrenzen.

Die **Leitsymptome** des RLS sind unangenehme, quälende, als ziehend und reißend beschrieben Missempfindungen in den Beinen und der nicht zu unterdrückende Drang, die Beine zu bewegen. Die Linderung der Beschwerden durch die Bewegung ist aber nur kurzdauernd. Eine PNP liegt bei diesen Patienten definitionsgemäß nicht vor.

Dem RLS liegt eine Störung im **Dopaminstoffwechsel** zu Grunde (▶ Kap. 24.7). Entsprechend behandelt man das RLS mit L-Dopa (50–200 mg vor dem Schlafengehen). Auch der D2-Agonist Pramipexol ist wirksam.

treten hinzu. Die Muskeleigenreflexe sind distal erloschen.
  - Man findet alle Schweregrade der Lähmungen, von abnormer Ermüdbarkeit der Muskeln bis zur Paralyse mit Atrophie und Kontrakturen.
  - In der Frühphase kann das Auftreten von multiplen Engpasssyndromen ein Hinweis auf eine beginnende diabetische PNP sein.
- **Die proximale, asymmetrische, vorwiegend motorische PNP** ist viel seltener als die distale PNP und betrifft Fasern des Plexus lumbosacralis, vor allem die Nn. femoralis, obturatorius und glutaei, und führt zu deutlichen Atrophien (diabetische Amyotrophie).
  - Sie kann bei älteren Diabetikern relativ akut mit heftigen, besonders nächtlichen Schmerzen auftreten.
  - Eine besondere Lokalisation ist die diabetische Radikulopathie der unteren Thorakalsegmente mit Bauchwandparesen, Schmerzen und Gefühlsstörungen am Rumpf.
  - Sensibilitätsstörungen können dabei aber auch fehlen.
- **Diabetische Hirnnervenlähmungen:** Hirnnervensymptome sind nicht selten: In der Reihenfolge der Häufigkeit werden die Nn. oculomotorius, abducens, facialis und die kaudalen Hirnnerven betroffen. Sie können unter heftigen Schmerzen auftreten. Die akuten diabetischen Augenmuskellähmungen bilden sich durchweg zurück. Bleiben bei Diabetikern Augenmuskellähmungen bestehen, muss man auch nach einer anderen Ursache suchen.
- **Vegetative Neuropathie bei Diabetes:** Häufig ist auch das periphere vegetative Nervensystem betroffen.
  - Es kommt zu Pupillenstörungen, zu Urinretention, Diarrhö, erektiler Dysfunktion, zu Störungen der Schweißsekretion (distale Anhidrose, proximale Hyperhidrose), zu orthostatischen Regulationsstörungen und zur Herzfrequenzstarre, d. h. zum Ausbleiben der Verlangsamung des Herzschlags in der tiefen Exspiration infolge Vagusläsion.
  - Die kardiale, autonome Denervierung mit Herzstarre lässt sich durch Bestimmung der maximalen Differenz der Herzfrequenz bei vertiefter Atmung (6 Atemzüge pro Minute) erfassen.
  - Seltener sind schwere Störungen der Hauttrophik (Ulzerationen und selbst Knochenläsionen an belasteten Stellen, besonders den Fußknochen = diabetische Osteoarthropathie oder Charcot-Fuß).

Verlauf Die Krankheit kann in jedem Stadium des Diabetes, auch als Frühsymptom, auftreten. Feste Beziehungen zur Dauer und Schwere der Stoffwechselstörung bestehen nach neueren Untersuchungen nicht. Sie entwickelt sich beim distalen Typ in der Regel schleichend, erreicht innerhalb von Monaten ihren Höhepunkt und bildet sich, wenn überhaupt, nur langsam und meist unvollständig wieder zurück. Der proximale Typ setzt subakut ein, verläuft nicht selten schubweise und hat eine Tendenz zur Remission im Verlauf einiger Monate. Rezidive kommen vor.

Der Diabetes muss nicht immer manifest sein. Manchmal liegt nur ein subklinischer Diabetes vor, mit normalem Nüchternblutzucker, aber pathologischem Ausfall des Glukosebelastungstests. Die Bestimmung des Nüchternwertes sollte ohnehin durch den postprandialen Wert 1–2 h nach dem Frühstück ersetzt werden.

Im **Liquor** findet man gelegentlich eine leichte bis mäßige Eiweißvermehrung bei normaler Zellzahl.

Therapie Die Therapiemöglichkeiten der diabetischen Neuropathie (DN) sind noch immer bescheiden.

- Normalisierung der Stoffwechsellage.
- Große Bedeutung hat auch die Reduktion des oft erhöhten Körpergewichts und die Behandlung einer begleitenden Fettstoffwechselstörung.
- Die Verordnung von Vitaminen ist sinnlos, Kortikoide sind wegen ihrer diabetogenen Potenz kontraindiziert.
- Der neuropathische Schmerz ist am Besten angehbar. Hier sind Antikonvulsiva wie Gabapentin, Pregabalin, Carbamazepin (Details ▶ Kap. 4) gut wirksam. Auch trizyklische Antidepressiva können gegeben werden. Kombinierte Serotonin/Noradrenalin-Wiederaufnahmehemmer (z. B. Duloxetin) sind ebenfalls wirksam. Ebenso können Lidocainpflaster bei neuropathischem Schmerz helfen.
- Die kausale Behandlung der DN ist Gegenstand intensiver Forschung: Aldose-Reduktase-Inhibitoren und Proteinkinase-C-Inhibitoren sind in klinischen Phase-III-Studien, die Anwendung von neurotrophen Faktoren, Wachstumsfaktoren und nicht-immunsuppressiven Immunophilinliganden ist in der Entwicklung.

2

32.2.2 Andere, metabolische Polyneuropathien

Polyneuropathie bei Urämie

Etwa 25% aller Patienten mit chronischer Urämie oder Dialyse haben eine PNP. Diese ist meist vom distal symmetrischen Typ. Sensible Reizerscheinungen, Wadenkrämpfe und leichte Paresen stehen im Vordergrund. Die Myelinscheiden und die Axone sind gleichermaßen betroffen. Die Pathogenese der Neuropathie ist unklar. Man vermutet, dass eine noch nicht definierte, retinierte endotoxische Substanz eine Rolle spielt. Nach Nierentransplantation beobachtet man häufig eine Besserung der PNP.

Hepatische Polyneuropathie

Meist symmetrische, demyelinisierende, sensible PNP, die bei primär biliärer Zirrhose, Virushepatitis und chronischer Hepatopathie gefunden werden kann. Die Pathogenese ist unklar.

PNP bei Schilddrüsenkrankheit

Diese sensomotorische Neuropathie mit distaler, symmetrischer Verteilung kann bei Hypo- und Hyperthyreose auftreten. Bei der Hypothyreose ist zusätzlich mit Engpasssyndromen, vor allem dem Karpaltunnelsyndrom, zu rechnen. Axone und Markscheiden sind gleichermaßen betroffen.

Critical-illness-Polyneuropathie (CIP)

Dies ist eine potenziell reversible Erkrankung des peripheren Nervs, die sich während bzw. im Gefolge des »systemic inflammatory response syndrome« (SIRS) entwickelt. Prädiktoren sind Sepsis, Multiorganversagen, der längere Gebrauch von Muskelrelaxanzien und Steroiden sowie eine septische Enzephalopathie. Die CIP ist eine der häufigsten Ursachen für eine verzögerte bzw. nicht erfolgreiche Entwöhnung vom Respirator und eine protrahierte Rehabilitation.

Pathophysiologie und Epidemiologie Pathophysiologisch wird vermutet, dass Mediatoren, die im Rahmen des sog. SIRS entstehen, über Mikrozirkulationsstörungen in den Vasa nervorum und toxische Mediatoren eine Schädigung der Axone herbeiführen. Überwiegend sind die motorischen Nerven befallen, während die sensiblen Nervenfunktionen weitgehend erhalten sind. Die **Häufigkeit** der CIP wird unterschätzt: Die meisten Patienten, die mehr als 1–2 Wochen mit Multiorganversagen und Sepsis auf einer Intensivstation behandelt werden und überleben, entwickeln eine CIP. Erst vor kurzem konnte ein humoraler, für Motoneurone toxischer Faktor aus dem Serum von CIP-Patienten isoliert werden. Es kommt zu einer Erhöhung der IL2-R-Konzentration im Serum, hinweisend auf eine Aktivierung entzündlicher Kaskaden.

Symptome Es entwickeln sich schwere schlaffe, atrophische Lähmungen aller Extremitäten einschließlich der Atemmuskulatur.

Diagnostik Typisch sind die Denervierung der Muskulatur, eine abnehmende Amplitude der Muskelantwortpotenziale und die Verzögerung der motorischen Nervenleitgeschwindigkeit bei praktisch normalen, sensiblen NLG.

Therapie Es existiert keine gezielte Therapie.

- Eine aggressive Sepsis-Therapie kann helfen, eine CIP oder CIM zu vermeiden.
- Ebenfalls sollten nicht-depolarisierende Muskelrelaxanzien zurückhaltend eingesetzt werden.
- Eine Therapie mit Steroiden scheint negative Auswirkungen zu haben.
- Eine forcierte Insulin-Therapie reduziert die Häufigkeit und Schwere der CIP.
- Manchmal wird Memantin (NMDA-Antagonist) gegeben (30 mg/Tag).

Prognose Die **Spontanprognose** ist trotzdem überraschend günstig: Wenn betroffene Patienten die Grundkrankheit überleben, kommt es über Wochen und Monate zu einer langsamen Restitution der motorischen Fähigkeiten. Restsymptome mit distaler Muskelschwäche können allerdings persistieren. Dadurch, dass die Beatmungsphase bei diesen Patienten verlängert wird und entsprechende sekundäre Komplikationen, wie Pneumonien, Tracheomalazie und erneute Sepsis entstehen können, stellt die Intensivpolyneuropathie eine wesentliche Komplikation der modernen, intensivmedizinischen Behandlung dar.

Exkurs

Critical-illness-Myopathie (CIM)

Neben der CIP gibt es auch noch eine »Critical-illness«-Myopathie, die sich unter ähnlichen Umständen entwickelt. Gelegentlich scheinen auch beide Syndrome (»critical illness myopathy« und/oder »critical illness neuropathy« = CRIMYNE) vorzuliegen. Die CIM gliedert sich in 3 Gruppen:

- eine diffuse nicht-nekrotisierende kachektische Myopathie (»critical illness myopathy«, CIM),
- ein Myopathie mit isoliertem Verlust von Myosin-Filamenten (»thick filament myopathy«) und
- die akute nekrotisierende Myopathie der Intensivmedizin. Die zuletzt aufgeführte Myopathie geht mit einer schlechten motorischen Erholung einher.

Da die Patienten über lange Zeit behandelt und sediert worden sind, wird die Intensivpolyneuropathie oft erst bemerkt, wenn sich nach überstandener Sepsis Schwierigkeiten bei der Entwöhnung von der maschinellen Beatmung ergeben.

Vertiefende Informationen zur Critical-illness-Myopathie ▶ Exkurs.

32.2.3 Polyneuropathie bei Vitaminmangel und Malresorption

Vitaminmangelzustände werden heute in Mitteleuropa nur noch selten beobachtet, jedoch kann eine radikale vegetarische Ernährung zu Vitamin-B_1-, -B_2-, -B_6- und -B_{12}-Mangel führen. Bei Vitamin-B_{12}-Mangel tritt die **funikuläre Spinalerkrankung** (▶ Kap. 29.1) mit Begleit-PNP auf. Typisch für einen B_1-Mangel ist das **Beriberi-Syndrom** (symmetrische, sensomotorische PNP). Bei der **Pellagra** (Vitamin-B_3 (Nikotinsäure, Niacin-Mangel) tritt neben Hauterscheinungen und Durchfall auch eine PNP auf. Ähnlich ist die Symptomatik bei der **Sprue (Zöliakie)**. Hungerpolyneuropathien sind in Kriegszeiten nicht selten und können persistierende, polyneuropathische Symptome verursachen. Bei **Anorexia nervosa** können ernährungsbedingte PNP, aber auch eine B_1-Mangelsymptomatik (akute Wernicke-Enzephalopathie als lebensbedrohliche Komplikation) auftreten.

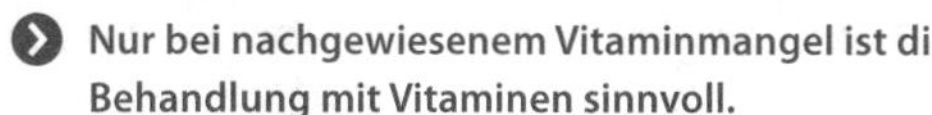

Nur bei nachgewiesenem Vitaminmangel ist die Behandlung mit Vitaminen sinnvoll.

32.3 Toxisch ausgelöste Polyneuropathien

Eine Vielzahl endogener und exogener Toxine, darunter **Alkohol** (▶ Kap. 30.2), Medikamente, Drogen, Stoffwechselstörungen und Vergiftungen mit Schwermetallen können die peripheren Nerven schädigen. Formal entstehen meist distal symmetrische, sensomotorische PNP, aber auch Schwerpunktneuropathien kommen vor. Axone und Myelinscheiden können betroffen sein. Wir besprechen hier einige wichtige Unterformen der toxischen PNP und stellen in ◻ Tab. 32.1 die Medikamente zusammen, die häufig zu einer PNP führen. Bei Verdachtsmomenten sollte eine Recherche an geeigneter Stelle (z. B. Fachinformation, Medline) durchgeführt werden.

32.3.1 Medikamenteninduzierte Polyneuropathien

Symptome einer PNP gehören zu den häufigsten, unerwünschten Wirkungen vieler Medikamente. Bei einigen Substanzen, z. B. **Vincristin**, tritt eine PNP immer auf, wenn eine bestimmte Gesamtdosis überschritten wird, bei den meisten anderen Medikamenten dagegen entwickelt nur ein kleiner Teil der Patienten eine PNP. Erschwerend kommt hinzu, dass in manchen Fällen die Krankheit, gegen die das Medikament wirken soll, selbst eine PNP auslösen kann. Dann wird es schwer, die Kausalität herzustellen, z. B. bei der HIV-assoziierten PNP, die nicht selten durch die **antiretrovirale Medikation** ausgelöst wird, aber auch direkt durch das HIV verursacht sein.

Symptome Meist stehen sensible Reizerscheinungen im Vordergrund. Distal-symmetrische, sensomotorische Formen sind häufig, aber auch atypische Verteilungsmuster kommen vor.

32.3.2 Polyneuropathien bei Lösungsmittelexposition

Ätiologie Substanzen wie Acrylamid, Hexocarbone und Schwefelkohlenstoffe, um nur einige zu nennen, können bei chronischer Exposition eine PNP hervorrufen.

Biopsien helfen ätiologisch nicht weiter, auch die Nervenleitgeschwindigkeiten sind nur geringgradig und damit unspezifisch verändert. Entscheidend ist die Arbeitsplatz- und Expositionsanalyse, einschließlich Messung der jeweiligen Grenzwerte bei industriell genutzten Substanzen, die von Arbeitsmedizinern vorgenommen wird. Diese haben auch ausführliche Aufstellungen über die verschiedenen Substanzen, deren dokumentierte neurotoxischen Symptome und die Grenzwerte.

Symptome und Kausalität Dies ist eine meist distal beginnende, primär überwiegend sensible, später sensomotorische PNP. Muskelschmerzen und zentralnervöse Symptome (Ataxie, Enzephalopathie, Hirnnervenbeteiligung) können zu dem PNP-Syndrom komplizierend hinzutreten. Manchmal bilden sich die Symptome nach Beendigung der Exposition zurück, häufiger bleiben aber zumindest Residualsymptome

Tab. 32.1 Polyneuropathien bei Medikamenten (Auswahl)

Substanzgruppe	Art der Polyneuropathie
Zytostatika	
Vincristin Platin-haltige Chemotherapeutika Methotrexat	Distale sensomotorische PNP
Taxane (Paclitaxel, Docetaxel)	Distale sensible (schmerzhafte) PNP
Antibiotika und Chemotherapeutika	
Penicillin und Abkömmlinge Streptomycin	Mononeuritis multiplex, selten sensomotorische PNP
Amphotericin	Hirnnervenneuropathie
Choramphenicol	Schwerpunkt-PNP, vorwiegend motorisch
Nitrofurantoin	Sensible PNP
Sulfonamide	Distale sensible PNP Motorische PNP
Tuberkulostatika	Distale sensomotorische Neuropathie
Linezolid	Schmerzhafte sensomotorische PNP
Antirheumatika	
Indomethacin	Distale sensomotorische, PNP
Colchicin	Distale sensomotorische, PNP
TNF-α-Blocker: Infliximab, Etanercept	Distale sensomotorische PNP, schmerzhafte Small-fiber-PNP
Antiepileptika und Antidepressiva	
Diphenylhydantoin	Distale PNP, Kleinhirnschädigung
Trizyklische Antidepressiva Disulfiram	Distale sensomotorische PNP (selten)
Herz-Kreislauf-Mittel	
Hydralazin	Sensible PNP
Antikoagulanzien	Schwerpunkt-PNP (selten)
Propranolol	Sensible Reizerscheinungen, sensible PNP
Ergotamin Amiodaron	Distale sensomotorische PNP
Andere	
Statine	Sensible und sensomotorische PNP (selten)

erhalten. Aufgrund der unspezifischen Befunde, die in gleicher Art auch bei einer Reihe anderer, besonders alimentär toxischer Substanzen (Alkohol) auftreten können, ist die Zuordnung der Beschwerden zu einer beruflichen Exposition oft problematisch, besonders wenn die Grenzwerte am Arbeitsplatz eingehalten worden sind. Wenn nur subjektive Symptome vorliegen, kann eine erhebliche Diskrepanz zwischen Entschädigungswunsch und Objektivierbarkeit von Beschwerden bestehen.

32.3.3 Polyneuropathie bei Vergiftungen mit Metallen

Blei-Polyneuropathie

Die Bleipolyneuropathie ist heute sehr selten. Zur chronischen Bleivergiftung waren vor allem Personen disponiert, die beruflich oder in ihrer Freizeit mit bleihaltigen Farben umgingen. Das Blei wird vor allem in den Knochen abgelagert. Man muss berücksichtigen, dass es auch nach Aussetzen der Exposition noch nach Jahren aus den Knochendepots wieder abgegeben werden kann.

Symptome Bei chronischer Bleivergiftung klagen die Patienten über Kopfschmerzen, Appetitlosigkeit, Müdigkeit, Obstipation und Darmkoliken. Ihre Haut ist blass bis graugelblich und der Zahnfleischrand durch Einlagerung von Bleisulfid dunkel gefärbt (Bleisaum). Hinzu kommen hämolytische Anämie, vermehrtes Auftreten von Retikulozyten und signifikante Erhöhung der Ausscheidung von Koproporphyrin III und δ-Aminolävulinsäure im Harn.

Im Vordergrund der PNP steht eine symmetrische Streckerlähmung an den Armen. Die Hand- und Fingerextensoren sind gelähmt, während die übrigen Muskeln frei bleiben. Atrophien des Daumen- und Kleinfingerballens, der kleinen Hand- und Fußmuskulatur können auftreten. Auch an den Unterschenkeln ist eine Extensorenschwäche charakteristisch. Die Sensibilität ist meist weniger als die Motorik gestört. Schmerzen treten nicht auf.

Diagnostik Der **Liquor** zeigt sich meist unauffällig. **Elektroneurographisch** findet man eine Verminderung der Nervenleitgeschwindigkeit, da sich das pathologisch-anatomische Substrat als segmentale Demyelinisierung präsentiert, die man auch entsprechend in der Nervenbiopsie darstellen kann.

Chemischer Nachweis: Erhöhung des Bleispiegels im Serum.

Therapie Behandlung mit dem **Chelatbildner** D-Penicillamin (Metalcaptase, 3-mal 300 mg/Tag p.o.) bessert die Symptome. Auch andere Chelatbildner wie Succimer (= DMSA), Dimaval (= DMPS) oder EDTA-Komplexe können eingesetzt werden. Die Prognose ist gut, die Lähmungen bilden sich bis auf funktionell unbedeutende Symptome wieder zurück.

Thallium-Polyneuropathie

Thalliumvergiftungen sind ebenfalls sehr viel seltener geworden. Sie kamen hauptsächlich nach oraler Aufnahme von arsenhaltigem Rattengift. Die Präparate werden meist versehentlich oder in suizidaler Absicht eingenommen.

Thallium wird schnell resorbiert und gleichmäßig im Körper verteilt. Es wird jedoch nur sehr langsam durch den Magen-Darm-Trakt und die Nieren ausgeschieden. Die Ausscheidung zieht sich über Wochen hin, selbst dann, wenn die Plasmawerte niedrig sind.

Der Nachweis des Giftes gelingt in den ersten 2–3 Wochen aus Serum, Stuhl und Harn, nach 8 Wochen aus den Haaren.

Symptome Im Verlauf der Thallium-Polyneuropathie treten folgende Symptome auf:

- Innerhalb weniger Stunden treten Übelkeit, Erbrechen, ein sehr typischer retrosternaler Schmerz und Bauchschmerzen mit hartnäckiger, spastischer Obstipation auf.
- Die **abdominellen Symptome** beruhen vermutlich auf Freisetzung von Koproporphyrin und δ-Aminolävulinsäure. Durch den Schwartz-Watson-Test lässt sich im Urin Porphobilinogen nachweisen.
- In der 2.–3. Woche lockern sich die Kopf-, Achsel- und Schamhaare und die lateralen Augenbrauen und fallen schließlich ganz aus.
- Von der 3.–4. Woche an treten an Finger- und Zehennägeln weiße Querstreifen, die **Mees-Nagelbänder** auf, die sich mit dem Wachstum der Nägel langsam nach distal verschieben.
- Die PNP setzt zwischen dem 1. Tag und der 2. Woche ein. Zeitpunkt und Schwere hängen von der Menge des resorbierten Thallium ab. Missempfindungen in Füßen und Händen steigern sich bald zu heftigen Schmerzen.
- Sehr bezeichnend ist eine **Hyperpathie der Fußsohlen**, bei der schon leiseste Berührung unerträgliche Schmerzen auslöst. Das Gehen ist allein schon wegen dieser Hyperpathie unmöglich.
- **Sensible Ausfälle** nach Art einer Hypästhesie breiten sich von den Füßen bis zum Rumpf aus. Die Lagewahrnehmung ist kaum betroffen. Die Lähmungen sind an den Beinen stärker als an den Armen und sollen von proximal (Beckengürtel) nach distal absteigen.
- Während die Rumpfmuskeln verschont bleiben, können die Nn. opticus, oculomotorius, facialis, sensibler Trigeminus und motorischer Vagus ergriffen werden.
- Als **Symptome des Zentralnervensystems** beobachtet man Myoklonien, Krampfanfälle sowie psychopathologische Auffälligkeiten, die in leichten Fällen als Affektlabilität und Reizbarkeit auftreten. Bei schwerer Vergiftung kann eine exogene Psychose, meist von delirantem Typ, auftreten.

Therapie Im akuten Stadium Magenspülung mit 1% Natrium-Jodidlösung und 3 g von Antidotum Thallii (Eisenhexazyanoferrat) durch die Magensonde alle 3 Stunden. Wegen der langen Halbwertszeit von Thallium im Organismus (14 Tage) und der enteralen Rückresorption muss diese Behandlung über mehrere Wochen fortgesetzt werden. Ergänzend ist die forcierte Diurese, manchmal auch die extrakorporale Dialyse indiziert. Gegen die Schmerzen gibt man Opiate, kombiniert mit Neuroleptika oder Thymoleptika.

Setzt die Therapie zu spät ein, kann die Vergiftung tödlich verlaufen. Nach 4–5 Wochen besteht keine Lebensgefahr mehr. Die Rückbildung der PNP zieht sich über Monate bis Jahre hin und bleibt oft unvollständig.

Arsen-Polyneuropathie

Die Vergiftung ist weit seltener als die mit Thallium. Sie kommt als gewerbliche Vergiftung beim Umgang mit arsenhaltigen Farben vor. Arsen wird aber, weil es geruchs- und geschmacksfrei ist, auch heute noch gelegentlich zum Giftmord benutzt. Die chronische Vergiftung wird dadurch begünstigt, dass auch das Arsen nur sehr langsam ausgeschieden wird.

Symptome Die akute Vergiftung hat Ähnlichkeit mit der Thalliumintoxikation.

- Die PNP ist auch durch sehr unangenehme Missempfindungen und heftige Schmerzen in Händen und Füßen gekennzeichnet.

- Lähmungen und sensible Ausfälle sind aber an Armen und Beinen etwa gleich stark und symmetrisch distal lokalisiert.
- An den Armen ist der N. radialis, an den Beinen der N. peronaeus besonders betroffen. Selten kommt es zur Neuritis N. optici und zur Fazialislähmung.

Diagnostik Nachweis im Urin, in den Haaren und Nägeln. Die Haare müssen wurzelnah untersucht werden.

Therapie Bei akuter Vergiftung Magenspülung. Dimercaptol (BAL) alle 4, später alle 6 h i.m., Antidotum metallorum Sauter durch Magensonde, Substitution von Flüssigkeiten und Mineralien durch Infusionen, Kreislaufmittel. Bei chronischer Vergiftung BAL-Kur über 2 Wochen, Vitamin C in hohen Dosen. Die Rückbildung erstreckt sich über viele Monate und bleibt oft unvollständig.

32.4 Polyneuropathie bei Vaskulitiden und bei Kollagenosen

Nahezu alle Kollagenosen (rheumatoide Arthritis, SLE, Sjögren-Syndrom, Dernatomyositis) führen zu neurologischen Begleitsymptomen. Das periphere Nervensystem ist viel häufiger als das zentrale betroffen. Es kommt zu einer PNP, meist vom Multiplexverteilungstyp, aber auch symmetrische PNP und akute Polyneuritiden werden beobachtet. Epi- und perineurale zelluläre Infiltrate werden in den großen und mittelgroßen Arteriolen gefunden.

32.4.1 Panarteriitis/Polyarteriitis nodosa

Die Krankheit bevorzugt das fortgeschrittene Lebensalter, kann aber auch schon in jüngeren Jahren auftreten. Männer erkranken häufiger als Frauen. In etwa der Hälfte der Fälle von Panarteriitis nodosa kommt es zu Symptomen von Seiten des peripheren Nervensystems.

Ätiologie Es handelt sich um eine vaskulär bedingte PNP. Durch eine Vaskulitis der kleinen und mittleren Gefäße kommt es zu entzündlichen Gefäßwandveränderungen und zu Thrombosen, die zu ischämischen Läsionen der peripheren Nerven führen.

Symptome Die Neuropathie tritt als Mononeuritis multiplex, d. h. Lähmung mehrerer, einzelner Nerven an den Extremitäten, die auch mit Hirnnervenlähmungen kombiniert sein kann, und als symmetrische PNP auf.

- Der Befall des peripheren Nervensystems äußert sich zunächst in sensiblen Reizerscheinungen: heftige Nerven- und Muskelschmerzen.
- Die Lähmungen führen gewöhnlich rasch zu erheblichen Muskelatrophien.
- Sensible Ausfälle sind nur gering ausgeprägt.
- Der Verlauf ist häufiger schubweise mit Remissionen als chronisch mit intermittierenden Besserungen.

Diagnostik Die Diagnose kann durch **Leber, Nieren- und Nerven-/Muskelbiopsie** gesichert werden. Der Liquorbefund ist uncharakteristisch. Die **Nervenleitgeschwindigkeit** ist in der Regel normal. Die Muskelaktionspotenziale und Nervenaktionspotenziale sind jedoch oft niedrig und desynchronisiert, und die Refraktärzeit ist verlängert.

Internistischer Befund: Folgende Zeichen sind charakteristisch:

- Temperaturerhöhung bis zum septischen Fieber,
- Milzvergrößerung,
- renaler Hochdruck mit pathologischem Urinbefund und Einschränkung der Nierenleistung,
- Anämie,
- Leukozytose mit Eosinophilie,
- maximale Beschleunigung der BSG und
- Verschiebung der Serumeiweißkörper.

Laborchemisch bestimmt man zunächst die BSG, Rheumafaktor, ANA (wenn positiv, dsDNA und ENA-Screening), p-, c-ANCA, C3, C4, C3d, zirkulierende Immunkomplexe (CIC), Kryoglobuline, Hepatitisserologie, Eosinophilie. Da die Panarteriitis nodosa in Assoziation mit einer Hepatitis-B-Infektion vorkommen kann, sollte eine Hepatitisserologie erfolgen. Ebenfalls ist eine Assoziation mit der Haarzell-Leukämie beschrieben. Eine Erniedrigung diverser Komplement-Faktoren und Kryoglobuline können gefunden werden.

Der häufige Koronarbefall zeigt sich an verschiedenartigen **EKG**-Veränderungen.

Therapie Bei einer schwer verlaufende organ- oder lebensbedrohenden primären systemischen Vaskulitis besteht die Therapie aus Kortikosteroiden (z. B. Methylprednisolon 1 mg/kg KG/Tag oder 500–1.000 mg/Tag über 3–5 Tage als initiale intravenöse Pulstherapie), kombiniert mit Cyclophosphamid oral 2 mg/kg KG/Tag oder als i.v.-Pulstherapie (750 mg/m^2 KOF, zunächst monatlich). Liegt dagegen eine nicht organ- oder lebensbedrohlicher Verlauf vor, so kann alternativ zu Cyclophosphamid Methotrexat (10–25 mg/Woche) gegeben werden (nach den Leitlinien der DGN 2012).

> **Tritt eine Polyneuritis mit Temperaturerhöhung, BSG-Beschleunigung und Funktionsstörungen verschiedener innerer Organe auf, muss man an Panarteriitis nodosa denken.**

32.4.2 Polyneuropathie bei rheumatoider Arthritis

Ähnlich wie bei Panarteriitis und auch beim viszeralen Erythematodes, kann sich im Verlauf einer rheumatoiden Arthritis, meist erst nach längerem Bestehen der Krankheit, eine PNP entwickeln.

Exkurs

Entzündliche Veränderungen und andere Kollagenosen mit Polyneuropathie

Primäre Angiitis/Vaskulitis des peripheren Nerven. Diese Neuropathien treten mit den typischen histologischen, klinischen und elektrophysiologischen Zeichen der oben beschriebenen vaskulitischen Neuropathien auf, allerdings liegt keine systemische Grunderkrankung vor. Mithin ist eine Labordiagnostik einschließlichz Autoantikörpernachweis im Blut nicht zielführend. Diagnostisch ist die Muskel-/Nervbiopsie.

Systemischer Lupus erythematodes. Beim Lupus erythematodes stehen ZNS-Veränderungen im Vordergrund. Aber auch eine distal symmetrische sensible oder sensomotorische PNP wird beschrieben. Im Blut lassen sich hohe Titer antinukleärer Antikörper (ANA) nachweisen. Antikörper gegen Doppelstrang-DNA sind typisch für den systemischen Lupus erythematodes (60–90%).

Churg-Strauss-Syndrom. Die Churg-Strauss-Vaskulitis ist eine eosinophile nekrotisierende Arteriitis, bei der eine Mononeuritis multiplex entstehen kann. Die Diagnose wird über die pulmonale Beteiligung und die gleichzeitig bestehende Rhinitis erleichtert. Im Blutbild zeigt sich eine Eosinophilie, serologisch sind in ca. 40% pANCA nachweisbar. Dieses Syndrom spricht gut auf Steroidbehandlung an.

Wegener-Granulomatose. Es handelt sich um eine Vaskulitis kleiner Gefäße mit granulomatöser Entzündung des Respirationstrakts und häufiger Nierenbeteiligung (Glomerulonephritis). In ca. 20–40% kommt es zu einer vaskulitisch bedingten Neuropathie (Mononeuritis multiplex, distal symmetrische PNP). Serologisch lassen sich cANCA nachweisen.

Sjögren-Syndrom. Auch beim Sjögren-Syndrom, bei dem die Sicca-Symptomatik (Konjunktivitis, Rhinitis) und die Gelenkbeschwerden im Vordergrund stehen, können sensible Neuropathien, manchmal mit deutlicher Ataxie, auftreten. Multiple Ausfälle sensibler Hirnnerven sind im Rahmen des Sjögren-Syndroms beschrieben. Serologischer Nachweis von Ro/SS-A-p52-Antikörper, ANA (SS-B, SS-A).

Ätiologie Sie entsteht als ischämische Nervenschädigung durch Immunkomplexangiitis der Vasa nervorum. In der Regel haben die Patienten als Ausdruck der Angiitis bereits längere Zeit vor der PNP Rheumaknötchen und multiple, oft auch ausgedehnte Ekchymosen an den Extremitäten. Die Blutaustritte werden bei normalen Gerinnungsfaktoren und Thrombozytenzahlen auf verminderte Kapillarresistenz zurückgeführt.

Symptome und Verlauf Die Krankheit kann auftreten als

- Mononeuritis multiplex besonders der Nn. ulnaris, medianus, radialis, ischiadicus und saphenus,
- als rein sensible Neuropathie, die an den Fingern beginnt, aber den Daumen freilässt und erst später die Beine ergreift und
- als akute PNP besonders der Beine, in deren Entwicklung sensible Reizsymptome (Parästhesien, Schmerzen) den sensomotorischen Ausfällen um mehrere Tage vorangehen.

Bei allen Formen kommt es sehr rasch zu schweren, trophischen Störungen der Haut bis zu distalen Nekrosen.

Diagnostik Die Diagnose liegt bei dem eindrucksvollen, allgemeinen Krankheitszustand und den fast stets deutlich positiven serologischen Reaktionen nahe. Sie wird durch Nervenbiopsie des N. suralis gesichert. Elektrophysiologisch zeigt sich meist eine demyelinisierende PNP.

Therapie Da die Patienten meist schon Steroide erhalten, ist zusätzlich die immunsuppressive Behandlung mit Azathioprin oder Metothrexat angezeigt.

Prognose Die Prognose ist bei rein sensibler Symptomatik nicht schlecht, bei sensomotorischen Ausfällen ungünstig.

Weitere entzündliche Veränderungen und andere Kollagenosen mit Polyneuropathie ► Exkurs.

32.5 Hereditäre, motorische und sensible Neuropathien (HMSN)

Die Gruppe der HMSN (CMT) ist charakterisiert durch distal beginnende, chronisch verlaufende, atrophische Lähmungen, Ausfall besonders der Vibrations- und Lageempfindung, schmerzhafte Muskelkrämpfe und starke Verlangsamung der NLG sowie Skelettdeformitäten, wobei der Hohlfuß, Krallenzehen und die sog. Storchenbeine relativ typisch sind. Die deskriptive Bezeichnung HMSN hat die früher üblichen Benennungen: neurale Muskelatrophie, Charcot-Marie-Tooth- oder Dejerine-Sottas-Krankheit abgelöst. Mittlerweile werden die verschiedenen Untertypen mit **CMT** bezeichnet, sich ableitend von Charcot-Marie-Tooth. In der Literatur werden zahllose Typen von CMT oder HMSN beschrieben. Neben den autosomal vererbten Neuropathien (Tab. 32.2) ist auch eine X-chromosomal vererbte Form beschrieben. Von klinischer Relevanz sind die Untertypen CMT 1, 2 und 3. Das Gebiet der erblichen Neuropathien wird intensiv erforscht und daraus ergibt sich eine fast unüberschaubare Vielfalt von Mutationen und Erkrankungen.

32.5.1 CMT Typ 1

Epidemiologie Diese CMT wurde früher auch als die eigentliche **Charcot-Marie-Tooth-Krankheit** bezeichnet. Die CMT 1 wird in den allermeisten Fällen autosomal-dominant vererbt. Bei der klassischen CMT Typ 1A liegt eine Mutation auf Chromosom 17p11 im PMP22-Gen vor. Inzwischen sind verschiedene Genmutationen auf jeweils verschiedenen Chromosomen bekannt (CMT 1A–F).

Es handelt sich um die **häufigste neurogenetische Erkrankung** mit 20–30 Betroffenen pro 100.000 Einwohnern. Die Ausprägung variiert bei den einzelnen Mitgliedern einer Familie sehr: Bei einer Familienuntersuchung findet man stets

Tab. 32.2 Klassifikation der CMT/HMSN

Typ 1 (Charcot-Marie-Tooth-Krankheit)	Erbgang autosomal-dominant, Beginn im Erwachsenenalter
	Symptome: distale, an den Füßen beginnende Atrophie und Parese, Fußdeformitäten
	Geringgradige, an den Akren betonte Sensibilitätsstörungen
	Elektrophysiologie: deutlich verlangsamte Nervenleitgeschwindigkeit (um 20 m/s)
	Suralisbiopsie: axonale Degeneration, De- und Remyelinisierung, Zwiebelschalenformationen
Typ 2 (neuronaler Typ der peronäalen Muskelatrophie)	Erbgang autosomal-dominant, Beginn im Erwachsenenalter
	Symptome: distale Atrophien an den Füßen und Unterschenkeln, geringe Sensibilitätsstörungen
	Elektrophysiologie: axonales Muster mit geringgradiger Verlangsamung oder normaler Nervenleitgeschwindigkeit
	Suralisbiopsie: axonale Degeneration, geringgradige segmentale Demyelinisierung
Typ 3 (hypertrophische Neuropathie Dejerine-Sottas)	Meist autosomal-dominant, rezessive Formen beschrieben. Beginn im Kindesalter, rasche Progression
	Symptome: verzögerte motorische Entwicklung, deutlichere Paresen an Händen und Unterschenkeln, deutliche, distal betonte Sensibilitätsstörungen
	Periphere Nerven verdickt
	Elektrophysiologie: hochgradige Verlangsamung der Nervenleitgeschwindigkeit (unter 10 m/s)
	Suralisbiopsie: De- und Remyelinisierung, Zwiebelschalenbildung
Typ 4 (hypertrophische Neuropathie bei Morbus Refsum)	Autosomal-rezessiv, Beginn im Jugendalter
	Symptome: Retinitis pigmentosa, sensomotorische Neuropathie, Hörstörungen, kardiale, kutane und Skelettmanifestationen
	Elektrophysiologie: deutlich verlangsamte Nervenleitgeschwindigkeit
	Suralisbiopsie: axonale Degeneration, segmentale Demyelinisierung, Zwiebelschalenformationen
	Biochemie: Phytansäure-Akkumulation in verschiedenen Geweben und im Serum
Typ 5 (mit spastischer Paraparese)	Autosomal-dominant, Beginn junges Erwachsenenalter oder später
	Symptome: langsam progredienter Verlauf mit spastischer Paraparese bei annähernd normaler Lebenserwartung
	Elektrophysiologie: Nervenleitgeschwindigkeit normal oder geringgradig unter der Norm
	Suralisbiopsie: unspezifische Verminderung der markhaltigen Fasern
Typ 6 (mit Optikusatrophie oder Retinitis pigmentosa)	Erbgang autosomal-dominant, Manifestation der PNP in der 1. Dekade und der Sehstörungen zwischen 5 und 50 Jahren, Mutation: ebenfalls im Mitofusin-2-Gen
	Symptome: Sehverlust, distale Muskelatrophie
	Geringgradige, distale Sensibilitätsstörungen
	Elektrophysiologie: Nervenleitgeschwindigkeit verlangsamt

viele abortive Fälle. Männer sollen schwerer erkranken als Frauen.

Symptome Klinisch stehen atrophische Paresen der Unterschenkelmuskulatur, bevorzugt der Fußheber, im Vordergrund. Fußdeformitäten (Hohlfuß) und besonders dünne Unterschenkel (»Storchenbeine«) lassen schon bei der Inspektion den Verdacht auf diese Krankheit richten. Die Sensibilitätsstörung tritt erst später hinzu, die Vibrationsempfindung ist aber in den meisten Fällen schon frühzeitig ausgefallen.

- Die ersten Erscheinungen setzen zwischen dem **6. und 13. Lebensjahr** ein, bei einem kleinen Teil der Patienten auch erst im 4. Lebensjahrzehnt. Der chronische Verlauf erstreckt sich über Jahrzehnte und ist relativ gutartig. Die meisten Patienten bleiben gehfähig. Dabei entwickeln sich etwa gleichzeitig folgende Symptome:

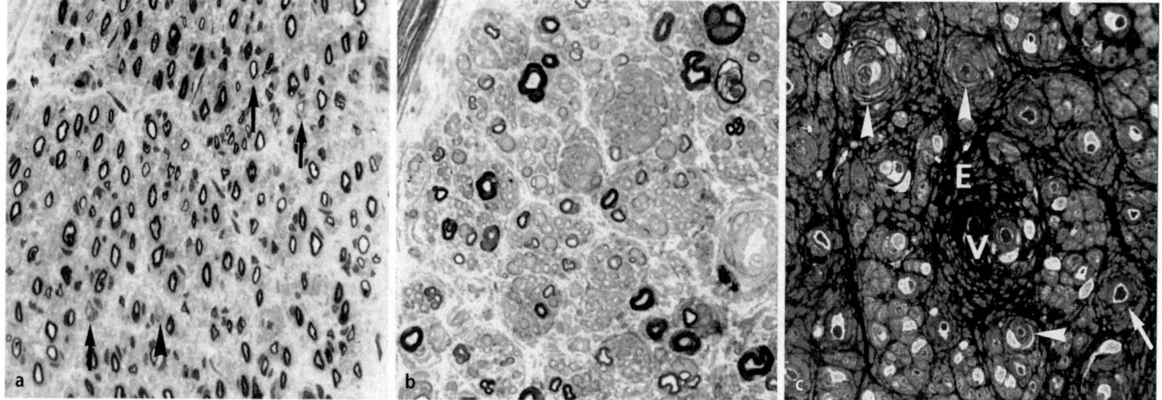

Abb. 32.2a–c Elektronenmikroskopische Befunde bei hereditären Neuropathien. Hypertrophische Neuropathie in unterschiedlichen Stadien der Entwicklung und Ausprägung mit Zwiebelschalenformation (= konzentrisch angeordnete Schwann-Zell-Fortsätze) um demyelinisierte (*Pfeilköpfe*), hypomyelinisierte (*kurze Pfeile*) und hypermyelinisierte (*lange Pfeile*) Nervenfasern. **a** 7-jähriger Junge mit dominant erblicher CMT 1. Im Nerven finden sich einzelne hypomyelinisierte Nervenfasern, spärliche Zwiebelschalenformationen in frühen Stadien und eine geringe Vermehrung des endoneuralen Bindegewebes. **b** 51-jähriger Mann mit Refsum-Krankheit (auch CMT 4). Die Zahl der großen und kleinen, markhaltigen Nervenfasern ist erheblich reduziert, die Zahl der Schwann-Zell-Kerne deutlich erhöht. Fokale Proliferationen von Schwann-Zellen fallen stärker auf als typische Zwiebelschalenformationen. Das endoneurale Bindegewebe ist deutlich vermehrt. **c** 16-jähriges Mädchen mit einem frühen Stadium einer sporadischen, hypertrophischen CMT 3. Die sensible NLG betrug 2 m/s. Ausgeprägte Zwiebelschalenformationen um demyelinisierte Nervenfasern (*Pfeilköpfe*). Das endoneurale Bindegewebe ist vermehrt bei ausgeprägtem Ödem und einzelnen, vakuolisierten Makrophagen (*V*)

- **Symmetrische, periphere Lähmungen** mit faszikulären Zuckungen, die sich von den Mm. peronaei und den kleinen Fußmuskeln auf den ganzen Unterschenkel ausbreiten und nach vielen Jahren etwa gleichzeitig auch die kleinen Handmuskeln und die Oberschenkel ergreifen.
- Infolge der Muskelatrophie entwickeln sich **Fußdeformitäten**: Hohlfüße oder Equinovarus-Füße mit Krallenzehen, später auch Krallenhände. Sind die Unterschenkel sehr stark atrophisch, entsteht das Bild der sog. Storchenbeine, die auffällig zu der noch gut erhaltenen proximalen und Gürtelmuskulatur kontrastieren.
- **Sensible Reizerscheinungen:** nächtliche, schmerzhafte Muskelkrämpfe, Schmerzen (und verstärkte Schwäche) bei Kälteeinwirkung, distale Parästhesien.
- **Sensible Ausfallsymptome:** strumpfförmig oder handschuhförmig begrenzte Herabsetzung der Empfindung für alle Qualitäten. Im frühen Krankheitsstadium sind besonders die Vibrations- und die Lageempfindung vermindert, ohne dass es zu einer sensiblen Ataxie kommt.
- Der Gang wird zunächst ungeschickt, und die Kranken ermüden vorzeitig. Später bilden ein doppelseitiger »**Steppergang**« (Peronäusparese) oder die Kombination von »Stepper«- und »Bügeleisengang« (Peronäus- und Tibialislähmung mit Unfähigkeit den Fuß abzurollen, daher die Bezeichnung) aus.
- Die ASR erlöschen früh, die PSR und die Eigenreflexe der Arme erst später.

Diagnostik Die Diagnose wird mit der **Nervenleitgeschwindigkeit** (sehr stark verzögerte motorische und sensible Nervenleitgeschwindigkeiten, Werte unter 20 m/s sind typisch) gestellt. Die NLG sind auch in Nerven, die klinisch (noch?) nicht befallen sind und bei Familienmitgliedern, die nicht (oder noch nicht?) manifest krank sind, verzögert.

Bioptisch finden sich typische Zeichen der segmentalen Demyelinisierung mit zwiebelschalenartig angeordneten Schwann-Zellen und axonaler Begleitdegeneration (Abb. 32.2). Der Liquor ist nicht verändert.

Therapie Eine kausale Therapie steht bislang nicht zur Verfügung. Patienten profitieren von: Physiotherapie, ambulanten Hilfen (Peronäusschiene, Gehstützen etc.) und chirurgischer Intervention bei Skelettdeformitäten. In Tiermodellen zeigten Ascorbinsäure, Progesteron-Antagonisten und subkutan appliziertes Neurotrophin-3 vielversprechende Ergebnisse, die sich nicht bei betroffenen Patienten reproduzieren ließen.

32.5.2 Andere hereditäre sensomotorische Neuropathien

CMT Typ 2

Diese Form der CMT weist histologisch keine Verdickung der peripheren Nerven und elektrophysiologisch eine geringere Verzögerung der Nervenleitgeschwindigkeit auf als Typ 1. Vielmehr steht die axonale Degeneration mit sekundärer Entmarkung im Vordergrund. Sie ist sehr viel seltener als Typ 1. Das Erkrankungsalter ist variabel, die klinische Symptomatik ist der des Typ I sehr ähnlich.

CMT Typ 3

Diese Neuropathie ist durch Hypertrophie der Nervenfasern gekennzeichnet. Sie wird sowohl autosomal-dominant als

Facharztbox

Symptomatische PNP bei genetischen Grundkrankheiten

Polyneuropathie bei akuter, intermittierender Porphyrie. Bei dieser autosomal-dominant vererbten Krankheit treten Neuropathiesymptome im Vergleich zu anderen internistischen und neurologischen Symptomen zurück. Die abdominellen Krisen mit Koliken und Erbrechen und zentralnervöse Symptome (epileptische Anfälle, qualitative und quantitative Bewusstseinsstörung, intrazerebrale Blutungen) stehen im Vordergrund. Eine vorwiegend axonale, durch die Akkumulation neurotoxischer Porphyrine und deren Vorläufer hervorgerufene PNP kann mit akuten vorwiegend proximalen Paresen einhergehen und wie ein Guillain-Barré-Syndrom verlaufen. Häufiger findet sich aber eine Mononeuritis multiplex. Die Hirnnerven können betroffen sein. Die Diagnose wird meist aufgrund der internistischen und zentralnervösen Symptome gestellt. Porphyrieauslösende Medikamente müssen vermieden werden. Therapie: s. Lehrbücher der Inneren Medizin.

Polyneuropathie bei Amyloidosen. Dies ist eine seltene Erkrankung und kommt bei Gammopathien (MGUS, monoklonale Gammopathie unklarer Signifikanz) als systemische Leichtketten (AL-)Amyloidosen oder auf genetischer Basis mit autosomal-dominantem Erbgang als sog. familiäre Amyloid-PNP vor. Häufigste Ursachen sind Punktmutationen im Gen für Transthyretin auf Chromosom 18. Typisch ist eine distale, sensomotorische PNP. Vegetative Symptome treten hinzu (Störung der Schweißsekretion, orthostatische Hypotonie). Erst später entwickeln sich Lähmungen. Regelmäßig sind Dünndarm und Dickdarm, häufig auch Nieren und Herz betroffen. Der Verlauf ist progredient und führt innerhalb von 5–15 Jahren durch Herzbeteiligung oder Mangelernährung zum Tode. Der Amyloidnachweis wird über Nerven-, Muskel- und Rektumschleimhautbiopsie gestellt, sensitiv ist aber auch die Biopsie des Bauchfetts, die sich damit für Wiederholungsbiopsien eignet. Die molekulare Diagnose erfolgt über DNA-Analyse.

Therapeutisch kommt die Lebertransplantation in Frage, durch die sich die pathologische Amyloidbildung in der Leber zuverlässig stoppen lässt. Bei AL-Amyloidosen werden wegen der ebenfalls schlechten Prognose meist eine Hochdosis-Chemotherapie oder eine Stammzelltransplantation durchgeführt.

Polyneuropathie bei Leukodystrophien. Der Befall der peripheren Nerven bei Leukodystrophien (▶ Kap. 29.6) ist zwar typisch, aber steht nicht im Vordergrund der Symptomatik. Die Nervenleitgeschwindigkeiten sind verzögert. In der Biopsie können metachromatische Substanzen nachgewiesen werden.

auch autosomal-rezessiv vererbt und ist mit den Namen Dejerine und Sottas verbunden. Die neurologischen Symptome gleichen denen bei CMT 1, vielleicht etwas stärker ausgeprägt und früher beginnend. Bei der Palpation kann man verdickte Nervenstränge im Sulcus ulnaris und am Fibulaköpfchen tasten. Die motorischen Nervenleitgeschwindigkeiten sind besonders stark verzögert, oft nicht mehr messbar.

Hereditäre Neuropathie mit Neigung zu Druckparesen (HNPP)

Die HNPP (»hereditary neuropathy with liability to pressure palsy«) liegt vor, wenn Patienten unter häufigen und rezidivierenden Drucklähmungen einzelner Nerven (N. peroneus, N. cutaneus femoris lateralis, N. lnaris, distaler N. tibialis, Medianus) oder des Plexus brachialis leiden. Die NLG können an diesen Stellen erheblich verzögert sein. Histologisch findet man eine erhebliche Verdickung der Myelinhüllen, daher wird diese PNP auch als tomakulöse (= wurstartige) Neuropathie bezeichnet (◘ Abb. 32.2). Der Erbgang ist autosomal-dominant. Es handelt sich molekulargenetisch um eine heterogene Störung mit Deletion oder Mutation des PMP22-Gens auf Chromosom 17.

Hereditäre sensorische autonome Neuropathie (HSAN)

Charakterisiert sind bislang fünf Typen (HSAN I–V). HSAN I (oder HSN I) beginnt in der 2. Lebensdekade mit Sensibilitätsstörungen an Füßen und Händen. Der klinische Verlauf ist heterogen. Es kommt vor allem zu einer Einschränkung der Schmerz- und Temperaturempfindung, akralen Ulzerationen, komplizierenden Osteomyelitiden (bis hin zur Notwendigkeit von Amputation der Finger und Zehen) und lanzinierenden Schmerzen. Der Vererbungsmodus ist autosomal-dominant. Molekulargenetisch handelt es sich um eine heterogene Gruppe von Erkrankungen. Bislang wurden Mutationen im SPTLC1 (»serine palmytoyltransferase long-chain 1«) auf Chromosom 9 nachgewiesen. HSAN II–V werden autosomal-rezessiv vererbt und manifestieren sich bereits im Kleinkindesalter. Bei der HSAN IV, die durch eine Störung des Schmerz- und Temperatursinns sowie eine Anhidrose charakterisiert ist, liegt zumeist eine Mutation des NTRK1-Gens, das für einen Tyrosinkinaserezeptor kodiert, vor.

Vertiefende Informationen zur symptomatischen PNP bei genetischen Grundkrankheiten ▶ Facharztbox.

32.6 Immunneuropathien (Guillain-Barré-Syndrom und Varianten)

Definition und Einteilung Wir besprechen hier die Gruppe der immunologisch bedingten, akuten und chronischen Neuropathien und Polyneuroradikulitiden, zu denen das Guillain-Barré-Syndrom (akut) und das Spektrum der chronisch Polyradikuloneuritiden gehören. Allen gemeinsam ist eine **Autoimmunreaktion** gegen peripheres Nervengewebe.

Immunneuropathien sind eine heterogene Gruppe von akut bis chronisch verlaufenden Erkrankungen des peripheren Nervensystems. Große Fortschritte in der Aufdeckung der pathogenetischen Mechanismen, sowohl zellulärer (T-Lymphozyten) als auch humoraler Art (verschiedene Antikörper) wurden erzielt.

32.6.1 Akut inflammatorische demyelinisierende Polyneuropathie (AIDP, Guillain-Barré-Syndrom)

Die akut inflammatorische demyelinisierende Polyneuropathie (AIDP) ist mit den Namen von zwei der drei Autoren (Guillain, Barré und Strohl), die das klinische Syndrom zu Beginn des 20. Jahrhunderts erstmals beschrieben hatten, verbunden. Wir unterscheiden das klassische, akute **Guillain-Barré-Syndrom (GBS)** von einigen Varianten, die sich in Pathogenese, Symptomverteilung und Therapie unterscheiden (▶ Facharztbox: Das Spektrum des GBS und seiner Varianten).

Epidemiologie und Ätiologie Man rechnet mit 0,5–2 Krankheitsfällen auf 100.000 Einwohner pro Jahr. Männer sind etwas häufiger betroffen als Frauen. Die Krankheit kann in jedem Lebensalter auftreten, bevorzugt sind junge Männer und Patienten im Alter zwischen 50 und 60 Jahren.

Die **Mortalität** liegt bei etwa 5%. Etwa 60% aller Patienten können nach der akuten Krankheit ohne körperliche Behinderung wieder in ihren Beruf zurückkehren.

Bei etwa 40% der Patienten geht den Lähmungen ein Infekt der oberen Atemwege oder des Gastrointestinaltraktes voraus. Wird ein Erreger identifiziert, so handelt es sich oft um **Campylobacter jejuni**, aber auch das Zytomegalie-, Epstein-Barr-, Varicella-Zoster- und Influenzavirus, HIV oder Mycoplasma pneumoniae werden als Auslöser eines GBS diskutiert, ebenso Impfungen (z. B. Tetanus, Polio, Influenza, Tollwut), wobei für die meisten Assoziationen keine konklusive epidemiologische Evidenz vorliegt.

Pathophysiologie Bei der klassischen Form des GBS findet man im peripheren Nervensystem multifokal, mit Bevorzugung der Spinalwurzeln und der proximalen Nervenabschnitte entzündliche Läsionen, in denen die Myelinhüllen in Gegenwart von Lymphozyten und Makrophagen zugrunde gehen.

Zur Immunologie ▶ Facharztbox: Immunpathogenese und Tiermodelle des GBS.

Symptome Die Krankheit entwickelt sich akut oder subakut innerhalb einiger Wochen. Die Rückbildung beginnt 2–4 Wochen nach dem Stillstand der Ausbreitung. Sie kann sich über Monate hinziehen. Viele Patienten erholen sich gut. Es gibt aber auch protrahierte und chronische Verläufe mit Zunahme der Symptomatik über einen Monat und länger. Selten beobachtet man eine perakute Entwicklung der Symptome: Die Patienten sind am Morgen noch neurologisch unauffällig, entwickeln Gelenkschmerzen, Lähmungen, kommen am Nachmittag in die Klinik und müssen schon in der Nacht intubiert und beatmet werden (**Landry-Paralyse**).

- Die **Lähmungen** sind in der Regel symmetrisch und an den Beinen schwerer als an den Armen. Sie breiten sich von distal nach proximal aus und ergreifen nicht selten auch die Muskeln des Rumpfes (Polyneuroradikulitis mit Gefahr der Atemlähmung). Üblicherweise beginnt die Schwäche in den Unterschenkeln, geht über auf die Oberschenkel über und findet sich danach auch in den Unterarmen und Händen.
- Die Ausprägung der motorischen Ausfälle ist variabel. Es gibt Patienten mit nur leichten Paresen der Fußheber und Knie- und Hüftbeuger, die auch auf dem Höhepunkt ihrer Krankheit noch gehfähig sind. Bei anderen findet man mittelschwere, symmetrische Lähmungen von Armen und Beinen, und manche werden tetraplegisch.
- **Hirnnervenlähmungen** sind häufig. In erster Linie sind die Nn. facialis, trigeminus, vagus (mot.), accessorius und hypoglossus betroffen.
- **Sensibel** finden sich vor allem Reizerscheinungen. Die sensiblen Ausfälle haben meist nur einen leichten Grad. Sie können, wie die Lähmungen, auf den Rumpf übergreifen. Schmerzen der Muskulatur werden aber oft angegeben. Die Schmerzen können oft so stark werden,

Facharztbox

Das Spektrum des GBS und seiner Varianten

Beim GBS unterscheidet man verschiedene Subtypen mit charakteristischen klinischen, elektrophysiologischen und immunologischen Aspekten und pathologischen Charakteristika:

- die **akute inflammatorische demyelinisierende Polyneuropathie** (AIDP). Dies ist die klassische Form, wie wir sie üblicherweise in Europa und Nordamerika sehen,
- die **akute rein motorische axonale Neuropathie** (AMAN), in Asien und Südamerika häufiger vorkommend,
- die **akute motorische und sensible axonale Neuropathie** (AMSAN), die eine erhebliche Beteiligung sensorischer Nervenfasern zeigt und wegen der axonalen Beteiligung eine schlechtere Prognose hat,
- das **Miller-Fisher-Syndrom** (MFS) mit der Trias von Ophthalmoplegie, Areflexie und Extremitätenataxie und manchmal dem Nachweis charakteristischer Antikörper (anti-GQ1b) und
- die **akute Pandysautonomie**, mit vorwiegender oder exklusiver Beteiligung des sympathischen und parasympathischen Nervensystems (oft nach EBV-Infektion).

Daneben kennt man noch sehr seltene regionale Varianten, wie beispielsweise das rein ataktische GBS oder die isolierte Bulbärlähmung.

Bei vielen Fällen von GBS steht die Demyelinisierung im Vordergrund (deshalb auch als **AIDP**: akut inflammatorische demyelinisierende Neuropathie bezeichnet) und die Axone bleiben erhalten. Bei sehr schwer verlaufenden GBS-Varianten kommt es zur sekundären Beteiligung der Axone, was die Chancen einer vollständigen Erholung erheblich beeinträchtigt.

Seltener gibt es auch primär axonale Läsionen (akute motorische axonale Neuropathie und **AMAN**; akute motorische und sensorische axonale Neuropathie, **AMSAN**). Die relative Häufigkeit der GBS-Varianten ist allerdings geographisch unterschiedlich. So dominieren in Asien, auf dem indischen Subkontinent und in weiten Teilen Lateinamerikas die axonalen Formen.

Facharztbox

Immunpathogenese und Tiermodelle des GBS

Die **immunologischen Abläufe**, die zu akuten oder chronischen Neuropathien führen, sind inzwischen besser, wenn auch nicht vollständig verstanden. Sehr typisch ist die multifokale Infiltration des Nerven durch mononukleärer Zellen. Eine vorangegangene Infektion wird oft als möglicher Trigger einer später gegen das periphere Nervensystem gerichteten Immunantwort gesehen. Hierbei werden autoreaktive T–Lymphozyten aktiviert und hierdurch eine Kaskade verschiedener Molekülen gestartet, die letztendlich zu einer Aktivierung von Makrophagen am peripheren Nerven führt und bei der demyelinisierenden Form die Schwannschen Zellen und Markscheiden direkt schädigt.
Möglich ist auch eine komplementvermittelte Schädigung der Schwannschen Zellen. Die Zielantigene einer antikörpervermittelten Schädigung sind noch nicht identifiziert. Allerdings findet man bei chronischen Immunneuropathien spezifische Antikörper gegen Ganglioside. Möglicherweise treten die beiden Mechanismen auch nebeneinander auf. Bei den axonalen Varianten dieser Immunneuropathien sind möglicherweise insbesondere Antikörper gerichtet gegen Ganglioside oder MAG (myelinassoziiertes Glykoprotein bei CIDP, ► Text) für die Aktivierung der Makrophagen verantwortlich, die über freie Radikale oder aktiviertes Komplement die Axone schädigen.
Das Verständnis der Pathogenese der GBS ist durch ein **Tiermodell**, bei dem ein akutes GBS-Syndrom ausgelöst werden kann, die experimentelle autoimmune/allergische Neuritis (EAN), sehr viel besser geworden. T-Lymphozyten infiltrieren das perineurale Gewebe. Die Markscheidenschädigung wird vor allem durch Makrophagen herbeigeführt, die die Basalmembran um die Nervenfasern durchdringen und das normale Myelin vom Körper der Schwann-Zellen und von den Axonen entfernen.

dass eine medikamentöse Therapie der neuropathischen Schmerzen nötig wird. Viele Patienten berichten über starke Schmerzen in der Rückenmuskulatur.
- Erst in den letzten Jahren hat man gelernt, wie wichtig die **autonomen Störungen** für die Prognose des GBS sind. Die vegetative Beteiligung ist durch einen Wechsel von Über- und Unterfunktion in Sympathikus und Parasympathikus gekennzeichnet. Diese Wechsel sind nicht immer vorher bestimmbar.
- Die gesteigerte sympathische Aktivität manifestiert sich in
  - anfallsweise auftretenden, hypertonen Blutdruckentgleisungen,
  - paroxysmalen Tachykardien mit Extrasystolien oder anderen Herzrhythmusstörungen
  - peripherer Vasokonstriktion und
  - vermehrtem Schwitzen.
- Die **verminderte Sympathikusaktivität** ist gekennzeichnet durch
  - Bradykardien (die nicht auf Atropin ansprechen),
  - verzögerte Reflextachykardie bei Orthostase,
  - erheblichen Abfall des systolischen Blutdrucks bei Lagewechsel und
  - abnorme Empfindlichkeit gegen geringen Volumenmangel.
- Überschießende Parasympathikusaktivität führt zu
  - dramatischen, paroxysmalen Bradykardien und
  - Sekundenherztod.
- Die **verminderte Parasympathikusaktivität** macht sich durch Blasen- und Mastdarmstörungen bemerkbar.

Gegen die Diagnose sprechen: Asymmetrie der Lähmungen, anhaltende Blasen- und Mastdarmstörungen, Pleozytose über 50 Zellen, scharf abgegrenzte, querschnittsförmige Sensibilitätsstörung oder eine rein sensible PNP.

Verlauf und Prognose Ein Drittel der Patienten erreichen das Maximum ihrer Symptome innerhalb von einer Woche, ein weiteres Drittel innerhalb von 2 Wochen, die anderen innerhalb von 4 Wochen. Die Rückbildung beginnt 2–4 Wochen nach dem Stillstand der Ausbreitung. Sie kann sich über Monate hinziehen. Die subakute Entwicklung der Symptome, die innerhalb von 1–2 Wochen ihr Maximum erreicht, wird am häufigsten beobachtet. Viele Patienten sind in der akuten Phase bettlägerig und können die Muskeln nur noch leicht gegen Schwerkraft bewegen. Sie müssen gefüttert werden, können Schwierigkeiten beim Schlucken haben und zeigen eine reduzierte Vitalkapazität. Sie müssen engmaschig überwacht werden.

Etwa 15–25% der GBS-Patienten, die Zahl kann von Klinik zu Klinik unterschiedlich sein, müssen beatmet werden. Die Beatmungsdauer kann wenige Tage bis mehrere Jahre betragen. Bei monatelanger Beatmungspflicht ist noch eine relativ gute, aber in der Regel nicht mehr vollständige Erholung möglich. Wird innerhalb weniger Stunden oder Tage die Muskulatur aller Extremitäten und des Rumpfes gelähmt, spricht man von einer Landry-Paralyse.

Wir klären jeden Patienten auf, dass die Lähmungen sich ausbreiten und auch Hirnnerven ergreifen und dass Schrittmacheranlage und maschinelle Beatmung notwendig werden können. Sollte eine maschinelle Beatmung erforderlich sein, ist es sinnvoll, nach der oralen Intubation eine Tracheotomie vorzunehmen und den Patienten nicht mehr zu sedieren, um eine bessere Überwachung des Patienten zu gewährleisten.

Das klassische GBS hat eine **gute Prognose**. Etwa 20% der Patienten behalten Funktionsstörungen zurück. Rückfälle werden in 3–10% berichtet. Es gibt Maximalvarianten, bei denen die Patienten am ganzen Körper gelähmt sind (dies schließt alle Gesichtsmuskeln und die Augenmuskeln ein), vegetativ denerviert sind (auch die Pupillenreaktionen sind nicht mehr auslösbar) und, trotz voll erhaltenen Bewusstseins, neurologisch nicht mehr untersuchbar sind. Bei längerem Verlauf mit Fortschreiten der Symptome über mehr als 4 Wochen ist die Prognose schlechter.

Todesfälle beruhen auf Atemlähmung, akutem Herzstillstand oder auf Lungenembolie aus Beinvenenthrombosen bei kompletter Paraplegie. Ferner treten spontan oder beim Intubieren und Extubieren tödliche Asystolien auf.

Diagnostik Im **Liquor** findet man in der Regel bei normaler Zellzahl eine mittlere bis starke Eiweißvermehrung um 0,70–2,00 g/l (zytoalbuminäre Dissoziation), die sich oft erst in der 2.–4. Krankheitswoche entwickelt. Das Eiweiß tritt infolge einer Schrankenstörung an den Nervenwurzeln (»Polyradikulitis«) aus. Eine leichte Zellvermehrung ist noch mit der Diagnose vereinbar.

Elektroneurographisch findet man eine Verlangsamung der motorischen und sensiblen Nervenleitgeschwindigkeit bei 70% der Patienten. Da die Demyelinisierung aber diskontinuierlich auftritt, muss man viele Nerven untersuchen.

Die Untersuchung der **F-Wellen**, der **transkraniellen Magnetstimulation** und der somatosensibel evozierten Potenziale erlaubt die Diagnose von Demyelinisierung in Nervenwurzeln und proximalen Segmenten der peripheren Nerven bei 80% der Erkrankten. Ausgeprägte, floride Denervierung im EMG deutet auf einen axonalen Schaden und eine schlechtere Prognose für den Zeitverlauf und für das Ausmaß der Besserung hin. Bei einigen GBS-Varianten (s. u.) ist der Nachweis von **Leitungsblöcken** in einzelnen Segmenten peripherer Nerven charakteristisch, während andere Abschnitte desselben Nerven normale NLG haben.

Für die **vegetative Diagnostik** sind die Untersuchung der **Herzfrequenzvariation** bei tiefer Inspiration und Exspiration sowie der Herzfrequenz und Blutdruckvariation bei Lagewechsel wichtige Parameter. Karotissinusmassagen und den Bulbusdruckversuch sollte man ausschließlich unter intensivmedizinischen Bedingungen durchführen. Die tiefe Atmung mit einer Frequenz von 6/min unter gleichzeitiger EKG-Kontrolle ist die beste Methode zur Erfassung einer kardialen Denervierung.

Therapie Immunglobuline (IVIG) und Plasmapherese sind beim akuten GBS gleich wirksam (▶ Exkurs: Wann Plasmapherese, wann Immunglobuline?). Glukokortikoide haben keinen Effekt.

- Die Behandlung mit **Immunglobulinen** ist kostspielig, aber verhältnismäßig wenig belastend und ohne wesentliche Nebenwirkungen. Sie kann auch durchgeführt werden, wenn der Patient einen Infekt hat. Die übliche Dosierung ist 0,4 g/kg KG täglich über 5 Tage. Es muss auf eine ausreichende Flüssigkeitszufuhr geachtet werden.
  - Der eigentliche **Wirkmechanismus** der Immmunglobulinbehandlung ist noch nicht bekannt. Verschiedene Mechanismen, wie Beeinflussung von T-Zell-Aktivierung, Neutralisierung von Superantigenen, Neutralisierung von proinflammatorischen Zytokinen oder Hemmung der T-Zell-vermittelten Antikörperproduktion werden diskutiert.
  - **Nebenwirkungen** der (IVIG-)Behandlung können anaphylaktische Reaktion, aseptische Meningitis sowie Kopf- und Rückenschmerzen sein. Selten wurde bei dieser Behandlung eine Hepatitis übertragen. Die Virussicherheit der üblichen Plasmaprodukte ist in der letzten Zeit sehr viel besser geworden.
- Die **Plasmapherese** hat sich bei rasch fortschreitenden Krankheitsverläufen und bei der sehr chronisch verlaufenden Variante als wirksam erwiesen. Der Krankheitsverlauf wird kürzer, die Rückbildung der Lähmungen besser. Sie soll nicht durchgeführt werden bei Patienten, deren Krankheit bereits weit fortgeschritten ist. Ebenfalls nicht empfohlen wird die Plasmapherese, wenn der Zustand des Patienten für mehr als eine Woche auf demselben Niveau geblieben ist.
  - Kontraindiziert ist die Plasmapherese, wenn schon ein fieberhafter Infekt als Komplikation des GBS eingetreten ist. Die Plasmapherese ist nicht ohne Risiko: Sie stellt eine erhebliche Kreislaufbelastung dar, beim Legen des großlumigen zentralen Zugangs können Komplikationen auftreten, und es können bakterielle Entzündungen begünstigt werden.
  - Bei der Plasmapherese tauschen wir jeden zweiten Tag etwa 40–50 ml Serum/kg KG gegen Plasmaersatz (Humanalbumin oder Fresh-frozen-Plasma).
- Eine Alternative zum Plasmaaustausch stellt die **Immunadsorption** dar, bei der IgG-Anteile des Plasmas gebunden werden. Kortikosteroide sind unwirksam.

> **Kausal kann die entzündliche Polyradikuloneuropathie sehr oft mit Immunglobulinen oder Plasmapherese erfolgreich behandelt werden.**

Die entzündliche Polyradikuloneuropathie macht oft eine **Intensivbehandlung** notwendig, da bis zu 25% der Patienten beatmungspflichtig werden, es zu erheblichen autonomer Dysfunktion mit z. B. Bradyarrhythmie, Tachyarrythmie, fixierter arterieller Hyper- oder -hypotonie und thrombembolischen Komplikationen bei Immobilisation kommen kann. Entsprechendes Monitoring und der Einsatz entsprechender Maßnahmen inkl. Insertion eines temporären Schrittmachers haben die Mortalität deutlich gesenkt.

Allgemeine therapeutische Maßnahmen: Diese umfassen Infektprophylaxe und -behandlung, Bilanzierung von

Exkurs

Wann Plasmapherese, wann Immunglobuline?

Wir entscheiden uns heute meist für **Immunglobuline** als erste Behandlungsmethode. Ausnahmen sind jüngere Patienten mit sehr schnell verlaufendem GBS und drohender Beatmungspflichtigkeit.

Plasmapheresen führen wir meist auf der Intensivstation durch. Die Vorteile von intravenösen Immunglobulinen liegen in der einfachen Anwendung und der Möglichkeit, sie auch älteren, multimorbiden Patienten oder Kindern geben zu können.

Flüssigkeit, Elektrolyten und Nährstoffen, Thromboseprophylaxe (frühzeitige Vollheparinisierung mit 1000 E/h mit einer Ziel-PTT von 50–60 s), frühzeitiger Einsatz von Krankengymnastik zur Verhinderung von Kontrakturen, Dekubitusprophylaxe, Blasenkatheter oder suprapubische Harnableitung.

Bei schweren Verlaufsformen und deutlichen Zeichen einer vegetativen Beteiligung kann ein externer Herzschrittmacher nötig sein.

Der Fall

Ein 30-jähriger Patient wird in die Klinik gebracht, weil er seit wenigen Tagen unter unangenehmen, schmerzhaften Sensibilitätsstörungen an Händen und Füßen leidet. Ihm ist auch aufgefallen, dass er eine leichte Schwäche für die Fußhebung und das Zugreifen entwickelt hat. Seit dem gestrigen Abend haben sich die Lähmungen deutlich verstärkt. Er sei nur mit Mühe aus dem Bett herausgekommen und habe nur mit Unterstützung die Treppe herabgehen können. Er wird im Rollstuhl sitzend vom Krankentransport in die Klinik gebracht. Aus der Vorgeschichte ist zu erwähnen, dass er in den letzten Wochen einen langwierigen, bronchopulmonalen Infekt gehabt hat.

Bei der neurologischen Untersuchung findet sich eine distal betonte, periphere Tetraparese mit Kraftgrad 4 in den proximalen Muskeln und 2–3 in den distalen Muskeln. Muskeleigenreflexe sind nicht auslösbar. Die Vitalkapazität liegt bei 1400 ml. Der Patient wird sofort zur Beobachtung auf die Intensivstation gebracht.

In den folgenden zwei Tagen nehmen die Lähmungen weiter zu, die Vitalkapazität sinkt unter 1000 ml und die Sauerstoffsättigung des Blutes unter 90%. Trotz Therapie mit Plasmapherese wird der Patient beatmungspflichtig. Nach 3 Wochen stellt sich langsam eine Besserung der Muskelkraft ein. Der Patient kann intermittierend, später ganz von der Beatmung befreit werden, kann wieder sitzen und sich selbst ernähren. Nach einer 12-wöchigen Rehabilitationsbehandlung ist der Patient wieder in der Lage, seinen Beruf aufzunehmen. Der neurologische Untersuchungsbefund hat sich fast normalisiert. Die Kraft ist nicht mehr reduziert, aber die Muskeleigenreflexe sind weiterhin nicht auslösbar.

32.6.2 Chronische Immunneuropathien (chronisch inflammatorische demyelinisierende Polyradikuloneuropathie und Varianten

Neben der lange bekannten **chronisch inflammatorische demyelinisierende Polyradikuloneuropathie (CIDP)** werden heute weitere Untergruppen definiert, die mit distalen symmetrische Paresen oder Sensibilitätsstörungen oder durch asymmetrische, manchmal nur motorische Neuropathien auffallen.

Die CIDP ist seltener als das GBS. Man rechnet mit 1–2 Fällen pro 100.000 Einwohner und Jahr. Infektionen gehen dem CIDP seltener voraus. Die Pathophysiologie ist ähnlich wie beim GBS, auch hier finden wir segmentale Demyelinisierung mit mononukleären Zellinfiltrationen der Nervenwurzeln und der peripheren Nerven. Axonale Läsionen, die zur Denervierung führen, kommen häufiger vor.

Symptome Die CIDP ist gekennzeichnet durch eine für mindestens 8 Wochen progressive, nicht-genetisch bedingte Polyneuropathie. Klinisch muss
- der Beginn symmetrisch sein oder die Symptomatik bei der Untersuchung symmetrisch sein,
- eine Schwäche aller vier Extremitäten vorliegen und
- an mindestens einer Extremität eine proximale Schwäche vorliegen.

Nicht selten fluktuieren die Symptome, und es wechseln sich klinische Verbesserungen mit Rückfällen ab. Verteilung und Ausprägung der klinischen Symptome sind dem GBS ähnlich. Vegetative Begleitsymptome sind viel seltener.

Diagnostik Die Diagnose einer CIDP lässt sich nach dem klinischen Verdacht **neurographisch** untermauern:
- die NLG sind üblicherweise stark verlangsamt, die MSAP reduziert und es zeigt eine temporale Dispersion des MSAP.
- Die distal motorischen Latenzen sind deutlich verlängert.
- Die motorischen und sensiblen Nerven sind üblicherweise in den Krankheitsprozess einbezogen.
- Die F-Wellen zeigen eine reduzierte Persistenz und deutlich verzögerte Latenzen.
- Im **Liquor** findet sich in Analogie zum GBS eine zytalbuminäre Dissoziation.
- Eine monoklonale Gammopathie als Auslöser muss immer ausgeschlossen werden.
- In der **MRT** können sich vor allem wurzel- und plexusnah verdickte Nerven darstellen lassen.
  Je nach Akuität findet sich auch eine Kontrastmittelaufnahme.

Therapie In der Akuttherapie der CIDP sind hochdosierte Steroide, IVIG und Plasmapharese während eines Behandlungszeitraums von 6 Wochen gleichwertig. Für eine längerfristige Therapie ist die Wirkung von IVIG und Kortikosteroide belegt. Für die Dauertherapie gilt, eine möglichst niedrige Dosis/Frequenz der initial erfolgreichen Therapie anzuwenden. Bei inadäquatem Ansprechen oder hohen Erhaltungsdosen sollten Kombinationstherapien oder zusätzliche Immunsuppressiva angewendet werden.
- Man therapiert mit Steroiden, Prednisolon-Äquivalant 1 mg/kg KG/Tag für 4 Wochen oder einer Pulstherapie mit 550–1000 mg/Tag Methylprednisolon an 3–5 Tagen, anschließend Reduktion auf orale Erhaltungsdosis mit dem Ziel nach 3–4 Monaten unterhalb der Cushing-Schwelle zu sein. Alternativ Pulstherapie mit 500 mg/Tag Methylprednisolon an 3 Tage mit vierwöchentlicher Wiederholung. Die üblichen Vorsichtsmaßnahmen der Kortisonbehandlung müssen berücksichtigt werden.

Die Patienten entwickeln sehr häufig ein Cushing-Syndrom.

- Alternativ Therapie mit **IVIG**. In einer großen randomisierten, kontrollierten Studie wurde die Überlegenheit von IVIG gegenüber Placebo bei chronischer inflammatorischer demyelinisierender Polyneuropathie (CIDP) über einen Zeitraum von einem Jahr dokumentiert. Dosierung: 2 g/kg KG als Initialdosis über 2–4 Tage, gefolgt von einer Erhaltungsdosis von 1 g/kg KG über 1–2 alle 3–4 Wochen. Für die Dauertherapie gilt, eine möglichst niedrige Dosis/Frequenz der initial erfolgreichen Therapie anzuwenden.
- Alternativ ist eine **Immunsuppression** mit Azathioprin (2,5–3 mg/kg KG; Zielwert ist eine Lymphozytensuppression auf 600–1000/µl), Ciclosporin A (3–5 mg/kg KG/Tag) oder Cyclophosphamid (Induktion mit 350 mg/m^2 KOF an 3 aufeinanderfolgenden Tagen und anschließend 600 mg/m^2 KOF alle 6–8 Wochen) einzuleiten.
- Experimentell wird eine Therapie mit dem B-Zell-depletierenden monoklonalen Antikörper Rituximab durchgeführt. In einer großen multizentrischen Studie wird eine mögliche Wirksamkeit des bei der MS zugelassenen oral wirksamen Medikaments Fingolimod (ein Sphingosin-1-Phosphat-Rezeptor-Modulator) untersucht.
- Bei akuter klinischer Verschlechterung oder Therapieversagen der zuvor genannten Strategien ist eine Plasmapherese indiziert.

Prognose Die Prognose ist uneinheitlich. In retrospektiven Untersuchungen sprechen etwa 70% der Patienten auf eine initiale Immuntherapie an.

Differenzialdiagnose Aufgrund des langsameren, oft weniger schweren und primär chronischen Verlaufs kommen eine Reihe von Differenzialdiagnosen der CIDP in Betracht. Paraproteinämien, hereditäre, sensomotorische Neuropathien, toxische Neuropathien und die multifokale, motorische Neuropathie mit Leitungsblock (s. u.) müssen abgegrenzt werden.

Vertiefende Informationen zum Spektrum der chronisch entzündlichen demyelinisierenden Immunneuropathien ► Facharztbox.

32.6.3 Miller-Fisher-Syndrom (MFS)

Die Inzidenz des MFS variiert regional sehr stark, so sind z. B. in Japan 25% der GBS-Fälle ein MFS. Eine saisonale Häufung im Frühjahr nach Infekten in den oberen Atemwegen ist beschrieben. Bei 95% der Patienten können im Blut Gangliosid-Antikörper gegen GQ1b nachgewiesen werden.

Symptome Diese Sonderform des GBS ist durch äußere Augenmuskellähmungen, Schluckstörungen, Ataxie und Parästhesien an Händen und Füßen gekennzeichnet. Paresen treten nicht auf. Es kommt spätestens nach einer Woche zur Areflexie.

Therapie Die Behandlung ist wie beim akuten GBS.

32.6.4 Multifokale, motorische Neuropathie (MMN)

Bei dieser seltenen Variante einer antikörpervermittelten Neuropathie findet man fast regelmäßig Antikörper gegen **GM1-Ganglioside**. Eine homozygote Deletion im SMN2-Gen wird überzufällig häufig bei der MMN gefunden.

Symptome Üblicherweise findet sich ein progredienter Verlauf, insbesondere bei Antikörpernachweis. Die Patienten haben eine rein motorische Symptomatik mit asymmetrischer Muskelschwäche gefolgt von Atrophie, Reflexabschwächung und elektrophysiologischem Nachweis von isolierten Leitungsblöcken in motorischen Nerven. Die MMN befällt vermehrt die distalen Arme. Faszikulationen und Krämpfe sind häufig. Eine Beteiligung der Hirnnerven oder Atemmuskulatur kommt so gut wie nie vor.

Es gibt auch **monotopische Varianten**, bei denen die Symptome jahrelang auf einen Nerven bezogen sein können, ohne dass es zur Ausweitung kommt. Relativ typisch ist dabei eine dem Supinatorsyndrom ähnelnde Entzündung des Radialis, und in solchen Fällen gelingt es auch nicht immer, Nervenblöcke zu finden. In solchen Fällen ist ein Therapieversuch mit IVIG angezeigt, der dann die Diagnose sichern hilft.

Facharztbox

Spektrum der chronisch entzündlichen demyelinisierenden Immunneuropathien

Wir unterscheiden eine Reihe von Unterformen der chronischen Immunneuropathien:

- die **distale demyelinisierende symmetrische Neuropathie** (DADS, A für „acquired"), die meist als sensomotorische Neuropathie auftritt. Oft findet man eine monoklonale (IgM kappa) Gammopathie.
- die **multifokale motorische Neuropathie** (MMN) Sie ist charakterisiert durch symmetrische distale Paresen, die meist das Syndrom einer Multiplex-Neuropathie erfüllt. Oft findet man **GM1-Antikörper.** Typisch ist der Nachweis **multipler Leitungsblöcken** in der Neurographie.
- die **multifokale erworbene demyelinisierende sensible und motorische Neuropathie** (MADSAM). Sie ist, wie der Name andeutet, auch charakterisiert durch eine sensible und motorische Neuropathie vom Multiplextyp. Leitungsblöcke findet man in der Regel nicht.

Exkurs

Weitere Varianten der immunbedingten Neuropathien

Polyneuritis cranialis. Diese Patienten haben symmetrische Ausfälle der kaudalen, motorischen Hirnnerven, aber keine Lähmungen der Extremitätenmuskulatur. Arreflexie kann vorkommen, ist aber nicht immer vorhanden. (Wesentliche Differenzialdiagnosen: Neuroborreliose, Schädelbasistumoren, Meningeose und Botulismus.)

Radiculitis sacralis (Elsberg-Syndrom). Sie ist gekennzeichnet durch Dysästhesien und Parästhesien im Versorgungsgebiet der sakralen Nervenwurzeln. Bei lumbalem Befall können auch motorische Lähmungen auftreten. Eine Blasenstörung ist sehr häufig. Sie kommt als GBS-Variante, aber auch bei direkter Infektion mit Herpes-simplex-Virus Typ 2 und Zytomegalie vor (dann spezifische Therapie mit Aciclovir oder Ganciclovir). Der Liquor kann wie bei GBS verändert, aber auch normal sein.

Akute Pandysautonomie (vegetative Neuropathie). Dies ist eine Sonderform der entzündlichen Polyradikulitis, die nur das vegetative Nervensystem betrifft und gehäuft nach einer EBV-Infektion auftritt. Betroffen sind alle Anteile des vegetativen Systems: Im Vordergrund stehen Kreislaufdysregulation mit orthostatischer Hypotension und Ausfall der respiratorischen Herzfrequenzvariation. Schweißstörung, Blasenstörung, Obstipation und Pupillenstörungen treten hinzu. Lähmungen treten nicht auf (Differenzialdiagnose zum Botulismus). Der Verlauf ist gutartig. Die Symptome bilden sich meist zurück.

Serogenetische Polyneuritis. Ätiologie. Es handelt sich um eine heute sehr selten gewordene allergische Polyneuritis, die vor allem nach Injektion von Tetanus und Diphtherie-Antitoxin, aber auch nach Schutzimpfungen gegen Typhus, Paratyphus oder FSME auftreten kann. **Symptome und Verlauf.** Nach einer Latenz von 7–14 Tagen tritt eine Serumkrankheit mit Fieber, Gelenkschwellungen, juckendem Exanthem und manchmal auch nephritischen Harnsymptomen auf. Wenige Tage nach Einsetzen der Serumkrankheit entwickelt sich akut oder subakut unter heftigsten, reißenden Schmerzen in der Schulter-Arm-Region eine Polyneuritis. Sie ist in der Regel an den Armen, proximal und asymmetrisch lokalisiert. Die Symptomatik ist vorwiegend motorisch. Sensible Ausfälle finden sich nur gering an der Außenseite des Oberarmes. Es soll auch eine serogenetische Polyneuritis unter dem Bild generalisierter Lähmungen geben. Bemerkenswerterweise ist der Liquor nicht verändert. Nur gelegentlich hat man leichte bis mäßige Eiweißvermehrung gefunden. Die Prognose ist im Allgemeinen gut, allerdings zieht sich die Rückbildung der Lähmungen über viele Monate hin.

Für manche Autoren ist die serogenetische Polyneuritis identisch mit der **neuralgischen Schulteramyotrophie** (▶ Kap. 31.3), bei der die Mm. deltoides, supra- und infraspinatus besonders betroffen sind, obwohl dieser nur selten Impfungen vorausgehen.

Bei der sog. **Plexusneuritis** kann im MRT die Entzündung der beteiligten Wurzeln gezeigt werden (■ Abb. 32.3).

Therapie Zur Behandlung der multifokalen motorischen Neuropathie haben einzelne intravenöse Immunglobulinprodukte eine Zulassung (Dosierung wie bei CIDP); aktuell wird die Wirksamkeit und Sicherheit subkutan applizierte Immunglobuline untersucht; in einzelnen Fällen zeigte sich auch Cyclophosphamid wirksam. Steroide und Plasmaseparation zeigen keine Wirksamkeit.

Differenzialdiagnose Die MMN ist eine wichtige Differenzialdiagnose zur beginnenden amyotrophischen Lateralsklerose. Aus diesem Grunde untersuchen wir bei Patienten mit einer beginnenden ALS immer elektrophysiologisch auf Leitungsblöcke, bestimmen die GM1-Antikörper und führen eine Lumbalpunktion durch (bei multifokaler motorischer Neuropathie ist eine milde Eiweißerhöhung nicht selten). In die differenzialdiagnostische Erwägung muss auch eine distale spinale Muskelatrophie einbezogen werden.

Vertiefende Informationen zu weiteren Varianten der immunbedingten Neuropathien ▶ Exkurs.

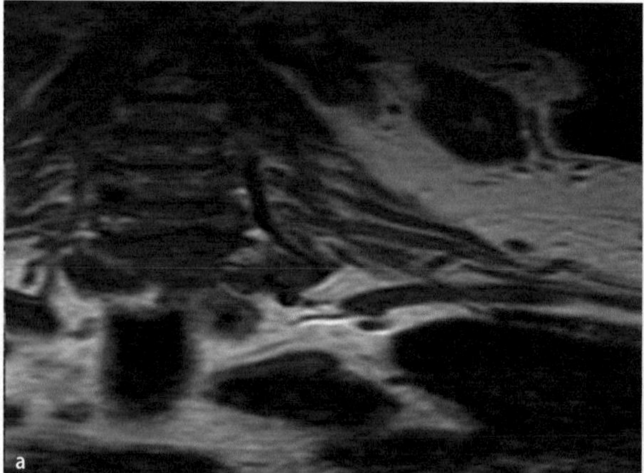

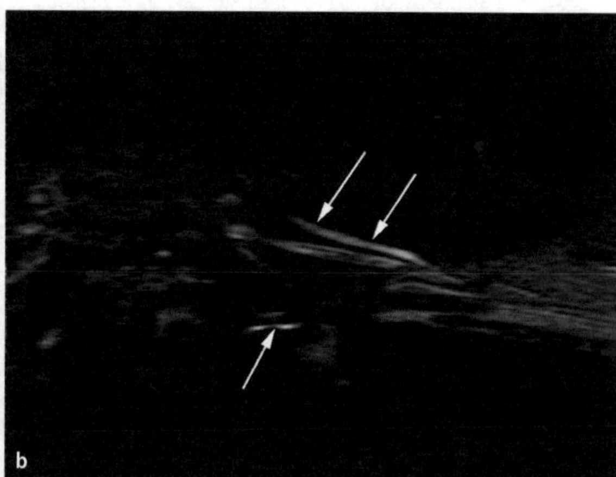

■ **Abb. 32.3a,b Plexus neuritis. a** In der hochauflösenden T1-gewichteten koronaren MRT erkennt man den unteren Plexus cervicobrachialis. **b** Auf den korrespondierenden T2-gewichteten, fettunterdrückten Sequenzen erkennt man eine prominente Signalanhebung in den betroffenen Plexusanteilen (*Pfeile*)

32.7 Entzündliche Polyneuropathien bei direktem Erregerbefall

Bei einer Reihe von Infektionen (viral, bakteriell) kann das periphere Nervensystem direkt durch Erreger befallen werden. Die Erreger sind in dem entsprechenden Entzündungskapitel besprochen. Erwähnt seien die **Ganglionopathie** bei **Lues** und die **Meningopolyradikulitis** bei **Borrelieninfektion**. Auch nach Mononukleose und Diphtherie können PNP auftreten. Typisch ist der Befall peripherer Nerven bei manchen neurotropen Viren, z. B. beim Zoster und die Entzündung der motorischen Vorderhornzellen bei der Polio. Wir besprechen hier die Lepra und die HIV-assoziierten Neuropathien.

32.7.1 Lepra-Neuropathie

Die Lepra ist global eine sehr häufige Krankheit, die weltweit etwa 8 Mio. Menschen betrifft. Man rechnet mit etwa einer halben Million neuer Fälle pro Jahr. Die Übertragungsrate ist relativ niedrig, nur bei häufigem und engem Kontakt kommt es zur Infektion, was auch das etwa 50%ige familiäre Auftreten der Lepra erklärt.

Verlaufsformen und Symptome Das Mycobacterium leprae verursacht 3 Arten von Neuropathie, an denen sich beispielhaft der direkte **und** der immunmediierte Befall des peripheren Nervensystems zeigen lässt:

- **Reine neuronale Lepra:** 5–10% der Infizierten entwickeln eine rein neuronale Manifestation der Lepra ohne Hautläsionen und sind entsprechend schwierig zu diagnostizieren. Klinisch führend ist eine Mononeuritis oder Mononeuritis multiplex, seltener eine distal symmetrische PNP.
- **Lepromatöse Lepra:** Sie entsteht durch einen direkten Erregerbefall mit Mycobacterium leprae. Die überwiegend sensorische Neuropathie ist symmetrisch verteilt. Die Nervenfasern sind mit Lepraerregern übersät. Nach initialer Demyelinisierung kommt es bald zur axonalen Läsion. Paresen sind selten. Hautläsionen kommen vor.
- **Tuberkuloide Lepra:** Bei diesen Patienten liegt eine starke Immunreaktion gegen Lepraerreger vor. Die Lepraerreger werden abgetötet. Es kommt zur Granulombildung, die sekundär zu Druckläsionen führt. Entsprechend ist der Verteilungstyp sehr stark asymmetrisch. Die sensiblen Ausfälle mit Verlust der Schmerzempfindung führen zu den typischen Mutilationen, die diese Krankheitsform kennzeichnen.

Therapie Heute ist Lepra, wenn sie früh diagnostiziert wird, gut behandelbar. Es gelten die aktuellen Empfehlungen der WHO, die sich an Form und Ausmaß der Leprainfektion orientieren. Die Therapiedauer kann zwischen Einmalgabe und lebenslanger Therapie variieren.

- Diaminodiphenylsulfon (Dapson, kann selbst eine PNP auslösen) und/oder Clofazimin sind Mittel der ersten Wahl.
- Rifampicin wird als Dauerbehandlung eingesetzt.
- Ofloxazin, Minocyclin und Clarithromycin sind weitere, verwendete Antibiotika.
- Thalidomid ist gegen Lepra sehr wirksam, wird aber wegen seiner teratogenen Wirkung nur selten gegeben.
- Kortikoide werden bei tuberkuloider Form und zu Beginn der Behandlung der lepromatösen Lepra hinzugegeben.

32.7.2 HIV-assoziierte Neuropathien

Die HIV-1-assoziierte Neuropathie ist eine systemische periphere Nervenaffektion im Rahmen der HIV-1-Infektion, die je nach Stadium der HIV-1-Infektion mit unterschiedlicher Inzidenz in verschiedenen klinischen Verlaufsformen auftreten kann.

Bei etwa 5–10% (bis 35%) aller HIV-Patienten entwickeln sich Symptome einer peripheren Neuropathie.

Spektrum der HIV-Neuropathien

- **Akute inflammatorische demyelinisierende Polyradikuloneuritis** (HIV-1-assoziiertes GBS) (1%). Kurz nach der Infektion kommt es in der Phase der Serokonversion zu einem akuten GBS, das alle verschiedenen Verlaufsformen dieses Syndroms annehmen kann. Zu diesem Zeitpunkt sind die Patienten noch nicht immunsupprimiert. Im Gegenteil, der noch hohe T-Helferzell-Anteil prädestiniert wahrscheinlich zur Auslösung dieser immunvermittelten parainfektiösen Krankheit. Der **Verlauf** ist selbstlimitierend und gutartig. Eine Begleitmyopathie ist nicht selten. **Therapie** der Wahl sind Immunglobuline, alternativ kann die Plasmapherese Verwendung finden. Eine hochaktive antiretrovirale Therapie (HAART), falls möglich unter Ausschluss potenziell neurotoxischer Substanzen, sollte in Erwägung gezogen werden.
- **Chronisch inflammatorische demyelinisierende Polyradikuloneuropathie** (selten) bei beginnendem Immundefekt auf. Diese Patienten haben ebenfalls noch einen guten Helferzell-Status. Ein Verlauf ähnlich der MMN mit Leitungsblöcken kann auftreten. **Therapie:** Kortikosteroide oder Immunglobuline, wie sie auch bei der CIDP zum Einsatz kommen.
- **HIV-1-assoziierte, vorwiegend sensible Polyneuropathie** (35–88%) bei beginnendem Immundefekt auf, häufiger aber im AIDS-Stadium. Sie manifestiert sich als distale, symmetrische Neuropathie. Diese überwiegend sensible und sehr schmerzhafte Form der Neuropathie tritt hingegen bei fortgeschrittener Krankheit auf.

Diese Patienten haben einen schlechten Immunstatus. Bei dieser Form der PNP bleibt lediglich das Fortsetzen der krankheitsspezifischen, antiretroviralen Therapie.

- **HIV-1-assoziierte vaskulitische Polyneuropathie.** Bei dieser PNP sollte eine Therapie mit Kortikosteroiden (z. B. Prednison 100 mg/Tag für 2–3 Wochen) durchgeführt werden.
- **Polyneuropathie bei diffus infiltrativem Lymphozytose-Syndrom** (DILS, selten) in eher frühen Stadien. Diese Erkrankung tritt oft in einem sehr frühen Stadium auf und zeigt die HIV-Infektion an.
- **Mononeuropathie** (z. B. auch Fazialisparese) und **Mononeuritis multiplex** (<1%) zumeist im AIDS-Stadium
- **Polyradikuloneuritis durch opportunistische Erreger** (<1%) meist im AIDS-Stadium, oft CMV-bedingt. Sie tritt bei HIV-Patienten als opportunistische Infektion auf, ist also am häufigsten von der distalen symmetrischen Neuropathie abzugrenzen. Ein GBS-ähnlicher oder multifokaler Verlauf kann jedoch ebenfalls auftreten. Diagnostisch ist der CMV-Nachweis (PCR) entscheidend. Nicht selten werden eine CMV-Retinitis oder eine ZNS-Infektion mit Zytomegalievirus festgestellt. Weitere symptomatische Ursachen, wie z. B. Thiaminmangel, HSV-Infektion oder Syphilis, sollten immer ausgeschlossen werden. Einzige Therapieoption ist die erregerspezifische Therapie. Auch die Pyramidenbahnen können beteiligt sein, deshalb sind die Reflexe nicht selten erhalten. Die Prognose ist schlecht. Insgesamt ist die Neuropathie oft im Endstadium der AIDS-Krankheit festzustellen.
- **Medikamentös-toxisch induzierte Polyneuropathien** (in Abhängigkeit von der Substanz, vor allem Didanosin, Stavudin, Zalcitabin); Zalcitabin wird wegen der zu geringen antiretroviralen Wirksamkeit nicht mehr, Stavudin wird wegen seiner starken mitochondrialen Toxizität nur noch selten verordnet. Hier bietet sich die Möglichkeit, die auslösende Substanz in Rücksprache mit dem federführenden Arzt gegen eine andere, weniger neurotoxische Substanz auszutauschen, sofern dies medizinisch tolerierbar ist.

Diagnostik Bei der Diagnostik sind folgende Untersuchungen wichtig: Erweitertes Basislabor unter besonderer Berücksichtigung der Blutzuckeruntersuchungen (HbA_{1c}), Vitamin-B_{12}- und Folsäure-Spiegel, ggf. Vaskulitisparameter und Erregerserologie (CMV, VZV, EBV, HSV). Im Einzelfall können folgende Untersuchungen erforderlich sein: Liquordiagnostik, Elektromyographie zur Abgrenzung der HIV-Myopathie, SEP zur Abgrenzung einer HIV-1-assoziierten Myelopathie, Funktionstests des autonomen Nervensystems, Nervenbiopsie zur Suche einer Vaskulitis.

32.8 Botulismus

Diese Neuropathie wird durch eine Störung der präsynaptischen Strukturen durch ein Toxin, das bei einer Infektion mit Clostridium botulinum freigesetzt wird, verursacht.

Epidemiologie und Pathophysiologie Botulismus kommt heute in Mitteleuropa und den USA relativ selten vor. Man schätzt die Erkrankungshäufigkeit pro Jahr auf 20–30 Fälle in der Bundesrepublik Deutschland.

Das Botulinumtoxin ist ein Stoffwechselprodukt des Bakteriums Clostridium botulinum, das sich in unzureichend sterilisierten und luftdicht verpackten Lebensmitteln vermehren kann. Dies erklärt, dass beim gemeinsamen Verzehr dieser Nahrungsmittel oft mehrere Personen gleichzeitig erkranken. Das Toxin wird vom Gastrointestinaltrakt in das Blut aufgenommen und dann an seinen Wirkort transportiert. Es blockiert präsynaptisch die Freisetzung von Acetylcholin am neuromuskulären Übergang und im vegetativen Nervensystem.

Drei Formen des Botulinumtoxin, A, B, und E sind humanpathogen. A und B kommen überwiegend in Lebensmitteln vor, die in Dosen verpackt oder eingekocht sind. Auch geräucherte Lebensmittel können dieses Toxin enthalten. Typ E ist bei fischhaltigen Lebensmitteln häufig. Es wird bei Kochen der Nahrung inaktiviert. Ganz selten kann Botulismus auch in Wunden entstehen.

Symptome und Verlauf Die Symptome des Botulismus sind sehr charakteristisch.

- Die Krankheit beginnt etwa 1 Tag nach Aufnahme des Toxins mit Schluckstörungen, Dysarthrie und Doppelbildern als Ausdruck des Befalls der motorischen Hirnnerven.
- Es folgt die schlaffe Lähmung von Armen und Beinen.
- Trockener Mund, Verstopfung und weite, areaktive Pupillen sind typische Zeichen der vegetativen Beteiligung.
- Doppelseitige, faziale Schwäche und Ptose lassen den Verdacht auf eine Myopathie oder eine Polyradikulitis aufkommen.
- Die Muskeleigenreflexe fehlen meistens, was die Verwechslung mit einem GBS nahe legt.
- Die generalisierte Muskelschwäche erfasst auch die Atemmuskulatur, deshalb wird bei einem großen Teil der Patienten eine kontrollierte Beatmung notwendig.
- Die Patienten sind fast immer bewusstseinsklar, auch wenn sie aufgrund ihrer Muskelschwäche und Dysarthrie kaum kommunikationsfähig sind.

Diagnostik Toxinnachweis in Stuhl und Serum, Übertragungsversuch auf die Maus.

Therapie Spezifisch gibt man ein trivalentes Antitoxin vom Pferd (gegen A, B und E). Das Antitoxin soll früh gegeben werden, da es nur zirkulierendes Toxin, nicht aber das an der neuromuskulären Synapse gebundenes Toxin neutralisiert.

Üblicherweise gibt man polyvalentes Antitoxin gegen die Typen A und B.

Die Bindung des Toxins an der Synapse ist sehr stabil und relativ lang andauernd. Man kann beim Typ A mit einer etwa zweimonatigen, bei Typ B sogar einer längeren Phase rechnen, bis die neuromuskuläre Blockade verschwindet. Antibiotika helfen nicht, sie sollten nur für die Behandlung von Aspirationspneumonien und anderen bakteriellen Infektionen vorbehalten werden.

Der Fall

Wegen einer akuten Lähmung der Schluckmuskulatur und der Arme wird ein etwa 60-jähriger Patient mit dem Verdacht auf eine entzündliche Polyradikulitis in die neurologische Klinik eingewiesen. Bei Aufnahme dort hat der Patient eine Aspirationspneumonie, leichtes Fieber, eine starke Lähmung der kaudalen Hirnnerven, Doppelbilder, Ptose beider Augen und inzwischen auch mittelgradige Paresen der Arme und Beine. Auffällig sind weite, nicht reagierende Pupillen bei dem ansonsten wachen Patienten. Innerhalb weniger Stunden wird der Patient ateminsuffizient und muss beatmet werden. Anamnestisch berichten die Angehörigen, dass die ganze Familie vor einigen Tagen einen Magen-Darm-Infekt durchgemacht habe, nachdem man einen Eintopf aus einer Büchse gegessen hatte. Der Vater habe als einziger mehrere Portionen gegessen, die anderen Familienmitglieder hätten aufgrund eines undefinierbaren, unangenehmen Geschmacks nur wenige Bissen zu sich genommen. Serologisch gelingt es, zirkulierendes Botulinumtoxin der Gruppe A nachzuweisen. Botulinumantitoxin wird gegeben, daneben erfolgt die intensivmedizinische Behandlung mit Beatmung, Antibiose und Vermeidung von Komplikationen. Nach etwa 2 Wochen kann der Patient extubiert werden und nach 4 Wochen die Klinik verlassen.

32.9 Dysproteinämische und paraneoplastische Polyneuropathien

32.9.1 Monoklonale Gammopathien

Diese gehen mit pathologischer Erhöhung der IgG und IgM-Fraktionen und Kryoglobulinen im Serum einher und können über eine Infiltration der Nerven und eine immunvermittelte Schädigung der Myelinhülle eine PNP vom Typ einer Schwerpunktneuropathie oder der akuten Polyneuritis auslösen. Gelegentlich lässt sich der Nachweis der sog. M-Proteine durch Immunfixation/Immunelektrophorese nur im Urin führen.

Eine Schädigung kann möglicherweise auch über verschiedene **Antikörper**, z. B. Anti-MAG-, Anti-GM1- oder Anti-GM2-Antikörper mediiert werden. Eine Gammopathie kann auch Ursache einer **CIDP** sein. Selbst bei benignen oder idiopathischen Gammopathien, die im höheren Lebensalter auftreten und bei denen keine anderen Organmanifestationen (z. B. Niere) vorliegen, kann eine PNP gefunden werden, die mit Immunsuppression und ggf. mit Plasmapherese behandelt werden muss.

Auch bei malignen **Paraproteinämien** (z. B. Morbus Waldenström) kann es über einen ähnlichen Mechanismus zu einer PNP kommen. Die paraneoplastische PNP ist in ▶ Kap. 13 besprochen.

32.9.2 Kryoglobulinämie

Die essenzielle Kryoglobulinämie führt zu einer vaskulitisch bedingten Neuropathie. Sekundäre Kryoglobulinämien sind assoziiert mit Hepatitis-C-Infektion, malignen Lymphomen und Kollagenosen. **Therapie:** Plasmapherese, Behandlung der Grunderkrankung bei den sekundären Kryoglobulinämien.

32.10 Erkrankungen des vegetativen Nervensystems

32.10.1 Komplexes regionales Schmerzsyndrom (CRPS, Sudeck-Syndrom)

Dieses in Zuordnung und Pathogenese umstrittene Syndrom entsteht nach Traumata, bei denen auch periphere Nerven geschädigt worden sind, nach lang dauernder Kompression einer Extremität und, in seltenen Fällen, auch ohne erkennbare Auslöser. Medikamente (z. B. Phenobarbital, Phenytoin, Isoniazid, Ciclosporin, Tacrolimus, Rapamycin) oder Grundkrankheiten wie Diabetes mellitus oder Neben- und Schilddrüsenfunktionsstörungen können ebenfalls ein CRPS auslösen.

Symptome Es entwickelt sich zunächst eine ödematöse Schwellung der Haut, die bläulich verfärbt ist. Die gelenknahen Knochen werden osteoporotisch. Es liegen erhebliche Schmerzen vor. Die Haut wird dünn, atrophisch, und wirkt bei Berührung kühl-feucht. Intensive Schmerzen von brennendem, kausalgischen Charakter stehen im Vordergrund.

Die Hand ist besonders häufig betroffen, seltener findet man die Reflexdystrophie auch am Fuß. Eine schmerzbedingte Minderinnervation ist häufig. Während in der Akutphase eines CRPS peripher-entzündliche Vorgänge vorherrschen, entwickeln sich mit der Dauer der Erkrankung zunehmend neuroplastische Veränderungen im ZNS.

Diagnostik Im Röntgenbild findet man eine Osteoporose bis zum Verlust des Knochengefüges. In der Knochenszintigraphie zeigt sich ein erhöhter Metabolismus. Im MRT sieht man ein Bindegewebsödem. Laborchemisch findet sich in der Akutphase ein erhöhtes CGRP (»calcitonin-gene-related protein«) sowie eine Assoziation mit HLA-DQ1.

Therapie Folgende Optionen stehen zur Verfügung:

- Bisphosphonate (führen zur Hemmung der Osteoklastenaktivität) sind in mehreren Studien als wirksam belegt worden. Man gibt zum Beispiel Alendronat (40 mg/Tag) oral über 8 Wochen.
- Steroide (Methylprednisolon 40–80 mg oral, über 4 Wochen) sind ebenfalls wirksam.

- Sympathikusblockade durch Lokalanästhetika (Stellatumblockade) oder medikamentöse Blockade mit Guanethidin i.v. (führt zu initialem, heftigem Schmerz, kann auch diagnostisch genutzt werden).
- Calcitonin kann intranasal und subkutan gegeben werden, die Wirksamkeit ist umstritten.

32.10.2 Akute Pandysautonomie und verwandte Krankheiten

Dies ist eine Sonderform der entzündlichen Polyradikulitis (s. o.), die nur das vegetative Nervensystem betrifft und gehäuft nach einer EBV-Infektion auftritt.

Betroffen sind alle Anteile des vegetativen Systems: Im Vordergrund stehen Kreislaufdysregulation mit orthostatischer Hypotension und Ausfall der respiratorischen Herzfrequenzvariation. Schweißstörung, Blasenstörung, Obstipation und Pupillenstörungen treten hinzu. Lähmungen treten nicht auf (Differenzialdiagnose zum Botulismus und zum klassischen GBS). Der Verlauf ist gutartig. Die Symptome bilden sich meist zurück.

32.10.3 Familiäre Dysautonomie

Definition und Genetik Von der akuten Pandysautonomie muss die familiäre Dysautonomie, die autosomal-rezessiv erblich ist und bei der es zu einer inkompletten Entwicklung sowie einer Degeneration von peripheren autonomen und sensorischen Neuronen kommt, unterschieden werden.

Die familiäre Dysautonomie wird mittlerweile auch als **HSAN3** bezeichnet und tritt fast ausschließlich bei Ashkenazi-Juden auf. Molekulargenetisch liegt bei 99% der Patienten eine Mutation auf Chromosom 9 im IKBKAP (»inhibitor of κ light polypeptide gene enhancer in B cells, kinase complex-associated protein«)-Gen vor. Es handelt sich um die häufigste HSAN.

Symptome Meist erkranken die Patienten schon im Säuglingsalter. Hypotonie, fehlende Tränensekretion, abnormes Schwitzen, Reflexverlust, orthostatische Hypotension ohne kompensatorische Reflextachykardie, Atemregulationsstörung, manchmal auch fehlende Schmerzempfindlichkeit prägen das klinische Bild. Das vegetative Nervensystem im Verdauungstrakt ist mitbetroffen.

32.10.4 Kongenitale sensorische Neuropathie mit Anhidrose

Eng verwandt mit der familiären Dysautonomie ist auch die kongenitale sensorische Neuropathie mit Anhidrose (**HSAN4**). Molekulargenetische Studien ergaben Mutationen im TrKA (Tyrosinrezeptorkinase A)-Gen auf Chromosom 1.

Symptome Diese Patienten sind schmerzunempfindlich und haben trophische Störungen, was schnell und leicht zu schweren Verletzungen und Mutilationen führt. Störungen der Temperaturregulation können auftreten. Erhalten ist die Blutdruckregulation sowie die Funktion des gastrointestinalen vegetativen Nervensystems und die Tränensekretion.

In Kürze

Polyneuropathien und hereditäre Neuropathien – allgemein
Polyneuropathien (PNP) sind generalisierte Erkrankungen des peripheren Nervensystems.
Leitsymptome: Distal an Extremitäten betonte Lähmungen, strumpf- und handschuhförmig angeordnete Sensibilitätsstörungen.
Diagnostik: Laborchemische Diagnostik, Liquorbefund, Nerven-, Muskelbiopsie, CT, Röntgen.

Metabolische Polyneuropathien
Diabetische PNP. Symptome: Distale, sensomotorische, diabetische PNP mit sensiblen Reizerscheinungen wie Parästhesien, schmerzenden Muskelkrämpfen, dumpfen oder lanzinierenden Schmerzen in Lendengegend, »burning feet«, distale, symmetrische Paresen. **Proximale, asymmetrische, vorwiegend motorische PNP** bei älteren Diabetikern setzt akut mit heftigen, besonders nächtlichen Schmerzen und Gefühlsstörungen am Rumpf ein. **Diabetische Hirnnervenlähmungen** mit heftigen Schmerzen. **Vegetative Neuropathie bei Diabetes** mit Pupillenstörungen, Urinretention, Diarrhö, Impotenz, Schweißsekretions- und orthostatischen Regulationsstörungen. **Therapie:** Normalisierung der Stoffwechsellage, Antidiabetika, Reduktion des erhöhten Körpergewichtes, Behandlung einer begleitenden Fettstoffwechselstörung.

Andere, metabolische PNP. PNP bei Urämie mit sensiblen Reizerscheinungen, Wadenkrämpfen, leichten Paresen.
Hepatische PNP mit biliärer Zirrhose, Virushepatitis, chronischer Hepatopathie. **PNP bei Schilddrüsenkrankheit**: bei Hypothyreose Engpasssyndrom. **Critical-illness-PNP** mit schweren, schlaffen, atrophischen Lähmungen aller Extremitäten und Atemmuskulatur. Medikamentöse **Therapie**. Günstige Prognose.
PNP bei Vitaminmangel und Malresorption. Symptome: u. a. Hauterscheinungen, Diarrhö.

Toxisch ausgelöste Polyneuropathien
Medikamenteninduzierte PNP. Symptome: Sensible Reizerscheinungen.
PNP bei Lösungsmittelexposition. Symptome: Distal beginnende, primär sensible, später sensomotorische PNP, Muskelschmerzen, zentralnervöse Symptome.

Polyneuropathie bei Vaskulitiden und bei Kollagenosen
Panarteriitis nodosa. Symptome: Schubweise verlaufende Lähmungen mehrerer, einzelner Nerven an Extremitäten, sensible Reizerscheinungen wie heftige Nerven- und Muskelschmerzen, betroffen v. a. Männer im fortgeschrittenen Lebensalter. Medikamentöse **Therapie** mit Immunsuppressiva.

PNP bei rheumatoider Arthritis. Symptome: Schwere, trophische Störungen der Haut bis zu distalen Nekrosen, sensible Reizsymptome, sensomotorische Ausfälle. Medikamentöse **Therapie.**

Hereditäre, motorische und sensible Neuropathien (HMSN)
CMT Typ 1: In der Regel autosomal-dominante Vererbung. Demyelinisierende PNP. Erste Symptome in der Jugend bis jungen Erwachsenenalter: symmetrische, periphere Lähmungen mit faszikulären Zuckungen, Fuß-, Handdeformitäten, sensible Reizerscheinungen, Ausfallsymptome. Andere hereditäre sensomotorische Neuropathien.
CMT Typ 2: Autosomal-dominante Vererbung, axonale Schädigung mit axonaler Degeneration und sekundärer Entmarkung.
CMT Typ 3: Autosomal-dominante oder -rezessive Vererbung. Hypertrophie der Nervenfasern.
Hereditäre Neuropathie mit Neigung zu Druckparesen (HNPP): häufige und rezidivierende Drucklähmungen einzelner Nerven oder des Plexus brachialis.
Hereditäre sensorische autonome Neuropathie (HSAN): Sensibilitätsstörungen an Füßen, Händen, akrale Ulzerationen, Einschränkung der Schmerz- und Temperaturempfindung, komplizierende Osteomyelitiden, lanzinierende Schmerzen.

Immunvermittelte Polyradikuloneuritis
Guillain-Barré-Syndrom: Symptome setzen v.a. bei Männern zwischen 50 und 60 Jahren ein: Akut oder subakut innerhalb von Wochen. Rückbildung 2–4 Wochen nach Stillstand der Ausbreitung. Bein-, Arm- und Hirnnervenlähmungen. **Gesteigerte sympathische Aktivität:** Anfallsweise hypertone Blutdruckentgleisungen, paroxysmale Tachykardien mit Extrasystolien, periphere Vasokonstriktion, Schwitzen. **Verminderte Sympathikusaktivität:** Bradykardien, verzögerte Reflextachykardie bei Orthostase, systolischer Blutdruckabfall bei Lagewechsel, abnorme Empfindlichkeit gegen Volumenmangel. **Überschießende Parasympathikusaktivität:** Paroxysmale Bradykardien, Sekundenherztod. **Verminderte Parasympathikusaktivität:** Blasen-, Mastdarmstörungen. **Therapie:** Medikamentöse Therapie, evtl. Herzschrittmacher.
Chronisch inflammatorische demyelinisierende PNP. Progrediente Beschwerden über mind. 8 Wochen, axonale Läsionen. Medikamentöse **Therapie. Differenzialdiagnose:** Paraproteinämien, hereditäre, sensomotorische und toxische Neuropathien und multifokale, motorische Neuropathie mit Leitungsblock.

Miller-Fisher-Syndrom. Symptome: Äußere Augenmuskellähmungen, Schluckstörungen, Ataxie, Parästhesien an Händen und Füßen, Arreflexie.
Multifokale, motorische Neuropathie. Symptomatik mit asymmetrischer Muskelschwäche, Reflexausfall. Medikamentöse **Therapie. Differenzialdiagnose:** Beginnende ALS.

Entzündliche Polyneuropathien bei direktem Erregerbefall
Lepra-Neuropathie. Lepromatöse Lepra mit axonaler Läsion und Hautulzeration. **Tuberkuloide Lepra:** Massive, sensible Ausfallsymptomatik mit Verlust der Schmerzempfindung, Granulombildung, Druckläsionen. Medikamentöse **Therapie.**
HIV-assoziierte Neuropathien. In fast jedem Krankheitsstadium Auftreten von Neuropathien, die teils spezifische Therapie erfordern. Im frühen Stadium können auftreten: PNP mit Ähnlichkeit zum Guillain-Barré-Syndrom, zu einer multifokalen, motorischen Neuropathie oder CIDP. Im späteren Krankheitsstadium können auftreten: eine distale, symmetrische, vorwiegend sensible Neuropathie sowie PNP durch Infektion mit opportunistischen Erregern. Differenzialdiagnose: u. a. Zytomegalievirus-assoziierte Neuritis.

Botulismus
Symptome: Schluckstörungen, Dysarthrie, Doppelbilder, schlaffe Arm- und Beinlähmung, trockener Mund, Obstipation, weite, areaktive Pupillen, doppelseitige, faziale Schwäche, Ptose. Medikamentöse **Therapie** mit Botulinumantitoxin, kontrollierte Beatmung.

Dysproteinämische und paraneoplastische Polyneuropathien
Ausgelöst durch Infiltration der Nerven, immunologische Markscheidenschädigung. Auch bei benignen oder idiopathischen Gammopathien ohne weitere Organmanifestationen. Medikamentöse **Therapie** mit Immunsuppression und evtl. Plasmapherese.

Erkrankungen des vegetativen Nervensystems
Sympathische Reflexdystrophie. Symptome: Ödematöse Hautschwellung, kühl und bläulich verfärbte, dünne, atrophische Haut, osteoporotische Gelenke der betroffenen Extremität, Schmerzen. **Therapie:** Krankengymnastik, Hochlagerung, medikamentöse Therapie.
Familiäre Dysautonomie. Symptome: Trophische Störungen, Hypotonie, abnormes Schwitzen, fehlende Tränensekretion. Tritt bereits im Kindesalter auf.

Weiterführende Literatur

Arendt G (2012) Diagnostik und Therapie HIV-1-assoziierter neurologischer Erkrankungen. In: Diener HC, Weimar C; Kommission »Leitlinien« der Deutschen Gesellschaft für Neurologie (Hrsg.) Leitlinien für Diagnostik und Therapie in der Neurologie. Thieme, Stuttgart New York
Bril V (2014) Neuromuscular complications of diabetes mellitus. Continuum 20: 531–544
Gwathmey KG, Burns TM, Collins MP, Dyck PJB (2014) Vasculitis neuropathies. Lancet Neurol 13: 67–82
Heuß D (2012) Diagnostik bei Polyneuropathie. In: Diener HC, Weimar C; Kommission »Leitlinien« der Deutschen Gesellschaft für Neurologie (Hrsg.) Leitlinien für Diagnostik und Therapie in der Neurologie. Thieme, Stuttgart New York
Hughes RA, Donofrio P, et al. (2008) Intravenous immune globulin (10% caprylate-chromatography purified) for the treatment of chronic inflammatory demyelinating polyradiculoneuropathy (ICE study): a randomised placebo-controlled trial. Lancet Neurol 7(2): 136–144
Köller H, Kieseier BC, Jander S, Hartung HP (2005) Chronic inflammatory demyelinating polyneuropathy. N Engl J Med 352(13):1343–1356
Latov N (2014) Diagnosis and treatment of chronic acquired demyelinating polyneuropathies. Nat Rev Neurol 10(8): 435–446
Lauria G, Merkies IS, Faber CG (2012) Small fibre neuropathy. Curr Opin Neurol 25(5): 542–549
Murphy SM, Laurá M, Reilly MM (2013) DNA testing in hereditary neuropathies. Handb Clin Neurol 115: 213–232
Overell JR (2011) Peripheral neuropathy: pattern recognition for the pragmatist. Pract Neurol 11: 62–70
Sindic CJ (2013) Infectious neuropathies. Curr Opin Neurol 26(5): 510–515
Yuki N, Hartung H-P (2012) Medical Progress: Guillain-Barre Syndrome. New Engl J Med 366: 2294–2304

Amyotrophe Lateralsklerose und andere Motoneuronerkrankungen

Albert Ludolph

W. Hacke (Hrsg.), *Neurologie*,
DOI 10.1007/978-3-662-46892-0_33,

Einleitung

Dieses Kapitel beschäftigt sich mit den verschiedenen Erkrankungen des 1. und 2. Motoneurons. Die häufigste Motoneuronerkrankung ist die amyotrophe Lateralsklerose, die im mittleren und höheren Lebensalter auftritt und rasch, und unaufhaltsam zum Tode führt, ohne dass – bei den meisten Patienten – kognitive und Verhaltensstörungen auftreten. Die Erkrankung stellt große Anforderungen an Patienten, Angehörige und Ärzte. Es darf nicht übersehen werden, dass Vorderhornerkrankungen auch sehr langsam progredient verlaufen können.

Ein bekanntes Beispiel für einen gutartigeren Verlauf ist der englische Astrophysiker Hawking. Er ist seit Jahrzehnten an den Rollstuhl gefesselt und hat nur noch geringe Restfunktionen weniger Extremitätenmuskeln, eine schwere Störung der Zungenmotilität und eine eingeschränkte Atemfunktion. Er steuert seinen Computer mit seinem Mund und über willkürliche Augenbewegungen. Im eigenen, praktisch unbeweglichen Körper gefangen (»deefferenziert«), entwickelt er faszinierende Theorien über die Entstehung und Ausbreitung der Galaxien.

Definition Diese Gruppe von Krankheiten ist dadurch gekennzeichnet, dass klinisch überwiegend das motorische System beteiligt ist. Es sind

- das **1. Motoneuron** = Pyramidenzellen des motorischen Kortex und die Pyramidenbahn,
- das **2. Motoneuron** = motorische Vorderhornzellen oder bulbäre Hirnnervenkerne mit motorischem Axon und davon versorgten Muskeln oder
- beide Systeme in **Kombination** betroffen.

Im angloamerikanischen Sprachgebrauch werden diese Krankheiten als **»motor neuron disease« (MND)** bezeichnet. Allerdings haben moderne neuroanatomische und -pathologische Untersuchungen gezeigt, dass z. B. die Erkrankung ALS eine Multisystemdegeneration ist, also dass sich hinter den Amyotrophien und Paresen eine weitergehende Beteiligung von Gehirn- und Rückenmarksstrukturen verbirgt.

33.1 Degeneration des 1. Motoneurons

33.1.1 (Hereditäre) spastische Spinalparalyse (HSP)

Epidemiologie Die Krankheit ist mit einer Prävalenz von 4–5 Patienten/100.000 Einwohnern selten. Jedoch gibt es deutliche regionale Unterschiede. Das männliche Geschlecht ist häufiger betroffen als das weibliche.

In etwa 75% der Patienten lässt sich Erblichkeit nachweisen, meist autosomal-dominant, aber auch rezessiv und X-chromosomal. 25% der Erkrankungen scheinen sporadisch aufzutreten.

Genetik und pathologisch-anatomische Befunde bei hereditären spastischen Spinalparalysen ► Exkurs.

Symptome Die HSP kann in jedem Lebensalter beginnen. Es gibt zwei Erkrankungsgipfel: Der erste liegt vor dem 6. Lebensjahr, der zweite zwischen dem 2. und 4. Lebensjahrzehnt. Die Symptome setzen mit Steifigkeit in den Beinen ein. Bei der reinen oder unkomplizierten Verlaufsform bleibt die Symptomatik meist auf die unteren Extremitäten beschränkt. Anfangs ist das Gehen nur jeweils bei den ersten Schritten besonders mühsam und hölzern, danach lockert es sich bei weiteren Bewegungen. Später entwickelt sich eine ausgeprägte, bleibende Paraspastik der Beine mit doppelseitiger Zirkumduktion. Charakteristisch ist ein Adduktorenspasmus, so dass der Kranke beim Gehen die Knie kaum aneinander vorbeischieben kann. Die Arme können mitbetroffen sein, werden aber erst nach vielen Jahren ergriffen. Ein vermindertes Vibrations- und Lageempfinden sowie eine Harnblaseninkontinenz vom zentralen Typ (»imperativer Harndrang«) können hinzukommen. Bei den komplizierteren Verlaufsformen kommen zusätzliche neurologische Symptome wie extrapyramidalmotorische Störungen, Ataxie, Demenz, Epilepsie, Taubheit oder Optikusatrophie hinzu.

Bei der Untersuchung ist die spastische Tonuserhöhung stets weit stärker ausgeprägt als die Lähmung. Die Eigenreflexe sind gesteigert. Pathologische Reflexe können bereits als Spontan-Babinski vorliegen. Die Bauchhautreflexe bleiben lange erhalten. Sensibilität, vegetative Funktionen und Liquor sind normal.

Exkurs

Genetik und pathologisch-anatomische Befunde bei hereditären spastischen Spinalparalysen

Genetik. Die hereditären spastischen Spinalparalysen bilden eine heterogene Gruppe, die auch unter den Synonymen (hereditäre oder familiäre) spastische Paraplegie, Strümpell-Lorrain-Erkrankung und Erb-Charcot-Erkrankung bekannt sind. Inzwischen sind mehr als 40 verschiedene Gene (SPG) entdeckt worden; auch aus Kostengründen ist eine gute klinische Hypothese wichtig, um eine rationale Diagnostik durchzuführen. Diese Diagnostik hat heute noch keine therapeutischen Konsequenzen.

Pathologische Anatomie. Im Gegensatz zu den später besprochenen nukleären Atrophien (► Abschn. 33.2) kommt es bei dieser Krankheit zur Degeneration zentraler motorischer Bahnen.

Makroskopisch besteht eine Verschmälerung des Gyrus praecentralis, besonders im medialen Drittel (Beinregion) und des Lobulus paracentralis, der der vorderen Zentralwindung an der Innenfläche des Interhemisphärenspaltes benachbart ist.

Mikroskopisch findet man vor allem einen Untergang der Betz-Zellen in der 5. Schicht des Gyrus praecentralis und eine kontinuierliche oder diskontinuierliche Degeneration der Pyramidenbahnen, vorwiegend thorakal, nach kaudal zunehmend (»zentrale distale Axonopathie«). Außerdem findet sich auch eine distale axonale Degeneration der Hinterstränge, insbesondere des Tractus gracilis.

Verlauf Der Verlauf ist sehr langsam, über 2–3 Jahrzehnte progredient. Im Endstadium sind die Kranken mit spastischen Kontrakturen an einen Rollstuhl gebunden.

Diagnostik Die Diagnose wird klinisch gestellt.

- Die **MRT** von Kopf, Zervikal- und Thorakalmark dienen zum Ausschluss symptomatischer Ursachen der Paraspastik.
- Die Potenziale nach transkranieller Motorstimulation (TKMS) sind meist pathologisch.
- Aufgrund der regelhaften Hinterstrangbeteiligung sind auch die SEP oft pathologisch.
- Der **Liquor** ist meist normal, das Eiweiß kann allenfalls leicht erhöht sein.
- Es gibt derzeit mehr als 40 Gene, die für die Erkrankung verantwortlich sind. Eine molekulargenetische Diagnostik muss gemäß dem klinischen Bild systematisch erfolgen.

Diagnostische Kriterien der unkomplizierten hereditären spastischen Paraplegie

- Symmetrische spastische Tonuserhöhung der unteren Extremitäten
- Symmetrische Paresen der unteren Extremitäten, i. d. R. weniger ausgeprägt als die Spastik
- Hyperreflexie der unteren Extremitäten
- Positive Familienanamnese
- Positives Zeichen nach Babinski
- Zentrale Blasenentleerungsstörung
- Leichte Sensibilitätsstörung (reduziertes Vibrations- und Gelenkslageempfinden)
- Hyperreflexie und Schwäche der oberen Extremitäten (schwerer betroffene Patienten)
- Ausschluss sonstiger Erkrankungen

Differenzialdiagnose ▶ Facharztbox: Differenzialdiagnose der spastischen Spinalparalyse.

Therapie Eine kausale Therapie gibt es nicht. **Krankengymnastik:** Sehr gut sind Übungen nach der Bobath-Methode geeignet, um die behindernde Spastik zu reduzieren und Restfunktionen zu erhalten.

Für die **symptomatische Behandlung** der Spastik kommen Baclofen (Lioresal, 15–100 mg/Tag oral), Tizanidin (Sirdalud, 6–24 mg/Tag oder Dantrolen (Dantamacrin 50–300 mg/Tag) in Frage. Der lokalen Applikation von **Botulinumtoxin (Botox)** kommt eine zunehmende Bedeutung in der Behandlung der lokalen Spastik, insbesondere des Adduktorenspasmus zu. Eine wichtige Rolle spielt die Versorgung mit Hilfsmitteln. Chirurgische Korrekturen schwerer Fußdeformitäten oder eine Verkürzung der Achillessehne können in Ausnahmefällen hilfreich sein.

33.1.2 Primäre Lateralsklerose

Dies ist eine langsam progrediente, asymmetrisch beginnende Degeneration der Pyramidenbahn mit spastischer Lähmung, die sich langsam und kontinuierlich auf andere Körperregionen ausbreitet, auch auf die bulbäre Muskulatur. Ein Übergang in eine ALS ist die Regel. Die Progressionsgeschwindigkeit ist jedoch meist langsamer und das Überleben länger. Es kann häufig im MRT eine auffällige Signalgebung entlang der Pyramidenbahn (◘ Abb. 33.3) beobachtet werden. Diese Befunde sind allerdings nicht spezifisch.

33.2 Krankheiten mit primärer Degeneration des 2. Motoneurons: spinale Muskelatrophien (SMA)

33.2.1 Allgemeines

Die Einteilung der spinalen Muskelatrophien ist noch nicht endgültig abgeschlossen. Von den 3 autosomal-rezessiven Formen (Typ I–III) werden die scheinbar sporadisch auftre-

Facharztbox

Differenzialdiagnose der spastischen Spinalparalyse

Amyotrophe Lateralsklerose (ALS): In vielen Fällen, namentlich jenseits des 25. Lebensjahres, ist das Syndrom der spastischen Paraparese nur das Vorstadium einer anderen Nervenkrankheit. Vor allem bei negativer Familienanamnese müssen andere Ursachen einer spastischen Paraparese ausgeschlossen werden. Eine ALS kann 1–2 Jahre lang unter den Symptomen einer rein zentralen Lähmung verlaufen (»primäre Lateralsklerose«), bis die Schädigung auch des peripheren Neurons manifest wird. Differenzialdiagnostisch wichtig ist, dass die HSP meist symmetrisch, die PLS und die ALS fast immer asymmetrisch beginnt. Auch andere neurodegenerative Erkrankungen wie spinozerebelläre Ataxien sollten ausgeschlossen werden.

Die **funikuläre Spinalerkrankung** (▶ Kap. 29.1) kann mit spastischen Symptomen an den Beinen einsetzen. Deshalb sind in jedem Falle von spastischer Spinalparalyse eine Untersuchung des Vitamin-B12-Stoffwechsels (Vitamin B12, Methylmalonsäure, Homocystein) und der Antikörper gegen Parietalzellen angezeigt. Dasselbe gilt für andere metabolische Erkrankungen wie Leukodystrophien, die sich aber meist durch den MRT-Befund unterscheiden.

Die **Multiple Sklerose** beginnt nicht selten mit einer spastischen Paraparese. Deutliche sensible und Blasenstörungen können anfangs fehlen. Bei MS erlöschen aber die BHR frühzeitig und evozierte Potenziale und MRT zeigen multilokuläre Läsionen im ZNS an.

Ein parasagittales **Meningeom** oder andere, spinale Tumoren, Gefäßmissbildungen, strukturelle Anomalien wie eine Arnold-Chiari-Malformation, degenerative Wirbelsäulenerkrankungen, eine Syringomyelie sowie Infektionen wie Aids, Neurolues oder die tropische spastische Paraparese können auf den ersten Blick die Symptomatik imitieren.

Tab. 33.1 Einteilung der motoneuronalen Erkrankungen mit Befall des 2. Motoneurons

Hereditäre Formen der spinalen Muskelatrophie	Infantile spinale Muskelatrophie (Typ I, Werdnig-Hoffmann): Erkrankungsalter im ersten Lebensjahr, Manifestation zuerst im Beckengürtel, oft generalisiert
	Intermediärtyp (Typ II): Erkrankungsalter in den ersten Lebensjahren, Manifestation zuerst im Beckengürtel
	Proximale neurogene Amyotrophie (Typ III, Kugelberg-Welander): Erkrankungsalter um 9 Jahre, Manifestation zuerst im Beckengürtel (SMA IIIa: Erkrankung vor, SMA IIIb nach dem 3. Lebensjahr)
Sporadische Formen der spinalen Muskelatrophie	Progressive spinale Muskelatrophie (Typ Vulpian-Bernhard, »Flail-arm-Syndrom«): Erkrankungsalter vom 20.-90. Lebensjahr, Manifestation zuerst im Schultergürtel, meist langsamere Progredienz als die klassische ALS
	Juvenile distale spinale Muskelatrophie (Typ Hirayama): Erkrankungsalter um das 15. Lebensjahr, Manifestation an den Armen, selbstlimitierend
	Peronealtyp mit Manifestation an der Unterschenkelmuskulatur (»Flail-leg-Syndrom«): Beginn im Erwachsenenalter, meist langsamere Progredienz als ALS
	Progressive Bulbärparalyse: Degeneration der kaudalen motorischen Hirnnervenkerne: Erkrankungsalter im mittleren und hohen Alter

tenden Formen (»progressive Muskelatrophien«) unterschieden (Tab. 33.1). Diese sind aber aufgrund neuropathologischer Befunde der Gruppe der amyotrophen Lateralsklerose zuzuordnen. Wir besprechen in diesem Abschnitt eine Reihe von spinalen Muskelatrophien, die einige Gemeinsamkeiten haben. Es sind

- die infantile spinale Muskelatrophie (Typ I, Werdnig-Hoffmann),
- die hereditäre, proximale, neurogene Amyotrophie (Typ III, Kugelberg-Welander),
- die progressive Muskelatrophie (PMA),
- die Vulpian-Bernhard-Krankheit (skapulohumeraler Typ) und andere, seltenere Manifestationen.

Ätiologie und Pathologie Die Werdnig-Hoffmann- und die Kugelberg-Welander-Krankheit sind in der überwiegenden Mehrzahl durch Mutationen im SMN-Gen verursacht. Der Prozess betrifft klinisch nur das zweite (untere) motorische Neuron, d. h. die motorischen Vorderhornzellen des Rückenmarks und die Kerne der motorischen Hirnnerven mit ihren Axonen. Man spricht auch von nukleären Atrophien.

Symptome Das klinische Charakteristikum dieser Krankheitsgruppe ist eine langsam fortschreitende, rein motorische, periphere Lähmung mit Muskelatrophien von segmentaler Verteilung und faszikulären Zuckungen. Die Eigenreflexe sind erloschen. Sensibilität, Trophik und Entleerung von Blase und Darm bleiben ungestört. Die einzelnen Unterformen der SMA zeigen klinisch sehr unterschiedliche Verläufe und haben sehr unterschiedliche Prognosen. Die rascheste Progredienz und die schlechteste Prognose zeigen die infantilen hereditären Formen.

Diagnostik Im **EMG** finden sich nur selten Fibrillationen und positive scharfe Wellen, auch nur wenige Faszikulationen. Oft ist das Aktivitätsmuster bei mäßiger Atrophie und noch recht guter Kraft bis auf Einzeloszillationen gelichtet. Eine stärkere Verlangsamung der Nervenleitgeschwindigkeit findet sich nicht. Riesenpotenziale kommen dadurch zustande, dass die verbleibenden Nervenfasern denervierte Muskelfasern durch kollaterale Aussprossung reinnervieren und dass größere motorische Einheiten früher rekrutiert werden.

Laborchemische Befunde: Erhöhungen der Muskelenzymaktivitäten im Serum können diagnostisch an eine Myopathie denken lassen: Bei mehr als der Hälfte der Patienten ist die Serum-CPK erhöht, beim Typ Kugelberg-Welander sogar bis auf Werte von über 2000 U/l.

MRT: Bildgebende Diagnostik ist nur differenzialdiagnostisch interessant. Im MRT der betroffenen Muskulatur findet man atrophische Muskeln mit hyperintensem Signal in der T2-Sequenz. Kontrastmittelaufnahme ist selten. Die Verteilung der Veränderungen deckt sich mit den elektrophysiologischen Befunden.

Muskelbiopsie: Befunde ▶ Exkurs: Genetik und pathologische Anatomie bei spinalen Muskelatrophien.

33.2.2 Infantile spinale Muskelatrophie (Typ I, Werdnig-Hoffmann)

Symptome und Verlauf Die Symptome sind teilweise schon bei der Geburt vorhanden und die Erkrankung manchmal Ursache eines »Floppy-infant-Syndroms«.

- Innerhalb des 1. Lebensjahres zeigen die Kinder eine Trinkschwäche und einen Stillstand in der motorischen Entwicklung. Sie liegen auffällig ruhig im Bett und bewegen nur in geringem Maße Finger und Zehen.
- Die Lähmungen beginnen im Beckengürtel. Sie breiten sich dann auf die gesamte Extremitäten- und Stammmuskulatur, später auch auf die Gesichts- und Schluck-

Exkurs

Genetik und pathologische Anatomie bei spinalen Muskelatrophien

Genetik. Die spinalen Muskelatrophien (SMA) sind eine klinisch und genetisch heterogene Krankheitsgruppe. Die proximalen Muskelatrophien des Kindesalters folgen einem autosomal-rezessiven Erbgang. Heterozygote Anlageträger sind nicht von Kontrollpersonen zu unterscheiden. Diese hereditären Formen sind nach der zystischen Fibrose mit einer Inzidenz von 1:10.000 Lebendgeburten eine der häufigsten autosomal-rezessiv vererbte Erkrankungen. Nicht selten sind Geschwister der Patienten ebenfalls erkrankt.
Mehr als 95% der Patienten mit autosomal-rezessiv vererbten spinalen Muskelatrophien zeigen eine homozygote Deletion im SMN-Gen auf Chromosom 5q. Dieser genetische Befund ist diagnostisch hoch relevant.

Pathologische Anatomie. Pathologisch-anatomisch findet man auf dem befallenen Niveau, besonders in der Medulla oblongata, in der zervikalen und lumbalen Intumeszenz, einen symmetrischen Schwund der motorischen Kern- bzw. Vorderhornzellen mit reaktiver Gliawucherung. Die vorderen Wurzeln sind bereits makroskopisch dünner als normal und grau entfärbt. Mikroskopisch zeigt sich das Bild einer Degeneration von Markscheiden und Achsenzylindern. Die entsprechenden Muskeln sind neurogen atrophiert, d. h. sie zeigen eine uniforme Atrophie der motorischen Einheiten mit randständig vermehrten Muskelkernen.
Es gibt aber auch histologische Veränderungen, die einer Myopathie ähneln.

muskulatur aus. Das Gesicht wird durch doppelseitige Fazialisparesen ausdruckslos. Die Augen bleiben voll beweglich.

- Der Kopf kann nicht gehalten werden.
- Die Atmung ist abdominal. Sehr typisch ist die sog. Schaukelatmung: Bei der Inspiration wölbt sich der Bauch vor, während der Thorax einsinkt, exspiratorisch wird der Bauch eingezogen und der Thorax wieder etwas geweitet.
- Die Muskulatur der Extremitäten ist hypoton. Die Eigenreflexe fehlen. Die Muskelatrophien führen zu Fehlstellungen der Gelenke mit sekundärer Versteifung.
- Durch Parese der Interkostalmuskulatur bilden sich Atelektasen, die das Auftreten von Pneumonien begünstigen. Über 60% der Kinder erliegen einer Pneumonie im 1. oder 2. Lebensjahr, nur ganz selten überleben sie das 6. Jahr.
- Heute kann die respiratorische Funktion durch geeignete nicht-invasive und invasive Beatmungstechniken lange erhalten werden. Dies setzt aber Kenntnisse des Arztes der Konsequenzen und eine sorgfältige Interaktion mit Betroffenen und deren sozialer Situation, spezifisch der familiären Situation, voraus.

Differenzialdiagnose Das »floppy infant syndrome« (»schlaffes Baby mit Trinkschwäche«) beruht in der Mehrzahl der Fälle auf einer konnatalen Myopathie. Von dieser Krankheit sind heute etwa ein Dutzend verschiedene Formen histologisch und enzymhistochemisch identifiziert. Die Kinder haben bei schlaffem Muskeltonus eine proximale Schwäche in den Extremitäten und Schwierigkeiten beim Trinken. Die Atemmuskulatur ist nicht betroffen. Die Aktivität der Muskelenzyme ist nur leicht erhöht. Das EMG ergibt oft uncharakteristische Befunde.

Zur konnatalen Myasthenie ▶ Kap. 34.8.

33.2.3 Hereditäre, proximale, neurogene Amyotrophie (Typ III, Kugelberg-Welander)

Das Erkrankungsalter streut zwischen 2 und 17 Jahren, im Mittel beträgt es 9 Jahre.

Symptome Klinisch setzt nach initial normaler motorischer Entwicklung bei den Kindern zunächst eine proximale Schwäche in den Beinen ein. Sie haben Schwierigkeiten beim Treppensteigen. Später stürzen sie häufig und haben Mühe, sich wieder aufzurichten. Sie zeigen einen watschelnden Gang und eine lumbale Hyperlordose. Nach mehreren Jahren bildet sich auch eine Schwäche in den Mm. deltoideus, sternocleidomastoideus und später auch an Armen und Händen aus. Zunge und Kaumuskulatur bleiben meist frei.

Typisch ist ein Befall des M. infraspinatus am Schultergürtel und die Bevorzugung der Beuger an den Unterarmen. Die Kinder können deshalb, im Gegensatz zu Patienten mit progressiver Muskeldystrophie, den Jendrassik-Handgriff nicht ausführen. Andererseits erreicht die Schwäche der Rumpfmuskulatur wesentlich später als bei der Muskeldystrophie Duchenne einen solchen Grad, dass die Kinder »an sich selbst emporklettern« müssen.

Diagnostik Bei der Untersuchung sieht man häufig bereits spontan ein Muskelfaszikulieren. Die Eigenreflexe erlöschen parallel zur Entwicklung der Atrophien, das heißt zuerst fallen die PSR, danach die ASR aus. **Elektromyographisch** zeigt sich das Bild einer neurogenen Störung.

Verlauf Der Verlauf ist wechselnd rasch. Es werden auch Perioden von jahrelangem Stillstand beobachtet. Die Lebenserwartung ist, wenn nicht interveniert wird, in individuell unterschiedlichem Ausmaß verkürzt.

33.2.4 Progressive spinale Muskelatrophie

Es handelt sich um eine Erkrankung, die klinisch alleinig das 2. Motorneuron betrifft, nach neuropathologischen Ergebnissen in der überwiegenden Mehrzahl der Fälle eine klinisch nicht erkennbare Mitbeteiligung der Pyramidenbahn aufweist. Daher muss sie zur Gruppe der **ALS-Varianten** gezählt werden. Die Prognose ist interindividuell unterschiedlich, häufig jedoch besser als bei der ALS. Die Erkrankung tritt auch in Familien auf, die ALS-Gene tragen. Daher entspricht das genetische Risikoprofil dem der ALS. In Deutschland sind C9ORF72 und SOD die häufigsten verantwortlichen Gene. Die Krankheit beginnt häufig mit einer Atrophie der kleinen Handmuskeln (◘ Abb. 33.1) (▶ Facharztbox: Differenzialdiagnose der isolierten Atrophie der kleinen Handmuskulatur).

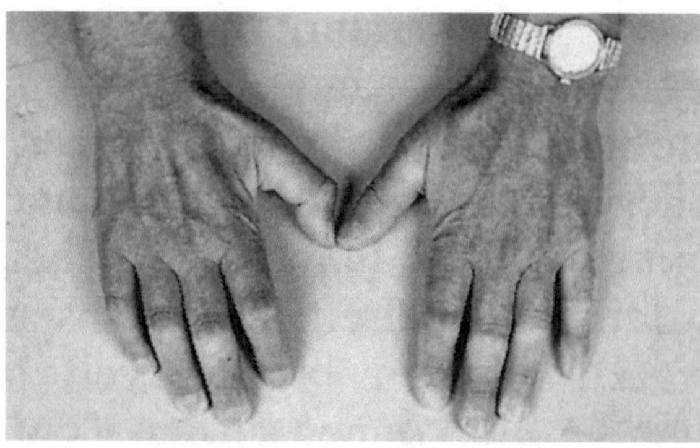

◘ **Abb. 33.1 Atrophie der kleinen Handmuskeln bei einem 39-jährigen Mann mit progressiver, spinaler Muskelatrophie.** Die Atrophien und Bewegungsstörungen hatten vor 8 Jahren eingesetzt. Die motorische Funktion der Hände war für gröbere Verrichtungen noch gut. (Mit freundlicher Genehmigung von A. Ferbert, Kassel)

33.2.5 Postpoliosyndrom

Etwa ein Drittel der Patienten, die früher eine Poliomyelitis erlitten hatten, klagen im höheren Lebensalter, über 20–60 Jahre nach der akuten Phase der Poliomyelitis, über eine zunehmende Muskelschwäche, manchmal mit Atrophie und Faszikulationen. Der Erkrankungsgipfel liegt um die 50–60 Jahre. Hiervon sind vor allem in der Akutphase der Polio-Erkrankung schwer beeinträchtigte und zunächst gut rehabilitierte Muskelgruppen, aber auch solche betroffen, die von der akuten Poliomyelitis klinisch nicht berührt waren.

Symptome Die Patienten verlieren die Ausdauer oder haben Schwierigkeiten bei zuvor problemlosen Tätigkeiten. Das Gehen ist erschwert und die Erholungsphase wird nach körperlichen Tätigkeiten länger. Bulbäre Symptome sind selten. Die Symptome schreiten relativ langsam voran. Eine Reaktivierung der Polio liegt nicht vor. Männer sind etwas häufiger betroffen. Milde Formen werden leicht übersehen.

Es gibt auch Patienten, die nach einer ganz milden, auch nicht diagnostizierten Form der Polio, im Alter mit milden Paresen und Faszikulationen erkranken und bei denen man eine leichte, auf das 2. Motorneuron bezogene ALS diagnostiziert hat.

Es ist heute klar, dass es sich nicht um einen Übergang in eine langsam verlaufende amyotrophe Lateralsklerose han-

Facharztbox

Differenzialdiagnose der isolierten Atrophie der kleinen Handmuskulatur

Solange die Muskelatrophien noch auf die Hand beschränkt sind, muss man eine mechanisch verursachte, chronische, periphere Nervenschädigung abgrenzen, z. B. das **Karpaltunnelsyndrom**, die chronische Ulnarislähmung und die verschiedenen Formen der unteren Plexuslähmung. Bei diesen treten aber fast immer Sensibilitätsstörungen und beim Karpaltunnelsyndrom (»Brachialgia paraesthetica nocturna«) regelhaft Schmerzen auf.

Die **ALS** beginnt häufig an der kleinen Handmuskulatur; sie breitet sich häufig früh auf Biceps brachii und Handextensoren der gleichen Extremität aus und greift später auf benachbarte Körperregionen (gleichseitiges Bein; anderer Arm) über.

Die **multifokale motorische Neuropathie (MMN)** ist in ▶ Kap. 32.5 besprochen. Diese seltene Erkrankung, die häufig differenzialdiagnostisch diskutiert wird, wird manchmal erfolgreich mit Immunglobulinen behandelt. Der Effekt dieser Therapie sollte bei jedem Patienten kritisch evaluiert werden. Die meisten Patienten, die aufgrund einer »MMN« mit Immunglobulinen behandelt werden, zeigen bei kritischer Betrachtungsweise unter Therapie den klinischen Verlauf einer ALS.

Die **Syringomyelie** kann im Anfangsstadium die Symptome einer systemischen Vorderhorndegeneration imitieren. Bald stellen sich aber Schmerzen, Gefühlsstörungen und trophische Veränderungen ein, die die Diagnose erleichtern. Nach Einführung des spinalen MRT ist die Syringomyelie leicht zu diagnostizieren.

Bei etwas höherem Lebensalter kommt auch die distalen **Myopathien** differenzialdiagnostisch in Frage. Im Alter von 40–60 Jahren (»tarda«) setzt eine langsam fortschreitende Atrophie der kleinen Handmuskeln, der Unterarmmuskeln und der Mm. peronaei ein. Die Eigenreflexe erlöschen entsprechend dem muskeldystrophischen Prozess.

Das EMG und die Muskelbiopsie lassen erkennen, dass es sich um eine primäre Muskelkrankheit und nicht um eine neurogene Atrophie handelt. Das Leiden ist, im Gegensatz zur Duchenne-Aran-Krankheit, mit hoher Penetranz dominant erblich (Myopathia hereditaria). Die Prognose ist gut.

Die Differenzialdiagnose zur häufigeren **»Inclusion-body-Myopathie«** kann in den meisten Fällen klinisch vorgenommen werden. Hier ist die intrinsische Handmuskulatur praktisch ausgespart, auch die bei der ALS regelhaft betroffenen Handextensoren bleiben kaum betroffen. Im Gegensatz dazu steht neben Paresen des M. quadriceps eine symmetrische Parese der Finger- und Handflexoren im Vordergrund des klinischen Bildes. Der Nachweis von »rimmed vacuoles« in der Muskelbiopsie ist diagnostisch beweisend.

Facharztbox

Weitere spinale Muskelatrophien

Vulpian-Bernhard-Krankheit (skapulohumeraler Typ). Diese Erkrankung wird als – häufig benignere – Variante der amyotrophen Lateralsklerose angesehen. Im englischen Sprachgebrauch wird der Begriff »flail arm syndrom« verwendet. Das Syndrom ist klinisch charakteristisch und kann leicht differenziert werden: Es beginnt asymmetrisch an den proximalen oberen Extremitäten, breitet sich auf beide obere Extremitäten aus, bis eine komplette reflexlose periphere Paraparese der Arme entsteht. Später breitet sich die Erkrankung auf die Beine und die bulbäre Muskulatur aus; die durchschnittliche Lebenserwartung beträgt 10 Jahre, aber es kommen auch schnellere Verläufe vor. Männer sind deutlich häufiger als Frauen betroffen. Sehr häufig wird die Erkrankung mit der mutifokalen motorischen Neuropathie verwechselt.

Juvenile, distale spinale Muskelatrophie (Typ Hirayama). Diese Erkrankung, die typischerweise im 2. Lebensjahrzehnt beginnt, wird man in Deutschland kaum sehen. Sie ist häufig im fernen Osten (Japan, Sri Lanka) beschrieben worden. Es kommt zu sich langsam entwickelnden asymmetrischen Muskelatrophien der distalen oberen Extremitäten. Die Krankheit ist nach einer Progredienz von 2–4 Jahren selbstlimitierend oder kann sich sogar bessern. Die Ursache ist nicht geklärt. Eine Kompression des unteren Zervikalmarks bei Kopfbeugung wurde angenommen, konnte aber nicht bestätigt werden.

Peronealtyp der Motoneuronkrankheit. Diese Krankheit wird im englischen Sprachgebrauch analog zur Vulpian-Bernhard-Erkrankung als »Flail-leg-Syndrom« bezeichnet. Sie ist seltener als der Typ Vulpian-Bernhard, kann in allen Lebensabschnitten beginnen und ist anfangs, erst asymmetrisch fast immer auf die Unterschenkelmuskulatur beschränkt. Später kommen, nach einer durchschnittlich kürzeren Latenz als beim »Flail-arm-Syndrom«, auch Hände und Unterarme, Oberschenkel- und Stammmuskeln, später die bulbäre Muskulatur dazu. Es handelt sich um eine Variante der ALS. Von der neuralen Muskelatrophie ist die Krankheit durch die initiale Asymmetrie, fehlende Sensibilitätsstörungen und fehlende Verzögerung der sensiblen NLG abzugrenzen.

delt. Es handelt sich vielmehr um die Folgen einer häufig lebenslangen Überlastung eines vorgeschädigten neuromuskulären Apparates, die nach Jahrzehnten symptomatisch wird. Diese Erkenntnis hat wichtige Konsequenzen für die Betreuung und Behandlung dieser Patienten, sie beugt Nihilismus vor.

Therapie Die Patienten müssen eine Behandlung erfahren, die die Restfunktionen des Bewegungsapparats erhält und stärkt. Dazu gehören
- Reduktion der allgemeinen physischen Belastung, auch wenn nötig im beruflichen Leben,
- regelmäßige gezielte Physiotherapie,
- Erkennung von sekundären Gelenk-, Muskel- und Nervenschädigungen (Arthrosen, Engpasssyndromen peripherer Nerven),
- Versorgung mit orthopädischen Hilfsmitteln und
- Vermeidung von Medikamenten, die die Schwäche verstärken können, wie Tranquilizer, Muskelrelaxanzien, Beta-Blocker und Statine.

Vertiefende Informationen zu weiteren spinalen Muskelatrophien ▶ Facharztbox.

33.3 Amyotrophe Lateralsklerose (ALS)

Definition Die amyotrophe Lateralsklerose ist eine rasch voranschreitende, fokal beginnende, sich kontinuierlich über den Körper ausbreitende Degeneration des motorischen Nervensystems mit Untergang des 1. und 2. Motoneurons, die zu progressiven Paresen und Atrophien der Muskulatur führt. Von der Pyramidenbahn überwiegend monosynaptisch versorgte Muskeln (kleine Handmuskeln, Handextensoren, Fußheber) sind schwerer betroffen; ansonsten können die Extremitätenmuskeln, die rumpfnahen Muskelgruppen und bulbär versorgte Muskeln beteiligt sein.

Pathologisch-anatomische Befunde bei ALS ▶ Exkurs.

Epidemiologie Die ALS ist die häufigste motorische Systemkrankheit. Sie verläuft in der Regel stetig progredient und führt zum Tode. Sie ist keine genetische Einheit: Nur ein Teil der Fälle ist unregelmäßig erblich, 5–10% weisen einen autosomal-dominanten Erbgang auf (▶ Exkurs: Genetik der ALS). Die Erkrankung zählt zu den »Orphan-Erkrankungen«, ist aber keineswegs selten. Neuere Zahlen aus Deutschland schätzen eine Inzidenz von 3,0/100.000; das heißt, dass jeder 400. jetzt lebende Deutsche an ALS erkranken wird.

Die weltweite **Inzidenz** wird auf 2–2,5/100.000 Einwohner geschätzt und scheint wegen des demographischen Wandels und der Altersabhängigkeit anzusteigen, die Prävalenz liegt (wegen der kurzen Krankheitsdauer) bei nur 5–8/100.000 Einwohner. In einzelnen geographischen Regionen gibt es aber erhebliche Unterschiede. Das mittlere Erkrankungsalters liegt in Deutschland zwischen 65–70 Jahre, bei familiär auftretender ALS deutlich früher. Die mittlere Krankheitsdauer beträgt 36 Monate (Extremwerte 6 Monate und 20 Jahre), nach Diagnosestellung etwa 24 Monate. Männer sind häufiger als Frauen betroffen (in Deutschland 1,3:1). Bei den genetischen Fällen sind beide Geschlechter zu gleichen Teilen betroffen.

Symptome Man unterscheidet eine bulbäre und eine spinale Verlaufsform. Bei den meisten Patienten (etwa 25%) beginnt die Krankheit mit fokalen (einseitigen) schmerzlosen, progredienten **Muskelatrophien** der Hände mit Störung der Feinmotorik und **Faszikulationen**. Dann breitet sich die Erkrankung in der überwiegenden Mehrzahl der Patienten kontinuierlich über die Muskeln des Körpers aus, beispielsweise von der rechten Hand zur linken Hand oder zum rechten Bein. Die okulomotorischen Hirnnervenkerne werden nicht

Exkurs

Pathologisch-anatomische Befunde bei ALS

Der molekulare neuropathologische Marker (analog etwa zum Synuclein beim M. Parkinson) ist bei 95% der ALS-Patienten das phosphorylierte TDP-43 (**pTDP-43**). Bemerkenswerterweise breiten sich die phosphorylierten Aggregate von TDP-43 nach festen anatomischen Regeln im zentralen Nervensystem aus (»Propagation«).

- Im 1. Stadium der Ausbreitung sind der agranuläre motorische Kortex, die bulbären Hirnnervenkerne und die Vorderhornzellen betroffen.
- In einem 2. Stadium breitet sich die Pathologie in den frontalen Kortex, spezifisch den Gyrus rectus, aus, erfasst aber auch subkortikale Kerngebiete, so die Olivenkerne und die Substantia nigra.
- Im 3. Stadium ist der gesamte frontale Kortex bis hin zum orbitofrontalen Kortex, der Gyrus postcentralis und das Striatum, insbesondere der N. accumbens betroffen.
- Im Stadium 4 findet man auch im Hippokampus aggregiertes pTDP-43.

Das Ausbreitungsmuster suggeriert, dass der Ausbreitungsmechanismus vor allem von kortikofugalen Bahnen und Assoziationsfasern getragen wird. Bemerkenswerterweise findet man keine pTDP-43 Pathologie in subkortikalen Kerngebieten, die an den Kortex nicht monosynaptisch angebunden sind.

Bei Patienten mit SOD- und mit FUS-Mutationen findet man molekularpathologische Aggregate von SOD und FUS; das Propagationsverhalten dieser Proteine ist derzeit unbekannt.

Die ALS ist also nach neuropathologischen Kriterien eine Multisystemdegeneration, bei der klinisch vorwiegend das motorische Nervensystem betroffen ist. Im Gegensatz zur spastischen Spinalparalyse (nur 1. Motoneuron betroffen) und zur spinalen Muskelatrophie (nur 2. Motoneuron betroffen) sind bei der ALS klinisch das 1. und 2. Motoneuron betroffen (Vorderhornzellen und motorische Hirnnervenkerne. Die Kerne der Augenmuskeln, III, IV und VI, bleiben dabei bis auf die letzten Stadien ausgespart).

Daneben finden sich neuropathologisch auch Veränderungen der Gliazellen, deren Bedeutung derzeit unerklärt ist (Mikrogliaaktivierung, Astrozytose, Oligodendrogliapathologie). Interessanterweise findet sich eine Oligodendrogliapathologie nur in den Zellen, die die befallenen Trakte begleiten; nicht in der Mehrzahl der Zellen, den kortikalen Satellitenzellen.

Exkurs

Genetik der ALS

Etwa 90% der ALS-Fälle sind sporadisch. Die verbleibenden 5–10% weisen eine positive Familienanamnese auf. Der Erbgang kann autosomal-dominant, mit unterschiedlicher Penetranz, selten rezessiv sein.

In Deutschland finden sich die häufigsten für die Erkrankung verantwortlichen Mutationen im C9ORF72-Gen (24% aller Familien), im SOD-Gen (13%) und im FUS- bzw. TDP43-Gen (beide etwa 5–6%). Die C9ORF72-Mutationen treten auch bei scheinbar sporadisch auftretenden Erkrankungen auf; dies weist auf eine unvollständige Penetranz des genetischen Defekts hin.

Bei der Erhebung der Familienanamnese bei ALS-Patienten sollte immer auch die Frage nach Demenzen, spezifisch frontalen Demenzen gestellt werden. Insbesondere C9ORF72-Mutationen sind – auch in den gleichen Familien – mit frontotemporalen Demenzen oder mit Kombinationen einer frontotemporalen Demenz mit der ALS verbunden. Diese Zusammenhänge sind bei den anderen relevanten Mutationen seltener zu finden. Falls eine ALS bei sehr jungen Menschen auftritt (15–40 Jahre), sollte auch bei negativer Familienanamnese nach einer FUS-Mutation gefahndet werden. Es handelt sich meist um Neumutationen. Eine genetische Testung ist ansonsten nur bei positiver Familienanamnese sinnvoll.

oder – selten – sehr spät im Krankheitsverlauf ergriffen. Ebenso häufig beginnt die Krankheit mit atrophischen oder spastischen Paresen an den Unterschenkeln und Füßen und steigt dann zu den Armen und der bulbären Muskulatur auf.

In 30% der Fälle sind **bulbäre Lähmungen** mit Sprech- und Schluckstörungen das Initialsymptom. Das voll ausgebildete Krankheitsbild ist durch die Kombination von atrophischen und spastischen Lähmungen charakterisiert. Faszikulieren wird häufig auch in nicht gelähmten Muskeln beobachtet und gehen den Paresen voraus. Die Patienten berichten zur gleichen Zeit über eine Neigung zu Muskelkrämpfen. **Sensibilitätsstörungen**, die über gelegentliche, leichte Parästhesien (meist initial) hinausgehen, oder Blasenstörungen gehören meist nicht zur ALS. Bei Erkrankten, die ganz überwiegend Zeichen des 1. Motoneurons aufweisen, gehört ein **imperativer Harndrang** zum Bild.

Deutliche Symptome einer **frontalen Demenz** findet man bei 2–5% der Patienten. Leichte frontale Defizite wie eine Beeinträchtigung der Wortflüssigkeit oder exekutive Defizite gehören bei etwa 50% der Patienten zum klinischen Bild.

Wenn zentrale bulbäre Symptome vorliegen (sog. **Pseudobulbärparalyse**) tritt oft pathologisches Lachen und Weinen auf (besser: erhöhte Affektdurchlässigkeit). Extramotorische Manifestationen betreffen das vegetative Nervensystem (gastrointestinale Störungen) und selten auch andere Organe wie Herzmuskel und Leber. Es ist heute durch neuropathologische Untersuchungen gesichert, dass die Neuronenverluste bei der ALS weit über die Willkürmotorik hinausgehen; so sind frontale Kerngebiete, seltener der Hippokampus, aber auch die Extrapyramidalmotorik betroffen. Die Erkrankung verläuft in molekular neuropathologisch klar definierten Stadien.

Die entscheidenden diagnostischen Zeichen sind

- gute Auslösbarkeit der Eigenreflexe mit positiven Pyramidenbahnzeichen (letztere fehlen häufig),
- Muskelatrophien und -paresen, die fokal beginnen und sich kontinuierlich über den Körper ausbreiten,

- häufig vorübergehende faszikuläre Zuckungen und Muskelkrämpfe,
- Faszikulationen und atrophische Paresen der Zunge (◘ Abb. 33.2) sowie progrediente Schluckstörungen als Zeichen der Bulbärparese und
- leichte kognitive Defizite und Verhaltensstörungen.

Verlauf Die Krankheit schreitet viel schneller fort als die reinen spinalen Atrophien. Sie verläuft kontinuierlich, unaufhaltsam progredient (▸ Exkurs: Wann wird die ALS manifest?). Verlaufstyp und Erkrankungsalter gestatten keine verlässlichen prognostischen Schlüsse. Bei jüngerem Erkrankungsalter ist die Lebenserwartung länger. Die mittlere Lebenserwartung ist 3,5 Jahre. Nur ein Drittel der Kranken überlebt 5 Jahre, aber 5% leben länger als 10 Jahre. Bei Stillstand und gar Besserungstendenzen muss die Diagnose überprüft werden. Gegen Ende nimmt die Krankheit einen besonders raschen Verlauf, wenn keine symptomorientierte Behandlung des Katabolismus oder der respiratorischen Insuffizienz vorgenommen wird.

Die Beteiligung der Atemmuskulatur führt zur respiratorischen Insuffizienz im Sinne einer alveolären Hypoventilation, dies wiederum zur CO_2-Narkose und – falls unbehandelt – zum Tod der Patienten.

Diagnostik Die Diagnose wird anhand klinischer, elektrophysiologischer und neuropathologischer Nachweise einer Schädigung des 1. und des 2. motorischen Neurons mit einer Ausbreitung auf vier Körperregionen (bulbär, zervikal, thorakal und lumbal) und den elektrophysiologischen, laborchemischen und neuroradiologischen Ausschluss anderer Erkrankungen, die das 1. bzw. 2. Motoneuron betreffen, gestellt.

Die **Muskelbiopsie** dient insbesondere bei atypischer Manifestation zur Abgrenzung gegenüber der Polymyositis und der Inclusion Body Myositis Bei der ALS findet man neben neurogener Degeneration der II-A-Fasern eine kompensatorische Hypertrophie von Muskelfasern.

In der **Nadelmyographie** findet man schon frühzeitig, d. h. auch in Muskelgruppen, die klinisch noch nicht befallen sind, generalisiert neurogen umgebaute hochamplitudige Potenziale motorischer Einheiten (»Riesenpotenziale«), ein zum Teil bis auf Einzeloszillationen gelichtetes Aktivitätsmuster mit hochamplitudigen Einzelpotenzialen, pathologische Spontanaktivität (Fibrillationspotenziale und positive scharfe Wellen) und Faszikulationen. In der **Elektroneurographie** findet man allenfalls eine gering verzögerte maximale motorische NLG bei normalen sensiblen Potenzialen. Die **transkranielle Magnetstimulation (TKMS)** kann in Einzelfällen eine Beteiligung der Pyramidenbahn nachweisen.

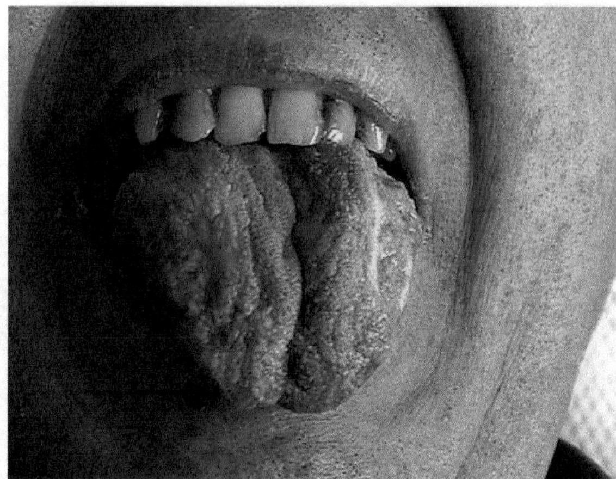

◘ **Abb. 33.2 Bei bulbärer Beteiligung kommt es neben einer progredienten Dysarthrie und Dysphagie häufig zu einer Zungenatrophie mit Zungenfaszikulationen und verminderter Zungenbeweglichkeit.** (Aus Gastl und Ludolph (2007) Nervenarzt 78:1449–1459)

Lungenfunktionsprüfung und weitere fakultative Untersuchungen: Bestimmung der Vitalkapazität und der arteriellen Blutgase zur Indikationsstellung von nicht-invasiven Beatmungsmethoden; eine Tracheotomie kommt nur in Einzelfällen in Betracht.

Die **Magnetresonanztomographie** (MRT) dient vor allem der Differenzialdiagnose gegenüber einer zervikalen Myelopathie oder polyradikulären Läsionen. Die MRT des Schädels kann Signalveränderungen des Motorkortex und des Tractus corticospinalis zeigen, diese sind allerdings unspezifisch (◘ Abb. 33.3). Die **Diffusionsbildgebung** der Pyramidenbahn mit Ermittlung der fraktionellen Anisotropie sind biologische Marker der Pyramidenbahnschädigung, der wohl die Zukunft gehören.

Labor: Die CK ist bei den meisten Patienten leicht bis mäßiggradig erhöht. Der **Liquor** sollte untersucht werden, um nach anderen, immunologisch bedingten und behandelbaren Differenzialdiagnosen (z. B. der CIDP) zu fanden. Um ehrlich zu sein: Viele weitere Laboruntersuchungen (Vita-

Exkurs

Wann wird die ALS manifest?

Erste Motoneurone gehen unter, ohne dass Lähmungen auftreten. Erst wenn 30–50% der Neurone untergegangen sind, kommt es zu manifesten Paresen. Dies zeigt, wie schwer es sein wird, eine frühe Behandlung einzuleiten, wenn die klinischen Zeichen erst bei weit fortgeschrittener Pathologie auftreten. Ähnlichkeiten mit anderen neurodegenerativen Erkrankungen wie M. Alzheimer und M. Parkinson sind offensichtlich. Bei Leistungssportlern gelingt es dagegen an Hand des frühen Abfalls von statistisch erfassbaren Leistungen retrospektiv einen früheren Beginn der Krankheit festzulegen. Ein bekanntes Beispiel hierfür ist der amerikanische Baseballstar Lou Gehrig (nach dem die Krankheit in den USA in Laienkreisen benannt wird): Lange bevor die Diagnose feststand fiel eine deutliche Abnahme von »home runs« und anderen in den USA üblicherweise akribisch verfolgten sportlichen Kennwerten auf.

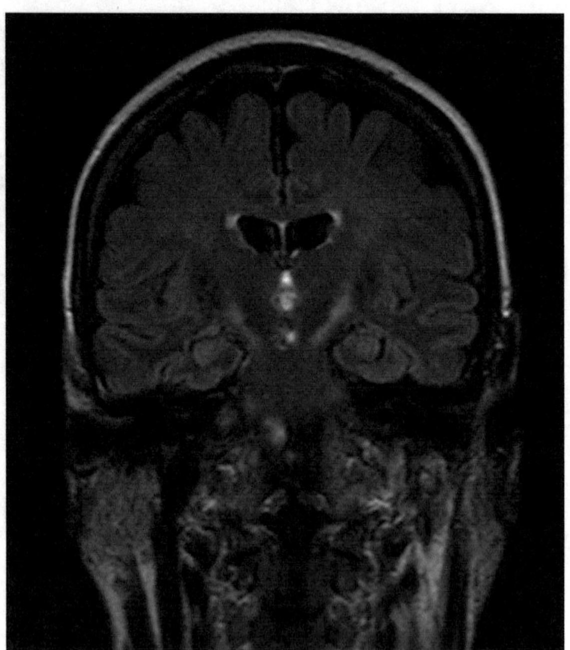

Abb. 33.3 MRT (FLAIR) bei ALS. Leichte Hyperintensität der Pyramidenbahn beidseits

mine, Vaskulitisparameter, langkettige Fettsäuren, Schilddrüsendiagnostik u. v. m.) führt man eher aus Bemühungen durch, die Diagnose angesichts der eingreifenden prognostischen Konsequenzen für den Patienten zu sichern. Unnötigerweise wird sehr häufig nach paraneoplastisch bedingten Motoneuronerkrankungen gefahndet. Dies ist nur in Ausnahmefällen nötig.

Diagnostische Kriterien der ALS ▶ Facharztbox.

Differenzialdiagnose. ▶ Facharztbox: Differenzialdiagnosen der ALS.

Therapie Eine Therapie der ALS, die zum Stillstand oder gar Besserung der Erkrankung führt, ist heute nicht möglich. Die einzige Therapie, die wahrscheinlich auch einen pathogenetisch relevanten Hintergrund hat, ist die Behandlung mit dem Glutamatfreisetzungsblocker **Riluzol** (Rilutek). Permanente Nebenwirkungen sind selten. Die Zulassungsstudie hat einen lebensverlängernden Effekt von knapp 4 Monaten gezeigt; allerdings lag die durchschnittliche Lebenserwartung der eingeschlossenen Patienten bei unter 12 Monaten. Alle späteren Untersuchungen, vor allem in Registern, haben gezeigt, dass der quantitative Therapieeffekt vom Behandlungsbeginn abhängt. Man wird eine Behandlung mit einem Gespräch mit dem Patienten über diese Fakten einleiten müssen.

Im Anfangsstadium behandelt man krankengymnastisch und logopädisch zur **Pneumonieprophylaxe** und mit Antibiotika bei Infektionen.

Myotonolytische Medikamente wie Diazepam (Valium), Baclofen (Lioresal) oder Tizanidin (Sirdalud) können die Spastik lockern (Dosierung s. u.). Viele Patienten spüren aber bei wirksamen Dosen eine stärkere Schwäche, so dass sie die Beine zwar freier bewegen, aber nicht mehr gehen können. Eine Alternative bei vorwiegender Muskeltonuserhöhung (die häufig eine rigide Komponente hat) ist die Gabe von L-DOPA. Diese Medikation führt bei etwa 50% der Patienten mit dieser

Facharztbox

Diagnostische Kriterien der ALS*

- **Definitive/sichere ALS:** Schädigungszeichen des 1. und 2. Motoneurons in 3 von 4 Regionen (bulbär, zervikal, thorakal, lumbosakral).
- **Wahrscheinliche ALS:** Schädigungszeichen des 1. und 2. Motoneurons in 2 von 4 Regionen, wobei die Schädigungszeichen des 2. Motoneurons rostral der Schädigung des 2. Motoneurons liegen müssen.
- **Wahrscheinliche, laborunterstützte ALS:** Schädigungszeichen des 1. und 2. Motoneurons in einer von 4 Regionen (oder nur des 1. Motoneurons in einer Region) und Denervierungszeichen im EMG in mindestens zwei Extremitäten.
- **Mögliche ALS:** Schädigungszeichen des 1. und 2. Motoneurons in einer von 4 Regionen.

Die Diagnose einer ALS erfordert das **Vorhandensein** von:
- Zeichen der Läsion des 1. Motoneurons,
- Zeichen der Läsion des 2. Motoneurons (inklusive EMG-Veränderungen in klinisch nicht betroffenen Muskeln),
- Progredienz.

Die Diagnose einer ALS erfordert das **Fehlen** von:
- Gefühlsstörungen*,
- Sphinkterstörungen*,
- Sehstörungen,
- autonomer Dysfunktion,
- Parkinson-Syndrom,
- Alzheimer-Demenz* oder
- Syndromen, die der ALS ähnlich sind.

Die Diagnose einer ALS wird **gestützt** durch:
- Faszikulationen in einer oder mehreren Regionen,
- Neurogene Veränderungen im EMG,
- Normale motorische und sensible Nervenleitgeschwindigkeiten,
- Fehlen von Leitungsblöcken.

* El-Escorial-Kriterien der World Federation of Neurology, 1998. Diese Kriterien sind auch im Jahr 2015 noch in Gebrauch. Sie werden aber einer Revision bedürfen, weil einige der Ausschlusskriterien (Demenz, Sphinkterstörungen, Gefühlsstörungen) einer Überprüfung nicht standhalten. Ebenso stehen sie einer frühen Diagnose im Weg; diese ist aber die Voraussetzung einer möglichst effektiven pharmakologischen Therapie (s. o.). Eine Publikation der revidierten (und vereinfachten) Kriterien ist im Jahr 2015 zu erwarten.

Facharztbox

Differenzialdiagnosen der ALS

Syringomyelie und Syringobulbie. Dabei treten Nystagmus und dissoziierte Sensibilitätsstörungen auf. Ein MRT ist differenzialdiagnostisch beweisend.

Einschlusskörperchenmyositis. Bei den meisten Varianten dominieren symmetrische Flexorenparesen der Hände und Quadrizepslähmungen, es treten auch schwere Atrophien auf. Durch EMG- oder durch Muskelbiopsie (»rimmed vacuoles«) unterscheidbar.

Chronische, zervikale Myelopathie (► Kap. 31.8). Keine bulbären Symptome, aber Schmerzen, Parästhesien, Hinterstrangsymptome, Blasenstörungen, positives Nackenbeugezeichen. CT und MRT-Befund sind der differenzialdiagnostische Goldstandard. Früher wurde die Bedeutung dieser Differenzialdiagnose überschätzt. Viele gut gemeinte, aber unnötige Operationen an der Wirbelsäule sind erfolgt.

Pseudobulbärparalyse bei **subkortikaler, arteriosklerotischer Enzephalopathie:** Fast immer hoher Blutdruck. Schubweiser Verlauf, Lähmung der Zunge ohne nennenswerte Atrophie, keine fibrillären Zuckungen, keine neurogenen Muskelatrophien. Neben bulbären Symptomen auch Gangunsicherheit, Ataxie, Blickparesen, zentrale Blasenstörungen, Affekt- und Gedächtnisstörungen.

Chronische, motorische Polyneuropathie. Zum Beispiel bei Diabetes (sog. diabetische Amyotrophie) mit raschem Fortschreiten der Symptome unter Schmerzen aber ohne Reflexe.

Neuralgische Schulteramyotrophie. Diese Erkrankung kann als beginnende ALS fehlgedeutet werden, wenn die klassische Schmerzanamnese fehlt. Der Verlauf entscheidet dann.

Chronisch inflammatorische demyelinisierende Polyneuropathien (CIDP). Abschwächung der Muskeleigenreflexe bis zur Areflexie mit Eiweißerhöhung im Liquor und deutlich pathologische Nervenleitgeschwindigkeiten (behandelbar), chronisch progredient oder (meist) schubförmig (► Kap. 32.6).

Multifokale motorische Neuropathie. Dabei keine Zeichen der Beteiligung des 1. Motoneurons, Nachweis von Leitungsblöcken in der motorischen Neurographie (behandelbar) (► Kap. 32.6). Quantitativ deutlich überschätzte Differenzialdiagnose. Abgrenzung vom Vulpian-Bernhard-Syndrom (»flail arm«) notwendig.

Krankheitsvariante zu einer allerdings nach Monaten (bis Jahren) reversiblen Tonusreduktion.

Zur Behandlung von **Krampi** wird häufig Magnesium eingesetzt; von einer ausreichenden Wirkung wird von etwa der Hälfte der Patienten berichtet. Vor allem nächtliche Krämpfe sind oftmals mit Schmerzen verbunden und führen zu einer Beeinträchtigung der Nachtruhe. Hier hat sich der Einsatz von Chininsulfat (Limptar N) bewährt; die Gabe setzt Herzgesundheit voraus.

Bei der häufig quälenden **Pseudohypersalivation** aufgrund einer Schluckstörung bei Bulbärparalyse gibt man TTS Scopoderm (alle 1–3 Tage), alternativ: Amitriptylin (25–50 mg, bis zu 3-mal täglich), Atropintropfen (1% sublingual), 1–2 Tropfen bis zu 3-mal täglich. Alternativ kann auch eine Applikation von Botulinumtoxin (Botox), das in die Glandula submandibularis injiziert wird, versucht werden.

Bei starker Beeinträchtigung der Sprache verordnet man Kommunikationshilfen wie Sprachcomputer oder Buchstabentafeln. Die Versorgung mit Peroneusschiene und Rollstuhl wird häufig im Verlauf nötig.

Etwa 25% der Patienten leiden unter einer **Depression** und **Angststörungen**, die besonders zu Beginn der Erkrankung häufig sind. Diese können psychotherapeutisch, gelegentlich auch medikamentös behandelt werden. Wegen der positiven Wirkung auf die Reduktion des Speichelflusses und die Beeinflussung der pseudobulbären Symptomatik kann Amitriptylin (Saroten) eingesetzt werden, das auch beim Auftreten einer erhöhten Affektdurchlässigkeit helfen kann.

Leider gibt es sehr viele paramedizinische, für den Patienten kostenträchtige Behandlungsansätze und -versprechungen, die ohne jegliche Substanz sind. Dazu gehören Behandlungen mit »Stammzellen«. Es ist eine wichtige Aufgabe des Arztes, den Patienten darüber aufzuklären, um weiteren Schaden von ihm und seiner Familie abzuwenden.

Dagegen sind sorgfältig durchgeführte symptomatisch orientierte Therapieansätze wie die Prävention des Katabolismus, eine kenntnisreiche, vorausschauende Hilfsmittelversorgung und eine Prävention und Behandlung respiratorischer Komplikationen nicht nur hinsichtlich des Effekts auf die Lebensqualität des Patienten, sondern auch wahrscheinlich zur Verbesserung der Lebenserwartung ein absolutes Muss.

Vertiefende Informationen zu den Therapieentscheidungen in der Endphase der ALS ► Exkurs.

Exkurs

Therapieentscheidungen in der Endphase der ALS

Bei der ALS, die nur ganz selten die Entscheidungsfähigkeit beeinträchtigt, ist es viel mehr als bei anderen neurologischen Krankheiten möglich, im Verlauf die nächsten Schritte der symptomatischen Therapie, die ja auch lebensverlängernde Wirkung hat, zu diskutieren und dem Patientenwunsch entsprechend einzuleiten. Dies bezieht sich vor allem auf die Anlage eines perkutanen endoskopischen Gastrostomas (PEG) und die Einleitung einer nicht-invasiven Beatmung, in besonderen Situationen auch der Anlage eines Tracheostomas. Diese Diskussion muss mit den Patienten und den Angehörigen immer wieder ergebnisoffen geführt werde. Sie gehört mit zu den schwersten ärztlichen Aufgaben, und jeder, der diese Gespräche geführt hat, kennt die

unausgesprochene eigene Überlegung, was man wünschen würde, wenn man selbst betroffen wäre (und manchmal stellen die Angehörigen und Patienten genau diese Frage). Neuere Forschungsergebnisse zeigen, dass sich die Einstellungen der Patienten im Krankheitsverlauf ändern; daher ist die Forderung nach einem wiederholten Gespräch berechtigt. Es ist auch bemerkenswert, dass die Umgebung des Patienten die Lebensqualität und den Lebenswillen des Patienten häufig schlechter einschätzt als der Patient selbst. Daher dürfen nicht andere über das Schicksal des Patienten entscheiden, sondern nur der Patient selbst. Falls der Patient sich gegen lebensverlängernde Maßnahmen entscheidet oder gar aktive Sterbehilfe wünscht, ist es selbstverständlich ein depressives Erleben auszuschließen. Dieses tritt häufig zu Beginn des Krankheitsprozesses auf, ist aber meist reversibel.
Während die Anlage einer **Magenfistel** (PEG) zur Ernährung heute nicht umstritten ist, stellt die Indikationsstellung zur (Dauer-)Beatmung von ALS-Patienten mit progredienter Ateminsuffizienz ein größeres soziales und ethisches Problem. Die **Heim(masken)beatmung** wirkt symptomatisch, verlängert auch unzweifelhaft das Leben, verhindert aber nicht den weiteren Muskelabbau. Sie ist von vielen Patienten und Angehörigen erwünscht und lebensverlängernd.
Zu einer symptomatischen Behandlung gehört vor allem die **psychosoziale Betreuung.** Dazu gehören die Vermittlung von Selbsthilfegruppen und die Sterbe- und Trauerbegleitung von Patienten und deren Angehörigen sowie der Hinweis auf eine Patientenverfügung. Spätestens dann sollte mit dem Patienten und den Angehörigen das weitere Prozedere besprochen werden, verbunden mit dem Angebot, ihn im Finalstadium ins Krankenhaus aufzunehmen. Dies muss als humanitäre Geste auch in der Zeit der zunehmenden Ökonomisierung der Medizin möglich bleiben.
Die Patienten können völlig unbeweglich (mit Ausnahme der Augen), anarthrisch, aber kognitiv unbeeinträchtigt Monate und Jahre überleben. Wir raten in langen, schweren Gesprächen mit Patienten und Angehörigen meist von der Dauerbeatmung ab und bieten stattdessen an, dass die Patienten bei terminaler Ateminsuffizienz in die Klinik kommen, wo wir alles tun, um die Sterbenden nicht leiden zu lassen.
Anxiolyse und Sedierung können sich negativ auf die Restatmung auswirken – das nehmen wir in Kauf. In der Endphase erfolgt die Therapie bei intermittierender Dyspnoe mit Lorazepam (Tavor) sublingual oder Opiaten, z. B. Morphium per inhalationem, bei schwerer Dyspnoe auch mit Midazolam (Dormicum) und Morphium i.v. Die Befürchtung eines qualvollen Erstickens ist unberechtigt. Bei langsamer Entwicklung der Atemlähmung schlafen die Patienten in CO_2-Narkose ruhig ein.

3

Der Fall

Frau P. war erst 45 Jahre alt, als sie bemerkte, dass sie beim Treppensteigen hin und wieder mit der rechten Fußspitze hängen blieb und dass nach 3 Monaten die Kraft ihrer rechten Hand bei der Hausarbeit nachließ. Besondere Probleme hatte Sie beim Knöpfen, Flaschen aufdrehen oder beim Umdrehen eines Schlüssels. Nach etwa 6 Monaten hatte sie das Gefühl, dass ihre Stimme etwas leiser wurde. Nachdem die Beschwerden in den nächsten 4–6 Wochen nicht besser, sondern schlechter wurden, suchte sie ihren Orthopäden auf, der Röntgenaufnahmen der Wirbelsäule veranlasste. Er verordnete eine Spritzenbehandlung und Krankengymnastik. Als dies nicht half, wurde sie zum Neurologen überwiesen.
Inzwischen war ihre Beweglichkeit weiter eingeschränkt und sie konnte keine Treppen mehr steigen, weil – jetzt beide – Oberschenkel zu schwach waren. Sie hatte Schwierigkeiten beim Kämmen und Föhnen oder eine Jacke oder einen Mantel anzuziehen, weil ihre Oberarm- und Schultermuskulatur der rechten Seite schwach geworden war. Sie berichtete, dass sie nur schwer aus dem Bett aufstehen könne und dass sie leicht außer Atem gerate. Ihr Sprechen war inzwischen sehr leise, heiser und dysarthrisch geworden.
Bei der neurologischen Untersuchung war die Beweglichkeit der Zunge verlangsamt und man sah grobe Faszikulationen an Zunge, Oberarmen und Oberschenkeln. Die Thenarmuskulatur war erheblich atrophisch und auch die prätibiale Muskulatur war volumengemindert. Die Muskeleigenreflexe waren alle sehr lebhaft auslösbar. Pyramidenbahnzeichen waren nicht feststellbar. Die Vitalkapazität lag bei 1200 ml (normal wären 2500 ml gewesen). Sensibilitätsstörungen oder Koordinationsstörungen lagen nicht vor. Im EMG fand man eine ausgedehnte Denervierung in allen untersuchten Muskeln, Faszikulationen und ein deutlich gelichtetes Aktivitätsmuster mit früher Rekrutierung sehr hoher, großer Potenziale motorischer Einheiten.
Die Liquoruntersuchung erbrachte normale Befunde. Die Muskelbiopsie zeigte neurogene Veränderungen ohne Hinweis auf eine Myopathie oder Myositis.
Innerhalb weniger Monate wurde die Patientin ateminsuffizient und konnte nicht mehr schlucken. Mit ihr und dem Ehemann war die Entscheidung gefällt worden, dass eine künstliche Beatmung nicht durchgeführt werden sollte. Kurz vor ihrem Tod wurde die Patientin mit zunehmender Dyspnoe in die Klinik aufgenommen, wo sie, wie vereinbart, anxiolytisch und sedierend behandelt wurde. Sie starb innerhalb von zwei Tagen, nur 15 Monate nachdem die ersten Symptome der amyotrophischen Lateralsklerose aufgetreten waren.

33.4 Progressive Bulbärparalyse

Definition Bei dieser ALS-Variante kommt es zu einer Degeneration der motorischen Kerne des XII., X., VII. und V. Hirnnerven. Die eng benachbarten sensiblen und vege tativen Kerne bleiben frei, was den Systemcharakter des Prozesses besonders deutlich zeigt. Die weiter rostral liegenden Augenmuskelkerne werden zunächst nicht befallen; sehr spät im Krankheitsprozess (zum Beispiel bei tracheostomierten und mechanisch beatmeten Patienten) kommen sie hinzu.

Symptome Die Krankheit setzt mittleren und höheren Lebensalter mit einer **Sprechstörung** ein. Die Patienten klagen über eine »schwere Zunge«, ihre Sprechweise wird schleppend und mühsam, die Artikulation besonders für Labiale (b, p, w) und Linguale (r, l) erschwert. Die Symptome werden nach Alkoholgenuss sehr deutlich; die Umgebung des Patienten bemerkt sie früher als der Patient selbst.

Die Stimme wird leiser und bekommt durch eine Gaumensegelparese einen näselnden, bei Stimmbandlähmung einen heiseren Klang. Diese »bulbäre Sprache« geht bei fortschreitender Lähmung in Anarthrie über, d. h. vollständige Unfähigkeit zur Artikulation. Die Patienten können sich dann nur noch schriftlich verständlich machen.

Die doppelseitige **Lähmung der vom N. facialis** innervierten Muskulatur macht das Gesicht schlaff und ausdruckslos und nimmt den Patienten eine weitere Möglichkeit der Kommunikation durch die Mimik. Gleichzeitig werden Kauen und Schlucken immer mehr erschwert: Die Kranken können nur noch breiige und später nur noch flüssige Nahrung zu sich nehmen. Sie verschlucken sich auf zweierlei Weise: Wegen der mangelnden Abdichtung des Nasenraumes (Gaumensegelparese) werden die Speisen durch die Nase regurgitiert oder sie geraten »in die falsche Kehle«, in die Trachea, weil der Kehlkopf nur noch mangelhaft verschlossen wird. Da die Parese des M. orbicularis oris keinen festen Mundschluss mehr gestattet, laufen Speichel und Speisen aus dem Munde heraus.

Die **Zungenlähmung** führt dazu, dass die Speisen nicht mehr aus dem Mund in den Schlund geschoben werden können. Das Husten wird kraftlos, was beim Verschlucken in die Trachea Aspirationspneumonien begünstigt. Infolge der **Masseterparese** können die Kranken schließlich den Mund nicht mehr geschlossen halten und müssen den Unterkiefer mit der Hand oder durch einen Verband anheben.

Häufig kommt es zu mimischen **Enthemmungsphänomenen** (erhöhte Affektdurchlässigkeit).

Verlauf Der Verlauf der progressiven Bulbärparalyse ist, wie bei den anderen Formen der nukleären Atrophien, unaufhaltsam progredient. Sie geht immer in eine ALS über. Die Nahrungsaufnahme wird, wenn man den Kranken nicht durch eine perkutane Gastrostomie ernährt, unzureichend, so dass sich eine Kachexie einstellt. Schließlich führt eine Aspirationspneumonie den Tod herbei. Kognitive Einbussen treten auf, betreffen aber meist nicht das Urteilsvermögen.

Die progressive Bulbärparalyse betrifft überproportional häufig das weibliche Geschlecht; sie ist als eine Variante der **amyotrophen Lateralsklerose** aufzufassen. Bei sorgfältiger Untersuchung findet man auch Zeichen der zentral-motorischen Beteiligung: Eine dysproportionale Zungenparese (Parese ohne nennenswerte Atrophie), gesteigerte periorale Reflexe, ein gesteigerter Masseterreflex, aber auch die erhöhte Affektdurchlässigkeit (»pathologisches Lachen und Weinen«) sind Zeichen der zentral motorischen Schädigung (»Pseudobulbärparalyse«).

Therapie Bei der progressiven Bulbärparalyse ist eine symptomorientierte Therapie nötig: So sollte man einem Katabolismus entgegenwirken (PEG, hochkalorische Nahrung) und eine Pneumonieprophylaxe betreiben (Behandlung der Pseudohypersalivation, die durch die Schluckstörung verursacht wird; konsequente Behandlung von Infekten des Respirationstrakts). Das Medikament Riluzol verlangsamt den Krankheitsverlauf; Studien haben gezeigt, dass die Lebensverlängerung etwa 4 Monate bei einer Restlebenserwartung von weniger als einem Jahr beträgt. Da weitere Studien einen besseren Effekt bei früherer Behandlung zeigen, wird empfohlen so früh wie möglich zu behandeln.

Weitere ALS-Varianten ▶ Facharztbox.

Facharztbox

Weitere ALS-Varianten

Symptomatische ALS. Diese Variante ist selten, jedoch soll man bei der schwerwiegenden Diagnose immer nach einer behandelbaren Grundkrankheit suchen. Als paraneoplastisches Syndrom tritt ein ALS-ähnliches Bild bei Lymphomen, eventuell beim Mammakarzinom auf. Dem Autor ist aber kein Patient bekannt, bei dem die onkologische Grunderkrankung geheilt wurde und das ALS-ähnliche klinische Bild zum Stillstand kam.

ALS-Parkinson-Demenz-Syndrom. Eine andere Variante der Krankheit (ALS/PD) trat früher endemisch bei den Chamorros, den Eingeborenen der Marianen-Insel Guam auf. Hier war die ALS wenigstens 50-mal so häufig wie in anderen Ländern, und sie war oft mit einem nicht DOPA-sensitiven Parkinsonismus und einer Demenz kombiniert. Die Krankheit führt in 4–7 Jahren zum Tode; ist aber heute fast verschwunden Die modernen neuropathologischen Befunde, die die ALS klar als Multisystemdegeneration definieren, zeigen viel mehr Gemeinsamkeiten der Guam-Erkrankung mit dem in anderen Teilen der Welt beobachteten Syndrom auf als früher angenommen. Die über Jahrzehnte radikal veränderte Epidemiologie der Erkrankung auf Guam ist auch heute noch eine Erinnerung an die Tatsache, dass auch Umweltfaktoren eine Rolle in der Krankheitsentstehung spielen müssen. Man schätzt heute aufgrund von Zwillingsuntersuchungen, dass in Europa das Verhältnis etwa 60:40 zugunsten von genetischen Faktoren beträgt.

Bulbospinale Muskelatrophie (Kennedy-Syndrom). Diese seltene Krankheit wird auch heute noch als ALS fehldiagnostiziert. Es handelt sich um eine X-chromosomal (CAG-repeat) vererbte Krankheit, die durch eine Mutation des **Androgenrezeptors** verursacht wird (CAG-Trinukleotidverlängerung).

Die Männer werden meist im jungen Erwachsenenalter auffällig, haben Myalgien, einen Haltetremor und entwickeln in der Pubertat eine Gynakomastie. Später treten proximale Schwächen der unteren Extremitäten, des Schultergürtels und der Zungen- und Schluckmuskulatur hinzu. Vom Aspekt her typisch sind Atrophien von M. temporalis, der fazialisversorgten Muskulatur und der Zunge. Die Patienten werden dysarthrisch und haben Schluckstörungen. Die Paresen der Extremitäten treten in ihrem Schweregrad dagegen zurück. Faszikulationen sind häufig. Etwa ein Fünftel der Patienten haben einen Diabetes. Die Lebenserwartung ist kaum beeinträchtigt. Die Patienten bleiben meist gehfähig.

In Kürze

Degeneration des 1. Motoneurons

Spastische Spinalparalyse. Prävalenz: 4–5/100.000 Einwohner, Männer häufiger betroffen als Frauen. **Symptome:** Ausgeprägte, Paraspastik der Beine mit doppelseitiger Zirkumduktion, Adduktorenspasmus, Harnblaseninkontinenz/zentrale Blasenstörung. vermindertes Vibrations- und Lageempfinden, bei komplizierter Verlaufsform zusätzliche neurologische Symptome, Ataxie, Demenz, Epilepsie, Taubheit, Optikusatrophie möglich. Im Endstadium durch spastische Kontrakturen Unterstützung durch einen Rollstuhl notwendig. **Diagnostik: CT/MRT** von Kopf, Zervikal-, Thorakalmark zum Ausschluss symptomatischer Ursachen der Paraspastik; **Liquor** ist normal, leichte Eiweißerhöhung. Keine kausale **Therapie,** Krankengymnastik, Botulinumtoxin.

Primäre Lateralsklerose. Variante der ALS mit meist günstigerer Prognose. **Symptome:** fokal beginnende spastisch-rigide Lähmung, zentrale Blasenstörung, im Verlauf immer (pseudo) bulbäre Symptome. **Diagnostik: MRT:** auffällige Signalgebung entlang der Pyramidenbahn häufig, aber nicht spezifisch.

Degeneration des 2. Motoneurons

Progressive Muskelatrophie (PMA), Variante der amyotrophen Lateralsklerose. **Symptome:** fokal beginnende, zunächst asymmetrische, langsam fortschreitende, motorische, periphere Lähmung, Muskelatrophien, faszikuläre Zuckungen, erloschene Eigenreflexe. **Diagnostik: EMG:** Neurogene Veränderungen; **Labor:** Erhöhungen der Muskelenzymaktivitäten im Serum.

Infantile spinale Muskelatrophie (Werdnig-Hoffmann). Symptome: Im 1. Lebensjahr Trinkschwäche, Stillstand in motorischer Entwicklung, doppelseitige Fazialisparese, abdominale Atmung, Muskelatrophien. Tod innerhalb des 2. Lebensjahres meist durch Pneumonien. **Differenzialdiagnose:** »floppy infant syndrome«, konnatale Myasthenie.

Hereditäre, proximale, neurogene Amyotrophie (Kugelberg-Hoffmann). Symptome bei Kindern zwischen 2–17 Jahren. Proximale Schwäche in Beinen, watschelnder Gang, verstärkte lumbale Lordose, Atrophien, Muskelfaszikulation, erloschene Eigenreflexe.

Postpoliosyndrom. Symptome: 20–40 Jahre nach Polio Klagen über zunehmende Muskelschwäche, Atrophie, Faszikulationen, langsam fortschreitend. Auf Komplikationen der chronischen Erkrankung achten (Engpasssyndrome, Arthrosen).

Amyotrophe Lateralsklerose (ALS)

Prävalenz: 5/100.000 Einwohner, Median des Erkrankungsalters: ca. 65 Jahre. **Symptome:** Kombination von atrophen und spastischen Lähmungen, meist fehlende pathologische Reflexe, faszikuläre Zuckungen bei Paraspastik der Beine oder spastischer Tetraparese, Fibrillieren der Zunge, erhöhte Affektdurchlässigkeit, bulbäre Lähmungen mit Sprech- und Schluckstörungen. Tod durch Aspirationspneumonie und respiratorische Insuffizienz. **Diagnostik: Muskelbiopsie:** Abgrenzung gegenüber Muskelerkrankungen wie Polymyositis und IBM bei atypischer Manifestation; **EMG:** Generalisiert neurogen umgebaute potenzial-motorische Evidenzen, gelichtetes, hohes Aktivitätsmuster, pathologische Spontanaktivität. Keine kausale **Therapie:** Medikamentöse Therapie, Krankengymnastik und Logopädie im Anfangsstadium, PEG, nichtinvasive Heimbeatmung.

Progressive Bulbärparalyse

Variante der amyotrophen Lateralsklerose. Symmetrische Degeneration der motorischen Kerne der XII., X., VII. und V. Hirnnerven. **Symptome:** Sprech- und Schluckstörung in mittlerem und hohen Alter auftretend, Frauen sind häufiger erkrankt, leise, nasal und heiser werdende Stimme, doppelseitige Fazialislähmung, Speichel und Speisen laufen aus Mund, der nicht mehr geschlossen werden kann. Tod durch inkurrente Aspirationspneumonie und oder Katabolismus. **Therapie.** ► ALS.

3

Weiterführende Literatur

Braak H, Brettschneider J, Ludolph AC, Lee VM, Trojanowski JQ, Tredici KD (2013) Amyotrophic lateral sclerosis – a model of corticofugal axonal spread. Nat Rev Neurol 9(12):708–714

Diener HC, Weimar C, Ludolph AC; Kommission »Leitlinien« der Deutschen Gesellschaft für Neurologie (2012) Leitlinien für Diagnostik und Therapie in der Neurologie. Thieme, Stuttgart

Gastl R, Ludolph AC (2007) Amyotrophic lateral sclerosis. Nervenarzt 78(12):1449–57;1458–9

Hübers A, Weishaupt JH, Ludolph AC (2013) [Genetics of amyotrophic lateral sclerosis]. Nervenarzt 84(10):1213–9

Ludolph AC, Anneser J (2012) Die Amyotrophe Lateralsklerose und andere Motoneuronerkrankungen. In: Brandt T, Diener HC, Gerloff C (Hrsg.) Therapie und Verlauf neurologischer Erkrankungen. Kohlhammer, Stuttgart, S. 1080

Ludolph AC, Brettschneider J, Weishaupt JH (2012) Amyotrophic lateral sclerosis. Curr Opin Neurol 25(5):530–5

Swinnen B, Robberecht W (2014) The phenotypic variability of amyotrophic lateral sclerosis.Nat Rev Neurol 10(11):661–70

Muskelerkrankungen

Rolf Schröder und Rudolf Kley

W. Hacke (Hrsg.), *Neurologie*,
DOI 10.1007/978-3-662-46892-0_34, © Springer-Verlag Berlin Heidelberg 2016

Einleitung

Ein Vater kämpft um das Überleben seiner beiden Kinder, die unter einer unaufhaltsam fortschreitenden Muskelschwäche leiden. Er wendet sich an einen Wissenschaftler, gründet eine Biotechnologie-Firma und am Ende gelingt die Entwicklung einer Therapie, die seiner Tochter und seinem Sohn das Leben rettet. Dieser auf einer wahren Geschichte basierende Hollywood-Film mit dem Titel »Ausnahmesituation« handelt von der Entwicklung einer Enzymersatztherapie für den Morbus Pompe. Es war die erste kausal ansetzende Behandlungsmöglichkeit für eine erbliche Muskelerkrankung. Auch für andere Myopathien befinden sich derzeit neue Therapien in der Erprobung oder wurden kürzlich zugelassen, z. B. für die Muskeldystrophie Typ Duchenne, die regelmäßig bereits im Kindesalter zu einem Verlust der Gehfähigkeit führt. Es bleibt zu hoffen, dass in den nächsten Jahren weitere Behandlungsoptionen für diese häufig fatal verlaufenden Erkrankungen zur Verfügung stehen.

Die Muskelschwäche ist das klassische Leitsymptom der Muskelerkrankungen. Diese kann – abhängig von der Grunderkrankung und dem Erkrankungsstadium – isoliert oder in Kombination mit anderen Symptomen wie Muskelatrophie und Muskelschmerzen auftreten. Das folgende Kapitel gibt einleitend einen kurzen Überblick über die wesentlichen diagnostischen Grundprinzipien bei neuromuskulären Erkrankungen. Hierauf aufbauend erfolgt eine Darstellung der klinischen und diagnostischen Befunde bei den wichtigsten erblichen und erworbenen Erkrankungen der Skelettmuskulatur und der neuromuskulären Endplatte.

In Deutschland leben schätzungsweise etwa 40.000 Menschen, die unter einer erblichen Muskelerkrankung leiden. Die einzelnen Entitäten zählen allerdings, bei mittlerweile mehr als 150 bekannten Krankheitsgenen, durchweg zu den seltenen Erkrankungen. Häufiger sind die erworbenen Muskelerkrankungen, insbesondere die medikamenteninduzierten und ethyltoxischen Myopathien.

34.1 Leitsymptom »Muskelschwäche«

34.1.1 Basisdiagnostik

Die willkürliche Motorik ist an die funktionelle Integrität des ersten (zentralen) und zweiten (peripheren) Motoneurons, der neuromuskulären Endplatte sowie der Skelettmuskelfasern gebunden. Eine Störung in jedem dieser Kompartimente kann zu dem klinischen Leitsymptom »Muskelschwäche« im Rahmen von verschiedenen Grunderkrankungen führen. Eine diagnostische Zuordnung zu einem dieser Kompartimente erfolgt primär auf der Basis von Anamnese und neurologischen Untersuchung. Die Erhebung der Krankengeschichte muss das Manifestationsalter der Erkrankung, die Lokalisation und den Verlauf der Muskelschwäche in einen klinischen Zusammenhang mit weiteren Begleitsymptomen, den Vorerkrankungen, der Familien- und Medikamentenanamnese sowie der sozialen Anamnese setzen. Für die initiale diagnostische Einschätzung einer vermuteten neuromuskulären Erkrankung sollten folgende Kernfragen geklärt werden:

- **Wie ist die Verteilung der Muskelschwäche?**
  - Generalisiert oder fokal?
  - Proximal oder distal betont?
  - Symmetrisch oder asymmetrisch?
  - Mitbeteiligung der Augen-, Gesichts-, Hals- und Schluckmuskulatur?
- **Wie ist der zeitliche Verlauf der Muskelschwäche?**
  - Kontinuierlich oder episodisch?
  - Belastungsabhängig?
  - Zunehmend im Tagesverlauf?
- **Welche Begleitsymptome liegen vor?**
  - Muskelschmerzen?
  - Krampi?
  - Myoglobinurie?
- **Welche Auffälligkeiten zeigt der neurologische Untersuchungsbefund?**
  - Ptosis?
  - Paresen der externen Augenmuskeln?
  - Schwäche der mimischen Muskulatur?
  - gotischer (hoher) Gaumenbogen?
  - Fibrillationen der Zungenmuskulatur?
  - Schluckstörungen?
  - Welchen Schweregrad haben die Paresen einzelner Muskeln (MRC-Skala)?
  - Gowers-Zeichen?
  - Trendelenburg-Zeichen?
  - Muskelatrophie (generalisiert, proximal, distal, fokal)?
  - Abschwächung oder Steigerung der Muskeleigenreflexe?
  - Pathologische Reflexe?
  - Verminderung oder Steigerung des Muskeltonus?
  - Faszikulationen?
  - Myotone Phänomene?
  - Pseudohypertrophie der Wadenmuskulatur (Gnomenwaden)?
  - Gelenkkontrakturen?
  - »Rigid spine«?

Unter Einbeziehung der anamnestischen Daten erlaubt diese Checkliste eine primäre Abschätzung, ob das Leitsymptom **»Muskelschwäche«** auf einer Störung des **1. Motoneurons** (z. B. gesteigerte Muskeleigenreflexe, pathologische Reflexe, Spastik), des **2. Motoneurons** (z. B. Fibrillationen der Zunge, Faszikulationen), der **neuromuskulären Endplatte** (z. B. fluktuierende Muskelschwäche mit Zunahme bei Belastung und im Tagesverlauf) oder der **Skelettmuskulatur** beruht. Dieser einfache Ansatz kann auch bereits konkrete Hinweise auf die Zuordnung der Symptomatik zu den unten angeführten Krankheitsgruppen bzw. spezifischen Krankheitsentitäten liefern. Die Interpretation dieser Daten ist ferner die Basis für eine zielgerichtete Zusatzdiagnostik, die im Folgenden dargestellt wird.

34.1.2 Zusatzdiagnostik

Laborchemische Untersuchungen

Bei dem Verdacht auf eine neuromuskuläre Erkrankung empfiehlt sich in einem ersten Schritt die Bestimmung der Kreatinkinase (CK, ▶ Exkurs: Diagnostische Wertigkeit von CK-Werten), des C-reaktiven Proteins (CRP), des Blutbildes, der Elektrolyte und des basalen TSH-Wertes. Die Bestimmung dieser Werte erlaubt eine schnelle und kostengünstige Primäreinschätzung, ob eine akut behandlungsbedürftige bzw. behandelbare neuromuskuläre Erkrankung (z. B. Rhabdomyolyse, Myositis, Hypo- oder Hyperkaliämie, Hyponatriämie, Schilddrüsenfunktionsstörung) vorliegt. Bei dem Verdacht auf das Vorliegen einer Myasthenie ist ferner eine direkte Bestimmung der Antikörpertiter gegen Acetylcholin-Rezeptoren indiziert. Hinweise für weitere sinnvolle laborchemische Untersuchungen bei einzelnen Erkrankungen bzw. Krankheitsgruppen finden sich in den entsprechenden Unterkapiteln.

Elektrophysiologie

Die Elektromyographie und Neurographie leisten einen wesentlichen Beitrag zur Differenzierung von primären Muskelerkrankungen gegenüber Erkrankungen der neuromuskulären Endplatte und der peripheren Nerven (▶ Kap. 3). Bei dem klinischen Verdacht auf eine Muskelerkrankung ist primär eine Elektromyographie indiziert; die repetitive neurographische Nervenstimulation ist die klassische Untersuchungsmethode zum Nachweis von Störungen der neuromuskulären Endplatte. Eine Kombination von Neurographie und Elektromyographie ist die Grundlage der elektrophysiologischen Diagnostik von Neuropathien, Radikulopathien und Motoneuronerkrankungen. Für die Durchführung und Interpretation einer **elektromyographischen Untersuchung** bei klinischem Verdacht auf eine Muskelerkrankung sind folgende **Grundaspekte** zu berücksichtigen:

- Keine Elektromyographie bei Patienten mit höhergradigen Blutgerinnungsstörungen (z. B. Marcumar, Vollheparinisierung, Bluterkrankheit).
- Untersuchung von zumindest einem, nach Möglichkeit klinisch betroffenen, Muskel an der oberen und unteren Extremität.
- Pathologische Spontanaktivität (Einstichaktivität) im Sinne von positiven scharfen Wellen und/oder Fibrillationspotenzialen findet sich typischerweise bei akuten axonalen Denervierungsprozessen. Hierbei ist zu beachten, dass sich diese aber auch bei myositischen Prozessen, Myotonien und zum Teil bei metabolischen Myopathien nachweisen lassen.
- Bei Myopathien zeigt die elektromyographische Einzelpotenzialanalyse typischerweise verkürzte, polyphasische und niedrigamplitutige Muskelaktionspotenziale.
- Bei einer bereits länger bestehenden axonalen Nervenschädigung im Rahmen von Neuropathien, Radikulopathien und Motoneuroerkrankungen zeigt die elektromyographische Einzelpotenzialanalyse typischerweise verlängerte, polyphasische und hochamplitudige Muskelaktionspotenziale.
- Elektromyographische Normalbefunde schließen eine neuromuskuläre Erkrankung nicht aus.

MRT

Der Kernspintomographie kommt auch in der Diagnostik von neuromuskulären Erkrankungen eine zunehmende Bedeutung zu, da sie das Schädigungsmuster (Atrophie, geändertes Signalverhalten) der einzelnen Muskelgruppen in vivo visualisieren kann. Ferner erlaubt sie eine bildliche Dokumentation des zeitlichen Krankheitsverlaufes und die Mitbeurteilung der Effizienz einer immunsuppressiven Therapie bei entzündlichen Muskelerkrankungen (z. B. Dermatomyositis, Polymyositis). Besondere Hilfestellungen liefert die MRT-Diagnostik ggf. auch bei der Planung einer Muskelbiopsie (Auswahl eines klinisch betroffenen, jedoch noch nicht ganz in Binde- und Fettgewebe umgewandelten Muskels im Bereich der unteren Extremitäten).

Zahlreiche Myopathien weisen ein recht typisches Schädigungsmuster auf, das dem erfahrenen Untersucher wertvolle Hinweise für eine weitere differenzialdiagnostische Eingrenzung der vorliegenden Grunderkrankung liefern kann (■ Abb. 34.1). Eine spezifische und abschließende Diagnosestellung (ohne Muskelbiopsie oder genetische Analyse) erlaubt diese Methode derzeit jedoch nicht. Es empfiehlt sich primär eine **MRT-Bildgebung der Beinmuskulatur**. Eine Untersuchung der oberen Extremitäten ist bei Myopathien in

Exkurs

Diagnostische Wertigkeit von CK-Werten

- CK-Werte über 1.000 U/l deuten zumeist auf eine primäre Muskelerkrankung hin.
- Extrem hohe CK-Werte über 10.000 U/l sprechen bei einer akuten Symptomatik mit Muskelschmerzen, Muskelschwellung und Myoglobinurie für eine Rhabdomyolyse mit Gefahr des akuten Nierenversagens.
- Sehr hohe CK-Werte mit Werten über 3.000 U/l finden sich regelhaft bei den Dystrophinopathien (Muskeldystrophie Typ Duchenne und Typ Becker) und den seltenen autosomal-rezessiven Gliedergürtelmuskeldystrophien auf der Basis von Dysferlin-, Anoctamin-5- und FKRP-Mutationen. Sehr hohe CK-Werte finden sich auch gehäuft bei der Dermatomyositis und (seltener) bei der Polymyositis.
- Erhebliche körperliche Belastung wie auch eine zuvor durchgeführte Elektromyographie können auch bei gesunden Personen zu einem mäßigen bis deutlichen Anstieg der CK-Werte führen! Daher sollte eine Bestimmung der CK-Werte immer vor einer Elektromyographie und nach einer Phase ohne große körperliche Anstrengung erfolgen (ggf. wiederholte Untersuchung unter Einhaltung dieser Kriterien).
- Normale oder nur leicht erhöhte CK-Werte schließen eine Muskel- oder periphere Nervenerkrankung nicht aus.

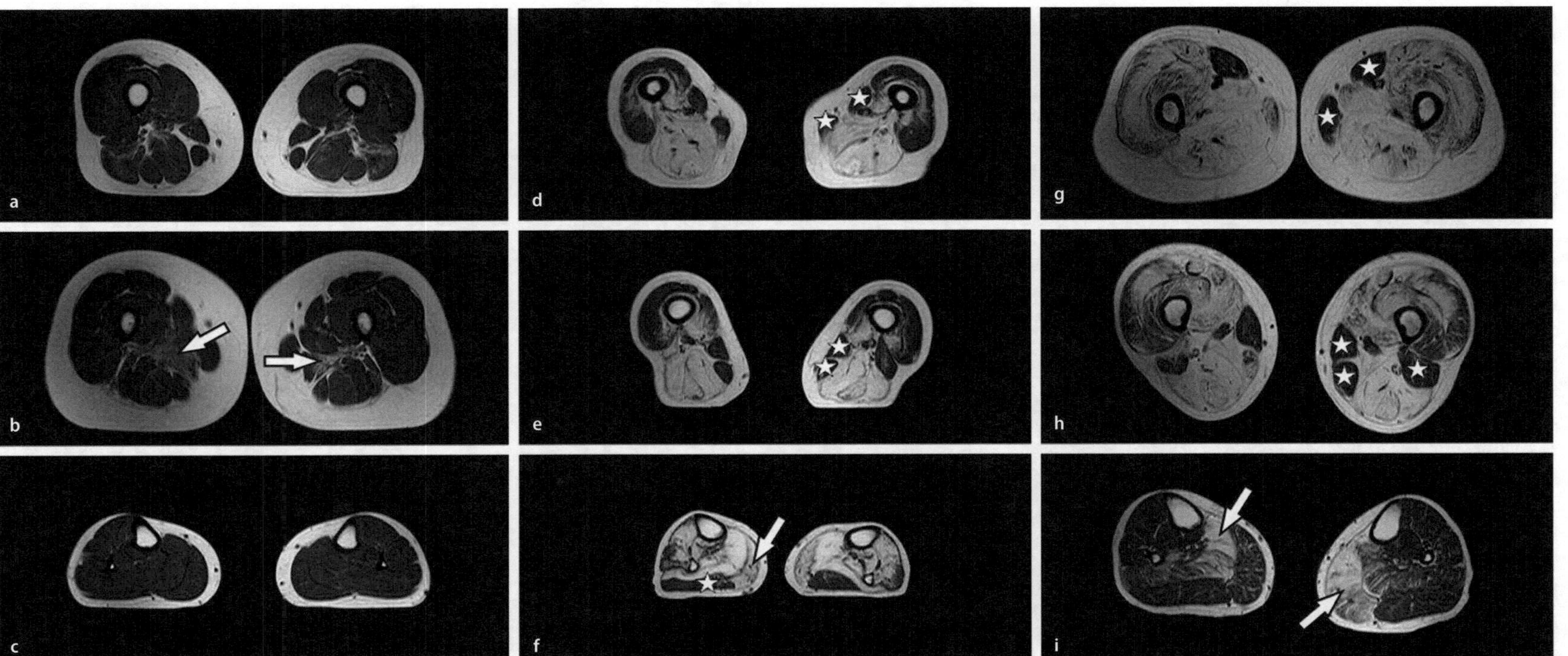

Abb. 34.1a–i MRT der Beinmuskulatur bei verschiedenen Myopathien. Transversale, T1-gewichtete Aufnahmen der Oberschenkel- (**a,b,d,e,g,h**) und Unterschenkelmuskulatur (**c,f,i**). **a–c** Morbus Pompe in einem frühen klinischen Stadium. Leicht bis mäßige lipomatöse Muskelalterationen finden sich vorwiegend im Bereich der Addukturen (*Pfeile* in **b**). Die Unterschenkelmuskulatur (**c**) zeigt keine pathologischen Veränderungen. **d–f** Myofibrilläre Myopathie durch Mutation im Filamin C-Gen (FLNC). Die dorsale Oberschenkelmuskulatur zeigt einen fortgeschrittenen lipomatösen Umbau (**d,e**). Der M. sartorius und der M. gracilis sind ausgespart (*Sternchen* in **d** und **e**). Typischerweise ist der mediale Anteil des M. gastrocnemius deutlich (*Pfeil* in **f**) und der laterale Anteil nur leicht betroffen (*Sternchen* in **f**). **g–i** Calpainopathie (LGMD2A) mit ausgeprägtem fettigem Umbau der Oberschenkelmuskulatur (**g,h**) unter weitestgehender Aussparung des M. sartorius, des linken M. gracilis und des kurzen Kopfes des M. biceps femoris (*Sternchen* in **g** und **h**). Im Bereich der Unterschenkel findet sich ein asymmetrisches Muster. Auf der rechten Seite ist der M. soleus und auf der linken Seite der mediale Anteil des M. gastrocnemius am stärksten betroffen (*Pfeile* in **i**)

Exkurs

Muskelbiopsie

Bei einer proximal beginnenden Muskelschwäche empfiehlt sich primär eine diagnostische Biopsie aus einem proximalen Muskel und bei einem distalen Beginn entsprechend aus einem distalen Muskel. Idealerweise wird der **Biopsieort** anhand von MRT-Aufnahmen festgelegt. Klassische Muskeln für eine Biopsie sind an den unteren Extremitäten der Musculus vastus lateralis und der Musculus gastrocnemius; an den oberen Extremitäten der Musculus biceps brachii und der Musculus deltoideus. Eine Biopsie eines Hand- oder Unterarmmuskels bzw. der Rumpf- und Beckenmuskulatur ist sehr wenigen speziellen Fragestellungen (z. B. fokale Myositis) vorbehalten. Bei der Auswahl des zu biopsierenden Muskels ist hierbei darauf zu achten, dass dieser zwar klinisch betroffen, aber noch nicht hochgradig atrophisch ist, da sonst die myopathologische Analyse ggf. nur Binde- oder Fettgewebe zur Darstellung bringt.

Ein im Vorfeld elektromyographisch untersuchter Muskel sollte frühestens 6 Wochen nach der Untersuchung biopsiert werden.

Bei dem klinischen Verdacht auf eine entzündliche Muskelaffektion muss die Biopsie unbedingt vor dem Ansetzen einer immunsuppressiven Therapie erfolgen, da sonst falsch-negative Befunde resultieren können.

Eine sinnvolle Interpretation des myopathologischen Befundes kann nur in der Zusammenschau mit den klinischen Patientendaten erfolgen. Entsprechend sollten auf den Biopsieanforderungen zumindest die wesentlichen klinischen Kerndaten (Verdachtsdiagnose, proximale oder distale Muskelschwäche, CK-Werte, auffällige Familienanamnese) vermerkt sein. Da viele Enzym- und Immunfärbungen an Formalin-fixiertem und in Paraffin eingebettetem Gewebe nicht oder nur sehr eingeschränkt möglich sind, ist eine primäre **Kryoasservierung** des entnommenen Muskelgewebes für eine sachgemäße Diagnostik essenziell. Zusätzlich muss ein Teil der Muskelprobe für eine weiterführende biochemische und elektronenmikroskopische Analyse aufbewahrt bzw. fixiert werden.

der Regel nicht sinnvoll. Die MRT-Analyse sollte folgende Bildsequenzen umfassen:

- axiale T1-gewichtete Spin-Echo-Sequenzen zur Beurteilung morphologischer Veränderungen (lipomatöse Muskelalterationen) und
- axiale T2-gewichtete Spin-Echo-Sequenzen mit Fett-Signal-Unterdrückung (z. B. STIR) zur Beurteilung ödematöser Veränderungen.

Muskelbiopsie

Bei vielen Muskelerkrankungen kann eine spezifische Diagnosestellung bzw. die Einordnung in eine Erkrankungsgruppe nur über eine Muskelbiopsie erfolgen. Um eine möglichst hohe diagnostische Aussagekraft der Biopsie zu gewährleisten, muss das entnommene Muskelgewebe als Kryogewebe asserviert und dann für die weiterführenden histochemischen, enzymhistochemischen und immunhistologischen Färbungen aufgearbeitet werden.

Vertiefende Informationen zur Muskelbiopsie ▶ Exkurs.

Genetik

Der Goldstandard in der Diagnostik von erblichen Muskelerkrankungen ist die molekulargenetische Identifizierung des zugrundeliegenden **Gendefektes**. Die enormen Fortschritte in den genetischen Analysemöglichkeiten haben die Myopathiediagnostik bereits nachhaltig verändert und werden diese in den nächsten Jahren weiter revolutionieren (▶ Facharztbox: Genetische Diagnostik bei hereditären Myopathien). Schon heute können nahezu alle bekannten Myopathie-assoziierten Gene durch moderne Analyseverfahren (»next generation sequencing«) in einem Schritt untersucht werden. Limitierungen hinsichtlich der Einführung dieser Verfahren in die klinische Routine ergeben sich derzeit noch durch die komplexen Anforderungen in der bioanalytischen Auswertung der Daten, die erforderliche Klärung von ethischen Gesichtspunkten und letztlich auch durch finanzielle Aspekte. Es zeichnet sich jedoch klar ab, dass mittelfristig – und unter Umgehung anderer diagnostischer Verfahren – die Diagnosestellung einer spezifischen hereditären Myopathie in den meisten Fällen direkt durch die genetische Analyse einer einfachen Blutprobe erfolgen kann.

Kardiologische und respiratorische Diagnostik

Bei zahlreichen erblichen und erworbenen Myopathien kommt es auch zu einer Mitbeteiligung der **Herz- und Atemmuskulatur**, die sich entscheidend auf den Verlauf und die Prognose der Erkrankung auswirkt. Entsprechend sollten neben der neurologischen Diagnostik folgende kardiologische und respiratorische Untersuchungen in regelmäßigen Abständen (1- bis 2-mal pro Jahr) durchgeführt werden:

- EKG,
- 24-Stunden-EKG,
- Herzecho (ggf. Kardio-MRT),
- Bestimmung der Vitalkapazität,
- Blutgasanalyse und
- ggf. nächtliche Polygraphie/Polysomnographie mit transkutaner Kapnometrie.

34.2 Muskeldystrophien

34.2.1 Dystrophinopathien

Genetik und Epidemiologie Mutationen des humanen Dystrophin-Gens auf Chromosom Xp21 führen zu der klinisch bedeutsamen Gruppe der Dystrophinopathien. Dystrophin ist ein essenzielles Strukturprotein des sarkolemmalen Dystrophin-Dystroglykan-Komplexes, der eine strukturelle und funktionelle Verbindung zwischen dem Sarkoplasma der quergestreiften Muskelzellen und der extrazellulären Matrix herstellt. Genetische Veränderungen des Dystrophin-Gens

Facharztbox

Genetische Diagnostik bei hereditären Myopathien

Einige klinische Grundregeln können eine Hilfestellung zum sinnvollen Einsatz der genetischen Diagnostik von Muskelerkrankungen geben – auch im Hinblick auf die Schonung von finanziellen Ressourcen. Das Zitat »Häufiges ist häufig und Seltenes ist selten« ist bewährt und bewahrheitet sich auch bei der Diagnostik von hereditären Myopathien. Die häufigsten genetisch bedingten Muskelerkrankungen, die jeder Neurologe/Neuropädiater sicher erkennen sollte, sind die Muskeldystrophie Typ Duchenne, die fazio-skapulo-humerale Muskeldystrophie (FSHD) sowie die myotone Dystrophie Typ 1 (Curschmann-Steinert-Erkrankung) und die myotone Dystrophie Typ 2. Wichtig ist ferner die Feststellung, dass zahlreiche Myopathien zwar typische, aber keine spezifischen muskelbioptischen Befunde aufweisen, so dass die finale Diagnosestellung **nur** durch eine entsprechende molekulargenetische Analyse erfolgen kann. In die Planung und Durchführung einer genetischen Diagnostik empfiehlt sich eine frühe Einbindung der Kolleginnen und Kollegen aus der Humangenetik.

Eine **direkte genetische Testung** ist derzeit bei folgenden Krankheitsentitäten sinnvoll:

- **Muskeldystrophie Typ Duchenne:** Initial sollte immer eine gezielte Suche nach Deletionen bzw. Duplikationen im X-chromosomalen Dystrophin-Gen erfolgen, da diese mit Abstand (60–70% aller Patienten) die häufigsten Mutationsformen darstellen. Aus Kostengründen empfiehlt sich eine komplette Sequenzierung des Dystrophin-Gens (Suche nach Punktmutationen) erst nach dem Ausschluss von Deletionen und Duplikationen sowie nach dem muskelbioptischen Nachweis einer fehlenden Dystrophin-Expression.
- **Fazio-skapulo-humerale Muskeldystrophie:** Diese etwas häufigere Muskeldystrophie mit einem autosomal-dominantem Vererbungsmuster hat einen sehr typischen klinischen Phänotyp, aber keinen spezifischen, die Diagnose beweisenden Befunden in der Muskelbiopsie. Die finale Diagnosesicherung gelingt somit nur durch den molekulargenetischen Nachweis einer pathologischen Verkürzung des variablen D4Z4-Mikrosatellitenrepeats auf Chromosom 4 (FSHD1) oder Mutationen im SMCHD1-Gen auf Chromosom 18 (FSHD2).
- **Myotone Dystrophie Typ 1:** Dies ist die häufigste autosomal-dominante Myotonie und Multisystemerkrankung mit typischen klinischen und elektrophysiologischen Befunden. Auch bei dieser Erkrankung zeigt die Muskelbiopsie allenfalls typische, aber nie beweisende histologische Veränderungen. Die Diagnosesicherung erfolgt über den molekulargenetischen Nachweis einer pathologischen Trinukleotid-Repeat-Expansion im DMPK-Gen auf Chromosom 19.
- **Myotone Dystrophie Typ 2:** Die Diagnose dieser autosomal-dominanten Muskel- bzw. Multisystemerkrankung erfolgt über den molekulargenetischen Nachweis einer pathologischen Expansion von CCTG-Wiederholungssequenzen in den intronischen Abschnitten des ZNF9-Gens auf Chromosom 3. Die typischen klinischen und elektrophysiologischen Befunde – nicht aber die Muskelbiopsie – sind die Grundlage für eine direkte genetische Testung.
- **Okulopharyngeale Muskeldystrophie (OPMD):** Diese seltene autosomal-dominant oder -rezessiv vererbte Myopathie zeigt ein sehr klinisches Bild, dass direkt eine Diagnosesicherung über den molekulargenetischen Nachweis einer pathologischen Trinukleotid-Repeat-Expansion im PABPN1-Gen auf Chromosom 14 erfolgen sollte.

(Deletionen, Duplikationen, Punkt- und Splice-Site-Mutationen) führen entweder zu einem kompletten Fehlen oder zu einer fehlerhaften Expression des hochmolekularen Dystrophin-Proteins, was konsekutiv zu einer ausgeprägten strukturellen und funktionellen Störung der Skelett- und Herzmuskulatur führt. Die Gruppe der Dystrophinopathien besteht aus drei klassischen Krankheitsentitäten:

- **Muskeldystrophie Typ Duchenne:** Mit einer Inzidenz von 1:3.600 männlichen Geburten ist dieses letal verlaufende Krankheitsbild die häufigste genetisch bedingte Muskelerkrankung des Menschen, die durch das vollständige Fehlen der Dystrophin-Expression in nahezu allen Muskelfasern bedingt und gekennzeichnet ist.
- **Muskeldystrophie Typ Becker:** Dies ist eine klinisch mildere und später beginnende allelische Erkrankungsvariante mit einer Inzidenz von 1:18.000 männlichen Geburten, die durch eine erhaltene, aber fehlerhafte Dystrophin-Expression (verminderte Menge bzw. verkürztes Protein) in allen Muskelfasern bedingt und gekennzeichnet ist (■ Abb. 34.2).
- **Symptomatische Konduktorinnen:** Die X-chromosomalen Dystrophinopathien können sich in seltenen Fällen (ca. 10%) auch in klinisch variabler Form bei Mädchen bzw. Frauen manifestieren, die in ihrem Erbgut ein mutiertes Dystrophin-Gen tragen. Neben Muskelfasern mit einer normalen Dystrophin-Expression lassen sich in der Muskelbiopsie in mosaikartiger Verteilung zahlreiche Fasern mit einer fehlenden oder verminderten Dystrophin-Expression nachweisen.

Der Fall

Anamnese. 9-jähriger Junge mit ausgeprägter, schmerzloser Muskelschwäche und stark eingeschränkter Gehfähigkeit. Aufstehen aus dem Liegen und Aufrichten aus der Hocke sind nur noch sehr eingeschränkt möglich. Beginn der Muskelschwäche im Alter von 4 Jahren.

Familienanamnese. Jüngstes von drei Kindern. Die 18-jährige Schwester ist gesund, der 16-jährige Bruder leidet an einer ähnlichen Symptomatik mit vollständigem Verlust der Gehfähigkeit im Alter von 12 Jahren.

Neurologischer Status. Hochgradige, proximal betonte schlaffe Tetraparese, positives Trendelenburg-Zeichen, positives Gowers-Zeichen. Hyperlordose der LWS und Wadenhypertrophie. Abgeschwächte proximale Muskeleigenreflexe der oberen und unteren Extremitäten.

Labor. Gesamt-CK 7.850 U/l (Norm: <170 U/l).

Elektrophysiologie. Elektromyographisch Nachweis eines myogenen Schädigungsmusters (kleine, polyphasische und niedrig-

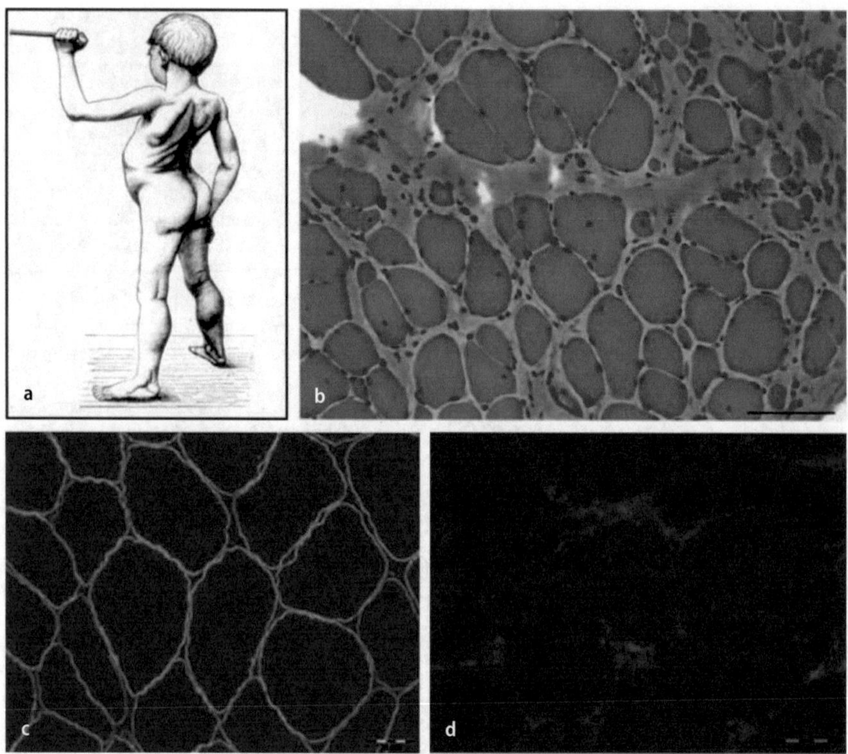

Abb. 34.2a–d **Muskeldystrophie Typ Duchenne.** **a** Zeichnung eines betroffenen Jungen durch den Erstbeschreiber der Erkrankung Guillaume B.A. Duchenne de Boulogne. **b** H&E-gefärbter Schnitt einer Muskelbiopsie eines betroffenen Jungen mit ausgeprägten muskeldystrophischen Veränderungen: Vermehrung von Bindegewebsstrukturen, Abrundung und pathologische Kalibervariationen der Muskelfasern, Vermehrung zentralständiger Muskelfaserkerne. **c** Reguläre sarkolemmale Dystrophin-Immunfluoreszenzmarkierung in normalem Muskelgewebe. **d** Vollständiges Fehlen der sarkolemmalem Dytrophin-Immunfluoreszenzmarkierung bei Muskeldystrophie Typ Duchenne. (Aus Heinrich et al. 2014)

amplitutige Potenziale) im M. biceps brachii rechts und M. vastus lateralis links.

Muskelbiopsie. Entnommen aus dem M. vastus lateralis rechts. Nachweis von ausgeprägten muskeldystrophischen Veränderungen und fehlender sarkolemmaler Immunreaktion mit allen drei Antikörpern gegen Dystrophin.

Genetik. Vor der Muskelbiopsie erfolgte bereits eine genetische Analyse, die keinen Nachweis von Deletionen oder Duplikationen des Dystrophin-Gens erbrachte. In einer zweiten Analyse mit kompletter Sequenzierung des Dystrophin-Gens gelang der Nachweis einer die Muskeldystrophie Typ Duchenne verursachenden Punktmutation, die zu einer Leserasterverschiebung und vollständigen Ablation der Dystrophin-Proteinexpression führt.

Symptome Die X-chromosomale Muskeldystrophie vom **Typ Duchenne** manifestiert sich typischerweise bei Jungen im 3. bis 5. Lebensjahr mit einer fortschreitenden Muskelschwäche, die im Alter von 9–13 Jahren regelhaft zum Verlust der Gehfähigkeit führt. Klassische klinische Kennzeichen dieser meist in der 2. bis 3. Lebensdekade zum Tod führenden Muskelerkrankung (respiratorische oder kardiale Insuffizienz!) sind eine progressive und proximal betonte symmetrische Schwäche der Arm- und Beinmuskulatur, eine Hyperlordose der LWS, Kontrakturen der Hüft- und Kniegelenke, ein positives **Gowers-Zeichen** sowie eine Pseudohypertrophie der Wadenmuskulatur. Mit dem Verlust der Gehfähigkeit kommt es häufig zu der Ausbildung einer korrekturbedürftigen Skoliose und zunehmenden respiratorischen Problemen. In späten Krankheitsstadien zeigen die Patienten eine hochgradige Tetraparese und sind vollständig auf die Hilfe von Familienangehörigen oder Pflegekräften angewiesen. Da das Dystrophin-Protein auch in der Herzmuskulatur, im ZNS und in der Retina gebildet wird, ist die Erkrankung sehr häufig auch mit **Kardiomyopathie**, intellektuellen **Minderbegabung** und **Nachtblindheit** assoziiert.

Die Muskeldystrophie vom **Typ Becker** ist die mildere und später beginnende allelische Erkrankungsvariante, die sich bei betroffenen Jungen nach dem 7. Lebensjahr manifestiert und erst im Alter von 16–80 Jahren zu einem Verlust der Gehfähigkeit führt. Klinische Leitsymptome sind auch hier die progressive und proximal betonte symmetrische Schwäche der Arm- und Beinmuskulatur, Kontrakturen sowie eine Pseudohypertrophie der Wadenmuskulatur.

Bei **symptomatischen Konduktorinnen** liegt der Erkrankungsbeginn zwischen der 2. und 5. Lebensdekade. Neben muskulären Problemen mit proximaler Muskelschwäche und Muskelschmerzen kann sich die Grunderkrankung auch durch eine Kardiomyopathie manifestieren.

Diagnostik Die Muskeldystrophien Typ Duchenne und Becker zeigen typischerweise sehr **starke CK-Werterhöhungen** (bis auf das 100-fache der Normwerte). Bei symptomatischen Konduktorinnen sind diese deutlich variabler (mäßige bis sehr starke Erhöhung). Die **Elektromyographie** zeigt bei den beiden männlichen Erkrankungsformen typischerweise ein myopathisches Muster; bei symptomatischen Dystrophinopathie-Patientinnen können myopathische Muster wie auch Normalbefunde vorliegen.

Bei dem klinischen Verdacht auf eine Muskeldystrophie Typ Duchenne empfiehlt sich im ersten Schritt eine direkte genetische Diagnostik zum Nachweis von Deletionen (60% der Erkrankungsfälle) bzw. Duplikationen (etwa 5% der Erkrankungsfälle) des Dystrophin-Gens.

Bei den Verdachtsdiagnosen einer Muskeldystrophie Typ Duchenne (ohne Nachweis von Deletionen oder Duplikationen), einer Muskeldystrophie Typ Becker oder einer symptomatischen Konduktorin ist eine **Muskelbiopsie** der wesentliche diagnostische Schritt. Entsprechend der Krankheitsentität liefert die immunhistochemische bzw. die Western-Blot-Analyse an dem entnommenen Muskelgewebe dann den Nachweis einer vollständigen Ablation oder einer verminderten bzw. fehlerhaften Dystrophin Expression. Im Hinblick auf eine adäquate humangenetische Beratung (ggf. Prä-Implantationsdiagnostik) und die sich abzeichnenden gentherapeutischen Interventionsmöglichkeiten empfiehlt sich bei allen Dystrophinopathien eine molekulargenetische Identifizierung des krankheitsverursachenden Gendefektes. Bei allen Patienten mit einer Dystrophinopathie müssen ferner regelmäßige kardiologische und respiratorische Kontrolluntersuchungen erfolgen.

Therapie Derzeit bestehen keine Heilungsmöglichkeiten für die Gruppe der Dystrophinopathien. Für die letal verlaufende **Muskeldystrophie Duchenne** zeichnen sich aber erste medikamentöse Gentherapieansätze ab, die derzeit ihren Weg in eine klinische Anwendung suchen. Bei einer Untergruppe von Duchenne-Patienten (10–15%), bei denen eine Nonsense-Mutation zu der Einfügung eines vorzeitigen Stop-Kodons – und konsekutiv zu einem vollständigen Fehlen der Dystrophin-Expression – führt, kann die Behandlung mit **Ataluren** die Dystrophin-Expression teilweise wieder rekonstituieren. Ataluren fungiert hierbei gewissermaßen als eine transkriptionelle Schreibkorrektur, die partiell das Ablesen des mutationsbedingten Stoppsignals verhindern kann. Derzeit ist jedoch noch unklar, in wie weit sich durch diesen Therapieansatz eine signifikante und langfristige funktionelle Verbesserung des malignen Krankheitsverlaufes erzielen lässt.

Neben den sich abzeichnenden **molekularen Therapieansätzen** lässt sich bereits durch die konsequente Umsetzung von medikamentösen und nicht-medikamentösen Therapien eine signifikante Verbesserung des Krankheitsverlaufes und der Lebenserwartung bei der Muskeldystrophie Duchenne erzielen. Ein wesentlicher Fortschritt war die klinische Implementierung einer frühzeitig beginnenden (ab dem 3. bis 5. Lebensjahr) Medikation mit **Kortikosteroiden** (Prednison, 5–10 mg/kg/Woche), durch die sich der Verlust der Gehfähigkeit im Mittel um 2–5 Jahre verzögern lässt. Zu einem möglichst langen Erhalt der Gehfähigkeit tragen auch eine regelmäßige **Physiotherapie** sowie die frühzeitige **Korrektur von Kontrakturen** durch konservative (Orthesen) und chirurgische Therapiemaßnahmen maßgeblich bei. Die Einnahme von **Kreatin** kann zudem eine Steigerung der Maximalkraft bewirken (im Durchschnitt um etwa 10%).

Duchenne-Patienten sterben in der Regel an einer **respiratorischen** und/oder **kardialen Insuffizienz**. Durch eine frühe Erkennung und konsequente Behandlung dieser zentralen Problematik lässt sich eine signifikante Verlängerung der Lebenserwartung (um bis zu 15 Jahre) erzielen. Wesentliche therapeutische Maßnahmen zur Stabilisierung der Lungenfunktion sind die operative Korrektur von Skoliosen, regelmäßige Atemtherapie, die frühzeitige (ggf. antibiotische) Behandlung von respiratorischen Infekten und eine individuell angepasste nicht-invasive Beatmung. Zur Behandlung einer kardialen Insuffizienz im Rahmen einer Kardiomyopathie kommen primär ACE-Inhibitoren, Typ-1-Angiotensin-II-Rezeptorblocker (ARB) und Beta-Blocker zum Einsatz.

Bei Jungen/Männern mit **Muskeldystrophie Typ Becker** und den symptomatischen Konduktorinnen ist der klinische Verlauf in der Regel gutartiger und innerhalb der einzelnen Krankheitsgruppe deutlich variabler. Kortikosteroide sind bei diesen beiden Dystrophinopathien nicht indiziert. Angepasst an die individuelle Problematik sollte eine physiotherapeutische, orthopädische, respiratorische und kardiologische Diagnostik und Therapie nach den oben genannten Grundsätzen erfolgen.

34.2.2 Fazio-skapulo-humerale Muskeldystrophie

Genetik und Epidemiologie Die autosomal-dominante fazio-skapulo-humerale Muskeldystrophie (FSHD; Synonym: Landouzy-Dejerine-Syndrom) ist mit einer Prävalenz von 1:16.000 die dritthäufigste genetisch bedingte Muskelerkrankung nach der Muskeldystrophie Typ Duchenne und den myotonen Dystrophien (▶ Exkurs: Genetik der FSHD).

Der Fall

Anamnese. 18-jähriger Patient ohne subjektive Beschwerden. Vorstellung zur diagnostischen Abklärung von »hängenden« Schulterblättern.

Familienanamnese. Einziges Kind. Vater und Großvater leiden an einer nicht näher spezifizierten Muskelerkrankung.

Neurologischer Status. Schwäche der mimischen Muskulatur mit hervorstehenden Wimpern bei maximalem Lidschluss, Unfähigkeit zu Pfeifen. Scapula alata beidseits, Atrophie des M. pectoralis beidseits mit auffälliger Achsel-Brustfalte, rechts ausgeprägter als links.

Labor. CK 600 U/l (Norm: 170 U/l).

Elektrophysiologie. Elektromyographisch Nachweis eines myogenen Schädigungsmusters im M. deltoideus rechts. Normalbefund bei Untersuchung des M. vastus lateralis links.

Muskelbiopsie. Nicht indiziert.

Genetische Analyse. Mittels Southern Blot-Analyse Nachweis einer für die autosomal-dominante FSHD1-typischen Verkürzung von 4q35-DNA-Fragmenten nach EcoR1-Restriktionsenzymverdau.

Exkurs

Genetik der FSHD

Bei einem klinisch identischen Phänotyp lassen sich auf der genetischer Ebene derzeit zwei FSHD-Unterformen differenzieren. Die **FSHD1** ist mit Abstand die häufigste Unterform, die 90–95% der Erkrankungsfälle ausmacht. Sie beruht auf einer Verkürzung der variablen D4Z4-Mikrosatellitenrepeats auf dem langen Arm von Chromosom 4. Im Gegensatz zu gesunden Personen (11–150 D4Z4-Repeats) weisen FSHD1-Patienten weniger als 11 Repeats auf. Der Beginn und der Schweregrad der Erkrankung korrelieren hierbei mit dem Ausmaß der D4Z4-Repeatverkürzung. Die D4Z4-Mikrosatelliten-Repeatregion steuert die Expression des DUX4-Gens in der Skelettmuskulatur. Das DUX4-Protein wird in der adulten humanen Skelettmuskulatur normalerweise nicht gebildet. Liegt die pathologische D4Z4-Repeatverkürzung auf einem sog. permissiven 4qA-Allel wird die Expression des DUX4-Gens wieder angeschaltet, was konsekutiv – über einen bislang nur unvollständig verstandenen Pathomechanismus – zu einer progressiven Skelettmuskelschädigung führt.
Auch bei der **FSHD2**, die ca. 5% der Erkrankungsfälle ausmacht, kommt es zu einer pathologischen Wiederaufnahme der DUX4-Expression. Bei der FSHD2 müssen jedoch zwei genetische Veränderungen (sog. digene Erkrankung) zusammen vorliegen, damit sich die Erkrankung manifestiert. Neben einer zu einem Funktionsverlust führenden Mutation im SMCHD1-Gen auf Chromosom 18 muss zusätzlich der bereits oben erwähnte permissive 4qA-Haplotyp auf Chromosom 4 vorliegen. 4qA-Allele triggern ein Polyadenylierungssignal, das zu einer pathologischen Stabilisierung der DUX4-mRNA führt.

Symptome Die FSHD kann sich von der Geburt bis ins späte Erwachsenenalter hinein manifestieren. Bei der Mehrzahl der FSHD-Patienten finden sich in der zweiten und dritten Lebensdekade sehr klassische Krankheitszeichen mit einer Schwäche der mimischen (»fazio«) Muskulatur in Kombination mit Atrophien und Paresen der (»skapulo«) Schultergürtelmuskulatur und der (»humeralen«) Oberarmmuskulatur (◘ Abb. 34.3). Typische Symptome der **mimischen Schwäche** sind ein kraftloser und unvollständiger Augenschluss, die Unfähigkeit zu pfeifen und mit einen Strohhalm zu trinken und Schwierigkeiten bei der Bildung von Lippenlauten. Ein häufig beobachtetes Zeichen der Erkrankung ist das Vorliegen eines »Schmollmundes«, welcher durch eine Hypertrophie des M. orbicularis oris bedingt ist.

Der Befall der **Schultergürtelmuskulatur** ist gekennzeichnet durch eine »lose Schulter« mit Scapula alata, einer Atrophie der klavikulären Anteile der Pektoralismuskulatur mit auffälligen Achsel-Brustfalten und deutlichen Schwierigkeiten bei der Armabduktion. Der M. deltoideus ist hingegen in der Regel sehr gut erhalten bzw. hypertrophiert. An den **Oberarmen** betrifft der Krankheitsprozess vornehmlich den M. biceps brachii.

Besonders in den initialen Krankheitsphasen ist der Befall der einzelnen Muskelgruppen asymmetrisch. Im späteren Krankheitsverlauf manifestieren sich bei einem Teil der Patienten auch Paresen und Atrophien im Bereich der Handextensoren, der unteren Bauchwandmuskulatur (mit **Beevor-Zeichen**: Verschiebung des Bauchnabels nach kranial beim Aufsetzen aus dem Liegen ohne Zuhilfenahme der Arme) sowie der Peroneal- und Beckengürtelmuskulatur. Weitere, häufig subklinisch verlaufende FSHD-Begleiterkrankungen sind eine Innenohrschwerhörigkeit mit Hochtonverlust sowie

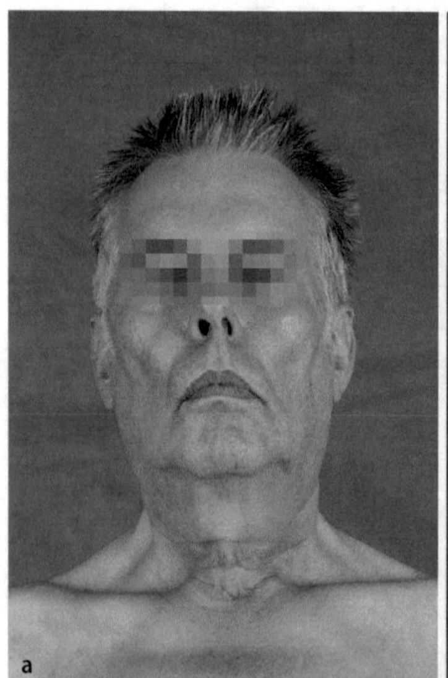

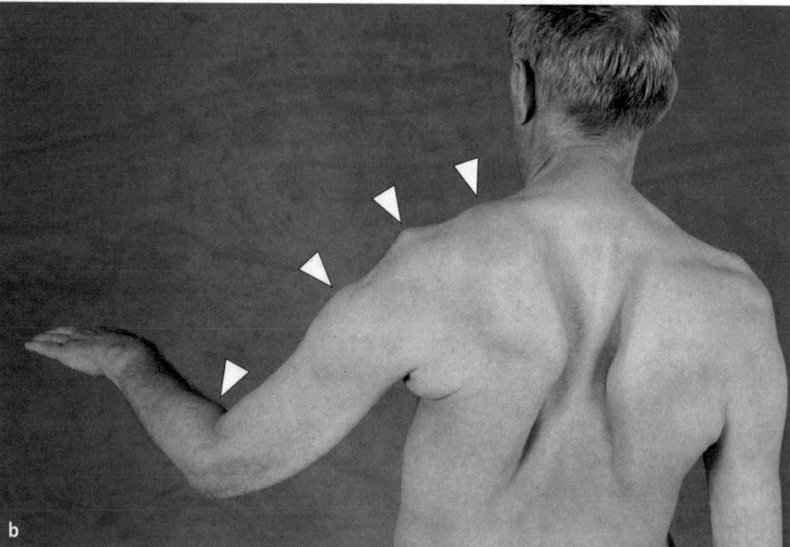

◘ **Abb. 34.3 Fazio-skapulo-humerale Muskeldystrophie (FSHD).** **a** Facies myopathica mit beidseitiger Ptosis und Atrophie der Gesichtsmuskulatur. **b** Atrophie der skapulo-humeralen Muskulatur mit Scapula alata beidseits und »poly-hill sign« (*Pfeilspitzen*)

eine retinale Vaskulopathie mit Teleangiektasien und Netzhautablösungen (**Coats-Syndrom**: schwere Verlaufsform mit Retinablutungen und Visusverlust bei ca. 1% der FSHD-Patienten). Ein labiler arterieller Hypertonus sowie Herzrhythmus- und Reizleitungsstörungen wurden ebenfalls als gelegentlich auftretende Begleiterscheinungen beschrieben. Bei den seltenen kongenitalen Formen kann auch eine ZNS-Mitbeteiligung in Form von mentaler Retardierung oder Epilepsie vorliegen. Die Lebenserwartung ist bei der großen Mehrzahl der Patienten normal oder nur leicht verkürzt (Ausnahme: kongenitale und schwere infantile Formen). Die autosomal-dominante FSHD zeigt eine unvollständige Penetranz. Männer sind häufig stärker betroffen als Frauen, bei denen die Erkrankung – trotz Mutationen – auch häufiger asymptomatisch bleiben kann.

Diagnostik Die CK-Werte sind bei der FSHD normal oder nur leicht erhöht (<5- bis 7-fache der Normwerte). Die Elektromyographie zeigt in betroffenen Muskeln häufig ein myopathisches Muster oder nur unspezifische Befunde. Eine Muskelbiopsie ist in der Regel nicht indiziert, da auf der Basis der typischen klinischen Befunde eine direkte molekulargenetische Diagnosesicherung erfolgen kann. Bei Hör- oder Sehstörungen bzw. Hinweisen auf einen labilen Hypertonus oder Herzrhythmusstörungen ist eine entsprechende audiologische, ophthalmologische bzw. kardiologische Diagnostik zu veranlassen.

Therapie Eine spezifische Therapie für die FSHD besteht derzeit nicht. Durch eine Medikation mit dem β2-Agonisten **Albuterol** ließ sich bei FSHD-Patienten in Therapiestudien ein Zuwachs der Muskelmasse, aber **kein** signifikanter Kraftzuwachs nachweisen. Eine klare Indikation für eine Albuterol-Medikation besteht somit nicht. Auch der Nutzen einer Therapie mit dem Nahrungsergänzungsmittel **Kreatin** wird kontrovers diskutiert. Angepasst an die individuelle Problematik muss eine physiotherapeutische, orthopädische und ggf. audiologische, ophthalmologische und kardiologische Diagnostik und Therapie erfolgen.

34.2.3 Okulopharyngeale Muskeldystrophie

Genetik und Epidemiologie Die okulopharyngeale Muskeldystrophie (OPMD) ist eine in Europa seltene Muskelerkrankung (Inzidenz: 1:100.000), die in bestimmten Teilen von Kanada (Inzidenz: 1:1000) und Israel (1:600) auf der Basis von Foundermutationen deutlich häufiger vorkommt. Die OPMD wird durch eine pathologische GCG-Trinukleotid-Expansion im Exon 1 des PABPN-Gens auf Chromosom 14q11 verursacht. Neben der klassischen (und deutlich häufigeren) autosomal-dominant vererbten OPMD kann sich die Erkrankung in sehr seltenen Fällen auch als autosomal-rezessive und klinisch schwerer verlaufende Variante manifestieren. Gesunde Personen zeigen in dem entsprechenden Genabschnitt 6 GCG-Repeats; bei der autosomal-dominanten OPMD liegen hingegen 8–13 GCG-Repeats und bei der rezessiven Variante 7 GCG-Repeats (hier jedoch in homozygoter Form!) vor. Die pathologische GCG-Trinukleotid-Expansion führt zu einer Akkumulation, Fehlfaltung und Polymerisation des PABPN1-Proteins im Zellkern und zur Ausbildung von pathologischen Proteinaggregaten.

Der Fall

Anamnese. 59-jähriger Patient mit seit 2 Jahren zunehmender Ptosis beidseits. Seit 3 Monaten intermittierende Schluckstörungen und leichte Schwierigkeiten beim Treppensteigen.
Familienanamnese. Die im Alter von 72 Jahren verstorbene Mutter des Patienten litt an einer ähnlichen Symptomatik mit beidseitiger Ptosis, Schluckstörungen und proximaler Muskelschwäche. Ein 52 Jahre alter Bruder ist beschwerdefrei; seine 56 Jahre alte Schwester zeigt eine leichtgradige bilaterale Ptosis.
Neurologischer Status. Ptosis beidseits, leicht retroflektierte Kopfhaltung, leichtgradige Schwäche der Beckengürtelmuskulatur mit Schwierigkeiten beim Aufrichten aus der Hocke und Einbeinstuhlsteigen.
Labor. Gesamt-CK 480 U/l (Norm <170 U/l).
Elektrophysiologie. Myogenes Schädigungsmuster im M. vastus lateralis links und M. deltoideus rechts.
Muskelbiopsie. Nicht indiziert.
Genetische Analyse. Nachweis einer für die autosomal-dominante OPMD-typischen GCG-Trinukleotid-Expansion (n=13) im PABPN1-Gen.

Symptome Die autosomal-dominante OPMD manifestiert sich typischerweise in der 4. bis 6. Lebensdekade, während die seltenere rezessive Form bereits in der 2. bis 4. Lebensdekade symptomatisch wird. Das klassische und initiale Leitsymptom beider Formen ist die **Ptosis**, die initial oft asymmetrisch ausgebildet ist. Im Krankheitsverlauf kann auch eine progressive Einschränkung der Augenmotilität im Sinne einer progressiven externen Ophthalmoplegie auftreten. Neben einer progressiven Dysphagie (cave: Unterernährung, Aspirationspneumonie) kann sich durch eine Schwäche der Larynxmuskeln auch eine Dysphonie ausbilden. Im weiteren Krankheitsverlauf kommt es bei einem Teil der Patienten auch zu einer fortschreitenden proximalen Muskelschwäche. Eine kardiale Mitbeteiligung liegt hingegen nicht vor.

Diagnostik Die CK-Werte sind bei der OPMD entweder normal oder nur leicht erhöht (2- bis 4-fache der Normwerte). Die Elektromyographie zeigt in klinisch betroffenen Muskeln entweder myopathische Muster oder ein Mischbild aus myopathischen und neurogenen Veränderungen. Die Ptosis und Dysphagie/Dysphonie bei OPMD-Patienten bedürfen immer einer augenärztlichen bzw. HNO-ärztlichen Mitbetreuung.

Therapie Eine spezifische Therapie für die OPMD besteht derzeit nicht. Hinsichtlich der Ptosis stehen operative Korrekturverfahren (**Blepharoplastik**) zur Verfügung, durch die sich eine deutliche und nachhaltige Besserung der Symptomatik erzielen lassen. Eine gezielte **logopädischen Behandlung** ist bei einer leichten Dysphagie/Dysphonie indiziert. Bei schwerer Dysphagie lässt sich durch eine **krikopharyngeale Myo-**

tomie bei einem Teil der Patienten eine deutliche Verbesserung der Schluckleistung erzielen. Alternativ muss die Anlage einer **PEG-Sonde** erwogen werden. Hinsichtlich der proximalen Muskelschwäche empfiehlt sich eine physiotherapeutische Behandlung und die gezielte Verordnung von Hilfsmitteln.

34.2.4 Emery-Dreyfuss-Muskeldystrophie

Genetik und Epidemiologie Unter dem Begriff Emery-Dreyfuss-Muskeldystrophie (EDMD) wird eine klinisch und genetisch heterogene Gruppe von Muskeldystrophien zusammengefasst, die durch Mutationen in Genen, die vornehmlich für **Kernhüllenproteine** kodieren, beruhen. Derzeit werden sieben genetisch distinkte Unterformen (EDMD1–7) unterschieden. Die EDMD1 ist eine X-chromosomal-rezessive Erkrankung, die durch Mutationen im **Emerin**-Gen verursacht wird. Die EDMD2 (autosomal-dominant) und EDMD3 (autosomal-rezessiv) beruhen beide auf Mutationen im Lamin-A/C-Gen auf Chromosom 1q21. Die EDMD2 und 3 werden im deutschsprachigen Raum auch unter dem Begriff Muskeldystrophie Typ Hauptmann-Thannhäuser geführt. Die EDMD1–3 sind seltene Erkrankungen mit einer Inzidenz von 1:100.000; die EDMD4 (Nesprin1), EDMD5 (Nesprin2), EDMD6 (»Four-and-a-half-LIM-Protein 1«) und EDMD7 (Transmembran-Protein 43) sind hingegen extrem seltene Varianten, die nur in vereinzelten Familien beschrieben wurden.

Symptome Die X-chromosomale EDMD 1 manifestiert sich bei betroffenen Jungen in der ersten bis dritten Lebensdekade mit einer klassischen klinischen Trias, die sich aus der frühen Entwicklung von **Kontrakturen**, langsam progredienten **Paresen** und einer **Kardiomyopathie** mit Reizleitungsstörungen zusammensetzt. Die Kontrakturen (Beugekontrakturen der Ellenbogengelenke, Kopfstreckermuskulatur, Spitzfußstellung bei Verkürzung der Achillessehne) manifestieren sich hierbei regelhaft vor der Entwicklung der Muskelschwäche, die besonders die Oberarme, den Schultergürtel (mit Scapula alata) und die anterolateralen Anteile der Unterschenkelmuskulatur befällt. Für die Prognose entscheidend ist jedoch die sich immer ausbildende kardiale Problematik mit Kardiomyopathie und lebensbedrohlichen Reizbildungs- und Reizleitungsstörungen (Synkopen im Rahmen von Sinusbradykardie und höhergradigen atrioventrikulären Blockierungen). Die EDMD 2 und 3 zeigen die gleiche klinische Trias; wegen der autosomalen Vererbung können hier jedoch auch Frauen betroffen sein.

Diagnostik Die CK-Werte können bei der EDMD bis zum 25-fachen der Normwerte erhöht sein. Die Elektromyographie zeigt typischerweise ein myopathisches Muster. Die Muskelbiopsie zeigt bei EDMD ein myopathisches bis muskeldystrophisches Schädigungsmuster. Mittels Immunhistochemie und Western-Blot-Analysen kann bei der EDMD 1 der spezifische diagnostische Nachweis des vollständigen Fehlens des nukleären Emerin-Proteins erfolgen. Die Diagnosesicherung der EDMD 2 und 3 sowie der extrem seltenen EDMD-Formen 4–7 gelingt nur über den Nachweis von pathogenen Mutationen in den entsprechenden Genen. Die Notwendigkeit einer kardiologischen Diagnostik ergibt sich aus der immer vorliegenden (und potenziell lebensbedrohlichen) kardialen Pathologie. Die Kontrakturproblematik erfordert zusätzlich eine orthopädische Mitbetreuung der Patienten.

Therapie Eine spezifische medikamentöse Behandlung für EDMD-Patienten besteht derzeit nicht. Vorrangig ist die Erkennung und Behandlung der kardialen Problematik mit frühzeitiger Implantation eines **Herzschrittmachers** oder **Defibrillators**. Hinsichtlich der Kontrakturen und Muskelschwäche muss – angepasst an die individuelle Problematik – eine physiotherapeutische und orthopädische Behandlung erfolgen.

34.2.5 Gliedergürtelmuskeldystrophien

Nomenklatur, Genetik und Epidemiologie Bei den Gliedergürtelmuskeldystrophien (»limb girdle muscular dystrophies«, LGMD) unterscheidet man autosomal-dominant (LGMD1A–H) und autosomal-rezessiv vererbte Formen (LGMD2A-W). Die verschiedenen Entitäten innerhalb der Gruppen werden durch den Buchstaben am Ende kodiert, wobei sich die Abfolge nach der Erstbeschreibung richtet. Die LGMD1A wird beispielsweise durch Mutationen im Myotilin-Gen und die LGMD2I durch Mutationen im FKRP-Gen verursacht (◘ Tab. 34.1). Die Prävalenzen der einzelnen Unterformen liegen zwischen 0,07 und 0,43 pro 100.000 Einwohner.

Symptome Gliedergürtelmuskeldystrophien manifestieren sich klinisch meist im Jugend- oder jungen Erwachsenenalter mit langsam progredienten, symmetrischen Paresen. Das Manifestationsalter ist allerdings variabel und kann vom frühen Kindes- bis ins späte Erwachsenenalter reichen. Wie der Name bereits impliziert ist klassischerweise vor allem die proximale Extremitätenmuskulatur betroffen. Nicht selten findet sich jedoch ein hiervon abweichendes Muster, z. B. eine skapuloperoneale oder primär distale Muskelschwäche.

Diagnostik Die CK-Aktivität im Serum ist bei den meisten LGMD-Patienten deutlich erhöht und das EMG zeigt in der Regel Veränderungen, die auf einen myopathischen Prozess hinweisen. Bei einigen LGMD-Unterformen finden sich typische **klinische Merkmale**, die bei der differenzialdiagnostischen Abklärung hilfreich sein können. Hierzu zählen:

- die asymmetrische Muskelschwäche bei der LGMD1A und der LGMD2L,
- eine früh einsetzende humeroperoneale Muskelschwäche, Gelenkkontrakturen und Herzrhythmusstörungen bei der LGMD1B,
- Zeichen einer erhöhten mechanischen Muskelerregbarkeit (perkussionsinduzierte rasche Muskelkontraktionen [PIRC], Rippling-Phänomen, Mounding) bei der LGMD1C,

- eine Atrophie der Wadenmuskulatur und sehr hohe CK-Werte bei der LGMD2B,
- eine Pseudohypertrophie der Wadenmuskulatur in Kombination mit einer frühen kardiorespiratorischen Insuffizienz bei der LGMD2I sowie
- eine Epidermolysis bullosa bei der LGMD2Q.

Eine **MRT**-Untersuchung der Beinmuskulatur ist sinnvoll, da sich bei einigen LGMD-Formen ein spezifisches Verteilungsmuster der kernspintomographisch detektierbaren lipomatösen Muskelalterationen zeigt. Zudem können der histologische Befund und Western-Blot-Analysen wertvolle Hinweise auf den ursächlichen Gendefekt liefern, beispielsweise durch den Nachweis einer fehlenden Expression des mutierten Proteins bei LGMD-2-Formen. Unter Berücksichtigung des klinischen und histopathologischen Phänotyps sollte schließlich nach Möglichkeit eine gezielte molekulargenetische Untersuchung veranlasst werden. Bei unklaren Fällen kann die Durchführung einer **Panel-Diagnostik**, bei der diverse Krankheitsgene parallel analysiert werden, sinnvoll sein.

Therapie Kausal ansetzende Therapien stehen für die Gliedergürtelmuskeldystrophien bislang noch nicht zur Verfügung. Eine symptomorientierte Behandlung sowie eine adäquate Hilfsmittelversorgung können die Lebensqualität der Patienten jedoch deutlich verbessern.

Hinsichtlich der Muskelschwäche und zur Vermeidung von Gelenkkontrakturen ist eine regelmäßige **Physiotherapie** indiziert. Diese sollte nach Möglichkeit durch ein regelmäßiges aerobes Übungsprogramm ergänzt werden. Auch ein moderates Krafttraining scheint unproblematisch zu sein. Ein hochintensives Training und Aktivitäten im anaeroben Bereich sollten jedoch aufgrund der Gefahr einer Muskelschädigung vermieden werden. Die Einnahme von **Kreatin** wird in der Regel gut vertragen und kann eine leichte Steigerung der Maximalkraft bewirken. Die Verordnung von Anabolika ist hingegen obsolet.

Bei den meisten LGMD-Formen sollten regelmäßig **kardiologische Kontrolluntersuchungen** einschließlich EKG und Echokardiographie bzw. Kardio-MRT durchgeführt werden. Abhängig von den Befunden können der Beginn einer medikamentösen Behandlung oder sogar invasive Maßnahmen wie die Implantation eines **Herzschrittmachers** oder **Defibrillators** bis hin zur **Herztransplantation** indiziert sein.

Aufgrund einer möglichen Beteiligung der Atemmuskulatur ist zudem bei Diagnosestellung und spätestens bei Auftreten von Symptomen regelmäßig eine **Überprüfung der Lungenfunktion** durchzuführen. Bei Beschwerden wie Tagesmüdigkeit, morgendlichen Kopfschmerzen oder nicht erholsamen Schlaf ist eine weitergehende schlafmedizinische Diagnostik und ggf. die Einstellung auf eine **nicht-invasive Beatmung** angezeigt.

Patienten mit Dysphagie, Gewichtsverlust oder häufiger Aspiration sollten gastroenterologisch untersucht werden. Eine Veränderung der Nahrungskonsistenz und ein Schlucktraining im Rahmen einer logopädischen Behandlung können hier sinnvoll sein. Bei ausgeprägter Symptomatik kann die

Tab. 34.1 Übersicht Gliedergürtelmuskeldystrophien

Typ	Genort	Gen	Protein
Autosomal-dominant vererbte Formen			
LGMD1A	5q31	MYOT	Myotilin
LGMD1B	1q22	LMNA	Lamin A/C
LGMD1C	3p25	CAV3	Caveolin 3
LGMD1D	7q36	DNAJB6	DnaJ homolog subfamily B member 6
LGMD1E	2q35	DES	Desmin
LGMD1F	7q32	TNPO3	Transportin 3
LGMD1G	4q21	HNRNPDL	D-ähnliches heterogenes nukleäres Ribonukleoprotein
LGMD1H	3p23-25	unbekannt	Unbekannt
Autosomal-rezessiv vererbte Formen			
LGMD2A	15q15	CAPN3	Calpain 3
LGMD2B	2p13	DYSF	Dysferlin
LGMD2C	13q12	SGCG	Gamma-Sarkoglykan
LGMD2D	17q21	SGCA	Alpha-Sarkoglykan
LGMD2E	4q12	SGCB	Beta-Sarkoglykan
LGMD2F	5q33	SGCD	Delta-Sarkoglykan
LGMD2G	17q12	TCAP	Telethonin
LGMD2H	9q33	TRIM32	E3-Ubiquitin-Protein-Ligase TRIM32
LGMD2I	19q13	FKRP	Fukutin-assoziiertes Protein (FKRP)
LGMD2J	2q24	TTN	Titin
LGMD2K	9q34	POMT1	Protein-O-Mannosyltransferase 1
LGMD2L	11p14	ANO5	Anoctamin 5
LGMD2M	9q31	FKTN	Fukutin
LGMD2N	14q24	POMT2	Protein-O-Mannosyltransferase 2
LGMD2O	1p34	POMGNT1	Protein-O-Mannose-beta-1,2-N-Acetylglucosaminyltransferase 1
LGMD2P	3p21	DAG1	Dystroglycan
LGMD2Q	8q24	PLEC1	Plectin
LGMD2R	2q35	DES	Desmin
LGMD2S	4q35	TRAPPC11	TRAPPC11
LGMD2T	3p21	GMPPB	Beta-GDP-Mannose-Phosphorylase
LGMD2U	7p21	ISPD	Isoprenoid synthase domain-containing protein
LGMD2V	17q25	GAA	Lysosomale Alpha-Glukosidase
LGMD2W	3p21	LIMS2	LIM and senescent cell antigen-like-containing domain protein 2

Anlage einer perkutanen endoskopischen Gastrostomie oder Jejunostomie die Lebensqualität verbessern und die Lebenserwartung verlängern.

Des Weiteren können Deformitäten der Wirbelsäule zu einer Beeinträchtigung der Mobilität und der kardiopulmonalen Funktion führen. In diesem Fall ist die Indikation für eine Wirbelsäulenoperation zu überprüfen.

34.3 Distale Myopathien

Nomenklatur, Genetik und Epidemiologie In der großen Gruppe der distalen Myopathien folgt die Mehrzahl der Erkrankungen einem dominanten Vererbungsmuster; autosomal rezessive Erbgänge sind deutlich seltener. Eine numerische Nomenklatur (wie bei den Gliedergürtelmuskeldystrophien) hat sich bei den distalen Myopathien bisher nicht durchgesetzt. Die Benennung der einzelnen Entitäten erfolgt bislang uneinheitlich auf der Basis der Erstbeschreiber, bestimmter klinischer oder histopathologischer Besonderheiten oder nach den zugrundeliegenden Gendefekten (◘ Tab. 34.2). Genaue Daten zu der Inzidenz und Prävalenz liegen für den deutschsprachigen Raum nicht vor. Insgesamt sind die einzelnen distalen Myopathien sicher als seltene bis sehr seltene Erkrankungen einzustufen.

Symptome Bei den distalen Myopathien (der Name ist Programm) sind die Muskelschwächen und Muskelatrophien primär distal lokalisiert bzw. akzentuiert, weswegen sie initial häufig als Polyneuropathien verkannt werden. In der Mehrzahl der Fälle beginnt die Erkrankung in den vorderen oder hinteren Kompartimenten der Unterschenkelmuskulatur (◘ Abb. 34.4). Bei der **Welander-Myopathie** – seltener bei der Desmino- und Filaminopathie – zeigt sich eine Schwäche und Atrophie der kleinen Handmuskeln. Der Krankheitsbeginn ist – entsprechend der Vielzahl der einzelnen Erkrankungen – sehr variabel und reicht vom Kindesalter bis hin zur 6. und 7. Lebensdekade. Im Krankheitsverlauf breitet sich die Muskelschwäche bei vielen Erkrankungen auf die proximalen Muskelgruppen und die Rumpfmuskulatur aus. Neben dem Befall der Skelettmuskulatur zeigt sich bei einigen Krankheitsentitäten eine charakteristische und die Prognose bestimmende Mitbeteiligung von anderen Organsystemen (CNS, Auge, Herz, Lunge, Knochen). Typisch für die Alpha-B-Crystallinopathie ist das Vorliegen von bilateralen Katarakten und einer Kardiomyopathie. Letztere findet sich – teilweise auch isoliert oder vor der klinischen Manifestation einer distalen Muskelschwäche – bei den Myopathien auf der Basis von Mutationen in den Genen, die für Desmin, Filamin C, ZASP und FHL1 kodieren. Die charakteristische Trias aus distaler Myopathie, Morbus Paget und frontotemporaler Demenz findet sich bei Patienten mit VCP-Mutationen.

Diagnostik Die CK-Werte können bei den distalen Myopathien im Normbereich liegen, aber – abhängig von der Krankheitsentität – auch mäßig bis deutlich erhöht sein. Die stärksten CK-Erhöhungen (bis zum 25-fachen der Normwerte und damit diagnostisch bedeutsam) finden sich typischerweise bei den autosomal-rezessiven distalen Myopathien auf der Basis von Dysferlin- und Anoctamin-5-Mutationen. Die Elektromyographie zeigt in klinisch betroffenen Muskeln entweder myopathische Muster oder ein Mischbild aus myopathischen und neurogenen Veränderungen. Eine **MRT**-Bildgebung der Unterschenkelmuskulatur kann maßgeblich zu der Differenzierung der einzelnen distalen Myopathien beitragen. Der **Muskelbiopsie** kommt bei den distalen Myopathien eine wichtige Rolle zu, da sie bei zahlreichen Erkrankungen den Nachweis von charakteristischen Proteinaggregaten oder anderen typischen Veränderungen in den Muskelzellen erbringen kann. Eine spezifische Diagnosestellung ist in vielen Fällen jedoch nur über eine **genetische Untersuchung** möglich. Eine kardiologische und respiratorische Diagnostik ist bei allen ätiologisch unklaren distalen Myopathien indiziert.

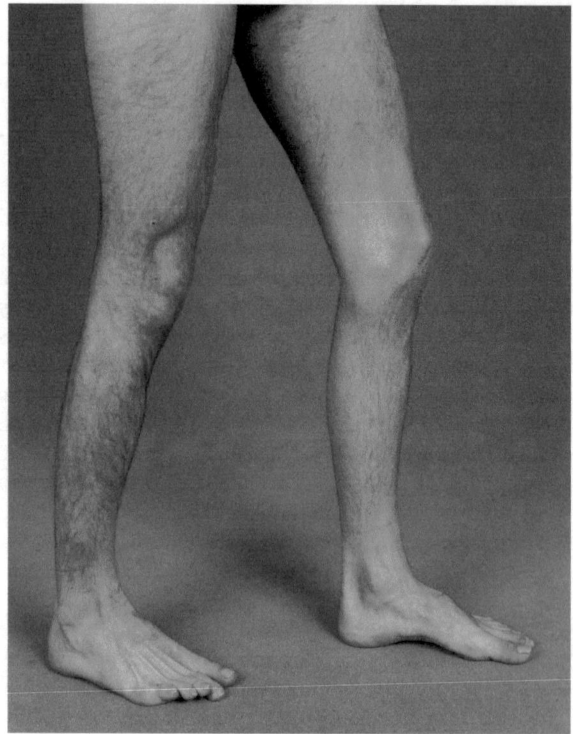

◘ **Abb. 34.4 Distale Myopathie.** Patient mit distalen Muskelatrophien, insbesondere im Bereich der Waden- und kleinen Fußmuskulatur. Die Ursache sind in diesem Fall Mutationen im Dysferlin-Gen

Therapie Kausale Behandlungsmöglichkeiten bestehen für die distalen Myopathien derzeit nicht. Angepasst an die individuelle Symptomatik muss – ► Abschn. 34.2, Therapieempfehlungen bei der Gliedergürtelmuskeldystrophie – eine entsprechende krankengymnastische, orthopädische, kardiologische und respiratorische Behandlung verordnet werden.

Tab. 34.2 Übersicht distale Myopathien

Typ	Genort	Gen	Protein
Autosomal-dominant vererbte Formen			
Welander	2p13	TIA1	Cytotoxic granule-associated RNA-binding protein
Udd	2q31	TTN	Titin
Gowers-Laing	14q11	MYH7	Myosin heavy chain 7
HMERF	2q31	TTN	Titin
Desminopathie	2q35	DES	Desmin
Markesbery/ZASP-Myopathie	10q23	ZASP/ LDB3	Z-band alternatively spliced PDZ motif-containing protein
Alpha-B-Crystallinopathie	11q22	CRYAB	Alpha-B-Crystallin
Filaminopathie	7q32	FLNC	Filamin C
Myopathie + Paget + Demenz	9p13	VCP	Valosin containing protein
X-chromosomal-dominant vererbte Formen			
FHL1-Myopathie	Xq26	FHL1	Four-and-a-half-LIM protein 1
Autosomal-rezessiv vererbte Formen			
Miyoshi	2p13	DYSF	Dysferlin
Nonaka	9p13	GNE	UDP-N-Acetylglucosamine 2-Epimerase/N-Acetylmannosamine Kinase
Anoctaminopathie	11p14	ANO5	Anoctamin 5
Nebulinopathie	2q23	NEB	Nebulin
Telethoninopathie	17q12	TCAP	Telethonin
Desminopathie	2q35	DES	Desmin

34.4 Kongenitale Myopathien mit spezifischen Strukturanomalien

Vorbemerkung Die kongenitalen Myopathien mit spezifischen Strukturanomalien müssen von den kongenitalen Muskeldystrophien (z. B. Muskeldystrophie Typ Fukuyama, Muscle-eye-brain-Erkrankung, Walker-Warburg-Syndrom) abgegrenzt werden. Letztere manifestieren sich ebenfalls direkt nach der Geburt bzw. im ersten Lebensjahr und zeigen in der Muskelbiopsie variable Ausprägungen von muskeldystrophischen Veränderungen (ohne eine spezifische Strukturpathologie). Die kongenitalen Muskeldystrophien sind häufig mit schweren ZNS-Entwicklungsstörungen und einer sehr ungünstigen Prognose vergesellschaftet.

Klassifikation und Epidemiologie Unter dem Begriff kongenitale Myopathien mit spezifischen Strukturanomalien werden eine klinisch und genetisch sehr heterogene Gruppe von Muskelerkrankungen subsumiert. Der gemeinsame Nenner dieser erblichen Muskelerkrankungen ist eine klinische Manifestation direkt nach der Geburt (oder in den ersten zwölf Lebensmonaten) in Kombination mit einer für die jeweilige Krankheitsentität sehr charakteristischen mikroskopischen Strukturpathologie (z. B. »nemaline rods«, »central cores«) in der Skelettmuskelbiopsie. Genaue epidemiologische Daten zu diesen insgesamt sehr seltenen Krankheitsbildern liegen nicht vor. Dieses Kapitel beschränkt sich auf eine kurze Darstellung der drei klassischen und zahlenmäßig häufigsten Krankheitsentitäten.

34.4.1 Central-core-Myopathie

Die Central-core-Myopathie wie auch die Prädisposition zur Entwicklung einer malignen Hyperthermie beruhen auf Mutationen in dem für den Ryanodin-Rezeptor-kodierenden RYR1-Gen auf Chromosom 19q13. Beide Erkrankungen können isoliert oder in Kombination auftreten und zeigen autosomal-dominante und -rezessive Vererbungsmuster. Kinder mit einer Central-core-Myopathie zeigen eine generelle muskuläre Hypotonie (»floppy infant«), eine mehr die Beine als die Arme betreffende Muskelschwäche sowie eine leichte Schwäche der mimischen Muskulatur. Neben Hüftgelenksluxationen liegen häufig Skoliosen und Fußdeformitäten vor.

Exkurs

Maligne Hyperthermie

Bei entsprechender genetischer Disposition in über 80% durch RYR1-Mutationen (auch ohne Central-core-Myopathie) wird durch die Gabe von **fluorierten Inhalationsnarkotika** (z. B. Enfluran) oder **depolarisierenden Muskelrelaxanzien** (z. B. Succinylcholin) eine massive Freisetzung von Kalzium aus dem sarkoplasmatischen Retikulum getriggert. Dies führt konsekutiv zu einer überschießenden Erregung und Kontraktion der Skelettmuskulatur und als Nebeneffekt zu einem lebensbedrohlichen Anstieg der Körpertemperatur. Oberstes Gebot für Patienten mit maligner Hyperthermie ist die Vermeidung von Triggersubstanzen, die die Symptomatik auslösen (eingehende Aufklärung von Patienten, Angehörigen und behandelnden Ärzten; Notfallpass!).

Die CK-Werte sind meist normal. Wegweisend für die Diagnose ist die Muskelbiopsie mit dem typischen Nachweis von zentral und innerhalb der Muskelfasern liegenden rundlichen Arealen, die keine Reaktion bei den oxidativen Enzymfärbungen (z. B. NADH, SDH) aufweisen.

Bekannt geworden ist die Central-core-Myopathie durch ihre häufige Assoziation mit der lebensbedrohlichen Narkosekomplikation einer **malignen Hyperthermie** (▶ Exkurs). Eine spezifische Therapie für die Central-core-Myopathie besteht nicht.

34.4.2 Nemaline-Myopathie

Das charakteristische histologische Merkmal der klinisch und genetisch heterogenen Gruppe der Nemaline-Myopathien (Synonyme: Rod-Myopathie, Stäbchen-Myopathie) sind 2–7 μm lange, stäbchenförmige Strukturen, die sich im Sarkoplasma der Muskelzellen finden und in der Gomori-Trichrom-Färbung (sensitivste lichtmikroskopische Färbemethode) eine bläuliche Anfärbung zeigen.

Genetik Es finden sich autosomal-dominante und autosomal-rezessive Formen, die auf Mutationen in Genen, die für α-Tropomyosin-3, Nebulin, α-Aktin, β-Tropomyosin, Troponin T1, Cofilin-2 und andere Proteine kodieren, beruhen.

Symptome Der Beginn der Erkrankung ist äußerst variabel. Neben typischen kongenitalen (progressiven und nicht-progressiven) Verlaufsformen wurden auch juvenile, adulte und asymptomatische Erkrankungsfälle beschrieben. Klassische klinische Leitsymptome sind die Muskelhypotonie und Muskelschwäche (besonders Gesichtsmuskeln, Kopfbeuger und proximale Muskelgruppen), die besonders bei kongenitalen Verlaufsformen häufig mit respiratorischen Problemen (bestimmen die Prognose) und Störungen der Nahrungsaufnahme vergesellschaftet sind. Typisch sind ferner eine längsovale Gesichtsform, Skoliosen und eine hoher (»gotischer«) Gaumenbogen. Die CK-Werte sind bei 90% der Erkrankungsfälle normal. Die **Diagnosestellung** erfolgt in einem ersten Schritt über eine Muskelbiopsie und nachfolgend über eine weiterführende genetische Diagnostik. Eine spezifische **Therapie** besteht für diese heterogene Krankheitsgruppe nicht.

34.4.3 Zentronukleäre Myopathie

Die zentronukleäre Myopathie (Synonym: myotubuläre Myopathie) kommt als autosomal-dominante, autosomal-rezessive und X-chromosomal-rezessive Variante vor. Sie basiert vorwiegend auf **Mutationen** in Genen, die für Proteine wie Myotubularin, Dynamin 2 und Amphiphysin 2 kodieren. Das charakteristische und diagnosesichernde histopathologische Merkmal ist die zentrale Lage der Muskelfaserkerne (diese liegen normalerwiese in der Peripherie) in kettenartiger Anordnung in der Mehrzahl der Muskelfasern. Auch die Gruppe der zentronukleären Myopathien ist durch eine hohe Variabilität hinsichtlich des Beginns und der Schwere des Verlaufes (letal bis asymptomatisch) gekennzeichnet. **Klinische Leitsymptome** sind eine schwere Muskelhypotonie, distale und proximale Muskelschwächen und eine z. T. schwere respiratorische Insuffizienz, die die Prognose der einzelnen Patienten maßgeblich bestimmt. Bei einem Teil der Patienten findet sich ferner eine Ptosis, eine externe Ophthalomoplegie sowie dysmorphe Veränderungen (z. B. »gotischer« Gaumenbogen). Die CK-Werte sind normal oder nur leicht erhöht. Die **Diagnosestellung** erfolgt über eine Muskelbiopsie und nachfolgend über entsprechende genetische Analysen. Eine kausale Therapie besteht auch für diese heterogene Krankheitsgruppe bisher nicht.

34.4.4 Myofibrilläre Myopathien

Definition und Genetik Myofibrilläre Myopathien (MFM) gehören zu den Protein-Aggregations-Myopathien und werden anhand von histologischen Kriterien definiert. Sie sind charakterisiert durch eine fokale Zerstörung von Myofibrillen und eine massive Bildung von Proteinaggregaten in Muskelfasern, in denen sich Desmin und zahlreiche weitere Proteine ablagern. Die bislang bekannten MFM-Gene kodieren die Z-Scheiben(-assoziierten) Proteine Desmin, Filamin C, Myotilin, ZASP, Alpha-B-Crystallin, BAG3, FHL1 und Titin. Bei etwa der Hälfte der MFM-Patienten ist das Krankheitsgen jedoch noch unbekannt. Der Erbgang der MFM ist in der Regel autosomal-dominant. Hinsichtlich der Nomenklatur der verschiedenen Subformen der MFM gibt es Überlappungen mit der Gruppe der Gliedergürtelmuskeldystrophien wie auch mit den distalen Myopathien.

Symptome Der klinische Phänotyp und das Manifestationsalter sind variabel und abhängig vom zugrundeliegenden Gendefekt. Meist setzen im mittleren oder höheren Erwachsenenalter langsam progrediente Paresen ein, die distal, proximal oder skapuloperoneal betont sein können und die Patienten im Verlauf deutlich beeinträchtigen. Eine Beteiligung der Atemmuskulatur sowie eine begleitende Kardiomyopathie sind häufig und können die Lebenserwartung deutlich herabsetzen.

Diagnostik Die CK-Werte sind meist leicht erhöht und das EMG ist typischerweise myopathisch verändert. Eine MRT-Untersuchung der Beinmuskulatur ist sinnvoll, weil für einige MFM-Unterformen spezifische Verteilungsmuster der lipomatösen Muskelalterationen identifiziert wurden. Eine Unterscheidung der verschiedenen MFM-Formen allein anhand der histopathologischen Veränderungen ist in der Regel nicht möglich. Eine neue vielversprechende Methode bei der differenzialdiagnostischen Abklärung ist allerdings die Aufschlüsselung der Zusammensetzung von aus Muskelproben isolierten Proteinaggregaten mittels Proteomanalysen.

Therapie Die Behandlung der MFM ist bislang rein symptomatisch. Neben Physiotherapie, einer Versorgung mit Hilfsmitteln und der Empfehlung eines regelmäßigen aeroben Trainings sind insbesondere regelmäßige kardiologische und pneumologische Kontrolluntersuchungen erforderlich, um z. B. die Indikation für die Implantation eines Herzschrittmachers, für eine Herztransplantation oder für eine (nicht-)invasive Beatmung zu überprüfen.

34.5 Metabolische Myopathien

Bei den metabolischen Myopathien liegt eine genetisch bedingte Störung des **Energiestoffwechsels** der Muskelfasern vor. Betroffen sind der Glykogenmetabolismus, der Fettstoffwechsel oder die mitochondriale Atmungskette. Ein Hauptmerkmal, das sich allerdings nicht bei allen Formen findet, ist die **Belastungsintoleranz mit vorzeitiger Muskelermüdung**, belastungsabhängiger Muskelschwäche und Muskelschmerzen. Auf die mitochondrialen Myopathien wird an dieser Stelle nicht näher eingegangen, da diese im ▶ Kap. 28 abgehandelt werden.

34.5.1 Glykogenosen

Die Glykogenosen (»glycogen storage disease«, **GSD**) mit Muskelbeteiligung können in zwei Gruppen eingeteilt werden. Bei der ersten stehen eine Belastungsintoleranz, Krämpfe und eine Myoglobinurie im Vordergrund (GSD0, GSD5, GSD7, GSD8, GSD9, GSD10, GSD11, GSD13, GSD14 und GSD15). Die zweite Gruppe ist gekennzeichnet durch eine progrediente und permanente Muskelschwäche (GSD2, GSD3, GSD4, GSD12). Glykogenosen werden mit Ausnahme der GSD9 autosomal-rezessiv vererbt. Im Folgenden wird auf die häufigsten Muskelglykogenosen, den Morbus Pompe (GSD2) und die McArdle-Erkrankung (GSD5), näher eingegangen.

Glykogenose Typ 2

Epidemiologie und Genetik Die Glykogenose Typ 2 (GSD2, **Morbus Pompe**, Saure-Maltase-Mangel) wird durch Mutationen im GAA-Gen auf Chromosom 17q25.3 verursacht, welches das Enzym α-1,4-Glukosidase (saure Maltase) kodiert. Der Defekt führt zu einer Störung des Glykogenabbaus in den Lysosomen, zu einer Beeinträchtigung der Autophagie und letztlich zu einer Schädigung und zum Untergang von Muskelfasern. Die Inzidenz beträgt ca. 1 pro 100.000 Einwohner.

Symptome Der klinische Phänotyp ist von der Restaktivität des mutierten Enzyms abhängig. Bei der infantilen Verlaufsform liegt diese bei <1%. Es handelt sich um eine Multisystemerkrankung, die Herz-, Skelett- und glatte Muskulatur, Lunge, Gastrointestinaltrakt und Vorderhornzellen betrifft und unbehandelt meist im ersten Lebensjahr zum Tod führt. Die juvenile und adulte Verlaufsform (»late-onset Pompe disease«, LOPD) weist eine Restaktivität der α-Glukosidase von 2–40% auf und manifestiert sich nach dem 1. Lebensjahr, z. T. erst im höheren Erwachsenenalter. Betroffen ist vorwiegend die Skelettmuskulatur mit langsam progredienten, proximal betonten Paresen und früher Beteiligung der axialen Muskulatur und der Atemmuskulatur. Letztere bedingt eine Ateminsuffizienz, die auch bereits vor der klinischen Manifestation von Paresen auftreten kann. Respiratorische Komplikationen sind insgesamt die häufigste Todesursache bei LOPD. Bei juvenilem Beginn führt die Beteiligung der paravertebralen Muskulatur häufig zu einem Rigid-spine-Syndrom. Bei Manifestation im Erwachsenenalter überwiegt hingegen die Rumpfhalteschwäche. Manchmal ist auch die Gesichtsmuskulatur mit ein- oder beidseitiger Ptosis betroffen. Darüber hinaus können gastrointestinale Beschwerden und Störungen der Blasenfunktion, Schwerhörigkeit, Aneurysmen im Bereich der Aorta und der A. basilaris sowie eine Dysphagie auftreten.

Diagnostik Die CK-Aktivität im Serum ist bei LOPD meist nur leicht erhöht. Elektromyographisch zeigt sich in der Regel ein myopathisches Muster, manchmal allerdings ausschließlich bei Untersuchung der paravertebralen Muskulatur. Zudem können myotone Entladungsserien auftreten, ohne dass sich klinisch Hinweise auf eine Myotonie ergeben. Bei der Lungenfunktionstestung findet sich häufig schon früh eine Einschränkung des Lungenvolumens und der forcierten Vitalkapazität. Kernspintomographisch zeigen sich bei Untersuchung der Beinmuskulatur v. a. im Bereich der dorsalen Oberschenkel lipomatöse Alterationen sowie z. T. ausgeprägte ödematöse Veränderungen. Die Sicherung der Diagnose erfolgt durch eine Bestimmung der **Enzymaktivität der α-Glukosidase** aus Trockenblut und bei auffälligem Befund durch eine anschließende genetische Untersuchung. Aufgrund der verfügbaren Enzymersatztherapie sollte die Indikation für eine enzymologische Analyse bei Patienten, bei denen differenzialdiagnostisch ein Morbus Pompe in Betracht kommt, großzügig gestellt werden. Histologisch finden sich vakuoläre Veränderungen innerhalb der Muskelfasern mit Nachweis von lysosomalen und extralysosomalen Glykogenablagerungen sowie Hinweise auf eine gestörte Autophagie.

Therapie Seit 2006 steht eine **Enzymersatztherapie** zur Behandlung des Morbus Pompe zur Verfügung. Das rekombinante humane GAA wird dabei in Abständen von 14 Tagen und in einer Dosierung von 20 mg/kg KG intravenös verabreicht. Mehr als 2/3 der Patienten zeigen hierunter in den ersten Jahren eine Stabilisierung oder sogar Verbesserung der motorischen Leistungen und der Lungenfunktion, insbesondere in den ersten Monaten der Behandlung und bei frühzeitigem Therapiebeginn. Hinsichtlich der Ateminsuffizienz sollte regelmäßig die Indikation für die Einleitung einer **nichtinvasiven Beatmung** überprüft werden. Im Übrigen gelten die Empfehlungen für die Behandlung von Patienten mit Muskeldystrophien.

Glykogenose Typ 5

Epidemiologie und Genetik Die Glykogenose Typ 5 (GSD5, Myophosphorylase-Mangel, McArdle-Erkrankung) wird durch Mutationen im Myophosphorylase-Gen (PYGM) auf Chromosom 11q13.1 verursacht, die zu einer stark verminderten bis fehlenden Aktivität der Glykogen-Phosphorylase (Myophosphorylase) führen. Hierdurch wird der Abbau von Glykogen in Muskelfasern gestört. Die Prävalenz der GSD5 liegt bei etwa 1 pro 100.000 Einwohner.

Symptome Klinisch manifestiert sich die GSD5 meist vor dem 15. Lebensjahr mit einer Belastungsintoleranz in Form von Myalgien und Muskelsteifigkeit sowie einer vorzeitigen Muskelermüdung und passageren Schwäche der beanspruchten Muskulatur. Die Symptomatik bildet sich in Ruhe meist rasch zurück. Insbesondere nach stärkerer Anstrengung können jedoch schmerzhafte Muskelkontrakturen auftreten, die Stunden bis Tage anhalten und mit einer Muskelschwellung einhergehen können. Problematisch sind v. a. intensive isometrische Muskelanspannungen und anhaltende dynamische Arbeit. Leichte Belastungen werden hingegen meist gut toleriert.

Typisch ist auch das **Second-wind-Phänomen**: Wird bei Auftreten von Beschwerden eine kurze Pause eingelegt, so kann die Aktivität im Anschluss über einen längeren Zeitraum beschwerdefrei fortgeführt werden. Bei etwa der Hälfte der Patienten treten rezidivierende Rhabdomyolysen mit Myoglobinurie und der Gefahr eines akuten Nierenversagens auf. Ein Teil der Patienten entwickelt im Verlauf eine permanente, proximal-betonte Muskelschwäche, die in der Regel jedoch nur leicht ausgeprägt ist. Zudem klagt etwa jeder dritte Patient über Dauerschmerzen.

Diagnostik Der CK-Aktivität im Serum ist praktisch immer erhöht, häufig auf Werte weit über 1000 U/l. Der klinisch-neurologische Untersuchungsbefund sowie MRT-Untersuchungen der Muskulatur sind hingegen meist unauffällig. Diagnostisch hilfreich ist der aerobe **Unterarm-Arbeitstest**. Hierbei wird der Patient aufgefordert, über eine Minute im Abstand von 2 Sekunden die Faust für jeweils 1 Sekunde mit maximaler Kraft zu schließen. Vor und nach dieser Belastung wird zu definierten Zeitpunkten Blut abgenommen und der Laktat- und Ammoniakspiegel bestimmt. Typisch für die GSD5 sind ein fehlender Laktatanstieg sowie ein erhöhter Ammoniakanstieg. Die **ischämische Variante** dieses Tests (Laktat-Ischämie-Test ▶ Abschn. 3.6.1), bei der eine am Oberarm angebrachte Blutdruckmanschette über den systolischen RR-Wert aufgepumpt wird, hat eine vergleichbare Aussagekraft, provoziert bei den Patienten jedoch häufig Muskelschmerzen und birgt zudem die Gefahr einer Rhabdomyolyse.

In Muskelproben lassen sich in der Regel Glykogenablagerungen in Muskelfasern sowie eine fehlende Aktivität der Myophosphorylase nachweisen. Bei typischer klinischer Symptomatik und passenden laborchemischen Befunden kann jedoch auch direkt eine genetische Untersuchung veranlasst und eine Muskelbiopsie zunächst zurückgestellt werden.

Therapie Eine kausal ansetzende Therapie wie beim M. Pompe ist für die GSD5 bislang nicht verfügbar. Ein **aerobes Training** sowie die Zufuhr von Zucker vor körperlicher Aktivität können die Belastungstoleranz verbessern. Generell scheint eine **kohlenhydratreiche Diät** günstiger als eine proteinreiche Diät zu sein. Zudem gibt es Hinweise, dass eine ketogene Diät einen positiven Effekt auf die Beschwerdesymptomatik haben kann. Die Gabe von **Ramipril** ist nur bei Patienten mit D/D-Polymorphismus im ACE-Gen sinnvoll. Hinsichtlich der Substitution von **Vitamin B_6** ist die Datenlage uneinheitlich.

Weitere Glykogenosen mit Muskelbeteiligung ▶ Exkurs.

Exkurs

Weitere Glykogenosen mit Muskelbeteiligung

Bei der GSD 0, bei der ein Defekt der Glykogensynthese vorliegt, dominiert meist die kardiale Beteiligung mit Kardiomyopathie und plötzlichem Herztod das klinische Bild. Die adulte Verlaufsform der GSD3 führt zu einer distalen Muskelschwäche. Außerdem wird bei der Hälfte der Patienten eine Leberfunktionsstörung beobachtet.

Auch bei der GSD9 kann im Verlauf eine distal-betonte Muskelschwäche einsetzen. Die GSD14 verläuft ähnlich wie die GSD5. Die GSD7 weist Ähnlichkeiten zur GSD5 auf, allerdings kommt eine Myoglobinurie seltener vor. Außerdem können eine hämolytische Anämie, eine Hyperurikämie und möglicherweise auch eine Herzbeteiligung auftreten.

Bei der GSD10 ist eine klinische Manifestation auch bei heterozygoten Anlageträgern möglich. Zudem können eine hämolytische Anämie und Störungen des ZNS auftreten. Aus pathophysiologischen Gründen werden die GSD8, GSD9 und GSD10 der GSD6 zugeordnet.

34.5.2 Lipidmyopathien

Lipidmyopathien werden durch Störungen des Fettsäuren- oder Carnitintransports, der Beta-Oxidation in Mitochondrien oder der endogenen Triglyzeridsynthese verursacht und führen zu einer pathologischen Anreicherung von Lipiden in Muskelfasern. Ähnlich wie bei den Glykogenosen können entweder eine progrediente Muskelschwäche oder eine Belastungsintoleranz mit Rhabdomyolysen klinisch im Vordergrund stehen. Im Folgenden wird nur auf die häufigsten Formen, den **Carnitin-Palmitoyltransferase-II-Mangel (CPT2-Mangel)** und den **Multiplen Acyl-CoA-Dehydrogenase-Mangel (MADD)**, näher eingegangen.

Carnitin-Palmitoyltransferase-II-Mangel (CPT2-Mangel)

Der autosomal-rezessiv oder semi-dominant vererbte CPT2-Mangel wird durch Mutationen im CPT2-Gen auf Chromosom 1q32.3 verursacht und führt zu einer Störung des mitochondrialen Fettsäuretransportes.

Symptome Bei der adulten Verlaufsform treten episodenhaft klinische Beschwerden in Form von Muskelkrämpfen, Myalgien, einer Belastungsintoleranz und einer episodischen Myoglobinurie auf. Trigger sind längere körperliche Belastungen, Kälte, Fieber, Fasten, kohlenhydratarme und fettreiche Diät, Valproat-Therapie und die Gabe von Anästhetika. Zwischen den Attacken ist die Muskelkraft normal. Erst im späteren Verlauf kann bei einigen Patienten eine Muskelschwäche auftreten.

Diagnostik Der CK-Wert ist während der Episoden mit Rhabdomyolyse sehr hoch, zwischen den Attacken in der Regel allerding nur leicht erhöht oder normal. Das EMG kann unauffällig sein oder myopathietypische Veränderungen zeigen. Histologische Charakteristika sind eine Lipidakkumulation in Muskelfasern, die sich allerdings nur bei etwa der Hälfte der Patienten findet, sowie ein Überwiegen der Typ2-Muskelfasern. Diagnostisch wegweisend ist die Analyse der Acyl-Carnitine im Serum oder Plasma mittels Tandem-Massenspektrometrie. Die Bestimmung der CPT2-Enzymaktivität kann aus frisch gewonnenen Lymphozyten, Muskelproben oder kultivierten Fibroblasten erfolgen. Zur Diagnosesicherung ist eine genetische Untersuchung indiziert.

Therapie Patienten mit CPT2-Mangel können die Beschwerdesymptomatik in der Regel durch **Vermeidung von triggernden Faktoren** kontrollieren. Durch eine angepasste Lebensweise und eine **kohlenhydratreiche Diät** bleibt der klinische Verlauf meist stabil. Die Wirksamkeit von **Bezafibrat** ist derzeit noch umstritten. Bei einer auftretenden Myoglobinurie sowie vor und während Narkosen ist die Gabe von **Glukoseinfusionen** wirksam. Eine orale Glukosezufuhr ist hingegen nicht oder weniger effektiv.

Multipler Acyl-CoA-Dehydrogenase-Mangel (MADD)

Der MADD wird rezessiv vererbt und durch Mutationen im »Electron transfer flavoprotein-Gen« (ETF) oder ETF-Dehydrogenase-Gen (ETFDH) verursacht. Der klinische Phänotyp ist heterogen. Die milde Erwachsenenform manifestiert sich durch eine proximale Myopathie, hohe CK-Werte, Erbrechen und Hypoglykämien. Diagnostisch wegweisend ist hier ebenfalls die Tandem-Massenspektrometrie.

Therapie Die Erkrankung ist in der Regel gut behandelbar. Unter **Riboflavin** (Vitamin B_2) in einer Dosierung von 100–400 mg/Tag als Monotherapie oder in Kombination mit **Carnitin** kann sich die Muskelschwäche innerhalb weniger Monate zurückbilden. Eine weitere Therapieoption ist hochdosiertes **Coenzym Q10**.

34.6 Myotone Muskelerkrankungen und periodische Paralysen

Die nachfolgenden Erkrankungen werden durch Funktionsstörungen von **Ionenkanälen** verursacht. Bei den periodischen Paralysen führt Untererregbarkeit der Skelettmuskelfasern zu einer passageren Muskelschwäche. Bei den Myotonien liegt eine Störung der Muskelrelaxation vor. Klinisch macht sich dies durch eine Muskelsteifigkeit und eine verzögerte Muskelentspannung nach spontanen Bewegungen (Dekontraktionshemmung) bemerkbar. Die Symptomatik wird häufig durch **Kälte** verstärkt. Wegweisende Befunde bei der klinisch-neurologischen Untersuchung sind die Greif- und die Perkussionsmyotonie (■ Abb. 34.5): Unter **Greifmyotonie** versteht man das verzögerte Öffnen der Hand nach einem kräftigen Faustschluss über mehrere Sekunden. Nach wiederholtem Öffnen und Schließen der Hand lockert sich typischerweise die Muskulatur (**Warm-up-Phänomen**). Die **Perkussionsmyotonie** lässt sich z. B. durch einen Schlag mit einem Reflexhammer auf den Daumenballen überprüfen. Der Test ist positiv, wenn im Anschluss eine mehrere Sekunden anhaltende Oppositions- und Abduktionsbewegung des Daumens auftritt.

Elektromyographisch finden sich typischerweise myotone Entladungsserien mit Zu- und Abnahme von Frequenz und Amplitude der Potenziale. Die akustischen Signale erinnern dabei an das Geräusch einer Kettensäge oder eines Motorrads. Myotone Entladungsserien können spontan, nach mechanischer Reizung (z. B. bei Einstich/Bewegen der Nadel oder Beklopfen des Muskels) und nach Beendigung der willkürlichen Muskelanspannung auftreten. Ein weiteres Merkmal sind asynchrone Nachentladungen kurzer Potenziale, die eine aktive Innervation überdauern und bei wiederholter Muskelanspannung abnehmen.

> **Die Gabe von depolarisierenden Muskelrelaxanzien kann eine myotone Reaktion induzieren oder verstärken und zu lebensbedrohlichen Narkose-Zwischenfällen durch Beeinträchtigungen der Intubation und Ventilation führen. Feneterol zur Wehenhemmung in der Schwangerschaft ist ebenfalls kontraindiziert.**

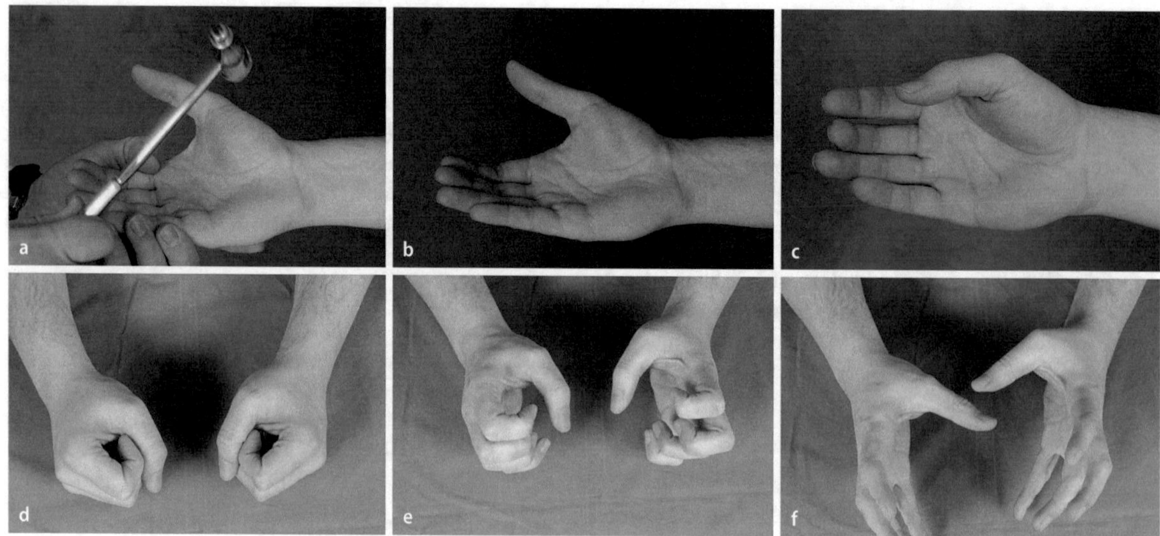

Abb. 34.5a–f Myotone Reaktionen. a–c Perkussionsmyotonie. Der Schlag mit einem Reflexhammer auf den Thenar (**a**) löst eine mehrere Sekunden anhaltende Abduktions- (**b**) und Oppositionsbewegung (**c**) des Daumens aus. **d–f** Greifmyotonie. Nach kräftigem Faustschluss über mehrere Sekunden (**d**) können die Hände nur verzögert geöffnet werden (**e,f**).

34.6.1 Myotone Dystrophien

Epidemiologie und Genetik Myotone Dystrophien sind Multisystemerkrankungen mit einem autosomal-dominanten Erbgang. Die myotone Dystrophie **Typ 1** (DM1, **Curschmann-Steinert**) wird durch eine CTG-Repeat-Expansion im Dystrophia-myotonica-Proteinkase-Gen (DMPK) verursacht. Normal sind zwischen 5 und 37 CTG-Repeats. Personen mit 38–49 Repeats sind asymptomatisch, es besteht jedoch das Risiko einer Repeat-Expansion in der nächsten Generation (Antizipation) mit Manifestation der DM1 bei den Kindern (ab 50 CTG-Repeats). Es besteht eine gewisse Korrelation zwischen der Anzahl der Repeats und dem klinischen Schweregrad der Erkrankung. Ursache der myotonen Dystrophie **Typ 2** (DM2, proximale myotone Myopathie, **PROMM**) ist eine CCTG-Repeat-Expansion im Zink-Finger-Protein-9-Gen (ZNF9). Die myotonen Dystrophien zählen zu den häufigsten erblichen Muskelerkrankungen des Erwachsenenalters. In Deutschland kommen die DM1 und die DM2 etwa gleich häufig vor mit einer Prävalenz von jeweils ca. 3 pro 100.000 Einwohner.

Symptome Das klinische Spektrum der **myotonen Dystrophie Typ 1** variiert von einem milden Verlauf, bei dem die Lebenserwartung nicht eingeschränkt ist und eine leichte Myotonie und der Katarakt im Vordergrund stehen, bis hin zu schweren Formen mit Manifestation von Geburt an oder in der frühen Kindheit. Bei der klassischen Verlaufsform treten erste Beschwerden zwischen dem 10. und 30. Lebensjahr auf. Neben der Myotonie setzt eine langsam progrediente Muskelschwäche ein, die primär distale Muskeln betrifft, insbesondere die langen Fingerflexoren und die Fußheber. Relevante proximale Paresen finden sich erst im fortgeschrittenen Krankheitsverlauf. Charakteristisch ist zudem das Muster einer **Facies myopathica** mit Ptosis und Atrophie des M. temporalis sowie insbesondere bei Männern ein vorzeitiger Haarverlust mit Stirnglatze.

Herzrhythmusstörungen bis hin zum plötzlichen Herztod sind häufig, eine Kardiomyopathie hingegen selten. Eine ausgeprägte Tagesmüdigkeit sowie eine respiratorische Insuffizienz sind sehr häufig, können unabhängig voneinander auftreten und die Lebensqualität deutlich beeinträchtigen. Eine Intelligenzminderung und komplexe kognitive Defizite sind häufig, allerdings deutlich geringer ausgeprägt als bei der kongenitalen und kindlichen DM1. Etwa die Hälfte der Patienten leidet unter gastrointestinalen Beschwerden. Hierzu zählen abdominale Schmerzen, Dysphagie, Übelkeit, Durchfälle und Stuhlinkontinenz. Endokrine Störungen können die Schilddrüse und die Nebenschilddrüse, die Bauchspeicheldrüse, den Hypothalamus und die Gonaden betreffen. Das Risiko für die Entwicklung eines Diabetes mellitus scheint im Vergleich zur Normalbevölkerung erhöht zu sein. Ein Hypogonadismus kann zu Infertilität führen und auch bei ansonsten asymptomatischen Männern auftreten. Bei Frauen besteht ein erhöhtes Risiko für Schwangerschaftskomplikationen. Die Lebenserwartung ist durch kardiorespiratorische Komplikationen eingeschränkt und liegt im Durchschnitt bei etwa 54 Jahren.

Die **myotone Dystrophie Typ 2** weist hinsichtlich der Multisystembeteiligung viele Gemeinsamkeiten zur DM1 auf. Die Erkrankung manifestiert sich typischerweise in der 3. Lebensdekade, häufig jedoch auch deutlich später, mit einer milden und im Gegensatz zur DM1 proximal betonten Muskelschwäche. Charakteristisch ist auch eine Hypertrophie der Wadenmuskulatur. Die Myotonie ist in der Regel geringer ausgeprägt als bei der DM1. Klinisch im Vordergrund stehen häufig starke und medikamentös nur schwer behandelbare Muskelschmerzen. Herzrhythmusstörungen, Katarakt und eine Insulinresistenz sind auch bei der DM2 häufig. Kognitive Störungen können auftreten, sind aber insgesamt geringer ausgeprägt als bei der DM1.

Diagnostik Die Anamnese und der klinisch-neurologische Untersuchungsbefund können häufig schon wegweisende Hinweise auf die Diagnose liefern. **Laborchemisch** sollten neben der CK auch die Transaminasen einschließlich der γ-GT, der Blutzucker und der HbA_{1c}-Wert sowie die Schilddrüsenparameter überprüft werden. Bei klinisch manifestem Hypogonadismus sollten zudem die Hormonwerte bestimmt werden. **Elektromyographisch** zeigen sich neben den typischen myotonen Entladungsserien, die bei DM2 nicht immer nachweisbar sind, meist auch myopathietypische Veränderungen. Zudem sollten eine augenärztliche Untersuchung auf Katarakt und im Hinblick auf Herzrhythmusstörungen **EKG**-Ableitungen erfolgen. Fakultativ können eine neuropsychologische Untersuchung und eine MRT-Diagnostik des Schädels mit der Frage nach einer zerebralen Beteiligung durchgeführt werden. Zur Erfassung von Herzrhythmusstörungen (und der selten auftretenden Kardiomyopathien) und zur Überprüfung der Indikation für eine prophylaktische Versorgung mit einem Herzschrittmacher sind halbjährliche kardiologische Kontrollen indiziert. Zudem sollten jährlich ophthalmologische Untersuchungen auf die Entwicklung einer Katarakt erfolgen. Die Sicherung der Diagnose erfolgt mittels **genetischer Analysen**.

Therapie Hinsichtlich der Hypersomnie kann versuchsweise **Methylphenidat** gegeben werden. Eine medikamentöse Therapie der Myotonie (s. Empfehlungen bei den nicht-dystrophen Myotonien) ist nur bei stark ausgeprägter Symptomatik und unter Berücksichtigung des kardialen Befundes und bei Gewährleistung von regelmäßigen EKG- und Spiegelkontrollen angezeigt. Diabetes mellitus, Schilddrüsenfunktionsstörungen und manifester Hypogonadismus sollten gemäß den internistischen Leitlinien behandelt werden. Eine regelmäßige Physiotherapie sowie ggf. die Versorgung mit Hilfsmitteln sind indiziert. Eine genetische Beratung ist insbesondere bei betroffenen jungen Frauen sinnvoll.

34.6.2 Nicht-dystrophe Myotonien

Myotonia congenita

Genetik und Epidemiologie Die Myotonia congenita wird durch Mutationen im CLCN1-Gen auf Chromosom 7q verursacht, die zu einer gestörten Funktion des spannungsabhängigen Chloridkanals in der Skelettmuskulatur führen. Der **Typ Thomsen** wird autosomal-dominant und der häufigere **Typ Becker** (nicht zu verwechseln mit der Muskeldystrophie Typ Becker) autosomal-rezessiv vererbt. Die Prävalenz liegt bei etwa 0,5 pro 100.000 Einwohner.

Symptome Klinisch im Vordergrund steht die myotone Symptomatik mit Störung der Muskelerschlaffung, die beim Typ Becker im Allgemeinen stärker ausgeprägt ist als beim Typ Thomsen. Typisch ist das Warm-up-Phänomen mit Besserung der Muskelsteifigkeit durch wiederholte Bewegungen. Bei der Myotonia congenita Becker kann zudem eine passagere Störung der Muskelkontraktion mit transienter Muskelschwäche auftreten. Ein Teil der Patienten mit Myotonia congenita entwickelt im Krankheitsverlauf eine permanente Muskelschwäche. Die Myotonie kann durch mentalen Stress verstärkt werden und zu deutlichen Beeinträchtigungen im Alltag führen, die Lebenserwartung ist allerdings nicht eingeschränkt. Bei Männern ist die Symptomatik meist stärker ausgeprägt als bei Frauen, bei denen Beschwerden unter Umständen erst bei Auftreten einer Hypothyreose oder in der Schwangerschaft einsetzen.

Diagnostik Bei der klinisch-neurologischen Untersuchung fällt typischerweise eine **Hypertrophie der Muskulatur** auf. Im Gegensatz zur Pseudohypertrophie, die durch eine Vermehrung von Bindegewebe und durch einen Ersatz von Muskelfasern durch Fettzellen bedingt ist, handelt es sich hierbei um eine echte Zunahme der Muskelmasse infolge der erhöhten Muskelaktivierung. Charakteristisch ist neben der Greif- und Perkussionsmyotonie auch das **Lid-lag-Phänomen**, unter dem man eine verlangsamte Relaxation des Oberlides bei plötzlicher Blicksenkung versteht.

Laborchemisch zeigt sich nur selten eine CK-Erhöhung, häufig jedoch eine leicht erhöhte γ-GT. Eine EMG-Untersuchung sollte zum Nachweis von myotonen Entladungsserien erfolgen. Insbesondere bei den Chloridkanalmyotonien, aber auch bei anderen nicht-dystrophen Myotonien, zeigt sich auf T1-gewichteten MRT-Aufnahmen charakteristischerweise ein hyperdenser Streifen im Bereich des medialen Gastrocnemius. Dies kann bei der Abgrenzung gegenüber den myotonen Dystrophien hilfreich sein. Außerdem können fettige Muskelalterationen auftreten. Eine Muskelbiopsie ist nur bei unklaren Fällen indiziert. Die Sicherung der Diagnose erfolgt durch eine genetische Untersuchung.

Therapie Bei leicht oder mäßig ausgeprägter Myotonie ist eine medikamentöse Therapie in der Regel nicht erforderlich. Ansonsten wirkt **Mexiletin** gut gegen die Myotonie, muss jedoch über das Ausland bezogen werden, da es in Deutschland nicht mehr vertrieben wird. Weitere Mittel der 1. Wahl sind die Antiarrhythmika **Propafenon** und **Flecainid**. Da als Nebenwirkung kardiale Reizleitungsstörungen auftreten können, sind kardiologische Vor- sowie Kontrolluntersuchungen indiziert. Mittel der 2. Wahl sind **Carbamazepin** und **Phenytoin**. Auch hier sind mögliche Nebenwirkungen zu beachten.

Paramyotonie und kaliumsensitive Myotonie

Genetik und Epidemiologie Diese autosomal-dominant vererbten Natriumkanalmyotonien (**Eulenburg**) werden durch Mutationen im SCN4A-Gen auf Chromosom 17q23 verursacht, das den muskulären Natriumkanal Na_v 1.4 kodiert. Die Prävalenz liegt bei etwa 0,2 pro 100.000 Einwohner.

Symptome Bei den Natriumkanalmyotonien zeigen die Augenlidmuskeln eine paradoxe myotone Reaktion, d. h. eine Zunahme der Myotonie durch repetitive Bewegungen. Im Bereich der Extremitätenmuskeln kann entweder ein Warm-up-Phänomen oder ebenfalls eine paradoxe Myotonie beobachtet werden.

Patienten mit einer **Paramyotonie** sind in Wärme beschwerdefrei oder zeigen nur eine gering ausgeprägte Symptomatik. Bei Kälte tritt hingegen charakteristischerweise eine zunehmende Myotonie mit anschließender, über mehrere Stunden anhaltender Muskelschwäche auf. Klinisch finden sich Überschneidungen mit den periodischen Paralysen, allerdings ist bei der Paramyotonie die Myotonie das dominierende Symptom.

Bei den **kaliumsensitiven Myotonien** bestehen keine Muskelschwäche und kaum eine Empfindlichkeit gegenüber Kälte. Die Zufuhr von Kalium führt, im Gegensatz zu den Chloridkanalmyotonien, zu einer Verstärkung der Myotonie. Abhängig von der Ausprägung der Symptomatik werden zwei Formen unterschieden:

- Bei der **Myotonia permanens** ist die Myotonie stärker ausgeprägt als bei allen anderen Myotonie-Formen. Hier besteht die Gefahr einer Ateminsuffizienz durch eine Verkrampfung der Thoraxmuskulatur.
- Bei der **Myotonia fluctuans** sind die Beschwerden geringer ausgeprägt. Die Muskelsteifigkeit wird mit einer Latenz von etwa einer Stunde durch körperliche Aktivität hervorgerufen und hält dann 1–2 h an. Eine Sonderform ist die **Acetazolamid-empfindliche Myotonie**, die gut auf Acetazolamid in einer Dosierung von 2–4×500 mg/Tag anspricht.

Diagnostik Die paradoxe myotone Reaktion der Augenlidmuskulatur ist spezifisch für die Natriumkanalmyotonien und ermöglicht daher eine Abgrenzung gegenüber anderen Myotonie-Formen. Die CK-Werte sind im Gegensatz zur Myotonia congenita häufig erhöht bei im Normbereich liegender γ-GT. Die EMG-Untersuchung erfolgt bei der Paramyotonie idealerweise mit Kühlung der Extremität, um die Aussagekraft zu erhöhen. Bei der kaliumsensitiven Myotonie zeigt sich im EMG, das während muskulärer Steifigkeit (bei der Myotonia fluctuans z. B. 20 Minuten nach Beendigung körperlicher Aktivität) durchgeführt werden sollte, neben den typischen myotonen Entladungsserien oft auch eine kontinuierliche Spontanaktivität. Fakultativ kann bei der Myotonia fluctuans (keinesfalls jedoch bei der Myotonia permanens!) ein Kaliumbelastungstest unter intensivmedizinischer Überwachung erfolgen. Wie auch bei den anderen Myotonien erfolgt zur Diagnosesicherung eine genetische Untersuchung.

Therapie Bei der **Paramyotonie** sollte zur Prophylaxe hinsichtlich der Myotonie und der passageren Muskelschwäche eine kalte Umgebungstemperatur nach Möglichkeit vermieden werden. Bei der **kaliumsensitiven Myotonie** ist auf die Vermeidung einer Hyperkaliämie zu achten. Zur Prophylaxe der Muskelsteifigkeit kann **Acetazolamid** gegeben werden.

Indikationen für eine medikamentöse Therapie sind eine Alltagsaktivitäten beeinträchtigende myotone Symptomatik, kälteinduzierte Lähmungsattacken sowie eine aus beruflichen oder sozialen Gründen gewünschte Symptomfreiheit. Die Behandlung erfolgt mit den gleichen Medikamenten wie bei der Myotonia congenita.

34.6.3 Dyskaliämische periodische Paralysen

Genetik Hyperkaliämische periodische Paralysen (**HyperPP**) werden durch Mutationen in einem Natriumkanal (Na_v 1.4, kodiert durch SCN4A), hypokaliämische Paralysen (**HypoPP**) bei der HypoPP1 durch Mutationen in einem Kalziumkanal (Ca_v 1.1, CACNA1S) oder bei HypoPP2 ebenfalls durch SCN4A-Mutationen und das **Andersen(-Tawil)-Syndrom** durch mutationsbedingte Veränderungen eines Kaliumkanals (Kir 2.1, KCNJ2) verursacht. Der Erbgang ist in der Regel autosomal-dominant. Es gibt auch eine sekundäre Form der HyperPP, die durch eine Kaliumretention in der Niere hervorgerufen wird.

Symptome Die Lähmungsattacken können bei der HyperPP Minuten bis Stunden, manchmal auch bis 2 Tage, bei den HyopPP 30 min bis 4 h und beim Andersen-Tawil-Syndrom 1–36 h anhalten. Auslöser einer periodischen Paralyse kann bei allen Formen Ruhe nach körperlicher Anstrengung sein. Weitere Trigger sind bei der HyperPP eine Kaliumzufuhr und bei den HypoPP kohlenhydratreiche Mahlzeiten.

Das Andersen-Tawil-Syndrom betrifft nicht nur die Skelettmuskulatur, sondern auch Gehirn, Nieren, Knochen und Herz. Klassisch ist die Trias aus periodischer Paralyse, Herzrhythmusstörungen und Dysmorphien, es können jedoch auch nur einzelne Merkmale vorkommen.

Diagnostik Das **Serumkalium** sollte mehrfach interiktal sowie nach Möglichkeit auch während einer Lähmungsattacke bestimmt werden. Der CK-Wert ist meist um mehr als das Zweifache erhöht. Bei der EMG-Untersuchung spricht der Nachweis myotoner Aktivität für eine HyperPP und gegen eine HypoPP. Ruhe- und Langzeit-EKG-Ableitungen sollten zum Ausschluss eines Long-QT-Syndroms und ventrikulärer Arrhythmien erfolgen. Falls bei unklarem genetischem Befund eine Muskelbiopsie durchgeführt wird, können sich bei der hyper- und hypokaliämischen periodischen Paralyse vakuolische Veränderungen sowie bei der HyopPP2 und dem Andersen-Tawil-Syndrom tubuläre Aggregate in Muskelfasern zeigen. Der histologische Befund kann jedoch auch bei allen Formen der periodischen Paralyse komplett unauffällig sein.

Therapie Bei der **hyperkaliämischen periodischen Paralyse** wird auf die Vermeidung einer Hyperkaliämie geachtet. Zur Prophylaxe können zudem Hydrochlorothiazid oder

Acetazolamid eingesetzt werden. Ziel ist ein permanent niedrig-normaler bis leicht erniedrigter Kaliumspiegel. Bei **Narkosen** sollte auf depolarisierende Muskelrelaxanzien verzichtet und eine Hypothermie oder Hypoglykämie vermieden werden. Während einer Lähmungsattacke können **Kohlenhydratzufuhr** (2 g Glukose/kg KG), leichte körperliche Betätigung sowie die Inhalation eines α-Mimetikums die Symptomatik kupieren. Kalziumglukonat i.v., Thiaziddiuretika und Acetazolamid sind nicht bei allen Patienten wirksam.

Bei den **hypokaliämischen periodischen Paralysen** wird die Vermeidung einer Hypokaliämie und auf eine kochsalzarme Diät geachtet. Zur **Prophylaxe** können ferner Carboanhydrasehemmer (CAI) wie Acetazolamid oder Dichlorphenamid eingesetzt werden. Diese senken geringfügig das Serumkalium, dem kann jedoch durch die Gabe von Kalium entgegengewirkt werden. Zu beachten ist, dass die Einnahme von CAI bei manchen Patienten die Symptomatik verschlechtern kann. Alternativ oder in Kombination kann Spironolacton oder der spezifischere Aldosteronantagonist Eplerenon gegeben werden. Weitere Alternativen sind Amilorid oder Triamteren. In der Lähmungsattacke sollten kohlenhydratreiche Mahlzeiten und starke körperliche Aktivität vermieden werden. Leichte körperliche Betätigung kann sich hingegen positiv auswirken. Eine weitere Option ist die orale oder in schweren Fällen auch intravenöse Kaliumzufuhr.

34.7 Toxische Myopathien

Einleitung Eine akute oder chronische Schädigung der Muskulatur oder der neuromuskulären Endplatten kann durch eine Vielzahl von Medikamenten, Rauschmitteln und exogenen Toxinen induziert werden. Diese können entweder direkt oder indirekt über metabolische, endokrine bzw. immunologische Mechanismen die strukturelle und funktionelle Integrität der Skelettmuskulatur bzw. der neuromuskulären Endplatten schädigen. Prädisponierende Faktoren für die Entwicklung einer toxischen Myopathie sind ein höheres Lebensalter, eine eingeschränkte Nierenfunktion, Multimorbidität und die damit häufig verbundenen Mehrfachmedikationen. Toxische Myopathien werden nach klinischen und histologischen Kriterien sowie nach Substanzklassen und Pathomechanismen klassifiziert (■ Tab. 34.3). Bestimmten toxischen Muskelschädigungen kommt in der täglichen klinischen Arbeit eine große Bedeutung zu. Da eine umfassende Abhandlung der toxischen Myopathien hier nicht realisiert werden kann, fokussiert sich dieses Kapitel – nach einer kurzen Übersicht über die typischen Symptome und die notwendige Diagnostik – auf wenige zahlenmäßig oder differenzialdiagnostisch wichtige Beispiele.

Symptome Die klinische Symptomatik bei Patienten mit verschiedenen Formen von akuten, subakuten und chronischen toxischen Myopathien reicht von unspezifischen Muskelschmerzen und Crampi über manifeste **Paresen** und Atrophien, myotonen Symptomen, Muskelfibrose und Kontrakturen bis hin zu lebensbedrohlichen Episoden mit maligner Hyperthermie oder **Rhabdomyolysen**. Häufiger zu beobachtende Krankheitsmanifestationen sind akute oder subakute schmerzhafte proximale Myopathien (z. B. Medikation mit Lipidsenkern, Lithium oder Vincristin), subakute und chronische schmerzlose proximale Myopathien (z. B. Medikation mit Steroiden oder Chloroquin oder chronischer Alkoholabusus) oder durch eine Hypokaliämie induzierte episodische Paresen (z. B. Medikation mit Diuretika und Laxanzien). Akute Rhabdomyolysen (z. B. Medikation mit Lipidsenkern oder die Einnahme von Rauschdrogen wie Amphetaminen, Heroin und »Ecstasy«), Episoden mit maligner Hyperthermie (durch Narkosen mit Gabe mit Halothan oder Enfluran), myotone Symptome (z. B. Medikation mit Propanolol oder Furosemid) und umschriebene Muskelfibrosen und Kontrakturen (z. B. lokale Injektionen mit Antibiotika oder Heroin) sind hingegen deutlich seltenere bis extrem seltene Krankheitsmanifestationen.

Diagnostik Der wesentliche Schritt zur Diagnose ist immer die genaue Anamnese (Medikamente, Rauschdrogen, andere Toxine). Neben der körperlich-neurologischen Untersuchung müssen laborchemisch primär die Bestimmung der CK-Werte und der Elektrolyte im Serum sowie die Myoglobinanalyse im Urin erfolgen. Die Elektromyographie zeigt in klinisch betroffenen Muskeln zumeist myopathische Muster. Mittels MRT lassen sich bei der akuten Rhabdomyolyse ödematöse Signalalterationen in den betroffenen Muskelgruppen nachweisen. Eine Muskelbiopsie ist bei einer Rhabdomyolyse erst 6 Wochen nach der akuten Symptomatik sinnvoll. Bei anderen Fragestellungen (z. B. Steroid-, Chloroquin- oder Zidovidin-induzierte Myopathie versus Myositis oder hereditäre Myopathie) kann eine Muskelbiopsie wesentliche differenzialdiagnostische Fragestellungen beantworten.

34.7.1 Lipidsenkermyopathie

Klassifikation und Epidemiologie Medikamentöse Therapien mit Statinen (HMG-CoA Reduktase-Inhibitoren; z. B. Simvastatin, Atorvastatin, Fluvastatin) und Fibraten (z. B. Clofibrat, Betafibrat) haben mittlerweile einen festen Platz und eine weite Verbreitung in der Behandlung von Hyperlipidämien und in der Primär- und Sekundärprophylaxe von vaskulären Erkrankungen. Beide Substanzklassen können allein – besonders aber in Kombination – eine toxische Myopathie verursachen. Die Inzidenz einer Lipidsenkermyopathie liegt bei 1–6 pro 10.000 Einwohner.

Der Fall

Anamnese. 63-jähriger multimorbider Patient mit koronarer Herzerkrankung, Hypercholesterinämie und langjährigem starken Nikotinabusus. Seit 3 Wochen anhaltende Muskelschmerzen (in Ruhe mit Verstärkung durch Belastung) im Bereich der Oberschenkelmuskulatur. Vormedikation mit Acetylsalicylsäure 100 mg/Tag. Seit 10 Wochen Medikation mit Simvastatin 40 mg/Tag.

Familienanamnese: Keine neuromuskulären Krankheiten bekannt.
Neurologischer Status. Kein fokal neurologisches Defizit.
Labor. CK 800 U/l (Norm: >170 U/l).
Elektrophysiologie. Elektromyographisch kein sicherer Nachweis von pathologischen Befunden im M. vastus lateralis rechts und M. tibialis anterior links.
Muskelbiopsie. Nicht durchgeführt.
Genetische Analyse. Nicht durchgeführt.
Verlauf. Nach einer Reduktion der Simvastatin Dosis auf 20 mg/Tag zeigte sich im Verlauf eine fast vollständige Regredienz der Muskelschmerzen. Die CK-Werte blieben aber mit Werten zwischen 350 und 700 U/l dauerhaft erhöht. Die Statin-Medikation mit 20 mg/Tag wurde wegen dem kardiovaskulären Risikoprofil des Patienten fortgeführt und problemlos toleriert.

Symptome und Diagnostik Die Nebenwirkungen von Statinen und Fibraten reichen von asymptomatischen CK-Erhöhungen über Muskelschmerzen und Krampi bis hin zu proximalen Paresen und – in seltenen Fällen – bis zu letal verlaufenden Rhabdomyolysen. Die Beschwerdesymptomatik tritt in den meisten Fällen 2–3 Monate nach dem Ansetzen der Medikation auf. Bei Risikopatienten sollte bereits vor dem Beginn einer Lipidsenker-Medikation (!) und ansonsten bei Auftreten von muskulären Symptomen eine Bestimmung der CK-Aktivität erfolgen.

Therapie Die CK-Werte geben auch eine Hilfestellung für das weitere therapeutische Procedere bei Lipidsenker-induzierten Muskelbeschwerden. Bei asymptomatischen CK-Erhöhungen oder gut tolerablen Beschwerden (mit CK-Werten <5-fach der Normwerte) kann die Medikation fortgeführt werden. Bei symptomatischen Patienten mit einer deutlichen Erhöhung der CK-Werte (>10-fach der Normwerte) muss die Medikation beendet werden. Bei symptomatischen Patienten mit nur leicht bis mäßiggradigen CK-Erhöhungen (auf das 5- bis 10-fache der Normwerte) empfiehlt sich zunächst ein Pausieren der Lipidsenkermedikation. Wenn der Patient wieder beschwerdefrei ist (in der Regel nach 6–12 Wochen nach Beendigung der Medikation), kann ein erneutes Ansetzen der Therapie erfolgen (ggf. Dosisreduktion, Wechsel des Präparates).

34.7.2 Steroidmyopathie

Eine Therapie mit **fluorierten Kortikosteroiden** wie auch eine Dauertherapie mit nicht-fluorierten Steroiden birgt immer das Risiko der Entwicklung einer Steroidmyopathie. Fluorierte Kortikosteroide und hohe kumulative Steroiddosen lösen deutlich häufiger eine Myopathie aus als nicht-fluorierten Steroide und niedrige Kumulativdosierungen.

Symptome Steroidinduzierte Myopathien manifestieren sich in der Regel in einem Zeitraum von einer bis zu 16 Wochen nach dem Beginn der Therapie. Das typische klinische Bild bei der subakuten oder chronischen Form sind schmerzlose Paresen und Atrophien der proximalen Beinmuskulatur. Hiervon abzugrenzen ist die sich schnell entwickelnde und progressive Form (»critical illness myopathy«), bei der es – bedingt durch einem Verlust von sarkomerischen Myosin-Filamenten – zu einer generalisierten Muskelschwäche bis hin zur Ateminsuffizienz kommen kann.

Diagnostik Die CK-Werte sind bei der chronischen Form stets normal; bei der akuten Form normal oder erhöht. Die Elektromyographie zeigt bei beiden Unterformen häufig keine wegweisenden Befunde. Eine Muskelbiopsie ist nur in seltenen Fällen indiziert. Diese zeigt bei der chronischen Verlaufsform den letztlich unspezifischen Befund einer Typ-2-Faseratrophie; bei der akuten Form lässt sich ein partieller Verlust von Myosin-Filamenten nachweisen.

Therapie Nach Absetzen der Steroidmedikation bildet sich die Symptomatik in der Regel in einem Zeitraum von 3–6 Monaten zurück.

34.7.3 Alkoholmyopathie

Bei der Alkoholmyopathie werden eine akute und eine chronische Verlaufsform unterschieden. Ein chronischer Alkoholabusus kann ferner zu einer Kardiomyopathie sowie zu einer akuten hypokaliämischen Myopathie führen.

Symptome Bei der akuten Verlaufsform kommt es zu einer akuten Rhabdomyolyse, die sich im Zeitrahmen von Stunden bis Tagen entwickeln kann und sich klinisch mit Muskelschmerzen, Muskelschwellungen, Myoglobinurie (cave: Nierenversagen) und proximalen Paresen manifestiert. Die chronische Form kann zu proximalen Paresen und Muskelatrophien führen, die ihre stärkste Ausprägung im Bereich des Beckengürtels zeigen.

Diagnostik Die chronische Form kann auch subklinisch verlaufen und nur mit leicht erhöhten CK-Werten einhergehen. Bei der akuten Form kommt es hingegen zu sehr starken Anstiegen der CK-Werte. Bei der akuten hypokaliämische Myopathie entwickeln sich schmerzlose Paresen der proximalen Muskelgruppen innerhalb von Tagen. Wegweisend für die Diagnose sind hierbei die deutlich erniedrigten Kaliumwerte im Serum.

Therapie Alkoholkarenz ist die wichtigste therapeutische Maßnahme bei allen alkoholvermittelten Muskelerkrankungen.

Tab. 34.3 Spektrum der medikamenteninduzierten/toxischen Myopathien

Unterform	Myopathologie	Kennzeichen	Auslöser
Nekrotisierende Myopathie	Degeneration und Nekrose von Muskelfasern, Invasion durch Makrophagen	Akute proximale Paresen, Myalgien, Rhabdomyolyse, CK-Erhöhung	Alkohol, Drogen, Statine, Ciclosporin, ε-Aminocapronsäure, Fibrate, Labetalol, Propofol, Schlangengifte
Entzündliche Myopathie	Perimysiale, endomysiale oder perivaskuläre Invasion durch T-Lymphozyten und Makrophagen, Expression von MHC-I	Akute oder graduelle proximale und distale Paresen, Myalgien, CK-Erhöhung, Myokarditis	α-Interferon, Statine, Cimetidin, D-Penicillamin, Hydroxyurea, Imatinib, intramuskuläre Gentherapie, L-Dopa, L-Tryptophan, Lamotrigin, Phenytoin, Procainamid, Minocyclin, toxische Öle
Typ-2-Faseratrophie	Atrophie der Typ-2-Fasern	Proximale Paresen und Muskelatrophie bei normalem CK-Wert	Kortikosteroide
»Thick-filament-loss«-Myopathie	Atrophie und vereinzelte Nekrosen von Muskelfasern, fokaler oder diffuser Verlust von Myosin	Akute Tetraparese/Critical illness-Myopathie, respiratorische Insuffizienz, normale oder erhöhte CK-Werte	Kortikosteroide, Muskelrelaxanzien (Vecuronium, Atracurium)
Mitochondriale Myopathie	»Ragged red«-, »ragged blue«-, COX-negative Muskelfasern, Lipidakkumulation, Nemaline rods, zytoplasmatische Körperchen, Nekrosen, Faservariabilität, (Inflammation)	Akute oder graduelle proximale und distale Paresen, Myalgien, schmerzhafte sensomotorische Neuropathie, Rhabdomyolyse, normale oder erhöhte CK-Werte	Fialuridine, Germanium, Zidovudin (AZT) und andere Nukleosidanaloga, Trichlorethylen (TCE)
Antimikrotubuläre Myopathie	Akkumulation von Lysosomen, autophagische Vakuolen und Einschlüsse, MHC-I-positive Muskelfasern, myofibrilläre Veränderungen	Akute oder graduelle proximale und distale Paresen, Myalgien, sensomotorische Neuropathie, normale oder erhöhte CK-Werte	Colchicin, Vincristin
»Amphiphilic-drug«-Myopathie	Ablagerungen von Myeloid in Lysosomen, autophagische Vakuolen	Akute oder graduelle proximale und distale Paresen, Myalgien, sensomotorische Neuropathie, erhöhte CK-Werte	Amiodaron, Chloroquin, Emetin, Hydroxychloroquin, Mepacrin, Perhexilin, Doxorubicin, Chlorphenteramin, Chlorcyclizin, Triparanol, Iprindol, Lokalanästhetika
Emetin-Myopathie	Zerstörung von Myofilamenten, Akkumulation myofibrillärer Proteine, Degeneration von Mitochondrien, Nekrose von Muskelfasern	Akute oder graduelle proximale und distale Paresen, Myalgien, Muskelsteifigkeit, erhöhte CK-Werte, Rhabdomyolyse	Emetin
Hyaline Myopathie	Subsarkolemmale Einschlüsse	Akute oder graduelle proximale und distale Paresen, Myalgien, erhöhte CK-Werte	Statine
Hypokaliämische Myopathie	Vereinzelte Nekrosen und vakuoläre Veränderungen in Muskelfasern	Akuter Beginn, proximale oder generalisierte Paresen, (Myalgien), erniedrigter Kaliumspiegel, erhöhter CK-Wert, Myoglobinurie	Alkohol, Amphotericin, Kortikosteroide, Diuretika, Laxanzien, Lakritz, Carbenoxolon, Lithium, Barium, Methylxanthine (Koffein, Theophyllin), Toluol, Baumwollöl
Fasziitis	Perimysiale und perivaskuläre Entzündung (Makrophagen), Verdickung von Faszien	Proximale Paresen, Myalgien, Muskelkrämpfe, Eosinophilie	L-Tryptophan, toxisches Öl-Syndrom
Fokale Myopathie	Entzündung, Faservariabilität, endomysiale Fibrose	Muskelverhärtung, Muskelsteifigkeit, milde Muskelschwäche	Injektion von: Heroin, Penicillin, Pentazocin, Diphenhydramin, Piritramid, Pethidin, Triamcinolon

34.8 Endokrine Myopathien

Myopathien können bei endokrinen Erkrankungen auftreten. Aufgrund ihrer Häufigkeit ist vor allem die **Hypothyreose**-assoziierte Myopathie klinisch relevant. Sie ist gekennzeichnet durch milde, proximale Paresen und Myalgien sowie durch eine langsame Muskelkontraktion und eine verzögerte Muskelrelaxation. Letzteres kann an eine Myotonie denken lassen, das EMG ist jedoch in der Regel unauffällig oder zeigt nur leichte myopathische Veränderungen (keine myotonen Entladungsserien!). Die Muskeleigenreflexe sind typischerweise abgeschwächt oder erloschen und die CK-Werte meist erhöht. Unter einer medikamentösen Behandlung der Hypothyreose bilden sich die muskulären Beschwerden in aller Regel zurück.

Die **Hyperthyreose** ist seltener, führt aber bei etwa 80% der Patienten zu einer Myopathie. Charakteristisch sind eine langsam progrediente, proximale und z. T. auch distale Muskelschwäche und Myatrophien, lebhafte Muskeleigenreflexe und Faszikulationen bei normalen CK-Werten. Die bulbäre Muskulatur kann ebenfalls betroffen sein und eine Dysphagie verursachen. In seltenen Fällen kann eine thyreotoxische Krise eine akute Manifestation der Myopathie bedingen und eine Rhabdomyolyse induzieren. Nach Normalisierung der Schilddrüsenwerte bildet sich die Muskelschwäche meist innerhalb von 2–4 Monaten zurück.

Endokrine Myopathien können auch beim Cushing-Syndrom, beim Morbus Addison, bei der Akromegalie und bei Störungen des Parathormonstoffwechsels auftreten. Auch hier ist die Behandlung der Grundkrankheit entscheidend für die Rückbildungsfähigkeit der Myopathie.

34.9 Entzündliche Muskelerkrankungen

Klassifikation und Epidemiologie Die entzündlichen Muskelerkrankungen lassen sich nach ihrer Genese in die Gruppe der **autoimmun vermittelten Myositiden** und in die Gruppe der **erregerbedingten Myositiden** unterteilen. Die Gruppe der autoimmun vermittelten Myositiden (z. B. Dermatomyositis, Polymyositis, Einschlusskörpermyositis, Overlap-Syndrome) ist in Mitteleuropa deutlich häufiger als die viralen (z. B. HIV, Influenza, Coxsackie), bakteriellen (z. B. Tuberkulose, Lues, Lepra) und durch Parasiten (z. B. Trichinose, Zystizerkose, Toxoplasmose, Schistosomiasis) verursachte entzündliche Myositiden.

Die geschätzte **Inzidenz** der Dermatomyositis liegt zwischen 1–10 Erkrankungsfällen pro 1 Million Einwohner, die der Polymyositis zwischen 4–8 pro 1 Million und die der Einschlusskörper-Myositis bei 8 pro 1 Million Einwohner. Die Dermato- und Polymyositis kommen häufiger bei Frauen vor; die Einschlusskörpermyositis deutlich häufiger bei Männern. Autoimmun vermittelte entzündliche Muskelaffektionen finden sich gehäuft auch bei systemischen Erkrankungen wie der Sarkoidose (granulomatöse Myositis), verschiedenen Vaskulitiden und im Rahmen von entzündlich-rheumatischen Erkrankungen (z. B. systemischer Lupus erythematodes, Sklerodermie, rheumatoide Arthritis, Mischkollagenose), bei denen der Entzündungsprozess mehrere Organsysteme gleichzeitig betreffen kann.

34.9.1 Autoimmune Myositiden

Dermatomyositis

Ätiologie Die Dermatomyositis (DM) ist eine **humeral vermittelte Entzündung** der Muskulatur, bei der es primär zu einer Zerstörung der Kapillaren in den Muskelfaszikeln kommt. Letztere wird wesentlich durch die pathologische Ablagerung von Komplementfaktoren (histopathologischer Marker: »C5b9-membrane-attack-complex«) verursacht, was zu einer Mikroangiopathie und hypoxischen Schädigung der Muskulatur führt. Typische histopathologische Zeichen dieser entzündlich bedingten Kapillarschädigung sind Muskelfasernekrosen und eine Atrophie der Muskelfasern, die sich in den Randbereichen der Muskelfaszikel befinden (sog. **perifaszikuläre Atrophie**). Weitere klassische muskelbioptische Befunde sind das Vorliegen von entzündlichen Infiltraten (vorwiegend CD4-positive Lymphozyten, B-Zellen) im Bereich der perimysialen Bindegewebssepten und den dort verlaufenden Blutgefäßen (◘ Abb. 34.6b). Die Zielantigene und die genauen Mechanismen der fehlgesteuerten humoralen Immunantwort sind bei der DM bisher unklar. Klinisch wichtig ist die Tatsache, dass die DM bei Patienten im höheren Lebensalter gehäuft im Rahmen einer bekannten oder noch okkulten Tumorerkrankung (Ovarial-, Lungen-, Magen-, Pankreas-, Kolonkarzinom, Non-Hodgkin-Lymphome) auftritt. Diese DM-Fälle haben somit eine paraneoplastische Genese.

Symptome Die sporadische DM wird in eine juvenile und eine adulte Verlaufsform unterteilt. Bei der **juvenilen Form** manifestiert sich die Erkrankung mehrheitlich zwischen dem 4. und dem 12. Lebensjahr; bei der **adulten Form** mehrheitlich in der 5. bis 6. Lebensdekade. Wie der Name besagt, kommt es bei der DM klassischerweise zu entzündlichen Veränderungen in der Haut und in der Skelettmuskultur. Typische **kutane Krankheitsmanifestationen** sind rötlich bis lilafarbene (heliotrope) Effloreszenzen im Gesichtsbereich, ödematöse Schwellungen (Augenlieder, Wangen, Hals-Brust-Region) sowie erythematöse Veränderungen an den Streckseiten der Ellenbogen- und Kniegelenke sowie im Nacken und Brustbereich. Weitere klassische dermatologische Stigmata sind ein positives **Gottron-Zeichen** (erythematöse, schuppende Papeln über den Fingergelenken) und ein positives **Keinig-Zeichen** (kleine Blutungen, Teleangiektasien an den Nagelwällen) (◘ Abb. 34.6). Das Ausmaß der Hautveränderungen schwankt stark zwischen einzelnen DM-Patienten; bei 8–20% der DM-Patienten manifestiert sich die Erkrankung ohne eine begleitende Muskelpathologie (sog. **amyopathische DM**). Sonnenlichtexposition führt regelhaft zu einer Akzentuierung der kutanen Krankheitszeichen.

Hinsichtlich der **neurologischen Symptomatik** entwickeln DM-Patienten im Verlauf von Wochen bis Monaten eine zunehmende, vornehmlich die proximalen Muskelgruppen betreffende Muskelschwäche. Weitere typische muskuläre Be-

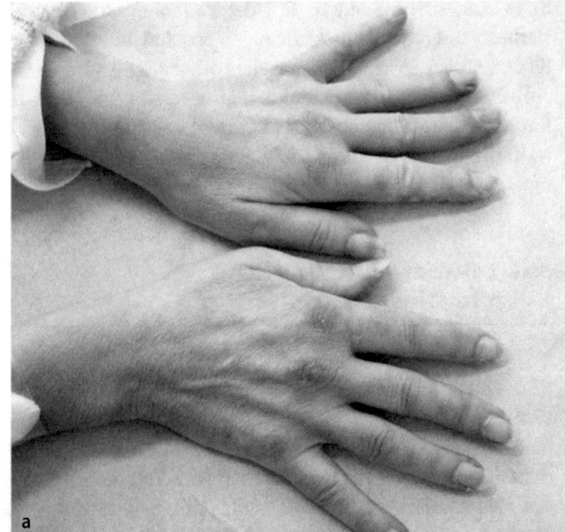

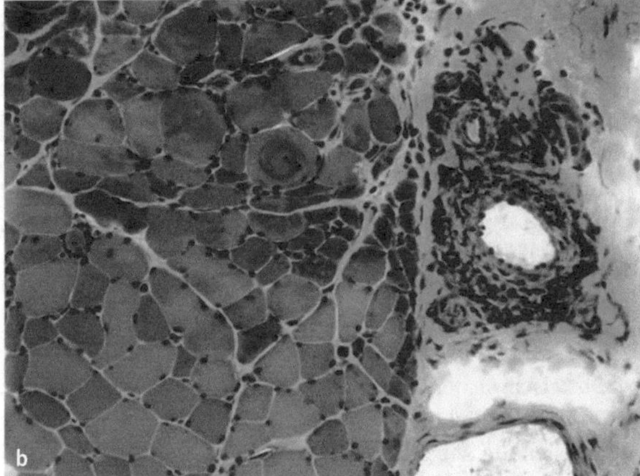

Abb. 34.6a,b Dermatomyositis. a Positives Gottron-Zeichen der Hände und positives Keinig-Zeichen (▶ Text). **b** H&E-gefärbter Schnitt einer Muskelbiopsie mit typischer perifaszikulärer Atrophie von Muskelfasern und perimysial gelegenen entzündlichen Infiltraten

gleitsymptome sind ein Befall der **Kopfbeuger und -strecker**, Myalgien, eine vermehrte Druckschmerzhaftigkeit der Muskeln und – im späteren Krankheitsverlauf – Atrophien der betroffenen Muskelgruppen. Eine Beteiligung der distalen Muskelgruppen ist hingegen eher selten. Eine Mitbeteiligung der Atemmuskulatur und/oder bulbärer Muskelgruppen kann zu schweren, die Prognose bestimmenden Atem- und Schluckstörungen führen. Typische extramuskuläre DM-Manifestationen sind Arthralgien, Raynaud-Syndrom, Konjunktivitis, Kardiomyopathien und interstitielle Lungenerkrankungen.

Polymyositis

Ätiologie Im Gegensatz zu der primär humoral vermittelten DM wird die Polymyositis (PM) durch eine pathologische **zellvermittelte Immunantwort** verursacht. Hierbei spielen CD8-positive zytotoxische T-Lymphozyten eine zentrale Rolle, die in morphologisch intakte, MHC-I-positive Muskelzellen einwandern (sog. Faserinvasionen) können und diese zerstören. Neben den Faserinvasionen findet man bei der PM histopathologisch typischerweise entzündliche Infiltrate (vornehmlich CD8-positive-Lymphozyten und Makrophagen), die vornehmlich innerhalb der Muskelfaszikel liegen und die benachbarten Muskelfasern schädigen bzw. zerstören. Die genaue Pathogenese der PM ist unklar. Auch bei dieser entzündlichen Muskelerkrankung sind ein Teil (ca. 15%) der Erkrankungsfälle mit einer Tumorerkrankung (Non-Hodgkin-Lymphome, Lungen- oder Blasenkarzinome) assoziiert und somit paraneoplastisch.

Symptome Leitsymptom bei der PM sind progrediente, symmetrisch proximale Muskelschwächen, die sich im Verlauf von Monaten entwickeln und dabei zu Muskelatrophien führen. Auch bei der PM kann es zu einer Kopfstreckerparese, Schluckstörungen und einer Schwäche der Atemmuskulatur kommen; ein Befall von distalen Muskelgruppen ist hingegen eher selten. Als PM-assoziierte, extramuskuläre Krankheitsmanifestation können interstitielle Lungenerkrankungen und eine kardiale Mitbeteiligung (Arrhythmien, entzündliche Kardiomyopathie) auftreten.

Einschlusskörpermyositis

Ätiologie Die genaue Ätiologie der Einschlusskörpermyositis ist derzeit unklar. Histopathologisch zeigt sich typischerweise eine Mischbild aus entzündlichen Veränderungen (vornehmlich CD8-positive-Lymphozyten und Makrophagen innerhalb der Muskelfaszikel, Nachweis von Faserinvasionen, MHC-I positive Muskelfasern) und deutlichen degenerativ-myopathischen Veränderungen. Letztere sind durch das Auftreten von berandeten Vakuolen (sog. »rimmed vacuoles«) sowie zytoplasmatischen und nukleären Proteinaggregaten (Amyloidablagerungen) gekennzeichnet. Für einen primären immunologischen Prozess spricht die Zerstörung von scheinbar intakten Muskelfasern durch zytotoxische T-Zellen. Prinzipiell ist aber im Hinblick auf die degenerativen Muskelveränderungen mit dem Vorhandensein von pathologischen Proteinaggregaten auch eine genetische Ursache mit sekundären entzündlichen Veränderungen denkbar.

Symptome Die Einschlusskörpermyositis ist die **häufigste** entzündliche Myositis nach dem 50. Lebensjahr. Leitsymptom ist eine progrediente Muskelschwäche, die sich schleichend über Monate bis Jahre vornehmlich im Bereich der Beinmuskulatur entwickelt. Neben dem Befall von proximalen Beinmuskeln können bei der Einschlusskörpermyositis auch distale Muskelgruppen (oft in asymmetrischer Ausprägung) von dem Krankheitsprozess befallen sein. Im Bereich der oberen Extremitäten zeigt sich häufig eine Schwäche und Atrophie der Finger- und Handbeugermuskulatur; an den unteren Extremitäten typischerweise eine Schwäche und Atrophie des M. quadriceps femoris. Die Gesichtsmuskulatur, die kleinen Handmuskeln sowie der M. deltoideus und M. pectoralis sind hingegen in der Regel nicht befallen. Ein weiteres charakteristisches Begleitsymptom ist die Entwicklung von Schluckstörungen, die zu einer progressiven Dysphagie und einer respiratorischen Aspirationsproblematik führen kann.

Diagnostik bei PM, DM und Einschlusskörper-Myositis

Bei dem Verdacht auf eine entzündliche Muskelerkrankung sollte initial neben der Bestimmung der Kreatinkinase (CK) auch immer eine Untersuchung der Entzündungsparameter (erhöhtes C-reaktives Protein? Leukozytose? Eosinophilie?) erfolgen. Bei einer unbehandelten DM und PM zeigen sich in der Regel stark erhöhte CK-Werte; bei der Einschlusskörper-Myositis liegen meist nur mäßig erhöhte (2- bis 5-fache Erhöhung) oder normwertige CK-Werte vor.

Die Elektromyographie zeigt in entzündlich veränderten Muskeln häufig ein Mischbild mit deutlicher pathologischer Spontanaktivität und myopathischen Veränderungen. Im MRT lassen sich ödematöse Veränderungen (jedoch keine Myositis beweisenden Befunde) in betroffenen Muskelgruppen nachweisen. Die Sicherung der Diagnose einer entzündlichen Muskelaffektion bzw. einer spezifischen Myositisform muss immer über eine **Muskelbiopsie** (cave: eine negatives Ergebnis schließt eine Myositis in einem anderen Muskel nicht aus) erfolgen. Bei dem muskelbioptischen Nachweis einer DM, PM oder einer nicht genauer klassifizierten Myositis/Vaskulitis kann – abhängig von dem klinischen Gesamtbild und der Schwere der Erkrankung – eine Bestimmung von Myositis-assoziierten Autoantikörpern (z. B. Jo-1, Mi-2, SRP, p155, p140, SAE) oder Kollagenose- bzw. Vaskulitis-assoziierten Autoantikörpen bzw. Faktoren (z. B. Rheumafaktor, PM-Scl, SSA/Ro, U1-nRNP) indiziert sein.

Bei der DM und PM muss im Hinblick auf eine paraneoplastische Genese immer eine gezielte Tumorsuche (ggf. Ganzkörper-FDG-PET) erfolgen. Eine kardiale bzw. respiratorische Mitbeteiligung im Rahmen der Grundkrankheit wie auch progressive Schluckstörungen bestimmen nachhaltig die Prognose und bedürfen einer entsprechenden frühzeitigen Diagnostik und Mitbehandlung.

Therapie bei PM, DM und Einschlusskörper-Myositis

Glukokortikoide sind das Mittel der ersten Wahl bei der Behandlung der DM und PM. Zu Therapiebeginn erfolgt eine hohe Dosierung (Prednison mit 1–2 mg/kg KG/Tag), die – abhängig von der klinischen Symptomatik – nach 1–3 Monaten langsam (5–10 mg pro Monat) reduziert werden kann. Eine zu schnelle Dosisreduktion führt häufig zu einer erneuten klinischen Verschlechterung. Im Hinblick auf die Reduktion von steroidinduzierten Nebenwirkungen empfiehlt sich eine frühzeitige Eindosierung von Azathioprin (Zieldosis: 2 mg/kg KG/Tag). Bei fehlendem Therapieerfolg bzw. bedrohlichen klinischen Verläufen muss eine Behandlung mit intravenöser Immunglobulingabe oder anderen potenteren Immunsuppressiva wie Cyclophosphamid oder Ciclosporin A erwogen werden.

Glukokortikoide und andere klassische Immunsuppressiva sind bei der **Einschlusskörpermyositis** in der Regel wirkungslos. Durch eine intravenöse Therapie mit Immunglobulinen lässt sich bei einem Teil der Patienten eine deutliche Verbesserung der Schluckstörungen erzielen; bei einem Drittel der Patienten scheint diese sehr kostspielige Therapie auch eine Verzögerung der Krankheitsprogression zu bewirken. Regelmäßige Krankengymnastik und die entsprechende Verordnung von Hilfsmitteln sind weitere Grundpfeiler der Therapie bei entzündlichen Muskelerkrankungen.

34.9.2 Andere entzündliche Muskelaffektionen

Granulomatöse Myositis

Eine entzündliche Muskelaffektion mit der Ausbildung von nicht verkäsenden Granulomen (Epitheloidzellen, Langerhans-Riesenzellen) findet sich typischerweise bei einem Teil der Patienten mit einer systemischen **Sarkoidose**. Hierbei lassen sich klinisch manifeste Formen mit Entwicklung einer Muskelschwäche und Myalgien von asymptomatischen Formen unterscheiden. Granulomatöse Veränderungen der Muskulatur (ohne begleitende Sarkoidose) finden sich in sehr seltenen Fällen auch bei Patienten mit Polymyositis. Lassen sich in einer Muskelbiopsie granulomatöse Entzündungen in direkter räumlicher Assoziation zu kleinen Blutgefäßen nachweisen, muss differenzialdiagnostisch auch eine Vaskultis im Sinne eines Churg-Strauss-Syndroms oder einer granulomatösen Polyangiitis (Wegener-Granulomatose) diskutiert werden.

Entzündlich-rheumatische und vaskulitische Erkrankungen

Muskelschwächen und/oder Muskelschmerzen auf der Basis von entzündlichen Veränderungen der Muskulatur selber oder der die Muskulatur versorgenden Blutgefäße können auch im Rahmen von verschiedenen entzündlich-rheumatischen und vaskulitischen Grunderkrankungen auftreten. Als klassische Vertreter sind hier der systemische Lupus erythematodes, die Sklerodermie, das Sharp-Syndrom (»mixed connective tissue disease«), die Panarteriitis nodosa und die Polymyalgia rheumatica zu nennen.

Okuläre Myositis

Eine okuläre Myositis durch eine fokale Entzündung der äußeren Augenmuskeln und der zugehörigen Augenmuskelsehnen wird in eine exophthalmische und eine oligosymptomatische Form unterteilt. Klassische Leitsymptome sind Augenmuskelparesen, Schmerzen und eine Konjunktivitis. Eine okuläre Myositis muss differenzialdiagnostisch primär von einer endokrinen Orbitopathie, fokalen Tumorinfiltrationen und Gefäßpathologien (z. B. Sinus-cavernosus-Fistel) abgegrenzt werden.

Weitere Formen

Hinsichtlich der Erreger-bedingten Myositiden und anderer sehr seltener entzündlicher Muskelaffektionen (**Eosinophilie-Myalgie-Syndrom**, fokale Myositis und **D-Penicillamin-induzierte Myositis**) wird hier auf die weiterführende Spezialliteratur verwiesen.

34.10 Myasthene Syndrome

Die Myasthenia gravis und andere myasthene Syndrome sind keine primären Myopathien, sondern Erkrankungen, die auf einer Störung der neuromuskulären Erregungsübertragung beruhen. Charakteristisch ist eine im Tagesverlauf zunehmende belastungsabhängige Muskelschwäche.

34.10.1 Myasthenia gravis

Ätiologie und Epidemiologie Die autoimmune Myasthenia gravis (MG) wird in 80–90% der Fälle durch **Autoantikörper** verursacht, die gegen den nikotinischen **Acetylcholin-Rezeptor (AChR)** an der motorischen Endplatte der Skelettmuskelfasern gerichtet sind. Bei etwa 5% der Patienten lassen sich Autoantikörper gegen die **muskelspezifische Tyrosinkinase** (MuSK) nachweisen (Anti-MuSK-AK-assoziierte MG/MAMG). Eine weitere Subgruppe bildet Autoantikörper gegen das »low-density lipoprotein receptor-related protein 4« (LRP4). Von seronegativer MG spricht man, wenn sich keine Autoantikörper gegen die vorgenannten Proteine nachweisen lassen. Der Thymus scheint eine zentrale Rolle bei der Autoimmunpathogenese zu spielen.

Myasthenien werden pragmatisch in die rein okuläre Myasthenie, die generalisierte Myasthenie mit verschiedenen Ausprägungsgraden und die Thymom-assoziierte paraneoplastische Myasthenie unterteilt. Die Inzidenz der MG liegt zwischen 0,25 und 2 pro 100.000 Einwohner und die Prävalenz bei 15–179 pro 100.000 Einwohner. Etwa 10% der Patienten sind jünger als 16 Jahre. Obwohl es sich um eine erworbene Autoimmunerkrankung handelt, scheint infolge einer immungenetischen Prädisposition ein erhöhtes familiäres Risiko für die Entwicklung einer MG zu bestehen.

Symptome Die **okuläre Myasthenie** betrifft ausschließlich die äußeren Augenmuskeln. Klinisch äußert sie sich durch eine Ptosis und durch Doppelbilder, wobei die Ptosis auch isoliert auftreten kann. Nur bei etwa 15% der Patienten bleibt die Symptomatik dauerhaft auf die Augenmuskeln beschränkt. Der Großteil der Patienten mit initial rein okulären Beschwerden entwickelt im Verlauf von 2 Jahren eine generalisierte Myasthenie.

Unter einer **Generalisierung** versteht man jegliche Beteiligung der Gesichts-, Schlund-, Rumpf- und Extremitätenmuskulatur, unabhängig von der Verteilung und dem Ausprägungsgrad. Auftreten können z. B. Kau- und Schluckstörungen, eine Dysarthrie, eine Kopfhalteschwäche und meist proximal betonte Paresen im Bereich der Extremitätenmuskulatur. Bei Beteiligung der Atemmuskulatur besteht die Gefahr einer Ateminsuffizienz.

Charakteristisch ist, dass länger andauernde Tätigkeiten aufgrund der belastungsabhängigen Muskelschwäche unterbrochen werden müssen. Die Symptomatik nimmt meist im Tagesverlauf zu. Typisch ist eine Verschlechterung der Myasthenie im Rahmen von Infekten. Zu beachten ist, dass viele Medikamente direkt oder indirekt mit der Neurotransmission interferieren und zu einer akuten Verschlechterung der Myasthenie führen können. Einen Überblick über relevante Medikamente und Substanzgruppen gibt ◻ Tab. 34.4.

Diagnostik In der Anamnese wird gezielt nach Doppelbildern, Kau- und Schluckbeschwerden und einer belastungsabhängigen Muskelschwäche sowie nach einer Zunahme der Symptomatik im Tagesverlauf, bei Infekten oder nach Einnahme bestimmter Medikamente gefragt.

In der klinisch-neurologisch Untersuchung lässt sich eine okuläre Symptomatik in der Regel durch den **Simpson-Test** (Ermüdungstest durch Blick nach oben für eine Minute) provozieren oder verstärken. Zur Beurteilung von Muskelfunktionen und zur Verlaufsdokumentation bietet sich der **Myasthenie-Score** an (◻ Tab. 34.5). Der Score errechnet sich durch die Division der Gesamtpunktzahl durch die Anzahl der durchgeführten Tests. Er lässt sich also auch ohne Lungenfunktionstests errechnen, was von praktischer Relevanz ist.

Elektrophysiologisch wird v. a. die **supramaximale, repetitive Nervenstimulation** des N. accessorius oder des N. facialis mit 3 Hz durchgeführt. Pathologisch ist ein **Dekrement** der Fläche des motorischen Summenaktionspotenzials um >10% oder der Amplituden um mehr als 12–15%, das typischerweise zwischen dem 5. und 7. Stimulus auftritt. Es findet sich bei etwa 20% der Patienten mit okulärer und bei ca. 80% der Patienten mit generalisierter MG.

Der wichtigste pharmakologische Test ist der **Edrophonium-Test**. Er ist jedoch nur sinnvoll bei Vorliegen objektivierbarer Symptome, die vor und während des Tests einfach überprüft werden können (z. B. eine Ptosis, Diplopie oder Armhalteschwäche). Für die Durchführung werden 10 mg (1 ml) Edrophonium-Chlorid (über die internationale Apotheke erhältlich, z. B. Enlon) mit 9 ml einer 0,9%igen NaCl-Lösung verdünnt. Nach i.v. Applikation einer Testdosis von 1–2 ml erfolgt bei guter Verträglichkeit die fraktionierte Gabe der Restdosis (je 3–5 ml im Abstand von 1 min). Die Wirkung setzt nach 30–60 Sekunden ein und hält nur wenige Minuten an. Zu beachten sind mögliche muskarinerge Nebenwirkungen, über die der Patient im Vorfeld aufgeklärt werden sollte. Zur Behandlung von ausgeprägten Nebenwirkungen (Bradykardie, hypotone Kreislaufreaktion, Bronchospasmus) sollte das Antidot Atropin (0,5–1 mg) injektionsfertig bereit liegen. Zudem sollten ein Notfallkoffer und ein Blutdruckmessgerät unmittelbar verfügbar sein. Bei Patienten mit bradykarden Herzrhythmusstörungen oder Asthma bronchiale ist der Test kontraindiziert.

Alternativ kann insbesondere bei älteren Patienten oder im ambulanten Setting ein oraler Pyridostigmin-Test mit 30–60 mg Pyridostigmin-Bromid (**Mestinon** oder Kalymin) durchgeführt werden. Er ist positiv, wenn 45–60 min nach der Einnahme eine Besserung der myasthenen Symptomatik einsetzt. Er kann auch durchgeführt werden, wenn Edrophonium nicht verfügbar ist.

Bei ca. 50% der Patienten mit okulärer Myasthenie und bei bis zu 90% der Patienten mit generalisierter MG lassen sich Anti-AChR-Antikörper nachweisen. Im Falle eines unauffäl-

Tab. 34.4 Medikamente, die eine Myasthenia gravis verschlechtern können*

Analgetika	Flupirtin Morphinpräparate
Antiarrhythmika	Chinidin, Ajmalin, Mexitil, Procainamid
Antibiotika	Aminoglykoside (v. a. Streptomycin, Neomycin, weniger Tobramycin) Makrolide (z. B. Erythromycin) Ketolide (Telithromycin, Ketek) Lincomycine Polymyxine Gyrase-Hemmer (Levofloxacin, Ciprofloxacin, Prulifloxacin) Sulfonamide Tetrazykline Penicilline nur in besonders hoher Dosierung
Antidepressiva	Substanzen vom Amitriptylin-Typ
Antikonvulsiva	Carbamazepin, Diphenylhydantoin, Ethosuximid, Gabapentin Benzodiazepine
Antimalariamittel	Chinin, Chloroquin und Analoge
Antirheumatika	D-Penicillamin, Chloroquin, Etanercept
Betablocker	Oxprenolol, Pindolol, Practolol, Propranolol Timolol – auch bei topischer Anwendung als Augentropfen
Botulinumtoxin	
Kalziumantagonisten	Verapamil, Diltiazem, Nifedipin und Verwandte
Diuretika	Azetazolamid Benzothiadiazine Schleifendiuretika
Glukokortikoide	Transiente Verschlechterung bei Behandlungsbeginn mit hohen Dosen
Interferone	Interferon-α (Einzelfälle)
Lithium	Langzeitbehandlung und bei akuter Überdosierung
Lokalanästhetika	Procain (Ester-Typ); heute verwendete Substanzen vom Amid-Typ sind unproblematisch
Magnesium	Hohe Dosen als Laxanzien
Muskelrelaxanzien	Curare-Derivate (wegen erhöhter Empfindlichkeit initial 10–50% der normalen Dosierung wählen) Succinylcholin sollte grundsätzlich nicht eingesetzt werden, da es nicht mit Pyridostigmin antagonisiert werden kann
Psychopharmaka	Chlorpromazin, Promazin und Verwandte Alle Benzodiazepine und Strukturverwandte wie Zolpidem, Zopiclon
Statine	Mehrere Befundberichte über verschiedene Cholesterinsenker

* Diese Liste ist nicht vollständig. (Nach den Leitlinien der DGN, September 2012 (www.dgn.org)

ligen Befundes ist die Bestimmung der Anti-MuSK-Antikörper und ggf. der Anti-LRP4-Antikörper sinnvoll. Anti-Titin-Antikörper sind bei Patienten unter 60 Jahren häufig mit einem **Thymom** assoziiert. Bei 10–15% der MG-Patienten lässt sich ein Thymom nachweisen. Zur diesbezüglichen Abklärung ist daher ein Thorax-CT mit Kontrastmittel oder alternativ ein Thorax-MRT indiziert. Aufgrund der nicht seltenen Komorbidität empfiehlt sich zudem ein Screening auf begleitende andere Autoimmunerkrankungen.

Therapie Die Behandlung der MG erfolgt unabhängig vom Antikörperstatus. Bei Patienten mit Anti-MuSK-Antikörpern scheinen jedoch häufiger schwere Verläufe mit der Notwendigkeit einer Therapieeskalation vorzukommen.

Die wichtigste symptomatische Basistherapie ist die Behandlung mit **Cholinesterase-Inhibitoren**. Das Medikament der Wahl für die Langzeittherapie ist Pyridostigmin-Bromid. Alternativ können ggf. auch Neostigmin oder Ambenonium eingesetzt werden. Letzteres hat im Vergleich zu Pyridostig-

◘ Tab. 34.5 Myasthenie-Score (modifiziert nach Besinger und Toyka)

	Normal (0)	Leicht (1)	Mittel (2)	Schwer (3)
Armhaltezeit (90°, im Stehen oder Sitzen)	>180 s	60–180 s	10–60 s	<10 s
Beinhaltezeit (45°, im Liegen, dominantes Bein)	>45 s	30–45 s	5–30 s	<30 s
Kopfhaltezeit (45°, in Rückenlage)	>90 s	30–90 s	5–30 s	<5 s
Vitalkapazität	>4 l (Mann) >3 l (Frau)	2,5–4 l (Mann) 2–3 l (Frau)	1,5–2,5 l (Mann) 1,2–2 l (Frau)	<1,5 l (Mann) <1,2 l (Frau)
FEV1	>90%	60–90%	40–60%	<40%
Kauen/Schlucken	Normal	Ermüdung bei fester Nahrung	Nur weiche Nahrung	Magensonde
Mimik	Normal	Lidschluss schwach	Lidschluss inkomplett	Keine Mimik
Doppelbilder (Blick zur Seite)	>60 s	10–60 s	1–10 s	Spontan
Ptosis (Blick nach oben)	>60 s	10–60 s	1–10 s	Spontan

min weniger muskarinerge, dafür aber häufiger zentralnervöse Nebenwirkungen.

Ziel der **immunsuppressiven Therapie** ist die volle oder weitgehende Remission der myasthenen Symptomatik, die häufig nur unter einer kontinuierlichen Immuntherapie zu erreichen ist. Ein Auslassversuch sollte nur nach einer mehrjährigen stabilen Remission unternommen werden. Bei abruptem Absetzen der immunsuppressiven Medikation besteht das Risiko einer Verschlechterung der Myasthenie bis hin zur **myasthenen Krise**.

Glukokortikosteroide (GKS) haben eine hohe Ansprechrate von 70–80%. Die myasthenen Beschwerden können sich unter einer Therapie mit GKS zunächst verschlechtern, bevor oft innerhalb von wenigen Wochen eine Besserung einsetzt. Entweder kann mit einer Eingangsdosis von 10–20 mg Prednisolon begonnen und die Dosis um 5 mg pro Woche bis zum Erreichen einer stabilen Remission gesteigert werden, oder man beginnt mit einer Dosis von 1–1,5 mg/kg KG und reduziert die Tagesdosis langsam (z. B. um 5 mg alle 4 Wochen) bis zur minimalen effektiven Dosis. Bei schwer ausgeprägter Symptomatik oder bei Exazerbation ist ggf. eine hochdosierte GKS-Pulstherapie zu überlegen.

Aufgrund der Nebenwirkungen der GKS-Therapie erfolgt meist eine Kombination mit einem anderen Immunsuppressivum. Meist wird **Azathioprin** eingesetzt (initiale Dosis 2–3 mg/kg KG, bei stabilem Verlauf ggf. langsame Reduktion auf etwa 1 mg/kg KG). Hierbei ist zu beachten, dass ein Wirkungseintritt frühestens nach 3–6 Monaten zu erwarten ist. Bei etwa 10–20% der Patienten wird mit Azathioprin, auch in Kombination mit GKS, keine befriedigende Stabilisierung erreicht. In diesem Fall können andere Immunsuppressiva (off-label) eingesetzt werden. Alternative der ersten Wahl ist **Ciclosporin A**. Bei Kontraindikationen oder unzureichender Wirksamkeit kann auf Mycophenolat-Mofetil, Ciclophosphamid (Pulstherapie), Methotrexat oder Tacrolimus (lt. Leitlinien der DGN aus dem Jahr 2012 in dieser Reihenfolge) umgestellt werden.

Myasthene Krise

Unter einer **myasthenen Krise** versteht man eine akute und lebensbedrohliche Exazerbation der myasthenen Symptomatik mit respiratorischer Insuffizienz und Gefahr der Aspiration. Häufige Auslöser sind Infekte, Umstellungen oder Einnahmefehler bei der Medikation, eine insuffiziente Immunsuppression und Narkosen. Patienten mit deutlicher Beteiligung der Schlund und Atemmuskulatur sowie multimorbide Patienten im höheren Lebensalter sind besonders gefährdet. Unbehandelt ist die Letalität der myasthenen Krise hoch. Sie liegt jedoch auch bei einer guten intensivmedizinischen Therapie noch bei 2–3%.

Zur raschen und effizienten Elimination der Autoantikörper sollten eine **Plasmapherese** oder die semiselektive **Immunabsorption** durchgeführt werden. Eine hochdosierte intravenöse **Immunglobulintherapie** (IVIG) kann ebenfalls angewendet werden und ist von der Wirksamkeit her vergleichbar.

Bei Patienten mit generalisierter MG, die zwischen 15 und 50 Jahre alt sind und bei denen Anti-AChR-Antikörper nachgewiesen wurden, sollte innerhalb von 1–2 Jahren nach Sicherung der Diagnose eine transsternale oder endoskopische **Thymektomie** durchgeführt werden. Dann sind die Chancen am höchsten, dass sich hierdurch die myasthene Symptomatik im weiteren Verlauf (z. T. erst nach Jahren) bessert oder sogar komplett zurückbildet. Bei Nachweis eines Thymoms sollte bei allen operationsfähigen Patienten eine Thymektomie erfolgen.

Patienten sollten über eine mögliche Verschlechterung der Myasthenie durch Medikamente, die mit der Neurotransmission interferieren, aufgeklärt werden. Die Indikation für geplante Impfungen sollte sorgsam überprüft werden. Zu beachten ist, dass Lebendimpfstoffen bei immunsupprimierten Patienten nicht verabreicht werden dürfen.

34.10.2 Andere myasthene Syndrome

Neonatale Myasthenie

Bei einer Schwangerschaft können IgG-Autoantikörper die Plazentaschranke passieren und zu einer transienten neonatalen Myasthenie führen. Diese wird jedoch nur bei etwa 8% der Neugeborenen myasthener Mütter beobachtet. Die Prognose ist sehr gut. Myasthene Symptome bilden sich in der Regel in den ersten Wochen zurück und mit einer späteren Manifestation der Erkrankung beim Kind ist nicht zu rechnen.

Lambert-Eaton-Myasthenie-Syndrom (LEMS)

Das LEMS wird durch Autoantikörper gegen den P/Q-Typ des Kalziumkanals peripherer Nerven (VGCC) verursacht. In 50–60% der Fälle tritt das LEMS als paraneoplastisches Syndrom auf, insbesondere bei einem kleinzelligen Bronchialkarzinom und wurde in Kap. 13 besprochen.

D-Penicillamin-induzierte Myasthenie

Ein myasthenes Syndrom, das meist nach monatelanger D-Penicillamineinnahme auftritt und klinisch der generalisierten Myasthenia gravis gleicht. Die Symptomatik spricht gut auf Cholinesterasehemmer an und bildet sich meist nach Absetzen von D-Penicillamin zurück.

Kongenitale myasthene Syndrome (CMS)

Seltene, genetisch bedingte Störungen der neuromuskulären Übertragung, die sich meist innerhalb der ersten beiden Lebensjahre klinisch manifestieren. Der Phänotyp und die Therapiemöglichkeiten hängen vom zugrundeliegenden Gendefekt ab (▶ Lehrbücher der Neuropädiatrie).

In Kürze

Muskeldystrophien

Allgemeine Empfehlungen (auch für andere Myopathien). Regelmäßige Physiotherapie, Hilfsmittelversorgung, Therapieversuch mit Kreatin zur Kraftsteigerung; kardiologische und pneumologische Kontrolluntersuchungen und ggf. Behandlung; falls indiziert Logopädie, PEG/PEJ-Anlage, operative Behandlung von Gelenkkontrakturen und Skoliose.

Dystrophinopathien. X-chromosomal vererbte Muskelerkrankungen durch Mutationen im Dystrophin-Gen. **Muskeldystrophie Typ Duchenne:** Inzidenz 1:3.600 männliche Geburten. Proximal betonte Paresen mit Verlust der Gehfähigkeit im Alter von 9–13 Jahren. Tod meist in der 2. bis 3. Lebensdekade durch respiratorische oder kardiale Insuffizienz. **Therapie**: Kortikosteroide, ggf. Ataluren. **Muskeldystrophie Typ Becker:** Mildere Verlaufsform bei Männern. **Symptomatische Konduktorinnen:** ca. 10% der Frauen mit Dystrophin-Mutationen. Variabler klinischer Phänotyp.

Fazio-skapulo-humerale Muskeldystrophie. Prävalenz 1:16.000. Paresen vorwiegend im Bereich der Gesichts- und Schultergürtelmuskulatur. Meist gutartiger Verlauf.

Okulopharyngeale Muskeldystrophie. Seltene Myopathie mit Ptosis, externer Ophthalmoplegie und Dysphagie. **Therapie**: Blepharoplastik, krikopharyngeale Myotonie.

Emery Dreyfuss Muskeldystrophie. Klinische Trias Kontrakturen, langsam progrediente Paresen und Kardiomyopathie mit lebensbedrohlichen Reizbildungs- und Reizleitungsstörungen. **Therapie**: frühzeitige Herzschrittmacher- oder Defibrillator-Implantation.

Gliedergürtelmuskeldystrophien. Klinisch und genetisch heterogene Muskelerkrankungen. Klassischerweise proximal betonte Paresen. Meist eingeschränkte Lebenserwartung.

Distale Myopathien

Genetisch heterogene Krankheitsgruppe mit distalen Paresen. Klinisch Verwechslungsgefahr mit peripheren Neuropathien.

Kongenitale Myopathien mit spezifischen Strukturanomalien

Charakteristische myopathologische Veränderungen. Manifestation direkt nach der Geburt. Nach initialer Progredienz der Paresen meist Stabilisierung bis ins Erwachsenenalter. Bei RYR1-Mutationen häufig mit maligner Hyperthermie assoziiert.

Metabolische Myopathien

Belastungsintoleranz durch Störung des Energiestoffwechsels der Muskulatur.

Glykogenosen: 1. Gruppe: Primär Belastungsintoleranz, Krämpfe und rezidivierende Myoglobinurie, z. B. bei der **McArdle-Erkrankung (GSD5)**. 2. Gruppe: Progrediente permanente Paresen, z. B. bei **M. Pompe (GSD2)**. **Therapie**: bei M. Pompe Enzymersatztherapie.

Lipidmyopathien. Häufigste Form **CPT2-Mangel** mit episodenhafter Belastungsintoleranz und Myoglobinurie. **Therapie**: Kohlenhydratreiche Diät, Vermeidung triggernder Faktoren.

Myotonien und periodische Paralysen

Durch Funktionsstörungen von Ionenkanälen verursacht. Charakteristische EMG-Veränderungen.

Myotone Dystrophien. Multisystemerkrankungen. **DM1**: Distale Paresen, Facies myopathica, gestörte Muskelrelaxation (Myotonie), Herzrhythmusstörungen, endokrine Störungen, Katarakt, kognitive Defizite, Tagesmüdigkeit, respiratorische Insuffizienz. **DM2**: Proximale Paresen, Myalgien, sonst wie DM1, jedoch geringere kognitive Störungen. **Therapie**: Herzschrittmacher, Kataraktoperation, bei Hypersomnie ggf. Methylphenidat.

Nicht-dystrophe Myotonien. Myotonia congenita: Myotonie mit Warm-up-Phänomen, Muskelhypertrophie, im Verlauf z. T. permanente Paresen. **Therapie**: 1. Wahl Mexiletin, Propafenon, Flecainid; 2. Wahl Carbamazepin, Phenytoin. **Paramyotonie** : Bei Kälte Myotonie und Muskelschwäche. **Kaliumsensitive Myotonie:** Verstärkte Myotonie nach Kaliumzufuhr. **Therapie**: Vermeidung von Kälte (Paramyotonie), Vermeidung einer Hyperkaliämie (kaliumsensitive Myotonie), Acetazolamid, Myotonie-Behandlung wie bei Myotonia congenita.

Dyskaliämische periodische Paralysen (PP). Lähmungsattacken für Minuten bis Tage. Trigger: Ruhe nach Anstrengung, bei **HyperPP** Kaliumzufuhr, bei **HypoPP** kohlenhydratreiche Mahlzeiten. **Therapie**: Bei HyperPP Vermeidung einer Hyperkaliämie; zur Prophylaxe Hydrochlorothiazid, Acetazolamid; bei Lähmungsattacken Kohlenhydratzufuhr, α-Mimetikum. Bei HypoPP Vermeidung einer Hypokaliämie, kochsalzarme Diät; ggf. Spironolacton, Eplerenon, Amilorid, Triamteren; bei Lähmungsattacken Vermeidung kohlenhydratreicher Mahlzeiten.

Toxische Myopathien

Verursacht durch Medikamente, Drogen, Toxine. Häufigste Formen **Lipidsenkermyopathie**, **Steroidmyopathie**, **Alkoholmyopathie**. Symptomatik ist nach Absetzen der Ursache meist reversibel.

Autoimmune Myositiden

Dermatomyositis und **Polymyositis.** Proximale Paresen, Myalgien, bei Dermatomyositis Hauterscheinungen, häufig paraneoplastisch. **Therapie**: Glukokortikoide, Azathioprin, ggf. IVIG oder andere potente Immunsuppressiva.

Einschlusskörpermyositis. Späte Manifestation, v. a. Fingerflexoren und Kniestrecker betroffen. **Therapie**: IVIG.

Myasthenia gravis

Autoimmune Störung der neuromuskulären Erregungsübertragung. Belastungsabhängige Muskelschwäche, Zunahme im Tagesverlauf. Initial meist okuläre Symptomatik, im Verlauf i. d. R. Generalisierung. Myasthene Krisen v. a. bei Infekten. **Therapie**: Cholinesterase-Inhibitoren, Immunsuppressiva, Thymektomie.

Myasthene Krise. Intensivmedizin, Plasmapherese, IVIGs.

Weiterführende Literatur

Angelini C (2014) Spectrum of metabolic myopathies. Biochim Biophys Acta pii: S0925-4439(14)00208-7

Engel AG (2004) Myology, 3. ed. McGraw-Hill

Fürst DO, Schröder R (2014) Quergestreifte Muskulatur. In: Heinrich PC, Müller M, Graeve L (Hrsg.) Löffler G, Petrides P Löffler/Petrides Biochemie und Pathobiochemie, 9. Auflage. Springer, Berlin Heidelberg New York, S. 787–804

Heinrich P, Müller M, Graeve L (2014) Löffler/Petrides Biochemie und Pathobiochemie. Springer, Berlin Heidelberg New York

Leitlinien der DGN (www.dgn.org) (2012) Diagnostik und Therapie der Myasthenia gravis und des Lambert-Eaton-Syndrom

Leitlinien der DGN (www.dgn.org) (2012) Myotone Dystrophien, nicht dystrophe Myotonien und periodische Paralysen

Narayanaswami P, Weiss M, Selcen D, David W, Raynor E, Carter G, Wicklund M, Barohn RJ, Ensrud E, Griggs RC, Gronseth G, Amato AA; Guideline Development Subcommittee of the American Academy of Neurology; Practice Issues Review Panel of the American Association of Neuromuscular & Electrodiagnostic Medicine (2014) Evidence-based guideline summary: diagnosis and treatment of limb-girdle and distal dystrophies: report of the guideline development subcommittee of the American Academy of Neurology and the practice issues review panel of the American Association of Neuromuscular & Electrodiagnostic Medicine. Neurology 14;83(16):1453–63

Nigro V, Savarese M (2014) Genetic basis of limb-girdle muscular dystrophies: the 2014 update. Acta Myol 33(1):1–12

Oldfors A, DiMauro S (2013) New insights in the field of muscle glycogenoses. Curr Opin Neurol 26(5):544–53

Suetterlin K, Männikkö R, Hanna MG (2014) Muscle channelopathies: recent advances in genetics, pathophysiology and therapy. Curr Opin Neurol 27(5):583–90

Turner C, Hilton-Jones D (2014) Myotonic dystrophy: diagnosis, management and new therapies. Curr Opin Neurol 27(5):599–606

Wattjes MP, Fischer D (Hrsg.) (2013) Neuromuscular Imaging. Springer, Berlin Heidelberg New York

Andere neurologische Störungen

Entwicklungsstörungen und Fehlbildungen des Nervensystems

Norbert Weidner und Andreas Hug

W. Hacke (Hrsg.), *Neurologie*,
DOI 10.1007/978-3-662-46892-0_35,

Einleitung

In den 50ger Jahren des letzten Jahrhunderts entwickelte eine Pharmafirma aus dem Rheinland ein neues Schlafmittel, dass die übliche präklinischen Toxizitätsanalysen an Tieren (jedoch nicht an trächtigen Tieren) durchlaufen hatte und das im Gegensatz zu vielen anderen Schlafmitteln selbst in hohen Dosen keine tödliche Wirkung hatte: Eigentlich ideal – ein Beruhigungsmittel nicht zum Suizid geeignet war. Die Substanz hiess Thalidomid und hatte noch mehrere andere Effekte, unter anderem half sie auch gegen die morgendliche Schwangerschaftsübelkeit. Es wurde so speziell bei Schwangeren beworben und sorgte für einen wesentlichen Teil des Umsatzes der Firma. Ende der 50ger kam es zu einer Häufung von dysmelischen Fehlbildungen bei Kindern, aber es dauerte bis in die frühen 60ger Jahre, bis dies vom Hersteller ernst genommen wurde. Erst 1961 wurde Contergan auf Grund von Pressemeldungen vom Markt genommen wurde. Zu dieser Zeit lagen bereits Berichte über 1.500 Fälle vor, die Gesamtzahl der Betroffenen wird auf zwischen 5.000 und 10.000 Personen geschätzt.

In den üblichen Tiermodellen an trächtigen Tieren konnte sich übrigens auch unter Kenntnis dessen, was beim Menschen passiert war, keine Teratogenität nachweisen.

Kann so etwas heute noch passieren? Vermutlich ja. Die Präklinik ist sicher viel besser entwickelt, aber artspezifische Teratogentität ist weiterhin möglich. Und in die klinischen Prüfungen kommen keine Schwangeren- diese sind immer ausgeschlossen, und bei Frauen im gebährfähigen Alter wird immer ein Schwangerschaftstest verlangt.

35.1 Vorbemerkungen

Entwicklungsstörungen des Nervensystems kommen genetisch, als Folge von intrauterinen Infektionen, metabolischen Funktionsstörungen, und, heute am häufigsten, als Folge von Intoxikationen, der Überdosierung von Medikamenten oder durch Alkohol zustande. Ein weiterer wichtiger Schädigungsmechanismus sind prä- und perinatale Sauerstoffmangelzustände und Infektionen, die zu psychomotorischen Entwicklungsverzögerungen führen können. Die größte Risikogruppe sind hier Früh- und Mangelgeborene.

Schon mäßiger Alkoholgenuss in der Schwangerschaft, verbunden mit Rauchen, führt zu embryonalen Schädigungen, die sich nicht nur als komplexe Fehlbildungen großen Ausmaßes, sondern auch als Summation geringfügiger Entwicklungsstörungen manifestieren.

Metabolische Krankheiten können verschiedene Entwicklungsstörungen verursachen. Die vulnerabelsten Perioden sind das erste und zweite Trimenon. Durch das eingeführte Neugeborenenscreening auf Phenylketonurie (PKU) und einer phenylalaninarmen Diät der Kinder kann einer progressiven Hirnschädigung vorgebeugt werden. Durch einen Folsäuremangel kann es zu Neuralrohrdefekten kommen. Frauen wird daher schon präkonzeptionell eine regelmäßige Substitution mit Folsäure empfohlen.

35.2 Geistige Behinderung und zerebrale Bewegungsstörung

Unter diesen Bezeichnungen, die bewusst unscharf gehalten sind, fassen wir die Endzustände einer größeren Gruppe von Krankheiten zusammen, die das Zentralnervensystem während seiner Entwicklung und Reifung getroffen haben. Eine Residualepilepsie kann sekundär zu einer fortschreitenden Hirnschädigung und Verschlechterung des körperlichen und psychischen Zustands der Betroffenen führen.

Die Folgen von Chromosomenanomalien und manchen metabolischen Krankheiten gehören in die Neuropädiatrie und werden wegen ihrer Seltenheit und wegen der speziellen pädiatrischen Kenntnisse, die zur genetischen Beratung der Eltern verlangt werden, nicht besprochen. Ebenso wenig kann die pränatale Diagnostik hier erörtert werden. Wir unterscheiden

- pränatale Schädigungen,
- perinatale Schädigungen und
- postnatale frühkindliche Hirnschädigungen.

35.2.1 Pränatale Schädigungen

Ursachen Die häufigste Ursache ist Sauerstoffmangel des embryonalen oder fetalen Nervensystems (▶ Facharzbox: Schädigungsmuster). Er kommt durch allgemeine Kreislaufstörungen der Mutter, Beeinträchtigung des Plazentarkreislaufs oder auch Nabelschnurumschlingung zustande. Weiter können Infektionskrankheiten der Mutter zu Embryopathien führen, die im Einzelnen in den Lehrbüchern der Kinderheilkunde beschrieben sind. In erster Linie kommen hier **Virusinfektionen** in den ersten drei Schwangerschaftsmonaten in Frage, selbst wenn sie klinisch inapparent verlaufen. Häufiger als allgemein bekannt, ist die angeborene, nekrotisierende **Toxoplasmoseenzephalitis** (▶ Kap. 20.1).

Zu den intrauterinen Schädigungen werden auch die Folgen der heute sehr seltenen fetalen **Erythroblastose** bei Rhesus-Inkompatibilität mit Icterus gravis neonatorum gerechnet. Dabei wird das Hirnparenchym durch Hyperbilirubinämie geschädigt. Makroskopisch zeigt das ganze Gehirn eine leicht gelbliche Färbung. Mikroskopisch sind besonders die Basalganglien (Kernikterus), der Nucl. dentatus des Kleinhirns und die Kerne am Boden der Rautengrube betroffen.

Leider nicht selten sind die Entwicklungsstörungen, die durch Alkohol-, Drogen- und Nikotinmissbrauch der Mutter während der Schwangerschaft entstehen. Die Zufuhr von über 20 g reinem Alkohol pro Tag in der Schwangerschaft führt zu messbaren Störungen. Die ausgeprägte Alkoholembryopathie mit geistiger Retardierung, Epikanthus, Herzfehlern und erheblichem Minderwuchs kommt etwa bei 1 von 500 Neugeborenen vor. Bei diesen Kindern ist die Intelligenz deutlich herabgesetzt, und das Geburtsgewicht liegt fast immer unter 2500 g.

Von wahrscheinlich größerer sozialer Bedeutung ist die leicht verlaufende Alkoholembryopathie, bei der die Kinder hyperaktiv, aufmerksamkeitsgestört und intellektuell leichtgradig minderbegabt sind. Die Kinder sind nicht immer auf den

Facharztbox

Schädigungsmuster

In Abhängigkeit vom Zeitpunkt der Schädigung in der Hirnentwicklung kommt es zu Aborten, Fehlbildungen oder lokalisierten Gewebsschäden.

Ein Beispiel ist die diffuse **hypoxisch-ischämische Schädigung** des Hirngewebes, die in Abhängigkeit vom Schweregrad der Hypotension, der Hirnreife und der Dauer zu unterschiedlichen Schädigungsmustern führt und bereits in utero auftreten kann.

- Bei **Frühgeborenen** bis etwa zur 34. Schwangerschaftswoche tritt eine Schädigung der periventrikulär gelegenen germinativen Matrix mit hypoxischer Schädigung, Stauungsblutungen, z. T. intraventrikulären Einblutungen, dem Bild einer periventrikulären Leukomalazie (PVL) auf. Bei schwerer Hypotension können auch die tiefe graue Substanz von Thalamus, Basalganglien und Hirnstamm miteinbezogen werden.
- Abhängig vom Ausprägungs- und Reifungsgrad ist zunächst die weiße, dann auch die graue Substanz bei diffuser hypoxisch-ischämischer Schädigung betroffen. Ein Status marmoratus (narbige Herde in den Basalganglien) ist beim Kind eher selten.
- Defekte werden abhängig vom Entstehungszeitpunkt als Schizenzephalie (auch agenetische Porenzephalie), Porenzephalie (auch enzephaloklastische Porenzephalopathie) und Enzephalomalazie bezeichnet.

ersten Blick als geschädigt zu erkennen. Kopfumfang, Längenwachstum und Gewicht sind aber im Vergleich zu gesunden Kindern praktisch immer infolge eines intrauterinen Minderwuchses retardiert. Die **Alkoholembryopathie** (fetales Alkoholsyndrom) ist heute die häufigste Embryopathie. Viele **Medikamente** sind in hohen Dosen teratogen. Die Behandlung der Mutter mit **Antiepileptika** verdoppelt das spontane Risiko, ein Kind mit Missbildungen zu bekommen. Dies gilt besonders für Phenytoin und Barbiturate, die heute allerdings nicht mehr so häufig in der Epilepsietherapie verordnet werden.

Symptome Die Kinder leiden unter

- Mikrozephalie,
- psychomotorischer Retardierung,
- Konzentrationsstörungen und
- Hyperaktivität,

verbunden mit anderen Fehlbildungen (Herz, Skelett, ableitende Harnwege).

35.2.2 Perinatale Hirnschädigungen

Unter der Geburt ist das Gehirn in erster Linie durch venöse und arterielle Zirkulationsstörungen gefährdet. Dabei kommt es durch Stauung in den großen Hirnvenen und im Sinus zu ödematöser Durchtränkung des Gewebes und **Stauungsblutungen**. Die Folge sind ausgedehnte oder herdförmige Nekrosen vor allem im Marklager beider Hemisphären und in den Stammganglien.

Thrombosen kleiner Arterien in der Hirnrinde führen zur selektiven Parenchymnekrose, d. h., das Nervengewebe geht bevorzugt zugrunde, während die Glia erhalten bleiben kann. Aber auch perinatale Verschlüsse der großen Arterien mit Ausbildung von Territorialinfarkten, die später zu liquorgefüllten Zysten mit Ventrikelerweiterung werden, sind möglich.

Intrazerebrale Blutungen und Ventrikeltamponaden sind selten und werden oft nicht überlebt. Nach geburtstraumatischen Subarachnoidalblutungen bilden sich leicht Verwachsungen der Meningen, die die Liquorzirkulation beeinträchtigen, so dass ein **Hydrocephalus aresorptivus** entsteht.

Der **Schizenzephalie** liegt der Untergang eines Teils der germinativen Matrix und der umgebenden Hirnsubstanz vor Abschluss der Entwicklung der Großhirnhemisphären zugrunde. Die Höhlenbildung erstreckt sich vom Seitenventrikel bis zur Hirnoberfläche und ist am Rand mit grauer Substanz ausgekleidet.

Porenzephale Defekte entstehen später, aber noch zu einem Zeitpunkt, in dem die Schädigung noch keine reaktive Astrogliaproliferation triggern kann (ca. bis 29. SSW). Erst in der Spätschwangerschaft, peri- und postnatal ist die Reifung der Glia soweit fortgeschritten, dass Defekte mit perifokalen Gliosen und narbigen Septierungen entstehen.

- Zu einem ähnlichen Schädigungsmuster führen allerdings auch intrauterine Infektionen oder eine begleitende Ventrikulitis bei Meningitis.
- Bei der hypoxisch-ischämischen Schädigung **reifer Neugeborener** werden bei mäßiger Hypotension die parasagittale weiße Substanz der hämodynamischen Grenzzone und bei stärkerer Ausprägung der Kortex der Zentralregion sowie die tiefe graue Substanz geschädigt. Auch beim Säugling (>6 Monate) manifestiert sich die Noxe zunächst als parasagittale Grenzzonenischämie, in schwereren Fällen als Ischämie der Basalganglien und diffuse kortikale Nekrosen.
- Lokalisierte, individuellen Versorgungsgebieten von Arterien zuzuordnende Infarkte sind im Kindesalter wesentlich seltener als bei Erwachsenen und in ca. 50% der Fälle bleibt die Ätiologie unklar. Neben kardialen Erkrankungen sind eine veränderte Gerinnungsneigung bei Hämoglobinopathien und Koagulopathien, aber auch Infektionen, Dehydratation und Stoffwechselerkrankungen ursächlich.

35.2.3 Postnatale frühkindliche Hirnschädigungen

Ursachen Sie entstehen vor allem durch **bakterielle Infektionskrankheiten** des Säuglings und Kleinkinds.

Akute, **enterotoxische Krankheitszustände** können das Gehirn durch Hypoxie, Toxine und metabolische Störung schädigen, chronische Ernährungsstörungen (Dystrophie) durch ein Hirnödem mit sekundärer Ödemnekrose. Bei angeborenen, zerebralen Gefäßfehlbildungen wird die betroffene Hirnregion hypoxisch geschädigt.

Die infektiöse virale oder parainfektiöse Enzephalitis tritt als Ursache der frühkindlichen Hirnschädigung quantitativ ganz in den Hintergrund. Impfschäden sind heute sehr selten.

Symptome Da die Funktionen des Zentralnervensystems in den ersten Lebensjahren noch wenig differenziert sind, ist das klinische Bild dieser verschiedenartigen Hirnschädigungen einförmig.

In schweren Fällen findet sich die Trias

- Bewegungsstörung (infantile Zerebralparese),
- geistige Behinderung mit Verhaltensstörung und
- Anfälle.

Leider ist die Nomenklatur für diese Syndrome inkonsequent: Obwohl fast immer motorische Restfunktionen vorhanden sind, die den Patienten meist die Gehfähigkeit erreichen lassen (wenn auch mit erheblicher Erschwernis und oft grotesk anmutenden Bewegungsmustern), spricht man von spastischer Diplegie oder von spastischer infantiler Hemiplegie, obwohl klinisch formal keine Plegie vorliegt. Deshalb sollte man die Bezeichnung **»infantile Zerebralparese«** wählen und syndromatisch von »mit Paraspastik« oder »Hemispastik« sprechen.

Bei geringerer Ausprägung einer infantilen Zerebralparese mit Hemispastik achtet man auch auf Differenzen in Länge und Umfang der Extremitäten, Überstreckbarkeit der Finger und Asymmetrien des Schädels.

Der Verdacht auf zerebrale Bewegungsstörung liegt vor, wenn ein Kind

- asymmetrisch liegt, schlaff ist und schlecht trinkt (»floppy infant«),
- die Hände zu Fäusten verkrampft hält,
- keinen Saug- oder Greifreflex hat,
- in Rückenlage opisthotonisch den Kopf in das Kissen drückt,
- in Bauchlage den Kopf nicht zur Seite wendet, um frei atmen zu können,
- beim passiven Aufrichten den Kopf nicht wenigstens für kurze Zeit senkrecht hält und
- keine reflektorischen Schreitbewegungen macht, wenn es passiv so gehalten wird, dass die Füße eine Unterlage berühren.

Einzelheiten der physiologischen und pathologischen Reflexe des Säuglingsalters, nach denen man die Diagnose etwa im 4. Monat sichern kann, ▶ Lehrbücher der Kinderneurologie.

35.2.4 Zentrale Bewegungsstörungen nach frühkindlicher Hirnschädigung (infantile Zerebralparesen)

Spastische Parese

Symptome Die spastische Parese tritt bei doppelseitigen, meist perinatalen Läsionen vor allem als spastische Paraparese auf (**Little-Krankheit**). Dabei ist die spastische Tonuserhöhung stärker ausgeprägt als die Lähmung. Betroffen sind vor allem die Adduktoren der Beine, die Strecker im Kniegelenk und die Plantarflektoren des Fußes. Schon in der Ruhe sind die Oberschenkel einwärts rotiert und die Knie aneinander gepresst oder die Oberschenkel überkreuzt, und es besteht ein doppelseitiger Spitzfuß. Die Gangstörung der Kranken ist so charakteristisch, dass sie oft die Diagnose auf den ersten Blick gestattet: Die Patienten gehen fast auf den Zehenspitzen und müssen die Beine mühsam aneinander vorbeischieben (**Kauer-Gang**). Die Intelligenz ist meist normal. Anfälle gehören nicht zum klinischen Bild. Mit der Altersinvolution des Gehirns verschlechtert sich die Paraspastik und damit die Gangstörung. Ohne Kenntnis der Vorgeschichte nimmt man dann leicht irrtümlich einen progredienten Prozess, z. B. einen Rückenmarktumor, an, besonders wenn die Symptome vorher nicht ausgeprägt waren und nie als solche diagnostiziert wurden.

Diagnostik In der MRT findet man häufig auch bei klinisch auffälligen Kindern keine zerebralen Substanzdefekte. Abhängig vom Muster der Schädigung (s. o.) findet man beispielsweise Residuen einer PVL mit häufig parietookzipital betonten periventrikulären Gliosen, einem Defizit der weißen Substanz und verschmächtigtem hinteren Balkenanteil sowie irregulärer Kontur der e vacuo erweiterten Hinterhörner oder bei Schädigung zu anderen Zeitpunkten der Entwicklung die oben beschriebenen Muster von Defekten und/oder Gliosen.

Da sich die Schädelkalotte der Hirnoberfläche anpasst, entsteht der Eindruck der sog. Hemiatrophia cerebri mit einseitiger Ventrikelerweiterung. Bei spastischer Diplegie und **Athétose double** (s.u.) infolge Kernikterus ist das Computertomogramm fast immer normal.

Infantile Hemiparese

Symptome Bei der meist pränatal entstandenen, infantilen Hemiparese bleiben die gelähmten Gliedmaßen im Längen- und Dickenwachstum zurück. Die Finger sind trotz der Spastik in den Gelenken überstreckt und haben oft bereits in der Ruhe die sog. **Bajonettstellung** mit leichter Beugung im Grundgelenk und Überstreckung in den Interphalangealgelenken. Die zentrale Bewegungsstörung ist oft so erheblich, dass die betroffene Hand nicht als Greifwerkzeug dienen kann und das Gehen durch Mitbewegungen schwer behindert ist. Bei der häufigen Kombination mit Athetose sind die Kinder völlig hilflos, da jeder Versuch einer Bewegung die extrapyramidalen Hyperkinesen, dystonen Muskelverspannungen und pathologischen Stellreflexe in Gang setzt. Die Hemiplegie ist häufig von Sprechstörungen (Stottern, Dysarthrophonie), jedoch nicht von Aphasie begleitet. Die neuropsychologischen Ausfälle sind meist erstaunlich gering, manchmal findet man eine Schreib-Lese-Schwäche. Oft haben die Kinder fokale oder generalisierte Anfälle.

Extrapyramidale Bewegungsstörungen

Athetose

Ursachen und Symptome Die athetotische Bewegungsstörung betrifft in reinen Fällen vor allem die Hände und Füße. Als Athetose bezeichnet man unwillkürlich, langsame, ausfahrende und wurmartige Bewegungsmuster. Diese Bewegungen werden durch emotionale Anspannung verstärkt und sistieren im Schlaf. Der Muskeltonus wechselt, die Überstreckung der distalen Fingergelenke mit schraubenden Bewegungen verhindert oft eine gezielte Willkürmotorik. In der Gesichtsmuskulatur imponiert die Athetose als Grimassieren. Bei stärkerer Ausprägung sind auch proximale Muskelgruppen und Gesicht betroffen. Die Athetose tritt einseitig (Hemiathetose) oder doppelseitig auf (Athétose double). Sie ist selten das einzige neurologische Symptom. Meist ist sie mit spastischen Lähmungen, choreatischen oder torsionsdystonischen Bewegungsstörungen kombiniert. Oft ist das Sprechen artikulatorisch schwer gestört.

- **Hemiathetose:** Sie kommt im frühen Kindesalter als Folge einer umschriebenen, perinatalen Hirnschädigung oder Infektionskrankheit mit zerebraler Beteiligung vor. Bei Erwachsenen kann sie sich im Abstand von Wochen oder Monaten an einen Linsenkerninfarkt mit Hemiplegie anschließen. Die Bewegungsstörung schreitet, wenn sie ihre volle Entwicklung erreicht hat, nicht fort, so dass die Lebenserwartung nicht vermindert ist.
- **Athétose double:** Meist Ausdruck einer perinatalen Hirnschädigung (Hypoxie, Kernikterus). Die Symptome setzen bereits im 1. Lebensjahr ein, sie bleiben dann aber oft noch unerkannt, da den Eltern vielfach der Unterschied zwischen der pathologischen und der normalen Motorik des Kleinkindes nicht bekannt ist. Erst am Ende des ersten Jahres fällt eine Verzögerung der motorischen Entwicklung der Kinder auf. Häufig bestehen epileptische Anfälle. Viele Kinder zeigen einen geistig-seelischen Entwicklungsrückstand.

Therapie und Prognose Die Behandlungsmöglichkeiten sind begrenzt. Die einzige erfolgversprechende Therapie ist die physiotherapeutische Übungsbehandlung: Es handelt sich dabei um Übungen, die die Enthemmung primitiver Bewegungsschablonen bei zentralen Motilitätsstörungen berücksichtigen (▶ Exkurs: Physiotherapie bei perinataler Hirnschädigung). Die Prognose ist bei voller Ausbildung ungünstig. Viele Kinder sterben vor der Pubertät. Bei leichteren Formen können die Kranken dagegen einen Beruf erlernen und ein höheres Alter erreichen. Die Intelligenz ist in diesen Fällen nur wenig beeinträchtigt.

> **Symptom-Trias der perinatalen Hirnschädigungen: Pyramidale oder extrapyramidale Bewegungsstörungen, Intelligenzdefekte und Verhaltensstörungen und Anfälle.**

35.3 Hydrozephalus und Arachnoidalzysten

35.3.1 Hydrozephalus

Definitionen und Einteilung

Hydrozephalus bedeutet: Vergrößerung der Liquorräume auf Kosten der Hirnsubstanz. Nach der Form unterscheidet man den **Hydrocephalus externus**, bei dem die äußeren Liquorräume erweitert sind, vom **Hydrocephalus internus**, bei dem die Ventrikel erweitert sind.

Nach der Ursache werden folgende Typen des Hydrozephalus unterschieden:

- **Hydrocephalus e vacuo:** Dies ist eine kompensatorische Liquorvermehrung bei Schwund des Hirngewebes. Sie führt nicht zum Hirndruck.
- **Hydrozephalus** durch **Liquorzirkulationsstörung:** Hier liegt ein Missverhältnis zwischen Produktion und Resorption des Liquors vor. Entsprechend der Dynamik von Liquorproduktion und -resorption unterscheiden wir drei Formen des Hydrozephalus:
  - **Hydrocephalus occlusus:** Blockade des Liquorabflusses auf Höhe eines Foramen Monroi, des Aquädukts oder der Foramina Luschkae und Magendii, den
  - **Hydrocephalus malresorptivus/aresorptivus:** Störung der Resorption des Liquors in den Pacchioni-Granulationen des Subarachnoidalraums über den Hemisphären, und den
  - **Hypersekretionshydrozephalus:** Vermehrte Liquorproduktion (selten).

Zur Physiologie der Liquorzirkulation ▶ Exkurs.

Exkurs

Physiotherapie bei perinataler Hirnschädigung

Neben der Vermeidung von sekundären Komplikationen wie Muskelschwäche, Kontrakturen, Gelenkfehlstellung, Wirbelsäulenasymmetrie oder Hüftgelenksluxation soll die Physiotherapie – basierend auf den Konzepten des motorischen Lernens – zu alltagsrelevanten Fertigkeiten befähigen. Dies gelingt nach derzeitigem Stand am effektivsten durch wiederholte aufgabenspezifischem Übungen, welche die motorischen Funktionen des Kindes verbessern sollen, z. B. Greifen nach interessantem Spielzeug oder wichtigen Gebrauchsgegenständen, Aufstellen zum Stand, Gehen mit Unterstützung, selbstständiges Trinken oder Essen. Durch repetitives Üben von Bewegungsabläufen (z. B. forcierte Üben der betreffenden Seite bei Hemiparese, Laufbandtraining bei spastischer Diplegie) soll eine Reorganisation relevanter ZNS-Regionen ermöglicht werden. Darüber hinaus muss die Behandlung von Kindern mit perinataler Hirnschädigung in ein Gesamtkonzept bestehend aus Ergotherapie, Logopädie und pädagogischer Förderung eingebunden werden. Klassische Behandlungskonzepte (Physiotherapie auf neurophysiologischer Basis nach Bobath und Vojta), welche versuchen auf primitiven Reflexen beruhende Lähmungen, Hyperkinesen, Muskeltonuserhöhungen unter Ausnutzung verschiedener Stell- und Stützreaktionen zu behandeln, verlieren zunehmend an Bedeutung.

Exkurs

Physiologie der Liquorzirkulation

Der Liquor wird hauptsächlich von den Plexus chorioidei sezerniert. Er fließt von den Seitenventrikeln durch den III. Ventrikel und den Aquädukt in den IV. Ventrikel, den er durch die beiden Foramina Luschkae und das Foramen Magendii verlässt. Über die basalen Zisternen gelangt er in den Subarachnoidalraum des Gehirns und Rückenmarks. Er wird vor allem in den Kapillaren der weichen Hirnhäute, in den Pacchioni-Granulationen über der Hirnkonvexität und in den Scheiden der Rückenmarksnerven resorbiert. Pro Tag werden etwa 150–250 ml Liquor produziert. ◻ Abb. 35.1 zeigt die Anatomie des Ventrikelsystems.

Alle Formen des Hydrozephalus sind durch eine mehr oder weniger ausgeprägte, kontinuierliche oder diskontinuierliche Erhöhung des intrakraniellen Drucks gekennzeichnet. Beim frühkindlichen Hydrozephalus kann der Schädeldurchmesser erheblich zunehmen, da hier die Wachstumsfugen der Schädelknochen noch nicht geschlossen sind. Manchmal bildet sich ein stabiles Gleichgewicht mit fortbestehender Ventrikelerweiterung aus, aber ohne klinische Progredienz und ohne Druckerhöhung. Die Umkehr der Flussdynamik des Liquors ohne Strömungsbehinderung und mit nur geringer Druckzunahme wird als Hydrocephalus communicans oder Normaldruckhydrozephalus bezeichnet.

Hydrocephalus occlusus Er entsteht
- bei Behinderung des Liquorabflusses aus einem oder beiden Seitenventrikeln (Foramen-Monroi-Blockade),
- durch **Zysten** im III. Ventrikel, die wie ein Ventil wirken können (◻ Abb. 35.2)
- durch anlagebedingte oder entzündlich verursachte **Aquäduktstenose** oder -verschluss oder
- durch Blockade der Foramina Magendii und Luschkae auf Höhe des IV. Ventrikels.

Aquäduktstenosen mit Hydrocephalus occlusus können angeboren oder erworben sein. Erworbene Aquäduktstenosen sind meist postinfektiös oder treten posthämorrhagisch bei Frühgeborenen mit Blutungen in die germinale Matrix und mit Ventrikeleinbruch auf. Nur selten entspricht die Klinik der eines akuten Verschlusshydrozephalus, viel häufiger ist die chronische Hydrozephalussymptomatik mit
- Verlangsamung,
- Antriebsarmut,
- enthemmten Greifreflexen und
- Somnolenz.

Je nach Ursache des Aquäduktverschlusses kommen noch Herdsymptome des Dienzephalons und Mittelhirns wie Parinaud-Syndrom, Konvergenzparese und Konvergenzspasmen, hinzu.

Aquäduktstenosen stellen eine relative Behinderung des Liquorabflusses dar, und es kann ein Gleichgewicht von geringgradig erhöhtem Ventrikelinnendruck und vergrößerter Ventrikelweite entstehen. Eine Abflussstörung kann außerdem durch Tumoren der hinteren Schädelgrube bedingt sein.

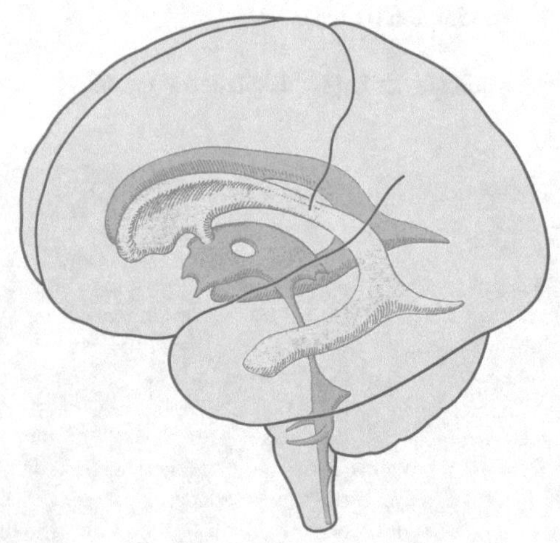

◻ **Abb. 35.1 Die Lage des Ventrikelsystems im Gehirn.** (Adaptiert nach Duus 1995)

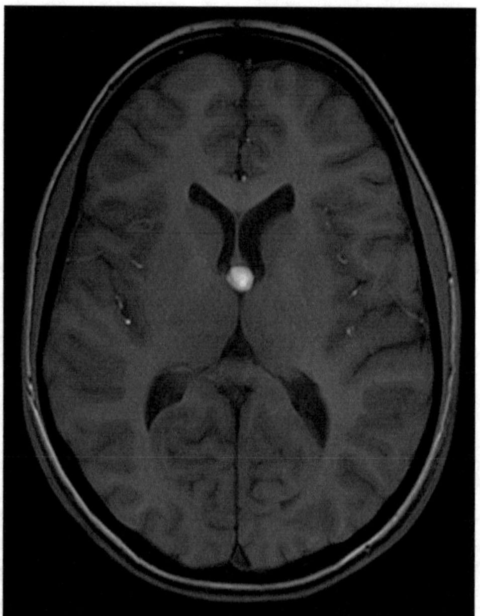

◻ **Abb. 35.2 Kolloidzyste im III. Ventrikel. MRT, T1 mit Kontrastverstärkung:** Man sieht eine große Zyste, die KM aufnimmt und eine leichte Erweiterung des Seitenventrikels (Hydrozephalus occlusus) hervorruft

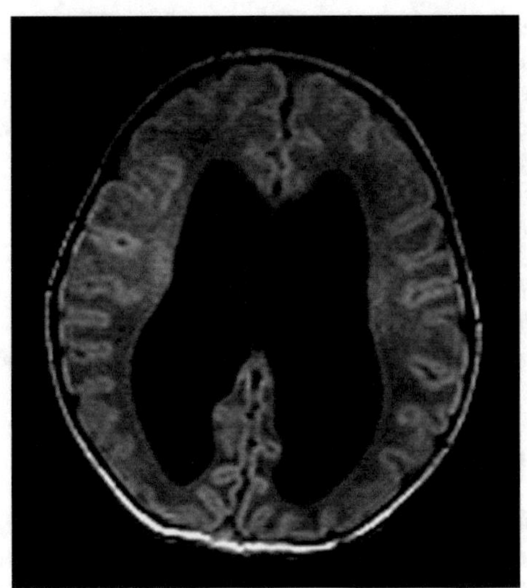

■ Abb. 35.3 **Ausgeprägter chronischer Hydrozephalus bei einem klinisch unauffälligen Erwachsenen**

Ein frühkindlich erworbener Hydrozephalus kann zu einer extremen Erweiterung der Ventrikelräume mit einer Zusammenpressung der Hirnrinde auf wenige Millimeter Dicke führen (■ Abb. 35.3). Es ist manchmal erstaunlich, welch ausgedehnte, chronische Hydrozephali bei Erwachsenen mit massiver Kompression des Hirnparenchyms nahezu symptomlos bestehen können. In diesen Fällen handelt es sich um einen Hydrozephalus mit nur geringen, aber lange andauernden Druckgradienten, der früh zu einer sehr langsamen Verdrängung des Hirnparenchyms gegen die Kalotte geführt hat, und dann nicht mehr progredient war.

Hydrocephalus malresorptivus Der Liquor wird zum größten Teil über den Großhirnhemisphären in den Pacchioni-Granulationen resorbiert. Eine Verminderung der Resorptionsrate des Liquors nach Subarachnoidal- oder Ventrikelblutung, Meningitis und Meningoenzephalitis oder bei einer Meningeosis carcinomatosa führt zum Hydrozephalus durch Ungleichgewicht von Liquorproduktion (normal) und Liquorresorption (vermindert).

Akuter Hydrozephalus Hier tritt eine schnelle Druckerhöhung im Ventrikelsystem ein. Diese resultiert aus einer plötzlichen Blockade des Liquorabflusses (Tumor, Ventrikelblutung) oder aus einer Störung der Resorption bei/nach akuter Subarachnoidalblutung oder Meningitis.

Klinisch entsteht hierbei eine schnell eintretende Bewusstseinsstörung, Kopfschmerzen, ggf. epileptische Anfälle und ein Einklemmungssyndrom.

Chronischer Hydrozephalus Der chronische Hydrocephalus malresorptivus und chronische Formen des okkludierenden Hydrozephalus haben dagegen nur einen geringen Druckgradienten. Selbst ganz geringe Druckerhöhung im Ventrikel kann über die Zeit eine erhebliche Erweiterung des Ventrikelsystems bewirken (Luftballonprinzip).

Solange die Schädelnähte noch nicht verschlossen sind, kann die Kalotte dem zunehmenden Druck des gestauten Liquors nachgeben und sich vergrößern. Der Umfang des Hirnschädels nimmt dann rasch zu. Die Fontanellen sind erweitert, gespannt oder vorgewölbt und pulsieren nicht. Die Nähte sind als breit klaffende Spalte zu tasten. Pupillen und Iris verschwinden unter dem Unterlid (Zeichen der untergehenden Sonne). In dem Maße, in dem das Gehirn trotz dieser Schädelvergrößerung geschädigt wird, zeigen die Kinder pyramidale und extrapyramidale Symptome, sie erbrechen und werden schläfrig. Sind nach dem 4. Lebensjahr die Nähte geschlossen, wirkt sich der Flüssigkeitsdruck vor allem auf das Gehirn aus, so dass bald ein allgemeiner Hirndruck entsteht. Die Kinder klagen über Kopfschmerzen, die Schädelvenen sind gestaut.

Viele Patienten mit einem chronischen, anlagebedingten oder postmeningitischen Hydrozephalus sind klinisch unauffällig. Sie sind allerdings extrem empfindlich gegen zusätzliche Schädigungen des Nervensystems und reagieren z. B. auf leichte Schädel-Hirn-Traumen oder einzelne epileptische Anfälle mit prolongierter Bewusstlosigkeit und extrem langer Reorientierungsphase.

Kombinierte Fehlbildungen Mit anderen Fehlbildungen verbundene Hydrozephalusformen können sehr schwere Mehrfachbehinderungen mit angeborenem Intelligenzmangel, schweren Residualepilepsien, Querschnittsyndrom oder spastischen Lähmungen und sensorischen Defiziten zeigen.

Der kongenitale Verschlusshydrozephalus tritt meist mit anderen Fehlbildungen wie Meningomyelozele, die häufig mit der Chiari-II-Fehlbildung einhergeht, oder dem Dandy-Walker-Syndrom auf, die weiter unten besprochen werden.

Diagnostik

MRT und CT Bei der Diagnostik und Therapiekontrolle des kindlichen Hydrozephalus haben das CT und das MRT einen entscheidenden Fortschritt gebracht. Außer in der Notfallsituation einer akuten Hirndrucksymptomatik wird zur diagnostischen Abklärung die MRT (ggf. einschließlich Liquorflussmessungen) eingesetzt.

Wird bei klinischer Verschlechterung nach Liquorableitung (Shuntanlage) eine CT durchgeführt, muss bei Kindern die Strahlendosis altersentsprechend reduziert werden (rotes Knochenmark der Schädelknochen) und die Linse durch Kippung der CT-Gantry ausgespart werden. Veränderungen der Ventrikelweite und die Lage der Shuntspitze sind auch bei erniedrigter Strahlendosis und Signal-Rausch-Verhältnis ausreichend beurteilbar.

Noch bevor man eine klinisch messbare Zunahme des Schädelumfangs feststellt, kann eine Vergrößerung des Ventrikelsystems auf einen beginnenden Hydrozephalus hinweisen und eine frühzeitige Therapie ermöglichen.

CT und MRT zeigen die Ausdehnung des Ventrikelsystems und lassen, je nach der Verteilung der Erweiterung, schon Rückschlüsse auf die Ätiologie zu.

- Wenn die Seitenventrikel und der III. Ventrikel erweitert sind, der IV. Ventrikel hingegen nicht, so kommt eine Aquäduktstenose in Frage.

- Das MRT ist besonders bei komplexen Missbildungen in der Lage, die anatomischen Beziehungen zwischen Hydrozephalus und dem Gewebe darzustellen. Hierfür sind vor allem sagittale T1-Sequenzen sinnvoll.
- Die MR-Diagnostik kann mit liquorflusssensitiven Sequenzen den Liquorfluss im Aquädukt exakt darstellen. Die Darstellung ist so genau, dass beim Gesunden der pulsabhängige Fluss des Liquors aus dem III. Ventrikel in den Aquädukt gesehen werden kann.
- Auch bei der Verlaufskontrolle ermöglichen CT und MRT das frühzeitige Erkennen postoperativer, subduraler Ergüsse und Hämatome, wie sie nach dem Kollaps des Ventrikelsystems infolge einer liquorableitenden Operation (s. u.) nicht selten beobachtet werden.

Liquordruckmessung Die lumbale Liquordruckmessung hat heute keine diagnostische Bedeutung mehr. Die Ventrikeldruckmessung über einen Ventrikelkatheter erfolgt nur bei der therapeutischen Liquordrainage.

Therapie

- Beim akuten Hydrozephalus erfolgt eine notfallmäßige **Drainage** des Liquors nach außen, später Anlage eines ventrikuloatrialen oder ventrikuloperitonealen Shunts. Wenn der Aquädukt von dorsal durch einen Tumor komprimiert wird, ist die Therapie durch die Behandlung der Tumorerkrankung vorgegeben.
- **Shunt-Operation:** Bei diesem Eingriff wird durch einen Ventilkatheter eine künstliche Verbindung zwischen dem (rechten) Seitenventrikel und dem rechten Herzvorhof oder der Bauchhöhle (ventrikuloatrialer und ventrikuloperitonealer Shunt) geschaffen, so dass der Liquor, sobald sein Druck eine bestimmte Höhe erreicht hat, unter Umgehung des Aquädukts abgeleitet wird. Risiken der Methode sind Infektion, Verstopfung des Ventils und Überdrainage durch zu niedrigen Ventildruck. Dabei kann es zu Subduralergüssen oder Blutungen kommen. Gelegentlich kommt es auch zu Shuntdysfunktion oder Diskonnektion mit rasch auftretenden Hirndruckkrisen mit Benommenheit oder Bewusstlosigkeit. Deshalb sollten alle Shunträger einen entsprechenden Pass bei sich tragen.
- Eine isolierte **Aquäduktstenose** kann heute stereotaktisch eröffnet werden. Ist eine Dilatation des Aquädukts nicht möglich, stehen eine Fenestrierungsoperation mit Ableitung des Liquors in den zisternalen Arachnoidalraum oder eine Shuntanlage zur Auswahl.

> **Lebensbedrohliche, akute Steigerungen des Ventrikeldrucks werden durch eine Liquoraußenableitung (Ventrikeldrainage) behandelt.**

35.3.2 Arachnoidalzysten

Definition Arachnoidalzysten sind umschriebene Erweiterungen des Subarachnoidalraums, die meist durch eine frühkindliche Anlagestörung der Meningen, seltener nach Traumen oder nach Entzündungen entstehen. Als zystische Erweiterungen können sie raumfordernden Charakter annehmen. Viel häufiger ist jedoch eine Hypoplasie der angrenzenden Hirnstrukturen und eine Ausdünnung der angrenzenden Kalotte.

Epidemiologie Asymptomatische Arachnoidalzysten kommen bei etwa 1–5% der Normalbevölkerung in mehr oder weniger ausgedehnter Form vor. Symptomatische Arachnoidalzysten sind sehr selten. Männer sind häufiger betroffen. Arachnoidalzysten können multipel auftreten und selten Teil eines komplexen Fehlbildungssyndroms mit Porenzephalie, Hydrozephalus, Fehlbildungen des kraniozervikalen Übergangs oder Meningomyelozelen sein.

Lokalisation Typische Lokalisation für Arachnoidalzysten sind die mittlere Schädelgrube (Umgebung des vorderen Temporallappens), die hintere Schädelgrube (über den Kleinhirnhemisphären), die supraselläre Region und die Zisternen der Vierhügelplatte. Arachnoidalzysten über der Hirnkonvexität sind dagegen selten. Parietale Arachnoidalzysten sind meist sekundär (posttraumatisch, nach Entzündungen oder nach Durchblutungsstörungen).

Symptome Die Symptome können durch
- lokale Raumforderung (fokale neurologische Symptome mit fokaler Epilepsie oder Halbseitenlähmung) oder
- durch Druck mittelliniennaher Arachnoidalzysten auf den Aquädukt oder den III. Ventrikel mit Hydrozephalus entstehen.
- Hirnnervenausfälle und endokrinologische Störungen sind selten.
- Plötzliches Zystenwachstum durch eine Art Ventilmechanismus kann auch im höheren Lebensalter die Zysten symptomatisch werden lassen.
- Innerhalb des erweiterten Subarachnoidalraums verlaufen gestreckte Brückenvenen. Deshalb sind die Patienten durch Blutungen infolge des Einrisses dieser Venen gefährdet. Die meisten Arachnoidalzysten bleiben symptomlos.

Diagnostik Die liquorisodensen Zysten sind in **CT** und **MRT** als liquorisodense bzw. isointense Regionen sehr gut zu erkennen. Typisch sind die begleitenden Hypoplasien von benachbarten Hirnstrukturen (Kleinhirn, Temporallappen; Abb. 35.4).

Therapie und Verlauf Die wenigsten Patienten benötigen eine spezifische Therapie. Auch wenn epileptische Anfälle auftreten, reicht meist eine
- medikamentöse antikonvulsive Behandlung.
- Eine **Operation** (offene Zystenentleerung, Shunt-Operation) kann notwendig werden, wenn Zystenwachstum mit akuten neurologischen Symptomen bewiesen ist. Punktierte Zysten können rezidivieren.

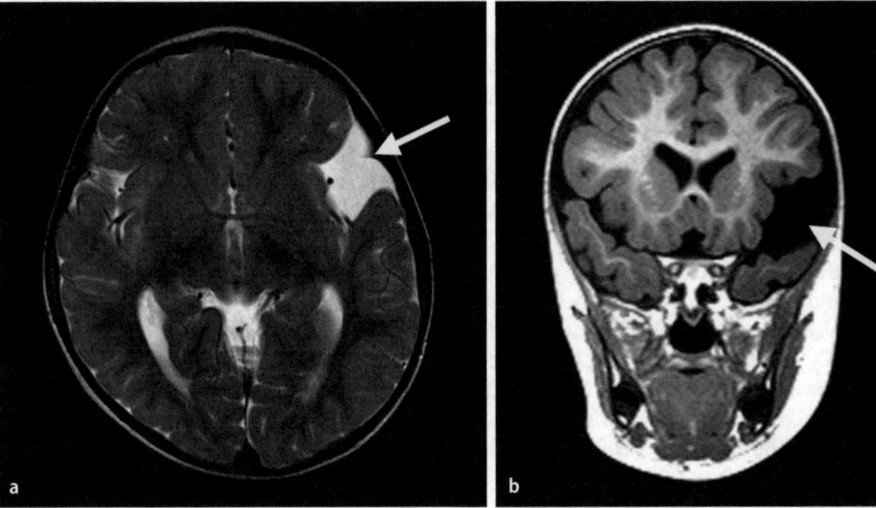

Abb. 35.4a,b **Temporale Arachnoidalzyste. a** axial T2, **b** koronar T1 (*Pfeile*)

35.4 Syringomyelie

Definition Mit Syringomyelie bezeichnet man eine meist längs ausgedehnte Flüssigkeitsansammlung im zentralen Rückenmark (griech. »myelos« Mark). Sie ist durch klinische Kriterien, wie Erkrankungsalter, Symptomatik und Verlauf gut charakterisiert, hat jedoch keine einheitliche ätiologische Grundlage. Männer haben etwa doppelt so häufig als Frauen eine anlagebedingte Syringomyelie. Die Symptome setzen meist zwischen dem 20. und 40. Lebensjahr ein. Alle Formen der Syringomyelie finden sich bevorzugt im Hals- und Brustmark, sehr viel seltener im Lendenmark. Manchmal erstreckt sich der Prozess nach rostral in die Medulla oblongata hinauf (**Syringobulbie**, ▶ Exkurs). Es kommen auch mehrere Höhlen in verschiedenen Abschnitten des Rückenmarks vor.

Der Syringomyelie liegen Störungen der Liquorpassage zwischen den Rückenmarkshäuten und/oder Störungen der Beweglichkeit des Rückenmarks durch Narben oder andere Fehlbildungen zugrunde. Entsprechende Veränderungen können in der Folge von Anlagestörungen (Chiari-Malformation), Entzündungen (Meningitis), spinalen Blutungen (Subarachnoidalblutung), spinalem Trauma und spinalen Tumoren (Ependymom) auftreten.

Pathologisch-anatomische Befunde Man findet eine längs ausgedehnte Höhlenbildung im Rückenmarksgrau, die von der Region der hinteren oder vorderen Kommissur ausgeht und von einer dorsalen Gliose umgeben ist (griech. »syrinx«, Flöte). Mikroskopisch ist der Prozess auf das Grau des Rückenmarks und unteren Hirnstamms beschränkt. Die langen Bahnen sind nicht direkt betroffen, werden aber sekundär durch Druck und Zirkulationsstörungen geschädigt. Makroskopisch findet man das Rückenmark meist an den betroffenen Stellen aufgetrieben. Darüber sind die weichen Häute verdickt, getrübt und mit der Dura verwachsen.

Symptome und Verlauf Das klinische Bild entspricht einer chronisch verlaufenden zentralen Rückenmarksschädigung.

- Häufig entwickelt sich als erste Erscheinung eine dissoziierte Sensibilitätsstörung. Sie beruht auf Unterbrechung der spinothalamischen Fasern in ihrem Verlauf vom Hinterhorn durch die vordere Kommissur des Rückenmarks.
- Die Schmerz- und Temperaturempfindung fällt zunächst halbseitig oder jedenfalls asymmetrisch auf der segmentalen Rückenmarkshöhe aus, in der der Prozess beginnt, z. B. an den Händen und Armen. Später ergreift sie Schulter, Hals und Thorax.

Exkurs

Syringobulbie

Bei Syringobulbie der Höhlenbildung, die sich bis in den Hirnstamm erstreckt, findet sich häufig ein horizontaler Nystagmus mit rotierender Komponente ohne Schwindelgefühl. Ein weiteres Frühsymptom ist die einseitige Abschwächung des Kornealreflexes durch Läsion des Nucleus oder Tr. spinalis N. trigemini. Bei genauer Untersuchung kann man oft eine dissoziierte Empfindungsstörung im Gesicht nachweisen, die nach der zentralen Repräsentation des Trigeminus zwiebelschalenförmig angeordnet ist. Schmerzen sind im Gesicht weit seltener als an den Armen. Durch die Läsion der motorischen Hirnnervenkerne kann es zu atrophischer Parese der Kaumuskulatur (V), des Gaumensegels (X) und der Zunge (XII), seltener des M. sternocleidomastoideus (XI) mit Kau- und Schluckstörungen und Dysarthrophonie kommen.

- Die Ausdehnung der sekundären Höhlenbildung nach kranial kann nach traumatischer Querschnittlähmung dazu führen, dass neue Symptome, z. B. atrophe Paresen in Muskelgruppen, auftreten, die rostral des Lähmungsniveaus liegen. Dies kann, vor allem bei ursprünglich tief zervikal oder thorakal gelegenen Läsionen, eine erhebliche Verschlechterung des Behinderungsgrads bewirken. (Beispiel: traumatische Querschnittlähmung auf Höhe Th_1, dadurch Funktionsstörung der Th1-versorgten kleinen Handmuskeln, ansonsten gute Funktionsfähigkeit beider Arme und Hände. Durch eine traumatische, aufsteigende zervikale Syrinx Vorderhornzelläsion der Segmente C_8 und C_7, damit Schwäche in den Fingerbeugern/Handextensoren/Fingerextensoren mit schwachem Faustschluss und Verlust einer aktiven Handfunktion; des Weiteren Schwäche der Ellenbogenstreckung mit entsprechend eingeschränkter Stützfunktion und damit Schwierigkeiten beim Transfer bzw. der Rollstuhlfortbewegung.)
- Wenn durch Ausdehnung der Höhle auch der Tr. spinothalamicus lädiert wird, kommt es kontralateral zur dissoziierten Empfindungsstörung in tieferen Segmenten des Körpers.

In der Regel erleben die Patienten diese Gefühlsstörung zunächst nicht als krankhaft, sondern vermerken nur, dass sie »nicht besonders wehleidig« sind oder besonders gut heiße Gegenstände anfassen können. Als Beispiel hierfür wird gern an Mucius Scaevola erinnert, der seine Hand ins Feuer hielt, um die Etrusker von seiner Furchtlosigkeit zu überzeugen. Im Laufe der Jahre führt die Analgesie und Thermanästhesie aber zu Verbrennungen an den Händen, Armen und Schultern und zu schlecht heilenden Verletzungen an den distalen Enden der Finger, oft mit erheblichen Verstümmelungen (Maladie de Morvan). Viele Kranke suchen erst dann den Arzt auf.

- Die schlechte Heilungstendenz der Verletzungen und Verbrennungen ist nicht nur dadurch zu erklären, dass der Ausfall der nozizeptiven Sensibilität die Patienten der Warnsignale beraubt, die den Gesunden veranlassen, eine verletzte Gliedmaße zu schonen. Sie beruht auch auf trophischen Störungen durch Läsion der sympathischen Ganglienzellen im Seitenhorn des Rückenmarks.
- Klinisch zeigen sich diese vor allem als tatzenartige Schwellung der Hände mit livider, kühler, teigig-schilfriger Haut, glanzlosen, brüchigen Nägeln und Entkalkung der Knochen.
- Die Unterbrechung der **zentralen sympathischen Fasern** führt oft zum Horner-Syndrom und zur Störung der Schweißsekretion. Segmental oder quadrantenförmig angeordnet, kommt es zur Anhidrosis.
- Spontan klagen die Patienten häufiger über eine kompensatorische Steigerung der Schweißsekretion in den benachbarten Gebieten.
- Schließlich sind auf die Störung der sympathischen Innervation die bohrenden, ziehenden und brennenden Dauerschmerzen in den Armen, den Schultern und am Thorax zurückzuführen, die ein sehr charakteristisches Frühsymptom der Krankheit sind. Sie lassen sich durch Analgetika kaum beeinflussen.
- Die Läsion der Vorderhörner führt zu atrophen Paresen, die sich, ebenfalls meist symmetrisch, von den Handmuskeln zum Schultergürtel ausdehnen. Die Eigenreflexe sind an den Armen in wechselnder Verteilung abgeschwächt oder erloschen.
- Unterschenkel und Füße sind wesentlich seltener peripher gelähmt.
- Durch Druck auf die Pyramidenbahnen entwickelt sich eine zentrale Paraparese der Beine. Diese äußert sich meist nur als Reflexsteigerung und Auftreten von pathologischen Reflexen, seltener als spastische Tonuserhöhung und Lähmung. Im Gegensatz zu den Gefühlsstörungen und peripheren, atrophen Paresen sind diese zentralen motorischen Strangsymptome in der Regel beidseits nachweisbar.

> **Typische Symptome einer Syringomyelie sind trophische Störungen und Verstümmelungen an den Händen, Horner-Syndrom, segmentale Verminderung der Schmerzempfindung, Gangataxie und Harnblasenentleerungsstörung.**

Die Symptome entwickeln sich in langsamem Fortschreiten über mehrere Jahrzehnte. Das Tempo des Prozesses kann sich dabei vorübergehend beschleunigen oder verlangsamen. Remissionen treten nicht ein. Im Endstadium haben die Kranken eine inkomplette Querschnittlähmung mit atrophen Lähmungen an den Armen, spastischer Paraparese der Beine sowie einer neurogenen Darm- und Harnblasenfunktionsstörung.

Diagnostik In der **MRT** ist die Höhlenbildung im Rückenmark (hyperintens in T2, hypointens in T1) sehr gut zu erkennen (Abb. 35.5). Zur Lokalisaton einer gestörten Liquorpassage können MRT-basierte Liquorflussdarstellungen oder eine Myelographie durchgeführt werden.

Neurophysiologische Untersuchungen helfen, die Ausdehnung der peripheren Paresen zu dokumentieren. Evozierte Potenziale und transkranielle motorische Stimulation können im Verlauf eine Zunahme der Funktionsausfälle erfassen. Störungen der Schweißsekretion werden im Ninhydrintest objektiviert.

Therapie Grundsätzlich ist eine ursächliche Behandlung der Syringomyelie anzustreben.

- Bei zugrunde liegenden Tumoren operative Tumorentfernung.
- Bei sonstigen Liquorpassagestörungen Erweiterung des Spinalkanals (bei Chiari-Malformation im Bereich des kraniozervikalen Übergangs), Lösen von Vernarbungen der Rückenmarkshäute mit anschließender Duraplastik.
- Syrinx-Drainage mit peritonealer, pleuraler oder subarachnoidaler Ableitung erfolgt nur, wenn die Ursache nicht behandelbar ist.
- Hinter manchen Fällen, die in der Praxis unter den nichtssagenden Bezeichnungen »Schulter-Arm-Syndrom«, »Zervikalsyndrom« antineuralgisch behandelt

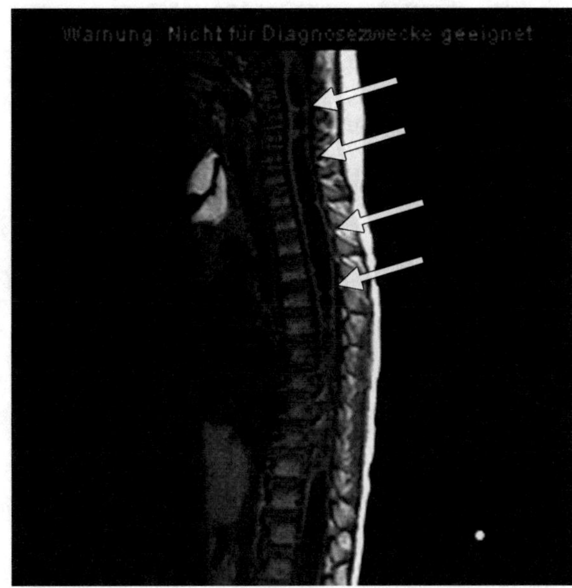

Abb. 35.5 Ausgedehnte zervikothorakale und lumbale Syringomyelie im MRT (T1)

werden, verbirgt sich eine Syringomyelie. Bei hartnäckigen, bewegungsunabhängigen Schulter-Arm-Schmerzen soll man immer anamnestisch nach besonderer Unempfindlichkeit für Schmerz- und Temperaturreize fragen und auf Zeichen einer Syringomyelie achten.

Differenzialdiagnose

Bei **lumbosakraler Spina bifida** können gleichzeitig Fehlbildungen des kaudalen Rückenmarks z. B. eine Meningomyelozele mit schlaffer Paraparese der Beine, sensiblem Kaudasyndrom und Blasenstörungen vorliegen. Schlaffe Lähmungen der Beine kommen bei Syringomyelie selten vor, auch ist bei dieser das Lendenmark selten isoliert betroffen.

Auch die hereditären Neuropathien (**HMSN**, ▶ Kap. 32.5) lassen sich dadurch leicht von Syringomyelie abgrenzen, dass die Symptome stets an den Beinen beginnen und die Lähmung schlaff bleibt. Eine Beeinträchtigung der Temperatur- und Schmerzempfindungen mit trophischen Störungen bis hin zu schweren, infizierten Ulzerationen kommt bei der **hereditären, sensiblen Neuropathie** sowie bei der chronisch verlaufenden Polyneuropathie bei **Amyloidose** (Diagnose: Verlangsamung der Nervenleitgeschwindigkeit, Biopsie von Nerv/Haut/Rektumschleimhaut) vor.

Weitere Fehlbildungen von Gehirn und Rückenmark ▶ Exkurs.

Exkurs

Fehlbildungen von Gehirn und Rückenmark

Fehlbildungen des zentralen Nervensystems können vielgestaltig sein und haben verschiedene Ursachen. Im Folgenden werden weitere wichtige Fehlbildungen kurz erläutert.

Status dysraphicus. Der Status dysraphicus ist eine Defektkonstitution, die selbst kein progredientes Leiden darstellt, aber mit chronischen, dystrophischen und degenerativen Krankheiten des Zentralnervensystems, vor allem der Syringomyelie, assoziiert sein kann. Klinisch findet man bei den betroffenen Personen die folgenden Fehlbildungen in mehr oder weniger zahlreicher Kombination: Trichter- oder Rinnenbrust, auffallend dünne, lange Hände und Finger mit harter Haut (Arachnodaktylie), weiter sind Kyphoskoliose, Mammadifferenzen, Überlänge der Arme (Spannweite größer als Körperlänge), Fußdeformitäten und Spina bifida occulta relativ häufig. Weitere sog. dysraphische Stigmata sind Irisheterochromie, angeborenes Horner-Syndrom, hoher »gotischer« Gaumen und Behaarungsanomalien. Allen gemeinsam ist der unvollständige oder fehlerhafte Verschluss des Neuralrohrs und seiner somatischen Segmente. Die Diagnose erfolgt praktisch immer durch die CT oder MRT.

Anenzephalie. Die Anenzephalie, bei der das Gehirn entweder ganz (nicht lebensfähig, Totgeburt oder früher Abort) oder bis auf das Rautenhirn (Schnappatmung möglich, deshalb kurzzeitig lebensfähig) fehlt, ist die schlimmste Form der Fehlentwicklung des Neuroporus anterior.

Enzephalozelen. Enzephalozelen sind dysraphische Störungen des dorsalen Neuralrohrschlusses. Auf Rückenmarkebene entspricht dem die spinale Meningomyelozele. Es kommt zur Herniation von Gehirn und Hirnhäuten, meist im atlantookzipitalen Übergang. Enzephalozelen können auch frontal oder basal liegen. Sie können z. T. sehr großes Ausmaß einnehmen, wenn sie mit liquorgefüllten Zysten verbunden sind (Abb. 35.6f). Die Symptome sind variabel. Bei großen Enzephalozelen besteht aber, wenn sie überlebt werden, immer eine schwere mentale Retardierung mit motorischen Störungen. Kleinere Zelen können operiert werden, wenn die Kinder vorher nicht zu stark mental retardiert sind.

Fehlbildungen der zerebralen Kortexentwicklung. Hierzu gehören Fehlbildungen mit abnorm glattem Hirnrelief (Lissenzephalie: flache Gyri und Sulci; Agyrie: vollständiges Fehlen der Gyri = komplette Lissenzephalie; Pachygyrie: wenige, verbreiterte, flache Gyri = inkomplette Lissenzephalie; Abb. 35.6a), mit abnormen, kleinen Gyri (Polymikrogyrie Abb. 35.6e) und fokale »Wanderung- und Organisationsstörungen« der kortikalen Neurone (Heterotopien Abb. 35.6b, fokale kortikale Dysplasien), Spaltbildung (Schizenzephalie Abb. 35.6d). Sämtliche dieser Entitäten werden mittels MRT diagnostiziert und nach Art, Ausdehnung und assoziierten Fehlbildungen klassifiziert.

Anlagestörungen des Corpus callosum. Der Balken kann komplett (Balkenagenesie) Abb. 35.6c oder partiell (Balkenhypogenesie) fehlen. Der Balken formt sich von ventral nach okzipital. Bei Hypogenesien können dementsprechend die hinteren Balkenanteile fehlen. Im Gegensatz dazu kann eine Hypogenesie nicht vorliegen, wenn das Splenium regelrecht angelegt ist und ein Defekt im vorderen Balkenkörper besteht, hierbei muss es

sich um eine umschriebene Schädigung (z. B. nach frühkindlicher Ventrikeldrainage, sekundäre Verschmächtigung der Kommissurfasern bei Untergang der korrespondierenden weißen Substanz) handeln.
Bei einer Balkenagenesie oder -hypogenesie kann kompensatorisch die Hippokampus-Kommissur (Fornix) vergrößert sein, außerdem sind Commissura anterior und posterior erhalten.
Anomalien des Corpus callosum sind häufig mit weiteren Fehlbildungen assoziiert, beispielsweise Arnold-Chiari-Malformation, Dandy-Walker-Malformation, Migrationsstörungen.
Es ist erstaunlich, wie wenig auffällig manche Patienten mit ausgedehntem und manchmal vollständigem Balkenmangel erscheinen. Psychomotorische Verlangsamung, Anfälle (nicht zuletzt wegen der anderen Fehlbildungen) und Zeichen eines Hydrozephalus können hinzutreten. Während auf computertomographischen Aufnahmen der Balkenmangel dem Unerfahrenen leicht entgehen kann, ist er im koronaren und sagittalen MRT nicht zu übersehen (Abb. 35.6c).
Heterotopien. Heterotopien sind »Nester« von grauer Substanz, die auf dem Entwicklungsweg an falscher Stelle »liegengeblieben« sind. Man findet sie meist in der Nähe der Ventrikel, wo sie zu einer charakteristischen Vorwölbung des Ventrikelependyms in den Ventrikel führen (Abb. 35.6b). Die klinischen Symptome sind variabel und können von schweren Störungen und erheblicher Intelligenzminderung mit Anfällen bis zu Minimalvarianten mit nur seltenen Anfällen, aber ansonsten normaler Entwicklung reichen.

35.5 Phakomatosen (neurokutane Fehlbildungen)

Phakomatosen sind neurokutane Krankheiten mit Nävi und Tumorbildung. Zu ihnen zählen neben der Sturge-Weber-Krankheit und der Hippel-Lindau-Krankheit, die beide im ► Kap. 8 besprochen wurden, die Neurofibromatose von Recklinghausen und die tuberöse Sklerose, die wir beide hier vorstellen.

35.5.1 Neurofibromatose (NF)

Die Neurofibromatose von Recklinghausen ist eine heterogene genetische Erkrankung. Die NF (Recklinghausen-Krankheit) ist gekennzeichnet durch
- Hautveränderungen,
- Neurinome der peripheren Nerven, Nervenwurzeln und Hirnnerven und
- zentralnervöse Tumoren.

Die zwei häufigsten Formen (NF-1 und NF-2) werden nachfolgend dargestellt. Neurinome können – unter der Symptomatik eines Mediastinaltumors – auch vom Grenzstrang ausgehen. Auch an den inneren Organen finden sich gutartige Mischgeschwülste.

Neurofibromatose 1 (NF 1)

Die NF-1 entspricht mehr der ursprünglichen Recklinghausen-Krankheit, da sie mit den typischen Hautveränderungen (subkutane Neurofibrome, Café-au-lait-Flecken) verbunden ist. Man schätzt die Prävalenz auf etwa 20–30 pro 100.000 Einwohner. Die NF-1 ist durch die Häufung von Optikusgliomen und Hirnstammastrozytomen, Hamartomen und Schädelveränderungen gekennzeichnet.

Symptome NF-1-Patienten sind zu einem beträchtlichen Prozentsatz in ihrer geistigen Entwicklung behindert. Anfälle kommen bei etwa 10% der Patienten vor.

Hautveränderungen sind schon bei der Geburt vorhanden oder entstehen in der frühen Kindheit. Sie nehmen mit dem Lebensalter zu und verstärken sich besonders in der Pubertät und während der Schwangerschaft. Sie bestehen in dunklen oder auch hellbraunen Pigmentnävi (Café-au-lait-Flecken) der verschiedensten Größe und breitflächig aufsitzenden oder gestielten Fibromen. Bei manchen Kranken ist vor allem der Rumpf von diesen Hautmanifestationen übersät. Bei anderen finden sie sich nur ganz vereinzelt, so dass man sie leicht übersieht oder ihre diagnostische Bedeutung nicht erkennt. Im höheren Lebensalter werden die Alterswarzen der Haut, die ebenfalls in großer Zahl auftreten können, leicht irrtümlich als Zeichen der Neurofibromatose angesehen. Gelegentlich entsteht ein lokaler Riesenwuchs im Gesicht, am Kopf oder an den Extremitäten.

Genetik Die NF-1 wird autosomal-dominant vererbt, mit heterogenen Mutationen des auf Chromosom 17 lokalisierten Gens (Genprodukt: Neurofibromin). Spontane Mutationen sind häufig.

> **Neurofibromatose 1: Hauterscheinungen (Café-au-lait, Hautfibrome) und Astrozytome (Optikus- und Hirnstammgliome).**

Neurofibromatose 2 (NF 2)

Die NF-2 wird ebenfalls autosomal-dominant vererbt. Die Prävalenz liegt bei etwa 2–3 pro 100.000 Einwohner. Der Chromosomendefekt liegt auf Chromosom 22. Es handelt sich um Tumorsuppressorgene und die mutierten Genprodukte sind Schwannomin und Merlin. Die diagnostischen Charakteristika sind in Tab. 35.1 zusammengefasst.

Symptome und Diagnostik Bei diesen Patienten finden sich keine Hauterscheinungen. Dagegen sind bilaterale Akustikusneurinome, Neurinome anderer Hirnnerven, multiple Meningeome und Neurinome von zervikalen und lumbalen Wurzeln mit entsprechenden Symptomen häufig (► Exkurs: Schwannome und Neurinome). Bei Wurzelneurinomen findet sich im Liquor eine Eiweißvermehrung besonders der Albumine.

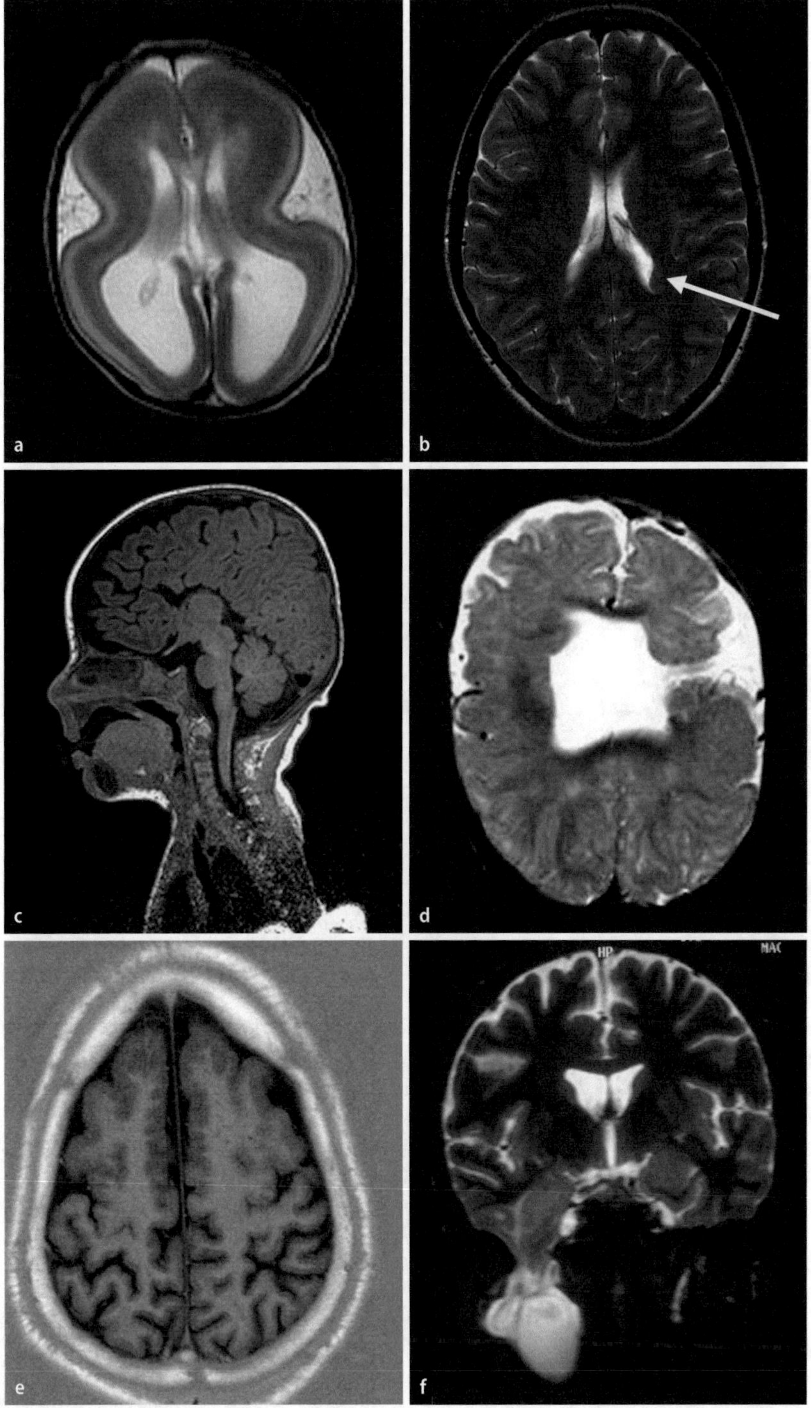

◼ Abb. 35.6a–f a Lissenzephalie. Die axiale T2-gewichtete Sequenz zeigt ein nahezu vollständiges Fehlen der Hirnfurchen. Die Hirnoberfläche wirkt glatt. Deutliche Erweiterung der inneren Liquorräume. **b Heterotopie.** Um die Seitenventrikel zeigt sich eine knotige Struktur (Pfeil), welche isotintense Signalwerte zum Kortex hat. Hierbei handelt es sich um heterotope graue Hirnsubstanz in der ventrikelnahen Region. **c Balkenagenesie.** Das Corpus callosum ist nicht angelegt, typisch hierfür ist, dass die Hirnfurchung radspeichenartig nach zentral zuläuft. **d Schizenzephalie.** Offene Spaltenbildung links frontal (sog. Open-lip-Schizenzephalie), bei der die inneren Liquorräume über einen Spalt mit den äußeren Liquorräumen kommunizieren. **e Polymikrogyrie bifrontal.** Hier liegt eine Störung der frontalen Gyri vor mit abnormen kleinen und fehlorganisierten Hirnwindungen. **f Temporale Enzephalozele.** Über eine Spaltbildung rechts temporobasal kommt es zu einem Prolaps von fehlentwickeltem temporalem Hirngewebe unterhalb der Schädelbasis. Kaudal hiervon besteht eine zystische hyperintense Formation, welche einer ektopen Ansammlung von Liquor (Meningezele) entspricht

Exkurs

Schwannome und Neurinome

Sie können sich an jedem peripheren Haut- oder gemischten Nerven entwickeln. Besonders bevorzugt sind die Nn. medianus, ulnaris, ischiadicus und femoralis. Sie sind oft subkutan als derbe oder weichere Knoten tastbar. Neurinome bilden sich auch an den spinalen Nervenwurzeln (Abb. 35.7). Sie sind nach der Natur der Krankheit oft multipel. Ihre bevorzugten Lokalisationen sind die zervikalen und die unteren thorakalen Segmente sowie die Cauda equina. Von den Hirnnerven ist vor allem, auch doppelseitig, der N. vestibulocochlearis betroffen. Die Neurinome gehen von der Schwann-Scheide aus. Sie sind von einer Kapsel umgeben. Histologisch sind sie in erster Linie aus Schwann-Zellen aufgebaut, deren Kerne die typische palisadenartige Anordnung haben. Wenn am Aufbau der Tumoren mesenchymale Zellen des Peri- und Epineuriums stärker beteiligt sind, spricht man von Neurofibromen.

Die peripheren und selbst die Wurzelneurinome können asymptomatisch bleiben, da sie in der Nervenscheide wachsen. In anderen Fällen führen sie durch Kompression der Nerven und Wurzeln zu hartnäckigen, spontanen und Bewegungsschmerzen und später zu motorischen und sensiblen, peripheren Lähmungen, zum Kaudasyndrom oder den Symptomen des extramedullären Rückenmarktumors. Zervikale Neurinome wachsen gelegentlich nach Art der Sanduhrgeschwülste aus dem Spinalkanal heraus.

Tab. 35.1 Diagnostische Kriterien der Neurofibromatosen. (Nach Meutner et al. 1995)

Neurofibromatose Typ 1 (2 von 6 Kriterien)		Neurofibromatose Typ 2	
1	Mindestens 6 Café-au-lait-Flecken (größer als 5 mm präpubertal, größer als 15 mm postpubertal)	1	Bilaterale Akustikusneurinome – Nachweis durch MRT
2	Neurofibrome oder ein plexiformes Neurofibrom	2	Bei einem Verwandten I. Grades mit NF-2 genügt das Vorhandensein von mindestens einem der folgenden Kriterien:
3	Optikusgliom		– Meningeom – Gliom – Schwannom – Präsenile Katarakt
4	Mindestens 2 Irishamartome		
5	Knochenveränderungen wie Keilbeindysplasie oder Verdünnung der langen Knochen mit und ohne Pseudarthrose		
6	Verwandter I. Grades mit NF-1 nach obigen Kriterien	Es genügen zur Diagnose ein Akustikusneurinom sowie eines der weiteren Symptomen	

Therapie Es besteht prinzipiell die Möglichkeit zur operativen Entfernung der Nervengeschwülste. Sie ist jedoch nur in begrenztem Umfang möglich. Ein Teil der Geschwülste ist durch seine Lage inoperabel, bei anderen wäre eine Entfernung von bleibenden Lähmungen gefolgt. Multiple Wurzelneurinome können oft nicht operiert werden (Abb. 35.7). Deshalb muss sich die chirurgische Therapie auf oligosymptomatische Fälle mit Akustikusneurinom oder wenigen, umschriebenen peripheren Neurinomen beschränken. Es gibt Hinweise darauf, dass bei nicht-operablen Schwannomen durch den Angiogeneseinhibitor Bevacizumab (Avastin) die Progression verhindert werden kann.

Prognose Die Prognose ist auf längere Sicht nicht gut.

> **Neurofibromatose 2: bilaterale Akustikusneurinome (= Vestibularis-Schwannome) und andere Neurinome. Merkhilfe: NF2 = 2-seitige Akustikusneurinome.**

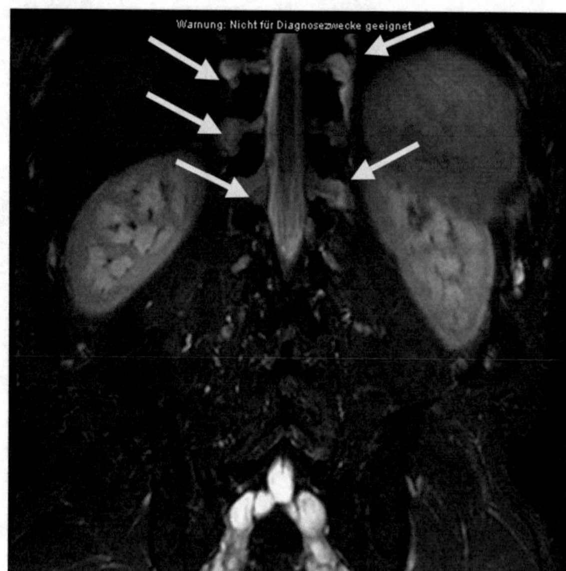

Abb. 35.7 Multiple, thorakale Neurinome. Koronare Darstellung, T1 mit KM (*Pfeile*)

35.5.2 Tuberöse Hirnsklerose (Bourneville-Pringle-Syndrom)

Die seltene tuberöse Hirnsklerose wird ebenfalls autosomal-dominant vererbt.

Symptome Die klinischen Symptome sind Hautveränderungen, epileptische Anfälle von der frühen Kindheit an und mentale Retardierung.

Die Hautveränderungen bestehen vor allem in multiplen Fibroadenomen von typischer, schmetterlingsförmiger Anordnung im Mittelgesicht (Adenoma sebaceum, Naevus Pringle) und Fibromen am Zahnfleisch, am Nagelfalz und am Nagelbett (Koenen-Tumoren). Daneben kommen Café-au-lait-Flecken sowie Fibrome und Lipome am Rumpf, nicht dagegen Neurinome vor. An den inneren Organen findet man fakultativ Rhabdomyome des Herzens und Mischgeschwülste der Nieren.

Ursachen Ursache der Anfälle und Oligophrenie sind zwei Arten von Gehirnveränderungen:

- Multiple, subependymale **Hamartome**, die mit zunehmendem Lebensalter immer mehr verkalken und bei Wachstum und Lage nahe des Foramen Monroi als **Riesenzellastrozytome** bezeichnet werden und die Gefahr einer Liquorzirkulationsstörung bergen und
- **Tubera** (zerebrale **Hamartome**), die makroskopisch als vergrößerte, atpische Gyri imponieren und ebenfalls verkalken können. Die verplumpten Gyri treten »tuberös« aus dem Niveau der übrigen Rinde hervor. Histologisch sind sie entdifferenziert und durch Gliawucherung sklerosiert, zum Teil verkalkt (Abb. 35.8).

Therapie Bei dieser Krankheit kann die Therapie nur symptomatisch sein. Man verordnet Antikonvulsiva nach den in ▶ Kap. 14 angegebenen Regeln. Wenn durch Verlegung des Foramen Monroi oder des Aquädukts ein Hydrozephalus mit Hirndruck entsteht, muss zur Entlastung eine Drainage angelegt.

35.6 Fehlbildungen des kraniozervikalen Übergangs und der hinteren Schädelgrube

Zur Anatomie des kraniozervikalen Übergangs ▶ Exkurs.

35.6.1 Basiläre Impression oder Invagination

Definition und Entstehung Es handelt sich um eine trichterförmige Einstülpung der Umgebung des Foramen occipitale magnum, hauptsächlich der Kondylen des Hinterhauptbeins, in die hintere Schädelgrube. Diese wird dabei in senkrechter Richtung erniedrigt. Gleichzeitig wird das Foramen occipitale magnum durch den zu hoch stehenden Dens axis eingeengt.

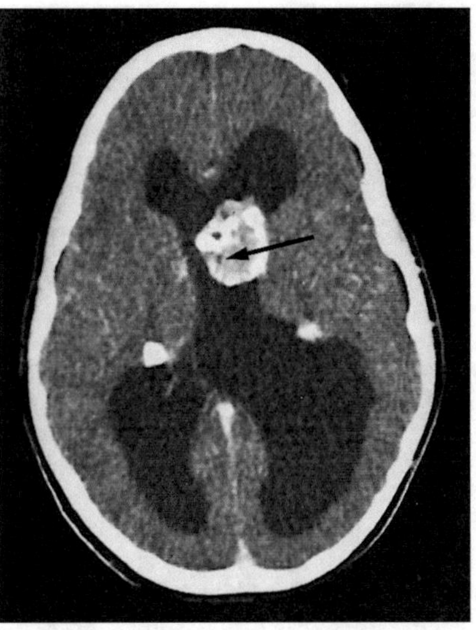

Abb. 35.8 M. Bourneville-Pringle (tuberöse Sklerose). CT-Darstellung multipler, verkalkter, subendymaler Knoten. Bei dem besonders großen, hyperdensen, kontrastmittelaufnehmenden Knoten am Foramen Monroi (*Pfeil*) handelt es sich um ein Riesenzellastrozytom, das aufgrund seiner Lage zu einer Blockade des linken Foramen Monroi mit der Erweiterung der Seitenventrikel geführt hat. (Mit freundlicher Genehmigung von K. Sartor, Heidelberg)

Die Einbuchtung des okzipitozervikalen Übergangs beruht meist auf einer Entwicklungsstörung. Sie kann aber auch sekundär als Folge von Krankheiten entstehen, die den Knochen erweichen, vor allem Rachitis, Chondrodystrophie, Ostitis deformans Paget, Osteoporose. Man muss damit rechnen, dass die basiläre Impression mit anderen Fehlbildungen der okzipitozervikalen Übergangsregion und mit der Syringomyelie kombiniert ist. Dann nimmt die Wahrscheinlichkeit klinischer Symptome erheblich zu.

Symptome In der Mehrzahl der Fälle bleibt die basiläre Impression ohne klinische Symptome. Im Aspekt der Kranken fällt ihr kurzer Hals auf. Die Beweglichkeit des Kopfes ist für Seitwärtsneigung und Drehung eingeschränkt. Bei einseitiger basilärer Impression besteht meist ein **Schulterhochstand**. Symptomatisch wird die basiläre Impression durch

- mechanische Kompression des Rückenmarks durch den emporgehobenen Dens axis,
- Behinderung der Liquorpassage durch den zu hoch liegenden Clivus (Hydrocephalus occlusus),
- Adhäsion der Meningen und
- Degenerationsprozesse am Bandapparat des okzipitozervikalen Übergangs und Durchblutungsstörungen in den Aa. vertebrales.

Bei einer kleineren Zahl von Kranken kommt es zu Funktionsstörungen in der Medulla oblongata, im Kleinhirn und im Halsmark. Die ersten Symptome treten meist erst im 3. oder 4. Lebensjahrzehnt auf. Sie können sich langsam progredient entwickeln, aber auch akut einsetzen.

Exkurs

Anatomie des kraniozervikalen Übergangs

Für das Verständnis der Fehlbildungen in der okzipitozervikalen Übergangsregion, die im folgenden Abschnitt besprochen werden, ist eine kurze Rekapitulation der anatomischen Verhältnisse und ihrer funktionellen Bedeutung nützlich.

Das Os occipitale bildet die äußere Begrenzung der hinteren Schädelgrube, in der sich Medulla oblongata, Brücke und Kleinhirn befinden. Durch das Foramen occipitale magnum tritt die Medulla oblongata, die in dem knöchernen Ring bei Bewegungen des Kopfes vor Schädigungen geschützt ist, in den Spinalkanal. Zwischen den Kondylen des Hinterhauptbeins und den Massae laterales des Atlas ist der Schädel mit der Halswirbelsäule im oberen Kopfgelenk verbunden, in dem um eine quere Achse Nickbewegungen möglich sind.

Ursprünglich sind oberhalb des Atlas noch drei weitere Halswirbelsegmente angelegt. Diese werden im Laufe der embryonalen Entwicklung in die Okzipitalschuppe einbezogen. Der 1. Halswirbel, Atlas, hat als einziger Wirbel keinen Wirbelkörper, sondern nur einen kurzen ventralen Bogen mit einer dorsalen Gelenkfläche für die Verbindung mit dem Dens axis.

Sein Wirbelkanal ist durch das Ligamentum transversum in zwei ungleich große Abschnitte geteilt: Im vorderen befindet sich der Dens, durch den hinteren zieht, wie bei den übrigen Wirbeln, das Rückenmark. Die Bogenwurzel des Atlas enthält kranial eine Laufrinne (Sulkus) für die A. vertebralis. Am dorsalen Wirbelbogen hat der Atlas keinen ausgebildeten Dornfortsatz.

Der Dens axis war ursprünglich der Körper des Atlas. Er sitzt dem Axis auf und ist mit der Hinterfläche des vorderen Atlasbogens gelenkig verbunden. Im Atlanto-Axialgelenk erfolgen Drehbewegungen, bei denen sich Kopf und Atlas um den Zahn des Axis drehen. Zwischen Os occipitale und Atlas und zwischen Atlas und Axis befindet sich beim Erwachsenen keine Bandscheibe.

Die Halswirbelsäule bildet zum Teil den knöchernen Kanal für den proximalen Verlauf der A. vertebralis. Die Arterie tritt am 6. Halswirbel in die Wirbelsäule ein und verläuft, gerade emporsteigend, im Seitenteil des 6.–2. Halswirbels im Foramen transversarium. Innerhalb des Seitenteils des Axis biegt sie um 45° nach außen ab. Schräg lateralwärts emporziehend, erreicht sie das Foramen transversarium des Atlas, das weiter seitlich liegt als die Foramina der übrigen Halswirbel. Nach ihrem Austritt aus dem Atlas zieht die Arterie nach innen und hinten, durchbohrt den hinteren Abschnitt der Gelenkkapsel des Atlanto-Axialgelenks und verläuft im Sulcus arteriae vertebralis des hinteren Atlasbogens. Hier ist sie besonders durch Dissektionen gefährdet. Sie perforiert die Membrana atlantooccipitalis, ändert wiederum ihre Richtung und zieht an die Vorderseite des Hirnstamms, wo sie sich auf der Höhe des Clivus mit der A. vertebralis der Gegenseite zur A. basilaris vereint (◘ Abb. 35.9).

- Ein typisches **Frühsymptom** sind hartnäckige, anfallsweise auftretende Kopfschmerzen, die im Nacken und Hinterkopf, aber auch in der Stirn lokalisiert sind.
- Später können bei Anstrengungen oder Drehbewegungen des Kopfes anfallsartige, vorwiegend vegetative Symptome auftreten: Schwindel, Schweißausbruch, Erbrechen, Tachykardie und Dyspnoe.
- Im Verlauf stellen sich Gefühlsstörungen an den Händen und Armen und Strangsymptome des Rückenmarks ein.
- Wird die Medulla oblongata geschädigt, entwickeln die Patienten Nystagmen, zerebelläre Ataxie und periphere Lähmungen der kaudalen Hirnnerven. Nicht selten besteht ein Horner-Syndrom.

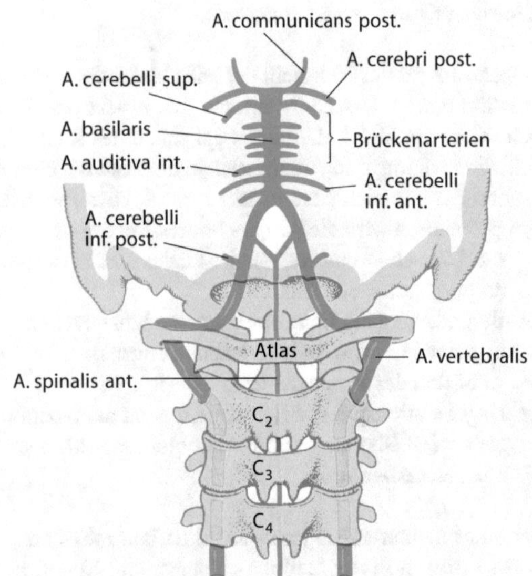

◘ **Abb. 35.9 Okzipitozervikaler Übergang mit A. vertebralis und basilaris**

Diagnostik Die Diagnose wird durch CT oder **MRT** des kraniozervikalen Übergangs gesichert.

Therapie Wenn die Symptome eine Behandlung erfordern, kommt nur die Operation in Frage. Durch Resektion eines Teiles der Squama occipitalis wird das Foramen occipitale magnum erweitert.

Differenzialdiagnose Bei akuter »Dekompensation« der basilären Impression mit Hirndruckkrisen liegt die Verdachtsdiagnose eines **Tumors der hinteren Schädelgrube** nahe, zumal wenn eine Stauungspapille vorliegt. Auch die langsame Entwicklung bulbärer und zerebellärer Symptome ist auf einen Hirntumor verdächtig. Stehen Lokalsymptome des Halsmarks im Vordergrund, muss ein hochsitzender **Rückenmarktumor** ausgeschlossen werden.

35.6.2 Atlasassimilation

Bei der Atlasassimilation, die man anschaulicher **Okzipitalisation** des Atlas nennt, wird der Atlas mit dem Hinterhauptsbein verschmolzen. Dieser Prozess ist erst während der zweiten

Lebensdekade abgeschlossen. Die Assimilation ist nicht selten asymmetrisch. Der Axis ist dann der oberste, bewegliche Halswirbel. Das Foramen occipitale magnum ist fast immer verkleinert und deformiert. Die Fehlbildung ist nicht selten mit basilärer Impression oder Klippel-Feil-Syndrom (s. u.) kombiniert.

Symptome und Verlauf Die Atlasassimilation ist seltener, ruft aber schwerere Symptome hervor als die basiläre Impression. Die Symptome beruhen auf der gleichen Pathogenese wie bei basilärer Impression beschrieben.

Durch den angehobenen Clivus werden Medulla oblongata und Kleinhirn gegen das Tentorium cerebelli emporgepresst, andererseits kann es durch den Hydrocephalus occlusus mit Hirndruck zur Einklemmung von Medulla und Kleinhirntonsillen in das Hinterhauptsloch kommen.

Die Symptome treten erst jenseits des 10. Lebensjahres auf. Die Schädigung der Medulla oblongata zeigt sich regelmäßig an einem rotierenden Spontan- oder Blickrichtungsnystagmus, ähnlich wie bei Syringobulbie. Die Läsion der kaudalen, motorischen Hirnnervenkerne führt zu atrophischer Zungenlähmung, Gaumensegelparese, Dysarthrophonie und Schluckstörungen. Druckläsion oder Ischämie der langen Bahnen verursacht Parästhesien, Sensibilitätsausfälle, Zeigeataxie in den Händen und Armen und Pyramidenbahnzeichen an den Beinen. Durch Behinderung der Liquorzirkulation kommt es zu hydrozephalen Krisen mit phasenhaften, bewegungsabhängigen Kopfschmerzen und Doppelbildern, die auf Zerrung des N. abducens zurückgeführt werden. Im Laufe der Zeit entwickelt sich Hirndruck mit Stauungspapille und den Gefahren der Einklemmung.

Diagnostik Seitliche Schädelaufnahmen weisen auf die Diagnose hin, die mit CT und MRT erhärtet wird.

Therapie Die Therapie ist die chirurgische Entlastung des Foramen occipitale magnum durch Resektion des angrenzenden Teils der Squama occipitalis.

35.6.3 Klippel-Feil-Syndrom

Diese kombinierte Fehlbildung der Halswirbelsäule ist durch Verschmelzung mehrerer (2–3) Halswirbelkörper und Dornfortsätze zu einem Blockwirbel und Spina bifida cervicalis (Bogenspalte) charakterisiert. Meist bestehen außerdem Atlasassimilation, Keilwirbel sowie primäre Entwicklungsstörung oder sekundäre Zug- und Druckschädigung am Rückenmark, nicht selten auch basiläre Impression. Die Blockwirbelbildung wird auf Faseraplasie der Bandscheiben zurückgeführt. Die Anomalie kann familiär auftreten.

Symptome und Verlauf Im Aspekt fallen die Kranken durch ihren abnorm kurzen Hals mit tiefstehender Nacken-Haar-Grenze und hochstehenden Schultern auf. Sie haben eine Kyphoskoliose der oberen Wirbelsäule. Die Arme sind im Verhältnis zum Körper zu lang. Gelegentlich findet man eine Gaumenspalte. Die Beweglichkeit des Kopfes ist stets sehr eingeschränkt.

- Ähnlich wie bei der basilären Impression, setzen die Symptome erst im mittleren Lebensalter ein.
- Die Kranken bekommen radikuläre Parästhesien und Schmerzen, Sensibilitätsausfälle in den Händen und Armen, Schwindel- und synkopale Anfälle.
- Oft lassen sich arterielle Durchblutungsstörungen in den Händen nachweisen, die bis zur Fingergangrän führen.
- Durch Druck auf das obere Halsmark kann sich im späteren Verlauf eine hochsitzende, inkomplette Querschnittlähmung mit Tetraspastik der Extremitäten, Sensibilitätsstörung und Blasenlähmung entwickeln.
- Gelegentlich kommt es auch zum Hydrocephalus internus. Kombination mit basilärer Impression führt zu den Symptomen, die oben besprochen sind.

Diagnostik Die Blockwirbelbildung ist zwar auf den Nativaufnahmen der HWS zu erkennen, zur genauen Darstellung und zur Erfassung weiterer Fehlbildungen CT und MRT.

Therapie Als palliative Maßnahme werden doppelseitig die obersten Rippen partiell reseziert. Dadurch kann sich die Beweglichkeit des Halses bessern. Ansonsten Behandlung wie bei basilärer Impression und Hydrozephalus.

35.6.4 Chiari-Fehlbildungen

Die Nomenklatur dieser Malformationen ist im Wandel. Manchmal findet man in der Literatur noch die Bezeichnung »Arnold-Chiari-Malformation(en)«, hierbei ist aber meist die Chiari-II-Malformation gemeint. Man unterscheidet vier Arten der Chiari-Fehlbildung:

- **Chiari-I-Fehlbildung:** Sie ist als kaudale Ektopie der Kleinhirntonsillen definiert, die kaudal der Foramen-magnum-Ebene im Spinalkanal stehen und kann vielerlei Ursachen haben. Häufig ist sie Folge einer kleinen hinteren Schädelgrube mit kurzem Clivus, auch sind oft Fehlbildungen des kraniozervikalen Übergangs assoziiert. Außerdem findet man sie bei Patienten mit kompensiertem Hydrozephalus und bei Patienten mit chronischen Unterdrucksyndromen bei Liquorleckage (◘ Abb. 35.10a).
- **Chiari-II-Fehlbildung:** Die Chiari-II-Fehlbildung ist eine komplexe Fehlbildung der kaudalen Hirnanteile, der Wirbelsäule und des Mesoderms von Schädel und Wirbelsäule. Bei praktisch allen Patienten besteht eine Myelomeningozele. Die hintere Schädelgrube ist klein, die Kleinhirntonsillen und die Medulla oblongata, teilweise auch die kaudalen Anteile der Kleinhirnhemisphären herniieren nach kaudal in den zervikalen Spinalkanal, der IV. Ventrikel ist komprimiert und nach kranial wird das Tektum verlagert und zipfelig deformiert. Ein assoziierter Hydrozephalus ist häufig, außerdem eine Balkenhypo/agenesie und ein Fehlen der Falx (◘ Abb. 35.10b).

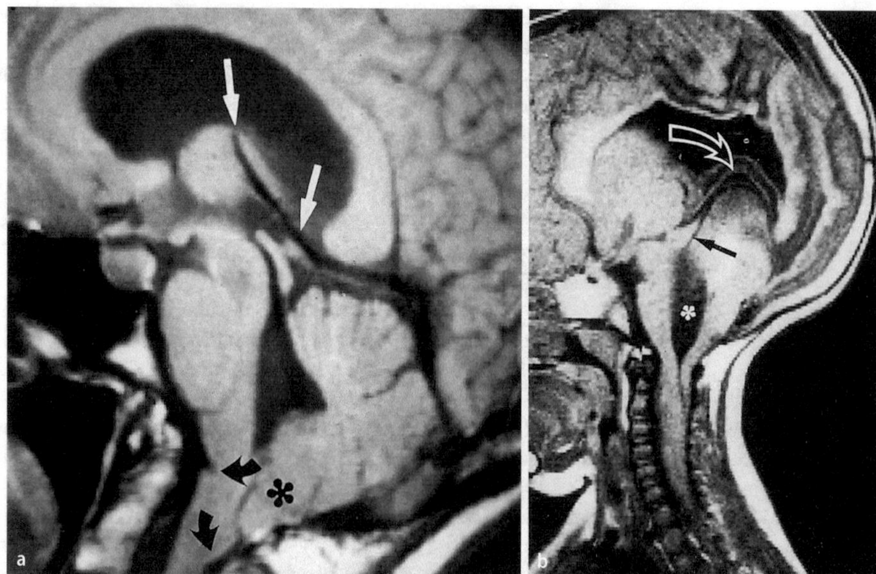

Abb. 35.10a,b a Chiari-I-Fehlbildung. Das MRT (T1-Darstellung) zeigt die Verlagerung der Kleinhirntonsille, die durch das Foramen magnum bis auf die Höhe C2 disloziiert ist (*Stern*). Knickbildung zwischen Medulla oblongata und oberem Anteil des Rückenmarks (*schwarzer Pfeil*), der Clivus ist verkürzt und die innere Hirnvene (*weißer Pfeil*) verläuft im oberen Teil abnorm steil. **b Chiari-II-Fehlbildung.** In diesem sagittalen MRT (T1-Darstellung) erkennt man die Ausweitung des 4. Ventrikels (*weißer Stern*), der sich bis in den Zervikalkanal erstreckt. Die hintere Schädelgrube ist steil gestellt, der Äquadukt (*schwarzer Pfeil*) mit der Lamina quadrigemina nach hinten verlagert. Der Kleinhirnwurm ragt in den erweiterten Seitenventrikel (*offener Pfeil*) vor. Hier erkennt man auch die partielle Aplasie des Balkens. (Aus Sartor 1992)

- **Chiari-III-Fehlbildung:** Der Typ III zeigt ähnliche Veränderungen wie der Typ II, wobei allerdings eine komplette Herniation des Kleinhirns in den Spinalkanal vorliegt, die in der Regel mit dem Leben nicht vereinbar ist. Zusätzlich besteht eine hohe zervikale Enzephalomeningozele.
- **Chiari-IV-Fehlbildung:** Beim Typ IV findet sich eine zerebelläre Hypoplasie, aber ohne zerebelläre Herniation.

Symptome In leichten Fällen kann die Fehlbildung symptomlos bleiben. Neurologisch findet man eine Bewegungseinschränkung des Kopfes, Lähmung kaudaler Hirnnerven, Nystagmus und Strangsymptome ähnlich wie bei der basilären Impression. Die abnorme Ausfüllung des Hinterhauptslochs kann Zirkulationsstörungen in den Vertebralarterien oder ihren Ästen und Einklemmungssymptome hervorrufen.

Diagnostik Zwar kann aus den konventionellen, seitlichen Röntgenaufnahmen des Schädels ein Hinweis auf eine knöcherne Fehlbildung des okzipitozervikalen Übergangs gewonnen werden. Die Diagnose wird aber heute mit der sagittalen **MRT** gestellt, in der die Pathologie der komplexen Fehlbildungen am besten dargestellt wird (Abb. 35.10b).

Therapie Shunt-Operation und okzipitale Erweiterung können, wenn früh durchgeführt, die Progression der Beschwerden aufhalten.

35.6.5 Dandy-Walker-Syndrom

Bei der Dandy-Walker-Malformation liegt eine Hypo- oder Agenesie des Kleinhirnwurms in Kombination mit einer vergrößerten hinteren Schädelgrube und hochstehendem Tentorium sowie einer zystischen Dilatation des IV. Ventrikels vor, die fast die gesamt hintere Schädelgrube ausfüllt.

Symptome Die Symptome treten meist im 2. Lebensjahrzehnt, manchmal aber auch wesentlich früher oder später auf. Sie entwickeln sich zunächst langsam, im letzten Stadium vor der Klinikeinweisung rasch progredient.
- Es kommt zu Kopfschmerzen, zerebellärer Ataxie und Stauungspapille, die unter Visusverfall in Atrophie übergeht.
- Später stellen sich zusätzlich eine Para- und Tetraspastik ein.
- Im Endzustand ist das klinische Bild durch die Zeichen des allgemeinen Hirndrucks beherrscht.

Diagnostik Die Zyste ist in **CT** und **MRT** als scharf begrenzte, mittelständige, liquorisodense Zone in der hinteren Schädelgrube nachweisbar (Abb. 35.11).

Therapie Diese ist operativ (Shunt-Operation). Die Prognose hängt davon ab, welche Schäden durch den Hirndruck vor der Operation eingetreten waren.

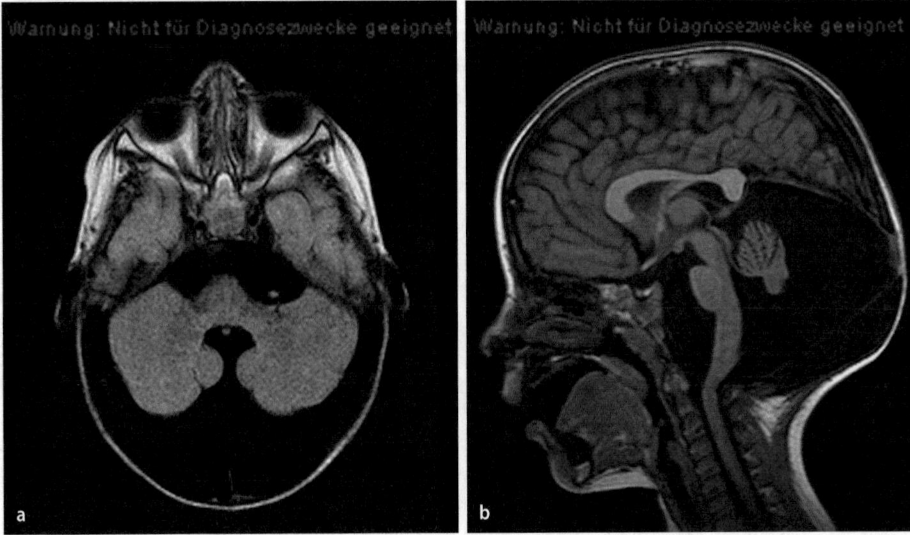

Abb. 35.11a,b Dandy-Walker-Malformationen sowie Fehlanlage des Kleinhirnwurms. Im sagittalen T1-gewichteten Bild (**b**) ist die retrozerebelläre Zyste mit Ausbuchtung des Hinterhaupts sehr gut zu erkennen

Differenzialdiagnose Eine harmlose Variante ohne Krankheitswert die häufig zu Missdeutungen Anlass gibt ist die übergroße Cisterna magna. Sie liegt dorsal des Kleinhirns und dehnt sich manchmal zwischen den okzipitalen Ansätzen des Tentoriums nach supratentoriell aus. Sie gehört zu den oben besprochenen Arachnoidalzysten.

35.7 Fehlbildungen der Wirbelsäule

35.7.1 Spina bifida

Definition Die **Spina bifida occulta dorsalis** ist eine Hemmungsmissbildung, bei der die beiden seitlichen Anteile des Wirbelbogens, die sich am Ende des ersten Lebensjahres knöchern zusammenschließen sollen, offen bleiben, so dass eine dorsale Spaltbildung entsteht. Man spricht von Spina bifida occulta, wenn die Rückenmarkshäute über dem Spalt geschlossen und nicht hernienartig vorgewölbt sind. Die Spina bifida occulta ist recht häufig: Sie kommt bei 17–18% der Bevölkerung vor. Ihre klinische Wertigkeit wird meist überschätzt. Als Ursache von Kreuzschmerzen kommt sie, im Gegensatz zu den weiter unten besprochenen Assimilationsstörungen, nicht in Betracht. Meist hat sie überhaupt keine praktische Bedeutung, sondern wird zufällig als Nebenbefund auf der Röntgenaufnahme festgestellt. Der Nativröntgenbefund einer Spaltbildung gestattet keinen Schluss auf eine darunter liegende Missbildung auch des Rückenmarks oder seiner Hüllen.

Spina bifida mit Meningo- und Meningomyelozele: In die Spaltbildung können die Hirnhäute (Meningozele) und das Rückenmark bzw. die Cauda equina (Meningomyelozele) einbezogen sein. Offene Meningozelen führen zu Meningitis und werden operativ gedeckt. (Lumbosakrale) Meningomyelozelen sind eine häufige Ursache der konnatalen Querschnittlähmung. Sie sind besonders oft auch mit Fehlbildungen am rostralen Ende des Neuralrohrs (Hydrozephalus) kombiniert. Die Kombination der Spina bifida mit schweren Entwicklungsstörungen des Rückenmarks und seiner Häute (Meningozele, Myelozele, Rachischisis) wird hier nicht weiter besprochen, da diese Fälle sehr selten sind und in das Fachgebiet der Kinderheilkunde und der Orthopädie gehören.

Lokalisation Die Hemmungsmissbildung tritt bevorzugt am Übergang zwischen zwei Wirbelsäulenabschnitten auf: okzipitozervikal, zervikothorakal und lumbosakral. Am häufigsten ist die Spina bifida L5/S1, jedoch ist auch eine Spaltbildung im Atlas nicht selten, die isoliert oder bei einer der oben besprochenen Fehlbildungen am okzipitozervikalen Übergang vorkommt. Die Maximalvariante einer okzipitozervikalen Spaltbildung ist die Enzephalozele.

Symptome Bei der Inspektion findet man gelegentlich, eine lokale Hypertrichose über der Defektmissbildung oder umschriebene Einziehungen der äußeren Haut und des subkutanen Gewebes. Wenn mit der Spina bifida eine Entwicklungsstörung des Rückenmarks und seiner Häute oder der Kaudafasern verbunden ist, kann neurologisch ein inkomplettes Kaudasyndrom mit distal betonten, schlaffen Paresen der Beine, trophischen Störungen an den Füßen und radikulären oder reithosenförmig angeordneten Sensibilitätsstörungen vorliegen. Häufig besteht ein Pes equinovarus (Klumpfuß), der auf einer fixierten Fehlstellung des Fußes infolge der distalen Parese beruht oder eine korrelierte Fehlbildung ist. Thorakolumbale Meningomyelozelen führen zum Querschnittsyndrom.

Therapie Orthopädisch und neurochirurgisch.

Elongation und Fixation des Filum terminale (Tethered cord) In seltenen Fällen führt die Spina bifida dadurch zu neurologischen Symptomen, dass die Membrana reuniens, die den Spalt dorsal verschließt, mit dem Filum terminale verwachsen ist (Details ► Exkurs: Konusfixation (Tethered-Cord-Syndrom) in ► Kap. 31.8).

35.7.2 Spondylolisthesis

Definition Spondylolisthesis ist ein Abgleiten der Wirbelsäule nach vorn und unten, meist vor den 1. Sakralwirbel. Dieses Wirbelgleiten hat zwei Voraussetzungen:

- eine **angeborene Spaltbildung** im Gelenkfortsatz des 5. Lendenwirbelkörpers und
- eine **erworbene Degeneration** der lumbosakralen Bandscheibe und des vorderen Längsbandes, die unter den täglichen Belastungen der Wirbelsäule deshalb entsteht, weil der missgebildete Gelenkfortsatz keinen genügenden Halt bietet.

Diese degenerativen Vorgänge wirken sich wieder auf die Wirbelgelenke aus, so dass sich ein Circulus vitiosus schließt. Bei jeder stärkeren statischen Beanspruchung gleitet der 5. Lendenwirbelkörper und mit ihm die ganze darüber liegende Wirbelsäule etwas mehr nach ventral und unten. Die echte Spondylolisthesis entsteht nicht traumatisch, ein Trauma kann die anlagebedingte Deformität aber verschlimmern.

Nach Traumen gibt es selten auch eine Spondylolisthesis in höheren Abschnitten der Wirbelsäule.

Symptome Nur in maximal 2/3 der Fälle kommt es zu klinischen Symptomen.

- Die Patienten klagen über Kreuzschmerzen und Schmerzen im Segmenten L5 und S1, die sich bei Bewegungen und auch beim Husten, Pressen und Niesen verstärken.
- Bei der Untersuchung fällt eine Verkürzung der Taille mit einer queren Hautfalte unterhalb des Nabels auf. Die Lendenwirbelsäule zeigt eine starke Lordose.
- Neurologisch können die Achillessehnenreflexe fehlen, die Patellarsehnenreflexe (L_{2-4}) abgeschwächt sein.
- Manchmal lassen sich auch radikuläre Sensibilitätsausfälle nachweisen. Bei Fortschreiten degenerativer Vorgänge mit Spangenbildung kommt es zum Stillstand, und die Schmerzen lassen nach.

Diagnostik Auf seitlichen und schrägen Aufnahmen der Lendenwirbelsäule und im CT ist die Antelisthesis des 5. LWK und die Spaltbildung des Gelenkfortsatzes zu sehen (■ Abb. 35.12).

Therapie Therapeutisch versucht man zunächst, die gestörte Statik der unteren Wirbelsäule durch eine Rumpforthese zu bessern. Versteifungsoperationen werden durchgeführt, obwohl sie nur selten notwendig sind. Kommt es zu Bandscheibenvorfällen, Wurzelkompression oder gar zu einem Kaudasyndrom, werden diese nach den vorne (► Kap. 31) angegebenen Regeln operiert.

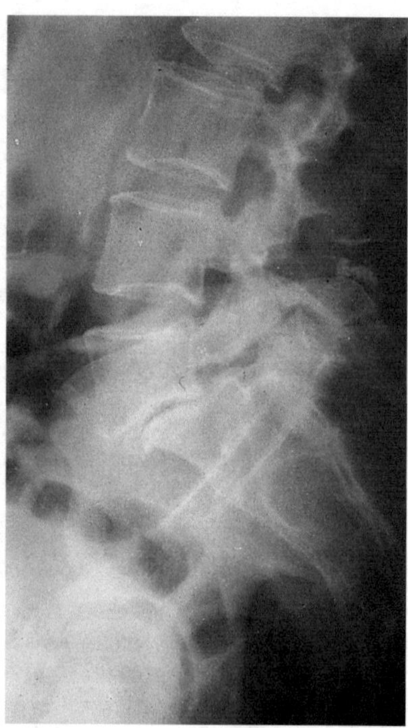

■ **Abb. 35.12 Spondylolisthesis** (L5 über S1; seitliche Nativaufnahme der Lendenwirbelsäule). Außer dem um etwa 1/3 des Wirbelkörperdurchmessers nach ventral versetzten Wirbelkörper erkennt man die Unterbrechung des Wirbelbogens. (Mit freundlicher Genehmigung von M. Forsting, Essen)

35.7.3 Lumbalisation und Sakralisation

Diese beiden Assimilationsvorgänge am lumbosakralen Übergang der Wirbelsäule werden als lumbosakrale Übergangswirbel zusammengefasst.

- **Lumbalisation:** Bei dieser häufigeren Entwicklungsstörung ist der 1. Sakralwirbel nicht in den Verband des Kreuzbeins einbezogen. Durch einseitige oder doppelseitige, mangelhafte Ausbildung seiner Seitenteile ist er der Form der Lendenwirbel angeglichen. Auf der Röntgenaufnahme ist er als überzähliger Lendenwirbel zu erkennen.
- **Sakralisation:** Bei der Sakralisation ist der Querfortsatz des untersten Lendenwirbelkörpers ein- oder doppelseitig vergrößert und hat Schaufelform wie der seitliche Flügel des Kreuzbeins. Man findet die verschiedensten Grade der Angleichung an das Sakrum von der Verbreiterung der Querfortsätze ohne Kontakt mit dem Kreuzbein bis zur vollständigen Verschmelzung.

Symptome Die lumbosakralen Übergangswirbel machen in der Regel keine Beschwerden. Sie können aber klinische Bedeutung erlangen, wenn die darüber liegende Bandscheibe infolge abnormer statischer Belastung degeneriert, nach medial oder lateral in den Wirbelkanal vordringt und reaktive spondylotische Veränderungen an den benachbarten Wirbelkörpern auslöst. In den überzähligen Gelenken entsteht besonders leicht eine Arthrose. Bei einseitiger Assimilation bildet sich eine Skoliose der unteren Wirbelsäule aus. Die häufigste Beschwerde ist Kreuzschmerz (Lumbago).

Bei der Untersuchung findet man die Lendenlordose aufgehoben, die paravertebralen Muskeln sind verspannt. Die untere Wirbelsäule ist klopfempfindlich und in der Dreh-, mehr aber noch in der Beugebewegung eingeschränkt. Das Zeichen nach Lasègue kann positiv sein. Reflexabschwächung, Paresen und radikuläre Gefühlsstörungen gehören nicht zur Symptomatik.

Diagnostik Nachweis durch CT der Wirbelsäule. Das Abzählen der Wirbelkörper kann Schwierigkeiten bereiten. Immer muss man sich am 12. BWK (Rippenansatz) orientieren. Diese Orientierung versagt, wenn gleichzeitig noch größere Rippenstummel am 1. LWK zu sehen sind.

Therapie Die Therapie besteht in vorübergehender Schonung, physikalischer Therapie, Physiotherapie und gymnastischen Eigenübungen.

In Kürze

Geistige Behinderung und zerebrale Bewegungsstörung
Pränatale Schädigungen durch Sauerstoffmangel des embryonalen oder fetalen Nervensystems, durch Infektionskrankheiten, Alkohol-, Drogen- oder Nikotinmissbrauch der Mutter während der Schwangerschaft. **Symptome:** Mikrozephalie, psychomotorische Retardierung, Konzentrationsstörungen, Hyperaktivität, andere Fehlbildungen. **Perinatale Schädigungen:** Stauung in großen Hirnvenen und Sinus führt zu ödematöser Durchtränkung des Gewebes und Stauungsblutungen. Dadurch ausgedehnte oder herdförmige Nekrosen. **Postnatale frühkindliche Hirnschädigungen** durch bakterielle Infektionskrankheiten des Säuglings und Kleinkinds. **Symptome:** Bewegungsstörung, geistige Behinderung mit Verhaltensstörung, Anfälle.
Zentrale Bewegungsstörungen nach frühkindlicher Hirnschädigung (infantile Zerebralparese). Spastische Parese mit spastischer Paraparese der Beine, v. a. Adduktoren, Strecker im Kniegelenk und Plantarflektoren des Fußes, Gangstörung. Pränatal entstandene **infantile Hemiparese:** Gelähmte Gliedmaßen bleiben im Längen- und Dickenwachstum zurück, zentrale Bewegungsstörung, Sprechstörungen, fokale oder generalisierte Anfälle. **Extrapyramidale Bewegungsstörungen** mit schwerer, motorischer Beeinträchtigung, dadurch Intelligenz beeinträchtigt, fokale oder generalisierte Anfälle. Antikonvulsive **Therapie.**

Hydrozephalus
Vergrößerung der Liquorräume auf Kosten der Hirnsubstanz. **Hydrocephalus occlusus: Symptome:** Enthemmte Greifreflexe, Somnolenz, Verlangsamung, Antriebsarmut durch Behinderung des Liquorabflusses. **Hydrocephalus malresorptivus:** Störung der Resorption des Liquors in den Pacchioni-Granulationen des Subarachnoidalraums über den Hemisphären. **Therapie:** Sofern kein Stillstand: Shunt-Operation, Liquoraußenableitung.

Arachnoidalzysten
Umschriebene Erweiterungen des Subarachnoidalraums, meist durch frühkindliche Anlagestörung der Meningen entstanden. Fokale neurologische **Symptome** mit fokaler Epilepsie oder Halbseitenlähmung, Hydrozephalus, meist aber symptomlos. Medikamentöse **Therapie**, Operation bei akuten neurologischen Symptomen.

Syringomyelie
Symptome setzen zwischen 20. und 40. Lebensjahr ein: Missempfindungen, trophische Störungen und Verstümmelungen an Händen, Horner-Syndrom, segmentale Verminderung der Schmerzempfindung, Gangataxie, Blasen-/Darmentleerungsstörung. **Therapie:** Operative Wiederherstellung der Liquorpassage (Dekompression des Spinalkanals, Lösen von Vernarbungen der Rückenmarkshäute). **Differenzialdiagnose:** Intramedulläre Gliome, Spinalis-anterior-Syndrom, lumbosakrale Spina bifida, HMSN, HSN.

Phakomatosen
Neurokutane Krankheiten mit Nävi und Tumorbildung. **Neurofibromatose (NF). NF 1: Symptome:** Hautveränderungen (Café-au-lait-Flecken, Hautfibrome), Astrozytome (Optikus- und Hirnstammgliome), evtl. lokaler Riesenwachstum im Gesicht, an Kopf oder Extremitäten. **NF 2: Symptome:** Keine Hauterscheinungen, bilaterale Akustikusneurinome (Vestibularis-Schwannome), andere Neurinome. Chirurgische **Therapie** bei oligosymptomatischen Fällen mit Akustikusneurinom oder wenigen, umschriebenen peripheren Neurinomen.

Fehlbildungen des kraniozervikalen Übergangs und der hinteren Schädelgrube
Basiläre Impression oder Invagination. Trichterförmige Einstülpung der Umgebung des Foramen occipitale magnum in hintere Schädelgrube durch Entwicklungsstörung oder sekundär als Folge von Krankheiten. **Frühsymptome:** Hartnäckige Kopfschmerzen, bei Drehbewegungen des Kopfes anfallsartige, vegetative Symptome, Nystagmus, zerebelläre Ataxie. Operative **Therapie. Differenzialdiagnose:** Tumor der hinteren Schädelgrube.
Atlasassimilation. Symptome treten >10 Jahren auf: Atrophische Zungenlähmung, rotierender Spontan- oder Blickrichtungsnystagmus, Dysarthrophonie, Schluckstörungen, Kopfschmerzen, Gaumensegelparese. Operative **Therapie.**
Klippel-Feil-Syndrom. Symptome: Abnorm kurzer Hals mit tiefstehender Nacken-Haar-Grenze, hochstehende Schulter, eingeschränkte Kopfbeweglichkeit, radikuläre Parästhesien, Schwindel- und synkopale Anfälle, Sensibilitätsausfälle in Händen und Armen, Blasenlähmung, Verschmelzung mehrerer Halswirbelkörper und Dornfortsätze zu Blockwinkel und Bogenspalte. **Therapie:** Doppelseitig partielle Resektion der obersten Rippen.
Chiari-Fehlbildungen. Symptome: Einklemmungssymptome, Zirkulationsstörungen in Vertebralarterien, Bewegungseinschränkung des Kopfes, Lähmung kaudaler Hirnnerven, Nystagmus. **Therapie:** Shunt-Operation, okzipitale Erweiterung.
Dandy-Walker-Syndrom. Symptome treten im 2. Lebensjahrzehnt ein: Kopfschmerzen, Para-, Tetraspastik, zerebelläre Ataxie, Stauungspapille, im Endzustand allgemeiner Hirndruck. **Therapie:** Shunt-Operation

Fehlbildungen der Wirbelsäule
Spina bifida. Symptome: Lokale Hypertrichose über Defektmissbildung oder umschriebene Einziehungen der äußeren Haut, distale, schlaffe Paresen der Beine, trophische Störungen an Füßen, radikuläre oder reithosenförmig angeordnete Sensibilitätsstörungen. Orthopädische und neurochirurgische **Therapie.**
Spondylolisthesis. Symptome: Schmerzen im Kreuz und in den Segmenten L_5 und S_1, Verkürzung der Taille mit querer Hautfalte unterhalb des Nabels, Lendenwirbelsäule mit starker Lordose. **Therapie:** Rumpforthese, Operation bei Bandscheibenvorfall.
Lumbalisation und Sakralisation. Symptome: In überzähligen Gelenken Arthrose, bei einseitiger Assimilation: Skoliose der unteren Wirbelsäule; Kreuzschmerz, untere Wirbelsäule in Beugebewegung eingeschränkt. **Therapie:** Schonung, physikalische Therapie, Physiotherapie.

Weiterführende Literatur

Bergsneider M, Miller C, Vespa PM, Hu X (2008) Surgical management of adult hydrocephalus. Neurosurgery 62: 643–659

Botto LD, Moore CA, Khoury MJ, Erickson JD (1999) Neural-tube defects. New England Journal of Medicine 341: 1509–1519

Copp AJ, Stanier P, Greene NDE (2013) Neural tube defects: recent advances, unsolved questions, and controversies. Lancet Neurology 12: 799–810

Ferriero DM (2004) Medical progress - Neonatal brain injury. New England Journal of Medicine 351: 1985–1995

Guille JT, Sherk HH (2002) Congenital osseous anomalies of the upper and lower cervical spine in children. Journal of Bone and Joint Surgery (American Volume) 84A: 277–288

Hirbe AC, Gutmann DH (2014) Neurofibromatosis type 1: a multidisciplinary approach to care. Lancet Neurology 13: 834–843

Hu SS, Tribus CB, Diab M, Ghanayem AJ (2008) Spondylolisthesis and spondylolysis. Journal of Bone and Joint Surgery (American Volume) 90A: 656–671

Mitchell LE, Adzick NS, Melchionne J, Pasquariello PS, Sutton LN, Whitehead AS (2004) Spina bifida. Lancet 364: 1885–1895

Sokol RJ, Delaney-Black V, Nordstrom B (2003) Fetal alcohol spectrum disorder. Jama-Journal of the American Medical Association, 290: 2996–2999

Williams B (1980) On the Pathogenesis of Syringomyelia – a Review. Journal of the Royal Society of Medicine 73: 798–806

Befindlichkeits- und Verhaltensstörungen von unklarem Krankheitswert

Werner Hacke

W. Hacke (Hrsg.), *Neurologie*,
DOI 10.1007/978-3-662-46892-0_36, © Springer-Verlag Berlin Heidelberg 2016

Einleitung

Oft sind es die »Aktivitäten« vermeintlicher Fachleute, die zur explosionsartigen Vermehrung von »Krankheitsfällen« führen und so die Inzidenz mancher Syndrome in astronomische Höhen treiben (z. B. die HWS-Distorsion Grad I oder die diagnostischen Kriterien für das chronische Erschöpfungssyndrom, heute gerne und oft als Burnout-Syndrom bezeichnet). Manche sind so weit gefasst, dass es auch beim besten Willen schwer fällt, nicht von dem »Problem« betroffen zu sein.

Eine Voraussetzung für das Auftreten und die rasche Verbreitung solcher Endemien ist die Einführung neuer, technischer Entwicklungen, biologisch/chemischer Substanzen oder Veränderung in der Arbeitsstruktur, die als bedrohlich erlebt werden. Eine weitere Ursache kann die tatsächliche oder perzipierte Unter- oder Überforderung im Alltag, im Beruf oder in der Familie sein. Eine andere Bedingung ist offensichtlich die Bereitschaft der Gesellschaft, einschließlich mancher Ärzte, solche Beschwerdekomplexe als Krankheit anzuerkennen und die Betroffenen im Sozialsystem zu entschädigen.

In diesem Kapitel werden Beispiele gegeben, die heute besonders aktuell sind und an denen auch der Einfluss von Medien und von Interessengruppen deutlich wird. Interessant ist auch, dass die vehemente Ablehnung wissenschaftlich begründeter Interpretationen (Ablehnung der »Schulmedizin«) Hand in Hand geht mit einer besonderen Affinität zu alternativen, manchmal magischen Hypothesen zur Krankheitsentstehung und zu denkbaren Therapieansätzen. Nicht selten halten sich die Patienten für medizinisch vorgebildet. Solche Patienten sind ideale Placebo-Responder, wenn die alternativmedizinische Maßnahme nur abstrus genug ist (Geistheiler, Operationen mit bloßen Händen, Bioresonanz, Bach-Blüten, Kolonentgiftung und vieles mehr). Ganze Klinikketten konzentrieren sich auf das Geschäft mit diesen geplagten Menschen. Hierfür zahlen diese bereitwillig horrende Summen, während die Zuzahlung zu einem zugelassenen Medikament als Zumutung empfunden wird.

Dieser Problembereich entzieht sich meist einer vernünftigen Diskussion. Jeder vorsichtige Zweifel an der subjektiven, tief verankerten Theorie zu Krankheitsentstehung und den magischen Therapieoptionen führt im besten Fall zum Abbruch des therapeutischen Kontakts und zur Enttäuschung über das fehlende Verständnis des Arztes. Im schlechten Fall folgen offene Ablehnung, Aggressivität, Drohung mit der Presse und der Vorwurf, die Probleme des Patienten mit voller Absicht nicht verstehen zu wollen und mit dem vermeintlichen Verursacher unter einer Decke zu stehen. Es folgt der Rückzug in »Betroffenen-Subkulturen«. Nicht selten werden Angehörige symbiotisch in die wahnhafte Entwicklung einbezogen, die nach der Phase des »Mitleidens« dann auch symptomatisch werden können.

36.1 Vorbemerkung

Spätestens seit dem Beginn des Industriezeitalters hat es immer wieder Beschwerdekomplexe gegeben, die bei bestimmten Berufsgruppen oder unter bestimmten sozialen Voraussetzungen auftraten, sich endemisch ausbreiteten und später wieder aus dem Bewusstsein der Öffentlichkeit und dem Spektrum der Beschwerden verschwanden. Typische Beispiele waren »nervöse« Störungen durch den Lärm vorbeifahrender Eisenbahnzüge oder das »Railway-spine-Sydrom«, Rückenschmerzen, die auf Erschütterungen beim Fahren über holprige Eisenbahnschwellen zurückgeführt wurden. Auch heute gibt es ähnliche Wellen: Das Computermaussyndrom, Beschwerden durch »Elektrosmog«, Infraschallbelastung durch Windräder, die sogar bei Herdentieren zu psychosomatischen Problemen führen und so Milchmenge und -qualität beeinflussen soll oder der epidemisch genutzte Begriff des Mobbing – eines Problems, das es in der Tat gibt, das aber jetzt schon beim leisesten Anklang eines kritischen Wortes als Killerargument in die Debatte eingeführt wird.

In diesem Kapitel werden zunächst Befindlichkeitsstörungen beschrieben, die von den Betroffenen mit bestimmten Noxen oder Lebensumständen in Beziehung gesetzt werden. Die Störungen sind relativ weit verbreitet und haben erhebliche sozialmedizinische Bedeutung erlangt. In jedem Fall sind die medizinökonomischen Kosten für diese Gruppe von Grenzfällen zwischen Gesundheit und Krankheit immens. Dies wird auch an der immer weiter zunehmenden Krankschreibung und Frühberentung auf Grund **weicher psychiatrischer Diagnosen** sichtbar. Viele Syndrome können gut in die Kategorie **somatoforme Störungen** eingeordnet werden, bei denen körperliche Beschwerden wie Müdigkeit und Erschöpfung, Schmerzsymptome, Herz-Kreislauf-Beschwerden, Magen-Darm-Beschwerden, chronische Schmerzsyndrome, Schlaflosigkeit, erektile Dysfunktion, Sehstörungen, Lähmungen, Gefühlsstörungen und Gewichtsprobleme, die sich nicht auf eine organische Erkrankung zurückführen lassen, im Vordergrund stehen. Die **larvierte Depression**, die damit auch viele Gemeinsamkeiten aufweist, besonders, wenn es um umschriebene unerklärliche Symptome geht (brennende Zunge, kribbelnde Missempfindungen, uncharakteristischer Schwindel), wird den depressiven Störungen zugeordnet.

Bei manchen Personen kann sich eine sehr schwere Variante mit offen aggressivem Verhalten all denen gegenüber entwickeln, die die empfundene Kausalität nicht bestätigen. Insgesamt sind solche Patienten nicht selten medizinisch etwas vorgebildet, sind in sozialen oder medizinnahen Berufen, sehr häufig im öffentlichen Dienst, tätig. Stress wird spontan oder bei Nachfragen fast immer angegeben. Die vermeintliche medizinische Vorbildung und unkritische Informationsaufnahme aus dem Internet, in dem man »Belege« für jeden noch so abstrusen Zusammenhang finden kann, machen die Sache zunehmend schwieriger. Wichtig ist, das viele der Zustände, die im Folgenden beschrieben werden, auch in modernen Diagnoseklassifikationen nicht zu finden sind, aber sehr wohl als »Diagnose« für Krankschreibung und Berentung herhalten müssen und akzeptiert werden.

Von Interessengruppen und Medizinern werden diese Befindlichkeitsstörungen kontrovers diskutiert. Viele dieser Syndrome sind schwer objektivierbar oder nur vermeintlich durch den Einsatz selbstentwickelter, nichtvalidierter »Instrumente« »nachweisbar«. Vieles ist Glaubenssache, subjektiv, ideologisch verbrämt, fanatisiert und nicht diskutierbar. Da die Sachlage so ist, gebe auch ich meine subjektive, persönliche und vorurteilsbelastete Bewertung ab, die sicher von vielen Betroffenen und manchen medizinisch Tätigen so nicht geteilt wird.

36.2 Syndrome von unklarem Krankheitswert

36.2.1 Sick-building-Syndrom

Definition und Inzidenz Unter dieser Bezeichnung wird seit etwa 30 Jahren eine Kombination von Beschwerden beschrieben, die von Personen geklagt wird, die in modernen Bürogebäuden arbeiten. Die Inzidenz ist nicht ermittelt. Publizierte Schätzungen, dass »Hunderttausende von Büroarbeitern« täglich unter entsprechenden Beschwerden leiden, sind nicht durch Daten gestützt. Frauen sollen dreimal so häufig wie Männer betroffen sein.

Symptome Die Beschwerden sind in der Regel nur während des Aufenthalts in dem speziellen Gebäude vorhanden, werden von manchen Betroffenen aber auch ständig empfunden Zu den Symptomen zählen: trockene Augen, verstopfte Nase, aber auch Nasenlaufen und Niesen, Reizempfindungen im Rachen, Atembeschwerden, Engegefühl um die Brust, Trockenheit, Jucken und Rötung der Haut. Diese Beschwerden werden mit einer Reihe von Verlegenheitsdiagnosen versehen: toxische Rhinitis, Asthma, Kontaktdermatitis.

Allgemeine Beschwerden sind: Kopfschmerzen, unsystematischer Schwindel, periodische oder chronische Müdigkeit, Konzentrationsstörungen, Antriebsarmut und Gleichgültigkeit, Gliederschmerzen. Diese Symptome werden von manchen behandelnden Ärzten als Migräne, rheumatoide Arthritis oder »allgemeine Immunschwäche« diagnostiziert.

Ätiologie Erwägungen zur Ätiologie stellen die klimatischen Bedingungen in den Innenräumen der Gebäude und insbesondere eine mögliche Kontamination der Luft in Klimaanlagen in den Vordergrund. Speziell werden mangelnde Luftbefeuchtung, Beimengung von toxischen Chemikalien oder Mikroben diskutiert. Andere Erwägungen beziehen sich auf Bedingungen, die nicht an das Raumklima gebunden sind, wie Bildschirmarbeit, zu helle, blendende, aber auch unzureichende Beleuchtung.

Quantitative Angaben über die inkriminierten Noxen, über die Art und Grad der Belastung erforscht werden könnten, existieren nicht. Die ätiologischen Erwägungen enthalten häufig den Hinweis auf eine multifaktorielle Genese der unterstellten Schädigung, ohne dass die einzelnen Faktoren spezifiziert werden. Gerne wird eine besondere, individuelle Empfindlichkeit gegenüber Noxen, die unter der Nachweisgrenze liegen, postuliert.

Der aus lokalen und allgemeinen Beschwerden variabel zusammengesetzte Komplex von Symptomen ist meist nicht zu objektivieren. Fragebogenaktionen beziehen sich auf die Befindlichkeit der Betroffenen und ihre Einschätzung der Umweltbedingungen. Eine Veränderung der Umweltbedingungen zum Besseren hin führt nicht zu einer Abnahme der Beschwerden. Bei den Noxen fehlen Daten darüber, welche Substanzen solche oder ähnliche Beschwerden auslösen.

Anderseits fanden sich in einigen Studien Hinweise auf psychologische Variablen, z. B. hohe Arbeitsbelastung oder Sorgen um den Arbeitsplatz. Diese legen den Schluss nahe, dass die psychologischen Umstände der Arbeit wenigstens so bedeutsam für das Befinden der Betroffenen sind wie die Verhältnisse am Arbeitsplatz.

In den letzten Jahren scheint diese Syndrom seltener geworden sei, möglicherweise, weil es durch neue Modediagnosen abgelöst wurde.

> **Das sog. Sick-building-Syndrom besteht aus vielfältigen Beschwerden und allgemeiner Leistungsminderung. Die Symptomatik wird von den Betroffenen vor allem auf raumklimatische Bedingungen zurückgeführt. Nach der variablen Symptomatik und dem Fehlen beweisender Laboruntersuchungen ist eine allergische, immunologische oder toxische Auslösung nicht wahrscheinlich.**

Der Fall

Ein Lehrerehepaar stellt sich in der Sprechstunde mit nahezu gleichartigen Beschwerden vor: Die Konzentration habe nachgelassen, man könne sich auf den Unterricht nicht mehr so gut vorbereiten, man sei den Schülern gegenüber weniger tolerant, insgesamt weniger belastbar, habe Schlafstörungen, leide unter heftigen Kopfschmerzen. Die Haut sei deutlich blasser. Der Mann klagt über Appetitlosigkeit, die Frau über Gewichtszunahme. Der Schlaf sei gestört, am Morgen sei man überhaupt nicht mehr richtig ausgeruht. Das Ganze sei nicht nur während der Unterrichtszeit, sondern auch in der unterrichtsfreien Zeit und an Wochenenden vorhanden. Nein, mit dem Stress in der Schule habe es sicherlich nichts zu tun, denn der habe im Vergleich zur Vergangenheit nicht zugenommen.

Man habe deswegen von einem Umweltinstitut die Umweltbelastung des Hauses ausmessen lassen. Dabei wurde eine zwar nur geringe, aber doch eindeutige Erhöhung der Substanz XX und der Substanz XY festgestellt. Vor Jahren habe man, z. T. in Eigenarbeit, das Haus gründlich renoviert und dabei wohl auch Farben benutzt, in denen solche Substanzen enthalten seien.

In der Zwischenzeit seien sie bei einem bekannten Spezialisten gewesen, der auch im Blut eine Belastung mit solchen Substanzen festgestellt habe. Gleichzeitig bestünde auch ein erhöhter Quecksilberspiegel im Blut.

Die vorsichtige Warnung vor der Übernahme solcher Hypothesen wurde von dem Ehepaar nicht akzeptiert. Einige Monate später, nach einer Reihe von Detoxifizierungsbehandlungen, sind die Beschwerden unverändert vorhanden.

Im Übrigen vertreten beide die Überzeugung, dass die Entgiftung nur deshalb nicht wirksam sei, weil neue, schädigende Substanzen, die man noch gar nicht kenne, jetzt im Körper seien. Und welche weiteren Belastungen in der Umwelt auch noch zu der Krankheit beitrügen, wisse man eben nicht. Ausschließen könne man es jedenfalls nicht. Insgesamt gehe es jedenfalls so nicht mehr weiter, und man habe deshalb vorsorglich schon einmal die Pensionierung beantragt.

36.2.2 Idiopathische, umweltbezogene Unverträglichkeit

Definition und Terminologie Die idiopathische, umweltbezogene Unverträglichkeit, ist ein schlecht abgrenzbarer, hartnäckiger, rein subjektiver Beschwerdezustand, der von den Betroffenen mit verschiedenen Umwelteinflüssen in Beziehung gesetzt wird. Er ist verwandt mit dem »Sick-building-Syndrom. Der Beschwerdekomplex wurde früher als **»multiple chemical sensitivities«** (MCS) beschrieben, jedoch hat der zuständige Ausschuss der Weltgesundheitsorganisation empfohlen, statt dessen den auch nicht besseren Terminus »idiopathic environmental intolerance« zu verwenden, der keine spezielle ätiologische Zuordnung unterstellt. Auch die in Deutschland besonders häufige »Amalgamunverträglichkeit« gehört zu diesem Symptomenkomplex.

Ätiologie Der Beschwerdekomplex ist nicht **neurotoxisch**, weil die als Ursache vermuteten chemischen Verbindungen in vielen Fällen nicht nachweisbar sind. Ferner lässt sich der Nachweis einer Dosis-Wirkungs-Beziehung nicht führen. Beides kann bedeuten, dass die Substanz in einer so geringen Dosis vorhanden ist, dass sie nicht gemessen werden kann oder dass der unterstellte Zusammenhang zwischen Noxe und Beschwerden nicht vorliegt. Eine neurotoxisch ausgelöste Gesundheitsstörung müsste nach Beendigung der Exposition nachlassen oder ganz abklingen. Ähnliche Einwände gelten für die Unterstellung, dass elektromagnetische Wellen einen der genannten Beschwerdekomplexe auslösen.

Persistierende, toxische Effekte sind bisher nicht nachgewiesen worden, ebenso wenig eine andauernd verminderte Toleranz gegenüber kleineren (kleinsten) Dosen der vermuteten Substanzen. Es gibt auch keine feste Beziehung zwischen Art der Substanz und Art der Symptome, wie man sie beim Mechanismus einer toxischen Schädigung erwarten müsste. Vielmehr sind die oben genannten allgemeinen Symptome bei den verschiedensten Beschwerdekomplexen zu erfahren (s. u.).

MCS oder idiopathische umweltbezogene Unverträglichkeit ist laut WHO keine Krankheit: »Anderseits ist es offensichtlich, dass die Betroffenen leiden, dass sie diese Leiden auf Umwelteinflüsse zurückführen und dass sie ärztliche [und nicht juristische, Anm. des Autors] Hilfe brauchen. Dabei sollten im weitesten Sinne des Wortes psychotherapeutische Verfahren im Vordergrund stehen. Aggressive Behandlungsverfahren, wie Chelattherapie oder andere Formen der Entgiftung« sollten nicht angewendet werden. Es wäre wünschenswert, wenn die Öffentlichkeit von fachkundiger Seite besser als bisher informiert würde« (Ende der WHO-Stellungnahme).

Die American Academy of Allergy and Immunology, die American Medical Association, das American College of Physicians und die International Society of Regulatory Toxicology and Pharmacology haben dem Beschwerdekomplex keinen Krankheitsstatus zuerkannt.

Symptome und Verlauf Unter der Bezeichnung MCS sind in der Literatur der letzten Jahre ätiologisch ungeklärte Beschwerden verschiedenster Art beschrieben worden, von denen hier Kopfschmerzen, unsystematischer Schwindel, Tagesmüdigkeit, Konzentrationsschwäche, Muskelschmerzen und Geruchsüberempfindlichkeit genannt werden. Diese Beschwerden werden von den Betroffenen und einigen Ärzten so interpretiert, dass bereits kleinste Mengen chemischer Substanzen heftige subjektive Symptome auslösen. Es wurden die verschiedensten Substanzen als Auslöser angegeben. Toxikologische Untersuchungen ergaben widersprüchliche Befunde und Interpretationen. Die unterstellten Noxen waren nur bei einer sehr kleinen Zahl von Menschen schädlich wirksam. Diese Patientengruppe fühlt sich in ihrer Gesundheit und damit in Lebensfreude und Leistungsfähigkeit so stark beeinträchtigt, dass sie ihrer Arbeit nicht mehr nachkommen und auch nicht mehr am geselligen Leben teilnehmen können. Das Leidensgefühl und die Tatsache, dass es den meisten Ärzten nicht gelingt, eine stichhaltige und auch von anderen Kollegen akzeptierte Diagnose zu stellen, treibt die Patienten von Arzt zu Arzt.

Exkurs

Mobiltelefone und neurologische Störungen

Es häufen sich Mitteilungen über Fälle, bei denen neurologische Befindlichkeitsstörungen, aber auch das Entstehen von Tumoren, mit dem Gebrauch von Mobiltelefonen in Verbindung gebracht werden. Auch hier gab es schnell Wissenschaftler, die einen Beleg für den kausalen Zusammenhang zwischen Schlafstörungen, Gedächtnisstörung, Konzentrationsmangel, Tinnitus, Schwindel und Kopfschmerzen einerseits und dem häufigen Gebrauch von Mobiltelefonen herstellten. Besonderes Aufsehen erregte ein Fall vor Gericht, bei dem es um eine hohe Entschädigung ging, da ein Akustikusneurinom in Zusammenhang mit dem häufigen Gebrauch eines Handy gebracht wurde. Interessant war allerdings, dass das Akustikusneurinom rechts war, der Betroffene allerdings Linkshänder war (und auch überwiegend links telefonierte), was aber erst in der Revision bedeutsam wurde.

Es gibt allerdings keine überzeugenden Hinweise darauf, dass biologische Effekte, die man in In-vitro-Experimenten oder in Tiermodellen finden konnte, in irgendeiner Weise eine Auswirkung auf die neurologischen Funktionen haben könnten. Dies gilt auch für Untersuchungen an freiwilligen Probanden, bei denen EEG-Befunde dahingehend interpretiert wurden, dass eine Abflachung des EEG-Grundrhythmus unter Einfluss von elektromagnetischen Wellen gefunden wurde. Untersuchungen, wie solche elektromagnetischen Wellen den Schlaf beeinflussen, erbrachten stark divergierende Ergebnisse: So wurde sowohl eine Verlängerung als auch eine Verkürzung der Schlafdauer oder der Traumphasen beschrieben. Bei den meisten Probanden blieb der Nachtschlaf unverändert.

Exkurs

Elektrosmog und Nocebo-Effekt

So wie zur Beurteilung der Wirkung eines Medikamentes in einer placebokontrollierten Doppelblindstudie der Placebo-Effekt der Kontrollgruppe von der Wirkung des eigentlichen Wirkstoffes subtrahiert wird, kann der Nocebo-Effekt die von den Betroffenen beklagten Nebenwirkungen von Medikamenten oder Umweltbedingungen erklären. Der Nocebo-Effekt zeigt sich am deutlichsten in der krankmachenden Angst vor eingebildeten Gefahren. Hierzu gehört neben der Angst vor externer oder interner chemischer Belastung auch die Angst vor unsichtbaren, krankmachenden Strahlen.

In einer Studie wurden Personen, die über gesundheitliche Beschwerden durch die Nähe von Mobilfunkanlagen klagten, mit Menschen verglichen, die keine negative Auswirkungen durch Mobilfunk bemerkt hatten. Alle wurden in einer Doppelblindstudie in verschiedenen Sitzungen vermeintlichen oder tatsächlichen elektromagnetischen Strahlen mit Frequenzen im GSM- und UMTS-Bereich ausgesetzt. Die Probanden, die sich für strahlungssensibel hielten, klagten anschließend über Übelkeit, Kopfschmerzen oder grippeähnliche Symptome. Änderungen der Herzfrequenz und der Hautfeuchtigkeit wurden gemessen. Sowohl die subjektiv empfundenen Beschwerden als auch die messbaren Kriterien traten unabhängig davon auf, ob die Antenne tatsächlich in Betrieb war oder nicht. Einige Probanden mussten wegen massiver gesundheitlicher Beschwerden das Experiment aufgeben.

Schon die Aussicht, mit einem Gerät verbunden zu werden, das Strom generieren könnte, führte zu erheblichen körperlichen Beschwerden führen: Nicht einschlägig vorbelasteten Probanden wurde gesagt, dass ein nicht messbarer Strom durch ihren Kopf geleitet würde. Dieser könne Kopfschmerzen verursachen. Tatsächlich aber war in der »On-Stellung« nur ein beim Hochschalten lauter werdenden Ton hörbar. Ein Viertel der Probanden erlebten holozephale Kopfschmerzen, ein weiteres Viertel punktuelle Missempfindungen. Demnach scheinen auch viele »Gesunde« nicht gegen solche Effekte gefeit zu sein, und je größer Angst und Unwissen (am schlimmsten scheint Halbwissen zu sein) sind, desto empfindlicher wird mancher.

So lassen sich die in einer eher wissenschaftsskeptischen Population bei Aspekten von Gentechnologie, Atomstrom-Hochspannungstrassen oder Mobilfunkmasten auftretende echte körperliche Beschwerden verstehen. Dass es jetzt auch bei der ökologisch unbedenklichen Windenergie zu Infraschallbelastung durch die drehenden Rotoren kommen soll, entbehrt nicht einer gewissen Ironie.

Therapie Versuche symptomatischer Therapie bleiben wirkungslos. Anstatt in einer erfolgreichen Therapie mündet der Leidenszustand der Patienten schließlich oft in juristischen Auseinandersetzungen mit Industriebetrieben, die sich jahrelang hinziehen und im Laufe derer sich die Beschwerden weiter verstärken.

Zum Zusammenhang zwischen den Gebrauch von Mobiltelefonen und neurologischen Störungen ▶ Exkurs. Zum Zusammenhang zwischen Elektrosmog und Nocebo-Effekt ▶ Exkurs.

36.2.3 Fibromyalgie-Syndrom

Definition Seitdem 1983 in den USA ein zweibändiges Werk unter dem Titel: »Myofaszialer Schmerz und Funktionsstörung: das Triggerpunkt-Handbuch« erschien, wird die Diagnose »Fibromyalgie-Syndrom« bei Personen gestellt, die chronisch unter Schmerzen in ausgedehnten Regionen der Weichteile klagen und bei denen von einer Vielzahl von Druckpunkten (z. B. bis zu 30 an einem Arm) heftige Schmerzen ausgelöst werden können. Diese Schmerzen werden nicht, jedenfalls nicht nur, am Ort der Stimulation, sondern auch in weit entfernten Körperregionen empfunden.

Symptome Die spontanen Schmerzen beeinträchtigen die Arbeitsfähigkeit und, wie die Betroffenen berichten, auch die Lebensfreude. Allgemeine Symptome, die regelmäßig geklagt werden, sind Müdigkeit und schlechter Schlaf. Bei unabhängigen Nachuntersuchungen konnten schmerzauslösende Triggerpunkte nur bei 18% der Untersuchten nachgewiesen werden, was innerhalb des Placebobereichs von 30% liegt.

Den Muskelschmerzen entsprechen keine pathologischen Veränderungen im EMG. Die Muskelbiopsie ergibt ein normales Ergebnis. Die Laboruntersuchungen fallen ebenfalls normal aus. Im EEG sind von einigen Autoren α-Wellen im Muster des non-REM-Schlafs beschrieben worden (sog. α-δ-Schlaf), aber der Befund war häufig nicht reproduzierbar. Das American College of Rheumatology hat diagnostische Kriterien für die Diagnose des Fibromyalgie-Syndroms herausgegeben, die so weit gefasst sind, dass danach etwa 10% der weiblichen Bevölkerung die Kriterien erfüllen.

Ätiologie Die Beschwerden bleiben ätiologisch unaufgeklärt. Manche Ärzte unterstellen eine rheumatologische Krankheit, manche nehmen eine »neuroendokrinologische Autoimmunerkrankung« an, andere ziehen sich auf die Einordnung als »idiopathisch« zurück, wieder andere nehmen einen Serotoninmangel im Gehirn an. Die Existenz eines traumatischen Fibromyalgie-Syndroms ist nicht belegt.

Therapie und Verlauf Die Schmerzen sind therapeutisch nicht oder nur geringfügig zu beeinflussen. Eine Blockierung der 5-HT3-Rezeptoren in den Muskeln ist nur vorübergehend wirksam und erlaubt keine ätiologischen Schlüsse. Trizyklische Antidepressiva, der kombinierte Noradrenalin-Serotonin-Wiederaufnahmehemmer Duloxetin und der Membranstabilisator Pregabalin sind die einzigen Substanzen, die in der medikamentösen Therapie des Fibromyalgiesyndroms eine gewisse Wirkung zeigen. Die relativ schlechte Wirksamkeit der medikamentösen Therapie legt verhaltenstherapeutische Ansätze nahe. Inzwischen gibt es allerdings randomisierte doppelblinde Studien gegen Placebo, die die Überlegenheit von Pregabalin bei Patienten mit Fibromyalgie-Syndrom belegen. Die Wirksamkeit soll dauerhaft, mindestens für ein halbes Jahr, anhalten.

Wie beim sog. Koryphäenkiller-Syndrom (▶ Abschn. 36.3) werden immer aufwändigere Untersuchungs- und Behandlungsverfahren eingesetzt. Stationäre Rehabilitationsbehandlung bleibt ohne Erfolg. Früher oder später wird der Betroffene berentet. Die Beschwerden lassen danach aber kaum nach, so dass das therapeutische Problem offen bleibt. Die Patienten sind mehr in allgemeinen Schmerzambulanzen zu finden als bei Neurologen, die meist nur einbezogen werden, um neurologische Ursachen für den Beschwerdekomplex aufzudecken, die allerding so gut wie nie gefunden werden. Nur hin und wieder verbirgt sich eine atypische Polymyalgie oder eine Myositis hinter dem Komplex, beides Differenzialdiagnosen, die man nicht ernsthaft übersehen dürfte.

Sozialmedizinische Bedeutung Die Kosten für die privaten Versicherungen gegen Berufsunfähigkeit werden in Kanada mit 200 Mio. Dollar pro Jahr und die allgemeinen Berufsunfähigkeitskosten in den USA mit 8 Mrd. Dollar pro Jahr angegeben.

> **Beim Fibromyalgie-Syndrom geben die Betroffenen spontane Schmerzen von multipler Lokalisation an. Durch Druck auf (inkonsistente) »Schmerzpunkte« lassen sich lokale, aber auch weit entfernt lokalisierte Schmerzen auslösen. Eine überzeugende pathogenetische Hypothese fehlt. Alle diagnostischen Maßnahmen führen zu normalen Befunden.**

36.2.4 Chronisches Erschöpfungssyndrom (»chronic fatigue syndrome«, CFS)

Inzidenz und Prävalenz Die Inzidenz des CSF wird mit einer sehr großen Streuung angegeben, möglicherweise aufgrund uneinheitlicher Kriterien für die Diagnose. Eine Publikation schätzt die Prävalenz auf 24%! Für Deutschland gibt eine Selbsthilfegruppe für CFS-Erkrankte an, dass 300.000 Personen erkrankt seien. Frauen zwischen 20 und 50 Jahren sollen häufiger als Männer betroffen sein. Das Beschwerdesyndrom ist in fast allen Industrieländern, nicht dagegen in Schwellenländern, beschrieben worden. Verwandt ist auch das »Golfkrieg-Syndrom«.

Ätiologie Die Vielzahl der Hypothesen schließt ein:
- chronische Virusinfektionen,
- Zustand nach Virusinfektion (am häufigsten wird das Epstein-Barr-Virus genannt, Zytomegalie bei Golfkriegsveteranen),
- Umweltbelastung,
- immunologische Veränderungen Abnahme von aktivierten T-Zellen, vermehrte Expression von Interleukin-2-Rezeptoren, verstärkte Zytokinexpression),
- abnormer Serotoninstoffwechsel oder endokrine Funktionsstörungen,
- mitochondriale Defekte,
- chronische Borreliose,
- Auslösung durch Getreide und Milchprodukte,
- chronische Depression oder somatoforme psychiatrische Störung und
- psychologisch bedingtes Rückzugsverhalten.

Bei Erörterung infektiöser Ursachen wird oft übersehen, dass mit den modernen, empfindlichen Nachweisverfahren Antikörpertiter auch nach erfolgreich behandelter Infektion lebenslang positiv bleiben. Manche der »integrativen« Hypothesen sind Leerformeln, z. B. »es handelt sich wahrscheinlich um eine Störung der komplexen Regulation des psychoneuroendokrino-immunologischen Netzwerkes«.

Symptome Das Kernsymptom ist, gemäß einer Definition des Center for Disease Control and Prevention (CDC) in Atlanta, ein 6 Monate oder länger andauernder Erschöpfungszustand mit grippeähnlichen Symptomen, der Wohlbefinden und Arbeitsfähigkeit stark beeinträchtigt. Zusätzlich werden variable somatische und psychische Beschwerden geklagt. 60–80% der Betroffenen klagen über Schlafstörungen, bei 50–80% bestand oder besteht eine psychiatrische Störung, meist depressiver Natur, oder eine Angststörung. Die operationalen, schwer objektivierbaren Kriterien, die das CDC für die Diagnose angegeben hat, sind in ◻ Tab. 36.1 aufgeführt. Daneben gibt es leicht davon abweichende britische und australische Listen von Kriterien.

◻ Tab. 36.1 Kriterien für die Diagnose des chronischen Müdigkeitssyndroms

Hauptkriterium: andauernde Müdigkeit oder Ermüdbarkeit für mindestens 6 Monate, die	**Nebenkriterien** (wenigstens 4 davon müssen ebenfalls mindestens 6 Monate nach Einsetzen der Müdigkeit bestanden haben):
– nicht durch eine andere Krankheit erklärt werden kann, – neu aufgetreten ist, – nicht Folge einer chronischen Belastungssituation ist, – durch Bettruhe nicht zu beheben ist und – die durchschnittliche Leistungsfähigkeit deutlich vermindert	– Halsschmerzen – Schmerzhafte axilläre oder zervikale Lymphknoten – Muskelschmerzen – Wandernde, nicht entzündliche Gelenkschmerzen – Neu aufgetretene Kopfschmerzen – Schwierigkeiten in der Konzentration und im Kurzzeitgedächtnis – Keine Erholung nach dem Schlaf – Mehr als 24 h andauernde Müdigkeit nach früher gewohnten Belastungen

Auffällig ist die Überlappung der Symptomatik mit der anderer Beschwerdekomplexe, die in diesem Kapitel erörtert werden. Die Diagnose ist (noch) nicht in eines der bekannten Diagnosesysteme aufgenommen worden.

Diagnostik Zusatzuntersuchungen ergeben uneinheitliche Befunde: Mit standardisierten Fragebögen erfährt man die Beschwerden, die oben genannt sind. In neuropsychologischen Tests findet man lediglich – nicht unerwartet – eine Verlängerung der Antwortzeit bei Aufgaben mit Zeitbegrenzung. Laboruntersuchungen, einschließlich modernster immunologischer Tests stützen keine einheitliche, ätiologische Hypothese. Areale von regionaler kortikaler Minderdurchblutung in der SPECT-Untersuchung sind schwer zu interpretieren.

Im T2-gewichteten MRT sind multiple Herde im Marklager der Großhirnhemisphären beschrieben worden. Diese fanden sich aber auch bei gesunden Kontrollpersonen, und es dürfte sich dabei um häufig zu findende, nichtpathologische Veränderungen handeln (sog. UBO, »unidentified bright objects«). Kernspinspektroskopie in Muskeln (selten ausgeführt) hat normale Befunde ergeben. Elektrophysiologische Untersuchungen, einschließlich der Registrierung ereigniskorrelierter Potenziale, erlaubten keine Unterscheidung zwischen Kranken und gesunden Kontrollpersonen.

Verlauf und Therapie Der Verlauf ist wellenförmig, aber insgesamt chronisch, mit einer Dauer von 2,5 Jahren oder sehr viel länger. Charakteristika, die den Verlauf bestimmen, sind nicht bekannt.

Eine rationale oder wenigstens erfolgreiche Therapie ist nicht bekannt. Bei dieser Lage ist es wichtig, dass der behandelnde Arzt den Patienten »annimmt« und ihm ein Behandlungsprogramm anbietet, das sich aus mehreren Komponenten zusammensetzt:

- Physiotherapie,
- Übungsbehandlung,
- gegebenenfalls Akupunktur,
- tri- oder tetrazyklische Antidepressiva in kleinen Dosen und
- Verhaltenstherapie.

Vertiefende Informationen zu neurologischen Beschwerden bei Trägerinnen von Silikonimplantaten ▶ Exkurs.

36.2.5 Burnout-Syndrom

Einleitung Auch das chronische Fatigue-Syndrom wird heute seltener diagnostiziert. An seine Stelle ist eine neue »Diagnose« getreten, die, nicht zuletzt durch massive Präsenz in den Medien, epidemische Ausmaße angenommen hat: Das Burnout-Syndrom, das Syndrom des »ausgebrannt sein«, was einen langen Prozess von hoher Aktivität andeutet, der dann letztendlich, trotz allen Bemühens, in einem Erschöpfungszustand endet, den der Patient nicht mehr überwinden kann. Der Drang, Besonderes zu leisten, den Anderen etwas zu beweisen, dabei persönliche Bedürfnisse und soziale Kontakte hintan zu stellen, die Verleugnung auftretender Probleme und eine geringere Frustrationstoleranz sollen den Weg zum Burnout-Syndrom einleiten.

Das Bild »Burnout« suggeriert unausgesprochen, dass der Patient vorher »hell gebrannt« hat, also besonders aktiv und erfolgreich war.

Dieses Syndrom hat in den letzten 5–10 Jahren Patienten, manche Ärzte, Gewerkschaften, die Massenmedien, Arbeitsmediziner und Selbsthilfegruppen im Sturm von sich überzeugt (man ist geneigt zu sagen: entzündet).

Diese Ausführungen sind keineswegs sarkastisch oder sozial abwertend gemeint: Die bewusste Überzeichnung gilt auch als Basis für das Verständnis der folgenden Warnung: Bei einer Minderheit der so Diagnostizierten liegt eine ernsthafte, oft schwere Depression zu Grunde, die nach außen bei erhaltenen Kontrollmechanismen nicht direkt ersichtlich ist. Es ist, als sei der Patient in der Lage, das Burnout zuzulassen, die Depression aber zu verbergen. Nicht selten sind dann Suizide Prominenter, die die Öffentlichkeit alarmieren und faszinieren.

Am Burnout stirbt niemand, an der nicht diagnostizierten Depression sehr wohl. Dass das Ganze auch noch massive ökonomische Auswirkungen hat, muss fast nicht erwähnt werden. Burnout-Selbstdiagnosen, dem Arzt mitgeteilt, führen zu Krankschreibungen und dürften neben »Rücken« heute einer der häufigsten Gründe für Krankschreibung, Dienstunfähigkeit und Frühberentung sein.

Das Burnout-Syndrom ist nicht als Krankheit anerkannt. Auch hier tritt wieder das Paradox auf, dass wissenschaftlich nicht anerkannte Diagnosen zu von der Sozialgemeinschaft finanziell zu tragenden sozialmedizinischen Konsequenzen wie Aufenthalt in Spezialkliniken, Behandlungen mit Außenseitermethoden, Krankschreibung mit Lohnfortzahlung und Frührente führen. Man schätzt, dass in Europa die jährlichen volkswirtschaftlichen Folgekosten um die 20 Millionen Euro betragen.

Exkurs

Neurologische Beschwerden bei Trägerinnen von Silikonimplantaten

Diese Beschwerden ähneln weitgehend denen des Chronic-fatigue-Syndroms. Seit ersten Entschädigungsentscheidungen nehmen die Klagen über diese Art von Beschwerden zu.

Es gibt keine schlüssigen Beweise für eine toxische Begründung solcher Beschwerden bei intakten Implantaten. Dennoch rechnet man in den USA mit Entschädigungssummen im 7-stelligen Bereich, was nicht zuletzt durch die Besonderheiten des amerikanischen Gerichtssystems begründet ist. Von Bedeutung ist, dass viele kausale Aussagen zu diesem Beschwerdekomplex von einer Gruppe von Medizinern veröffentlicht wurden, die vor Gericht als Gutachter auftraten und an den Entschädigungen beteiligt wurden.

Definition und psychologische Aspekte Wie bei vielen wenig charakterisierten Störungen gibt es eine Vielzahl von Definitionen, in die oft schon die jeweiligen konzeptionellen Gedanken und Aspekte der jeweiligen Ideologie eingehen.

Man kann das Burnout-Syndrom (engl. »burn out« = ausbrennen) bzw. Ausgebranntsein im engeren Sinne als emotionaler und körperlicher Erschöpfung, Überforderung, reduzierter Leistungsfähigkeit, Selbstzweifeln, psychosomatischen Beschwerden und Störung in der sozialen Interaktion beschreiben, der auf eine Dysbalance zwischen Anforderungen, Ressourcen und Belohnung (»effort-reward imbalance model«) zurückgeführt werden kann. Es zeigt das Ende einer Entwicklung, die mit idealistischer Begeisterung beginnt und über frustrierende Erlebnisse zu Desillusionierung und Apathie, psychosomatischen Erkrankungen und Depression oder Aggressivität und einer erhöhten Suchtgefährdung führt. Es handelt sich um eine körperliche, emotionale und geistige Erschöpfung aufgrund beruflicher oder anderweitiger Überlastung bei der Lebensbewältigung.

Der Begriff kam schon in den späten 1950er Jahren auf, wurde aber noch nicht mit einer Krankheit assoziiert, sondern stammte aus der Wirtschaft und dem Management. Er beschrieb Menschen, die nach bemerkenswerter, erfolgreicher beruflicher Anstrengung »ausgebrannt« ausstiegen und ihr Leben veränderten. Später traten Aspekte dazu, die die Beeinflussung beruflicher und organisatorischer Abläufe in Betrieben beschrieben, die durch überforderte oder erschöpfte Mitarbeiter entstanden (und wie man diese verhindern oder in den Griff bekommen kann). Erst später kam die Perspektive der Betroffenen hinzu. So trat Arbeitszufriedenheit in Mittelpunkt von Ansätzen, mit denen das Burnout–Syndrom vermieden werden soll.

Wissenschaftlich beschäftigte sich zuerst die Psychologie mit den Ursachen und arbeitete als wesentliche Auslöser eine durch zu geringe emotionale oder physische Ressourcen entstehende dauerhafte Überforderung und Erschöpfung, eine zunehmende Distanzierung von vorher positiv belegten Aufgaben und Situationen und das daraus resultierende Gefühl des Versagens trotz hohem physischen und mentalen Inputs heraus.

Bei den Ausprägungen des Burnout-Syndrom handelt es sich um ein breites Spektrum. Es gibt leichte, Burnout-ähnliche, rein subjektive, oft von Beispielen abgeleiteten Befindlichkeitsstörungen ohne eine objektiven Konflikt zwischen Leistungserwartung und Leistungsfähigkeit.

Das Burnout-Syndrom im engeren Sinne dagegen entspricht der oben genannten Definition und stellt eine echte Lebenskrise dar. Am Ende des Spektrums steht die zunächst noch maskierte Depression, die schwer und suizidal verlaufen kann, aber oft unter dem Label »Burnout« fehleingeschätzt und nicht adäquat behandelt wird.

Burnout-Syndrom im engeren Sinne

Das Burnout ist eine existenzielle Krise, bei der die Arbeit als nicht mehr sinnvoll erscheint. Daraus resultieren voraussagbare Reaktionen: Die Suche nach Verantwortlichen, überbordende Kritik an den Umständen, die sich aber nicht geändert haben, Ablenkbarkeit, geringere Leistungen, Streitereien aus nichtigen Gründen, Gefühl, gemobbt zu werden und zunehmende Distanziertheit von den Kollegen. Die zu Grunde liegenden Konflikte könne auch im privaten Bereich liegen und führen dennoch zu den beschriebenen Verhaltensmustern im Beruf. Überforderung bei falsch eingeschätzten persönlichen Möglichkeiten, aber auch Unterforderung (»Boreout«).

Betroffen sind oft Personen mit hohem, manchmal zu hohen Leistungsanspruch an sich selbst, die in Leitungspositionen tätig sind oder als Forscher, Politiker, Leistungssportler, Ärzte oder Pflegende an der Grenze der Belastbarkeit agieren und diese nicht selten überschreiten. Betroffen sind aber auch junge Eltern, besonders berufstätige Mütter mit kleinen Kinder, die dauerhaft an ihrer Leistungsgrenze bei gleichzeitigem Schlafdefizit agieren, und Menschen, die schwer erkrankte Angehörige aufopferungsvoll pflegen. Wichtig ist das Dauerhafte dieser Situation. Kürzere Arbeitssteigerung zur Vorlage eines besonderen Ergebnisses (Jahresabschluss, wichtige Publikation, Antragsstellung mit enger Deadline) führen in der Regel nicht dazu. Es ist die dauerhafte Überforderung, die Imbalance zwischen Anspruch und Wirklichkeit und auch die Beobachtung, das die Dinge vermeintlichen Konkurrenten leichter zu fallen scheint. Auch Veränderungen das Arbeitsspektrums und der Arbeitsorganisation mit Zuordnung weitere Aufgaben ohne Entlastung ist ein nicht zu unterschätzender Faktor. Es liegt in der Person des Betroffenen begründet, dass sie sich dagegen nicht wehren, sondern versuchen, auch dies noch erfolgreich zu stemmen. (Hier liegt auch der große Unterschied zum Pseudo-Burnout: Diese Personen nehmen das Burnout mit seinen unbestimmten Symptomen als Werkzeug, um gegen die Veränderungen zu protestieren und auf drohende, nicht vorhandene Überlastung hinzuweisen.)

Sichtbare Erfolge dieser Überlastung sind zwar anfänglich befriedigend, motivieren aber auch dazu, zu versuchen, die nächste Stufe zu erreichen. Diese nächste Stufe kann dann diejenige sein, auf der trotz besserer Bezahlung und höherem Status die Aufgabe nicht mehr befriedigt oder für die diese Personen nicht mehr geeignet sind. Sie überfordern sich kontinuierlich und sind stets an der Grenze ihrer Leistungsfähigkeit.

Bei den oft in Führungspositionen Tätigen kommt es auch zu Fehlern in unternehmerischen oder organisatorischen Entscheidungen und in der Leitung des Teams mit resultierenden Einbußen der Produktivität. Die volkswirtschaftlichen Verluste sollen sehr hoch sein.

Symptome Leitsymptome sind:

- Emotionale Erschöpfung mit Kraftlosigkeit, Müdigkeit, Mutlosigkeit, Antriebsschwäche und Reizbarkeit, die sich nicht nur am Arbeitsplatz, sondern auch in den privaten Bereich auftreten.
- Eine zunehmende Gleichgültigkeit, Zweifel an früheren Wertesystemen, Veränderung im Sozialverhalten, Gleichgültigkeit, fehlende Toleranz oder auch Reizbarkeit gegenüber Kollegen und im Umgang mit Kunden oder Patienten treten auf.
- Physische und psychische Erschöpfung werden als Misserfolg erlebt.

- Selbstzweifel: Das Gefühl, trotz massivem Einsatz nicht zum Erfolg zu kommen, von Kollegen und Vorgesetzten nicht gewürdigt zu werden, führt zu Selbstzweifeln bezüglich Eignung und Sinn der Tätigkeit, Leistungsfähigkeit und Begabung.
- Antriebsschwäche,
- die Unfähigkeit, sich schnell auf neue Aufgaben einzulassen,
- Konzentrationsstörungen,
- Ängstlichkeit,
- Schlafstörungen,
- Wetterfühligkeit,
- Kopfschmerzen,
- Freudlosigkeit.
- Soziale Kontakte verkümmern und die Betroffenen sind deutlich suchtgefährdet.

Alle diese Symptome haben viel mit einer Depression gemeinsam.

Es gibt eine Reihe von Tests und Fragebögen, mit denen Symptome und Ebenen des Burnout-Syndroms abgefragt werden. Hierzu sei auf die einschlägige Literatur verwiesen. Viele Items in solchen Fragebögen sind leicht durchschaubar und es fällt oft schwer, in solchen Tests als nicht Burnout-gefährdet bewertet zu werden.

Alle Symptome können im Einzelfall auf ernstzunehmende Krankheiten, vor allem Depression oder bipolare Störungen, aber auch Hypothyreose, frontale Tumoren, beginnende neurodegenerative Krankheiten hindeuten und müssen daher sorgfältig analysiert werden.

Therapie Eine Vielzahl von Therapieansätzen wie Verhaltenstherapie, problemzentrierte Beratung, Entspannungsübungen, Kommunikationstraining und Musiktherapie. Ernst zu nehmende randomisierte Studien zu den Effekten der Therapien gibt es nicht. Einzelberichte verweisen immer auf eine Besserung der Symptome unter jeder Therapie, was aber auch schon durch die Entfernung aus dem bestenden Umfeld unter Krankschreibung und Aufenthalt in einer Spezialklinik bedingt sein kann. Wie so oft bildet die persönliche Zuwendung und Empathie der Therapeuten eine große Rolle.

Depression (»major depression«) mit Burnout-Elementen

Es ist eine Frage des Standpunkts, ob man die Entwicklung einer Depression mit Suizidalität als nächste Stufen im Fortschreiten eines Burnout-Syndroms auffasst oder ob man die allgemeinpsychologisch nachvollziehbare Entwicklung von Symptomen der Erschöpfung, Unzufriedenheit und vermeintliche Überforderung als das eine, das Auftreten einer »echten« Depression als möglicherweise mitauslösenden, aber nicht kausalen Faktor auffasst. Ich glaube, dass es sich um eine eigenständige Entwicklung einer Depression handelt, die Burnout-ähnliche Symptome beinhaltet, die als einzige früh, weil sozial kompatibel, enthüllt werden, während andere depressive Kardinalsymptome so lange wie möglich verborgen werden.

Das Spektrum der Symptome eines Burnout-Syndroms im engeren Sinne ist vergleichbar dem einer larvierten oder somatoform gefärbte Depression, allerdings scheint die Sequenz des Auftretens anders zu sein:

Der Konflikt zwischen Leistungsbereitschaft und Anforderungen ist nicht führend. Müdigkeit, Antriebsstörung, Schlafstörungen und Traurigkeit treten zuerst auf, können noch lange maskiert und verborgen bleiben, so dass die Umgebung hiervon noch nichts merkt. In dieser Phase sind die Betroffenen noch zu sportlichen künstlerischen oder anderen beruflichen oder familiären Höchstleistungen fähig. Erst beim Fortschreiten des Depression wirkt diese sich auf die beruflichen und sozialen Strukturen aus. Dies wird aber nicht als Depression akzeptiert, sondern, aus Angst vor einer psychiatrischen Diagnose in den Bereich der sozial viel besser akzeptierten Burnout-Symptomatik geschoben. Eine dann schon notwendige pharmakologische Depressionstherapie wird nicht angeboten oder abgelehnt.

Genügende Beispiele von bekannten Künstlern, Politikern oder Sportlern, die selbst ihre Suizidalität so lange verbergen konnten, bis es zu spät war, unterstreichen diese Gefahr.

Patienten mit ausgeprägtem Burnout-Symptomen müssen unbedingt psychiatrisch beurteilt und behandelt werden.

Leichte Burnout-ähnliche Zustände (Pseudo-Burnout)

Einen normale Erschöpfung nach einer besonders harten Arbeitswoche, nach außergewöhnlicher körperlicher Anstrengung, nach Beschäftigung mit einem ungeliebten Thema, zeitgerechter Abgabe eines wichtigen Projekts hat zwar jeder schon erlebt, aber es scheint dies heute nicht mehr zu geben. Sich danach ein Wochenende erholen, im Urlaub auftanken – nicht mehr zeitgemäß: Man klagt stattdessen über ein drohendes Burnout. Hat man es nicht, ist das dann schon irgendwie auffällig, und vielleicht hat man sich dann doch nicht so massiv eingebracht, wie es schien. Angehörige sozialer Berufe, speziell in der Pflege, in Schulen und in Sozialbehörden und Versicherungen, sind überdurchschnittlich häufig betroffen, wenn es um die Warnung von drohenden Burnouts geht.

Es gibt einen sozialen Druck in Richtung zu dieser Diagnose, die im Kern suggeriert, dass der Betroffene besonders leistungsbereit und an verantwortlicher Stelle tätig ist, sich für den Betrieb, die Organisation, die Familie, den Verein aufgerieben hat und sozusagen Opfer seiner großen Leistungsfähigkeit ist. Es ist das Verwundetenabzeichen in Friedenszeiten und es wird als Problem von Leistungsträgern aufgefasst.

Wenn man dann hinter die Fassade schaut und aus der Umgebung weitere Informationen sammelt, wird man überrascht, dass der/die Betroffenen objektiv nicht durch, um im Bilde zu bleiben, besonders »feurige« Arbeitsweise aufgefallen sind. Auch waren die Aufgaben doch nicht so verantwortungsvoll, wie in der Selbsteinschätzung angegeben. Vielmehr trifft ein hohes Anspruchsniveau bei objektiv geringeren

Möglichkeiten aufeinander, der Konflikt aber nicht exzessiv ausgelebt, sondern durch »aus dem Felde gehen«, den in den Rückzug in die Krankheit gelöst. Das Burnout wird »genommen«, bevor es auftreten kann.

In einer gewissen Weise ist dieses psychologische Phänomen sogar »infektiös«. Scheiden die ersten vermeintlich ausgebrannten Kollegen krankgeschrieben aus dem Team aus, müssen andere deren Aufgaben unverzüglich übernehmen und es kann in der Krankschreibungsphase kein Ersatz gestellt werden. In Konsequenz steigt der Krankenstand schnell weiter und ganze Funktionseinheiten, zum Beispiel Stationen in Krankenhäuser, verwaisen. Zuletzt bleibt alles an einigen wenigen mit hoher Leistungsbereitschaft hängen, die sich überarbeiten, mit sich und der Situation unglücklich sind und Kandidaten für das Burnout im engeren Sinne werden.

Es ist ein massenpsychologisches Phänomen mit bereitwilligen Ärzten, Selbsthilfegruppen, Spezialkliniken und -ambulanzen. Talkshows, Dokumentationen, Burnout-Präventionskurse und Myriaden Internetforen können doch nicht falsch liegen. Patienten mit Befindlichkeitsstörungen, die bei sich selbst das Syndrom diagnostizieren oder der Suggerierung durch Freunde, Kollegen und Bekannte, die sich oft auch selbst als Opfer sehen, unterliegen, sind die Regel. Lernen am (erfolgreichen) Modell, Erkennen des erreichbaren Krankheitsgewinns und die Leichtigkeit, mit der man die kaum zu widerlegende Diagnose erreicht, spielen eine große Rolle.

Vertiefende Informationen zum Burnout-Syndrom ▶ Exkurs: Soziodynamik von Neurasthenie, Stress, Burnout- und Boreout-Syndrom.

36.2.6 Spätfolgen nach Halswirbelsäulendistorsion

Definition Von chronischen oder Spätfolgen nach HWS-Distorsion spricht man, wenn von einem Unfall Betroffene länger als 6 Monate nach dem Trauma über Beschwerden klagen und auf den Unfall zurückführen.

Inzidenz Die Inzidenz steht nicht in Beziehung zu der Schwere des initialen Traumas, sondern zu außermedizinischen Umständen. Versicherte klagen häufiger, länger und über schwerere Befindlichkeitsstörungen als nicht Versicherte. Ein ermutigendes Auftreten der behandelnden Ärzte wirkt sich günstig aus. Übervorsichtige Einstellung mit langer Krankschreibung, Verordnung von Halskrausen und Äußerungen über zweifelhafte Prognose dagegen wirken intensivierend auf die Beschwerden. Im Lancet wurde 1996 eine aufschlussreiche Untersuchung publiziert: In Litauen war die PKW-Insassen-Unfallversicherung damals fast unbekannt. Personen, die einen Auffahrunfall erlitten hatten, klagten dort nicht über chronische Nacken- und Kopfschmerzen.

Exkurs

Soziodynamik von Neurasthenie, Stress, Burnout- und Boreout-Syndrom

Lehrbücher erlauben es, persönliche Meinungen zu wissenschaftlichen schlecht aufgearbeiteten Problemen zu äußern, wenn man diese Meinungen als solche charakterisiert, was ich hiermit tue:

Man kann überlegen, ob das chronische Müdigkeitssyndrom und jetzt das Burnout-Syndrom nicht den Platz einnimmt, den im vergangenen Jahrhundert die »**Neurasthenie**« eingenommen hatte (damals definiert als ätiologisch heterogene »reizbare Schwäche«). Hierzu ein Zitat von Möbius (1894): »Der neue Name [d. h. Neurasthenie] bezauberte Ärzte und Laien, so dass die »neue Krankheit« rasch Bürgerrecht erhielt.«

Angesichts der uneinheitlichen Meinungsäußerungen von Seiten mancher Ärzte ist eine gut fundierte eigene Meinungsbildung wichtig. Einschlägige Interessengruppen und Selbsthilfeorganisationen neigen dazu, der »Schulmedizin« zu unterstellen, dass sie sich Fortschritten in der Erkenntnis zu dieser und auch anderen Befindlichkeitsstörungen absichtlich entgegenstelle.

Die ganze Diskussion erinnert sehr stark an die Stress-Diskussion von vor einigen Jahren. **Stress** war an allem schuld, solange es kein Eu-Stress (guter Stress) war. Auch hier war sofort die Suche nach der gesellschaftlichen Verantwortung am Stress des Einzelnen im Zentrum der Erörterung.

Heute erreichen derartige Wellen mehr denn je eine große Öffentlichkeitswirkung. Das Burnout-Syndrom war schon Thema in allen sog. kritischen Talkshows, politische Magazinen und Journalen. Nur wirklich kritisch wird nicht berichtet: Der in Medienfragen ungeschulte Spezialist, der eine differenzierte Meinung vermitteln will, wird mit Meinungsbildner aus der organisierten Pro-Burnout-Branche und telegen leidenden Betroffenen konfrontiert, deren Meinungen und Hypothesen vom Publikum mit viel Applaus validiert werden. Dann hat es der neutrale Spezialist schwer: Das letzte, was man hier hören will, ist, dass es sich bei diesem Beschwerdekomplex um eine heterogene Gruppe von Befindlichkeitsstörungen handelt, die im eben nicht immer von anderen verschuldet ist.

Krankenkassen und Volkshochschulen, Burnout-Ambulanzen und Selbsthilfegruppen tragen mehr zur Verbreitung als zu Bekämpfung dieser Epidemie bei. Die Vielzahl von sog. Burnout-Risiko-Instrumenten und Selbstassessment-«Tests«, die in der Laienpresse und im Internet propagiert werden, helfen auch nicht, das Problem auf vernünftige Ebene zu führen.

Völlig abstrus wird das Ganze, wenn man jetzt bei solchen Personen, die nun aber auch gar nichts von den Charakteristika eines Burnouts haben, die Variante **Boreout** einführt. Die Betroffenen können so auch von der Menge, aber auch dem Anspruch der Arbeit unterfordert sein. Es handelt sich nicht immer um Faulheit oder um Desinteressiertheit an der Arbeit. Die Symptompalette überlappt mit der des Burnout-Syndroms. Auch hier wird gerne die Schuld bei anderen gesucht, die dafür verantwortlich sind, das man nicht seinen (selbstperzipierten) Fähigkeiten entspricht. Es resultiert Unzufriedenheit, auf die mit unsinniger Geschäftigkeit und emotionaler Überforderung reagiert wird. Lustlosigkeit, Gereiztheit, körperliche Beschwerden und Frustration nehmen zu.

Symptome Die **lokalen Beschwerden** schließen Nacken- und Hinterkopfschmerzen, Schmerzen, die in einen Arm oder beide Arme ausstrahlen, auch Kopf- und Augenschmerzen ein. Die Ausstrahlung lässt sich oft der segmentalen Innervation nicht zuordnen. Nervale Beziehungen zwischen der HWS und der Augenregion oder der Stirn bestehen nicht.

Die **allgemeinen Beschwerden** sind: Tagesmüdigkeit, Schlafstörung, Angst, Geräuschempfindlichkeit, Unkonzentriertheit, Reizbarkeit und verminderte Belastbarkeit, Sehstörungen der verschiedensten Art bis zur Wahrnehmung von Doppelbildern sowie Hörminderung mit Ohrgeräuschen und Gleichgewichtsstörungen. Verschiedene Untersucher heben unterschiedliche Schwerpunkte in diesem Spektrum von Missbefinden hervor, und gleichartige Beschwerden werden bei der Mehrzahl der in diesem Kapitel beschriebenen Befindlichkeitsstörungen, aber auch in einem hohen Prozentsatz der Durchschnittsbevölkerung erhoben: In einem Schweizer Kollektiv von 15.300 Personen klagten etwa 45% der Befragten über Müdigkeit und Kopfschmerzen.

Neurologische Untersuchung und Diagnostik Bei der neurologischen Untersuchung werden fast immer Normalbefunde erhoben. Elektrophysiologische Untersuchungen bleiben ohne pathologischen Befund, wenn die in ▶ Kap. 1 genannten Kriterien für die Feststellung von sog. Denervierungspotenzialen und die Abhängigkeit der Nervenleitgeschwindigkeit von der Raumtemperatur berücksichtigt werden. Auf Röntgenaufnahmen der Halswirbelsäule werden Steilstellung und Bewegungseinschränkung bei Funktionsaufnahmen beschrieben, Veränderungen, die nur im Zusammenhang mit starken, objektiven Befunden als pathologisch bewertet werden können. Degenerative Veränderungen sind in der Regel altersentsprechend.

Neuropsychologische Störungen werden vor allem als Beeinträchtigung von Konzentration und Merkfähigkeit beschrieben. In Testuntersuchungen fällt die Langsamkeit der Antworten und eine verminderte Merkspanne auf. Diese Tests sind, wie leicht einsichtig, stark von der aktiven Mitarbeit des Untersuchten abhängig. Die Feststellung, ob der Proband gut motiviert und leistungsbereit war, gehört zu jedem psychischen Befund, und es ist bekannt, dass Depressivität die Leistungsbereitschaft hemmt.

Um die Frage der Gedächtnisstörungen auf eine objektive Grundlage zu stellen, wurden in der Schweiz 2 Gruppen von Personen 6 Monate nach einer Halswirbelsäulendistorsion mit einem Test untersucht, der zuverlässig quantitative und qualitative Aspekte des Lernens überprüft. Die eine Gruppe umfasste Patienten, die noch Beschwerden klagten, die andere Gruppe war beschwerdefrei. Es fanden sich keine systematischen Unterschiede zwischen den beiden Gruppen.

> **Das Syndrom der Spätfolgen nach traumatischer Halswirbelsäulendistorsion besteht aus therapieresistenten lokalen Schmerzen und allgemeinen Beschwerden von Müdigkeit bis Gedächtnisstörungen. Objektivierbare pathologische Befunde sind nicht festzustellen, Theorien zur Pathogenese sind unplausibel. Es besteht eine positive Beziehung zwischen der Möglichkeit, eine materielle Entschädigung für Folgen des Unfalls zu erlangen, und dem Auftreten und der Dauer der Beschwerden.**

36.2.7 Gemeinsamkeiten der beschrieben Befindlichkeitsstörungen

Die angeblich **ätiologisch abgrenzbar** beschriebenen Beschwerdesyndrome haben wichtige Leitsymptome gemeinsam:

- Kopfschmerzen,
- Tagesmüdigkeit,
- Leistungsschwäche,
- Konzentrations- und Gedächtnisstörungen und
- wandernde Schmerzen.

Diese Beschwerden werden auf Befragen von einem nennenswerten Prozentsatz der Durchschnittsbevölkerung geklagt und sie gehören auch zu der Symptomatik somatoformer, depressiver Störungen des Befindens. Objektivierbare, pathologische Befunde sind fast nie zu finden, und wenn sie beschrieben werden, stehen sie alternativen Interpretationen offen. Weder endokrinologisch noch immunologisch noch toxikologisch noch indirekt über allgemeine Laboruntersuchungen ist die Spezifität der beschriebenen Symptomenkomplexe wahrscheinlich gemacht worden.

Es ist bemerkenswert, dass sie versicherungsrechtlich und juristisch als Krankheiten anerkannt werden, obwohl diese Anerkennung durch die zuständigen medizinischen Fachgesellschaften nicht ausgesprochen wird. Der Einwand von Interessengruppen, dies zeige die Voreingenommenheit der Schulmedizin, kann nicht überzeugen, denn auf anderen Gebieten, z. B. hinsichtlich der Akupunktur oder der additiven Verordnung von alternativen Behandlungsverfahren, deren Wirksamkeit nicht ausreichend erwiesen war, hat sich die Schulmedizin keineswegs verschlossen.

Es handelt sich um massenpsychologische Phänomene, die zivilisationsbedingte und fortschrittsskeptische Ängste ausdrücken und zu deren Ausbreitung ein Mangel an ermutigender Aufklärung durch kompetente Ärzte ebenso beiträgt wie die Verbreitung von unbewiesenen, oft unplausiblen Annahmen in der Öffentlichkeit. Zentral ist, dass die Schuld an diesen Syndromen bei anderen, der Umwelt, der Arbeitssituation und der fehlenden Zuwendung von Kollegen gesucht wird.

Es gibt wie schon erwähnt, vergleichbare Phänomene in vergangenen Zeiten: So wurde nach der Einführung der Eisenbahn befürchtet, dass sich die Erschütterungen in den Waggons schädlich auf die Wirbelsäule der Fahrgäste auswirken und einen Krankheitszustand auslösen könnten, der als »railway spine« bezeichnet wurde. Wir dürfen annehmen, dass die Erschütterungen in den ungefederten Pferdekutschen dieser Zeit ungleich stärker waren. »Railway spine« geriet bald in Vergessenheit. Ebenso verschwand in Australien sehr schnell die »Eisenbahnerhand« in den 1920er Jahren, nachdem diese Diagnose die Arbeit an der Errichtung der Eisenbahnlinien des Kontinents epidemieartig lahmgelegt hatte: Per Gesetz wurde diese »Diagnose« nicht mehr als Krankheit anerkannt. Handbeschwerden bei einseitiger körperlicher Tätigkeit tauchen immer wieder in verschiedenen Verkleidungen auf, zurzeit ist es der »Mausarm« oder die »Keyboardhand«.

Die Liste der unscharf definierten Syndrome ließe sich verlängern: Weitere Beispiele aus der jüngeren Zeit sind die »Bildschirmblindheit« und die »Informationsmüdigkeit«. Fehlende Objektivierbarkeit ist per se kein sehr starkes Argument gegen die Existenz dieser Gruppe von Beschwerden, wohl aber das wellenförmige Kommen und Gehen und die geographisch unterschiedliche Inzidenz unter gleichen Arbeitsbedingungen, in deutlicher Abhängigkeit vom sozialmedizinischen Umfeld, einschließlich der Gewährung einer Entschädigung.

Sicher ist, dass sich hinter manchen »Diagnosen« Depressionen verbergen, die behandelbar wären, wenn die Patienten dies zulassen würden. Oft hat aber die lange Odyssee bei vielen alternativmedizinisch Denkenden ihren Anfang in der Ablehnung einer »Psychiatrisierung« begonnen.

36.3 Simulationssyndrome

Definition Simulationssyndrome (engl.: »factitious disorders« = »künstliche« oder »gemachte Krankheiten«) sind weitaus häufiger als gemeinhin angenommen. Man unterscheidet verschiedene Varianten, bei denen zunächst die Unterscheidung zwischen bewusstseinsnaher, böswilliger Täuschung (»**malingering**«) und der psychogenen Symptomgestaltung, die in ihrer Ausprägung zwar willkürlich ist, der allerdings eine oft unbewusste, psychiatrische Basis zugrunde liegt. Im ersten Fall liegt dann auch ein sekundärer Krankheitsgewinn nahe, der finanziell Art (Entschädigung) oder auch der Triumph, andere an der Nase herumgeführt zu haben, sein kann. Im zweiten Fall ist ein fließender Übergang zur psychiatrischen Krankheiten zu erkennen, auch wenn es gewisse Unterschiedskriterien gibt.

Allgemeine Symptome und Charakteristika Simulationssyndromen gemeinsam ist die Neigung, unter dramatischen Umständen, verbunden mit vermeintlich klaren, objektiven Befunden (Blut im Urin, Stauungsödem, Anämie nach selbst durchgeführtem Aderlass, Sepsis durch Eigeninfektion u. v. m.) in Notaufnahmen zu erscheinen und dort zum »Fall des Tages« zu avancieren, oft in den Abend- und Nachtstunden, in der Hoffnung, auf weniger erfahrenes Personal zu treffen. Es sind Fälle bekannt, die wie auf einer Art Wanderschaft viele verschiedene Notaufnahmen mit immer wechselnden, dramatischen Symptomen aufgesucht haben und in der Regel auch stationär aufgenommen wurden. Oft reisen diese Patienten unter falschem Namen und mit geliehener Identität, die auch Anerkennung hervorrufen soll: Natürlich sind sie privatversichert, haben aber die Versicherungskarte nicht dabei. Sie sind ehemaliger Pilot, emeritierter Professor, verarmter Adel oder früherer Sportstar. Am nächsten Morgen findet man das Bett verlassen und bleibt auf den Kosten sitzen.

Mittelalte Männer dominieren in dieser Gruppe. Auch Angehörige medizinischer Berufe können hier zu großen Auftritten gelangen: Hypoglykämie durch Insulininjektion und die wechselnden Pupillenanomalitäten, die sicher bei den ersten 1- bis 2-mal ein MRT, früher eine Karotisangiographie nach sich zogen, die ohne pathologischen Befund blieben. Ich erinnere mich noch sehr gut an die differenzialdiagnostischen Probleme, die wir mit einer jungen Operationsschwester hatte, die in der Prä-CT-Ära mehrere Male mit einer weiten, lichtstarren Pupille und Kopfschmerzen zu uns kam und zweimal angiographiert wurde, bis uns auffiel, dass am nächsten Morgen die andere Seite weit und lichtstarr geworden war. Die Mydriatika im Nachttischschrank erleichterten dann die Diagnose.

Während oft der Wunsch nach einer Unterbringung für die Nacht, an rezeptpflichtige Schmerzmittel zu kommen oder einer finanziellen Abfindung nach Bagatellverletzung als Auslöser zur bewussten Vortäuschung von Symptomen führend sind, sind auch subtilere Formen des Krankheitsgewinns auch möglich. Diese reichen von Einflussnahme auf Familienstrukturen (Tochter soll nicht wegziehen), Steigerung der Selbsteinschätzung bis hin zu autoaggressiven Verhaltensweisen. Man schätzt, dass etwa 1% der Notfallpräsentationen in diese Kategorien gehört.

Ethische und juristische Aspekte Verbunden hiermit sind eine Reihe ungelöster medizinisch ethischer Aspekte:
- Darf man den Patienten mit dem Verdacht konfrontieren?
- Ist Videobeobachtung erlaubt?
- Dürfen wir den Patienten heimlich beobachten (»Habe Herrn X eben auf dem Flur gesehen, da ging er ganz flott und ohne Probleme.«)? Versicherungen haben Detektive auf angeblich unbewegliche Rollstuhlfahrer angesetzt und die gelungenen Video-Dokumentationen von deren exzessivem Training im Fitness-Center vor Gericht vorgelegt.
- Dürfen wir die Patienten ohne deren Willen an die Psychiatrie verweisen?
- Was ist mit den Büchern in den Ambulanzen, in denen die immer wiederkehrenden Kandidaten aufgelistet sind?
- Wann müssen wir Polizei oder Versicherungen informieren (besonders bei großer Eigen- oder Fremdgefährdung, s. u., Münchhausen-by-proxy)?
- Und schließlich: Wer zahlt bei selbstinduzierten Schäden?

36.3.1 Münchhausen-Syndrom

Diese Verhaltensstörung wurde 1951 beschrieben. Patienten mit Münchhausen-Syndrom suchen unter dramatischen Umständen Krankenhäuser auf, unterziehen sich bewusst unangenehmen, oft schmerzhaften, auch risikobehafteten diagnos-

Exkurs

Münchhausen-by-proxy-Syndrom

Es gibt eine Variante des Syndroms, im Englischen als »Münchhausen by proxy« bezeichnet. Dabei setzen Mütter ein Kind unter Vorgabe falscher Symptome (Blut in der Windel, Krämpfe) der Krankenhausaufnahme und teilweise gravierenden diagnostischen Maßnahmen aus, ohne dass eine medizinische Veranlassung dafür besteht und ohne dass ein psychologisches Motiv erkennbar ist. Es einfach in die Nähe der Kindesmisshandlung zu rücken, ist zu simpel. Hier liegt eine schwere psychische Abnormität mit Neigung zu Selbst- und Fremdgefährdung vor.

tischen und therapeutischen Maßnahmen und verlassen die Krankenhäuser bald auf eigenen Wunsch. Dann stellt sich heraus, dass die Angaben zur Person und zur Vorgeschichte ebenso falsch waren, wie die bei der Aufnahme dargebotenen Symptome. Die Inzidenz ist nicht bekannt. Sie ist vermutlich gering. Dennoch ist die Kenntnis des Syndroms wichtig, wenn man nicht indizierte, konservative und operative Behandlungen vermeiden will. Eine Variante dieses syndroms ist das Münchhausen-by-proxy-Syndrom (▶ Exkurs).

Symptome Die beklagten Symptome beziehen sich auf drei große Gruppen:

- Beim **akuten abdominellen Typ** klagen Patienten so intensiv und so charakteristisch über Bauchbeschwerden und verstehen es, so überzeugend pathologische Tastbefunde zu imitieren, dass sie als Notfall explorativ operiert werden. Nach häufigen Bauchoperationen bilden sich sekundäre Verwachsungen aus, die ihrerseits zu Beschwerden und Symptomen Anlass geben und zu weiteren Krankenhausaufenthalten mit Operationen führen.
- Der **hämorrhagische Typ** ist darauf spezialisiert, dass Blutungen aus der Lunge oder aus dem Magen auftreten, die Gastro- oder Bronchoskopie nach sich ziehen.
- Der **neurologische Typ** äußert plötzliche, heftige Kopfschmerzen, die den Verdacht auf eine Subarachnoidalblutung lenken oder bekommt plötzliche Anfälle von Bewusstlosigkeit oder Lähmungen.

Allgemein täuschen die Patienten nicht nur Krankheitssymptome vor, sondern schmücken auch ihre Lebensgeschichte reichhaltig aus: Sie geben falsche Namen, Adressen und Berufe an, und sie berichten dramatische biographische Details, die sich bei Überprüfung als unwahr erweisen.

Die Patienten lassen mit einer bemerkenswerten Toleranz invasive diagnostische Maßnahmen, z. B. Angiographie, und Behandlungsverfahren, z. B. Operationen, selbst tagelange, maschinelle Beatmung über sich ergehen. Nach wenigen Tagen brechen sie Streitigkeiten mit Schwestern und Ärzten vom Zaun und verlassen auf eigene Verantwortung das Krankenhaus, zuweilen noch bevor ihre Wunden verheilt sind. Kurze Zeit später suchen sie mit den gleichen Beschwerden ein anderes Krankenhaus auf. Die Symptomatik bleibt meist konstant.

Therapie und Verlauf Versuche, diese schwere Verhaltensstörung zu behandeln, bleiben erfolglos, weil die Patienten die Störung nicht reflektieren und/oder diskutieren wollen oder können. Sie sind selten süchtig, und nur selten auch in anderen Lebensbereichen auffällig oder gar deliquent. Sie haben keinen Vorteil durch ihr Verhalten, sondern fügen sich, nach unseren Maßstäben, Schaden zu. Psychiatrisch wird diese Verhaltensabnormität in den Bereich der Selbstverletzungen eingeordnet. Es scheint, dass sie auf einem speziellen Gebiet lügen um des Lügens willen und aus den ihnen zugefügten Schmerzen einen sekundären Krankheitsgewinn erzielen.

Es gibt Fälle, in denen sich die Patienten so schwere Selbstverletzungen oder Infektionen (Sepsis durch kotverunreinigte Injektion in einen Port) zugefügt haben, an deren Folgen sie trotz Intensivtherapie verstarben. Andere Patienten sterben an Komplikationen der von ihnen provozierten Eingriffe. Eine psychologisch orientierte Therapie oder wenigstens eine stabile Arzt-Patienten Beziehung ist selten möglich, weil die Patienten immer wieder den Arzt wechseln.

36.3.2 Koryphäenkiller-Syndrom

Das Koryphäenkiller-Syndrom (KKS) hat Ähnlichkeiten mit dem Münchhausen-Syndrom, unterscheidet sich davon aber in einigen wichtigen Punkten.

Symptome und Interaktionen Eine diffuse Symptomatik ist führend, die sich auf Organe im Brustkorb oder Bauch, auf Schmerzen, Sensibilitätsstörungen oder Bewegungsstörungen bezieht, die eindrucksvoll als extrem bedrückend geschildert wird, aber nicht für definierte Krankheiten typisch ist.

Durch die Heftigkeit und gleichzeitige Unbestimmtheit dieser Beschwerden fühlen sich viele Ärzte gedrängt, ausführliche diagnostische Maßnahmen zu veranlassen, die sie bei einem Durchschnittspatienten nicht für angemessen halten würden. Der hohe diagnostische Aufwand führt aber nicht zur Diagnose. Der Patient wird ungeduldig, der Arzt kommt an die Grenzen seiner Möglichkeiten und überweist den Patienten an einen bekannten Spezialisten (die »Koryphäe«), der seinerseits große, wiederum vergebliche, aber immer teurer werdende diagnostische Anstrengungen unternimmt.

Die Beschwerden werden stärker, die Untersuchungen aufwändiger und invasiver, und der Patient, der gewöhnlich einen Aktenordner mit Vorbefunden bei sich hat und inzwischen über gute differenzialdiagnostische Kenntnisse verfügt, treibt einen Arzt nach dem anderen mit drängenden Fragen, auch unter kritischem Hinweis auf frühere Untersucher und Forderungen nach besserer Diagnostik, in die Verzweiflung. Oft werden aber auch Voruntersuchungen bewusst verschwiegen, wodurch solche Patienten leicht auf 3–4 MRT unterschiedlicher Körperregionen innerhalb weniger Monaten kommen.

Da es zu keiner klaren Diagnose kommt, sind die probatorisch vom Arzt vorgeschlagenen Therapien mit erkennbarer Unsicherheit auf seiner Seite belastet. Die fortgesetzten Fehlschläge führen zur Enttäuschung auf beiden Seiten, die den oben beschriebenen Mechanismus in Gang hält. Diese Patienten sind zugleich häufige Opfer von Scharlatanen und sektiererischen Außenseitermethoden. Die Verfügbarkeit ungefilterter Informationen im Internet ist in diesem Zusammenhang keineswegs eine Entlastung.

Ein weiteres Charakteristikum ist, dass sich auch hier keine stabile Beziehung zwischen Patient und Arzt entwickelt. Vielmehr bleibt die Beziehung oberflächlich und wird bald von Misstrauen und Enttäuschung geprägt, so dass beide Seiten den Wunsch verspüren, die Beziehung durch Überweisung an einen anderen Spezialisten zu beenden.

Therapie Die Therapie ist denkbar schwierig, weil der Patient keinen seelischen Leidensdruck hat und voll in der Konversion ins Körperliche aufgeht. Der behandelnde Arzt sollte erkennen, dass seine diagnostischen und therapeutischen Maßnahmen Abwehrmechanismen ausdrücken, und muss die Kraft entwickeln, die Tatsache anzusprechen, dass bei dem Patienten eine psychische Fehlentwicklung vorliegt.

In Kürze

Sick-building-Syndrom

Symptome: Lokale Symptome wie trockene Augen, verstopfte Nase, Reizempfindungen im Rachen, Atembeschwerden, Engegefühl um die Brust, Jucken und Rötung der Haut, allgemeine Symptome wie Kopfschmerzen, unsystematischer Schwindel, periodische oder chronische Müdigkeit, Konzentrationsstörungen, Antriebsarmut und Gleichgültigkeit, Gliederschmerzen. **Ätiologie:** Unklar; vermeintlich klimatische Bedingungen in Innenräumen der Gebäude, mögliche Kontamination der Luft in Klimaanlagen.

Idiopathische, umweltbezogene Unverträglichkeit

Symptome: Kopfschmerzen, unsystematischer Schwindel, Tagesmüdigkeit, Muskelschmerzen, Konzentrationsschwäche, Geruchsüberempfindlichkeit. **Ätiologie:** Unklar; angeblich verschiedene Umwelteinflüsse.

Fibromyalgie-Syndrom

Symptome: Spontane Schmerzen von multipler Lokalisation, Druck auf (inkonsistente) »Schmerzpunkte« löst lokale oder weit entfernt lokalisierte Schmerzen aus, allgemeine Symptome wie Müdigkeit, schlechter Schlaf. **Ätiologie:** Existenz eines traumatischen Fibromyalgie-Syndroms ist nicht belegt.

Chronisches Erschöpfungssyndrom

Symptome v. a. bei Frauen zwischen 20–50 Jahre: Erschöpfungszustand mit grippeähnlichen Symptomen >6 Monate, Beeinträchtigung der Arbeitsfähigkeit, variable somatische und psychische Beschwerden. **Ätiologie:** Unklar; angeblich u. a. chronische Virusinfektionen, Umweltbelastung, abnormer Serotoninstoffwechsel oder endokrine Funktionsstörungen, mitochondriale Defekte.

Burnout-Syndrom

Epidemieartig zugenommene Modediagnose, basierend auf der Theorie, das dauerhafte Überforderung oder Agieren im Grenzbereich krankmachend ist. Die Patienten halten sich selbst für sehr strebsam, aber sind durch Arbeitsumstände, Mobbing, fehlende Anerkennung an die Grenze ihrer Belastung gelangt. **Symptome:** Erschöpfung, Schlafstörung, Appetitverlust, Lustlosigkeit, diffuse Schmerzen. **Ätiologie:** Unklar, das Spektrum der Ursachen reicht von einfacher Erschöpfung nach einem harten Tag bis zur manifesten Depression. Gefahr der Chronifizierung einer einfachen Erschöpfungsreaktion.

Spätfolgen nach Halswirbelsäulendistorsion

Beschwerden halten länger als 6 Monate nach dem Trauma an und sind auf den Unfall zurückzuführen. **Symptome:** Lokale Beschwerden wie Nacken-, Hinterkopf- und Augenschmerzen. Allgemeine Beschwerden wie Tagesmüdigkeit, Schlaf-, Seh-, Gleichgewichtsstörungen, Reizbarkeit, Angst, Geräuschempfindlichkeit, Unkonzentriertheit, Hörminderung.

Simulationssyndrome

Münchhausen-Syndrom. Verhaltensstörung, bei der Patienten mit vorgetäuschten Krankheitssymptomen unter dramatischen Umständen Krankenhäuser aufsuchen, sich unangenehmen, oft schmerzhaften, auch risikobehafteten diagnostischen und therapeutischen Maßnahmen unterziehen und auf eigenen Wunsch die Krankenhäuser verlassen.

Koryphäenkiller-Syndrom. Verhaltensstörung mit hartnäckigen, aber untypischen Beschwerden, die trotz intellektuellem und apparativem Aufwand keiner definierten Krankheiten zuzuordnen ist. Es kommt zu keiner klaren Diagnose oder Therapie, Patient wird an anderen Spezialisten überwiesen.

Weiterführende Literatur

Bauer A, Schwarz E, Mai C (2008) Multiple Chemical Sensitivity (MCS): Ein Update. Umwelt Medizin Gesellschaft 21(4):9–15

Deutsche Gesellschaft für Psychosomatische Medizin und Ärztliche Psychotherapie (DGPM) und Deutsches Kollegium für Psychosomatische Medizin (DKPM) S3-Leitlinie Umgang mit Patienten mit nicht-spezifischen, funktionellen und somatoformen Körperbeschwerden. AWMF online

Fukuda K, Straus S, Hickie I, et al. (1994) The chronic fatigue syndrome. A comprehensive approach to its definition and study. Annales of Internal Medicine

Lahmann C, Henningsen P, Noll-Hussong M, Dinkel A (2010) Somatoforme Störungen. Psychother Psychosom Med Psychol 60: 227–36

Maslach C, Jackson SE (1986) The Maslach Burnout Inventory Manual. Consulting Psychologists Press, Palo Alto

NICNAS (Australian Government Department of Health and Aging) (2008) A scientific review of multiple chemical sensitivity: Working Draft report

Plaßmann R (1998) Artifizielle Krankheiten und Münchhausen-Syndrome. In: Mathias Hirsch (Hrsg.) Der eigene Körper als Objekt. Zur Psychodynamik selbstdestruktiven Körperagierens. Psychosozial-Verlag, Gießen, S. 118–154

Rösing I (2003) Ist die Burnout-Forschung ausgebrannt? Analyse und Kritik der internationalen Burnout-Forschung. Asanger, Heidelberg

Rossenberg DA (1987) Web of deceit: A literature review of Munchausen by proxy syndrom. Child Abuse & Neglect 11: 547–563

Rothlin P, Werder PR (2007) Diagnose Boreout, warum Unterforderung im Job krank macht. Redline, München

Übergreifende Themen in der Neurologie

Neurologische Intensivmedizin

Julian Bösel und Peter D. Schellinger

W. Hacke (Hrsg.), *Neurologie*,
DOI 10.1007/978-3-662-46892-0_37,

Einleitung

Die neurologische Intensivmedizin ist ein Teilbereich der Neurologie, dessen Anwendung nachweislich zu Verbesserungen des Überlebens und der Überlebensqualität bei Patienten mit schwersten Schädigungen des Nervensystems führt. Diese Erkrankungen werden durch Komplikationen wie Hirnödem, intrakranielle Drucksteigerung, epileptische Anfälle, (ZNS-)Infektionen, metabolische Krisen, Störungen der zerebralen Autoregulation und der autonomen Funktion, assoziierte kardiale und pulmonale Störungen und Delir kompliziert. In diesem Kapitel werden solche Komplikationen und krankheitsübergreifende Behandlungskonzepte beschrieben: Neuromonitoring, Analgosedierung und Neuroanästhesie, Atemwegs- und Beatmungsmanagement, Therapie des erhöhten intrakraniellen Drucks, Liquordrainage, Dekompressionsoperation (Hemikraniektomie), Evakuation von Hämatomen, Blutdruckeinstellung und zielgerichtetes Temperaturmanagement.

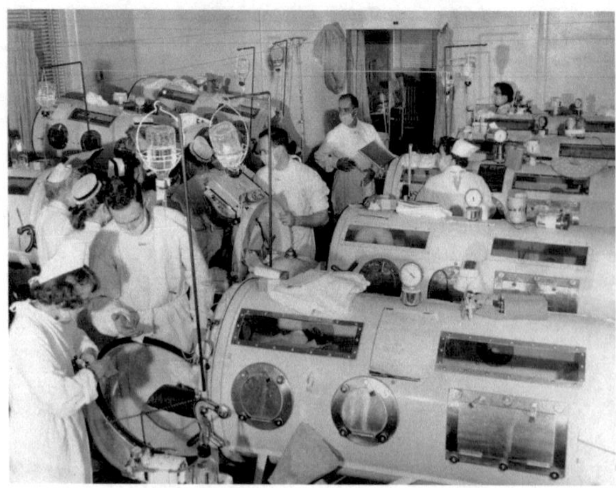

Abb. 37.1 Eiserne Lunge

37.1 Geschichte und Struktur der neurologischen Intensivmedizin

Die Entstehung der neurologischen Intensivmedizin hängt eng mit der Entstehung der allgemeinen Intensivmedizin zusammen, und diese wiederum mit der Entwicklung der künstlichen Beatmung. Bereits 1928 war die »eiserne Lunge« erfunden und bei **Poliomyelitis**-Epidemien in den USA bei Erwachsenen und Kindern eingesetzt worden. Immer wieder waren es die Poliopatienten, die wegen Lähmung der Atemmuskeln vom Tode bedroht waren, die mitunter jahrelang in eisernen Lungen (für die nach dem 2. Weltkrieg zum Teil aus Torpedos umgebaut wurden) in großen Zahlen beatmet wurden (Abb. 37.1). 1952 wurde Kopenhagen von einer Poliomyelitis-Epidemie heimgesucht, die viele Todesfälle forderte. Der Anästhesist Ibsen erkannte erneut, dass insbesondere die respiratorische Insuffizienz durch die gestörte Aktivierung der Atemmuskulatur mit folgender Kohlendioxidintoxikation der lebenslimitierende Faktor war und suchte nach Möglichkeiten, eine Beatmung der Patienten sicherzustellen, die besser als die nach dem Negativdruckprinzip arbeitende eiserne Lunge funktionierte. Er ließ eine große Anzahl von Patienten tracheotomieren, durch sämtliche Medizinstudenten Kopenhagens schichtweise per Atembeutel mit positivem Druck beatmen, rettete so geschätzt 100 Patienten das Leben und begründete mit der **Positivdruckbeatmung** die moderne Intensivmedizin.

Die Entwicklung von geeigneten Beatmungsmaschinen und einer speziellen Intensivpflege bildeten die Grundsteine, als man in den 1960er und 1970er Jahren aggressivere neurochirurgische Eingriffe an hirnverletzten Patienten vornahm und stationäre Einheiten zur postoperativen Versorgung benötigte. Anschließend haben sich dann Intensivstationen gebildet, auf denen Neurologen oder Neurochirurgen mit zusätzlichen internistischen Kenntnissen Patienten mit schwersten Hirnschäden durch allgemeine intensivmedizinische Maßnahmen stabilisierten und zugleich spezifische hirnbezogene Maßnahmen der Diagnostik, des Monitorings und der Therapie vornahmen.

Die neurologische/neurochirurgische Intensivmedizin (kurz: Neurointensivmedizin), die auch die Notfall- bzw. Akutneurologie mit einschließt, ist ein sich seit über 30 Jahren ständig weiter entwickelnder Teilbereich der Neurologie. Sie wird in Deutschland entweder auf darauf spezialisierten neurologischen Intensivstationen oder auf interdisziplinären Intensivstationen, die durch Neurologen mit betreut werden, betrieben. Struktur, Organisation, und Leitung dieser Stationen sind dabei durchaus unterschiedlich. Für Schlaganfallstationen (Stroke Units) ist es klar belegt, dass eine nur konsiliarische Betreuung durch Neurologen nicht ausreicht, um Behandlungsergebnisse wie auf neurologisch geleiteten Einheiten zu erzielen. Ein vergleichbarer Beweis durch ausreichend große klinische Studien ist bislang nicht erfolgt, auch nicht für das US-amerikanische Konzept der neurologisch-neurochirurgischen **»neurocritical care units«** (NCCU).

Allerdings deuten zahlreiche internationale Studien darauf hin, dass die spezialisierte Neurointensivmedizin hilft. Die so behandelten Patienten mit schwersten Erkrankungen des Nervensystems sterben seltener, überleben mit geringeren Defiziten und können statt in Langzeitpflegeeinrichtungen häufiger in Reha-Einrichtungen oder nach Hause verlegt werden, als wenn sie auf allgemeinen Intensivstationen oder Überwachungsstationen behandelt werden. Die Kombination aus rascher kardiorespiratorischer Stabilisierung, spezialisierter neurologischer Überwachung (Neuromonitoring), gezielter Diagnostik, nervensystemspezifischen invasiven und nicht-invasiven Therapiemaßnahmen und nicht zuletzt der fokussierten Betreuung durch die ärztlichen und pflegerischen Behandlungsteams kommt Patienten mit schwersten neurologischen Erkrankungen offensichtlich zugute.

37.2 Intensivpflichtige neurologische Krankheitsbilder

Die **Letalität** auf Neurointensivstationen (40–47%) ist der der internistischen (Letalität: 26–63%) und chirurgisch-anaesthesistischen (Letalität: 40–65%) Intensivmedizin vergleichbar.

Tab. 37.1 Häufige intensivpflichtige neurologische Krankheitsbilder

Zerebrovaskulär	Ischämischer Hemisphäreninfarkt	▶ Kap. 5
	Raumfordernder ischämischer Kleinhirninfarkt	▶ Kap. 5
	Basilaristhrombose	▶ Kap. 5
	Schwere Hirnvenen- und Sinusthrombose	▶ Kap. 7
	Spontane intrazerebrale Blutung	▶ Kap. 6
	Aneurysmatische Subarachnoidalblutung	▶ Kap. 9
Traumatisch	Schädel-Hirn-Trauma	▶ Kap. 28
	Traumatische intrakranielle Blutungen	▶ Kap. 28
	Spinales Trauma	▶ Kap. 29
Neoplastisch	Hirntumoren (postoperativ)	▶ Kap. 11
Infektiologisch	Meningoenzephalitis durch Bakterien, Viren, Pilze oder Protozoen	▶ Kap. 18, 19, 20
	Schwere HSV-/VZV-/FSM-Enzephalitis	▶ Kap. 19
	Hirnabszess	▶ Kap. 18
	Septisch metastatische/embolische Enzephalitis bei bakterieller Endokarditis	▶ Kap. 18
Inflammatorisch	Autoimmunenzephalitis (z. B. NMDAR-E)	▶ Kap. 24
	Fulminante ADEM oder MS	▶ Kap. 24
	Schweres Guillain-Barré-Syndrom	▶ Kap. 32
	Myasthene Krise	▶ Kap. 34
	Schwere Myositis	▶ Kap. 34
Epileptisch	Therapierefraktärer Status epilepticus	▶ Kap. 14
Degenerativ	Parkinson-Krise	▶ Kap. 25
	ALS bei Beatmungsbereitschaft	▶ Kap. 33
Sonstige	Hypoxischer Hirnschaden nach Reanimation	▶ Kap. 29
	Metabolische Enzephalopathien, Delir	▶ Kap. 30
	Malignes neuroleptisches Syndrom	▶ Kap. 34
	Tetanus, Botulismus, andere Intoxikationen	▶ Kap. 19

HSV Herpes-simplex-Virus; *VZV* Varizella-Zoster-Virus; *FSM* Frühsommer-Meningo-(Virus); *NMDAR-E* NMDA-Rezeptor-Enzephalitis; *ADEM* akute demyelinisierende Enzephalomyelitis; *MS* multiple Sklerose; *ALS* amyotrophe Lateralsklerose

Das generelle Argument, dass intensivpflichtige neurologische Krankheiten eine so schlechte Prognose haben, dass eine Intensivmedizin nicht sinnvoll sei, ist nicht angemessen. Es gibt zwar einige Krankheitsbilder, die mit einer besonders ungünstigen Prognose assoziiert sind, speziell einige neuroonkologische Situationen, globale Hypoxien des Gehirns nach zu später Reanimation oder nicht behandelbare neurodegenerative Erkrankungen (z. B. die ALS oder die Chorea). Demgegenüber stehen aber die Patienten mit Status epilepticus, neuromuskulären und infektiösen Erkrankungen, metabolischen Krisen, Intoxikationen und inzwischen auch mit vaskulären Krankheiten und manchen Formen des schweren Schädel-Hirn-Traumas. Klinische Studien belegen für manche dieser Patienten die Verschiebung des Behandlungsergebnisses zu einem Überleben mit nur leichter Behinderung.

Alle Patienten mit neurologischen Erkrankungen, bei denen aufgrund des Schweregrades und von Komplikationen eine intensivmedizinische Behandlung notwendig ist, sollten auf Neurointensivstationen behandelt werden. Gründe hierfür sind u. a. Bewusstseinsstörungen, Atem- bzw. Kreislaufstörungen oder Komplikationen wie Infektionen, Sepsis, Aspiration etc. Die spezifische Neurointensivmedizin ist eine Zusatzqualifikation für Neurologen und Neurochirurgen und beinhaltet neben der Kenntnis der fachneurologischen Erkrankungen auch eine umfassende Ausbildung und Kenntnis allgemeiner intensivmedizinischer Techniken und Therapien. Tab. 37.1 zeigt neurologische Krankheiten, die häufig einen Verlauf nehmen, der eine Behandlung auf Neurointensivstationen notwendig macht (mit Verweisen auf die Buchkapitel, in denen diese Krankheiten spezifisch besprochen werden).

37.3 Neuromonitoring

Patienten mit schwersten zentralen oder peripheren neurologischen Krankheiten müssen – ungeachtet der Ätiologie – in der Akutphase oft wegen ihrer Erkrankung, für invasive Eingriffe oder auch zur Toleranz der künstlichen Beatmung mit hohen Dosen von Schmerz- und Beruhigungsmitteln behandelt werden. Diese **analgosedierten Patienten** sind klinisch nicht oder nur eingeschränkt zu beurteilen und bedürfen eines bettseitigen (Neuro-)Monitorings zur Überwachung physiologischer Parameter und der Entdeckung sich anbahnender weiterer Komplikationen.

Das **Neuromonitoring** kann in Ergänzung zum allgemeinen Monitoring von physiologischen Parametern wie u. a. Puls, Blutdruck, Temperatur, Sauerstoffsättigung und weiteren Beatmungsparameter zusätzliche nicht-invasive oder invasive Methoden umfassen, die den Druck und die Temperatur im Schädel, die Hirndurchblutung, den Sauerstoffumsatz und zahlreiche elektrophysiologische sowie neurochemische (Mikrodialyse) Vorgänge abbilden können. Traditionelle Verfahren wie Elektroenzephalographie (EEG), evozierte Potenziale (EP), extra- und transkranielle Doppler-/Duplexsonographie (ECD/TCD) oder die Messung des **intrakraniellen Drucks (ICP)** per Hirnparenchymsonde oder per externer Ventrikeldrainage (EVD) kommen dabei ebenfalls zum Einsatz (◘ Abb. 37.2). Erweiterte bettseitige Verfahren wie die **Mikrodialyse** oder die Messung der **partialen Hirngewebs-Sauerstoffspannung** ($PbrO_2$) werden deutlich seltener eingesetzt, und viele weitere Verfahren sind noch als Gegenstand der Forschung anzusehen.

◘ Tab. 37.2 zeigt etablierte Methoden des Neuromonitorings. Idealerweise sind mehrere bettseitige Methoden zu einem multimodalen Neuromonitoring zu kombinieren.

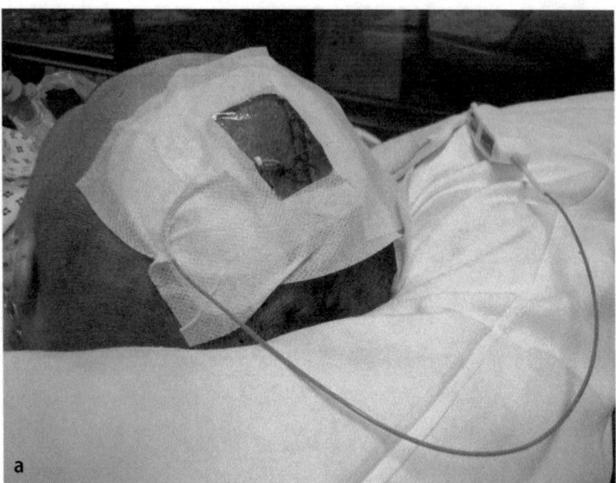

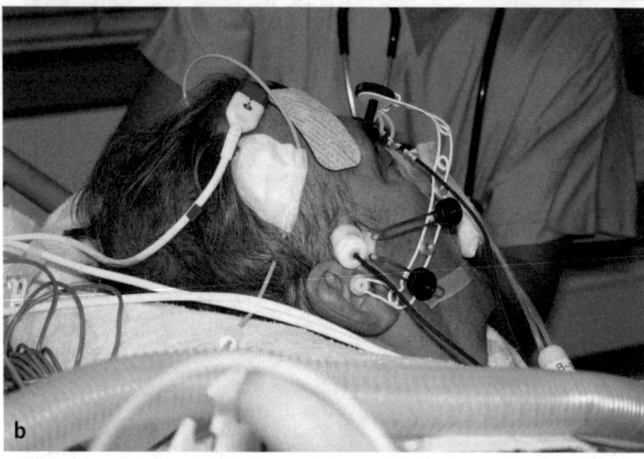

◘ **Abb. 37.2a,b Neuromonitoring. a** Invasives ICP-Monitoring per Hirnparenchymsonde. **b** Multimodales Neuromonitoring per ICP-Hirnparenchymsonde, transkranieller Dopplersonographie und Nahinfrarotspektroskopie

◘ **Tab. 37.2** Gängige Methoden des bettseitigen Neuromonitorings

Intrakranieller Druck	ICP-Parenchymsonde oder EVD	Invasiv
Zerebraler Perfusionsdruck	ICP-Messung + arterielle Blutdruckmessung	Invasiv
Zerebraler Blutfluss (indirekt)	Transkranielle Doppler-/Duplexsonographie	Nicht-invasiv
Zerebrale Oxygenierung	$PbrO_2$-Parenchymsonde	Invasiv
	Bulbojuguläre Oxymetrie	Invasiv
	Nahinfrarotspektroskopie	Nicht-invasiv
Zerebraler Metabolismus	Mikrodialyse	Invasiv
Elektrophysiologische Hirnfunktion	(Dauer-)Elektroenzephalographie Elektrokortikographie	Nicht-invasiv Invasiv
	Sensorisch evozierte Potenziale	Nicht-invasiv
	Akustisch evozierte Potenziale	Nicht-invasiv

ICP »intracranial pressure«, intrakranieller Druck; *EVD* externe Ventrikeldrainage; *$PbrO_2$* partiale Hirngewebs-Sauerstoffspannung

37.4 Spezifische Probleme und Komplikationen

Patienten, die schon durch ihre primäre Erkrankung schwer betroffen sind, entwickeln im klinischen Verlauf nicht selten Komplikationen und sekundäre Schäden am zentralen und peripheren Nervensystem. Diese verschlechtern die Prognose und können u. U. sehr rasch zu akut lebensbedrohlichen Zuständen führen. Ein großer Bereich der Neurointensivmedizin zielt darauf ab, diese sekundären Schäden zu erkennen, zu verhindern, zu behandeln oder zumindest zu mildern.

37.4.1 Hirnödem

Verschiedene primäre Hirnschädigungen, ob nun ischämisch, hämorrhagisch, hypoxisch, infektiös, inflammatorisch/autoimmun oder neoplastisch, oder auch systemische Entgleisungen von Stoffwechsel und/oder Elektrolyten können zur Ausbildung eines Hirnödems führen. Zugrunde liegt meist ein neuronales und gliales Energiedefizit mit Versagen der Membranpumpen, die normalerweise den Ionengradienten über der Zellmembran aufrecht erhalten, so dass dann Natrium- und Kalziumionen in die Zelle strömen und Wasser nach sich ziehen (**zytotoxisches Ödem**). Eine wichtige Rolle spielen dabei die Wasserkanäle (Aquaporine). Hinzu kommt nicht selten eine Schädigung der Bluthirnschranke, so dass Plasma aus den Blutgefäßen ins Hirngewebe dringen kann (**vasogenes Ödem**). Die genauen Mechanismen der Hirnödementstehung sind noch nicht sämtlich entschlüsselt und es ist auch nicht klar, weshalb manche Patienten ein Hirnödem sehr rasch (innerhalb von Stunden oder 1–2 Tagen) und andere sehr verzögert (nach etwa 1 Woche) ausbilden. Das Hirnödem kann fokal, d. h. periläsional, oder diffus auftreten.

Vertiefende Informationen zum Hirnödem ▶ Exkurs.

37.4.2 Akute Liquorzirkulationsstörung

Ausgedehnte Blutungen in die Liquorräume durch eine ventrikelnahe intrazerebrale Blutung (ICB) oder eine Subarachnoidalblutung (SAB) führen zu einer gestörten Liquorresorption (Hydrocephalus malresorptivus) oder zu einer Verlegung von Liquorabflusswegen durch Blutkoagel (Hydrocephalus occlusus). Dies kann schnell zu einer lebensbedrohlichen Situation führen, die eine umgehende Entlastung durch Anlage einer oder zweier **externer Ventrikeldrainagen** (EVD) erfordert. Auch raumfordernde Kleinhirninfarkte, -blutungen oder -tumoren können durch Kompression des IV. Ventrikels bzw. Aquädukts einen Liquoraufstau bedingen. Selbst wenn die Liquordrainage unmittelbar einleuchtet und die klinische Sinnhaftigkeit weitgehend akzeptiert wird, sind doch viele Details zu diesem Thema unklar und nach wie vor Gegenstand aktueller Untersuchungen. Es gilt aber, dass bei akuter Liquorzirkulationsstörung die Anlage einer EVD die erste und oft lebensrettende Maßnahme ist (z. B. vor Versorgung eines rupturierten Aneurysmas bei SAB).

Exkurs

Hirnödem

Ein Hirnödem ist die pathologische Ansammlung von Flüssigkeit in intra- und extrazellulären Kompartimenten des Gehirns. Das Hirnödem kann sehr unterschiedliche Ursachen, Ausprägungen, Lokalisationen und zeitliche Verläufe haben. Wenn sich eines der 4 Flüssigkeitskompartimente des Gehirns, nämlich

- das Blut in den Blutgefäßen,
- der Liquor in den Ventrikeln,
- die interstitielle Flüssigkeit im Hirnparenchym und
- die Intrazellularflüssigkeit in den Neuronen und Gliazellen

im rigiden Schädel ausdehnt und nicht auf Kosten der anderen Kompartimente kompensiert werden kann, kommt es zu einer kompressiven Schädigung von Hirnanteilen und Blutgefäßen mit sekundärer Störung der Oxygenierung (**Monro-Kellie-Doktrin**).

Die weitverbreitete Einteilung in zytotoxisches und vasogenes Ödem ist stark vereinfacht und sehr pragmatisch. Die gemeinsamen molekularen Mechanismen der Hirnödembildung beginnen mit einer Störung der energieabhängigen Aufrechterhaltung von Ionengradienten über den Zellmembranen, vor allem durch ein Versagen der Natrium-Kalium-ATPase. Als Folge werden in Neuronen und Glia über sekundäre Kotransporter und Ionenkanäle zur Kompensation der Zellfunktionen osmotisch aktive Solute in die Zelle geschleust, denen Wasser nachfolgt (**zytotoxisches Ödem**). Es wurden Ionenkanäle identifiziert, die durch Stimuli wie Ischämie, pH-Veränderung, extrazellulär erhöhtes Kalium, inflammatorische Mediatoren oder exzitatorische Neurotransmitter (v. a. Glutamat) aktiviert oder genetisch heraufreguliert werden. Zwei dieser Kanäle, der Natrium-Kalium-Chlorid-Kotransporter (NKCC1) und der SURI-1-regulierte NCCa-ATP-Kanal (SUR1/TRPM4), sind besonders an dem Natrium- und damit Wassereinstrom in die Zellen beteiligt. Auch der weitverbreitetste Wasserkanal im Gehirn, **Aquaporin-4** (AQP4), spielt hier eine Rolle. Ist die Kapazität der osmotischen Zellinhalte überschritten, gelangt das Wasser in den extrazellulären Raum. Durch die Dysfunktion von Endothelzellen und Neuroglia wird später die Integrität der Bluthirnschranke beeinträchtigt, so dass auch Plasma aus den Blutgefäßen ins Interstitium gelangt (**vasogenes Ödem**).

Unspezifisch antiödematös wirkende **Therapieprinzipien** bei Hirnödem sind die Osmotherapie (mit Mannitol oder hypertonem NaCl) und die Steroidtherapie (nur bei perifokalem vasogenem Ödem von Tumoren/Metastasen wirksam). In aktuellen Untersuchungen werden außerdem für andere Indikationen zugelassene, gut verträgliche Medikamente untersucht, die sich gegen die genannten Kanäle richten: z. B. Conivaptan (AQP4), Bumetanid (NKCC1) und Glibenclamid (SUR1/TRPM4). Möglicherweise werden sich dadurch neue Therapieoptionen zur Verhinderung oder Abschwächung der Hirnödemausbildung ergeben. Ob sich das in therapeutische Erfolge übersetzt, bleibt abzuwarten und ist wissenschaftlich zu belegen.

37.4.3 EVD-assoziierte Ventrikulitis

Die Einbringung von Fremdmaterial in den Liquorraum, wie z. B. eine externe Ventrikeldrainage (EVD), birgt die Gefahr einer ventrikulären Infektion. Die Häufigkeit dieser Komplikation steigt mit einer zunehmenden Liegedauer (länger als 10 Tage), mit der Frequenz der Manipulationen, mit dem Vorhandensein von intraventrikulärem Blut und mit bestimmten technischen Aspekten der chirurgischen Anlage. Etwa jeder 10. bis 12. mit einer EVD behandelte Patient entwickelt eine Ventrikulitis. Eine Ventrikulitis kann zu einer prolongierten Bewusstseinsstörung und einem erhöhten Bedarf an einem permanenten Liquor-Shunt führen. Die EVD sollte daher nach der Akutphase der Erkrankung über regelmäßige Abklemmversuche auf ihre Notwendigkeit hin überprüft, der Ventrikelliquor zytologisch verfolgt und die EVD baldmöglichst entfernt werden. Der Einsatz silberbeschichteter EVD und das rechtzeitige Umsteigen auf eine lumbale Drainage können das Auftreten von Ventrikulitiden reduzieren.

37.4.4 Intrakranielle Drucksteigerung

Alle raumfordernden Hirnprozesse führen zu einer Verlagerung von Hirngewebe, was sich bildgebend z. B. als Mittellinienverlagerung darstellt. Neben dem Hirngewebskompartiment (80%) haben die beiden zusätzlichen Kompartimente im Schädel, die blut- (10%) und liquorgefüllten (10%) Räume, nur eine begrenzte Kapazität, durch ihre Verkleinerung die Raumforderung zu kompensieren. Nach vollständigem Aufbrauchen der Kompensationsräume kommt es zu einer Steigerung des intrakraniellen Drucks (»intracranial pressure«, ICP), was die weitere Kompression von gesundem Hirngewebe und Blutgefäßen mit nachfolgender Ischämie zur Folge haben kann. In der Endstrecke kommt es zu einer Ab- bzw. **Einklemmung** von Hirnteilen an der Falx cerebri (falxiale Herniation), dem Tentorium (tentorielle Herniation) oder am Foramen magnum (foraminale Herniation) und schließlich zum **Hirntod** (► Exkurs Monitoring und Therapie von intrakraniellen Drucksteigerungen).

37.4.5 Anfälle und Status epilepticus

Viele Patienten entwickeln im Verlauf ihrer Erkrankung epileptische Anfälle oder einen Status epilepticus. Letzterer kann auch initial bestehen und den Grund für die Aufnahme darstellen. Epileptische Anfälle sind nicht nur problematisch, weil sie die kontrollierte Behandlung des Patienten beeinträchtigen, sondern auch weil sie durch eine erhebliche Steigerung des Hirnstoffwechsels die zerebrale Energiebilanz verschlechtern. Anfälle und besonders der **Status epilepticus** müssen daher schnell und konsequent antikonvulsiv behandelt werden. Eine diagnostische Herausforderung stellt der **non-konvulsive Status epilepticus** dar. Dieser macht sich beim unklar bewusstseinsgestörten Patienten klinisch durch keine oder nur subtile Zeichen (z. B. Lidzucken) bemerkbar und ist letztlich nur durch das EEG zu diagnostizieren (► Kap. 14).

37.4.6 Neurogene Hypo- oder Hypernatriämie

Die häufigste Elektrolytstörung, die ein Hirnödem hervorrufen kann und nachweislich die Morbidität und Mortalität erhöht, ist die **Hyponatriämie**. Sie wird beobachtet bei Patienten mit Subarachnoidalblutung, Meningitis, großen ischämischen oder hämorrhagischen Infarkten, aber auch bei peripheren Erkrankungen wie dem Guillain-Barré-Syndrom. Meist ist die Hyponaträmie Folge des **Syndroms der inadäquaten ADH-Ausschüttung (SiADH)** oder des **zerebralen Salz-Wasser-Verlust-Syndroms** (»cerebral salt wasting syndrome«, CSWS). Beim Ausgleich der Hyponatriämie darf nicht zu rasch vorgegangen werden (<10 mmol/l/Tag), da sonst eine osmotische pontine oder extrapontine Myelinolyse droht.

Die **Hypernatriämie** tritt v. a. nach neurochirurgischen Eingriffen an der Hypophyse oder nach Eintreten des Hirntodes auf. In beiden Fällen liegt ein zentraler Diabetes insipidus durch eine unzureichende ADH-Ausschüttung der geschädigten Hypophyse zugrunde.

37.4.7 Delir

Das Delir bei Patienten auf einer Intensivstation hat ein breites Spektrum und ist nicht mit dem Delir bei Alkoholentzug zu vergleichen. Das **Intensivstationsdelir** ist eine Hirnfunktionsstörung, die durch eine gestörte Aufmerksamkeit, eine fluktuierende Ausprägung und fakultativ zusätzliche Störungen des Bewusstseins, der Wahrnehmung und/oder der Orientierung definiert ist. Es lässt sich einteilen in das hypoaktive, das hyperaktive und das gemischte Delir, letzteres ist die häufigste Form auf der Intensivstation.

Obwohl man den genauen Entstehungsmechanismus des Delirs nicht kennt, wird das Delir als eine Folge von kombiniert prädisponierenden (z. B. frühere Hirnschädigung, Suchterkrankung) und präzipitierenden (z. B. Defizite durch akute Hirnerkrankung, gestörter Tag-Nacht-Rhythmus, Fixierungsbedarf, Entzug von Medikamenten) Faktoren angesehen. Das Delir hat immense Auswirkungen auf die Verlängerung des Intensivaufenthalts, wie auch auf Mortalität und Morbidität (z. B. bleibende neuropsychologische und kognitive Defizite). Leider wird es oft vernachlässigt oder gar nicht erst erkannt. Bei Neurointensivpatienten kann die Erkennung besonders schwierig sein, weil diese oft lange sediert bleiben müssen und danach die Funktionsstörung durch die primäre Hirnläsion oft nicht gut von Zeichen des Delirs zu unterscheiden ist. Die Wichtigkeit strukturierter Protokolle zu Prävention, Erkennung, Monitoring und der symptomgesteuerten Behandlung des Delirs ist heute allgemein akzeptiert.

37.4.8 Gestörte zerebrale Autoregulation

Die vaskuläre **Autoregulation** des Gehirns, bei der mittels Feedbacksystemen und lokalen metabolischen Mechanismen über eine zerebrale Vasokonstriktion oder -dilatation der zerebrale Blutfluss (CBF) über einen großen Schwankungsbereich des systemischen Blutdrucks konstant gehalten wird, ist bei vielen schweren Hirnerkrankungen gestört oder aufgehoben. Durch moderne Monitoringverfahren und nachgeschaltete Parameterkorrelationen kann dies sichtbar gemacht werden. Eine gestörte Autoregulation bedeutet, dass der **CBF** passiv dem systemischen Blutdruck folgt, so dass je nach Hirnerkrankung bei einem zu hohen Blutdruck potenziell Hirnödem oder Blutungen, bei einem zu niedrigen Blutdruck Ischämien drohen. Besonders relevant ist die gestörte Autoregulation bei primären oder sekundären Ischämien bzw. nach Revaskularisierungsmaßnahmen (vergleiche Reperfusionsschaden, ▶ Kap. 5).

37.4.9 Autonome Dysregulation

Störungen im Feedbacksystem des autonomen Nervensystems kommen z. B. nach Subarachnoidalblutung oder beim Guillain-Barré-Syndrom vor. Es entstehen sowohl **parasympathikotone** (z. B. Herzfrequenzstarre, Bradykardien, Asystolie), als auch **sympathikotone** (z. B. »vegetative Stürme« mit Tachyarrhythmien) **Krisen**. Die Behandlung ist dadurch erschwert, dass diese Zustände oft nur von kurzer Dauer sind. Mitunter sind die temporäre Anlage eines Herzschrittmachers und der Einsatz von kurzfristig wirksamen Herz-Kreislauf-Medikamenten erforderlich. Hirnprozesse, die in Nähe des Hypothalamus liegen, können zudem eine erhebliche Temperaturregulationsstörung mit zumeist Fieber hervorrufen, was mit einer Verschlechterung des Behandlungsergebnisses verbunden ist.

37.4.10 Neurogene Herz- und Lungenkomplikationen

Neben systemischen Komplikationen, die prinzipiell alle immobilisierten und beatmeten Patienten erleiden können (z. B. Pneumonie, Lungenembolie), gibt es spezifische kardiale und pulmonale Komplikationen, die mit bestimmten Hirnschäden in Zusammenhang stehen, ohne dass der genaue Mechanismus verstanden ist. Beispiele hierfür sind die **Tako-Tsubo-Kardiomyopathie** und das **neurogene Lungenödem**, die infolge schwerer Subarachnoidalblutungen und anderer Hirnerkrankungen auftreten können, und die man als Folge einer Stressreaktion des Körpers mit massiver Katecholaminausschüttung ansieht. Eine Erhöhung der Troponinspiegel ist oft auch ohne primär kardiologische Ursache zu beobachten. Dieser Laborparameter alleine sollte nicht automatisch die Indikation zu einer invasiven kardiologischen Diagnostik bei neurologischen Intensivpatienten sein. Die Behandlung dieser Zustände ist rein symptomatisch. Zurückhaltung bei der Gabe exogener Katecholamine ist wichtig.

37.5 Spezielle therapeutische Konzepte

Im Folgenden besprechen wir einige Behandlungsprinzipien, die bei intensivpflichtigen neurologischen Krankheiten zum Einsatz kommen. In den jeweiligen Buchkapiteln, in denen die einzelnen Krankheiten besprochen werden, werden die Prinzipien kurz wiederholt oder auch begründete Abweichungen von den Prinzipien besprochen.

37.5.1 Analgesie und Sedierung

Alle Intensivpatienten müssen vor Schmerz, Stress, Angst und Unruhe geschützt werden. Dazu werden sie mit Analgetika und Sedativa behandelt. Nur so können sie die akuten Folgen ihrer Erkrankung tolerieren, mechanisch beatmet werden, und invasive diagnostische oder therapeutische Eingriffe durchstehen. Neurologische Intensivpatienten bilden hier keine Ausnahme, bei ihnen kommen jedoch weitere Ziele der Analgosedierung wie die Senkung des ICP, die Stabilisierung des zerebralen Perfusionsdrucks (CPP) und die Vermeidung von Anfällen hinzu.

Da die **Analgosedierung** auch negative Seiten hat (z. B. Kreislaufdepression, Immunsuppression, Förderung von prolongiertem Koma und Delir, Störung der neurologischen Beurteilbarkeit, etc.), sollte sie mit Anwendung von Sedierungsprotokollen nur so flach und kurz wie nötig gehalten werden. Andererseits sollten (hirn-)physiologische Entgleisungen vermieden werden, wie sie z. B. im Zusammenhang mit zu frühen oder forcierten Aufwachversuchen beschrieben wurden. Daher ist für neurologische Intensivpatienten ein langsames Ausschleichen der Sedierung nach Abschluss der Akutphase und u. U. nach Tracheotomie (s. u.) sinnvoller.

Wegen eingeschränkter neurologischer Beurteilbarkeit unter Sedierung sollten Patienten, die potenziell von sekundären Hirnschäden bedroht sind, mit Neuromonitoring überwacht werden (s. o.). Die aktuelle Datenlage lässt es nicht zu, bestimmten Analgetika oder Sedativa (◘ Tab. 37.3) den Vorzug zu geben. Diese sollten nach Komorbiditäten und insbesondere der systemischen Kreislaufsituation ausgewählt werden. Tiefe und Dauer der Analgosedierung sind in verschieden Phasen der Erkrankung unterschiedlich. Zum Ende des Intensivaufenthalts steht das Entwöhnen von dieser Therapie und der Beatmung im Vordergrund, was manchmal nicht einfach ist.

37.5.2 Neuroanästhesie bei Operationen und Interventionen

Patienten mit schweren Hirnerkrankungen werden schon früh durch Operationen (Dekompressionshemikraniektomie, Hämatomevakuation, Aneurysmaclipping) oder Katheterinterventionen (Thrombektomie, Aneurysmacoiling) behandelt und benötigen dafür eine Narkose und neuroanästhesiologisches Management. Obwohl es für diese Neuroanästhesie

Tab. 37.3 Gängige Analgetika und Sedativa in der Neurointensivmedizin

Name	Klasse	Wirkmechanismus	Sedierung	Analgesie	Dosierung*	HWZ**	Besonderheiten
Propofol	Keine	Unklar	+++	–	1000 mg/50 ml, LR 2–10/ml/h	5–10 min	Senkt ICP, hypotensiv, Gefahr des PRIS
Midazolam	Benzo-iazepine	GABA-R-Agonist	+++	–	100 mg/50 ml, LR 1–10 ml/h	1–3 h	Wenig kreislaufwirksam, akkumuliert
Thiopental	Barbiturat	GABA-R-Agonist	+++	–	2 g/50 ml, LR 1–5–20	8–12 h	Senkt stark ICP, sehr hypotensiv, immunsuppressiv, unter Dauer-EEG, nur für Spezialsituationen (z. B. refraktärer Status epilepticus)
Clonidin	Alpha-2-Agonist	Alpha-2-Agonist	+	+	1,5 mg/50 ml, LR 0,5–4 ml/h	12–16 h	Stressabschirmend, hypotensiv, bradykardisierend
Ketamin	Keine	NMDA-R-Antagonist GABA-R-Fazilitator	++	+	1250 mg/50 ml, LR 1–8 ml/h	3 h	Nicht hypotensiv, zusätzlich analgetisch
Morphin	Opioid	MμR-Agonist	++	+++	100 mg/50 ml, LR 2–10 ml/h	2–6 h	Sedierendstes Opioid, Atemdepression, GIT-Störungen
Fentanyl	Opioid	MμR-Agonist	+	+++	2,5 mg/50 ml, LR 1–8	6 h	NW wie Morphin, Wirkstärke Morphin × 150
Sufentanil	Opioid	MμR-Agonist	+	+++	0,75 mg/50 ml, LR 1–10 ml/h	2 h	NW wie Morphin, Wirkstärke Morphin x 1000
Remifentanil	Opioid	Mμ-R-Agonist	+	+++	5 mg/50 ml, LR 1–10 ml/h	5 min	NW wie Morphin, Wirkstärke Morphin × 500
Typische Auswahl und Kombinationen in verschiedenen Krankheitsphasen							
Akutphase		Propofol + Remifentanil					
Stabilisierungsphase		Propofol + Sufentanil Midazolam + Sufentanil Midazolam + Ketamin + Sufentanil					
Entwöhnungsphase		Clonidin + Morphin (+ adjunktive Analgetika wie Paracetamol und/oder Metamizol) Lorazepam (Boli) + Morphin (+ adjunktive Analgetika) Clonidin + Lorazepam (Boli) + Morphin (+ adjunktive Analgetika) Ggf. situationsangepasst dämpfende Neuroleptika und/oder Antiepileptika					

ICP »intracranial pressure«, intrakranieller Druck; *PRIS* Propofol-Infusions-Syndrom; *EEG* Elektroenzephalographie; *GIT* Gastrointestinaltrakt; *NW* Nebenwirkungen; *LR* Laufrate
* Die angegebenen Dosierungen sind Vorschläge für typische Perfusorkonzentration und Laufraten für einen 75 kg schweren Erwachsenen, sie können nur einen Anhalt geben und müssen individuell angepasst werden.
** Die angegebenen Halbwertzeiten sind durchschnittliche Anhaltswerte, die in Abhängigkeit von der Infusionsdauer z. T. erheblich abweichen können (kontextsensitive HWZ).

Konsensuspapiere und Empfehlungen gibt, ist die Datenlage zu schwach für echte Standards. Je nach Grunderkrankung und Stadium derselben sollten durch geeignete Substanzenauswahl und Steuerung der Narkose die folgenden Prinzipien umgesetzt werden:

- suffiziente Schmerzbehandlung,
- Normoxämie bei Vermeidung von Hyperoxämie,
- Aufrechterhalten eines ausreichenden zerebralen CBF durch Vermeidung von systemischer Hypotension und Vermeidung von Hyperventilation (damit Vermeidung von Hypokapnie und zerebraler Vasokonstriktion),
- Verhinderung starker systemischer Blutdruckschwankungen,
- Stabilisierung bzw. Senkung des ICP,
- Anfallsprophylaxe/-behandlung und der
- Einsatz eher kurzfristig wirksamer Sedativa, um die neurologischen Beurteilung zu ermöglichen.

In der Narkoseüberwachung erscheinen folgende nicht-invasiv zu messende physiologische Zielparameter sinnvoll:

- Sauerstoffsättigung 95–98%,
- endtidales Kohlendioxid 35–45 mmHg,

- systolischer Blutdruck 140–160 mmHg (bei intrakraniellen Blutungen und nicht-ischämischen Erkrankungen 120–140 mmHg),
- Temperatur 36,5–37,2 °C.

37.5.3 Beatmung

Die Beatmungspflichtigkeit von Patienten mit schweren Erkrankungen des Nervensystems ist der häufigste Grund für die Aufnahme auf eine Intensivstation. Atemwegs- und Beatmungsmanagement ist ein wichtiges und effizientes Instrument, um auch die zerebrale Hämodynamik und Oxygenierung zu steuern, wenngleich dieser Aspekt noch unzureichend untersucht ist.

Das **Atemversagen** oder der Verlust der Atemwegsicherung durch **Ausfall der Schutzreflexe** können beim neurologischen Patienten unterschiedliche Ursachen haben. Ausgedehnte Hirnschädigungen können direkt oder indirekt (z. B. durch ICP-Steigerung, Hydrozephalus) durch Schädigung der Atemzentren, der Hirnnervenkerne oder deren Verbindungen im Hirnstamm zu einem gestörten Atemantrieb bzw. -muster, dem Verlust von Schutzreflexen oder der Herabsetzung des Tonus der Rachenmuskulatur führen. Zum anderen können Erkrankungen des peripheren Nervensystems und der Muskulatur (z. B. Guillain-Barré-Syndrom, amyotrophe Lateralsklerose oder myasthene Krise) zu einer mangelnden Aktivierung der Atemmuskulatur und damit einem Versagen der Atemmechanik führen.

Die frühe Erkennung des Atem(weg)versagens und die umgehende Intubation sind für viele Patienten lebensrettend und die Voraussetzung für eine erfolgreiche Behandlung. Nach Behandlung der akuten Erkrankung sollte die Extubation angestrebt werden. Die Beurteilung der **Extubationsfähigkeit** ist bei neurologischen Intensivpatienten allerdings schwierig und die Re-Intubationsrate deutlich höher als bei anderen Intensivpatienten. Dies liegt an dem hohen Vorkommen von Bewusstseinsstörungen, kognitiven Störungen und Schluckstörungen. Über 30% der Patienten müssen daher tracheotomiert werden, also einen Austausch des langen Orotrachealtubus durch eine kurze Trachealkanüle erhalten, was mit mehr Patientenkomfort, verbesserter Mund- und Rachenpflege und einem niedrigeren Sedierungsbedarf verbunden ist. Es ist üblich, diesen Eingriff nach 1–2 Wochen ab Intubation durchzuführen. Ob eine frühere Tracheotomie besondere Vorteile für den Neurointensivpatienten hat, ist Gegenstand aktueller Forschung.

Es gibt keinen Standard einer optimalen künstlichen Beatmung bei neurologischen Intensivpatienten. Dazu sind die Krankheiten zu unterschiedlich und pulmonale Vorerkrankungen zu häufig. Sinnvoll ist es, lungenprotektiv mit kleinen Tidalvoluminazu zu beatmen, Normoxämie (aber keine Hyperoxgenierung) sowie physiologische $paCO_2$-Werte anzustreben, früh assistierte Beatmungsmodi zu wählen und ein Protokoll zur Entwöhnung vom Beatmungsgerät anzuwenden (◘ Tab. 37.4).

37.5.4 Stabilisierung des Blutdrucks und zerebralen Perfusionsdrucks

Es wurde schon wiederholt auf die gestörte zerebrale Autoregulation hingewiesen. Daher kommt dem systemischen Blutdruckmanagement eine besondere Bedeutung zu, speziell bei zerebrovaskulären Erkrankungen. Es ist ein individuelles Vorgehen erforderlich, da die Details von verschiedenen Faktoren abhängen, wie z. B. der primären Hirnerkrankung (ischämischer Schlaganfall vs. intrazerebrale Blutung vs. Subarachnoidalblutung), der Blutdruckvorgeschichte (bekannte arterielle Hypertonie vs. neue akute hypertone Entgleisung) oder dem Gefäßstatus des Patienten (An- vs. Abwesenheit von Gefäßstenosen). Bis eine bessere Datenlage existiert, sollte bei der Blutdruckeinstellung den Empfehlungen der Schlaganfall-Fachgesellschaften gefolgt werden (▶ Kap. 5). Für die ICB, bei der man lange angenommen hatte, dass das Hämatom von einer »Penumbra« ähnlich wie beim ischämischen Schlaganfall umgeben wird und eine Blutdrucksenkung daher mit der Gefahr von sekundären Ischämien verbunden sein könnte, haben jüngere Studien deutliche Hinweise darauf gegeben, dass die Senkung des systolischen Blutdrucks unter 140 mmHg sicher erscheint und eine sekundäre Hämatomausdehnung vermutlich reduzieren kann.

Wenn eine ICP-Sonde zur Überwachung eingebracht ist, lässt sich die Berechnung des CPP (Differenz aus ICP und mittlerem arteriellen Druck [MAP]) zur Steuerung der Hirndurchblutung einsetzen. Eine Einstellung des CPP über 60 mmHg durch Volumen- oder Katecholaminsteuerung des MAP ist vermutlich für die meisten Patienten sinnvoll.

37.5.5 Konservative Behandlung von intrakraniellen Drucksteigerungen

Der Begriff »Hirndruck« sollte zu Gunsten der Bezeichnung »intrakranieller Druck« (»intracranial pressure«, ICP) aufgegeben werden. Es geht nicht um die Drucksteigerung eines Teils der im Schädelinneren befindlichen Areale, sondern um eine Steigerung des Drucks im Kompartiment des Schädelknochen-umgebenen Raumes. Auch ist der Nachweis einer Massenverlagerung von Gehirnsubstanz nicht automatisch ein Ausdruck erhöhten intrakraniellen Drucks. Erst wenn nach der Verlagerung alle Reserveräume intrakraniell aufgebraucht sind, wenn sich weder Gehirn noch Liquor mehr irgendwo anders hinbewegen können, und trotzdem weiterhin Wasser eingelagert wird, es weiter blutet oder der Liquorabfluss behindert bleibt, kommt es zur Drucksteigerung. Das heißt: Wenn man die ersten erhöhten ICP-Werte messen kann, ist der krankmachende Prozess schon weit fortgeschritten. Dies ist wichtig für das pathophysiologische Verständnis der weiteren Therapie.

> **Die Behandlung sollte erfolgen, bevor die ICP-Werte pathologisch werden.**

Der weitreichend akzeptierte Grenzwert von 20 mmHg kann überstiegen werden, wenn raumfordernde Prozesse zu der

Tab. 37.4 Stufenweise Entwöhnung von der Beatmung

Systemische und respiratorische Kriterien für die Entwöhnungsbereitschaft	Verbesserung der Grunderkrankung
	Keine weitere Indikation für künstliche Beatmung
	Keine invasive Prozedur in naher Zukunft
	Kein Fieber
	Kein oder nur geringer Vasopressorenbedarf
	Keine oder nur geringe Sedierung
	Kein Delir
	Keine metabolischen/Elektrolytentgleisungen
	Assistierter Beatmungsmodus
Anwendung eines kontinuierlichen Entwöhnungsprotokolls (Beispiel)	Phase I: ASB >10 h, Hilfsdruckerniedrigung bis 7 mbar
	Phase II: – Stufe 1, 2, 3: ASB + FN 6×15 min, 6×30 min, 6×1 h nur tagsüber – Stufe 4, 5: ASB + FN 4×2 h, 3×4 h nur tagsüber – Stufe 6, 7, 8, 9: ASB + FN 10 h, 12 h, 16 h, 18 h
	Phase III: FN 24 h
Anwendung eines diskontinuierlichen Entwöhnungsprotokolls	Diskontinuierliches Entwöhnungsschema (kontrollierter oder assistierter Beatmungsmodus mit Unterbrechung durch Spontanatmungsversuche), cave: Bei physiologischen Entgleisungen (inkl. ICP) kontinuierliches Entwöhnungsschema wählen
Spontanatmungsversuche mit Kriterien für Start und Abbruch	
Spontanatmungsversuche für 30 min und länger	
Kriterienbasierte Extubation	Patient wach und kooperativ, GCS >8 (cave bei Neurointensivpatienten oft nicht gegeben, Extubation kann meist trotzdem versucht werden, wenn übrige Kriterien erfüllt sind) Gute Hust- und Schluckfunktion Tubusintoleranz Spontanatmung mit PaO_2 >60/Anstieg $PaCO_2$ <15 mmHg Atemfrequenz <30/min Tidalvolumen >5 ml/kg Rapid shallow breathing index <105 Minutenvolumen um 10 l PaO_2/FiO_2-Ratio 150–200
Ggf. Re-Intubation, weiterer Extubationsversuch oder	
Tracheotomie	Z. B. falls nach 1 Woche künstlicher Beatmung Extubation nicht in Aussicht ist Anwendung eines kontinuierlichen Entwöhnungsprotokolls an der Trachealkanüle
KriterienbasierteDekanülierung	Wie für Extubation
	Schluckdiagnostik mit positivem Ergebnis

ASB »assisted spontaneous breathing«, assistierter Beatmungsmodus; *FN* »feuchte Nase«, O_2 per angefeuchteter Atemluft, Spontanatmung; *GCS* Glasgow Coma Scale

Vergrößerung eines der Kompartimente im Schädelinneren (Blut, Liquor, Hirngewebe) führen und dies nicht durch die anderen Kompartimente ausreichend kompensiert werden kann (Abb. 37.3). In diesem Fall drohen sekundäre Hirnschäden oder auch die Herniation, so dass therapeutische Maßnahmen zur Drucksenkung indiziert sind.

Zur Senkung eines kritisch erhöhten ICP werden zunächst konservative Mittel eskalierend angewendet. Tab. 37.5 zeigt eine mögliche konservative Stufentherapie bei intrakranieller Drucksteigerung. Eine umgehende Bildgebung zur Klärung der Ursache und ggf. invasive Maßnahmen zur ICP-Senkung (Dekompression, Liquordrainage) sollten aber

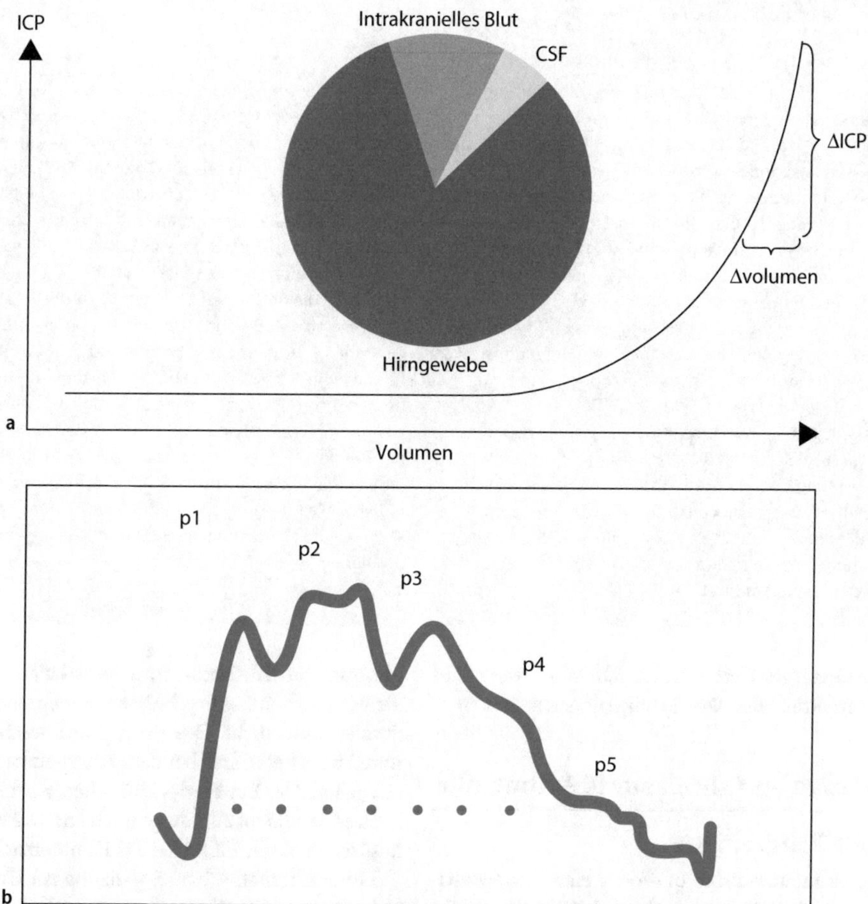

Abb. 37.3a,b Intrakranielle Drucksteigerung. a Intrakranielle Volumen-/Druckkurve bei raumfordernden Prozessen, proportionale Darstellung der 3 Kompartimente Liquor, Blut und Hirngewebe. **b** ICP-Kurve mit ihren pulsatilen Komponenten, p1–p3 arterielle Wellenspitzen, p4–p5 venöse Wellenspitzen. Bei pathologischem ICP-Anstieg übersteigt p2 typischerweise p1

Tab. 37.5 Konservative Stufentherapie bei ICP-Anstieg

Intubation und Beatmung	Normoxämie (PaO_2 60–80 mmHg), Normokapnie ($PaCO_2$ 35–45 mmHg), PEEP möglichst nicht >15 cmH_2O
Analgosedierung	Beginnen oder ggf. vertiefen
Oberkörperhochlagerung	15°, ggf. bis 30° (unter CPP-Kontrolle)
Perfusionsstabilisierung	Hypotension therapieren (Ziel CPP >70 mmHg) durch Volumengabe und/oder Vasopressoren Starke Hypertension (SBD >220 mmHg) therapieren durch vorsichtige Senkung mit Urapidil oder Clonidin
Osmotherapie	Mannitol (z. B. 15–20%ige Lösung, 0,25–1 g/kg als Bolus alle 4–8 h oder nach ICP, Kontrolle osmolare Lücke) und/oder hypertones NaCl (z. B. 10%ige Lösung, 100 ml, Kontrolle Serum-Na)
Moderate Hyperventilation	$PaCO_2$ 30 mmHg (nur kurzfristig!)
Normothermie oder moderate Hypothermie	Temperatur <36,5°C oder bis 33°C
Barbiturate	Thiopental Testdosis 200–400 mg als Bolus, dann 500–2000 mg über 30 min, bei Ansprechen 3–5 mg/kg/h, kontinuierliches EEG, bei Erreichen eines Burst-Suppression-Musters ggf. Dosisreduktion

PEEP »positive endexpiratory pressure«; *ICP* »intracranial pressure«, *PRIS* Propofol; *CPP* »cerebral perfusion pressure«, zerebraler Perfusionsdruck; *SBD* systolischer Blutdruck; *EEG* Elektroenzephalogramm

Exkurs

Monitoring und Therapie von intrakraniellen Drucksteigerungen

Der ICP kann durch Bohrlöcher im Schädel und Einbringung von Parenchymsonden oder eine EVD gemessen werden. Während die hydrostatische ICP-Messung über eine **EVD** weiterhin als Goldstandard gilt (▣ Abb. 37.4) und den Vorteil der therapeutischen ICP-Senkung durch Liquordrainage bietet, ist sie andererseits auf eine regelrechte Platzierung der EVD, ein einwandfrei funktionierendes EVD-System und dessen korrekte Handhabung angewiesen und mit einem leicht erhöhten Infektionsrisiko (s. u.) verbunden.
Die Messung des ICP über eine **Parenchymsonde** hat die Vorteile der vergleichsweise einfachen Platzierung, der kontinuierlichen, sehr präzisen Messung und eines sehr niedrigen Infektionsrisikos. Frühere subdurale oder epidurale Messmethoden sind hinter den beiden o. g. deutlich zurückgetreten.
Heutzutage gibt es auch **Kombinationssonden**, die neben der ICP-Messung z. B. gleichzeitig die Messung der Hirngewebssauerstoffspannung oder der Hirntemperatur erlauben. Nichtinvasive »ICP-Messmethoden« z. B. durch Bestimmung der Flussprofil-Pulsatilität oder Optikusscheidenbreite per Ultraschall oder durch moderne Bioimpedanzverfahren sind interessant, aber noch längst nicht etabliert.
Selbst für die sehr weit verbreitete invasive ICP-Messung muss die Datenlage für viele Hirnerkrankungen als schwach angesehen werden. Die zuverlässigsten Ergebnisse kommen noch aus dem Bereich des Schädel-Hirn-Traumas (SHT), wo eine prognostische Bedeutung der ICP- (und damit CPP-) Messung gezeigt werden konnte. Die wichtigste randomisierte Studie aus diesem Bereich, die BEST-TRIP-Studie an 324 Patienten mit SHT, zeigte zwar keine Unterschiede im klinischen Outcome zwischen Patienten, die mittels ICP-Monitoring geführt wurden und solchen, die ohne ICP-Sonde anhand von seriellen CT-Fahrten, klinischer Beurteilung und prophylaktischer Osmotherapie behandelt wurden. Man kann die Studie aber durchaus dahingehend interpretieren, dass das bettseitige ICP-Monitoring zur Einsparung von Transportfahrten und Medikamenten geführt hat. Ob der absolute Grenzwert von 20 mmHg tatsächlich für jeden Patienten eine kritische Schwelle darstellt, oder ob eher individuelle ICP- bzw. CPP-Indices aus Serienmessungen für Therapieentscheidungen geeignet sind, ist Gegenstand aktueller Studien.

nicht unnötig hinausgezögert werden. Zu Monitoring und Therapie von intrakraniellen Drucksteigerungen ▶ Exkurs.

37.5.6 Operative Verfahren zur ICP-Kontrolle

Externe Ventrikeldrainage

Bei einem akuten Liquoraufstau und/oder einer intraventrikulären Blutung werden eine oder mehrere EVD in die Seitenventrikel des inneren Liquorsystems eingebracht und der Liquor mittels einer höhenverstellbaren Tropfkammer passiv drainiert. Die Beschleunigung der Drainage intraventrikulärer Anteile einer ICB (intraventrikuläre Blutung, IVB) durch über die EVD verabreichtes rtPA (rekombinanter Tissue-type-Plasminogen-Aktivator, intraventrikuläre Lyse) wurde mit vielversprechenden Ergebnissen in mehreren randomisierten Studien untersucht. Das Prinzip des beschleunigten Hämatomabbaus bei ausreichender Sicherheit kann als nachgewiesen gelten. Der Beweis des klinischen Vorteils der intraventrikulären Lyse steht allerdings noch aus und wird derzeit in der klinischen Studie CLEAR-IVH III untersucht (▶ Kap. 6).

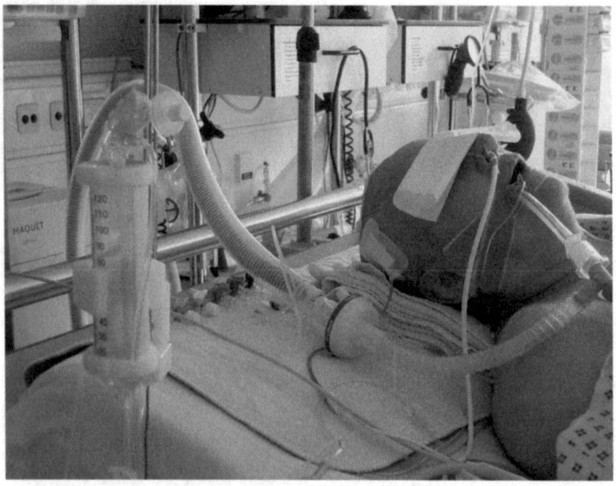

Eine Alternative bzw. Ergänzung zur EVD bildet die **lumbale Drainage** (LD). Letztere ist einfach anzulegen und zu handhaben, weniger komplikationsträchtig als die EVD, und ist auch deshalb interessant, weil bei der EVD nach 11 Tagen Liegedauer die Infektionsgefahr deutlich steigt und man diese deshalb gern früh wieder entfernen würde. Erste Studien zum frühen Einsatz der LD bei der IVB und der SAB haben ermutigende Ergebnisse gezeigt.

▣ **Abb. 37.4 Externe Ventrikeldrainage zur hydrostatischen Messung des ICP und Regulierung desselben über die Drainagesteuerung per veränderter Höhe der Tropfkammer**

Dekompressive Kraniektomie

Dekompressive neurochirurgische Eingriffe, sog. Entlastungstrepanationen, sind in den letzten beiden Jahrzehnten zunehmend zu einer wichtigen Säule der Neurointensivmedizin geworden. Wurden sie traditionell als ultima ratio beim Versagen konservativer Therapieversuche bei zunehmendem Hirnödem und als letzte Stufe der Eskalation der Therapie bei dauerhaft erhöhtem ICP gesehen, so wird sie heute oft früher eingesetzt, um gefährdetes Hirngewebe vor Minderperfusion und -oxygenierung zu bewahren. Die zu erzielenden klinischen Effekte scheinen allerdings bei verschiedenen Hirnerkrankungen unterschiedlich zu sein, und bezüglich des Operationszeitpunkts, der technischen Operationsdetails und der genauen Komplikationsraten existieren weiterhin offene Fragen.

Für den raumfordernden ischämischen Hemisphäreninfarkt (»malignen Mediainfarkt«) hatten nicht nur zahlreiche Beobachtungsstudien in den 1990er Jahren positive klinische

Effekte durch die **dekompressive Hemikraniektomie** (DHC) nahegelegt, sondern auch randomisierte Studien gezeigt, dass sowohl für Patienten unter 60 Jahren als auch über 60 Jahren erhebliche Überlebensvorteile, und für erstere auch klare Vorteile im Behinderungsgrad, erreichbar sind. Die Entscheidung zur DHC nach Hemisphäreninfarkt im höheren Alter bleibt zwar eine schwierige, da ein Überleben mit Behinderung sehr unterschiedlich bewertet wird, aber sie kann im Angehörigengespräch auf einer recht zuverlässigen Datenbasis entwickelt werden (► Kap. 5).

Auch beim raumfordernden ischämischen Kleinhirninfarkt kann eine (subokzipitale) Dekompressionstrepanation, meist in Verbindung mit der Anlage einer EVD, lebensrettend sein und in etwa 40–50% der Fälle zu einem guten Langzeitoutcome führen, wobei die Datenlage hier weniger belastbar ist.

Als kontrovers und unklar muss die Rolle der DHC bei der ICB, der SAB, beim Schädel-Hirn-Trauma (SHT) und bei der Hirnvenen- und Sinusthrombose (SVT) angesehen werden, auch wenn positive Fallserien und Registerdaten insbesondere zu letzterer vorliegen.

37.5.7 Normo- und Hypothermie

Aufgrund zahlreicher überzeugender klinischer Studien, die den schädigenden Effekt von Fieber bei verschiedenen Hirnerkrankungen gezeigt haben, und auf Boden einer großen Zahl experimenteller und kleinerer klinischer Vorläuferstudien, die Vorteile von aktiven Normo- und Hypothermiemaßnahmen suggerierten, ist die zielgerichtete Temperatursteuerung im Neurointensivbereich in letzter Zeit zunehmend angewandt und untersucht worden. Für die Temperatursteuerung kommen dabei Medikamente (Paracetamol, Metamizol, andere NSAID), Konvektionssysteme, Oberflächen- (wasserdurchflossene Kühldecken, Gel-Pads) oder intravaskuläre Kühlsysteme zur Anwendung, neben zahlreichen verschiedenen Induktionsverfahren.

Die **induzierte Normothermie** dient der Stabilisierung einer Temperatur zwischen 36,5°C und 37°C, also zur Unterdrückung von Fieber. Die induzierte, konsequente Normothermie hat sich in kleineren Studien zu diversen Hirnerkrankungen als vielversprechend und wenig nebenwirkungsträchtig gezeigt, erfordert aber größere Outcome-Studien.

Die **therapeutische Hypothermie** (moderat 32–34°C, mild 34–35°C) ist dagegen als u. a. antiödematöses, antiinflammatorisches, ICP-senkendes Konzept zur Verhinderung von sekundären Hirnschäden aufzufassen. Der Nachweis klinischer Vorteile der therapeutischen Hypothermie beim akuten ischämischen Schlaganfall, der intrazerebralen Blutung, der Subarachnoidalblutung und dem Schädel-Hirn-Trauma steht aus und ist Gegenstand aktueller Untersuchungen. Dagegen hat sich die therapeutische Hypothermie bei der bakteriellen Meningitis als schädigend und nach Herzstillstand als nur ebenbürtig der induzierten Normothermie gezeigt. Ihre Durchführung ist – u. a. wegen physiologischer Gegenreaktionen des Körpers (Kältezittern »shivering«) und Nebenwirkungen wie Arrhythmien, Infektionen, Gerinnungsstörungen oder Elektrolytentgleisungen – eine große Herausforderung, und viele Fragen zur optimalen technischen Anwendung sind nach wie vor unbeantwortet.

In Kürze

Neurologische Intensivmedizin

Häufige intensivpflichtige neurologische Erkrankungen. Ischämischer Hemisphäreninfarkt (»maligner Mediainfarkt«), intrazerebrale Blutung, Subarachnoidalblutung, Schädel-Hirn-Trauma, Status epilepticus, bakterielle Meningitis, myasthene Krise, Guillain-Barré-Syndrom.

Neuromonitoring. Bettseitige invasive und nicht-invasive Monitoringmethoden zur Erfassung der zerebralen Durchblutung, Oxygenierung, Stoffwechselleistung und Elektrophysiologie bei klinisch nicht ausreichend beurteilbaren Patienten.

Neurointensivmedizinische Therapiekonzepte. Zur Verhinderung/Abmilderung insbesondere sekundärer Hirnschäden und v. a. auf die ausreichende Durchblutung und Sauerstoffversorgung ausgerichtete Maßnahmen wie neuroprotektive Beatmung und Kreislaufstabilisierung, ICP-Senkung, Anfallsbehandlung, Temperaturregulierung und gezielte krankheitsspezifische Therapien.

Weiterführende Literatur

Ropper AH (1992) Neurological intensive care. Ann Neurol 32: 564–569

Rincon F, Mayer SA (2007) Neurocritical care: a distinct discipline? Curr Opin Crit Care 13: 115–121

Kramer AH, Zygun DA (2014) Neurocritical care: why does it make a difference? Curr Opin Crit Care 20: 174–181

Anderson CS, Heeley E, Huang Y, Wang J, Stapf C, Delcourt C, Lindley R, Robinson T, Lavados P, Neal B, Hata J, Arima H, Parsons M, Li Y, Heritier S, Li Q, Woodward M, Simes RJ, Davis SM, Chalmers J (2013) Rapid blood-pressure lowering in patients with acute intracerebral hemorrhage. N Engl J Med 368: 2355–2365

Vahedi K, Hofmeijer J, Juettler E, Vicaut E, George B, Algra A, Amelink GJ, Schmiedeck P, Schwab S, Rothwell PM, Bousser MG, van der Worp HB, Hacke W (2007) Early decompressive surgery in malignant infarction of the middle cerebral artery: a pooled analysis of three randomised controlled trials. Lancet Neurol 6: 215–222

Juttler E, Unterberg A, Woitzik J, Bosel J, Amiri H, Sakowitz OW, Gondan M, Schiller P, Limprecht R, Luntz S, Schneider H, Pinzer T, Hobohm C, Meixensberger J, Hacke W (2014) Hemicraniectomy in older patients with extensive middle-cerebral-artery stroke. N Engl J Med 370: 1091–1100

Mendelow AD, Gregson BA, Rowan EN, Murray GD, Gholkar A, Mitchell PM (2013) Early surgery versus initial conservative treatment in patients with spontaneous supratentorial lobar intracerebral haematomas (STICH II): a randomised trial. Lancet 382: 397–408

Mourvillier B, Tubach F, van de Beek D, Garot D, Pichon N, Georges H, Lefevre LM, Bollaert PE, Boulain T, Luis D, Cariou A, Girardie P, Chelha R, Megarbane B, Delahaye A, Chalumeau-Lemoine L, Legriel S, Beuret P, Brivet F, Bruel C, Camou F, Chatellier D, Chillet P, Clair B, Constantin JM, Duguet A, Galliot R, Bayle F, Hyvernat H, Ouchenir K, Plantefeve G, Quenot JP, Richecoeur J, Schwebel C, Sirodot M, Esposito-Farese M, Le Tulzo Y, Wolff M (2013) Induced hypothermia in severe bacterial meningitis: a randomized clinical trial. JAMA 310: 2174–2183

Nielsen N, Wetterslev J, Cronberg T, Erlinge D, Gasche Y, Hassager C, Horn J, Hovdenes J, Kjaergaard J, Kuiper M, Pellis T, Stammet P, Wanscher M, Wise MP, Aneman A, Al-Subaie N, Boesgaard S, Bro-Jeppesen J, Brunetti I, Bugge JF, Hingston CD, Juffermans NP, Koopmans M, Kober L, Langorgen J, Lilja G, Moller JE, Rundgren M, Rylander C, Smid O, Werer C, Winkel P, Friberg H (2013) Targeted temperature management at 33 degrees C versus 36 degrees C after cardiac arrest. N Engl J Med 369: 2197–2206

Chesnut RM, Temkin N, Carney N, Dikmen S, Rondina C, Videtta W, Petroni G, Lujan S, Pridgeon J, Barber J, Machamer J, Chaddock K, Celix JM, Cherner M, Hendrix T (2012) Global Neurotrauma Research Group. A trial of intracranial-pressure monitoring in traumatic brain injury. N Engl J Med 367(26):2471–81

Hacke W (Hg) NeuroCriticalCare (1994) Springer Berlin Heidelberg New York

Schab S, Schellinger P, Werner C, Unterberg A und Hacke W (Hg) NeuroIntensiv 2008 Springer Berlin Heidelberg New York

Neuroimmunologische Therapieprinzipien

Brigitte Wildemann, Hanns-Martin Lorenz und Michael Platten

W. Hacke (Hrsg.), *Neurologie*,
DOI 10.1007/978-3-662-46892-0_38,

Einleitung

Die Autoimmunerkrankungen des zentralen Nervensystem, des peripheren Nervensystems und der Muskulatur sowie Systemerkrankungen mit neurologischer Beteiligung stellen die vielfältigen Indikationen für den Einsatz von Immuntherapeutika in der Neurologie dar. Neurologische Krankheiten, für die eine Autoimmunpathogenese erwiesen oder mutmaßlich verantwortlich und daher eine Immuntherapie angezeigt ist, sind in ◘ Tab. 38.1 aufgelistet. Allen dort aufgeführten Erkrankungen ist gemeinsam, dass über die irrtümliche Erkennung körpereigener Strukturen überschießende Entzündungsreaktionen in Gang gesetzt werden, die in Nervensystem bzw. Muskulatur entzündlich vermittelte Gewebeschädigung erzeugen.

Nur für einige wenige neurologische Autoimmunerkrankungen – so z. B. für die Multiple Sklerose (MS), die Myasthenia gravis (MG) und einige der inflammatorischen Neuropathien (Polyneuroradikulitis Guillain-Barré, GBS; chronisch inflammatorische demyelinisierende Neuropathie, CIDP) – stehen Empfehlungen für den Einsatz von immunmodulatorischen oder immunsuppressiven Substanzen/Verfahren zur Verfügung, die Klasse-I- oder Klasse-II-Evidenzkriterien erfüllen. Für die meisten Krankheitsbilder liegen hingegen aufgrund ihrer Seltenheit Erkenntnisse aus kontrollierten Therapiestudien bislang nicht vor. Die Behandlungsstrategie wird in diesen Fällen, sofern bekannt, durch den zugrundeliegenden vermuteten Pathomechanismus mitbestimmt und hängt u. a. davon ab, ob bevorzugt die zelluläre oder die humorale Immunantwort (z. B. Autoantikörper) als Auslöser des Krankheitsprozesses gelten.

Immuntherapeutika sind bei neurologischen Autoimmunerkrankungen hilfreich zur Stabilisierung und Rückbildung akuter Symptome. Bisweilen ist der Einsatz dieser Substanzen lebensrettend oder muss zwingend und möglichst unverzüglich erfolgen, um irreversible neurologische Behinderung zu verhindern. Neben der Kontrolle akuter Exazerbationen bremsen diese Substanzen bei den immunvermittelten chronischen Erkrankungen auch langfristig das Fortschreiten von Entzündungsprozessen und wirken rekurrierender Krankheitsaktvität und/oder Progression der Grunderkrankung entgegen.

◘ **Tab. 38.1** Neurologische Erkrankungen, die immuntherapeutisch behandelt werden

Erkrankungen der Muskulatur	Myasthenia gravis
	Lambert-Eaton-myasthenes Syndrom (LEMS)
	Neuromyotonie
	Myositissyndrome
Immunvermittelte Neuropathien	Polyneuroradikulitis Guillain-Barré (GBS)
	Chronisch inflammatorische demyelinisierende Polyneuropathie (CIDP)
	Multifokale motorische Neuropathie (MMN)
	Paraproteinämische Polyneuropathie
	Vaskulitische Neuropathie
Multiple Sklerose, Sonderformen der Multiplen Sklerose und andere Entitäten	Multiple Sklerose (MS)
	Akute demyelinisierende Enzephalomyelitis (ADEM) und Hurst-Enzephalitis
	Morbus Balò
	Morbus Schilder
	Neuromyelitis optica (NMO)
	Neurosarkoidose
Immunvermittelte Enzephalitiden und Enzephalomyelitiden	Paraneoplastische Enzephalitis
	Fakultativ paraneoplastische Enzephalitis
	Stiff-person-Syndrom
	Steroidresponsive Enzephalopathie mit Autoimmunthyreoiditis (SREAT, Hashimoto-Enzephalopathie)
	CLIPPERS-Syndrom[1]
	Rasmussen-Enzephalitis
	Bickerstaff-Enzephalitis
	Posteriores reversibles Enzephalopathiesyndrom (PRES)
Neuromanifestationen bei immunvermittelten Systemerkrankungen	Systemische Vaskulitiden
	Kollagenosen
	Susac-Syndrom

[1] »Chronic lymphocytic inflammation with pontine perivascular enhancement responsive to steroids«

38.1 Wirkprinzipien und Wirkstoffe

Obwohl Immuntherapeutika in der Regel über komplexe Wirkmechanismen hemmend in das Immunsystem eingreifen, beeinträchtigen die meisten Substanzen als zentralen Angriffspunkt die T-Zell- und/oder antikörpervermittelte Immunantwort, deren abnorme Aktivierung für die Entstehung von Autoimmunität hauptverantwortlich ist. Sie verhindern die Aktivierung und Proliferation von T-Lymphozyten oder verringern deren Anzahl bzw. blockieren den Austritt dieser Zellen aus dem Blut und ihre Einwanderung in das/die Zielgewebe. B-Zellen werden über das Eingreifen in die T-Zellantwort funktionell gehemmt bzw. werden durch einige der Wirkstoffe gezielter blockiert oder zahlenmäßig reduziert. Zusätzlich stehen B-Zell-spezifische Immuntherapeutika sowie zur Verringerung pathogener Antikörper Immunglobuline, Plasmapherese und Immunadsorption für die Behandlung von neurologischen Autoimmunerkrankungen zur Verfügung. Auch zelluläre Komponenten der angeborenen Immunität (z. B. Phagozyten, natürliche Killer-Zellen, dendritische Zellen) werden durch einige Immuntherapeutika in ihrer Funktion wirksam gehemmt.

Grundsätzlich ist zu beachten, dass Therapiestrategien, die erfolgreich bei anderen organspezifischen oder systemischen Autoimmunerkrankungen angewendet werden, nicht unmittelbar auf neurologische Indikationen übertragbar sind. So kam es in klinischen Studien bei Patienten mit MS unter Therapie mit Antagonisten des proinflammatorischen Signalstoffs Tumornekrosefaktor-α, die bei chronisch entzündlichen Darmerkrankungen, rheumatoider Arthritis und Psoriasis wirksam sind, zur Exazerbation klinisch und radiologisch messbarer Krankheitsaktivität.

Pharmakologisch werden zwei Klassen von Wirkstoffen unterschieden:

- Niedermolekulare synthetische Substanzen oder Naturstoffe, die immunmodulierend in die Kommunikation der zellulären und löslichen Komponenten des Immunsystems eingreifen oder die Proliferation und Differenzierung von Immunzellen hemmen und somit zytostatisch und immunsuppressiv wirken.
- Rekombinante proteinogene Wirkstoffe wie Interferone und sog. Biologicals, d. h. monoklonale Antikörper oder Fusionsproteine. Sie erkennen als makromolare Substanzen ausschließlich extrazelluläre Zielstrukturen und erzielen ihre antiinflammatorischen Effekte durch Bindung an lösliche Faktoren, durch Blockade membrangebundener Rezeptoren oder machen Immunzellen für andere Komponenten des Immunsystems sichtbar und führen deren Lyse herbei. Je nach Angriffsort greifen die verfügbaren Substanzen unspezifisch, spezifisch modulierend oder suppressiv in das Immunsystem ein.

38.2 Niedermolekulare Immuntherapeutika

Aus der Gruppe der niedermolekularen Immuntherapeutika kommen in der Neurologie in erster Linie Glukokortikoide und, als Hemmstoffe der DNA-Biosynthese, Zytostatika zum Einsatz. Dagegen werden Wirkstoffe mit großer Bedeutung in der Transplantationsmedizin wie Inhibitoren der Calcineurin-Aktivierung (Ciclosporin, Tacrolimus, Pimecrolimus) nur bei wenigen neurologischen Erkrankungen gezielt eingesetzt. Die verwandten Hemmstoffe des »mammalian target of rapamycin« (mTOR) wie Sirolimus und Everolimus werden in der Regel nicht genutzt. Während Glukokortikoide und Zytostatika als Prototypen unspezifischer Immunsuppressiva gelten, greifen Hemmstoffe der Calcineurin-Aktivierung und TOR-Hemmer in die T-Zellaktivierung ein und blockieren insbesondere T-Zell-vermittelte Immunreaktionen.

38.2.1 Glukokortikoide

Glukokortikoide sind bei nahezu allen neurologischen Indikationen Mittel der Wahl für die Akuttherapie und bewirken rasch Entzündungshemmung und Immunsuppression.

Der starke entzündungshemmende Effekt von Glukokortikoiden wird vornehmlich über genomische Effekte erzielt. Die Bindung an den zytosolischen Glukokortikoid-Rezeptor, die dessen nachfolgende Translokation in den Zellkern und Anlagerung an Glukokortikoid-Response-Elemente induziert, beeinflusst über gezielte Inaktivierung oder Aktivierung von Transkriptionsfaktoren die Hemmung der Expression zahlreicher immunstimulierender Gene und andererseits auch eine gesteigerte Expression entzündungshemmender und immunsuppressiver Gene. Insbesondere nach Gabe hoher Dosen erzielen Glukokortikoide auch sofort einsetzende, nicht-genomische Wirkungen, wie z. B. den raschen Zelltod (Apoptose) von Lymphoyzten, insbesondere T-Lymphozyten sowie über membranstabilisierende Effekte eine Abnahme der Kapillarpermeabilität.

Nebenwirkungen Dazu gehören Magensäureüberproduktion, Glukoneogenese und Begünstigung einer diabetischen Stoffwechsellage, Proteinkatabolismus, Hyperlipidämie, Fettumverteilung, Thromboseneigung, mineralokortikoide Wirkung mit Natrium- und Wasserretention sowie vermehrte Kaliumausscheidung. Die synthetischen Glukokortikoide sind durch eine stärker ausgeprägte glukokortikoide Wirkung bei reduzierter mineralokortikoider Potenz gekennzeichnet (▣ Tab. 38.2). Bei längerfristiger Einnahme ist ein pharmakologisch induziertes Cushing-Syndrom ab einer Schwellendosis von 7,5 mg Prednison (entspricht 6 mg Methylprednison oder 1 mg Dexamethason) zu erwarten.

▣ **Tab. 38.2** Wirkungsstärke verschiedener Glukokortikoide

Glukokortikoid	Relative glukokortikoide Potenz	Relative mineralokortikoide Potenz	Handelsnamen (Beispiele)
Kortisol	1	1	Hydrocortison
Kortison	0,8	1	Diverse Salben
Prednison	4	0,8	Prednisolon
Methylprednison	5	0	Urbason
Dexamethason	30	0	Fortecortin

Indikationen und Anwendung In der Neurologie werden Glukokortikoide je nach Grunderkrankung und Erkrankungsaktivität sowie auch in Abhängigkeit vom Ansprechen auf die Therapie in unterschiedlichen Applikationsformen und Dosierungen eingesetzt.

Die **hochdosierte intravenöse Pulstherapie** mit 1000 (–2000) mg Methylprednison/Tag über 3–5 Tage, ggf. mit nachfolgender oraler Ausschleichphase, ist die Therapie der Wahl bei akuten Attacken relapsierender Erkrankungen (MS; Neuromyelitis optica, NMO) und kommt als Initialtherapie auch bei akuter demyelinisierender Enzephalomyelitis (ADEM), den seltenen MS-Varianten Morbus Balò und Morbus Schilder sowie bei Susac-Syndrom und schweren Verlaufsformen der Neurosarkoidose, der steroidresponsiven Enzephalopathie mit Autoimmunthyreoiditis (SREAT) und der entzündlichen Myopathien zum Einsatz. Weitere Indikationen sind autoimmune Enzephalopathiesyndrome, vaskulitisch bedingte Neuropathien und zerebrale Manifestationen, CLIPPERS-Syndrom (»chronic lymphocytic inflammation with pontine perivascular enhancement responsive to steroids«) sowie, fakultativ, chronische inflammatorische demyelinisierende Polyneuropathie (CIDP) und Stiff-person-Syndrom (SPS). Das Ansprechen auf Glukokortikoide gilt bei SREAT- und CLIPPERS-Syndrom als diagnostisch relevant und unterstützt das Vorliegen dieser Erkrankungen.

Eine **orale Langzeitbehandlung** mit initial 80–100 mg Prednison oder Methylprednison und nachfolgend langsamer Dosisreduktion über mehrere Wochen bis Monate ist als initiale Therapie oder im Anschluss an eine intravenöse Pulstherapie indiziert bei autoimmunen Enzephalopathie-Syndromen, Susac-Syndrom, Rasmussen-Enzephalitis, Neurosarkoidose, SREAT- und CLIPPERS-Syndrom sowie auch bei vaskulitischen Neuromanifestationen, MG, Lambert-Eaton-myasthenem Syndrom (LEMS) und entzündlichen Myopathien. Falls Glukokortikoide für die Therapie der CIDP eingesetzt werden, kann, alternativ zu einer intravenösen Pulstherapie mit Methylprednison oder einer oralen Langzeittherapie, auch die Gabe von Dexamethason in einer Dosierung von 4×40 mg monatlich über mehrere Monate erfolgen.

Komedikation Die Komedikation besteht aus Protonenpumpenhemmern und – insbesondere bei einer hochdosierten intravenösen Pulstherapie – die subkutane Gabe niedermolekularer Heparinen zur Vermeidung thromboembolischer Komplikationen. Bei längerfristiger prolongierter Anwendung von Kortikosteroiden wird die regelmäßige Substitution von Kalzium und Vitamin D zur Osteoporoseprophylaxe erforderlich. Liegen Kontraindikationen gegen einer hochdosierte oder längerfristige Gabe von Glukokortikoiden vor (z. B. schwere Osteoporose, Glaukom, schwer einstellbarer Diabetes mellitus) ist der alternative oder frühzeitige Einsatz von Immunsuppressiva in Erwägung zu ziehen.

38.2.2 Zytostatika

Zu den zytostatischen Wirkstoffen, die über die Inhibition des DNA-Stoffwechsels die Teilungsfähigkeit von Lymphozyten unterdrücken, gehören die **Antimetabolite** Azathioprin, Mycophenolat-Mofetil, Methotrexat und Teriflunomid, aus der Gruppe der **Alkylanzien** Cyclophosphamid und als **interkalierender** Wirkstoff Mitoxantron.

Azathioprin

Azathioprin wird als Prodrug nach oraler Einnahme zu 6-Mercaptopurin verstoffwechselt, das als Purinanlagon über die Hemmung verschiedener Enzyme der DNA- und RNA-Biosynthese mit der DNA-/RNA-Synthese interferiert. Die Metabolisierung von 6-Mercaptopurin erfolgt durch Xanthinoxidasen, weshalb bei gleichzeitiger Gabe der Xanthioxidase-Hemmstoffe Allopurinol oder Febuxostat die HWZ beider Wirkstoffklassen verlängert werden und eine Dosisanpassung notwendig werden kann. Zu beachten sind außerdem Wechselwirkungen mit Warfarin und Arzneistoffen, die in die Hämatopoese eingreifen (z. B. ACE-Hemmer, Aminosalicylate, Cimetidin).

Nebenwirkungen ▣ Tab. 38.3.

Indikationen Azathioprin kann in einer Dosierung von 2–3 mg/kg KG pro Tag (Erhaltungsdosis 1,5–2 mg/kg/Tag) als Reservesubstanz zur Immuntherapie der MS eingesetzt werden und ist für diese Indikation aufgrund einer Metaanalyse früherer Studien, die jedoch nicht den Anforderungen an moderne Therapiestudien entsprechen, für diese Indikation zugelassen. Der Wirkstoff wird, gemäß der Datenlage aus retrospektiven und/oder kleineren prospektiven Studien bzw. Fallserien, als Mittel der Wahl empfohlen zur Rezidivprophylaxe bei Myasthenia gravis und NMO und wird zur Langzeit-Immuntherapie und/oder Einsparung von Kortikosteroiden bei autoimmunen Enzephalopathien, einschließlich SREAT, Neurosarkoidose, entzündlichen Myopathien, idiopathischem LEMS, CIDP, SPS und optional bei Vaskulitiden des peripheren und zentralen Nervensystems sowie bei Susac-Syndrom angewendet.

Mycophenolat-Mofetil (MMF)

MMF wird als Prodrug in den aktiven Metaboliten Mycophenolsäure umgewandelt und hemmt als selektiver, nicht-kompetitiver und reversibler Hemmstoff der Inosinmonophosphat-Dehydrogenase die *De*-novo-Biosynthese von Guanosinnukleotiden. Mycophenolsäure wirkt insbesondere auf T- und B-Zellen zytostatisch, da proliferierende Lymphozyten zwingend auf die De-novo-Synthese von Purinen angewiesen sind, während andere Zellarten auf einen Wiederverwertungsstoffwechsel zurückgreifen können. Interaktionen bestehen mit Ciclosporin, Eisenpräparaten, Aluminium- und Magnesiumhydroxid, Colestyramin, Aciclovir und Ganciclovir.

Nebenwirkungen ▣ Tab. 38.3.

Indikationen MMF ist als Second-line-Therapie in einer Dosierung von bis zu 2×1000 mg/Tag zur Rezidivprophylaxe bei NMO, und kann optional zur Langzeittherapie und/oder Einsparung von Kortikosteroiden bei Neurosarkoidose, SPS, autoimmunen Enzephalopathien, einschließlich SREAT sowie, alternativ zu Azathioprin bei Susac-Syndrom, außerdem bei Myasthenia gravis, CIDP und entzündlichen Myopathien angewendet werden. Zu beachten ist, dass die Aufnahme von MMF bei Komedikation mit Protonenpumpenhemmern vermindert ist, so dass man in diesem Fall auf das Mycophenolat-Natrium umstellen sollte.

Methotrexat

Methotrexat greift über die Hemmung der Dihydrofolat-Reduktase in den Folsäurestoffwechsel ein und unterbindet die Bioynthese von Thymin- und Purinbasen. Ob der immunsupprimierende Effekt des MTX tatsächlich von der Hemmung der Purinsynthese abhängt, ist unklar, immerhin wird der Effekt durch die Komedikation mit Folsäure nicht vermindert. Der Wirkstoff verringert außerdem die Biosynthese proinflammtorischer Zytokine, wahrscheinlich über einen nicht näher charakterisierten Effekt auf Monozyten. Interaktionen bestehen mit Wirkstoffen, die die renale Elimination von MTX beeinträchtigen (Probenicid, nicht steroidale Antiphlogistika, Penicillin, Sulfonamide) sowie mit anderen myelo-, hepato- oder nephrotoxischen Substanzen.

Nebenwirkungen Tab. 38.3.

Indikationen MTX wird subkutan oder oral einmal wöchentlich verabreicht, wobei die subkutane Anwendung wohl effektiver ist. Die Dosierung richtet sich nach Herkunft des Patienten (niedrigere Dosis bei asiatischen Patienten) sowie Art und Schwere der Grunderkrankung und liegt in der Regel zwischen 7,5 mg und 15 mg. Der Wirkstoff kann optional zur Erhaltung der Armfunktionen bei primär und sekundär chronisch progredienter MS eingesetzt werden und ist, ähnlich wie MMF, zur Langzeittherapie und/oder Einsparung von Kortikosteroiden bei Neurosarkoidose, autoimmunen Enzephalopathien, einschließlich SREAT und Susac-Syndrom, außerdem bei Myasthenia gravis, CIDP, und schweren Verlaufsformen entzündlicher Myopathien indiziert. Als Mittel der zweiten Wahl ist MTX auch zur Rezidivprophylaxe bei NMO empfohlen.

Teriflunomid

Teriflunomid ist ein seit Oktober 2013 verfügbares MS-Therapeutikum und hemmt als aktiver Metabolit von Leflunomid nicht-kompetitiv und reversibel das mitochondriale Enzym Dihydroorotat-Dehydrogenase (DHODH). DHODH wird für die De-novo-Synthese von Pyrimidin benötigt und beeinträchtigt, ähnlich wie MMF, diese insbesondere in proliferierenden T- und B-Lymphozyten. Die relative Spezifität für proliferiende Immunzellen wird damit erklärt, dass diese Zellen in besonderem Maß abhängig sind von der DHODH-vermittelten Pyrimidinsynthese und hierüber wichtige Funktionen wie Proliferation, Zytokinproduktion und Zelladhäsion gesteuert werden. Ruhende Lymphozyten oder homöostatisch proliferierende Lymphozyten können ihren Bedarf an Pyrimidin auch über einen DHODH-unabhängigen Recycling-Weg decken. Die Substanz verbleibt aufgrund eines ausgeprägten enterohepatischen Kreislauf auch nach Absetzen über Monate im Organismus, sodass in bestimmten Situationen eine forcierte Elimination durch Einnahme von Colestyramin oder Kohlepräparaten erforderlich wird (Tab. 38.3).

Nebenwirkungen Tab. 38.3.

Indikationen Teriflunomid ist als orale Substanz in einer Dosierung von 14 mg/Tag seit Oktober 2013 für die Basistherapie der MS zugelassen und verringerte in den Zulassungsstudien im Vergleich zu Placebo über einen Zeitraum von zwei Jahren signifikant die Anzahl und den Schweregrad klinischer und radiologischer Aktivitätsparameter. In einer vergleichenden Studie waren Effekte und Verträglichkeit von Teriflunomid und Interferon-β1a s.c. vergleichbar.

Cyclophosphamid

Cyclophosphamid ist ein Prodrug aus der Gruppe der Stickstoff-Lost-Verbindungen und wird in der Leber in ein biologisch aktives Zytostatikum aktiviert, das über den Einbau von Alkylgruppen eine Quervernetzung von DNA-Strängen und hierdurch in proliferierenden Zellen Einzel- und Doppelstrangbrüche erzeugt. Die Myelotoxizität des Wirkstoffs wird durch Allopurinol verstärkt, außerdem steigert Cyclophosphamid die Kardiotoxizität von Anthrazyklinen und die blutzuckersenkende Wirkung von Sulfonylharnstoffen. Bei Kotherapie mit Allopurinol und Hydrochlorothiazid kann die myelosuppressive Wirkung der Substanz verstärkt werden.

Nebenwirkungen Tab. 38.3.

Indikationen Cyclophosphamid wird in der Regel als intravenöse Pulstherapie in einer Dosierung von 500–750 mg/m^2 KOF und Gabe von Uromitexan (Mesna) zum Schutz der Harnwege nach Stunde 0, 4 und 8, in 3- bis 6-wöchigen Intervallen, oder als orale Dauertherapie (2 mg/kg/Tag) verabreicht. Die Substanz kann nicht-evidenzbasiert und als Reservemedikament bei therapierefraktären MS- und NMO-Attacken und bei foudroyanten Verläufen seltener demyelinisierender Erkrankungen (ADEM, MS-Varianten) eingesetzt werden. Die beste Evidenz gegenüber anderen Immunsuppressiva besteht bei der Vaskulitis des Nervensystems. Weitere optionale Indikationen sind schwer verlaufende autoimmune Enzephalopathien, insbesondere NMDAR Enzephalitis, SREAT, SPS, Neurosarkoidose, Susac-Syndrom und MG.

Mitoxantron

Mitoxantron ist ein zytotoxisches Antibiotikum der Gruppe der Anthracendione und lagert sich der DNA durch Wasserstoffbrückenbindung an. Dies bewirkt durch Quervernetzungen Strangbrüche der DNA. Die Substanz interferiert auch mit der Synthese von RNA und hemmt das DNA-Reparaturenzym Topoisomerase II. Mitoxantron erzeugt sowohl in teilenden

Tab. 38.3 Übersicht über Immuntherapeutika und Aphereseverfahren

Wirkstoff	Name	Dosierung	Stoffklasse	Wirkmechanismus
Zytostatika, Calcineurininhibitoren und andere				
Azathioprin	Imurek u. a.	2–3 mg/kg/Tag p.o. Erhaltungstherapie 1,5–2 mg/kg/Tag p.o.	Zytostatikum Antimetabolit	Immunsuppressiv
β-Interferone	Interferon-β1a (Avonex, (Rebif)	30 μg i.m. 1×/Woche 22/44 μg s.c. 3×/Woche	Natürliches IFN-β	Immunmodulatorisch über pleiotrope Effekte nach Bindung an IFN-β-Rezeptor
	Peginterferon-α (Plegridy)	125 μg s.c. alle 2 Wochen	Pegyliertes IFN-α	
	Interferon-β1b (Betaferon, (Extavia)	250 μg (entspricht 8 MIU) s.c. jeden 2. Tag	Nicht glykolisiertes, verändertes IFN-β	
Ciclosporin	Sandimmun u. a.	Bis 2×1 g p.o. pro Tag	Calcineurin-Inhibitor	Immunsuppressiv
Cyclophosphamid	Endoxan	500–750 mg/m² KÖF alle 3–4 Wochen	Zytostatikum	Immunsuppressiv
Dimethylfumarat	Tecfidera	2×240 mg p.o pro Tag	Fumarsäuredimethylester	Immunmodulatorisch
Fingolimod	Gilenya	1×0,5 mg/Tag p.o.	S1P1-Rezeptor-Agonist	Immunmodulatorisch

Häufigste Nebenwirkungen	Kontraindikationen	Bemerkungen	Zulassung
Gastrointestinale Symptome, Haarausdünnung, Zytopenie, Arthralgien, cholestatische Hepatitis, Pankreatitis, bei Langzeiteinnahme erhöhtes Risiko für Malignome (z. B. Melanome, Lymphome, Leukämie)	Überempfindlichkeit gegen den Wirkstoff, Schwangerschaft und Stillzeit, floride Infektionen, schwere Einschränkung der Leber- oder Knochenmarkfunktion, Pankreatitis	Bei genetisch bedingter Reduktion der TPMT-Aktivität Potenzierung der Unverträglichkeit und des Agranulozytose-Risikos	RRMS Für andere Indikationen off-label
Grippeähnliche Symptome, Lokalreaktionen, Erhöhung der Leberwerte, Leukopenie	Schwangerschaft nach Nutzen-/Risikoabwägung, Stillzeit, schwere Depression, schwere Leberfunktionsstörung, nicht beherrschte Epilepsie	Kürzlich Bericht über mehrere Fälle von thrombotischer Mikroangiopathie und nephrotischem Syndrom Wirkverlust bei Bildung persistierender neutralisierender Antikörper	RRMS, empfohlen bei mildem/moderatem Verlauf SPMS (Rebif) CIS
			RRMS, empfohlen bei mildem/moderaten Verlauf
			RRMS, empfohlen bei mildem/moderaten Verlauf SPMS CIS
Gastrointestinale Symptome, Tremor, Kopfschmerzen, Nephrotoxizität, Hepatotoxizität, Elektrolytstörungen, Gingivahypertrophie, Zytopenie, erhöhte Anfälligkeit für Infektionen, bei hohen Dosen erhöhtes Malignomrisiko	Schwere Nieren-(Leber-)funktionsstörungen, unkontrollierte Hypertonie, floride Infektionen, Malignome (Ausnahme Basaliom), Schwangerschaft und Stillzeit	Enge therapeutische Breite, zahlreiche Interaktionen, ‚Vorsicht bei gleichzeitiger Anwendung von Substanzen, die mit dem Metabolismus von Ciclosporin interagieren Monitoring des Blutspiegels erforderlich	Generell off-label
Gastrointestinale Symptome, Haarausdünnung, Myelotoxizität, hämorrhagische Zystitis, Infertilität (Information über Möglichkeit der Samenspende)	Überempfindlichkeit gegen den Wirkstoff, Schwangerschaft und Stillzeit, Leukopenie <1500/µl, Zystitis, Harnabflussbehinderung, floride Infektionen	Bei hohen kumulativen Dosen erhöhtes Malignomrisiko (Leukämie, Blasenkarzinom)	Generell off-label
Gastrointestinale Symptome und Flushing (in den ersten Behandlungswochen), Lymphopenie, Erhöhung der Leberwerte, Verschlechterung der Nierenfunktion	Überempfindlichkeit gegen den Wirkstoff, Schwangerschaft und Stillzeit, schwere Leber-/Nierenfunktionsstörung, chronische Infektionen (HIV, Hepatitis B und C, Tuberkulose) Bei Leukopenie <3000/nl und/oder Lymphopenie <0,5/nl Pausieren/Absetzen erforderlich	Unter Monotherapie mit Fumarsäureestern bei Psoriasis im Zusammenhang mit prolongierter Lymphopenie 2 PML-Fälle, 2 weitere PML-Fälle unter Kombinationstherapie mit Fumarsäureestern und immunsuppressiva bzw. kurz nach Wechsel der Behandlung mit Efalizumab auf Fumarsäureester Unter Therapie mit DMF ein Fall einer PML im Zusammenhang mit einer prolongierten Lymphopenie	RRMS (milder/moderater Verlauf)
Reversible Bradykardie. Anstieg der Leberwerte, Blutdruckanstieg, selten Makulaödem	Schwere Leberfunktionsstörung, schwere aktive Infektionen, chronische Infektionen (Hepatitis B und C, HIV, Tuberkulose), Makulaödem, Schwangerschaft und Stillzeit, AV-Block II und III, Sick-Sinus-Syndrom, QT-Verlängerung, kardiale Vorerkrankungen, gleichzeitige Therapie mit Klasse-Ia- oder Klasse-III-Antiarrhythmika, Betablockern, Kalziumantagonisten	Bei Einstellung kardiales Monitoring erforderlich ophthalmologische Kontrolle 3–4 Mo. nach Einstellung z.A. Makulaödem Dermatologische Kontrolle 1×/Jahr Immunität gegenüber VZV erforderlich, da erhöhtes Risiko für potenziell letale Herpesvirusinfektionen Sehr selten HPS	RRMS, empfohlen primär oder sekundär bei aktivem/hochaktivem Verlauf

Tab. 38.3 (Fortsetzung)

Wirkstoff	Name	Dosierung	Stoffklasse	Wirkmechanismus
Glatirameracetat	Copaxone	20 mg s.c./Tag 40 mg s.c. 3×/Woche	Peptid	Über Kreuzhomologie mit MBP und andere Effekte immunmodulatorisch über pleiotrope Effekte
IVIG	Kiovig Octagam Gamunex Privigen Ig Vena	0,4 g/kg KG über 3–5 Tage für 3–6 Monate Je nach Indikation Erhaltungstherapie mit 0,1–0,4 g/kg KG alle 4–6 Wochen	Gepoolte humane Immunglobuline	Immunmodulatorisch über pleiotrope Effekte
Methotrexat	Lantarel Metex u. a.	7,5–15 mg/Tag p.o. oder s.c.	Zytostatikum Antimetabolit	Immunsuppressiv
Mitoxantron	Ralenova	12 mg/m² KOF i.v. (5–12 mg/m² KÖF, je nach Leukozytennadir)	Zytostatikum Topoisomerasehemmer	Immunsuppressiv
Mycophenolat-Mofetil	CellCept	Bis 2×1 g p.o. pro Tag	Zytostatikum	Immunsuppressiv
Teriflunomid	Aubagio	1×14 mg p.o. pro Tag	Selektives Immunsuppressivum	Hemmt proliferierende Immunzellen
Aphereseverfahren				
Plasmapherese	–/–	Pro Zyklus 5 Behandlungen alle 2 Tage	–/–	Elimination von (Auto-) Antikörpern, Komplementfaktoren, Adhäsionsmolekülen, Zytokinen
Immunadsorption	–/–	5–10 Behandlungen täglich	–/–	Elimination von (Auto-) Antikörpern und Immunkomplexen

Häufigste Nebenwirkungen	Kontraindikationen	Bemerkungen	Zulassung
Lokalreaktionen, systemische Injektionsreaktion (5–30 min nach der Injektion Atemnot, Herzrasen, Beklemmung, Schüttelfrost, Kopfschmerzen)	Überempfindlichkeit gegen den Wirkstoff, Schwangerschaft und Stillzeit		RRMS, empfohlen bei mildem/moderatem Verlauf CIS
Infusionsreaktionen (in der Regel milde), selten aseptische Meningitis Thromboseneigung	IgA-Mangel (IgA-Mangel-Anaphylaxie möglich), schwere Herzinsuffizienz, Niereninsuffizienz	Bei IgA-Mangel Anaphylaxie möglich	GBS (alle Präparate) CIDP (Gamunex, Privigen, Ig Vena) MMN (Kiovig)
Gastrointestinale Symptome, Kopfschmerzen, Erhöhung der Transaminasen	Überempfindlichkeit gegen den Wirkstoff, floride Infektionen, Magen-/Darmulzera, schwere Leber-/Nierenfunktionsstörung, schwere Beeinträchtigung der Knochenmarkfunktion, Immunschwäche, erhöhter Alkoholkonsum, Schwangerschaft und Stillzeit	Selten Leberzirrhose	Generell off-label
Kardiotoxizität Myelotoxizität, gastrointestinale Symptome, Appetitlosigkeit, Haarausdünnung, erhöhte Anfälligkeit für Infektionen, erhöhtes Risiko für therapieassoziierte Leukämien, Infertilität (Information über Möglichkeit der Samenspende)	Überempfindlichkeit gegen den Wirkstoff, Schwangerschaft und Stillzeit, Leukopenie <1500/µl, kardiale Vorerkrankungen, floride Infektionen, Tuberkulose, mediastinale Radiotherapie	Kardiotoxizität kann dosisunabhängig auftreten Beendigung der Therapie bei LVEF <50% und/oder Abfall der LVEF >10% im Vergleich zum Vorbefund oder Leukopenie <1500/nl Schwere lokale Nebenwirkungen bei paravasaler Injektion	Progressive RRMS SPMS Für andere Indikationen off-label
Leukopenie, Elektrolytstörungen, Hyperglykämie, Hypercholesterinämie, Nephrotoxizität, gastrointestinale Symptome. Sepsis, Tremor, Kopfschmerzen, Schlafstörung	Überempfindlichkeit gegen den Wirkstoff, Schwangerschaft und Stillzeit, floride Infektionen	Möglichst keine Kombination mit anderen myelosuppressiven Wirkstoffen	Generell off-label
Haarausdünnung (transient), Erhöhung der Leberwerte, Blutdruckanstieg, Diarrhö, selten Neuropathie	Schwere Leber-/Nierenfunktionsstörung, vorbestehende Zytopenie, floride Infektionen, chronische Infektionen (HIV, Hepatitis B und C, Tuberkulose), Schwangerschaft und Stillzeit, positive Anamnese für Stevens-Johnson-Syndrom, Erythema multiforme oder toxische epidermale Nekrolyse	Langer Verbleib im Organismus, bei Umstellung auf höher potente MS-Therapeutika, schweren Infektionen, Kinderwunsch forcierte Elimination erforderlich (über 11 Tage 3×8 mg/Tag Colestyramin p.o. oder 2×50 mg/Tag Aktivkohle)	RRMS, empfohlen bei mildem/moderatem Verlauf)
Pneumothorax, Thrombose, Infektion im Zusammenhang mit ZVK-Anlage, Hypokalzämie, Störungen des Säure-Base-Haushalts infolge Plasmaersatz durch Infusionslösungen, selten transfusionsbedingtes Lungenversagen	Sepsis, Multiorganversagen, schwere Herzinsuffizienz, Fibrinogenmangel, Allergie gegen Humanalbumin, Hypokalzämie		Off-label bei verschiedenen Indikationen
Bessere Verträglichkeit			Off-label

Tab. 38.3 (Fortsetzung)

Wirkstoff	Name	Dosierung	Stoffklasse	Wirkmechanismus
Monoklonale Antikörper				
Alemtuzumab	Lemtrada	12 mg/Tag i.v. über 5 Tage (Jahr 1) 12 mg/Tag i.v. über 3 Tage (Jahr 2)	Humanisierter monoklonaler Antikörper	Immunsuppressiv durch anti-CD52-vermittelte Lymphozytendepletion Umprogrammierung des Immunrepertoires?
Daclizumab	Zenapax	150 bzw. 300 mg s.c. alle 4 Wochen	Humanisierter monoklonaler Antikörper	Immunmodulatorisch über anti-CD25-vermittelte pleiotrope Effekte
Eculizumab	Soliris	Induktion: 900 mg i.v. 1× pro Woche über 4 Wochen, 1×1200 mg i.v. (Woche 5) Erhaltung: 1200 mg i.v. alle 2 Wochen	Humanisierter monoklonaler Antikörper	Hemmung der antikörperabhängigen Komplementaktivierung über Inhibition von C5
Natalizumab	Tysabri	300 mg i.v. 1× pro Monat alle 4 Wochen	Humanisierter monoklonaler Antikörper	Durch Bindung an α4-Integrin auf T- und B-Zellen Hemmung der Lymphozytentransmigration über die BHS
Rituximab	Mabthera	2×1000 mg i.v. (Tag 1 und Tag 15)	Chimärisierter monoklonaler Antikörper	Immunsuppressiv durch anti-CD20-vermittelte B-Zelldepletion
Ocrelizumab	Noch nicht im Handel	600 mg i.v.(Tag 1 und 15)	Humanisierter monoklonaler Antikörper	Immunsuppressiv durch anti-CD20-vermittelte B-Zelldepletion

Häufigste Nebenwirkungen	Kontraindikationen	Bemerkungen	Zulassung
Infusionsreaktionen, erhöhtes Risiko für Herpes- und andere Infektionen, im Langzeitverlauf sekundäre Autoimmunerkrankungen	Überempfindlichkeit gegen den Wirkstoff, chronische Infektionen (Hepatitis B und C, HIV, Tuberkulose), schwere Autoimmunerkrankungen, schwere Leber-/Nierenfunktionsstörung, Thrombopenie, Gerinnungsstörung, Seronegativität für VZV, Schwangerschaft und Stillzeit	Zur Prophylaxe schwerwiegender Infusionsreaktionen Vortherapie mit Glukokortikoiden Antihistaminika und H2-Blockern erforderlich Zur Prophylaxe von Herpesvirusinfektionen 2×200 mg/Tag Aciclovir p.o. während den Infusionstagen und für 4 Wochen danach erforderlich Sekundäre Autoimmunerkrankungen (30% Schilddrüsenautoimmunität, 1% ITP, 0,6% Goodpasture-Syndrom	RRMS, empfohlen primär oder sekundär bei aktiver/hochaktiver Erkrankung
Erhöhtes Infektionsrisiko, Hautreaktionen, Erhöhung der Leberwerte	Überempfindlichkeit gegen den Wirkstoff, Schwangerschaft und Stillzeit		In Erprobung bei RRMS (Phase-III-Studie positiv)
Erhöhtes Risiko für Harnwegs- und Atemwegsinfektionen, Infusionsreaktionen, gastrointestinale Symptome, Kopfschmerzen, Rückenschmerzen, Arthralgien, Fieber	Überempfindlichkeit gegen den Wirkstoff, fehlender Impfschutz gegen oder nicht ausgeheilte Infektionen mit Neisseria menigitidis, erbliche Komplementdefekte	Erhöhtes Risiko für Meningokokkeninfektionen, deshalb Meningokokken-Impfung erforderlich	In Erprobung bei NMO (Phase III)
Hypersensitivitätsreaktionen (v. a. während der ersten 3 Infusionen), Erhöhung der Leberwerte	Überempfindlichkeit gegen den Wirkstoff, systemische Pilzinfektionen innerhalb der letzten 6 Monate (ausgenommen Soor und Hautpilze), PML und andere opportunistische Infektionen in der Vorgeschichte, HIV-Infektion, chronische oder rezidivierende bakterielle Infektionen, Malignome (mögliche Ausnahmen: behandeltes Carcinoma in situ, >5–10 Jahre Rezidivfreiheit bei behandeltem Karzinom, reseziertes Basaliom), Zustand nach Organtransplantation, floride Infektionen (einschließlich HSV, Zoster)	PML Risiko abhängig von positiver JCV-Serologie, Therapiedauer (≥2 Jahre) und immunsuppressiver Vortherapie (z. B. Azathioprin, Mitoxantron) Wirkverlust bei Bildung persistierender neutralisierender Antikörper	RRMS, empfohlen primär oder sekundär bei aktivem/hochaktivem Verlauf
Infusionsreaktionen, erhöhtes Infektionsrisiko	Überempfindlichkeit gegen den Wirkstoff, floride Infektionen, aktive Hepatitis B, schwere Immunschwäche, schwere Herzinsuffizienz, Schwangerschaft und Stillzeit	Hepatitis B-Screening Zur Prophylaxe von Infusionsreaktionen Vortherapie mit Glukokortikoiden Antihistaminika und H2-Blockern erforderlich Wirksamkeit kann bei Bildung von HACA eingeschränkt sein Mehrere PML-Fälle bei onkologischen und rheumatologischen Erkrankungen und kombinierter Therapie mit anderen Immunsuppressiva	Off-label bei NMO und RRMS
► Rituximab, geringes Risiko für die Bildung von HAHA	► Rituximab	Zur Prophylaxe von Infusionsreaktionen Vortherapie mit Glukokortikoiden Antihistaminika und H2-Blockern erforderlich	In Erprobung bei RRMS (Phase-III-Studie)

Tab. 38.3 (Fortsetzung)

Wirkstoff	Name	Dosierung	Stoffklasse	Wirkmechanismus
Ofatumumab	Arzerra	100, 300, 700 mg i.v. (Tag 1 und Tag 15) 3, 30, 60 mg s.c. alle 12 Wochen, 60 mg alle 4 Wochen	Humanisierter monoklonaler Antikörper	Immunsuppressiv durch anti-CD20-vermittelte B-Zelldepletion
Tocilizumab	RoActemra	Z. B. 6 mg/kg alle 4–6 Wochen (8 mg/kg alle 4 Wochen)[1]	Humanisierter monoklonaler Antikörper	Durch IL-6-Rezeptor-Blockade Hemmung IL-6-vermittelter T-Zelleffekte, Hemmung der B-Zellreifung und des Überlebens

[1] Dosierungen aus wenigen Fallberichten
BHS Blut-/Hirnschranke, *CIDP* Chronisch inflammatorische demyelinsierende Polyneuropathie, *C5* Komplementfaktors C5. *CIS* »clinically isolated syndrome« (Patienten mit einem erstmaligen demyelinisierenden Ereignis und hohem Risiko für den Übergang in eine klinische sichere MS), *GBS* Guillain-Barré-Syndrom, *HACA* humane antichimäre Antikörper, *HAHA* humane antihumane Antikörper, *HPS* hämaphagoytisches Syndrom, *IL-6* Interleukin-6, *ITP* idiopathisch thrombozytopenische Purpura, *JCV* JC-Virus, *KG* Körpergewicht,

als auch in ruhenden Zellen zytotoxische Effekte. Aufgrund der Kardiotoxizität der Substanz muss vor und unter Therapie regelmäßig eine Echokardiographie vorgenommen werden.

Nebenwirkungen Tab. 38.3.

Indikationen Mitoxantron ist als zyklische i.v.-Therapie (12 mg/m^2 KOF, Dosisanpassung in Abhängigkeit vom Leukozytennadir) für die Langzeittherapie der sekundär chronisch progredienten sowie auch für die Therapie der progressiv schubförmigen MS mit anhaltender Krankheitsaktivität zugelassen. Die Substanz wird in dreimonatigen Intervallen bis zum Erreichen einer kumulativen Gesamtdosis von 100 mg/m^2 KÖF, im Einzelfall bis maximal 140 mg/m^2 KOF verabreicht. Somit ist eine Behandlung in Abhängigkeit von der applizierten Dosis über maximal 2–3 Jahre möglich. Mitoxantron kann gemäß den Daten aus größeren retrospektiven Fallserien außerdem off-label und als Second-line-Wirkstoff und als Alternative zu Azathioprin und Rituximab zur Schubprophylaxe der hochaktiven NMO eingesetzt werden.

38.2.3 Hemmstoffe der Calcineurinaktivierung

Calcineurin wird als zytosolische Proteinphosphatase aktiviert, wenn eine Bindung von (Auto-)Antigenen an den T-Zell-Rezeptor stattfindet. Dies führt zur Dephosphorylierung des Transkriptionsfaktors NF-AT (nukleärer Faktor aktivierter T-Zellen) mit nachfolgender Translokation in den Zellkern und Induktion der Transkription des T-Zell-Wachstumsfaktors Interleukin-2 (IL-2) und anderer T-Zell-Zytokine (IL-4, IL-5). Die damit verbundene T-Zell-Aktivierung wird unterbunden, wenn Ciclosporin und verwandte Wirkstoffe (Tacrolimus und Pimecrolimus) an Immunophiline binden und dieser Komplex die Calcineurin-vermittelte Dephosphorylierung von NF-AT blockieren.

Ciclosporin

Ciclosporin wird aus Pilzkulturen gewonnen (Stoffwechselprodukt des Bodenpilzes Tolypocladium inflatum) und hemmt nach Bindung an das Immunophilin Cyclophilin die Calcineurin-abhängige Dephosphorylisierung von NF-AT, wogegen Tacrolimus und Pimecrolimus diesen Effekt über Bindung an das Immunophilin FKBP-12 bewirken. Aufgrund der engen therapeutischen Breite ist ein regelmäßiges Monitoring der Blutspiegel erforderlich.

Nebenwirkungen Ciclosporin sowie auch Tacrolimus werden durch CYP3A4 und P-Glykoprotein metabolisiert, weshalb die Kombination mit Arzneistoffen, die als Inhibitoren oder Induktoren dieser Enzyme fungieren, zu signifikanten Schwankungen der Wirkspiegel von Ciclosporin und Tacrolimus führen können. Andere Nebenwirkungen Tab. 38.3.

Indikationen Ciclosporin wird oral in einer Dosierung von 2 (–5) mg/kg/Tag in zwei Einzeldosen verabreicht und kann bei neurologischen Indikationen off-label zur Immuntherapie therapierefraktärer entzündlicher Myopathien sowie als Alternative zu anderen Immunsuppressiva bei autoimmunen Enzephalopathien, einschließlich SREAT, außerdem bei Neurosarkoidose und CIDP eingesetzt werden. Die Calcineurin-Inhibitoren Tacrolimus und Pimecrolimus kommen bei neurologischen Erkrankungen in der Regel nicht zur Anwendung, Ausnahme ist die Rasmussen-Enzephalitis, die bei pharmakoresistenter Epilepsie mit Tacrolimus behandelt werden kann, um den Gewebs- und Funktionsverlust der betroffenen Hemisphäre aufzuhalten.

Häufigste Nebenwirkungen	Kontraindikationen	Bemerkungen	Zulassung
► Rituximab, geringes Risiko für die Bildung von HAHA	► Rituximab	Zur Prophylaxe von Infusionsreaktionen Vortherapie mit Glukokortikoiden Antihistaminika und H2-Blockern erforderlich	In Erprobung bei RRMS (Phase-III-Studie geplant)
Erhöhtes Risiko für Atemwegs-, Herpesvirus- und andere Infektionen, Gastritis, Soor, Kopfschmerzen, Schwindel, Hypertonie, Erhöhung der Leberwerte, Zytopenie	Überempfindlichkeit gegen den Wirkstoff, floride Infektionen		Ggf. off-label bei refraktärer hochaktiver NMO

KOF Körperoberfläche, *LEVF* linksventrikuläre Ejektionsfraktion, *MBP* »myelin basic protein« (basisches Myelinprotein), *NMO* Neuromyelitis optica, *PML* progressive multifokale Leukoenzephalopathie, *RRMS* »relapsing-remitting MS« (schubförmig verlaufende MS), *S1P1-Rezeptor* Sphingosin-1-Phosphat-Rezeptor, *SPMS* »secondary progressive MS« (sekundär chronisch progrediente MS), *TPMT* Thiopurin-S-Methyltransferase, *VZV* Varizella-zoster-Virus, *ZVK* zentraler Venenkatheter

mTOR-Hemmer

Die Wirkstoffe Sirolimus und Everolimus binden ebenfalls an das Immunophilin FKBP-12, inhibieren aber nicht Calcineurin, sondern hemmen die Proteinkinase mTOR (»mammalian target of rapamycin«), die durch Phosphorylierung verschiedene Translationsinitiatoren und Elongationsfaktoren aktiviert. Letztere steuern in T- und B-Lymphozyten die Translation von Regulatoren des Zellzyklus. Die TOR-Hemmung supprimiert die Progression des Zellzyklus von der G1- in die S-Phase und hemmt somit die Teilungsfähigkeit und Aktivierung von Lymphozyten.

Nebenwirkungen ◘ Tab. 38.3.

Indikationen Diese Wirkstoffe werden für neurologische Indikationen in der Regel nicht verwendet.

Glatirameracetat

Glatirameracetat (GA) besteht aus einem heterogenen Gemisch synthetischer Polypeptide, die sich in einem festen molaren Verhältnis aus den vier natürlichen Aminosäuren Glutaminsäure, Lysin, Alanin und Tyrosin, »GLAT«) zusammensetzen. Der Wirkmechanismus von GA wird auf dessen chemische Ähnlichkeit mit einer Peptidsequenz des basischen Myelinproteins (MPB), einem essenziellen Bestandteil des Myelins, zurückgeführt. Zu den mutmaßlichen Wirkmechanismen gehören Kreuzreaktivität zwischen MPB und GA-spezifischen T-Zellen, Verschiebung der TH1-vermittelten hin zu einer TH2-dominanten und damit antiinflammatorischen T-Zellantwort sowie Hochregulation regulatorischer Immunzellen. Die Therapie mit Glatirameracetat gilt auch bei prolongierter Anwendung als gut verträglich.

Nebenwirkungen ◘ Tab. 38.3.

Indikationen GA ist für die Immuntherapie der schubförmigen MS zugelassen und wird täglich in einer Dosierung von 20 mg subkutan appliziert. Ähnlich wie Interferon-β kann GA bereits nach einem ersten krankheitstypischen Symptom eingesetzt werden, sofern die Befundkonstellation ein erhöhtes Risiko für weitere Schübe anzeigt. Inzwischen wurde die Substanz nach positiven Resultaten einer Placebo-kontrollierten Studie zusätzlich in modifizierter Applikation (40 mg subkutan 3×/Woche) für die Therapie der schubförmigen MS zugelassen.

Fingolimod (FTY720)

Fingolimod ist eine chemisch-synthetische Variation des aus dem Pilz Isaria sinclarii gewonnenen Wirkstoffs Myriocin und wirkt nach einem anderen Prinzip als die herkömmlichen Immunsuppressiva. Fingolimod bewirkt als Sphingosin-1-phosphat (S1P)-Analogon nach Bindung an S1P-Rezeptoren deren Internalisierung. Dieser Mechanismus verhindert bei CCR7-positiven T-Zellen (naiver und »Central-memory«-Phänotyp) und B-Zellen die Auswanderung aus den Lymphknoten und erzeugt eine reversible Lymphopenie im Blut und im entzündlich geschädigten Nervensystem. Aufgrund einer durch den Wirkmechanismus induzierten Bradykardie ist bei der Eindosierung ein kardiales Monitoring erforderlich. Zudem sind aufgrund des erhöhten Risikos von Makulaödemen regelmäßige augenärztliche Kontrollen erforderlich. Vor Therapiebeginn ist wegen des Risikos letaler Herpesvirusinfektionen der Nachweis einer Immunität gegen Varizella-Zoster-Virus notwendig.

Nebenwirkungen ◘ Tab. 38.3.

Indikationen Die Ergebnisse einer kürzlich abgeschlossenen klinischen Phase-III-Studie zeigten keine Wirksamkeit von Fingolimod bei primär chronisch progredienter MS. Der Wirkstoff wird gegenwärtig in einer klinischen Phase-III-Studie versus Placebo bei Patienten mit CIDP getestet. Inzwischen befindet sich der ähnlich wirkende S1P-Rezeptor-Agonist Siponimod bei Patienten mit sekundär chronisch progredienter MS in klinischer Erprobung

Dimethylfumarat (DMF)

DMF hat als Fumarat der zweiten Generation eine verbesserte gastrointestinale Verträglichkeit und wird nach Resorption rasch in das biologisch aktive Monomethylfumarat umgewandelt. DMF greift in den Nrf2-(»nuclear factor erythroid 2-related factor«) Signalweg ein, den Körperzellen adaptiv entwickelt haben, um Zellstress entgegenzuwirken. Der zytosolisch lokalisierte Transkriptionsfaktor Nrf2 löst sich bei oxidativem Stress aus der Bindung mit dem Inhibitorprotein KEAP1 (»kelch-like ECH-associated protein 1«), wird hierdurch stabilisiert und in den Zellkern transloziert. Hier induziert die Bindung an das ARE (»antioxidative response element«) die koordinierte Expression verschiedener antioxidativ wirksamer Gene. Zusätzlich inhibiert DMF über die Hemmung der Translokation von NFkappaB die Expression zahlreicher proinflammtorischer Gene und erzeugt außerdem in T- und B-Lymphozyten Apoptose. Im Tiermodell der experimentell allergischen Enzephalomyelitis (EAE) blockiert DMF außerdem als Ligand des G-Protein gekoppelten HCA2-Rezeptors (Hydroxycarboxylsäure-Rezeptor 2) die Chemotaxis und Einwanderung neutrophiler Granulozyten in des ZNS. Als Gemisch aus Dimethylfumarat und Ethylhydrogenfumarat (Fumaderm) werden Fumarsäureester bereits seit 1992 für die Behandlung der Psoriasis vulgaris angewendet. Die Langzeitsicherheit gilt als sehr gut, allerdings kam es unter Monotherapie mit Fumarsäureestern im Zusammenhang mit einer prolongierten Lymphopenie bei zwei Patienten mit Psoriasis und einer Patientin mit MS zum Auftreten einer progressiven multifokalen Leukoenzephalopathie (PML), einer durch das JC-Virus induzierten opportunistischen Infektion des ZNS.

Nebenwirkungen ◘ Tab. 38.3.

Indikationen DMF ist oral verfügbar und in einer Tagesdosis von 2×240 mg inzwischen für die Immuntherapie der schubförmig verlaufenden MS zugelassen und kann primär bei milder oder moderater Krankheitsaktivität eingesetzt werden. In den Zulassungsstudien reduzierte der Wirkstoff über einen Zeitraum von zwei Jahren signifikant klinische und radiologisch messbare Krankheitsaktivitätsparameter und erwies sich als mindestens genauso wirksam wie Glatirameracetat.

38.3 Makromolekulare Immuntherapeutika

Hauptvertreter makromolekularer Immuntherapeutika sind in der Neuroimmunologie die seit vielen Jahren für die Langzeitbehandlung der MS eingesetzten β-Interferone sowie verschiedene humanisierte monoklonale Antikörper, die ebenfalls für diese Indikation bereits zugelassen sind oder sich aktuell in klinischer Erprobung befinden. Monoklonale Antikörper, die eine selektive Depletion von B-Zellen herbeiführen, werden, überwiegend off-label eingesetzt und gehören in das therapeutische Spektrum bei verschiedenen Erkrankungen, denen eine überwiegend Autoantikörper-vermittelte Immunpathogenese zugrundeliegt.

38.3.1 β-Interferone

Interferone (IFN) der Klasse I (IFN-α, IFN-β) und Klasse II (IFN-γ) sind Proteine, die von körpereigenen Zellen während der Immunantwort auf virale Infektionen und andere Stimuli gebildet werden und über pleiotrope Effekte antiviral, antiproliferativ und immunmodulierend wirken.

Das überwiegend aus Fibroblasten und Makrophagen freigesetzte **IFN-β** induziert nach Bindung an einen spezifischen Rezeptor in einer komplexen Reaktionskaskade die Expression diverser Gene und Marker, u. a. MHC-Klasse-I-Antigen, Mx-Protein, β2-Mikroglobulin und Neopterin.

Das synthetische **IFN-β1b** (Betaferon, Extavia, Applikation: jeden zweiten Tag subkutan) wird in E. coli hergestellt, ist jedoch im Gegensatz zum natürlichen Protein nicht glykosyliert und zusätzlich durch zwei weitere chemische Modifikationen gekennzeichnet. Demgegenüber entspricht die Aminosäuresequenz von **IFN-β1a** (Avonex, Applikation: 1×/Woche intramuskulär; Rebif, Applikation: 3×/Woche subkutan) derjenigen des humanen Proteins. Die Langzeitsicherheit gilt als sehr gut, jedoch wurden kürzlich mehrere Wochen bis Jahre nach Beginn einer Therapie mit β-Interferonen Fälle einer thrombotischen Mikroangiopathie und eines nephrotischen Syndroms berichtet. Die Bildung persistierender neutralisierender Antikörper kann die Wirksamkeit einschränken. Das seit kurzem verfügbare pegylierte **IFN-β1a** (Plegridy, Applikation: 125 µg subkutan) hat aufgrund einer gegenüber Avonex verlängerten Halbwertszeit den Vorteil einer geringeren Applikationsfrequenz.

Nebenwirkungen ◘ Tab. 38.3.

Indikationen Interferon-β-Präparationen sind als Substanzen mit einem sehr gut kalkulierbaren Sicherheitsprofil seit den 1990er Jahre für die Immuntherapie der schubförmig verlaufenden MS verfügbar und gemäß den aktuellen Leitlinien als initiale Behandlung bei Patienten mit milder oder moderater Krankheitsaktivität indiziert. Sie können bereits nach einem ersten klinischen Ereignis eingesetzt werden, wenn nach bildgebenden und liquoranalytischen Befunden das Risiko für die Konversion in eine klinisch sichere MS als erhöht einzustufen ist.

38.3.2 Intravenöse Immunglobuline (IVIG)

IVIG setzen sich aus gepoolten polyklonalen und hochkonzentrierten Immunglobulinen der Klasse IgG und, in geringen Mengen IgA, zusammen, die von gesunden Spendern gewonnen werden. Sie greifen über pleiotrope, mechanistisch noch unklare Effekte in das Immunsystem ein. Diskutiert werden u. a. eine Modulation der pathogenen Autoantikörperantwort, eine Hemmung des Komplementsystems, Modulation der Fc-Rezeptoren und proinflammatorischer Zytokine, die Suppression der T-Zellfunktion und die Unterdrückung der Immunzellmigration. IVIG werden bei neurologischen Autoimmunerkrankungen in der Regel in einer Dosierung von 0,4 g/kg KG über 3–5 Tage 1×/Monat über 3–6 Monate infundiert. Zur nachfolgenden Erhaltungstherapie können, je nach Ansprechen und Schweregrad der Symptome, 0,1–0,4 g/kg KG alle 4–6 Wochen eingesetzt werden.

Nebenwirkungen ▫ Tab. 38.3.

Indikationen IVIG werden als gleichwertige Alternative zu Plasmapherese zur Therapie der Polyneuroradikulitis Guillain-Barré eingesetzt und sind als Mittel der ersten Wahl zur Behandlung und Rezidivprophylaxe der CIDP und der multifokalen motorischen Neuropathie (MMN) zugelassen. Weitere, durch Studien jedoch weniger gut belegte Indikationen sind krisenhafte Verschlechterung myasthener Symptome, LEMS, paraneoplastische und idiopathische Autoimmunenzephalitiden sowie steroidrefraktäre Poly- und Dermatomyositis. IVIG ist außerdem optional bei Rasmussen-Enzephalitis und Susac-Syndrom sowie in Einzelfällen kombiniert mit Immunsuppressiva (z. B. Azathioprin, Mitoxantron) bei Morbus Balò empfohlen.

38.3.3 Monoklonale Antikörper

Therapeutische monoklonale Antikörper greifen über hochselektive Bindung an unterschiedliche Zielstrukturen in den Ablauf oder die Regulation der Immunantwort ein. Sie werden als rekombinante Moleküle in gentechnisch modifizierter Form eingesetzt. Hierbei werden **chimäre Antikörper** (Endung »-ximab«; nur der variable Teil des Antikörpers stammt noch aus der Maus) von **humanisierten Antikörpern** (Endung »-zumab«; nur die Antigenbindungsstellen sind murinen Ursprungs) und gänzlich **humanen Antikörpern** (Endung »-mumab«) unterschieden.

Natalizumab

Zielmolekül von Natalizumab ist $\alpha 4\beta 1$-Integrin (»verly late antigen-4«, VLA-4), ein Adhäsionsmolekül, das in Immunzellen membranständig exprimiert wird und durch Bindung an das von Endothelzellen gebildete Oberflächenmolekül VCAM-1 (»vascular cell adhesion molecule-1«) spezifisch den Übertritt von Lymphozyten über die Blut-Hirn-Schranke in das ZNS verhindert. Als gravierendste Nebenwirkung kann sich unter Therapie mit Natalizumab als opportunistische virale Infektion eine PML entwickeln, die eine erhebliche neurologische Behinderung herbeiführen kann und in ca. 20% der Fälle letal verläuft.

Indikationen Natalizumab ist als hochpotente Substanz in einer Dosierung von monatlich 300 mg i.v. seit 2006 zugelassen für die Immuntherapie der MS und wird bei aktiver oder hochaktiver Erkrankung primär, ansonsten wegen des therapeutisch induzierten Risikos einer PML eskalierend bei Versagen und/oder Unverträglichkeit der Basistherapeutika eingesetzt. Das PML-Risiko wird durch stattgehabten Kontakt mit dem Virus (serologischen Nachweis JCV-spezifischer Antikörpern), durch die Dauer der Therapie (steigendes Risiko nach Behandlung >18–24 Monate) und eine Vorbehandlung mit immunsuppressiven MS-Therapeutika (z. B. Azathioprin, Mitoxantron) determiniert.

Alemtuzumab

Alemtuzumab bindet an das Oberflächenglykoprotein CD52 und induziert über Antikörper-abhängige Aktivierung des Komplementsystems (CDC, »complement dependent cytotoxicity«) oder der zellulären Zytotoxizität (ADCC, »antibody dependent cellular cytotoxicity«) rasch und anhaltend eine Zytolyse peripherer T-Lymphozyten, B-Lymphozyten und anderer Immunzellen (natürliche Killerzellen, Monozyten, Subgruppe von Granulozyten). Die anschließende Rekonstitution der Immunzellen erfolgt jedoch für die verschiedenen Zellpopulationen mit unterschiedlicher Kinetik und insbesondere für T-Lymphozyten prolongiert (bis zu 5 Jahre).

Nebenwirkungen Zwingend ist ein regelmäßiges Monitoring des Routinelabors (einschließlich Retentionswerte und Urinmikroskopie) sowie der Schilddrüsenparameter, da im Langzeitverlauf während der Phase der Immunrekonstitution sekundäre, humoral vermittelte Autoimmunerkrankungen (Schilddrüsenautoimmunität > idiopathische thrombozytopenische Purpura > Goodpasture-Syndrom) auftreten können. Weitere Nebenwirkungen ▫ Tab. 38.3.

Indikationen Die Substanz ist seit Oktober 2014 für die Behandlung der hochaktiven MS mit schubförmigem Verlauf verfügbar und wird in zwei Zyklen (12 mg/Tag zunächst über 5 Tage, erneut nach 12 Monaten über 3 Tage) intravenös infundiert. Man geht davon aus, dass die in den Zulassungsstudien aufgezeigte hohe Wirksamkeit von Alemtuzumab auf klinische und radiologische Surrogatmarker der MS nicht nur durch den immunsuppressiven Effekt, sondern zusätzlich über eine Umprogrammierung des Immunrepertoires in der Erholungsphase des Immunsystems hervorgerufen wird. Die Wirksamkeit von Alemtuzumab soll auch bei Patienten mit CIDP überprüft werden.

Rituximab, Ocrelizumab, Ofatumumab

Rituximab (Mabthera) sowie die in Erprobung befindlichen monoklonalen Antikörper der zweiten Generation Ocrelizumab und Ofatumumab (jeweils intravenöse Applikation zweimal innerhalb von 2 Wochen) haben Bindungsspezifität für CD20, das als nicht-glykolysiertes Phosphoprotein auf allen reifen B-Zellen und Prä-B-Zellen, jedoch nicht auf pluripotenten hämatopoetischen Stammzellen oder Plasmablasten und Plasmazellen membranständig exprimiert wird. Ähnlich wie Alemtuzumab induzieren diese Wirkstoffe über CDC und ADCC die Zytolyse der Zielzellen. Die B-Zell-Rekonstitution setzt ca. 6 Monate nach Vollendung der Therapie ein, bis zur Normalisierung des peripheren B-Zellkompartiments vergehen 9–12 Monate.

Nebenwirkungen Vor Therapiebeginn muss ein serologisches Screening auf Hepatitis B erfolgen, da es nach Behandlung mit anti-CD20-monoklonalen Antikörpern zu einer potenziell gravierend verlaufenden Reaktivierung einer Hepatitis-B-Infektion kommen kann. Nach Anwendung von Rituximab in Kombination mit anderen Immunsuppressiva bei onkologischen und rheumatologischen Indikationen wurden mehrere Fälle einer PML bekannt. Weitere Nebenwirkungen ■ Tab. 38.3.

Indikationen Rituximab wird in der Neurologie in der Regel als Infusion in einer Dosierung von insgesamt 2×1000 mg (Tag 1 und Tag 15) (alternativ 325 mg/m^2 KOF einmal pro Woche über vier Wochen) verabreicht. Der Wirkstoff reduzierte in einer klinischen Phase-II-Studie gegenüber Placebo hochwirksam die radiologisch und klinisch messbare Aktivität bei Patienten mit schubförmig verlaufender MS. Ähnliche Ergebnisse wurden auch durch die Anti-CD20-Antikörper Ocrelizumab und Ofatumumab erzielt, deren Wirksamkeit und Sicherheit gegenwärtig in der Indikation schubförmige MS in klinischen Phase-III-Studien erprobt werden (Ocrelizumab) oder werden sollen (Ofatumumab). Rituximab ist außerdem off-label als First-line-Therapie zur Stabilisierung wiederholter Krankheitsaktivität bei schwer verlaufender NMO empfohlen und gilt, ebenfalls off-label, als Reservemedikament bei therapierefraktären Verläufen der MG und des LEMS. Weitere Off-label-Indikationen sind Antikörper-assoziierte Autoimmunenzephalitiden, insbesondere nach Versagen von First-line-Immuntherapeutika (Kortikosteroide, Plasmapherese, IVIG), die NMDAR-Enzephalitis sowie, gestützt durch die Ergebnisse kleinerer unkontrollierter Studien, die CIDP, außerdem bei Neurosarkoidose, paraproteinämischer Neuropathie und schweren Verlaufsformen der entzündlichen Myopathien.

Daclizumab

Daclizumab bindet selektiv an die α-Untereinheit des Interleukin-2-Rezeptors (CD25-Antigen), dessen Expression in aktivierten T-Zellen die Affinität zu Interleukin-2 deutlich steigert. Hierdurch werden die T-Zellaktivierung und -proliferation gehemmt und als zusätzlicher Wirkmechanismus T-Zell-zytotoxische NK-Zellen vom CD56bright-Phänotyp numerisch potenziert.

Nebenwirkungen ■ Tab. 38.3.

Indikationen Die Substanz wurde bei Patienten mit schubförmiger MS in klinischen Studien der Phase II und III getestet und zeigte als »High-yield process«-Wirkstoff (DAC-HYP) bei subkutaner Injektion 1-mal monatlich in der Zulassungsstudie Überlegenheit gegenüber Placebo sowie auch gegenüber IFN-β1a i.m. Die Zulassung von Daclizumab wird für das Jahr 2015 erwartet.

Tocilizumab

Tocilizumab antagonisiert durch Bindung an lösliche und membranständige Interleukin-6 (IL-6) Rezeptoren IL-6 vermittelte proinflammatorische Effekte sowie die Differenzierung von B-Zellen in Antikörper-sezernierende Zellen sowie deren Überleben.

Nebenwirkungen ■ Tab. 38.3.

Indikationen Die Substanz erwies sich bei einigen Fällen mit therapierefraktärer NMO als wirksam und befindet sich aktuell in randomisierten klinischen Studien in Erprobung.

Eculizumab

Eculizumab blockiert durch Bindung an den Faktor C5 des Komplementsystems die Aktivierung des terminalen Komplementkomplexes und damit die Komplement-abhängige Zytolyse der Zielzellen.

Nebenwirkungen ■ Tab. 38.3.

Indikationen Eculizumab wird gegenwärtig in einer klinischen Studie bei NMO getestet, nachdem die Substanz in einer Pilotstudie die Erkrankungsaktivität bei Patienten mit aggressivem Verlauf erfolgreich stabilisierte.

38.4 Immuntherapie durch Apherese

38.4.1 Plasmapherese

Durch Plasmaaustauschverfahren werden Antikörper, einschließlich pathogener Autoantikörper sowie auch andere makromolare Plasmakomponenten, wie z. B. Komplementfaktoren, Adhäsionsmoleküle und Zytokine extrakorporal eliminiert und durch 5% Humanalbumin und Kristalloide ersetzt. In der Regel werden insgesamt 5 Zyklen (2–4 l Austausch pro Zyklus) über einen zentralen Venenkatheter (ZVK) oder mit großlumigen Kanülen über einen/mehrere periphere Zugänge alternierend jeden zweiten Tag vorgenommen.

Indikationen Plasmapherese gilt für die Therapie des GBS als gleichwertige Alternative zu IVIG und ist für die Behandlung der CIDP als gleichwertige Option zu Glukokortikoiden und IVIG empfohlen. Das Verfahren wird außerdem primär oder bei unzureichendem Effekt von Glukokortikoiden eingesetzt, beispielsweise bei akuten Attacken oder Exazerbationen Antikörper-vermittelter Erkrankungen (MG, NMO, autoimmune Enzephalopathien, insbesondere bei Seropositivität für

Antikörper mit Spezifität für neuronale Oberflächenproteine) sowie als Eskalationstherapie bei steroidrefraktären Defiziten infolge ADEM, Optikusneuritis, MS und akuten MS-Varianten sowie fakultativ auch bei SREAT, Neuromanifestationen systemischer Vaskulitiden und Kollagenosen. Optional wird eine therapeutische Plasmapherese auch bei Rasmussen-Enzephalitis sowie nach Versagen von Glukokortikoiden bei Susac-Syndrom vorgeschlagen.

38.4.2 Immunadsorption

Durch Immunadsorption werden Antikörper, einschließlich pathogener Autoantikörper sowie Immunkomplexe über mit Antikörper-bindenden Liganden (z. B. Protein A, spezielle Peptide) beschichtete Säulen aus dem Plasma selektiv eliminiert und anschließend das gereinigte Plasma zurückgeführt. Der Verzicht auf Plasmasubstitution durch Ersatzstoffe ermöglicht gegenüber der Plasmapherese die Behandlung größerer Plasmavolumina und verbessert die Verträglichkeit. In der Regel werden 5 Zyklen innerhalb von 8–10 Tagen vorgenommen, je nach Schweregrad der Erkrankung auch mehr.

Indikationen ▶ Plasmapherese.

38.5 Autologe Stammzelltherapie

Als ultima ratio einer trotz Therapie voranschreitenden neuroimmunologischen Erkrankung kann in Zusammenarbeit mit einem erfahrenen hämatologiscnen Transplantationszentrum die autologe Stammzelltransplantation (ASZT) erwogen werden. In einer unkontrollierten Phase-I/II-Studie führte eine nicht-myeloablative ASZT bei Patienten mit MS zu einer Erkrankungsstabilisierung bei der Mehrzahl der behandelten Patienten. Auch wenn die genaue Indikationsstellung noch nicht erarbeitet ist, herrscht Einigkeit darüber, dass eine solche experimentelle Therapie Patienten mit schweren Verläufen vorbehalten ist, die trotz zugelassener Therapien hochaktive, häufige Schübe haben. Bei Patienten mit einer chronisch progredienten Erkrankung und/oder einem Krankheitsverlauf von mehr als 10 Jahren ist auch diese Therapie wahrscheinlich wirkungslos. Ein in kontrollierten Studien untersuchter Nachweis der Effektivität im Vergleich zu anderen Immuntherapeutika steht noch aus. Bei der ASZT werden nach einer Hochdosis-Chemotherapie in der Erholungsphase des Knochenmarks die autologen Stammzellen des Patienten isoliert. Nach einer weiteren ablativen oder nicht-ablativen Chemotherapie mit oder ohne Anti-Thymozyten-Globulin (ATG) werden dann die ggf. auf $CD34^+$-Zellen vorgereinigten Stammzellen reinfundiert. Das Blutbild erholt sich danach in der Regel nach 10 Tagen, eine Infektprophylaxe inkl. Nachimpfungen ist währenddessen und danach langfristig nötig.

Indikationen Für die Therapie der MS gibt es hierzu einige positiv klingende Berichte, ohne dass die genaue Indikationsstellung erarbeitet oder der klinische Benefit der doch aggressiven Therapie in kontrollierten Studien nachgewiesen worden wäre.

38.6 Immuntherapie bei neurologischen Erkrankungen (Auswahl)

38.6.1 Multiple Sklerose

Die MS betrifft als häufigste entzündliche Erkrankung des ZNS vornehmlich junge Erwachsene und wird aufgrund der mutmaßlich autoimmun verursachten Pathogenese immunmodulatorisch oder immunsuppressiv behandelt, Man geht davon aus, dass bei genetisch empfänglichen Personen die Entstehung der krankheitstypischen multifokalen Entzündungsherde in Gehirn und Rückenmark extrazerebral getriggert wird. Dann treten autoreaktive T-Zellen mit Spezifität für neurale Strukturen, die innerhalb des peripheren T-Zell-Repertoires in aktivierter Form vorliegen, nach Transmigration über die Blut-Hirn-Schranke ein und leiten den ZNS-spezifischen Entzündungsprozess ein. Die Reaktivierung infiltrierender Lymphozyten durch ortständige Mikrogliazellen setzt sodann eine proinflammatorische Kaskade in Gang, die über verschiedene immunologische Effektormechanismen zur entzündlichen Demyelinisierung und axonalen Degeneration führen. Hierbei spielen T-Zellen, B-Zellen und als Vertreter des unspezifischen Immunsystems Makrophagen und Mikrogliazellen eine Rolle. Im Langzeitverlauf klingt die entzündliche Komponente der Erkrankung ab und es herrschen neurodegenerative Prozesse vor, die mutmaßlich über die ZNS-spezifische Inflammation zu Beginn der Erkrankung angestoßen werden und zeitlich mit dem Übergang in einen sekundär chronisch progredienten Krankheitsverlauf koinzidieren.

Schubbehandlung

Mittel der Wahl für die Behandlung akuter Schübe sind Glukokortikoide, die hochdosiert intravenös über 3–5 Tage verabreicht werden (z. B. je 1000–2000 mg Methylprednison) und fakultativ über etwa 2 Wochen oral ausgeschlichen werden können. In Einzelfällen wird eine Eskalationstherapie nötig, entweder mit Wiederholung der Steroidpulstherapie oder mit Plasmapherese (▶ Kap. 24).

Langzeitbehandlung

Die derzeit für die Langzeitbehandlung verfügbaren MS-Therapeutika greifen überwiegend peripher an, z. B. durch Dämpfung der T-Zell- oder B-Zell vermittelten Immunantworten bzw. durch Hemmung der Immunzellmigration in das ZNS oder durch Effekte am Lymphknoten, die die Zirkulation der Lymphozyten beeinträchtigen. Ein MS-Therapeutikum sollte neben der antiinflammatorischen Wirkung idealerweise auch neuroprotektive Effekte aufweisen und im entzündlich geschädigten Gehirn effiziente Reparaturmechanismen anstoßen. Solche Mechanismen werden für einige der schon länger verfügbaren Medikamente sowie auch für einige der neuen Substanzen postuliert, sind in der Regel aber vornehmlich tierexperimentell belegt. Die Therapieoptionen haben sich durch erfolgreiche Erprobung verschiedener Immuntherapeutika in klinischen Studien in den letzten Jahren enorm verbessert und aktuell stehen 9 Substanzklassen für die Langzeitbehandlung zur Verfügung.

Die Mehrzahl der Medikamente kommen bei der **schubförmigen Verlaufsform** zum Einsatz mit dem Ziel, die hier überwiegend entzündlich bedingte klinische und radiologische Krankheitsaktivität einzudämmen und damit irreversible fortschreitende Behinderungsprogression im Langzeitverlauf zu verhindern. Hierbei sind bei den neueren Substanzen, die im Vergleich zu den herkömmlichen Basistherapeutika (Interferon-β-Präparate, Glatirameracetat) zum Teil über eine potentere antiinflammatorische Wirksamkeit verfügen besondere Sicherheitsaspekte zu beachten.

Bei **milder oder moderater Aktivität** der MS kommen neben Interferon-β und Glatirameracetat Teriflunomid und Dimethylfumarat sowie als neue Alternative auch Peginterferon-β1a, das aufgrund einer verlängerten HWZ nur alle zwei Wochen subkutan appliziert werden muss in Frage.

Bei **aktiver oder hochaktiver Erkrankung** (≥2 funktionell relevante Schübe in einem Jahr mit unvollständiger Rückbildung der Symptome nach Behandlung mit hochdosierten Glukokortikoiden und Zuwachs der radiologischen Aktivitätsparameter) oder ungenügender therapeutischer Suppression der klinischen und radiologischen Parameter (Schübe, Zuwachs der Läsionslast) werden als Substanzen mit höherer antiinflammatorischer Potenz Fingolimod, Natalizumab, und Alemtuzumab primär oder eskalierend eingesetzt (◘ Tab. 38.3).

Neben Natalizumab und Alemtuzumab wird in Kürze mit der Verfügbarkeit weiterer therapeutischer monoklonaler Antikörper für die Behandlung der schubförmigen MS gerechnet, u. a. Daclizumab (anti-CD25) sowie, in Abhängigkeit von den Ergebnissen klinischer Phase-III-Studien, die CD20-spezifschen, B-Zell-depletierenden Therapeutika der zweiten Generation Ocrelizumab und Ofatumumab.

Bei **primär oder sekundär chronisch progredientem Krankheitsverlauf**, der überwiegend durch neurodegenerative und nicht mehr inflammatorische Prozesse bestimmt wird, sind die Behandlungsmöglichkeiten dagegen leider nach wie vor begrenzt und nur bei SPMS für wenige Substanzklassen evidenzbasiert (INF-β1a und -β1b s.c. bei noch vorhandenen Schüben, Mitoxantron) oder basierend auf den Ergebnissen kleinerer Studien und Fallserien (z. B. MTX zur Erhaltung der Armfunktionen) belegt. Allerdings werden derzeit einige Substanzen, für die vielversprechende Daten aus Studien bei Patienten mit RRMS vorliegen, in groß angelegten klinischen Studienprogrammen im Hinblick auf ihre Wirksamkeit bei SPMS und PPMS getestet (Siponimod, Laquinimod, Ocrelizumab). Für Rituximab und Fingolimod konnte in klinischen Phase-III-Studie bei PPMS eine Wirksamkeit nicht belegt werden.

38.6.2 Erkrankungen des peripheren Nervensystems und der Muskulatur

Polyneuroradikulitis Guillain-Barré

Die Polyneuroradikulitis Guillain-Barré und ihre Varianten (bevorzugt sensibel, bevorzugt axonal: akute motorisch-axonale Neuropathie, AMAN, und akute motorisch und sensible axonale Neuropathie, AMSAN) entstehen in der Mehrzahl infektgetriggert und werden mutmaßlich über molekulares Mimikry zwischen Erregerbestandteilen (z. B. Campylobacter jejuni, Zytomegalievirus, Epstein-Barr-Virus, Mycoplasma pneumoniae) und Glykolipiden oder Glykoproteinen des Myelins peripherer Nerven ausgelöst.

Für die Therapie des GBS sind IVIG und Plasmapherese nach den Ergebnissen vorlegender Studien gleichwertige Alternativen und werden bei mäßig schweren oder schweren Symptomen eingesetzt.

Chronisch inflammatorische demyelinisierende Polyneuropathie (CIDP)

Ähnlich wie bei MS entsteht auch die CIDP mutmaßlich über ein Versagen peripherer Immuntoleranzmechanismen, das die Einwanderung Myelin-spezifischer T-Zellen über die Blut-Nerv-Schranke ermöglicht und über zelluläre und humorale Effektormechanismen in peripheren Nerven Demyelinisierung und axonalen Schaden in Gang setzt. Neben der klassischen demyelinisierenden Variante werden die prognostisch ungünstigere primär axonale Form sowie als weitere Varianten mit bevorzugt distaler Verteilung der Muskelschwäche die distal erworbene symmetrische demyelinisierende Neuropathie (»distal acquired symmetric demyelinating neuropathy«, DADS) und die multifokale erworbene demyelinisierende sensorische und motorische Neuropathie (»multifocal acquired demyelinating sensory and motor neuropathy«, MADSAM, Lewis-Sumner-Syndrom) unterschieden.

Therapie Für die Akuttherapie der CIDP (Behandlungszeitraum 6 Wochen) werden Glukokortikoide (als Pulstherapie [4×40 mg Dexamethason 1×/Monat, alternativ Methylprednison 500 mg/Tag über 3 Tage 1×/Monat] oder als orale Dauertherapie (60 mg MP in absteigender Dosierung über 8 Monate; erstere raschere Wirkung, weniger cushingoide NW), IVIG und Plasmapherese als gleichwertig angesehen. Eine längerfristige Wirksamkeit ist für IVIG und Glukokortikoide belegt, jedoch erzeugen IVIG weniger Nebenwirkungen im Vergleich zu einer repetitiven intravenösen Therapie mit hochdosiertem Methylprednison. Bei Versagen dieser Maßnahmen wird eine immunsuppressive Therapie mit Azathioprin oder, falls Kontraindikationen oder mangelnde Wirksamkeit vorliegen, mit Ciclosporin, MTX oder MMF empfohlen.

Multifokale motorische Neuropathie (MNN)

Die MMN ist eine Neuropathie, die angesichts des Nachweises oft hochtitriger IgM-Antikörper gegen das Glykolipid GM1 in etwa der Hälfte der Fälle und des guten Ansprechens auf IVIG als immunvermittelt gilt und durch fokale Demyelinisierungen in motorischen Nervenfasern gekennzeichnet ist.

Therapie Bei MMN sind IVIG Mittel der ersten Wahl, ihr Nutzen ist durch mehrere kleine, randomisierte und Placebo-kontrollierte Studien belegt. Bei Ansprechen wird die Behandlung zyklisch und individuell angepasst wiederholt.

Paraproteinämische Neuropathie

Die mit heterogenen Neuropathien assoziierten monoklonalen Gammopathien ohne maligne Grunderkrankung (monoklonale Gammopathien unklarer Signifikanz, MGUS) unterscheiden sich im Hinblick auf den Typ und die Affinität des nachweisbaren Paraproteins sowie auch den Charakter der Neuropathie (mehrheitlich demyelinisierend, seltener axonal). Neuropathien mit Paraproteinen vom IgA- oder IgG-Typ ähneln hinsichtlich klinischer Präsentation und Ansprechen auf Immuntherapeutika der CIDP. Neuropathien mit monoklonalen Gammopathien vom IgM-Typ sprechen dagegen schlechter auf die Standardtherapie der CIDP an. Bei Nachweis von Anti-MAG (Myelin-assoziiertes Glykoprotein)-Antikörpern sind sie durch einen charakteristischen Phänotyp (bevorzugt Männer in höherem Alter, rein oder überwiegend sensible Ausprägung und distale Betonung) gekennzeichnet.

Therapie Neuropathien mit MGUS vom IgA/IgG-Typ werden analog zur CIDP behandelt, liegt eine demyelinisierende Neuropathie mit IgM-Paraproteinämie vor, wird der Einsatz von IVIG, Plasmapherese (insbesondere bei Seropositivität für Anti-MAG-Antikörper) oder gegebenenfalls, von Rituximab empfohlen. Möglich ist auch eine niedrig dosierte Therapie mit Chlorambucil oder Fludarabin.

Vaskulitische Neuropathie

Eine ischämische neurale Schädigung infolge einer Vaskulitis des peripheren Nervensystems kommt überwiegend in Verbindung mit systemischen Vaskulitiden und Kollagenosen, selten auch isoliert (nicht systemische vaskulitische Neuropathie, NSVN) vor.

Therapie Mittel der Wahl bei vaskulitischer Neuropathie wie auch vaskulitisch induzierten ZNS-Manifestationen sind Glukokortikoide als hochdosierte Pulstherapie i.v. mit nachfolgender oraler Behandlung in ausschleichender Dosierung über mehrere Monate. In schweren Fällen können Immunsuppressiva appliziert werden. Die beste Evidenz liegt für Cyclophosphamid vor.

38.6.3 Entzündliche Myopathien

Die idiopathischen entzündlichen Myopathien **Polymyositis** (PM), **Dermatomyositis** (DM) und **Einschlusskörperchenmyositis** (»inclusion body myositis«, IBM) werden nach klinischen und histopathologischen Kriterien differenziert. Serologisch können mitunter Antisynthetase-Autoantikörper (z. B. bei PM häufiger als bei DM Antihistidinyl-tRNA-Synthetase, anti-Jo-1, bei DM bevorzugt anti-Mi-2) detektiert werden, die gehäuft bei Patienten mit zusätzlichen extramuskulären Symptomen vorkommen.

Als eigenständige Entität wird die **nekrotisierende Myopathie** (NM) abgegrenzt, die klinisch der PM ähnelt, jedoch mit einer deutlichen Erhöhung der Kreatininkinase (CK) und in vielen Fällen mit dem Nachweis von »Anti-signal-recognition-particle«-Antikörpern (Anti-SRP-Antikörper) im Serum einhergeht. Differenzialdiagnostisch ist die nekrotisierende Myositis nach Statineinnahme zu erwägen, die als eindrückliche und sehr schmerzhafte Myopathie MRT-technisch durch ein deutlich ausgeprägtes Muskelödem der peripheren Muskulatur gekennzeichnet ist. Hier finden sich oft Antikörper gegen die HMGCoA-Reduktase, die Statineinnahme kann schon Jahre zurückliegen.

Zu beachten ist das gehäufte Vorkommen von Dermatomyositis im Zusammenhang mit Malignomen. Pathophysiologisch dominieren bei PM T-Zell vermittelte Myozytotoxizität (PM) und bei DM Komplement-vermittelte mikroangiopatische sowie Typ-1-Interferon-induzierte Schädigung, während als Auslöser für die IBM primär degenerative Mechanismen vermutet werden. Nach neueren Befunden sind bei allen Formen möglicherweise humorale Effektormechanismen von zusätzlicher Bedeutung. Immuntherapeutika werden bei PM, NM und DM mit Erfolg eingesetzt, beeinflussen bei Patienten mit IBM die Muskelschwäche jedoch nicht oder nur minimal.

Therapie Die empirische Therapie besteht bei PM, NM und DM primär aus oral verabreichten Glukokortikoiden in einer Dosierung von 1–2 mg Prednison über 2–4 Wochen bis zur Besserung der Symptome und Normalisierung der Serum-Kreatininkinase (CK). Anschließend wird die tägliche Dosis um 5–10 mg wöchentlich bis zu einer Erhaltungsdosis von täglich 5–7,5 mg oder jeden zweiten Tag 10–15 mg reduziert. Bei schwerer Ausprägung der Symptome kann initial auch eine Pulstherapie mit 1000 mg Methylprednison über 3 Tage erfolgen, außerdem ist bei schwerem Verlauf zur Einsparung von Glukokortikoiden und Prophylaxe von Rezidiven der Einsatz von Azathioprin gerechtfertigt. IVIG können bei ungenügendem oder fehlendem Ansprechen auf Glukokortikoide und Azathioprin eingesetzt werden, ihr Nutzen ist insbesondere bei DM in einer kleineren kontrollierten Studie belegt. Bei therapierefraktären Formen kann der Einsatz von Zytostatika (MTX, Ciclosporin, Tacrolimus, MMF) und, auf der Basis positiver Ergebnisse in mehreren Fallserien, die Gabe von Rituximab erwogen werden. Obwohl die IBM als meist therapieresistent gilt, wird ein Behandlungsversuch mit IVIG alle 4–6 Wochen und, bei Nichtansprechen, über 6 Monate ein Vorgehen wie bei PM und DM empfohlen.

38.6.4 Antikörper-assoziierte Erkrankungen des zentralen und peripheren Nervensystems

Nur bei wenigen autoimmun vermittelten Entzündungen des Nervensystems sind die neuralen Autoantigene bekannt. Hierzu gehören als periphere Erkrankungen die Myasthenia gravis (MG), das Lambert-Eaton-myasthene Syndrom (LEMS), die Neuromyotonie und als zentrale Störungen die Neuromyelitis optica (NMO) und die paraneoplastischen oder fakultativ tumorassoziierten autoimmunen Enzephalopathiesyndrome. Bei allen Erkrankungen finden sich serologisch distinkte Autoantikörper, denen als hochspezifische Biomarker nicht nur eine herausragende diagnostische Bedeutung, sondern, zumindest teilweise, auch eine pathophysiologische Relevanz zukommt.

Myasthenia gravis

Die MG ist gekennzeichnet durch eine dominant humoral vermittelte postsynaptische Störung der neuromuskulären Transmission, die klinisch als Ermüdbarkeit oder Schwäche der Willkürmuskulatur imponiert. Die Erkrankung wird am häufigsten durch Autoantikörper mit Spezifität für den Acetylcholin-Rezeptor (AchR) ausgelöst und ist seltener mit dem Nachweis anderer Autoantikörper (muskelspezfische Rezeptor-Tyrosinkinase (MuSK), »low-density lipoprotein receptor-related protein 4«, LRP4) assoziiert oder tritt als seronegative Variante auf. AchR-Antikörper erzeugen über Komplementaktivierung eine numerische Reduktion der in der muskulären Endplatte exprimierten AchR und rezeptorassoziierten Proteine, während MuSK-Antikörper und LRP4-Antikörper mutmaßlich mit der Ausbildung von AchR-Clustern in der muskulären Endplatte interferieren. Die Klassifikation wird außerdem durch die Thymushistologie (Thymitis, Thymom, Thymusatrophie), den klinischen Phänotyp (okulär, oropharyngeal, generalisiert) und das Manifestationsalter bestimmt.

Therapie Neben der symptomatischen Verbesserung der neuromuskulären Überleitung durch Acetylcholinesterase-Inhibitoren kann eine stabile Remission, rein okuläre Manifestationen ausgenommen, nur durch die langfristige und oft lebenslange Einnahme von Immunsuppressiva erreicht werden. Mittel der Wahl ist Azathioprin; alternativ kommen MTX, MMF und Cyclophosphamid zum Einsatz. Die Evidenz für die Anwendung dieser Substanzen basiert überwiegend auf retrospektiven Fallserien und kleineren prospektiven kontrollierten Studien. Während der Eindosierung, oft auch darüber hinaus, sind ergänzend orale Glukokortikoide in niedrigen Erhaltungsdosen erforderlich. Hierbei ist zu beachten, dass bei Therapie mit höheren Dosen (z. B. 60–100 mg Prednison) eine vorübergehende Verschlechterung der myasthenen Symptome provoziert werden kann. Bei Patienten ≤50 Jahren mit generalisierter, AchR-Antikörper-seropositiver MG ohne Thymom wird oft eine Thymektomie vorgenommen. Der Nutzen dieses Eingriffs wird gegenwärtig in einer prospektiven, randomisierten Studie überprüft. Bei therapierefraktärer MG erscheint nach den Ergebnissen von Fallserien und unkontrollierten Studien insbesondere der B-Zell-depletierende monoklonale Antikörper Rituximab (anti-CD20) geeignet. Krisenhafte Exazerbationen können durch Antikörper-eliminierende Maßnahmen wie Plasmapherese, Immunadsorption oder IVIG beherrscht werden. Nach Daten unkontrollierter Studien sind Plasmapherese und Immunadsorption in etwa gleichwertig und IVIG ähnlich effektiv wie eine Plasmapherese.

38.6.5 Lambert-Eaton-myasthenes Syndrom (LEMS)

Autoantikörper gegen spannungsabhängige Kalziumkanäle vom P/Q-Typ (VGCC) bzw. gegen Kaliumkanäle (VGKC) sind diagnostische Marker für LEMS bzw. für Neuromyotonie (s. u.) oder Morvan-Syndrom (Neuromyotonie, Symptome einer limbischen Enzephalitis, autonome Störungen) und infolge ihrer Spezifität für membranständige Ionenkanäle, ähnlich wie AchR-Antikörper, an der Krankheitsentstehung beteiligt, was das gute Ansprechen der klinischen Symptome auf immunbasierte Therapien mitbestimmt.

VGCC-Antikörper greifen, anders als AchR-Antikörper, präsynaptisch an und bewirken über eine Hemmung der Ausschüttung von Acetylcholin, eine Muskelschwäche. Das LEMS tritt häufig paraneoplastisch auf, kommt aber auch als idiopathische Autoimmunerkrankung vor. Hierbei, zeigen, anders als VGCC-Antikörper, Autoantikörper mit Spezifität für den Transkriptionsfaktor SOX1 (»sex determining region Y-box 1«) mit deutlich höherer Empfindlichkeit das Vorliegen eines assoziierten Tumors (kleinzelliges Bronchialkarzinom) an.

Therapie Therapeutisch stehen neben der Behandlung eines zugrundeliegenden Tumors die symptomatische Verbesserung der Muskelkraft durch den Kaliumkanalblocker 3,4-Diaminopyridin (3,4-DAP, Alfampridin), das über einen vermehrten Kalziumeinstrom die Freisetzung von Acetylcholin steigert, im Vordergrund. Außerdem kommen Glukokortikoide, IVIG und Plasmapherese zum Einsatz sowie, insbesondere bei idiopathischem LEMS, eine langfristige Immunsuppression mit Azathioprin, gegebenenfalls in Kombination mit oralen Kortikosteroiden. Nach Einzelfallberichten erfolgte eine klinische Verbesserung auch nach Gabe von Rituximab.

38.6.6 Neuromyotonie

Auch VGKC-Antikörper gelten als pathogen und scheinen über eine Hemmung spannungsabhängiger Kaliumkanäle an der Entstehung der neuronalen Übererregbarkeit bei Neuromyotonie, die klinisch als Muskelfaszikulationen und Myokymien imponiert, mitbeteiligt. Inzwischen wurde nachgewiesen, dass nicht die VGKC selbst, sondern eng benachbarte Proteine antigene Zielstrukturen sind, weshalb diese Gruppe von Immunreaktivitäten inzwischen als $VGKC_{Komplex}$-Antikörper bezeichnet wird (s. u., autoimmune Enzephalopathiesyndrome). Ähnlich wie das LEMS kommen auch Neuromyotonie und/oder Morvan-Syndrom sowohl idiopathisch als auch paraneoplastisch (z. B. Thymom) vor. In vielen Fällen finden sich serologisch zusätzlich AchR-Antikörper.

Therapie Die Therapie schließt Plasmapherese und IVIG oder eine intravenöse Pulstherapie mit hochdosierten Glukokortikoiden sowie Antikonvulsiva zur symptomatischen Stabilisierung der neuronalen Hyperexzitabilität ein.

38.6.7 Neuromyelitis optica

Die NMO verläuft als eigenständige Entität, ähnlich wie die MS, meist relapsierend und erzeugt als kardinale klinische Manifestationen Optikusneuritis und langstreckige Myelitis. Seltener kommen zu Beginn auch Hirnstamm- oder im Verlauf zerebrale Symptome vor. In ca. 80% der Fälle können im Serum Autoantikörper mit Spezifität für das Wasserkanalprotein Aquaporin-4 (AQP4-Antikörper) oder, bei einer Subgruppe der seronegativen Patienten, Antikörper gegen das Myelin-assoziierte Oligodendrozyten-Glykoprotein (MOG-Antikörper) detektiert werden. AQP4-Antikörper sind pathogen und erzeugen nach Bindung an das in Astrozyten membranständig exprimierte AQP4 u. a. über Komplementaktivierung die Zytolyse der astrozytären Zielzellen. Dieser Umstand ist die Rationale für den bevorzugten Einsatz von Therapiestrategien, die in den humoralen Effektorarm der Immunantwort eingreifen, jedoch angesichts der Seltenheit der Erkrankung bisher rein empirisch erfolgen. Die diagnostische und pathophysiologische Relevanz von MOG-Antikörper ist noch unklar und wird derzeit intensiv beforscht.

Schubtherapie Akute Attacken werden mit hochdosierten Glukokortikoiden i.v. (1000–2000 mg über 3–5 Tage) und, bei mangelhaftem Ansprechen, zeitnah mit Plasmapherese oder Immunadsorption behandelt. Rezidive sollten primär mittels Plasmapherese therapiert werden, sofern sich dieses Verfahren vormals als effektiv erwiesen hat.

Langzeitprophylaxe Zur Langzeitprophylaxe gelten Azathioprin (eher bei moderatem Schweregrad der NMO-Symptome; initial kombiniert mit oralen Kortikosteroiden) und bei schwerer neurologischer Behinderung der anti CD20-monoklonale Antikörper Rituximab als Mittel der Wahl. Vielversprechende und derzeit in Studien getestete Alternativen sind Tocilizumab und Eculizumab, zwei therapeutische monoklonale Antikörper, die über die Blockade des Interleukin-6-Rezeptors mit der Ausreifung von B-Zellen und Plasmazellen interferieren bzw. die Aktivierung des Komplementsystems unterbinden und damit gezielt in den Krankheitsprozess der NMO eingreifen. Als weitere Second-line-Substanzen können Mitoxantron, MMF und Cyclophosphamid eingesetzt werden. Unbedingt muss beachtet werden, dass viele MS-Therapeutika bei NMO nicht wirksam sind oder, wie beispielsweise Interferon-β oder Natalizumab, sogar eine Exazerbation der Erkrankung auslösen können.

38.6.8 Autoimmune (paraneoplastische) Enzephalopathiesyndrome

Die autoimmunen Enzephalopathien werden nach Identifikation zahlreicher neuer Antikörperreaktivitäten in den letzten Jahren klassifiziert in Entitäten, denen nahezu immer eine paraneoplastische Ätiologie zugrunde liegt, bzw. in Erkrankungen, die nur fakultativ tumorassoziiert auftreten und häufiger vorkommen als die klassischen paraneoplastischen Syndrome (PNS) (▶ Kap. 13).

Die PNS können als limbische Enzephalitis, subakute zerebellare Degeneration, Hirnstammenzephalitis, Opsoklonus-Myoklonus-Syndrom, sensible Neuronopathie (Denny-Brown-Syndrom), LEMS oder chronische gastrointestinale Pseudoobstruktion auftreten und sind gekennzeichnet durch Seropositivität für klassische onkoneurale Immunreaktivitäten (z. B. Antikörper gegen Hu, Yo, Ri, Ma2, CV2/CRMP5, Tr, SOX1, Amphiphysin). Diese binden an intrazellulär lokalisierte neurale Zielepitope, die ektop in häufig noch okkulten extrazerebralen Malignomen exprimiert werden. Sie gelten als Epiphänomen der paraneoplastisch ausgelösten Immunantwort und nicht als nicht pathogen. Leider sprechen diese mutmaßlich dominant T-Zell vermittelten Syndrome nicht oder kaum auf immuntherapeutische Maßnahmen an und haben eine schlechte Gesamtprognose.

Die nicht tumorassoziierten Syndrome manifestieren sich überwiegend als limbische Enzephalitis oder diffuse Enzephalopathie und gehen mit sog. Neuropilantikörpern einher, die spezifisch oberflächennahe neurale Proteine erkennen. Typische Zielstrukturen sind Rezeptoren und Proteine mit Bedeutung für synaptische Transmission und synaptische Plastizität, wie z. B. Glutamatrezeptoren vom NMDA- [N-Methyl-D-Aspartat] und AMPA- [α-Amino-3-Hydroxy-5-Methyl-4-Isoxazol-Propionsäure] Typ oder $GABA_B$/$GABA_A$ (γ-Amino-Buttersäure)-Rezeptoren, Glyzin-Rezeptoren und DPPX (»dipeptidyl-peptidase-like protein 6«). Desweiteren können verschiedene Proteine (LGI1, »leucine-rich glioma inactivated 1«; CASPR2, »contactin-associated protein-like 2«), die zusammen mit spannungsabhängigen Kaliumkanälen (»voltage gated potassium channels«, VGKC) als transsynaptischer Komplex exprimiert werden ($VGKC_{Komplex}$-Antikörper), Angriffspunkt krankheitsassoziierter Autoantikörper sein. Antikörper gegen neurale Oberflächenstrukturen sind pathophysiologisch relevant und erzeugen über eine reversible Rezeptorinternalisierung (z. B. Antikörper gegen NMDAR, AMPAR) funktionellen oder, seltener über Komplementaktivierung (z. B. LGI1-Antikörper), strukturellen neuronalen Schaden. Ihre therapeutische Elimination geht in vielen Fällen mit einer Besserung der klinischen Symptomatik und einer günstigen Langzeitprognose einher.

Eine Sonderstellung nehmen Antikörper mit Spezifität für das intrazelluläre Enzym Glutamatdecarboxylase (GAD) ein.

Diese Serumreaktivität (u. a. nachweisbar bei Patienten mit Autoimmunenzephalitis, isolierter Temporallappenepilepsie, Stiff-person-Syndrom (SPS), zerebellarer Ataxie und Diabetes mellitus Typ 1) zeigt deutlich weniger zwingend als die klassischen onkoneuralen Antikörper die Assoziation mit einer Tumorerkrankung an.

Therapie Die Behandlung der PNS sowie der nur fakultativ tumorassoziierten Autoimmunenzephalitiden erfolgt rein empirisch. Bei paraneoplastischer Ätiologie ist die rasche Tumortherapie zur Entfernung der ektopen Antigenquelle vordringlich. Die Immuntherapie sollte möglichst frühzeitig und, bei mangelhaftem Ansprechen der klinischen Symptome, binnen ca. zwei Wochen in eskalierter Form erfolgen, da dies insbesondere bei der NMDAR-Enzephalitis die Gesamtprognose (Remission in bis zu 80% der Fälle) verbessert und das Rezidivrisiko senkt. Zum Einsatz kommen Glukokortikoide (initial als Pulstherapie mit 1000 mg Methylprednison über 3–5 Tage i.v., anschließend oral mit 1 mg/kg), IVIG sowie Plasmapherese und/oder Immunadsorption. Für die eskalierte Therapie werden Cyclophosphamid (750–1000 mg/m^2 KOF) und Rituximab eingesetzt, ggf. in Kombination (z. B. bei NMDAR-Enzephalitis). Bei den klassischen PNS mit Nachweis von Autoantikörpern gegen intrazelluläre neuronale Antigene ist die Fortsetzung der Immuntherapie nicht sinnvoll, wenn innerhalb von 3–6 Monaten eine klinische Besserung ausbleibt. Bei den anderen Entitäten ist eine längerfristige Immunsuppression zur Einsparung von Glukokortikoiden oder zur Vermeidung von Rezidiven zu erwägen (z. B. IVIG, Azathioprin MMF, MTX, Ciclosporin, Rituximab, Cyclophosphamid). IVIG werden insbesondere bei idiopathischem SPS in der Langzeittherapie eingesetzt.

In Kürze

Niedermolekulare Immuntherapeutika

Glukokortikoide. Als hochdosierte intravenöse Pulstherapie oder oral in ausschleichender Dosierung Basistherapie für vielfältige Indikationen.

Zytostatika. Hemmen die Teilungsfähigkeit von Lymphozyten über die Inhibition des DNA-Stoffwechsels, umfassen Antimetabolite (Azathioprin, Mycophenolat-Mofetil, Methotrexat, Teriflunomid), Alkylanzien (Cyclophosphamid) und interkalierende Wirkstoffe (Mitoxantron).

Hemmstoffe der Calcineurin-Aktivierung. Unterbinden die T-Zell-Aktivierung durch Hemmung der zytosolischen Proteinphosphatase Calcineurin (Ciclosporin, Tacrolimus, Pimecrolimus) oder der Proteinkinase mTOR (»mammalian target of rapamycin«) (Sirolimus, Everolimus).

Glatirameracetat, Fingolimod, Dimethylfumarat. Unterschiedliche Wirkmechanismen in der Langzeitimmuntherapie der schubförmig verlaufenden Multiplen Sklerose.

Makromolekulare Immuntherapeutika

Betainterferone. Wirksam in der Langzeitimmuntherapie der schubförmig und sekundär chronisch progredient mit aufgesetzten Schüben verlaufenden MS.

Intravenöse Immunglobuline. Über pleiotrope immunmodulatorische Effekte wirksam, Einsatz bei zahlreichen neurologischen Indikationen.

Monoklonale Antikörper. Über hochselektive Wirkmechanismen Eingriff in die Homöostase und Regulation der Immunantwort. Zugelassen (Natalizumab, Alemtuzumab) oder in Erprobung bei schubförmig verlaufender MS (Daclizumab, Ocrelizumab, Ofatumumab) bzw. NMO (Tocilizumab, Eculizumab), empirischer Einsatz B-Zell-depletierender Substanzen (Rituximab) bei Erkrankungen mit humoraler Autoimmunpathogenese, wie z. B. NMO, fakultativ tumorassoziierte autoimmune Enzephalopathien, paraproteinämische Polyneuropathien u. a.).

Plasmapherese/Immunadsorption. Als gleichwertige Alternative empfohlen zur Behandlung des GBS sowie zur Akuttherapie von Erkrankungen mit vornehmlich humoraler Autoimmunpathogenese (NMO, Myasthenia gravis, LEMS, autoimmune Enzephalopathien u. a.).

Autologe Stammzelltransplantation. Nur im Ausnahmefall bei neurologischen Indikationen in Erwägung zu ziehen, z. B. als ultima ratio bei hochaktiver Multipler Sklerose.

Weiterführende Literatur

Berlit P, Kraemer M (2014) Cerebral vasculitis in adults: what are the steps in order to establish the diagnosis? Red flags and pitfalls. Clin Exp Immunol 175:419–424

Carstens PO, Schmidt J (2014) Diagnosis, pathogenesis and treatment of myositis: recent advances. Clin Exp Immunol 1775: 349–358

Gelfand EW (2012) Intravenous immune globulins in autoimmune and inflammatory diseases. New Engl J Med 367:2015–2025

Jarius S, Wildemann B, Paul F (2014) Neuromyelitis optica: clinical features, immunopathogenesis and treatment. Clin Exp Immunol 176:149–164

Kaever V, Resch K (2014) Prinzipien der Immunsuppression. Pharm Unserer Zeit, 34. Jahrgang, Nr.4:268-275

Kieseier BC, Lehmann HC, Meyer zu Hörste G (2012) Autoimmune diseases of the peripheral nervous system. Autoimmunity Reviews 11:191–195

Leitlinien der Neurologie. www.dgn.org/leitlinien.html

Leypoldt F, Wandinger KP (2014) Paraneoplastic neurological syndromes. Clin Exp Immunol 175(3):336–348

Meinck HM (2013) Stiff man syndrome and variants. Nervenarzt 84:450–454

Melzer N, Meuth SG (2014) Disease-modifying therapy in multiple sclerosis and chronic inflammatory demyelinating polyradiculoneuropathy: common and divergent current and future strategies: Clin Exp Immunol 175.359–372

Ripellino P, Fleetwood T, Cantello R, Comi C (2014) Treatment of chronic inflammatory demyelinating polyneuropathy: from molecular bases to practical considerations. Autoimmune Diseases, Article ID 201657, http://dx.doi.org/10.1155/2014/201657

Rommer PS, Dudesek A, Stüve O, Zettl UK (2014) Monoclonal antibodies in treatment of multiple sclerosis. Clin Exp Immunol 175:373–384
Rommer PS, Zettl UK, Kieseier B, Hartung HP, Menge T, Frohmann E, Greenberg BM, Hemmer B, Stüve O (2014) Requirement for safety monitoring for approved multiple sclerosis therapies: an overview. Clin Exp Immunol 175:425–438
Salmen A, Gold R, Chan A (2014) Management of disease-modifying treatments in neurological autoimmune diseases of the central nervous system. Clin Exp Immunol: 135–148
Sieb P (2014) Myasthenia gravis: an update for the clinician. Clin Exp Immunol 175:408–418
Stangel M, Hund E, Kieseier BC, Köhler W (2010) Immunglobuline in der Neurologie, 3. Auflage. UNI-MED, Bremen
Steinhilber D (2005) Pharmakologie der Immunsuppressiva. Pharm Unserer Zeit 34(4):276–281
Stüve O, Zettl U (2014) Neuroinflammation of the central and peripheral nervous system. Clin Exp Immunol 175:333–335
Taxis K, Kloft C (2005) Interaktionsproblematik in der Pharmakotherapie mit Immunsuppressiva. Pharm Unserer Zeit 34(4):332–343
Zündorf I, Vollmar A, Dingermann T (2005) Makromolekulare Immunsuppressiva. Pharm Unserer Zeit 34(4):283–296

Neurogenetik

Tobias Freilinger und Martin Dichgans

W. Hacke (Hrsg.), *Neurologie*,
DOI 10.1007/978-3-662-46892-0_39,

Einleitung

Die Neurogenetik beschäftigt sich mit den Methoden der Human- und Molekulargenetik mit der genetischen Basis neurologischer Erkrankungen. Das Fachgebiet hat in den letzten 20 Jahren einen enormen Wissenszuwachs erlebt. Für viele z. T. seltene Erkrankungen etwa aus dem Spektrum der degenerativen Erkrankungen, aber auch aus anderen neurologischen Bereichen sind mittlerweile die ursächlichen Gene bekannt. Dies erlaubt nicht nur eine definitive molekulargenetische Diagnosestellung, sondern hat auch wesentlich zu einem besseren Verständnis der molekularen Pathophysiologie beigetragen und in manchen Bereichen die Klassifikation von Erkrankungen, jenseits der bisherigen klinischen Systematik, auf eine neue Basis gestellt.
In den letzten Jahren rücken – befeuert durch den technologischen und analytischen Fortschritt – zunehmend auch häufige neurologische Erkrankungen ins Interesse der genetischen Forschung, auch dieses Feld erlebt aktuell rasante Fortschritte. Vor dem Hintergrund der zentralen Rolle genetischer Faktoren bei neurologischen Krankheitsbildern sollen hier einige genetische Grundprinzipien besprochen und repräsentative Krankheitsbilder herausgegriffen werden. Aufgrund der umfangreichen Datenbasis kann nur eine (willkürliche) Auswahl von Krankheiten dargestellt werden, dabei sollen die gewählten Beispiele einige pathophysiologische Grundprinzipien erkennen lassen (z. B. Aggregation und Deposition fehlgefalteter Proteine, veränderte neuronale Erregbarkeit durch Fehlfunktion von Ionenkanälen oder mitochondriale Dysfunktion).

39.1 Allgemeines

39.1.1 Glossar wichtiger genetischer Grundbegriffe

Allel: Zustandsform eines Gens an einem bestimmten Genort.

Allelische Erkrankungen: Beschreibt den Umstand, dass (unterschiedliche) Mutationen in ein und demselben Gen zu unterschiedlichen Erkrankungen (z. B. Migräne oder Epilepsie) führen können.

Antizipation: Frühere und/oder schwere Krankheitsmanifestation einer genetisch bedingten Erkrankung in nachfolgenden Generationen. Häufiges Phänomen bei ▶ Trinukleotid-Erkrankungen.

Dominant: Hiermit werden Allele an einem bestimmten Genort charakterisiert, die bereits im heterozygoten Zustand zur Ausprägung kommen (▶ rezessiv).

Dominant-negativ: Das Genprodukt des krankhaften/mutierten Allel führt zu einer Beeinträchtigung der Funktion des Genprodukts des gesunden Allels.

Erbgänge: Dem autosomal-dominanten Erbgang liegt eine heterozygote Mutation in einem autosomalen Gen zu Grunde (beide Geschlechter gleich oft betroffen, Wiederholungsrisiko bei den Kindern betroffener Eltern von 50%, Familienmitglieder in aufeinanderfolgenden Generation betroffen). Bei einem autosomal-rezessiven Erbgang hingegen, tritt die Erkrankung nur auf, wenn die Mutation im homozygoten oder compound-heterozygoten Zustand (▶ Homozygotie vs. Heterozygotie) vorliegt (die Eltern sind heterozygote Anlageträger, Wiederholungsrisiko für weitere Kinder: 25%, ein erhöhtes Risiko besteht bei konsanguinen Eltern). X-chromosomaler Ergang: hemizygote männliche Träger des krankhaften X-Chromosoms sind erkrankt, der Phänotyp bei heterozygoten Frauen ist variabel. Ein weiterer Sonderfall ist die mitochondriale Vererbung (▶ Abschn. 39.5).

Exom: Gesamtheit aller kodierenden Abschnitte eines Genoms.

Expressivität: Beschreibt den Grad bzw. das Ausmaß mit dem der Genotyp (klinisch) zur Ausprägung kommt, und zwar bezogen auf die Einzelperson. Davon abzugrenzen ist die Penetranz: hiergeht es nur um die Frage, ob und mit welcher Wahrscheinlichkeit ein zum Genotyp gehöriger Phänotyp vorliegt.

Genetische Heterogenität: Für eine klinisch umschriebene Krankheitsentität finden sich verschiedene genetische Ursachen. Dies umfasst allelische Heterogenität (unterschiedliche Mutationen in einem Gen) und Lokusheterogenität (Mutationen in verschiedenen ursächlichen Genen).

Genom: Gesamtes genetisches Material (bezogen auf eine Zelle oder ein Individuum).

Genotyp: Bezeichnet im allgemeinen Sinne die Gesamtheit der genetischen Information (z. B. eines Individuums). Im engeren Sinne bezieht sich der Begriff auf die genetische Information an einem Genort.

Haploinsuffizienz: Umschreibt ein Phänomen, durch das heterozygote Merkmalsträger erkranken können, wenn für die intakte Funktion eines Genprodukts die Expression beider Kopien dieses Gens Voraussetzung ist. Ist ein Allel mutiert (nicht-funktionales Genprodukt) und führt die Expression des gesunden Allels nicht zu einer ausreichenden Menge des Genprodukts, dann kommt es im heterozygoten Zustand zur Ausprägung der Erkrankung.

Homozygotie vs. Heterozygotie: Eine bestimmte Sequenz/Variante kommt auf beiden (homozygote) bzw. nur einer (heterozygot) der beiden Kopien eines Gens vor. Ein Sonderfall der Heterozygotie ist die Compound-Heterozygotie, bei der zwei unterschiedliche jeweils heterozygote Varianten in einem Gen vorliegen.

Lokus: Auch als Genlokus oder Genort bezeichnet. Position eines Gens auf einem Chromosom.

Mikrosatellitenmarker: Nicht-kodierende DNA-Sequenzen, bei denen kurze Nukleotidsequenzen repetitiv wiederholt werden. Die Länge dieser M. variiert von Individuum zu Individuum, was bei der Kopplungsanalyse zur Eingrenzung von Kandidatengenregionen genutzt wird.

Mutation: Die Abgrenzung vom **Polymorphismus** ist im Einzelfall schwierig. Mit Mutation wird gemeinhin eine seltene Variante bezeichnet, welche krankheitsverursachend ist. Polymorphismen sind häufige Varianten mit einer Frequenz von in der Regel >1%, denen der Regel keine krankheitsverursachende Bedeutung zukommt. Man unterscheidet folgende **Typen von Mutationen**:

- Bei **chromosomalen Mutationen/Aberrationen** kommt es zu Veränderungen der Anzahl eines Chromosoms.
- Demgegenüber kommt es bei **Punktmutationen** zur Veränderung eines Basenpaars. Zu unterscheiden sind **Substitutionen** (Ersetzung eines Basenpaars), **Insertionen** (Einfügung eines Basenpaars) und **Deletionen** (Löschung eines Basenpaars). Kommt es zum Austausch genau einer Aminosäure, spricht man von einer **Missense-Mutation**. Führt die Substitution eines Basenpaars zur Einführung eines prämaturen Stop-Kodons, so handelt es sich um eine **Nonsense-Mutation**. Durch Insertion oder Deletion von einzelnen Basenpaaren kann es zu einer Verschiebung des Leserahmens der DNA kommen, man spricht von **Frameshift-Mutationen**, ggf. kommt es hierdurch zur Einführung eines prämaturen Stop-Kodons im Sinne einer Nonsense-Mutation.

Ein Sonderfall von Mutation liegt bei den ▶ Triplet-Repeat-Erkrankungen vor

PCR: Abkürzung für Polymerase-Ketten-Reaktion: Technik zur In-vitro-Amplifikation eines bestimmten DNA-Abschnitts durch die wiederholte Abfolge der Schritte Denaturierung (d. h. thermisch getriggerte Aufspaltung der beiden DNA-Stränge), Anlagerung eines für die Zielsequenz typischen kurzen DNA-Abschnitts (Primer) an die beiden DNA-Stränge gefolgt von einer enzymatisch katalysierten Kettenverlängerung.

Penetranz: Wahrscheinlichkeit, dass eine genetische Veränderung/Mutation klinisch zum Ausdruck kommt (d. h. Prozentsatz der Mutationsträger, die tatsächlich den entsprechenden klinischen Krankheitsphänotyp haben). Im Gegensatz zur unvollständigen Penetranz kommt es bei vollständiger Penetranz immer zur Ausprägung des Merkmals (Beispiel: M. Huntington).

Phänotyp: Das (klinische) Erscheinungsbild eines Individuums. Der Phänotyp steht unter dem Einfluss des Genotyps sowie von Umwelteinflüssen. Der Phänotyp kann dabei auf verschiedenen Ebenen betrachtet werden (z. B. klinische Manifestation, biochemische Parameter bis hin zum zellulären oder molekularen Phänotyp).

Polymorphismus: ▶ Mutation. Von besonderer Bedeutung sind Polymorphismen, bei denen es zur Veränderungen genau eines Basenpaars kommt (sog. »single nucleotide polymorphism«, SNP); führt dies zu keiner Veränderung der Protein-Sequenz, so spricht man von synonymen SNP, ansonsten von nicht-synonymen SNP. SNP stellen das kleinste Element der interindividuellen genetischen Variabilität dar. SNP werden bei genetischen Assoziationsstudien und bei genomweiten Assoziationsstudien untersucht.

Rezessiv: Hiermit werden Allele an einem bestimmten Genort charakterisiert, deren Wirkung nur im homozygoten Zustand zur Ausprägung kommt.

Triplet-Repeat-Erkrankungen: Trinukleotid-Repeats sind definierte Genabschnitte, bei denen drei Nukleotide (z. B. CAG) mehrfach nacheinander vorkommen. Bei Triplet-Repeat-Erkrankungen ist die Länge dieses Trinukleotid-Repeats verlängert. Beispiele sind etwa die Chorea Huntington, die myotone Dystrophie, die spinozerebelläre Ataxie Typ 6 oder das Fragile-X-Syndrom.

39.1.2 Genidentifizierung bei monogenen Erkrankungen

Bei monogenen Erkrankungen (auch: Mendelsche Erkrankungen) wird – im Gegensatz zu genetisch komplexen Erkrankungen (s. u.) – der Phänotyp durch Mutationen in einem einzigen ursächlichen Gen bestimmt, wobei unterschiedliche Erbmodi (autosomal-dominant, autosomal-rezessiv und X-chromosomal) vorliegen können. Die Erforschung dieser zumeist seltenen genetischen Erkrankungen stand traditionell im Mittelpunkt des Interesses der klassischen Neurogenetik. Dabei kann man unterscheiden zwischen sehr seltenen monogenen Erkrankungen einerseits (Beispiel: Heredoataxien) sowie seltenen monogenen Unterformen von per se sehr häufigen Krankheitsbildern (Beispiel: seltene monogene Formen der Alzheimer-Demenz oder des M. Parkinson).

Die klassische Methode zur Genidentifizierung bei diesen monogenen Erkrankungen ist die **Kopplungsanalyse** (»linkage analysis«). Hierbei nutzt man für die Suche nach Krankheitsgenen sog. **genetische Marker**, deren Lage im Genom bekannt ist, die aber per se nichts mit der Krankheit zu tun haben, z. B. sog. Mikrosatellitenmarker (▶ Abschn. 39.1). Entschlüsselt man, welche genetischen Marker mit einer bestimmten Krankheit gekoppelt vererbt werden, so kann man mithilfe der Position der Marker im Genom die Region eingrenzen, in der ein Krankheitsgen liegt. An die Eingrenzung einer chromosomalen Kandidatenregion schließt sich die **Sequenzierung von Kandidatengenen** in dieser Gegend an. Im günstigsten Fall folgt die Identifikation der krankheitsverursachenden Variante. Der gesamte Vorgang wird auch als **positionelle Klonierung** bezeichnet. Die Technik hat in den 1980er und 1990er Jahren zur Identifizierung der ersten bekannten Krankheits-Gene bei neurologischen Erkrankungen geführt. Prominente Beispiele sind Huntingtin beim Morbus Huntington, APP bei familiären Formen der Alzheimer-Demenz oder α-Synuklein beim familiären Parkinson-Syndrom.

Exkurs

Neue Entwicklungen in der genetischen Diagnostik

Der Fortschritt in der Neurogenetik bezieht sich nicht nur auf wissenschaftliche Ansätze zur Genidentifizierung (»exome sequencing«, **»whole-genome sequencing«**, GWAS), sondern hat bei der molekulargenetischen Diagnostik auch Einzug in die Praxis genommen. Standard der molekulargenetischen Analyse war bisher die individuelle Sequenzierung einzelner Gene. Die massive parallele Hochdurchsatzsequenzierung erlaubt die parallele Sequenzierung und IT-gestützte Auswertung aller in Frage kommender Gene, was eine zeitsparende und auch kosteneffiziente Bearbeitung ermöglicht. Diese Methodik setzt sich zuletzt immer mehr durch bei Erkrankungen, die genetisch heterogen sind, bei denen also prinzipiell eine Vielzahl ursächlicher Krankheitsgene in Frage kommen (z. B. spinale Muskelatrophien, verschiedene genetische Formen der Ataxie etc.). Wenn all diese Gene parallel untersucht werden, verwendet man oft auch den Begriff der **Panel-Diagnostik**.

Voraussetzung für die Anwendung der Kopplungsanalyse ist die Verfügbarkeit großer Stammbäume mit vielen betroffenen und nicht-betroffenen Individuen über mehrere Generationen.

Der technische Fortschritt hat in den letzten Jahren eine ganz neue und vielversprechende Strategie ermöglicht (► Exkurs: Neue Entwicklungen in der genetischen Diagnostik). Durch Chip-basierte Hochdurchsatztechniken (»massive parallel sequencing«) können viele 1000 Sequenzierreaktionen automatisiert parallel ablaufen und so in vergleichsweise kurzer Zeit große DNA-Sequenzen erfassen. Durch dieses »**next generation sequencing**« ist es möglich geworden, die gesamte Protein-kodierende DNA (»exome sequencing«) oder sogar das gesamte Genom (»whole genome sequencing«) zu analysieren. Die Interpretation der daraus resultierenden Datensätze stellt die Genetik vor neue analytische und bioinformatische Herausforderungen, um aus der Vielzahl der detektierten Varianten die kausale(n) zu identifizieren. Die Methode bietet jedoch ein enormes Potenzial und hat schon bei einer Reihe von (seltenen) Erkrankungen die Identifikation der genetischen Basis ermöglicht. Methoden des »next generation sequencing« werden zunehmend auch Einsatz finden, um den Beitrag seltener Varianten für die Genetik häufiger genetisch-komplexer Erkrankungen zu evaluieren.

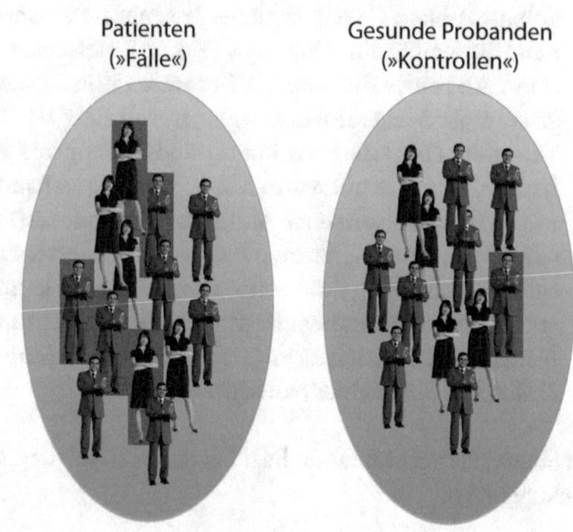

■ **Abb. 39.1 Konzept einer genetischen Assoziationsstudie.** Bei einer genetischen Assoziationsstudie (Fall-Kontroll-Studie) wird in einem Kollektiv von Patienten (*links*) und einem Alters- und Geschlechts-gematchten Kollektiv von Kontrollen (*rechts*) die Häufigkeit einer (oder mehrerer) genetischer Varianten (meist SNP) verglichen. Ergibt sich eine signifikanter Unterschied in der Häufigkeitsverteilung der Variante(n) (markiert durch die rot hinterlegten Individuen), kann hieraus geschlossen werden, dass die Variante für die untersuchte Erkrankung/den untersuchten Phänotyp eine Rolle spielt. Dieses Grundprinzip einer genetischen Assoziationsstudie liegt auch der Technik der genomweiten Assoziationsstudie (GWAS) zu Grunde, nur dass hier nicht prädefinierte SNP, sondern eine große Zahl genomweit verteilter Marker untersucht werden

39.1.3 Genidentifizierung bei genetisch-komplexen Erkrankungen

Die überwiegende Mehrzahl der häufigen neurologischen und neuropsychiatrischen Erkrankungen sind genetisch-komplex: Der klinische Phänotyp wird durch ein komplexes Zusammenspiel von Umweltfaktoren und einer Vielzahl von Genvarianten bestimmt. Diese komplexen Erkrankungen treten meist »sporadisch« auf, d. h. das Erkrankungsrisiko für Verwandte 1. Grades ist relativ gering.

Zur Erforschung der genetischen Basis der genetisch-komplexen Erkrankungen kommen grundlegend andere Methoden zur Anwendung. Eine Technik, die über viele Jahre verwendet wurde, ist die sog. **genetische Assoziationsstudie** oder **Fall-Kontroll-Studie** (■ Abb. 39.1): Dabei wird die Häufigkeit einer oder mehrerer genetischer Varianten (meist SNP) in einem oder mehreren funktionellen Kandidatengenen verglichen zwischen einer Gruppe von Patienten (»cases«) und einer Gruppe von Kontrollen (»controls«). Für aussagekräftige Studien sind große Patientenzahlen und sowie idealerweise die Replikation positiver Befunde in geeigneten Replikationskollektiven erforderlich, um »echte« genetische Assoziationen von falsch positiven Ergebnissen zu differenzieren. Eine Limitation des Kandidatenansatzes ist die Notwendigkeit, Gene a priori als Kandidaten zu definieren.

Regelrecht revolutioniert wurde die Genetik jüngst durch die Einführung sog. **genomweiter Assoziationsstudien** (GWAS). Bei diesem hypothesenfreien Ansatz werden – im Gegensatz zur Kandidatengen-Studie – nicht nur einzelne

Marker in ausgewählten Genen analysiert und zwischen »cases« und »controls« verglichen, sondern je nach verwendeter Hochdurchsatzgenotypisierungsplattform 500.000 und mehr über das Genom verteilter SNP, so dass parallel mit überschaubarem technischen und zeitlichem Aufwand ein großer Teil der gesamten häufigen genetischen Variabilität abgebildet wird. Aufgrund der Vielzahl parallel untersuchter Marker und demzufolge der statistischen Tests ist eine Korrektur für multiples Testen erforderlich: als Grenze für die sog. genomweite Signifikanz wird typischerweise ein p-Wert von 5×10^{-8} zu Grunde gelegt.

Mit dieser Methode wurden zuletzt für viele der großen Volkserkrankungen die ersten robusten genetischen Risikofaktoren identifiziert, darunter auch der Schlaganfall, die Migräne, Epilepsie, und Schizophrenie. Trotz dieser Erfolge der GWAS bleiben Limitationen und unbeantwortete Fragen: Die identifizierten SNP sind nach aktuellem Verständnis in aller Regel nur Marker für die zu Grunde liegenden kausalen Varianten; die Identifikation und funktionelle Charakterisierung dieser biologisch relevanten Varianten gestaltet sich oft schwierig. Durch die bisher identifizierten Genloci wird zudem meist nur ein kleiner Teil des Erkrankungsrisikos der untersuchten Erkrankungen erklärt. Es stellt sich also die Frage, worin der »fehlende Rest« der Erblichkeit (sog. »missing heritability«) liegt. Mögliche Erklärungen sind z. B. die insuffiziente Erfassung seltener oder struktureller genetischer Varianten (z. B. »copy number variations«, CNV) und der Bedeutung von Gen-Gen-Interaktionen.

39.1.4 Bedeutung genetischer Diagnostik

Neben der unmittelbaren Bedeutung für die Diagnosestellung kommt der genetischen Diagnostik auch eine Rolle in der humangenetischen Beratung zu (z. B. Frage nach dem Wiederholungsrisiko im Rahmen der Familienplanung). Genetische Befunde können ferner eine Einschätzung des typischen Verlaufs und der Prognose von Erkrankungen ermöglichen und so das Krankheitsmanagement beeinflussen. In ausgewählten Fällen kann der Nachweis einer genetisch definierten Erkrankung auch die Wahl der medikamentösen Therapie beeinflussen (z. B. Verzicht auf Natriumkanal-blockierende Antiepileptika bei Epilepsiesyndromen, die durch einen Funktionsverlust des spannungsgesteuerten Natriumkanals verursacht sind). Eine molekulargenetisch gesicherte Diagnose kann umfangreiche, wiederholte und z. T. invasive Diagnostik unnötig machen und damit die diagnostische Belastung der betroffenen Patienten verringern. Nicht zu unterschätzen ist oft auch die psychologische Entlastung, die sich durch eine konkret benennbare Diagnose ergibt, gerade im Falle seltener Erkrankungen.

39.2 Monogener Schlaganfall

Die überwiegende Mehrzahl ischämischer Schlaganfälle sind multifaktoriell bedingt. Es existieren jedoch eine Reihe monogener Schlaganfallursachen. Besonders hervorzuheben sind CADASIL (aufgrund der Häufigkeit) und der M. Fabry (aufgrund therapeutischer Konsequenzen).

39.2.1 Erbliche Mikroangiopathien

CADASIL

Die **z**erebrale **a**utosomal-**d**ominante **A**rteriopathie mit **s**ubkortikalen **I**nfarkten und **L**eukenzephalopathie ist die häufigste erbliche Mikroangiopathie und zugleich häufigste monogene Schlaganfallerkrankung (Prävalenz ≥5:100.000).

Symptome Ein typisches Frühsymptom der Erkrankung ist Migräne (40% der Patienten), typischerweise mit Aura (>80%). »Atypische« Verläufe (prolongierte Dauer, hemiplegische oder Hirnstammauren, Verwirrtheit, Fieber und ähnliche Komplikationen) oder isolierte Auren ohne begleitende Kopfschmerzen kommen vor. Abgesehen davon sind die meisten Patienten bis ins mittlere Lebensalter asymptomatisch, wobei der Erkrankungsbeginn und -verlauf insgesamt stark variieren. Typisch ist das Auftreten von lakunären Infarkten, im weiteren Verlauf von kognitiven Defiziten bis hin zu einer vaskulären Demenz. CADASIL gilt als Prototyp einer rein vaskulären Demenz.

Diagnostik Typische bildgebende Befunde im **MRT** sind eine Leukenzephalopathie, die charakteristischerweise den Temporalpol und die Capsula externa einbezieht, sowie der Nachweis von Mikroblutungen. **Molekulargenetische Ursache** sind Missense-Mutationen im Notch3-Gen, kodierend für einen auf glatten Muskelzellen exprimierten Transmembranrezeptor. Die Diagnosesicherung erfolgt über eine Sequenzierung des Notch3-Gens. Ergänzend oder alternativ steht die Hautbiopsie mit dem elektronenmikroskopischen Nachweis von ultrastrukturellen Veränderungen (granuläres osmiophiles Material, GOM) zur Verfügung.

Seltene andere erbliche Mikroangiopathien

Hierzu zählen die auf Mutationen im HTRA1-Gen beruhende zerebrale autosomal-rezessive Arteriopathie mit subkortikalen Infarkten und Leukenzephalopathie (**CARASIL**), auf Mutationen im **COL4A1- und COL4A2-Gen** beruhende Mikroangiopathien (u. a. das HANAC-Syndrom) und die auf **TREX1-Mutationen** beruhenden Angiopathien (RVCL/ CHARIOT).

39.2.2 M. Fabry

Ursache des M. Fabry sind Mutationen im Gen GLA, welches für ein lysosomales Enzym, die α-Galaktosidase, kodiert. Pathomechanistisch kommt es durch den Enzymdefekt zu einer

Ablagerung von Glykosphingolipiden in verschiedenen Organen, was das breite phänotypische Spektrum erklärt. Es werden verschiedene Infarkttypen und -mechanismen beobachtet: lakunäre Ischämien im Rahmen einer Mikroangiopathie, arterio-arteriell embolische Infarkte im Rahmen makroangiopathischer Veränderungen und kardioembolische Infarkte im Rahmen kardialer Komplikationen (s. u.). Weitere Manifestationen betreffen die Haut (Akroparästhesien, Hypohidrose, Angiokeratome), das Auge (Cornea verticillata, Katarakt, Vaskulopathie von Retina und Bindehaut), die Niere (Niereninsuffizienz, Proteinurie), und das Herz (Klappenvitien, Kardiomyopathie, Rhythmusstörungen). Die Diagnosestellung erfolgt über den Mutationsnachweis in Kombination mit einer Bestimmung der Enzymaktivität (bei Frauen oft nicht aussagekräftig). Therapeutisch steht ein Enzymersatz zur Verfügung, mit Auswirkungen auf Lebensqualität und andere Krankheitssymptome, nicht jedoch auf das Schlaganfallrisiko.

39.2.3 Verschiedene andere genetisch bedingte Schlaganfallvarianten

Aus der Gruppe der **Hämoglobinopathien** ist in erster Linie die **Sichelzellanämie** (Punktmutation im HBB-Gen, welches für die β-Kette des Hämoglobins kodiert), die v. a. in Malaria-Endemiegebieten und bei Afro-Amerikanern vorkommt zu nennen. Schlaganfälle sind ein wichtiges Symptom (in 25% vor dem 45. Lebensjahr), wobei es sich bei Kindern überwiegend um ischämische Infarkte, bei Erwachsenen hingegen um Hirnblutungen handelt. Betroffen sind bei autosomal-rezessivem Erbgang homozygote Genträger. Die Sichelzellanämie ist die weltweit häufigste Schlaganfallursache bei Kindern.

Bei der **Moya-Moya-Erkrankung** (▶ Kap. 5) gibt es klare Hinweise auf genetische Ursachen, zumal in familiären Fällen, die Molekulargenetik ist bisher aber noch nicht entschlüsselt. **MELAS** wird bei den Mitochondriopathien besprochen.

39.2.4 Stoffwechselerkrankungen

Am bekanntesten ist die **Homozystinurie**, verursacht durch autosomal-rezessiv vererbte Defekte des CBS-Gen, welches für das Enzym Cystathionin-β-Synthase kodiert. Die Folge sind sehr hohe Plasmaspiegel von Homozystein (>100 µmol/l), das als Homozystin im Urin ausgeschieden wird. Die verschiedene Organsysteme betreffende Erkrankung manifestiert sich häufig bereits im Kindesalter. Limitierend sind zumeist thromembolische Ereignisse inkl. Schlaganfällen. Die Diagnosesicherung erfolgt über den Mutationsnachweis.

Schlaganfälle gehören auch zum phänotypischen Spektrum anderer Stoffwechselerkrankungen, die allerdings aufgrund anderer Symptome und frühem Erkrankungsbeginn in der (Erwachsenen-)Neurologie kaum eine Rolle spielen.

39.2.5 Bindegewebserkrankungen

Eine Vielzahl von Bindegewebserkrankungen sind mit Schlaganfällen assoziiert, hierzu zählen u. a. das Ehlers-Danlos-Syndrom Typ IV, das Marfan-Syndrom oder das Loeys-Dietz-Syndrom.

39.3 Ionenkanalerkrankungen

Grundlagen Ionenkanäle erlauben als ionenselektive Poren in der Zellmembran den Durchtritt von bestimmten Ionen und bestimmen die elektrische Erregbarkeit von Zellen. Man unterscheidet Spannungs-gesteuerte, Liganden-gesteuerte und andere Ionenkanäle. Bei den spannungsgesteuerten Ionenkanälen können Natrium-, Kalzium- und Kaliumkanäle unterschieden werden. Alle drei haben eine ähnliche Topologie (◻ Abb. 39.2). Natrium- und Kaliumkanäle verfügen über insgesamt vier homologe Domänen (DI-IV), welche aus jeweils sechs Transmembransegmenten (S1–S6) gebildet werden; S4 bildet den Spannungssensor, die S5- und S6-Segmente bilden die eigentliche Pore des Kanals. Bei den Natrium- und Kaliumkanälen werden alle vier Domänen (DI-IV) von einem Transkript kodiert, bei den Kaliumkanälen nur je eine der vier Domänen.

Symptome Gemeinsames klinisches Merkmal der Gruppe der Ionenkanalerkrankungen (auch: Kanalopathien) ist das **paroxysmales** Auftreten der Symptome. Pathophysiologische Grundlage ist die veränderte Funktion der genannten Ionenkanäle (oder der mit ihnen interagierenden Proteine), was zu einer veränderten Erregbarkeit der betroffenen Gewebe führt. Das bedeutet, dass die betroffenen Patienten zwischen den Attacken (»interiktal«) in der Regel keine Auffälligkeiten zeigen, weil in »Ruhebedingungen« die Effekte des Kanaldefekts kompensiert werden können; demgegenüber kommt es unter verschiedenen »Stressoren« (je nach genauer Kanalopathie unterschiedlich, z. B. körperliche Belastung, Nahrungszufuhr oder -karenz etc.) zu einer Dekompensation des Systems, was zu klinisch manifesten Symptomen führt.

Klassifikation Ionenkanalerkrankungen können zum einen nach dem betroffenen Kanal (z. B. Natriumkanal-, Kalziumkanal- oder Kaliumkanalerkrankungen), zum anderen nach dem betroffenen Organ/Gewebe klassifiziert werden. Es lassen sich nicht-neurologische (z. B. kardiale Arrhythmien wie das Long-QT-Syndrom) von neurologischen Ionenkanalerkrankungen abgrenzen. Im Bereich der neurologischen Kanalopathien können Erkrankungen des **Gehirns**, des **peripheren Nervensystems** und des **Skelettmuskels** unterschieden werden.

Auch Mutationen in Nicht-Ionenkanal-Genen können zu paroxysmalen neurologischen Erkrankungen führen (Beispiel: paroxysmale nicht-kinesiogene Dyskinesie). Auch diese werden in diesem Kapitel besprochen. Nicht eingegangen wird hingegen auf die Gruppe der autoimmun/paraneoplastisch vermittelten Ionenkanalerkrankungen.

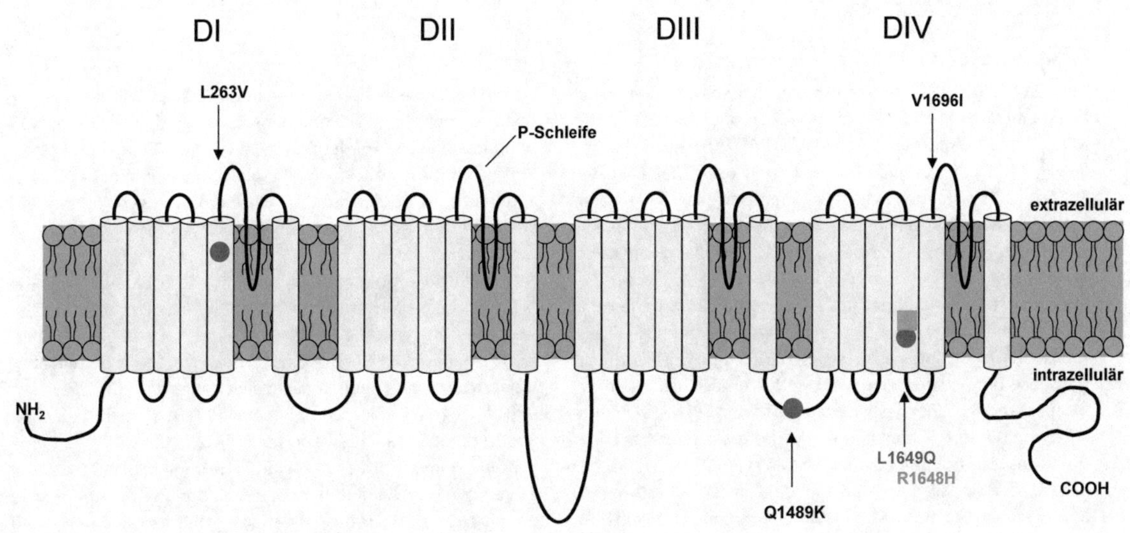

Abb. 39.2 Membrantopologie eines spannungsgesteuerten Natriumkanals (SCN1A, $Na_v1.1$). Der Kanal besteht aus vier homologen Domänen, DI–DIV, welche wiederum aus jeweils sechs Transmembransegmenten aufgebaut sind. Zwischen dem jeweils fünften und sechsten Segment befindet sich die sog. P-Schleife (P-loop). In rot markiert ist die Position einiger mit FHM3 vergesellschafteter Missense-Mutationen. Neben der Assoziation mit der FHM3 ist SCN1A in erster Linie ein Gen für monogene Epilepsie-Formen; hunderte über das gesamte Protein verteilter Mutationen sind mit SMEI oder GEFS+ vergesellschaftet. Exemplarisch ist die Position der Mutation R1648H gekennzeichnet. Details ► Text

39.3.1 Ionenkanalerkrankungen des Gehirns

Migräne

Dass es sich bei der Migräne um eine im weitesten Sinn »erbliche« Erkrankung handelt, war – nicht zuletzt aufgrund der familiären Häufung – seit langem bekannt. Systematische Evidenz für eine substantielle «genetische Komponente« wurde aber erst in großen epidemiologischen Arbeiten in den 1990er Jahren gewonnen. So zeigten z. B. Zwillingsstudien deutlich höhere Konkordanzraten für eineiige im Vergleich zu zweieiigen Zwillingen, und zwar sowohl für Migräne ohne Aura (MO) als auch noch deutlicher für Migräne mit Aura (MA), für die auf dieser Basis traditionell eine höhere genetische Komponente angenommen wird. Für die Heritabilität der Migräne werden Werte zwischen 34 und 57% angegeben.

Die häufigen Formen der Migräne sind multifaktoriell mit komplexer Genetik, hier konnten erst in den letzten wenigen Jahren durch große genomweite Assoziationsstudien (GWAS) erste genetische Risikofaktoren identifiziert werden. Am anderen Ende des genetischen Spektrums existieren einige seltene monogene Migräne-Varianten.

Die klassische monogene Migräne-Form ist die sog. **hemiplegische Migräne** (HM). Es handelt sich um einen seltenen Subtyp der Migräne mit Aura. Hauptcharakteristikum ist das Auftreten einer transienten Hemiparese unterschiedlichen Schweregrades zusätzlich zu anderen Aura-Symptomen, wobei das gleichzeitige/sequenzielle Auftreten verschiedener Aura-Symptome besonders typisch ist. Man unterscheidet eine familiäre Form mit autosomal-dominantem Erbgang (familiäre hemiplegische Migräne; FHM) von sporadischen Fällen (SHM) ohne positive Familienanamnese (► Facharztbox: Genetische Grundlagen der hemiplegischen Migräne). Die Prävalenz wird mit ca. 1:10.000 angegeben. Das Erkrankungsalter liegt in Kindheit oder Jugend und somit früher als für die sporadischen Migräneformen. Typische Auslöser von Attacken sind u. a. leichte Schädel-Hirn-Traumen oder Exposition gegenüber Kontrastmittel. Die Dauer der Aura ist substanziell länger als bei der nicht-hemiplegischen Migräne. Ein weiteres Charakteristikum ist das Auftreten von Hirnstammsymptomen. Insgesamt besteht eine hohe Variabilität, sowohl intra- als auch interindividuell. Während schwerer Attacken können verschiedene Komplikationen auftreten, hierzu zählen Fieber, entzündliches Liquorsyndrom, epileptische Anfälle, Bewusstseinsstörung bis hin zum Koma. Bei einigen Patienten kommt es im Intervall zwischen den Attacken zu permanenten neurologischen Symptomen. Am häufigsten ist ein zerebelläres Syndrom, z. T. finden sich auch kognitive Defizite.

Epilepsie

Die Epilepsien erstrecken sich klinisch und auch ätiologisch über ein weites Spektrum. Gut die Hälfte der Epilepsien unterliegt genetischen Einflüssen, bei diesen Formen (die sich oft altersgebunden manifestieren) spricht man allgemein von **idiopathischen Epilepsien**. Dabei unterscheidet man **fokale** Formen von den **idiopathischen generalisierten Epilepsien** (IGE).

Von allen idiopathischen Epilepsien ist nur ein kleiner Teil (etwa 2%) monogen verursacht, die überwiegende Mehrzahl

Facharztbox

Genetische Grundlagen der hemiplegischen Migräne

Genetisch ist die HM heterogen. In betroffenen Familien und einigen sporadischen Patienten wurden Mutationen in drei ursächlichen Genen identifiziert: CACNA1A (FHM1), ATP1A2 (FHM2), SCN1A (FHM3; ◘ Abb. 39.2). Die FHM1 und 2 sind die häufigsten Subtypen, FHM3 hingegen ist sehr selten. Bei einer FHM mit zerebellären Symptomen finden sich ausnahmslos Mutationen in CACNA1A, ansonsten existieren kaum klinisch nutzbare Genotyp-Phänotyp-Korrelationen. Bei der SHM finden sich nur in Ausnahmefällen Mutationen in den bekannten FHM-Genen.
Alle drei bekannten Gene kodieren für zerebrale Ionenkanäle bzw. -transporter. Mutationen in diesen Genen führen, wie u. a. durch transgene Tiermodelle belegt wird, mittels unterschiedlicher Mechanismen zu einer gesteigerten Ausschüttung der exzitatorischen Aminosäure Glutamat, was eine gesteigerte Suszeptibilität für die sog. »cortical spreading depression« (CSD), das wahrscheinliche Korrelat der Migräne-Aura, zur Folge hat (◘ Abb. 39.3).
Mutationen in den FHM1- bis -3-Genen führen auch zu einer Reihe anderer neurologischer Erkrankungen (◘ Tab. 39.1). Hervorzuheben sind die episodische Ataxie Typ 2 und die spinozerebelläre Ataxie Typ 6, die wie die FHM1 durch CACNA1A-Mutationen hervorgerufen werden. Das SCN1A-Gen war, vor der Entdeckung als FHM3, bereits bei schweren monogenen kindlichen Epilepsiesyndromen involviert worden. Ferner findet sich in seltenen Familien mit SCN1A-Mutationen eine partielle Kosegregation zwischen einer FHM und der sog. »elicited repetitive daily blindness« (ERDB). Für das FHM2-Gen war vorübergehend eine Rolle bei der sog. »alternating hemiplegia of childhood« (AHC1) angenommen worden; mittlerweile wurden jedoch Mutationen in ATP1A3 mittels Exom-Sequenzierung als ursächlich für AHC identifiziert.
Nicht zuletzt weil in großen populationsbasierten Arbeiten die Mehrzahl der FHM-Familien keine Mutationen in FHM1–3 aufwiesen, ist von weiterer Lokusheterogenität auszugehen. Bisher ist noch kein FHM4-Gen bekannt, jedoch wurden in Einzelfällen vielversprechende neue Gene involviert, hierzu zählen z. B. PRRT2 (weitere Details s. u.), aber auch SLC1A3, welches für einen astrozytären Glutamattransporter kodiert.
Für die häufigen Formen der Migräne wurden in den letzten Jahren durch große multinationale kollaborative Anstrengungen ebenfalls die ersten robusten genetischen Risikovarianten identifiziert. Interessanterweise liegen gegenwärtig überwiegend Ergebnisse für die Migräne ohne Aura vor. Die bisherigen Ergebnisse weisen neben neuronalen/synaptischen Mechanismen auch auf eine mögliche Bedeutung einer (systemischen) vaskulären/endothelialen Dysfunktion bei der Migräne hin.

◘ **Tab. 39.1** Familiäre hemiplegische Migräne

Subtyp	ICHD-IIIβ	Gen	Genort	Genprodukt	Expression	Penetranz	Funktioneller Effekt	Klinische Besonderheiten	Allelische Erkrankungen
FHM1 (OMIM: 141500)	1.2.3.1.1	CACNA1A	19p13	Spannungsgesteuerter P/Q-Typ Kalziumkanal	Neuronal	80–90%	»Gain-of-function«	Zum Teil progredientes zerebelläres Syndrom (»FHM plus«)	SCA-6, EA-2
FHM2 (OMIM: 602481)	1.2.3.1.2	ATP1A2	1q23	ATP-abhängige Na^+/K^+-Pumpe	Astrozytär	81%	»Loss-of-function«		Zum Teil Kosegregation mit BFIC
FHM3 (OMIM: 609634)	1.2.3.1.3	SCN1A	2q24	Spannungsgesteuerter Natriumkanal ($Na_V1.1$)	Neuronal (inhibitorische Interneurone)	*	Diverse Effekte	Reine (»pure«) FHM	SMEI, GEFS+; z. T. partielle Kosegregation mit ERDB

* Für die FHM3 wurden bisher keine Fälle mit reduzierter Penetranz berichtet, wobei die Datenlage limitiert ist.
OMIM »Online Mendelian Inheritance in Man«; *ICHD-IIIβ* β-Version der 3. Auflage der International Classification of Headache Disorders; *SCA-6* spinozerebelläre Ataxie Typ 6; *EA-2* episodische Ataxie Typ 2; *BFIC* »benign familial infantile convulsions«; *SMEI* »severe myoclonic epilepsy of infancy«; *GEFS+* »generalized epilepsy with febrile seizures plus«; *ERDB* »elicited repetitive daily blindness«.

ist genetisch komplex. Die monogenen idiopathischen Epilepsien beruhen überwiegend auf Mutationen in Genen für spannungs- oder ligandengesteuerte Ionenkanäle, welche mittels unterschiedlicher molekularer Mechanismen zu einer gesteigerten neuronalen Erregbarkeit führen.

Genetik monogener fokaler Epilepsien (◘ Tab. 39.2)

Bei der autosomal-dominant vererbten nächtlichen Frontallappenepilepsie (ADNFLE) finden sich Mutationen im Gen CHRNA4 für die **α4-Untereinheit des neuronalen nikotinischen Acetylcholin-Rezeptors** (nAChR), welche zu einer

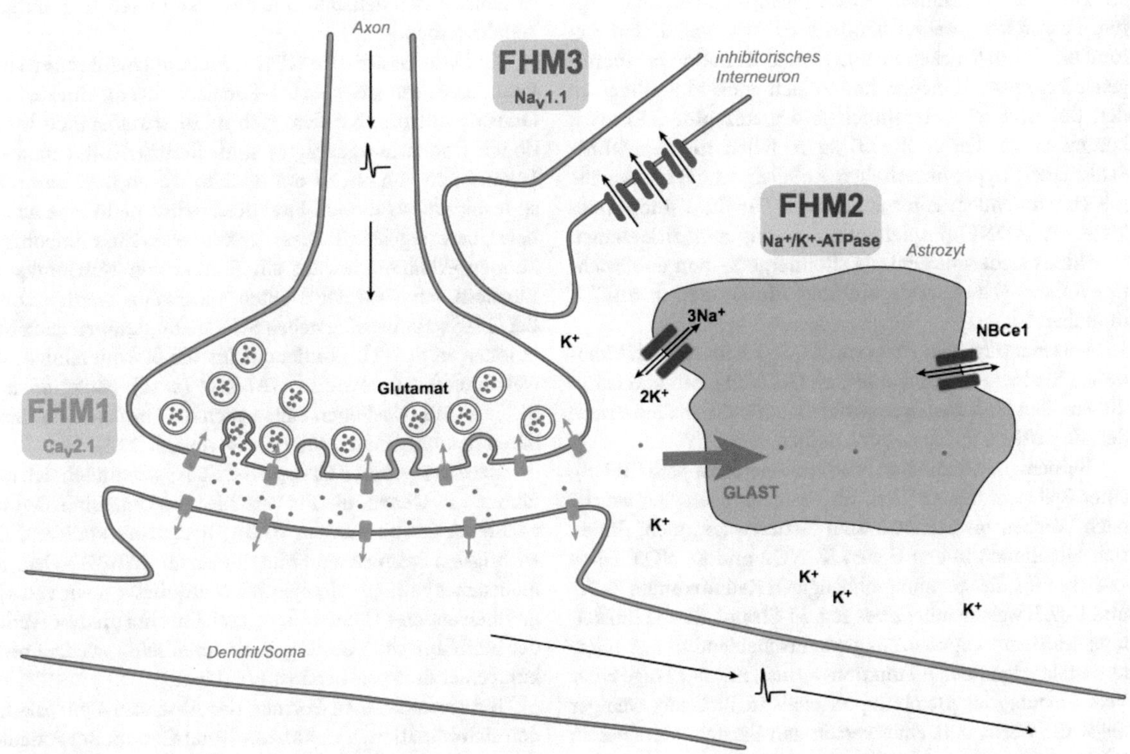

Abb. 39.3 Pathophysiologisches Modell der hemiplegischen Migräne. Die Abbildung zeigt eine zentrale glutamaterge Synapse (prä- und postsynaptisches Neuron, inhibitorisches Interneuron, benachbarter Astrozyt) mit den Genprodukten von FHM1 (*grün*), FHM2 (*blau*) und FHM3 (*rot*) und dem astrozytären Glutamattransporter GLAST (*orange*). Der Neurotransmitter Glutamat ist in oranger Farbe gekennzeichnet. Bei der FHM1 kommt es zu einer Funktionssteigerung von präsynaptisch lokalisierten Kalziumkanälen, der resultierende verstärkte Kalziumeinstrom führt zu einer verstärkten präsynaptischen Ausschüttung von Glutamat. Bei der FHM2 kommt es zu einem Funktionsverlust der auf Astrozyten lokalisierten Natrium-Kalium-Pumpe; hierdurch kommt es indirekt zu einer reduzierten Wiederaufnahme von Glutamat, mit dem gleichen Netto-Effekt. Die bei der FHM3 mutierten Natriumkanäle sind auf inhibitorischen Interneuronen lokalisiert. Der genaue Mechanismus, wie FHM3-Mutationen zu einer gesteigerten Suszeptibilität für HM-Attacken führen, ist nicht vollständig verstanden. Bisher war man überwiegend von einem Funktionsverlust von mutierten SCN1A-Kanälen ausgegangen, was zu einer reduzierten Inhibition führen würde; neuere Daten deuten jedoch eher in Richtung eines Funktionsgewinns. Hier sind weitere Untersuchungen erforderlich

Tab. 39.2 Erbliche Epilepsien (Auswahl)

Erkrankung	Gen
Monogene fokale Epilepsien	
Autosomal-dominant vererbte nächtliche Frontallappenepilepsie (ADNFLE)	CHRNA4; auch: KCNT1
Benigne familiäre Neugeborenenkrämpfe (BFNS)	KCNQ2 und KCNQ2
Benigne familiäre neonatal-infantile Anfälle (BFNIS)	SCN2A
Partialepilepsien mit zentrotemporalen Spikes	GRIN2A
Idiopathische generalisierte Epilepsien (IGE)	
SMEI, GEFS+	SCN1A
GEFS+	SCN1B, GABRG2
CAE	CACNA1H
Weitere idiopathische generalisierte Epilepsien	GABRG2, CACNA1A, CACNB4

erhöhten Acetylcholinsensitivität (»gain-of-function«) führen. Historisch gesehen handelte es sich bei diesem Befund um die erste bekannte Ionenkanal-Mutation bei monogener Epilepsie. Daneben finden sich auch Mutationen in den β2- und α2-Untereinheiten des Rezeptors. Klinisch kommt es bei der ADNFLE zu Anfällen im Non-REM-Schlaf sowie hypermotorischen Anfällen, wobei die Anfälle mit zunehmendem Alter abnehmen. Für die Pathophysiologie der ADNFLE spielt offenbar das den zirkadianen Rhythmus steuernde zentrale cholinerge System eine wichtige Rolle, welches wiederum über Mutationen in nAChR moduliert ist.

Bei einer schweren Form von ADFNLE finden sich Mutationen in einem **Kaliumkanal-Gen** (KCNT1), Mutationen in diesem Gen sind auch verantwortlich für die maligne wandernde partielle Epilepsie der Kindheit.

Bei benignen familiären Neugeborenenkrämpfen (BFNS), einer Epilepsie mit Anfällen im Neugeborenenalter, welche nach Wochen bis Monaten zum Sistieren kommen, finden sich Mutationen in den Genen KCNQ2 und KCNQ3. Diese kodieren für die spannungsabhängigen **Kaliumkanäle** $K_V7.2$ und $K_V7.3$, welche mittels des sog. M-Stroms für die Einstellung des Membranpotenzials ganz entscheidend sind. Mutierte Kanäle zeigen einen Funktionsverlust, mit der Folge einer Verschiebung des Membranpotenzials in Richtung weniger negativer Werte, d. h. einer verstärkten Exzitabilität. Diesem Effekt wirkt das Antiepileptikum Retigabin entgegen, welches zu einer Öffnung von K_V7-Kanälen führt.

SCN2A kodiert für den **Natriumkanal** $Na_v1.2$. Mutationen in diesem Gen führen zu benignen familiären neonatal-infantilen Anfällen (BFNIS). Diese sind mit einem Funktionsgewinn vergesellschaftet; da $Na_v1.2$ am Axoinitialsegment von exzitatorischen Neuronen exprimiert werden, begünstigt dies eine neuronale Übererregbarkeit. SCN2A ist nach tierexperimentellen Daten zu Beginn der postnatalen Entwicklung der dominante Natriumkanal, was die klinische Beobachtung eines spontanen Sistierens der Anfälle im ersten Lebensjahr erklären kann.

Bei Partialepilepsien mit zentrotemporalen Spikes (z. B. der häufigen gutartigen sog. Rolando-Epilepsie) wurden zuletzt Mutationen in GRIN2A identifiziert, welches für eine Untereinheit des NMDA-Rezeptors kodiert.

Genetik idiopathischer generalisierter Epilepsien (▫ Tab. 39.2)

Das wichtigste Gen für monogene Epilepsien ist SCN1A. Es kodiert für die α1-Untereinheit spannungsgesteuerter **neuronaler Natriumkanäle** ($Na_v1.1$), die vorwiegend auf inhibitorischen Interneuronen exprimiert werden (▫ Abb. 39.2). Man kennt gegenwärtig viele Hundert mit Epilepsie vergesellschaftete SCN1A-Mutationen. Die hierdurch verursachten Epilepsiesyndrome umfassen das sog. **Dravet-Syndrom** (»severe myoclonic epilepsy of infancy«, SMEI), eine schwere frühkindliche Enzephalopathie mit langanhaltenden Fieberkrämpfen im 1. Lebensjahr und weiteren Anfallsformen in späteren Jahren, sowie die **generalisierte Epilepsie mit Fieberkrämpfen** plus (GEFS+), ein weniger schweres und hochvariables Krankheitsbild mit Fieberkrämpfen und anderen Anfallsformen.

Epilepsie-assoziierte SCN1A-Mutationen führen zu einer Funktionsstörung der $Na_v1.1$-Kanäle, wobei die Effekte beim Dravet-Syndrom, bei dem sich meist trunkierende Mutationen finden, ausgeprägter sind. Berücksichtigt man die Lokalisation von $Na_v1.1$ auf inhibitorischen Interneuronen, so resultiert aus diesem Funktionsverlust netto eine neuronale Übererregbarkeit. Diese funktionellen Zusammenhänge können erklären, warum ein Einsatz von Natriumkanal-Blockern bei Dravet-Patienten vermieden werden sollte. Bei GEFS+ finden sich neben SCN1A-Mutationen auch Mutationen in SCN1B (kodierend für die β_1-Untereinheit des Natriumkanals) sowie in GABRG2 (s. u.). Mutationen in SCN1A sind in seltenen Fällen auch die Ursache einer familiären hemiplegischen Migräne (▶ Abschn. 39.3).

Bei einer weiteren Gruppe von Epilepsien finden sich Mutationen in Genen, die für verschiedene Untereinheiten des wichtigen inhibitorischen **$GABA_A$-Rezeptors** kodieren. Die wichtigsten Beispiele sind Mutationen im GABRG2-Gen. Gemeinsames pathophysiologisches Motiv dieser sowie von Mutationen anderer Untereinheiten scheint ein Funktionsverlust der inhibitorischen $GABA_A$-Rezeptoren sein, was die Entstehung einer Epilepsie begünstigen dürfte.

Bei verschiedenen Formen der Absencen-Epilepsie finden sich Mutationen in **Kalziumkanal-Genen**: Bei Patienten mit kindlicher Absence-Epilepsie (CAE) und anderen Formen einer IGE wurden Mutationen im T-Typ-Kalziumkanal-Gen CACNA1H identifiziert, wobei funktionelle Untersuchungen auf einen »Gain-of-function«-Mechanismus hinweisen. Korrespondierend hierzu sind einige effektive Antiepileptika gegen Absencen (z. B. Valproinsäure) Kalziumkanal-Blocker. Mutationen in CACNA1A, das für P/Q-Typ-Kalziumkanäle kodiert (s. o. familiäre hemiplegische Migräne), finden sich bei neben der FHM auch bei Absencen-Epilepsie mit episodischer Ataxie. Schließlich wurden bei Patienten mit verschiedenen IGE-Formen Mutationen in CACNB4 identifiziert.

Wie die besprochenen Befunde zeigen, sind mittlerweile für viele idiopathische generalisierte Epilepsien die zu Grunde liegenden genetischen Befunde bekannt. Die neuen Befunde lassen auf molekularer und elektrophysiologischer Ebene Krankheitsmechanismen besser verstehen, bieten Möglichkeiten einer differenzierten Pharmakotherapie wie auch der Entwicklung neuer therapeutischer Ansatzpunkte und eröffnen nicht zuletzt in immer mehr Fällen auch die Möglichkeit einer molekulargenetischen fundierten Diagnosestellung.

Paroxysmale Bewegungsstörungen

Bei den hier besprochenen Krankheitsbildern handelt es sich nicht im strengen Sinne um Ionenkanalerkrankungen. Aufgrund der klinischen und pathophysiologischen Nähe zu den Epilepsien und anderen paroxysmalen neurologischen Erkrankungen werden diese hier jedoch kurz besprochen (▫ Tab. 39.3).

■ Tab. 39.3 Erbliche Paroxysmale Bewegungsstörungen

Erkrankung	Gen	Funktionelles	Besonderheiten
Paroxysmale kinesiogene Dyskinesie (PKD)	PRRT2	PRRT2-Protein interagiert mit SNAP25 (wichtig für Neurotransmitterfreisetzung)	Mutationen auch mit anderen paroxysmalen neurologischen Erkrankungen, z. B. hemiplegischer Migräne, vergesellschaftet
Paroxysmale nicht-kinesiogene Dyskinesie (PNKD, auch: DYT8)	MR1	Das kodierte Protein scheint für Entgiftung von Methylglykoxal eine Rolle zu spielen	mindestens ein weiterer Lokus
Paroxysmale belastungsinduzierte (»exercise induced«) Dystonie (PED)	SLC2A1	Kodiert für den wichtigsten zerebralen Glukosetransporter GLUT1	Breites phänotypisches Spektrum: PED plus Epilepsie, Epilepsie, DYT9, klassische GLUT1-Defizienz

Paroxysmale kinesiogene Dyskinesie (PKD)

Dies ist die häufigste paroxysmale Bewegungsstörung. Durch plötzliche Bewegungen nach körperlicher Ruhe (Aufstehen, Erschrecken, Änderung der Gehgeschwindigkeit) kommt es zu dystonen, z. T. auch choreatischen oder ballistischen Bewegungen. Die Attacken dauern typischerweise Sekunden an und treten mehrfach (bis zu 100-mal) pro Tag auf. Mitunter kann den Attacken eine »Aura« vorangehen. Die Erkrankung ist in Hinblick auf Erkrankungsalter, Attackenfrequenz und -schwere sehr variabel, es gibt eine Überlappung mit anderen paroxysmalen Phänotypen (z. B. »benign familial infantile epilepsy«, BFIE oder »infantile convulsions and choreoathetosis«, ICCA). Es gibt sekundäre Formen (z. B. bei MS, Enzephalitis o. ä.). Davon abzugrenzen sind primäre, d. h. nicht-symptomatische Formen. Eine Behandlung mit Carbamazepin ist meist hilfreich.

In 2011 wurde PRRT2 als erstes ursächliches Gen für familiäre PKD identifiziert, bei einer Subgruppe von Patienten fanden sich verschiedene heterozygote Mutationen (unterschiedliche Mutationstypen). PRRT2 kodiert für das »proline-rich transmembrane protein 2«, welches offensichtlich stark in den Basalganglien exprimiert wird. PRRT2 interagiert mit SNAP25, welches bei der Regulation der Neurotransmitterfreisetzung eine Rolle spielt.

Mutationen in PRRT2 wurden zuletzt auch mit einer Reihe anderer paroxysmaler neurologischer Erkrankungen assoziiert, hierzu zählen »benign familial infantile seizures-2« (BFIS2), aber auch die hemiplegische Migräne (s. o.).

Paroxysmale nicht-kinesiogene Dyskinesien (PNKD, auch: DYT8)

Bei dieser Variante kommt es zu Bewegungsstörungen von Minuten bis zu Stunden Dauer, die spontan oder unter Stress, Erschöpfung, Hitze, Alkohol, Koffein, oder Rauchen auftreten. Die Attackenfrequenz ist niedriger als bei der PKD, wie bei dieser werden sekundäre von primären Formen abgegrenzt. Die Behandlung ist schwierig und umfasst Antiepileptika und Benzodiazepine.

Der Erbgang ist autosomal-dominant mit hoher Penetranz. Derzeit kennt man ein ursächliches Gen: MR1 (Myofibrillogenese-Regulator-1). Darüber hinaus ist von mindestens einem weiteren Lokus (Chromosom 2q31) auszugehen. Das von MR1 kodierte Protein scheint eine Rolle bei der Entgiftung von Methylglyoxal zu spielen, welches im Kaffee und alkoholischen Getränken vorkommt – eine mögliche Erklärung für die Auslösbarkeit von PKND durch diese Substanzen.

Paroxysmale belastungsinduzierte (»exercise induced«) Dystonie (PED)

Auslösend sind hier längere (10–20 min) Phasen der Belastung (»exercise«), die Attacken (v. a. Dystonie) selbst dauern 20–30 min. Genetisch können der PED Mutationen des SLC2A1-Gen zu Grunde liegen. Es kodiert für den wichtigsten zerebralen Glukosetransporter (GLUT1; lokalisiert auf Erythrozyten und dem Endothel der Blut-Hirn-Schranke), dieser ist verantwortlich für die Glukoseaufnahme über die Bluthirnschranke. PED-assoziierte Mutationen führen zu einer eingeschränkten Transportkapazität des Enzyms, die dann möglicherweise nach längeren Belastungsphasen den Energiebedarf des Gehirns v. a. in den Basalganglien nicht mehr gewährleisten kann, was die klinischen Symptome erklären könnte. Im Liquor findet sich – bei regelrechter Blutglukose – ein reduzierter Glukosespiegel. Therapeutisch kann eine ketogene Diät von Nutzen sein.

Das klinische Spektrum ist sehr breit: neben einer reinen PED kann es auch zu PED plus Epilepsie, umgekehrt aber auch (isoliert) zu Epilepsie (Absence-Epilepsie) kommen. Außerdem wurden SLC2A1-Mutationen bei der DYT9-Dystonie beschrieben (paroxysmale Dyskinesie, spastische Paraparese und Ataxie). Schließlich waren bereits vor Bekanntwerden der Assoziation von SLC2A1 und PED waren SLC2A1-Mutationen als ursächlich für den schweren Phänotyp der sog. klassischen GLUT1-Defizienz (Mikrozephalie, unbehandelbare Anfälle, Entwicklungsverzögerung, Ataxie etc.) bekannt.

39.3.2 Ionenkanalerkrankungen des peripheren Nervensystems

Auch im Bereich des peripheren Nervensystems existieren einige Ionenkanalerkrankungen, die überwiegend mit **Ände-**

rungen der Schmerzwahrnehmung assoziiert sind. Ganz überwiegend betroffen ist bei diesen Erkrankungen das Gen **SCN9A**. Es kodiert für den in nozizeptiven Neuronen des Spinal- und Trigeminalganglions exprimierten Nav1.7-Natriumkanal, der, wie auch durch funktionelle/tierexperimentelle Daten belegt wird, eine ganz zentrale Rolle im nozizeptiven System spielt.

Mutationen in **SCN9A** sind im Einzelnen mit zwei autosomal-dominant vererbten primären Schmerzsyndromen vergesellschaftet, nämlich der erblichen Erythromelalgie sowie der Erkrankung mit extremen paroxysmalen Schmerzen.

Erbliche Erythromelalgie (EEM)

Symptome Hier kommt es zu paroxysmalen (oft verstärkt abends/nachts auftretenden) bilateral-symmetrischen extrem starken brennenden Schmerzen der Füße und z. T. auch Hände, verbunden mit Schwellung, Rötung und Überwärmung der betroffenen Gliedmaßen. Die Attacken können durch unterschiedliche Trigger ausgelöst werden, hierzu zählen Wärme (lokal oder generalisiert), körperliche Anstrengung, aber auch z. B. Tragen von Socken. Linderung bringt dagegen Kühle (lokal oder systemisch), mit der entsprechenden Gefahr einer Nekrose bei wiederholter lokaler Behandlung. Erkrankungsalter ist meist vor dem 20. Lebensjahr. Neben der erblichen EM existieren auch sekundäre, d. h. symptomatische Formen (z. B. bei Autoimmunerkrankungen, essenzieller Thrombozytämie oder auch medikamentös). Die Inzidenz primärer und sekundärer Formen kombiniert scheint bei 1:100.000 zu liegen.

Genetik Bei der EEM kennt man seit der Erstbeschreibung >20 (überwiegend Missense-) Mutationen, diese sind über das gesamte Protein verteilt (Penetranz 100%) und werden überwiegend von einem betroffenen Elternteil vererbt, wohingegen De-novo-Mutationen selten sind. Mit EEM vergesellschaftete Mutationen führen zu einer hyperpolarisierenden Verschiebung der Spannungsaktivität und damit verstärkten neuronalen Exzitabilität (»gain-of-function«), was den klinischen Phänotyp erklärt.

Erkrankung mit extremen paroxysmalen Schmerzen (EEPS)

Symptome Im Vordergrund stehen hier Schmerzattacken rektaler (alter Begriff: »familial rectal pain syndrome«), okulärer oder mandibulärer Lokalisation. Das Erkrankungsalter ist niedriger als bei der EEM (Säuglings- bis Kleinkindalter), Darmbewegungen, aber auch Kälte können Attacken triggern.

Genetik Bei der EEPS kennt man 10 verschiedene SCN9A-Missense-Mutationen (den C-Terminus betreffend), diese führen ebenfalls zu einem Gain-of-function-Effekt, wobei ein anderer pathophysiologischer Mechanismus als bei der EEM vorliegt.

Homozygote Nonsense-Mutationen in SCN9A führen umgekehrt zur autosomal-rezessiv vererbten **kongenitalen Schmerzinsensitivität**, diese führen elektrophysiologisch zu einem kompletten Funktionsverlust des $Na_v1.7$-Kanals. Dabei kommt es isoliert zu einer Schmerzunempfindlichkeit, andere sensible oder sensorische Qualitäten sind – mit Ausnahme einer An- oder Hyposmie – nicht beteiligt, klinische Folge der fehlenden Schmerzwahrnehmung sind schwere Verletzungen bis hin zu Verstümmelungen. Ein ganz ähnliches Syndrom wird verursacht durch eine Gain-of-function-Mutation in SCN11A, kodierend für $Na_v1.9$, hier kommt es neben dem Fehlen der Schmerzempfindung zudem zu muskulärer Schwäche und autonomen Symptomen (Hyperhidrose, gastrointestinale Dysfunktion).

SCN9A-Mutationen sind interessanterweise auch mit anderen Krankheitsbildern mit dem Leitsymptom Schmerz/veränderte Schmerzwahrnehmung vergesellschaftet. Hier ist zunächst die **hereditäre sensorische und autonome Neuropathie Typ 2D** (HSAN2D) zu nennen, bei der es neben einer fehlenden Schmerz- und Temperaturempfindung zu anderen Symptomen (autonome Dysfunktion, Hörstörung, Hyposmie) kommt. Zudem wurden auch bei Patienten mit **Small-fibre-Neuropathie** Missense-Mutationen in SCN9A gefunden.

Ein weiteres seltenes Schmerzsyndrom ist das **familiäre episodische Schmerzsyndrom**; charakteristisch sind sehr starke Schmerzen der oberen Körperhälfte (getriggert durch Fasten oder körperliche Anstrengung). Ursächlich ist eine Mutation des Ionenkanal-Gens TRPA1, das für einen Schmerzrezeptor kodiert.

Neben diesen primären Schmerzerkrankungen finden sich auch bei einigen **peripheren Neuropathien**, d. h. Erkrankungen, bei denen nicht das Leitsymptom Schmerz/veränderte Schmerzwahrnehmung im Vordergrund steht, Ionenkanalmutationen. Beispiele sind Mutationen in TRPV4 (kodierend für einen kaliumpermeablen nicht-selektiven Kationenkanal, der z. B. durch Hitze oder mechanischen Stress aktiviert wird), die sich bei der Charcot-Marie-Tooth-Erkrankung Typ 2C, aber auch der skapuloperonealen spinalen Muskelatrophie finden.

39.3.3 Ionenkanalerkrankungen der Skelettmuskulatur

Die Ionenkanalerkrankungen der Muskulatur zählen historisch zu den ersten bekannten Kanalopathien überhaupt. Das klinische Spektrum reicht von Hyper- bis zu Hypoexzitabiliät, erstere manifestiert sich als Myotonie, letztere als Muskelschwäche. Im Einzelnen handelt es sich um die Gruppe der **Myotonien**, die **Paramyotonia congenita** sowie die **periodischen Paralysen** (► Kap. 35).

39.4 Degenerative Erkrankungen

Im sehr weiten Feld der degenerativen Erkrankungen wurden mittlerweile für eine Vielzahl von Entitäten die molekulargenetischen Ursachen entschlüsselt. Bei vielen dieser Syndrome handelt es sich um »klassische« neurogenetische Erkrankungen. Eine detaillierte Darstellung übersteigt den Rahmen dieses Lehrbuchs, daher können hier nur exemplarisch einige klassische Beispiele und allgemeine Prinzipien angeführt werden, wobei degenerative Erkrankungen mit den Leitsymptomen **Demenz, Ataxie** und **Bewegungsstörungen** sowie degenerative Erkrankungen der **Motoneurone** besprochen werden sollen. Ein wiederkehrendes pathogenetisches Motiv, das bei vielen der besprochenen Erkrankungen eine Rolle spielt, ist die Ablagerung mutierter/pathogener Proteine intra- bzw. extrazellulär; eine prinzipielle Gliederungsmöglichkeit bezieht sich daher z. B. auf die Charakteristik dieser Proteinaggregate (z. B. Tauopathien, Synukleinopathie etc.). In Bezug auf die klinischen und apparativ-diagnostischen Charakteristika sei auf die entsprechenden thematischen Abschnitte verwiesen.

39.4.1 Leitsymptom Demenz (▶ Kap. 26)

Demenz vom Alzheimer-Typ (DAT)

Die Demenz vom Alzheimer-Typ (DAT) zählt zu den wichtigsten und häufigsten neurodegenerativen Erkrankungen, aufgrund der demographischen Entwicklung ist mit einer Zunahme der Bedeutung in den kommenden Jahrzehnten auszugehen. Neuropathologisches Substrat ist die extrazelluläre Ablagerung von β-Amyloid (Aβ) in Form von sog. senilen »Plaques« sowie die intrazelluläre Ablagerung von hyperphosphoryliertem Tau-Protein (»neurofibrillary tangles«). Bei der überwiegenden Mehrzahl der Erkrankungsfälle handelt es sich um Patienten im fortgeschrittenem Erkrankungsalter (sog. »late onset Alzheimer disease«, LOAD). Fälle mit früherem Erkrankungsalter und Mendelschem Erbgang (»early-onset Alzheimer disease«, EOAD) sind dagegen selten.

Familiäre Fälle einer DAT werden durch seltene, hochpenetrante Mutationen (≥200 bekannte Mutationen) in drei Genen verursacht, welche mittels positioneller Klonierung identifiziert wurden. Es handelt sich um die Gene **APP** (»amyloid precursor protein«, Chromosom 21q), **PSEN1** (»presenilin 1«, Chromosom 14q) und **PSEN2** (»presenilin 2«, Chromosom 1q). APP kodiert für das Amyloid Precursor Protein, aus dem durch die Enzyme β- und γ-Sekretase das Aβ entsteht. Die Gene PSEN1 und 2 wiederum kodieren für das katalytische Zentrum eben dieser γ-Sekretase. Diese genetischen Befunde haben zur Formulierung der sog. Amyloid-Hypothese der DAT beigetragen. Jenseits von APP, PSEN1 und PSEN2 ist von weiteren monogenen Genen für LOAD auszugehen, die bisher nicht identifiziert wurden.

Was die häufigen »sporadischen« DAT-Fälle betrifft, wurde bereits in den 1990er Jahren als wesentliches Risikogen **APOE** auf Chromosom 19q13 identifiziert, welches für das Apolipoprotein E kodiert, ein auch im Gehirn vorkommendes Lipidtransportprotein. Das ε4-Allel ist mit einem 2- bis 3-fach erhöhten DAT-Risiko assoziiert, wenn es heterozygot auftritt, im homozygoten Zustand sogar mit einem >10-fach erhöhten Risiko. Mittlerweile wurden mittels GWAS eine Vielzahl weiterer Risikovarianten für LOAD gefunden. APOE ε4 bleibt jedoch der bei weitem wichtigste genetische Risikofaktor.

Frontotemporale Demenz (FTD)

In etwa 40% der Fälle liegt eine positive Familienanamnese vor, in etwa 10% ein autosomal-dominanter Erbgang.

Der erste wichtige Befund war der Nachweis von Mutationen im **MAPT**-Gen auf Chromosom 17: MAPT kodiert für das **Tau-Protein**, das (im physiologischen Zustand) für die Mikrotubuli-Funktion eine Rolle spielt. Funktionell handelt es sich bei den Mutationen um einen sog. »toxic gain of function«. Neuropathologisch liegen Tau-positive Einschlusskörperchen vor (◘ Tab. 39.4). Ein zweites wichtiges (ebenfalls auf Chromosom 17 lokalisiertes) Gen ist **GRN**, welches für das sog. **Progranulin-Protein** kodiert. Die Mutationen sind mit einem Funktionsverlust vergesellschaftet. Die betroffenen Patienten haben Tau-negative und Ubiquitin-positive Einschlüsse, welche TDP-43 enthalten; TDP-43 wird von TARDBP kodiert, interessanterweise einem weiteren Gen für FTD (und auch ALS; s. u.). Klinisch sind sowohl MAPT- als auch GRN-Mutationen mit einer »reinen« FTD vergesellschaftet.

In den letzten Jahren wurden Mutationen in einer Reihe weiterer Gene (CHMP2B, VCP, FUS und C9orf72) identifiziert. Die genannten Gene sind – mit Ausnahme von CHMP2B – auch mit familiären Formen der ALS assoziiert (Details zu TARDBP, FUS und C9orf72 s. u.). Dieser Umstand unterstreicht, dass es sich bei FTD und ALS um pathogenetisch verwandte Erkrankungen mit überlappendem Erkrankungsspektrum handelt. Dafür spricht auch, dass bei gut 15% der ALS Patienten eine FTD-Diagnose gestellt wird. Umgekehrt haben ungefähr 40% der FTD-Patienten motorische Störungen, häufig (15%) im Sinne einer ALS.

Von den neuen Genen aufgrund seiner Häufigkeit besonders hervorzuheben ist C9orf72 (bis zu 30% der genetisch bedingten ALS-Erkrankungen und 11% der familiären FTD-Erkrankungen). Es handelt sich um eine Hexanukleotid-Repeat-Expansion in einer nicht-kodierenden Genregion auf Chromosom 9. Bei den mit den neuen Genen vergesellschafteten FTD-Typen finden sich neben den bereits genannten TDP-43-Ablagerungen auch sog. FUS-positive Ablagerungen (◘ Tab. 39.4).

◘ **Tab. 39.4** Neuropathologische Befunde bei frontotemporaler Demenz

Gen	Neuropathologie
MAPT	Tau-Ablagerungen
GRN	Ubiquitin-positive, TDP-43-positive Ablagerungen
TARDBP	
VCP	
C9orf72	
FUS	Ubiquitin-positive, FUS-positive Ablagerungen

39.4.2 Leitsymptome Ataxie

Die genetisch bedingten d. h. hereditären Ataxien sind abzugrenzen von erworbenen Ataxien (▶ Kap. 25). Für die hereditären Formen sind mittlerweile eine sehr große Zahl ursächlicher Gene (>100) bekannt, welche mit unterschiedlichen Erbmodi vergesellschaftet sind. Aufgrund der Vielzahl der Gene kommt oft eine sog. Panel-Diagnostik in Frage (▶ Abschn. 39.1, ▶ Exkurs: Neue Entwicklungen in der genetischen Diagnostik).

Dominante Ataxien

Hier spricht man von ADCA (autosomal-dominante zerebelläre Ataxie) oder auch SCA (spinozerebelläre Ataxie). Es werden verschiedene Mutationstypen beobachtet, dabei handelt es sich einerseits um Repeat-Expansionen (sowohl Polyglutaminexpansionen als auch nicht-kodierende Expansionen), andererseits um »reguläre« Mutationen.

Am häufigsten sind dabei die Polyglutaminexpansions-SCA (SCA1, SCA2, SCA3, SCA6, SCA7 und SCA17, am häufigsten hiervon die SCA3), so dass diese bei der genetischen Diagnostik zunächst untersucht werden sollten. Typisch ist wie bei anderen Repeat-Erkrankungen das Phänomen der Antizipation (▶ Abschn. 39.1). Das Erkrankungsalter ist im dritten oder vierten Lebensjahrzehnt, bei der SCA6 sogar noch später. Das Spektrum des klinischen Phänotyps ist breit, bei der SCA6 z. B. liegt eine reine zerebelläre Ataxie ohne weitere Zeichen vor, bei anderen Entitäten treten zusätzlich weitere Symptome auf, die auf eine Degeneration anderer Systeme (z. B. Basalganglien, Pyramidenbahn etc.) hinweisen. Eine klare Zuordnung von Klinik zu genetischem Subtyp ist schwierig, es gibt allerdings einige typische Charakteristika ausgewählter SCA (z. B. SCA2: verlangsamte Sakkaden, SCA2 und SCA3 Parkinson-Symptomen etc.). Das Gen, in dem der Polyglutamin-Repeat bei der SCA6 liegt, ist CACNA1A, d. h. die FHM1 und die SCA6 sind allelische Erkrankungen.

SCA mit nicht-kodierenden Expansionen sind seltener (SCA8, SCA10, SCA12, SCA31 und SCA36); hervorzuheben ist die SCA8 (klinisch: skandierende Dysarthrie). Auch die SCA mit konventionellen Mutationen sind selten; hierzu zählt beispielsweise die episodische Ataxie 2, auf die bereits im ▶ Abschn. 39.3 (Migräne) eingegangen wurde und die bemerkenswerter Weise auch mit einer progredienten Kleinhirnatrophie vergesellschaftet sein kann. SCAs mit regulären Mutationen haben im Vergleich zu den Polyglutamin-SCA typischerweise ein früheres Erkrankungsalter, eine langsamere Progredienz mit tendenziell normaler Lebenserwartung und ohne Involvierung anderer Systeme.

Rezessive Ataxien (autosomal-rezessive zerebelläre Ataxien, ARCA)

Der Erkrankungsbeginn ist vor dem 30. Lebensjahr, typisch ist ferner das Vorhandensein nicht-zerebellärer Manifestationen, die mitunter einen Rückschluss auf den genetischen Subtyp gestattet. Weiterhin können charakteristische bildgebende oder laborchemische/liquordiagnostische Veränderungen diagnostisch weiterhelfen (z. B. AFP-Erhöhung bei der Ataxia teleangiectatica oder der Ataxie mit okulomotorischer Apraxie Typ 2 oder erniedrigtes Vitamin E bei der Vitamin-E-Mangel-Ataxie).

Die häufigste ARCA ist die **Friedreich-Ataxie**. Ihr liegt eine GAA-Expansion im FXN-Gen zu Grunde, welches für das mitochondriale Protein Frataxin kodiert. Der Phänotyp ist charakterisiert durch eine propriozeptive wie auch zerebelläre Ataxie, positive Babinski-Zeichen und erloschene Muskeleigenreflexe als Ausdruck einer sensiblen Neuropathie. Zudem kommt es zu orthopädischen Auffälligkeiten (Pes cavus, Skoliose, Hyperkophose), einer kardialen Hypertrophie, im weiteren Verlauf auch einem Diabetes mellitus, Optikusatrophie und Ertaubung.

39.4.3 M. Parkinson (▶ Kap. 24)

In einigen wenigen Familien wird M. Parkinson monogen vererbt, wobei autosomal-dominante und autosomal-rezessive Formen unterschieden werden. Die entsprechenden Genorte werden mit PARK1, 2 etc. bezeichnet (◘ Tab. 39.5).

Autosomal-dominante Formen

1996 wurde als erster Genort für monogenen M. Parkinson **PARK1** auf Chromosom 4 kartiert, in den kommenden Jahren wurde durch Nachweis von drei verschiedenen Punktmutationen SNCA, welches für α-Synuklein kodiert, als ursächliches Gen identifiziert. Bis heute sind nur diese drei Mutationen bekannt, PARK1 ist somit ein sehr seltener Parkinson-Subtyp. Im weiteren Verlauf fanden sich auch Triplikationen und Duplikationen von SNCA bei monogenen Parkinson-Familien (schwererer Phänotyp mit früherem Erkrankungsalter bei Triplikationen), hier spricht man von **PARK4**. Das von SNCA kodierte α-Synuklein ist wesentlicher Bestandteil der Lewy-Körperchen und Lewy-Neuriten, den neuropathologischen Hauptcharakteristika des M. Parkinson. Man geht davon aus, dass mutiertes α-Synuklein vermehrt polymerisiert, was zum Zelltod führt. Neben der Parkinson-Erkrankung liegen auch bei der Lewy-Körperchen-Erkrankung und bei der Multisystematrophie (MSA) »Synukleinopathien« vor.

Die häufigste dominante Parkinson-Form ist **PARK8**, verursacht durch Mutationen in LRRK2 (»leucine-rich repeat kinase 2«). LRRK2-Mutationen finden sich in zwischen 5 und 15% der dominanten Parkinson-Familien (häufigste Mutation G2019S). Interessanterweise existieren auch häufigere Varianten in LRRK2, die sich auch in gesunden Kontrollen, aber deutlich häufiger in Patienten finden, die also nicht als Mutationen, sondern eher als genetische Risikofaktoren wirken. Klinisch ähneln LRRK2-Patienten trotz großer Variabilität sehr stark einer typischen sporadischen Parkinsonerkrankung. Die Pathophysiologie des LRRK2-assoziierten M. Parkinson ist bisher nicht genau verstanden.

Autosomal-rezessive Formen

PARK2: Hier handelt es sich um eine juvenile Parkinson-Erkrankung, welche durch Mutationen im Gen Parkin verursacht wird. Parkin kodiert für eine E3-Ubiquitin-Ligase. Es

Tab. 39.5 Parkinson-Genetik

Lokus	Vererbungsmodus	Gen	Anmerkungen
PARK1	AD	α-Synuklein	Insgesamt drei bekannte Mutationen
PARK2	AR	Parkin	Häufigste rezessive Parkinson-Form; reines Parkinson-Syndrom mit frühem Erkrankungsalter
PARK4	AD	α-Synuklein	Duplikationen/Triplikationen von *SNCA*
PARK6	AR	PINK1	Reines Parkinson-Syndrom mit frühem Erkrankungsalter
PARK7	AR	DJ-1	Reines Parkinson-Syndrom mit frühem Erkrankungsalter
PARK8	AD	LRRK2	Häufigste dominante Parkinson-Form; klinisch große Ähnlichkeit mit sporadischen Fällen
PARK9	AR	ATP13A2	Klinischer Phänotyp komplex

AD autosomal-dominant; *AR* autosomal-rezessiv

handelt sich um die häufigste rezessive Parkinson-Form (>100 bekannte Mutationen). Parkin scheint für die Elimination beschädigter Mitochondrien wichtig zu sein, diese Elimination ist bei mutiertem PARK2 gestört.

Das vom **PARK6**-Lokus kodierte PINK1 ist ebenfalls an diesem Prozess beteiligt und scheint die Translokation von Parkin hin zu beschädigten Mitochondrien zu vermitteln. Klinisch ähneln PINK1-Mutationsträger Parkin-Mutationsträgern. Dies gilt auch für **PARK7**, eine weitere seltene rezessive Form, die durch Mutationen in DJ-1 verursacht wird.

Neben den mit Parkin, PINK1 und DJ-1 assoziierten Formen, die ein »reines« Parkinson-Syndrom mit frühem Erkrankungsalter verursachen, existieren auch andere rezessive Parkinson-Formen mit komplexeren Phänotypen, ein Bespiel ist PARK9 mit Mutationen in ATP13A2.

39.4.4 Leitsymptom degenerative Erkrankungen der Motoneurone

Amyotrophe Lateralsklerose (ALS)

Nur gut 5–10% der **ALS**-Fälle sind familiär (fALS), wobei autosomal-dominante wie auch -rezessive Erbgänge beschrieben sind (▶ Kap. 33). Ein häufig betroffenes (ca. 12% von fALS) und zugleich das erste (bereits 1998) identifizierte Gen bei fALS ist **SOD1**, welches für die Kupfer-Zink-Superoxid-Dismutase kodiert; diese ist verantwortlich für die Umwandlung von O_2- zu O_2 und H_2O_2. Man kennt mehr als 100 verschiedene Mutationen, das assoziierte klinische Spektrum ist heterogen. Im Vordergrund steht eine ALS ohne begleitende kognitive Defizite. In den letzten Jahren wurden in rascher Folge eine ganz Reihe weiterer Gene identifiziert, die – im Gegensatz zur SOD1-ALS – mit ALS plus FTD oder reiner FTD verbunden sind. Eine besondere Rolle nehmen Mutationen in **TARDBP** ein (ca. 4% von fALS), kodierend für **TDP-43**, ein RNA-bindendes Protein. Das TDP-43 Protein ist, wie man seit 2006 weiß, eine wichtige Komponente der Ubiquitin-positiven zytoplasmatischen Einschlüsse, welche neuropathologisch die ALS wie auch die frontotemporale Demenz (s. o.) charakterisieren. Die Mutationen führen zu einer Umverteilung von TDP-43 vom Nukleus ins Zytoplasma in Neuronen und Gliazellen. Beispiele für weitere wichtige ALS-Gene sind FUS (4% von fALS), das wie TARDB ebenfalls für ein RNA-bindendes Protein kodiert, wobei sich neuropathologisch keine Ubiquitin-positiven und TDP-43-positiven Ablagerungen zu finden scheinen (s. o., Tab. 39.4), oder C9orf72. Genetisch handelt es sich hier um Expansionen eines Hexanukleotidrepeats in einer nicht-kodierenden Genregion, die für etwa 40% der fALS – und auch eine beträchtliche Menge sporadischer Fälle – verantwortlich zu sein scheint (s. o.).

Spastische Spinalparalyse

Die Erkrankung ist klinisch und auch genetisch überaus heterogen. Klinisch unterscheidet man reine (»pure HSP«) von komplizierten Formen. Genetisch kennt man mehr als 40 verschiedene Unterformen (abgekürzt SPG1, 2 usw.), für einige Formen ist nur der Genort bekannt, für andere auch das ursächliche Gen. Die bekannten Gene weisen u. a. auf eine zentrale Bedeutung der Motive »axonaler Transport«, aber auch »mitochondriale Dysfunktion« in der Pathophysiologie der Erkrankung. Die Vererbungsmodi (autosomal-dominant, autosomal-rezessiv und X-chromosomal-rezessiv) sind unterschiedlich, wobei etwa 70% der Fälle autosomal-dominant sind. Unter diesen autosomal-dominanten Formen ist die häufigste Form SPG4 (Genort auf Chromosom 2p22-p21) mit dem ursächlichen Gen SPAST (kodierend für das Spastin-Protein*)*, die sich klinisch als »pure HSP« manifestiert. Spastin scheint (patho-)physiologisch eine wichtige Rolle bei der Mikrotubuli-Homöostase zu spielen, die für die Integrität der langen Axone der Motoneurone für Bedeutung ist. Zahlenmäßig an zweiter Stelle steht SPG3, das betroffene Protein heißt Atlastin. Viele andere SPG-Formen sind sehr selten und wurden z. T. nur in einzelnen oder wenigen Familien weltweit gefunden.

Spinale Muskelatrophie

Für die Genetik der SMA wird auf ▶ Kap. 33 verwiesen.

39.5 Mitochondriale Erkrankungen

Grundlagen Mitochondrien leiten sich nach der sog. Endosymbiontenhypothese von aeroben Bakterien ab, welche mit anaeroben Eukaryoten fusionierten, dabei wurde der Großteil der bakteriellen DNA in das Eukaryotengenom integriert, während ein kleiner Teil als **mitochondriale DNA (mtDNA)** verblieb. Die humane mtDNA ist ein doppelsträngiges zirkuläres DNA-Molekül (ca. 16.000 bp), das neben 2rRNA und 22tRNA für 13 Proteineinheiten der mitochondrialen Atmungskette kodiert. Die mtDNA verfügt dabei im Gegensatz zur nukleären DNA keine Introne. In der mtDNA kommt es deutlich häufiger zu Spontanmutationen als bei der nukleären DNA (Auftreten reaktiver Sauerstoffspezies, Fehlen von Histonen und effizienten Reparaturmechanismen).

Gemeinsames Merkmal mitochondrialer Erkrankungen (Mitochondriopathien) ist die Störung von in den Mitochondrien lokalisierten Stoffwechselwegen der **oxidativen Phosphorylierung**. Typischerweise handelt es sich um **Multisystemerkrankungen**, bevorzugt betroffen sind Organsysteme mit hohem Energiebedarf, etwa Gehirn, Herz- und Skelettmuskulatur, aber auch Augen und Ohren. Typische Manifestationen im neurologischen Fachbereich umfassen u. a. muskuläre Schwäche, (beidseitige) Ptose, Augenbewegungsstörungen, Neuropathie des N. opticus, Innenohrschwerhörigkeit, epileptische Anfälle, psychiatrische Auffälligkeiten oder eine Polyneuropathie; im nicht-neurologischen Bereich kann es Herzrhythmusstörungen, einer Kardiomyopathie, endokrinen Störungen oder gastrointestinalen Symptomen kommen.

Genetik Genetisch können Mitochondriopathien durch **Mutationen der mitochondrialen DNA** (mtDNA) verursacht werden. Gegenwärtig kennt man mehr als 200 Varianten (verschiedene Punktmutationen in Protein- oder tRNA-kodierenden Bereichen, aber auch Deletionen/Duplikationen). Aber auch **Mutationen nukleärer Gene**, welche für mitochondriale Proteine kodieren, können vorliegen. Ein Sonderfall sind Mutationen in nukleären Genen, die eine Rolle bei der **Replikation/Reparatur der mtDNA** spielen (z. B. POLG, kodierend für die DNA Polymerase γ), in diesem Fall kommt es konsekutiv zu multiplen Deletionen der mtDNA.

Zwei Besonderheiten der mitochondrialen Genetik spielen klinisch und diagnostisch eine Rolle: Im Gegensatz zu nukleär kodierten Mitochondriopathien mit Mendelschem Erbgang liegt bei Mutationen der mtDNA typischerweise ein **maternaler Erbgang** vor. Hintergrund ist, dass sich die Mehrzahl der Mitochondrien der Samenzelle im Schwanz befinden und bei der Befruchtung nicht in die Eizelle gelangen. Als zweite Besonderheiten erfolgen die Verteilung der Mitochondrien auf die Tochterzellen und die Replikation der mtDNA rein zufällig und unabhängig vom Zellzyklus (**mitotische Segregation**), hieraus resultiert das Phänomen der sog. **Heteroplasmie**: Dieses beschreibt, dass in einer Zelle Wildtyp- und mutierte mtDNA in (variabler) Kombination vorkommen kann. Der Heteroplasmie-Grad kann dabei in unterschiedlichen Geweben verschieden sein. Ob und inwieweit es zu einer (klinisch) manifesten mitochondrialen Funktionsstörung kommt, hängt davon ab, ob ein gewisser kritischer **Schwellenwert** überschritten wird. Dies kann zur bekannten **klinischen Variabilität** von Mitochondriopathien beitragen.

Diagnostik Bei der Diagnostik mitochondrialer Erkrankungen kommt neben dem Mutationsnachweis aus dem peripherem (EDTA-)Blut auch die molekulargenetische Analyse von Muskelbiopsaten zum Einsatz (z. B. Nachweis von sog. »ragged red fibres«). Ferner kann auf (immun-)histologische und biochemische Analysen von Muskelgewebe zurückgegriffen werden.

Häufige mitochondriale Erkrankungen Wichtige Beispiele für neurologisch relevante Mitochondriopathien sind die CPEO, das Kearns-Sayre-Syndrom, MELAS oder MERFF, hinsichtlich der klinischen Präsentation sei auf ▶ Kap. 29 verwiesen.

In Kürze

Für eine immer größer werdende Zahl neurologischer Erkrankungen kennt man mittlerweile die molekulargenetische Basis. Dies ermöglicht eine definitive Diagnosestellung und kann zu einem besseren Verständnis der molekularen Pathophysiologie beitragen.
Häufige Motive sind eine Ablagerung fehlgefalteter Proteine (z. B. bei vielen degenerativen Erkrankungen), eine veränderte neuronale Erregbarkeit durch Ionenkanalmutationen (z. B. bei Epilepsie, Migräne und anderen paroxysmalen Erkrankungen) oder auch eine mitochondriale Dysfunktion.

Durch den apparativen Fortschritt wurden in den letzten Jahren neue Analysemethoden (»Next-generation«-Sequenzierung, Panel-Diagnostik) eingeführt, die den technischen, zeitlichen und auch finanziellen Aufwand genetischer Analysen erheblich reduziert haben und daher zunehmend in den klinischen Alltag Eingang finden. Auch die genetisch-komplexen häufigen neurologischen Erkrankung sind zunehmend im Fokus der neurogenetischen Forschung. Hier bleibt abzuwarten, inwieweit neue Befunde mittelfristig zu einer »personalisierten Medizin« beitragen werden.

Weiterführende Literatur

Anheim M, Tranchant C, Koenig M (2010) The autosomal recessive cerebellar ataxias. N Engl J Med 366:636–646

Bennion Callister J, Pickering-Brown SM (2014) Pathogenesis/genetics of frontotemporal dementia and how it relates to ALS. Exp. Neurol. 2014; http://dx.doi.org/10.1016/j.expneurol.2014.06.001

de Bakker PIW, Yelensky R, Pe'er I, Gabriel SB, Daly MJ, Altshuler D (2005) Efficiency and power in genetic association studies. Nature Genetics 37: 1217–1223

Bertram L, Lill CM, Tanzi RE (2010) The Genetics of Alzheimer Disease: Back to the Future. Neuron 68: 270–281

Carelli V, Chan DC (2014) Mitochondrial DNA: Impacting Central and Peripheral Nervous Systems. Neuron 84(6):1126–1142

Dichgans M, Freilinger T, Eckstein G, et al. (2005) Mutation in the neuronal voltage-gated sodium channel SCN1A in familial hemiplegic migraine. Lancet 366:371–377

Durr A (2010) Autosomal dominant cerebellar ataxias: polyglutamine expansions and beyond. Lancet Neurol 9:885–894

Freilinger T (2014) Genetik primärer Kopfschmerzen. Bundesgesundheitsblatt 57(8): 919–27

Gasser T, Hardy J, Mizuno Y (2012) Milestones in PD Genetics. Movement Disorders 26: 1042–48

Gschwendtner A, Dichgans M (2013) Genetik des ischämischen Schlaganfalls. Nervenarzt 84: 166–172

Hardy J, Singleton A (2014) Genomewide association studies and human disease. N Engl J Med 2009; 360:1759–1768

Iguchi Y, Katsuno M, Ikenaka K, Ishigaki S, Sobue G (2013) Amyotrophic lateral sclerosis: an update on recent genetic insights. J Neurol 260:2917–2927

Kubisch C (2013) Ionenkanalerkrankungen. Medizinische Genetik 25(4): 421–505

Lampert A, O'Reilly AO, Reeh P, Leffler A (2010) Sodium channelopathies and pain. Pflugers Arch – Eur J Physiol 460:249–263

Renton AE, Chiò A, Traynor BJ (2014) State of play in amyotrophic lateral sclerosis genetics. Nature Neuroscience 17: 17–23

Ryan DP, Ptáček LJ (2010) Episodic Neurological Channelopathies. Neuron 68: 282–292

Salinas S, Proukakis C, Crosby A, Warner TT (2008) Hereditary spastic paraplegia: clinical features and pathogenetic mechanisms. Lancet Neurol 7: 1127–38

Schuster SC (2005) Next-generation sequencing transforms today's biology. Nature Methods 5: 16–18

Weber YG, Lerche H (2008) Genetic mechanisms in idiopathic epilepsies. Dev Med Child Neurol 50: 648–54

Neurogeriatrie

Walter Maetzler, Martin Grond und Andreas H. Jacobs

W. Hacke (Hrsg.), *Neurologie*,
DOI 10.1007/978-3-662-46892-0_40,

Einleitung

Laut Bundesamt für Statistik wird in Deutschland die Zahl der Personen, die 80 Jahre oder älter sind, zwischen 2011 und 2050 von gut 4 Millionen auf über 10 Millionen steigen. Durch diesen demographischen Wandel sieht sich die Medizin, und die Neurologie im Besonderen, neuen Herausforderungen gegenübergestellt. Je älter Menschen werden, desto höher wird ihre Wahrscheinlichkeit, an (einer) neurologischen Erkrankung(en) bzw. an mehreren Erkrankungen zu leiden. Zudem bewirken Alterungsprozesse des Körpers, im Speziellen des Gehirns, dass Therapien, die an jüngeren Populationen untersucht und etabliert wurden, nicht zwingend für den geriatrischen Patienten gelten. Das bedeutet, dass »Neurogeriatrie« nicht eine simple Übertragung von neurologischem Wissen auf den alten, multimorbiden Patienten darstellt, sondern wie folgt definiert werden kann: »Die Neurogeriatrie beschäftigt sich mit Personen und deren Alterungsprozessen im Bereich des Nervensystems auf Organ- und Zellebene, aber vor allem mit der Funktionsfähigkeit des Nervensystems eines Individuums, mit besonderem Blick auf systemische Ursachen und Wirkungen. Dies beinhaltet neben Diagnose und Behandlung der Struktur des Nervensystems die individuelle Diagnose und Behandlung der Körper- und Systemfunktionen und deren altersbedingten Einschränkungen, und die Prävention dieser altersbedingten Einschränkungen. Hierbei sind die übergeordneten Ziele der nachhaltige Erhalt bzw. die nachhaltige Förderung von Mobilität, Aktivität und Teilhabe.«

Der Fall

Herr S., 82 Jahre alt, bisher allein lebend, sich selbst versorgend und nicht dement, wird aufgrund eines Sturzes nach plötzlichem Auftreten einer diffusen Schwindelsymptomatik, kurzer Bewusstlosigkeit und danach auftretenden vertikal versetzten Doppelbildern auf die Schlaganfallstation aufgenommen. In der klinisch-neurologischen Untersuchung zeigen sich keine neurologischen Ausfälle mehr, relevante Sturzfolgen bestehen nicht. Im Mini-Mental-Status erreichte der Patient 24 Punkte. Ein auffälliger Gang mit »Zerlegen« der einzelnen Gang- und Umdrehepisoden in ihre »Einzelteile« sowie leichte Gangabweichungen beim Geradeausgehen. In der CCT zeigt sich eine diffuse vaskuläre Leukenzephalopathie. Als Ursache für die TIA wird ein seit Jahren bekanntes und gut behandeltes Vorhofflimmern identifiziert.

Aufgrund der alltagsrelevanten funktionellen Einschränkungen wird der Patient in eine frühgeriatrische Komplexbehandlung aufgenommen, um ihn hinsichtlich seiner Mobilität, Aktivität und Teilhabe optimal abzuklären und behandeln zu können.

In der weiteren Exploration gibt der Patient an, in den letzten Monaten und Jahren vermehrt gestürzt zu sein, vor allem bei Körperdrehungen während des Stehens und Gehens. Die Anamneseerhebung ergibt weiter Einschränkungen bei der körperlichen Hygiene und beim Treppensteigen. Der Patient sorgt sich, aufgrund der Stürze, der Sturzangst und der körperlichen Einschränkungen beim Duschen nicht mehr im gewohnten sozialen Umfeld bleiben zu können. Treppensteigen und das »unsicher wirkende Gangbild« per se spielen für den Patienten keine Rolle.

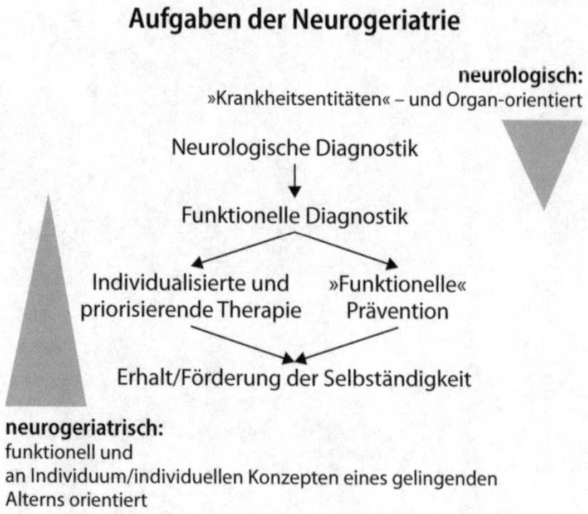

Abb. 40.1 Aufgaben der Neurogeriatrie und der Neurologie. Der Fokus der Neurogeriatrie liegt auf der Diagnostik und Therapie von individuellen Funktionen/Fehlfunktionen, das Ziel ist der Erhalt bzw. die Förderung der Selbstständigkeit. Der Fokus der Neurologie liegt in der Behandlung von Krankheitsentitäten. Diese unterschiedlichen Gewichtungen sind mittels grauer Dreiecke illustriert. (Aus Maetzler u. Synofzik 2014)

Definition und Aufgabengebiet Die Neurogeriatrie zielt auf den **Erhalt der Selbstständigkeit** (gemessen an Alltagsfunktionen/«activities of daily living«, ADL; Abb. 40.1) ab.

40.1 Geriatrische Leitsymptome

Geriatrische Leitsymptome sind

- Immobilität (Frailty, Sarkopenie),
- Instabilität (Gangstörungen, Stürze),
- intellektuelle Einbußen (kognitive Defizite, Demenz, Delir),
- Isolation (Depression und soziale Deprivation),
- Inkontinenz und
- besondere Empfindlichkeit für Arzneimittelnebenwirkungen und -interaktionen bei Polypharmakotherapie.

Die meisten dieser Probleme, allen voran der zunehmende Verlust der Kognition und Mobilität, sind auf Funktionsstörungen des Gehirns zurückzuführen und somit im neuropsychiatrischen Spektrum einzuordnen. Daher ist die Neurogeriatrie ein wichtiger Teilbereich der Geriatrie, der ohne profunde neurologisch-psychiatrische Kenntnisse nicht kompetent vertreten werden kann.

40.2 Neurogeriatrische Schwerpunkte und Besonderheiten

Neurogeriatrische Arbeit unterscheidet sich in verschiedenen Aspekten von einer rein neurologischen Herangehensweise.

Selbst wenn die neurologische klinische Praxis im Vergleich zu vielen anderen medizinischen Disziplinen eine ganzheitliche Denkweise beinhaltet, so ist dies in der Neurogeriatrie noch weitaus ausgeprägter. Einzelne geriatrische Befunde können nur unter Berücksichtigung eines breiten Spektrums von Umgebungsfaktoren adäquat eingeordnet und therapeutische Ansätze nur unter Einbeziehung von erreichbarer Funktionalität durchgeführt werden. Die folgenden Besonderheiten sind für den neurogeriatrischen Ansatz wichtig:

Biologische, soziale und psychische Dimensionen Die Internationale Klassifikation der Funktionsfähigkeit, Behinderung und Gesundheit (ICF) der WHO aus dem Jahr 2001 ist eine sinnvolle Erweiterung der ICD-10-Klassifikation, die den Begriff der »funktionellen Gesundheit« einführt und darauf abzielt, alltagsrelevante Faktoren und Auswirkungen optimal zu berücksichtigen. Dabei richtet sich der Fokus weg von der Untersuchung der Eigenschaften isolierter Krankheitssymptome hin zur Betrachtung der Wechselwirkung miteinander agierender Symptome und Diagnosen, die als übergeordnetes System betrachtet werden. Die in Wechselbeziehungen stehenden Symptome/Diagnosen bilden dabei eine zusammengesetzte übergeordnete Einheit.

Funktionsbezogener Ansatz Die funktionsorientierte Diagnostik und Therapie stellen die Kernkompetenzen der Geriatrie dar. Die Erarbeitung alltagsrelevanter Rehabilitationspotenziale für jeden Patienten mit verbesserten funktionellen Fähigkeiten soll den Patienten die Entlassung aus einer stationären Betreuung ermöglichen.

40.3 Neurogeriatrische Diagnostik

40.3.1 Spezifische relevante Symptombereiche

Relevante Informationen hinsichtlich der medizinischen, funktionellen und psychosozialen Ressourcen und Defizite können am Krankenbett mit einfachen, symptomorientierten Fragen erhoben werden:

- **Stand, Gang und Transfer**
  - Welche alltagsrelevanten Einschränkungen der Mobilität bestehen? Ist z. B. Treppensteigen im häuslichen Umfeld erforderlich, und wenn ja, noch möglich?
  - Kommt es zu Stürzen? Wann ja, treten sie vorrangig auf und von welchen anderen Symptomen sind sie begleitet? Ist Sturzangst so alltagsrelevant, dass sie Immobilität unterstützt oder gar erklärt?
  - Wie ist die posturale Stabilität? Ist der Schwerpunkt beim Sitz-Stand-Transfer zu weit nach hinten verlagert, so dass mehrere Aufstehversuche unternommen werden müssen? Ist beim Stehen der Körpermittelpunkt über den Füssen?
  - Welcher Aspekt des Gehens (Geradeausgehen, Drehen) ist beeinträchtigt? Welche speziellen Schrittfehler (enge Schrittführung, arrhythmischer Gang, »Tandemstand« während des Umdrehens, kurze Pause zwischen Drehen und Geradeausgehen) treten auf? Lässt sich das Gangbild relevant durch Ablenkung (Ansprechen, Dual-Tasking-Aufgaben, z. B. Rückwärtsrechnen) beeinflussen? Besteht ein Trendelenburgzeichen?
- **Schlucken und Verschlucken**
  - Hustet der Patient regelmäßig bei Mahlzeiten oder beim Trinken?
  - Wie oft schluckt der Patient während der Visite?
  - Besteht Speichelfluss?
- **Apathie und Depression:** Apathie findet sich insbesondere bei neurodegenerativen Erkrankungen. Die zentrale Frage ist: Besteht eher eine Gleichgültigkeit (hinweisend für Apathie) oder eine emotionale Traurigkeit (hinweisend für Depression)?
- **Frontalhirnsymptome:** Sie können mit einigen einfachen klinischen Tests untersucht werden:
  - **Applauszeichen:** Der Patient klatscht öfter als 3-mal in die Hände, nachdem er vom Untersucher gebeten wird, »genau das zu machen, was ich mache«, und der Untersucher 3-mal in die Hände klatscht).
  - **Palmomentalreflex:** Kontraktion der ipsilateralen Kinnmuskulatur bei kräftigem Bestreichen der Daumenballenmuskulatur.
  - **Luria-Sequenz:** Die vom Untersucher vorgeführte motorische Sequenz »Faust – Handkante – Handfläche« kann gemeinsam mit dem Untersucher/dann ohne Hilfe des Untersuchers nicht richtig ausgeführt werden.

40.3.2 Multimodales geriatrische Assessment (MGA)

Das multimodale geriatrische Assessment ist ein multi-dimensionaler diagnostischer Prozess zur systematischen Erfassung der medizinischen, funktionellen und psychosozialen Ressourcen und Defizite bei betagten Patienten.

Das MGA ist das Instrument, mit dem sich das behandelnde Team das bestmögliche Bild von der Problemkonstellation des Patienten macht. Darauf aufbauend wird ein umfassender und individueller Behandlungs- und Betreuungsplan entwickelt, der den nachhaltigen Erhalt bzw. die nachhaltige Förderung von Mobilität, Aktivität und Teilhabe (am sozialen Leben) sowie die Prävention von altersbedingten Einschränkungen zum Ziel hat.

Die **Ziele des MGA** sind

- Bestimmung des Therapiezieles (z. B. Transfer aus dem Bett, Treppe steigen),
- Setzen von Prioritäten (Diagnostik versus frührehabilitative Verbesserung einer Gangstörung),
- Erstellen eines koordinierten Therapieplans,
- Festlegung des Ortes für die weitere Betreuung (z. B. selbstständig zu Hause, mit 24-h-Hilfe, Tagespflege, Pflegeheim),

- Abschätzung der Prognose,
- Ausgangsbefund für Verlaufsuntersuchungen und
- Einleitung präventiver Maßnahmen.

Das Gesamtziel ist der Erhalt und die Förderung der Autonomie solange wie möglich und in größtmöglichem Umfang.

Das Assessment wird in **5 Domänen** durchgeführt:

- **Medizinische Probleme:** Hier kann neben der Erhebung der aktuellen Problematik und der medizinischen Vorgeschichte auch ein Überblick über die Parameter Sehen/Hören, Mobilität, Kontinenz, Ernährungssituation, Multimorbidität, Schmerzen und Polymedikation abgefragt werden.
- **Funktioneller Status:** Alltagsfunktionen (ADL), erweiterte Alltagsfunktionen (IADL) und Mobilität werden erfasst und bewertet. Zur Erfassung der Alltagsfunktionen dient in der Regel der **Barthel-Index** (Essen, Körperpflege, Toilettenbenutzung, Urin-/Stuhlkontrolle, Baden, An-/Auskleiden, Transfer [Bett, Stuhl], Gehen und Treppensteigen). Zu den erweiterten Alltagsfunktionen (IADL) gehören Telefonieren, Einkaufen, Zubereiten von Mahlzeiten, Hauswirtschaft, Wäsche waschen, Reisen, Kompetenz für Medikation, und Umgang mit Geld. Zur Beurteilung der **Mobilität** werden verschiedene Tests angewandt.
  - Der wichtigste ist der **Timed-up-and-go-Test** (vom Stuhl aufstehen, 3 m gehen, 180°-Wendung, 3 m zum Stuhl zurückgehen und Hinsetzen; normal <10 s).
  - Der **Lie-to-sit-to-stand-to-walk-Test** umfasst zusätzlich den Transfer vom Liegen in das Sitzen auf die Bettkante.
  - Bei der Beurteilung der Gleichgewichtsfunktionen werden unterschiedliche Variablen wie Gleichgewicht im Sitzen, Aufstehen vom Stuhl, Balance im Stehen, Balance mit geschlossenen Augen, 360°-Drehung, Stoßen gegen die Brust und das Hinsetzen beurteilt. Dieser Test umfasst auch klassische neurologische Untersuchungsmethoden wie Romberg-Test, Untersuchung auf sensible Ataxie, Retropulsion, Wendebewegung.
  - Das **Gehen** wird mit den Variablen Schrittauslösung, Schritthöhe und -länge, Schrittsymmetrie, Gangkontinuität, Wegabweichung, Rumpfstabilität und Schrittbreite untersucht. Auch diese Aspekte sind aus den Untersuchungsmethoden von Patienten mit Parkinson oder Normaldruckhydrozephalus gut bekannt.
- **Psychischer und psychopathologischer Status:** Kognition, Sprache und Stimmung werden klinisch beurteilt und durch spezielle Tests quantifiziert. Die verwendeten Testinstrumente sind Standard in der Neurologie und Neuropsychologie, z. B. Mini-Mental-Status-Test (**MMST**), **DemTect**, **Uhrentest**, **CERAD**, **Aachener Aphasie-Test**, **Alters-Konzentrationstest** und die Geriatrische Depressionsskala (**GDS**).
- **Soziale Parameter:** Hier spielt neben der Erhebung biographischer Daten vor allem das vorhandene **soziale Netzwerk** (Ehepartner, Kinder, Freunde, Nachbarn, etc.) eine Rolle. Auch die Analyse der Umgebungssituation (Wohnung in einem Stockwerk ohne Aufzug versus in ebenerdigem Bungalow) kann sehr wichtig sein. Der **ökonomische Status** ist bei der Organisation von Hilfsmitteln oder Hilfspersonen zu berücksichtigen. Die persönliche Zukunftsplanung des Betroffenen sollte mit in die Frage nach der zukünftigen Unterbringung (wo will/soll/kann der Betroffene leben?) einbezogen werden.

Viele Patienten im fortgeschrittenen Lebensalter haben sich bereits Gedanken zu intensiverer medizinischer Behandlung und ggf. lebensverlängernden Maßnahmen gemacht. Die subjektive Prognose und Lebensqualität sowie das Vorhandensein einer Patientenverfügung müssen in den Behandlungs-/Versorgungsplan einbezogen werden.

Therapeutisches Team Entscheidend für die Durchführung ist das therapeutische Team, das gemeinsame, sich ergänzende und untereinander abgestimmte Vorgehensweisen der verschiedenen medizinischen Berufsgruppen ermöglicht. Dazu zählen neben dem Arzt z. B. die pflegenden und die sozialtherapeutischen Berufe, Physio- und Ergotherapie, sowie Logopädie.

40.4 Wichtige neurogeriatrische Syndrome

In den nachfolgenden Unterkapiteln werden besonders relevante (neuro-)geriatrische Syndrome und deren wichtigste Aspekte möglichst praxisnah dargestellt, wobei aufgrund der Kürze des Kapitels vor allem auf die Punkte

- Wie ist das Syndrom (alltagstauglich) definiert?
- Welcher (geriatrische) Patient ist besonders gefährdet?
- Wie häufig ist das Problem?

eingegangen wird. Hinsichtlich weiterführender Information und spezifischer Therapie wird auf entsprechende Fachliteratur verwiesen (siehe auch Referenztabelle).

Im Folgenden werden die geriatrischen Leitsymptome (▶ Abschn. 40.1) genauer dargestellt.

40.4.1 Immobilität

Immobilität beeinflusst Eigenständigkeit, Lebensqualität und Mortalität. Eine große Zahl neurologischer und nicht-neurologischer Erkrankungen führen zur Immobilität. Auch bei erhaltenen motorischen Funktionen kann es zur Immobilität kommen. Selbst bei erhaltenem Antrieb können Herzinsuffizienz, orthostatische Hypotension, Lungenfunktionsstörungen, pAVK, massive Adipositas oder chronische Schmerzen bei Bewegung zur funktionellen Immobilität führen. Auch fortgeschrittene Erblindung bei Katarakt, Glaukom oder Makuladegeneration sowie Schwindelkrankheiten schränken die Mobilität ein. Eine Antriebsminderung kann Folge einer Depression, Demenz oder Angst sein, aber auch als Medikamentennebenwirkung auftreten.

Darüber hinaus beeinträchtigen häufig auch gestörte Bewegungsabläufe wie z. B. bei Polyarthrose, rheumatoider Arthritis, Polymyalgia rheumatica, Sarkopenie oder nach Frakturen die Mobilität. Bei Koordinationsstörungen, Bewegungsstörungen, nach Schlaganfällen oder bei schweren Polyneuropathien, um nur einige neurologische Ursachen der Immobilität zu nennen, kommen primäre Funktionsstörungen der Motorik und der Bewegungsteuerung hinzu.

40.4.2 Frailty, Malnutrion und Sarkopenie

Auch diese drei wichtigen geriatrietypischen Syndrome nehmen Einfluss auf die Immobilität.

Frailty

Frailty beschreibt einen Zustand erhöhter Vulnerabilität, erhöhter Empfindlichkeit und verminderter Widerstandskraft bei der das Risiko, durch Krankheit oder Umgebungsfaktoren die Selbstständigkeit zu verlieren oder zu sterben, erhöht ist. Bereits minimale Stressoren können das bisherige Gleichgewicht des Organismus ins Wanken bringen. Bei der Entwicklung der Frailty spielen unterschiedliche Erkrankungen, Faktoren, Alter und Polymedikation eine Rolle. Die Prävalenz von Frailty bei über 65-Jährigen liegt zwischen 4–17%. Frauen sind fast doppelt so häufig betroffen im Vergleich zu Männern (9,6% versus 5,2%). Die wesentlichen Charakteristika der Frailty sind eine verminderte Kraft und Ausdauer, Verlangsamung der Denk- und Bewegungsabläufe, Gewichtsabnahme und progrediente Einschränkungen der Organfunktionen (z. B. Niereninsuffizienz, Herzinsuffizienz). Zum Screening bietet sich der »FRAIL«-Screening-Fragebogen mit Fragen nach Müdigkeit/Erschöpfbarkeit, Kraft und Ausdauer (1 Treppe steigen, 1 Straßenblock gehen), Erkrankungen und unfreiwillige Gewichtsabnahme (>5% in vergangenen 6 Monaten), an.

Frailty kann positiv beeinflusst werden durch regelmäßigen Sport und protein- und vitaminreiche Ernährung einschließlich Vitamin D. Sportliche Aktivität verbessert die Funktionalität, Ganggeschwindigkeit, Standsicherheit, Treppensteigen, Gleichgewicht und vermindert Depression und Angst vor Stürzen. Frailty spielt auch eine Rolle bei der Abschätzung des Risikos von Operationen oder Chemotherapie.

Malnutrition

Der alternde Mensch hat einen reduzierten Kalorienbedarf, insbesondere aufgrund von abnehmender Muskel- und Knochenmasse. Er ist daher einem erhöhten Risiko von Malnutrition schon allein deshalb ausgesetzt, weil weniger Nahrung als in jungen Jahren aufgenommen wird, aber z. B. der Bedarf an Vitaminen dadurch nicht geringer wird. Weitere rein durch Alter bedingte Risikofaktoren für Malnutrition entstehen durch abnehmende Geschmacksempfindung, vermindertes Durstgefühl und abnehmende Konzentrationsfähigkeit der Nieren. Alte Menschen erreichen wesentlich schwerer ihr Ausgangsgewicht nach Gewichtsverlust. Altersassoziierte Krankheiten gehen gehäuft mit Kau- und Schluckstörungen und gastrointestinalen Erkrankungen (gestörte Resorption v. a. von Vitaminen) einher. Externe Faktoren wie veränderte soziale Situation und zunehmende Immobilität tragen relevant zu verminderter Versorgung mit (hochwertigen) Nahrungsmitteln bei. Schwere Mangelerscheinungen treten meist aufgrund von Vitaminmangel (v. a. Vitamin B_1, Vitamin B_{12} und Folsäure) auf.

Diese Mangelsyndrome verdienen besondere Beachtung, da sie mit vermehrten Krankenhausaufenthalten assoziiert sind: 30–50% der Alten im Krankenhaus haben oder entwickeln eine Malnutrition. Besondere Erwähnung verdient hier der Vitamin B_1-Mangel, welcher nach wenigen Wochen reduzierter Zufuhr/vermehrtem Verbrauch (z. B. aufgrund von vermehrtem Stress) auftreten kann. Praktische Richtlinien für die Diagnose einer Malnutrition stellen eine unzureichende Aufnahme von Nährstoffen verbunden mit einem Gewichtsverlust von >5% in den vergangenen 3 Monaten, ein BMI <18,5 kg/m^2 und ein Serumalbumin <3,5 g/dl dar. Der Verlust von Gewicht und Fettmasse und weniger auch der Muskelmasse ist durch gesteigerte Nahrungsaufnahme reversibel.

Sarkopenie

Mit dem Begriff Sarkopenie (sarx = Fleisch, penia = wenig) beschreibt man den zunehmenden Verlust der Muskelmasse und Muskelkraft im Alter. Wie bei der Mangelernährung kommt es zu einer Abnahme des Körpergewichtes. Während bei der **Mangelernährung** hauptsächlich das Körperfett betroffen ist, ist es bei der **Sarkopenie** die Muskulatur. Bei **Kachexie** (z. B. bei Tumorerkrankung) kommt es zum gleichzeitigen Verlust von Fett- und Muskelmasse. Die Prävalenz der Sarkopenie bis zum 70. Lebensjahr beträgt 8% und nimmt danach um etwa 20% pro Lebensdekade zu. Die verminderte Muskelmasse ist verbunden mit einer eingeschränkten Muskelkraft und damit Funktionalität (z. B. Ganggeschwindigkeit, Treppe steigen). Daraus resultieren Einschränkungen in den Alltagsfunktionen (ADL, IADL) mit Einschränkungen von Bewegung, Ausdauer, Belastbarkeit, körperlicher Aktivität und Mobilität mit konsekutiver Gefahr von Stürzen und Frakturen, und erhöhter Mortalität sowie Einschränkungen der Lebensqualität.

Ätiologie Als Ursache des zunehmenden Muskelabbaus spielen hormonelle Veränderungen (Verminderung von Testosteron, Wachstumshormon, IGF-1), katabole Stoffwechsellage, proinflammatorische Zytokine (IL-6, TNF-α), genetische Faktoren (z. B. Vitamin-D-Rezeptor), körperliche Inaktivität, Komorbiditäten und Mangel an Vitamin- und proteinreicher Kost eine Rolle.

Diagnostik Neben der klinisch offensichtlichen Muskelatrophie an den Extremitäten (Abb. 40.2) dienen als Maß für die Sarkopenie verminderte Muskelkraft (<20 kg bei Frauen, <30 kg bei Männern, gemessen mittels Hand-Dynamometer), verminderte Ganggeschwindigkeit (<0,8 m/s) und verminderte Muskelmasse (<5,75 kg/m^2 bei Frauen; <8,5 kg/m^2 bei Männern gemessen mittels DEXA [»dual-energy X-ray absorptiometry«]) (Abb. 40.3).

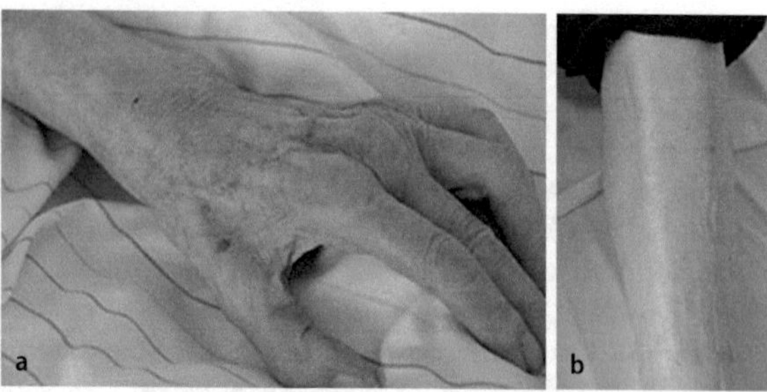

Abb. 40.2a,b Sarkopenie. a Zeichen der Muskelatrophie ohne Hinweis auf Faszikulationen als Hinweis auf Sarkopenie. **b** Umfang Unterschenkel <31 cm. Maßgeblich für die Diagnose der Sarkopenie sind neben der Muskelatrophie das Vorliegen von eingeschränkter Handkraft und verminderter Ganggeschwindigkeit

Mit Ultraschall, CT oder MRT könnte der Muskelabbau, falls erforderlich, dokumentiert werden. Charakteristische elektroneurographische und -myographische Veränderungen, die auf Sarkopenie hinweisen würden, sind nicht bekannt. Die Stufendiagnostik der Sarkopenie ist in Abb. 40.3 dargestellt.

Die **Prävention und Therapie** besteht aus einer Kombination von Kraft- und Ausdauertraining in Kombination mit einer bedarfsgerechten Energie- und Nährstoffzufuhr mit Fokus auf Eiweiß, Aminosäuren und Vitamin D.

Der **Proteinbedarf** bei Vorliegen einer Sarkopenie liegt bei 1,0–1,2 g Protein/kg KG/Tag und bei 1,2–1,5 g/kg KG/Tag bei zusätzlicher Erkrankung (z. B. Pneumonie). Vorsicht ist geboten bei einer Niereninsuffizienz (GFR <30 ml/min/1,73 m^2).

Pro Mahlzeit sollten 25–30 g Protein mit 2,5–2,8 g Leucin eingenommen werden. Es sollte festgehalten werden, dass die proteinreiche Kost nur einen positiven Einfluss auf den Muskelaufbau haben kann, wenn parallel dazu ein Muskeltraining durchgeführt wird mit einer Kombination von Ausdauer- (30 min/Tag) und Krafttraining (15 min/jeden 2. Tag).

40.4.3 Instabilität und Stürze

Gang- und Gleichgewichtsstörungen sowie Schwindel sind die häufigsten Syndrome des über 75-Jährigen. Durch **Gang- und Gleichgewichtsstörungen** bedingte Stürze stellen ein relevantes medizinökonomisches Problem: Fast 2% der gesamten Gesundheitsausgaben fließen in die Behandlung von sturzbedingten Krankheitsfolgen. Die Ursachen sind vielfältig und reichen von mangelndem körperlichem Training, Frailty, multimodale kombinierte Afferenzstörungen (Sehstörungen, vestibuläre Störungen, sensible Polyneuropathie mit Störung des Lagesinns), bis zu Erkrankungen des muskuloskelettalen Systems (s. o.). Besondere Bedeutung haben auch die altersbedingt häufig reduzierten Funktionen wie Reaktionsfähigkeit oder Multitasking-Fähigkeit (inklusive »falscher« Priorisierung von simultan durchgeführten Handlungen: zu viel Konzentration aufs Sprechen und Flasche in der Hand halten während des Gehens), und unkoordinierte Bewegungen z. B. durch Dyskinesien oder On-off-Phänomene bei Parkinson-Syndrom.

Rein peripher bedingte Gangstörungen sind beim alten Menschen selten (und wenn, dann mild ausgeprägt). Eine

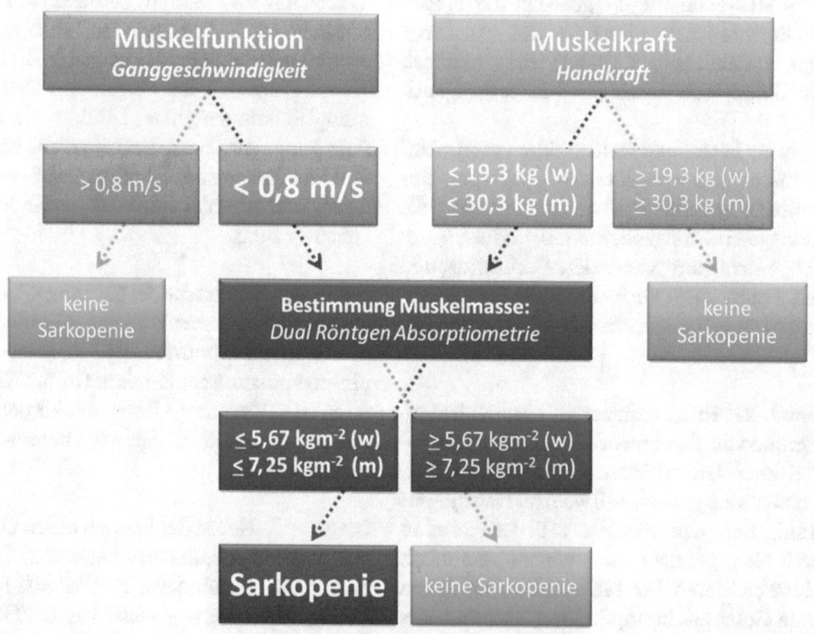

Abb. 40.3 Diagnostik der Sarkopenie. Entscheidend ist neben der Muskelatrophie die Bestimmung der Ganggeschwindigkeit und der Handkraft. Neben der Dual-Röntgen-Absorptiometrie kann auch mit hoher Verlässlichkeit eine nebenwirkungsfreie **Bioimpedanzmessung** durchgeführt werden. (Adaptiert nach Cruz-Jentoft et al. 2010)

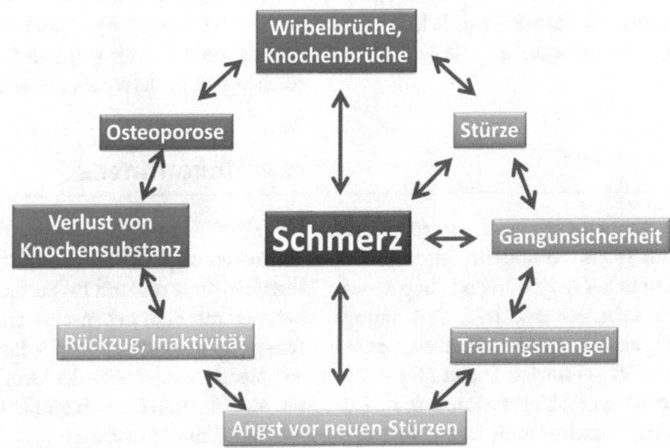

Abb. 40.4 Multimodales Erklärungsmodell für Stürze im Alter: Ein Sturz führt zu Schmerzen und Angst vor neuen Stürzen. Dies hat Trainingsmangel mit Aggravation der Gangunsicherheit zur Folge. Rückzug und Inaktivität führen zum weiteren Verlust von Knochensubstanz (Osteoporose) und Muskel (Sarkopenie). Dadurch ist bei einem erneuten Sturz die Gefahr eines Knochenbruchs erhöht

häufige Gangstörung im Alter ist die »**higher level gait disorder**« (▶ Fallbeispiel). Diese beschreibt eine Gangstörung mit apraktischen Elementen, bei der der Betroffene Pausen zwischen verschiedenen Gangabläufen (Geradeausgehen – Wenden) einlegen und dadurch die Koordination des Bewegungsablaufs fragmentiert wirkt. Die Ursache ist eine Schädigung der Assoziationsbahnen bei ausgeprägter zerebralen Mikroangiopathie. Eine weitere große Gruppe stellen funktionelle Gang- und Gleichgewichtsstörungen dar. Neue Therapiekonzepte (v. a. Physiotherapie, ▶ Abschn. 40.6) können diese Prognose verbessern.

Abb. 40.4 fasst die Elemente zusammen, die den Symptomkomplex von Gang- und Gleichgewichtsstörungen und Stürzen bei geriatrischen Patienten formen.

Unter »**Schwindel**« nehmen insbesondere ältere Menschen verschiedenste Symptome und Syndrome wahr, z. B. auch Gangunsicherheit, Taumeligkeit und Schwäche). Der häufigste »Schwindel« im Alter bleibt der therapeutisch praktisch nicht beeinflussbare **multimodale Schwindel** des älteren, gebrechlichen Menschen mit Einschränkung des Sehens, des Gleichgewichts, und peripherer Neuropathie mit Verlust der Tiefensensibilität, oft noch kompliziert durch Nebenwirkungen der Polypharmakotherapie.

Die wichtigsten drei peripheren Schwindelformen, der benigne paroxysmale Lagerungsschwindel (BPLS), die Neuropathia vestibularis und der Morbus Menière (▶ Kap. 17) kommen auch im höheren Lebensalter vor. Die Befreiungsmanöver bei BPLS können im Einzelfall bei lange nicht-diagnostiziertem BPLS zu einer »Heilung« der Schwindelbeschwerden führen. Die wichtigste Frage in der Anamnese ist »Was verstehen Sie unter Schwindel«, um eine anamnestische Zuordnung des Schwindelsyndroms treffen zu können.

40.4.4 Kognitive Beeinträchtigung

Physiologisches Altern geht mit weitgehendem Erhalt von perzeptiven, praktischen und sprachlichen Fähigkeiten einher. Die **kognitive Schnelligkeit** wird jedoch reduziert. Die Lernfähigkeit bleibt prinzipiell erhalten. Jegliche Form von (alltagsrelevanter) kognitiver Einschränkung und Delir ist pathologisch.

Demenz In der Geriatrie ist Demenz ist definiert als ein über 6 Monate bestehendes Syndrom mit multiplen kognitiven Defiziten, die funktionell und/oder sozial beeinträchtigend sind. Das Auftreten von kognitiven Einschränkungen und von Deliren ist stark altersassoziiert. Demenzen sind bei 65- bis 69-Jährigen selten (etwa 1%), aber haben eine Prävalenz von >30% bei ≥90-Jährigen.

Delir Delire werden bei 15–50% der über 65-jährigen Krankenhaus-Patienten beobachtet. Eine Demenz erhöht die Wahrscheinlichkeit des Auftretens eines Delirs im Krankenhaus massiv. Die Trennung von Demenz und Delir ist nicht immer möglich. Das Delir wird häufig als akuter Verwirrtheitszustand beschrieben, was nicht zur Sicherheit der Diagnose beiträgt. Das Delir ist ein typischerweise zwischen weniger als 1 Woche bis 2 Monate dauerndes Syndrom mit Bewusstseinsstörung, Störung kognitiver Funktionen, plötzlichem Beginn und fluktuierendem Verlauf und Hinweisen für eine organische Ursache. Delire können allerdings auch mehr als 6 Monate dauern.

Aufgrund der »Unschärfe« in der Abgrenzung zwischen Delir und Demenz ist prinzipiell folgendes Vorgehen empfohlen: In der Akutsituation sollte zunächst ein Delir angenommen, und entsprechend behandelt werden. Nach Ursachensuche folgt die medikamentöse (▶ Kap. 32) und nicht-medikamentöse (Flüssigkeitszufuhr, Fiebersenkung, Orientierungshilfen, bekannte Person/Gegenstände/ Musik vor Ort möglichst viel mit einbeziehen, Schlaf regulieren, frühe Mobilisation, Visuskorrektur, Hörgeräte) Behandlung.

40.4.5 Isolation

Isolation gehört zu den zentralen geriatrischen Problemen. Unterschiedliche Faktoren (z. B. Krankheit, Immobilität, kognitive Einbußen, Verlust naher Angehöriger [Ehepartner] und Freunde, Verlust der Lebensperspektive, Verarmung) spielen bei der Entwicklung einer isolierten Lebensweise eine Rolle. Männer sind besonders gefährdet. Dabei gibt es ein Wechselspiel zwischen Isolation und Depression: Soziale Isolation kann zu depressiver Verstimmung mit gedrückter Stimmung, Verlust von Interesse und Freude, erhöhter Ermüdbarkeit, Gefühl der Wertlosigkeit, negativen Zukunftsgedanken, Grübeln, Schlafstörungen, Appetitlosigkeit mit Gewichtsabnahme (▶ Malnutrition) und Suizidgedanken führen. Andererseits kann auch eine Depression zu sozialer Isolation führen.

40.4.6 Depression

Depression ist eine wichtige Differenzialdiagnose zur dementiellen Entwicklung im Alter. Die Prävalenz bei über 85-Jährigen liegt bei 20–25%. Jeder Patient, der in eine geriatrische Behandlung aufgenommen wird, wird mittels der geriatrischen Depressionsskala (GDS) auf das Vorliegen depressiver Phänomene untersucht. Bei Vorliegen depressiver Symptome ist die Eindosierung von Antidepressiva zu erwägen. Trizyklische Antidepressive sollten aufgrund anticholinerger Nebenwirkungen (Überleitungsstörungen am Herzen, Miktionsstörungen, Verschlechterung der Kognition) vermieden werden. Moderne Antidepressiva, die eine Antrieb steigernde Wirkung haben und morgens verordnet werden (z. B. selektive Serotonin-Wiederaufnahmehemmer [SSRI], z. B. Citalopram oder Sertralin). Sedierende Antidepressiva werden vorzugsweise abends gegeben (z. B. Mirtazapin) und haben so auch eine schlafregulierende Wirkung.

40.4.7 Inkontinenz

Harninkontinenz

Störungen der Miktion manifestieren sich als häufiges Wasserlassen ohne und mit Inkontinenz oder als Harnverhalt und nehmen mit dem Lebensalter zu. Die normale Kontrolle der Blasenfunktion setzt folgende Funktionen voraus:

- niedriger intravesikaler Druck,
- ausreichendes Reservoir für Urin und
- koordinierte Relaxierung des Sphinkters und Aktivierung des Detrusors während der Miktion.

Miktionsstörungen bewirken eine unzureichende Urinspeicherfunktion der Blase.

Eine **Pseudoinkontinenz** liegt dann vor, wenn der Patient alle nötigen Teilaspekte beherrscht, aber aus Gründen der Immobilität oder des Fehlens von geeigneter Hilfe die Toilette nicht erreichen kann.

Die Prävalenz der Inkontinenzsyndrome liegt zwischen 8% und 36% in Abhängigkeit von Geschlecht, Alter und Erhebungspopulation. Gerade bei älteren, gebrechlichen Patienten mit Frailty spielen unterschiedliche Faktoren für die Entwicklung einer Inkontinenz eine Rolle. Das Risiko für Stürze und Frakturen ist bei Vorliegen einer Inkontinenz erhöht. Ein Problem der Inkontinenz im zunehmenden Lebensalter ist, dass viele Patienten die Inkontinenzsymptome subjektiv nicht wahrnehmen.

Die wichtigsten Charakteristika ▶ Exkurs: Harninkontinenzsyndrome.

Zusammengefasst ist das Inkontinenzsyndrom im fortgeschrittenen Lebensalter in vielen Fällen eine **multifaktorielle Störung der zentralen Steuerfunktion des Gehirns**, ver-

Exkurs

Harninkontinenzsyndrome

Die wichtigsten Charakteristika der Inkontinenzsyndrome seien wie folgt zusammengefasst:

- **Drang- oder Reflexionskontinenz** ist ein typisches neurourologisches Phänomen einer hyperaktiven Blase. Unkontrollierter Urinverlust ist vergesellschaftet mit vermehrtem Harndrang (≥8 Blasenentleerungen/Tag, ≥1-mal Nykturie). Die Detrusoraktivität ist gesteigert. Die zentrale Kontrolle des sakralen Reflexbogens ist gestört. Typische neurologische Ursachen sind der Wegfall zentral hemmender Einflüsse bei z. B. Schlaganfall, Normaldruckhydrozephalus, Morbus Alzheimer, Morbus Parkinson, Multipler Sklerose oder hohem Querschnitt. Auch eine Stimulation afferenter Impulse bei z. B. Zystitis, Blasentumoren/-steine oder atrophischer Vaginitis können die Detrusoraktivität steigern. Therapeutisch werden u. a. Medikamente mit anticholinerger Funktion (cave: nicht bei Patienten mit kognitiven Einschränkungen) eingesetzt, um die Detrusoraktivität zu hemmen.
- **Stress- oder Belastungsinkontinenz** ist Ausdruck eines mechanischen Problems durch Schwäche der Beckenbodenmuskulatur. Bei chronischem Husten, Deszensus (Frau) oder Zustand nach Prostataoperation (Mann) kommt es bei Belastung (intraabdomineller Druckerhöhung) zu spontanem Urinabgang. Therapeutisch ist Physiotherapie mit Training der Beckenbodenmuskulatur notwendig.
- **Überlaufinkontinenz** entsteht auf dem Boden einer Obstruktion des Ausflusstraktes (z. B. Prostatahypertropie) oder einer Adynamie des Detrusors (z. B. diabetische Neuropathie). Ultrasonographisch findet sich eine erhöhte Restharnmenge.

gleichbar mit der zentralen Steuerung von Motorik. Faktoren, die ein Inkontinenzsyndrom mitverursachen und daher diagnostisch mit berücksichtigt werden müssen, sind andere geriatrische Syndrome wie Immobilisation, Demenz, Delir und Depression (s. o.), sowie Obstipation und Einnahme von potenziell nebenwirkungsreichen Medikamenten (Anticholinergika, Spasmolytika, Neuroleptika, Antihistaminika, Antidepressiva, Sedativa, Kalziumantagonisten).

Therapie Die Therapie umfasst die Behandlung der Grunderkrankung, Modifikation des Lebensstils (z. B. abends kein Kaffee), Blasen- und Beckenbodentraining, medikamentöse, neuromodulatorische und ggf. operative Interventionen. Die medikamentösen Möglichkeiten werden dadurch eingeschränkt, dass bei geriatrischen Patienten der Einsatz von Anticholinergika mit spezifischer Interaktion an peripheren M2- und M3-Rezeptoren (zur Verminderung der Detrusoraktivität) und zentralen M1-Rezeptoren Nebenwirkungen wie Kognitionsverschlechterung, Akkomodationsstörung, trockener Mund und Obstipation verursachen. Anticholinergika mit geringer Liquorgängigkeit (z. B. Trospiumchlorid, Fesoterodin) werden präferiert. β3-Adrenozeptoragonisten wie Mirabegron führen zu einer aktiven Relaxation des Detrusors und könnten eine Alternative in der medikamentösen Modulation des Detrusortonus darzustellen. Vergleichbar mit Gang- und Kognitionstraining sollte bei jeder Form der Inkontinenz ein Blasen- und Beckenbodentraining durchgeführt werden.

Stuhlinkontinenz

Stuhlinkontinenz wird als noch unangenehmer empfunden als Harninkontinenz. Unterschiedliche Faktoren können bei dem Auftreten einer Stuhlinkontinenz eine Rolle spielen:

- fehlende zentrale Kontrolle: Ursachen wie bei Harninkontinenz,
- Verlust der Afferenzen nach operativem Eingriff am Darm oder chronisch entzündlicher Darmerkrankung,
- muskuläre Schwäche bei Beckenbodenschwäche oder Analprolaps,
- Diarrhö, Laxanzienabusus, Überlaufinkontinenz bei Koprostase und schließlich
- fehlende Einsicht, Antrieb oder Motivation bei vorgeschrittener Demenz.

Facharztbox

Besonderheiten der Pharmakotherapie im Alter

Immobilität/Gangstörung. Bei jedem betagten Patienten mit Immobilität/Gangstörung sollte ein Parkinson-Syndroms ausgeschlossen oder behandelt werden. Schon geringe Dosen von L-Dopa können wieder zur Mobilisation und Wiedererlangung der Gangfunktion führen kann. Dopaminagonisten und Amantadin sollten aufgrund des hohen delirogenen Potenzials vermieden werden.

Stürze. in der Abklärung von Stürzen sollte in der Differenzialdiagnose Synkope versus epileptisches Ereignis die Blutdruckmedikation überprüft werden. Der Zielblutdruck im Alter beträgt 140–150/90 mmHg. Ähnliches gilt für die Einstellung des Diabetes mellitus. Auch sollte die Blutzuckereinstellung nicht zu streng sein, da Hypoglykämien oft auch klinisch stumm auftreten können, und nachteilige Wirkung auf die Progression von neurologischen Erkrankungen wie z. B. M. Alzheimer haben. Die Indikation zentral wirksamer Medikamente, die zu Stürzen prädisponieren (»fall-increasing drugs«) sollte sehr streng überprüft und in Frage gestellt werden (z. B. Anxiolytika/Benzodiazepine, Neuroleptika, Antidepressiva). Bei Verordnung dieser Medikamente ist die Mortalität um 50% erhöht.

Demenz/Delir. Cholinesterase-Inhibitoren sind bei leicht- bis mittelgradiger Form der Alzheimer-Demenz und NMDA-Rezeptor-Antagonisten bei mittelgradig bis schwer ausgeprägter Demenz indiziert. Auf eine einschleichende Dosierung und Erreichen einer minimal wirksamen Dosis (z. B. Donepezil 5 mg, Galantamin 16 mg, Rivastigmin 4,5 mg (Pflaster), Memantin 20 mg) ist zu achten. Gleichzeitig müssen anticholinerg wirksame Medikamente (trizyklische Antidepressiva, Urospasmolytika, Sedativa, Neuroleptika, Opioidanalgetika) abgesetzt werden. Die medikamentöse Modulierung neuropsychiatrischer Symptome (Depression und Rückzugsverhalten in Frühstadien, psychomotorische Unruhe und Aggressivität in Spätstadien) ist mit Zurückhaltung durchzuführen.

Bei **Depression** ohne psychotische Symptome können SSRI (Citalopram, Sertralin) und SNRI (Mirtazapin, Venlafaxin) gegeben werden. Trizyklische Antidepressive sind kontraindiziert. Eine Kombination von SSRI oder SNRI mit MAO-B-Hemmern ist ebenfalls aufgrund der Gefahr eines malignen serotonergen Syndroms kontraindiziert.

In der Behandlung der **Aggressivität** und von **Halluzinationen** sollten zunächst Umgebungs- und Personen-bezogene Faktoren optimiert werden. Der Einsatz von Neuroleptika erhöht die Sturzgefahr und die kardiovaskuläre Mortalität um 50%. Es sollte immer nur so kurz und so niedrig dosiert wie möglich behandelt werden. Nur Atypika (z. B. Risperidon, bei Vorliegen eines Parkinsonismus nur Clozapin oder Quetiapin) sollten zum Einsatz kommen.

Inkontinenz. Anticholinergika sollten bei Patienten mit kognitiven Einschränkungen nicht verordnet werden, und generell beim alten Menschen sehr zurückhaltend eingesetzt werden. Wenn unbedingt notwendig (dies ist selten der Fall), soll Präparaten mit »fehlender« Liquorgängigkeit (Trospiumchlorid, Fesoterodin. Der Hinweis auf »fehlende Liquorgängigkeit« im Beipackzettel ist im Alter nicht unbedingt gleichbedeutend mit fehlender zentraler Wirkung, da die Funktionsfähigkeit der Blut-Hirn-Schranke mit dem Alter nachlässt) der Vorzug gegeben werden. Bei zu hoher Dosierung können Anticholinergika zu einer Überlaufinkontinenz führen. Diuretika und Kalziumantagonisten können eine Inkontinenz verstärken.

40.4.8 Pharmakologische Beeinträchtigungen bei Polymedikation

Ältere Menschen mit zahlreichen Diagnosen erhalten häufig eine Vielzahl von Medikamenten. Für die Pharmakotherapie des älteren Menschen gilt, dass mit etwa der Hälfte der normalen Erwachsenendosis eines Medikamentes begonnen werden sollte und eine einschleichende Dosierung (z. B. Antihypertensiva, alle zentral wirksamen Medikamente) angestrebt wird. Evidenzbasierte Pharmakotherapie basiert in der Regel auf Patienten unter 80 oder 85 Lebensjahren. Für die Altersgruppe darüber fehlen zumeist verlässliche Daten.

Auf die Dosisanpassung bei Leber- und vor allem Niereninsuffizienz ist zu achten.

Einen guten Ansatz für die Einstufung, ob ein Medikament für alten Menschen geeignet ist oder nicht, bietet die PRISCUS-Liste (▶ Abschn. 40.6). Weiterführende Informationen zu den Besonderheiten der Pharmakotherapie im Alter ▶ Facharztbox.

40.4.9 Schlafstörungen

Schlafstörungen treten besonders im Alter auf (ca. 50% der über 65-Jährigen) und können vielfältige Ursachen haben. Neben den pharmakainduzierten Schlafstörungen sind u. a. nach dem Vorliegen eines Schlafapnoe-Syndroms, eines Restless-legs-Syndrom oder einer neu aufgetretenen internistischen Grunderkrankung zu fahnden. Zu diesen gehören sekundäre Ursachen für Schlafstörungen wie Schmerzen (z. B. Polyarthrose), Herzinsuffizienz und COPD (z. B. Orthopnoe) und Infektionen. Daneben spielen Lebensgewohnheiten eine wichtige Rolle. Ein 30-minütiger Mittagsschlaf ersetzt 1 h Nachtschlaf, sodass es zu einer Schlafphasenverschiebung kommt. Zur Störung des Schlafrhythmus kommt es ebenfalls bei neurodegenerativen Erkrankungen. Darüber hinaus spielen psychische Faktoren (Stress, Trauer, Depression) eine wichtige Rolle.

Therapeutisch ist auf ausreichende körperliche und geistige Aktivität zu achten, und Mittagsschlaf sowie Schlafmedikamente aus dem Formenkreis der Benzodiazepine zu vermeiden.

40.5 Neurogeriatrische Therapieansätze

40.5.1 Neurogeriatrische Rehabilitation

Das Ziel der neurogeriatrischen Rehabilitation ist der Erhalt und die Förderung des alten Menschen in seiner Mobilität, Aktivität und Teilhabe, um dem Einzelnen zu helfen und Pflegebedürftigkeit zu verhindern.

Aus dem **multidimensionalen geriatrischen Assessment** wird mit dem Patienten ein zeitlich realistischer und zielorientierter Behandlungsplan erstellt, welcher Prioritäten setzt und auf weniger Wichtiges bewusst verzichtet. Die Diskussion hierüber mit dem Patienten (und seiner Angehörigen) zu Beginn einer Therapie ist von zentraler Bedeutung. Sie kann helfen, die Erwartungen des Patienten auf ein adäquates Maß zu reduzieren (oder zu erhöhen), und damit die Selbstmotivation des Patienten aktivieren.

Der **Therapieplan** beinhaltet nicht nur »Verbesserung« von Funktionssystemen, sondern auch Aspekte der alltagsrelevanten Prävention wie Sturzprävention, Vorbeugung von Bewegungsarmut und Fehl- und Mangelernährung. Ein multiprofessionelles therapeutisches Team mit Physiotherapie, physikalischer Therapie, Ergotherapie, Logopädie und Neuropsychologie trainiert die unterschiedliche Domänen motorische Funktionen und Muskelkraft, ADL, Sprache, Schlucken sowie kognitive Fähigkeiten. Hierdurch lassen sich auch Kosten senken. Aktuell liegen die jährlichen Behandlungskosten in geriatrischen Abteilungen in Deutschland bei ca. 290 Mio. €. Bei etwa 20% der Patienten kann eine Zunahme der Pflegebedürftigkeit verhindert werden. Dies hat Einsparungen von Pflegekosten in Höhe von ca. 450 Mio. € pro Jahr zur Folge, so dass es rein rechnerisch zu einer Nettoeinsparung von 160 Mio. € in unserem Gesundheitssystem kommen kann.

40.5.2 Evidenzlage für spezifische Therapien beim alten Menschen

Neben der neurogeriatrischen Behandlung kommen auch spezielle medikamentöse, interventionelle und operativen Verfahren bei älteren Menschen in Frage, die auch bei jüngeren Patienten in gleicher Form indiziert werden können. Für manche Verfahren ist die die Evidenz für die Wirksamkeit bei älteren Menschen weniger robust. Es muss die Frage beantwortet werden, ob sich das Nutzen-Risiko-Verhältnis einer grundsätzlich wirksamen Therapie im Alter zum Negativen verändert, z. B. bei Lysetherapie beim Schlaganfall, Ersatz einer Herzklappe oder Chemotherapie eines Tumors. Screeningverfahren wie CRASH (»Chemotherapy Risk Assessment Scale for High-Age Patients«) wurden hierzu entwickelt. Besonders sinnvoll ist es, aus Studien und Post-Marketing-Daten die nötige wissenschaftliche Basis zu schaffen, wie dies zum Beispiel bei der i.v.-Lyse mit den gepoolten Analysen der rtPA-Studien und bei der Therapie der Karotisstenose durch die gemeinsame Analyse mehrerer randomisierter Studien gelungen ist.

Vertiefende Informationen zu den Besonderheiten der Schlaganfalltherapie im höheren Alter ▶ Exkurs.

Der Fall (Fortsetzung)

In den Teambesprechungen wird ein fokussierter und priorisierender Behandlungsplan erstellt und die jeweilige Zielerreichung der beteiligten therapeutischen Fachdisziplinen kontrolliert und optimiert. Die nicht-medikamentöse Therapie für den Themenbereich »Mobilität« fokussiert auf Gleichgewichtstraining insbesondere beim Wenden, Training der antizipatorischen und reaktiven posturalen Kontrolle, Beübung von Transfers mit »Zerlegen« der Bewegungsabläufe, Reaktionszeit-Training, und auf Dual-Tasking-

Exkurs

Besonderheiten der Schlaganfalltherapie im höheren Alter

Der Schlaganfall ist die häufigste Ursache für die o. g. neurogeriatrischen Syndrome mit Verlust der Selbstständigkeit. Es werden daher hier Besonderheiten der Schlaganfallprävention und -therapie im höheren Alter behandelt.

- **Arterielle Hypertonie** ist der wichtigste zerebrovaskuläre Risikofaktor. Im fortgeschrittenen Lebensalter hat sich eine milde antihypertensive Therapie als wirksam erwiesen zur Verhinderung von Herzinsuffizienz und Tod durch Schlaganfall. Der Zielblutdruck bei über 80-Jährigen liegt systolisch bei 140–150 mmHg und diastolisch <90 mmHg. Besondere Vorsicht ist bei eingeschränkter kardialer und renaler Funktion geboten. Zusätzlich müssen kognitive Einschränkungen, orthostatische Hypotension bei gestörter zerebraler Autoregulation und Medikamenteninteraktionen bedacht werden.
- Eine **Lysetherapie** der akuten zerebralen Ischämie ist bis dato in Europa nur bis zum 80. Lebensjahr zugelassen. Aktuelle Studien haben aber überzeugend gezeigt, dass die systemische Lysetherapie bei über 80-Jährigen einen therapeutischen Nutzen hat und nicht zu einer erhöhten Rate von Einblutungen führt. Daher sollte eine Off-label-Anwendung im Alter mit guter Abwägung, Aufklärung und Protokollierung durchgeführt werden. Alter alleine darf kein Ausschlusskriterium für die Durchführung der Lysetherapie sein. Die Mehrzahl der Thrombektomie-Studien, die für schwere Schlaganfälle die Wirksamkeit dieses Ansatzes bewiesen habe, hatten keine obere Altersbegrenzung.
- **Sekundärprophylaxe:** Die kardioembolische Genese bei Vorhofflimmern (VHF) steht als Schlaganfallursache im Alter ganz im Vordergrund. In Studien wurde gezeigt, dass das Nutzen-/Risikoverhältnis einer OAK mit Marcumar auch im Alter gegeben ist. In den Studien zu den neuen Antikoagulanzien (NOAK: Dabigatran, Rivaroxaban, Apixaban, Edoxaban) wurden ca. 25.000 Patienten im Alter über 75 Jahre und ca. 10.000 Patienten im Alter über 80 Jahre untersucht. Die fixe Dosierung der NOAK haben besonders in der Behandlung älterer Patienten große Vorteile. Die im Alter oft vorhandene Nierenfunktionsstörung führt allerdings bei allen Substanzen zur Dosisreduzierung. Auf Grund der kurzen Halbwertszeiten der NOAK besteht ein besonderes Risiko beim Vergessen der Einnahme: schon nach 24 h liegt keine Antikoagulation mehr vor.
- **Symptomatische Karotisstenose.** Studien zur Wirksamkeit von Operation oder Stenting zur Sekundärprophylaxe in einer geriatrischen Patientenpopulation liegen nicht vor. Prinzipiell ist aber die Wirksamkeit der Karotischirurgie auch bei über 75-jährigen Patienten durch Subgruppenanalysen der einschlägigen Studien belegt. Allerdings hat sich gezeigt, dass die Karotisendarterektomie (CEA) bei über 70- bis 75-Jährigen ein besseres Nutzen-/Risikoverhältnis aufweist als interventionelle Verfahren mittels Karotisstent (CAS). Insgesamt sollte bei der Indikationsabwägung zwischen CEA und CAS die Expertise des lokalen Zentrums maßgeblich berücksichtigt werden.

Vermeidungsstrategien während des Gehens/Wendens. Medikamentös wird aufgrund der bestehenden Gleichgewichtsstörung ein Cholinesteraseinhibitor (off-label) eindosiert. Im Themenbereich »Aktivität« wird von der Ergotherapie ein Umbau des Bades für behindertengerechte Nutzung in die Wege geleitet. Im Themenbereich »Teilhabe« erfolgt in zwei ausführlichen Informationsgesprächen mit dem Patienten und Angehörigen eine Besprechung der spezifischen Mobilitäts- und Aktivitätsprobleme des Patienten, mit der Motivation zu möglichst viel körperlicher Aktivität und zu gemeinsamen Aktivitäten.

In Kürze

Die wichtigsten **geriatrischen Syndrome** sind **I**mmobilität (Frailty, Sarkopenie), **I**nstabilität (Gangstörungen, Stürze), **i**ntellektuelle Einbußen (kognitive Defizite, Demenz, Delir), **I**solation (Depression und soziale Deprivation), **I**nkontinenz und besondere Empfindlichkeit für Arzneimittelnebenwirkungen und -interaktionen bei Polypharmakotherapie.

Es gibt eine Reihe von **Bedside-Tests**, die in kurzer Zeit einen guten Überblick über relevante funktionelle Defizite beim geriatrischen Patienten zulassen

Das **multidimensionale geriatrische Assessment** dient zur systematischen Erfassung der medizinischen, funktionellen und psychosozialen Ressourcen und Defizite bei betagten Patienten.

Es gibt eine Reihe von **Therapien**, die sich deutlich vom jüngeren und nicht multimorbiden Patienten unterscheiden. Insbesondere medikamentöse Besonderheiten (»von Alten schlecht vertragene Medikamente«) und Priorisierung von (Alltags-)Relevantem müssen besondere Beachtung finden. Die geriatrische Therapie ist medizinisch und ökonomisch hocheffektiv.

Umgekehrt können geriatrische Patienten (besonders) von spezifischen Therapien profitieren, die v. a. durch Studien an Jüngeren Eingang in die medizinische Routine gefunden haben (Stichwort Akuttherapie und Sekundärprophylaxe von Schlaganfall).

Weiterführende Literatur

Batla A, Stamelou M, Edwards MJ, Pareés I, Saifee TA, Fox Z, Bhatia KP (2013) Functional movement disorders are not uncommon in the elderly. Mov Disord 28: 540–3

Cruz-Jentoft AJ et al. (2010) Sarcopenia: European consensus on definition and diagnosis. Report of the European Working Group on Sarcopenia in Older People. Age and Ageing 39: 412–423

Deuschl G, Maier W (2009) S3-Leitlinie Demenzen. DGPPN und DGN

Deuschl G, Reichmann H et al. (2006) Gerontoneurologie. Thieme, Stuttgart New York

Deutsche Gesellschaft für Ernährung (Hrsg.) Referenzwerte für die Nährstoffzufuhr. www.dge-medienservice.de

Günnewig T, Erbguth F (2006) Praktische Neurogeriatrie. Kohlhammer, Stuttgart

Maetzler W, Synofzik M (2014) Neurogeriatrie: eine zukunftsträchtige Disziplin zwischen Neurologie und Geriatrie. neuro aktuell 3: 20–24

Pantel J, Schröder J, Bollheimer C, Sieber C, Kruse A (2004) Praxishandbuch Altersmedizin. Kohlhammer, Stuttgart

PMV Forschergruppe (2013) Hausärztliche Leitlinie Multimedikation: Empfehlungen zum Umgang mit Multimedikation bei Erwachsenen und geriatrischen Patienten

PRISCUS-Liste (Liste von potenziell inadäquater Medikamente im Alter). http://priscus.net/

Wallesch CW, Förstl H (2012) Demenzen. Thieme, Stuttgart New York

Neurologische Rehabilitation

Markus Bertram, Tobias Brandt und Regina Menzel

W. Hacke (Hrsg.), *Neurologie*,
DOI 10.1007/978-3-662-46892-0_41, © Springer-Verlag Berlin Heidelberg 2016

Einleitung

Nach Abschluss der Akuttherapie verbleiben bei vielen neurologischen Krankheiten oft behindernde Defizite, die. eine nur sehr langsame Rückbildungstendenz zeigen, persistieren oder gar zunehmen. Noch weit bis in das 20. Jahrhundert hinein herrschte eine fatalistisch-nihilistische Einstellung vor, die eine lediglich pflegerische Weiterversorgung bedeutete. Die Entdeckung funktionell relevanter Remissionsfähigkeit und Anpassung des ZNS an Läsionen bei Hirnverletzten aus den Weltkriegen, später auch bei Schlaganfallpatienten, führte zur Entwicklung der neurologisch-neurochirurgischen Rehabilitation (im Folgenden kurz: »Neurorehabilitation«), welche sich mit neurowissenschaftlicher Grundlagenforschung (Neuroplastizität) und angewandter klinischer Forschung in den letzten 2 Jahrzehnten zu einem zunehmend technisierten, eigenen Zweig der Neurowissenschaften entwickelte. Lange herrschten aber noch nichtevaluierte empirische und intuitive »neurophysiologisch basierte« Behandlungsformen vor. Heute existiert auf sensomotorischem, logopädischem und neuropsychologischem Gebiet ein Spektrum modernerer, validierter Therapieverfahren mit Wirkungsnachweisen im Sinne der evidenzbasierten Medizin. So kann die Neurorehabilitation eine signifikante Reduktion des pflegerischen Unterstützungsbedarfes bewirken und sogar zur Wiedererlangung der Berufsfähigkeit beitragen. Um diese Ziele sozioökonomisch wirksam umzusetzen, wird in Deutschland und vielen anderen Ländern das neurorehabilitative Versorgungsnetz ausgebaut.

41.1 Struktur und sozialmedizinische Grundlagen der Neurorehabilitation

Markus Bertram und Tobias Brandt

Um die ausgeprägte Heterogenität der funktionellen Beeinträchtigung in versorgungsorganisatorischer und vergütungsrechtlicher Hinsicht abbilden zu können, hat die Bundesarbeitsgemeinschaft für Rehabilitation (BAR) Mitte der 1980er Jahre ein auch für Österreich unverändert gültiges **Phasenmodell** entwickelt (▣ Abb. 41.1). Diese Stratifikation reicht von alltagspraktisch (weitgehend) selbstständigen Phase-D-Patienten, bei denen es oft um neuropsychologische und beruflich rehabilitierende Schwerpunkte (ggf. als Phase E: Berufstherapie) geht, über ein breites Zwischenspektrum stabiler, aber pflegebedürftiger Patienten der Phase C bis hin zu den neurologisch schwerstbetroffenen Phase-B-Patienten, bei denen noch intensivmedizinische Maßnahmen vorgehalten werden müssen. Die Phase A entspricht in diesem Konzept der akuten Krankenhausbehandlung.

Der Übergang zwischen Phase B und C ist eine Grauzone. Als Anhaltspunkt werden je nach lokalen MdK-Vorgaben der **Frühreha-Barthel-Index** (30 Punkte) oder ein **BAR-Kriterienkatalog** herangezogen werden (v. a. Kooperationsfähigkeit, medizinische Stabilität, Therapiebelastbarkeit für mehrfach >30 min).

Ist der Patient ausbehandelt oder genehmigt Kostenträger eine weitere Verlängerung nicht mehr, wird im Falle bleibender Pflegebedürftigkeit die häusliche oder eine stationäre Pflege gebahnt (Sonderfall: erhaltende und fördernde »Phase-F«-Versorgung für jüngere schwerstbetroffen und apallische Patienten). Speziell am Ende der Phase D ist bei noch nichtberenteten Patienten zu klären, ob eine berufliche Wiedereingliederung angebahnt werden kann oder ob doch die Berentung zu empfehlen ist. Man kann im Rahmen von stationären Wiederholungsverfahren (in der Regel nach >6 Monaten) in jeder Phase versuchen, weiteres Rehabilitationspotenzial auszuschöpfen und funktionell relevante Ziele sekundär zu erreichen (z. B. Tracheal-Dekanülierung, Erreichen der nächsten Phase).

Zu den gesetzlichen Grundlagen der Rehabilitation ▶ Exkurs.

41.1.1 Neurobiologische Grundlagen der Funktionserholung (Neuroplastizität)

Die Erholung des ZNS und der verbleibende funktionelle Schaden sind abhängig von dem definitiven anatomischen

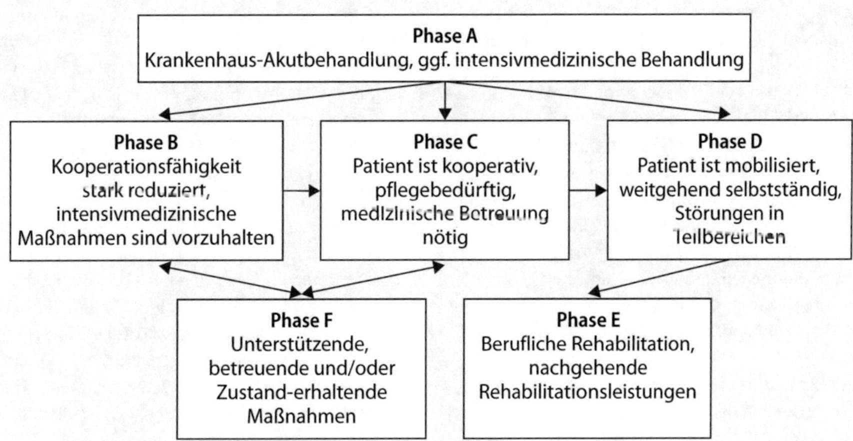

▣ **Abb. 41.1 Phasenmodell der Bundesarbeitsgemeinschaft für Rehabilitation**

Exkurs

Gesetzliche Grundlagen

Gesetzliche Grundlage für eine Rehabilitationsbehandlung ist das SGB V, insbesondere die §§ 39 und 40. Kostenträger sind für die Frührehabilitation nach § 39 (in einigen Bundesländern für die Frührehabilitation auch der § 40) die Krankenkassen, für die Phase C die gesetzliche Krankenkasse, solange eine eindeutig negative Erwerbsprognose mittelfristig zu stellen ist, bei Arbeits- und Wegeunfällen die Berufsgenossenschaft. In Phase D (AHB- und Heil-Verfahren) ist bei nicht-berenteten Patienten der Rentenversicherungsträger im Falle einer positiven Erwerbsprognose zuständig, ansonsten auch entsprechende private und gesetzliche Unfallversicherer. Nach SGB V ist grundsätzlich Option einer ambulanten bzw. teilstationären vor der stationären Rehabilitation zu prüfen.

Schaden, der möglichen Reorganisation von Netzwerken und von feinstrukturellen Regenerationsvorgängen. Der Begriff **Neuroplastizität** beschreibt die Fähigkeit des Zentralnervensystems, auf veränderte Anforderungen, Umweltbedingungen sowie auf zentrale und periphere Läsionen zu reagieren und veränderte Organisationsstrukturen zu entwickeln (▶ Facharztbox: Elemente der Neuroplastizität). Die funktionelle und strukturelle Neuorganisation, die auch bei alltäglichen Lern- und Trainingsprozessen ins Spiel kommt (z. B. Sportler, Musiker), ist die neurobiologische Basis der Neurorehabilitation. Sie ist entscheidend für die Wiedererlangung läsionsbedingt verloren gegangener Fähigkeiten.

41.1.2 Trainingsabhängige Plastizitätssteigerung

Nach akuten ZNS-Läsionen wird eine mindestens 3- bis 4-monatige Phase erhöhter Neuroplastizität bei gesteigerter ipsiläsionaler kortikaler Exzitabilität beobachtet, die mit einer deutlichen Spontanerholungsneigung assoziiert ist. Neurorehabilitation bewirkt durch intensive, aktive Trainingsmaßnahmen eine Steigerung dieses Potenzials (übungs- bzw. gebrauchsabhängige Plastizität). Auch jenseits der Spontanremissionsphase (selbst nach über 1 Jahr) ist unter intensiven neurorehabilitativen Maßnahmen funktionell wirksame trainingsinduzierte Neuroplastizität nachweisbar.

Facharztbox

Elemente der Neuroplastizität

Tierexperimentell sowie mittels Stimulations- und fMRT-Untersuchungen konnte eine Reihe von Mechanismen auf neuronaler, synaptischer und auf Netzwerkebene nachgewiesen werden:

Unmasking. Dieser Vorgang, auch »redundancy recovery« genannt, rekrutiert präläsionell nicht genutzte neuronale Verbindungen bei Ausfall der üblichen Verschaltungen. Vorbereitete aber nicht genutzte synaptische Verbindungen können innerhalb von Minuten über die Modulation GABA-erger Inhibition aktiviert werden. Das verwandte Konzept der **Vikariation**, bei dem die Funktionsübernahme eines zerstörten Hirnareals durch andere Areale erfolgt, abgelöst. In tierexperimentellen Kartierungen der Kortexfunktionen wie auch im fMRT lassen sich die Veränderungen der zentralen Repräsentation im Trainingsverlauf darstellen.

Diaschisis. Diaschisis beschreibt das Phänomen, dass Läsionen eines Hirnareals initial auch weit vom Läsionsort entfernte Hirnareale funktionell beeinträchtigen können. Diese können sich im Verlauf spontan wieder erholen, was zu einer Funktionsverbesserung führt. Tierexperimentelles Korrelat ist eine transitorische neurometabolische Depression, wie sie auch in verschiedenen Neuroimaging-Verfahren dargestellt werden kann. Typisches Beispiel ist die ipsithalamische Diaschisis, die linkshirnig zu passagerer Aphasie führen kann; auch transkallosale und gekreuzte zerebelläre Diaschisis-Phänomene sind beschrieben.

»Sprouting«. Unter dem Einfluss von neurotrophen Faktoren kommt es zu Aussprossung von Axonen mit Neubildung funktionsfähiger Synapsen. Im peripheren Nervensystem kann so, im Falle einer erhaltenen Markscheide als Leitschiene, eine funktionelle Reinnervation erzielt werden. Im ZNS ist dies nur begrenzt möglich. »Sprouting« im Rückenmark ist zwar über längere Strecken beobachtet worden, führt aber kaum zu messbarer Funktionswiederherstellung. Verantwortlich dafür sind Sprossungsbarrieren durch Glia-Narben und inhibitorische gliale Oberflächenproteine, so dass auch aberrante synaptische Verbindungen möglich sind.

Synaptische Mechanismen. In Folge des »sproutings« kommt es zu einer Neubildung von Synapsen, deren Transmitterproduktion, Rezeptordichte und Verteilung durch verschiedene Proteine wie Zytokine und neurotrophe Faktoren mit gesteuert wird. Im Rahmen von Lernvorgängen findet eine Funktionsanpassung bereits existierender Synapsen statt (synaptische Plastizität). Regulationsmechanismen sind hier die Langzeitpotenzierung und Langzeitdepression (»long term potentiation« bzw. »long term depression«, LTP bzw. LTD), welche zu einer Effizienzsteigerung und Hebung bzw. Herabsetzung des Aktivitätsniveaus einer Synapse führen.

Neurogenese. Erst seit Ende der 1990er Jahre wurde bekannt, dass auch in Säugetierhirnen neuronale Stammzellen existieren, die migrieren und sich zu reifen, vernetzungsfähigen Nervenzellen ausdifferenzieren können. Für den Menschen konnte dies bisher im Hippokampus (ca. 700 Zellen/Tag), in einer subventrikulären Zone lateral der Seitenventrikel, im Rhinenzephalon und Striatum nachgewiesen werden. Ob dieser Mechanismus beim Menschen rehabilitatives Potenzial erschließt, ist umstritten.

41.1.3 Neuromodulation

Tierexperimentelle Studien belegen, dass die gebrauchs-/trainingsabhängige Plastizität durch biochemisch und physikalische Methoden verstärkt werden kann. Kleinere randomisierte Untersuchungen deuten an, dass dies auch für die Neurorehabilitation des Menschen gilt. Der Effekt macht sich in einer Beschleunigung der Erholung bemerkbar.

Pharmakologische Interventionen Der Rehabilitationsprozess kann durch medikamentöse Behandlungsversuche unterstützt werden. Tierexperimentelle sowie erste randomisierte kontrollierte Studien (RCT) rechtfertigen medikamentöse Versuche, die allgemeine Rehabilitationsfähigkeit, Therapieeffizienz und Lernfähigkeit zu steigern. So können Vigilanz und Antrieb durch **Amantadin** verbessert werden. In einer multizentrischen RCT wurde auch die Remission eines apallischen Syndroms und eines »minimally conscious state« nach Schädel-Hirn-Trauma beschleunigt. ◘ Tab. 41.1 zeigt die Substanzen, bei denen dies auch für den Menschen nachgewiesen wurde. Tierexperimentell ist belegt, dass serotonerg, α1-noradrenerg, cholinerg und dopaninerg wirkende Substanzen verschiedene Mechanismen der Neuroplastizität fördern können. Diese pharmakologische Potenzierung gelingt aber nur in Verbindung mit aktivem Üben. Auf Grund der Mängel der klinischen Studien bleiben viele Fragen offen, so dass die pharmakologische Stimulation in Leitlinien für den breiten klinischen Einsatz noch nicht empfohlen wird.

Zu berücksichtigen ist, dass gemäß experimentellen Daten und klinischen Hinweisen ein potenziell fördernde medikamentöser Effekt durch neuroplastisch ungünstige Substanzen mit GABA-erger, α2-adrenerger (vor allem Clonidin!) sowie Antagonisten oben genannter Transmitter aufgehoben werden kann. Wenn möglich sollte in der Frührehabilitation auf solche Substanzen verzichtet werden oder Dosisrestriktion und Option der Umstellung auf alternative Substanzen erfolgen.

Elektromagnetische Hirnstimulation Mittels repetitiver transkranieller Magnetstimulation (rTMS) von >1 Hz oder anodaler transkranieller Gleichstromstimulation (tDCS) ist eine gezielte Exzitabilitätssteigerung bestimmter Hirnareale möglich, die dort zu einer Steigerung der Neuroplastizität und Beschleunigung der Funktionserholung führen soll. Umgekehrt lässt sich die erholungshemmende Aktivität z. B. kontraläsionaler Areale (Prinzip der transkallosalen Hemmung) durch niederfrequente rTMS mit <1 Hz oder kathodalen Gleichstrom gezielt inhibieren. Eine differenzierte Modulation einzelner Netzwerkkomponenten zur Beschleunigung der Funktionsrestitution verschiedener Modalitäten im Rahmen übender neurorehabilitativer Verfahren ist somit denkbar. Der Effekt lässt sich steigern, wenn individuelle Repräsentationen berücksichtigt werden und die Stimulation vor einer Therapieeinheit stattfindet. Erste Studien weisen auf eine Wirksamkeit transkranieller Hirnstimulation hin, rechtfertigen jedoch noch keinen flächendeckenden Routineeinsatz dieser Methoden.

41.2 Aufgaben und Behandlungsstrategien

Neurologische Erkrankungen können für Patienten tiefgreifende Auswirkungen auf Selbstverständnis, Selbstbestimmtheit, Lebenskonzept und -gestaltung sowie die Lebensqualität bedeuten. Der Neurorehabilitation kommt an der Schnittstelle zwischen akutmedizinisch-neurologischer Krankenhausbehandlung und posthospitaler Reintegration ein vielschichtiges Aufgabenfeld zu, welches in ◘ Tab. 41.2 zusammengefasst ist.

◘ Tab. 41.1 Pharmakologische Neuroplastizitätssteigerung mit Wirksamkeitsnachweis in randomisierten Studien

Wirkstoff	Günstiger Effekt auf
Fluoxetin, Citalopram	Motorik, ADL, Kognition, Exekutivfunktionen
Nortriptylin	ADL, Exekutivfunktionen
Methylphenidat	Motorik, ADL
D-Amphetamin*	Motorik, ADL, Aphasie
Levodopa*	Motorik, Neglect
Piracetam	Aphasie
Donepezil	Aphasie
Memantin	Aphasie
Amantadin	Dysphagie

* Studienlage widersprüchlich, Effekt offenbar von zeitliche Koordination zu Rehatherapie abhängig

◘ Tab. 41.2 Aufgaben der Neurorehabilitation

Neurologisch-funktionell	Unterstützung der Remission der ZNS-Schädigung/Förderung der Neuroplastizität
	Kompensatorische und adaptive Maßnahmen zur Reduktion des Unterstützungsbedarfs
Medizinisch	Fortführung und Einleitung notwendiger kurativ medizinischer und diagnostischer Maßnahmen
	Komplikationsprophylaxe
	Sekundärprävention: Lebensstiländerung, Modifikation von Risikofaktoren
Sozial-medizinisch	Verbesserung der sozialen Partizipation unter Berücksichtigung personenbezogener und Sozialkontext-bezogener Faktoren
	Ggf. Organisation pflegerisch-therapeutischer Weiterversorgung
	Ggf. Organisation der beruflichen Wiedereingliederung
	Steigerung der Lebensqualität

Die Vielfältigkeit der hier aufgeführten neurorehabiltiativen Aufgaben erfordert eine vernetzte multiprofessionelle Teamarbeit mit Ärzten, Pflegepersonal, Rehatherapeuten, Sozialarbeitern, Neuropsychologen und weiteren Hilfsdisziplinen (▶ Exkurs).

41.2.1 Behandlungsprinzipien

Prinzipiell geht es in der Neurorehabilitation um die Anbahnung, Unterstützung, Intensivierung und Modifikation (Fazilitation, Inhibition) von Lernvorgängen, um motorisch-prozedurale sowie neuropsychologische Funktionen in alltagspraktisch relevanten Bereichen zu verbessern. Dabei wirken sich eine Reihe von Faktoren effektsteigernd aus. Als besonders wirksam erwies sich in klinischen Studien mit hohem Evidenzgrad aktives, alltagsnahes Üben in hoher Intensität und mit zahlreichen Wiederholungen unter Adaptation des Anforderungsgrades an die Leistungsgrenze (sog. »shaping«). Auch Motivation und belohnende Feedbackstrategien sind effektsteigernd. Daneben ist die Beherrschung von Komplikationen und Begleiterkrankungen für Rehabilitationsfähigkeit essenziell. Metaanalysen zeigen, dass ein interdisziplinärer Ansatz mit enger Kommunikation und gemeinsame Zielplanung wie bei Stroke Units das Outcome und die Mortalität verbessert (▶ Exkurs: Das multiprofessionelle Behandlungsteam).

Erfolgssteigernde Prinzipien bei der restitutiven, aktiv übenden Therapie

- Hohe Intensität/Therapiedichte
- Repetition
- Shaping (fortlaufende Adaptation an Leistungsgrenze)
- Aktives, aufgabenorientiertes Üben
- Kombination Aktivität mit sensorischer Stimulation
- Feedback, Belohnung
- Optimierung der Motivations- und Affektlage
- Vernetzt agierendes multiprofessionelles Behandlungsteam
- Beherrschung medizinischer Komplikationen und Komorbidität

In der Neurorehabilitation kann man folgende Therapiearten unterscheiden:

- **Restituierende Verfahren.** Hier geht es um eine über die spontane Remission hinausgehende relevante Verbesserung der neurologischen bzw. neuropsychologischen Defizite mit dem Ziel der Restitution physiologischer Funktionsabläufe.
- **Kompensatorische Verfahren.** Sind die neurologischen Funktionen nicht oder nicht schnell genug unter Restitution der physiologischen Abläufe zu etablieren,

Exkurs

Das multiprofessionelle Behandlungsteam

Ärztliche Aufgaben. Ärzte sind für die integrative Leitung und Moderation des Rehabilitationsprozesses, die Fortführung kurativmedizinischer Maßnahmen und das Komplikationsmanagement, die Sicherstellung oder Entscheidung der Sekundärprophylaxe verantwortlich Dazu kommen apparativ-diagnostische (Re-)Evaluationen (Neurosonologie, Elektrophysiologie, videoendoskopische Schluckdiagnostik, internistische Diagnostik) und die Koordination neurorehabilitativer Forschung.

Pflege. In der Neurorehabilitation ist das Pflegepersonal zusätzlich in rehatherapeutische Vorgänge eingebunden und kann entsprechende Zusatzqualifikationen erreichen.

Physiotherapie. Das Behandlungsspektrum umfasst passiv-komplikationsprophylaktische (z. B. Kontrakturen, Atelektasen), muskeltonusregulierende, afferent stimulierende und mobilisierenden Verfahren. Neben klassischen »neurophysiologisch basierten« Verfahren in ständiger Modifikation werden auch neue Entwicklungen wie Taub-Training oder apparategestützte Verfahren in das Behandlungsspektrum einbezogen. Assoziiert ist die physikalische Therapie mit unterstützenden Anwendungen wie Massage, Lymphdrainage, Kompressionsbehandlungen, TENS und Wärmeanwendungen.

Ergotherapie. Ergänzend zu den physiotherapeutischen Ansätzen fällt die motorisch-funktionelle und sensorisch-perzeptive Behandlung vor allem der oberen Extremitäten in den Bereich der Ergotherapie. Ein Schwerpunkt ist auch das Alltagstraining (z. B. Haushaltstraining). Auch die Hilfsmittelversorgung ist häufig bei der Ergotherapie angesiedelt.

Logopädie. Aufgabe der Logopäden sind Assessment und sensomotorische Therapie von Sprach, Sprech- und Stimmstörungen und Dysphagie einschließlich Kostaufbau und Adaptation des Ernährungsregimes.

Neuropsychologie. Ihre Aufgaben liegen in der Erfassung und Therapie von Hirnleistungsstörungen wie Aufmerksamkeitsfunktionen (incl. Neglect), Orientierung, Gedächtnisfunktionen, räumlich-konstruktiver Leistungen, kognitiver Ausdauer/Belastbarkeit, Exekutivfunktionen (i. e. planerisch-problemlösendes Verhalten, Arbeitsgedächtnis, Monitoring, kognitive Flexibilität) sowie Gesichtsfeldausfälle. Flankierend wird auch psychotherapeutische Unterstützung bei der Krankheitsverarbeitung und Erarbeitung von Copingstrategien angeboten.

Sozialdienst. Entlassungsmanagement, Organisation von poststationärer pflegerischer Versorgung und häuslicher Unterstützung, Verlegung in ein Pflegeheim bzw. in Kurzzeitpflege gehören zu den sehr wichtigen Aufgaben des Sozialdienstes. Hierbei werden die Angehörigen eingebunden, aufgeklärt und beraten. Weitere Aufgaben liegen in der Organisation beruflicher Wiedereingliederung von Phase-D-Patienten oder Anbahnung von Berentungsverfahren.

Weitere Bereiche. Neben dieser personellen Basisausstattung kommen zahlreiche weitere Therapeuten aus dem Bereich Berufstherapie, Musiktherapie, Heilpädagogik, Diätetik, Gesundheitsberatung, Rekreationstherapie und Psychotherapie zum Einsatz.

können passagere, rehabilitationsbegleitende oder definitive Alternativstrategien eingeübt werden, um auf anderem Wege das Ziel (z. B. Gehen, Schlucken) zu erlangen.
- **Adaptive Verfahren.** Ist auch auf diesem Wege eine Funktion nicht wiederherzustellen, muss eine Anpassung der Lebensweise und/oder der Umgebung, oft unter Einsatz von Hilfsmitteln und personeller Unterstützung, erfolgen. So kann trotz gravierender bleibender Behinderungen ein gewisses Maß an Selbstbestimmtheit, Teilhabe und Lebensqualität erzielt werden.

41.2.2 Praktischer Ablauf

Bei Anmeldung in der Rehaeinrichtung muss die Einordnung des Patienten in eine der obengenannten Phasen festgelegt werden. Gleichzeitig muss je nach Kostenträger eine Genehmigung und Kostenzusage eingeholt werden. Dies für die Phase B in den meisten Bundesländern wegen Einordnung als Krankenhausbehandlung nicht erforderlich. Bei Phase-D-Patienten ist zudem zu entscheiden, ob auch eine ganztägig ambulante bzw. teilstationäre Rehabilitation zumutbar ist (Anfahrtsweg, psychophysische Belastbarkeit).

Behandlungsplanung Zur Aufnahme wird durch die einzelnen Mitglieder des Behandlungsteams ein Assessment von Defiziten bzw. Ressourcen des Patienten und daraus folgernd ein Behandlungsplan erstellt. Dabei müssen neben der neurologischen Ausfallssymptomatik (**Impairment-Ebene**) auch die alltagspraktische Fähigkeiten (**Disability-Ebene**) und die sozialen und beruflichen Einbindung (**Handycap-Ebene**) berücksichtigt werden. Die Rehabilitation folgt zunehmend der ICF (internationale Klassifikation für Funktionsfähigkeit, Behinderung und Gesundheit) der WHO (◘ Abb. 41.2). Diese beschreibt Krankheitsfolgen auf den Ebenen **Körperfunktionen** und deren Auswirkungen auf **Aktivitäten** und gesellschaftliche **Teilhabe**. Für jede Ebene gibt es validierte Assessment-Skalen, die eine standardisierte Quantifizierung und Verlaufsdokumentation der Defizite bzw. Fortschritte ermöglichen.

Rehabilitationsprozess Die Neurorehabilitation wird von dem multiprofessionellen Behandlungsteam durchgeführt, das in Abhängigkeit von der Belastbarkeit des Patienten einen individuellen Tagesablaufplan erstellt. In berufsgruppenübergreifenden regelmäßigen Teamkonferenzen werden in Abhängigkeit vom Verlauf und Prognoseeinschätzungen die Strategien und Prioritäten angepasst. Neben Einzeltherapien, (Klein-)Gruppentherapien werden die Patienten, wenn möglich, auch zu Eigentraining angeleitet. Dies kann vor allem poststationär die Konsolidierung des Erlernten unterstützen.

Ende der stationären Rehabilitation Es verbleiben in vielen Fällen noch neurologische Defizite. Dann ist zur weiteren poststationären Förderung die ambulante Rehabilitation durch wohnortnahe Praxen zu bahnen. Notwendige Hilfsmittel werden im Zusammenarbeit mit Sanitätshäusern organisiert. Zunehmend werden auch Konzepte der **Telerehabilitation** (Coaching häuslichen Eigentrainings via Internet) ausgebaut, die mit therapeutischen PC-Programmen kombiniert werden können.

Bleibt ein neurologisches Defizit von erheblicher alltagspraktischer Relevanz, muss in Zusammenarbeit mit den Angehörigen eine ambulante oder stationäre **pflegerische Weiterversorgung** organisiert werden. Bei Patienten im erwerbsfähigen Alter wird bei erhaltener oder kurzfristig zu erwartender Berufsfähigkeit mit Arbeitgeber und Betriebsarzt die **stufenweise berufliche Wiedereingliederung** vorbereitet. Hierbei müssen ggf. auch Anpassungen der Tätigkeit oder der Arbeitsbedingungen empfohlen werden. In vielen Fällen ist die Empfehlung eines stationär-rehabilitativen Wiederholungsverfahrens im Intervall sinnvoll. Oft muss auch die Erwerbsfähigkeit erneut evaluiert und bei dauerhaft negativer Erwerbsprognose die definitive Empfehlung der Berentung ausgesprochen werden.

41.2.3 Neurologisch-neurochirurgische Frührehabilitation

Meist wird die »Phase B« des oben geschilderten Phasenmodells mit den Begriff der »Frührehabilitation« gleichgesetzt. Damit ist die zu einem möglichst frühen Zeitpunkt einsetzende postakute multimodale Weiterbehandlung von funktionell

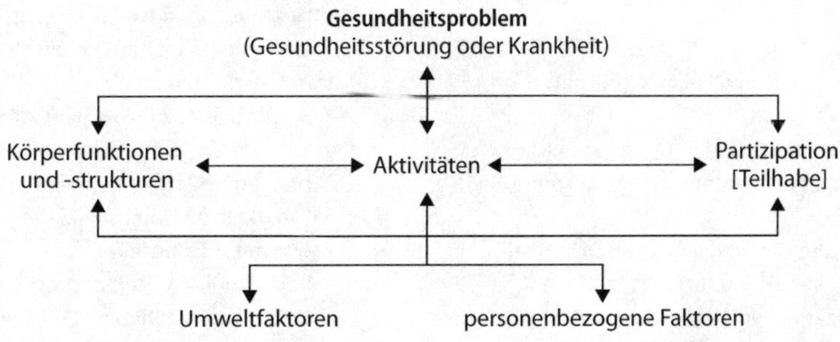

◘ **Abb. 41.2 Schematische Darstellung des Prinzips der ICF** (Internationale Klassifikation für Funktionsfähigkeit, Behinderung und Gesundheit der WHO)

schwerstbeeinträchtigten neurologischen und neurochirurgischen Patienten gemeint, bei denen noch intensivmedizinische Überwachungs- und Behandlungsmaßnahmen vorgehalten werden müssen.

Die Übersicht zeigt die **Aufnahmecharakteristika von Phase-B-Patienten**; das Kriterium »Nicht mehr kontrolliert beatmungspflichtig« wurde herausgenommen, da in zunehmender Zahl Beatmungsbetten in frührehabilitativen Einrichtungen angeboten werden. So werden die zuweisenden Intensivstationen entlastet und beatmete Patienten schon früher als sonst intensiv rehabilitiert. Inhalt der neurologischen Frührehabilitation ist eine zu Beginn mehr passiv mobilisierende, afferent stimulierende Behandlung unter Fortführung kurativmedizinischer Maßnahmen.

Charakteristika und Aufnahmekriterien neurologischer Frührehapatienten, angelehnt an die BAR*

- Schwere quantitative oder qualitative Bewusstseinsstörung
- Schwere neurologische Störungen, die noch intensivüberwachungs- oder -behandlungspflichtig sind
- Ggf. Vorliegen weiterer behandlungsbedürftiger Erkrankungen oder Verletzungen
- Vollständige Pflegebedürftigkeit
- In der Regel Sondenernährung erforderlich
- In der Regel Inkontinenz
- Unfähigkeit zu kooperativer Mitarbeit
- U. U. erhebliche Selbst- und Fremdgefährdung
- Primäre Akutversorgung abgeschlossen, aktuell keine operativen Intervention erforderlich
- Keine kreislaufwirksame Sepsis, keine floride Osteomyelitis
- Intrakranielle Druckverhältnisse stabil
- Begleitverletzungen dürfen Mobilisation nicht verhindern
- Herz-Kreislauf-Funktionen im Liegen stabil

* Bundesarbeitsgemeinschaft Rehabilitation

Typische alltägliche **Aufgaben und Aktivitäten der Phase B** sind in der Übersicht dargestellt. Die Behandlungsdauer in Phase B variiert stark und kann sich von wenigen Wochen bis hin zu einem Jahr erstrecken. Oft ist eine direkte Weiterbehandlung in Phase C mit entsprechender Verlegung möglich.

Aufgaben und Aktivitäten der Frührehabilitation/ Phase B

- **Medizinische Aufgaben**
  - Intensivpflege, kardiopulmonales Monitoring, »Weaning«
  - Ggf. Fortsetzung der medizinischen Diagnostik (Erweiterung, Verlaufskontrollen)
  - Überwachung des Krankheitsverlaufes, neurologisches Monitoring: z. B. Hydrozephalus/Shuntdysfunktion? Verlauf Vasospasmen?
  - Prophylaxe und Therapie medizinischer Begleitprobleme und Komplikationen
  - Remissionsfördernde Pharmakotherapie
- **Impairment-adaptierte funktionell-therapeutische Maßnahmen**
  - Vigilanz- und Antriebssteigerung
  - Mobilisation
  - Multimodale sensorische Stimulationsprogramme
  - Entwöhnung von der Trachealkanüle
  - Enteraler/oraler Kostaufbau
  - Erarbeitung Kommunikationskanal
  - Motorisches Training, Willkürfunktionsanbahnung
  - Basales ADL-Training
  - Neglecttraining
  - Hilfsmittel (z. B. funktionsgerechter Rollstuhl, Schienen/Orthesen, Kommunikatoren)
- **Evaluation des Rehabilitationspotenzials**
- **Organisation der Weiterversorgung nach Abschluss Phase B**
  - Einleitung weiterführender Rehamaßnahmen (Phase C)
  - Bei Stagnation: Organisation der poststationären pflegerischen und therapeutischen Versorgung (Einrichtungen Phase F, Pflegeheime, häuslich inkl. Heimbeatmung) sowie der Hilfsmittelausstattung

Kriterien für den **Phasenwechsel** sind unten aufgelistet. Eine weitere Orientierungshilfe ist der Frühreha-Barthel-Index (FRI). Bei manchen Patienten mit einer mehrwöchigen Stagnation der funktionellen Remission trotz Beherrschung der medizinischen Komplikationen kann auch ein Behandlungsabbruch empfohlen werden. Andererseits können sich Remissionsverläufe über Jahre erstrecken, so dass in einigen Fällen stationäre Wiederholungsverfahren im Intervall sinnvoll sind.

Kriterien für Phasenwechsel B→C

- Überwiegend bewusstseinsklar; kommt einfachen Aufforderungen nach
- Handlungsfähigkeit reicht aus, um an mehreren Therapiemaßnahmen täglich von je etwa 30 min mitzuarbeiten
- Teilmobilisierung 2–4 h im Rollstuhl
- Für alltägliche pflegerische Verrichtungen jedoch auf pflegerische Hilfe angewiesen
- Fähigkeit zur Kommunikation und Interaktion, ggf. mit Hilfsmitteln
- Keine konkrete Selbst- und Fremdgefährdung
- Kleingruppenfähigkeit (3–5 Patienten)
- Keine intensivmedizinische Überwachungspflichtigkeit mehr

41.3 Neurorehabilitation bei speziellen neurologischen Syndromen und Erkrankungen

In der Regel verläuft die Neurorehabilitation ätiologieunabhängig in Orientierung an den jeweils resultierenden neurologischen Syndromen und deren funktionellen Auswirkungen. Zu verschiedenen Bereichen der sensomotorischen, sprachlichen, schlucktherapeutischen und neuropsychologischen Neurorehabilitation existieren Leitlinien der Deutschen Gesellschaft für Neurologie (vorzugsweise Schlaganfallrehabilitation) und der Deutschen Gesellschaft für Neurorehabilitation, die auch hinsichtlich der wissenschaftlich basierten Empfehlungsstärke einzelner Behandlungsformen regelmäßig aktualisiert werden und online zugänglich sind (▶ Abschn. 41.6).

41.3.1 Sensomotorische Rehabilitation beim Upper-Motoneuron-Syndrom (UMNS)

Die Rehabilitation von motorischen Ausfällen wie zentralen Paresen im Rahmen des UMNS bzw. »Syndroms des ersten Motoneurons« verläuft in der Praxis wegen enger funktioneller Verzahnung sinnvollerweise in Kombination mit afferent stimulierenden und wahrnehmungsrelevanten Therapiebestandteilen. Die wissenschaftliche Evaluation von Therapieinterventionen ist aufgrund der Heterogenität von Patienten und Details einiger Behandlungsmethoden erschwert, doch lassen sich aus der Studienlage bereits etliche für den Therapiealltag relevante gut untermauerte Behandlungskonsequenzen ziehen. Generell verschlechtert sich die funktionelle Erholungsprognose mit Läsionsgröße, Ausmaß der Zerstörung von M1- und S1-Kortex und der Pyramidenbahn (ungünstig: v. a. dorsaler Anteil). Somit kann die Bildgebung im Einzelfall die Entscheidung einer Beendigung restitutiver Bemühungen zugunsten kompensatorischer und adaptiver Strategien unterstützen.

Restitutive Behandlungsformen

Klassische »neurophysiologisch basierte« Verfahren Diese Gruppe von Behandlungsformen wird durch weiter unten geschilderte modernere und z. T. wirksamere Verfahren zunehmend abgelöst. In ständiger Weiterentwicklung hat sie aber weiterhin ihren Platz in der Neurorehabilitation, v. a. bei schwer betroffenen Patienten mit Beeinträchtigung der aktiven Kooperationsfähigkeit.

Prinzip: Unter taktiler Kontrolle werden komplexe, im ZNS angelegte Reflexe, Tonus- Halte und Stellreaktionen durch verschiedene Griffe, Manipulationen, Positionierungen und Unterstützungsmanöver aktiviert oder inhibiert. Beim **Bobath-Konzept** werden zudem komplexe Bewegungsabläufe in einfachere Untereinheiten aufgespalten, die zunächst rumpfnah unter Beachtung von Haltungshintergrund und Ausrichtung von Schlüsselpunkten (»alignment«) beübt werden. Im weiteren Verlauf erst folgt das Training weiter distaler Bewegungskomponenten. Die Wirksamkeit dieses Konzeptes wurde in mehreren RCT gezeigt, wobei vor allem hinsichtlich Alltags-Kompetenz neuere Verfahren (s. u.) bessere Ergebnisse erzielen.

Im Rahmen des primär für infantile Zerebralparesen entwickelten **Vojta-Konzeptes** wird auch bei Erwachsenen versucht, durch bestimmte propriozeptive und periostale Reize komplexe Bewegungsmuster wie Reflexumdrehen und Reflexkriechen zu induzieren.

Aufgabenorientiertes Training Diese Strategie, synonym auch als task-orientiertes, oder Motor-relearning-Konzept bezeichnet, zielt auf Wiedererlangung alltagsrelevanter Funktionen unter Berücksichtigung lerntheoretischer Aspekte. Sie besteht aus intensivem, repetitivem Üben von alltagsrelevanten Bewegungen an der individuellen Leistungsgrenze unter Feedback. Trainingsbegleitend werden die muskuloskelettalen Bedingungen optimiert und ggf. Hilfsmittel und Orthesen zur Unterstützung der funktionellen Fertigkeiten angepasst. Beübt werden auf Grundlage des individuellen Befundes motorische Leistungen der Kategorien posturale Kontrolle, Lokomotion, Greifen und Manipulation. Aufgrund der großen Rolle motivationaler Aspekte wird mit Funktionstraining von Elementen begonnen, für die hohe Bereitschaft besteht und bei denen Bewegungserfolg ersichtlich ist. In späteren Trainingsphasen wird finden zunehmend Variationen und Transfer-Anforderungen steigenden Schwierigkeitsgrades statt, während Teilaspekte optimiert werden.

Schädigungsorientiertes Training Unter detaillierter Erfassung der Armparesen und sensorischen Ausfälle (daher auch »impairment oriented training«) wurden in Anpassung an die Schwere des Defizits zwei modulare Programme zur Wiederherstellung der alltagsrelevanter Funktionen entwickelt. Beim sog. **Arm-Basis-Training** für Patienten mit schweren Lähmungen werden alle proximal wie distal noch minimal möglichen Bewegungen der oberen Extremität repetitiv und intensiv einzeln und systematisch beübt, um die Wiederherstellung der aktiven Bewegungsfähigkeit in den einzelnen Abschnitten des Armes zu beschleunigen. Das **Arm-Fähigkeits-Training** (AFT) für Patienten mit leichter brachialer Parese soll verschiedene Komponenten der Hand- und Armmotorik durch repetitives Training verbessern, um so die Geschicklichkeit bzw. gezieltes Greifen und Manipulation von Gegenständen (Werkzeuge, Essbesteck und andere Haushaltsgegenstände oder Schreibutensilien) zu fördern.

Ein **bilaterales Training** der oberen Extremität mit gleichzeitigen, symmetrischen Bewegungen paretischer und nichtparetischer oberer Extremität bietet nach aktuellem Wissen keinen Vorteil gegenüber anderen Formen aktiven Übens mit dem Ziel der Funktions- und Aktivitätsverbesserung.

Constraint-induced movement therapy (CIMT) Besonders gut evaluiert ist dieses Konzept (synonym auch: Taub'sches Training nach dem Erstbeschreiber 1993, forcierter Gebrauch/»forced use«) im Bereich der Motorik nach Schlaganfall. Unter Vorstellung des erlernten Nicht-Gebrauchs der gelähmten Seite wird die nicht-paretische Seite ausgeschaltet, wodurch auch die interhemisphärische Hemmung durch die kontraläsionale Hemisphäre reduziert wird. Der funktionsfähige Arm wird durch Schlingen, Schienen oder Handschuhe etc. für 90% der Wachzeit immobilisiert, und der Patient für 2 Wochen einer täglich 6-stündigen Physio- und/oder Ergotherapie unterzogen. Voraussetzung ist allerdings ein relativ ausreichendes Maß an erhaltener Restmotorik der paretischen Extremitäten (Dorsalflexionsfähigkeit von mindestens 10° im Handgelenk, basale Greiffunktion). In zahlreichen RCT konnte eine signifikante Verbesserung motorischer Funktionen auf Impairment- wie auch auf Disability-Ebene (alltagspraktische Tätigkeiten) sowie auf Lebensqualität belegt werden. Diese Effekte ergaben sich nicht nur für das Training in der Subakutphase, sondern auch noch bei De-novo-Anwendung 1 Jahr nach Ereignis. Das CIMT auch in modifizierten bzw. reduzierten Versionen wirksam ist, z. B. mit 3 h täglich an 3 Tagen pro Woche, über 10 Wochen).

Afferente Stimulation Afferent stimulierende Verfahren haben den Vorteil, auch bei nicht kooperativen und schwerst bewusstseinsgestörten Patienten (z. B. Komastimulation) anwendbar zu sein. Sie streben einerseits eine unspezifische Aktivierung und Vigilanzverbesserung, andererseits eine Verbesserung der Willkürmotorik an. Die Durchführung taktiler, thermischer, propriozeptiver, visueller, akustischer oder vestibulärer Stimulation kann systematisiert oder unsystematisiert, unimodal oder multimodal erfolgen, wobei die Überlegenheit eines der verschiedenen Schemata über andere nicht klar ist. Ein nachhaltig günstiger Effekt auf motorische Leistungen ist nicht gesichert. Weiterführende Informationen zur afferenten Stimulation ► Facharztbox.

Apparativ gestützte Behandlung Das funktionelle Rehabilitationsergebnis kann im Vergleich zu rein personell geführter Neurorehabilitation gemäß mehrerer kleinerer Studien durch elektromechanisch assistierte Verfahren zusätzlich verbessert werden, Ob dieser Effekt durch die assoziierte rehabilitative Intensitätssteigerung (incl. Einbindung von Eigentraining) und motivationale Faktoren zustande kommt oder aber durch die Methode selbst, ist nicht gesichert.

- **Obere Extremität.** Robotische Arm-Exoskelette (◻ Abb. 41.3) ermöglichen unter Gewichtsentlastung des Armes eine bedarfsangepasste Augmentierung repetitiver selbstinitiierter Bewegungen. Der Aktionsbereich und die selektive Kontrolle der eingeschränkten Hand- und Armfunktion können so erweitert werden, Gleichzeitig erfolgt via Bildschirmdarstellung alltagsnaher oder spielerischer Programminhalte ein Feedback und Motivierung. Für schwere Paresen konnte eine nachhaltig verbesserte Erholung motorischer Funktionen und der Kraftgrade v. a. proximal belegt werden, jedoch ohne sichere Alltagswirksamkeit. PC-gestützte Armtrainer mit bilateral-distalem Trainings-Ansatz verbessern bei schweren Paresen ebenfalls die Erholung der Armkraft und selektiven Armbeweglichkeit. Robot-assistierte Fingermotorik-Trainer sollen die Rückbildung schwerer Paresen und die Sensorik fördern sowie Beugespastizität reduzieren; der Benefit ist jedoch noch nicht hinreichend belegt.
- **Gangrehabilitation.** Bereits gehfähige Patienten profitieren von aufgabenspezifischer, intensiver Physiotherapie mit Üben des aufrechten Gehens auf ebenem Boden; Üben des Aufstehens vom Sitz zum Stand in Verbindung mit funktionellem Krafttraining paretischer Muskeln. Laufbandtraining, mit und ohne Gewichtsentlastung mittels Aufhängevorrichtung für z. B. postural instabile Patienten ist ebenfalls wirksam, und erweist sich bei bereits gehfähigen Patienten gegenüber alleiniger Physiotherapie als vorteilhaft hinsichtlich Ganggeschwindigkeit, Gangmuster und Gehstrecke bzw. Ausdauer (◻ Abb. 41.4).
- Nicht gehfähige Patienten profitieren von möglichst früher physiotherapeutischer Mobilisation, z. B. innerhalb von 24 h nach Schlaganfall. Hier bringt eine Laufbandtherapie keinen zusätzlichen Benefit, jedoch ist die hoch repetitive Anwendung eines elektromechanischen Gang-

Facharztbox

Afferente Stimulation

Als Wirkprinzip wird einerseits eine kollaterale Aktivierung aufsteigender Arousal-Systeme angenommen. Andererseits wird angesichts der engen sensomotorischen Verzahnung in Bewegungsverarbeitung und -Ausführung eine Potenzierung motorischen Lernens durch Verbesserung sensorischer Informationsaufnahme postuliert. Tierexperimentell ist vermehrtes dendritisches und axonales »sprouting« mit konsekutiver Vernetzung sowie schnelle funktionelle Erholung nach Läsionen unter »enriched environment« und afferenter Stimulation belegt.
Aber auch beim Menschen zeigen afferent stimulierende therapeutische Aktivitäten objektivierbare Effekte in fMRT- und TMS-Studien.
Eine spezielle Form kombinierter afferenter Stimulation taktil-kinästhetisch/propriozeptiver Ausrichtung ist das **Affolter-Modell** mit gezieltem Führen an sensomotorisch beeinträchtigten Extremitäten durch den Therapeuten während alltäglicher Handlungen; durch diese geführten Interaktionserfahrungen werden motorische, kognitive und emotionale Leistungen gefördert.
Beim **Perfetti-Konzept** wird die Hand des Patienten über verschiedene Oberflächen und Gegenstände geführt oder einzelne Gelenke in unterschiedlichem Ausmaß durch den Therapeuten bewegt, wobei der Patient die entsprechenden Wahrnehmungen erkennen und interpretieren soll.
Eine klinische Wirksamkeit über Spontanverläufe hinaus wird angenommen, auch in Umkehrschluss zur beobachteten reversiblen Reduktion intellektuell/kognitiver Funktionen unter Reizdeprivation. Bei Schlaganfallpatienten ist ein mäßiger Effekt afferenter Stimulationsbehandlung auf Sensibilitätsdefizite und motorische Funktionen noch nicht durch hochwertige Studien gesichert.

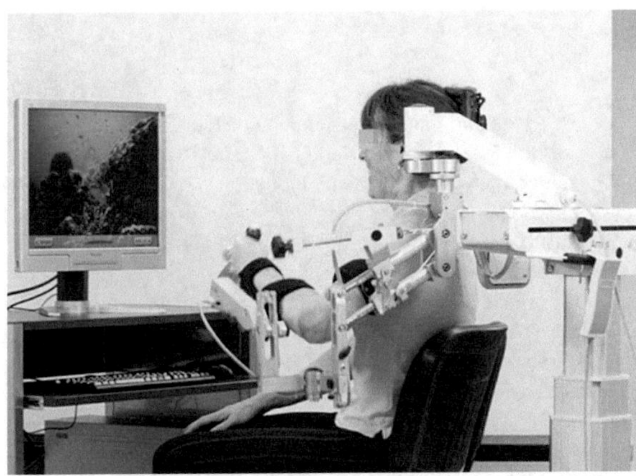

Abb. 41.3 Training mit einem robotischen Arm-Exoskelet bei schwerer Armparese mit Bewegungs-Sensing, -Verstärkung und Bildschirmfeedback

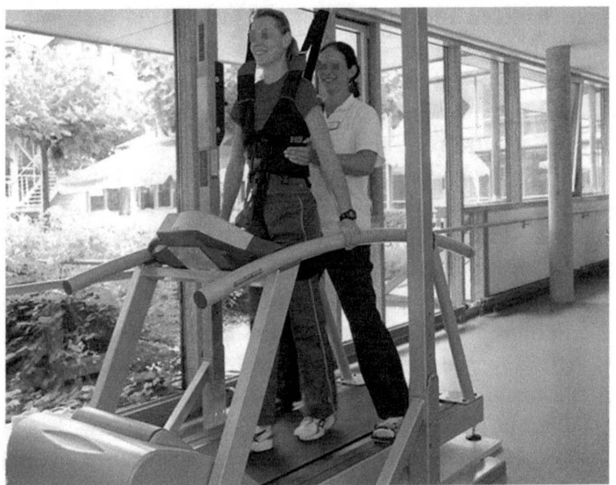

Abb. 41.4 Laufbandtraining mit Gewichtsentlastung

trainers (Exoskeletton- oder Endeffektorprinzip) hinsichtlich der Wiederherstellung der Gehfähigkeit gegenüber reiner Physiotherapie überlegen. Günstiger Begleiteffekt der Gangtrainer ist auch die körperliche Entlastung der Physiotherapeuten.

Elektromagnetische Stimulation Besonders zur Unterstützung der Handmotorik und der Gangrehabilitation wurde eine Reihen von elektromagnetischen Stimulationsverfahren entwickelt. Dazu gehören periphere sensorische und motorische, ein- und mehrkanalige elektrische Stimulationstechniken sowie transkanielle kortikale Exzitation und Inhibition durch Magnetreiz- und Gleichstromapplikation (▶ Exkurs: Elektromagnetische Stimulationsverfahren). Ein Routineeinsatz dieser aufwändigen und kostenintensiven Verfahren scheint jedoch noch nicht gerechtfertigt.

Spiegeltherapie Bei Schlaganfallpatienten mit Armparese kommt zusätzlich zur üblichen Therapie zunehmend die so-

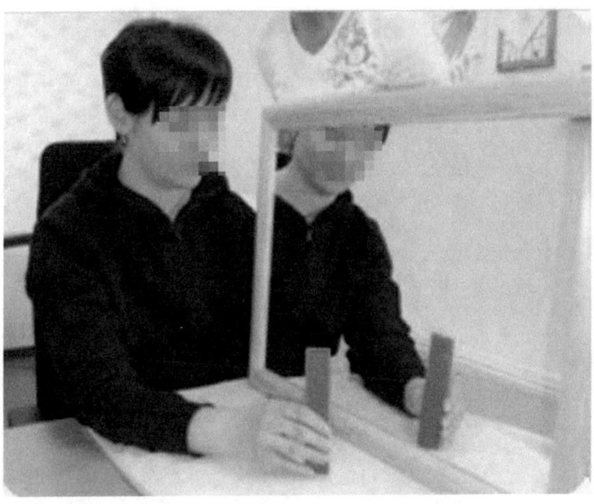

Abb. 41.5 Spiegeltherapie

genannte Spiegeltherapie zur Anwendung. Durch Platzierung eines Spiegels vor dem Patienten in der medianen Sagittalebene mit dem nicht-paretischen Arm zugewandter Spiegelfläche (Abb. 41.5) wird gegenüber der läsionstragenden Hemisphäre eine aktive Bewegung der hinter dem Spiegel gelegenen, ggf. vom Therapeuten gleichzeitig kinästhetisch beübten oberen Extremität simuliert. Dies führt zu einer apparativ nachweisbaren Exzitabilitäts- und damit Neuroplastizitätssteigerung. Bei intensiver Anwendung (d. h. täglich für eine halbe Stunde über mehrere Wochen) können erholungsbeschleunigende Effekte auf die Handfunktion auch bei schweren Paresen, Neglect, aber auch beim komplexem regionalem Schmerzsyndrom (CRPS) nachgewiesen werden.

Mentales Training (imaginative Verfahren) Nicht nur bei Bewegungsbeobachtung , sondern bereits durch Bewegungsvorstellung (»motor imagery«) kommt es zu einer Aktivierung und Konnektivitätssteigerung von Netzwerken, die auch bei tatsächlicher Durchführung der Bewegung eines gelähmten Armes relevant sind (Interaktion präfrontaler, prämotorischer, supplementär- und primär-motorischer Kortex). In der Praxis wird der Patient aufgefordert, sich täglich für mindestens 10–30 min die Einbindung seiner paretischen oberen Extremität in alltagspraktische Verrichtungen vorzustellen.

Additiv zu aktiv übenden Verfahren eingesetzt kann diese Technik zu einer zusätzlichen Verbesserung der Arm- und Handfunktion führen. Voraussetzung ist jedoch eine erhaltene motorische Restfunktion.

Flankierende Maßnahmen

Behandlung von Spastizität Der Symptomenkomplex **Spastizität** ist ein komplexes Phänomen, welches neben Enthemmung spinaler Reflexschleifen auch die Disinhibition untergeordneter motorischer Hirnstammsysteme und Veränderungen der Muskelfasern einschließt. Die Spastik kann funktionell relevante Willküraktivität hemmen oder verhindern, die Mobilität und Mobilisierbarkeit einschränken, Schmerzen, Druckgeschwüre (z. B. Handfläche durch Fingernägel)

Exkurs

Elektromagnetische Stimulationsverfahren

Sensorische Elektrostimulation. Prinzip ist wie bei der oben aufgeführten afferenten Stimulation die Steigerung der Neuroplastizität und Potenzierung sensomotorischer Funktionsrestitution. Erste Untersuchungen mit Wirksamkeitsnachweis liegen für Handstimulation mithilfe eines Stimulationshandschuhs zur Verbesserung von Kraft und Feinmotorik vor.

Funktionelle Elektrostimulation (FES). Bei zentralen Paresen nach Schlaganfall unterstützt die FES der unteren Extremität mit transkutaner Muskel und/oder Nervenstimulation die Gangrehabilitation. Mit Einkanalstimulatoren kann z. B. unter Triggerung durch Fersenkontaktschalter zu Beginn der Schwungbeinphase die Fußhebermuskulatur aktiviert werden. Mehrkanalstimulatoren ermöglichen sogar Schreitbewegungen durch differenzielle multilokuläre Stimulation in Abhängigkeit von der Gangphase. Verschiedene Gangparameter können durch diese Verfahren verbessert und Spastizität reduziert werden. Durch mehrkanalige FES an der oberen Extremität mit Induktion von Greifen und Loslassen scheinen Patienten mit schwerster distaler Parese alltagsrelevant zu profitieren; die Studienlage rechtfertigt jedoch noch keinen breiten klinischen Einsatz.

Transkranielle Stimulation. In zahlreichen kleineren Studien konnte eine Potenzierung des Effektes klinisch-rehabilitativer Verfahren durch rTMS und tDCS (▶ Abschn. 41.2) vor allem im Bereich Handmotorik durch verschiedene Stimulationsprotokolle nachgewiesen werden. Qualitativ hochwertige große klinische Studien als Voraussetzung für den flächendeckenden Transfer dieser Methoden in den klinischen Alltag sind noch nicht abgeschlossen.

verursachen sowie zu Pflegebehinderungen mit dermatologischen Komplikationen (z. B. Schweißmazeration und Mykosen) führen.

Bausteine der **allgemeinen Therapie** sind physiotherapeutische, physikalische und pharmakologische Maßnahmen. Zudem ist die supportive Behandlung spastikpotenzierender Faktoren wie psychische Erregung, Schmerzen, Entzündungen, Harnverhalt, Obstipation essenziell. Wirksame **Physiotherapie** beinhaltet konventionelle Verfahren, systematisch repetitives funktionell-motorisches Training, elektromechanisch gestützte Therapie, Bewegungstherapie im Wasser, Laufbandtherapie sowie Orthesen zur Kontrakturbehandlung und -prophylaxe. Passives Dehnen/Bewegen birgt das Risiko von Traumatisierung. Offenbar wirksame **physikalische Verfahren** mit günstigem Einfluss auf Tonusreduktion und Motorikverbesserung sind periphere **Muskelvibration** (obere Extremität), funktionelle Elektrostimulation (auch integriert in Orthesen oder kombiniert mit Tapeverbänden) sowie die Kombination von Elektroakupunktur und spezifischem Krafttraining. Mit wechselndem Erfolg kann auch versucht werden, die Spastik durch transkutane elektrische Stimulation der Nervenwurzeln zu reduzieren.

Für die Indikationsstellung einer nebenwirkungshaltigen und ggf. kostenintensiven **Pharmakotherapie** ist individualisierte Abwägung des Nutzens, d. h. Verbesserung Funktion, Reduktion von Schmerz, oder Erleichterung von Pflege und Hygiene, und der Risiken vorzunehmen. Die gebräuchlichen Substanzen und Dosierungen sind in ◘ Tab. 41.3 aufgeführt. Weiterführende Informationen zur Pharmakotherapie der Spastizität ▶ Facharztbox. Orthopädisch-chirurgische Verfahren (z. B. Tenotomien, Verlängerungsplastiken, Sehnentranspositionen) sind nur bei fixierten spastischen Kontrak-

◘ Tab. 41.3 Medikamentöse Behandlung der Spastizität

Generikum (Handelsname)	Wirkmechanismus	Applikation	Dosierung
Baclofen (Lioresal)	GABA-B-Agonismus	Enteral	Bis 120 mg/Tag
Tizanidin (Sirdalud)	Zentraler α2-Agonismus	Enteral	Bis 36 mg/Tag
Tetrazepam (Musaril)	GABA-A-Agonismus	Enteral	Bis 400 mg/Tag
Tolperison (Mydocalm, Viveo)	Natriumkanalblockade in zentralen Neuronen	Intrathekal	20–2.000 μg/Tag
Delta-9-Tetrahydrocannbinol + Cannabidiol (Sativex)	Retrograde Hemmung der ACh-Freisetzung via CB1-Rezeptor	Oromukosales Spray	Bis 12 Sprühstöße (je 2,7+2,5 mg)/Tag
Clonazepam (Rivotril)	GABA-A-Agonismus	Enteral	Bis 6 mg/Tag
Dantrolen (Dantamacrin)	Ryanodinrezeptor-Blockade → Hemmung der Ca-Freisetzung im Sarkoplasma	Enteral	Bis 400 mg/Tag
Botulinumtoxin Typ A: Abobotulinumtoxin A (Dysport), Onabotulinumtoxin A (Botox), Incobotulinumtoxin A (Xeomin)	Fusionshemmung transmitterhaltiger synaptischer Vesikel mit präsynaptischer Membran	Streng intramuskulär	Je nach Indikation bis 400 mU Inco bzw. Dysport

Facharztbox

Pharmakotherapie der Spastizität

Von therapeutischer Relevanz ist die Unterscheidung in fokale (ein oder zwei eng benachbarte Bewegungssegmente), regionale und generalisierte Spastik sowie Hemispastik. Botulinumtoxin: Die Therapie einer **fokalen Spastik** gelingt hochwirksam und sicher mit Botulinumtoxin/Neurotoxin Typ A (BoNT). Dieses ist bisher nur für die Spastizität der oberen Extremität zugelassen ist, wird aber auch im Bereich der unteren Extremität erfolgreich eingesetzt (Evidenzgrad Ia). Typische Beispiele mit gutem Ansprechen sind Pes equinovarus, Beugespastik von Ellenbogen und Knie sowie diverse Hand- und Fingerfehlstellungen, wo z. B. die Behandlung einer Fingerbeugerkontraktur behinderte Feinmotorik-Ressourcen funktionell nutzbar machen kann. Zur Verbesserung der Treffsicherheit und damit der Wirksamkeit ist eine Injektionskontrolle durch EMG (kombinierte Nadel) oder Sonographie zu empfehlen. Letztere hilft auch, eine Verletzung von Gefäß-Nerven-Bündeln, etwa bei der Behandlung des M. tibialis posterior, zu vermeiden.

Die Effektivität dieser Behandlung kann gesteigert werden durch aufgeteilte und endplattennahe Injektion, Durchbewegen des Gelenkes nach Injektion und vor allem durch Kombination mit einer physiotherapeutischen Redressionsbehandlung durch Splint-Serien. Die Injektionen müssen, je nach Größe des Muskels und Schwere der Spastik, wegen Reinnervation durch Neuronenaussprossung ggf. regelmäßig alle 2–6 Monate wiederholt werden; kürzere Injektionsintervalle sind offenbar mit einem erhöhten Risiko der Bildung neutralisierender Antikörper (Abobotulinumtoxin und Onabotulinumtoxin) verbunden. Wenn auch selten Nebenwirkungen wie Komplikationen an der Injektionsstelle, regionale oder systemische Begleiteffekte bei Überdosierung oder intravenöser Applikation auftreten können, ist BoNT A v. a. bei fokaler Spastizität im Nutzen-Risiko-Verhältnis gegenüber oralen Antispastika signifikant überlegen und gilt hier als Mittel der Wahl. Eine wirksame Alternative der topischen Behandlung besteht in der perineuralen Injektion von 3–5% Phenol oder 65% Alkohol, z. B. im Bereich von N. musculocutaneus, tibialis oder obturatorius. Wenn auch der Effekt bis 9 Monate anhält kommt dieses Verfahren u. a. wegen Risikos anhaltender neuropathischer Beschwerden nur noch selten zum Einsatz.

Medikamentöse Therapie: Bei schwerer **generalisierter Spastizität** ist eine systemische Behandlung mit den in Tab. 41.7 aufgeführten zentral wirksamen Antispastika zu erwägen (1. Wahl im klinischen Alltag zumeist Baclofen). Vor allem bei zu schneller Aufdosierung sind jedoch nicht selten Nebenwirkungen wie Sedierung und Abnahme von Muskelkraft und Pareseverstärkung zu erwarten. Dies trägt dazu bei, dass diese Substanzen trotz Spastikreduktion in der Regel nicht mit einer Verbesserung der Alltagskompetenz verbunden sind. Somit handelt es sich um eine supplementäre Therapie v. a. bei schwerer Ausprägung zwecks Reduktion schmerzhafter Spasmen und zur Pflegeerleichterung. Cannabis-Derivate sind nur für multiple Sklerose zugelassen und reduzieren dort zusätzlich neuropathische Schmerzen.

Wenn bei immobilen Patienten die Auswirkungen einer schweren generalisierten oder regionalen Spastik mit oralen Antispastika und Physiotherapie nicht beherrschbar sind, ist eine **intrathekale Baclofen**-Dauertherapie mittels Pumpen nach Probeinjektion oft wirksam. Zu beachten ist aber die Invasivität, Notwendigkeit kompetenter Nachsorge (u. a. Nachfüllen) und mitunter tödliche Komplikationen infolge Pumpenfehlprogrammierung oder -versagen, Katheterdislokation oder -bruch.

turen mit Gelenkfehlstellungen und funktioneller Relevanz indiziert.

Herz-Kreislauf- und Krafttraining Die oft langdauernde (Teil-)Immobilisation führt bei neurologischen Erkrankungen zu einem erheblich reduzierten kardiorespiratorischen Trainingszustand und Kraftausdauer dies kann die Mobilisation und Belastbarkeit unabhängig von vorhandenen bzw. remittierten Paresen, beeinträchtigen. Nach Schlaganfall kann aerobes kardiorespiratorisches Training signifikant die Gehfähigkeit, die Gehstrecke und die Gehgeschwindigkeit verbessern.

Depressionsbehandlung und allgemeine pharmakologische Unterstützung Die Optimierung der Affektlage von Patienten, insbesondere auch die erfolgreiche Therapie einer konkomitanten Depression ist bedeutsam für das rehabilitative Outcome. Eine entsprechende Pharmakotherapie scheint über den antidepressiven Effekt hinaus günstig zu sein, zumal für eine Reihe von Substanzen zur Potenzierung von dopaminergen, serotonergen und α1-noradrenergen Systemen eine Steigerung des motorischen Trainingseffekts mit Auswirkung auf die Alltagskompetenz gezeigt werden konnte (▶ Abschn. 41.1).

Die physiotherapeutischen Effekte auf Gehfähigkeit bzw. Ganggeschwindigkeit können speziell bei MS-Patienten, mit nachweislicher Auswirkung auf die Lebensqualität durch den Kaliumkanalhemmer Fampridin (Fampyra) signifikant gesteigert werden.

Hilfsmittel

In vielen Fällen lassen sich die normalen Funktionen nicht oder nicht rasch genug wiederherstellen. Um dennoch Alltagskompetenz und selbstbestimmtes Leben zu ermöglichen und den personellen Unterstützungsbedarf zu minimieren müssen alternative oder kompensierende Strategien zusammen mit den Therapeuten eingeübt werden. Dabei sollen zeitig Hilfsmittel (aktuelle Leitlinie: v. a. **Orthesen**) verschiedener Art zum Einsatz kommen, die in einer großen Vielfältigkeit an Maßen, Ausführungen und Zusatzausstattungen verfügbar sind. Physio- und vor allem auch Ergotherapeuten passen noch während des stationären Aufenthaltes die auf den Patienten und seine individuellen Bedürfnisse zugeschnittene Hilfsmittelausstattung an, üben deren Anwendung mit dem Patienten ein und organisieren Verordnung und Bereitstellung in Zusammenarbeit mit Sanitätshäusern und Kostenträgern. Aufgabe der niedergelassenen nachsorgenden Therapeuten ist es, die Hilfsmittelnotwendigkeit eventuelles funktioneller Fortschritte zu überdenken, um nicht eine Abhängigkeit davon unnötigerweise zu perpetuieren.

Im Bereich oberem Sprunggelenk und Handgelenk/Hand dient eine geeignete **Schienenversorgung** (möglichst thermoplastisch) der Kontrakturprophylaxe, der Fixierung eines Redressionsergebnisses und vor allem auch der Unterstützung bei der Ausbildung einer »aktiven Funktionshand«. Letztere erlaubt trotz Fingerbeugerplegie eine gewisse Greiffunktion im Falle einer erhaltenen Dorsalexension im Handgelenk; hierbei muss eine Verkürzung der Streckersehen verhindert und der Finger- und Daumenbeuger gefördert werden.

Schwerstbetroffene, nicht stehfähige Patienten profitieren von **Vertikalisationsapparaten** wie Kipptisch, Stehpult und Stehrollstuhl hinsichtlich Vigilanz- und Motivationsverbesserung, Spitzfuß-, Dekubitus-, Thrombose- und Pneumonieprophylaxe sowie Kreislaufstabilität (◻ Abb. 41.6). Zur Fortbewegung kommen im Falle ausreichender Rumpfstabilität und Stützfunktion der Beine neben der aufwändigen Elektrostimulation (**FES**) (s. o.) **Rollatoren, Gehstützen** und **Orthesen** zum Einsatz. Stöcke dienen dabei zur Verbesserung des Sicherheitsgefühls und ggf. Reduktion der Sturzgefahr, bessern aber nicht die Gangparameter. Zur Sturzprophylaxe dient die Beratung hinsichtlich geeigneten Schuhwerks, Fußbodengestaltung (cave »Stolperfallen« wie Türschwellen und Teppichläufer) und Beleuchtung der Patientenwohnung. Sprunggelenkorthesen unterstützen die Gangrehabilitation, verbessern die Gleichgewichtsleistungen und auch die Sicherheit in der Mobilisation, ohne die Spastik zu verstärken. Prinzipiell geht es um Hemmung der Plantarflexion, etwa bei Fallfuß mit Hängenbleiben in der Schwungbeinphase (z. B. Heidelberger Winkel) oder der Dorsalflexion (z. B. Unterschenkelvorverlagerung in der Standbeinphase); beide Aspekte sind mit der Valenser Schiene als dynamische SG-Orthese verwirklicht. Bei Kniegelenkinstabilität infolge Parese oder spastischer Hyperextension können stabilisierende Knieorthesen erwogen werden, die aber nicht das funktionelle Training verhindern dürfen. Bei querschnittgelähmten Patienten ermöglichen außer den o. g., kostenintensiven, noch nicht routinemäßig verfügbaren Exoskeletten oder FES auch Schienenschellenapparate eine Wiederherstellung von Stand und Gehen im Durchschwunggang.

Im Falle unzureichender Rumpfstabilität und/oder Stützfunktion der Beine muss in der Regel ein **Rollstuhl** angepasst werden. Dabei ist zu entscheiden, ob die maximal unterstützende Variante eines Pflegerollstuhls oder ein Aktivrollstuhl (z. B. rumpfstabile hemiparetische oder paraplegische Patienten) sinnvoll ist und welche Maße von Sitz, Rücken- und Seitenteil (Abnehmbarkeit zum Transfer) zu wählen sind. Bei motorischer Schwerstbehinderung mit ausreichend erhaltenen kognitiven Funktionen kann ein Elektrorollstuhl die Selbstbestimmung und Lebensqualität verbessern und mit speziellem Eignungsnachweis (Fahrtauglichkeit) auch in der Öffentlichkeit benutzt werden. Die Steuerung kann je nach Ausfallsmuster sogar über Kinn-, Mund oder Augenbewegungen eingerichtet werden. Ein auf die Seitenteile aufschiebbarer Therapietisch kann zur Stützung und Lagerung im Falle eines Schulter-Arm-Syndrom und paresebedingter Schulter-Subluxation sinnvoll sein. Zum Verletzungsschutz einer paretischen Hand bei Neglect kann ein Speichenschutz sinnvoll sein.

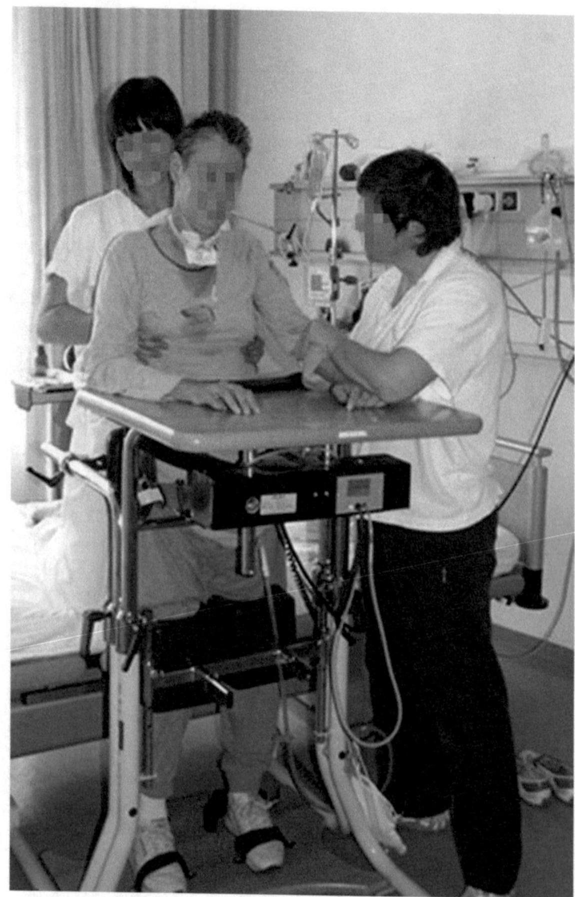

◻ Abb. 41.6 Vertikalisierung einer schwer betroffenen Patientin in einem Standing-Gerät

Adaptationshilfen bei Alltagsverrichtungen Verschiedene Bereiche des täglichen Lebens im häuslichen Bereich können durch Hilfsmittel unterstützt und sicherer gemacht werden. Genauer Bedarf und Maße können im Rahmen eines Hausbesuches durch das Hilfsmittelteam und Sanitätshaus ermittelt werden. Typische Hilfsmittel sind hier **Transferhilfen** (Rutschbretter, Drehkissen für das Auto), apparative Hilfen zur Überwindung einer Treppe mit Rollstuhl (mobiler Treppensteiger/ Scalamobil), **Anziehhilfen** (z. B. Strumpfanzieher), Hilfen für die Ernährung (Griffadaptionen, Nagelbretter, elektrische Geräte, Frühstücks-Einhänderbrett etc.), **Hilfen zur Toilettenbenutzung** (Haltegriffe wie auch Schwenkstützgriff, Toilettensitzerhöhung), Hilfen im Badbereich (Badewannenlifter, schwenkbarer Duschsitz, Haltegriffe, Antirutschmatte) sowie diverse weitere Konstruktionen für den Haushalt (z. B. Greifzangen). Ggf. sind Umbaumaßnahmen (Türverbreiterung, Einbau eines Treppenlifts oder gar Aufzugs) erforderlich, die vom Kostenträger unterstützt werden. In manchen Fällen ist ein Wohnungswechsel trotzdem unvermeidlich.

Pflegehilfsmittel Hierzu gehören individuell zugeschnittenes Pflegebett mit Zusatz wie Anti-Dekubitus- und Inkontinenzunterlagen sowie verschiedene Lagerungsmaterialien (Kissen, Keile, Rollen). Für inkontinente Patienten muss die Versorgung mit Windeln/Einlagen und Material und Zubehör zu Harnableitemaßnahmen sichergestellt werden. Im Vorfeld sollte die Rehabilitationseinrichtung sollte unter dem Aspekt der Minimierung des Harnwegsinfektrisikos und urethraler Komplikationen Möglichkeiten zur Vermeidung transurethraler Dauerableitungen ausgeschöpft haben und Angehörige wie Patienten entsprechend eingewiesen haben (z. B. Einmalkatheterismus). Analtampons mit Gasdurchlässigkeit erleichtern, nach Ursachendiagnostik, die die Pflege bei Stuhlinkontinenz mit hoher Stuhlfrequenz.

41.3.2 Bewegungs- und Koordinationsstörungen

Parkinson-Syndrome

Zur Pathophysiologie, Symptomatik und Therapie der Parkinson-Syndrome sei auf ▶ Kap. 24 verwiesen. Wenn auch die Adaptation der medikamentösen Einstellung oder ggf. Optimierung der Parameter einer Tiefenhirnstimulation die wesentliche Basis der Behandlung darstellt, sind darüber hinaus gehende alltagsrelevante Verbesserungen im Rahmen der neurorehabilitativen Behandlung möglich. Zielsymptome der Physiotherapie sind dabei die gestörte Automatisierung und Rhythmizität der Bewegungsabläufe, die reduzierte Amplitude und Geschwindigkeit der Einzelbewegungen sowie die posturale Stabilität und typischen Störungen der Körperhaltung. Zur Überwindung motorischer Blockaden bzw. »freezing« wie auch hypokinetische Gangstörungen können eine Reihe von sensorischen Trickmanövern erarbeitet werden, welche visuelle (Bodenmarkierungen, Spiegel, Hindernisse), haptische (geführte Bewegung, taktile Stimulation) und akustische Maßnahmen (Metronom, Klatschen) beinhalten.

In der Parkinson-Rehabilitation spielt die **Musiktherapie** eine besondere Rolle, im Rahmen derer eine Modulation der ausgedehnten bei Musikverarbeitung eingebundenen kortikostriatalen Netzwerke therapeutisch genutzt werden kann. Bei musikgestützter rhythmisch-akustischer Stimulation (RAS) oder auch »auditivem cueing« erfolgt eine sofortige Ankopplung der Gangmotorik an einen vorgegeben Rhythmus. Für repetitive Anwendung von RAS, welche auch über Kopfhörer vermittelt werden kann, konnte eine signifikante und die Stimulation lange überdauernde Verbesserung der Ganggeschwindigkeit, Gleichgewicht und der Armmitbewegungen nachgewiesen werden. Kürzlich wurde zudem ein sturzpräventiver Effekt gezeigt.

Die Behandlung der **Haltungsinstabilität** besteht in physiotherapeutischem Gleichgewichtstraining mit wechselnden Unterstützungsmodalitäten und -flächen sowie isometrischem Training der Beinmuskulatur. Fehlhaltungen wie die auch bei MSA-P häufige Kamptokormie oder Anterokollis lassen sich durch häufiges, intensives Training und Dehnung der Antagonisten (tägliche Dehnlagerung, gezieltes Krafttraining) bessern. Manche Patienten profitieren von einem kleinen Rucksack zur Verlagerung des Körperschwerpunktes nach hinten. Training großräumiger Bewegungen, ergänzt durch Dehnungsmanöver verbessert die Bewegungsgeschwindigkeit. Komplexe Bewegungen werden mit Betonung der Übergänge auch in Teilschritten repetitiv beübt.

Ataxie

Ataxien können bei Patienten mit Schlaganfall, SHT, MS erhebliche Auswirkungen auf Alltagsfunktionen haben. Trainingsprogramme zum Umgang mit Dysmetrie und Intentionstremor der oberen Extremität üben zielorientiertes repetitives Koordinationstraining, Fraktionierung von Bewegungssequenzen, Rumpfstabilisierung/Rumpfmuskeltraining oder Biofeedback-gestützte Entspannungsverfahren. Trainingsprogramme zur Gangataxie zielen auf Kopfkontrolle, Rumpfstabilität, Aufrichten aus dem Liegen, Sequenzierung lokomotorischer Bewegungsabläufe im Sitzen und Feed-back-gestützte Übungen zum aufrechten Stehen und Gehen mit abnehmender Assistenz und zunehmend schwierigeren Anforderungen.

41.3.3 Sprach- und Sprechstörungen

Aphasie

Die logopädische Behandlung der Aphasie beinhaltet vor allem in der Frühphase die Hemmung von Sprachautomatismen und Fehlkompensationen (z. B. Füllwörter), um in der subakuten und chronischen Phase auf störungsspezifische, z. B. semantische, phonologische oder Wortabruf fördernde Therapieansätze überzugehen. Diese symptomorientierten Strategien sind in der Alltagsauswirkung den kommunikativ ausgerichteten Behandlungsansätzen unterlegen. Wesentliches Wirkelement der Aphasietherapie ist deren Intensität. Nach aktueller Studienlage ist eine Therapiedauer von 2 h pro Woche unwirksam, während signifikante Therapieeffekte erst ab 5 h pro Woche gesichert sind.

Möglicherweise beruht auch die Wirksamkeit der »constraint induced aphasia therapy« (CIAT, Pendant zu CIMT, s. o.) mit forcierter Beschränkung der Patienten auf mündlich-verbale Ausdrucksmittel weniger auf der spezifischen Vorgehensweise als vielmehr auf der bei dieser Methode praktizierten hohen Therapieintensität. Eine Erhöhung der Übungsfrequenz ist durch Integration **PC-gestützten Trainings** möglich, welches auch zur häuslichen Selbsttherapie eingesetzt werden kann. Belegt ist eine Besserung sowohl linguistischer als auch kommunikativer Fähigkeiten unter Einsatz elektronischer Lernhilfen, auch im supervidierten häuslichen Training. Findet die Sprachtherapie in einem Kleingruppensetting statt, können positive Effekte auf Kommunikationsfähigkeit und Befindlichkeit belegt werden.

Die Wirksamkeit der logopädischen Aphasietherapie der subakuten und ggf. chronischen Phase kann nach kleineren RCT pharmakologisch durch Piracetam (4,8 g/Tag), Donepezil (10 mg/Tag) oder Memantin (10 mg/Tag) signifikant verbessert werden. In zeitlichem Zusammenhang zur Therapieeinheit appliziert, sind offenbar auch Levodopa (100 mg) oder Dextro-Amphetamin (10 mg) wirksam. In kleinen Studien zu repetitiver transkranieller Magnetstimulation (1 Hz) über der zum Broca-Areal homologen Region der rechten Hemisphäre konnten für Aphasiepatienten der postakuten Phase nach Schlaganfall signifikant stärkere Verbesserungen des AAT-Gesamtscores, bei chronischer Aphasie signifikante und anhaltende Verbesserungen der Benennleistung im Vergleich zu reiner Sprachtherapie gezeigt werden.

Vertiefende Informationen zur Spracherholung ▶ Exkurs.

Sprechstörungen

Sprechstörungen wie Sprechapraxie und Dysarthrophonie können zu einer erheblichen Störung der Kommunikation und sozialen Partizipation führen und stellt somit eine wichtige logopädische Behandlungsindikation. Bezüglich der Pathophysiologie und Diagnostik der Sprechstörungen sei auf ▶ Kap. 2 verwiesen.

Sprechapraxie Die Behandlung der Sprechapraxie ist direkt auf die Aussprache selbst ausgerichtet, während isoliertes Training von nichtsprachlichen Zungen- und Lippenbewegungen nicht hilfreich ist. Das Artikulationstraining setzt bei schweren Fällen zunächst auf Einzellautebene, ansonsten auf Silben- und Wortebene an, wobei auch in Wortpaaren trainiert wird. Zusätzlich kommen Übungen zur Betonung und Erhöhung der Sprechgeschwindigkeit zum Einsatz.

Dysarthrophonien Die Typisierung in spastische, hypotone, ataktische, rigid-hypokinetische, hyperkinetisch oder gemischte Dysarthrophonie hat Einfluss auf die Therapie. Unspezifische Behandlungsinhalte umfassen Optimierung des Haltungshintergrundes, Übungen zu Wahrnehmung und Beeinflussung der Atmung, sensorische Stimulation (Dehnung, Vibration, thermale Reize, Widerstand), Verbesserung der passiven Beweglichkeit der Artikulationsorgane und aktive mund- und zungenmotorische Übungen. Dabei sollen die Sprechbewegungen nicht mit hoher Kraft und Schnelligkeit sondern ökonomisch und mit besonderem Fokus auf Bewegungsqualität ausgeführt werden. Wesentlichen Beitrag zur Verständlichkeit leistet auch die Prosodie, deren Elemente (Sprechrhythmus, Betonung, Tonhöhen- und Lautstärkenmodulation) ebenfalls bewusst gemacht und unter Feedback trainiert werden. Die Kontrolle der Sprechgeschwindigkeit kann durch Fingertapping oder Geräte wie Metronom oder Pacing-Board unterstützt werden. Bei anhaltend schwerstgestörter Verständlichkeit müssen adaptiv Kommunikationstafeln oder elektronische Sprechhilfen eingesetzt werden.

Kommunikationshilfen

Die im Rahmen einer Dysarthrie, Sprechapraxie oder Aphasie beeinträchtigte alltägliche Kommunikation kann durch technische oder nicht-technische Kommunikationshilfen verbessert werden. Bei ungestörter Schriftsprache werden technische Hilfen mit Schrifteingabe und Sprachausgabe indiziert. Motorischen Beeinträchtigungen wird mit Adaptationen z. B. in Form von Fingerführrastern, speziellen Tastaturadaptationen und Ausführungen für einhändige Bedienung des Hilfsmittels begegnet. Bei Beeinträchtigungen der Schriftsprache etwa infolge Aphasie bewähren sich Kommunikationshilfen mit kombinierter Symbol- und Schrifteingabe. Ist die Benutzung derartiger technischer Hilfen etwa aufgrund von visuellen oder kognitiven Beeinträchtigungen eingeschränkt, können Kommunikationstafeln oder -bücher mit apparativer Sprachausgabe unterlegt.

Auch bei schwerster multimodaler Beeinträchtigung wie z. B. beim Locked-in-Syndrom oder hohem Querschnitt mit Beatmung über geblockte Trachealkanüle lässt sich fast immer eine residuelle Willkürbewegung von Extremitäten, Mimik, Augen, Mund oder Luftstromsteuerung (saugen, pusten)

Exkurs

Spracherholung

Die Aphasie hat vor allem nach Schlaganfall innerhalb der ersten 4 Wochen eine starke Spontanremissions-Tendenz, die sich in den folgenden Monaten mit geringerer Dynamik fortbesteht, sodass nach 1 Monat bei 60–70%, noch einem halben Jahr etwas über 50% und nach 1 Jahr ca. 80% weitgehend frei von kommunikativ relevanten Sprachstörungen sind. In der Postakutphase etwa nach Schlaganfall kommt es zu einer funktionell relevanten Hochregulierung in homologen Sprachareаlen der rechten bzw. kontraläsionalen Hemisphäre. In einer späten »Konsolidierungsphase« (4–12 Monate nach Infarkt), sind sprachliche Verbesserungen mit einer zunehmenden Aktivierung der intakten linkshemisphärischen Sprachareale korreliert.

Durch zahlreiche Studien ist statistisch abgesichert, dass eine Aphasietherapie über die Spontanremission hinaus oder auch gegenüber unspezifischen Interventionsmaßnahmen effektiv ist. Dabei kann durch einen frühen Beginn intensiver Sprachtherapie bereits in der Akutphase der durch Spontanremission erwartbare Effekt nahezu verdoppelt werden, was signifikant mehr im Vergleich zu späterem Therapiebeginn ist.

Auch jenseits der Phase relevanter Spontanremission, sogar mehrere Jahre nach Läsionsereignis, sind durch logopädische Förderung funktionelle Verbesserungen erzielbar, eine hohe Therapieintensität vorausgesetzt. Das rehabilitative Verbesserungspotenzial wird neben Therapiebeginn und -intensität aber auch durch den initialen Schweregrad der Aphasie, der Größe der verursachenden Läsion (ungünstig: Volumen von >100 ccm), sowie durch die neurokognitive Komorbidität limitiert, nicht aber durch das Bildungsniveau beeinflusst. Auch hängt gemäß neueren fMRT-Daten das Lernpotenzial chronisch aphasischer Patienten von der Integrität des ipsiläsionalen Hippokampus und seiner Umgebung sowie von der Aktivierbarkeit des kontralateralem Gyrus frontalis und Inselkortex bei sprachlichen Aufgaben ab. Dennoch ist im Individualfall auch eine gute Erholung trotz ungünstiger Prognosefaktor-Konstellation möglich, so dass auch hier die Therapie nicht vorenthalten werden darf.

identifizieren. Diese kann jeweils über speziell gefertigte Ansteuerungshilfen und Bedienungssensorik zur Nutzung elektronischer Kommunikationsgeräte genutzt werden. Die Anwendung wird im Rahmen der Ergotherapie oder Logopädie unter Anleitung des jeweiligen Herstellers zusammen mit dem Patienten eingeübt, wobei die Einholung der Unterstützung durch den Kostenträger für die Verordnung dieser mitunter sehr kostenintensiven Kommunikatoren für den poststationären Einsatz schwierig oder gar erfolglos sein kann.

Eine vielversprechende Innovation zur Herstellung der Kommunikation bei Fehlen jeglichen motorischen Willkür-Outputs stellt das Prinzip des **Brain-Computer-Interface** (BCI) dar. Grundlage dafür ist das via EEG oder subdural implantierte Elektrodensysteme ableitbare und analysierbare motorische Bereitschaftspotenzial, welches der Patient unter Feedback zu modulieren lernt. Diese kortikalen Signale können so in elektronische Befehle zur Steuerung eines Sprach-Output-Tools, aber auch einer Prothese transformiert werden. Erste Umsetzungserfahrungen zu diesem Prinzip sind vielversprechend.

41.3.4 Schluckstörungen

Neurogene Dysphagien kommen wegen der weiten Ausdehnung der schluckrelevanten Netzwerke und der komplexen zeitlichen Koordination zahlreicher Neuronen- und Muskelgruppen häufig vor.

Pathophysiologie und Diagnostik der Schluckstörung ▶ Facharztbox.

Die Rehabilitation der neurogenen Dysphagie beinhaltet neben der restitutiven Schlucktherapie auch Maßnahmen zur Sicherstellung der Ernährung und zum Schutz der Luftwege. Bei starker Aspiration von Sekreten aus Mund/Nasenbereich ist die Versorgung mit einer **blockbaren Trachealkanüle** (TK) erforderlich. Dies kann allerdings per se eine Dysphagie perpetuieren (sensorische Deprivation supraglottisch) und aggravieren, auch sind lebensgefährliche Komplikationen möglich. Daher ist Aufgabe der Schlucktherapeuten die möglichst schnelle Entwöhnung von der Trachealkanüle im Rahmen der Frührehabilitation/Phase B unter Beschleunigung der Spontanerholung durch funktionelle Dysphagietherapie incl. Durchführung von Entblockungsmanövern (thermischer Atemluftreiz) , Ausweitung der Entblockungsphasen oder intermittierende Dekanülierungen, jeweils unter Monitoring und Absaugbereitschaft.

Die eigentliche **Schlucktherapie** beinhaltet zum einen ein funktionelles Training mit restitutivem Ansatz. Dazu gehören

- Übungen zur Verbesserung der Oralmotorik (Lippenschluss, Kauübungen) und Zungenmotorik,
- afferent stimulierende Manöver (u. a. thermisch, Vibration) im fazioralen Bereich, auch zur Verbesserung der Schluckreflextriggerung,
- Stimmbandschlussverbesserung zur Sicherung der Atemwege (Spannungsübungen, Druck-Stoß-Übung),
- Übungen zur Kräftigung der Kehlkopfhebung (suprahyoidale Kräftigung durch Shaker-Manöver, Zungenrückenhebung) und
- indirekte Aktivierung der Rachenmuskeln (Zungenhalteübung, Saug-Blas-Übungen).

Facharztbox

Pathophysiologie und Diagnostik der Schluckstörung

An der Steuerung des Schluckaktes ist nicht nur der Hirnstamm, sondern auch das Großhirn beteiligt. Hier liegt sogar eine Hemisphärendominanz vor, die von der Sprachsteuerung unabhängig ist. Dies betrifft vor allem die Steuerung der Schluckreflextriggerung und der **oralen Schluckphase** (d. h. Ansaugen/Greifen der Nahrung, Abdichtung der Mundhöhle, Zerkleinerung fester Nahrung, Bolusformung, Bolustransport in den Oropharynx). Neuroanatomisch sind hier beteiligt das frontoparietale Operculum, Gyrus postcentralis (im Rahmen des sensomotorischen Regelkreises), vordere Insel, Tractus corticobulbaris (gekreuzt > ungekreuzt), Hypothalamus, Corpus amygdaloideum und Area tegmentalis ventralis.

Die folgende, nur einsekündige **pharyngeale Phase** des Bolustransports in den Ösophagus unter Anhebung des Kehlkopfes mit konsekutiver passiver Kehlkopfabdichtung durch die Epiglottis und Aufziehen des oberen Ösophagussphinkters verläuft reflektorisch und entzieht sich weitgehend der willkürlichen Kontrolle. Die zentrale Steuerung dieser Phase erfolgt innerhalb der Medulla oblongata durch zwei paarige Gruppen von »pattern generators«: dorsomediale PG (»master/generator neurons«) enthalten das Programm für die zeitliche Koordination der Schluckmuskeln, ventrolaterale PG (»switching neurons«) verteilen die Impulse der dorsomedialen auf die Hirnnervenkerne V, VII, IX, X, XII.

Die differenzierte Erfassung gestörter Schluckaktkomponenten ist bedeutsam für die Schlucktherapie und erfolgt in Zusammenarbeit speziell geschulter Logopäden und Neurologen oder HNO-Ärzte. Ohne gezieltes diagnostisches Vorgehen werden Dysphagien häufig nicht erkannt, vor allem bei Sensibilitätsstörungen mit so genannter »**silent aspiration**«. Somit verbergen sich hinter Infekten »unklarer Genese« immer wieder aspirationsassoziierte Atemwegsinfekte. Zusätzlich zur klinischen Untersuchung der Funktionen der beteiligten Hirnnerven stehen als Diagnostiktools klinische Dysphagietests wie der 50-ml-Wasser-Test (Husten, Dyspnoe, Stimmqualität?), ggf. kombiniert mit Pulsoxymetrie sowie apparative Verfahren wie die radiologische Funktionsdiagnostik z. B. als Videofluoroskopie (Abschlucken kontrastmittelhaltiger Boli unter Durchleuchtung) sowie die videoendoskopische Schluckdiagnostik (Inspektion und Abschlucken gefärbter Boli verschiedener Konsistenz unter transnasal-pharyngoskopischer Kontrolle) zur Verfügung. Letztere kann die pharyngeale Phase nicht suffizient direkt darstellen, bietet aber den Vorteil, bettseitig beliebig oft und relativ geringem Aufwand im Verlauf wiederholt werden zu können, z. B. auch im Rahmen des Trachealkanülenmanagement; ggf. wird sie kombiniert mit einer Tracheoskopie mit sensitiver Evaluation von »silent aspiration« in retrograder Laryngoskopie oder Nachweis tracheobronchialer Aspirate im Vorfeld eingefärbten Speichels.

Um aspirationsfreies Schlucken bei (noch) nicht komplett restituiertem Schluckakt zu ermöglichen, werden auch kompensatorische Methoden wie Modifikation der Kopfhaltung (z. B. einseitige Boluslenkung bei Hemiparese) und spezielle Schlucktechniken eingeübt. Letztere beinhalten supraglottisches Schlucken und super-supraglottisches Schlucken zum Stimmband- und Taschenfaltenschluss, »kräftiges Schlucken zur Erhöhung der Zungenbasisretraktionskraft und Mendelsohn-Technik zur Verlängerung der Kehlkopfhebung und damit der passiven Öffnung des oberen Ösophagussphinkters.

Ein wichtige Maßnahme der Dysphagierehabilitation ist auch die Festlegung und Adaptation der **Nahrungskonsistenz** in Abhängigkeit vom Erholungsverlauf (»Dysphagiekost« verschiedener Stufen); z. B. ist breiige und weiche Kost mit deutlich geringerem Aspirationsrisiko behaftet als flüssige oder krümelnde Kost. Ggf. ist das Ziel der für die Lebensqualität hoch relevanten oralen Nahrungszufuhr durch spezielle Hilfsmittel zu erreichen. Ist eine orale Ernährung wegen Aspirationsgefahr noch nicht möglich, wird eine Sondenernährung unumgänglich, die primär via nasogastraler Sonde erfolgt. Ist eine schnelle Wiederaufnahme der oralen Ernährung unwahrscheinlich, wird eine PEG angelegt. Somit können die üblichen Komplikationen einer dauerhaften Versorgung mit nasogastraler Sonde vermieden, die Lebensqualität verbessert und offenbar auch das Reflux/Aspirationsrisiko reduziert werden.

41.3.5 Neuropsychologische Störungen

Träger der differenzierten Diagnostik und rehabilitativen Behandlung neurokognitiver Störungsbilder und deren Auswirkung auf Alltagsfunktionen, soziale Partizipation und Lebensqualität sind vor allem die Neuropsychologen, deren Tätigkeitsfelder in der Übersicht zusammengefasst ist. Im Bereich der Frührehabilitation und des Alltagstrainings ist hier auch die Ergotherapie mit eingebunden. Leitlinien betonen die Wichtigkeit der koordinierten Behandlung kognitiver Störungen in multidisziplinärem und integriertem Kontext.

Tätigkeitsfelder der Neuropsychologie

- Orientierung
- Neglect
- Aufmerksamkeitsfunktionen
- Gedächtnis
- Räumlich-konstruktive Störung
- Handlungsplanung
- Ausdauer, Belastbarkeit, Belastungserprobung
- Gesichtsfeldausfall/Gesichtsfeldtraining
- Basis für Fahrtüchtigkeit
- Krankheitsverarbeitung, Copingstrategien

Aufmerksamkeitsfunktionen

Die Identifikation und Rehabilitation von Aufmerksamkeitsstörungen ist zentral, da sie sehr häufig sind und sich auf nahezu alle anderen Bereiche der Neurorehabilitation (Aktivierung der Motorik, Wahrnehmung, Gedächtnis, Planen, Sprachproduktion und -rezeption, Raumorientierung, Problemlösung) auswirken.

Die Grunddimensionen der Aufmerksamkeit sind Intensität und Selektivität innerhalb derer man mindestens 5 Komponenten unterscheidet:

- Daueraufmerksamkeit (»Vigilanz«),
- Aufmerksamkeitsaktivierung (»Alertness«),
- räumliche Fokussierung der Aufmerksamkeit,
- selektive bzw. fokussierte Aufmerksamkeit und
- geteilte Aufmerksamkeit bzw. Aufmerksamkeitsflexibilität/Wechsel des Aufmerksamkeitsfokus.

All diese sind auch wichtiger Bestandteil der Testverfahren zur psychometrischen Leistungsprüfung der **Fahreignung**, für deren Wiedererlangung die Restitution von Aufmerksamkeitsfunktionen ein wesentlicher Prädiktor darstellt. Es wurden mehrere, vorwiegend PC-gestützte Therapieprogramme entwickelt (z. B. Attention-process-Training, AIXTENT), für die nach Metanalysen eine signifikante Wirksamkeit mit positiver Auswirkung auf Alltagsleistungen belegt ist. Die besten Ergebnisse sind für domainspezifische (auf das jeweilige Defizit zugeschnittene) Therapieansätze belegt. Analog zur Aphasietherapie sind Effekte aber nur für hohe Trainingsintensitäten (5-mal/Woche) gesichert. Die restituierend-übenden Verfahren können durch lerntheoretisch fundierte Methoden sowie kompensatorische Maßnahmen wie Neuorganisation von Alltag und Patientenumfeld (z. B. reiz-/ablenkungsarme Gestaltung, farbliche Markierung signifikanter Bereiche) ergänzt werden. Eine wirksame **pharmakologische Potenzierung** der Rehabilitation von Aufmerksamkeitsfunktionen konnte für folgende Substanzen belegt werden:

- Methylphenidat für Verarbeitungsgeschwindigkeit und Daueraufmerksamkeit/Vigilanz und
- Donepezil, Physostigmin, Amantadin und L-Dopa v. a. für Daueraufmerksamkeit nach mäßigem bis schwerem SHT. Dabei handelt sich um off-label-Behandlungen.

Gedächtnis

Die Diagnostik beinhaltet die Untersuchung der Orientierung, verbaler und figuraler Merkspannen, unmittelbare und verzögerte Wiedergabe komplexer verbaler und figuraler Informationen sowie ein Lernparadigma mit verzögertem Abruf. Screening-Verfahren (z. B. MOCA-Test) zum Ausschluss gravierender Defizite können bei überdurchschnittlichem prämorbidem Bildungsniveau falsch-normal ausfallen. Somit folgt immer eine differenzierte Diagnostik, um auch spezifische Behandlungsmaßnahmen abzuleiten.

Therapieziel- und Methodenauswahl richten sich auch nach der Schwere der Gedächtnisstörung: Während bei leicht bis mittelschwer betroffenen Patienten das Training von Lernstrategien wirksam ist, existieren für schwer betroffene Patienten keine wirksamen Therapien. Aufgrund von »Dosis-Wirkungs-Beziehungen« empfehlen die Leitlinien, das Strategietraining 2- bis 5-mal wöchentlich über mindestens 10 Sitzungen stattfinden zu lassen. Um domänenspezifisches

Wissen oder Fertigkeiten persönlicher Relevanz einzuüben, ist sog. »fehlerfreies Lernen« (»errorless learning«) sinnvoll, also zunächst Vorgabe der richtigen Antwort, die nachfolgend mit immer weniger Abrufhilfen zu erschließen ist (»backward chaining« bzw. »vanishing cues«). Weitere Techniken sind das langsame Vergrößern der Abrufintervalle (»spaced retrieval«) oder die Vorgabe einer Checkliste für einen Handlungsablauf.

Um die Alltagsbeeinträchtigung bereits in der Rehabilitationsphase zu reduzieren, kommen im Sinne einer Kompensationsstrategie begleitend externe Gedächtnishilfen (etwa Gedächtnistagebücher, elektronische Gedächtnishilfen) zum Einsatz. Bei schwer betroffene Patienten müssen diese von Angehörigen geführt werden. Dann wird der Patient trainiert, adäquat darauf zu reagieren.

Dysexekutive Störungen

Zur Rehabilitation von exekutiven Dysfunktionen (▶ Kap. 2) soll die Therapie spezifisch auf die einzelnen Störungskomponenten zugeschnitten sein. In Einzel- oder Gruppensitzungen oder am PC werden unter therapeutischer Supervision und Strukturierung kognitiv übende Verfahren wie Dual-Task-Aufgaben, Arbeitsgedächtnistraining und Problemlösetraining eingesetzt. Eine Wirksamkeit dieser Ansätze ist belegt, wobei die Nachhaltigkeit des Effekts durch Alltagsnähe sowie ausreichende Repetition und Dauer gesteigert werden kann. Bei der Subgruppe von Patienten mit deutlichen Verhaltensauffälligkeiten ist in Einzeltherapie die Kombination mit Verhaltensmanagement-fokussierten Therapieansätzen effektiv, nach denen Techniken zur Selbstbeobachtung, Selbstinstruktion und zum Zielmanagement erarbeitet werden. Für schwer dysexekutiv beeinträchtigte Patienten, die keine Verbesserungstendenz in Kognition oder Verhalten zeigen, stehen Therapieansätze mit Manipulation oder Modifikation der Umwelt (Checklisten, externe Reize) im Zentrum, um so eine gewisse Alltagsfähigkeit zu erzielen.

Neglect

Die rehabilitative Behandlung von Neglect hat hohe Evidenzgrade erreicht und führt zu anhaltenden, signifikanten Verbesserungen. Bezüglich Pathophysiologie und Diagnostik des Neglectes sei auf die Ausführungen in ▶ Kap. 2 verwiesen. Hauptbausteine der Therapie sind:

- Aktives Explorieren und **Orientieren zur kontralateralen Seite**, also Behandlungsstrategien, welche den Patienten zu aktivem, vermehrtem Hinwenden zur kontraläsionalen Seite zwingen, in Verbindung mit Einüben bewusster Suchstrategien.
- Aufmerksamkeitszuwendung zur kontraläsionalen Raumhälfte kann durch **optokinetische Stimulation** in Form langsamer Bewegung präsentierter großflächiger visueller Muster in den vernachlässigte Raumhälfte hinein induziert werden (»smooth pursuit eye movement training«). Diese Methode hat den Vorteil, auch bettseitig in frühen Phasen der Mobilisation wirksam zu sein und andere Neglectmodalitäten günstig zu beeinflussen.
- Der therapeutische Effekt der **Spiegeltherapie** (s o.) auf visuospatialen Neglect konnte in einem Cochrane-Review belegt werden.
- **Kontraläsionale transkutane dorsale Nackenmuskelvibration** mit 80–100 Hz ist wirksam und kann auch ohne Helfer bei unkooperativen Patienten der Phase B angewandt werden.
- In neueren Studien konnte auch ein Behandlungseffekt von **Imagery-Techniken** mit Steigerung des Imaginationsvermögens für die betroffene linke Raumhälfte gezeigt werden.
- **Neuromodulation**: Daten zur medikamentösen Potenzierung der Neglectherapie sind bisher unzureichend und widersprüchlich. Neuromodulation via Theta-burst-Stimulation über dem linken Temporallappen scheint jedoch einen starken, alltagsrelevanten Effekt zu haben. Die Neglectverbesserung infolge einer kalorischen vestibulären Stimulation ist ebenfalls signifikant, hält jedoch nur wenige Minuten an.
- Ein für das alltägliche Leben hilfreicher kompensatorischer Behandlungsansatz besteht in der Anpassung einer **Prismenbrille**, welche durch optische Abweichung von 1° in Richtung der kontraläsionalen Raumhälfte deren Wahrnehmung verbessert. Vor allem für die chronische Phase konnten infolge der erzwungenen Korrektur von Zeigebewegungen mit Brille im Rahmen eines Trainings sogar nachhaltige und alltagsrelevante Neglectverbesserungen gezeigt werden.

Vertiefende Informationen zu weiteren Störungen der Raumkognition ▶ Facharztbox.

41.3.6 Visuelle Störungen

Die neurovisuelle Rehabilitation erfolgt in Zusammenarbeit mit der Orthoptik und beschäftigt sich mit neurogenen Visusbeeinträchtigungen und zentralen wie peripheren Gesichtsfeldstörungen. Diese können ebenfalls eine hohe Relevanz für Alltagstauglichkeit incl. Mobilität und Gangsicherheit sowie Berufstauglichkeit und Fahrtauglichkeit haben. Bei **zentralen Skotomen**, etwa infolge einer multiplen Sklerose, kann durch Einüben einer exzentrischen, parafovealen Fixation in Verbindung mit Maßnahmen zur Textvergrößerung die Lesefähigkeit wiedererlangt werden.

- Zur Rehabilitation der **homonymen Hemianopsie** existieren umstrittene restorative Ansätze mit visueller Stimulation in einer Übergangszone im Randbereich des Skotoms mit sehr geringen Effektgrößen. Wesentlich bedeutsamer sind hier kompensatorische Strategien wie systematisches Explorations- und Sakkadentraining. Für letzteres ist eine hochsignifikante und anhaltende Verbesserung des Explorationsverhaltens mit Verbesserung von Alltagsfunktionen und Lebensqualität belegt.
- Bei **Visusminderung** durch bilaterale postchiasmatische Läsionen ist bei ausbleibender Spontanremission eine Kompensation mittels Vergrößerungssoftwares oder Vergrößerungsbildschirmlesegeräte hilfreich.

Facharztbox

Weitere Störungen der Raumkognition

Neben dem räumlichen Neglect berücksichtigt die Neurorehabilitation weitere Störungen der Orientierung, Exploration und Handlung im Raum, v. a. infolge rechtshemisphärischer okzipitoparietaler und temporoparietaler Schädigung:
Störungen der Raumwahrnehmung beinhalten Beeinträchtigungen der visuellen Lokalisation (Tiefenwahrnehmung, systematische Verkippungen der visuellen vertikalen und horizontalen Raumachsen zur Gegenseite, Verschiebungen der subjektiven Mitte) und bewirken eine Ungenauigkeit bei manuellen Operationen wie Zeige- und Greifbewegungen sowie in der Okulomotorik (Sakkaden, Fixierung). Diese können zu einer alltagswirksamen Beeinträchtigung sämtlicher visuell gesteuerten Aktivitäten führen (z. B. Griff nach Regalobjekten, Münzeinwurf, Einführen einer Bankkarte in den Automaten, Bestücken eines Kaffeeautomaten etc.). Bei den oft assoziierten »visuokonstruktiven Störungen« ist die Fähigkeit, zwei- oder dreidimensionale Formen und Gegenstände zu kopieren oder aus dem Gedächtnis zu konstruieren (zeichnen, bauen) beeinträchtigt.
Für Rehabilitationsprogramme mit systematischen perzeptiven und konstruktiven Übungen können aufgabenspezifische, alltagsrelevante Rehabilitationseffekte belegt werden. In der Neuropsychologie finden papier- und PC-gestützte Übungen zur visuellen Lokalisation von Reizen, zur Distanzabschätzung, zur Einstellung der visuellen vertikalen und horizontalen Raumachsen, zur Linienorientierung, zur Halbierung von Linien und zur Konstruktion von Mustern aus Einzelteilen (z. B. Würfel beim Mosaiktest, Tangrambausteine) statt.
Das alltags- und berufsrelevante **Balint-Syndrom** beinhaltet die Trias aus okulärer Apraxie mit schwerer okulärer Zielmotorikstörung, optischer Ataxie, also der Unfähigkeit zu visuell kontrollierten zielgerichteten Greifbewegungen sowie Simultanagnosie, d.h. extreme Einengung visuellen Aufmerksamkeit auf einzelne Teilaspekte des Gesehenen. Somit sind umweltbezogenes Handeln und Explorieren, Lesen, Schreiben und Entfernungsabschätzung (Fahreignung!) schwer gestört. Intensives aufgabenorientiertes Training der visuell gesteuerten okulomotorischen und handmotorischen Aktivitäten unter vertrauten Alltagsbedingungen bewirkt eine Vergrößerung des Aufmerksamkeits- und Wahrnehmungsfeldes,
Das häufige, oft spontan reversible **Pusher-Syndrom** ist durch aktive Spontaneinstellung der Körperlängsachse zur gelähmten Seite hin im Rahmen der Mobilisation gekennzeichnet, wobei passiver Korrektur starker Widerstand entgegengesetzt wird. Ursache ist eine Verkippung der subjektiven posturalen Vertikalen. Da aber gleichzeitig das Verarbeiten visueller und vestibulärer Informationen zur Raumorientierung ungestört ist, besteht Korrekturmöglichkeit bei visuellem Feedback-Training mit Präsentierung vertikaler Strukturen.

- Störungen der **konvergenten binokularen Fusion**, die auch die Stereopsis beeinträchtigen kann, kommen vor allem nach Schädel-Hirn-Trauma vor. Sie äußern sich manchmal nur in einer reduzierten visuellen Belastbarkeit, etwa Verschwommensehen nach kurzem Lesen.

Für die Rehabilitation mittels einfachen orthoptischen und dichoptischen Trainingsmaterialien (für jedes Auge separates Bild) mit sukzessiv steigender Disparität ist ein signifikanter, langfristiger Verbesserungseffekt belegt. Permanente Doppelbilder infolge zentraler oder peripherer Augenmuskelparesen müssen ggf. mit Prismenadaptation oder sogar operativ behandelt werden.

41.3.7 Neurorehabilitation bei Bewusstseinsstörungen

Die Behandlung von quantitativen und qualitativen (kooperativitätsbeeinträchtigenden) Bewusstseinsstörungen verschiedenster Ursache ist eine der strategischen Aufgaben in der Frührehabilitation/Phase B, zumal damit die Basis für rehabilitativ effektive, aktive Übungsverfahren geschaffen werden muss. Therapiebegleitend wird mehrfach täglich ein Kontaktaufbau mit dem Patienten versucht, um zu erfassen, ob und wie Bewusstseinsminderungen fluktuieren, ob eine Remission von beispielsweise apallischem Syndrom zu »minimally conscious state« erfolgt ist, oder ob ein akinetischer Mutismus vorliegt.

Rehabilitativ kommen bei Vigilanzstörungen verschiedene Strategien **multimodaler afferenter Stimulation** zum Einsatz. Dabei stellt jede Mobilisation in die Vertikale eine vestibuläre Stimulation mit kollateraler Aktivierung der Formatio reticularis dar, welche klinisch in vielen Fällen mit Steigerung von Vigilanz und Antrieb verbunden ist. Ein Nachweis einer die Therapiezeit überdauernden Wirksamkeit ist noch nicht erbracht.

Mit **Musiktherapie** kann nicht nur Wahrnehmung gefördert und Affekt stabilisiert, sondern auch auf basaler, nichtsprachlicher Ebene ein früher Kontaktaufbau gelingen. Eine Herausforderung ist das Management der sekundär oft noch zunehmenden hypersympathikoton-vegetativen Entgleisungen und psychomotorischen Unruhezuständen bei schwer bewusstseinsgestörten Patienten. Zu deren Beherrschung ist neben intensivierter menschlicher Zuwendung, Optimierung der Schmerztherapie, anxiolytischen Maßnahmen oder Lagerungsmanövern der Einsatz von zentral α2-adrenergen Substanzen (z. B. Clonidin), GABA-ergen Sedativa oder niederpotenten Neuroleptika nicht immer vermeidbar. Unterstützend kommt hier auch das »**Snoezelen**« zum Einsatz, das ist die Schaffung einer entspannten, angenehmen Umgebung mit Anwendung von beruhigenden Sinnesreizen, auch olfaktorischen, Klängen und Lichteffekten in warmer, angenehmer Umgebung. Das Wort ist zusammengesetzt aus den niederländischen Verben »snuffelen« (schnüffeln) und »douselen« (vor sich hin dösen). Unter Auswahl einer anregenden Reizkonstellation wird Snoezelen auch aktivierend eingesetzt.

Für die Rehabilitationsdauer bei schweren Vigilanzstörungen infolge schwerer globaler Hirnschädigungen spielen ätiologische Aspekte eine Rolle. Bei fehlender Remission im apallischem Syndrom wird spätestens 3 Monate nach Hypoxie-Ereignis die Organisation der pflegerischen Weiterversorgung im Vordergrund stehen. Bei posttraumatischen Zuständen können längere Behandlungsdauern und Empfehlung von Wiederholungsverfahren sinnvoll sein. Ergebnisse aufwändiger Datenerfassungen unter dem Aspekt möglicher Einflüsse durch Fortschritte in der Akutbehandlung (z. B. moderate Hypothermie, Kraniektomie) stehen aus.

41.3.8 Neurorehabilitation bei beatmeten Patienten

Im Rahmen der Frührehabilitation/Phase B kann unter geringerem Zeit- und Aufnahmedruck der protrahierte Weaning-Versuch bei den in der Regel tracheotomierten Patienten fortgeführt und mehrheitlich erfolgreich zum Abschluss gebracht werden. Entscheidend für den Erfolg ist neben Stützung der Remission der atmungsrelevanten Krankheitsursachen das Erzielen einer aktiven Betätigung der Atemmuskulatur, die bereits nach kurzen inaktiven Phasen zu metabolischer Umstellung und Atrophieentwicklung neigt. Hierfür kommen **diskontinuierliche** (Alternation maschineller Beatmung und Phasen der nicht-unterstützten Spontanatmung) und **kontinuierliche Weaningschemata** (sukzessive Verminderung des maschinell gesteuerten zugunsten des spontan getriggerten Atemanteils, absteigender Druckunterstützung) zum Einsatz. Dabei ist stets die aktuelle Leistungsgrenze des Patienten im Auge zu behalten und Erschöpfungszuständen mit Dyspnoe vorzubeugen, um Rückschritte sowie eine Traumatisierung und psychogene Fixierung auf den Respirator zu vermeiden. Pflegepersonal und Physiotherapeuten, Ergotherapeuten und spezialisierte Logopäden stützen den Weaning-Prozess durch atemtherapeutische, aktivierende Maßnahmen.

Eine flankierende **pharmakologische Steigerung des Atemantriebs** kann als Heilversuch bei zentraler Dysregulation mit Opiodantagonisten, Azetazolamid (Stimulation des Atemzentrums durch pH-Senkung) oder von Methylxanthinen (z. B. 100–500 mg Theophyllin/Aminophyllin), erwogen werden. Die Wirksamkeit ist jedoch nicht gesichert.

Parallel findet, unabhängig von der Beatmung, die defizitorientierte multimodale frührehabilitative Behandlung statt, bei der die gleichen Maßnahmen wie bei spontan atmenden Patienten zu Anwendung kommen. Auch das logopädische **Trachealkanülenentwöhnung** kann bei noch nicht abgeschlossenem Weaning gestartet werden. Dabei ermöglichen spezielle Kanülen und Sprechventile sogar die sprachliche Kommunikation unter laufender Beatmung.

41.3.9 Querschnittlähmung und spinale Syndrome

Die Rehabilitation chronischer, kompletter Querschnittsyndrome erfolgt in spezialisierten Querschnittszentren. Die Behandlung wird hier daher nur kurz dargestellt mit Verweis auf weiterführende Spezialliteratur.

Die Rehabilitation beinhaltet Wahrnehmungstraining, funktionell-motorisches Training, wie Rumpfstabilisierung, Lokomotionstraining, Extremitäteneinsatz mit Funktionshandausbildung, Erlernen von Trickbewegungen, Transferübungen, Training zur Rollstuhlhandhabung und Alltagstraining. Ein wesentlicher Baustein stellt vor allem aber die **Stand- und Gangrehabilitation** dar, welche wirkungsvoll durch Laufband, Gangtrainer oder Exoskelett unterstützt wird. Diese elektromechanische Lokomotionstherapie kann effektiv mit funktioneller Elektrostimulation kombiniert werden.

Eine besondere Herausforderung ist auch das Management der **Blasen- und Mastdarmlähmung**. Erstere erfordert ggf. eine differenzierte neurourologische Evaluation der Störung mit daran orientierter Behandlung, zweitere wird oft mittels Laxanzien-gestützter Triggerung der Defäkation durch digitale Sphincter-ani-Stimulation nach festem Protokoll beherrschbar.

Flankierend ist wie bei allen anderen immobilisierenden neurologischen Erkrankungen auf die Prophylaxe von Pneumonie, Dekubitalgeschwüren, Kontrakturen und Thrombosen zu achten. Zum Ende der Rehabilitation ist v. a. bei fortbestehender Rollstuhlpflichtigkeit die behindertengerechte Gestaltung der häuslichen Umgebung und Hilfsmittelversorgung zu organisieren (s. o., Abschnitt »Hilfsmittel«).

41.3.10 Neurorehabilitation bei neuromuskulären Erkrankungen

Inaktivitäts- oder denervationsbedingt atrophe Muskelfasern können sich regenerieren. Auch enthält das Gewebe zahlreiche Satellitenzellen, welche sich differenzieren und zerstörte bzw. apoptotische Muskelfasern ersetzen können. Bei Ausfall motorischer Nervenfasern kommt innerhalb von Stunden auf muskulärer Ebene eine Reinnervation von denervierten Endplatten durch axonale Kollateralen in Gang, so dass oft erst bei Befall von mehr als der Hälfte der motorischen Einheiten eine Lähmung manifest wird. Leichte Nervenschäden, die nur die Kondensatorfunktion der Markscheide betreffen, erholen sich innerhalb von Tagen bis Wochen spontan. Bestehen die Ausfälle länger als 2 Monate, ist von einer axonalen Strukturschädigung auszugehen. Auch diese kann durch Aussprossung regenerieren, falls keine retrograde Degeneration eingetreten ist und die Hüllstrukturen des Nerven intakt geblieben sind. Die klinische Erholungsdauer hängt bei einer Sprossgeschwindigkeit von 2–4 mm pro Tag von der Nervenlänge distal der Läsion ab.

Rehabilitative Behandlungsansätze bei atrophisierenden Prozessen bestehen einerseits in **Dehnungsreizen**, welche innerhalb von 3–5 Tagen Proteinsynthese, Sarkomeraufbau und Längenwachstum von Muskelfasern induzieren. Ein weiterer Baustein ist das isokinetische und isometrische **Krafttraining**. Dieses induziert innerhalb von Stunden eine Ökonomisierung der Bewegung und ab der 2. Woche eine Steigerung von Myofibrillenzahl und Faserquerschnitt. Trainingsprogramme zum Kraftaufbau enthalten beispielsweise Muskelanspannungen oder Bewegungen gegen Widerstand (vor allem von funktionell wichtiger Muskeln wie Kniestrecker) mit ca. 75% der maximalen Kraftleistung; mehrere Serien werden dabei durch 1-minütige Pausen unterbrochen. Physio- und sporttherapeutische Anleitung und Supervision des Belastungsaufbaus soll Überlastungen mit Mikrotraumatisierungen (erkennbar als »Muskelkater«) vermeiden helfen.

Ein **Training der Atemmuskulatur** mit signifikantem, nachhaltigem Anstieg des inspiratorischen Soges und der 12-Sekunden-Kapazität ist auch bei Muskeldystrophien und spinalen Muskelatrophien wirksam, sofern noch mehr als 25% der Vitalkapazität erhalten sind. Das Programm enthält 2-mal täglich jeweils 10 Inspirationen gegen Widerstand von 70–80% des individuell maximalen inspiratorischen Sogaufbaus unter Biofeedback.

Für **aerobes Ausdauertraining** von 30-minütigen Einheiten 3-mal die Woche bei 70–80% der maximalen Herzfrequenz ist eine Steigerung von Leistungsfähigkeit und Wohlbefinden bei mehreren neuromuskulären Erkrankungen verschiedener Art belegt, sofern nicht gleichzeitig eine Fatigue-Symptomatik vorliegt.

Elektrotherapie: Die transkutane Elektromyostimulation durch hochfrequente (30–50 Hz) asymmetrische biphasische Impulse von 20 ms Dauer führt zu einer tetanischen maximalen Muskelanspannung, wobei die gewählte Dauer einzelner Serien und Impulsbreite vom Grad der Denervierung abhängig ist. Insgesamt gilt der rehabilitative Nutzen von Elektrostimulation als noch nicht ausreichend belegt.

Pharmakotherapie: Die neuromuskuläre Rehabilitation kann unterstützt werden durch Substitution des sarkoplasmatischen Kreatinmangels. Kraftzuwächse von 8–9% mit Alltagsrelevanz wurde für Muskeldystrophien gezeigt. Andere aus Sport und Doping bekannte Substanzen wie Clenbuterenol und Albuterol fördern die Muskelmassenzunahme, ohne dass für neuromuskuläre Erkrankungen ein signifikanter Kraftzuwachs belegt ist.

Orthesen schützen und entlasten die Gelenke bei mangelnder Muskelführung und können bei Nutzung elastischer Rückstellkräfte schlaff paretische Muskeln dynamisch unterstützen. In der neuromuskulären Rehabilitation kommen v. a. Sprunggelenk- und Knieorthesen, Sprunggelenk, Hand- und Daumenoppositionsschienen, Gängige Hilfsmittel sind Sitz- und Stehhilfen mit Kniestabilisierungsfunktion zum Einsatz.

Die Rehabilitation wird flankiert durch allgemeine Maßnahmen wie Kontraktur- und thromboseprophylaktische sowie schmerztherapeutische Behandlung.

41.3.11 Vestibuläre Rehabilitation

Eine Reihe neurologischer Erkrankungen, die im neurorehabilitativen Setting behandelt werden, können mit Funktionsstörungen im vestibulären System assoziiert sein. Symptome wie Schwindel, Scheinbewegungswahrnehmung, gestörte Raumorientierung und vegetative Symptome bewirken mitunter erhebliche Beeinträchtigungen der Alltagskompetenz-, Berufs- und Fahrtauglichkeit mit resultierendem sozialem Rückzug.

Einseitige vestibuläre Unterfunktion Rehabilitativ kommen verschiedene vestibuläre Trainingsprogramme zum Einsatz, für die mittlerweile auch Wirksamkeitsnachweise vorliegen. Am besten hat sich die Kombination von Kopfbewegungen mit visuellem Input, z. B. optokinetischer Stimulation bewährt (z. B. alternierende Kopfrotation und Flexion in Sagittal- und Frontalebene). Substitutiv kommen Gleichgewichtsübungen mit und ohne visuellen bzw. somatosensorischen Input zur Anwendung, z. B. auf einer Schaumgummigrundlage. Die Therapie kann poststationär anhand von Eigenübungen nach Instruktion fortgesetzt werden.

Bilateraler Vestibularisausfall Die Rehabilitation basiert hier auf den gleichen Prinzipien wie bei einseitigem Ausfall, ergänzt um zusätzliche Modalitäten. Dazu gehören verschiedene Übungen zur Blickstabilisierung bei Kopf- und Körperbewegungen sowie Strategien, welche die zentrale Vorausprogrammierung nutzen, i.e. Training mit vorgestellten Blickzielen und spezielle Gleichgewichtsübungen in Stand und Gang steigenden Schwierigkeitsgrades.

Paroxysmaler Lagerungsschwindel Hinsichtlich der Therapie dieser häufigsten Schwindelform sei auf die Darstellung der Deliberationsmanöver in ▶ Kap. 14 verwiesen.

Phobischer Schwankschwindel Der phobische Schwankschwindel als zweithäufigste Schwindelform ist eine funktionelle Störung, die sich aber auch aus einer somatisch fassbaren vestibulären Erkrankung heraus entwickeln kann. Sie besteht in einem subjektiven Schwindelerleben mit subjektiver Stand- und Gangunsicherheit bei normalem neurologischem Befund, jedoch typischen Auslösern, assoziierten Angstphänomenen und zwanghaften wie depressiven Persönlichkeitszügen. Therapeutisch reicht oft eine Aufklärung in Verbindung mit einer selbst kontrollierten Desensibilisierung in Form eines vestibulären Trainingsprogramms. Somit kann auf eine Eskalation auf professionelle Verhaltenstherapie, ggf. in Verbindung mit Anxiolytika, oft verzichtet werden. Diese Form des subjektiv empfundenen, nicht objektivierbaren Schwindels wird nicht ungern auch als Grund für die Vermeidung belastender oder anstrengender Therapieeinheiten herangezogen.

41.3.12 Rehabilitation bei Fatigue

Der Begriff »Fatigue« beschreibt ein anhaltendes Gefühl von Müdigkeit, Erschöpfung, Belastbarkeitsminderung und Antriebslosigkeit, welches sich durch ausreichend Schlaf und Ruhen nicht beseitigen lässt. Zustandsverschlechterungen werden bereits bei geringfügigen und auch bei an sich als positiv bewerteten Aktivitäten erlebt. Diese in Begleitung vieler ZNS-Erkrankungen auftretende Störung (Multiple Sklerose 60–90% M. Parkinson 40–60%, Schlaganfall 30–40%) ist von erheblicher Relevanz für Alltagsfunktionen und Berufsfähigkeit und muss von ebenfalls nicht seltenen reaktiven oder organisch bedingten Depressionsfolgen differenziert werden

(Assessment in Studien: Fatigue Severity Scale vs. Hamilton Depression Rating Scale). Die Fatigue bei multipler Sklerose manifestiert sich in Form unverhältnismäßiger körperlicher und/oder kognitiver Erschöpflichkeit gelegentlich sogar vor rehabilitationsbedürftigen fokalneurologischen Ausfällen. Fluktuationen im Schweregrad der Fatigue sind auch gekoppelt mit objektivierbaren kognitiven Leistungseinbußen v. a. im Bereich der Aufmerksamkeitsfunktionen.

Die Datenlage für medikamentöse Heilversuche ist unzureichend, versuchsweise werden z. B. Amantadin, SSRI, 4-Aminopyridin, Modafinil oder Entzündungshemmer wie Ibuprofen oder ASS eingesetzt. Kühlung, Yoga und mildes aerobes Ergometertraining können ebenfalls versucht werden. In der Regel werden aber ein in der Ergotherapie und/oder Neuropsychologie zu erlernendes »Zeit- und Energie-Management« und eine Tagesstrukturierung mit Festlegung von Priorisierungen und Pausen nicht zu vermeiden sein.

41.3.13 Berufliche Rehabilitation

Die Neurorehabilitation hat einen entscheidenden Einfluss darauf, wie der Patient in seine **sozialen Strukturen** zurückfindet. Dabei spielt die Rückführung von Patienten in die Erwerbstätigkeit hinsichtlich privater wie globaler sozioökonomischer Aspekte sowie Lebensqualität eine große Rolle. Die Perspektive der Wiedererlangung einer **Berufsfähigkeit** findet in der Gestaltung bereits der Phase D Berücksichtigung, wo die Vergabe von Therapieprioritäten ggf. bereits auf die individuellen beruflichen Anforderungen zugeschnitten werden können und auch bereits Belastungserprobungen erfolgen. Dies macht die **spezifische Berufstherapie** der Phase E in der Regel aber nicht entbehrlich, zumal spezifisches Arbeitstraining und holistische Programme oder »supported employment« sich in Studien einer rein neurokognitiven Intervention als überlegen erwiesen haben. Bei Einschätzung einer kurzfristig positiven Berufsprognose wird in Kontakt mit Arbeitgeber und ggf. dessen betriebsärztlichen Dienst eine stufenweise Wiedereingliederung geplant, die auch berufstherapeutische Empfehlungen zur Arbeitsplatzanpassung oder gar -umgestaltung einschließt.

Rechtlich verankert sind sog. »**Leistungen zur Teilhabe am Arbeitsleben**« (LTA) durch die Rentenversicherung, u. a. Hilfen zur Erhaltung und Erlangung eines neuen Arbeitsplatzes, Unterstützung bei Bewerbungskosten, Zuschüsse für Arbeitshilfen im Betrieb, Mobilitäts- und Kraftfahrzeughilfen, Leistungen zur Beratung und Vermittlung, Inanspruchnahme von Integrationsfachdiensten, Ausbildungszuschüsse für betriebliche Bildungsleistungen, Kostenerstattung für eine befristete Probebeschäftigung, Gründungszuschuss zur selbstständigen Tätigkeit, Wohnungshilfe, Haushaltshilfe, Kinderbetreuungskosten und vieles mehr.

Als prädiktive Faktoren für Erfolg der Wiedereingliederung haben sich erwartungsgemäß die Schwere neurokognitiver Ausfälle und der organischen Wesensänderung, Lebensalter und prämorbides Bildungsniveau bzw. Bildungsabschluss herausgestellt. Aktuelle multizentrische Daten zeigen eine Erfolgsrate neurorehabilitativer Berufstherapie von ca. 80% an, innerhalb von 24 Monaten eine berufliche Teilhabe auf dem ersten Arbeitsmarkt zu erwirken.

41.4 Ausblick

Die Neurorehabilitation befindet sich in einer dynamischen Weiterentwicklung. Etablierte empirische Behandlungsformen in allen Störungsbereichen werden durch zahlreiche neu entwickelte Verfahren ergänzt oder abgelöst, die unter Umsetzung neurobiologischer Forschungsergebnisse entwickelt und mit endlich auch Instrumenten der evidenzbasierten Medizin (randomisierte, adäquat große, geblindete klinische Studien) auf ihre Wirksamkeit überprüft werden.

In die vormals vorwiegend personell-therapeutische »Hands-on«-Behandlung integrieren sich zunehmend elektromechanische und robotische Anwendungen, welche in ständiger Weiterentwicklung den Rehabilitationseffekt nicht zuletzt über Erhöhung der Trainingsintensität und motivationale Faktoren steigern. Invasive wie nicht-invasive **Neuromodulation** in Form pharmakologischer und elektromagnetischer Stimulation wird unter zunehmender Differenzierung und Individualisierung auf zunehmend breitere Datenbasis gestellt. Der Einsatz der nicht-invasiven transkraniellen kortikalen Stimulation wird in vielen Bereichen der Neurorehabilitation geprüft.

Mensch-Maschine-Interfaces zur EEG-gesteuerten Manipulation von elektromechanischen Prothesen und Orthesen halten Einzug in die Anwendung beim Menschen mit schwerster Störung von Motorik und Kommunikation. Der Ausbau internetbasierter Telerehabilitation mit Einbindung von Systemen der virtuellen Realität beinhaltet Potenzial zur Steigerung von Intensität und Qualität poststationärer Rehabilitation und damit Verbesserung der Nachhaltigkeit und Weiterentwicklung von Behandlungserfolgen. Dem finanziellen Aufwand der Umsetzung derartiger Entwicklungen steht der potenzielle sozioökonomische Gewinn bei steigender Bedeutung der Erholung von Alltags- und Arbeitsfähigkeit angesichts zunehmender Überalterung der Bevölkerung entgegen.

41.5 Sozialrechtliche Themen

Regina Menzel

Sozialrechtliche Themen sind von immer größerer Bedeutung, auch wenn es um die Genehmigung von Rehabilitationsverfahren geht. Das Spektrum geht allerdings weit darüber hinaus. Diese Themen finden im Medizinstudium in aller Regel keine Erwähnung und sollen daher hier, auch zur schnellen Orientierung zusammenfassend dargestellt werden. In Akut- und Rehakliniken berät der Sozialdienst zu sozialrechtlichen Themen.

41.5.1 Kostenträger von neurologischen Rehabilitationsmaßnahmen

Rentenversicherung Die Rentenversicherung trägt die Kosten bei Patienten, die sich weitgehend selbstständig versorgen können (Phase D) und die berufstätig sind, eine befristete Rente wegen verminderter Erwerbsfähigkeit oder Arbeitslosengeld beziehen.

Krankenkassen Krankenkassen tragen die Kosten bei Patienten in Phase B und C mit hohem Hilfebedarf, bei Rentnern (Altersrente, Dauerrente wegen Erwerbsminderung) und bei Familienangehörigen ohne Anspruch an den Rentenversicherungsträger.

41.5.2 Leistungen der Krankenversicherung (SGB V)

Alle Leistungen der Krankenversicherung (z. B. Rehabilitationsmaßnahmen, Hilfs- und Heilmittel, häusliche Krankenpflege) werden nur nach ärztlicher Verordnung mit Begründung über die Notwendigkeit genehmigt. Für die jeweiligen Verordnungen gibt es spezielle Vordrucke.

Krankengeld (§ 5 SGB V) Wer berufstätig ist und erkrankt ist, erhält vom Arbeitgeber Lohnfortzahlung für 6 Wochen (lückenlose Arbeitsunfähigkeitsbescheinigung erforderlich).

Nach der Lohnfortzahlung wird **Krankengeld** gewährt (Auszahlungsschein von der Krankenkasse). Das Krankengeld beträgt 70% des Bruttogehaltes, jedoch höchstens 90% des Nettogehaltes. Es wird pro Kalendertag für 30 Tage im Monat gezahlt. Krankengeld wird für dieselbe Erkrankung innerhalb eines Zeitraums von 3 Jahren für bis zu 78 Wochen gewährt, die 6-wöchige Lohnfortzahlung ist in diesen Zeitraum inbegriffen.

Während einer medizinischen und beruflichen Rehabilitation über die Rentenversicherung wird **Übergangsgeld** gezahlt.

Heilmittel (§ 32 SGB V) Heilmittel (Physio- und Ergotherapie, Logopädie, Psychotherapie, manuelle Therapie, Massagen) dienen dazu, Funktionseinschränkungen zu verbessern oder eine Verschlimmerung zu verhindern. Bei einer neurologischen Erkrankung sind die Maßnahmen meist über einen längeren Zeitraum oder auch dauerhaft erforderlich.

Hilfsmittel (§ 33 SGB V) Hilfsmittel sollen die Behandlung unterstützen, eine Behinderung ausgleichen oder die Pflege erleichtern bzw. ermöglichen. Krankenversicherte haben Anspruch auf ärztlich verordnete Hilfsmittel, soweit diese als solche anerkannt sind (z. B. Gehhilfen, Rollstuhl, Kommunikationshilfen, Krankenbett). Dies gilt nicht für allgemeine Gebrauchsgegenstände des täglichen Bedarfs.

Die Hilfsmittelversorgung wird in der Regel bereits in der (Reha)Klinik von Therapeuten veranlasst, oder durch den Haus- oder Facharzt verordnet. Die behandelnden Ergo- oder Physiotherapeuten unterstützen beim Erlernen des Umgangs mit den Hilfsmitteln.

Häusliche Krankenpflege (§ 37 SGB V) Häusliche Krankenpflege wird zur Sicherung des Zieles der ärztlichen Behandlung oder zur Vermeidung oder Verkürzung eines Krankenhausaufenthaltes gewährt. Sie wird bei Vorlage einer Verordnung des Vertragsarztes von der Krankenkasse genehmigt und finanziert. Sie wird meist als medizinische Behandlungspflege durchgeführt (Überwachung der Medikamenteneinnahme, Verbandswechsel, Injektionen). Voraussetzung ist, dass keine andere Person im Haushalt die häusliche Krankenpflege übernehmen kann.

Haushaltshilfe (§ 38 SGB V) Haushaltshilfe ist eine Leistung für Familien mit Kindern unter 12 Jahren. Sie wird gewährt, wenn die haushaltsführende Person wegen einer akuten Erkrankung oder einer Krankenhausbehandlung nicht in der Lage ist, die Versorgung der Kinder und des Haushalts zu übernehmen. Die Leistung wird bewilligt, wenn keine andere im Haushalt lebende Person den Haushalt weiterführen und die Kinder betreuen kann. Die Leistung sieht wahlweise den Einsatz eines **Familienpflegedienstes** oder die Erstattung der Kosten für eine selbstbeschaffte Hilfe vor. Für Verwandte bis zum 2. Grad (z. B. Eltern, Großeltern) werden allerdings keine Kosten erstattet. Es können aber Fahrtkosten und Kosten für Verdienstausfall übernommen werden (z. B. bei Lebenspartnern) Einzelne Krankenkassen gewähren eine Haushalthilfe auch bei Erwachsenen bei einer akuten Erkrankung oder bei Kindern über 12 Jahren.

Beantragt wird eine Haushaltshilfe bei der Krankenkasse unter Vorlage eines ärztlichen Attestes, aus dem hervorgeht, dass die Erkrankung akut (nicht: chronisch) ist. Diese Hilfe wird bis zu acht Stunden pro Tag gewährt. Während der Rehabilitation können die Kosten für eine Haushaltshilfe auch von der Rentenversicherung übernommen werden.

Spezialisierte ambulante Palliativversorgung (SAPV, § 37b SGB V) Menschen mit einer nicht heilbaren fortschreitenden Erkrankung und einer begrenzten Lebenserwartung haben unter bestimmten Voraussetzungen Anspruch auf eine SAPV. Die Leistung der Krankenkasse muss von einem Arzt verordnet werden und umfasst ärztliche und pflegerische Hilfen und die Koordination von Maßnahmen (z. B. Schmerztherapie). SAPV kann im häuslichen und stationären Bereich in Anspruch genommen werden.

Stationäre Hospizversorgung (§ 39a SGB V) Das Hospiz ist eine stationäre Versorgungsmöglichkeit für Menschen mit einer schweren und unheilbaren Erkrankung mit begrenzter Lebenserwartung, die in der letzten Lebensphase begleitet und palliativ behandelt werden. Auch die Angehörigen werden begleitet und unterstützt. Die Unterbringung in einem Hospiz wird durch die Kranken- und Pflegekasse finanziert.

41.5.3 Erwerbstätigkeit und Erwerbsminderung

Leistungen zur Teilhabe am Arbeitsleben (§ 33 SGB IX) Leistungen zur Teilhabe am Arbeitsleben umfassen Maßnahmen, um die Erwerbsfähigkeit behinderter oder von Behinderung bedrohter Menschen entsprechend ihrer Leistungsfähigkeit zu erhalten, zu verbessern, herzustellen oder wiederherzustellen und ihre Teilhabe am Arbeitsleben möglichst auf Dauer zu sichern. Dazu gehören Hilfen zur Erhaltung des Arbeitsplatzes, berufliche Anpassung betriebliche Qualifizierung, Umschulung, Berufsvorbereitung, Arbeitsassistenz und technische Hilfen. Ist eine berufliche Wiedereingliederung möglich, dann sollte in der Rehabilitationsklinik eine gezielte Beratung durch das Fachpersonal erfolgen.

Stufenweise Wiedereingliederung Durch eine stufenweise Aufnahme der Tätigkeit soll die Eingliederung in das Erwerbsleben erleichtert werden. Der behandelnde Arzt erstellt mit dem Patienten einen Wiedereingliederungsplan. Versicherter, Arbeitgeber und Krankenkasse müssen mit der stufenweisen Wiedereingliederung einverstanden sein. Sie ist dann beendet, wenn nach medizinischen Kriterien wieder volle Arbeitsfähigkeit besteht. Während der Maßnahme erhält man Krankengeld von der Krankenkasse oder Übergangsgeld von der Rentenversicherung.

Erwerbsminderungsrente (SGB VI) Die medizinischen Voraussetzungen für eine Erwerbsminderungsrente liegen vor, wenn durch Krankheit und Behinderung ein Leistungsvermögen von weniger als 6 Stunden täglich besteht. Die Rentenversicherung prüft anhand ärztlicher Unterlagen die Leistungsfähigkeit und stellt das Leistungsvermögen fest. Besonders Aussagen der Arztberichte nach einer Rehabilitationsmaßnahme spielen bei der Entscheidung der Rentenversicherung eine große Rolle. Es gilt der Grundsatz »Reha vor Rente«.

Die versicherungsrechtlichen Voraussetzungen sind erfüllt, wenn in den letzten 5 Jahren vor Eintritt der Erwerbsminderung mindestens 3 Jahre Pflichtbeiträge vorliegen und die Wartezeit von 5 Jahren erfüllt ist. Erwerbsminderungsrenten werden meist befristet gewährt. Auch Teilerwerbsminderungsrenten sind möglich.

41.5.4 Leistungen der Pflegeversicherung (SGB XI)

Durch eine neurologische Erkrankung können Patienten so beeinträchtigt werden, dass sie im täglichen Leben langfristig Hilfe und Pflege benötigen (Körperpflege, Hilfe bei der Ernährung, zur Erhaltung der körperlichen Beweglichkeit oder bei der Hauswirtschaft). Der Gesetzgeber beschreibt, wer pflegebedürftig ist: »Pflegebedürftig sind Personen, die wegen einer körperlichen, geistigen oder seelischen Krankheit oder Behinderung für die gewöhnlichen und regelmäßig wiederkehrenden Verrichtungen im Ablauf des täglichen Lebens auf Dauer, voraussichtlich für mindestens sechs Monate, in erheblichen oder höheren Maße der Hilfe bedürfen« (§ 14 SGB XI).

Der Umfang der Hilfeleistung richtet sich nach dem individuellen Pflegebedarf. Nach Antragstellung erfolgt eine Begutachtung durch den Medizinischen Dienst der Krankenkassen (MDK). Aufgrund der Einschätzung bei der Begutachtung erfolgt eine Pflegeeinstufung, die dann maßgeblich für die Leistungen der Pflegekasse ist (Pflegestufe 0 bei erheblich eingeschränkter Alltagskompetenz, sowie Pflegestufe 1, 2 und 3 mit oder ohne erheblich eingeschränkter Alltagskompetenz). Die Pflegestufe 3 kann in besonderen Einzelfällen auch als Härtefall anerkannt werden, wenn ein außergewöhnlich hoher Pflegebedarf vorliegt. Leistungen der Pflegeversicherung werden nur auf Antrag und bei Vorliegen einer Pflegestufe gewährt. Die Pflegeversicherung finanziert für Pflegebedürftige sowohl Leistungen der ambulanten als auch Leistungen der stationären Pflege. Darüber hinaus werden auf Antrag Kurzzeitpflege, Verhinderungspflege, Tages- und Nachtpflege, sowie Zuschüsse zu Pflegehilfsmittel und zur Wohnungsanpassung gewährt. Die Leistungen der Pflegeversicherung sind vom Einkommen und Vermögen unabhängig.

Ambulante Pflege (§§ 36 und 37 SGB XI) Die Leistungen der ambulanten Pflege werden wahlweise als Sachleistung (bei Pflege durch einen Pflegedienst) oder als Geldleistung (bei Pflege durch Angehörige) gewährt. Zu den Hilfen zählen u. a. die Unterstützung, Anleitung und die teilweise oder vollständige Übernahme von Tätigkeiten bei der Körperpflege, Ernährung und Mobilität oder bei hauswirtschaftlichen Verrichtungen.

Verhinderungspflege (§ 39 SGB XI) Wenn die Versorgung von Pflegebedürftigen durch Angehörige, Freunde oder Nachbarn durchgeführt wird, und die Pflegeperson durch Krankheit oder Urlaub verhindert ist, kann im Rahmen der Pflegeversicherung auf Antrag einmal im Jahr für 4 Wochen Verhinderungspflege in Anspruch genommen werden. Der Anspruch kann aber auch auf bis zu 6 Wochen ausgeweitet werden, wenn der Jahresbetrag für Kurzzeitpflege für Verhinderungspflege eingesetzt wird.

Tages- und Nachtpflege (§ 41 SGB XI) Durch die Versorgung in Tages- oder Nachtpflegeeinrichtungen soll die Unterbringung in stationären Einrichtungen vermieden werden. Die Kosten werden teilweise von der Pflegekasse übernommen. Tages- und Nachtpflege können ungekürzt neben den ambulanten Geld- oder Sachleistungen in Anspruch genommen werden. Auch Personen mit Pflegestufe 0 haben einen Anspruch auf Tages- und Nachtpflege.

Kurzzeitpflege (§ 42 SGB XI) In Fällen, in denen vorübergehend weder häusliche noch teilstationäre Pflege möglich ist, kann der Pflegebedürftige auch in eine Kurzzeitpflegeeinrichtung aufgenommen werden. In der Kurzzeitpflege werden pflegebedürftige Menschen über einen begrenzten Zeitraum in einer stationären Einrichtung versorgt. Die Kurzzeitpflege kann besonders in Krisensituationen eine große Entlastung darstellen.

Leistungen der Kurzzeitpflege werden bei Vorliegen der Pflegestufe 0–3 für 4 Wochen im Kalenderjahr erbracht. Der Anspruch kann aber auch auf bis zu 8 Wochen ausgeweitet werden, wenn der Jahresbetrag für Verhinderungspflege für Kurzzeitpflege eingesetzt wird. Leistungen der Kurzzeit- und Verhinderungspflege können kombiniert werden.

Stationäre Pflege (§ 43 SGB XI) Der Umzug in ein Alten- und Pflegeheim kommt dann in Betracht, wenn auch mit Unterstützung eines ambulanten Dienstes und Bezugspersonen die Versorgung zu Hause nicht mehr möglich ist. Der Aufenthalt in einem Pflegheim ist meist aus eigenen Mitteln nicht zu finanzieren. Wenn die Pflegestufe 1–3 vorliegt, erhält man im Rahmen der Pflegeversicherung Leistungen der stationären Pflege. Die Höhe des Betrages ist abhängig von der Pflegestufe. Reicht das Einkommen oder Vermögen nicht aus, um die restlichen Pflegekosten zu bezahlen, gibt es die Möglichkeit, Zuschüsse beim Sozialamt zu beantragen.

41.5.5 Rechtliche Vertretung bei fehlender Einwilligungsfähigkeit

Rechtliche Betreuung (§ 1896 BGB) Das seit 1992 geltende Betreuungsrecht hat die vorherige Vormundschaft für Volljährige abgelöst. Für erwachsene Menschen, die aufgrund geistiger, seelischer oder körperlicher Erkrankung oder Behinderung nicht in der Lage sind, ihre Angelegenheiten (Finanzen, Bestimmung des Aufenthaltsortes, Entscheidungen bezüglich medizinischer Maßnahmen etc.) selber zu erledigen, kann ein Betreuer bestellt werden. Eine rechtliche Betreuung muss beim zuständigen Betreuungsgericht beantragt werden. Die rechtliche Betreuung wird für einzelne Aufgabenkreise erteilt. Als Betreuungsperson kann entweder eine Person vom Verwandten- und Freundeskreis oder ein Berufsbetreuer eingesetzt werden.

Vorsorgevollmacht und Patientenverfügung Durch eine im geschäftsfähigen Zustand erteilte Vorsorgevollmacht kann eine rechtliche Betreuung vermieden werden. Darin wird festgelegt, wer stellvertretend Entscheidungen treffen und handeln darf, wenn dies erforderlich werden sollte. Die Vorsorgevollmacht sollte auch die Erlaubnis zu Entscheidungen im Bereich Gesundheit enthalten. In einer Patientenverfügung wird festgelegt, wie man im Falle einer schweren Erkrankung medizinisch behandelt werden will.

Weiterführende Literatur

American Speech-Language-Hearing Association, National Center for Evidence-based practice in Communication Disorders (ed) ASHA´s Evidence Maps. http://ncepmaps.org/aphasia

Bartolome G, Schröter-Morasch H (2013) Schluckstörungen: Diagnostik und Rehabilitation, 5. Auflage. Urban & Fischer, München Jena

Frommelt P, Lösslein H (2010) NeuroRehabilitation: Ein Praxisbuch für interdisziplinäre Teams, 3. Auflage. Springer, Berlin Heidelberg New York

Karnath H-O, Georg Goldenberg G, Wolfram Ziegler W (2012) Klinische Neuropsychologie – Kognitive Neurologie. Thieme, Stuttgart New York

Leitlinien der Deutschen Gesellschaft für Neurologie. http://www.dgn.org/leitlinien/inhalte-nach-kapiteln

Leitlinien der Deutschen Gesellschaft für Neurorehabilitation. http://www.dgnr.de/Leitlinien –Evidenztabellen.29858.html

Platz T (2014) Update Neurorehabilitation 2014. Hippocampus, Bad Honnef

Reichel G (2012) Therapieleitfaden Spastik – Dystonien, 5. Auflage. Uni-Med, Bremen

Salinas C et al. (2012) Zurück in den Beruf – subjektive und objektive Perspektiven berufsorientierter Neurorehabilitation. Neuro Rehabil 275–290. Hippocampus, Bad Honnef

Sozialgesetzbuch V, VI, IX und XI. http://www.sozialgesetzbuch.de

Palliativmedizin in der Neurologie

Heidrun Golla und Raymond Voltz

W. Hacke (Hrsg.), *Neurologie*,
DOI 10.1007/978-3-662-46892-0_42, © Springer-Verlag Berlin Heidelberg 2016

Einleitung

Palliativmedizin dient entsprechend der Definition der World Health Organization (WHO) der Verbesserung der Lebensqualität von Patienten mit einer lebensbedrohlichen Erkrankung. Hierbei spielt die Art der zugrundeliegenden Erkrankung für den palliativmedizinischen Ansatz keine Rolle. Ziel ist es, belastende Symptome, die physischer, psychischer, sozialer oder spiritueller Art sein können, vorzubeugen oder aber frühzeitig zu erkennen und zu lindern. Neben der symptomatischen Behandlung der Patienten geht es auch um die Betreuung ihrer Angehörigen, die ebenfalls eine tiefgreifende Änderung ihrer Lebenssituation bewältigen müssen. Palliativmedizin bejaht das Leben, wobei das Sterben als ein normaler und zum Leben gehörender Prozess angesehen wird. Der Tod soll weder beschleunigt noch verzögert werden. Patienten und ihre Angehörige sollen die Möglichkeit erhalten, in ihren Trauerprozessen begleitet zu werden. Das Ziel der Verbesserung der Lebensqualität in den unterschiedlichen Lebensbereichen erfordert einen interdisziplinären und multiprofessionellen Ansatz.

42.1 Konzepte der Palliativmedizin

Die Palliativmedizin basiert auf einem multiprofessionellen Ansatz: In einem palliativmedizinischen Team arbeiten je nach Teamgröße und Einrichtung neben Ärzten und Pflegekräften auch Sozialarbeiter, Psychologen, weitere Therapeuten, wie z. B. Musik- oder Kunsttherapeuten, Seelsorger, Physiotherapeuten oder Apotheker.

In der universitären Ausbildung von Medizinstudenten ist Palliativmedizin ein eigenständiges Querschnittsfach. Ferner gibt es in sämtlichen Berufsgruppen fachspezifische Curricula nach den anerkannten Kriterien der Deutschen Gesellschaft für Palliativmedizin (DGP) und des Deutschen Hospiz- und Palliativ-Verbandes (DHPV). Neben den palliativmedizinisch hauptamtlich tätigen Berufsgruppen gibt es sowohl im stationären als auch im ambulanten Bereich ehrenamtlich tätige Hospizhelfer, die Patienten und deren Angehörige im Krankheits- und Sterbeprozess psychosozial unterstützen und dadurch indirekt auch die professionell Tätigen. Ambulante Hospizdienste bieten unterschiedliche Formen der Trauerbegleitung an, so dass die zurückbleibenden trauernden Angehörigen noch nach dem Tod des Patienten weiter begleitet werden können.

Palliativmedizin ist nicht allein dem sterbenden Patienten gewidmet. Sie ist schon früh im Verlauf einer Erkrankung, auch in Verbindung mit erkrankungsmodifizierenden Therapien anwendbar (Abb. 42.1). Die Frühintegration von Palliativmedizin wird von der WHO sowie der American Society for Clinical Oncology (ASCO) ausdrücklich empfohlen. Hierdurch kann man schon früh im Krankheitsverlauf einer lebensbedrohlichen Erkrankung eine bestmögliche Symptomkontrolle erreichen, rechtzeitige Vorausplanungen vornehmen und einen gut vorbereiteten Übergang in die rein palliativmedizinische Versorgung ermöglichen. Auch für die Primärversorger ist der Einsatz von palliativmedizinischen Techniken oder die Einschaltung spezialisierter Palliativmedizin in komplexen Behandlungssituationen hilfreich. Man geht davon aus, dass ca. 90% der Patienten mit lebensbedrohlichen Erkrankungen ausreichend gut durch die allgemeinen palliativen Versorgungsstrukturen versorgt sind und nur 10% Strukturen der spezialisierten Palliativversorgung bedürfen. Auch wenn sich die moderne Palliativmedizin und ihre Strukturen aus der Versorgung von Tumorpatienten entwickelt hat, so gilt doch, dass alle Patienten, die an einer unheilbaren, fortschreitenden, lebensbedrohlichen Erkrankung und damit einhergehenden belastenden Symptomen leiden, unabhängig von der Art der Diagnose ein Anrecht auf eine palliativmedizinische Versorgung haben.

42.2 Stufen und Strukturen der Palliativversorgung

Palliative Versorgungsstrukturen beinhalten Angebote der allgemeinen (APV) und spezialisierten Palliativversorgung (SPV). Beide stehen ambulant und stationär zur Verfügung, wobei die Vernetzung und die Berücksichtigung von Schnittstellen in den sektorenübergreifenden Konzepten eine besondere Rolle spielen. Viele Menschen wünschen, ihre letzte Lebenszeit zu Hause oder einer entsprechenden Umgebung zu verbringen. Dem wurde durch die Etablierung einer ambulanten Palliativversorgung entsprochen. Palliativmedizinische und hospizliche Versorgungsstrukturen sind in Deutschland sehr unterschiedlich entwickelt. Von flächendeckend einheitlichen und qualitativ gleichwertigen Versorgungs- und Begleitungsangeboten kann trotz substantieller Fortschritte in den letzten Jahren noch nicht gesprochen werden.

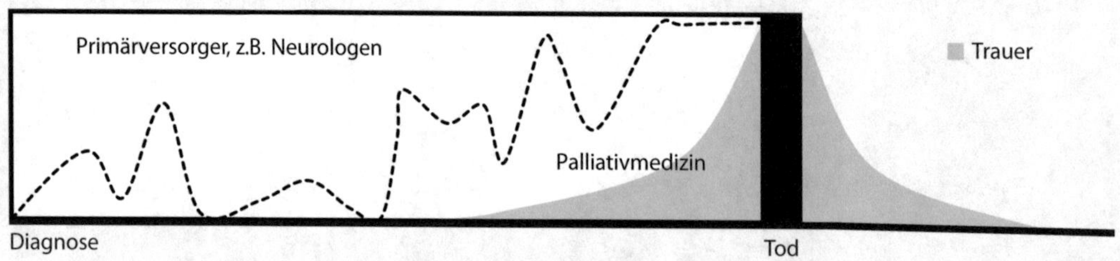

Abb. 42.1 **Wann setzt Palliativmedizin ein?** (Adaptiert nach dem Institute of Medical Ethics, Chicago)

42.2.1 Allgemeine Palliativversorgung

Die allgemeine Palliativversorgung (APV) wird durch Ärzte und Pflegekräfte geleistet, die zwar palliativmedizinisch qualifiziert sind, deren Hauptarbeitsfeld in der Regel aber nicht die Palliativversorgung ist. Diese Versorgungsstruktur ist nicht einheitlich definiert, und es existieren keine flächendeckenden vertraglichen oder gesetzlichen Vorgaben. In der Regel stehen behandlungsbedürftige Symptome, einzelne Aspekte der Palliativpflege und psychosoziale Aspekte im Mittelpunkt.

Die **allgemeine ambulante Palliativversorgung** steht Palliativpatienten mit einem niedrigen bis mittleren Versorgungsaufwand zu Hause zur Verfügung. Qualifizierte Ärzte und Pflegekräfte betreuen z. B. als Hausärzte, niedergelassene Fachärzte, Pflegedienste mit qualifizierten Mitarbeitern auch Palliativpatienten und arbeiten, mit anderen Leitungserbringern der ambulanten Palliativversorgung, z. B. Hospizdiensten zusammen. Neben einer entsprechenden Qualifikation sind Hausbesuche und eine Rund-um-die-Uhr-Erreichbarkeit Grundvoraussetzungen.

Auch die **stationäre Altenpflege** ist Teil der ambulanten Palliativversorgung. Im Allgemeinen wird sie durch qualifizierte Pflegekräfte in den Einrichtungen in Zusammenarbeit mit den Hausärzten der Bewohner und/oder qualifizierten Palliativärzten durchgeführt. Immer mehr stationäre Pflegeeinrichtungen haben Palliativversorgung und Hospizkultur als grundlegendes Konzept implementiert und stellen sich so ihrer Aufgabe, alte Menschen am Ende ihres Lebens zu betreuen und qualifiziert zu versorgen. Bewohnerinnen und Bewohner in Pflegeheimen haben bei entsprechend hohem Versorgungsaufwand auch Anspruch auf die Spezialisierte ambulante Palliativversorgung (SAPV, entsprechend § 37b SGB V).

Die **allgemeine stationäre Palliativversorgung** erfolgt auf regulären Stationen und Einheiten in Krankenhäusern, in denen Patienten betreut werden, die keine spezialisierte Palliativversorgung auf einer Palliativstation benötigen. Unterstützt werden die Teams dieser Stationen oft durch einen konsiliarisch tätigen Palliativdienst, der i. d. R. an eine Palliativstation angebunden ist.

Ambulante Hospizdienste sind ehrenamtlich tätige Gruppen von ausgebildeten Hospizhelfern. Die Koordination erfolgt durch eine Hospizkoordinatorin. Patienten und Angehörige erhalten Begleitung und Alltagshilfe bei schwerer, unheilbarer Krankheit und Beratung bei Fragen rund um die Palliativ- und Hospizbetreuung, ferner psychosoziale Unterstützung im Sterbe- und Trauerprozess. Ambulante Hospizdienste übernehmen häufig auch Koordinations- und Steuerungsaufgaben im regionalen Netzwerk.

42.2.2 Spezialisierte Palliativversorgung

Die spezialisierte Palliativversorgung (SPV) erfordert ein qualifiziertes multiprofessionelles Palliativteam, das rund um die Uhr zur Verfügung steht. Sie sind in unterschiedlichen Versorgungsbereichen (stationär, ambulant, teilstationär) tätig. Die SPV ist durch einen besonders hohen und komplexen Versorgungsbedarf charakterisiert ist.

Die **spezialisierte ambulante Palliativversorgung** (SAPV) ist eine sozialrechtlich geregelte Leistung und erfolgt durch ein speziell geschultes multiprofessionelles Team. Es werden besonders aufwändige Palliativpatienten mit komplexem Symptomen versorgt, für deren Behandlung spezifische palliativmedizinische und palliativpflegerische Kenntnisse und/oder besondere Koordinationsleistungen erforderlich sind. Die Situation ist komplex, wenn mindestens eines der nachstehenden Kriterien erfüllt ist:

- ausgeprägte Schmerzen,
- schwere neurologische/psychiatrische/psychische Symptome,
- bedrohliche und quälende respiratorische/kardiale, gastrointestinale oder urogenitale Symptomatik,
- (ex-)ulzerierende Wunden oder Tumoren.

Erfüllen die Patienten die Voraussetzungen für die SAPV, haben sie einen gesetzlichen Anspruch darauf. Dieser Anspruch besteht nicht nur für die Betreuung zu Hause, sondern auch für Bewohnerinnen und Bewohner in stationären Pflegeeinrichtungen und in Einrichtungen für Menschen mit Behinderungen. Die SAPV muss ärztlich verordnet werden und bedarf der Genehmigung durch die Krankenkasse des Patienten. Die ambulante spezialisierte Palliativversorgung ist ein ergänzendes Angebot zur allgemeinen Palliativversorgung und Regelversorgung.

Die **spezialisierte stationäre Palliativversorgung** erfolgt in speziellen Stationen und Versorgungseinheiten (Palliativstationen, stationäre Hospize) oder durch konsiliarisch tätige Palliativdienste in Kliniken, die die Teams auf den Nicht-Palliativ-Stationen unterstützen.

Konsiliarische Palliativdienste sind multiprofessionell arbeitende spezialisierte Palliativteams (zumindest Palliativpflegekräfte und Palliativärzte), die häufig an Palliativstationen angebunden sind und fachdisziplinübergreifend im Krankenhaus spezialisiert palliativmedizinisch beraten. Der Palliativdienst steht kontinuierlich zur Mitbehandlung und Beratung zur Verfügung. Aufgaben sind neben der Symptombehandlung bei unheilbarer fortschreitender Erkrankung auch die frühe Integration von Palliativmedizin in das Behandlungskonzept und die Betreuung und Begleitung in der Sterbephase. Übergänge in die spezielle Palliativmedizin auf Palliativstationen sind möglich.

Palliativstationen sind in ein Krankenhaus integrierte spezialisierte Einrichtungen zur Versorgung von Patienten mit unheilbaren, lebensbedrohlichen Erkrankungen, die wegen belastender Symptome anderweitig nicht ausreichend behandeln werden können. Ziel sind eine Verbesserung oder Stabilisierung der Krankheitssituation und die anschließende Entlassung, wenn möglich nach Hause. Ist eine Entlassung nicht möglich, werden die Patienten bis zu ihrem Tod betreut und die Angehörigen, Familien und Freunde angemessen begleitet. Qualifizierte palliativmedizinische und palliativpflegerische Kompetenz stehen rund um die Uhr zur Verfügung.

Stationäre Hospize sind eigenständige, vom Krankenhaus und Pflegeheimen unabhängige Einrichtungen für Schwerstkranke, die dort bis zum Lebensende wohnen und gepflegt werden, wenn die Palliativversorgung zu Hause nicht möglich ist und eine Behandlung im Krankenhaus nicht erforderlich ist. Die pflegerische Versorgung erfolgt durch spezialisierte Palliativpflegekräfte. Ärztlich werden die Patienten durch ihre Hausärzte und/oder durch allgemeine oder spezialisierte Palliativärzte versorgt. Die ehrenamtliche hospizliche Betreuung ist ebenfalls grundlegender Bestandteil der Versorgung im Hospiz. Ein ambulanter Hospizdienst ist deshalb oftmals angegliedert.

42.3 Palliativmedizin bei neurologischen Erkrankungen

Viele neurologische Erkrankungen sind lebensbedrohlich und/oder unaufhaltsam progredient und gehen mit belastenden Symptomen, schwierigen Therapieentscheidungen und notwendigen Vorausplanungen einher. Dazu gehören neurodegenerative Erkrankungen wie amyotrophe Lateralsklersoe (ALS), M. Parkinson, multiple Systematrophien (MSA), M. Huntington, demenzielle Syndrome, maligne Hirntumoren, Schlaganfälle unterschiedlicher Genese, Autoimmunerkrankungen wie Multiple Sklerose (MS) oder schwere Infektionserkrankungen des Nervensystems. Ähnlich wie bei Tumorerkrankungen ist zu überlegen, ab wann bei den einzelnen neurologischen Entitäten palliativmedizinische Angebote angebracht sind. Bei einigen rasch verlaufenden, letztendlich unaufhaltsamen Erkrankungen wie einem Glioblastom oder ALS dürfte die palliativmedizinische Behandlung mit Diagnosestellung sinnvoll sein, während dies bei über Jahre hinweg chronisch verlaufenden Erkrankungen, erst dann sinnvoll wird, wenn sich die Behandlung primär auf die Linderung belastender Symptome konzentriert oder sich Zeichen eines ungünstigen oder raschen Verlaufes ergeben, wie z. B. eine neu aufgetretene Schluckstörung bei neurodegenerativen Erkrankungen. ◘ Tab. 42.1 gibt mögliche Anhaltspunkte dafür, wann Palliativmedizin in welcher Form bei beispielhaften

◘ **Tab. 42.1** Mögliche Anhaltspunkte für das Einbeziehen von Palliativmedizin in die Versorgung beispielhafter neurologischer Erkrankungen

Krankheitsentität	Einbringen palliativmedizinischer Inhalte durch behandelnden Neurologen, allgemeine Palliativmedizin	Hinzuziehen spezialisierter Palliativmedizin
Amyotrophe Lateralsklerose	Bei Diagnose	Bei Auftreten belastender Symptome, die der Neurologe/Hausarzt/allgemeine Palliativarzt nicht allein behandeln kann Bei komplexen Behandlungssituationen (medizinisch, psychosozial, spirituell), die im häuslichen oder stationären Umfeld durch die Primärversorger nicht ausreichend entlastet werden können Bei Frage nach Therapiezieländerung
Glioblastom	Bei Diagnose	
Multiple Sklerose	Nach mehreren Schüben Bei Diagnose einer primär oder sekundär progredienten MS Beginn »Phase 2«; DSS-Score von 3 erreicht Bei Auftreten belastender Symptome Bei Dysphagie, Frage der PEG-Anlage Bei (beginnenden) Kommunikationsstörungen	
M. Parkinson	Innerhalb der ersten drei Jahre nach Diagnosestellung Wenn konventionelle Behandlungsansätze Symptome nicht ausreichend lindern Bei Auftreten belastender Symptome Bei Dysphagie, Frage der PEG-Anlage Bei (beginnenden) Kommunikationsstörungen	
Atypische Parkinson-Syndrome, multiple Systematrophien	Bei Diagnose	
Schlaganfall	Bei Patienten, die sich von ihren Ausfällen nicht wieder erholen, insbesondere wenn sie ein Risikoprofil für weitere Schlaganfälle haben Bei Auftreten belastender Symptome Bei Dysphagie, Frage der PEG-Anlage Bei (beginnenden) Kommunikationsstörungen	
Demenzen	Bei rasch und mit komplexen Symptomen verlaufenden Demenzen bei Diagnose Ansonsten: Bei Auftreten belastender Symptome Bei Dysphagie, Frage der PEG-Anlage Bei zunehmenden Kommunikationsstörungen	

neurologischen Erkrankungen sinnvoll sein könnte. Hierbei werden Strukturen der allgemeinen und spezialisierten Palliativversorgung unterschieden.

42.4 Behandlung von Symptomen

Neurologische Palliativpatienten können unter typischen Symptomen onkologischer Palliativpatienten, wie Schmerzen, Dyspnoe, Obstipation, Übelkeit, Erbrechen oder Fatigue leiden, zusätzlich weisen sie krankheitsspezifische Symptome wie progrediente motorische Störungen oder neuropsychologische Störungen, die zu komplexen Beschwerden führen können, auf. Die symptomatische Behandlung neurologischer Palliativpatienten ist bislang in Studien kaum untersucht. Behandlungsansätze zur Symptomlinderung neurologischer Palliativpatienten sind von denen für onkologische Palliativpatienten abgeleitet (S3-Leitlinie Palliativmedizin) oder beruhen auf klinischen Erfahrungswerten. Neurologische Palliativpatienten benötigen oft niedrigere Anfangsdosen von zentral wirksamen Medikamenten als onkologische Palliativpatienten. Reaktionen mit ausgeprägter Müdigkeit können sonst die Folge sein, was bei den Betroffenen eine nur schwer wieder rückgängig zu machende Abneigung gegen diese Medikamente bewirken kann. Für die palliativmedizinische Symptomkontrolle werden Medikamente z. T. off label eingesetzt oder appliziert (z. B. die subkutane Gabe über eine liegende Butterfly). Einige Medikamente werden allein wegen ihres Nebenwirkungsprofils gezielt zur Linderung belastender Symptome eingesetzt. Dies stellt dann die gewünschte Hauptwirkung dar (z. B. Amitriptylin bei Sialorrhö).Die Symptomlast neurologischer Patienten zu senken und dadurch die Lebensqualität zu verbessern, kann nicht durch Palliativmediziner allein erfolgen. Vielmehr ist ein interdisziplinärer und multiprofessioneller Ansatz gefordert. Neurologen können bei den krankheitsspezifischen, modulierenden Behandlungen eingreifen, zum Beispiel bei immunmodulierender oder chemotherapeutischer Behandlung, der Justierung dopaminerger Medikation, oder antispastischer Behandlungen. Viele neurologisch Erkrankte haben aufgrund des chronischen, z. T. bis ins höhere Alter reichenden Verlaufes viele Komorbiditäten (z. B. Herz-Kreislauf-Erkrankungen, pulmonale Erkrankungen, Tumorerkrankungen, urologische Erkrankungen), was das Hinzuziehen weiterer Fachgebiete sinnvoll machen kann.

42.4.1 Schmerzen

Oft stehen muskuloskelettale Schmerzen, die durch Bewegungsstörungen, zunehmende Immobilität, Gelenkfehlstellungen, Spastik, Dystonien, Masseterkrämpfe, Bradykinesie und »wearing off« Phänomene oder Muskelveränderungen ausgelöst oder unterhalten werden, im Vordergrund. Neben der medikamentösen Therapie sind bedarfsadaptierte Physiotherapie, Ergotherapie, physikalische Anwendungen, (druckentlastende) Hilfsmittel und Lagerungstechniken wichtig. Bei den medikamentösen Ansätzen spielen eine Rolle:

- Die **antispastische Therapie** wird mit den dafür üblichen antispastisch wirkenden Medikamenten wie Baclofen, Tizanidin, Diazepam oder im Einzelfall auch mit Cannabinoiden durchgeführt. Der Behandlungsbeginn erfolgt mit niedrigen Dosen, z. B. Baclofen 5 mg 0–0–1, ggf. schrittweise Erhöhung um 5 mg alle 4–7 Tage; Diazepam bietet sich bei zusätzlicher Unruhe an, Beginn mit 2,5 mg 0–0–1, ggf. schrittweise Erhöhung um 2,5 mg alle 4–7 Tage; ggf. Tetrahydrocannabinol 2,5 mg ölige Tropfen (3 Tropfen = 2,5 mg, Nasenspray 1 Hub = 2,7 mg oder Fertigkapsel), Beginn mit 2,5 mg 0–0–1, ggf. schrittweise Erhöhung um 2,5 mg alle 3–7 Tage. Bei Erhöhung des Medikamentes sollte dieses je nach Ausprägung der Symptomatik über den Tag verteilt werden. Gezielte Behandlung mit Botulinumtoxin kann bei lokalisierter Spastik Linderung bringen. Bei ausgeprägter generalisierter Spastik kann die Anlage eines intrathekalen Pumpensystems notwendig sein.
- Bei schmerzhafter **fokaler Dystonie** oder **Masseterkrämpfen mit Okklusion**, die z. B. bei ALS oder MSA auftreten, ist die lokale Behandlung mit Botulinumtoxin hilfreich, kann allerdings Muskelschwäche in benachbarten Muskelgruppen hervorrufen oder bei vorgeschädigten Muskeln zu längeren Einschränkungen als üblich führen. Die Botulinumtoxindosis sollte bei der ersten Anwendung niedriger als üblich gewählt werden.
- Bei **Bradykinesie**, **Dyskinesie** oder »**wearing off**« ist optimierte dopaminerge Behandlung, ggf. auch die Applikation von Apomorphin subkutan über eine Pumpe oder die duodenale Gabe von Levodopa (▶ Kap. 24) hilfreich.

Bei der Auswahl von systemischen Schmerzmitteln zur **allgemeinen Schmerztherapie** kann man sich an dem **WHO-Stufenschema** orientieren (▶ Exkurs: WHO-Stufe 1 zur Schmerzbehandlung). Bei anhaltenden Schmerzen sind regelmäßige Medikamentengaben erforderlich. Zusätzlich benötigt der Patient bei Schmerzspitzen ein schnell wirksames (unretardiertes) Bedarfsmedikament, dessen Wirkung in der Regel nach 15–30 min eintreten sollte. Ist die Wirkung nicht ausreichend, sollte die Bedarfsmedikation wiederholt werden, und zwar so oft, bis der Patient eine ausreichende Symptomlinderung verspürt. Wann diese erreicht ist, richtet sich nach den Angaben des Patienten. Wird die Bedarfsmedikation mehrmals am Tag notwendig, so wird die Basismedikation entsprechend der verabreichten Menge der Bedarfsmedikation erhöht und die Dosis der Bedarfsmedikation auch entsprechend angepasst. Die Einzeldosis der Bedarfsmedikation richtet sich nach der Tagesdosis des Medikamentes und entspricht in der Regel 1/10–1/6 von ihr. Basis- und adaptierte Bedarfsmedikation bestehen in der Regel aus demselben Wirkstoff und unterscheiden sich nur in der Schnelligkeit des Wirkeintritts und der Wirkdauer (retardiert vs. unretardiert).

Die **Erfassung des Schmerzes** erfolgt mit einer

- verbalen Analogskala (»verbal rating scale« [VRS]), z. B. 0 = kein Schmerz, 1 = leichter Schmerz, 2 = mittlerer Schmerz, 3 = starker Schmerz, oder

Exkurs

WHO-Stufenschema zur Schmerzbehandlung

WHO-Stufe 1 zur Schmerzbehandlung

Nichtsteroidale Antiphlogistika (NSAR) helfen insbesondere bei Gelenk-/Muskelschmerzen, z. B. Diclofenac retard, beginnend mit 50 mg 1–0–1 oder Ibuprofen, beginnende mit 400 mg 1–0–1, bei Bedarf steigern (Maximaldosis Diclofenac: 150 mg/Tag, Maximaldosis Ibuprofen: 2400 mg/Tag);
Kombination mit einem Protonenpumpenhemmer als Magenschutz.
Metamizol ist bei Muskel- und Weichteilschmerzen indiziert (Metamizol je nach Kreislaufkonstitution beginnend mit 5×10–20 Tropfen (= 250–500 mg) und bei Bedarf 10–20 Tropfen, Steigerung bis auf eine Maximaldosis von 5×40 Tropfen möglich).
Flupirtin weist eine muskelrelaxiernde Wirkung auf. Es kann auch bei neuropathischen Schmerzen wirksam sein (Beginn mit der kleinstmöglichen Dosis von 100 mg zum Abend, bei guter Verträglichkeit bis zu 4×/Tag).

WHO-Stufe 2 zur Schmerzbehandlung

Treten Schmerzen trotz WHO - Stufe 1 Medikament auf, sollten Schmerzmedikamente der WHO-Stufe 2, Tilidin- oder Tramadoltropfen, zusätzlich gegeben werden, beginnend mit 5–6×/Tag 5–10 Tropfen (=12,5–25 mg).
Nach Dosisfindung über kurz wirksame Medikamente erfolgt dann eine Umstellung auf retardiertes Tilidin bzw. Tramadol (Tabletten/Kapseln, Applikation 2–3×/Tag). Bei Schmerzspitzen wird weiterhin die kurz wirksame Tropfenform verabreicht (Wirkungsbeginn nach ca. 20 min, Wirkungsdauer ca. 4 h). Die retardierten Formen von Tilidin und Tramadol sowie Tramadoltropfen unterliegen nicht dem Betäubungsmittelgesetz; Tilidintropfen sind mittlerweile wie die WHO-Stufe -3-Medikamente nur noch über Ausstellung eines Betäubungsmittelrezeptes erhältlich.

WHO-Stufe 3 zur Schmerzbehandlung

WHO-Stufe-3-Medikamente kommen dann zum Einsatz, wenn WHO-Stufe-2-Medikamente nicht zur Schmerzlinderung ausreichen (z. B. Tilidin oder Tramadol in einer Dosierung von 600 mg/Tag).
Bei einer Umstellung von 600 mg Tilidin oder Tramadol auf Morphin benötigt man rein rechnerisch eine Tagesdosis von 60 mg Morphin (verteilt auf 2–3 Einzeldosen), da Tilidin und Tramadol 10-mal weniger so stark wirksam sind wie Morphin. Um Überdosierungen zu vermeiden, verabreicht man bei einer Opioidrotation in der Regel nicht die formal errechnete Äquivalenzdosis (▣ Tab. 42.2), sondern nur 50% der errechneten Dosis in Ergänzung mit einem schnell wirksamen Bedarfsmedikament, im Beispiel: Morphin-retard-Tabletten 10 mg 3×/Tag mit Morphintropfen oder unretardierten Morphintabletten/-kapseln (5 mg als Einzeldosis). Je nach Menge der eingeforderten Bedarfsmedikation wird die Dosis der Basis- und Bedarfsmedikation angepasst. Bisweilen muss im Verlauf der Schmerzbehandlung eine Opioidrotation auch innerhalb der WHO-Stufe 3 erfolgen, wenn das verwendete Opioid trotz Dosissteigerung nicht mehr ausreichend den Schmerz lindert oder Nebenwirkungen auftreten (z. B. Juckreiz, Müdigkeit, Schwindel, Halluzinationen, Delir, Myoklonien). Bei einer Opioidrotation oder wenn aufgrund starker Schmerzen direkt mit einem WHO-Stufe-3-Medikament begonnen werden muss, ist es sinnvoll, die Dosisfindung mit kurz wirksamen Opioiden vorzunehmen und diese erst bei stabiler Tagesdosis auf retardierte Formen umzustellen.
Opioidnaive neurologische Palliativpatienten erhalten als erste Einzeldosis von Morphin 1–2,5 mg oral oder 0,5–1,25 mg subkutan. Die hier empfohlene erste Dosis ist niedriger als bei onkologischen Palliativpatienten, da neurologische Palliativpatienten häufig sehr sensibel auf zentral wirksame Schmerzmedikamente reagieren. Im Verlauf ist die Dosis je nach Schmerzerleben anzupassen. Zum Teil sind auch bei neurologischen Palliativpatienten im Verlauf hohe Mengen an Opioiden zur effizienten Schmerzlinderung notwendig (Beispiel eines ALS-Patienten aus eigener Betreuung, der mit einer Tagesdosis von 300 mg Morphin i.v. behandelt wurde).
Ist die orale Aufnahme eines Opioids nicht möglich, so kann die Therapie auch über eine Magen- oder jejunale Sonde, als Suppositorium, subkutan (Wirkung ca. 2-fach so stark wie die orale Gabe) oder i.v. (Wirkung ca. (2-)3-fach so stark wie die orale Gabe) verabreicht werden. Auch eine transdermale Applikation eines Opioids in Form von Fentanyl oder Buprenorphin ist möglich, aber nur dann sinnvoll, wenn der Patient über ausreichend subkutanes Fettgewebe zur Resorption verfügt und stabil eingestellt ist. Transdermale Pflastersysteme sind zu träge (An-/Abflutzeiten 8–24 h), als dass man schnell auf akute Schmerzen reagieren könnte.
Bei der Behandlung mit Opioiden (WHO-Stufe 2 und 3) muss generell in der Ein- oder Umstellungsphase eine antiemetische Behandlung erfolgen. Mittel der ersten Wahl zur Behandlung einer opioidbedingten Übelkeit sind Haloperidol 0,2–0,3 mg 2–3×/Tag, Domperidon 10 mg 4–5×/Tag und Metoclopramid 10 mg 4–5×/Tag. Meistens kann die antiemetische Behandlung im Rahmen der Opioideindosierung oder -rotation nach 7–10 Tagen beendet werden. Für Patienten, die unter einem M. Parkinson, atypischem Parkinsonsyndrom, restless legs oder einer Lewy-Körperchen-Demenz leiden, eignet sich als antiemetisches Medikament von den genannten lediglich Domperidon, da dieses im Gegensatz zu Metoclopramid oder Haloperidol nicht zentral antidopaminerg wirkt. Langfristig ist unter Opioidbehandlung eine Obstipationsprophylaxe erforderlich.

- numerischen Analogskala (»numerical rating scale« [NRS]), z. B. 0–10, wobei »0« kein Schmerz und »10« die stärksten vorstellbaren Schmerzen bedeuten, oder
- visuellen Analogskala (VAS): Der Patient zeigt auf einer visualisierten Skala, die von 0–100% (maximaler Schmerz) reicht, seinen aktuellen Schmerz an.

Beurteilungshilfen zum Schmerzerleben bei Menschen mit **Demenz** sind z. B. der BESD (= Beurteilung von Menschen mit Demenz) oder der BISAD (= Beobachtungsinstrument für das Schmerzassessment bei alten Menschen mit Demenz), die sich zur Einschätzung des Schmerzerlebens an nonverbalen Zeichen orientieren (Atemfrequenz, vegetativen Zeichen, Lautieren, Gestik, Mimik, Reaktion auf Mobilisation, Reaktion auf Trost). Idealerweise erfolgt die Schmerzerfassung vor und nach Applikation von Schmerzmitteln und in der Einstellungsphase mehrfach am Tag.

Koanalgetika wie Antikonvulsiva (Gabapentin, Pregabalin, Carbamazepin) spielen bei der Behandlung paroxysmaler Schmerzphänomen bei MS eine Rolle.

Tab. 42.2 Opioide

Wirkstoff	Wirkung über	Äquivalenzdosis
Morphin	8–12 h retardierte Form 4 h unretardierte Form	1
Tilidin oder Tramadol	8–12 h retardierte Form 4 h unretardierte Form	1/10
Oxycodon	8–12 h retardierte Form 4 h unretardierte Form	2
Hydromorphon	In der Regel 8–12 h retardierte Form (nur Jurnista 24 h) 4 h unretardierte Form	7,5
Fentanyl	Regelmäßige Abgabe in µg/h, Wechsel in der Regel alle 72 h 2 h schnell wirksames Fentanyl	80–100
Buprenorphin	Regelmäßige Abgabe in µg/h, Wechsel in der Regel alle 72 h 6 h schnell wirksames Buprenorphin	70–80

42.4.2 Dyspnoe

Das Gefühl, keine Luft zu bekommen, kann durch die neurologische Grunderkrankung, deren Komplikationen (Aspirationspneumonie) oder durch internistische Begleiterkrankungen (Herz-, Lungenerkrankung) bedingt sein.

Nicht-medikamentöse Behandlungen, die das Atmen erleichtern können, sind: Physiotherapie (Atemtraining, Vibrations-/Klopfmassagen, Verbesserung der Sekretentfernung), Musiktherapie, Atemtherapie, Entspannungsverfahren. Wenn der Hustenstoß durch verminderte Muskelkraft eingeschränkt ist, können Hustenassistenten (»cough-assist«) helfen. Die oft automatisierte Gabe von Sauerstoff lindert Luftnot nur dann, wenn ein Sauerstoffdefizit vorliegt. Chronische Sauerstoffgabe führt zu einer störenden Austrocknung der Nasen- und Mundschleimhäute. Bei Patienten mit eingeschränkter Funktion der Atemmuskulatur bei Muskeldystrophien, Polyneuropathien oder ALS kann das Abatmen des Kohlendioxids im Rahmen der restriktiven Ventilationsstörung durch nicht-invasive oder invasive Beatmung verbessert und dadurch die Luftnot gelindert werden. Sauerstoffgabe oder die Messung des Sauerstoffgehaltes ist hier in der Regel nicht erforderlich, da keine Gasaustauschstörung vorliegt.

Die **medikamentöse Behandlung** der Dyspnoe umfasst:

- Sekretlöser oder -hemmer,
- Inhalation,
- antibiotische Behandlung eines bronchopulmonalen Infektes,
- Optimierung einer dopaminergen Medikation,
- Opioide.

Opioide lindern die Atemnot. Sie ökonomisieren die Atmung über zentrale Effekte, so dass der Patient weniger Atemnot empfindet. Die erste Einzeldosis soll niedrig sein, z. B. Morphin 1–1,25 mg oral oder 0,5–1,0 mg subkutan, gerade bei Beeinträchtigungen der Atemmuskulatur. Hat der Patient nur intermittierend Atemnot, kann ein bedarfsweise gegebenes Opioid ausreichen. Dieses sollte bei unzureichender Wirkung spätestens nach 30 min wiederholt werden. Bei anhaltender Luftnot erfolgt die regelmäßige Applikation eines Opioids plus Bedarfsmedikation.

Dyspnoe ist meisten mit **Angst** gekoppelt. Um den Teufelskreis – Luftnot, Angst, noch mehr Luftnot, noch mehr Angst – zu durchbrechen, kann es sinnvoll sein, zusätzlich zur Opioidgabe auch ein Benzodiazepin hinzuzugeben. Hierzu eignet sich z. B. Lorazepam, beginnend mit 0,25–0,5 mg, bei Schluckbeschwerden auch sublingual möglich.

42.4.3 Angst

Angst kann an belastende Symptome gekoppelt oder aber ein eigenständiges belastendes Symptom im Rahmen einer fortschreitenden, bedrohlichen Erkrankung sein, die existenzielles Leid mit sich bringen kann. Je nach Patient, Art und Ausmaß der Angst kann diese durch Psychotherapie und Entspannungsverfahren, Kunsttherapie, Musiktherapie, Atemtherapie, spezielle pflegerische Ansätze wie basale Stimulation oder Kinästhetik gelindert werden. Angst entsteht auch oft durch den immanenten progredienten Autonomieverlust. Hier ist es als Behandler wichtig, gerade diesen Punkt zu berücksichtigen und nicht über den Patienten hinwegzugehen und hinweg zu entscheiden, nur weil dieser z. B. nicht schnell genug folgen oder antworten kann. Medikamentöse Behandlung der Angst

Mittel der ersten Wahl in der **anxiolytischen Therapie** sind Benzodiazepine:

- Lorazepam, bei Schluckbeschwerden als Schmelztabletten, erste Einzeldosis: 0,25–0,5 mg;
- Alprazolam, erste Einzeldosis: 0,125–0,25 mg;
- Diazepam, erste Einzeldosis: 1–2 mg oder
- Midazolam erste Einzeldosis: 2,5 mg bukkal, 1 mg subkutan.

Je nach Symptomatik kann eine regelmäßige Applikation erforderlich sein (Midazolam alle 2–4 h, alle anderen alle 6–12 h). Die angegebenen ersten Einzeldosen sind z. T. so klein, dass ein Tablettenteiler verwendet werden muss, z. B. bei Lorazepam 0,25 mg oder Alprazolam 0,125 mg. Bei längerfristiger Einnahme kann eine Behandlung mit Opipramol (beginnend mit 50 mg zur Nacht, bei guter Verträglichkeit steigern, maximal bis 300 mg/Tag, verteilt auf 1–3 Einzeldosen pro Tag), SSRI oder Pregabalin sinnvoll sein.

42.4.4 Depression

Im Laufe ihrer Erkrankung erleben die Patienten zunehmende körperliche und/oder kognitive Veränderungen, und müssen Abschied nehmen von gewohnten Fähigkeiten, ihrer Lebensgestaltung und ihren Rollen im Alltag. Diese Verluste führen oft zu ängstlichen oder depressiven Anpassungsstörung oder zu manifesten depressiven Episoden. Die Diagnosestellung kann durch Trauer, Fatigue, pseudobulbäre Symptomatik, demenzielles Syndrom, reduzierten Allgemeinzustand, abnehmende Kommunikationsfähigkeit oder neuropsychologische Störungen erschwert sein.

Basis der **Depressionsbehandlung** ist eine tragfähige therapeutische Bindung, eine gute Symptomkontrolle, eine ergänzende medikamentöse Behandlung und ggf. eine psychotherapeutische Behandlung. Die Auswahl des Antidepressivums hängt ab:

- von der Art anderer belastender Symptome, (Vorsicht beim Einsatz von SSRI bei Übelkeit oder Schlafstörungen, von Mirtazapin bei Übergewicht oder »Restless-legs-Syndrom),
- von Koerkrankungen (Vorsicht beim Einsatz von SSRI bei Epilepsie, bei (Zustand nach) gastrointestinaler Blutung oder Hyponatriämie) und
- von der Gabe andere Medikamente (Vorsicht beim Einsatz von SSRI zusammen mit Tramadol [serotonerges Syndrom] oder wenn diese in Kombination mit anderen Medikamenten, die die QTc-Zeit verlängern, eingenommen werden).

Häufig in der Palliativmedizin eingesetzte **Antidepressiva** sind: Citalopram (SSRI) (20–40 mg/Tag), Venlaflaxin (SNRI) (75–375 mg/Tag), Mirtazapin (15–45 mg/Tag) oder auch Amitriptylin (50–150, ggf. auch 300 mg/Tag), letzteres vorwiegend dann, wenn gleichzeitig neuropathische Schmerzen oder eine Sialorrhö bestehen.

42.4.5 Pseudobulbäre Symptomatik

Unkontrolliertes Lachen und Weinen, welches nicht dem eigentlichen emotionalen Empfinden entspricht, kann bei verschiedenen neurologischen Langzeiterkrankungen auftreten, z. B. bei MS, M. Parkinson, ALS und zu Unbehagen bei den Patienten selbst sowie zu großen Irritationen im sozialen Umfeld führen. Hierunter leiden die Patienten, und es kann zu einer zusätzlichen Beeinträchtigung des sozialen Lebens kommen. Ziel einer medikamentösen Behandlung ist es, Ausmaß und Frequenz der Episoden zu reduzieren.

Eine **medikamentöse Behandlung** kann erfolgen mit trizyklischen Antidepressiva (Amitriptylin 20–100 mg/Tag, Nortryptilin 20–100 mg/Tag), SSRI (Fluoxetin 20 mg/Tag, Citalopram 20 mg/Tag, Sertralin 50 mg/Tag) oder mit Dextramethorphan. Die rasche Metabolisierung von Dextramethorphan in der Leber kann durch Zugabe von Quinidin reduziert werden, so dass dann eine Passage der Blut-Hirnschranke in ausreichender Konzentration möglich wird. Als feste Kombination gibt es Dextramethorphan und Quinidin (Nuedexta; 20 mg/10 mg). Es ist in Deutschland selbst bislang nicht zugelassen, sondern nur über die die internationale Apotheke erhältlich.

42.4.6 Dysphagie

Dysphagie tritt bei neurologischen Palliativpatienten regelmäßig auf. Generelle Maßnahmen sind Optimierung einer bestehenden dopaminergen Medikation bei M. Parkinson, logopädische Behandlung mit Einübung bestimmter Schlucktechniken und Austestung von Speisekonsistenzen sowie die Entscheidung, ob eine nasogastrale oder perkutane Magen- oder jejunale Sonde indiziert und vom Patienten gewünscht und toleriert wird. Eine **PEG-Anlage** sollte, sofern vom Patienten gewünscht und indiziert, rechtzeitig im Verlauf einer progredienten neurologischen Erkrankung vorgenommen werden, da die Patienten sonst möglicherweise nicht (mehr) ausreichend von diesem Eingriff profitieren oder der Eingriff mit einem unangemessen hohen Risiko verbunden sein kann (z. B. bei ALS PEG-Anlage, solange die Vitalkapazität >50% ist). Wenn eine PEG-Anlage für den Patienten eine Option darstellt, sollte diese mit beginnender Schluckstörung gelegt werden oder wenn eine Gewichtverlust von 10% erreicht ist. Der Patient hat so die Sicherheit, bei Hyperkatabolismus ausreichend ernährt werden zu können, auch dann, wenn er oral nur noch wenig Nahrung aufnehmen kann. Eine PEG kann auch die sichere Applikation von Medikamenten gewährleisten. Eine Aspiration wird durch eine PEG allerdings nicht verhindert.

42.4.7 Delir

Ein Delir kann als Nebenwirkungen medikamentöser Behandlungen (z. B. anticholinerg wirksame Medikamente, Opioide, dopaminerge Medikation), aufgrund der neurologischen Erkrankung an sich, z. B. bei primären oder sekundären Hirntumoren bei Lewy-Körperchen und anderen Demenzen, nach Operationen und im Terminalstadium auftreten. Oftmals sind es mehrere Ursachen, die einem Delir zugrunde liegen. Diese müssen zunächst, sofern möglich, beseitigt werden. Es ist zu prüfen, ob und welche Medikamente abgesetzt, reduziert oder rotiert werden müssen. Sind beispielsweise **Anti-Parkinson-Medikamente** als Ursache anzusehen, so sollten diese in folgender Reihenfolge abgesetzt oder reduziert werden:

- anticholinerg wirkende Medikamente,
- Amantadin,
- Budipin,
- MAO-B-Hemmer,
- Dopaminanagonisten und schließlich
- COMT-Hemmer.

Erst als letzte Maßnahme wird Levodopa auf die niedrigstmögliche Dosis reduziert.

Sollte zusätzlich eine **antipsychotische Medikation** erforderlich sein, eignen sich bei Patienten mit M. Parkinson oder Lewy-Körperchen-Demenz Clozapin (12,5–100 mg, Vorsicht: regelmäßige Blutbildkontrollen) oder Quetiapin (25–300 mg/Tag). Ansonsten kommen Antipsychotika der ersten Generation zum Einsatz, in der Palliativmedizin am häufigsten Haloperidol, welches oral oder s.c. verabreicht wird (Beginn mit 0,5–2 mg alle 8–12 h, in akuten Fällen auch mehr).

Bei zusätzlich starker **psychomotorischer Unruhe** können ergänzend niederpotente Antipsychotika eingesetzt werden (Prothipendyl 20–80 mg alle 4–8 h, Pipamperon 20–80 mg alle 4–8 h oder Levomepromazin 6,25–25 mg alle 4–8 h), bei einhergehender Angst ergänzend Benzodiazepine (Midazolam 1–2 mg alle 1–4 h oder Diazepam 2–10 mg alle 8–12 h), nur letztere, nicht die niederpotenten Antipsychotika sind auch ergänzend bei M. Parkinson oder Lewy-Körperchen-Demenz einsetzbar.

42.4.8 Epileptische Anfälle

Die Behandlung von epileptischen Anfällen unterscheidet sich in der Palliativmedizin nicht von den generellen Therapieprinzipien, die in ► Kap. 14 beschrieben sind. Besonderheiten sind die fehlende Möglichkeit oder auch der bewusste Verzicht von Zusatzdiagnostik und die Handhabung von epileptischen Anfällen und Status im häuslichen Umfeld. Zur Akutbehandlung wird das Benzodiazepin in der Applikationsform gewählt, was im jeweiligen Setting vorhanden ist. Eskalationsstufen der Statusbehandlung sind im palliativmedizinischen Umfeld nur begrenzt durchführbar.

Bei der Auswahl des **Antikonvulsivums** nach einem ersten, in der Regel symptomatischen epileptischen Anfalls sollte darauf geachtet werden, ein Antikonvulsivum zu wählen, das möglichst wenig Interaktionen aufweist, je nach Prognose der Grunderkrankung möglichst schnell eindosiert werden kann und das in verschiedenen Applikationsformen zur Verfügung steht. Unter diesen Kriterien eignen sich in der Palliativmedizin von den älteren Antikonvulsiva am ehesten Valproinsäure, von den neueren Antikonvulsiva Levetiracetam.

42.4.9 Fatigue

Dies ist ein häufiges Symptom bei neurologischen Grunderkrankungen und kann entweder mit der Primärerkrankung oder deren Komplikationen (z. B. verminderte körperliche Aktivität durch zunehmende Immobilität, ansteigender Kohlendioxidgehalt bei fortschreitender ALS oder Muskelerkrankungen) in Zusammenhang stehen oder medikamentös bedingt sein. Manchmal kann eine medikamentöse Behandlung mit Modafinil (100–400 mg/Tag) oder Ritalin (5–30 mg/Tag) helfen. Bei ALS oder Muskelerkrankungen sind z. B. Auftreten von Tagesmüdigkeit, Konzentrationsstörungen, Kopfschmerzen, Schlafstörungen Symptome der zunehmenden Ventilationsstörung, so dass eine Beatmungsmaßnahme sinnvoll sein kann. Ferner gilt es, Differenzialdiagnosen wie Trauer oder Depression zu überprüfen.

42.4.10 Ein- und oder Durchschlafstörungen

Diese können in Zusammenhang mit einer gestörten REM Phase, Hypoventilation oder einer obstruktiven Schlafapnoe stehen. Eine medikamentöse Behandlung kann mit Zopiclon, Zolpidem, mit Benzodiazepinen (z. B. Lormetazepam, Nitrazepam), sedierenden **Antidepressiva** (z. B. Trazodon, Mirtazapin, Trimipramin), niederpotenten **Antipsychotika** (z. B. Pipamperon, Prothipendyl, Melperon), Antihistaminika (z. B. Promethazin) oder Melatonin erfolgen. Eine **CPAP-Beatmung** kann bei obstruktivem Schlafapnoesyndrom sinnvoll sein. Bereits eingenommene Medikamente sollten auf Dosis und tageszeitliche Applikation hin überprüft werden (z. B. kein Dexamethason am Abend, da dies antriebssteigernd wirkt und die lange Halbwertszeit eine einmalige Gabe am Morgen zur gewünschten Wirkungsentfaltung zulässt).

42.4.11 Obstipation

Sie tritt bei autonomer Beteiligung durch die neurologische Grundkrankheit, bei zunehmender Immobilität, Komorbiditäten, verminderter Flüssigkeitsaufnahme oder durch Medikamente auf. Im Rahmen der medikamentösen Behandlung werden im ersten Schritt Stuhlweichmacher gegeben: **Macrogol** ist nur sinnvoll, wenn die Patienten ausreichend trinken können. **Lactulose** führt bei längerer Anwendung oftmals zu Blähungen und Völlegefühl. Eine Kombination mit **stimulierenden Laxanzien** (z. B. Bisacodyl, Natriumpicosulfat), kann notwendig sein (cave Wasser- und Elektrolytverlust). Neben der oralen Gabe von Abführmitteln können Suppositorien (osmotisch wirksam: z. B. Natriumhydrogencarbonat supp; stimulierend wirksam: z. B. Bisacodyl; als Gleitmittel wirksam: z. B. Glycerin) oder Klysmen oder Einläufe erforderlich werden. Ausschließlich auf opioidbedingte Obstipation wirkt **Metyhlnaltrexon**, ein subkutan anwendbarer, rein auf die intestinalen μ-Rezeptoren wirksamer Opioidantagonist (gewichtsadaptiert 8–12 mg), der nicht bei mechanischen Ileus eingesetzt werden darf. Stimulierende Laxanzien oder subkutanes Distigmin (0,25–5 mg s.c.), welches bei starker Obstipation manchmal hilfreich sein kann, sollten ebenfalls nicht bei mechanischen Ileus eingesetzt werden.

42.4.12 Übelkeit und Erbrechen

Neben medikamentös bedingter Übelkeit (z. B. durch Opioide), können Übelkeit und Erbrechen bei Hirndrucksymptomatik oder durch Magen-Darmpassagestörungen im Rahmen der neurologischen Grunderkrankung bei autonomer Beteiligung hervorgerufen werden. Manchmal liegt auch eine Unverträglichkeit von Sondennahrung vor, so dass diese bisweilen umgestellt werden muss.

- Dexamethason (oral, s.c., i.v.) und antihistaminerg wirksame Antiemetika wie Dimenhydrinat (oral, supp 100–300 mg/Tag) eignen sich zur Linderung von Übelkeit und Erbrechen bei erhöhtem Hirndruck.
- Metoclopramid und Domperidon (10 mg 4–5×/Tag) wirken prokinetisch. Haloperidol (0,2–0,3 mg) 2–3×/Tag oder 1,0 mg 1×/Tag s.c.) wirkt antiemetisch über Antagonisierung zentraler Dopaminrezeptoren.
- Ondansetron wirkt sowohl auf zentrale Dopaminrezeptoren, histaminerge, Acetylcholin-, 5HT2- und 5HT3-Rezeptoren, wird allerdings primär bei chemotherapieinduziertem Erbrechen angewandt, und zu beachten ist eine deutlich obstipierende Wirkung.
- Levomeproamzin wirkt ebenfalls zentral auf unterschiedliche Rezeptoren und ist gut wirksam gegen Übelkeit und Erbrechen, ist aber stark sedierend und wird erst eingesetzt, wenn andere Maßnahmen keine ausreichende Wirkung erzielt haben (z. B. 2–3 Tropfen = 4–6 mg 1–2×/Tag oder 6,25 mg s.c. 1–2×/Tag).
- Scopolamin wirkt rein anticholinerg und kann dadurch Übelkeit lindern, jedoch kann es bisweilen unerwünschte psychiatrische Nebenwirkungen (Delir) hervorrufen.
- Selten wird auch Tetrahydrocannabinol (2,5 mg ölige Tropfen, 3 Tropfen =2,5 mg, Nasenspray 1 Hub=2,7 mg oder Fertigkapseln. 2,5–40 mg 2–3×/Tag) gegen Übelkeit und Erbrechen eingesetzt.
- Unstillbare Übelkeit und Erbrechen sind oftmals mit Angst und Unruhe assoziiert, so dass in dem Fall auch Benzodiazepine gegen diese Symptomatik hilfreich sein können (z. B. Lorazepam 0,25–1,0 mg 2–3×/Tag oder Alprazolam 0,125–1,0 mg 2–3×/Tag).

Zu beachten ist, dass alle zentral antidopaminerg wirksamen Antiemetika nicht für Patienten mit M. Parkinson, Restless-legs-Syndrom oder Lewy-Körperchen-Demenz geeignet sind.

42.4.13 Sialorrhö

Meistens ist sie ein sekundäres Phänomen der Dysphagie und weniger eine echte verstärkte Speichelproduktion. **Medikamentöse Maßnahmen** umfassen:

- Lokale Anwendung von Atropin-Augentropfen (3 Tropfen auf die Zunge geben, ggf. mehrmals täglich wiederholen), systemische Anwendung von Buthylscopolamin (10 mg Dragées oder s.c. 3–6×/Tag; Vorsicht: wirkt obstipierend), Glycopyrroniumbromid (0,1–0,2 mg s.c. bis zu 0,4 mg/Tag), transdermales Scopolamin (1–2 transdermale Pflaster à 1,54 mg, Wechsel alle 72 h), Amitriptylin (2–10 Tropfen = 4–20 mg 3×/Tag; Beginn mit 2 Tropfen). Durch die anticholinerge Wirkung dieser Medikamente kann es durch Pupillenweitstellung zu Sehstörungen kommen. Dies kann Patienten, die einen pupillengesteuerten Sprachcomputer benutzen, derart beeinträchtigen, dass sie diesen nicht mehr bedienen können.
- **Botulinumtoxininjektion** in die Speicheldrüsen (Nachteil: ggf. Verstärkung einer bestehenden Schluckstörung) oder eine Bestrahlung der Speicheldrüsen (Nachteil: irreversibel).

Bei ausgeprägter Sialorrhö mit ausgeprägter Dysphagie kann als Aspirationsschutz und zur Bronchialtoilette eine **Tracheostomaanlage** in Erwägung gezogen werden. In dem Fall ist es dringend erforderlich, zu klären, ob ein angelegtes Tracheostoma nur hierfür dienen soll, oder ob im Zweifelsfall hierüber auch eine invasive Beatmung erfolgen soll oder ob der Patient dies im Rahmen seiner progredienten Erkrankung ablehnt.

42.4.14 Bronchialsekretion

Die Problematik ist von Patient zu Patient sehr unterschiedlich und spielt bei ALS eine bedeutende Rolle. Manchmal ist das Sekret zu zäh, manchmal zu flüssig, bisweilen wird gewünscht, stärker abhusten zu können, bei anderen soll der Husten unterdrückt werden. Zur Sekreteindickung, können die unter Sialorrhö genannten Medikamente (Buthylscopolamin, Glycopyrroniumbromid, transdermales Scopolamin, Amitriptylin) eingesetzt werden. Bei erhöhter Sekretkonsistenz und bei ausreichender Flüssigkeitszufuhr können zur Verbesserung des Abhustens, ggf. auch des Absaugens Mukolytika wie Ambroxol oder Acetylcystein versucht werden, oder es kann mit Salzlösung oder Ipratropiumbromid vernebelt oder inhaliert werden. Ist das Abhusten durch die fortgeschrittene Erkrankung kaum oder nicht mehr möglich, so können Atemgymnastik, Klopfmassagen oder eine mechanische Hustenhilfe (»cough-assist«) hilfreich sein. Bei bronchopulmonalen Infekten kann die Behandlung mit Antibiotika zur Linderung beitragen. Hustenreiz und Luftnot können wiederum mit Opioiden behandelt werden.

Der Fall

Bei dem 47-jähriger Patienten besteht beim Kontakt zum Palliativteam die Diagnose einer bulbär betonten ALS seit 8 Monaten. Er stammt aus einem guten sozialen Umfeld mit vielen Freunden und Familie.

Probleme und Symptome. Die Krankheit begann mit Sprechstörungen und Schluckstörungen, dann traten zunehmenden Lähmungen mit Muskelatrophien an Armen und Beinen hinzu. Als die Diagnose gestellt wurde, war die Schluckstörung so stark ausgeprägt, dass eine PEG angelegt wurde. Der Patient wurde depressiv und medikamentös antidepressiv behandelt. Die Familie überlegte mit dem Patienten, wie zu Hause eine bestmögliche Versorgung für ihn sichergestellt werden könne. Über eigene Recherchen fand die Familie heraus,

dass auch für Patienten mit schweren neurologischen Erkrankungen die Möglichkeit der Hospiz- und Palliativversorgung besteht.
Im Erstkontakt mit dem Palliativteam konnte der Patient nicht mehr sprechen und kommunizierte über einen Sprachcomputer, den er mit den Fingern der rechten Hand noch bedienen konnte. War dies zu angestrengt, wurde über festgelegte Signale kommuniziert (Daumen hoch oder runter, Kopfnicken/-schütteln). Er war ausgeprägt dysphagisch und litt unter einer Sialorrhö. Der Patient wurde vollständig über die PEG ernährt und mit Flüssigkeit versorgt. Intermittierend bestanden Masseterkrämpfe, besonders getriggert durch Zähneputzen; der Patient war dann nicht mehr in der Lage, den Mund zu öffnen. Luftnot verstärkte sich in diesen Situationen: Er hatte Angst, dass er den Mund nicht mehr öffnen könne und dass dann die Nasenatmung nicht mehr ausreichen könne. Er dachte darüber nach, was geschehen werde, wenn er sich erkälten werde und dann die Nase auch verstopft sei. Die Depression war mittlerweile unter antidepressiver Medikation (Citalopram und Mirtazapin) recht gut beherrscht. Angstzustände wurden mit Opipramol behandelt. Er hatte spastische Lähmungen in beiden Beinen, eine beginnend kontrakte Stellung der Finger der linken Hand, unfreiwillige Kopfneigung nach vorne, so dass der Kopf durch die rechte Hand stützend gehalten werden musste, und litt unter Muskel- und Gelenkschmerzen. Er war sich seiner fortschreitenden Erkrankung bewusst. Eine Patientenverfügung und eine Vorsorgevollmacht waren allerdings bislang nicht erstellt worden.
Optimierung der Behandlung. Die Sialorrhö wurde mit Amitriptylin (3×2 Tropfen; später 5–5–10 Tropfen) behandelt. Es wurde ein Absauggerät angeschafft, so dass innerhalb des Mundes und im oberen Rachenraum, wenn die Konsistenz es zuließ, bei Bedarf abgesaugt werden konnte, was wegen der nur eingeschränkten Mundöffnung nur teilweise möglich war.
Gegen die Spastik und die Masseterkrämpfe wurde eine Behandlung mit Baclofen, beginnend mit 0–0–5 mg, (langsame Steigerung auf bis zu 3×10 mg/Tag) begonnen, die aber wegen Müdigkeit im Verlauf auf Wunsch des Patienten wieder auf 3×5 mg reduziert wurde. Botulinumtoxininjektionen in die Masseterm beidseits sowie in die Speicheldrüsen brachten nur eine mäßige Erleichterung.
Der Patient wurde am linken Unterarm bzw. an der linken Hand und am rechten Unterschenkel bzw. Fuß mit Orthesen versorgt. Sie sollten an der Hand dazu dienen, eine Kontraktur der Finger vorzubeugen; am rechten Unterschenkel/Fuß verbesserten sie das Gehen, da der rechte Fuß eigenständig nicht mehr dorsal extendiert werden konnte.
Der Patient fühlte sich durch das Tragen einer Halskrause entlastet, da dadurch zum einen der Kopf in aufrechter Position gehalten werden konnte und zum anderen ein Globusgefühl durch die nach hinten fallende gelähmte Zunge und damit auch das Gefühl von Luftnot reduziert werden konnte.
Ein Luftröhrenschnitt, um die Atemwege zu sichern, kam für den Patienten nach reiflicher Überlegung nicht in Frage.
Die Luftnot und die Angst wurden medikamentös mit Morphintropfen (2%ige Lösung), beginnend mit einer Testdosis von 1 Tropfen = 1,25 mg Morphin behandelt. Bei guter Verträglichkeit wurde diese Dosis dann alle 4 h und bedarfsweise appliziert, dies in Kombination mit Metoclopramid (5×10 mg) und Macrogol (1 Beutel/Tag). Im Verlauf musste das Morphin bei zunehmender Luftnot und auch wegen Gelenk- und Muskelschmerzen weiter angepasst werden. In Krisensituationen war z. T. auch eine subkutane Morphinapplikation (Einzeldosis: 5–10 mg s.c.) erforderlich. Zur Durchbrechung des Kreislaufes von Luftnot, Angst, noch mehr Luftnot war zusätzlich zum Opipramol eine Behandlung mit Lorazepam erforderlich, initial 0,25 mg als Testdosis, im Verlauf Steigerung auf 3×1 mg/Tag und bei Bedarf.
Im Verlauf beklagte der Patient ein ständiges Völle- und Übelkeitsgefühl trotz regelmäßiger Gabe von Metoclopramid. Erst als die Nahrungsmenge reduziert wurde, besserte sich diese Symptomatik, und der Patient wünschte dann keine erneute Erhöhung der Nahrungszufuhr über die PEG mehr.
Prognostische Überlegungen. Es erfolgten viele ausführliche Gespräche mit dem Patienten, auf Wunsch in Anwesenheit der Partnerin und des Bruders über die Erkrankung, seine Lebenseinstellung und das, was in bestimmten Erkrankungssituationen gemacht werden soll und was nicht. Aus diesen Gesprächen wurden eine Patientenverfügung und Vorsorgevollmacht abgeleitet und erstellt. Der Patient entschied sich gegen jede Form der Beatmung, gegen eine Tracheotomie, gegen intensivmedizinische Maßnahmen oder eine Reanimation, auch Antibiotika sollten nur eingeschränkt verabreicht werden. Krankenhausaufenthalte sollten, wenn überhaupt, lediglich dem Ziel der Symptomlinderung dienen. Die Ernährung sollte nur so lange fortgeführt werden, wie der Patient es wünsche, oder aber bei deutlicher Reduktion des Allgemeinzustandes im Sterbeprozess beendet werden. Der Patient wünschte, zu Hause sterben zu können. Er setzte als Bevollmächtigten den Bruder ein, da er seiner Partnerin schwierige, ggf. über sein Leben zu treffende Entscheidungen, nicht zumuten wollte.
Um eine Versorgung des Patienten zu Hause zu ermöglichen, wurde im Familien- und Freundeskreis ein Plan entworfen, nach dem immer jemand bei dem Patienten war, um im Bedarfsfall Hilfe leisten oder holen zu können, beispielsweise durch einen Anruf bei dem SAPV-Team. Letzteres schulte Familie und Freunde über und im Umgang mit der Erkrankung. Lange Zeit wurden auch pflegerische Maßnahmen durch die Familie oder auch Freunde übernommen, bis bei deutlicher Reduktion des Allgemeinzustandes ein Pflegedienst hinzugezogen wurde. Ehrenamtliche Hospizhelfer entlasteten die Familie und den Patienten durch Unterstützung in alltäglichen Dingen und durch Gespräche. Hilfsmittel wurden organisiert. Trotz der aufwändigen Pflege bei komplexer neurologischer Erkrankung wurde ein Intensivpflegedienst nicht eingeschaltet, da der Patient sich gegen eine Beatmungsmaßnahme entschieden hatte. Durch die umfangreiche Unterstützung im Freundes- und Familienkreis war es der Partnerin weiterhin möglich, ihrem Beruf weitestgehend weiter nachzugehen und dadurch eine Stabilisierung zu erfahren.
Der Patient verstarb im Beisein von Familienangehörigen und einer Krankenschwester zu Hause. Ein weiterer Krankenhausaufenthalt erfolgte nicht mehr.

42.5 Besondere Aspekte bei neurologischen Palliativpatienten

Bei neurologischen Erkrankungen ist es oft schwer, zu entscheiden, wann palliativmedizinische Betreuung ergänzend hinzugezogen werden sollte. Viele neurologische Patienten arrangieren sich über längere Zeiträume recht gut mit ihrer Erkrankung und den sich ergebenden Einschränkungen und benötigen keine palliativmedizinischen Angebote und Interventionen. Trotzdem kann bei neurologischen Patienten die Hinzunahme palliativmedizinischer Angebote sinnvoll sein, wenn belastende Symptome auftreten oder neue Interventionen, wie die Anlage einer perkutanen endoskopischen Gastrostomie (PEG), der Beginn einer Beatmung, der Beginn einer computergestützten Kommunikation oder die Betreuung in der letzten Lebensphase, anstehen. Wenn palliativmedizinische Dienste hinzutreten, gibt es oftmals schon ein großes Versorgungsnetzwerk, und es gilt sich in dieses einzufinden und innerhalb des Netzes sorgfältig miteinander zu kommunizieren und Aufgaben zu koordinieren.

Die Überlappung von körperlichen, psychischen, kognitiven Symptomen und kommunikativen Einschränkungen bei gleichzeitig oftmals zunehmendem Autonomiebedürfnis stellen eine große Herausforderung nicht nur für die Patienten, sondern auch für Angehörige und professionelle Helfer dar. Das rechtzeitige Anfertigen von Vorausverfügungen ist zu empfehlen. Eine zusätzliche psychische Belastung ergibt sich für Familienangehörige, wenn der Patient an einer genetischen Erkrankung leidet.

Im Folgenden sollen einige Aspekte besonders hervorgehoben werden.

42.5.1 Verfügbare Strukturen

Die interdisziplinäre, multiprofessionelle Behandlung mit verschiedenen Spezialisten ist oftmals nur eingeschränkt möglich, da die Patienten nicht mehr zu den Versorgern gelangen können (Transportfähigkeit, bauliche Maßnahmen in den Praxen) und diese oftmals auch nicht zu ihnen kommen können. Schwer betroffene neurologische Palliativpatienten mit stark eingeschränkten kommunikativen Fähigkeiten bringen bestehende Strukturen in Pflegeheimen, Hospizen, Krankenhausstationen, inklusive Palliativstationen an ihre Grenzen, da eine 1:1-Betreuung nicht gewährleistet werden kann. Zudem kommt, dass Erwachsenenhospize Patienten oft nur dann aufnehmen, wenn sie eine begrenzte Überlebensprognose von wenigen Monaten aufweisen. Diese kann bei neurologischen Palliativpatienten deutlich höher sein, so dass sie möglicherweise keinen Platz im Hospiz bekommen, obwohl sie an einer fortschreitenden, lebensverkürzenden Erkrankung leiden. Dass neurologische Patienten oft lange, bis zum Tod zu Hause wohnen bleiben können, ist oft engagierten Angehörigen zu verdanken. Sie übernehmen zahlreiche Tätigkeiten, in die sie nach und nach hineinwachsen. 24-h-Intensivpflegedienst werden in der Regel nur für beatmete Patienten genehmigt, d. h. Patienten, die auch ohne Beatmung einer aufwändigen pflegerischen Versorgung bedürfen, wird eine professionelle 24-h-Pflege daheim nur dann möglich werden, wenn der Patient dies selbst finanzieren kann, was in den wenigsten Fällen möglich ist.

42.5.2 Angehörige

Lassen sich Angehörige auf die Begleitung und Pflege unheilbar kranker neurologischer Patienten ein, kommt es zu einer umfassenden Änderung und Anpassung von eigenen Lebenswünschen und Lebensplanungen. Ferner müssen sie sich oft schon zu Lebzeiten in gewisser Weise von ihrem erkrankten Angehörigen verabschieden, da dieser sich körperlich, psychisch und in seiner Persönlichkeit durch die Erkrankung verändern kann. Angehörige brauchen schon zu Lebzeiten Raum, um diese Veränderungen betrauern zu können. Oft können diese Patienten nur deshalb lange, z. T. bis zum Tod zu Hause gepflegt werden, weil Angehörige ihr Leben voll und ganz nach ihnen ausrichten. Erschöpfungszustände können auftreten. Unsere Gesellschaft greift gerne auf Ressourcen dieser Angehörigen zurück. Im Gegenzug sollte es mehr Überlegungen und Anstrengungen geben, wie diese durch Angebote der Gesellschaft stärker Entlastung finden können (z. B. Ausbau der häuslichen Pflege, »respite care«, z. B. in Hospizen, wie es in Kinderhospizen möglich ist, Fonds nicht nur für Tumorerkrankte und deren Familien, sondern auch für neurologische Palliativpatienten). Die Angehörigen sind es, die nach dem Tod zurückbleiben. Ist es ihnen zu Lebzeiten des zu Pflegenden nicht gelungen, zumindest in Teilen eine eigene Identität zu bewahren, wird dies nach dem Tod des Betroffenen umso schwieriger werden.

42.5.3 Koordination

Eine Vielzahl unterschiedlicher Leistungserbringer erfordert eine sehr gute Koordination innerhalb des Behandlungsnetzwerkes, um Zuständigkeiten festzulegen und Doppel- oder Fehlleistungen zu verhindern. Koordinative Leitungen in komplexen palliativen Situationen werden beispielsweise durch SAPV-Teams angeboten.

42.5.4 Beurteilungsfehler

Der Umgang mit neurologischen Patienten ist geprägt durch Beurteilungsfehler. Zum einen wird leicht von der körperlichen Beeinträchtigung fälschlich auf die geistigen Fähigkeiten rückgeschlossen (Halo-Effekt=systematischer Fehler der Personenbeurteilung: Ein einzelnes Merkmal einer Person ist so ausgeprägt, dass andere Merkmale bei der Beurteilung in den Hintergrund treten). Ferner kann bei der Wahrnehmung und Beurteilung der Patienten durch die Versorger in ihnen ein Bild und interpretiertes Leid entstehen, das gar nicht der Wahrheit und Einschätzung des Patienten selbst entsprechen muss. Die Einschätzung des Patienten selbst und sein subjektives Empfinden sind entscheidend.

42.5.5 Kommunikation

Um zu erkennen, wie ein Patient seine Verfassung einschätzt, wie es ihm geht, worunter er leidet, was er möchte und was nicht, ist es wichtig, mit diesem selbst in Kontakt zu treten. Dies ist wegen den veränderten Kommunikationsmöglichkeiten neurologischer Palliativpatienten aufgrund körperlicher und/oder kognitiver Einschränkungen nicht immer einfach und benötigt viel Zeit und je nach Erkrankung unterschiedliche Ansätze und Zugangswege. Einschränkungen in der Kommunikation können zu Isolation, Depression und Kontrollverlust führen. Entscheidend ist die Frage: Wie kann mit diesem konkreten Patienten in seiner konkreten Erkrankungssituation kommuniziert und in Kontakt getreten werden?

Kommunikationsstörungen umfassen z. B. schwer verständliches Sprechen, schwer oder unverständliche Sprache oder kognitive Störungen. Der Patient merkt, wenn wir keine Zeit haben, was den Kommunikationsfluss noch mehr blockiert. Der Patient sollte, auch wenn es lange dauert, die Möglichkeit haben, die eigenen Sätze zu Ende zu führen. Inhalte sollten möglichst nicht vorab zusammengefasst werden, da dies eine bevormundende Wirkung haben kann.

Ferner gilt: Gehörtes zusammenfassen und Verständnis überprüfen, **Codes** für Ja und Nein vereinbaren (z. B. Blinzeln, Augen-/Zehbewegung, Hand drücken), falls möglich Aufschreiben oder Buchstaben/Wörter auf einer vorgefertigten Buchstaben/Wörtertafel mit Fingern oder dem Blick zeigen, Einsatz von Logopädie, Sprechhilfen (z. B. Verstärker, Sprach-Computer [Steuerung z. B. durch Finger, Zehen, Kopf, Augen]). Auch die »Übersetzungshilfe« durch Angehörige oder vertraute Pflegepersonen, die in die veränderte Kommunikation des Patienten hineingewachsen sind, kann sehr hilfreich sein.

Darüber hinaus sind regelmäßig reevaluierte Vorausverfügungen geeignet, dem Patienten auch noch dann einen Einfluss zu geben, wenn die Kommunikation nur noch eingeschränkt möglich ist.

Kommunikationsprobleme bei **kognitiven Störungen** stellen eine besondere Herausforderung dar. Krankheitsverarbeitung und Einsichtsfähigkeit sind verändert, Diskussionen über das, was zukünftig passieren soll, z. B. über Behandlungspläne oder Lebenswillen, sind nicht mehr möglich. Dennoch sollte versucht werden, nicht nur über Bevollmächtigte oder Betreuer über den Patienten hinweg zu kommunizieren, sondern wo möglich, sollten Patienten auch mit kognitiven Störungen in die Kommunikation einbezogen werden. Der Fokus sollte weniger auf Fakten, sondern auf ihren Gefühlen liegen. Sätze sollten einfach und klar, Fragen geschlossen sein. Zwischendurch sollte zusammengefasst und sich vergewissert werden, was verstanden wurde. Dabei ist es wichtig, Pausen einzuhalten, die für den kognitiv Beeinträchtigten lang genug sind. Patienten, die kognitiv beeinträchtigt sind, können oft nicht mehr klar äußern, wann und warum es ihnen nicht gut geht. Bestenfalls wird von außen beobachtet, dass mit ihnen irgendetwas nicht stimmt, aber der Grund kann nicht immer richtig erschlossen werden. Umso wichtiger ist es hier, auf nonverbale Ausdrucksformen zu achten.

42.5.6 Vorausverfügungen

Patientenverfügung, Vorsorgevollmacht oder Betreuungsverfügung sollten rechtzeitig im Krankheitsverlauf mit dem Patienten und den Vorsorgebevollmächtigtem oder Betreuer besprochen werden. Meist sind mehrere Gesprächsangebote und Gespräche notwendig. Je weiter die Erkrankung und damit oftmals die Kommunikationseinschränkungen fortgeschritten sind, desto schwieriger, anstrengender und langwieriger sind die Gespräche und rauben umso mehr von der verbleibenden Lebenszeit. Wenn man zu lange wartet, um Vorausverfügungen zu besprechen, kann es sein, dass die zu besprechenden Maßnahmen schon dringend erforderlich sind und die Entscheidung unter zeitlichem Druck fallen muss oder die Maßnahmen gar nicht mehr medizinisch indiziert sind (z. B. PEG-Anlage, Beatmungsinitiation).

Durch Vorausverfügungen wird ermöglicht, dass der Patient sich intensiv mit der Materie beschäftigt. Dies macht es für ihn einfacher, in bestimmten Situationen Entscheidungen zu treffen, da er über eine größere Klarheit verfügt oder aber, wenn er sich nicht mehr mitteilen kann, wird dem Patienten bei dann in Kraft treten seiner Patientenverfügung auch dann noch eine Stimme gegeben. Eine Patientenverfügung, gerade für neurologische Langzeitpatienten, bei denen eine Vielzahl von lebenserhaltenden Maßnahmen im Verlauf ihrer Erkrankung zur Diskussion stehen können, sollte möglichst frei formuliert und auf den individuellen Patienten angepasst sein. Sinnvoll ist es, als erstes eigene Wertvorstellungen darzulegen, die aktuelle Erkrankung zu benennen und die individuelle Situation, in der sich der Patient befindet, darzustellen, damit klar wird, vor welchem Hintergrund diese Verfügung erstellt wird. Maßnahmen, die dann je nach Art der zugrundeliegenden Erkrankung diskutiert werden sollten, sind in der ► Übersicht aufgeführt.

Die Patientenverfügung sollte regelmäßig, insbesondere bei Situationsänderung überprüft werden. Neben der Patientenverfügung wird die Erteilung einer Vorsorgevollmacht empfohlen. Eine notarielle Beglaubigung der Patientenverfügung und/oder Vorsorgevollmacht ist nur dann notwendig, wenn der Patient selbst nicht mehr schreiben kann und Zeugen notwendig sind.

Übersicht Patientenverfügung
In der Patientenverfügung aufzuführende Maßnahmen und wie der Patient zu ihnen steht

- Künstliche Beatmung (invasiv/nicht invasiv)
  - Wenn ja, in welchen Situationen
  - Wann ggf. nicht oder nicht mehr
- Tracheostomanlage
  - Zur Sicherung der Atemwege, zur Bronchialtoilette
  - Soll darüber ggf. auch invasiv beatmet werden oder nicht
- Künstliche Ernährung
  - Anlage einer nasogastralen, perkutanen endoskopischen gastralen (PEG) oder jejunalen Sonde
    - Zur Ernährung und Flüssigkeitsgabe
    - Zur sicheren Applikation von Medikamenten
    - Bis zu welchem Zeitpunkt

- Reanimationsmaßnahmen
- Intensivmedizinische Maßnahmen, unter welchen Umständen, bis zu welcher Krankheitsentwicklung, in welchem Umfang und bis zu welchem Zeitpunkt
- Krankenhauseinweisung
  - Zu welchem Zweck, rein symptomatische palliative Behandlung oder darüberhinausgehend
- Antibiotische Behandlung
- Suprapubischer Blasenkatheter
- Wunsch nach palliativer Behandlung
- Vorgehen in der Sterbephase
  - Symptombehandlung
  - Beendigung von Ernährung/Flüssigkeitsgabe
  - Begleitung durch wen?
  - Sterbeort

42.5.7 Komplexe ethische Fragestellungen

Komplexe ethische Fragestellungen stehen meist in Zusammenhang mit der Beendigung lebenserhaltenden Maßnahmen, die oft in Akutsituation überstürzt eingeleitet worden sind. Patient, Angehörige und professionelle Helfer können dazu sehr unterschiedliche Einstellungen haben, da ethische Wertvorstellungen und Weltanschauungen sehr differieren können. Fallbesprechungen im Behandlungsteam oder ethische Konsile können als hilfreich empfunden werden, um Entscheidungen über das weitere Vorgehen im Sinne des Patienten treffen zu können.

Vom Patienten konkret geäußerte **Todeswünsche** können Angehörige und Professionelle verunsichern. Wichtig ist es, mit dem Patienten in Beziehung zu bleiben und Hintergründe eines solchen Todeswunsches zu eruieren und den damit verbundenen Gefühlen Raum zu geben. Oft stellt sich dabei heraus, dass der Patient eigentlich nicht sterben möchte, sondern dass er nicht mehr unter bestimmten Symptomen leiden möchte und noch einen Lebenswunsch verspürt. Dem Patienten ist es wichtig, sich in seiner Verzweiflung angenommen zu fühlen, um dann gemeinsam Strategien entwickeln zu können, wie die Lebensqualität doch noch verbessert werden kann. Meist geht es nicht um die konkrete Erfüllung eines Todeswunsches, was die ins Vertrauen gezogenen professionelle Helfern in rechtliche und ethische Schwierigkeiten bringen kann. Das Hinzuziehen eines Psychiaters zur Erhebung des psychopathologischen Befundes, um über Depressivität und Einsichtsfähigkeit zu entscheiden, kann erwogen werden.

42.6 Sterbephase

Hinweise auf den nahenden Tod Dass ein Patient mit einer unheilbaren neurologischen Erkrankung in absehbarer Zeit sterben wird, ist nicht immer leicht zu erkennen, da es ein schleichender gradueller Prozess sein kann, der in dem ohnehin oft chronischen Erkrankungsverlauf zunächst unbemerkt bleiben kann. Mögliche Hinweise auf das nahende Sterben können sein:

- eine zunehmende Reduktion des körperlichen Zustandes mit generalisierter körperlicher Schwäche,
- Gewichtsabnahme oder kognitiven Einschränkungen trotz optimaler medizinischer und pflegerischer Versorgung,
- zunehmend komplexe nur schwer oder unzureichend zu lindernde Symptome wie Schmerzen, Spastik, Übelkeit, Delir, zunehmende Schluckbeschwerden mit rezidivierender Aspiration mit konsekutiven Lungenentzündungen und
- respiratorischer Insuffizienz.
- Auch ein verstärktes Aufkommen von psychosozialen und spirituellen Problemen kann darauf hindeuten.

Beginn der Sterbephase Die eigentliche Sterbephase selbst, d. h. die letzten 3–7 Tage im Leben eines Menschen, deuten sich bei Ausschluss reversibler Ursachen bei fortschreitender inkurabler Erkrankung durch eine veränderte Atmung (z. B. flacher, schneller, tiefer, Atempausen), veränderte Emotionen (z. B. Rückzug), verändertes Bewusstsein (z. B. somnolent, soporös, Bewusstseinsänderung im Rahmen eines terminalen Delirs), eine zunehmende körperliche Schwäche, einen reduzierten Allgemeinzustand, Hautveränderungen (z. B. Marmorierungen, Zentralisierung), Verlust des Interesses an Nahrungs- und Flüssigkeitsaufnahme oder delirante Symptome an. Bei krankheitsbedingt ohnehin eingeschränkter verbaler Kommunikation ist besonders zu beachten, ob Änderungen in der sonst üblichen Lautäußerung, Atmung, Mimik, Gestik, im Blickkontakt, im Muskeltonus, im Bewegungsmuster oder in den Reaktionen auf bestimmte Reize vorliegen. Gefühle des Patienten, Meinungsäußerungen der Umgebung oder Intuition der Behandelnden können ferner ein Indiz für ein baldiges Versterben sein.

Patient und/oder Angehörige sollten über das Beginnen der Sterbephase informiert werden. Es sollte geprüft werden, ob es dem Patienten möglich gemacht werden kann, an dem von ihm präferierten Ort zu versterben. Wenn durch die Angehörigen gewünscht und möglich, sollte es ihnen ermöglicht werden, sich an der Sterbebegleitung zu beteiligen, gleichzeitig in angemessenem Maße auf deren Ressourcen zu achten, d. h., wo gewünscht und möglich, sollte ihnen Unterstützung angeboten werden.

Absetzen der Medikation In dieser Situation sind die Indikationen laufender Maßnahmen genau zu prüfen und diese entsprechend anzupassen oder auch zu beenden.

Medikamente, auf die in der Sterbephase in der Regel verzichtet werden können, sind Antibiotika, Antidepressiva, Antikoagulanzien, Chemotherapeutika, Diuretika, Insuline, Kardiaka, Laxanzien, Sauerstoff, Blutprodukte. Steroide, die zuvor z. B. im Rahmen von Hirndrucksymptomatik eingesetzt wurden, können reduziert oder bei guter Symptomkontrolle von Kopfschmerzen, Übelkeit, epileptischen Anfällen ggf. auch abgesetzt werden.

Verzicht auf intensivmedizinische Maßnahmen In der Sterbephase sollten intensivmedizinische Maßnahmen, Dialyse oder auch Beatmung (unter antizipativer Medikation zur Vorbeugung belastender Symptome wie Luftnot, Angst) beendet werden. Kardioverter-Defibrillatoren können in der Sterbephase deaktiviert werden. Eine Dokumentation von Blutdruck, Puls, Atemfrequenz, Blutzucker, Sauerstoffsättigung, Körpertemperatur kann unterlassen werden, es sei denn, diese Parameter sind dienlich, um Hinweise auf das Vorliegen belastender Symptome zu erhalten, auf die dann im Sinne einer Symptomlinderung reagiert werden kann.

Nahrungs- und Flüssigkeitsaufnahme In der Sterbephase sind Nahrungs- und Flüssigkeitsaufnahme in der Regel nicht mehr indiziert, da dies den Sterbenden eher belastet, als dass es nützt. Zudem äußert der Patient in dieser Situation in aller Regel kein Hungergefühl mehr, und Durstgefühl kann durch konsequente Mundpflege behandelt werden. Künstlich zugefügte Nahrung und Flüssigkeit kann in dieser Situation nicht mehr ausreichend umgesetzt und verwertet werden. Vielmehr kann es im Zuge dessen zu belastenden Symptomen wie ungewollten Flüssigkeitsansammlungen (Ödeme, verstärktes tracheales Rasseln) oder Übelkeit oder Erbrechen kommen.

Symptomlindernde Medikamente Nicht jeder Patient, der stirbt, benötigt eine regelmäßige Gabe von Opioiden. Diese sollten nur dann verabreicht werden, wenn der berechtigte Eindruck besteht, dass der Patient Atemnot oder Schmerzen verspürt (verbale und non-verbale Zeichen, wie körperliche Unruhe mit Ausdrucksformen von Unwohlsein und Anstrengung).

Sind symptomlindernde Medikamente in der Sterbephase notwendig, so werden diese meist parenteral (s.c., transmukös, ggf. i.v.) verabreicht. Dies trifft in der Regel auch zu, wenn eine PEG vorhanden ist, da Resorption und Magen-Darm-Passage in dieser Situation verändert sind. Die häufigsten in der Sterbephase verwendeten Medikamente sind: Opioide, Benzodiazepine, Antipsychotika, muskarinerge Anticholinergika.

Symptome Die in der Sterbephase am häufigsten beobachteten Symptome sind (S3-Leitlinie Palliativmedizin):

- Angst und Unruhe,
- terminales Delir,
- Rasselatmung,
- Mundtrockenheit,
- Schmerzen und
- Atemnot.

Angst und Unruhe Auslösende Ursachen, wie unzureichend behandelte Symptome (z. B. Schmerzen, Delir, Harnverhalt) sollten erkannt und adäquat behandelt werden. Neben vertrauensbildenden Maßnahmen wie vertraute Personen, vertraute Umgebung, Kontinuität in der Betreuung kann ferner eine medikamentöse Behandlung mit Benzodiazepinen (s.l., z. B. Lorazepam, beginnend mit 0,5–1,0 mg; s.c., z. B. Midazolam, beginnend mit 1–2,5 mg; ggf. auch Benzodiazpine i.v.) oder ggf. von Promethazin (beginnend mit 1/2Amp.=25 mg s.c.) indiziert sein.

Terminales Delir Ein reizarmes, beruhigendes, orientierungsgebendes Milieu mit ruhiger Kommunikation, vertrauten Personen und Kontinuität in der Betreuung ist hilfreich. Wenn erforderlich sollte eine Sturzprophylaxe (z. B. Niederflurbetten, Bodenpflege) vorgenommen werden. Mittel der Wahl für eine medikamentöse Behandlung ist Haloperidol (z. B. 0,5–2 mg s.c. alle 2–12 h), ggf. kombiniert mit niederpotenten Antipsychotika, z. B. mit Pipamperon, beginnend mit 10–40 mg, bei starker Unruhe auch mit Levomepromazin (beginnend mit 6–10 Tropfen, oder 1/4 = 1/2 Ampulle= 6,25–12,5 mg s.c.) oder Benzodiazepinen (s.l., s.c., ggf. i.v.; s. o.). Sind Antipsychotika wie z. B. beim M. Parkinson kontraindiziert, ist Mittel der Wahl eine regelmäßige Gabe von Midazolam, z. B. beginnend mit 1–2,5 mg s.c. alle 2–4 h oder als s.c.-Dauerinfusion.

Rasselatmung Das Geräusch der Rasselatmung entsteht dadurch, dass der sterbende Patient nicht mehr in der Lage ist, Speichel reflektorisch zu schlucken oder Schleim hoch zu räuspern und abzuhusten. Rasselatmung ist nicht mit Atemnot gleichzusetzen. Soweit wir beurteilen können, ist der Patient selbst in der Regel durch diese nicht belastet, sondern vielmehr kann sie für Angehörige oder professionelle Helfer belastend sein. Durch Seiten- oder Oberkörperhochlagerung kann das Rasseln verringert werden. Sollte der Patient in dieser Situation noch künstliche Flüssigkeitszufuhr erhalten, so ist diese spätestens jetzt zu beenden, da sie die Rasselatmung verstärken kann. Bei ausgeprägtem Rasseln kann es sinnvoll sein, anticholinerg wirkende Medikamente wie Buthylscopolamin oder Glycopyrroniumbromid zu verabreichen. Hierdurch wird nicht das vorhandene Sekret reduziert, sondern, es wird verhindert, dass sich neues ausbildet, so dass die Wirkung erst mit einer Latenz einsetzt.

Mundtrockenheit Mundtrockenheit und das damit verbundene Durstgefühl sind bei einem sterbenden Patienten bedingt durch: Medikamente, Atmung durch offenen Mund, Sauerstoffgabe, mangelnde Benetzung der Mundschleimhaut. Medikamente und Maßnahmen sind kritisch zu überprüfen. Ein Absaugen des Sekretes ist in der Regel nicht möglich und bringt nicht das gewünschte Ergebnis, eher wird durch die Manipulation Sekretbildung angeregt. Durch Flüssigkeitszufuhr (s.c., i.v., PEG) werden Mundtrockenheit und Durstgefühl nicht gelindert. Vielmehr liegt das Hauptaugenmerk auf einer konsequenten Mundpflege mit Wasser oder öligen Lösungen, so dass sich ein Flüssigkeitsfilm bildet, der in der Regel ausreichend ist, um das Gefühl der Mundtrockenheit und das damit verbundene Durstgefühl zu lindern. Hierbei sollten die Vorlieben des Patienten beachtet werden. Mundpflege sollte allerdings nicht forciert werden, wenn der Patient signalisiert, dass es ihm unangenehm ist.

Schmerzen In der Sterbephase können sich Qualität und Intensität von Schmerzen ändern. Die Eindosierung von und Behandlung mit Opioiden erfolgt wie oben beschrieben (▶ Abschn. 42.4, Behandlung von Symptomen, Schmerzen, WHO-Stufe 3). Transdermale Pflastersysteme mit Fentanyl oder Buprenorphin sind dann auf ein anderes Opioid zu rotieren, wenn der Eindruck besteht, dass der Patient hierunter nicht gut symptomkontrolliert ist. Es ist eine regelmäßige Reevaluation der Medikation und ggf. eine Dosisanpassung erforderlich.

Atemnot Gegen Luftnot, die sich z. B. durch Schwitzen, Zyanose, schnelle, flache Atmung indirekt zeigen kann, erfolgt eine symptomadaptierte, regelmäßige (und zusätzlich bedarfsweise) Verabreichung von kurz wirksamen Opioiden, z. B. beginnend mit 0,25–0,5 mg Hydromorphon s.c. oder 1–2,5 mg Morphin s.c. alle 4 h und bei Bedarf). Patienten, die schon Opioide gegen Luftnot erhielten, werden in der Regel auf eine s.c.-Gabe umgestellt, es sei denn, es liegt eine gute Symptomkontrolle unter transdermalem Fentanyl oder Buprenorphin vor. Da Luftnot meistens an Angst gekoppelt ist, ist häufig eine kombinierte Behandlung mit Benzodiazepinen erforderlich, z. B. mit Lorazepam s.l. Pflegerische Maßnahmen wie Lagerungsverfahren oder Aromatherapie können hilfreich sein, ebenso wie die Anwesenheit von vertrauten Personen und Vertrautem, wie bestimmter Musik.

Epileptische Anfälle In der Sterbephase wird bei bekanntem Anfallsleiden die bestehende antikonvulsive Medikation sofern möglich entweder i.v. verabreicht (z. B. Valproat oder Levetiracetam), oder aber es erfolgt eine Umstellung auf Benzodiazpine. Letzteres kann auch dann sinnvoll sein, wenn die mit den i.v. verabreichten Antikonvulsiva recht hohen Flüssigkeitsmengen nicht gut vertragen werden, d. h. sich belastende Symptome wie Ödeme, Rasselatmung oder Luftnot ausbilden. Mögliche Vorgehensweisen sind z. B. die sublinguale Gabe von Lorazepam 3×1 mg/Tag, die subkutane Gabe von Midazolam 2,5 mg alle 4 h, die subkutane Gabe von Clonazepam 0,5 mg 3×/Tag oder Diazepam supp. 5 mg alle 8 h. Bestehen epileptische Anfälle aufgrund eines erhöhten Hirndruckes, kann es sinnvoll sein, auch in der Sterbephase noch Dexamethason 1×/Tag morgens zu verabreichen (z. B. 2–20 mg s.c.). Um epileptischen Anfällen vorzubeugen, sollte es nicht auf einmal abgesetzt, sondern allenfalls ausgeschlichen werden.

Exkurs

10 Kernprinzipien für eine bestmögliche Begleitung und Betreuung sterbender Patienten

Die 10 Kernprinzipien für eine bestmögliche Begleitung und Betreuung sterbender Patienten (Marie Curie Palliative Care Institute Liverpool) haben sich aus den Erfahrungen und Erkenntnissen des **Liverpool Care Pathways** abgeleitet und sind von Ellershaw und Lakahni zusammengefasst worden. Hieraus wird derzeit ein »Leitfaden für eine bestmögliche Betreuung in der Sterbephase« mit dem Ziel eines klinisch, individualisierten Behandlungspfades für den sterbenden Patienten von einer internationalen und deutschsprachigen Arbeitsgruppe entwickelt, der letztendlich der Qualitätssicherung auch in dieser Behandlungsphase dienen soll. Dieser Leitfaden soll helfen, im multiprofessionellen Team das Sterben zu diagnostizieren und die Therapie in der Sterbephase auf das notwendige Maß anzupassen. Symptomlindernde Maßnahmen sollen im Vordergrund stehen. Die Kommunikation innerhalb des behandelnden Teams und soweit möglich mit dem Patienten und seinen Angehörigen soll verbessert werden. Die Durchführung, Reevaluation und Planung der Behandlung in der Sterbephase und die Art der Versorgung des Patienten nach dem Versterben sollen dokumentiert werden. Eine Verankerung im Nationalen Hospiz- und Palliativregister und in der Nationalen Strategie zur Betreuung Sterbenskranker ist geplant.

1. Die Einschätzung, ob es sich um die Sterbephase handelt, soll durch ein multidisziplinäres Team (MDT) durchgeführt und entsprechend dokumentiert werden. Das MDT besteht mindestens aus dem verantwortlich behandelnden Facharzt und einer Pflegeperson.
2. Die Einschätzung sollte, wenn möglich und angemessen, mit dem Patienten besprochen werden, auf jeden Fall aber mit seinen Angehörigen.
3. Patienten, Angehörigen und weitere Betreuende sollen Gelegenheit bekommen, über ihre Wünsche, Gefühle, Ängste, Glauben und Werte sprechen zu können.
4. Für die wichtigsten Symptome, die sich in den letzten Stunden und Tagen des Lebens entwickeln können, soll eine Bedarfsmedikation verschrieben werden. Die vorausschauende Verschreibung soll sicherstellen, dass keine Verzögerung bei der Behandlung des Symptoms entsteht, wenn es auftritt.
5. Alle laufenden Behandlungen und Interventionen sind zu überprüfen. Dazu gehören z. B. Vitalzeichen, Sauerstoff, Reanimationsstatus. Es ist sicherzustellen, dass alle Änderungen der Betreuung in dieser schwierigen Zeit im besten Interesse des Patienten und seiner Angehörigen vorgenommen werden.
6. Das Team muss den Ernährungsbedarf des Patienten überprüfen, einschließlich des Bedarfs an künstlicher Ernährung.
7. Das Team muss den Flüssigkeitsbedarf des Patienten überprüfen, einschließlich des Bedarfs an künstlicher Flüssigkeitszufuhr.
8. Wenn möglich und angemessen, sollte der Behandlungsplan dem Patienten vollständig erläutert werden, auf jeden Fall aber den Angehörigen.
9. Das behandelnde Team soll die Patientenbedürfnisse regelmäßig im Verlauf einschätzen. Dazu gehören z. B. Symptomlast, Mundpflege, Wohlbefinden, körperliche Integrität, Privatsphäre, Würde.
10. Die Versorgung des verstorbenen Patienten und die Betreuung und Begleitung seiner Angehörigen soll in einer würdevollen, respektvollen und umfassenden Art und Weise erfolgen.

Palliative Sedierung Bei therapierefraktärem Leid, z. B. nicht kontrollierbare epileptische Anfälle, konventionell nicht beherrschbare Schmerzen, quälende Dyspnoe oder agitiertes Delir oder auch bei existenziellem Leid kann eine palliative Sedierung mit dem Ziel der Symptomlinderung durchgeführt werden. Das Hinzuziehen eines spezialisierten Palliativmediziners wird empfohlen.

Einen Überblick über die 10 Kernprinzipien für eine bestmögliche Begleitung und Betreuung sterbender Patienten gibt der ▶ Exkurs.

Weiterführende Literatur

Golla H, Voltz R, Lorenzl S, Borasio GD (2008) Palliativmedizin bei neurologischen Erkrankungen. Z Palliativmed 9:97–119

Bausewein C, Roller S, Voltz R (2014) Leitfaden Palliative Care, Palliativmedizin und Hospizbetreuung, 5. Auflage. Elsevier, München

Ellershaw J, Lakahni M (2013) Best Care of the dying patient. BMJ 347:f4428

Leray E, Yaouang J, Le Page E, Coustans M, Laplaud D, Oger J, Edan G (2010) Evidence for a two-stage disability progression in multiple sclerosis. Brain 133(Pt7):1900–13

Lorenzl S (2014) Multimorbidität neurologischer Patienten auf Palliativstationen. Nervenarzt 85(4):409–16

Lorenzl S, Nübling G, Perrar KM, Voltz R (2013) Palliative treatment of chronic neurologic disorders. HandbClinNeurol 118:133–9

Oliver D (2013) End of Life Care in Neurological Disease. Springer, Berlin Heidelberg New York

Perrar KM, Golla H, Voltz R (2013) Medikamentöse Behandlung des Delirs bei Palliativpatienten. Schmerz 27(2):190–8

S3-Leitlinie Palliativmedizin für onkologische Patienten, AWMF 2015

Erratum zu: Zerebrale Durchblutungsstörungen: Ischämische Infarkte

Peter Ringleb, Roland Veltkamp, Stefan Schwab, Martin Bendszus und Werner Hacke

Die korrigierte Version des Kapitels ist verfügbar unter ► DOI 10.1007/978-3-662-46892-0_5

W. Hacke (Hrsg.), *Neurologie*,
DOI 10.1007/978-3-662-46892-0_43,

Erratum zu: Kapitel „Zerebrale Durchblutungsstörungen: Ischämische Infarkte" In: P. Ringleb et al. (Hsrg.), *Neurologie,*

▶ DOI 10.1007/978-3-658-22765-4_5

Wir machen darauf aufmerksam, dass die jetzt zur Verfügung gestellte Fassung sich von der zunächst veröffentlichten Fassung unterscheidet. Ursache dafür ist eine Korrektur der Beschriftung in Abbildung 5.38a, b.

Serviceteil

W. Hacke (Hrsg.), *Neurologie*,
DOI 10.1007/978-3-662-46892-0, © Springer-Verlag Berlin Heidelberg 2016

Stichwortverzeichnis

A

B

C

E

F

L

M

N

O

P

T

U

V

W

Z

Printed in the United States
By Bookmasters